BRUNNER & SUDDARTH

TRATADO DE
ENFERMAGEM
MÉDICO-CIRÚRGICA

Volume 1

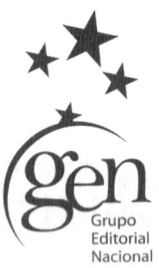

O GEN | Grupo Editorial Nacional – maior plataforma editorial brasileira no segmento científico, técnico e profissional – publica conteúdos nas áreas de ciências da saúde, exatas, humanas, jurídicas e sociais aplicadas, além de prover serviços direcionados à educação continuada e à preparação para concursos.

As editoras que integram o GEN, das mais respeitadas no mercado editorial, construíram catálogos inigualáveis, com obras decisivas para a formação acadêmica e o aperfeiçoamento de várias gerações de profissionais e estudantes, tendo se tornado sinônimo de qualidade e seriedade.

A missão do GEN e dos núcleos de conteúdo que o compõem é prover a melhor informação científica e distribuí-la de maneira flexível e conveniente, a preços justos, gerando benefícios e servindo a autores, docentes, livreiros, funcionários, colaboradores e acionistas.

Nosso comportamento ético incondicional e nossa responsabilidade social e ambiental são reforçados pela natureza educacional de nossa atividade e dão sustentabilidade ao crescimento contínuo e à rentabilidade do grupo.

BRUNNER & SUDDARTH

TRATADO DE ENFERMAGEM MÉDICO-CIRÚRGICA

Janice L. Hinkle, PhD, RN, CNRN
Fellow
Villanova University M. Louise Fitzpatrick
College of Nursing
Villanova, Pennsylvania

Kerry H. Cheever, PhD, RN
Professor *Emerita*
Helen S. Breidegam School of Nursing
Moravian University
Bethlehem, Pennsylvania

Kristen J. Overbaugh, PhD, RN, ACNS-BC, CHPN
Assistant Professor
School of Nursing and Health Sciences
La Salle University
Philadelphia, Pennsylvania

Revisão Técnica

Sônia Regina de Souza

Pós-Doutorado no Programa Acadêmico em Ciências do Cuidado em Saúde (PACCS) da Escola de Enfermagem Aurora de Afonso Costa da Universidade Federal Fluminense (UFF). Doutora em Enfermagem pela Escola de Enfermagem Anna Nery da Universidade Federal do Rio de Janeiro (UFRJ). Mestre em Enfermagem pela Universidade Federal do Estado do Rio de Janeiro (UNIRIO). Especialista em Enfermagem Clínica e Cirúrgica pela UNIRIO. Professora Titular do Departamento de Enfermagem Médico-Cirúrgica (DEMC) da Escola de Enfermagem Alfredo Pinto da UNIRIO.

Tradução

Maria de Fátima Azevedo

Clínica Geral. Formada pela Faculdade de Ciências Médicas da Universidade do Estado do Rio de Janeiro (UERJ). Pós-graduada pela Sociedade Brasileira de Medicina Interna (Hospital da Santa Casa da Misericórdia do Rio de Janeiro). Médica concursada do Ministério da Saúde e do Município do Rio de Janeiro. Médica do Trabalho (FPGMCC-UNIRIO). Membro da Comissão de Ética do CMS João Barros Barreto.

Décima quinta edição

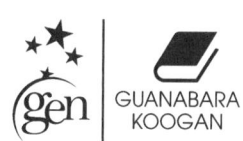

- As autoras deste livro e a editora empenharam seus melhores esforços para assegurar que as informações e os procedimentos apresentados no texto estejam em acordo com os padrões aceitos à época da publicação. Entretanto, tendo em conta a evolução das ciências, as atualizações legislativas, as mudanças regulamentares governamentais e o constante fluxo de novas informações sobre os temas que constam do livro, recomendamos enfaticamente que os leitores consultem sempre outras fontes fidedignas, de modo a se certificarem de que as informações contidas no texto estão corretas e de que não houve alterações nas recomendações ou na legislação regulamentadora.
- Data do fechamento do livro: 25/04/2023
- As autoras e a editora envidaram todos os esforços no sentido de se certificarem de que a escolha e a posologia dos medicamentos apresentados neste compêndio estivessem em conformidade com as recomendações atuais e com a prática em vigor na época da publicação. Entretanto, em vista da pesquisa constante, das modificações nas normas governamentais e do fluxo contínuo de informações em relação à terapia e às reações medicamentosas, o leitor é aconselhado a checar a bula de cada fármaco para qualquer alteração nas indicações e posologias, assim como para maiores cuidados e precauções. Isso é particularmente importante quando o agente recomendado é novo ou utilizado com pouca frequência.
- As autoras e a editora se empenharam para citar adequadamente e dar o devido crédito a todos os detentores de direitos autorais de qualquer material utilizado neste livro, dispondo-se a possíveis acertos posteriores caso, inadvertida e involuntariamente, a identificação de algum deles tenha sido omitida.
- **Atendimento ao cliente: (11) 5080-0751 | faleconosco@grupogen.com.br**
- Traduzido de:
BRUNNER AND SUDDARTH'S TEXTBOOK OF MEDICAL-SURGICAL NURSING, FIFTEENTH EDITION
Copyright © 2022 Wolters Kluwer
Copyright © 2018 Wolters Kluwer. Copyright © 2014, 2010 Wolters Kluwer Health | Lippincott Williams & Wilkins. Copyright © 2008 by Lippincott Williams & Wilkins, a Wolters Kluwer business. Copyright © 2004, 2000 by Lippincott Williams & Wilkins. Copyright © 1996 by Lippincott-Raven Publishers. Copyright © 1992, 1988, 1984, 1980, 1975, 1970, 1964 by J. B. Lippincott Company.
All rights reserved.
2001 Market Street
Philadelphia, PA 19103 USA
LWW.com
Published by arrangement with Wolters Kluwer, U.S.A.
Wolters Kluwer Health did not participate in the translation of this title.
ISBN: 978-1-9751-6103-3
- Direitos exclusivos para a língua portuguesa
Copyright © 2023 by
EDITORA GUANABARA KOOGAN LTDA.
Uma editora integrante do GEN | Grupo Editorial Nacional
Travessa do Ouvidor, 11
Rio de Janeiro – RJ – CEP 20040-040
www.grupogen.com.br
- Reservados todos os direitos. É proibida a duplicação ou reprodução deste volume, no todo ou em parte, em quaisquer formas ou por quaisquer meios (eletrônico, mecânico, gravação, fotocópia, distribuição pela Internet ou outros), sem permissão, por escrito, da Editora Guanabara Koogan Ltda.
- Capa: Bruno Sales
- Editoração eletrônica: Anthares
- Ficha catalográfica

CIP-BRASIL. CATALOGAÇÃO NA PUBLICAÇÃO
SINDICATO NACIONAL DOS EDITORES DE LIVROS, RJ

H555b
15. ed.
v. 1

Hinkle, Janice L.
Brunner & Suddarth : tratado de enfermagem médico-cirúrgica, volume 1 / Janice L. Hinkle, Kerry H. Cheever, Kristen J. Overbaugh ; revisão técnica Sônia Regina de Souza ; tradução Maria de Fátima Azevedo. - 15. ed. - Rio de Janeiro : Guanabara Koogan, 2023.
il. ; 28 cm.

Tradução de: Brunner & Suddarth's textbook of medical surgical nursing
Inclui bibliografia e índice
ISBN 978-85-277-3949-8

1. Enfermagem. 2. Enfermagem em sala de cirurgia. 3. Enfermagem perioperatória. I. Cheever, Kerry H. II. Overbaugh, Kristen J. III. Souza, Sônia Regina de. IV. Azevedo, Maria de Fátima. V. Título.

23-83271
CDD: 610.736
CDU: 616-083

Meri Gleice Rodrigues de Souza - Bibliotecária - CRB-7/6439

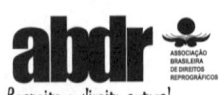

Aos nossos colegas enfermeiros que oferecem conforto e cuidado,
e mantêm a esperança para um mundo mais saudável…

Aos nossos colegas docentes que nutrem, guiam e direcionam
o futuro de nossa profissão…

Aos estudantes de enfermagem que se desafiam
com coragem e convicção…

Vocês nos inspiram!

Colaboradores

Colaboradores da 15ª edição

Marianne T. Adam, PhD, RN, FNP, CNE
Associate Teaching Professor of Nursing Campus
    Coordinator, Nursing
Pennsylvania State University Schuylkill
Schuylkill Haven, Pennsylvania
Capítulo 38: Avaliação das Funções Digestória e Gastrintestinal

Rachel Barish, RN, MSN, ANP-BC, AACC
Nurse Practitioner, Division of Cardiology
MedStar Georgetown University Hospital Physicians Group
Washington, District of Columbia
*Capítulo 24: Manejo de Pacientes com Distúrbios Cardíacos
    Estruturais, Infecciosos e Inflamatórios*

Jennifer L. Bartlett, PhD, RN-BC, CNE, CHSE
Associate Professor
Georgia Baptist College of Nursing of Mercer University
Atlanta, Georgia
Capítulo 39: Manejo de Pacientes com Distúrbios Orais e Esofágicos

Susan Bartos, PhD, RN, CCRN
Adjunct Professor
Egan School of Nursing & Health Sciences
Fairfield University
Fairfield, Connecticut
Capítulo 25: Manejo de Pacientes com Complicações de Cardiopatia

Cynthia Bautista, PhD, APRN, FNCS, FCNS
Associate Professor
Egan School of Nursing and Health Studies
Fairfield University
Fairfield, Connecticut
Capítulo 63: Manejo de Pacientes com Traumatismo Neurológico

Tricia Bernecker, PhD, RN
Associate Professor
DeSales University
Center Valley, Pennsylvania
*Capítulo 22: Manejo de Pacientes com Arritmias e
    Problemas de Condução*

Lisa Bowman, RN, MSN, CRNP, CNRN
Nurse Practitioner
Jefferson Hospital for Neuroscience Thomas Jefferson
    University Hospital Philadelphia, Pennsylvania
*Capítulo 62: Manejo de Pacientes com Distúrbios
    Vasculares Encefálicos*

Carolyn Bradley, MSN, RN, CCRN
Heart & Vascular Center Nursing Professional
    Development Specialist
Yale New Haven Hospital
New Haven, Connecticut
Capítulo 21: Avaliação da Função Cardiovascular

Sherry Burrell, PhD, RN, CNE
Assistant Professor
Villanova University M. Louise Fitzpatrick College
    of Nursing
Villanova, Pennsylvania
Capítulo 12: Manejo de Pacientes com Distúrbios Oncológicos

Theresa Capriotti, DO, CRNP, MSN, RN
Clinical Professor
Villanova University M. Louise Fitzpatrick College
    of Nursing
Villanova, Pennsylvania
Capítulo 10: Líquidos e Eletrólitos
*Capítulo 33: Avaliação e Manejo de Pacientes com
    Distúrbios Alérgicos*

Jean Colaneri, ACNP-BC, CNN
Acute Care Nurse Practitioner Albany Medical Center
    Hospital
Albany, New York
Capítulo 48: Manejo de Pacientes com Distúrbios Renais

**Linda Carman Copel, PhD, RN, PMHCNS, BC, CNE,
    ANEF, NCC, FAPA**
Professor
Villanova University M. Louise Fitzpatrick College
    of Nursing
Villanova, Pennsylvania
Capítulo 3: Orientação e Promoção da Saúde
Capítulo 5: Estresse e Respostas Inflamatórias
*Capítulo 53: Avaliação e Manejo de Pacientes com Distúrbios
    Reprodutivos Masculinos*

Patricia Dillon, PhD, RN
Chair of Graduate, RN to BSN, and RN to MSN Programs,
    & Professor
School of Nursing and Health Sciences
La Salle University
Philadelphia, Pennsylvania
Capítulo 56: Manejo de Pacientes com Distúrbios Dermatológicos

Nancy Donegan, MPH, RN
Independent Consultant
Washington, District of Columbia

Capítulo 66: Manejo de Pacientes com Doenças Infecciosas

Paulette Dorney, PhD, RN, CCRN-K
Associate Professor & Director, Accelerated BSN Program
Helen S. Breidegam School of Nursing
Moravian University
Bethlehem, Pennsylvania

Capítulo 19: Manejo de Pacientes com Distúrbios do Tórax e das Vias Respiratórias Inferiores

Phyllis Dubendorf, MSN, RN, CCNS, CNRN, ACNP-BC
Clinical Nurse Specialist
Hospital of the University of Pennsylvania
Philadelphia, Pennsylvania

Capítulo 61: Manejo de Pacientes com Disfunção Neurológica

Kimberly Silver Dunker, DNP, MSN, RN, CNE, CNEcl
Dean of Nursing
Fortis Institute
Nashville, Tennessee

Estudos de caso das aberturas das Partes

Elizabeth C. Evans, CNP, DNP
Nephrology Nurse Practitioner
Renal Medicine Associates
Albuquerque, New Mexico

Capítulo 27: Avaliação e Manejo de Pacientes com Hipertensão Arterial

Janice Farber, PhD, RN, CNOR
Associate Professor
Helen S. Breidegam School of Nursing
Moravian University
Bethlehem, Pennsylvania

Capítulo 4: Saúde do Adulto e Avaliação Física, Nutricional e Cultural

Eleanor Fitzpatrick, DNP, RN, CCRN, AGCNS-BC, ACNP-BC
Clinical Nurse Specialist
Thomas Jefferson University Hospital
Philadelphia, Pennsylvania

Capítulo 43: Avaliação e Manejo de Pacientes com Distúrbios Hepáticos
Capítulo 44: Manejo de Pacientes com Distúrbios Biliares

Anessa M. Foxwell, MSN, CRNP, ACHPN
Predoctoral Fellow, New Courtland Center for Transitions & Health
University of Pennsylvania School of Nursing
Nurse Practitioner, Clinical Practices of the University of Pennsylvania
Philadelphia, Pennsylvania

Capítulo 13: Cuidados Paliativos e de Fim da Vida

Stacy M. Fusner, DNP, APRN, CNP
Assistant Professor of Clinical Practice
The Ohio State University College of Nursing
Columbus, Ohio

Capítulo 58: Avaliação e Manejo de Pacientes com Distúrbios Oculares e Visuais

Trudy Gaillard, PhD, RN, CDCES, FAHA
Associate Professor
Nicole Wertheim College of Nursing and Health Sciences
Florida International University
Miami, Florida

Capítulo 46: Manejo de Pacientes com Diabetes Melito

Dawn M. Goodolf, PhD, RN
Associate Professor and Chairperson
Helen S. Breidegam School of Nursing
Moravian University
Bethlehem, Pennsylvania

Capítulo 35: Avaliação da Função Musculoesquelética
Capítulo 67: Enfermagem de Emergência
Capítulo 68: Atuação da Enfermagem em Situações de Desastres Naturais e Ambientais

Beth Gotwals, PhD, RN
Associate Professor
Helen S. Breidegam School of Nursing
Moravian University
Bethlehem, Pennsylvania

Capítulo 2: Enfermagem Médico-Cirúrgica

Karen D. Groller, PhD, RN, CV-BC, CMSRN
Assistant Professor
Helen S. Breidegam School of Nursing
Moravian University
Bethlehem, Pennsylvania

Capítulo 42: Avaliação e Manejo de Pacientes com Obesidade

Debbie A. Gunter, APRN, FNP-BC, ACHPN
Family & Palliative Care Nurse Practitioner
Emory Healthcare Cognitive Neurology Clinic
Nursing Instructor
Emory University School of Nursing
Atlanta, Georgia

Capítulo 18: Manejo de Pacientes com Distúrbios das Vias Respiratórias Superiores

Jamie Heffernan, MSN, RN, CCRN-K, NE-BC
Burn Program Manager
New York-Presbyterian Weill Cornell Medicine
New York, New York

Capítulo 57: Manejo de Pacientes com Lesões por Queimadura

Kristina Hidalgo, ACNP-BC
Nurse Practitioner, Division of Cardiology/Electrophysiology
MedStar Washington Hospital Center
Washington, District of Columbia

Capítulo 24: Manejo de Pacientes com Distúrbios Cardíacos Estruturais, Infecciosos e Inflamatórios

Janice L. Hinkle, PhD, RN, CNRN
Fellow
Villanova University M. Louise Fitzpatrick
  College of Nursing
Villanova, Pennsylvania

Capítulo 34: Avaliação e Manejo de Pacientes com Distúrbios Reumáticos Inflamatórios

Michael Johnson, PhD, RN, PMH-BC, CNE
Assistant Professor
Director of Clinical Partnerships
School of Nursing
Nevada State College Henderson, Nevada

Capítulo 54: Avaliação e Manejo de Pacientes que se Identificam como LGBTQIAP+

Debra P. Kantor, PhD, RN, CNE
Associate Professor of Nursing
Molloy College
The Barbara H. Hagan School of Nursing and
  Health Sciences
Rockville Centre, New York

Capítulo 45: Avaliação e Manejo de Pacientes com Distúrbios Endócrinos

Sarah Kweeder, MSN, RN-BC, CNOR
Lead Clinical Nurse Educator, Surgical Services
Main Line Health
Bryn Mawr, Pennsylvania

Capítulo 14: Manejo de Enfermagem no Período Pré-Operatório
Capítulo 15: Manejo de Enfermagem no Período Intraoperatório
Capítulo 16: Manejo de Enfermagem no Período Pós-Operatório

Audra Lewis, PhD, RN, CHSE
Director, Highland Campus Regional Simulation Center
Austin Community College
Austin, Texas

Capítulo 59: Avaliação e Manejo de Pacientes com Distúrbios da Audição e do Equilíbrio

Mary Beth Flynn Makic, PhD, CCNS, CCRN-K, FAAN, FNAP, FCNS
Professor
University of Colorado College of Nursing
Aurora, Colorado

Capítulo 11: Choque, Sepse e Síndrome da Disfunção de Múltiplos Órgãos

Jane F. Marek, DNP, MSN, RN
Assistant Professor
Frances Payne Bolton School of Nursing
Case Western Reserve University
Cleveland, Ohio

Capítulo 41: Manejo de Pacientes com Distúrbios Intestinais e Retais

Katrina Nice Masterson, DNP, RN, FNP-BC, DCNP
Educational Coordinator
Randall Dermatology
West Lafayette, Indiana

Capítulo 55: Avaliação da Função Tegumentar

Jennifer McCaughey, MSN, BS, RNC-MNN, CCE
Clinical Educator
Women and Children's Services
Inova Fair Oaks Hospital
Fairfax, Virginia

Capítulo 50: Avaliação e Manejo de Pacientes com Processos Fisiológicos Femininos
Capítulo 51: Manejo de Pacientes com Distúrbios do Sistema Genital Feminino

Salimah H. Meghani, PhD, MBE, RN, FAAN
Professor & Term Chair of Palliative Care
University of Pennsylvania School of Nursing
Philadelphia, Pennsylvania

Capítulo 13: Cuidados Paliativos e de Fim da Vida

Carin Molfetta, MSN, CRNP, BC
Nurse Practitioner
Penn Medicine Lancaster General Health
Lancaster, Pennsylvania

Capítulo 52: Avaliação e Manejo de Pacientes com Distúrbios da Mama

Sue Monaro, PhD, MN, RN
Vascular Clinical Nurse Consultant
Concord Repatriation General Hospital
Concord
Senior Clinical Lecturer
Susan Wakil School of Nursing and Midwifery
University of Sydney
New South Wales, Australia

Capítulo 26: Avaliação e Manejo de Pacientes com Distúrbios Vasculares e Problemas de Circulação Periférica

Melissa V. Moreda, MSN, APRN, ACCNS-AG, CCRN, CNRN, SCRN
Diabetes Educator Clinical Nurse Specialist
Duke Raleigh Hospital
Raleigh, North Carolina

Capítulo 65: Manejo de Pacientes com Distúrbios Oncológicos ou Neurológicos Degenerativos

Kathleen Nokes, PhD, RN, FAAN
Professor *Emerita*
Hunter College and Graduate Center, CUNY
New York, New York

Capítulo 32: Manejo de Pacientes com Distúrbios de Deficiência Imune

Geraldine M. O'Leary, MSN, RN, FNP-BC
Clinical Instructor
School of Nursing and Health Sciences
La Salle University
Philadelphia, Pennsylvania

Capítulo 23: Manejo de Pacientes com Distúrbios Coronarianos

Mae Ann Pasquale, PhD, RN
Associate Professor
School of Nursing
Cedar Crest College
Allentown, Pennsylvania

Capítulo 37: Manejo de Pacientes com Traumatismo Osteomuscular

Sue Pugh, MSN, RN, CNRN, CRRN, CNS-BC, FAHA
Neuro Clinical Nurse Specialist/Stroke Coordinator
Sinai Hospital of Baltimore
Baltimore, Maryland

Capítulo 64: Manejo de Pacientes com Infecções Neurológicas, Distúrbios Autoimunes e Neuropatias

Katrina A. Pyo, PhD, RN, CCRN
Associate Professor
Robert Morris University
Moon Township, Pennsylvania

Capítulo 17: Avaliação da Função Respiratória

Ann Quinlan-Colwell, PhD, RN-BC, AHN-BC
Pain Management Clinical Nurse Specialist
Educator and Consultant
Wilmington, North Carolina

Capítulo 9: Manejo da Dor

Rebecca Wildman Repetti, RN, ANP-BC
Nurse Practitioner, Thoracic Oncology Service Memorial Sloan Kettering Cancer Center
New York, New York

Capítulo 31: Avaliação da Função Imune

Denise Rhew, PhD, RN, CNS, CEN
Clinical Nurse Specialist – Emergency Services
Director, Neuro-Progressive Care
Cone Health
Greensboro, North Carolina

Capítulo 8: Manejo do Paciente Adulto mais Velho

Marylou V. Robinson, PhD, FNP-C
Olympia, Washington

Capítulo 36: Manejo de Pacientes com Distúrbios Osteomusculares

Tami J. Rogers, PhD, DVM, RN, CNE
Professor of Nursing, Curriculum QA/Course Development
Rasmussen University
Bloomington, Minnesota

Capítulo 28: Avaliação da Função Hematológica e Modalidades de Tratamento

Sally Russel, MN, CMSRN, CNE
Director, Education Services
American Nephrology Nurses Association
Pitman, New Jersey

Capítulo 49: Manejo de Pacientes com Distúrbios Urinários

Catherine Sargent, PhD, RN, BC, AOCNS
Assistant Professor
Gwynedd Mercy University
Gwynedd Valley, Pennsylvania

Capítulo 30: Manejo de Pacientes com Neoplasias Hematológicas

Susan Parnell Scholtz, PhD, RN
Associate Professor
Helen S. Breidegam School of Nursing
Moravian University
Bethlehem, Pennsylvania

Capítulo 1: Prática Profissional da Enfermagem

Lindsey R. Siewert, RN, MSN, APRN, CCNS, SCRN
Clinical Nurse Specialist Neuroscience/Stroke Coordinator
Norton Healthcare
Louisville, Kentucky

Capítulo 60: Avaliação da Função Neurológica

Suzanne C. Smeltzer, RN, EdD, ANEF, FAAN
Richard and Marianne Kreider Endowed Professor in Nursing for Vulnerable Populations
Villanova University M. Louise Fitzpatrick College of Nursing
Villanova, Pennsylvania

Capítulo 7: Incapacidade e Doença Crônica

Nancy Colobong Smith, MN, ARNP, CNN
Clinical Nurse Specialist – Renal, Dialysis, Transplant
University of Washington Medical Center
Seattle, Washington

Capítulo 47: Avaliação das Funções Renal e Urinária

Kimberly A. Subasic, PhD, MS, RN, CNE
Professor & Chairperson
Swain Department of Nursing
The Citadel
Charleston, South Carolina

Capítulo 6: Genética e Genômica na Enfermagem

Mindy L. Tait, PhD, MBA, CRNP, FNP-BC
Associate Professor
School of Nursing and Health Sciences
La Salle University
Philadelphia, Pennsylvania

Capítulo 40: Manejo de Pacientes com Distúrbios Gástricos e Duodenais

M. Eileen Walsh, PhD, APRN, CVN, FAHA
Associate Dean, Research and Scholarship
Director, College of Nursing Honors Program
Professor, College of Nursing
University of Toledo
Toledo, Ohio

Capítulo 26: Avaliação e Manejo de Pacientes com Distúrbios Vasculares e Problemas de Circulação Periférica

Camille Wendekier, PhD, CNE, RN
Program Director, MSN Leadership/Education
Department of Nursing
St. Francis University
Loretto, Pennsylvania

Capítulo 20: Manejo de Pacientes com Doenças Pulmonares Crônicas

Mary Lynn Wilby, PhD, MPH, MSN, CRNP, ANP-BC, RN
Associate Professor
School of Nursing and Health Sciences
La Salle University
Philadelphia, Pennsylvania

Capítulo 29: Manejo de Pacientes com Distúrbios Hematológicos Não Malignos

Colaboradores da 14ª edição

Marianne Adam, PhD, RN, CRNP
Assistant Professor of Nursing
RN to BSN Program Coordinator
Pennsylvania State University Schuykill Haven, Pennsylvania
Capítulo 43: Avaliação das Funções Digestória e Gastrintestinal

Julie Adkins, DNP, APN, FNP-BC, FAANPz
Family Nurse Practitioner
West Frankfort, Illinois
Capítulo 63: Avaliação e Manejo de Pacientes com Distúrbios Oculares e Visuais

Jennifer L. Bartlett, PhD, RN-BC, CNE, CHSE
Assistant Professor
Georgia Baptist College of Nursing of Mercer University
Atlanta, Georgia
Capítulo 45: Manejo de Pacientes com Distúrbios Orais e Esofágicos

Susan Bonini, MSN, RN
Senior Instructor
Integrated Nursing Pathway Program Coordinator University of Colorado College of Nursing Anschutz Medical Campus
Aurora, Colorado
Capítulo 31: Avaliação e Manejo de Pacientes com Hipertensão Arterial

Lisa Bowman, RN, MSN, CRNP, CNRN
Nurse Practitioner
Jefferson Hospital for Neuroscience
Thomas Jefferson University Hospital
Philadelphia, Pennsylvania
Capítulo 67: Manejo de Pacientes com Distúrbios Vasculares Encefálicos

Jo Ann Brooks, PhD, RN, FAAN, FCCP
System Vice President, Quality and Safety
Indiana University Health
Indianapolis, Indiana
Capítulo 23: Manejo de Pacientes com Distúrbios do Tórax e das Vias Respiratórias Inferiores
Capítulo 24: Manejo de Pacientes com Doenças Pulmonares Crônicas

Sherry Burrell, PhD, RN, CNE
Assistant Professor
Villanova University College of Nursing
Villanova, Pennsylvania
Capítulo 46: Manejo de Pacientes com Distúrbios Gástricos e Duodenais

Wendy Cantrell, DNP, CRNP
Assistant Professor
Manager of Clinical Research
University of Alabama Birmingham Department of Dermatology
Birmingham, Alabama
Capítulo 61: Manejo de Pacientes com Distúrbios Dermatológicos

Lauren Cantwell, RN, MS, ACNP-BC, ACNPC, CNS, CCNS, CCRN, CHFN
Advanced Heart Failure/Transplant Nurse Practitioner
Inova Heart and Vascular Institute
Falls Church, Virginia
Capítulo 28: Manejo de Pacientes com Distúrbios Cardíacos Estruturais, Infecciosos e Inflamatórios

Kim Cantwell-Gab, MN, ACNP-BC, ANP-BC, CVN, RVT, RDMS
Nurse Practitioner, Cardiology
Providence Medical Group Cardiology
Medford, Oregon
Capítulo 30: Avaliação e Manejo de Pacientes com Distúrbios Vasculares e Problemas de Circulação Periférica

Patricia E. Casey, MSN, RN, CPHQ, AACC
Associate Director, NCDR Training and Orientation
American College of Cardiology
Washington, DC
Capítulo 26: Manejo de Pacientes com Arritmias e Problemas de Condução

Jill Cash, RN, MSN, APRN-BC
Vanderbilt University Medical Center
Westhaven Family Practice
Franklin, Tennessee
Capítulo 38: Avaliação e Manejo de Pacientes com Distúrbios Reumáticos
Capítulo 64: Avaliação e Manejo de Pacientes com Distúrbios da Audição e do Equilíbrio

Kerry H. Cheever, PhD, RN
Professor and Chairperson
Helen S. Breidegam School of Nursing
Moravian College
Bethlehem, Pennsylvania
Capítulo 1: Prestação de Cuidados de Saúde e Prática de Enfermagem Baseada em Evidências
Capítulo 47: Manejo de Pacientes com Distúrbios Intestinais e Retais
Capítulo 48: Avaliação e Manejo de Pacientes com Obesidade

Elise Colancecco, MSN, RN
Instructor
Helen S. Breidegam School of Nursing
Moravian College
Bethlehem, Pennsylvania
Capítulo 42: Manejo de Pacientes com Traumatismo Osteomuscular

Moya Cook RN, MSN, APN
Family Nurse Practitioner Marion, Illinois

Capítulo 13: Líquidos e Eletrólitos | Equilíbrio e Distúrbios

Linda Carman Copel, PhD, RN, PMHCNS, BC, CNE, ANEF, NCC, FAPA
Professor
Villanova University College of Nursing
Villanova, Pennsylvania
Capítulo 4: Orientação e Promoção da Saúde
Capítulo 6: Homeostase, Estresse e Adaptação Individuais e Familiares
Capítulo 59: Avaliação e Manejo de Pacientes com Distúrbios Reprodutivos Masculinos

Tara Bilofsky, ACNP-BC, MS
Acute Care Nurse Practitioner
St. Luke's University Health Network-Allentown
Allentown, Pennsylvania
Capítulo 21: Modalidades de Cuidados Respiratórios

Elizabeth Petit deMange, PhD, RN
Assistant Professor
Villanova University College of Nursing
Villanova, Pennsylvania
Capítulo 52: Avaliação e Manejo de Pacientes com Distúrbios Endócrinos

Nancy Donegan, MPH, RN
Independent Consultant Washington, DC
Capítulo 71: Manejo de Pacientes com Doenças Infecciosas

Paulette Dorney, PhD, RN, CCRN
Assistant Professor
Helen S. Breidegam School of Nursing
Moravian College
Bethlehem, Pennsylvania
Capítulo 21: Modalidades de Cuidados Respiratórios

Diane Dressler, MSN, RN, CCRN-R
Clinical Assistant Professor Emerita
Marquette University College of Nursing
Milwaukee, Wisconsin
Capítulo 27: Manejo de Pacientes com Distúrbios Coronarianos
Capítulo 29: Manejo de Pacientes com Complicações de Cardiopatia

Debra Drew, MS, RN-BC (retired), ACNS-BC (retired), AP-PMN
Clinical Nurse Specialist, Pain Management
Minneapolis, Minnesota
Capítulo 12: Manejo da Dor

Phyllis Dubendorf, MSN, RN, CCNS, CNRN, CRNP-BC
Clinical Nurse Specialist
Hospital of the University of Pennsylvania
Philadelphia, Pennsylvania

Capítulo 66: Manejo de Pacientes com Disfunção Neurológica

Susan M. Fallone, MS, RN, CNN
Retired Clinical Nurse Specialist Adult and Pediatric Dialysis
Albany Medical Center Hospital
Albany, New York
Capítulo 53: Avaliação das Funções Renal e Urinária

Janice Farber, PhD, RN, CNOR
Assistant Professor
Helen S. Breidegam School of Nursing
Moravian College
Bethlehem Pennsylvania
Capítulo 7: Visão Geral da Enfermagem Transcultural

Eleanor Fitzpatrick, RN, MSN, CCRN, AGCNS-BC, ACNP-BC
Clinical Nurse Specialist
Thomas Jefferson University Hospital
Philadelphia, Pennsylvania
Capítulo 49: Avaliação e Manejo de Pacientes com Distúrbios Hepáticos
Capítulo 50: Avaliação e Manejo de Pacientes com Distúrbios das Vias Biliares

Trudy Gaillard, PhD, RN, CDE
Assistant Professor
University of Cincinnati College of Nursing
Cincinnati, Ohio
Capítulo 51: Avaliação e Manejo de Pacientes com Diabetes Melito

Dawn Goodolf, PhD, RN
Assistant Professor
Director of RN to BSN and Accelerated Postbaccalaureate Programs
Helen S. Breidegam School of Nursing
Moravian College
Bethlehem, Pennsylvania
Capítulo 39: Avaliação da Função Musculoesquelética

Beth Gotwals, PhD, RN
Associate Professor
Helen S. Breidegam School of Nursing
Moravian College
Bethlehem Pennsylvania
Capítulo 2: Prática de Enfermagem Comunitária

Theresa Lynn Green, PhD, MScHRM, BScN, RN
Professor
School of Nursing, Queensland University of Technology
Queensland, Australia
Capítulo 10: Princípios e Práticas de Reabilitação

Debbie Gunter, MSN, APRN, ACHPN
Palliative Care and Family Nurse Practitioner Emory Healthcare
Atlanta, Georgia

Capítulo 22: Manejo de Pacientes com Distúrbios das Vias Respiratórias Superiores

Jamie Heffernan, MSN, RN, CCRN-K, NE-BC
Patient Care Director
New York-Presbyterian Weill Cornell
New York, New York
Capítulo 62: Manejo de Pacientes com Lesões por Queimadura

Janice L. Hinkle, PhD, RN, CNRN
Fellow
Villanova University College of Nursing
Villanova, Pennsylvania
Capítulo 55: Manejo de Pacientes com Distúrbios Urinários

Lisa J. Jesaitis, RN, MS, CHFN, ACNP
Acute Care Nurse Practitioner
MedStar Georgetown University Hospital Arrhythmia Service
Washington, DC
Capítulo 28: Manejo de Pacientes com Distúrbios Cardíacos Estruturais, Infecciosos e Inflamatórios

Tamara Kear, PhD, RN, CNS, CNN
Assistant Professor
Villanova University College of Nursing
Villanova, Pennsylvania
Capítulo 54: Manejo de Pacientes com Distúrbios Renais

Elizabeth Keech, RN, PhD
Adjunct Clinical Assistant Professor
Villanova University College of Nursing
Villanova, Pennsylvania
Capítulo 11: Cuidados com a Saúde do Adulto mais Velho

Kathleen Kelleher, DMH, WHNP-BC, CBCN, DVS
Coordinator, Women's Health Nurse Practitioner
Breast Surgery Atlantic Health System
Pompton Plains, New Jersey
Capítulo 58: Avaliação e Manejo de Pacientes com Distúrbios da Mama

Lynne Kennedy, PhD, MSN, RN, RNFA, CHPN, CNOR, CLNC, CHTP, Alumnus CCRN
Program Coordinator
Women's Services, Minimally Invasive Gynecology and Palliative Care
Inova Fair Oaks Hospital
Fairfax, Virginia
Capítulo 17: Manejo de Enfermagem no Período Pré-Operatório
Capítulo 18: Manejo de Enfermagem no Período Intraoperatório
Capítulo 19: Manejo de Enfermagem no Período Pós-Operatório

Mary Beth Flynn Makic, PhD, CNS, CCNS, CCRN-K, FAAN, FNAP
Professor
University of Colorado College of Nursing
Denver, Colorado
Capítulo 14: Choque e Síndrome da Disfunção de Múltiplos Órgãos

Katrina Nice Masterson, RN, DNP, FNP-BC, DCNP
Educational Coordinator
Randall Dermatology
West Lafayette, Indiana
Capítulo 60: Avaliação da Função Tegumentar

Jennifer McCaughey, MSN, BS, RNC-MNN, CCE
Clinical Educator
Women and Children's Services Inova Fair Oaks Hospital Fairfax, Virginia
Capítulo 57: Manejo de Pacientes com Distúrbios do Sistema Genital Feminino

Melissa V. Moreda, BSN, RN, CCRN, CNRN, SCRN
Clinical Nurse IV
Duke Raleigh Hospital
Raleigh, North Carolina
Capítulo 70: Manejo de Pacientes com Distúrbios Oncológicos ou Neurológicos

Donna Nayduch, MSN, RN, ACNP, TCRN
Assistant Vice President of Trauma
North Florida Division HCA Ocala, Florida
Capítulo 72: Enfermagem de Emergência
Capítulo 73: Atuação da Enfermagem em Terrorismo, Vítimas em Massa e Desastres Naturais

Kathleen Nokes, PhD, RN, FAAN
Professor Emerita
Hunter College and Graduate Center, CUNY New York, New York
Capítulo 36: Manejo de Pacientes com Distúrbios de Deficiência Imune

Kristen Overbaugh, PhD, RN, ACNS-BC, CHP
Clinical Assistant Professor
School of Nursing
University of Texas Health Science Center San Antonio
San Antonio, Texas
Capítulo 20: Avaliação da Função Respiratória

Janet Parkosewich, DNSc, RN, FAHA
Nurse Researcher
Yale-New Haven Hospital
New Haven, Connecticut
Capítulo 25: Avaliação da Função Cardiovascular

Mae Ann Pasquale, PhD, RN
Assistant Professor of Nursing
Cedar Crest College
Allentown, Pennsylvania
Capítulo 40: Modalidades de Cuidados Musculoesqueléticos

Beth A. Bednarz Pruski, RN, MSN, CCRN
Program Manager, National Cardiovascular Data Registries (NCDR)
American College of Cardiology
Washington, DC
Capítulo 26: Manejo de Pacientes com Arritmias e Problemas de Condução

Sue Pugh, MSN, RN, CNRN, CRRN, CNS-BC, FAHA
Patient Care Manager
Neuroscience Unit (NSU) & Neuroscience Critical Care Unit (NSCCU)
Johns Hopkins Bayview Medical Center
Baltimore, Maryland
Capítulo 69: Manejo de Pacientes com Infecções Neurológicas, Distúrbios Autoimunes e Neuropatias

JoAnne Reifsnyder, PhD, RN, FAAN
Executive Vice President and Chief Nursing Officer Genesis Health Care
Kennett Square, Pennsylvania
Capítulo 16: Cuidados em Fim de Vida

Rebecca Wildman Repetti, RN, ANP-BC
Nurse Practitioner, Thoracic Oncology Service Memorial Sloan Kettering Cancer Center
New York, New York
Capítulo 35: Avaliação da Função Imune

Marylou V. Robinson, PhD, FNP
Associate Professor of Nursing
Pacific Lutheran University
Tacoma, Washington
Capítulo 41: Manejo de Pacientes com Distúrbios Osteomusculares

Erin Sarsfield, MSN, RN, CCRN-K
Clinical Nurse Specialist, Medical and Heart and Vascular Critical Care
Penn State Health Hershey Medical Center
Hershey, Pennsylvania
Capítulo 44: Modalidades Terapêuticas para o Sistema Digestório

Susan Scholtz, PhD, RN
Associate Professor
Helen S. Breidegam School of Nursing
Moravian College
Bethlehem, Pennsylvania
Capítulo 3: Pensamento Crítico, Tomada de Decisão Ética e Processo de Enfermagem

Lindsey R. Siewert, RN, MSN, APRN, CCNS, CCRN-K
Clinical Nurse Specialist Neuroscience/Stroke Coordinator Norton Healthcare
Louisville, Kentucky
Capítulo 65: Avaliação da Função Neurológica

Suzanne C. Smeltzer, RN, EdD, ANEF, FAAN
Professor and Director, Center for Nursing Research Villanova University College of Nursing
Villanova, Pennsylvania
Capítulo 9: Doenças Crônicas e Incapacidade

Jennifer Specht, PhD, RN
Assistant Professor
Widener University
Chester, Pennsylvania
Capítulo 5: Avaliação de Saúde e Nutricional do Adulto
Capítulo 48: Avaliação e Manejo de Pacientes com Obesidade

Cindy Stern, RN, MSN, CCRP
Senior Administrator, Penn Cancer Network
Abramson Cancer Center of the University of Pennsylvania
Philadelphia, Pennsylvania
Capítulo 15: Manejo de Pacientes com Distúrbios Oncológicos

Julie G. Stover, RN, MSN, CRNP
Women's Health Nurse Practitioner
Lancaster, Pennsylvania
Capítulo 56: Avaliação e Manejo de Pacientes com Processos Fisiológicos Femininos

Kimberly A. Subasic, PhD, MS, RN
Associate Professor
University of Scranton
Scranton, Pennsylvania
Capítulo 8: Visão Geral de Genética e Genômica na Enfermagem

Carole Sullivan, DNP, RN
Director
Deaconess VNA Home Care and Hospice
Eldorado, Illinois
Capítulo 37: Avaliação e Manejo de Pacientes com Distúrbios Alérgicos
Estudos de casos das aberturas das Partes 1 a 9

Mary Laudon Thomas, MS, CNS, AOCN
Hematology Clinical Nurse Specialist
VA Palo Alto Health Care System
Palo Alto, California
Capítulo 32: Avaliação da Função Hematológica e Modalidades de Tratamento
Capítulo 33: Manejo de Pacientes com Distúrbios Hematológicos não Malignos
Capítulo 34: Manejo de Pacientes com Neoplasias Hematológicas

Kristin Weitmann, RN, MSN, ACNP
Acute Care Nurse Practitioner
Optum
Wauwatosa, Wisconsin
Capítulo 27: Manejo de Pacientes com Distúrbios Coronarianos
Capítulo 29: Manejo de Pacientes com Complicações de Cardiopatia

Marie Wilson, RN, MSN, CCRN, CNRN, CRNP
Nurse Manager
Neuroscience Intensive Care Unit
Thomas Jefferson University Hospital
Philadelphia, Pennsylvania
Capítulo 68: Manejo de Pacientes com Traumatismo Neurológico

Revisores

Julie Baldwin, DNP
Associate Professor
Missouri Western State University
St. Joseph, Missouri

Tamara Baxter, MSN, RN, CNE
Assistant Professor
Northwestern State University
Natchitoches, Louisiana

Rachel Coats, MS, RN, CEN, CNE
Lecturer
Lander University
Greenwood, South Carolina

Debra Connell-Dent, MSN, RN
Assistant Teaching Professor
University of Missouri St. Louis
St. Louis, Missouri

Sarah Darrell, MSN, RN, CNOR
Faculty
Ivy Tech Community College Valparaiso
Valparaiso, Indiana

Amanda Finley, MSN, RN
Assistant Teaching Professor
University of Missouri St. Louis
St. Louis, Missouri

Cassie Flock, MSN, RN
Assistant Professor
Vincennes University
Jasper, Indiana

Belinda Fuller, RN, MSN
Nurse Educator
Gadsden State Community College
Gadsden, Alabama

Melissa Gorton, MS, RN
Assistant Professor of Nursing
Castleton University
Castleton, Vermont

Lori Hailey, RN, MSN, CHSE
Assistant Professor
Arkansas State University
Jonesboro, Arkansas

Carol Heim, MA, RN
Associate Professor
Mount Mercy University
Cedar Rapids, Iowa

Melissa Humfleet, DNP, RN
Assistant Professor of Nursing
Lincoln Memorial University
Harrogate, Tennessee

Elizabeth D. Katrancha, DNP, CCNS, RN, CNE
Assistant Professor
University of Pittsburgh at Johnstown
Johnstown, Pennsylvania

Llynne C. Kiernan, DNP, MSN, RN-BC
Assistant Professor
Norwich University
Northfield, Vermont

Tammy Killen, MSN, RN
Instructor
Jacksonville State University
Jacksonville, Alabama

Tina Marie Kline, MSN, RN, CMSRN, CNE
Associate Professor
Pennsylvania College of Technology
Williamsport, Pennsylvania

Angie Koller, DNP, MSN, RN
Dean and Professor
Ivy Tech Community College
Indianapolis, Indiana

Trudy Kuehn, RN, BSN, MSN
Associate Professor of Nursing
Paul D. Camp Community College
Franklin, Virginia

Dana Law-Ham, PhD, RN, FNP-BC, CNE
Assistant Clinical Professor
University of New England
Portland, Maine

Phyllis Magaletto, MS, RN, BC
Nursing Instructor
Cochran School of Nursing
Yonkers, New York

Julie Page, EdD, MSN, RN
Assistant Professor
University of North Carolina at Chapel Hill
Chapel Hill, North Carolina

Judith Pahlck, MSN-Ed, RN
Dean of Nursing
Jersey College
Teterboro, New Jersey

Annette M. Peacock-Johnson, DNP, RN
Associate Professor of Nursing
Saint Mary's College
Notre Dame, Indiana

Amanda Pribble, MSN, FNP-C
Assistant Professor of Nursing
University of Lynchburg
Lynchburg, Virginia

Karen Robertson, MSN, MBA, PhD/ABD
Associate Professor
Rock Valley College
Rockford, Illinois

Nancy Ross, PhD, RN
Assistant Clinical Professor
University of New England
Portland, Maine

Susan Self, DNP, RN
Assistant Professor in Nursing
Arkansas Tech University
Russellville, Arkansas

Leah Shreves, MSN, RN
Associate Professor of Nursing
Edison State Community College
Piqua, Ohio

Janice A. Sinoski, MSN/Ed, BSN, CCRN, CEN
Assistant Professor of Nursing
University of Lynchburg
Lynchburg, Virginia

Mendy Stanford, DNP, MSN/Ed, CNE
Executive Director of Nursing and Allied Health
Treasure Valley Community College
Ontario, Oregon

Charles Tucker, DNP, RN, CNE
Associate Professor
Mars Hill University
Mars Hill, North Carolina

Heather Vitko, PhD, RN, CCRN, TCRN, CNL
Assistant Professor of Nursing
Saint Francis University
Windber, Pennsylvania

Mina Wayman, APRN, MSN
Associate Professor
Utah Valley University
Orem, Utah

Heather Wierzbinski-Cross, MSN, RN, CNE
Dean for the School of Nursing
Ivy Tech Community College Richmond
Richmond, Indiana

Kennetta Wiggins, MSN, RN
Nursing Instructor and Registered Nurse
Northwest Arkansas Community College
Bentonville, Arkansas

Renee Wright, EdD, RN
Associate Professor
York College, City University of New York
Jamaica, New York

Prefácio

Desde 1964, quando Lillian Sholtis Brunner e Doris Smith Suddarth apresentaram a 1ª edição de *Bruner & Suddarth | Tratado de Enfermagem Médico-Cirúrgica*, a prática de enfermagem tem mudado, evoluído e avançado para atender às mudanças nas necessidades e expectativas de cuidado de saúde. A cada edição subsequente deste livro, Lillian e Doris, e suas sucessoras, Suzanne Smeltzer e Brenda Bare (e, por fim, nós, as atuais autoras), admiravelmente atualizaram e revisaram o conteúdo, de modo a refletir mudanças e desafios que moldaram a prática de enfermagem, considerando influências complexas e interconectadas, e com o foco em fatores sociais, culturais, econômicos e ambientais importantes. Nunca nós, nem nossos ilustres e capacitados antecessores, tivemos de revisar ou atualizar os conceitos, princípios e práticas fundamentais de enfermagem médico-cirúrgica durante uma pandemia mundial – até então. Seguramente, esta foi uma tarefa assustadora. No entanto, comparado com o que muitos de nossos colegas de profissão incrivelmente criativos, determinados e resilientes tiveram de enfrentar e lutar como resultado desta pandemia, nosso trabalho foi muito menos oneroso. Gostaríamos também de reconhecer a tão esperada e crescente consciência acerca do racismo estrutural na saúde e o impacto do racismo sistêmico na perpetuação de estereótipos e disparidades nesta área. Encorajamos os educadores e estudantes de enfermagem a considerar e discutir cuidadosamente essas questões ao explorar fatores epidemiológicos de distúrbios específicos e cuidado de enfermagem ao longo deste livro. Agora que enviamos esta edição para a impressão e temos tempo para refletir sobre nosso trabalho, modestamente nos consideramos seus pares e muito orgulhosos do importante e sagrado trabalho que vocês fazem hoje e todos os dias. Por esse motivo, decidimos romper a tradição deste livro que costuma não fazer dedicatórias. A VOCÊS, nossos colegas enfermeiros, docentes e estudantes de enfermagem, dedicamos este livro.

ORGANIZAÇÃO

A 15ª edição de *Brunner & Suddarth | Tratado de Enfermagem Médico-Cirúrgica*, tal como as edições anteriores, está organizada em 16 Partes, porém, com a incorporação de algumas alterações. Em todas as partes, foram incluídas referências cruzadas a capítulos específicos para agilizar o acesso a determinado conteúdo. Nas Partes 1 a 3 são abordados os princípios fundamentais e os conceitos centrais relacionados com a prática da enfermagem médico-cirúrgica, e nas Partes 4 a 15 são discutidas as condições de saúde de adultos que são tratados clínica ou cirurgicamente. A Parte 16 descreve os desafios da comunidade que interferem na prática de enfermagem médico-cirúrgica.

Para facilitar ainda mais a compreensão do leitor, as Partes 4 a 15 foram estruturadas do seguinte modo:

- O primeiro capítulo de cada parte abrange a avaliação e inclui uma visão geral da anatomia e da fisiologia do sistema do corpo que está sendo discutido

- Os demais capítulos de cada parte englobam o manejo de distúrbios específicos. São apresentadas a fisiopatologia, as manifestações clínicas, as avaliações e os achados diagnósticos, o manejo clínico e o manejo de enfermagem. As seções *Processo de enfermagem* esclarecem e expandem o papel do enfermeiro nos cuidados dos pacientes com condições selecionadas.

Nesta edição, há menos capítulos que nas anteriores. No entanto, o conteúdo fundamental dos capítulos excluídos foi revisado e atualizado em outros capítulos. Notavelmente, o conteúdo central dos capítulos da edição anterior que se concentrava exclusivamente em *modalidades terapêuticas* agora foi incorporado aos capítulos focados nas condições de saúde e suas alterações, em que sua aplicação se encaixa perfeitamente no manejo e processo de enfermagem. Dessa maneira, a relação dessas modalidades com a prática de enfermagem médico-cirúrgica é mais facilmente percebida.

CARACTERÍSTICAS ESPECIAIS

Ao cuidar dos pacientes, os enfermeiros assumem muitos papéis diferentes, incluindo o da atuação clínica, o de orientador, defensor e pesquisador. Muitas das características deste tratado foram desenvolvidas para auxiliar os enfermeiros a preencherem essas diferentes atuações. As principais atualizações das características orientadas na prática nesta 15ª edição incluem os novos *Estudos de caso* com *Focos de competência QSEN* nas abertura das partes – uma característica que destaca uma competência do Quality and Safety Education for Nurses (QSEN) Institute que é aplicável ao estudo de caso e que impõe questões a serem consideradas pelos estudantes em relação ao conhecimento relevante, às habilidades e às atitudes (CHAs). Os *Alertas de enfermagem: Qualidade e segurança*, os boxes *Genética na prática de enfermagem*, *Dilemas éticos* e *Lista de verificação do cuidado domiciliar* oferecem informações atualizadas.

Planos de cuidado de enfermagem, disponibilizados para distúrbios selecionados, ilustram como o processo de enfermagem é aplicado para atender às necessidades dos cuidados de saúde dos pacientes. Uma novidade nesta 15ª edição, os diagnósticos de enfermagem utilizados nos *Planos de cuidado de enfermagem* e em todo o livro são aqueles indicados e validados pelo Conselho Internacional de Enfermeiros no *Catálogo de Classificação Internacional da Prática de Enfermagem (CIPE)*.

Há um novo capítulo direcionado exclusivamente para as necessidades únicas de saúde das pessoas que se identificam como lésbicas, *gays*, bissexuais, transgêneros, *queer*, intersexo, assexual, pansexual e demais orientações sexuais e identidades de gênero (LGBTQIAP+). Como é o caso de outros capítulos deste livro, os papéis do enfermeiro como profissional, educador e pesquisador ao prestar cuidados para pessoas LGBTQIA+ fornecem base estrutural para este novo capítulo.

Além disso, duas novidades nesta edição destacam conteúdos relacionados com a covid-19 e os cuidados com os veteranos das forças armadas. As seções *Considerações sobre a covid-19* identificam informações baseadas em evidências até o momento em que o material foi escrito sobre a síndrome respiratória aguda grave causada pelo coronavírus 2 (SARS-CoV-2) e os cuidados de enfermagem aos pacientes com coronavírus 19 (covid-19). As seções *Considerações sobre os veteranos das forças armadas* incluem informações aplicáveis às necessidades de cuidados especiais aos militares.

O texto também fornece recursos pedagógicos desenvolvidos para auxiliar os leitores a se envolverem e aprenderem o conteúdo relevante. Os *Alertas de domínio do conceito* continuam a esclarecer os conceitos fundamentais de enfermagem para melhorar a compreensão de tópicos complexos.

Ver *Guia do leitor*, a seguir, para uma explicação mais abrangente de todas as características especiais da obra.

Janice L. Hinkle, PhD, RN, CNRN
Kerry H. Cheever, PhD, RN
Kristen J. Overbaugh, PhD, RN, ACNS-BC, CHPN

Guia do leitor

Brunner & Suddarth | Tratado de Enfermagem Médico-Cirúrgica, 15ª edição, foi revisado e atualizado para refletir a natureza complexa da prática de enfermagem atual. Este tratado inclui muitos recursos para auxiliá-lo na obtenção e na aplicação do conhecimento de que necessita e conquistar com sucesso os desafios e as oportunidades da prática clínica. Além disso, foram desenvolvidos recursos especificamente para auxiliá-lo a preencher os diversos papéis da enfermagem na prática.

RECURSOS DAS ABERTURAS DE PARTES

Os recursos das aberturas de partes põem o paciente em primeiro lugar e destacam a enfermagem competente, bem como a aplicação do processo de enfermagem.

- Novos **Estudos de caso com Foco de competência QSEN** abrem cada parte do livro e proporcionam pontos de discussão que enfocam uma competência do QSEN Institute: cuidado centrado no paciente, trabalho colaborativo em equipe interdisciplinar, prática baseada em evidências, melhora da qualidade, segurança ou informática. Este recurso auxilia o leitor a considerar os conhecimentos, as habilidades e as atitudes (CHAs) necessários para a administração dos cuidados seguros e de qualidade para o paciente. Para fácil localização, ver lista desses estudos de caso na seção Estudos de caso do livro, mais adiante

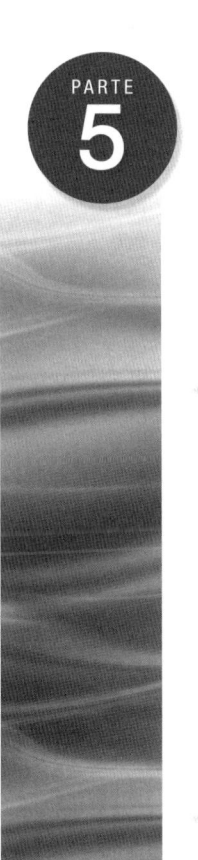
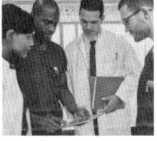
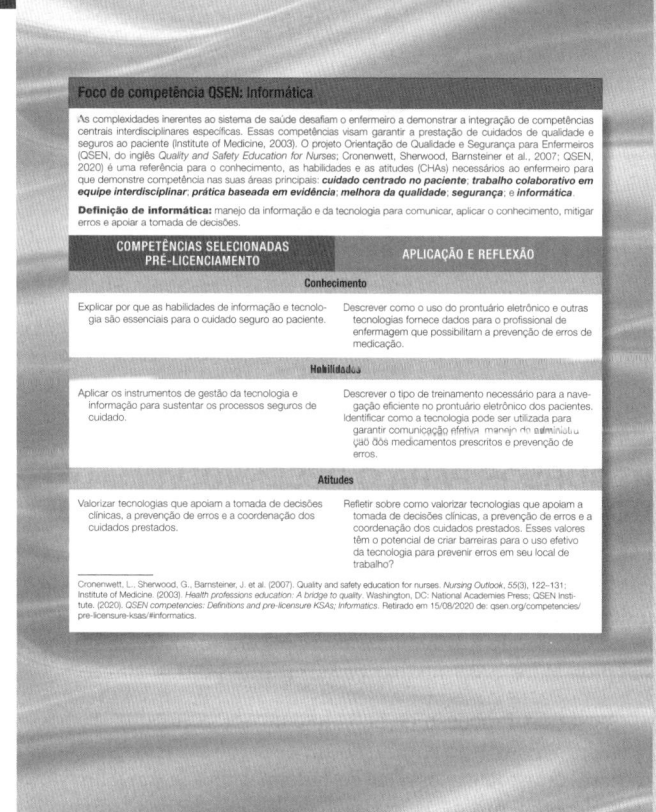

- Os **Desfechos do aprendizado**, objetivos e condensados nesta edição, fornecem uma visão geral de cada capítulo e identificam o que você será capaz de fazer após concluir o capítulo, para ajudá-lo a se concentrar durante a leitura e o estudo

- **Novidade**! Os **Conceitos de enfermagem** listados no início de cada capítulo deixam claro como o conteúdo se aplica aos currículos disciplinares

- O **Glossário** fornece uma lista dos principais termos e definições no início de cada capítulo, proporcionando um resumo do vocabulário antes da leitura do material. É uma ferramenta útil de referência e estudo.

54 Avaliação e Manejo de Pacientes que se Identificam como LGBTQIAP+

DESFECHOS DO APRENDIZADO

Após ler este capítulo, você será capaz de:

1. Descrever a importância de proporcionar ambientes inclusivos de assistência à saúde para pessoas lésbicas, *gays*, bissexuais, transgênero e *queer*.
2. Usar terminologia inclusiva quando se comunicar e fazer avaliações em pessoas lésbicas, *gays*, bissexuais, transgênero e *queer*.
3. Explicar e demonstrar as técnicas apropriadas para realizar a anamnese e a avaliação física, e diferenciar achados normais e anormais identificados em pacientes lésbicas, *gays*, bissexuais, transgênero e *queer*.
4. Descrever os vários procedimentos médicos e tratamentos hormonais disponíveis para a pessoa que está se submetendo a uma redesignação de gênero.
5. Comparar e estabelecer as diferenças entre os procedimentos cirúrgicos disponíveis para as pessoas que buscam redesignação de gênero em termos de fármacos e complicações pré-operatórias e pós-operatórias.
6. Aplicar o processo de enfermagem como referencial para o cuidado de pacientes submetidos à cirurgia de redesignação sexual (transgenitalização ou neofaloplastia).

CONCEITOS DE ENFERMAGEM

- Avaliação
- Comunicação
- Desenvolvimento/desenvolvimento humano
- Família
- Identidade
- Profissionalismo/comportamentos profissionais
- Sexualidade

GLOSSÁRIO

bissexual: pessoa que se sente atraída do ponto de vista romântico, emocional ou sexual pelos gêneros feminino e masculino
cisgênero: pessoa que se sente confortável com a identidade de gênero que lhe foi atribuída ao nascimento
disforia de gênero: sofrimento sentido por uma pessoa devido à incongruência entre sua identidade de gênero e o gênero designado por ocasião do nascimento
gay: pessoa que se sente atraída do ponto de vista romântico, emocional ou sexual pelo mesmo gênero, como homens que se sentem atraídos por homens
gênero: conjunto de normas e comportamentos socialmente construídos que são ensinados a homens e mulheres
homem transgênero: refere-se à pessoa a quem foi atribuído o sexo feminino por ocasião do nascimento, mas se identifica com o gênero masculino
LGBTQIAP+: acrônimo de lésbicas, *gays*, bissexuais, transgênero, *queer*, intersexo, assexual, pansexual e demais orientações sexuais e identidades de gênero.
linguagem neutra: maneira de se referir a uma pessoa sem mencionar seu gênero ou a não utilização de gêneros específicos (p. ex., ele/ela, eles/elas)
mulher transgênero: refere-se à pessoa a quem foi atribuído o sexo masculino por ocasião do nascimento, mas se identifica com o gênero feminino
orientação sexual: termo abrangente que descreve atração romântica, emocional ou sexual por pessoas do gênero oposto e/ou do mesmo gênero ou por mais de um gênero
queer: pessoas que se sentem atraídas do ponto de vista romântico, emocional ou sexual por numerosos gêneros (homens, mulheres, transgênero, intersexo etc.), ou pes-

RECURSOS PARA O DESENVOLVIMENTO DO ENFERMEIRO COMO PROFISSIONAL

Um dos papéis fundamentais do enfermeiro é fornecer os cuidados holísticos aos pacientes e às suas famílias, de modo independente e por meio da colaboração com outros profissionais da saúde. Os recursos especiais em todos os capítulos são projetados para auxiliar os leitores na prática clínica.

- As seções **Processo de enfermagem** estão organizadas de acordo com a estrutura do processo de enfermagem – a base para toda a prática de enfermagem – e auxiliam no esclarecimento das responsabilidades do enfermeiro quanto aos cuidados dos pacientes com distúrbios específicos

PROCESSO DE ENFERMAGEM

Paciente com arritmia

Avaliação

As principais áreas de avaliação incluem as possíveis causas da arritmia, os fatores de contribuição e o efeito da arritmia sobre a capacidade do coração de bombear um volume sanguíneo adequado. Quando o débito cardíaco é reduzido, a quantidade de oxigênio que alcança os tecidos e os órgãos vitais é diminuída. Essa diminuição da oxigenação provoca os sinais e sintomas associados às arritmias. Se esses sinais e sintomas forem graves ou se ocorrerem com frequência, o paciente pode apresentar angústia significativa e interromper as atividades da vida diária.

- Os boxes **Plano de cuidado de enfermagem**, fornecidos em relação a distúrbios específicos, ilustram como o processo de enfermagem é aplicado para atender às necessidades de cuidados de saúde e enfermagem do paciente

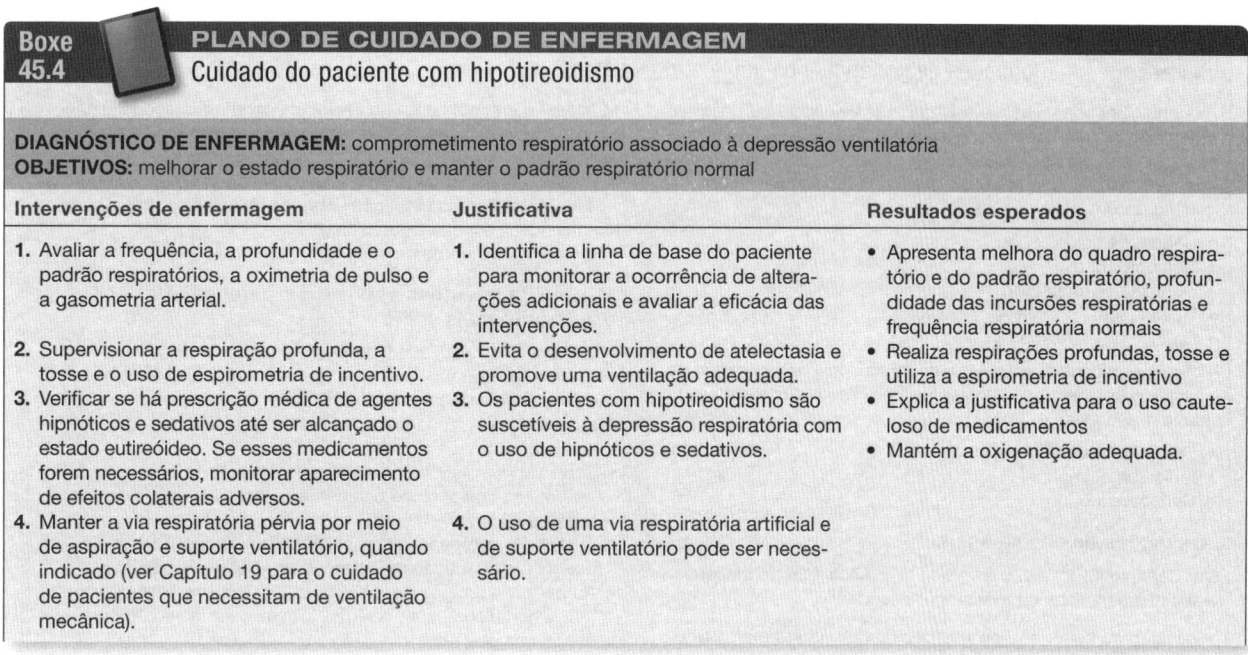

Boxe 45.4 — PLANO DE CUIDADO DE ENFERMAGEM
Cuidado do paciente com hipotireoidismo

DIAGNÓSTICO DE ENFERMAGEM: comprometimento respiratório associado à depressão ventilatória
OBJETIVOS: melhorar o estado respiratório e manter o padrão respiratório normal

Intervenções de enfermagem	Justificativa	Resultados esperados
1. Avaliar a frequência, a profundidade e o padrão respiratórios, a oximetria de pulso e a gasometria arterial.	1. Identifica a linha de base do paciente para monitorar a ocorrência de alterações adicionais e avaliar a eficácia das intervenções.	• Apresenta melhora do quadro respiratório e do padrão respiratório, profundidade das incursões respiratórias e frequência respiratória normais
2. Supervisionar a respiração profunda, a tosse e o uso de espirometria de incentivo.	2. Evita o desenvolvimento de atelectasia e promove uma ventilação adequada.	• Realiza respirações profundas, tosse e utiliza a espirometria de incentivo
3. Verificar se há prescrição médica de agentes hipnóticos e sedativos até ser alcançado o estado eutireóideo. Se esses medicamentos forem necessários, monitorar aparecimento de efeitos colaterais adversos.	3. Os pacientes com hipotireoidismo são suscetíveis à depressão respiratória com o uso de hipnóticos e sedativos.	• Explica a justificativa para o uso cauteloso de medicamentos • Mantém a oxigenação adequada.
4. Manter a via respiratória pérvia por meio de aspiração e suporte ventilatório, quando indicado (ver Capítulo 19 para o cuidado de pacientes que necessitam de ventilação mecânica).	4. O uso de uma via respiratória artificial e de suporte ventilatório pode ser necessário.	

- Os boxes **Avaliação** enfocam os dados que devem ser coletados como parte da etapa de avaliação do processo de enfermagem

- Os boxes **Fatores de risco** resumem os fatores que podem comprometer a saúde e devem ser considerados no contexto dos determinantes sociais de saúde e racismo sistêmico

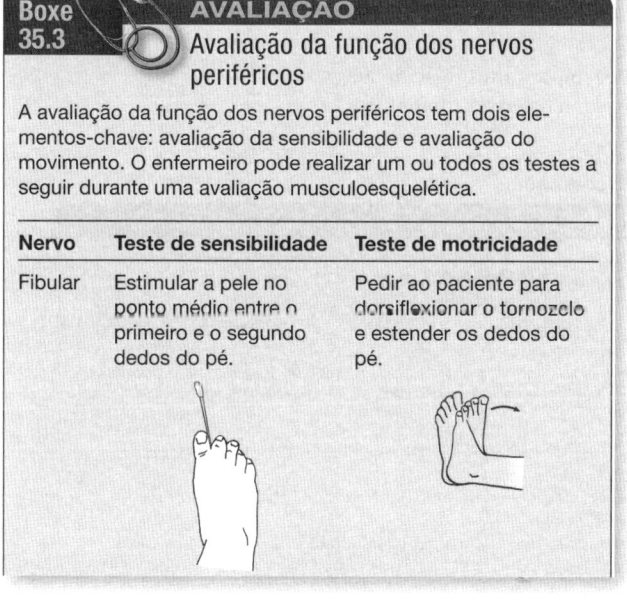

Boxe 35.3 — AVALIAÇÃO
Avaliação da função dos nervos periféricos

A avaliação da função dos nervos periféricos tem dois elementos-chave: avaliação da sensibilidade e avaliação do movimento. O enfermeiro pode realizar um ou todos os testes a seguir durante uma avaliação musculoesquelética.

Nervo	Teste de sensibilidade	Teste de motricidade
Fibular	Estimular a pele no ponto médio entre o primeiro e o segundo dedos do pé.	Pedir ao paciente para dorsiflexionar o tornozelo e estender os dedos do pé.

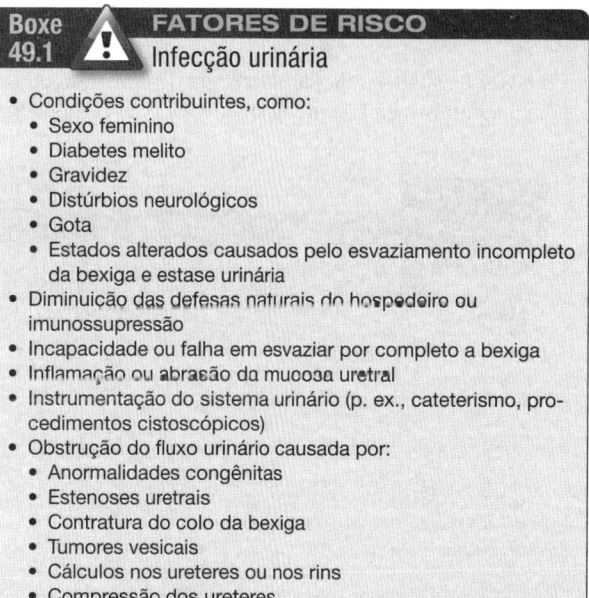

Boxe 49.1 — FATORES DE RISCO
Infecção urinária

- Condições contribuintes, como:
  - Sexo feminino
  - Diabetes melito
  - Gravidez
  - Distúrbios neurológicos
  - Gota
  - Estados alterados causados pelo esvaziamento incompleto da bexiga e estase urinária
- Diminuição das defesas naturais do hospedeiro ou imunossupressão
- Incapacidade ou falha em esvaziar por completo a bexiga
- Inflamação ou abrasão da mucosa uretral
- Instrumentação do sistema urinário (p. ex., cateterismo, procedimentos cistoscópicos)
- Obstrução do fluxo urinário causada por:
  - Anormalidades congênitas
  - Estenoses uretrais
  - Contratura do colo da bexiga
  - Tumores vesicais
  - Cálculos nos ureteres ou nos rins
  - Compressão dos ureteres.

- Os boxes **Genética na prática de enfermagem** resumem e destacam avaliações de enfermagem e práticas de gerenciamento relacionadas com o papel da genética em determinadas alterações

> **Boxe 8.1** **GENÉTICA NA PRÁTICA DE ENFERMAGEM**
> **Conceitos de genética e os adultos mais velhos**
>
> As condições genéticas em adultos mais velhos podem ocorrer a partir de uma mutação genética específica ou surgir como resultado de uma predisposição genética combinada com outros fatores (multifatoriais). A seguir, exemplos de algumas condições genéticas com início na vida adulta:
>
> - Câncer de cólon
> - Hemocromatose
> - Doença de Huntington
> - Doença renal policística
> - Doença de Alzheimer.
>
> A seguir, alguns exemplos de doenças com componentes multifatoriais, que podem incluir uma predisposição genética, no adulto mais velho:
>
> - Diabetes melito
> - Enfisema pulmonar
> - Cardiopatia.
>
> **Avaliações de enfermagem**
>
> Ver Capítulo 4, Boxe 4.2: Genética na prática de enfermagem: Aspectos genéticos da avaliação de saúde.
>
> **Avaliação da história familiar específica do adulto mais velho**
> - Coletar e avaliar a história familiar tanto do lado materno quanto paterno, por três gerações
> - Determinar se o teste genético foi realizado em outros membros da família
> - Avaliar as percepções e as crenças do indivíduo e da família em torno dos assuntos relacionados com a genética.
>
> **Avaliação do paciente específica do adulto mais velho e da doença genética**
> - Avaliar conhecimento e compreensão da genética, testes genéticos e tratamentos com base em genes do paciente idoso
> - Avaliar o entendimento do paciente sobre informações genéticas e decifrar as necessidades de conhecimento de saúde
> - Realizar avaliações culturais, sociais e espirituais
> - Avaliar a capacidade de comunicação do paciente, visto que as estratégias de comunicação sobre genética são adaptadas às suas necessidades e capacidades
> - Identificar o sistema de suporte do paciente.
>
> **Manejo de questões específicas à genética e ao adulto mais velho**
>
> - Encaminhar o paciente para a realização de aconselhamento e avaliação genética adicional, conforme necessário, de modo que a família possa discutir a herança, o risco de outros membros da família e a disponibilidade de testes genéticos e intervenções com base em genes
> - Oferecer informações e recursos genéticos apropriados que levem em consideração os conhecimentos em saúde do paciente idoso
> - Avaliar a compreensão do paciente idoso antes, durante e depois da introdução de informações e serviços genéticos
> - Aproveitar o tempo para explicar claramente os conceitos de testes genéticos para pacientes idosos e fornecer informações por escrito que reforcem o tópico da discussão
> - Participar no manejo e na coordenação dos cuidados ao paciente idoso com condições genéticas e indivíduos predispostos a desenvolver ou transmitir uma condição genética.
>
> **Recursos sobre a genética**
>
> Ver Capítulo 6, Boxe 6.7: Componentes do aconselhamento genético para recursos adicionais.

- Os boxes e as tabelas de **Farmacologia** demonstram considerações importantes relacionadas com a administração de medicamentos e o monitoramento do tratamento medicamentoso

TABELA 42.2 Medicamentos prescritos para tratamento de obesidade.

Medicação	Efeitos adversos	Considerações de enfermagem[a]
Inibidor da lipase gastrintestinal Mecanismo de ação: reduz a absorção gastrintestinal e o metabolismo de gorduras, sobretudo triglicerídeos		
Orlistate *Nota: Também é comercializado em doses menores como medicamento de venda livre*	Diarreia Flatos Esteatorreia Incontinência fecal	Os pacientes podem apresentar sinais/sintomas de má absorção de nutrientes; orientar o consumo diário concomitante de multivitamínico. É preconizada cautela no caso de pacientes com história pregressa de insuficiência renal, doença hepática ou doença da vesícula biliar porque o uso concomitante está associado a cálculos renais, insuficiência hepática e colelitíase. Não administrar com ciclosporina.
Agonista seletivo de receptor de serotonina Mecanismo de ação: estimula receptores de serotonina 5-HT2C, promovendo excreção do hormônio estimulador de alfamelanocortina (alfa-MSH) e incita supressão do apetite		
Lorcasserina	Fadiga Tonturas Náuseas Cefaleias Tosse Boca seca Constipação intestinal	Encorajar o paciente a se manter bem hidratado. Pode estar associada a déficits de atenção ou memória; é preconizada cautela no caso de pacientes que dirigem veículos automotivos ou trabalham com equipamentos perigosos quando eles começam a fazer uso desse medicamento. Pode causar hipoglicemia em pacientes com diabetes melito. Contraindicada para pacientes em uso de antidepressivos ou medicamentos para enxaqueca por causa dos efeitos sinérgicos. Suspender se os pacientes expressarem ideação suicida. Em raras ocasiões ocorre síndrome serotoninérgica; portanto, ficar alerta para a ocorrência de febre alta, reflexos hiperativos, agitação psicomotora e diarreia; notificar o médico assistente imediatamente e suspender a medicação se essas manifestações ocorrerem.

- **Atualizados**! Os quadros **Alerta de enfermagem: Qualidade e segurança** oferecem recomendações para a melhor prática clínica e alertas de segurança assinalados com bandeiras para ajudar a evitar erros comuns

> *Alerta de enfermagem: Qualidade e segurança*
>
> Qualquer formulário de consentimento de cirurgia assinado é colocado em um lugar de destaque no prontuário do paciente e o acompanha até o centro cirúrgico.

- **Novidade**! As seções **Considerações sobre os veteranos das forças armadas** destacam informações aplicáveis às necessidades de cuidados especial desse grupo de pessoas. Os veteranos – que podem incluir pessoas de todos os grupos etários, gêneros, raças e níveis socioeconômicos – podem apresentar riscos de saúde específicos, dependendo da data de serviço e do local da atividade

CONSIDERAÇÕES SOBRE OS VETERANOS DAS FORÇAS ARMADAS

Nos EUA, muitos militares veteranos que serviram no Iraque e no Afeganistão apresentam distúrbios respiratórios como resultado da exposição a agentes poluentes em situações como tempestades de areia e carros-bomba. Os distúrbios podem variar de aparecimento recente de asma até bronquiolite constritiva (Harrington, Schmidt, Szema et al., 2017). Os militares veteranos também podem ter sido expostos à contaminação orgânica na areia que irrita ainda mais as vias respiratórias. Ao atender um militar veterano, é importante investigar se ocorreu previamente exposição a agentes irritantes das vias respiratórias, sobretudo quando o paciente estiver se queixando de sinais/sintomas respiratórios crônicos.

- Os ícones **Considerações sobre obesidade** identificam conteúdos relacionados à obesidade ou aos cuidados de enfermagem voltados a pacientes obesos

A obesidade contribui para a tensão nas costas por sobrecarregar os músculos das costas relativamente fracos na ausência de apoio dos músculos abdominais. Os exercícios são menos efetivos e mais difíceis de realizar quando o paciente está com sobrepeso. A redução no peso por meio da modificação da dieta é importante para minimizar a recorrência da dor nas costas. Um plano nutricional razoável que inclua mudança nos hábitos alimentares e atividades de baixo impacto é essencial. Observar a perda de peso e fornecer reforço positivo facilitam a adesão. Os problemas nas costas podem ou não se resolver totalmente conforme o peso ideal é alcançado (MQIC, 2018).

- **Novidade**! As seções **Considerações sobre a covid-19** identificam informações baseadas em evidências no momento em que este material foi escrito relacionadas com a síndrome respiratória aguda grave causada pelo coronavírus 2 (SARS-CoV-2) ou o cuidado de enfermagem aos pacientes diagnosticados com covid-19

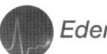*Considerações em relação à covid-19*

A pandemia da doença causada pelo novo coronavírus de 2019 (covid-19) começou em Wuhan, China, no fim do ano de 2019. Desde essa época, foram determinados vários riscos de apresentar formas graves de infecção pelo SARS-CoV-2 (coronavírus responsável por síndrome respiratória aguda grave 2) e a patogênese para covid-19. Os achados epidemiológicos em dados iniciais na China sugerem que ter história de HAS poderia ser um fator de risco importante para ser infectado pelo SARS-CoV-2, bem como ser hospitalizado para manejo da covid-19 (Guo, Huang, Lin et al., 2020; Sommerstein, Kochen, Messerli et al., 2020; Vaduganathan, Vardeny, Michel et al., 2020; Yang, Tan, Zhou et al., 2020).

- Os ícones **Cuidados críticos** identificam considerações de enfermagem para pacientes criticamente enfermos

Edema pulmonar

Edema pulmonar é um evento agudo, refletindo disrupção de mecanismos compensatórios fisiológicos; portanto, é algumas vezes referido como insuficiência cardíaca descompensada aguda. Pode ocorrer após um IAM ou como exacerbação da IC crônica. Quando o ventrículo esquerdo começa a se tornar insuficiente, o sangue retorna para a circulação pulmonar, causando edema intersticial pulmonar. Isso pode ocorrer rapidamente em alguns pacientes, uma condição às vezes denominada *edema pulmonar relâmpago*. O edema pulmonar também pode se desenvolver lentamente, sobretudo quando é causado por distúrbios não cardíacos, tais como lesão renal e outras condições que causam sobrecarga de líquido. O ventrículo esquerdo não consegue lidar com a sobrecarga de volume, e o volume sanguíneo e a pressão aumentam no átrio esquerdo. O aumento rápido da pressão atrial resulta em elevação aguda da pressão venosa pulmonar; isso provoca aumento na pressão hidrostática, que força o líquido para fora dos capilares pulmonares e para dentro dos espaços intersticiais e dos alvéolos (Norris, 2019).

- Os ícones **Considerações gerontológicas** destacam informações específicas ao cuidado do paciente idoso. Em muitos países do mundo, incluindo o Brasil, os idosos compreendem o segmento populacional de maior crescimento

Considerações gerontológicas

Durante o processo normal de envelhecimento, o sistema nervoso sofre muitas alterações e torna-se mais vulnerável à doença. As alterações do sistema nervoso relacionadas com a idade variam quanto ao seu grau e precisam ser diferenciadas daquelas causadas por doença. É importante que os profissionais da saúde não atribuam uma anormalidade ou disfunção ao processo de envelhecimento sem uma investigação apropriada. Por exemplo, embora força e agilidade diminuídas constituam parte normal do envelhecimento, a fraqueza localizada só pode ser atribuída à presença de doença.

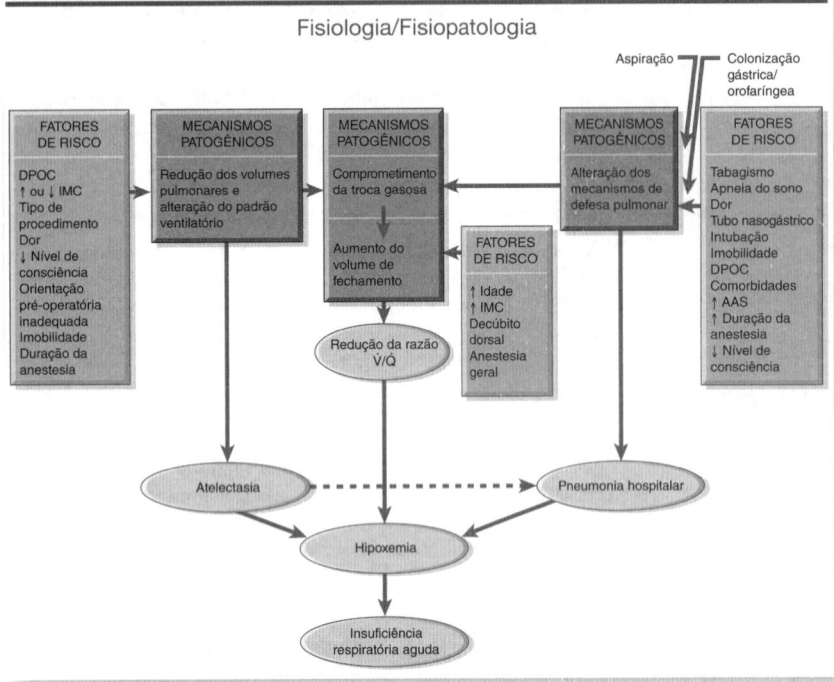

- As figuras **Fisiologia/Fisiopatologia** incluem ilustrações e algoritmos que descrevem os processos fisiológicos e fisiopatológicos normais.

RECURSOS PARA O DESENVOLVIMENTO DO ENFERMEIRO COMO ORIENTADOR

A orientação em saúde é uma responsabilidade primária da enfermagem. Os cuidados de enfermagem são direcionados à promoção, à manutenção e à restauração da saúde; à prevenção de enfermidades; e ao auxílio aos pacientes e às famílias na adaptação aos efeitos residuais das enfermidades. As orientações do paciente e a promoção da saúde são centrais em todas essas atividades de enfermagem.

- Os ícones e os boxes de **Orientações ao paciente** auxiliam o enfermeiro a preparar o paciente e a família para procedimentos, ajudá-los na compreensão da condição do paciente e explicar-lhes como fornecer autocuidado

Boxe 20.5 — ORIENTAÇÕES AO PACIENTE
Exercícios respiratórios

Instruções gerais

O enfermeiro deve instruir o paciente a:
- Respirar lenta e ritmicamente até expirar e esvaziar totalmente os pulmões
- Inspirar pelo nariz para filtrar, umidificar e aquecer o ar antes de ele entrar nos pulmões
- Respirar mais lentamente por meio de prolongamento do tempo de expiração quando sentir falta de ar
- Manter o ar ambiente úmido com um umidificador.

Respiração diafragmática

Objetivo: usar e fortalecer o diafragma durante a respiração.
O enfermeiro deve instruir o paciente a:
- Colocar uma das mãos sobre o abdome (logo abaixo das costelas) e a outra no meio do tórax para aumentar a consciência da posição do diafragma e sua função na respiração
- Respirar lenta e profundamente pelo nariz, deixando o abdome abaular o máximo possível
- Expirar com os lábios semicerrados (frenolabial) enquanto contrai (comprime) os músculos abdominais
- Pressionar firmemente o abdome para dentro e para cima enquanto expira
- Repetir o procedimento por 1 minuto; realizar um período de descanso de 2 minutos
- Aumentar gradualmente a duração até 5 minutos, várias vezes ao dia (antes das refeições e ao deitar).

Respiração frenolabial

Objetivo: prolongar a expiração e aumentar a pressão das vias respiratórias durante a expiração, reduzindo, assim, o volume de ar retido e a resistência das vias respiratórias.
O enfermeiro deve instruir o paciente a:
- Inspirar pelo nariz enquanto conta lentamente até 3 – o tempo necessário para dizer "cheire uma rosa"
- Expirar lenta e uniformemente pela boca, com os lábios semicerrados ou franzidos (frenolabial), enquanto contrai os músculos abdominais (semicerrar os lábios aumenta a pressão intratraqueal; expirar pela boca oferece menos resistência ao ar expirado)
- Prolongar a expiração frenolabial enquanto conta até sete lentamente – o tempo necessário para dizer "apague a chama da vela"
- Sentado em uma cadeira:
  - Flexionar os braços sobre o abdome
  - Inspirar pelo nariz contando até três lentamente
  - Inclinar-se para a frente e expirar lentamente por entre os lábios semicerrados (respiração frenolabial) contando até sete bem devagar
- Ao deambular:
  - Inspirar enquanto dá dois passos
  - Expirar com os lábios semicerrados (frenolabial) enquanto dá quatro ou cinco passos.

- Os boxes **Promoção da saúde** revisam os pontos importantes que o enfermeiro deve discutir com o paciente para prevenir o desenvolvimento de problemas de saúde comuns

---

Boxe 12.2 — PROMOÇÃO DA SAÚDE
Diretrizes da American Cancer Society sobre a nutrição e atividade física para a prevenção do câncer

Escolhas individuais

Alcance e mantenha um peso saudável durante toda a vida
- Seja tão magro quanto possível durante toda a vida, sem ficar abaixo do peso
- Evite o ganho de peso excessivo em todas as idades. Para aqueles que atualmente estejam com sobrepeso ou obesidade, a perda de até mesmo pouco peso apresenta benefícios para a saúde e é um bom começo
- Pratique atividades físicas regulares e limite o consumo de alimentos e bebidas de alto teor calórico como estratégias-chave para a manutenção de um peso saudável.

Adote um estilo de vida fisicamente ativo
- Os adultos devem praticar, no mínimo, 150 min de atividade física de intensidade moderada ou 75 min de atividade física de intensidade vigorosa por semana, ou uma combinação equivalente, de preferência distribuída ao longo da semana
- Crianças e adolescentes devem praticar, no mínimo, 1 h de atividade física de intensidade moderada ou vigorosa todos os dias, com atividade de intensidade vigorosa, pelo menos, 3 dias por semana
- Limite o comportamento sedentário, como ficar sentado ou deitado e assistir à televisão, bem como outros tipos de entretenimento que se baseiem em telas
- A realização de qualquer atividade física intencional, além das atividades habituais, não importa qual o nível de atividade da pessoa, é muito benéfica para a saúde.

Consuma uma dieta saudável, com ênfase em vegetais
- Escolha alimentos e bebidas em quantidades que auxiliem na conquista e na manutenção de um peso saudável
- Limite o consumo de carne processada e carnes vermelhas
- Coma, no mínimo, 2 ½ xícaras de vegetais e frutas todos os dias
- Escolha grãos integrais em vez de grãos processados (refinados).

Se você ingerir bebidas alcoólicas, limite o consumo
- Não beba mais que um drinque ao dia (mulheres) ou que dois ao dia (homens).

Ação comunitária

Organizações públicas, privadas e comunitárias devem trabalhar de modo colaborativo nos níveis nacional, estadual e local para implementar alterações ambientais nas políticas que:

- Aumentem o acesso a alimentos saudáveis e de baixo custo em comunidades, locais de trabalho e escolas, e que diminuam o acesso a e a comercialização de alimentos e bebidas de baixo valor nutricional, em particular para os jovens
- Proporcionem ambientes seguros, agradáveis e acessíveis para a atividade física em escolas e locais de trabalho, assim como para o transporte e a recreação nas comunidades.

Adaptado de American Cancer Society (2019i). ACS guidelines on nutrition and physical activity for cancer. Retirado em 28/9/2018 de: Prevention www.cancer.org/healthy/eat-healthy-get-active/acs-guidelines-nutrition-physical-activity-cancer-prevention.html.

- Os boxes **Lista de verificação do cuidado domiciliar** revisam os tópicos que devem ser considerados como parte das instruções dos cuidados domiciliares antes da alta da instalação de saúde

---

Boxe 41.9 — LISTA DE VERIFICAÇÃO DO CUIDADO DOMICILIAR
Manejo dos cuidados da ostomia

Ao concluírem as orientações, o paciente e/ou o cuidador serão capazes de:

- Nomear o procedimento que foi realizado e identificar mudanças na estrutura ou na função anatômica, bem como as alterações nas AVDs, nas AIVDs, nos papéis, nos relacionamentos e na espiritualidade
  - Descrever a frequência e a característica do efluente
- Identificar recursos para a obtenção de materiais/equipamentos para estomas
- Indicar o nome, a dose, os efeitos colaterais, a frequência e o horário de uso de todos os medicamentos
- Demonstrar os cuidados da ostomia, incluindo a lavagem do ferimento, a irrigação e a troca do utensílio
- Descrever a importância da avaliação e da manutenção da integridade da pele periostomal
- Identificar restrições dietéticas (alimentos que possam provocar diarreia ou constipação intestinal), o processo para a reintrodução dos alimentos, bem como os alimentos que podem ser encorajados
- Identificar as medidas a serem tomadas para promover o equilíbrio hidreletrolítico
- Descrever as possíveis complicações e as medidas necessárias a serem adotadas caso ocorram
- Relatar como contatar o médico em caso de perguntas ou complicações
  - Identificar como contatar o enfermeiro de ferimento, ostomia e continência ou de cuidados domiciliares
- Determinar o horário e a data das consultas de acompanhamento médico, da terapia e dos exames
- Identificar fontes de apoio social (p. ex., amigos, parentes, comunidade de fé, apoio à ostomia, apoio do cuidador)
- Identificar a necessidade de promoção da saúde, prevenção de doenças e atividades de triagem.

AIVDs: atividades instrumentais da vida diária; AVDs: atividades da vida diária.

RECURSOS PARA O DESENVOLVIMENTO DO ENFERMEIRO COMO DEFENSOR

Os enfermeiros defendem os pacientes ao proteger os seus direitos (incluindo o direito aos cuidados de saúde) e ao auxiliá-los e a suas famílias na tomada de decisões livres e esclarecidas a respeito dos cuidados de saúde.

- **Atualizados!** Novos boxes **Dilemas éticos** fornecem um cenário clínico, pontos de discussão e questões para auxiliar na análise dos princípios éticos fundamentais relacionados aos dilemas

---

Boxe 48.9 – DILEMAS ÉTICOS
Como os direitos dos pacientes podem ser percebidos com clareza durante uma pandemia?

Caso clínico

B.J. é uma viúva de 74 anos com doença renal crônica (DRC) que faz hemodiálise (HD) 3 vezes/semana em uma unidade de diálise ambulatorial. Ela é internada na enfermaria clínica onde você atua e apresenta retenção de líquido e dispneia. Segundo relatos, B.J. não compareceu à unidade de diálise ambulatorial na semana anterior. Como parte do plano terapêutico dela, deve ser realizada diálise durante a hospitalização. Quando você entra no quarto dela para prepará-la para ser levada para o setor de diálise do hospital, você constata que a paciente está cantarolando, batendo palmas e sorrindo. Quando você explica que ela será levada para o setor de diálise, ela diz: "Querido, eu não quero ir. Eu quero ver Jesus. Chegou a minha hora e estou preparada para ver o Senhor meu Deus". A assistente social informa que esta não é a primeira internação de B.J. por causa de adesão insatisfatória ao esquema de diálise ambulatorial. Durante as hospitalizações anteriores as três filhas adultas visitaram e efetivamente a encorajaram a aceitar as sessões de diálise. Segundo consta, as filhas têm relações de amor e suporte entre elas e com a mãe. Todavia, existe um surto de covid-19 na sua comunidade e o hospital determinou que não são permitidas visitas e as filhas de B.J. não puderam vê-la.

Discussão

O princípio da autonomia é considerado sacrossanto. Os pacientes têm o direito de recusar tratamentos, mesmo que possam salvar a vida deles. Todavia, nesse caso específico, B.J. poderia apresentar *delirium* como manifestação do manejo insatisfatório da doença renal crônica. Se ela realmente apresentar *delirium*, pode ser determinado que ela é incapaz de tomar suas próprias decisões. As filhas dela poderiam ser responsáveis legais e tomar decisões em relação aos cuidados a serem prestados a B.J. A proibição de visitas das filhas enquanto B.J. está internada compromete a capacidade de elas conversarem sobre as opções e obterem o consentimento dela para instituição de tratamento.

Análise

- Descreva os princípios éticos em conflito nesse caso (ver Capítulo 1, Boxe 1.7). O princípio de beneficência e o desejo de "fazer o bem" para B.J. podem sobrepujar o direito dela de recusar o tratamento? Ela pode ser forçada a aceitar a diálise?
- E se for determinado que B.J. é incapaz de tomar decisões esclarecidas? Por outro lado, o que fazer se for determinado que B.J. não apresenta *delirium* e tem capacidade de recusar a diálise? Descrever os métodos que poderiam ser empregados para interagir com as filhas de B.J. de modo que elas possam se comunicar com ela e entre si como uma unidade familiar
- Quais recursos poderiam ser mobilizados para ajudar B.J., suas filhas e a equipe de saúde no sentido de elaborar um plano de tratamento que preserve a dignidade de B.J., durante essa pandemia?

Referência bibliográfica

Hulkower, A. (2020). Learning from COVID. *Hastings Center Report, 50*(3), 16-17.

Recursos

Ver no Capítulo 1, Boxe 1.10, as etapas de uma análise ética e recursos de ética.

Boxe 30.2 – PERFIL DE PESQUISA DE ENFERMAGEM
Fadiga e transtornos do sono em adultos com leucemia aguda

Bryant, A., Gosselin, T., Coffman, E. et al. (2018). Symptoms, mobility, and function, and quality of life in adults with acute leukemia during initial hospitalization. *Oncology Nursing Forum, 45*(5), 653-664.

Finalidade

Pacientes com diagnóstico recente de leucemia aguda precisam ser hospitalizados, em geral por 4 a 6 semanas, para manejo da fase de indução agressiva da quimioterapia e seus efeitos tóxicos. Esses sintomas podem impactar substancialmente a qualidade de vida e a capacidade do paciente de desempenhar atividades da vida diária (AVDs). O propósito desse estudo foi analisar sintomas globais da saúde física e mental em adultos com diagnóstico recente de leucemia aguda.

Metodologia

Foi um estudo longitudinal prospectivo com um total de 49 participantes adultos, incluindo 36 homens e 13 mulheres. Os dados foram coletados por ocasião da hospitalização (dados basais) e, depois, semanalmente até a alta hospitalar. As ferramentas de avaliação de dados incluíram: o PROMIS (Patient-Reported Outcomes Measurement Information System), que determina várias medidas de qualidade de vida autorrelatadas, como fadiga, ansiedade, depressão, dor, transtornos do sono e saúde física e mental global; a FACT-Leu (Functional Assessment of Cancer Therapy-Leukemia), que mensura sintomas específicos de leucemia; a KPS (Karnofsky Performance Status Scale), que mensura a função; e o TUG (Timed UP and Go Test), que mensura a mobilidade física.

Achados

Esse estudo foi o maior, até o momento, a avaliar os sintomas e a qualidade de vida dos pacientes com diagnóstico recente de leucemia aguda durante a hospitalização. Todos os participantes tinham uma ou mais comorbidades, bem como índice de massa corporal (IMC) médio do grupo de 30,8 (desvio padrão = 6,7), indicativo de sobrepeso ou obesidade por ocasião da hospitalização. Não foram observadas diferenças significativas em termos de saúde mental global, de dor ou da Karnofsky Performance Status Scale (KPS). Houve reduções significativas da fadiga ($p < 0,001$), da ansiedade ($p < 0,001$), da depressão ($p = 0,004$) e dos transtornos do sono ($p = 0,005$) quando comparados os valores basais e os valores por ocasião da alta hospitalar. Também houve redução significativa dos sintomas leucêmicos ($p < 0,001$), indicando melhores desfechos leucêmicos, que é a meta da terapia.

Implicações para a enfermagem

Os profissionais de enfermagem precisam estar cientes dos fatores que podem comprometer o sono dos pacientes com câncer, tanto durante o tratamento como depois dele. Visto que a fadiga tem participação importante nos transtornos do sono, o enfermeiro precisa avaliar e elaborar estratégias para aliviá-la, sobretudo enquanto o paciente está no hospital. Transtorno do sono, fadiga e dor contribuem para o risco aumentado de quedas; portanto, questões relacionadas com a segurança também devem ser abordadas com o paciente e com seus familiares. O enfermeiro deve encorajar o paciente a praticar exercícios físicos e ter alguma atividade física como parte de sua rotina diária. Essas práticas reduzem a fadiga e melhoram o sono. Além disso, o enfermeiro deve ter bons conhecimentos sobre os sintomas comuns em pessoas com leucemia e as intervenções para controlá-los.

RECURSOS PARA O DESENVOLVIMENTO DO ENFERMEIRO COMO PESQUISADOR

Os enfermeiros identificam possíveis problemas de pesquisa e questões para aumentar o conhecimento de enfermagem e para melhorar os cuidados dos pacientes. A utilização e a avaliação dos achados de pesquisas na prática de enfermagem são essenciais para o avanço da ciência da enfermagem.

- **Atualizados!** Os boxes **Perfil de pesquisa de enfermagem**, totalmente reformulados nesta edição, identificam as implicações e as aplicações dos achados de pesquisas de enfermagem para a prática da enfermagem baseada em evidências

---

RECURSOS PARA FACILITAR O APRENDIZADO

Além dos recursos relacionados à prática, foram desenvolvidos recursos especiais para facilitar o aprendizado e destacar conceitos importantes.

- Os quadros **Alerta de domínio de conceito** destacam e esclarecem os conceitos de enfermagem fundamentais para melhorar a compreensão de tópicos complexos

Alerta de domínio de conceito

É importante relembrar os diferentes tipos de colesterol e o papel de cada um como fator de risco para cardiopatia. O HDL-colesterol é o "bom colesterol", e níveis mais altos são melhores; o LDL-colesterol é o "mau colesterol", e níveis mais baixos são melhores.

- Os novos quadros **Desfechos clínicos de histórias de pacientes**, desenvolvidos pela National League for Nursing, são um meio interessante de iniciar conversas significativas na sala de aula. Para fácil localização, ver lista desses estudos de caso na seção *Estudos de caso do livro*, mais adiante

> **Desfechos clínicos de histórias de pacientes: Doris Bowman • Parte 2**
>
>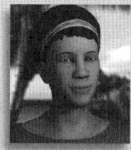
>
> Lembre-se de Doris Bowman (Capítulo 12), que está se submetendo à histerectomia abdominal total com salpingo-ooforectomia bilateral. Quais são as complicações pós-operatórias potenciais que o enfermeiro deve levar em consideração? Quais avaliações e intervenções são feitas pelo enfermeiro para possibilitar a detecção precoce ou a prevenção dessas complicações? Descreva a orientação realizada pelo enfermeiro para fins de monitoramento de autocuidado por ocasião da alta da paciente, inclusive as informações que devem ser notificadas ao médico.

- **Atualizados!** Os **Exercícios de pensamento crítico**, completamente reformulados, estimulam o raciocínio e desafiam o leitor a aplicar o conteúdo estudado em situações práticas. As questões de prática baseada em evidências (pbe) encorajam o leitor a aplicar as melhores evidências dos achados de pesquisas nas intervenções de enfermagem. As questões de prioridade (qp) fazem com que sejam consideradas as prioridades para os cuidados de enfermagem para condições e pacientes específicos. Os exercícios de colaboração entre os profissionais da área (cpa) o desafiam a identificar as funções e responsabilidade do enfermeiro e dos outros profissionais no cuidado colaborativo de qualidade centrado no paciente

> **EXERCÍCIOS DE PENSAMENTO CRÍTICO**
>
> **1** **cpa** Você está atendendo uma mulher de 53 anos no ambulatório onde trabalha; ela tem diagnóstico recente de incontinência urinária. Qual tipo de encaminhamento seria apropriado para essa paciente? Quais membros da equipe interprofissional de saúde você considera essenciais para o atendimento a essa paciente?
>
> **2** **pbe** Você observa, na unidade médico-cirúrgica onde trabalha, o aumento do número de pacientes mais velhos que apresentam infecção urinária associada ao uso de cateter. Quais são as técnicas de manejo baseadas em evidências usadas na prevenção de infecção urinária associada ao uso de cateter urinário? Identifique os critérios empregados para avaliar a força da evidência para essas práticas. Como você individualizará essas técnicas para a sua unidade?
>
> **3** **qp** Um homem de 65 anos é admitido na unidade de saúde onde você trabalha com câncer de bexiga. Ele está programado para realizar cistectomia radical com reconstrução de neobexiga ortotópica. Identifique as prioridades, a abordagem e as técnicas que você usaria para fornecer cuidados a esse paciente no período pré-operatório. De que maneira as prioridades, a abordagem e as técnicas serão diferentes na fase de cuidados pós-operatórios?

- As **Referências bibliográficas** são listadas no fim de cada capítulo e incluem fontes atualizadas

- Os **Recursos**, localizados no fim de cada capítulo, oferecem uma lista com fontes de informações adicionais, *sites*, organizações e material de orientações aos pacientes.

REFERÊNCIAS BIBLIOGRÁFICAS

*Pesquisa em enfermagem.

Livros

American College of Surgeons. (2018). *Advanced trauma life support* (10th ed.). Chicago, IL: Author.

Atanelov, Z., & Rebstock, S. E. (2020) Nasopharyngeal airway. *StatPearls [Internet]*. Treasure Island, FL: StatPearls Publishing. Retrieved on 4/6/2020 at: www.ncbi.nlm.nih.gov/books/NBK513220/

Emergency Nurses Association (ENA). (2017). *Emergency nursing scope and standards of practice* (2nd ed.). Des Plaines, IL: Author.

Emergency Nurses Association (ENA). (2020a). *Sheehy's manual of emergency care* (7th ed.). St. Louis, MO: Mosby.

Holleran, R., Wolfe, A., & Frakes, M. (2018). *Patient transport: Principles & practice* (5th ed.). St Louis, MO: Elsevier.

Recursos

American Association of Poison Control Centers (AAPCC), www.aapcc.org
American College of Emergency Physicians (ACEP), www.acep.org
American College of Surgeons (ACS), Injury Prevention and Control, www.facs.org/quality-programs/trauma/ipc
American Heart Association, www.heart.org
American Trauma Society (ATS), www.amtrauma.org/default.aspx
American Red Cross, Prepare for Emergencies, www.redcross.org/get-help/prepare-for-emergencies/types-of-emergencies
Divers Alert Network (DAN), www.diversalertnetwork.org
Emergency Nurses Association (ENA), www.ena.org
National Capital Poison, Poison Control Center, poison.org
National Center on Elder Abuse (NCEA), ncea.acl.gov
National Center for Health Statistics (NCHS), cdc.gov/nchs/
National Human Trafficking Hotline, www.humantraffickinghotline.org
National Institute on Drug Abuse, www.drugabuse.gov

Estudos de caso do livro

Estudos de caso das aberturas das Partes

PARTE 1 Princípios da Prática de Enfermagem
Ensino de adultos mais velhos sobre como navegar em seus prontuários eletrônicos, 2

PARTE 2 Conceitos e Princípios no Manejo de Pacientes
Promoção do trabalho em equipe e colaboração em cuidados paliativos, 196

PARTE 3 Conceitos e Manejo de Enfermagem no Período Perioperatório
Manutenção de uma cultura de segurança por meio de lista de verificação (*checklist*) cirúrgica, 396

PARTE 4 Troca Gasosa e Função Respiratória
Como prestar cuidados baseados em evidências para um paciente com covid-19, 464

PARTE 5 Funções Cardiovascular e Circulatória
Uso da tecnologia na prevenção de erros de medicação, 654

PARTE 6 Função Hematológica
Avaliação das complicações de quimioterapia, 894

PARTE 7 Função Imune
Abordagem de equipe para o paciente com infecção pelo HIV, 996

PARTE 8 Função Musculoesquelética
Implementação da prática baseada em evidências no manejo da dor, 1108

PARTE 9 Funções Digestória e Gastrintestinal
Aprimoramento da nutrição via indicadores de qualidade, 1224

PARTE 10 Funções Metabólica e Endócrina
Aplicação do cuidado centrado no paciente em casos de diabetes melito, 1358

PARTE 11 Funções dos Rins e das Vias Urinárias
Prevenção de quedas, 1556

PARTE 12 Função Reprodutiva
Implementação de práticas alternativas, complementares e espirituais, 1664

PARTE 13 Função Tegumentar
Manejo e prevenção do câncer de pele, 1826

PARTE 14 Função Sensorial
Como fazer transição rápida para a telessaúde, 1926

PARTE 15 Função Neurológica
Como elaborar um plano de cuidado baseado na equipe, 1998

PARTE 16 Desafios Comunitários Agudos
Como usar a prática baseada em evidências para prestar cuidados efetivos durante um surto causado por um vírus inusitado, 2182

Desfechos clínicos de histórias de pacientes

Desfechos clínicos de histórias de pacientes: Vincent Brody
  Parte 1: Capítulo 3, 65
  Parte 2: Capítulo 55, 1834

Desfechos clínicos de histórias de pacientes: Skyler Hansen
  Parte 1: Capítulo 5, 110
  Parte 2: Capítulo 46, 1529

Desfechos clínicos de histórias de pacientes: Stan Checketts
  Parte 1: Capítulo 9, 218
  Parte 2: Capítulo 41, 1323

Desfechos clínicos de histórias de pacientes: Doris Bowman
  Parte 1: Capítulo 12, 308
  Parte 2: Capítulo 51, 1733

Desfechos clínicos de histórias de pacientes: Vernon Watkins
  Parte 1: Capítulo 14, 410
  Parte 2: Capítulo 58, 1939

Desfechos clínicos de histórias de pacientes: Kenneth Bronson
  Parte 1: Capítulo 19, 540
  Parte 2: Capítulo 22, 713

Desfechos clínicos de histórias de pacientes: Jennifer Hoffman
  Parte 1: Capítulo 20, 646
  Parte 2: Capítulo 33, 1059

Desfechos clínicos de histórias de pacientes: Carl Shapiro
  Parte 1: Capítulo 23, 740
  Parte 2: Capítulo 67, 2258

Desfechos clínicos de histórias de pacientes: Lloyd Bennett
  Parte 1: Capítulo 28, 907
  Parte 2: Capítulo 47, 1570

Desfechos clínicos de histórias de pacientes: Marilyn Hughes
  Parte 1: Capítulo 37, 1178
  Parte 2: Capítulo 60, 2014

Sumário

Volume 1

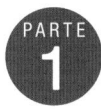

PARTE 1 — Princípios da Prática de Enfermagem, 2

1. Prática Profissional da Enfermagem, 4
2. Enfermagem Médico-Cirúrgica, 32
3. Orientação e Promoção da Saúde, 55
4. Saúde do Adulto e Avaliação Física, Nutricional e Cultural, 70
5. Estresse e Respostas Inflamatórias, 95
6. Genética e Genômica na Enfermagem, 115
7. Incapacidade e Doença Crônica, 141
8. Manejo do Paciente Adulto mais Velho, 168

PARTE 2 — Conceitos e Princípios no Manejo de Pacientes, 196

9. Manejo da Dor, 198
10. Líquidos e Eletrólitos, 222
11. Choque, Sepse e Síndrome da Disfunção de Múltiplos Órgãos, 271
12. Manejo de Pacientes com Distúrbios Oncológicos, 300
13. Cuidados Paliativos e de Fim da Vida, 368

PARTE 3 — Conceitos e Manejo de Enfermagem no Período Perioperatório, 396

14. Manejo de Enfermagem no Período Pré-Operatório, 398
15. Manejo de Enfermagem no Período Intraoperatório, 418
16. Manejo de Enfermagem no Período Pós-Operatório, 440

PARTE 4 — Troca Gasosa e Função Respiratória, 464

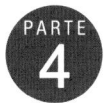

17. Avaliação da Função Respiratória, 466
18. Manejo de Pacientes com Distúrbios das Vias Respiratórias Superiores, 498
19. Manejo de Pacientes com Distúrbios do Tórax e das Vias Respiratórias Inferiores, 530
20. Manejo de Pacientes com Doenças Pulmonares Crônicas, 606

PARTE 5 — Funções Cardiovascular e Circulatória, 654

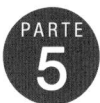

21. Avaliação da Função Cardiovascular, 656
22. Manejo de Pacientes com Arritmias e Problemas de Condução, 697
23. Manejo de Pacientes com Distúrbios Coronarianos, 733
24. Manejo de Pacientes com Distúrbios Cardíacos Estruturais, Infecciosos e Inflamatórios, 775
25. Manejo de Pacientes com Complicações de Cardiopatia, 804
26. Avaliação e Manejo de Pacientes com Distúrbios Vasculares e Problemas de Circulação Periférica, 829
27. Avaliação e Manejo de Pacientes com Hipertensão Arterial, 877

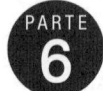

PARTE 6 Função Hematológica, 894

28 Avaliação da Função Hematológica e Modalidades de Tratamento, 896

29 Manejo de Pacientes com Distúrbios Hematológicos Não Malignos, 921

30 Manejo de Pacientes com Neoplasias Hematológicas, 963

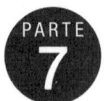

PARTE 7 Função Imune, 996

31 Avaliação da Função Imune, 998

32 Manejo de Pacientes com Distúrbios de Deficiência Imune, 1016

33 Avaliação e Manejo de Pacientes com Distúrbios Alérgicos, 1051

34 Avaliação e Manejo de Pacientes com Distúrbios Reumáticos Inflamatórios, 1081

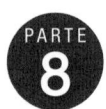

PARTE 8 Função Musculoesquelética, 1108

35 Avaliação da Função Musculoesquelética, 1110

36 Manejo de Pacientes com Distúrbios Osteomusculares, 1128

37 Manejo de Pacientes com Traumatismo Osteomuscular, 1168

Volume 2

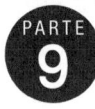

PARTE 9 Funções Digestória e Gastrintestinal, 1224

38 Avaliação das Funções Digestória e Gastrintestinal, 1226

39 Manejo de Pacientes com Distúrbios Orais e Esofágicos, 1246

40 Manejo de Pacientes com Distúrbios Gástricos e Duodenais, 1285

41 Manejo de Pacientes com Distúrbios Intestinais e Retais, 1305

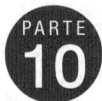

PARTE 10 Funções Metabólica e Endócrina, 1358

42 Avaliação e Manejo de Pacientes com Obesidade, 1360

43 Avaliação e Manejo de Pacientes com Distúrbios Hepáticos, 1382

44 Manejo de Pacientes com Distúrbios Biliares, 1435

45 Avaliação e Manejo de Pacientes com Distúrbios Endócrinos, 1465

46 Manejo de Pacientes com Diabetes Melito, 1508

PARTE 11 Funções dos Rins e das Vias Urinárias, 1556

47 Avaliação das Funções Renal e Urinária, 1558

48 Manejo de Pacientes com Distúrbios Renais, 1578

49 Manejo de Pacientes com Distúrbios Urinários, 1630

PARTE 12 Função Reprodutiva, 1664

50 Avaliação e Manejo de Pacientes com Processos Fisiológicos Femininos, 1666

51 Manejo de Pacientes com Distúrbios do Sistema Genital Feminino, 1703

52 Avaliação e Manejo de Pacientes com Distúrbios da Mama, 1736

53 Avaliação e Manejo de Pacientes com Distúrbios do Sistema Genital Masculino, 1772

54 Avaliação e Manejo de Pacientes que se Identificam como LGBTQIAP+, 1810

PARTE 13 Função Tegumentar, 1826

55 Avaliação da Função Tegumentar, 1828

56 Manejo de Pacientes com Distúrbios Dermatológicos, 1845

57 Manejo de Pacientes com Lesões por Queimadura, 1896

 **Função Sensorial, 1926**

58 Avaliação e Manejo de Pacientes com Distúrbios Oculares e Visuais, 1928

59 Avaliação e Manejo de Pacientes com Distúrbios da Audição e do Equilíbrio, 1968

 **Função Neurológica, 1998**

60 Avaliação da Função Neurológica, 2000

61 Manejo de Pacientes com Disfunção Neurológica, 2027

62 Manejo de Pacientes com Distúrbios Vasculares Encefálicos, 2067

63 Manejo de Pacientes com Traumatismo Neurológico, 2092

64 Manejo de Pacientes com Infecções Neurológicas, Distúrbios Autoimunes e Neuropatias, 2126

65 Manejo de Pacientes com Distúrbios Oncológicos ou Neurológicos Degenerativos, 2151

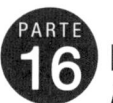 **Desafios Comunitários Agudos, 2182**

66 Manejo de Pacientes com Doenças Infecciosas, 2184

67 Enfermagem de Emergência, 2220

68 Atuação da Enfermagem em Situações de Desastres Naturais e Ambientais, 2260

Índice Alfabético, 2284

BRUNNER & SUDDARTH

TRATADO DE
ENFERMAGEM
MÉDICO-CIRÚRGICA

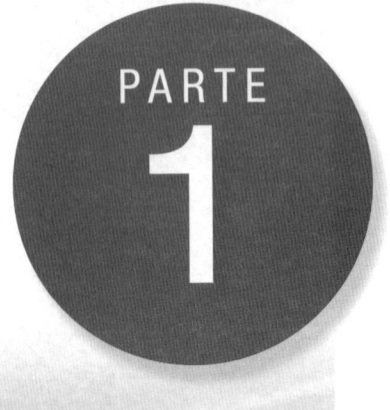

PARTE 1

Princípios da Prática de Enfermagem

Estudo de caso

Ensino de adultos mais velhos sobre como navegar em seus prontuários eletrônicos

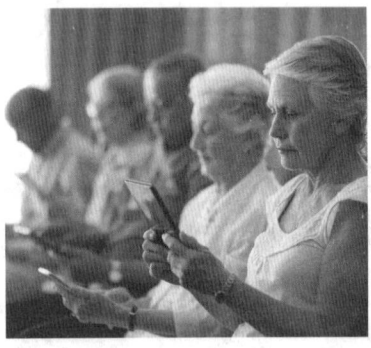

Você trabalha como enfermeiro em um centro de saúde da comunidade que atende adultos mais velhos. Uma avaliação recente de demandas indica que os gestores do centro de saúde estão subutilizando os recursos eletrônicos disponíveis. Além disso, esses indivíduos precisam de orientação sobre recursos como prontuários eletrônicos dos pacientes (PEPs), inclusive como acessar, conservar e utilizar essa ferramenta. Os PEPs possibilitam que os pacientes se conscientizem e tenham melhor controle sobre o manejo da doença. Você implementa um plano para orientar os adultos mais velhos da comunidade sobre essa tecnologia. A principal meta desse projeto é o empoderamento dos adultos mais velhos para acessar com facilidade seus prontuários eletrônicos e controlar suas consultas, seus medicamentos e as consultas de acompanhamento. Uma meta adicional é que o uso dessa tecnologia possibilitará que os pacientes, seus familiares e as comunidades obtenham informações atualizadas e maior acesso aos recursos relacionados à saúde.

Foco de competência QSEN: Cuidado centrado no paciente

As complexidades inerentes ao atual sistema de saúde desafiam o enfermeiro a demonstrar a integração de competências centrais interdisciplinares específicas. Essas competências visam garantir a prestação de cuidados seguros e de qualidade ao paciente (Institute of Medicine, 2003). O projeto Orientação de Qualidade e Segurança para Enfermeiros (QSEN, do inglês *Quality and Safety Education for Nurses*) (Cronenwett, Sherwood, Barnsteiner et al., 2007; QSEN, 2020) é uma referência para o conhecimento, as habilidades e as atitudes necessárias ao enfermeiro para que demonstre competência em suas áreas principais: **cuidado centrado no paciente**; **trabalho colaborativo em equipe interdisciplinar**; **prática baseada em evidências**; **melhora da qualidade**; **segurança**; e **informática**.

Definição de cuidado centrado na paciente: o reconhecimento de que o paciente é uma fonte de controle e um parceiro completo no fornecimento de um cuidado compassivo e coordenado com base no respeito a seus valores, preferências e necessidades.

COMPETÊNCIAS SELECIONADAS PRÉ-LICENCIAMENTO	APLICAÇÃO E REFLEXÃO
Conhecimento	
Descrever estratégias para empoderar os pacientes ou seus familiares em todos os aspectos do processo de cuidado com a saúde.	Como o fato de proporcionar acesso às informações sobre os pacientes empodera os pacientes, seus familiares e as comunidades no manejo de sua saúde? Quais são as vantagens de ter acesso imediato às informações sobre os pacientes?
Habilidades	
Comprometer os pacientes ou seus acompanhantes em parcerias ativas que promovam a saúde, a segurança, o bem-estar e o manejo do autocuidado.	Qual é a responsabilidade do enfermeiro em ajudar os pacientes a navegar pelo seu prontuário eletrônico? Discutir como você defenderia os pacientes para que eles tenham recursos para acessar, compreender e utilizar seus prontuários eletrônicos.
Atitudes	
Buscar oportunidades de aprendizado com os pacientes que representarem todos os aspectos da diversidade humana.	Pensar em sua própria experiência e treinamento com pacientes, famílias e comunidades que tenham barreiras tecnológicas. Por que é importante que os profissionais de enfermagem deem oportunidades aos pacientes, aos seus familiares e às comunidades de antecedentes diferentes para o emprego da tecnologia para ter acesso as informações?

Cronenwett, L., Sherwood, G., Barnsteiner, J. et al. (2007). Quality and safety education for nurses. *Nursing Outlook*, 55(3), 122-131; Institute of Medicine. (2003). *Health professions education: A bridge to quality*. Washington, DC: National Academies Press; QSEN Institute. (2020). *QSEN competencies: Definitions and pre-licensure KSAs; Patient-centered care*. Retirado em 15/8/2020 de: qsen.org/competencies/pre-licensure-ksas/#patient-centered_care

1 Prática Profissional da Enfermagem

DESFECHOS DO APRENDIZADO

Após ler este capítulo, você será capaz de:

1. Definir enfermagem, paciente, saúde, bem-estar, promoção da saúde e cuidados com a saúde.
2. Descrever influências importantes na prestação de cuidados de saúde.
3. Discutir práticas recentes que melhoram a qualidade e a segurança e asseguram o uso de práticas baseadas em evidências no sistema de saúde.
4. Discutir competências comportamentais e características da prática profissional da enfermagem e a atuação do enfermeiro como membro colaborador da equipe de saúde interprofissional.
5. Definir as características do pensamento crítico, do processo do pensamento crítico e da tomada de decisão clínica.
6. Descrever os componentes do processo de enfermagem.
7. Identificar as estratégias que podem ser implementadas na tomada de decisão ética.

CONCEITOS DE ENFERMAGEM

- Avaliação
- Colaboração
- Cuidados
- Defesa dos direitos do paciente
- Ética
- Informática
- Melhora da qualidade
- Pensamento crítico
- Política de saúde
- Prática baseada em evidências
- Processo de enfermagem
- Promoção da saúde
- Questões legais
- Responsabilidade
- Segurança
- Sistemas de cuidados de saúde
- Tomada de decisão clínica

GLOSSÁRIO

angústia moral: resposta interna quando um profissional de saúde acredita que conhece inerentemente a ação ética correta que é necessária, mas não consegue atuar com base nesse conhecimento

avaliação: coleta sistemática de dados, por meio de entrevista, observação e exame, para determinar o estado de saúde do paciente e todos os seus problemas reais ou potenciais

bem-estar: a capacidade de ter bom desempenho, ajustar-se e adaptar-se a situações variadas e sentir-se bem e em harmonia

diagnósticos de enfermagem: julgamento clínico referente aos problemas de saúde reais ou potenciais de um indivíduo, de uma família, ou da comunidade, ao estado de promoção de saúde ou risco potencial que podem ser manejados por intervenções independentes de enfermagem

dilema moral: situação na qual dois ou mais princípios eticamente plausíveis estão em oposição e apenas um pode ser escolhido

enfermagem: de acordo com a American Nurses Association (2015b), "a proteção, a promoção e a otimização da saúde e de capacidades, a prevenção de doenças e lesões, a facilitação de cicatrização, o alívio do sofrimento por meio do diagnóstico e tratamento das respostas humanas, e a defesa no atendimento de indivíduos, famílias, grupos, comunidades e populações" (p. 1)

ética: o processo formal e sistemático usado para entender, analisar e avaliar decisões sobre o que é certo e o que é errado em relação ao bem-estar

implementação: efetuação ou realização do plano de cuidados de enfermagem, por meio das intervenções de enfermagem

incerteza moral: conflito interno sofrido por uma pessoa que não consegue definir uma situação moral, ou quais princípios morais se aplicam a determinada situação, mas tem uma forte sensação de que algo não está certo

informática na saúde: o uso da tecnologia da informação em saúde para melhorar a qualidade, a eficiência ou a prestação de cuidados de saúde

integridade moral: virtude constituída por veracidade, fidelidade, benevolência, sabedoria e coragem moral

Joint Commission: organização sem fins lucrativos que certifica hospitais e instituições de saúde

medicina de precisão: uso dos avanços em pesquisa, tecnologia e políticas para elaborar planos individualizados de cuidados para prevenir e tratar doenças

moralidade: crenças ou ações específicas cujos desfechos são, com frequência, examinados utilizando os princípios de autonomia, beneficência, não maleficência, duplo efeito e justiça distributiva

Orientação de Qualidade e Segurança para Enfermeiros (QSEN, do inglês *Quality and Safety Education for Nurses*): projeto cujo objetivo é desenvolver currículos que preparem os futuros profissionais de enfermagem com os conhecimentos, as habilidades e as atitudes necessários para melhorar continuamente a qualidade e a segurança do sistema de saúde por meio da demonstração de competência no cuidado centrado no paciente, trabalho em equipe e colaboração, prática baseada em evidências, melhora da qualidade, segurança e informática

paciente: termo tradicional usado para identificar aquele que recebe cuidados de saúde

pacotes de medidas ou *bundles*: conjunto de três a cinco práticas baseadas em evidências que, quando implementadas adequadamente, conseguem melhorar de modo mensurável os resultados do paciente

pensamento crítico: processo cognitivo que utiliza pensamento premeditado, perspicaz, reflexivo e dirigido para o objetivo para desenvolver conclusões, soluções e alternativas apropriadas a uma situação específica

planejamento: elaboração de objetivos e resultados mensuráveis, bem como um plano de cuidados projetado para auxiliar o paciente a resolver os problemas diagnosticados e a alcançar os objetivos identificados e os resultados

prática baseada em evidências (PBE): a melhor prática derivada de estudos de pesquisa válidos e confiáveis que também consideram a instituição de cuidados de saúde, as preferências e os valores do paciente e o julgamento clínico

prática colaborativa interprofissional: interação de múltiplos profissionais de saúde com pacientes, famílias e comunidades para realizar as melhores práticas, garantindo, assim, melhores resultados para o paciente

problema moral: reivindicação ou princípio moral concorrente; um princípio é claramente dominante

processo de enfermagem: abordagem sistemática de resolução de problemas para atender às necessidades de cuidados de saúde e de enfermagem das pessoas; os componentes envolvem avaliação, diagnóstico, planejamento, implementação e reavaliação

promoção da saúde: concentra-se no potencial de bem-estar e visa a alterações apropriadas dos hábitos pessoais, no estilo de vida e no ambiente, de modo a reduzir os riscos e promover a saúde e o bem-estar

reavaliação: determinação da resposta do paciente às intervenções de enfermagem e da extensão dos resultados alcançados

saúde: de acordo com a Organização Mundial da Saúde (2006), um "estado de bem-estar físico, mental e social completo e não meramente a ausência de doenças e enfermidades" (p. 1)

telessaúde: uso de tecnologias para prestar cuidados de saúde, informações de saúde ou orientações em saúde a distância

---

Assim como a sociedade norte-americana passa por mudanças, seu sistema nacional de saúde também se modifica. A enfermagem – como a profissão de saúde com a maior quantidade de trabalhadores e um dos principais contribuintes para o sistema de prestação de cuidados de saúde – foi significativamente afetada por essas mudanças. A enfermagem tem desempenhado papel importante no sistema de saúde e continuará a exercê-lo. Esse capítulo apresenta uma visão geral da prática de enfermagem nos EUA atualmente, bem como fatores e questões que continuarão a influenciar a prática de enfermagem no futuro.

ENFERMAGEM

Desde o tempo de Florence Nightingale, que escreveu, em 1858, que a meta da enfermagem era "colocar o paciente na melhor condição para que a natureza pudesse agir sobre ele", os líderes e estudiosos de enfermagem têm descrito a enfermagem tanto como uma arte quanto como uma ciência. No entanto, a definição de enfermagem tem evoluído ao longo do tempo. No Scope and Standards of Practice (ANA, 2015b, p. 1) da American Nurses Association (ANA), a **enfermagem** é definida como: "a proteção, a promoção e a otimização da saúde e da capacidade, a prevenção de doenças e lesões, a facilitação da cicatrização, o alívio do sofrimento por meio do diagnóstico e tratamento das respostas humanas, e a defesa no cuidado de pessoas, famílias, grupos, comunidades e populações." O enfermeiro tem a responsabilidade de desempenhar seu papel, conforme descrito na *Social Policy Statement* (ANA, 2010; Fowler, 2015) para atender a lei de prática de enfermagem do estado em que atua e em conformidade com o Código de Ética da Enfermagem (*Code of Ethics for Nurses*), tal como preconizado pela ANA (2015a) e pelo Conselho Internacional de Enfermagem (International Council of Nurses, ICN, 2012). Defesa dos direitos do paciente, promoção de ambiente seguro, pesquisa, orientação e participação nos sistemas de saúde e no manejo dos pacientes, bem como atuação nas políticas de saúde, também são papéis importantes da enfermagem (ICN, 2012).

O PACIENTE: CONSUMIDOR DE CUIDADOS DE ENFERMAGEM E DE SAÚDE

O termo **paciente**, derivado de um verbo latino que significa "sofrer", tem sido tradicionalmente empregado para descrever a pessoa que recebe cuidados. A conotação comumente associada à palavra é a de dependência. Por esse motivo, muitos enfermeiros preferem usar o termo *cliente*, que é derivado de um verbo latino que significa "alguém que precisa da minha ajuda", conotando aliança e interdependência. O termo *paciente* é usado propositadamente ao longo deste livro; o termo paciente é mais usado por médicos, conforme evidenciado pelo seu uso pelo Interprofessional Education Collaborative (IPEC, 2016a), cujos membros incluem 15 associações nacionais de escolas de profissões da saúde, incluindo enfermagem, medicina alopática, osteopatia, farmácia, odontologia e saúde pública, para citar alguns (ver discussão posterior do IPEC).

O paciente que procura atendimento por causa de um ou vários problemas de saúde (cada vez mais pessoas apresentam múltiplos problemas de saúde ou comorbidades) é também um indivíduo, membro de uma família, membro de vários grupos sociais e um cidadão da comunidade. As necessidades dos pacientes variam, dependendo dos problemas, das circunstâncias associadas e das experiências pregressas. Muitos pacientes, que como consumidores de cuidados de saúde se tornaram mais bem informados sobre as opções de cuidados de saúde, esperam uma abordagem colaborativa com a enfermagem na busca da saúde ótima (Majid & Gagliardi, 2019). Entre as funções importantes do enfermeiro ao prestar cuidados de saúde estão a identificação das necessidades imediatas, contínuas e a longo prazo do paciente e o trabalho com ele para atender a essas necessidades.

Necessidades básicas do paciente: hierarquia das necessidades de Maslow

Certas necessidades são primordiais a todas as pessoas. Algumas dessas necessidades são mais importantes do que outras. Uma vez que uma necessidade essencial é atendida, as pessoas, muitas vezes, apresentam outra demanda em um nível mais alto de prioridade. Atender às necessidades por prioridade reflete a hierarquia das necessidades de Maslow (Figura 1.1).

Maslow classificou as necessidades humanas do seguinte modo: necessidades fisiológicas; segurança e proteção; sociais e de afeto; de estima e autorrespeito; e de realização pessoal. A necessidade de realização pessoal abrange o desempenho pessoal, o desejo de conhecer e compreender e a necessidade estética. As necessidades da parte mais baixa da pirâmide permanecem; no entanto, a capacidade de uma pessoa de atender às necessidades da parte mais elevada da pirâmide indica um movimento em direção à saúde e ao bem-estar psicológico (Maslow, 1954). Tal hierarquia de necessidades é um arcabouço útil que pode ser aplicado a muitos modelos de enfermagem para a avaliação dos pontos fortes, limitações e necessidade de intervenções de enfermagem de um paciente.

SAÚDE

O modo como a saúde é percebida depende de como ela é definida. A Organização Mundial da Saúde (OMS) (WHO, 2006) define saúde no preâmbulo de sua constituição como um "estado de bem-estar físico, mental e social completo, e não meramente a ausência de doenças e enfermidades" (p. 1). Essa definição implica que saúde e doença devem ser entendidas como processos. Teoricamente, portanto, é possível que um paciente tenha uma doença física e ainda se esforce para ter e, talvez, tenha saúde em outro domínio (p. ex., mental, social). Embora a autorrealização seja comumente citada em todo o mundo, essa definição tem sido criticada por ser muito utópica – afinal de contas, não é possível alcançar bem-estar físico, mental e social pleno (Murdaugh, Parsons & Pender, 2019).

Bem-estar

Bem-estar é definido como equivalente à saúde. O bem-estar envolve a proatividade e a participação em atividades de autocuidado direcionadas para um estado de bem-estar físico, psicológico, social e espiritual. O conceito de bem-estar envolve quatro componentes: (1) a capacidade de realizar o melhor de sua capacidade, (2) a capacidade de se ajustar e se adaptar a diferentes situações, (3) o relato da sensação de bem-estar e (4) a sensação de que "tudo está interligado" e em harmonia (Hood, 2018). Com isso em mente, os enfermeiros precisam ter como objetivo promover mudanças positivas que sejam direcionadas à saúde e ao bem-estar. A sensação de bem-estar tem um aspecto subjetivo que aborda a importância de reconhecer e responder à individualidade do paciente e à diversidade nos cuidados de saúde e de enfermagem.

Promoção da saúde

Na atualidade, coloca-se cada vez mais ênfase na saúde, no bem-estar, na promoção da saúde e no autocuidado. A saúde é vista como resultante de um estilo de vida voltado para o bem-estar. A **promoção da saúde** concentra-se no potencial de bem-estar e visa a alterações adequadas nos hábitos pessoais, no estilo de vida e no ambiente, de modo a reduzir os riscos e melhorar a saúde e o bem-estar (ver Capítulo 3).

As pessoas estão cada vez mais bem informadas sobre saúde e têm mais interesse e responsabilidade por sua saúde e bem-estar. Programas organizados de orientação para o bem-estar e o autocuidado enfatizam a promoção da saúde, a prevenção de doenças, o manejo da doença, o autocuidado e o uso colaborativo do sistema de saúde profissional. *Sites*, grupos de discussão, fóruns abertos e grupos de apoio nas mídias sociais promovem o compartilhamento de experiências e informações sobre o autocuidado com outras pessoas que têm condições, doenças crônicas ou condições incapacitantes semelhantes. O advento das tecnologias de computador móvel e sem fio (p. ex., Fitbit™) e das novas ferramentas de informática (p. ex., Carb Manager) teve o efeito de adaptar as atividades de promoção da saúde de modo a atender preferências individuais (Murdaugh et al., 2019). Os pesquisadores começaram a incorporar esses avanços tecnológicos populares, desenvolvendo registros com base na população. O emprego de aplicativos de saúde móveis teve impacto positivo comprovado nos comportamentos relacionados à saúde, especificamente, atividade física, reeducação alimentar, adesão a medicação ou terapia prescrita e conhecimento relacionado com os medicamentos e a testagem diagnóstica. Além disso, a maioria dos aplicativos de saúde parece promover melhores desfechos de saúde clínica (Han & Lee, 2018). De acordo com a OMS (WHO, 2019): "os cuidados de saúde primários garantem que as pessoas recebam atendimento abrangente – desde a promoção da saúde e a prevenção de doenças até o tratamento, a reabilitação e os cuidados paliativos – o mais próximo possível do ambiente

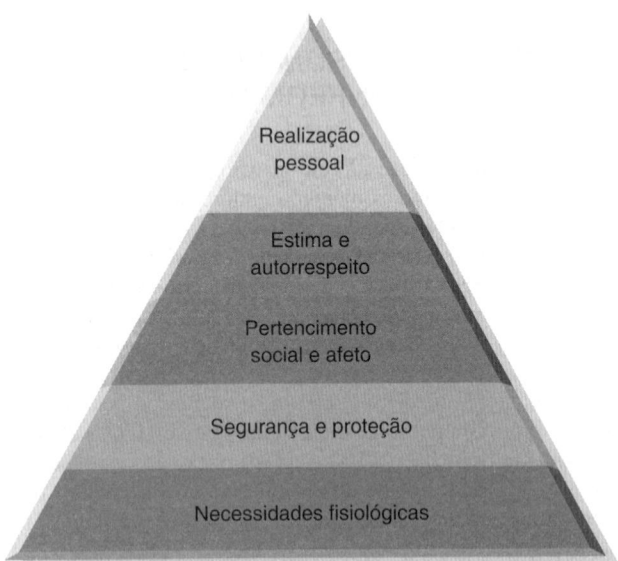

Figura 1.1 • Este esquema da hierarquia das necessidades de Maslow mostra como uma pessoa se move a partir da satisfação das suas necessidades básicas para níveis mais elevados de necessidade, sendo o objetivo final a integração do funcionamento e da saúde do indivíduo.

habitual delas (p. 1)." Os cuidados de saúde primários incluem empenho contínuo com o atendimento das necessidades de saúde dos pacientes ao longo de suas vidas, empoderamento dos pacientes de modo que eles se responsabilizem por seus cuidados de saúde e atenção às demandas sociais por cuidados de saúde (via ações e políticas sociais).

Cuidados de saúde

O termo cuidados de saúde descreve os serviços que são oferecidos aos pacientes, aos seus familiares e às comunidades para ajudar na manutenção da saúde e do bem-estar, na prevenção e no manejo das doenças e de suas complicações e na promoção de suporte por meio de reabilitação, recuperação e transição para cuidados paliativos. Os cuidados de saúde podem ser prestados em unidades ambulatoriais, hospitais e em centros comunitários por vários profissionais de saúde, tais como enfermeiros, médicos do atendimento primário, farmacêuticos, nutricionistas, assistentes sociais, psicólogos, fisioterapeutas, terapeutas ocupacionais, fonoaudiólogos e terapeutas respiratórios.

INFLUÊNCIAS NA PRESTAÇÃO DE CUIDADOS DE SAÚDE

O sistema de prestação de cuidados de saúde está em constante adaptação às mudanças nas necessidades e expectativas de saúde. A mudança na demografia da população, as mudanças nos padrões de doenças e bem-estar, os avanços tecnológicos e na genética e a maior ênfase na qualidade dos cuidados de saúde, custos e esforços de reforma e práticas colaborativas interprofissionais têm influenciado a prestação de cuidados de saúde e a prática de enfermagem.

Dados demográficos da população

As mudanças na população em geral estão afetando a necessidade de cuidados de saúde e a sua prestação. De acordo com o United States (U.S.) Census Bureau (2020), mais de 329 milhões de pessoas residem no país. Não só a população está aumentando, mas também a sua composição está mudando. Com o declínio na taxa de natalidade e o aumento dos anos de vida da população, há, proporcionalmente, cada vez menos crianças em idade escolar e mais cidadãos idosos (muitos dos quais são do sexo feminino). Grande parte da população reside em áreas urbanas com alta densidade demográfica, com migração constante de membros de minorias étnicas para ambientes urbanos. A pobreza é motivo de preocupação. Nos EUA, segundo o *Department of Housing and Urban Development's (HUD's) 2019 Annual Homeless Assessment Report*, aproximadamente 568.000 indivíduos foram identificados como em situação de rua a cada noite. O percentual de indivíduos em situação de rua aumentou 3% de 2018 para 2019, com quase 40% dessa população permanecendo nas ruas ou desabrigada. Além disso, um percentual mais elevado de minorias em comparação com a população total dos EUA está em situação de rua atualmente (U.S. Department of Housing and Urban Development, 2020).

 Considerações gerontológicas

Tanto o número quanto a proporção de norte-americanos com 65 anos ou mais cresceram substancialmente no século XX. Em 2017, havia a estimativa de que 47,8 milhões de adultos mais velhos moravam nos EUA. Esse número exibe aumento progressivo, e o crescimento é maior na população hispânica (U.S. Census Bureau, 2017).

As necessidades de cuidados de saúde de idosos são complexas e exigem investimentos significativos, tanto profissionais quanto financeiros (ver Capítulo 8 para uma discussão mais detalhada). Muitos idosos sofrem de múltiplas condições crônicas, que são agravadas por episódios agudos. As mulheres mais velhas, cujas condições são frequentemente subdiagnosticadas e subtratadas, são motivo de maior preocupação. De acordo com o relatório das Nações Unidas (2017) sobre o envelhecimento da população mundial, existe a projeção de que o número de pessoas com 80 anos ou mais triplicará entre 2017 e 2050, passando de 137 para 425 milhões.

 Considerações sobre os veteranos das forças armadas

Os veteranos (ex-combatentes) das forças armadas representam uma população singular com demandas de saúde que variam de acordo com o ramo de serviço militar, independentemente de o serviço ter sido prestado durante o período de guerra, a época e o local, e as experiências individuais (Olenick, Flowers & Diaz, 2015). Segundo o U.S. Census Bureau (2019), existem, atualmente, 18 milhões de veteranos, dos quais 1,8 milhão consiste em mulheres. Transtornos por causa do uso de substâncias psicoativas, transtorno por estresse pós-traumático (TEPT), lesão cerebral traumática (LCT), suicídio, depressão, exposição a substâncias deletérias e amputações são comuns em veteranos (ex-combatentes) (Olenick et al., 2015) (ver Capítulo 4). De acordo com o relatório do Pew Research Center (2017), a proporção de norte-americanos que serviram nas forças armadas dos EUA diminuiu de modo constante desde 1980, quando 18% dos adultos norte-americanos eram veteranos de guerra. Em 2016, 7% dos norte-americanos eram veteranos. Existe a projeção de que essa proporção continuará diminuindo. Em 2045, o U.S. Department of Veteran Affairs estima que haverá aproximadamente 12 milhões de veteranos, uma redução aproximada de 40% em relação a 2016 (Pew Research Center, 2017).

Diversidade cultural

É importante avaliar as diversas características e necessidades de cuidados de saúde e de enfermagem das pessoas de origens étnicas e culturais variadas. Algumas projeções indicam que, até 2030, as populações raciais e étnicas minoritárias dos EUA triplicarão. O último censo norte-americano classificou cinco raças distintas: brancos, negros ou afro-americanos, asiáticos, norte-americanos nativos ou nativos do Alasca e originários do Havaí/Ilhas do Pacífico). A raça asiática mostrou a maior taxa de crescimento desses cinco grupos raciais. Observou-se que a população hispânica, classificada basicamente na raça branca, é responsável por mais da metade do aumento no crescimento da população. A população caucasiana não hispânica diminuirá proporcionalmente e deixará de ser a maioria da população dos EUA, e outras minorias étnicas e raciais representarão, coletivamente, a maioria dos norte-americanos até 2044 (Colby & Ortman, 2015). Conforme muda a composição cultural da população, é cada vez mais importante abordar aspectos culturais ao prestar cuidados de saúde. Os pacientes dos diversos grupos socioculturais não só trazem várias crenças, valores e práticas de saúde para a instituição de saúde como também têm fatores de risco únicos para algumas doenças e reações únicas ao tratamento. Esses fatores afetam significativamente as respostas de uma pessoa aos problemas de saúde ou doenças, aos cuidadores e ao cuidado propriamente dito. A menos que esses fatores sejam avaliados, compreendidos e respeitados pelos enfermeiros, o atendimento prestado não será efetivo, e os resultados de saúde talvez sejam afetados negativamente (ver Capítulo 4 para obter mais informações sobre avaliação cultural).

Mudanças nos padrões de doença e bem-estar

Durante as últimas décadas, os problemas de saúde dos norte-americanos mudaram significativamente. As doenças crônicas – incluindo doenças cardiovasculares, cânceres, diabetes melito e doenças pulmonares crônicas – são responsáveis por 7 das 10 principais causas de morte (Centers for Disease Control and Prevention [CDC], 2019). Quase metade dos adultos vive com uma condição crônica diagnosticada; 60 milhões vivem com duas ou mais (CDC, 2019). Tabagismo, transtornos por uso de substâncias psicoativas (p. ex., alcoolismo, drogas ilícitas), sedentarismo e hábitos alimentares ruins se tornaram preocupações de saúde importantes (CDC, 2019).

Com a prevalência do aumento das condições crônicas, os cuidados de saúde são ampliados; inicialmente direcionados à cura e à erradicação da doença, passam a incluir a promoção da saúde, a prevenção ou o tratamento rápido das exacerbações de doenças crônicas. A enfermagem, que sempre incentivou os pacientes a assumirem o controle de sua saúde e bem-estar, tem papel de destaque no foco atual do manejo da doença crônica e incapacidade (ver Capítulo 7).

Healthy People 2030

As iniciativas *Healthy People* identificaram metas periódicas importantes que, se alcançadas, poderiam ter grandes impactos sobre a saúde e o bem-estar geral das pessoas nos EUA (U.S. Department of Health and Human Services [HHS], 2020a). Desde a sua criação, há aproximadamente quatro décadas, essas iniciativas contribuíram para reduções substanciais do número de mortes por causa de câncer e doenças cardiovasculares e das taxas de mortalidade infantil e materna, bem como para a melhora dos índices de vacinação (HHS, 2020a). Os principais indicadores ou metas de saúde (LHI, do inglês *leading health indicators*) da iniciativa *Healthy People 2020* visavam aprimorar o acesso a serviços de saúde, a qualidade ambiental, o uso de serviços preventivos e a atividade física e a reeducação alimentar, além de abordar determinantes da saúde e reduzir taxas de lesão e violência, obesidade, tabagismo e uso abusivo de substâncias psicoativas, entre outras (HHS, 2020b). Essa iniciativa levou em consideração influências sociais que moldam a saúde, tais como pobreza e injustiças sociais, em vez de simplesmente focar em processos mórbidos. Até o momento, houve progresso significativo na redução do número de adultos tabagistas e na melhora da atividade física dos adultos (HHS, 2020b). O arcabouço do *Healthy People 2030* orientou o desenvolvimento da iniciativa *Healthy People 2030* e identificou a necessidade de colaborar mais ativamente com várias agências para concretizar a ajuda a todas as pessoas dos EUA no sentido de otimizar a saúde e o bem-estar em todos os grupos etários, com ênfase continuada na redução da disparidade de saúde e no aprimoramento da equidade da saúde e do letramento em saúde (HHS, 2020a). A iniciativa *Healthy People 2030* está sendo desenvolvida, e os objetivos nacionais impulsionados por dados estão sendo estabelecidos. Atualizações podem ser encontradas no seu *site*. A adoção das metas estabelecidas pelos LHIs e de outras reformas nos cuidados de saúde contribuíram para a mudança contínua na organização e prestação de cuidados de saúde nos EUA.

Avanços da tecnologia e genética

Os avanços da tecnologia e genética ocorreram rapidamente durante as últimas décadas. Técnicas e dispositivos sofisticados, como a tecnologia assistida por robôs, revolucionaram os tratamentos, tornando possível a realização de muitos procedimentos e exames em esquema ambulatorial. O aumento do conhecimento e da compreensão da genética e da genômica resultou em expansão do rastreamento, da testagem diagnóstica e dos tratamentos para várias condições (ver Capítulo 6 para informações sobre genética e genômica e implicações para a prática de enfermagem; há também boxes sobre *Genética na prática de enfermagem* em todo o livro que enfatizam vários distúrbios genéticos relevantes).

Em janeiro de 2015, o Presidente Obama anunciou o lançamento da *Precision Medicine Initiative (PMI)*, que tinha o objetivo de alavancar avanços em pesquisa, tecnologia e políticas para desenvolver planos individualizados de assistência para prevenir e tratar doenças (Genetics Home Reference, 2020). A **medicina de precisão** é possível graças ao recente desenvolvimento de bancos de dados biológicos (p. ex., sequenciamento do genoma humano), aos avanços tecnológicos que possibilitam a identificação de características únicas de pessoas (p. ex., genômica, testes de ensaio celular) e a sistemas controlados por computador que podem explorar e analisar conjuntos de dados. A meta imediata da medicina de precisão é focar na prevenção e na cura de cânceres; todavia, existem implicações a longo prazo que são promissoras para a prevenção e o tratamento de muitas outras condições e doenças (Ciupka, 2018).

Informática na saúde

Os sofisticados sistemas de comunicação que conectam a maioria dos países do mundo, com a capacidade de armazenamento, recuperação e disseminação rápida das informações, têm estimulado avanços na tecnologia da informação em saúde. A utilização de tecnologia de informação em saúde para melhorar a qualidade, a eficiência ou a prestação de cuidados de saúde é um campo interdisciplinar de estudo denominado **informática na saúde**. Exemplos de avanços recentes da tecnologia da informação em saúde incluem inteligência artificial, *blockchain*, computação na nuvem, tecnologia de manejo de doenças e aprimoramento da operabilidade dos PEPs. A iniciativa *Technology Informatics Guiding Education Reform (TIGER)*, agora uma subsidiária da Healthcare Information Management Systems Society (HIMSS), fornece diretrizes e relatórios de painéis de especialistas para a incorporação da tecnologia de informação em saúde na prática de enfermagem (HIMSS, 2020).

A Classificação Internacional de Doenças (CID) (*International Classification of Diseases [ICD]*) (WHO) lançou sua décima edição para uso nos EUA em 2015. A CID-10 atribui quase 70.000 códigos a doenças e condições. Em junho de 2018, a Organização Mundial da Saúde liberou uma versão da CID-11, que foi apresentada na World Health Assembly em 2019 para adoção pelos países (WHO, 2018). Atualmente, os Centers for Medicare & Medicaid Services (CMS, 2015) e a maioria dos outros programas de seguro de saúde exigem a utilização dos códigos da CID-10 quando do reembolso da prestação de serviços de saúde. Esse sistema possibilita uma nomenclatura em comum e a determinação da incidência e da prevalência de várias condições e doenças em todo o planeta. Os CMS também exigem que os médicos e os serviços de saúde utilizem os PEPs. Sua regra final para o estágio 3 do *EHR Incentive Program*, agora denominado *Promoting Interoperability*

Program, exigia que, até 2018, os médicos utilizassem PEPs ou fossem impostas reduções no reembolso dos atendimentos.

Além desses avanços da tecnologia de informação em saúde, a **telessaúde**, que utiliza tecnologia para prestar cuidados de saúde, informações em saúde ou educação de saúde a distância, está sendo empregada por profissionais de saúde e sistemas de prestação de cuidados cada vez mais frequentemente. Os serviços de atendimento domiciliar, em especial, utilizam a telessaúde para elaborar planos de assistência mais individualizados para os pacientes. Um tipo de aplicação de telessaúde emprega *comunicação em tempo real*, caracterizada pela troca de informações entre as pessoas em um dado momento. Por exemplo, um enfermeiro em uma unidade de saúde na região rural pode solicitar o parecer de um especialista sobre a condição de um paciente com uma *webcam*. Outro tipo de aplicação de telessaúde é a técnica de *store-and-forward*, caracterizada pela transmissão de imagens digitais que podem ser recuperadas e revisadas posteriormente (HealthIT.gov, 2018).

Qualidade, segurança e prática baseada em evidências

Na virada do milênio, o Institute of Medicine (IOM, 2000) relatou uma degradação alarmante no controle da qualidade no sistema de saúde norte-americano. O relatório *To Err Is Human: Building a Safer Health System* (2000) do IOM observou que cerca de 100 mil norte-americanos morreram a cada ano por erros evitáveis nos hospitais, e sofreram muitas outras lesões não fatais pelos erros. Um relatório posterior do IOM, *Crossing the Quality Chasm: A New Health System for the 21st Century* (2001), descreveu um sistema de saúde fragmentado e ineficiente, rico em injustiças e inacessível. Vislumbrou um sistema de saúde reformulado baseado em evidências e orientado para sistemas. Propôs seis objetivos para melhora, incluindo garantir que o atendimento ao paciente seja seguro, efetivo, centrado no paciente, oportuno, eficiente e equitativo (IOM, 2001). As seções a seguir descrevem uma série de práticas importantes que visam melhorar a qualidade e a segurança e assegurar o uso de práticas baseadas em evidências dentro do sistema de saúde norte-americano.

Princípios da prática baseada em evidências

Uma **prática baseada em evidências (PBE)** é a melhor conduta derivada de estudos de pesquisa válidos e confiáveis que também consideram a instituição de saúde, as preferências e os valores do paciente e a avaliação clínica. A facilitação da PBE envolve a identificação e a avaliação da literatura atual e dos achados das pesquisas e, em seguida, a incorporação desses achados ao cuidado do paciente, de modo a garantir a qualidade dos cuidados (Melnyk & Fincout Overholt, 2018)

Pacotes de medidas da prática baseada em evidências

O Institute for Healthcare Improvement (IHI) desenvolveu inúmeros conjuntos de séries de PBE de rápida implementação para uso por hospitais (IHI, 2020). Esses **pacotes de medidas (*bundles*)** incluem uma série de três a cinco PBEs que, quando implementadas adequadamente, conseguem melhorar de modo mensurável os resultados dos pacientes. Muitas dessas práticas estão dentro do âmbito da prática independente de enfermagem. Por exemplo, o *bundle* da ventilação mecânica do IHI defende que se deve elevar a cabeceira do leito e prestar higiene bucal usando clorexidina a todos os pacientes em ventilação mecânica (IHI, 2012; ver Capítulo 19).

As ferramentas de PBE utilizadas para o planejamento da assistência ao paciente podem incluir não apenas os pacotes de medidas (*bundles*), mas também diretrizes de prática clínica, algoritmos, mapas de cuidado, planos de ação multidisciplinares (PAM) e percursos clínicos. Essas ferramentas são usadas para que os pacientes alcancem resultados predeterminados e mensuráveis. Os algoritmos são mais frequentemente utilizados em situações agudas para determinar um tratamento específico com base em informações ou nas respostas do paciente. Mapas de cuidado, diretrizes de prática clínica e PAM (a mais detalhada dessas ferramentas) ajudam a facilitar a coordenação dos cuidados e as orientações ao longo de toda a internação e após a alta. O enfermeiro que presta cuidados diretos tem papel importante no desenvolvimento e uso dessas ferramentas durante a sua participação na pesquisa da literatura e, depois, desenvolvimento, guia, implementação e revisão dessas ferramentas, quando necessário.

Orientação de qualidade e segurança para enfermeiros

O projeto **Orientação de Qualidade e Segurança para Enfermeiros (QSEN**, do inglês *Quality and Safety Education for Nurses*) foi inicialmente financiado pela entidade sem fins lucrativos Robert Wood Johnson Foundation (RWJF) para desenvolver currículos que preparam os futuros enfermeiros com os conhecimentos, as habilidades e as atitudes necessárias para melhorar continuamente a qualidade e a segurança do sistema de saúde. Em particular, os enfermeiros orientados sob os conceitos do QSEN demonstram as competências consoantes com a competência no cuidado centrado no paciente, trabalho em equipe e colaboração, PBE, melhora da qualidade, segurança e informática (QSEN, 2020). No início de todas as unidades deste livro é apresentado um estudo de caso que demonstra a aplicação das competências QSENs relevantes para a prática de enfermagem pré-licenciatura.

Prática colaborativa interprofissional

O relatório *Health Professions Education: A Bridge to Quality* (IOM, 2003), do IOM, desafiou os programas de formação das áreas da saúde a integrar competências interdisciplinares essenciais em seus respectivos currículos, de modo a incluir o cuidado centrado no paciente, o trabalho em equipe interdisciplinar e colaborativo, a PBE, a melhoria da qualidade, a segurança e a informática. Como resposta ao relatório, o Interprofessional Education Collaborative Expert Panel (IPEC) publicou o *Core Competencies for Interprofessional Collaborative Practice* (IPEP, 2011), com o objetivo de "preparar todos os estudantes das profissões da saúde para trabalhar em conjunto com a meta comum de criar, nos EUA, um sistema de saúde centrado no paciente mais seguro e melhor e orientado para a comunidade/população" (p. 3). A **prática colaborativa interprofissional** envolve empregar vários profissionais de saúde trabalhando em conjunto com os pacientes, famílias e comunidades para entregar as melhores práticas, garantindo assim melhores resultados para os pacientes. Em 2016, o IPEC atualizou esse documento ao organizar as quatro competências originais sob o domínio de colaboração interprofissional; tópicos nesse domínio central incluem valores/ética para prática interprofissional, atuações e responsabilidades para prática colaborativa, práticas de comunicação interprofissional e trabalho de equipe interprofissional e prática baseada em equipe (IPEC, 2016b). Além disso, as atualizações visavam padronizar a linguagem usada pelos profissionais de saúde para viabilizar a orientação interprofissional, melhorar a avaliação e a reavaliação dos desfechos e, mais efetivamente, atender às metas de cuidados de saúde contemporâneos, com maior foco na saúde da população. No entanto, as diretrizes atualizadas conservam a visão original do IPEC de que "a prática colaborativa interprofissional é crucial para o atendimento seguro, de alta qualidade e centrado no paciente, desejado por todos" (IPEC, 2016b, p. 4). Muitos dos exercícios de pensamento crítico apresentados no fim dos capítulos em todo o livro enfatizam o papel dos profissionais de enfermagem como membros da equipe interprofissional.

PRÁTICA DE ENFERMAGEM

À medida que os avanços científicos e tecnológicos evoluem, os enfermeiros enfrentam condições e situações cada vez mais complexas. É preciso estar mais atento aos pacientes nos ambientes hospitalar e comunitário, à população em processo de envelhecimento, aos complexos processos mórbidos e às questões de terminalidade da vida, bem como às questões éticas e aos fatores culturais. A tomada de decisão nas atividades de resolução de problemas tem se tornado cada vez mais multifacetada e exige pensamento crítico com base em princípios éticos sólidos.

Pensamento crítico

O **pensamento crítico** é um processo cognitivo que utiliza pensamento premeditado, perspicaz, reflexivo e direcionado para objetivo com o propósito de desenvolver conclusões, soluções e alternativas apropriadas para uma situação específica. O pensamento crítico, que inclui raciocínio e discernimento, fundamenta-se em conhecimento e inclui a análise de todas as informações e ideias. O pensamento crítico leva à formulação de conclusões e alternativas que são as mais adequadas para a situação e é usado para planejar cuidados centrados no paciente. O pensamento crítico foi identificado como uma competência essencial pela National League for Nursing (NLN) e pela American Association of Colleges of Nursing (AACN, 2008; NLN, 2012). Esse processo cognitivo é crucial para o uso efetivo do processo de enfermagem e do raciocínio clínico (Flanders, Gunn, Wheeler et al., 2017).

O pensamento crítico inclui a metacognição – exame dos processos de raciocínio ou pensamento do próprio indivíduo – para ajudar a aprimorar as habilidades de pensamento. As sentenças e decisões independentes de enfermagem evoluem de uma base sólida de conhecimentos e da capacidade de sintetizar informações no contexto em que são apresentadas. A prática da enfermagem na sociedade de hoje exige habilidades de pensamento crítico de alto nível. O pensamento crítico melhora a tomada de decisão clínica, bem como ajuda a identificar as necessidades do paciente e as melhores ações de enfermagem que auxiliarão os pacientes a atender essas necessidades. Como o pensamento crítico é uma atividade deliberada orientada para o resultado, é lógico, organizado e iterativo. "Para os profissionais de enfermagem, o pensamento crítico é a capacidade de pensar de modo sistemático e refletir sobre o processo de raciocínio usado na prática segura de enfermagem" (Zarifsanaiey, Amini & Saadat, 2016, p. 2). O processo de pensamento crítico fornece aos profissionais de enfermagem as ferramentas para a tomada de decisões sensatas e para a implementação de cuidados de enfermagem de qualidade.

Os pensadores críticos são pesquisadores que buscam incessantemente a verdade e estão abertos para eventuais soluções alternativas. O pensamento crítico é influenciado por "hábitos mentais, que incluem: confiança, perseverança, curiosidade, intuição, flexibilidade, criatividade, integridade intelectual, perspectiva de contexto, compreensão e reflexão" (Griffits, Hines, Maloney et al., 2017, p. 2832). O raciocínio clínico é um processo mental que é um método específico de pensamento crítico. O processo de raciocínio clínico resulta em discernimento clínico, ou seja, ações de enfermagem. O raciocínio clínico é o cerne do processo de enfermagem (ver discussão adiante) (Alfaro-LeFevre, 2017).

Os seguintes fatores são identificados como componentes críticos do raciocínio clínico: comunicação e relacionamentos, escolaridade, conhecimento e capacidade de usar pensamento críticos, familiaridade com o ambiente e o contexto dos cuidados, experiência e exposição a várias situações, bem como profissionalismo (Griffits et al., 2017). As habilidades envolvidas no pensamento crítico são desenvolvidas ao longo do tempo por meio de esforço, prática e experiência.

Racionalidade e insight

As habilidades necessárias para o pensamento crítico incluem interpretação, análise, inferência, explicação, avaliação, autorreflexão e autorregulação. O pensamento crítico demanda fortes conhecimentos prévios e domínio de conceitos essenciais, bem como raciocínio lógico. Os enfermeiros usam esse disciplinado processo para validar a exatidão dos dados e a confiabilidade de quaisquer suposições que tenham feito; a seguir, avaliam cuidadosamente a efetividade do que identificaram como ações necessárias a serem tomadas. Os enfermeiros também avaliam a confiabilidade das fontes, atentando para inconsistências e questionando-as. Usam a interpretação para determinar a importância dos dados coletados, a análise para identificar os problemas do paciente sugeridos pelos dados e a inferência para tirar conclusões. A explicação é a justificativa de ações ou intervenções usadas para solucionar os problemas do paciente e para ajudá-los a chegar aos resultados desejados. A reavaliação é o processo para determinar se os resultados foram ou estão sendo atendidos. A autorregulação é o processo de examinar o cuidado prestado e ajustar as intervenções quando necessário. Todos os processos são iterativos.

O pensamento crítico também é reflexivo, envolvendo metacognição, reavaliação ativa e refinamento do processo de pensamento. A metacognição envolve pensamento reflexivo, bem como conscientização das habilidades de enfermagem necessárias para os cuidados centrados no paciente (Alfaro-LeFevre, 2017). Os enfermeiros engajados no pensamento crítico consideram a possibilidade de diferenças culturais e preconceitos pessoais ao interpretar os dados e determinar as ações apropriadas (ver Capítulo 4 para discussão adicional). Os pensadores críticos precisam ter *insight*, senso de justiça e integridade, coragem para questionar a ética pessoal e perseverança para lutar continuamente para minimizar os efeitos do egocentrismo, da etnocentricidade e de outros preconceitos sobre o processo de tomada de decisão (Alfaro-LeFevre, 2017).

Componentes do pensamento crítico

Determinadas atividades cognitivas ou mentais são componentes essenciais do pensamento crítico no que se refere aos enfermeiros. Os pensadores críticos (Alfaro-LeFevre, 2017) devem:

- Identificar as prioridades que determinarão o plano de cuidados de enfermagem centrados no paciente
- Reunir dados pertinentes a partir do prontuário e das avaliações do paciente para determinar os motivos da ocorrência de determinados desenvolvimentos e se dados adicionais são necessários para abordar de modo acurado a situação
- Validar as informações apresentadas para ter certeza de que sejam acuradas e compará-las com os dados preexistentes. As informações devem ser baseadas em evidências

- Analisar as informações para determinar seu significado e identificar a formação de grupamentos ou padrões que apontem para determinadas conclusões
- Empregar pensamento lógico, experiências clínicas prévias, conhecimento teórico e pensamento intuitivo para avaliar as condições do paciente. Antecipar as demandas e os desfechos do paciente enquanto reconhece vieses pessoais e influências culturais
- Manter atitude flexível que viabilize pensamento e questionamento e considerar todas as possibilidades
- Utilizar raciocínio indutivo e dedutivo para identificar as opções disponíveis e analisá-las em termos de suas vantagens e desvantagens
- Formular decisões que reflitam criatividade e tomada de decisão independente
- Reconhecer déficits de conhecimentos e buscar voluntariamente informações adicionais para ajudar a tomada de decisões
- Demonstrar coragem ao buscar abordagens diferentes e inovadoras para o cuidado centrado no paciente. Separar pontos de vista pessoais das situações enfrentadas e observar os eventos de modo objetivo.

O pensamento crítico exige que se vá além da resolução do problema básico, avançando para a exploração inquisitiva, buscando todos os fatores relevantes que afetam o problema e uma abordagem "não convencional". A busca constante dos profissionais de enfermagem pela melhor atuação demonstra claramente integridade intelectual, um componente do pensamento crítico.

Pensamento crítico e raciocínio clínico na prática de enfermagem

Acredita-se que o pensamento crítico e a tomada de decisão estejam associados ao aprimoramento dos conhecimentos clínicos. O pensamento crítico é a base do processo de raciocínio e julgamento clínicos (Alfaro-LeFevre, 2017). Usar o pensamento crítico para elaborar um plano de cuidados de enfermagem exige que sejam levados em conta os fatores humanos que poderiam influenciar o plano. Os enfermeiros interagem com pacientes, familiares e outros profissionais da saúde no processo de prestação de cuidados de enfermagem adequados e individualizados.

Os enfermeiros precisam usar as habilidades de pensamento crítico em todas as configurações de prática – cuidados agudos, cuidado ambulatorial, unidade de longa permanência, atendimento domiciliar (*home care*) e na comunidade – e encarar a situação de cada paciente como única e dinâmica. Os fatores únicos que os pacientes e enfermeiros trazem para a situação de saúde são considerados, estudados, analisados, interpretados e avaliados. A interpretação dessas informações então possibilita que o enfermeiro se concentre nos fatores que são mais relevantes e mais significativos para a situação clínica. As decisões sobre o plano de enfermagem, a prioridade das ações e os desfechos mensuráveis são reunidos em um plano de ação.

Na tomada de decisão relacionada com o processo de enfermagem, os enfermeiros usam habilidades cognitivas e metacognitivas, bem como raciocínio lógico para estabelecer prioridades. Essas habilidades incluem a avaliação sistemática e abrangente, o reconhecimento de pressupostos, inconsistências e vieses, a verificação da confiabilidade e da exatidão, a identificação de quais informações ainda são necessárias, a distinção das informações relevantes das irrelevantes, o apoio das evidências com fatos e conclusões, o cenário prioritário com a tomada de decisão oportuna, a determinação de resultados específicos para cada paciente e a reavaliação das respostas e resultados (Alfaro-Lefevre, 2017). Todos esses dados são examinados no contexto de uma sólida base de conhecimentos. Por exemplo, Goodrich, Wagner-Johnston e Delibovi (2017) descreveram como os profissionais de enfermagem que atuam em unidades de oncologia usam pensamento crítico, discernimento clínico e habilidades de tomada de decisões na identificação e no manejo de complicações de terapias novas e complexas de câncer quando eles:

- Adquirem maior conhecimento sobre eventos adversos potenciais por meio de análise das diretrizes baseadas em evidências
- Estabelecem parcerias com os pacientes e seus familiares para compreender melhor como os tratamentos influenciam as atividades da vida diária, a qualidade de vida e o ônus total dos sintomas
- Diferenciam complicações potenciais das manifestações esperadas associadas com o diagnóstico subjacente de câncer
- Colaboram com os outros membros da equipe interprofissional para modificar os planos terapêuticos de acordo com os dados da avaliação.

Como o desenvolvimento da habilidade de pensamento crítico envolve aprendizagem experiencial e prática, ao fim de cada capítulo deste livro, são apresentados exercícios de pensamento crítico, como um meio de aperfeiçoar a capacidade do leitor de raciocinar criticamente. Alguns exercícios incluem questionamentos que estimulam o leitor a buscar informações sobre PBE relacionada com a situação clínica descrita, outros desafiam o leitor a identificar avaliações e intervenções prioritárias, enquanto outros desafiam o leitor a descrever o papel do profissional de enfermagem como membro da equipe interprofissional, conforme mencionado anteriormente. Outros exercícios desafiam o leitor a identificar as avaliações e intervenções prioritárias. As perguntas listadas no Boxe 1.1 podem servir como guia para realizar os exercícios. É importante lembrar que cada situação clínica é única e exige uma abordagem individualizada que se encaixa em seu conjunto específico de circunstâncias. Como o pensamento crítico pode exigir a consideração de princípios éticos e contextos culturais, tais conceitos são discutidos neste capítulo e no Capítulo 4.

Processo de enfermagem

O **processo de enfermagem** é uma abordagem deliberada de resolução de problemas para atender às necessidades de cuidados de saúde e de enfermagem das pessoas. Embora as etapas do processo de enfermagem tenham sido colocadas de diversas maneiras pelos diferentes escritores, os componentes comuns citados são a avaliação, o diagnóstico, o planejamento, a implementação e a reavaliação (Carpenito, 2017). Os *Scope and Standards of Practice* (ANA, 2015b) da ANA inclui um componente adicional intitulado identificação de desfecho, definido como identificação de desfechos esperados para um plano elaborado para atender às necessidades do paciente. A sequência de etapas nesse processo é avaliação, diagnóstico, identificação do resultado, planejamento, implementação e reavaliação. Para os objetivos deste livro, o processo de enfermagem é baseado em cinco etapas tradicionais e delineia dois componentes na etapa de diagnóstico: diagnósticos de enfermagem e problemas colaborativos. Após os diagnósticos ou os problemas terem sido determinados, os resultados desejados, muitas vezes, são evidentes. As etapas tradicionais são definidas como se segue:

1. ***Avaliação***: a coleta sistemática de dados, por meio de entrevista, observação e exame, para determinar o estado

> **Boxe 1.1 — Mente inquisitiva: Pensamento crítico em ação**
>
> Durante o processo de pensamento crítico, há um fluxo contínuo de perguntas na mente do pensador. Não basta confiar apenas na aquisição de conhecimentos ou de habilidades de resolução de problemas; em vez disso, é a combinação da aplicação de conhecimentos, da análise da situação, da síntese e da avaliação que promove o pensamento crítico efetivo. Embora as perguntas variem de acordo com a situação clínica específica, alguns questionamentos gerais podem servir como base para se chegar a conclusões e determinar um curso de ação.
>
> Quando se depara com a situação de um paciente, a busca por respostas para algumas ou todas as perguntas a seguir ajuda a determinar as ações mais apropriadas:
>
> - De quais informações relevantes da avaliação eu preciso e como interpreto essas informações? Qual é a maneira mais efetiva de coletar essas informações? Qual é a mensagem desses dados? Que fatores contextuais precisam ser levados em conta quando são coletados esses dados? Quais são as avaliações iniciais prioritárias?
> - Eu identifiquei as avaliações e os achados mais importantes? As informações coletadas sinalizam algum outro problema que eu devo considerar?
> - Eu coletei todas as informações necessárias (sinais e sintomas, resultados de exames laboratoriais, medicamentos utilizados, fatores emocionais, estado mental)? Está faltando algo?
> - Há algo que precise ser relatado imediatamente? Eu preciso procurar assistência adicional?
> - Quais são os fatores de risco específicos desse paciente? Quais fatores de risco têm a prioridade mais alta? O que preciso fazer para minimizar esses riscos?
> - Quais possíveis complicações eu devo prever?
> - Quais são os problemas mais importantes nesta situação? O paciente e seus familiares reconhecem os mesmos problemas?
> - Quais são os resultados desejados para este paciente? Qual resultado tem maior prioridade? O paciente e eu concordamos em relação a isso?
> - Qual será minha primeira ação nessa situação? Por que essa ação é prioritária?
> - Como elaboro um plano de cuidado para alcançar os objetivos?
> - Há algum fator relacionado com a idade envolvido? Este fator demanda abordagem especial? Eu preciso fazer alguma mudança no plano de cuidado para levar em conta este fator?
> - Como a dinâmica familiar influencia esta situação? Essa dinâmica afetará minhas ações ou meu plano de cuidados?
> - Existem fatores culturais que preciso abordar e considerar?
> - Estou lidando com uma questão ética neste caso? Se sim, como vou resolvê-la?
> - Foi realizada alguma pesquisa de enfermagem sobre esse assunto? Quais são as implicações para a enfermagem desta pesquisa relevantes ao cuidado deste paciente? Qual é a força das evidências encontradas nesta pesquisa?

Adaptado de Alfaro-LeFevre, R. (2017). *Critical thinking and clinical judgment: A practical approach* (6th ed.). Philadelphia, PA: Elsevier; Alfaro-LeFevre, R. (2019). Promoting critical thinking in frontline nurses. Retirado em 29/2/2020 de: www.alfaroteachsmart.com

de saúde do paciente, bem como todos os seus problemas reais ou potenciais (a análise dos dados é incluída como parte da avaliação; a análise também pode ser identificada como uma etapa separada do processo de enfermagem).

2. **Diagnóstico**: identificação dos dois tipos a seguir de problemas do paciente:
   - **Diagnósticos de enfermagem**: de acordo com Carpenito (2017), "são julgamentos clínicos sobre respostas individuais, familiares ou comunitárias a problemas de saúde/processos de vida reais ou potenciais" que podem ser geridos por intervenções de enfermagem independentes (p. 9)
   - **Problemas colaborativos**: segundo Carpenito (2017), "determinadas complicações fisiológicas que os enfermeiros monitoram para detectar o início de condições ou alterações nessas condições. Os enfermeiros gerenciam problemas colaborativos usando intervenções prescritas por médicos e por enfermeiros para minimizar as complicações dos eventos" (p. 9).
3. **Planejamento**: elaboração de objetivos e resultados, bem como um plano de cuidados projetado para auxiliar o paciente na resolução dos problemas diagnosticados e alcançar os objetivos identificados e os resultados desejados.
4. **Implementação**: efetuação ou realização do plano de cuidados, por meio das intervenções de enfermagem.
5. **Reavaliação**: determinação das respostas do paciente às intervenções de enfermagem e da extensão dos resultados alcançados.

Dividir o processo de enfermagem em etapas distintas ajuda a enfatizar as ações de enfermagem essenciais que devem ser tomadas para lidar com os diagnósticos de enfermagem do paciente e gerenciar quaisquer problemas colaborativos ou complicações. No entanto, a divisão do processo em etapas separadas é apenas didática: o processo funciona de modo integrado; as etapas são interligadas, interdependentes e recorrentes (Figura 1.2). O Boxe 1.2 apresenta uma visão geral das atividades de enfermagem envolvidas na aplicação

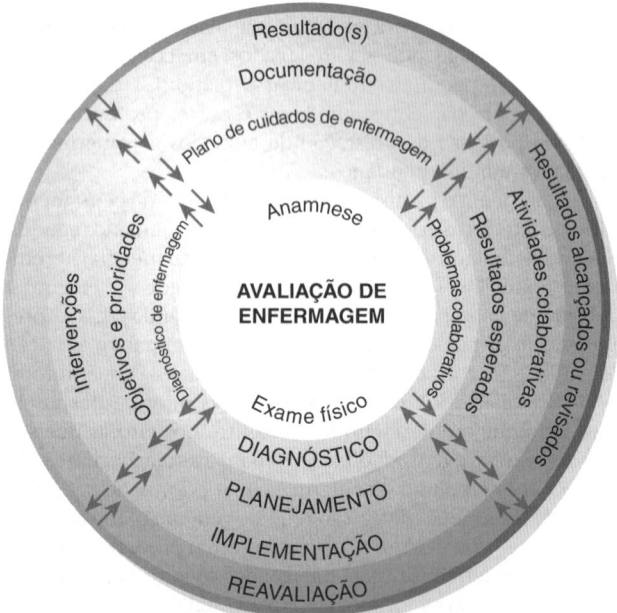

Figura 1.2 • O processo de enfermagem é representado esquematicamente neste círculo. Começando do círculo mais interno, avaliação de enfermagem, o processo se move para fora, pela formulação de diagnósticos de enfermagem e problemas colaborativos; planejamento, com a determinação de objetivos e prioridades no plano de cuidados de enfermagem; e implementação e documentação; por fim, ocorre o processo contínuo de reavaliação e resultados.

> **Boxe 1.2 — Etapas do processo de enfermagem**
>
> **Avaliação**
> 1. Colete a anamnese.
> 2. Realize o exame físico.
> 3. Entreviste os familiares do paciente ou outros entes queridos.
> 4. Estude o prontuário do paciente.
> 5. Organize, analise, sintetize e resuma os dados coletados.
>
> **Diagnóstico**
>
> Diagnósticos de enfermagem
> 1. Identifique os problemas ou potenciais problemas de enfermagem do paciente.
> 2. Identifique as características definidoras dos problemas de enfermagem.
> 3. Identifique a etiologia dos problemas de enfermagem.
> 4. Formule diagnósticos de enfermagem de modo conciso e preciso.
>
> Problemas colaborativos
> 1. Identifique os potenciais problemas ou complicações que exijam intervenções colaborativas.
> 2. Identifique profissionais de saúde com quem a colaboração é essencial.
>
> **Planejamento**
> 1. Atribua prioridade aos diagnósticos de enfermagem.
> 2. Especifique os objetivos.
>   a. Desenvolva objetivos a curto, médio e longo prazos.
>   b. Formule os objetivos em termos realistas e mensuráveis.
> 3. Identifique as intervenções de enfermagem apropriadas para o objetivo a ser alcançado.
> 4. Estabeleça os resultados esperados.
>   a. Certifique-se de que os resultados sejam realistas e mensuráveis.
>   b. Identifique intervalos de tempo específicos para alcançar os resultados.
> 5. Desenvolva um plano de cuidados de enfermagem por escrito.
>   a. Inclua diagnósticos de enfermagem, objetivos, intervenções de enfermagem, resultados esperados e intervalos de tempo específicos.
>   b. Escreva todos os dados de modo preciso, conciso e sistemático.
>   c. Mantenha o plano atualizado e flexível para atender às mudanças dos problemas e necessidades do paciente.
> 6. Envolva o paciente, os familiares ou entes queridos, os membros da equipe de enfermagem e outros membros da equipe de saúde em todos os aspectos do planejamento.
>
> **Implementação**
>
> Coloque o plano de cuidados de enfermagem em ação.
> 1. Coordene as atividades do paciente, familiares ou entes queridos, membros da equipe de enfermagem e outros membros da equipe de cuidados de saúde.
> 2. Registre as respostas do paciente às ações de enfermagem.
>
> **Reavaliação**
> 1. Colete os dados.
> 2. Compare os resultados reais do paciente com os resultados esperados. Determine a extensão em que os resultados esperados foram alcançados.
> 3. Inclua o paciente, os familiares ou entes queridos, os membros da equipe de enfermagem e outros membros da equipe de saúde na avaliação.
> 4. Identifique as alterações que precisam ser feitas nos diagnósticos de enfermagem, problemas colaborativos, objetivos, intervenções de enfermagem e resultados esperados.
> 5. Prossiga com todas as etapas do processo de enfermagem: avaliação, diagnóstico, planejamento, implementação e reavaliação.

do processo de enfermagem. Observe que o uso do processo de enfermagem requer um pensamento crítico e a consideração de princípios éticos comuns para garantir que seja desenvolvido um plano de cuidados verdadeiramente abrangente.

Avaliação

De acordo com Carpenito (2017), a avaliação inicial é um processo sistemático de coleta de dados predeterminados durante o primeiro contato com o paciente. Os dados são reunidos por meio da anamnese e do exame físico. Além disso, a avaliação e o monitoramento contínuos são fundamentais para que se permaneça atento às mudanças das necessidades do paciente e da efetividade dos cuidados de enfermagem.

Anamnese

Coleta-se a anamnese para determinar o estado de bem-estar ou doença da pessoa. A coleta é mais bem realizada como parte de uma entrevista planejada. A entrevista é um diálogo pessoal entre um paciente e um enfermeiro, conduzido para se obterem informações. A abordagem do enfermeiro ao paciente determina, em grande parte, a quantidade e a qualidade das informações coletadas. Para alcançar uma relação de confiança e respeito mútuo, o enfermeiro deve comunicar um interesse sincero no paciente. Exemplos de técnicas de comunicação terapêuticas são encontradas na Tabela 1.1.

Um guia da anamnese ajuda na obtenção de informações pertinentes e na condução da entrevista. Existem vários formatos da anamnese destinados a orientar a entrevista; no entanto, eles devem ser adaptados às respostas, aos problemas de saúde e às necessidades da pessoa (ver Capítulo 4 para obter mais informações sobre a anamnese).

Exame físico

O exame físico pode ser realizado antes, durante ou após a coleta da anamnese, dependendo do estado físico e emocional do paciente e das prioridades imediatas da situação. O objetivo do exame físico é identificar aspectos do estado físico, psicológico e emocional do paciente que indiquem a necessidade de cuidados de enfermagem. Requer o uso da visão, audição, tato e olfato, bem como das habilidades e técnicas de entrevista adequadas. As técnicas de exame físico, bem como as técnicas e estratégias para avaliar os comportamentos e as mudanças de papel, são apresentadas no Capítulo 4 e no primeiro capítulo de cada parte deste livro, começando na Parte 4 e continuando até a Parte 15.

Outros componentes da avaliação

Deve-se obter informações adicionais relevantes da família ou de outros entes queridos do paciente, de outros membros da equipe de cuidados de saúde e do PEP. Dependendo das necessidades imediatas do paciente, essas informações podem ter sido coletadas antes da obtenção da anamnese e da realização do exame físico. Uma revisão da anamnese ou dos relatos das internações anteriores pode fornecer informações importantes a serem levadas em consideração. Seja qual for a sequência de eventos, o enfermeiro deve usar todas as fontes disponíveis de dados pertinentes para completar a avaliação de enfermagem.

TABELA 1.1 Técnicas selecionadas de comunicação terapêutica.

Técnica	Definição	Importância terapêutica
Escuta	Processo ativo de receber informações e examinar as reações das pessoas às mensagens recebidas	Comunica de modo não verbal o interesse do enfermeiro pelo paciente
Silêncio	Períodos de ausência de comunicação verbal entre os participantes, por motivos terapêuticos	Dá ao paciente tempo para ele pensar e compreender; desacelera o ritmo da interação e incentiva o paciente a iniciar uma conversa enquanto recebe apoio, compreensão e aceitação por parte do enfermeiro
Reafirmação	Repetir para o paciente o que o enfermeiro acredita que seja o pensamento ou a ideia principal expressa	Demonstra que o enfermeiro está escutando e valida, reforça ou chama a atenção para algo importante que foi dito
Reflexão	Redirecionar ao paciente os seus sentimentos, ideias, perguntas ou conteúdo	Valida a compreensão do enfermeiro do que o paciente está dizendo e transmite empatia, interesse e respeito por ele
Esclarecimento	Pedir ao paciente que explique o que ele quer dizer, ou tentar verbalizar ideias vagas ou pensamentos obscuros do paciente para melhorar a compreensão do enfermeiro	Ajuda a esclarecer os sentimentos, ideias e percepções do paciente e a fornecer uma correlação explícita entre estes e as ações do paciente
Manutenção do foco	Fazer perguntas ou afirmações para ajudar o paciente a desenvolver, explorar ou expandir uma ideia ou verbalizar sentimentos	Possibilita que o paciente discuta questões centrais e mantém a comunicação dirigida para o objetivo
Apresentação de uma introdução aberta	Incentivar o paciente a escolher o tema da conversa	Indica aceitação por parte do enfermeiro e a valorização da iniciativa do paciente
Uso do humor	Alívio de energias por meio do prazer cômico do imperfeito	Promove a compreensão, trazendo assuntos reprimidos à consciência, resolvendo paradoxos, controlando a agressividade e revelando novas opções; um modo socialmente aceitável de sublimação
Informação	Fornecer informações	Útil nas orientações de saúde ou na educação do paciente a respeito de aspectos relevantes de seu bem-estar e autocuidado
Compartilhamento de percepções	Pedir ao paciente que confirme se o enfermeiro compreendeu o que ele está pensando ou sentindo	Transmite a compreensão do enfermeiro ao paciente e tem o potencial de esclarecer comunicações confusas; pode promover reflexão mais aprofundada
Identificação do assunto	Levantar questões ou problemas vivenciados pelo paciente que surgem repetidamente durante o curso da relação enfermeiro-paciente	Possibilita que o enfermeiro promova melhor a exploração e a compreensão de problemas importantes do paciente
Oferta de sugestões	Apresentar ideias alternativas a serem consideradas pelo paciente para a resolução de problemas	Aumenta as opções ou escolhas percebidas do paciente

Adaptada de Stuart, G.W. (2012). *Principles and practice of psychiatric nursing* (10th ed.). St. Louis, MO: CV Mosby.

Registro dos dados

Depois de coletados a anamnese e o exame físico, as informações obtidas são registradas no prontuário permanente do paciente. O prontuário eletrônico é cada vez mais frequentemente usado (i. e., PEPs). A ANA (2009) preconiza que, quando são usados PEPs, os "pacientes devem receber notificação escrita de fácil compreensão sobre como seus registros de saúde são usados e quando informações sobre sua saúde facilmente identificáveis são reveladas para a seguradora" (p. 1). É imperativo que o direito à privacidade e à confidencialidade do paciente não seja violado pelo uso de PEPs. Independentemente de o registro estar em um formato tradicional em papel ou em um PEP, ele deve fornecer um meio de comunicação entre os membros da equipe de saúde e facilitar o planejamento coordenado e a continuidade dos cuidados (Räsänen & Günther, 2019). O prontuário cumpre outras funções:

- Serve como registro jurídico e comercial para a instituição de saúde e para os profissionais que são responsáveis pelo cuidado do paciente. Utilizam-se vários sistemas para documentar o cuidado do paciente. Cada instituição de saúde seleciona o sistema que melhor atenda às suas necessidades
- Serve como uma base para avaliar a qualidade e a adequação do cuidado e para rever o uso efetivo dos serviços de cuidado ao paciente
- Fornece dados que são úteis em pesquisas, orientação e planejamento a curto e longo prazos.

Diagnóstico

O componente de avaliação do processo de enfermagem serve como base para a identificação de diagnósticos de enfermagem e problemas colaborativos. Logo após a coleta da anamnese e da realização do exame físico, os enfermeiros organizam, analisam, sintetizam e resumem os dados coletados e determinam a necessidade do paciente de cuidados de enfermagem.

Diagnósticos de enfermagem

Os **diagnósticos de enfermagem**, a primeira taxonomia criada na enfermagem, promoveram a autonomia e a responsabilidade final em enfermagem e ajudaram a delinear o âmbito de prática. Muitas leis estaduais relacionadas com a prática de enfermagem incluem o diagnóstico de enfermagem como uma função da enfermagem. O diagnóstico de enfermagem está incluído no *Scope and Standards of Practice* da ANA (2015b) e nos padrões de organizações especializadas de enfermagem. Os diagnósticos de enfermagem são rotineiramente validados, refinados e atualizados para refletir a pesquisa e a prática clínica atual.

A NANDA Internacional (NANDA-I; antes conhecida como North American Nursing Diagnosis Association) foi a primeira organização oficial responsável pela elaboração da taxonomia dos diagnósticos de enfermagem. Em 2000, a International Classification for Nursing Practice (ICNP®, em português Classificação Internacional para a Prática de Enfermagem [CIPE]) foi estabelecida como sistema alternativo para dar suporte aos cuidados de enfermagem e à padronização da documentação pelos profissionais de enfermagem no atendimento do tipo *point of care* e nas especialidades (Coenen, 2003; International Council of Nurses [ICN], 2019). A ICNP (CIPE) oferece diagnósticos de enfermagem, declarações de intervenção e declarações de desfecho elaborados para auxiliar os profissionais de enfermagem em cada etapa do processo de enfermagem e em todas as fases do cuidado. A atualização mais recente da ICNP (CIPE) é de 2019. Os diagnósticos de enfermagem usados nesta obra são da ICNP (CIPE).

Escolha de um diagnóstico de enfermagem

Ao identificar um diagnóstico de enfermagem para determinado paciente, os enfermeiros devem primeiro identificar os pontos em comum entre os dados de avaliação coletados. Essas características comuns levam à categorização de dados relacionados que revelam a existência de um problema e a necessidade de uma intervenção de enfermagem. Os problemas identificados são, então, definidos como diagnósticos de enfermagem específicos. Os diagnósticos de enfermagem representam problemas de saúde reais ou potenciais, promoção do estado de saúde ou riscos potenciais que podem ser gerenciados por ações de enfermagem independentes.

É importante lembrar que os diagnósticos de enfermagem não são diagnósticos médicos; não são tratamentos de saúde prescritos pelo médico, nem exames complementares. Em vez disso, são declarações sucintas dos problemas específicos do paciente que guiam os enfermeiros no desenvolvimento do plano de cuidados de enfermagem.

Para dar significado adicional ao diagnóstico de enfermagem, identificam-se e incluem-se as características e etiologias do problema como parte do diagnóstico. Por exemplo, os diagnósticos de enfermagem e suas características definidoras e etiologias para um paciente que tem anemia podem incluir o seguinte:

- Intolerância à atividade física associada a desequilíbrio entre oferta e demanda de oxigênio
- Comprometimento da perfusão tissular periférica relacionado com a diminuição da hemoglobina
- Comprometimento do estado nutricional associado com fadiga e aporte inadequado de nutrientes essenciais.

Problemas colaborativos

Além dos diagnósticos de enfermagem e suas intervenções de enfermagem relacionadas, a prática de enfermagem envolve certas situações e intervenções que não se enquadram na definição de diagnósticos de enfermagem. Essas atividades dizem respeito a potenciais problemas ou complicações de origem clínica e que exigem intervenções colaborativas com o médico e outros membros da equipe de saúde. O termo *problema colaborativo* é usado para identificar essas situações.

Os problemas colaborativos são complicações fisiológicas que os enfermeiros monitoram para detectar alterações no *status* ou o aparecimento de complicações. Os enfermeiros gerenciam os problemas colaborativos usando intervenções prescritas por médicos e por enfermeiros para minimizar as complicações (Carpenito, 2017). Ao tratar de problemas colaborativos, o foco de enfermagem principal está em monitorar os pacientes para detectar se há surgimento de complicações ou alterações no estado das complicações existentes. As complicações normalmente estão relacionadas com o processo de doença, tratamentos, medicamentos ou exames complementares. O enfermeiro recomenda intervenções de enfermagem que sejam apropriadas ao manejo de complicações e implementa os tratamentos prescritos pelo médico. De acordo com Carpenito (2017), problemas colaborativos não têm objetivos para o paciente, portanto, a abordagem para avaliação é diferente da abordagem a partir de um diagnóstico de enfermagem. Depois de identificados os diagnósticos de enfermagem e problemas colaborativos, eles são registrados no plano de cuidados de enfermagem.

Planejamento

Quando os diagnósticos de enfermagem tiverem sido identificados, começa o componente de planejamento do processo de enfermagem. Essa fase envolve as seguintes etapas:

1. Atribuição de prioridades aos diagnósticos de enfermagem e problemas colaborativos.
2. Especificação de desfechos esperados realistas e mensuráveis.
3. Especificação dos objetivos a curto, médio e longo prazos da ação de enfermagem.
4. Identificação das intervenções de enfermagem específicas adequadas para alcançar os resultados.
5. Identificação das intervenções interdependentes.
6. Documentação dos diagnósticos de enfermagem, problemas colaborativos, resultados esperados, objetivos de enfermagem e intervenções de enfermagem no plano de cuidados de enfermagem.
7. Comunicação aos funcionários apropriados de quaisquer dados de avaliação que apontem para necessidades de cuidados de saúde que possam ser mais bem atendidas por outros membros da equipe de saúde.

Estabelecimento das prioridades

Atribuir prioridades aos diagnósticos de enfermagem e problemas colaborativos é um esforço conjunto do enfermeiro e do paciente ou seus familiares. Qualquer discordância em relação às prioridades é resolvida de modo mutuamente aceitável. Deve-se considerar a urgência dos problemas, de maneira que os problemas mais críticos recebam a mais alta prioridade. A hierarquia de demandas de Maslow fornece um arcabouço para a priorização dos problemas (ver discussão anterior).

Estabelecimento dos resultados esperados

Os resultados esperados das intervenções de enfermagem, identificados a longo ou curto prazo, são expressos em termos de comportamentos do paciente e do período de tempo em que se espera que esses resultados sejam alcançados. Tais resultados devem ser realistas e mensuráveis (Carpenito, 2017). Os recursos disponíveis para a identificação de desfechos esperados incluem a ICNP (CIPE) e os critérios de desfecho padronizados elaborados pela Nursing Outcomes Classification (NOC) (Moorhead, Swanson, Johnson et al., 2018) (Boxe 1.3) e pelas agências de saúde para pessoas com condições mórbidas específicas. Esses resultados podem estar associados a diagnósticos e intervenções de enfermagem e podem ser usados quando necessário. No entanto, pode ser necessário adaptar os NOC para estabelecer critérios realistas para o paciente específico envolvido.

Boxe 1.3 Classificação dos resultados de enfermagem

A Nursing Outcomes Classification (NOC) é a classificação dos resultados de pacientes que são sensíveis às intervenções de enfermagem. Cada resultado é uma declaração neutra sobre uma variável da condição, comportamento ou percepção do paciente, acoplado a uma escala de classificação. A declaração e a classificação do resultado podem ser usadas para identificar o funcionamento basal, os resultados esperados e os resultados reais de pacientes específicos. A tabela a seguir é um exemplo de um resultado sensível às intervenções de enfermagem.

Efetividade da bomba cardíaca (0400)

Definição: Adequação do volume de sangue ejetado pelo ventrículo esquerdo para manter a pressão de perfusão sistêmica.

Classificação do resultado-alvo   Manter em ____   Aumentar para ____

Bomba cardíaca Efetividade Classificação geral		Grave desvio da variação normal 1	Importante desvio da variação normal 2	Moderado desvio da variação normal 3	Leve desvio da variação normal 4	Não há desvio da variação normal 5	
Indicadores							
040001	Pressão arterial sistólica	1	2	3	4	5	ND
040019	Pressão arterial diastólica	1	2	3	4	5	ND
040002	Frequência cardíaca apical	1	2	3	4	5	ND
040003	Índice cardíaco	1	2	3	4	5	ND
040004	Fração de ejeção	1	2	3	4	5	ND
040006	Pulsos periféricos	1	2	3	4	5	ND
040007	Tamanho cardíaco	1	2	3	4	5	ND
040020	Débito urinário	1	2	3	4	5	ND
040022	Balanço hídrico em 24 h	1	2	3	4	5	ND
040025	Pressão venosa central	1	2	3	4	5	ND
		Grave	Importante	Moderado	Leve	Nenhum	
040009	Distensão das veias do pescoço	1	2	3	4	5	ND
040010	Arritmia	1	2	3	4	5	ND
040011	Ruídos cardíacos anormais	1	2	3	4	5	ND
040012	Angina	1	2	3	4	5	ND
040013	Edema periférico	1	2	3	4	5	ND
040014	Edema pulmonar	1	2	3	4	5	ND
040015	Diaforese	1	2	3	4	5	ND
040016	Náuseas	1	2	3	4	5	ND
040017	Fadiga	1	2	3	4	5	ND
040023	Dispneia em repouso	1	2	3	4	5	ND
040026	Dispneia aos esforços leves	1	2	3	4	5	ND
040024	Ganho de peso	1	2	3	4	5	ND
040027	Ascite	1	2	3	4	5	ND
040028	Hepatomegalia	1	2	3	4	5	ND
040029	Cognição prejudicada	1	2	3	4	5	ND
040030	Intolerância à atividade	1	2	3	4	5	ND
040031	Palidez	1	2	3	4	5	ND
040032	Cianose	1	2	3	4	5	ND
040033	Infundido rapidamente	1	2	3	4	5	ND

Com a permissão de Moorhead, S., Swanson, E., Johnson, M. et al. (Eds.). (2018). *Nursing outcomes classification (NOC)* (6th ed.). St. Louis, MO: Mosby-Elsevier.

Utilizam-se os resultados esperados que definem o comportamento desejado do paciente para medir o progresso em direção à resolução do problema. Os resultados esperados também servem de base para a avaliação da efetividade das intervenções de enfermagem e para decidir se são necessários cuidados de enfermagem adicionais ou se o plano de cuidados precisa ser revisto.

Estabelecimento dos objetivos

Depois de estabelecidas as prioridades dos diagnósticos de enfermagem e resultados esperados, identificam-se os objetivos (a curto, médio e longo prazos) e as ações de enfermagem adequadas para alcançar esses objetivos. Incluem-se o paciente e a família na determinação dos objetivos para as ações de enfermagem. Os objetivos a curto prazo são aqueles que podem ser alcançados em um curto intervalo de tempo. Os objetivos a médio e longo prazos demandam um intervalo de tempo maior para serem alcançados e geralmente envolvem a prevenção de complicações e outros problemas de saúde e a promoção do autocuidado e reabilitação. Por exemplo, os objetivos para um paciente com diagnóstico de enfermagem de mobilidade prejudicada associada a dor e edema após artroplastia total de joelho podem ser expressos da seguinte maneira:

- Objetivo a curto prazo: ficar em pé na beira do leito durante 5 minutos, 6 a 12 horas após a cirurgia
- Objetivo a médio prazo: deambular com o auxílio de um andador ou muletas no hospital e em casa durante 15 a 20 minutos
- Objetivo a longo prazo: deambular 1,5 a 3 km por dia, sem auxílio.

Determinação das ações de enfermagem

Ao planejar as ações de enfermagem necessárias para alcançar os objetivos e resultados desejados, o enfermeiro, com as informações dadas pelo paciente e entes queridos, identifica intervenções específicas abordando cada resultado, com base nas circunstâncias e preferências do paciente. As intervenções devem identificar as atividades necessárias e quem vai implementá-las, bem como a frequência. A determinação das atividades interdisciplinares é feita em colaboração com outros prestadores de cuidados de saúde, conforme necessário. Os medicamentos e outros tratamentos prescritos para o paciente devem ser integrados ao plano de cuidados para auxiliar o enfermeiro a determinar como todas as intervenções contribuem para a resolução dos problemas identificados.

O enfermeiro identifica e planeja as orientações ao paciente, conforme necessário, para ajudá-lo na aprendizagem de determinadas atividades de autocuidado. As intervenções planejadas devem ser éticas e apropriadas à cultura, à idade, ao nível de desenvolvimento e ao gênero do paciente. Pode-se utilizar intervenções padronizadas, como aquelas encontradas nos planos de cuidados padronizados, na ICNP ou na NIC (Butcher, Bulechek, Dochterman et al., 2018). O Boxe 1.4 descreve o sistema da NIC e fornece um exemplo de intervenção do sistema NIC. É importante individualizar as intervenções pré-elaboradas para promover a efetividade para cada paciente. As ações do enfermeiro devem ser baseadas em padrões estabelecidos.

Implementação

A fase de implementação do processo de enfermagem consiste na realização do plano de cuidados de enfermagem proposto. O enfermeiro é responsável pela implementação e coordena

---

Boxe 1.4 Classificação das intervenções de enfermagem

A classificação das intervenções de enfermagem (Nursing Interventions Classification [NIC]) é uma taxonomia pormenorizada baseada em evidências que inclui intervenções independentes e colaborativas. Essas intervenções são realizadas em vários tipos de unidades de saúde. Os rótulos das intervenções são termos como *precauções contra sangramentos*, *administração de medicamentos* ou *manejo da dor: aguda*. Listadas sob cada intervenção, estão múltiplas pequenas ações de enfermagem que, juntas, constituem uma abordagem abrangente ao tratamento de uma condição específica. Nem todas as ações são aplicáveis a todo paciente; o julgamento de enfermagem e o pensamento crítico determinarão quais ações serão implementadas. A seguir, é apresentado um exemplo de intervenção de enfermagem.

Reposição volêmica

Definição
Administração intravenosa (IV) rápida das soluções prescritas

Atividades
Puncionar e manter a perviedade de veia calibrosa.
Colaborar com o médico assistente para assegurar a administração de soluções cristaloides (p. ex., soro fisiológico e lactato de Ringer) e coloides (p. ex., hetamido a 6% e fração proteica plasmática).
Administrar soluções IV, conforme prescrição.
Coletar amostras de sangue para prova cruzada, se isso for apropriado.
Administrar hemoderivados, conforme prescrição.
Monitorar a resposta hemodinâmica.
Monitorar o estado de oxigenação.
Monitorar a ocorrência de sobrecarga hídrica.
Monitorar a eliminação de vários líquidos corporais (p. ex., urina, drenagem nasogástrica e drenagem por tubo torácico).
Monitorar os níveis de ureia, creatinina, proteína total e albumina.
Monitorar a ocorrência de edema pulmonar e formação de terceiro espaço.

Usado com autorização de Butcher, H.K., Bulecheck, G.M., Dochterman, J.M. et al. (Eds.). (2018). *Nursing interventions classification (NIC)* (7th ed.). St. Louis, MO: Elsevier.

---

as atividades de todos os envolvidos nessa implementação, incluindo o paciente e seus familiares, e outros membros da equipe de saúde cuidam para que o cronograma das atividades facilite a recuperação do paciente. O plano de cuidados de enfermagem serve como base para a implementação, como exemplificado a seguir:

- Os objetivos a curto, médio e longo prazos são usados como foco para a implementação das intervenções de enfermagem designadas
- Ao implementar os cuidados de enfermagem, o enfermeiro avalia continuamente o paciente e sua resposta aos cuidados de enfermagem
- Fazem-se revisões no plano de cuidados conforme a condição, os problemas e as respostas do paciente mudam, e quando é necessária uma reordenação das prioridades.

A implementação inclui a execução direta ou indireta das intervenções planejadas. Concentra-se na resolução dos diagnósticos de enfermagem e problemas colaborativos do paciente e no alcance dos resultados esperados, atendendo, assim, às necessidades de saúde do paciente. A seguir, estão exemplos de intervenções de enfermagem:

- Supervisionar o paciente enquanto ele realiza exercícios de amplitude de movimento 3 vezes/dia
- Ensinar o paciente recém-operado a utilizar o espirômetro de incentivo 10 vezes a cada hora enquanto estiver acordado
- Monitorar o paciente para verificar possíveis efeitos adversos de analgésicos opioides, inclusive sedação e depressão respiratória
- Auxiliar o paciente a elaborar um plano para reduzir o consumo de sódio nos alimentos e aumentar a atividade física diária
- Administrar nitroglicerina por via sublingual, segundo prescrição médica, para o paciente que se queixa de angina de peito
- Avaliar os níveis de eletrólitos antes de administrar diuréticos prescritos por via intravenosa (IV)
- Verificar o resíduo gástrico do paciente em nutrição enteral antes de cada refeição.

O julgamento clínico, o pensamento crítico e a boa habilidade de tomada de decisão são essenciais na seleção de intervenções de enfermagem éticas e baseadas em evidências apropriadas. Todas as intervenções de enfermagem são centradas no paciente e dirigidas a um resultado. São implementadas com compaixão, habilidade, confiança e vontade de aceitar e compreender as respostas do paciente.

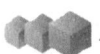
Alerta de domínio de conceito

A implementação é a ação de enfermagem. Portanto, as declarações que envolvem a implementação sempre começam com um verbo.

Embora muitas ações de enfermagem sejam independentes, algumas são interdependentes, como a realização dos tratamentos prescritos, a administração de medicamentos e terapias, e a colaboração com outros membros da equipe de saúde na conclusão de resultados esperados específicos e no monitoramento e gerenciamento de potenciais complicações. Essas funções interdependentes são exatamente isso – interdependentes. Os pedidos ou prescrições de outros membros da equipe de cuidados de saúde não devem ser seguidos cegamente, devem ser avaliados de modo crítico e questionados, quando necessário. A fase de implementação do processo de enfermagem termina quando as intervenções de enfermagem são concluídas.

Reavaliação

A reavaliação, o passo final do processo de enfermagem, possibilita que o enfermeiro determine a resposta do paciente às intervenções de enfermagem e a extensão em que os objetivos foram alcançados. O plano de cuidados de enfermagem é a base para a reavaliação. Diagnósticos de enfermagem, problemas colaborativos, prioridades, intervenções de enfermagem e resultados esperados fornecem orientações específicas que ditam o foco da reavaliação. Por meio da reavaliação, o enfermeiro pode responder às seguintes perguntas:

- Os diagnósticos de enfermagem e problemas colaborativos foram precisos?
- O paciente alcançou os resultados esperados nos intervalos de tempo críticos estabelecidos?
- Os diagnósticos de enfermagem do paciente foram resolvidos?
- Os problemas colaborativos foram resolvidos?
- Foi necessário reordenar as prioridades?
- As necessidades de enfermagem do paciente foram alcançadas?
- As intervenções de enfermagem devem ser continuadas, revisadas ou interrompidas?
- Surgiram novos problemas para os quais não foram planejadas ou implementadas intervenções de enfermagem?
- Que fatores influenciaram o fato de alcançar ou não os objetivos?
- Deve-se fazer mudanças nos resultados esperados e critérios de resultado?

Coletam-se dados objetivos que fornecem respostas a essas perguntas de todas as fontes disponíveis (p. ex., pacientes, famílias, entes queridos, membros da equipe de saúde). Esses dados são incluídos no prontuário do paciente e devem ser fundamentados pela observação direta do paciente antes da documentação dos resultados.

Documentação dos resultados e revisão do plano

Documentam-se os resultados de modo conciso e objetivo. A documentação deve relacionar os resultados aos diagnósticos de enfermagem e problemas colaborativos, descrever as respostas do paciente às intervenções, indicar se os resultados foram alcançados e incluir quaisquer dados adicionais pertinentes. Como observado anteriormente, o enfermeiro individualiza o plano de cuidados às circunstâncias particulares de cada paciente. O Boxe 1.5 fornece um exemplo de um plano de cuidados de enfermagem que foi desenvolvido para uma mulher de 22 anos admitida em uma unidade cirúrgica após uma apendicectomia laparoscópica de emergência.

O plano de cuidados está sujeito a alterações à medida que: as necessidades do paciente mudam; as necessidades prioritárias mudam; as necessidades são resolvidas; e obtêm-se informações adicionais sobre o estado de saúde do paciente. À medida que as intervenções de enfermagem são implementadas, as respostas do paciente são avaliadas e documentadas, e o plano de cuidados é revisado em conformidade. Um plano de cuidados bem-desenvolvido e atualizado continuamente é a maior garantia de que os diagnósticos de enfermagem e problemas colaborativos do paciente sejam abordados e suas necessidades básicas sejam atendidas.

Arcabouços para uma abordagem comum à enfermagem

Vários arcabouços ou taxonomias podem ser empregados para determinar diagnósticos de enfermagem, estabelecer desfechos, projetar intervenções e orientar a tomada de decisões clínicas. Por fim, é desejável contar com uma estrutura que use uma linguagem comum a todos os aspectos de enfermagem, independentemente do sistema de classificação. Em 2001, foi desenvolvida uma taxonomia da prática de enfermagem para a harmonização da NANDA-I, NIC e NOC. Essa combinação das três partes se conecta com os diagnósticos de enfermagem, intervenções acompanhantes e resultados, organizando-os da mesma maneira. De modo semelhante, a ICNP (CIPE) elaborou catálogos que alinham diagnósticos de enfermagem, declarações de desfecho e declarações de intervenção. Tal organização de conceitos em uma linguagem comum ou em uma taxonomia pode facilitar o processo de pensamento crítico, porque as intervenções e resultados são mais precisamente combinados com

Boxe 1.5 — PLANO DE CUIDADO DE ENFERMAGEM
Exemplo de um plano de cuidado de enfermagem para uma paciente após apendicectomia laparoscópica

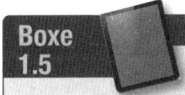

DIAGNÓSTICO DE ENFERMAGEM: dor aguda
OBJETIVO: alívio da dor e do desconforto

Intervenções de enfermagem	Justificativa	Resultados esperados
1. Ao mensurar os sinais vitais, utilizar uma escala de dor para avaliar as características da dor e do desconforto: localização, qualidade, frequência, duração etc., no início e repetidamente.	1. Fornece dados de linha de base.	• Relata diminuição do nível de dor e desconforto em uma escala de dor
2. Assegurar à paciente que você sabe que a dor é real e que vai ajudar a reduzi-la.	2. O medo de que a dor não seja considerada real aumenta a ansiedade e reduz a tolerância à dor.	• Relata menos ruptura na atividade e na qualidade de vida em razão da dor e do desconforto
3. Avaliar outros fatores que contribuem para a dor da paciente: medo, cansaço, outros sintomas, sofrimento psicossocial e/ou espiritual etc.	3. Fornece dados a respeito dos fatores que diminuem a capacidade da paciente de tolerar a dor e aumentam o nível de dor.	• Relata diminuição em outros sintomas e na angústia psicossocial • A paciente cumpre o esquema analgésico prescrito • As barreiras à abordagem adequada da dor não interferem nas estratégias para o manejo da dor
4. Administrar o esquema analgésico prescrito e orientar a paciente e seus familiares sobre o esquema posológico.	4. Os analgésicos tendem a ser mais eficazes quando administrados no início do ciclo de dor, continuamente em intervalos regulares, ou quando administrados em forma de ação prolongada; os analgésicos interrompem o ciclo de dor; a pré-medicação com analgésicos é utilizada para atividades que exacerbem a dor ou provoquem dor episódica.	• Participa ativamente na administração da analgesia • Identifica estratégias efetivas de alívio da dor • Utiliza adequadamente estratégias de alívio da dor empregadas com sucesso
5. Conversar sobre mitos ou conceitos equivocados e falta de conhecimento sobre o uso de analgésicos opioides.	5. As barreiras ao manejo adequado da dor envolvem o medo dos pacientes de efeitos colaterais, o fatalismo sobre a possibilidade de alcançar o controle da dor, o medo de distrair os profissionais do tratamento da dor pós-operatória, a crença de que a dor é um indicativo de doença progressiva e os temores em relação à dependência. Os profissionais da saúde também demonstraram conhecimento limitado sobre o manejo da dor, potenciais efeitos colaterais dos analgésicos e manejo e risco de dependência.	• Relata uso efetivo de estratégias não farmacológicas de alívio da dor e diminuição da dor • A paciente relata redução do nível de dor que possibilita deambulação precoce após a cirurgia
6. Colaborar com a paciente, o médico/cirurgião e outros membros da equipe de saúde quando forem necessárias alterações no manejo da dor.	6. Para serem efetivos, os novos métodos de administração de analgesia devem ser aceitáveis para a paciente, para o médico/cirurgião ou enfermeiro e para a equipe de saúde; a participação da paciente diminui a sensação de impotência.	
7. Incentivar o uso de estratégias de alívio da dor que a paciente utilizou com sucesso em experiências de dor anteriores.	7. Incentiva o sucesso de estratégias de alívio da dor aceitas pela paciente e seus familiares.	
8. Oferecer estratégias não farmacológicas para aliviar a dor e o desconforto: distração, imaginação guiada, relaxamento, estimulação cutânea, toque terapêutico, Reiki etc.	8. Aumenta as opções e estratégias disponíveis para a paciente que servem como coadjuvantes às intervenções farmacológicas.	

DIAGNÓSTICO DE ENFERMAGEM: risco de infecção (ou seja, infecção da ferida cirúrgica, pneumonia, infecção urinária)
OBJETIVO: ausência de evidências de infecção

Intervenções de enfermagem	Justificativa	Resultados esperados
1. Examinar o local da ferida cirúrgica à procura de sinais de infecção ou agravamento da inflamação: a. Se houver um curativo ou atadura, verificar se e quando será trocado pelo médico assistente/cirurgião.	1. Algumas manifestações de inflamação são esperadas (p. ex., dor à palpação da ferida cirúrgica, discreto eritema e edema); entretanto, devem diminuir com o passar do tempo e não deve haver sinais de infecção na ferida cirúrgica. a. O médico assistente/cirurgião pode desejar trocar o primeiro curativo ou atadura para avaliar as condições da ferida e verificar se há drenagem.	• Sem drenagem, aumento do eritema ou edema no local da ferida da laparoscopia • Temperatura dentro dos limites da normalidade (ou seja, entre 36,1°C e 38,0°C) • Pulmões limpos à ausculta; sem tosse • A paciente elimina urina de coloração amarelo-clara, sem queixas de queimação à micção, ou sensação de plenitude vesical

(continua)

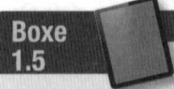

Boxe 1.5 — PLANO DE CUIDADO DE ENFERMAGEM (continuação)

Exemplo de um plano de cuidado de enfermagem para uma paciente após apendicectomia laparoscópica

Intervenções de enfermagem	Justificativa	Resultados esperados
b. Verificar a coloração, a consistência e o volume do material drenado, caso isso ocorra; se realmente ocorrer, verificar também se o material tem odor característico; notificar o médico responsável/cirurgião, conforme indicado.	b. Drenagem pode indicar um processo infeccioso, sobretudo se o odor for fétido.	• Resultados laboratoriais, se avaliados, estão dentro dos limites da normalidade
c. Verificar se há alterações no aspecto da ferida com o passar do tempo, sobretudo se houver agravamento do edema ou do eritema.	c. Edema ou eritema aumentado da ferida indica infecção.	
2. Monitorar sinais vitais, temperatura e resultados laboratoriais (se disponíveis) à procura de sinais de infecção.	2. Alterações dos sinais vitais, sobretudo da temperatura corporal, sugerem infecção; se as alterações forem notáveis, podem sugerir sepse (ver, no Capítulo 11, discussão adicional sobre as manifestações clínicas de sepse). Os resultados dos exames laboratoriais, sobretudo leucocitose com desvio para a esquerda na contagem diferencial de leucócitos do hemograma completo, sugerem a existência de infecção. No período pós-operatório, a maioria dos pacientes apresentará discreta elevação da temperatura corporal (até 38°C), que é compatível com o processo inflamatório. Temperatura superior a esta em um adulto previamente saudável é sugestiva de algum tipo de processo infeccioso subjacente.	
3. Monitorar manifestações de atelectasia ou pneumonia.	3. Atelectasia e pneumonia são complicações pulmonares pós-operatórias prevalentes (ver Capítulo 16, Tabela 16.4).	
a. Avaliar se existem ruídos adventícios pulmonares (p. ex., estertores, sibilos) ou diminuição do movimento do ar.	a. Os pulmões devem estar limpos à ausculta bilateralmente; a ausculta de ruídos adventícios sugere a ocorrência de atelectasia ou pneumonia; a diminuição do murmúrio vesicular sugere movimento insatisfatório do ar devido à redução do esforço respiratório, que pode resultar em comprometimento respiratório.	
b. Encorajar movimentação precoce (p. ex., demonstrar e encorajar o uso de espirometria de incentivo, encorajar deambulação precoce).	b. O movimento mobiliza as secreções respiratórias e o esforço respiratório.	
c. Manejar a dor pós-operatória, como descrito anteriormente.	c. A dor interfere na capacidade de se mover; a dor resulta em limitação da mecânica respiratória	
4. Monitorar o estado miccional; verificar quando a paciente urina pela primeira vez, o volume de urina e se a paciente se queixa de sensação de queimação ou plenitude vesical; notificar o médico responsável/cirurgião, conforme indicado; monitorar os resultados laboratoriais, inclusive hemograma completo e exame de urina, conforme indicado.	4. Retenção urinária e infecções urinárias são complicações pós-operatórias prevalentes (ver Capítulo 16, Tabela 16.4); os resultados do hemograma completo podem revelar leucocitose com desvio para a esquerda na contagem diferencial; no exame de urina, podem ser encontradas células sanguíneas (p. ex., hemácias, leucócitos) que são sugestivas de infecção urinária.	

DIAGNÓSTICO DE ENFERMAGEM: comprometimento do estado nutricional associado com dieta zero perioperatória
OBJETIVO: consumirá dieta prescrita por ocasião da alta hospitalar

Intervenções de enfermagem	Justificativa	Resultados esperados
1. Avaliar o retorno da função gastrintestinal após a intervenção cirúrgica. a. Auscultar o abdome à procura de ruídos intestinais.	1. A motilidade gastrintestinal diminui após intervenções cirúrgicas; a peristalse deve retornar em algumas horas e é evidenciada pelo reaparecimento dos ruídos intestinais e pela eliminação de flatos.	• A dieta será progredida conforme a tolerância • Sem queixas de náuseas.

(continua)

Boxe 1.5 PLANO DE CUIDADO DE ENFERMAGEM (continuação)

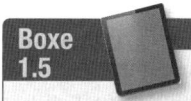

Exemplo de um plano de cuidado de enfermagem para uma paciente após apendicectomia laparoscópica

Intervenções de enfermagem	Justificativa	Resultados esperados
b. Perguntar à paciente se eliminou flatos. c. Encorajar deambulação precoce porque isso ajuda o retorno da função gastrintestinal. 2. Progredir a dieta de acordo com a tolerância da paciente e a prescrição do médico assistente/cirurgião. a. Verificar se há queixas de náuseas. Se houver, administrar medicamentos antieméticos conforme prescrição (p. ex., ondansetrona) e adiar progressão da dieta.	2. A paciente precisa demonstrar capacidade de tolerar alimentos sólidos e líquidos antes da alta hospitalar. a. Queixas de náuseas são prevalentes após cirurgias por via laparoscópica; se a paciente vomitar, a recuperação é retardada (p. ex., compromete a cicatrização da ferida cirúrgica, atrasa a ingestão de nutrientes); a administração de medicamentos antieméticos pode prevenir complicações.	

DIAGNÓSTICO DE ENFERMAGEM: intolerância à atividade associada à fadiga após a cirurgia
OBJETIVO: participação em atividades da vida diária conforme tolerância

Intervenções de enfermagem	Justificativa	Resultados esperados

1. Avaliar os fatores que contribuem para a intolerância à atividade e fadiga.
2. Promover um ambiente propício ao descanso físico e mental.
   a. Incentivar a alternância entre repouso e atividade.
   b. Incentivar a limitação de visitantes e as interações que produzem estresse.
	1. Indica fatores que contribuem para a gravidade da fadiga.
	2. Promove o repouso, a tolerância à atividade e a diminuição do estresse global.
		• Identifica os fatores que contribuem para a fadiga
		• Alterna períodos de repouso e atividade
		• Limita o número de visitantes para garantir períodos de repouso adequados.

DIAGNÓSTICO DE ENFERMAGEM: falta de conhecimento sobre métodos para garantir recuperação pós-operatória
OBJETIVO: aumento do conhecimento sobre recuperação pós-operatória esperada e transição de volta para as condições funcionais basais pré-operatórias

Intervenções de enfermagem	Justificativa	Resultados esperados

1. Orientar a paciente em relação às expectativas de recuperação, alta e transição para o domicílio.
   a. Demonstrar cuidados com a ferida para a paciente, conforme prescrição do médico assistente/cirurgião; pedir à paciente para demonstrar os cuidados com a ferida.
   b. Orientar a paciente quanto ao uso dos analgésicos opioides prescritos (p. ex., oxicodona), inclusive ações, indicações, efeitos colaterais e quando fazer uso deles (p. ex., antes de deambular).
   c. Orientar a paciente sobre as restrições de atividade (p. ex., banho, levantamento de pesos, retorno ao trabalho ou à escola) conforme prescrição do médico assistente/cirurgião.
   d. Orientar a paciente quando retornar ao médico assistente/cirurgião após a cirurgia, para consulta (programada e de emergências).
	1. O tempo de recuperação no hospital após uma apendicectomia por via laparoscópica é curto (p. ex., 1 dia, desde que não haja complicações [ver Capítulo 16, Tabela 16.4]); portanto, o preparo da paciente para a alta hospitalar tem de ser iniciado rapidamente.	• A paciente demonstra cuidado apropriado com a ferida cirúrgica
		• A paciente verbaliza compreensão do esquema analgésico continuado, inclusive quando fizer uso dos analgésicos opioides prescritos (p. ex., oxicodona) e se existem quaisquer restrições à atividade física associadas ao seu uso (p. ex., não dirigir veículos automotivos)
		• A paciente verbaliza compreensão das restrições da atividade física, inclusive banho, levantamento de peso, retorno ao trabalho/escola, conforme prescrição do médico assistente/cirurgião
		• A paciente verbaliza concordância com a consulta de acompanhamento pós-operatório programada

os diagnósticos de enfermagem apropriadamente desenvolvidos (Carpenito, 2017). Mais recentemente, o National Council of State Boards of Nursing (NCSBN®) elaborou o Clinical Judgment Measurement Model (modelo de medida do raciocínio clínico), que oferece um arcabouço para mensurar a tomada de decisão clínica e o raciocínio clínico no contexto do National Council Licensure Examination (NCLEX-RN® examination; ver Boxe 1.6). A Figura 1.3 ilustra a aplicação desse modelo ao processo de enfermagem.

Cuidados de enfermagem éticos

No complexo mundo da assistência à saúde, os profissionais de enfermagem enfrentam muitas questões éticas. Por isso, há um interesse maior no campo da ética na tentativa de compreender melhor como essas questões podem ser abordadas. Especificamente, o foco sobre a ética nos cuidados de saúde tem se intensificado em resposta a acontecimentos polêmicos, incluindo tecnologia avançada, genômica, futilidade médica, escassez de recursos e questões de fim de vida, para citar alguns.

Atualmente, a tecnologia sofisticada consegue prolongar a vida muito mais do que no passado. Procedimentos experimentais, testes clínicos, equipamentos complexos e tratamentos caros estão disponíveis para prolongar a vida, mesmo quando essas tentativas podem não proporcionar qualidade de vida. O advento do suporte tecnológico influenciou a qualidade e a prestação de cuidados de enfermagem em todas as fases da vida; além disso, tem contribuído para aumentar a expectativa média de vida. Por exemplo, a tecnologia robótica está ajudando os adultos mais velhos que vivem na comunidade a controlar melhor suas condições de saúde crônicas (Bakas, Sampsel, Israel et al., 2018). Adultos com insuficiência cardíaca em estágio terminal e que não são candidatos a transplante cardíaco conseguem viver por mais tempo graças ao suporte promovido por dispositivos de assistência ao ventrículo esquerdo (DAVEs) mais recentes, que exigem cirurgia menos invasiva e estão associados a menos complicações em comparação com os modelos mais antigos de DAVEs (Kubrusly, 2019). Os avanços na imunoterapia aumentaram

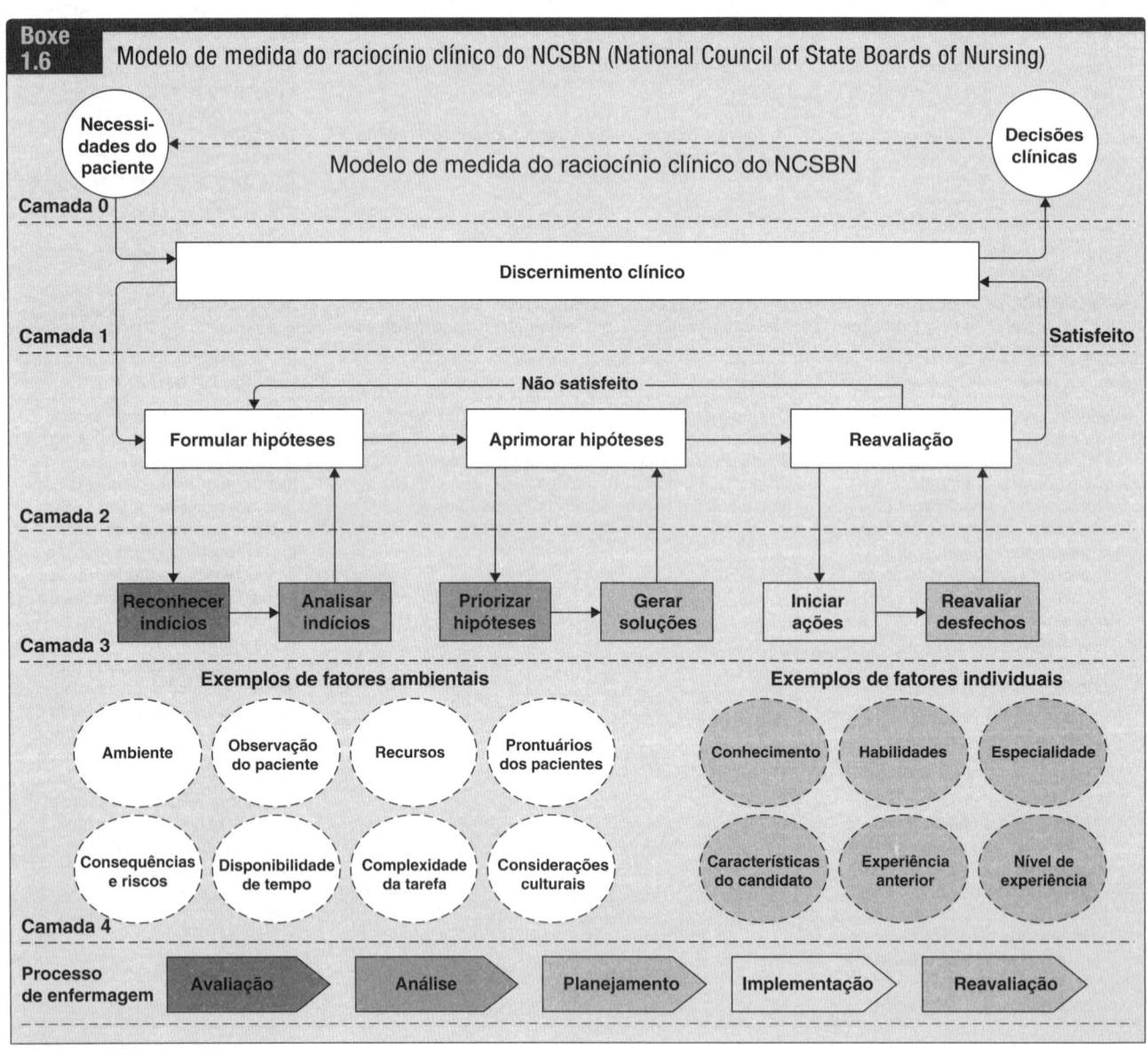

Reproduzido, com autorização, do National Council of State Boards of Nursing (NCSBN®). (2021). NCSBN clinical judgment measurement model. Retirado em 22/3/2021 de: www.ncsbn.org/14798.htm.

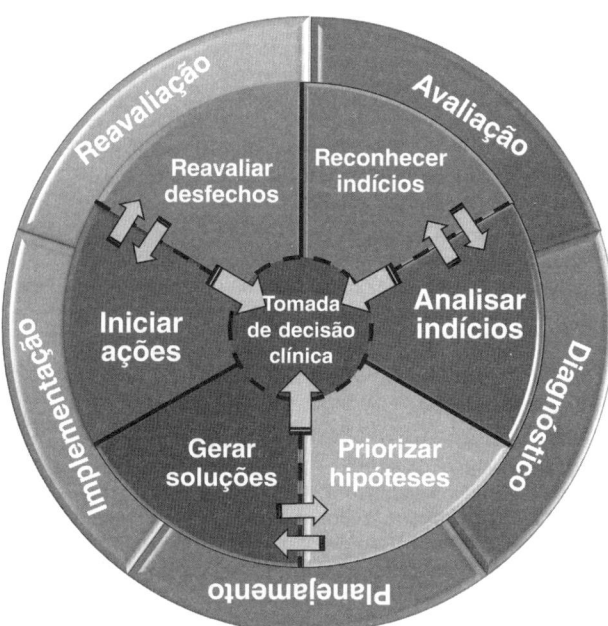

Figura 1.3 • Domínios do julgamento crítico. Reproduzida, com autorização, de Brenton, A. & Petersen, E. K. (2019). *Next generation NCLEX® (NGN) Educator Webinar Part I.* Chicago, IL: National Council of State Boards of Nursing (NCSBN®).

a expectativa de vida dos pacientes com diagnóstico de melanomas em estágio avançado e cânceres de pulmão não espinocelulares (Munro, 2019). Os pacientes que teriam morrido de falência de órgãos agora estão vivendo mais, graças aos transplantes de órgãos e ao transplante de células-tronco.

Esses avanços na tecnologia, no entanto, têm aspectos positivos e negativos. Existem questionamentos quanto à utilização dessas tecnologias e, em caso afirmativo, em quais circunstâncias. Embora muitos pacientes tenham alcançado uma boa qualidade de vida, outros enfrentam sofrimento prolongado, como resultado dos esforços para prolongar a vida, geralmente a custos elevados, tanto emocional como financeiramente. As questões éticas também envolvem as práticas ou políticas que parecem alocar injustamente os recursos para cuidados de saúde com base em idade, raça, gênero, incapacidade ou costumes sociais. Os idosos correm o risco de enfrentarem negligência no acesso à assistência de saúde por causa da idade e discriminação (ver Capítulo 8 para uma discussão mais aprofundada sobre ageísmo).

Os dilemas éticos que os enfermeiros encontram na prática clínico-cirúrgica são diversos, ocorrendo em todos os ambientes. O conhecimento dos conceitos subjacentes ajuda os enfermeiros a usar a razão ao trabalhar com esses dilemas. Este capítulo abrange conceitos básicos relacionados com a filosofia moral, como a ética e seus princípios, teorias e abordagens. A compreensão do papel do enfermeiro profissional na tomada de decisão ética não só ajuda o enfermeiro a articular suas posições éticas e desenvolver as habilidades necessárias para essa tomada de decisão ética, como também o ajuda a utilizar o processo de enfermagem para desenvolver planos de cuidados a partir de uma perspectiva ética.

Ética versus moral

Os termos *ética* e *moral* são usados para descrever as crenças sobre certo e errado e para sugerir diretrizes de ação apropriadas. Em essência, a **ética** é o estudo formal e sistemático das crenças morais para entender, analisar e avaliar o que é certo e o que é errado; já a **moral** inclui valores, características ou ações específicas cujos resultados são frequentemente examinados por meio de análise ética sistemática. Como a distinção entre a ética e a moral é sutil, os termos frequentemente são usados como sinônimos.[1]

Teorias de ética

Uma teoria clássica na ética é a teoria teleológica ou consequencialismo, que se centra nos fins ou consequências das ações. A modalidade mais conhecida desta teoria, o utilitarismo, baseia-se no conceito de "o maior bem possível para o maior número de pessoas". A escolha de ação é clara sob esta teoria, porque a ação que maximiza o bem sobre o mal é a correta. A teoria impõe dificuldades quando se precisa julgar valores intrínsecos e determinar qual bem é o maior. Além disso, é importante perguntar se boas consequências podem justificar quaisquer ações amorais que poderiam ser realizadas para alcançá-las.

Outra teoria na ética é a teoria formalista ou deontológica, que argumenta que as normas ou princípios éticos existem independentemente dos fins ou consequências. Em uma dada situação, os enfermeiros têm o "senso de dever" de agir com base em um princípio relevante, ou no mais relevante dos vários princípios éticos. As ações dos profissionais de enfermagem têm de ser independentes dos fins ou das consequências. Os problemas com essa teoria surgem quando vieses pessoais e culturais influenciam a escolha do princípio ético mais prioritário.

Abordagens à ética

As duas abordagens à ética são a metaética e a ética aplicada. Um exemplo de metaética (compreensão dos conceitos e da terminologia linguística utilizada na ética) no ambiente de cuidados de saúde é a análise do conceito de consentimento informado. Os enfermeiros estão conscientes de que os pacientes precisam dar o seu consentimento antes de uma cirurgia; no entanto, às vezes, não se sabe se um paciente está realmente informado e mentalmente competente. O aprofundamento do conceito de consentimento livre e esclarecido seria um inquérito metaético (ver no Capítulo 14 mais informações sobre consentimento livre e esclarecido antes de intervenções cirúrgicas).

A ética aplicada refere-se à identificação de problemas éticos relevantes para uma disciplina específica e para a prática dessa disciplina. Aborda as implicações das ações ou práticas em termos de sua permissibilidade moral. Várias disciplinas usam a estrutura de teorias e princípios éticos gerais e a aplicam a problemas específicos em seu domínio. A ética da enfermagem pode ser considerada uma modalidade de ética aplicada, porque aborda situações morais que são específicas da profissão de enfermagem e cuidado do paciente. Princípios éticos comuns que podem ser usados para validar reivindicações morais na prática clínica incluem a autonomia, a beneficência e a não maleficência, o duplo efeito e a justiça distributiva. Breves definições desses importantes princípios podem ser encontradas no Boxe 1.7.

Situações morais

Existem muitas situações em que é necessária uma análise ética. Algumas são **dilemas morais**, ou situações em que há um claro

---

[1]N.R.T.: recomenda-se a leitura do Código de ética e legislação no *site* do COFEN.

> **Boxe 1.7 — DILEMAS ÉTICOS**
> **Princípios éticos comuns**
>
> Os princípios éticos comuns a seguir podem ser usados para validar reivindicações morais.
>
> **Autonomia**
>
> O termo autonomia provém do grego: *autos* ("próprio") e *nomos* ("regra" ou "lei") e, portanto, descreve a autossuficiência. O princípio da autonomia implica o direito do paciente de receber informações precisas e adequadas, de modo que tenha a capacidade de fazer uma escolha livre, sem constrangimentos externos. É sinônimo de autodeterminação.
>
> **Beneficência e não maleficência**
>
> O princípio da beneficência refere-se à obrigação moral de agir em benefício de outras pessoas. Também implica a realização de ações positivas para evitar que os pacientes causem danos a si mesmos ou aos outros, incluindo a sociedade como um todo. Existe também um compromisso implícito de ajudar indivíduos com necessidades especiais.
>
> A não maleficência é o dever de não infligir dano. A única ocasião em que é considerado moralmente permitido exercer poder sobre uma pessoa competente contra a sua vontade é quando, ao fazê-lo, danos a terceiros são evitados.
>
> **Duplo efeito**
>
> O duplo efeito é um princípio que justifica moralmente algumas ações que têm tanto bons quanto maus efeitos.
> Os quatro critérios a seguir precisam ser cumpridos:
>
> 1. A ação é moralmente boa ou neutra.
> 2. O agente visa sinceramente ao bem, e não ao mal (o efeito maléfico é previsto, mas é não pretendido).
> 3. O efeito bom não é alcançado por meio de um efeito mau.
> 4. Existe um equilíbrio proporcional ou favorável do bem sobre o mal.
>
> **Justiça distributiva**
>
> A partir de uma perspectiva ampla, a justiça declara que casos semelhantes devem ser tratados da mesma maneira. Mais especificamente, a justiça distributiva é um princípio ético geralmente aplicável a situações clínicas. Tal princípio é mantido quando os benefícios e encargos são distribuídos equitativamente e de modo justo sem consideração de idade, gênero, condição socioeconômica, religião, etnia ou orientação sexual. Em suma, existe uma obrigação ética de distribuir ou alocar recursos de modo imparcial.

Adaptado de Beauchamp, T.L. & Childress, J.F. (2019). *Principles of biomedical ethics* (8th ed.). New York: Oxford University Press.

conflito entre dois ou mais princípios morais ou reivindicações morais concorrentes; os enfermeiros têm de optar pelo menor dos dois males. Outras situações representam **problemas morais** em que pode haver reivindicações ou princípios morais concorrentes, embora uma reivindicação ou princípio seja claramente dominante. Algumas situações resultam em **incerteza moral**, quando não se pode definir com precisão qual é a situação moral ou quais princípios morais se aplicam, mas se tem um forte sentimento de que algo não está correto. Outras situações podem ainda resultar em **sofrimento moral**, quando se está ciente do curso correto de ação, mas restrições institucionais impedem que se prossiga com a ação adequada. Altaker, Howie-Esquivel e Cataldo (2018) constataram que a angústia moral sentida pelos profissionais de enfermagem que atuavam em unidades de tratamento crítico estava relacionada a um ambiente ético ruim e empoderamento pessoal insatisfatório (ver Perfil de pesquisa de enfermagem, no Boxe 1.8).

Muitas situações podem ocorrer na prática clínica que exigem análise ética. Por exemplo, uma mulher adulta mais velha com história de demência em estágio avançado e insuficiência cardíaca é hospitalizada por causa de dispneia e recebe o diagnóstico de pneumonia por aspiração. Essa é a terceira internação dela no último ano por causa de pneumonia por aspiração. A fonoaudióloga avalia a paciente e recomenda que ela permaneça em dieta zero. O médico assistente coordena uma reunião com a família para discutir as opções de nutrição, que incluem a colocação de um tubo de alimentação percutâneo ou alimentação oral cuidadosa para promover conforto. A equipe constata que a paciente nunca fez um testamento vital nem designou um procurador para assuntos de saúde. O filho da paciente lembra que, em uma viagem à Itália, ela disse que "comer é um dos maiores prazeres da vida". Todavia, a filha da paciente insiste na colocação de tubo de alimentação enteral apesar de ser informada de que isso não aumenta a sobrevida e está associado a complicações quando os pacientes têm déficits cognitivos significativos. Tanto o filho como a filha têm um relacionamento próximo com a paciente, mas não tiveram uma discussão formal com ela a respeito de desejos ao fim da vida. Eles não têm outros parentes, e o pai deles morreu há alguns anos de forma súbita por causa de aneurisma cerebral. O filho da paciente reluta em ir contra os desejos da irmã. O enfermeiro já trabalhou com outros pacientes e suas famílias em situações semelhantes e sabe que deve atuar em favor de sua paciente. Ele está familiarizado com a literatura atual que sugere que a alimentação enteral não melhora as condições nutricionais ou funcionais nessa população de pacientes, além disso, acha que a colocação do tubo de alimentação não vai melhorar a qualidade de vida da paciente. O médico assistente está preocupado com a possibilidade de a filha da paciente criar "problemas" para o hospital se não for colocado um tubo de alimentação, e afirma que "não tem tempo para lidar com ela"; portanto, prescreve a colocação do tubo para alimentação enteral. O enfermeiro acha que essa não é a decisão correta e que a filha da paciente seria beneficiada se recebesse orientação e tivesse tempo para processar essa decisão complexa. Todavia, o enfermeiro não se sente empoderado para verbalizar suas preocupações para o médico assistente e sente angústia moral; ele sabe qual é o curso de ação correto, contudo, fatores institucionais, inclusive a existência de hierarquias de poder entre os profissionais de enfermagem e os médicos assistentes e a falta de tempo e serviços de suporte adicionais, impedem a sua ação. O enfermeiro gostaria de ter tido mais tempo para discutir esse caso com o enfermeiro do outro turno ou com a supervisora de enfermagem, ou ter consultado a equipe de cuidados paliativos que não fica de plantão nos fins de semana, e hoje é sábado.

É essencial que o enfermeiro se engaje livremente no diálogo sobre as situações morais, ainda que esse diálogo seja difícil para todos os envolvidos. A colaboração interdisciplinar melhora quando todos os membros da equipe de saúde são capazes de exprimir suas preocupações e chegar a um entendimento da situação moral. A consulta a um comitê de ética poderia ser útil para ajudar a equipe de saúde, o paciente e a família a identificar o dilema moral e as abordagens possíveis para o dilema (ver a

Boxe 1.8 — PERFIL DE PESQUISA DE ENFERMAGEM
Angústia moral sentida pelos profissionais de enfermagem de terapia intensiva

Altaker, K.W, Howie-Esquivel, J., Cataldo, J.K. (2018). Relationships among palliative care, ethical climate, empowerment, and moral distress in intensive care unit nurses. *American Journal of Critical Care, 27(4)*, 295-302.

Finalidade

Entre 10 e 29% dos pacientes internados em unidades de tratamento intensivo (UTIs) morrem. A dificuldade na prestação adequada de cuidados de conforto no fim da vida pode provocar angústia moral nos profissionais de saúde que atuam em UTIs. A prestação de cuidados de conforto de qualidade pode ser prevista com base na capacidade de os profissionais de enfermagem que atuam em unidades de atendimento crítico terem acesso a serviços de cuidados paliativos. A angústia moral também pode ser influenciada pelo clima ético geral na UTI, bem como pelo sentimento pessoal de empoderamento do profissional de enfermagem. Portanto, o propósito desse estudo era a avaliação dos relacionamentos entre a angústia moral dos profissionais de enfermagem que atuavam em unidades de atendimento crítico, o acesso a serviços de cuidados paliativos, o clima ético na UTI e o empoderamento pessoal.

Metodologia

Uma pesquisa foi enviada, via *web*, para uma amostra nacionalmente representativa de profissionais de enfermagem que atuavam em unidades de atendimento crítico e que eram filiados à American Association of Critical-Care Nurses. Para serem elegíveis para o estudo, os participantes precisavam estar trabalhando ativamente em UTIs de adultos e ter cuidado de pelo menos um paciente moribundo nos 6 meses anteriores. Dos indivíduos que concordaram em participar, 235 completaram todos os itens do questionário. Os itens incluídos no questionário eram derivados de ferramentas psicometricamente validadas, inclusive o Moral Distress Scale Revised, o Hospital Ethical Climate Survey e o Psychological Empowerment Instrument. Além disso, foram elaborados e incluídos no questionário itens que avaliavam as percepções dos participantes do acesso, do uso e das barreiras aos cuidados paliativos na UTI.

Achados

A angústia moral foi negativamente associada com sentimentos de empoderamento ($r = -0,145$; $p = 0,02$) e com o clima ético na UTI ($r = -0,354$; $p < 0,001$). Múltiplas análises de regressão mostraram que os fatores que contribuem para a variância na angústia moral incluem o clima ético da UTI, o acesso a serviços de cuidados paliativos, as dimensões da UTI e as características pessoais do profissional de enfermagem, tais como etnia e escolaridade. O fator que contribuiu para boa parte da angústia moral foi o clima ético da UTI, com um clima ético positivo na UTI se correlacionando com níveis mais baixos de angústia moral.

Implicações para a enfermagem

Os achados desse estudo sugerem que os profissionais de enfermagem que atuavam em unidades de atendimento crítico que se sentem menos empoderados também sentem mais angústia moral; entretanto, essa relação não foi evidente quando foi analisada a variável de clima ético na UTI. Parece que características pessoais dos profissionais de enfermagem que atuavam em unidades de atendimento crítico, inclusive sentimentos de empoderamento, bem como o clima ético na UTI, influenciam a determinação da possível angústia moral percebida pelos profissionais de enfermagem que atuavam em unidades de atendimento crítico. Um achado inesperado foi que os profissionais de enfermagem que atuavam em unidades de atendimento crítico e relatavam acesso a serviços de cuidados paliativos informavam maior angústia moral. A qualidade das relações entre os profissionais de enfermagem que atuam em unidades de atendimento crítico e os outros membros das equipes de cuidados paliativos precisa ser explorada. É necessário realizar estudos adicionais para discernir mais adequadamente as causas de angústia moral em profissionais de enfermagem que atuam em unidades de atendimento crítico, de modo que intervenções apropriadas possam ser direcionadas para reduzir a angústia moral, que pode causar *burnout* dos profissionais de enfermagem e comprometer o atendimento aos pacientes.

---

seção Comitês de ética). Os enfermeiros devem estar familiarizados com as políticas da instituição que apoiam a autodeterminação do paciente e a resolução de questões éticas.

Tipos de problemas éticos em enfermagem

Como profissão, a enfermagem deve satisfações à sociedade. A enfermagem identificou seus padrões de responsabilidade por meio de códigos de ética formais que declaram explicitamente os valores e os objetivos da profissão. O ICN endossou o Código de Ética para Enfermeiros (*Code of Ethics for Nurses*) aplicado no mundo todo (ICN, 2012). Do mesmo modo, a ANA estabeleceu um Código de Ética para Enfermeiros (*Code of Ethics for Nurses*) que inclui padrões éticos, cada um com suas próprias declarações interpretativas (ANA, 2015a). As declarações interpretativas fornecem orientação para abordar e resolver dilemas éticos, incorporando princípios morais universais. Além disso, a ANA patrocina um Centro de Ética e Direitos Humanos (Center for Ethics and Human Rights), que contém uma provisão de declarações de posicionamento que podem ser usadas para orientar a prática de enfermagem (Boxe 1.9).

As questões éticas sempre influenciaram a atuação dos enfermeiros profissionais. A definição aceita é que o profissional de enfermagem deve defender os direitos dos pacientes e precisa participar ativamente do processo de tomada de decisões que envolvem preocupações éticas sobre cuidados de saúde e respostas humanas. Os enfermeiros são moralmente obrigados a apresentar conflitos éticos em uma estrutura lógica e sistemática. As instituições de saúde em que os enfermeiros são valorizados como membros da equipe promovem a comunicação interdisciplinar e isso melhora a assistência ao paciente. O enfermeiro apresentado no estudo de caso da seção anterior tem a obrigação moral de abordar suas preocupações de modo construtivo. Ele deve disponibilizar tempo para discutir suas preocupações com sua cadeia de comando por meio de notificação do supervisor de enfermagem de suas preocupações em relação a essa paciente. Para atuar de modo efetivo nesses ambientes, os enfermeiros precisam estar cientes das questões éticas e atuar como defensores do paciente para ajudá-lo a afirmar sua autonomia na tomada de decisões.

As teorias de enfermagem que incorporam as dimensões biopsicossociais-espirituais enfatizam um ponto de vista holístico, centrado no humanismo ou no cuidado. O cuidado e a compaixão são frequentemente citados como virtudes inerentes à base moral para a prática profissional de enfermagem. Os enfermeiros que adotam este *ethos*[2] profissional devem atentar não só para os grandes dilemas éticos, mas também para suas interações diárias com os usuários do sistema de saúde que

---

[2] N.R.T.: *ethos* - palavra grega que significa *caráter moral*. Descreve o conjunto de hábitos ou crenças que definem uma comunidade.

> **Boxe 1.9** Declarações de posicionamento da American Nurses Association, Center for Ethics and Human Rights (Centro para Ética e Direitos Humanos)

Declarações de posicionamento	Última data de aprovação/revisão
Addressing Nurse Fatigue to Promote Safety and Health	Revisado em 10/09/2014
Capital Punishment and Nurses' Participation in Capital Punishment	Revisado em 2016
Euthanasia, Assisted Suicide, and Aid in Dying	Revisado em 24/04/2019
Nurse's Role in Providing Ethically and Developmentally Appropriate Care to People with Intellectual and Developmental Disabilities	Aprovado em 10/10/2019
Nursing Advocacy for LGBTQ+ Populations	Aprovado em 19/04/2018
Nursing Care and Do Not Resuscitate (DNR) and Allow Natural Death (AND)	Aprovado em 12/3/12
Nutrition and Hydration at the End of Life	Revisado em 07/06/2017
Privacy and Confidentiality	Revisado em 06/2015
Reduction of Patient Restraint and Seclusion in Health Care Settings	Aprovado em 12/3/12
Registered Nurses' Role and Responsibilities in Providing Expert Care and Counseling at End-of-Life	Revisado em 2016
Risk and Responsibility in Providing Nursing Care	Aprovado em 06/2015
Stem Cell Research	Aprovado em 10/01/2007
The Nurses' Role in Ethics and Human Rights: Protecting and Promoting Individual Worth, Dignity, and Human Rights in Practice Setting	Aprovado em 02/2016
Therapeutic Use of Marijuana and Related Cannabinoids	Revisado em 2016

frequentemente dão origem a desafios éticos menos facilmente identificáveis. Embora os avanços tecnológicos e a redução dos recursos financeiros tenham sido fundamentais para levantar inúmeras questões éticas e controvérsias, incluindo questões de vida e morte, os enfermeiros não devem ignorar as muitas situações rotineiras que envolvem considerações éticas. Alguns dos problemas mais comuns enfrentados pelos enfermeiros na atualidade incluem a confidencialidade, o uso de dispositivos de restrição, a cultura de dizer a verdade, a recusa de prestar cuidados, as decisões de fim de vida e os cuidados paliativos.

Confidencialidade

Todos os enfermeiros devem estar cientes da natureza confidencial das informações obtidas na prática diária. A confidencialidade reconhece e respeita a privacidade de todos os indivíduos. Se as informações não forem pertinentes, os enfermeiros devem questionar se é prudente registrá-las no prontuário do paciente. Na prática clínica, as conversas sobre o paciente com outros membros da equipe de saúde muitas vezes são necessárias. No entanto, essas conversas devem ocorrer em uma área privada, com pouca probabilidade de serem ouvidas. Os enfermeiros também devem estar cientes de que usar familiares ou auxiliares de hospital como intérpretes em caso de pacientes falantes de outro idioma ou que sejam surdos viola os direitos de confidencialidade desses indivíduos. O hospital ou a instituição deve fornecer serviços de tradução a pacientes falantes de outro idioma, e intérpretes para aqueles que usam a língua de sinais.[3]

Outra ameaça à confidencialidade é o uso de dispositivos informatizados, particularmente prontuários eletrônicos, e o acesso fácil das pessoas a eles. A crescente demanda por inovações em telessaúde e o aumento do uso desse método podem resultar em acesso descontrolado às informações em saúde. Além disso, as informações pessoais e de saúde muitas vezes estão disponíveis a diversos indivíduos e partes interessadas da corporação, o que pode aumentar o potencial de uso indevido de informações sobre cuidados de saúde. Em razão dessas possibilidades de maleficência, a sensibilidade ao princípio da confidencialidade é essencial. A ANA (2015) publicou uma declaração de posicionamento que aborda os direitos do paciente à privacidade e à confidencialidade de suas informações de saúde.

Nos EUA, foi criada uma legislação federal para proteger o direito da confidencialidade. De acordo com a *Health Insurance Portability and Accountability Act* (HIPAA) (HHS, 2003), deve-se envidar esforços para proteger a informação de saúde privada de cada paciente, seja ela transmitida por meios de comunicação verbais, escritos ou eletrônicos. A comunicação deve ser restrita aos ambientes apropriados e a indivíduos específicos; além disso, deve ocorrer para fins apropriados de facilitar o cuidado do paciente. As violações à proteção da privacidade de qualquer paciente podem resultar em processos judiciais criminais ou civis (HHS, 2003).

Contenção

O uso de contenções (incluindo medidas físicas e farmacológicas) e a reclusão do paciente são questões adicionais com implicações éticas, devido aos limites da autonomia e da dignidade humana de uma pessoa quando essas medidas são usadas. Enfermeiros devem pesar cuidadosamente os riscos de limitar a autonomia e aumentar os riscos de lesões pelo uso das contenções contra os riscos de lesão se não forem utilizadas as contenções, que foram documentadas como resultado de dano físico e morte. A ANA (2012) preconiza que, em situações que exijam o uso de contenção física e isolamento, toda a equipe precisa ser orientada sobre as medidas de segurança. Além disso, é crucial que haja equipe adequada para monitorar a execução dessas intervenções. Essas intervenções são utilizadas apenas quando não existe outra opção viável disponível. A

---

[3]N.R.T.: a Lei nº 10.098, de 19 de dezembro de 2000, garante o tradutor intérprete de LIBRAS/Português ao surdo, quando do acesso à saúde pública. Ela estabelece normas gerais e critérios básicos para a promoção da acessibilidade das pessoas portadoras de deficiência ou com mobilidade reduzida, e dá outras providências. No seu capítulo VII, do Art. 18, fala da acessibilidade nos sistemas de comunicação e sinalização:

> O Poder Público implementará a formação de profissionais intérpretes de escrita em braile, linguagem de sinais, e de guias-intérpretes, para facilitar qualquer tipo de comunicação direta à pessoa portadora de deficiência sensorial e com dificuldade de comunicação.

A Lei nº 12.319, de 1º de setembro de 2010, conhecida popularmente como a lei do intérprete de LIBRAS, apresenta a formação profissional e as atribuições do tradutor intérprete, no exercício de suas competências.

Joint Commission, uma organização sem fins lucrativos que certifica hospitais e unidades de saúde, e os Centers for Medicare & Medicaid Services (CMS) têm padrões designados para o uso de contenção física (ver os *sites* da Joint Commission e do CMS arrolados na seção Recursos).

Questões relacionadas com a verdade

Dizer a verdade ou veracidade é um dos princípios básicos da relação enfermeiro-paciente. A sinceridade se fundamenta no princípio da autonomia; exige que o profissional de enfermagem compreenda e apoie a autodeterminação do paciente (Beauchamp & Childress, 2019). Por exemplo, a falha em revelar um diagnóstico para um paciente priva-o do direito de tomar decisões informadas e antecipadas. Três dilemas éticos da prática clínica que podem entrar diretamente em conflito com este princípio são: fazer uso de placebos (substâncias inativas utilizadas para o tratamento), não revelar um diagnóstico a um paciente e revelar um diagnóstico a outras pessoas além do próprio paciente. Todas envolvem a questão da confiança, que é um elemento essencial na relação enfermeiro-paciente.

Os placebos podem ser utilizados em pesquisa experimental, em que um paciente é envolvido no processo de tomada de decisão e está ciente de que os placebos são utilizados no tratamento. No entanto, a utilização de um placebo como substituto de um fármaco ativo para mostrar que o paciente não tem manifestações reais de uma doença é enganoso, tem implicações éticas e legais e compromete significativamente a relação enfermeiro-paciente.

Informar um paciente de seu diagnóstico quando a família e o médico optaram por adiar a divulgação completa das informações pertinentes é um dilema ético que pode ocorrer na prática de enfermagem. O profissional de enfermagem pode sentir angústia moral quando questionado pelo paciente sobre o diagnóstico verdadeiro. O enfermeiro pode usar comentários evasivos com o paciente nessas situações. Essa área é realmente complexa, porque desafia a **integridade moral** do enfermeiro. Considere as seguintes estratégias:

- Evitar mentir para o paciente
- Fornecer todas as informações relacionadas com procedimentos e diagnósticos de enfermagem
- Agir como um defensor do paciente e comunicar o pedido de informações feito pelo paciente à família e ao médico. A família, muitas vezes, desconhece que o paciente faz perguntas repetidas ao enfermeiro. Com melhor compreensão da situação, os familiares podem mudar sua perspectiva
- Encaminhar para a comissão de ética da instituição.

Embora fornecer a informação possa ser o comportamento moralmente adequado, a maneira como o paciente é informado é importante. Os enfermeiros precisam ser compassivos e afetuosos ao informá-lo; a divulgação de informações meramente em prol da autonomia do paciente não transmite respeito pelos outros e, em algumas circunstâncias, pode resultar em sofrimento emocional. Pode ser necessário o apoio da família ou o auxílio de um conselheiro espiritual (p. ex., capelão) para reduzir o impacto de uma informação angustiante ou de um mau prognóstico.

Divulgar o diagnóstico do paciente para outras pessoas sem o consentimento do paciente é uma violação à HIPAA e, portanto, não apenas é antiético, mas também ilegal. A falha em proteger o direito do paciente à privacidade e o sigilo constitui conduta não ética.

Recusa em prestar cuidados

Qualquer enfermeiro que se sinta moralmente compelido a recusar-se a prestar cuidados a determinado tipo de paciente enfrenta um dilema ético. Os motivos para a recusa variam do conflito de valores pessoais ao medo de colocar o paciente ou a si mesmo em perigo. Os sentimentos relacionados ao atendimento de pessoas de diferentes etnias ou orientações sexuais também vêm à tona à medida que surgem modificações na sociedade. A obrigação ética de cuidar de todos os pacientes é claramente identificada no *Código de Ética para Enfermeiros* (ANA, 2015a). Assim, o enfermeiro precisa prestar cuidados centrados no paciente a todos os indivíduos, seja qual for sua condição socioeconômica, sua orientação sexual, sua expressão de gênero, sua etnia ou proximidade da morte. Os pacientes enfrentando decisões relacionadas com a terminalidade da vida precisam receber cuidados solidários que devem ser estendidos para seus familiares e responsáveis legais (ANA, 2015a).

Questões relacionadas com a terminalidade da vida

Os dilemas que envolvem a morte e a terminalidade da vida são comuns na prática de enfermagem clínico-cirúrgica. Com a disponibilidade de tecnologias cada vez mais sofisticadas e avançadas, pode ser difícil aceitar que nada mais pode ser feito para prolongar a vida ou que a tecnologia pode prolongar a vida, mas à custa do conforto e da qualidade de vida do paciente. Quando prestam cuidados paliativos, os enfermeiros atuam como defensores do paciente e controlam a dor e o sofrimento. Enfermeiros têm a obrigação moral de tornar possível o direito à autodeterminação do paciente. Além disso, eles devem viabilizar discussões sobre a terminalidade da vida entre o paciente e seus familiares para prevenir sofrimento e preservar a dignidade do paciente (ANA, 2015a).

Muitas pessoas que estão em estado terminal buscam opções legais para a morte pacífica e digna. Os enfermeiros que prestam cuidados paliativos precisam compreender que suas ações estão direcionadas para o alívio da dor e do sofrimento e não para acelerar a morte. De acordo com o *Código de Ética dos Profissionais de Enfermagem* (COFEN, 2017) Capítulo II – Dos Deveres, o profissional de enfermagem deve respeitar as diretivas antecipadas da pessoa no que concerne às decisões sobre cuidados e tratamentos que deseja ou não receber no momento que estiver incapacitado de expressar, livre e autonomamente, suas vontades.

As questões de fim de vida mudam o foco de cuidados curativos para cuidados paliativos e de fim de vida. Centrar-se no cuidado, bem como no papel de cura, pode ajudar o enfermeiro a lidar com essas situações morais difíceis. As necessidades dos doentes e seus familiares requerem abordagens holísticas e interdisciplinares. As questões da terminalidade da vida que muitas vezes envolvem dilemas éticos incluem o controle da dor, as ordens de "não reanimar" (NR), as medidas de suporte de vida e a administração de alimentos e líquidos. Essas questões são discutidas em detalhes no Capítulo 13.

Ética preventiva

Quando um enfermeiro se depara com duas alternativas conflitantes, é de sua responsabilidade moral escolher o menor dos dois males. Essas situações resultam, com frequência, em sentimentos de angústia moral no enfermeiro que é obrigado a fazer a escolha.

Autodeterminação do paciente

Frequentemente, ocorrem dilemas quando os profissionais de saúde não têm certeza da vontade do paciente, porque ele está inconsciente ou com déficit cognitivo e não consegue se comunicar. Nos EUA, a *Patient Self-Determination Act*, promulgada em dezembro de 1991, incentiva as pessoas a preparar diretivas antecipadas em que indicam os seus desejos a respeito do grau de cuidados de suporte que desejam se ficarem incapacitadas. Esta legislação requer que os pacientes sejam informados sobre as diretivas antecipadas pela equipe da unidade de saúde.

As diretivas antecipadas são documentos legais que especificam os desejos de uma pessoa antes da internação e fornecem informações valiosas que podem ajudar os profissionais de saúde na tomada de decisão. O testamento em vida é um tipo de diretiva antecipada. Normalmente, os testamentos em vida são limitados a situações em que a condição clínica do paciente é considerada terminal. Como é difícil definir com precisão uma condição como sendo terminal, os testamentos em vida nem sempre são honrados. Outra potencial desvantagem é que os testamentos em vida frequentemente são escritos enquanto as pessoas estão bem de saúde. Não é incomum que as pessoas mudem de ideia conforme a doença progride; por isso, os pacientes têm a opção de anular esses documentos.

Identificar um procurador para cuidados de saúde, em que uma pessoa identifica outra pessoa para tomar decisões de cuidados de saúde em seu nome, é outro tipo de diretiva antecipada. É responsabilidade do profissional de saúde atuar conforme o estabelecido pelo paciente na diretiva antecipada de vontade. Os pacientes podem, por exemplo, esclarecer seus desejos relativos a várias situações médicas. Se não houver diretiva antecipada de vontade, o profissional de saúde tem por obrigação agir de boa-fé e tomar decisões que acredita que seriam tomadas pelo paciente se estivesse em condições de expressar-se. A legislação que regula as diretivas antecipadas varia entre as jurisdições estaduais. No entanto, mesmo nos estados em que esses documentos não são juridicamente vinculativos, as diretivas antecipadas fornecem informações úteis para determinar os desejos anteriores expressos pelo paciente em situações em que essas informações não puderem ser obtidas.

As diretivas antecipadas são limitadas em âmbito a hospitais e unidades de longa permanência. Portanto, a equipe de serviços de emergência (p. ex., paramédicos) não pode, juridicamente, seguir diretivas antecipadas. No entanto, existem muitos pacientes com doenças crônicas debilitantes a longo prazo e, por fim, fatais que residem em casa. Alguns desses pacientes não desejam receber intervenções de emergência invasivas que prolonguem a vida se seu estado se deteriorar rapidamente. Para proteger os desejos desses pacientes de renunciar a tratamentos de prolongamento da vida, um documento intitulado *Physician Orders for Life-Sustaining Treatment* (POLST) foi juridicamente aprovado por muitos estados. O POLST possibilita que a equipe de serviços de emergência determine rapidamente se um paciente deseja receber reanimação cardiopulmonar (RCP) ou receber qualquer tipo de intervenções de emergência que possa prolongar a vida no caso de repentinamente se tornar incapacitado (National POLST Paradigm, 2019).[4]

Comitês de ética

Em muitos hospitais, há comitês de ética institucionais para ajudar os profissionais da saúde a solucionar dilemas éticos. O objetivo desses comitês multidisciplinares varia entre as instituições. Em alguns hospitais, os comitês existem apenas para o propósito de elaborar políticas, enquanto em outros podem ter um forte foco educacional ou de consulta. A consultoria pode ser realizada na unidade de enfermagem, à beira do leito do paciente ou em uma sala de conferência designada para essa finalidade. Esses comitês geralmente são compostos por pessoas com alguma formação avançada em ética e são importantes recursos para a equipe de cuidados de saúde, paciente e família. Os enfermeiros com um interesse particular ou especialização na área de ética podem ser membros desses comitês, que são recursos valiosos para os enfermeiros da equipe. Além disso, médicos, assistentes sociais e capelães hospitalares são, com frequência, membros da equipe.

Tomada de decisão ética

Os dilemas éticos na prática de enfermagem são comuns e diversificados. As situações variam, e a experiência indica que não há soluções claras a esses dilemas (Beauchamp & Childress, 2019). No entanto, os princípios filosóficos fundamentais são os mesmos, e o processo de reflexão moral ajuda os enfermeiros a justificar suas ações. A abordagem sistemática à tomada de decisão ética segue as etapas do processo de enfermagem. Os boxes "Dilemas éticos" contidos em todas as partes deste livro apresentam estudos de caso que desafiam o leitor a identificar os princípios éticos envolvidos que podem ou não estar em conflito (Boxe 1.10). O Boxe 1.10 descreve as etapas de uma análise ética que podem ser usadas para resolver os dilemas morais apresentados nesses boxes.

EXERCÍCIOS DE PENSAMENTO CRÍTICO

1 pbe Recentemente, uma equipe de enfermeiros que atua na unidade de transição pulmonar analisou a incidência de soluções de continuidade na pele associadas à traqueotomia e constatou um aumento de 30% em relação ao ano anterior. A equipe relatou esses achados para o comitê de prática baseada em evidências, que determinou a necessidade de examinar as intervenções de enfermagem para melhorar a integridade da pele. Como parte dessa equipe, o que você fará para identificar as melhores práticas? Com base nessa revisão, como você determinará quais práticas de enfermagem seriam mais efetivas para ajudar a reduzir a incidência de soluções de continuidade na pele relacionadas com a traqueotomia em sua unidade?

2 cpa Você faz parte de uma equipe interprofissional que discute um plano de cuidado para um paciente que sofreu um acidente vascular encefálico isquêmico. Após o encontro, o(a) fisioterapeuta pede que você explique como é formulado um diagnóstico de enfermagem e como são estabelecidas as prioridades de metas e intervenções para os pacientes. Como você responde ao(à) colega fisioterapeuta? O(A) fisioterapeuta também pede sugestões sobre como melhorar a comunicação e o trabalho em equipe para mais bem solucionar eventuais problemas. Quais recomendações, segundo as diretrizes de prática profissional, você compartilha com o(a) fisioterapeuta?

---

[4] N.R.T.: o Código de ética médica em vigor desde 13 de abril de 2010 fala sobre as diretivas antecipadas, e existe o Projeto de Lei nº 524 de 2009 que também aborda o assunto.

Boxe 1.10 — DILEMAS ÉTICOS: Etapas de uma análise ética

As diretrizes a seguir refletem um processo ativo na tomada de decisão, semelhante ao processo de enfermagem detalhado neste capítulo. Enfermeiros podem usar estas diretrizes ao se engajar na tomada de decisão ética. Também se incluem os recursos essenciais que podem auxiliar na tomada de decisão ética.

Avaliação

1. Após a identificação do impasse ético, avaliar as situações éticas/morais do impasse. Esse passo implica o reconhecimento das dimensões éticas, legais e profissionais envolvidas.
   a. A situação implica problemas morais significativos (conflitos entre princípios éticos ou obrigações profissionais)? Examinar a questão ética segundo os princípios de autonomia, beneficência, justiça e não maleficência.
   b. Existem conflitos a respeito de procedimentos? (p. ex., quem deve tomar as decisões? Existe algum conflito entre o paciente, o profissional de saúde, a família e os representantes do paciente?).
   c. Identificar os entes queridos envolvidos e aqueles afetados pela decisão.
   d. Identificar a política ou o protocolo da instituição ou hospital a ser usado quando houver um conflito. O local conta com um comitê ou conselho de ética? Como uma consulta ética é feita e quem pode solicitar esta consulta? Que outros recursos estão disponíveis para ajudar a resolver este conflito?

Planejamento

2. Coletar informações.
   a. Incluir as informações a seguir: fatos clínicos, opções de tratamento, diagnósticos de enfermagem, dados jurídicos e valores, crenças, cultura e componentes religiosos.
   b. Fazer a distinção entre a informação factual e os valores/crenças.
   c. Validar a capacidade, ou a falta de capacidade, do paciente de tomar decisões.
   d. Identificar quaisquer outras informações relevantes que deveriam ser levantadas.
   e. Identificar questões éticas/morais e as reivindicações concorrentes.
   f. Se for uma situação de terminalidade de vida, determinar se existem diretivas antecipadas de vontade e se foi identificado um responsável legal ou um procurador para assuntos de saúde.

Implementação

3. Listar as alternativas. Comparar as alternativas com os princípios éticos aplicáveis e o Código de Ética da Enfermagem (Code of Ethics for Nurses; ANA, 2015). Escolher uma das estruturas que seguem, ou outras estruturas, e comparar os resultados.
   a. *Abordagem utilitarista*: prediz as consequências das alternativas. Atribui um valor positivo ou negativo para cada consequência; escolhe a consequência que prediz o maior valor positivo ou "o maior bem para a maior quantidade de pessoas".
   b. *Abordagem deontológica*: identifica os princípios morais relevantes. Compara as alternativas com os princípios morais; apela para o princípio moral de "mais alto nível" se houver um conflito.

Reavaliação

4. Decidir e avaliar a decisão.
   a. Qual é a melhor ação ou a ação moralmente correta?
   b. Dar justificativas éticas para sua decisão.
   c. Quais são as justificativas éticas contra a sua decisão ou seus vieses?
   d. Como você responde às justificativas contra a sua decisão?

Recursos

American Nurses Association, Center for Ethics and Human Right: recurso *online* que contém um repositório de documentos de posicionamento, códigos e outros materiais objetivos para melhorar a competência em ética dos enfermeiros, www.nursingworld.org/ethics.[5]

The Hastings Center: instituto de pesquisa apartidário, sem fins lucrativos, dedicado à bioética interdisciplinar, www.thehastingscenter.org

National Center for Ethics in Health Care: fornece análises importantes de tópicos em ética nos cuidados de saúde, publica notícias relacionadas com a ética e posta relatórios nacionais pioneiros em ética, www.ethics.va.gov

Adaptado de Beauchamp, T.L. & Childress, J.F. (2019). *Principles of biomedical ethics* (8th ed.). New York: Oxford University Press.
[5] N.R.T.: No Brasil, a Resolução COFEN nº 593/2018 normatiza a criação e o funcionamento das Comissões de Ética de Enfermagem nas instituições com Serviço de Enfermagem.

REFERÊNCIAS BIBLIOGRÁFICAS

*Pesquisa em enfermagem.
**Referência clássica.

Livros

Alfaro-LeFevre, R. (2017). *Critical thinking and clinical judgment: A practical approach* (6th ed.). Philadelphia, PA: Elsevier.

American Nurses Association (ANA). (2010). *Nursing's social policy statement* (3rd ed.). Silver Springs, MD: Nursesbooks.org

American Nurses Association (ANA). (2015a). *Code of ethics for nurses with interpretive statements*. Washington, DC: Nursesbooks.org

American Nurses Association (ANA). (2015b). *Nursing: Scope and standards of practice* (3rd ed.). Silver Springs, MD: Nursesbooks.org

Beauchamp, T. L., & Childress, J. F. (2019). *Principles of biomedical ethics* (8th ed.). New York: Oxford University Press.

Butcher, H. K., Bulechek, G. M., Dochterman, J. M., et al. (Eds.). (2018). *Nursing interventions classification (NIC)* (7th ed.). St. Louis, MO: Elsevier.

Carpenito, L. J. (2017). *Nursing diagnosis: Application to clinical practice* (15th ed.). Philadelphia, PA: Lippincott Williams & Wilkins.

Fowler, M. D. (2015). *Guide to nursing's social policy statement: Understanding the profession from social contract to social covenant*. Silver Springs, MD: Author.

Hood, L. (2018). *Leddy & Pepper's conceptual bases of professional nursing* (9th ed.). Philadelphia, PA: Lippincott Williams & Wilkins.

**Institute of Medicine (IOM). (2000). *To err is human: Building a safer health system*. Washington, DC: National Academies Press.

**Institute of Medicine (IOM). (2001). *Crossing the quality chasm: A new health system for the 21st century*. Washington, DC: National Academies Press.

**Institute of Medicine (IOM). (2003). *Health professions education: A bridge to quality*. Washington, DC: National Academies Press.

**International Council of Nurses (ICN). (2012). *Code of ethics for nurses*. Geneva: Author.

International Council of Nurses (ICN). (2019). Nursing diagnosis and outcome statements. Retrieved on 3/11/2021 at: www.icn.ch/sites/default/files/inline-files/ICNP2019-DC.pdf

**Interprofessional Education Collaborative Expert Panel (IPEC). (2011). *Core competencies for interprofessional collaborative practice: Report of an expert panel*. Washington, DC: Author.

Interprofessional Education Collaborative (IPEC). (2016b). *Core competencies for interprofessional collaborative practice: 2016 update*. Washington, DC: Author.

**Maslow, A. (1954). *Motivation and personality*. New York: Harper.

Melnyk, B. M., & Fineout-Overholt, E. (2018). *Evidence-based practice in nursing and healthcare: A guide to best practice* (4th ed.). Philadelphia, PA: Wolters Kluwer.

Moorhead, S., Swanson, E., Johnson, M., et al. (Eds.). (2018). *Nursing outcomes classification (NOC)* (6th ed.). St. Louis, MO: Mosby-Elsevier.

Murdaugh, C. L., Parsons, M. A., & Pender, N. L. (2019). *Health promotion in nursing practice* (8th ed.). Upper Saddle River, NJ: Pearson Education.

National Academy of Medicine. (2020). *The future of nursing 2020-2030.* Retrieved on 2/29/20 at: https://nam.edu/publications/the-future-of-nursing-2020-2030/Pender

Stuart, G. W. (2012). *Principles and practice of psychiatric nursing* (10th ed.). St. Louis, MO: CV Mosby.

**World Health Organization (WHO). (2006). *Constitution of the World Health Organization* (45th ed.). New York: Author.

Periódicos e documentos eletrônicos

Alfaro-LeFevre, R. (2019). Promoting critical thinking in frontline nurses. Retrieved on 2/29/2020 at: www.alfaroteachsmart.com

*Altaker, K. W., Howie-Esquivel, J., & Cataldo, J. K. (2018). Relationships among palliative care, ethical climate, empowerment, and moral distress in intensive care unit nurses. *American Journal of Critical Care*, 27(4), 295–302.

**American Association of College of Nurses (AACN). (2008). The essentials of baccalaureate education for professional nursing practice. Retrieved on 2/16/2020 at: www.aacnnursing.org/Portals/42/Publications/BaccEssentials08.pdf

**American Nurses Association (ANA). (2009). Position statement on electronic health record. Retrieved on 8/18/2019 at: www.nursingworld.org/practice-policy/nursing-excellence/official-position-statements/id/electronic-health-record

**American Nurses Association (ANA). (2012). Position statement on reduction of patient restraint and seclusion in health care settings. Retrieved on 8/18/2019 at: www.nursingworld.org/practice-policy/nursing-excellence/official-position-statements/id/reduction-of-patient-restraint-and-seclusion-in-health-care-settings

American Nurses Association (ANA). (2015). Position statement on privacy and confidentiality. Retrieved on 8/18/2019 at: www.nursingworld.org/~4ad4a8/globalassets/docs/ana/position-statement-privacy-and-confidentiality.pdf

*Bakas, T., Sampsel, D., Israel, J., et al. (2018). Satisfaction and technology evaluation of a telehealth robotic program to optimize healthy independent living for older adults. *Journal of Nursing Scholarship*, 50(6), 666–675.

Brenton, A. & Petersen, E. K. (2019). *Next generation NCLEX® (NGN) Educator Webinar Part I*. Chicago, IL: National Council of State Boards of Nursing (NCSBN®).

Centers for Disease Control and Prevention (CDC). (2019). National Center for Chronic Disease Prevention and Health Promotion. At a glance. Prevalence of chronic illnesses. Retrieved on 3/9/2020 at: www.cdc.gov/chronicdisease/resources/infographic/chronic-diseases.htm

Centers for Medicare & Medicaid Services (CMS). (2015). ICD-10 next steps for providers: Assessment and maintenance toolkit. Retrieved on 8/18/2019 at: www.cms.gov/Medicare/Coding/ICD10/Downloads/ICD-10NextStepsToolkit20170324.pdf

Centers for Medicare & Medicaid Services (CMS). (2020). Promoting interoperability programs. Retrieved on 4/15/2020 at: www.cms.gov/Regulations-and-Guidance/Legislation/EHRIncentivePrograms

Ciupka, B. (2018). Precision Medicine 101. Retrieved on 2/2/2020 at: www.nfcr.org/blog/precision-medicine-101

**Coenen, A. (2003). The International Classification for Nursing Practice (ICNP®) Programme: Advancing a unifying framework for nursing. *Online Journal of Issues in Nursing*. Retrieved on 3/11/2021 at: ojin.nursingworld.org/MainMenuCategories/ANAMarketplace/ANAPeriodicals/OJIN/TableofContents/Volume82003/No2May2003/ArticlesPreviousTopics/TheInternationalClassificationforNursingPractice.html

Colby, S. L., & Ortman, J. M. (2015). *Projections of the Size and Composition of the U.S. Population: 2014 to 2060*. Current Population Reports P25-114 (March). Washington, DC: U.S. Census Bureau.

**Cronenwett, L., Sherwood, G., Barnsteiner, J., et al. (2007). Quality and safety education for nurses. *Nursing Outlook*, 55(3), 122–131.

Flanders, S. A., Gunn, S., Wheeler, M., et al. (2017). Accelerating the development of higher-level clinical thinking in novice nurses. *Journal for Nurses in Professional Development*, 33(5), 240–246.

Genetics Home Reference. (2020). Help me understand genetics. Precision medicine. Retrieved on 2/23/2020 at: ghr.nlm.nih.gov/primer/precisionmedicine/initiative

Goodrich, A., Wagner-Johnston, N., & Delibovi, D. (2017). Lymphoma therapy and adverse events: Nursing strategies for thinking critically and acting decisively. *Clinical Journal of Oncology Nursing*, 21(1), 2–12.

Griffits, S., Hines, S., Mahoney, C., et al. (2017). Characteristics and processes of clinical reasoning in nursing and factors related to its use: A scoping review protocol. *JBI Database of Systematic Reviews and Implementation Reports*, 15(12), 2832–2836.

Han, M. S., & Lee, E. (2018). Effectiveness of mobile health application use to improve health behavior changes: A systematic review of randomized controlled trials. *Healthcare Informatics Research*, 24(3), 207–226. Retrieved on 2/16/20 at: www.researchgate.net/publication/326915461_Effectiveness_of_Mobile_Health_Application_Use_to_Improve_Health_Behavior_Changes_A_Systematic_Review_of_Randomized_Controlled_Trials/link/5b735392299bf14c6da24a32/download

Haskins, J. (2017). Healthy People 2030 to create objectives for health of nation: Process underway for next 10-year plan. *The Nation's Health*, 47(6), 1–14.

Healthcare Information Management Systems Society (HIMSS). (2020). TIGER initiative for technology and health informatics education. Retrieved on 2/16/2020 at: www.himss.org/what-we-do-Initiatives/tiger

HealthIT.gov. (2018). Telemedicine and telehealth. Retrieved on 2/16/2020 at: www.healthit.gov/topic/health-it-initiatives/telemedicine-and-telehealth

**Institute for Healthcare Improvement (IHI). (2012). How-to guide: Prevent ventilator-associated pneumonia. Retrieved on 2/16/2020 at: www.ihi.org/Topics/Bundles/Pages/default.aspx

Institute for Healthcare Improvement (IHI). (2020). Evidence-based care bundles. Retrieved on 2/16/2020 at: www.ihi.org/Topics/Bundles/Pages/default.aspx

**International Council of Nurses (ICN). (2012). The ICN code of ethics for nurses: Revised 2012. Retrieved on 8/18/2019 at: www.icn.ch/sites/default/files/inline-files/2012_ICN_Codeofethicsfornurses_%20eng.pdf

Interprofessional Education Collaborative (IPEC). (2016a). Interprofessional Education Collaborative announces expansion: Nine new members join organization dedicated to improving patient care. Press release: February 22, 2016, Washington, DC. Retrieved on 8/18/2019 at: nebula.wsimg.com/526457f846fbb60c0baed44008b0d890?AccessKeyId=DC06780E69ED19E2B3A5&disposition=0&alloworigin=1

Kubrusly, L. F. (2019). Ventricular assist devices: An evolving field. *Brazilian Journal of Cardiovascular Surgery*, 34(1), 3–5.

Majid, U., & Gagliardi, A. (2019). Conceptual frameworks and degrees of patient engagement in the planning and designing of health services: A scoping review of qualitative studies. *Patient Experience Journal*, 6(3), 82–90.

Munro, N. (2019). Immunology and immunotherapy in critical care: An overview. *AACN Advanced Critical Care*, 30(2), 113–125.

National Alliance to END HOMELESSNESS. (2019). State of homelessness. Retrieved on 8/18/2019 at: www.endhomelessness.org/homelessness-in-america/homelessness-statistics/state-of-homelessness-report

National Council of State Boards of Nursing (NCSBN®). (2021). NCSBN clinical judgment measurement model. Retrieved on 3/22/2021 at: www.ncsbn.org/14798.htm

**National League for Nurses. (2012). Outcomes and competencies for graduates of practical/vocational, diploma, baccalaureate, master's practice doctorate, and research doctorate programs in nursing. Retrieved on 2/16/2020 at: nln.lww.com/Outcomes-and-Competencies-for-Graduates-of-Practical-Vocational–Diploma–Baccalaureate–Masters-Practice-Doc/p/9781934758120

National POLST Paradigm. (2019). About POLST. Retrieved on 8/18/2019 at: www.polst.org

Olenick, M., Flowers, M., & Diaz, V. J. (2015). US veterans and their unique issues: Enhancing health care professional awareness. *Advances in Medical Education and Practice*, 6, 635–639. Retrieved on 2/16/2020 at: www.dovepress.com/us-veterans-and-their-unique-issues-enhancing-health-care-professional-peer-reviewed-fulltext-article-AMEP

Pew Research Center. (2017). The changing face of America's veteran population. Retrieved on 2/16/2020 at: www.pewresearch.org/fact-tank/2017/11/10/the-changing-face-of-americas-veteran-population

QSEN Institute & Frances Payne Bolton School of Nursing, Case Western Reserve University. (2020). Competencies: Prelicensure KSAs. Retrieved on 2/16/2020 at: qsen.org/competencies/pre-licensure-ksas

Räsänen, J. M., & Günther, K. (2019). Inter-organisational use of electronic health record in mental health. *Communication & Medicine*, 15(1), 65–76.

United Nations, Department of Economic and Social Affairs, Population Division. (2017). World Population Ageing 2017—Highlights (ST/ESA/SER.A/397). Retrieved on 2/16/2020 at: www.un.org/en/development/desa/population/publications/pdf/ageing/WPA2017_Highlights.pdf

U.S. Census Bureau. (2017). 2017 National Population Projections Tables: Main series. Retrieved on 3/20/20 at: www.census.gov/data/tables/2017/demo/popproj/2017-summary-tables.html

U.S. Census Bureau. (2019). Quick facts United States. Retrieved on 2/16/2020 at: https://www.census.gov/quickfacts/fact/table/US/VET605218

U.S. Census Bureau. (2020). United States® Census 2020. Retrieved on 2/16/2020 at: www.census.gov

**U.S. Department of Health and Human Services (HHS). (2003). Summary of the HIPAA privacy rule. Retrieved on 8/18/2019 at: www.hhs.gov/sites/default/files/privacysummary.pdf

U.S. Department of Health and Human Services (HHS), Office of Disease Prevention and Health Promotion. (2020a). Healthy People 2030 framework. Retrieved on 2/16/2020 at: www.healthypeople.gov/2020/About-Healthy-People/Development-Healthy-People-2030/Framework

U.S. Department of Health and Human Services (HHS), Office of Disease Prevention and Health Promotion. (2020b). Leading health indicators. Retrieved on 3/9/2020 at: www.healthypeople.gov/2020/Leading-Health-Indicators

U.S. Department of Housing and Urban Development (HUD), Office of Community Planning and Development. (2020). The 2019 annual homeless assessment report (AHAR) to congress. Retrieved on 3/20/20 at: https://www.huduser.gov/portal/sites/default/files/pdf/2019-AHAR-Part-1.pdf

World Health Organization (WHO). (2018). International classification of diseases. Retrieved on 8/18/2019 at: www.who.int/classifications/icd/en

World Health Organization (WHO). (2019). Primary health care key facts. Retrieved on 2/16/2020 at: www.who.int/news-room/fact-sheets/detail/primary-health-care

Zarifsanaiey, N., Amini, M., & Saadat, F. (2016). A comparison of educational strategies for the acquisition of nursing student's performance and critical thinking: Simulation-based training vs. integrated training (simulation and critical thinking strategies). *BMC Medical Education*, 16(294), 1–7.

Recursos

American Association of Colleges of Nursing (AACN), www.aacn.nche.edu
American Nurses Association (ANA), www.nursingworld.org
American Nurses Association Center for Ethics and Human Rights, www.nursingworld.org/ethics
Campaign for Action: Future of Nursing, campaignforaction.org
Centers for Medicare & Medicaid Services (CMS), www.cms.hhs.gov
Development of Healthy People 2030, https://www.healthypeople.gov/2020/About-Healthy-People/Development-Healthy-People-2030/Framework
Healthy People 2030, www.healthypeople.gov
Institute for Healthcare Improvement (IHI), www.ihi.org
International Council of Nurses (ICN), www.icn.ch
Interprofessional Education Collaborative (IPEC), ipecollaborative.org
NANDA International, www.nanda.org
National Academy of Sciences, Engineering, Medicine (formerly the Institute of Medicine [IOM]), iom.nationalacademies.org
National Center for Ethics in Health Care (NCEHC), www.ethics.va.gov
National League for Nursing, nln.org
QSEN Institute: Quality and Safety Education for Nurses, qsen.org
The Hastings Center, www.thehastingscenter.org
The Joint Commission, www.jointcommission.org
The TIGER Initiative, www.himss.org/professional-development/tiger-initiative
World Health Organization (WHO), who.int

2 Enfermagem Médico-Cirúrgica

DESFECHOS DO APRENDIZADO

Após ler este capítulo, você será capaz de:

1. Discutir os princípios da prática de enfermagem médico-cirúrgica, bem como as características e os cenários de algumas especialidades de enfermagem no sistema de saúde atual.
2. Descrever a importância do profissional de enfermagem como coordenador dos cuidados de transição.
3. Especificar os componentes de uma avaliação abrangente da capacidade funcional.
4. Usar o processo de enfermagem como referencial para o cuidado do paciente com déficits de autocuidado ou mobilidade física prejudicada.
5. Descrever o papel e os cenários de atuação do atendimento domiciliar de saúde e a importância da continuidade dos cuidados na transição para os cenários comunitário ou domiciliar.

CONCEITOS DE ENFERMAGEM

Capacidade funcional
Colaboração
Compromisso com os resultados[1]
Mobilidade
Prática baseada em evidências
Segurança

GLOSSÁRIO

atividades da vida diária (AVD): atividades de cuidados pessoais, como banhar-se, vestir-se, arrumar-se, alimentar-se, ir ao banheiro e transferência

atividades instrumentais de vida diária (AIVDs): habilidades complexas necessárias para uma vida independente, como fazer compras, cozinhar, realizar tarefas domésticas, usar o telefone, administrar medicamentos, controlar finanças e ser capaz de viajar de carro ou de transporte público

cuidados de transição: processo de assegurar consistência e coordenação dos cuidados

deficiência: perda ou anomalia de uma estrutura psicológica, fisiológica ou anatômica no nível orgânico (p. ex., disfagia, hemiparesia); anomalia da estrutura corporal, do aspecto ou da função orgânica ou sistêmica de qualquer etiologia

dispositivo de adaptação: tipo de tecnologia de assistência utilizado para modificar o ambiente ou ajudar a pessoa a modificá-lo

dispositivo de assistência: tipo de tecnologia de assistência que ajuda as pessoas com incapacidade ou limitação de atividade a desempenhar determinada tarefa

enfermagem de reabilitação: especialidade de prática baseada em evidências que fornece serviços de enfermagem com foco holístico aos pacientes que se tornaram incapacitados por doença ou lesão ou que estejam enfrentando condições de saúde potencialmente alteradoras ao longo de sua vida

enfermagem médico-cirúrgica: área de especialização que engloba serviços de enfermagem para pacientes desde a adolescência até o fim da vida em ambientes hospitalares e comunitários

enfermagem no atendimento domiciliar: área de especialização que engloba serviços de enfermagem para pacientes de todos os grupos etários em ambiente domiciliar; as atuações incluem planejamento de cuidados holísticos que incorporem recursos e coordenação de serviços como parte de uma equipe interdisciplinar

enfermagem no tratamento crítico: área de especialização que engloba serviços de enfermagem para pacientes de todos os grupos etários em estado crítico em unidades de atendimento agudo, tais como unidade de tratamento intensivo em ambiente hospitalar; os cenários de atendimento atuais foram expandidos e incluem atendimento virtual e ambientes comunitários

órtese: aparelho externo que fornece suporte, evita ou corrige deformidades articulares e melhora a função

prótese: dispositivo usado para substituir uma parte do corpo

reabilitação: tornar capaz de novo; aprender ou reaprender habilidades ou competências ou ajustar funções existentes para alcançar o potencial máximo

---

[1]N.R.T.: vale mencionar que *accountability* não é o mesmo que *responsibility*. *Accountability* se refere aos resultados de uma ação, enquanto *responsibility* está relacionada com a tarefa ou ação desempenhada.

> **reinternação:** admissão em hospital nos 30 dias seguintes a uma alta hospitalar
> **resseguradora:** organização ou companhia de seguros que oferece reembolso para os serviços cobertos por um plano de saúde
> **tecnologia de assistência:** qualquer item, equipamento ou sistema de produto utilizado para melhorar a capacidade funcional de uma pessoa com necessidades especiais ou limitação de atividade; este termo abrange tanto os dispositivos de assistência quanto os de adaptação
> **telessaúde:** uso de tecnologia para prestar serviços de cuidados de saúde
> **transferência:** movimento de um paciente de um lugar para outro, como do leito para a cadeira, da cadeira para a cadeira sanitária, da cadeira de rodas para a banheira

A enfermagem, enquanto profissão, está em contínua expansão para atender às demandas de saúde dos pacientes, dos familiares dos pacientes e das comunidades. A prática da enfermagem médico-cirúrgica também está evoluindo e não se limita mais ao ambiente tradicional da unidade médico-cirúrgica em hospitais. A mudança na prestação de cuidados de enfermagem médico-cirúrgica, de apenas ambientes hospitalares para também ambientes ambulatoriais, é o resultado de múltiplos fatores, incluindo as novas tendências populacionais (o número crescente de adultos mais velhos), as alterações na legislação federal, as regulamentações mais restritas dos planos de saúde e a diminuição das receitas dos hospitais. As transições na indústria de cuidados de saúde, a profissão de enfermagem e a alteração nos padrões de doença e bem-estar também influenciaram a mudança nos ambientes de prestação de cuidados. Cada vez mais, hospitais e organizações e provedores de cuidados de saúde são responsáveis pela prestação de cuidados de saúde utilizando as melhores práticas, como evidenciado pela associação de modelos de desempenho para a qualidade e eficiência; esse sistema é conhecido como pagamento por desempenho. Neste sistema, hospitais, organizações e prestadores de cuidados de saúde podem reduzir custos e ter rendimento adicional por meio de monitoramento meticuloso dos tipos de serviços prestados, dando alta aos pacientes o mais rápido possível e evitando que os pacientes que receberam alta do hospital sejam readmitidos. Consequentemente, os pacientes que são transferidos do hospital para casa ou para residências ou instituições de cuidados prolongados estão nos estágios iniciais de recuperação. Por causa dessas mudanças no compromisso com resultados e na prestação de cuidados de saúde, a enfermagem médico-cirúrgica evoluiu para identificar cuidados e intervenções de enfermagem baseados em evidências. Este capítulo apresenta uma visão geral da enfermagem médico-cirúrgica e outras especialidades de enfermagem.

PRÁTICA PROFISSIONAL DE ENFERMAGEM NO ATUAL SISTEMA DE SAÚDE

Tanto o enfermeiro recém-formado quanto aquele com formação avançada (que trabalha em ambientes altamente especializados) envolvem-se na prática da enfermagem. A American Nurses Association (ANA, 2015b) observa que a profissão de enfermagem tem um âmbito de prática que engloba a prática geral e de especialidades. "A profundidade e a amplitude em que cada enfermeiro e enfermeiros de prática avançada exercem a extensão completa da prática de enfermagem são dependentes de sua formação, experiência, função e da população atendida (p. 2). A ANA (2015b, p. 7-9) também identifica os seguintes princípios característicos de toda a prática de enfermagem:

- O cuidado e a saúde são o foco da prática do enfermeiro
- A prática da enfermagem é individualizada
- O enfermeiro utiliza o processo de enfermagem para planejar e prestar atendimento individualizado aos consumidores de cuidados de saúde (ver Capítulo 1)
- O enfermeiro coordena os cuidados, estabelecendo parcerias
- Existe uma forte ligação entre o ambiente de trabalho e a capacidade do enfermeiro de prestar cuidados de saúde de qualidade e alcançar resultados ideais.

A profissão de enfermagem tem um órgão disciplinar de conhecimento, orientação e prática especializada (ANA, 2015b), contrato social (ANA, 2010; Fowler, 2015); e código de ética (ANA, 2015a). Nos EUA, os *Nursing's Standards of Practice* descrevem competências básicas na prestação de cuidados de enfermagem utilizando o processo de enfermagem, enquanto os *Standards of Professional Performance* descrevem as expectativas para as competências comportamentais (ANA, 2015b, pp. 5-6), de modo que o enfermeiro:

- Atue de modo ético
- Atue de modo que seja congruente com a diversidade cultural e os princípios de inclusão
- Comunique-se efetivamente em todas as áreas de prática
- Colabore com os consumidores de serviços de saúde e outros na condução da prática de enfermagem
- Demonstre liderança no ambiente da prática profissional e na profissão
- Busque conhecimento e competência que reflitam os padrões de prática de enfermagem atuais e promova o pensamento orientado para o futuro
- Integre evidências e achados de pesquisa à prática
- Contribua para práticas de enfermagem de qualidade
- Avalie sua prática de enfermagem e a de seus colegas enfermeiros
- Utilize os recursos apropriados para planejar, prestar e manter serviços de enfermagem baseados em evidência que sejam seguros, efetivos e financeiramente responsáveis
- Atue de modo ambientalmente seguro e saudável.

Enfermagem médico-cirúrgica

A **enfermagem médico-cirúrgica** é uma área especializada que engloba a prestação de serviços a pacientes desde a adolescência até o fim da vida em vários ambientes, clínicas ambulatoriais e hospitalares. Esses ambientes incluem unidades médico-cirúrgicas hospitalares convencionais, bem como unidades de terapia intensiva (UTIs), unidades de reabilitação de terapia aguda e subaguda, clínicas, unidades de atendimento ambulatorial, centros de tratamento de urgência, serviço de atenção domiciliar (SAD) e unidades de longa permanência (Academy of Medical-Surgical Nurses [AMSN], 2018; AMSN 2019). A obra *Scope and Standards of Medical-Surgical Nursing Practice* (AMSN, 2018) reflete o escopo e os padrões da atuação profissional estabelecidos pela ANA (2015b) para a prática da enfermagem. A AMSN (2018) delineia as expectativas específicas de atuação da enfermagem médico-cirúrgica. Os enfermeiros médico-cirúrgicos podem demonstrar proficiência no seu desempenho ao atender às demandas da certificação. Os profissionais de enfermagem podem melhorar a prática por meio da conclusão de programas de pós-graduação em enfermagem (AMSN, 2018).

Enfermeiro como coordenador da transição de atendimento

Nos EUA, quase um terço dos 3,5 trilhões de dólares gastos com assistência de saúde foi consequente a hospitalizações, incluindo readmissões hospitalares nos 30 dias seguintes a uma alta hospitalar, as chamadas **reinternações** (Centers for Medicare & Medicaid Services [CMS], 2018a). As reinternações geram preocupação não apenas em relação aos custos, mas também em relação à qualidade da assistência de saúde (Bailey, Weiss, Barrett et al., 2019). Aproximadamente 20% dos pacientes atendidos pelo Medicare são reinternados. A reinternação de pessoas com mais de 65 anos não é apenas dispendiosa; esses pacientes apresentam fraqueza e estresse que podem torná-los vulneráveis a episódios de queda e outros eventos adversos (Agency for Healthcare Research and Quality [AHRQ], 2019). Medicare é um exemplo de plano de saúde que responsabiliza os hospitais por readmissões hospitalares nos 30 dias seguintes à alta hospitalar por meio de redução do reembolso dos custos associados a essas reinternações (Bailey et al., 2019). As reinternações podem resultar de lacunas nos cuidados de transição, inclusive durante os processos de planejamento da alta hospitalar, conforme comprovado pela incapacidade dos pacientes de controlar seu próprio cuidado e como resultado da comunicação insatisfatória entre o hospital e o nível seguinte de atendimento (p. ex., serviço de atendimento domiciliar, unidades de atendimento primário) quanto às demandas e aos recursos do paciente (AHRQ, 2019). Todos esses fatores resultaram em um foco crescente nos **cuidados de transição**, um processo para assegurar a consistência e a coordenação dos cuidados nos ambientes de cuidados e na passagem de um ambiente para outro (Carr, 2019). Por exemplo, os cuidados de transição são prestados quando um paciente é transferido da unidade de tratamento intensivo (UTI) para a enfermaria médico-cirúrgica em um serviço de atendimento agudo. Outro momento importante de prestação de cuidados de transição ocorre quando o paciente recebe alta do pronto-socorro para atendimento continuado na comunidade. O Boxe 2.1 (Perfil de pesquisa de enfermagem) apresenta os cuidados de transição e os componentes importantes necessários para garantir desfechos positivos durante esse processo de transição. Vários modelos e programas de cuidados de transição descrevem o processo como uma abordagem de equipe interdisciplinar na qual os membros da equipe incluem o paciente e seus cuidadores. Profissionais de enfermagem em vários cenários são membros importantes da equipe de cuidados de transição, atuando em muitos aspectos do processo de transição (Carr, 2019).

Os cuidados do paciente têm de ser coordenados com perfeição, desde o ambiente de internação hospitalar até as transições para o ambiente comunitário. Várias funções de enfermagem evoluíram para proporcionar melhor coordenação dos cuidados e transições de cuidados, incluindo o enfermeiro navegador, o gestor de casos e o enfermeiro líder (CNL, do inglês, *clinical nurse leader*). Enfermeiros navegadores (*nurse navigators*) são enfermeiros contratados por hospitais e redes de saúde que trabalham com populações de pacientes com um diagnóstico comum de doença (p. ex., câncer). Esses profissionais ajudam o paciente e seus familiares na transição entre os diferentes níveis de atendimento (p. ex., do hospital para uma unidade de saúde com atendimento especializado, do atendimento domiciliar para o atendimento assistido). Um exemplo de função essencial para o *oncology nurse navigator* (ONN) é

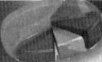

Boxe 2.1 — PERFIL DE PESQUISA DE ENFERMAGEM

Componentes importantes para os cuidados de transição

Naylor, M.D., Shaid, E.C, Carpenter, D., et al. Components of comprehensive and effective transitional care. *Journal of the American Geriatrics Society*, 2017;65(6):1119-1125.

Finalidade

Os cuidados de transição são reconhecidamente importantes para assegurar melhores desfechos de saúde e maior qualidade de atendimento associados a custos menores por redução das reinternações hospitalares. Um projeto nacional denominado Project ACHIEVE, focalizado nos beneficiários do Medicare, foi realizado para identificar aspectos cruciais dos cuidados de transição que promovem desfechos positivos para os pacientes e os cuidadores.

Metodologia

O projeto ACHIEVE incluiu especialistas, pacientes e cuidadores em uma abordagem de múltiplos métodos que envolve entrevistas, grupos de foco e revisão da literatura, que levaram à identificação e à definição dos componentes críticos dos cuidados de transição. O grupo de trabalho coletou estudos de casos para avaliar como esses componentes se conectam com a experiência verdadeira de cuidados de transição, selecionando um estudo de caso para mapeamento dos componentes; tudo resultando em refinamento adicional dos componentes críticos.

Achados

Oito componentes essenciais foram identificados e visualizados em um modelo de cuidados de transição: engajamento do paciente, engajamento do cuidador, complexidade do manejo, orientação do paciente, orientação dos cuidadores, bem-estar do paciente e dos cuidadores, continuidade do cuidado e responsabilização pelos resultados. Cada um dos oito componentes foi definido com exemplos de questões relacionadas com os pacientes e os cuidadores. Informações adicionais forneceram sugestões para intervenções interdisciplinares a partir das evidências revisadas.

Implicações para a enfermagem

Os cuidados de transição constituem uma abordagem de equipe que inclui o paciente e o cuidador. Portanto, a pesquisa sobre cuidados de transição deve incluir essas importantes partes interessadas. O modelo e as definições dos cuidados de transição resultantes do Project ACHIEVE constituem um arcabouço comum para a equipe de saúde interdisciplinar que, então, foca na promoção de desfechos ótimos para os pacientes. Os profissionais de saúde que trabalham nas unidades intermediárias podem utilizar esses componentes cruciais na avaliação de pacientes individuais e, depois, ajustar intervenções em componentes necessários. O modelo também fornece um arcabouço para elaboração, avaliação e futuro aprimoramento do programa por meio de investigação adicional do cuidado intermediário.

a orientação do paciente.[2] O ONN avalia os pacientes, suas famílias e os cuidadores em relação às demandas educacionais e reconhece barreiras à orientação, que podem impactar a saúde em áreas como diagnóstico, tratamento e manejo dos efeitos colaterais associados ao tratamento (Baileys, McMullen, Lubejko et al., 2018).

O gerenciamento de caso é um sistema de coordenação de serviços de cuidados de saúde que visa garantir custo-efetividade, responsabilidade e cuidados de qualidade. Os gestores de caso podem ser enfermeiros ou ter formação em outras áreas da saúde, como assistência social. O gerente de caso coordena os cuidados a diversos pacientes, facilitando a comunicação entre os profissionais de enfermagem, outros profissionais de saúde que prestam cuidados e as companhias de seguro. Em algumas instituições, particularmente no ambiente comunitário, o gerente de caso concentra-se na coordenação do plano de tratamento do paciente com condições complexas. O gerente do caso pode acompanhar o paciente durante toda a internação e após a alta para casa, coordenando os serviços de saúde que evitarão ou adiarão uma reinternação. A quantidade de casos geralmente está limitada em termos de âmbito aos pacientes com diagnósticos, necessidades e tratamentos semelhantes (Case Management Society of America [CMSA], 2019).

O CNL é um profissional de enfermagem generalista com mestrado em enfermagem e treinado para ajudar os pacientes a navegar pelo complexo sistema de saúde (American Association of Colleges of Nursing [AACN], 2019a). O CNL coordena a assistência prestada a um grupo bem-definido de pacientes, presta atendimento direto se a situação assim o exigir e adota um papel de liderança entre os membros da equipe de saúde. O CNL integra práticas baseadas em evidências com a advocacia do paciente, coordenação dos cuidados, medida dos desfechos, avaliação do risco e melhora da qualidade e das habilidades de comunicação interprofissional (AACN, 2019a). Atualmente, o enfermeiro líder está desempenhando suas funções em ambientes hospitalares, bem como comunitários.

Enfermagem em terapia intensiva

A **enfermagem em terapia intensiva** é uma especialidade que provê cuidados a pacientes de todas as idades em estado crítico. Esse tipo de atendimento é prestado em locais como UTIs. Atualmente, os locais de prática da enfermagem em terapia intensiva foram expandidos e incluem atendimento virtual e vários tipos de cenários comunitários, inclusive domicílios (American Association of Critical-Care Nurses [AACN], 2019b). Quando os pacientes enfrentam doenças potencialmente fatais, reais ou potenciais, os enfermeiros da terapia intensiva realizam intervenções holísticas individualizadas.

Nos EUA, os *Scope and Standards for Progressive and Critical-Care Nursing* (AACN, 2019b) refletem a abrangência e os padrões estabelecidos pela ANA (2015b) para a prática da enfermagem como profissão; eles são revisados, conforme necessário, com base nas tendências de cuidados e nos avanços tecnológicos no atendimento de pacientes que apresentam doenças críticas. Além disso, a AACN (2019b) delineia as expectativas específicas de desempenho com o processo de enfermagem servindo como fundamento e guia. Por exemplo, o padrão de avaliação inclui competências na coleta de dados holísticos com base nas evidências atuais e no reconhecimento das prioridades de avaliação de cada paciente. Os *Scope and Standards* atual (AACN, 2019b) reconhecem dois tipos de cuidados de enfermagem prestados pelo enfermeiro do cuidado progressivo e pelo enfermeiro do cuidado crítico. O enfermeiro do cuidado progressivo cuida do paciente com doença aguda que está evoluindo para estabilidade fisiológica, mas ainda corre risco de doença potencialmente fatal. O enfermeiro de cuidados críticos atende pacientes com quadros agudos de doença potencialmente fatal ou que correm alto risco de apresentá-la. A AACN também estabelece parâmetros para a proficiência em cuidados progressivos e cuidados críticos que levam à certificação na especialidade. Além da certificação na especialidade, existem oportunidades para os enfermeiros aprimorarem seus conhecimentos em cuidados críticos por meio de programas de pós-graduação.

A AACN reconhece a atuação do enfermeiro de cuidados críticos nos cuidados de transição e a necessidade de começar a planejar a alta precocemente, até mesmo durante a fase aguda ou crônica da internação hospitalar (Alspach, 2018). O enfermeiro de cuidados críticos, com encargos que variam de atividades da vida diária (AVDEs) e atividades instrumentais da vida diária (AIVDs) (ver discussão adiante) até defesa dos interesses do paciente e coordenação da prestação de cuidados, consegue envolver os familiares ou entes queridos dos pacientes nas avaliações diárias e no planejamento do atendimento ao paciente, iniciar a análise de suas competências e começar a orientação necessária de modo que os familiares ou os entes queridos do paciente consigam assumir o papel de cuidadores.

Enfermagem de reabilitação

Reabilitação significa tornar capaz de novo; envolve aprender ou reaprender habilidades ou competências ou ajustar funções existentes para alcançar o potencial máximo. Portanto, a reabilitação é um processo orientado para metas de atendimento a pessoas com incapacidades ou doenças crônicas. Essa filosofia de atuação restaura ou otimiza competências, em vez de focar na incapacidade (Association of Rehabilitation Nursing [ARN], 2013). A reabilitação é parte integrante da enfermagem, porque cada doença ou ferimento grave impõe a ameaça de incapacidade ou deficiência, que envolve perda funcional ou anormalidade em uma estrutura ou função do corpo. A **enfermagem de reabilitação** é uma área especializada que se concentra em devolver ao paciente a capacidade funcional ideal por meio de uma abordagem holística ao cuidado baseada em evidências científicas (ARN, 2019a). A ARN desenvolveu um *Modelo de Competências da ARN para Enfermeiros Profissionais de Reabilitação* com recursos. Os domínios do modelo (intervenções lideradas por enfermeiros, promoção de vida bem-sucedida, liderança e cuidados por diversos profissionais) abrangem todas as competências necessárias para promover a enfermagem de reabilitação de pessoas com incapacidade e/ou doença crônica (ARN, 2019b). Além disso, a ARN descreve as atuações do enfermeiro da reabilitação como orientador, cuidador, colaborador e defensor dos direitos do paciente em vários cenários hospitalares e ambulatoriais (ARN, 2019a)

Os serviços de reabilitação são necessários por cada vez mais pessoas, em virtude dos avanços na tecnologia que salvam ou prolongam a vida de pacientes com doenças e lesões graves e aqueles com incapacidade. Cada vez mais, pessoas que estão se recuperando de doenças ou lesões graves estão retornando para suas casas e comunidades com necessidades continuadas. A incapacidade significativa causada pela guerra

---

[2]N.R.T.: a Oncology Nursing Society (ONS), em 2017, declarou o *oncology nurse navigator* (ONN) como um enfermeiro com conhecimentos clínicos específicos de oncologia que oferece assistência especializada aos pacientes, a seus familiares e aos cuidadores, a fim de ajudar a superar as barreiras do sistema de saúde.

e pelo terrorismo também aumenta a demanda por serviços de reabilitação. Todos os pacientes, independentemente de idade, gênero, etnia, nível socioeconômico ou diagnóstico, têm direito a serviços de reabilitação.

Considera-se que a pessoa tenha uma incapacidade (limitação de atividade), como restrição no desempenho ou função nas atividades cotidianas, se ela tiver dificuldades para falar, ouvir, ver, andar, subir escadas, levantar ou carregar objetos, realizar AVDs, frequentar a escola ou trabalhar. A incapacidade é considerada grave se a pessoa não for capaz de realizar uma ou mais atividades, receber benefícios federais por causa de uma incapacidade ocupacional, usar um dispositivo de assistência à mobilidade ou precisar da ajuda de outra pessoa para realizar atividades básicas. O objetivo da **tecnologia de assistência** é incorporar dispositivos para melhorar a capacidade funcional das pessoas com incapacidade; tais dispositivos podem incluir qualquer item, peça de equipamento ou sistema de produtos que podem ser adquiridos comercialmente em lojas convencionais ou modificados ou personalizados. Os tipos de tecnologia de assistência podem incluir **dispositivos de adaptação**, que ajudam a pessoa com incapacidade a modificar ou alterar o ambiente (p. ex., uma rampa de acesso usada no lugar de degraus para uma pessoa que usa uma cadeira de rodas) e **dispositivos de assistência**, que ajudam a pessoa com incapacidade a realizar determinada tarefa (p. ex., uma placa de colo com imagens utilizadas para ajudar uma pessoa que não pode falar a se comunicar) (ver Capítulo 7, para uma discussão mais aprofundada sobre incapacidade).

Avaliação da capacidade funcional

A avaliação abrangente da capacidade funcional é a base para o desenvolvimento de um programa de reabilitação. A capacidade funcional se refere à competência na realização das AVDs e AIVDs. As **atividades da vida diária (AVDs)** são as ações de autocuidado que o paciente deve realizar diariamente para atender às suas necessidades pessoais; estas incluem higiene pessoal/banho, vestir/arrumar-se, alimentar-se, realizar higiene íntima e locomover-se. Muitos pacientes não são capazes de realizar essas atividades com facilidade. As **atividades instrumentais de vida diária (AIVDs)** incluem as habilidades complexas necessárias para uma vida independente, tais como o preparo de refeições, as compras, a gestão do lar e das finanças, o manejo de medicamentos, o uso de telefone e o transporte.

O enfermeiro observa o paciente realizar atividades específicas (p. ex., comer, vestir-se) e analisa seu grau de independência; o tempo gasto; a mobilidade, a coordenação e a resistência (*endurance*) do paciente e a ajuda necessária. Ele também avalia cuidadosamente a mobilidade articular, a força muscular, a reserva cardiovascular e a função neurológica, porque a capacidade funcional também depende desses fatores. As observações são registradas em uma ferramenta de avaliação funcional. Tais ferramentas fornecem uma maneira de padronizar parâmetros de avaliação e incluem uma escala ou pontuação com as quais as melhoras podem ser comparadas. Também comunicam claramente o nível de funcionalidade do paciente a todos os membros da equipe de reabilitação. Tais membros usam essas ferramentas para fornecer uma avaliação inicial das capacidades do paciente e monitorar seu progresso em alcançar a independência.

Uma das ferramentas mais utilizadas para avaliar o nível de independência do paciente é a Functional Independence Measure (FIM™) (Keith, Granger, Hamilton et al., 1987). FIM™ é um conjunto mínimo de dados que mede 18 itens de autocuidado, incluindo alimentar-se, tomar banho, arrumar-se, vestir a parte superior do corpo, vestir a parte inferior do corpo, realizar higiene, apresentar controle vesical e controle intestinal. A FIM™ aborda as transferências e a capacidade de deambular e subir escadas; além disso, inclui itens de comunicação e cognição social. A pontuação baseia-se em uma escala de sete pontos, com os itens utilizados para avaliar o nível de independência do paciente. A Alpha FIM™, uma versão abreviada da FIM™, é usada com frequência nas primeiras 72 horas de internação em unidades de cuidados agudos para medir a independência funcional e a quantidade de ajuda que o paciente necessita para realizar as AVDs.

Embora existam muitas ferramentas para doenças específicas que são utilizadas para avaliar a capacidade funcional do paciente, algumas medidas genéricas utilizadas frequentemente (Fidecki, Wysokiński, Wrońska et al., 2017) incluem:

- O Katz Index of Independence in Activities of Daily Living (Katz Index) (Katz, Downs, Cash et al., 1970), que é utilizado na análise de seis áreas de AVDs (ou seja, tomar banho, vestir-se, higiene pessoal, transferência, continência, alimentação) e classifica o paciente como independente ou dependente de assistência
- O Índice de Barthel (Mahoney & Barthel, 1965), que é usado para medir o nível de independência nas AVDs, a continência, a higiene pessoal, as transferências do paciente e a deambulação (ou mobilidade na cadeira de rodas). Esta escala não aborda as capacidades de comunicação ou cognitivas.

É necessário realizar uma avaliação funcional detalhada das condições secundárias relacionadas com a incapacidade do paciente, como a atrofia e o descondicionamento musculares, a integridade da pele, o controle intestinal e vesical, bem como a função sexual, conjuntamente a forças residuais pouco afetadas pela doença ou incapacidade. Além disso, o enfermeiro avalia o estado físico, mental, emocional, espiritual, social e econômico do paciente, bem como o ambiente cultural e familiar. Esses elementos podem proporcionar um contexto para os achados funcionais e influenciar o plano de reabilitação. Por exemplo, o processo de reabilitação pode ser influenciado pela percepção do paciente do que significa ter uma incapacidade e as implicações que isso poderia ter sobre as atuações familiares e sociais.

PROCESSO DE ENFERMAGEM

Paciente com déficits de autocuidado nas atividades da vida diária

Inicia-se um programa de AVDs assim que o processo de reabilitação começa, porque a capacidade de realizar as AVDs frequentemente é a chave para a independência, para o retorno para casa e para a transição para a comunidade.

Avaliação

O enfermeiro deve observar e avaliar a capacidade do paciente de realizar as AVDs para determinar o nível de independência no autocuidado e a necessidade de intervenções de enfermagem. O Boxe 2.2 descreve comportamentos que podem indicar dificuldades de funcionalidade ou motricidade e, portanto, devem ser avaliados. Por exemplo, o banho requer obter a água e os produtos utilizados para o banho (p. ex., sabonete, esponja) e lavar e secar o corpo depois do banho. Vestir-se exige pegar as roupas do armário, colocar e tirar, e ajustá-las. Comer sozinho requer o uso de utensílios para levar a comida à boca, além de mastigar e engolir os alimentos. A higiene íntima inclui tirar a roupa para usar o vaso sanitário, limpar-se e recolocar a roupa.

> **Boxe 2.2 AVALIAÇÃO**
> **Avaliação das dificuldades potenciais de funcionalidade ou motricidade**
>
> Esteja alerta aos seguintes comportamentos:
>
> - Segurar o corrimão para puxar o corpo ao subir escadas
> - Segurar nas grades do leito ou colchas para puxar-se para a posição sentada no leito
> - Inclinar-se para um lado e colocar as duas mãos no corrimão ao descer escadas ou uma rampa
> - Segurar nos móveis ou portas e olhar para os pés ao andar pela casa
> - Levantar uma perna (ou braço) utilizando a outra perna (ou braço) como suporte ou levantar a perna puxando pela calça (ou manga)
> - Inclinar a cabeça para alcançar a parte posterior ou lateral do cabelo ao arrumar-se
> - Usar um impulso para empurrar para cima, balançar para a frente e para trás, e/ou inclinar o corpo para a frente ("colocar o nariz à frente dos artelhos") ao passar de sentado para em pé
> - Inclinar-se na cintura sem flexionar os joelhos e, em seguida, colocar uma das mãos sobre a coxa, como se fosse um apoio, e empurrar contra a coxa para ajudar a passar para a posição vertical
> - Virar-se para alcançar um objeto e, em seguida, usar o outro braço ou um objeto para apoiar o braço estendido na altura do cotovelo ou do punho
> - Posicionar uma cadeira antes de se sentar, usando parte da frente ou de trás dos joelhos e, em seguida, usar a parte de trás dos joelhos para se orientar para se sentar; usar o tronco e os quadris para encostar-se em uma mesa ou cadeira
> - Alcançar e inclinar o corpo, em vez de usar um braço
> - Caminhar inclinando-se para um lado, mancando, gingando ou usando outra variação de marcha
> - Realizar varredura (ou seja, observar ou estar ciente dos arredores) ineficaz, enquanto come ou se arruma
> - Rolar ou realizar manobras com o corpo, deslizando para a frente em uma cadeira, ou outras manobras para se levantar do leito ou de uma cadeira
>
> Adaptado de Weber, J.R., & Kelley, J.H. (2018). *Health assessment in nursing* (6th ed.). Philadelphia, PA: Lippincott Williams & Wilkins.

As atividades de arrumação incluem pentear o cabelo, escovar os dentes, fazer a barba ou aplicar maquiagem e lavar as mãos. Os pacientes que conseguem sentar-se e levantar as mãos até a cabeça podem começar as atividades de autocuidado. Os dispositivos de assistência, muitas vezes, são essenciais para alcançar determinado nível de independência nas AVDs.

A avaliação adicional deve incluir a compreensão das perspectivas do paciente e de seus familiares sobre a condição do paciente e como esta influencia a capacidade funcional. O enfermeiro também deve estar ciente das condições clínicas ou de outros problemas de saúde do paciente, o efeito que eles têm sobre a capacidade de realizar AVDs e o envolvimento da família nessas atividades do paciente. Esta informação é valiosa ao estabelecer metas e desenvolver o plano de cuidados para maximizar o autocuidado.

Diagnósticos de enfermagem

Com base nos dados da avaliação, os principais diagnósticos de enfermagem podem incluir os seguintes:

- Comprometimento da capacidade de realizar higiene pessoal
- Comprometimento da capacidade de vestir-se
- Comprometimento da capacidade de se alimentar sozinho
- Comprometimento da capacidade de autocuidado
- Comprometimento da manutenção da saúde.

Planejamento e metas

As principais metas para o paciente incluem a execução das seguintes atividades de modo independente ou com assistência, usando dispositivos de adaptação, conforme o caso: banho/higiene, vestir-se/arrumar-se, alimentar-se e realizar higiene íntima. Uma meta relacionada é que o paciente expresse satisfação com a extensão da independência alcançada nas atividades de autocuidado. Outra meta importante é que o paciente reconheça ajustes no novo estilo de vida e nas AVDs e consiga identificar recursos para viabilizar funcionamento ótimo (Carpenito, 2017).

Intervenções de enfermagem

A repetição, a prática e as demonstrações ajudam os pacientes a alcançar a independência máxima nas atividades de cuidados pessoais. A função do enfermeiro é proporcionar um ambiente de aprendizagem ideal que minimize distrações. O enfermeiro é capaz de identificar o momento ideal para o paciente treinar as atividades, incentivar a concentração, identificar problemas de resistência que possam afetar a segurança e fornecer pistas e lembretes para pacientes com uma incapacidade específica, tal como alteração ou perda de sensação que pode ocorrer em acidentes vasculares encefálicos (Gregory & Galloway, 2017). Os pacientes com mobilidade, sensibilidade, força ou destreza reduzida podem precisar usar dispositivos de assistência para realizar o autocuidado.

PROMOÇÃO DA CAPACIDADE DE AUTOCUIDADO

A abordagem de um paciente ao autocuidado pode ser afetada pela mobilidade alterada ou prejudicada e influenciada pelas expectativas familiares ou culturais. A incapacidade de realizar o autocuidado como realizado previamente pode levar a comportamentos de enfrentamento inefetivo, tais como isolamento social, dependência de cuidadores ou depressão. O enfermeiro deve motivar o paciente a aprender e aceitar a responsabilidade de cuidar de si. Isso ajuda a promover uma atitude de "eu prefiro fazer isso sozinho". Além disso, ele deve ajudar o paciente a identificar os limites seguros da atividade independente; saber quando pedir ajuda é especialmente importante.

O enfermeiro orienta, guia e apoia o paciente que está aprendendo ou reaprendendo a realizar atividades de autocuidado, mantendo o foco nos pontos fortes e nível de função ideal do paciente. A consistência nas instruções e na assistência prestadas pelos profissionais de saúde, incluindo os terapeutas de reabilitação (p. ex., fisioterapeutas, terapeutas ocupacionais, terapeutas recreacionais, fonoaudiólogos, médicos), é essencial ao processo de aprendizagem. Registrar o desempenho do paciente fornece dados para avaliar o progresso, e isso pode ser usado como uma fonte de motivação e construção moral. As diretrizes para orientar os pacientes e seus familiares sobre as AVDs são apresentadas no Boxe 2.3.

Muitas vezes, realizar uma manobra simples exige que o paciente com incapacidade se concentre intensamente e exerça um esforço considerável; portanto, as técnicas de autocuidado precisam ser adaptadas para se acomodar ao estilo de vida do paciente específico. Como uma atividade de autocuidado geralmente pode ser realizada de várias maneiras, o bom senso e um pouco de criatividade podem promover maior independência. Por exemplo, a pessoa que não é capaz de alcançar sua cabeça pode ser capaz de fazê-lo inclinando-se para a frente. Incentivar o paciente a participar de um grupo de apoio também pode ajudá-lo a descobrir soluções criativas para problemas de autocuidado.

> **Boxe 2.3 — ORIENTAÇÕES AO PACIENTE**
> **Orientação dos pacientes sobre as atividades da vida diária**
>
> O enfermeiro instrui o paciente a:
>
> 1. Ser realista em relação à meta da atividade e estabelecer metas a curto prazo que possam ser alcançadas no futuro próximo.
> 2. Identificar as várias abordagens para se realizar a tarefa (p. ex., há várias maneiras de se colocar determinada peça de roupa).
> 3. Selecionar a abordagem mais propensa a ser bem-sucedida.
> 4. Identificar os movimentos necessários para realizar a atividade (p. ex., pegar um copo, estender o braço com a mão aberta; colocar a mão aberta próximo do copo; flexionar os dedos em torno do copo; mover o braço e segurar o copo na vertical; flexionar o braço em direção ao corpo).
> 5. Concentrar-se inicialmente nos movimentos funcionais mais grossos e, gradualmente, incluir atividades que usam movimentos mais finos (p. ex., abotoar roupas, comer com garfo).
>
> O profissional de enfermagem também deve se assegurar de:
>
> 1. Especificar a abordagem selecionada para realizar a tarefa no plano de cuidado do paciente e o respectivo nível observado de progressão.
> 2. Incentivar o paciente a realizar a atividade até a capacidade máxima dentro das limitações da incapacidade.
> 3. Monitorar a tolerância do paciente.
> 4. Minimizar a frustração e o cansaço.
> 5. Apoiar o paciente com um elogio apropriado ao esforço despendido e aos atos realizados.
> 6. Ajudar o paciente a realizar e praticar a atividade em situações da vida real e em um ambiente seguro.

As normas culturais preexistentes influenciam o grau de autocuidado que o paciente está disposto a considerar. As crenças culturais e étnicas sobre higiene podem variar entre indivíduos e famílias. O enfermeiro deve reconhecer essas crenças, trabalhar quaisquer intercorrências com o paciente e a família e comunicar os achados pertinentes à equipe de reabilitação.

DISPOSITIVOS DE ADAPTAÇÃO OU APOIO RECOMENDADOS

Se o paciente tiver dificuldade para realizar uma AVD, um dispositivo de adaptação ou apoio (dispositivo de autoajuda) pode ser útil. Tais dispositivos podem ser obtidos comercialmente ou ser confeccionados por um enfermeiro, terapeuta ocupacional, paciente ou familiar. Os dispositivos podem incluir alças ajustadas em escovas de dentes ou lâminas de barbear; alças curvas e longas em espelhos ou calçadeiras; ventosas para manter itens em seus lugares; cadeiras de banho; assentos sanitários elevados e pegadores universais para segurar itens de autocuidado. Alguns deles são mostrados na Figura 2.1. Para ajudar as mulheres na pré-menopausa a gerenciar a menstruação, é possível usar adaptações de vestuário (p. ex., abas de Velcro para facilitar o acesso), espelhos, absorventes íntimos autoadesivos, lenços umedecidos e roupas íntimas frouxas.

> **Alerta de enfermagem | Qualidade e segurança**
> Para evitar ferimentos ou hemorragias, as pessoas que tomam medicação anticoagulante devem ser encorajadas a usar um barbeador elétrico. As mulheres podem querer considerar cremes depilatórios ou eletrólise.

Existe uma ampla seleção de dispositivos computadorizados, ou podem ser projetados dispositivos específicos para cada paciente com incapacidade grave a fim de torná-lo mais independente. O projeto AbleData (ver seção Recursos, no fim deste capítulo) oferece uma listagem informatizada de aparelhos e equipamentos disponíveis no mercado para pessoas com incapacidade.

O enfermeiro deve estar alerta para "engenhocas" disponíveis no mercado e avaliar sua potencial utilidade. É necessário exercer julgamento profissional e ter cautela ao recomendar dispositivos, porque, no passado, vendedores inescrupulosos vendiam itens desnecessários, excessivamente caros ou inúteis para os pacientes.

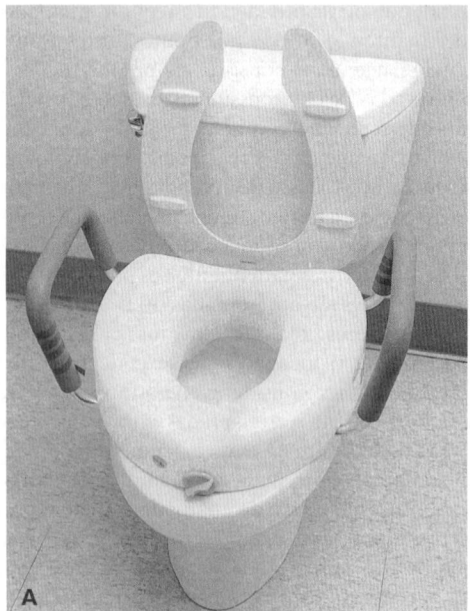 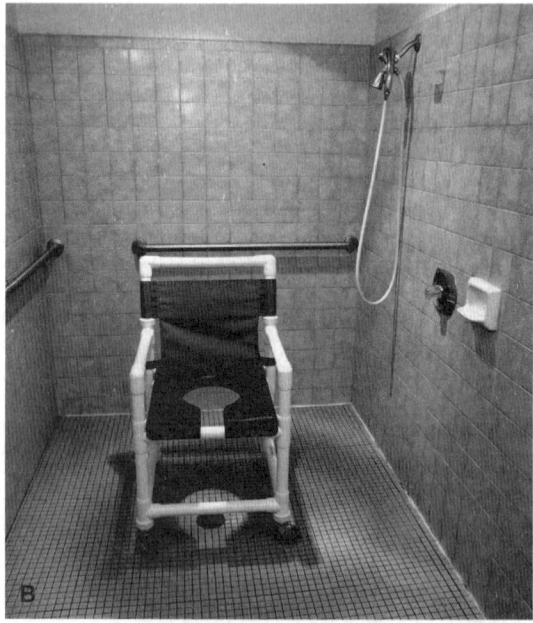

Figura 2.1 • Dispositivos de assistência e de adaptação. **A.** Assento sanitário elevado. **B.** Cadeira de banho.

AJUDA AOS PACIENTES A ACEITAR AS LIMITAÇÕES

Se o paciente tiver uma incapacidade funcional grave, a independência no autocuidado pode ser uma meta irreal. Nesta situação, o enfermeiro orienta o paciente a como assumir o comando, direcionando sua atenção. O paciente pode precisar de um cuidador pessoal para realizar as AVDs. Os familiares podem não ser apropriados para prestar cuidados de banho/higiene, vestir/arrumar-se, alimentação e higiene íntima, e os cônjuges podem ter dificuldade em prestar cuidados vesicais e intestinais aos pacientes e manter o papel de parceiros sexuais. Se for necessário um cuidador pessoal, o paciente e seus familiares devem aprender a gerenciar o empregado de modo efetivo. O enfermeiro ajuda o paciente a aceitar a dependência no autocuidado. Para promover um autoconceito positivo, deve-se enfatizar a independência em outras áreas, como a interação social.

COMO ASSEGURAR MANEJO DE SAÚDE EFETIVO

O enfermeiro garante o manejo de saúde efetivo ao orientar o paciente e os cuidadores em termos apropriados para eles compreenderem a natureza da condição ou do distúrbio da saúde e as alterações resultantes nas AVDs. Esse entendimento viabiliza a transição para um novo modo de vida após a alta. As barreiras que interferem na manutenção bem-sucedida da saúde são identificadas, e são estabelecidas estratégias para reduzi-las. A equipe de transição, sob a orientação do enfermeiro, colabora na identificação e assegura os recursos que são necessários para garantir o sucesso da transição e a prevenção de complicações (Carpenito, 2017).

Reavaliação

Entre os resultados esperados, estão:
1. Demonstra independência no autocuidado relacionado com o banho/higiene ou os realiza com auxílio, utilizando dispositivos de adaptação conforme apropriado.
    a. Toma banho com o nível máximo de independência.
    b. Utiliza dispositivos de adaptação e assistência de modo efetivo.
    c. Relata satisfação com o nível de independência no banho/higiene.
2. Demonstra independência no autocuidado para vestir-se/arrumar-se ou realização de tais atividades com auxílio, utilizando dispositivos de adaptação conforme apropriado.
    a. Veste-se/arruma-se com o nível máximo de independência.
    b. Utilização de dispositivos de adaptação de modo efetivo.
    c. Relata satisfação com o nível de independência em vestir-se/arrumar-se.
    d. Demonstra interesse crescente na aparência.
3. Demonstra independência no autocuidado relacionado com a alimentação ou realização das atividades a seguir com auxílio, utilizando dispositivos de assistência ou adaptação conforme apropriado.
    a. Alimenta-se sozinho, com nível máximo de independência.
    b. Utiliza dispositivos de adaptação e assistência de modo efetivo.
    c. Demonstra maior interesse em comer.
    d. Mantém ingestão nutricional adequada.
4. Demonstra independência no autocuidado relacionado com higiene íntima ou realização das atividades a seguir com auxílio, utilizando dispositivos de assistência ou adaptação, conforme apropriado.
    a. Realiza higiene íntima com o nível máximo de independência.
    b. Utiliza dispositivos de adaptação e assistência de modo efetivo.
    c. Sentimentos positivos em relação ao nível de independência na higiene íntima.
    d. Experiência frequente de eliminação intestinal e vesical adequada.
    e. Ausência de incontinência, constipação intestinal, infecção urinária ou outras complicações.
5. Demonstra conhecimento sobre manutenção efetiva da saúde.
    a. Verbaliza conhecimento sobre o problema/distúrbio de saúde e as alterações resultantes nas competências funcionais e no estilo de vida.
    b. Identifica e garante os recursos necessários para manter a saúde após a alta hospitalar.

PROCESSO DE ENFERMAGEM
Paciente com mobilidade física prejudicada

Os problemas comumente associados à imobilidade incluem músculos enfraquecidos, contraturas articulares e deformidade. Cada articulação do corpo tem uma amplitude de movimento normal; se a amplitude é limitada, as funções da articulação e os músculos que movem a articulação são prejudicados e podem se desenvolver deformidades dolorosas. O enfermeiro deve identificar os pacientes em risco de ter essas complicações. O enfermeiro precisa avaliar, planejar e intervir para prevenir complicações da imobilidade.

Outro problema frequente na enfermagem de reabilitação é o padrão de deambulação/mobilidade alterado. Os pacientes com incapacidade podem ser temporária ou permanentemente incapazes de deambular de modo independente e sem auxílio. O enfermeiro avalia a mobilidade do paciente e designa cuidados que promovem a mobilidade independente dentro dos limites terapêuticos prescritos. Se o paciente não for capaz de se exercitar e mover suas articulações ao longo da amplitude de movimento completa, podem ocorrer contraturas. A contratura é um encurtamento do músculo e tendão que leva à deformidade e limita a mobilidade das articulações. Quando a articulação com contratura é movida, o paciente sente dor; além disso, é necessário que haja mais energia para realizar os movimentos nessa articulação.

A incapacidade modifica a vida do paciente e da unidade familiar, bem como alterações no estilo de vida, na motilidade e nas interações como membros de uma comunidade. Os pacientes lamentam a perda da saúde, seja ela temporária ou permanente, e precisam processar essa perda como parte do processo de adaptação e do plano de cuidado (Carpenito, 2017).

Avaliação

A mobilidade pode estar restrita em decorrência de dor, paralisia, perda da força muscular, doença sistêmica, dispositivo de imobilização (p. ex., aparelho gessado, imobilizador) ou limites prescritos para promover a cicatrização. A avaliação da mobilidade inclui o posicionamento, a capacidade de se mover, a força e o tônus muscular, a função articular e os limites de mobilidade prescritos. O enfermeiro deve colaborar com fisioterapeutas ou outros membros da equipe para avaliar a mobilidade.

Durante as mudanças de decúbito, transferências e atividades de locomoção, o enfermeiro avalia a capacidade funcional, o grau de incapacidade e a capacidade residual para adaptação fisiológica do paciente. A profissional observa se o paciente apresenta hipotensão ortostática, palidez, sudorese, náuseas, taquicardia e fadiga.

Além disso, o enfermeiro avalia a capacidade do paciente de usar vários dispositivos de assistência que promovam a mobilidade. Se o paciente não for capaz de deambular sem assistência, o enfermeiro avalia a capacidade do paciente de se equilibrar, transferir e usar dispositivos de assistência (p. ex., muletas, andador). Andar de muletas requer um alto gasto energético e produz estresse cardiovascular considerável; portanto, as pessoas com redução na capacidade de praticar exercício, na força do braço e problemas de equilíbrio decorrentes de doenças do envelhecimento ou múltiplas podem ser incapazes de usá-las. O andador é mais estável e pode ser uma escolha melhor para esses pacientes. Se o paciente utiliza uma órtese, o enfermeiro o monitora para determinar se o uso é efetivo e se há potenciais problemas associados à sua utilização.

O processo de avaliação inclui a compreensão do significado de doença ou incapacidade para o paciente e para seus familiares, seja ela sinônimo de perda temporária ou permanente da função ou do estilo de vida normal. Os sinais e sintomas manifestados pelos pacientes ou por seus familiares, como descrença, choro, emoções como tristeza e raiva, podem ser parte do processo de pesar. O profissional de enfermagem colabora com a equipe de saúde interdisciplinar na elaboração de um plano holístico de cuidado que aborde diagnósticos de enfermagem reais ou potenciais relevantes (Carpenito, 2017).

Diagnósticos de enfermagem

Com base nos dados de avaliação, os principais diagnósticos de enfermagem podem incluir os seguintes:

- Comprometimento da mobilidade
- Intolerância à atividade ou risco de intolerância
- Risco de lesão
- Risco de desuso
- Deambulação prejudicada
- Mobilidade com cadeira de rodas prejudicada
- Comprometimento da motilidade no leito
- Pesar.

Planejamento e metas

As principais metas para o paciente podem incluir não apresentar contraturas e deformidades, manter a força muscular e mobilidade articular, promover a independência na mobilidade, aumentar a tolerância às atividades e evitar novas incapacidades. Uma meta importante para o paciente e seus familiares incluiria a expressão da compreensão do significado da doença ou da incapacidade e das perdas associadas.

Intervenções de enfermagem

POSICIONAMENTO PARA PREVENIR COMPLICAÇÕES MUSCULOESQUELÉTICAS

As deformidades e contraturas, muitas vezes, podem ser evitadas pelo posicionamento adequado. A manutenção do alinhamento correto do corpo quando o paciente está no leito é essencial, independentemente da posição selecionada. Durante cada contato com o paciente, o enfermeiro avalia seu posicionamento e o ajuda a alcançar e manter posicionamento e alinhamento corretos. As posições mais comuns que os pacientes adotam no leito são os decúbitos dorsal, lateral e ventral. O enfermeiro ajuda o paciente a adotar essas posições e usa travesseiros para apoiar o corpo no alinhamento correto. Às vezes, o terapeuta

ocupacional pode confeccionar uma tala (p. ex., tala de punho ou de mão) para apoiar uma articulação e evitar deformidades. O enfermeiro deve garantir o uso adequado da tala e prestar cuidados à pele.

Prevenção de rotação externa do quadril. O paciente acamado por um longo período pode desenvolver uma deformidade em rotação externa do quadril, pois a articulação elipsóidea do quadril tende a rodar externamente quando o paciente está em decúbito dorsal. Um rolo de trocanter (ou seja, um lençol de flanela ou toalha de banho dobrada em terços do comprimento e rolada em direção ao paciente ou um rolo fabricado comercialmente) que se estende desde a crista ilíaca até o meio da coxa impede essa deformidade; com a colocação correta, ele serve como uma cunha mecânica sob a projeção do trocanter maior.

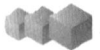

Alerta de domínio de conceito

A abdução envolve mover a parte para longe do corpo; a adução move a parte em direção ao corpo. A rotação externa ocorre quando a perna é movida para fora. Para evitar deformidade em rotação externa, o quadril do paciente não deve ser abduzido ou movido para longe do corpo.

Prevenção da queda plantar. A queda plantar é uma deformidade em que o tornozelo fica em flexão plantar (o tornozelo se inclina na direção da planta do pé). Se a situação persistir sem correção, o paciente não será capaz de manter o pé em uma posição normal e vai ser capaz de deambular apenas nas pontas dos pés, sem tocar o calcanhar no chão. A deformidade é causada pela contratura tanto do músculo gastrocnêmio quanto do músculo sóleo. Os danos ao nervo fibular ou a perda da extensibilidade do tendão calcâneo também podem resultar em queda plantar. Para evitar essa deformidade incapacitante, o paciente é posicionado para se sentar em um ângulo de 90° em uma cadeira de rodas, com os pés nos apoios para pés ou apoiados no chão.

Quando o paciente está em decúbito dorsal no leito, utilizam-se talas acolchoadas ou botas de proteção para manter seus pés em ângulo reto com as pernas. Deve-se, ainda, inspecionar com frequência a pele dos pés, a fim de determinar se os dispositivos de posicionamento produziram alguma área de pressão indesejada.

O paciente é encorajado a realizar os seguintes exercícios de tornozelo, várias vezes, de hora em hora: dorsiflexão e flexão plantar do tornozelo, flexão e extensão (dobrar e esticar) dos artelhos e eversão e inversão dos pés nos tornozelos. O enfermeiro realiza exercícios passivos de amplitude de movimento frequentes, caso o paciente não possa realizar exercícios ativos.

Alerta de enfermagem: Qualidade e segurança
Para prevenir a queda plantar, deve-se evitar o repouso prolongado no leito, a falta de exercício, o posicionamento incorreto no leito e o peso da roupa de cama forçando os artelhos em flexão plantar do tornozelo. Os pacientes devem ser encorajados a usar sapatos de apoio e proteção para que não ocorra a queda plantar.

MANUTENÇÃO DA FORÇA MUSCULAR E DA MOBILIDADE ARTICULAR

A função ideal depende da força dos músculos e dos movimentos articulares. A participação ativa nas AVD promove a manutenção da força muscular e da mobilidade articular. Exercícios de amplitude de movimento e exercícios terapêuticos específicos podem ser incluídos no plano de cuidados de enfermagem.

Prática de exercícios de amplitude de movimento. A amplitude de movimento envolve mover uma articulação em sua amplitude completa em todos os planos adequados (Boxe 2.4). Para manter ou aumentar a mobilidade de uma articulação, iniciam-se exercícios de amplitude de movimento assim que a condição do paciente possibilitar. Os exercícios são personalizados, de modo a acomodar a grande variação nos graus de movimento que as pessoas com suas diferentes composições corporais e faixas etárias podem alcançar.

Os exercícios de amplitude de movimento podem ser ativos (realizados pelo paciente sob a supervisão do enfermeiro), assistidos (com a ajuda do enfermeiro, se o paciente não puder realizar o exercício de modo independente) ou passivos (realizados pelo enfermeiro). Salvo indicação contrária, a articulação deve ser movida em sua amplitude de movimento pelo menos três vezes, 2 vezes/dia. A articulação a ser exercitada é apoiada, os ossos da articulação acima dela são estabilizados, e a parte do corpo distal à articulação é movida ao longo da amplitude de movimento da articulação. Por exemplo, o úmero deve ser estabilizado, enquanto o rádio e a ulna são movidos ao longo da amplitude de movimento na articulação do cotovelo.

A articulação não deve ser movida além de sua amplitude de movimento livre; ela é movida até o ponto de resistência, e o movimento é interrompido no ponto da dor. Se houver presença de espasmos musculares, a articulação é movida lentamente até o ponto de resistência. Aplica-se então pressão constante suave até que o músculo relaxe, e o movimento é continuado até o ponto final de resistência da articulação.

Para realizar exercícios assistidos ou passivos de amplitude de movimento, o paciente deve estar em uma posição confortável de decúbito dorsal, com os braços nas laterais e os joelhos estendidos. Mantém-se uma boa postura corporal durante os exercícios. O enfermeiro também usa uma boa mecânica corporal durante a sessão de exercícios.

Realização de exercícios terapêuticos. Os exercícios terapêuticos são prescritos pelo médico ou pelo fisiatra e realizados com a ajuda e a orientação do fisioterapeuta ou enfermeiro. O paciente deve ter uma compreensão clara do objetivo do exercício prescrito. Instruções escritas sobre frequência, duração e quantidade de repetições, assim como desenhos de traços simples explicando o exercício, ajudam a garantir a adesão ao programa de exercícios. A demonstração de retorno dos exercícios também ajuda o paciente e a família a seguir as instruções corretamente.

Quando realizado corretamente, o exercício ajuda a manter e melhorar a força muscular, manter a função articular, prevenir deformidades, estimular a circulação, desenvolver resistência e promover o relaxamento. O exercício também é valioso para ajudar a restaurar a motivação e o bem-estar do paciente. Exercícios com sustentação de peso podem retardar a perda óssea que ocorre com a incapacidade. Existem cinco tipos de exercício: passivo, ativo-assistido, ativo, resistido e isométrico. A descrição, o propósito e a ação de cada um desses exercícios estão resumidos na Tabela 2.1.

PROMOÇÃO DA MOBILIDADE INDEPENDENTE

Quando a condição do paciente se estabiliza, sua condição física possibilita e ele é capaz de ficar em pé, é assistido a sentar-se na lateral do leito e, em seguida, ficar em pé.

Avalia-se a tolerância a essa atividade. É possível desenvolver hipotensão ortostática (postural) quando o paciente adota uma posição vertical. Em virtude dos reflexos vasomotores inadequados, o sangue se acumula na área esplâncnica (visceral ou intestinal) e nas pernas, resultando em circulação cerebral inadequada. Se houver sinais de hipotensão ortostática (p. ex., queda da pressão arterial, palidez, sudorese, náuseas, taquicardia, tontura), a atividade é interrompida e o paciente é assistido a ficar em decúbito dorsal no leito.

Algumas condições incapacitantes, como a lesão raquimedular (LME), a lesão cerebral aguda e outras condições que exigem longos períodos na posição deitada, impedem o paciente de adotar uma posição vertical à beira do leito. Várias estratégias podem ser usadas para ajudar o paciente a assumir uma posição sentada a 90°. Uma cadeira de rodas reclinável com elevação dos apoios para as pernas possibilita uma progressão lenta e controlada do decúbito dorsal para a posição sentada a 90°. Uma mesa ortostática (uma maca que pode ser inclinada em incrementos de 10° a partir de um eixo horizontal até uma posição vertical) também pode ser utilizada. A mesa ortostática promove o ajuste vasomotor às mudanças de posição e ajuda o paciente com limitação no equilíbrio em pé e limitação nas atividades com sustentação de peso a evitar a descalcificação dos ossos e a redução na massa óssea associadas à síndrome do desuso e à falta de exercícios com sustentação de peso. Os fisioterapeutas podem utilizar a mesa ortostática com os pacientes que não ficam na posição vertical em decorrência de uma doença ou incapacidade funcional. A elevação gradual da cabeceira do leito pode ajudar. Ao retirar um paciente com LME do leito, é importante elevar gradualmente a cabeceira do leito até um ângulo de 90°; isso pode demorar cerca de 10 a 15 minutos.

Utilizam-se meias de compressão graduada para evitar a estase venosa. Para alguns pacientes, é necessária uma vestimenta compressiva (malha) ou cinta abdominal

---

Boxe 2.4 — Terminologia relacionada com a amplitude de movimento

Abdução: movimento para longe da linha mediana do corpo
Adução: movimento em direção à linha mediana do corpo
Flexão: inclinação de uma articulação de modo que o ângulo da articulação diminui
Extensão: movimento de retorno da flexão; o ângulo da articulação é aumentado
Rotação: movimento giratório de uma parte em torno de seu eixo
Rotação interna: girar para dentro, em direção ao centro
Externa: virar para fora, para longe do centro
Dorsiflexão: movimento que flexiona ou dobra a mão de volta em direção ao corpo ou o pé em direção à perna
Flexão palmar: movimento que flexiona ou dobra a mão em direção à palma da mão
Flexão plantar: movimento que flexiona ou dobra o pé em direção à planta do pé
Pronação: rotação do antebraço de modo que a palma da mão fique para baixo
Supinação: rotação do antebraço de modo que a palma da mão fique para cima
Oposição: tocar o polegar na ponta de cada dedo da mesma mão
Inversão: movimento que gira a planta do pé para dentro (rotação interna)
Eversão: movimento que gira a planta do pé para fora (rotação externa)

TABELA 2.1 Exercícios terapêuticos.

	Descrição	Objetivos	Ação
Passivo	Exercício realizado pelo fisioterapeuta ou enfermeiro sem a assistência do paciente	Manter a máxima amplitude de movimento possível; manter a circulação	Estabilizar a articulação proximal e apoiar a parte distal; mover a articulação de modo lento e suave ao longo da amplitude de movimento completa; evitar produzir dor
Ativo-assistido	Exercício realizado pelo paciente com o auxílio do fisioterapeuta ou enfermeiro	Incentivar a função normal do músculo	Apoiar a parte distal e incentivar o paciente a mover ativamente a articulação em sua amplitude de movimento; dar o mínimo necessário de assistência para realizar a ação; curtos períodos de atividade devem ser seguidos por períodos de repouso adequados
Ativo	Exercício realizado pelo paciente, sem assistência; as atividades incluem virar-se de um lado para o outro e passar de decúbito dorsal para ventral e mover-se para cima e para baixo no leito	Aumentar a força muscular	Quando possível, o exercício ativo deve ser realizado contra a gravidade; a articulação é movida ao longo da amplitude de movimento completa, sem auxílio; certificar-se de que o paciente não substitua o movimento pretendido por outro movimento articular
Resistido	Exercício ativo realizado pelo paciente contra a resistência oferecida por meios manuais ou mecânicos	Oferecer resistência para aumentar a potência muscular	O paciente move a articulação ao longo de sua amplitude de movimento, enquanto o terapeuta resiste um pouco no início e então aumenta progressivamente a resistência; sacos de areia e pesos podem ser utilizados e são colocados no ponto distal da articulação envolvida; os movimentos devem ser realizados suavemente
Isométrico ou recrutamento muscular	Contrair e relaxar alternadamente o músculo, mantendo a parte em uma posição fixa; este exercício é realizado pelo paciente	Manter a força enquanto a articulação está imobilizada	Contrair ou retesar o músculo, tanto quanto possível, sem mover a articulação; segurar por alguns segundos e, então, soltar e relaxar; respirar profundamente

confortavelmente ajustada, além de faixa de compressão elástica das pernas para evitar a estase venosa e a hipotensão ortostática. Quando o paciente está em pé, os pés são protegidos por um par de sapatos devidamente ajustados. Evita-se permanecer em pé por períodos prolongados, por causa do acúmulo venoso e da pressão sobre as plantas dos pés. O enfermeiro monitora a pressão arterial e a frequência cardíaca do paciente e observa os sinais e sintomas de hipotensão ortostática e insuficiência cerebral (p. ex., o paciente relata sensação de desmaio e fraqueza), que sugerem intolerância à posição vertical. Caso o paciente não tolere a posição vertical, o enfermeiro deve retorná-lo à posição reclinada e elevar suas pernas.

Ajuda ao paciente com as transferências. A **transferência** é o movimento do paciente de um lugar para outro (p. ex., do leito para a cadeira, da cadeira para a cadeira sanitária, da cadeira de rodas para a banheira). Assim que for permitido ao paciente sair do leito, iniciam-se as atividades de transferência. O enfermeiro avalia a capacidade do paciente de participar ativamente na transferência e determina, em conjunto com terapeutas ocupacionais e fisioterapeutas, os equipamentos de adaptação necessários para promover a independência e a segurança. Uma cadeira de rodas leve, com freios, braços removíveis e destacáveis e apoios para a perna minimizam os obstáculos estruturais durante a transferência. Assentos ou bancos de banheira facilitam as transferências para dentro e fora da banheira e as deixam mais seguras. Cadeiras sanitárias ou higiênicas com assentos elevados e acolchoados também podem ser necessárias para os pacientes que precisam evitar flexionar o quadril além de 90° ao se transferir para um vaso sanitário. É importante que o enfermeiro oriente o paciente sobre as precauções de quadril (p. ex., não aduzir além da linha mediana, não flexionar além de 90° e não rodar internamente); é possível utilizar travesseiros de abdução para manter o quadril em alinhamento correto, se forem necessárias precauções.

É importante que o paciente mantenha a força muscular e, se possível, realize exercícios de flexão de membros superiores (*push-up*) para fortalecer os músculos extensores do braço e do antebraço. Os exercícios de flexão de membros superiores exigem que o paciente se sente ereto no leito; coloca-se um livro sob cada uma das mãos do paciente para proporcionar uma superfície rígida e orienta-se o indivíduo a empurrar o livro para baixo, elevando o corpo. O enfermeiro deve incentivar o paciente a levantar e mover o corpo em diferentes direções por meio desses exercícios de flexão de membros superiores.

O enfermeiro ou fisioterapeuta instrui o paciente a como se transferir. Existem vários métodos de transferência do leito para a cadeira de rodas quando o paciente não é capaz de ficar em pé. A técnica escolhida deve considerar capacidades e a deficiência do paciente. É útil demonstrar a técnica para o paciente. Se o fisioterapeuta estiver envolvido em ensinar o paciente a realizar a transferência, o enfermeiro e o fisioterapeuta devem colaborar para que as orientações dadas ao paciente sejam consistentes. Durante a transferência, o enfermeiro assiste e guia o paciente. A Figura 2.2 mostra transferências com e sem sustentação de peso. Por exemplo, na transferência do peso do leito para a cadeira, o paciente permanece em pé, realiza um pivô até que suas costas estejam em frente ao novo assento, e se senta. Se os músculos do paciente não forem fortes o suficiente para superar a resistência do peso corporal, pode-se utilizar uma placa lisa leve (placa de transferência, placa de deslizamento) para preencher a lacuna entre o leito e a cadeira. O paciente desliza pela placa, com ou sem a assistência do cuidador familiar. Esta placa também pode ser usada para transferir o paciente da cadeira para o vaso sanitário ou assento de banheira. É importante evitar os efeitos do cisalhamento sobre a pele do paciente enquanto ele desliza pela placa. O enfermeiro deve certificar-se de que os dedos do paciente não estejam enrolados ao redor da borda da placa durante a transferência, porque o peso do corpo do

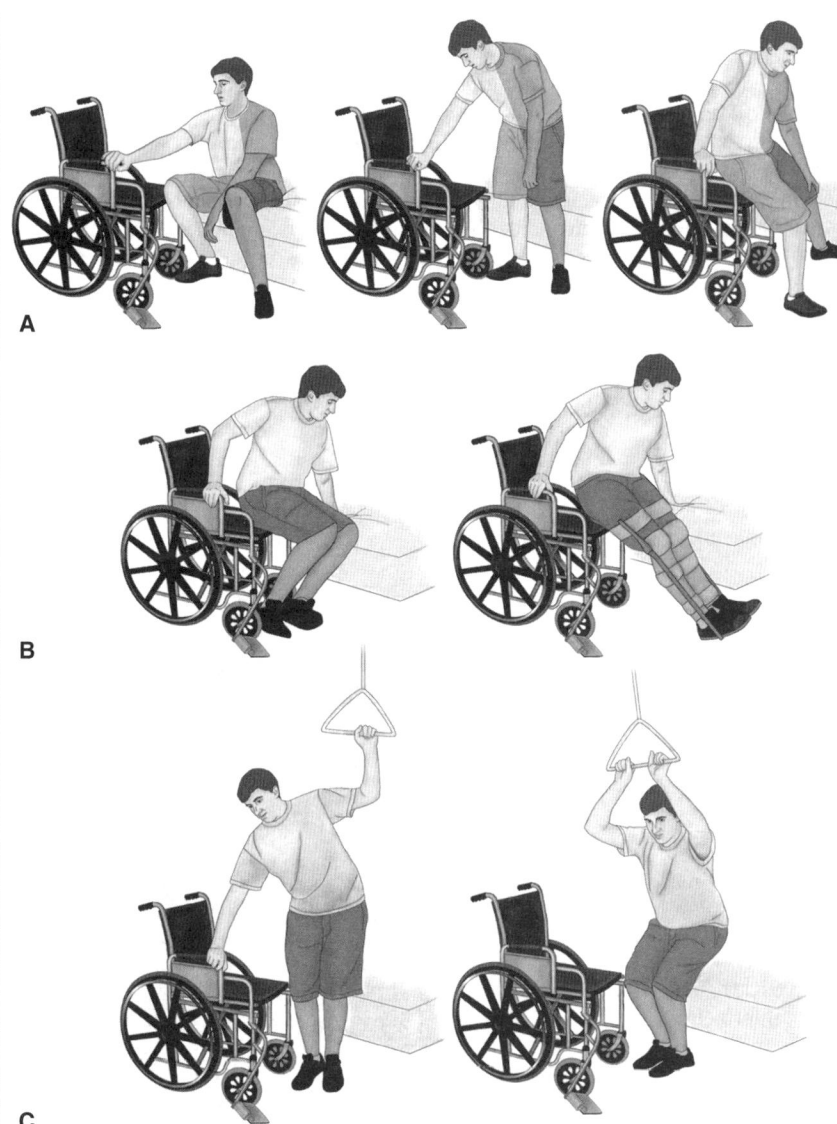

Figura 2.2 • Métodos de transferência do paciente do leito para a cadeira de rodas. A cadeira de rodas se encontra em uma posição travada. As áreas sombreadas indicam partes do corpo que não sustentam peso. **A.** Transferência do leito com sustentação de peso para a cadeira de rodas. O paciente fica em pé, gira até que suas costas estejam em posição oposta ao novo assento, e se senta. **B. (À esquerda)** Transferência sem sustentação de peso da cadeira de rodas para o leito. **(À direita)** Com os pés apoiados. **C. (À esquerda)** Transferência sem sustentação de peso, método combinado. **(À direita)** Transferência sem sustentação de peso, método com elevação na barra. Um dos braços da cadeira de rodas é removido para facilitar a entrada e a saída da cadeira de rodas.

paciente pode esmagar os dedos conforme ele se move ao longo da placa.

A segurança é a principal preocupação durante a transferência, e recomendam-se as seguintes diretrizes:

- As cadeiras de rodas e leitos devem estar travados antes de iniciar a transferência
- Os apoios de braço destacáveis são removidos para facilitar a entrada e a saída da cadeira
- Uma das extremidades da placa de transferência é colocada sob as nádegas e a outra na superfície do local para onde a transferência está sendo feita (p. ex., cadeira)
- O paciente é instruído a inclinar-se para a frente, empurrar para cima com as mãos e então deslizar pela placa até a outra superfície.

Com frequência, os profissionais de enfermagem auxiliam os pacientes enfraquecidos e incapacitados a levantar do leito. Ela evita puxar em um membro superior fraco ou paralisado para que não haja luxação do ombro. O paciente é assistido a se mover para o lado mais forte. No ambiente domiciliar, levantar-se e deitar no leito e realizar transferências para a cadeira, vaso sanitário e banheira são difíceis para os pacientes com fraqueza muscular e perda da motricidade de quadril, joelho e tornozelo.

Uma corda amarrada à cabeceira do leito possibilita que o paciente se mova para o centro do leito. O uso de uma corda presa à base da cama facilita o ato de se levantar e deitar no leito. A altura da cadeira pode ser elevada com travesseiros no assento ou com blocos ocos colocados sob as pernas da cadeira. Barras de apoio podem ser fixadas à parede perto do vaso sanitário e banheira para fornecer uma alavanca e estabilidade.

Preparo para a deambulação. Recuperar a capacidade de deambular é um excelente edificador da moral. No entanto, para estar preparado para a deambulação – mesmo que com o auxílio de um imobilizador, andador, bengala ou muleta –, o paciente deve fortalecer os músculos necessários. Portanto, o exercício é a base da preparação. O enfermeiro e o fisioterapeuta orientam e supervisionam o paciente nesses exercícios.

Para a deambulação, fortalecem-se os músculos do quadríceps, que estabilizam a articulação do joelho, e os músculos glúteos. Para realizar os exercícios de quadríceps, o paciente contrai o músculo quadríceps femoral, tentando empurrar a área poplítea contra o colchão e ao mesmo tempo elevando o calcanhar do leito. O paciente mantém a contração do músculo em uma contagem até 5 e relaxa em uma contagem até 5. O exercício é repetido 10 a 15 vezes por hora. Exercitar os músculos do quadríceps evita contraturas em flexão do joelho. No treinamento dos glúteos, o paciente contrai ou "aperta" as nádegas uma contra a outra em uma contagem até 5, relaxando enquanto conta até 5; o exercício é repetido 10 a 15 vezes por hora.

Se forem utilizados dispositivos de assistência (ou seja, andador, bengala, muletas), os músculos dos membros superiores são exercitados e fortalecidos. Exercícios de flexão de membros superiores (*push-up*) são especialmente úteis. Na posição sentada, o paciente eleva o corpo empurrando as mãos contra o assento da cadeira ou colchão. Ele também deve ser encorajado a fazer exercícios de flexão de membros superiores enquanto estiver em decúbito ventral. Exercícios de elevação (*pull-up*) feitos ao levantar o corpo apoiado em um trapézio também são efetivos para o fortalecimento. O paciente é instruído a elevar os braços acima da cabeça e, em seguida, abaixá-los de modo lento e rítmico, sustentando o peso. Gradualmente, o peso é aumentado. As mãos são fortalecidas apertando uma bola de borracha.

Tipicamente, o fisioterapeuta projeta exercícios para ajudar o paciente a desenvolver o equilíbrio sentado e em pé, a estabilidade e a coordenação necessária para a deambulação. Depois de alcançar o equilíbrio na posição sentada e em pé, o paciente é capaz de usar as barras paralelas. Sob a supervisão do fisioterapeuta, o paciente treina deslocando o peso de um lado para o outro, levantando uma perna, deslocando o peso sobre a outra e depois caminhando por entre barras paralelas.

O paciente que está pronto para começar a deambular deve estar equipado com o dispositivo de assistência adequado, orientado sobre os limites de sustentação de peso prescritos (p. ex., deambulação sem sustentação de peso, com sustentação de peso parcial) e instruído a usar o dispositivo com segurança. A Figura 2.3 ilustra alguns dos dispositivos de assistência mais usados nos serviços de reabilitação. O enfermeiro avalia continuamente a estabilidade e a adesão às restrições de sustentação de peso do paciente e o protege de quedas. O profissional mantém contato físico, segurando no cinto de marcha que o paciente usa na cintura. O paciente deve usar sapatos resistentes, bem ajustados e ser alertado sobre os perigos de pisos molhados ou altamente encerados e tapetes soltos. O paciente também deve aprender a deambular em declives, superfícies irregulares e escadas.

DEAMBULAÇÃO COM UM DISPOSITIVO DE ASSISTÊNCIA: MULETAS, ANDADOR OU BENGALA

Muletas são utilizadas para a deambulação com sustentação de peso parcial ou sem sustentação de peso. O bom equilíbrio, a reserva cardiovascular adequada, os membros superiores fortes e a postura ereta são essenciais para a marcha com muletas. Deambular uma distância funcional (pelo menos o comprimento de um quarto ou casa) ou manobrar com muletas em uma escada requer força significativa dos braços, porque eles devem suportar o peso do paciente (Figura 2.4). O enfermeiro ou fisioterapeuta determina qual tipo de marcha é melhor (Boxe 2.5).

O andador oferece mais suporte e estabilidade do que uma bengala ou muletas. O andador fixo é melhor para pacientes com falta de equilíbrio e pouca reserva cardiovascular; o andador com rodas, que possibilita a marcha automática, é melhor para pacientes que não são capazes de levantar o andador. A bengala ajuda o paciente a deambular com equilíbrio e apoiar e aliviar a pressão sobre as articulações que suportam peso, redistribuindo-o.

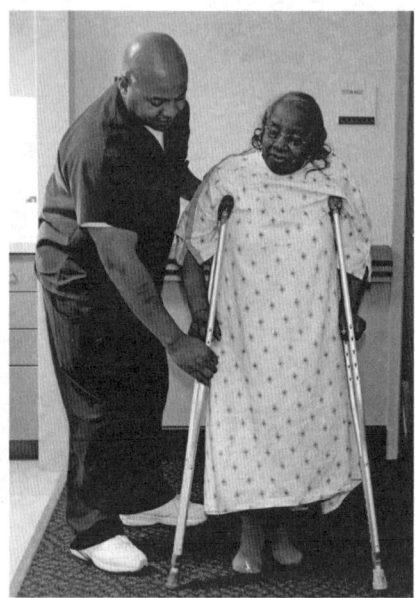

Figura 2.4 • Para a pessoa que deambula com muletas, a posição com três apoios, com as muletas nas laterais e na frente dos artelhos, aumenta a estabilidade.

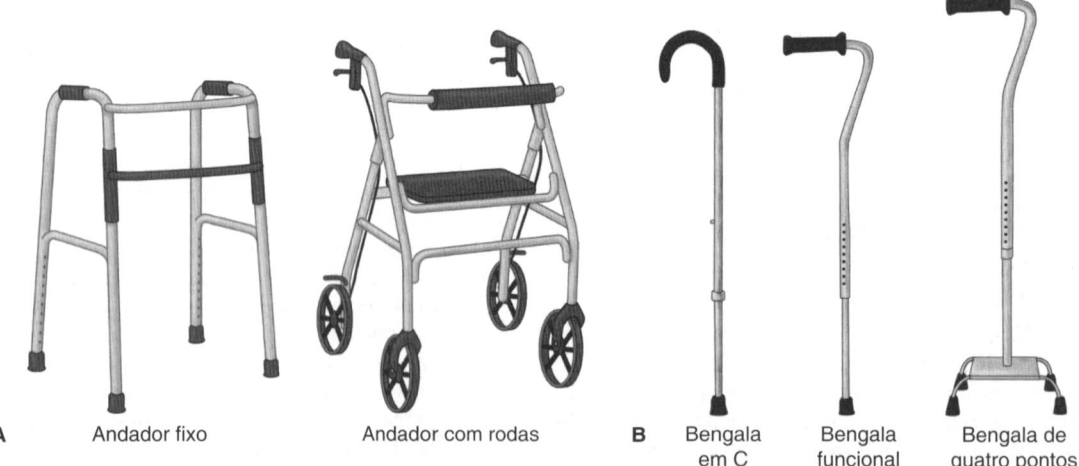

Figura 2.3 • Auxiliares mecânicos à marcha. **A.** Dois tipos de andadores: fixo e com rodas. **B.** Três tipos de bengalas: bengala em C, bengala funcional e bengala de quatro pontos.

Boxe 2.5 — Marcha com muletas

As áreas sombreadas são as que recebem peso. A seta indica o avanço do pé ou muleta. (Ver o boxe a partir de baixo, começando na posição inicial.)

MARCHA DE 4 PONTOS	MARCHA DE 2 PONTOS	MARCHA DE 3 PONTOS	MARCHA COM BALANÇO SEM ULTRAPASSAGEM	MARCHA COM BALANÇO COM ULTRAPASSAGEM
• Sustentação de peso parcial em ambos os pés • Fornecido apoio máximo • Requer deslocamento do peso constante	• Sustentação de peso parcial em ambos os pés • Fornece menos apoio • Mais rápida que a marcha de 4 pontos	• Sem sustentação de peso • Requer um bom equilíbrio • Requer força nos braços • Marcha mais rápida • Pode ser utilizado andador	• Sustentação de peso em ambos os pés • Oferece estabilidade • Requer força nos braços • Pode ser utilizado andador	• Sustentação de peso • Requer força nos braços • Requer coordenação/equilíbrio • Marcha mais avançada
4. Avance o pé direito	4. Avance o pé direito e a muleta esquerda	4. Avance o pé direito	4. Levante ambos os pés/oscile-os para a frente/aterrisse os pés próximo das muletas	4. Levante os dois pés/oscile-os para a frente/aterrisse os pés à frente das muletas
3. Avance a muleta esquerda	3. Avance o pé esquerdo e a muleta direita	3. Avance o pé esquerdo e ambas as muletas	3. Avance ambas as muletas	3. Avance ambas as muletas
2. Avance o pé esquerdo	2. Avance o pé direito e a muleta esquerda	2. Avance o pé direito	2. Levante ambos os pés/oscile-os para a frente/aterrisse os pés próximo das muletas	2. Levante ambos os pés/oscile-os para a frente/aterrisse os pés na frente de muletas
1. Avance a muleta direita	1. Avance o pé esquerdo e a muleta direita	1. Avance o pé esquerdo e ambas as muletas	1. Avance ambas as muletas	1. Avance ambas as muletas
Posição inicial	Posição inicial	Posição inicial	Posição inicial	Posição inicial

Antes que o paciente possa ser considerado independente na marcha com muletas, andador ou bengala, ele deve aprender a sentar, ficar em pé e subir e descer escadas usando o dispositivo. A Tabela 2.2 descreve como os pacientes podem deambular e manobrar usando cada um dos três dispositivos e ações de enfermagem para suportar o uso de dispositivos de assistência.

TABELA 2.2	Ações de enfermagem envolvidas no uso de dispositivos de assistência.		
	Muletas	**Andador**	**Bengala**
Preparação do paciente Ajustar o dispositivo para adequá-lo ao paciente	Medir o paciente em pé ou deitado: Se estiver em pé, ajustar o comprimento da muleta aproximadamente 5 cm abaixo da axila. Se estiver deitado, medir desde a prega anterior da axila até o pé e acrescentar 5 cm. Se for usada a altura do paciente, subtrair 40 cm para obter a altura da muleta. Ajustar o apoio de mão de modo a possibilitar 20 a 30° de flexão na altura do cotovelo. Usar acolchoamento com borracha almofadada na parte das axilas para aliviar a pressão da muleta.	Ajustar à altura de cada paciente. Os braços do paciente devem estar a 20 a 30° de flexão de cotovelos quando as mãos estiverem nos pegadores.	Com o paciente a 30° de flexão de cotovelo, segurar o pegador da muleta nivelado com o trocanter maior e colocar a ponta da muleta 15 cm lateralmente à base do quinto artelho. Ajustar a muleta queimando delicadamente a ponta que contém anéis concêntricos flexíveis para proporcionar estabilidade, absorver impactos e possibilitar maior velocidade e menos fadiga à marcha.
Avaliação	Avaliar a segurança. As muletas devem ter pontas de borracha grandes, e os pacientes devem usar sapatos bem ajustados, com solado firme. Avaliar o equilíbrio, pedindo ao paciente que fique em apoio unipodálico na perna não afetada perto de uma cadeira. Avaliar a estabilidade e a resistência (tolerância). Sudorese e falta de ar indicam que o paciente precisa de um descanso.	Avaliar a segurança. Os pacientes devem usar sapatos bem ajustados, de solado firme. Avaliar a estabilidade e a resistência (tolerância). Sudorese e falta de ar indicam que o paciente precisa de descanso.	Avaliar a segurança. Os pacientes devem usar sapatos bem ajustados, de solado firme. Avaliar a estabilidade e a resistência (tolerância). Sudorese e falta de ar indicam que o paciente precisa de descanso.
Intervenções e orientações ao paciente	Ajudar no equilíbrio usando uma cinta de transferência ou segurando o paciente perto da cintura. Fazer com que o paciente pratique o deslocamento de peso e a manutenção do equilíbrio. Proteger o paciente de quedas. Para maximizar a estabilidade, incentivar o paciente a usar a postura de tripé, com auxílio das muletas à frente e lateralmente aos pés. Fazer com que o paciente realize os exercícios preparatórios prescritos para fortalecer os músculos do cíngulo do membro superior e os membros superiores.[a]	Deambular com o paciente segurando-o pela cintura, se necessário, para o equilíbrio. Orientar o paciente a nunca se levantar usando o andador e nem olhar para cima ao deambular. Discutir a sustentação de peso completa, parcial ou ausente, conforme prescrito. Proteger o paciente de quedas.	Deambular com o paciente segurando-o pela cintura, se necessário, para o equilíbrio. Fazer com o que o paciente segure a muleta com a mão oposta ao membro afetado, se possível, para alargar a base de apoio e reduzir o estresse sobre o membro envolvido. Orientar o paciente a mover o braço e a perna opostos juntos. Proteger o paciente de quedas.
Deambulação Marcha/ação usada	Determinar qual tipo de marcha é melhor (ver Boxe 2.5, Marcha com muletas)[b] Quatro pontos Três pontos Dois pontos Marcha com balanço sem ultrapassagem Marcha com balanço com ultrapassagem	Orientar o paciente a: Andador fixo: elevar o aparelho e movê-lo para frente a cada passo. Andador com rodas: rolar o dispositivo para a frente e andar automaticamente.	Orientar o paciente a: Avançar a muleta ao mesmo tempo que a perna afetada é movida para a frente. Manter a bengala relativamente perto do corpo para evitar inclinar-se. Descarregar o peso na bengala quando o membro não afetado começar a fase de balanço
Sentado	Orientar o paciente a: Segurar o apoio de mão para melhorar o controle. Inclinar um pouco para a frente, enquanto assume a posição sentada. Colocar a perna afetada para a frente para evitar a sustentação de peso e a flexão ao se sentar.	Orientar o paciente a segurar o andador pelos apoios de mão para melhorar a estabilidade.	
Em pé	Orientar o paciente a: Mover para a frente até a borda da cadeira e manter o membro inferior íntegro discretamente sob o assento. Colocar as duas muletas no lado do membro afetado. Empurrar o pegador enquanto eleva-se para a posição em pé.	Orientar o paciente a: Empurrar-se na cadeira ou leito para ficar em pé. Andador com rodas: se o andador tiver um freio, acioná-lo antes de se levantar. Elevar o andador, colocando-o na frente de si enquanto se inclina discretamente para a frente. Andar até o andador, apoiando o peso sobre as mãos ao avançar. Equilibrar-se sobre os pés. Levantar o andador e colocá-lo na frente de si novamente.	Orientar o paciente a: Empurrar-se na cadeira ou leito para ficar em pé. Segurar a bengala para ajudar na estabilidade. Dar um passo para a frente com o membro não afetado Oscilar a bengala e o membro afetado para a frente, em marcha normal.
Descer escadas	Orientar o paciente a: Andar para a frente o mais longe possível. Avançar as muletas em um passo menor; avançar a perna afetada e, então, a não afetada.	Continuar o padrão.	Orientar o paciente a: Descer com o membro afetado. Colocar a bengala e, em seguida, o membro não afetado no degrau de baixo.
Subir escadas	Orientar o paciente a: Avançar subindo primeiro a perna não afetada no próximo degrau. Avançar as muletas e o membro afetado. A perna não afetada sobe primeiro.	n/a	Orientar o paciente a: Dar um passo para cima com o membro não afetado. Colocar a bengala e o membro afetado no degrau de cima.

[a]Para pacientes que não puderem descarregar peso nos punhos e mãos por causa de artrite ou fratura, estão disponíveis muletas canadenses, que apoiam no antebraço e possibilitam que o peso seja suportado pelo cotovelo. Se o peso for apoiado na axila, a pressão da muleta pode danificar os nervos do plexo braquial, produzindo a "paralisia da muleta".
[b]Ensinar ao paciente dois tipos de marcha, para que ele possa mudar de uma para outra, a fim de evitar a fadiga. Além disso, a marcha mais rápida pode ser usada ao deambular ininterruptamente por uma curta distância, e a marcha mais lenta pode ser utilizada para distâncias mais curtas ou em lugares aglomerados. n/a: não aplicável.

AUXÍLIO AOS PACIENTES QUE UTILIZAM ÓRTESE OU PRÓTESE

As órteses e próteses são concebidas para facilitar a mobilização e maximizar a qualidade de vida do paciente. A **órtese** é um aparelho externo que fornece suporte, evita ou corrige deformidades e melhora a função. As órteses incluem os imobilizadores, as talas, os colares, os coletes e apoios que são projetados e equipados por ortesistas ou protesistas. As órteses estáticas (sem partes móveis) são usadas para estabilizar articulações e evitar contraturas. As órteses dinâmicas são flexíveis e usadas para melhorar a função, auxiliando os músculos fracos. A **prótese** é uma parte artificial do corpo que pode ser interna, como uma articulação de joelho ou quadril artificial, ou externa, como um braço ou perna artificial.

Além de aprender como colocar e remover a órtese e manobrar corretamente a parte afetada do corpo, é necessário que os pacientes tenham conhecimento de como cuidar adequadamente da pele que entra em contato com o aparelho. Problemas de pele ou lesões por pressão podem se desenvolver se o dispositivo estiver muito apertado ou muito frouxo, ou se estiver ajustado de modo inadequado. O enfermeiro instrui o paciente a limpar e inspecionar a pele diariamente, garantir que o imobilizador se encaixe perfeitamente sem estar muito apertado, verificar se o preenchimento distribui a pressão de modo uniforme, e usar uma roupa de algodão sem costuras entre a órtese e a pele.

Se o paciente tiver sido submetido a uma amputação, o enfermeiro promove a cicatrização dos tecidos, usa curativos de compressão para promover a modelação do coto e minimiza a formação de contraturas. Uma prótese permanente não pode ser modelada até que o tecido tenha cicatrizado completamente e a forma do membro residual esteja estável e livre de edema. O enfermeiro também ajuda o paciente a lidar com os problemas emocionais pela perda do membro e encoraja a aceitação da prótese. O protesista, o enfermeiro e o médico colaboram para prestar orientações relacionadas com os cuidados com a pele e com a prótese.

APOIO AO PROCESSO DE LUTO

O desenvolvimento de uma relação de confiança entre o profissional de enfermagem e o paciente proporciona uma oportunidade de dar apoio aos pacientes e seus familiares durante o pesar e processar o significado da doença ou incapacidade, seja a perda temporária ou permanente do estilo de vida e de funções normais. O profissional de enfermagem ajuda o processo do luto ao fornecer comunicações simples e claras que não minimizam a perda. O profissional de enfermagem também orienta o paciente e seus familiares sobre o processo de luto, as reações normais de pesar e sinais e sintomas de pesar complicado. Deve ser reservado tempo para compartilhar sentimentos em um local seguro e que possibilite alguma privacidade. Em muitos casos, o simples fato de estar presente e escutar dá suporte ao processo de luto. Os pacientes e seus familiares podem se beneficiar de recursos da comunidade, como grupos de suporte e comunidade religiosa (para suporte espiritual) durante o período de alterações associadas à incapacidade (Carpenito, 2017).

Reavaliação

Entre os resultados esperados estão:
1. Maior mobilidade física.
    a. Força muscular e mobilidade articular.
    b. Ausência de contraturas.
    c. Participação do programa de exercícios.
2. Transferência com segurança.
    a. Realização de transferências assistidas.
    b. Realização de transferências independentes.
3. Deambulação com o máximo de independência.
    a. Utilização de auxílios à deambulação com segurança.
    b. Adesão à sustentação de peso prescrita.
    c. Solicitação de ajuda, quando necessário.
4. Demonstração de maior tolerância à atividade.
    a. Ausência de episódios de hipotensão ortostática.
    b. Relato de ausência de fadiga com os esforços de deambulação.
    c. Aos poucos, aumento da distância e da velocidade de locomoção.
5. Paciente e seus familiares verbalizam a perda e expressam sentimentos de pesar.
    a. Descrevem o significado da perda em relação ao estilo de vida ou função.
    b. Compartilham o luto entre si e com as pessoas que são importantes para o bem-estar.
    c. Adquirem conhecimentos dos recursos para suporte após a alta.

Promoção de cuidados domiciliar, comunitário e de transição

Um importante objetivo da reabilitação é ajudar o paciente a retornar ao ambiente domiciliar depois de aprender a gerenciar a incapacidade. Um sistema de encaminhamentos mantém a continuidade do cuidado quando o paciente é transferido para casa ou para unidades de longa permanência. O plano para a alta é formulado quando o paciente é inicialmente admitido ao hospital, e os planos de alta são feitos considerando-se o potencial funcional do paciente.

 ### Orientação do paciente sobre autocuidados

É necessária uma quantidade significativa de tempo e recursos para assegurar que os pacientes adquiram as habilidades e a confiança para autogerenciar a sua saúde de modo efetivo após a alta do hospital (Naylor, Shaid, Carpenter et al., 2017). Programas formais oferecem aos pacientes estratégias efetivas para interpretação e gerenciamento de problemas e habilidades necessárias para a resolução de problemas específicos da doença, bem como para a construção e a manutenção do autoconhecimento e autoeficácia. Muitas vezes, os programas de autocuidado usam abordagens multifacetadas, incluindo ensino didático, sessões de grupo e planos de aprendizagem individuais e recursos com base na internet. Ao planejar a abordagem de autocuidado, o enfermeiro deve considerar o conhecimento, a experiência, a formação social e cultural, a escolaridade e o estado psicológico do paciente específico. A preparação para o autocuidado também ocorre ao longo do curso do período de recuperação, e tem de ser monitorada e atualizada regularmente conforme o paciente lida com os aspectos do autocuidado. A preparação para o autocuidado também é muito relevante para cuidadores informais de pacientes em reabilitação.

Quando um paciente recebe alta de uma instituição de cuidados agudos ou de reabilitação, os cuidadores informais (tipicamente familiares), muitas vezes, assumem os cuidados e o apoio ao paciente. Embora as tarefas de cuidado mais óbvias envolvam cuidados físicos (p. ex., higiene pessoal, limpeza, preparo de refeições), também são essenciais o apoio psicossocial e o compromisso com essa função de suporte. Assim, o enfermeiro precisa avaliar o sistema de suporte do paciente (familiares, amigos) bem antes da alta. A atitude positiva de familiares e amigos em relação ao paciente, sua incapacidade e retorno para casa é importante para uma transição bem-sucedida para o domicílio. Nem todas as famílias conseguem realizar os árduos programas de exercícios, fisioterapia e cuidados pessoais de que o paciente precisa. Eles podem não ter os recursos ou a estabilidade para cuidar de familiares com uma incapacidade significativa. As tensões físicas, emocionais, econômicas e energéticas de uma condição incapacitante podem sobrecarregar até mesmo uma família estável. É crucial que os membros da equipe de reabilitação não julguem a família, mas proporcionem intervenções de apoio que a ajudem a alcançar o seu mais alto nível de funcionalidade.

Os familiares precisam saber o máximo possível sobre a condição e o cuidado do paciente, para que não temam o retorno do paciente para casa. O enfermeiro desenvolve métodos para ajudar paciente e familiares a lidar com os problemas que possam surgir. Por exemplo, ele pode elaborar uma lista de verificação individualizada das AVDs para paciente e familiares, a fim de assegurar que a família seja proficiente na assistência a determinadas funções do paciente (Boxe 2.6).

Cuidados contínuos e de transição

O enfermeiro de cuidados domiciliares ou de transição pode visitar o paciente no hospital, entrevistar o paciente e seus familiares e rever o formulário de AVDs para saber quais atividades o paciente pode realizar. Isso ajuda garantir a continuidade ao tratamento e a não regressão do paciente, mantendo a independência conquistada no hospital ou na unidade de reabilitação. A família pode precisar comprar, emprestar ou improvisar equipamentos necessários, tais como barras de segurança, vaso ou cadeira sanitária de assento elevado ou um banco para banheira. Pode ser necessário construir rampas ou alargar portas para possibilitar o acesso irrestrito.

Os familiares são ensinados a usar equipamentos e recebem uma cópia do manual de instruções do fabricante, os nomes das pessoas a serem contatadas em caso de necessidade, listas de suprimentos relacionados com os equipamentos e locais onde podem ser obtidos. Inclui-se um resumo escrito do plano de cuidados nas orientações aos familiares. O paciente e os familiares são lembrados sobre a importância do *checkup* de saúde de rotina e outras estratégias de promoção da saúde.

Boxe 2.6 — LISTA DE VERIFICAÇÃO DO CUIDADO DOMICILIAR
Manejo do esquema terapêutico domiciliar

Ao concluírem as orientações, o paciente e/ou o cuidador serão capazes de:

- Declarar o impacto da incapacidade no aspecto fisiológico, nas AVDs, nas AIVDs, nos papéis, nos relacionamentos e na espiritualidade
- Declarar as mudanças no estilo de vida (p. ex., dieta, atividade física) necessárias para manter a saúde
- Indicar o nome, a dose, os efeitos colaterais, a frequência e o horário de uso de todos os medicamentos
- Declarar como obter medicamentos e material médico-hospitalar depois da alta
- Identificar as necessidades de material médico-hospitalar permanente, o uso adequado e a manutenção necessária para a utilização segura:
  - Cadeira de rodas – manual/a bateria
  - Acolchoamentos
  - Barras de apoio
  - Placa de deslizamento
  - Elevador mecânico
  - Assento de vaso sanitário acolchoado elevado
  - Cadeira de rodas com assento sanitário acolchoado
  - Vaso sanitário de beira de leito
  - Muletas
  - Andador
  - Bengala
  - Prótese
  - Órtese
  - Cadeira de banho
  - Leito especializado
- Demonstrar o uso de equipamentos adaptados às atividades da vida diária:
  - Esponja com cabo longo
  - Pegador
  - Adaptador universal para a mão
  - Apoio para prato e prato com guarda elevada
  - Faca com lâmina curvada, garfo com dentes arredondados, utensílios adaptados
  - Fechos especiais para roupas
  - Outro
- Demonstrar habilidades de mobilidade:
  - Transferências: do leito para a cadeira; entrada e saída do banheiro e banheira; entrada e saída do carro
  - Lidar com rampas, meios-fios, escadas
  - Passar de decúbito dorsal para posição sentada
  - Virar de um lado para o outro no leito
  - Manobrar a cadeira de rodas; gerenciar os apoios de braço e perna; travar os princípios freios
- Deambular com segurança utilizando dispositivos de assistência
- Realizar exercícios de amplitude de movimento
- Realizar exercícios de fortalecimento muscular
- Identificar os recursos da comunidade para apoiar colegas e cuidador/familiares:
  - Identificar fontes de apoio social (p. ex., amigos, parentes, comunidade de fé)
  - Identificar os números de telefone de grupos de apoio para pessoas com necessidades especiais e seus cuidadores/familiares
  - Declarar os locais e os horários das reuniões
- Demonstrar como acessar o transporte:
  - Identificar locais em que cadeiras de rodas são acessíveis em ônibus ou trens
  - Identificar os números de telefone de *vans* privadas que transportem cadeiras de roda
  - Contatar o Departamento de Trânsito para obter autorização de estacionamento para deficientes
  - Contatar o Departamento de Trânsito para realizar testes de condução, quando apropriado
  - Identificar recursos para a adaptação de veículos particulares com comandos manuais ou elevador para cadeira de rodas
- Identificar os recursos de reabilitação profissional:
  - Declarar o nome e o número de telefone do psicólogo de reabilitação profissional
  - Identificar oportunidades educacionais que possam levar a um emprego futuro
- Identificar os recursos da comunidade para o lazer:
  - Citar centros de recreação locais que oferecem programas para pessoas com incapacidades
  - Identificar as atividades de lazer que possam ser desenvolvidas na comunidade
  - Determinar como abordar o médico com perguntas ou no caso de complicações
  - Declarar data e hora das consultas de acompanhamento
  - Identificar a necessidade de promoção da saúde, prevenção de doenças e atividades de triagem.

AIVDs: atividades instrumentais da vida diária; AVDs: atividades da vida diária.

Pode ser necessária uma rede de serviços de apoio e sistemas de comunicação para aumentar as oportunidades para uma vida independente. O enfermeiro usa habilidades colaborativas e administrativas para coordenar essas atividades e reunir a rede de atendimento. Além disso, ele oferece atendimento qualificado, inicia encaminhamentos adicionais quando indicado e atua como defensor e conselheiro do paciente quando forem encontrados obstáculos. O enfermeiro continua reforçando as orientações dadas previamente ao paciente e o ajuda a estabelecer e alcançar objetivos alcançáveis. O grau de adaptação do paciente ao ambiente familiar e comunitário depende da confiança e da autoestima desenvolvida durante o processo de reabilitação e da aceitação, apoio e reações dos familiares, empregadores e membros da comunidade.

Há uma tendência crescente de que as pessoas com incapacidades graves tenham uma vida independente, tanto sozinhos como em grupos que compartilham recursos. A preparação para a vida independente deve incluir o treinamento para cuidar de um lar e para lidar com os cuidadores pessoais, bem como a promoção da mobilidade. O objetivo é a integração na comunidade – viver e trabalhar na comunidade com acesso a acomodações, emprego, edifícios públicos, transporte e lazer.

Os órgãos de reabilitação estaduais fornecem serviços para ajudar as pessoas com incapacidade a obter a ajuda de que precisam para exercer uma atividade remunerada. Esses serviços incluem exames complementares e atendimento médico e de saúde mental. Para ajudar as pessoas com incapacidade a selecionar e conseguir empregos, estão disponíveis aconselhamento, treinamento, colocação e serviços de acompanhamento.

Se o paciente for transferido para uma unidade de longa permanência, planeja-se a transição para promover a continuidade no progresso. A independência ganha continua sendo apoiada, e promove-se o progresso. O ajuste à instituição é promovido por meio da comunicação. Os familiares são incentivados a visitar, a se envolver e a levar o paciente para casa nos fins de semana e feriados, se possível.

Enfermagem domiciliar

O atendimento de saúde domiciliar (*home care*) é um componente singular do atendimento pós-hospitalar de pacientes que retornam para o domicílio para completar a recuperação após um episódio agudo de doença ou exacerbação de doença crônica. Os serviços de atendimento domiciliar proporcionam tecnologias avançadas no ambiente domiciliar. Juntos, esses serviços criam um ambiente domiciliar que maximiza a capacidade do paciente de funcionar em seu nível mais elevado de bem-estar (Rector, 2018).

A ANA define a **assistência domiciliar** como uma especialidade da enfermagem que atende pacientes de todos os grupos etários no ambiente domiciliar (Wilson, 2019). O enfermeiro do atendimento domiciliar desempenha várias funções, inclusive planejamento do cuidado holístico, que incorpora a coordenação de recursos e serviços como parte de uma equipe interdisciplinar colaborativa. Essa equipe inclui auxiliares de enfermagem, assistentes sociais, fisioterapeutas, fonoaudiólogos e terapeutas ocupacionais e médicos do atendimento primário. A abordagem possibilita a prestação de serviços de saúde e sociais. A supervisão do plano global de cuidados de saúde é feita por um enfermeiro que atue como gestor de caso, um enfermeiro especialista generalista. Nos EUA, colaboração interdisciplinar é necessária se a instituição de saúde domiciliar precisar da certificação do Medicare (Rector, 2018).

A maioria das instituições de saúde domiciliar é reembolsada por fontes diversas, incluindo programas como Medicare e Medicaid e planos de saúde privados, e pelo pagamento direto do paciente. Nos EUA, os adultos mais velhos são os usuários mais frequentes dos cuidados domiciliares custeados pelo Medicare, o que possibilita que os enfermeiros gerenciem e avaliem os cuidados de pacientes graves que tenham condições instáveis e complexas e que estejam em alto risco de re-hospitalização. Cada fonte de financiamento tem seus próprios requisitos para a prestação de serviços, a quantidade de visitas permitidas e o valor de reembolso que a instituição recebe. A documentação dos cuidados pelo Omaha System – chamada de *Outcome and Assessment Information Set* (OASIS) – tem sido uma exigência há algum tempo para garantir que seja prestado atendimento baseado no resultado a todos os cuidados reembolsados pelo Medicare. Esse sistema emprega domínios sociodemográfico, ambiental, sistema de suporte/apoio, estado de saúde e estado funcional para avaliar e planejar os cuidados para paciente adultos. OASIS também é utilizado para coletar dados e aprimorar os desfechos de desempenho ou qualidade (CMS, 2018b).

Serviços prestados

Muitos pacientes que recebem cuidados domiciliares apresentam um quadro agudo ou têm problemas crônicos de saúde ou incapacidades; isso exige que os enfermeiros forneçam orientações adicionais e monitoramento aos pacientes e familiares. Os enfermeiros de cuidados domiciliares fazem visitas domiciliares para prestar cuidados de enfermagem especializados, cuidados de acompanhamento e orientações para promover a saúde e prevenir complicações. As visitas domiciliares de saúde podem ser intermitentes ou periódicas. Pode-se gerenciar os casos por telefone ou internet, promovendo a comunicação com os receptores dos cuidados domiciliares. O enfermeiro orienta o paciente e seus familiares a respeito das habilidades, estratégias de autocuidado e atividades de manutenção e promoção da saúde (p. ex., aconselhamento nutricional, programas de exercícios, manejo do estresse). O cuidado de enfermagem inclui a avaliação especializada das condições físicas, psicológicas, sociais e ambientais do paciente (Figura 2.5). As intervenções de enfermagem podem incluir terapia e injeções intravenosas (IV), nutrição parenteral, punção venosa, inserção de cateter, tratamento de lesões por pressão, tratamento de feridas, cuidados da ostomia e orientações ao paciente e seus familiares. Equipamentos técnicos complexos, como ventiladores mecânicos, e procedimentos, como a diálise peritoneal, podem ser utilizados no cuidado domiciliar. Os enfermeiros atuam na avaliação da segurança e da efetividade dos dispositivos tecnológicos

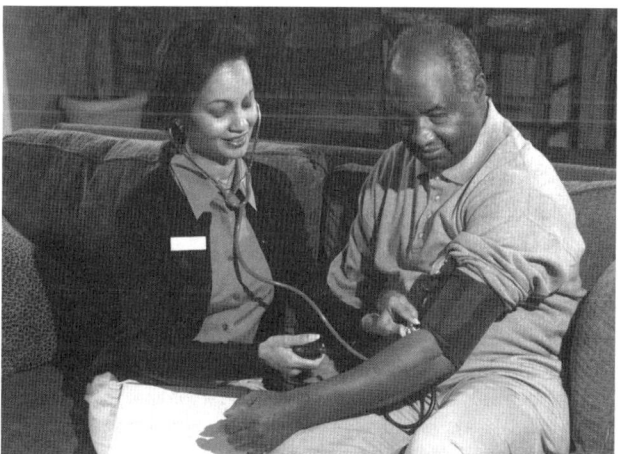

Figura 2.5 • A avaliação é uma parte importante de qualquer visita domiciliar de saúde.

no ambiente domiciliar. Além disso, a telessaúde é útil nos cuidados de saúde domiciliar, facilitando a troca de informações via telefone ou computadores entre pacientes e enfermeiros a respeito de informações de saúde, como leituras de glicose sanguínea, sinais vitais e parâmetros cardíacos. O uso de um amplo espectro de recursos de informática e internet, como *webcams*, também facilita a troca de informações (Rector, 2018).

Ambiente domiciliar

O enfermeiro domiciliar é um convidado na casa do paciente e precisa ter permissão para visitar e prestar cuidados. O enfermeiro tem controle mínimo sobre o estilo de vida, a situação de vida e as práticas de saúde dos pacientes visitados. Essa falta de autoridade para a tomada de decisão pode criar um conflito para o enfermeiro e causar problemas na relação enfermeiro-paciente. Para ter sucesso no atendimento a pacientes em qualquer cenário, é crucial que o enfermeiro seja imparcial e transmita respeito pelas crenças do paciente, mesmo que estas sejam muito diferentes das suas. Isso pode ser difícil quando o estilo de vida do paciente envolve atividades que o enfermeiro considera nocivas ou inaceitáveis, como tabagismo, consumo excessivo de bebidas alcoólicas, uso abusivo ou inadequado de drogas ou alimentação em excesso (Rector, 2018).

A limpeza da casa do paciente não atende aos padrões de um hospital. Embora o enfermeiro possa fornecer orientações pontuais sobre a manutenção de um ambiente limpo, na verdade quem toma a decisão em relação à implementação dessas orientações são o paciente e a família. O enfermeiro precisa aceitar essa decisão e prestar o cuidado necessário, independentemente das condições do ambiente. O tipo de equipamento e as fontes ou recursos que geralmente estão disponíveis em unidades de cuidados agudos, muitas vezes, não estão disponíveis na casa do paciente. O enfermeiro precisa aprender a improvisar ao prestar cuidados, como ao trocar um curativo ou cateterizar um paciente em uma cama normal que não seja ajustável e não tenha uma mesa de cabeceira (Rector, 2018).

O controle de infecções é tão importante na casa quanto no hospital; no entanto, pode ser mais desafiador em casa e exige abordagens criativas. Como em qualquer situação, é importante realizar a higiene das mãos antes e depois de prestar cuidados diretos ao paciente, mesmo em uma casa que não tenha água corrente. Se for necessária técnica asséptica, o enfermeiro deve ter um plano para implementar tal técnica antes de se deslocar para o domicílio. Isso se aplica às precauções universais, às precauções baseadas na transmissão e na eliminação de secreções e excreções corporais. Se forem administradas injeções, o enfermeiro deve utilizar um recipiente fechado para eliminar as seringas. É obrigatório manter medicamentos injetáveis e outros fármacos fora do alcance das crianças durante as visitas. Devem ser armazenados em um local seguro se for preciso deixá-los na casa.

> **Alerta de enfermagem: Qualidade e segurança**
> Amigos, vizinhos ou familiares podem perguntar ao enfermeiro sobre a condição do paciente. O paciente tem direito à confidencialidade, e as informações devem ser compartilhadas somente com sua autorização. O profissional de enfermagem deve se manter atento para quaisquer informações confidenciais (p. ex., prontuários eletrônicos do paciente [PEP]) levados para o domicílio do paciente, de modo a evitar que sejam perdidos ou acessados por pessoas não autorizadas.

Visitas domiciliares de saúde

A maioria das instituições tem um manual que descreve a filosofia e os procedimentos da instituição e que define os serviços prestados. A elegibilidade de um paciente e a prestação de serviços podem ser determinadas pelo tipo de seguro do paciente. Os beneficiários do Medicare, por exemplo, precisam atender a critérios de elegibilidade como os de restrição ao domicílio e podem receber apenas serviços intermitentes de enfermagem ou terapia (CMS, 2019). É essencial familiarizar-se com essas políticas antes de iniciar uma visita domiciliar. Também é importante conhecer as leis sobre as ações a serem tomadas se o enfermeiro encontrar um paciente morto, suspeitar de maus-tratos, determinar que o paciente não é capaz de permanecer com segurança na casa ou observar uma situação que possivelmente indique dano à comunidade em geral.

Preparação para a visita domiciliar

Antes de fazer uma visita domiciliar, o enfermeiro deve rever os dados pertinentes sobre o paciente, os quais tipicamente são encontrados no formulário de encaminhamento do paciente. Pode ser necessário entrar em contato com a instituição que fez o encaminhamento se o propósito para o encaminhamento não estiver claro ou se estiverem faltando informações importantes. O enfermeiro telefona para o paciente para obter permissão para a visita, para agendar um horário para essa visita e para conferir o endereço. Essa conversa telefônica inicial oferece a oportunidade para que ele se apresente, identifique a instituição e explique o motivo da visita. Se o paciente não tiver telefone, o enfermeiro deve verificar se a pessoa que fez o encaminhamento é capaz de contatar o paciente a respeito da visita. Se precisar ser feita uma visita não agendada à casa do paciente, o enfermeiro deve pedir permissão para entrar na casa antes de fazê-lo. Recomenda-se também explicar o propósito do encaminhamento no início da visita e como serão realizadas as visitas futuras antes de sair da casa.

Condução da visita domiciliar

Precauções de segurança pessoal

Os enfermeiros domiciliares precisam prestar atenção à segurança pessoal, porque, muitas vezes, atuam em ambientes desconhecidos. Com base no princípio da diligência, as instituições devem investigar ambientes de trabalho de risco antes de fazer a atribuição e têm de informar os funcionários. As instituições têm políticas e procedimentos relativos à promoção da segurança para o corpo clínico, e é fornecido treinamento para facilitar a segurança pessoal. O enfermeiro e o serviço de atendimento domiciliar precisam avaliar de modo proativo a segurança dos ambientes. As precauções sugeridas para a visita domiciliar são apresentadas no Boxe 2.7.

Primeira visita domiciliar

A primeira visita dá o tom das visitas subsequentes e é crucial no estabelecimento da relação enfermeiro-paciente. As situações encontradas dependem de inúmeros fatores. Os pacientes podem estar com dor e ter fatores adicionais que os tornem incapazes de cuidar de si mesmos. Os familiares podem estar sobrecarregados e duvidar de sua capacidade de cuidar de entes queridos. Eles podem não entender por que o paciente recebeu alta do hospital antes de estar totalmente reabilitado. Eles podem não compreender o que é o cuidado domiciliar ou por que não podem ter serviços de enfermagem 24 horas. É fundamental que o enfermeiro mostre que compreende o que os pacientes e as famílias estão passando e como a doença está afetando suas vidas.

Boxe 2.7 — Precauções de segurança nos cuidados domiciliares de saúde

- Memorizar ou salvar no seu telefone os números da instituição, da polícia e dos serviços de emergência. A maioria das instituições fornece telefones para enfermeiros para que possam contatá-los facilmente
- Carregar consigo a identificação da instituição e um telefone pronto para fazer chamadas telefônicas caso você se perca ou tenha problemas; um carregador de celular é um suporte adicional
- Informar à instituição a sua programação diária e os números de telefone de seus pacientes (se disponíveis), para que você possa ser localizado se não voltar quando esperado
- Certificar-se do endereço do paciente antes de sair para fazer a visita, bem como levar um mapa ou usar o sistema de navegação em seu carro ou dispositivo de localização global (GPS, do inglês *global positioning system*) do seu celular para consulta rápida
- Manter o seu carro em boas condições de funcionamento e ter combustível suficiente no tanque
- Estacionar o carro perto da casa do paciente e trancá-lo durante a visita
- Não dirigir um carro caro nem usar joias de valor ao fazer as visitas
- Conhecer o cronograma dos ônibus regulares e as rotas ao usar o transporte público ou quando for a pé para a casa do paciente
- Ao fazer visitas em áreas de alta criminalidade, ir acompanhado (se possível)
- Tentar agendar as visitas durante o dia (quando possível)
- Nunca entrar na casa do paciente sem ser convidado; ficar atento a animais de estimação sem proteção
- Deixar o local se você não se sentir seguro em entrar na casa do paciente
- Familiarizar-se com a configuração da casa, inclusive suas saídas
- Sair e reagendar a visita se o paciente ou um familiar estiver embriagado, sob a influência de substâncias psicoativas ou hostil
- Sair, reagendar a visita, entrar em contato com seu supervisor e relatar os maus-tratos às autoridades apropriadas se a família tiver uma discussão séria ou estiver maltratando o paciente ou qualquer outra pessoa da casa.

GPS: sistema de localização global.

Boxe 2.8 — AVALIAÇÃO — Avaliação do ambiente familiar

Características físicas (marque todas que se apliquem)

Exterior
- Degraus
- Degraus não seguros
- Varanda
- Desordem
- Barulhos
- Iluminação adequada
- Outro.

Interior
- Banheiro acessível
- Assoalho nivelado, seguro
- Quantidade de quartos
- Privacidade
- Arrumação para dormir
- Refrigeração
- Manejo do lixo
- Animais
- Iluminação adequada
- Degraus/escadas
- Outro.

Riscos à segurança (marque todos que se apliquem)
- Nenhum
- Piso, telhado ou janelas inadequadas
- Iluminação inadequada
- Gás/eletrodomésticos não seguros
- Aquecimento inadequado
- Refrigeração inadequada
- Falta de dispositivos de segurança contra incêndios
- Revestimentos do assoalho não seguros
- Corrimões de escadas inadequados
- Tinta à base de chumbo (especialmente em casas construídas antes de 1978) ou chumbo em água potável (particularmente em casas construídas antes de 1986)
- Materiais perigosos armazenados de modo inadequado
- Fiação/cabos elétricos inadequados
- Outro.

Fatores de segurança (marque todos que se apliquem)
- Detectores de incêndio/fumaça
- Telefone funcionando
- Disposição de cabos elétricos
- Plano de emergência
- Números de telefones de emergência apresentados
- Aquecedores portáteis seguros
- Oxigênio em uso
- Passagens livres de obstáculos
- Outro.

Durante a visita domiciliar inicial, que pode durar 1 hora ou mais, avalia-se o paciente e estabelece-se um plano de cuidados que pode ser modificado nas visitas subsequentes. O enfermeiro informa o paciente das práticas, políticas e horários de funcionamento da instituição. Se a instituição for reembolsada pela visita, o enfermeiro pede informações sobre o plano de saúde, como um cartão do Medicare ou Medicaid. A avaliação inicial abrange o paciente, o ambiente familiar (Boxe 2.8), as capacidades de autocuidado do paciente ou a capacidade da família de prestar os cuidados, e a necessidade do paciente de obter recursos adicionais. Após a avaliação, são realizadas as intervenções competentes necessárias. A maioria das instituições oferece aos enfermeiros bolsas que contêm suprimentos e equipamentos-padrão necessários durante as visitas domiciliares. É importante manter a bolsa corretamente abastecida e trazer alguns itens adicionais que possam ser exigidos para a visita. Dependendo da cobertura do seguro de saúde, a provisão é feita para os domicílios ou podem ser compradas pelo paciente. Os enfermeiros de atendimento domiciliar precisam estar preparados para a possibilidade de um paciente não ter os suprimentos médicos necessários para o tratamento e buscar apoio para providenciar todos os itens necessários.

Um aspecto importante da transição do hospital para o domicílio é o automanejo do esquema medicamentoso prescrito. Adultos mais velhos podem ter múltiplos médicos ou podem usar terapias alternativas como fitoterápicos, vitaminas e medicamentos de venda livre. Enquanto o paciente estiver sob os cuidados da agência de atendimento domiciliar, o enfermeiro do atendimento domiciliar promove o manejo da medicação por meio do processo de reconciliação da medicação. O enfermeiro revisa a prescrição atual de medicamento e ajuda a solucionar discrepâncias ou problemas com a medicação como posologia incorreta, medicação duplicada, omissões ou uso de um fármaco para algo além do motivo recomendado (Kollerup, Curtis & Schantz Laursen, 2018). As agências de atendimento domiciliar preconizam a reconciliação da medicação a cada visita do profissional de enfermagem. Quando os pacientes e seus familiares observam a reconciliação da medicação, eles começam a compreender a importância do manejo da medicação. O manejo do esquema medicamentoso é uma parte importante da transição bem-sucedida para o atendimento domiciliar. Se isso não for feito, existe risco de reinternação hospitalar.

Como determinar a necessidade de visitas futuras

Ao avaliar a situação do paciente, o enfermeiro domiciliar analisa e documenta claramente a necessidade de visitas futuras e a frequência ideal para realizá-las. Para fazer esses julgamentos, o enfermeiro deve considerar as questões listadas no Boxe 2.9.

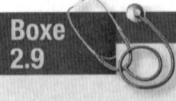

Boxe 2.9 — AVALIAÇÃO
Avaliação da necessidade de visitas domiciliares

Estado de saúde atual
- Como o paciente está evoluindo?
- Quão graves são os sinais e sintomas atuais?
- O paciente mostra sinais de estar progredindo conforme o esperado, ou parece que a recuperação está lenta?

Ambiente doméstico
- Há preocupações de segurança aparentes?
- Há familiares ou amigos disponíveis para prestar os cuidados, ou o paciente está sozinho?

Nível de capacidade de autocuidado
- O paciente consegue cuidar de si mesmo?
- Qual é o nível de independência do paciente?
- O paciente deambula ou está acamado?
- O paciente tem energia suficiente ou é frágil e se cansa com facilidade?
- O paciente precisa e usa dispositivos de assistência?

Nível de cuidados de enfermagem necessários
- Qual é o nível de cuidados de enfermagem que o paciente necessita?
- Os cuidados exigem habilidades básicas ou intervenções mais complexas?

Prognóstico
- Qual é a expectativa de recuperação neste caso específico?
- Quais são as chances de complicações se o cuidado de enfermagem não for prestado?

Necessidades de orientação
- Quão bem o paciente ou seus familiares compreenderam as orientações dadas?
- Há necessidade de acompanhamento adicional e reforço das orientações?
- Que nível de proficiência o paciente ou a família mostraram na prestação dos cuidados necessários?

Estado mental
- Qual é o estado de alerta do paciente?
- Há sinais de confusão mental ou dificuldades de organização do pensamento?
- O paciente tende a ser esquecido ou ter atenção limitada?

Nível de adesão
- O paciente está seguindo as instruções fornecidas?
- O paciente parece ser capaz de seguir as instruções?
- Os familiares são úteis ou relutam ou não conseguem ajudar a cuidar do paciente como esperado?

A cada visita subsequente, avaliam-se esses mesmos fatores para determinar as necessidades de saúde continuadas do paciente. À medida que ocorrer evolução e o paciente, com ou sem a ajuda de entes queridos, tornar-se mais capaz de cuidar de si mesmo, e mais independente, a necessidade de visitas domiciliares diminui.

Como encerrar a visita

Ao término da visita, o enfermeiro resume os pontos principais da visita para o paciente e seus familiares e identifica as expectativas para as visitas futuras ou conquistas do paciente. Ao fim de cada visita, os seguintes pontos devem ser considerados:

- Quais são os principais pontos que o paciente ou seus familiares devem se lembrar da visita?
- Que atributos positivos foram observados em relação ao paciente e seus familiares que darão uma sensação de realização?
- Quais foram os principais pontos do plano de orientações ou os tratamentos necessários para assegurar que o paciente e seus familiares entendam o que precisam fazer? Um conjunto de instruções escritas deve ser deixado com o paciente ou a família, para que eles possam ler (formatos alternativos incluem gravações de vídeo ou áudio). O material impresso deve estar no idioma primário do paciente e impresso em fonte grande, quando indicado
- Para quem o paciente ou seus familiares devem ligar se alguém precisar ser contatado imediatamente? Números de telefone de emergência atualizados estão disponíveis? Há um serviço telefônico disponível, ou pode-se fornecer um telefone de emergência?
- Que sinais de complicações devem ser relatados imediatamente?
- Com que frequência as visitas serão feitas? Quanto tempo elas durarão (aproximadamente)?
- Qual é o dia e o horário da próxima visita? Outro enfermeiro fará a visita?

Como documentar a visita

A documentação das considerações das visitas domiciliares segue regulamentos bastante específicos. Devem ser documentados as necessidades do paciente e os cuidados de enfermagem prestados para garantir que a instituição seja qualificada para receber o pagamento pela visita. O Medicare, o Medicaid e as resseguradoras (ou seja, organizações que oferecem reembolso para os serviços cobertos por um plano de seguro de saúde) exigem a documentação do estado do paciente que não pode sair de casa e a necessidade de cuidados de enfermagem profissionais qualificados. O diagnóstico médico e informações pormenorizadas e específicas sobre as limitações funcionais do paciente fazem habitualmente parte da documentação. Também precisam ser descritas as metas e as ações apropriadas para alcançar esses objetivos. Os resultados esperados das intervenções de enfermagem devem ser expressos em termos de comportamentos do paciente e devem ser realistas e mensuráveis. Além disso, as metas precisam refletir o diagnóstico de enfermagem ou os problemas do paciente e devem especificar as ações que tratem dos problemas do paciente. A documentação inadequada pode resultar em não pagamento pela visita e pelos serviços de cuidado.

Planejamento de alta para a transição para o ambiente comunitário ou domiciliar

O planejamento de alta é um componente essencial para facilitar a transição do paciente dos cuidados agudos para os cuidados comunitários ou domiciliares, ou para facilitar a transferência do paciente de uma instituição de saúde para outra. Um plano de alta documentado é essencial para os pacientes que recebem benefícios de seguro de saúde. O planejamento de alta começa com a admissão do paciente ao hospital ou estabelecimento de saúde e deve considerar o potencial de necessidade de cuidados de acompanhamento em casa ou em outro ambiente comunitário. Vários profissionais (p. ex., assistentes sociais, enfermeiros de cuidados domiciliares, gerentes de caso) ou instituições diferentes participam no processo de planejamento de alta.

A elaboração de um plano de alta abrangente exige a colaboração entre os profissionais da instituição que dá a alta e os do atendimento domiciliar, bem como de outras instituições comunitárias que fornecem recursos específicos no momento da alta. O processo envolve a identificação das necessidades do paciente e a elaboração de um plano completo para conhecê-las. É essencial ter linhas de comunicação abertas com os familiares para garantir compreensão e cooperação.

Continuação da transição pelos recursos comunitários e encaminhamentos

Gestores de caso e planejadores de alta, muitas vezes, fazem encaminhamentos para outros membros da equipe, como visitadores domiciliares e assistentes sociais. Esses enfermeiros trabalham em colaboração com a equipe de saúde e com a instituição ou pessoa que faz o encaminhamento. A coordenação continuada entre todos os profissionais da saúde envolvidos no cuidado do paciente é essencial para evitar a duplicação de esforços dos vários profissionais que atendem o paciente. Esses enfermeiros precisam ter conhecimento sobre os recursos da comunidade disponíveis para os pacientes, bem como dos serviços prestados pelas instituições locais, dos requisitos para a elegibilidade para os serviços e de quaisquer encargos desses serviços (ou seja, copagamentos). Muitas comunidades têm anuários que podem incluir anuários *online* ou folhetos que listam as instituições de saúde e de serviço social locais e o que elas oferecem. A internet é útil para ajudar os pacientes a identificar a localização e a acessibilidade de supermercados, farmácias, bancos, unidades de saúde, ambulâncias, médicos, odontologistas, farmacêuticos, instituições de serviço social e programas para a terceira idade. Além disso, o local de culto ou comunidade de fé do paciente pode ser um recurso importante. O processo inclui informar o paciente e a família sobre os recursos comunitários disponíveis para atender às suas necessidades. Quando apropriado, os enfermeiros podem fazer o contato inicial.

EXERCÍCIOS DE PENSAMENTO CRÍTICO

1 **qp** Uma mulher de 80 anos, que vive na comunidade, com um diagnóstico recente de insuficiência cardíaca foi transferida da unidade de tratamento intensivo (UTI) para sua enfermaria médico-cirúrgica. O relatório de transferência do enfermeiro da UTI incluiu a observação de que a paciente vivia sozinha em casa antes da internação e do diagnóstico. A paciente tem um filho que mora na mesma comunidade. Tanto a paciente quanto o filho concordam com um plano de fazer a transição de morar sozinha para morar com o filho na casa dele. Foram prescritos novos medicamentos para ela por ocasião da alta, além disso, foi agendada consulta com o médico do atendimento primário em 2 semanas. Quais são as suas prioridades quando você elabora um plano de alta para essa paciente? Quais encaminhamentos você consideraria para conseguir fazer uma transição bem-sucedida do hospital para casa?

2 **pbe** Um homem de 82 anos com um diagnóstico de diabetes melito está sendo encaminhado para atendimento domiciliar após a alta do hospital. Ele precisa de monitoramento regular e orientação sobre diabetes melito. Ele tem vários familiares em casa que auxiliavam com as atividades instrumentais da vida diária (AIVDs) antes; contudo, todos trabalham. Você está preocupado com a capacidade do controle da diabetes melito pelo paciente, porque os familiares relatam que ele fica sozinho em casa durante o dia e tem tolerância diminuída em relação às atividades da vida diária (AVDs) desde sua internação e o diagnóstico recente de diabetes melito. Identifique uma questão específica baseada em evidências relacionada com esse paciente, a fim de realizar uma busca na literatura relevante e focada. Quais palavras-chave você usaria nessa busca e em quais fontes seria apropriado procurar? Que recursos você pode usar para ajudá-lo a permanecer em casa pelo tempo necessário? Como você faria para obter essa informação? Qual é a força das evidências disponíveis?

3 **cpa** Você é enfermeiro, trabalha em cuidados domiciliares e está atendendo um homem de 75 anos que fez a transição da reabilitação hospitalar para a reabilitação domiciliar após uma fratura do colo de fêmur. Ele fez uma cirurgia para reduzir a fratura e estabilizar o quadril. Ele vive com a esposa, que também tem 75 anos e apresenta comprometimento da memória. Ambos precisam de assistência nas AIVDs. Ele precisa de ajuda nas AVDs enquanto prossegue o processo de reabilitação em casa. Como enfermeiro de saúde domiciliar e gestor do caso, elabore uma lista de recursos e serviços interdisciplinares focalizados para aprimorar essa transição para o ambiente domiciliar.

REFERÊNCIAS BIBLIOGRÁFICAS

*Pesquisa em enfermagem.
**Referência clássica.

Livros

Academy of Medical-Surgical Nurses (AMSN). (2018). *Scope and standards of medical-surgical nursing practice* (6th ed.). Pitman, NJ: Author.
American Association of Critical-Care Nurses (AACN). (2019b). *AACN scope and standards for acute and critical care nursing practice* (3rd ed.). Aliso Viejo, CA: Author.
American Nurses Association (ANA). (2010). *Nursing's social policy statement* (3rd ed.). Silver Springs, MD: Nursesbooks.org
American Nurses Association (ANA). (2015a). *Code of ethics for nurses with interpretive statements*. Washington, DC: Nursesbooks.org
American Nurses Association (ANA). (2015b). *Nursing: Scope and standards of practice* (3rd ed.). Silver Springs, MD: Nursesbooks.org
Carpenito, J. L. (2017). *Handbook of nursing diagnosis* (15th ed.). Philadelphia, PA: Wolters Kluwer.
Fowler, M. D. (2015). *Guide to nursing's social policy statement: Understanding the profession from social contract to social covenant*. Silver Springs, MD: Author.
Rector, C. (2018). *Community and public health nursing: Promoting the public's health* (9th ed.). Philadelphia, PA: Wolters Kluwer.
Weber, J. R., & Kelley, J. H. (2018). *Health assessment in nursing* (6th ed.). Philadelphia, PA: Lippincott Williams & Wilkins.

Periódicos e documentos eletrônicos

Academy of Medical-Surgical Nurses (AMSN). (2019). What is medical-surgical nursing? Retrieved on 6/12/2019 at: www.amsn.org/practice-resources/what-medical-surgical-nursing

Agency for Healthcare Research and Quality (AHRQ). (2019). *Readmissions and adverse events after discharge.* Rockville, MD: AHRQ. Retrieved on 6/25/19 at: psnet.ahrq.gov/primers/primer/11/Readmissions-and-Adverse-Events-After-Discharge

Alspach, J. G. (2018). Overlooking an integral lynchpin of patient care: The caregiver at home. *Critical Care Nurse,* 38(1), 10–15.

American Association of Colleges of Nursing (AACN). (2019a). Clinical nurse leader (CNL). Retrieved on 6/25/2019 at: www.aacnnursing.org/CNL

Association of Rehabilitation Nurses (ARN). (2013). *The essential role of the rehabilitation nurse in facilitating care transitions: A white paper by the association of rehabilitation nurses.* Chicago, IL: ARN. Retrieved on 7/1/19 at: rehabnurse.org/uploads/membership/ARN_Care_Transitions_White_Paper_Journal_Copy_FINAL.pdf

Association of Rehabilitation Nurses (ARN). (2019a). What does a rehabilitation staff nurse do? Retrieved on 6/28/19 at: rehabnurse.org/about/roles/rehabilitation-staff-nurse

Association of Rehabilitation Nurses (ARN). (2019b). Professional rehabilitation nursing competency model. Retrieved on 6/28/19 at: rehabnurse.org/advance-your-practice/practice-tools/competency-model

Bailey, M. K., Weiss, A. J., Barrett, M. L., et al. (2019, February). *Characteristics of 30-day all-cause hospital readmissions, 2010–2016.* (Statistical Brief No. 248). Rockville, MD: AHRQ. Retrieved on 6/25/19 at: hcup-us.ahrq.gov/reports/statbriefs/sb248-Hospital-Readmissions-2010-2016.jsp

Baileys, K., McMullen, L., Lubejko, B., et al. (2018). Nurse navigators core competencies. *Clinical Journal of Oncology Nursing,* 22(3), 272–281.

Carr, D. D. (2019). High-quality care transitions promote continuity of care and safer discharges. *Journal of the New York State Nurses Association,* 46(2), 4–11.

Case Management Society of America. (2019). What is a case manager? Retrieved on 7/29/2019 at: www.cmsa.org/who-we-are/what-is-a-case-manager

Centers for Medicare & Medicaid Services. (2018a). *National health care expenditures highlights.* Woodlawn, MD: CMS. Retrieved on 6/25/19 at: www.cms.gov/Research-Statistics-Data-and-Systems/Statistics-Trends-and-Reports/NationalHealthExpendData/Downloads/highlights.pdf

Centers for Medicare & Medicaid Services. (2018b). Outcome and assessment information set (OASIS-D) guidance manual. Retrieved on 7/17/2019 at: www.cms.gov/Medicare/Quality-Initiatives-Patient-Assessment-Instruments/HomeHealthQualityInits/Downloads/draft-OASIS-D-Guidance-Manual-7-2-2018.pdf

Centers for Medicare & Medicaid Services. (2019). Medicare benefit policy manual chapter 7—home health services. Retrieved on 7/17/2019 at: www.cms.gov/Regulations-and-Guidance/Guidance/Manuals/downloads/bp102c07.pdf

*Fidecki, W., Wysokiński, M., Wrońska, I., et al. (2017). Functional efficiency of elderly patients hospitalized in neurological departments. *The Journal of Neurological and Neurosurgical Nursing,* 6(3), 102–106.

Gregory, M., & Galloway, T. (2017). Stroke survivors: The long road to recovery. *Practice Nurse,* 47(7), 29–32.

**Katz, S., Downs, T. D., Cash, H. R., et al. (1970). Progress in the development of the index of ADL. *Gerontologist,* 10(1), 20–30.

**Keith, R. A., Granger, C. V., Hamilton, B. B., et al. (1987). The functional independence measure: A new tool for rehabilitation. *Advances in Clinical Rehabilitation,* 1, 6–18.

*Kollerup, M. G., Curtis, T., & Schantz Laursen, B. (2018). Visiting nurses' posthospital medication management in home health care: An ethnographic study. *Scandinavian Journal of Caring Sciences,* 32(1), 222–232.

**Mahoney, F., & Barthel, D. (1965). Functional evaluation: The Barthel Index. *Maryland State Medical Journal,* 14, 61–65.

*Naylor, M. D., Shaid, E. C., Carpenter, D., et al. (2017). Components of comprehensive and effective transitional care. *Journal of the American Geriatrics Society,* 65(6), 1119–1125.

Wilson, D. R. (2019). Home health nursing: Scope and standards of practice. *Activities, Adaptation & Aging,* 43(1), 78–79.

Recursos

AbleData, abledata.acl.gov
Academy of Medical-Surgical Nurses (AMSN), www.amsn.org
Agency for Healthcare Research and Quality (AHRQ), www.ahrq.gov
American Association of Colleges of Nursing (AACN), www.aacnnursing.org
American Association of Critical-Care Nurses (AACN), www.aacn.org
American Association of People with Disabilities (AAPD), www.aapd.com
American Nurses Association (ANA), www.nursingworld.org
Assistive Technology Industry Association (ATIA), www.atia.org
Association of Rehabilitation Nurses (ARN), www.rehabnurse.org
Case Management Society of America (CMSA), www.cmsa.org
Center on Knowledge Translation for Disability and Rehabilitation Research (KTDRR), www.ncddr.org
Centers for Medicare & Medicaid Services (CMS), www.cms.gov
Inpatient Rehabilitation Facilities (IRF) Quality Reporting Program (QRF), www.cms.gov/Medicare/Quality-Initiatives-Patient-Assessment-Instruments/IRF-Quality-Reporting
National Association for Home Care and Hospice (NAHC), www.nahc.org
National Council on Disability (NCD), www.ncd.gov
National Rehabilitation Information Center (NARIC), www.naric.com
World Health Organization, health topics: rehabilitation, www.who.int/topics/rehabilitation/en

3 Orientação e Promoção da Saúde

DESFECHOS DO APRENDIZADO

Após ler este capítulo, você será capaz de:

1. Descrever os objetivos e a importância da orientação em saúde.
2. Diferenciar conceitos de adesão a um esquema terapêutico e letramento em saúde.
3. Explicar as variáveis que influenciam o aprendizado e aplicá-las ao processo de ensino-aprendizado.
4. Descrever os componentes da promoção da saúde e discutir os principais modelos de promoção da saúde.
5. Especificar as variáveis que influenciam as atividades de promoção da saúde ao longo da vida e descrever o papel do profissional de enfermagem na promoção da saúde.

CONCEITOS DE ENFERMAGEM

Estresse e enfrentamento
Família
Manejo dos cuidados

Orientação e aprendizado
Prática comunitária

Promoção da saúde
Saúde, bem-estar e doença

GLOSSÁRIO

adesão: acompanhamento fiel das diretrizes ou indicações
aprendizado: ato de adquirir conhecimentos, atitudes e habilidades
aptidão física (condicionamento físico): condição física saudável, resultado de nutrição e exercícios físicos adequados
autorresponsabilidade: responsabilidade do indivíduo por suas ações ou comportamentos
comunidade: população de indivíduos que interagem entre si e vivem juntos em uma sociedade maior
conhecimentos em saúde: capacidade de uma pessoa obter, comunicar, processar e compreender informações essenciais relacionadas à saúde com o propósito de obter acesso aos serviços de saúde e tomar decisões relacionadas com os cuidados de saúde
disposição para conhecimento aumentado: o momento ideal para que o aprendizado ocorra; geralmente corresponde à percepção da necessidade pelo paciente e seu desejo de obter um conhecimento específico

esquema terapêutico: rotina que promove a saúde e a cura
feedback: informações úteis sobre uma atividade ou comportamento de um indivíduo, de modo que as pessoas que recebem essas informações possam ajustar e melhorar seu comportamento e/ou suas atividades
manejo do estresse: comportamentos e técnicas utilizados para reforçar os recursos de uma pessoa contra o estresse
nutrição: ciência que lida com os alimentos e a alimentação em humanos
orientação: ajuda ao aprendizado de outra pessoa
orientações em saúde: experiências diversificadas do aprendizado destinadas a promover comportamentos que beneficiem a saúde
promoção da saúde: atividades que ajudam as pessoas a desenvolverem recursos para manter ou melhorar o bem-estar e sua qualidade de vida

A educação em saúde efetiva estabelece uma base sólida para o bem-estar dos indivíduos e da **comunidade** (população de indivíduos vivendo em uma sociedade maior). Todos os enfermeiros usam o ensino como uma ferramenta para ajudar os pacientes e suas famílias a desenvolverem comportamentos de saúde efetivos e a alterarem padrões de estilo de vida que os predisponham a riscos à saúde. As orientações em saúde são um fator influente diretamente relacionado com resultados positivos para a saúde.

PROPÓSITO DAS ORIENTAÇÕES EM SAÚDE

O ambiente de cuidados de saúde da atualidade exige uma abordagem organizada para as **orientações em saúde** (experiências de aprendizagem projetadas para promover comportamentos que facilitam a saúde), para que satisfaçam as necessidades específicas do paciente. Há muitos motivos para se fornecer orientações em saúde.

Como atender aos padrões de enfermagem

Nos EUA, a orientação, além de ser uma função da enfermagem, está incluída nos atos de prática de enfermagem de todos os estados e no âmbito e padrões de prática (*Scope and Standards of Practice*) da American Nurses Association (ANA) (ANA, 2015). Ensino de saúde e promoção de saúde são funções independentes da prática e das responsabilidades essenciais de enfermagem. Todos os cuidados de enfermagem são direcionados a promover, manter e restaurar a saúde; prevenir doenças; e ajudar as pessoas a se adaptarem aos efeitos residuais da doença. Muitas dessas atividades de enfermagem são realizadas por meio das orientações ao paciente. Os enfermeiros são desafiados a focar nas necessidades de orientação em saúde das comunidades e a fornecer orientações específicas ao paciente e seus familiares. As orientações em saúde são importantes para o cuidado de enfermagem, porque influenciam a capacidade das pessoas e das famílias de realizar importantes atividades de autocuidado.

Todo contato que o enfermeiro tem com o consumidor de cuidados de saúde – esteja a pessoa doente ou não – deve ser considerado uma oportunidade para fornecer orientações em saúde. Embora as pessoas tenham o direito de decidir se querem aprender, os enfermeiros têm a responsabilidade de fornecer dados que motivem as pessoas a reconhecer a necessidade de aprender. Portanto, o enfermeiro tem como obrigação usar as oportunidades em todos os ambientes de cuidados de saúde para promover o bem-estar. Existem muitos ambientes educacionais. Alguns exemplos incluem domicílios, hospitais, centros de saúde comunitários, escolas, locais de trabalho, estabelecimentos comerciais, abrigos e grupos de ação ou apoio ao consumidor de cuidados de saúde (deChesnay & Anderson, 2020).

Como apoiar a tomada de decisão informada e o autocuidado

A ênfase nas orientações em saúde decorre, em parte, do direito do público de receber cuidados de saúde abrangentes, o que inclui informações atualizadas em saúde. Também reflete o surgimento de um público informado que faz mais perguntas sobre a saúde e os cuidados de saúde. Em virtude da importância dada à saúde e à responsabilidade que todas as pessoas devem manter e promover em relação a sua própria saúde, os membros da equipe de saúde – especificamente os enfermeiros – são obrigados a disponibilizar orientações em saúde. Fatores importantes a serem considerados ao planejar as orientações para o paciente incluem a disponibilidade de cuidados de saúde, o uso de diversos prestadores de cuidados de saúde para alcançar os objetivos do manejo e o aumento do uso de estratégias complementares e alternativas, em vez de abordagens tradicionais ao cuidado. Sem o conhecimento e o treinamento adequado nas habilidades de autocuidado, os consumidores não são capazes de tomar decisões informadas sobre a sua saúde. As orientações do enfermeiro podem ajudar os consumidores a obterem informações em saúde de recursos de internet confiáveis, críveis e oportunos, bem como de profissionais e pesquisadores de promoção da saúde apropriados (Cohn, Lyman, Broshek et al., 2018). As pessoas com doenças crônicas e incapacidades funcionais estão entre as que mais necessitam de orientações em saúde. Conforme aumenta o tempo de vida da população, o número de pessoas com essas doenças também aumenta. As informações em saúde voltadas à identificação e ao manejo das exacerbações ou de questões comumente associadas a doença crônica ou incapacidade funcional são um dos principais focos das orientações em saúde.

As pessoas com doenças crônicas precisam de informações em saúde para participar ativamente e assumir a responsabilidade pelo seu próprio cuidado. As orientações em saúde ajudam as pessoas com doença crônica a se adaptar à sua doença, prevenir complicações, realizar os tratamentos prescritos e resolver problemas quando confrontadas com novas situações. Também podem ajudar a prevenir situações de crise e reduzir o potencial de reinternação resultante de informações de autocuidado inadequadas. O objetivo das orientações em saúde é ensinar as pessoas a viver uma vida saudável e se esforçar para alcançar seu potencial máximo de saúde.

Além do direito e do desejo de orientações em saúde das pessoas, as orientações ao paciente são também uma estratégia para promover o autocuidado em casa e na comunidade, reduzindo os custos dos cuidados de saúde ao prevenir doenças, gerenciar de modo efetivo os manejos necessários, evitar intervenções médicas dispendiosas, diminuir o tempo de internamento hospitalar e facilitar a alta precoce do hospital. Para as instituições de saúde, oferecer programas de bem-estar à comunidade é uma ferramenta de relações públicas para aumentar a satisfação do paciente e desenvolver uma imagem positiva da instituição. As orientações ao paciente são também uma estratégia para evitar custos, pois uma relação equipe-paciente positiva pode evitar processos por erro médico. Algumas companhias de seguros de saúde apoiam as orientações à saúde reembolsando programas como palestras para controle do diabetes melito e condicionamento físico e controle do peso.

Como promover a adesão ao esquema terapêutico

Um dos objetivos das orientações ao paciente é incentivar as pessoas a aderir a seu esquema terapêutico (uma rotina que promove a saúde e a cura). A adesão (o processo de seguir fielmente as diretrizes ou instruções) ao tratamento exige habitualmente que a pessoa faça uma ou mais mudanças de estilo de vida para desempenhar atividades específicas que promovam e mantenham a saúde. Exemplos comuns de comportamentos facilitadores da saúde incluem tomar os medicamentos prescritos, manter uma dieta saudável, aumentar a atividade física e a prática de exercícios físicos diários, automonitorar sinais e sintomas de doença e mudar a condição de saúde de base, praticando medidas de higiene específicas, buscando avaliações e rastreamentos de saúde específicos e realizando outras medidas terapêuticas e preventivas.

Fatores que afetam a adesão

Muitas pessoas não aderem aos esquemas prescritos para si; as taxas de adesão geralmente são baixas, especialmente quando os esquemas são complexos ou de longa duração (p. ex., terapia para doenças reumáticas inflamatórias crônicas, hipertensão, câncer de mama, infecção pelo vírus da imunodeficiência humana [HIV], hemodiálise). A não adesão ao tratamento prescrito tem sido objeto de muitos estudos (Al-Noumani, Wu, Barksdale et al., 2019; Hine, Smith, Eshun-Wilson et al., 2018; Lambert, Balneaves, Howard et al., 2018; Lavielle, Puyraimond-Zenmour, Romand et al., 2018). Na maioria deles, os achados foram inconclusivos, e não foi identificado um fator causal predominante. Em vez disso, uma vasta gama de variáveis influencia o grau de adesão, incluindo as seguintes:

- Variáveis demográficas, como idade, gênero, raça, condição socioeconômica e escolaridade

- Variáveis relacionadas com a doença, como gravidade da doença e alívio dos sintomas proporcionado pelo tratamento
- Variáveis relacionadas com o esquema terapêutico, como complexidade do esquema, fadiga causada pelo tratamento e efeitos colaterais desagradáveis
- Variáveis psicossociais, como inteligência, motivação, disponibilidade de entes queridos e pessoas de apoio (especialmente familiares e outras pessoas significativas), demandas competitivas ou conflitantes, atitudes em relação aos profissionais de saúde, aceitação ou negação da doença, uso abusivo de substâncias, além de crenças religiosas ou culturais
- Variáveis financeiras, especialmente custos diretos e indiretos associados ao esquema prescrito.

Outro fator a ser levado em consideração quando um profissional de enfermagem está elaborando estratégias para promover a adesão do paciente é o conceito de **letramento em saúde**, ou seja, a capacidade de uma pessoa obter, comunicar, processar e compreender informações de saúde essenciais para o propósito de promover melhores serviços de saúde e para a tomada de decisões sobre os cuidados de saúde. Um desafio para todos os profissionais de saúde é melhorar o letramento em saúde. Na configuração de material adequado de educação em saúde, de inovações tecnológicas e serviços, os profissionais precisam comunicar as informações de saúde em termos simples e trabalhar com os pacientes para promover processamento e compreensão acurados das informações sobre saúde. Os enfermeiros precisam ter conhecimento dos inúmeros fatores que influenciam o letramento em saúde em determinada população. Os fatores primários que influenciam o letramento em saúde são o uso efetivo das habilidades culturais e de comunicação com a apresentação de informações sobre cuidados de saúde e uma base razoável de habilidades matemáticas. Sem essas habilidades, os pacientes correm risco de não conseguir compartilhar informações de saúde pessoais, realizar manejo do autocuidado em condições de saúde agudas e crônicas, navegar nos sistemas de saúde e completar formulários de saúde, nem calcular informações como dados nutricionais nos rótulos dos alimentos (Carrara & Schulz, 2018; Osborne, 2018).

As habilidades de letramento em saúde são essenciais para a compreensão do corpo e de suas funções, para a avaliação das escolhas de estilo de vida juntamente com as variáveis que causam e perpetuam o adoecimento, bem como para a tomada de decisões de cuidados de saúde. Se o letramento em saúde não for satisfatório, a consequência é saúde geral ruim. É crucial a desconstrução desse ciclo de letramento em saúde insatisfatório levando a saúde ruim e maior vulnerabilidade aos problemas de saúde. Para aumentar o letramento em saúde, os profissionais precisam projetar e distribuir informações de saúde acuradas e precisas, também, assegurar que esse material seja culturalmente apropriado para várias populações. É imperativa a construção de parcerias na comunidade para dar suporte à educação e às atividades de saúde pública. Os enfermeiros podem ter participação decisiva na realização de pesquisa de avaliação de projetos educacionais que dão suporte para indivíduos, grupos ou comunidades. Além disso, os enfermeiros precisam estar diretamente envolvidos na viabilização da mudança por meio da elaboração de políticas de assistência à saúde que abordem a promoção de uma sociedade com letramento em saúde (Patton, Zalon & Ludwick, 2019).

O sucesso do enfermeiro com as orientações em saúde é determinado tanto pelo desenvolvimento de forte conhecimento em saúde quanto pela avaliação contínua das variáveis que afetam a capacidade dos pacientes de adotar comportamentos específicos, obter recursos e manter um ambiente social saudável (Edelman & Kudzma, 2018). É mais provável que os programas sejam bem-sucedidos se os pacientes tiverem bom letramento em saúde e os profissionais derem atenção cuidadosa às variáveis que influenciem a adesão do paciente. Tanto o letramento em saúde como o conceito de adesão precisam ser levados em consideração no plano de ensino do paciente. As estratégias de ensino são discutidas mais adiante neste capítulo.

Motivação

O problema da não adesão ao esquema terapêutico é substancial e deve ser tratado antes que o paciente possa alcançar seu máximo potencial de saúde. Constatou-se que a necessidade de conhecimento do paciente não é um estímulo suficiente para adquirir conhecimento e, assim, possibilitar a adesão completa a um esquema saudável. O ensino voltado à motivação do paciente resulta em diferentes graus de adesão. A pesquisa sugere que fatores como relevância pessoal de estratégias para autocuidado, controle percebido e tipo de condição de saúde também têm de ser levados em conta (Seibre, Toumpakari, Turner et al., 2018; Whiteley, Brown, Lally et al., 2018). As variáveis de escolha, o estabelecimento de objetivos comuns e a qualidade da relação médico-paciente também influenciam as mudanças de comportamento que podem resultar das orientações ao paciente. Muitos fatores estão ligados à motivação para o aprendizado.

Usar um contrato ou termo de aprendizado também pode ser um motivador para o aprendizado. Esse contrato é fundamentado na avaliação das necessidades do paciente; em dados de cuidados de saúde; e em objetivos específicos e mensuráveis (Miller & Stoeckel, 2019). O contrato de aprendizado é registrado por escrito e contém métodos para a avaliação contínua. Um contrato de aprendizado bem elaborado é realista e positivo. Em um contrato de aprendizado típico, estabelece-se uma série de objetivos mensuráveis, começando com objetivos pequenos e facilmente alcançáveis e progredindo para objetivos mais avançados. Fornece-se reforço positivo e frequente à medida que a pessoa passa de um objetivo para o seguinte. Por exemplo, objetivos diferenciados – como perder 450 a 900 g de peso corporal por semana – são mais apropriados em um programa de redução de peso do que um objetivo geral, como perder 14 kg.

 ### Considerações gerontológicas

A não adesão ao esquema terapêutico é um problema significativo para os idosos, que leva a aumento da morbidade, da mortalidade e do custo do tratamento (Abada, Clark, Sinha et al., 2019; Taylor, Coogle, Cotter et al., 2019). Muitas admissões em asilos e hospitais estão associadas à não adesão.

Os idosos frequentemente têm uma ou mais doenças crônicas que são tratadas com múltiplos medicamentos, e a evolução das doenças pode ser complicada por episódios agudos periódicos (Miller, 2019). Os idosos podem ter outros problemas que afetam a adesão aos esquemas terapêuticos, como sensibilidade aumentada a medicamentos e seus efeitos colaterais, dificuldade de adaptação a mudança e estresse, restrições financeiras, esquecimento, sistemas de apoio inadequados, hábitos de vida que incluem o tratamento por conta própria com fármacos de venda livre, déficits visuais e auditivos, e limitações na mobilidade. Para promover a adesão entre pacientes idosos, é essencial avaliar todas as variáveis que podem afetar o comportamento de saúde (Figura 3.1). Os enfermeiros devem também considerar que o comprometimento cognitivo pode resultar na incapacidade da pessoa idosa de fazer inferências, aplicar as informações ou entender os principais pontos (Mauk, 2017; Touhy & Jett, 2018). Deve-se avaliar os pontos fortes de cada pessoa e incentivá-la a usá-los para compensar as suas limitações. Os profissionais de saúde precisam, acima de tudo, trabalhar em conjunto para prestar cuidados coordenados e contínuos. Caso contrário, os esforços de um profissional de saúde podem ser anulados pela atuação de outro profissional de saúde.

NATUREZA DA ORIENTAÇÃO E DO APRENDIZADO

O **aprendizado** pode ser definido como a aquisição de conhecimentos, atitudes ou habilidades. Define-se **orientação** como ajudar outra pessoa a aprender. Tais definições indicam que o processo de ensino-aprendizado é ativo, exigindo o envolvimento tanto do orientador quanto do paciente no esforço de alcançar o resultado desejado – uma mudança no comportamento. O orientador não se limita a fornecer conhecimentos ao paciente, também atua como um facilitador do aprendizado. Embora o aprendizado possa ocorrer sem a figura de um orientador, a maioria das pessoas que está tentando aprender novos comportamentos de saúde ou modificar comportamentos antigos se beneficia do contato com um enfermeiro. A interação pessoal do indivíduo com o enfermeiro que está tentando atender às necessidades de aprendizado pode ser formal ou informal, dependendo do método e das técnicas de ensino.

Não existe uma teoria definitiva sobre como o aprendizado ocorre e como é afetado pelo ensino. No entanto, o aprendizado pode ser influenciado por fatores como disposição para conhecimento aumentado (diagnóstico do domínio 5 da NANDA), o ambiente de aprendizado e as técnicas de ensino utilizadas (Miller & Stoeckel, 2019).

Disposição para conhecimento aumentado

Um dos fatores mais significativos a influenciar o aprendizado é a **disposição para conhecimento aumentado** ou o momento ideal para que o aprendizado ocorra; em geral, corresponde à percepção da necessidade pelo paciente e seu desejo de obter um conhecimento específico. Para os adultos, a disposição se baseia na cultura, nos valores pessoais, nas condições físicas e emocionais e nas experiências pregressas em aprender. O "momento certo" é quando o conteúdo e as habilidades que estão sendo ensinados são congruentes com a tarefa a ser realizada (Miller & Stoeckel, 2019).

A cultura engloba valores, ideais e comportamentos. As tradições em cada cultura fornecem uma estrutura para a resolução dos problemas e preocupações da vida diária. Visto que pessoas de distintas origens culturais têm valores e estilos de vida diferentes, as escolhas sobre cuidados de saúde variam. A cultura é uma variável importante que influencia a disposição para conhecimento aumentado, porque influencia o modo como as pessoas aprendem e quais informações podem ser aprendidas. Às vezes, as pessoas não aceitam a orientação em saúde porque elas se contrapõem aos seus valores culturais. Antes de iniciar a orientação em saúde, o enfermeiro precisa realizar uma avaliação da cultura do indivíduo, em vez de confiar apenas em suposições generalizadas sobre uma cultura específica. Os padrões sociais e culturais de um paciente precisam ser adequadamente incorporados às interações de ensino-aprendizado. Ver Capítulo 4, Boxe 4.7, que descreve os componentes culturais da avaliação a serem considerados na formulação de um plano de ensino.

Os valores de uma pessoa incluem as crenças sobre comportamentos que são desejáveis e indesejáveis. O enfermeiro precisa saber que valor o paciente dá à saúde e aos cuidados de saúde. Em situações clínicas, o paciente expressa seus valores por meio de suas ações e do nível de conhecimento perseguido (deChesnay & Anderson, 2020). Quando o enfermeiro não conhece os valores (culturais e pessoais) do paciente, podem ocorrer incompreensão, falta de cooperação e resultados negativos à saúde (McFarland & Wehbe-Alamah, 2018). Os valores e comportamentos de uma pessoa podem ser um acelerador ou um impedimento à disposição para aprender. Portanto, os pacientes não são suscetíveis a aceitar as orientações em saúde, a menos que seus valores e crenças sobre saúde e doença sejam respeitados (Kersey-Matusiak, 2018).

A disposição física é de vital importância, pois até que a pessoa seja fisicamente capaz de aprender, as tentativas de orientação e aprendizado podem ser inúteis e frustrantes. Por exemplo, uma pessoa com dor aguda não consegue desviar a atenção da dor por tempo suficiente para se concentrar em aprender. Do mesmo modo, a pessoa com dispneia concentra-se em respirar, em vez de em aprender.

A disposição emocional também afeta a motivação para aprender. Uma pessoa que não aceitou uma doença já existente ou a ameaça de uma doença não se motiva a aprender. A pessoa que não aceita um esquema terapêutico ou acha que ele é conflitante com seu estilo de vida atual pode, conscientemente, evitar aprender sobre ele. Até que a pessoa reconheça a necessidade de aprender e demonstre uma capacidade de aprender, os esforços de ensino podem ser frustrados. No entanto, nem sempre é sensato esperar que a pessoa esteja emocionalmente pronta para aprender, porque esse momento pode nunca chegar, a não ser que o enfermeiro faça um esforço para estimular a motivação da pessoa. Por exemplo, uma pessoa com câncer de cólon que tem uma glicemia de jejum duas vezes o valor normal esperado pode focar apenas o diagnóstico de câncer e excluir ou negar as consequências para a saúde da glicemia anormal.

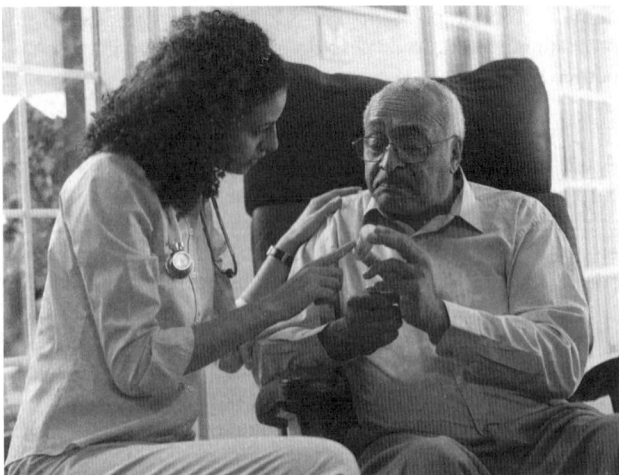

Figura 3.1 • Reservar algum tempo para orientar os pacientes sobre sua medicação e o programa de tratamento promove interesse e cooperação. Os idosos que se envolvem ativamente em aprender sobre a sua medicação, programa de tratamento e efeitos esperados podem ser mais propensos a aderir ao esquema terapêutico.

A doença e a ameaça de doença geralmente são acompanhadas por ansiedade e estresse. Os enfermeiros que reconhecem essas reações podem usar explicações e orientações simples para aliviar essas ansiedades e proporcionar ainda mais motivação para aprender. Como o aprendizado envolve a modificação de comportamentos, frequentemente provoca discreta ansiedade, que pode ser um fator motivador útil.

A disposição emocional pode ser promovida pela criação de uma atmosfera positiva, de aceitação e acolhedora, e estabelecendo-se objetivos de aprendizado realistas. Quando o paciente é bem-sucedido e tem a sensação de realização, muitas vezes, se motiva a participar de oportunidades de aprendizado adicionais. Um exemplo de estratégia que aumenta o sucesso do paciente é a técnica de confirmação do aprendizado. Essa técnica é empregada na avaliação da rememoração e compreensão do paciente após o ensino de saúde. Trata-se de um valioso método de avaliação e *feedback* imediato, porque possibilita que o educador descubra se o ouvinte consegue verbalizar efetivamente as informações ou demonstrar um comportamento de saúde específico (Miller & Stoeckel, 2019). Além disso, a estratégia de confirmação do aprendizado pode ser empregada com os familiares e os cuidadores para verificar se eles retiveram e compreenderam o conteúdo das informações de saúde. O fato de ter uma estratégia para incluir o adulto na tomada de decisões referentes à saúde e na realização de habilidades de autocontrole promove a receptividade e a motivação para a integração dos princípios de saúde à vida diária dele. Além disso, o **feedback** (o retorno das informações dadas a uma pessoa) sobre o progresso também motiva o aprendizado. Esse *feedback* deve ser dado como um reforço positivo quando o paciente é bem-sucedido e como sugestões construtivas de melhora quando ele não obtém sucesso.

A disposição experiencial refere-se a experiências passadas que influenciam a capacidade da pessoa de aprender. Experiências educacionais prévias e a experiência de vida, em geral, são determinantes significativos na abordagem de uma pessoa ao aprendizado. As pessoas com pouca ou nenhuma escolaridade podem não ser capazes de compreender o material apresentado. As pessoas que tiveram dificuldades de aprendizado no passado podem hesitar em tentar novamente. Muitos comportamentos necessários para alcançar o potencial máximo de saúde exigem conhecimentos, habilidades físicas e atitudes positivas. Na sua ausência, o aprendizado pode ser muito difícil e lento. Por exemplo, a pessoa que não entende os conceitos básicos da **nutrição** normal (a ciência que lida com os alimentos e a alimentação em humanos) não consegue compreender as restrições de uma dieta específica. A pessoa que não vê o aprendizado desejado como pessoalmente importante pode rejeitar os esforços de orientação. A pessoa que não é orientada para o futuro pode ser incapaz de apreciar muitos aspectos da orientação preventiva de saúde. A disposição experiencial está intimamente relacionada com a disposição emocional, porque a motivação tende a ser estimulada pela valorização da necessidade de aprender e por tarefas a serem aprendidas que sejam familiares, interessantes e significativas.

Ambiente de aprendizado

O aprendizado pode ser otimizado pela minimização dos fatores que interferem no processo de aprendizado. Por exemplo, a temperatura ambiente, a iluminação, os níveis de ruído, o uso de dispositivos funcionais de assistência, como óculos e aparelhos auditivos, e outras condições ambientais devem ser adequadas à situação de aprendizado. Além disso, o momento específico para a orientação deve ser adequado às necessidades de cada pessoa. O agendamento de uma sessão de orientação para um momento do dia em que o paciente está cansado, desconfortável ou muito preocupado com um procedimento diagnóstico ou terapêutico pendente, ou quando há visitantes, não é propício para o aprendizado. No entanto, se os familiares forem participar na prestação de cuidados, as sessões devem ser agendadas quando eles estiverem presentes, para que possam aprender todas as habilidades e técnicas necessárias.

Técnicas e recursos de orientação

Técnicas e métodos de orientação melhoram o aprendizado se forem apropriados às necessidades do paciente. Os profissionais de enfermagem empregam várias técnicas de ensino para orientar os pacientes em muitos cenários diferentes. As técnicas que estão disponíveis incluem as seguintes:

- *Palestras*: métodos que explicam a orientação; devem ser acompanhadas de discussões, porque estas dão aos pacientes a oportunidade de expressar seus sentimentos e preocupações, fazer perguntas e receber esclarecimentos
- *Orientação em grupo*: a orientação em grupo possibilita que as pessoas não só recebam as informações necessárias, mas também se sintam seguras como membros de um grupo (promovendo o apoio moral). A avaliação e o acompanhamento são fundamentais para garantir que cada pessoa adquira conhecimentos e habilidades suficientes. Nem todos os pacientes se relacionam ou aprendem bem em grupo
- *Demonstração e prática*: a demonstração e a prática são especialmente importantes na orientação de habilidades. O enfermeiro deve demonstrar a habilidade e, em seguida, dar ao paciente ampla oportunidade para praticar. Quando se deve usar algum equipamento especial, como seringas ou bolsas de colostomia, é importante ensinar com o mesmo equipamento que será usado no ambiente domiciliar, para evitar confusões, frustrações e erros
- *Reforço e acompanhamento*: os enfermeiros precisam fornecer tempo suficiente para os pacientes aprenderem e proporcionar reforço. As sessões de acompanhamento são fundamentais para promover a confiança do paciente em suas capacidades e para planejar sessões de orientações adicionais
- *Entrevista motivacional*: pesquisas-piloto sugerem que uma entrevista motivacional, como método educacional avançado no ambiente hospitalar, pode aumentar os conhecimentos tanto do paciente quanto do cuidador, bem como o autocuidado do paciente (McKillop, Grace, de Melo Ghisi, 2018)
- *Informações eletrônicas, online ou na internet*: tecnologias eletrônicas são usadas para fornecer informações de saúde. Exemplos são aprendizado interativo e não interativo na internet, um programa *online* autogerido ou um curso *online* estruturado. Também existem DVDs, CD-ROMs, *podcasts* (forma de transmissão de arquivos multimídia) e programas gravados em um canal de televisão
- *Materiais didáticos*: incluem livros, folhetos, fotos, filmes, *slides*, fitas de áudio, modelos, instrução programada, outros recursos visuais (p. ex., gráficos), aplicativos de dispositivo móvel e módulos de aprendizado assistido por computador. Eles são de valor inestimável quando utilizados de modo adequado e podem economizar muito o tempo dos funcionários e custos associados. No entanto, todos esses materiais didáticos devem ser revisados antes do uso para garantir que atendam às necessidades de aprendizado do

paciente e que não contenham propagandas que possam confundi-lo (ver seção Recursos, no fim do capítulo, para obter mais informações).

A probabilidade de sucesso ao orientar pacientes é maior quando o enfermeiro, os familiares e outros profissionais de saúde trabalham de modo colaborativo para facilitar o aprendizado. O aprendizado bem-sucedido deve resultar em melhora nas habilidades de autocuidado, maiores autoestima, confiança e vontade de aprender no futuro. Há considerações específicas para a orientação de populações especiais. A Tabela 3.1 descreve algumas das estratégias a serem usadas com pessoas com incapacidades (ver nos Capítulos 7 e 8 estratégias de orientações adicionais para pessoas com incapacidades e idosos).

PROCESSO DE ENFERMAGEM NA ORIENTAÇÃO AO PACIENTE

O enfermeiro conta com as etapas do processo de enfermagem na elaboração de um plano de ensino individualizado para atender as necessidades de orientação e aprendizado do paciente (Boxe 3.1).

Avaliação

A avaliação no processo de orientação é direcionada para a coleta sistemática de dados sobre as necessidades de aprendizado e disposição para conhecimento aumentado da pessoa e de seus familiares. O enfermeiro identifica todas as variáveis internas e externas que afetam a disposição para aquisição de conhecimento do paciente. Existem muitos guias de avaliação do aprendizado. Alguns deles são direcionados para a coleta de informações em saúde gerais (p. ex., alimentação saudável), enquanto outros são específicos para esquemas medicamentosos ou processos de doença (p. ex., investigação do risco de AVE). Esses guias facilitam a avaliação, mas precisam ser adaptados às respostas, aos problemas e às necessidades de cada pessoa. O enfermeiro organiza, analisa e sintetiza os dados de avaliação coletados e determina as necessidades de orientação do paciente.

Diagnóstico de enfermagem

O processo de formulação de diagnósticos de enfermagem torna os objetivos educacionais e a avaliação do progresso mais específicos e significativos. Fornecer orientação é uma intervenção implícita em todos os diagnósticos de enfermagem e, para alguns

TABELA 3.1 Orientações a pessoas com incapacidades.

Tipo de incapacidade	Estratégia educacional
Incapacidade física, emocional ou cognitiva	Adaptar as informações para acomodar as incapacidades cognitivas, perceptivas e comportamentais da pessoa Dar informações claras, por escrito e oralmente Destacar informações importantes para consulta fácil Evitar termos ou "jargões" técnicos
Déficit auditivo	Falar de modo lento, direto e deliberado Usar intérprete (linguagem de sinais), se necessário Posicionar-se de modo que a pessoa possa ver sua boca em caso de leitura labial Utilizar dispositivos de telecomunicações para pessoa com déficit auditivo Usar materiais escritos e recursos visuais, como modelos e diagramas Usar vídeos legendados, filmes e materiais produzidos por computador Falar no lado do "ouvido bom" em caso de surdez unilateral
Incapacidade sensorial	Usar dispositivos ópticos, como lentes de aumento Empregar iluminação adequada e contraste de cores apropriado em materiais e equipamentos Usar ou converter as informações em formatos auditivos e táteis, se necessário (p. ex., materiais em braille ou impressos em fonte grande) Obter fitas de áudio, CDs, áudio digital disponível para *smartphones* ou *tablets*, e audiolivros Explicar ruídos associados a procedimentos, equipamentos e tratamentos Organizar os materiais no sentido horário
Incapacidades de aprendizado Incapacidade na recepção das informações	Em caso de distúrbio de percepção: Explicar as informações verbalmente; repetir e reforçar com frequência Usar fitas de áudio, CDs e áudio digital Incentivar o paciente a verbalizar as informações recebidas Em caso de distúrbio perceptivo-auditivo: Falar devagar, com menos palavras possível; repetir e reforçar com frequência Usar o contato visual direto (conforme apropriado para a cultura da pessoa) para ajudar a focar na tarefa Usar a demonstração e a demonstração de retorno, como modelos, a simulação de papéis e experiências práticas Empregar ferramentas visuais, materiais escritos e computadores
Incapacidade na expressão	Usar todos os sentidos, conforme apropriado Utilizar informações escritas, fita de áudio e materiais computadorizados ou outras informações eletrônicas Revisar as informações e dar tempo para que o paciente interaja verbalmente e faça perguntas Usar gestos e movimentos
Incapacidade do desenvolvimento	Basear as informações e a orientação no estágio de desenvolvimento, não na idade cronológica Usar dicas não verbais, gestos, sinais e símbolos, conforme necessário Usar explicações simples e exemplos concretos com repetição Incentivar a participação ativa Demonstrar as informações e pedir à pessoa que dê demonstrações de retorno

Boxe 3.1 — Resumo do processo de enfermagem para a orientação de pacientes específicos

Avaliação
1. Avaliar a prontidão do paciente para orientações de saúde.
   a. Quais são as crenças e os comportamentos de saúde do paciente?
   b. Quais adaptações físicas e psicossociais o paciente precisa fazer?
   c. O paciente está disposto a aprender?
   d. O paciente consegue aprender esses comportamentos?
   e. Que informações adicionais sobre o paciente são necessárias?
   f. Existem variáveis (p. ex., déficit auditivo ou visual, problemas cognitivos, baixa escolaridade) que afetarão a escolha das estratégias ou abordagens de orientação?
   g. Quais são as expectativas do paciente?
   h. O que o paciente quer aprender?
2. Organizar, analisar, sintetizar e resumir os dados coletados.

Diagnóstico de enfermagem
1. Formular diagnósticos de enfermagem que se relacionem com as necessidades de aprendizado do paciente.
2. Identificar as necessidades de aprendizado, suas características e sua etiologia.

Planejamento
1. Atribuir prioridades aos diagnósticos de enfermagem que se relacionem com as necessidades de aprendizado do indivíduo.
2. Especificar os objetivos de aprendizado a curto, médio e longo prazos, estabelecidos em conjunto pelo professor e pelo paciente.
3. Identificar estratégias de orientação apropriadas para alcançar o objetivo.
4. Estabelecer os resultados esperados.
5. Desenvolver o plano de orientação por escrito.
   a. Incluir diagnósticos, objetivos, estratégias de orientação e resultados esperados.
   b. Colocar as informações a serem ensinadas em sequência lógica.
   c. Anotar os pontos essenciais.
   d. Selecionar materiais didáticos apropriados.
   e. Manter o plano atualizado e flexível para atender às necessidades de aprendizado do paciente.
6. Envolver o paciente, seus familiares ou entes queridos, os membros da equipe de enfermagem e outros membros da equipe de saúde em todos os aspectos do planejamento.

Implementação
1. Colocar o plano de orientações em ação.
2. Usar uma linguagem que o paciente possa entender.
3. Usar material didático adequado e fornecer recursos da internet, se necessário.
4. Usar o mesmo equipamento que o paciente vai usar depois da alta.
5. Incentivar o paciente a participar ativamente no aprendizado.
6. Registrar as respostas do paciente às ações de orientação.
7. Fornecer *feedback*.

Reavaliação
1. Coletar dados objetivos.
   a. Observar o paciente.
   b. Fazer perguntas para determinar se o paciente entendeu.
   c. Usar escalas de classificação, listas de verificação, notas anedóticas e testes escritos, quando apropriado.
2. Comparar as respostas comportamentais do paciente com os resultados esperados. Determinar a extensão em que os objetivos foram alcançados.
3. Incluir o paciente, seus familiares ou entes queridos, membros da equipe de enfermagem e outros membros da equipe de saúde na avaliação.
4. Identificar as alterações que precisam ser feitas no plano de orientação.
5. Fazer encaminhamentos a fontes ou instituições competentes para reforço do aprendizado após a alta.
6. Continuar todas as etapas do processo de orientação: avaliação, diagnóstico, planejamento, implementação e reavaliação.

---

diagnósticos, fornecer orientações é a intervenção principal. Os exemplos de diagnósticos de enfermagem que ajudam no planejamento das necessidades educacionais são manutenção ineficaz da saúde e conflito de decisão. Um diagnóstico de enfermagem que se refere especificamente às necessidades de aprendizado de um paciente e sua família serve como guia para o desenvolvimento do plano de orientação.

Planejamento

Uma vez identificados os diagnósticos de enfermagem, estabelece-se o componente de planejamento do processo de ensino-aprendizado, de acordo com as etapas do processo de enfermagem:

1. Atribuição de prioridades aos diagnósticos.
2. Especificação dos objetivos de aprendizado a curto, médio e longo prazos.
3. Identificação de estratégias de orientação apropriadas específicas para alcançar os objetivos.
4. Especificação dos resultados esperados.
5. Documentação dos diagnósticos, objetivos, estratégias de orientação e resultados esperados do plano de orientação.

A atribuição de prioridades aos diagnósticos deve ser um esforço colaborativo por parte do enfermeiro e do paciente ou familiares. Deve-se considerar a urgência das necessidades de aprendizado do paciente; a maioria das necessidades críticas deve receber a mais alta prioridade.

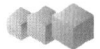 *Alerta de domínio de conceito*

O enfermeiro precisa ter em mente que, antes de determinar a estratégia de ensino, é preciso elaborar as metas de aprendizado.

Depois de as prioridades de diagnóstico terem sido estabelecidas de comum acordo, é importante identificar os objetivos a médio e longo prazos e as estratégias de orientação adequadas para alcançar esses objetivos. A orientação é mais efetiva quando os objetivos tanto do paciente quanto do enfermeiro estão em acordo (Bastable, 2017). O aprendizado começa com o estabelecimento de objetivos que sejam apropriados à situação e realistas em termos de capacidade e desejo do paciente de alcançá-los. O envolvimento do paciente e dos familiares na determinação dos objetivos e no planejamento de estratégias de orientação promove a sua cooperação na implementação do plano de orientação.

Os resultados das estratégias de orientação podem ser expressos em termos de comportamentos esperados de pacientes, familiares ou ambos. Os resultados devem ser realistas e mensuráveis e deve-se identificar os períodos de tempo críticos para alcançá-los. Os resultados desejados e os períodos de tempo críticos servem de base para a avaliação da efetividade das estratégias de orientação.

Durante a etapa de planejamento, o enfermeiro precisa considerar a sequência em que os assuntos são apresentados. Informações essenciais (p. ex., habilidades de sobrevivência para um paciente com diabetes melito) e materiais que a pessoa ou familiar identifica como sendo de especial importância devem receber a mais alta prioridade. Um esboço é frequentemente útil para organizar os assuntos e assegurar que todas as informações necessárias tenham sido incluídas. Além disso, materiais didáticos apropriados, que serão utilizados na execução das estratégias de orientação, são preparados ou selecionados neste momento. Os boxes Orientações ao paciente, apresentados ao longo deste livro, guiam o autocuidado.

Toda a etapa de planejamento é concluída com a formulação do plano de orientação. Esse plano de orientação comunica as seguintes informações a todos os membros da equipe de enfermagem:

- Diagnósticos de enfermagem que se relacionem especificamente com as necessidades de aprendizado do paciente e as prioridades desses diagnósticos
- Objetivos das estratégias de orientação
- Estratégias de orientação que sejam adequadas para alcançar o objetivo
- Resultados esperados, que identifiquem as respostas comportamentais desejadas do paciente
- Momento crítico durante o qual se espera que cada resultado seja alcançado
- Respostas comportamentais do paciente (que são documentadas no plano de orientação).

As mesmas regras que se aplicam à redação e à revisão do plano de cuidados de enfermagem se aplicam ao plano de orientação.

Implementação

Na etapa de implementação do processo de orientação-aprendizado, o paciente, os familiares e outros membros da equipe de enfermagem e de saúde realizam as atividades descritas no plano de orientação. O enfermeiro coordena essas atividades.

A flexibilidade durante a etapa de implementação do processo de orientação-aprendizado e a avaliação contínua das respostas do paciente às estratégias de orientação apoiam a modificação do plano de orientação conforme necessário. A criatividade na promoção e manutenção da motivação ao aprendizado do paciente é essencial. Também se consideram as novas necessidades de aprendizado que possam surgir após a alta hospitalar ou após o término das visitas de cuidados domiciliares.

A etapa de implementação termina quando as estratégias de orientação são concluídas e quando a resposta do paciente às ações é registrada. Isso serve como base para avaliar o quão bem os objetivos definidos e os resultados esperados foram alcançados.

Reavaliação

A reavaliação do processo de ensino-aprendizado determina quão efetivamente o paciente respondeu à orientação e o quanto os objetivos foram alcançados. Essa análise é crucial para determinar o que foi efetivo e o que precisa ser mudado ou reforçado. Não se pode supor que os pacientes aprenderam apenas porque ocorreu a orientação; o aprendizado não se segue automaticamente à orientação. Uma importante parte da etapa de reavaliação aborda a questão: "O que poderia ser feito para melhorar a orientação e aprimorar a aprendizado?" As respostas a esta pergunta direcionam as mudanças a serem feitas no plano de orientação.

Várias técnicas de mensuração podem ser utilizadas para identificar alterações no comportamento do paciente como provas de que o aprendizado ocorreu. Essas técnicas incluem observação direta do comportamento; escalas de classificação, listas de verificação ou notas para documentar o comportamento; e, indiretamente, mensuração dos resultados aplicando-se questionamento oral e testes escritos. Todas as medições diretas devem ser suplementadas com medições indiretas, sempre que possível. O uso de mais de uma técnica de medição melhora a fiabilidade dos dados resultantes e diminui o potencial de erro de uma estratégia de medição.

Em muitas situações, a medição do comportamento atual é a técnica de reavaliação mais precisa e apropriada. Os enfermeiros, muitas vezes, realizam análises comparativas usando os dados de admissão do paciente como parâmetro: os dados pontuais específicos observados quando os cuidados de enfermagem são prestados e o autocuidado é iniciado são comparados com os dados de base do paciente. Em outros casos, pode-se aplicar a medição indireta. Alguns exemplos de medição indireta são os levantamentos de satisfação do paciente, as pesquisas de atitude e os instrumentos que avaliam variáveis de estados de saúde específicas.

A mensuração é apenas o começo da reavaliação, que deve ser seguida por interpretação e julgamentos dos dados relacionados com o aprendizado e a orientação. Esses aspectos da reavaliação devem ser conduzidos periodicamente durante todo o programa de ensino-aprendizado, na sua conclusão e em diferentes momentos após concluída a orientação.

A reavaliação do aprendizado após orientações dadas em qualquer ambiente (p. ex., clínicas, escritórios, asilos, hospitais) é essencial, porque a análise dos resultados de orientação deve se estender aos cuidados posteriores. Com os tempos de internação mais curtos e com os procedimentos cirúrgicos de curta duração e de mesmo dia, a reavaliação de acompanhamento é especialmente importante. A coordenação dos esforços e o compartilhamento das informações entre a equipe de enfermagem do hospital e da comunidade facilitam a orientação pós-alta e a reavaliação do atendimento domiciliar.

A reavaliação não é o último passo do processo de ensino-aprendizado, e sim o começo de uma nova análise do paciente. As informações coletadas durante a reavaliação devem ser usadas para redirecionar as ações de orientação, com o objetivo de melhorar as respostas e os resultados do paciente.

PROMOÇÃO DA SAÚDE

A orientação e a promoção da saúde estão ligadas por um objetivo comum – encorajar as pessoas a obter o mais alto nível de bem-estar, para que possam viver saudáveis e evitar ao máximo as doenças evitáveis. O convite para a promoção da saúde tornou-se a pedra angular na política de saúde, por causa da necessidade de controlar os custos e reduzir doenças e mortes desnecessárias.

A iniciativa norte-americana atual de promoção da saúde e prevenção de doenças é definida pela *Healthy People 2030*. As prioridades dessa iniciativa foram identificadas como a promoção da saúde, a proteção da saúde e o uso de serviços preventivos. O programa *Healthy People 2030* define a iniciativa nacional atual de promoção de saúde e prevenção de doença nos EUA. Os objetivos mensuráveis para temas-chave da saúde nacional são mostrados no Boxe 3.2. Os objetivos gerais são: (1) aumentar a qualidade e os anos de vida saudável para as pessoas; e (2) eliminar as disparidades de saúde entre os diversos segmentos da população (Haskins, 2017; U.S. Department of Health and Human Services, 2017).

Definição

Promoção da saúde pode ser definida como as atividades que ajudam as pessoas a desenvolverem recursos para manter ou melhorar o bem-estar e melhorar sua qualidade de vida. Essas atividades envolvem os esforços das pessoas para se manterem saudáveis na ausência de sintomas, podem não precisar da assistência de um membro da equipe de saúde e ocorrer dentro ou fora do sistema de saúde (Haber, 2019; O'Donnell, 2017).

O propósito da promoção da saúde é concentrar-se no potencial de bem-estar da pessoa e encorajar as devidas alterações nos hábitos pessoais, estilo de vida e ambiente, de modo a reduzir os riscos e melhorar a saúde e o bem-estar. Como discutido no Capítulo 1, a saúde é vista como uma condição dinâmica e em constante mudança que possibilita o maior potencial funcional de uma pessoa em um dado momento. Por outro lado, o bem-estar, um reflexo da saúde, envolve uma tentativa consciente e deliberada de maximizar a saúde. A promoção da saúde é um processo ativo – ou seja, não é algo que possa ser prescrito ou ditado. Cabe a cada pessoa decidir se quer fazer mudanças para promover maior nível de bem-estar. Apenas ela pode fazer essas escolhas.

Modelos de promoção da saúde

Vários modelos de promoção da saúde identificam comportamentos de proteção da saúde e procuram explicar o motivo pelo qual as pessoas se envolvem em comportamentos preventivos. Um comportamento de proteção da saúde é definido como qualquer comportamento realizado por uma pessoa, independentemente de seu estado de saúde real ou percebido, com a finalidade de promover ou manter a sua saúde, alcançando ou não o resultado desejado (Murdaugh, Parsons & Pender, 2019).

O modelo de crenças em saúde (*Health Belief Model*) foi criado para ajudar a compreender por que algumas pessoas saudáveis escolhem ações para prevenir doenças, enquanto outras não. Desenvolvido por Becker (1974), o modelo é fundamentado na premissa de que quatro variáveis influenciam a seleção e o uso de comportamentos de promoção da saúde. Fatores demográficos e de doença, a primeira variável, incluem características do paciente, como idade, gênero, escolaridade, emprego, gravidade da doença ou incapacidade e duração da doença. As barreiras, a segunda variável, são definidas como fatores que levam à indisponibilidade ou à dificuldade de acesso a uma alternativa de promoção da saúde específica. Os recursos, a terceira variável, englobam fatores como apoio financeiro e social. Fatores perceptuais, a quarta variável, consistem no modo com que a pessoa vê o seu estado de saúde, a autoeficácia e as demandas percebidas da doença. Outras pesquisas têm demonstrado que estas quatro variáveis têm uma correlação positiva com a qualidade de vida da pessoa (Becker, Stuifbergen, Oh et al., 1993).

Outro modelo, o de recursos de comportamento preventivo de saúde (*Resource Model of Preventive Health Behavior*), aborda as maneiras como as pessoas usam os recursos para promover a saúde (Murdaugh et al., 2019). Baseia-se na teoria do aprendizado social e enfatiza a importância de fatores motivacionais na aquisição e manutenção de comportamentos de promoção da saúde. Este modelo explora como fatores cognitivo-perceptuais afetam a visão da pessoa sobre a importância da saúde. Também examina o controle percebido de saúde, a autoeficácia, o estado de saúde e os benefícios e barreiras para os comportamentos de promoção da saúde. Os enfermeiros educadores podem usar esse modelo para avaliar como as variáveis demográficas, os comportamentos de saúde e os recursos sociais e de saúde influenciam a promoção da saúde.

A iniciativa canadense de promoção da saúde, *Achieving Health For All*, baseia-se no trabalho de Lalonde (1977), em que são identificados quatro determinantes da saúde – biologia humana, meio ambiente, estilo de vida e sistema de prestação de cuidados de saúde. Os determinantes de saúde foram definidos como fatores e condições que influenciam a saúde dos indivíduos e das comunidades. Desde a década de 1970, foi identificado um total de 12 determinantes de saúde, e este número continuará aumentando conforme as pesquisas de saúde da população progridem. Os determinantes da saúde fornecem uma estrutura para investigar e avaliar a saúde da população.

Um modelo elaborado para abordar a mudança organizacional e de comportamento de saúde individual é o AMSO (do inglês, *Awareness, Motivation, Skills, and Opportunity*). Os quatro componentes (conscientização, motivação, habilidades e oportunidade) desse modelo enfatizam o empoderamento das pessoas, a compreensão de suas prioridades individuais e o auxílio na modificação de hábitos pessoais que promovam e mantenham seu nível ótimo de saúde. As dimensões da saúde ótima são física, emocional, social, intelectual e espiritual. Esse modelo promove o processo de criação e manutenção do equilíbrio entre essas cinco dimensões (O'Donnell, 2017). A saúde ótima é uma condição dinâmica que é mantida em equilíbrio por uma combinação de esforços para promover conscientização, manter motivação, criar habilidades e ter oportunidades para praticar comportamentos de saúde positivos.

O modelo transteórico de mudança (*Transtheoretical Model of Change*), também conhecido como modelo dos estágios de mudança, é uma estrutura que incide sobre a motivação de uma pessoa de tomar decisões que promovam mudanças no comportamento de saúde (DiClemente, 2007). A Tabela 3.2 mostra as seis fases do modelo. A pesquisa indica que as pessoas que trabalham com os profissionais de saúde passam por esses estágios de mudança (Blake, Stanulewicz &

Boxe 3.2 — Tópicos interessantes dos objetivos propostos do *Healthy People 2030*

- Acesso a serviços de saúde
- Câncer
- Demências, incluindo a doença de Alzheimer
- Diabetes
- Distúrbios hematológicos e segurança do sangue
- Doença renal crônica
- Incapacidade funcional e saúde
- Osteoartrite, osteoporose e condições crônicas do dorso
- Programas educacionais e comunitários
- Saúde do adolescente

Adaptado de Haskins, J. (2017). Healthy People 2030 to create objectives for health of nation: Process underway for next 10-year plan. *The Nation's Health*, 47(6), 1-14; U.S. Department of Health and Human Services. (2017). *Healthy People 2030*. Retirado em 15/07/2019 de: www.healthypeople.gov/2020/About-Healthy-People/Development-Healthy-People-2030/framework.

TABELA 3.2 Estágios do modelo transteórico de mudança.

Estágio	Descrição
1. Pré-contemplativo	A pessoa não está pensando em fazer uma mudança
2. Contemplativo	A pessoa apenas pensa em mudar em um futuro próximo
3. Tomada de decisão	A pessoa constrói um plano para mudar seu comportamento
4. Ação	A pessoa toma medidas para operacionalizar o plano de ação
5. Manutenção	A pessoa se esforça para prevenir recaídas e para manter os ganhos obtidos com as ações tomadas
6. Conclusão	A pessoa tem a capacidade de resistir às recaídas de retorno ao(s) comportamento(s) não saudável(is)

Adaptada de DiClemente, C. (2007). The transtheoretical model of intentional behavior change. *Drugs & Alcohol Today*, 7(1), 29-33; Miller, C. A. (2019). *Nursing for wellness in older adults* (8th ed.). Philadelphia, PA: Wolters Kluwer.

McGill, 2017; Chen, Palmer & Lin, 2018; Das, Rouseff, Guzman et al., 2019; Wen, Li, Wang et al., 2018). Qualquer um desses modelos pode servir como uma estrutura de organização para a prática clínica e pesquisa que apoia a melhoria da saúde. As pesquisas sugerem que a aplicação de modelos, conceitos e estruturas de promoção da saúde aumenta a compreensão do enfermeiro dos comportamentos de promoção da saúde das famílias e comunidades (Støle, Nilsen & Joranger, 2019).

Componentes da promoção da saúde

A promoção da saúde como processo ativo inclui os seguintes componentes: autorresponsabilidade, conscientização nutricional, redução e controle do estresse e aptidão física.

Autorresponsabilidade

Assumir a responsabilidade por si mesmo é essencial para o sucesso na promoção da saúde. O conceito de autorresponsabilidade, a capacidade de a pessoa se responsabilizar por suas ações ou por seu comportamento, é baseado na compreensão de que as pessoas controlam suas vidas. Cada pessoa deve fazer as escolhas que determinam a saúde de seu estilo de vida. À medida que mais pessoas reconhecem que o estilo de vida e o comportamento influenciam significativamente a saúde, elas assumem a responsabilidade de evitar comportamentos de alto risco, como tabagismo ou uso de sistemas eletrônicos de administração de nicotina (ENDS, do inglês *electronic nicotine delivery systems*) (inclusive cigarros eletrônicos, cachimbos eletrônicos, narguilés eletrônicos e charutos eletrônicos), consumo abusivo de bebidas alcoólicas, de medicamentos prescritos e de drogas ilícitas, consumo exagerado de alimentos, dirigir veículo automotivo sob a influência de substâncias psicoativas, práticas sexuais de risco e outros hábitos prejudiciais. Também pode assumir a responsabilidade por adotar rotinas que sabidamente tenham influência positiva sobre a saúde, como a prática regular de exercício físico, o uso de cinto de segurança e a ingestão de uma dieta saudável.

Várias técnicas têm sido aplicadas para incentivar as pessoas a assumirem a responsabilidade por sua saúde, incluindo anúncios publicitários, programas de orientação e sistemas de recompensa. Não se encontrou uma técnica que seja superior a qualquer outra. Em vez disso, a autorresponsabilidade pela promoção da saúde é individualizada e depende do desejo e das motivações internas da pessoa. Os programas de promoção da saúde são importantes ferramentas para incentivar as pessoas a assumirem a responsabilidade por sua saúde e por desenvolverem comportamentos que melhorem a saúde.

Consciência nutricional

Com o crescente número de casos de obesidade nos EUA e no restante do planeta, a nutrição, como componente de promoção da saúde, tornou-se o foco de grande atenção e publicidade. Uma vasta gama de livros e artigos de revistas aborda tópicos a respeito de dietas especiais; alimentos naturais; e riscos associados a certas substâncias, como o açúcar, o sal, o colesterol, as gorduras *trans*, os carboidratos, os corantes artificiais e os aditivos alimentares. As pesquisas sugerem que a boa nutrição é o fator isolado mais significativo na determinação das condições de saúde, da longevidade e do controle do peso corporal (U.S. Department of Agriculture and U.S. Department of Health and Human Services, 2015).

A conscientização nutricional envolve a compreensão da importância de uma dieta saudável que forneça todos os nutrientes essenciais. Compreender a relação entre dieta e doença é uma importante faceta do autocuidado de uma pessoa. Alguns médicos acreditam que uma dieta saudável é aquela que substitua os alimentos processados e refinados por alimentos "naturais" e reduza a ingestão de açúcar, sal, gordura, colesterol, cafeína, álcool etílico, aditivos alimentares e conservantes.

O Capítulo 4 contém mais informações sobre a avaliação do estado nutricional de uma pessoa. Descreve os sinais físicos que indicam o estado nutricional, a avaliação da ingestão alimentar (registro de alimentos, recordatório de 24 horas), as diretrizes nutricionais apresentadas no plano MyPlate (ver Figura 4.5) e o cálculo do peso corporal ideal (ver Tabela 4.1).

Redução e manejo do estresse

O **manejo do estresse** (comportamentos e técnicas utilizados para reforçar os recursos das pessoas contra o estresse) e a redução do estresse são aspectos importantes da promoção de saúde. Estudos sugerem os efeitos negativos do estresse sobre a saúde e a relação de causa e efeito entre o estresse e doenças infecciosas, lesões traumáticas (p. ex., acidentes automobilísticos) e algumas doenças crônicas. O estresse tornou-se inevitável nas sociedades contemporâneas nas quais a demanda por produtividade se tornou excessiva. Coloca-se mais e mais ênfase em incentivar as pessoas a controlar o estresse de modo adequado e reduzir as pressões contraproducentes. A pesquisa sugere que a inclusão de técnicas como treinamento de relaxamento, exercícios físicos, ioga e modificação de situações estressantes nos programas de promoção de saúde auxiliam os pacientes a lidar com o estresse (Davidson, Graham, Montross-Thomas et al., 2017; Hoogland, Lechner, Gonzalez et al., 2018; Kim, Lee, Lee et al., 2019; Morgan, Hourani & Tueller, 2017; Moscoso, Goese, Van Hyfte et al., 2019; Yadav, Yadav, Sarvottam et al., 2017). Mais informações sobre o controle do estresse, incluindo a avaliação do risco à saúde e os métodos de redução do estresse, como a Resposta de Relaxamento de Benson, podem ser encontradas no Capítulo 5.

Aptidão física

Aptidão física (a condição física saudável, resultado da nutrição e de exercícios físicos adequados) é um componente importante da promoção da saúde. Profissionais de saúde e pesquisadores (Katsura, Takeda, Hara et al., 2019; Loprinzi & Wade, 2019; Wisnieski, Dalimente-Merckling & Robbins, 2019) que examinaram a relação entre saúde e aptidão física descobriram que um programa regular de exercícios físicos promove a saúde das seguintes maneiras:

- Melhora funcional do sistema circulatório e dos pulmões
- Diminuição dos níveis sanguíneos de colesterol e lipoproteínas de baixa densidade (LDL)
- Redução do peso corporal, aumentando o gasto calórico
- Adiamento de alterações degenerativas, como a osteoporose
- Melhora da flexibilidade e da força e resistência globais dos músculos.

Um programa de exercício físico apropriado pode ter um efeito positivo na capacidade de desempenho, no aspecto e no nível de estresse e fadiga de uma pessoa, bem como em seu estado geral de saúde física, mental e emocional (Gilbertson, Mandelson, Hilovsky et al., 2019; Ma, West, Martin Ginis et al., 2019; Pettigrew, Burton, Farrier et al., 2019). Deve-se elaborar um programa de exercícios físicos específico para o paciente, levando em consideração sua idade, condição física e quaisquer fatores de risco cardiovascular ou outros fatores de riscos conhecidos. O exercício físico pode ser prejudicial se não for iniciado de modo gradual e aumentado lentamente, de acordo com a resposta do indivíduo.

Muitas pesquisas têm sugerido que as pessoas, em virtude do que fazem ou deixam de fazer, influenciam a sua própria saúde. Muitos distúrbios e doenças (p. ex., diabetes melito, doença da artéria coronária, cânceres de pulmão e cólon, doenças pulmonares obstrutivas crônicas, hipertensão arterial, cirrose hepática, lesões traumáticas, infecção pelo HIV) apresentam correlação próxima com os comportamentos de estilo de vida. Em grande medida, o estado de saúde de uma pessoa pode ser um reflexo do seu estilo de vida. Por exemplo, há pesquisas analisando como pacientes adultos (entre 18 e 29 anos) com doença intestinal inflamatória lidam com sua condição crônica por meio do suporte social (Kamp, Luo, Holmstrom et al., 2019)[1] (ver Perfil de pesquisa de enfermagem no Boxe 3.3).

Desfechos clínicos de histórias de pacientes: Vincent Brody • Parte 1

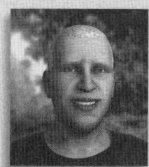

Vincent Brody, um homem de 67 anos, com doença pulmonar obstrutiva crônica (DPOC), está apresentando exacerbação da fadiga. Ele passa a maior parte do dia em uma poltrona reclinável vendo televisão e fuma 20 a 40 cigarros/dia. Seu consumo de nutrientes está comprometido pela dispneia. Qual orientação o enfermeiro pode fornecer com o propósito de promover comportamentos de autocuidado para melhorar os sintomas e promover estilo de vida mais saudável? (A história de Vincent Brody continua no Capítulo 55.)

ESTRATÉGIAS DE PROMOÇÃO DA SAÚDE AO LONGO DA VIDA

A promoção da saúde é um conceito e um processo que se estende por toda a vida. A saúde de uma criança pode ser afetada positiva ou negativamente pelas práticas de saúde da mãe durante o período pré-natal. Portanto, a promoção da saúde começa antes do nascimento e se estende ao longo da infância, adolescência, idade adulta e terceira idade (Haber, 2019).

---

[1]N.R.T.: existe, atualmente, o conceito de *emerging adults*, um estágio de desenvolvimento intermediário entre a adolescência e a fase adulta jovem. Teórica e empiricamente seria um grupo distinto desses dois grupos.

Boxe 3.3  PERFIL DE PESQUISA DE ENFERMAGEM
Adesão a um esquema medicamentoso e suporte informacional

Kamp, K. J., Luo, Z., Holmstrom, A. et al. (2019). Self-management through social support among emerging adults with inflammatory bowel disease. *Nursing Research*, 68(4), 285-295.

Finalidade

A finalidade desse estudo era examinar a relação entre duas conceitualizações de suporte social (o primeiro tipo recebeu suporte social e o segundo tipo foi a disponibilidade percebida do suporte social) e os comportamentos de automanejo por adultos com 18 a 29 anos, com doença intestinal inflamatória (DII).

Metodologia

Nesse estudo transversal e quantitativo, os pesquisadores aplicaram um questionário *online* a 61 adultos com 18 a 29 anos e DII vivendo nos EUA. Essa amostra intencional foi recrutada a partir do ResearchMatch, Facebook e por referência boca a boca. Os participantes concluíram um questionário composto, que consistiu em dados demográficos, o Inventory of Dimensions of Emerging Adulthood, o Inventory of Socially Supportive Behaviors, o Medical Outcomes: Social Support Survey, o Medication Adherence Report Scale e o Dietary Screener Questionnaire.

Achados

Dos 61 participantes do estudo, 90% eram mulheres e 10% eram homens. Os participantes do estudo eram principalmente solteiros e com boa escolaridade. Os principais achados do estudo indicaram que pessoas com 18 a 29 anos que receberam suporte informacional elevado sobre o esquema medicamentoso prescrito relataram maior adesão ao esquema medicamentoso prescrito do que os participantes que receberam suporte informacional baixo. Nesse estudo, os pesquisadores controlaram os medicamentos, o intervalo de tempo desde o diagnóstico, a frequência dos sintomas e os sentimentos no grupo entre a adolescência e a vida adulta. Nenhum dos dois tipos de suporte foi relacionado à modificação da dieta dos participantes.

Implicações para a enfermagem

Os profissionais de enfermagem devem estar atentos para as demandas dos indivíduos com 18 a 29 anos que apresentam DII. Com frequência, as pessoas nessa faixa etária permitem que outras pessoas tomem decisões sobre o manejo de sua doença. O profissional de enfermagem, ao fornecer suporte informacional, influencia significativamente a capacidade se seus pacientes de aprender mais ativamente sobre si mesmos e como lidar com a DII por meio de intervenções em grupo e orientação de colegas. Nesse estudo, foi observado que apenas o suporte social percebido foi útil para os comportamentos de automanejo dos participantes e adesão à medicação. Mais pesquisa precisa ser direcionada para os benefícios do suporte social recebido para o automanejo efetivo de condições crônicas enfrentadas por indivíduos com 18 a 29 anos.

A promoção da saúde inclui rastreamento de saúde, aconselhamento, imunizações e fármacos preventivos. Nos EUA, a Preventive Services Task Force (2019) analisou as pesquisas clínicas para avaliar os méritos das medidas preventivas. A Tabela 3.3 apresenta as diretrizes para a população em geral, incluindo as imunizações recomendadas para adultos (Centers for Disease Control and Prevention [CDC], 2021; U.S. Preventive Services Task Force, 2019).

Adolescentes

O rastreamento de saúde é, tradicionalmente, um importante aspecto dos cuidados de saúde do adolescente. O objetivo é detectar problemas de saúde em uma idade precoce, de modo que o paciente seja tratado naquele momento. Hoje, a promoção da saúde vai além do mero rastreamento à procura de doenças e incapacidades. Inclui grandes esforços para promover práticas de saúde positivas em uma idade precoce. Como os

TABELA 3.3 Rastreamento selecionado para a promoção da saúde de adultos.

Tipo de rastreamento	Momento sugerido
Exame de saúde de rotina	Anualmente
Perfil bioquímico do sangue	Inicialmente aos 20 anos, então conforme mutuamente acordado entre o paciente e o médico
Hemograma completo	Inicialmente aos 20 anos, então conforme mutuamente acordado entre o paciente e o médico
Lipidograma	Inicialmente aos 20 anos, então conforme mutuamente acordado entre o paciente e o médico
Pesquisa de sangue oculto nas fezes	Anualmente após os 50 anos
Eletrocardiograma	Inicialmente aos 40 anos, então conforme mutuamente acordado entre o paciente e o médico
Pressão arterial	Anualmente aos 45 anos, então conforme mutuamente acordado entre o paciente e o médico
Intradermorreação para tuberculose	A cada 2 anos, ou conforme mutuamente acordado entre o paciente e o médico
Radiografia de tórax	Se PPD for positivo
Mamografia	Todos os anos, para mulheres com 45 anos ou mais, ou mais precocemente ou mais frequentemente se houver indicação; mulheres com 55 anos ou mais continuam fazendo rastreamento anual ou fazem a transição para rastreamento a cada 2 anos
Exame clínico das mamas	Anualmente
Exame ginecológico	Anualmente
Esfregaço vaginal (Papanicolaou)	A cada 3 anos
Exame da densidade óssea	De acordo com a identificação de fatores de risco primários e secundários (antes do início da menopausa, se houver indicação)
Rastreamento nutricional	Conforme mutuamente acordado entre o paciente e o médico
Toque retal	Anualmente
Colonoscopia	A cada 5 a 10 anos depois dos 50 anos, ou conforme mutuamente acordado entre o paciente e o médico
Exame de próstata	Anualmente
Exame dos testículos	Mensalmente
Exame dermatológico	Anualmente ou conforme mutuamente acordado entre o paciente e o médico
Exame oftalmológico: Glaucoma	A cada 2 a 3 anos
Rastreamento auditivo	Conforme necessário
Avaliação do risco à saúde	Conforme necessário
Algumas imunizações para adultos	
Hepatite B (se não foi vacinado quando criança)	2 doses com intervalo de 1 mês
Papilomavírus humano (HPV)	3 doses para homens até 21 anos; mulheres até 26 anos; homens que fazem sexo com homens entre 22 e 26 anos; se não houver documentação de imunização prévia
Vacina antigripal	Anualmente
Meningite	Uma ou mais doses após os 19 anos
Vacina Td ou Tdap (tétano, difteria e coqueluche)	A cada 10 anos Depois dos 50 anos
Zóster	Administrada uma vez para adultos com ≥ 65 anos, seja qual for o estado de saúde
Vacina pneumocócica conjugada 13-valente (VPC13)	Administrada a pessoas com 19 a 64 anos se imunocomprometidas, com extravasamento de líquido cerebrospinal (LCS) ou com implantes cocleares Administrada uma vez para adultos com ≥ 65 anos, se já tiverem recebido a VPC13, seja qual for o estado de saúde
Vacina pneumocócica polissacarídica pneumo 23-valente (VPP23)	No caso de adultos com 65 anos ou mais que não receberam vacina pneumocócica conjugada VPC13 ou VPP23, a VPC13 deve ser administrada primeiro e a VPP23 deve ser administrada pelo menos 1 ano depois
Covid-19	Administrada a adultos com menos de 65 anos que tenham cardiopatia, pneumopatia ou hepatopatia crônica; diabetes melito; alcoolismo e tabagismo Nos EUA, administrar dentro do escopo da *Emergency Use Authorization* ou *Biologics License Application* no caso desta vacina

Nota: qualquer um desses exames pode ser realizado com mais frequência, se considerado necessário pelo paciente ou recomendado pelo médico. HPV: papiloma vírus humano; LCS: líquido cerebrospinal; PPD (do inglês *purified protein derivative*): teste tuberculínico; Td: vacina contra difteria e tétano; Tdap: vacina contra difteria, tétano e coqueluche; VPC13: vacina pneumocócica conjugada 13-valente; VPP23: vacina pneumocócica polissacarídica pneumocócica 23-valente. Adaptada de Adult Immunization Schedule approved by CDC Advisory Committee on Immunization Practices. (2021). Recommendations. Retirada em 19/04/2021 de: www.cdc.gov/vaccines/schedules/hcp/imz/adult.html; American Cancer Society (ACS). (2019). Breast Cancer Facts & Figures 2019-2020. Retirada em 9/9/2019 de: www.cancer.org/content/dam/cancer-org/research/cancer-facts-and-statistics/breast-cancer-facts-and-figures/breast-cancer-facts-and-figures-2019-2020.pdf; Centers for Disease Control and Prevention (CDC). (2017). Pneumococcal disease: Pneumococcal vaccination. Retirada em 23/9/2019 de: www.cdc.gov/pneumococcal/vaccination.html; Ezeanolue, E., Harriman, K., Hunter, P. et al. (2019). General best practice guidelines for Immunization Advisory Committee on Immunization Practices (ACIP). Retirada em 19/05/2019 de: www.cdc.gov/vaccines/hcp/acip-recs/general-recs/downloads/general-recs.pdf; U.S. Preventive Services Task Force. (2019). Recommendations. Retirada em 10/07/2019 de: www.uspreventiveservicestaskforce.org/BrowseRec/Index/browse-recommendations.

hábitos e as práticas de saúde são formados no início da vida, os adolescentes devem ser incentivados a desenvolver atitudes positivas à saúde. Por esse motivo, mais programas estão sendo oferecidos aos adolescentes para ajudá-los a desenvolver bons hábitos de saúde. Embora os resultados negativos de práticas como tabagismo, sexo de risco, uso abusivo ou inadequado de álcool etílico e drogas e má nutrição sejam explicados nesses programas educacionais, enfatiza-se também o treinamento de valores, autoestima e práticas de vida saudáveis. Os projetos são elaborados para atender a determinada faixa etária, com ênfase em experiências de aprendizado que sejam divertidas, interessantes e relevantes.

Adultos jovens e de meia-idade

Os adultos jovens e de meia-idade representam uma faixa etária que não só expressa um interesse na saúde e sua promoção, mas também responde com entusiasmo a sugestões que mostram como as práticas de estilo de vida podem melhorar a saúde. Os adultos frequentemente são motivados a mudar seus estilos de vida para estilos considerados promotores de saúde e bem-estar. Muitos adultos que desejam melhorar sua saúde procuram programas de promoção da saúde que os ajudem a fazer as mudanças desejadas em seus estilos de vida. Muitos participam de programas que se concentram em temas como bem-estar geral, abandono do tabagismo, exercício físico, condicionamento cardiorrespiratório, controle de peso, resolução de conflitos e controle do estresse. Por causa da ênfase na saúde durante os anos férteis, os adultos jovens procuram ativamente programas que abordem a saúde pré-natal, a parentalidade, o planejamento familiar e os problemas de saúde de mulheres e homens.

Programas que oferecem rastreamento de saúde – como aqueles que detectam câncer, colesterol alto, hipertensão arterial, diabetes melito, aneurisma de aorta abdominal e déficits visual e auditivo – são bastante populares entre adultos jovens e de meia-idade. Programas que envolvem a promoção da saúde para pessoas com doenças crônicas específicas – como câncer, diabetes melito, cardiopatia e doença pulmonar – também são populares. A doença crônica e a incapacidade funcional não se opõem à saúde e ao bem-estar; em vez disso, atitudes e práticas positivas de saúde podem promover a saúde ideal para as pessoas que precisam conviver com as limitações impostas por suas doenças crônicas e incapacidade funcional.

Os programas de promoção da saúde podem ser oferecidos em qualquer lugar na comunidade ou *online*. Os lugares físicos mais comuns são as clínicas locais, escolas, faculdades, centros de recreação, lugares de culto e até domicílios. As feiras de saúde frequentemente são realizadas em centros urbanos e comerciais. A ideia expandida dos programas de promoção da saúde tem servido para atender as necessidades de muitos adultos que de outro modo não se beneficiariam das oportunidades para esforçar-se em direção a um estilo de vida mais saudável.

Por vários motivos, o local de trabalho tornou-se um centro para atividades de promoção da saúde. Os empregadores estão cada vez mais preocupados com o aumento dos custos de seguro de saúde para o tratamento de doenças relacionadas com comportamentos de vida e também com o aumento do absentismo e com a perda de produtividade. Alguns empregadores usam especialistas em promoção da saúde para desenvolver e implementar esses programas, alguns contratam programas de assistência a funcionários. Outros compram pacotes de programas elaborados por instituições de saúde ou empresas privadas de promoção da saúde.

Os programas oferecidos no local de trabalho geralmente incluem rastreamento e aconselhamento de saúde, programas para melhorar a aptidão física, conscientização nutricional, segurança no trabalho e controle e redução do estresse do empregado. Além disso, tenta-se promover um ambiente de trabalho seguro e saudável. Muitas grandes empresas oferecem instalações para prática de exercício físico para seus empregados e oferecem programas de promoção da saúde para os aposentados.

Considerações gerontológicas

A promoção da saúde é tão importante para os adultos mais velhos quanto o é para os outros indivíduos. Embora 80% das pessoas com idade superior a 65 anos apresentem uma ou mais doenças crônicas e muitas tenham limitações na atividade física, a população idosa experimenta ganhos significativos pela promoção da saúde. Os idosos são muito conscientes da saúde, e a maioria deles vê sua saúde positivamente e está disposta a adotar práticas que melhorarão sua saúde e bem-estar (Touhy & Jett, 2018). Embora suas doenças crônicas e incapacidades funcionais não possam ser eliminadas, esses adultos podem se beneficiar de atividades e orientações que os ajudem a manter a independência e a alcançar um nível ideal de saúde (Harbottle, Bartholomaeus, Van Agteren et al., 2019).

Vários programas de promoção da saúde foram elaborados para atender às necessidades dos idosos norte-americanos. Tanto organizações públicas quanto privadas continuam sensíveis à promoção da saúde, e estão surgindo mais programas para atender a essa população. Muitos desses programas são oferecidos por instituições de saúde, lugares de culto, centros comunitários, asilos e várias outras organizações. As atividades dirigidas à promoção da saúde em idosos são as mesmas que para outros grupos etários: aptidão física e exercício físico, nutrição, segurança e controle do estresse (Figura 3.2).

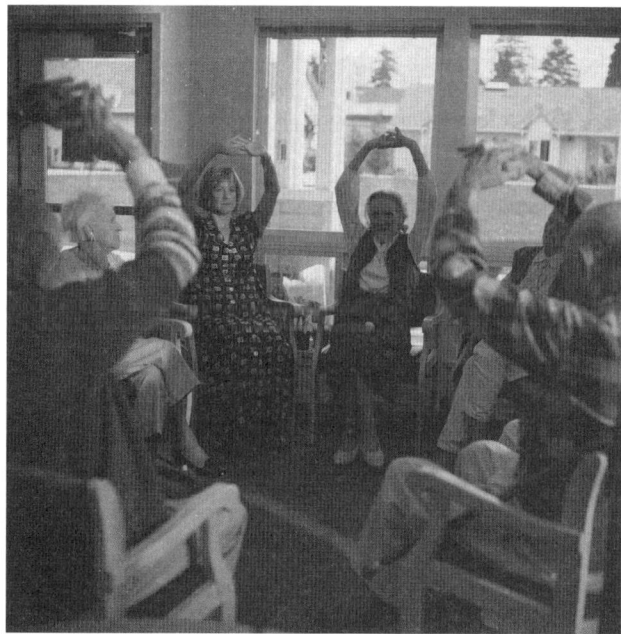

Figura 3.2 • A promoção da saúde para idosos inclui o condicionamento físico. Na figura, a enfermeira ensina exercícios físicos simples em um lar de idosos.

IMPLICAÇÕES DA PROMOÇÃO DA SAÚDE PARA A ENFERMAGEM

Em virtude de sua experiência em saúde e cuidados de saúde e sua credibilidade há muito estabelecida com os pacientes, o enfermeiro tem participação vital na promoção da saúde. Em muitos casos, ela inicia os programas de promoção e rastreamento de saúde ou participa, juntamente com outros profissionais da saúde, do desenvolvimento e da prestação de serviços de bem-estar em vários cenários.

Como profissional de saúde, o enfermeiro tem a responsabilidade de promover atividades que estimulem o bem-estar, a autorrealização e a satisfação pessoal. Cada interação com os consumidores de cuidados de saúde tem de ser considerada uma oportunidade para promover atitudes e comportamentos positivos de saúde. Os boxes e tabelas de Promoção da saúde em todo este livro identificam oportunidades para a promoção da saúde.

EXERCÍCIOS DE PENSAMENTO CRÍTICO

1 `pbe` Um universitário procurou o ambulatório da universidade três vezes durante um período de 2 meses por causa de dor de garganta, cefaleia discreta, tosse e outros sintomas gripais. Ele informa que deixou de fumar cigarros, mas começou a usar cigarros eletrônicos quase todos os dias. Todavia, ele não acha que o uso do cigarro eletrônico contribua para os sinais/sintomas relacionados com o sistema respiratório e atribui os sinais/sintomas ao estresse. Quais fatores de promoção de saúde podem orientar você na educação desse estudante sobre sua situação de saúde? Qual é a base de evidências a ser usada para fornecer informações sobre promoção de saúde e ajudar esse estudante a tomar decisões de saúde apropriadas e se engajar em comportamentos de saúde positivos? Identifique os critérios empregados para avaliar a força das evidências para essa prática.

2 `cpa` No setor de cardiologia onde você trabalha como enfermeiro,[2] uma mulher de 45 anos apresenta cardiopatia, depressão e consumo abusivo de bebidas alcoólicas por causa de ansiedade e automedicação da depressão. Você acredita que seria prudente consultar outros profissionais da equipe de saúde para obtenção de serviços que atendam às necessidades dessa paciente. Quais membros da equipe interdisciplinar são essenciais para viabilizar o cuidado interdisciplinar? Como a equipe de saúde poderia atender às necessidades dessa paciente? Quais modalidades de cuidado precisam ser estabelecidas para tratar as demandas cardíacas, a drogadição, o processo de reabilitação e o tratamento de saúde mental dessa paciente?

---

[2]N.R.T.: na verdade, a função *nurse navigator* não existe no Brasil. Esse profissional faz a intermediação entre o paciente e a equipe de saúde, aprimorando o processo de conexão com os recursos disponíveis e a tomada de informações relatadas pelo paciente.

REFERÊNCIAS BIBLIOGRÁFICAS

*Pesquisa em enfermagem.
**Referência clássica.

Livros

American Nurses Association (ANA). (2015). *Nursing: Scope and standards of practice* (3rd ed.). Silver Spring, MD: ANA.

Bastable, S. B. (2017). *Nurse as educator: Principles of teaching and learning for nursing practice* (5th ed.). Sudbury, MA: Jones & Bartlett.

**Becker, M. H. (Ed.). (1974). *The health belief model and personal health behavior*. Thorofare, NJ: Charles B. Slack.

deChesnay, M., & Anderson, B. A. (2020). *Caring for the vulnerable: Perspectives in nursing theory, practice, and research* (5th ed.). Sudbury, MA: Jones & Bartlett.

Edelman, C. L., & Kudzma, E. C. (2018). *Health promotion throughout the life span* (9th ed.). Philadelphia, PA: Elsevier Health Sciences.

Haber, D. (2019). *Health promotion and aging: Practical application for health professionals* (8th ed.). New York: Springer.

Kersey-Matusiak, G. (2018). *Delivering culturally competent nursing care: Working with diverse and vulnerable populations* (2nd ed.). New York: Springer.

**Lalonde, M. (1977). *New perspectives on the health of Canadians: A working document*. Ottawa, Canada: Minister of Supply and Services.

Mauk, K. L. (2017). *Gerontological nursing: Competencies for care* (4th ed.). Sudbury, MA: Jones & Bartlett.

McFarland, M. R., & Wehbe-Alamah, H. B. (2018). *Leininger's transcultural nursing: Concepts, theories, research and practice* (4th ed.). New York: McGraw-Hill.

Miller, C. A. (2019). *Nursing for wellness in older adults* (8th ed.). Philadelphia, PA: Wolters Kluwer.

Miller, M. A., & Stoeckel, P. R. (2019). *Client education: Theory and practice* (3rd ed.). Sudbury, MA: Jones & Bartlett.

Murdaugh, C. L., Parsons, M. A., & Pender, N. J. (Eds.). (2019). *Health promotion in nursing practice* (8th ed.). Upper Saddle River, NJ: Prentice-Hall Health.

O'Donnell, M. P. (Ed.). (2017). *Health promotion in the workplace* (5th ed.). Troy, MI: American Journal of Health Promotion.

Osborne, H. (2018). *Health literacy from A to Z: Practical ways to communicate your health message*. Lake Placid, NY: Aviva Publishing.

Patton, R. M., Zalon, M. L., & Ludwick, R. (2019). *Nurses making policy: From bedside to boardroom* (2nd ed.). New York: Springer.

Touhy, T. A., & Jett, K. F. (2018). *Ebersole and Hess' gerontological nursing and healthy aging* (5th ed.). St. Louis, MO: Mosby.

U.S. Department of Agriculture and U.S. Department of Health and Human Services. (2015). *Dietary guidelines for Americans 2015–2020* (8th ed.). Washington, DC: U.S. Government Printing Office.

Periódicos e documentos eletrônicos

*Abada, S., Clark, L. E., Sinha, S. K., et al. (2019). Medication regimen complexity and low adherence in older community-dwelling adults with substantiated self-neglect. *Journal of Applied Gerontology*, 38(6), 866–883.

Adult Immunization Schedule approved by CDC Advisory Committee on Immunization Practices. (2021). Recommendations. Retrieved on 4/19/2021 at: www.cdc.gov/vaccines/schedules/hcp/imz/adult.html

Al-Noumani, H., Wu, J. W., Barksdale, D., et al. (2019). Health beliefs and medication adherence in patients with hypertension: A systematic review of quantitative studies. *Patient Education and Counseling*, 102(6), 1045–1056.

American Cancer Society (ACS). (2019). Breast Cancer Facts & Figures 2019–2020. Retrieved on 9/9/2019 at: www.cancer.org/content/dam/cancer-org/research/cancer-facts-and-statistics/breast-cancer-facts-and-figures/breast-cancer-facts-and-figures-2019-2020.pdf

**Becker, H. A., Stuifbergen, A. K., Oh, H., et al. (1993). The self-rated abilities for health practices scale: A health self-efficacy measure. *Health Values*, 17, 42–50.

*Blake, H., Stanulewicz, N., & McGill, F. (2017). Predictors of physical activity and barriers to exercise in nursing and medical students. *Journal of Advanced Nursing*, 73(4), 917–929.

Carrara, A., & Schulz, P. J. (2018). The role of health literacy in predicting adherence to nutritional recommendations: A systematic review. *Patient Education and Counseling, 101*(1), 16–24.

Centers for Disease Control and Prevention (CDC). (2021). Recommended adult immunization schedule—United States, 2021. Retrieved on 7/12/2019 at: www.cdc.gov/vaccines/schedules/hcp/limz/adult.html

Centers for Disease Control and Prevention (CDC). (2017). Pneumococcal disease: Pneumococcal vaccination. Retrieved on 9/23/2019 at: www.cdc.gov/pneumococcal/vaccination.html

Chen, M., Palmer, M. H., & Lin, S. (2018). Creating a conceptual model for family caregivers of older adults. *Geriatric Nursing, 39*(5), 521–527.

*Cohn, W. F., Lyman, J., Broshek, D. K., et al. (2018). Tailored educational approaches for consumer health: A model to address health promotion in an era of personalized medicine. *American Journal of Health Promotion, 32*(1), 188–197.

*Das, S., Rouseff, M., Guzman, H. E., et al. (2019). The impact of lifestyle modification on cardiometabolic risk factors in health-care employees with type 2 diabetes. *American Journal of Health Promotion, 33*(5), 745–748.

*Davidson, J. E., Graham, P., Montross-Thomas, L., et al. (2017). Code lavender: Cultivating intentional acts. *Explore, 13*(3), 181–185.

**DiClemente, C. (2007). The transtheoretical model of intentional behavior change. *Drugs & Alcohol Today, 7*(1), 29–33.

Ezeanolue, E., Harriman, K., Hunter, P., et al. (2019). General best practice guidelines for Immunization Advisory Committee on Immunization Practices (ACIP). Retrieved on 05/19/2019 at: www.cdc.gov/vaccines/hcp/acip-recs/general-recs/downloads/general-recs.pdf

*Gilbertson, N. M., Mandelson, J. A., Hilovsky, K., et al. (2019). Combining supervised run interval training or moderate intensity continuous training with the diabetes prevention program on clinical outcomes. *European Journal of Applied Physiology, 119*(7), 1503–1512.

Harbottle, L., Bartholomaeus, J. D., Van Agteren, J. E. M., et al. (2019). Positive aging: The impact of a community wellbeing and resilience program. *Clinical Gerontologist, 42*(4), 377–386.

Haskins, J. (2017). Healthy People 2030 to create objectives for health of nation: Process underway for next 10-year plan. *The Nation's Health, 47*(6), 1–14.

*Hine, P., Smith, R., Eshun-Wilson, I., et al. (2018). Measures of antiretroviral adherence for detecting viral non-suppression in people living with HIV. *Cochrane Database of Systematic Reviews, 7,* CD013080.

*Hoogland, A. I., Lechner, S. C., Gonzalez, B. D., et al. (2018). Efficacy of a Spanish-language self-administered stress management training intervention for Latinas undergoing chemotherapy. *Psycho-Oncology, 27*(4), 1305–1311.

Kamp, K. J., Luo, Z., Holmstrom, A., et al. (2019). Self-management through social support among emerging adults with inflammatory bowel disease. *Nursing Research, 68*(4), 285–295.

*Katsura, Y., Takeda, N., Hara, T., et al. (2019). Comparison between eccentric and concentric resistance exercise training without equipment for changes in muscle strength and functional fitness of older adults. *European Journal of Applied Physiology, 119*(7), 1581–1590.

*Kim, J. Y., Lee, M. K., Lee, D. H., et al. (2019). Effects of a 12-week home-based exercise program on quality of life psychological health, and the level of physical activity in colorectal cancer survivors: A randomized controlled trial. *Supportive Care in Cancer, 27*(8), 2933–2940.

Lambert, L. K., Balneaves, L. G., Howard, A. F., et al. (2018). Patient-reported factors associated with adherence to adjuvant endocrine therapy after breast cancer: An integrative review. *Breast Cancer Research and Treatment, 167*(3), 615–633.

Lavielle, M., Puyraimond-Zenmour, D., Romand, X., et al. (2018). Methods to improve medication adherence in patients with chronic inflammatory rheumatic diseases: A systematic literature review. *Rheumatic & Musculoskeletal Diseases, 4,* 1–8.

*Loprinzi, P. D., & Wade, B. (2019). Exercise and cardiorespiratory fitness on subjective memory complaints. *Psychology, Health & Medicine, 24*(6), 749–756.

*Ma, J. K., West, C. R., Martin Ginis, K. A., et al. (2019). The effects of a patient and provider co-developed, behavioral physical activity intervention on physical activity, psychosocial predictors, and fitness in individuals with spinal cord injury: A randomized controlled trial. *Sports Medicine, 49*(7), 1117–1131.

McKillop, A., Grace, S. L., de Melo Ghisi, G. L. (2018). Adapted motivational interviewing to promote exercise in adolescents with congenital heart disease: A pilot trial. *Pediatric Physical Therapy, 30*(4), 326–334.

*Morgan, J. K., Hourani, L., & Tueller, S. (2017). Health-related coping behaviors and mental health in military personnel. *Military Medicine, 182*(3–4), e1620–e1627.

Moscoso, D. I., Goese, D., Van Hyfte, G. J., et al. (2019). The impact of yoga in medically underserved populations: A mixed-methods study. *Complementary Therapies in Medicine, 43,* 201–207.

*Pettigrew, S., Burton, E., Farrier, K., et al. (2019). Encouraging older people to engage in resistance training: A multi-stakeholder perspective. *Aging and Society, 39*(8), 1806–1825.

*Seibre, S. J., Toumpakari, Z., Turner, K. M., et al. (2018). "I've made this my lifestyle now": A prospective qualitative study of motivation for lifestyle change among young people with newly diagnosed type two diabetes mellitus. *BMC Public Health, 18*(204), 1–10.

*Støle, H. S., Nilsen, L. T. N., & Joranger, P. (2019). Beliefs, attitudes and perceptions to sun-tanning behavior in the Norwegian population: A cross-sectional study using the health belief model. *BMC Public Health, 19*(206), 1–12.

Taylor, S. F., Coogle, C. L., Cotter, J. J., et al. (2019). Community-dwelling older adults' adherence to environmental fall prevention. *Journal of Applied Gerontology, 38*(6), 755–774.

U.S. Department of Health and Human Services. (2017). Healthy People 2030 Framework. What is the Healthy People 2030 framework? Healthy People 2030. Retrieved on 11/03/2020 at: www.healthypeople.gov/2020/About-Healthy-People/Development-Healthy-People-2030/Framework

U.S. Preventive Services Task Force. (2019). Recommendations. Retrieved on 7/12/2019 at: www.uspreventiveservicestaskforce.org/BrowseRec/Index/browse-recommendations

*Wen, S., Li, J., Wang, A., et al. (2018). Effects of transtheoretical model-based intervention on the self-management of patients with an ostomy: A randomised controlled trial. *Journal of Clinical Nursing, 28*(9–10), 1936–1951.

Whiteley, L., Brown, L., Lally, M., et al. (2018). A mobile gaming intervention to increase adherence to antiretroviral treatment for youth living with HIV: Development guided by the information, motivation, and behavioral skills model. *JMIR Mhealth Uhealth, 6*(4), E96.

*Wisnieski, L., Dalimente-Merckling, D., & Robbins, L. B. (2019). Cardiorespiratory fitness as a mediator of the association between physical activity and overweight and obesity in adolescent girls. *Childhood Obesity, 15*(5), 338–345.

*Yadav, R., Yadav, R. K., Sarvottam, K., et al. (2017). Framingham risk score and estimated 10-year cardiovascular disease risk reduction by a short-term yoga-based lifestyle intervention. *Journal of Alternative and Complementary Medicine, 23*(9), 730–737.

Recursos

Centers for Disease Control and Prevention (CDC), www.cdc.gov/chronicdideaser/index.htm

Health Education Resource Exchange, Washington State Department of Health, www.doh.wa.gov/Publications/HERE

Healthy People 2030, www.healthypeople.gov/2020/About-Healthy-People/Development-Healthy-People-2030/framework

Take Charge of Your Life by Making Healthy Choices, www.helpguide.org

U.S. Army Public Health Command (USAPHC), phc.amedd.army.mil/topics/healthyliving/Pages/default.aspx

U.S. Department of Agriculture (USDA), www.choosemyplate.gov

U.S. Department of Health and Human Services, National Institutes of Health, www.nih.gov/icd

U.S. Department of Health and Human Services, Office of Disease Prevention and Health Promotion, www.health.gov

World Health Organization, www.who.int

4 Saúde do Adulto e Avaliação Física, Nutricional e Cultural

DESFECHOS DO APRENDIZADO

Após ler este capítulo, você será capaz de:

1. Descrever os componentes da anamnese abrangente e holística e da avaliação.
2. Descrever as técnicas de inspeção, palpação, percussão e ausculta para realizar um exame físico básico.
3. Discutir as técnicas de determinação do índice de massa corporal, avaliação bioquímica, exame clínico e estimativa da ingestão alimentar para avaliar o estado nutricional do paciente.
4. Descrever as técnicas de condução de uma avaliação cultural.

CONCEITOS DE ENFERMAGEM

Cultura
Diversidade

Nutrição

Saúde, bem-estar e doença

GLOSSÁRIO

anamnese: coleta de dados subjetivos, mais frequentemente uma série de perguntas que fornece uma visão geral do estado de saúde atual do paciente
ausculta: escuta dos sons produzidos nas diferentes estruturas do corpo pelo movimento de ar ou líquido
autoconceito: percepção que a pessoa tem de si mesma
avaliação cultural: abordagem ou exame sistemático de indivíduos, famílias, grupos e comunidades em termos de suas crenças, seus valores e práticas culturais
cuidado culturalmente competente: cuidado efetivo e individualizado que demonstra respeito pela dignidade, pelos direitos pessoais, pelas preferências, crenças e práticas do indivíduo que recebe o cuidado, reconhecendo os vieses da pessoa que presta o cuidado, de modo a evitar que tais vieses interfiram no cuidado prestado
cultura: conjunto de conhecimentos, crenças, artes, moral, leis, costumes e outras competências e hábitos adquiridos pelos seres humanos enquanto membros da sociedade
espiritualidade: conexão consigo mesmo, com os outros, com uma força vital ou com Deus, que possibilita que as pessoas encontrem sentido na vida

etnia: relação com grandes grupos de pessoas classificadas de acordo com antecedentes raciais, nacionais, tribais, religiosos, linguísticos ou culturais
exame físico: coleta de dados objetivos sobre o estado de saúde do paciente
fé: confiança em Deus, crença em um poder superior ou algo que a pessoa não é capaz de ver
índice de massa corporal (IMC): cálculo realizado para estimar o percentual de gordura corporal de uma pessoa
inspeção: avaliação visual de diferentes aspectos do paciente (p. ex., avaliação visual dos sistemas de órgãos e dos movimentos corporais do paciente)
palpação: exame dos diferentes órgãos do corpo pelo sentido do tato
percussão: uso do som para examinar diferentes órgãos do corpo
prontuário eletrônico do paciente (PEP): digitalização dos prontuários dos pacientes
transtorno por uso de substâncias: padrão mal adaptado de uso abusivo de substâncias que causa danos físicos e emocionais com potencial de perturbação da vida diária

A capacidade de avaliar os pacientes de modo holístico é essencial para a enfermagem, independentemente do local de prática. Fazer uma anamnese meticulosa, aplicando as habilidades apropriadas de exame físico e respeitando as considerações espirituais e culturais, é fundamental para a identificação de problemas físicos e psicológicos e preocupações do paciente. Como primeira etapa no processo de enfermagem, é necessário que o enfermeiro faça uma avaliação holística do paciente para obter dados que lhe possibilitem fazer um diagnóstico de enfermagem preciso, identificar e implementar intervenções apropriadas e avaliar a sua efetividade. Este capítulo abordará a avaliação de saúde, incluindo a anamnese completa e as técnicas de exame físico básicas. Como o estado nutricional do paciente e a cultura são fatores importantes na saúde geral e bem-estar, componentes específicos das avaliações nutricional e cultural também são discutidos.

PAPEL DO PROFISSIONAL DE ENFERMAGEM QUE REALIZA A AVALIAÇÃO DE SAÚDE

Atualmente, o papel do profissional de enfermagem no sistema de saúde se baseia em um modelo de assistência à saúde que enfatiza o bem-estar, a promoção de saúde e a prevenção de doenças. O profissional de enfermagem usa conhecimentos fundamentais de evidências científicas e o melhor discernimento clínico quando avalia os pacientes (Weber & Kelley, 2018). Foram desenvolvidos vários métodos para obter a **anamnese** (coleta de dados subjetivos sobre o estado de saúde do paciente) e realizar o **exame físico** (coleta de dados objetivos sobre o estado de saúde do paciente). Independentemente do formato, as informações obtidas pelo enfermeiro complementam os dados obtidos por outros membros da equipe de saúde e concentram-se em preocupações específicas da enfermagem em relação ao paciente. A avaliação de saúde da enfermagem é completada com a obtenção da anamnese do paciente e com a realização do exame físico. Isso pode ser feito em vários ambientes, que incluem: unidades de atendimento agudo, ambulatórios, consultórios, unidades de longa permanência ou no domicílio do paciente. O processo de enfermagem é um processo sistemático usado pelo profissional de enfermagem durante a avaliação, o planejamento, a implementação e a análise da assistência a ser prestada ao paciente (ver Capítulo 1). Os dados são coletados e documentados no prontuário do paciente. O prontuário pode ser físico (papel) ou digital, o chamado **prontuário eletrônico do paciente (PEP)**, e possibilita a comunicação clara entre os membros da equipe de saúde e a coleta de dados para o aprimoramento contínuo do cuidado prestado ao paciente (Ackley, Ladwig, Flynn Makic et al., 2019).

Comunicação efetiva

As pessoas que procuram cuidados de saúde para um problema específico estão ansiosas. Sua ansiedade pode ser potencializada pelo medo de possíveis diagnósticos, possível interrupção no estilo de vida e outras preocupações. Considerando isso, o enfermeiro tenta estabelecer uma relação com o paciente, deixá-lo à vontade, incentivar uma comunicação honesta, estabelecer contato visual e ouvir atentamente as respostas do paciente às perguntas sobre os temas de saúde (Figura 4.1).

Ao coletar a anamnese ou realizar o exame físico, enfermeiros precisam estar cientes de sua própria comunicação não verbal, bem como a do paciente. O profissional de enfermagem deve levar em consideração a escolaridade, a proficiência no idioma e a cultura do paciente (ver a discussão sobre Conceitos culturais e competência cultural). As perguntas e orientações ao paciente devem ser formuladas de modo que sejam facilmente compreensíveis. Devem-se evitar termos e jargões técnicos. Além disso, o enfermeiro precisa levar em conta as incapacidades ou os déficits (limitações auditivas, visuais, cognitivas e físicas). Ao fim da avaliação, o enfermeiro resume e esclarece as informações obtidas e pergunta ao paciente se ele tem alguma dúvida; isso dá ao enfermeiro a oportunidade de corrigir desinformações e acrescentar fatos que podem ter sido omitidos.

Conceitos culturais

O conceito de cultura e sua correlação às crenças e práticas com a própria saúde que os pacientes ou suas famílias realizam constituem a base da enfermagem transcultural. Essa conscientização da cultura na prestação do cuidado de enfermagem já foi descrita em termos e frases diferentes, incluindo respeito para com a diversidade cultural ou humildade cultural; conscientização ou sensibilidade cultural; cuidado abrangente; consciência cultural ou cuidado de enfermagem culturalmente congruente (Alexander-Ruff & Kinion, 2019; Henderson, Horne, Hills et al., 2018).

A **cultura** é comumente definida como o conjunto de conhecimentos, crenças, artes, moral, leis, costumes e outras competências e hábitos adquiridos pelos seres humanos enquanto membros da sociedade. Esses grupos se diferenciam por classe socioeconômica, raça, etnia, religião, gênero, orientação sexual, nacionalidade, incapacidade física ou alguma outra característica específica (Fioravanti, Puskar, Knapp et al., 2018). Durante o século passado, foram elaboradas diversas outras definições a respeito da cultura, integrando esses temas e os temas de variações étnicas de uma população. Cultura também implica que algo é aprendido ou desenvolvido, um processo que ocorre ao longo do tempo. Leininger (2002), fundadora da especialidade conhecida como enfermagem transcultural, observou que a cultura envolve o conhecimento aprendido e transmitido acerca dos valores, das crenças, das regras de comportamento e do estilo de vida que guiam grupos específicos em seus pensamentos e em ações de modo padronizado. A cultura orienta o pensamento, as ações e o modo de ser das pessoas e se torna as expressões padronizadas daquilo que uma pessoa é e passa a ser.

Etnia é definida como uma relação com grandes grupos de pessoas classificadas de acordo com antecedentes raciais, nacionais, tribais, religiosos, linguísticos ou culturais.

A cultura étnica tem quatro características básicas:

- Aprendida desde o nascimento por meio da linguagem e da socialização
- Compartilhada pelos membros do mesmo grupo cultural e inclui um senso interno e uma percepção externa de distinção
- Influenciada por condições específicas relacionadas com fatores ambientais e técnicos e com a disponibilidade de recursos
- Dinâmica e está sempre mudando.

Exceto pela primeira característica, a cultura relacionada com a idade, com a aparência física e com o estilo de vida, e também com outros aspectos reconhecidos menos frequentemente, também apresenta essas características.

Competências culturais

Até meados do século XXI, projeta-se que a população caucasiana não hispânica diminuirá proporcionalmente e deixará

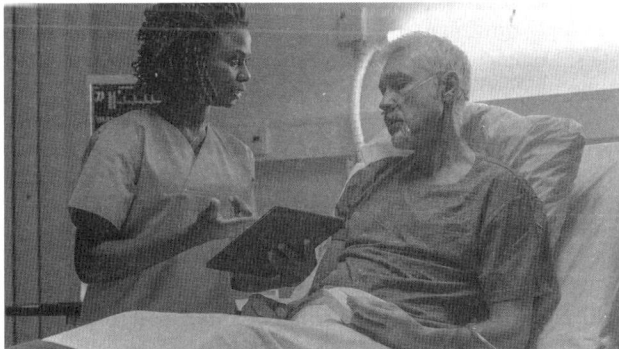

Figura 4.1 • Uma atmosfera confortável e descontraída e um entrevistador atento são essenciais para uma entrevista de saúde bem-sucedida.

de ser a população *majoritária*, e outras populações étnicas e raciais (ou seja, populações *minoritárias* em comparação com os caucasianos não hispânicos) se tornarão a maioria dos norte-americanos. Esse fenômeno projetado é denominado *crossover maioria-minoria* (Colby & Ortman, 2015).

Nos EUA, de acordo com a 2017 National Nursing Workforce Survey, mais de 80% de todos os profissionais de enfermagem são caucasianos (Smiley, Lauer, Bienemy et al., 2018). O progresso em relação ao aumento da porcentagem de enfermeiros culturalmente diversos tem sido significativamente mais lento do que o aumento da porcentagem das minorias étnicas nos EUA. As instituições educacionais precisam preparar os enfermeiros para a prestação de cuidado culturalmente competente, além de trabalhar para aumentar o número de profissionais pertencentes a minorias étnicas no campo da enfermagem. O **cuidado culturalmente competente** é definido como cuidado efetivo e individualizado, que demonstra respeito pela dignidade, pelos direitos pessoais, pelas preferências, crenças e práticas do indivíduo que recebe o cuidado, reconhecendo os vieses da pessoa que presta o cuidado e evitando que esses vieses interfiram no cuidado prestado. Os docentes de enfermagem estão explorando modos criativos para a promoção da competência cultural e do cuidado humanístico dos estudantes de enfermagem, incluindo a oferta de estudos multiculturais nos currículos acadêmicos. Métodos de simulação e dramatização poderiam ser efetivos para praticar cuidados culturalmente competentes centrados na pessoa (Fioravanti et al., 2018).

A diversidade cultural ainda é uma questão importante no cuidado atual com a saúde. Espera-se que os enfermeiros prestem um cuidado culturalmente competente aos pacientes. Para isso, eles devem trabalhar efetivamente com a quantidade crescente de pacientes, enfermeiros e membros da equipe de saúde cuja ancestralidade reflita a complexidade multicultural da sociedade contemporânea.

Uso ético de dados da avaliação de saúde

Sempre que for coletada alguma informação de um paciente por meio da anamnese ou exame físico, esse paciente tem o direito de saber por que a informação foi obtida e como será usada. As informações são compartilhadas com membros apropriados da equipe de saúde (Weber & Kelly, 2018). É também importante que o paciente saiba que a participação é voluntária. Um ambiente privativo para a entrevista e o exame físico deve promover a confiança e incentivar a comunicação aberta e honesta. Após a conclusão da anamnese e do exame físico, o enfermeiro registra seletivamente os dados pertinentes ao estado de saúde do paciente. Esse registro dos achados da anamnese e do exame físico do paciente é então mantido em segurança e disponibilizado apenas para os profissionais de saúde diretamente envolvidos no cuidado do paciente. Nos EUA, a *Health Insurance Portability and Accountability Act* (HIPAA), aprovada em 1996, estabeleceu normas nacionais para proteger os prontuários médicos dos indivíduos e outras informações de saúde pessoais. Aplica-se a planos de saúde, centros de coordenação de cuidados de saúde e pessoas que prestam cuidados de saúde com a elaboração de relatórios eletrônicos. A lei exige salvaguardas adequadas para proteger a privacidade das informações pessoais de saúde e estabelece limites e condições para uso e divulgação dessas informações que podem ser feitos sem a autorização do paciente. HIPAA delineia os direitos dos pacientes sobre a informação em saúde, incluindo o direito de examinar e obter uma cópia de seus registros de saúde e solicitar correções (U.S. Department of Health & Human Services [HHS], 2019a).

Papel da tecnologia

O uso da tecnologia para acelerar o processo de coleta de informações, particularmente por meio do uso dos prontuários eletrônicos de saúde, tornou-se um aspecto cada vez mais importante da coleta da anamnese e da realização de um exame físico. O prontuário eletrônico oferece um acesso conveniente aos dados de saúde do paciente, e os profissionais de saúde podem usar as informações de modo mais efetivo para melhorar a qualidade e a eficiência dos cuidados prestados. As informações existentes nos PEPs também podem ser compartilhadas com outras organizações envolvidas no atendimento dos pacientes se houver interface dos sistemas (HHS, 2019b). É essencial que o enfermeiro compreenda as necessidades de pacientes idosos e de outros que podem não se sentir confortáveis com novas tecnologias. O enfermeiro pode precisar de tempo extra, fornecer orientações, explicações ou assistência detalhadas. Além disso, o enfermeiro deve estabelecer e manter contato visual com o paciente durante a coleta da anamnese e não se concentrar apenas na tela do computador ao introduzir os dados.

Avaliação no domicílio ou na comunidade

A avaliação dos pacientes em ambientes comunitários, incluindo o domicílio, consiste na coleta de informações específicas acerca dos problemas de saúde existentes, incluindo dados sobre o estado fisiológico e emocional do paciente, do ambiente comunitário e familiar, da adequação dos sistemas de apoio ou dos cuidados prestados pela família e outros prestadores de cuidados, e da disponibilidade dos recursos necessários. Além disso, é importante avaliar a capacidade do indivíduo e da família de enfrentar e tratar as respectivas necessidades. O exame físico na comunidade e no domicílio utiliza técnicas semelhantes às utilizadas no hospital, ambulatório ou consultório. Deve-se fornecer privacidade e o máximo de conforto possível ao paciente. Ver Capítulo 2 para mais informações sobre a prática de enfermagem baseada na comunidade.

ANAMNESE

A anamnese consiste em uma série de perguntas usadas para fornecer uma visão geral do estado de saúde atual do paciente. Muitos enfermeiros são responsáveis pela coleta de um relato detalhado dos problemas de saúde atuais do paciente, da história patológica pregressa e da história familiar, além de uma revisão do estado funcional do paciente. Isso resulta em um perfil de saúde completo com foco no estilo de vida e na saúde, bem como na doença.

Na coleta da anamnese, concentra-se no impacto dos aspectos psicossociais, culturais e étnicos nos comportamentos de saúde, doença e promoção da saúde do paciente. Exploram-se com profundidade os ambientes físico e interpessoal, bem como o estilo de vida e as atividades de vida diária do paciente.

O formato da anamnese tradicionalmente combina a história clínica e a avaliação de enfermagem. Expande-se tanto a revisão dos sistemas quanto do perfil do paciente para incluir as relações individuais e familiares, os padrões de estilo de vida, as práticas de saúde e avaliação nutricional, e as estratégias de enfrentamento. Esses componentes da anamnese são a base da avaliação de enfermagem e podem ser facilmente adaptados para atender às necessidades de qualquer população de pacientes em qualquer configuração, instituição ou órgão (Hogan-Quigley, Palm & Bickley, 2017; Weber & Kelley, 2018).

O formato da anamnese discutida neste capítulo é apenas uma sugestão de uma abordagem útil para coletar e organizar as informações sobre o estado de saúde do paciente. Alguns especialistas consideram esse formato tradicional como sendo impróprio para os enfermeiros, pois não se concentra exclusivamente na avaliação das respostas humanas a problemas de saúde reais ou potenciais. Várias tentativas têm sido feitas para desenvolver um formato de avaliação e base de dados com esse foco em mente. Um exemplo é o banco de dados de enfermagem elaborado pela NANDA International e seus 13 domínios: promoção da saúde, nutrição, eliminação e troca, atividade/repouso, percepção/cognição, autopercepção, papéis e relacionamentos, sexualidade, enfrentamento/tolerância ao estresse, princípios da vida, segurança/proteção, conforto e crescimento/desenvolvimento (Ackley et al., 2019) (ver mais detalhes no Boxe 1.6). Embora haja apoio na enfermagem para a utilização dessa abordagem, não há consenso de que sua utilização tenha sido alcançada.

O National Information Center on Health Services Research and Health Care Technology (NICHSR) e outros grupos dos setores público e privado se uniram para avaliar não só a saúde biológica, mas também outras dimensões da saúde. Essas dimensões incluem a saúde física, funcional, emocional, mental e social. Os esforços para avaliar o estado de saúde têm se centrado na maneira como uma doença ou incapacidade afeta o estado funcional dos pacientes, ou seja, a sua capacidade de realizar normalmente as suas atividades físicas, mentais e sociais habituais. A ênfase na avaliação funcional é vista como mais holística do que o histórico médico tradicional. Os instrumentos para avaliar o estado de saúde com ênfase na avaliação funcional podem ser utilizados pelo enfermeiro, juntamente com suas próprias habilidades de avaliação clínica para determinar o impacto de uma doença, enfermidade, incapacidade e problema de saúde no estado funcional (U.S. National Library of Medicine, 2019).

Independentemente do formato de avaliação utilizado, o foco do enfermeiro durante a coleta de dados é diferente daquele dos médicos e outros membros da equipe de saúde. Combinar as informações obtidas pelo médico e pelo enfermeiro em uma anamnese impede a duplicação de informações e minimiza os esforços por parte do paciente de fornecer essas informações repetidamente. Isso também incentiva a colaboração entre os membros da equipe de saúde, que compartilham a coleta e a interpretação dos dados.

Informante

O informante, ou a pessoa que fornece os dados da anamnese, nem sempre é o próprio paciente, como no caso de um paciente com incapacidades de desenvolvimento ou cognitivas, ou aqueles com desorientação, confusão mental, perda da consciência ou comatosos. O entrevistador deve avaliar a confiabilidade do informante e a utilidade das informações fornecidas. Por exemplo, um paciente que esteja desorientado, muitas vezes, é incapaz de fornecer informações confiáveis; as pessoas que fazem uso abusivo de bebidas alcoólicas e drogas ilícitas, muitas vezes, negam o uso dessas substâncias. O entrevistador deve fazer um julgamento clínico sobre a confiabilidade das informações (com base no contexto da entrevista como um todo) e incluir essa avaliação no prontuário. O Boxe 4.1 fornece considerações especiais para a obtenção da anamnese de um paciente idoso.

Componentes da anamnese

Quando um paciente é visto pela primeira vez por um membro da equipe de saúde, o primeiro requisito é obter informações básicas (exceto em situações de emergência). A sequência e o formato da coleta de dados de um paciente podem variar; no entanto, o conteúdo, independentemente do formato, geralmente aborda os mesmos temas gerais. A anamnese tradicional inclui o seguinte: dados biográficos, queixa principal, história da doença atual, história patológica pregressa, história familiar, revisão dos sistemas e perfil do paciente.

Dados biográficos

As informações biográficas colocam a anamnese do paciente em um contexto. Essas informações incluem nome, endereço, idade, gênero, estado civil, ocupação e origem étnica do paciente. Alguns entrevistadores preferem fazer perguntas mais pessoais nessa parte da entrevista, enquanto outros esperam até estabelecer maior confiança e segurança ou até que as

---

Boxe 4.1 Avaliação de saúde no paciente idoso

- Obter a anamnese dos idosos de modo tranquilo e não apressado
- Considerar a possibilidade de déficits de visão e audição. Garantir que a iluminação seja adequada, mas não ofuscante, e minimizar os ruídos do ambiente
- Adotar uma posição que possibilite que o idoso leia os seus lábios e interprete as suas expressões faciais. Às vezes, é útil sentar-se em um ângulo de 90° em relação ao paciente, porque algumas deficiências visuais, como a degeneração macular, limitam a visão do paciente somente à visão periférica. É melhor perguntar ao paciente onde o entrevistador deve se sentar para poder vê-lo melhor
- Determinar se o paciente usa prótese auditiva e pedir que a utilize durante a entrevista. Verificar se o paciente usa habitualmente óculos e garantir que ele os coloque durante a entrevista
- Estar ciente de que os pacientes idosos frequentemente assumem que os problemas físicos de início recente são ocasionados pela idade, e não decorrentes de uma doença tratável. Alguns desses problemas podem limitar as atividades da vida diária e os padrões de estilo de vida
- Questionar se ocorreram modificações no nível funcional. Os sinais e sintomas de doença em adultos mais velhos frequentemente são mais sutis do que em adultos mais jovens e podem não ser relatados. Uma pergunta como "O que interfere mais nas suas atividades diárias?" pode ser útil para focar a avaliação clínica
- Obter uma anamnese completa dos medicamentos utilizados, visto que muitos pacientes idosos fazem uso de diversos tipos diferentes de medicamentos de venda livre e controlada
- Considerar incluir um membro da família no processo de entrevista. Embora idosos possam experimentar um declínio na função mental, não se deve supor que eles sejam incapazes de fornecer uma anamnese adequada. Inclusive cônjuge, filho adulto, irmão ou cuidador pode validar as informações e fornecer mais detalhes. Todavia, isso deve ser feito após obter a permissão do paciente (detalhes adicionais sobre a avaliação de adultos mais velhos são apresentados no Capítulo 8).

Adaptado de Weber, J. R. & Kelley, J. H. (2018). *Health assessment in nursing* (6th ed.). Philadelphia, PA: Lippincott Williams & Wilkins.

necessidades imediatas ou emergenciais do paciente sejam tratadas. É improvável que um paciente que esteja com dor grave ou que tenha outro problema emergencial tenha muita paciência com um entrevistador que está mais preocupado com o estado civil ou ocupacional do paciente do que em abordar prontamente o problema em questão.

Queixa principal

A queixa principal é o motivo que levou o paciente a procurar pelo profissional da saúde. Perguntas como "Por que você veio ao centro de saúde hoje?" ou "Por que você foi hospitalizado?" geralmente fornecem a queixa principal. No entanto, uma declaração como "Meu médico me mandou" deve ser seguida por perguntas que identifiquem e esclareçam a queixa principal (Weber & Kelley, 2018). No ambiente domiciliar, a pergunta inicial pode ser: "O que está incomodando mais você hoje?" Quando for identificado um problema, as palavras exatas do paciente geralmente são registradas entre aspas. Algumas vezes, os pacientes não têm queixas específicas. Então o enfermeiro deve informar as metas desejadas. Por exemplo, os pacientes podem relatar que vieram ao ambulatório para "fazer um *checkup*" ou que foram internados "para fazer uma avaliação cardíaca detalhada" (Hogan-Quigley et al., 2017).

História da doença atual

A história da doença atual é o fator mais importante que ajuda a equipe de cuidados de saúde a chegar a um diagnóstico ou determinar as necessidades atuais do paciente. O exame físico também é útil e, muitas vezes, confirma as informações obtidas com a anamnese. Uma anamnese e um exame físico cuidadosos auxiliam na seleção correta dos exames complementares apropriados. Embora os resultados dos exames complementares possam ser úteis, muitas vezes, apoiam o diagnóstico, em vez de determiná-lo.

Se a doença atual for apenas um episódio de uma série de eventos, o enfermeiro registra toda a sequência de eventos. Por exemplo, a anamnese de um paciente cuja queixa principal é um episódio de dor torácica deve descrever todo o curso de suas doenças para colocar o episódio atual em um contexto. A história da doença ou problema atual inclui informações como a data e o tipo de início (súbito ou gradual) do problema, o cenário em que o problema ocorreu (em casa, no trabalho, depois de uma discussão, após um exercício), as manifestações do problema e o curso da doença ou problema. Isso deve incluir o autotratamento (também terapias alternativas e complementares), as intervenções médicas, o progresso e os efeitos do tratamento e as percepções do paciente em relação à causa ou ao significado do problema.

Sintomas específicos, como cefaleias, febre ou alterações nos hábitos intestinais, são descritos em detalhes. O entrevistador deve também perguntar se o sintoma é persistente ou intermitente, que fatores o agravam ou aliviam e se existe alguma manifestação associada. Se o paciente se queixa de dor, determinam-se a localização, a qualidade, a intensidade e a duração da dor (ver discussão mais detalhada sobre a dor no Capítulo 9).

As manifestações associadas são sinais/sintomas que ocorrem simultaneamente à queixa principal. A existência ou não desses sintomas pode ajudar a determinar a origem ou a extensão do problema, assim como o diagnóstico. Esses sintomas são chamados de achados significativos positivos ou negativos e são obtidos a partir de uma revisão dos sistemas diretamente relacionados com a queixa principal. Por exemplo, se um paciente relata um sintoma vago, como fadiga ou perda de peso, todos os sistemas do corpo são revisados. Por outro lado, se a queixa principal do paciente for algo específico, como uma dor torácica, então os sistemas cardiopulmonar e digestório serão o foco da história da doença atual. Em ambas as situações, tanto achados positivos quanto negativos são registrados para aprofundar-se no problema.

História patológica pregressa

O resumo detalhado dos antecedentes pessoais de saúde do paciente é uma parte importante da anamnese. Após determinar as condições de saúde gerais do paciente, o entrevistador deve fazer perguntas sobre o estado de imunização e comparar com o esquema de vacinação de adultos do General Best Practice Guidelines for Immunization Advisory Committee on Immunization Practices (ACIP) (Ezeanolue, Harriman, Hunter et al., 2019) (ver esquema de imunização de adultos no Capítulo 3, Tabela 3.3) e, depois, registrar as datas das vacinas (se conhecidas).[1] O entrevistador também deve questionar a respeito de alguma alergia conhecida a medicamentos ou outras substâncias, além da natureza da alergia e reações adversas associadas. Outro material relevante inclui informações, se conhecidas, sobre o último exame físico, radiografia de tórax, eletrocardiograma, exame oftalmológico, teste de audição, exame odontológico, esfregaço vaginal (Papanicolaou) e mamografia (se for do sexo feminino), toque retal para exame da próstata (se do sexo masculino), densitometria óssea, rastreamento de câncer de cólon do paciente e quaisquer outros exames pertinentes.

O entrevistador discute doenças prévias e registros negativos, bem como respostas positivas a uma lista de doenças específicas. As datas da doença ou idade do paciente no momento, bem como os nomes dos médicos de atendimento primário e dos hospitais, os diagnósticos e os tratamentos, são observados. O entrevistador levanta um histórico das seguintes áreas:

- Doenças da infância: rubéola, poliomielite, coqueluche, caxumba, sarampo, varicela, escarlatina, febre reumática, faringite estreptocócica
- Doenças do adulto
- Transtornos psiquiátricos
- Lesões: queimaduras, fraturas, ferimentos na cabeça, lesões traumáticas
- Internações
- Procedimentos cirúrgicos e diagnósticos.

Se determinada internação ou intervenção médica de grande porte estiver relacionada com a doença atual, os dados relacionados não são repetidos neste momento da avaliação; em vez disso, sugere-se a consulta da parte apropriada do prontuário do paciente (ver História da doença atual).

História familiar

Para identificar doenças que podem ser de origem genética, transmissíveis ou possivelmente ambientais, o entrevistador questiona a idade e a condição de saúde, ou a idade e a causa da morte, de parentes de primeiro (pais, irmãos, cônjuge, filhos) e segundo graus (avós, primos). O enfermeiro registra a idade e o estado de saúde ou a idade e a causa de morte de todos os parentes. Além disso, cada uma das seguintes condições deve ser revisada com o paciente para determinar se ele ou seus parentes apresentam alguma delas: hipertensão arterial,

---

[1] N.R.T.: no Brasil, ver http://portalms.saude.gov.br/acoes-e-programas/vacinacao/calendario-vacinacao.

doença da artéria coronária, hipercolesterolemia, acidente vascular encefálico (AVE), diabetes melito, doença tireóidea ou renal, artrite, tuberculose, asma ou doença pulmonar, cefaleia, epilepsia, doenças mentais, transtorno por uso de substâncias psicoativas, câncer (tipo ou localização), doenças genéticas e alergias. O enfermeiro também deve determinar se existe história familiar de suicídio (Hogan-Quigley et al., 2017). Um dos métodos mais fáceis de registrar esses dados é a árvore familiar, um genograma ou árvore genealógica (Figura 4.2). Os resultados dos exames ou rastreamentos genéticos, se conhecidos, são registrados. O Boxe 4.2 apresenta considerações genéticas relacionadas com a avaliação da saúde (ver discussão detalhada sobre genética no Capítulo 6).

Revisão dos sistemas

A revisão dos sistemas inclui uma visão abrangente da saúde geral, bem como dos sintomas associados a cada sistema do corpo. Fazem-se perguntas sobre cada um dos principais sistemas do corpo para obter informações sobre sinais/sintomas pregressos e atuais. Respostas de ausência e presença devem ser registradas. Se o paciente responde "sim" às perguntas sobre determinado sistema, analisa-se a informação com cuidado. Se todas as doenças foram mencionadas ou registradas anteriormente, não é necessário repeti-las nessa parte da anamnese.

A revisão dos sistemas pode ser organizada em uma lista de verificação formal, que se torna parte da anamnese. Uma vantagem da lista de verificação é que ela pode ser facilmente inspecionada e está menos sujeita a erros do que um sistema que dependa fortemente da memória do entrevistador.

Perfil do paciente

No perfil do paciente, coletam-se mais informações biográficas. É essencial coletar o perfil completo do paciente para a análise da sua queixa principal e da sua capacidade de lidar com o problema. O Boxe 4.3 resume o perfil completo do paciente.

Nesse momento da entrevista, solicitam-se informações altamente pessoais e subjetivas. Os pacientes são incentivados a expressar os seus sentimentos de modo honesto e a discutir eventos de saúde relevantes. É melhor começar com perguntas abertas e gerais e se deslocar para um questionamento direto quando forem necessários fatos específicos. Entrevistas que evoluem de informações menos pessoais (local de nascimento, ocupação, formação educacional) para mais pessoais (sexualidade, imagem corporal, capacidades de enfrentamento), muitas vezes, reduzem a ansiedade.

O perfil geral do paciente é composto pelas seguintes áreas de conteúdo: eventos de vida pregressa, medicamentos atuais, terapias complementares, alternativas e integrativas, formação educacional e profissão, recursos financeiros, ambiente (físico, espiritual, interpessoal), estilo de vida (padrões), incapacidade física ou mental, autoconceito, sexualidade, risco de maus-tratos violência por parceiro íntimo (VPI) e estresse e resposta de enfrentamento.

História patológica pregressa

O perfil do paciente começa com uma breve história de vida. Perguntas sobre o local de nascimento e cidades em que morou anteriormente ajudam a focar a atenção nos primeiros anos de vida. Experiências pessoais durante a infância ou adolescência que tenham importância especial podem ser levantadas por perguntas como "Enquanto criança ou adolescente, ocorreu algum evento que seria útil para o meu conhecimento?". A intenção do entrevistador é encorajar o paciente a fazer uma revisão rápida de sua vida anterior, com destaque para informações de importância específica. Embora muitos pacientes possam não se lembrar de nada significativo, outros podem compartilhar informações como uma realização pessoal, um fracasso, uma crise de desenvolvimento ou um evento de maus-tratos físicos, emocionais ou sexuais. A história patológica pregressa deve incluir uma breve anamnese da medicação, conforme apropriado para o paciente.

Medicamentos atuais

A revisão da medicação atual do paciente é necessária para completar a anamnese abrangente. Deve-se dar atenção especial ao relato de alergias ou reações adversas aos medicamentos. O entrevistador deve questionar também sobre o uso de medicamentos de venda livre, fitoterápicos e terapias complementares (ver próxima seção); com frequência, os pacientes só informam os fármacos prescritos por médicos quando descrevem a medicação em uso.

Durante a coleta de informações sobre o uso atual de medicamentos, o enfermeiro precisa levar em conta o impacto fisiológico da etnia e da cultura na resposta do paciente aos medicamentos. Durante muitos anos, foram coletados dados a respeito das diferenças nos efeitos que alguns medicamentos exercem sobre pessoas de origens étnicas ou culturais diversas. As predisposições genéticas a taxas de metabolismo diferentes fazem com que alguns pacientes sejam mais predispostos a

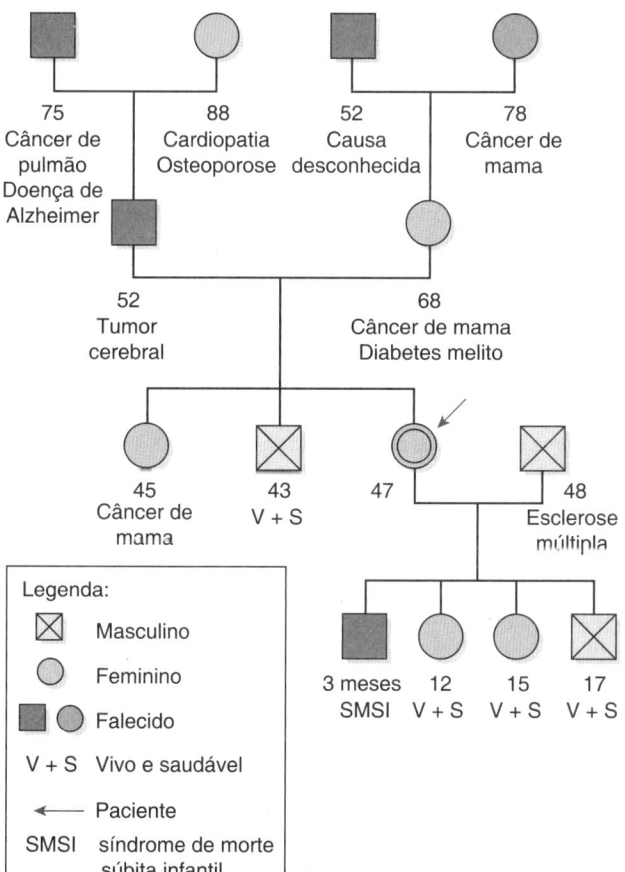

Figura 4.2 • Diagrama (chamado de *genograma*) usado para registrar a história dos familiares, incluindo a sua idade e a causa da morte ou, se vivo, seu estado de saúde atual.

> **Boxe 4.2** **GENÉTICA NA PRÁTICA DE ENFERMAGEM**
> **Aspectos genéticos da avaliação de saúde**
>
> **Avaliações de enfermagem**
>
> **Avaliação da história familiar**
> - Obter informações sobre os parentes maternos e paternos nas últimas três gerações
> - Coletar a história de doenças ou distúrbios conhecidos nas últimas três gerações
>   - Agrupamento de doenças ou distúrbios
>   - Aparecimento precoce de doença ou condição (p. ex., coágulos sanguíneos em um adulto aparentemente saudável de 30 anos ou câncer de cólon em uma pessoa de 40 anos)
>   - Distúrbio ou doença semelhante em dois ou mais parentes
>   - Relato de múltiplos abortos espontâneos, defeitos congênitos ou retardo do desenvolvimento
>   - Relação biológica próxima entre os parentes
> - Averiguar as percepções e crenças do indivíduo e de seus familiares sobre tópicos genéticos por meio de avaliação cultural, social e espiritual
> - Reconhecer o risco étnico de distúrbios genéticos específicos
> - Determinar se o paciente ou um familiar direto já apresentou uma resposta inesperada a medicamentos ou anestesia
> - Reconhecer e pesquisar padrões de herança
> - Averiguar os relacionamentos familiares (estrutura familiar, papéis, padrões de comunicação, sistema de suporte).
>
> **Avaliação do paciente**
> - Investigar achados físicos que possam sugerir uma condição genética (p. ex., estatura anormalmente elevada – síndrome de Marfan, orelhas de implantação baixa e pregas epicânticas – síndrome de Down)
> - Existem duas ou mais características dismórficas?
> - Existe incapacidade (física ou intelectual) ou relato de retardo do desenvolvimento?
> - Investigar se ocorrem condições que habitualmente são menos frequentes no gênero do paciente (p. ex., gagueira em mulheres, câncer de mama em homens, hérnia inguinal em mulheres)
> - Ocorrência de doença sem fatores de risco conhecidos (p. ex., hiperlipidemia)
> - Reconhecer risco genético relacionado com antecedente étnico
> - Identificar crenças e práticas religiosas e espirituais relacionadas com a saúde.
>
> **Manejo de questões específicas à genética**
> - Avaliar a compreensão do paciente acerca de informações e fatores genéticos relacionados com seus riscos à saúde
> - Encaminhar para avaliação de risco quando existir a suspeita de distúrbio ou doença hereditária
> - Verificar se já foi realizado teste genético e se outras pessoas da família têm o mesmo distúrbio ou doença
> - Nos EUA, orientar o paciente e sua família sobre a *Genetic Information Nondiscrimination Act* (GINA), aprovada em 2008
> - Fornecer informações e recursos genéticos apropriados
> - Encaminhar para o geneticista
> - Certificar-se de que o consentimento obtido para os testes genéticos seja voluntário e informado
> - Fornecer apoio para pacientes e familiares com um teste genético com resultado positivo para doenças ou distúrbios hereditários e encaminhar para os grupos de apoio, conforme indicado
> - Participar no manejo e na coordenação das medidas de redução de risco no caso de pessoas com mutações gênicas conhecidas.[2]
>
> **Recursos sobre a genética**
>
> Genetic Information Nondiscrimination Act. Retirado em 17/06/2019 de: www.ginahelp.org
> Ver recursos adicionais de genética no Capítulo 6, Quadro 6.7: Componentes do aconselhamento genético.

[2]N.R.T.: no Brasil, a Portaria GM/MS nº 199 de 30/01/2014 estabelece as diretrizes para o cuidado às pessoas com Doenças Raras na Rede de Atenção à Saúde.

reações adversas às doses comumente utilizadas dos medicamentos, enquanto outros pacientes podem experimentar uma redução muito grande do benefício da dose padronizada do medicamento (Giger, 2016). Por exemplo, um agente anti-hipertensivo pode funcionar bem na redução da pressão arterial até níveis aceitáveis em homens caucasianos em um período de 4 semanas, mas pode levar muito mais tempo, ou até mesmo não funcionar, para um afro-americano com hipertensão. No futuro, a pesquisa genômica pode tirar proveito do trabalho de equipes transdisciplinares que estão adquirindo as habilidades necessárias para projetar e avaliar intervenções em múltiplos níveis voltadas para melhorar a saúde das minorias e reduzir as disparidades na saúde (Agurs-Collins, Persky, Paskett et al., 2019). Os enfermeiros precisam estar alertas para o fato de que a etnia e os fatores relacionados, como os valores e as crenças a respeito de suplementos fitoterápicos, ingestão dietética e fatores genéticos, podem influenciar a efetividade do tratamento e a adesão ao esquema medicamentoso prescrito (Giger, 2016).

Terapias de saúde complementares, alternativas e integrativas

As intervenções para alterações da saúde e do bem-estar variam entre as culturas. As intervenções mais comumente utilizadas nos EUA são denominadas *medicina convencional*, embora também seja conhecida como alopatia e medicina ocidental (National Center for Complementary and Integrative Health [NCCIH], 2019). A terapia usada para complementar a medicina convencional é denominada *terapia complementar*, enquanto a terapia usada para substituir a medicina convencional é denominada *terapia alternativa* (NCCIH, 2019). Nos EUA, o interesse em intervenções que não são uma parte integral da medicina convencional levou o National Institutes of Health a criar o Office of Alternative Medicine e, depois, estabelecer o National Center for Complementary and Alternative Medicine, que agora atende pelo nome National Center for Complementary and Integrative Health (NCCIH, 2019).[3] Os cuidados de saúde integrativos são considerados uma abordagem abrangente e interdisciplinar para prevenir e tratar doenças e promover a saúde que agrega as terapias complementares, alternativas e convencionais. A utilização de uma abordagem integrativa do bem-estar (saúde) tem crescido nas unidades de saúde convencionais nos EUA (NCCIH, 2019). Mais de 30% dos

[3]N.R.T.: no Brasil, o Ministério da Saúde aprovou a Política Nacional de Práticas Integrativas e Complementares (PNPIC) no Sistema Único de Saúde (SUS), contemplando as áreas de homeopatia, plantas medicinais e fitoterapia, medicina tradicional chinesa/acupuntura, medicina antroposófica e termalismo social – crenoterapia, promovendo a institucionalização dessas práticas no SUS. Por meio da Portaria nº 849, de 27 de março de 2017, o Ministério da Saúde incluiu arteterapia, ayurveda, biodança, dança circular, meditação, musicoterapia, naturopatia, osteopatia, quiropraxia, reflexoterapia, reike, shantala, terapia comunitária integrativa e ioga à Política Nacional de Práticas Integrativas e Complementares (PNPIC; http://www.saude.gov.br/portaldab/pnpic.php).

Boxe 4.3 AVALIAÇÃO
Perfil do paciente

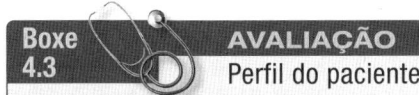

História patológica pregressa
Local de nascimento
Locais onde morou
Eventos da infância/adolescência significativos

Medicamentos atuais
Medicamentos de venda controlada, venda livre, caseiros e terapias alternativas e complementares

Formação educacional e profissão
Empregos pregressos
Cargo/emprego atual
Período de tempo no cargo atual
Formação educacional
Satisfação com o trabalho e objetivos da carreira

Recursos financeiros
Renda
Cobertura de plano de saúde
Preocupações

Ambiente
Físico: aspectos da moradia (tipo de moradia, bairro, presença de perigos)
Espiritual: extensão em que a religião ou a espiritualidade é parte da vida de um indivíduo; crenças religiosas ou espirituais relacionadas com a percepção de saúde e doença; práticas religiosas ou espirituais
Interpessoal: etnia (idioma falado, costumes e valores, práticas usadas para manter a saúde ou curar doenças); sistemas de suporte (relacionamentos familiares e amizades)

Padrões de estilo de vida
Sono (momento que a pessoa se deita, horas de sono por noite, medidas de conforto, acorda descansado)
Nutrição (recordatório de 24 h, idiossincrasias, restrições)
Promoção de saúde (exercícios e recreação: tipo, duração, frequência; exames preventivos)
Cafeína (tipo: café, chá, refrigerante do tipo cola, chocolate; quantidade)
Bebida alcoólica (tipo, quantidade, padrão no último ano)
Tabagismo (tipo: cigarro, cachimbo, charuto, maconha ou sistemas eletrônicos de administração de nicotina [ENDS, *electronic nicotine delivery systems*], inclusive cigarros eletrônicos, cachimbos eletrônicos, narguilés eletrônicos e charutos eletrônicos; quantidade diária; número de anos de uso; desejo de abandonar o hábito)
Drogas ilícitas (tipo, quantidade, via de administração)

Incapacidade física ou mental
Ocorrência de uma incapacidade (física ou mental)
Efeito da incapacidade funcional e acesso à saúde
Acomodações necessárias para apoiar a capacidade funcional

Autoconceito
Visão de si mesmo no presente
Visão de si mesmo no futuro
Imagem corporal (nível de satisfação, preocupações)

Sexualidade
Percepção de si mesmo como heterossexual, lésbica, homossexual, bissexual ou transgênero
Qualidade das relações sexuais
Preocupações relacionadas com a sexualidade ou função sexual

Risco de violência por parceiro íntimo (VPI)
Lesões físicas no passado
Medo de parceiro, cuidador familiar ou membro da família
Recusa do cuidador familiar de fornecer os equipamentos ou assistência necessários

Estresse e resposta de enfrentamento
Principais preocupações ou problemas no presente
"Aborrecimentos" diários
Experiências pregressas com problemas similares
Padrões e resultados de enfrentamento pregressos
Estratégias atuais de enfrentamento e resultados previstos
Expectativas da família/amigos e equipe de saúde acerca da resolução do problema do indivíduo

---

adultos usam abordagens de assistência à saúde que não são, tipicamente, parte da assistência médica convencional ou têm origens diferentes da prática ocidental habitual. A maioria das pessoas que usam abordagens alternativas também fazem uso de assistência à saúde convencional (NCCIH, 2019).

As terapias de saúde integrativas são classificadas em dois subgrupos de acordo com o tipo de produto ou prática (NCCIH, 2019):

- *Produtos naturais* – incluem fitoterápicos, vitaminas e minerais e probióticos. Esses produtos são comercializados em larga escala e, com frequência, vendidos e usados como suplementos dietéticos
- *Práticas mente-corpo* – incluem procedimentos diversos e técnicas prestadas por pessoas treinadas. Além disso, incluem ioga, meditação, manipulação por quiropata e osteopata, massoterapia, acupuntura, técnicas de relaxamento e *tai chi*.

Os pacientes podem escolher buscar uma abordagem alternativa ou complementar às terapias clínicas ou cirúrgicas convencionais. Os enfermeiros devem avaliar todos os pacientes em relação ao uso de terapias complementares, devem estar alertas ao risco de interações de produtos naturais e medicamentos ou tratamentos conflituosos e devem estar preparados para fornecer informações aos pacientes sobre tratamentos que podem ser perigosos ou úteis, com base nas melhores evidências dos achados da pesquisa. Entretanto, os enfermeiros devem aceitar as crenças do paciente e seu direito à autonomia, ou seja, a controlar seu próprio cuidado. Conforme a solicitação do paciente, os enfermeiros devem facilitar a integração entre as terapias convencionais, complementares e alternativas.

Formação educacional e profissão

Indagar sobre a ocupação atual do paciente pode ajudar a revelar muito sobre sua condição econômica e formação educacional. Uma declaração como "Fale-me sobre seu trabalho", muitas vezes, levanta informações sobre o papel, as tarefas do trabalho e a satisfação com o cargo. Pode-se fazer perguntas diretas sobre o último emprego e os objetivos da carreira se o paciente não fornecer essas informações.

É importante conhecer os aspectos da formação educacional do paciente. Perguntar ao paciente que tipo de requisitos educacionais foram necessários para conseguir seu trabalho atual é uma abordagem mais sensível do que perguntar se ele se formou na universidade.

Recursos financeiros

Informações sobre a situação financeira geral do paciente podem ser obtidas por meio de perguntas como "Você está com problemas financeiros neste momento?". Também é apropriado questionar sobre a cobertura e o pagamento de planos de saúde.

Ambiente

O conceito de ambiente inclui o ambiente físico do paciente e seus potenciais perigos. Inclui também conscientização espiritual, etnia e sistema de apoio do paciente.

Ambiente físico

Levantam-se informações sobre tipo de habitação (p. ex., apartamento, casa, vila) em que o paciente mora, localização, nível de segurança e conforto na casa e vizinhança, e presença de riscos ambientais (p. ex., isolamento social, potenciais riscos de incêndio, saneamento inadequado). Se o paciente não tem moradia, é importante verificar detalhes sobre os recursos disponíveis.

Ambiente espiritual

A **espiritualidade** é definida como a conexão com o eu, com os outros, com uma força vital ou com Deus, que possibilita que a pessoa experimente a autotranscendência e encontre sentido na vida. A espiritualidade ajuda muitas pessoas a descobrir um propósito na vida, a entender as qualidades da vida em constante mutação e a desenvolver seu relacionamento com Deus ou com um poder superior. A espiritualidade na prática de enfermagem inclui preocupações com as necessidades religiosas e espirituais do paciente e do enfermeiro, bem como a dimensão espiritual da interação paciente-enfermeiro (O'Brien, 2017).

O comportamento espiritual pode ser expresso por meio de devoção, sacrifício, autodisciplina e em passar o tempo em atividades que se concentrem no próprio interior ou na alma. Embora a religião e a natureza sejam dois veículos que as pessoas usam para se conectar com Deus ou com um poder superior, não é necessária uma instituição religiosa, crença ou dogma para experimentar o sentido da fé espiritual. A **fé**, considerada a base da espiritualidade, é a confiança em Deus, a crença em um poder superior ou em algo que a pessoa não é capaz de ver. A parte espiritual de uma pessoa vê a vida como um mistério que se desenrola ao longo de toda existência, abrangendo questões sobre significado, esperança, relacionamento com um poder superior, aceitação ou perdão e transcendência.

O ambiente espiritual de uma pessoa refere-se a quanto ela pensa sobre ou contempla sua existência, aceita os desafios na vida e procura e encontra respostas às perguntas pessoais. A espiritualidade pode ser expressa por meio da identificação com uma religião em particular. Valores e crenças espirituais, muitas vezes, direcionam o comportamento e a abordagem aos problemas de saúde de uma pessoa e podem influenciar as respostas à doença. Um forte sentido de espiritualidade ou fé religiosa pode ter impacto positivo sobre a saúde. A espiritualidade também é um componente da esperança e, especialmente durante doenças crônicas, graves ou terminais, os pacientes e suas famílias, muitas vezes, encontram conforto e força emocional em suas tradições religiosas ou crenças espirituais. Em outros casos, a doença e a perda podem causar a perda da fé ou do sentido para a vida e uma crise espiritual, o que pode impor uma pressão considerável sobre os recursos internos e crenças de uma pessoa. É importante que as crenças espirituais do paciente e da família sejam reconhecidas, valorizadas e respeitadas pelo conforto e orientação que fornecem. Indagar sobre a espiritualidade pode identificar os possíveis sistemas de apoio, bem como as crenças e costumes que precisam ser considerados no planejamento dos cuidados. Coletam-se informações acerca da extensão em que a religião faz parte da vida do paciente, bem como das crenças e práticas religiosas relacionadas com a saúde e a doença.

A avaliação espiritual pode envolver as seguintes perguntas:

- A religião ou a espiritualidade são importantes para você?
- Se não, o que é mais importante da sua vida?
- Se sim, de que maneira? Por exemplo:
- Existem práticas religiosas ou espirituais que são importantes para você?
- Você segue alguma religião ou crença espiritual?
- Você tem preocupações religiosas ou espirituais por causa de seu problema de saúde atual?

O enfermeiro deve investigar mais profundamente a força espiritual do paciente por meio de perguntas sobre bem-estar espiritual, esperança e serenidade. Também é necessário avaliar se as crenças e os valores espirituais mudaram em resposta à doença ou perda. O enfermeiro investiga a participação atual e pregressa em práticas religiosas ou espirituais e observa a resposta do paciente às perguntas em relação às necessidades espirituais para ajudar a determinar a necessidade do paciente de cuidado espiritual. Outra técnica simples de avaliação é questionar acerca do desejo do paciente e da família de receber apoio espiritual (O'Brien, 2017).

Ambiente interpessoal

A etnia e o sistema de suporte do paciente são considerados quando da obtenção da anamnese. Atitudes e crenças sobre saúde, doença, cuidados de saúde, hospitalização, uso de medicamentos e uso de tratamentos complementares e alternativos, que são derivados de experiências pessoais, variam de acordo com a etnia. Um paciente de outra cultura pode ter diferentes pontos de vista acerca das suas práticas de saúde em comparação com os profissionais de saúde (Hogan-Quigley et al., 2017; Weber & Kelley, 2018) (ver discussão sobre avaliação cultural mais adiante).

As crenças, os hábitos e as práticas que foram compartilhados de geração em geração são conhecidos como padrões étnicos. É crucial não subestimar a influência desses padrões nos comportamentos relacionados à saúde e nas percepções de saúde e doença do paciente, bem como na reação deste a problemas de saúde e na interação com os profissionais da área. Os padrões étnicos podem ser expressados por linguagem, vestuário, escolhas dietéticas e comportamentos. As perguntas a seguir podem ajudar na obtenção de informações relevantes:

- De onde vieram seus pais ou antepassados? Quando?
- Qual idioma você fala em casa?
- Existem costumes ou valores que são importantes para você?
- Você tem práticas específicas para manter uma boa saúde ou para o tratamento de doenças?

Os sistemas de suporte são outro aspecto importante do ambiente interpessoal do paciente. A análise da estrutura da família do paciente (membros, idade e atribuições), dos padrões de comunicação e da qualidade dos relacionamentos do paciente é uma parte fundamental da avaliação dos sistemas de suporte. Embora a família tradicional seja reconhecida como a mãe, o pai e os filhos, existem muitos tipos diferentes de condições de vida em nossa sociedade. "Família" significa duas ou mais pessoas com vínculos ou compromissos emocionais. Companheiros que moram junto, companheiros de quarto e amigos próximos também podem desempenhar um papel significativo no sistema de apoio de uma pessoa. Com isso em mente, os enfermeiros devem utilizar termos neutros e demonstrar sensibilidade quando avaliarem a estrutura familiar. Por exemplo, a entrevista pode começar com uma pergunta aberta, como: "Conte sobre sua família e seu sistema de suporte social". Termos neutros também devem ser empregados quando forem feitas perguntas de acompanhamento sobre parceiros/entes queridos e genitores/responsáveis (ver discussão adicional no Capítulo 54, Tabela 54.1).

Padrões de estilo de vida

A seção de estilo de vida do perfil do paciente fornece informações sobre comportamentos relacionados com a saúde. Esses comportamentos incluem padrões de sono, nutrição e promoção da saúde, assim como hábitos pessoais, como tabagismo e consumo abusivo de drogas ilícitas, bebidas alcoólicas e cafeína. Sono e nutrição adequados são importantes para a manutenção de saúde ótima; portanto, é importante indagar sobre hábitos de sono e rotinas da hora de dormir, bem como a realização de uma avaliação nutricional. Embora a maior parte dos pacientes descreva prontamente seus padrões de exercício ou atividades de lazer, muitos não estão dispostos a admitir que fumam, fazem uso abusivo de bebidas alcoólicas e de drogas ilícitas, e muitos negam ou subestimam o grau em que usam essas substâncias. O Centers for Disease Control and Prevention (CDC) relata que o uso abusivo de medicamentos prescritos substituiu o abuso de drogas ilícitas como causa importante de mortes induzidas por substâncias psicoativas (CDC, 2019c). Com perguntas como "Que tipo de bebida alcoólica você costuma beber?", pode-se obter informações mais precisas do que com "Você bebe?". A determinação do tipo específico de bebida alcoólica (p. ex., vinho, licor, cerveja) que o paciente bebe e a última vez que ele bebeu são aspectos importantes da avaliação. Todos os pacientes devem ser questionados sobre etilismo, transtorno por uso de substâncias psicoativas e uso equivocado de medicamentos prescritos (Hogan-Quigley et al., 2017).

O estilo de vida de algumas pessoas inclui o uso abusivo de substâncias que alteram o humor. As pessoas que praticam o **uso abusivo de substâncias** consomem drogas ilícitas, medicamentos de venda controlada ou livre e bebidas alcoólicas, isoladamente ou em combinação com outras substâncias, em tentativas ineficazes de lidar com as pressões, tensões e cargas da vida. Com o tempo, desenvolvem-se problemas fisiológicos, emocionais, cognitivos e comportamentais em decorrência do uso abusivo de substâncias.

Se houver suspeita de consumo abusivo de bebidas alcoólicas, pode-se obter informações adicionais utilizando questionários de rastreamento do consumo de bebidas alcoólicas, como o CAGE (*Cutting down, Annoyance by criticism, Guilty feeling, and Eye-openers*) (Ewing, 1984), AUDIT (do inglês *Alcohol Use Disorders Identification Test*), ou o questionário menos longo AUDIT-C (do Drug and Alcohol Clinical Advisory Service [DACAS], 2019).

Pode-se usar questões similares para obter informações sobre o tabagismo e o consumo de cafeína. Perguntas sobre o uso de drogas ilícitas são feitas naturalmente após as perguntas sobre tabagismo, consumo de cafeína e bebida alcoólica.

Uma abordagem imparcial torna mais fácil ao paciente responder de modo sincero e factual. Se forem usadas gírias ou termos desconhecidos para descrever as drogas, pode-se pedir ao paciente que defina os termos usados.

A investigação dos padrões de estilo de vida do paciente também deve incluir questões sobre terapias de saúde complementares, alternativas e integrativas, que podem incluir terapia respiratória e energética, fitoterapia, reiki e intervenção mente-corpo (Fontaine, 2018).

A maconha é usada para controle dos sintomas, principalmente a dor e a anorexia, em diversas condições crônicas. Como a planta *Cannabis sativa* (maconha) contém substâncias químicas denominadas canabinoides que podem ajudar no tratamento de várias doenças ou sintomas, muitas pessoas defenderam sua legalização para fins clínicos. Isso resultou na legalização da maconha para uso médico em muitas unidades federativas dos EUA.[4] A agência norte-americana Food and Drug Administration (FDA) não reconheceu nem aprovou o uso da *Cannabis sativa* como medicamento; entretanto, a FDA aprovou medicamentos que contêm canabinoides na forma de comprimido. Atualmente, os dois canabinoides principais derivados da *Cannabis* que são usados na prática clínica são o delta-9-tetra-hidrocanabinol (THC) e canabidiol (CBD). Dronabinol e nabilona, aprovados pela FDA, contêm THC. Dronabinol e nabilona são indicados especificamente para o tratamento de náuseas causadas por quimioterapia e para aumentar o apetite de pacientes com perda ponderal extrema causada pela síndrome de imunodeficiência adquirida (AIDS). O THC também reduz a dor, a inflamação e os distúrbios musculares. Ao contrário do THC, os fármacos que contêm CBD não geram intoxicação e não provocam "barato". O canabidiol é útil na redução da dor e da inflamação, no controle de convulsões epilépticas e, possivelmente, no tratamento de doenças mentais e drogadição (National Institute on Drug Abuse, 2019).

A avaliação dos padrões de estilo de vida do paciente também inclui questionamentos sobre práticas continuadas de promoção de saúde e rastreamento de doença. A avaliação da anamnese deve incluir o tipo, a frequência e a duração dos exercícios físicos e das atividades recreativas. O questionamento também deve incluir os tipos de exames preventivos que o paciente já realizou. Se o paciente não se envolveu nessas práticas no passado, ele deve ser orientado em relação à sua importância e encaminhado aos profissionais de saúde adequados. Os enfermeiros devem reconhecer a importância de encorajar atividades de promoção de saúde culturalmente competentes (Giger, 2016).

Incapacidades funcionais

O perfil geral do paciente precisa conter informações sobre qualquer incapacidade auditiva, visual ou outro tipo de incapacidade física. Além disso, precisam ser abordadas as incapacidades de desenvolvimento, mentais, sensoriais ou cognitivas. A presença de uma limitação física óbvia (p. ex., uso de muletas para deambular ou uso de uma cadeira de rodas para se locomover) exige avaliação mais aprofundada. Deve-se estabelecer a causa inicial ou a origem da incapacidade, bem

---

[4] N.R.T.: no Brasil, a Resolução da Diretoria Colegiada (RDC) nº 17 de 06/05/2015 definiu os critérios e os procedimentos para a importação, em caráter de excepcionalidade, de produto à base de canabidiol em associação com outros canabinoides, por pessoa física, para uso próprio, mediante prescrição de profissional legalmente habilitado, para tratamento de saúde.

como o impacto sobre a capacidade funcional. O Boxe 4.4 apresenta questões específicas que o enfermeiro deve considerar ao coletar a anamnese e ao realizar o exame físico do paciente com alguma incapacidade.

 Considerações sobre os veteranos das forças armadas

Durante uma avaliação de saúde, nos EUA, é crucial que o enfermeiro pergunte a todos os pacientes adultos se eles serviram

Boxe 4.4 — AVALIAÇÃO
Avaliação de saúde do paciente com incapacidades

Aspectos gerais

Os pacientes com incapacidades são abordados com o mesmo nível de avaliação de saúde e exame físico que aqueles sem incapacidades. Necessidades especiais físicas e mentais devem ser incluídas na anamnese. Os pacientes com necessidades especiais de ordem mental são, com frequência, marginalizados nos serviços de saúde por causa das complexidades inerentes. É apropriado perguntar ao paciente, ou ao cuidador, qual assistência ele precisa, em vez de assumir que é necessário ajudar em todas as atividades ou que, se ele precisar de ajuda, deve solicitá-la.

Anamnese

A comunicação entre o enfermeiro e o paciente é essencial. Para garantir que o paciente seja capaz de responder às perguntas da avaliação e fornecer as informações exigidas, podem ser necessários intérpretes, aparelhos auditivos ou outros formatos alternativos (p. ex., braille, impressão em fonte grande).

Quando forem necessários intérpretes, deve-se providenciar serviços de interpretação. As instituições de saúde têm a responsabilidade de fornecer esses serviços sem cobrar do paciente. Os familiares (especialmente crianças) não devem ser usados como intérpretes, porque isso viola o direito do paciente de privacidade e confidencialidade.

O enfermeiro deve falar diretamente com o paciente, e não com seus familiares ou outros acompanhantes. Se os pacientes apresentarem déficit auditivo, devem ser encorajados a usar suas próteses auditivas durante a avaliação. O paciente deve ser capaz de ver claramente o rosto do enfermeiro durante a coleta da anamnese, de modo que possa usar a leitura labial e pistas não verbais para ajudar na comunicação.

A anamnese deve abordar questões gerais de saúde que são importantes para todos os pacientes, incluindo a história sexual e o risco de maus-tratos e de violência por parceiro íntimo. Deve também abordar o impacto da incapacidade do paciente nas questões de saúde e no acesso ao cuidado, bem como o efeito do problema de saúde atual do paciente em sua incapacidade. Na anamnese, também deve ser incluída uma estimativa da qualidade de vida do paciente em relação às suas expectativas.

O enfermeiro deve confirmar o que o paciente disse; se ele tiver dificuldades para se comunicar verbalmente, o enfermeiro deve pedir para que seja mais claro em vez de assumir que é difícil demais para o paciente fazê-lo. Para a maior parte dos pacientes, é melhor ser solicitado que explique novamente do que correr o risco de ser mal compreendido.

Exame físico

A inacessibilidade das instituições ainda é a maior barreira para os cuidados de saúde do paciente com incapacidades. As barreiras incluem a falta de rampas e barras de apoio, banheiros inacessíveis, salas de exame pequenas e mesas de exame que não podem ser abaixadas para possibilitar que o paciente suba ou se transfira para ela de modo fácil e seguro. O paciente pode precisar de ajuda para tirar sua roupa para o exame físico (e para vestir-se novamente), para deitar-se ou levantar-se da mesa de exame e também para manter a posição exigida durante as manobras do exame físico. É importante perguntar ao paciente qual assistência é necessária.

Se o paciente tem déficit sensorial (p. ex., falta de sensibilidade, perda auditiva ou perda visual), é importante informá-lo que você vai tocá-lo. Além disso, é essencial explicar quaisquer procedimentos e manobras.

O exame ginecológico não deve ser omitido porque a paciente tem uma incapacidade funcional ou supõe-se que seja sexualmente inativa. É importante fornecer explicações a respeito do exame a todas as mulheres, ainda mais àquelas com alguma incapacidade, porque elas podem ter tido experiências prévias negativas. O movimento e o posicionamento lento e suave da paciente para o exame ginecológico e o aquecimento do espéculo antes da tentativa de inserção frequentemente minimizam a espasticidade em mulheres com incapacidades relacionadas com o sistema neurológico.

Rastreamento e teste de saúde

Muitas pessoas com incapacidades relatam não terem sido pesadas por anos ou mesmo décadas, porque são incapazes de suportar seu peso em uma balança para essa medição. São necessários métodos alternativos (p. ex., usar balanças de cadeiras de rodas) para monitorar o peso e o índice de massa corporal. Isso é particularmente importante em razão do aumento da incidência de obesidade e seus efeitos no estado de saúde e na transferência dos pacientes com incapacidades.

Os pacientes com incapacidades podem precisar de assistência especial se for necessário coletar amostras de urina como parte da consulta. Eles frequentemente podem sugerir estratégias para coletar a amostra de urina, com base em experiências prévias.

Se for necessário que o enfermeiro use uma máscara durante o procedimento ou se o paciente for incapaz de ver o rosto do enfermeiro durante o procedimento, é importante explicar previamente o procedimento e o papel esperado do paciente. Se o paciente for incapaz de ouvir ou se comunicar verbalmente com o enfermeiro ou outro profissional da saúde durante o exame ou teste diagnóstico, deve-se estabelecer de antemão um método de comunicação (p. ex., sinalizar o paciente tocando seu braço, sinalizar o enfermeiro utilizando um sino).

As pessoas com incapacidades têm dificuldades relacionadas com a obtenção de cuidado, desafios em acessar as instituições de saúde, percepções que os profissionais de saúde são insensíveis às suas necessidades e preocupações sobre a qualidade do cuidado que recebem. Portanto, é importante questionar a respeito do rastreamento de saúde e recomendações de rastreamento. Além disso, as pessoas com incapacidades deveriam ser perguntadas acerca de sua participação em atividades de promoção da saúde, porque ambientes inacessíveis e outras barreiras podem limitar sua participação em exercícios, programas de saúde e outros esforços de promoção da saúde, como rastreamentos de saúde.

Adaptado de Amieva, H., Ouvrard, C., Meillon, C. et al. (2018). Death, depression, disability, and dementia associated with self-reported hearing problems: A 25-year study. *Journals of Gerontology Series A: Biological Sciences & Medical Sciences, 73*(10), 1383-1389; Axmon, A., Björkman, M. & Ahlström, G. (2019). Hospital readmissions among older people with intellectual disability in comparison with the general population. *Journal of Intellectual Disability Research, 63*(6), 593-602; Mitra, M., Akobirshoev, I., Moring, N. S. et al. (2017). Access to and satisfaction with prenatal care among pregnant women with physical disabilities: Findings from a national survey. *Journal of Women's Health, 26*(12), 1356-1363; Zetterlund, C., Lundqvist, L., Richter, H. O. et al. (2019). Visual, musculoskeletal and balance symptoms in individuals with visual impairment. *Clinical & Experimental Optometry, 102*(1), 63-69.

nas forças armadas. Se a resposta for positiva, o enfermeiro deve determinar a patente, a duração do serviço militar e o tipo de trabalho realizado (ou seja, localizações geográficas e detalhes do trabalho). Os pacientes que são veteranos (militares reformados) devem ser especificamente questionados sobre suas experiências com violência e guerra, independentemente de idade, gênero, tempo de serviço e missões. O questionamento sobre experiências violentas flui melhor quando é encarado como uma parte normal e natural da avaliação de enfermagem. A abordagem do enfermeiro quando coletar essas informações deve ser semelhante à usada quando se questiona se os pacientes sofrem dificuldade para dormir ou praticar atividades físicas ou sobre distúrbios sexuais ou dietéticos. É importante tentar, primeiro, estabelecer uma conexão com o paciente. Uma atmosfera segura e tranquilizadora é criada quando o enfermeiro escuta com atenção, sem pressa e de modo imparcial e explica que as respostas estão sob sigilo profissional. Experiências traumáticas de testemunhar atos violentos são comuns em veteranos em áreas de combate e em veteranos que sofreram outras formas de violência, colocando-os sob risco de apresentar transtorno de estresse pós-traumático (TEPT), consumo abusivo de bebidas alcoólicas (Possemato, Maisto, Wade et al., 2015), dor (Flynn, Cook, Kallen et al., 2017) e aumento do risco de suicídio em comparação com pacientes civis (Kang, Bullman, Smolenski et al., 2015). Dor é uma causa importante de incapacidade em militares da ativa e em veteranos (Flynn et al., 2017) (ver discussão adicional no Capítulo 9).

Os militares da reserva recebem benefícios da Veterans Administration (VA), inclusive acesso a suporte financeiro e assistência à saúde via Veterans Health Administration (VHA), o maior sistema de saúde integrado nos EUA. O VHA atende militares de veteranos em mais de 1.200 unidades de saúde, inclusive 170 centros médicos e 1.000 ambulatórios, que fornecem serviços de saúde de complexidade variável. Além disso, os veteranos que residem em áreas rurais podem optar por receber serviços da VHA por serviços de telemedicina e serviços móveis de saúde. Menos da metade dos 20 milhões de veteranos americanos que estão habilitados para receber os benefícios do VA recebem esses benefícios (Chokshi & Sommers, 2015).

Autoconceito

O **autoconceito**, a visão que a pessoa tem de si mesma, é uma imagem que se desenvolve ao longo de muitos anos. Para avaliar o autoconceito, o entrevistador pode fazer perguntas sobre como o paciente vê a vida, por exemplo; "Como você se sente em relação à sua vida em geral?" O autoconceito do paciente pode ser muito facilmente ameaçado por mudanças na função física, na aparência ou outras ameaças à saúde. O impacto de determinadas condições médicas ou intervenções cirúrgicas, como colostomia ou mastectomia, pode ameaçar a imagem corporal. Além disso, pacientes com dispositivos implantados podem ter preocupações em relação a sua imagem corporal, sobretudo aqueles com cardioversores-desfibriladores implantados (CDIs) e dispositivos de assistência ventricular (DAVs) (Alonso, Mollard, Zimmerman et al., 2019; Frydensberg, Skovbakke, Pedersen et al., 2018). A pergunta "Você tem alguma dúvida sobre seu corpo?" pode extrair informações úteis sobre a autoimagem.

Sexualidade

A anamnese sexual é uma área de avaliação extremamente pessoal. Os entrevistadores frequentemente se sentem desconfortáveis com tais questões e ignoram essa área do perfil do paciente ou realizam uma entrevista muito superficial sobre esse assunto. É responsabilidade profissional e clínica da enfermagem discutir questões de sexualidade com os pacientes.

A vida sexual pode ser afetada negativamente por doença (ou seu tratamento), cirurgia ou envelhecimento. Para o paciente conservar função sexual e otimizar a qualidade de vida, as questões sexuais precisam ser abordadas. O profissional de enfermagem deve, ao entrevistar os pacientes, projetar uma atitude positiva com relação à orientação sexual ou com relação àqueles que podem ser lésbicas, *gays*, bissexuais, transgênero, *queer*, intersexuais, assexuais e de outros grupos e variações de sexualidade e gênero que fujam da heterocisnormatividade (LGBTQIAP+). Além disso, se a orientação sexual e a identidade de gênero de um paciente não forem conhecidas, o uso de linguagem neutra ajuda a deixar o paciente mais à vontade e fomenta a relação terapêutica (ver, no Capítulo 54, Tabela 54.1, alguns exemplos de linguagem neutra para gênero e questões de avaliação).

A avaliação sexual pode ser abordada no fim da entrevista ou no momento em que forem avaliados fatores interpessoais ou de estilo de vida; caso contrário, pode ser mais fácil discutir a sexualidade como uma parte da anamnese geniturinária, no âmbito da revisão dos sistemas. Para pacientes cisgênero do sexo feminino, a discussão da sexualidade poderia seguir as perguntas sobre menstruação. Para pacientes cisgênero do sexo masculino, uma discussão semelhante poderia seguir perguntas sobre o sistema urinário.

A coleta da anamnese sexual fornece uma oportunidade para discutir questões sexuais abertamente e permite ao paciente expressar preocupações sexuais a um profissional informado. A avaliação começa com uma frase de orientação, como "Agora eu gostaria de fazer algumas perguntas sobre a sua saúde e práticas sexuais". Esse tipo de abertura possibilita a discussão das preocupações relacionadas com a expressão sexual ou com a qualidade de um relacionamento, ou perguntas sobre contracepção, comportamentos sexuais de risco e práticas sexuais mais seguras. Outras questões incluem "Você tem um ou mais parceiros sexuais?" e "Você está satisfeito com suas relações sexuais?".

Deve-se determinar se o paciente é sexualmente ativo antes de qualquer tentativa de explorar questões relacionadas com sexualidade e função sexual. Deve-se tomar cuidado ao iniciar conversas sobre sexualidade com pacientes idosos e pacientes com incapacidades, com o propósito de não os tratar como assexuados. Deve-se formular as perguntas de modo que o paciente se sinta livre para discutir sua sexualidade, independentemente de seu estado civil ou orientação sexual. Perguntas diretas geralmente são menos ameaçadoras quando prefaciadas com declarações como "Algumas pessoas sentem que..." ou "Muitas pessoas se preocupam com...". Isso sugere a normalidade desses sentimentos ou comportamentos e incentiva o paciente a compartilhar informações que poderiam ser omitidas por causa do medo de parecer "diferente".

Se o paciente responde de modo abrupto ou não quer levar a discussão adiante, o entrevistador deve passar para o próximo tópico. No entanto, introduzir o assunto da sexualidade indica ao paciente que a discussão de problemas sexuais é aceitável e pode ser abordada de novo no futuro, se assim for desejado (uma discussão mais aprofundada sobre a anamnese sexual é apresentada nos Capítulos 50, 53 e 54).

 Considerações gerontológicas

Os cuidados de saúde efetivos para idosos demandam a avaliação da saúde sexual (Weber & Kelley, 2018). Existem estereótipos de adultos mais velhos nos quais eles são retratados como doentes e incapacitados, demenciados, com pouca inteligência e resistentes à mudança, não conseguem manter relações sexuais ou não estão interessados em sexo (Eliopoulos, 2018). Todavia, a atividade sexual pode ser mantida até o fim da vida, e a satisfação sexual depende de alterações relacionadas à idade (Skałacka & Gerymski, 2019). Há relatos na literatura de que as pessoas não apenas se mantêm sexualmente ativas até o fim da vida, como também praticam várias formas de atividade sexual que estão associadas à satisfação global (Lee, Vanhoutte, Nazroo et al., 2016; Skałacka & Gerymski, 2019). Muitos adultos mais velhos preferem formas mais sutis de atividade sexual (p. ex., beijos, carinhos) do que a relação sexual propriamente dita. A frequência de relações sexuais diminui em decorrência das alterações corporais e de questões de saúde consequentes ao processo de envelhecimento e/ou disfunção sexual em um ou nos dois parceiros (Skałacka & Gerymski, 2019).

Risco de violência por parceiro íntimo

A violência física, sexual e psicológica impacta as pessoas de ambos os gêneros e aquelas que se identificam como não binárias ou de gênero fluido, bem como pessoas de todas as idades e grupos socioeconômicos e étnicos. A violência por parceiro íntimo é comum nos EUA. Uma em cada quatro mulheres nos EUA sofre violência por parceiro íntimo (Smith, Chen, Basile et al., 2017). A violência por parceiro íntimo inclui maus-tratos físicos, sexuais ou emocionais, bem como coerção sexual e perseguição (*stalking*) por um parceiro íntimo atual ou prévio (HHS, 2019c). Os pacientes raramente discutem esse tópico, a menos que solicitados especificamente. Portanto, é importante fazer perguntas diretas, como:

- Alguém já o feriu fisicamente ou forçou a participar de atividades sexuais?
- Alguém já o feriu fisicamente ou ameaçou fazê-lo?
- Você está sempre com medo de alguém próximo a você (seu parceiro, cuidador ou outros familiares)?

Os pacientes idosos ou com incapacidades funcionais estão em maior risco de maus-tratos e devem ser questionados a esse respeito como parte da avaliação de rotina (Truong, Burnes, Alaggia et al., 2019). No entanto, quando os pacientes idosos são questionados diretamente, eles raramente admitem os maus-tratos. Os profissionais de saúde devem avaliar os fatores de risco, como altos níveis de estresse ou alcoolismo nos cuidadores, ou evidências de violência, explosões emocionais, ou dependência financeira, emocional ou física.

Constatou-se que duas outras perguntas são efetivas para descobrir tipos específicos de violência por parceiro íntimo que podem ocorrer apenas em pessoas com incapacidades:

- Alguém o impediu de usar sua cadeira de rodas, bengala, respirador ou outro dispositivo de assistência?
- Alguém de quem você depende se recusou a ajudá-lo com uma necessidade pessoal importante, como tomar um medicamento, ir ao banheiro, deitar-se ou levantar da cama, tomar banho, vestir-se ou comer ou beber?

Se a resposta do paciente indicar que há risco de maus-tratos, é necessária uma avaliação mais aprofundada, e fazem-se esforços para garantir a segurança do paciente e proporcionar o acesso a recursos profissionais e da comunidade adequados e sistemas de apoio (uma discussão mais aprofundada sobre violência por parceiro íntimo é apresentada nos Capítulos 50 e 67).

Estresse e respostas de enfrentamento

Cada pessoa lida com o estresse de modo diferente. O quão bem as pessoas se adaptam ao estresse depende de sua capacidade de enfrentamento. Durante a anamnese, exploram-se os padrões de enfrentamento pregressos e as percepções das tensões atuais e resultados previstos para identificar a capacidade global do paciente de lidar com o estresse. É especialmente importante identificar as expectativas que o paciente pode ter em relação a familiares, amigos e cuidadores familiares em termos de apoio financeiro, emocional ou físico (uma discussão adicional sobre estresse e enfrentamento é apresentada no Capítulo 5.)

AVALIAÇÃO FÍSICA

O exame físico, ou avaliação física (coleta de dados objetivos sobre o estado de saúde do paciente), é parte integrante da avaliação de enfermagem. As técnicas e ferramentas básicas utilizadas na realização de um exame físico são descritas de modo geral neste capítulo. O exame de sistemas específicos, incluindo manobras especiais, é descrito nos respectivos capítulos sobre avaliação do sistema ao longo do livro.

Considerações do exame

O exame físico geralmente é realizado após a coleta da anamnese. É realizado em um local bem iluminado e aquecido. O paciente é solicitado (ou ajudado) a se despir e é apoiado adequadamente, de modo que apenas a área a ser examinada esteja exposta. Considera-se o conforto físico e psicológico do paciente em todos os momentos. É necessário descrever os procedimentos para o paciente e explicar quais sensações ele deve esperar antes de cada parte do exame. O examinador deve lavar as mãos antes e imediatamente após o exame. Mantêm-se as unhas curtas para evitar ferir o paciente. Se houver a possibilidade de entrar em contato com sangue ou outras secreções corporais durante o exame físico, deve-se usar luvas.

Uma análise organizada e sistemática é a chave para a obtenção de dados apropriados no menor tempo possível. Essa abordagem estimula a cooperação e a confiança por parte do paciente. A anamnese do paciente fornece ao examinador um perfil de saúde que orienta todos os aspectos do exame físico.

A realização de um exame físico "completo" não é a rotina. Muitos dos sistemas do corpo são avaliados seletivamente, de acordo com o problema apresentado. Por exemplo, se um universitário saudável de 20 anos precisa de um exame para estudar no exterior e não relata anormalidade neurológica prévia, a avaliação neurológica é breve. Por outro lado, o relato de dormência transitória e diplopia (visão dupla) geralmente exige avaliação neurológica completa. Do mesmo modo, um paciente com dor torácica recebe um exame torácico e cardíaco muito mais detalhado do que um paciente com dor de ouvido. Em geral, a anamnese orienta o examinador na coleta de dados adicionais para obter um panorama completo da saúde do paciente.

O aprendizado do exame físico exige repetição e reforço em um ambiente simulado ou clínico. Só depois de dominadas as técnicas básicas de exame físico, o examinador pode adequar o exame de rotina para incluir avaliações minuciosas de sistemas específicos, incluindo manobras especiais (Hogan-Quigley et al., 2017; Weber & Kelley, 2018).

Componentes do exame físico

Os componentes de um exame físico incluem observações gerais e, em seguida, uma avaliação mais focada dos sistemas do corpo pertinentes. As ferramentas do exame físico são os sentidos humanos de visão, audição, tato e olfato. Estes podem ser ampliados com ferramentas especiais (p. ex., estetoscópio, oftalmoscópio, martelo de reflexo) que são extensões dos sentidos humanos; são ferramentas simples que qualquer pessoa pode aprender a usar bem. A experiência vem com a prática, e a sofisticação vem com a interpretação do que é visto e ouvido.

Observações iniciais

A inspeção geral começa com o primeiro contato com o paciente. Apresentar-se com um aperto de mãos proporciona a oportunidade de fazer as observações iniciais: O paciente é jovem ou idoso? Quão idoso? Quão jovem? O paciente parece ter a idade que diz ter? O paciente está magro ou obeso? Ele parece ansioso ou deprimido? A estrutura corporal do paciente é normal ou anormal – de que modo e quão diferente ela é do normal? É essencial prestar atenção aos detalhes. Afirmações gerais vagas não substituem descrições específicas baseadas em uma observação cuidadosa. Considere os seguintes exemplos:

- "O paciente parece doente." De que modo ele parece doente? A pele está úmida, pálida, ictérica ou cianótica? O paciente está com fácies de dor ou tem dificuldade para respirar? Ele apresenta edema? Quais características físicas ou manifestações comportamentais específicas indicam que o paciente está "doente"?
- "O paciente tem aspecto de doença crônica." De que modo ele parece estar cronicamente enfermo? O paciente parece ter perdido peso? Os pacientes que emagrecem por causa de doenças perdedoras de músculo (p. ex., AIDS, malignidade) têm uma aparência diferente daqueles que são apenas magros; a perda de peso pode ser acompanhada por perda de massa muscular ou atrofia. A pele tem o aspecto de doença crônica (ou seja, é pálida, ou parece estar desidratada ou com perda de tecido subcutâneo)?

Essas importantes observações específicas são documentadas na folha de evolução ou no prontuário do paciente. Entre as observações gerais que devem ser observadas no exame inicial do paciente estão a postura, os movimentos corporais, o estado nutricional, o padrão de fala e os sinais vitais.

Postura

A postura que o paciente adota frequentemente fornece informações valiosas. Os pacientes que têm dispneia (dificuldades de respiração) secundária à cardiopatia preferem sentar-se e podem relatar sensação de falta de ar quando deitados, mesmo por um breve período de tempo. Os pacientes com dor abdominal por causa de peritonite preferem deitar-se completamente imóveis; mesmo um leve ranger do leito ou mesa de exame provoca uma dor agonizante. Por outro lado, os pacientes com dor abdominal por causa de cólica renal ou biliar, muitas vezes, ficam inquietos e caminham de modo incessante pelo quarto.

Movimentos corporais

Há dois tipos de anormalidades de movimento corporais: comprometimento generalizado do movimento voluntário ou involuntário e assimetria de movimento. A primeira categoria inclui vários tremores; alguns tremores podem ocorrer em repouso (doença de Parkinson), enquanto outros ocorrem somente no movimento voluntário (ataxia cerebelar). Outros tremores podem ocorrer durante o repouso e atividade (síndrome de abstinência alcoólica, tireotoxicose). Alguns movimentos voluntários ou involuntários são finos, enquanto outros são bastante grosseiros. Exemplos extremos incluem os movimentos convulsivos das convulsões generalizadas e os movimentos coreiformes (involuntários e irregulares) do paciente com febre reumática ou doença de Huntington.

A assimetria de movimento, em que apenas um lado do corpo é afetado, pode ocorrer em distúrbios do sistema nervoso central (SNC), principalmente no paciente que teve um AVE. Os pacientes podem apresentar queda de um lado da face, paresia ou paralisia dos membros em um hemicorpo ou marcha espástica (arrastando o pé).

 ### Estado nutricional

É importante observar o estado nutricional. A obesidade pode ser generalizada como resultado da ingestão excessiva de calorias, ou pode ser localizada especificamente no tronco em pacientes que têm uma condição endócrina (doença de Cushing) ou que utilizam corticosteroides por períodos prolongados. A perda de peso pode ser generalizada em decorrência da ingestão calórica inadequada, ou pode ser vista na perda de massa muscular decorrente de doenças que afetam a síntese de proteínas. A avaliação nutricional será discutida com mais detalhes a seguir.

Padrão de fala

A fala pode ser arrastada por causa de uma doença do SNC ou danos aos nervos cranianos. Danos recorrentes ao nervo laríngeo resultam em rouquidão, também produzida por distúrbios que causam edema ou tumefação das cordas vocais. A fala pode ser hesitante, enrolada ou sem fluidez em pacientes com algumas doenças do SNC (p. ex., esclerose múltipla, AVE).

Avaliação dos sinais vitais e da dor

O registro dos sinais vitais faz parte do exame físico (Hogan-Quigley et al., 2017). Coletam-se e registram-se as medidas de pressão arterial, frequência cardíaca, frequência respiratória e temperatura corporal. As alterações agudas e as tendências ao longo do tempo são documentadas, e mudanças inesperadas e valores que se afastam significativamente dos valores normais do indivíduo são levados à atenção do médico do paciente. A dor é também avaliada e documentada, se indicado (ver mais no Capítulo 9).

Avaliação focalizada

Depois da inspeção geral, realiza-se uma avaliação mais focalizada. Embora a sequência de exame físico dependa das circunstâncias e do motivo do paciente para a busca de cuidados de saúde, o exame completo geralmente procede como se segue:

- Pele
- Cabeça e pescoço
- Tórax e pulmões
- Mamas
- Sistema cardiovascular
- Abdome
- Reto
- Órgãos genitais
- Sistema neurológico
- Sistema musculoesquelético.

Na prática clínica, todos os sistemas relevantes são examinados ao longo do exame físico, não necessariamente na sequência descrita (Weber & Kelley, 2018). Por exemplo, quando o rosto é examinado, é apropriado verificar a assimetria facial e, portanto, a integridade do 5º e 7º nervos cranianos; o examinador não precisa repetir avaliação durante o exame neurológico. Quando os sistemas são combinados dessa maneira, o paciente não precisa trocar de posição repetidamente, o que pode ser cansativo e demorado.

A sequência tradicional na porção focalizada do exame é: inspeção, palpação, percussão e ausculta, exceto no caso de um exame abdominal (em que a ausculta precede a palpação e a percussão).

Inspeção

A primeira técnica fundamental é a **inspeção**, ou a observação de cada sistema do corpo relevante em mais detalhes, como indicado a partir da anamnese ou inspeção geral. Observam-se características como coloração da pele, existência e tamanho das lesões, edema, eritema, simetria e pulsos arteriais. Os movimentos corporais específicos observados na inspeção incluem a espasticidade, os espasmos musculares e a marcha anormal (Norris, 2019).

Palpação

A **palpação**, que utiliza o sentido do tato, é uma parte crucial do exame físico. Muitas estruturas do corpo, embora não sejam visíveis, podem ser avaliadas por técnicas de palpação leve e profunda (Figura 4.3). São exemplos os vasos sanguíneos superficiais, os linfonodos, a glândula tireoide, os órgãos do abdome e da pelve, e o reto. Quando o abdome é examinado, realiza-se a ausculta antes da palpação e da percussão para evitar alterar os ruídos intestinais (Hogan-Quigley et al., 2017; Weber & Kelley, 2018).

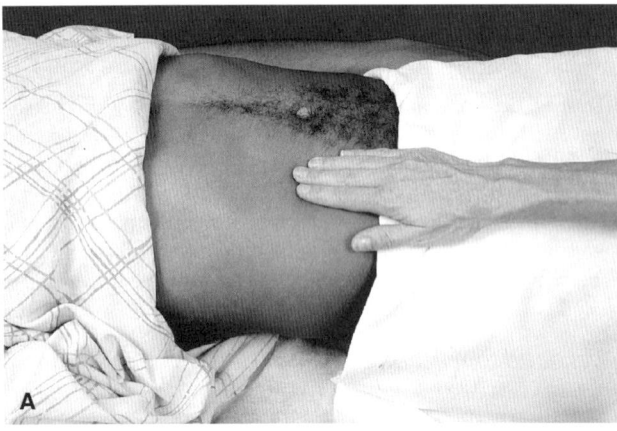

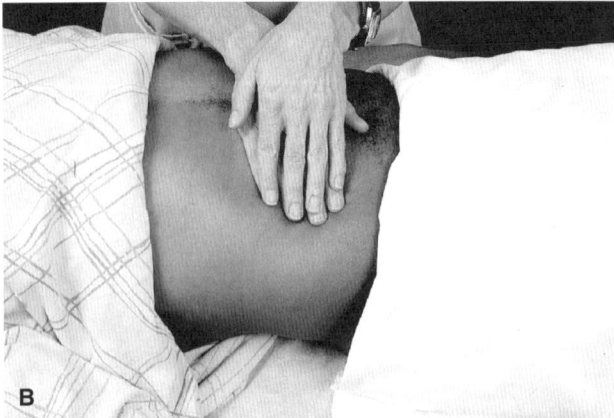

Figura 4.3 • A. Palpação leve. **B.** Palpação profunda.

Alguns sons produzidos no corpo, se em faixas de frequência específicas, também podem ser detectados pelo toque. Por exemplo, fluxos turbulentos produzidos pelo coração ou nos vasos sanguíneos (frêmito) podem ser detectados. Os frêmitos causam uma sensação na mão muito parecida com o ronronar de um gato. Os sons de vozes são transmitidos ao longo dos brônquios à periferia do pulmão. Eles podem ser percebidos pelo toque e podem ser alterados por distúrbios que afetam os pulmões. O fenômeno é chamado de *frêmito toracovocal* (tátil) e é útil na avaliação de doenças do tórax. A importância de tais achados é comentada nos Capítulos 17 e 21.

Percussão

A técnica de **percussão** traduz a aplicação da força física no som. É uma habilidade que requer prática e que produz muitas informações sobre processos de doenças no tórax e abdome (Hogan-Quigley et al., 2017; Weber & Kelley, 2018). O princípio consiste em levar a parede torácica ou abdominal a vibrar, golpeando-a com um objeto firme. O som produzido reflete a densidade da estrutura subjacente. Certas densidades produzem sons como notas de percussão. Esses sons, listados em uma sequência que prossegue desde a menor até a mais densa, são o timpanismo, a hiper-ressonância, a ressonância, a macicez e a submacicez. O som timpânico é o som semelhante a um tambor produzido ao se percutir o estômago cheio de ar. A hiper-ressonância é audível quando se percute o tecido pulmonar inflado em uma pessoa com enfisema pulmonar. A ressonância é o som detectado sobre os pulmões cheios de ar. A percussão do fígado produz um som submaciço, enquanto a percussão da coxa produz um som maciço.

A percussão possibilita que o examinador avalie esses detalhes anatômicos normais, como as bordas do coração e o movimento do diafragma durante a inspiração. Também é possível determinar o nível de um derrame pleural (líquido na cavidade pleural) e a localização de uma área consolidada causada por pneumonia ou atelectasia (colapso dos alvéolos). O uso da percussão é descrito em mais detalhes nas doenças do tórax e abdome (ver Capítulos 17 e 38).

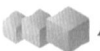 *Alerta de domínio de conceito*

Enquanto a ausculta envolve a escuta dos sons produzidos no corpo pelo movimento do ar, a percussão consiste na aplicação de força física no corpo para discernir os sons produzidos e, assim, avaliar os órgãos internos. A hiper-ressonância é audível quando se percute o tecido pulmonar inflado em uma pessoa com enfisema pulmonar.

Ausculta

A **ausculta** é a habilidade de ouvir sons produzidos no corpo originados pelo movimento de ar ou de líquido (Figura 4.4). Tipicamente, usa-se um estetoscópio para aprimorar essa técnica. Exemplos incluem os sons respiratórios, a voz falada, os ruídos intestinais, os sons cardíacos e os sopros cardíacos. Os sons podem ser normais (p. ex., primeira e segunda bulhas cardíacas) ou patológicos (p. ex., sopros cardíacos na diástole, crepitações no pulmão). Alguns sons normais podem ser distorcidos por anormalidades em estruturas através das quais o som deve viajar (p. ex., mudanças das características dos sons respiratórios conforme eles passam pelo pulmão consolidado de um paciente com pneumonia lobar).

O som produzido no interior do corpo, se de amplitude suficiente, pode ser detectado com o estetoscópio, que funciona

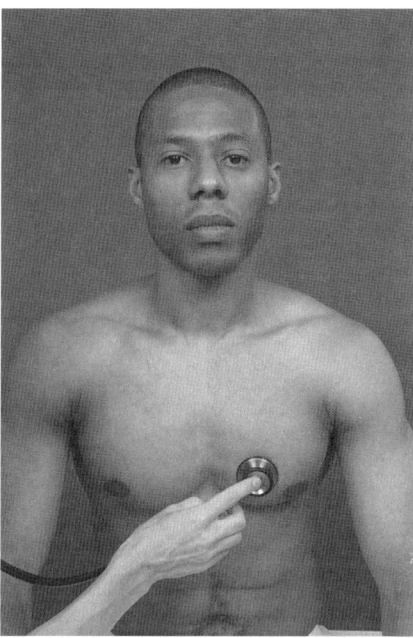

Figura 4.4 • Ausculta do coração, parede anterior do tórax na posição sentada.

como uma extensão da orelha humana e canaliza o som. O enfermeiro deve evitar tocar os tubos ou atritar outras superfícies (cabelo, roupa) durante a ausculta, para minimizar ruídos estranhos. Os sons detectados pela ausculta são classificados de acordo com sua intensidade (forte ou fraca), tom (alto ou baixo), duração (comprimento) e qualidade (musical, rouco, estalidos) (Hogan-Quigley et al., 2017; Weber & Kelley, 2018).

AVALIAÇÃO NUTRICIONAL

A nutrição é importante para manter a saúde e prevenir doenças e a morte prematura. Quando ocorre uma doença ou lesão, a nutrição ideal é essencial para recuperar, curar e resistir à infecção e outras complicações. Muitas vezes, a realização de uma avaliação nutricional aprofundada é integrada à anamnese e ao exame físico. A avaliação do estado nutricional do paciente fornece informações sobre obesidade, subnutrição e desnutrição.

Alguns sinais que sugerem uma possível deficiência nutricional, como a perda de massa muscular, a integridade ruim da pele, a perda de tecido subcutâneo e a obesidade, são fáceis de notar, porque são evidentes e objetivos. Outros sinais físicos podem ser sutis, ou o paciente pode relatar sintomas subjetivos, que precisam ser avaliados cuidadosamente. É importante observar que alguns sinais e sintomas que parecem indicar uma deficiência nutricional podem, na verdade, refletir outras condições sistêmicas (p. ex., distúrbios endócrinos, doença infecciosa). Outros podem resultar de deficiência na digestão, absorção, excreção ou armazenamento de nutrientes no corpo (Norris, 2019; Weber & Kelley, 2018). Atualmente os transtornos causados por deficiência nutricional, excesso de alimentação ou por alimentos pouco saudáveis estão entre as principais causas de doença e morte nos EUA. Exemplos de problemas de saúde associados à má nutrição incluem obesidade, osteoporose, cirrose, diverticulite e transtornos alimentares.

A obesidade é uma grande preocupação em crianças, adolescentes e adultos nos EUA e no mundo. A Organização Mundial da Saúde (OMS) define a obesidade como o acúmulo anormal ou excessivo de gordura que pode prejudicar a saúde. Obesidade e sobrepeso são fatores de risco importantes de morte em todo o planeta. A maior parte da população do mundo vive em países onde o sobrepeso e a obesidade matam mais pessoas que o peso abaixo do ideal. Além disso, a doença da artéria coronária, o diabetes, os distúrbios musculoesqueléticos e alguns tipos de câncer podem ser atribuídos à obesidade (WHO, 2019) (ver, no Capítulo 42, mais detalhes sobre a obesidade).

Considerações ao longo da vida

Quando o enfermeiro realiza uma avaliação nutricional, dois grupos etários merecem consideração especial: adolescentes e adultos mais velhos. As principais considerações para cada grupo são discutidas adiante.

Adolescentes

A adolescência é um momento essencial para o crescimento e quando os hábitos alimentares e de atividade física que perdurarão ao longo da vida são estabelecidos. A avaliação nutricional é particularmente importante durante esse momento. De modo geral, os adolescentes ganham 40% de seu peso adulto e 15% de sua altura na vida adulta durante esse estágio de desenvolvimento (Lassi, Moin & Bhutta, 2017). É vital avaliar a obesidade em adolescentes para prevenir complicações da obesidade à medida que crescem e se desenvolvem, bem como quando entram na idade adulta.

As adolescentes devem consumir aproximadamente 1.400 a 2.200 calorias a cada dia, enquanto os adolescentes precisam de 1.600 a 3.200 calorias diárias para atender às suas demandas de crescimento maiores em termos de massa muscular e tamanho geral. Atletas de ambos os gêneros precisam consumir até 5.000 calorias diariamente para atender suas demandas metabólicas. Nos adolescentes de ambos os gêneros, o consumo suficiente de micronutrientes como cálcio, vitaminas do complexo B, ferro e folato é necessário para atender à atividade metabólica aumentada durante esse período de crescimento. As adolescentes correm risco nutricional mais significativo, porque são expostas a expectativas em relação à dieta e à manutenção de um corpo esbelto. Como consequência, muitas adolescentes apresentam voluntariamente ingestão deficiente de laticínios, porque eles são hipercalóricos. Todavia, os laticínios são uma fonte importante de cálcio, necessário para a formação da massa óssea. Adolescentes de ambos os gêneros correm risco de apresentar transtornos alimentares comportamentais, tais como anorexia, bulimia e compulsão alimentar, embora as mulheres corram risco maior (Lassi et al., 2017).

Idosos

Os idosos também correm risco de alteração nutricional. A avaliação nutricional dos idosos inclui questionamento sobre as práticas dietéticas atuais, assim como um rastreamento nutricional para avaliar se a nutrição é adequada. O Mini Nutritional Assessment (MNA®) é uma ferramenta validada e comumente utilizada que foi elaborada especificamente para esse propósito (Boxe 4.5). Muitos idosos aderem a dietas específicas, tais como dietas hipossódicas ou com baixos teores de gordura saturada, para melhorar ou manter a saúde. A nutrição apropriada para idosos atende a necessidades diárias, mantém o peso corporal ideal e contempla preocupações de saúde específicas, tais como doenças cardiovasculares ou renais (Eliopoulos, 2018).

> **Boxe 4.5 — Miniavaliação nutricional (MNA®)**
>
> A miniavaliação nutricional MNA® é um formulário com seis itens para identificar idosos com 65 anos ou mais que estejam desnutridos ou em risco de se tornar desnutridos. É disponibilizado em vários idiomas e existem vários métodos de apresentação, inclusive formulários de autoavaliação e versão para prontuário eletrônico. Propicia uma medida mais sensível que o índice de massa corporal (IMC) para identificação de adultos mais velhos em unidades de longa permanência que correm risco de desnutrição (Nestlé Nutrition Institute, 2011).

TABELA 4.1 Como é calculado o IMC?[a]

Unidades de medida	Fórmula e cálculo
Quilogramas e metros (ou centímetros)	Fórmula: peso (kg)/[altura (m)]^2 No sistema métrico, a fórmula do IMC consiste em peso corporal em quilogramas dividido pela altura em metros quadrados. Visto que a altura é comumente medida em centímetros, dividir a altura em centímetros por 100 para obter a altura em metros Exemplo: peso corporal = 68 kg, altura = 165 cm (1,65 m) Cálculo: 68/(1,65)^2 = 24,98
Libras e polegadas	Fórmula: peso (em libras)/[altura (polegadas)]^2 × 703 Calcular o índice de massa corporal dividindo o peso corporal em libras pela altura em polegadas elevada ao quadrado e multiplicar por um fator de conversão de 703 Exemplo: peso corporal = 150 libras, altura = 65 polegadas Cálculo: [150/(65)^2] × 703 = 24,96

[a]O IMC é calculado do mesmo modo para adultos e para crianças. O cálculo é baseado na fórmula mostrada nesta tabela. IMC: índice de massa corporal. Adaptada de the Centers for Disease Control and Prevention (CDC). (2019b). About body mass index (BMI). Retirado em 09/06/2019 de: www.cdc.gov/healthyweight/assessing/bmi/adult_bmi/index.html.

Adultos mais velhos correm risco especialmente elevado de desnutrição por vários fatores, que incluem isolamento social, fragilidade, comprometimento cognitivo, polifarmácia (ou seja, uso de múltiplos medicamentos prescritos e de venda livre), comprometimento funcional e instabilidade financeira (Astrup & O'Connor, 2018). As doenças que afetam qualquer parte do sistema digestório podem alterar as exigências nutricionais e o estado de saúde de pessoas de qualquer idade; no entanto, podem ocorrer mais rapidamente e com maior frequência em idosos. As doenças agudas e crônicas podem afetar o metabolismo e a utilização de nutrientes, que já são alterados pelo processo de envelhecimento. Mesmo os idosos saudáveis também podem estar nutricionalmente em risco por causa de diminuição da percepção de odores, má saúde bucal, capacidade limitada de fazer compras e cozinhar, dificuldades financeiras e do fato de que frequentemente comem sozinhos (Eliopoulos, 2018).

A polifarmácia também coloca os adultos mais velhos em risco nutricional. O número de reações adversas aumenta proporcionalmente ao número de medicamentos consumidos. Alterações fisiológicas e fisiopatológicas relacionadas com a idade modificam o metabolismo e a eliminação de muitos fármacos (Eliopoulos, 2018). Os medicamentos podem influenciar a ingestão de alimentos por meio dos efeitos colaterais, como náuseas, vômitos, diminuição do apetite e alterações cognitivas. Também podem interferir na distribuição, na utilização e no armazenamento de nutrientes.

Componentes da avaliação nutricional

A sequência da avaliação pode variar; no entanto, a avaliação do estado nutricional do paciente inclui o uso de um ou mais dos seguintes métodos: medição do índice de massa corporal (IMC) e circunferência da cintura, avaliação bioquímica, exame dos achados clínicos e dados nutricionais. Recomenda-se a medição do IMC e da circunferência da cintura para determinar se o paciente está obeso (CDC, 2019a).

 Índice de massa corporal, peso ideal e circunferência da cintura

O **IMC** é uma razão baseada no peso corporal e altura (Tabela 4.1). O valor obtido é comparado com padrões estabelecidos; no entanto, consideram-se mais úteis as tendências ou mudanças nos valores ao longo do tempo do que medidas isoladas ou coletadas pontualmente. O IMC apresenta correlação significativa com a gordura corporal, embora o incremento da massa corporal magra ou uma estrutura corporal grande também possam aumentar o IMC. As pessoas com IMC inferior a 18,5 (ou que têm 80% ou menos do peso corporal desejável para sua altura) correm maior risco de problemas associados a estado nutricional ruim. Além disso, IMC baixo está associado a maior taxa de mortalidade dos pacientes hospitalizados e idosos residentes na comunidade. Aqueles com IMC entre 25 e 29,9 são considerados com sobrepeso. A obesidade é definida como IMC maior do que 30 (WHO, 2019). Embora não existam recomendações padronizadas atuais para o IMC baseadas na raça ou etnia, existe literatura que comprova que o IMC e os percentuais de gordura corporal podem variar significativamente entre os gêneros e entre pessoas de grupos etários diferentes e entre grupos étnicos diferentes (McConnell-Nzunga, Naylor, Macdonald et al., 2018). Ao analisar o IMC, o enfermeiro precisa estar ciente da variância ponderal que pode ser dependente da idade, do gênero e da etnia.

É importante avaliar o peso corporal e a altura normal e comparar esses valores com o peso ideal (ver Capítulo 42, Figura 42.3). O peso atual não fornece informações sobre as mudanças recentes no peso; portanto, os pacientes são questionados sobre seu peso corporal normal e qualquer perda ou ganho de peso recente. A perda de altura pode ser atribuída à osteoporose, um importante problema relacionado com a nutrição, especialmente após a menopausa (Hogan-Quigley et al., 2017; Weber & Kelley, 2018).

Além do cálculo do IMC, a medida da circunferência da cintura é uma ferramenta de avaliação útil. Para medir a circunferência da cintura, coloca-se uma fita métrica em um plano horizontal em torno do abdome na altura da crista ilíaca. A circunferência da cintura maior que 102 cm para homens e 89 cm para mulheres indica excesso de gordura abdominal. Aqueles com circunferência da cintura elevada correm risco aumentado de diabetes melito, dislipidemias, hipertensão arterial, infarto agudo do miocárdio e AVE (Hogan-Quigley et al., 2017; Weber & Kelley, 2018).

Avaliação bioquímica

As medidas bioquímicas são aplicáveis à avaliação nutricional de um paciente, porque determinam os níveis de nutrientes específicos e refletem anormalidades do metabolismo em relação à utilização dos nutrientes. Exames de urina e de sangue são realizados para determinar se os valores estão dentro dos limites de referência. Alguns desses exames também podem identificar níveis abaixo do normal na ausência de sintomas clínicos de deficiência a longo prazo, visto que refletem a ingestão recente dos elementos detectados.

Os baixos níveis séricos de albumina e pré-albumina são mais frequentemente utilizados como medidas de déficit de proteína em adultos. A síntese de albumina depende da função hepática normal e do aporte adequado de aminoácidos. Como o corpo armazena muita albumina, o nível de albumina sérica pode não diminuir até que a desnutrição seja grave; portanto, sua utilidade na detecção de depleção recente de proteínas é limitada. A redução dos níveis de albumina pode ser causada por hidratação excessiva, doença hepática ou renal ou perda excessiva de proteínas em decorrência de queimaduras, cirurgias de grande porte, infecção ou câncer. Medidas seriadas da pré-albumina são utilizadas para avaliar a efetividade da terapia nutricional.

Dados laboratoriais adicionais, como os níveis de transferrina, proteína ligadora do retinol, hemograma completo e níveis de eletrólitos, são usados em muitas instituições. A transferrina é uma proteína que se liga ao ferro e o transporta do intestino delgado pelo soro. Por causa de sua meia-vida curta, os níveis de transferrina diminuem mais rapidamente do que os níveis de albumina em resposta à depleção de proteínas. Níveis baixos de transferrina também são sugestivos de deficiência de ferro. A baixa disponibilidade de ferro no corpo limita a síntese de hemoglobina e provoca anemia. Embora a medida da proteína de ligação do retinol não esteja disponível em muitos laboratórios, pode ser um meio útil de monitorar alterações agudas das proteínas. A contagem total de linfócitos pode estar reduzida em pessoas que estão gravemente desnutridas, como resultado do estresse e da alimentação pobre em calorias, bem como naqueles com imunidade celular comprometida. A anergia, ou a ausência de uma resposta imune à injeção de pequenas concentrações de antígeno sob a pele, também pode indicar desnutrição por causa do atraso na síntese de anticorpos e resposta. Os níveis séricos de eletrólitos fornecem informações sobre o equilíbrio hidreletrolítico e a função renal.

A coleta de urina durante 24 horas pode ser realizada para calcular a relação creatinina/ureia que avalia o tecido metabolicamente ativo e indica o grau de depleção proteica. A concentração de creatinina é determinada e o índice é calculado com base na altura e no sexo do paciente. A relação creatinina/ureia do paciente é, então, comparada com os limites da normalidade segundo o peso corporal esperado para a altura. Valores mais baixos do que o normal podem indicar perda de massa magra e desnutrição proteica (Fischbach & Fischbach, 2018).

Exame clínico

O estado nutricional, muitas vezes, reflete-se no aspecto do paciente. Embora o sinal físico mais óbvio de uma boa nutrição seja peso normal em relação à altura, estrutura corporal e idade, outros tecidos podem servir como indicadores do estado nutricional geral e ingestão adequada de nutrientes específicos; estes incluem o cabelo, a pele, os dentes, as gengivas, as mucosas, a boca e a língua, os músculos esqueléticos, o abdome, os membros inferiores e a glândula tireoide (Tabela 4.2).

TABELA 4.2 Indicadores físicos do estado nutricional.

Indicador	Sinais de boa nutrição	Sinais de má nutrição
Aspecto geral	Alerta, responsivo	Apático, parece aguda ou cronicamente enfermo
Cabelo	Brilhante, lustroso; firme, couro cabeludo saudável	Fios quebradiços, ressecados e sem brilho, alteração da pigmentação, alopecia (perda de cabelo)
Face	Cor da pele uniforme; aspecto saudável	Pele escura nas bochechas e sob os olhos, descamação cutânea, rosto tumefeito ou bochechas encovadas, face de lua cheia, palidez
Olhos	Brilhantes, claros, úmidos	Xeroftamia (conjuntivas pálidas, mucosa ressecada), aumento da vascularidade, xantelasma (depósitos amarelos subdérmicos de gordura em torno das pálpebras)
Lábios	Coloração adequada (rosa), lisos	Edemaciados e tumefeitos, estomatite angular (fissuras nos cantos da boca), queilose (lesão angular nos cantos da boca)
Língua	Aspecto vermelho-escuro; papilas na superfície	Glossite (aspecto liso, tumefeita, de cor vermelho-carne ou magenta), com feridas, papilas atróficas
Dentes	Alinhados, sem acavalgamento nem cárie, brilhantes	Erupção tardia dos dentes, cáries dentárias, fluorose (aspecto mosqueado), posição incorreta dos dentes
Gengivas	Firmes, coloração adequada (rosa)	Esponjosa, escorbútica (sangramento), vermelhidão marginal, retração
Tireoide	Não aumentada	Bócio simples (aumento das dimensões da tireoide)
Pele	Lisa, boa coloração, úmida	Áspera, ressecada, descamada, tumefeita, pálida, pigmentada; falta de gordura sob a pele
Unhas	Firmes, rosadas	Em formato de colher, sulcadas, quebradiças
Esqueleto	Boa postura, sem malformação	Retardo do crescimento, postura incorreta, rosário raquítico (pequenas saliências palpáveis nas articulações costocondrais), tórax estreito (tórax carinado), perda de tecido adiposo, desgaste muscular
Músculos	Bem desenvolvidos, firmes	Flácidos, tônus ruim, emaciação, subdesenvolvidos
Membros	Sem dor à palpação	Fraco e doloroso à palpação, perda de tecido adiposo, desgaste muscular, edemaciado
Abdome	Plano	Distendido
Sistema nervoso	Reflexos normais	Reflexos aquileu e patelar diminuídos ou ausentes, confusão, neuropatia, tetania
Peso	Normal para a altura, a idade e o biotipo	Sobrepeso ou baixo peso

Adaptada de Fenske, C., Watkins, K., Saunders, T. et al. (2020). *Health & physical assessment in nursing* (4th ed.). Hoboken, NJ: Pearson Education, Inc.

Dados nutricionais

Métodos comumente utilizados para determinar os padrões alimentares individuais incluem o registro alimentar, o recordatório alimentar de 24 horas e a entrevista nutricional. Cada um desses métodos ajuda a estimar se a ingestão de alimentos é adequada e apropriada. Se esses métodos forem usados para coletar a anamnese nutricional, deve-se orientar o paciente a medir e registrar a ingestão de alimentos.

Métodos de coleta de dados

O enfermeiro pode empregar múltiplos métodos para coletar informações dietéticas dos pacientes. Dois métodos comuns, que são descritos aqui, incluem o diário alimentar e o registro da ingestão alimentar nas últimas 24 horas.

Registro alimentar

O registro alimentar, também chamado de diário de alimentos, é mais frequentemente usado em estudos da condição nutricional. O paciente é orientado a manter um registro dos alimentos consumidos durante um período de tempo, que varia de 3 a 7 dias, e a estimar e descrever com precisão os alimentos específicos consumidos. O registro alimentar será bastante preciso se o paciente estiver disposto a fornecer informações factuais e for capaz de estimar as porções dos alimentos.

Recordatório de 24 horas

Como o nome indica, o método recordatório de 24 horas é a lembrança do que foi ingerido ao longo de um período de 24 horas. O paciente é convidado a lembrar de todos os alimentos ingeridos durante o dia anterior, e a estimar as quantidades consumidas de cada um. Como as informações nem sempre representam a ingestão habitual, no fim da entrevista, pergunta-se ao paciente se a ingestão alimentar do dia anterior foi típica. Para obter informações complementares sobre a dieta típica, também é necessário perguntar com que frequência o paciente come alimentos dos principais grupos alimentares.

Entrevista nutricional

O sucesso do entrevistador na obtenção de informações para avaliação da dieta depende da comunicação efetiva, o que exige que seja estabelecido um bom relacionamento para promover o respeito e a confiança. A entrevista é conduzida de modo não diretivo e exploratório, possibilitando que o entrevistado expresse sentimentos e pensamentos, incentivando-o a responder perguntas específicas. A maneira pela qual as perguntas são feitas influencia a cooperação do entrevistado. O entrevistador deve ser imparcial e evitar expressar desaprovação com comentários verbais ou expressões faciais.

Algumas perguntas são imprescindíveis para obter as informações necessárias. Para tentar obter informações sobre o tipo e a quantidade de alimentos ingeridos em determinado momento, deve-se fazer perguntas abertas. Além disso, não se deve levantar hipóteses em relação ao tamanho das doses; em vez disso, formulam-se perguntas para determinar claramente as quantidades. Por exemplo, para ajudar a determinar o tamanho de um hambúrguer, pode-se perguntar ao paciente: "Quantas porções foram preparadas com o meio quilo de carne que você comprou?" Outra abordagem para a determinação das quantidades é utilizar modelos alimentares de tamanhos conhecidos para estimar porções de carne, bolo ou torta, ou registrar as quantidades em medidas comuns, como copos ou colheres (ou o volume dos recipientes quando se discute a ingestão de refrigerantes).

Ao registrar um prato específico, como um picadinho, por exemplo, é útil perguntar quais os ingredientes utilizados, registrando os de maiores quantidades em primeiro lugar. Ao registrar a quantidade de ingredientes, o entrevistador observa se o alimento estava cru ou cozido e o número de porções fornecidas pela receita. Quando um paciente lista os alimentos para um questionário recordatório, pode ser útil reler a lista de alimentos e perguntar se nada foi esquecido, como condimentos, frutas, bolo, doces, lanches entre as refeições ou bebidas alcoólicas.

Considerações culturais, étnicas e religiosas

A cultura, a etnia ou as crenças pessoais de indivíduos determinam em grande medida quais alimentos são consumidos e como eles são preparados e servidos. As práticas culturais e religiosas podem determinar se certos alimentos são proibidos (Boxe 4.6) e se alguns alimentos e condimentos são consumidos em feriados ou em reuniões familiares específicas. Por causa do valor das escolhas de padrões alimentares para muitos indivíduos, o enfermeiro deve estar atento a esses fatores ao coletar a anamnese alimentar. É igualmente importante não estereotipar as pessoas e assumir que, por serem de determinada cultura ou grupo religioso, aderem a hábitos alimentares específicos. Os padrões alimentares específicos, como dieta vegana ou vegetariana, devem ser explorados de modo que possam ser oferecidas recomendações dietéticas apropriadas (U.S. Department of Agriculture [USDA] & HHS, 2019). As deficiências em determinadas dietas podem causar distúrbios como anemia (ver discussão adicional no Capítulo 29).

O contexto cultural da comida varia amplamente, mas, em geral, inclui um ou mais dos seguintes fatores: alívio da fome; promoção da saúde e da cura; prevenção de doenças; expressão de cuidado com os outros; promoção de aproximação interpessoal de indivíduos, famílias, grupos, comunidades ou nações e promoção de alianças de parentesco e familiares. A comida também está associada ao estreitamento dos laços sociais; à observação dos eventos da vida (p. ex., aniversários, casamentos, funerais); à expressão de gratidão ou apreço; ao reconhecimento de um feito ou de uma realização; à validação de cerimoniais sociais, culturais ou religiosos; à facilitação de negociações profissionais e à expressão de influência, dinheiro ou *status* social.

A cultura influencia quais alimentos são servidos e quando são servidos, a quantidade e a frequência de refeições, quem come com quem e quem recebe as melhores porções. A cultura pode também influenciar como os alimentos são preparados e servidos, como eles são consumidos (com palitos, com as mãos ou com garfo, faca e colher) e onde as pessoas os compram (p. ex., mercearias étnicas, lojas de alimentos especiais). A cultura também determina o impacto que o sobrepeso e a obesidade têm sobre a autoestima e o posicionamento social. Em algumas culturas, a robustez física é vista como um sinal de destaque e saúde (p. ex., "um bebê gorducho é saudável").

As práticas religiosas podem incluir períodos de jejum (p. ex., católicos, budistas, judeus, muçulmanos) e a abstenção de determinados alimentos em períodos específicos (p. ex., católicos não ingerem carne na Quarta-feira de Cinzas e às sextas-feiras durante a Quaresma). As práticas também podem incluir o uso ritualístico de comidas e bebidas (p. ex., Sêder de Pessach, o consumo de pão e vinho durante cerimônias religiosas; ver Boxe 4.6).

A maioria dos grupos realiza uma ceia, frequentemente na companhia de familiares e amigos, em feriados selecionados.

Boxe 4.6 — Comidas e bebidas proibidas por grupos religiosos selecionados

Hinduísmo
Todas as carnes
Banha/gordura de origem animal

Islamismo
Porco
Produtos e bebidas alcoólicos (inclusive extratos, como os de baunilha e limão)
Banha de origem animal
Gelatina feita de porco, *marshmallow* e outros confeitos elaborados com gelatina
Nota: Halal é a comida feita seguindo as leis islâmicas e que deve ser consumida de acordo com os preceitos do Alcorão, ao passo que *Haram* é a comida que não deve ser consumida.

Judaísmo
Porco
Aves predatórias
Moluscos e peixes detritívoros (p. ex., camarão, caranguejo, lagosta, *escargot*, bagre). São permitidos peixes com barbatanas e escamas
Misturar pratos com leite e carne na mesma refeição
Ingestão de sangue (p. ex., chouriço, carne crua)
Nota: Os alimentos empacotados têm rótulos identificando os itens *kosher* ("preservado adequadamente" ou "apto") e *pareve* (feito sem carne nem leite)

Igreja de Jesus Cristo dos Santos dos Últimos Dias (anteriormente conhecida como Mormonismo)
Álcool
Bebidas contendo estimulantes com cafeína (café, chá, refrigerantes do tipo cola e outros refrigerantes)

Adventismo do Sétimo Dia
Álcool etílico
Bebidas contendo estimulantes com cafeína (café, chá, refrigerantes do tipo cola e outros refrigerantes)
Porco
Alguns frutos do mar, inclusive moluscos
Bebidas fermentadas
Nota: O vegetarianismo opcional é incentivado.

Adaptado de Giger, J. (2016). *Transcultural nursing: Assessment and intervention* (7th ed.). St. Louis, MO: Elsevier; Holland, K. (2018). *Cultural awareness in nursing and healthcare: An introductory text* (3rd ed.). New York: Taylor & Francis.

Por exemplo, muitos cristãos fazem grandes jantares no Natal e na Páscoa e consomem alimentos tradicionais ricos em calorias e gorduras, como biscoitos, bolos e doces. Essas práticas dietéticas baseadas na cultura são especialmente significativas para o cuidado de pacientes com diabetes melito, hipertensão arterial, distúrbios gastrintestinais, obesidade e outros problemas em que a dieta é crucial para o tratamento e a manutenção da saúde.

Avaliação final das informações nutricionais

Depois de coletar as informações nutricionais básicas, o enfermeiro analisa o consumo alimentar do paciente e comunica as informações ao nutricionista e ao restante da equipe de cuidados de saúde para uma avaliação mais detalhada e intervenção nutricional. Se a meta for determinar se o paciente geralmente ingere uma dieta saudável, sua ingestão de alimentos pode ser comparada com as diretrizes nutricionais descritas no programa MyPlate do USDA's Center for Nutrition Policy & Promotion (Figura 4.5).[5] Os alimentos são divididos em cinco grupos principais (frutas, vegetais, grãos, proteína e laticínios) mais óleos. Recomenda-se variedade na dieta, proporção de alimentos de cada grupo alimentar e moderação na ingestão de gorduras, óleos e doces. A ingestão de alimentos de um paciente é comparada com as recomendações baseadas em vários grupos de alimentos para diferentes faixas etárias e níveis de atividade (Weber & Kelley, 2018).

Se os enfermeiros ou nutricionistas estiverem interessados em conhecer a ingestão de nutrientes específicos, como a vitamina A, o ferro ou o cálcio, podem analisar a ingestão alimentar do paciente consultando uma lista de alimentos e sua composição e teor de nutrientes. A dieta é analisada em termos de gramas e miligramas de nutrientes específicos. O valor nutricional total é então comparado com a ingestão dietética recomendada específica para a categoria de idade, sexo e circunstâncias especiais do paciente, como gestação ou lactação.

Os níveis de colesterol e o consumo de gordura são outro aspecto da avaliação nutricional. As gorduras *trans* são produzidas quando átomos de hidrogênio são adicionados às gorduras monoinsaturadas ou poli-insaturadas para produzir um produto semissólido, como a margarina. Os óleos parcialmente hidrogenados (PHOs, do inglês *partially hydrogenated oils*), a fonte primária de gorduras *trans* produzidas industrialmente, são encontrados em muitos alimentos processados populares, tais como alimentos congelados e assados. Isso gera preocupação, porque o maior teor de gorduras *trans* foi associado a aumento do risco de cardiopatia e AVE. Em 2015, a FDA emitiu sua determinação final, com isso, os óleos parcialmente hidrogenados deixaram de ser considerados geralmente reconhecidos como seguros (GRAS, do inglês *generally recognized as safe*).

---

[5] N.R.T.: no Brasil, a Política Nacional de Alimentação e Nutrição (PNAN) apresenta como propósito a melhoria das condições de alimentação, nutrição e saúde da população brasileira, mediante a promoção de práticas alimentares adequadas e saudáveis, a vigilância alimentar e nutricional, a prevenção e o cuidado integral dos agravos relacionados à alimentação e à nutrição (https://www.gov.br/saude/pt-br/composicao/saps/pnan).

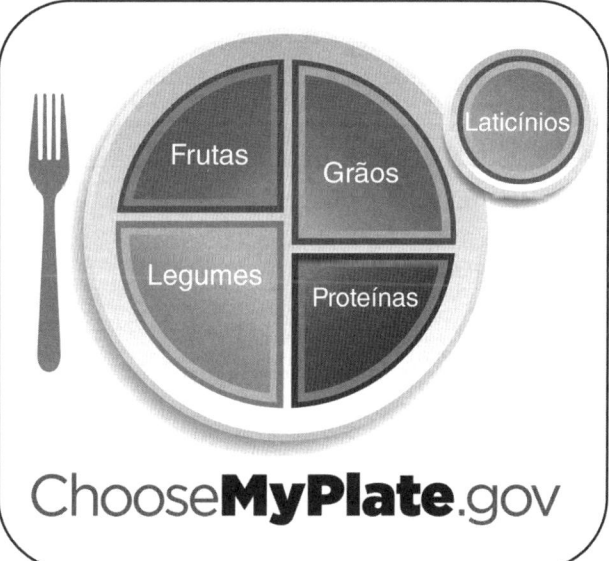

Figura 4.5 • Programa MyPlate, um lembrete simples para uma alimentação saudável. Do U.S. Department of Agriculture's Center for Nutrition Policy & Promotion. Retirada em 24/07/2019 de: www.choosemyplate.gov.

Naquela época, a FDA anunciou que os fabricantes tinham de interromper a adição de óleos parcialmente hidrogenados aos alimentos processados, fornecendo um período de conformidade de 3 anos para que os fabricantes de alimentos pudessem gradualmente eliminar o uso desses óleos. Todavia, para possibilitar uma transição ordeira no mercado, a FDA prorrogou o período para esses alimentos (FDA, 2019).

Fatores que influenciam o estado nutricional em situações variadas

Os pacientes que estão hospitalizados podem ter ingestão nutricional inadequada por causa da doença ou distúrbio que exigiu a internação. Os pacientes que estão em casa podem se sentir muito doentes ou cansados para fazer compras e preparar o alimento, ou podem ser incapazes de comer por causa de outros problemas físicos ou limitações. Uma renda limitada ou mínima ou o alto custo dos medicamentos podem dificultar a compra de alimentos nutritivos. Padrões alimentares culturalmente influenciados também podem afetar as condições nutricionais. Como tratamentos complexos (p. ex., ventilação mecânica, infusões intravenosas, quimioterapia) que antes eram fornecidos apenas em ambiente hospitalar, agora, estão sendo administrados em casa e em ambulatórios, a avaliação nutricional dos pacientes nessas situações é um aspecto importante dos cuidados domiciliares e comunitários. Muitos dos fatores que contribuem para um estado nutricional ruim são identificados na Tabela 4.3.

Análise do estado nutricional

Medições físicas (IMC, circunferência da cintura) e dados bioquímicos e nutricionais são combinados para determinar o estado nutricional do paciente. Muitas vezes, esses dados revelam mais sobre o estado nutricional do paciente do que o exame clínico, que pode não detectar deficiências subclínicas a menos que elas estejam tão avançadas a ponto de desenvolver sinais evidentes. A baixa ingestão de nutrientes por um longo período pode levar a baixos níveis bioquímicos; sem intervenção nutricional, isso pode resultar em sinais e sintomas característicos e observáveis. O plano de ação para a intervenção nutricional se baseia nos resultados da avaliação da dieta e do exame clínico do paciente. Para ser efetivo, o plano deve incluir uma dieta saudável, manutenção (ou controle) do peso e compensação das necessidades nutricionais aumentadas.

AVALIAÇÃO CULTURAL

A **avaliação cultural** se refere à análise ou ao exame sistemático de indivíduos, famílias, grupos e comunidades em relação às suas crenças culturais, seus valores e práticas. Os enfermeiros precisam assegurar que os pacientes de todas as culturas compreendam o que estão tentando fazer ao coletar dados culturais durante o processo de avaliação para evitar equívocos (Holland, 2018). Em um esforço para estabelecer um banco de dados para a determinação da origem cultural do paciente, os enfermeiros desenvolveram ferramentas de avaliação cultural ou modificaram as ferramentas existentes (Leininger, 2002) para garantir que as considerações transculturais sejam incluídas no plano de cuidado. O modelo de avaliação transcultural (*Transcultural Assessment Model*) de Giger e Davidhizar pode ser empregado para ajudar os enfermeiros a realizar avaliações culturais. Questões extraídas desse modelo podem ser empregadas para direcionar a avaliação de enfermagem das crenças étnicas,

TABELA 4.3 Fatores associados a potenciais déficits nutricionais.

Fator	Possíveis consequências
Problemas dentários e orais (dentes perdidos, próteses dentárias mal ajustadas, deglutição ou mastigação prejudicada)	Ingestão inadequada de alimentos ricos em fibras
Dieta zero para exames complementares	Ingestão calórica e proteica inadequada; desidratação
Uso prolongado soluções intravenosas (soro glicosado, soluções salinas)	Ingestão calórica e proteica inadequada
Náuseas e vômitos	Ingestão calórica e proteica inadequada; perda de líquidos, eletrólitos e minerais
Diarreia	Perda de fluido, eletrólitos e minerais; má absorção de nutrientes
Estresse da doença, cirurgia e/ou hospitalização	Aumento nas necessidades proteicas e calóricas; aumento do catabolismo
Drenagem de ferida	Perda de proteínas, líquidos, eletrólitos e minerais
Dor	Perda do apetite; incapacidade de fazer compras, cozinhar, comer
Febre	Aumento nas necessidades calóricas e hídricas; aumento do catabolismo
Intubação gastrintestinal	Perda de proteínas, líquidos e minerais
Nutrição enteral	Quantidades insuficientes; variação de nutrientes em cada fórmula
Doença gastrintestinal	Ingestão inadequada e má absorção de nutrientes
Alcoolismo	Ingestão inadequada de nutrientes; aumento do consumo de calorias sem outros nutrientes; deficiências de vitaminas
Depressão	Perda do apetite; incapacidade de fazer compras, cozinhar, comer
Transtornos alimentares (anorexia, bulimia)	Ingestão calórica e proteica inadequada; perda de líquidos, eletrólitos e minerais
Medicamentos	Ingestão inadequada por causa de efeitos colaterais dos medicamentos, como xerostomia, perda de apetite, diminuição da percepção do paladar, dificuldade para engolir, náuseas e vômitos, má absorção de nutrientes
Deambulação restrita ou incapacidade funcional	Capacidade limitada de fazer compras, cozinhar ou consumir alimentos sólidos e líquidos e outros nutrientes

culturais ou religiosas de uma pessoa e sua correlação com suas tradições de cuidados de saúde e pessoais (Boxe 4.7) (Giger, 2016). Além disso, os enfermeiros devem coletar dados sobre as percepções culturais e os antecedentes familiares durante o processo de avaliação. Os enfermeiros devem reconhecer que o maior conhecimento sobre cuidado culturalmente coerente é importante para a promoção de atendimento compatível com as demandas culturais específicas dos pacientes (Jakub, Turk, Fapohunda et al., 2018) (ver Perfil de pesquisa de enfermagem no Boxe 4.8).

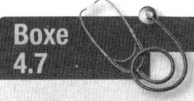

Boxe 4.7 — AVALIAÇÃO
Avaliação das crenças culturais dos pacientes

Comunicação
- Você gosta de se comunicar com seus amigos, familiares e conhecidos?
- Quando lhe fazem uma pergunta, você costuma responder?
- Se você precisar discutir algo importante com seus familiares, como se aproximaria deles?

Espaço
- Quando você conversa com seus familiares, a que distância você fica deles?
- Quando você conversa com conhecidos, a que distância você fica deles?
- Se um estranho tocar em você, como você reage ou se sente?
- Se uma pessoa querida tocar em você, como você reage ou se sente?
- Você se sente confortável com a distância entre nós neste momento?

Organização social
- Cite algumas atividades que você aprecia
- Quais são seus passatempos ou o que você faz quando tem tempo livre?
- Você acredita em um Ser Supremo?
- Como você adora esse Ser Supremo?
- Qual é o seu papel na sua família?

Tempo
- Você usa relógio de pulso ou consulta o marcador de horário de seu telefone celular diariamente?
- Se um enfermeiro lhe informar que você receberá uma medicação em "aproximadamente 30 min", quanto tempo você deixará passar antes de chamar o enfermeiro?

Controle ambiental
- Você considera aceitável ter visitantes inesperados?
- Você usa remédios caseiros? Quais desses remédios foram bem-sucedidos? Você os usaria no futuro?
- Qual é a sua definição de "saúde boa"?
- Qual é a sua definição de doença ou "saúde ruim"?

Variações biológicas
- Quais doenças ou condições são comuns em sua família?
- Quem geralmente lhe ajuda a enfrentar situações difíceis?
- Quais alimentos você e seus familiares gostam de comer? Quais alimentos são os favoritos ou considerados tradicionais dos familiares?

Utilização do processo de enfermagem
- Observar se o paciente se tornou aculturado ou se segue as práticas de sua cultura de origem
- Incorporar os dados ao plano de cuidado de enfermagem.

Adaptado de Giger, J. (2016). *Transcultural nursing: Assessment and intervention* (6th ed.). St. Louis, MO: Elsevier.

Boxe 4.8 — PERFIL DE PESQUISA DE ENFERMAGEM
Crenças, percepções e práticas culturais de filhos adultos de imigrantes africanos

Jakub, K. E., Turk, M. T., Fapohunda, A. et al. (2018). Cultural beliefs, perceptions, and practices of young adult offspring of African immigrants regarding healthy eating and activity. *Journal of Transcultural Nursing, 29*(6), 548-554.

Finalidade

O propósito desse estudo foi compreender e explorar as crenças, as percepções e as práticas de adultos jovens filhos de imigrantes africanos no tocante a atividade física e alimentação saudável no contexto de seu ambiente e cultura. Os pesquisadores também examinaram o que influencia as crenças, as percepções e as práticas da população estudada.

Metodologia

Com base em um projeto de etnografia focado, cinco entrevistas de pequenos grupos constituídos por dois a seis participantes foram realizadas, com um total de 20 universitários que eram filhos de imigrantes africanos. As entrevistas semiestruturadas e focadas foram registradas digitalmente durante a coleta de dados. A coleta de dados foi concluída quando foi determinada a saturação dos dados. As quatro fases de análise qualitativa de dados de Leininger foram utilizadas na análise dos dados.

Achados

Os 20 participantes, com idades que variavam entre 18 e 23 anos, relataram que os genitores eram provenientes de oito países diferentes do continente africano: 11 da Nigéria, 3 de Gana, 1 da Etiópia, 1 de Camarões, 1 do Egito, 1 do Sudão, 1 da Libéria e 1 da Eritreia. Dezessete categorias, seis padrões e quatro eixos surgiram a partir desses dados. Os quatro eixos incluíram (1) família, comunidade e vínculos religiosos com alimentos africanos tradicionais; (2) culinária africana tradicional sendo considerada saudável e culinária norte-americana não saudável; (3) padrões alimentares variando de acordo com a disponibilidade e os recursos; e (4) padrões de exercício físico tinham influências familiares, impulsionadas pelos colegas, e geracionais significativas para esse grupo em idade universitária. Os participantes também relataram o equilíbrio da aculturação no ambiente universitário. As escolhas alimentares foram influenciadas pela estrutura e pela composição do lar, pela disponibilidade, pelos recursos financeiros e pelas restrições de tempo do paciente.

Implicações para a enfermagem

Os enfermeiros devem avaliar as percepções culturais e a ascendência familiar que podem influenciar as percepções do paciente de saúde e níveis de atividade. O conhecimento prévio do cuidado culturalmente coerente é importante e pode promover comportamentos saudáveis que incluem hábitos alimentares melhores e atividade física para filhos de imigrantes que estão na faculdade. Esforços devem ser envidados para identificar o país de origem dos pacientes e desenvolver programas de promoção de saúde ou educacionais para o bem-estar específico para a herança cultural deles.

Considerações mediadas pela cultura

Os enfermeiros devem estar cientes de que os pacientes agem e se comportam de muitos modos, parcialmente por causa da influência da cultura sobre seus comportamentos e atitudes. Entretanto, embora alguns atributos e atitudes estejam frequentemente associados a certos grupos culturais, é importante lembrar que nem todas as pessoas com o mesmo histórico cultural compartilham os mesmos comportamentos e as mesmas visões. Embora os enfermeiros que não conseguem considerar as preferências e crenças culturais dos pacientes sejam considerados insensíveis e, possivelmente, indiferentes, os enfermeiros que assumem que todos os membros de qualquer cultura agem e se comportam do mesmo modo correm o risco de estereotipar as pessoas. Como dito anteriormente, o melhor modo de evitar a estereotipagem é ver cada paciente como um indivíduo e avaliar as preferências culturais dele. Uma avaliação cultural abrangente por meio uma ferramenta ou um questionário de avaliação cultural pode ser bastante benéfica.

Sigilo da informação

Muitos aspectos do cuidado podem ser influenciados pelas perspectivas culturais mantidas pelas pessoas que prestam o cuidado de saúde, pelos pacientes, pelas famílias ou pelos acompanhantes. Um exemplo é a questão da comunicação e do sigilo total. Em geral, os enfermeiros podem argumentar que os pacientes têm direito ao sigilo total a respeito de sua doença e seu prognóstico e podem acreditar que trabalham para apoiar a garantia desse sigilo. Entretanto, os familiares de alguns tipos de cultura podem acreditar que é sua responsabilidade proteger e poupar o paciente (seu ente amado) do conhecimento a respeito de uma doença terminal. Em algumas culturas, espera-se que o chefe do grupo familiar, um adulto mais velho ou o cônjuge, receba todas as informações e tome as decisões. Os pacientes podem não querer saber a respeito de sua doença e podem esperar que seus familiares suportem o fardo daquele conhecimento e da tomada de decisões relacionadas com ele. Os enfermeiros não devem decidir que uma família ou um paciente esteja errado ou que o paciente deva conhecer todos os detalhes de sua doença independentemente da preferência dele. Preocupações semelhantes podem ser observadas quando os pacientes recusam medicamentos ou tratamentos para alívio da dor por causa de crenças culturais a respeito da dor ou de crenças em uma intervenção divina ou em cura pela fé.

A determinação da abordagem mais adequada e ética no cuidado com o paciente requer a exploração dos aspectos culturais dessas situações. A autoavaliação e o reconhecimento dos vieses culturais e da visão de mundo por parte do enfermeiro são importantes, contribuindo para que ele resolva seus conflitos culturais e éticos. Os enfermeiros precisam promover o diálogo aberto e trabalhar com os pacientes, os familiares, os médicos e outros profissionais de saúde para alcançar uma solução culturalmente adequada para o paciente individual.

Espaço e distância

Espaço pessoal é a área que circunda o corpo de uma pessoa e inclui o espaço e os objetos dentro desse espaço (Giger, 2016). As pessoas tendem a encarar o espaço em sua vizinhança imediata como uma extensão de si. O espaço que elas precisam que exista entre si mesmas e os outros para que se sintam confortáveis é um fenômeno determinado pela cultura.

Como os enfermeiros e os pacientes em geral não estão conscientemente alertas a respeito de suas próprias necessidades pessoais de espaço, eles com frequência têm dificuldade de compreender comportamentos diferentes. Por exemplo, um paciente pode perceber que, quando o enfermeiro se senta próximo a ele, trata-se de uma expressão de calor e cuidado; outro paciente pode perceber o ato do enfermeiro como uma invasão ameaçadora a seu espaço pessoal. Uma pesquisa revelou que as pessoas dos EUA, do Canadá e da Grã-Bretanha precisam de mais espaço pessoal entre elas e os outros, enquanto as pessoas da América Latina, do Japão e do Oriente Médio precisam de menos espaço e se sentem confortáveis sentando-se perto dos outros (Giger, 2016).

Se o paciente parece se posicionar muito perto ou muito longe, o enfermeiro deve levar em consideração suas preferências culturais a respeito de espaço e distância. Idealmente, deve ser permitido que o paciente adote uma posição confortável para ele em termos de espaço e distância pessoais. O enfermeiro deve estar ciente de que a cadeira de rodas de um indivíduo com uma deficiência é considerada uma extensão de si mesmo; portanto, o enfermeiro deve pedir permissão antes de mover ou tocar a cadeira de rodas. Como boa parte da comunicação durante o cuidado de enfermagem exige contato físico próximo, o enfermeiro deve estar ciente de que o espaço pessoal promove a autoidentidade ao permitir oportunidades de autoexpressão do paciente (Giger, 2016).

Contato visual

O contato visual também é um comportamento determinado pela cultura. Embora a maioria dos enfermeiros tenha aprendido a manter o contato visual enquanto fala com os pacientes, algumas pessoas de certas culturas podem interpretar esse comportamento de modo diferente. Por exemplo, alguns asiáticos, ameríndios e indochineses, árabes e apalacheanos consideram o contato visual direto como indelicado ou agressivo e podem desviar o olhar quando falam com enfermeiros e com outras pessoas que eles percebem como autoridades. Alguns ameríndios olham para o chão durante as conversas – um comportamento cultural respeitoso e que indica que o ouvinte está prestando bastante atenção. Alguns pacientes hispânicos mantêm os olhos baixos como sinal de um comportamento de deferência culturalmente adequado com base em idade, gênero, posição social, estado econômico e posição de autoridade (Giger, 2016). O contato visual é uma ferramenta importante na avaliação transcultural e é usado tanto para observação como para iniciar a interação (Giger, 2016). O enfermeiro ciente de que o contato visual pode ser determinado culturalmente consegue compreender melhor o comportamento do paciente e fornecer uma atmosfera na qual ele possa se sentir confortável.

Tempo

As atitudes a respeito do tempo variam amplamente entre as culturas e podem ser uma barreira para a comunicação efetiva entre os enfermeiros e os pacientes. As visões a respeito da pontualidade e do uso do tempo são determinadas culturalmente, bem como o conceito de esperar. Símbolos de tempo, como relógios, o amanhecer e o pôr do sol representam métodos para a medida da duração e da passagem do tempo (Giger, 2016).

Para a maioria dos profissionais de saúde, tempo e prontidão são extremamente importantes. Por exemplo, os enfermeiros frequentemente esperam que os pacientes cheguem no momento exato de uma consulta, embora eles com frequência possam ter que esperar pelos profissionais de saúde que se atrasam. Comumente, os profissionais de saúde atuam de acordo com um sistema de agendamento em que há intervalos curtos. Entretanto, para pacientes de algumas culturas, o tempo é um fenômeno relativo e eles prestam pouca atenção para a hora ou o minuto exato. O tempo também pode ser determinado de acordo com os momentos tradicionais das refeições, do sono e de outras atividades ou eventos. Para as pessoas de algumas culturas, o presente tem a maior importância e o tempo é visto em faixas largas, em vez de como um horário fixo. Ser flexível a respeito das agendas é o melhor modo de acomodar essas diferenças.

As diferenças de valor também podem influenciar o senso de prioridade de um indivíduo em relação ao tempo. Por exemplo, responder a um problema familiar pode ser mais importante para um paciente do que comparecer a um compromisso agendado de cuidado com a saúde. Entender essas diferenças de visão é essencial para a manutenção de uma relação efetiva entre enfermeiro e paciente. Censurar ou agir de modo irritado com pacientes atrasados destrói sua confiança e pode resultar em ainda mais consultas perdidas ou em indiferença a respeito das sugestões do profissional.

Toque

O toque é a mais pessoal de todas as sensações, é crucial para o processo de comunicação dos seres humanos e, com frequência, é usado como método de comunicação (Giger, 2016). O significado que as pessoas associam ao toque é bastante determinado pela cultura. Em algumas culturas (p. ex., hispânica e árabe), os profissionais de saúde do sexo masculino são proibidos de tocar ou examinar certas partes do corpo feminino. Da mesma maneira, pode ser inadequado que mulheres cuidem de homens. Entre muitos asiáticos, tocar a cabeça de uma pessoa é falta de educação porque eles acreditam que o espírito mora ali. Portanto, a avaliação da cabeça ou de uma lesão nela exige a permissão do paciente ou de um membro da família se o paciente não for capaz de decidir sobre isso.

O senso de recato do paciente definido pela cultura também tem de ser levado em conta na prestação do cuidado de enfermagem. Por exemplo, algumas mulheres judias e islâmicas acreditam que o recato requer a cobertura da cabeça, dos braços e das pernas com roupas. É importante que o enfermeiro reconheça as variâncias culturais e compreenda que o toque pode ser percebido como invasivo por alguns pacientes.

Observação dos feriados

As pessoas de todas as culturas obedecem a alguns feriados civis e religiosos. Os enfermeiros devem estar familiarizados com os principais feriados dos membros de grupos culturais que atendem. Informações sobre essas observações podem ser obtidas de várias fontes, inclusive organizações religiosas, capelães do hospital e os próprios pacientes. As consultas regulares, os exames complementares, as cirurgias e outros procedimentos importantes devem ser agendados de modo a evitar os feriados que os pacientes consideram significativos. Se não for contraindicado, devem ser feitos esforços para acomodar pacientes e familiares que queiram realizar rituais culturais e religiosos no estabelecimento de saúde.

EXERCÍCIOS DE PENSAMENTO CRÍTICO

1 qp Você está realizando a avaliação admissional de uma mulher vietnamita de 66 anos que recentemente recebeu alta hospitalar com um diagnóstico de insuficiência cardíaca congestiva. A pressão arterial da paciente está elevada e ela apresenta tosse produtiva. A paciente fala pouco inglês, mas o filho dela consegue fazer a tradução. Que tipos de avaliação são necessários para completar uma avaliação abrangente na admissão? Quais são as prioridades de cuidados para essa paciente? Quais intervenções devem ser incorporadas ao plano de cuidado para essa paciente?

2 pbe Uma mulher de 28 anos é hospitalizada com diverticulite. Ela está flagrantemente desnutrida, com turgor cutâneo reduzido e perda de tecido subcutâneo. Após calcular seu peso corporal ideal, você observa que o peso dela está muito abaixo da média para sua altura. Quais ferramentas de avaliação padronizadas você utilizaria para determinar o risco de saúde dessa mulher? Identifique seus riscos de saúde, tendo em vista seu peso corporal reduzido, com base nas evidências mais recentes. Avaliar a força das evidências para esses riscos.

REFERÊNCIAS BIBLIOGRÁFICAS

*Pesquisa em enfermagem.
**Referência clássica.

Livros

Ackley, B., Ladwig, G., Flynn Makic, M., et al. (2019). *Nursing diagnosis handbook: An evidence-based guide to planning care* (12th ed.). St. Louis, MO: Elsevier, Inc.

Eliopoulos, C. (2018). *Gerontological nursing* (9th ed.). Philadelphia, PA: Lippincott Williams & Wilkins.

Fenske, C., Watkins, K., Saunders, T., et al. (2020). *Health & physical assessment in nursing* (4th ed.). Hoboken, NJ: Pearson Education, Inc.

Fischbach, F., & Fischbach, M. (2018). *A manual of laboratory and diagnostic tests* (10th ed.). Philadelphia, PA: Lippincott Williams & Wilkins.

Fontaine, K. L. (2018). *Complementary and alternative therapies for nursing practice* (5th ed.). Upper Saddle River, NJ: Prentice Hall.

Giger, J. (2016). *Transcultural nursing: Assessment and intervention* (7th ed.). St. Louis, MO: Elsevier.

Hogan-Quigley, B., Palm, M. L., & Bickley, L. (2017). *Bates' nursing guide to physical examination and history taking* (2nd ed.). Philadelphia, PA: Lippincott Williams & Wilkins.

Holland, K. (2018). *Cultural awareness in nursing and healthcare: An introductory text* (3rd ed.). New York: Taylor & Francis.

Lassi, Z., Moin, A., & Bhutta, Z. (2017). Nutrition in middle childhood and adolescence. In A. D. Bundy, N. de Silva, S. Horton, et al. (Eds.). *Disease control priorities: Child and adolescent health and development* (3rd ed., Vol. 8). Washington, DC: The World Bank Group.

Norris, T. (2019). *Porth's pathophysiology concepts of altered health states* (10th ed.). Philadelphia, PA: Lippincott Williams & Wilkins.

O'Brien, M. E. (2017). *Spirituality in nursing* (6th ed.). Sudbury, MA: Jones & Bartlett.

Weber, J. R., & Kelley, J. H. (2018). *Health assessment in nursing* (6th ed.). Philadelphia, PA: Lippincott Williams & Wilkins.

Periódicos e documentos eletrônicos

Agurs-Collins, T., Persky, S., Paskett, E. D., et al. (2019). Designing and assessing multilevel interventions to improve minority health and reduce health disparities. *American Journal of Public Health*, 109(S1), S86–S93.

Alexander-Ruff, J. H., & Kinion, E. S. (2019). Developing a cultural immersion service-learning experience for undergraduate nursing students. *Journal of Nursing Education*, 58(2), 117–120.

Alonso, W., Mollard, E., Zimmerman, L., et al. (2019). Self-care management after ventricular assist device implantation: Recipient needs and experiences after hospital discharge. *Journal of Heart & Lung Transplantation*, 38(4), S303–S304.

*Amieva, H., Ouvrard, C., Meillon, C., et al. (2018). Death, depression, disability, and dementia associated with self-reported hearing problems: A 25-Year Study. *Journals of Gerontology Series A: Biological Sciences & Medical Sciences*, 73(10), 1383–1389.

*Astrup, C., & O'Connor, M. (2018). Fuel for life: A literature review of nutrition education and assessment among older adults living at home. *Home Health Care Management & Practice*, 30(2), 61–69.

*Axmon, A., Björkman, M., & Ahlström, G. (2019). Hospital readmissions among older people with intellectual disability in comparison with the general population. *Journal of Intellectual Disability Research*, 63(6), 593–602.

Centers for Disease Control and Prevention (CDC). (2019a). Assessing your weight. Retrieved on 6/9/2019 at: www.cdc.gov/healthyweight/assessing/index.html

Centers for Disease Control and Prevention (CDC). (2019b). About body mass index (BMI). Retrieved on 6/9/2019 at: www.cdc.gov/healthyweight/assessing/bmi/adult_bmi/index.html

Centers for Disease Control (CDC). (2019c). Prescription painkiller use in the US. Retrieved on 5/28/2019 at: www.cdc.gov/vitalsigns/PainkillerOverdoses/index.html

Chokshi, D. A., & Sommers, B. D. (2015). Universal health coverage for US veterans: A goal within reach. *Lancet*, *385*(9984), 2320–2321.

Colby, S., & Ortman, J. (2015). Projections of the size and composition of the U.S. population: 2014–2020. U.S. Census Bureau. Retrieved on 9/16/2019 at: www.census.gov/programs-surveys/popproj.html

Drug and Alcohol Clinical Advisory Service (DACAS). (2019). Screening and assessment. Retrieved on 5/28/2019 at: www.dacas.org.au/clinical-resources/screening-assessment

**Ewing, J. A. (1984). Detecting alcoholism: The CAGE questionnaire. *JAMA*, *252*(14), 1905–1907.

Ezeanolue, E., Harriman, K., Hunter, P., et al. (2019). General best practice guidelines for Immunization Advisory Committee on Immunization Practices (ACIP). Retrieved on 5/19/2019 at: www.cdc.gov/vaccines/hcp/acip-recs/general-recs/downloads/general-recs.pdf

*Fioravanti, M. A., Puskar, K., Knapp, E., et al. (2018). Creative learning through the use of simulation to teach nursing students screening, brief intervention, and referral to treatment for alcohol and other drug use in a culturally competent manner. *Journal of Transcultural Nursing*, *29*(4), 387–394.

Flynn, D. M., Cook, K., Kallen, M., et al. (2017). Use of the pain assessment screening tool and outcomes registry in an army interdisciplinary pain management center, lessons learned and future implications of a 10-month beta test. *Military Medicine*, *182*(Suppl 1), 167–174.

Frydensberg, V. S., Skovbakke, S. J., Pedersen, S. S., et al. (2018). Body image concerns in patients with an implantable cardioverter defibrillator: A scoping review. *Pacing & Clinical Electrophysiology*, *41*(9), 1235–1260.

Henderson, S., Horne, M., Hills, R., et al. (2018). Cultural competence in healthcare in the community: A concept analysis. *Health & Social Care in the Community*, *26*(4), 590–603.

*Jakub, K. E., Turk, M. T., Fapohunda, A., et al. (2018). Cultural beliefs, perceptions, and practices of young adult offspring of African immigrants regarding healthy eating and activity. *Journal of Transcultural Nursing*, *29*(6), 548–554.

Kang, H. K., Bullman, T. A., Smolenski, D. J., et al. (2015). Suicide risk among 1.3 million veterans who were on active duty during the Iraq and Afghanistan wars. *Annals of Epidemiology*, *25*(2), 96–100.

Lee, D. M., Vanhoutte, B., Nazroo, J., et al. (2016). Sexual health and positive subjective well-being in partnered older men and women. *Journals of Gerontology Series B: Psychological Sciences & Social Sciences*, *71*(4), 698–710.

**Leininger, M. (2002). Culture care theory: A major contribution to advance transcultural nursing knowledge and practices. *Journal of Transcultural Nursing*, *13*(3), 189–192.

McConnell-Nzunga, J., Naylor, P. J., Macdonald, H., et al. (2018). Classification of obesity varies between body mass index and direct measures of body fat in boys and girls of Asian and European ancestry. *Measurement in Physical Education and Exercise Science*, *22*(2), 154–166.

Mitra, M., Akobirshoev, I., Moring, N. S., et al. (2017). Access to and satisfaction with prenatal care among pregnant women with physical disabilities: Findings from a national survey. *Journal of Women's Health*, *26*(12), 1356–1363.

National Center for Complementary and Integrative Health (NCCIH). (2019). Complementary, alternative, or integrative health: What's in a name? Retrieved on 6/16/2019 at: nccih.nih.gov/health/integrative-health

National Institute on Drug Abuse. (2019). DrugFacts: Marijuana as medicine. Retrieved on 5/28/2019 at: www.drugabuse.gov/publications/drugfacts/marijuana-medicine

Nestlé Nutrition Institute. (2011). MNA® mini nutritional assessment: Overview. Retrieved on 6/16/2019 at: www.mna-elderly.com

Possemato, K., Maisto, S. A., Wade, M., et al. (2015). Ecological momentary assessment of PTSD symptoms and alcohol use in combat veterans. *Psychology of Addictive Behaviors*, *29*(4), 894–905.

*Skałacka, K., & Gerymski, R. (2019). Sexual activity and life satisfaction in older adults. *Psychogeriatrics*, *19*(3), 195–201.

Smiley, R. A., Lauer, P., Bienemy, C., et al. (2018). The 2017 National Nursing Workforce Survey. *Journal of Nursing Regulation*, *9*(3), S1–S88.

Smith, S. G., Chen, J., Basile, K. C., et al. (2017). *The National Intimate Partner and Sexual Violence Survey (NISVS): 2010–2012 State Report*. Atlanta, GA: National Center for Injury Prevention and Control, Centers for Disease Control and Prevention. Retrieved on 9/16/2019 at: www.cdc.gov/violenceprevention/datasources/nisvs/index.html

Truong, C., Burnes, D., Alaggia, R., et al. (2019). Disclosure among victims of elder abuse in healthcare settings: A missing piece in the overall effort toward detection. *Journal of Elder Abuse & Neglect*, *31*(2), 181–190.

U.S. Department of Agriculture (USDA). (2019). Dietary guidelines for Americans 2015–2020: Dietary guidelines and MyPlate. Retrieved on 6/13/2019 at: www.choosemyplate.gov/dietary-guidelines

U.S. Department of Agriculture (USDA) & U.S. Department of Health & Human Services (HHS). (2019). *2015–2020 Dietary Guidelines for Americans* (8th ed.). Retrieved on 6/13/2019 at: health.gov/dietaryguidelines/2015

U.S. Department of Health & Human Services (HHS). (2019a). Your health information privacy rights. Retrieved on 5/15/2019 at: www.healthit.gov/patients-families/your-health-information-privacy

U.S. Department of Health & Human Services (HHS). (2019b). Privacy and security of electronic health records. Retrieved on 5/15/2019 at: www.hhs.gov/sites/default/files/ocr/privacy/hipaa/understanding/consumers/privacy-security-electronic-records.pdf

U.S. Department of Health & Human Services (HHS). (2019c). Domestic and intimate partner violence. Retrieved on 6/3/2019 at: www.womenshealth.gov/violence-against-women/types-of-violence/domestic-intimate-partner-violence.html

U.S. Food and Drug Administration (FDA). (2019). Final determination regarding partially hydrogenated oils (removing trans fats). Retrieved on 6/13/2019 at: www.fda.gov/food/food-additives-petitions/final-determination-regarding-partially-hydrogenated-oils-removing-trans-fat

U.S. National Library of Medicine. (2019). National Information Center on Health Services Research and Health Care Technology (NICHSR). Retrieved on 5/15/2019 at: www.nlm.nih.gov/nichsr

World Health Organization (WHO). (2019). Obesity and overweight. Retrieved on 6/4/2019 at: www.who.int/news-room/fact-sheets/detail/obesity-and-overweight

Zetterlund, C., Lundqvist, L., Richter, H. O., et al. (2019). Visual, musculoskeletal and balance symptoms in individuals with visual impairment. *Clinical & Experimental Optometry*, *102*(1), 63–69.

Recursos

Academy of Nutrition and Dietetics, www.eatright.org
Advisory Committee on Immunization Practices (ACIP), Centers for Disease Control and Prevention, National Immunization Program, Division of Epidemiology and Surveillance, www.cdc.gov/vaccines/acip/index.html
Alcoholics Anonymous, www.aa.org
Al-Anon Family Groups, www.al-anon.org
American Heart Association, heart.org
Center on Addiction and the Family, www.phoenixhouse.org
Co-Anon Family Groups, www.co-anon.org
Cocaine Anonymous, www.ca.org
Council on Nursing and Anthropology (CONAA), www.conaa.org
Dual Recovery Anonymous World Network Central Office, www.draonline.org
Genetic Alliance, www.geneticalliance.org
Healthcare Information and Management Systems Society, Inc. (HIMSS), www.himss.org
LanguageLine Solutions, www.languageline.com
Narcotics Anonymous World Services, www.na.org
National Cancer Institute, Cancer Information Service, www.cancer.gov
National Center for Complementary and Integrative Heath, nccih.nih.gov
National Center for Cultural Competence (NCCC), Georgetown University Center for Child and Human Development, nccc.georgetown.edu
National Institute on Drug Abuse, www.drugabuse.gov
Office of Minority Health (OMH), minorityhealth.hhs.gov
Substance Abuse and Mental Health Services Administration (SAMHSA), www.samhsa.gov
Transcultural Nursing Society, www.tcns.org

5 Estresse e Respostas Inflamatórias

DESFECHOS DO APRENDIZADO

Após ler este capítulo, você será capaz de:

1. Descrever a importância dos princípios de constância interna, homeostasia, estresse e adaptação na promoção e manutenção do equilíbrio dinâmico no corpo humano.
2. Descrever a síndrome de adaptação geral e as respostas dos eixos simpático-suprarrenomedular e hipotálamo-hipofisário ao estresse.
3. Identificar os modos pelos quais as respostas mal adaptativas ao estresse conseguem causar ou aumentar o risco de uma doença.
4. Comparar os processos adaptativos de atrofia, hipertrofia, hiperplasia, metaplasia e displasia nos processos inflamatórios e reparadores do corpo.
5. Avaliar os padrões de saúde de indivíduos e famílias, identificando estratégias que sejam úteis para a redução do estresse.

CONCEITOS DE ENFERMAGEM

Ansiedade
Comunicação
Estresse e enfrentamento
Família
Imunidade
Inflamação
Regulação celular

GLOSSÁRIO

adaptação: mudança ou alteração que ocorre para auxiliar o ajuste a uma nova situação ou ambiente

catecolaminas: qualquer membro do grupo das aminas (como epinefrina, norepinefrina ou dopamina) que funcione como neurotransmissor

corticosteroides: grupo de hormônios esteroides, como o cortisol, produzidos pelo córtex suprarrenal; estão envolvidos no metabolismo de carboidratos, proteínas e gorduras e têm propriedades anti-inflamatórias

criação de imagens mentais/visualização: uso direcionado de uma palavra, frase ou imagem visual para alcançar o relaxamento ou direcionar a atenção para longe de sensações ou situações desconfortáveis

displasia: crescimento celular anormal que resulta em células de tamanho, formato ou arranjo diferente das outras células do mesmo tipo tecidual

doença: variação anormal na estrutura ou função de qualquer parte do corpo

enfrentamento (*coping*): estratégias cognitivas e comportamentais utilizadas para manejar os estressores que demandam esforço do indivíduo

equilíbrio dinâmico: condição estável que não se modifica ao longo do tempo ou quando a mudança em um sentido é contrabalanceada por uma mudança no sentido oposto

estresse: condição disruptiva que ocorre em resposta a influências adversas dos ambientes interno ou externo

estressor: evento ou situação internos ou externos que criam o potencial para mudanças fisiológicas, emocionais, cognitivas ou comportamentais

família: grupo cujos membros são relacionados por cuidado recíproco, responsabilidades mútuas e lealdades

***feedback* positivo:** mecanismos que perpetuam uma cadeia de eventos

***feedback* (retroalimentação) negativo:** mecanismos que monitoram o ambiente interno e restauram a homeostasia quando as condições se desviam da faixa normal

gliconeogênese: formação de glicose pelo fígado a partir de outras fontes que não carboidratos, como aminoácidos e a porção de glicerol das gorduras

hiperplasia: aumento do número de novas células em um órgão ou tecido

hipoxia: aporte inadequado de oxigênio à célula

homeostasia: equilíbrio dinâmico no corpo; estabilidade do ambiente interno

hormônio adrenocorticotrófico (ACTH): hormônio produzido pelo lobo anterior da hipófise (adeno-hipófise) que estimula a secreção de cortisol e de outros hormônios pelo córtex suprarrenal

hormônio antidiurético (ADH): hormônio secretado pelo lobo posterior da hipófise (neuro-hipófise) que causa constrição dos vasos sanguíneos, aumenta a pressão arterial e reduz a excreção de urina

> **inflamação:** reação tecidual localizada a lesão, irritação ou infecção que se manifesta por cinco sinais cardinais de rubor, calor, edema, dor e perda de função
>
> **metaplasia:** transformação celular em que há conversão de um tipo de célula madura em outro tipo celular
> **resposta luta ou fuga:** estado de alarme na síndrome de adaptação geral descrita por Selye

Quando o corpo é ameaçado ou sofre uma lesão, sua resposta pode envolver alterações funcionais e estruturais, e essas alterações podem ser adaptativas (com efeito positivo) ou mal adaptativas (com efeito negativo). Os mecanismos de defesa que o corpo utiliza determinam a diferença entre adaptação e má adaptação – saúde e doença. Este capítulo aborda homeostasia, estresse, adaptação e problemas de saúde individuais associados à má adaptação e os modos como os enfermeiros intervêm com pacientes e familiares para reduzir o estresse e seus efeitos relacionados com a saúde.

CONCEITOS FUNDAMENTAIS

Cada sistema corporal realiza funções específicas para sustentar uma vida de nível ótimo para um organismo. Os mecanismos compensatórios para o ajuste das condições internas promovem o equilíbrio dinâmico do organismo, garantem sua sobrevivência e restauram a estabilidade do corpo. Os processos fisiopatológicos ocorrem quando a lesão celular acontece tão rápido que os mecanismos compensatórios corporais não conseguem realizar as alterações adaptativas necessárias para a manutenção da saúde.

Os mecanismos fisiológicos precisam ser entendidos no contexto do corpo como um todo. Cada pessoa tem tanto um ambiente interno quanto um externo, entre os quais são trocadas continuamente informações e substâncias. No ambiente interno, cada órgão, tecido e célula também é um sistema ou subsistema do todo, cada um com seus próprios ambientes interno e externo e cada um trocando informação e matéria (Figura 5.1). O objetivo da interação dos subsistemas corporais é produzir um **equilíbrio dinâmico** (mesmo quando há mudanças), de modo que todos os subsistemas estejam em harmonia uns com os outros. Quatro conceitos – constância, homeostasia, estresse e adaptação – são centrais para o entendimento do equilíbrio dinâmico.

Constância e homeostasia

Claude Bernard, um fisiologista francês do século XIX, foi o primeiro a elaborar o princípio biológico de que, para que exista vida, é crucial que haja constância ou "estabilidade do meio interno", apesar de mudanças no meio externo. O meio interno é o líquido que banha as células, e a estabilidade é a manutenção do estado interno equilibrado por meio de processos fisiológicos e bioquímicos. Seu princípio implica um processo estático.

O princípio de "constância de Bernard" sustenta o conceito de **homeostasia**, que se refere a um equilíbrio dinâmico no corpo. Quando ocorre uma alteração ou estresse que desvia uma função corporal de seu escopo estável, são iniciados processos para restaurar e manter o equilíbrio dinâmico. Um exemplo desse esforço restaurador é o desenvolvimento de hiperpneia (aumento da frequência respiratória) após exercícios intensos como tentativa de compensar o déficit de oxigênio e o excesso de ácido láctico acumulado no tecido muscular. Quando esses processos de ajuste ou mecanismos compensatórios não são adequados, o equilíbrio dinâmico é ameaçado, a função se torna desordenada e ocorrem respostas disfuncionais. Por exemplo, na insuficiência cardíaca, o corpo reage retendo sódio e água e aumentando a pressão venosa, o que piora a condição. As respostas disfuncionais podem causar **doença** (variação anormal na estrutura ou função de qualquer parte do corpo), que é uma ameaça ao equilíbrio dinâmico.

Estresse e adaptação

O **estresse** é uma condição disruptiva produzida por uma alteração no ambiente que é percebida como perigosa, ameaçadora ou danosa ao equilíbrio dinâmico de uma pessoa. A pessoa pode se sentir incapaz de atender às demandas da nova situação. A alteração, ou o estímulo que evoca esse estado, é denominada estressor. Uma pessoa avalia e lida com situações que se alteram. O objetivo desejado é a **adaptação**, ou ajuste à mudança, de modo que a pessoa esteja novamente em equilíbrio e tenha energia e capacidade para atender às novas demandas. Esse é o processo de enfrentamento (*coping*) do estresse, um processo compensatório que usa estratégias cognitivas e comportamentais.

Como tanto o estresse quanto a adaptação existem em níveis diferentes de um sistema, é possível estudar essas reações nos níveis celular, tecidual e orgânico. Os biólogos estão preocupados principalmente com os componentes subcelulares ou com os subsistemas do corpo como um todo. Os cientistas comportamentais, incluindo os pesquisadores da enfermagem, estudam o estresse e a adaptação em indivíduos, famílias, grupos e sociedades; eles enfocam o modo como as características organizacionais de um grupo se modificam para atender às necessidades do ambiente social e físico no qual o grupo está inserido. Em qualquer sistema, os objetivos desejados da adaptação são a sobrevivência, o crescimento e a reprodução.

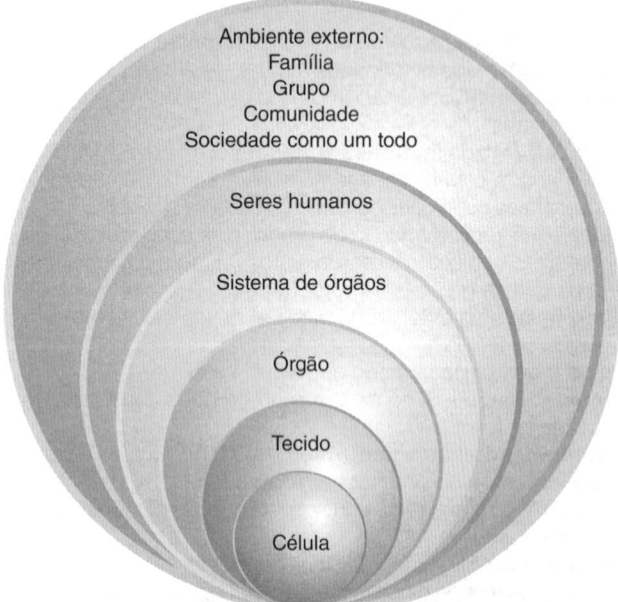

Figura 5.1 • Conjunto de sistemas. Cada sistema é um subsistema do sistema maior (suprassistema) do qual faz parte. As células representam o menor sistema e são um subsistema de todos os outros.

VISÃO GERAL DO ESTRESSE

Cada pessoa funciona em determinado nível de adaptação e encara regularmente determinada quantidade de mudanças. Tais mudanças são esperadas; elas contribuem para o crescimento e a vida. Um estressor pode romper esse equilíbrio. Um **estressor** pode ser definido como um evento ou situação interna ou externa que cria um potencial para mudanças fisiológicas, emocionais, cognitivas ou comportamentais.

Tipos de estressores

Os estressores existem em muitas formas e categorias. Eles podem ser descritos como físicos, fisiológicos ou psicossociais. Os estressores físicos incluem o frio, o calor e os agentes químicos; os estressores fisiológicos incluem a dor e a fadiga. Um exemplo de estressor psicossocial é o medo (p. ex., o medo de ser reprovado em uma prova, de perder o emprego, medo contido na espera pelo resultado de um exame diagnóstico). Os estressores também podem ocorrer como transições normais da vida que requeiram alguns ajustes, como passar da infância para a puberdade, casar-se ou parir.

Os estressores também têm sido classificados como frustrações ou brigas cotidianas, ocorrências complexas grandes que envolvem grandes grupos, e estressores que ocorrem menos frequentemente e envolvem um menor número de pessoas. Os estressores cotidianos incluem ocorrências comuns como ficar preso em um engarrafamento, experimentar uma pane do computador e brigar com o cônjuge ou um colega de quarto. Essas experiências têm efeitos variáveis. Por exemplo, enfrentar uma tempestade durante suas férias na praia provavelmente evocará uma resposta mais negativa do que ocorreria em qualquer outra época. Já foi constatado que brigas cotidianas exercem um impacto maior sobre a saúde do que os principais eventos da vida por causa do efeito cumulativo ao longo do tempo. Eles podem causar elevação da pressão arterial, palpitações ou outros problemas fisiológicos (Sarid, Slonim-Nevo, Sergienko et al., 2018; Terrill & Molton, 2019).

Estressores importantes influenciam grupos maiores de indivíduos, famílias e, algumas vezes, até mesmo nações inteiras. Incluem eventos históricos, como terrorismo e guerra, experimentados tanto diretamente na zona de guerra quanto indiretamente por meio das coberturas dos noticiários. As mudanças demográficas, econômicas e tecnológicas que ocorrem na sociedade também agem como estressores. A tensão produzida por qualquer estressor, algumas vezes, é resultado não apenas da mudança por si só, mas também da velocidade em que ela acontece.

Os estressores que ocorrem em situações relativamente incomuns e que afetam diretamente as pessoas têm sido muito estudados. Essa categoria inclui a influência de eventos da vida como morte, nascimento, serviço militar, casamento, divórcio e aposentadoria. Ela também inclui as crises psicossociais que ocorrem nos estágios do ciclo da vida no decorrer da experiência humana. Os estressores crônicos com maior duração podem incluir ter uma incapacidade funcional permanente ou lidar com a necessidade de fornecer cuidado a longo prazo para uma criança com incapacidade de desenvolvimento ou para um pai idoso e frágil.

A duração também pode ser utilizada para categorizar os estressores do seguinte modo:

- Estressor agudo, limitado no tempo, como estudar para as provas finais
- Sequência de estressores – uma série de eventos estressantes resultantes de um evento inicial, como perda de um emprego ou divórcio
- Estressor crônico intermitente, como brigas cotidianas
- Estressor crônico duradouro, como uma doença crônica, incapacidade funcional ou pobreza.

Estresse como um estímulo para doença

A correlação entre os eventos da vida e as doenças (a abordagem teórica que define o estresse como um estímulo) tem sido um foco importante dos estudos psicossociais. As pesquisas sugerem que as pessoas que vivem sob estresse constante têm alta incidência de doenças (Kalinowski, Taylor & Spruill, 2019; Kibler, Ma, Tursich et al., 2018).

Holmes e Rahe (1967) desenvolveram escalas de eventos da vida que atribuem valores numéricos, denominados *unidades de mudança de vida*, aos eventos típicos da vida. Como os itens nas escalas refletem eventos que demandam mudanças no padrão de vida de uma pessoa e o estresse é visto como um acúmulo de mudanças na vida que requerem adaptação psicológica, é possível predizer teoricamente a probabilidade de uma doença conferindo a quantidade de eventos recentes e derivando uma pontuação total. O questionário de mudanças recentes na vida (RLCQ, do inglês *Recent Life Changes Questionnaire*) (Tausig, 1982) contém 118 itens, como morte, nascimento, casamento, divórcio, promoções, brigas sérias e férias. Os itens incluem tanto eventos desejáveis quanto indesejáveis. Tanto a escala de eventos da vida quanto o RLCQ formaram a base para o desenvolvimento de duas escalas adicionais: a escala de qualidade da relação positivo-negativa (PNRQS, do inglês *Positive-Negative Relationship Quality Scale*) (Fincham & Rogge, 2010), que mede o estresse relacionado à qualidade do relacionamento, e a escala de sobrecarga de estresse (SOS, do inglês *Stress Overload Scale*) (Amirkhan, 2012; Amirkhan, Urizar & Clark, 2015), que mede o estresse excessivo. Uma ferramenta elaborada por Vohra et al. (2019), o chamado Stressometer® (SOM), mede os níveis de estresse e a saúde mental. Essa ferramenta é constituída por subescalas relacionadas à natureza do indivíduo e às circunstâncias pessoais, bem como às manifestações clínicas, à vida doméstica e à vida profissional da pessoa. A premissa subjacente dos instrumentos PNRQS, SOS e SOM é que as fontes de estresse, como eventos de vida estressantes e vulnerabilidades pessoais de um indivíduo, podem influenciar e até minar o engajamento em processos adaptativos.

As fontes de estresse das pessoas já foram bastante pesquisadas (Anniko, Boersma & Tillfors, 2019; Pitt, Oprescu, Tapia et al., 2018). As pessoas tipicamente experimentam o estresse relacionado com alterações em seus estados de saúde físicos e emocionais, mudanças em seus níveis funcionais diários e na diminuição do suporte social ou na perda de pessoas importantes (Albdour, Hong, Lewin et al., 2019; Benham & Charak, 2019; Reblin, Stanley, Galligan et al., 2019; Sikes & Hall, 2017). Os medos de imobilização, isolamento, solidão, alterações sensoriais, problemas financeiros, além de morte ou incapacidade, aumentam o nível de ansiedade de uma pessoa. A perda do papel de uma pessoa ou do que ela percebe como seu propósito de vida pode causar um desconforto intenso. Qualquer uma dessas variáveis identificadas, além de uma miríade de outras condições ou demandas, provavelmente compromete o enfrentamento, e a falta dessas habilidades efetivas, com frequência, é uma causa de estresse adicional para a pessoa. Quando passam por sofrimento prolongado e inconsolável, as pessoas frequentemente desenvolvem uma doença relacionada com o estresse. Os enfermeiros têm as habilidades para ajudá-las a modificar suas circunstâncias geradoras de angústia e administrar suas respostas ao estresse, como discutido mais adiante neste capítulo.

Respostas psicológicas ao estresse

Depois do reconhecimento de um estressor, a pessoa reage consciente ou inconscientemente para lidar com a situação. Isso é denominado *processo mediador*. Uma teoria desenvolvida por Lazarus (1991) enfatiza a avaliação cognitiva e o enfrentamento como mediadores importantes do estresse. Avaliação e enfrentamento são influenciados por variáveis antecedentes, incluindo os recursos internos e externos do indivíduo.

Avaliação do evento estressor

A avaliação cognitiva (Lazarus, 1991; Lazarus & Folkman, 1984) é um processo pelo qual um evento é avaliado em relação ao que está em risco (avaliação primária) e o que poderia ser feito (avaliação secundária). O que uma pessoa percebe como risco é influenciado pelos seus objetivos, compromissos ou motivações pessoais. Os fatores importantes incluem a importância ou a relevância do evento para a pessoa, se o evento entra em conflito com o que a pessoa quer ou deseja e se a situação ameaça o senso de força e a identidade do ego da própria pessoa.

A avaliação primária resulta na identificação da situação como não estressante ou estressante. A avaliação secundária diz respeito ao que poderia e pode ser feito sobre a situação. Pode ocorrer uma reavaliação – uma mudança de opinião com base em novas informações. O processo de avaliação não é necessariamente sequencial; as avaliações primária e secundária e a reavaliação podem ocorrer simultaneamente.

O processo de avaliação contribui para o desenvolvimento de uma emoção. As emoções negativas como o medo e a raiva acompanham as avaliações de perigo/perda, e as emoções positivas acompanham o desafio. Além dos componentes ou das sensações subjetivas que acompanham uma emoção específica, cada emoção também inclui uma tendência a agir de determinado modo. Por exemplo, estudantes despreparados podem considerar um teste-surpresa como uma ameaça. Eles podem sentir medo, raiva e ressentimento e podem expressar essas emoções por meio de comportamentos ou comentários hostis.

Lazarus (1991) expandiu suas ideias iniciais sobre estresse, avaliação e enfrentamento em um modelo mais complexo, relacionando emoção e adaptação. Ele chamou esse modelo de "uma teoria cognitivo-motivacional-relacional", referindo-se ao termo *relacional* como "um foco na negociação com um mundo físico e social" (p. 13). Uma teoria de emoção foi proposta como a ponte que conecta psicologia, fisiologia e sociologia: "mais do que qualquer outra arena do pensamento psicológico, a emoção é um conceito integrativo e organísmico que engloba o estresse psicológico e o enfrentamento em si, e unifica motivação, cognição e adaptação em uma configuração complexa" (p. 40).

Enfrentamento do evento estressor

O **enfrentamento** consiste nos esforços cognitivos e comportamentais empregados para o manejo das demandas internas ou externas específicas que consomem os recursos individuais e que podem ter foco na emoção ou no problema. O enfrentamento com foco na emoção procura fazer com que a pessoa se sinta melhor, diminuindo o estresse emocional. O enfrentamento com foco no problema busca realizar mudanças diretas no ambiente de modo que a situação possa ser administrada mais efetivamente. Ambos os tipos de enfrentamento ocorrem, em geral, em uma situação estressante. Mesmo se a situação for vista como desafiadora ou benéfica, podem ser necessários esforços de enfrentamento para desenvolver e sustentar o desafio, ou seja, para manter os benefícios positivos do desafio e afastar quaisquer ameaças. Em situações perigosas ou ameaçadoras, o enfrentamento bem-sucedido reduz ou elimina a fonte de estresse e alivia a emoção provocada.

Avaliação e enfrentamento são influenciados por características internas como saúde, energia, sistemas pessoais de crença, compromissos ou objetivos de vida, autoestima, controle, domínio, conhecimento, capacidade de resolução de problemas e habilidades sociais. As características que têm sido estudadas na pesquisa em enfermagem são os estilos de vida que promovem a saúde e a resiliência (Callaghan, Fellin & Alexander, 2019; Marques, Perolta, Santos et al., 2019; Shen, 2019; Sima, Yu, Marwitz et al., 2019). A resiliência é considerada tanto um traço pessoal quanto um processo. Pesquisadores definiram resiliência como a capacidade de uma pessoa de funcionar bem em situações estressantes, como eventos traumáticos e outros tipos de situações adversas (Kim, Lin, Kim et al., 2019). Um indivíduo resiliente mantém sua flexibilidade mesmo em circunstâncias difíceis e controla as reações emocionais fortes utilizando comunicação e habilidades de solução de problemas adequadas. Os fatores que participam na elaboração da resiliência de um indivíduo são relações fortes e apoiadoras com os familiares e outros indivíduos, e o contato com pessoas que sirvam como bom exemplo. Um indivíduo resiliente sabe quando agir, quando recuar e quando contar com outras pessoas, além de quando parar para recuperar energia e nutrir o ego. Os pesquisadores observaram que o suporte positivo da resiliência é uma variável significativa e que influencia positivamente a reabilitação e a melhora global após uma experiência desafiadora ou traumática (Kok, Reed, Wickham et al., 2019; Liu, Zhou, Zhang et al., 2019; McNeil, Bartram, Cregan et al., 2019; Vaughan, Koczwara, Kemp et al., 2019).

Um estilo de vida que promove a saúde "amortece" os efeitos dos estressores. Do ponto de vista da prática da enfermagem, esse resultado – o amortecimento do efeito dos estressores – sustenta o objetivo da enfermagem da promoção da saúde. Em muitas circunstâncias, a promoção de um estilo de vida saudável é mais alcançável do que a modificação dos estressores.

Resposta fisiológica ao estresse

A resposta fisiológica a um estressor, seja ele físico, psicológico ou psicossocial, é um mecanismo protetor e adaptativo para manter o equilíbrio homeostático do corpo. Quando ocorre uma resposta ao estresse, ela ativa uma série de processos neurológicos e hormonais no cérebro e nos sistemas corporais. A duração e a intensidade do estresse podem causar efeitos tanto em curto quanto em longo prazo.

Teoria de Selye sobre adaptação

Selye (1976) desenvolveu uma teoria sobre adaptação ao estresse biológico que influenciou profundamente o estudo científico sobre o estresse.

Síndrome da adaptação geral

A teoria de Selye, denominada *síndrome da adaptação geral* (SAG), tem três fases: alarme, resistência e exaustão. Durante a fase de alarme, é ativada a **resposta simpática de luta ou fuga**, com a liberação de **catecolaminas** (*i. e.*, epinefrina, norepinefrina e dopamina) e o início da resposta do **hormônio adrenocorticotrófico (ACTH)**–córtex suprarrenal. ACTH é produzido pelo lobo anterior da hipófise (adeno-hipófise) e estimula a secreção de cortisol e de outros hormônios pelo córtex suprarrenal A reação de alarme é defensiva e anti-inflamatória, porém autolimitada. Como viver em um estado de alarme contínuo resultaria em morte, as pessoas se movem para o segundo estágio – a resistência. Durante o estágio de resistência, ocorre a adaptação ao estressor nocivo, e a atividade do cortisol aumenta ainda mais. Se a exposição ao estressor for prolongada, ocorre o terceiro estágio – a exaustão. Durante o estágio de exaustão, ocorre aumento da atividade endócrina, que tem efeitos negativos sobre os sistemas corporais (*i. e.*, sobre os sistemas circulatório, digestório e imunológico) e pode levar à morte. Os dois primeiros estágios dessa síndrome se repetem em graus diferentes ao longo de toda a vida, conforme a pessoa encontra estressores.

Selye comparou a SAG com o processo da vida. Durante a infância, ocorrem poucos encontros com o estresse para que o funcionamento adaptativo se desenvolva e as crianças são vulneráveis. Durante a vida adulta, ocorrem numerosos eventos estressores e as pessoas desenvolvem resistência ou adaptação. Nos idosos, o acúmulo de estressores e o desgaste do organismo diminuem novamente a capacidade do indivíduo de se adaptar, a resistência diminui e, por fim, ocorre a morte.

Síndrome da adaptação local

De acordo com Selye, também ocorre uma *síndrome de adaptação local*. Essa síndrome inclui a resposta inflamatória e os processos de reparo que ocorrem no local da lesão tecidual. Essa síndrome ocorre em lesões pequenas e tópicas, como na dermatite por contato. Se a lesão local for grave o bastante, também é ativada a SAG.

Selye enfatizou que o estresse é a resposta inespecífica comum a todos os estressores, independentemente de serem eles fisiológicos, psicológicos ou psicossociais. Os muitos fatores condicionadores no ambiente de cada indivíduo explicam por que demandas diferentes são experimentadas como estressoras por indivíduos diferentes. Os fatores condicionantes também contribuem para o estabelecimento de diferenças na tolerância ao estresse em pessoas diferentes: algumas pessoas desenvolvem doenças de adaptação, como hipertensão arterial e enxaquecas, enquanto outras não são afetadas.

Interpretação dos estímulos estressantes pelo cérebro

As respostas fisiológicas ao estresse são mediadas pelo cérebro por meio de uma rede complexa de mensagens químicas e elétricas. As ações neurais e hormonais que mantêm o equilíbrio homeostático são integradas pelo hipotálamo, que se encontra localizado no centro do cérebro, cercado pelo sistema límbico e pelos hemisférios cerebrais. O hipotálamo é composto de vários núcleos e integra os mecanismos do sistema nervoso autônomo que mantêm a constância química do ambiente corporal interno. Com o sistema límbico, que contém a amígdala, o hipocampo e o núcleo septal, bem como outras estruturas, o hipotálamo regula as emoções e muitos comportamentos viscerais necessários para a sobrevivência (p. ex., os atos de comer e beber, controle da temperatura, reprodução, defesa, agressão).

Cada uma das estruturas cerebrais responde de modo diferente aos estímulos. Os hemisférios cerebrais estão relacionados com as funções cognitivas dos processos de pensamento, aprendizado e memória. O sistema límbico tem conexões tanto com os hemisférios cerebrais quanto com o tronco encefálico. Além disso, o sistema de ativação reticular, uma rede de células que forma um sistema de comunicação de duas vias, se estende do tronco encefálico até o mesencéfalo e o sistema límbico. Essa rede controla o estado de alerta ou de vigília do corpo.

Na resposta ao estresse, os impulsos aferentes são carregados dos órgãos sensoriais (olhos, ouvidos, nariz, pele) e dos sensores internos (barorreceptores, quimiorreceptores) até centros nervosos no cérebro. A resposta à percepção do estresse está integrada no hipotálamo, que coordena os ajustes necessários para o retorno ao equilíbrio homeostático. O grau e a duração da resposta variam; inicialmente, há uma descarga do sistema nervoso simpático, seguida por uma descarga simpático-suprarrenomedular. Se o estresse persistir, o sistema hipotalâmico-hipofisário será ativado (Figura 5.2).

Resposta do sistema nervoso simpático

A resposta do sistema nervoso simpático é rápida e curta. A norepinefrina é liberada nas terminações nervosas em contato direto com seus órgãos finais respectivos, causando aumento na função dos órgãos vitais e um estado de excitação corporal geral (Norris, 2019). A frequência cardíaca aumenta e ocorre vasoconstrição periférica, aumentando a pressão arterial. O sangue também é desviado dos órgãos abdominais. O objetivo dessas respostas é fornecer uma perfusão melhor aos órgãos vitais (cérebro, coração, músculo esquelético). A glicose sanguínea aumenta, fornecendo uma energia mais prontamente disponível. As pupilas se dilatam e a atividade mental aumenta; existe um senso maior de consciência. A constrição dos vasos sanguíneos da pele limita os sangramentos em caso de traumatismo. A pessoa possivelmente experimentará pés frios, pele e mãos úmidas, calafrios, palpitações e uma sensação de "nó no estômago". Tipicamente, a pessoa parece tensa, com os músculos do pescoço, da parte superior das costas e dos ombros enrijecidos; a respiração pode ser rápida e rasa, com o diafragma tenso.

Resposta simpático-suprarrenomedular

Além de afetar diretamente os principais órgãos finais, o sistema nervoso simpático estimula a liberação dos hormônios epinefrina e norepinefrina na corrente sanguínea pela medula suprarrenal. Esses hormônios agem de modo similar ao sistema nervoso simpático, sustentando e prolongando suas ações. Como esses hormônios são catecolaminas, eles estimulam o sistema nervoso e produzem efeitos metabólicos que aumentam o nível sanguíneo de glicose e a taxa metabólica. O efeito das respostas simpático-suprarrenais está resumido na Tabela 5.1. Esse efeito é chamado *resposta luta ou fuga* (Norris, 2019).

Resposta hipotalâmico-hipofisária

A fase de ação mais longa da resposta fisiológica, que tende a ocorrer no estresse persistente, envolve a via hipotálamo-hipófise. O hipotálamo secreta o fator liberador de corticotrofina, que estimula a hipófise anterior a produzir ACTH, que, por sua vez, estimula o córtex suprarrenal a produzir **corticosteroides**, principalmente o cortisol (Norris, 2019). O cortisol estimula o catabolismo das proteínas, liberando aminoácidos; estimula a captação hepática de aminoácidos e sua conversão em glicose (**gliconeogênese**); além de inibir a captação de glicose (ação anti-insulínica) por muitas células corporais, mas não aquelas do cérebro e do coração (Norris, 2019). Esses efeitos metabólicos induzidos pelo cortisol fornecem ao corpo uma fonte imediata de energia durante uma situação estressante. Têm algumas implicações importantes. Por exemplo, uma pessoa diabética

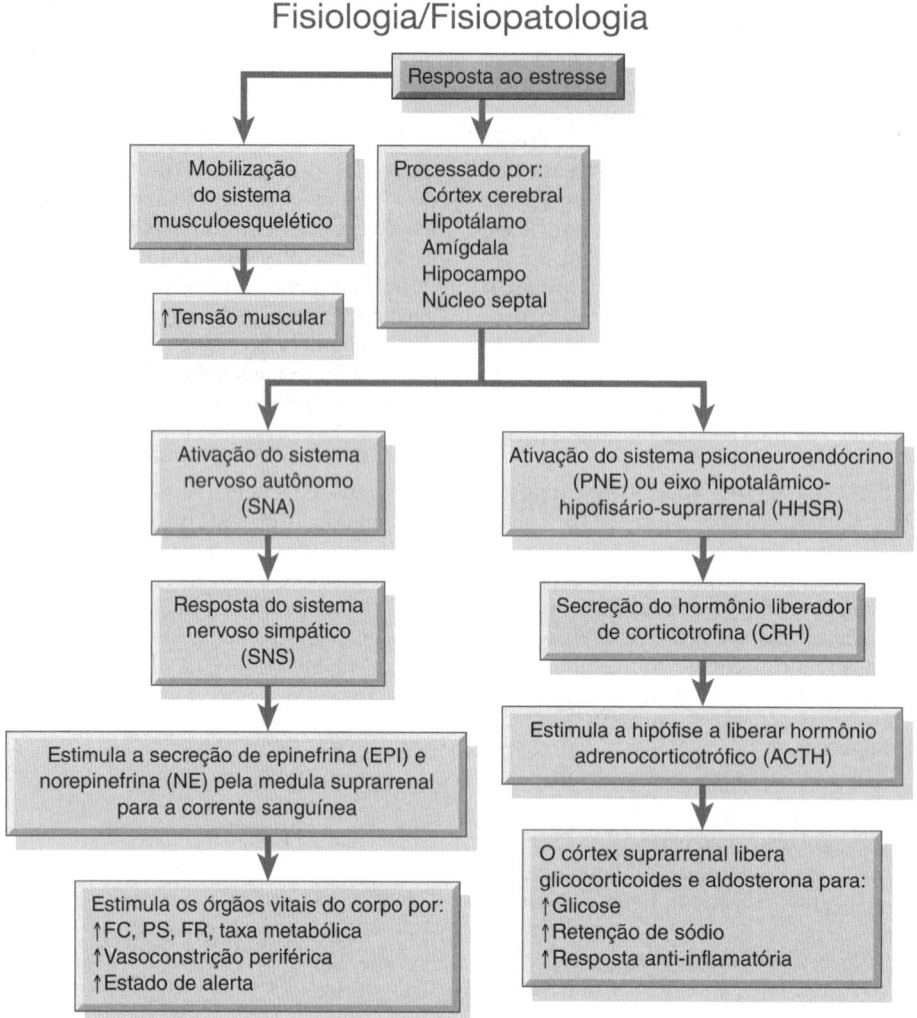

Figura 5.2 • Resposta fisiológica ao estresse. O corpo se prepara por meio da ativação cerebral do sistema nervoso autônomo e do sistema psiconeuroendócrino, comumente denominado eixo hipotalâmico-hipofisário-suprarrenal, para enfrentar o estresse.

TABELA 5.1	Reação simpático-suprarrenomedular ao estresse ou resposta luta ou fuga.	
Efeito	**Finalidade**	**Mecanismo**
Aumento da frequência cardíaca e da pressão arterial	Maior perfusão para os órgãos vitais	Aumento do débito cardíaco por causa da elevação da contratilidade miocárdica e da frequência cardíaca; aumento do retorno venoso (vasoconstrição periférica)
Aumento do nível sanguíneo de glicose	Aumento da disponibilidade de energia	Aumento da hidrólise do glicogênio hepático e muscular; aumento da hidrólise dos triglicerídios do tecido adiposo
Acuidade mental	Estado de alerta	Aumento na quantidade de sangue desviado para o cérebro em detrimento das vísceras abdominais e da pele
Pupilas dilatadas	Aumento do estado de alerta	Contração do músculo radial da íris
Aumento da tensão dos músculos esqueléticos	Disposição para a atividade, diminuição da fadiga	Excitação muscular; aumento na quantidade de sangue desviado para os músculos em detrimento das vísceras abdominais e da pele
Aumento da ventilação (pode ser rápida e curta)	Provisão de oxigênio para energia	Estimulação do centro respiratório na medula; broncodilatação
Aumento da capacidade de coagulação sanguínea	Prevenção de hemorragia na eventualidade de um traumatismo	Vasoconstrição dos vasos superficiais

Adaptada de Norris, T. L. (2019). *Porth's pathophysiology: Concepts of altered health status* (10th ed.). Philadelphia, PA: Wolters Kluwer.

sob estresse, como o que é causado por uma infecção, precisa de mais insulina do que a quantidade usual. Qualquer paciente sob estresse (p. ex., doença, cirurgia, traumatismo ou estresse psicológico prolongado) catabóliza a proteína corporal e precisa de suplementação.

As ações das catecolaminas (epinefrina e norepinefrina) e do cortisol são as mais importantes na resposta geral ao estresse. Outros hormônios que desempenham um papel são o **hormônio antidiurético (ADH)**, liberado pela neuro-hipófise, e a aldosterona, liberada pelo córtex suprarrenal. ADH e aldosterona promovem a retenção de sódio e água, o que é um mecanismo adaptativo em caso de hemorragia ou perda de líquidos pela transpiração excessiva. O hormônio antidiurético promove vasoconstrição, eleva os níveis de pressão arterial e reduz o débito urinário. Tem sido demonstrado que o ADH influencia o aprendizado e pode tornar mais fácil lidar com situações novas e ameaçadoras. A secreção de hormônio do crescimento e de glucagon estimula a captação de aminoácidos pelas células, ajudando a mobilizar os recursos energéticos. As endorfinas, que são opioides endógenos, aumentam durante o estresse e elevam o limiar para a tolerância a um estímulo doloroso. Eles também podem afetar o humor e têm sido relacionados com o chamado "barato" que os corredores de longa distância experimentam. A secreção de outros hormônios também é afetada; entretanto, sua função adaptativa é menos clara.

Resposta imunológica

O sistema imune é conectado aos sistemas neuroendócrino e autônomo. O tecido linfoide é ricamente inervado por nervos autônomos capazes de liberar uma série de neuropeptídios diferentes, que podem ter um efeito direto sobre a regulação leucocitária e a resposta inflamatória. Os hormônios neuroendócrinos liberados pelo sistema nervoso central e pelos tecidos endócrinos podem inibir ou estimular a função leucocitária. Os vários estressores que uma pessoa enfrenta podem resultar em alterações diferentes na atividade autônoma e em variações sutis na síntese de neuro-hormônios e neuropeptídios. Todas essas possíveis respostas autônomas e neuroendócrinas podem interagir para iniciar, atenuar, aumentar ou encerrar uma resposta imune.

O estudo das relações entre o sistema neuroendócrino, os sistemas nervosos central e autônomo e o sistema imune, além dos efeitos dessas relações na saúde global, é denominado *psiconeuroimunologia*. Como a percepção individual dos eventos e os estilos de enfrentamento do indivíduo determinam se, e até que grau, um evento ativa o sistema de resposta ao estresse e como a resposta ao estresse afeta a atividade imune, as percepções do indivíduo, suas ideias e pensamentos podem ter consequências neuroquímicas e imunológicas profundas. Alguns estudos já demonstraram alteração da função imune em pessoas sob estresse (Atkinson, Rodman, Thuras et al., 2019; Christensen, Flensborg-Madsen, Garde et al., 2019; Frishman, 2019; Ubel & Rosenthal, 2019). Outros estudos identificaram que certos traços de personalidade, como determinação, assertividade, compaixão, gentiliza e conscienciosidade, têm efeitos positivos sobre a saúde (Antoni & Dhabhar, 2019; Champagne, 2019; Wilson, Woody, Padin et al., 2019). Conforme as pesquisas continuam, esse campo de estudo possivelmente revelará até que grau e por quais mecanismos as pessoas podem conscientemente influenciar sua imunidade.

Respostas mal adaptativas ao estresse

A resposta ao estresse, como indicado anteriormente, facilita a adaptação a situações ameaçadoras e foi herdada do passado evolutivo humano. A resposta de luta ou fuga, por exemplo, é uma resposta antecipatória que mobilizava os recursos corporais dos nossos ancestrais para lidar com predadores e outros fatores nocivos em seus ambientes. Essa mesma mobilização surge em resposta ao estímulo emocional não relacionado com o perigo. Por exemplo, uma pessoa pode ter uma "descarga de epinefrina" quando compete por um ponto decisivo em um jogo ou quando fica excitada com o fato de comparecer a uma festa.

Quando as respostas ao estresse não são eficazes, elas são denominadas *mal adaptativas*. As respostas mal adaptativas são respostas crônicas e recorrentes ou padrões de resposta que não promovem os objetivos da adaptação. Os objetivos da adaptação são a saúde somática ou física (bem-estar ótimo); saúde psicológica ou uma sensação de bem-estar (felicidade, satisfação com a vida, ânimo) e aumento do funcionamento social, que inclui trabalho, vida social e família (relações positivas). As respostas mal adaptativas que ameaçam esses objetivos são as avaliações errôneas e o enfrentamento inadequado (Lazarus, 1991).

A frequência, a intensidade e a duração dos estímulos estressores contribuem para o desenvolvimento de emoções e padrões subsequentes de descargas neuroquímicas. Avaliando adequadamente e empregando enfrentamento apropriado, é possível antecipar e neutralizar algumas dessas situações. Por exemplo, encontros estressantes frequentes (p. ex., discórdias matrimoniais) podem ser evitados com uma comunicação melhor e a solução do problema, ou um padrão de procrastinação (p. ex., atrasar o trabalho nas tarefas) pode ser corrigido para reduzir o estresse quando os prazos se aproximam.

Os processos de enfrentamento que incluem o uso de álcool ou de drogas para reduzir o estresse aumentam o risco de doenças. Outros padrões de enfrentamento inadequados podem aumentar o risco de doenças menos diretamente. Por exemplo, pessoas que apresentam comportamentos "tipo A", incluindo impaciência, competitividade e orientação voltada para as realizações, apresentam uma abordagem agressiva da vida. Os comportamentos tipo A aumentam a liberação de catecolaminas, dos hormônios suprarrenomedulares, com seus efeitos resultantes sobre o corpo. Modos adicionais de enfrentamento inadequado incluem a negação, a evitação e o distanciamento.

Os modelos de doenças incluem frequentemente o estresse e a má adaptação como precursores. O modelo geral de doença, fundamentado na teoria de Selye, sugere que qualquer estressor dispara um estado de perturbação no equilíbrio fisiológico. Se esse estado for prolongado ou a resposta for excessiva, ele aumentará a suscetibilidade do indivíduo a contrair uma doença. Essa suscetibilidade, acoplada a uma predisposição individual (dos traços genéticos, da saúde ou da idade), leva a uma doença. Se a resposta simpático-suprarrenomedular for prolongada ou excessiva, desenvolve-se um estado de excitação crônica que pode aumentar a pressão arterial, levar a modificações ateroscleróticas e causar doença cardiovascular. Se a produção de ACTH for prolongada ou excessiva, serão vistos padrões comportamentais de abstinência e depressão. Além disso, a resposta imune diminui e podem se desenvolver infecções e tumores.

Selye (1976) propôs uma lista de distúrbios conhecidos como doenças de má adaptação: pressão arterial elevada (incluindo hipertensão durante a gestação), cardiopatia e doença dos vasos sanguíneos, doenças renais, doenças reumáticas e inflamatórias da pele e dos olhos, infecções, doenças alérgicas e hipersensibilidade, doenças nervosas e mentais, disfunção sexual, doenças digestivas, doenças metabólicas e câncer. A pesquisa continua em relação às complexas conexões entre estresse, enfrentamento (adaptativo e mal adaptativo) e doença (Torkzadeh, Danesh, Mirbagher et al., 2019; Tormohlen, Tobin & Latkin, 2019).

Indicadores de estresse

Os indicadores de estresse e a resposta ao estresse incluem medidas tanto subjetivas quanto objetivas. O Boxe 5.1 lista sinais e sintomas que podem ser observados diretamente ou relatados pelo indivíduo. Eles são psicológicos, fisiológicos ou comportamentais e refletem os comportamentos sociais e os processos mentais. Algumas dessas reações podem ser comportamentos de enfrentamento. Ao longo do tempo, cada pessoa tende a desenvolver um padrão característico de comportamento durante o estresse para alertar que o sistema não está em equilíbrio.

As medidas laboratoriais dos indicadores de estresse ajudaram no entendimento desse processo complexo. As análises sanguíneas e urinárias podem ser utilizadas para mostrar alterações nos níveis hormonais e nos produtos metabólicos dos hormônios. Os níveis sanguíneos de catecolaminas, corticosteroides, ACTH e eosinófilos são medidas confiáveis de estresse. Os níveis séricos de colesterol e de ácidos graxos livres podem ser utilizados para medir o estresse. Desconforto provoca aumento dos níveis dos hormônios suprarrenais, inclusive cortisol e aldosterona, que pode resultar em níveis séricos elevados de colesterol. Tanto o estresse físico quanto o psicológico podem disparar um aumento nos níveis de colesterol. Além disso, os resultados dos ensaios de imunoglobulinas aumentam quando uma pessoa é exposta a vários estressores, especialmente a infecções e condições de imunodeficiência.

Além dos exames laboratoriais, os pesquisadores também desenvolveram questionários para identificar e medir os estressores, o estresse e as estratégias de enfrentamento. O trabalho de Rice (2012) inclui uma compilação de informações obtidas a partir das pesquisas sobre estresse, enfrentamento e saúde, e inclui alguns desses questionários.

ESTRESSE EM NÍVEL CELULAR

As células existem em um *continuum* de função e estrutura, variando desde a célula normal até a célula adaptada, a célula lesionada ou doente, até a célula morta (Figura 5.3). As mudanças de um estado para outro podem ocorrer com rapidez e podem não ser prontamente detectáveis porque nenhum dos estados apresenta limites definidos, e a doença representa a perturbação dos processos normais. As alterações mais precoces ocorrem em nível molecular ou subcelular e não são perceptíveis até que as funções ou estruturas em equilíbrio sejam alteradas. Com a lesão celular, algumas alterações podem ser reversíveis; em outros casos, as lesões são letais. Por exemplo, o bronzeamento da pele é uma resposta morfológica adaptativa à exposição aos raios solares. Entretanto, se a exposição for contínua, ocorrem queimadura e lesão e algumas células podem morrer, como evidenciado pela descamação ("descascar").

Células e tecidos diferentes respondem aos estímulos com padrões e taxas de resposta diferentes, e algumas células são mais vulneráveis a um tipo de estímulo ou estressor do que outras. A célula envolvida, sua capacidade de se adaptar e seu estado fisiológico são determinantes para a resposta. Por exemplo, as células do músculo cardíaco respondem à **hipoxia** (oxigenação celular inadequada) mais rapidamente do que as células do músculo liso.

Outros determinantes da resposta celular são o tipo ou natureza do estímulo, sua duração e intensidade. Por exemplo, os neurônios que controlam a respiração podem desenvolver

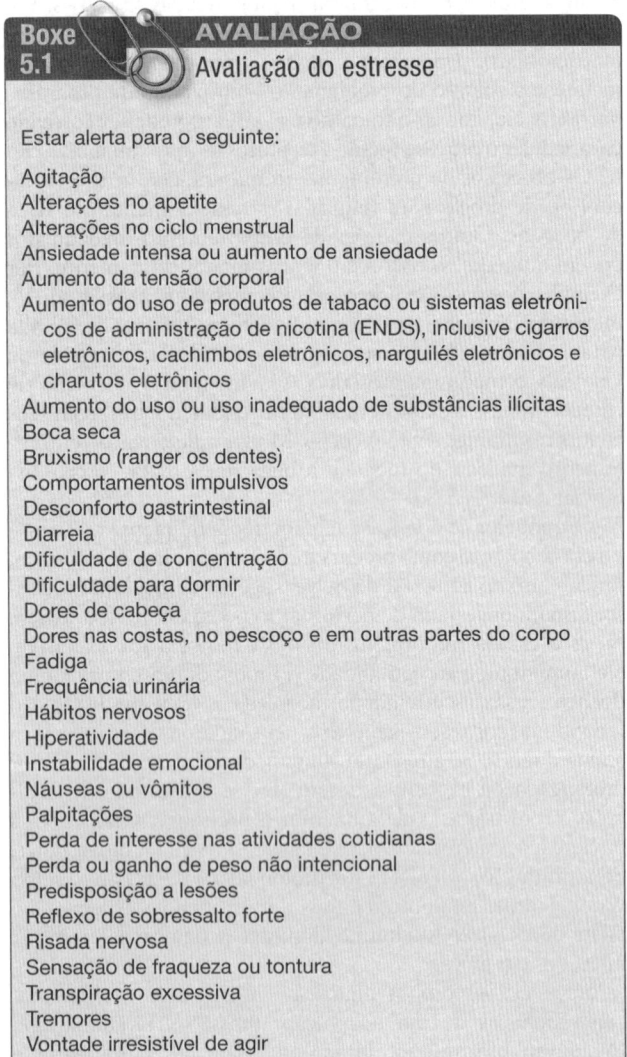

Adaptado de Rice, V. H. (Ed.). (2012). *Handbook of stress, coping, and health: Implications for theory, research, and practice* (2nd ed.). Thousand Oaks, CA: Sage; Selye, H. (1976). *The stress of life*, Rev. ed. New York: McGraw-Hill.

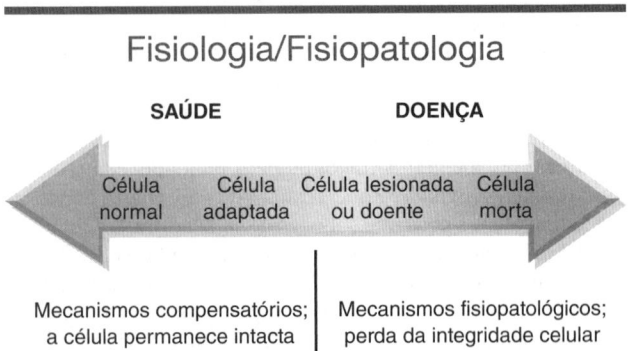

Figura 5.3 • A célula em um *continuum* de função e estrutura. As alterações na célula não são facilmente discernidas como o diagrama mostra, e o ponto em que a compensação não ocorre e começa a fisiopatologia não é claramente definido.

uma tolerância a quantidades pequenas e regulares de barbitúricos; entretanto, uma dose grande pode resultar em depressão respiratória e morte.

Controle do equilíbrio dinâmico

O conceito da existência da célula em um *continuum* de função e estrutura inclui a relação da célula com mecanismos compensatórios, que ocorrem continuamente no corpo para manter o equilíbrio dinâmico. Os processos compensatórios são regulados principalmente pelo sistema nervoso autônomo e pelo sistema endócrino, cujo controle é alcançado por meio do *feedback* negativo.

Feedback *negativo*

Os mecanismos de *feedback* (retroalimentação) negativo em todo o corpo monitoram o ambiente interno e restauram a homeostasia quando as condições se desviam da faixa normal. Esses mecanismos percebem os desvios de um ponto ou de uma faixa de adaptabilidade predeterminada e disparam uma resposta para anular esse desvio. As funções reguladas por meio desses mecanismos compensatórios incluem a pressão arterial, o equilíbrio ácido-básico, o nível de glicose sanguínea, a temperatura corporal e o equilíbrio hidreletrolítico.

A maior parte dos sistemas de controle do corpo humano é integrada pelo cérebro com retroalimentação dos sistemas nervoso e endócrino. As atividades de controle envolvem a detecção de desvios do ponto de referência predeterminado e o estímulo de respostas compensatórias nos músculos e glândulas corporais. Os principais órgãos afetados são o coração, os pulmões, os rins, o fígado, o sistema digestório e a pele. Quando estimulados, esses órgãos alteram sua taxa de atividade ou a quantidade de secreções que produzem. Por causa disso, esses órgãos são considerados "*órgãos de homeostasia ou de ajuste*" (Norris, 2019).

Além das respostas influenciadas pelos sistemas nervoso e endócrino, ocorrem respostas locais que consistem em pequenas alças de retroalimentação em um grupo de células ou tecidos. Essas células detectam uma mudança em seu ambiente imediato e iniciam uma ação para contrabalançar esse efeito. Por exemplo, o acúmulo de ácido láctico em um músculo que se exercitou estimula a dilatação de vasos sanguíneos na área para aumentar o fluxo sanguíneo e melhorar a chegada de oxigênio e a remoção dos produtos metabólicos.

O resultado líquido das alças de retroalimentação negativa é a homeostasia. Um equilíbrio dinâmico é alcançado pela ação contínua e variável dos órgãos envolvidos na realização dos ajustes e pela troca contínua de substâncias químicas entre as células, o líquido intersticial e o sangue. Por exemplo, um aumento na concentração de dióxido de carbono (CO_2) no líquido extracelular leva a um aumento na ventilação pulmonar, o que diminui o nível de CO_2. Em nível celular, o aumento de CO_2 aumenta a concentração do íon hidrogênio no sangue. Isso é detectado por receptores quimiossensíveis bulbares no centro de controle respiratório no encéfalo. Os quimiorreceptores estimulam, então, incremento na taxa de disparo dos neurônios que inervam o diafragma e os músculos intercostais, o que aumenta a taxa respiratória. O excesso de CO_2 é exalado, a concentração do íon hidrogênio retorna ao normal e os neurônios quimicamente sensíveis não são mais estimulados (Norris, 2019).

Feedback *positivo*

O *feedback* (retroalimentação) positivo, outro tipo de mecanismo de *feedback*, perpetua a cadeia de eventos disparados pelo distúrbio original em vez de compensá-la. Conforme o sistema se torna mais desequilibrado, ocorrem distúrbio e desintegração. Existem algumas exceções; a coagulação sanguínea nos seres humanos, por exemplo, é um mecanismo de *feedback* positivo importante.

Adaptação celular

As células são unidades complexas que respondem de modo dinâmico às demandas e aos estresses variáveis da vida cotidiana. Elas apresentam uma função de manutenção e uma função especializada. A função de manutenção se refere às atividades que a célula realiza em relação a si mesma; as funções especializadas são aquelas que a célula realiza em relação aos tecidos e órgãos aos quais ela pertence. As células individuais podem parar de funcionar sem representar uma ameaça ao organismo. Entretanto, conforme a quantidade de células mortas aumenta, as funções especializadas dos tecidos se alteram, e a saúde é ameaçada.

As células podem se adaptar ao estresse ambiental por meio de mudanças estruturais e funcionais. Algumas dessas adaptações incluem atrofia, hipertrofia, hiperplasia, metaplasia e displasia celulares. Essas adaptações refletem mudanças na célula normal em resposta ao estresse (Figura 5.4A). Se o estresse não cessar, poderão ocorrer lesão e morte celulares.

A **atrofia** pode ser consequência de uma doença, da diminuição do uso, da diminuição do suprimento sanguíneo, da perda da inervação ou da nutrição inadequada. A falta de uso de uma parte corporal está frequentemente associada ao processo de envelhecimento e à imobilização. O tamanho das células e do órgão diminui (Figura 5.4B); as principais estruturas afetadas são os músculos esqueléticos, os órgãos sexuais secundários, o coração e o cérebro.

Atrofia e **hipertrofia** levam a mudanças no tamanho das células (Figura 5.4C) e, assim, no tamanho dos órgãos que elas formam. A hipertrofia compensatória é o resultado do aumento da massa muscular e ocorre frequentemente nos músculos esquelético e cardíaco que passam por aumentos prolongados na carga de trabalho. Um exemplo são os músculos delineados de um atleta.

A **hiperplasia** é um aumento na quantidade de novas células em um órgão ou tecido (Figura 5.4D). Conforme as células se multiplicam e estão sujeitas a um aumento de estímulo, a massa tecidual aumenta. Essa resposta mitótica (mudança que ocorre com mitose) é reversível quando o estímulo é removido. Isso distingue a hiperplasia da neoplasia ou do crescimento maligno, que continua mesmo após a remoção do estímulo. A hiperplasia pode ser induzida por hormônios. Um exemplo é o aumento do tamanho da glândula tireoide, causado pelo hormônio estimulador da tireoide (secretado pela glândula hipófise) quando ocorre déficit de hormônio tireoidiano.

A **metaplasia** é uma transformação celular em que ocorre a conversão de um tipo celular maduro em outro tipo celular (Figura 5.4E). Essa transformação tem função protetora, porque células menos transformadas são mais resistentes ao estresse que estimulou a mudança. Por exemplo, o epitélio colunar ciliado que reveste os brônquios de fumantes é substituído por epitélio escamoso. As células escamosas podem sobreviver; entretanto, a perda dos cílios e do muco protetor pode ter consequências prejudiciais.

A **displasia** é um crescimento celular anormal que ocorre em células diferentes no tamanho, no formato ou na disposição em relação às outras células do mesmo tipo tecidual (Figura 5.4F). As células displásicas apresentam tendência a se tornarem malignas; displasia é observada frequentemente

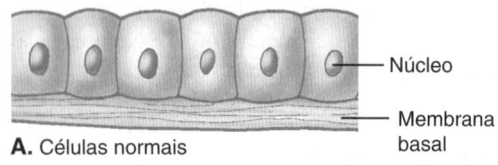
A. Células normais — Núcleo, Membrana basal

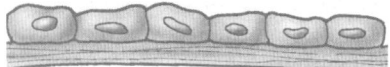
B. Células que sofreram atrofia

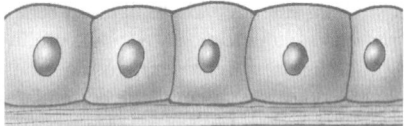
C. Células que sofreram hipertrofia

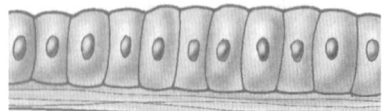
D. Hiperplasia no nível celular

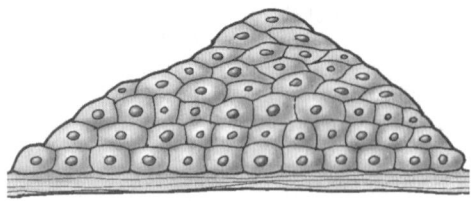
E. Metaplasia no nível celular

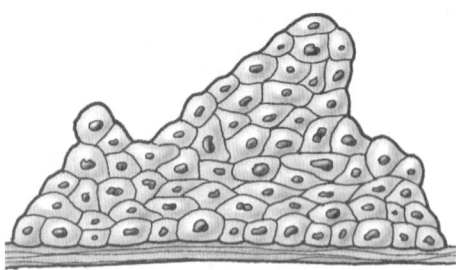
F. Displasia no nível celular

Figura 5.4 • Adaptação no nível celular. Adaptada com permissão de Stewart J, Anatomical Chart Company. *Atlas of pathophysiology* (4th ed., p. 5). Wolters Kluwer Health, Inc., 2017.

nas células epiteliais nos brônquios de tabagistas ou usuários de sistemas eletrônicos de administração de nicotina (ENDS, do inglês *electronic nicotine delivery systems*), inclusive cigarros eletrônicos, cachimbos eletrônicos, narguilés eletrônicos e charutos eletrônicos.

Lesão celular

Lesão é definida como um distúrbio na regulação do equilíbrio dinâmico. Qualquer estressor que altere a capacidade da célula ou do sistema de manter o equilíbrio ótimo de seus processos de ajuste leva a uma lesão. Ocorrem, então, danos estruturais e funcionais, que podem ser reversíveis (possibilitando a recuperação) ou irreversíveis (causando incapacidade ou morte). Os ajustes homeostáticos estão relacionados com pequenas alterações nos sistemas corporais. Com as mudanças adaptativas, ocorre a compensação e pode ser alcançado um novo equilíbrio dinâmico. Com a lesão, a regulação do equilíbrio dinâmico é perdida e ocorrem mudanças no funcionamento.

As causas de distúrbio e lesão no sistema (celular, tecidual, orgânico, corporal) podem surgir do ambiente interno ou do externo (Figura 5.5) e podem incluir hipoxia, desequilíbrios nutricionais, agentes físicos, agentes químicos, agentes infecciosos, mecanismos imunológicos e defeitos genéticos. As causas mais comuns são hipoxia (deficiência de oxigênio), lesão química e agentes infecciosos. Além disso, a existência de uma lesão torna o sistema mais suscetível a agentes infecciosos. Por exemplo, déficits de oxigenação e nutricionais tornam o sistema vulnerável a agentes infecciosos. Esses agentes danificam ou destroem a integridade da membrana celular (necessária para o equilíbrio iônico), bem como a capacidade da célula de:

- Transformar energia (respiração aeróbica, produção de trifosfato de adenosina)
- Sintetizar enzimas e outras proteínas necessárias
- Crescer e se reproduzir (integridade genética).

Hipoxia

A hipoxia interfere na capacidade da célula de transformar energia. A hipoxia pode ser causada pela diminuição da irrigação sanguínea em uma área, pela diminuição da capacidade sanguínea de carregar oxigênio (diminuição de hemoglobina), por um problema de ventilação-perfusão ou respiratório que reduza a quantidade de oxigênio arterial disponível ou por um problema no sistema enzimático celular que a torne incapaz de utilizar oxigênio.

A causa mais comum da hipoxia é a isquemia, ou déficit de irrigação sanguínea. A isquemia é vista comumente na lesão das células miocárdicas em que o fluxo sanguíneo arterial diminui por causa do estreitamento aterosclerótico dos vasos sanguíneos. A isquemia também pode ser resultante de

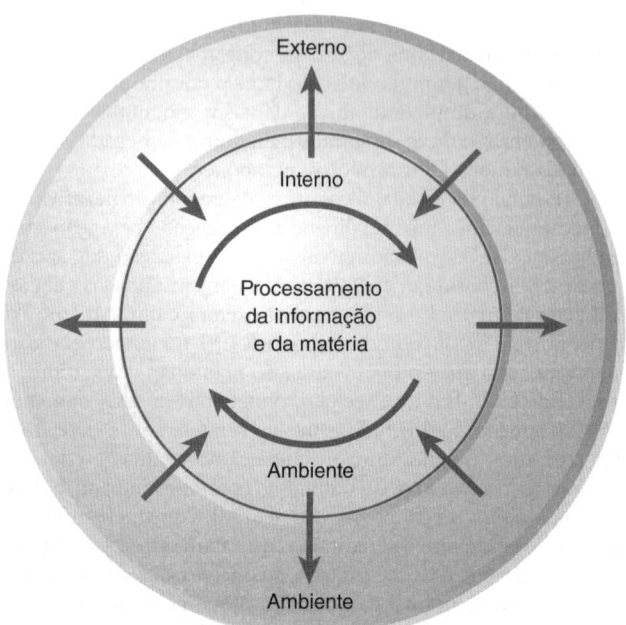

Figura 5.5 • Influências que levam a um distúrbio podem surgir dos ambientes interno e externo do sistema. Excessos ou déficits de informação e de matéria podem ocorrer ou pode haver regulação defeituosa do processamento.

coágulos intravasculares (trombos ou êmbolos) que podem se formar e interferir na irrigação sanguínea. As tromboembolias são causas comuns de doenças vasculares cerebrais (ou encefálicas). O período em que tecidos diferentes podem sobreviver sem oxigênio varia. Por exemplo, as células cerebrais sucumbem mais frequentemente entre 3 e 6 minutos. Se a condição que leva à hipoxia for lenta e progressiva, poderá se desenvolver uma circulação colateral, fornecendo sangue por outros vasos sanguíneos na área. Entretanto, esse mecanismo não é altamente confiável.

Desequilíbrio nutricional

O desequilíbrio nutricional se refere ao déficit relativo ou absoluto ou ao excesso de um ou mais nutrientes essenciais. Isso pode se manifestar como subnutrição (consumo inadequado de comida ou calorias) ou supernutrição (excesso calórico). Os excessos calóricos até o ponto da obesidade sobrecarregam as células do corpo com lipídios. Por causa da maior demanda de energia para a manutenção do tecido extra, a obesidade sobrecarrega o corpo e tem sido associada ao desenvolvimento de doenças, especialmente pulmonares e cardiovasculares, bem como diversos tipos de câncer (ver mais sobre obesidade no Capítulo 42).

Déficits específicos surgem quando há carência de um nutriente essencial ou quando existe desequilíbrio de nutrientes. Os déficits de proteína e as avitaminoses (déficits de vitaminas) são exemplos típicos. Pode ocorrer déficit energético, levando à lesão celular se houver glicose insuficiente ou oxigênio insuficiente para transformar a glicose em energia. A falta de insulina, ou a incapacidade de utilizá-la, também pode evitar que a glicose entre na célula a partir da corrente sanguínea. Isso ocorre no diabetes melito, um distúrbio metabólico que pode levar a déficit nutricional e a uma série de complicações de curto e longo prazos que ameaçam a vida (ver mais sobre diabetes melito no Capítulo 46).

Agentes físicos

Os agentes físicos, incluindo temperaturas extremas, radiação, choque elétrico e traumatismo mecânico, podem causar lesões às células ou a todo o corpo. A duração da exposição e a intensidade do estressor determinam a gravidade da lesão.

Temperatura

Quando a temperatura de uma pessoa se eleva, ocorre hipermetabolismo, e a taxa respiratória, a frequência cardíaca e a taxa metabólica basal aumentam. Na febre induzida por infecções, o termostato hipotalâmico pode ser redefinido em temperaturas mais altas e, então, retornar ao normal quando a febre diminuir. O aumento na temperatura corporal é alcançado por meio de mecanismos fisiológicos. Temperaturas corporais acima de 41°C indicam hipertermia, porque a função fisiológica do centro termorregulatório colapsa e a temperatura se eleva (Norris, 2019). Essa condição fisiológica ocorre em pessoas que passaram por insolação. Eventualmente, a temperatura alta promove a coagulação das proteínas celulares e as células morrem.

A resposta local a uma lesão por queimadura é semelhante. Ocorre aumento da atividade metabólica e, conforme o calor aumenta, as proteínas coagulam e os sistemas enzimáticos são destruídos. Em situações extremas, ocorre carbonização. Ver o Capítulo 57 para mais informações sobre as lesões por queimadura.

Temperatura ambiental extremamente baixa (frio) provoca vasoconstrição. O fluxo sanguíneo torna-se mais lento e se formam coágulos, causando lesões isquêmicas nos tecidos envolvidos. Em temperaturas ainda mais baixas, podem se formar cristais de gelo e as células podem se romper.

Radiação e choque elétrico

A radiação é utilizada para o diagnóstico e o tratamento de doenças. As formas ionizantes da radiação podem causar lesões por causa de sua ação destrutiva. A radiação diminui a resposta inflamatória protetora da célula, criando um ambiente favorável para infecções oportunistas. O choque elétrico causa queimaduras como resultado do calor produzido quando a corrente elétrica atravessa o corpo. Também pode estimular os nervos de modo anormal, levando, por exemplo, à fibrilação do coração.

Traumatismo mecânico

O traumatismo mecânico pode resultar em lesões que rompem as células e os tecidos do corpo. A gravidade da ferida, o volume de sangue perdido e a extensão da lesão nervosa são fatores significantes para a determinação do grau da lesão.

Agentes químicos

As lesões químicas são causadas por venenos, como a água sanitária, que exercem ação corrosiva no tecido epitelial, ou por metais pesados, como mercúrio, arsênico e chumbo, cada um com sua própria ação destrutiva. Muitos outros agentes químicos são tóxicos em determinadas quantidades, em certas pessoas e em tecidos específicos. Por exemplo, a secreção excessiva de ácido clorídrico pode danificar o revestimento do estômago; quantidades grandes de glicose podem causar desvios osmóticos, afetando o equilíbrio hidreletrolítico, e muita insulina pode provocar a queda dos níveis sanguíneos de glicose abaixo do normal (hipoglicemia), levando ao coma.

Fármacos, incluindo os medicamentos prescritos, também podem causar envenenamento químico. Algumas pessoas são menos tolerantes a medicamentos do que outras e podem manifestar reações tóxicas a doses comumente prescritas. O envelhecimento tende a diminuir a tolerância aos medicamentos. A polifarmácia (a ingestão de muitos medicamentos de uma vez só) ocorre frequentemente em idosos, e os efeitos não previstos das interações medicamentosas resultantes podem causar lesões.

O álcool etílico (etanol) também é um irritante químico. No corpo, é hidrolisado em acetaldeído, que tem um efeito tóxico direto sobre as células do fígado, causando várias anomalias hepáticas, inclusive cirrose nas pessoas suscetíveis. A função problemática do hepatócito leva a complicações em outros órgãos do corpo.

Agentes infecciosos

Os agentes biológicos conhecidos por causarem doenças nos seres humanos são vírus, bactérias, riquétsias, micoplasmas, fungos, protozoários e nematódeos. A gravidade da doença infecciosa depende da quantidade de microrganismos que entram no corpo, de sua virulência e das defesas do hospedeiro (p. ex., saúde, idade, resposta imune; ver discussão mais detalhada sobre doenças infecciosas no Capítulo 66).

Uma infecção ocorre quando o agente infeccioso vive, cresce e se multiplica nos tecidos e é capaz de superar as defesas normais do corpo. Algumas bactérias, como os agentes causais do tétano e da difteria, produzem exotoxinas que circulam e causam lesão celular. Outras, como as bactérias gram-negativas, produzem endotoxinas quando morrem. Os bacilos tuberculosos induzem uma reação imune.

Os vírus estão entre os menores microrganismos vivos conhecidos e sobrevivem como parasitas das células vivas que invadem. Eles infectam células específicas. Por meio de mecanismos complexos, os vírus se replicam nas células e, então, invadem outras células, onde continuam a se replicar. Conforme o corpo prepara uma resposta imunológica para eliminar os vírus, as células que os hospedam podem ser danificadas durante o processo. Tipicamente, uma resposta inflamatória e uma reação imune são as respostas fisiológicas do corpo à infecção viral.

Distúrbios nas respostas imunes

O sistema imune é muito complexo, e seu objetivo é defender o corpo de invasão por qualquer objeto ou tipo celular estranho, como células cancerosas. Esse é um mecanismo homeostático; entretanto, como outros processos de ajuste, ele pode se tornar desordenado e resultar em lesão celular. A resposta imune detecta corpos estranhos distinguindo-os de substâncias diferentes das substâncias do próprio corpo e destruindo as entidades que não pertencem ao próprio corpo. A entrada de um antígeno (substância estranha) no corpo evoca a produção de anticorpos que atacam e destroem o antígeno (reação antígeno-anticorpo).

O sistema imune pode funcionar normalmente, ou pode ser hipoativo ou hiperativo. Quando é hipoativo, ocorrem doenças de imunodeficiência; quando é hiperativo, ocorrem distúrbios de hipersensibilidade. Um distúrbio no sistema imunológico pode resultar em lesões nos tecidos do próprio corpo. Esses distúrbios são denominados doenças autoimunes (ver Parte 7).

Distúrbios genéticos

Existe um grande interesse nos defeitos genéticos como causas de doenças e modificadores da estrutura genética. Muitos desses defeitos produzem mutações que não têm efeito reconhecível, como a falta de uma única enzima; outros contribuem para anomalias congênitas mais óbvias, como a síndrome de Down (para informações adicionais sobre genética, ver Capítulo 6).

Resposta celular à lesão: inflamação

As células ou tecidos do corpo podem ser lesionados ou mortos por qualquer um dos agentes (físicos, químicos e infecciosos) descritos anteriormente. Quando isso acontece, uma resposta inflamatória (inflamação) ocorre naturalmente nos tecidos saudáveis adjacentes ao local da lesão. A **inflamação** é uma reação localizada cuja finalidade é neutralizar, controlar ou eliminar o agente agressor para preparar o local atingido para o reparo. Ela é uma resposta inespecífica (não depende de uma causa particular), cujo objetivo é a realização de uma função protetora. Por exemplo, a inflamação pode ser observada no local da picada de uma abelha, na garganta que dói, em uma incisão cirúrgica e no local de uma queimadura. A inflamação também ocorre em eventos de lesão celular, como acidente vascular encefálico, na trombose venosa profunda e no infarto do miocárdio.

Inflamação não é o mesmo que infecção. Um agente infeccioso é apenas um dos vários agentes que podem deflagrar uma resposta inflamatória. Independentemente da causa, ocorre uma sequência de eventos no local da resposta inflamatória. Essa sequência envolve alterações na microcirculação, incluindo vasodilatação, aumento da permeabilidade vascular e infiltração celular leucocitária (Figura 5.6). Conforme essas

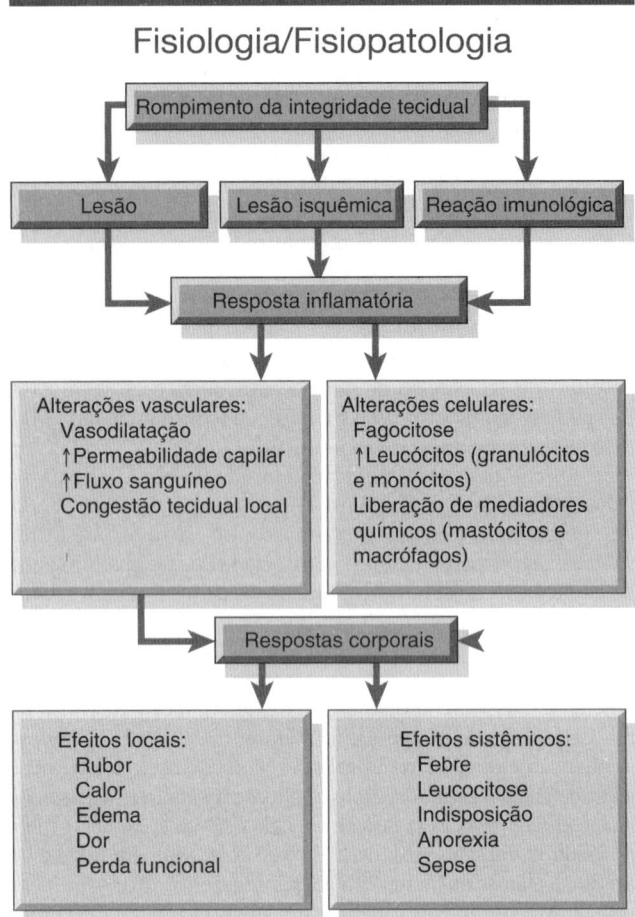

Figura 5.6 • Resposta inflamatória. Fonte: Norris, T. L. (2019). *Porth's pathophysiology: Concepts of altered health status* (10th ed.). Philadelphia, PA: Wolters Kluwer.

mudanças ocorrem, são produzidos os cinco sinais cardinais da inflamação: rubor, calor, edema, dor e perda de função (Norris, 2019).

A vasoconstrição transiente que ocorre logo após a lesão é seguida por vasodilatação e por aumento do fluxo sanguíneo pela microcirculação na área da lesão tecidual. O resultado é calor e vermelhidão locais. Em seguida, a estrutura do sistema microvascular se modifica para acomodar o movimento das proteínas plasmáticas do sangue para os tecidos. Após esse aumento na permeabilidade vascular, o líquido plasmático (incluindo proteínas e solutos) extravasa para os tecidos inflamados, produzindo edema. Os leucócitos migram através do endotélio e se acumulam no tecido no local da lesão. A dor que ocorre é atribuída à pressão do líquido ou do edema nas terminações nervosas e à irritação dessas terminações pelos mediadores químicos liberados no local. A bradicinina é um dos mediadores químicos suspeitos de causarem dor. A perda funcional está relacionada possivelmente com a dor e o edema; entretanto, o mecanismo exato não é completamente conhecido.

Conforme o fluxo sanguíneo aumenta e o líquido extravasa para os tecidos vizinhos, os elementos celulares (hemácias, leucócitos e plaquetas) permanecem no sangue, fazendo com que ele se torne mais viscoso. Os leucócitos contidos nos vasos saem e migram para o local da lesão para englobar os microrganismos prejudiciais e remover os resíduos celulares em um processo denominado *fagocitose*. O fibrinogênio no líquido plasmático extravasado coagula, produzindo fibrina para a formação de coágulo, que funciona como uma parede para isolar a área lesionada e evitar que a infecção se espalhe.

Mediadores químicos da inflamação

A lesão inicia a resposta inflamatória; entretanto, substâncias químicas liberadas no local induzem alterações vasculares. Entre essas substâncias se destacam a histamina e as cininas. A histamina é encontrada em muitos tecidos do corpo, porém concentra-se nos mastócitos. Ela é liberada quando ocorre lesão e é responsável pelas modificações iniciais na vasodilatação e na permeabilidade vascular. As cininas causam vasodilatação e aumentam a permeabilidade vascular, além de atraírem neutrófilos para a área. As prostaglandinas – outro grupo de substâncias químicas – também podem causar aumento da permeabilidade vascular (Norris, 2019).

Resposta sistêmica à inflamação

A resposta inflamatória frequentemente é confinada ao local, causando apenas sintomas e sinais locais. Entretanto, também podem ocorrer respostas sistêmicas. A febre é o sinal mais comum de uma resposta sistêmica a uma lesão e é causada principalmente por pirógenos endógenos (substâncias internas que causam febre) liberados por neutrófilos e macrófagos (tipos especializados de leucócitos). Essas substâncias reajustam o termostato hipotalâmico, que controla a temperatura corporal, e causam febre. Pode ocorrer leucocitose, um aumento na síntese e liberação de neutrófilos a partir da medula óssea, aumentando a capacidade do corpo de combater a infecção. Durante esse processo, desenvolvem-se sintomas gerais, inespecíficos, incluindo indisposição, perda de apetite, dor e fraqueza.

Tipos de inflamação

A inflamação é categorizada principalmente por sua duração e pelo tipo de exsudato produzido. Ela é categorizada com mais frequência como aguda ou crônica. A inflamação aguda é caracterizada por alterações vasculares e de exsudato locais descritas anteriormente e, em geral, dura menos de 2 semanas. Uma resposta inflamatória aguda é imediata e tem função protetora. Após a remoção do agente causador, a inflamação diminui e ocorre a resolução, com o retorno à estrutura e à função normais ou próximas do normal.

A inflamação crônica se desenvolve se o agente que causa a lesão permanecer e a resposta aguda se perpetuar. Os sintomas permanecem por muitos meses ou anos. A inflamação crônica também pode começar de modo insidioso e nunca apresentar uma fase aguda. A resposta crônica não tem função benéfica e protetora; ao contrário, é debilitante e pode exercer efeitos prolongados. Conforme a inflamação se torna crônica, ocorrem modificações no local da lesão e a natureza do exsudato se torna proliferativa. Começa um ciclo de infiltração celular, necrose e fibrose, com reparo e clivagem ocorrendo simultaneamente. Pode ocorrer fibrose considerável, resultando em lesão tecidual permanente.

Reparo celular

O processo reparador começa aproximadamente ao mesmo tempo que a lesão. A reparação ocorre após a remoção dos resíduos inflamatórios. A reparação pode ocorrer por regeneração, em que o defeito é gradualmente reparado pela proliferação do mesmo tipo de célula que foi destruída, ou por troca, em que as células de outro tipo, em geral do tecido conjuntivo, preenchem o defeito tecidual, resultando em formação de cicatriz.

Regeneração

A capacidade das células de se regenerar depende se elas são lábeis, permanentes ou estáveis. As células lábeis se multiplicam constantemente para repor as células gastas pelos processos fisiológicos normais; essa categoria inclui as células epiteliais da pele e aquelas que revestem o trato gastrintestinal. As células permanentes incluem os neurônios – os corpos das células nervosas, não seus axônios. A destruição dos neurônios é permanente; entretanto, os axônios podem se regenerar. Para que a atividade normal retorne, é essencial que a regeneração tecidual obedeça a um padrão funcional, especialmente no crescimento de vários axônios. As células estáveis em alguns sistemas orgânicos têm a capacidade latente de se regenerar. Em processos fisiológicos normais, elas não são perdidas e não precisam ser repostas; se forem danificadas ou destruídas, são capazes de se regenerar. Alguns exemplos incluem as células funcionais dos rins, do fígado e do pâncreas. As células de outros órgãos, como o cérebro, não se regeneram.

Substituição

As condições do hospedeiro, do ambiente e a natureza e gravidade da lesão afetam os processos de inflamação, reparo e substituição. Dependendo do grau da lesão, reparo e substituição podem ocorrer por primeira ou segunda intenção. Na regeneração por primeira intenção, os limites da ferida são aproximados, como em uma lesão cirúrgica (ver Capítulo 16). Ocorre pouca formação de cicatriz, e a regeneração ocorre sem granulação. Na regeneração por segunda intenção, ocorre perda tecidual, as bordas não são aproximadas e a ferida é preenchida por tecido de granulação (Norris, 2019). O processo de reparo demora mais e pode resultar em formação de cicatriz, com perda da função especializada. Por exemplo, as pessoas que se recuperam de um infarto do miocárdio apresentam traçados eletrocardiográficos anormais porque o sinal elétrico não consegue ser conduzido através do tecido conjuntivo que substitui a área infartada.

MANEJO DE ENFERMAGEM

O estresse ou o potencial de estresse é onipresente, ou seja, está em todo e qualquer lugar. É essencial que todas as pessoas, sobretudo estudantes de enfermagem, usem estratégias para aliviar o estresse. Os estudantes de enfermagem são submetidos a estressores que podem influenciar negativamente seu desempenho acadêmico e clínico (Kinchen & Loerzel, 2019). Ver a Pesquisa de enfermagem no Boxe 5.2. Ansiedade, frustração, raiva e sentimentos de inadequação, desamparo ou impotência são emoções frequentemente associadas ao estresse. Sob a influência dessas emoções, as atividades costumeiras da vida cotidiana podem ser prejudicadas – por exemplo, pode ocorrer um transtorno do sono, os padrões de alimentação e de atividade podem ser alterados e os processos familiares ou o desempenho funcional podem ser prejudicados.

O ponto ótimo para a intervenção visando à promoção da saúde é durante o estágio em que os processos compensatórios da própria pessoa ainda estejam funcionando efetivamente. Um papel importante dos enfermeiros é a identificação precoce de ambos os estressores, os fisiológicos e os psicológicos. Os enfermeiros devem ser capazes de relacionar os sinais e sintomas iniciais de estresse com a fisiologia que eles representam e identificar a posição da pessoa no *continuum* funcional, desde saúde e compensação até fisiopatologia e doença.

Na avaliação da pessoa que busca o cuidado de saúde, tanto os sinais objetivos quanto os sintomas subjetivos são os

Boxe 5.2 — PERFIL DE PESQUISA DE ENFERMAGEM
Atitudes de estudantes de enfermagem e uso de terapias holísticas para alívio do estresse

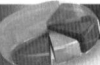

Kinchen, E. V. & Loerzel, V. (2019). Nursing students' attitudes and use of holistic therapies for stress relief. *Journal of Holistic Nursing*, 37(1), 6-17.

Finalidade

O propósito desse estudo de pesquisa de métodos mistos era determinar a receptividade dos estudantes de enfermagem em usar estratégias holísticas para controlar o estresse na faculdade ou nos estágios, juntamente com a percepção deles do engajamento em terapias holísticas para sua saúde pessoal.

Metodologia

Nesse estudo quase experimental de métodos mistos, uma amostra de estudantes de enfermagem foi recrutada do último período e receberam *e-mails* com informações sobre o estudo, o formulário de consentimento e o *link* do estudo. Os participantes completaram o questionário eletrônico quantitativo e responderam a três perguntas abertas associadas. Os questionamentos feitos aos participantes foram sobre seu uso pessoal ou recomendação para empregar as terapias holísticas como meio de aliviar o estresse, sobre as estratégias utilizadas para o manejo do estresse e sobre a percepção deles da influência das terapias holísticas sobre a saúde pessoal. Os estudantes que participaram do estudo receberam dois pontos de crédito extras. Foi acordado que os não participantes que desejavam obter os pontos de crédito extras deveriam escrever uma dissertação de uma página como tarefa alternativa sobre a terapia holística de sua escolha.

Achados

Os achados relatados foram apenas da parte qualitativa do estudo. Dos 116 participantes, 81 (70%) concordaram com entusiasmo ou concordaram sem reservas em usar ou recomendar as terapias holísticas, enquanto 31 (28%) relutaram um pouco e 3 (2%) não concordaram em usar ou recomendar as terapias holísticas. A partir dos dados coletados, foram obtidas oito categorias de atividades de manejo do estresse: atividade física, meditação e oração, manejo do tempo, distração, socialização, atividades artísticas/criativas, interações com animais e outros comportamentos como tirar uma soneca, tirar um dia de folga, ingerir alimentos por causa do estresse e chorar. Foi observado que 62% das ações de manejo do estresse identificadas eram denominadas terapias holísticas. No total, 85 dos participantes (73%) afirmaram que as terapias holísticas tiveram influência positiva na saúde pessoal, enquanto 25 participantes (22%) expressaram a opinião de que as terapias holísticas tiveram uma influência potencial em sua saúde e os outros 6 participantes (5%) disseram que as terapias holísticas não influenciaram sua saúde pessoal. Quatro tópicos recorrentes foram extraídos dos dados: cuidado integral (integralidade), autoempoderamento, relaxamento/restauração e medicina alternativa/complementar. Os estudantes participantes estavam dispostos a recomendar essas estratégias para outras pessoas. Também foram identificadas barreiras, tais como a falta de conhecimento e a falta de tempo, que interferiram na utilização de métodos holísticos de manejo do estresse.

Implicações para a enfermagem

Informações provenientes desse estudo confirmam que, além das intervenções farmacológicas e comportamentais convencionais usadas para o manejo do estresse, muitos estudantes de enfermagem constataram que as estratégias holísticas são úteis no manejo do estresse no seu cotidiano. Esse estudo dá suporte às recomendações feitas por muitas organizações de profissionais de enfermagem, tais como a American Holistic Nurses Association (AHNA) e a American Nurses Association (ANA), sobre a promoção do autocuidado e as estratégias de alívio do estresse ao mesmo tempo que os estudantes recebem o conhecimento necessário para orientarem seus pacientes sobre a utilização das terapias holísticas. É importante para os programas de formação de profissionais de enfermagem estabelecer e implementar um conteúdo teórico e experiências práticas relacionadas às terapias holísticas.

---

indicadores principais dos processos fisiológicos existentes. As seguintes questões devem ser abordadas:

- A frequência cardíaca, a frequência respiratória e a temperatura estão normais?
- Quais estresses emocionais podem estar contribuindo para os problemas de saúde do paciente?
- Existem outros indicadores do desvio do equilíbrio dinâmico?
- Quais são a pressão arterial, a altura e o peso do paciente?
- Existe algum problema de movimento ou de sensibilidade?
- Há algum problema que afete o comportamento, a fala, a capacidade cognitiva, a orientação ou a memória?
- Existe alguma incapacidade funcional, lesão ou deformidade óbvia?

Evidências objetivas podem ser obtidas a partir de dados laboratoriais, como eletrólitos, ureia sanguínea, glicose sanguínea e urinálise. Sinais adicionais de lesão são vistos em exames de imagem como a tomografia computadorizada (TC), a ressonância magnética (RM) e a tomografia por emissão de pósitrons (PET, do inglês *positron emission tomography*). Informações adicionais sobre a investigação diagnóstica podem ser encontradas nos capítulos de avaliação de cada unidade deste livro. Muitos diagnósticos de enfermagem são possíveis para os pacientes que sofrem com o estresse. Um diagnóstico de enfermagem associado ao estresse é a ansiedade, definida como uma sensação vaga de desconforto, cuja fonte pode ser não específica ou não conhecida pela pessoa. O estresse também pode se manifestar como dificuldade nos padrões de enfrentamento, conflito na tomada de decisões ou problemas de relacionamento. Essas respostas humanas são refletidas nos diagnósticos de enfermagem de ansiedade, dificuldade de enfrentamento e negação, e todos eles indicam respostas adaptativas insatisfatórias. Outros diagnósticos de enfermagem possíveis incluem isolamento social, risco de estresse espiritual, disposição para processos familiares positivos, conflito de decisão, falta de resiliência e risco de impotência, dentre outros. Como as respostas humanas ao estresse são variadas, bem como as fontes de estresse, alcançar um diagnóstico acurado possibilita que as intervenções e os objetivos sejam mais específicos, levando a resultados melhores.

O manejo do estresse é direcionado para a redução e o controle do estresse e para a melhora do enfrentamento. As necessidades de evitar doenças, melhorar a qualidade de vida e diminuir os custos com a saúde tornam os esforços para a promoção da saúde essenciais, e o controle do estresse é significativo para a promoção da saúde. Os métodos de redução do estresse e de melhora de enfrentamento podem derivar tanto de fontes internas quanto externas. Por exemplo, hábitos alimentares saudáveis e técnicas de relaxamento são recursos internos que ajudam a reduzir o estresse, e uma rede social ampla é uma fonte externa que cumpre o mesmo papel. A compra de bens e serviços também é fonte externa para o manejo do estresse. Para pessoas com recursos financeiros adequados, pode ser mais fácil enfrentar restrições ambientais, porque seu senso de vulnerabilidade é menor em comparação com o daqueles que não têm recursos financeiros adequados.

Promoção de um estilo de vida saudável

Um estilo de vida que promova a saúde fornece recursos internos que ajudam no enfrentamento e tampona ou amortece o impacto dos estressores. Estilos de vida ou hábitos que contribuam para o risco de doenças podem ser identificados por meio de uma avaliação de risco para a saúde, que é um método de avaliação designado para promover a saúde pelo exame dos hábitos de um indivíduo e pela recomendação de mudanças quando um risco é identificado.

As avaliações de risco para a saúde envolvem o uso de questionários de risco para estimar a probabilidade de uma pessoa com um dado conjunto de características ficar doente. As pessoas que receberem essa informação podem ser influenciadas a adotarem comportamentos saudáveis (p. ex., parar de fumar, passar por exames médicos periódicos) para melhorar sua saúde. Os questionários apresentam tipicamente a informação contida no Boxe 5.3.

A informação pessoal é comparada com os dados de risco da população média, e os fatores de risco são identificados e pesados. A partir dessa análise, são identificados os riscos e os principais perigos para a saúde de um indivíduo. Comparações adicionais com dados populacionais podem estimar quantos anos serão adicionados à expectativa de vida da pessoa se as mudanças sugeridas forem implementadas. Entretanto, as pesquisas ainda não demonstraram que fornecer às pessoas essas informações garanta que elas mudarão seus comportamentos. O fator único mais importante para a determinação do estado de saúde é a classe social e, na classe social, as pesquisas sugerem que o principal fator que influencia a saúde é o nível de escolaridade (Bastable, Gramet, Jacobs et al., 2019).

Aprimoramento das estratégias de enfrentamento

Bulechek, Butcher, Dochterman et al. (2018) identificaram o aprimoramento das técnicas de enfrentamento como uma intervenção de enfermagem e a definiram como manejo de estressores, mudanças ou ameaças percebidas e reais que afetam como a pessoa lida com as demandas e os papéis da vida (Boxe 5.4). O enfermeiro pode trabalhar nas estratégias de enfrentamento do paciente, identificadas na avaliação de saúde, ou orientar sobre novas estratégias de enfrentamento, caso seja necessário.

Os cinco modos predominantes de enfrentamento da doença, identificados em uma revisão de 57 estudos de pesquisa em enfermagem, são (Jalowiec, 1993):

- Tentar ser otimista sobre o resultado
- Utilizar apoio social
- Utilizar recursos espirituais
- Tentar manter o controle sobre a situação ou sobre os sentimentos
- Tentar aceitar a situação.

Outros modos de enfrentamento incluíram a busca por informação, a mudança de prioridade a respeito das necessidades e dos papéis, a diminuição de expectativas, a adoção de compromissos, a comparação de si mesmo com outros, o planejamento de atividades para conservar energia, o fato de lidar com as questões um passo de cada vez, o fato de prestar atenção ao corpo e a utilização de conversa consigo mesmo para encorajamento.

Orientação sobre técnicas de relaxamento

As técnicas de relaxamento são um método importante para aliviar o estresse. O objetivo de usar técnicas de relaxamento é produzir uma resposta que contrabalance a resposta ao estresse.

Boxe 5.3 — Informações obtidas em questionários de risco para a saúde

Dados demográficos, como idade, gênero, etnia
História familiar e pessoal de doenças e problemas de saúde
Escolhas de estilo de vida:
- Alimentação, sono, exercícios físicos, tabagismo, consumo de bebidas alcoólicas, uso abusivo ou inadequado de drogas, atividade sexual, atividades recreativas e hábitos ao dirigir
- Estressores em casa e no trabalho
- Desempenho funcional e estressores associados
- Situação de vida e familiar
- Suportes familiares e sociais

Medidas físicas:
- Pressão arterial
- Altura, peso e índice de massa corporal
- Análises laboratoriais de sangue e urina.

Participação em comportamentos de alto risco (p. ex., relações sexuais sem proteção, não usar cinto de segurança enquanto dirige um veículo automotivo, uso de drogas ilícitas).

Boxe 5.4 — Melhora do enfrentamento: intervenções de enfermagem

Definição

Facilitação dos esforços cognitivos e comportamentais para o manejo da percepção de estressores, mudanças ou ameaças que interfiram na satisfação das demandas da vida e nos papéis.

Atividades selecionadas

Ajudar o paciente a identificar objetivos adequados a curto e longo prazos.
Ajudar o paciente a resolver problemas de modo construtivo.
Fornecer informações sobre o diagnóstico, o tratamento e o prognóstico.
Encorajar uma atitude de esperança realista como um modo de lidar com a sensação de incapacidade.
Reconhecer o histórico espiritual/cultural do paciente e encorajar o uso de recursos espirituais caso sejam desejados.
Adotar saídas construtivas para a raiva e a hostilidade.
Ajudar o paciente a examinar recursos disponíveis para alcançar seus objetivos.
Avaliar as necessidades e os desejos de apoio social e ajudar o paciente a identificar os sistemas de apoio disponíveis.
Ajudar o paciente a identificar estratégias positivas para lidar com as limitações, administrar as mudanças necessárias no estilo de vida ou nos papéis desempenhados e trabalhar as perdas causadas pelas doenças crônicas e/ou incapacidade, caso seja adequado.

Adaptado de Bulechek, G. M., Butcher, H. K., Dochterman, J. M. et al. (Eds.). (2018). *Nursing interventions classification (NIC)* (7th ed.). St. Louis, MO: Mosby-Elsevier.

> **Desfechos clínicos de histórias de pacientes: Skyler Hansen • Parte 1**
>
>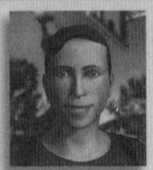
>
> Skyler Hansen é um homem de 18 anos que recebeu recentemente o diagnóstico de diabetes melito do tipo 1. Ele vive com os pais e dois irmãos mais jovens e pratica ativamente esportes no ensino médio. Agora ele precisa de injeções de insulina, monitoramento da glicemia e uma dieta específica para diabetes melito. Analise como as demandas psicológicas, físicas e de orientação para lidar com um diagnóstico recente podem ser uma grande fonte de estresse para o paciente e seus familiares. Como o enfermeiro pode aprimorar a capacidade desse paciente de enfrentar e se adaptar ao manejo do diabetes melito? (A história de Skyler Hansen continua no Capítulo 46.)

> **Boxe 5.5 — Resposta de relaxamento de Benson**
>
> 1. Escolha uma frase curta ou uma palavra que reflita seu sistema básico de crenças.
> 2. Escolha uma posição confortável.
> 3. Feche seus olhos.
> 4. Relaxe seus músculos.
> 5. Conscientize-se de sua respiração e comece a usar sua palavra de foco selecionada.
> 6. Mantenha um comportamento passivo.
> 7. Continue por um período determinado.
> 8. Pratique a técnica 2 vezes/dia.
>
> Adaptado de Benson, H. (1993). The relaxation response. In D. Goleman & J. Gurin. (Eds.). *Mind-body medicine: How to use your mind for better health*. Yonkers, NY: Consumer Report Books, 1993.

Quando esse objetivo é alcançado, a ação do hipotálamo se ajusta, diminuindo a atividade dos sistemas nervosos simpático e parassimpático. A sequência de efeitos fisiológicos e seus sinais e sintomas é interrompida, reduzindo assim o estresse psicológico. Essa é uma resposta que se aprende e requer prática para ser alcançada. As técnicas utilizadas comumente incluem o relaxamento muscular progressivo, a resposta de relaxamento de Benson e o relaxamento associado à criação de imagens mentais (todas discutidas adiante). Outras técnicas de relaxamento incluem a meditação, as técnicas de respiração, a massagem, o reiki, a musicoterapia, o *biofeedback* e a utilização de humor.

As diversas técnicas de relaxamento compartilham quatro elementos semelhantes: (1) ambiente calmo, (2) posição confortável, (3) atitude passiva e (4) dispositivo mental (algo no qual focar a atenção, como uma palavra, uma frase ou um som).

Relaxamento muscular progressivo

O relaxamento muscular progressivo consiste em contrair e relaxar os músculos do corpo em sequência e perceber as diferenças de sensação. É melhor se a pessoa repousar sobre um apoio macio em uma sala calma, respirando com facilidade. Em geral, alguém lê as instruções em um tom de voz baixo e de modo lento e relaxado, ou pode ser reproduzida uma gravação das instruções. A pessoa contrai os músculos do corpo todo (um grupo muscular de cada vez), mantém a tensão muscular, a percebe e, então, relaxa. Conforme cada grupo muscular é tensionado, a pessoa mantém o restante do corpo relaxado. Todas as vezes, o foco é mantido sobre a sensação de tensão e relaxamento. Quando o exercício termina, o corpo inteiro deve estar relaxado (Benson, 1993; Benson & Stark, 1996).

Resposta de relaxamento de Benson

A resposta de relaxamento de Benson (Boxe 5.5) combina meditação com relaxamento. Junto com a frase ou a palavra repetida, é essencial um comportamento passivo. Se ocorrerem outros pensamentos ou distrações (barulhos, dor), Benson recomenda que não se lute contra a distração, e sim que se continue repetindo a frase de foco. O período do dia não é importante; entretanto, o exercício funciona melhor de estômago vazio (Benson, 1993; Benson & Proctor, 1984; Benson & Stark, 1996).

Criação de imagens mentais

A **criação de imagens mentais/visualização** simples é o uso consciencioso de uma palavra, frase ou imagem visual com o objetivo de desviar a atenção de situações estressantes ou, conscientemente, destinar um momento para relaxar ou retomar as energias. Um enfermeiro pode ajudar um indivíduo a selecionar uma cena ou experiência agradável, como observar o oceano ou molhar os pés em uma correnteza com água fria. A imagem funciona como um dispositivo mental nessa técnica. Enquanto a pessoa se senta confortável e calmamente, o enfermeiro a guia na revisão da cena, tentando fazer com que ela sinta e reviva a imagem com todos os seus sentidos. Pode ser feita uma gravação da descrição da imagem ou podem ser utilizadas gravações comerciais para criação de imagens mentais/visualização e relaxamento.

 ### Orientação sobre o manejo do estresse

Duas intervenções em enfermagem comumente prescritas – o fornecimento de informações sensoriais e de informações sobre procedimentos (p. ex., orientação pré-operatória) – têm como objetivo reduzir o estresse e melhorar a capacidade de enfrentamento do paciente. Essa orientação preparatória inclui o fornecimento de conteúdo estruturado, como uma aula sobre preparação para o parto para futuros pais, uma revisão sobre como um desfibrilador cardioversor implantado funciona no indivíduo com doença cardíaca ou uma descrição de sensações que o paciente poderá experimentar durante um cateterismo cardíaco. Essas técnicas podem alterar a relação entre a pessoa e o ambiente, de modo que algo que poderia ser visto como perigoso ou como uma ameaça agora é percebido de maneira mais positiva. Fornecer informações aos pacientes também reduz a resposta emocional, de modo que eles consigam se concentrar e solucionar os problemas de maneira mais efetiva (Kittleson, 2019; Miller & Stoeckel, 2017; Rhee, Marottoli, Van Ness et al., 2018).

Considerações sobre os veteranos das forças armadas

Veteranos têm demandas de orientação semelhantes às de não veteranos. Todavia, um estudo revelou que, em um ambiente escolar pós-ensino médio, mulheres militares da ativa e da reserva receberam menos informações de saúde do que mulheres civis (Albright, Thomas, McDaniel et al., 2019). Em um estudo transversal, mulheres militares da ativa e da reserva receberam menos orientação sobre o consumo de bebidas alcoólicas e drogas ilícitas, depressão e ansiedade, prevenção de violência sexual e de violência doméstica e redução de estresse. Enfermeiros que trabalham em universidades devem estar sintonizados com as demandas de orientação das mulheres veteranas.

Promoção da saúde familiar

Além dos conceitos individuais de homeostasia, estresse, adaptação e problemas de saúde associados à má adaptação, o conceito de família também é importante. Os enfermeiros podem intervir tanto com os indivíduos como com as famílias para reduzir o estresse e seus efeitos relacionados com a saúde. A **família** (grupo cujos membros são relacionados por cuidado recíproco, responsabilidades mútuas e lealdades) desempenha papel central na vida do paciente e é uma parte importante no contexto da vida do paciente. É nas famílias que as pessoas crescem, são nutridas, adquirem a percepção de si mesmas, desenvolvem crenças e valores sobre a vida e passam por estágios de desenvolvimento da vida (Figura 5.7). As famílias também são a primeira fonte de socialização e orientação sobre saúde e doença.

Idealmente, a equipe de saúde conduz uma avaliação cuidadosa e abrangente da família (inclusive do estilo de enfrentamento), elabora intervenções customizadas para lidar com os estressores, implementa protocolos terapêuticos especificados e facilita a construção de sistemas de apoio social. O uso de forças, recursos e orientação familiares existentes é aumentado pelas intervenções terapêuticas familiares. Os objetivos principais do enfermeiro são a manutenção e a melhora do nível de saúde atual do paciente e a prevenção da deterioração física e emocional. Em seguida, o enfermeiro intervém no ciclo que a doença produz: a doença do paciente, o estresse sobre outros membros da família, novas doenças em outros membros da família e estresse adicional sobre o paciente.

Ajudar os membros da família a administrar os inúmeros estressores que os bombardeiam diariamente envolve trabalhar com eles para o desenvolvimento de habilidades de enfrentamento. Já foram identificados sete traços que melhoram o enfrentamento dos familiares sob estresse (Burr, Klein, Burr et al., 1994). As habilidades de comunicação e a espiritualidade frequentemente são traços úteis. As capacidades cognitivas, as forças emocionais, as capacidades de relacionamento, a disposição para o uso dos recursos comunitários e as forças e talentos individuais também estão associadas ao enfrentamento efetivo. Conforme os enfermeiros trabalham com as famílias, é essencial que não subestimem o impacto de suas interações terapêuticas, das informações prestadas, da apresentação de um modelo positivo, da prestação de cuidados diretos e de orientação sobre a promoção de saúde. Enfrentamento mal adaptativo pode ocorrer se a equipe de saúde não for encarada como suporte ativo dos membros da família. Frequentemente, ocorrem negação e imputação da culpa a outras pessoas. Algumas vezes, doenças fisiológicas, abstinência emocional e distanciamento físico são os resultados de conflitos familiares graves, comportamentos violentos ou drogadição e alcoolismo. A drogadição pode ocorrer em membros da família que se sintam incapazes de lidar ou solucionar problemas. As pessoas podem apresentar esses comportamentos disfuncionais quando lidam com situações difíceis ou problemáticas.

Melhora do apoio social

A natureza do apoio social e sua influência sobre o enfrentamento têm sido muito estudadas. Já foi demonstrado que o apoio social é um moderador efetivo do estresse da vida. Constatou-se que esse tipo de apoio fornece às pessoas vários tipos diferentes de informações emocionais (Nicks, Wray, Peavler et al., 2019; Warner, Roberts, Jeanblanc et al., 2017). O primeiro tipo de informação leva as pessoas a acreditarem que são cuidadas e amadas. Esse apoio emocional aparece mais frequentemente em um relacionamento entre duas pessoas em que a confiança mútua e a ligação são expressas quando um ajuda o outro a satisfazer suas necessidades emocionais. O segundo tipo de informação leva as pessoas a acreditarem que são estimadas e valorizadas. Isso é mais eficaz quando outros membros de um grupo reconhecem a posição favorável de uma pessoa dentro desse grupo, demonstrando o valor do indivíduo. Conhecido como apoio de estima, isso eleva a percepção de valor do indivíduo. O terceiro tipo de informação leva as pessoas a acreditarem que pertencem a uma rede de comunicação e obrigação mútua. Os membros dessa rede dividem informações e disponibilizam bens e serviços para os membros quando necessário.

O apoio social também facilita os comportamentos de enfrentamento do indivíduo; entretanto, isso depende da natureza do apoio social. As pessoas podem ter muitos relacionamentos e interagir frequentemente; no entanto, o apoio necessário ocorre apenas quando há um nível profundo de envolvimento e preocupação, e não quando elas apenas tocam a superfície das vidas umas das outras.

As qualidades críticas em uma rede social são a troca de comunicações íntimas e a existência de solidariedade e confiança.

O apoio emocional da família e das pessoas importantes fornece amor e o sentimento de divisão do fardo. As emoções que acompanham o estresse são desagradáveis e frequentemente aumentam de modo exponencial se não for fornecido alívio. Ser capaz de conversar com alguém e expressar seus sentimentos abertamente pode ajudar a pessoa a ganhar o domínio sobre a situação. Os enfermeiros podem fornecer esse apoio, mas devem também identificar o sistema de apoio social do indivíduo e encorajar seu uso. As pessoas que são solitárias, isoladas ou que se retraem do contato social nos momentos de estresse correm maior risco de falha de enfrentamento.

Como a ansiedade também pode distorcer a capacidade do indivíduo de processar informações, é benéfico procurar informações e aconselhamento de pessoas que consigam analisar a ameaça e elaborar uma estratégia de manejo. Novamente, esse "uso" das outras pessoas ajuda na manutenção do domínio sobre a situação e da autoestima.

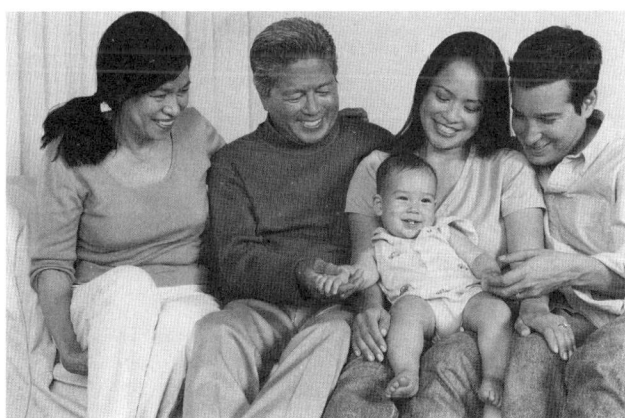

Figura 5.7 • O indivíduo percorre os estágios vitais de desenvolvimento dentro da família.

Assim, as redes sociais ajudam no manejo do estresse por fornecer às pessoas:

- Uma identidade social positiva
- Apoio emocional
- Ajuda material e serviços tangíveis
- Acesso a informações
- Acesso a novos contatos sociais e a novos papéis sociais.

Recomendação de grupos de apoio e de terapia

Os grupos de apoio existem especialmente para pessoas em situações estressantes semelhantes. Foram formados grupos por pessoas com ostomias; mulheres que passaram por mastectomias e pessoas com câncer ou outras doenças sérias, doenças crônicas e incapacidade física ou mental substancial ou crônica. Existem grupos para pais solteiros, drogadictos e suas famílias, pessoas em luto por causa de homicídios e vítimas de maus-tratos infantis. Os grupos de apoio profissionais, civis e religiosos são ativos em muitas comunidades (Mavandadi, Wray & Toseland, 2019; Supiano & Overfelt, 2018). Grupos de encontro, programas de treinamento assertivo e grupos de aumento da consciência ajudam as pessoas a modificar seus comportamentos usuais nas interações com o ambiente. Muitos descobrem que pertencer a um grupo com problemas ou objetivos semelhantes tem um efeito libertador que promove a liberdade de expressão e a troca de ideias.

Considerações sobre os veteranos das forças armadas

Por causa da perda da comunidade militar e dos sistemas de suporte associados, os veteranos correm risco maior do que os civis de apresentar manifestações psiquiátricas (tais como transtorno de estresse pós-traumático [TEPT]) e angústia interpessoal. Um grupo de pesquisadores relatou que, em um estudo de 117 veteranos, a psicoterapia de grupo ajudou a reduzir os sintomas de TEPT e angústia pessoal, principalmente por aumentar o suporte social para os veteranos (Cox, Owen & Ogrodniczuk, 2017).

PAPEL DO ESTRESSE NOS PADRÕES DE SAÚDE

Como destacado anteriormente, a saúde psicológica e biológica de uma pessoa, as fontes interna e externa de manejo do estresse e as relações com o ambiente são preditivas dos resultados para a saúde. Esses fatores estão relacionados diretamente com os padrões de saúde do indivíduo. O enfermeiro tem papel e responsabilidade significativos na identificação dos padrões de saúde dos pacientes que estejam recebendo cuidado e de seus familiares. Se esses padrões não estiverem alcançando os equilíbrios fisiológico, psicológico e social, o enfermeiro é obrigado, com o auxílio e o aval do paciente, a buscar meios para promover o equilíbrio individual e familiar.

Este capítulo apresentou alguns mecanismos fisiológicos e perspectivas sobre a saúde e a doença e o modo como a pessoa lida com o estresse. Os enfermeiros devem saber que a maneira como se relacionam com os outros e os valores e objetivos mantidos também estão entrelaçados nesses padrões fisiológicos. Para avaliar os padrões de saúde do paciente e promover uma intervenção se houver um distúrbio, é necessária a avaliação total do indivíduo. Distúrbios específicos e o respectivo manejo de enfermagem são abordados com maior profundidade em outros capítulos.

EXERCÍCIOS DE PENSAMENTO CRÍTICO

1 `pbe` Você é enfermeiro em um centro de saúde para estudantes e uma mulher procura assistência por causa de desconforto persistente no ombro (há 1 semana) após acertar a bola em um jogo de vôlei. Durante a entrevista, a estudante informa que sempre joga vigorosamente, porque é a única forma de exercício físico que ela faz durante a semana. Ela também afirma que tem colocado gelo no local à noite, mas que isso deixou de funcionar. Ela está muito ansiosa por causa dessa lesão e teme ter lacerado o manguito rotatório. Ela questiona sobre a gravidade da lesão. Qual é a base de evidências para oferecer diretrizes para manejo da situação dessa estudante e seu elevado nível de estresse? Quais informações você pode compartilhar com essa estudante para ajudá-la a tomar decisões de saúde apropriadas e estabelecer comportamentos de saúde positivos? Identifique os critérios empregados para avaliar a força das evidências para essa prática.

2 `qp` Um homem de 82 anos mudou recentemente da casa de sua filha para uma casa de repouso onde você trabalha. O senhor informa que não está se sentindo bem e, às vezes, sente dor torácica. Durante a entrevista, ele informa que sobreviveu a um câncer de estômago e é cardiopata. Informa também que optou por viver em uma casa de repouso em vez de perturbar a filha e a família dela. Ele diz que eles o aborreciam e o deixavam ansioso. "Minha pressão subia e eu não me sentia bem." Identifique as prioridades de saúde desse idoso e estabeleça as próximas etapas para atender às demandas identificadas e outras ações para promoção da saúde.

3 `cpa` Você é um enfermeiro que trabalha em um ambulatório. Você informa uma mulher de 30 anos que foi encontrado um nódulo na tireoide durante o exame físico de rotina. Como você orientará a paciente a respeito desse achado? Quais encaminhamentos seriam antecipados? Quais etapas a equipe interdisciplinar tomará para atender às demandas de cuidados de saúde da paciente?

REFERÊNCIAS BIBLIOGRÁFICAS

*Pesquisa em enfermagem.
**Referência clássica.

Livros

Bastable, S., Gramet, P., Jacobs, K., et al. (2019). *Health professional as educator: Principles of teaching and learning* (5th ed.). Sudbury, MA: Jones & Bartlett.

**Benson, H. (1993). The relaxation response. In D. Goleman, & J. Gurin. (Eds.). *Mind-body medicine: How to use your mind for better health*. Yonkers, NY: Consumer Reports Books.

**Benson, H., & Proctor, W. (1984). *Beyond the relaxation response*. New York: Berkley Books.

**Benson, H., & Stark, M. (1996). *Timeless healing*. New York: Scribner.

Bulechek, G. M., Butcher, H. K. K., Dochterman, J. M., & Wagner, C. M. (Eds.). (2018). *Nursing interventions classification (NIC)* (7th ed.). St. Louis, MO: Elsevier.

**Burr, W., Klein, S., Burr, R., et al. (1994). *Reexamining family stress: New theory and research*. Thousand Oaks, CA: Sage.

**Jalowiec, A. (1993). Coping with illness: Synthesis and critique of the nursing literature from 1980–1990. In J. D. Barnfather, & B. L. Lyon. (Eds.). *Stress and coping: State of the science and implications for nursing theory, research, and practice*. Indianapolis, IN: Sigma Theta Tau International.

**Lazarus, R. S. (1991). *Emotion and adaptation*. New York: Oxford University Press.
**Lazarus, R. S., & Folkman, S. (1984). *Stress, appraisal, and coping*. New York: Springer.
Miller, M. A., & Stoeckel, P. R. (2017). *Client education: Theory and practice* (3rd ed.). Sudbury, MA: Jones & Bartlett.
Norris, T. L. (2019). *Porth's pathophysiology: Concepts of altered health status* (10th ed.). Philadelphia, PA: Wolters Kluwer.
Rice, V. H. (Ed.). (2012). *Handbook of stress, coping, and health: Implications for theory, research, and practice* (2nd ed.). Thousand Oaks, CA: Sage.
**Selye, H. (1976). *The stress of life*, Rev. ed. New York: McGraw-Hill.

Periódicos e documentos eletrônicos

*Albdour, M., Hong, S. J., Lewin, L., et al. (2019). The impact of cyberbullying on physical and psychological health of Arab American Adolescents. *Journal of Immigrant and Minority Health, 21*(4), 706–715.
Albright, D. L., Thomas, K. H., McDaniel, J., et al. (2019). When women veterans return: The role of postsecondary education in transition in their civilian lives. *Journal of American College Health, 67*(5), 479–485.
Amirkhan, J. H. (2012). Stress overload: A new approach to the assessment of stress. *American Journal of Community Psychology, 49*(1–2), 55–71.
*Amirkhan, J. H., Urizar, G. G., & Clark, S. (2015). Criterion validation of a stress measure: The Stress Overload Scale. *Psychological Assessment, 27*(3), 985–996.
*Anniko, M. K., Boersma, K., & Tillfors, M. (2019). Sources of stress and worry in the development of stress-related mental health problems: A longitudinal investigation from early to mid-adolescence. *Anxiety, Stress & Coping, 32*(2), 155–167.
Antoni, M. H., & Dhabhar, F. S. (2019). The impact of psychosocial stress and stress management on immune responses in patients with cancer. *Cancer, 125*(9), 1417–1431.
*Atkinson, D. M., Rodman, J. L., Thuras, P. D., et al. (2019). Examining burnout, depression, and self-compassion in Veterans Affairs mental health staff. *Journal of Alternative and Complementary Medicine, 23*(7), 551–557.
*Benham, G., & Charak, R. (2019). Stress and sleep remain significant predictors of health after controlling for negative affect. *Stress & Health: Journal of the International Society for the Investigation of Stress, 35*(1), 59–68.
Callaghan, J. E. M., Fellin, L. C., & Alexander, J. H. (2019). Promoting resilience and agency in children and young people who have experienced domestic violence and abuse. *Journal of Family Violence, 34*(6), 521–537.
Champagne, D. (2019). Stress and perceived social isolation (loneliness). *Archives of Gerontology and Geriatrics, 82*, 192–199.
Christensen, D. S., Flensborg-Madsen, T., Garde, E., et al. (2019). Big five personality traits and allostatic load in midlife. *Psychological Health, 34*(8), 1011–1028.
Cox, D. W., Owen, J. J., & Ogrodniczuk, J. S. (2017). Group psychotherapeutic factors and perceived social support among veterans with PTSD symptoms. *The Journal of Nervous and Mental Disease, 205*(2), 127–132.
**Fincham, F. D., & Rogge, R. (2010). Understanding relationship quality: Theoretical challenges and new tools for assessment. *Journal of Family Theory and Review, 2*, 227–242.
Frishman, W. H. (2019). Ten secrets to a long life. *The American Journal of Medicine, 132*(5), 564–566.
**Holmes, T. H., & Rahe, R. H. (1967). The social readjustment rating scale. *Journal of Psychosomatic Research, 11*, 213–218.
Kalinowski, J., Taylor, J. Y., & Spruill, T. M. (2019). Why are young black women at high risk for cardiovascular disease? *Circulation, 139*(8), 1003–1004.
*Kibler, J. L., Ma, M., Tursich, M., et al. (2018). Cardiovascular risks in relation to posttraumatic stress severity among young trauma-exposed women. *Journal of Affective Disorders, 241*, 147–153.
Kim, G. M., Lim, J. Y., Kim, E. J., et al. (2019). Resilience of patients with chronic diseases: A systematic review. *Health & Social Care in the Community, 27*(4), 797–807.
*Kinchen, E. V., & Loerzel, V. (2019). Nursing students' attitudes and use of holistic therapies for stress relief. *Journal of Holistic Nursing, 37*(1), 6–17.
Kittleson, M. J. (2019). Mental health v. mental illness: A health education perspective. *American Journal of Health Education, 50*(4), 210–212.
Kok, B. C., Reed, D. E., Wickham, R. E., et al. (2019). Adult ADHD symptomatology in active duty army personnel: Results from the army study to assess risk and resilience in service members. *Journal of Attention Disorders, 23*(9), 968–975.
*Liu, Z., Zhou, X., Zhang, W., et al. (2019). Factors associated with quality of life early after ischemic stroke: The role of resilience. *Topics in Stroke Rehabilitation, 26*(5), 335–341.
Marques, A., Perolta, M., Santos, T., et al. (2019). Self-rated health and health-related quality of life are related with adolescents' healthy lifestyle. *Public Health, 170*, 89–94.
*Mavandadi, S., Wray, L. O., & Toseland, R. W. (2019). Measuring self-appraised changes following participation in an intervention for caregivers of individuals with dementia. *Journal of Gerontological Social Work, 62*(3), 324–337.
*McNeil, N., Bartram, T., Cregan, C., et al. (2019). Caring for aged people: The influence of personal resilience and workplace climate on 'doing good' and 'feeling good.' *Journal of Advanced Nursing, 75*(7), 1450–1461.
*Nicks, S. E., Wray, R. J., Peavler, O., et al. (2019). Examining peer support and survivorship for African American women with breast cancer. *Psycho-Oncology, 28*(2), 358–364.
*Pitt, A., Oprescu, F., Tapia, G., et al. (2018). An exploratory study of students' weekly stress levels and sources of stress during the semester. *Active Learning in Higher Education, 19*(1), 61–75.
*Reblin, M., Stanley, N. B., Galligan, A., et al. (2019). Family dynamics in young adult cancer caregiving: "It should be teamwork." *Journal of Psychosocial Oncology, 37*(4), 526–540.
Rhee, T. G., Marottoli, R. A., Van Ness, P. H., et al. (2018). Patterns and perceived benefits of utilizing seven major complementary health approaches in U.S. older adults. *Gerontological Journal of Medical Sciences, 73*(8), 1119–1124.
*Sarid, O., Slonim-Nevo, V., Sergienko, R., et al., (2018). Daily hassles score associates with the somatic and psychological health of patients with Crohn's disease. *Journal of Clinical Psychology, 74*(6), 969–988.
*Shen, A. (2019). Religious attendance, healthy lifestyles, and perceived health: A comparison of baby boomers with the silent generation. *Journal of Religion and Health, 58*(4), 1235–1245.
*Sikes, P., & Hall, M. (2017). 'Every time I see him he's the worst he's ever been and the best he'll ever be': Grief and sadness in children and young people who have a parent with dementia. *Mortality, 22*(4), 324–338.
*Sima, A. P., Yu, G., Marwitz, J. H., et al. (2019). Outcome prediction from post-injury resilience in patients with TBI. *Rehabilitation Psychology, 64*(3), 320–328.
Supiano, K. P., & Overfelt, V. K. (2018). Honoring grief, honoring ourselves: Mindfulness-based stress reduction education for grief group clinician-facilitators. *Social Work in Mental Health, 16*(1), 62–73.
**Tausig, M. (1982). Measuring life events. *Journal of Health and Social Behavior, 23*(1), 52–64.
Terrill, A. L., & Molton, I. R. (2019). Frequency and impact of midlife stressors among men and women with physical disability. *Disability and Rehabilitation, 41*(5), 1760–1767.
*Torkzadeh, F., Danesh, M., Mirbagher, L., et al. (2019). Relations between coping skills, symptom severity, psychological symptoms, and quality of life in patients with irritable bowel syndrome. *International Journal of Preventive Medicine, 17*(10), 72–83.
*Tormohlen, K. N., Tobin, K. E., & Latkin, C. (2019). Sources of stress among adults with co-occurring drug use and depressive symptoms. *Journal of Urban Health, 96*(3), 379–389.
Ubel, P. A., & Rosenthal, M. B. (2019). Beyond nudges—When improving health calls for greater assertiveness. *New England Journal of Medicine, 380*(4), 309–311.
Vaughan, E., Koczwara, B., Kemp, E., et al. (2019). Exploring emotion regulation as a mediator of the relationship between resilience and distress in cancer. *Psycho-Oncology, 28*(7), 1506–1512.
Vohra, S., Kelling, A. W., Varma, M. M., et al. (2019). Measuring reliability and validity of "Stressometer®": A computer-based mass screening and assessment tool for stress levels and sources of stress. *Indian Journal of Psychiatry, 61*(3), 295–299.
Warner, C. B., Roberts, A. R., Jeanblanc, A. B., et al. (2017). Coping resources, loneliness, and depressive symptoms of older women with chronic illness. *Journal of Applied Gerontology, 38*(3), 295–322.
*Wilson, S. J., Woody, A., Padin, A. C., et al. (2019). Loneliness and telomere length: Immune and parasympathetic function in associations with accelerated aging. *Annals of Behavioral Medicine, 53*(6), 541–550.

Recursos

American Holistic Nurses Association (AHNA), www.ahna.org
Anxiety and Depression Association of America (ADAA), www.adaa.org
Grief Recovery Institute, www.griefrecoverymethod.com
Help Guide: A Nonprofit Guide to Mental Health and Well Being, www.helpguide.org
Institute of HeartMath: Connecting Hearts and Minds, www.heartmath.org
National Hospice and Palliative Care Organization (NHPCO), www.nhpco.org
Physiological Stress Response: Its Effects on the Body, www.stressfocus.com/stress_focus_article/stress-removal.htm
Psych Central: Tips to Decrease Stress, www.psychcentral.com/lib/20-tips-to-tame-your-stress
Stress: The Silent Killer, www.holisticonline.com/Stress/stress_home.htm
The Compassionate Friends, www.compassionatefriends.org
The Psychology of "Stress," www.guidetopsychology.com/stress.htm
Widowed Persons Service, 3950 Ferrara Dr., Silver Spring, MD; 1-301-949-7398; www.wpsgr.org
Women's Health Network, www.womentowomen.com/inflammation/default.aspx

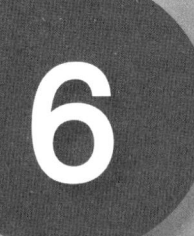

6 Genética e Genômica na Enfermagem

DESFECHOS DO APRENDIZADO

Após ler este capítulo, você será capaz de:

1. Descrever o papel do enfermeiro na integração da genética e da genômica no cuidado de enfermagem.
2. Identificar os padrões comuns de herança dos distúrbios genéticos.
3. Conduzir uma avaliação abrangente baseada em genética e genômica.
4. Aplicar os princípios, os conceitos e as teorias de genética e genômica a indivíduos, famílias, grupos e comunidades.
5. Identificar as questões éticas, legais e sociais de enfermagem em relação à genética e à genômica.

CONCEITOS DE ENFERMAGEM

Questões legais   Reprodução

GLOSSÁRIO

ácido desoxirribonucleico (DNA): o material genético primário em seres humanos constituído por bases nitrogenadas, um grupo de açúcar e fosfato combinados em uma dupla-hélice
cromossomo: estruturas microscópicas no núcleo das células que contêm informações genéticas; os seres humanos têm 46 cromossomos em todas as células somáticas
dominante: traço genético que normalmente é expresso quando um indivíduo tem mutação genética em um cromossomo e a forma "normal" do gene está no outro cromossomo do par
epigenética: estudo das alterações na expressão gênica que não estão diretamente relacionadas a modificações no código genético do DNA
expressão variável: variação no grau de manifestação de um traço; gravidade clínica
farmacogenética: estudo da segurança e da eficácia da administração de medicamentos com base no genótipo de uma pessoa
fenótipo: constituição genética física, bioquímica e fisiológica de uma pessoa que gera o aspecto físico que ela exibe
genética: estudo científico da hereditariedade; modo como traços ou predisposições específicos são transmitidos de pais para filhos
genoma: complemento genético total de um genótipo individual
genômica: estudo do genoma humano, incluindo sequenciamento, mapeamento e função dos genes

genótipo: estrutura genética e as variações que uma pessoa herda de seus pais
heredograma: representação diagramática da história familiar
ligado ao X: localizado no cromossomo X
mutação: alteração que pode ser herdada em uma sequência de DNA
não disjunção: incapacidade de um par cromossômico de se separar adequadamente durante a divisão celular, resultando em número anormal de cromossomos nas células-filhas
portador: uma pessoa heterozigota, ou seja, que apresenta dois alelos diferentes de um par de genes, com um alelo tipicamente modificado/mutado; portanto, o gene modificado pode não ser expresso
recessivo: traço genético expresso apenas quando um indivíduo tem duas cópias de um gene autossômico mutante ou uma única cópia de um gene mutante ligado ao X quando não há outro cromossomo X
testagem genética pré-implantação: procedimento de avaliação que é realizado para identificar alterações genéticas em embriões
teste pré-sintomático: teste genético utilizado para determinar se as pessoas com história familiar de um distúrbio, mas sem sinais/sintomas atuais, têm a mutação genética (p. ex., pesquisa de doença de Huntington)
triagem pré-natal: exames realizados para identificar se um feto corre risco de apresentar um defeito congênito (p. ex., síndrome de Down ou espinha bífida)

A conclusão do Human Genome Project, que foi um projeto de pesquisa internacional focado na identificação e na caracterização do DNA do genoma humano, gerou avanços rápidos na aplicação da genética e da genômica na assistência à saúde, bem como estimulou o crescimento da pesquisa de genética translacional (Khoury, Bowen, Clyne et al., 2018). Essa revolução genética possibilitou a compreensão de como a genética e a genômica influenciam a saúde e o desenvolvimento de testes e ferramentas de rastreamento de alterações e mutações genéticas. A **farmacogenética**, o estudo da segurança e da eficácia da administração da medicação com base no genótipo da pessoa, a testagem genética pré-implantação (procedimentos usados na identificação de alterações genéticas nos embriões) e o uso de bancos de produtos biológicos (biobanco) (armazenamento de material genético para pesquisa ou uso pessoal) são apenas alguns exemplos de avanços de tecnologias genéticas e genômicas desde a descoberta do genoma humano.

O rápido crescimento antecipado da genética e da genômica resultou na criação da *Genetic Information Nondiscrimination Act* (GINA), uma lei criada para proteger a privacidade e a confidencialidade das informações genéticas das pessoas (Rothstein, 2018). Nos EUA, a Precision Medicine Initiative é um esforço nacional para promover o avanço da medicina personalizada por meio da compreensão do genótipo, do estilo de vida e do meio ambiente (National Institutes of Health [NIH], U.S. National Library of Medicine [NLM], 2019a).

A identificação dos fatores genéticos e genômicos associados às doenças, incluindo as funções entre os genes e as interações dos genes com o ambiente, contribui para o desenvolvimento de terapias mais efetivas ajustadas à constituição genética do indivíduo e ao perfil genômico de sua doença. O termo **genética** (ou seja, o estudo da hereditariedade) geralmente se aplica a genes únicos e ao seu impacto nos distúrbios relativamente raros de genes isolados, enquanto **genômica** é o estudo da interação de todos os genes no **genoma** humano (ou seja, o complemento genético total de uma pessoa), dos fatores ambientais e de suas interações (NIH, National Human Genome Research Institute [NHGRI], 2019a). **Epigenética** se refere às alterações na expressão de determinado gene em decorrência de exposições ambientais ou atividade de saúde pessoal em vez de alteração de um gene específico (NIH, NLM, 2019b). Com o passar do tempo, as influências epigenéticas podem provocar alterações no DNA. Os perfis genéticos e genômicos possibilitam que os profissionais de saúde prescrevam tratamentos individualizados e efetivos para cada paciente, identifiquem e acompanhem os indivíduos com alto risco para determinadas doenças e evitem reações adversas a medicamentos (NIH, NLM, 2019a). Têm sido utilizadas novas estratégias baseadas na genômica para a detecção de doenças, seu manejo e tratamento, tornando a medicina personalizada uma realidade (Tabela 6.1).

Para atender aos desafios da medicina personalizada, os profissionais de enfermagem precisam compreender como a genética e a genômica conseguem influenciar a saúde dos pacientes e de suas famílias. Os profissionais de enfermagem precisam conhecer as novas tecnologias genéticas e genômicas e compreender como elas influenciam os tratamentos que apoiam a medicina personalizada. Os enfermeiros são um elo vital entre o paciente e os serviços de saúde; frequentemente, os pacientes os procuram com perguntas por causa de uma história familiar de fatores de risco, buscando informações a respeito de genética, testes genéticos e suas interpretações. A incorporação de genética e genômica é relevante para todos os aspectos do processo de enfermagem. Por exemplo, a genética e a genômica devem ser incluídas nas avaliações de saúde, na elaboração dos diagnósticos de enfermagem (se apropriado) no planejamento das intervenções de enfermagem que sejam específicas para o paciente e baseadas no diagnóstico e na constituição genética do paciente, na implementação de intervenções que apoiem a identificação e a resposta a necessidades de saúde relacionadas com a genética e na avaliação das respostas aos medicamentos com base na farmacogenética (Consensus Panel on Genetic/Genomic Nursing Competencies [Consensus Panel], 2009). Este capítulo oferece a fundamentação para a aplicação clínica dos princípios de genética e genômica para a enfermagem médico-cirúrgica, destaca a participação do enfermeiro no aconselhamento e na avaliação genética, aborda questões legais, éticas e sociais importantes e fornece informações e recursos para enfermeiros e pacientes.

PARADIGMA GENÔMICO PARA A PRÁTICA DA ENFERMAGEM

A contribuição dos enfermeiros para a medicina genômica oferece uma perspectiva holística, que leva em conta as experiências cognitivas, físicas, espirituais, sociais, culturais, biopsicológicas, éticas e estéticas de cada indivíduo. Como a genômica aborda todos os genes do genoma de determinado indivíduo funcionando juntos como uma unidade, a genômica expande a visão holística da enfermagem. Genética e genômica são a base do desenvolvimento normal e fisiopatológico, da saúde e da doença humanas e dos resultados para a saúde. O conhecimento e a interpretação das informações genéticas e genômicas, dos testes genéticos, do diagnóstico e do tratamento ampliam a visão holística da enfermagem. É uma expectativa profissional que enfermeiros compreendam genética e genômica e consigam aplicar essas informações no ambiente clínico (American Nurses Association [ANA], 2017; Rogers, Lizer, Doughty et al., 2017).

O *Essentials of Genetic and Genomic Nursing* (Consensus Panel, 2009) fornece um paradigma para a integração da genética e da genômica na prática da enfermagem (Boxe 6.1). Esse documento inclui uma filosofia de cuidado que reconhece

TABELA 6.1 Transição da era clínica para a era genômica da medicina personalizada.

	Era clínica	Era genômica da medicina personalizada
Características definidoras	• Considera genes isoladamente • Espera os sintomas das doenças ocorrerem • Trata os sintomas da doença • Utiliza abordagem de tentativa e erro para o tratamento • Ajusta a medicação segundo estudos clínicos	• Considera a interação dos genes com o ambiente • Identifica a predisposição genética e otimiza a redução de risco para a prevenção das doenças • Trata a causa genética subjacente de uma doença • Utiliza uma abordagem personalizada para o perfil genético/genômico do indivíduo e para a doença • Ajusta a administração de medicamento por estudos clínicos *e* resposta genética personalizada à medicação

> **Boxe 6.1 — Competências essenciais em enfermagem para genética e genômica**
>
> **Responsabilidades profissionais**
> - Reconhecimento de atitudes e crenças relacionadas com a ciência genética e genômica
> - Defensoria dos serviços genéticos e genômicos
> - Incorporação das tecnologias e informações genéticas e genômicas na prática
> - Fornecimento de informações e serviços personalizados de genética e genômica
> - Garantia da tomada de decisão autônoma e informada relacionada com genética e genômica.
>
> **Prática profissional**
> - Integrar e aplicar o conhecimento genético e genômico na avaliação de enfermagem
> - Identificar os pacientes que possam se beneficiar de recursos, serviços ou tecnologias específicos em genética e genômica
> - Facilitar a busca por serviços genéticos e genômicos
> - Fornecer informações, cuidado e apoio relacionados com interpretação de testes, serviços, intervenções ou tratamentos genéticos ou genômicos.

Adaptado de Consensus Panel on Genetic/Genomic Nursing Competencies (Consensus Panel). (2009). *Essentials of genetic and genomic nursing: Competencies, curricular guidelines, and outcome indicators* (2nd ed.). Silver Spring, MD: American Nurses Association.

quando os fatores genéticos e genômicos participam ou poderiam participar na saúde de uma pessoa. Isso significa avaliar os fatores preditivos genéticos e genômicos utilizando a história familiar e os resultados dos testes genéticos de modo efetivo, informando os pacientes sobre conceitos genéticos e genômicos, entendendo o impacto das informações genéticas e genômicas para o indivíduo e a sociedade e valorizando a privacidade e a confidencialidade das informações genéticas e genômicas. Existe também um consenso formal em relação às competências de nível mais elevado na aplicação da genética e da genômica para os estudantes de enfermagem. Além disso, enfermeiros precisam conhecer a correlação dos padrões de atuação da genética e da genômica com suas áreas específicas de prática clínica (Kerber & Ledbetter, 2017).

A resposta de uma pessoa às informações genéticas e genômicas, ao teste genético ou a problemas relacionados com a genética pode ser empoderadora ou incapacitante. As informações genéticas e genômicas podem estigmatizar as pessoas se afetarem o modo como elas se veem ou como os outros a enxergam. Os enfermeiros ajudam as pessoas e as famílias a entender como os traços e as condições genéticas são transmitidos e como os fatores genéticos e ambientais influenciam a saúde e a doença (Consensus Panel, 2009). Os enfermeiros facilitam a comunicação entre os membros da família, o sistema de saúde e os recursos comunitários, além de oferecerem apoio valioso aos pacientes e suas famílias. Todos os profissionais de enfermagem devem ser capazes de aplicar conhecimentos genéticos e genômicos (ANA, 2017), como:

- Fornecer informações genéticas ou genômicas aos pacientes ou a seus familiares
- Coletar histórias dos familiares que incluam informações genéticas de pelo menos três gerações
- Realizar avaliações físicas e de seu desenvolvimento e, depois, correlacionar os achados relevantes com alterações genéticas
- Formular diagnósticos de enfermagem com base em risco genético real ou potencial
- Implementar cuidados de enfermagem que sejam um reflexo das competências genéticas e genômicas
- Viabilizar encaminhamentos genéticos e genômicos
- Colaborar com outros profissionais de saúde.

Por exemplo, ao analisar o risco cardiovascular de um paciente, os enfermeiros podem expandir a avaliação para incluir informações a respeito da história familiar de hipertensão arterial, hipercolesterolemia, distúrbios de coagulação ou morte cardíaca súbita prematura. O conhecimento de quais genes estão envolvidos no controle do metabolismo lipídico, na resistência à insulina, na regulação da pressão arterial, nos fatores de coagulação, na estrutura cardíaca e no funcionamento do revestimento vascular ajuda a individualizar o cuidado com base no perfil de risco genético e genômico do paciente.

É essencial para o paradigma genético e genômico em enfermagem estar alerta para as próprias atitudes individuais, vivências e crenças sobre conceitos genéticos e genômicos e como isso se manifesta na prática de enfermagem (Consensus Panel, 2009). Para se conscientizar sobre essas atitudes, vivências e crenças, enfermeiros precisam examinar:

- Seus valores e crenças pessoais sobre saúde, bem como crenças familiares, religiosas ou culturais sobre as causas das doenças e como os valores ou os vieses próprios afetam a compreensão das condições genéticas
- Suas perspectivas filosóficas, teológicas, culturais e éticas relacionadas com a saúde e como elas influenciam sua maneira de usar a informação ou os serviços genéticos
- Seu nível de *expertise* sobre genética e genômica
- Suas vivências com defeitos congênitos, doenças crônicas e problemas genéticos, juntamente com sua visão pessoal sobre essas condições como incapacitantes ou como empoderadoras
- Suas atitudes sobre o direito de acesso e outros direitos dos indivíduos com distúrbios genéticos
- Suas visões e pressuposições sobre o ácido desoxirribonucleico (DNA) e crenças sobre o valor da informação do risco de um indivíduo para distúrbios genéticos
- Suas crenças sobre opções reprodutivas
- Suas visões sobre testes e engenharia genética
- Sua abordagem dos pacientes com incapacidades.

INTEGRAÇÃO DO CONHECIMENTO GENÉTICO E GENÔMICO

Avanços científicos e tecnológicos aumentaram nossa compreensão da genética, promoveram rastreamento genético e testagem genética rápida para distúrbios genéticos raros e comuns e melhoraram os desfechos de saúde dos pacientes (Khoury et al., 2018). Os cientistas conseguem caracterizar variações metabólicas herdadas que interagem ao longo do tempo e podem levar a doenças comuns, como câncer, cardiopatia e demência. A transição da genética para a genômica aumentou o entendimento sobre como múltiplos genes agem e controlam os processos biológicos. Muitas doenças resultam de uma combinação entre genética e influências ambientais (Khoury, 2019).

Genes e seus papéis na variação humana

Os genes são componentes centrais da saúde e da doença humanas. O Projeto Genoma Humano associou a genética humana básica ao desenvolvimento, à saúde e à doença humanos (NIH, NHGRI, 2018). O conhecimento de que genes específicos estão associados a condições genéticas específicas torna o diagnóstico possível, mesmo antes do nascimento. Muitos problemas comuns têm causas genéticas, e continuarão a ser identificadas muito mais associações entre a genética, a saúde e a doença.

Genes e cromossomos

A composição genética única de um indivíduo, denominada **genótipo**, consiste em aproximadamente 25.000 genes (NIH, NLM, 2019c). O **fenótipo** de uma pessoa – as características ou expressões observáveis do seu genótipo – inclui a aparência física e outros traços biológicos, fisiológicos e moleculares. As influências ambientais modificam o fenótipo de cada pessoa, mesmo os fenótipos com um componente genético importante. Esse conceito de genótipo e fenótipo se aplica ao genoma total de um indivíduo e aos traços respectivos de sua constituição genética.

Os conceitos de genótipo e fenótipo também se aplicam a doenças específicas. Por exemplo, na hipercolesterolemia, o genótipo se refere a genes de apolipoproteína específicos (*LDLR*, *APOB*, *LDLRAP1* ou *PCSK9*) que envolvem mutações nos receptores de lipoproteína de baixa densidade (LDL) que controlam o metabolismo dos lipídios (NIH, NLM, 2019d). Já o fenótipo é caracterizado pelo aparecimento precoce de doença cardiovascular, níveis altos de LDL, xantomas cutâneos e história familiar de cardiopatia. O genótipo de uma pessoa, que consiste em genes funcionais normais, bem como em algumas mutações, é caracterizado por traços físicos e biológicos que podem predispor a uma doença.

O crescimento, o desenvolvimento e as doenças nos seres humanos ocorrem como resultado de influências e interações genéticas e ambientais. A contribuição dos fatores genéticos pode ser grande ou pequena. Por exemplo, em um indivíduo com fibrose cística ou fenilcetonúria (FCU), a contribuição genética é significativa. Em contrapartida, a contribuição genética subjacente à resposta de um indivíduo a uma infecção é menos aplicável.

Um gene único é conceitualizado como uma unidade da hereditariedade. Um gene é composto por um segmento de **ácido desoxirribonucleico (DNA)** que contém um conjunto específico de instruções para produzir a(s) proteína(s) necessária(s) às células para o funcionamento adequado do corpo. Os genes regulam tanto os tipos de proteínas sintetizadas quanto a taxa de produção das mesmas. A estrutura da molécula de DNA é denominada dupla-hélice. Os componentes essenciais da molécula de DNA são moléculas de açúcar-fosfato e pares de bases nitrogenadas. Cada nucleotídio contém um açúcar (desoxirribose), um grupamento fosfato e uma de quatro bases nitrogenadas: adenina (A), citosina (C), guanina (G) e timina (T). O DNA é composto por duas fitas ou filamentos pareados, cada um composto por alguns nucleotídios. As fitas são mantidas unidas por pontes de hidrogênio entre os pares de bases (Figura 6.1).

Os genes são organizados de modo linear nos **cromossomos**, que são estruturas microscópicas localizados no núcleo das células. Em seres humanos, os 46 cromossomos se apresentam em pares em todas as células do corpo, exceto nos oócitos e nos espermatozoides, cada um contendo apenas 23 cromossomos não pareados. Vinte e dois pares de cromossomos, denominados *autossomos*, são os mesmos nas mulheres e nos homens. O 23º par é denominado par de cromossomos sexuais.

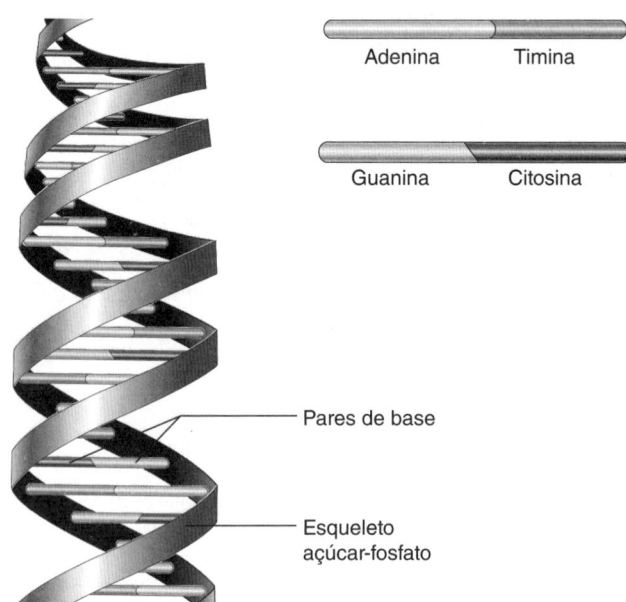

Figura 6.1 • O DNA é uma dupla-hélice formada por pares de bases ligados a um esqueleto de açúcar-fosfato. O DNA carreia as instruções que possibilitam que as células sintetizem proteínas. O DNA é composto por quatro bases químicas. Redesenhada de Genetics Home Reference, retirada em 29/7/2020 de www.ghr.nlm.nih.gov/primer/basics/dna.

Uma mulher tem dois cromossomos X, enquanto um homem tem um cromossomo X e um cromossomo Y. No momento da concepção, cada genitor normalmente fornece um cromossomo de cada par para o seu filho. Como resultado, a criança recebe metade de seus cromossomos do pai e a outra metade da mãe (Figura 6.2).

A avaliação cuidadosa das sequências de DNA de muitas pessoas revela que essas sequências apresentam múltiplas versões em uma população. As diferentes versões dessas sequências são denominadas *alelos*. As sequências encontradas de muitas formas são denominadas polimórficas, o que significa que há pelo menos duas formas comuns de um gene específico.

Divisão celular

O corpo humano cresce e se desenvolve como resultado do processo de divisão celular. Mitose e meiose são dois tipos distintos de divisão celular.

A *mitose* está envolvida com o crescimento, a diferenciação e o reparo celulares. Durante a mitose, os cromossomos de cada célula se duplicam. O resultado são duas células, denominadas *células-filhas*, e cada uma delas contém a mesma quantidade de cromossomos da célula parental. As células-filhas são denominadas diploides porque contêm 46 cromossomos em 23 pares. A mitose ocorre em todas as células do corpo, exceto nos oócitos e nos espermatozoides.

A *meiose*, por sua vez, ocorre apenas nas células reprodutivas e é o processo por meio do qual oócitos e espermatozoides são formados. Durante a meiose, a quantidade de cromossomos é reduzida, resultando em oócitos e espermatozoides que contêm metade da quantidade usual, ou 23 cromossomos. Oócitos e espermatozoides são denominados haploides porque contêm uma única cópia de cada cromossomo em comparação com as duas cópias em todas as outras células do corpo. Durante a meiose, conforme os cromossomos pareados se aproximam na preparação para a divisão celular, algumas porções se cruzam e ocorre troca

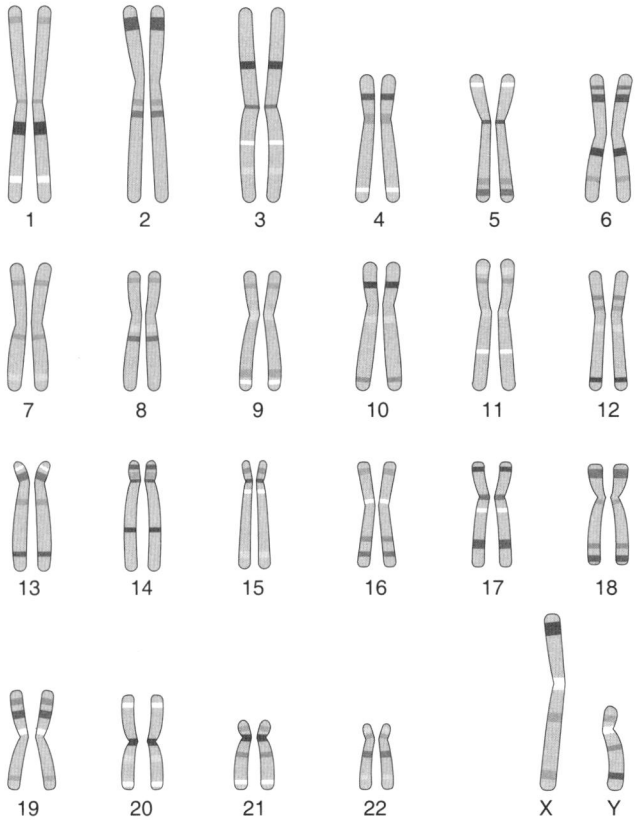

Figura 6.2 • Cada célula humana contém 23 pares de cromossomos, que podem ser distinguidos por seu tamanho e padrão único de bandeamento. Esse conjunto é de um homem, porque contém um cromossomo Y. As mulheres têm dois cromossomos X.

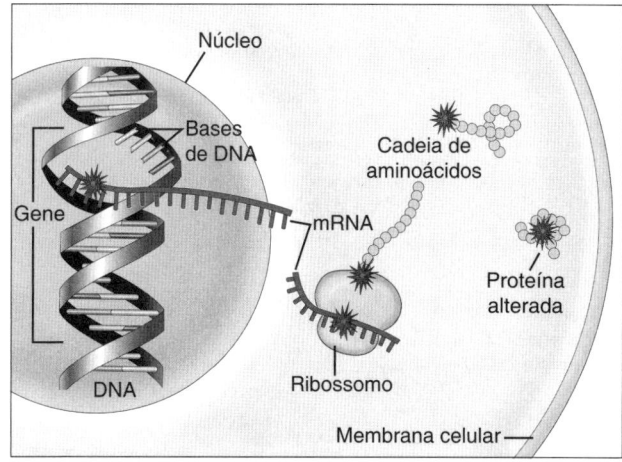

Figura 6.3 • Quando um gene contém uma mutação, a proteína codificada por ele provavelmente será anormal. Algumas vezes, a proteína é capaz de funcionar, embora imperfeitamente. Em outros casos, ela é totalmente defeituosa. O resultado depende não apenas de como a mutação altera a função da proteína, mas também de quão vital aquela proteína é para a sobrevivência.

do material genético antes da separação dos cromossomos. Esse evento, denominado *recombinação*, cria uma diversidade maior durante a formação dos oócitos e dos espermatozoides.

Durante o processo de meiose, um par de cromossomos pode não conseguir se separar completamente, criando um espermatozoide ou um oócito que contenha duas cópias ou nenhuma cópia de um cromossomo específico. Esse evento esporádico, denominado **não disjunção**, pode levar tanto a uma trissomia quanto a uma monossomia (Jackson, Marks, May et al., 2018). A síndrome de Down é um exemplo de trissomia, em que as pessoas têm três cópias do cromossomo 21. A síndrome de Turner é um exemplo de monossomia, em que as mulheres têm um único cromossomo X, fazendo com que elas tenham estatura baixa e infertilidade (NIH, NLM, 2019e).

Mutações genéticas

Em cada célula, muitas interações intrincadas e complexas regulam e expressam os genes humanos. Esse processo envolve a estrutura gênica e sua função, transcrição e tradução, além da síntese de proteínas. Alterações na estrutura e na função dos genes e no processo da síntese de proteínas podem influenciar a saúde de uma pessoa. Alterações da estrutura gênica, denominadas **mutações**, modificam permanentemente a sequência de DNA, que, por sua vez, pode alterar a natureza e o tipo de proteína produzida (Figura 6.3).

Algumas mutações gênicas não apresentam efeito significativo no produto proteico, enquanto outras causam mudanças parciais ou completas. O modo como uma proteína se altera e o nível de sua importância para o funcionamento do corpo determinam o impacto da mutação. As mutações gênicas podem ocorrer em hormônios, enzimas ou em outros produtos proteicos importantes, com implicações significativas para a saúde e a doença. A doença falciforme é um problema genético causado por uma pequena mutação genética que afeta a estrutura de uma proteína, produzindo a hemoglobina S. Um indivíduo que herda duas cópias com mutação no gene da hemoglobina S apresenta doença falciforme e exibe sinais e sintomas de anemia grave e de lesão trombótica aos órgãos por causa de hipoxia (NIH, NLM, 2019f).

Outras mutações genéticas incluem deleção (perda), inserção (acréscimo), duplicação (multiplicação) ou translocação (rearranjo) de segmentos longos de DNA (Jackson et al., 2018). A distrofia muscular de Duchenne, a distrofia miotônica, a doença de Huntington e a síndrome do X frágil são exemplos de condições causadas por mutações genéticas.

As mutações genéticas podem ser herdadas ou adquiridas. As mutações herdadas ou mutações na linhagem germinativa existem no DNA de todas as células do corpo e são transmitidas nas células reprodutivas do genitor para sua descendência. As mutações na linhagem germinativa ou hereditárias são transmitidas para todas as células-filhas quando as células do corpo se replicam (Figura 6.4). O gene que causa a doença de Huntington é um exemplo de mutação na linhagem germinativa.

As mutações espontâneas ocorrem em oócitos ou espermatozoides individuais no momento da concepção. Uma pessoa que carreia a nova mutação "espontânea" pode transmiti-la para seus filhos. Acondroplasia, síndrome de Marfan e neurofibromatose do tipo 1 são exemplos de condições genéticas que podem ocorrer em um único membro da família como resultado de mutação espontânea.

As mutações adquiridas ocorrem nas células somáticas e envolvem modificações no DNA que acontecem após a concepção, durante a vida de um indivíduo. Elas se desenvolvem como resultado de modificações cumulativas nas células corporais, exceto as células reprodutivas (Figura 6.5). As mutações genéticas somáticas são transmitidas para as células-filhas derivadas dessa linhagem celular específica.

As mutações genéticas ocorrem no corpo humano o tempo todo. As células têm mecanismos intrínsecos para reconhecer mutações no DNA e, na maioria das situações, elas corrigem

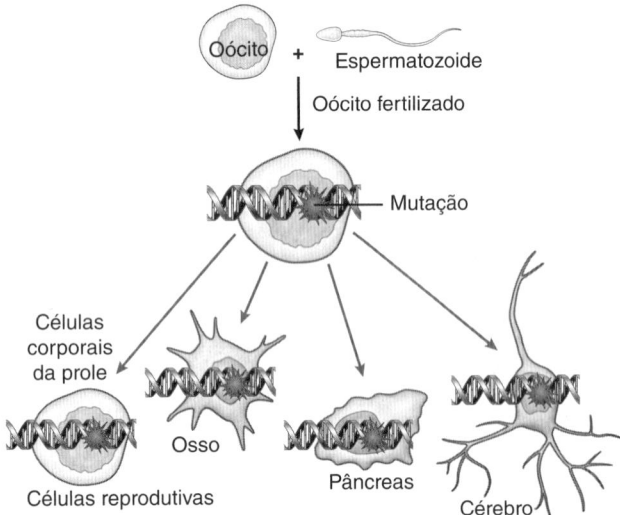

Figura 6.4 • As mutações hereditárias são carreadas no DNA das células reprodutivas. Quando as células reprodutivas que contêm as mutações se combinam para produzir as células-filhas, a mutação é encontrada em todas as células do corpo da prole.

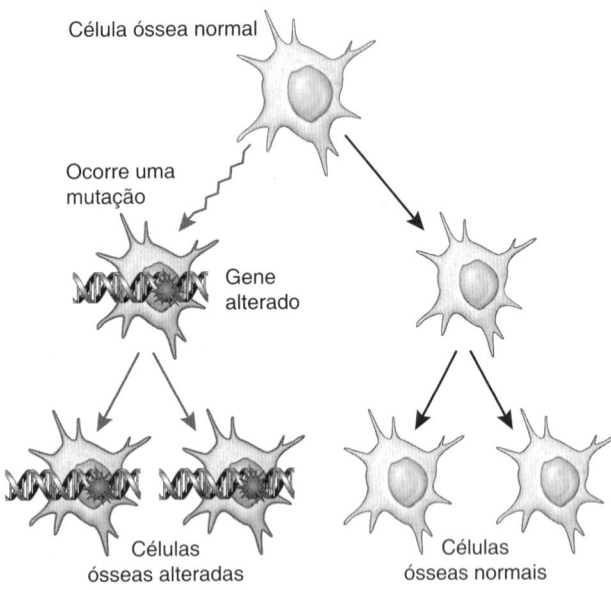

Figura 6.5 • As mutações adquiridas se desenvolvem no DNA ao longo da vida de um indivíduo. Se a mutação surgir em uma célula corporal, existirão cópias da mutação apenas nas células-filhas dessa célula em particular.

as modificações antes que sejam passadas adiante na divisão celular. Entretanto, ao longo do tempo, as células do corpo perdem a capacidade de reparar os danos das mutações genéticas, causando acúmulo de mudanças genéticas, que resultam em doenças como câncer, doença de Alzheimer e distúrbios associados ao envelhecimento (Khoury, 2019).

Variação genética

As variações genéticas ocorrem em todas as pessoas. Os polimorfismos de nucleotídios únicos (SNPs, do inglês *single nucleotide polymorphisms*, pronunciado "snips") é o termo utilizado para identificar variações genéticas comuns que ocorrem mais frequentemente em todo o genoma humano (Jackson et al., 2018). SNPs são modificações em um único nucleotídio (um A, T, C ou G) na sequência de DNA. Por exemplo, uma sequência de DNA normal de AAGG poderia se modificar para ATGG; nesse caso, ocorre apenas uma modificação em um único nucleotídio de A para T. A maioria dos SNPs não altera a função normal da célula. Alguns SNPs alteram a função do gene e influenciam o desenvolvimento de uma doença. O conhecimento dos SNPs que afetam a função biológica ajudará a identificar indivíduos mais propensos a doenças comuns, como câncer, diabetes melito e cardiopatia. As informações sobre os SNPs ajudaram a esclarecer por que alguns indivíduos metabolizam fármacos diferentemente (Centers for Disease Control and Prevention [CDC], 2018a). Por exemplo, um polimorfismo ou um SNP consegue alterar uma proteína ou a atividade de uma enzima relacionada com medicamentos. Se o SNP causar uma variação no transporte ou no metabolismo de um fármaco, a ação dele, sua meia-vida ou sua excreção poderiam levar à ausência de resposta ao medicamento ou à intoxicação medicamentosa.

Epigenética

A epigenética se refere a alterações geracionais na instrução genética (NIH, NLM, 2019b). Com o passar do tempo, as influências epigenéticas podem causar alterações celulares durante a vida da pessoa afetada e podem ser transmitidas para as gerações subsequentes. A epigenômica, que é o estudo da epigenética, é um campo em expansão de pesquisa e correlaciona a epigenética com câncer, transtornos psiquiátricos, obesidade, diabetes melito e doenças autoimunes (Jackson et al., 2018).

Padrões de herança

A avaliação de enfermagem sobre a saúde do paciente inclui a obtenção e o registro de informações a respeito da história familiar na forma de um **heredograma** (ou seja, uma representação diagramática da história familiar). Essa é a primeira etapa para o estabelecimento do padrão de herança. Os enfermeiros precisam estar familiarizados com os padrões mendelianos de herança e de construção e análise de heredogramas para ajudar a identificar pacientes e suas famílias que possam se beneficiar de aconselhamento genético adicional, triagem e tratamento (Consensus Panel, 2009).

As condições mendelianas são condições genéticas herdadas em proporções fixas de uma geração para outra. Elas resultam de mutações genéticas que ocorrem em um ou em ambos os cromossomos de um par. Um único gene herdado de um ou de ambos os genitores pode causar uma condição mendeliana. As condições mendelianas são classificadas de acordo com o seu padrão de herança: autossômica dominante, autossômica recessiva e ligada ao X. Os termos dominante e recessivo se referem ao traço, à condição genética ou ao fenótipo, mas não aos genes ou alelos que causaram as características observáveis (Jackson et al., 2018).

Herança autossômica dominante

O termo **dominante** se refere ao traço do gene que é expresso quando dois genes não são iguais em cromossomos comparáveis. As condições hereditárias autossômicas dominantes afetam os membros da família do sexo feminino e do sexo masculino de modo igual e seguem um padrão vertical de herança nas famílias (Figura 6.6). A existência de uma condição com herança autossômica dominante exige apenas uma mutação em um dos cromossomos associados com esse par. Cada filho dessa pessoa tem 50% de chance de herdar a mutação genética para a condição e 50% de chance de herdar a versão normal do gene (Figura 6.7). Os filhos que não herdam a mutação genética

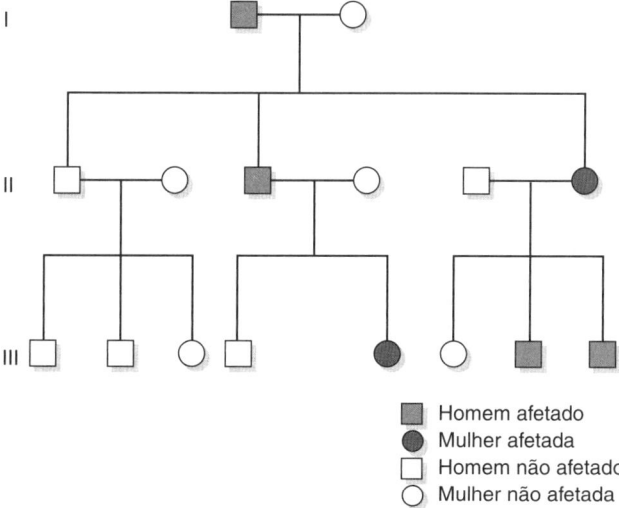

Figura 6.6 • Heredograma de três gerações ilustrando uma herança autossômica dominante.

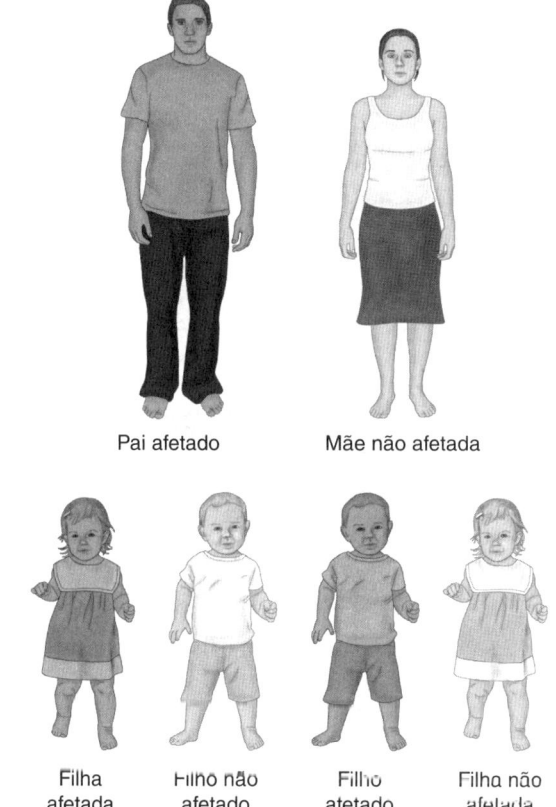

Figura 6.7 • Nos distúrbios genéticos dominantes, se um genitor afetado tiver um alelo causador de doença que domine seu par normal, cada criança da família terá 50% de chance de herdar o alelo da patologia e o distúrbio.

TABELA 6.2 Padrões de herança.	
Características	Exemplos
Condições hereditárias autossômicas dominantes	
Transmissão vertical nas famílias Homens e mulheres são igualmente afetados Expressão variável nos membros da família e em outras pessoas com a condição Penetrância reduzida (em algumas condições) Idade paterna avançada associada a casos esporádicos	Síndrome do câncer de mama/ovário hereditário Hipercolesterolemia familiar Câncer colorretal não polipose hereditário Doença de Huntington Síndrome de Marfan Neurofibromatose
Condições hereditárias autossômicas recessivas	
Padrão horizontal de transmissão observado nas famílias Homens e mulheres são igualmente afetados Associadas à consanguinidade (parentesco genético) Associadas a grupos étnicos específicos	Fibrose cística Galactosemia Fenilcetonúria Doença falciforme Doença de Tay-Sachs Doença de Canavan
Condições hereditárias ligadas ao X	
Transmissão vertical nas famílias Os homens são predominantemente afetados	Distrofia muscular de Duchenne Hemofilia A Síndrome de Wiskott-Aldrich Daltonismo X frágil
Condições hereditárias mitocondriais	
Transmissão pela linhagem materna Todas as crianças apresentam a condição	Neuropatia óptica hereditária de Leber Síndrome de Leigh Síndrome de Kearns-Sayre
Condições hereditárias multifatoriais	
Resultam da combinação de fatores genéticos e ambientais Podem ser recorrentes em famílias O padrão de herança não é o caracteristicamente encontrado em outras condições mendelianas	Cardiopatias congênitas Fenda labial e/ou palatina Defeitos do tubo neural (anencefalia e espinha bífida) Diabetes melito Osteoartrite Hipertensão arterial Doença de Alzheimer Hipotireoidismo

Adaptada de Learn.Genetics, Genetic Science Learning Center. (2019). Genetic disorders. Retirada em 30/08/2019 de: www.learn.genetics.utah.edu/content/disorders; National Institutes of Health (NIH), U.S. National Library of Medicine (NLM); Genetics Home Reference. (2015). What are the different ways in which a genetic condition can be inherited? Retirada em 30/08/2019 de: www.ghr.nlm.nih.gov/primer/inheritance/inheritancepatterns

não desenvolvem a condição e não têm chance aumentada de terem filhos com a mesma condição. A Tabela 6.2 apresenta características e exemplos de diferentes padrões de condições hereditárias.

As condições autossômicas dominantes frequentemente se manifestam em graus variáveis de gravidade. Algumas pessoas afetadas podem ter sintomas significativos, enquanto outras podem ter sintomas moderados. Essa característica é denominada **expressão variável**, ela resulta de influências de fatores genéticos e ambientais na manifestação clínica.

Outro fenômeno observado na herança autossômica dominante é a penetrância, ou seja, o percentual de pessoas que sabidamente têm uma mutação genética específica e que de fato apresentam a característica. A penetrância quase completa é observada em doenças como a acondroplasia, em que quase 100% das pessoas com a mutação genética tipicamente apresentam os traços da doença. Entretanto, em algumas condições, a existência de uma mutação genética não significa que a pessoa invariavelmente tenha ou que desenvolverá uma condição hereditária autossômica. Por exemplo, uma mulher que tenha a mutação hereditária no gene do câncer de mama *BRCA1* corre um risco de desenvolver câncer de mama ao longo da vida de até 80%, mas não 100%. Essa qualidade, conhecida como penetrância reduzida ou incompleta, indica a probabilidade de que determinado gene provoque uma condição. Em outras palavras, uma pessoa pode herdar a mutação genética que causa uma condição autossômica dominante, mas pode não ter nenhuma das características físicas ou desenvolvimentais dessa condição. Entretanto, esse indivíduo carreia a mutação genética e ainda tem 50% de chance de passar o gene da condição para cada um de seus filhos (NIH, NLM, 2019g). Um dos efeitos da penetrância incompleta é que o gene parece "pular" uma geração, levando a erros na interpretação da história familiar e no aconselhamento genético.

Herança autossômica recessiva

O termo **recessivo** se refere ao traço genético expresso apenas quando um indivíduo tem duas cópias de um gene autossômico mutante ou uma única cópia de um gene mutante ligado ao X quando não há outro cromossomo X. Ao contrário das condições autossômicas dominantes, as condições autossômicas recessivas têm um padrão mais horizontal do que vertical; parentes de uma única geração tendem a ter a condição (Figura 6.8). As condições autossômicas recessivas são frequentemente vistas em grupos étnicos específicos e ocorrem, em geral, com maior frequência em pessoas cujos genitores são aparentados, como primos de primeiro grau (ver Tabela 6.2).

Na herança autossômica recessiva, cada genitor carreia uma mutação genética em um cromossomo do par e um gene normal no outro cromossomo. Diz-se que os genitores são **portadores** da mutação genética. Ao contrário das pessoas com uma condição autossômica dominante, os portadores de uma mutação genética para uma condição recessiva não apresentam sintomas da condição genética. Quando os portadores têm um filho juntos, existe uma chance de 25% de que cada filho herde a mutação genética dos dois genitores e tenha a condição (Figura 6.9). A fibrose cística, a doença falciforme e a fenilcetonúria são exemplos de condições autossômicas recessivas (Jackson et al., 2018).

Herança ligada ao X

As condições **ligadas ao X** podem ser herdadas em padrões recessivos ou dominantes (ver Tabela 6.2). Em ambos os casos, a mutação genética está localizada no cromossomo X. Todos os homens herdam um cromossomo X da mãe e um cromossomo Y do pai para uma constituição sexual normal de 46,XY. Como os homens têm apenas um cromossomo X, eles não têm um equivalente para seus genes, como as mulheres. Isso significa que a mutação genética no cromossomo X de um homem é expressa, mesmo que exista apenas uma cópia. As mulheres, por outro lado, herdam um cromossomo X de cada genitor e têm uma constituição sexual normal de 46,XX. Uma mulher pode ser portadora não afetada de mutação genética ou pode ser afetada se a condição resultar de mutação genética que cause uma condição dominante ligada ao X. Tanto o cromossomo X que ela recebeu da mãe quanto o cromossomo X que ela recebeu do pai podem ser transmitidos para seus filhos, e esse evento é aleatório.

O padrão mais comum de herança ligada ao X é aquele em que a mulher é portadora de mutação genética em um de seus cromossomos X. Esse fenômeno é denominado herança recessiva ligada ao X, em que a portadora tem 50% de chance de transmitir a mutação genética para um filho, que seria afetado, ou para uma filha, que seria uma portadora como a mãe (Figura 6.10). Os exemplos de condições recessivas ligadas ao X incluem hemofilia do fator VIII e fator IX, imunodeficiência combinada grave e distrofia muscular de Duchenne (Jackson et al., 2018).

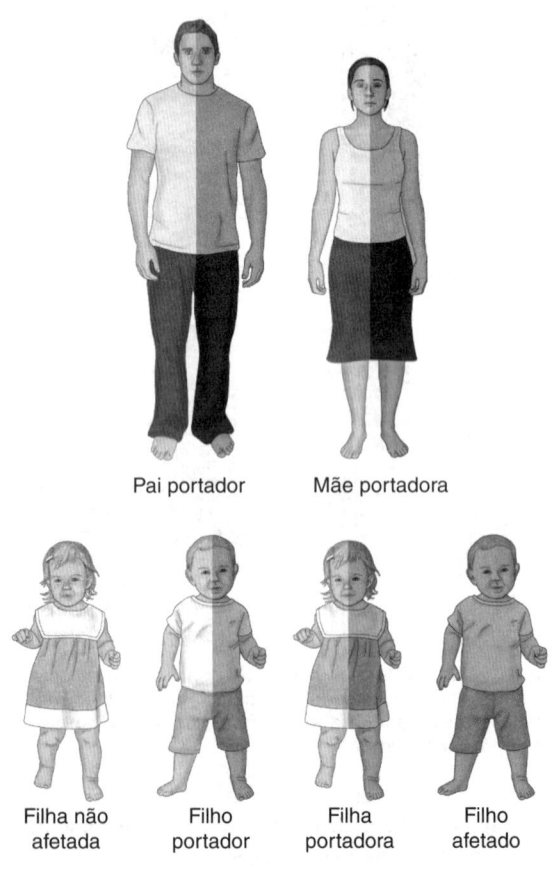

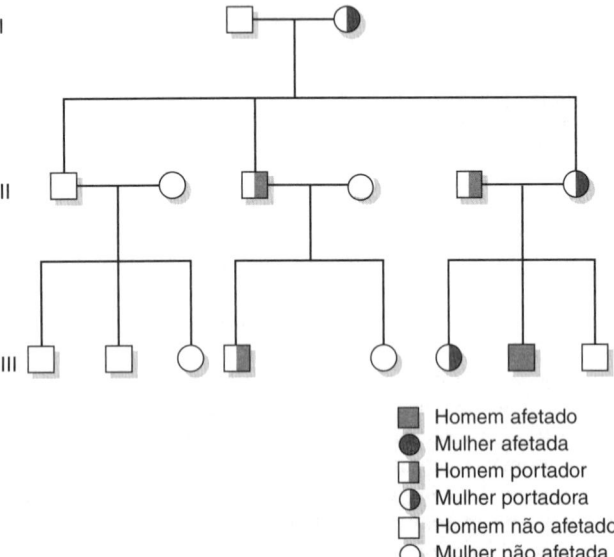

Figura 6.8 • Heredograma de três gerações ilustrando a herança autossômica recessiva.

Figura 6.9 • Nas doenças associadas a alterações em genes recessivos, ambos os pais – embora eles mesmos não tenham a doença – carregam um alelo normal e um alelo alterado. Cada filho tem uma chance em quatro de herdar dois alelos anormais e desenvolver a doença; uma chance em quatro de herdar dois alelos normais e duas chances em quatro de herdar um alelo normal e outro alterado; portanto, será um portador como ambos os pais.

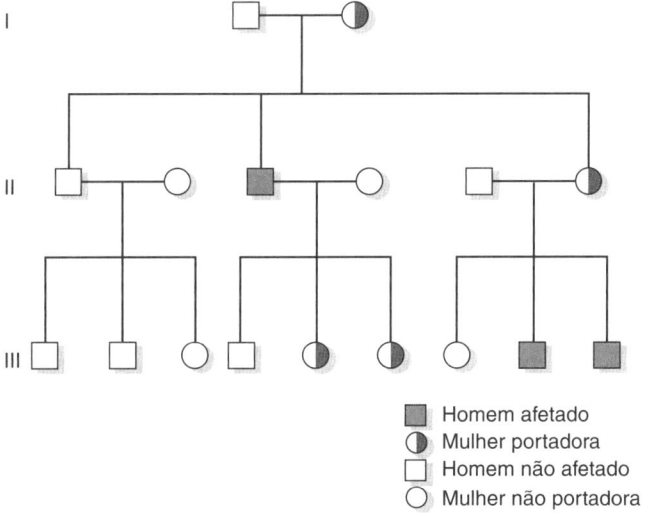

Figura 6.10 • Heredograma de três gerações ilustrando a herança recessiva ligada ao X.

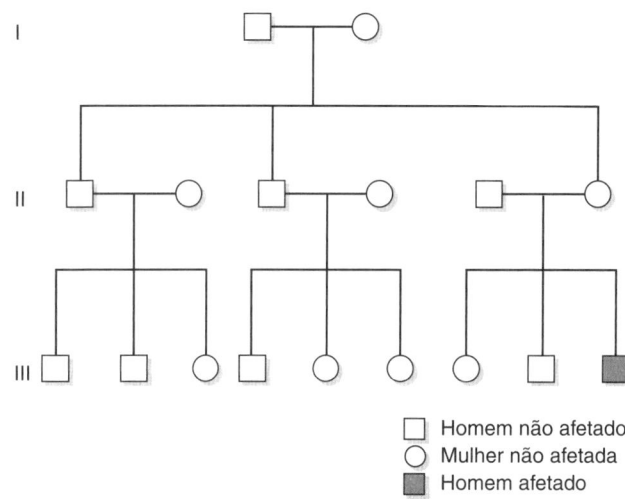

Figura 6.11 • Heredograma de três gerações ilustrando condições multifatoriais.

Herança mitocondrial

A mitocôndria é uma organela, um componente celular associado com a geração de energia celular. Embora as mitocôndrias não façam parte do núcleo, alterações genéticas podem ocorrer nessas organelas e ser transmitidas para a progênie. Esses distúrbios estão, tipicamente, associados com o tecido muscular ou o tecido nervoso. Um fato singular da herança mitocondrial é que apenas a mãe transmite o DNA mitocondrial para sua progênie e, por conseguinte, o distúrbio genético para os filhos. Assim, todos os filhos dessa mulher herdarão o distúrbio. Entre os exemplos de herança mitocondrial estão a neuropatia óptica hereditária de Leber, a síndrome de Leigh e síndrome de Kearns-Sayre (Jackson et al., 2018; ver Tabela 6.2).

Herança multifatorial e condições genéticas complexas

Muitos defeitos congênitos e problemas de saúde comuns, como cardiopatia, hipertensão arterial, câncer, osteoartrite e diabetes melito, ocorrem como resultado de interações de várias mutações genéticas e influências ambientais. Assim, elas são denominadas *condições multifatoriais* ou *complexas* (ver Tabela 6.2). Outros exemplos de condições genéticas multifatoriais incluem defeitos do tubo neural, como espinha bífida e anencefalia. As condições multifatoriais podem se agrupar em famílias; entretanto, nem sempre elas resultam nos padrões característicos de herança observados em famílias que apresentam condições hereditárias mendelianas (Figura 6.11).

Herança não tradicional

Embora as condições mendelianas se manifestem com um padrão específico de herança em algumas famílias, muitas doenças e traços não seguem esses padrões simples. Vários fatores influenciam o modo como um gene age e é expresso. Mutações diferentes no mesmo gene podem produzir sintomas variáveis em pessoas diferentes, como na fibrose cística. Mutações diferentes em vários genes podem levar a resultados idênticos, como na doença de Alzheimer. Alguns traços envolvem mutação simultânea em dois genes ou mais. Um fenômeno conhecido como *imprinting* genômico permite determinar qual do par de genes (da mãe ou do pai) é silenciado ou ativado. Esse tipo de herança foi observado na síndrome de Angelman, um tipo grave de incapacidade intelectual e ataxia (NIH, NLM, 2019h).

Diferenças cromossômicas e condições genéticas

Diferenças no número ou na estrutura dos cromossomos são a principal causa de defeitos congênitos, incapacidade intelectual e malignidades. As diferenças cromossômicas envolvem mais comumente um cromossomo extra ou ausente; esse fenômeno é denominado *aneuploidia*. Essas alterações genéticas não são herdadas nem transmitidas para as gerações seguintes. Sempre que houver um cromossomo extra ou ausente, existe algum grau de incapacidade intelectual ou física associado (NIH, National Center for Advancing Translational Sciences [NCATS], 2017).

A síndrome de Down, ou trissomia do 21, é uma condição cromossômica comum que ocorre com mais frequência em gestações de mulheres a partir dos 35 anos. Uma pessoa com trissomia do 21 tem um cromossomo 21 extra completo, o que causa um fenótipo facial particular e aumenta o risco de defeitos cardíacos congênitos, problemas de tireoide e visuais e incapacidade intelectual. Outros exemplos de diferenças cromossômicas incluem a trissomia do 13 e a trissomia do 18, ambas mais graves do que a síndrome de Down, e condições que envolvem cromossomos sexuais extras ou ausentes, como a síndrome de Turner (Jackson et al., 2018).

As diferenças cromossômicas também podem envolver um rearranjo estrutural intra ou intercromossômico. Elas são menos comuns do que as condições cromossômicas em que há um cromossomo extra ou ausente (NIH, NCATS, 2017). Pessoas portadoras de rearranjos cromossômicos "equilibrados" têm todo o material cromossômico; entretanto, ele está reorganizado. Mulheres com rearranjo cromossômico "equilibrado" correm risco maior de abortos espontâneos ou de dar origem a filhos com arranjo cromossômico não balanceado, o que pode resultar em incapacidades físicas ou intelectuais. Aos portadores conhecidos dessas diferenças cromossômicas são oferecidos aconselhamento e testes pré-natais.

Estudos cromossômicos podem ser necessários em qualquer idade, dependendo da indicação. Duas indicações comuns para esses estudos incluem a suspeita de um diagnóstico de síndrome de Down ou a ocorrência de dois ou mais abortos não explicados. Os estudos cromossômicos são realizados após a obtenção de uma amostra tecidual (p. ex., sangue, pele e líquido amniótico), a preparação e a coloração dos cromossomos e a análise deles ao microscópio. O estudo microscópico dos cromossomos, denominado *citogenética*, utiliza técnicas moleculares como a hibridização *in situ* fluorescente (FISH, do inglês *fluorescent in situ hybridization*), que possibilita um exame mais detalhado dos cromossomos (Jackson et al., 2018). A técnica de FISH é útil para detectar pequenas anomalias e para caracterizar rearranjos cromossômicos.

TECNOLOGIAS GENÉTICAS E GENÔMICAS NA PRÁTICA

Os testes genéticos são realizados para detectar um traço, para diagnosticar uma condição genética ou para identificar pessoas que apresentam predisposição genética para determinada doença ou condição. Nos EUA, existem inúmeros testes genéticos, e alguns podem ser comprados diretamente pelo consumidor. O Genetic Testing Registry reconhece testes genéticos para quase 12.000 condições genéticas (National Center for Biotechnology Information [NCBI], NLM, 2019a). Avanços na aplicação da testagem genética são constatados na farmacogenética, no diagnóstico genético pré-implantação, no rastreamento neonatal, na testagem direta para o consumidor e no rastreamento pré-natal. Existem formas de testagem genética ou rastreamento genético disponíveis para todas as faixas etárias, desde rastreamento genético pré-implantação durante a gravidez até testagem *post mortem* (Bilkey, Burns, Coles et al., 2019). As aplicações futuras podem incluir o uso de *chips* genéticos para mapear o genoma de um indivíduo buscando variações genéticas que possam levar a doenças. Os enfermeiros estão envolvidos no cuidado dos pacientes que estejam passando por um teste genético ou por tratamentos com base na genética. O conhecimento das aplicações clínicas das modernas tecnologias genéticas e genômicas possibilita que os profissionais de enfermagem informem e apoiem os pacientes e seus familiares, além da prestação de cuidados de saúde relacionados à genética de alta qualidade.

Teste genético

O teste genético é a ferramenta primária utilizada para identificar os indivíduos que são predispostos a doenças genéticas específicas. Os testes genéticos fornecem informações que levam ao diagnóstico de condições hereditárias ou de outras condições com uma contribuição genética conhecida.

As abordagens de testagem genética podem focar no genótipo ou no fenótipo. Os métodos genotípicos envolvem a análise direta dos cromossomos e dos genes, utilizando técnicas laboratoriais específicas para descobrir se há alguma alteração genética relacionada com uma doença específica. Esses testes podem ser baseados no DNA, nos cromossomos ou na bioquímica. A conscientização dos marcadores biomoleculares que podem incrementar a sensibilidade e a especificidade dos testes genéticos possibilita a detecção precoce de doenças genéticas. Além disso, os pesquisadores deciframm as vias genéticas que podem ser úteis no tratamento de distúrbios específicos (van Lanschot, Bosch, de Wit et al., 2017). Os métodos fenotípicos avaliam a apresentação familiar ou biológica da doença e incluem a avaliação da história pessoal ou familiar e os fatores clínicos que influenciam sua doença, bem como testes para produtos genéticos, como marcadores proteicos nos líquidos corporais ou nos tecidos afetados. A história familiar, que é considerada a primeira análise genética, é discutida mais adiante neste capítulo (ver seção Avaliação da história familiar). É esperado que todos os profissionais de enfermagem consigam criar e interpretar um heredograma de três gerações (Consensus Panel, 2009).

Outra abordagem fenotípica envolve a busca por produtos genéticos, como proteínas e enzimas que possam indicar clinicamente uma anomalia genética. Por exemplo, mutações na linhagem germinativa nos genes de reparo *MLH1*, *MSH2*, *MSH6* e *PMS2* são responsáveis pelo câncer colorretal hereditário de início precoce ou síndrome de Lynch. Os tumores colorretais estão sendo testados atualmente para medir a existência ou a ausência dessas proteínas utilizando imuno-histoquímica, que é um tipo rotineiro de teste histopatológico. Mutações específicas do gene do câncer de cólon são utilizadas para identificar outras formas genéticas de câncer de cólon que aumentam a probabilidade de câncer em outras áreas do corpo. Esses incluem não apenas a síndrome de Lynch, mas também a polipose adenomatosa familiar (PAF), a síndrome de Peutz-Jeghers, a síndrome de Cowden e a síndrome de polipose juvenil (Edwards & Maradiegue, 2018).

Os testes genéticos podem ser utilizados para vários objetivos nas populações pré-natais, pediátricas e adultas. Os testes pré-natais são utilizados amplamente na **triagem pré-natal** e no diagnóstico de condições como a síndrome de Down. A **testagem genética pré-implantação**, uma forma de testagem genética pré-natal, detecta a existência de anormalidades genéticas nos embriões (Parikh, Athalye, Naik et al., 2018). A pesquisa de portadores é utilizada para determinar se um indivíduo é carreador de um alelo recessivo para uma condição hereditária (p. ex., fibrose cística, doença falciforme, doença de Tay-Sachs) e, portanto, corre o risco de transmiti-lo para seus filhos. Os testes genéticos também são utilizados amplamente na triagem de recém-nascidos. A testagem neonatal é realizada em recém-nascidos para identificar condições, como fenilcetonúria, nas quais intervenções podem ser implementadas para evitar desfechos graves.

Os testes diagnósticos são utilizados para detectar a existência ou ausência de uma alteração genética ou de um alelo específico para identificar ou confirmar o diagnóstico para uma doença ou condição (p. ex., distrofia miotônica, síndrome do X frágil) (Boxe 6.2). Cada vez mais os testes genéticos têm sido utilizados para predizer a resposta a fármacos e para a elaboração de planos de tratamento específicos e individualizados, ou medicina personalizada. Os testes genéticos são usados, por exemplo, para identificar variantes específicas de genes que permitem prever a efetividade de tratamentos da infecção pelo vírus da imunodeficiência humana, aterotrombose, trombofilia, hiperlipidemia, câncer de mama, controle da dor, hepatite C, artrite reumatoide, leucemia, depressão e transtorno bipolar (NCBI, NLM, 2019b). A Tabela 6.3 apresenta exemplos selecionados de usos atuais dos testes genéticos.

Os enfermeiros estão cada vez mais envolvidos na verificação da história familiar e na orientação aos pacientes sobre alguns aspectos dos testes genéticos. Elas contribuem garantindo que as escolhas e os consentimentos dados pelos pacientes sejam informados, defendendo a privacidade e a confidencialidade dos resultados dos testes genéticos, avaliando o risco genético e ajudando os pacientes a entender as questões complexas envolvidas (Edwards & Maradiegue, 2018). A rápida aceitação da testagem genética vendida diretamente ao consumidor torna obrigatório que os profissionais de enfermagem orientem os pacientes sobre os prós e contras do tipo específico de teste genético realizado, abordem as demandas psicossociais dos pacientes e de seus familiares e façam encaminhamentos para geneticistas, conforme os resultados (Mahon, 2018).

Boxe 6.2 — DILEMAS ÉTICOS
A testagem genética preditiva pode ameaçar a autonomia do paciente?

Caso clínico

M.T., professora de biologia do ensino médio, traz a filha de 11 anos para atendimento no ambulatório de medicina da família onde você trabalha como enfermeiro-chefe. M.T. insiste que a filha faça testagem genética preditiva (TGP) para polipose adenomatosa familiar (PAF), um distúrbio autossômico dominante associado com câncer colorretal agressivo que, tipicamente, manifesta-se em adultos jovens. M.T. informa que a irmã do marido, que tem 36 anos, foi recentemente diagnosticada com PAF e câncer colorretal avançado. Ela também informa que recentemente descobriu que o pai do marido e o único irmão dele morreram por causa de câncer colorretal antes dos 50 anos. O marido de M.T. tem 34 anos e, segundo M.T., ele não procura um médico desde a adolescência e se recusa a fazê-lo ou a ser testado para PAF.

Discussão

Existem muitas questões legais e éticas levantadas pelos profissionais de saúde no tocante à TGP em crianças. Alguns distúrbios genéticos não são passíveis de tratamento durante a infância (p. ex., ser portadora de mutação do gene *BRCA*, que está associado a vários cânceres na vida adulta). Nesses casos, geralmente é aconselhável postergar a TGP até a vida adulta, quando a pessoa será capaz de tomar a decisão autônoma de ser ou não testada. O American College of Medical Genetics argumenta que o foco do teste genético preditivo tem de ser o melhor interesse da pessoa avaliada.

Nesse caso específico, presume-se que o pai não consentiu em ser testado para a mutação genética para PAF. Todavia, se ele consentisse em fazer o teste e fosse constatado que ele não tem a mutação genética associada à PAF, então a filha não poderia ter esse gene mutado, porque este resulta de herança autossômica dominante. Em contrapartida, se o pai realmente fosse portador do gene para PAF, então a criança teria 50% de chance de ter o gene. Além disso, se ela tiver o gene, ela e os genitores devem ser aconselhados a iniciar colonoscopias de rastreamento.

Pólipos colônicos pré-cancerosos podem ser encontrados e excisados antes de se tornarem malignos em crianças com PAF. Essa conduta pode salvar vidas.

Análise

- Descreva os princípios éticos em conflito nesse caso (ver Capítulo 1, Boxe 1.7). Qual princípio você acredita que deva ter preeminência na decisão se os pais têm ou não o direito de solicitar TGP para uma criança?
- Nesse caso, os benefícios superam os riscos do teste genético preditivo na criança? Seu ponto de vista sobre a testagem genética preditiva seria diferente se a criança concordasse em ser testada? E se a criança afirmasse que não quer ser testada e deseja seguir o exemplo do pai?
- Identifique as partes envolvidas nesse caso. O pai tem o direito de negar a testagem para a mutação genética? O que aconteceria se a menina fosse submetida à TGP apesar da recusa do pai de ser testado e fosse constatado que ela tem a mutação genética? Nesse caso, o pai obrigatoriamente tem a mutação genética. Ele tem o direito de ser informado sobre esses resultados e suas implicações?
- Existem diretrizes profissionais que você poderia pesquisar para ajudar a determinar os questionamentos éticos que existem a respeito do teste genético preditivo? Em caso positivo, quais são elas e como elas podem ajudar?

Referências bibliográficas

Beamer, L. C. (2017). Ethics and genetics: Examining a crossroads in nursing through a case study. *Clinical Journal of Oncology Nursing*, 21(6), 730-737.
Keogh, L. A., Niven, H., Rutstein, A. et al. (2017). Choosing not to undergo predictive genetic testing for hereditary colorectal cancer syndromes: Expanding our understanding of decliners and declining. *Journal of Behavioral Medicine*, 40(4), 583-594.

Recursos

Ver no Capítulo 1, Boxe 1.10, Etapas de uma análise ética.

TABELA 6.3 Testes genéticos selecionados: exemplos de usos atuais.

Objetivo do teste genético	Tipo de teste genético
Testagem do portador	
Fibrose cística	Análise de DNA
Doença de Tay-Sachs	Atividade da hexosaminidase A e análise de DNA
Doença de Canavan	Análise de DNA
Doença falciforme	Eletroforese da hemoglobina
Talassemia	Hemograma completo e eletroforese da hemoglobina
Diagnóstico	
Síndrome de Down	Análise cromossômica
Síndrome do X frágil	Análise de DNA
Distrofia miotônica	Análise de DNA
Testes pré-sintomáticos	
Doença de Huntington	Análise de DNA
Distrofia miotônica	Análise de DNA
Testes de suscetibilidade	
Câncer de mama/ovário hereditário	Análise de DNA
Câncer colorretal não polipose hereditário	Análise de DNA

DNA: ácido desoxirribonucleico. Adaptada de National Institutes of Health (NIH), U.S. National Library of Medicine (NLM); Genetics Home Reference. (2019j). Help me understand genetics. Retirada em 30/08/2019 de: www.ghr.nlm.nih.gov/primer#testing; National Institutes of Health (NIH), U.S. National Library of Medicine (NLM). (2019k). Genetic testing. *MedlinePlus*. Retirada em 30/08/2019 de: www.medlineplus.gov/genetictsting.html.

Triagem genética

O rastreamento genético, ao contrário da testagem genética, é realizado independentemente de existir história familiar positiva ou manifestações clínicas, com base no risco pessoal ou no fato de a pessoa ter um risco associado com o grupo ou a população específica à qual pertence. Existem múltiplas formas de rastreamento genético que podem ser úteis em diferentes momentos da vida da pessoa. Mais comumente, a triagem genética ocorre nos programas de pré-natal e de cuidado com o recém-nascido. Por exemplo, logo após o parto, os recém-nascidos são rastreados para várias condições, inclusive fenilcetonúria, hipotireoidismo congênito e galactosemia, como um meio de identificar condições genéticas passíveis de tratamento que poderiam ser deletérias para a saúde se deixadas sem tratamento. O rastreamento genético pré-natal é fornecido como uma opção reprodutiva para as pessoas com probabilidade elevada de ter filhos com doenças não tratáveis graves e para aquelas que poderiam se beneficiar de aconselhamento e diagnóstico pré-natais, sugerindo outras opções reprodutivas que poderiam ser úteis. O rastreamento genético de gestantes é usado para a detecção de defeitos congênitos como defeitos do tubo neural e síndrome de Down. O rastreamento em cascata é uma estratégia custo-efetiva para identificar pessoas que correm risco de uma doença genética com base na identificação desta em um familiar (Silva, Jannes, Oliveira et al., 2018). Essa forma de rastreamento genético é mais útil para distúrbios autossômicos dominantes, como hipercolesterolemia familiar ou síndrome de Lynch. Os resultados da triagem genética também podem ser utilizados com objetivos de saúde pública para determinar a incidência e a prevalência de um defeito congênito ou para investigar a exequibilidade e o valor de novos métodos de teste genético. A Tabela 6.4 traz exemplos de tipos de triagem genética.

Alerta de domínio de conceito

Testes genéticos e *triagem genética* são termos frequentemente confundidos. Os enfermeiros precisam lembrar que o teste é individual; a triagem é realizada em escala populacional.

Triagem populacional

A triagem populacional – o uso de testes genéticos em grupos grandes ou em populações inteiras – para identificar condições de início tardio está em desenvolvimento. Para que um teste seja levado em consideração para um rastreamento populacional, é obrigatório que haja (1) informações suficientes sobre a distribuição do gene nas populações, (2) previsão acurada do desenvolvimento e do progresso da doença e (3) manejo clínico adequado para pessoas assintomáticas com a mutação. Atualmente, a triagem populacional é considerada para alguns grupos étnicos para a identificação de genes que predisponham ao câncer. Por exemplo, pessoas de ascendência judaica asquenaze têm chance maior de herdar câncer de mama e ovário do que outros grupos étnicos (Manchanda & Gaba, 2019). A identificação de uma dessas mutações fornece aos pacientes opções que podem incluir testes de câncer, quimioprevenção ou mastectomia ou ooforectomia profilática. Além disso, o rastreamento populacional desse grupo poderia incluir condições como a doença de Tay-Sachs e a doença de Canavan. A triagem populacional está sendo estudada para outras condições com início na vida adulta, como diabetes melito do tipo 2, cardiopatias e hemocromatose hereditária (*i. e.*, distúrbio de sobrecarga de ferro). Em alguns países, existe uma tendência de realizar rastreamento populacional como uma forma de medicina de precisão focada na prevenção (Silva et al., 2018; Turnball, Sud & Houlston, 2019).

TESTES E TRIAGEM PARA CONDIÇÕES DE INÍCIO NA FASE ADULTA

Condições de aparecimento na vida adulta com base genética ou genômica são observadas, de modo bastante evidente, em determinadas famílias (caráter familiar). Algumas condições associadas, tipicamente, ao envelhecimento que se manifestam em pessoas mais jovens também têm uma correlação genética e exigem análise adicional. Por exemplo, a hipercolesterolemia é, com frequência, considerada uma doença de aparecimento na vida adulta associada à dieta rica em gordura. Uma forma de hipercolesterolemia caracterizada por níveis sanguíneos excessivamente elevados de colesterol e ausência de fatores de risco de estilo de vida está associada a uma alteração genética denominada hipercolesterolemia familiar (Knowles, Rader & Khoury, 2017). Trata-se um distúrbio autossômico dominante, sugerindo que existe 50% de probabilidade de que todos os filhos de um indivíduo com esse distúrbio herdem esse distúrbio. O rastreamento em cascata dos filhos de indivíduos com hipercolesterolemia familiar seria indicado com o propósito de identificar quem é portador do distúrbio e iniciar o tratamento (Setia, Saxena, Sawhney et al., 2018). As condições

TABELA 6.4 Aplicações da triagem genética.

Cronologia da triagem	Finalidade	Exemplos
Rastreamento preconcepção/pré-implantação	O rastreamento preconcepção pode ser realizado no caso de condições genéticas de herança autossômica recessiva que ocorrem com maior frequência em indivíduos de determinados grupos étnicos. Também pode ser feito em embriões (no caso de fertilização *in vitro*) à procura de anormalidades cromossômicas ou genéticas específicas	Fibrose cística – todos os casais, mas especialmente caucasianos do norte da Europa e judeus asquenazes Doença de Tay-Sachs – judeus asquenazes Doença falciforme – afrodescendentes, porto-riquenhos, pessoas oriundas da região do Mediterrâneo e do Oriente Médio Talassemia alfa – afrodescendentes e pessoas provenientes do Sudeste Asiático
Triagem pré-natal	Para condições genéticas comuns e para as quais o diagnóstico pré-natal está disponível quando a gestação é identificada como de alto risco	Defeitos no tubo neural – espinha bífida, anencefalia Síndrome de Down Outras anomalias cromossômicas – trissomia do 18
Triagem neonatal	Para condições genéticas para as quais há tratamento específico	Fenilcetonúria (FCU) Galactosemia Homocistinúria Deficiência de biotinidase
Rastreamento com fins diagnósticos	Para determinar se existe uma mutação genética específica ou confirmar um diagnóstico quando existem manifestações fenotípicas	Miocardiopatia hipertrófica
Testagem do portador	Para determinar se uma pessoa é portadora de um gene mutado. Esse tipo de teste é útil para casais com o propósito de averiguar se existe risco genético de ter um filho com distúrbio genético, sobretudo distúrbios autossômicos recessivos	Fibrose cística – todos os casais, mas especialmente caucasianos do norte da Europa e judeus asquenazes Doença de Tay-Sachs – judeus asquenazes Doença falciforme – afrodescendentes, porto-riquenhos, pessoas oriundas da região do Mediterrâneo e do Oriente Médio
Testes preditivos	Para condições genéticas que se manifestam tardiamente ou para distúrbios genéticos com mínima apresentação fenotípica	Câncer colorretal Doença de Huntington Hemocromatose

Adaptada de National Institutes of Health (NIH), U.S. National Library of Medicine (NLM); Genetics Home Reference. (2019l). What are the types of genetic tests? Retirada em 30/08/2019 de: www.ghr.nlm.nih.gov/handbook/testing/uses.

genéticas de aparecimento na vida adulta podem ser atribuídas a mutações genéticas específicas e podem exibir um padrão de herança autossômica dominante ou autossômica recessiva. Todavia, a maioria das condições genéticas de aparecimento na vida adulta é considerada genômica ou multifatorial, ou seja, elas resultam de uma combinação de genes ou da interação de genes e meio ambiente. Exemplos de condições multifatoriais incluem cardiopatia, diabetes melito e artrite. As influências genômicas ou multifatoriais envolvem interações de vários genes (interações gene-gene) e dos genes com o ambiente (interações gene-ambiente) e o estilo de vida do indivíduo. Além disso, algumas condições genéticas de aparecimento na vida adulta são consequentes a alterações esporádicas em um gene (Gael & Veltman, 2019).

A avaliação de enfermagem para condições com início na vida adulta baseia-se na história familiar, nos fatores de risco pessoais e clínicos e na identificação de manifestações clínicas ou de doenças associadas (o fenótipo). O conhecimento a respeito das condições com início na vida adulta e suas bases genéticas (*i. e.*, condições mendelianas *versus* multifatoriais) influencia as considerações do enfermeiro a respeito dos testes genéticos e da promoção da saúde. A Tabela 6.5 descreve condições com início na vida adulta, seu padrão de herança e a disponibilidade de testes genéticos moleculares.

Condições monogênicas

Se um único gene causar uma condição de início na vida adulta em um indivíduo sintomático, testes são realizados para confirmar um diagnóstico e ajudar no plano de cuidado e no manejo.

Os testes complementares para as condições de início na vida adulta são utilizados mais frequentemente em condições autossômicas dominantes, como a doença de Huntington ou a trombofilia do Fator V de Leiden, e em condições autossômicas recessivas, como a hemocromatose. Outras condições monogênicas estão associadas a mutações genéticas confirmadas em um membro da família afetado ou em uma família com histórico sugestivo de um padrão de herança de doença com início na vida adulta, como um tipo específico de câncer. Os **testes pré-sintomáticos** fornecem informações sobre a existência de mutação e sobre a probabilidade do desenvolvimento da doença para pessoas assintomáticas. Os testes pré-sintomáticos são considerados para pessoas em famílias com uma condição conhecida com início na vida adulta em que um teste positivo ou negativo indica risco aumentado ou reduzido de desenvolver a doença, afeta o manejo clínico ou possibilita o tratamento precoce de uma condição.

A doença de Huntington funciona há muito tempo como o modelo de teste pré-sintomático porque a existência da mutação genética é preditiva do início e da progressão da doença. Embora ainda não existam medidas preventivas para a doença de Huntington, a informação genética permite que os profissionais de saúde elaborem um plano de cuidado clínico, de apoio e psicológico. De fato, a existência de mutação em um único gene tem implicações para o risco de desenvolver muitos tipos de câncer; portanto, os testes pré-sintomáticos se tornaram a forma mais comum de iniciar o planejamento e a implementação de medidas médicas precoces que possam reduzir seus riscos (Edwards & Maradiegue, 2018).

TABELA 6.5 Distúrbios selecionados com início na vida adulta.

Descrição clínica	Idade do início	Herança genética	Gene associado	Disponibilidade dos testes
Condições neurológicas				
Doença de Alzheimer				
Demência progressiva, perda de memória, transtornos de personalidade, perda de função intelectual associada à atrofia cortical cerebral, formação de placas de beta-amiloides e emaranhados neurofibrilares intraneuronais	< 60 a 65 anos; frequentemente < 55 anos	AD	APOE PSEN1 APP PSEN2	Pré-sintomático e diagnóstico
Doença de Parkinson				
Demência e/ou parkinsonismo: alterações comportamentais progressivas lentas, transtornos da fala e/ou sinais extrapiramidais, rigidez, bradicinesia e movimentos oculares sacádicos	40 a 60 anos	AD	MAPT PARK	Diagnóstico e pré-sintomático
Doença de Huntington				
Modificação cerebral degenerativa disseminada com perda motora progressiva; incapacidade voluntária e involuntária; declínio cognitivo, coreia (movimentos involuntários) nos estágios mais avançados, transtornos psiquiátricos	Idade média de 35 a 44 anos	AD	HTT	Diagnóstico e pré-sintomático
Distúrbios neuromusculares				
Ataxia espinocerebelar do tipo 6				
Ataxia cerebelar progressiva, disartria, nistagmo, disfunção bulbar, neuropatia periférica, redução dos reflexos tendinosos profundos, demência	Idade média de 30 a 52 anos	AD	CACNA1A ATXN	Diagnóstico e pré-sintomático
Distrofia muscular miotônica do tipo 1				
Catarata e miotonia ou desgaste e fraqueza musculares, alopecia frontal e alterações eletrocardiográficas (bloqueio atrioventricular ou arritmias), diabetes melito em 5% dos casos	20 a 70 anos	AD com penetrância variável	DMPK CNBP	Diagnósticos
Esclerose lateral amiotrófica familiar				
Perda progressiva da função motora com manifestações predominantemente dos neurônios motores inferiores	45 a 60 anos	Tanto AD quanto AR	ALS1 ALS2 SOD1 SETX	Diagnósticos

(continua)

TABELA 6.5 Distúrbios selecionados com início na vida adulta. (continuação)

Descrição clínica	Idade do início	Herança genética	Gene associado	Disponibilidade dos testes
Condições hematológicas				
Hemocromatose hereditária Alta absorção de ferro pela mucosa gastrintestinal, resultando em armazenamento excessivo de ferro no fígado, na pele, no pâncreas, no coração, nas articulações e nos testículos. Dor abdominal, fraqueza, letargia e perda de peso são as manifestações iniciais. Os indivíduos sem tratamento podem apresentar pigmentação da pele, diabetes melito, fibrose ou cirrose hepática, insuficiência cardíaca congestiva, arritmias ou artrite	40 a 60 anos nos homens; após a menopausa em mulheres	AR	HFE	Diagnóstico e pré-sintomático
Trombofilia do fator V de Leiden Resposta anticoagulante insatisfatória à proteína C ativada com aumento de risco de tromboembolia venosa e aumento de risco de abortos espontâneos	30 anos; durante a gravidez em mulheres	AD	F5	Diagnóstico e pré-sintomático
Doença renal policística dominante Doença genética mais comum nos seres humanos. Manifesta-se com cistos renais, cistos hepáticos e, ocasionalmente, aneurisma intracraniano/aórtico e hipertensão arterial. A perda de filtração glomerular pode levar à insuficiência renal	Início variável; todos os portadores apresentam doença detectável por ultrassonografia aos 30 anos	AD	PKD1 PKD2	Diagnóstico e pré-sintomático
Doença cardiovascular				
Hipercolesterolemia familiar Níveis elevados de lipoproteína de baixa densidade levando a coronariopatia, xantoma e arco córneo	40 a 50 anos	AD	LDLR PCSK APOB	Diagnósticos
Hiperlipidemia Colesterol e triglicerídios elevados associados a coronariopatia prematura e a doença vascular periférica	30 a 40 anos	AR	APOE APOA	Testes clínicos relacionados com a doença de Alzheimer/pesquisa
Deficiência de alfa₁-antitripsina Vias respiratórias de pequeno calibre e destruição da parede alveolar; enfisema, especialmente na base; doença pulmonar obstrutiva crônica	Tabagista, 35 anos; não tabagista, 45 anos	MF de modo AR	SERPINA-1	Diagnóstico e pré-sintomático
Condições oncológicas				
Neoplasia endócrina múltipla Câncer medular de tireoide familiar: câncer medular da tireoide, feocromocitoma e anormalidades das glândulas paratireoides	Início da vida adulta 40 a 50 anos	AD	MEN1 MEN2	Pré-sintomático
Câncer de mama Câncer de mama/ovário hereditário BRCA1/2: cânceres de mama, ovário, próstata e cólon (BRCA1); cânceres de mama, ovário e outros (BRCA2)	30 a 70 anos; frequentemente < 50 anos	AD	BRCA1 BRCA2	Pré-sintomático Pré-sintomático
Síndrome de Lynch Cânceres colorretal, endometrial, vesical, gástrico, biliar e celular renal, bem como hiperplasia endometrial atípica e liomiossarcoma uterino	< 50 anos	AD	MLH1 MSH2 MSH6 PMS2	Pré-sintomático e diagnóstico
Síndrome de Li-Fraumeni Sarcoma de tecidos moles, câncer de mama, leucemia, osteossarcoma, melanoma e outros cânceres, incluindo frequentemente cólon, pâncreas, córtex suprarrenal e cérebro	Frequentemente < 40 anos	AD	TP53 CHEK2	Pré-sintomático e diagnóstico
Síndrome de Cowden Câncer de mama, não medular de tireoide (papilar ou folicular); fibroadenoma de mama e nódulos ou bócio tireoidianos; papilomas múltiplos da mucosa bucal (pápulas em calçamento de paralelepípedos), triquilemomas faciais, pólipos gastrintestinais; palato arqueado alto, linha média da língua espessa, megalencefalia e tórax escavado	40 a 50 anos para o câncer; adolescência a 20 anos para as lesões mucocutâneas	AD	PTEN	Pré-sintomático e pesquisa

AD: autossômica dominante; AR: autossômica recessiva; MF: multifatorial. Adaptada de National Center for Biotechnology Information (NCBI), U.S. National Library of Medicine (NLM). (2019a). Genetic Testing Registry. Retirada em 30/08/2019 de: www.ncbi.nlm.gov/gtr.

Condições genômicas

O fator mais importante que pode influenciar o desenvolvimento e a gravidade de uma doença é a constituição genômica do indivíduo. Na ausência de um único gene causador da doença, é aceito que múltiplos genes e outros fatores ambientais estejam relacionados com o início da maioria das doenças adultas. Para algumas doenças, as interações de vários genes com outros eventos ambientais ou metabólicos afetam o início da doença e sua progressão. Interações gene-gene específicas ou SNPs podem conferir suscetibilidade à doença. Os testes genômicos ajudam a distinguir variações na mesma doença ou na resposta ao tratamento. Por exemplo, nenhum gene único está associado à osteoporose. Foi demonstrado que vários polimorfismos em genes candidatos relacionados com o receptor de vitamina D, com os receptores de estrógenos e andrógenos e com a regulação da densidade mineral óssea (DMO) contribuem para a osteoporose e para o risco de fraturas. Além disso, dieta e exercícios apresentam forte interação com os polimorfismos que regulam a DMO (Cho, Lee & Kang, 2017).

Alguns testes genômicos são preditivos da resposta a um tratamento. Por exemplo, as pessoas podem apresentar sinais clínicos e sintomas de asma semelhantes, mas têm respostas diferentes ao tratamento com corticosteroides. As mutações em genes que regulam os receptores de glicocorticoides podem ajudar a classificar as pessoas com asma como sensíveis ou resistentes ao tratamento com corticosteroides (NCBI, NLM, 2019b).

Papel do enfermeiro no teste e no rastreamento para condições com início na vida adulta

Os enfermeiros participam na explicação dos riscos e das predisposições genéticas, no apoio à tomada de decisão informada sobre a saúde e nas oportunidades de prevenção e intervenção precoce, no esclarecimento de proteções legais e riscos relacionados a testes genéticos ou questões de saúde, além da proteção à privacidade do paciente. Os enfermeiros avaliam as histórias familiares, que podem indicar que várias gerações (herança autossômica dominante) ou vários irmãos (herança autossômica recessiva) são afetados pela mesma condição ou que o início da doença é mais precoce do que o esperado (p. ex., várias gerações com hiperlipidemia de início precoce). Possíveis condições com início na vida adulta são discutidas com outros membros da equipe de saúde na busca de fontes e indicações adequadas. Quando é identificada uma história familiar para determinada doença, o paciente é conscientizado de que isso é um fator de risco para o desenvolvimento da mesma; são fornecidos recursos e encaminhamento. É decisão do paciente realizar ou não uma bateria de testes genéticos. Por exemplo, se uma mulher de 45 anos na consulta ginecológica relata história familiar de câncer de cólon em vários parentes por parte de pai, incluindo seu pai, o enfermeiro deve discutir a história familiar com o ginecologista. Além disso, a mulher deve ser alertada a respeito do risco de câncer de cólon com base na história familiar e deve receber informações sobre possíveis testes genéticos, assim como um encaminhamento para colonoscopia.

Se for identificada uma mutação para uma condição com início na vida adulta em uma família, os membros da família que correm risco podem ser encaminhados para rastreamento em cascata para um distúrbio genético específico com base na suscetibilidade genética ou na predisposição genética. Se for descoberto que o paciente é portador da mutação, o enfermeiro fornecerá a ele informações e encaminhamento para medidas de redução de risco e instruções sobre o risco em outros membros da família. Nessa discussão, o enfermeiro deve assegurar ao paciente que os resultados do teste são particulares e confidenciais e que não serão compartilhados com outras pessoas, incluindo seus parentes, sem a permissão dele. Se o paciente for um membro da família não afetado, o enfermeiro discutirá a herança e o risco de desenvolvimento da doença, fornecerá apoio no processo de tomada de decisão e oferecerá encaminhamento para serviços de genética.

Alerta de domínio de conceito

O rastreamento em cascata é realizado em familiares que correm risco se for identificada uma mutação de uma condição de aparecimento na vida adulta. Os testes pré-sintomáticos fornecem informações para pessoas assintomáticas sobre a existência de mutação e sobre a probabilidade do desenvolvimento da doença.

TRATAMENTOS GENÔMICOS PERSONALIZADOS

A informação sobre os genes e suas variações ajuda os pesquisadores a identificar diferenças genéticas que predisponham determinadas pessoas a doenças mais agressivas e que afetem suas respostas ao tratamento. A genética e a genômica revolucionaram o campo da oncologia porque as mutações genéticas são a base do desenvolvimento e do progresso de todos os cânceres. Na era clínica, os indivíduos com câncer encaravam tratamentos baseados no estágio do câncer, no envolvimento dos linfonodos e na propagação para órgãos distantes. Os tratamentos de um tipo específico de câncer, estágio por estágio, eram semelhantes. Atualmente, na era genômica de medicina personalizada, o câncer é tratado com base no código genético. Por exemplo, mulheres com câncer de mama em estágio inicial (*i. e.*, diâmetro tumoral com menos de 2 cm, tumores positivos para o receptor de estrogênio e sem envolvimento de linfonodos) frequentemente recebiam quimioterapia. No passado, decidir quais dessas mulheres seriam mais beneficiadas pela quimioterapia não era algo bem definido. Atualmente, pode ser utilizada a avaliação do perfil gênico (assinatura genética) do tumor para predizer quais mulheres mais provavelmente têm um câncer agressivo. Os testes genéticos ajudam os profissionais de saúde a prestar assistência personalizada, incluindo tratamento mais efetivo com base no código genético. A chamada *terapia direcionada* tenta compatibilizar o tratamento com os genes disfuncionais específicos expressados no tumor ou inibir seletivamente os fatores genéticos que promovem o crescimento do câncer (Dodson, 2017; National Cancer Institute, 2019). O tratamento genômico personalizado progressivo foi expandido para a edição do genoma, conhecida como repetições palindrômicas curtas a intervalos regulares (CRISPR, do inglês *clustered regularly interspaced short palindromic repeats*), que se mostrou promissora para distúrbios monogênicos e câncer, ao reparar, substituir ou deletar genes alterados ou danificados (Foss, Hochstrasser & Wilson, 2019).

Farmacogenômica

A diferença entre genética e genômica, descrita anteriormente neste capítulo, corresponde aos termos *farmacogenética* e *farmacogenômica*, que combinam farmacologia e genética/

genômica. A farmacogenética se refere ao estudo do efeito de variações em um único gene na resposta aos fármacos e na intoxicação. O campo da farmacogenética evoluiu de modo a se tornar uma abordagem mais ampla baseada na genômica, que reconhece a interação de múltiplos genes e do ambiente na resposta aos fármacos. A farmacogenômica se refere ao estudo do efeito combinado de variações em muitos genes na resposta aos fármacos e na sua toxicidade; o estudo consiste em envolver métodos que identifiquem rapidamente quais variações genéticas influenciam o efeito de um fármaco. A meta da farmacogenômica é fornecer medicação efetiva e segura em doses especificamente ajustadas para a composição genética de uma pessoa (Dodson, 2017). A aplicação clínica da farmacogenétca proporcionou maior compreensão das vias farmacológicas, resultando no desenvolvimento de novos fármacos sem efeitos colaterais tóxicos e que têm o potencial de modificar os parâmetros atuais de tratamento (Conyers, Devaraja & Elliott, 2018; Mannino, Andreozzi & Sesti, 2019; Pickard, 2017). As vias farmacológicas são direcionadas para biomarcadores gênicos específicos para incitar uma resposta terapêutica específica (U.S. Food and Drug Administration [FDA], 2019).

Sabe-se, há bastante tempo, que os pacientes diferem em suas respostas aos medicamentos. As variações genéticas e genômicas no metabolismo de fármacos contribuem significativamente para as diferenças na resposta ao fármaco e nas toxicidades com ele relacionadas. O metabolismo de fármacos envolve atividades proteicas/enzimáticas controladas geneticamente para absorção, distribuição, interação do fármaco com as células, inativação e excreção – processos metabólicos conhecidos como farmacocinética. Os genes do citocromo P450 (CYP) têm participação crucial no processo farmacocinético do metabolismo de fármacos (Clinical Pharmacogenetics Implementation Consortium [CPIC], 2019). Uma vez que o fármaco alcance sua célula-alvo, outros genes, como os que regulam os receptores celulares e a sinalização celular, controlam o efeito do fármaco. Esse processo é conhecido como farmacodinâmica. Genes únicos podem afetar a resposta aos medicamentos. Mais comumente, a resposta aos fármacos envolve a interação de vários genes com o hospedeiro e com os efeitos de outros fármacos. A Figura 6.12 é um desenho esquemático das influências genéticas e genômicas sobre o metabolismo de fármacos e do efeito do tratamento.

Os SNPs, como descrito anteriormente, são variações genéticas comuns que ocorrem mais frequentemente em todo o genoma humano e contribuem com mais frequência para variações na atividade enzimática que afeta o metabolismo de fármacos. Os CYPs, uma família de enzimas, são essenciais no processo de farmacocinética do metabolismo dos fármacos. Diversas variações (SNPs) de genes que controlam a ativação e a inativação de CYP foram identificadas. Os pesquisadores criaram um catálogo de variações de CYP por causa de seu papel no metabolismo de fármacos (CPIC, 2019).

Já foram identificadas quatro classes de níveis de atividade metabólica de CYP com base no genótipo de CYP individual e na resposta correspondente aos fármacos: (1) metabolizadores fracos, (2) metabolizadores intermediários, (3) metabolizadores extensivos e (4) metabolizadores ultrarrápidos. Os metabolizadores fracos têm uma variação específica de SNP em um gene CYP que causa pouca ou nenhuma função, resultando em metabolismo de fármacos muito pequeno ou ausente e níveis sanguíneos altos do fármaco ativo, porque ele não consegue ser absorvido nem excretado. Inversamente, os

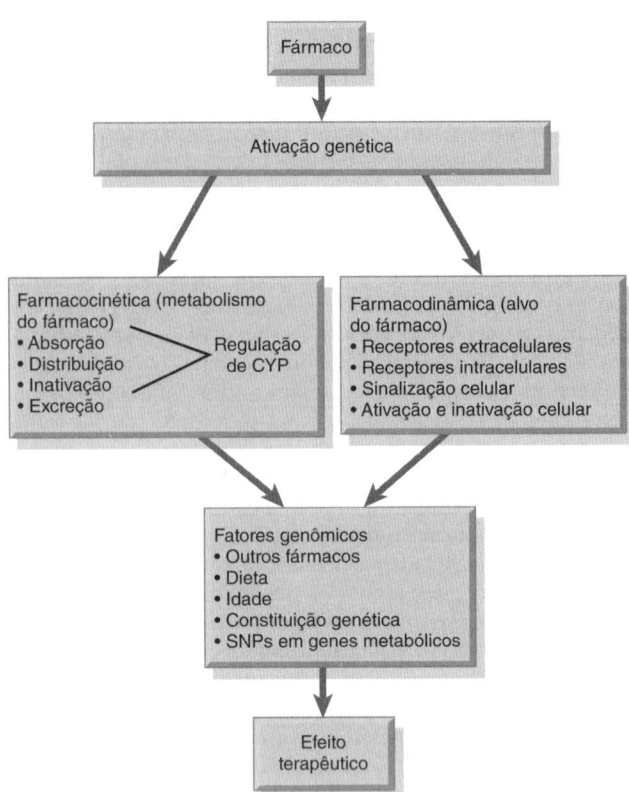

Figura 6.12 • Representação esquemática simplificada dos mecanismos múltiplos, complexos e regulados por fatores genéticos envolvidos na farmacocinética (dependentes de citocromo [CYP]) e na farmacodinâmica, bem como outros fatores genômicos e ambientais que afetam o metabolismo de fármacos e o efeito do tratamento. SNP: polimorfismo de nucleotídio único.

metabolizadores ultrarrápidos apresentam variações de SNP que causam atividade enzimática aumentada, resultando em absorção, distribuição e excreção rápidas de um fármaco. Os metabolizadores ultrarrápidos apresentam níveis sanguíneos do fármaco mais baixos, em geral com resposta terapêutica inadequada ou tempo de tratamento mais longo para alcançar os resultados terapêuticos. Tanto os metabolizadores fracos quanto os ultrarrápidos estão propensos a apresentar reações adversas aos fármacos. Os metabolizadores fracos podem ter efeitos adversos ou intoxicação por causa dos níveis sanguíneos altos dos fármacos e podem precisar de uma dose menor; por sua vez, os metabolizadores ultrarrápidos apresentam resposta terapêutica inadequada por causa dos baixos níveis sanguíneos do fármaco e podem precisar de uma dose maior ou mais frequente. Os metabolizadores intermediários apresentam níveis de atividade enzimática reduzidos e metabolizam os fármacos em uma taxa menor do que a normal. Como os metabolizadores intermediários exibem alguma atividade enzimática, eles podem apresentar diferenças nas respostas terapêuticas. Os metabolizadores extensivos apresentam níveis de atividade enzimática normais e metabolismo normal dos fármacos. Diferenças de metabolismo para outros medicamentos ocorrem em outras variações genéticas.

Tradicionalmente, os enfermeiros monitoram e relatam as respostas aos fármacos e os efeitos adversos dos medicamentos. Atualmente, existem testes farmacogenômicos (fármaco-gene) para mais de 16 fármacos (Mayo Clinic, 2019). Esse tipo de testagem fornece aos pacientes e aos profissionais de saúde mais informações sobre determinado fármaco, além de determinar se essa substância é a melhor opção para o paciente com base nas interações genéticas que influenciam a absorção, o metabolismo ou a excreção da substância e a probabilidade de ocorrer um efeito adverso. Os enfermeiros podem, além de orientar os pacientes em relação ao metabolismo do fármaco com base no perfil genômico deles, explicar a base racional da posologia preconizada e discutir as manifestações clínicas de efeitos adversos potenciais. Os enfermeiros continuarão a incorporar informações a respeito das diferenças de gênero, as interações com os alimentos e a adesão ao tratamento medicamentoso em suas orientações (Consensus Panel, 2009).

QUESTÕES ÉTICAS, LEGAIS E SOCIAIS RELACIONADAS À GENÉTICA

A rápida aplicação da genética e da genômica em todos os setores da assistência de saúde teve implicações na coleta, no registro e no compartilhamento de informações pessoais de saúde. Uma base ética fornece aos enfermeiros um arcabouço holístico para o manejo dessas questões com integridade e garante uma base para a comunicação das informações genéticas e genômicas ao paciente, a uma família, a outros profissionais de saúde, a agências e organizações comunitárias e à sociedade. Os profissionais de enfermagem precisam ponderar suas responsabilidades ao lidar com informações genômicas e se esforçar para garantir a tomada de decisão informada, para manter a confidencialidade das informações de saúde do paciente e de seus familiares e para disponibilizar o acesso à assistência de saúde para todos (ANA, 2017).

Questões éticas

Os princípios éticos da beneficência (i. e., fazer o bem) e da não maleficência (i. e., não fazer o mal), bem como os da autonomia, da justiça, da fidelidade e da veracidade, são utilizados para resolver os dilemas éticos que podem se apresentar na prática clínica. O respeito pelas pessoas é o princípio ético norteador de todo o cuidado em enfermagem. Utilizando esses princípios e os valores do cuidado, os enfermeiros podem promover discussões ricas que são úteis quando os pacientes e as famílias se deparam com decisões reprodutivas e de saúde relacionadas com a genética e a genômica, além de suas consequências (ANA, 2017; Consensus Panel, 2009). Os princípios éticos de autonomia, fidelidade e veracidade também são importantes (ANA, 2015) (para informações adicionais sobre ética, ver Capítulo 1).

Ocorrem questões éticas a respeito da genética e da genômica em todos os estabelecimentos e em todos os níveis da prática da enfermagem. No nível do cuidado direto com o paciente, os enfermeiros participam providenciando as informações genéticas, os testes e a terapia gênica. Eles oferecem ao paciente um cuidado baseado nos valores da autodeterminação e da autonomia pessoal. Para que sejam o mais completamente orientados quanto possível, os pacientes precisam de informações adequadas, acuradas e completas, fornecidas de tal modo que eles e seus parentes possam tomar decisões pessoais, clínicas e reprodutivas bem fundamentadas. Os enfermeiros podem ajudar os pacientes a: esclarecer valores e objetivos, avaliar a compreensão das informações, proteger os direitos destes e apoiar suas decisões. Eles podem defender a autonomia do paciente nas decisões que envolvem sua saúde. Já foram desenvolvidos vários recursos e diretrizes para guiar a prática da enfermagem relacionada à genética (International Society of Nurses in Genetics [ISONG], 2019).

O respeito ao direito de autodeterminação do paciente – ou seja, o apoio às decisões que reflitam as crenças, os valores e os interesses do paciente – é um princípio central que direciona o modo como os enfermeiros fornecerão informações e aconselhamento genético e genômico. Os enfermeiros e outros participantes do aconselhamento genético devem fazer todo o esforço possível para respeitar a capacidade do paciente de tomar decisões autônomas. O reconhecimento das atitudes e crenças do indivíduo e do modo como a comunicação das informações genéticas e genômicas pode ser influenciada por essas atitudes e crenças é o primeiro passo para assegurar a tomada de decisão autônoma do paciente.

A confidencialidade das informações genéticas e genômicas e o respeito pela privacidade são outros princípios essenciais que embasam o aconselhamento genético. Os pacientes têm o direito de não divulgar os resultados de seus exames, nem mesmo para seguradoras, médicos, empregadores ou familiares. Alguns pacientes pagam, eles mesmos, pelos testes para que as seguradoras não tenham conhecimento, e algumas pessoas utilizam um nome diferente para o teste, a fim de proteger sua privacidade.

Os familiares e os profissionais de saúde podem enfrentar questões éticas quando os achados do exame de uma pessoa revelarem inadvertidamente o estado de portador de outra pessoa da família. Um enfermeiro pode querer revelar uma informação genética para os familiares que poderiam oferecer apoio significativo se soubessem de tal informação. Entretanto, o paciente pode ter outra visão e desejar manter essa informação desconhecida pela família, resultando em um dilema ético tanto para o paciente quanto para o enfermeiro. O enfermeiro tem por obrigação honrar os desejos do paciente, enquanto explica a ele o benefício em potencial que essa informação poderia ter para outros membros da família (ANA, 2017; ISONG, 2019).

As considerações éticas precisam ser revisadas como parte da pesquisa de genética e genômica. Por exemplo, antes de uma pessoa participar em uma pesquisa de genética e genômica, a equipe de pesquisadores precisa discutir como quaisquer achados incidentais serão abordados. Os achados incidentais são doenças genéticas encontradas secundariamente às metas desejadas do projeto de pesquisa ou da finalidade do teste (Boardman & Hale, 2018). O American College of Medical Genetics and Genomics (American College of Medical Genetics and Genomics Policy Statement [ACMG], 2017) emitiu um comunicado que arrola as condições sabidamente tratáveis e que devem ser notificadas aos pacientes se encontradas incidentalmente durante a pesquisa clínica.

Aspectos legais da assistência de saúde personalizada

Nos EUA, a *Genetic Information Nondiscrimination Act* (GINA), uma lei aprovada em 2008, protege os indivíduos de discriminação genética (Rothstein, 2018). Seu objetivo é proteger os norte-americanos contra o uso inadequado das informações genéticas e genômicas em decisões de empregabilidade e de realização de seguros. Essa lei é especialmente valiosa para portadores de uma mutação gênica que não apresentam sinais/sintomas de doença. O ato proíbe que as seguradoras neguem cobertura a uma pessoa saudável ou que cobrem taxas mais altas com base na predisposição genética do indivíduo a uma doença. A GINA oferece proteção jurídica no tocante a seguradoras de saúde e empregadores; entretanto, existem hiatos no que se refere a seguros de vida, de incapacidade e de cuidados prolongados. A lei também evita que os empregadores utilizem as informações genéticas e genômicas de um indivíduo para tomar decisões a respeito da contratação, da alocação na empresa, da promoção ou da demissão. A proteção conferida pela GINA não se aplica a empresas com menos de 15 empregados, militares, pessoas que trabalham na Veteran's Health Administration, Indian Health Services e Federal Employees Health Benefits Programs (Rothstein, 2018). Graças a essa lei, a maioria dos norte-americanos pode usar as informações genéticas e genômicas na assistência à saúde sem temer malversação destas. Todavia, a conscientização dessa lei pelo público é limitada (Cragun, Weidner, Kechik et al., 2019).

Embora não sejam direcionadas especificamente para questões relacionadas à saúde genética, outras leis referentes à assistência de saúde conferem alguma proteção adicional com relação à genética. A *Affordable Care Act*, promulgada em 2010, por exemplo, oferece alguma proteção para as pessoas com doença genética ao proibir que as seguradoras de saúde discriminem com base em uma condição preexistente (Rich, 2018). A *Americans with Disabilities Act* oferece proteção legal em relação a atividade laboral e comprometimento físico ou intelectual como resultado de um distúrbio genético. Por fim, a *Health Insurance Portability and Accountability Act* (HIPAA), promulgada em 1996, impõe restrições ao compartilhamento de informações de saúde identificáveis, e coloca requisitos rigorosos para a manutenção da privacidade do conteúdo relacionado à saúde, além de proibir o uso de informações genéticas para estabelecer elegibilidade para seguros de vida (U.S. Department of Health and Human Services [HHS], 2017). Entretanto, a HIPAA não proíbe que os planos de grupo aumentem os prêmios, excluam a cobertura para uma condição específica ou imponham um teto de idade sobre os benefícios.

Nos EUA, o setor de política e análise de programas do National Human Genome Research Institute apresentou um resumo sobre a legislação de cada estado relacionada aos estatutos e projetos de lei da genômica (NIH, NHGRI, 2019b). Ver também a seção Recursos, no fim deste capítulo.

Questões genealógicas, culturais, sociais e espirituais relacionadas ao uso da genética e da genômica

A avaliação genética aborda os ancestrais dos pacientes e das famílias, bem como sua etnia. Essas informações ajudam a identificar pacientes individuais e grupos que poderiam beneficiar-se de testes genéticos para a identificação de portadores, de diagnóstico pré-natal e de testes de suscetibilidade. Por exemplo, nos EUA, o teste para avaliar se um indivíduo é portador de doença falciforme é oferecido rotineiramente para pessoas com ascendência afro-americana, e os testes para as doenças de Tay-Sachs e de Canavan são oferecidos para as pessoas com ascendência judaica asquenaze. O American College of Obstetricians and Gynecologists ([ACOG], 2019) reconhece os benefícios da coleta de uma história familiar meticulosa para a identificação de riscos personalizados e da opção de testagem genética antes da concepção. Os profissionais de saúde precisam estar cientes do risco associado a determinados grupos raciais e étnicos. Idealmente, a pesquisa de portadores de traço genético é oferecida antes da concepção, possibilitando que os portadores tomem decisões a respeito de sua procriação. É oferecido e comentado o diagnóstico pré-natal quando ambos os parceiros de um casal são portadores.

É importante perguntar a respeito da origem étnica do paciente ao avaliar suscetibilidades a condições com início na vida adulta, como o câncer hereditário de mama ou ovário. Por exemplo, a mutação genética que predispõe ao câncer *BRCA1* parece ocorrer mais frequentemente em mulheres descendentes de judeus asquenaze. Portanto, perguntar a respeito da etnia pode ajudar a identificar pessoas com risco elevado para mutações genéticas cancerígenas.

Os enfermeiros também devem considerar as opiniões de seus pacientes a respeito da importância de uma condição genética e seu efeito na autopercepção, bem como a percepção dos pacientes do valor da genética na saúde e na doença, na reprodução e na incapacidade funcional. Por exemplo, no caso de mulheres sem história pregressa de câncer de mama, mas com história familiar importante de câncer de mama, os resultados negativos para mutações nos genes *BRCA1* e *BRCA2* podem não gerar alívio, porque o risco estimado de câncer de mama dessas mulheres é quatro vezes superior ao das mulheres sem história familiar. No caso dessas mulheres, os achados negativos para mutações genéticas conhecidas simplesmente não são informativos e geram frustração (Schroeder, Duggleby & Cameron, 2017; ver Boxe 6.3: Perfil de pesquisa de enfermagem | A vida com o risco de câncer). As origens sociais e culturais dos pacientes determinam suas interpretações e valores a respeito da informação obtida a partir de testes e avaliações genéticos e, desse modo, influenciam suas percepções de saúde, doença e risco. A estrutura familiar, a tomada de decisões e a escolaridade contribuem igualmente (Consensus Panel, 2009).

A avaliação das crenças, dos valores e das expectativas dos pacientes a respeito dos testes genéticos e das informações genéticas e genômicas ajuda os enfermeiros a fornecerem informações adequadas sobre tópicos específicos de genética ou genômica. Por exemplo, em algumas culturas, as pessoas acreditam que saúde significa ausência de sintomas e que a causa das doenças é sobrenatural. Pacientes com essas crenças podem, inicialmente, rejeitar sugestões de testes pré-sintomáticos ou de portador. Entretanto, líderes comunitários religiosos, culturais ou membros da família podem ser incluídos como estratégia terapêutica para ajudar a garantir que os pacientes recebam a informação de um modo que transcenda barreiras sociais, culturais e econômicas (Tluczek, Twal, Beamer et al., 2019).

APLICAÇÕES DA GENÉTICA E DA GENÔMICA NA PRÁTICA DA ENFERMAGEM

Os enfermeiros que fornecem cuidados de saúde relacionados com a genética e a genômica mesclam os princípios de genética humana com os cuidados de enfermagem em colaboração com outros profissionais, incluindo geneticistas, para acelerar a melhora, a manutenção e a recuperação da saúde dos pacientes (Tluczek et al., 2019). A prática de enfermagem relacionada com a genética envolve o cuidado de pessoas com problemas genéticos, daquelas que têm predisposição a desenvolver condições genéticas ou transmiti-las a descendentes e daquelas que estejam buscando informações e encaminhamento para serviços genéticos adicionais. As informações genômicas foram integradas às áreas da prática clínica de testes preconcepção, pré-implantação e pré-natal, rastreamento neonatal, suscetibilidade a doenças, rastreamento e diagnóstico, prognóstico e decisões terapêuticas e monitoramento de recorrência de doença (ver Tabela 6.4). No futuro próximo, enfermeiros precisarão participar dos esforços de saúde pública para melhorar os conhecimentos sobre genética do público em geral, de modo que os pacientes consigam tomar

> **Boxe 6.3 — PERFIL DE PESQUISA DE ENFERMAGEM**
> **A vida com o risco de câncer**
>
> Schroeder, D., Duggleby, W. & Cameron, B. L. (2017). Moving in and out of the what-ifs: The experiences of unaffected women living in families where a breast cancer 1 or 2 genetic mutation was not found. *Cancer Nursing, 40*(5), 386-393.
>
> **Finalidade**
>
> As mutações genéticas de *BRCA1* e *BRCA2* representam aproximadamente 15% dos casos de câncer de mama familiar em mulheres. O risco de ter câncer de mama permanece elevado nas mulheres sem essas mutações e sem câncer de mama, mas com história familiar importante. Esse risco pode estar relacionado a outra mutação de *BRCA* ainda não identificada ou à mutação de outro gene que ainda não foi identificada. Pouco se sabe sobre os efeitos na vida dessas mulheres com um elevado risco de câncer de mama. Portanto, as metas desse estudo foram descobrir a experiência cotidiana de ter risco de câncer de mama nas mulheres com história familiar importante de câncer de mama, mas que têm resultados negativos para *BRCA1* e *BRCA2*, e elucidar como elas lidam com o conhecimento do risco de terem câncer de mama.
>
> **Metodologia**
>
> Esse foi um estudo fenomenológico hermenêutico que empregou os métodos de Manen para explorar as experiências vividas por mulheres negativas para *BRCA1* e *BRCA2*, mas com história familiar importante de câncer de mama, e descobrir as repercussões desse conhecimento no cotidiano delas. Amostragem intencional foi empregada para recrutar participantes elegíveis para o estudo. Os pesquisadores esperavam recrutar cinco a oito participantes. Dez pacientes que foram atendidas em uma clínica para câncer hereditário de mama e ovário (HBOC) no oeste do Canadá consentiram em participar desse estudo, embora uma tenha desistido antes da coleta de dados, resultando em um total de nove participantes.
>
> **Achados**
>
> As participantes ($N = 9$) tiveram um total de 20 entrevistas com os pesquisadores. Cada participante se envolveu em pelo menos duas entrevistas. Após cada sessão, as participantes receberam cópias dos resumos das conversas e temas emergentes propostos que os pesquisadores postularam para corroboração para garantir a fidedignidade dos achados. Os pesquisadores identificaram um tema fundamental importante no artigo *Moving In and Out of the What-Ifs* (ver https://journals.lww.com/cancernursingonline/Citation/2017/09000/Moving_In_and_Out_of_the_What_Ifs__The_Experiences.7.aspx), no qual foram comparadas as tensões entre a vida "normal", como expressadas no subtema *Just Moving Along: Living a Normal Life*, que foram superpostas aos subtemas "what-ifs" (e se), que incluíram *Moving Into Those Dark Spaces, Is There Something Wrong with Me?* (tradução livre: "Entrando nesses espaços escuros, existe algo errado em mim?") e *Markings in Time* (tradução livre: "Marcos no tempo"). Por exemplo, todas as participantes identificaram que, na maior parte do tempo, elas estavam conscientes do risco de câncer de mama familiar, mas isso era mantido em separado, expressando a necessidade de "ter uma vida normal". Os "espaços escuros" (*dark spaces*) foram descritos como gatilhos que deflagravam ansiedade sobre seus riscos, como a antecipação de uma consulta na HBOC ou escutar notícias de uma parente com diagnóstico recente de câncer. Embora todas as participantes se identificassem como "saudáveis", elas descobriram que, muitas vezes, outras pessoas que sabiam do risco que corriam tendiam a rotulá-las como não saudáveis, gerando conflito nelas ("existe algo de errado comigo?"). Por fim, houve marcos cruciais nas vidas das participantes que causaram tensão ou "marcos temporais", tais como aproximar-se ou ultrapassar a idade quando um parente recebeu um diagnóstico de câncer ou quando um familiar faleceu por causa de câncer. O enfrentamento dos "espaços escuros", do "sentimento de que algo está errado" e dos "marcos temporais" foi viabilizado por métodos empregados nos subtemas "Viver o agora" ou reduzir o ritmo para aproveitar "o aqui e o agora"; os sentimentos de "ser cuidado" ou se sentir cuidado por entes queridos, bem como pela equipe na HBOC, e "manter-me centrado", expressados pela família e pelos entes queridos que buscam formas de manter as pessoas fora dos "espaços escuros", apoiam o sentimento de saúde das pessoas e celebram "marcos temporais" significativos.
>
> **Implicações para a enfermagem**
>
> Os achados desse estudo sugerem que o fato de ser negativa para *BRCA1* e *BRCA2* podem ser encarados como uma benção e como uma maldição para as mulheres que correm risco de ter câncer de mama familiar. Essas mulheres precisam lidar com emoções conflitantes e com a ansiedade que circunda a incerteza de viver com esse risco. Os profissionais de enfermagem que cuidam de mulheres que correm risco de câncer de mama familiar *BRCA1*-negativo e *BCRA2*-negativo devem ter como meta o fortalecimento dos mecanismos de enfrentamento delas e encorajá-las a focar em pontos positivos de suas vidas ("aqui e agora"), a se manterem centradas e demonstrar seu interesse nelas.

decisões informadas sobre assuntos relacionados a genética e genômica (Boerwinkel, Yarden & Waarlo, 2017).

Os enfermeiros devem apoiar os pacientes e as famílias com preocupações de saúde relacionadas com a genética e a genômica, garantindo não apenas que suas escolhas sejam esclarecidas, mas também defendendo a privacidade e a confidencialidade das informações genéticas e genômicas, assim como o acesso igualitário aos testes e tratamentos genéticos. Espera-se que os profissionais de enfermagem atendam às demandas de assistência genética e genômica dos pacientes (ANA, 2017).

Genética e genômica na avaliação de saúde

A avaliação do estado de saúde genético e genômico de um indivíduo é um processo continuado. Os enfermeiros coletam informações que possam ajudar a identificar indivíduos e famílias com problemas de saúde reais ou em potenciais relacionados com a genética ou a genômica ou aqueles que possam se beneficiar de informações, aconselhamento, testes e tratamento genéticos adicionais. Esse processo pode começar antes da concepção e continuar ao longo de toda a vida. Os enfermeiros avaliam as histórias clínica e familiar, incluindo história pré-natal, doenças na infância, história do desenvolvimento, condições com início na vida adulta, cirurgias anteriores, tratamentos e medicamentos; essas informações podem estar relacionadas com uma condição genética ou genômica atual ou com uma condição a ser levada em consideração (ver o Capítulo 4, para obter mais informações sobre a avaliação da história patológica pregressa). Os enfermeiros também identificam a origem étnica do paciente e conduzem uma avaliação física para coletar informações genéticas pertinentes. A avaliação também inclui informações a respeito da cultura, das crenças espirituais e da ancestralidade. A avaliação de saúde inclui a determinação da compreensão do paciente ou de sua família sobre os problemas de saúde reais ou potenciais relacionados com a genética ou a genômica e a conscientização do modo como essas questões são comunicadas entre os membros da família (ANA, 2017).

Avaliação da história familiar

Os enfermeiros, em qualquer unidade de saúde, podem avaliar a história genética das famílias com o propósito de identificar um traço genético, uma condição hereditária ou uma predisposição. A história familiar meticulosa é a primeira e mais importante informação a ser obtida quando se determina o risco potencial de doença genética. Questões direcionadas são utilizadas para identificar condições genéticas e genômicas para as quais podem ser oferecidos informação, orientação, testes ou tratamento adicionais (Boxe 6.4). A história familiar de três gerações deve ser coletada e incluir a idade de cada membro da família, as doenças clínicas, a idade e a causa de morte, o relato de abortos espontâneos ou natimortos e a etnia (ACOG, 2018). Após consultar e colaborar com outros profissionais e especialistas, são oferecidos testes e avaliações genéticas adicionais para o traço ou a condição em questão. A história familiar genética é utilizada para chegar a um diagnóstico, identificar as estratégias de investigação e estabelecer um padrão de herança. Os enfermeiros também podem perguntar sobre problemas clínicos que sabidamente têm um componente hereditário e para os quais existem testes genéticos. São obtidas informações a respeito da existência de defeitos congênitos, incapacidade intelectual, traços familiares ou membros da família afetados de modo semelhante (Consensus Panel, 2009).

Os enfermeiros precisam levar em consideração a proximidade do parentesco (parentesco genético ou consanguinidade) entre os membros da família ao avaliar os riscos de condições genéticas em casais ou famílias. Por exemplo, ao obter a história familiar antes da concepção ou pré-natal, é importante que o enfermeiro pergunte se os futuros pais têm ancestrais em comum (i. e., eles são primos?). Isso é importante porque, como observado anteriormente, pessoas aparentadas têm mais genes em comum do que aquelas sem parentesco, o que aumenta a chance de ter um filho com uma condição hereditária autossômica recessiva, como a fibrose cística. A avaliação do parentesco genético orienta o aconselhamento e a avaliação genéticos. Isso também pode funcionar como uma explicação para os pais de um filho com uma condição hereditária autossômica recessiva rara ou para um adulto afetado de modo semelhante.

Quando a avaliação da história familiar revela que um paciente foi adotado, a avaliação da saúde baseada na genética e na genômica torna-se mais difícil. Todos os esforços são envidados para ajudar o paciente a obter o máximo de informação possível a respeito de seus pais biológicos, incluindo suas origens étnicas.

Devem ser incluídas perguntas a respeito de abortos espontâneos ou de natimortos nas avaliações de saúde genética para identificar possíveis problemas cromossômicos. Os enfermeiros também devem perguntar sobre: parentes com condições hereditárias ou defeitos congênitos; problemas de saúde maternos como diabetes melito do tipo 1, transtornos epilépticos ou FCU, que aumentam o risco de defeitos congênitos nos filhos; e sobre a exposição a álcool etílico ou a outras substâncias durante a gestação. A idade materna também é registrada; mulheres de 35 anos ou mais que estejam considerando uma gestação ou que já estejam grávidas devem buscar diagnóstico pré-natal (p. ex., amniocentese) por causa da associação entre a idade materna avançada e anomalias cromossômicas como a síndrome de Down. Idade paterna avançada, que inclui homens com mais de 40 anos, está associada a risco discretamente maior de uma criança apresentar autismo, esquizofrenia ou leucemia (Mayo Clinic, 2018).

Avaliação física

A avaliação física fornece indícios de que existe uma condição genética ou genômica específica em um indivíduo ou família. A avaliação da história familiar pode funcionar como um guia para direcionar a avaliação física. Por exemplo, uma história familiar de hipercolesterolemia alertaria o enfermeiro a buscar manifestações de hiperlipidemias (xantomas, arco córneo e dor abdominal sem origem explicada). Uma história familiar de neurofibromatose do tipo 1, uma condição hereditária que envolve tumores no sistema nervoso central, alertaria o

---

Boxe 6.4 **HISTÓRIA GENÉTICA DA FAMÍLIA**
Ferramenta essencial para todos os enfermeiros

Uma história familiar bem documentada pode ser utilizada para:
- Avaliar o risco de determinadas doenças
- Decidir sobre estratégias de investigação, como quais testes genéticos e outros exames complementares devem ser solicitados
- Estabelecer um padrão de hereditariedade
- Identificar outros membros da família com risco aumentado
- Identificar fatores de risco ambientais compartilhados
- Calcular os riscos
- Avaliar o risco de transmissão das condições para os filhos
- Determinar e recomendar tratamentos que modifiquem o risco para uma doença
- Tomar decisões a respeito do manejo e do acompanhamento
- Desenvolver o entendimento do paciente
- Orientar o paciente.

As questões-chave a serem feitas a cada membro da família incluem:
- Qual é a idade atual ou qual foi a idade da morte?
- Qual é o perfil étnico (algumas condições são mais comuns em determinados grupos étnicos)?
- Existe história pregressa de:
  - Múltiplos abortos/natimortos?
  - Infertilidade não explicada?
  - Defeitos congênitos?
  - Deficiência intelectual ou retardo do desenvolvimento?
  - Incapacidade de aprendizado?
  - Problemas clínicos em crianças cujos pais sejam parentes próximos (primos em segundo grau ou mais próximos)?
  - Cegueira, catarata, perda auditiva ou surdez congênita ou juvenil?
  - Estatura muito baixa ou muito alta?
  - Vários parentes próximos com as mesmas condições ou condições relacionadas (p. ex., câncer de mama ou cólon, diabetes melito, cardiopatia, asma, acidente vascular encefálico, hipertensão arterial, doença renal)?
  - Ocorrência de uma condição comum iniciada em uma idade precoce (p. ex., câncer de mama ou cólon, perda auditiva, demência, cardiopatia)?

Adaptado de Ginsburg, G. S., Wu, R. R. & Orlando, L. A. (2019). Family health history: Underused for actionable risk assessment. *Lancet, 394*(10198), 596-603.

enfermeiro a realizar uma avaliação detalhada nos membros familiares de parentesco próximo. Achados cutâneos como manchas café com leite (*café-au-lait*), sardas axilares ou tumores na pele (neurofibromas) alertariam para o encaminhamento para uma avaliação adicional, incluindo avaliação e aconselhamento genéticos (NIH, NLM, 2019i).

Se for suspeitada uma condição genética ou genômica como resultado de uma avaliação da história familiar ou de uma avaliação física, o enfermeiro, cumprindo seu papel, e em colaboração com a equipe de saúde, pode iniciar uma discussão adicional a respeito de informações genéticas e genômicas, oferecendo e explicando sobre testes genéticos e sugerindo o encaminhamento para uma avaliação genética adicional (Boxe 6.5).

Avaliação psicossocial

A avaliação psicossocial é um componente essencial de enfermagem na avaliação de saúde genética. Os achados da avaliação podem ajudar a identificar o impacto potencial de novas informações genéticas e genômicas para o paciente e sua família e o modo como eles podem lidar com essa informação (Boxe 6.6).

Serviços de aconselhamento e avaliação genéticos

As pessoas buscam aconselhamento genético por vários motivos em estágios diferentes da vida. Algumas buscam informações preconceptivas ou pré-natais, outras são encaminhadas após o nascimento de um filho com defeito genético ou com suspeita de condições genéticas, e outras buscam informação por conta própria para si mesmas ou seus familiares por causa da existência, ou da história familiar, de uma condição genética. Independentemente do momento ou do estabelecimento, é oferecido aconselhamento genético a todas as pessoas que tenham perguntas a respeito de genética ou genômica e sua saúde.

Boxe 6.6 — AVALIAÇÃO
Avaliação da saúde genética psicossocial

A avaliação do enfermeiro a respeito dos fatores psicossociais que impactam a saúde genética dos pacientes baseia-se na sua responsabilidade profissional de "demonstrar na prática a importância da individualização da informação genética e genômica e seus serviços aos pacientes com base em sua cultura, religião, nível de conhecimento, escolaridade e idioma preferido". (Consensus Panel, 2009; p. 11).

O enfermeiro avalia:

- A escolaridade e a compreensão da condição genética ou da preocupação na família
- Os objetivos desejados e os resultados de saúde em relação à condição ou ao problema genético
- As regras familiares a respeito da confidencialidade das informações clínicas (p. ex., algumas famílias não relatam doenças como câncer ou doença mental durante a avaliação da história familiar)
- As regras familiares, seus limites e as práticas culturais, bem como a preferência individual a respeito do conhecimento das informações genéticas
- Os mecanismos de enfrentamento e de apoio social
- A capacidade de tomar uma decisão informada (p. ex., o paciente está sob estresse por causa de situações familiares, doença aguda ou crônica ou ele toma medicamentos que possam prejudicar sua capacidade de tomar uma decisão informada?).

Adaptado de Consensus Panel on Genetic/Genomic Nursing Competencies (Consensus Panel). (2009). *Essentials of genetic and genomic nursing: Competencies, curricular guidelines, and outcome indicators* (2nd ed.). Silver Spring, MD: Author.

Como a contribuição da genética e da genômica para o *continuum* saúde-doença é reconhecida, o aconselhamento genético se tornará uma responsabilidade de todos os profissionais de saúde na prática clínica. Os enfermeiros ocupam uma posição ideal para avaliar a saúde do paciente e sua história

---

Boxe 6.5 — Indicações para o encaminhamento genético

Preconcepção e pré-natal
- Idade materna de 35 anos ou mais no momento previsto do parto
- Filho prévio com um problema cromossômico
- Teste de triagem positivo para alfafetoproteína
- Filho prévio com um defeito congênito ou história familiar de defeitos congênitos
- História gestacional de dois ou mais abortos espontâneos não explicados
- Condições maternas como diabetes melito, epilepsia ou alcoolismo
- Exposição a determinados medicamentos ou substâncias durante a gestação
- História familiar de deficiência intelectual
- Um membro do casal tem um defeito congênito como fenda labial ou palatina, espinha bífida ou cardiopatia congênita
- Um membro do casal tem uma anomalia cromossômica.

Pediátrico
- Triagem neonatal positiva
- Um ou mais defeitos congênitos importantes
- Características faciais incomuns (dismórficas)
- Retardo do desenvolvimento/deficiência intelectual
- Suspeita de doença metabólica
- Estatura incomumente alta ou baixa ou retardo do crescimento
- Anomalia cromossômica conhecida.

Adulto
- Incapacidade intelectual sem causa conhecida
- Infertilidade não explicada ou múltiplos abortos espontâneos
- História familiar ou pessoal de eventos trombóticos
- Condições com início na vida adulta, como hemocromatose, perda auditiva, comprometimento visual
- História familiar do distúrbio neurodegenerativo com início na vida adulta (p. ex., doença de Huntington)
- Características de uma condição genética como neurofibromatose (manchas café com leite [*café-au-lait*], neurofibromas na pele), síndrome de Marfan (estatura incomumente alta, dilatação da raiz da aorta), dentre outras
- História pessoal ou familiar de distúrbios cardiovasculares sabidamente associados a fatores genéticos, como miocardiopatia ou síndrome do QT longo
- História familiar de cânceres sabidamente associados a genes específicos, como o câncer de mama/ovário hereditário ou a síndrome de Lynch
- História familiar de cânceres com início precoce e de agrupamento familiar de tumores correlatos.

Adaptado de Centers for Disease Control and Prevention (CDC). (2017). Family health history. Retirado em 30/08/2019 de: www.cdc.gov/genomics/famhistory; McClatchey, T., Lay, E., Strassberg, M. et al. (2018). Missed opportunities: Unidentified genetic risk factors in prenatal care. *Prenatal Care, 38*, 75–79.

familiar genética, além de realizar o encaminhamento para diagnóstico e tratamento especializados. Eles oferecem orientação anteciparória explicando o objetivo e as metas do encaminhamento e colaboram com outros profissionais de saúde realizando aconselhamento de apoio e de acompanhamento, além de coordenar o manejo do caso.

Serviços genéticos

Os serviços genéticos fornecem informações, orientação e apoio genéticos aos pacientes e suas famílias. Geneticistas, aconselhadores genéticos e enfermeiros especialistas em genética fornecem serviços genéticos específicos aos pacientes e famílias encaminhados por seus profissionais de saúde do atendimento primário. Uma abordagem em equipe é utilizada frequentemente para obter e interpretar informações familiares complexas, avaliar e diagnosticar condições genéticas, interpretar e discutir resultados de testes genéticos complicados, apoiar os pacientes ao longo do processo de avaliação e oferecer apoio profissional e familiar. Os pacientes participam como membros da equipe e como tomadores de decisão ao longo do processo. Os serviços genéticos possibilitam que os pacientes e suas famílias aprendam e entendam os aspectos relevantes da genética e da genômica, tomem decisões informadas e recebam apoio conforme integram a informação genética e genômica pessoal e familiar na sua vida cotidiana.

O aconselhamento genético pode ocorrer durante um período prolongado e pode incluir mais de uma sessão de aconselhamento, podendo abranger outros membros da família. Os componentes do aconselhamento genético são destacados no Boxe 6.7. Embora o aconselhamento genético possa ser oferecido em qualquer ponto durante a vida, as questões nele abordadas frequentemente são relevantes para o estágio no qual são buscadas (CDC, 2018b). O Boxe 6.8 apresenta alguns exemplos.

Fornecimento de informações antes do aconselhamento

Todos os especialistas em genética, inclusive os enfermeiros que participam do processo de aconselhamento e aqueles com acesso à informação genética de um indivíduo, têm por obrigação honrar o desejo de confidencialidade do paciente. A informação genética não deve ser revelada a familiares, seguradoras, empregadores e à escola se o paciente assim o desejar, mesmo se a manutenção da confidencialidade da informação for difícil.

A preparação do paciente e da família, a promoção da tomada de decisão informada e a obtenção de consentimento informado são essenciais para o aconselhamento genético. Os enfermeiros avaliam a capacidade e a habilidade do paciente de assinar o formulário de consentimento voluntário. Isso inclui a avaliação dos fatores que podem interferir no consentimento informado, como déficit auditivo, dificuldade na compreensão do idioma, déficits cognitivos e efeitos de medicamentos. Os enfermeiros garantem que a decisão do paciente de fazer o teste não seja influenciada por coerção, persuasão ou manipulação. Como pode ser necessário repetir as informações ao longo do tempo, os enfermeiros oferecem discussões de acompanhamento quando necessário (ANA, 2017; Consensus Panel, 2009).

O serviço de genética para onde o paciente ou a família são encaminhados a fim de obter aconselhamento genético solicitará que o enfermeiro forneça informações iniciais para a avaliação. Os geneticistas precisam saber o motivo do encaminhamento, o motivo do paciente ou da família para buscar aconselhamento genético e as preocupações potenciais relacionadas

---

Boxe 6.7 Componentes do aconselhamento genético

Fontes de informação e avaliação
- Motivo do encaminhamento
- História familiar
- Prontuário do paciente
- Resultados de exames relevantes e de outras avaliações clínicas
- Preocupações sociais e emocionais
- Fatores culturais, educacionais e financeiros relevantes.

Análise dos dados
- História familiar
- Exame físico quando necessário
- Testes e procedimentos laboratoriais adicionais (p. ex., ecocardiograma, exames oftalmológicos ou neurológicos).

Comunicação dos achados genéticos
- História natural da doença
- Padrão de herança
- Questões e opções reprodutivas e familiares
- Opções de teste
- Questões a respeito do manejo e do tratamento.

Aconselhamento e apoio
- Identificar questões e preocupações individuais e familiares
- Identificar os sistemas de apoio existentes
- Fornecer apoio emocional e social
- Encaminhar para apoio e aconselhamento adicionais quando indicado.

Acompanhamento
- Resumo escrito para o encaminhamento aos profissionais de atendimento primário e à família
- Coordenação do cuidado entre os profissionais de atendimento primário e os especialistas
- Discussões adicionais sobre os resultados dos testes ou o diagnóstico.

Recursos sobre genética

Genetic and Rare Diseases Information Center: fornece links com especialistas experientes que podem responder a perguntas em inglês e espanhol de pacientes, familiares e profissionais de saúde a respeito de doenças genéticas específicas, rarediseases.info.nih.gov

Genetics Home Reference: fornece um guia enciclopédico online para que leigos compreendam doenças genéticas, ghr.nlm.nih.gov/

National Human Genome Research Institute, Genome Statute and Legislative Database: resume a legislação de cada estado sobre discriminação empregatícia e para fins de seguros, www.genome.gov/about-genomics/policy-issues/Genome-Statute-Legislation-Database

National Organization for Rare Disorders (NORD): diretório de grupos de apoio e informação para pacientes e famílias com distúrbios genéticos raros, rarediseases.org[1]

Online Mendelian Inheritance in Man (OMIM): listagem completa de problemas genéticos hereditários, omim.org

---

[1]N.R.T.: no Brasil, o Ministério da Saúde publicou, em 2014, a Política Nacional de Atenção Integral às Pessoas com Doenças Raras (http://bvsms.saude.gov.br/bvs/saudelegis/gm/2014/prt0199_30_01_2014.html).

com a genética. Por exemplo, um enfermeiro pode encaminhar uma família com um diagnóstico recente de câncer hereditário de mama ou de ovário para o aconselhamento ou para discutir a probabilidade de desenvolver a doença, além das implicações para outros membros da família. A família pode ter preocupações a respeito da confidencialidade e da privacidade. O enfermeiro e o geneticista ajustam o aconselhamento genético para que ele responda a essas preocupações.

> **Boxe 6.8 Aconselhamento genético ao longo da vida**
>
> **Problemas pré-natais**
> - Entendimento sobre a triagem pré-natal e os exames complementares
> - Implicações para as escolhas reprodutivas
> - Potencial para ansiedade e estresse emocional
> - Efeitos sobre o cônjuge, a família e o vínculo afetivo entre pais e feto.
>
> **Problemas em recém-nascidos**
> - Entendimento dos resultados da triagem do recém-nascido
> - Potencial para prejuízo da relação entre os pais e o recém-nascido com o diagnóstico de uma condição genética
> - Culpa parental
> - Implicações para os irmãos e outros membros da família
> - Coordenação e continuidade do cuidado.
>
> **Problemas pediátricos**
> - Cuidado de filhos com necessidades clínicas complexas
> - Coordenação do cuidado
> - Potencial de prejuízo da relação entre os pais e a criança
> - Potencial para estigmas sociais.
>
> **Problemas em adolescentes**
> - Potencial para prejuízo da autoimagem e para a diminuição da autoestima
> - Potencial para alteração da percepção da família
> - Implicações para o estilo de vida e para o planejamento familiar.
>
> **Problemas em adultos**
> - Potencial para ambiguidade nos resultados dos testes
> - Identificação de uma suscetibilidade genética ou um diagnóstico sem cura existente
> - Efeitos sobre o casamento, a reprodução, o cuidado com os filhos e o estilo de vida
> - Potencial de impacto sobre a empregabilidade e sobre a capacidade de fazer um seguro de vida ou de saúde.
>
> Adaptado de Dwyer, T. M., Glaser, R. L. & Mason, T. M. (2016). Inheritance patterns in human phenotypes and types of genetic disorders. In C. E. Kasper, T. A. Schneidereith & F. R. Lashley. (Eds.). (2015). *Lashley's essentials of clinical genetics in nursing practice* (pp. 65-114). New York: Springer Publishing Company.

Com a permissão do paciente, os geneticistas solicitarão testes e avaliações clínicas relevantes. Os enfermeiros obtêm a permissão do paciente e, quando aplicável, dos seus familiares para o fornecimento de prontuários que documentem a condição genética em estudo. Em alguns casos, é necessária a avaliação de mais de um parente para o estabelecimento do diagnóstico de um distúrbio genético. Os enfermeiros explicam que dados clínicos são necessários para garantir que informações e aconselhamento adequados (inclusive a interpretação dos riscos) estejam sendo fornecidos.

O serviço de genética requisita aos enfermeiros dados sobre os estados emocional e social do paciente e da família. Os geneticistas querem conhecer as habilidades de enfrentamento dos pacientes e das famílias que receberam recentemente o diagnóstico de um distúrbio genético, bem como qual tipo de informação genética está sendo buscado. Os enfermeiros ajudam a identificar questões culturais e outras que possam influenciar o modo como a informação é fornecida e por quem. Por exemplo, para pacientes com deficiência auditiva, pode ser necessário providenciar um intérprete. Para aqueles com deficiência visual, podem ser necessários modos alternativos de comunicação. Os profissionais em genética preparam o aconselhamento e a avaliação genéticos com essas questões relevantes em mente (CDC, 2018b).

Preparação dos pacientes para a avaliação genética

Antes da consulta de aconselhamento genético, o enfermeiro conversa com o paciente e com a família sobre o tipo de informação da história familiar que será coletada durante a consulta. A história familiar e sua análise são abrangentes e têm como foco as informações que possam ser relevantes para o problema relacionado com a genômica ou a genética em questão. A análise genética sempre inclui a avaliação de outras condições potencialmente hereditárias para as quais teste, prevenção e tratamento sejam possíveis.

O exame físico é realizado pelo médico geneticista para identificar manifestações clínicas específicas associadas comumente a uma condição genética. O exame também ajuda a determinar se são necessários outros exames para o diagnóstico de um distúrbio genético. Em geral, esse exame envolve a avaliação de todos os sistemas corporais com foco em características físicas específicas. Os enfermeiros descrevem as avaliações diagnósticas pertinentes à consulta genética e explicam seus objetivos.

Comunicação das informações genéticas e genômicas aos pacientes

Após completar a avaliação da história familiar e do exame físico, a equipe de genética revisa as informações coletadas antes do início do aconselhamento genético com o paciente e a família. Os geneticistas se encontram com o paciente e seus familiares para discutir seus achados. Se as informações coletadas confirmarem uma condição genética na família, os geneticistas discutem com o paciente a história natural da condição, o padrão de herança e as implicações da condição para a saúde reprodutiva e geral. Quando adequado, os geneticistas também discutem opções de teste e de manejo relevantes.

Fornecimento de apoio

A equipe de genética fornece apoio ao longo da sessão de aconselhamento e identifica as preocupações pessoais e familiares. Os geneticistas utilizam a escuta ativa para interpretar as preocupações e as emoções do paciente, buscar e fornecer retorno (*feedback*) e demonstrar compaixão a respeito dessas preocupações. Eles sugerem acompanhamento por serviços de apoio sociais e emocionais adicionais. Além disso, os geneticistas discutem as preocupações e as necessidades pertinentes do paciente e de seus familiares com os enfermeiros e com a equipe de cuidado da atenção primária, de modo que possam fornecer apoio e orientação adicionais (CDC, 2018b). Os enfermeiros avaliam o entendimento do paciente em relação às informações fornecidas durante a sessão de aconselhamento, esclarecem as informações, fazem perguntas, avaliam as reações do paciente e identificam sistemas de apoio.

Acompanhamento após a avaliação genética

Como acompanhamento da avaliação e do aconselhamento genéticos, os geneticistas elaboram um resumo escrito da sessão de avaliação e de aconselhamento para o paciente e, com seu consentimento, o enviam para os profissionais da atenção primária ou para outros identificados pelo paciente como participantes do seu cuidado. O resumo da consulta destaca os resultados da história familiar e das avaliações físicas e laboratoriais, descreve qualquer diagnóstico específico realizado, revisa a herança e o risco associado de recorrência para o paciente e a família, apresenta opções reprodutivas e para a saúde geral e faz recomendações a respeito de testes e manejo adicionais. O enfermeiro revisa o resumo com o paciente e identifica informações, orientações e aconselhamentos para os quais o acompanhamento pode ser útil (ANA, 2017).

O acompanhamento do aconselhamento genético sempre é oferecido porque alguns pacientes e famílias precisam de mais tempo para compreender e discutir os dados específicos de um teste ou diagnóstico genéticos, ou podem desejar revisar as opções reprodutivas novamente mais tarde, quando uma gravidez estiver sendo considerada. O acompanhamento de aconselhamento também é oferecido aos pacientes quando são recomendados avaliação e aconselhamento adicionais para membros da família estendida (ANA, 2017).

Durante as sessões de acompanhamento, os enfermeiros podem orientar os pacientes sobre fontes de informação relacionadas com as questões genéticas e genômicas. Alguns recursos que fornecem as informações genéticas e genômicas mais atualizadas e confiáveis estão disponíveis na internet (ver a seção Recursos, no fim deste capítulo).

FUTURO DA GENÉTICA E DA GENÔMICA

O ritmo da pesquisa em genética e genômica está transformando nossa compreensão a respeito do papel da genética e da genômica na saúde e na doença. Além disso, há cada vez mais oportunidades clínicas de predição pré-sintomática de uma doença com base na constituição genética do paciente. A pesquisa em genética agora enfoca a identificação das causas genéticas e ambientais para doenças comuns, como o diabetes melito, as cardiopatias e a asma. Os estudos estão possibilitando muitos avanços na prevenção e no tratamento tanto de doenças raras quanto de doenças comuns (NIH, NHGRI, 2019c). A testagem genética como parte dos cuidados paliativos está sendo discutida como tendo o potencial de informar as futuras gerações sobre o risco genético para a saúde (Morrow, Jacobs, Best et al., 2018). Por exemplo, pode ser coletada uma amostra de DNA (biobanco) de uma pessoa que morre em decorrência de um câncer raro e esta pode ser útil para futuras gerações como fonte para pesquisa e obtenção de avanços tecnológicos para tratar essa doença específica. Além disso, agora se sabe muito mais sobre o microbioma, a estrutura genética do intestino que desempenha um papel crucial na absorção e em muitos distúrbios disabsortivos (Greathouse, Faucher & Hastings-Tolsma, 2017; Sun, 2018). Alterações do telômero, a unidade terminal em cada cromossomo, denominadas telomeropatias, propiciam maior entendimento do mecanismo molecular de distúrbios genéticos raros (Armando, Gomez, Maggio et al., 2019).

Conforme as aplicações da genética e da genômica na saúde e na doença se desenvolvem, podem ser utilizados testes genéticos para avaliar todo o material genético do paciente de modo que possam ser identificadas variantes de risco e possam ser determinados tratamentos e intervenções precoces. Estima-se que o custo do teste de todo o genoma de um paciente fique abaixo de mil dólares. A medicina personalizada continuará a se expandir, e muitos tratamentos e intervenções para problemas clínicos serão escolhidos com base nos resultados de testes genéticos sobre a constituição genética do paciente. Os enfermeiros estarão na linha de frente da comunicação das informações genéticas e genômicas aos pacientes, às famílias e às comunidades. Pacientes, famílias e comunidades também esperarão que os profissionais de saúde, inclusive os enfermeiros, utilizem as novas informações genéticas e genômicas e suas tecnologias no fornecimento do cuidado. Portanto, é imperativo que todos os enfermeiros conheçam bem genética e genômica para que possam prestar cuidados efetivos (ANA, 2017; Consensus Panel, 2009).

EXERCÍCIOS DE PENSAMENTO CRÍTICO

1 cpa Um homem de 34 anos relata dificuldade miccional. Após o exame físico e subsequentes exames laboratoriais, foi feito o diagnóstico de estágio inicial de insuficiência renal. Após investigação complementar adicional, foi feito o diagnóstico de doença renal policística, um distúrbio autossômico dominante. Você trabalha como profissional de enfermagem na clínica de nefrologia onde ele está sendo tratado atualmente. Como esse padrão de herança pode ser explicado para esse paciente? Por meio do conhecimento do padrão de herança, quem deve ser incluído como parte da avaliação da família desse paciente com essa condição genética? Quais comorbidades devem ser lembradas e incluídas em futuras avaliações? Tendo em vista a natureza progressiva dessa patologia, quais profissionais de saúde devem participar da assistência a esse paciente?

2 qp Você trabalha como um enfermeiro em um consultório de saúde da família. Linda, mãe de três crianças, informa durante uma consulta que o filho de 2 anos tende a apresentar sangramento gengival. Ela relaciona esses episódios de sangramento gengival com a escovação agressiva, porque ele ainda está aprendendo a escovar os dentes. Após mais alguns questionamentos, você começa a suspeitar que a criança tenha hemofilia A, um distúrbio recessivo ligado ao X. Com base no padrão de herança dos distúrbios recessivos ligados ao X, quais seriam as informações mais importantes a serem obtidas na história familiar? Linda informa que tem um irmão, que tem duas filhas de 9 e 12 anos, e uma irmã, que tem um filho (lactente). O pai dela morreu quando ela era criança e, infelizmente, ela não recorda muito da história familiar dele. A mãe de Linda tem 77 anos e artrite reumatoide. Como você pode usar o conhecimento do padrão de herança para orientar a assistência a Linda e sua família? Crie um heredograma de três gerações para determinar se alguém dessa família deve ser rastreado à procura de hemofilia.

3 pbe Uma mulher de 50 anos está sendo rastreada no setor de neurologia por causa de comprometimento neurológico progressivo e declínio físico. Um diagnóstico de coreia de Huntington foi feito com base em análise de DNA e testagem cromossômica. Essa doença tem um padrão de herança autossômico dominante. Qual é a melhor evidência para orientar a assistência a essa paciente e sua família? Quais preocupações éticas precisam ser levadas em consideração quando se atende um paciente com esse distúrbio genético? A paciente tem duas filhas, uma com 17 anos e outra com 20 anos. A idade das filhas dela influencia a realização de rastreamento genético?

REFERÊNCIAS BIBLIOGRÁFICAS

*Pesquisa em enfermagem.
**Referência clássica.

Livros

American Nurses Association (ANA). (2015). *Code of ethics for nurses with interpretive statements*. Washington, DC: American Nurses Publishing.

American Nurses Association (ANA). (2017). *Genetics and genomics nursing scope and standards of practice* (2nd ed.). Silver Spring, MD: American Nurses Publishing.

**Consensus Panel on Genetic/Genomic Nursing Competencies (Consensus Panel). (2009). *Essentials of genetic and genomic nursing: Competencies, curricular guidelines, and outcome indicators* (2nd ed.). Silver Spring, MD: American Nurses Association.

Edwards, Q. T., & Maradiegue, A. H. (2018). *Genetics and genomics in nursing*. New York: Springer Publishing Company.

Periódicos e documentos eletrônicos

American College of Medical Genetics and Genomics Policy Statement (ACMG). (2017). Recommendations for reporting of secondary findings in clinical exome and genome sequencing, 2016 update (ACMG SF v2.0): A policy statement of the American College of Medical Genetics and Genomics. *Genetics in Medicine, 19*(2), 249–255.

American College of Obstetricians and Gynecologists Committee on Genetics (ACOG). (2018). Committee opinion. Committee on Genetics. Number 478. Family history as a risk assessment tool. Retrieved on 8/28/2019 at: www.acog.org/Clinical-Guidance-and-Publications/Committee-Opinions/Committee-on-Genetics/Family-History-as-a-Risk-Assessment-Tool

American College of Obstetricians and Gynecologists Committee on Genetics (ACOG). (2019). Committee opinion. Committee on Genetics. Number 691 (replaces 486). Carrier screening for genetic conditions. Retrieved on 8/28/2019 at: www.cancer.gov/types/breast/hp/breast-ovarian-genetics-pdq#link/_113_toc

Armando, R. G., Gomez, D. L., Maggio, J., et al. (2019). Telomeropathies: Etiology, diagnosis, treatment and follow-up. Ethical and legal considerations. *Clinical Genetics, 96*(1), 3–16.

Beamer, L. C. (2017). Ethics and genetics: Examining a crossroads in nursing through a case study. *Clinical Journal of Oncology Nursing, 21*(6), 730–737.

Bilkey, G. A., Burns, B. L., Coles, E. P., et al. (2019). Genomic testing for human health and disease across the life cycle: Applications and ethical, legal, and social challenges. *Frontiers in Public Health, 7*, 40.

Boardman, F., & Hale, R. (2018). Responsibility, identity, and genomic sequencing: A comparison of published recommendations and patient perspectives on accepting or declining incidental findings. *Molecular Genetics and Genomic Medicine, 6*, 1079–1096.

Boerwinkel, D. J., Yarden, A., & Waarlo, A. J. (2017). Reaching a consensus on the definition of genetic literacy that is required from a twenty-first-century citizen. *Science and Education, 26*(10), 1087–1114.

Centers for Disease Control and Prevention (CDC). (2017). Family health history. Retrieved on 8/30/2019 at: www.cdc.gov/genomics/famhistory

Centers for Disease Control and Prevention (CDC). (2018a). Public health genomics. Pharmacogenomics: What does it mean for your health? Retrieved on 8/24/2019 at: www.cdc.gov/genomics/disease/pharma.htm

Centers for Disease Control and Prevention (CDC). (2018b). Public health genomics. Genetic counseling. Retrieved on 8/27/2019 at: www.cdc.gov/genomics/gtesting/genetic_counseling.htm

Cho, J., Lee, I., & Kang, H. (2017). ACTN3 gene and susceptibility to sarcopenia and osteoporotic status in older Korean adults. *BioMed Research International*, Article ID 4239648, 8 pages. doi: 10.1155/2017/4239648

Clinical Pharmacogenetics Implementation Consortium (CPIC). (2019). Guidelines. Retrieved on 8/25/2019 at: www.cpicpgx.org/guidelines

Conyers, R., Devaraja, S., & Elliott, D. (2018). Systematic review of pharmacogenomics and adverse drug reactions in paediatric oncology patients. *Pediatric Blood Cancer, 65*(4), 1–12.

Cragun, D., Weidner, A., Kechik, J., et al. (2019). Genetic testing across young Hispanic and non-Hispanic white breast cancer survivors: Facilitators, barriers, and awareness of the Genetic Information Nondiscrimination Act. *Genetic Testing and Molecular Biomarkers, 23*(2), 75–83.

Dodson, C. H. (2017). Pharmacogenomics: Principles and relevance to oncology nursing. *Clinical Journal of Oncology Nursing, 21*(6), 739–745.

Foss, D. V., Hochstrasser, M. L., & Wilson, R. C. (2019). Clinical applications of CRISPR-based genome editing and diagnostics. *Transfusion, 59*(4), 1389–1399.

Gael, N., & Veltman, J. A. (2019). The role of de novo mutations in adult-onset neurodegenerative disorders. *Acta Neuropathologica, 137*(2), 183–207.

Ginsburg, G. S., Wu, R. R., & Orlando, L. A. (2019). Family health history: Underused for actionable risk assessment. *Lancet, 394*(10198), 596–603.

Greathouse, K. L., Faucher, M. A., & Hastings-Tolsma, M. (2017). The gut microbiome, obesity, and weight control in women's reproductive health. *Western Journal of Nursing Research, 39*(8), 1094–1119.

International Society of Nurses in Genetics (ISONG). (2019). Position statements. Retrieved on 8/27/2019 at: www.isong.org/page-135072

Jackson, M., Marks, L., May, G. H. W., et al. (2018). The genetic basis of disease. *Essays in Biochemistry, 62*(5), 643–723.

Keogh, L. A., Niven, H., Rutstein, A., et al. (2017). Choosing not to undergo predictive genetic testing for hereditary colorectal cancer syndromes: Expanding our understanding of decliners and declining. *Journal of Behavioral Medicine, 40*(4), 583–594.

Kerber, A. S., & Ledbetter, N. J. (2017). Standards of practice: Applying genetics and genomics resources to oncology. *Clinical Journal of Oncology Nursing, 2*(2), 169–173.

Khoury, M. J. (2019). Precision medicine versus preventive medicine. *Journal of the American Medical Association, 321*(4), 406.

Khoury, M. J., Bowen, M. S., Clyne, M., et al. (2018). From public health genomics to precision public health: A 20-year journey. *Genetics in Medicine, 20*(6), 574–582.

Knowles, J. W., Rader, D. J., & Khoury, M. J. (2017). Cascade screening for familial hypercholesterolemia and the use of genetic testing. *Journal of the American Medical Association, 318*(4), 381–382.

Learn.Genetics, Genetic Science Learning Center. (2019). Genetic disorders. Retrieved on 8/30/2019 at: www.learn.genetics.utah.edu/content/disorders

Mahon, S. M. (2018). Direct-to-consumer genetic testing. *Clinical Journal of Oncology Nursing, 22*(1), 33–36.

Manchanda, R., & Gaba, F. (2019). A commentary on population genetic testing for primary prevention: Changing landscape and the need to change paradigm. *British Journal of Obstetrics and Gynaecology, 126*(6), 686–689.

Mannino, G. C., Andreozzi, F., & Sesti, G. (2019). Pharmacogenetics of type 2 diabetes mellitus, the route toward tailored medicine. *Diabetes Metabolic Research Review, 35*(3), e3109.

Mayo Clinic. (2018). Getting pregnant. Retrieved on 8/27/19 at: www.mayoclinic.org/healthy-lifestyle/getting-pregnant/expert-answers/paternal-age/faq-20057873

Mayo Clinic. (2019). Pharmacogenomics: Drug-gene testing. Retrieved on 8/27/19 at: www.mayo.edu/research/cent3ers-programs/center-individualized-medicine/patinet-care/pharmacogenomidcs/drug-gene-testing

McClatchey, T., Lay, E., Strassberg, M., et al. (2018). Missed opportunities: Unidentified genetic risk factors in prenatal care. *Prenatal Care, 38*(1), 75–79.

Morrow, A., Jacobs, C., Best, M., et al. (2018). Genetics in palliative oncology: A missing agenda? A review of the literature and future directions. *Supportive Care in Cancer, 26*, 721–730.

National Cancer Institute. (2019). Targeted cancer therapies. Retrieved on 8/26/2019 at: www.cancer.gov/about-cancer/treatment/types/targeted-therapies/targeted-therapies-fact-sheet

National Center for Biotechnology Information (NCBI), U.S. National Library of Medicine (NLM). (2019a). Genetic Testing Registry. Retrieved on 8/25/2019 at: www.ncbi.nlm.nih.gov/gtr

National Center for Biotechnology Information (NCBI), U.S. National Library of Medicine (NLM). (2019b). Online Mendelian Inheritance in Man. Retrieved on 8/25/2019 at: www.ncbi.nlm.nih.gov/omim

National Institutes of Health (NIH), National Center for Advancing Translational Sciences (NCATS); Genetic and Rare Diseases Information Center. (2017). FAQs about chromosome disorders. Retrieved on 8/25/2019 at: www.rarediseases.info.nih.gov/guides/pages/73/faqs-about-chromosome-disorders

National Institutes of Health (NIH), National Human Genome Research Institute (NHGRI). (2018). What is the human genome project? Retrieved on 8/24/2019 at: www.genome.gov/human-genome-project/What

National Institutes of Health (NIH), National Human Genome Research Institute (NHGRI). (2019a). Introduction to genomics. Retrieved on 8/24/2019 at: www.genome.gov/About-Genomics/Introduction-to-Genomics#one

National Institutes of Health (NIH), National Human Genome Research Institute (NHGRI). (2019b). Genome statute and legislation database. Retrieved on 8/26/2019 at: www.genome.gov/about-genomics/policy-issues/Genome-Statute-Legislation-Database

National Institutes of Health (NIH), National Human Genome Research Institute (NHGRI). (2019c). Research at NHGRI. Retrieved on 8/29/2019 at: www.genome.gov/research-at-nhgri

National Institutes of Health (NIH), U.S. National Library of Medicine (NLM); Genetics Home Reference. (2015). What are the different ways in which a genetic condition can be inherited? Retrieved on 8/30/2019 at: www.ghr.nlm.nih.gov/primer/inheritance/inheritancepatterns

National Institutes of Health (NIH), U.S. National Library of Medicine (NLM); Genetics Home Reference. (2019a). What is the precision medicine initiative? Retrieved on 8/24/2019 at: www.ghr.nlm.nih.gov/primer/precisionmedicine/initiative

National Institutes of Health (NIH), U.S. National Library of Medicine (NLM); Genetics Home Reference. (2019b). What is epigenetics? Retrieved on 8/24/2019 at: www.ghr.nlm.nih.gov/primer/howgeneswork/epigenome

National Institutes of Health (NIH), U.S. National Library of Medicine (NLM); Genetics Home Reference. (2019c). What is a gene? Retrieved on 8/24/2019 at: www.ghr.nlm.nih.gov/primer/basics/gene

National Institutes of Health (NIH), U.S. National Library of Medicine (NLM); Genetics Home Reference. (2019d). Hypercholesterolemia. Retrieved on 8/24/2019 at: www.ghr.nlm.nih.gov/condition/hypercholesterolemia#inheritance

National Institutes of Health (NIH), U.S. National Library of Medicine (NLM); Genetics Home Reference. (2019e). Turner syndrome. Retrieved on 8/24/2019 at: www.ghr.nlm.nih.gov/condition/turner-syndrome

National Institutes of Health (NIH), U.S. National Library of Medicine (NLM); Genetics Home Reference. (2019f). Sickle cell disease. Retrieved on 8/24/2019 at: www.ghr.nlm.nih.gov/condition/sickle-cell-disease

National Institutes of Health (NIH), U.S. National Library of Medicine (NLM); Genetics Home Reference. (2019g). What are reduced penetrance and variable expressivity? Retrieved on 8/24/2019 at: www.ghr.nlm.nih.gov/primer/inheritance/penetranceexpressivity

National Institutes of Health (NIH), U.S. National Library of Medicine (NLM); Genetics Home Reference. (2019h). Angelman syndrome. Retrieved on 8/24/2019 at: www.ghr.nlm.nih.gov/condition/angelman-syndrome

National Institutes of Health (NIH), U.S. National Library of Medicine (NLM); Genetics Home Reference. (2019i). Neurofibromatosis type 1. Retrieved on 8/29/2019 at: www.ghr.nlm.nih.gov/condition/neurofibromatosis-type-1

National Institutes of Health (NIH), U.S. National Library of Medicine (NLM); Genetics Home Reference. (2019j). Help me understand genetics. Retrieved on 8/30/2019 at: www.ghr.nlm.nih.gov/primer#testing

National Institutes of Health (NIH), U.S. National Library of Medicine (NLM). (2019k). Genetic testing. *MedlinePlus*. Retrieved on 8/30/2019 at: www.medlineplus.gov/genetictsting.html

National Institutes of Health (NIH), U.S. National Library of Medicine (NLM); Genetics Home Reference. (2019l). What are the types of genetic tests? Retrieved on 8/30/2019 at: www.ghr.nlm.nih.gov/handbook/testing/uses

Parikh, F. R., Athalye, A. S., Naik, N. J., et al. (2018). Preimplantation genetic testing: Its evolution, where are we today? *Journal of Human Reproductive Sciences*, 11(4), 306–314.

Pickard, B. S. (2017). Genomics of lithium action and response. *Neurotherapeutics*, 14(3), 582–587.

Rich, K. (2018). Genetic Nondiscrimination Act and the Affordable Care Act: When two is better than one. *Genetic Testing and Molecular Biomarkers*, 22(6), 331–332.

*Rogers, M. A., Lizer, S., Doughty, A., et al. (2017). Expanding RN scope of knowledge—genetics and genomics: The new frontier. *Journal for Nurses in Professional Development*, 33(2), 56–63.

Rothstein, M. (2018). GINA at ten and the future of Genetic Nondiscrimination Law. *Hastings Center Report*, 48(3), 5–7.

*Schroeder, D., Duggleby, W., & Cameron, B. L. (2017). Moving in and out of the what-ifs: The experiences of unaffected women living in families where a breast cancer 1 or 2 genetic mutation was not found. *Cancer Nursing*, 40(5), 386–393.

Setia, N., Saxena, R., Sawhney, J. P. S., et al. (2018). Familial hypercholesterolemia: Cascade screening in children and relatives of the affected. *The Indian Journal of Pediatrics*, 85(5), 339–343.

Silva, P. R., Jannes, C. E., Oliveira, T. G. M., et al. (2018). Predictors of family enrollment in a genetic cascade screening program for familial hypercholesterolemia. *Arquivos Brasileiros De Cardiologia*, 111(4), 578–584.

Sun, J. (2018). Dietary vitamin D, vitamin D receptor, and microbiome. *Current Opinion Clinical Nutrition and Metabolic Care*, 21(6), 471–474.

Tluczek, A., Twal, M. E., Beamer, L. C., et al. (2019). How American Nurses Association Code of Ethics informs genetic/genomic nursing. *Nursing Ethics*, 26(5), 1505–1517.

Turnball, C., Sud, A., & Houlston, R. S. (2019). Cancer genetic, precision prevention and a call to action. *Nature Genetics*, 50(9), 1212–1218.

U.S. Department of Health and Human Services (HHS). (2017). HIPAA for professionals. Retrieved on 8/27/2019 at: www.hhs.gov/hipaa/for-professionals/index.html

U.S. Food and Drug Administration (FDA). (2019). Table of pharmacogenomic biomarkers in drug labeling. Retrieved on 8/26/2019 at: www.fda.gov/drugs/science-research-drugs/table-pharmacogenomic-biomarkers-drug-labeling

van Lanschot, M. C. J., Bosch, L. J. W., de Wit, M., et al. (2017). Early detection: The impact of genomics. *Virchows Archiv: An International Journal of Pathology*, 471(2), 165–173.

Recursos

Association of Women's Health, Obstetric and Neonatal Nurses (AWHONN), awhonn.org

Centers for Disease Control and Prevention, Public Health Genomics, www.cdc.gov/genomics

Genetic and Rare Diseases Information Center, www.rarediseases.info.nih.gov

International Society of Nurses in Genetics (ISONG), www.isong.org

Learn.Genetics, Genetic Learning Science Center, learn.genetics.utah.edu

National Cancer Institute (NCI), www.cancer.gov

National Center for Biotechnology Information, www.ncbi.nlm.nih.gov

National Human Genome Research Institute, Genome Statute and Legislative Database, www.genome.gov/about-genomics/policy-issues/Genome-Statute-Legislation-Database

National Organization for Rare Disorders (NORD), www.rarediseases.org

Oncology Nursing Society (ONS), www.ons.org

Online Mendelian Inheritance in Man, www.omim.org

The Human Genome Project, www.genome.gov/human-genome-project

7 Incapacidade e Doença Crônica

DESFECHOS DO APRENDIZADO

Após ler este capítulo, você será capaz de:

1. Comparar e estabelecer as diferenças entre incapacidade e doença crônica.
2. Diferenciar os modelos de incapacidade.
3. Analisar criticamente a influência da incapacidade sobre as decisões e ações com relação aos cuidados de enfermagem prestados aos pacientes.
4. Identificar fatores relacionados com a incidência crescente de condições crônicas.
5. Relatar as características das condições crônicas e suas implicações para a enfermagem para indivíduos com as condições crônicas e sua família.

CONCEITOS DE ENFERMAGEM

Desenvolvimento
Diversidade
Promoção da saúde e questões legais
Saúde, bem-estar e doença

GLOSSÁRIO

condições ou distúrbios de saúde secundários: quaisquer distúrbios físicos, mentais ou sociais que resultem direta ou indiretamente de uma condição incapacitante inicial

deficiência intelectual: deficiência que ocorre antes dos 18 anos, caracterizada por limitações significativas da função intelectual e do comportamento adaptativo, que abrange muitas habilidades sociais e da prática diária

doença crônica: problema clínico ou de saúde, com sintomas ou limitações funcionais associados que exijam manejo a longo prazo; também se refere a doença não transmissível, condição ou distúrbio crônicos

doenças não transmissíveis: um grupo de condições que não são causadas por infecção aguda

experiência de vida com doença crônica: a experiência de viver com um problema ou uma condição crônica; a percepção individual da experiência e a resposta do indivíduo ou de terceiros à doença ou a condições crônicas

incapacidade: restrição ou ausência de capacidade para realizar uma tarefa de modo normal; as consequências do comprometimento em termos do desempenho funcional de um indivíduo e de sua atividade – a incapacidade representa comprometimento no nível pessoal (p. ex., banhar-se, vestir-se, comunicar-se, caminhar, arrumar-se)

incapacidade cognitiva: limitações da função mental e dificuldades de comunicação, autocuidado e habilidades sociais

incapacidade do desenvolvimento: conjunto de distúrbios heterogêneos caracterizado por dificuldades em um ou mais domínios; pode incluir comprometimentos cognitivos, físicos ou cognitivos e físicos, com aparecimento antes dos 22 anos

incapacidade sensorial: distúrbio caracterizado por comprometimento dos sentidos de visão, audição, tato ou paladar (p. ex., perda auditiva, surdez, perda da visão, cegueira)

múltiplas condições crônicas (MCC): existência de mais de uma condição ou doença crônica

A experiência de vida com doença crônica e incapacidade afeta indivíduos de todas as idades – os muito jovens, os de meia-idade, os adultos mais velhos e os muito idosos. Doença crônica e incapacidade são encontradas em todos os grupos étnicos, culturais, raciais e socioeconômicos, embora alguns distúrbios ocorram mais frequentemente em alguns grupos que em outros. Os enfermeiros encontrarão pacientes com incapacidade e doenças crônicas em todos os ambientes de atuação. Este capítulo apresenta conceitos sobre incapacidade e doença crônica e maneiras como os profissionais de enfermagem podem abordar as questões de saúde desses pacientes e de suas famílias.

INCAPACIDADES FUNCIONAIS

Definições de incapacidade

Considera-se que a pessoa tem uma **incapacidade** (limitação no desempenho ou função nas atividades cotidianas) se ela tiver dificuldades para falar, ouvir, ver, andar, subir escadas, levantar ou carregar objetos, realizar atividades da vida diária (AVDs), como alimentar-se, tomar banho, vestir-se, realizar higiene pessoal, fazer trabalho de casa ou ter um emprego. Existe incapacidade grave se o indivíduo não conseguir realizar uma ou mais atividades, utilizar um dispositivo de ajuda para mobilidade ou precisar do auxílio de outra pessoa para realizar as atividades básicas. As pessoas também são consideradas portadoras de incapacidade grave se receberem benefícios federais por motivo de incapacidade laboral.

Segundo a Organização Mundial da Saúde (OMS [WHO], 2018a), *incapacidade* é a interação de indivíduos com uma condição de saúde (p. ex., paralisia cerebral, lesão da medula espinal, síndrome de Down) com fatores pessoais e ambientais (p. ex., atitudes negativas por parte da sociedade, falta de acesso a prédios públicos e meios de transporte e suporte social limitado). Em 2001, a OMS elaborou a classificação internacional de funcionalidade, incapacidade e saúde (ICF, do inglês *International Classification of Functioning, Disability and Health*), que definiu incapacidade como um termo genérico que abrange comprometimentos, limitações de atividade, restrições de participação e fatores ambientais.[1]

O termo *comprometimento* descreve a perda ou a anormalidade de uma estrutura corporal ou de uma função fisiológica, inclusive função mental. Em seu lugar, o termo *participação social* é utilizado pelo sistema de classificação da OMS para reconhecer o fato de que o ambiente está sempre interagindo com as pessoas, tanto para ajudar quanto para restringir a participação nas atividades cotidianas. O ambiente pode exercer um impacto maior na capacidade de uma pessoa participar em AVDs do que condições ou fatores físicos, mentais ou emocionais (WHO, 2018a).

Nos EUA, a legislação federal emprega múltiplas definições de incapacidade, o que dificulta a compreensão. A *Americans With Disabilities Act* (ADA) de 1990 – discutida adiante neste capítulo – define um indivíduo com incapacidade como alguém (1) que tem comprometimento físico ou mental que limita substancialmente uma ou mais atividades principais da vida, (2) que tem registro desse comprometimento ou (3) que seja considerado portador desse comprometimento. Outras frases utilizadas para descrever pessoas com incapacidades que não são universalmente aceitas, compreendidas ou recomendadas são "pessoas com desafios físicos" e "pessoas com necessidades especiais".

Prevalência de incapacidade

De acordo com a OMS (WHO, 2018a), mais de 1 bilhão de pessoas (cerca de 15% da população global) apresenta algum tipo de incapacidade. Entre 110 e 190 milhões de adultos em todo o planeta apresentam dificuldades funcionais significativas por causa de incapacidades. O número de pessoas com incapacidades está aumentando, e espera-se que continue crescendo ao longo do tempo conforme as pessoas com incapacidade de início precoce, distúrbios crônicos e traumatismo grave sobrevivem. As pessoas com incapacidades representam a maior minoria do planeta (United Nations, n. d.).

O Centers for Disease Control and Prevention (CDC, 2017) relatou que, em 2016, um em cada quatro adultos não institucionalizados, ou seja, 61 milhões de adultos, nos EUA apresentava uma incapacidade que influenciava de modo negativo as principais atividades da vida. Isso reflete um aumento a partir de 2013, quando um em cada cinco adultos nos EUA apresentava uma incapacidade que influenciava de modo negativo as principais atividades da vida (Okoro, Hollis, Cyrus et al., 2018). A estimativa é, provavelmente, baixa, porque não inclui as pessoas que vivem em instituições nem militares da ativa.

O último censo nos EUA indicou que mais de 46% das pessoas com uma incapacidade também tinham outras incapacidades. Embora a prevalência de incapacidade seja maior em homens que em mulheres para pessoas com menos de 65 anos, é maior para mulheres que homens na faixa etária maior de 65 anos (U.S. Census Bureau, 2018a). Nos EUA, segundo o censo, a prevalência de incapacidade é maior nos povos indígenas do que nos nativos do Alasca, em adultos com rendimentos abaixo do nível de pobreza federal e em pessoas que moram na região sudoeste (Okoro et al., 2018). Além disso, a prevalência de incapacidade nos EUA é mais elevada em afro-americanos e em brancos do que em hispânicos e asiáticos (U.S. Department of Labor, Bureau of Labor Statistics, 2019). No mundo, mais de 80% do 1 bilhão de pessoas em todo o planeta com incapacidade vive em países pobres e de recursos limitados, nos quais todas as pessoas têm acesso limitado a serviços básicos de saúde e a serviços sociais. Todavia, o acesso limitado à assistência de saúde básica e aos serviços de suporte exerce um efeito mais profundo nas pessoas com incapacidade.

Em 2018, a proporção de pessoas empregadas com incapacidade era de 19,1%. Em contrapartida, 65,9% das pessoas sem incapacidade estavam empregadas. Aproximadamente 8 em cada 10 pessoas com incapacidade não estavam na força de trabalho em 2018, em comparação com aproximadamente 3 em cada 10 pessoas sem incapacidade. É mais provável que indivíduos com incapacidade tenham empregos de meio período do que os indivíduos sem incapacidades. Essas discrepâncias existem em todos os níveis de escolaridade (U.S. Department of Labor, Bureau of Labor Statistics, 2019). Uma consequência da falta de emprego ou de ter apenas empregos de meio período é que as pessoas com incapacidade têm remunerações menores do que as pessoas sem incapacidades. A baixa remuneração associada ao acesso limitado à assistência de saúde básica e aos serviços de suporte exerce efeito significativo nas pessoas com incapacidades. Em 2017, a taxa de pobreza dos indivíduos em idade produtiva, considerada geralmente como 18 a 64 anos, com incapacidades era de 29,6%. Em contrapartida, a taxa de pobreza em 2017 das pessoas sem incapacidades era de 13,2% (Houtenville & Boege, 2019). Ver no Boxe 7.1 um resumo de fatos adicionais sobre pessoas com incapacidades.

Características de incapacidade

As características da incapacidade incluem a compreensão das categorias, dos tipos e dos modelos de incapacidade. Outras características incluem o entendimento do amplo conceito de incapacidade.

Categorias e tipos de incapacidade

Existem muitos tipos e categorias de incapacidade, que incluem domínios cognitivos, desenvolvimentais, intelectuais, sensoriais, adquiridos, psiquiátricos e físicos. Uma **incapacidade cognitiva** é definida como limitações da função mental e dificuldades de comunicação, autocuidado e habilidades sociais.

As **incapacidades do desenvolvimento** ocorrem em qualquer momento entre o nascimento e os 22 anos, e resultam em comprometimento da saúde física ou mental, da cognição, da fala, da linguagem ou do autocuidado. Esse é um termo genérico que inclui incapacidades intelectuais, mas também pode

---

[1] N.R.T.: A Classificação Internacional de Funcionalidade, Incapacidade e Saúde (CIF) integra a "família" de classificações desenvolvida pela Organização Mundial da Saúde (OMS). A funcionalidade e a incapacidade dos indivíduos são determinadas pelo contexto ambiental onde as pessoas vivem (https://portaldeboaspraticas.iff.fiocruz.br/atencao-crianca/classificacao-internacional-de-funcionalidade-incapacidade-e-saude-cif/#:~:text=Classifica%C3%A7%C3%A3o%20Internacional%20de%20Funcionalidade%2C%20Incapacidade%20e%20Sa%C3%BAde%20(CIF),-23%20set%202019&text=%C3%89%20uma%20ferramenta%20da%20Organiza%C3%A7%C3%A3o,Internacional%20de%20Doen%C3%A7as%20(CID).

> **Boxe 7.1 — Resumo dos fatos a respeito de pessoas com incapacidades**
>
> - Aproximadamente 61 milhões de pessoas nos EUA apresentam incapacidade, ou seja, uma em cada quatro pessoas
> - A prevalência de incapacidades nos adultos é de aproximadamente 10% das pessoas com 18 a 64 anos e 38% das pessoas com 65 anos ou mais
> - A prevalência de incapacidade varia de acordo com o estado e o gênero, com prevalência mais elevada no sul e nas mulheres
> - Mais de 11 milhões de pessoas com incapacidade precisam de assistência pessoal nas atividades cotidianas (p. ex., circular pela casa, tomar banho, preparar as refeições e realizar tarefas domésticas leves)
> - Aproximadamente 3,3 milhões de pessoas utilizam cadeira de rodas; outros 10 milhões usam bengala, muleta ou andadores
> - Mais de 1,8 milhão de pessoas relata ser incapaz de enxergar palavras impressas por causa de problemas de visão, 1 milhão é incapaz de escutar conversas por causa de problemas de audição, e 2,5 milhões têm dificuldade de fazer com que sua fala seja compreendida
> - Mais de 16 milhões de pessoas apresentam limitações funcionais cognitivas ou têm uma doença mental ou emocional que interfere nas atividades cotidianas, incluindo aquelas com doença de Alzheimer e com incapacidades intelectuais
> - O estado de saúde autorrelatado de adultos com incapacidades difere do estado de saúde autorrelatado das pessoas sem incapacidades, com menos pessoas com incapacidades descrevendo sua saúde como excelente ou boa
> - O percentual de pessoas empregadas e com incapacidades varia entre 17,8 e 23,4%; para as pessoas sem incapacidades, o percentual varia entre 63,5 e 66,2%
> - Entre todos os grupos etários, pessoas com incapacidade têm probabilidade muito menor de estarem empregadas em comparação com aquelas sem incapacidade. As pessoas com incapacidade que trabalham têm maior probabilidade de trabalhar em tempo parcial que as outras. As pessoas com uma incapacidade e que não compõem a força de trabalho (não estão empregadas nem desempregadas) são em torno de 8 em 10, em comparação com cerca de 3 em 10 na população sem incapacidade
> - Muitas pessoas com incapacidades gostariam de trabalhar, mas são impedidas por causa de acesso limitado; falta de acomodação no ambiente de trabalho, falta de transporte e relutância de os empregadores contratá-los
> - O percentual de pessoas com incapacidades abaixo da linha da pobreza é mais que o dobro que o das pessoas sem incapacidades.

Adaptado de Centers for Disease Control and Prevention (CDC), National Center for Health Statistics. (2017). Disability and functioning (noninstitutionalized adults aged 18 and over). Retirado em 15/07/2019 de: www.cdc.gov/nchs/fastats/disability.htm; Centers for Disease Control and Prevention (CDC). (2018). Disability and health. Common barriers to participation experienced by people with disabilities. Retirado em 16/07/2019 de: www.cdc.gov/ncbddd/disabilityandhealth/disability-barriers.html; Lauer, E. A. & Houtenville, A. J. (2018). Estimates of prevalence, demographic characteristics and social factors among people with disabilities in the USA: A cross-survey comparison. *BMJ Open, 8*, e017828; Na, L., Hennessy, S., Boner, H. R. et al. (2017). Disability stage and receipt of recommended care among elderly Medicare beneficiaries. *Disability & Health Journal, 10*(1), 48-57; U.S. Department of Labor, Bureau of Labor Statistics. (2019). Person with a disability: Labor force characteristics–2018. Retirado em 05/07/2019 de: www.bls.gov/news.release/pdf/disabl.pdf; United Nations. (n.d.). Factsheet on persons with disabilities. Retirado em 20/07/2019 de: www.un.org/development/desa/disabilities/resources/factsheet-on-persons-with-disabilities.html

ser apenas uma incapacidade física. Exemplos de incapacidades do desenvolvimento incluem espinha bífida, paralisia cerebral, síndrome de Down, distrofia muscular, nanismo e osteogênese imperfeita. Algumas incapacidades do desenvolvimento ocorrem como resultado de tocotraumatismo ou de uma lesão ou doença grave em uma idade muito jovem; enquanto muitas incapacidades do desenvolvimento têm origem genética (ver Capítulo 6). Algumas incapacidades desenvolvimentais se superpõem a incapacidades cognitivas e/ou intelectuais que prejudicam a função intelectual e o comportamento adaptativo. Uma **incapacidade intelectual** ocorre antes dos 18 anos e se caracteriza por limitações significativas da função intelectual, bem como do comportamento adaptativo, inclusive muitas habilidades sociais e da vida diária. Visto que os indivíduos com incapacidades desenvolvimentais e intelectuais estão conseguindo chegar à idade adulta e à velhice, todos os enfermeiros e outros profissionais de saúde terão contato com eles e precisam estar preparados para fornecer atendimento de alta qualidade.

Uma incapacidade sensorial é caracterizada por comprometimento dos sentidos da visão, da audição, do olfato, do tato e/ou do paladar. As incapacidades sensoriais afetam mais comumente a audição ou a visão; entretanto, também incluem incapacidades de aprendizado, que afetam a capacidade de aprender, lembrar ou se concentrar; aquelas que afetam a capacidade de falar ou de se comunicar; e as que afetam a capacidade de trabalhar, fazer compras, realizar o autocuidado ou acessar o cuidado de saúde. Os riscos associados à incapacidade sensorial incluem isolamento, redução da função cognitiva, comprometimento da saúde física e psicológica e aumento do risco de quedas e hospitalização (McKee, 2019).

A incapacidade psiquiátrica é definida como doença ou comprometimento mental que limita substancialmente a capacidade de uma pessoa completar atividades importantes da vida diária, como aprendizado, trabalho e comunicação (WHO, 2018b). Embora a incapacidade psiquiátrica e as doenças da saúde mental não sejam o foco deste capítulo, é importante mencionar que uma pessoa pode ter mais de um tipo de incapacidade ao mesmo tempo, e os profissionais de saúde precisam estar preparados para cuidar de pacientes com vários tipos de incapacidade.

Independentemente de uma incapacidade ser cognitiva, desenvolvimental, intelectual, física ou sensorial, também pode ser caracterizada como adquirida. As incapacidades adquiridas podem resultar de lesão aguda e súbita (p. ex., lesão cerebral traumática [LCT], lesão na medula espinal e amputação traumática devido a acidentes de trânsito, quedas, queimaduras ou atos de violência, como violência praticada por companheiros, e conflitos militares e de guerra), de distúrbios não traumáticos agudos (p. ex., acidente vascular encefálico [AVE], infarto do miocárdio) ou evolução de um distúrbio crônico (p. ex., artrite, esclerose múltipla, doença de Parkinson, doença pulmonar obstrutiva crônica, cardiopatia, cegueira por causa de retinopatia diabética).

Muitas incapacidades são visíveis; no entanto, as "invisíveis" são frequentemente tão prejudiciais quanto aquelas que podem ser observadas. Alguns tipos de incapacidade prejudicam apenas as atividades instrumentais da vida diária (AIVDs), tais como comprar mantimentos, lavar roupa, cuidar da casa e lidar com as finanças. Outros tipos de incapacidade afetam apenas as AVDs. As pessoas podem estar temporariamente incapazes por causa de uma lesão ou de uma exacerbação aguda de um distúrbio crônico, mas recuperam posteriormente sua capacidade funcional plena.

Um desafio comum para as pessoas com incapacidade é a necessidade de contratar e supervisionar cuidadores que frequentam suas casas para auxiliar nas AVDs e nas AIVDs. Para muitas pessoas, é difícil estar na posição de contratar, supervisionar e, eventualmente, dispensar pessoas que podem fornecer a elas cuidado físico íntimo. A necessidade de equilibrar as funções de receber cuidado e a de supervisionar o indivíduo que presta o cuidado pode levar à mistura dos limites de cada função.

Muitas pessoas com incapacidades correm risco de **condições de saúde secundárias** (p. ex., lesão por pressão, infecções urinárias, baixa densidade óssea, depressão) por causa das condições limitantes de saúde. Muitas dessas condições são previsíveis e preveníveis por meio de avaliação de risco e estratégias de prevenção e tratamento (WHO, 2018a). Algumas condições podem ser tanto primárias como secundárias, dependendo das circunstâncias. Por exemplo, uma incapacidade de mobilidade poderia levar a isolamento social e ausência de participação em atividades. Isso, por sua vez, poderia evoluir para depressão como condição secundária (Krahn, 2019). Comorbidades (p. ex., cardiopatias, câncer, perda auditiva) não são consequentes à incapacidade e, portanto, podem ocorrer em pessoas com ou sem incapacidades.

Embora comprometimentos diferentes possam resultar em tipos distintos de incapacidade, existem algumas semelhanças entre elas. A sociedade frequentemente considera as pessoas com incapacidades como dependentes de cuidado alheio; no entanto, muitas pessoas com incapacidades são altamente funcionais, independentes e produtivas, capazes de realizar o autocuidado e cuidar de outros, ter filhos e criar famílias, ter um emprego de período integral e contribuir de modo significativo para a sociedade. Assim como as outras pessoas, a maioria dos indivíduos com incapacidades prefere viver em suas próprias casas com seus familiares. A maior parte deles consegue viver de maneira independente em casa. Alguns indivíduos com incapacidades vivem sozinhos em suas casas e utilizam serviços de cuidado domiciliar. No entanto, podem ser necessários arranjos alternativos para a vida; incluindo estabelecimento de assistência para a vida, unidades de longa permanência e residências comunitárias.

Modelos de incapacidade

Vários modelos têm sido utilizados para direcionar ou explicar os problemas encontrados pelas pessoas com incapacidades. O Boxe 7.2 descreve diversos desses modelos. O modelo de interface (Goodall, 1995) foi criado por uma enfermeira, promove cuidados empoderadores em vez de cuidados que

---

Boxe 7.2 Modelos de incapacidade

Modelo médico

O modelo médico iguala as pessoas com necessidades especiais às suas incapacidades e as enxerga como um problema individual, causado diretamente por doença, traumatismo ou outra condição de saúde que exija cuidado médico na forma de tratamento individual pelos profissionais de saúde. Estes são vistos como os especialistas ou autoridades, e não as pessoas com necessidades especiais. O objetivo do manejo da incapacidade é a cura ou o ajuste e as mudanças comportamentais do indivíduo. O modelo é encarado como promotor de passividade e dependência. As pessoas com necessidades especiais são vistas como vítimas.

Modelo de reabilitação

O modelo de reabilitação surgiu a partir do modelo médico. Ele vê a incapacidade como um problema que requer um especialista em reabilitação ou outro profissional que ajude a reparar o problema. Não conseguir superar a incapacidade faz com que os indivíduos sejam vistos frequentemente como fracassados.

Modelo social

O modelo social, que também é chamado de modelo de barreiras ou de incapacidade, enxerga a incapacidade como uma construção social e como uma questão política, resultante de barreiras sociais e físicas existentes no ambiente. Sua perspectiva é a de que a incapacidade pode ser superada pela remoção dessas barreiras.

Modelo biopsicossocial

O modelo biopsicossocial integra os modelos médico e social para direcionar as perspectivas de saúde a partir de um ponto de vista biológico, individual e social. A avaliação crítica desse modelo sugere que a condição debilitante, e não o indivíduo e a experiência dele com a incapacidade, ainda é o construtor definidor do modelo biopsicossocial (*Biopsychosocial Model*).

Modelo funcional

O modelo funcional é impulsionado pela classificação internacional de funcionalidade, incapacidade e saúde (CFI, do inglês *International Classification of Functioning, Disability and Health [ICF]*) da Organização Mundial da Saúde. Incapacidade é um termo que engloba comprometimentos, limitações de atividade, restrições de participação e sua interação com fatores ambientais. A CFI aborda componentes da saúde e não as consequências da doença.

Modelo de interface

O modelo de interface tem como base a experiência de vida do indivíduo com uma incapacidade e a enxerga na intersecção (*i. e.*, interface) do diagnóstico clínico e das barreiras ambientais. Ele considera o diagnóstico e não o ignora. O indivíduo com a incapacidade, e não os outros, define os problemas e busca ou direciona as soluções.

Outros modelos de incapacidade

Outros modelos incluem o modelo de identidade (*Identity Model*) (que encara a incapacidade como identidade positiva em vez de negativa), o modelo de direitos humanos (*Human Rights Model*) (enfatiza a dignidade humana dos indivíduos com incapacidades e a mudança de política), o modelo cultural (*Cultural Model*) (focaliza nas diferentes perspectivas de incapacidade no contexto de uma cultura específica), o modelo de compaixão (*Charity Model*) (encoraja o tratamento compassivo das pessoas com limitações, mas encara essas pessoas como vítimas de suas limitações) e o modelo econômico (*Economic Model*) (aborda a incapacidade a partir da perspectiva da capacidade das pessoas com limitações trabalharem e contribuírem para a sociedade). Cada um desses modelos apresenta elementos que influenciam a percepção e, como resultado, a forma como são tratadas as pessoas com limitações. Portanto, as perspectivas e as implicações subjacentes sugeridas por cada um desses modelos precisam ser examinadas e analisadas. É importante mencionar que a análise desses modelos ajuda a promover introspecção e discussão do conceito de incapacidade (limitação).

Adaptado de Drum, C. F. (2014). The dynamics of disability and chronic conditions. *Disability and Health Journal, 7*(1), 2-5; Goodall, C. J. (1995). Is disability any business of nurse education? *Nurse Education Today, 15*(5), 323-327; Retief, M. & Letšosa, R. (2018). Models of disability: A brief overview. *HTS Teologiese Studies/Theological Studies, 74*(1), a4738; Smeltzer, S. C. (2007). Improving the health and wellness of persons with disabilities: A call to action too important for nursing to ignore. *Nursing Outlook, 55*(4), 189-193; Smeltzer, S. C. (2021). *Delivering quality healthcare for people with disability*. Indianapolis, IN: Sigma Theta Tau International. World Health Organization. (2001). *International Classification of Functioning, Disability and Health–ICF*. Geneva, Switzerland: Author.

promovem dependência. Ele leva em conta a condição incapacitante e seus efeitos. Além disso, promove a visão de que as pessoas com essas condições são capazes, responsáveis e que conseguem funcionar efetivamente apesar da incapacidade. O modelo de interface pode funcionar como base para a função dos enfermeiros como advogados para a remoção de barreiras no cuidado com a saúde e para a avaliação de como a sociedade e os profissionais de saúde contribuem para a discriminação por enxergarem a incapacidade como um estado anormal. Existem alguns outros modelos de incapacidade e servem como guia para reflexão sobre o significado de incapacidade, bem como sobre seus antecedentes e desfechos (Retief & Letšosa, 2018).

Incapacidade versus distúrbios incapacitantes

Independentemente de qual definição ou modelo de incapacidade for adotado, é importante entender que é possível compreender a fisiopatologia e as modificações físicas de uma condição incapacitante ou de uma lesão sem compreender o conceito de incapacidade. O enfermeiro que cuida de pacientes com incapacidades preexistentes ou novas deve reconhecer o impacto que elas exercem sobre a saúde e o bem-estar atuais e futuros, a capacidade de participar do cuidado consigo mesmo e a de obter cuidado e rastreamento de saúde necessários e recomendados. O manejo da enfermagem – por meio da avaliação por intermédio do exame da efetividade das intervenções em enfermagem – deve ser monitorado com frequência para assegurar que as modificações adequadas foram realizadas para que os indivíduos com incapacidades recebam o mesmo cuidado daqueles sem incapacidades. Além disso, é necessário que os enfermeiros, em parceria com outros profissionais de saúde, avaliem seus estabelecimentos e os procedimentos para garantir que as necessidades das pessoas com incapacidades diversas sejam atendidas adequadamente. Embora as necessidades de cuidado com a saúde dos indivíduos com incapacidades geralmente não sejam diferentes da população em geral, algumas passam a ter necessidades especiais e precisam do uso de acomodações diferenciadas. O Boxe 7.3 revisa as questões a serem formuladas para garantir um cuidado de qualidade para os indivíduos com incapacidades.

Boxe 7.3 — Questões a serem formuladas para garantir cuidados de qualidade aos indivíduos com incapacidades

Estratégias de comunicação

- O paciente com incapacidade requer ou prefere adaptações (p. ex., um intérprete de linguagem de sinais) para garantir a participação nas conversas sobre seu cuidado com a saúde?
- Estão sendo feitas as adaptações adequadas para a comunicação com o paciente?
- Estão sendo feitos todos os esforços para direcionar as conversas ao paciente e não a seus acompanhantes no estabelecimento de saúde?
- Foi usada linguagem apropriada (primeiro idioma do paciente) no encaminhamento do paciente?

Acessibilidade ao estabelecimento de saúde

- A clínica, os quartos do hospital, os consultórios, as salas de repouso, os laboratórios e os locais de exames de imagem são acessíveis às pessoas com incapacidades, como legalmente exigido pela *Americans With Disabilities Act* e pela *Rehabilitation Act*?
- A acessibilidade foi avaliada por uma pessoa com incapacidade?
- O intérprete de linguagem de sinais, que não seja um membro da família, está disponível para ajudar na obtenção da anamnese do paciente e para a condução da avaliação física?
- O estabelecimento inclui equipamentos adequados que possibilitem que as pessoas com incapacidades obtenham o cuidado com a saúde (incluindo mamografia, exames ginecológicos e atendimento odontológico) de modo digno e seguro?

Avaliação

Considerações de saúde usuais

- A anamnese aborda as mesmas questões que seriam obtidas a partir de uma pessoa sem incapacidade, incluindo rastreamento de saúde preventivo recente, as questões sobre sexualidade, função sexual e saúde reprodutiva?

Considerações relacionadas com a incapacidade

- A anamnese aborda a incapacidade específica do paciente e o seu efeito sobre a capacidade de o paciente obter cuidado com a saúde, administrar as atividades de autocuidado e obter rastreamento de saúde preventivo e acompanhamento médico?
- Quais modificações e posicionamentos físicos são necessários para garantir um exame físico completo, inclusive exames pélvicos, testiculares e retais?

Maus-tratos

- O risco de maus-tratos (físico, emocional, financeiro e sexual) por várias pessoas (família, profissionais de saúde pagos, estranhos) está sendo abordado na avaliação?
- Se o abuso for detectado, a pessoa com incapacidade que o sofreu está sendo encaminhada para recursos adequados, inclusive abrigos e assistências acessíveis?

Depressão

- O paciente está deprimido? Em caso positivo, o tratamento está sendo oferecido do mesmo modo que seria para uma pessoa sem incapacidade, sem a pressuposição de que a depressão é normal e decorrente da incapacidade?

Envelhecimento

- Quais são as preocupações do paciente sobre envelhecer com uma incapacidade preexistente?
- Qual é o efeito do envelhecimento sobre a incapacidade do paciente, e qual é o efeito da incapacidade sobre o envelhecimento do paciente?

Condições de saúde secundárias

- O paciente tem condições de saúde secundárias relacionadas com sua incapacidade ou seu tratamento?
- O paciente corre risco de condições de saúde secundárias por causa de barreiras ambientais ou de falta de acesso às atividades de cuidado médico e de promoção de saúde?
- Estão sendo feitas estratégias para reduzir o risco de condições de saúde secundárias ou para tratá-las?

Adaptações no domicílio

- De quais adaptações o paciente dispõe no domicílio para encorajar ou possibilitar o autocuidado?
- Quais adaptações adicionais o paciente precisa fazer em sua casa para encorajar ou possibilitar o autocuidado?

Estado cognitivo

- Há a pressuposição de que o paciente é capaz de participar de discussões e conversas ou de que ele é incapaz de fazer isso em decorrência da incapacidade?
- Estão sendo realizadas modificações adequadas nas estratégias de comunicação escrita e verbal?

(continua)

> **Boxe 7.3** Questões a serem formuladas para garantir cuidados de qualidade aos indivíduos com incapacidades *(continuação)*
>
> **Modificações no cuidado em enfermagem**
> - Estão sendo realizadas modificações durante a internação hospitalar, a doença ou a lesão aguda e em outros encontros para possibilitar que o paciente com incapacidade seja tão independente quanto ele preferir?
> - O paciente com incapacidade está sendo tratado em primeira pessoa e os enfermeiros e outros membros da equipe falam diretamente com ele, em vez de falar com os acompanhantes?
> - Toda a equipe está informada a respeito das atividades da vida diária para as quais o paciente precisará de ajuda?
> - Estão sendo feitas adaptações para possibilitar que o paciente utilize seus dispositivos de assistência (auxílios auditivo-visuais, próteses, dispositivos de apoio aos membros, ventiladores, animais acompanhantes)?
> - Se o paciente com incapacidade estiver imobilizado por causa de cirurgia, doença, lesão ou tratamento, há abordagem sobre os riscos da imobilização e implementação de estratégias para minimizá-los?
> - O paciente com incapacidade está sendo avaliado para outras doenças e problemas de saúde (p. ex., outras doenças agudas ou crônicas, depressão, transtornos cognitivos e da saúde psiquiátrica/mental) não relacionados com sua incapacidade primária?
>
> **Orientações ao paciente**
> - Estão sendo fornecidos adaptações e formatos alternativos dos materiais de orientação (letras grandes, braille, materiais visuais, gravações de áudio) para os pacientes com incapacidade?
> - As orientações ao paciente abordam as modificações (uso de dispositivos de assistência) necessárias pelos pacientes com incapacidades para possibilitar que eles sigam as recomendações?
>
> - Estão sendo feitas modificações nas estratégias educacionais para direcionar as necessidades de aprendizado, as mudanças cognitivas e os problemas de comunicação?
>
> **Promoção da saúde e prevenção de doenças**
> - As estratégias de promoção de saúde estão sendo discutidas com as pessoas com incapacidades, incluindo seus benefícios em potencial: aumentar a qualidade de vida e evitar condições de saúde secundárias (problemas de saúde resultantes de uma incapacidade preexistente)?
> - Os pacientes conhecem estabelecimentos comunitários acessíveis (p. ex., estabelecimentos de saúde, centros de diagnóstico por imagem, estabelecimentos de exercícios públicos, transporte) que possibilitem que eles participem da promoção de saúde?
>
> **Independência *versus* dependência**
> - A independência (em vez de dependência do paciente com incapacidade) é o foco do cuidado e da interação em enfermagem?
> - O cuidado e a interação com o paciente estão focados no empoderamento e não na promoção da dependência do paciente?
> - O paciente está ciente dos suportes e recursos disponíveis e ele sabe como acessá-los?
>
> **Cobertura do seguro**
> - O paciente tem acesso à cobertura de seguro de saúde e outros serviços para os quais ele está qualificado?
> - O paciente está ciente dos vários programas de seguro disponíveis?
> - O paciente se beneficiaria de uma conversa com um assistente social a respeito da elegibilidade para seguro de incapacidade e outros serviços?

Legislação federal nos EUA

Por causa da discriminação disseminada contra as pessoas com necessidades especiais, o congresso norte-americano modificou a legislação para abordar as disparidades no cuidado com a saúde nessa população. Essa legislação inclui a *Rehabilitation Act* de 1973 e a ADA. A *Rehabilitation Act* de 1973 protege as pessoas de serem discriminadas com base em suas incapacidades; ele se aplica a empregadores e a organizações que recebem assistência financeira de qualquer departamento ou agência federal – isso inclui muitos hospitais, estabelecimentos de cuidado a longo prazo, centros de saúde mental e programas de serviços sociais. A lei se aplica a empregadores e organizações que recebem assistência financeira de algum departamento ou agência federal. Isso inclui muitos hospitais, unidade de longa permanência, centros de saúde mental e programas de serviço humano. Ela proíbe que as organizações excluam ou neguem às pessoas com incapacidades acesso igualitário a benefícios e serviços de programas.[2]

A ADA, implementada em 1990, decreta que as pessoas com incapacidades tenham acesso a oportunidades de emprego e à comunidade sem que haja discriminação por conta de sua incapacidade. Os estabelecimentos utilizados pelo público devem ser acessíveis para o transporte e a acomodação de pessoas com incapacidades. Exemplos de adaptações razoáveis em estabelecimentos de saúde incluem locais e equipamentos com fácil acesso (p. ex., salas de repouso acessíveis, mesas de exame ajustáveis, rampas de acesso, barras de apoio, assentos sanitários elevados) e métodos de comunicação alternativos (p. ex., dispositivos de telecomunicação e intérpretes da linguagem de sinais para as pessoas surdas). A falha em fazer ajustes razoáveis pode resultar em cuidados insatisfatórios para pacientes com incapacidades. Por exemplo, a falta de ajustes para pessoas que apresentam perda auditiva ou são surdas pode resultar em falha de comunicação e compartilhamento inadequado de informações importantes entre pacientes e profissionais de saúde (McKee, 2019).

Embora o efeito da ADA tenha começado em 1992, a adesão tem sido lenta e alguns estabelecimentos continuam inacessíveis, embora todas as novas construções e modificações de estabelecimentos públicos devam levar em consideração o acesso pelas pessoas com incapacidades. Como alguns tribunais interpretaram anteriormente que a definição de incapacidade contida na ADA seja tão restrita que poucas pessoas se encaixam nela, a *ADA Amendments Act* foi transformada em lei em 2008, passando a valer a partir de janeiro de 2009 (U.S. Department of Justice, 2009). A lei define *incapacidade* de modo mais amplo para englobar incapacidades que limitam substancialmente qualquer atividade principal da vida. Esse tipo de definição afirma que o uso efetivo de dispositivos de

---

[2] N.R.T.: No Brasil, o Sistema Único de Saúde (SUS) é considerado um dos maiores sistemas de saúde do mundo e foi instituído por meio da Constituição Federal de 1988, uma vez que a própria legislação contempla o direito à saúde para todos os cidadãos (http://portalms.saude.gov.br/). Além disso, proíbe a discriminação relacionada com a disponibilidade, a acessibilidade e o fornecimento de serviços, inclusive os serviços de cuidado com a saúde.

assistência, ajudas, adaptações, terapias e equipamento (que não sejam óculos e lentes de contato) não altera a determinação de a incapacidade se qualificar ou não na lei. O objetivo dessas emendas foi englobar mais pessoas e deslocar a atenção do foco em quem tem uma incapacidade para a promoção de adaptações e a prevenção da discriminação.

DIREITO AO ACESSO AO CUIDADO COM A SAÚDE

As pessoas com incapacidades têm o direito de receber cuidado igual em qualidade com relação às outras pessoas. A United Nations Convention on the Rights of Persons with Disabilities (CRPD, 2006) identifica os direitos das pessoas com incapacidades para receber o padrão mais elevado de cuidados de saúde, sem discriminação. Mais de 30 anos após a promulgação da ADA, os EUA ainda não ratificaram a CRPD.[3] Apesar dos direitos identificados pela CRPD e pela ADA nos EUA, as pessoas com incapacidades ainda apresentam disparidades de saúde (Kaye, 2019; McClintock, Kurichi, Barg et al., 2018).

Durante muitos anos, as pessoas com incapacidades em todo o mundo foram discriminadas com relação à empregabilidade, aos prédios públicos e aos serviços públicos e privados, incluindo o cuidado com a saúde (WHO, 2018a). As demandas não atendidas de pessoas com incapacidades incluem demandas médicas, odontológicas e de medicação, mas não se limitam a isso. As necessidades das pessoas com incapacidades nos estabelecimentos de saúde constituem desafios aos profissionais de saúde: como se comunicar efetivamente quando há déficits de comunicação, como abordar as necessidades físicas adicionais para a mobilidade e como garantir o tempo necessário para fornecer ajuda nas rotinas de cuidado do próprio paciente durante a hospitalização. Enfermeiros e outros profissionais de saúde precisam estar cientes das necessidades específicas dos indivíduos com incapacidades e providenciar os cuidados e os serviços adequados para eles. As pessoas com incapacidades têm um direito garantido por lei a estabelecimentos de saúde acessíveis para todo o cuidado médico e os procedimentos de rastreamento. Além disso, eles têm o direito ao cuidado com a saúde fornecido por profissionais que conheçam e sejam sensíveis aos efeitos da incapacidade sobre o acesso ao cuidado de saúde, incluindo o que aborda suas questões reprodutivas e sua sexualidade. Como múltiplos estudos recentes já demonstraram, entretanto, aprimoramentos são necessários para prestar às mulheres com incapacidades assistência de qualidade direcionada para sua sexualidade e para suas demandas de cuidados de saúde reprodutiva (Hayward, Chen, Forbes et al., 2017; LaPierre, Zimmerman & Hall, 2017; Mitra, Smith, Smeltzer et al., 2017; Morris, Maragh-Bass, Griffin et al., 2017; Tarasoff, 2017).

Adaptações razoáveis são recomendadas por lei e são de responsabilidade financeira do provedor de cuidado com a saúde ou do estabelecimento. Não se deve esperar que as pessoas com incapacidades sejam responsáveis pelas medidas para compensá-las (p. ex., intérpretes da linguagem de sinais, assistentes). Os membros da família não devem atuar como intérpretes por causa da preocupação a respeito da privacidade do paciente, da confidencialidade e do risco de erros na interpretação da informação, seja pelo paciente ou pela pessoa que presta o cuidado de saúde. O Boxe 7.4 identifica estratégias para a comunicação efetiva com pessoas com incapacidades. As Figuras 7.1A e B e 7.2A e B ilustram comunicações inapropriadas e apropriadas, respectivamente, com uma pessoa que apresenta incapacidade e usa cadeira de rodas ou que está sentada.

Em resposta às questões de acessibilidade que ainda persistem, o responsável pelo Serviço de Saúde Pública dos EUA lançou o *Call to Action to Improve the Health and Wellness of Persons With Disabilities* (Smeltzer, 2007; U.S. Department of Health and Human Services [HHS], 2005). Esse relatório reconhece que todas as pessoas com incapacidades precisam ter acesso a um cuidado com a saúde abrangente, de modo que elas sejam capazes de ter vidas completas, engajadas e produtivas em suas próprias comunidades. Dentre as estratégias para alcançar esse objetivo, o documento estipulou que os profissionais de saúde precisam ter conhecimento a respeito das incapacidades. Ele também recomendou que as escolas que formam profissionais de saúde orientem a respeito da incapacidade e abordem a necessidade do aumento da disponibilidade de métodos dignos de rastreamento, diagnóstico e tratamento do indivíduo com incapacidade.

O cuidado com a saúde para as pessoas com incapacidades recebeu atenção nacional ainda maior por meio dos objetivos nacionais descritos em *Healthy People 2020* (HHS, 2010). A revisão intermediária desses objetivos indicou alguma melhora dos desfechos de saúde ou de desfechos relacionados com a saúde para as pessoas com incapacidades (Sinclair, Fox, Jonas et al., 2018). Por exemplo, a revisão intermediária revelou que as metas nacionais de saúde foram melhoradas ou ultrapassaram 44,6% dos objetivos para pessoas sem incapacidades, em comparação com apenas 30,6% para pessoas com incapacidades (National Center for Health Statistics, 2016). Esses resultados indicam que ainda é necessário investir para conseguir equidade na assistência à saúde para pessoas com incapacidades.

Mais de 30 anos após a promulgação da ADA, em 1990, ainda existem disparidades significativas nas condições de saúde e na assistência à saúde das pessoas com incapacidades. Além disso, o progresso foi lento em termos de garantir que os profissionais de saúde recebam educação adequada sobre como prestar cuidados de qualidade para as pessoas com incapacidades.

Barreiras ao cuidado de saúde

Com frequência, as pessoas com incapacidades encontram barreiras em suas vidas diárias e em seus esforços para obter cuidados de saúde, promoção de saúde e rastreamento preventivo de condições de saúde. Por exemplo, barreiras estruturais, como escadas, ausência de rampas e portas estreitas, impedem o acesso de pessoas em cadeiras de rodas a unidades de saúde. Outras barreiras estruturais incluem banheiros sem corrimãos laterais, banheiros estreitos, ausências de vasos sanitários elevados e ausência de pias acessíveis (CDC, 2018; WHO, 2018a).

As barreiras estruturais à acessibilidade são facilmente identificadas e eliminadas. Outras barreiras menos visíveis incluem atitudes negativas e estereotípicas (p. ex., acreditar que todas as pessoas com incapacidade têm qualidade de vida insatisfatória, são dependentes e não são produtivas) por parte do público. Os profissionais de saúde com atitudes negativas semelhantes fazem com que seja difícil para que as pessoas

---

[3] N.R.T.: No Brasil, instituída por meio da Portaria nº 1.060, de 5 de junho de 2002, a Política Nacional de Saúde da Pessoa com Deficiência está voltada para a inclusão das pessoas com deficiência em toda a rede de serviços do Sistema Único de Saúde (SUS) e caracteriza-se por reconhecer a necessidade de implementar o processo de respostas às complexas questões que envolvem a atenção à saúde das pessoas com deficiência no Brasil (http://portalms.saude.gov.br/artigos/808-pessoa-com-deficiencia/41183-politica-nacional-de-saude-da-pessoa-com-deficiencia).

Boxe 7.4 — Interação e comunicação com pessoas com incapacidades

Os pacientes se sentirão mais à vontade ao receberem cuidado se você levar em consideração as seguintes sugestões.

Considerações gerais

- Não tenha medo de errar ao interagir e se comunicar com alguém com incapacidade ou condição clínica crônica. Tenha em mente que o indivíduo com incapacidade é, em primeiro lugar, uma pessoa e tem direito à dignidade, à consideração, ao respeito e aos direitos que você espera para si mesmo
- Trate os adultos como adultos. Dirija-se às pessoas com incapacidades pelos seus nomes apenas se você estiver estendendo a mesma familiaridade para todos os outros presentes. Nunca trate as pessoas dando tapinhas na cabeça ou no ombro
- Relaxe. Caso não saiba o que fazer, permita que a pessoa com incapacidade identifique como você pode ajudá-la e como fazer com que você relaxe
- Ao oferecer ajuda e a pessoa rejeitar, não insista. Se a sua ajuda for aceita, pergunte como você pode ajudar melhor e siga as orientações. Não domine
- Se alguém com incapacidade estiver acompanhado por outra pessoa, aborde diretamente o indivíduo com incapacidade em vez de conversar por intermédio do acompanhante
- Leve em consideração o tempo extra que pode ser necessário para que a pessoa com incapacidade faça ou diga o que tiver de ser feito ou falado. Deixe que o indivíduo siga seu próprio ritmo
- Não tenha receio de usar expressões comuns como "vejo você mais tarde" ou "preciso sair correndo" que podem parecer relacionadas com a incapacidade da pessoa
- Utilize expressões que coloquem a pessoa em primeiro lugar: refira-se a "uma pessoa com necessidades especiais" em vez de "um incapacitado", e evite se referir às pessoas pela incapacidade ou pelo distúrbio que apresentam (p. ex., "o diabético").

Limitações de mobilidade

- Não faça pressuposições a respeito do que uma pessoa pode ou não fazer
- Não empurre a cadeira de rodas de uma pessoa ou pegue no braço de alguém caminhando com dificuldade sem perguntar primeiro se você pode ajudar e de que maneira poderia fazer isso. O espaço pessoal inclui: cadeira de rodas do indivíduo, cadeira motorizada, muleta, andador, bengala ou qualquer outra ajuda para mobilidade
- Nunca mexa na cadeira de rodas, na cadeira motorizada, na muleta, no andador, na bengala ou em qualquer outra ajuda para mobilidade sem a autorização do paciente
- Ao conversar por mais de alguns minutos com uma pessoa sentada em uma cadeira de rodas, tente encontrar um assento para você, de modo que os olhos de vocês dois fiquem no mesmo nível (ver Figura 7.2A, B)
- Ao orientar as pessoas com limitações de mobilidade, leve em consideração a distância, as condições meteorológicas e os obstáculos físicos, tais como degraus, meios-fios e ladeiras íngremes
- Aperte as mãos ao ser apresentado a uma pessoa com incapacidade. As pessoas com uso limitado das mãos ou que utilizam um membro artificial também cumprimentam dessa maneira.

Perda de visão (visão limitada e cegueira)

- Identifique-se ao abordar uma pessoa com visão limitada ou cegueira. Se uma nova pessoa se aproximar, é necessário apresentá-la
- Toque de leve o braço da pessoa ao falar com ela, de modo que ela saiba com quem você está falando antes de começar
- Olhe para a pessoa e fale diretamente com ela. Utilize um tom de voz normal
- Não saia sem avisar
- Ao passar direções, seja o mais específico possível e destaque os obstáculos do percurso. Utilize especificadores como "aproximadamente 6 metros à esquerda" ou "2 metros à direita". Use termos de relógio, como "a porta está às 10 h"
- Ao oferecer ajuda para alguém com problemas visuais, permita que a pessoa segure seu braço. Isso o ajudará a guiar em vez de empurrar ou levar a pessoa. Quando oferecer um assento, coloque a mão da pessoa nas costas ou no braço da cadeira
- Alerte as pessoas com problemas de visão ou cegueira a respeito de informação escrita
- Nunca faça carinho ou distraia um cão-guia, a menos que o dono tenha permitido.

Perda auditiva (moderada, grave, surdez [em termos legais] e combinação de cegueira e surdez)

- Pergunte à pessoa de que modo ela prefere se comunicar
- Se você estiver falando por intermédio de um intérprete de linguagem de sinais, lembre-se de que o intérprete pode "estar algumas palavras atrás" – especialmente se houver nomes ou termos técnicos para serem soletrados; assim, é necessário fazer pausas ocasionais para que o intérprete tenha tempo de traduzir completamente e com precisão
- Fale diretamente para a pessoa com perda auditiva, não para o intérprete. No entanto, embora, para você, possa ser estranho, a pessoa com perda auditiva vai olhar para o intérprete, e pode não fazer contato visual com você durante a conversa
- Antes de começar a falar, tenha a certeza de que você tem a atenção da pessoa com que está falando. Um aceno, um toque leve no braço ou no ombro ou outro sinal visual ou tátil são modos adequados de conseguir a atenção da pessoa
- Fale de modo claro e expressivo. Não fale demais nem reforce muito as palavras. A menos que você seja solicitado especificamente, não aumente o tom de voz. Fale em tom normal, não grite
- Para facilitar a leitura labial, olhe para a pessoa e mantenha suas mãos e outros objetos longe da boca. Mantenha contato visual. Não dê suas costas nem caminhe enquanto fala. Se olhar para outra direção, a pessoa pode deduzir que a conversa acabou
- Evite falar enquanto estiver escrevendo uma mensagem para alguém com perda auditiva, visto que a pessoa não consegue ler o seu bilhete e os seus lábios ao mesmo tempo
- Tente eliminar o barulho de fundo
- Encoraje o retorno do paciente para avaliar se ele compreendeu as informações fornecidas
- Caso não entenda algo que for dito, peça à pessoa que repita ou escreva. O objetivo é a comunicação; não finja que entendeu se você não tiver entendido
- Se você conhecer alguma linguagem de sinais, tente utilizá-la. Isso pode ajudar na comunicação e, pelo menos, demonstrará seu interesse e sua boa vontade em fazer isso.

Incapacidades ou dificuldades de fala

- Converse com quem tiver incapacidades de fala do mesmo modo que falaria com qualquer outra pessoa
- Seja amigável; comece a conversa
- Seja paciente; pode demorar um pouco para a pessoa responder. Dê tempo extra para a comunicação. Não fale pela pessoa
- Dê à pessoa sua atenção total
- Peça ajuda para se comunicar com o indivíduo. Caso ele utilize um dispositivo de comunicação, como um teclado eletrônico ou manual, pergunte para ele o melhor modo de utilizá-lo
- Fale em seu tom de voz regular
- Avise se você não conseguiu entender o que ele está tentando falar. Peça para que o indivíduo repita a mensagem, soletre, tente dizer de modo diferente ou escreva. Utilize gestos manuais e tome nota
- Repita o que você entendeu. As reações da pessoa darão dicas, levando-o ao entendimento

(continua)

> **Boxe 7.4** Interação e comunicação com pessoas com incapacidades *(continuação)*
>
> - Para obter a informação rapidamente, faça perguntas curtas que requeiram respostas breves ou acenos com a cabeça. Evite insultar a inteligência da pessoa com simplificações exageradas
> - Mantenha sua atitude encorajadora e não corretora.
>
> **Incapacidades intelectuais/cognitivas**
>
> - Trate adultos com incapacidades intelectuais/cognitivas como adultos
> - Esteja alerta às respostas das pessoas, de modo que você possa ajustar seu método de comunicação conforme for necessário. Por exemplo, algumas pessoas podem se beneficiar de frases diretas e simples ou de tipos suplementares de comunicação visual, tais como gestos, diagramas e demonstrações
> - Utilize linguagem concreta e não abstrata. Seja específico sem ser muito simplista. Quando possível, utilize palavras que estejam relacionadas com algo que vocês dois conseguem ver. Evite utilizar termos direcionais como direita, esquerda, leste ou oeste
> - Esteja preparado para dar a mesma informação mais de uma vez e de modos diferentes
> - Ao fazer perguntas, elabore-as de modo a obter informações precisas. As pessoas com incapacidades intelectuais/cognitivas podem ter muita vontade de agradar e podem falar para você o que elas pensam que você quer ouvir. Verifique as respostas repetindo a pergunta de uma maneira diferente
> - Dê orientações exatas. Por exemplo, "volte para o exame às 16 h e 30 min", e não "volte em 15 min"
> - Evite dar muitas orientações ao mesmo tempo, isso pode ser confuso
> - Tenha em mente que a pessoa pode preferir que a informação seja fornecida de modo escrito ou verbal. Pergunte a melhor maneira para você apresentar a informação
> - Bom humor é agradável, mas não interprete falta de resposta como um sinal de rudeza. Algumas pessoas não entendem sutilezas da língua
> - É importante saber que as pessoas com lesões cerebrais podem ter problemas de memória recente e ser repetitivas ou precisar que a informação seja repetida
> - Reconheça que as pessoas com comprometimento auditivo podem precisar que as orientações sejam repetidas e podem tomar nota que as ajudem a se lembrar das direções ou da sequência de tarefas. Elas podem se beneficiar ao ver a tarefa sendo demonstrada
> - Compreenda que as pessoas com problemas de percepção ou com "sobrecarga sensorial" podem ficar desorientadas ou confusas caso precisem absorver muita informação de uma vez. Forneça as informações de modo gradual e claro. Se possível, reduza o barulho de fundo
>
> - Repita a informação utilizando palavras diferentes ou outra abordagem de comunicação, caso seja necessário. Dê tempo para que a informação seja completamente compreendida
> - Não finja que entendeu se você não tiver entendido. Peça para que a pessoa repita o que foi dito. Seja paciente, flexível e dê apoio
> - Esteja ciente de que algumas pessoas com incapacidade intelectual se distraem facilmente. Não interprete a distração como rudeza
> - Não espere que todas as pessoas sejam capazes de ler bem. Algumas pessoas podem nem saber ler.
>
> **Incapacidades psiquiátricas/da saúde mental**
>
> - Fale diretamente com a pessoa. Utilize comunicação clara e simples
> - Ofereça um aperto de mãos quando for apresentado. Utilize os mesmos bons modos ao interagir com alguém com um distúrbio psiquiátrico/mental que você utilizaria com outras pessoas
> - Faça contato visual e esteja alerta para sua própria linguagem corporal. Assim como os outros, as pessoas com incapacidades psiquiátricas/mentais sentirão seu desconforto
> - Ouça com atenção e espere que a pessoa termine de falar. Se for necessário, esclareça o que a pessoa disse. Nunca finja que entendeu
> - Trate os adultos como adultos. Não trate as pessoas com superioridade, não seja condescendente nem ameaçador. Não tome decisões pela pessoa nem pressuponha que você conhece as preferências dela
> - Não dê aconselhamento ou ajuda sem solicitação. Não entre em pânico nem chame uma ambulância ou a polícia se a pessoa parecer estar experimentando uma crise de saúde mental. Pergunte calmamente como você pode ajudar
> - Não culpe a pessoa. O indivíduo com incapacidade psiquiátrica tem uma condição biomédica complexa que, muitas vezes, é difícil de controlar. Ele não consegue simplesmente se adaptar. É rude, insensível e inútil dizer ou esperar que a pessoa se comporte de determinado modo
> - Questione a precisão dos estereótipos midiáticos das incapacidades psiquiátricas/da saúde mental: os filmes e a mídia frequentemente sensacionalizam essas incapacidades. A maioria das pessoas nunca experimenta sintomas que incluam comportamento violento
> - Relaxe. Seja você mesmo. Não se sinta envergonhado caso você utilize expressões comuns que possam parecer relacionadas com uma incapacidade psiquiátrica/de saúde mental
> - Reconheça que, por trás dos sintomas e dos comportamentos das incapacidades psiquiátricas, há uma pessoa com muitos dos mesmos objetivos, necessidades, sonhos e desejos de outras pessoas. Se você estiver com receio, pesquise mais a respeito de incapacidades psiquiátricas/da saúde mental.
>
> Este material foi adaptado parcialmente com base em U.S. Department of Labor, Office of Disability Employment Policy. *Effective Interaction: Communicating With and About People with Disabilities in the Workplace.* Retirado em 26/11/2020 de: www.dol.gov/general/aboutdol/majorlaws

com incapacidades sejam atendidas com a mesma qualidade daquelas sem incapacidades. Nos EUA, a Rehabilitation Act e a ADA foram estabelecidas há mais de 46 e 30 anos, respectivamente, para garantir acesso igualitário às pessoas com incapacidades; no entanto, aquelas com incapacidade ainda encontram e relatam várias barreiras nos estabelecimentos de saúde e nos profissionais de saúde. Essas legislações, a cobrança de ação pelo responsável pelo Serviço de Saúde Pública dos EUA (HHS, 2005) e as emendas de 2008 da ADA são exemplos de esforços para eliminar as barreiras encontradas pelas pessoas com incapacidades.

Os indivíduos com incapacidades também têm relatado falta de acesso à informação, dificuldades de transporte, impossibilidade de realizar pagamentos por causa de limitações de renda, dificuldade em encontrar profissionais de saúde sensíveis a respeito de sua incapacidade específica, encontros anteriores negativos no cuidado com a saúde, dependência de cuidadores familiares e demandas de lidar com a própria incapacidade (HHS, 2005). Essas questões afetam tanto homens quanto mulheres com incapacidades graves; contudo, as mulheres correm risco mais elevado de receberem cuidados de saúde de nível inferior do que os homens. As mulheres com incapacidade têm

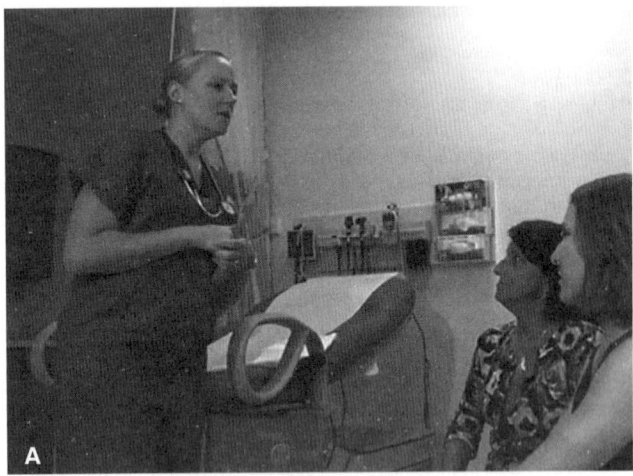 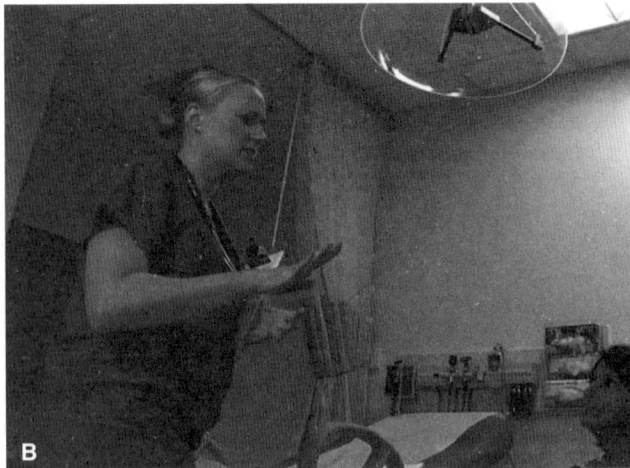

Figura 7.1 • Exemplos de comunicação inapropriada da enfermeira com uma mulher jovem com incapacidade em cadeira de rodas. A enfermeira está de pé em vez de sentada no nível dos olhos da paciente (**A**) e fala com a mãe da paciente em vez de diretamente com a paciente (**B**).

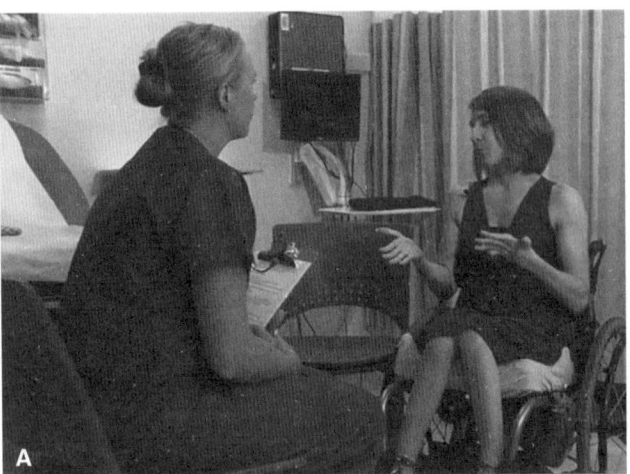 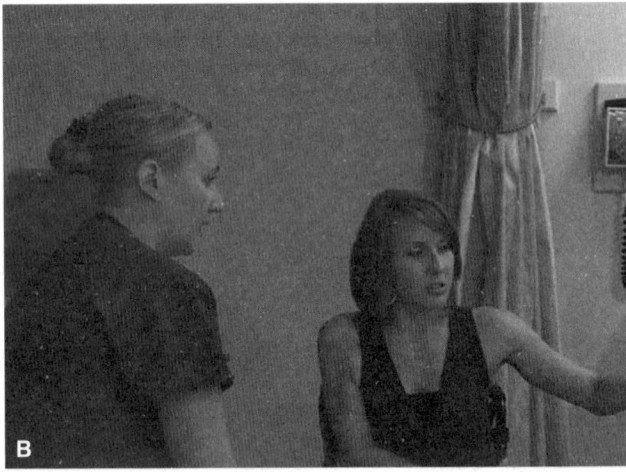

Figura 7.2 • Exemplos de comunicação apropriada da enfermeira com uma mulher jovem com incapacidade em cadeira de rodas. **A.** A enfermeira está sentada no nível dos olhos da paciente e fala diretamente com ela após pedir à mãe dela que saia da sala durante a coleta da anamnese. **B.** A enfermeira explica à paciente como a mesa de exame se move para baixo e para cima, possibilitando que a paciente seja o mais independente possível em termos de movimento da mesa.

probabilidade significativamente menor de fazerem exames pélvicos em comparação com aquelas sem incapacidades; quanto mais grave for a incapacidade, menos frequente é o exame. É menos provável que mulheres com incapacidades que pertencem a minorias étnicas ou que são idosas façam exames pélvicos regulares (inclusive esfregaços de Papanicolaou). Os motivos dados pelas mulheres para justificar a falta de exames pélvicos regulares são a dificuldade de subir na mesa de exame, o pensamento de que elas não precisam de exames pélvicos por causa da incapacidade, a dificuldade de chegar ao consultório ou ao ambulatório e de encontrar transporte (HHS, 2005). Os profissionais de saúde frequentemente subestimam os efeitos da incapacidade no acesso aos cuidados de saúde, inclusive as triagens e a promoção de saúde, e focam nas incapacidades da mulher, ignorando questões e preocupações gerais de saúde feminina. Além disso, as mulheres com incapacidades relataram falta de conhecimento acerca da incapacidade e insensibilidade por parte dos profissionais de saúde.

As pessoas com incapacidades que vivem em regiões rurais também enfrentam barreiras associadas a escassez de recursos e menor acesso a recursos do que as pessoas com incapacidades que vivem em comunidades maiores ou em centros urbanos. Portanto, o estabelecimento e a manutenção de vínculos com a comunidade onde vivem podem ajudar as pessoas com incapacidades a permanecer ativas e conectadas, como é descrito por Thurman, Harrison e Walker (2019) (ver Perfil de pesquisa de enfermagem no Boxe 7.5). Além disso, é menos provável que as pessoas com incapacidades que vivem em regiões rurais tenham acesso a muitos tipos de rastreamento recomendados (Goyat, Vyas & Sambamoorthi, 2016; Magaña, Parish, Morales et al., 2016; WHO, 2018a, 2018b).

Os custos da assistência de saúde continuam sendo um fator importante no adiamento ou na renúncia aos cuidados de saúde apesar dos avanços trazidos pela legislação, inclusive a ADA e a *Patient Protection and Affordable Care Act* (ACA) (ver discussão mais adiante neste capítulo). É mais provável, duas a quatro vezes, que as pessoas com incapacidades que trabalham posterguem cuidados de saúde necessários do que as pessoas sem incapacidades. As pessoas com incapacidades

> **Boxe 7.5 — PERFIL DE PESQUISA DE ENFERMAGEM**
> **Bem-estar entre adultos com incapacidades em regiões rurais**
>
> Thurman, W. A., Harrison, T. C., Walker, V. G. et al. (2019). Pursuing well-being among rural-dwelling adults with disabilities. *Qualitative Health Research, 29*(12), 1699-1710.
>
> **Finalidade**
>
> A taxa global de incapacidade nas regiões rurais é maior do que nas regiões urbanas, seja qual for o gênero, a raça e o tipo de incapacidade ou comprometimento. Os indivíduos com incapacidades que residem em comunidades rurais estão em maior desvantagem no tocante a recebimento de serviços do que os indivíduos que vivem em áreas urbanas. Embora fatores socioculturais e ambientais influenciem o bem-estar dos indivíduos com necessidades especiais, pouco se sabe sobre a experiência de adultos com limitações que vivem em áreas rurais. Esse estudo qualitativo foi realizado para explorar a experiência de viver com uma limitação nas áreas rurais dos EUA com a meta de obter maior entendimento da influência da incapacidade nos papéis sociais, na adaptação às limitações e na utilização de recursos para aumentar o bem-estar dessas pessoas. A meta dos pesquisadores foi examinar como adultos em idade produtiva (35 a 70 anos) com incapacidades de mobilidade e sensoriais e vivendo em regiões rurais dos EUA definem e buscam bem-estar.
>
> **Metodologia**
>
> Os pesquisadores empregaram uma abordagem baseada na teoria construtivista com análise comparativa constante para estudar o bem-estar dos adultos com necessidades especiais que vivem em comunidades em áreas rurais, definidas como comunidades com menos de 10.000 residentes. Os pacientes do estudo foram recrutados em organizações comunitárias, anúncios em jornais, propaganda oral e redes profissionais dos pesquisadores. Doze indivíduos que atenderam aos critérios de inclusão, inclusive a capacidade de compreender a língua inglesa falada ou escrita, participaram em até três entrevistas individuais. As questões da entrevista abordaram as percepções dos participantes sobre como a incapacidade influenciou suas vidas ao longo do tempo, as atividades que eles apreciam, as características de suas comunidades rurais e as pessoas com quem interagiam de modo regular. Dados demográficos (p. ex., idade, raça/etnia, há quanto tempo os participantes moravam na comunidade rural, escolaridade, renda, habitação, emprego, ocupação, idade quando ocorreu a incapacidade e estrutura de suas famílias) foram coletados para descrever a amostra. Os participantes do estudo apresentavam vários tipos de comprometimentos de mobilidade e sensoriais, inclusive osteoartrite, paraplegia, esclerose múltipla, perda auditiva, diabetes melito e cardiopatia. Dez participantes utilizavam algum tipo de dispositivo de assistência.
>
> **Achados**
>
> Seis conceitos relacionados com bem-estar foram identificados: valores, atitude rural, demandas, expectativas, participação estratégica e pertencimento. Pertencimento na comunidade rural, identificado como a categoria crucial, descreve o sentimento de respeitar e fazer parte de algo maior que a própria pessoa. Isso foi sustentado por contribuições contínuas para a comunidade rural. O estabelecimento e a manutenção do sentimento de pertencimento à comunidade faziam os participantes se considerarem membros contribuintes de suas comunidades. O sentimento de pertencimento também proporcionou acesso a suporte por parte de outros membros da comunidade, quando necessário. Esses achados foram coerentes com a pesquisa prévia em ambientes rurais, indicando a importância do sentimento de pertencimento para o bem-estar. Nas regiões rurais, os processos sociais são utilizados para mobilizar os recursos necessários para sobrepujar limitações funcionais secundárias à incapacidade para estabelecer o pertencimento a um grupo e gerar sentimento de bem-estar. Relacionamentos sociais relevantes contribuíram para o bem-estar, a autoconfiança e autovalorização dos participantes.
>
> **Implicações para a enfermagem**
>
> Os achados indicam a importância de ter suporte social, fazer parte de um grupo e pertencer a uma rede na qual exista troca recíproca de suporte e serviços para indivíduos com necessidades especiais provenientes de comunidades rurais. Portanto, enfermeiros e outros profissionais de saúde que atuam em comunidades rurais poderiam encorajar os indivíduos com necessidades especiais a manter relacionamentos sociais, atividades sociais e participação em atividades relevantes. Essa participação poderia promover confiança e sentimentos de bem-estar e viabilizar o acesso a suporte material e psicológico.

também relatam falta de meios de transporte e prestação de cuidados recusada como responsáveis pelo fracasso em obter cuidados de saúde. Além disso, é menos provável que pessoas com múltiplas limitações e tipos mais graves de incapacidade obtenham ou recebam cuidados de saúde do que as pessoas sem incapacidades ou do que as pessoas sem múltiplas limitações ou com formas menos graves de incapacidade (Na, Hennessy, Boner et al., 2017; Reichard, Stransky, Phillips et al., 2017).

Raça, gênero e tipo de incapacidade também influenciam a prevalência, o estado de saúde e o recebimento de cuidados de saúde e rastreamento. Por exemplo, é menos provável que as mulheres afro-americanas com déficits intelectuais realizem mamografias do que mulheres caucasianas com déficits intelectuais.

Por causa da persistência dessas e de outras barreiras, é essencial que os enfermeiros e outros profissionais de saúde tomem ações para garantir que as clínicas, os consultórios, os hospitais e outros estabelecimentos de saúde sejam acessíveis às pessoas com incapacidades. Isso inclui a remoção de barreiras estruturais por meio de criação de rampas de acesso, reserva de vagas de estacionamento acessíveis e modificação de banheiros, para torná-los utilizáveis por pessoas com incapacidades. Os métodos de comunicação alternativos (p. ex., intérpretes da linguagem de sinais, dispositivos de digitação comandados por voz, dispositivos para auxiliar a audição) e tipos diferentes de orientação de pacientes (p. ex., gravações de áudio, letras grandes, braille) são essenciais para o fornecimento de informação relacionada com a saúde adequada para as pessoas com incapacidades. Essas adaptações são recomendadas pela ADA, que exige sua implementação sem custo ao paciente.

As pessoas com incapacidades intelectuais e de desenvolvimento frequentemente precisam de ajuda para obter o cuidado de saúde, inclusive os exames preventivos. Elas frequentemente não têm conhecimentos a respeito de rastreamento de câncer, inclusive o de câncer de mama. São necessários materiais educacionais e intervenções modificadas para englobar os pacientes com incapacidade intelectual e do desenvolvimento, tornando possível que eles tomem decisões informadas a respeito do rastreamento. As principais barreiras para o rastreamento de câncer de mama nessa população incluem medo, ansiedade e vergonha, principalmente por causa da falta de conhecimento a respeito do câncer e da importância de sua detecção precoce.

Programas norte-americanos federais de assistência

A falta de recursos financeiros, inclusive seguro de saúde, é uma barreira importante para o cuidado de saúde das pessoas com doenças e incapacidades crônicas. No entanto, vários programas federais de assistência fornecem ajuda financeira para as despesas relacionadas com a saúde de pessoas com doenças crônicas, doenças agudas e condições crônicas adquiridas debilitantes e incapacidades infantis.

Medicare é um programa de saúde federal norte-americano disponível para a maioria das pessoas com 65 anos ou mais, pessoas com lesão renal permanente e algumas pessoas com incapacidades. O título II do programa Social Security Disability Insurance paga benefícios para as pessoas que atendem os critérios médicos de incapacidade, com tempo de contribuição suficiente e que contribuíram para a seguridade social. O Título II também contempla pessoas com incapacidades desde a infância (com menos de 22 anos), que são dependentes de um genitor falecido que recebia auxílio-doença ou era aposentado, e viúvos ou viúvas com incapacidades, com 50 a 60 anos, se o cônjuge falecido recebia seguro social. O título XIV do programa Social Security Disability Insurance providencia benefício adicional para pessoas com incapacidade e recursos e rendimentos limitados.

Nos EUA, o Medicaid fornece serviços comunitários e domiciliares para as pessoas com incapacidades e com doenças a longo prazo, o que possibilita que elas tenham vidas significativas na família e na comunidade (Krahn, Walker & Correa-De-Araujo, 2015). Nos EUA, a *Affordable Care Act* (ACA) expandiu as opções de seguro para as pessoas com incapacidades e tornou-as mais acessíveis. Embora a ACA estipule que pessoas com incapacidades e condições crônicas preexistentes não possam mais ser dispensadas pelas companhias de seguro, nem ter seus benefícios limitados, a comparação do acesso aos cuidados de saúde antes e depois da ACA indica a persistência das disparidades de saúde com base na existência de incapacidades (Kaye, 2019). Por causa das diferenças na implementação estadual da ACA, também são encontradas diferenças no acesso aos cuidados de saúde pelas pessoas com incapacidades (Lindner, Rowland, Spurlock et al., 2018). Ver discussão sobre ACA, mais adiante neste capítulo, e seção Recursos, no fim deste capítulo.)

Apesar da disponibilidade desses programas federais, frequentemente, as pessoas com incapacidades têm gastos altos relativos à saúde e outras despesas relacionadas com a incapacidade que resultam em estado de pobreza. Além disso, as pessoas precisam passar por um processo de perícia para comprovação da incapacidade e ter acesso aos benefícios. Esse processo pode ser longo e trabalhoso para aqueles que precisam de assistência para a comprovação da elegibilidade.

CUIDADO DE ENFERMAGEM PARA PACIENTES COM INCAPACIDADE

Como membros ativos da sociedade, as pessoas com incapacidades não são mais uma minoria invisível. Uma percepção maior a respeito de suas necessidades provocará mudanças para a melhora da acessibilidade e das adaptações. A modificação do ambiente físico possibilita o acesso a estabelecimentos e serviços públicos e privados, incluindo os serviços de saúde; e os enfermeiros devem defender as pessoas com incapacidades, visando à eliminação das práticas discriminatórias.

Considerações de enfermagem durante a hospitalização

Durante a hospitalização, bem como durante períodos de doença ou lesão aguda ou durante a recuperação de uma cirurgia, os pacientes com incapacidades preexistentes podem precisar de ajuda para realizar as AVDs que eles poderiam fazer em casa de modo independente e com facilidade. É preciso perguntar as preferências dos pacientes a respeito das abordagens para a realização de suas AVDs, e os dispositivos de assistência necessários devem estar prontamente disponíveis. O planejamento cuidadoso com relação aos pacientes, para garantir que o quarto hospitalar seja adaptado às suas necessidades, possibilita o autocuidado o mais independentemente possível. Por exemplo, pacientes com paraplegia podem ser capazes de se transferirem da cama para a cadeira de rodas sem ajuda; no entanto, se o leito estiver em uma posição elevada, eles podem não conseguir fazer isso. Se os pacientes costumam utilizar animais para ajudá-los nas AVDs, é necessário fazer ajustes para a acomodação desses animais.

Se pacientes com perda auditiva ou visual estiverem hospitalizados, é essencial estabelecer estratégias efetivas de comunicação. Devem ser praticados métodos alternativos de comunicação com esses pacientes por parte da equipe de saúde, e todos os membros devem estar alertas de que alguns pacientes não são capazes de atender ao telefone. Caso os pacientes tenham problemas visuais, é necessário orientá-los no ambiente e utilizar um tom de voz normal. Quando um paciente tem uma incapacidade que compromete a fala, o encaminhamento para um fonoaudiólogo pode ajudar na identificação de métodos alternativos de comunicação (uso de sons, gestos, movimentos dos olhos) entre o profissional de enfermagem e o paciente. Quando uma pessoa com incapacidade intelectual, cognitiva ou psiquiátrica é hospitalizada, a equipe de saúde precisa determinar quais estratégias efetivamente asseguram que o paciente compreenda o que está acontecendo e consiga comunicar suas demandas, promovendo um ambiente seguro e não estressante, aderindo o máximo possível aos padrões diários do paciente e consultando o cuidador (parente) do paciente.

Promoção de saúde e prevenção

Os profissionais de saúde frequentemente negligenciam as questões de promoção de saúde dos indivíduos com incapacidades que podem não conhecer essas questões. Por exemplo, pessoas que têm perda auditiva desde a infância podem não ter recebido informações a respeito de novas vacinas pelo rádio e pela televisão. As pessoas com incapacidades por toda a vida podem não ter recebido informações a respeito de questões gerais de saúde durante a infância, e os indivíduos com incapacidades novas ou antigas podem não receber encorajamento para participação em atividades de promoção de saúde. Visto que os indivíduos com incapacidades, inclusive aqueles com déficits intelectuais e do desenvolvimento, estão vivendo por mais tempo e envelhecendo com suas incapacidades, a promoção de saúde torna-se cada vez mais importante. Portanto, os enfermeiros devem aproveitar cada oportunidade para enfatizar a importância da participação em atividades que promovam a saúde (p. ex., dieta saudável, exercício, interações sociais) e em rastreamento preventivo.

O manejo de algumas incapacidades aumenta o risco de doenças e, em algumas pessoas, o rastreamento de saúde (p. ex., exames de densidade óssea, exames ginecológicos, mamografia) pode ser necessário em um momento mais precoce da vida ou de modo mais frequente (HHS, 2005). Encaminhamentos para locais acessíveis onde possam ser realizados procedimentos de rastreamento podem ser necessários, porque muitos centros de imagem não estão preparados para receber pacientes com incapacidades ou porque as equipes não foram treinadas para fazer as modificações necessárias para as mulheres que precisam de rastreamento (McClintock et al., 2018). Além disso, fisioterapeutas podem identificar modos criativos que possibilitem que as pessoas com incapacidades se exercitem com segurança, pois, muitas vezes, os estabelecimentos para prática de exercícios físicos são inacessíveis.

As estratégias de promoção de saúde e as recomendações de rastreamento gerais para homens e mulheres também se aplicam às pessoas com incapacidades. Embora as limitações físicas, o comprometimento cognitivo e as barreiras estruturais existentes nos estabelecimentos clínicos possam dificultar o acesso de algumas pessoas ao cuidado com a saúde e ao rastreamento preventivo, a presença de uma incapacidade não pode ser utilizada como motivo ou desculpa para não realizar as triagens recomendadas. Em vez disso, a incapacidade pode *aumentar* o risco de condições ou distúrbios secundários de saúde que exijam rastreamento e acompanhamento. Do mesmo modo que as pessoas sem incapacidades devem passar por testes de rastreamento regulares, como a mamografia ou os exames testicular e prostático, as pessoas com incapacidades também devem fazê-los. Frequentemente, os enfermeiros se encontram em posição de influenciar as decisões a respeito de como os equipamentos e os procedimentos podem ser adaptados para satisfazer as necessidades especiais de seus pacientes, sejam elas cognitivas, motoras ou comunicativas.

O efeito da condição debilitante sobre os riscos para a saúde deve ser levado em consideração. Por exemplo, o risco de osteoporose é maior em homens ou mulheres cujas incapacidades limitem sua participação em exercícios de levantamento de peso ou que utilizem medicamentos que contribuam para a perda óssea (Smeltzer & Qi, 2014). Indivíduos com incapacidades intelectuais apresentam vários outros fatores de risco, tais como o uso de medicamentos anticonvulsivantes que contribuem para a perda óssea. Embora algumas pessoas com determinadas incapacidades corram risco aumentado para osteoporose em idade mais jovem em comparação com as pessoas sem incapacidades, não é dada muita atenção para a prevenção, a detecção e o tratamento da osteoporose, apesar do risco aumentado de quedas associado a muitos distúrbios debilitantes.

Os enfermeiros podem orientar sobre promoção de saúde direcionada para as pessoas com incapacidades e encaminhá-las a recursos *online* acessíveis. Aulas de nutrição e manutenção do peso são extremamente importantes para pessoas em cadeiras de rodas e que precisam de ajuda para transferências. São necessárias aulas a respeito de sexo seguro para adolescentes e adultos jovens que sofreram lesão da medula espinal, LCT ou distúrbios do desenvolvimento, porque as ameaças impostas pelas doenças/infecções sexualmente transmissíveis e de gravidez não planejada existem para essas populações do mesmo modo que para a população em geral.

A necessidade de promoção de saúde nas áreas que envolvem o estabelecimento de relacionamentos, sexo, gravidez e cuidado com os filhos é maior para as pessoas com incapacidades, inclusive aquelas com incapacidades cognitivas e intelectuais, em comparação com as outras pessoas. No entanto, as atitudes sociais e os preconceitos contra as relações sexuais e a criação de filhos por pessoas com incapacidades frequentemente resultam em sua exclusão, por parte dos profissionais de saúde, de discussões sobre essas questões, bem como na incapacidade de levar a sério seus interesses e perguntas. A abordagem desses tópicos de modo que alcance os interesses e os níveis de conhecimento do paciente com incapacidade é importante para a saúde sexual. Além disso, a abordagem de questões sexuais é importante para a preparação de pessoas com incapacidades, que correm maior risco de abuso sexual, para distinguir entre as interações e as relações sexuais saudáveis e abusivas ou exploradoras. Homens e mulheres com incapacidades correm risco aumentado de maus-tratos e violência; esses maus-tratos e violência têm consequências físicas e psicológicas potenciais que precisam ser avaliadas e atendidas (Dembo, Mitra & McKee, 2018).

Outros comportamentos saudáveis que precisam ser ensinados às pessoas com incapacidades neurológicas incluem evitar o consumo de bebidas alcoólicas e medicamentos de venda livre enquanto eles usam antiespasmódicos e anticonvulsionantes, que são comumente prescritos para pessoas com incapacidades.

Considerações sobre os veteranos das forças armadas

Cada vez mais tem sido dada atenção às questões de saúde dos veteranos militares, indivíduos que serviram nas forças armadas, inclusive doenças crônicas e incapacidade relacionadas ao serviço militar. Atualmente, existem 18,5 milhões de veteranos nos EUA. Mais de 41% dos indivíduos que eram militares após o 11 de setembro de 2001 ("911") e serviram no Afeganistão, no Iraque e em outras zonas de guerra apresentam incapacidades. Esse percentual é significativamente maior que a taxa de 25% de veteranos de outras épocas (U.S. Census Bureau, 2018b). Muitos têm formas mais graves de incapacidade do que os veteranos de outras guerras, em razão da sobrevida de indivíduos que antes teriam morrido em decorrência de seus ferimentos. Além disso, o uso aumentado de dispositivos explosivos nas guerras elevou o número de veteranos que perderam membros e sofreram LCT. O impacto da incapacidade nas vidas dos veteranos e de suas famílias é considerável e multifacetado, sendo assim, precisa ser levado em consideração quando da prestação de cuidados. Perguntar aos pacientes se eles já serviram às forças armadas é a primeira etapa na identificação das questões relacionadas à saúde que os veteranos enfrentam quando procuram assistência à saúde. Esse questionamento reconhece a importância do serviço militar para os veteranos.

A importância da linguagem "da pessoa primeiro"

É importante para todas as pessoas, tanto aquelas com e sem incapacidades, que elas não sejam equiparadas à sua doença ou à sua condição física. Portanto, os enfermeiros devem se referir a todas as pessoas utilizando a linguagem "da pessoa primeiro". Isso significa chamar a pessoa primeiro: "o paciente com diabetes" em vez de "o diabético", "a pessoa com uma incapacidade" e não "o incapacitado", "a mulher com incapacidade" e não "a incapacitada" e "pessoas que utilizam cadeira de rodas" e não "os cadeirantes". Esse uso simples da linguagem passa a mensagem de que a pessoa tem importância maior para o enfermeiro, e não a sua doença ou incapacidade.

Considerações gerontológicas

O perfil demográfico dos EUA reflete um número cada vez maior de adultos mais velhos com incapacidade, com dois terços dos norte-americanos com 85 anos ou mais apresentando limitações funcionais. As incapacidades relacionadas com a idade são aquelas que ocorrem na população de adultos mais velhos, e acredita-se que sejam atribuídas ao processo de envelhecimento. Exemplos de incapacidades relacionadas com a idade incluem osteoartrite, osteoporose e perda auditiva.

Embora a incapacidade seja frequentemente percebida como associada apenas a pessoas mais velhas, pode ocorrer em pessoas de todas as idades. De fato, a maioria das pessoas com incapacidades tem menos de 65 anos e um terço tem entre 44 e 65 anos (Krahn et al., 2015). Embora muitas pessoas com incapacidades intelectuais e do desenvolvimento (paralisia cerebral, síndrome de Down, transtorno do espectro autista) tenham uma expectativa de vida menor que outras pessoas da mesma faixa etária, algumas vivem até a vida adulta e a velhice. O número de adultos com incapacidades intelectuais e do desenvolvimento com 60 anos ou mais praticamente dobrará de 850.600, em 2010, para 1,4 milhão, em 2030 (Heller, 2017).

O envelhecimento é uma questão importante que afeta as pessoas com incapacidades preexistentes, porque elas frequentemente desenvolvem alterações associadas ao envelhecimento mais cedo que as pessoas sem incapacidades. Portanto, as pessoas com incapacidade preexistente devem ser avaliadas quanto ao início precoce das mudanças relacionadas com o envelhecimento. O enfermeiro deve também levar em consideração os efeitos do envelhecimento sobre uma incapacidade preexistente e os da incapacidade sobre o envelhecimento. A seguir, apresentamos alguns exemplos de alterações que ocorrem com o envelhecimento em pessoas com incapacidades preexistentes:

- As pessoas que utilizam muletas para andar por causa de espinha bífida, poliomielite e amputação dos membros inferiores podem apresentar problemas musculares durante o envelhecimento por causa do uso excessivo dos membros superiores durante muito tempo; os sintomas podem não ocorrer por muitos anos, mas podem causar desconforto e interferir na capacidade de o indivíduo realizar as AVDs
- As pessoas que tiveram comprometimento respiratório quando do aparecimento de poliomielite décadas atrás apresentam manifestações respiratórias crescentes durante o envelhecimento (National Institute of Neurological Disorders and Stroke, 2019). Outras pessoas apresentam piora da fraqueza muscular e da fadiga, tornando necessário o uso mais abrangente de dispositivos de assistência para a mobilidade (Duncan & Batliwalla, 2018)
- Mulheres com limitações de mobilidade de longa data, que não praticam exercícios com levantamento de peso e com déficit intelectual apresentam perda óssea e osteoporose antes da menopausa, mas a taxa de rastreamento delas é baixa (Dreyfus, Lauer & Wilkinson, 2014; Heller, 2017; Smeltzer & Qi, 2014).

São comuns preocupações a respeito do futuro pelas pessoas que envelhecem com incapacidades preexistentes, que podem ter dúvidas a respeito de quais apoios físicos, financeiros e emocionais elas terão durante o envelhecimento (Nosek, 2000). Por exemplo, se a incapacidade se agrava, eles podem estar preocupados quanto à internação em uma unidade de longa permanência. O enfermeiro deve reconhecer as preocupações dessas pessoas sobre o futuro, e encorajá-las a fazer planos adequados, que podem aliviar alguns desses medos.

Frequentemente, os pais de crianças com incapacidades do desenvolvimento ou intelectuais que chegaram até a vida adulta temem o que acontecerá quando eles não estiverem mais disponíveis e não forem capazes de cuidar de seus filhos. A limitação de recursos a longo prazo, o aumento da expectativa de vida das pessoas com incapacidades do desenvolvimento, a modificação dos padrões familiares e a competição por recursos com a população adulta idosa aumentam os medos desses pais. Assim, os enfermeiros devem identificar os recursos e os serviços comunitários necessários. A identificação dessas questões e preocupações e a ajuda para a avaliação de planos feitos pelos pais de filhos adultos com incapacidades podem auxiliar a reduzir alguns medos dos pais sobre o futuro de seus filhos.

Incapacidade na prática de enfermagem médico-cirúrgica

A incapacidade é considerada frequentemente uma questão específica ou confinada à enfermagem de reabilitação, pediátrica ou gerontológica. No entanto, como já mencionado, a incapacidade pode ocorrer ao longo de toda a vida e é encontrada em todos os ambientes. Os pacientes com incapacidades preexistentes em decorrência de condições existentes desde o nascimento ou de doenças ou lesões vividas na adolescência ou no início da vida adulta ou durante a meia-idade frequentemente precisam de cuidado em ambientes médico-cirúrgicos. É importante mencionar que, mesmo na eventualidade de uma incapacidade existir por toda a vida do paciente e ele ter se adaptado a isso, esse déficit tem implicações para os cuidados de enfermagem e para as demandas do paciente que têm de ser levadas em conta no planejamento e na prestação de cuidados.

Embora, no passado, muitas pessoas com incapacidades duradouras ou incapacidades graves com início na vida adulta tivessem expectativas de vida curtas, atualmente, a maioria pode esperar expectativas de vida normais ou próximas do normal, e podem ter uma vida produtiva e significativa. Eles também correm risco de apresentar as mesmas doenças agudas que acometem todas as pessoas e correm risco aumentado de doenças crônicas relacionadas com o envelhecimento consequentes a tabagismo, obesidade e sedentarismo. Além disso, eles correm risco aumentado de lesões não intencionais, e as lesões relacionadas com quedas são as mais comuns.

Por causa de interações desfavoráveis com profissionais de saúde, incluindo atitudes negativas, insensibilidade e falta de conhecimento, as pessoas com incapacidades podem não procurar intervenção médica ou serviços de saúde. Por esse motivo e por causa do número crescente de pessoas com incapacidades, os enfermeiros precisam adquirir conhecimentos e habilidades e estar disponíveis para ajudar essas pessoas a manter níveis altos de bem-estar. Os enfermeiros se encontram em posições centrais para influenciar o desenho arquitetônico dos estabelecimentos de saúde e a seleção dos equipamentos que promovam a facilidade de acesso por essas pessoas. Leitos de exame motorizados que possam ser levantados ou abaixados fazem com que seja mais fácil a transferência de pessoas com incapacidades. Cadeiras de parto podem beneficiar mulheres com incapacidades durante seus exames pélvicos anuais, a coleta de esfregaços de Papanicolaou e os exames urológicos. Rampas, barras de apoio e sanitários elevados beneficiam muitas pessoas com incapacidades neurológicas ou musculoesqueléticas que precisam de exames físicos e monitoramento rotineiros. Quando um paciente com incapacidade é internado no hospital por qualquer motivo, as necessidades do paciente para essas modificações devem ser avaliadas e contempladas.

Podem ser encontrados homens e mulheres com incapacidades em hospitais, clínicas, consultórios e centros de enfermagem quando eles buscam cuidado com a saúde para tratar um problema relacionado com a incapacidade. No entanto, também é possível encontrá-los nesses ambientes procurando ajuda para um problema de saúde que não esteja relacionado de maneira nenhuma com a incapacidade. Por exemplo, uma mulher com espinha bífida, lesão na medula espinal ou síndrome pós-poliomielite pode buscar cuidado com a saúde relacionado com um problema ginecológico, como sangramento vaginal. Embora sua incapacidade deva ser considerada durante a avaliação e o fornecimento de cuidado, isso não deve ser o foco exclusivo do atendimento que ela recebe. Além disso, nem uma incapacidade física grave que afete a capacidade de a mulher se transferir para a mesa de exame para o exame ginecológico nem uma incapacidade cognitiva podem ser motivos para a não realização de uma avaliação e de exame físico completo, inclusive o exame pélvico. Os cuidados reprodutivos no caso de mulheres com incapacidades são notoriamente insuficientes devido à ausência de equipamento apropriado e de unidades de saúde acessíveis, à pouca familiaridade dos profissionais de saúde com as questões de saúde das mulheres com incapacidades e às atitudes negativas com relação às mulheres com incapacidades que são sexualmente ativas ou estão grávidas ou pensando em engravidar (Hasson-Ohayon, Hason-Shaked, Silberg et al., 2018; Hayward et al., 2017; LaPierre et al., 2017; Mitra et al., 2017; Nosek, 2000; Tarasoff, 2017). Os profissionais de enfermagem que reconhecem essas questões e a existência de outras barreiras podem ter impacto significativo na qualidade dos cuidados de saúde que essas mulheres recebem.

O cuidado com a saúde, incluindo triagem preventiva e promoção de saúde, é essencial para possibilitar que as pessoas com incapacidades vivam a maior qualidade de vida possível dentro das limitações impostas por sua condição. Homens e mulheres com incapacidades têm as mesmas necessidades e os mesmos direitos de cuidado com a saúde e de rastreamento preventivo que os outros, embora, em alguns casos, as consequências das incapacidades aumentem suas necessidades de rastreamento e sua participação em atividades que promovam a saúde. Portanto, é essencial que os enfermeiros médico-cirúrgicos tenham conhecimentos a respeito da incapacidade e como ela afeta as pessoas ao longo de toda a vida, bem como o melhor modo de promover um cuidado em enfermagem sensível e de qualidade aos pacientes com incapacidades novas ou preexistentes. Em um esforço para abordar essas questões, foram incluídas, ao longo deste livro, informações específicas sobre o cuidado de pessoas com incapacidades.

Cuidados domiciliar, comunitário e de transição

 Orientação do paciente sobre autocuidados

O Boxe 7.6 contém pontos que o enfermeiro deve levar em conta quando orienta pacientes sobre o manejo de incapacidade no domicílio. Uma questão importante frequentemente ignorada durante a orientação dos pacientes a respeito de um problema de saúde, um esquema terapêutico ou de estratégias de promoção de saúde é a necessidade de formatos alternativos que acomodem as pessoas com várias incapacidades. Os pacientes com incapacidades têm a mesma necessidade de informação que os outros; contudo, frequentemente, precisam de textos em letras grandes, em braille, gravações de áudio ou da ajuda de um intérprete de linguagem de sinais. Existem várias fontes de material para pacientes que precisem dessas estratégias educacionais e para aqueles com comprometimento cognitivo atribuível a incapacidades do desenvolvimento ou recentemente adquiridas.

Os enfermeiros devem garantir que todas as pessoas (com incapacidades ou não) reconheçam os sinais e os sintomas de aviso de AVE, infarto e câncer, e também saibam como procurar ajuda. Além disso, os enfermeiros devem orientar todos os pacientes que sobreviveram a um AVE e aqueles com diabetes melito como monitorar seus níveis tensionais e glicêmicos.

Boxe 7.6 — LISTA DE VERIFICAÇÃO DO CUIDADO DOMICILIAR

Manejo domiciliar de incapacidade e doença crônica

Ao concluírem as orientações, o paciente e/ou o cuidador serão capazes de:

- Declarar o impacto da incapacidade ou doença crônica no aspecto fisiológico, nas AVDs, nas AIVDs, nos papéis, nos relacionamentos e na espiritualidade
- Declarar as mudanças no estilo de vida (p. ex., dieta, atividade física) necessárias para manter a saúde
- Indicar o nome, a dose, os efeitos colaterais, a frequência e o horário de uso de todos os medicamentos
- Declarar como realizar os regimes prescritos (p. ex., cuidados com a pele, cuidados com bexiga urinária/intestinos, pesagem diária)
- Declarar como obter medicamentos e material médico-hospitalar depois da alta
- Identificar as necessidades de material médico-hospitalar permanente, o uso adequado e a manutenção necessária para a utilização segura
- Demonstrar o uso seguro de equipamentos adaptados às AVDs
- Identificar os recursos da comunidade para apoiar colegas e cuidador/familiares:
- Identificar fontes de apoio social (p. ex., amigos, parentes, comunidade de fé)
- Identificar os números de telefone de grupos de apoio para pessoas com doença crônica/necessidades especiais e seus cuidadores/familiares
- Declarar os locais e os horários das reuniões
- Demonstrar habilidades de mobilidade seguras e/ou como ter acesso a transporte
- Identificar os recursos da comunidade para o lazer:
  - Citar centros de recreação locais que oferecem programas para pessoas com incapacidades
  - Identificar as atividades de lazer que possam ser desenvolvidas na comunidade
- Determinar como abordar o médico com perguntas ou no caso de complicações
- Declarar data e hora das consultas de acompanhamento
- Identificar a necessidade de promoção da saúde, prevenção de doenças e atividades de triagem.

Cuidados contínuos e de transição

Ao cuidar de pacientes com incapacidades e ajudá-los a planejar a alta hospitalar e a continuação do cuidado domiciliar, é importante levar em conta como uma incapacidade específica influencia a capacidade de o paciente aderir aos esquemas terapêuticos recomendados e comparecer às consultas de acompanhamento. Além disso, é importante considerar como o problema de saúde ou o esquema terapêutico influenciam a incapacidade. Embora muitas pessoas com incapacidades sejam independentes e capazes de tomar suas próprias decisões, e consigam se transportar e frequentar estabelecimentos acessíveis, outras podem ter dificuldade, sobretudo se estiverem passando por um problema de saúde. O enfermeiro deve reconhecer o efeito da limitação do paciente sobre sua capacidade de comparecer às consultas de acompanhamento. Deve perguntar ao paciente se este prevê alguma dificuldade em comparecer às consultas de acompanhamento. É importante ajudar o paciente com incapacidades a identificar as demandas não satisfeitas e a encontrar e utilizar recursos (recursos comunitários e sociais e serviços de transporte) que possibilitem que ele obtenha os serviços necessários enquanto está em casa, se for de sua preferência. O enfermeiro deve ter uma lista de locais acessíveis e de serviços disponíveis e compartilhá-la com o paciente e a família. Em colaboração com outros profissionais de saúde (fisioterapeutas e terapeutas ocupacionais, fonoaudiólogos), o enfermeiro pode identificar as modificações necessárias em casa, inclusive aquelas que são simples e baratas e que tornarão possível que o paciente participe do autocuidado em casa.

Os cuidados de transição, se disponíveis, são ideais para pacientes com incapacidades graves que recebem alta para casa. Os pacientes hospitalizados por causa de uma condição de saúde aguda ou secundária são mais vulneráveis à deterioração do estado de saúde ou ao desenvolvimento de outras condições de saúde por causa de sua estreita margem de saúde ou do descondicionamento que ocorre com a hospitalização. Atribuições importantes do enfermeiro dos cuidados de transição são garantir a disponibilidade dos serviços necessários no domicílio do paciente por ocasião da alta do mesmo, avaliar e monitorar o paciente por meio de visitas domiciliares e providenciar suporte e assistência para o paciente e seus familiares na sequência de hospitalização e alta (Naylor, Shaid, Carpenter et al., 2017).

DOENÇAS CRÔNICAS E EXPERIÊNCIA DE VIDA COM DOENÇA CRÔNICA

Doença crônica se refere a **condições não transmissíveis**, ou seja, que não são causadas por lesão ou infecção aguda, condições crônicas ou distúrbios crônicos. Em contrapartida, a experiência de vida com **doenças crônicas** inclui a percepção individual da experiência de ter uma doença ou condição crônica. A experiência de vida com uma doença crônica inclui a percepção do indivíduo afetado e as respostas dele e dos outros a essa doença, incluindo os profissionais de saúde (Larsen, 2019). Os valores e as experiências prévias dos indivíduos e de suas famílias determinam sua percepção e suas crenças sobre a condição. Isso, por sua vez, influencia a experiência de vida com uma doença crônica e com comportamentos de bem-estar. Seus valores são influenciados pelo número de variáveis demográficas, socioeconômicas, tecnológicas, culturais e ambientais. Apenas o indivíduo e seus familiares realmente sabem como é viver e conviver com uma doença crônica (Larsen, 2019).

A seção seguinte deste capítulo discute os sintomas crônicos e suas implicações para a prática de enfermagem. Visto que algum grau de incapacidade ocorre com frequência em pessoas com sintomas crônicos graves ou em estágio avançado, a discussão anterior sobre incapacidade também é relevante para a doença crônica.

As doenças crônicas são condições de saúde de longa duração que comprometem a função e o bem-estar das pessoas de modo episódico, contínuo ou progressivo durante muitos anos de vida. Embora cada condição ou doença crônica tenha características fisiológicas específicas, existem muitas características em comum. Por exemplo, sintomas comuns incluem tipicamente dor, fadiga, transtornos do sono e dificuldade para se adaptar ao aparecimento e à incerteza de uma condição crônica (Larsen, 2019). Muitas pessoas com condições de saúde crônicas e com incapacidades desempenham funções de modo independente, com pouca ou nenhuma inconveniência em suas vidas cotidianas; outras pessoas, no entanto, precisam de monitoramento frequente e cuidadoso, ou sua internação em unidades de longa permanência. Algumas condições exigem dispositivos de tecnologia avançada para a sobrevida, como nos estágios terminais da doença pulmonar obstrutiva crônica ou da doença renal ou, ainda, cuidado intensivo ou ventilação mecânica por períodos de semanas, meses ou anos. As pessoas com distúrbios como esses foram descritas como tendo acometimento crônico crítico, embora não haja consenso sobre a definição de experiência de vida com doença crônica crítica. O Boxe 7.7 apresenta uma visão geral das doenças crônicas nos EUA.

Múltiplas condições crônicas

O fato de ter **múltiplas condições crônicas (MCC)** aumenta a complexidade dos cuidados a serem prestados e, com frequência, exige cuidados de múltiplos profissionais de saúde, vários esquemas terapêuticos e medicamentos que não interajam entre si. Assim, pacientes com MCC estão sob risco de receber recomendações clínicas conflitantes, efeitos adversos de medicamentos, realizar exames duplicados e desnecessários e internações preveníveis. Tudo isso pode ter efeitos negativos na saúde dos pacientes (CDC, 2019b). Os pacientes com múltiplas condições crônicas e suas famílias precisam manter registros de diferentes medicamentos com vários horários de administração e múltiplas consultas com profissionais de saúde. Os custos com cuidados de saúde aumentam com o número de condições crônicas que a pessoa apresenta; pessoas com cinco ou mais condições crônicas são responsáveis por 41% das despesas totais com saúde nos EUA (Buttorff, Ruder & Bauman, 2017). Nos EUA, aproximadamente 80% dos custos com cuidados de saúde estão associados a múltiplas condições crônicas. Aproximadamente 93% do total de gastos com cuidados de saúde das pessoas atendidas pelo Medicare estão associados a múltiplas condições crônicas. Além disso, as despesas relacionadas à saúde que não são ressarcidas aumentam com o número de condições crônicas. Os fatos sobre múltiplas condições crônicas estão resumidos no Boxe 7.8.

Disparidades de saúde e doenças crônicas

Embora as doenças crônicas ocorram em todos os grupos socioeconômicos, é mais provável que pessoas oriundas de famílias de baixa renda ou de minorias étnicas relatem problemas de saúde. Fatores como pobreza e falta de seguro de saúde diminuem a probabilidade de que as pessoas com doenças crônicas ou incapacidade recebam cuidados e medidas de rastreamento de saúde, tais como mamografia, determinação dos níveis sanguíneos de colesterol e exames rotineiros (National Academies of Sciences, Engineering, and Medicine [NASEM], 2017;

> **Boxe 7.7 — Visão geral das doenças crônicas nos EUA**
>
> - As doenças crônicas são as principais causas de morte e incapacidade nos EUA
> - As condições e as doenças crônicas (p. ex., cardiopatia, acidente vascular encefálico, câncer, diabetes melito, obesidade e artrite) estão entre os problemas de saúde mais comuns, mais dispendiosos e mais preveníveis
> - À medida que as pessoas envelhecem, aumentam os riscos de cardiopatia, câncer, acidente vascular encefálico, doenças crônicas das vias respiratórias inferiores, doença de Alzheimer e diabetes melito
> - A doença crônica, especificamente o diabetes melito, é a principal causa de insuficiência renal, amputação de membros inferiores e novos casos de cegueira em adultos
> - A obesidade é uma preocupação de saúde importante, e um terço dos adultos e um em cada cinco jovens são obesos
> - A falta de exercícios ou de atividade física, a nutrição insatisfatória, o tabagismo e o consumo excessivo de bebidas alcoólicas contribuem para a prevalência crescente de doenças crônicas e consequente incapacidade. O tabagismo ainda é a principal causa de seis milhões de mortes preveníveis por ano em todo o planeta. Embora, nos EUA, o número de pessoas jovens que fumam cigarros tenha diminuído nas últimas duas décadas, o recente advento dos sistemas eletrônicos de liberação de nicotina (ENDS) resultou em exposição aumentada dos jovens à nicotina. Isso é considerado uma epidemia pelo U.S. Surgeon General
> - É mais provável que norte-americanos que residem em regiões rurais tenham doenças crônicas, como hipertensão arterial, cardiopatia e diabetes melito do que aqueles que vivem em áreas não rurais
> - Oitenta e seis por cento de tudo que é gasto em cuidados de saúde está relacionado, em geral, com doenças crônicas
> - Pessoas com doenças crônicas podem ter outros problemas de saúde que estão ou não relacionados com a doença de base. Entre esses problemas estão uso abusivo de bebidas alcoólicas e substâncias psicoativas ou drogadição, doenças mentais, demência ou outros comprometimentos cognitivos e incapacidades do desenvolvimento.

Adaptado de AARP. (2017). Chronic conditions among older adults. Retirado em 25/11/2020 de: www.assets.aarp.org/rgcenter/health/beyond_50_hcr_conditions.pdf; Agency for Healthcare Research and Quality. (2018). *2017 National healthcare quality and disparities report*. Rockville, MD: Agency for Healthcare Research and Quality; American Heart Association. (2019). Cardiovascular diseases affect nearly half of American adults, statistics show. Retirado em 19/07/2019 de: www.heart.org/en/news/2019/01/31/cardiovascular-diseases-affect-nearly-half-of-american-adults-statistics-show; Buttorff, C., Ruder, T., Bauman, M. (2017). Multiple chronic conditions in the United States. Retirado em 01/01/2018 de: www.rand.org/pubs/tools/TL221.html; Centers for Disease Control and Prevention (CDC), National Center for Chronic Disease Prevention and Health Promotion (NCCDPHP). (2010a). At a glance. Prevalence of chronic illnesses. Retirado em 19/07/2019 de: www.cdc.gov/chronicdisease/resources/infographic/chronic-diseases.htm; Centers for Disease Control and Prevention (CDC), National Center for Chronic Disease Prevention and Health Promotion (NCCDPHP). (2019b). Multiple chronic conditions. Retirado em 19/07/2019 de: www.cdc.gov/chronicdisease/about/multiple-chronic.htm; Raghupathi, W. & Raghupathi, V. (2018). An empirical study of chronic diseases in the United States: A visual analytics approach to public health. *International Journal of Environmental Research and Public Health, 15*(3), 431-455.

> **Boxe 7.8 — Fatos sobre as múltiplas condições crônicas (MCC)**
>
> - Aproximadamente metade de todos os adultos – 117 milhões de pessoas – tem uma ou mais condições crônicas de saúde. Um em cada quatro adultos tem duas ou mais condições crônicas de saúde
> - A ocorrência de MCC aumenta com a idade. Três em cada quatro americanos com 65 anos ou mais têm múltiplas condições crônicas
> - Prevê-se que o número de pessoas com MCC aumente substancialmente na próxima década, impondo mais pressão no sistema de saúde em termos de prestar cuidados de alta qualidade, a custo ótimo, e, ao mesmo tempo, melhorar a saúde dessa população complexa
> - É mais provável que as mulheres tenham MCC que os homens
> - Adultos brancos não hispânicos, adultos negros não hispânicos e adultos não hispânicos de outras raças têm prevalência elevada de MCC
> - À medida que aumenta o número de condições crônicas da pessoa, maior é o risco de morte prematura, de hospitalização e de funcionalidade cotidiana insatisfatória
> - Muitos pacientes com MCC têm limitações de mobilidade e precisam de ajuda para se vestir, para tomar banho e para preparar refeições
> - Pessoas com MCC representam a maioria das consultas na área da saúde, prescrições, visitas domiciliares e internações nos EUA.

Adaptado de Buttorff, C., Ruder, T. & Bauman, M. (2017). Multiple chronic conditions in the United States. Retirado em 25/11/2020 de: www.rand.org/pubs/tools/TL221.html; Centers for Disease Control and Prevention (CDC), National Center for Chronic Disease Prevention and Health Promotion (NCCDPHP). (2019b). Multiple chronic conditions. Retirado em 25/11/2020 de: www.cdc.gov/chronicdisease/about/multiple-chronic.htm.

Raghupathi & Raghupathi, 2018). Além disso, as condições crônicas podem levar à pobreza dos pacientes e de suas famílias. Existem também implicações para a sociedade ou para a nação como um todo, porque condições crônicas ou subsequentes mortes prematuras ocorrem mais comumente durante os anos mais produtivos das pessoas com condições crônicas.

As disparidades da saúde e dos desfechos de saúde estão associadas a desvantagens sociais, econômicas e ambientais. Embora as diferenças entre os desfechos de saúde em afro-americanos e caucasianos tenham diminuído em algumas áreas, em outras (p. ex., mortalidade em decorrência de câncer de mama), as lacunas aumentaram. As disparidades da saúde e dos desfechos de saúde estão associadas a incidência e prevalência mais elevadas, aparecimento mais precoce, evolução mais rápida e desfechos mais insatisfatórios das doenças e condições (NASEM, 2017; Raghupathi & Raghupathi, 2018).

Algumas condições crônicas exercem efeito mínimo sobre a qualidade de vida, enquanto outras exercem efeito maior, visto que resultam em incapacidade. No entanto, nem toda incapacidade resulta de experiência de vida com doenças crônicas e nem todo paciente que vivencia a experiência de doença crônica apresenta incapacidade. Ao contrário do termo *agudo*, que implica evolução curável e relativamente curta, o termo *crônico* descreve uma evolução longa que pode ser incurável. Isso frequentemente faz com que o manejo de condições crônicas seja difícil para aqueles que vivem com elas. Todavia, os enfermeiros podem e fazem a diferença na experiência de doenças crônicas ao prestar cuidados de qualidade na ausência de uma cura (Larsen, 2019).

As reações psicológicas e emocionais dos pacientes a condições agudas e crônicas e as alterações em seu estado de saúde são descritas no Capítulo 5. As pessoas que desenvolvem condições crônicas ou incapacidade podem reagir com mortificação, descrença, raiva, ressentimento ou outras emoções. O modo como elas reagem e lidam com a experiência de vida com doenças crônicas é, em geral, semelhante a como reagem a outros eventos, dependendo parcialmente de sua compreensão da sua condição e de sua percepção do impacto potencial em sua vida e na dos familiares. O ajuste à experiência de vida com uma doença crônica (e à incapacidade) é influenciado por diversos fatores:

- Subitaneidade, magnitude e duração das mudanças no estilo de vida exigidas pela doença
- Incerteza relacionada com a evolução e o resultado das doenças crônicas
- Recursos familiares e individuais para lidar com o estresse
- Disponibilidade de apoio da família, de amigos e da comunidade
- Estágios do ciclo de vida individual/familiar
- Experiência anterior com doenças e crises
- Características subjacentes da personalidade
- Sentimentos de raiva ou luto não resolvidos no passado.

É mais provável a ocorrência de reações psicológicas, emocionais e cognitivas às condições crônicas no início destas, e elas tornam a ocorrer caso os sintomas piorem ou após um período de remissão. Os sintomas associados a condições de saúde crônicas frequentemente são imprevisíveis e podem ser vistos como crises pelos pacientes e sua família, que precisam lidar tanto com a incerteza da experiência de vida com a doença crônica quanto com as mudanças que ela traz para suas vidas. Os possíveis efeitos das condições crônicas podem guiar a avaliação e as intervenções de enfermagem para o paciente que vivencia uma doença crônica.

Definições de doenças ou condições crônicas

As condições ou doenças crônicas são definidas frequentemente como condições clínicas ou problemas de saúde, com sintomas ou incapacidades associados que exigem manejo a longo prazo. As doenças crônicas são aquelas que persistem por meses ou anos em vez de dias ou semanas (Larsen, 2019). O National Center for Health Statistics define doença crônica como uma condição que dura 3 meses ou mais; o National Center for Chronic Disease Prevention and Health Promotion (NCCDPHP) do CDC (CDC, 2019a) define a doença crônica como a condição que dura 1 ano ou mais e pode, habitualmente, ser controlada, mas não curada.[4] As definições de doença crônica ou experiência de vida com doença crônica compartilham as características de serem irreversíveis, terem evolução prolongada e improbabilidade de resolução espontânea (Larsen, 2019). A condição crônica específica pode ser resultado de uma doença, de fatores genéticos ou de uma lesão; pode ser consequência de condições ou de hábitos não saudáveis que começaram durante a infância e o início da vida adulta.

Os determinantes sociais da saúde propiciam um arcabouço útil para a identificação de fatores que influenciam a saúde de uma pessoa ou de uma população, inclusive a prevalência de doenças crônicas, seu manejo, a qualidade dos cuidados de saúde disponíveis e os desfechos das doenças crônicas. Os principais determinantes sociais da saúde que já foram identificados incluem renda e *status* social, emprego e condições laborais, escolaridade e letramento, experiências na infância, ambiente físico, suportes sociais e habilidades de enfrentamento, comportamentos sociais, acesso a serviços de saúde, biologia e genótipo, gênero, cultura, raça e etnia (Office of Disease Prevention and Health Promotion, 2019).

Os efeitos dos determinantes sociais da saúde são ilustrados pelas grandes discrepâncias na expectativa de vida, até 48 anos entre países e 20 anos ou mais dentro do mesmo país. Espera-se que as mortes em decorrência de doenças crônicas aumentem em todo o planeta de 41 milhões em 2016 (muitas das quais prematuras) para 52 milhões por ano até 2030 (Raghupathi & Raghupathi, 2018; WHO, 2018c, 2019).

O manejo das condições crônicas inclui aprender a viver com os sintomas ou as incapacidades resultantes e aceitar as modificações na identidade resultantes da existência de uma condição crônica. Além disso, engloba as mudanças no estilo de vida e os esquemas elaborados para controlar os sintomas e evitar complicações. Embora algumas pessoas adotem o que poderia ser chamado de identidade "doente", a maioria das pessoas com condições crônicas não se considera doente ou enferma, e tenta viver uma vida o mais normal possível. A maior parte das pessoas com condições de saúde crônicas pensa em si mesma como doente ou com incapacidade somente quando ocorrem complicações ou se os sintomas passam a interferir nas AVDs.

Prevalência e causas das condições crônicas

As condições crônicas ocorrem em pessoas de todos os grupos etários, níveis socioeconômicos, etnias e culturas. Seis em cada dez adultos nos EUA têm uma doença crônica. As doenças crônicas são as causas de morte mais comuns nos EUA; as doenças crônicas mais frequentes são responsáveis por 7 das 10 principais causas de morte, com câncer e cardiopatia representando quase 50% de todas as mortes. As doenças crônicas são responsáveis por mais de dois terços das mortes em todo o planeta; incluem cânceres, doença cardiovascular, diabetes melito e pneumopatias crônicas (CDC, 2019a).

Os distúrbios ou as doenças crônicas são um dos principais desafios de saúde desse século devido ao seu impacto no bem-estar e na condição humana, social e financeira em todo o planeta. Embora as doenças crônicas ocorram em todos os países do planeta, seu impacto é maior nos países de rendas baixa e média, com consequências devastadoras em populações pobres e vulneráveis. As doenças crônicas causam mais mortes do que todas as outras causas combinadas, e a expectativa de vida é reduzida pela experiência de vida com doenças crônicas nesses países.

Estima-se que, até 2030, aproximadamente metade da população terá uma doença ou um distúrbio crônico. Um quinto dos indivíduos com doença crônica também tem uma limitação de atividade. Conforme a incidência das doenças crônicas aumenta, também aumentam os custos associados a essas condições crônicas (p. ex., custos, material, medicamentos, serviços de suporte). Esses custos representam quatro de cada cinco dólares gastos com saúde. Nos EUA, as doenças crônicas também são responsáveis por gastos de saúde da ordem de 3,5 trilhões de dólares (NCCDPHP, 2020; Raghupathi & Raghupathi, 2018).

Embora algumas doenças crônicas estejam associadas a fatores não modificáveis, inclusive fatores genéticos e fisiológicos, muitas resultam de estilos de vida prejudiciais (não saudáveis). A maioria das doenças crônicas é causada por quatro comportamentos principais: tabagismo, uso de sistemas eletrônicos de entrega de nicotina (ENDS, do inglês *electronic nicotine delivery systems*) e tabagismo passivo; nutrição insatisfatória (dietas ricas em sódio e

---

[4] N.R.T.: No Brasil, as doenças crônicas (Portaria nº 483, de 01 de abril de 2014) são aquelas que apresentam início gradual, com duração longa ou incerta, que geralmente têm múltiplas causas e cujo tratamento envolve modificações do estilo de vida em um processo de cuidados contínuos que habitualmente não resulta em cura. Ver Plano de Ações Estratégicas para o Enfrentamento das Doenças Crônicas e Agravos não Transmissíveis no Brasil 2021-2030 (https://www.gov.br/saude/pt-br/centrais-de-conteudo/publicacoes/publicacoes-svs/doencas-cronicas-nao-transmissiveis-dcnt/09-plano-dedant-2022_2030.pdf/).

gorduras saturadas e pobres em frutas e vegetais); sedentarismo; e consumo excessivo de bebidas alcoólicas (CDEC, 2019a; WHO, 2018c). Como esses comportamentos são modificáveis, os enfermeiros têm papel importante na prevenção de distúrbios crônicos associados a esses comportamentos (ver mais informações na seção sobre Prevenção de doenças crônicas).

Algumas condições de saúde crônicas provocam pouco ou nenhum desconforto; outras são graves o suficiente para provocar limitações importantes das atividades e impedem que as pessoas atendam às suas necessidades de cuidados de saúde e serviços pessoais. Por exemplo, elas também não conseguem seguir seus esquemas terapêuticos ou tomar seus remédios no horário correto, perdem consultas com os profissionais de saúde que cuidam delas e não conseguem desempenhar as AVDs.

As doenças crônicas são uma questão global que afeta tanto as nações ricas quanto as pobres. O número total de pessoas morrendo de doenças crônicas é o dobro do número de pacientes morrendo de condições infecciosas (inclusive a infecção pelo vírus da imunodeficiência humana), maternas e perinatais e déficits nutricionais combinados (WHO, 2019). A maioria dessas doenças crônicas e de suas complicações é prevenível, enfatizando a importância da promoção mundial da saúde. Embora as doenças crônicas sejam comuns, as pessoas têm muitos mitos e interpretações incorretas a respeito delas (Tabela 7.1).

As causas do número crescente de pessoas com condições crônicas incluem:

- Diminuição da taxa de mortalidade por causa de doenças infecciosas (p. ex., varíola, difteria, infecções relacionadas com AIDS) em razão do desenvolvimento de vacinas e novos medicamentos, e de condições agudas (p. ex., infarto do miocárdio, traumatismos) em virtude do manejo imediato e agressivo
- Fatores no estilo de vida (p. ex., tabagismo, estresse crônico, má nutrição e sedentarismo) que aumentam o risco para problemas de saúde crônicos, tais como doenças respiratórias, hipertensão arterial, doenças cardiovasculares e obesidade. Embora os sinais e os sintomas das doenças crônicas apareçam frequentemente pela primeira vez em adultos mais velhos, os riscos aparecem antes, até mesmo durante o desenvolvimento fetal
- Obesidade, frequentemente decorrente de estilo de vida não saudável, tornou-se um importante problema de saúde em todas as faixas etárias e em todo o planeta – aproximadamente 2,1 bilhões de pessoas estão acima do peso ideal e um terço delas com obesidade. A obesidade não se restringe mais aos países ricos, mas ocorre cada vez mais em países pobres e em desenvolvimento. A proporção de adultos com índice de massa corporal (IMC) igual ou superior a 25 aumentou entre 1980 e 2013 de aproximadamente 29% para 37% em homens e de aproximadamente 30% para 38% em mulheres (Kushner & Kahan, 2018). Estima-se que, a menos que essa tendência seja revertida, quase 50% da população mundial terá sobrepeso ou obesidade até 2030. Aproximadamente 5% das mortes em todo o planeta são consequentes à obesidade (Tremmel, Gerdtham, Nilsson et al., 2017). A prevalência crescente de obesidade aumentou a incidência de cardiopatias, AVE, diabetes melito e hipertensão arterial. A obesidade também afeta a

TABELA 7.1 Mitos e verdades a respeito das doenças crônicas.

Conceitos errados comuns a respeito das doenças crônicas	A realidade a respeito das doenças crônicas
1. Todas as pessoas morrem.	As doenças crônicas tipicamente não resultam em morte súbita, mas com frequência evoluem e resultam em incapacidade. As pessoas com doenças crônicas frequentemente morrem lenta, dolorosa e prematuramente.
2. As pessoas podem viver até uma idade avançada mesmo tendo hábitos não saudáveis (tabagismo, obesidade).	Embora haja exceções (algumas pessoas que levam vidas não saudáveis vivem até idades avançadas e algumas pessoas que levam vidas saudáveis desenvolvem doenças crônicas), a maioria das doenças crônicas pode ser atribuída a fatores de risco modificáveis e pode ser prevenida por meio de eliminação desses riscos.
3. As soluções para a prevenção e o controle das doenças crônicas são caras e inviáveis para serem aplicadas em países com rendas baixa e média.	Um espectro amplo de intervenções para as doenças crônicas é custo-efetivo para todas as regiões do mundo, inclusive as mais pobres. A implementação de muitas dessas intervenções não é dispendiosa.
4. Nada pode ser feito para prevenir doenças crônicas.	As principais causas das doenças crônicas são conhecidas, e se esses fatores de risco forem eliminados, pelo menos mais de 80% das cardiopatias, dos AVE e dos casos de diabetes melito do tipo 2, além de mais de 40% dos cânceres, seriam evitados.
5. Se as pessoas desenvolverem doenças crônicas como resultado de "estilos de vida" não saudáveis, elas devem culpar apenas a si mesmas.	A responsabilidade individual só poderia ter efeito total se as pessoas tivessem acesso igualitário a um estilo de vida saudável e fossem incentivadas a fazer escolhas saudáveis. As pessoas com menos recursos frequentemente têm escolhas limitadas a respeito de sua alimentação, de suas condições de vida e o acesso à orientação e ao cuidado com a saúde.
6. Algumas doenças crônicas afetam principalmente os homens.	As doenças crônicas, inclusive as cardiopatias, afetam homens e mulheres de modo quase igual. Quase 50% de todas as mortes atribuídas a doenças crônicas ocorre em mulheres.
7. As doenças crônicas afetam primariamente os adultos mais velhos.	Quase metade das mortes causadas por doenças crônicas ocorre prematuramente, em pessoas com menos de 70 anos.
8. As doenças crônicas afetam principalmente as pessoas ricas.	É muito mais provável que as pessoas menos favorecidas financeiramente tenham doenças crônicas do que as mais favorecidas e, como resultado, é mais provável que morram prematuramente. As doenças crônicas implicam ônus financeiro substancial e resultam em pobreza extrema.
9. A prioridade dos países de rendas baixa e média deve ser o controle das doenças infecciosas.	Embora as doenças infecciosas sejam um problema, os países com rendas baixa e média estão apresentando um aumento dramático dos fatores de risco para doenças crônicas e mortes, especialmente nas áreas urbanas.
10. As doenças crônicas afetam principalmente os países mais ricos.	Oitenta por cento das mortes atribuídas às doenças crônicas ocorrem em países com rendas baixa e média. A prevalência das doenças crônicas nesses países está aumentando rapidamente.

Adaptada de World Health Organization (WHO). (2005). Face the facts #2: Widespread misunderstandings about chronic disease – and the reality. Retirada em 15/07/2019 de: www.who.int/chp/chronic_disease_report/media/Factsheet2.pdf.

autoestima, as realizações e o estado emocional de um indivíduo. Em 2015, o IMC elevado contribuiu para quatro milhões de mortes em todo o planeta, e isso representou 7% mais mortes que qualquer outra causa (Kushner & Kahan, 2018)
- Expectativas de vida maiores por causa de avanços na tecnologia e na farmacologia, das melhoras nutricionais, das condições de trabalho mais seguras e do maior acesso (para algumas pessoas) à rede de atendimento de saúde
- Melhora nos procedimentos de rastreamento e diagnóstico, possibilitando a detecção e o tratamento precoce de doenças, o que acarreta resultados melhores do manejo do câncer e de outros distúrbios.

Frequentemente, as alterações fisiológicas no corpo acontecem antes do aparecimento de sintomas da doença crônica. Portanto, o objetivo de enfatizar estilos de vida saudáveis nos primeiros anos de vida é melhorar o estado de saúde global e retardar o desenvolvimento desses distúrbios. Além disso, transtornos mentais ou psiquiátricos sérios colocam as pessoas em risco aumentado de experiência de vida com doenças crônicas com relação à população geral, levando a taxas maiores de morbidade e mortalidade das doenças crônicas (National Prevention Council, 2016).

PREVENÇÃO DE DOENÇAS CRÔNICAS

O CDC (2019a) identificou fatores de risco para as doenças crônicas comuns e destacou que a maioria dos adultos nos EUA tem mais de um dos seguintes fatores de risco:

- Hipertensão arterial (níveis elevados de pressão arterial sistêmica)
- Tabagismo e uso de sistemas eletrônicos de entrega de nicotina (ENDS) ou tabagismo passivo
- Sobrepeso ou obesidade (IMC alto)
- Sedentarismo
- Consumo excessivo de bebidas alcoólicas
- Consumo de dietas pobres em frutas e vegetais
- Consumo de alimentos com altos teores de sódio e gorduras saturadas.

A OMS (WHO, 2005, 2013) identificou intervenções custo-efetivas e de alto impacto para prevenir mortes prematuras em decorrência de doenças crônicas ou condições crônicas que podem ser implementadas mesmo em situações de poucos recursos. Essas intervenções, resumidas no Boxe 7.9, são compatíveis com os fatores de risco de doença crônica identificados pelo CDC.

A educação do paciente para prevenir doenças crônicas ou reduzir sua gravidade ou seus efeitos é outro componente do papel da enfermagem na atuação junto aos pacientes para identificar riscos de doenças crônicas e para identificar estratégias para reduzir esses riscos. A promoção de saúde e a educação do paciente são comentadas com detalhes no Capítulo 3 deste livro.

Características das condições crônicas

Algumas vezes, para as pessoas saudáveis, é difícil compreender o efeito profundo que as doenças crônicas exercem sobre as vidas dos pacientes e suas famílias. Para os profissionais saudáveis, é fácil focar na doença ou na incapacidade enquanto ignoram a pessoa que tem o distúrbio. Em todas as doenças, mas principalmente nas crônicas, a patologia não pode ser separada do indivíduo. As pessoas com doenças crônicas precisam conviver com elas diariamente (Larsen, 2019). Para

---

Boxe 7.9 — Intervenções de acordo com os fatores de risco

Tabagismo
- Reduzir a disponibilidade de produtos de tabaco e sistemas eletrônicos de liberação de nicotina (ENDS), inclusive cigarros eletrônicos, cachimbos eletrônicos, narguilés eletrônicos e charutos eletrônicos, aumentando seus custos
- Promover leis que proíbam fumar em todos os locais de trabalho, locais públicos e transporte público
- Disseminar avisos sobre os perigos do tabaco, de sua fumaça e ENDS em campanhas nas mídias de massa e banir todas as formas de propaganda, promoção e patrocínio de tabaco.

Etilismo excessivo
- Reduzir a disponibilidade de bebidas alcoólicas por meio de aumento do custo das mesmas
- Limitar a disponibilidade de bebidas alcoólicas
- Reduzir todas as formas de propaganda e promoções de bebidas alcoólicas.

Dieta e atividade física
- Promover a redução do consumo de sal e substituição de gorduras *trans* por gorduras insaturadas
- Implementar programas de conscientização do público da importância da dieta e da atividade física
- Promover e proteger aleitamento materno (reduz o risco de obesidade posteriormente).

Doença cardiovascular e diabetes melito
- Promover o controle da glicemia no caso de diabetes melito e o controle da hipertensão arterial usando terapia farmacológica
- Aconselhar os indivíduos que já sofreram um infarto do miocárdio ou acidente vascular encefálico e as pessoas que correm alto risco de evento cardiovascular fatal e não fatal nos 10 anos seguintes
- Iniciar o uso de ácido acetilsalicílico para infarto agudo do miocárdio.

Câncer
- Promover imunização contra hepatite B para prevenir câncer hepático
- Promover o rastreamento, a imunização com a vacina contra o HPV e o tratamento precoce de lesões pré-cancerosas para prevenir o câncer de colo do útero.

Adaptado de World Health Organization (WHO). (2013). Global action plan for the prevention and control of noncommunicable diseases, 2013-2020. Geneva, Switzerland: Author.

---

o manejo apropriado de suas condições crônicas, os indivíduos frequentemente precisam encontrar tempo e recursos sociais e financeiros para participar de atividades benéficas física e psicologicamente, trabalhar com profissionais de saúde para seguir diretrizes terapêuticas, monitorar sua saúde e tomar decisões sobre sua saúde e seu estilo de vida e de seus familiares e controlar os efeitos da doença no bem-estar físico, psicológico e social. Para se relacionar com o que as pessoas precisam lidar ou para planejar intervenções efetivas, os enfermeiros precisam compreender as múltiplas características de uma doença crônica:

- Questões psicológicas e sociais associadas: o manejo das doenças crônicas envolve mais que o tratamento dos problemas clínicos. As questões psicológicas e sociais associadas também precisam ser abordadas, porque viver por longos períodos com sinais/sintomas de uma doença e com incapacidades é uma ameaça para a identidade, desencadeia alterações nas funções sociais desempenhadas, modifica a imagem corporal e rompe estilos de vida, trabalho e vida familiar. Essas modificações exigem adaptação e acomodação contínuas, dependendo da idade e da situação de vida do paciente. Cada modificação ou declínio da capacidade funcional demanda adaptação física, emocional e social para os pacientes e suas famílias (Corbin, 2003; Larsen, 2019)

- Curso de doença crônica: as condições de saúde crônicas geralmente envolvem muitas fases diferentes ao longo da vida de um indivíduo. Podem ocorrer períodos agudos, estáveis e instáveis, agravamentos e remissões. Cada fase traz seu próprio conjunto de problemas físicos, psicológicos e sociais e requer seus próprios esquemas e tipos de abordagem. Indivíduos com condições crônicas apresentam níveis elevados de estresse ou ansiedade a cada mudança no curso das doenças
- Evolução de doença crônica: a velocidade de evolução das doenças crônicas pode variar de deterioração rápida, levando rapidamente a incapacidade e morte em alguns meses, até deterioração lenta ao longo de anos. Outras se caracterizam por desaparecimento dos sinais e sintomas, com retorno ao "normal" seguido por retorno dos sintomas ou recaídas
- Esquemas terapêuticos: o controle de condições crônicas exige adesão persistente aos esquemas terapêuticos, e estes podem ser complexos e interferir nas atividades habituais ou mesmo nas metas de vida. A ausência de adesão ao plano de tratamento, ou fazê-lo de modo inconsistente, aumenta os riscos de desenvolver complicações e acelerar o processo patológico. No entanto, a realidade da vida cotidiana, incluindo o impacto da cultura, dos valores e dos fatores socioeconômicos, afeta o grau de adesão das pessoas ao esquema de tratamento. O manejo de uma doença crônica exige tempo, conhecimento e, frequentemente, planejamento, e pode ser desconfortável e inconveniente. Não é incomum que os pacientes parem de tomar seus medicamentos ou modifiquem as doses por causa de efeitos colaterais que são mais perturbadores ou incômodos que os sintomas da doença; ou que eles parem com os esquemas por considerá-los demorados, cansativos ou caros (Corbin, 2003; Larsen, 2019)
- Desenvolvimento de outras condições crônicas: uma doença crônica pode levar ao desenvolvimento de outras condições crônicas. O diabetes melito, por exemplo, pode levar a modificações neurológicas e vasculares com consequente acometimento visual, cardíaco e renal, além de disfunção erétil. Uma doença crônica também contribui para um risco maior de morbidade e de mortalidade nos pacientes internados em UTI com condições de saúde agudas, bem como em uso maior de serviços clínicos durante a hospitalização
- Vida familiar: as doenças crônicas afetam toda a família. A vida familiar pode ser alterada dramaticamente como resultado de inversão de papéis, papéis não desempenhados, perda de renda, pelo tempo necessário para o manejo da doença, diminuição das atividades de socialização da família e pelos custos do tratamento. Os familiares, frequentemente, tornam-se cuidadores do indivíduo com a doença crônica, enquanto tentam continuar a trabalhar e manter a família intacta. Mais de 16,6% da população adulta nos EUA são considerados cuidadores de um parente com doença ou incapacidade crônica, ou de um parente que é um adulto mais velho. Embora muitos cuidadores relatem efeitos benéficos do fato de prestarem cuidados a parentes, muitos têm empregos e tentam manter uma vida o mais normal possível com suas famílias. Estresse, depressão, fadiga e perda de sono, bem como perda de dias de trabalho, não são incomuns. Portanto, o bem-estar dos cuidadores merece atenção dos profissionais de enfermagem e de outros profissionais de saúde (Hopps, Iadeluca & McDonald, 2017)
- Vida doméstica: o manejo cotidiano da doença é responsabilidade sobretudo das pessoas com os distúrbios crônicos e sua família. Como resultado, o centro de cuidado das condições crônicas é o lar, e não o hospital. Hospitais, clínicas, consultórios médicos, enfermarias, centros de enfermagem e agências comunitárias (serviços de cuidado em casa, serviços sociais e associações e sociedades específicas para determinadas doenças) são considerados coadjuvantes ou serviços de apoio no manejo cotidiano da doença
- Automanejo: o manejo das condições crônicas é um processo contínuo. As pessoas podem ser ensinadas a como cuidar de suas condições. No entanto, cada indivíduo precisa descobrir como seu próprio corpo reage em circunstâncias variáveis – por exemplo, como é ficar hipoglicêmico, quais atividades provavelmente provocam angina e como essas condições podem ser evitadas e administradas
- Processo colaborativo: o manejo das condições crônicas tem de ser um processo colaborativo que envolve muitos profissionais de saúde diferentes, incluindo os pacientes e suas famílias, para fornecer serviços e suportes que frequentemente são necessários para o cuidado em casa. Os aspectos clínicos, sociais e psicológicos dos problemas de saúde crônicos são, com frequência, complexos, sobretudo nos casos graves
- Custos com cuidados de saúde: o manejo das condições crônicas é caro. Muitas despesas do paciente (p. ex., os custos com a internação hospitalar, os exames complementares, os equipamentos, os medicamentos e os serviços de apoio) podem ser cobertas pelo seguro de saúde e pelas agências federais e estaduais. Promulgada em 2010, a *Patient Protection and Affordable Care Act* (ACA) – a mudança mais significativa na política de assistência de saúde desde o estabelecimento do Medicaid e do Medicare – disponibilizou o seguro de saúde para muitos indivíduos que antes não tinham como pagar o seguro-saúde.[5] A ACA suspendeu o período de carência e a maioria dos limites anuais de assistência de saúde, o que possibilitou o acesso dos pacientes aos serviços preventivos, e aboliu a prática de negar cobertura por causa de uma condição de saúde preexistente (Krahn et al., 2015)
- Perda de rendimentos: os gastos pagos pelo próprio indivíduo podem representar um percentual significativo da renda, especialmente para as famílias de rendas baixa e média. Essas despesas incluem pagamentos por serviços além dos cobertos pelo plano de saúde. Aqueles com distúrbios crônicos sérios podem ter dificuldade em pagar pelo cuidado, resultando em falência ou necessidade de contar com familiares e amigos para pagar pelo seguro de saúde ou cuidado de saúde. As pessoas que pertencem a grupos de baixa renda e que não recebem cuidado de saúde adequado ficam mais doentes e morrem mais rápido por causa das doenças crônicas do que aquelas de grupos com mais escolaridade, recursos financeiros maiores e melhor acesso à saúde (WHO, 2017a). Se o principal provedor da família

---

[5] N.R.T.: No Brasil, os modelos de atenção às condições crônicas engendram respostas sociais proativas, contínuas e integradas em três dimensões: dos sistemas de atenção à saúde, dos profissionais de saúde e das pessoas usuárias.

fica doente, as doenças crônicas podem resultar em perda drástica de renda, além de recursos inadequados para alimentação, orientação e cuidado com a saúde. Outrossim, as famílias afetadas podem ficar instáveis e empobrecidas
- Questões éticas: as condições crônicas levantam questões éticas difíceis para os pacientes, suas famílias, os profissionais de saúde e a sociedade. As questões incluem como controlar custos, como alocar recursos escassos (p. ex., órgãos para transplante), o que constitui qualidade de vida e se e quando o suporte à vida deve ser interrompido
- Viver com incertezas: viver com uma doença crônica significa viver com a incerteza. Embora os profissionais de saúde possam conhecer a evolução habitual de uma doença crônica, como o mal de Parkinson ou a esclerose múltipla, ninguém pode prever com certeza a evolução da doença de um indivíduo. Mesmo quando um paciente está em remissão ou assintomático, ele frequentemente teme que os sintomas retornem.

Implicações do manejo das condições crônicas

As condições crônicas têm implicações para a vida cotidiana e para o manejo das pessoas e suas famílias, bem como para a sociedade como um todo (Larsen, 2019). Ainda mais importante é o direcionamento dos esforços individuais para a prevenção das condições crônicas, visto que muitas (mas não todas) das doenças ou dos distúrbios crônicos estão relacionados com estilos de vida ou comportamentos não saudáveis, como o tabagismo e a alimentação excessiva. Portanto, modificações no estilo de vida podem evitar alguns distúrbios crônicos ou, pelo menos, atrasar seu início até uma idade mais avançada. Como a maioria das pessoas resiste às mudanças, provocar alterações nos estilos de vida delas é um grande desafio para os enfermeiros.

Uma vez que uma condição crônica tenha ocorrido, o foco muda para o manejo dos sintomas, para a prevenção de complicações (p. ex., complicações oculares em um diabético) e para a prevenção de outras doenças agudas (p. ex., pneumonia em uma pessoa com doença pulmonar obstrutiva crônica [DPOC]). A qualidade de vida – frequentemente ignorada por profissionais de saúde em sua abordagem com os indivíduos com condições crônicas – também é importante. A promoção de hábitos saudáveis, como a prática de exercícios físicos, é essencial para a qualidade de vida, até mesmo para as pessoas com doenças ou incapacidades crônicas, porque ajuda a manter o estado funcional (Larsen, 2019).

Embora os companheiros de trabalho, a família estendida e os profissionais de saúde sejam afetados pelas doenças crônicas, as dificuldades de viver com problemas crônicos são experimentadas mais agudamente pelos indivíduos e suas famílias imediatas. Eles experimentam o impacto maior, com modificações no estilo de vida que afetam diretamente a qualidade desta. Os enfermeiros não só prestam o cuidado direto, especialmente durante os episódios agudos, mas também fornecem a orientação e ajudam a assegurar os recursos e outros suportes que possibilitem que as pessoas integrem suas doenças em suas vidas e que tenham uma qualidade de vida aceitável apesar de sua condição crônica. Para compreender cuidados essenciais de enfermagem, é importante reconhecer e avaliar as questões que as pessoas com doenças crônicas e suas famílias convivem e administram, frequentemente de modo diário (Larsen, 2019). Em último caso, o curso da condição crônica e seus desfechos, inclusive decisões de fim de vida, é determinado em grande parte pelo paciente e por seus familiares.

Muitas pessoas com condições ou doenças crônicas precisam enfrentar um desafio adicional: a necessidade de lidar com mais de uma condição crônica simultaneamente (CDC, 2019b; Raghupathi & Raghupathi, 2018). Os sintomas ou o tratamento de uma segunda condição crônica podem agravar a primeira condição. Os pacientes precisam estar aptos a lidar com suas várias condições crônicas, tanto separadamente como em conjunto, e coordenar os cuidados de saúde e as orientações que recebem, frequentemente de mais de um profissional de saúde.

A necessidade de contratar cuidadores familiares para ajudar com as AVDs e com as AIVDs, tais como comprar comida, lavar roupa, cuidar da casa e lidar com questões financeiras, é frequentemente mais desafiadora para muitas pessoas com doenças crônicas. Para muitos, é difícil estar na posição de contratar, supervisionar e, eventualmente, dispensar pessoas que podem fornecer ao paciente cuidado físico íntimo. A necessidade de equilibrar a função de recebedor do cuidado e a de supervisionar o indivíduo que presta o cuidado pode levar à mistura dos limites de cada função.

Os desafios de viver e manejar uma doença crônica são bem conhecidos, e as pessoas frequentemente relatam o recebimento de cuidado, informação, serviços e aconselhamento inadequados. Isso fornece aos enfermeiros uma oportunidade de assumir uma função mais ativa na abordagem de muitas das questões experimentadas, coordenando o cuidado e servindo como advogados dos pacientes que necessitam de assistência adicional para o manejo de suas doenças, enquanto mantêm uma qualidade de vida aceitável para eles.

Considerações sobre os veteranos das forças armadas

A síndrome da Guerra do Golfo é uma condição crônica que foi relatada em veteranos que prestaram serviço militar na Guerra do Golfo após os ataques terroristas do 11 de setembro de 2001 ("911") (Baldwin, Rudquist, Lava-Parmele et al., 2019). Como a síndrome da Guerra do Golfo, o termo doença multissintomática crônica define um conjunto de sintomas inespecíficos apresentados por veteranos que serviram na Guerra do Golfo no período de 1990 a 1991 e relatam uma ou mais manifestações clínicas por mais de 6 meses em pelo menos duas de três categorias: fadiga, depressão do humor e alteração cognitiva e dor musculoesquelética. O termo doença multissintomática crônica é empregado quando os sintomas são moderados a graves e não têm outra explicação. Especula-se que a síndrome da Guerra do Golfo e a doença multissintomática crônica sejam consequentes à exposição dos veteranos a toxinas biológicas e químicas durante seus anos de serviço militar. Veteranos com manifestações da síndrome da Guerra do Golfo e com doença multissintomática crônica desejam e precisam ser levados a sério pelos profissionais de saúde.

Considerações gerontológicas

Nos EUA, o perfil demográfico reflete o aumento do número de adultos mais velhos com doenças/sintomas crônicos e com múltiplas condições crônicas. Estima-se que, até 2060, o número de adultos mais velhos mais que dobrará para 98,2 milhões; espera-se que o número de pessoas com 85 anos ou mais triplicará para 19,7 milhões. A razão mulher:homem com 65 anos ou mais é de 127 mulheres para cada 100 homens. Em 2014, havia 75,4 milhões de pessoas nascidas entre 1946 e 1964 (os chamados *baby boomers*) e representavam quase 25% da população. Os *baby boomers* começaram a atingir os 65 anos em

2011, contribuindo para o aumento do número de adultos mais velhos. A maioria dos adultos mais velhos tem pelo menos uma condição crônica, e três em cada quatro americanos mais velhos têm múltiplas condições crônicas (AARP, 2017; Raghupathi & Raghupathi, 2018). Algumas das condições mais frequentes nos americanos mais velhos são artrite, câncer, cardiopatia, diabetes melito do tipo 2 e hipertensão arterial.

Nos EUA, o tratamento de adultos mais velhos com doenças crônicas é responsável por 66% de todos os gastos com cuidados de saúde (CDC, 2018). Estima-se que os custos de prestar cuidados de saúde para uma pessoa com 65 anos ou mais sejam três a cinco vezes maiores do que os dos cuidados prestados a pessoas com menos de 65 anos. As condições crônicas aumentam o risco de morte por *influenza* (gripe) e pneumonia dos adultos mais velhos, embora existam vacinas efetivas para essas doenças.[6] A OMS (WHO, 2017b) emitiu diretrizes para as intervenções no nível comunitário visando à prevenção de declínios dos adultos à medida que eles envelhecem.

Em 2014, aproximadamente 28% (12,6 milhões) de todos os adultos mais velhos nos EUA moravam sozinhos (8,8 milhões de mulheres e 3,8 milhões de homens). Eles representavam 35% das mulheres mais velhas e 19% dos homens mais velhos. Quase 50% das mulheres com 75 anos ou mais moram sozinhas; muitas delas vivem abaixo do nível de pobreza (Administration for Community Living, 2018). Os arranjos domiciliares dos adultos mais velhos com doenças/sintomas crônicos têm importantes implicações de enfermagem no tocante ao preparo para a alta hospitalar e à coordenação dos serviços.

CUIDADO DE ENFERMAGEM DE PACIENTES COM CONDIÇÕES CRÔNICAS

O cuidado de enfermagem de pacientes com condições crônicas varia e ocorre em diversos ambientes. Ele pode ser direto ou de suporte. O cuidado direto pode ser fornecido no ambulatório ou no consultório médico, em um centro de saúde ou em uma clínica, no hospital, nas unidades de cuidados prolongados ou na casa do paciente. O cuidado direto inclui avaliação do estado físico do paciente, prestação de cuidado com as feridas, manejo e supervisão dos esquemas medicamentosos, fornecimento de orientações ao paciente e à família, e realização de tarefas técnicas. A disponibilidade desse tipo de cuidado possibilita que o paciente permaneça em casa e retorne para uma vida mais normal após um episódio agudo da doença.

Como a maior parte da responsabilidade cotidiana pelo manejo das condições crônicas fica a cargo do paciente e da família, os enfermeiros frequentemente prestam o cuidado de apoio domiciliar. Esse tipo de cuidado pode incluir monitoramento, orientação, aconselhamento, defesa do paciente, realização de encaminhamentos e manejo do caso de modo constante. A prestação do cuidado de apoio é tão importante quanto a do cuidado físico direto. Por exemplo, por meio do monitoramento contínuo tanto em casa quanto em uma clínica, o enfermeiro pode detectar sinais precoces de complicações prestes a ocorrer e fazer um encaminhamento (p. ex., entrar em contato com o médico de atenção primária ou consultar o protocolo médico na clínica) para uma avaliação médica, evitando, assim, uma hospitalização longa e cara.

O ato de lembrar as muitas facetas e implicações das condições crônicas de saúde e seu impacto potencial nos pacientes e em seus familiares possibilitará que o profissional de enfermagem preste cuidados físicos diretos ao paciente, quando isso for justificado, aborde as demandas emocionais e psicológicas do paciente e de sua família e prepare e auxilie o paciente e os cuidadores familiares a assumir o manejo da condição. Assim, o profissional de enfermagem pode ajudar os pacientes e seus familiares a manter uma vida o mais normal possível e como desejarem.

Trabalhar com pessoas com doenças crônicas exige não apenas lidar com os aspectos clínicos do distúrbio, mas também lidar com a pessoa como um todo – física, emocional e socialmente. Essa abordagem holística do cuidado exige que os enfermeiros avaliem seus conhecimentos e habilidades, incluindo o conhecimento em ciências sociais e, particularmente, psicologia. As pessoas frequentemente respondem à doença, à orientação relacionada com a saúde e aos esquemas de modos diferentes das expectativas dos profissionais de saúde. Embora, em geral, a qualidade de vida seja afetada pelas doenças crônicas, especialmente se a doença for grave, as percepções do paciente a respeito do que constitui qualidade de vida frequentemente afetam o comportamento relacionado com o manejo da doença ou o modo como eles encaram o aconselhamento a respeito da saúde. Os enfermeiros e os outros profissionais de saúde precisam reconhecer isso, mesmo que seja difícil ver os pacientes fazerem escolhas pouco sábias a respeito de seus estilos de vida e do manejo da doença. As pessoas têm o direito de receber o cuidado sem temer se sentirem ridículas ou recusa do tratamento, mesmo que seus comportamentos (p. ex., tabagismo, uso abusivo de substâncias, superalimentação e falha em seguir as recomendações dos profissionais de saúde) possam ter contribuído para seu distúrbio crônico.

Cuidados domiciliar, comunitário e de transição

 Orientação do paciente sobre autocuidados

Como as condições crônicas são muito caras para as pessoas, as famílias e a sociedade, dois dos principais objetivos da enfermagem são a prevenção das condições crônicas e o cuidado das pessoas com eles. Isso requer a promoção de estilos de vida saudáveis e o encorajamento do uso de medidas de segurança e para evitar a doença, como o uso de cintos de segurança e a vacinação. A prevenção também deve começar no início da vida e continuar ao longo dela. A orientação a respeito do autocuidado pode ser necessária para direcionar interações das condições crônicas dos pacientes, bem como as habilidades necessárias para o manejo de doenças individuais e seus efeitos interativos.

A orientação do paciente e da família é uma função importante da enfermagem que pode fazer diferença na capacidade de adaptação do paciente e de sua família a condições crônicas. Pacientes bem informados e educados, possivelmente, são mais preocupados com relação a sua saúde em comparação com os pacientes desinformados, e fazem o que for necessário para mantê-la. Eles também são mais propensos a lidar com os sintomas, reconhecer o início das complicações e procurar ajuda precocemente. O conhecimento é a chave para a tomada de escolhas e decisões informadas durante todas as fases da trajetória da doença crônica.

---

[6] N.R.T.: No Brasil, o calendário vacinal orienta a vacinação de idosos (http://portalms.saude.gov.br/saude-de-a-z/vacinacao/calendario-vacinacao#idoso).

Apesar da importância da orientação do paciente e de sua família, o enfermeiro deve reconhecer que os pacientes diagnosticados recentemente com condições crônicas sérias e os membros de sua família podem precisar de tempo para entender o significado dessa condição e seu efeito sobre suas vidas. A orientação deve ser planejada cuidadosamente, de modo que não seja intensa. Além disso, é importante avaliar o impacto de um novo diagnóstico de doença crônica sobre a vida do paciente e o significado de cuidado que o paciente tem com ele mesmo.

O enfermeiro que cuida de pacientes com condições crônicas no hospital, na clínica, no domicílio ou em qualquer outro estabelecimento deve avaliar o conhecimento do paciente a respeito de sua doença e seu manejo; o enfermeiro não pode assumir que pacientes com uma condição crônica há muito tempo tenham o conhecimento necessário para o manejo da condição. As necessidades de aprendizado dos pacientes são modificadas conforme mudam a condição crônica e sua situação pessoal. O enfermeiro também deve reconhecer que os pacientes podem saber como seus corpos respondem em certas condições e como manejar seus sintomas do melhor modo. O contato com paciente em qualquer ambiente oferece aos enfermeiros a oportunidade ideal para reavaliar as necessidades de aprendizado do paciente e para fornecer orientação adicional a respeito da doença e seu manejo.

As estratégias educacionais e os materiais devem ser adaptados para cada paciente, de modo que ele e sua família possam compreender e seguir as recomendações dos profissionais de saúde. Por exemplo, os materiais educacionais devem ser adaptados para pessoas com baixos níveis de escolaridade e devem estar disponíveis em diversas línguas e em vários formatos alternativos (p. ex., braille, letras grandes, gravações de áudio). Pode ser necessário providenciar intérpretes de linguagem de sinais.

Cuidados contínuos e de transição

O manejo de doenças crônicas é um processo colaborativo entre o paciente, a família, o enfermeiro e outros profissionais de saúde. A colaboração se expande para todos os estabelecimentos e pela trajetória da doença. Manter uma doença estável ao longo do tempo requer o monitoramento cuidadoso dos sintomas e a atenção aos esquemas terapêuticos. A detecção precoce de problemas e a ajuda aos pacientes para que desenvolvam estratégias adequadas de manejo podem ter diferença significativa nos resultados.

A maioria das condições crônicas é tratada no domicílio. Portanto, o cuidado e a orientação durante a hospitalização devem focar nas informações essenciais a respeito da condição, de modo que o manejo possa continuar após o paciente ser liberado para casa. Os enfermeiros de todos os estabelecimentos devem conhecer os recursos e os serviços disponíveis em uma comunidade, e devem fazer os arranjos (antes da alta hospitalar se o paciente estiver hospitalizado) para assegurar esses recursos e serviços. Quando adequado, o serviço de cuidado em casa deve ser contatado diretamente. O enfermeiro de cuidados domiciliares reavalia como o paciente e sua família estão se adaptando à condição crônica e a seu tratamento, e continua ou revisa o plano de cuidado de acordo com essas variáveis.

Como as condições crônicas ocorrem no mundo inteiro, o qual está cada vez mais conectado, os enfermeiros devem pensar além do nível pessoal, para os níveis comunitário e global. Em termos de prevenção da doença e da promoção de saúde, isso torna possíveis esforços de longo alcance para avaliar as pessoas a respeito de riscos para doenças crônicas (p. ex., rastreamento de pressão arterial e de diabetes melito, avaliações do risco de AVE) e orientação grupal relacionada com prevenção e manejo de doenças. Além disso, os enfermeiros devem lembrar os pacientes com doenças ou incapacidades crônicas e sua família a respeito da necessidade de promoção contínua da saúde e das triagens preventivas recomendadas para todas as pessoas, visto que, frequentemente, é possível considerar como principal preocupação a doença ou a incapacidade crônica, enquanto outras questões relacionadas com a saúde são ignoradas (ver Boxe 7.6).

Dados eletrônicos e tecnologias de telecomunicação para dar suporte de longa distância ao atendimento de saúde, educação relacionada à saúde para pacientes e profissionais, saúde pública e administração de saúde (telessaúde e *telehomecare*) têm sido empregados de modo efetivo para prestar atendimento a pacientes com doenças crônicas. São especialmente úteis no monitoramento de pacientes com condições crônicas que vivem em regiões rurais (Health Resources & Services Administration, 2013). Também têm sido usados para fornecer algumas intervenções médicas e de enfermagem (p. ex., aconselhamento) e providenciar suporte e educação contínuos.

O cuidado de transição, se disponível, deve ser considerado e implementado quando o paciente apresentar múltiplas condições crônicas, comprometimento do estado cognitivo, bem como limitações físicas, terapias complexas ou estiver frágil ou instável antes da alta do hospital para casa. Enfermeiros de cuidados de transição atuam como coordenadores primários do atendimento. Esses profissionais realizam avaliações da capacidade dos pacientes e dos cuidadores familiares de ajudar no manejo do paciente em seu domicílio. Nesse papel, o profissional de enfermagem ajuda o paciente e seus familiares a estabelecer metas durante a internação, identifica os motivos para o atual estado de saúde do paciente, elabora um plano de cuidados que aborde esses motivos, agenda visitas domiciliares, fornece suporte telefônico e coordena vários serviços e prestadores de cuidados (Naylor et al., 2017) (ver Capítulo 2).

Cuidado de enfermagem para populações especiais com doenças crônicas

Ao prestar cuidado e orientação, o enfermeiro precisa levar em consideração múltiplos fatores (p. ex., idade, gênero, cultura e etnia; estado cognitivo; limitações físicas, sensoriais e cognitivas; conhecimentos em saúde) que influenciam a suscetibilidade a doenças crônicas e o modo como os pacientes respondem a condições crônicas. Por exemplo, determinadas populações tendem a ser mais suscetíveis a determinadas condições crônicas. Populações em alto risco para condições específicas podem ser abordadas em programas especiais de orientação e monitoramento; isso inclui aqueles em risco por causa de seu perfil genético (ver Capítulo 6, para uma discussão adicional sobre genômica e genética). Pessoas com culturas e gêneros diferentes respondem de modo diferente à doença, e é essencial estar alerta a essas diferenças. Para culturas em que os pacientes contam fortemente com o apoio da família, as famílias devem estar envolvidas e ser parte do plano de cuidado de enfermagem. Conforme os EUA tornam-se mais multiculturais e etnicamente diversificados e à medida que a população geral envelhece, os enfermeiros devem estar atentos ao modo como a cultura e a idade do indivíduo afetam o manejo da doença crônica, e é necessário que estejam preparados para adaptar adequadamente o cuidado.

É importante considerar o efeito de uma incapacidade preexistente ou associada à recorrência de uma condição crônica, sobre a capacidade de o paciente realizar AVDs, autocuidado e esquema terapêutico. Essas questões foram discutidas anteriormente neste capítulo.

EXERCÍCIOS DE PENSAMENTO CRÍTICO

1 **pbe** Um homem de 70 anos é hospitalizado por causa de insuficiência cardíaca crônica. Ele foi submetido à amputação acima do joelho por causa de um ferimento que ocorreu há 40 anos; além disso, apresenta perda auditiva significativa devido à exposição a ruído alto em seu trabalho e à falta de proteção auricular. Ao elaborar o plano de alta para esse paciente, qual orientação baseada em evidências é justificada para assegurar que ele consiga monitorar seu estado cardíaco? Quais precauções de segurança baseadas em evidências são justificadas? Como você modificaria a orientação tendo em vista a perda auditiva desse paciente?

2 **cpa** Uma mulher de 28 anos com paraplegia desde os 14 anos foi hospitalizada com uma grande lesão na região sacral devido à incapacidade de aliviar pontos de compressão enquanto está na cadeira de rodas. Foi programado desbridamento cirúrgico da lesão por compressão, seguido pela colocação de enxerto no local. Ela reconhece que tem dificuldade em seguir as recomendações médicas e está ansiosa para receber alta hospitalar o mais cedo possível para voltar para casa, porque ela se sente deprimida quando está longe de casa e do namorado. Quais avaliações de enfermagem e interprofissionais são indicadas durante suas interações iniciais com a paciente? Quais intervenções, inclusive orientação, você implementaria durante a recuperação pós-operatória da paciente? Que outros serviços interprofissionais poderiam ser solicitados para promover melhor transição para o ambiente domiciliar?

3 **qp** Uma mulher de 48 anos com esclerose múltipla apresentou recaídas frequentes, agravamento da limitação de deambulação a cada recaída e leve comprometimento cognitivo. Atualmente, ela está hospitalizada com diagnóstico de possível pneumonia e infecção urinária. A filha dela solicitou auxílio a você, enfermeiro responsável pela mãe, para ajudar na preparação de arranjos de vida alternativos para a paciente. A filha informa que está cansada e frustrada, porque é cuidadora da mãe e tem dois filhos, além de um emprego em tempo integral como auxiliar administrativa. Como você abordaria essa situação? Qual é a sua prioridade na avaliação da situação e na tomada de ação para auxiliar essa família?

REFERÊNCIAS BIBLIOGRÁFICAS

*Pesquisa em enfermagem.
**Referência clássica.

Livros

Agency for Healthcare Research and Quality. (2018). *2017 National healthcare quality and disparities report*. Rockville, MD: Agency for Healthcare Research and Quality.

Larsen, P. D. (2019). *Lubkin's chronic illness—Impact and intervention* (10th ed.). Burlington, MA: Jones & Bartlett Learning.

National Academies of Sciences, Engineering, and Medicine (NASEM). (2017). *Communities in action: Pathways to health equity*. Washington, DC: The National Academies Press.

National Center for Health Statistics. (2016). Chapter III: Overview of midcourse progress and health disparities. *Healthy People 2020 Midcourse Review*. Hyattsville, MD: U.S. Department of Health and Human Services.

Smeltzer, S. C. (2021). *Delivering quality healthcare for people with disability*. Indianapolis, IN: Sigma Theta Tau International.

The Patient Protection and Affordable Care Act. (2010). Public Law 111-148—March 23, 2010. 111-148—11th Congress. U.S. Government Publishing Office

United Nations Convention on the Rights of Persons with Disabilities (CRPD). (2006). *Final report of the Ad Hoc Committee on a comprehensive and integral international convention on the protection and promotion of the rights and dignity of persons with disabilities*. New York: United Nations.

**U.S. Department of Health & Human Services (HHS). (2005). *Surgeon general's call to action to improve the health and wellness of people with disabilities*. Rockville, MD: Author.

**U.S. Department of Health & Human Services (HHS), Office of Disease Prevention and Health Promotion. (2010). *Healthy People 2020*. Washington, DC: Author.

**U.S. Department of Justice, Civil Rights Division, Disability Rights Section. (2009). *A guide to disability rights law*. Washington, DC: Author.

World Health Organization (WHO). (2013). *Global action plan for the prevention and control of noncommunicable diseases 2013–2020*. Geneva, Switzerland: Author.

Periódicos e documentos eletrônicos

AARP. (2017). Chronic conditions among older adults. Retrieved on 7/18/2019 at: www.assets.aarp.org/rgcenter/health/beyond_50_hcr_conditions.pdf

AARP Public Policy Institute. (2018). Chronic care: A call to action for health reform. Chronic Conditions among Older Americans. Retrieved on 11/26/20 at: https://assets.aarp.org/rgcenter/health/beyond_50_hcr.pdf

Administration for Community Living, U.S. Department of Health and Human Services. (2018). 2018 Profile of older Americans. Retrieved on 7/16/2019 at: www.acl.gov/sites/default/files/Aging%20and%20Disability%20in%20America/2018OlderAmericansProfile.pdf

American Heart Association. (2019). Cardiovascular diseases affect nearly half of American adults, statistics show. Retrieved on 7/19/2019 at: www.heart.org/en/news/2019/01/31/cardiovascular-diseases-affect-nearly-half-of-american-adults-statistics-show

Americans with Disabilities Act of 1990 (ADA). (1990). Retrieved on 11/25/20 at: www.ada.gov/pubs/ada.htm

Americans with Disabilities Act of 1990 (ADA), As Amended. (2009). Retrieved on 11/26/20 at: www.ada.gov/pubs/ada.htm

Baldwin, N., Rudquist, R., Lava-Parmele, S., et al. (2019). Improving health care for Veterans with Gulf War Illness. *Federal Practitioner*, 36(5), 212–219.

Buttorff, C., Ruder, T., & Bauman, M. (2017). Multiple chronic conditions in the United States. Retrieved on 01/01/2018 at: www.rand.org/pubs/tools/TL221.html

Centers for Disease Control and Prevention (CDC). (2018). Disability and health. Common barriers to participation experienced by people with disabilities. Retrieved on 7/16/2019 at: www.cdc.gov/ncbddd/disabilityandhealth/disability-barriers.html

Centers for Disease Control and Prevention (CDC), National Center for Chronic Disease Prevention and Health Promotion (NCCDPHP). (2019a). At a glance. Prevalence of chronic illnesses. Retrieved on 7/19/2019 at: www.cdc.gov/chronicdisease/resources/infographic/chronic-diseases.htm

Centers for Disease Control and Prevention (CDC), National Center for Chronic Disease Prevention and Health Promotion (NCCDPHP). (2019b). Multiple chronic conditions. Retrieved on 7/19/2019 at: www.cdc.gov/chronicdisease/about/multiple-chronic.htm

Centers for Disease Control and Prevention (CDC), National Center for Health Statistics. (2017). Disability and functioning. Retrieved on 11/26/20 at: www.cdc.gov/nchs/fastats/disability.htm

**Corbin, J. M. (2003). The body in health and illness. *Qualitative Health Research*, 13(2), 256–267.

Dembo, R. S., Mitra, M., & McKee, M. M. (2018). The psychological consequences of violence against people with disabilities. *Disability & Health Journal*, 11(3), 390–397.

Dreyfus, D., Lauer, E., & Wilkinson, J. (2014). Characteristics associated with bone mineral density screening in adults with intellectual disabilities. *Journal of the American Board of Family Medicine*, 27(1), 104–114.

Drum, C. F. (2014). The dynamics of disability and chronic conditions. *Disability and Health Journal*, 7(1), 2–5.

Duncan, A., & Batliwalla, Z. (2018). Growing older with post-polio syndrome: Social and quality-of-life implications. *SAGE Open Medicine*, 6, 2050312118793563. eCollection 2018.

**Goodall, C. J. (1995). Is disability any business of nurse education? *Nurse Education Today*, 15(5), 323–327.

Goyat, R., Vyas, A., & Sambamoorthi, U. (2016). Racial/ethnic disparities in disability prevalence. *Journal of Racial and Ethnic Disparities*, 3(4), 635–645.

Hasson-Ohayon, I., Hason-Shaked, M., Silberg, T., et al. (2018). Attitudes toward motherhood of women with physical versus psychiatric disabilities. *Disability & Health Journal*, 11(4), 612–617.

Hayward, K., Chen, A.Y., Forbes, E., et al. (2017). Reproductive healthcare experiences of women with cerebral palsy. *Disability & Health Journal*, 10(3), 413–418.

Health Resources & Services Administration. (2013). *The Telehealth Network Grant Program (TNGP). A report summarizing performance of the TNGP. Office of the Advancement of Telehealth. Office of Rural Health*. HRSA. Washington, DC. http://www.pbtrc.org/wp-content/uploads/2014/06/The-Telehealth-Network-Grant-Program-Performance-Report-2013.pdf. Accessed on 11/25/20.

Heller, T. (2017). Service and support needs of adults aging with intellectual/developmental disabilities. Testimony to the U.S. Senate Committee on Aging. Working and Aging with Disabilities: From school to retirement. Retrieved on 11/25/20 at: https://www.aging.senate.gov/imo/media/doc/SCA_Heller_10_25_17.pdf

Hopps, M., Iadeluca, L., McDonald, M. (2017). The burden of family caregiving in the United States: Work productivity, health care resource utilization, and mental health among employed adults. *Journal of Multidisciplinary Health Care*, 10, 437–444.

Houtenville, A., & Boege, S. (2019). *Annual report on people with disabilities in America: 2018*. Durham, NH: University of New Hampshire, Institute on Disability. Retrieved on 7/19/2019 at: www.iod.unh.edu/facts-and-figures

Kaye, H. S. (2019). Disability-related disparities in access to health care before (2008–2010) and after (2015–2017) the Affordable Care Act. *American Journal of Public Health*, 109(7), 1015–1021.

Krahn, G. L. (2019). Digging deeper on the impact of the Affordable Care Act on disability-related health care access disabilities. *American Journal of Public Health*, 109(7), 956–958.

Krahn, G. L., Walker, D. K., & Correa-De-Araujo, R. (2015). Persons with disabilities as an unrecognized health disparity population. *American Journal of Public Health*, 105(S2), S198–S206.

Kushner, R. F., & Kahan, S. (2018). Introduction: The state of obesity in 2017. *Medical Clinics of North America*, 102(1), 1–11.

LaPierre, T. A., Zimmerman, M. K., & Hall, J. P. (2017). "Paying the price to get there": Motherhood and the dynamics of pregnancy deliberations among women with disabilities. *Disability & Health Journal*, 10(3), 419–425.

Lauer, E. A., & Houtenville, A. J. (2018). Estimates of prevalence, demographic characteristics and social factors among people with disabilities in the USA: A cross-survey comparison. *BMJ Open*, 8, e017828. Retrieved on 7/19/2019 at: www.ncbi.nlm.nih.gov/pmc/articles/PMC5829676/pdf/bmjopen-2017-017828.pdf

Lindner, S., Rowland, R., Spurlock, M., et al. (2018). "Canaries in the mine…" the impact of Affordable Care Act implementation on people with disabilities: Evidence from interviews with disability advocates. *Disability & Health Journal*, 11(1), 86–92.

Magaña, S., Parish, S., Morales, M. A., et al. (2016). Racial and ethnic health disparities among people with intellectual and developmental disabilities. *Intellectual and Developmental Disabilities*, 54(3), 161–172.

McClintock, H. F., Kurichi, J. R., Barg, F. K., et al. (2018). Health care access and quality for persons with disability: Patient and provider recommendations. *Disability & Health Journal*, 11(3), 382–389.

McKee, M. M. (2019). The invisible costs of hearing loss. *JAMA Otolaryngology–Head & Neck Surgery*, 145(1), 35.

McKee, M. M., Lin, F. K., & Zazive, P. (2018). State of research and program development for adults with hearing loss. *Disability & Health Journal*, 11(4), 519–524.

Mitra, M., Smith, L. D., Smeltzer, S. C., et al. (2017). Barriers to providing care to women with physical disabilities: Perceptions from health care practitioners. *Disability & Health Journal*, 10(3), 445–450.

Morris, M. A., Maragh-Bass, A. C., Griffin, J. M., et al. (2017). Use of accessible examination tables in the primary care setting: A survey of physical evaluations and patient attitudes. *Journal General Internal Medicine*, 32(12), 1342–1348.

Na, L., Hennessy, S., Boner, H. R., et al. (2017). Disability stage and receipt of recommended care among elderly Medicare beneficiaries. *Disability & Health Journal*, 10(1), 48–57.

National Center for Chronic Disease Prevention and Health Promotion (NCCDPHP). (2020). Health and economic costs of chronic diseases. Retrieved on 11/26/20 at: www.cdc.gov/chronicdisease/about/costs/index.htm.

National Institute of Neurological Disorders and Stroke. (2019). Post-polio syndrome fact sheet. Retrieved on 7/19/2019 at: www.ninds.nih.gov/Disorders/Patient-Caregiver-Education/Fact-Sheets/Post-Polio-Syndrome-Fact-Sheet

National Prevention Council, U.S. Department of Health and Human Services. Office of the Surgeon General. (2016). Healthy aging in action. Retrieved on 11/26/20 at: https://www.cdc.gov/aging/pdf/healthy-aging-in-action508.pdf

*Naylor, M. D., Shaid, E. C., Carpenter, D., et al. (2017). Components of comprehensive and effective transitional care. *Journal of the American Geriatrics Society*, 65(6), 1119–1125.

**Nosek, M. A. (2000). Overcoming the odds: The health of women with physical disabilities in the United States. *Archives of Physical Medicine and Rehabilitation*, 81(2), 135–138.

Office of Disease Prevention and Health Promotion. (2019). Development of the National Health Promotion and Disease Prevention Objectives for 2030. Retrieved on 7/16/2019 at: www.healthypeople.gov/2020/about/foundation-health-measures/Determinants-of-Health

Okoro, C. A., Hollis, N. D., Cyrus, A. C., et al. (2018). Prevalence of disabilities and health care access by disability status and type among adults—United States, 2016. *MMWR Morbidity Mortality Weekly Report*, 67, 882–887.

Raghupathi, W., & Raghupathi, V. (2018). An empirical study of chronic diseases in the United States: A visual analytics approach to public health. *International Journal of Environmental Research and Public Health*, 15(3), 431–455.

Reichard, A., Stransky, M., Phillips, K., et al. (2017). Prevalence and reasons for delaying or forgoing necessary care in the presence and type of disability among working-age adults. *Disability & Health Journal*, 10(1), 39–47.

Retief, R., & Letšosa, R. (2018). Models of disability: A brief overview. *Theological Studies*, 74(1), 2–8.

Sinclair, L. B., Fox, M. H., Jonas, B. S., et al. (2018). Considering disability and health: Reflections on the Healthy People 2020 Midcourse review. *Disability & Health Journal*, 11(3), 333–338.

**Smeltzer, S. C. (2007). Improving the health and wellness of persons with disabilities: A call to action too important for nursing to ignore. *Nursing Outlook*, 55(4), 189–193.

Smeltzer, S. C., & Qi, B. B. (2014). The practical implications for nurses caring for patients being treated for osteoporosis. *Nursing: Research and Reviews*, 4(4), 19–33.

Tarasoff, L. A. (2017). "We don't know. We've never had anybody like you before": Barriers to perinatal care for women with physical disabilities. *Disability & Health Journal*, 10(3), 426–433.

*Thurman, W. A., Harrison, T. C., Walker, V. G., et al. (2019). Pursuing well-being among rural-dwelling adults with disabilities. *Qualitative Health Research*, 29(12), 1699–1710.

Tremmel, M., Gerdtham, U-G., Nilsson, P. M., et al. (2017). Economic burden of obesity: A systematic literature review. *International Journal of Environmental Research and Public Health*, 14(4), 435.

United Nations. (n.d.). Factsheet on persons with disabilities. Retrieved on 7/20/2019 at: www.un.org/development/desa/disabilities/resources/factsheet-on-persons-with-disabilities.html

U.S. Census Bureau. (2018a). Americans with disabilities: 2014. Retrieved on 7/20/2019 at: www.census.gov/library/publications/2018/demo/p70-152.html

U.S. Census Bureau. (2018b). Facts for features: Veterans Day 2018: Nov. 11. Retrieved on 7/20/2019 at: www.census.gov/newsroom/facts-for-features/2018/veterans-day.html

U.S. Department of Health and Human Services (HHS), National Prevention Council. (2015). Healthy aging in action: Advancing the national prevention strategy. Office of the Surgeon General. Healthy Aging in Action. Retrieved on 7/20/2019 at: www.hhs.gov/sites/default/files/healthy-aging-in-action-final.pdf

U.S. Department of Labor, Bureau of Labor Statistics. (2020). Persons with a disability: Labor force characteristics—2019. Retrieved on 11/26/20 at: www.bls.gov/news.release/pdf/disabl.pdf

**World Health Organization (WHO). (2001). *International Classification of Functioning, Disability and Health—ICF*. Geneva, Switzerland: Author.

**World Health Organization (WHO). (2005). Preventing chronic diseases: A vital investment: WHO global report. Retrieved on

7/20/2019 at: www.who.int/chp/chronic_disease_report/full_report.pdf?ua=1

World Health Organization (WHO). (2017a). Tackling NCDs. Retrieved on 11/26/20 at: www.who.int/nmh/publications/ncd-progress-monitor-2017/en

World Health Organization (WHO). (2017b). Integrated care for older people—Guidelines on community-level interventions to manage declines in intrinsic capacity. Retrieved on 11/26/20 at: https://www.who.int/nutrition/publications/guidelines/integrated-care-older-people/en/

World Health Organization (WHO). (2018a). Fact sheets: Disability and health. Retrieved on 11/26/20 at: https://www.who.int/news-room/fact-sheets/detail/disability-and-health

World Health Organization (WHO). (2018b). Fact sheets: Mental disorders. Retrieved on 11/26/20 at: https://www.who.int/topics/mental_health/factsheets/en/

World Health Organization (WHO). (2018c). Noncommunicable diseases country profiles 2018. Retrieved on 7/20/2019 at: www.who.int/nmh/publications/ncd-profiles-2018/en

World Health Organization (WHO). (2019). Face the facts #2: Widespread misunderstandings about chronic disease—and the reality. Retrieved on 7/19/2019 at: www.who.int/chp/chronic_disease_report/media/Factsheet2.pdf

Recursos

AbleData, www.abledata.com or www.healthfinder.gov/FindServices/Organizations/Organization.aspx?code=HR2423

Advancing Care Excellence for Persons with Disabilities (ACE.D) (National League for Nursing), www.nln.org/professional-development-programs/teaching-resources/ace-d

Alliance for Disability in Health Care Education, Inc., www.ADHCE.org

American Academy of Developmental Medicine & Dentistry (AADMD), www.aadmd.org

American Association of the DeafBlind, www.aadb.org

American Association on Intellectual and Developmental Disabilities, www.aaidd.org

American Foundation® for the Blind, www.afb.org

American Speech-Language-Hearing Association, www.asha.org

Americans With Disabilities Act | National Network, www.adata.org

Arc of the United States, www.thearc.org

Association of Late-Deafened Adults, ALDA, Inc., www.alda.org

Center for Research on Women with Disabilities (CROWD), www.bcm.edu/crowd

Centers for Medicare & Medicaid Services (CMS), www.cms.gov

Developmental Disabilities Nurses Association (DDNA), www.ddna.org

Fact Sheet: The Affordable Care Act and The Disability Community, www.advocacymonitor.com/fact-sheet-the-affordable-care-act-and-the-disability-community

National Aphasia Association (NAA), www.aphasia.org

National Center for Learning Disabilities, www.ncld.org

National Organization for Rare Disorders (NORD), Through the Looking Glass, www.rarediseases.org/organizations/through-the-looking-glass

The Lurie Institute for Disability Policy | The Heller School for Social Policy and Management. Brandeis University, www.lurie.brandeis.edu

United Cerebral Palsy (UCP), www.ucp.org

United Spinal Association, www.unitedspinal.org

U.S. Department of Labor, Office of Disability Employment Policy, www.dol.gov/odep/topics/disability.htm

8 Manejo do Paciente Adulto mais Velho

DESFECHOS DO APRENDIZADO

Após ler este capítulo, você será capaz de:

1. Especificar as tendências demográficas e os aspectos fisiológicos do envelhecimento nos EUA.
2. Descrever a importância dos cuidados de saúde preventivos e da promoção da saúde dos adultos mais velhos.
3. Comparar e contrastar os problemas de saúde físicos e mentais comuns do envelhecimento e seus efeitos sobre a capacidade funcional dos adultos mais velhos e suas famílias.
4. Identificar a função do enfermeiro no atendimento às necessidades de cuidados de saúde dos adultos mais velhos.
5. Examinar os problemas de saúde comuns dos adultos mais velhos e de suas famílias no domicílio e na comunidade, nos hospitais e nas unidades de longa permanência.

CONCEITOS DE ENFERMAGEM

Desenvolvimento
Família
Questões éticas e legais
Saúde, bem-estar e doença

GLOSSÁRIO

atividades da vida diária (AVD): atividades de cuidados pessoais, como banhar-se, vestir-se, arrumar-se, alimentar-se, ir ao banheiro e transferência

atividades instrumentais de vida diária (AIVDs): habilidades complexas necessárias para uma vida independente, como fazer compras, cozinhar, realizar tarefas domésticas, usar o telefone, manejo de medicamentos e finanças, e ser capaz de viajar de carro ou de transporte público

comorbidade: apresentar mais de uma doença ao mesmo tempo (p. ex., diabetes melito e insuficiência cardíaca congestiva)

cuidados gerontológicos/geriátricos em enfermagem: área da enfermagem que se relaciona com a avaliação, o planejamento, a implementação e a avaliação de adultos mais velhos em todos os ambientes, incluindo unidades de cuidados agudos, intermediários e especializados, bem como na comunidade

depressão: transtorno da afetividade (humor) mais comum da terceira idade; resulta de mudanças na recaptação da serotonina em resposta à doença crônica e ao estresse emocional

etarismo: preconceito que discrimina, estigmatiza e impõe desvantagens aos adultos mais velhos com base unicamente em sua idade cronológica. Também denominado idadismo ou ageísmo.[1]

geriatria: especialidade médica que aborda a fisiologia, a patologia, o diagnóstico e o manejo de transtornos e doenças dos idosos

gerontologia: estudo biológico, psicológico e sociológico combinado dos adultos mais velhos em seu ambiente

incontinência urinária: eliminação inesperada, involuntária ou descontrolada de urina

maus-tratos a idosos: dano físico, emocional ou financeiro a uma pessoa idosa por um ou mais filhos ou cuidadores do indivíduo ou outros; inclui negligência

orientação: capacidade de reconhecer as pessoas e o lugar onde está em um *continuum* de tempo; utiliza-se para avaliar o estado cognitivo básico do indivíduo

polifarmácia: o uso de múltiplos medicamentos, sejam eles prescritos por médicos ou de venda livre

presbiacusia: diminuição da capacidade de ouvir sons agudos que, naturalmente, começa na meia-idade, como resultado de alterações irreversíveis da orelha interna

presbiopia: diminuição da acomodação visual que ocorre com o avançar da idade

síndromes geriátricas: condições comuns em adultos mais velhos que tendem a ser multifatoriais e não se enquadram nas categorias de doenças distintas; essas condições incluem quedas, *delirium*, fraqueza, tontura e incontinência urinária

testamento vital: documento formal aprovado legalmente que identifica um representante legal que tem competência para tomar decisões caso o signatário se torne incapacitado

---

[1] N.R.T.: o termo "etarismo" foi criado em 1969 pelo geriatra e psiquiatra Robert Neil Butler.

O envelhecimento, processo normal de mudança relacionado com o tempo, começa ao nascimento e continua ao longo de toda a vida. Os norte-americanos estão vivendo mais que qualquer geração anterior. Com os bebês nascidos após a Segunda Guerra Mundial (1946 a 1964), que no início de 2010 completaram 65 anos, os norte-americanos mais velhos são a porção em mais rápida expansão da população. Em 2016, 3,5 milhões de pessoas celebraram seu 65º ano de vida. Existe a projeção de que 10.000 adultos mais velhos celebrarão seu 65º ano de vida a cada ano até 2030 (Administration on Aging [AoA], 2020). Sempre que o enfermeiro trabalha com adultos, é provável que lide com pacientes mais velhos. Este capítulo apresenta dados demográficos do envelhecimento, mudanças normais relacionadas com a idade, problemas de saúde associados ao envelhecimento e o modo como o enfermeiro pode influenciar a qualidade de vida e abordar as questões de saúde do idoso.

ASPECTOS GERAIS DO ENVELHECIMENTO

Demografia do envelhecimento

A proporção de norte-americanos com 65 anos ou mais passou de 37 milhões em 2006 para 49,2 milhões em 2016 (um aumento de 33%). Há também a projeção de que, até 2060, a população de adultos mais velhos dobrará para 98 milhões. Atualmente, uma em cada sete pessoas é um adulto mais velho, ou seja, 15,2% da população. Conforme a população idosa aumenta, o número de pessoas que vive até uma idade muito avançada também cresce drasticamente. O maior crescimento na população idosa é referente àqueles com 85 anos ou mais; espera-se que esta população mais que dobre de 6,4 milhões, em 2016, para 14,6 milhões, em 2040 (AoA, 2020).[2] A expectativa de vida – o número médio de anos que uma pessoa pode esperar viver – varia de acordo com o sexo e a etnia. A diferença de expectativa de vida entre homens e mulheres é de 5 anos. As mulheres vivem mais que os homens, e as mulheres brancas têm a maior expectativa de vida. Nos últimos 100 anos, a expectativa de vida aumentou drasticamente – em 1900, era de 47 anos; em 2009, esse valor aumentou para 78,8 anos. Em 2016, a expectativa de vida caiu 0,2% para 78,6 anos (Xu, Murphy, Kochanek et al., 2018).

A população idosa está se tornando mais diversificada, refletindo as mudanças demográficas dos EUA. Embora essa população aumente em todos os grupos minoritários, projeta-se que a taxa de crescimento da população latino-americana será maior, devendo aumentar 112% entre 2016 e 2030. Proporcionalmente, haverá um declínio importante no percentual da população de brancos não hispânicos, que deve aumentar apenas 39% até 2030 (AoA, 2020).

Estado de saúde dos adultos mais velhos

Embora muitos adultos mais velhos gozem de boa saúde, a maioria deles tem pelo menos uma doença crônica, e muitos têm várias condições de saúde. As condições crônicas, muitas das quais passíveis de prevenção ou tratamento, são a principal causa de incapacidade e dor nos adultos mais velhos (Figura 8.1).

A maioria das mortes nos EUA ocorre em pessoas com 65 anos ou mais. No entanto, melhoras na prevenção, na detecção precoce e no tratamento de doenças causaram um impacto sobre a saúde das pessoas nessa faixa etária. Nos últimos 60 anos, houve uma queda significativa na quantidade de mortes em geral – especificamente nas mortes por cardiopatias e câncer, as duas principais causas de mortes. Além disso, as mortes causadas por doenças crônicas das vias respiratórias inferiores, acidente vascular encefálico, gripe, pneumonia e septicemia diminuíram (Xu et al., 2018). As mortes por lesões não intencionais e doenças nas vias respiratórias inferiores trocaram de posição, tornando as lesões não intencionais a terceira causa de morte. O número de mortes por causa de doença de Alzheimer (DA) aumentou e existe a projeção que quadruplicará até o ano 2050, atingindo, nos EUA, 14 milhões de adultos com 65 anos ou mais (Centers for Disease Control and Prevention [CDC], 2017).

Entre os anos de 2012 e 2014, 78% dos adultos mais velhos norte-americanos não institucionalizados com 65 anos ou mais

---

[2]N.R.T.: segundo o IBGE, no Brasil, o número de idosos com 80 anos ou mais pode passar de 19 milhões em 2060.

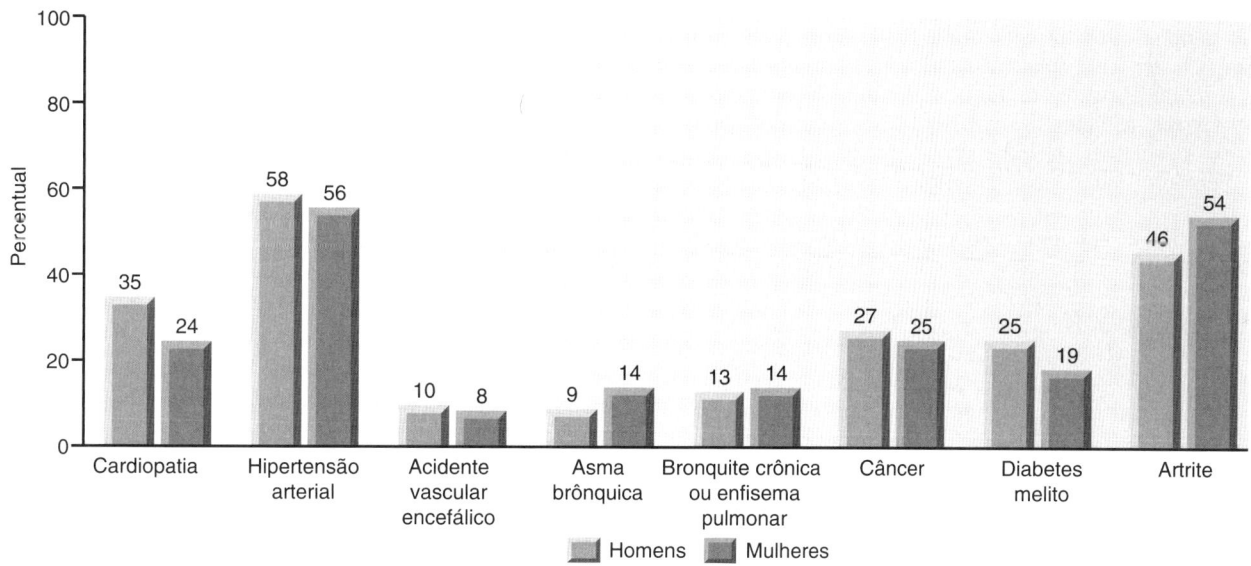

Figura 8.1 • Porcentagem de pessoas com 65 anos ou mais que relata ter condições crônicas de saúde específicas, por sexo, em 2018. Do National Center for Health Statistics. (2020). Older Americans 2020: Key indicators of well-being. Washington, DC: U.S. Government Printing Office. Retirada em 30/11/2020 de: https://www.agingstats.gov/data.html.

classificaram sua saúde como sendo boa, muito boa ou excelente (AoA, 2020). Homens e mulheres relataram níveis comparáveis de saúde; contudo, os relatos positivos de saúde diminuíram com o avançar da idade. Mesmo com 85 anos ou mais, a maioria dos americanos relatou saúde boa ou melhor. Negros, hispânicos e latinos pareceram menos propensos a relatar uma boa saúde. A maioria dos norte-americanos de 75 anos ou mais permaneceu funcionalmente independente, não importando o modo como percebia sua saúde. A proporção de norte-americanos idosos que relatam uma limitação nas atividades diminuiu de 49%, em 1992, para 44% em 2013 (AoA, 2020). Esse declínio nas limitações pode refletir as tendências de atividades de promoção da saúde e prevenção de doenças, tais como melhora da nutrição, diminuição do tabagismo, aumento da prática de atividades físicas e detecção precoce e tratamento dos fatores de risco, como hipertensão arterial e níveis séricos elevados de colesterol.

Muitas condições crônicas comumente encontradas nos idosos podem ser gerenciadas, limitadas e até mesmo prevenidas. É mais provável que os adultos mais velhos mantenham boas condições de saúde e independência funcional se forem encorajados a fazê-lo, e se houver serviços de suporte adequados na comunidade (Miller, 2019). Os enfermeiros precisam promover comportamentos de saúde positivos ao longo da vida, visto que comportamentos e escolhas insalubres podem resultar em doenças crônicas.

Cuidados de enfermagem para o paciente idoso

Gerontologia, o estudo do processo de envelhecimento, são um campo multidisciplinar oriundo das ciências biológicas, psicológicas e sociológicas. **Geriatria** é a prática (médica ou de enfermagem) que incide sobre a fisiologia, a patologia, o diagnóstico e o manejo de distúrbios e doenças de idosos. O atendimento aos adultos mais velhos não deve ser limitado a uma área específica, sendo mais bem fornecido por meio de um esforço cooperativo. Uma abordagem interdisciplinar à prestação de cuidados combina a experiência e os recursos para fornecer avaliação e intervenção geriátricas. Os enfermeiros colaboram com a equipe para obter serviços adequados para os pacientes e fornecer uma abordagem holística ao cuidado.

Os **cuidados gerontológicos/geriátricos em enfermagem** é um campo da enfermagem especializado no atendimento de idosos. O *Scope and Standards of Gerontological Nursing Practice* (Âmbito e padrões de prática da enfermagem gerontológica) foi originalmente desenvolvido em 1969 pela American Nurses Association (ANA) e revisto em 2010 (ANA, 2010). O enfermeiro de cuidados gerontológicos pode ser tanto um especialista quanto um generalista na prestação de cuidados de enfermagem abrangentes ao paciente idoso, por meio da combinação do processo de enfermagem básico com um conhecimento especializado do envelhecimento. Os cuidados gerontológicos em enfermagem são fornecidos em hospitais, em instituições de vida assistida e de auxílio à vida, na comunidade e em domicílio. As metas de cuidado incluem promover e manter as condições funcionais, bem como ajudar os idosos a identificar e utilizar seus pontos fortes para alcançar a independência ideal.

Os enfermeiros certificados em enfermagem geriátrica têm conhecimento especializado dos desafios agudos e crônicos específicos dos adultos mais velhos. Enfermeiros treinados nos conceitos de enfermagem geriátrica lidam de modo efetivo com as complexas necessidades de cuidados de um paciente idoso. Quando as melhores práticas são utilizadas e o conhecimento científico atual é aplicado aos problemas clínicos, há deterioração significativamente menor na saúde geral dos adultos mais velhos (ANA, 2010).

Além de especialistas, os enfermeiros que trabalham em todas as áreas da enfermagem médico-cirúrgica se deparam com adultos mais velhos. Eles precisam ter conhecimentos e habilidades para atender às complexas necessidades desses pacientes. Enfermeiros e cuidadores familiares que trabalham com o idoso devem entender que o envelhecimento não é sinônimo de doença, e que os efeitos do processo de envelhecimento, por si só, não são os únicos, ou até mesmo os principais, contribuintes para a incapacidade funcional e a doença. O envelhecimento é um processo extremamente individualizado e multifacetado (Sommerlad, Sabia, Singh-Manoux et al., 2019).

A avaliação funcional é uma estrutura comum para avaliar o adulto mais velho. As mudanças relacionadas com a idade, bem como os fatores de risco adicionais, como a doença e os efeitos de medicamentos, podem reduzir a função. Avaliar as consequências funcionais do envelhecimento e propor intervenções práticas ajudam a manter e a melhorar a saúde dos adultos mais velhos (Miller, 2019). O objetivo é ajudar os adultos mais velhos a manter o nível funcional máximo e a dignidade, apesar dos comprometimentos físicos, sociais e psicológicos. A intervenção precoce pode evitar complicações de muitos problemas de saúde e ajudar a maximizar a qualidade de vida.

Teorias do envelhecimento

O envelhecimento tem sido definido cronologicamente pelo passar do tempo, subjetivamente como o modo como uma pessoa se sente e funcionalmente como alterações nas capacidades física ou mental. Muitas teorias tentam fornecer uma estrutura na qual o envelhecimento é compreendido a partir de diferentes perspectivas. Os profissionais de saúde podem usar cada teoria para compreender os diferentes aspectos do envelhecimento.

Além das teorias biológica, desenvolvimental e sociológica do envelhecimento, Miller (2019) desenvolveu a teoria das consequências funcionais, que encoraja o enfermeiro a considerar os efeitos das mudanças normais relacionadas com a idade, bem como os danos sofridos por doenças ou fatores de risco ambientais e comportamentais, ao planejar o cuidado. Essa teoria sugere que o enfermeiro consegue modificar o resultado do paciente por meio de intervenções de enfermagem que abordem as consequências dessas alterações. Alterações relacionadas com a idade e fatores de risco podem interferir negativamente nos resultados do paciente e comprometer sua atividade e sua qualidade de vida. Por exemplo, alterações normais relacionadas com a idade relativas à visão podem aumentar a sensibilidade à claridade. Alterações no ambiente para reduzir a claridade podem aumentar o conforto e a segurança do paciente. Por outro lado, o desenvolvimento de cataratas, que não é uma mudança normal relacionada com a idade, também pode aumentar a sensibilidade à claridade. O enfermeiro precisa diferenciar as alterações normais irreversíveis relacionadas com a idade e os fatores de risco modificáveis. Isso a ajuda a projetar intervenções de enfermagem que tenham impacto positivo sobre os resultados do paciente idoso e, o mais importante, sobre a sua qualidade de vida.

ALTERAÇÕES RELACIONADAS COM A IDADE

O bem-estar dos adultos mais velhos depende de fatores físicos, psicossociais, mentais, sociais, econômicos e ambientais.

A avaliação completa inclui o exame de todos os principais sistemas do corpo, estado social e mental, e capacidade da pessoa de atuar de modo independente.

Aspectos físicos do envelhecimento

O envelhecimento intrínseco (internamente à pessoa) se refere a essas alterações causadas pelo processo normal de envelhecimento, que são programadas geneticamente e, em essência, universais em uma espécie. A universalidade é o principal critério utilizado para distinguir o envelhecimento normal de alterações patológicas associadas à doença. No entanto, as pessoas envelhecem de modo bastante diferente e em ritmos distintos; assim, muitas vezes, a idade cronológica é menos preditiva de caraterísticas etárias óbvias que outros fatores, tais como genética (Boxe 8.1) e estilo de vida do indivíduo (Frishman, 2019; Seah, Kowitlawakul, Jiang et al., 2019; Sommerlad et al., 2019).

As alterações celulares e extracelulares que ocorrem por conta do envelhecimento causam declínio funcional e mudanças mensuráveis na aparência física, incluindo modificações no formato e na composição corporal. O envelhecimento celular e os déficits teciduais também diminuem a capacidade do corpo de manter a homeostasia e impedem que os sistemas orgânicos funcionem com eficiência total. Conforme as células se tornam menos capazes de substituir a si mesmas, acumulam um pigmento conhecido como lipofuscina. A degradação da elastina e do colágeno faz com que o tecido conjuntivo se torne mais rígido e menos elástico. Essas alterações resultam em diminuição da capacidade de funcionamento do órgão e aumentam a vulnerabilidade a doenças e estresse. As mudanças relacionadas com a idade no sistema hematopoético influenciam a produção de hemácias, o que leva ao aumento das taxas de anemia (Norris, 2019).

A Tabela 8.1 resume os achados subjetivos e objetivos em relação a alterações relacionadas com a idade nos sistemas corporais. Informações mais aprofundadas sobre mudanças relacionadas com a idade podem ser encontradas nos capítulos referentes a cada sistema de órgãos.

Ao avaliar os aspectos físicos do envelhecimento, os enfermeiros devem saber que a sensação tátil é reduzida, e as alterações na capacidade de sentir pressão, dor e temperatura levam a uma diminuição da capacidade de identificar e perceber os sintomas físicos (Kennedy-Malone, Martin-Plank & Duffy, 2019).

Sistema cardiovascular

A cardiopatia é a principal causa de morte em idosos. Alterações relacionadas com a idade reduzem a eficiência do coração e contribuem para a diminuição da complacência do músculo cardíaco. Tais alterações incluem: hipertrofia do miocárdio, que altera força e função ventricular esquerda; aumento da ocorrência de fibrose e de tecidos calcificados que infiltram músculos e tecidos conjuntivos causando estenose das valvas; e diminuição das células marca-passo. Como resultado, as valvas cardíacas se tornam mais espessas e mais rígidas, e o músculo

---

Boxe 8.1 — GENÉTICA NA PRÁTICA DE ENFERMAGEM
Conceitos de genética e os adultos mais velhos

As condições genéticas em adultos mais velhos podem ocorrer a partir de uma mutação genética específica ou surgir como resultado de uma predisposição genética combinada com outros fatores (multifatoriais). A seguir, exemplos de algumas condições genéticas com início na vida adulta:

- Câncer de cólon
- Hemocromatose
- Doença de Huntington
- Doença renal policística
- Doença de Alzheimer.

A seguir, alguns exemplos de doenças com componentes multifatoriais, que podem incluir uma predisposição genética, no adulto mais velho:

- Diabetes melito
- Enfisema pulmonar
- Cardiopatia.

Avaliações de enfermagem

Ver Capítulo 4, Boxe 4.2: Genética na prática de enfermagem: Aspectos genéticos da avaliação de saúde.

Avaliação da história familiar específica do adulto mais velho
- Coletar e avaliar a história familiar tanto do lado materno quanto paterno, por três gerações
- Determinar se o teste genético foi realizado em outros membros da família
- Avaliar as percepções e as crenças do indivíduo e da família em torno dos assuntos relacionados com a genética.

Avaliação do paciente específica do adulto mais velho e da doença genética
- Avaliar conhecimento e compreensão da genética, testes genéticos e tratamentos com base em genes do paciente idoso
- Avaliar o entendimento do paciente sobre informações genéticas e decifrar as necessidades de conhecimento de saúde
- Realizar avaliações culturais, sociais e espirituais
- Avaliar a capacidade de comunicação do paciente, visto que as estratégias de comunicação sobre genética são adaptadas às suas necessidades e capacidades
- Identificar o sistema de suporte do paciente.

Manejo de questões específicas à genética e ao adulto mais velho
- Encaminhar o paciente para a realização de aconselhamento e avaliação genética adicional, conforme necessário, de modo que a família possa discutir a herança, o risco de outros membros da família e a disponibilidade de testes genéticos e intervenções com base em genes
- Oferecer informações e recursos genéticos apropriados que levem em consideração os conhecimentos em saúde do paciente idoso
- Avaliar a compreensão do paciente idoso antes, durante e depois da introdução de informações e serviços genéticos
- Aproveitar o tempo para explicar claramente os conceitos de testes genéticos para pacientes idosos e fornecer informações por escrito que reforcem o tópico da discussão
- Participar no manejo e na coordenação dos cuidados ao paciente idoso com condições genéticas e indivíduos predispostos a desenvolver ou transmitir uma condição genética.

Recursos sobre a genética

Ver Capítulo 6, Boxe 6.7: Componentes do aconselhamento genético para recursos adicionais.

TABELA 8.1 — Alterações relacionadas com a idade nos sistemas corporais e estratégias de promoção da saúde.

Alterações	Achados subjetivos e objetivos	Estratégias de promoção da saúde
Sistema cardiovascular Diminuição do débito cardíaco; redução da capacidade de responder ao estresse; a frequência cardíaca e o volume sistólico não aumentam com demanda máxima; recuperação mais lenta da frequência cardíaca; aumento da pressão arterial	Queixas de fadiga com o aumento da atividade Aumento do tempo de recuperação da frequência cardíaca *Pressão arterial ideal:* < 130/80 mmHg	Exercitar-se regularmente; graduar o ritmo das atividades; evitar fumar; ingerir dieta com baixo teor de gordura e pouco sal; participar de atividades de redução do estresse; verificar regularmente a pressão arterial; manter a adesão aos medicamentos; controlar o peso (índice de massa corporal < 25 kg/m^2)
Sistema respiratório Aumento do volume residual pulmonar; diminuição da força muscular, da resistência e da capacidade vital; redução nas trocas gasosas e capacidade de difusão; diminuição da eficiência da tosse	Fadiga e dispneia com a atividade prolongada; diminuição da excursão respiratória e da expansão torácica/pulmonar com expiração menos efetiva; dificuldade de remover secreções pela tosse	Exercitar-se regularmente; evitar fumar; beber líquido suficiente para liquefazer as secreções; receber imunização antigripal anualmente e vacina antipneumocócica aos 65 anos; evitar a exposição a infecções das vias respiratórias superiores
Sistema tegumentar Diminuição da gordura subcutânea, do líquido intersticial, do tônus muscular, da atividade glandular e dos receptores sensoriais, resultando em atrofia e diminuição da proteção contra traumatismo, exposição ao sol e temperaturas extremas; redução da secreção de óleos naturais e transpiração; fragilidade capilar	Pele fina, enrugada e seca; aumento da fragilidade, facilidade para se lesionar e se queimar ao sol; queixas de intolerância ao calor; proeminência de estruturas ósseas	Limitar a exposição solar a 10 a 15 min por dia para a síntese de vitamina D (usar roupas de proteção e protetor solar); vestir-se adequadamente à temperatura; manter-se hidratado; manter a temperatura interna segura; tomar uma ducha em vez de banho quente de banheira, se possível; lubrificar a pele com loções que contenham vaselina ou óleos minerais
Sistema genital *Mulher:* estreitamento vaginal e diminuição da elasticidade; diminuição das secreções vaginais *Homem:* declínio gradual da fertilidade, testículos menos firmes e diminuição na produção de esperma *Masculino e feminino:* resposta sexual mais lenta	*Mulher:* relações sexuais dolorosas; sangramento vaginal depois de uma relação sexual; prurido e irritação vaginal; orgasmo retardado *Homem:* ereção menos firme e atraso em alcançar a ereção e o orgasmo	*Mulher:* pode exigir reposição de estrogênio vaginal; acompanhamento ginecológico/urológico; uso de lubrificante durante a relação sexual
Sistema musculoesquelético Perda de densidade óssea; perda da força e tamanho do músculo; degeneração da cartilagem articular	Perda de altura; propensão a fraturas; hipercifose torácica; dor nas costas; perda da força, flexibilidade e resistência; dor nas articulações	Exercícios regulares com sustentação de peso (3 vezes/semana); recomendar exame da densidade óssea; ingestão de suplementos de cálcio e vitamina D, conforme prescrito
Sistema geniturinário Diminuição da contratilidade do músculo detrusor, da capacidade vesical, da taxa de fluxo, da capacidade de reter a micção; aumento da urina residual *Homem:* hiperplasia prostática benigna *Mulher:* músculos do períneo relaxados; instabilidade do detrusor leva à incontinência urinária de urgência; disfunção uretral (incontinência urinária de esforço)	Retenção urinária; sintomas de irritação durante a micção, incluindo polaciúria, sensação de esvaziamento incompleto da bexiga, micção noturna múltipla Síndrome de urgência/frequência; diminuição do "tempo de aviso"; perda de gotas de urina com tosse, riso, mudança de posição	Beber líquidos adequados, mas limitar a ingestão de líquidos à noite; evitar irritantes da bexiga (p. ex., bebidas com cafeína, álcool etílico, adoçantes artificiais); não ficar muito tempo sem urinar; esvaziar toda a bexiga ao urinar; usar roupas que sejam de fácil manipulação; considerar uma avaliação urológica. Mulheres: realizar exercícios de fortalecimento do assoalho pélvico, de preferência aprendidos via *biofeedback*
Sistema digestório Diminuição da sensação de sede, olfato e paladar; redução da salivação; dificuldade em deglutir alimentos; esvaziamento gástrico e esofágico retardado; motilidade gastrintestinal reduzida	Risco de desidratação, desequilíbrio eletrolítico e má ingestão nutricional; queixas de boca seca; queixas de plenitude, azia e indigestão; constipação intestinal, flatulência e desconforto abdominal; risco de aspiração	Usar lascas de gelo, antisséptico bucal; escova, fio dental e massagens gengivais diárias; receber atendimento odontológico regular; fazer refeições pequenas e frequentes; permanecer sentado e evitar atividades pesadas depois de comer; limitar o uso de antiácidos; manter dieta rica em fibras e pobre em gordura; limitar o uso de laxantes; ir ao banheiro regularmente; beber líquidos adequados
Sistema nervoso Diminuição do volume do cérebro e do fluxo sanguíneo cerebral. Redução na velocidade de condução nervosa	Mais lento para responder e reagir; a aprendizagem pode ser mais demorada; maior vulnerabilidade ao *delirium* com doença, anestesia, até mesmo alterações nos estímulos ambientais, como mudança de ambiente; aumento do risco de desmaios e quedas	Subdividir as orientações; em caso de hospitalização, incentivar a presença de visitantes; aumentar a estimulação sensorial; em caso de confusão súbita, procurar a causa; incentivar o paciente a levantar-se lentamente a partir de uma posição de repouso e praticar medidas de prevenção de queda

(continua)

TABELA 8.1	Alterações relacionadas com a idade nos sistemas corporais e estratégias de promoção da saúde. (*continuação*)	
Alterações	**Achados subjetivos e objetivos**	**Estratégias de promoção da saúde**
Sentidos especiais		
Visão: presbiopia; diminuição da capacidade de focar objetos próximos; redução da capacidade de tolerar a claridade; as pupilas ficam mais rígidas e as lentes mais opacas; diminuição da sensibilidade ao contraste; diminuição no humor aquoso	Segura objetos longe do rosto; queixa-se da claridade; má visão noturna e olho "seco"; dificuldade para se ajustar às mudanças na intensidade da luz; diminuição da capacidade de distinguir as cores	Usar óculos de grau e, ao ar livre, óculos de sol; evitar mudanças bruscas de um local escuro para um claro; usar iluminação interna adequada com luzes de área e luzes noturnas; ler livros com letras grandes; usar lupa para leitura; evitar dirigir à noite; usar cores contrastantes para a codificação de cores; evitar o brilho de superfícies claras e luz solar direta
Audição: presbiacusia; diminuição da capacidade de ouvir sons de alta frequência; adelgaçamento da membrana timpânica e perda da elasticidade; dificuldade com discriminação de som, especialmente em ambientes barulhentos	Dá respostas inadequadas; pede às pessoas que repitam as palavras; coloca a orelha adiante para ouvir; pode resultar em isolamento social e aumentar a vulnerabilidade ao *delirium* durante a internação	Recomendar um exame de audição; reduzir o ruído de fundo; ficar de frente para a pessoa; enunciar claramente; falar com voz grave; usar sinais não verbais; reformular perguntas
Paladar e olfato: diminuição da capacidade de sentir gostos e odores	Diminuição do reconhecimento de odores familiares, como o de comida estragada ou de gás deixado ligado; diminuição do prazer de consumir alimentos; usa excesso de açúcar e sal	Incentivar o uso de limão, especiarias e ervas; recomendar o abandono do tabagismo

Adaptada de Weber, J. R. & Kelley, J. H. (2019). *Health assessment in nursing* (6th ed.). Philadelphia, PA: Wolters Kluwer.

e as artérias do coração perdem sua elasticidade, resultando em volume sistólico reduzido. Depósitos de cálcio e gordura se acumulam nas paredes de artérias e veias, que se tornam cada vez mais rígidas e tortuosas, aumentando a resistência arterial; isso eleva a hipertensão e aumenta a carga de trabalho do coração (Capriotti & Frizzell, 2016).

Em razão da influência significativa de fatores comportamentais sobre a saúde cardiovascular, é difícil distinguir entre alterações relacionadas com a idade e com a doença na função cardiovascular. Quando são realizados estudos interculturais, as alterações cardiovasculares que antigamente acreditava-se estarem relacionadas com a idade não aparecem consistentemente. Por exemplo, a pressão arterial mais elevada em idosos das sociedades ocidentais não ocorre nas sociedades menos desenvolvidas, e pode ser decorrente de diferentes comportamentos de vida, em vez de alterações normais relacionadas com a idade (Miller, 2019). O sistema cardiovascular pode se adaptar a muitas alterações normais relacionadas com a idade, e, muitas vezes, uma pessoa idosa não apresenta qualquer redução significativa no desempenho cardiovascular. No entanto, quando exigido, em condições de estresse ou exercício, por exemplo, o sistema cardiovascular de uma pessoa idosa é menos efetivo e pode ser incapaz de responder efetivamente quando são necessárias atividades de manutenção da vida.

A avaliação cuidadosa dos adultos mais velhos é necessária porque, muitas vezes, eles apresentam sintomas diferentes daqueles observados em pacientes mais jovens. Os adultos mais velhos são mais propensos a ter dispneia ou sintomas neurológicos associados a cardiopatias, e podem apresentar alterações do estado mental ou relatar sintomas vagos, tais como fadiga, náuseas e síncope. Em vez da dor torácica subesternal típica associada à isquemia miocárdica, os adultos mais velhos podem relatar sensação de queimação, dor ou desconforto agudo em uma área da parte superior do corpo. Para complicar a avaliação, muitos idosos apresentam mais de uma doença subjacente. Quando um paciente se queixa de sintomas relacionados com digestão e respiração e dor nos membros superiores, deve-se suspeitar de cardiopatia. A ausência de dor em um paciente idoso não é um indicador confiável da ausência de cardiopatia.

A hipotensão ortostática e pós-prandial pode ser uma preocupação também devido à diminuição da sensibilidade do barorreflexo e aos fatores de risco, como medicamentos (Miller, 2019). Por isso, é importante avaliar a pressão arterial em duas posições. O paciente que experimenta hipotensão deve ser aconselhado a levantar-se lentamente (da posição deitada para a sentada ou em pé), evitar fazer força ao defecar e considerar fazer cinco ou seis pequenas refeições por dia, em vez de três, para minimizar a hipotensão que pode ocorrer após uma grande refeição. Deve-se evitar temperaturas extremas, incluindo duchas quentes e banhos em banheiras de hidromassagem.

Sistema respiratório

O sistema respiratório compensa bem as alterações funcionais do envelhecimento. Em geral, idosos saudáveis não tabagistas mostram declínio mínimo da função respiratória; no entanto, existem variações individuais substanciais, e a capacidade aeróbica diminui a cada década em cerca de 10% em relação ao desempenho máximo nas idades de 20 a 25 anos (Capriotti & Frizzell, 2016). As alterações relacionadas com a idade que ocorrem são sutis e graduais, e adultos mais velhos saudáveis conseguem compensá-las. Pode ocorrer redução da eficiência respiratória e da inspiração e expiração forçadas máximas como resultado de calcificação e enfraquecimento dos músculos da parede torácica. A massa pulmonar diminui e o volume residual aumenta (Norris, 2019).

Condições de estresse, como doenças, aumentam a demanda de oxigênio e afetam a função geral de outros sistemas. Assim como as doenças cardiovasculares, as doenças respiratórias se manifestam de maneira mais sutil em idosos do que em adultos jovens, e não necessariamente seguem o padrão típico de tosse, calafrios e febre. Os adultos mais velhos podem apresentar fadiga, letargia, anorexia, desidratação e alteração no estado mental (Miller, 2019).

O tabagismo é o mais importante fator de risco para doenças respiratórias, e os adultos mais velhos têm uma taxa mais alta de tabagismo, cerca de 20%, em comparação com a média nacional de 18% (Bowler, Hansel, Jacobson et al., 2017). Portanto, o foco principal das atividades de promoção da saúde deve ser a cessação do tabagismo e a prevenção do tabagismo passivo. Apesar do *marketing* dos fabricantes, os cigarros eletrônicos não são uma ajuda eficaz para o abandono do tabagismo nem para a promoção da saúde (Bowler et al., 2017).

Atividades adicionais que ajudam os adultos mais velhos a manter a função respiratória adequada incluem a prática regular de exercício físico, a ingestão adequada de líquido, a vacinação antipneumocócica, as imunizações antigripal anual e a evitação de pessoas que estejam doentes. Os idosos hospitalizados devem ser frequentemente lembrados de tossir e respirar profundamente, particularmente no pós-operatório, porque a diminuição da capacidade pulmonar e a redução da eficiência da tosse os predispõem a atelectasia e infecções respiratórias.

Sistema tegumentar

As funções da pele incluem proteção, regulação da temperatura, sensibilidade e excreção. O envelhecimento pode interromper todas as funções da pele e afetar a aparência (Norris, 2019). A proliferação epidérmica diminui e a derme se torna mais fina. As fibras elásticas diminuem de quantidade e o colágeno torna-se mais rígido. A gordura subcutânea diminui, particularmente nos membros, e a redução de vasodilatação torna o corpo menos capaz de produzir ou conservar o calor corporal. Essas alterações levam à ausência de febre em circunstâncias em que a febre normalmente estaria presente em indivíduos mais jovens e à redução da tolerância a extremos de temperatura, o que aumenta a probabilidade de hipotermia e hipertermia (Capriotti & Frizzell, 2016). Há também perda de elasticidade, causando rugas e flacidez da pele. A pele fica mais seca e mais suscetível a queimaduras, ferimentos e infecções. A pigmentação do cabelo muda e pode ocorrer calvície; fatores genéticos influenciam fortemente essas alterações. As modificações no tegumento reduzem a tolerância a extremos de temperatura e exposição ao sol.

As práticas de estilo de vida têm grande impacto sobre as alterações cutâneas. As estratégias para promover uma função da pele saudável incluem não fumar, limitar o consumo de bebidas alcoólicas, evitar a exposição ao sol, usar protetor solar com fator de proteção solar de 15 ou mais, usar roupas de proteção, usar creme hidratante contendo vaselina ou óleo mineral, evitar ficar imerso na banheira quente e manter nutrição e hidratação ideais (Farage, Miller & Maibach, 2017). Os idosos devem ser encorajados a ter quaisquer alterações na pele examinadas, pois a detecção precoce e o tratamento de lesões pré-cancerosas ou cancerosas são essenciais para um melhor resultado.

Sistema genital

Há uma percepção equivocada de que os adultos mais velhos são assexuados; no entanto, eles relatam que manter uma vida sexual estável e ativa é um questão importante para a qualidade de vida. Para as mulheres, a atividade sexual diminui principalmente com a perda do parceiro como resultado da viuvez; para os homens, como resultado de má saúde, má qualidade do sono, disfunção erétil, medicamentos e fatores emocionais. No entanto, embora uma boa saúde seja um indicador da atividade sexual, os idosos com doenças crônicas também podem ser capazes de ter uma vida sexual ativa. Por causa dos muitos fatores que influenciam a capacidade de manter-se sexualmente ativo, o enfermeiro e a pessoa idosa precisam entender os fatores fisiológicos, psicológicos e sociais que afetam a função sexual e reprodutiva conforme o envelhecimento progride (Bozorgmehri, Fink, Parimi et al., 2017; Kennedy-Malone et al., 2019; Miller, 2019).

A produção ovariana de estrogênio e progesterona diminui com a menopausa. As alterações que ocorrem no sistema genital feminino incluem: adelgaçamento da parede vaginal, bem como encurtamento e perda de elasticidade da vagina; diminuição das secreções vaginais, resultando em ressecamento vaginal, prurido e diminuição da acidez; involução (atrofia) do útero e ovários; e redução da tonicidade da musculatura pubococcígea, resultando em relaxamento da vagina e períneo. Sem a utilização de lubrificantes hidrossolúveis, essas alterações podem contribuir para o sangramento vaginal e relações sexuais dolorosas.

Em homens idosos, os testículos tornam-se menos firmes, mas podem continuar a produzir espermatozoides viáveis até os 90 anos. Por volta dos 50 anos, a produção de testosterona começa a diminuir (Mark, 2017). A libido diminuída e a disfunção erétil podem se desenvolver, porém é mais provável que estejam associadas a outros fatores que não as alterações relacionadas com a idade. Tais fatores de risco incluem obesidade, tabagismo, doenças cardiovasculares, doenças neurológicas, diabetes melito, doenças respiratórias, dor crônica e uso de muitos medicamentos (p. ex., vasodilatadores, anti-hipertensivos e antidepressivos tricíclicos) (Bozorgmehri et al., 2017; Miller, 2019).

Tanto em homens quanto mulheres idosas, pode levar mais tempo para que haja excitação sexual, a relação sexual seja completada e a excitação sexual ocorra novamente. Apesar da resposta menos intensa ao estímulo sexual e do declínio na atividade sexual que ocorre com o aumento da idade, o desejo sexual não desaparece. Muitos casais não têm conhecimento das causas da diminuição da libido ou disfunção erétil e, muitas vezes, relutam em discutir a diminuição da função sexual. Existem muitos métodos não farmacológicos, farmacológicos e cirúrgicos disponíveis para melhorar as relações sexuais. A avaliação e a comunicação exigem sensibilidade e conhecimentos de um especialista na área de disfunção sexual. Se houver disfunção sexual, pode ser justificado um encaminhamento a um ginecologista, urologista ou terapeuta sexual.

Sistema geniturinário

O sistema urinário continua funcionando adequadamente em adultos mais velhos, embora a massa renal seja diminuída, principalmente por causa de uma perda de néfrons. No entanto, a perda de néfrons não costuma tornar-se significativa até cerca de 90 anos, e as alterações na função renal variam muito; aproximadamente um terço dos adultos mais velhos não apresenta diminuição na função renal (Mark, 2017). As alterações na função renal podem ser atribuídas a uma combinação de envelhecimento e condições patológicas, como a hipertensão arterial. As alterações mais comumente observadas incluem diminuição na taxa de filtração, redução na função tubular com menor eficiência na reabsorção e concentração da urina, e recuperação mais lenta do equilíbrio ácido-básico em resposta ao estresse. Além disso, os idosos que tomam medicamentos podem experimentar consequências graves em decorrência do declínio na função renal por causa de déficit de absorção, diminuição da capacidade de manter o equilíbrio hidreletrolítico e redução da capacidade de concentrar a urina.

Determinadas doenças urinárias são mais comuns em idosos que na população geral. Nos EUA, a **incontinência urinária** (ou seja, eliminação involuntária, inesperada ou descontrolada de urina) é mais comum em mulheres do que em homens (razão de 2:1) até após os 80 anos, quando homens e mulheres são igualmente acometidos. Essa condição não deve ser confundida como uma consequência normal do envelhecimento (Resnick, 2019). Dispendiosa e, muitas vezes, constrangedora, essa condição deve ser avaliada porque, em muitos casos, é reversível ou pode ser tratada. Quando passível de tratamento, essa condição precisa ser abordada, porque o risco de mortalidade associado à incontinência urinária pode chegar a 44% em pacientes que vivem em unidades de longa permanência (Damián, Pator-Barriuso, Garcia López et al., 2017). Ver Capítulo 49 para uma discussão mais aprofundada de incontinência urinária. A hiperplasia benigna da próstata (aumento da próstata), um achado comum em homens mais velhos, provoca aumento gradual na retenção de urina e incontinência por transbordamento. As alterações no sistema urinário aumentam a suscetibilidade a infecções urinárias. O consumo adequado de líquido constitui uma intervenção de enfermagem importante, que reduz o risco de infecções da bexiga e também ajuda a diminuir a incontinência urinária.

Sistema digestório

A digestão de alimentos é menos influenciada pelas alterações associadas ao envelhecimento do que pelo risco de má nutrição. Os adultos mais velhos podem se ajustar às alterações no sistema digestório, mas podem ter dificuldades para fazer compras, preparar e ingerir os alimentos. O sentido do olfato diminui como resultado das alterações neurológicas e fatores ambientais, tais como tabagismo, medicamentos e déficit de vitamina B_{12}. A capacidade de reconhecer alimentos doces, azedos, amargos ou salgados diminui ao longo do tempo, alterando a satisfação com a comida. O fluxo salivar não diminui no idoso saudável; no entanto, aproximadamente um terço dos adultos mais velhos pode experimentar ressecamento da boca como resultado de doenças e medicamentos (Miller, 2019). As dificuldades de mastigação e deglutição geralmente estão associadas à falta de dentes e a doenças.

Especialistas discordam sobre a extensão das alterações gástricas que ocorrem como resultado do envelhecimento normal. No entanto, a motilidade gástrica parece diminuir um pouco, o que resulta em retardo do esvaziamento do conteúdo gástrico e saciedade precoce (sensação de plenitude). A redução na secreção de ácido gástrico e pepsina, aparentemente decorrente de condições patológicas em vez do envelhecimento normal, diminui a absorção de ferro, cálcio e vitamina B_{12}. A absorção de nutrientes pelo intestino delgado, particularmente de cálcio e vitamina D, parece diminuir com a idade. As funções do fígado, vesícula biliar e pâncreas geralmente são mantidas, embora a absorção e a tolerância a gorduras possam diminuir. A incidência de cálculos biliares e do ducto biliar comum aumenta progressivamente com o avanço da idade.

A disfagia, ou dificuldade de deglutir, aumenta com a idade e é um dos principais problemas de saúde em pacientes mais velhos. O envelhecimento normal altera alguns aspectos da função de deglutição. Além disso, trata-se de uma complicação frequente do acidente vascular encefálico e um fator de risco significativo para o desenvolvimento de pneumonia aspirativa que podem ser fatais. A disfagia é causada pela interrupção ou disfunção das vias neurais. Também pode resultar de disfunção dos músculos estriados e lisos do sistema digestório em pacientes com doença de Parkinson. A aspiração de alimento ou líquido é a complicação mais grave e pode ocorrer na ausência de tosse ou engasgo.

Constipação intestinal é uma condição comum que acomete muitos adultos mais velhos; é influenciada por múltiplos fatores de risco, e não apenas por alterações relacionadas à idade. Os sintomas da constipação intestinal leve são desconforto abdominal e flatulência; a constipação intestinal mais grave leva à impactação fecal, que contribui para a diarreia em torno de impactação, incontinência fecal e obstrução. Os fatores que predispõem à constipação intestinal incluem falta de bolo alimentar, uso prolongado de laxantes, alguns medicamentos, inatividade, ingestão insuficiente de líquido e excesso de gordura na dieta. Ignorar a vontade de defecar também pode ser um fator que contribui (Miller, 2019).

As práticas que promovem a saúde gastrintestinal incluem escovar os dentes regularmente e usar o fio dental; receber atendimento odontológico regular; beber bastante líquido; fazer refeições pequenas e frequentes com alto teor de fibras e baixo teor de gordura; evitar atividades pesadas ou deitar-se depois de comer; e evitar o uso de laxantes e antiácidos. Entender que há uma correlação direta entre a perda de olfato e paladar e a ingestão de alimentos ajuda os cuidadores a intervir para manter a saúde nutricional do paciente idoso.

Saúde nutricional

As funções sociais, psicológicas e fisiológicas da alimentação influenciam os hábitos alimentares dos adultos mais velhos. O envelhecimento modifica as exigências nutricionais; os idosos necessitam de uma dieta mais saudável, com menos calorias e rica em nutrientes, em resposta às alterações na massa corporal e ao estilo de vida mais sedentário. As recomendações incluem reduzir a ingestão de gordura e consumir quantidade suficiente de proteínas, vitaminas, minerais e fibra dietética, a fim de manter a saúde e evitar doenças. A diminuição da atividade física e a taxa metabólica mais lenta reduzem as calorias necessárias para o idoso manter um peso ideal. Como já foi dito, as alterações relacionadas com a idade que influenciam o prazer de comer incluem diminuição do olfato e paladar. É mais provável que adultos mais velhos precisem de mais açúcar para sentir um sabor doce devido ao embotamento do paladar. Além disso, eles podem perder a capacidade de diferenciar sabores azedos, salgados e amargos. Apatia, imobilidade, depressão, solidão, pobreza, conhecimentos inadequados e má saúde bucal também contribuem para a ingestão de nutrientes abaixo do ideal. As restrições orçamentárias e limitações físicas podem interferir na compra de alimentos e preparo de refeições.

A promoção da saúde de adultos mais velhos se fundamenta na saúde física, emocional, social, espiritual e intelectual dos indivíduos. O principal foco da promoção da saúde é o engajamento do adulto mais velho no aprimoramento da própria saúde (Meiner & Yeager, 2019). Os objetivos da terapia nutricional são manter ou restaurar a independência funcional máxima e a saúde, além de manter o senso de dignidade e a qualidade de vida, impondo o mínimo possível de restrições. As alterações na dieta devem ser incorporadas ao padrão alimentar preexistente dos adultos mais velhos tanto quanto possível.

Mulheres com mais de 50 anos e homens com mais de 70 anos devem ingerir diariamente 1.200 mg de cálcio. Para promover a absorção de cálcio, os adultos devem ingerir 600 UI de vitamina D até os 70 anos e 800 UI após os 70, a fim de manter a saúde dos ossos (National Institutes of Health [NIH], 2018a).

A subnutrição, que pode levar à desnutrição, pode ser um problema para os adultos mais velhos. Os idosos hospitalizados correm o risco de desnutrição, especialmente aqueles com comprometimento cognitivo ou demência (Tatum, Talebreza & Ross, 2018). Perda de peso involuntária recente pode ser decorrente de uma doença ou outros fatores, como depressão, que pode ter consequências graves e afetar a capacidade da pessoa de manter a saúde e lutar contra a doença (Norris, 2019). Muitas pessoas não sabem que têm déficits nutricionais. Os enfermeiros estão em uma posição ideal para identificar problemas nutricionais entre seus pacientes e atuar no âmbito da própria estrutura de conhecimento do paciente de seu estado de saúde para melhorar os comportamentos relacionados. (Ver Capítulo 4 para obter mais informações sobre a avaliação nutricional.)

Sono

Os adultos mais velhos têm se queixado mais com relação ao seu sono à medida que envelhecem, e até 50% dos que moram em casa e 65% dos que moram em instituições de idosos se queixam de transtornos do sono (Devlin, Skrobik, Gelinas et al., 2018; Štefan, Vrgoč, Rupčić et al., 2018). Muitos fatores afetam a qualidade do sono dos adultos mais velhos, incluindo problemas respiratórios durante o sono, síndrome das pernas inquietas, noctúria, dor, osteoartrite, insuficiência cardíaca, incontinência, hiperplasia prostática, problemas relacionados à menopausa, prurido, alergias, DA, depressão, demência, isolamento social, solidão, estar acamado, experiências de perda, uso de drogas ilícitas e morar em instituições de idosos (p. ex., iluminação inadequada, luzes acesas durante a noite, ruídos). Algumas das consequências da má qualidade do sono em adultos mais velhos incluem declínio cognitivo, aumento do risco de quedas, fadiga diurna e redução da saúde física e mental e da qualidade de vida relacionada à saúde e desfechos desfavoráveis na unidade de tratamento intensivo (UTI) (Devlin et al., 2018; Štefan et al., 2018).

A incidência de apneia do sono (transtorno do sono caracterizado por breves períodos sem incursões respiratórias) aumenta com a idade. Apresentar sintomas de insônia e um distúrbio relacionado com o sono (ronco, sufocamento ou pausas na respiração) associa-se a funcionamento diurno significativamente prejudicado e maiores tempos de reação psicomotora em comparação com o fato de ter uma dessas condições. A apneia do sono é discutida em mais detalhes no Capítulo 18.

Muitas vezes, o enfermeiro observa o paciente enquanto ele está dormindo e consegue identificar problemas. Ele pode fornecer orientações de saúde sobre comportamentos de higiene do sono, tais como evitar o uso do leito para outras atividades além de dormir (ou fazer sexo); manter uma rotina consistente de sono; evitar ou limitar períodos de sono diurno; limitar a ingestão de álcool a uma dose por dia. Sugestões adicionais incluem evitar estimulantes como cafeína e nicotina depois do meio-dia; reduzir a quantidade de líquidos durante a noite para evitar noctúria; e se engajar em atividades físicas regulares, de preferência na luz externa clara. Ensaios de aromaterapia relataram que o uso de óleo essencial de lavanda consegue melhorar a qualidade do sono (Karadag, Samancioglu, Ozden et al., 2017).

Sistema musculoesquelético

Sistemas musculoesquelético e neurológico intactos são essenciais para manter mobilidade segura, desempenhar **atividades de vida diária (AVDs)** (atividades básicas de higiene pessoal) e **atividades instrumentais de vida diária (AIVDs)** (habilidades complexas como fazer compras, cozinhar, realizar tarefas domésticas, usar o telefone, gerenciar medicamentos e ser capaz de deslocar-se de carro ou usar o transporte público), possibilitando assim que os adultos mais velhos permaneçam seguros e vivendo de modo independente na comunidade. As alterações relacionadas com a idade que afetam a mobilidade incluem alterações na remodelação óssea, que levam a diminuição na densidade óssea, perda de massa muscular, deterioração das fibras musculares e membranas celulares, e degeneração da função e da eficiência das articulações. Esses fatores são discutidos em detalhes na Parte 8.

Sem exercícios físicos, a redução gradual e progressiva da massa óssea começa antes dos 40 anos. A cartilagem das articulações também se deteriora progressivamente na meia-idade. A doença articular degenerativa ocorre na maioria das pessoas com mais de 70 anos, e a dor nas articulações que sustentam peso e no dorso é uma queixa comum. A perda excessiva de densidade óssea resulta em osteoporose, que leva a fraturas de quadril e vértebras que potencialmente modificam a vida. A osteoporose pode ser prevenida.

O axioma "use-o ou perca-o" é muito relevante para a capacidade física dos adultos mais velhos. Os enfermeiros desempenham uma função importante em incentivar os adultos mais velhos a participar de um programa de exercícios regulares. Os benefícios de praticar exercício físico regularmente não podem ser negados. Os exercícios aeróbicos são a base dos programas de condicionamento cardiovascular; no entanto, o treinamento da resistência e força muscular e os exercícios de flexibilidade são componentes essenciais de um programa de exercícios. Mesmo no fim da vida, em adultos que podem ser frágeis, acredita-se que o exercício seja benéfico em aumentar a força, a capacidade aeróbica, a flexibilidade e o equilíbrio. Além disso, os adultos mais velhos hospitalizados são beneficiados pela atividade física no hospital.

Sistema nervoso

É difícil manter a homeostasia com o envelhecimento, mas os idosos apresentam enorme capacidade de se adaptar e funcionar de modo adequado, mantendo suas capacidades cognitivas e intelectuais na ausência de alterações patológicas. No entanto, as alterações normais do envelhecimento do sistema nervoso podem afetar todas as partes do corpo. A estrutura, a química e as funções do sistema nervoso se alteram com a idade avançada. As células nervosas do encéfalo diminuem, mas essa diminuição é compensada por outros neurônios; há alta variabilidade entre os indivíduos, e a quantidade de perda neuronal varia entre as diferentes partes do encéfalo. No geral, as diminuições contribuem para uma pequena perda na massa do encéfalo (Capriotti & Frizzell, 2016). As alterações químicas incluem diminuição na síntese e no metabolismo dos principais neurotransmissores. Pelo fato de os impulsos nervosos serem conduzidos de modo mais lento, os idosos levam mais tempo para responder e reagir (Miller, 2019). O sistema nervoso autônomo trabalha de modo menos efetivo, e pode ocorrer hipotensão ortostática, discutida anteriormente. As alterações neurológicas podem afetar a marcha e o equilíbrio, o que pode interferir na mobilidade e na segurança. Os enfermeiros devem aconselhar os idosos a reservar um tempo maior para responder a um estímulo e se mover mais deliberadamente. Nutrição e absorção de vitamina B_{12} adequadas são importantes para a saúde neurológica. Os enfermeiros devem aconselhar os adultos mais velhos sobre nutrição adequada e ingestão de vitamina B_{12}, especialmente aqueles que seguem uma dieta vegetariana.

Um tempo de reação mais lento coloca os adultos mais velhos em risco de quedas e lesões, bem como leva a erros na condução de veículos. Embora os adultos mais velhos gastem menos tempo dirigindo do que os mais jovens, eles têm a mesma probabilidade de se envolver em acidentes automobilísticos que resultam em ferimentos graves ou morte. Os adultos mais velhos com suspeitas de dirigir de modo não seguro devem realizar uma avaliação da aptidão para dirigir (Miller, 2019). Esta, muitas vezes, é realizada por um terapeuta ocupacional, em conjunto com um neuropsicólogo, que realiza testes cognitivos mais detalhados.

A função mental pode ser ameaçada por tensões físicas e emocionais. Um início súbito de confusão mental pode ser o primeiro sintoma de uma infecção ou mudança em uma condição física (p. ex., pneumonia, infecção urinária, interações medicamentosas e desidratação).

Sistema sensorial

As pessoas interagem com o mundo por meio de seus sentidos. As perdas associadas ao envelhecimento afetam todos os órgãos dos sentidos, e isso pode ser devastador por afetar a capacidade de ler ou assistir à televisão, ouvir uma conversa bem o suficiente para se comunicar, ou discriminar gostos bem o suficiente para desfrutar da comida. Quase metade dos homens e um terço das mulheres idosas relatam dificuldades para ouvir sem aparelho auditivo. A maior parte dos adultos tem diminuição na acuidade visual, estreitamento do campo visual, e pode ter problemas para enxergar à noite. Uma perda sensorial descompensada afeta negativamente a capacidade funcional e a qualidade de vida do idoso. No entanto, dispositivos de assistência (p. ex., aparelhos auditivos e visuais) podem compensar a perda sensorial (Miller, 2019).

Perda sensorial *versus* privação sensorial

Ao contrário da perda sensorial, a privação sensorial consiste na ausência de estímulos do ambiente ou na incapacidade de interpretar os estímulos existentes (talvez como resultado de perda sensorial). A privação sensorial pode levar a tédio, confusão mental, irritabilidade, desorientação e ansiedade. O declínio nas informações sensoriais pode mimetizar uma perda cognitiva que, na verdade, não existe. A estimulação sensorial significativa fornecida à pessoa idosa, muitas vezes, é útil em corrigir esse problema. Em algumas situações, um sentido pode substituir o outro em observar e interpretar os estímulos. O enfermeiro pode aumentar a estimulação sensorial no ambiente com cores, imagens, texturas, sabores, odores e sons. Os estímulos são mais significativos se forem adequados aos adultos mais velhos e modificados com frequência. As pessoas com déficit cognitivo tendem a responder bem ao toque e à música familiar.

Visão

À medida que novas células se formam na superfície externa do cristalino, as células centrais mais velhas se acumulam e ficam amareladas, rígidas, densas e turvas, deixando apenas a parte externa do cristalino elástica o suficiente para mudar de forma (acomodação) e focar em distâncias próximas e distantes. À medida que o cristalino se torna menos flexível, o ponto de foco para objetos próximos se afasta. Esta condição comum (**presbiopia**) geralmente começa na quinta década de vida e exige que a pessoa use óculos de leitura para ampliar os objetos (Miller, 2019). Além disso, o amarelamento e a opacificação do cristalino fazem com que a luz se espalhe e ocorra sensibilidade à claridade. A capacidade de distinguir as cores diminui, particularmente o azul do verde. Em razão do aumento da rigidez dos músculos da íris, a pupila se dilata de modo lento e menos completo; assim, a pessoa idosa leva mais tempo para se adaptar ao chegar ou sair de ambientes claros e escuros, e precisa de luz mais clara para a visão de perto. Condições visuais patológicas não são uma parte normal do envelhecimento; no entanto, em adultos mais velhos, é maior a incidência de doença ocular (mais comumente catarata, glaucoma, retinopatia diabética e degeneração macular relacionada com a idade).

A degeneração macular relacionada com a idade (DMRI) é a principal causa de perda de visão e cegueira em idosos com 65 anos ou mais. Existe a previsão de que os casos de degeneração da mácula relacionada a idade passarão de 48 milhões de pessoas para 88 milhões de pessoas até o ano 2050 (CDC, 2017). A degeneração macular não afeta a visão periférica, o que significa que não causa cegueira. No entanto, afeta a visão central, a percepção de cores e detalhes finos, afetando muitas habilidades visuais comuns, tais como leitura, condução e visualização de rostos. Os fatores de risco incluem exposição à luz solar, tabagismo e hereditariedade. As pessoas com pele clara e olhos azuis podem ter risco aumentado. Óculos de sol e chapéus com viseiras fornecem alguma proteção, e parar de fumar é fundamental na prevenção da doença. Embora não exista um tratamento definitivo e não haja cura que restaure a visão, várias opções de tratamento estão disponíveis, dependendo de fatores como a localização dos vasos sanguíneos anormais. A fotocoagulação a *laser* e a terapia fotodinâmica são comumente usadas (CDC, 2017). Quanto mais cedo essa condição for diagnosticada, maiores são as chances de preservação da visão. Ver Capítulo 58 para obter mais informações acerca de visão alterada.

Audição

As alterações auditivas começam a ser observadas por volta dos 40 anos. Fatores ambientais, tais como exposição a ruídos, medicamentos e infecções, assim como a genética, podem contribuir para a perda auditiva, tanto quanto as alterações relacionadas com a idade. A **presbiacusia** consiste na perda neurossensorial progressiva que evolui da perda da capacidade de ouvir sons de alta frequência para a perda auditiva generalizada. É atribuída a alterações irreversíveis da orelha interna. Muitas vezes, os adultos mais velhos não conseguem acompanhar uma conversa, porque os sons de consoantes de alta frequência (os sons de *f, s, ch, sh, b, t, p*) parecem iguais. A perda auditiva pode fazer com que os adultos mais velhos respondam de modo inadequado, não compreendam uma conversa e evitem a interação social. Este comportamento pode ser erroneamente interpretado como confusão mental. O acúmulo de cerume ou outros problemas corrigíveis também podem ser responsáveis pelas dificuldades de audição. Uma revisão sistemática relatou a prevalência de subdetecção da perda auditiva e a subutilização de próteses auditivas nas unidades de longa permanência (Punch & Horstmanshof, 2019). Um aparelho auditivo devidamente prescrito e ajustado pode ser útil na redução de alguns tipos de déficits auditivos e aumentar a qualidade de vida (Punch & Horstmanshof, 2019). Ver Capítulo 59 para uma discussão das alterações na audição.

Paladar e olfato

Os sentidos do paladar e olfato estão reduzidos nos adultos mais velhos. Dos quatro sabores básicos (doce, azedo, salgado e amargo), o doce é particularmente embotado nos adultos mais velhos. Isso pode contribuir para a preferência por alimentos salgados e muito condimentados; ervas, cebola, alho e limão podem ser utilizados como substitutos do sal para dar sabor à comida.

As alterações do olfato, geralmente maiores que a perda do paladar, estão relacionadas com a perda de células nas vias nasais e no bulbo olfatório no encéfalo (Norris, 2019). Fatores ambientais como a exposição prolongada a toxinas (p. ex., poeira, pólen, fumaça) contribuem para a lesão celular.

Aspectos psicossociais do envelhecimento

O envelhecimento psicológico bem-sucedido se reflete na capacidade do adulto mais velho de se adaptar às perdas físicas, sociais e emocionais e alcançar a satisfação com a vida. Como as mudanças nos padrões de vida ao longo da vida são inevitáveis, os adultos mais velhos precisam de resiliência e habilidades de enfrentamento ao confrontar tensões e mudanças. A autoimagem positiva aumenta a assunção de riscos e a participação em funções novas, não testadas.

Embora as atitudes em relação aos adultos mais velhos difiram entre as subculturas étnicas, um tema sutil do **ageísmo** (preconceito ou discriminação contra pessoas idosas) predomina na sociedade, e muitos mitos cercam o envelhecimento. O ageísmo se baseia em estereótipos – crenças simplificadas e muitas vezes falsas que reforçam a imagem negativa dos adultos mais velhos perante a sociedade. Embora os adultos mais velhos constituam um grupo extremamente heterogêneo e cada vez mais racial e etnicamente diverso, esses estereótipos negativos são, às vezes, atribuídos a todos os adultos mais velhos.

O medo do envelhecimento e a incapacidade de muitos de confrontar o seu próprio processo de envelhecimento podem desencadear crenças ageístas. A aposentadoria e a não produtividade percebida também são responsáveis pelos sentimentos negativos, porque uma pessoa mais jovem que trabalha pode falsamente ver as pessoas mais idosas como não contribuindo para a sociedade, drenando recursos econômicos, e pode realmente sentir que eles estão competindo com as crianças por recursos. A preocupação com relação ao grande número de idosos que deixa a força de trabalho (os bebês nascidos após a Segunda Guerra Mundial alcançaram os 65 anos em 2010) está alimentando este debate.

As imagens negativas são tão comuns na sociedade, que os adultos mais velhos, muitas vezes, acreditam nelas e as perpetuam. A compreensão do processo de envelhecimento e o respeito por cada pessoa como um indivíduo podem dissipar os mitos do envelhecimento. O enfermeiro pode facilitar o envelhecimento bem-sucedido recomendando estratégias de promoção da saúde, como o planejamento antecipado para a aposentadoria, incluindo a garantia de renda adequada, desenvolvendo rotinas não relacionadas com o trabalho, substituindo amigos do trabalho por novos conhecidos e contando com outras pessoas e grupos além do cônjuge para preencher o tempo de lazer (Meiner & Yeager, 2019).

Estresse e enfrentamento no paciente idoso

Os padrões de enfrentamento e a capacidade de se adaptar ao estresse se desenvolvem ao longo de toda a vida e permanecem consistentes posteriormente. Experimentar o sucesso na vida enquanto adulto jovem ajuda a pessoa a desenvolver uma autoimagem positiva que permanece sólida até a terceira idade. As capacidades de uma pessoa de se adaptar às mudanças, tomar decisões e responder previsivelmente também são determinadas por experiências pregressas. Uma pessoa flexível e com boa capacidade funcional provavelmente continuará assim. No entanto, as perdas podem se acumular em um curto período e tornarem-se opressivas. Muitas vezes, a pessoa idosa tem menos opções e recursos diminuídos para lidar com eventos estressantes. Estressores comuns da terceira idade incluem: alterações normais do envelhecimento que prejudicam função física, atividades e aspecto; incapacidade decorrente de lesões ou doenças crônicas; prejuízos sociais e ambientais relacionados com a perda da renda e a diminuição da capacidade de desempenhar funções e atividades anteriores; e mortes de entes queridos. Muitos adultos mais velhos dependem fortemente de suas famílias e crenças espirituais para o conforto em momentos de estresse.

Um aspecto adicional do enfrentamento que os enfermeiros pesquisadores examinaram é a autoeficácia, que é a confiança de realizar bem uma tarefa específica ou determinado domínio de vida (Hladek, Gill, Bandeen-Roche et al., 2019). O Boxe 8.2 é um Perfil de pesquisa de enfermagem sobre as associações entre autoeficácia e fragilidade em um grupo de adultos mais velhos que vivem em comunidade.

Arranjos de vida

Muitos adultos mais velhos têm recursos financeiros mais que adequados e boa saúde, mesmo até o extremo da vida; portanto, têm muitas opções de habitação. Em 2017, 93% dessas pessoas viviam na comunidade, com uma porcentagem relativamente pequena (2,3%) residindo em asilos de idosos, e uma porcentagem semelhante morando em algum tipo de habitação para idosos. Dentre as pessoas com mais de 65 anos, 76% são donas de suas casas. Em 2018, 28% dos idosos não institucionalizados moravam sozinhos, com predomínio de mulheres viúvas. Em 2018, 70% dos homens com mais de 65 anos eram casados, em comparação com 40% das mulheres na mesma faixa etária. Tal diferença no estado civil aumenta com a idade e é resultante de vários fatores: as mulheres têm uma expectativa de vida maior que a dos homens; elas tendem a se casar com homens mais velhos e tendem a permanecer viúvas, enquanto os homens muitas vezes se casam novamente (AoA, 2020).

Muitos adultos mais velhos tendem a mudar de habitação em resposta a mudanças em suas vidas, tais como aposentadoria ou viuvez, deterioração significativa na saúde ou incapacidade. O tipo de habitação que escolhem depende da razão de sua mudança. Em caso de agravamento na incapacidade e doença, eles podem se mudar para asilos de idosos ou comunidades de vida assistida que oferecem algum apoio, tais como refeições, transporte e arrumação, mas que, por outro lado, lhes permitem viver com certa independência. Caso eles desenvolvam uma doença grave ou incapacidade e não sejam mais capazes de viver de modo independente ou semi-independente, podem precisar se mudar para um local com suporte adicional, como a casa de um parente ou uma unidade de longa permanência ou de vida assistida. Muitas vezes, eles procuram um local perto da casa de um filho adulto.

Morar em casa ou com a família

A maioria dos adultos mais velhos deseja permanecer na própria casa; na verdade, eles têm melhor capacidade funcional em seu próprio ambiente. A casa da família e as comunidades familiares podem ter grande importância emocional para eles, e isso não deve ser ignorado. No entanto, a idade avançada e a incapacidade progressiva podem exigir ajustes no ambiente para possibilitar que os idosos permaneçam em suas próprias casas ou apartamentos. Pode ser necessário apoio familiar adicional ou um apoio mais formal para compensar a diminuição na capacidade funcional e mobilidade. Muitos serviços e organizações podem ajudar os adultos mais velhos a "envelhecer no local" de modo bem-sucedido, em suas próprias casas ou em instituições de vida assistida (ver seção Recursos, no fim deste capítulo).

> **Boxe 8.2**
>
> ## PERFIL DE PESQUISA DE ENFERMAGEM
> ### Associação entre autoeficácia de enfrentamento e fragilidade em adultos mais velhos que moram em comunidade
>
> Hladek, M.D., Gill, J., Bandeen-Roche, K. et al. (2019). High coping self-efficacy associated with lower odds of pre-frailty/frailty in older adults with chronic disease. *Aging & Mental Health*. doi.org/10.1080/13607863.2019.1639136
>
> ### Finalidade
>
> Autoeficácia é a confiança de realizar bem uma tarefa específica ou determinado domínio de vida, enquanto fragilidade é um estado de redução da reserva fisiológica e vulnerabilidade a desfechos de saúde negativos. O propósito desse estudo era avaliar as associações entre autoeficácia e fragilidade em um grupo de adultos mais velhos que vivem na comunidade.
>
> ### Metodologia
>
> Esse estudo quantitativo empregou um projeto transversal para analisar 146 adultos mais velhos que vivem em comunidades de idosos. Os instrumentos incluíram a escala FRAIL (*fatigue* [fadiga], *resistance* [resistência], *ambulation* [deambulação], *illness* [sensação de doença] e *loss of weight* [perda ponderal]), que tem cinco itens, bem como dois instrumentos de autoeficácia que medem a confiança na capacidade da pessoa de solucionar problemas, de regulação emocional e de solicitar suporte quando ocorrem problemas na vida. Outras variáveis medidas incluíram a intrusão da doença na vida do paciente, sintomas depressivos, tensão financeira, eventos da vida, suporte social, frequência cardíaca, tabagismo e índice de massa corporal (IMC). Regressão logística foi utilizada para o desenvolvimento do modelo.
>
> ### Achados
>
> Aproximadamente 50% dos participantes se encontravam na faixa da fragilidade ou da pré-fragilidade na escala FRAIL. A autoeficácia de enfrentamento elevada foi associada à redução de 92% das chances de os participantes estarem na faixa da fragilidade ou da pré-fragilidade na escala FRAIL após serem ajustados para idade, raça, comorbidades, frequência cardíaca, contagem de eventos de vida e IMC. Essa relação permaneceu um achado significativo, mesmo após a inclusão da intrusão da doença na vida do paciente e os sintomas depressivos (*OR*: 0,10, valor de *p* = 0,014). Idade mais avançada, número de comorbidades, frequência cardíaca e IMC também foram associados, de modo significativo, com o fato de os participantes estarem na faixa da fragilidade ou da pré-fragilidade na escala FRAIL.
>
> ### Implicações para a enfermagem
>
> Quando os profissionais de enfermagem trabalham com adultos mais velhos, devem lembrar a associação de autoeficácia elevada com envelhecimento saudável. Os profissionais de enfermagem podem ter atuação decisiva na elaboração de intervenções para ajudar os adultos mais velhos a aumentar a autoeficácia, medida por sua confiança na capacidade de resolução de problemas, de regulação emocional e de solicitar suporte quando ocorrem problemas na vida.

Às vezes, idosos ou casais se mudam para a casa de filhos adultos. Essa pode ser uma experiência gratificante porque os filhos, seus pais e os netos interagem e compartilham responsabilidades domésticas (Figura 8.2). Também pode ser estressante, dependendo da dinâmica familiar. Filhos adultos e seus pais idosos podem optar por reunir seus recursos financeiros e mudar para uma casa que tenha uma edícula anexa. Este acordo proporciona segurança para o idoso e privacidade para ambas as famílias. Muitos adultos mais velhos e seus filhos adultos optam pela coabitação em tempos de crise, como durante uma doença grave ou após a morte de um dos cônjuges. Cuidar de um adulto mais velho também pode ser estressante; adultos mais velhos e suas famílias muitas vezes desconhecem as demandas emocionais e físicas de se compartilhar uma casa e assumir cuidados a uma pessoa cada vez mais dependente, especialmente devido ao tempo incerto e prolongado que pode estar associado ao cuidado de uma pessoa com uma doença crônica. As famílias podem ser ajudadas com orientações antecipatórias e planejamento a longo prazo antes que ocorra uma crise. Os idosos devem participar das decisões que lhes dizem respeito, tanto quanto possível.

Comunidades de aposentados com atendimento continuado

As comunidades de aposentados com atendimento continuado (CCRC, do inglês *continuing care retirement communities*) oferecem três níveis de condições de vida e cuidados que garantem o envelhecimento do indivíduo em seu próprio local (Miller, 2019). As CCRC consistem em casas ou apartamentos individuais para pessoas que podem gerenciar suas necessidades do dia a dia, apartamentos de vida assistida independentes para aqueles que precisam de assistência limitada em suas atividades de vida diária e serviços de enfermagem especializados quando é preciso que haja assistência de enfermagem contínua. As CCRC geralmente exigem um pagamento antecipado antes de os residentes se mudarem para a comunidade. Esse pagamento dá à pessoa ou ao casal a opção de residir na mesma comunidade a partir do momento de total independência até quando houver necessidade de assistência ou de cuidados de enfermagem especializados. As decisões sobre as condições de vida e cuidados de saúde podem ser feitas antes que haja qualquer declínio no estado de saúde. As CCRC também dão continuidade a um momento na vida do idoso quando muitos outros fatores (p. ex., estado de saúde, renda e disponibilidade de amigos e familiares) podem estar mudando.

Instituições de vida assistida

As instituições de vida assistida são uma opção quando alterações físicas ou cognitivas de uma pessoa idosa exigem pelo menos uma

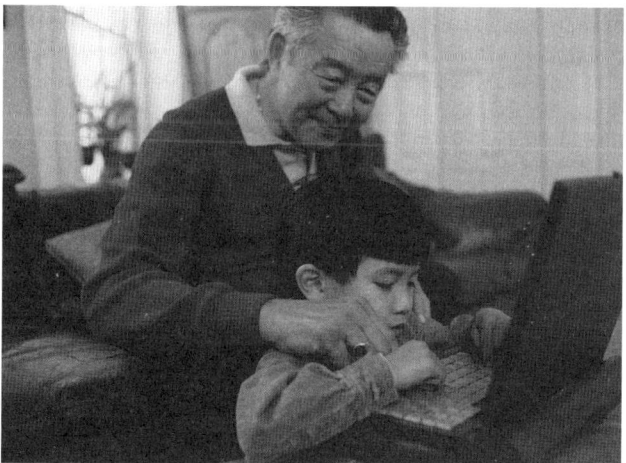

Figura 8.2 • A família é uma importante fonte de apoio psicossocial e físico para todas as pessoas. A interação de cuidado entre netos, avós e outros familiares normalmente contribui para a saúde geral.

supervisão ou assistência. A vida assistida possibilita um grau de independência, proporcionando assistência de enfermagem mínima com a administração de medicamentos, assistência com as AVD ou outras necessidades de saúde crônicas. Também podem ser incluídos outros serviços, tais como lavanderia, limpeza e refeições. Tanto as instituições de vida assistida quanto as CCRC são caras e pagas principalmente pelo próprio paciente.

Instituições de cuidados prolongados

Muitos tipos de instituições de idosos, abrigos de terceira idade ou unidades de cuidados prolongados oferecem assistência de enfermagem contínua. Ao contrário do mito de abandono familiar e medo de "acabar em uma casa de repouso", o real percentual de residentes idosos em unidades de longa permanência diminuiu, passando de 5,4% em 1985 para 2,3% em 2018 (AoA, 2020). No entanto, a real quantidade de adultos mais velhos que residem em instituições de cuidados prolongados passou a ser maior, em decorrência do grande aumento da população de adultos mais velhos e do uso de casas de repouso para a reabilitação a curto prazo.

Os cuidados a curto prazo em instituições de idosos, muitas vezes, são reembolsados pelo Medicare se o paciente estiver se recuperando de uma doença grave (p. ex., acidente vascular encefálico, infarto do miocárdio ou câncer) e requerer cuidados de enfermagem especializados ou terapia para recuperação. Em geral, se um adulto mais velho sofrer um problema de saúde grave e for hospitalizado e depois for para uma instituição de idosos, o Medicare cobre o custo dos primeiros 30 a 90 dias em uma instituição de idosos especializada, na medida em que for necessário tratamento contínuo. A exigência para que seja mantida a cobertura do Medicare durante esse período é a documentação da melhora persistente na condição que requer tratamento, na maior parte das vezes com fisioterapia, terapia ocupacional, fisioterapia respiratória ou terapia cognitiva. Alguns adultos optam por ter um seguro de cuidados prolongados como meio de pagar, pelo menos em parte, pelo custo desses serviços, caso eles sejam necessários. Os custos de cuidados prolongados para os adultos mais velhos que vivem em instituições e que estão clinicamente estáveis, mesmo que tenham múltiplos e debilitantes problemas crônicos de saúde, são pagos principalmente pelo próprio paciente. Quando os recursos financeiros de uma pessoa se esgotam em decorrência da habitação prolongada em uma instituição de idosos, o paciente, a instituição ou ambos podem solicitar o reembolso do Medicare e Medicaid, dependendo da situação. Os familiares não são responsáveis pelos custos com o asilo de idosos.

Uma quantidade crescente de lares de idosos oferece cuidados subagudos especializados. Esta área da instituição oferece um nível elevado de cuidados de enfermagem que podem evitar a necessidade de o residente ser transferido da instituição para um hospital ou possibilitar que um paciente internado seja transferido de volta para a instituição mais precocemente.

A função da família

O planejamento do cuidado e a compreensão das questões psicossociais que confrontam os adultos mais velhos devem ser realizados no contexto da família. Caso ocorra uma situação de dependência, o cônjuge, muitas vezes, assume a função de cuidador principal. Na ausência de um cônjuge vivo, um filho adulto pode assumir a responsabilidade de cuidador e precisar de ajuda na prestação ou organização dos cuidados e apoio.

Dois mitos comuns na sociedade norte-americana são que os filhos adultos e seus pais idosos são socialmente alienados, e que os filhos adultos abandonam seus pais quando surgem problemas de saúde e outras complicações que causam dependência. Na realidade, a família tem sido e continua sendo uma importante fonte de apoio para os adultos mais velhos; do mesmo modo, os membros mais velhos da família fornecem grande quantidade de apoio aos mais jovens.

Embora os filhos não sejam financeiramente responsáveis pelos seus pais idosos, as atitudes sociais e os valores culturais, muitas vezes, ditam que os filhos adultos devem prestar serviços e assumir o fardo dos cuidados caso seus pais idosos não sejam capazes de cuidar de si mesmos. Estima-se que, em 2018, os cuidadores informais prestaram cuidados não pagos por 18,5 bilhões de horas (Alzheimer's Association, 2019). A prestação de cuidados, que pode perdurar por muitos anos, pode tornar-se uma fonte de estresse familiar e é um risco bem conhecido de morbidade psiquiátrica e física. Foram identificadas intervenções com base em evidências para reduzir o sofrimento e melhorar o bem-estar do cuidador. Três grandes tipos de programas efetivos incluem a capacitação psicoeducacional, a terapia cognitiva comportamental e o uso de uma combinação de pelo menos duas abordagens, tais como orientações, reuniões de família e sessões de desenvolvimento de habilidades (Bakas, McCarthy & Miller, 2018). Os pesquisadores relataram que as intervenções baseadas na *web* são efetivas, eficientes e mais ajustadas às vidas agitadas das famílias e dos cuidadores (Wasilewski, Stinson & Cameron, 2017).

Aspectos cognitivos do envelhecimento

A cognição pode ser afetada por muitas variáveis, incluindo deficiência sensitiva, saúde fisiológica, ambiente, sono e influências psicossociais. Os adultos mais velhos podem experimentar alterações temporárias na função cognitiva (p. ex., *delirium*) quando hospitalizados ou internados em lares de idosos especializados, centros de reabilitação ou unidades de longa permanência. Tais mudanças estão relacionadas com as diferenças no ambiente ou com o tratamento médico ou a alteração no desempenho de função. A ferramenta de avaliação comumente utilizada é o Mini-Mental State Examination (MMSE).

Uma boa higiene do sono pode melhorar a cognição, bem como o tratamento para depressão e ansiedade. Diversos pesquisadores estão avaliando os programas de melhoria de memória para adultos mais velhos. Além disso, os pesquisadores descobriram que manter dieta saudável e equilibrada, praticar atividade física durante pelo menos 30 minutos por dia e dormir bem podem ajudar na prevenção de doenças crônicas e na melhora da função cognitiva (McDougall, 2017).

Quando os escores dos testes de inteligência de pessoas de todas as idades são comparados, os resultados dos testes de idosos mostram um declínio progressivo a partir da meia-idade. No entanto, a pesquisa mostrou que o ambiente e a saúde têm uma influência considerável sobre as pontuações, e que determinados tipos de inteligência (p. ex., percepções espaciais e retenção de informações não intelectuais) declinam, enquanto outras (p. ex., capacidade de resolução de problemas com base em experiências passadas, compreensão verbal e capacidades matemáticas) não. A saúde cardiovascular, um ambiente estimulante e altos níveis de escolaridade, *status* profissional e renda parecem ter efeito positivo sobre os escores de inteligência na vida adulta.

Não é inevitável o declínio significativo relacionado com a idade na inteligência, aprendizagem e memória. Muitos fatores afetam a capacidade dos adultos mais velhos de aprender e lembrar-se e ter um bom desempenho em situações de teste.

Os idosos com maiores níveis de escolaridade, boa função sensorial, boa nutrição e empregos que exigem habilidades de resolução de problemas complexos continuam demonstrando inteligência, memória e capacidade de aprendizagem. Parte do desafio em testar idosos é determinar o que realmente está sendo testado (p. ex., velocidade de resposta) e se os resultados do teste são indicativos de alterações normais relacionadas com a idade, de um déficit sensitivo ou de problemas de saúde. No entanto, as diferenças de idade continuam emergindo, mesmo com testes não cronometrados e quando são controlados por variações na função motora e sensitiva. Em geral, a inteligência líquida – a inteligência determinada biologicamente usada para a flexibilidade de pensamento e resolução de problemas – declina. A prevenção ou o manejo de distúrbios do sistema circulatório e do sistema nervoso influenciam positivamente o declínio da inteligência fluida. A inteligência cristalizada – obtida por meio da orientação e experiências ao longo da vida (p. ex., habilidades verbais) – permanece intacta. Essas diferenças exemplificam o padrão de envelhecimento clássico da inteligência. Apesar dessas reduções discretas, muitos adultos mais velhos continuam aprendendo e participando de experiências educacionais variadas. A boa saúde e a motivação são influências importantes sobre a aprendizagem (Boxe 8.3).

Aspectos farmacológicos do envelhecimento

Como uma quantidade crescente de condições crônicas afeta os adultos mais velhos, eles usam mais medicamentos em comparação com qualquer outro grupo etário. Embora os fármacos melhorem a saúde e o bem-estar, aliviando a dor e o desconforto, tratando doenças crônicas e curando processos infecciosos, as reações adversas a eles são comuns por causa de interações medicamentosas, do uso e dos efeitos de múltiplos fármacos e de dosagens incorretas.

Interações medicamentosas e efeitos adversos

Polifarmácia consiste no uso de múltiplos medicamentos prescritos ou de venda livre. A prescrição incorreta ou excessiva de medicamentos é comum no caso de adultos mais velhos (Miller, 2019). O potencial para interações medicamentosas aumenta com o uso aumentado de medicamentos e com as múltiplas doenças coexistentes (**comorbidades**) que afetam a absorção, a distribuição, o metabolismo e a eliminação dos fármacos. Essas interações são responsáveis por inúmeras idas ao pronto-socorro e consultas ao médico, que custam bilhões de dólares a cada ano.

Todo medicamento pode modificar o estado nutricional, e a saúde nutricional do idoso já pode estar comprometida por uma dieta marginal ou doença crônica e seu tratamento. Os medicamentos podem afetar o apetite, causar náuseas e vômitos, irritar o estômago, causar constipação intestinal ou diarreia e diminuir a absorção de nutrientes. Além disso, esses fármacos podem alterar o equilíbrio eletrolítico, bem como o metabolismo de carboidratos e gorduras. Por exemplo, os antiácidos podem causar déficit de tiamina; os laxantes diminuem a absorção; os antibióticos e a fenitoína reduzem a utilização de ácido fólico; e fenotiazinas, estrógenos e corticosteroides aumentam o apetite e causam ganho de peso.

Combinar múltiplos medicamentos com bebidas alcoólicas, bem como com medicamentos de venda livre e fitoterápicos, complica ainda mais os problemas gastrintestinais. Por exemplo, o hipérico, um fitoterápico efetivo para a depressão leve, diminui o efeito anticoagulante da varfarina e interage com muitos outros medicamentos metabolizados no fígado (Miller, 2019).

Existem ferramentas como American Geriatrics Society (AGS) Beers Criteria® para avaliar os padrões de uso de fármacos por adultos mais velhos (Fick, Selma, Steinman et al., 2019). Os critérios avaliam as evidências de medicamentos potencialmente deletérios de acordo com os sistemas de órgãos. Eles são atualizados a cada 4 anos em uma tentativa de aprimorar o atendimento prestado aos adultos mais velhos por meio de limitação da exposição deles a medicamentos potencialmente inapropriados.

Farmacocinética alterada

As alterações da absorção, do metabolismo, da distribuição e da excreção ocorrem como resultado do envelhecimento normal e podem resultar também de interações com fármacos e alimentos (Comerford & Durkin, 2020). A absorção pode ser afetada por alterações do pH gástrico e diminuição da motilidade gastrintestinal. A distribuição de medicamentos pode ser alterada como resultado da diminuição da água corporal e aumento da gordura corporal. As alterações normais relacionadas com a idade e as doenças que alteram o fluxo sanguíneo, a função hepática e renal, ou o débito cardíaco (DC) podem afetar a distribuição e o metabolismo (Tabela 8.2).

Implicações para a enfermagem

Os princípios de prescrição que foram identificados conforme apropriado para pacientes idosos incluem começar com uma dose baixa, aumentar lentamente e manter o esquema de medicação o mais simples possível e conciliar esquemas medicamentosos novos e anteriores no momento da alta hospitalar de uma internação aguda (Comerford & Durkin, 2020; Fick et al., 2019). É essencial realizar uma avaliação aprofundada que começa com uma anamnese abrangente do uso de medicamentos, incluindo etilismo, substâncias psicoativas e excesso de medicamentos de venda livre e fitoterápicos. É melhor perguntar ao paciente ou pedir a informantes confiáveis que tragam todos os medicamentos para revisão. Avaliar a compreensão do paciente de quando e como tomar cada um dos medicamentos de venda controlada e livre, bem como a finalidade de cada medicação, possibilita que o enfermeiro avalie o conhecimento de saúde do paciente a respeito do esquema terapêutico e sua adesão a ele.

Boxe 8.3 — PROMOÇÃO DA SAÚDE

Estratégias de enfermagem para a promoção da função cognitiva

Os enfermeiros podem apoiar o processo pelo qual os idosos aprendem a partir das seguintes estratégias:

- Fornecer mnemônicos para melhorar a recordação de dados relacionados
- Incentivar a aprendizagem contínua
- Conectar informações novas com informações familiares
- Usar pistas visuais, auditivas e outras pistas sensoriais
- Incentivar os aprendizes a usar os óculos e os aparelhos auditivos prescritos
- Fornecer iluminação sem brilho
- Fornecer um ambiente calmo e sem distrações
- Definir objetivos a curto prazo com informações obtidas do aprendiz
- Priorizar as informações mais importantes e concentrar-se nas informações prioritárias
- Manter períodos curtos de ensino
- Classificar as tarefas de aprendizagem de acordo com a resistência do aprendiz
- Incentivar a participação verbal dos aprendizes
- Reforçar a aprendizagem bem-sucedida de modo positivo

TABELA 8.2	Respostas alteradas a fármacos em adultos mais velhos.	
Alterações relacionadas com a idade	Efeito da alteração relacionada com a idade	Medicamentos aplicáveis
Absorção		
Redução do ácido gástrico; pH aumentado (menos ácido)	Taxa de absorção do fármaco – possivelmente retardada	Vitaminas
Motilidade gastrintestinal reduzida; esvaziamento gástrico prolongado	Extensão da absorção do fármaco – não afetada	Cálcio
Distribuição		
Diminuição das proteínas plasmáticas circulantes e da água corporal total	Alterações significativas na ligação do agente às proteínas plasmáticas (o fármaco não ligado dá a resposta farmacológica); medicamentos com alta ligação a proteínas têm menos locais de ligação, levando a efeitos aumentados e metabolismo e excreção acelerados	*Medicamentos específicos com alta ligação a proteínas:* Anticoagulantes orais (varfarina) Hipoglicemiantes orais (sulfonilureias) Barbitúricos Bloqueadores dos canais de cálcio Furosemida Fármacos anti-inflamatórios não esteroides (AINEs) Sulfonamidas Quinidina Fenitoína
Débito cardíaco reduzido Fluxo sanguíneo periférico prejudicado Aumento ou redução da porcentagem de gordura corporal	Redução da perfusão de muitos órgãos do corpo Diminuição da perfusão A proporção de gordura corporal aumenta com a idade, resultando em incremento da capacidade de armazenamento de medicamentos lipossolúveis; isso faz com que haja acúmulo de medicamentos, armazenamento prolongado e excreção retardada	*Medicamentos lipossolúveis específicos:* Barbitúricos Diazepam Lidocaína Fenotiazinas (antipsicóticos) Etanol Morfina
Massa corporal magra diminuída	Volume corporal diminuído possibilita níveis de pico mais elevados de medicamentos	
Metabolismo		
Diminuição do débito cardíaco; redução do tamanho do fígado; diminuição do fluxo sanguíneo da veia porta e intestinal	A diminuição do metabolismo e o atraso na degradação de medicamentos resultam em duração de ação prolongada, acúmulo e toxicidade do fármaco	Todos os medicamentos metabolizados pelo fígado
Excreção		
Diminuição do fluxo sanguíneo renal, perda de néfrons funcionantes; diminuição da eficiência renal	Diminuição da taxa de eliminação e maior duração de ação; perigo de acúmulo e toxicidade ao fármaco	*Medicamentos específicos com ação prolongada:* Antibióticos aminoglicosídios Cimetidina Clorpropamida Digoxina Lítio Procainamida

Adaptada de Comerford, K. C. & Durkin, M. T. (2020). *Nursing 2020 drug handbook*. Philadelphia, PA: Wolters Kluwer.

As crenças e as preocupações do paciente sobre os fármacos devem ser identificadas, incluindo crenças sobre a utilidade de determinado medicamento.

A não adesão ao esquema medicamentoso pode causar morbidade e mortalidade significativas de idosos. Os muitos fatores contribuintes incluem o número de medicamentos prescritos, a complexidade do esquema, a dificuldade de abrir os frascos, as orientações inadequadas ao paciente, o custo financeiro e a interferência da doença ou medicação na vida do paciente. Problemas visuais e auditivos podem tornar difícil ler ou ouvir as orientações. Intervenções multifacetadas adaptadas ao paciente são as estratégias mais efetivas em melhorar a adesão. É essencial permitir tempo suficiente para o adulto mais velho adquirir novas habilidades, especialmente quando tecnologia estiver envolvida (Boxe 8.4).

PROBLEMAS DE SAÚDE MENTAL NO PACIENTE IDOSO

Alterações de humor significativas, riso ou choro descontrolado, alterações na capacidade cognitiva e esquecimento excessivo não fazem parte do envelhecimento normal. Esses sintomas não devem ser descartados como sendo mudanças relacionadas com a idade; uma avaliação aprofundada pode revelar uma condição reversível e tratável. As alterações do estado mental podem estar relacionadas com vários fatores, tais como modificações na dieta e equilíbrio hidreletrolítico, febre ou baixos níveis de oxigênio associados a diversas doenças cardiovasculares e pulmonares. Os idosos têm probabilidade menor que a dos mais jovens de reconhecer ou procurar tratamento para sintomas de saúde mental. As alterações podem ser reversíveis quando a condição subjacente é identificada e tratada. Os enfermeiros devem reconhecer, avaliar, consultar, colaborar, tratar e apoiar os adultos mais velhos que apresentam sinais e sintomas de depressão, uso abusivo de substâncias, *delirium* ou demência.

Depressão

A **depressão** é o transtorno afetivo ou do humor mais comum da terceira idade (Eliopoulos, 2018). A porcentagem de adultos mais velhos com sintomas depressivos varia muito, dependendo das medidas utilizadas e da população estudada. As estimativas

> **Boxe 8.4 — Estratégias de enfermagem para melhorar o manejo e a adesão aos medicamentos**
>
> As seguintes estratégias podem ajudar os pacientes a manejar seus medicamentos e melhorar a adesão a eles:
> - Avaliar habilidades de cuidado que o paciente tem com ele mesmo, habilidades psicomotoras e conhecimento atual sobre medicamentos
> - Destruir ou remover medicamentos antigos, não utilizados
> - Incentivar o uso de frascos convencionais sem tampas de segurança (se não houver crianças em casa)
> - Incentivar o paciente a informar o médico sobre o uso de medicamentos de venda livre e fitoterápicos, álcool e substâncias psicoativas
> - Incentivar o paciente a manter uma lista atual de todos os medicamentos (incluindo fármacos de venda livre e fitoterápicos) em sua bolsa ou carteira para atualizar o médico a cada consulta e em caso de emergência
> - Explicar o objetivo, os efeitos adversos e a dosagem de cada medicamento, especialmente aqueles que foram prescritos recentemente
> - Em caso de dúvida com relação à competência do paciente, identificar um membro da família confiável ou amigo que possa ajudar na adesão do paciente
> - Fornecer o cronograma de medicação por escrito
> - Reconciliar o esquema medicamentoso após a alta do hospital ou da clínica de reabilitação
> - Recomendar o uso de um fornecedor único para as prescrições; as farmácias frequentemente rastreiam os pacientes e são capazes de notificar um problema de prescrição, como uma duplicação ou contraindicações no esquema medicamentoso
> - Sugerir o uso de um porta-comprimidos com medicação para vários dias e múltiplas doses, para ajudar o paciente a aderir ao esquema medicamentoso

Adaptado de Eliopoulos, C. (2018). *Gerontological nursing* (9th ed). Philadelphia, PA: Wolters Kluwer.

variam de 15 a 25% nos adultos mais velhos que residem na comunidade e até 25% nos adultos mais velhos que residem em unidades de longa permanência (Eliopoulos, 2018). A depressão em idosos pode acompanhar um importante evento precipitante ou perda e, muitas vezes, está relacionada com uma doença crônica ou dor. Também pode ser secundária a uma interação farmacológica ou condição física não diagnosticada. Em vez de tristeza óbvia, adultos mais velhos podem apresentar sinais mais sutis de depressão, como fadiga, diminuição de memória e concentração, sentimentos de inutilidade, transtornos do sono, transtornos do apetite associados a perda ou ganho excessivo de peso, agitação, atenção prejudicada e ideação suicida. A depressão leve com sintomas que não atendem aos critérios para depressão maior é frequentemente subestimada e subtratada, o que resulta em redução da qualidade de vida e da capacidade funcional (Eliopoulos, 2018).

O risco de suicídio é maior em adultos mais velhos. É necessário realizar uma avaliação de rotina dos pacientes à procura de depressão e risco de suicídio. A depressão geriátrica pode ser confundida com demência. No entanto, o déficit cognitivo resultante da depressão relaciona-se com a apatia, em vez do declínio na função cerebral. Quando há coexistência de depressão e condições médicas (como muitas vezes acontece), negligenciar a depressão pode dificultar a recuperação física. Avaliar o estado mental do paciente, incluindo a depressão, é vital e não deve ser negligenciado. A ferramenta de avaliação comumente utilizada é a Escala de Depressão Geriátrica (GDS, do inglês *Geriatric Depression Scale*) (Yesavage, Brink, Rose et al., 1983) (Boxe 8.5).

Adultos mais velhos com depressão podem responder adequadamente ao tratamento. O manejo inicial envolve avaliar o esquema terapêutico do paciente e eliminar ou alterar quaisquer medicamentos que contribuam para a depressão. Além disso, o tratamento de condições médicas subjacentes que possam provocar sintomas depressivos pode aliviar a depressão. Para a depressão leve, são efetivas medidas não farmacológicas, tais como exercício, iluminação clara, aumento nas interações interpessoais, terapia cognitiva e terapia de reminiscência. No entanto, para a depressão maior, os antidepressivos e a psicoterapia a curto prazo, em particular em combinação, são efetivos em idosos. Os antidepressivos como bromidrato de bupropiona, cloridrato de venlafaxina e mirtazapina, bem como os inibidores seletivos de recaptação de serotonina, como cloridrato de paroxetina, podem ser eficazes (Comerford & Durkin, 2020). Os antidepressivos tricíclicos podem ser úteis para o tratamento da depressão em alguns pacientes. A eletroconvulsoterapia é muito efetiva quando agentes antidepressivos não são tolerados, não apresentam efetividade ou constituem um risco médico significativo (Miller, 2019).

A maioria dos fármacos antidepressivos tem efeitos adversos anticolinérgicos, cardíacos e ortostáticos (Comerford & Durkin, 2020). Eles também interagem com outros medicamentos e, portanto, devem ser usados com cautela para evitar a toxicidade ao medicamento, eventos hipotensivos e quedas. Pacientes idosos com prescrição de antidepressivos devem ser cuidadosamente monitorados quanto aos efeitos colaterais. É necessária uma boa orientação ao paciente para garantir que os adultos mais velhos entendam que pode demorar ainda mais do que as típicas 4 a 6 semanas para que os sintomas diminuam. Durante esse período, os enfermeiros devem oferecer apoio, incentivo e estratégias para manter a segurança, como mudar de posição lentamente e manter uma hidratação adequada (Miller, 2019).

Uso abusivo de substâncias

O uso abusivo de substâncias causado pelo consumo inadequado de bebidas alcoólicas e substâncias psicoativas pode estar relacionado com a depressão. Uma enquete nacional indicou que entre 7 e 14% dos adultos com 65 anos ou mais relataram consumo abusivo de álcool etílico, dependência de álcool etílico, episódios de consumo compulsivo de etanol ou, pelo menos, risco de dependência de etanol (Miller, 2019). Aproximadamente 50% dos adultos com 65 anos ou mais ingerem bebidas alcoólicas de modo regular (Kennedy-Malone et al., 2019). O consumo moderado de bebidas alcoólicas demonstrou ter benefícios à saúde, como a redução dos riscos de doenças cardiovasculares. O consumo excessivo de bebidas alcoólicas é especialmente perigoso em adultos mais velhos por causa das alterações relacionadas com a idade na função renal e hepática, bem como do alto risco de interações com os medicamentos prescritos e os efeitos adversos resultantes. O consumo inadequado de bebidas alcoólicas e substâncias psicoativas em adultos mais velhos, muitas vezes, não é detectado, visto que muitos deles negam seu hábito quando questionados. A utilização de ferramentas de rastreamento ajuda a proporcionar um método rápido, sensível e barato de rastreamento do consumo abusivo de álcool etílico. O etilismo deve ser abordado durante os exames físicos de rotina (Resnick, 2019). Ver Capítulo 4 para obter mais informações e ferramentas de avaliação específicas.

> **Boxe 8.5 — Escala de depressão geriátrica**
>
> Escolha a melhor resposta para como você se sentiu na semana passada.
>
> | | Sim | Não |
> |---|---|---|
> | ᵃ1. Você está basicamente satisfeito com sua vida? | Sim | Não |
> | 2. Você deixou muitos de seus interesses e atividades? | Sim | Não |
> | 3. Você sente que sua vida está vazia? | Sim | Não |
> | 4. Você fica entediado com frequência? | Sim | Não |
> | ᵃ5. Você se sente esperançoso em relação ao futuro? | Sim | Não |
> | 6. Você se aborrece com pensamentos que não consegue tirar da cabeça? | Sim | Não |
> | ᵃ7. Você se sente de bom humor a maior parte do tempo? | Sim | Não |
> | 8. Você tem medo de que algum mal lhe aconteça? | Sim | Não |
> | ᵃ9. Você se sente feliz a maior parte do tempo? | Sim | Não |
> | 10. Você sente que sua situação não tem saída? | Sim | Não |
> | 11. Você se sente inquieto e agitado com frequência? | Sim | Não |
> | 12. Você prefere ficar em casa a sair e fazer coisas novas? | Sim | Não |
> | 13. Você se preocupa com o futuro com frequência? | Sim | Não |
> | 14. Você se sente com mais problemas de memória que a maioria das pessoas? | Sim | Não |
> | ᵃ15. Você acha maravilhoso estar vivo? | Sim | Não |
> | 16. Você se sente para baixo e triste com frequência? | Sim | Não |
> | 17. Você se sente um inútil nas atuais circunstâncias? | Sim | Não |
> | 18. Você se preocupa muito com o passado? | Sim | Não |
> | ᵃ19. Você acha que a vida é muito excitante? | Sim | Não |
> | 20. É difícil para você começar novos projetos? | Sim | Não |
> | ᵃ21. Você se sente cheio de energia? | Sim | Não |
> | 22. Você acha que sua situação é sem esperanças? | Sim | Não |
> | 23. Você sente que a maioria das pessoas está melhor que você? | Sim | Não |
> | 24. Você fica chateado com pequenas coisas com frequência? | Sim | Não |
> | 25. Você sente vontade de chorar com frequência? | Sim | Não |
> | 26. Você tem dificuldade de concentração? | Sim | Não |
> | ᵃ27. Você gosta de acordar pela manhã? | Sim | Não |
> | 28. Você prefere evitar encontros sociais? | Sim | Não |
> | ᵃ29. Para você, é fácil tomar decisões? | Sim | Não |
> | ᵃ30. Sua mente está tão clara quanto costumava ser? | Sim | Não |
>
> Pontuação: _____ (*número de respostas "deprimidas"*)
>
> **Parâmetros**
> Normal: 5 ± 4
> Ligeiramente deprimido: 15 ± 6
> Muito deprimido: 23 ± 5

ᵃResposta apropriada (não deprimida) = sim; todos as outras = não.
De Yesavage, J., Brink, T. L., Rose, T. L. et al. (1983). Development and validation of a geriatric screening scale: A preliminary report. *Journal of Psychiatric Research*, 17(1), 37-49.

Delirium

O *delirium* ocorre secundariamente a várias causas, incluindo doenças físicas, cirurgia, medicação ou toxicidade ao álcool, desidratação, impactação fecal, desnutrição, infecção, traumatismo cranioencefálico, falta de estímulos ambientais e privação ou sobrecarga sensorial. Os adultos mais velhos são muito vulneráveis à confusão mental aguda por causa de sua reserva biológica diminuída e da grande quantidade de medicamentos que usam. Os enfermeiros devem reconhecer os sintomas do *delirium* e relatá-los imediatamente. O *Confusion Assessment Method* é uma ferramenta de rastreamento comumente usada (Inouye, van Dyck, Alessi et al., 1990). Em decorrência do início súbito e inesperado dos sintomas e da causa subjacente desconhecida, o *delirium* é uma emergência clínica. Se passar despercebido e sua causa subjacente não for tratada, pode ocorrer dano cerebral permanente irreversível ou morte.

Doença de Alzheimer

A DA é a sexta principal causa de morte nos EUA. No caso de adultos com 65 anos ou mais, é a quinta principal causa de morte. A DA é uma doença neurológica progressiva, irreversível e degenerativa que começa insidiosamente e é caracterizada por perdas graduais na função cognitiva e transtornos de comportamento e afeto. Pode ocorrer em pessoas jovens, com 40 anos, mas é menos comum antes dos 65 anos. Embora a prevalência de DA aumente dramaticamente com a idade, afetando até metade daqueles com 85 anos ou mais, não é uma parte normal do envelhecimento. Sem uma cura ou quaisquer medidas preventivas, estima-se que 13,8 milhões de norte-americanos terão a doença até 2050 (Alzheimer's Association, 2019).

Existem inúmeras teorias sobre a causa do declínio cognitivo relacionado com a idade. Embora o maior fator de risco para a DA seja o aumento da idade, muitos fatores ambientais, alimentares e inflamatórios também podem determinar se uma pessoa sofre dessa doença cognitiva. A DA é um transtorno cerebral complexo, causado por uma combinação de vários fatores que podem incluir aspectos genéticos, alterações de neurotransmissores, alterações vasculares, hormônios do estresse, oscilações circadianas, traumatismo cranioencefálico e distúrbios convulsivos.

A DA pode ser classificada em dois tipos: familiar (ou de início precoce) e esporádica (ou de início tardio) (ver Capítulo 6, Tabela 6.5). A DA familiar é rara, representando menos de 2% de todos os casos, e é frequentemente associada a mutações genéticas. Pode ocorrer em adultos de meia-idade. Se houver pelo menos dois parentes com DA, então há um componente familiar, que, de maneira inespecífica, pode incluir tanto gatilhos ambientais quanto determinantes genéticos (NIH, 2017).

Fisiopatologia

A patogênese da DA é incerta, mas a doença inclui alterações neuropatológicas e bioquímicas específicas que interferem na neurotransmissão. Essas mudanças incluem emaranhados neurofibrilares (novelos de neurônios não funcionantes) e placas senis ou neuríticas (depósitos de proteína amiloide, uma parte de uma proteína maior denominada *proteína amiloide precursora* no encéfalo). O dano neuronal ocorre principalmente no córtex cerebral e resulta em diminuição do tamanho do encéfalo. Alterações semelhantes são encontradas no tecido encefálico normal de adultos mais velhos assintomáticos, embora em menor grau. As células que utilizam o neurotransmissor acetilcolina são as principais afetadas pela DA. No nível bioquímico, a enzima ativa na produção de acetilcolina, que está especificamente envolvida no processamento da memória, está diminuída.

Cientistas têm estudado as doenças neurodegenerativas complexas como a DA e têm se centrado em duas questões fundamentais: se um gene pode influenciar o risco global de uma pessoa desenvolver a doença e se um gene pode influenciar algum aspecto específico do risco de uma pessoa, como a idade em que a doença começa (idade de início). Existem diferenças genéticas nas modalidades de início tardio e precoce de DA (NIH, 2017). Os pesquisadores estão investigando o que predispõe as pessoas a desenvolver as placas e emaranhados neurofibrilares que podem ser vistos na necropsia dos encéfalos de pacientes com DA. A compreensão dos complexos modos com que o envelhecimento e fatores genéticos e não genéticos afetam as células do encéfalo ao longo do tempo, levando à DA, continua aumentando.

Manifestações clínicas

Nos estágios iniciais da DA, ocorrem esquecimento e perda sutil da memória. Os pacientes podem experimentar pequenas dificuldades nas atividades ocupacionais ou sociais, mas têm função cognitiva suficiente para compensar a perda e continuar atuando de modo independente. Com a progressão da doença, os déficits já não podem ser ocultados. O esquecimento se manifesta em muitas ações diárias; os pacientes podem perder a capacidade de reconhecer rostos, lugares e objetos familiares, e podem se perder em um ambiente familiar. Eles podem repetir as mesmas histórias ou fazer a mesma pergunta repetidamente. A tentativa de racionalizar com pessoas com DA e a terapia de **orientação** da realidade (dados de realidade apresentados ao paciente de forma organizada e contínua, criando estímulos ambientais que facilitem a orientação e levando em conta que a realidade não consiste apenas em orientação temporal) apenas aumentam a ansiedade delas sem melhora funcional. A conversa torna-se difícil, e pode haver dificuldade para encontrar palavras. A capacidade de formular conceitos e pensar de modo abstrato desaparece – por exemplo, um paciente pode interpretar um provérbio somente em termos concretos. O indivíduo, muitas vezes, é incapaz de reconhecer as consequências de suas ações e, portanto, apresenta um comportamento impulsivo – por exemplo, em um dia quente, pode decidir entrar na água do chafariz da cidade completamente vestido. Os pacientes têm dificuldade com as atividades cotidianas, tais como operar aparelhos simples e lidar com dinheiro.

Em geral, evidenciam-se também alterações de personalidade. Os pacientes podem tornar-se deprimidos, desconfiados, paranoicos, hostis e até mesmo combativos. A progressão da doença intensifica os sintomas: as habilidades de fala se deterioram até chegar a sílabas sem sentido, a agitação e a atividade física aumentam e os pacientes podem perambular à noite. Inevitavelmente, torna-se necessária assistência na maioria das AVDs, incluindo comer e realizar a higiene íntima, porque os pacientes apresentam disfagia e incontinência. A fase terminal, em que os pacientes geralmente estão imóveis e necessitam de cuidados totais, pode durar meses ou anos. Ocasionalmente, os pacientes reconhecem a família ou os cuidadores. A morte ocorre em decorrência de complicações, como pneumonia, desnutrição ou desidratação.

Avaliação e achados diagnósticos

O diagnóstico definitivo de DA pode ser feito apenas na necropsia; no entanto, um diagnóstico clínico preciso pode ser feito na maioria dos casos. O objetivo mais importante é descartar outras causas de demência que sejam reversíveis, tais como depressão, *delirium*, consumo excessivo de bebidas alcoólicas ou substâncias psicoativas, ou dose inadequada de medicamentos ou toxicidade do fármaco. A DA é um diagnóstico de exclusão, e um provável diagnóstico é feito quando a anamnese, o exame físico e os exames laboratoriais excluíram todas as causas conhecidas de outras demências.

A anamnese (incluindo as histórias patológica pregressa, familiar, social e cultural e a medicamentosa) e o exame físico (incluindo as condições funcionais e de saúde mental) são essenciais para o diagnóstico de provável DA. Os exames complementares (incluindo hemograma completo, perfil bioquímico e níveis de vitamina B_{12} e hormônio da tireoide), bem como o rastreamento com eletroencefalograma (EEG), tomografia computadorizada (TC), ressonância magnética (RM) e exame do líquido cerebrospinal (LCS), podem refutar ou apoiar um diagnóstico de provável DA.

A depressão pode mimetizar bem um estágio inicial de DA e coexiste em muitos pacientes. Portanto, é importante avaliar o paciente, à procura de depressão subjacente. A GDS é uma ferramenta útil para avaliar a depressão (ver Boxe 8.5). Ferramentas como o MMSE são úteis para avaliar o estado cognitivo e rastrear a DA. Tanto a TC quanto a RM do encéfalo são úteis para descartar a possibilidade de hematomas, tumores cerebrais, acidente vascular encefálico, hidrocefalia de pressão normal e atrofia, mas não são confiáveis no estabelecimento de um diagnóstico definitivo de DA. As infecções e os distúrbios fisiológicos, tais como hipotireoidismo, doença de Parkinson e déficit de vitamina B_{12}, podem causar disfunção cognitiva que pode ser diagnosticada como DA. As anormalidades bioquímicas podem ser descartadas por meio de exames do sangue e do LCS.

Manejo clínico

Na DA, a meta primária é ajudar a manter a função mental, bem com o manejo dos sintomas cognitivos e o alentecimento da evolução dos sintomas da doença. Embora não haja cura, vários medicamentos retardam a progressão da doença. Os inibidores da colinesterase, como o cloridrato de donepezila e o tartarato de rivastigmina, por exemplo, aumentam a captação de acetilcolina pelo encéfalo, mantendo assim a memória por um período. A capacidade cognitiva pode melhorar em 6 a 12 meses de tratamento. Rivastigmina é indicada para casos graves de DA, e recomenda-se que o tratamento continue pelo maior tempo possível (NIH, 2018b).

Transtornos comportamentais como agitação psicomotora e psicose podem ser controlados por intervenções comportamentais ou por outras intervenções como musicoterapia (Weise, Jakob, Töpfer et al., 2018). Depressão e problemas comportamentais associados também podem ser tratados farmacologicamente caso outras intervenções falhem. Como os sintomas mudam com o tempo, todos os pacientes com DA devem ser reavaliados regularmente, e o enfermeiro deve documentar e relatar tanto respostas positivas quanto negativas aos medicamentos.

Manejo de enfermagem

Os enfermeiros desempenham função importante em reconhecer a DA, especialmente em idosos hospitalizados, por meio da avaliação de sinais (p. ex., repetir ou fazer a mesma coisa uma e outra vez). As intervenções de enfermagem para a DA visam promover a capacidade funcional e a independência do paciente pelo maior tempo possível. Outros objetivos importantes incluem oferecer a segurança física do paciente, promover a independência nas atividades de autocuidado, reduzir a ansiedade e a agitação, melhorar a comunicação, proporcionar socialização e intimidade, promover nutrição adequada, oferecer equilíbrio entre atividade e repouso e apoiar e orientar cuidadores familiares. Essas intervenções de enfermagem se aplicam a todos os pacientes com DA, independentemente da causa.

Apoio à função cognitiva

Como a demência de qualquer tipo é degenerativa e progressiva, os pacientes exibem um declínio na função cognitiva ao longo do tempo. Na fase inicial da demência, pistas e orientação mínima podem ser tudo o que é necessário para o paciente viver de modo razoavelmente independente por determinada quantidade de anos. No entanto, conforme a capacidade cognitiva do paciente diminui, a família deve proporcionar cada vez mais assistência e supervisão. Um ambiente calmo e previsível ajuda as pessoas com demência a interpretar seus arredores e atividades. Os estímulos ambientais são limitados e estabelece-se uma rotina regular. A maneira tranquila e agradável de falar, com explicações claras e simples, bem como a utilização de auxiliares de memória e pistas, ajuda a minimizar a confusão mental e a desorientação e passa aos pacientes uma sensação de segurança. Relógios e calendários exibidos em local de destaque podem melhorar a orientação temporal. A codificação da porta por cores pode ajudar os pacientes que apresentam dificuldade para localizar seu quarto. A participação ativa pode ajudar os pacientes a manter suas capacidades cognitivas, funcionais e de interação social por um período mais longo. A atividade física e a comunicação também têm demonstrado diminuir um pouco o declínio cognitivo da DA.

Promoção da segurança física

Um ambiente doméstico e hospitalar seguro possibilita que o paciente se mova tão livremente quanto possível e alivia a família da constante preocupação com a segurança. Para pacientes que residem em casa, para evitar quedas e outras lesões, todos os perigos óbvios são removidos e corrimãos são instalados. Um ambiente livre de risco possibilita ao paciente a independência máxima e uma sensação de autonomia. É necessária iluminação adequada, especialmente em salões, escadas e banheiros. Luzes noturnas são úteis, especialmente se o paciente apresentar piora na confusão mental durante a noite, às vezes chamada de síndrome crepuscular. Dirigir é proibido, e fumar é permitido apenas com supervisão. O paciente pode ter diminuição da atenção e apresentar esquecimento; portanto, o enfermeiro e a família devem ser pacientes, repetir as instruções conforme necessário e usar lembretes (ou seja, *post-its*, lembretes eletrônicos) para as atividades diárias. As portas que levam para fora de casa devem permanecer trancadas. Fora da casa, todas as atividades devem ser supervisionadas para proteger o paciente, e ele deve usar algum tipo de identificação em caso de separação do cuidador.

Se o paciente estiver hospitalizado, deve-se tomar medidas adicionais de precaução. Comportamentos de perambulação, que podem ser piores no hospital por ser um ambiente desconhecido, muitas vezes, podem ser reduzidos com persuasão delicada, distração ou colocando o paciente perto do posto de enfermagem. As restrições devem ser evitadas, pois podem aumentar a agitação e causar lesões.

Promoção da independência nas atividades de autocuidado

As alterações fisiopatológicas do encéfalo dificultam a manutenção da independência física pelas pessoas com DA. Os pacientes devem ser levados a permanecer funcionalmente independentes pelo maior tempo possível. Uma maneira de fazer isso é simplificar as atividades diárias, organizando-as em etapas curtas e realizáveis, para que o paciente experimente uma sensação de realização. Frequentemente, os terapeutas ocupacionais podem sugerir maneiras de simplificar as tarefas ou recomendar equipamentos de adaptação. Eventualmente, é necessária a supervisão direta do paciente; no entanto, manter a dignidade pessoal e a autonomia é importante para as pessoas com DA, que devem ser encorajadas a fazer escolhas quando for o caso, além de participar das atividades de autocuidado tanto quanto possível.

Alívio da ansiedade e da agitação psicomotora

Apesar das perdas cognitivas profundas, às vezes, os pacientes têm consciência da redução em suas capacidades. Eles precisam de apoio emocional constante que reforce a autoimagem positiva. Quando ocorre perda de habilidades, os objetivos são ajustados de modo a caberem na capacidade declinante do paciente.

O ambiente deve ser mantido familiar e livre de ruídos. A excitação e a confusão podem ser perturbadores e podem precipitar um estado combativo e agitado, conhecido como reação catastrófica (reação exagerada à estimulação excessiva). O paciente pode responder gritando, chorando ou tornar-se agressivo (física ou verbalmente); esse pode ser o único modo de o paciente expressar uma incapacidade de lidar com o ambiente. Quando isso ocorre, é importante permanecer calmo e sem pressa. Obrigar o paciente a continuar a atividade só aumenta a agitação. É melhor adiar a atividade para mais tarde, até mesmo para outro dia. Frequentemente, o paciente se esquece rapidamente do que provocou a reação. Medidas como mudar para um ambiente familiar, ouvir música, acariciar, balançar ou distrair podem acalmá-lo. Pesquisas sugerem que o uso de atividades e musicoterapia, tanto individualizadas quanto em grupos, ajuda a diminuir a agitação (Zhang, Cai, An et al., 2017). Familiarizar-se com a resposta habitual do paciente específica a determinados fatores de estresse ajuda os cuidadores a evitar situações semelhantes.

Melhora da comunicação

Para promover a interpretação das mensagens do paciente, o enfermeiro deve permanecer sem pressa e reduzir ruídos e distrações. Para transmitir as mensagens, é essencial utilizar frases claras e de fácil compreensão, visto que os pacientes, muitas vezes, esquecem-se do significado das palavras ou têm dificuldade para organizar e expressar pensamentos. Nos estágios iniciais da demência, podem ser úteis listas e instruções escritas simples que servem como lembretes. Em estágios mais avançados, o paciente pode ser capaz de apontar para um objeto ou utilizar uma linguagem não verbal para se comunicar. Estímulos táteis, como abraços ou afagos na mão, geralmente são interpretados como sinais de carinho, preocupação e segurança.

Atenção às necessidades de socialização e intimidade

Como a socialização com amigos pode ser reconfortante, visitas, cartas e telefonemas são incentivados. A recreação é importante, e as pessoas com demência são incentivadas a participar de atividades simples. Metas realistas para atividades que proporcionem satisfação são adequadas. Passatempos e atividades como caminhadas, exercícios e socialização podem melhorar a qualidade de vida. O afeto sem julgamento de um animal de estimação pode fornecer estimulação, conforto e satisfação. Cuidar de plantas ou de um animal de estimação também pode ser gratificante e ajudar a descarregar as energias.

A DA não elimina a necessidade de intimidade. Os pacientes e seus cônjuges podem continuar desfrutando da atividade sexual. Os cônjuges devem ser encorajados a falar sobre quaisquer preocupações sexuais e pode ser necessária orientação sexual. Expressões de amor simples, como toques e abraços, muitas vezes, são importantes.

Promoção de nutrição adequada

O momento das refeições pode ser uma ocasião social agradável ou de chateação e angústia, e deve ser mantido simples e calmo, sem confrontos. Os pacientes preferem alimentos familiares que pareçam apetitosos e de bom paladar. Sugestões podem ser necessárias para encorajar nutrição e hidratação adequadas. O alimento é cortado em pedaços pequenos para evitar asfixia. Os líquidos podem ser mais fáceis de engolir se forem mais espessos. Alimentos quentes e bebidas são servidos mornos, e a temperatura dos alimentos deve ser verificada para evitar queimaduras.

Quando a falta de coordenação interferir na autoalimentação, equipamentos de adaptação são úteis (Figura 8.3). Alguns pacientes podem comer melhor com uma colher ou com os dedos. Se esse for o caso, utiliza-se um avental ou uma blusa, em vez de um babador, para proteger a roupa do paciente. Conforme os déficits progridem, pode ser necessário alimentar a pessoa. Esquecimento, desinteresse, problemas dentais, falta de coordenação, superestimulação e sufocamento são barreiras à boa nutrição e à hidratação.

Promoção de equilíbrio entre a atividade e o repouso

Muitos pacientes com demência apresentam transtornos do sono, perambulam e têm comportamentos que podem ser considerados inapropriados. Esses comportamentos têm maior probabilidade de ocorrer quando há necessidades físicas ou psicológicas subjacentes não atendidas. Os cuidadores devem identificar as necessidades do paciente que está apresentando esses comportamentos, pois pode ocorrer um declínio na saúde ainda maior caso a origem do problema não seja corrigida. O sono adequado e o exercício físico são essenciais. Se o sono for interrompido ou o paciente não for capaz de adormecer, música, leite morno ou uma massagem nas costas podem ajudá-lo a

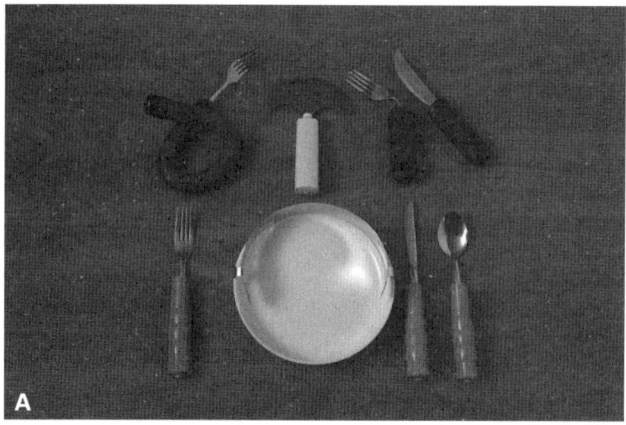

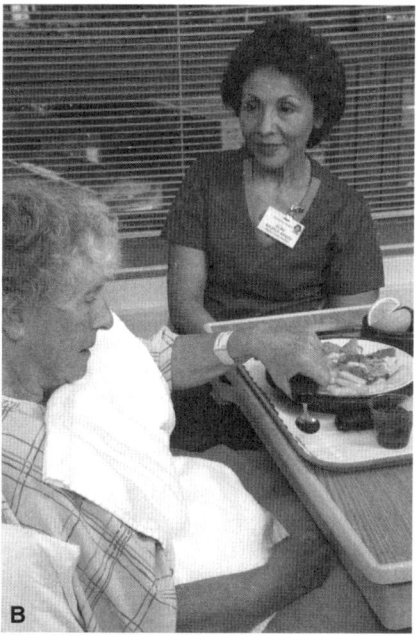

Figura 8.3 • **A.** Dispositivos de assistência à alimentação ajudam o paciente a segurar e pegar os alimentos com os utensílios. **B.** Dispositivos de assistência à alimentação podem ser necessários para pacientes que estejam fracos, fatigados ou paralisados ou que tenham déficit neuromuscular.

relaxar. Durante o dia, os pacientes devem ser encorajados a fazer exercícios, pois um padrão regular de atividade e repouso melhora o sono noturno. Longos períodos de sono durante o dia são desencorajados.

Promoção de cuidados domiciliar, comunitário e de transição

É enorme o fardo emocional sobre a família do paciente com qualquer tipo de demência. A saúde física do paciente frequentemente é muito estável, e o declínio é gradual. A família pode agarrar-se à esperança de que o diagnóstico esteja incorreto e que seu ente querido vai melhorar com mais esforço. Os membros da família fornecem pelo menos 83% dos cuidados domiciliares exigidos pelos pacientes com DA (Alzheimer's Association, 2019). Eles são confrontados com diversas decisões difíceis (p. ex., quando o paciente deve parar de dirigir, quando assumir a responsabilidade por seus assuntos financeiros). A agressão e a hostilidade exibidas pelo paciente, muitas vezes, são incompreendidas pelos cuidadores, que podem se sentir desprezados, frustrados e com raiva. Sentimentos de culpa, nervosismo e preocupação contribuem para a fadiga e a depressão do cuidador e a disfunção familiar. Pesquisadores identificaram que uma intervenção baseada na internet pode ser eficaz para ajudar com ansiedade e estresse, reduzindo sintomas depressivos e identificando necessidades de cuidados, e planejar intervenções que promovam equilíbrio e congruência na vida dos cuidadores (Ploeg, Markle-Reid, Valaitis et al., 2017).

Podem ocorrer negligência ou maus-tratos ao paciente, e isso tem sido documentado em contextos familiares, bem como em instituições. Em caso de negligência ou maus-tratos de qualquer tipo (incluindo físicos, emocionais, sexuais ou financeiros), a instituição de proteção do adulto deve ser notificada. A responsabilidade do enfermeiro é relatar a suspeita de maus-tratos, não prová-la.

A Alzheimer's Association é uma liga norte-americana de familiares e profissionais que compartilham os objetivos de apoiar e atender a família, orientar, pesquisar e defender. Os grupos de apoio familiares, os cuidados para promover o descanso (alívio) da família e os centros de dia para adultos podem estar disponíveis por diferentes recursos da comunidade, como a Area Agency on Aging. Nesse local, voluntários interessados são treinados para fornecer estrutura para grupos de apoio de cuidadores (ver seção Recursos, no fim deste capítulo). Os cuidados para promover o descanso dos familiares são um serviço comumente prestado em que os cuidadores familiares podem ficar fora de casa por períodos curtos, enquanto outra pessoa atende às necessidades do paciente.

Demência vascular

A demência vascular é a segunda causa mais comum de demência e é caracterizada por um declínio desigual e gradual da função mental (Norris, 2019). A demência multi-infarto, o modo mais comum de demência vascular, tem curso imprevisível e é caracterizada por perda variável dependendo do local afetado do encéfalo. O paciente pode apresentar um déficit de apenas um domínio, como a recuperação de palavras, enquanto outras capacidades cognitivas podem permanecer intactas. O diagnóstico pode ser ainda mais difícil se o paciente sofrer de demência vascular e de DA.

Como a demência vascular está associada a hipertensão e doença cardiovascular, os fatores de risco (p. ex., hipercolesterolemia, tabagismo, cardiopatias, diabetes melito) são semelhantes. Prevenção e manejo também são semelhantes (ver Capítulo 27). Medidas para diminuir a pressão arterial, controlar o diabetes e baixar os níveis de colesterol podem retardar o declínio cognitivo.

ASPECTOS ADICIONAIS DOS CUIDADOS DE SAÚDE AO PACIENTE IDOSO

O enfermeiro precisa considerar outros problemas de saúde dos adultos mais velhos, como síndromes geriátricas, negligência e maus-tratos ao idoso, bem como questões éticas e legais.

Síndromes geriátricas

Os adultos mais velhos tendem a adquirir vários problemas e doenças à medida que envelhecem. O declínio na função física leva à perda de independência e ao aumento da fragilidade, bem como à suscetibilidade a problemas de saúde agudos e crônicos, que geralmente resultam de vários fatores, e não de uma causa única. Quando combinados a uma diminuição na resistência do hospedeiro, esses fatores podem levar a doença ou lesão. Alguns problemas comuns em adultos mais velhos são conhecidos como **síndromes geriátricas**. Tais condições não se encaixam em uma categoria distinta de doenças e demandam abordagem multidisciplinar e avaliação abrangente para identificar sua causa ou causas subjacentes. Os exemplos incluem comprometimento cutâneo (p. ex., lesões por compressão), desnutrição, episódios de queda ou declínio funcional, incontinência urinária, incontinência fecal, comprometimento cognitivo (p. ex., *delirium*) e transtornos do sono (Tang, Tang, Hu et al., 2017). Embora essas condições possam desenvolver-se lentamente, muitas vezes, o aparecimento dos sintomas é agudo. Além disso, os sintomas de manifestação podem aparecer em outros sistemas do corpo antes de se tornarem aparentes no sistema afetado. Por exemplo, um paciente idoso pode apresentar confusão mental, e a doença subjacente pode ser uma infecção urinária, desidratação ou infarto do miocárdio (van Seben, Reichardt, Aarden et al., 2019).

O termo *tríade geriátrica* inclui alterações do estado cognitivo, quedas e incontinência. Esse termo é usado para focar nessas três condições que precisam de atenção especial e para a implementação de medidas preventivas durante a internação de pacientes idosos.

Mobilidade prejudicada

As causas da diminuição da mobilidade são muitas e variadas. Entre as causas comuns estão acidente vascular encefálico, doença de Parkinson, neuropatia diabética, comprometimento cardiovascular, osteoartrite, osteoporose e déficits sensoriais. Para evitar a imobilidade, os adultos mais velhos devem ser encorajados a permanecer tão ativos quanto possível. Durante a doença, o repouso deve ser minimizado, mesmo em caso de pacientes hospitalizados, visto que breves períodos de repouso no leito rapidamente levam à perda de condicionamento físico e, consequentemente, a uma ampla gama de complicações. Quando o repouso não puder ser evitado, o paciente deve realizar exercícios de amplitude de movimento ativo e fortalecimento com os membros não afetados, e os enfermeiros ou cuidadores familiares devem realizar exercícios passivos de amplitude de movimento nos membros afetados. Mudanças de posição frequentes ajudam a compensar os riscos da imobilidade. Tanto os profissionais de saúde quanto os familiares do paciente podem ajudar a manter o nível atual de mobilidade.

Tonturas

Os adultos mais velhos frequentemente procuram ajuda para a tontura, que representa um desafio especial porque existem várias causas possíveis. Para muitos, o problema é complicado pela incapacidade de diferenciar entre tontura verdadeira (sensação de desorientação em relação à posição) e vertigem (sensação de rotação). Outras sensações semelhantes incluem as quase síncopes e o desequilíbrio. A gravidade das causas dessas sensações varia de leve (p. ex., acúmulo de cerume na orelha) a significativa (p. ex., disfunção do córtex cerebral, do cerebelo, do tronco encefálico, dos receptores proprioceptivos ou do sistema vestibular). Até mesmo uma causa leve reversível, como a impactação de cerume na orelha, pode resultar em perda de equilíbrio e subsequente queda e ferimentos. Como as tonturas têm muitos fatores que as predispõem, o enfermeiro deve procurar identificar quaisquer fatores potencialmente tratáveis relacionados com a condição.

Quedas

As lesões inadvertidas são a terceira causa de morte mais comum em adultos mais velhos. As quedas são a causa mais comum de lesões não fatais e internações hospitalares. A incidência de quedas aumenta com a elevação da idade.

Muitos adultos mais velhos que caem não apresentam sequelas; contudo, entre 20 e 30% dos adultos mais velhos que caem apresentam lesões moderadas a graves, tais como equimoses, fraturas do colo do fêmur ou traumatismo cranioencefálico. Uma em cada cinco quedas em adultos mais velhos resulta em lesões graves, como ossos quebrados ou ferimentos na cabeça (Heron, 2019). Em geral, as idosas que caem apresentam um grau de lesão maior que os homens idosos; no entanto, os homens são mais propensos a morrer por causa de uma lesão por queda (World Health Organization [WHO], 2019). Um tipo comum de fratura que pode ocorrer como resultado de queda é a de quadril. Cinquenta por cento dos adultos que apresentam episódios de quedas, mas não conseguem levantar-se sozinhos e sofrem fraturas do colo do fêmur, não conseguem recuperar o mesmo nível funcional após esse tipo de lesão. As causas das quedas são multifatoriais. Existem tanto fatores extrínsecos (p. ex., mudanças no ambiente ou falta de iluminação) quanto fatores intrínsecos (p. ex., doenças físicas, alterações neurológicas ou déficit sensorial). Dificuldades de mobilidade, efeitos de medicamentos, problemas nos pés ou calçados inseguros, hipotensão ortostática, problemas visuais e riscos de tropeçar são causas comuns e tratáveis. A polifarmácia, as interações medicamentosas e o etilismo precipitam as quedas, por causarem sonolência, diminuição da coordenação e hipotensão ortostática. As quedas têm perigos físicos, bem como consequências psicológicas e sociais graves. Não é incomum que um adulto mais velho que sofreu uma queda fique com medo e perca a autoconfiança (Miller, 2019).

Os enfermeiros podem encorajar os idosos e suas famílias a fazer mudanças ambientais e de estilo de vida para evitar quedas. A iluminação adequada, com brilho e sombra mínimos, pode ser conseguida com o uso de lâmpadas para áreas pequenas, iluminação indireta, cortinas para difundir a luz solar direta, superfícies foscas em vez de brilhantes e luz noturna. Cores contrastantes podem ser usadas para marcar as extremidades de escadas. Barras de apoio na banheira, no chuveiro e vaso sanitário são úteis. Roupas largas, sapatos inadequadamente ajustados, tapetes espalhados pelo ambiente, pequenos objetos e animais de estimação criam perigos e aumentam o risco de quedas. Os idosos funcionam melhor em ambientes familiares quando a disposição do mobiliário e dos objetos permanece inalterada.

> **Alerta de enfermagem. Qualidade e segurança**
> Em adultos mais velhos hospitalizados e institucionalizados, as contenções físicas (cintos; cadeiras geriátricas; grades dos leitos, contenções com colete, cintas e camisas) e restrições químicas (medicamentos) precipitam muitos dos ferimentos que deveriam evitar. Por causa das consequências negativas agudas da contenção física, as instituições de acreditação de instituições de idosos e serviços de cuidados agudos agora mantêm diretrizes rigorosas relativas à sua utilização e aplicação corretas.

Incontinência urinária

A incontinência urinária pode ser aguda, ocorrendo durante uma doença, ou desenvolver-se cronicamente ao longo de um período de anos. Os pacientes idosos, muitas vezes, não relatam esse problema muito comum, a menos que especificamente solicitados. Causas transitórias podem ser atribuídas a *delirium* e desidratação; mobilidade restrita; inflamação, infecção e impactação; e agentes farmacêuticos e poliúria. Uma vez identificado, o fator causal pode ser eliminado.

Os adultos mais velhos com incontinência devem ser incentivados a procurar a ajuda de profissionais de saúde apropriados, porque a incontinência é emocionalmente devastadora e fisicamente debilitante. Os enfermeiros que se especializam em abordagens comportamentais para o manejo da incontinência urinária podem ajudar os pacientes a recuperar a continência completa ou melhorar significativamente o nível de continência. Embora medicamentos como anticolinérgicos aliviem alguns dos sintomas da incontinência urinária de urgência (instabilidade do detrusor), os efeitos adversos desses medicamentos (boca seca, diminuição da motilidade gastrintestinal e confusão mental) podem torná-los opções inadequadas para os adultos mais velhos (Fick et al., 2019). Diversos procedimentos cirúrgicos também são usados para controlar a incontinência urinária, em especial a incontinência urinária de esforço.

A hiperatividade do músculo detrusor com contratilidade prejudicada é um tipo de incontinência urinária de urgência encontrada predominantemente na população idosa. Nesta variação de incontinência urinária de urgência, os pacientes não têm aviso algum de que estão prestes a urinar. Muitas vezes, eles urinam apenas um pequeno volume ou nada e, em seguida, enfrentam uma incontinência de grande volume depois de sair do banheiro. Os enfermeiros devem estar familiarizados com esse tipo de incontinência urinária e não mostrar desaprovação quando ela ocorrer. Muitos pacientes com demência sofrem desse tipo de incontinência, visto que tanto a incontinência quanto a demência são decorrentes da disfunção em áreas semelhantes do encéfalo. A micção cronometrada induzida pode ser útil para esses pacientes, embora o cateterismo intermitente limpo possa ser necessário por causa da urina residual pós-miccional. Ver Capítulo 49 para obter informações sobre o manejo de distúrbios urinários.

Aumento da suscetibilidade à infecção

As doenças infecciosas implicam morbidade e mortalidade significativas nos adultos mais velhos, em parte, por causa das defesas "embotadas" do hospedeiro decorrentes da redução tanto da imunidade humoral quanto da imunidade mediada por células (ver Capítulos 31 e 32). A perda na reserva fisiológica relacionada com a idade e as doenças crônicas também contribuem para o aumento da suscetibilidade. Algumas das infecções comuns em adultos mais velhos são: pneumonia, infecções urinárias, infecções gastrintestinais e infecções de pele.

Os efeitos da gripe e das infecções pneumocócicas em adultos mais velhos são significativos por causa da resposta imune enfraquecida. A vacinação pode ajudar a prevenir as duas infecções. Existe uma meta nacional para aumentar as taxas de vacinação entre pessoas com 65 anos ou mais. Mais de 71% daqueles com 65 anos ou mais relataram ter recebido a vacina antigripal entre janeiro e junho de 2018, e 69% relataram ter recebido a vacina antipneumocócica (AoA, 2020).

As vacinas antipneumocócica e antigripal diminuem os riscos de hospitalização e morte em adultos mais velhos. A vacina antigripal, preparada anualmente para se ajustar às caraterísticas imunológicas específicas dos vírus influenza da época, deve ser administrada a cada ano, no outono. Uma revisão sistemática e metanálise da efetividade da vacina antigripal em altas doses, em comparação com doses padrões, sugere que maior proteção seja fornecida pela vacina antigripal inativada, trivalente e em altas doses em comparação com a vacina padrão em adultos mais velhos (Lee, Lam, Shin et al., 2018). A vacina antipneumocócica deve ser administrada conforme a recomendação (ver Capítulo 3, Tabela 3.3). Ambas as injeções podem ser recebidas no mesmo momento em locais separados. Os enfermeiros devem incentivar os adultos mais velhos a se vacinar. Todos os profissionais de saúde que trabalham com pessoas idosas ou indivíduos de alto risco com doenças crônicas também devem ser imunizados.

A AIDS ocorre em todo o espectro de idade. É cada vez mais reconhecido que ela não poupa o segmento mais idoso da sociedade, e muitos que estão vivendo com HIV/AIDS estão envelhecendo.

Respostas atípicas

Muitas reações físicas, emocionais e sistêmicas alteradas à doença são atribuídas a alterações relacionadas com a idade nos adultos mais velhos. Indicadores físicos de doenças que são úteis e confiáveis em pessoas jovens e de meia-idade não podem ser evocados para o diagnóstico de problemas potencialmente fatais em adultos mais velhos. A resposta à dor em adultos mais velhos pode estar diminuída por causa da redução na acuidade do tato, alterações nas vias neurais e redução do processamento de informações sensoriais.

Os adultos mais velhos que sofrem um infarto do miocárdio podem não sentir dor torácica, mas apresentar confusão mental. Muitas vezes, hérnia hiatal ou desconforto gastrintestinal superior é a causa da dor torácica. Por isso, as condições abdominais agudas podem passar despercebidas em adultos mais velhos por causa dos sinais atípicos e da ausência de dor.

A temperatura corporal basal em adultos mais velhos é cerca de 1°C mais baixa que naqueles mais jovens (Weber & Kelley, 2019). Em caso de doença, a temperatura corporal de uma pessoa idosa pode não ser alta o suficiente para que se qualifique como febre de acordo com a definição clássica. Uma temperatura de 37,8°C em combinação com sintomas sistêmicos pode sinalizar uma infecção. Uma temperatura de 38,3°C quase com certeza indica uma infecção grave que precisa de atenção imediata. A febre embotada em face a uma infecção, muitas vezes, indica um mau prognóstico. Temperaturas raramente excedem 39,5°C. O enfermeiro deve estar atento a outros sinais sutis de infecção, tais como confusão mental, taquipneia, taquicardia e alteração na cor da pele.

Impacto emocional alterado

O componente emocional da doença nos adultos mais velhos difere do encontrado em pessoas mais jovens. Muitos adultos mais velhos igualam a boa saúde à capacidade de realizar suas atividades diárias e acreditam que "se é tão velho quanto se sente". Uma doença que exija hospitalização ou mudança do estilo de vida é uma ameaça iminente ao bem-estar. Os adultos mais velhos hospitalizados correm alto risco de desorientação, confusão mental, alteração do nível de consciência e outros sintomas de *delirium*, assim como ansiedade e medo. Além disso, preocupações econômicas e medo de tornar-se um fardo para as famílias, muitas vezes, levam à ansiedade elevada em adultos mais velhos. Os enfermeiros devem reconhecer as implicações do medo, da ansiedade e da dependência em pacientes mais velhos. Eles devem incentivar a autonomia, a tomada de decisão independente e a mobilização precoce. Uma atitude positiva e confiante dos enfermeiros e familiares promove uma perspectiva mental positiva a esses pacientes.

Resposta sistêmica alterada

Em uma pessoa idosa, a doença tem repercussões disseminadas. O declínio da função do órgão que ocorre em todos os sistemas do corpo envelhecido acaba esgotando a capacidade do organismo de responder plenamente. A doença impõe novas exigências aos sistemas do corpo que têm pouca ou nenhuma reserva para enfrentar a crise. A homeostasia é comprometida. Os adultos mais velhos podem ser incapazes de responder efetivamente a uma doença aguda. Se houver uma condição crônica de saúde, não conseguem manter as respostas apropriadas durante um longo período. Além disso, sua capacidade de responder ao tratamento definitivo é prejudicada. As respostas alteradas dos idosos reforçam a necessidade do enfermeiro de monitorar as funções de todos os sistemas corporais atentamente, estando alerta para sinais de complicação sistêmica iminente.

Negligência e maus-tratos ao idoso

Os adultos mais velhos estão em risco de maus-tratos e negligência tanto no ambiente comunitário como nas instituições de idosos (Burnes, Pillemer & Lachs, 2017). Em decorrência das diferentes definições e terminologia e do padrão de subnotificação, não há uma imagem clara da incidência e prevalência dos maus-tratos a idosos. Além disso, uma das principais barreiras à plena compreensão dos maus-tratos a adultos mais velhos é que a maioria dos profissionais de todas as profissões, incluindo aqueles que aplicam as leis, não está preparada para reconhecer e denunciar esse tipo de agressão. Muitas vezes, as vítimas relutam em relatar os maus-tratos, e os profissionais de saúde não têm conhecimento da frequência dos problemas.

Negligência é o tipo mais comum de maus-tratos. Outros tipos incluem os físicos, psicológicos ou emocionais, sexuais, abandono e exploração ou abuso financeiro. Burnes et al. (2017) relataram que fatores associados aos maus-tratos físico e emocional para idosos residentes na comunidade incluíam serem separados ou divorciados, viverem em um lar de baixa renda, apresentarem comprometimento funcional e idade mais jovem. A negligência foi associada a problemas de saúde, viver abaixo do nível de pobreza, ser separado ou divorciado e ter idade mais jovem. O relato de negligência foi menor em lares hispânicos (Burnes et al., 2017).

Maus-tratos físicos associados à conduta incorreta dos funcionários em unidades de longa permanência receberam muita atenção na última década. Braaten e Malmedal (2017) fizeram um estudo qualitativo para compreender a perspectiva dos funcionários sobre a prevenção de maus-tratos físicos dos residentes em casas de repouso. Os funcionários foram questionados sobre quais medidas eles consideravam úteis para serem implementadas em seu trabalho diário para prevenir comportamentos abusivos. Os funcionários compartilharam a necessidade de aumento da competência deles sobre o conceito de maus-tratos, fatores de risco conhecidos, boas habilidades de comunicação e relações de confiança, bem como ambiente/cultura de trabalho que promova franqueza na discussão de dilemas éticos (Braaten & Malmedal, 2017). Fatores associados a maus-tratos entre profissionais de saúde em instituição de idosos foram relatados como maus-tratos físicos ou emocionais da equipe anterior; idade mais jovem; limitações nas AVDs e AIVDs; e a proximidade emocional do profissional de saúde à sua família (Braaten & Malmedal, 2017). Adultos mais velhos com incapacidades de todos os tipos correm maior risco de maus-tratos por parte de familiares, cuidadores pagos e funcionários, independentemente de morarem na comunidade ou em instituições de longa permanência.

O enfermeiro deve estar atento para a possibilidade de **maus-tratos** e negligência. Durante a coleta da anamnese, o idoso deve ser questionado a respeito de maus-tratos durante uma parte particular da entrevista. Nos EUA, a maioria dos estados exige que prestadores de serviços de cuidado, incluindo enfermeiros, denunciem suspeitas de maus-tratos. Deve-se realizar uma ação preventiva quando a tensão do cuidador for evidente, antes de ocorrerem os maus-tratos ao idoso. A detecção e a intervenção precoce podem fornecer recursos suficientes para a família ou pessoa em risco para garantir a segurança do paciente. Os membros da equipe interdisciplinar, incluindo o psicólogo, o assistente social ou capelão, podem ser solicitados a ajudar o cuidador a desenvolver a autoconscientização, o aumento da percepção e a compreensão da doença ou do processo de envelhecimento. Recursos comunitários, como grupos de apoio de cuidadores familiares e serviços de descanso desse cuidador, são úteis tanto para o idoso quanto para o cuidador familiar.

Serviços sociais

Existem muitos programas sociais para os idosos norte-americanos, incluindo o Medicare, o Medicaid, a *Older Americans Act*, a *Supplemental Security Income*, as alterações da *Social Security*, a *Section 202* da habitação e a legislação relativa aos serviços sociais *Title XX*. Esses programas federais têm aumentado as opções de atendimento de saúde e apoio financeiro para os idosos norte-americanos. A *Older Americans Act* determinou a criação de uma rede federal para o envelhecimento, resultando na criação das Area Agencies on Aging, um sistema nacional de serviços sociais e redes que prestam muitos serviços comunitários aos idosos. Cada estado tem uma rede de aconselhamento que é encarregada de supervisionar o planejamento e a defesa do idoso. Dentre os serviços prestados pelas Area Agencies on Aging, estão: avaliação das necessidades, informação e encaminhamento, gerenciamento de casos, transporte, divulgação, serviços domiciliares, centros de dia, orientação nutricional e refeições congregadas, serviços jurídicos, cuidados de descanso para cuidadores, centros de idosos e trabalho comunitário de tempo parcial. As instituições priorizam as populações de baixa renda, as minorias étnicas, os moradores da área rural e os idosos frágeis que correm risco de institucionalização; no entanto, os serviços de avaliação e informação estão disponíveis para todos os adultos mais velhos. Serviços semelhantes (tais como diaristas, cuidador domiciliar e serviços de pequenas tarefas) podem ser obtidos e pagos por hora por essas agências ou de serviços de abrigos de idosos da comunidade local, se a família não atender aos critérios de baixa renda. Fontes informais de ajuda (p. ex., família, amigos, carteiros, membros da igreja e vizinhos) dão uma "olhada" informal nos idosos residentes na comunidade (ver seção Recursos, no fim deste capítulo).

Outros serviços de suporte da comunidade estão disponíveis para ajudar os adultos mais velhos fora de casa. Centros de idosos têm atividades sociais e de promoção à saúde, e alguns oferecem um almoço nutritivo. Os centros-dia para adultos oferecem supervisão diária e oportunidades sociais para os adultos mais velhos que não podem ser deixados sozinhos. Os serviços dos centros-dia para adultos, embora caros, fornecem alívio e possibilitam que os familiares realizem suas atividades diárias enquanto o idoso está no centro.

Custos dos serviços de saúde ao idoso

A saúde é uma das principais despesas para o idoso, especialmente para aqueles com doenças crônicas e recursos financeiros limitados. Os adultos mais velhos, que compõem em torno de 15% da população, consomem 38% dos custos com cuidados de saúde, sobretudo no último ano de vida (Centers for Medicaid & Medicare Services [CMS], 2018).

Os dois principais programas que financiam os cuidados de saúde nos EUA são o Medicare e o Medicaid, ambos supervisionados pelo CMS. Ambos os programas cobrem as necessidades de cuidados agudos, tais como hospitalização, atendimento médico, atendimento ambulatorial, serviços de saúde domiciliar e cuidados de enfermagem especializados em unidades específicas. O Medicare é financiado pelo governo federal, enquanto o Medicaid é administrado pelos estados; por conseguinte, a elegibilidade e os reembolsos pelos serviços Medicaid variam de estado para estado. Para os idosos com rendimentos limitados, mesmo com o apoio do Medicare ou Medicaid, pagar as despesas é difícil. As despesas com cuidados de saúde pagas pelo próprio idoso representam 28% da renda de idosos pobres e quase pobres. Apesar das mudanças no plano do Medicare de cobertura de medicamentos prescritos, as despesas custeadas pelo próprio idoso e os custos com os medicamentos prescritos podem ser pesados (AoA, 2020).

Cuidados de saúde domiciliares (*home care*)

A utilização de cuidados e serviços domiciliares especializados de enfermagem aumenta com a idade. Em decorrência do rápido crescimento da população idosa e da disponibilidade de financiamento do Medicare para cuidados agudos, os cuidados de saúde domiciliar nos EUA se expandiram rapidamente (ver Capítulo 2 para obter mais informações sobre os cuidados de saúde domiciliar).

Serviços de cuidados paliativos (*hospice*)

Os cuidados paliativos e *hospice* têm muito em comum. Ambos são para pessoas com doenças graves. Ambos têm como meta aliviar a dor, aumentar o conforto e melhorar a qualidade de vida dos pacientes e de seus familiares. O objetivo é melhorar a qualidade de vida, com foco no manejo dos sinais/sintomas, controle da dor e apoio emocional. Na maioria dos casos paliativos, a expectativa é que os pacientes não vivam mais que 6 meses. Os cuidados paliativos concentram-se na qualidade de vida e, por necessidade, geralmente incluem uma preparação emocional, social, espiritual e financeira realista para a morte. Os cuidados paliativos são prescritos para pessoas em qualquer estágio de uma doença grave, não necessariamente incurável. Os cuidados paliativos têm como meta o alívio da dor e de outros sintomas para manter a mais elevada qualidade de vida pelo maior período de tempo (Casey, 2019). Nos EUA, os programas Medicare e Medicaid fornecem serviços médicos e de enfermagem para manter o paciente sem dor e o mais confortável possível (para uma discussão aprofundada sobre os cuidados paliativos e de fim de vida, consultar o Capítulo 13).

Envelhecimento com uma incapacidade funcional

Conforme aumenta a expectativa de vida de pessoas com todos os tipos de incapacidades físicas, cognitivas e mentais, esses pacientes precisam lidar com as alterações normais associadas ao envelhecimento, além da sua incapacidade preexistente. Ainda existem grandes lacunas na nossa compreensão da interação da incapacidade com o envelhecimento, incluindo como essa interação varia de acordo com o tipo e o grau de incapacidade e outros fatores, tais como os socioeconômicos e de sexo. Para os adultos sem incapacidade, as alterações associadas ao envelhecimento podem ser inconveniências menores. Para adultos com distúrbios como lesões raquimedulares, o envelhecimento está associado a taxas mais altas de condições secundárias de saúde, em comparação com aqueles que envelhecem sem deficiência (Jorgensen, Iwarsson & Lexell, 2019). Muitas pessoas com incapacidade estão preocupadas sobre o que irá acontecer a elas à medida que envelhecem, e se a assistência estará disponível quando elas precisarem de cuidados.

Já foi proposto que os enfermeiros considerem as pessoas com incapacidade como indivíduos responsáveis e capazes, aptos a atuar de modo efetivo, apesar de suas limitações. Tanto o modelo de interface quanto o modelo biopsicossocial da incapacidade podem servir como base para a atuação do enfermeiro como defensor da remoção de barreiras aos cuidados de saúde. O uso desses modelos também incentiva políticas públicas que apoiam a plena participação de todos os cidadãos por meio da maior disponibilidade de funcionários assistentes e transporte acessível e a preços razoáveis. Ver no Capítulo 7, Boxe 7.2, uma discussão de outros modelos de incapacidade.

Atualmente, as crianças nascidas com incapacidades intelectuais e físicas e aquelas que as adquirem no início da vida também estão vivendo até a meia-idade ou terceira idade. Muitas vezes, o seu cuidado foi fornecido pela família, principalmente pelos pais. Conforme os pais envelhecem e não são mais capazes de prestar os cuidados necessários, eles procuram ajuda adicional com os cuidados, ou alternativas de cuidado a longo prazo para seus filhos. No entanto, atualmente, há poucos serviços disponíveis para apoiar uma transição suave entre a prestação dos cuidados pelos pais e a atenção prestada por terceiros. Pesquisas e políticas públicas precisam se concentrar em suportes e intervenções que possibilitem às pessoas com incapacidade funcional que estão envelhecendo aumentar ou manter sua função em seu ambiente pessoal, bem como na comunidade externa. Questões importantes incluem quem irá prestar o cuidado e como ele será financiado. O National Institute on Aging identificou o envelhecimento com incapacidade funcional como um foco, e está se esforçando para fornecer informações simplificadas e acesso a pessoas com incapacidade e seus cuidadores familiares.

Questões éticas e legais que afetam os adultos mais velhos

Os enfermeiros desempenham função importante em apoiar e informar os pacientes e suas famílias na tomada de decisões de tratamento. Essa função da enfermagem se torna ainda mais importante no atendimento a pacientes idosos que estão enfrentando mudanças de vida e, possivelmente, decisões de fim de vida. A perda de direitos, a vitimização e outros problemas sérios podem ocorrer se o paciente não tiver feito planos para o manejo pessoal e de propriedade em caso de invalidez ou morte. Como defensores, os enfermeiros devem incentivar discussões de fim de vida e orientar os adultos mais velhos a preparar diretivas antecipadas antes da incapacitação (Miller, 2019).

As diretivas antecipadas de vontade consistem em documento formal que vigora em alguns países como os EUA e fornece instruções para o cuidado (**testamento vital**) ou nomeia um representante legal para a tomada de decisões relacionadas com a saúde. Deve ser implementado se o signatário se tornar incapacitado. Esse documento escrito tem de ser assinado pela pessoa e por duas testemunhas, e uma cópia deve ser entregue ao médico e colocada no prontuário. As diretivas antecipadas de vontade não são utilizadas somente quando determinados (ou todos) tipos de tratamento médico são mantidos; em vez disso, possibilitam uma descrição de todas as preferências de cuidados de saúde, incluindo a solicitação de plena utilização de todas as intervenções médicas disponíveis. O representante legal do paciente tem autoridade para interpretar a vontade do paciente com base nas circunstâncias clínicas e deve se orientar pelas decisões ou situações constantes no testamento vital (Boxe 8.6).

Quando essas sérias decisões são tomadas, existem possibilidades de importantes conflitos de valores entre pacientes, familiares, profissionais de saúde e representante legal. Autonomia e autodeterminação são conceitos ocidentais, e pessoas de diferentes culturas podem ver as diretivas antecipadas como um método para negar atendimento. Os adultos mais velhos de algumas culturas podem não estar dispostos a considerar o futuro, ou podem querer proteger parentes e não querer que eles sejam informados sobre uma doença grave. Os enfermeiros podem facilitar o processo de tomada de decisão sendo sensíveis à complexidade dos valores dos pacientes e respeitando suas decisões. As diretivas precisam ser focadas nos desejos do paciente, e não nos da família ou do representante legal.

Se não tiver sido feito um acordo prévio e a pessoa idosa parecer incapaz de tomar decisões, o tribunal pode ser acionado para uma audiência de competência. Se o tribunal decidir que o idoso é incompetente, o juiz nomeia um guardião – uma terceira parte que é dotada de poderes pelo tribunal para assumir a responsabilidade pela tomada de decisões financeiras ou pessoais para essa pessoa.

A pessoa com dificuldades de comunicação ou demência leve tende a ser vista como incapaz de autodeterminação. No entanto, pessoas com demência leve podem ter capacidade cognitiva suficiente de tomar algumas, mas talvez nem todas, as decisões. Por exemplo, um paciente pode ser capaz de nomear um representante legal, ainda que não consiga escolher opções de tratamento específicas. As pessoas com demência leve podem ser competentes para compreender a natureza e a importância de diferentes opções de cuidados.

Em 1990, a *Patient Self-Determination Act* (PSDA), uma lei federal norte-americana, foi promulgada para exigir que o paciente seja orientado em relação às diretivas antecipadas no momento da internação, bem como a documentação dessas orientações. Também se exige dos asilos e instituições melhora na autonomia dos moradores, aumentando sua participação na tomada de decisões de cuidados de saúde. Tanto em instituições de idosos quanto em hospitais, a documentação e a colocação de diretivas antecipadas no prontuário e o fornecimento de orientações ao paciente sobre as diretivas antecipadas variam consideravelmente. Periodicamente, é importante garantir que as diretivas reflitam os desejos atuais do paciente e que todos os prestadores tenham uma cópia, de modo que estejam cientes do desejo do indivíduo.

Boxe 8.6 DILEMAS ÉTICOS
A interrupção do fornecimento de alimentos sólidos e líquidos viola o princípio de não maleficência?

Caso clínico

Você trabalha como enfermeiro em uma unidade de atendimento a pessoas com doença de Alzheimer. C.R. é uma mulher de 82 anos com uma forma avançada da doença de Alzheimer e reside na unidade há mais de 1 ano. O estado geral dela deteriorou significativamente nos últimos 2 meses. A filha dessa senhora a visita quase todas as noites e traz os alimentos sólidos e líquidos preferidos da paciente. Uma noite, o filho de C.R. vem e encontra a irmã alimentando a mãe. Essa foi a primeira vez que o filho de C.R. a visitou em mais de 2 meses. Ele reage com raiva e afirma que C.R. declarou em sua diretiva antecipada de vontade que não desejava receber nutrição sólida e líquida caso se tornasse incapacitada. Ele repreende a irmã e diz que a mãe não os reconhece e não gostaria de continuar vivendo desse modo. A filha de C.R. retruca que, embora a mãe não reconheça ninguém nem compreenda o que está ocorrendo, ela abre a boca e parece gostar dos alimentos sólidos e líquidos que recebe. O filho de C.R. é o único procurador da mãe e ele foi autorizado por ela a tomar decisões referentes à sua saúde quando ela ainda estava de posse de suas faculdades mentais. Ele lembra a irmã e você sobre isso e afirma que deseja que a irmã pare de trazer alimentos para a mãe.

Discussão

Hoje em dia, há pouco debate quanto à decisão autônoma de um paciente de recusar nutrição artificial e hidratação. A maioria dos especialistas em bioética tende a concordar que um paciente com capacidade mental preservada pode recusar hidratação venosa, mesmo que isso acelere a morte dele. As diretivas antecipadas de vontade que especificamente recusam a hidratação venosa ou enteral feitas pelos pacientes antes de perderem suas faculdades mentais são consideradas vinculantes. Os procuradores dos pacientes que perderam suas faculdades mentais também podem tomar a decisão de recusar a hidratação venosa ou enteral.

Contudo, decisões quanto à interrupção voluntária da ingestão de alimentos líquidos e sólidos podem ser mais complicadas. Enquanto a hidratação venosa ou enteral possa ser considerada uma intervenção médica, o aporte de alimentos líquidos e sólidos VO não poderia ser considerado "assistência médica". Nesses casos, a concordância ou a discordância do procurador da paciente sobre a alimentação oral é irrelevante. A ANA (2017) declara que "a interrupção voluntária da ingestão de alimentos líquidos e sólidos com a intenção de acelerar a morte só pode ser tomada pelos pacientes de posse de suas faculdades mentais e não por seus procuradores legais" (p. 1). Na mesma declaração, entretanto, a ANA (2017) afirma que "a decisão do paciente sobre a interrupção voluntária da ingestão de alimentos líquidos e sólidos é vinculante, mesmo se o paciente posteriormente perder a capacidade de tomar decisões" (p. 1). É importante que a pessoa que deseja a interrupção voluntária da ingestão de alimentos líquidos e sólidos especifique isso nas diretivas antecipadas de vontade.

Análise

- Descreva os princípios éticos em conflito nesse caso (ver Capítulo 1, Boxe 1.7). Qual princípio você acredita ter preeminência ao lidar com C.R. e os filhos adultos dela? A interrupção voluntária da ingestão de alimentos líquidos e sólidos por um paciente que não está lúcido viola o princípio de não maleficência?
- O filho de C.R. está autorizado a especificar que a irmã não deve alimentar a mãe? E se as diretivas antecipadas de vontade de C.R. estabelecessem que, caso ela perdesse a capacidade de tomar decisões, ela não desejaria receber alimentação *oral*? C.R. abre a boca e aceita com entusiasmo os alimentos sólidos e líquidos ofertados pela filha; isso implica que ela agora consente em ser alimentada?
- Quais recursos poderiam estar disponíveis para você e para a equipe de saúde para auxiliar os filhos adultos de C.R. a determinar quais seriam os melhores interesses dela?

Referências bibliográficas

American Nurses Association (ANA). (2017). Position statement: Nutrition and hydration at end of life. Retirado em 31/7/2020 de: www.nursingworld.org/cerca de 4af0ed/globalassets/docs/ana/ethics/ps_nutrition-and-hydration-at-the-end-of-life_2017 june7.pdf

Christensen, J. (2019). An ethical discussion on voluntarily stopping eating and drinking by proxy decision maker or by advance directive. *Journal of Hospice and Palliative Nursing, 21*(3), 188-192.

Recursos

Ver no Capítulo 1, Boxe 1.10, Etapas de uma análise ética e recursos de ética.

EXERCÍCIOS DE PENSAMENTO CRÍTICO

1 `pbe` Você observa um aumento do número de pacientes mais velhos que apresentam confusão mental na unidade médico-cirúrgica onde você trabalha. Qual você acha que pode ser a causa desse aumento em pacientes que estão confusos? Qual(is) ferramenta(s) de avaliação você recomendaria para esses pacientes? Você recomendaria que essas ferramentas fossem usadas para todos os pacientes mais velhos? Por quê? Qual é a força de evidências que orienta sua avaliação, suas ações e suas recomendações?

2 `cpa` Um homem de 90 anos foi internado na sua unidade clínica com retenção urinária. Quais avaliações de enfermagem e interprofissionais são indicadas durante suas interações iniciais com ele? Quais outros serviços interprofissionais você poderia tentar obter?

3 `qp` Durante uma visita domiciliar, uma mulher de 81 anos com diabetes melito e amputação de membro inferior informa que caiu três vezes nos últimos 6 meses. Identifique prioridades e estratégias que ajudem a evitar outros episódios de queda dessa paciente.

REFERÊNCIAS BIBLIOGRÁFICAS

*Pesquisa em enfermagem.
**Referência clássica.

Livros

American Nurse Association (ANA). (2010). *Gerontological nursing: Scope and standards of practice*. Silver Spring, MD: Author.

Capriotti, T., & Frizzell, J. P. (2016). *Pathophysiology: Introductory concepts and clinical perspectives*. Philadelphia, PA: FA Davis.

Comerford, K. C., & Durkin, M. T. (2020). *Nursing 2020 drug handbook*. Philadelphia, PA: Wolters Kluwer.

Eliopoulos, C. (2018). *Gerontological nursing* (9th ed.). Philadelphia, PA: Wolters Kluwer.
Farage, M., Miller, K. W., & Maibach, H. (2017). *Textbook of aging skin* (2nd ed.). Berlin: Springer.
Kennedy-Malone, L., Martin-Plank, L., & Duffy, E. (2019). *Advanced practice nursing in the care of older adults* (2nd ed.). Philadelphia, PA: F.A. Davis.
Mark, K. (2017). *Gerontological nursing: Competencies for care* (4th ed.). Boston, MA: Jones and Bartlett Learning, LCC.
Meiner, S. E., & Yeager, J. J. (2019). *Gerontologic nursing* (6th ed.). St. Louis, MO: Elsevier Mosby.
Miller, C. A. (2019). *Nursing for wellness in older adults* (8th ed.). Philadelphia, PA: Wolters Kluwer.
Norris, T. T. (2019). *Porth's pathophysiology: Concepts of altered health states* (10th ed.). Philadelphia, PA: Wolters Kluwer.
Resnick, B. (2019). *Geriatric nursing review syllabus: A core curriculum in advanced practice geriatric nursing* (6th ed.). New York: American Geriatric Society.
Weber, J. R., & Kelley, J. H. (2019). *Health assessment in nursing* (6th ed.). Philadelphia, PA: Wolters Kluwer.

Periódicos e documentos eletrônicos

Administration on Aging (AoA). (2020). A profile of older Americans: 2019. Retreived on 11/30/2020 at: www.acl.gov/sites/default/files/Aging%20and%20Disability%20in%20America/2019ProfileOlderAmericans508.pdf
Alzheimer's Association. (2019). Alzheimer's and dementia facts and figures. Retrieved on 11/30/2020 at: www.alz.org/alzheimers-dementia/facts-figures
American Nurses Association (ANA). (2017). Position statement: Nutrition and hydration at end of life. Retrieved on 7/31/2020 at: www.nursingworld.org/~4af0ed/globalassets/docs/ana/ethics/ps_nutrition-and-hydration-at-the-end-of-life_2017june7.pdf
Bakas, T., McCarthy, M., & Miller, E. T. (2018). An update on the state of the evidence for stroke family caregiver and dyad interventions. *Stroke, 48*(5), e122–e125.
Bowler, R. P., Hansel, N. N., Jacobson, S., et al. (2017). Electronic cigarette use in US adults at risk for COPD: Analysis from two observational cohorts. *Journal of General Internal Medicine, 32*(12), 1315–1322.
Bozorgmehri, S., Fink, H. A., Parimi, N. C., et al. (2017). Association of sleep disordered breathing with erectile dysfunction in community dwelling older men. *The Journal of Urology, 197*(3 Pt 1), 776–782.
Braaten, K. L., & Malmedal, W. (2017). Preventing physical abuse of nursing home residents- as seen from the nursing staff's perspective. *Nursing Open, 4*(4), 274–281.
Burnes, D., Pillemer, K., & Lachs, M. S. (2017). Elder abuse severity: A critical but understudied dimension of victimization for clinicians and researchers. *The Gerontologist, 57*(4), 745–756.
Casey, D. (2019). Hospice and palliative care: What's the difference? *MedSurg Nursing, 28*(3), 196–197.
Centers for Disease Control and Prevention (CDC). (2017). Alzheimer's disease. Retrieved 11/30/2020 at: www.cdc.gov/aging/aginginfo/alzheimers.htm
Centers for Medicare & Medicaid Services (CMS). (2018). National health expenditure data. Retrieved 11/30/2020 at: www.cms.gov/newsroom/press-releases/cms-office-actuary-releases-2018-national-health-expenditures
Christensen, J. (2019). An ethical discussion on voluntarily stopping eating and drinking by proxy decision maker or by advance directive. *Journal of Hospice and Palliative Nursing, 21*(3), 188–192.
Damián, J., Pator-Barriuso, R., Garcia López, F. J., et al. (2017). Urinary incontinence and mortality among older adults residing in care homes. *Journal of Advanced Nursing, 73*(3), 688–699.
Devlin, J. W., Skrobik, Y., Gelinas, C., et al. (2018). Clinical practice guidelines for the prevention and management of pain, agitation/sedation, delirium, immobility, and sleep disruption in adult patients in the ICU. *Critical Care Medicine, 46*(9), e825–e873.
Fick, D. M., Semla, T. P., Steinman, M., et al. (2019). American Geriatrics Society 2019 Updated AGS Beers Criteria® for potentially inappropriate medication use in older adults. *Journal of the American Geriatrics Society, 67*(4), 674–694.
Frishman, W. H. (2019). Ten secrets to a long life. *The American Journal of Medicine, 132*(5), 564–566.
Heron, M. (2019). Death: Leading causes for 2017. National Vital Statistics Reports (NVSS). Retrieved on 7/2/2019 at: www.cdc.gov/nchs/data/nvsr/nvsr68/nvsr68_06-508.pdf
*Hladek, M. D., Gill, J., Bandeen-Roche, K., et al. (2019). High coping self-efficacy associated with lower odds of pre-frailty/frailty in older adults with chronic disease. *Aging & Mental Health.* doi.org/10.1080/13607863.2019.1639136
**Inouye, S. K., van Dyck, C. H., Alessi, C. A., et al. (1990). Clarifying confusion: The confusion assessment method. *Annals of Internal Medicine, 113*(12), 941–948.
Jorgensen, S., Iwarsson, S., & Lexell, J. (2019). Secondary health conditions, activity limitations, and life satisfaction in older adults with long-term spinal cord injury. *Journal of Injury, Function, & Rehabilitation, 9*(4), 356–366.
Karadag, E., Samancioglu, S., Ozden, D., et al. (2017). Effects of aromatherapy on sleep quality and anxiety of patients. *Nursing in Critical Care, 22*(2), 105–112.
Lee, J. K. H., Lam, G. K. L., Shin, T., et al. (2018). Efficacy and effectiveness of high-dose versus standard-dose influenza vaccination for older adults: A systematic review and meta-analysis. *Expert Review of Vaccines, 17*(5), 435–443.
McDougall, G. J. (2017). Assessing and addressing cognitive impairment in the elderly. A look at the research into cognitive impairment. *American Nurse Today, 12*(11), 12–17.
National Institutes of Health (NIH). (2017). Late-onset familial Alzheimer disease. Retrieved on 7/2/2019 at: rarediseases.info.nih.gov/diseases/12799/late-onset-familial-alzheimer-disease
National Institutes of Health (NIH). (2018a). Dietary supplement fact sheet: Vitamin D. Retrieved on 7/2/2019 at: www.grc.com/health/pdf/NIH_GOV_Dietary_Supplement_Fact_Sheet.pdf
National Institutes of Health (NIH). (2018b). How is Alzheimer's disease treated? Retrieved on 7/2/2019 at: www.nia.nih.gov/health/how-alzheimers-disease-treated
Ploeg, J., Markle-Reid, M., Valaitis, R. et al. (2017). Web-based interventions to improve mental health, general caregiving outcomes, and general health for informal caregivers of adults with chronic conditions living in the community: Rapid evidence review. *Journal of Medical Internet Research, 19*(7), e263.
Punch, R., & Horstmanshof, L. (2019). Hearing loss and its impact on residents in long term care facilities: A systematic review of literature. *Geriatric Nursing, 40*(2), 138–147.
Seah, B., Kowitlawakul, Y., & Jiang, Y., et al. (2019). A review on healthy ageing interventions addressing physical, mental and social health of independent community-dwelling older adults. *Geriatric Nursing, 40*(1), 37–50.
Sommerlad, A., Sabia, S., Singh-Manoux, A., et al. (2019). Association of social contact with dementia and cognition: 28 year follow-up of the Whitehall II cohort study. *PLoS Medicine, 16*(8), 1–12.
Štefan, L., Vrgoč, G., Rupčić, T., et al. (2018). Sleep duration and sleep quality are associated with physical activity in elderly people living in nursing homes. *International Journal of Environmental Research and Public Health, 15*(11), 2512.
Tang, H. J., Tang, H-Y. J, Hu, F. W., et al. (2017). Changes of geriatric syndromes in older adults survived from intensive care unit. *Geriatric Nursing, 38*(3), 219–224.
Tatum, P. E., Talebreza, S., & Ross, J. S. (2018). Geriatric assessment: An office-based approach. *American Family Physician, 97*(12), 776–784.
van Seben, R., Reichardt, L. A., Aarden, J. J., et al. (2019). The course of geriatric syndromes in acutely hospitalized older adults: The hospital-ADL Study. *Journal of the American Medical Directors Association, 20*(2), 152–158.
Wasilewski, M. B., Stinson, J. N., & Cameron, J. L. (2017). Web-based health interventions for family caregivers of elderly individuals: A scoping review. *International Journal of Medical Informatics, 103*(7), 109–138.
Weise, L., Jakob, E., Töpfer, N. F., et al. (2018). Study protocol: individualized music for people with dementia – improvement of quality of life and social participation for people with dementia in institutional care. *BMC Geriatrics, 18*(1), 313.
World Health Organization (WHO). (2019). Falls. Retrieved on 10/21/2019 at: www.who.int/news-room/fact-sheets/detail/falls
Xu, J., Murphy, B. S., Kochanek, M. A., et al. (2018). Deaths: Final data for 2016. *National Vital Statistics Reports, 67*(5), 1–20.
**Yesavage, J., Brink, T. L., Rose, T. L., et al. (1983). Development and validation of a geriatric screening scale: A preliminary report. *Journal of Psychiatric Research, 17*(1), 37–49.
Zhang, Y., Cai, J., An, L., et al. (2017). Does music therapy enhance behavioral and cognitive function in elderly dementia patients? A systematic review and meta-analysis. *Ageing Research Reviews, 35*, 1–11.

Recursos

Administration on Aging (AoA), www.aoa.gov
Alzheimer's Association, www.alz.org
American Association for Geriatric Psychiatry (AAGP), www.aagponline.org
American Association of Retired Persons (AARP), www.aarp.org
American Federation for Aging Research (AFAR), www.afar.org
American Geriatrics Society (AGS), www.americangeriatrics.org
Association for Gerontology in Higher Education (AGHE), www.aghe.org
Children of Aging Parents (CAPS), www.caps4caregivers.org
Family Caregiver Alliance (FCA), www.caregiver.org
Gerontological Society of America (GSA), www.geron.org
Hartford Institute for Geriatric Nursing, www.hign.org
Hospital Elder Life Program (HELP), www.hospitalelderlifeprogram.org
LeadingAge (formerly American Association of Homes and Services for the Aging), www.leadingage.org
MedicAlert + Alzheimer's Association Safe Return (program for locating lost patients), www.alz.org/care/dementia-medic-alert-safe-return.asp
National Caucus and Center on Black Aging (NCBA), www.ncba-aged.org
National Council on Aging (NCOA), www.ncoa.org
National Gerontological Nursing Association (NGNA), www.ngna.org
National Institute on Aging (NIA), Alzheimer's Disease Education and Referral (ADEAR) Center, www.nia.nih.gov/Alzheimers

PARTE 2

Conceitos e Princípios no Manejo de Pacientes

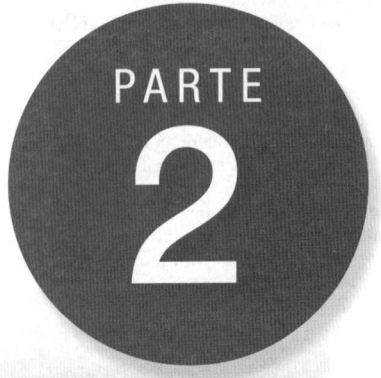

Estudo de caso

Promoção do trabalho em equipe e colaboração em cuidados paliativos

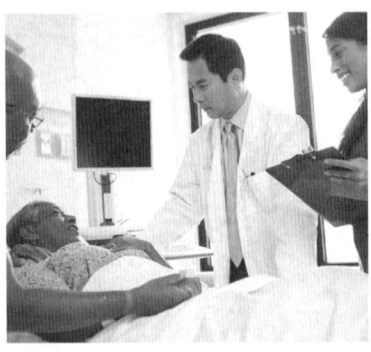

Mulher de 56 anos com diagnóstico de adenocarcinoma de pulmão avançado comparece à consulta ambulatorial na unidade de cuidados paliativos apresentando *delirium*, letargia e confusão mental. É coletada amostra de sangue e ela é transferida para a enfermaria de oncologia para avaliação adicional. No relatório de internação, consta que ela tem uma prescrição de gabapentina (300 mg, 3 vezes/dia) e fentanila (adesivo transdérmico de 50 μg que é trocado a cada 72 horas). Na admissão, você constata que a paciente está confusa e não consegue graduar a dor que sente. A família está preocupada por causa da confusão mental e com a possibilidade de a paciente não conseguir tolerar a medicação prescrita para a dor. Como essa paciente tem muitos componentes subjacentes para a instituição de cuidados, você solicita uma conferência com os familiares, a equipe dos cuidados paliativos, o farmacêutico e o oncologista para determinar o melhor plano de cuidado nesse momento.

Foco de competência QSEN: Trabalho em equipe e colaboração

As complexidades inerentes ao atual sistema de saúde desafiam o enfermeiro a demonstrar a integração de competências centrais interdisciplinares específicas. Essas competências visam garantir a prestação de cuidados seguros e de qualidade ao paciente (Institute of Medicine, 2003). O projeto Orientação de Qualidade e Segurança para Enfermeiros 2020 (QSEN, do inglês *Quality and Safety Education for Nurses*) (Cronenwett, Sherwood, Barnsteiner et al., 2007; QSEN, 2020) é uma referência para o conhecimento, as habilidades e as atitudes (CHAs) necessários ao enfermeiro para que demonstre competência em suas áreas principais: **cuidado centrado no paciente; trabalho colaborativo em equipe interdisciplinar; prática baseada em evidência; melhora da qualidade**; **segurança**; e **informática**.

Definição de trabalho em equipe e colaboração: atuação efetiva entre as equipes de enfermagem e entre os seus membros, promovendo a comunicação aberta, o respeito mútuo e a tomada de decisão compartilhada para prestar ao paciente o cuidado de qualidade.

COMPETÊNCIAS SELECIONADAS PRÉ-LICENCIAMENTO	APLICAÇÃO E REFLEXÃO
Conhecimento	
Reconhecer as contribuições de outros indivíduos ou grupos no atendimento aos pacientes e seus familiares que buscam alcançar metas propostas.	Descrever o papel da enfermagem em uma revisão de caso. Como os vários membros da equipe de saúde podem trabalhar com a paciente e seus familiares e como equipe para elaborar o melhor plano de manejo da dor dessa paciente enquanto controlam e minimizam os efeitos deletérios do *delirium*?
Habilidades	
Atuar com competência dentro do próprio escopo de prática como membro da equipe de saúde.	Mesmo que a paciente não consiga classificar sua dor, que outros métodos de avaliação você pode usar e confiar para avaliar a dor nessa paciente? Que intervenções para a dor o enfermeiro pode implementar como parte de um plano de cuidados de enfermagem?
Atitudes	
Contribuir para a resolução de conflitos e desacordos.	Após a conferência do caso, a equipe dos cuidados paliativos recomenda que a medicação para dor seja administrada segundo a prescrição médica. Os familiares não concordam com a decisão, porque a paciente apresenta confusão mental e não consegue graduar a dor. Como você pode melhor resolver o conflito? Existem outros membros da equipe que possam contribuir na comunicação com a família?

Cronenwett, L., Sherwood, G., Barnsteiner, J. et al. (2007). Quality and safety education for nurses. *Nursing Outlook, 55*(3), 122-131; Institute of Medicine. (2003). *Health professions education: A bridge to quality.* Washington, DC: National Academies Press; QSEN Institute. (2020). *QSEN competencies: Definitions and pre-licensure KSAs; Teamwork and collaboration.* Retirado em 15/08/2020 de: qsen.org/competencies/pre-licensure-ksas/#teamwork_collaboration.

9 Manejo da Dor

DESFECHOS DO APRENDIZADO

Após ler este capítulo, você será capaz de:

1. Descrever os conceitos fundamentais de dor, inclusive os tipos de dor, os quatro processos de nocicepção e a dor neuropática.
2. Explicar e demonstrar os métodos para realizar uma avaliação da dor.
3. Relacionar os analgésicos de primeira linha dos três grupos de analgésicos.
4. Identificar os efeitos exclusivos dos analgésicos selecionados em adultos mais velhos.
5. Descrever os métodos práticos não farmacológicos que podem ser utilizados no ambiente clínico em pacientes com dor.
6. Aplicar o processo de enfermagem como referencial para o cuidado do paciente com dor.

CONCEITOS DE ENFERMAGEM

Conforto   Drogadição

GLOSSÁRIO

abstinência: resultado de cessação abrupta ou diminuição rápida da dose de uma substância em relação à qual um indivíduo é fisicamente dependente. Não é necessariamente indicativo de transtorno por uso de substâncias psicoativas

agentes analgésicos adjuvantes: substância ou medicamento adicionado a um esquema farmacológico analgésico para aprimorar a analgesia (*sinônimo*: agentes coanalgésicos)

agentes coanalgésicos: um de muitos medicamentos que podem aumentar a efetividade de outro agente analgésico ou têm ação analgésica independente (*sinônimo*: agente analgésico adjuvante)

agonista: medicamento que se liga a um receptor de opioide simulando a maneira como substâncias endógenas proporcionam analgesia

agonistas mu: qualquer opioide que se liga ao subtipo de receptor de opioide mu e exerce efeitos analgésicos (p. ex., morfina); utilizado de modo intercambiável com os termos *agonista completo*, *agonista puro* e *medicamento do tipo morfina*

agonistas-antagonistas: um tipo de opioide (p. ex., nalbufina e butorfanol) que se liga ao receptor de opioide kappa atuando como agonista (capaz de promover analgesia) e simultaneamente ao receptor de opioide mu atuando como antagonista (revertendo os efeitos agonistas mu)

AINE: acrônimo para anti-inflamatório não esteroide

alodinia: dor em virtude de um estímulo que normalmente não provoca dor, tal como o toque; sentida, tipicamente, na pele ao redor de áreas afetadas por lesão nervosa, e comumente observada em muitas síndromes de dor neuropática

analgesia multimodal ou manejo multimodal da dor: o uso intencional e concomitante de mais de uma intervenção farmacológica ou não farmacológica com diferentes métodos de ação, de modo a promover maior analgesia com doses menores de medicamentos e menos efeitos adversos

antagonista: medicamento que compete com os agonistas pelos locais de ligação de receptores de opioide; pode deslocar agonistas, inibindo, assim, a sua ação

dependência física: a resposta normal do corpo à administração de um opioide por 2 ou mais semanas; podem ocorrer sinais/sintomas de abstinência se um opioide for abruptamente interrompido ou se for administrado um antagonista

dor: experiência desagradável, emocional ou sensorial, resultante de lesão real ou possível dos tecidos que é descrita e percebida de modo singular e individualizado pelas pessoas

dor aguda: dor que resulta de lesão tecidual que geralmente diminui à medida que ocorre a reparação; serve como um aviso de que algo está errado ou precisa de atenção

dor crônica ou persistente: dor que pode ou não ser limitada pelo tempo, mas que persiste além do curso normal/tempo de cicatrização do tecido

dor irruptiva: intensificação temporária da dor que ocorre em indivíduo com dor persistente controlada

dor neuropática (fisiopatológica): dor provocada por agravo ou disfunção (lesão ou doença) de um ou mais

- **nervos do sistema nervoso central ou do sistema nervoso periférico com resultante comprometimento do processamento do aporte sensorial
- **dor nociceptiva (fisiológica):** a dor que é causada pela ativação constante do sistema sensorial que conduz a percepção dos estímulos nocivos; implica a existência de lesão nos tecidos somáticos ou viscerais suficiente para ativar o sistema nociceptor
- **efeito máximo:** dose analgésica acima da qual aumentos adicionais da dose não promovem alteração do efeito
- **efeito poupador de doses de opioides:** ocorre quando um medicamento não opioide ou coanalgésico é adicionado a um opioide, possibilitando que a dose do opioide seja reduzida sem diminuir os efeitos analgésicos
- **eficácia:** o quanto um medicamento ou outro tratamento "funciona" e consegue produzir o efeito intencionado – analgesia nesse contexto
- **hidrofílico:** substância ou medicamento que é prontamente absorvido em solução aquosa
- **hiperalgesia:** experiência de dor cada vez mais intensa resultante de estímulo nocivo
- **hiperalgesia induzida por opioide:** fenômeno no qual a exposição a um opioide induz ao aumento da sensibilidade, ou a uma redução do limiar da atividade neural que conduz a percepção da dor; é o "lado oposto" da tolerância
- **intraespinal:** refere-se aos espaços ou aos possíveis espaços adjacentes à medula espinal nos quais podem ser administrados medicamentos
- **lipofílico:** substância ou medicamento que é prontamente absorvido nos tecidos adiposos
- **meia-vida:** o tempo que demora para que a concentração plasmática (concentração do medicamento no corpo) seja reduzida em 50% (após o início de um medicamento, ou o aumento de sua dose, são necessárias de quatro a cinco meias-vidas para que haja a aproximação de um nível de estado estável no sangue, independentemente da dose, do intervalo de administração, ou da via de administração; após quatro a cinco meias-vidas, um medicamento que foi descontinuado, em geral, é considerado como quase todo eliminado do corpo)
- **meta de conforto-funcionalidade:** classificação da dor identificada pelo paciente individual, acima da qual o paciente apresenta interferência na funcionalidade e na qualidade de vida (p. ex., atividades que o paciente precisa ou deseja realizar)
- **metabólito:** o produto de reações bioquímicas durante o metabolismo do medicamento
- **não opioide:** refere-se a medicamentos analgésicos que incluem o paracetamol e anti-inflamatórios não esteroides (AINEs)
- **não tratado com opioide:** indica uma pessoa que recentemente não recebeu opioide suficiente de modo regular o bastante para tornar-se tolerante aos efeitos do opioide
- **neuraxial:** do sistema nervoso central
- **neuroplasticidade:** a capacidade do sistema nervoso periférico e central de alterar a estrutura e a função como resultado de estímulos nocivos
- **nociceptor:** um tipo de neurônio aferente primário que apresenta a capacidade de responder a um estímulo nocivo ou a um estímulo que seria nocivo se prolongado
- **opioide:** refere-se a codeína, morfina e outros medicamentos naturais, semissintéticos e sintéticos que aliviam a dor por meio da ligação a diversos tipos de receptores de opioide; o termo é preferido a "narcótico"
- **placebo:** qualquer substância ou procedimento, incluindo cirurgia, que produz um efeito em um paciente decorrente de sua intenção implícita ou explícita e não por causa de suas propriedades físicas ou químicas específicas
- **refratário:** não responsivo ou resistente a intervenções terapêuticas, tais como analgésicos
- **sensibilização central:** importante mecanismo central de dor neuropática; a hiperexcitabilidade anormal de neurônios centrais na medula espinal que decorre de alterações complexas induzidas pelas barreiras de nociceptores aferentes, resultando em aumento da resposta do neurônio nociceptivo
- **sensibilização periférica:** um importante mecanismo periférico de dor neuropática que ocorre quando existem alterações na quantidade e na localização dos canais iônicos; em particular, os canais de sódio se acumulam de modo anormal em nociceptores lesionados, produzindo limiar de despolarização nervosa mais baixo, descargas ectópicas e aumento na resposta aos estímulos
- **titulação:** ajuste crescente ou decrescente da quantidade (dose) de um agente analgésico
- **tolerância:** processo fisiológico normal caracterizado por diminuição dos efeitos de um medicamento em sua dose anterior ou necessidade de uma dose mais alta do medicamento para manter um efeito
- **tolerante a opioide:** indica uma pessoa que usou opioides por tempo suficiente em doses altas o suficiente para desenvolver tolerância a muitos dos efeitos do opioide, incluindo analgesia e sedação
- **transtorno por uso de substâncias psicoativas:** uso problemático de substâncias psicoativas como opioides, benzodiazepínicos ou álcool etílico com base na identificação de pelo menos dois dos critérios diagnósticos arrolados pela American Psychiatric Association. Caracteriza-se por anseio pela substância psicoativa; consumo continuado apesar do dano; incapacidade de interromper o consumo e apresentação de sintomas de abstinência quando da interrupção abrupta da substância; anteriormente, denominado vício

A dor funciona como uma tática de sobrevivência que orienta os indivíduos não apenas a evitar lesão em dado momento, mas também ensina a evitar perigos no futuro (Martin, Power, Boyle et al., 2017). Os enfermeiros de todos os estabelecimentos têm participação importante no manejo da dor como especialistas em avaliação, administração de medicamentos e instrução ao paciente. Estão posicionados de modo único para assumir esse papel como membros da equipe de saúde que estão mais consistentemente ao lado do leito do paciente. Essas características levaram os profissionais de enfermagem a serem considerados os gestores primários dos pacientes que sentem dor (Curtis & Wrona, 2018).

CONCEITOS FUNDAMENTAIS

A compreensão da definição, dos efeitos e dos tipos de dor estabelece o fundamento para a avaliação e o manejo adequados da dor.

Definição de dor

A American Pain Society (APS, 2016) define a **dor** como "uma experiência sensorial e emocional desagradável associada à lesão tissular real ou possível, ou descrita em termos da referida lesão" (p. 2). Essa definição descreve a dor como um fenômeno complexo que pode impactar o funcionamento psicossocial, emocional e físico de uma pessoa. A definição clínica de dor reforça que se trata de uma experiência altamente pessoal e subjetiva: "A dor é o que a pessoa que a sente diz que é, e existe sempre que a pessoa diz que existe" (McCaffery, 1968, p. 8). O relato feito pelo paciente é o padrão; é considerado o indicador mais fidedigno de dor e o componente mais essencial da avaliação de dor (DiMaggio, Clark, Czarenecki et al., 2018).

Efeitos da dor

A dor afeta indivíduos de todos os grupos etários, gêneros, raças e classes socioeconômicas (APS, 2016). É o principal motivo pelo qual as pessoas buscam cuidados de saúde e uma das condições mais comumente tratadas pelos enfermeiros (U.S. Department of Health & Human Services [HHS], 2019). A dor não aliviada apresenta o potencial de afetar cada sistema do corpo e causar numerosos efeitos danosos, alguns dos quais podem durar por toda a vida. Apesar de muitos avanços na compreensão dos mecanismos subjacentes da dor e da disponibilidade de melhores analgésicos e tecnologia, bem como dos métodos não farmacológicos de manejo da dor, todos os tipos de dor continuam a ser subtratados (Jungquist, Vallerand, Sicoutris et al., 2017).

Tipos e categorias de dor

Existem muitas formas de categorizar a dor, mas nem sempre são possíveis distinções claras. A dor é, com frequência, descrita do ponto de vista da duração, como aguda ou crônica (persistente) (APS, 2016). A **dor aguda** envolve lesão tissular como resultado de cirurgia, traumatismo, queimadura ou punção venosa, e se espera ter uma duração relativamente curta e que seja resolvida com a cicatrização normal. A **dor crônica ou persistente** é subcategorizada como sendo de origem cancerosa ou não cancerosa e pode persistir durante todo o período da vida de uma pessoa. Exemplos de dor crônica não cancerosa incluem neuropatia periférica decorrente de diabetes melito, dorsalgia ou cervicalgia após lesão e dor de osteoartrite causada por degeneração articular. A dor crônica pode ser intermitente, ocorrendo em salvas, ou contínua. Algumas condições provocam ambas, ou seja, dor aguda e dor crônica. Por exemplo, alguns pacientes com câncer sentem dor crônica contínua e apresentam exacerbações agudas mais intensas de dor periodicamente, que é denominada **dor irruptiva** (*breakthrough pain*). Os pacientes também sofrem dor aguda devido a procedimentos dolorosos repetitivos durante o tratamento de câncer (APS, 2016).

A dor é também classificada por meio de sua patologia inferida como sendo dor nociceptiva ou dor neuropática. A **dor nociceptiva (fisiológica)** se refere ao funcionamento normal dos sistemas fisiológicos que levam à percepção dos estímulos nocivos (lesão tissular) como sendo dolorosos (International Association for the Study of Pain [IASP], 2017). É por esse motivo que a nocicepção é descrita como a transmissão da dor "normal". A dor neuropática (fisiopatológica) é patológica e resultante do processamento anormal da entrada sensorial pelo sistema nervoso como resultado de lesão nos sistemas nervosos periférico e/ou central (SNC) (IASP, 2017).

Os pacientes podem apresentar uma combinação de dor nociceptiva e neuropática. Por exemplo, um paciente pode apresentar dor nociceptiva como resultado de crescimento tumoral e também relatar dor neuropática intensa e aguda irradiante se o tumor estiver pressionando um plexo nervoso. A dor da doença falciforme é, habitualmente, uma combinação de dor nociceptiva consequente a várias alterações das hemácias (falciformes) e dor neuropática decorrente de isquemia nervosa (Belvis, Henderson & Benzon, 2018).

Dor nociceptiva

A nocicepção inclui quatro processos específicos: transdução, transmissão, percepção e modulação (Ellison, 2017). A Figura 9.1 ilustra esses processos e, em seguida, encontra-se uma visão geral de cada um deles.

Transdução

Refere-se aos processos por meio dos quais os estímulos nocivos, tais como incisão cirúrgica ou queimadura, ativam os neurônios aferentes primários denominados **nociceptores**, que estão localizados por todo o corpo na pele, no tecido subcutâneo e em estruturas viscerais (orgânicas) e somáticas (musculoesqueléticas) (Montgomery, Mallick-Searle, Peltier et al., 2018). Esses neurônios apresentam a capacidade de responder seletivamente aos estímulos nocivos resultantes da lesão tissular originária de fontes mecânicas (p. ex., incisão, crescimento tumoral), térmicas (p. ex., queimadura, queimadura por frio), químicas (p. ex., toxinas, quimioterapia) e infecciosas. Os estímulos nocivos causam a liberação de uma diversidade de compostos excitatórios (p. ex., serotonina, bradicinina, histamina, substância P e prostaglandinas), que movimentam a dor ao longo da via da dor (Ringkamp, Dougherty & Raja, 2018) (ver Figura 9.1A). Além disso, é estimulada a abertura dos canais dos íons sódio, cálcio e potássio, resultando em impulsos elétricos que são transmitidos pelos nociceptores de grandes fibras A-delta de condução rápida e pelas fibras C, menores e periféricas (Ellison, 2017).

As prostaglandinas são compostos lipídicos que iniciam as respostas inflamatórias que aumentam o edema tissular e a dor no local da lesão (Baral, Udit & Chiu, 2019). São formadas quando a enzima fosfolipase degrada os fosfolipídios em ácido araquidônico. Por sua vez, a enzima ciclo-oxigenase (COX) atua sobre o ácido araquidônico para produzir as prostaglandinas. A COX-1 e a COX-2 são isoenzimas da COX e são importantes na produção dos efeitos dos analgésicos **não opioides**, que incluem os anti-inflamatórios não esteroides (**AINEs**) e o paracetamol. Os AINEs promovem alívio da dor por meio de mediação do processo inflamatório no local do traumatismo, primariamente pelo bloqueio da formação de prostaglandinas (Leppert, Malec-Milewska, Zajaczkowska et al., 2018). Os AINEs não seletivos, como ibuprofeno, naproxeno, diclofenaco e cetorolaco, inibem a COX-1 e a COX-2, e os AINEs seletivos para a COX-2, como celecoxibe, inibem apenas a COX-2. Ambos os tipos de AINE produzem a anti-inflamação e o alívio da dor por meio da inibição da COX-2. O paracetamol é sabidamente um inibidor da COX que apresenta efeito periférico mínimo, não é anti-inflamatório, e pode aliviar a dor e reduzir a febre ao impedir a formação de prostaglandinas no SNC (Slattery & Klegeris, 2018).

Outros agentes analgésicos atuam no local de transdução ao afetar o fluxo iônico. Por exemplo, os canais de sódio estão fechados e inativos em repouso, mas são submetidos a alterações na resposta à despolarização da membrana nervosa. A abertura temporária dos canais leva a um influxo de sódio que

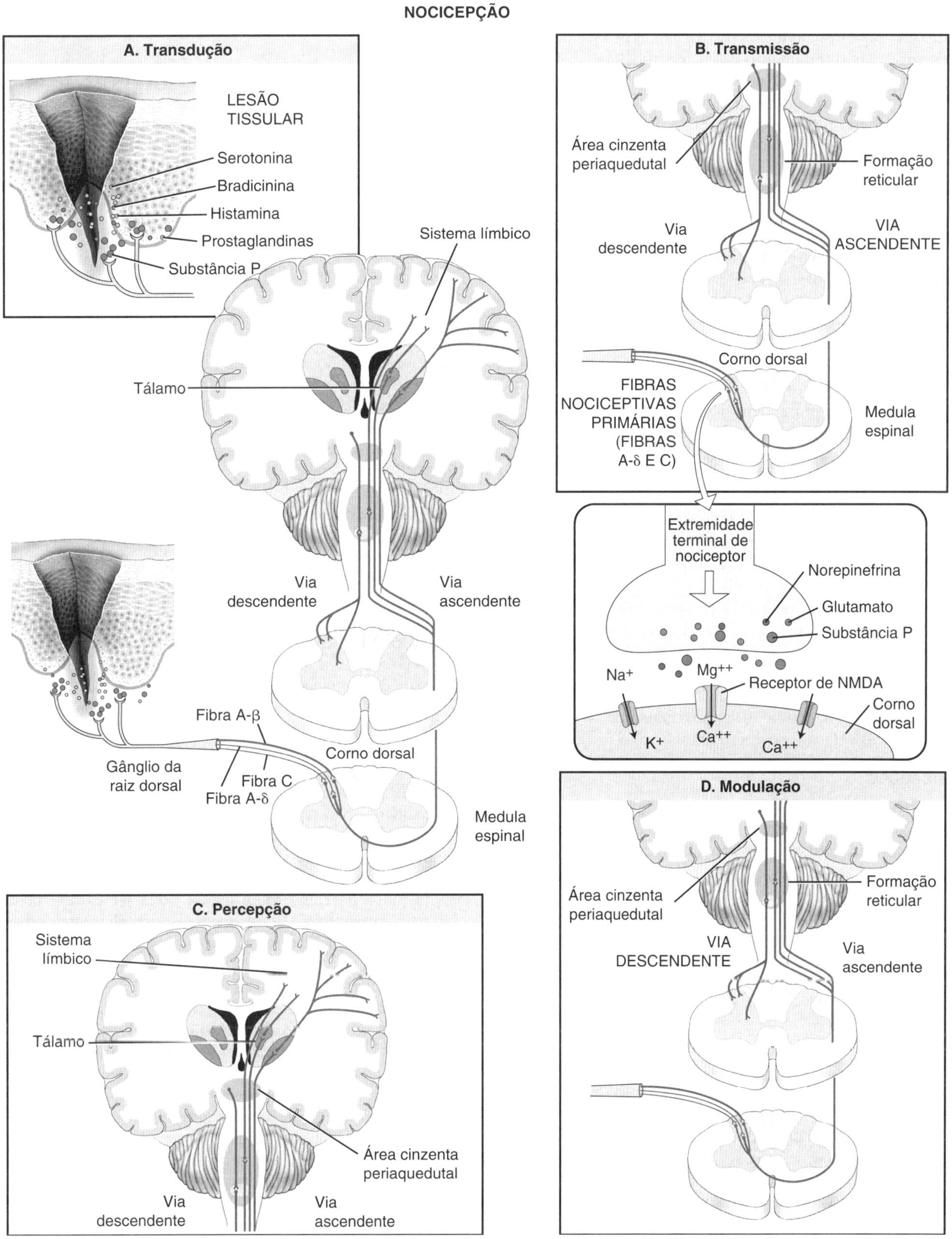

Figura 9.1 • Nocicepção. **A.** Transdução. **B.** Transmissão. **C.** Percepção. **D.** Modulação. Redesenhada de Pasero, C. & McCaffery, M. (2011). *Pain assessment and pharmacologic management* (p. 5). St. Louis, MO: Mosby-Elsevier.

resulta na condução nervosa (Nouri, Osuagwu, Boyette-Davis et al., 2018). Os anestésicos locais reduzem a condução nervosa por meio do bloqueio dos canais de sódio. Os agentes anticonvulsivantes bloqueadores dos canais de cálcio, que são prescritos para o tratamento de dor neuropática, viabilizam a analgesia por meio de redução do fluxo de íons cálcio e limitação da liberação de glutamato, norepinefrina e substância P (Peterson, Benson & Hurley, 2018).

Transmissão

A transmissão é outro processo envolvido na nocicepção. A transdução efetiva gera um potencial de ação que é transmitido ao longo das fibras A-delta, de condução rápida e pouco mielinizadas, e das fibras C, de condução mais lenta de impulsos e não mielinizadas (Ellison, 2017) (ver Figura 9.1B). As terminações das fibras A-delta detectam a lesão térmica e mecânica, possibilitam a localização relativamente rápida da dor e são responsáveis por um reflexo rápido de retirada do estímulo doloroso. As fibras C desmielinizadas respondem a estímulos mecânicos, térmicos e químicos. Produzem dor mal localizada e com frequência em caráter de queimação. As fibras A-beta (β) são as maiores fibras e respondem a toque, movimento e vibração, mas normalmente não transmitem dor (Ellison, 2017; Vardeh & Naranjo, 2017).

O potencial de ação com as informações nocivas atravessa os gânglios da raiz dorsal, depois faz sinapse no corno dorsal da medula espinal e ascende à medula espinal e as informações são transmitidas para o encéfalo, onde a dor é percebida (Ellison, 2017; Ringkamp et al., 2018) (ver Figura 9.1B). Ocorre modulação extensiva no corno dorsal por meio de mecanismos neuroquímicos complexos (ver ilustração em destaque na Figura 9.1B). As fibras A-delta primárias liberam glutamato, enquanto as fibras C liberam substância P e outros neuropeptídios (Schliessbach & Maurer, 2017). Glutamato é um neurotransmissor crucial, porque se liga ao receptor de *N*-metil-*D*-aspartato (NMDA) e promove a transmissão da dor (Zhou, 2017).

Percepção

Um processo adicional envolvido na nocicepção é a percepção, que é o resultado da atividade neural associada à transmissão dos estímulos nocivos (Ringkamp et al., 2018). Exige a ativação de estruturas cerebrais superiores para a ocorrência da consciência, de emoções e impulsos associados à dor (ver Figura 9.1C). Embora a fisiologia da percepção da dor continue a ser estudada, pode ser direcionada por terapias não farmacológicas, como distração, que se baseiam na crença de que os processos cerebrais inatos podem influenciar fortemente a percepção da dor (Chayadi & McConnell, 2019).

Modulação

A modulação é mais um processo envolvido na nocicepção. A modulação das informações provocadas em resposta aos estímulos nocivos ocorre a cada nível desde a periferia até o córtex e envolve muitas substâncias neuroquímicas diferentes (Damien, Colloca, Bellei-Rodriguez et al., 2018) (ver Figura 9.1D). Por exemplo, a serotonina e a norepinefrina são neurotransmissores inibitórios que são liberados na medula espinal e no tronco encefálico pelas fibras descendentes (eferentes) do sistema modulador (Nouri et al., 2018). Alguns antidepressivos proporcionam o alívio da dor por meio do bloqueio da recaptação (reabsorção) corporal da serotonina e da norepinefrina, prolongando sua disponibilidade para combater a dor (Martin et al., 2017). Os opioides endógenos estão localizados por todo o sistema nervoso periférico e central, e, assim como os opioides exógenos, ligam-se aos receptores de opioide no sistema descendente e inibem a transmissão da dor (Nouri et al., 2018).

Dor neuropática

A dor neuropática é provocada por uma lesão ou por uma doença que envolva o sistema nervoso somatossensorial (Bouhassira, 2019). Lesões dos nervos periféricos podem ser traumáticas ou não traumáticas, tais como neuropatia diabética ou compressiva (Osborne, Anastakis & Davis, 2018). Embora causas específicas possam variar com base na patologia subjacente, existe a teoria de que ocorrem alterações nos canais iônicos; desequilíbrio do processamento de estímulos entre sinais somatossensoriais excitatórios e inibitórios; atividade das células gliais ou diferenças de potencial na modulação da dor que ocorrem na dor neuropática (Colloca, Ludman, Bouhassira et al., 2017; Liu, Zhu, Ju et al., 2019) (Figura 9.2). Pesquisas recentes sugerem que a disfunção na autofagia (ou seja, a degradação celular de material desnecessário) está envolvida na dor neuropática (Liu et al., 2019). Existe pesquisa em andamento para definir melhor os mecanismos periféricos e centrais que iniciam e mantêm a dor neuropática (García, Gutiérrez-Lara, Centurión et al., 2019; Kwiatkowski & Mika, 2018; Liu et al., 2019; Nishimura, Kawasaki, Suzuki et al., 2019).

Mecanismos periféricos

Em qualquer ponto desde a periferia até o SNC, há potencial de desenvolvimento de dor neuropática. As terminações nervosas na periferia podem se tornar lesionadas, levando à reorganização anormal do sistema nervoso, denominada **neuroplasticidade** mal adaptativa, um mecanismo subjacente de alguns estados de dor neuropática (Osborne et al., 2018). Alterações nos canais iônicos podem ocorrer, tais como aumento da atividade dos canais de sódio nos nervos sensoriais com consequente exacerbação da excitabilidade, aumento da transdução e liberação de neurotransmissores (Colloca et al., 2017). Esses e muitos outros processos levam a um fenômeno denominado **sensibilização periférica**, que, se acredita, contribui para a manutenção da dor neuropática e se reflete em alodinia e hiperalgesia (Osborne et al., 2018). A **alodinia**, ou dor originária de um estímulo normalmente não nocivo (p. ex., toque), é um dos referidos tipos de sensação anormal e uma característica comum da dor neuropática (Chekka & Benzon, 2018; Osborne et al., 2018). Em pacientes com alodinia, o simples peso das vestimentas ou da roupa de cama sobre a pele pode ser extremamente doloroso. **Hiperalgesia** consiste em resposta álgica exacerbada a um estímulo que habitualmente provocaria menos dor.

Mecanismos centrais

Os mecanismos centrais também participam na instauração da dor neuropática. A **sensibilização central** é definida como a hiperexcitabilidade anormal dos neurônios centrais na medula espinal, que resulta de alterações complexas induzidas por barragens de nociceptores aferentes de entrada, que também podem resultar em alodinia e hiperalgesia (Osborne et al., 2018). A liberação extensiva e a ligação de neurotransmissores excitatórios, tais como glutamato, ativam os receptores de NMDA e elevam os níveis de cálcio intraneuronal, resultando em dor (Yan, Li, Zhou et al., 2017). À semelhança do que ocorre no sistema nervoso periférico, acredita-se que um influxo maior de sódio reduza o limiar de ativação nervosa, eleve a resposta aos estímulos e aumente o campo receptivo abrangido pelo neurônio afetado (Osborne et al., 2018; Yan et al., 2017).

Assim como no sistema nervoso periférico, podem ocorrer alterações anatômicas no SNC. Por exemplo, quando as

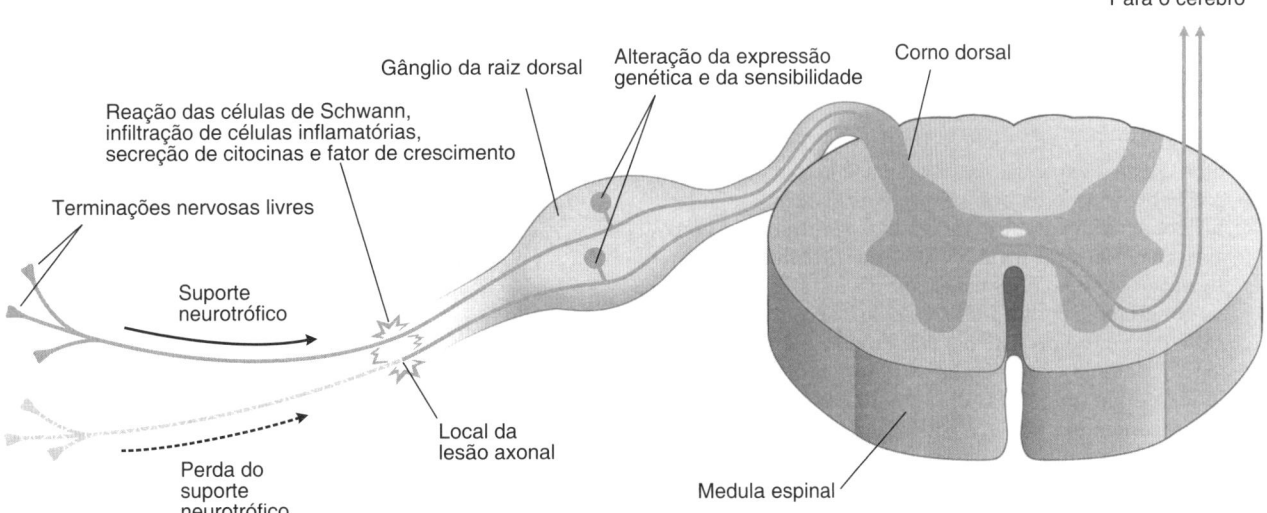

Figura 9.2 • Dor neuropática. A lesão ou inflamação nociceptiva pode resultar em uma alteração da resposta fisiológica no sistema nociceptivo. Essas alterações causam a liberação de citocinas inflamatórias que podem alterar a expressão genética e a sensibilidade nas fibras nociceptivas. Por sua vez, estas alteram a atividade nociceptiva, causando a dor neuropática. Utilizada com permissão de Golan, D. E., Tashjian, A. H. & Armstrong, E. J. (2017). *Principles of pharmacology: The pathophysiologic basis of drug therapy* (4th ed.). Baltimore, MD: Wolters Kluwer Health | Lippincott Williams & Wilkins.)

células dos receptores NMDA são ativadas continuamente, pode ocorrer reorganização no corno dorsal da medula espinal (Nouri et al., 2018). As fibras nervosas podem invadir outros locais e criar sensações anormais, como alodinia, na área do corpo coberta pelo nervo lesionado.

AVALIAÇÃO DA DOR

A natureza altamente subjetiva da dor causa desafios na avaliação e no manejo; entretanto, o autorrelato do paciente é um padrão indiscutível para a avaliação da existência e da intensidade da dor (APS, 2016; Herr, Coyne, McCaffery et al., 2011; McCaffery, Herr & Pasero, 2011). O autorrelato é considerado a medida mais confiável da existência e da intensidade da dor do paciente, e é recomendado pela The Joint Commission (Baker, 2017). Aceitar e atuar com base no relato da dor do paciente, às vezes, é difícil. Tendo em vista que a dor não pode ser comprovada, os profissionais de saúde podem se sentir vulneráveis a relatos imprecisos ou inverídicos de dor. Embora os profissionais tenham direito a opiniões pessoais, esses pensamentos não podem interferir no atendimento apropriado do paciente.

> **Alerta de enfermagem: Qualidade e segurança**
>
> Embora o fato de aceitar e responder ao relato da dor possa resultar na administração de analgésicos a um paciente eventual que não apresenta dor, esta atitude ajuda a assegurar que toda pessoa que sente dor receba respostas apropriadas. Os profissionais de saúde não têm o direito de privar qualquer paciente da avaliação e do tratamento adequados simplesmente porque acreditam que um paciente não esteja sendo honesto. Dor é uma experiência extremamente pessoal e se manifesta de modo diferente para cada pessoa. É importante avaliar e reavaliar cuidadosamente o paciente com dor quando são administrados medicamentos analgésicos.

Avaliação abrangente da dor: entrevista do paciente

Uma avaliação abrangente da dor deve ser conduzida durante a avaliação para internação ou na entrevista inicial com o paciente, a cada novo relato de dor e sempre que indicado por alterações na condição do paciente ou no plano de tratamento. Serve como fundamento para o desenvolvimento e a avaliação da efetividade do plano de tratamento da dor. A seguir, são apresentados componentes de uma avaliação abrangente da dor e dicas sobre como obter as informações do paciente:

- *Local(is) da dor:* peça ao paciente que declare ou aponte para a(s) área(s) de dor no corpo. Algumas vezes, possibilitar que os pacientes façam marcas em um diagrama corporal é útil para a obtenção dessas informações
- *Intensidade:* peça ao paciente que classifique a gravidade da dor com o uso de uma ferramenta de avaliação da dor confiável e válida. Diversas escalas traduzidas para diferentes idiomas têm sido avaliadas e disponibilizadas para a utilização na prática clínica e para a prática educacional. As mais comuns incluem:
  - *Escala de classificação numérica (NRS):* é mais frequentemente apresentada como uma escala horizontal de 0 a 10 pontos, com as palavras-âncora "nenhuma dor" em uma extremidade da escala, "dor moderada" no meio da escala, e "pior dor possível" na outra extremidade da escala. Também pode ser colocado em um eixo vertical, o que pode ser útil para pacientes que leem da direita para a esquerda
  - *Escala de classificação da dor FACES de Wong-Baker:* a escala FACES é composta de seis faces desenhadas com descritores em palavras, que variam de uma face sorridente à esquerda para "nenhuma dor (ou sofrimento)" até uma face carrancuda e chorosa à direita para "pior dor (ou sofrimento)". Solicita-se aos pacientes que escolham a face que reflita melhor sua dor. As faces são mais comumente numeradas com o uso de um sistema métrico 0, 2, 4, 6, 8, 10, embora 0 a 5 também possam ser

utilizados. Solicita-se aos pacientes que escolham a face que descreve melhor sua dor. A escala FACES é utilizada em adultos e crianças tão jovens quanto 3 anos (McCaffery et al., 2011). É importante reconhecer que as escalas FACES são ferramentas de autorrelato; os médicos não devem tentar corresponder uma face demonstrada em uma escala à expressão facial do paciente para determinar a intensidade da dor. Os pacientes podem entender melhor a ferramenta se ela for exibida verticalmente com as palavras-âncora "nenhuma dor" na parte inferior

- *Escala da dor FACES – revisada (FPS-R):* a FPS-R apresenta seis faces para torná-la compatível com outras escalas com o uso do sistema métrico de 0 a 10. As faces variam de uma expressão facial neutra até uma de dor intensa e são numeradas 0, 2, 4, 6, 8 e 10. Assim como com a escala FACES de Wong-Baker, solicita-se aos pacientes que escolham a face que reflete melhor sua dor. As escalas faciais são medidas confiáveis e válidas em crianças tão jovens quanto 3 anos; entretanto, a capacidade de quantificar a dor de modo ideal (identificar um número) não é adquirida até aproximadamente 8 anos (Spagrud, Piira & von Baeyer, 2003). A pesquisa em andamento sugere que a FPS-R é preferida pelos pacientes cuja cognição esteja preservada, pelos adultos mais velhos com comprometimento cognitivo e por minorias étnicas (Kang & Demiris, 2018)
- *Escala de descritor verbal (VDS):* uma VDS utiliza diferentes palavras ou frases para descrever a intensidade da dor, como "nenhuma dor, dor leve, dor moderada, dor intensa, dor muito intensa e pior dor possível". Pede-se ao paciente que selecione a frase que descreve melhor a intensidade da dor
- *Escala analógica visual (VAS):* a VAS é uma linha horizontal (por vezes, vertical) de 10 cm com palavras-âncora nos extremos, como "nenhuma dor" em uma extremidade e "a pior dor que poderia haver" ou "pior dor possível" na outra extremidade. Solicita-se aos pacientes que marquem na linha para indicar a intensidade da dor, e o comprimento da marca desde "nenhuma dor" é medido e registrado em centímetros ou milímetros. Embora utilizada com frequência em pesquisas, a VAS é impraticável no dia a dia clínico e raramente é empregada naquele ambiente
- *Qualidade:* peça ao paciente que descreva como a dor é sentida. Descritores como "intensa", "aguda" ou "em caráter de queimação" podem ajudar a identificar a presença da dor neuropática
- *Início e duração:* pergunte ao paciente quando a dor iniciou e se é constante ou intermitente
- *Fatores de agravamento e alívio:* pergunte ao paciente o que piora e o que melhora a dor
- *Efeito da dor sobre a função e a qualidade de vida:* o efeito da dor sobre a capacidade de realizar atividades de recuperação deve ser avaliado regularmente no paciente com dor aguda. É particularmente importante perguntar aos pacientes com dor aguda como a dor afetou as suas vidas, o que eles podiam fazer antes de a dor começar e que eles não podem mais fazer, ou o que eles gostariam de fazer, mas não podem fazer por causa da dor
- **Meta de conforto-funcionalidade** (intensidade da dor): para os pacientes com dor aguda, identifique as metas funcionais a curto prazo e reforce ao paciente que o bom controle da dor, mais provavelmente, levará à conquista das metas com sucesso. Por exemplo, pacientes cirúrgicos são informados que se espera que deambulem ou participem na fisioterapia no pós-operatório. Pode-se solicitar aos pacientes com dor crônica que identifiquem suas metas funcionais ou de qualidade de vida únicas, como poder trabalhar ou passear com o cachorro. O sucesso é medido pelo progresso em direção ao alcance desses objetivos funcionais (Topham & Drew, 2017)
- *Outras informações:* a cultura do paciente, as experiências anteriores de dor e a história patológica pregressa – tais como comorbidades, exames laboratoriais e complementares – são consideradas no estabelecimento de um plano de tratamento.

Os pacientes que são incapazes de relatar a sua dor apresentam mais alto risco de dor subtratada que os que podem relatar (Horgas, 2017; McCaffery et al., 2011). Na população adulta, isso inclui pacientes que apresentam comprometimento cognitivo, estão criticamente enfermos (intubados, não responsivos), comatosos ou apresentam morte iminente. Os pacientes que estão recebendo agentes bloqueadores neuromusculares ou que estão sedados por causa da anestesia e de outros medicamentos administrados durante a cirurgia também estão entre a população de alto risco.

A Hierarquia de Medidas da Dor é recomendada como uma estrutura para a avaliação da dor em pacientes não verbais (Herr et al., 2011; McCaffery et al., 2011). Os principais componentes da hierarquia exigem que o enfermeiro (1) tente obter o autorrelato, (2) considere a patologia ou as condições e os procedimentos que podem ser dolorosos (p. ex., cirurgia), (3) observe os comportamentos, (4) avalie os indicadores fisiológicos e (5) conduza um estudo analgésico.

Quando os pacientes não conseguem fazer o autorrelato da sua dor, algumas ferramentas observacionais podem ser usadas para ajudar na tomada de decisão clínica. Algumas ferramentas atribuem uma pontuação com base em comportamentos que tendem a estar associados à dor. No entanto, esses escores observacionais não são considerados equivalentes ao escore de intensidade da dor autorrelatada pelo paciente.

É imperativo lembrar que comportamentos podem indicar a ocorrência de dor, embora a ausência de comportamento não implique ausência de dor. Pacientes que não estão se mexendo ou emitindo sons podem estar sentindo dor intensa. Por exemplo, adultos mais velhos com formas moderadas e graves de demência têm, com frequência, comorbidades que podem provocar dor (Mueller, Schumacher, Holzer et al., 2017). A avaliação acurada e o tratamento da dor podem ser difíceis (ver no Boxe 9.1, Perfil de pesquisa de enfermagem: Análise de uma ferramenta para avaliar dor em adultos mais velhos com demência). As ferramentas a seguir são exemplos de medidas validadas que são apropriadas para diferentes populações de pacientes incapazes de autorrelatar sua dor (Fry & Elliott, 2018; Kochman, Howell, Sheridan et al., 2017; Rijkenberg, Stilma, Bosman et al., 2017; Schofield & Abdulla, 2018):

- **FLACC:** indicada para uso em pacientes pediátricos. Os escores são atribuídos após a avaliação da expressão facial, do movimento da perna, da atividade, do choro e da consolabilidade, sendo atribuídos a cada uma dessas cinco categorias os escores de 0 a 2, produzindo uma pontuação composta total de 0 a 10. O escore "0" reflete que o paciente está relaxado e confortável, os escores de "1" a "3" são consistentes com desconforto leve, escores de "4" a "6" são consistentes com dor moderada, e os escores de "7" a "10" são consistentes com desconforto ou dor intensa

- PAINAD (*Pain Assessment in Advanced Dementia*): avaliação da dor na demência avançada indicada para uso em adultos com demência avançada incapazes de comunicar suas necessidades. Padronizada após a FLACC, esta ferramenta foi desenvolvida pelo Department of Veterans Affairs dos EUA para pacientes com demência
- CPOT (*Critical Care Pain Observation Tool*): ferramenta de observação de dor do paciente crítico indicada para uso em pacientes em unidades de terapia intensiva incapazes de autorrelatar a dor, independentemente de estarem ou não intubados. Também foi padronizada após a FLACC.

Reavaliação da dor

Após o início do plano de manejo da dor, a dor é reavaliada e documentada regularmente para avaliar a efetividade do tratamento. No mínimo, a dor deve ser reavaliada a cada novo relato de dor, bem como antes e após a administração de analgésicos (McCaffery et al., 2011). A frequência da reavaliação depende da estabilidade do quadro do paciente e do momento do efeito máximo da medicação administrada, que geralmente varia de 15 a 30 minutos após administração parenteral e de 1 a 2 horas após administração oral (Chou, Gordon, de Leon-Casasola et al., 2016). Por exemplo, na unidade de cuidados pós-anestésicos (UCPA), a reavaliação pode ser necessária tão frequentemente quanto a cada 10 minutos, quando a dor estiver instável durante a **titulação** intravenosa de opioide, mas pode ser realizada 1 hora após a administração da medicação oral em pacientes com controle satisfatório e estável da dor 24 horas após a cirurgia.

 Considerações sobre os veteranos das forças armadas

Os profissionais de enfermagem devem estar cientes de que a pesquisa já demonstrou a prevalência elevada de distúrbios associados a dor, inclusive artrite, fibromialgia, cefaleias e dor articular, dorsal e abdominal generalizada, em populações de veteranos (Nahin, 2017). Além disso, relatos de dor intensa são mais comuns em militares veteranos em comparação com não veteranos, sobretudo em indivíduos que serviram mais recentemente nos conflitos no Iraque e no Afeganistão (Nahin, 2017). Em especial, veteranos mais jovens (18 a 39 anos) e veteranos do sexo masculino relatam níveis significativamente mais elevados de dor em comparação com homens e grupos etários compatíveis no público em geral (Nahin, 2017). Como resultado, é importante que o enfermeiro determine, durante a avaliação, se um paciente serviu nas forças armadas dos EUA, reconheça que esse grupo tem demandas específicas relacionadas ao serviço militar e defenda abordagens multimodais e multidisciplinares para ajudar os veteranos a lidar melhor com a dor. Por exemplo, Groessi, Liu, Change et al. (2017) constataram que ioga era uma intervenção segura e benéfica para ajudar os veteranos a aliviar dor e incapacidade, reduzindo o uso de opioides.

MANEJO DA DOR

A conquista do alívio ideal da dor é mais bem vista como um *continuum*, com o objetivo principal sendo proporcionar a analgesia efetiva e segura (Pozek, De Ruyter & Khan, 2018). A qualidade do controle da dor deve ser abordada sem que o cuidado do paciente seja transferido de um médico para outro, tal como na alteração do turno e na transferência de uma área clínica para outra. O alívio ideal da dor é de responsabilidade de *cada* membro da equipe de saúde e tem início com a titulação do analgésico, seguida pela avaliação imediata contínua, pela administração do analgésico e por intervenções não farmacológicas durante o período do cuidado para alcançar de modo seguro intensidades de dor que possibilitem que os pacientes alcancem suas metas funcionais com relativa facilidade.

Embora nem sempre seja possível alcançar a meta de intensidade da dor de um paciente no curto período em que ele se

---

 Boxe 9.1 — PERFIL DE PESQUISA DE ENFERMAGEM

Análise de uma ferramenta para avaliar dor em adultos mais velhos com demência

Mueller, G., Schumacher, P., Holzer, E. et al. (2017). The inter-rater reliability of the observation instrument for assessing pain in elderly with dementia: An investigation in the long-term care setting. *Journal of Nursing Measurement*, 25(3), E173-E184.

Finalidade

A meta desse estudo era examinar a confiabilidade interexaminador da versão alemã do instrumento de observação para avaliação de dor em adultos mais velhos com demência denominado BISAD (*Beobachtungsinstrument für das Schmerzassessment bei alten Menschen mit Demenz*). Trata-se de uma ferramenta que é comumente utilizada para avaliar dor em adultos mais velhos com formas moderadas a graves de demência que estão internados em unidades de longa permanência na Alemanha e na Áustria; entretanto, a confiabilidade interexaminador não foi determinada previamente para assegurar sua validade.

Metodologia

Esse estudo utilizou um modelo transversal multicêntrico quantitativo com uma amostra de 71 participantes que residiam em um de três asilos na Áustria. Os participantes de enfermagem incluíam 46 profissionais de enfermagem que trabalharam em um desses três asilos durante pelo menos 2 anos. Os participantes de enfermagem foram pareados para avaliar de modo independente um idoso residente no mesmo horário, usando a ferramenta de avaliação de dor BISAD com oito itens.

Achados

Embora tenha sido observada discreta concordância entre os examinadores, a concordância absoluta do total foi de apenas 25,32%. A análise da confiabilidade interexaminador foi baixa e não apoiou a confiabilidade dos itens no BISAD. Houve consenso de que a dor era pior nos residentes dos asilos com os movimentos em comparação com o repouso.

Implicações para a enfermagem

Os achados desse exame são importantes, porque indicam que os itens utilizados na ferramenta BISAD não são fidedignos na avaliação de dor em adultos mais velhos com formas moderadas e graves de demência em asilos na Áustria, embora seja utilizado frequentemente. Esse é um achado importante, porque o emprego dessa ferramenta nessa população poderia resultar em dados inexatos que os profissionais de enfermagem poderiam usar como base para a instituição de seus cuidados. Um aspecto interessante desse estudo foi que os comportamentos realmente demonstravam mais dor durante as atividades em comparação com o repouso. Por fim, os autores lembram que existem questões culturais e de idioma que influenciam os resultados e encorajam a avaliação de uma versão traduzida da ferramenta em unidades de saúde de longa permanência nas quais o idioma primário é o inglês.

encontra em uma área como a UCPA ou o pronto-socorro, essa meta fornece o direcionamento para o cuidado analgésico contínuo. Importantes informações a serem fornecidas durante o relatório de transferência são a meta de conforto-funcionalidade do paciente, quão próximo o paciente está de alcançá-la, o que foi feito até então para isso (analgésicos e doses e/ou intervenções não farmacológicas) e quão bem o paciente tolerou a administração do agente analgésico (efeitos adversos). Há um interesse crescente entre médicos e pesquisadores em relacionar o manejo da dor aos objetivos funcionais. Um esforço nesse trabalho é a ferramenta Clinically Aligned Pain Assessment (CAPA), que é empregada na avaliação de vários graus de conforto, controle da dor, função e sono (Topham & Drew, 2017). As intervenções para controle da dor devem melhorar em vez de inibir o progresso em direção à cura e à reabilitação.

Manejo farmacológico da dor: analgesia multimodal

A dor é um fenômeno complexo que envolve diversos mecanismos subjacentes e exige muito mais que um analgésico para seu manejo de modo seguro e efetivo. A abordagem recomendada para o tratamento de todos os tipos de dor em todas as faixas etárias é denominada **analgesia multimodal ou manejo multimodal da dor.** Um esquema multimodal combina intencional e simultaneamente medicamentos com diferentes mecanismos subjacentes, juntamente com intervenções não farmacológicas, que possibilitam doses mais baixas de todos os medicamentos no plano de tratamento, reduzindo o potencial de efeitos adversos. Além disso, a analgesia multimodal pode resultar em alívio da dor comparável ou superior, com menos efeitos adversos, que pode ser alcançado com qualquer agente analgésico único (Beverly, Kaye, Ljungqvist et al., 2017; Blackburn, 2018).

Vias de administração

A via oral de administração é preferida para analgésicos e deve ser usada sempre que possível (Chou et al., 2016). De modo geral, os medicamentos por via oral são mais bem tolerados, mais fáceis de administrar e mais custo-efetivos. Quando a via oral não é possível, como em pacientes que não conseguem deglutir, estão em jejum ou nauseados, são utilizadas outras vias de administração. Por exemplo, pacientes com dor cancerosa que não conseguem deglutir podem receber analgésicos por via de administração transdérmica, retal ou subcutânea (Burchum & Rosenthal, 2019).

No período pós-operatório imediato, a via intravenosa é mais frequentemente a preferida para a administração analgésica, e os pacientes são transferidos para a via oral quando esta for tolerada (ver manejo da dor pós-operatória no Capítulo 16).

A via retal de administração analgésica é uma alternativa quando agentes analgésicos por via oral ou intravenosa não são uma opção (p. ex., para fins paliativos durante os cuidados de fim de vida). O reto possibilita a difusão passiva dos medicamentos e a absorção na circulação sistêmica. Essa via pode ser menos dispendiosa e não envolve a habilidade e o conhecimento necessários da via de administração parenteral. As limitações são que a absorção da medicação não é confiável e depende de muitos fatores, incluindo a saúde do tecido retal e a técnica do administrador. Alguns pacientes podem ser resistentes ou sentir medo da administração retal. A via retal é contraindicada para pacientes que estão neutropênicos ou trombocitopênicos em virtude de possível sangramento retal.

Diarreia, abscesso perianal (ou fístula) e ressecção abdominoperineal também são contraindicações relativas (Burchum & Rosenthal, 2019).

A via de administração tópica é utilizada para a dor aguda e a crônica. Por exemplo, o não opioide diclofenaco está disponível em formulações em adesivo e gel para a aplicação diretamente sobre áreas dolorosas. Cremes anestésicos locais, como mistura ou emulsão eutética de anestésicos locais e creme de lidocaína a 4%, podem ser aplicados diretamente sobre o local de injeção antes de procedimentos dolorosos com perfuração por agulha, e o adesivo de lidocaína a 5% é utilizado com frequência para tipos bem localizados de dor neuropática, como a neuralgia pós-herpética. É importante distinguir entre a administração tópica e transdérmica de medicações. Embora ambas as vias exijam que a medicação cruze o estrato córneo para promover analgesia, a administração transdérmica de fármacos exige absorção para a circulação sistêmica, enquanto os agentes tópicos exercem efeito nos tecidos imediatamente sob o local de aplicação (denominada analgesia periférica direcionada). Farmácias de manipulação podem ser consultadas para personalizar antiespasmódicos, como morfina tópica ou gabapentina, para aplicação tópica no local da dor.

Um método mais invasivo usado no controle da dor é a analgesia **neuraxial**, que envolve a administração de fármacos no espaço epidural ou subaracnóideo (American Society of Regional Anesthesia and Pain Medicine, 2016). A administração de analgésicos por via neuraxial é realizada por meio da inserção de uma agulha no espaço subaracnóideo (para a analgesia intratecal) ou no espaço epidural; a administração também pode ser realizada por meio de injeção da medicação analgésica diretamente no local da dor ou da inserção de um cateter por meio de uma agulha para permitir a administração em *bolus* ou a administração contínua (Conlin, Grant & Wu, 2018; Hernandez, Grant & Wu, 2018). Cateteres intratecais para o manejo da dor aguda são utilizados com mais frequência para proporcionar anestesia ou uma única dose em *bolus* de um agente analgésico. Bombas intratecais implantadas fornecem quantidades muito pequenas de medicação em uma infusão constante para tratamento de dor no fim da vida ou dor persistente (Jamison, Cohen & Rosenow, 2018). Os cateteres epidurais temporários para o manejo da dor aguda são removidos após 2 a 4 dias. A analgesia epidural é administrada na forma de *bolus* pelo médico, infusão contínua (velocidade basal) e analgesia epidural controlada pelo paciente (AECC). Os opioides mais comuns administrados por via intraespinal são morfina, fentanila e hidromorfona. Esses são, com frequência, combinados com um anestésico local, mais frequentemente ropivacaína ou bupivacaína (Jamison et al., 2018). O uso multimodal de anestésicos locais com opioides aprimora a analgesia e exerce **efeito poupador de doses de opioides**.

Uma técnica para o manejo da dor que envolve a utilização de um cateter permanente é o bloqueio nervoso periférico contínuo (também denominado *anestesia perineural*), por meio do qual um bloqueio anestésico local inicial é estabelecido e seguido pela inserção de um cateter ou de cateteres por meio dos quais uma infusão de anestésico local, normalmente ropivacaína ou bupivacaína, é administrada continuamente no local de inervação desejado. O efeito do anestésico local depende da dose: em doses mais baixas, as fibras nervosas sensoriais menores são afetadas antes das fibras motoras maiores. Pacientes assim medicados conseguem caminhar, mas a dor é bem controlada (Burchum & Rosenthal, 2019; Ilfeld & Mariano, 2018).

Esquema de administração

Atingir e, depois, manter o controle ótimo da dor que seja seguro, efetivo e direcionado para metas funcionais realistas demanda orientação do paciente e reavaliação contínua dos efeitos dos analgésicos e do aparecimento de efeitos indesejáveis (Chou et al., 2016). A conquista dessas metas pode exigir que o agente analgésico de suporte principal seja administrado com base em 24 horas (ATC) programada, em vez de SOS (conforme o necessário) para manter os níveis séricos do analgésico estáveis quando a dor for contínua (Eksterowicz & DiMaggio, 2018). Os esquemas de administração de ATC são projetados para controlar a dor para os pacientes que se queixam durante 12 horas ou mais durante um período de 24 horas. A administração SOS de agentes analgésicos é apropriada para a dor intermitente, tal como antes de procedimentos dolorosos e para a dor intercorrente, para a qual são fornecidas doses suplementares de analgesia (Palat, 2018).

Analgesia controlada pelo paciente

A analgesia controlada pelo paciente (ACP) é um método interativo de manejo da dor que possibilita que os pacientes tratem sua dor por meio da autoadministração das doses dos agentes analgésicos (Burchum & Rosenthal, 2019). É utilizada para tratar todos os tipos de dor por meio de diversas vias de administração, incluindo oral, intravenosa, subcutânea, epidural e perineural (Fernandes, Hernandes, de Almeida et al., 2017). As diretrizes atuais da APS, da American Society of Regional Anesthesia and Pain Medicine e da American Society of Anesthesiologists recomendam, com veemência, analgesia controlada pelo paciente por via intravenosa para manejo da dor pós-operatória quando for necessário usar a via parenteral para administrar analgésicos (Chou et al., 2016). Um dispositivo de infusão de ACP é programado de modo que o paciente possa pressionar um botão (pendente) para autoadministrar uma dose de um agente analgésico (dose de ACP) em um intervalo de tempo estabelecido (demanda ou bloqueio), conforme o necessário. Os pacientes que utilizam ACP devem ser capazes de compreender as relações entre a dor, o aperto do botão da ACP ou a administração do agente analgésico e o alívio da dor, e devem ser cognitiva e fisicamente capazes de usar qualquer equipamento que seja necessário para administrar a terapia (ECRI Institute Patient Safety Organization, 2017).

Uma infusão contínua pode ser prescrita para pacientes tolerantes a opioides e quando é usada ACP. Não é encorajado para pacientes que nunca fizeram uso de opioides e recebendo analgesia controlada por via intravenosa devido ao risco de sedação excessiva e subsequente depressão respiratória (Chou et al., 2016; ECRI Institute Patient Safety Organization, 2017). Essencial ao uso seguro de uma taxa basal com ACP é o cuidadoso monitoramento pelos enfermeiros do estado de sedação e respiratório, além das imediatas diminuições na dose do opioide (p. ex., descontinuar a velocidade basal) se for detectado o aumento da sedação (Pasero, Quinn, Portenoy et al., 2011).

O benefício principal da ACP é a capacidade de reconhecer que apenas o paciente pode sentir a dor e somente ele sabe quanto analgésico irá aliviá-la. Isso reforça que a ACP é apenas para uso pelo paciente; dessa maneira, a ativação não autorizada do botão da ACP por qualquer pessoa que não seja o paciente (ACP por procurador) deve ser desencorajada (Burchum & Rosenthal, 2019).

> **Alerta de enfermagem: Qualidade e segurança**
> A equipe, a família e outros visitantes devem ser instruídos a contatar o enfermeiro se tiverem dúvidas quanto ao controle da dor, em vez de ativar o botão da ACP para o paciente.

No entanto, para alguns pacientes que são candidatos para a ACP, mas que não são capazes de utilizar o equipamento de ACP, o enfermeiro, um familiar ou cuidador habilitado podem ser autorizados a tratar a dor do paciente com o uso de um equipamento de ACP. Isso é denominado analgesia controlada por agente autorizado; estão disponíveis diretrizes para a administração segura dessa terapia (Cooney, Czarnecki, Dunwoody et al., 2013).

Medicamentos analgésicos

Os medicamentos analgésicos são categorizados em três grupos principais: (1) agentes antiespasmódicos não opioides, que incluem paracetamol e AINEs; (2) analgésicos opioides, que incluem, entre outros, morfina, hidromorfona, fentanila e oxicodona; e (3) agentes coanalgésicos (também denominados **agentes analgésicos adjuvantes**). Os agentes coanalgésicos compreendem o maior grupo e incluem diversos agentes com mecanismos de ação únicos e amplamente diferentes. Exemplos são os anestésicos locais, alguns anticonvulsivantes e alguns antidepressivos (APS, 2016).

Agentes analgésicos não opioides

O paracetamol e os AINEs compreendem o grupo de agentes analgésicos não opioides (ver a discussão anterior sobre as duas categorias de AINE).

Indicações e administração

Os medicamentos não opioides são agentes analgésicos flexíveis utilizados para uma ampla variedade de condições dolorosas. São adequados isoladamente para a dor nociceptiva leve e para alguns casos de dor moderada (p. ex., decorrentes de cirurgia, traumatismo ou osteoartrite); podem ser adicionados a opioides, anestésicos locais e/ou anticonvulsivantes como parte de um esquema analgésico multimodal para a dor nociceptiva mais intensa (APS, 2016; Chou et al., 2016; Comerford & Durkin, 2020). Como o paracetamol e os AINEs têm mecanismos de ação diferentes, podem ser administrados concomitantemente (Chou et al., 2016). Embora não haja pesquisas que apoiem o escalonamento desses medicamentos, isso pode ser útil em alguns pacientes. Exceto se contraindicado, todos os pacientes cirúrgicos devem receber rotineiramente paracetamol e um AINE em doses programadas durante todo o período pós-operatório, que podem ter início no pré-operatório (Chou et al., 2016).

Não opioides são, com frequência, combinados em um único comprimido com opioides, como oxicodona ou hidrocodona, e são muito populares para o tratamento da dor aguda leve a moderada. São tradicionalmente a escolha mais comum após a terapia invasiva para o manejo da dor ser descontinuada e para o tratamento da dor após a alta hospitalar e cirurgia dentária quando um opioide é prescrito. Muitas pessoas com dor persistente também administram uma combinação de agente analgésico não opioide; contudo, é importante lembrar que esses medicamentos de combinação não são adequados para a dor intensa de qualquer tipo, tendo em vista que a dose máxima diária do não opioide limita o aumento da dose do opioide (Burchum & Rosenthal, 2019; Comerford & Durkin, 2020).

O paracetamol é versátil no sentido de poder ser administrado por diversas vias, incluindo via oral, retal e intravenosa. O paracetamol oral apresenta um longo histórico de segurança nas doses recomendadas em todas as faixas etárias. É uma adição útil aos planos de tratamento multimodal para a dor pós-operatória (Wick, Grant & Wu, 2017). Os achados de um estudo de pesquisa sugerem que os pacientes que recebem paracetamol programado com opioides SOS usarão menos opioides do que se receberem paracetamol SOS mais opioides (Valentine, Carvalho, Lazo et al., 2015). Esses resultados foram apoiados por um estudo mais recente que avaliou o uso de opioides em mulheres submetidas a cesarianas (Holland, Bateman, Cole et al., 2019).

O paracetamol por via intravenosa está aprovado pela agência norte-americana FDA (do inglês Food and Drug Administration) para o tratamento da dor e da febre. É administrado por meio de uma infusão de 15 minutos em doses únicas ou repetidas. Pode ser administrado como agente único para formas leves a moderadas de dor, ou em combinação com analgésicos opioides para formas mais graves de dor. Os resultados de vários estudos foram inconsistentes com relação aos efeitos poupadores de opioide do paracetamol por via intravenosa (Nelson & Wu, 2018). A posologia preconizada é 1.000 mg a cada 6 horas, até uma dose máxima de 4.000 mg no caso de pacientes adultos (Comerford & Durkin, 2020).

Um benefício do grupo dos AINEs é a disponibilidade de uma ampla variedade de agentes para administração por meio de vias não invasivas. Ibuprofeno, naproxeno e celecoxibe são os AINEs orais mais amplamente utilizados nos EUA. Quando não há formulações específicas para uso retal, é possível inserir no reto um comprimido oral intacto ou um comprimido triturado e colocado em uma cápsula de gelatina. A via retal pode exigir doses superiores às doses utilizadas por via oral para alcançar efeitos analgésicos similares (Pasero et al., 2011). O diclofenaco pode ser prescrito como adesivo ou gel para administração tópica, e uma formulação intranasal controlada pelo paciente de cetorolaco foi aprovada pela FDA para o tratamento da dor pós-operatória.

Formulações intravenosas de cetorolaco e de ibuprofeno estão disponíveis para o tratamento da dor aguda. As duas, comprovadamente, promovem excelente analgesia isoladamente para a dor nociceptiva moderada e exercem efeitos poupadores da dose de opioide significativos quando administradas como parte de um plano de analgesia multimodal para a dor nociceptiva mais intensa (Comerford & Durkin, 2020; Williams, 2018).

Efeitos adversos dos agentes analgésicos não opioides

O paracetamol é amplamente considerado um dos agentes analgésicos mais seguros, mais bem tolerados e mais custo-efetivos (APS, 2016; Williams, 2018). Sua complicação mais séria é a hepatotoxicidade (lesão hepática) como resultado da superdosagem. No adulto hígido, uma dose diária máxima inferior a 4.000 mg raramente é associada à hepatotoxicidade. Contudo, um fabricante de paracetamol oral alterou voluntariamente suas recomendações de administração em 2011, enfatizando uma dose diária máxima de 3.000 mg (Shiffman, Battista, Kelly et al., 2018). Em 2014, a FDA recomendou que os profissionais de saúde parassem de prescrever e os farmacêuticos parassem de distribuir medicamentos que contivessem mais de 325 mg de paracetamol por comprimido, cápsula ou outra unidade de dosagem, a fim de reduzir a risco de hepatotoxicidade (FDA, 2014). O paracetamol não aumenta o tempo de sangramento e apresenta baixa incidência de efeitos adversos gastrintestinais (GI), o que o torna o analgésico preferido para muitos indivíduos com comorbidades. Existem duas interações potenciais com paracetamol que justificam cautela. Paracetamol deve ser evitado quando a pessoa consome bebidas alcoólicas, porque essa combinação pode resultar em lesão hepática grave; o uso de paracetamol também deve ser evitado quando o paciente faz uso de varfarina, porque pode inibir o metabolismo da varfarina, resultando em intoxicação com risco de sangramento (Burchum & Rosenthal, 2019).

Os AINEs apresentam consideravelmente mais efeitos adversos que o paracetamol, com gastrotoxicidade e ulceração sendo os mais comuns (Comerford & Durkin, 2020). O principal mecanismo subjacente da ulceração gástrica induzida por AINE é a inibição da COX-1, que provoca redução das prostaglandinas protetoras GI. Esse é um efeito sistêmico (em vez de local) e pode ocorrer independentemente da via de administração do AINE. Os fatores de risco incluem idade avançada (mais de 60 anos), doença ulcerativa anterior e doença cardiovascular (CV) e outras comorbidades (Williams, 2018). Em pacientes com risco elevado, é recomendado um AINE seletivo para COX-2 (p. ex., celecoxibe), ou o AINE não seletivo menos ulcerogênico (p. ex., ibuprofeno) com um inibidor de bomba de prótons; no entanto, também existem riscos com os inibidores da bomba de prótons (Gwee, Goh, Lima et al., 2018). Os inibidores da bomba de prótons reduzem a absorção de alguns fármacos, tais como itraconazol e rilpivirina (Burchum & Rosenthal, 2019). Como ocorre em todos os medicamentos, é importante reavaliar frequentemente a necessidade de manter o uso e suspender quando for apropriado. Os efeitos adversos GI também são relacionados com a dose e com a duração da terapia com AINE; quanto mais alta a dose do AINE e mais longa a duração do uso do AINE, maior o risco de toxicidade GI (Williams, 2018). Um princípio do uso de analgésico não opioide é administrar a mais baixa dose pelo mais curto tempo necessário (Pasero, Portenoy & McCaffery, 2011).

Todos os AINEs apresentam um risco de efeitos adversos CV por meio da inibição de prostaglandinas, e o risco aumenta com a inibição da COX-2, seja ela produzida por um AINE seletivo da COX-2 (p. ex., celecoxibe), seja por AINE que são inibidores não seletivos da COX-1 e da COX-2 (p. ex., ibuprofeno, naproxeno e cetorolaco). Os achados de metanálise recente sugerem que o risco de infarto agudo do miocárdio é maior durante o primeiro mês de tratamento com AINEs, e esse risco surge durante a primeira semana de tratamento (Bally, Dendukuri, Rich et al., 2017). Todos os pacientes medicados com AINEs devem receber a menor dose efetiva pelo período de tempo mais curto para reduzir os riscos.

Os AINEs podem impactar negativamente a função renal e estão associados a redução da formação renal de prostaglandinas, nefrite intersticial, redução da secreção de renina e maior reabsorção de água e sódio (APS, 2016). A nefrotoxicidade induzida por AINE pode ocorrer, mas é relativamente rara em adultos de outro modo hígidos que recebem AINEs para o manejo da dor por períodos breves (p. ex., no período perioperatório); no entanto, indivíduos com depleção de volume aguda ou crônica ou hipotensão arterial dependem da síntese de prostaglandinas para manter o adequado fluxo sanguíneo renal, e a inibição da síntese de prostaglandinas pelos AINEs nos referidos pacientes pode causar lesão renal aguda (Burchum & Rosenthal, 2019). A atenção à hidratação adequada é essencial ao se administrarem os AINEs para evitar tal complicação (Pasero et al., 2011).

A maioria dos AINEs não seletivos aumenta o tempo de sangramento por meio da inibição da COX-1. Isso está relacionado com o medicamento e com a dose, de modo que deve ser utilizada a mais baixa dose de não opioides com efeito mínimo ou nenhum efeito sobre o tempo de sangramento em pacientes em procedimentos com alto risco de sangramento. As opções incluem paracetamol, celecoxibe, trissalicilato de colina e magnésio, salsalato e nabumetona (APS, 2016; Burchum & Rosenthal, 2019).

Agentes analgésicos opioides

Embora seja utilizado com frequência, o termo *narcótico* é impreciso e considerado obsoleto quando se discute sobre o uso de **opioides** para o manejo da dor, em parte por ser um termo utilizado livremente pelos representantes da lei e pela mídia para fazer referência a diversas substâncias de possível uso abusivo, que incluem opioides, bem como cocaína e outras drogas ilícitas. Legalmente, as substâncias controladas classificadas como narcóticos incluem opioides, cocaína e outras. O termo acurado, quando esses agentes são discutidos no contexto do manejo da dor, é *analgésico opioide* (Burchum & Rosenthal, 2019).

Os agentes analgésicos opioides são divididos em dois grupos principais: (1) opioides **agonistas mu** (também denominados *medicamentos tipo morfina*); e (2) opioides **agonistas-antagonistas**. Os opioides agonistas mu compreendem o maior dos dois grupos e incluem morfina, hidromorfona, hidrocodona, fentanila, oxicodona e metadona, entre outros. Os opioides agonista-antagonistas incluem buprenorfina, nalbufina e butorfanol (APS, 2016).

Os analgésicos opioides exercem seus efeitos por meio da interação com os locais de receptores de opioide localizados por todo o corpo, incluindo em tecidos periféricos, sistema GI e SNC; são abundantes no corno dorsal da medula espinal. São três as classes principais de locais de receptores de opioide envolvidos na analgesia: mu, delta e kappa. As diferenças farmacológicas nos diversos opioides são o resultado da sua interação com esses tipos de receptores de opioide (Burchum & Rosenthal, 2019; Sheth, Holtsman & Mahajan, 2018). Quando um opioide se liga aos locais de receptores de opioide, provoca analgesia, bem como efeitos indesejados, tais como constipação intestinal, náuseas, sedação e depressão respiratória (Arthur & Hui, 2018).

Os analgésicos opioides que são definidos como de primeira linha (p. ex., morfina, hidromorfona, fentanila e oxicodona) pertencem à classe de agonistas opioides mu, tendo em vista que se ligam principalmente aos receptores de opioide tipo mu. Os opioides agonistas-antagonistas são conhecidos como "mistos", visto que se ligam a mais de um local de receptores de opioide. Ligam-se como **agonistas**, promovendo analgesia, nos locais de receptores de opioides kappa, e como antagonistas fracos nos locais de receptores de opioide mu. Sua propensão a antagonizar os efeitos dos analgésicos opioides mu limita sua utilidade no tratamento da dor (Burchum & Rosenthal, 2019). Devem ser evitados em pacientes que recebem terapia com opioide mu por períodos prolongados, tendo em vista que podem ocasionar dor intensa e síndrome de **abstinência** de opioide caracterizada por rinite, cólicas abdominais, náuseas, agitação e inquietação.

Os **antagonistas** (p. ex., naloxona, naltrexona, naloxegol) são medicamentos que também se ligam aos receptores de opioide, mas não produzem analgesia. Se um antagonista estiver presente, compete com as moléculas de opioide pelos locais de ligação nos receptores de opioide e apresenta o potencial de bloquear a analgesia e outros efeitos. Os antagonistas são utilizados com mais frequência para reverter efeitos adversos, como a depressão respiratória (Burchum & Rosenthal, 2019). Antagonistas foram incorporados na manufatura de alguns opioides em um esforço para desencorajar o uso abusivo de opioides (Li, 2019).

Administração

O uso seguro e efetivo dos analgésicos opioides requer o desenvolvimento de um plano de tratamento individualizado com base em uma avaliação abrangente da dor, que inclui o esclarecimento sobre as metas do tratamento e discussão sobre as opções com o paciente e a família, quando apropriado (Chou et al., 2016; Sheth et al., 2018). As metas são reavaliadas periodicamente, e são realizadas alterações dependendo da resposta do paciente e, em alguns casos, da progressão da doença.

Muitos fatores são considerados ao se determinar o analgésico opioide apropriado para o paciente com dor. Estes incluem as características únicas dos diversos opioides e fatores do paciente, como intensidade da dor, idade, doença coexistente, atual esquema de medicamentos e possíveis interações medicamentosas, resultados de tratamentos anteriores e preferência do paciente (APS, 2016; Sheth et al., 2018). Em todos os casos, uma abordagem multimodal, que pode depender da seleção dos agentes analgésicos apropriados dos grupos de agentes analgésicos não opioides, opioides e coanalgésicos, é recomendada para tratar todos os tipos de dor (APS, 2016; Li, 2019).

Normalmente, é necessária a titulação da dose do opioide no início e durante todo o período do tratamento quando são administrados opioides. Embora os pacientes com dor cancerosa sejam submetidos mais frequentemente à titulação ascendente ao longo do tempo para a dor progressiva, pacientes com dor aguda, sobretudo dor pós-operatória, são finalmente submetidos à titulação descendente à medida que a dor é sanada (Chou et al., 2016; FDA, 2017; Sheth et al., 2018). A dose e o efeito analgésico dos opioides agonistas mu não apresentam **efeito máximo**, embora a dose possa ser limitada pelos efeitos adversos. A dose absoluta administrada é baseada no equilíbrio entre o alívio da dor e a tolerabilidade dos efeitos adversos. O objetivo da titulação é utilizar a menor dose que proporcione o alívio satisfatório da dor com menos efeitos adversos (Sheth et al., 2018). A ocasião na qual a dose pode ser aumentada é determinada pelo início e pelo pico dos efeitos do opioide e de sua formulação.

Equianalgesia. O termo *equianalgesia* significa aproximadamente "analgesia igual". Um quadro equianalgésico fornece uma lista das doses dos agentes analgésicos, orais e parenterais (intravenosos, subcutâneos e intramusculares), que são aproximadamente iguais entre si na capacidade de proporcionar o alívio da dor. A conversão de doses equianalgésicas é elaborada a partir da razão que representa a diferença de potência de dois medicamentos (Treillet, Laurent & Hadjiat, 2018). A informação é utilizada para ajudar a assegurar que os pacientes não recebam dose superior ou inferior ao serem transferidos de um opioide para outro ou de uma via de administração para outra. Ela exige uma série de cálculos com base na dose diária do atual opioide para determinar a dose equianalgésica do opioide para o qual o paciente deve ser transferido. Existem diversas excelentes diretrizes para auxiliar no cálculo das doses equianalgésicas (Burchum & Rosenthal, 2019) (Tabela 9.1). Ferramentas disponíveis nos prontuários eletrônicos possibilitam a conversão das doses de analgésicos (APS, 2016).

TABELA 9.1 — Quadro de doses equianalgésicas para agentes analgésicos opioides mu comuns.

- *Equianalgésico* significa aproximadamente o mesmo alívio da dor
- O quadro equianalgésico é uma diretriz para a seleção de doses para pacientes não tratados com opioide. As doses e os intervalos entre doses são titulados de acordo com as respostas dos indivíduos
- O quadro equianalgésico é útil na transferência de um fármaco para outro ou de uma via de administração para outra

Opioide	Oral	Parenteral	Comentários
Morfina	30 mg	10 mg	Padrão para a comparação; opioide de primeira linha por diversas vias de administração; formulações orais 1 vez/dia e 2 vezes/dia; metabólitos clinicamente significativos
Fentanila	Nenhuma formulação	100 μg IV; 100 μg/h de fentanila transdérmica são aproximadamente iguais a 4 mg/h de morfina IV; 1 μg/h de fentanila transdérmica é aproximadamente igual a 2 mg/24 h de morfina oral	Opioide de primeira linha por meio das vias IV, transdérmica e intraespinal; disponível nas formulações bucal e oral transmucosa para a dor penetrante e de início súbito em pacientes tolerantes a opioides; nenhum metabólito clinicamente relevante
Hidrocodona	30 mg (não recomendado)	Nenhuma formulação	Disponível apenas em combinação com paracetamol e, como tal, é adequada apenas para dor leve e alguns casos de dor moderada
Hidromorfona	7,5 mg	1,5 mg	Opioide de primeira linha por meio de diversas vias de administração; formulação oral 1 vez/dia; metabólitos clinicamente significativos observados com a infusão por períodos prolongados e de dose alta
Oxicodona	20 mg	Nenhuma formulação nos EUA	Formulações orais de curta ação e 2 vezes/dia
Oximorfona	10 mg	1 mg	Formulações parenterais e orais de curta ação e 2 vezes/dia

IM: intravenosa. Adaptada de Pasero, C. & McCaffery, M. (2011). *Pain assessment and pharmacologic management*. St. Louis, MO: Mosby-Elsevier.

Terminologia de formulação. Os termos *curta ação*, *liberação imediata* e *liberação normal* têm sido utilizados de modo intercambiável para descrever opioides orais que apresentam início da ação em aproximadamente 30 minutos e duração relativamente curta, entre 3 e 4 horas. O termo *liberação imediata* é enganoso, tendo em vista que nenhum dos agentes analgésicos orais apresenta um início imediato da analgesia; *curta ação* é preferida. Os termos *liberação modificada*, *liberação estendida*, *liberação prolongada*, *liberação controlada* e *longa ação* são utilizados para descrever os opioides que são formulados para liberação ao longo de um período prolongado. Para as finalidades deste capítulo, o termo *liberação modificada* será utilizado ao se discutir sobre essas formulações de opioides.

Transtorno por uso, dependência física e tolerância a substâncias psicoativas

Em 2013, a American Psychological Association (APA) trocou o termo *vício* por *transtorno por uso de substâncias psicoativas* (Lo Coco, Melchiori, Oiendi et al., 2019). O transtorno por uso de substâncias psicoativas tem várias subcategorias, inclusive *transtorno pelo uso de opioides*. Os termos *dependência física* e *tolerância* são, com frequência, confundidos com transtorno por uso de substâncias psicoativas, anteriormente entendido como *drogadição*; portanto, é importante o esclarecimento das definições (Burchum & Rosenthal, 2019):

- **Dependência física** é uma resposta normal à administração repetida do opioide, e sua intensidade e sua duração são dependentes da meia-vida e do tempo de uso da substância. Manifesta-se por meio da ocorrência de sintomas de abstinência quando o opioide é subitamente interrompido ou rapidamente reduzido, ou é administrado um antagonista como naloxona. Os sintomas de abstinência podem ser suprimidos por meio da redução natural e gradual do opioide, na medida em que a dor diminui, ou por meio da redução gradual e sistemática, denominada redução gradual (Burchum & Rosenthal, 2019). A síndrome de abstinência ocorre com o uso prolongado de opioides, independentemente de os opioides terem sido prescritos para o manejo de quadros álgicos ou por causa de transtorno por uso de substâncias psicoativas (Sheth et al., 2018)
- **Tolerância** também é uma resposta psicológica normal que pode ocorrer com a administração regular de um opioide e consiste na diminuição de um ou mais efeitos do opioide (p. ex., diminuição da analgesia, sedação ou depressão respiratória). Embora possa ocorrer em associação com o transtorno por uso de substâncias psicoativas, não é o mesmo que transtorno por uso de substâncias psicoativas. É possível tratar com aumentos da dose até ser alcançado o efeito prévio. Com exceção de constipação intestinal, a tolerância aos efeitos adversos dos opioides se desenvolve com a administração diária regular dos opioides ao longo de diversos dias (Burchum & Rosenthal, 2019; Sheth et al., 2018)
- O **transtorno por uso de substâncias psicoativas** já foi conhecido como vício ou drogadição e definido como um processo neurológico, crônico, recidivante e tratável. Desde então, a APA descreveu o transtorno por uso de substâncias psicoativas como uso incorreto de uma substância, como os opioides, mesmo quando a pessoa apresenta problemas importantes, caracterizados por descontrole do uso, uso compulsivo, uso continuado apesar dos efeitos deletérios e ânsia pela substância. No transtorno por uso de substâncias psicoativas, o consumo de opioides é feito por motivos não terapêuticos e, portanto, não tem como meta o alívio da dor. O desenvolvimento e as características do transtorno por uso de substâncias psicoativas são influenciados por fatores genéticos, psicossociais e ambientais (Auriacombe, Serre, Denis et al., 2019; Lo Coco et al., 2019; Sheth et al., 2018)

- A síndrome de **abstinência** ocorre quando o uso de um medicamento ou substância à qual o corpo se tornou dependente é abruptamente interrompido ou reduzido. Isso se aplica tanto a medicamentos prescritos como a substâncias psicoativas ilícitas. A síndrome de abstinência se manifesta como uma cascata de sintomas desagradáveis, inclusive ansiedade, náuseas, vômitos, rinite, espirros, calafrios, ondas de calor, cólica abdominal, tremores, diaforese, hiporreflexia, diarreia, piloereção e/ou insônia (APS, 2016; Burchum & Rosenthal, 2019; Sheth et al., 2018)
- *Pseudodependência* é um diagnóstico equivocado de transtorno por uso de substâncias psicoativas que é feito quando a dor de um paciente não é bem controlada; o paciente pode começar a manifestar sintomas sugestivos de transtorno por uso de substâncias psicoativas. Em um esforço para obter o adequado alívio da dor, o paciente pode responder com comportamento exigente, aumentando as demandas por mais ou diferentes medicamentos, e solicitações repetidas de opioides no horário, ou antes de o intervalo entre doses prescrito ter decorrido. O alívio da dor geralmente elimina esses comportamentos e com frequência é obtido por meio do aumento das doses do opioide ou da diminuição dos intervalos entre doses (Sheth et al., 2018; Weissman & Haddox, 1989).

Os especialistas em manejo da dor cada vez mais percebem que a progressão do uso de opioides prescritos para o transtorno por uso abusivo é mal compreendida e complexa. O National Institute on Drug Abuse (2014) estimou que as taxas de transtorno por uso de substâncias psicoativas entre pacientes com dor crônica podem variar amplamente, de 3 a 40%. Nos EUA, um esforço governamental para abordar o problema imposto pelo transtorno por uso de substâncias psicoativas é a *Comprehensive Addiction and Recovery Act de 2016*, que proporciona prevenção, tratamento e reabilitação (Burchum & Rosenthal, 2019). Existe real preocupação em relação ao tratamento adequado dos 2 milhões de norte-americanos que vivem atualmente com transtorno por uso abusivo de opioides e dos 50 milhões de pessoas que vivem com dor crônica (National Institutes of Health [NIH], 2019). Os pacientes dos dois grupos precisam e merecem receber cuidados de enfermagem compassivos, informados e baseados em evidências.

Não tratado com opioide *versus* tolerante a opioide. Os pacientes são, com frequência, caracterizados como sendo *não tratados com opioide* ou *tolerantes a opioide*. Enquanto um indivíduo **não tratado com opioide** não recebeu recentemente opioide suficiente regularmente para se tornar tolerante aos efeitos de um opioide, um indivíduo **tolerante a opioide** recebeu um opioide por tempo suficiente em doses altas o bastante para desenvolver tolerância a muitos dos efeitos, incluindo analgesia e sedação. Não há tempo estabelecido para o desenvolvimento da tolerância, e é grande a variação individual, com alguns absolutamente não desenvolvendo tolerância. Por convenção, a maioria dos médicos considera um paciente que recebeu opioides regularmente por aproximadamente 7 ou mais dias como sendo tolerante a opioide (Pasero et al., 2011).

Hiperalgesia induzida por opioide

A **hiperalgesia induzida por opioide** (HIO) é uma situação paradoxal na qual doses crescentes de opioides resultam em aumento da sensibilidade à dor. A incidência de HIO clinicamente significativa não foi determinada; entretanto, é uma consequência rara, porém séria, da administração de opioide. Nesse momento, não é possível prever quem desenvolverá HIO como resultado da exposição a opioide, e os mecanismos subjacentes da HIO são amplamente desconhecidos. Em geral, acredita-se que a HIO seja o resultado de alterações nos sistemas nervosos central e periférico que produzem aumento da transmissão de sinais nociceptivos (APS, 2016; Higgins, Smith & Matthews, 2018; Ringkamp et al., 2018; Spofford & Hurley, 2018).

Alguns especialistas caracterizam a HIO e a tolerância analgésica como "lados opostos da moeda" (Pasero et al., 2011). Na tolerância, são necessárias doses crescentes de opioide para proporcionar o mesmo nível de alívio da dor, tendo em vista que a exposição ao opioide induz a alterações neurofisiológicas que revertem a analgesia; na HIO, a exposição ao opioide induz alterações neurofisiológicas que provocam dor ou aumento da sensibilidade a um aporte nociceptivo (APS, 2016). Em outras palavras, a tolerância pode ser inferida clinicamente quando o tratamento com opioide leva à diminuição da sensibilidade à analgesia do opioide ao longo do tempo (na ausência de outro processo que explicaria isso), enquanto a HIO pode ser inferida clinicamente quando o tratamento com opioide leva ao aumento da dor ou da sensibilidade à dor. Pacientes com HIO relatam piora da dor quando são administradas doses maiores de opioides (APS, 2016). Pesquisas recentes relataram a ocorrência de HIO após a administração intraoperatória de opioides (Spofford & Hurley, 2018). A HIO é uma área que precisa muito de mais pesquisas.

Agentes analgésicos opioides selecionados

A *morfina* é o padrão ao qual todos os outros medicamentos opioides são comparados. É amplamente utilizada, em particular para a dor cancerosa, e seu uso está estabelecido por meio de extensiva pesquisa e experiência clínica. Está disponível em uma ampla variedade de formulações orais de curta ação e liberação modificada, e é administrada por diversas vias. Foi o primeiro medicamento a ser administrado por via intraespinal e permanece uma opção de primeira linha para a analgesia **intraespinal** por períodos prolongados. É o único opioide formulado exclusivamente para promover analgesia por até 48 horas após a administração epidural para o manejo da dor aguda (morfina epidural de liberação prolongada). A morfina é um medicamento **hidrofílico** (prontamente absorvido em solução aquosa), fato que é responsável por seu lento início e pela longa duração da ação em comparação a outros agentes analgésicos opioides (ver Tabelas 9.1 e 9.2). Apresenta dois **metabólitos** principais e clinicamente significativos: morfina-3-glicuronídio (M3G) e morfina-6-glicuronídio (M6G). M6G é responsável

TABELA 9.2	Características de alguns agentes analgésicos opioides de primeira linha.[a]		
Opioide	Início (minutos)	Ação máxima (minutos)	Duração (horas)
Morfina	30 (VO) 5 (IV)	60 a 120 (VO) 20 (IV)	4 a 12 (VO) 4 a 5 (IV)
Fentanila	5 a 15 (OT) 1 a 2 (IV)	20 a 30 (OT) 3 a 5 (IV)	2 a 5 (OT) 1/2 a 1 (IV)
Hidromorfona	15 a 30 (VO) 10 a 15 (IV)	30 a 60 (VO) 15 a 30 (IV)	4 a 5 (VO) 2 a 3 (IV)

[a]As características não se aplicam às formulações de liberação modificada. IV: intravenosa; OT: via transmucosal oral; VO: via oral. Adaptada de Comerford, K. C. & Durkin, M. T. (2020). *Nursing 2020 drug handbook*. Philadelphia, PA: Wolters Kluwer; Pasero, C. & McCaffery, M. (2011). *Pain assessment and pharmacologic management*. St. Louis, MO: Mosby-Elsevier.

por parte do efeito analgésico da morfina; o acúmulo de M3G pode provocar neurotoxicidade, que exige a troca por outro opioide (Burchum & Rosenthal, 2019; Conlin et al., 2018; Howard & Brant, 2019; Sheth et al., 2018).

Ao contrário da morfina, a fentanila é um opioide **lipofílico** (prontamente absorvido pelo tecido adiposo) e, como tal, apresenta rápido início e curta duração da ação (ver Tabelas 9.1 e 9.2). Essas características a tornam o opioide administrado por via intravenosa mais utilizado quando é desejada rápida analgesia, como para tratamento da dor aguda intensa e crescente, e para a dor procedimental quando é desejável uma curta duração da ação. Esse medicamento é uma boa opção para pacientes com insuficiência de órgãos-alvo, tendo em vista que não apresenta metabólitos clinicamente relevantes. Também provoca efeitos adversos hemodinâmicos mínimos; portanto, a fentanila, com frequência, é preferida para os pacientes hemodinamicamente instáveis, como aqueles em estado crítico (Chou et al., 2016; Conlin et al., 2018; Howard & Brant, 2019).

Sua lipofilicidade torna a fentanila ideal para a administração do medicamento por meio de adesivo transdérmico para a administração de opioide por períodos prolongados pelas vias transmucosa oral e bucal para o tratamento da dor intercorrente em pacientes que são tolerantes a opioides. Depois de aplicado o adesivo transdérmico, forma-se um depósito subcutâneo da fentanila na pele próxima ao adesivo. Após a absorção do depósito para a circulação sistêmica, o medicamento é distribuído para os tecidos adiposo e muscular. Quando o primeiro adesivo é aplicado, são necessárias de 12 a 18 horas para que a analgesia clinicamente significativa seja obtida; deve-se prestar atenção para proporcionar a analgesia suplementar adequada durante aquele período. Por outro lado, quando o adesivo é retirado, os níveis séricos de fentanila persistem por um período mínimo de 16 horas; portanto, é importante que não sejam administrados outros opioides de ação prolongada durante esse período. Outra precaução importante é que o calor (p. ex., bolsas térmicas, mantas com água quente, banheiras com água quente, febre) aumenta a taxa de absorção, resultando em eventos adversos graves. O adesivo é trocado a cada 48 a 72 horas, dependendo da resposta do paciente. É importante observar que o adesivo não é apropriado para tratar a dor aguda ou a dor que se altera rapidamente (Burchum & Rosenthal, 2019; Howard & Brant, 2019; Sheth et al., 2018).

A *hidromorfona* é menos hidrofílica que a morfina e menos lipofílica que a fentanila, o que contribui para início e duração da ação que são intermediários entre a morfina e a fentanila (ver Tabelas 9.1 e 9.2). Esse medicamento é utilizado com frequência como alternativa para a morfina, especialmente para a dor aguda, tendo em vista que os dois medicamentos provocam analgesia semelhante e apresentam perfis de efeitos adversos comparáveis. É um opioide de primeira ou segunda opção (após a morfina) para o manejo da dor pós-operatória por meio de ACP por via intravenosa e está disponível em uma formulação oral de liberação modificada 1 vez/dia para o manejo da dor crônica. Pode ocorrer o acúmulo de seu metabólito neuroexcitatório hidromorfona-3-glicuronídio (H3G) com a terapia com infusão de dose alta por períodos prolongados, o que exige a troca por outro opioide (Burchum & Rosenthal, 2019; Sheth et al., 2018).

A *oxicodona* está disponível nos EUA para a administração apenas por via oral e é utilizada para tratar todos os tipos de dor. Formulações de oxicodona de curta ação e de liberação modificada são utilizadas com mais frequência para a dor cancerosa moderada a intensa e em alguns pacientes com dor não cancerosa moderada a intensa (ver Tabela 9.1). Quando a oxicodona é combinada com paracetamol, sua dose é limitada pela dose de paracetamol para não ultrapassar a dose diária máxima desse fármaco. A oxicodona também foi utilizada com sucesso como parte de um plano de tratamento multimodal para a dor pós-operatória (Burchum & Rosenthal, 2019; Sheth et al., 2018).

Nos EUA, a *oximorfona* está disponível há muitos anos em formulação parenteral e, mais recentemente, em comprimidos orais de curta ação e liberação modificada para o tratamento da dor crônica moderada a intensa (ver Tabela 9.1). Deve ser administrada com o estômago vazio (1 hora antes ou 2 horas após uma refeição), e a coingestão de álcool na ocasião da administração deve ser evitada, tendo em vista que o alimento e o álcool podem aumentar a concentração sérica do medicamento em até 300% (Burchum & Rosenthal, 2019; Comerford & Durkin, 2020; Sheth et al., 2018).

A *hidrocodona* está disponível apenas em combinação com não opioides (p. ex., com paracetamol ou ibuprofeno), o que limita seu uso para o tratamento de dores leves a algumas moderadas (ver Tabela 9.1). É um dos agentes analgésicos mais prescritos nos EUA; entretanto, sua prescrição para o tratamento da dor persistente (exceto para a administração SOS) deve ser cuidadosamente avaliada dada sua máxima **eficácia** e as preocupações de segurança inerentes ao constituinte não opioide. Na rara situação de um paciente que só consegue tolerar hidrocodona e precisa de uma dose superior à que pode ser encontrada comercialmente em combinação com paracetamol ou ibuprofeno, a hidrocodona também pode ser solicitada à farmácia como fármaco isolado. Em 2014, a U.S. Drug Enforcement Agency alterou a hidrocodona de um esquema III para a classificação mais restritiva do esquema II para reduzir o consumo inadequado dessa medicação para dor (Federal Register, 2014). Atualmente, também existem apresentações comerciais de liberação prolongada (Burchum & Rosenthal, 2019; Comerford & Durkin, 2020).

A *metadona* é um medicamento analgésico opioide sintético único que pode apresentar vantagens sobre outros opioides em pacientes cuidadosamente selecionados. Além de ser um opioide mu, é um antagonista no local dos receptores de NMDA e apresenta, portanto, o potencial de provocar efeitos analgésicos como uma opção de segunda ou terceira linha para alguns estados de dor neuropática. Pode ser utilizada com frequência como alternativa quando é necessário trocar para um novo opioide em virtude de analgesia inadequada ou efeitos adversos inaceitáveis. O uso da conversão da dose equianalgésica convencional não é recomendado em caso de troca de/para metadona. Existem diretrizes sobre como realizar isso de modo seguro em outros casos. Em 2014, a APS, em conjunto com a Heart Rhythm Society e o College on Problems of Drug Dependence, emitiu diretrizes de prática clínica para encorajar o uso seguro de metadona (APS, 2016).

A metadona geralmente é administrada por via oral, mas também tem sido administrada praticamente por todas as outras vias de administração. Embora não apresente metabólitos ativos, a metadona apresenta **meia-vida** muito longa e altamente variável (5 a 100 horas ou mais; a média é de 20 horas), o que a torna uma boa opção para o tratamento do transtorno por uso de substâncias psicoativas; os pacientes devem ser cuidadosamente monitorados quanto à sedação excessiva, um sinal de acúmulo do medicamentos durante este período. (O medicamento é descrito como de "longa ação" por causa de sua meia-vida excepcionalmente longa.) A metadona é administrada 1 vez/dia para o tratamento do uso abusivo de opioides, e não se destina a controlar a dor; para tratar a dor aguda, é necessária a administração de outros medicamentos analgésicos, além da dosagem diária de metadona. Outras limitações são a sua propensão de interagir com grande número de medicamentos e prolongar o intervalo QTc ao eletrocardiograma. Alguns medicamentos (p. ex., claritromicina e alguns medicamentos antifúngicos) que inibem o CYP3A4, a enzima que metaboliza a metadona, devem ser evitados, pois podem aumentar inadvertidamente os níveis de metadona no sangue. Apesar dessas características, a metadona pode ser uma medicação efetiva e segura quando prescrita por médicos que conheçam suas propriedades singulares e que tenham experiência em prescrevê-la (APS, 2016; Burchum & Rosenthal, 2019; Comerford & Durkin, 2020; Sheth et al., 2018).

Agentes analgésicos de mecanismo duplo

Os analgésicos de mecanismo duplo tramadol e tapentadol se ligam fracamente aos receptores de opioide mu e bloqueiam a recaptação (reabsorção) dos neurotransmissores inibitórios serotonina e/ou norepinefrina em sinapses centrais na medula espinal e no tronco encefálico da via descendente da dor modulatória (APS, 2016; Holtsman & Hale, 2018). Isso torna esses neurotransmissores mais disponíveis para contraposição à dor. Os analgésicos de mecanismo duplo têm sido descritos como proporcionando analgesia multimodal "incorporada" automática, tendo em vista que um único comprimido atua em mais de um local de ação analgésica (Varrassi, Hanna, Macheras et al., 2017). Os mecanismos subjacentes do tapentadol e do tramadol diferem no sentido em que o tramadol bloqueia a recaptação da serotonina e da norepinefrina, mas o tapentadol bloqueia a recaptação apenas da norepinefrina. Isso é pertinente, tendo em vista que a norepinefrina pode ter uma participação mais significativa que a serotonina nas vias endógenas de analgesia. A serotonina pode ser o mediador mais poderoso da depressão; baixos níveis de serotonina são associados à depressão. Isso ajuda a explicar por que inibidores seletivos da recaptação da serotonina (ISRS), como fluoxetina e paroxetina, que bloqueiam apenas a serotonina, são efetivos para o tratamento da depressão, mas não da dor (APS, 2016; Burchum & Rosenthal, 2019; Comerford & Durkin, 2020; Holtsman & Hale, 2018).

O *tramadol* é utilizado para a dor aguda e crônica e está disponível em formulações orais de curta ação e liberação modificada, incluindo um comprimido de curta ação em combinação com paracetamol. Demonstrou boa eficácia para o tratamento da dor neuropática (Comerford & Durkin, 2020). O medicamento pode reduzir o limiar convulsivo e interagir com outros medicamentos que bloqueiam a recaptação da serotonina, como os ISRS, colocando o paciente em risco de desenvolver síndrome da serotonina, caracterizada por agitação psicomotora, diarreia, alterações no coração e na pressão arterial, e perda de coordenação (Holtsman & Hale, 2018).

O *tapentadol* é comercializado em formulações orais de curta ação e liberação modificada. Tem sido demonstrado que o medicamento produz analgesia dose-dependente comparável à oxicodona. Os principais benefícios são: não apresentar metabólitos ativos e apresentar um perfil de efeitos adversos significativamente mais favorável (particularmente GI) em comparação com os agentes analgésicos opioides. Essas características tornam o tapentadol uma alternativa atraente para os agentes analgésicos opioides orais tradicionais para muitos pacientes com dor (Comerford & Durkin, 2020; Holtsman & Hale, 2018).

Opioides a serem evitados

A *codeína* é um profármaco, o que significa que é farmacologicamente inativa quando administrada. Deve ser metabolizada em morfina para que o paciente sinta alívio da dor. Estima-se que 5 a 10% dos pacientes não tenham a capacidade enzimática para converter a codeína em morfina por meio da via metabólica CYP2D6, significando que, nessa população de pacientes, a codeína é um analgésico ineficaz. Em contraste, a codeína tem sido associada a superdosagem em algumas crianças devido ao rápido metabolismo do medicamento em relação à morfina.

A *meperidina* foi removida ou é muito restrita em formulários hospitalares para o tratamento da dor como um esforço para melhorar a segurança do paciente. No entanto, a prática aceita é utilizá-la em doses baixas (12,5 a 25 mg IV) para tratar *abalos musculares* (tremores) associados à anestesia geral. Uma importante limitação do uso da meperidina é o seu metabólito ativo, normeperidina, que é um estimulante do SNC e pode causar *delirium*, irritabilidade, tremores, mioclonia e convulsões generalizadas. A preocupação com os riscos de neurotoxicidade da meperidina reduziu substancialmente seu uso (APS, 2016; Burchum & Rosenthal, 2019; Comerford & Durkin, 2020; Sheth et al., 2018).

Efeitos adversos dos agentes analgésicos opioides

Os efeitos adversos mais comuns dos opioides são constipação intestinal, náuseas, vômito, prurido, hipotensão e sedação. A depressão respiratória, embora menos comum, é o mais grave e temido dos efeitos adversos dos opioides (Pasero, 2009). O risco de depressão respiratória é maior quando outros medicamentos com efeitos depressivos sobre o SNC, como benzodiazepínicos, álcool e barbitúricos, são usados concomitantemente com opioides. Nos pacientes cirúrgicos, o íleo paralítico pós-operatório também pode se tornar uma complicação importante (Burchum & Rosenthal, 2019; Comerford & Durkin, 2020; Sheth et al., 2018). A morfina reduz a pressão arterial dilatando as arteríolas e veias periféricas. Em caso de desidratação ou uso concomitante de medicamentos hipotensivos, pode ocorrer hipotensão ortostática (Burchum & Rosenthal, 2019). O uso prolongado de opioides pode resultar em deficiência de androgênio opioide-induzida e transtornos respiratórios durante o sono (Chowdhuri & Javaheri, 2017; Hsieh, DiGiorgio, Fakunle et al., 2018; Nagappa, Weingarten, Montandon et al., 2017).

Os opioides podem retardar esvaziamento gástrico e causar motilidade intestinal reduzida e diminuição do peristaltismo – todos os quais resultam em movimentação lenta e fezes endurecidas que são de difícil defecação. O risco é elevado com a idade avançada e a imobilidade, no entanto, é quase um efeito adverso universal dos opioides (ou seja, raramente há desenvolvimento de tolerância). A constipação intestinal é o principal motivo pelo qual as pessoas deixam de usar a medicação para dor, o que ressalta a importância de se adotar uma abordagem preventiva e um manejo agressivo se forem detectados sintomas. A prevenção inclui lembrar aos pacientes de administrar um laxante diário com um estimulante leve do peristaltismo durante todo o período em que estiverem administrando opioides (APS, 2016; Burchum & Rosenthal, 2019).

Náuseas e vômitos pós-operatórios (NVPO) ocorrem após a administração de opioides em razão da estimulação de quimiorreceptores bulbares (zona-gatilho). NVPO estão entre os efeitos adversos associados à cirurgia mais desagradáveis; além disso, podem ter impacto negativo sobre os resultados dos pacientes e aumentar a necessidade de intervenção de enfermagem. As diretrizes da American Society of PeriAnesthesia

Nurses (ASPAN) recomendam que: todos os pacientes sejam avaliados em relação ao risco de NVPO; os fatores de risco basais, se possível, sejam reduzidos; seja fornecida analgesia multimodal de modo que nenhum opioide ou a mais baixa dose efetiva de opioide possa ser administrado; seja fornecido um tratamento profilático (p. ex., dexametasona e um antagonista de receptores de serotonina, tal como a ondansetrona ao término da cirurgia) aos pacientes com risco moderado (APS, 2016; ASPAN, 2006; Gan, Diemunsch, Habib et al., 2014). Devem ser utilizadas intervenções mais agressivas em pacientes de alto risco (Pasero et al., 2011) (ver discussão sobre NVPO no Capítulo 16).

Prurido é um efeito adverso dos opioides e não uma reação alérgica. Embora anti-histamínicos como difenidramina sejam comumente usados, e pacientes possam relatar estarem menos incomodados com a coceira após a administração de um anti-histamínico, isso provavelmente seja o resultado dos efeitos sedativos. Qualquer medicamento sedativo adicional coadministrado pode ser problemático naqueles já com risco de sedação excessiva, como pacientes pós-operatórios, tendo em vista que isso pode levar à depressão respiratória potencialmente fatal (APS, 2016). Loratadina e cetirizina são considerados anti-histamínicos não sedantes e poderiam ser selecionados. Geralmente, o tratamento mais efetivo, mais seguro e menos dispendioso para o prurido é a redução da dose do opioide. De fato, a simples diminuição da dose do opioide é suficiente para eliminar ou tornar muitos dos efeitos adversos toleráveis para muitos pacientes. A rotação de opioide é outro tratamento possível. Agentes analgésicos não sedativos podem ser adicionados para facilitar tal abordagem. Há relatos de que a administração parenteral de baixas doses de nalbufina, analgésico opioide sintético, agonista-antagonista, é superior ao placebo, ao controle, a anti-histamínicos e a naloxona no tratamento de prurido causado por opioides neuraxiais (APS, 2016).

Além das estratégias de redução da dose, a maioria dos planos de tratamento da dor com opioide inclui prescrição de medicamentos que possam ser utilizados para tratar efeitos adversos, caso ocorram. Pesquisas recentes com animais demonstraram prevenção bem-sucedida do prurido induzido por opioides graças à administração de capsaicina (Melo, Basso, Iftinca et al., 2018). Intervenções não farmacológicas também podem ser efetivas, como a aplicação de uma compressa úmida fria sobre as áreas afetadas para ajudar a aliviar o desconforto do prurido.

Com exceção da constipação intestinal, à medida que os pacientes desenvolvem tolerância aos opioides, também desenvolvem tolerância aos efeitos adversos desses fármacos. É reconfortante para os pacientes que recebem terapia com opioide por períodos prolongados saber que a maioria dos efeitos adversos cessará com as doses diárias regulares dos opioides ao longo de diversos dias.

Sedação e depressão respiratória. A maioria dos pacientes apresenta sedação no início da terapia com opioide e sempre que a dose do opioide é significativamente aumentada. Se não for tratada, a sedação excessiva pode evoluir para depressão respiratória clinicamente significativa. Assim como outros efeitos adversos dos opioides, a sedação e a depressão respiratória são dose-relacionadas. Na maioria dos casos (exceções podem ser aplicáveis no fim da vida), os enfermeiros devem reduzir imediatamente as doses do opioide ou interromper a titulação sempre que o avanço da sedação for detectado para evitar a depressão respiratória (Pasero, 2009; Pasero et al., 2011). Em alguns pacientes (p. ex., aqueles com apneia obstrutiva do sono, disfunção pulmonar), é recomendado o monitoramento com capnografia (Jarzyna, Junquist, Pasero et al., 2011). Quando é necessário oxigênio suplementar para manter a saturação de oxigênio do paciente, a oximetria de pulso não detecta a hipoventilação. Os pacientes que estão sendo tratados com opioides e oxigênio suplementar podem se beneficiar da capnografia, que reflete a adequação da ventilação e do fluxo de ar, em conjunto com monitoramento da sedação e da função respiratória (Gupta & Edwards, 2018).

> **Alerta de enfermagem: Qualidade e segurança**
>
> *A depressão respiratória induzida por opioide é dose-relacionada e precedida pelo aumento da sedação. Prevenir a depressão respiratória clinicamente significativa induzida por opioide consiste em: administração da mais baixa dose efetiva do opioide, cuidadosa titulação, monitoramento meticuloso da sedação, bem como da função e do estado respiratório (ou seja, frequência, profundidade, regularidade, excursão) durante toda a terapia, com imediata redução da dose sempre que for detectado aprofundamento da sedação (Nagappa et al., 2017).*

O conhecimento de que a sedação excessiva precede a depressão respiratória induzida por opioide reforça que a avaliação sistemática da sedação é um aspecto essencial do cuidado dos pacientes que recebem terapia com opioide (Gupta & Edwards, 2018; Pasero, 2009). A avaliação de enfermagem da sedação é conveniente, barata e rápida. Uma escala de sedação simples e de fácil compreensão, elaborada para a avaliação da sedação *não intencional*, que inclui o que deve ser realizado a cada nível de sedação, é amplamente recomendada para intensificar a precisão e a consistência da avaliação, para melhor monitorar tendências e melhorar a comunicação entre os membros da equipe de saúde (Garcia & McMullan, 2019; Jarzyna et al., 2011; Pasero, 2009; Pasero et al., 2011; Quinlan-Colwell, Thear, Miller-Baldwin et al., 2017).

A depressão respiratória é avaliada com base no que é normal para determinado indivíduo e, em geral, é descrita como clinicamente significativa quando há diminuição da frequência, da profundidade e da regularidade das incursões respiratórias em relação ao estado basal, em vez de apenas por meio de um número específico de respirações por minuto (Pasero et al., 2011). São muitos os fatores de risco para a depressão respiratória induzida por opioide, incluindo idade mais avançada (65 anos ou mais), obesidade, apneia obstrutiva do sono e disfunção pulmonar preexistente ou outras comorbidades (APS, 2016; Jarzyna et al., 2011). O risco é elevado durante as primeiras 24 horas após cirurgia e em pacientes que necessitem de uma dose alta de opioide em um curto período (p. ex., mais de 10 mg de morfina IV ou equivalente na UCPA). Os pacientes que são medicados com opioides a intervalos regulares desenvolvem, com frequência, tolerância aos seus efeitos em aproximadamente 1 semana (APS, 2016; Nagappa et al., 2017).

Uma avaliação respiratória abrangente compreende mais do que a contagem da frequência respiratória de um paciente (Pasero, 2009). Uma avaliação adequada exige a observação da ascensão e da descida do tórax do paciente para determinar a frequência, a profundidade e a regularidade das incursões respiratórias. Ouvir o som da respiração do paciente também é crucial – o ronco indica obstrução de vias respiratórias e tem de ser tratado imediatamente com o reposicionamento e, dependendo da intensidade, uma solicitação de parecer da fisioterapia respiratória e avaliação adicional (Pasero, 2009; Pasero et al., 2011).

Na maioria dos casos (exceções podem ser aplicáveis no fim da vida), o antagonista de opioide naloxona é imediatamente administrado por via intravenosa para reverter a depressão respiratória induzida por opioide clinicamente significativa (Burchum & Rosenthal, 2019). A meta é reverter apenas a sedação e os efeitos depressivos respiratórios do opioide. Para essa finalidade, deve ser diluída e titulada muito lentamente para prevenir dor intensa e outros efeitos adversos, que podem incluir hipertensão arterial, taquicardia, arritmias ventriculares, edema pulmonar e parada cardíaca (APS, 2016). Algumas vezes, é necessária mais de uma dose de naloxona, porque esse agente apresenta duração de ação mais curta (1 hora na maioria dos pacientes) que a maioria dos opioides. Isso se aplica, sobretudo, à fentanila transdérmica, cuja ação para ser revertida de modo apropriado exige doses repetidas ou infusão de naloxona (Burchum & Rosenthal, 2019).

Coanalgésicos opioides

Os **agentes coanalgésicos** compreendem o maior grupo de agentes analgésicos, que oferece muitas opções. A seleção e a dose do medicamento têm por fundamento a experiência e as recomendações de diretrizes baseadas em evidências. Existe variabilidade considerável entre os indivíduos em sua resposta aos coanalgésicos, incluindo agentes na mesma classe; com frequência, é utilizada uma estratégia de "tentativa e erro" no ambiente ambulatorial. O tratamento ambulatorial é principalmente para pacientes com um componente neuropático da dor e envolve o uso de doses iniciais baixas e aumento gradual da dose para possibilitar a tolerância dos efeitos adversos. Os pacientes precisam ser, com antecedência, avisados de que o início da analgesia provavelmente exigirá tempo para alcançar o benefício analgésico (Pasero, Polomano, Portenoy et al., 2011). A seguir, é apresentada uma breve visão geral dos agentes coanalgésicos mais utilizados.

Anestésicos locais

Os anestésicos locais apresentam um longo histórico de uso seguro e efetivo para todos os tipos de manejo da dor. Os anestésicos locais são bloqueadores dos canais de sódio que afetam a formação e a propagação de potenciais de ação. São administrados por diversas vias e, em geral, são bem tolerados pela maioria dos indivíduos (Pasero et al., 2011). Os anestésicos locais injetáveis e tópicos são comumente utilizados para o tratamento da dor procedimental. Os anestésicos locais são adicionados aos agentes analgésicos opioides e outros agentes a serem administrados por via intraespinal (epidural ou intratecal) para o tratamento da dor aguda e crônica. Também são infundidos para bloqueios nervosos periféricos contínuos, principalmente após a cirurgia (Chou et al., 2016).

O adesivo de lidocaína a 5% é colocado diretamente na área dolorosa (ou adjacente a ela) para absorção pelos tecidos diretamente abaixo dele. A absorção sistêmica é mínima, assim como os efeitos adversos. O adesivo é deixado no local durante 12 horas e, em seguida, é removido por até 12 horas (esquema de 12 horas com, 12 horas sem). Esse processo de aplicação é repetido conforme o necessário para a analgesia contínua (Burchum & Rosenthal, 2019). O medicamento é aprovado pela FDA para a neuralgia pós-herpética e a síndrome de dor neuropática; entretanto, pesquisas sugerem que é efetivo e seguro para uma variedade de outras condições neuropáticas dolorosas (APS, 2016). Lidocaína também é comercializada em apresentações tópicas, como creme, gel, solução, unguento e aerossol (APS, 2016; Burchum & Rosenthal, 2019). Há relatos de que as formulações lipossomais mais recentes de anestésicos locais como bupivacaína, que são instiladas em uma ferida cirúrgica, apresentam ação mais prolongada, melhorando a analgesia (Shah, Votta-Velis & Borgeat, 2018).

Alergia a anestésicos locais é uma ocorrência rara. Os efeitos adversos cardíacos e do SNC são relacionados à dose (Burchum & Rosenthal, 2019). Os sinais referentes ao SNC de toxicidade sistêmica incluem tinido, gosto metálico, irritabilidade e convulsões. Os sinais de cardiotoxicidade incluem formigamento e dormência periorais, bradicardia, arritmias cardíacas e colapso CV (Pasero et al., 2011).

Medicamentos anticonvulsivantes estabilizadores de membrana

Os bloqueadores de canais de cálcio anticonvulsivantes gabapentina e pregabalina são agentes analgésicos de primeira linha para dor neuropática (Peterson et al., 2018). Eles são cada vez mais acrescidos aos planos de tratamento de dor pós-operatória para abordar o componente neuropático da dor cirúrgica e podem ser considerados como parte da abordagem multimodal da analgesia pós-operatória (Chou et al., 2016). Embora sejam necessárias mais pesquisas, sua adição demonstrou melhorar a analgesia, possibilitar doses mais baixas de outros agentes analgésicos e ajudar a evitar síndromes de dor pós-cirúrgica neuropática persistente, como dor de membro fantasma, pós-toracotomia, pós-hérnia e pós-mastectomia. Podem ser efetivos na melhora da dor aguda associada a queimaduras e no tratamento de dor neuropática e prurido (Griggs, Goverman, Bittner et al., 2017; Kaul, Amin, Rosenberg et al., 2018; Wang, Beekman, Hew et al., 2018). A terapia analgésica com anticonvulsivante é iniciada com doses baixas e titulada de acordo com a resposta do paciente. As doses iniciais de gabapentina não promovem analgesia; a titulação até as doses efetivas pode demorar até 2 meses. Pregabalina tem início de ação mais rápida com efeito máximo esperado sendo, tipicamente, atingido em 2 semanas. Os efeitos adversos principais dos anticonvulsivantes são sedação e tontura, que habitualmente são temporárias e mais notáveis durante a fase de titulação do tratamento (Peterson et al., 2018).

Antidepressivos

Do ponto de vista analgésico, os medicamentos antidepressivos coanalgésicos são divididos em dois grupos importantes: os antidepressivos tricíclicos (ADTs) e os inibidores da recaptação de serotonina e norepinefrina (IRSNs). As diretrizes baseadas em evidências recomendam os ADTs desipramina e nortriptilina, bem como os IRSNs duloxetina e venlafaxina, como opções de primeira linha para o tratamento da dor neuropática (Cruccu & Truini, 2017). Seu início de ação tardio os torna inadequados para o tratamento da dor aguda. A terapia antidepressiva analgésica é iniciada com doses baixas que são aumentadas de acordo com a resposta do paciente (Comerford & Durkin, 2020; Issa, Marshall & Wasan, 2018).

Os efeitos adversos principais dos ADTs são boca seca, sedação, tontura, confusão, ganho ponderal e constipação intestinal. A hipotensão ortostática é um efeito adverso potencialmente sério dos ADTs. O efeito adverso mais sério é a cardiotoxicidade, e pacientes com cardiopatia significativa correm alto risco. Acredita-se que os IRSNs apresentem um perfil de efeitos adversos mais favorável e que sejam mais bem tolerados que os ADTs. Por causa dos efeitos colaterais, inclusive *delirium* e confusão mental, a amitriptilina não é indicada para uso em adultos mais velhos (Aguiar, Costa, da Costa et al., 2019; Burchum & Rosenthal, 2019). Os critérios de Beers® de 2015 identificaram a prescrição de amitriptilina como potencialmente inapropriada para adultos mais velhos (Fick, Semla, Steinman et al., 2019) (ver no Capítulo 8 outras informações sobre os Critérios de Beers®). Os efeitos adversos mais comuns dos IRSNs são náuseas, cefaleia, sedação, insônia, ganho ponderal, comprometimento da memória, sudorese e tremores (Comerford & Durkin, 2020).

Cetamina

A cetamina é um anestésico dissociativo com propriedades analgésicas, sedativas e anestésicas dose-dependentes (Burchum & Rosenthal, 2019). Como antagonista de NMDA, bloqueia a ligação do glutamato nos receptores de NMDA e, assim, evita a transmissão da dor para o cérebro por meio da via ascendente (ver ilustração em destaque na Figura 9.1B). Em doses altas, esse medicamento pode exercer efeitos psicomiméticos (p. ex., alucinações, sensações oniroides); entretanto, estes são minimizados quando doses baixas são administradas. Um benefício do medicamento é não causar depressão respiratória. A cetamina é administrada com mais frequência por via intravenosa, mas também pode ser administrada por vias oral, retal, intranasal e subcutânea. Além do uso intraoperatório e processual, a cetamina é utilizada para o tratamento da dor neuropática persistente, mas seu perfil de efeitos adversos a torna menos favorável que outros agentes analgésicos para a terapia a longo prazo. Não obstante, é cada vez mais utilizado como agente analgésico de terceira linha para dor aguda **refratária** em pacientes que são muito tolerantes a opioides ou em pacientes que não podem ser tratados com opioides. Realmente tem potencial de abuso (APS, 2016; Burchum & Rosenthal, 2019).

Considerações gerontológicas

Adultos mais velhos vivem, frequentemente, com dor crônica; contudo, alterações fisiológicas e comorbidades tornam o manejo deles mais difícil (HHS, 2019). Os idosos são, com frequência, sensíveis aos efeitos dos agentes coanalgésicos que causam sedação e outros efeitos no SNC, tais como os antidepressivos e anticonvulsivantes. Tendo em vista que também correm risco de subtratamento da dor, o tratamento deve ser iniciado com doses baixas, e o aumento das doses deve ser feito lentamente com avaliação sistemática da resposta dos pacientes (Burchum & Rosenthal, 2019).

Os idosos também correm maior risco de toxicidade GI induzida por AINE. Paracetamol deve ser empregado para dor leve e é recomendado como tratamento de primeira linha para dor musculoesquelética (p. ex., osteoartrite). Se um AINE for necessário para a dor inflamatória, é recomendado um AINE seletivo para COX-2 (se não contraindicado por um aumento do risco cardiovascular) ou o AINE não seletivo com menor probabilidade de causar uma úlcera péptica. O acréscimo de um inibidor da bomba de prótons à terapia com AINE, ou de agentes analgésicos opioides em vez de um AINE, é recomendado para os pacientes de alto risco. A American Geriatric Society (AGS) recomenda extrema cautela quando são prescritos AINEs para adultos mais velhos (Jones, Ehrhardt, Ripoll et al., 2016). Os AINEs são mais seguros quando usados para crises de dor a curto prazo que podem ocorrer durante piora temporária na gravidade de doenças ou condições crônicas (p. ex., osteoartrite, fibromialgia, lombalgia). Existem várias formulações tópicas de AINEs que são preferidas para adultos mais velhos (Burchum & Rosenthal, 2019; Horgas, 2017; HSS, 2019; Sowa, Weiner & Camacho-Soto, 2018).

A idade é considerada um fator importante a ser considerado quando se seleciona uma dose de opioide. A dose inicial do opioide deve ser reduzida em 25 a 50% em adultos com mais de 70 anos, tendo em vista que estes são mais sensíveis aos efeitos adversos dos opioides que adultos mais jovens; o número de doses subsequentes tem por base a resposta do paciente (American Geriatrics Society [AGS], 2009; Burchum & Rosenthal, 2019).

Uso de placebos

Um **placebo** é "qualquer medicamento ou procedimento inócuo que não tem valor terapêutico conhecido" (Lang, Christopher, Emmott et al., 2018, p. 55). Uma injeção de soro fisiológico é um exemplo de placebo. A administração de um medicamento em uma dose subterapêutica conhecida (p. ex., 0,10 mg de morfina em um adulto) também é considerada um placebo.

Os placebos são adequadamente utilizados somente como controles em pesquisas que avaliam os efeitos de um novo medicamento. O novo tratamento ou substância é comparado aos efeitos de um placebo e precisa demonstrar efeitos mais favoráveis que os placebos para recomendar a investigação adicional ou a comercialização do tratamento ou substância (Enck, Klosterhalfen & Weimer, 2017). Quando uma pessoa responde a um placebo de acordo com sua intenção, esta é denominada uma *resposta positiva ao placebo* (Arnstein, Broglio, Wuhrman et al., 2011). Pessoas que participam em pesquisas controladas por placebo têm de ser capazes de fornecer consentimento livre e esclarecido, ou apresentar um responsável legal que possa fornecer o consentimento livre e esclarecido.

Placebos não devem ser utilizados clinicamente de modo enganoso e sem consentimento livre e esclarecido. É desrespeitoso e deletério usá-los. O alívio da dor resultante de um placebo é incorretamente tido como invalidando o relato de dor de um paciente. Isso resulta tipicamente em o paciente ser privado de medidas para o alívio da dor, apesar de pesquisas demonstrarem que muitos pacientes que apresentam estímulos físicos óbvios para a dor (p. ex., cirurgia abdominal) relatam alívio da dor após a administração de placebo. O motivo não é conhecido, mas é um dos muitos motivos pelos quais as diretrizes para a dor, os artigos de posição, as medidas na prática de enfermagem e as políticas hospitalares nacionais concordam não haver indivíduos e condições para as quais o placebo seja o tratamento recomendado. O uso enganoso de placebos apresenta implicações éticas e legais, viola a relação enfermeiro-paciente e, inevitavelmente, priva os pacientes de avaliação e tratamento apropriados (Arnstein et al., 2011; Enck et al., 2017; Lang et al., 2018).

Métodos não farmacológicos de manejo da dor

A maioria dos indivíduos utiliza estratégias de automanejo para lidar com suas questões de saúde e promover o bem-estar. De acordo com informações da saúde nacional, estima-se que adultos norte-americanos despendam US$ 30,2 bilhões em práticas de saúde complementar para tratar condições álgicas (O'Conner-Von, Heck & Peltier, 2018). As intervenções complementares e alternativas não farmacológicas incluem o uso de produtos naturais (p. ex., ervas ou plantas, vitaminas, probióticos) ou práticas mentais e corporais (p. ex., acupuntura, terapias comportamentais, manipulação quiroprática, massagem terapêutica, espiritualidade, ioga, *tai chi*) (HHS, 2019). A Tabela 9.3 lista exemplos de algumas terapias complementares e alternativas.

Terapias não farmacológicas são, habitualmente, efetivas como medidas isoladas para dor leve e para algumas

TABELA 9.3	Métodos não farmacológicos de manejo da dor.	
Tipo	Exemplos	Considerações de enfermagem
Modalidades físicas	Adequado alinhamento corporal; aplicação de calor e/ou frio; massagem; estimulação nervosa elétrica transcutânea (TENS); acupuntura; fisioterapia e hidroterapia	É preciso estar ciente de que alguns desses métodos exigem prescrição no ambiente hospitalar, tendo em vista que o uso inadequado pode causar lesão (p. ex., queimaduras em virtude de temperaturas extremas e de aplicação de calor ou frio prolongada)
Métodos cognitivos e comportamentais	Respiração de relaxamento; distração; ouvir, cantar ou tamborilar uma música; imaginação; humor; terapia com animais domésticos; oração; meditação; hipnose	Antes do uso, avaliar a capacidade cognitiva do paciente de aprender e realizar as atividades necessárias
Terapia de movimento	Ioga, *tai chi chuan*	Antes da utilização, avaliar a capacidade física do paciente de realizar as atividades necessárias
Terapias biologicamente baseadas	Fitoterápicos, vitaminas e proteínas; aromaterapia; modificações da dieta	Avaliar a utilização para identificar possíveis efeitos adversos
Terapias energéticas	Toque terapêutico, reiki e toque curativo	Obter a permissão do paciente antes da intervenção

Adaptada de National Center for Complementary and Integrative Health (NCCIH). (2015). *Complementary, alternative, or integrative health: What's in a name?* Retirada em 9/11/2019 de: www.nccih.nih.gov/health/integrative-health#types; O'Conner-Von, S., Heck, C. R. & Peltier, C. H. (2018). *Complementary and integrative therapies for pain management.* In M. L. Czarnecki & H. N. Turner (Eds.). *Core curriculum for pain management nursing* (3rd ed.). St. Louis, MO: Elsevier.

formas moderadas de dor. Elas não substituem nem são alternativas para as terapias farmacológicas, mas podem ser complementares como parte de uma abordagem multimodal para dor mais intensa. A efetividade dos métodos não farmacológicos pode ser imprevisível, e, embora nem todas aliviem a dor, oferecem muitos benefícios para os pacientes com dor. Por exemplo, a pesquisa sugere que os métodos não farmacológicos podem promover relaxamento e reduzir ansiedade e estresse. Muitos pacientes observam que a utilização de métodos não farmacológicos os ajuda a lidar melhor com sua dor e a se sentir com maior controle sobre a experiência da dor (HHS, 2019; O'Conner-Von et al., 2018).

Diversos métodos não farmacológicos podem ser utilizados no ambiente clínico para proporcionar conforto e alívio da dor para todos os tipos de dor; entretanto, o tempo com frequência é limitado nesta condição para a implantação desses métodos. Os enfermeiros têm participação importante em sua disponibilização e na orientação aos pacientes sobre sua utilização. Muitos dos métodos são relativamente fáceis de serem incorporados pelos enfermeiros na prática clínica diária e podem ser utilizados individualmente ou em combinação com outras terapias não farmacológicas para facilitar o cuidado centrado no paciente utilizando uma abordagem multimodal (HHS, 2019; O'Conner-Von et al., 2018). O Boxe 9.2 fornece os pontos a serem considerados pelos enfermeiros antes da utilização de métodos não farmacológicos.

Boxe 9.2 Considerações sobre seleção e utilização de métodos não farmacológicos

- O paciente, a família e a equipe de saúde compreendem a correlação entre o manejo não farmacológico da dor e os analgésicos? Os pacientes que vêm usando agentes analgésicos podem erroneamente presumir que, quando os médicos sugerem um método não farmacológico, a finalidade seja reduzir a utilização ou a dose dos agentes analgésicos. Todos os envolvidos precisam compreender que os métodos não farmacológicos são utilizados para complementar – não substituir – os métodos farmacológicos
- O paciente compreende as limitações dos métodos não farmacológicos? Os métodos não farmacológicos são valiosos como medidas de conforto; entretanto, nem todas as referidas medidas aliviam a dor e não devem ser promovidas como tal
- O paciente está interessado na utilização de um método não medicamentoso, e algum já foi tentado anteriormente? Caso afirmativo, o que aconteceu? O paciente está utilizando métodos não medicamentosos em virtude de medos infundados sobre os agentes analgésicos? O desejo e o interesse são importantes para o uso bem-sucedido dos métodos não farmacológicos; entretanto, os pacientes podem ter medo de administrar analgésicos que claramente sejam indicados para a sua dor, como AINEs, para uma condição inflamatória dolorosa. Os referidos medos devem ser explorados e devem ser fornecidas informações precisas, bem como o tratamento apropriado. Por outro lado, os motivos pelos quais um paciente se recusa a utilizar um método não farmacológico também devem ser explorados, mas o direito de recusa do paciente deve ser respeitado
- Quais são as preferências e os estilos de superação do paciente? Incentivar os pacientes a fazer sua escolha entre uma diversidade de técnicas possibilita que eles combinem a técnica às suas preferências individuais e culturais. Se nenhuma das opções agradar o paciente, seu direito de recusar a utilização deve ser respeitado
- O paciente apresenta as capacidades físicas e cognitivas necessárias para a utilização do método não farmacológico? O paciente apresenta energia suficiente para aprender e realizar quaisquer tarefas envolvidas? Por exemplo, a fadiga física e mental pode interferir na utilização de técnicas do imaginação para distração e relaxamento. O paciente deseja dedicar o tempo necessário exigido para o método não farmacológico? Por exemplo, aqueles que não apreciam a técnica de relaxamento autossustentada por 20 minutos podem ser mais adequados para a aplicação passiva de frio ou calor
- Outras pessoas (p. ex., família, amigos) desejam se envolver para ajudar o paciente? O método é um possível veículo para a melhora das relações entre o paciente e outras pessoas? Por exemplo, um método que os pacientes não conseguem realizar sozinhos, como uma massagem, pode ser considerado um ônus para alguns familiares no domicílio, enquanto outros podem aceitar aquela oportunidade de estar fisicamente próximos de um ente querido
- Existem materiais de suporte e recursos de instruções ao paciente? Sempre que possível, devem ser fornecidas instruções verbais, escritas e, em alguns casos, *online* ou em vídeo.

Adaptado de McCaffery, M. (2002). What is the role of nondrug methods in the nursing care of patients with acute pain? *Pain Management Nursing*, 3(3), 77-80; McCaffery, M. & Pasero, C. (1999). *Pain: Clinical manual.* St. Louis, MO: Mosby.

Desfechos clínicos de histórias de pacientes: Stan Checketts • Parte 1

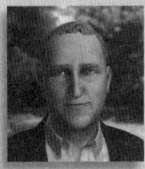

Stan Checketts, um homem de 52 anos, está no pronto-socorro com dor abdominal intensa. O médico prescreveu 0,3 mg IV de buprenorfina para a dor. Explique as avaliações realizadas pelo enfermeiro antes, durante e após a administração da medicação. Considere também as intervenções não farmacológicas que o enfermeiro pode incorporar para auxiliar no alívio da dor. (A história de Stan Checketts continua no Capítulo 41.)

Implicações do manejo da dor para a enfermagem

O fornecimento do manejo ideal da dor exige uma abordagem colaborativa entre os pacientes com dor, suas famílias e os membros da equipe de saúde. É imperativo que todos os envolvidos compartilhem objetivos em comum, uma base de conhecimento e uma linguagem no tocante aos agentes antiespasmódicos e aos métodos não farmacológicos utilizados para o manejo da dor. Estejam os enfermeiros proporcionando o cuidado domiciliar, hospitalar ou em qualquer outro ambiente, eles estão em uma posição única para coordenar uma abordagem abrangente e baseada em evidência para atender às necessidades das pessoas com dor. O Boxe 9.3 oferece um plano de cuidado de enfermagem para o paciente com dor.

Boxe 9.3 — PLANO DE CUIDADO DE ENFERMAGEM
Cuidado do paciente com dor aguda

DIAGNÓSTICO DE ENFERMAGEM: dor aguda
OBJETIVO: conquista e manutenção da meta de conforto-funcionalidade do paciente

Intervenção de enfermagem	Justificativa	Resultados esperados
1. Realizar e documentar uma avaliação abrangente da dor. a. Utilizar uma ferramenta confiável e válida para determinar a intensidade da dor. b. Aceitar o relato de dor do paciente. c. Auxiliar o paciente no estabelecimento de uma meta de conforto-funcionalidade. d. Aplicar a Hierarquia de Medidas da Dor em pacientes incapazes de relatar sua dor. 2. Administrar os agentes analgésicos conforme prescritos. 3. Oferecer e instruir o paciente sobre como utilizar as intervenções não farmacológicas apropriadas. 4. Fazer a reavaliação quanto ao grau de alívio da dor e à ocorrência de efeitos adversos na ocasião do efeito máximo da intervenção. 5. Obter mais prescrições, conforme o necessário. 6. Evitar e tratar os efeitos adversos. 7. Instruir o paciente e a família sobre os efeitos dos agentes analgésicos e os objetivos do cuidado; explicar como os efeitos adversos serão evitados e tratados; abordar os medos de transtorno por uso de substâncias psicoativas.	1. A avaliação abrangente da dor é o fundamento do plano de tratamento da dor; a documentação assegura a comunicação entre os membros da equipe. a. A utilização de ferramentas válidas e confiáveis ajuda a assegurar a precisão e a consistência na avaliação. b. Aceitar o relato de dor do paciente é o padrão indiscutível de avaliação da dor. c. A meta de conforto-funcionalidade conecta a função ao controle da dor e oferece o direcionamento para os ajustes necessários no plano de tratamento para maximizar a função. d. A utilização da Hierarquia de Medidas da Dor fornece um processo para assegurar o tratamento da dor no paciente que não pode relatar a dor. 2. As intervenções farmacológicas são a base do manejo da dor. 3. Os métodos não farmacológicos são utilizados para suplementar as intervenções farmacológicas. 4. A reavaliação possibilita a avaliação da efetividade e da segurança das intervenções. 5. Prescrições de agentes analgésicos adicionais ou ajustes na dose são, frequentemente, necessários para maximizar o controle da dor. 6. Os efeitos adversos são prevenidos sempre que possível e imediatamente tratados para reduzir o desconforto do paciente e impedir danos. 7. A compreensão do plano de tratamento e dos objetivos do cuidado instrui os pacientes e suas famílias sobre como fazer uma parceria com a equipe de saúde para otimizar o controle da dor.	• Se capaz, fornece informações sobre a dor • Expressa a compreensão da ligação entre a função e o controle da dor e estabelece uma meta de conforto-funcionalidade realista • Relata intensidade de dor que possibilita a participação em atividades funcionais importantes • Se incapaz de relatar a dor, demonstra comportamentos que indicam o alívio da dor e a participação em atividades funcionais importantes • Expressa satisfação com o uso de métodos não farmacológicos • Tolera as intervenções farmacológicas e não farmacológicas sem efeitos adversos • Demonstra compreensão do plano de tratamento e dos objetivos do cuidado.

EXERCÍCIOS DE PENSAMENTO CRÍTICO

1 `pbe` Uma mulher de 88 anos é levada ao pronto-socorro após um acidente automobilístico. Ela estava no banco do passageiro com o cinto de segurança afivelado. Ela repete com frequência "aiii" e a filha relata que essa é a maneira de a paciente expressar dor. A filha também relata que a mãe foi diagnosticada recentemente com demência, após familiares começarem a perceber que ela apresentava esquecimento e confusão mental em casa. Quando solicitada a graduar a intensidade de sua dor, a paciente responde "aiii, sim", mas não consegue atribuir um valor numérico à dor sentida. Qual ferramenta de avaliação de dor seria mais útil na avaliação da dor dessa paciente e da efetividade das intervenções? Qual é a força das evidências que suporta a ferramenta de avaliação que você selecionou?

2 `qp` Uma mulher de 62 anos que relata dor abdominal crônica após múltiplas cirurgias resultantes de maus-tratos é internada por causa de piora da dor. Ela relata dor e náuseas, mas nega diarreia ou vômitos. Além do adesivo transdérmico de fentanila de 50 μg que ela usa para controle da dor em casa nos últimos 2 anos, o médico assistente prescreveu: 1 mg por via intravenosa de hidromorfona a cada 2 horas em esquema SOS para dor; prometazina, 25 mg IV a cada 4 horas em esquema SOS para náuseas; lorazepam, 0,5 mg IV a cada 6 horas em esquema SOS para ansiedade e zolpidem, 1,75 mg por via sublingual (SL) à noite antes de deitar. A paciente pede para tomar todos os medicamentos ao mesmo tempo para que ela possa dormir. Ela afirma: "os enfermeiros sempre me administram a medicação dessa maneira quando estou no hospital". Você está preocupado com o fato de que todos esses medicamentos são depressores do SNC e que, juntos, eles poderiam causar superdosagem de sedativos e, possivelmente, resultar em depressão respiratória. Como você priorizaria a administração dos medicamentos que a paciente está solicitando e suas avaliações continuadas de modo a assegurar o alívio adequado dos sintomas, enquanto é mantida a segurança da paciente e a minimização dos riscos de desfechos adversos?

3 `cpa` Um homem de 28 anos é hospitalizado com diagnóstico de abscesso epidural. Ele relata autoadministração intravenosa diária de heroína há 5 anos. Ele informa que a oxicodona prescrita pelo médico assistente "não era suficiente" e que a dor era "100/10". Como você colaboraria com outros membros da equipe interprofissional para o manejo da dor desse paciente? Com base em uma abordagem multimodal para analgesia, que outras intervenções – tanto farmacológicas como não farmacológicas – a equipe pode incorporar ao plano de cuidado para melhor manejo da dor intensa desse paciente?

REFERÊNCIAS BIBLIOGRÁFICAS

*Pesquisa em enfermagem.
**Referência clássica.

Livros

American Pain Society (APS). (2016). *Principles of analgesic use* (7th ed.) Chicago, IL: American Pain Society.

Auriacombe, M., Serre, F., Denis, C., et al. (2019). Diagnosis of addictions. In H. Pickard, & S. H. Ahmed (Eds.). *The Routledge handbook of the philosophy and science of addiction*. New York: Routledge.

Belvis, D., Henderson, K. J., & Benzon, H. A. (2018). Sickle cell disease. In H. T. Benzon, S. N. Raja, S. M. Fishman, et al. (Eds.). *Essentials of pain medicine* (4th ed.). Philadelphia, PA: Elsevier.

Burchum, J. R., & Rosenthal, L. D. (2019). *Lehne's pharmacology for nursing care* (10th ed.). St. Louis, MO: Elsevier Saunders.

Chekka, K., & Benzon, H. T. (2018). Taxonomy: Definition of pain terms and chronic pain syndromes. In H. T. Benzon, S. N. Raja, S. M. Fishman, et al. (Eds.). *Essentials of pain medicine* (4th ed.). Philadelphia, PA: Elsevier.

Comerford, K. C., & Durkin, M. T. (2020). *Nursing 2020 drug handbook*. Philadelphia, PA: Wolters Kluwer.

Conlin, N., Grant, M. C., & Wu, C. L. (2018). Intrathecal opioids for postoperative pain. In H. T. Benzon, S. N. Raja, S. M. Fishman, et al. (Eds.). *Essentials of pain medicine* (4th ed.). Philadelphia, PA: Elsevier.

Curtis, C. P., & Wrona, S. (2018). Pain management education. In M. L. Czarnecki, & H. N. Turner (Eds.). *Core curriculum for pain management nursing* (3rd ed.). St. Louis, MO: Elsevier.

DiMaggio, T. J., Clark, L. M., Czarenecki, M. L., et al. (2018). Acute pain management. In M. L. Czarnecki, & H. N. Turner (Eds.). *Core curriculum for pain management nursing* (3rd ed.). St. Louis, MO: Elsevier.

Eksterowicz, N., & DiMaggio, T. J. (2018). Acute pain management. In M. L. Czarnecki, & H. N. Turner (Eds.). *Core curriculum for pain management nursing* (3rd ed.). St. Louis, MO: Elsevier.

Fernandes, M. T. P., Hernandes, F. B., de Almeida, T. N., et al. (2017). Patient-controlled analgesia (PCA) in acute pain: Pharmacological and clinical aspects. In C. Maldonado (Ed.). *Pain relief: From analgesics to alternative therapies*. INTECH. Retrieved on 11/9/19 at: www.dx.doi.org/10.5772/67299

Golan, D. E., Tashjian, A. H., & Armstrong, E. J. (2017). *Principles of pharmacology: The pathophysiologic basis of drug therapy* (4th ed.). Baltimore, MD: Wolters Kluwer.

Hernandez, G. A., Grant, M. C., & Wu, C. L. (2018). Epidural opioids for postoperative pain. In H. T. Benzon, S. N. Raja, S. M. Fishman, et al. (Eds.). *Essentials of pain medicine* (4th ed.). Philadelphia, PA: Elsevier.

Holtsman, M., & Hale, C. (2018). Major opioids in pain management. In H. T. Benzon, S. N. Raja, S. M. Fishman, et al. (Eds.). *Essentials of pain medicine* (4th ed.). Philadelphia, PA: Elsevier.

Ilfeld, B. M., & Mariano, E. R. (2018). Continuous peripheral nerve blocks. In H. T. Benzon, S. N. Raja, S. M. Fishman, et al. (Eds.). *Essentials of pain medicine* (4th ed.). Philadelphia, PA: Elsevier.

Issa, M. A., Marshall, Z., & Wasan, A. D. (2018). Psychopharmacology for pain medicine. In H. T. Benzon, S. N. Raja, S. M. Fishman, et al. (Eds.). *Essentials of pain medicine* (4th ed.). Philadelphia, PA: Elsevier.

Jamison, D. E., Cohen, S. P., & Rosenow, J. (2018). Implanted medication delivery systems for control of chronic pain. In H. T. Benzon, S. N. Raja, S. M. Fishman, et al. (Eds.). *Essentials of pain medicine* (4th ed.). Philadelphia, PA: Elsevier.

Lang, K. R., Christopher, M. J., Emmott, H. C., et al. (2018). Acute pain management. In M. L. Czarnecki, & H. N. Turner (Eds.). *Core curriculum for pain management nursing* (3rd ed.). St. Louis, MO: Elsevier.

**McCaffery, M. (1968). *Nursing practice theories related to cognition, bodily pain, and man-environment interactions*. Los Angeles, CA: University of California, Los Angeles.

**McCaffery, M., Herr, K., & Pasero, C. (2011). Assessment. In C. Pasero, & M. McCaffery (Eds.). *Pain assessment and pharmacologic management*. St. Louis, MO: Mosby-Elsevier.

**McCaffery, M., & Pasero, C. (1999). *Pain: Clinical manual*. St. Louis, MO: Mosby.

Montgomery, R., Mallick-Searle, T., Peltier, C. H., et al. (2018). Physiology of pain. In M. L. Czarnecki, & H. N. Turner (Eds.). *Core curriculum for pain management nursing* (3rd ed.). St. Louis, MO: Elsevier.

National Institute on Drug Abuse. (2014). *Prescription drug abuse*. Washington, DC: NIH publication.

Nouri, K. H., Osuagwu, U., Boyette-Davis, J., et al. (2018). Neurochemistry of somatosensory and pain processing. In H. T. Benzon, S. N. Raja, S. M. Fishman, et al. (Eds.). *Essentials of pain medicine* (4th ed.). Philadelphia, PA: Elsevier.

O'Conner-Von, S., Heck, C. R., & Peltier, C. H. (2018). Complementary and integrative therapies for pain management. In M. L. Czarnecki, & H. N. Turner (Eds.). *Core curriculum for pain management nursing* (3rd ed.). St. Louis, MO: Elsevier.

Palat, G. (2018). Addressing breakthrough pain leads to successful outcome. In S. Bhatnagar (Ed.). *Cancer pain management in developing countries*. Philadelphia, PA: Wolters Kluwer.

**Pasero, C., & McCaffery, M. (2011). *Pain assessment and pharmacologic management*. St. Louis, MO: Mosby-Elsevier.

**Pasero, C., Polomano, R. C., Portenoy, R. K., et al. (2011). Adjuvant analgesics. In C. Pasero, & M. McCaffery (Eds.). *Pain assessment and pharmacologic management*. St. Louis, MO: Mosby-Elsevier.

**Pasero, C., & Portenoy, R. K. (2011). Neurophysiology of pain and analgesia and the pathophysiology of neuropathic pain. In C. Pasero, & M. McCaffery (Eds.). *Pain assessment and pharmacologic management*. St. Louis, MO: Mosby-Elsevier.

**Pasero, C., Portenoy, R. K., & McCaffery, M. (2011). Nonopioid analgesics. In C. Pasero, & M. McCaffery (Eds.). *Pain assessment and pharmacologic management*. St. Louis, MO: Mosby-Elsevier.

**Pasero, C., Quinn, T. E., Portenoy, R. K., et al. (2011). Opioid analgesics. In C. Pasero, & M. McCaffery (Eds.). *Pain assessment and pharmacologic management*. St. Louis, MO: Mosby-Elsevier.

Peterson, S., Benson, H. T., & Hurley, R. W. (2018). Membrane stabilizers. In H. T. Benzon, S. N. Raja, S. M. Fishman, et al. (Eds.). *Essentials of pain medicine* (4th ed.). Philadelphia, PA: Elsevier.

Ringkamp, M., Dougherty, P. M., & Raja, S. N. H. A. (2018). Anatomy and physiology of the pain signaling process. In H. T. Benzon, S. N. Raja, S. M. Fishman, et al. (Eds.). *Essentials of pain medicine* (4th ed.). Philadelphia, PA: Elsevier.

Schliessbach, J., & Maurer, K. (2017). Pharmacology of pain transmission and modulation. In R. J. Young, M. Nguyen, E. Nelson, et al. (Eds.). *Pain medicine: An essential review* (1st ed.). Cham, Switzerland: Springer International Publishing.

Sheth, S., Holtsman, M., & Mahajan, G. (2018). Major opioids in pain management. In H. T. Benzon, S. N. Raja, S. M. Fishman, et al. (Eds.). *Essentials of pain medicine* (4th ed.). Philadelphia, PA: Elsevier.

Sowa, G. A., Weiner, D. K., & Camacho-Soto, A. (2018). Geriatric pain management. In H. T. Benzon, S. N. Raja, S. M. Fishman, et al. (Eds.). *Essentials of pain medicine* (4th ed.). Philadelphia, PA: Elsevier.

Spofford, C. M., & Hurley, R. W. (2018). Preventive analgesia. In H. T. Benzon, S. N. Raja, S. M. Fishman, et al. (Eds.). *Essentials of pain medicine* (4th ed.). Philadelphia, PA: Elsevier.

Vardeh, D., & Naranjo, J. F. (2017). Pharmacology of pain transmission and modulation. In R. J. Young, M. Nguyen, E. Nelson, & R. D. Uman (Eds.). *Pain medicine: An essential review* (1st ed.). Cham, Switzerland: Springer International Publishing.

Williams, B. S. (2018). Nonopioid analgesics: Nonsteroidal antiinflammatory drugs, cyclooxygenase-2 inhibitors, and acetaminophen. In H. T. Benzon, S. N. Raja, S. M. Fishman, et al. (Eds.). *Essentials of Pain Medicine* (4th ed.). Philadelphia, PA: Elsevier.

Periódicos e documentos eletrônicos

Aguiar, J. P., Costa, L. H., da Costa, F. A., et al. (2019). Identification of potentially inappropriate medications with risk of major adverse cardiac and cerebrovascular events among elderly patients in ambulatory setting and long-term care facilities. *Clinical Interventions in Aging, 14*, 535–547.

**American Geriatrics Society (AGS). (2009). Pharmacological management of persistent pain in older persons. *Journal of the American Geriatrics Society, 57*(6), 1331–1346.

**American Society of PeriAnesthesia Nurses. (2006). ASPAN's evidence-based clinical practice guideline for the prevention and/or management of PONV/PDNV. *Journal of PeriAnesthesia Nursing, 21*(4), 230–250.

American Society of Regional Anesthesia and Pain Medicine. (2016). Practice guidelines for the prevention, detection, and management of respiratory depression associated with neuraxial opioid administration: An updated report by the American Society of Anesthesiologists Task Force on Neuraxial Opioids and the American Society of Regional Anesthesia and Pain Medicine. *Anesthesiology, 124*(3), 535–552.

*Arnstein, P., Broglio, K., Wuhrman, E., et al. (2011). Use of placebos in pain management. *Pain Management Nursing, 12*(4), 225–229.

Arthur, J., & Hui, D. (2018). Safe opioid use: Management of opioid-related adverse effects and aberrant behaviors. *Hematology/Oncology Clinics, 32*(3), 387–403.

Baker, D. W. (2017). History of The Joint Commission's pain standards: Lessons for today's prescription opioid epidemic. *Journal of the American Medical Association, 317*(11), 1117–1118.

Bally, M., Dendukuri, N., Rich, B., et al. (2017). Risk of acute myocardial infarction with NSAIDs in real world use: Bayesian meta-analysis of individual patient data. *British Medical Journal, 357*, 1–13.

Baral, P., Udit, S., & Chiu, I. M. (2019). Pain and immunity: Implications for host defence. *Nature Reviews Immunology, 19*, 433–447.

Beverly, A., Kaye, A. D., Ljungqvist, O., et al. (2017). Essential elements of multimodal analgesia in enhanced recovery after surgery (ERAS) guidelines. *Anesthesiology Clinics, 35*(2), e115–e143.

Blackburn, J. P. (2018). The diagnosis and management of chronic pain. *Medicine, 46*(12), 786–791.

Bouhassira, D. (2019). Neuropathic pain: Definition, assessment and epidemiology. *Revue Neurologique, 175*(1), 16–25.

Chayadi, E., & McConnell, B. L. (2019). Gaining insights on the influence of attention, anxiety, and anticipation on pain perception. *Journal of Pain Research, 12*, 851–854.

Chou, R., Gordon, D. B., de Leon-Casasola, et al. (2016). Management of postoperative pain: A clinical practice guideline from the American Pain Society, the American Society of Regional Anesthesia and Pain Medicine, and the American Society of Anesthesiologists' committee on regional anesthesia, executive committee, and administrative council. *The Journal of Pain, 17*(2), 131–157.

Chowdhuri, S., & Javaheri, S. (2017). Sleep disordered breathing caused by chronic opioid use: Diverse manifestations and their management. *Sleep Medicine Clinics, 12*(4), 573–586.

Colloca, L., Ludman, T., Bouhassira, D., et al. (2017). Neuropathic pain. *Nature Reviews Disease Primers, 3*, 17002.

Cooney, M. F., Czarnecki, M., Dunwoody, C., et al. (2013). American Society for Pain Management Nursing position statement with clinical practice guidelines: Authorized agent controlled analgesia. *Pain Management Nursing, 14*(3), 176–181.

Cruccu, G., & Truini, A. (2017). A review of neuropathic pain: from guidelines to clinical practice. *Pain and Therapy, 6*(1), 35–42.

Damien, J., Colloca, L., Bellei-Rodriguez, C. E., et al. (2018). Pain modulation: From conditioned pain modulation to placebo and nocebo effects in experimental and clinical pain. *International Review of Neurobiology, 139*, 255–296.

ECRI Institute Patient Safety Organization. (2017). *ECRI PSO deep dive: Opioid use in acute care*. Plymouth Meeting, PA: ECRI Institute. Retrieved on 11/14/19 at: www.ecri.org/opioids-deep-dive

Ellison, D. L. (2017). Physiology of pain. *Critical Care Nursing Clinics, 29*(4), 397–406.

Enck, P., Klosterhalfen, S., & Weimer, K. (2017). Unsolved, forgotten, and ignored features of the placebo response in medicine. *Clinical Therapeutics, 39*(3), 458–468.

Federal Register. (2014). *Schedules of controlled substances: Rescheduling of hydrocodone combination products from Schedule III to Schedule II. Final Rule*. 2014. Retrieved on 7/22/2019 at: www.gpo.gov/fdsys/pkg/FR-2014-08-22/pdf/2014-19922.pdf

Fick, D. M., Semla, T. P., Steinman, M., et al. (2019). American Geriatrics Society 2019 Updated AGS Beers Criteria® for potentially inappropriate medication use in older adults. *Journal of the American Geriatrics Society, 67*(4), 674–694.

Fry, M., & Elliott, R. (2018). Pragmatic evaluation of an observational pain assessment scale in the emergency department: The Pain Assessment in Advanced Dementia (PAINAD) scale. *Australasian Emergency Care, 21*(4), 131–136.

Gan, T. J., Diemunsch, P., Habib, A. S., et al. (2014). Consensus guidelines for the management of postoperative nausea and vomiting. *Anesthesia & Analgesia, 118*(1), 85–113.

García, G., Gutiérrez-Lara, E. J., Centurión, D., et al. (2019). Fructose-induced insulin resistance as a model of neuropathic pain in rats. *Neuroscience, 404*, 233–245.

Garcia, M. G., & McMullan, T. W. (2019). Pasero Opioid-Induced Sedation Scale in a pediatric surgical ward: A quality improvement project. *Journal of Pediatric Surgical Nursing, 8*(2), 29–39.

Griggs, J., Goverman, J., Bittner, E. A., et al. (2017). Sedation and pain management in burn patients. *Clinics in Plastic Surgery, 44*(3), 535–540.

Groessi, E. J., Liu, L., Change, D. G., et al. (2017). Yoga for military veterans with chronic low back pain: A randomized clinical trial. *American Journal of Preventative Medicine, 53*(5), 599–608.

Gupta, R. K., & Edwards, D. A. (2018). Monitoring for opioid-induced respiratory depression. *APSF Newsletter, 32*(3), 70–73.

Gwee, K. A., Goh, V., Lima, G., et al. (2018). Coprescribing proton-pump inhibitors with nonsteroidal anti-inflammatory medications: Risks versus benefits. *Journal of Pain Research, 11*, 361.

**Herr, K., Coyne, P. J., McCaffery, M., et al. (2011). Pain assessment in the patient unable to self-report: Position statement with clinical practice recommendations. *Pain Management Nursing, 12*(4), 230–250.

Higgins, C., Smith, B. H., & Matthews, K. (2018). Evidence of opioid-induced hyperalgesia in clinical populations after chronic opioid exposure: A systematic review and meta-analysis. *British Journal of Anaesthesia, 122*(6), e114–e126.

Holland, E., Bateman, B. T., Cole, N., et al. (2019). Evaluation of a quality improvement intervention that eliminated routine use of opioids after cesarean delivery. *Obstetrics & Gynecology, 133*(1), 91–97.

Horgas, A. L. (2017). Pain management in older adults. *Nursing Clinics, 52*(4), e1–e7.

Howard, A., & Brant, J. M. (2019). Pharmacologic management of cancer pain. *Seminars in Oncology Nursing*, 35(3), 235–240.

Hsieh, A., DiGiorgio, L., Fakunle, M., et al. (2018). Management strategies in opioid abuse and sexual dysfunction: A review of opioid-induced androgen deficiency. *Sexual Medicine Reviews*, 6(4), 618–623.

International Association for the Study of Pain (IASP). (2017). IASP terminology. Retrieved on 5/20/2019 at: www.iasp-pain.org/Education/Content.aspx?ItemNumber=1698&navItemNumber=576#Peripheral sensitization

**Jarzyna, D., Junquist, C., Pasero, C., et al. (2011). American Society for Pain Management evidence-based guideline on monitoring for opioid-induced sedation and respiratory depression. *Pain Management Nursing*, 12(3), 118–145.

Jones, M. R., Ehrhardt, K. P., Ripoll, J. G., et al. (2016). Pain in the elderly. *Current Pain and Headache Reports*, 20(4), 23.

Jungquist, C. R., Vallerand, A. H., Sicoutris, C., et al. (2017). Assessing and managing acute pain: A call to action. *The American Journal of Nursing*, 117(3), S4–S11.

Kang, Y., & Demiris, G. (2018). Self-report pain assessment tools for cognitively intact older adults: Integrative review. *International Journal of Older People Nursing*, 13(2), 1–29.

Kaul, I., Amin, A., Rosenberg, M., et al. (2018). Use of gabapentin and pregabalin for pruritus and neuropathic pain associated with major burn injury: A retrospective chart review. *Burns*, 44(2), 414–422.

Kochman, A., Howell, J., Sheridan, M., et al. (2017). Reliability of the Faces, Legs, Activity, Cry, and Consolability scale in assessing acute pain in the pediatric emergency department. *Pediatric Emergency Care*, 33(1), 14–17.

Kwiatkowski, K., & Mika, J. (2018). The importance of chemokines in neuropathic pain development and opioid analgesic potency. *Pharmacological Reports*, 70(4), 821–830.

Leppert, W., Malec-Milewska, M., Zajaczkowska, R., et al. (2018). Transdermal and topical medication administration in the treatment of pain. *Molecules*, 23(3), 681.

Li, J. X. (2019). Combining opioids and non-opioids for pain management: Current status. *Neuropharmacology*, 158, 107619.

Liu, X., Zhu, M., Ju, Y., et al. (2019). Autophagy dysfunction in neuropathic pain. *Neuropeptides*, 75(1), 41–48.

Lo Coco, G., Melchiori, F., Oiendi, V., et al. (2019). Group treatment for substance use disorder in adults: A systematic review and meta-analysis of randomized-controlled trials. *Journal of Substance Abuse Treatment*, 99(1), 104–116.

Martin, S. L., Power, A., Boyle, Y., et al. (2017). 5-HT modulation of pain perception in humans. *Psychopharmacology*, 234(19), 2929–2939.

**McCaffery, M. (2002). What is the role of nondrug methods in the nursing care of patients with acute pain? *Pain Management Nursing*, 3(3), 77–80.

Melo, H., Basso, L., Iftinca, M., et al. (2018). Itch induced by peripheral mu opioid receptors is dependent on TRPV1-expressing neurons and alleviated by channel activation. *Scientific Reports*, 8(1), 15551.

*Mueller, G., Schumacher, P., Holzer, E., et al. (2017). The inter-rater reliability of the observation instrument for assessing pain in elderly with dementia: An investigation in the long-term care setting. *Journal of Nursing Measurement*, 25(3), E173–E184.

Nagappa, M., Weingarten, T. N., Montandon, G., et al. (2017). Opioids, respiratory depression, and sleep-disordered breathing. *Best Practice & Research Clinical Anaesthesiology*, 31(4), 469–485.

Nahin, R. L. (2017). Severe pain in Veterans: The impact of age and sex, and comparisons to the general population. *Journal of Pain*, 18(3), 247–254.

National Center for Complementary and Integrative Health (NCCIH). (2015). Complementary, alternative, or integrative health: What's in a name? Retrieved on 6/8/2019 at: www.nccih.nih.gov/health/integrative-health#types

National Institutes of Health (NIH). (2019). *HEAL Initiative Research Plan*. Washington, DC: NIH publication. Retrieved on 6/6/2019 at: www.nih.gov/research-training/medical-research-initiatives/heal-initiative/heal-initiative-research-plan

Nelson, A. M., & Wu, C. L. (2018). "Randomization at the Expense of Relevance." L. J. Cronbach and intravenous acetaminophen as an opioid-sparing adjuvant. *Anesthesia & Analgesia*, 127(5), 1099–1100.

Nishimura, H., Kawasaki, M., Suzuki, H., et al. (2019). Neuropathic pain upregulates hypothalamo-neurohypophysial and hypothalamo-spinal oxytocinergic pathways in oxytocin-monomeric red fluorescent protein 1 transgenic rat. *Neuroscience*, 406(1), 50–61.

Osborne, N. R., Anastakis, D. J., & Davis, K. D. (2018). Peripheral nerve injuries, pain, and neuroplasticity. *Journal of Hand Therapy*, 31(2), 184–194.

***Pasero, C. (2009). Assessment of sedation during opioid administration for pain management. *Journal of PeriAnesthesia Nursing*, 24(3), 186–190.

Pozek, J. P. J., De Ruyter, M., & Khan, T. W. (2018). Comprehensive acute pain management in the perioperative surgical home. *Anesthesiology Clinics*, 36(2), 295–307.

Quinlan-Colwell, A., Thear, G., Miller-Baldwin, E., et al. (2017). Use of the Pasero Opioid-induced Sedation Scale (POSS) in pediatric patients. *Journal of Pediatric Nursing*, 33, 83–87.

Rijkenberg, S., Stilma, W., Bosman, R. J., et al. (2017). Pain measurement in mechanically ventilated patients after cardiac surgery: Comparison of the Behavioral Pain Scale (BPS) and the Critical-Care Pain Observation Tool (CPOT). *Journal of Cardiothoracic and Vascular Anesthesia*, 31(4), 1227–1234.

Schofield, P., & Abdulla, A. (2018). Pain assessment in the older population: What the literature says. *Age and Ageing*, 47(3), 324–327.

Shah, J., Votta-Velis, E. G., & Borgeat, A. (2018). New local anesthetics. *Best Practice & Research Clinical Anaesthesiology*, 32(2), 179–185.

Shiffman, S., Battista, D. R., Kelly, J. P., et al. (2018). Exceeding the maximum daily dose of acetaminophen with use of different single-ingredient OTC formulations. *Journal of the American Pharmacists Association*, 58(5), 499–504.

Slattery, W. T., & Klegeris, A. (2018). Acetaminophen metabolites p-aminophenol and AM404 inhibit microglial activation. *Neuroimmunology and Neuroinflammation*, 5(4), 11.

**Spagrud, L. J., Piira, T., & Von Baeyer, C. L. (2003). Children's self-report of pain intensity. The faces pain scale—revised. *American Journal of Nursing*, 103(12), 62–64.

Topham, D., & Drew, D. (2017). Quality improvement project: Replacing the numeric rating scale with a clinically aligned pain assessment (CAPA) tool. *Pain Management Nursing*, 18(6), 363–371.

Treillet, E., Laurent, S., & Hadjiat, Y. (2018). Practical management of opioid rotation and equianalgesia. *Journal of Pain Research*, 11, 2587–2601.

U.S. Department of Health & Human Services (HSS). (2019, May). Pain Management Best Practices Inter-agency Task Force Report: Updates, gaps, inconsistencies and recommendations. Retrieved on 7/22/2019 at: www.hhs.gov/ash/advisory-committees/pain/reports/index.html

U.S. Food and Drug Administration (FDA). (2014). *Drug Information Update: FDA reminds health care professionals to stop dispensing prescription combination drug products with more than 325 mg of acetaminophen*. Retrieved on 11/26/2020 at: aapmr.org

U.S. Food and Drug Administration (FDA). (2017). Blueprint for prescriber education for extended-release and long-acting opioid analgesics. Retrieved on 7/22/2019 at: www.fmda.org/2017/Blueprint%20Opioid%20LA.ER%20REMS%20as%20of%201.20.2017.pdf

Valentine, A. R., Carvalho, B., Lazo T. A., et al. (2015). Scheduled acetaminophen with as-needed opioids compared to as-needed acetaminophen plus opioids for post-cesarean pain management. *International Journal of Obstetric Anesthesia*, 24(3), 210–216.

Varrassi, G., Hanna, M., Macheras, G., et al. (2017). Multimodal analgesia in moderate-to-severe pain: A role for a new fixed combination of dexketoprofen and tramadol. *Current Medical Research and Opinion*, 33(6), 1165–1173.

Wang, Y., Beekman, J., Hew, J., et al. (2018). Burn injury: Challenges and advances in burn wound healing, infection, pain and scarring. *Advanced Drug Delivery Reviews*, 123, 3–17.

**Weissman, D. E., & Haddox, J. D. (1989). Opioid pseudoaddiction—an iatrogenic syndrome. *Pain*, 36(3), 363–366.

Wick, E. C., Grant, M. C., & Wu, C. L. (2017). Postoperative multimodal analgesia pain management with nonopioid analgesics and techniques: A review. *JAMA Surgery*, 152(7), 691–697.

Yan, Y. Y., Li, C. Y., Zhou, L., et al. (2017). Research progress of mechanisms and medication therapy for neuropathic pain. *Life Sciences*, 190, 68–77.

Zhuo, M. (2017). Ionotropic glutamate receptors contribute to pain transmission and chronic pain. *Neuropharmacology*, 112, 228–234.

Recursos

American Academy of Pain Medicine (AAPM), www.painmed.org
American Chronic Pain Association, www.theacpa.org
American Pain Foundation (APF), www.painfoundation.org
American Society for Pain Management Nursing (ASPMN), www.aspmn.org
City of Hope Pain & Palliative Care Resource Center, www.cityofhope.org/
National Center for Complementary and Integrative Health (NCCIH), www.nccih.nih.gov
Pain Treatment Topics, www.pain-topics.org

10 Líquidos e Eletrólitos

DESFECHOS DO APRENDIZADO

Após ler este capítulo, você será capaz de:

1. Diferenciar entre osmose, difusão, filtração e transporte ativo.
2. Descrever a função dos rins, dos pulmões e das glândulas endócrinas na regulação da composição e do volume do líquido corporal.
3. Planejar o efetivo cuidado dos pacientes com os seguintes desequilíbrios: volume de líquido deficiente e volume de líquido excessivo; déficit de sódio (hiponatremia) e excesso de sódio (hipernatremia); e déficit de potássio (hipopotassemia) e excesso de potássio (hiperpotassemia).
4. Descrever a causa, as manifestações clínicas, o manejo e as intervenções de enfermagem para os seguintes desequilíbrios: déficit de cálcio (hipocalcemia) e excesso de cálcio (hipercalcemia); déficit de magnésio (hipomagnesemia) e excesso de magnésio (hipermagnesemia); déficit de fósforo (hipofosfatemia) e excesso de fósforo (hiperfosfatemia); e déficit de cloreto (hipocloremia) e excesso de cloreto (hipercloremia).
5. Explicar a participação dos pulmões, dos rins e dos tampões químicos na manutenção do equilíbrio ácido-básico; e comparar acidose e alcalose metabólicas com acidose e alcalose respiratórias no tocante a causas, manifestações clínicas, diagnóstico e manejo.
6. Interpretar os valores da gasometria arterial.

CONCEITOS DE ENFERMAGEM

Ácido-básico
Líquidos e eletrólitos

Metabolismo
Regulação celular

GLOSSÁRIO

acidose: desequilíbrio ácido-básico caracterizado por aumento da concentração de H^+ (diminuição do pH sanguíneo) (pH arterial baixo consequente a aumento da concentração de H^+ ou redução da concentração de bicarbonato é denominado *acidose metabólica*; pH arterial baixo em virtude de aumento da P_{CO_2} é denominado *acidose respiratória*)

alcalose: desequilíbrio ácido-básico caracterizado por redução da concentração de H^+ ou aumento na concentração de bicarbonato (aumento do pH sanguíneo) (pH arterial alto com diminuição da concentração de íons H^+ ou aumento da concentração de bicarbonato é denominado *alcalose metabólica*; pH arterial alto por efeito da redução da P_{CO_2} é denominado *alcalose respiratória*.)

coloide: líquido contendo partículas que são insolúveis e regularmente distribuídas na solução

cristaloide: líquido contendo íons minerais solúveis e água em solução

difusão: processo por meio do qual os solutos se movimentam de uma área de concentração mais alta para uma de concentração mais baixa; não demanda energia

homeostasia: manutenção de um equilíbrio interno constante em um sistema biológico

osmolalidade: número de miliosmóis (a unidade padrão da pressão osmótica) por quilograma de solvente; expressa como miliosmóis por quilograma (mOsm/kg). (O termo *osmolalidade* é utilizado com mais frequência que *osmolaridade* para avaliar o soro e a urina.)

osmolaridade: número de miliosmóis (a unidade padrão da pressão osmótica) por litro de solução; expressa como miliosmóis por litro (mOsm/ℓ); descreve a concentração de solutos ou partículas dissolvidas

osmose: processo por meio do qual o líquido se movimenta através de uma membrana semipermeável de uma área de baixa concentração de soluto para uma área de alta concentração de soluto; o processo continua até que as concentrações de soluto sejam iguais em ambos os lados da membrana

pressão coloidosmótica: pressão osmótica criada pela proteína (principalmente albumina) na corrente sanguínea

pressão hidrostática: pressão criada pelo peso do líquido contra a parede que o contém. No corpo, a pressão hidrostática nos vasos sanguíneos deriva do peso do próprio líquido e da força que resulta da contração cardíaca (*sinônimo:* pressão hidráulica)

> **solução hipertônica:** solução com osmolalidade superior à do soro
> **solução hipotônica:** solução com osmolalidade inferior à do soro
> **solução isotônica:** solução com a mesma osmolalidade do sangue
> **tonicidade:** tensão do líquido ou o efeito que a pressão osmótica de uma solução com solutos impermeáveis exerce sobre o tamanho da célula por causa da movimentação de água através da membrana celular
> **transporte ativo:** bomba fisiológica que usa energia para deslocar líquido ou eletrólitos de uma região para outra

O equilíbrio hídrico e o equilíbrio eletrolítico são dependentes de processos dinâmicos que são fundamentais para a vida e a **homeostasia** (a manutenção de equilíbrio interno constante em um sistema biológico). Distúrbios verdadeiros e potenciais do equilíbrio hidreletrolítico ocorrem em qualquer situação, em todos os tipos de patologias e com diversas alterações que afetam pessoas saudáveis, bem como pessoas adoentadas.

Os enfermeiros precisam compreender a fisiologia do equilíbrio hidreletrolítico e do equilíbrio ácido-básico para prever, identificar e responder a desequilíbrios. A manutenção do equilíbrio hidreletrolítico é crucial quando são prestados cuidados a pacientes de todos os grupos etários e em todas as situações clínicas.

CONCEITOS FUNDAMENTAIS

Conceitos básicos de química estão envolvidos no equilíbrio hidreletrolítico, bem como no desequilíbrio hidreletrolítico. Uma solução é uma mistura de solvente, que é o meio líquido, e solutos, que são partículas. O sangue é constituído por células que estão suspensas no plasma. As células sanguíneas incluem eritrócitos, leucócitos e plaquetas. O plasma é constituído por água (92%), que é um solvente contendo solutos, inclusive proteínas (principalmente albumina), glicose, lipoproteínas e íons, denominados eletrólitos.

Volume e composição dos líquidos corporais

Aproximadamente 60% do peso de um adulto típico são compostos de líquido (água e eletrólitos) (Figura 10.1). Os fatores que influenciam o volume de líquido corporal são idade, sexo e gordura corporal. Em geral, pessoas mais jovens têm uma porcentagem de líquido corporal mais alta que os adultos mais velhos, e os homens apresentam proporcionalmente mais líquido corporal que as mulheres. O esqueleto apresenta baixo conteúdo de água. Músculo, pele e sangue contêm os maiores volumes de água (Norris, 2019).

O líquido corporal está localizado em dois compartimentos de líquido: o espaço intracelular (líquido dentro das células) e o espaço extracelular (líquido fora das células). Aproximadamente dois terços do fluido orgânico estão no compartimento de líquido intracelular (LIC). Aproximadamente um terço está no compartimento de líquido extracelular (LEC) (Norris, 2019).

O compartimento de LEC é dividido ainda nos espaços de líquido intravascular (sangue), intersticial e transcelular:

- O espaço intravascular (o líquido nos vasos sanguíneos) contém o plasma, o volume circulante efetivo. Aproximadamente 3 ℓ da média de 6 ℓ de volume sanguíneo em adultos são compostos de plasma. Os 3 ℓ remanescentes são compostos de células sanguíneas: eritrócitos, leucócitos e trombócitos (plaquetas)
- O espaço intersticial contém o líquido que circunda as células e totaliza aproximadamente entre 11 e 12 ℓ em um adulto. A linfa é um líquido intersticial

- O espaço transcelular é a menor divisão do compartimento de LEC e contém aproximadamente 1 ℓ. Exemplos de líquidos transcelulares incluem o liquor, os líquidos pericárdico, sinovial, intraocular e pleural, o suor e as secreções digestórias.

Como descrito na próxima seção, o LEC transporta os eletrólitos; também carreia outras substâncias, tais como enzimas e hormônios.

O líquido corporal normalmente se movimenta entre os dois principais compartimentos (ou seja, LIC e LEC) em um esforço para manter o equilíbrio entre os espaços. Uma membrana semipermeável que circunda cada uma das células possibilita o movimento de determinados líquidos e eletrólitos entre o líquido intracelular (LIC) e o líquido extracelular (LEC). A perda de líquido do LIC ou do LEC pode comprometer o equilíbrio. O corpo trabalha, de modo constante, para manter o equilíbrio homeostático dos líquidos e eletrólitos. Se muito líquido se desloca do LIC para o LEC, pode ocorrer desidratação celular. Se muito líquido se desloca do LEC para o LIC, pode ocorrer edema celular (Papadakis, McPhee & Rabow, 2019).

Algumas vezes, o líquido não é perdido, mas não está disponível para utilização pelo LIC ou pelo LEC. A perda de LEC para um espaço que não contribui para o equilíbrio entre o LIC e o LEC é denominada formação de terceiro espaço ou, simplesmente, terceiro espaço. Na formação de terceiro espaço, o líquido se acumula em espaços circundados por membrana no corpo, tais como cavidade peritoneal e espaço pleural. Exemplos de terceiro espaço incluem ascite, derrame pleural, derrame pericárdico e angioedema (Papadakis et al., 2019).

A evidência inicial de desvio de líquido para o terceiro espaço é a diminuição do débito urinário apesar do aporte adequado de líquido. O débito urinário diminui porque o líquido

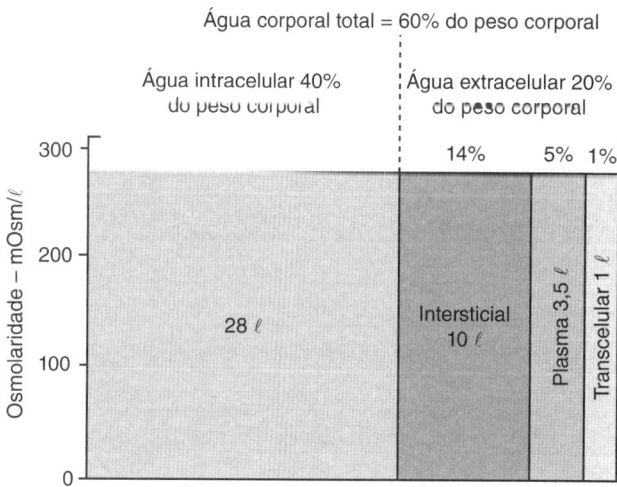

Figura 10.1 • Tamanhos aproximados dos compartimentos corporais em um adulto de 70 kg. Reproduzida, com autorização, de Norris, T.L. (2019). *Porth's pathophysiology: Concepts of altered health states.* 10th ed., Fig. 8-4, p. 162. Philadelphia, PA: Wolters Kluwer.

se movimenta para fora do espaço intravascular; os rins em seguida recebem menos sangue e tentam compensar por meio da diminuição do débito urinário. Outros sinais e sintomas de formação de terceiro espaço que indicam um déficit do volume de líquido (DVL) intravascular incluem elevação da frequência cardíaca, diminuição da pressão arterial e da pressão venosa central (PVC), edema, aumento do peso corporal e alteração do equilíbrio hídrico. O líquido do terceiro espaço é reabsorvido de volta à corrente sanguínea durante um período de alguns dias a algumas semanas. No entanto, a depleção de volume agudo deve ser restaurada para evitar mais complicações (Sterns, 2017a).

Eletrólitos

Os eletrólitos nos líquidos corporais são substâncias químicas ativas (cátions que carreiam cargas elétricas positivas e ânions que carreiam cargas elétricas negativas). Os principais cátions no líquido corporal são os íons sódio, potássio, cálcio, magnésio e hidrogênio. Os principais ânions são os íons cloreto, bicarbonato, fosfato, sulfato e íons de proteína com carga elétrica negativa.

Essas substâncias químicas se unem em diversas combinações. A concentração de eletrólitos no corpo é, portanto, expressa em miliequivalentes (mEq) por litro, uma medida da atividade química, em vez de ser expressa em miligramas (mg), uma unidade de peso. Mais especificamente, um miliequivalente é definido como equivalente à atividade eletroquímica de 1 mg de hidrogênio. Em uma solução, os cátions e ânions são iguais em miliequivalentes por litro.

As concentrações de eletrólitos no LIC diferem daquelas no LEC, conforme mostrado na Tabela 10.1. Tendo em vista que são necessárias técnicas especiais para mensurar as concentrações de eletrólitos no LIC, costuma-se medir os eletrólitos na parte mais acessível do LEC – a saber, o plasma (Norris, 2019).

Os íons sódio, que são carregados positivamente, excedem em muitos números os outros cátions no LEC. Uma vez que as concentrações de sódio afetam a concentração geral do LEC, o sódio é importante na regulação do volume do líquido corporal. A água segue o movimento do sódio nos líquidos corporais. A retenção de sódio está associada à retenção de líquido, e a perda excessiva de sódio normalmente está relacionada com a diminuição do volume de líquido corporal.

Como apresentado na Tabela 10.1, um dos principais eletrólitos no LIC é o potássio. O LEC apresenta uma baixa concentração de potássio e os pacientes podem tolerar apenas pequenas alterações na concentração de potássio. Alterações da concentração de potássio no LEC podem causar distúrbios do ritmo cardíaco e hiperpotassemia pode provocar parada cardíaca. Portanto, a liberação de grandes depósitos de potássio intracelular, tipicamente causada por traumatismo nas células e nos tecidos, pode ser extremamente perigosa.

O corpo consome muita energia mantendo a alta concentração extracelular de sódio e a alta concentração intracelular de potássio. Isso ocorre graças a uma bomba na membrana celular que troca íons sódio e potássio, a denominada bomba de sódio-potássio (ver discussão mais adiante neste capítulo).

Osmose, osmolalidade e osmolaridade

Quando duas soluções diferentes são separadas por uma membrana semipermeável, o líquido se movimenta da região de baixa concentração de soluto para uma região de alta concentração de soluto até que a concentração das duas soluções se iguale. Essa difusão de água causada por gradientes de concentração de soluto e líquido é conhecida como **osmose** (Figura 10.2). Osmolalidade e osmolaridade são termos que descrevem a concentração de solutos ou partículas dissolvidas em uma solução. **Osmolalidade** é o número de miliosmóis de soluto (a unidade padrão da pressão osmótica) por quilograma de solvente; é expressa como miliosmóis por quilograma (mOsm/kg). **Osmolaridade** é o número de miliosmóis (a unidade padrão da pressão osmótica) por litro de soluto; expressa como miliosmóis por litro (mOsm/ℓ). O termo *osmolalidade* é usado mais frequentemente que o termo *osmolaridade* na avaliação dos solutos no sangue ou na urina (Emmett & Palmer, 2018a).

Regulação do líquido nos compartimentos corporais

O movimento normal dos líquidos através da parede capilar para os tecidos segue as leis de forças capilares de Starling. As forças capilares são as duas forças em todas as membranas celulares: pressão hidrostática (também denominada pressão hidráulica) e pressão osmótica. A **pressão hidrostática** é a pressão exercida pelo líquido nas paredes dos vasos sanguíneos, enquanto a pressão osmótica é a pressão exercida pelos solutos no plasma. A pressão hidrostática desloca líquido para fora dos capilares em direção ao LIC. A pressão osmótica desloca líquido do LIC para os capilares. Essas forças se opõem em todas as membranas capilares e estão equilibradas em condições saudáveis (homeostáticas). O sentido da movimentação do líquido depende das diferenças nessas duas forças opostas da

TABELA 10.1	Concentrações de eletrólitos extracelulares e intracelulares em adultos.			
	Concentração extracelular[a]		Concentração intracelular[a]	
Eletrólito	Unidades convencionais	Unidades SI (mmol/ℓ)	Unidades convencionais	Unidades SI (mmol/ℓ)
Sódio	135 a 145 mEq/ℓ	135 a 145	10 a 14 mEq/ℓ	10 a 14
Potássio	3,5 a 5 mEq/ℓ	3,5 a 5	140 a 150 mEq/ℓ	140 a 150
Cloreto	98 a 106 mEq/ℓ	98 a 106	3 a 4 mEq/ℓ	3 a 4
Bicarbonato	24 a 31 mEq/ℓ	24 a 31	7 a 10 mEq/ℓ	7 a 10
Cálcio	8,8 a 10,5 mg/dℓ	2,2 a 2,6	< 1 mEq/ℓ	< 0,25
Fósforo	2,5 a 4,5 mg/dℓ	0,8 a 1,45	Variável	Variável
Magnésio	1,8 a 3,6 mg/dℓ	0,75 a 1,07	40 mEq/kg[b]	20

[a]Os valores podem variar entre os laboratórios, dependendo do método de análise utilizado. [b]Os valores variam entre vários tecidos e com o estado nutricional.
Reproduzida, com autorização, de Norris, T. L. (2019). *Porth's pathophysiology: Concepts of altered health states* (10th ed.). Philadelphia, PA: Wolters Kluwer.

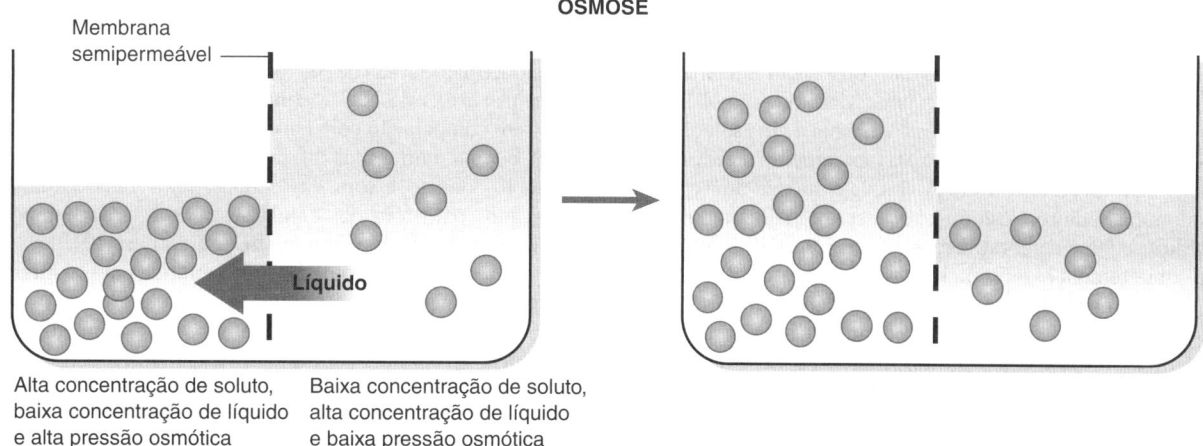

Figura 10.2 • Osmose: quando duas soluções diferentes são separadas por uma membrana semipermeável; o líquido se movimenta da região de baixa concentração de soluto para uma região de alta concentração de soluto até que a concentração das duas soluções se iguale.

pressão hidrostática e da osmótica (Figura 10.3). Se a pressão hidrostática for superior à pressão osmótica, então o líquido se desloca do LEC para o LIC.

Pressão oncótica

A pressão osmótica exercida especificamente pela albumina na corrente sanguínea é denominada **pressão coloidosmótica**. **Coloide** é o líquido composto de substâncias insolúveis que estão distribuídas uniformemente em um solvente. O sangue é um exemplo de solução coloide. Trata-se de uma mistura de células e plasma que contém água, proteína, enzimas e outros solutos.

Soluções cristaloides versus coloides

A reposição depende do tipo de líquido perdido. Se foi perdido um grande volume de sangue, por exemplo, o tratamento preferido é a reposição de sangue compatível (comumente concentrado de hemácias). Todavia, soluções cristaloides ou coloides podem ser usadas para repor temporariamente perda de sangue ou para repor perdas de líquido corporal. As soluções **cristaloides** consistem em íons minerais dissolvidos em água. Exemplos incluem soro fisiológico (NaCl a 0,9%), solução de NaCl a 0,45% e solução lactato de Ringer. As soluções cristaloides são utilizadas, com frequência, para repor líquido em pessoas com hipovolemia. Exemplos de soluções coloides incluem soluções de albumina, soluções hiperoncóticas de amido e dextrana. As soluções coloides são, com frequência, utilizadas como reposição temporária de perda sanguínea até que sangue do tipo correto esteja disponível para infusão (Mandel & Palevsky, 2019).

Tonicidade

A **tonicidade** é a capacidade de solutos de causar uma força de direcionamento osmótico que promove a movimentação da água de um compartimento para outro. O deslocamento de água pode ser do LIC para o LEC ou do LEC para o LIC. A tonicidade de uma solução pode ser usada para impulsionar o movimento de água entre compartimentos, com consequente alteração da hidratação celular e das dimensões das células. A tonicidade se refere, mais comumente, ao teor de NaCl da solução. A tonicidade de uma solução é determinada em comparação com o líquido fisiológico que é NaCl a 0,9% (Sterns, 2017b). Os líquidos podem ser isotônicos, hipotônicos ou hipertônicos em relação ao líquido fisiológico (NaCl a 0,9%).

A tonicidade se refere, geralmente, a soluções intravenosas (IV). Soluções IV de tonicidades diferentes podem ser infundidas na corrente sanguínea para promover o movimento de água de um compartimento para outro.

As **soluções isotônicas** consistem em NaCl a 0,9%; as mesmas concentrações de sódio, cloreto e água encontradas na corrente sanguínea. As soluções isotônicas não provocam deslocamento de água entre os compartimentos LIC ou LEC. As soluções isotônicas expandem o volume plasmático do sangue (Sterns, 2017b).

As **soluções hipotônicas** apresentam concentração de cloreto de sódio inferior à encontrada no sangue; por exemplo, solução de NaCl a 0,45% ou a 0,225%. As soluções hipotônicas contêm menos solutos do que a corrente sanguínea, embora tenham mais água. As infusões de soluções hipotônicas IV podem ser usadas para deslocar água do LEC para o LIC. As soluções IV podem ser prescritas para fins de hidratação do paciente, porque contêm alta concentração de água (Sterns, 2017b).

As **soluções hipertônicas** têm concentração aumentada de NaCl em comparação com o sangue (p. ex., NaCl a 3%). As soluções hipertônicas têm maior concentração de soluto e menos água que a corrente sanguínea. A solução hipertônica pode ser infundida por via intravenosa na corrente sanguínea para deslocar água do LIC para o LEC. O movimento da água do LIC para o LEC provoca desidratação das células. Isso é

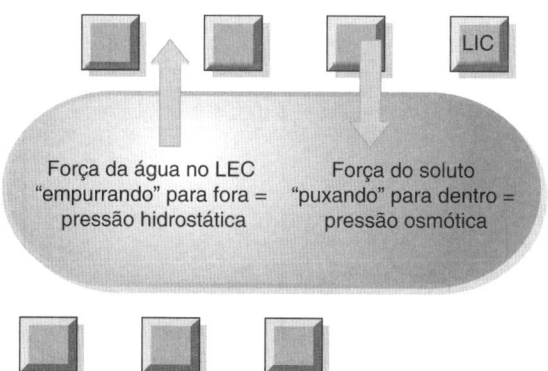

Figura 10.3 • As forças da pressão osmótica e da pressão hidrostática estão constantemente em oposição. LEC: líquido extracelular; LIC: líquido intracelular.

útil em distúrbios associados a edema significativo, sobretudo edema cerebral, que exige tratamento imediato. Sódio, glicose e manitol são exemplos de solutos que conseguem influenciar o movimento da água do LIC para o LEC. Manitol, um poliálcool ou álcool de açúcar não reabsorvível, em água é uma solução IV que pode ser usada para deslocar água rapidamente do LIC para o LEC. O manitol administrado IV consegue induzir uma condição denominada diurese osmótica; é prescrito mais comumente para reduzir edema cerebral (Brater & Ellison, 2019). (Ver discussão sobre terapia parenteral mais adiante, neste capítulo.)

A **diurese osmótica** é o aumento no débito urinário causado pela excreção de solutos, tais como glicose ou manitol. Glicose ou manitol, em altas concentrações, conseguem atuar como solutos na corrente sanguínea. Esses solutos impulsionam a água para fora do LIC e para dentro do LEC (corrente sanguínea). A seguir, a água é filtrada para fora da corrente sanguínea nos rins e excretada na urina. A urina contém água extra que é proveniente do LIC; esse volume aumentado de urina é denominado diurese (Brater & Ellison, 2019).

Difusão

A **difusão** é a tendência natural de uma substância de se movimentar de uma área de concentração mais alta para uma de concentração mais baixa (Figura 10.4). Ocorre por meio da movimentação aleatória de íons e moléculas. Exemplos de difusão são a troca de oxigênio (O_2) e de dióxido de carbono (CO_2) entre os capilares e os alvéolos pulmonares e a tendência do sódio de se movimentar do compartimento de LEC, em que a concentração de sódio é alta, para o LIC, em que sua concentração é baixa (Hall, 2016).

Filtração

A pressão hidrostática nos capilares tende a filtrar os líquidos de fora do compartimento intravascular para dentro do líquido intersticial. A movimentação de água e solutos ocorre de uma área de pressão hidrostática alta para uma área de pressão hidrostática baixa. Os rins filtram aproximadamente 180 ℓ de plasma por dia. Outro exemplo de filtração é a passagem de água e eletrólitos do leito capilar para o líquido intersticial; nesse caso, a pressão hidrostática resulta da ação de bombeamento do coração (Hall, 2016).

Bomba de sódio-potássio

A concentração de sódio é maior no LEC que no LIC; por causa disso, o sódio tende a entrar nas células por difusão. Para manter a função celular, é necessário haver mais potássio no interior das células e mais sódio fora das células. A bomba de sódio-potássio mantém o gradiente eletrolítico de concentração extracelular elevada de Na^+ em comparação com concentração intracelular baixa de Na^+ e concentração intracelular elevada de K^+ em comparação com baixa concentração extracelular de K^+. A bomba mantém as diferentes concentrações de cátions Na^+ e K^+ dentro e fora das células. Para cada 3 íons Na^+ bombeados para fora das células, 2 íons K^+ são bombeados para dentro da célula (Pirahanchi & Aeddula, 2019).

A bomba de sódio-potássio utiliza energia para manter esse gradiente eletrolítico e é impulsionada pela enzima denominada Na^+K^+-ATPase. A bomba de sódio-potássio realiza **transporte ativo**, ou seja, desloca ativamente sódio para fora do LIC em direção ao LEC e desloca ativamente potássio para fora do LEC em direção ao LIC. O transporte ativo é o uso de energia para criar movimento contra um gradiente de concentração (Hall, 2016; Norris, 2019).

Vias sistêmicas de ganhos e débitos

A água e os eletrólitos são obtidos de diversas maneiras. Pessoas hígidas obtêm líquidos ao beber e comer; portanto, o balanço hídrico diário (aporte e eliminação) de água é aproximadamente igual (Tabela 10.2).

Rins

O volume urinário diário excretado por adultos varia de acordo com a hidratação. Uma pessoa bem hidratada excreta 1 a 2 ℓ/dia. Uma regra geral é que a produção é de aproximadamente 1 mℓ de urina por quilograma de peso corporal por hora (1 mℓ/

TABELA 10.2	Fontes de ganhos e débitos de líquido corporal no adulto.		
Ingestão (mℓ)		**Débito (mℓ)**	
Ingestão		Urina	1.500
Água	1.000	Perdas insensíveis	
No alimento	1.300	Pulmões	300
Água de oxidação	200	Pele	500
		Fezes	200
Ganho total[a]	2.500	Débito total[a]	2.500

[a]Volumes aproximados. Adaptada de Norris, T. L. (2019). *Porth's pathophysiology: Concepts of altered health state* (10th ed.). Philadelphia, PA: Wolters Kluwer.

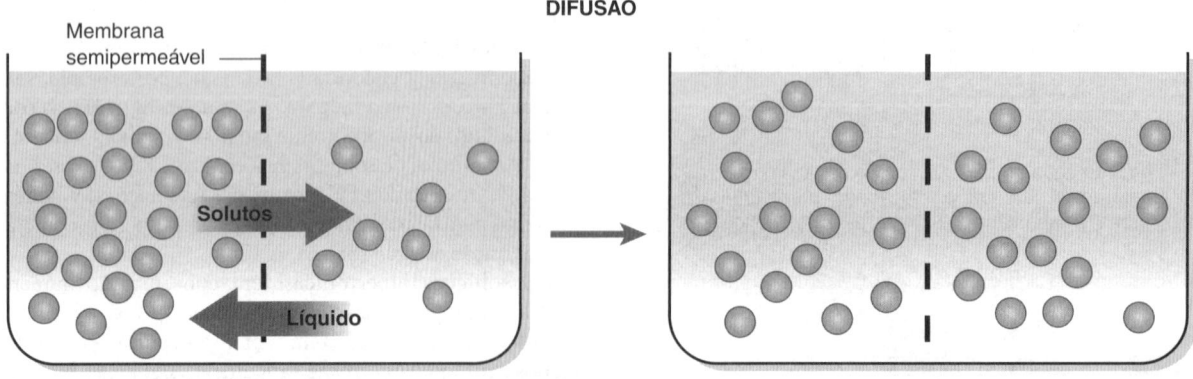

Figura 10.4 • Difusão: movimentação de solutos de uma área de concentração maior para uma área de concentração menor, finalmente levando à equalização das concentrações de soluto.

kg/h) em todas as faixas etárias (Sterns, 2017a). Por exemplo, um adulto de 70 kg excreta 70 mℓ/h; em 24 horas isso equivale aproximadamente a 1.680 mℓ de urina.

Pele

Perspiração é a perda visível de água e eletrólitos por meio da pele (sudorese). Os principais solutos no suor são sódio, cloreto e potássio. As perdas reais pela sudorese podem variar de 0 a 1.000 mℓ ou mais a cada hora, dependendo de fatores como a temperatura ambiente e corporal. A perda contínua de água por evaporação através da pele (aproximadamente 500 mℓ/dia) ocorre por meio da perspiração, denominada como um tipo não visível de perda de água (Norris, 2019). Urina, temperatura ambiental elevada e exercícios físicos aumentam substancialmente a perda insensível de água através da pele. Queimaduras, que provocam a perda da barreira cutânea natural, também provocam substancial perda de água (Sterns, 2017b).

Pulmões

Os pulmões normalmente eliminam vapor d'água, também denominado como perda insensível, a uma taxa de aproximadamente 300 mℓ todos os dias (Norris, 2019). A perda é muito maior com o aumento da frequência ou da profundidade respiratória, ou em um clima seco. De modo semelhante à perda de água através da pele, a febre, a temperatura ambiental elevada e a prática de exercícios físicos aumentam a perda insensível de água através dos pulmões.

Trato gastrintestinal

A perda de líquido pelo sistema digestório é de aproximadamente 100 a 200 mℓ/dia. Aproximadamente 8 ℓ de líquido circulam pelo sistema digestório a cada 24 h. Todavia, a maior parte do líquido é reabsorvida para a corrente sanguínea a partir do intestino delgado. Diarreia e fístulas intestinais podem provocar grandes perdas de líquido (Sterns, 2018a).

> **Alerta de enfermagem: Qualidade e segurança**
>
> Quando o equilíbrio hídrico é crítico, todas as vias sistêmicas de ganho e débito devem ser registradas e todos os volumes devem ser comparados. Os órgãos de excreção de líquido incluem os rins, a pele, os pulmões e o trato GI.

Exames laboratoriais para avaliação do estado hídrico

A osmolalidade sérica reflete principalmente a concentração de sódio, embora a ureia e a glicose também desempenhem um papel importante na determinação da osmolalidade sérica. A osmolalidade da urina é determinada pela ureia, pela creatinina e pelo ácido úrico. Quando medida junto com a osmolalidade sérica, a osmolalidade urinária é o indicador mais confiável da concentração da urina. Em adultos hígidos, a osmolalidade sérica normal é de 275 a 290 mOsm/kg (Emmett & Palmer, 2018a). O valor da osmolaridade normalmente está dentro de 10 mOsm do valor da osmolalidade (Emmett & Palmer, 2018a). Os fatores que aumentam e diminuem a osmolalidade sérica e urinária estão identificados na Tabela 10.3. A osmolalidade sérica pode ser mensurada diretamente por exames laboratoriais ou estimada no leito pela duplicação do nível de sódio sérico ou utilizando-se a seguinte fórmula:

$$Na^+ \times 2 = \frac{Glicose}{18} + \frac{Ureia}{3} = \text{Valor aproximado da osmolalidade sérica}$$

A densidade urinária é comparada com a água. É uma medida da concentração de solutos na urina. É uma maneira de avaliar a capacidade dos rins de excretar ou reter água. A densidade da urina é comparada à da água destilada, que apresenta uma concentração de 1,000. A faixa normal da densidade da urina é de 1,005 a 1,030 (Van Leeuwen & Bladh, 2017). Urina com densidade de 1,005 é muito diluída ou tem alto teor de água, enquanto a urina com densidade de 1,030 é muito concentrada ou tem baixo teor de água. Em condições normais, uma pessoa bem hidratada excreta urina com baixa densidade, enquanto uma pessoa desidratada elimina urina com densidade mais alta. A densidade urinária pode ser medida enviando aproximadamente 20 mℓ de urina para o laboratório para teste, ou pode ser avaliada com teste de urina com fita reagente. A densidade urinária é um indicador da concentração de urina menos confiável que a osmolalidade urinária; o aumento de glicose ou proteína na urina pode causar uma densidade urinária falsamente elevada. Os fatores que aumentam ou diminuem a osmolalidade urinária são os mesmos que os da densidade urinária (Sterns, 2017a).

TABELA 10.3 Fatores que afetam a osmolalidade sérica e urinária.

Líquido	Fatores que aumentam a osmolalidade	Fatores que diminuem a osmolalidade
Soro (275 a 290 mOsm/kg de água)	Desidratação grave Perda de água livre Diabetes insípido Hipernatremia Hiperglicemia Acidente vascular encefálico ou traumatismo craniano Necrose tubular aguda Consumo de metanol ou etilenoglicol (anticongelante) Acidose metabólica com alto intervalo iônico Terapia com manitol Hepatopatia avançada Alcoolismo Queimaduras	Volume de líquido excessivo Síndrome da secreção inapropriada de hormônio antidiurético (SIHAD) Lesão renal aguda Uso de diurético Insuficiência de suprarrenal Hiponatremia Hidratação excessiva Síndrome paraneoplásica associada a câncer de pulmão
Urina (200 a 800 mOsm/kg de água)	Volume de líquido deficiente SIADH Insuficiência cardíaca congestiva Acidose Lesão renal pré-renal	Volume de líquidos excessivo Diabetes insípido Hiponatremia Aldosteronismo Pielonefrite Necrose tubular aguda

Adaptada de Norris, T. L. (2019). *Porth's pathophysiology: Concepts of altered health states* (10th ed.). Philadelphia, PA: Wolters Kluwer.

Existe um exame laboratorial para determinação da concentração de ureia no sangue. A faixa normal de ureia é de 10 a 20 mg/dℓ (3,6 a 7,2 mmol/ℓ). A concentração sanguínea de ureia pode variar com a função renal, com a magnitude da degradação celular, com o aporte de proteína e com o estado de hidratação. Se o débito urinário diminuir, como ocorre na disfunção renal, a ureia não é excretada e se acumula na corrente sanguínea. Também pode ocorrer elevação da concentração sanguínea de ureia se o teor de água da corrente sanguínea diminuir devido a desidratação. Se a pessoa estiver consumindo dieta hiperproteica, o teor de aminoácidos na corrente sanguínea aumenta e isso, por sua vez, aumenta o teor de nitrogênio no sangue e a concentração de ureia (Inker & Perrone, 2018).

Outros fatores que elevam o nível sanguíneo de ureia incluem hemorragia digestiva, febre e sepse. Os fatores que diminuem a ureia incluem hepatopatia em estágio terminal, dieta com baixo teor de proteínas, inanição (devido ao baixo teor de proteína) e qualquer condição que resulte na expansão do volume de líquido, que dilui a ureia no sangue (p. ex., gestação). Por causa de todas essas variáveis, o nível sanguíneo de ureia não é um bom parâmetro da função renal (Inker & Perrone, 2018).

A creatinina é um produto do metabolismo muscular que é quase totalmente eliminado da corrente sanguínea e eliminado pelos rins. É um indicador da função renal melhor que a ureia, tendo em vista que não varia com a ingestão de proteínas e o estado de hidratação. A creatinina sérica normal é de aproximadamente 0,7 a 1,4 mg/dℓ (62 a 124 mmol/ℓ); entretanto, sua concentração depende da massa corporal magra e varia de pessoa para pessoa. Na maioria das pessoas, os níveis séricos de creatinina aumentam quando a função renal diminui, sendo considerados um parâmetro acurado da função renal (Norris, 2019).

O hematócrito mede a porcentagem de hemácias (eritrócitos) no volume de sangue total e normalmente varia de 42 a 52% para homens e de 35 a 47% para mulheres. As condições que aumentam o valor do hematócrito são desidratação e policitemia. A desidratação reduz o teor de água no sangue, com consequente concentração das hemácias na corrente sanguínea. Policitemia é um distúrbio no qual existe um número anormalmente elevado de eritrócitos produzidos pela medula óssea, com consequente aumento da contagem de eritrócitos na corrente sanguínea. Por outro lado, a hidratação exagerada (que aumenta o volume de água na corrente sanguínea) reduz o hematócrito. A anemia (redução da produção de eritrócitos pela medula óssea) provoca redução do hematócrito (Schrier, 2018).

Os valores do sódio urinário são alterados com a ingestão de sódio e o *status* do volume de líquido: à medida que a ingestão de sódio se eleva, a excreção aumenta; à medida que o volume de líquido circulante diminui, o nível de sódio é mantido. Os níveis do sódio urinário normais variam de 75 a 200 mEq/24 h (75 a 200 mmol/24 h). Uma amostra aleatória normalmente contém mais de 40 mEq/ℓ de sódio. Os níveis do sódio urinário são utilizados para avaliar o *status* de volume e são úteis no diagnóstico da hiponatremia e da lesão renal aguda (Sterns, 2017a).

Mecanismos homeostáticos

O corpo é equipado com extraordinários mecanismos homeostáticos para manter a composição e o volume de líquido corporal dentro de estreitos limites de normalidade. Os órgãos envolvidos na homeostasia incluem rins, coração, pulmões, hipófise, glândulas suprarrenais e glândulas paratireoides (Norris, 2019).

Funções dos rins

Vitais para a regulação do equilíbrio hidreletrolítico, os rins normalmente filtram 180 ℓ de plasma todos os dias no adulto e excretam 1 a 2 ℓ de urina (Inker & Perrone, 2018). Atuam de modo autônomo e em resposta a hormônios, tais como aldosterona e hormônio antidiurético (ADH) (Norris, 2019). As principais funções dos rins na manutenção do equilíbrio hídrico normal incluem as seguintes:

- Regulação do volume do LEC e da osmolalidade por meio da retenção e da excreção seletiva de líquidos corporais
- Regulação dos níveis normais de eletrólitos no LEC por meio da retenção e da excreção seletiva de eletrólitos de íons hidrogênio
- Regulação do pH do LEC por meio da retenção e da excreção de íons hidrogênio
- Excreção de resíduos metabólicos e substâncias tóxicas (Inker & Perrone, 2018)

Por causa dessas funções, a insuficiência dos rins resulta em diversas anormalidades hidreletrolíticas.

Funções do coração e dos vasos sanguíneos

A ação de bombeamento do coração faz circular o sangue pelos rins sob pressão suficiente para possibilitar a formação de urina. A insuficiência dessa ação de bombeamento interfere na perfusão renal e, assim, na regulação hidreletrolítica.

Funções dos pulmões

Os pulmões também são vitais na manutenção da homeostasia. Por meio da expiração, os pulmões eliminam aproximadamente 300 mℓ de água diariamente no adulto normal na forma de perda de água insensível (Sterns, 2017a). Condições anormais, como hiperventilação (incursões respiratórias anormalmente profundas) ou tosse contínua, aumentam essa perda de água. Os pulmões também desempenham papel importante no equilíbrio ácido-básico. Como os pulmões regulam o dióxido de carbono (CO_2), que influencia diretamente o teor ácido da corrente sanguínea, eles influenciam o equilíbrio ácido-básico. Quando a frequência respiratória é diminuída, ocorre retenção de CO_2 nos alvéolos e na corrente sanguínea, com consequente aumento do teor ácido do sangue. Quando a frequência respiratória aumenta, o CO_2 é exalado e eliminado da corrente sanguínea, com consequente redução do teor ácido do sangue (Norris, 2019).

Funções da hipófise

O hipotálamo produz ADH, que é armazenado na neuro-hipófise e liberado conforme o necessário para conservar água. O ADH é secretado pela glândula hipófise em reação à desidratação ou à perda de sangue e atua nos néfrons. O ADH aumenta a reabsorção de água pelos túbulos para a corrente sanguínea (Norris, 2019). Isso aumenta o teor de água na corrente sanguínea (Figura 10.5).

Funções das glândulas suprarrenais

A aldosterona, um mineralocorticoide secretado pela zona glomerulosa (zona externa) do córtex das glândulas suprarrenais, exerce um efeito profundo sobre o equilíbrio hídrico. O aumento da secreção de aldosterona causa retenção de sódio (e, assim, retenção de água) e perda de potássio. A diminuição da secreção de aldosterona causa perda de sódio e de água e retenção de potássio.

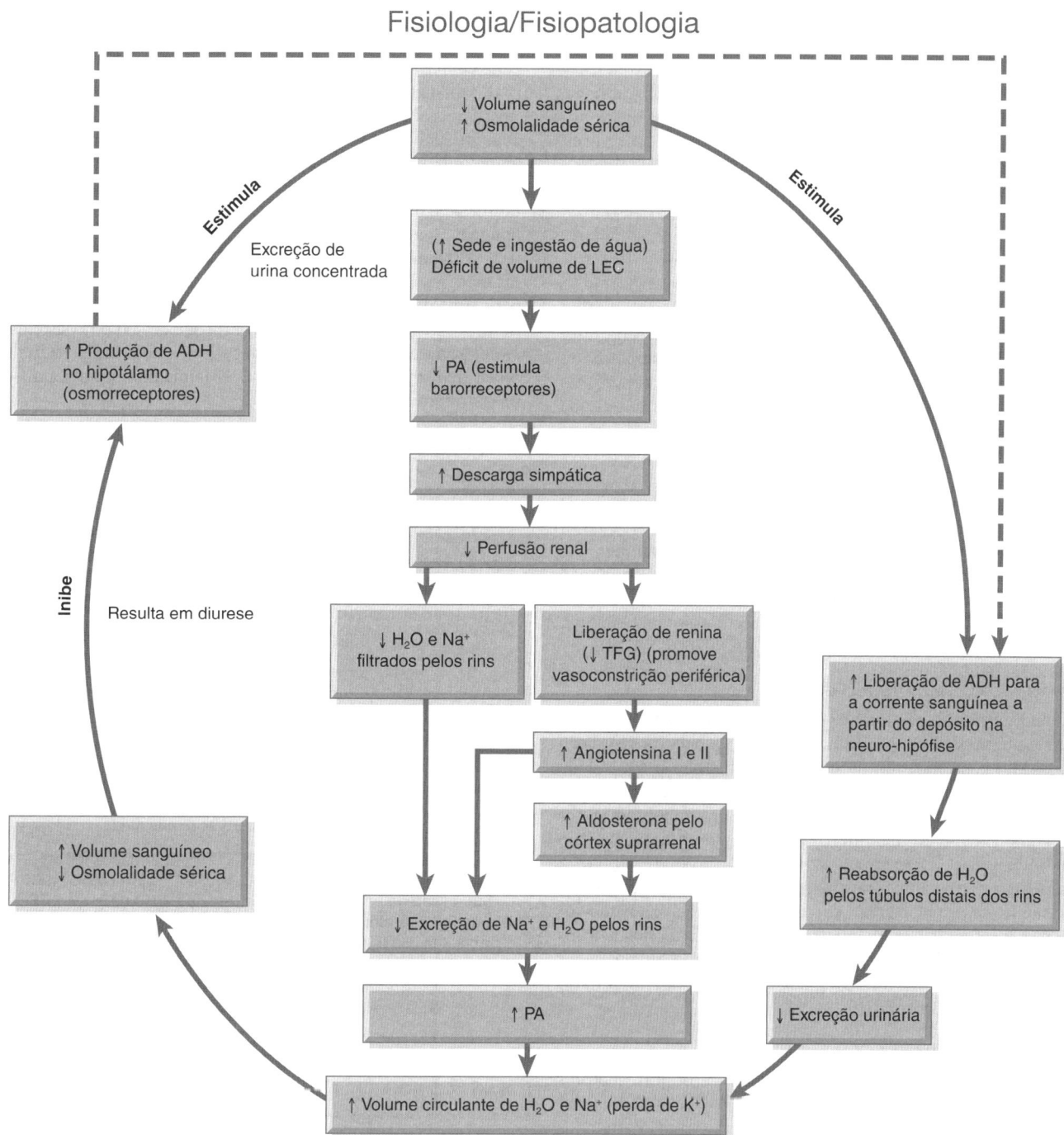

Figura 10.5 • Ciclo da regulação hídrica. ADH: hormônio antidiurético; LEC: líquido extracelular; PA: pressão arterial; TFG: taxa de filtração glomerular.

O cortisol, outro hormônio adrenocortical, apresenta menos ação mineralocorticoide. Entretanto, quando secretado em grande quantidade (ou administrado como terapia com corticosteroide), também pode provocar retenção de sódio e líquido (Norris, 2019).

Funções das glândulas paratireoides

As glândulas paratireoides, integradas à tireoide, regulam o equilíbrio de cálcio e fosfato por meio do paratormônio (PTH). O PTH influencia a reabsorção de cálcio dos ossos para a corrente sanguínea, a absorção de cálcio a partir do intestino e a reabsorção de cálcio para a corrente sanguínea a partir dos túbulos renais (Norris, 2019).

Barorreceptores

Os barorreceptores estão localizados no átrio esquerdo, nas artérias carótidas e nos arcos aórticos. Esses receptores respondem às alterações no volume sanguíneo circulante e regulam a atividade neural simpática e parassimpática, bem como as atividades endócrinas.

À medida que a pressão arterial diminui, os barorreceptores transmitem menos impulsos desde a carótida e os arcos aórticos para o centro vasomotor. A redução dos impulsos estimula o sistema nervoso simpático, que estimula o nó sinoatrial (SA) no coração. O resultado é aumento na frequência cardíaca, condução e contratilidade, e um aumento na pressão sanguínea. A estimulação simpática promove constrição das arteríolas renais, que por sua vez deflagra a liberação de renina e a estimulação do sistema renina-angiotensina-aldosterona (ver discussão adicional na próxima seção) (Hall, 2016).

Sistema renina-angiotensina-aldosterona

Quando os rins detectam baixa perfusão ou redução da pressão arterial, eles secretam renina pelo aparelho justaglomerular, que deflagra o sistema renina-angiotensina-aldosterona. Esse sistema é um dos mecanismos compensatórios mais importantes na manutenção do equilíbrio hídrico. A renina circula para o fígado e converte angiotensinogênio, uma proteína sintetizada pelo fígado, em angiotensina I. A enzima conversora de angiotensina (ECA) transforma angiotensina I em angiotensina II. A angiotensina II estimula potente constrição arterial periférica que eleva a pressão arterial. A angiotensina II também estimula a secreção de aldosterona pelas glândulas suprarrenais. A aldosterona aumenta a reabsorção de água e sódio no néfron e, daí, para a corrente sanguínea. Isso aumenta o volume sanguíneo e eleva a pressão arterial. A aldosterona também estimula a secreção de potássio para os túbulos renais e isso, por sua vez, provoca a excreção de potássio pelos rins (Norris, 2019).

Hormônio antidiurético e sede

O hormônio antidiurético (ADH) e o mecanismo da sede apresentam papéis importantes na manutenção da concentração de sódio e na ingestão de líquidos. A ingestão é controlada pelo centro da sede localizado no hipotálamo. À medida que a concentração sérica ou a osmolalidade aumentam ou o volume sanguíneo diminui, os neurônios no hipotálamo são estimulados pela desidratação intracelular; ocorre, então, a sede, e a pessoa aumenta sua ingestão de líquidos. Quando o aumento da osmolalidade é percebido pelo cérebro, a neuro-hipófise é estimulada a liberar ADH. O ADH atua nos néfrons e aumenta a reabsorção de água para a corrente sanguínea. O ADH aumenta o volume sanguíneo e reduz o débito urinário (Hall, 2016; Norris, 2019).

Osmorreceptores

Localizados na superfície do hipotálamo, os osmorreceptores sentem as alterações na concentração de sódio. À medida que a pressão osmótica se eleva, os neurônios se tornam hidratados e rapidamente liberam impulsos para a neuro-hipófise, que aumenta a liberação de ADH, que, em seguida, é transportado pelo sangue até os rins, onde altera a permeabilidade à água, causando aumento da reabsorção de água e diminuição do débito urinário. A água retida dilui o LEC e retorna sua concentração até o normal. A restauração da pressão osmótica normal fornece o *feedback* para os osmorreceptores inibirem a liberação adicional de ADH (Hall, 2016) (ver Figura 10.5).

Peptídios natriuréticos

Os hormônios peptídios natriuréticos afetam o volume de líquido e a função cardiovascular por meio de natriurese (excreção de sódio), vasodilatação direta e oposição do sistema renina-angiotensina-aldosterona. Os peptídios natriuréticos mais comuns incluem peptídio natriurético atrial (ANP), peptídio natriurético cerebral (BNP) e fragmento N-terminal do pró-peptídio natriurético cerebral (NT-pró-BNP) (Chen & Colucci, 2017). O ANP é sintetizado, armazenado e liberado pelas células musculares dos átrios do coração. BNP e NT-pró-BNP são liberados principalmente pelas células musculares dos ventrículos do coração. Os níveis de BNP e NT-pró-BNP são, com frequência, medidos para fins de diagnóstico clínico e manejo da insuficiência cardíaca (ver Capítulo 25).

NT-pró-BNP tem meia-vida mais longa do que BNP; portanto, seu nível permanece elevado na corrente sanguínea por mais tempo que os níveis de BNP. Os peptídios natriuréticos também são secretados em outros distúrbios, inclusive insuficiência renal, cardiopatia isquêmica, valvopatia cardíaca, pericardite constritiva, hipertensão pulmonar e sepse. Os peptídios natriuréticos reduzem o teor de água e sódio no sistema circulatório e, portanto, reduzem os níveis de pressão arterial. Sua ação é diretamente oposta à do sistema renina-angiotensina-aldosterona (Figura 10.6).

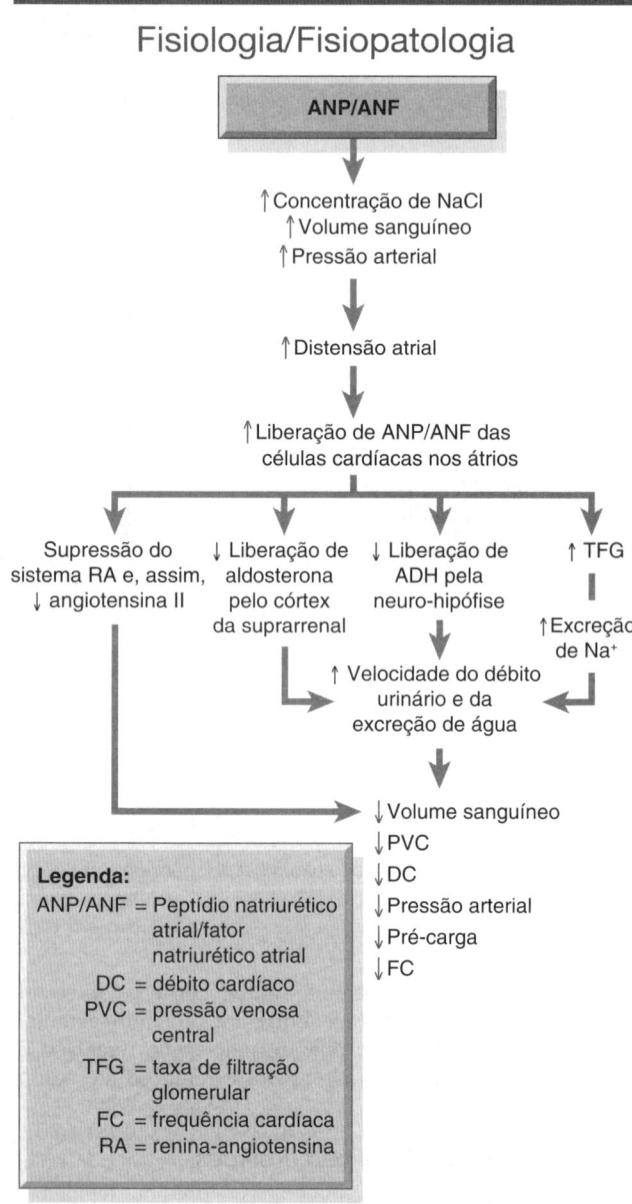

Figura 10.6 • Papel do peptídio natriurético atrial na manutenção do equilíbrio hídrico.

Existem dois outros peptídios natriuréticos que não são habitualmente medidos na prática clínica. O peptídio natriurético do tipo C (CNP) está distribuído no cérebro, nos ovários, no útero, nos testículos e nos epidídimos. O peptídio natriurético do tipo D (DNP) apresenta semelhanças estruturais com ANP, BNP e CNP.

 ### Considerações gerontológicas

A redução das funções cardíaca, renal e respiratória está entre as alterações fisiológicas normais do envelhecimento. Ocorrem alterações da gordura corporal, o teor de água do corpo diminui e a massa muscular diminui. Essas alterações associadas ao envelhecimento modificam as respostas dos adultos mais velhos às alterações hidreletrolíticas e aos distúrbios ácido-básicos. A diminuição da função respiratória e da função renal pode causar comprometimento do equilíbrio ácido-básico em idosos com doença ou traumatismo importante. A redução da função renal que ocorre com o envelhecimento também pode provocar elevação discreta da concentração sérica de creatinina. A redução da massa muscular que ocorre com o envelhecimento resulta em menor degradação diária da musculatura, com consequente redução da concentração sérica de creatinina. Por conseguinte, valores de creatinina sérica altos normais e minimamente elevados podem indicar função renal substancialmente reduzida em adultos mais idosos (Cash & Glass, 2018).

Além disso, a utilização de diversos medicamentos por idosos pode afetar as funções renal e cardíaca e o conteúdo de água corporal, aumentando, assim, a suscetibilidade de distúrbios hidreletrolíticos. Os procedimentos de rotina, como a vigorosa administração de laxantes ou enemas antes de estudos radiográficos do cólon, podem produzir um DVL sério, que requer o uso de soluções IV para evitar a hipotensão e outros efeitos da hipovolemia.

As alterações no equilíbrio hidreletrolítico que podem produzir mudanças menores em adultos jovens e de meia-idade podem causar modificações profundas em adultos mais idosos. Em muitos pacientes mais idosos, as manifestações clínicas dos distúrbios hidreletrolíticos podem ser sutis ou atípicas. Por exemplo, o déficit de líquido pode não deflagrar sede e pode provocar *delirium* nos adultos mais idosos (ver Capítulo 8). A rápida infusão de um volume excessivo de soluções IV pode causar sobrecarga de líquido e insuficiência cardíaca em pacientes mais idosos. Essas reações, mesmo com a administração de volumes menores de líquidos, ocorrem provavelmente mais rápido que em adultos jovens e de meia-idade hígidos, por causa da diminuição da reserva cardíaca e da redução da função renal que acompanham o envelhecimento (Cash & Glass, 2018).

A desidratação é a perda rápida do peso corporal causada pela perda de água ou de sódio. Isso resulta em uma concentração de sódio elevada (Sterns, 2017c). A desidratação em adultos mais idosos é comum em consequência da diminuição da massa renal, da taxa de filtração glomerular, do fluxo sanguíneo renal e da capacidade de concentrar urina, da incapacidade de reter sódio, da redução da excreção de potássio e de uma diminuição na água corporal total. A perda do tecido subcutâneo e o resultante adelgaçamento da pele se dão com o envelhecimento; a derme fica desidratada e perde força e elasticidade.

DISTÚRBIOS DO VOLUME DE LÍQUIDO

HIPOVOLEMIA

O déficit do volume de líquido (DVL), ou hipovolemia, ocorre quando a perda do volume de LEC excede o aporte de líquido. Ocorre quando água e eletrólitos são perdidos na mesma proporção em que existem nos líquidos corporais normais; portanto, a razão de eletrólitos séricos-água permanece a mesma. O DVL não deve ser confundido com a desidratação, que se refere à perda de água isoladamente, com aumento nos níveis de sódio sérico. O DVL pode ocorrer isoladamente ou em combinação com outros desequilíbrios. As concentrações séricas de eletrólitos podem permanecer normais, aumentarem ou diminuírem no déficit volêmico (Sterns, 2017a).

Fisiopatologia

O DVL resulta da perda de líquidos corporais e ocorre mais rapidamente quando relacionado com a diminuição do aporte de líquido. O DVL também pode se desenvolver com um período prolongado de ingestão inadequada. As causas do DVL incluem perdas anormais de líquido, tais como aquelas que resultam de vômito, diarreia, aspiração GI e sudorese; diminuição da ingestão, como em náuseas ou na ausência de acesso a líquidos; e alterações do terceiro espaço ou movimentação de líquido do sistema vascular para outros espaços corporais (p. ex., com a formação de edema em queimaduras, ascite com disfunção hepática). Outras causas incluem diabetes insípido (redução da capacidade de concentrar a urina em decorrência de déficit de ADH ou resistência do néfron ao ADH, insuficiência suprarrenal, diurese osmótica, hemorragia e coma (Sterns, 2017a).

Manifestações clínicas

O DVL pode ser desenvolvido rapidamente e a sua gravidade depende do grau da perda de líquido. Os sinais clínicos e sintomas, assim como os achados laboratoriais, são apresentados na Tabela 10.4.

Avaliação e achados diagnósticos

Os dados laboratoriais usados para avaliar a volemia incluem a ureia e sua relação com a concentração sérica de creatinina. A razão normal de ureia para concentração sérica de creatinina é 10:1. Um paciente com depleção de volume apresenta elevação da ureia desproporcional à creatinina sérica (razão superior a 20:1), porque a ureia se concentra no DVL (Sterns, 2017a).

A ocorrência e a causa da hipovolemia podem ser determinadas por meio da anamnese e do exame físico. Além disso, o nível de hematócrito é superior ao normal, tendo em vista que há diminuição do volume plasmático, que concentra o volume de eritrócitos.

Também pode haver alterações em eletrólitos séricos. Os níveis de potássio e de sódio podem estar reduzidos (hipopotassemia, hiponatremia) ou elevados (hiperpotassemia, hipernatremia):

- Hipopotassemia pode ocorrer em pacientes com perda GI e renal, porque esses órgãos são reguladores importantes de potássio
- Hiperpotassemia pode ocorrer em pacientes com insuficiência suprarrenal, devido à deficiência de aldosterona que reduz a excreção de potássio

TABELA 10.4 Distúrbios do volume de líquido.

Desequilíbrio	Fatores de contribuição	Sinais/sintomas e achados laboratoriais
Volume de líquido deficiente (hipovolemia)	Perda de água e eletrólitos, como no vômito, diarreia, fístulas, febre, sudorese excessiva, queimaduras, perda sanguínea, aspiração gastrintestinal e desvios para o terceiro espaço; e diminuição da ingestão, como na anorexia, náuseas e incapacidade de obter acesso a líquido. Diabetes insípido e diabetes não controlado contribuem, ambos, para a depleção do volume de líquido extracelular	Perda de peso aguda, ↓ turgor da pele, oligúria, urina concentrada, prolongamento do tempo de enchimento capilar, PVC baixa, ↓ PA, veias do pescoço achatadas, tontura, fraqueza, sede e confusão, ↑ pulso, cãibras musculares, olhos afundados, náuseas, aumento da temperatura; pele fria, pegajosa e pálida *Os exames laboratoriais mostram:* ↑ hemoglobina e hematócrito, ↑ osmolalidade e densidade sérica e urinária, ↓ sódio urinário, ↑ ureia e creatinina, ↑ densidade e osmolalidade urinária
Volume de líquido excessivo (hipervolemia)	Comprometimento de mecanismos regulatórios, tais como lesão renal, insuficiência cardíaca e cirrose; administração excessivamente zelosa de líquidos que contenham sódio; e desvios de líquido (p. ex., tratamento de queimaduras). Terapia prolongada com corticosteroide, estresse grave e hiperaldosteronismo aumentam o volume de líquido excessivo	Ganho de peso agudo, edema periférico e ascite, veias jugulares distendidas, estertores crepitantes, elevação da PVC, falta de ar, ↑ PA, pulso latejante e tosse, ↑ frequência respiratória, ↑ débito urinário *Os exames laboratoriais mostram:* ↓ hemoglobina e hematócrito, ↓ osmolalidade sérica e urinária, ↓ sódio e densidade urinários

PA: pressão arterial; PVC: pressão venosa central; ↓: diminuído(a); ↑: aumentado(a). Adaptada de Norris, T. L. (2019). *Porth's pathophysiology: Concepts of altered health states* (10th ed.). Philadelphia, PA: Wolters Kluwer.

- Hiponatremia pode ocorrer em pacientes com intensificação da sede e aumento da liberação de ADH, que aumenta o teor de água na corrente sanguínea
- A hipernatremia pode resultar do aumento das perdas insensíveis de água e do diabetes insípido.

Oligúria, a excreção de menos de 400 mℓ/dia no caso de adultos, pode ou não ocorrer na hipovolemia. A densidade urinária é modificada pelas tentativas de os rins conservarem água. Se os rins não reabsorverem água, a urina contém mais água e a densidade urinária é baixa. Se os rins realmente reabsorverem água, a urina se torna concentrada e a densidade urinária aumenta. Por causa da falta de ADH no diabetes insípido, o teor de água na urina aumenta e a densidade urinária diminui. A aldosterona é secretada quando o volume de líquido está baixo, causando reabsorção de sódio e cloreto, resultando na diminuição de sódio e cloreto urinários. Quando os rins conservam água, a osmolalidade da urina pode aumentar até valores superiores a 450 mOsm/kg e a densidade urinária aumenta (Sterns, 2017a).

 ### Considerações gerontológicas

O aumento da sensibilidade às alterações hidreletrolíticas em pacientes mais idosos exige a cuidadosa avaliação física, a medição do aporte e da eliminação de líquido de todas as fontes, a avaliação do peso diário, o cuidadoso monitoramento de efeitos colaterais e interações de medicamentos, assim como o imediato relato e manejo dos distúrbios. Na maioria dos pacientes adultos, é útil monitorar o turgor da pele para detectar alterações sutis. Entretanto, a avaliação do turgor da pele não é tão válida em idosos, porque a pele perde sua elasticidade; portanto, outras medidas de avaliação (p. ex., lentidão no enchimento capilar em vasos das mãos e dos pés) se tornam mais úteis na detecção do DVL (Cash & Glass, 2018; Weber & Kelley, 2018).

O enfermeiro também realiza uma avaliação funcional da capacidade do paciente idoso de determinar as necessidades de líquido e alimento e de obter a ingestão adequada, além das avaliações discutidas anteriormente neste capítulo. Por exemplo, o enfermeiro avalia se o paciente está ou não cognitivamente intacto, capaz de deambular e utilizar ambos os braços e ambas as mãos para alcançar líquidos e alimentos, sendo capaz de deglutir com reflexo de vômito intacto. Os resultados dessa avaliação funcional apresentam uma relevância direta sobre como o paciente será capaz de atender à sua própria necessidade de líquidos e alimentos (Weber & Kelley, 2018). Durante a estada hospitalar do paciente idoso, o enfermeiro fornece líquidos quando o paciente não consegue realizar as atividades de autocuidado.

O enfermeiro também deve reconhecer que alguns adultos mais velhos restringem deliberadamente sua ingestão de líquido para evitar episódios de incontinência. Nessa situação, o enfermeiro deve identificar as intervenções para lidar com a incontinência, tais como encorajar o paciente a utilizar vestimentas ou dispositivos de proteção, carregar um urinol no carro ou controlar a ingestão de líquido para possibilitar o acesso ao toalete durante o dia. Deve-se lembrar os adultos mais velhos sem disfunção cardiovascular ou renal de beber líquidos adequados, particularmente em clima muito quente ou úmido (Cash & Glass, 2018).

Manejo clínico

Ao planejar a correção da perda de líquido para o paciente com DVL, o médico considera as exigências de manutenção do paciente e outros fatores (p. ex., febre) que podem influenciar as necessidades de líquido. Se o déficit não for grave, a via oral é a preferida, desde que o paciente possa beber. Entretanto, se as perdas de líquido forem agudas ou significativas, a via intravenosa é necessária. Soluções cristaloides eletrolíticas isotônicas (p. ex., solução lactato de Ringer, cloreto de sódio a 0,9%) frequentemente são a opção de primeira linha para o tratamento do paciente hipotenso com DVL, tendo em vista que expandem o volume plasmático. Assim que o paciente se torna normotenso, uma solução eletrolítica hipotônica (p. ex., cloreto de sódio a 0,45%) é utilizada com frequência para fornecer eletrólitos e água para a excreção renal de resíduos metabólicos (Sterns, 2017a; Sterns, 2017b). Esses e outros líquidos estão relacionados na Tabela 10.5.

São monitoradas avaliações precisas e frequentes do equilíbrio hídrico, do peso corporal, dos sinais vitais, da PVC, do nível de consciência, dos sons respiratórios e da coloração da

TABELA 10.5 Soluções hidreletrolíticas selecionadas.

Solução	Considerações
Soluções isotônicas NaCl a 0,9% (isotônica, também denominada *soro fisiológico*) Na^+, 154 mEq/ℓ Cl^-, 154 mEq/ℓ (308 mOsm/ℓ) Também disponível com diversas concentrações de glicose (uma concentração de glicose a 5% é comumente utilizada)	• Uma solução isotônica que expande o volume do líquido extracelular (LEC); utilizada em estados hipovolêmicos, nos esforços para a reanimação, choque, cetoacidose diabética, alcalose metabólica, hipercalcemia, déficit de Na^+ leve • Fornece um excesso de Na^+ e Cl^-; pode causar excesso do volume de líquido e acidose hiperclorêmica se utilizado um volume excessivo, particularmente em pacientes com comprometimento da função renal, insuficiência cardíaca ou edema • Quando misturada com glicose a 5%, a solução resultante se torna temporariamente hipertônica em relação ao plasma e, além dos eletrólitos descritos anteriormente, fornece 170 cal/ℓ A solução se torna isotônica após a glicose ser metabolizada • A única solução que pode ser administrada com hemoderivados • Tonicidade similar à do plasma
Solução lactato de Ringer Na^+ 130 mEq/ℓ K^+, 4 mEq/ℓ Ca^{++}, 3 mEq/ℓ Cl^-, 109 mEq/ℓ Lactato (metabolizado em bicarbonato) 28 mEq/ℓ (274 mOsm/ℓ) Também disponível com diversas concentrações de glicose (a mais comum é a glicose a 5%)	• Uma solução isotônica que contém diversos eletrólitos aproximadamente na mesma concentração observada no plasma (observe que a solução não contém Mg^{++}); fornece 9 cal/ℓ • Utilizada no tratamento de hipovolemia, queimaduras, perda de líquido como bile ou diarreia, e para a reposição de perda sanguínea aguda • O lactato é rapidamente metabolizado em HCO_3^- no corpo. A solução lactato de Ringer não deve ser utilizada na acidose láctica, tendo em vista que a capacidade de converter o lactato em HCO_3^- está comprometida nesse distúrbio • Não deve ser administrada com um pH > 7,5, pois há formação de bicarbonato à medida que há a quebra do lactato, causando alcalose • Não deve ser utilizada na lesão renal, tendo em vista que contém potássio e pode causar hiperpotassemia • Tonicidade similar à do plasma
Soro glicosado a 5% Nenhum eletrólito 50 g de glicose	• Solução isotônica que fornece 170 cal/ℓ e água livre para auxiliar na excreção renal de solutos • Utilizado no tratamento da hipernatremia, perda de líquido e desidratação • Não deve ser usado em volumes excessivos no período pós-operatório inicial (quando a secreção do hormônio antidiurético está aumentada por causa da reação de estresse) • Não deve ser utilizado isoladamente no tratamento do volume de líquido deficiente, tendo em vista que dilui as concentrações plasmáticas de eletrólitos • Contraindicado no TCE, porque pode elevar a pressão intracraniana • Não deve ser usado para reposição volêmica, tendo em vista que pode causar hiperglicemia • Deve ser utilizado com cautela em pacientes com nefropatia ou cardiopatia dado o risco de sobrecarga de líquido • Soluções sem eletrólitos podem causar colapso circulatório periférico, anúria em pacientes com déficit de sódio e aumento da perda de líquido corporal • É convertido em solução hipotônica à medida que é metabolizado pelo corpo. Ao longo do tempo, o soro glicosado a 5% sem NaCl pode causar intoxicação hídrica (volume de líquido excessivo [EVL] intracelular), pois a solução é hipotônica • A fluidoterapia durante um período prolongado sem eletrólitos pode resultar em hipopotassemia
Soluções hipotônicas NaCl a 0,45% Na^+ 77 mEq/ℓ Cl^-, 77 mEq/ℓ (154 mOsm/ℓ) Também disponível com diversas concentrações de glicose (a mais comum é uma concentração a 5%)	• Fornece Na^+, Cl^- e água livre • A água livre é desejável para auxiliar os rins na eliminação do soluto • Não contém outros eletrólitos além de Na^+ e Cl^- • Quando misturada com soro glicosado a 5%, a solução se torna discretamente hipertônica em relação ao plasma até a glicose ser metabolizada. A solução se torna hipotônica após a glicose ser metabolizada. Fornece 170 calorias/ℓ • Utilizada para tratar desidratação hipertônica, depleção de Na^+ e Cl^-, e eliminação gástrica de líquido • Não é indicada para desvios para o terceiro espaço ou elevação da pressão intracraniana • Administre com cautela, porque a solução hipotônica pode desviar o líquido do sistema vascular para dentro das células, resultando em colapso cardiovascular e elevação da pressão intracraniana
Soluções hipertônicas NaCl a 3% (solução hipertônica) Na^+ 513 mEq/ℓ Cl^-, 513 mEq/ℓ (1.026 mOsm/ℓ) NaCl a 5% (solução hipertônica) Na^+ 855 mEq/ℓ Cl^-, 855 mEq/ℓ (1.710 mOsm/ℓ) Manitol IV 5 a 25% (solução hipertônica) (1.372 mOsm/ℓ contidos em uma solução a 25%)	• Utilizada para aumentar o volume do LEC e diminuir o edema celular • Solução muito hipertônica, utilizada apenas em situações críticas para corrigir hiponatremia • Deve ser administrada lentamente e com cautela, tendo em vista que pode causar sobrecarga de volume intravascular e edema pulmonar • Auxilia na remoção do excesso de líquido intracelular • Solução altamente hipertônica utilizada para tratar a hiponatremia sintomática • Administrar lentamente e com cautela, tendo em vista que pode causar sobrecarga de volume intravascular e edema pulmonar • Não fornece calorias
Soluções coloides Dextrana em soro fisiológico ou soro glicosado 5% Disponível nas apresentações de baixo peso molecular (Dextrana 40) e alto peso molecular (Dextrana 70)	• Solução coloide utilizada como expansor do volume/plasma para a parte intravascular do LEC • Afeta a coagulação por meio do revestimento de plaquetas e da diminuição da capacidade de coagulação • Permanece no sistema circulatório por até 24 h • Utilizada para tratar a hipovolemia no choque inicial para aumentar a pressão de pulso arterial, o débito cardíaco e a pressão arterial • Melhora a microcirculação por meio da diminuição da agregação eritrocitária • Contraindicada em hemorragia, trombocitopenia, nefropatia e desidratação grave • Não é um substituto para o sangue ou hemoderivados

LEC: líquido extracelular; EVL: volume de líquido excessivo.

pele para determinar quando a terapia deve ser reduzida de modo a evitar sobrecarga de volume. A velocidade de administração dos líquidos tem por base a gravidade da perda e a resposta hemodinâmica do paciente à reposição do volume (Sterns, 2017a; Sterns, 2017b).

Se o paciente com DVL grave não estiver excretando urina suficiente e, por conseguinte, estiver oligúrico, o médico precisa determinar se a depressão da função renal é causada pela redução do fluxo sanguíneo renal secundária ao DVL (azotemia pré-renal) ou por necrose tubular aguda (azotemia intrarrenal) consequente a DVL prolongado (Norris, 2019). O teste utilizado nessa situação é denominado reposição volêmica rápida. Volumes de líquido são infundidos em velocidades e intervalos específicos enquanto a resposta hemodinâmica do paciente a este tratamento é monitorada (ou seja, sinais vitais, sons respiratórios, orientação, PVC, débito urinário) (Sterns, 2017b).

Um exemplo típico envolve a administração de 100 a 200 mℓ de soro fisiológico ao longo de 15 minutos. O objetivo é fornecer líquido suficientemente rápido para alcançar a perfusão tissular adequada sem comprometer o sistema cardiovascular. A resposta de um paciente com DVL, mas com função renal normal, consiste em aumento do débito urinário e elevação das pressões arterial e venosa central.

Poderá ocorrer choque quando o volume de líquido eliminado for superior a 25% do volume intravascular ou quando a perda de líquido for rápida (Mandel & Palevsky, 2019). (O choque, suas causas e tratamento são discutidos em detalhes no Capítulo 11.)

Manejo de enfermagem

Para a avaliação em relação ao DVL, o enfermeiro monitora e determina o equilíbrio hídrico no mínimo a cada 8 horas e, por vezes, a cada hora. A manutenção de um balanço hídrico acurado é especialmente difícil nos pacientes internados em unidades de tratamento crítico. À medida que ocorre DVL, as perdas de líquido corporal excedem o aporte de líquido por meio de micção excessiva (poliúria), diarreia, vômito ou outros mecanismos. Assim que há o desenvolvimento do DVL, os rins tentam reter os líquidos corporais, levando a um débito urinário inferior a 1 mℓ/kg/h em um adulto. Nesse caso, a urina está concentrada e representa uma resposta renal hígida.

Os sinais vitais devem ser monitorados atentamente em pacientes com déficit volêmico.

> **Alerta de enfermagem: Qualidade e segurança**
>
> O enfermeiro avalia um pulso fraco e rápido e hipotensão ortostática (i. e., diminuição na pressão sistólica que excede 20 mmHg quando o paciente se movimenta da posição deitada para a sentada).

A redução na temperatura corporal com frequência acompanha o DVL, exceto se houver uma infecção concomitante.

O turgor da pele e da língua é monitorado regularmente. Em uma pessoa hígida, a pele pinçada retorna imediatamente à sua posição normal quando é solta (Weber & Kelley, 2018). Essa propriedade elástica, denominada turgor, é parcialmente dependente do volume de líquido intersticial. Em uma pessoa com DVL, a pele achata mais lentamente após a liberação do pinçamento. Em uma pessoa com DVL grave, a pele pode permanecer elevada por muitos segundos. O turgor tecidual é mais bem medido por meio do pinçamento da pele sobre o esterno, a superfície dorsal das mãos, a face interna das coxas ou a testa. É importante reconhecer que o turgor cutâneo está normalmente diminuído em adultos mais velhos. O turgor da língua não é afetado pela idade, e sua avaliação pode ser mais válida que a avaliação do turgor da pele (Sterns, 2017a). Em uma pessoa normal, a língua apresenta um sulco longitudinal. Na pessoa com DVL, existem sulcos longitudinais adicionais e a língua é menor por causa da perda de líquido. O grau de umedecimento da membrana mucosa oral também é avaliado; uma boca seca pode indicar DVL ou respiração oral.

> **Alerta de enfermagem: Qualidade e segurança**
>
> É importante monitorar diariamente o peso corporal dos pacientes quando é feito controle do volume de líquido; uma perda aguda de 0,5 kg representa a perda de aproximadamente 500 mℓ de líquido. Um litro (1.000 mℓ) de líquido pesa aproximadamente 1 kg. A perda ou o ganho de 0,45 g a 0,90 g por dia deve-se principalmente a perda ou ganho de água.

A concentração urinária é monitorada por meio da medição da densidade urinária. Em um paciente com depleção de volume, a densidade urinária deve ser superior a 1,020, indicando conservação renal de líquido. Urina de coloração amarelo-escura está muito concentrada, enquanto urina amarelo-clara indica urina diluída.

Por fim, a função mental é afetada, levando a confusão, falta de cognição e *delirium* no DVL grave, como resultado da diminuição da perfusão cerebral. Alterações comportamentais são especialmente evidentes em adultos mais velhos com déficit volêmico. A diminuição da perfusão periférica pode resultar em extremidades frias. Em pacientes com função cardiopulmonar relativamente normal, uma PVC baixa é indicativa de hipovolemia (Sterns, 2017a). Pacientes com descompensação cardiopulmonar aguda requerem o monitoramento hemodinâmico mais extensivo das pressões em ambos os lados do coração para determinar se há hipovolemia. O monitoramento hemodinâmico é especialmente importante nos pacientes em estado crítico (Mandel & Palevsky, 2019) (ver Capítulos 11 e 21).

Prevenção da hipovolemia

Para evitar o DVL, o enfermeiro identifica os pacientes de risco e adota medidas para minimizar as perdas de líquido. Por exemplo, se o paciente apresenta diarreia, devem ser implementadas medidas para controlar a diarreia e devem ser administrados líquidos de reposição. Isso inclui a administração de medicamentos antidiarreicos e pequenos volumes de líquidos orais em intervalos frequentes.

Correção da hipovolemia

Quando possível, são administrados líquidos orais para ajudar a corrigir o DVL, considerando-se os gostos e as aversões do paciente. O tipo de líquido que o paciente perdeu também é considerado, e os líquidos com maior probabilidade de repor os eletrólitos eliminados são os adequados. Se o paciente apresentar relutância em ingerir líquidos por causa de desconforto oral, o enfermeiro ajuda com a higiene oral frequente e fornece líquidos não irritantes. Pequenos volumes de soluções orais para reidratação podem ser oferecidos ao paciente. Essas soluções fornecem líquido, glicose e eletrólitos em concentrações que sejam facilmente absorvidas. Se houver queixa de náuseas, um antiemético pode ser necessário antes que a reposição oral de líquido possa ser tolerada (Sterns, 2017a; Sterns, 2017b).

Se o déficit não puder ser corrigido por meio de líquidos orais, a terapia pode precisar ser iniciada por meio de uma via alternativa (enteral ou parenteral) até que o volume sanguíneo circulante e a perfusão renal adequados sejam alcançados. Líquidos isotônicos são prescritos para aumentar o volume do LEC (Sterns, 2017b).

HIPERVOLEMIA

O volume de líquido excessivo (EVL), ou hipervolemia, refere-se a uma expansão do LEC causada pela retenção anormal de água e sódio aproximadamente nas mesmas proporções em que existem normalmente no LEC. Com mais frequência é secundária a um aumento no conteúdo total de sódio corporal, que, por sua vez, leva a um aumento no líquido corporal total. Isso pode ser referido como acúmulo isotônico de líquido. Tendo em vista que existe uma retenção isotônica de substâncias corporais, a concentração de sódio sérico permanece essencialmente normal.

Fisiopatologia

O EVL pode estar relacionado com a simples sobrecarga de líquido ou com a diminuição da função dos mecanismos homeostáticos responsáveis pela regulação do equilíbrio hídrico. Os fatores de contribuição podem incluir insuficiência cardíaca, disfunção renal e cirrose hepática. Outro fator de contribuição é o consumo de quantidades excessivas de sais de sódio de mesa ou outros. A administração excessiva de líquidos que contêm sódio em um paciente com comprometimento dos mecanismos regulatórios pode também o predispor a um EVL sério (Sterns, 2018a).

Manifestações clínicas

As manifestações clínicas do EVL resultam da expansão do LEC e podem incluir edema, veias jugulares distendidas e estertores (sons pulmonares anormais devido ao líquido intersticial pulmonar). Nos pacientes que conseguem deambular, o edema é mais evidente nos tornozelos, enquanto nos pacientes acamados (em decúbito dorsal) o edema é mais evidente sobre o sacro (Weber & Kelley, 2018). A discussão adicional sobre os sinais clínicos e sintomas e sobre os achados laboratoriais pode ser encontrada na Tabela 10.4.

Avaliação e achados diagnósticos

Os dados laboratoriais úteis no diagnóstico do EVL incluem os níveis de ureia e hematócrito. No EVL, ambos os valores podem estar reduzidos por efeito da diluição do plasma. Na doença renal crônica, a osmolalidade e o nível de sódio séricos estão reduzidos por causa da excessiva retenção de água. O nível de sódio urinário fica elevado se os rins estiverem tentando excretar o volume excessivo. Uma radiografia torácica pode revelar congestão pulmonar no EVL. Ocorre hipervolemia quando a aldosterona é cronicamente estimulada – por exemplo, em condições como cirrose, insuficiência cardíaca e síndrome nefrótica. A aldosterona aumenta a reabsorção de sódio e água para a corrente sanguínea a partir do néfron; portanto, o nível urinário de sódio é normal nessas condições (Emmett & Palmer, 2019; Sterns, 2018a).

Manejo clínico

O manejo do EVL é direcionado às causas, e, se relacionado com a administração excessiva de líquidos que contêm sódio, a descontinuação da infusão pode ser tudo o que é necessário. O tratamento sintomático consiste na administração de diuréticos e na restrição de líquidos e sódio. Os diuréticos são medicamentos que reduzem a reabsorção de sódio e água no néfron e, assim, aumentam a perda de água pelos rins (Brater & Ellison, 2019).

Terapia farmacológica

Diuréticos são prescritos quando a restrição dietética de sódio é insuficiente para reduzir o edema. A escolha do diurético é baseada na gravidade do estado hipervolêmico, no grau de comprometimento da função renal e na potência do diurético. Os diuréticos tiazídicos bloqueiam a reabsorção de sódio e água para a corrente sanguínea no túbulo distal dos rins, onde normalmente ocorre reabsorção de 5 a 10% de sódio. Isso promove pequena perda de sódio e água pela urina. Diuréticos de alça, como furosemida, bumetanida ou torasemida, podem causar maior perda de sódio e de água, tendo em vista que bloqueiam a reabsorção de sódio na porção ascendente da alça de Henle, onde de 20 a 30% do sódio filtrado normalmente são reabsorvidos. Em geral, os diuréticos tiazídicos, como hidroclorotiazida, são prescritos para a hipervolemia leve a moderada, e os diuréticos de alça, para hipervolemia grave (Brater & Ellison, 2019).

Desequilíbrios eletrolíticos podem resultar dos efeitos colaterais de diuréticos. Todos os diuréticos podem provocar hipopotassemia, com exceção dos diuréticos que inibem a aldosterona. Suplementações de potássio podem ser prescritas com diuréticos para evitar essa complicação. Pode ocorrer hiperpotassemia com diuréticos que inibem a aldosterona (p. ex., espironolactona, um diurético poupador de potássio), especialmente em pacientes com diminuição da função renal. Ocorre hiponatremia com diuréticos por causa do aumento da liberação de ADH secundário à redução no volume circulante. Ocorre diminuição dos níveis de magnésio com a administração de diuréticos de alça e tiazídicos em razão da diminuição da reabsorção e do aumento da excreção de magnésio pelo rim (Brater & Ellison, 2019; Vallerand & Sanoski, 2019).

Pode ocorrer azotemia (aumento dos níveis de nitrogênio no sangue) com o EVL quando a ureia e a creatinina não são excretadas por conta da diminuição da perfusão pelos rins e da redução da excreção de resíduos, como ocorre na insuficiência renal. Níveis altos de ácido úrico (hiperuricemia) também podem ocorrer em consequência ao aumento da reabsorção e à diminuição da excreção de ácido úrico pelos rins.

Diálise

Se a função renal estiver tão gravemente comprometida que os agentes farmacológicos não possam atuar de maneira eficiente, são consideradas outras modalidades para remover o sódio e o líquido do corpo. A hemodiálise ou diálise peritoneal pode ser utilizada para remover resíduos nitrogenados e controlar o potássio e o equilíbrio ácido básico, assim como para remover sódio e líquido. A terapia de substituição renal contínua também pode ser necessária (ver no Capítulo 48 a discussão dessas modalidades terapêuticas).

Terapia nutricional

O tratamento do EVL normalmente envolve a restrição alimentar de sódio. Uma dieta diária média sem restrição de sódio contém de 6 a 15 g de sal, enquanto dietas com baixo teor de sódio podem variar desde uma restrição leve (menos de 2.000 mg/dia) até tão pouco quanto 250 mg de sódio ao dia, dependendo das necessidades do paciente. Uma dieta com restrição leve de sódio possibilita apenas um leve salgamento (aproximadamente metade da quantidade habitual) no cozimento e à mesa, e nenhuma adição de sal em alimentos comercialmente preparados que já sejam temperados. Alimentos com alto teor de sódio devem ser evitados. É o sal de sódio (cloreto de sódio), e não o próprio sódio, que contribui para o edema. Os pacientes, portanto, são instruídos a ler cuidadosamente os rótulos dos alimentos para determinar o conteúdo de cloreto de sódio (Olendzki, 2017).

Tendo em vista que aproximadamente metade do sódio ingerido se encontra sob a apresentação de temperos, os substitutos de temperos podem desempenhar um papel importante na diminuição da ingestão de sódio. Suco de limão, cebola e alho são excelentes condimentos substitutos, embora alguns pacientes prefiram substitutos do sal. A maioria dos substitutos do sal contêm potássio e, por conseguinte, devem ser utilizados com cautela por pacientes que fazem uso de diuréticos poupadores de potássio (p. ex., espironolactona, triantereno, amilorida). Esses substitutos não devem ser empregados em condições associadas à retenção de potássio, como na nefropatia avançada. Os substitutos do sal que contêm cloreto de amônio podem ser danosos para os pacientes com hepatopatia (Olendzki, 2017; Vallerand & Sanoski, 2019).

Em algumas comunidades, a água potável pode conter muito sódio para as dietas com restrição de sódio. Dependendo da sua fonte, a água pode conter tão pouco quanto 1 mg ou mais de 1.500 mg de sódio por litro. Os pacientes podem precisar utilizar água destilada se o suprimento de água local contiver teor muito alto de sódio. A água engarrafada pode apresentar um conteúdo de sódio que varia de 0 a 1.200 mg/ℓ; portanto, se houver restrição de sódio, o rótulo deve ser examinado cuidadosamente em relação ao conteúdo de sódio antes de se adquirir e beber a água engarrafada. Além disso, os pacientes com dietas com restrição de sódio devem ser advertidos a evitar amolecedores de água que adicionem sódio à água em troca de outros íons, como cálcio. A ingestão de proteínas pode ser aumentada em pacientes malnutridos ou que apresentem baixos níveis de proteína sérica em um esforço para aumentar a pressão oncótica. A elevação da pressão oncótica na corrente sanguínea "puxa" líquido para fora dos tecidos para os vasos e para excreção pelos rins (Sterns, 2018a).

Manejo de enfermagem

Para a avaliação em relação ao EVL, o enfermeiro determina o equilíbrio hídrico em intervalos regulares e avalia para identificar a retenção excessiva de líquido. O paciente é pesado diariamente, sendo observado o rápido ganho de peso. Os sons respiratórios são avaliados em intervalos regulares em pacientes de risco, particularmente se líquidos parenterais estiverem sendo administrados. O enfermeiro monitora o grau de edema nas partes mais baixas do corpo, tais como os pés e os tornozelos em pacientes que deambulam e na região sacral em pacientes acamados. O edema com cacifo é avaliado por meio do pressionamento de um dedo na parte afetada, criando uma depressão ou endentação que é avaliada em uma escala de 1+ (mínima) a 4+ (grave) (ver Capítulo 25, Figura 25.2). O edema periférico é monitorado por medição da circunferência da extremidade com uma fita com marcação em milímetros (Weber & Kelley, 2018).

Alerta de enfermagem: Qualidade e segurança

Um ganho de peso agudo de 1 kg é equivalente a um ganho de aproximadamente 1 ℓ de líquido.

Prevenção da hipervolemia

As intervenções específicas variam conforme a condição de base e o grau do EVL. Entretanto, a maioria dos pacientes requer dietas com algum tipo de restrição de sódio, e encoraja-se a participação quanto à dieta prescrita. Os pacientes são instruídos a evitar medicamentos de venda livre sem antes consultar um profissional de saúde, tendo em vista que podem conter sódio (p. ex., Alka-Seltzer®). Se a retenção de líquido persistir apesar da participação na dieta prescrita, devem ser consideradas fontes ocultas de sódio, como o fornecimento de água ou a utilização de amolecedores de água.

Detecção e controle da hipervolemia

É importante detectar o EVL antes de a condição se agravar. As intervenções incluem promover o repouso, restringir a ingestão de sódio, monitorar a fluidoterapia parenteral e administrar os medicamentos apropriados.

Períodos regulares de repouso podem ser benéficos, tendo em vista que o repouso na cama favorece a diurese do líquido. O mecanismo está relacionado com a diminuição do acúmulo venoso e o subsequente aumento no volume sanguíneo circulante efetivo e na perfusão renal. A restrição de sódio e líquido deve ser instituída conforme indicado. Como a maioria dos pacientes com EVL necessita de diuréticos, a resposta do paciente a esses agentes é monitorada. A velocidade dos líquidos parenterais e a resposta do paciente a esses líquidos também são cuidadosamente monitoradas (Frandsen & Pennington, 2018). Se dispneia ou ortopneia estiverem presentes, o paciente é colocado em posição semi-Fowler para promover a expansão pulmonar. O paciente é mudado de decúbito em intervalos regulares, pois o tecido edemaciado é mais propenso à ruptura cutânea que o tecido normal. Em razão de as condições que predispõem ao EVL provavelmente serem crônicas, os pacientes são instruídos sobre como monitorar sua resposta à terapia por meio da documentação do equilíbrio hídrico e das alterações do peso corporal. A importância da adesão ao esquema terapêutico é enfatizada.

 Orientação aos pacientes sobre o edema

Tendo em vista que o edema é manifestação comum do EVL, os pacientes precisam reconhecer os seus sintomas e compreender a sua importância. O enfermeiro dá destaque especial ao edema quando instrui o paciente com EVL. O edema pode ocorrer como resultado do aumento da pressão líquida capilar, da diminuição da pressão oncótica capilar ou do aumento da pressão oncótica intersticial, que causam expansão do compartimento de líquido intersticial (Hall, 2016). O edema pode ser localizado (p. ex., no tornozelo, como na artrite reumatoide) ou generalizado (como na insuficiência cardíaca e na lesão renal) (Sterns, 2018b). O edema generalizado grave é denominado *anasarca*.

O edema ocorre quando existe uma alteração na membrana capilar, que aumenta a formação de líquido intersticial ou que diminui a remoção de líquido intersticial. A retenção de sódio é uma causa frequente de aumento do volume do LEC. Queimaduras e infecção são exemplos de condições associadas ao aumento do volume de líquido intersticial. A obstrução do fluxo linfático de saída, o nível de albumina plasmática inferior a 1,5 a 2 g/dℓ ou a diminuição na pressão oncótica plasmática contribui para o aumento do volume de líquido intersticial. Se houver redução do débito cardíaco como na insuficiência cardíaca, os rins detectam baixa perfusão e secretam renina que deflagra o sistema renina-angiotensina-aldosterona e aumenta a retenção de sódio e água (Sterns, 2018b). É necessário um histórico medicamentoso completo para identificar quaisquer medicamentos que possam causar edema, como anti-inflamatórios não esteroides (AINEs), estrogênios, corticosteroides e agentes anti-hipertensivos (Vallerand & Sanoski, 2019).

A ascite é um tipo de edema no qual o líquido se acumula na cavidade peritoneal; resulta de insuficiência cardíaca, síndrome nefrótica, cirrose e alguns tumores malignos. O paciente, em geral, relata falta de ar e uma sensação de pressão por causa da pressão sobre o diafragma.

O objetivo do tratamento é preservar ou restaurar o volume de líquido intravascular circulante. Por conseguinte, além do tratamento da causa do edema, outros tratamentos podem incluir terapia com diurético, restrição de líquidos e sódio, elevação dos membros, aplicação de meias antiembolismo, paracentese (removendo o líquido da cavidade peritoneal com agulha e seringa), diálise e terapia de substituição renal contínua em casos de lesão renal ou sobrecarga de volume de líquido potencialmente fatal (Sterns, 2018b).

DESEQUILÍBRIOS ELETROLÍTICOS

Distúrbios nos equilíbrios eletrolíticos são comuns na prática clínica e podem precisar ser corrigidos com base na anamnese, em achados de exame físico e valores laboratoriais (com a comparação aos valores anteriores).

DESEQUILÍBRIOS DE SÓDIO

O sódio (Na^+) é o eletrólito mais abundante no LEC; sua concentração varia de 135 a 145 mEq/ℓ (135 a 145 mmol/ℓ), e é determinante primário do volume e da osmolalidade do LEC. O sódio apresenta um papel importante no controle da distribuição de água por todo o corpo, porque não cruza a membrana plasmática com facilidade e por causa de sua abundância e alta concentração no corpo. O sódio é regulado por meio do ADH, da sede e do sistema renina-angiotensina-aldosterona. Débitos ou ganhos de sódio normalmente são acompanhados por perdas ou ganhos de água. O sódio também atua no estabelecimento do estado eletroquímico necessário para a contração muscular e a transmissão de impulsos nervosos (Hall, 2016).

A síndrome da secreção inapropriada de hormônio antidiurético (SIHAD) pode estar associada ao desequilíbrio de sódio. Quando existe diminuição na osmolalidade do plasma circulante, no volume de sangue ou na pressão arterial, ADH (também chamado de arginina vasopressina [AVP]) é liberado pela neuro-hipófise. A secreção excessiva de ADH pode causar SIHAD. Os pacientes que correm risco de secreção inadequada do ADH incluem adultos mais velhos; pessoas submetidas a cirurgia cerebral ou que têm tumor cerebral, processo maligno pulmonar ou síndrome de imunodeficiência adquirida (AIDS); pessoas em ventilação mecânica e pessoas em uso de inibidores seletivos da recaptação de serotonina (ISRS) (Sterns, 2017d). (A SIHAD é discutida mais detalhadamente no Capítulo 45.)

Pode ocorrer desenvolvimento de desequilíbrio de sódio em circunstâncias simples ou complexas. Os dois desequilíbrios de sódio mais comuns são o déficit de sódio e o excesso de sódio (Tabela 10.6).

Deficiência de sódio (hiponatremia)

A hiponatremia se refere a um nível de sódio sérico que é inferior a 135 mEq/ℓ (135 mmol/ℓ) (Sterns, 2017e). A hiponatremia pode ser aguda ou crônica. A hiponatremia aguda é comumente o resultado de sobrecarga de líquido em um paciente cirúrgico. Esta é uma hiponatremia diluicional, porque o excesso de água dilui o sódio na corrente sanguínea. A hiponatremia crônica é mais frequente em pacientes fora do ambiente hospitalar, tem maior duração e apresenta sequelas neurológicas menos graves. Outro tipo de hiponatremia é a hiponatremia associada ao exercício, que é mais frequente em mulheres, principalmente nas de menor estatura. Pode ser causada por temperaturas extremas, devido à ingestão excessiva de líquidos antes do exercício, ou por prática prolongada de exercícios, o que resulta em diminuição do sódio sérico por meio da perspiração (Apostu, 2014; McDermott, Anderson, Armstrong et al., 2017).

Fisiopatologia

A hiponatremia ocorre primariamente por causa de um desequilíbrio de água, em vez de sódio. A verificação do valor do sódio urinário pode auxiliar na diferenciação de causas renais e não renais de hiponatremia. O baixo sódio urinário ocorre à medida que os néfrons do rim retêm sódio para compensar a perda de líquido não renal (p. ex., vômito, diarreia, sudorese).

TABELA 10.6	Desequilíbrios de sódio.	
Desequilíbrio	Fatores de contribuição	Sinais/sintomas e achados laboratoriais
Déficit de sódio (hiponatremia) Sódio sérico < 135 mEq/ℓ	Perda de sódio, como na utilização de diuréticos, perda de líquidos GI, nefropatia e insuficiência suprarrenal. Ganho de água, como na administração excessiva de soro glicosado e suplementações de água para pacientes que recebem alimentos hipotônicos por via enteral; estados de doença associados à SIHAD, tais como TCE e tumor pulmonar de pequenas células; medicamentos associados à retenção de água (ocitocina e determinados tranquilizantes); e polidipsia psicogênica. A hiperglicemia e a insuficiência cardíaca causam perda de sódio	Anorexia, náuseas e vômito, cefaleia, letargia, tontura, confusão, cãibras e fraqueza musculares, contração muscular, convulsões, papiledema, pele seca, ↑ frequência de pulso, ↓ PA, ganho de peso, edema Os exames laboratoriais mostram: ↓ sódio sérico e urinário, ↓ densidade e osmolalidade urinárias
Excesso de sódio (hipernatremia) Sódio sérico > 145 mEq/ℓ	Privação de água em pacientes incapazes de responder à sede, alimentos hipertônicos por sonda sem suplementações adequadas de água, diabetes insípido, insolação, hiperventilação, diarreia aquosa, queimaduras e diaforese. Administração excessiva de corticosteroide, bicarbonato de sódio e cloreto de sódio, e vítimas de afogamento não fatal em água do mar	Sede, elevação da temperatura corporal, língua seca edemaciada e mucosas pegajosas, alucinações, letargia, inquietação, irritabilidade, convulsões focais simples ou tônico-clônicas, edema pulmonar, hiper-reflexia, contração, náuseas, vômito, anorexia, ↑ pulso e ↑ PA Os exames laboratoriais mostram: ↑ sódio sérico, ↓ sódio urinário, ↑ densidade e osmolalidade urinárias, ↓ PVC

↑: aumentado(a); ↓: diminuído; GI: gastrintestinal; PA: pressão arterial; PVC: pressão venosa central; $SG_{5\%}$: soro glicosado a 5%; SIHAD: secreção inadequada de hormônio antidiurético. Adaptada de Norris, T. L. (2019). *Porth's pathophysiology: Concepts of altered health state* (10th ed.). Philadelphia, PA: Wolters Kluwer.

A elevada concentração urinária de sódio está associada a perda renal de sal que ocorre na disfunção renal ou no uso de diuréticos. Na hiponatremia dilucional, o líquido extracelular apresenta excesso de água, mas não existe edema e o excesso de água dilui o sódio (Sterns, 2017e).

O déficit de aldosterona, como ocorre na insuficiência suprarrenal, também predispõe a déficit de sódio. A falta de aldosterona reduz a reabsorção de sódio e água nos néfrons para a corrente sanguínea. Além disso, o uso de determinados medicamentos, tais como anticonvulsivantes (p. ex., carbamazepina, oxcarbazepina, levetiracetam), inibidores seletivos da recaptação de serotonina (p. ex., fluoxetina, sertralina, paroxetina) ou acetato de desmopressina, têm efeitos colaterais que aumentam o risco de hiponatremia (Liamis, Megapanou, Elisaf et al., 2019).

Manifestações clínicas

As manifestações clínicas da hiponatremia dependem da causa, da magnitude e da velocidade com que ocorre o déficit. Podem ocorrer turgor cutâneo insatisfatório, mucosas secas, cefaleia, diminuição da produção de saliva, queda ortostática da pressão arterial, náuseas, vômitos e cólica abdominal. As alterações neurológicas, incluindo alteração do estado mental, estado de mal epiléptico e coma, estão relacionadas com o edema celular e com o edema cerebral associados à hiponatremia. À medida que o nível de sódio extracelular diminui, o líquido celular se torna relativamente mais concentrado e atrai água para dentro das células (Figura 10.7). Em geral, pacientes com uma diminuição aguda nos níveis de sódio sérico apresentam mais edema cerebral e taxas de mortalidade mais altas que aqueles com desenvolvimento mais lento da hiponatremia. Diminuições agudas no sódio, que se desenvolvem em menos de 48 horas, podem estar associadas a edema cerebral. O edema cerebral pode resultar em compressão das estruturas do tronco encefálico e herniação cerebral. Diminuições crônicas no sódio, que se desenvolvem ao longo de 48 horas ou mais, podem ocorrer no estado de mal epiléptico e em outras condições neurológicas (Sterns, 2017e).

As manifestações clínicas da hiponatremia associadas à perda de sódio e ao ganho de água incluem anorexia, cãibras musculares e uma sensação de exaustão. A intensidade dos sinais/sintomas aumenta com o grau de hiponatremia e com a velocidade com que ela se desenvolve. Quando o nível de sódio sérico diminui para menos de 115 mEq/ℓ (115 mmol/ℓ), podem ocorrer sinais de elevação da pressão intracraniana, como letargia, confusão, contração muscular, fraqueza focal, hemiparesia, papiledema, convulsões e morte (Sterns, 2017e).

Avaliação e achados diagnósticos

A avaliação direcionada compreende a anamnese e o exame físico, incluindo um exame neurológico focalizado; a avaliação de sinais e sintomas, bem como de resultados de exames laboratoriais; a identificação das soluções IV atuais, se aplicável; e uma revisão de todos os medicamentos em uso pelo paciente. Independentemente da causa da hiponatremia, o nível de sódio sérico é inferior a 135 mEq/ℓ; na SIHAD, pode ser inferior a 100 mEq/ℓ (100 mmol/ℓ). A osmolalidade sérica está, habitualmente, diminuída. Quando a hiponatremia ocorre principalmente por causa da baixa ingestão de sódio, o conteúdo de sódio urinário é inferior a 20 mEq/ℓ (20 mmol/ℓ), e a densidade é baixa (1,002 a 1,004). Entretanto, quando a hiponatremia decorre da SIHAD, o conteúdo de sódio urinário é superior a 20 mEq/ℓ, e a densidade urinária normalmente é superior a 1,012. Embora o paciente com SIHAD retenha água de modo anormal, não há edema periférico; em vez disso, o líquido se acumula nas células. Esse fenômeno por vezes se manifesta como edema Godet positivo (Sterns, 2017d).

Manejo clínico

O importante para o tratamento da hiponatremia é uma avaliação que tenha como foco os sintomas clínicos do paciente e os sinais de hiponatremia (incluindo os valores laboratoriais). Como regra geral, o tratamento da condição subjacente normalizará o nível de sódio.

Reposição de sódio

O tratamento mais comum para a hiponatremia é a administração cuidadosa de sódio por via oral, tubo nasogástrico, ou uma via parenteral. Para os pacientes que conseguem se alimentar, o sódio é reposto com facilidade, pois é consumido de modo abundante em uma dieta normal. Para quem não consegue consumir sódio na dieta, pode ser prescrita solução lactato de Ringer ou soro fisiológico (cloreto de sódio a 0,9%). O sódio sérico não deve ser aumentado em mais de 12 mEq/ℓ em 24 horas para evitar lesão neurológica em consequência de desmielinização (Jain, Phadke, Chauhan et al., 2018). Essa condição pode ocorrer quando a concentração de sódio sérico é excessivamente corrigida (excedendo 140 mEq/ℓ) muito rapidamente ou na presença de hipoxia ou anoxia. Pode produzir lesões evidenciadas pela destruição simétrica da mielina afetando todos os tratos de fibras, com sinais e sintomas de alteração cognitiva e diminuição do estado de alerta, ataxia, paraparesia, disartria, paralisia do olhar horizontal, paralisia pseudobulbar e coma. A necessidade diária de sódio habitual em adultos é de aproximadamente 100 mEq, desde que não haja perdas excessivas (Sterns, 2020). As soluções hidreletrolíticas selecionadas estão descritas na Tabela 10.5.

Na SIHAD, a administração isolada de solução hipertônica de NaCl não consegue alterar a concentração de sódio plasmático. O excesso de sódio é excretado rapidamente na urina altamente concentrada. Com o acréscimo do diurético

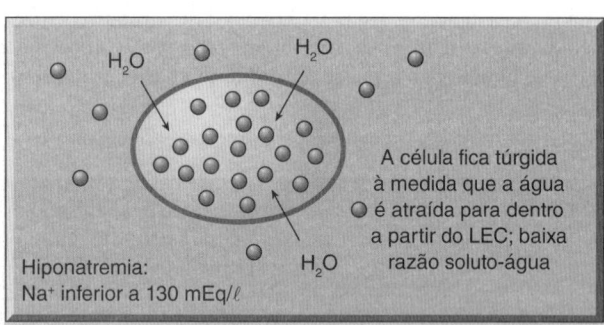

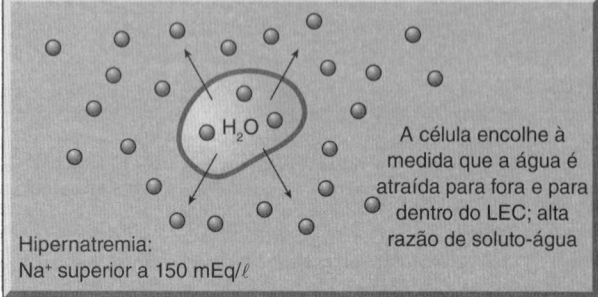

Figura 10.7 • Efeito do nível de sódio extracelular sobre o tamanho da célula.

furosemida, a urina não é concentrada, sendo excretada como urina isotônica de modo a efetuar uma alteração no equilíbrio hídrico. Em pacientes com SIHAD, nos quais a restrição de água é difícil, o lítio pode antagonizar o efeito osmótico do ADH sobre os ductos coletores dos néfrons (Sterns, 2017d).

Restrição de água

Em pacientes com volume de líquido normal ou excessivo, a hiponatremia costuma ser tratada de modo efetivo por meio da restrição de líquido. Entretanto, se as manifestações neurológicas forem graves (p. ex., convulsões, *delirium*, coma) ou em pacientes com lesão cerebral traumática, pode ser necessário administrar pequenos volumes de uma solução de sódio hipertônica com o objetivo de aliviar o edema cerebral. A utilização incorreta dessas soluções é extremamente perigosa, tendo em vista que 1 ℓ de solução de cloreto de sódio a 3% contém 513 mEq de sódio, e 1 ℓ de solução de cloreto de sódio a 5% contém 855 mEq de sódio. A recomendação para a administração de solução hipertônica de NaCl a 3% a vítimas de TCE é 0,1 a 1 mℓ/kg de peso corporal por hora (Sterns, 2017d).

> **Alerta de enfermagem: Qualidade e segurança**
>
> As soluções hipertônicas (cloreto de sódio a 2 a 23%) devem ser infundidas lentamente nos pacientes com hiponatremia. O paciente precisa de monitoramento cuidadoso, porque apenas pequenos volumes são necessários para elevar a concentração sérica de sódio.

Terapia farmacológica

Os antagonistas dos receptores de arginina vasopressina (AVP) (também denominados de antagonistas dos receptores de ADH) são agentes farmacológicos que tratam a hiponatremia por meio de bloqueio do efeito do ADH no néfron, que promove diurese e resulta em excreção de água. O uso de cloridrato de conivaptana IV, um antagonista do receptor de AVP, é limitado ao tratamento de pacientes hospitalizados. Pode ser útil para pacientes com hiponatremia sintomática moderada a grave, mas é contraindicado em pacientes com convulsões, *delirium* ou em coma, para os quais recomenda-se o uso de solução fisiológica hipertônica. Tolvaptana é um medicamento oral indicado para a hiponatremia hipervolêmica e euvolêmica clinicamente significativa, que deve ser iniciado e monitorado no ambiente hospitalar (Frandsen & Pennington, 2018; Vallerand & Sanoski, 2019).

Manejo de enfermagem

O enfermeiro precisa identificar e monitorar os pacientes de risco para hiponatremia. O enfermeiro monitora o equilíbrio hídrico, bem como o peso corporal diário. O balanço hídrico pode ser usado para identificar aporte excessivo de água ou débito insuficiente de água.

O enfermeiro precisa realizar uma anamnese completa para identificar se o paciente é um atleta de alta *performance*. Os atletas de alto desempenho (p. ex., maratonistas) podem usar comprimidos de sal para compensar a perda de sódio pelo suor, esperando reduzir a perda de sódio durante a prática prolongada de exercícios físicos; entretanto, não há evidências de que essa prática seja efetiva e não é preconizada (Hew-Butler, Loi, Pani et al., 2017).

A hiponatremia é uma causa de confusão frequentemente ignorada em adultos mais velhos, que correm maior risco por causa da diminuição da função renal e da consequente incapacidade de excretar o excesso de líquido. A administração de medicamentos prescritos e de venda livre que podem causar perda de sódio ou retenção de água é frequentemente o fator predisponente. A diminuição da sensação de sede ou a redução da capacidade no acesso a alimentos sólidos ou líquidos também podem contribuir para o problema (Cash & Glass, 2018).

Detecção e controle da hiponatremia

A detecção e o tratamento iniciais de hiponatremia são necessários para evitar consequências sérias. Em relação aos pacientes de risco, o enfermeiro monitora cuidadosamente o equilíbrio hídrico, bem como o peso corporal diário. Também é necessário monitorar os valores laboratoriais (p. ex., sódio) e estar alerta para manifestações GI, tais como anorexia, náuseas, vômitos e cólica abdominal. O enfermeiro deve estar alerta para alterações no SNC, tais como letargia, confusão, contração muscular e convulsões. Os sinais neurológicos estão associados a níveis de sódio muito baixos, que caíram rapidamente por causa da sobrecarga de líquido. O sódio sérico é monitorado muito cuidadosamente nos pacientes de risco para hiponatremia; quando indicado, o sódio urinário e a densidade urinária também são monitorados.

Para um paciente com débitos anormais de sódio que pode ingerir uma dieta geral, o enfermeiro incentiva o consumo de alimentos sólidos e líquidos com alto teor de sódio para controlar a hiponatremia. Por exemplo, a sopa feita com um cubo de caldo de carne contém aproximadamente 900 mg de sódio; 235 mℓ de suco de tomate contém aproximadamente 700 mg de sódio. O enfermeiro também precisa estar familiarizado com o conteúdo de sódio dos líquidos parenterais (ver Tabela 10.5).

Se a causa principal de hiponatremia for a retenção de água, é mais seguro restringir a ingestão de líquido do que administrar sódio. Na normovolemia ou hipervolemia, a administração de sódio predispõe o paciente à sobrecarga do volume de líquido. Na hiponatremia grave, o objetivo da terapia é elevar o nível de sódio sérico apenas o suficiente para aliviar os sinais e sintomas neurológicos. Em geral, recomenda-se que a concentração de sódio sérico seja aumentada até não mais que 125 mEq/ℓ (125 mmol/ℓ) com solução de NaCl hipertônica.

> **Alerta de enfermagem: Qualidade e segurança**
>
> Ao administrar soluções a pacientes com doença cardiovascular, o enfermeiro verifica se existem sinais hemodinâmicos de sobrecarga circulatória (p. ex., tosse, dispneia, distensão venosa jugular, edema pendente, ganho de peso em 24 horas). Os pulmões devem ser auscultados à procura de estertores, porque estes podem indicar edema pulmonar.

Com relação ao paciente que está em uso de lítio, o enfermeiro observa se existem evidências de efeitos tóxicos do lítio, sobretudo quando há perda de sódio. Nesses casos, são administrados suplementos de sal e líquido. Tendo em vista que os diuréticos promovem perda de sódio, o paciente que faz uso de lítio é instruído a evitar diuréticos sem supervisão médica cuidadosa. Para todos os pacientes em terapia com lítio, deve-se encorajar a ingestão normal de sal e líquido (aproximadamente 6 a 15 g de sódio e 2,5 a 3 ℓ de líquidos/dia) evitar dietas com restrição de sódio (Frandsen & Pennington, 2018; Vallerand & Sanoski, 2019).

Excessivas suplementações de água são evitadas em pacientes que recebem alimentações enterais isotônicas ou hipotônicas, particularmente se houver perda anormal de sódio ou se a água estiver sendo retida de modo anormal (como na SIHAD). As reais necessidades de líquido são determinadas por meio da avaliação do equilíbrio hídrico, da densidade urinária e dos níveis de sódio sérico.

Excesso de sódio (hipernatremia)

A hipernatremia é um nível de sódio sérico superior a 145 mEq/ℓ (145 mmol/ℓ). Pode ser causada por ganho de sódio que exceda o de água ou por uma perda de água que exceda a de sódio. Pode ocorrer em pacientes com volume de líquido normal ou naqueles com DVL ou EVL. Nesses casos o paciente perde mais água que sódio; como resultado, a concentração de sódio sérico aumenta e a elevação da concentração puxa o líquido para fora da célula. Isso é um DVL extracelular e intracelular. No excesso de sódio, o paciente ingere ou retém mais sódio que água (Mushin & Mount, 2018; Sterns, 2017e).

Fisiopatologia

Uma causa comum de hipernatremia é a privação de líquido em pacientes que não respondem à sede. Os mais frequentemente afetados são os pacientes muito idosos, muito jovens ou cognitivamente comprometidos. A administração de alimentos enterais hipertônicos sem suplementações adequadas de água leva à hipernatremia, assim como à diarreia aquosa e ao grande aumento na perda de água insensível pelos pulmões ou pela pele (p. ex., hiperventilação, queimaduras). Além disso, o diabetes insípido, que consiste em carência de ADH decorrente da disfunção da neuro-hipófise, pode resultar em reabsorção inadequada de água para a corrente sanguínea no nível do néfron. Isso resulta em volume de água inadequado na corrente sanguínea que evolui para hiponatremia se o paciente não responder à sede ou se houver restrição exagerada de líquido (Sterns, 2017c).

Causas menos comuns de hipernatremia são insolação, afogamento não fatal em água do mar (que contém uma concentração de sódio de aproximadamente 500 mEq/ℓ), e mau funcionamento dos sistemas de hemodiálise ou diálise peritoneal. A administração por via intravenosa de solução de NaCl hipertônica ou o uso excessivo de bicarbonato de sódio também causam hipernatremia. Disnatremia por esforço físico pode ocorrer em atletas de elite (Apostu, 2014) (Boxe 10.1).

Manifestações clínicas

As manifestações clínicas da hipernatremia ocorrem em consequência do aumento da osmolalidade plasmática causada pela elevação da concentração de sódio plasmático. A água se movimenta para fora da célula em direção ao LEC, resultando em desidratação celular (Norris, 2019) (ver Figura 10.7). Os sinais clínicos e sintomas, bem como os achados laboratoriais, podem ser encontrados na Tabela 10.6. A desidratação (que resulta em hipernatremia) com frequência é ignorada como a causa de alterações do estado mental e comportamental em adultos mais velhos (Cash & Glass, 2018). A temperatura corporal pode aumentar discretamente, mas é normalizada após a hipernatremia ser corrigida.

Uma característica primária da hipernatremia é a sede. A sede é um forte mecanismo de defesa dos níveis séricos normais de sódio em pessoas saudáveis. Por causa da sede, hipernatremia não ocorre a menos que a pessoa esteja inconsciente ou não tenha acesso a água. Entretanto, enfermos e adultos mais velhos podem apresentar comprometimento do mecanismo da sede (Cash & Glass, 2018).

Boxe 10.1 Disnatremia

Disnatremia consiste em alteração da concentração sérica de sódio; pode ser hiponatremia ou hipernatremia. Atletas de elite que perdem muita água via perspiração durante a prática de exercícios físicos podem apresentar aumento da concentração de sódio na corrente sanguínea (hipernatremia). Isso pode levar às seguintes condições potencialmente fatais:

- Encefalopatia
- Confusão
- Desorientação
- Torpor.

Atletas de elite que perdem muito sódio via perspiração durante a prática de exercícios físicos podem apresentar depleção excessiva de sódio na corrente sanguínea (hiponatremia). Isso também pode se manifestar das seguintes maneiras:

- Confusão
- Desorientação
- Torpor.

A análise de amostras de sangue e urina possibilita diferenciar a hiponatremia da hipernatremia, determinar a gravidade da disnatremia e orientar a terapia apropriada.

Adaptado de Apostu, M. (2014). A strategy for maintaining fluid and electrolyte balance in aerobic effort. *Procedia-Social and Behavioral Sciences*, 117(2014), 323 a 328; Hew-Butler, T., Loi, V., Pani, A. et al. (2017). Exercise-induced hyponatremia: 2017 update. *Frontiers in Medicine* (Lausanne), 4, 21.

Avaliação e achados diagnósticos

Na hipernatremia, o nível de sódio sérico excede 145 mEq/ℓ (145 mmol/ℓ) e a osmolalidade sérica excede 300 mOsm/kg (300 mmol/ℓ). A densidade urinária e a osmolalidade urinária ficam aumentadas à medida que os rins tentam conservar água (desde que sua perda ocorra por outra via além dos rins). Pacientes com diabetes insípido não reabsorvem água nos néfrons para a corrente sanguínea. Esses pacientes apresentam posteriormente débito urinário excessivo, desidratação e hipernatremia. Sem ADH, esses pacientes excretam urina muito diluída e com osmolalidade inferior a 250 mOsm/kg (Emmett & Palmer, 2018a).

Manejo clínico

O tratamento da hipernatremia consiste na redução gradual do nível de sódio sérico por meio da infusão de uma solução hipotônica (p. ex., cloreto de sódio a 0,45%) ou uma solução não fisiológica isotônica (p. ex., soro glicosado a 5% [$SG_{5\%}$]). O $SG_{5\%}$ pode ser usado quando a água precisar ser reposta sem sódio. Todavia, a solução hipotônica de cloreto de sódio (NaCl a 0,45%) é considerada mais segura do que o soro glicosado a 5%, porque possibilita a redução gradual do nível sérico de sódio. A redução gradativa do nível sérico de sódio reduz o risco de edema cerebral. A solução hipotônica de cloreto de sódio (NaCl a 0,45%) é a solução IV de escolha para pacientes com hiperglicemia grave e hipernatremia. Uma redução rápida no nível de sódio sérico que ocorre com o $SG_{5\%}$ diminui temporariamente a osmolalidade plasmática a um nível inferior àquela do líquido no tecido cerebral, causando edema cerebral. Alternativamente na hipernatremia, diuréticos podem ser prescritos para corrigir o excesso de sódio (Sterns & Hoorn, 2019).

Não existe um consenso sobre a velocidade exata na qual os níveis de sódio sérico devem ser reduzidos. Como regra geral, o nível de sódio sérico é reduzido a uma velocidade não superior a 0,5 a 1 mEq/ℓ, para possibilitar tempo suficiente para o reajuste por meio da difusão entre os compartimentos de líquido. O acetato de desmopressina, um ADH sintético, pode ser prescrito para tratar o diabetes insípido se este for a causa da hipernatremia (Bichet, 2017; Mushin & Mount, 2018).

Manejo de enfermagem

O equilíbrio hídrico é cuidadosamente monitorado em pacientes de risco para hipernatremia. O enfermeiro deve avaliar perdas anormais de água ou baixa ingestão de água e grandes ganhos de sódio, como pode ocorrer com a ingestão de medicamentos de venda livre que apresentem um alto conteúdo de sódio (p. ex., Alka-Seltzer®). Além disso, o enfermeiro obtém um histórico medicamentoso, pois alguns medicamentos com prescrição apresentam alto conteúdo de sódio. O enfermeiro também observa a sede ou a elevação da temperatura corporal do paciente e as avalia em relação a outros sinais clínicos e sintomas. O paciente é atentamente monitorado à procura de alterações do comportamento, tais como inquietação, desorientação e letargia (Sterns, 2017c; Sterns & Hoorn, 2019).

Prevenção da hipernatremia

O enfermeiro tenta impedir a hipernatremia ao fornecer líquidos orais em intervalos regulares, sobretudo a pacientes que não consigam perceber ou responder à sede. Se a ingestão de líquido continuar inadequada ou se o paciente estiver inconsciente, o enfermeiro consultará o médico para planejar uma via alternativa, seja enteral ou parenteral. Se forem utilizados alimentos enterais, deve ser administrada água suficiente para manter o sódio sérico e a ureia nos limites normais. Como regra, quanto maior for a osmolalidade do alimento enteral, maior é a necessidade de suplementação de água (Emmett & Palmer, 2018a; Sterns & Hoorn, 2019). Alguns medicamentos fitoterápicos também podem aumentar os níveis de sódio sérico.

Para os pacientes com diabetes insípido, deve ser assegurada a adequada ingestão de água. Se o paciente estiver alerta e apresentar o mecanismo da sede intacto, o mero provimento de acesso à água pode ser suficiente. Se o paciente apresentar redução do nível de consciência ou outra incapacidade que interfira na adequada ingestão de líquido, pode ser prescrita reposição parenteral de líquido. Essa terapia pode ser prevista em pacientes com distúrbios neurológicos, particularmente no período pós-operatório inicial (Bichet, 2017).

Correção da hipernatremia

Quando forem necessárias soluções parenterais para o manejo da hipernatremia, o enfermeiro monitora a resposta do paciente à infusão de líquidos por meio da revisão seriada dos níveis de sódio sérico e da observação de alterações no estado neurológico, como confusão, desorientação e possível diminuição do nível de consciência (Mushin & Mount, 2018). Com uma diminuição gradual no nível de sódio sérico, o estado neurológico deve melhorar. Todavia, a redução excessivamente rápida do nível sérico de sódio torna o plasma temporariamente hipo-osmótico em comparação com o líquido no interior das células cerebrais. Isso pode fazer com que o líquido no plasma seja desviado para as células cerebrais, resultando no perigoso estado de edema cerebral (Hutto & French, 2017).

DESEQUILÍBRIOS DE POTÁSSIO

O potássio (K^+) é o principal eletrólito intracelular; de fato, 98% do potássio do corpo encontram-se nas células. Os 2% remanescentes estão no LEC e são importantes nas funções neuromuscular e cardíaca. O potássio influencia a atividade do músculo esquelético e cardíaco. Por exemplo, alterações na concentração de K^+ podem alterar a irritabilidade e o ritmo do miocárdio. Sob a influência da bomba de sódio-potássio, o potássio está constantemente sendo bombeado para dentro das células. A concentração de potássio sérico normal varia de 3,5 a 5 mEq/ℓ (3,5 a 5 mmol/ℓ), e até pequenas variações são significativas (Norris, 2019). Os desequilíbrios de potássio comumente estão associados a diversas doenças, lesões, medicamentos (p. ex., AINEs e inibidores da enzima conversora da angiotensina [ECA]) e desequilíbrios ácido-básicos (Mount, 2017a). Os dois tipos de desequilíbrios de potássio mais comuns são o déficit de potássio e o excesso de potássio (Tabela 10.7).

Para manter o equilíbrio de potássio, o sistema renal deve funcionar, pois 80% do potássio excretado diariamente deixam o corpo pelos rins e os outros 20% são eliminados por meio do intestino e no suor. Os rins regulam o equilíbrio de potássio ao ajustar a quantidade de potássio que é excretada na urina. À medida que os níveis de potássio sérico se elevam, também aumenta o nível de potássio na célula tubular renal. Ocorre um gradiente de concentração, que favorece a movimentação do potássio para dentro do túbulo renal e a excreção de potássio na

TABELA 10.7 Desequilíbrios de potássio.

Desequilíbrio	Fatores de contribuição	Sinais/sintomas
Déficit de potássio (hipopotassemia) Potássio sérico < 3,5 mEq/ℓ	Diarreia, vômito, aspiração gástrica, administração de corticosteroide, hiperaldosteronismo, carbenicilina, anfotericina B, bulimia, diurese osmótica, alcalose, inanição, diuréticos e toxicidade por digoxina	Fadiga, anorexia, náuseas e vômito, fraqueza muscular, poliúria, diminuição da motilidade intestinal, assistolia ou fibrilação ventricular, parestesias, cãibras nas pernas, ↓ PA, íleo paralítico, distensão abdominal, reflexos hipoativos. ECG: ondas T achatadas, ondas U proeminentes, depressão do ST, intervalo PR prolongado
Excesso de potássio (hiperpotassemia) Potássio sérico > 5,0 mEq/ℓ	Pseudo-hiperpotassemia, lesão renal oligúrica, uso de diuréticos poupadores de potássio em pacientes com insuficiência renal, acidose metabólica, doença de Addison, lesão por esmagamento, queimaduras, transfusões de sangue armazenado em banco, administração por via intravenosa rápida de potássio e determinados medicamentos, tais como inibidores da ECA, AINE, ciclosporina	Fraqueza muscular, taquicardia → bradicardia, arritmias, paralisia flácida, parestesias, cólica intestinal, cãibras, distensão abdominal, irritabilidade, ansiedade. ECG: ondas T apiculadas, intervalo PR e QRS prolongados, ondas P ausentes, depressão do ST

AINEs: anti-inflamatórios não esteroides; ECA: enzima conversora de angiotensina; ECG: eletrocardiograma; PA: pressão arterial; →: seguido(a) por. Adaptada de Norris, T. L. (2019). *Porth's pathophysiology: Concepts of altered health state* (10th ed.). Philadelphia, PA: Wolters Kluwer.

urina. A aldosterona também aumenta a excreção de potássio pelo rim. Como os rins não retêm o potássio tão bem quanto o sódio, o potássio ainda pode ser eliminado na urina mesmo na presença de um déficit de potássio (Norris, 2019).

Déficit de potássio (hipopotassemia)

A hipopotassemia (nível de potássio sérico inferior a 3,5 mEq/ℓ [3,5 mmol/ℓ]) normalmente indica um déficit nos depósitos de potássio totais. Entretanto, também pode ocorrer em pacientes com concentrações de potássio normais: quando a **alcalose** (pH sanguíneo alto) está presente, uma translocação temporária do potássio sérico ocorre para dentro das células (ver discussão adiante).

Fisiopatologia

Os diuréticos excretores de potássio, como tiazídicos e diuréticos de alça, podem induzir a hipopotassemia. Outros medicamentos que podem provocar hipopotassemia incluem corticosteroides, penicilina sódica e anfotericina B (Vallerand & Sanoski, 2019). A perda GI de potássio é outra causa comum de depleção de potássio. Vômito e aspiração gástrica frequentemente levam à hipopotassemia, porque o potássio é perdido quando o líquido gástrico é eliminado e porque é excretado por meio dos rins em resposta à alcalose metabólica. Considerando-se que quantidades relativamente grandes de potássio estão contidas nos líquidos intestinais, com frequência ocorre déficit de potássio com a diarreia, que pode conter até 30 mEq/ℓ de potássio. O déficit de potássio também acontece em razão de aspiração intestinal prolongada, ileostomia recente e adenoma viloso (um tumor do trato intestinal caracterizado pela excreção de muco rico em potássio) (Mount, 2017b).

As alterações no equilíbrio ácido-básico apresentam um efeito significativo sobre a distribuição de potássio por efeito de trocas de íons hidrogênio e potássio entre as células e o LEC. A alcalose respiratória ou metabólica promove a troca transcelular de potássio e pode apresentar um efeito variável e imprevisível sobre o potássio sérico. Por exemplo, íons hidrogênio se movimentam para fora das células de volta para a corrente sanguínea em estados alcalóticos para ajudar na correção do pH alto, e íons potássio se movimentam para dentro das células para manter um estado eletricamente neutro (Mount, 2017c) (ver discussão adiante sobre o equilíbrio ácido-básico).

A aldosterona proveniente das glândulas suprarrenais atua nos néfrons, aumentando a reabsorção de sódio e água para a corrente sanguínea. Simultaneamente secreta potássio para os túbulos renais e este, por sua vez, é excretado na urina. No hiperaldosteronismo, o potássio é constantemente secretado para os túbulos renais e isso resulta em perda de potássio na urina. O hiperaldosteronismo causa a excreção de potássio pelos rins e pode levar à grave depleção de potássio. O hiperaldosteronismo primário é observado em pacientes com adenomas de suprarrenal (tumores). O hiperaldosteronismo secundário ocorre em pacientes com cirrose, síndrome nefrótica, insuficiência cardíaca ou hipertensão maligna (Dick, Queiroz, Bernardi et al., 2018).

A insulina promove a entrada de potássio nas células a partir da corrente sanguínea; portanto, pacientes com hipersecreção persistente de insulina podem apresentar hipopotassemia. Os pacientes que recebem nutrição parenteral rica em carboidratos apresentarão secreção aumentada de insulina. Isso provocará desvio de potássio da corrente sanguínea para as células, provocando hipopotassemia. Na cetoacidose diabética (CAD), o potássio sai das células porque a concentração de íons Hé elevada; durante essa fase aguda parece que o paciente apresenta hiperpotassemia. Quando é administrada insulina para tratamento da cetoacidose diabética, o potássio retorna para as células, causando hipopotassemia (Palmer & Clegg, 2016a).

Os pacientes que não conseguem ingerir uma dieta normal por um período prolongado apresentam risco de hipopotassemia. Isso pode ocorrer em adultos mais velhos debilitados e em pacientes com alcoolismo ou anorexia nervosa. Além da má ingestão, pessoas com bulimia frequentemente apresentam aumento da perda de potássio por meio do vômito autoinduzido e uso incorreto de laxantes, diuréticos e enemas. Esses pacientes também podem apresentar deficiência de magnésio. A depleção de magnésio também causa perda de potássio por via renal e deve ser corrigida primeiro; caso contrário, a perda urinária de potássio continuará (Mount, 2017d).

Manifestações clínicas

O déficit de potássio pode resultar em alterações difusas da função fisiológica. A hipopotassemia grave pode causar morte por parada cardíaca ou respiratória. Os sinais clínicos se desenvolvem quando o nível de potássio diminui para menos de 3 mEq/(3 mmol/) (Mount, 2017b). Os sinais clínicos e os sintomas podem ser encontrados na Tabela 10.7. Se prolongada, a hipopotassemia pode tornar os rins incapazes de concentrar a urina, causando urina diluída (que resulta em poliúria, nictúria) e sede excessiva. A depleção de potássio suprime a liberação de insulina e resulta em intolerância à glicose (Palmer & Clegg, 2016a).

Avaliação e achados diagnósticos

Na hipopotassemia, a concentração de potássio sérico é inferior ao limite normal inferior, que é 3,5 mEq/ℓ. As alterações eletrocardiográficas (ECG) podem incluir ondas T achatadas e/ou ondas T invertidas, sugerindo isquemia, e segmentos ST deprimidos (Figura 10.8). Uma onda U elevada é específica da hipopotassemia.

> **Alerta de enfermagem: Qualidade e segurança**
>
> *A hipopotassemia aumenta a sensibilidade a digitálicos, predispondo o paciente à intoxicação digitálica mesmo com níveis mais baixos de digitálico.*

A alcalose metabólica geralmente está associada à hipopotassemia. Isso também é discutido na seção sobre distúrbios ácido-básicos neste capítulo.

A fonte da perda de potássio normalmente é evidenciada a partir de anamnese cuidadosa. Entretanto, se a causa da perda não estiver clara, pode ser realizado um teste de excreção de potássio urinário de 24 horas para distinguir entre a perda renal e extrarrenal. A excreção de potássio urinário que excede 20 mEq/dia com hipopotassemia sugere que a perda de potássio renal seja a causa.

Manejo clínico

Se a hipopotassemia não puder ser prevenida por medidas convencionais, como aumento da ingestão na dieta diária ou por meio de suplementos orais de potássio, então é iniciada reposição cautelosa IV (Mount, 2017b). A perda de potássio deve ser corrigida diariamente; a administração de 40 a 60 mEq/

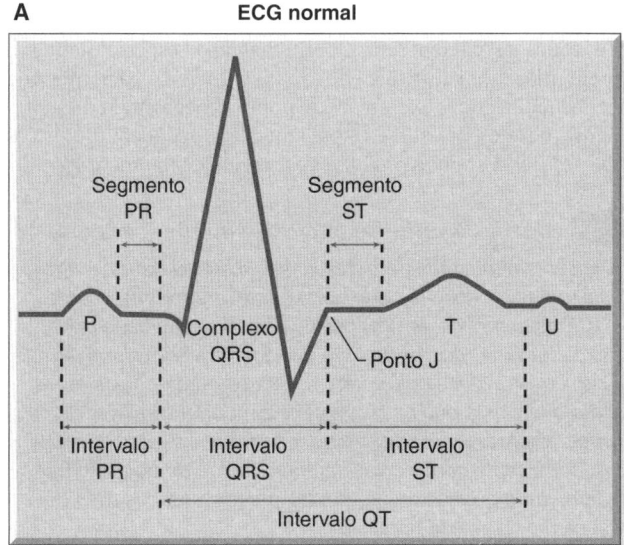
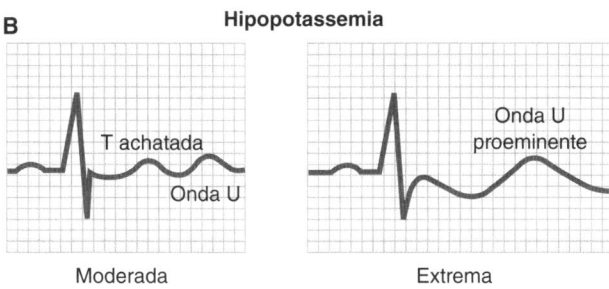
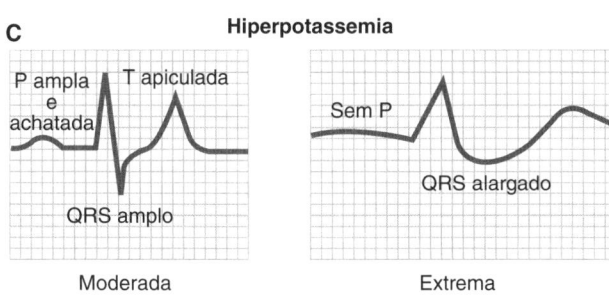

Figura 10.8 • Efeito do potássio sobre o eletrocardiograma (ECG). **A.** Traçado normal. **B.** Hipopotassemia: nível de potássio sérico abaixo do normal. **Esquerda**: Achatamento da onda T e aparecimento de uma onda U. **Direita**: Achatamento adicional com onda U proeminente. **C.** Hiperpotassemia: nível de potássio sérico acima do normal. **Esquerda**: Elevação moderada com onda P ampla e achatada; complexo QRS amplo; e onda T apiculada. **Direita**: Alterações do ECG observadas com elevação extrema do potássio: alargamento do complexo QRS e ausência de onda P.

dia de potássio é adequada no adulto se não houver perdas anormais de potássio.

Para os pacientes de risco para hipopotassemia, deve ser fornecida uma dieta que contenha potássio suficiente. A ingestão alimentar de potássio no adulto médio é de 50 a 100 mEq/dia. Alimentos com alto teor de potássio incluem a maioria das frutas e dos vegetais, legumes, grãos integrais, leite e carne (Palmer & Clegg, 2016b).

Quando a ingestão alimentar for inadequada por qualquer motivo, podem ser prescritas suplementações de potássio oral ou IV. Muitos substitutos do sal contêm 50 a 60 mEq de potássio por colher de chá e podem ser suficientes para impedir a hipopotassemia. Se a administração oral de potássio não for exequível, a intravenosa é indicada. A via intravenosa é obrigatória para pacientes com hipopotassemia grave (p. ex., nível sérico de 2 mEq/ℓ). Embora o cloreto de potássio (KCl) normalmente seja utilizado para corrigir os déficits de potássio, pode ser prescrito acetato de potássio ou fosfato de potássio (Mount, 2017e; Vallerand & Sanoski, 2019).

Manejo de enfermagem

A julgar que a hipopotassemia pode ser potencialmente fatal, o enfermeiro precisa monitorar quanto à sua presença inicial em pacientes de risco. Fadiga, anorexia, fraqueza muscular, diminuição da motilidade intestinal, parestesias e arritmias são sinais que recomendam a avaliação da concentração de potássio sérico. Quando disponível, o ECG pode fornecer informações úteis (Mount, 2017b). Por exemplo, pacientes que recebem digitálicos que sejam de risco para déficit de potássio devem ser monitorados cuidadosamente em relação a sinais de intoxicação por digitálico, porque a hipopotassemia potencializa a ação dos digitálicos.

Prevenção da hipopotassemia

O enfermeiro ajuda a prevenir hipopotassemia incentivando pacientes de risco a consumir alimentos ricos em potássio (quando a dieta permitir). O consumo de alimentos com alto teor de potássio deve ser incentivado; exemplos incluem banana, melão, frutas cítricas, vegetais frescos e congelados (evite vegetais enlatados), carne magra, leite e grãos integrais. Se a hipopotassemia for causada por abuso de laxantes ou diuréticos, a instrução do paciente pode ajudar a aliviar o problema. Parte da anamnese e da avaliação deve ser direcionada para a identificação de problemas que sejam passíveis de prevenção por meio da orientação ao paciente. É necessário o cuidadoso monitoramento do equilíbrio hídrico, tendo em vista que 40 mEq de potássio são eliminados para cada litro de urina produzida. O ECG é monitorado quanto a alterações, e os valores de gasometria arterial são verificados em relação à elevação dos níveis de bicarbonato e pH.

Correção da hipopotassemia

A via oral é ideal para o tratamento da hipopotassemia leve a moderada, tendo em vista que os suplementos de potássio orais são bem absorvidos. Deve-se ter cuidado ao administrar potássio, sobretudo para adultos mais velhos, que apresentam menos massa corporal magra e níveis de potássio corporal total mais baixos e, portanto, menor necessidade de potássio. Além disso, por causa da perda fisiológica da função renal com o avanço da idade, o potássio pode ser retido mais prontamente nos idosos que em pessoas mais jovens (Cash & Glass, 2018).

> **Alerta de enfermagem: Qualidade e segurança**
> Os suplementos de potássio orais podem provocar pequenas lesões intestinais; portanto, o paciente deve ser avaliado e advertido a respeito de distensão abdominal, dor ou sangramento GI.

Administração de potássio intravenoso

O potássio deve ser administrado apenas após o débito urinário adequado ter sido estabelecido. Uma diminuição no volume urinário para menos de 20 mℓ/hora por 2 horas consecutivas é uma indicação para interrupção da infusão de potássio e para notificar o médico. O potássio é excretado primariamente pelos rins; quando ocorre oligúria, a administração de potássio pode elevar a concentração de potássio sérico a níveis perigosos (Mount, 2017e).

> **Alerta de enfermagem: Qualidade e segurança**
>
> O potássio nunca é administrado por via intravenosa em bólus ou IM, para evitar a reposição de potássio muito rapidamente. O potássio é extremamente irritativo para os tecidos. O potássio intravenoso deve ser administrado com o uso de uma bomba de infusão.

Cada estabelecimento de saúde tem sua própria política para a administração de potássio, que deve ser consultada. A administração de potássio IV é realizada com extrema cautela com o uso de uma bomba de infusão, com o paciente monitorado por ECG contínuo. Deve-se ter cuidado ao selecionar uma solução IV pré-misturada que contenha KCl, porque as concentrações variam de 10 a 40 mEq/100 mℓ. A função renal deve ser monitorada por meio dos níveis de ureia e dos níveis de creatinina sérica e do débito urinário se o paciente estiver recebendo reposição de potássio. Durante a terapia de reposição, o paciente deve ser monitorado quanto a sinais de piora da hipopotassemia, bem como de hiperpotassemia.

Excesso de potássio (hiperpotassemia)

A hiperpotassemia (nível de potássio sérico superior a 5 mEq/ℓ [5 mmol/ℓ]) raramente ocorre em pacientes com função renal normal. Em idosos, existe um aumento do risco de hiperpotassemia em consequência de diminuições na renina e na aldosterona, bem como de maior número de comorbidades com condições cardíacas. Assim como a hipopotassemia, a hiperpotassemia com frequência decorre de causas iatrogênicas (induzidas por tratamento). Embora a hiperpotassemia seja menos comum que a hipopotassemia, normalmente é mais perigosa, porque a parada cardíaca é mais frequentemente associada a altos níveis de potássio sérico (Mount, 2017a).

Fisiopatologia

As principais causas de hiperpotassemia são diminuição da excreção renal de potássio, administração rápida de potássio e movimentação de potássio do compartimento de LIC para o compartimento LEC. A hiperpotassemia geralmente é observada em pacientes com lesão renal não tratada, particularmente naqueles nos quais os níveis de potássio aumentam como resultado de infecção ou ingestão excessiva de potássio no alimento ou em medicamentos (Mount, 2017a). Pacientes com hipoaldosteronismo ou doença de Addison correm risco de hiperpotassemia por causa da falta de aldosterona. A ausência de atividade da aldosterona nos néfrons provoca reabsorção inadequada de sódio e água para a corrente sanguínea e excreção inadequada de potássio na urina. Portanto, a deficiência de hormônios suprarrenais resulta em perda de sódio e retenção de potássio (Norris, 2019).

Medicamentos foram identificados como um provável fator de contribuição em mais de 60% dos episódios hiperpotassêmicos. Os medicamentos comumente implicados são KCl, heparina, inibidores da ECA, AINEs, betabloqueadores, ciclosporina, tacrolimo e diuréticos poupadores de potássio (Comerford & Durkin, 2020). A regulação do potássio está comprometida na doença renal aguda e crônica, com uma taxa de filtração glomerular inferior a 10 a 20% do normal (Mount, 2017c).

O uso inadequado de suplementações de potássio predispõe todos os pacientes à hiperpotassemia, especialmente se forem utilizados substitutos do sal. Nem todos os pacientes que recebem diuréticos excretores de potássio necessitam de suplementações de potássio, e os pacientes que recebem diuréticos poupadores de potássio não devem receber suplementações.

> **Alerta de enfermagem: Qualidade e segurança**
>
> As suplementações de potássio são extremamente perigosas para os pacientes que apresentam comprometimento da função renal e, assim, diminuição da capacidade de excretar potássio. Ainda mais perigosa é a administração por via intravenosa de potássio para os referidos pacientes, tendo em vista que os níveis séricos podem se elevar muito rapidamente. É possível exceder a tolerância renal de qualquer paciente com a administração rápida de potássio IV, bem como quando são ingeridas grandes quantidades de suplementação de potássio oral.

Na **acidose** (pH sanguíneo baixo), o potássio é deslocado para fora das células, passando para o LEC. Isso ocorre porque íons hidrogênio em excesso são atraídos para o interior das células de modo a tamponar o pH do LEC (ver discussão adiante).

Um nível de potássio no LEC elevado deve ser esperado no caso de traumatismo tecidual extensivo, como em queimaduras, lesões por esmagamento ou infecções graves. De modo similar, pode ocorrer com a lise de células malignas após a quimioterapia (p. ex., síndrome de lise tumoral). Qualquer distúrbio que provoque lise ou deterioração celular significativa pode provocar hiperpotassemia (Mount, 2017a).

A pseudo-hiperpotassemia (uma falsa hiperpotassemia) apresenta diversas causas, incluindo a coleta ou o transporte inadequado da amostra de sangue, uma punção venosa traumática e a utilização de um garrote apertado ao redor de uma extremidade em exercício enquanto se coleta uma amostra de sangue, que produz hemólise da amostra antes da análise. Outras causas incluem acentuadas leucocitose (contagem de leucócitos superior a 200 mil/mm^3) e trombocitose (contagem de plaquetas superior a 1 milhão/mm^3); coleta de sangue acima de um local onde potássio está sendo infundido; e pseudo-hiperpotassemia familiar, na qual o potássio extravasa dos eritrócitos enquanto o sangue está aguardando pela análise. O desconhecimento sobre essas causas de pseudo-hiperpotassemia pode levar ao tratamento agressivo de uma hiperpotassemia não existente, resultando em séria redução dos níveis de potássio sérico. Medidas de níveis muito elevados de potássio na ausência de manifestações clínicas (p. ex., ECG normal) devem, portanto, ser verificadas por meio de novo teste (Mount, 2017a).

Manifestações clínicas

Os sinais clínicos e os sintomas podem ser encontrados na Tabela 10.7. A consequência mais importante da hiperpotassemia é seu efeito sobre o miocárdio. Os efeitos cardíacos da elevação do potássio sérico normalmente não são significativos quando o nível é inferior a 7 mEq/ℓ (7 mmol/ℓ); entretanto, estão quase sempre presentes quando o nível é de 8 mEq/ℓ (8 mmol/ℓ) ou mais. À medida que o nível de potássio plasmático aumenta, ocorrem distúrbios na condução cardíaca. As alterações mais iniciais, que se dão com frequência a um nível de potássio sérico superior a 6 mEq/ℓ (6 mmol/ℓ), são ondas T com pico e estreitas;

depressão do segmento ST; e um intervalo QT abreviado. Se o nível de potássio sérico continuar a aumentar, o intervalo PR se torna prolongado e é seguido pelo desaparecimento das ondas P. Finalmente, há a decomposição e o alargamento do complexo QRS (ver Figura 10.7). Podem ocorrer arritmias ventriculares e parada cardíaca (Mount, 2017a).

Avaliação e achados diagnósticos

Os níveis de potássio sérico e as alterações do ECG são essenciais para o diagnóstico da hiperpotassemia, conforme discutido anteriormente. A análise da gasometria arterial pode revelar uma acidose metabólica ou respiratória. Isso também é discutido na seção sobre distúrbios ácido-básicos neste capítulo. A correção da acidose auxilia na correção da hiperpotassemia.

Manejo clínico

Nos distúrbios associados a alterações dos níveis de potássio, um ECG deve ser realizado imediatamente. Repolarização abreviada e ondas T com pico são observadas inicialmente em hiperpotassemia. Para confirmar os resultados, deve ser coletada uma outra amostra de sangue de uma veia na qual não esteja sendo infundida solução intravenosa contendo potássio (Mount, 2017e).

Em situações não agudas, a restrição do potássio alimentar e de medicamentos que contenham potássio pode corrigir o desequilíbrio. Por exemplo, a suspensão de substitutos do sal que contêm potássio para um paciente que esteja fazendo uso de diurético retentor de potássio pode ser tudo o que é necessário para lidar com a hiperpotassemia leve.

Pode ser necessária a administração de resinas que trocam cátions (p. ex., poliestirenossulfonato de sódio), seja por via oral ou por meio de enema de retenção. O uso de resinas trocadoras de cátions exige função intestinal normal. Por exemplo, as resinas de troca de cátions não podem ser utilizadas se o paciente apresentar íleo paralítico (ou seja, ausência de peristalse intestinal), tendo em vista que pode ocorrer perfuração intestinal. O poliestirenossulfonato de sódio se liga ao potássio e, depois, é eliminado nas fezes. Outros cátions no sistema digestório também podem ser depletados, causando hipomagnesemia e hipocalcemia. Poliestirenossulfonato de sódio também pode causar retenção de sódio e sobrecarga hídrica e deve ser utilizado com cautela em pacientes com insuficiência cardíaca (Frandsen & Pennington, 2018; Mount, 2017e).

Patirômero cálcico de sorbitex é outro agente oral que é uma resina quelante de potássio usada para tratar hiperpotassemia. Troca potássio por cálcio no intestino, aumentando a excreção fecal de potássio. Os efeitos colaterais incluem intolerância GI, hipomagnesemia e edema (Depret, Peacock, Liu et al., 2019).

Terapia farmacológica de emergência

Se os níveis de potássio sérico estiverem perigosamente elevados, pode ser necessário administrar gliconato de cálcio IV. Minutos após a administração, o cálcio antagoniza a ação da hiperpotassemia sobre o coração, mas não reduz a concentração de potássio sérico. O cloreto de cálcio e o gliconato de cálcio não são intercambiáveis; o gliconato de cálcio contém 4,5 mEq de cálcio, e o cloreto de cálcio contém 13,6 mEq de cálcio. Portanto, é necessário cautela quando formulações de cálcio são usadas para reduzir os níveis de potássio (Ashurst, Sergent & Sergent, 2016).

O monitoramento da pressão arterial é essencial para detectar a hipotensão, que pode ser consequência da administração IV rápida do gliconato de cálcio. O ECG deve ser continuamente monitorado durante a administração; o aparecimento de bradicardia é uma indicação para interromper a infusão. Os efeitos protetores do cálcio no miocárdio duram por aproximadamente 30 minutos. É necessária cautela extra se o paciente tiver recebido uma dose acelerada de um glicosídeo cardíaco digitálico para atingir um nível de sérico desejado rapidamente, uma vez que a administração parenteral de cálcio sensibiliza o coração ao digitálico e pode precipitar um quadro de intoxicação digitálica (Ashurst et al., 2016).

A administração IV de bicarbonato de sódio pode ser necessária na acidose metabólica grave para alcalinizar o plasma, translocar o potássio para dentro das células e fornecer sódio para antagonizar os efeitos cardíacos do potássio. Os efeitos dessa terapia têm início entre 30 e 60 minutos, e podem persistir por horas; entretanto, são temporários. Podem ocorrer sobrecarga circulatória e hipernatremia quando são administradas grandes quantidades de bicarbonato de sódio hipertônico. A terapia com bicarbonato deve ser guiada pela concentração de bicarbonato ou pelo déficit básico calculado obtido da análise da gasometria ou da medição laboratorial (Mount, 2017c).

A administração IV de insulina regular e de uma solução de glicose hipertônica causa movimentação temporária do potássio para dentro das células. A terapia com glicose e insulina apresenta início da ação em 30 minutos e dura diversas horas. Diuréticos de alça, como furosemida, aumentam a excreção de água por meio da inibição da reabsorção de sódio, potássio e cloreto na porção ascendente da alça de Henle e no túbulo renal distal (Ashurst et al., 2016).

Beta-2 agonistas, como albuterol, são altamente eficazes na diminuição do potássio; entretanto, seu uso não é isento de riscos, pois podem causar taquicardia e desconforto torácico (Depret et al., 2019; Long, Warix & Koyfman, 2018). Os beta-2 agonistas, administrados IV ou via nebulizador, movimentam o potássio para dentro das células e podem ser utilizados na ausência de cardiopatia isquêmica. Sua utilização é uma medida improvisada que protege o paciente contra a hiperpotassemia apenas temporariamente.

Se a condição hiperpotassêmica não for temporária, a remoção do potássio do corpo também pode ser feita por meio de diálise peritoneal, hemodiálise ou outros tipos de terapia de substituição renal.

Manejo de enfermagem

Os pacientes de risco para excesso de potássio (p. ex., aqueles com lesão renal) precisam ser identificados e cuidadosamente monitorados em relação a sinais de hiperpotassemia. O enfermeiro monitora o equilíbrio hídrico e verifica se ocorrem sinais de fraqueza muscular e arritmias. Ao aferir os sinais vitais, deve ser obtido o pulso apical. É observada a presença de parestesias e sintomas GI, tais como náuseas e cólica intestinal. Os níveis de potássio sérico, bem como os valores de ureia, creatinina sérica, glicose sérica e gasometria arterial, devem ser monitorados para os pacientes em risco de desenvolvimento de hiperpotassemia.

Prevenção da hiperpotassemia

Devem ser adotadas medidas para impedir a hiperpotassemia em pacientes de risco, quando possível, ao se incentivar o paciente a aderir à restrição de potássio prescrita. Os alimentos ricos em potássio a serem evitados incluem muitas frutas e vegetais, legumes, pães integrais, carne magra, leite, ovos, café, chá e cacau. Contrariamente, os alimentos com conteúdo mínimo de potássio incluem manteiga, margarina, suco ou molho de *cranberry*, refrigerante de gengibre, dropes ou balas de goma, balas duras, cerveja escura, açúcar e mel. Os rótulos de refrigerantes devem ser cuidadosamente verificados, pois alguns contêm alto teor de potássio e outros, não (McDonough & Youn, 2017).

Correção da hiperpotassemia

É possível exceder a tolerância de potássio se ele for administrado rapidamente IV. Assim, monitoramento cuidadoso é necessário quando são administradas soluções de potássio. Dá-se atenção em particular à concentração da solução e à velocidade de administração. A administração IV deve ser realizada somente por meio de uma bomba de infusão (Mount, 2017e).

O enfermeiro deve recomendar os pacientes a utilizar substitutos do sal com parcimônia se estiverem fazendo uso de outros tipos de suplementação de potássio ou diuréticos poupadores de potássio. Além disso, diuréticos que mantêm os níveis de potássio, suplementações de potássio e substitutos do sal não devem ser administrados para pacientes com lesão renal (Mount, 2017e).

DESEQUILÍBRIOS DE CÁLCIO

Mais de 99% do cálcio (Ca^{++}) do corpo estão localizados no sistema esquelético; trata-se de importante componente dos ossos e dos dentes. Aproximadamente 1% do cálcio esquelético é rapidamente trocado com o cálcio sérico, e o restante é mais estável e apenas lentamente trocado. A pequena quantidade de cálcio localizada fora do osso circula no soro, parcialmente ligada às proteínas e parcialmente ionizada. O cálcio desempenha um papel importante na transmissão de impulsos nervosos e ajuda a regular a contração e o relaxamento musculares, incluindo o músculo cardíaco. O cálcio é de importância vital na ativação de enzimas que estimulam muitas reações químicas essenciais no corpo, e também desempenha um papel na coagulação sanguínea. Uma vez que muitos fatores afetam a regulação do cálcio, a hipocalcemia e a hipercalcemia são distúrbios relativamente comuns (Norris, 2019) (Tabela 10.8).

O nível de cálcio sérico total normal em adultos é de 8,8 a 10,4 mg/dℓ (2,2 a 2,6 mmol/ℓ) (Fischbach & Fischbach, 2018). No plasma, há cálcio sob três apresentações: ionizado, ligado e complexo. Aproximadamente 50% do cálcio sérico existem em uma apresentação ionizada fisiologicamente ativa, livre, que é importante para a atividade neuromuscular e a coagulação sanguínea; essa é a única apresentação fisiológica e clinicamente significativa. O nível de cálcio sérico ionizado normal é de 4,5 a 5,1 mg/dℓ (1,1 a 1,3 mmol/ℓ). Menos da metade do cálcio plasmático está ligada às proteínas séricas, principalmente à albumina. O restante, cálcio complexado, é combinado com ânions não proteicos: fosfato, citrato e carbonato (Hogan & Goldfarb, 2018).

O cálcio é absorvido dos alimentos na presença da acidez gástrica normal e da vitamina D. É excretado primariamente nas fezes, com o remanescente excretado na urina. O nível de cálcio sérico é controlado pelo hormônio paratireoidiano (PTH) e pela calcitonina. À medida que o cálcio sérico ionizado diminui na corrente sanguínea, as glândulas paratireoides secretam PTH. Este, por sua vez, aumenta a absorção de cálcio do trato GI, aumenta a reabsorção de cálcio desde o túbulo renal e libera cálcio do osso. O aumento na concentração de íons cálcio na corrente sanguínea suprime a secreção de PTH. Quando o cálcio aumenta excessivamente, a tireoide secreta calcitonina, que inibe a reabsorção de cálcio do osso e diminui a concentração de cálcio sérico (Norris, 2019).

Déficit de cálcio (hipocalcemia)

A hipocalcemia (valor de cálcio sérico inferior a 8,8 mg/dℓ [2,20 mmol/ℓ]) ocorre em uma diversidade de situações clínicas. Um paciente pode apresentar déficit de cálcio corporal total (como na osteoporose), mas nível de cálcio sérico normal. Adultos mais velhos e pessoas com incapacidade correm risco aumentado de hipocalcemia, porque a imobilidade, sobretudo ausência de atividade com sustentação de peso, aumenta a absorção óssea (Cash & Glass, 2018; Goltzman, 2017).

Fisiopatologia

As glândulas paratireoides regulam os níveis de cálcio no sangue e no corpo. Diversos fatores podem causar hipocalcemia, incluindo hipoparatireoidismo primário e hipoparatireoidismo cirúrgico. Hipoparatireoidismo cirúrgico é mais comumente resultante de traumatismo ou desvascularização não intencional das glândulas paratireoides (Kazaure & Sosa, 2018). A hipocalcemia não apenas está associada à cirurgia de tireoide e paratireoide, mas também pode ocorrer após dissecção radical do pescoço e mais provavelmente nas primeiras 24 a 48 horas após a cirurgia. A hipocalcemia temporária pode ocorrer com a administração maciça de sangue com citrato (p. ex., hemorragia

TABELA 10.8 Desequilíbrios de cálcio.

Desequilíbrio	Fatores de contribuição	Sinais/sintomas e achados laboratoriais
Déficit de cálcio (hipocalcemia) Cálcio sérico < 8,8 mg/dℓ	Hipoparatireoidismo (pode acompanhar cirurgia de tireoide ou dissecção radical do pescoço), má absorção, pancreatite, alcalose, déficit de vitamina D, infecção subcutânea maciça, peritonite generalizada, transfusão maciça de sangue com citrato, diarreia crônica, diminuição de PTH, fase diurética da lesão renal aguda, ↑ PO_4, fístulas, queimaduras, alcoolismo	Dormência e formigamento nos dedos das mãos e dos pés e na região perioral; sinais de Trousseau e de Chvostek positivos; convulsões, espasmos carpopedais, reflexos tendinosos profundos hiperativos, irritabilidade, broncospasmo, ansiedade, comprometimento do tempo de coagulação, protrombina, diarreia, ↓ PA. ECG: intervalos QT e ST prolongados Os *exames laboratoriais mostram:* ↓ Mg^{++}
Excesso de cálcio (hipercalcemia) Cálcio sérico > 10,4 mg/dℓ	Hiperparatireoidismo, doença neoplásica maligna, imobilização prolongada, uso excessivo de suplementos de cálcio, excesso de vitamina D, fase oligúrica da lesão renal aguda, acidose, terapia com corticosteroide, uso de diurético tiazídico, aumento do PTH e intoxicação por digoxina	Fraqueza muscular, constipação intestinal, anorexia, náuseas e vômito, poliúria e polidipsia, desidratação, reflexos tendinosos profundos hipoativos, letargia, dor óssea profunda, fraturas patológicas, dor no flanco, cálculos de cálcio, hipertensão. ECG: segmento ST e intervalo QT encurtados, bradicardia, bloqueio atrioventricular

↑: aumentado(a); ECG: eletrocardiograma; PA: pressão arterial; ↓: reduzido(a). Adaptada de Norris, T. L. (2019). *Porth's pathophysiology: Concepts of altered health state* (10th ed.). Philadelphia, PA: Wolters Kluwer.

maciça e choque), pois o citrato pode se combinar com o cálcio ionizado e removê-lo temporariamente da circulação (Goltzman, 2017).

A inflamação do pâncreas causa a quebra de proteínas e de lipídios. Acredita-se que os íons cálcio se combinem com os ácidos graxos liberados por lipólise, formando compostos saponíferos. Como resultado desse processo, ocorre a hipocalcemia, que é comum na pancreatite. A hipocalcemia também pode estar relacionada com a secreção excessiva de glucagon por causa do pâncreas inflamado, resultando em aumento da secreção de calcitonina da glândula tireoide.

A hipocalcemia é comum em pacientes com lesão renal aguda, porque esses com frequência apresentam níveis de fosfato sérico elevados. A hiperfosfatemia normalmente causa uma queda recíproca no nível de cálcio sérico. Outras causas de hipocalcemia incluem consumo inadequado de vitamina D, déficit de magnésio, carcinoma medular de tireoide, baixos níveis de albumina sérica, alcalose e abuso de bebidas alcoólicas. Os medicamentos que predispõem à hipocalcemia incluem antiácidos que contêm alumínio, aminoglicosídios, cafeína, cisplatina, corticosteroides, mitramicina, fosfatos, isoniazida, diuréticos de alça e inibidores de bomba de prótons (Goltzman, 2017).

Manifestações clínicas

A tetania, a manifestação mais característica da hipocalcemia e da hipomagnesemia, se refere a todo o complexo de sintomas induzido pelo aumento da excitabilidade neural. Os sinais clínicos e sintomas são causados por descargas espontâneas das fibras sensoriais e motoras nos nervos periféricos e estão resumidos na Tabela 10.8.

O sinal de Chvostek (Figura 10.9A) consiste na contração dos músculos inervados pelo nervo facial em resposta à percussão do músculo logo abaixo do arco zigomático. O sinal de Trousseau (Figura 10.9B) pode ser produzido ao se inflar um manguito de pressão arterial na parte superior do braço até aproximadamente 20 mmHg acima da pressão sistólica; entre 2 e 5 minutos, ocorrerá espasmo carpal à medida que houver desenvolvimento de isquemia do nervo ulnar (Goltzman, 2019a).

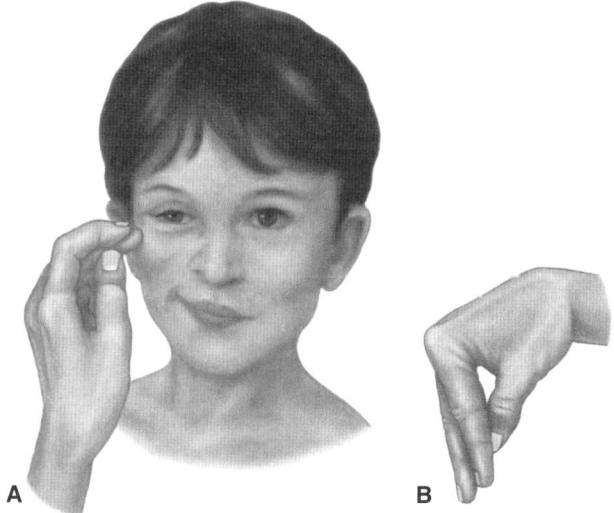

Figura 10.9 • A. Sinal de Chvostek: contração dos músculos faciais produzida em resposta a um leve tamborilar sobre o nervo facial em frente à orelha. **B.** Sinal de Trousseau: espasmo carpopedal induzido ao inflar um manguito de pressão arterial acima da pressão arterial sistólica. Adaptada de Bullock, B. A. & Henze, R. J. (2000). *Focus on pathophysiology* (p. 173). Philadelphia, PA: Lippincott Williams & Wilkins.

Hipocalcemia pode provocar convulsões porque níveis baixos de cálcio aumentam a irritabilidade do sistema nervoso central e do sistema nervoso periférico. Outras alterações associadas à hipocalcemia incluem alterações mentais, como depressão, comprometimento da memória, confusão, *delirium* e alucinações. Um intervalo QT prolongado é observado ao ECG por causa do prolongamento do segmento ST, e pode ocorrer *torsade de pointes*, um tipo de taquicardia ventricular. Os efeitos respiratórios com a diminuição do cálcio incluem dispneia e laringospasmo. Os sinais e sintomas de hipocalcemia crônica consistem em sons intestinais hiperativos, cabelos e unhas secos e quebradiços, e coagulação anormal (Goltzman, 2019a).

A osteoporose está associada à baixa ingestão de cálcio prolongada e representa um déficit de cálcio corporal total, embora os níveis de cálcio sérico em geral estejam normais. Esse distúrbio ocorre em milhões de norte-americanos e é comum na pós-menopausa.[1] É caracterizado pela perda de massa óssea, que faz com que os ossos se tornem porosos e quebradiços e, portanto, suscetíveis a fraturas (Black & Rosen, 2016) (ver Capítulo 36 para uma discussão mais aprofundada sobre osteoporose).

Avaliação e achados diagnósticos

Ao se avaliarem os níveis de cálcio sérico, o nível de albumina sérica e o pH arterial também devem ser considerados. Considerando que as anormalidades nos níveis de albumina sérica podem afetar a interpretação do nível de cálcio sérico, pode ser necessário calcular o cálcio sérico corrigido se o nível de albumina sérica estiver anormal. Para cada diminuição na albumina sérica de 1 g/dℓ abaixo de 4 g/dℓ, o nível de cálcio sérico total é subestimado em aproximadamente 0,8 mg/dℓ (Hogan & Goldfarb, 2018). O Boxe 10.2 demonstra um método rápido que os enfermeiros podem utilizar para calcular o nível de cálcio sérico corrigido.

Boxe 10.2 | **Cálculo do nível de cálcio sérico corrigido**

As anormalidades nos níveis de albumina sérica afetam a interpretação do nível de cálcio sérico. É apresentado a seguir um método para o cálculo do nível de cálcio sérico corrigido se o nível de albumina sérica estiver anormal.

Método de cálculo rápido

Nível sérico de Ca^{++} total medido (mg/dℓ) + 0,8 × (4,0 − nível medido de albumina [g/dℓ])
= concentração total corrigida de cálcio (mg/dℓ)

Exemplo de cálculo

O nível de albumina sérica relatado de um paciente é 2,5 g/dℓ; o nível de cálcio sérico relatado é 10,5 mg/dℓ. Primeiramente, a diminuição no nível de albumina sérica a partir do normal (p. ex., a diferença da concentração de albumina normal de 4 g/dℓ) é calculada:

4 g/dℓ − 2,5 g/dℓ = 1,5 g/dℓ.

Em seguida, é calculada a razão:

0,8 mg/dℓ:1 g/dℓ = X mg/dℓ:1,5 mg/dℓ
X = 0,8 × 1,5 mg/dℓ
X = 1,2 mg/dℓ de cálcio

Finalmente, 1,2 mg/dℓ é adicionado a 10,5 mg/dℓ (o nível de cálcio sérico relatado) para se obter o nível de cálcio total corrigido:

1,2 mg/dℓ + 10,5 mg/dℓ = 11,7 mg/dℓ.

---

[1] N.R.T.: no Brasil, a prevalência de osteoporose referida foi de 4,4%, predominantemente entre mulheres (7%) com idade superior a 45 anos (Martini, LA et al., 2006 [http://dx.doi.org/10.1590/S0034-89102009000900014]).

Os médicos com frequência descontam um nível de cálcio sérico baixo quando o nível de albumina sérica também está baixo. O nível de cálcio ionizado, em geral, é normal em pacientes com redução dos níveis de cálcio sérico total e hipoalbuminemia concomitante. Quando o pH arterial aumenta (alcalose), mais cálcio se liga às proteínas. Como resultado, a porção ionizada diminui. Podem ocorrer sinais e sintomas de hipocalcemia com a alcalose. A acidose apresenta o efeito oposto – ou seja, menos cálcio está ligado às proteínas e, por conseguinte, há mais sob a apresentação ionizada. Entretanto, ocorrem alterações relativamente pequenas nos níveis de cálcio sérico nessas anormalidades ácido-básicas (Yu & Stubbs, 2019).

Idealmente, o nível de cálcio ionizado deve ser determinado no laboratório. Entretanto, em muitos laboratórios de análises clínicas, apenas o nível de cálcio total é relatado; portanto, a concentração da fração ionizada deve ser estimada por meio da medição simultânea do nível de albumina sérica. Os níveis de magnésio e fosfato precisam ser avaliados para identificar as possíveis causas de diminuição do cálcio (Yu & Stubbs, 2019).

Manejo clínico

Terapia farmacológica de emergência

A hipocalcemia sintomática aguda é potencialmente fatal e exige tratamento imediato com administração IV de um sal de cálcio. Os sais de cálcio administrados por via parenteral incluem gliconato de cálcio e cloreto de cálcio (Duval, Bach, Masson et al., 2018; Goltzman, 2019b). Embora o cloreto de cálcio produza um nível de cálcio ionizado significativamente mais alto que o gliconato de cálcio, não é utilizado com tanta frequência porque pode causar descamação tecidual se houver infiltração.

A administração de cálcio IV é particularmente perigosa em pacientes que recebem medicamentos derivados de digitálicos, pois os íons cálcio exercem um efeito similar ao dos digitálicos e podem causar intoxicação digitálica, com efeitos cardíacos adversos. O local do acesso IV que entrega o cálcio deve ser observado com frequência em relação a qualquer evidência de infiltração, porque há risco de extravasamento e celulite ou necrose resultante. O soro fisiológico (NaCl a 0,9%) não deve ser utilizado com cálcio porque causa perda de cálcio renal. As soluções que contêm fosfatos ou bicarbonato não devem ser utilizadas com cálcio porque levam à precipitação quando o cálcio é adicionado. O enfermeiro deve esclarecer com o médico e o farmacêutico qual sal de cálcio deve ser administrado, considerando que o gliconato de cálcio produz 4,5 mEq de cálcio e o cloreto de cálcio fornece 13,6 mEq de cálcio. A reposição de cálcio pode causar hipotensão ortostática; portanto, o paciente deve ser mantido no leito durante a infusão IV, e a pressão arterial é monitorada (Duval et al., 2018).

> **Alerta de enfermagem: Qualidade e segurança**
>
> A administração de cálcio por via intravenosa muito rápida pode causar parada cardíaca, precedida por bradicardia. O cálcio, portanto, deve ser diluído em SG$_{5\%}$ e administrado como um bólus IV lento ou uma infusão IV lenta por meio de uma bomba de infusão. Solução de cloreto de sódio a 0,9% não deve ser usada quando for administrado cálcio.

Terapia nutricional

A terapia com vitamina D pode ser instituída para aumentar a absorção de cálcio a partir do trato GI; caso contrário, a quantidade de cálcio absorvida pode não atender às exigências de cálcio do corpo. Além disso, antiácidos com hidróxido de alumínio, acetato de cálcio ou carbonato de cálcio podem ser prescritos para diminuir os níveis de fósforo elevados antes do tratamento da hipocalcemia nos pacientes com doença renal crônica. É recomendado o aumento da ingestão alimentar de cálcio para no mínimo 1.000 a 1.500 mg/dia no adulto. Os suplementos de cálcio devem ser administrados em doses divididas, não superiores a 500 mg, para promover a absorção de cálcio. Os alimentos que contêm cálcio incluem laticínios, vegetais de folhas verdes, salmão enlatado, sardinhas enlatadas e ostras frescas. A hipomagnesemia também pode causar tetania; se a tetania responder ao cálcio IV, então um baixo nível de magnésio é considerado uma possível causa na disfunção renal crônica (Goltzman, 2019b; Rosen & Drezner, 2019).

Manejo de enfermagem

O exame em busca de sinais de hipocalcemia é importante em pacientes de risco. Se a hipocalcemia for grave, são iniciadas precauções contra convulsões. O estado das vias respiratórias é cuidadosamente monitorado, pois pode ocorrer laringospasmo. São adotadas precauções de segurança, conforme indicado, no caso de confusão (Duval et al., 2018).

O enfermeiro deve instruir o paciente com hipocalcemia sobre os alimentos que são ricos em cálcio. O enfermeiro também deve recomendar o paciente a considerar suplementações de cálcio se não for consumido cálcio suficiente na dieta. As referidas suplementações devem ser administradas em doses divididas com as refeições. Bebidas alcoólicas e cafeína em doses altas inibem a absorção de cálcio, e o tabagismo, mesmo moderado, aumenta a excreção de cálcio urinário. O paciente também é advertido a evitar o uso excessivo de laxantes e antiácidos que contenham fósforo, pois sua utilização diminui a absorção de cálcio (Rosen & Drezner, 2019).

Excesso de cálcio (hipercalcemia)

Hipercalcemia (valor sérico de cálcio acima de 10,4 mg/dℓ [2,6 mmol/ℓ]) pode influenciar muitos sistemas de órgãos. Os sinais/sintomas dependem do grau de hipercalcemia e da velocidade de elevação do cálcio na corrente sanguínea. De modo geral, as formas leves de hipercalcemia não causam sinais/sintomas evidentes se a elevação do nível de cálcio ocorrer durante um período prolongado. Hipercalcemia moderada também pode ser bem tolerada. Sinais/sintomas acentuados ocorrem quando a elevação do nível de cálcio é aguda (Shane, 2019b).

Fisiopatologia

As causas mais comuns de hipercalcemia são malignidades e hiperparatireoidismo. Tumores malignos podem produzir hipercalcemia por meio de diversos mecanismos. Os processos malignos mais comumente associados à hipercalcemia são os cânceres de mama, pulmão e rim e o mieloma múltiplo. No hiperparatireoidismo, a secreção excessiva de PTH causa aumento da liberação de cálcio dos ossos e aumento da absorção intestinal e renal de cálcio. Calcificações de tecidos moles ocorrem quando o produto do cálcio e fósforo (cálcio sérico × fósforo sérico) excede 70 mg/dℓ. Os níveis de cálcio são inversamente relacionados com os níveis de fósforo (Shane, 2019a).

O cálcio ósseo é eliminado durante a imobilização e, por vezes, isso causa elevação do cálcio total (e especialmente ionizado) na corrente sanguínea. Entretanto, a hipercalcemia sintomática causada por imobilização é rara; quando ocorre, limita-se a pessoas com altas taxas de *turnover* do cálcio (p. ex., surto de crescimento puberal [SCP]). A maioria dos casos de hipercalcemia secundária à imobilidade ocorre após fraturas graves ou múltiplas ou lesão medular (Shane, 2019a).

Diuréticos tiazídicos podem causar elevação discreta nos níveis de cálcio sérico, dado o fato de que potencializam a ação do PTH sobre os rins, reduzindo a excreção de cálcio urinário. A intoxicação por vitaminas A e D, o uso crônico de lítio e a intoxicação por teofilina podem causar excesso de cálcio.

A hipercalcemia reduz a excitabilidade neuromuscular porque suprime a atividade na junção mioneural. A diminuição do tônus dos músculos liso e estriado pode causar manifestações como fraqueza muscular, falta de coordenação, anorexia e constipação intestinal. Podem ocorrer arritmias letais (p. ex., fibrilação ventricular) quando o nível de cálcio sérico for de aproximadamente 18 mg/dℓ (4,5 mmol/ℓ). O cálcio intensifica o efeito inotrópico dos digitálicos; portanto, a hipercalcemia agrava a intoxicação digitálica (Shane, 2019a).

Manifestações clínicas

Os sinais clínicos, os sintomas e os achados laboratoriais podem ser encontrados na Tabela 10.8. Os sinais e sintomas de hipercalcemia são proporcionais ao grau de elevação do nível de cálcio sérico. As manifestações mais graves tendem a aparecer quando o nível de cálcio sérico sobe rapidamente, podendo chegar a 16 mg/dℓ (4 mmol/ℓ) ou mais alto. Entretanto, alguns pacientes se tornam profundamente perturbados com níveis de cálcio sérico de apenas 12 mg/dℓ (3 mmol/ℓ). Esses sintomas são resolvidos à medida que os níveis de cálcio sérico retornam ao normal após o tratamento (Shane, 2019b).

A crise hipercalcêmica se refere à elevação aguda do nível de cálcio sérico. Sede e poliúria graves estão presentes com frequência. Outros achados podem incluir fraqueza muscular, náuseas intratáveis, cólicas abdominais, constipação intestinal grave, diarreia, sintomas de úlcera péptica e dor óssea. Letargia, confusão e coma também podem ocorrer. Essa condição é perigosa e pode resultar em parada cardíaca. O tratamento de emergência com calcitonina é indicado (Shane & Berenson, 2019) (ver discussão adiante na seção Terapia farmacológica).

Avaliação e achados diagnósticos

Na hipercalcemia, o nível de cálcio sérico é superior a 10,4 mg/dℓ (2,6 mmol/ℓ). As alterações cardiovasculares podem incluir uma diversidade de arritmias (p. ex., bloqueios cardíacos) e intervalo QT e segmento ST abreviados. O intervalo PR por vezes é prolongado. O teste com duplo anticorpo para PTH pode ser utilizado para diferenciar entre hiperparatireoidismo primário e malignidade como a causa da hipercalcemia: os níveis de PTH estão aumentados no hiperparatireoidismo primário ou secundário e suprimidos na malignidade. Radiografias podem revelar alterações ósseas se o paciente apresentar hipercalcemia secundária a uma malignidade, cavitações ósseas ou cálculos urinários. O cálcio na urina pode ser normal ou elevado no hiperparatireoidismo e na hipercalcemia causada por malignidade (Shane, 2019b).

Manejo clínico

Os objetivos terapêuticos incluem diminuição do nível de cálcio sérico e reversão do processo que causa a hipercalcemia. O tratamento da causa de base (p. ex., quimioterapia para uma malignidade, paratireoidectomia parcial para hiperparatireoidismo) é essencial.

Terapia farmacológica

Para tratar a hipercalcemia, as medidas incluem a administração de líquidos para diluir o cálcio sérico e promover sua excreção pelos rins, mobilização do paciente e restrição da ingestão de cálcio alimentar. A administração IV de soro fisiológico a 0,9% dilui temporariamente o nível de cálcio sérico e aumenta a excreção de cálcio urinário por meio da inibição da reabsorção tubular do cálcio. A administração de fosfato IV pode causar queda recíproca no cálcio sérico. A furosemida é utilizada com frequência em conjunto com a administração de soro fisiológico; além de causar diurese, a furosemida aumenta a excreção de cálcio. Embora ignorados com frequência, líquidos e medicamentos que contêm cálcio e fontes alimentares de cálcio devem ser suspensos (Shane & Berenson, 2019).

A calcitonina pode ser utilizada para reduzir o nível de cálcio sérico e é particularmente útil para pacientes com cardiopatia ou lesão renal aguda que não conseguem tolerar grandes cargas de sódio. A calcitonina reduz a reabsorção óssea, aumenta a deposição de cálcio e fósforo nos ossos, assim como promove a excreção urinária de cálcio e fósforo. Embora diversas apresentações estejam disponíveis, geralmente é utilizada a calcitonina derivada do salmão. O teste cutâneo para alergia à calcitonina do salmão pode ser necessário antes de o hormônio ser administrado. Há a possibilidade de reações alérgicas sistêmicas, porque esse hormônio é uma proteína; pode haver posterior desenvolvimento de resistência ao medicamento por causa da formação de anticorpos. A calcitonina é administrada por injeção intramuscular ou *spray* intranasal, em vez de via subcutânea, porque os pacientes com hipercalcemia apresentam má perfusão do tecido subcutâneo (Shane & Berenson, 2019).

Para os pacientes com câncer, o tratamento é direcionado para o controle da condição por meio de cirurgia, agentes quimioterápicos ou irradiação. Podem ser utilizados corticosteroides para diminuir a renovação óssea e a reabsorção tubular para pacientes com sarcoidose, mielomas, linfomas e leucemias; os pacientes com tumores sólidos são menos responsivos. Alguns bisfosfonatos (p. ex., pamidronato dissódico e ibandronato de sódio) inibem a atividade dos osteoclastos. Formulações intravenosas de bisfosfonatos podem causar febre, leucopenia temporária, inflamação ocular, síndrome nefrótica e osteonecrose mandibular (Shane & Berenson, 2019).

A mitramicina, um antibiótico citotóxico, inibe a reabsorção óssea e, assim, reduz o nível de cálcio sérico. Esse agente deve ser utilizado com cautela, em decorrência dos efeitos colaterais significativos, incluindo trombocitopenia, nefrotoxicidade, hipercalcemia de rebote quando descontinuado e hepatotoxicidade. Sais de fosfato inorgânico podem ser administrados por via oral ou por meio de tubo nasogástrico (sob a apresentação de fosfato de sódio ou fosfato de potássio), via retal (como enemas de retenção) ou intravenosa. A administração IV de fosfato é utilizada com extrema cautela no tratamento da hipercalcemia, tendo em vista que pode causar calcificação grave em diversos tecidos, hipotensão, tetania e lesão renal aguda (Frandsen & Pennington, 2018; Vallerand & Sanoski, 2019).

Manejo de enfermagem

O enfermeiro deve monitorar a hipercalcemia em pacientes de risco. Intervenções, como o aumento da mobilidade do paciente e o incentivo à ingestão de líquido, podem ajudar a evitar a hipercalcemia ou, no mínimo, minimizar sua gravidade. Pacientes de risco hospitalizados devem ser encorajados a deambular assim que possível. Aqueles que deambulam e que recebem cuidado domiciliar são instruídos a respeito da importância da deambulação frequente (Daly, 2017).

Ao estimular a ingestão de líquidos, o enfermeiro considera os gostos e as aversões do paciente. Líquidos que contenham sódio devem ser administrados, exceto se contraindicados, isso porque o sódio auxilia na excreção de cálcio. Os pacientes são motivados a beber 2,8 a 3,8 ℓ de líquido diariamente (Sterns, 2017b). É incentivada a inclusão de fibras adequadas na dieta para compensar a tendência de constipação intestinal. São implantadas precauções de segurança, conforme necessário, no caso de alteração do estado mental. O paciente e a família são informados de que essas alterações mentais são reversíveis com o tratamento. O aumento de cálcio intensifica os efeitos dos digitálicos; portanto, o paciente deve ser examinado frequentemente em busca de sinais e sintomas de intoxicação digitálica. Como podem ocorrer alterações ao ECG (extrassístoles ventriculares, taquicardia atrial paroxística e bloqueio atrioventricular), a frequência e o ritmo cardíacos são monitorados em relação a quaisquer anormalidades (Shane & Berenson, 2019; Vallerand & Sanoski, 2019).

DESEQUILÍBRIOS DE MAGNÉSIO

O magnésio (Mg^{++}) é um cátion intracelular abundante. Atua como ativador para muitos sistemas enzimáticos intracelulares e participa no metabolismo de carboidratos e proteínas. O nível de magnésio sérico normal é de 1,8 a 2,6 mg/dℓ (0,74 a 1,07 mmol/ℓ) (Fischbach & Fischbach, 2018). Aproximadamente um terço do magnésio sérico está ligado às proteínas; os dois terços remanescentes existem como cátions livres – o componente ativo (Mg^{++}). O equilíbrio de magnésio é importante na função neuromuscular. Como o magnésio atua diretamente sobre a junção mioneural, variações no nível sérico afetam a irritabilidade e a contratilidade neuromusculares. Por exemplo, o excesso de magnésio diminui a excitabilidade das células musculares, enquanto o déficit aumenta a irritabilidade e a contratilidade neuromusculares. O magnésio exerce seu efeito sedativo na junção neuromuscular, provavelmente por meio da inibição da liberação do neurotransmissor acetilcolina. Também aumenta o limiar de estímulo nas fibras nervosas. Os desequilíbrios de magnésio são o déficit de magnésio e o excesso de magnésio (Norris, 2019) (Tabela 10.9).

O magnésio também afeta o sistema cardiovascular, atuando perifericamente para produzir vasodilatação e diminuição da resistência periférica. A maior parte do magnésio no corpo está armazenada nos ossos, enquanto os íons magnésio no sangue estão ligados a proteína, como albumina, ou estão na forma livre como íons Mg^{++} (Yu, 2019a).

Déficit de magnésio (hipomagnesemia)

A hipomagnesemia se refere a uma concentração de magnésio sérico inferior à normal e está frequentemente associada a hipopotassemia e hipocalcemia. O magnésio é similar ao cálcio em dois aspectos: (1) é a fração ionizada do magnésio que está primariamente envolvida na atividade neuromuscular e em outros processos fisiológicos; e (2) os níveis de magnésio devem ser avaliados em combinação com os níveis de albumina. Tendo em vista que aproximadamente 30% do magnésio estão ligados às proteínas, principalmente à albumina, uma diminuição do nível de albumina sérica pode reduzir a concentração de magnésio total medida; entretanto, não reduz a concentração de magnésio plasmático ionizado. O magnésio é crucial para a função da bomba Na^+/K^+ e níveis baixos de Mg^{++} exercem efeitos nos influxos intracelulares de K^+ e nos fluxos de íons no miocárdio (Norris, 2019; Yu, 2019a).

Fisiopatologia

Uma via importante de perda de magnésio é o trato GI; a referida perda pode ocorrer com aspiração nasogástrica, diarreia ou fístulas. Como o líquido do trato GI inferior apresenta uma concentração de magnésio (10 a 14 mEq/ℓ) mais alta que o líquido do trato superior (1 a 2 mEq/ℓ), perdas por causa de diarreia e fístulas intestinais apresentam maior probabilidade de induzir ao déficit de magnésio que aquelas em razão de aspiração gástrica. Embora as perdas de magnésio sejam relativamente pequenas na aspiração nasogástrica, ocorre hipomagnesemia se as perdas são prolongadas e se o magnésio não é reposto por meio de infusão IV. Considerando que o intestino delgado distal é o principal local de absorção de magnésio, qualquer ruptura na função do intestino delgado (p. ex., ressecção intestinal ou doença intestinal inflamatória) pode levar à hipomagnesemia. A hipomagnesemia é um desequilíbrio comum, ainda que com frequência ignorado, em pacientes aguda e criticamente enfermos. Os estudos sugerem que até 65% dos pacientes em unidades de tratamento intensivo apresentam deficiência de magnésio (Upala, Jaruvongvanich, Wijarnpreecha et al., 2016). A hipomagnesemia pode ocorrer com a abstinência de bebidas alcoólicas e com a administração de alimentos por tubo ou nutrição parenteral (Yu, 2019a).

TABELA 10.9 Desequilíbrios de magnésio.

Desequilíbrio	Fatores de contribuição	Sinais/sintomas
Déficit de magnésio (hipomagnesemia) Magnésio sérico < 1,8 mg/dℓ	Alcoolismo crônico, hiperparatireoidismo, hiperaldosteronismo, fase diurética da lesão renal aguda, distúrbios de má absorção, cetoacidose diabética, realimentação após inanição, nutrição parenteral, uso crônico de laxante, diarreia, infarto agudo do miocárdio, insuficiência cardíaca, diminuição de K^+ e Ca^{++} séricos e determinados agentes farmacológicos (p. ex., gentamicina, cisplatina, ciclosporina)	Irritabilidade neuromuscular, sinais positivos de Trousseau e de Chvostek, insônia, alterações do humor, anorexia, vômito, aumento dos reflexos tendinosos e ↑ PA. ECG: ESV, ondas T achatadas ou invertidas, depressão do segmento ST, intervalo PR prolongado e complexo QRS alargado
Excesso de magnésio (hipermagnesemia) Magnésio sérico > 2,6 mg/dℓ	Fase oligúrica da lesão renal aguda (sobretudo quando são administrados medicamentos que contêm magnésio), insuficiência de suprarrenal, administração excessiva de magnésio IV, cetoacidose diabética e hipotireoidismo	Rubor, hipotensão, fraqueza muscular, sonolência, reflexos hipoativos, depressão respiratória, parada cardíaca e coma, diaforese. ECG: taquicardia → bradicardia, intervalo PR prolongado e complexo QRS alargado, picos nas ondas T

ECG: eletrocardiograma; ESVs: extrassístoles ventriculares; IV: via intravenosa; PA: pressão arterial; →: seguido(a) por. Adaptada de Norris, T. L. (2019). *Porth's pathophysiology: Concepts of altered health state* (10th ed.). Philadelphia, PA: Wolters Kluwer.

O abuso crônico de bebidas alcoólicas é uma causa importante de hipomagnesemia sintomática. O nível de magnésio sérico deve ser medido no mínimo a cada 2 ou 3 dias em pacientes submetidos à abstinência de bebidas alcoólicas. O nível pode estar normal no momento da hospitalização, mas pode diminuir como resultado de alterações metabólicas, como a translocação intracelular de magnésio associada à administração de glicose IV (Yu, 2019a).

Durante a reposição nutricional, os principais eletrólitos celulares se deslocam do soro para os compartimentos intracelulares das células recentemente sintetizadas. Por conseguinte, se a fórmula de alimentação enteral ou parenteral for deficiente no conteúdo de magnésio, pode ocorrer hipomagnesemia séria. Por isso, os níveis de magnésio sérico devem ser medidos em intervalos regulares em pacientes que estão recebendo alimentos parenterais ou enterais, especialmente naqueles que foram submetidos a um período de inanição (Yu, 2019a).

Outras causas de hipomagnesemia incluem a administração de aminoglicosídios, ciclosporina, cisplatina, diuréticos, digitálicos, inibidores da bomba de prótons e anfotericina, bem como a rápida administração de sangue com citrato, especialmente em pacientes com nefropatia ou hepatopatia. O déficit de magnésio ocorre com frequência na CAD, secundária ao aumento da excreção renal durante a diurese osmótica e o deslocamento do magnésio para dentro das células com a insulinoterapia (Yu, 2019a). Uma solução IV de magnésio pode ser utilizada para contrabalançar as convulsões decorrentes de pré-eclâmpsia ou eclâmpsia, arritmia cardíaca *torsade de pointes*, asma e hipertensão arterial (Vallerand & Sanoski, 2019).

Manifestações clínicas

Os sinais e sintomas clínicos podem ser encontrados na Tabela 10.9. Algumas manifestações clínicas da hipomagnesemia são consequências diretas do baixo nível de magnésio sérico; outras são decorrentes de alterações secundárias no metabolismo do potássio e cálcio. Habitualmente não há sinais nem sintomas até o nível de magnésio sérico ter caído para menos de 1,8 mEq/ℓ (0,75 mmol/ℓ). Os sinais de Chvostek e Trousseau (ver discussão anterior) ocorrem, em parte, em razão da hipocalcemia que os acompanha (Norris, 2019).

A hipomagnesemia pode ser acompanhada por alterações acentuadas no estado psicológico. Foram observados apatia, humor deprimido, apreensão e agitação psicomotora extrema, bem como ataxia, tontura, insônia e confusão. Por vezes, ocorrem *delirium*, alucinações auditivas ou visuais e psicoses francas (Yu & Yarlagadda, 2019).

O déficit de magnésio provoca o aparecimento no ECG de prolongamento do complexo QRS, depressão do segmento ST e predisposição às arritmias cardíacas, tais como extrassístoles ventriculares, taquicardia supraventricular, *torsade de pointes* e fibrilação ventricular. O aumento da suscetibilidade à intoxicação digitálica está associado a níveis de magnésio sérico baixos. Pacientes que recebem digoxina provavelmente também estão em terapia diurética, que os predispõe à perda renal de magnésio. Além da hipomagnesemia, deve-se abordar hipopotassemia e hipocalcemia concomitantes. Esses distúrbios hidreletrolíticos são difíceis de corrigir até que o magnésio seja reposto. Além disso, a hipocalcemia pode ser agravada pelo tratamento isolado de hipomagnesemia com sulfato de magnésio IV, porque o sulfato se liga ao cálcio ionizado (Yu & Yarlagadda, 2019).

Avaliação e achados diagnósticos

À análise laboratorial, o nível de magnésio sérico é inferior a 1,8 mg/dℓ (0,74 mmol/ℓ). O magnésio urinário pode auxiliar na identificação da causa da depleção de magnésio, e os níveis são medidos após a administração de uma dose de ataque de sulfato de magnésio. Técnicas diagnósticas adicionais (espectroscopia por ressonância magnética e eletrodo íon-seletivo) são meios sensíveis e diretos de medição dos níveis de magnésio sérico ionizado (Yu, 2019b).

Manejo clínico

O déficit leve de magnésio pode ser corrigido pela dieta isoladamente. As fontes dietéticas principais de magnésio incluem vegetais verdes folhosos, feijões, lentilhas, batata-inglesa, farelo de trigo, amêndoas torradas e manteiga de amendoim (National Institutes of Health [NIH], 2019).

Se necessário, sais de magnésio podem ser administrados por via oral sob a apresentação de óxido ou gliconato para repor perdas contínuas, mas podem produzir diarreia. Os pacientes que recebem nutrição parenteral necessitam de magnésio na solução IV para evitar a hipomagnesemia.

Os sinais vitais devem ser avaliados com frequência mesmo durante a administração lenta de magnésio para a detecção de alterações na frequência ou no ritmo cardíacos, hipotensão e angústia respiratória. O monitoramento do débito urinário é essencial antes, durante e após a administração de magnésio, pois é assim que o Mg^{++} é excretado; o médico é notificado se o volume urinário cair para menos de 100 mℓ ao longo de 4 h. Gliconato de cálcio deve estar imediatamente disponível para tratar a tetania hipocalcêmica ou hipermagnesemia.

> **Alerta de enfermagem: Qualidade e segurança**
>
> Dose excessiva inadvertida de magnésio IV pode resultar em dano grave e morte do paciente. Sempre que for prescrito magnésio IV, um segundo profissional de enfermagem deve verificar, de modo independente, a prescrição de magnésio, inclusive os cálculos posológicos e verificar os parâmetros da bomba de infusão. As doses em miligramas (mg) e gramas (g) não são iguais a miliequivalentes (mEq).

Manejo de enfermagem

O enfermeiro deve estar ciente dos pacientes de risco para hipomagnesemia e observá-los em relação a seus sinais e sintomas. Os pacientes em uso de digitálico são monitorados cuidadosamente, porque um déficit de magnésio pode os predispor à intoxicação digitálica. Se a hipomagnesemia for significativa, são implementadas precauções contra convulsões. Outras precauções de segurança são instituídas, conforme indicado, se for observada confusão. Pacientes devem ser rastreados à procura de disfagia (dificuldade para deglutir), porque isso pode ocorrer em pacientes com depleção de magnésio.

A orientação ao paciente é importante no tratamento do déficit de magnésio. O paciente é instruído sobre as fontes de alimentos ricos em magnésio, incluindo vegetais de folhas verdes, nozes, legumes, bananas e laranjas.

Excesso de magnésio (hipermagnesemia)

A hipermagnesemia (nível de magnésio sérico superior a 2,6 mg/dℓ [1,07 mmol/ℓ]) é uma anormalidade eletrolítica rara, dado o fato de que os rins excretam magnésio de modo eficiente (Norris, 2019). Um nível de magnésio sérico pode aparentar estar falsamente elevado, caso ocorra a hemólise das amostras de sangue, ou se elas forem coletadas de uma extremidade na qual o garrote foi aplicado de modo muito apertado.

Fisiopatologia

A causa mais comum da hipermagnesemia é a lesão renal (Yu & Gupta, 2019). De fato, a maioria dos pacientes com lesão renal avançada apresenta, no mínimo, elevação discreta dos níveis de magnésio sérico. Essa condição é agravada quando os referidos pacientes recebem magnésio para controlar convulsões.

Pode ocorrer hipermagnesemia em pacientes com CAD não tratada, quando o catabolismo causa a liberação de magnésio celular que não pode ser excretado por causa da profunda depleção do volume de líquido e da oligúria resultante. Um excedente de magnésio também pode resultar de magnésio excessivo administrado para o tratamento da hipertensão da gestação ou para o tratamento da hipomagnesemia. O aumento dos níveis de magnésio sérico também pode ocorrer na insuficiência adrenocortical, doença de Addison ou hipotermia.

A utilização excessiva de antiácidos com base em magnésio ou laxantes e medicamentos que diminuem a motilidade GI, incluindo opioides e anticolinérgicos, também pode aumentar os níveis de magnésio sérico. A diminuição da eliminação de magnésio ou o aumento da sua absorção decorrente da hipomotilidade intestinal por qualquer causa podem contribuir para a hipermagnesemia. A intoxicação por lítio também pode provocar um aumento nos níveis de magnésio sérico. A lesão extensiva ou a necrose em tecidos moles, como com traumatismo, choque, sepse, parada cardíaca ou queimaduras graves, também podem resultar em hipermagnesemia (Yu & Gupta, 2019).

Manifestações clínicas

A elevação aguda do nível de magnésio sérico deprime o sistema nervoso central, bem como a junção neuromuscular periférica. Os sinais e sintomas clínicos podem ser encontrados na Tabela 10.9. O centro respiratório é deprimido quando os níveis de magnésio sérico excedem 10 mEq/ℓ (5 mmol/ℓ). Podem ocorrer coma, bloqueio cardíaco atrioventricular e parada cardíaca quando o nível de magnésio sérico é excessivamente elevado e não tratado. Níveis altos de magnésio também resultam em agregação plaquetária e retardo na formação de trombina (Yu & Gupta, 2019).

Avaliação e achados diagnósticos

Na hipermagnesemia, o nível de magnésio sérico é superior a 2,6 mg/dℓ (1,07 mmol/ℓ). Aumentos de potássio e cálcio estão presentes concomitantemente. À medida que o *clearance* de creatinina diminui para menos de 3,0 mℓ/min, os níveis de magnésio sérico aumentam. Os achados ao ECG podem incluir intervalo PR prolongado, ondas T altas, QRS alargado e intervalo QT prolongado, bem como um bloqueio atrioventricular (Norris, 2019).

Manejo clínico

A hipermagnesemia pode ser impedida ao se evitar a administração de magnésio para pacientes com lesão renal e ao se monitorarem cuidadosamente os pacientes gravemente enfermos que estão recebendo sais de magnésio. Em pacientes com hipermagnesemia grave, todos os sais de magnésio parenterais e orais são descontinuados. Nas emergências, tais como depressão respiratória ou condução cardíaca defeituosa, são indicados suporte com ventilação e cálcio elementar IV como antagonista do magnésio. Além disso, a hemodiálise com um dialisato sem magnésio pode reduzir o magnésio sérico até um nível seguro dentro de horas. A administração de diuréticos de alça (p. ex., furosemida) e solução IV de soro fisiológico ou de lactato de Ringer intensifica a excreção de magnésio em pacientes com função renal adequada. O cálcio IV antagoniza os efeitos cardiovasculares e neuromusculares do magnésio (Yu & Gupta, 2019).

Manejo de enfermagem

Os pacientes de risco para hipermagnesemia devem ser cuidadosamente monitorados. Se houver suspeita de hipermagnesemia, o enfermeiro deve monitorar os sinais vitais, examinando quanto a hipotensão e respirações superficiais. O profissional de enfermagem deve estar ciente da possibilidade de ocorrerem arritmias, bradicardia e bloqueio atrioventricular. O enfermeiro também procura sinais de diminuição dos reflexos tendinosos profundos (RTP), de fraqueza muscular e de alterações do nível de consciência. Os medicamentos que contêm magnésio não são administrados para pacientes com comprometimento da função renal, e os pacientes com insuficiência renal são aconselhados a verificar com seus médicos os suplementos de venda livre antes de utilizá-los. Administração de líquidos e diuréticos é, com frequência, usada como medida terapêutica e é importante o monitoramento do balanço hídrico. Hemodiálise pode ser necessária para pacientes com formas graves de hipermagnesemia, sobretudo se houver manifestações cardiovasculares ou neurológicas. Hemodiálise também é necessária para pacientes com formas graves de hipermagnesemia e lesão renal (Yu & Gupta, 2019).

DESEQUILÍBRIOS DE FÓSFORO

Fósforo (HPO_4^-) é um constituinte crítico de todos os tecidos corporais e é abundante na dieta média das pessoas que vivem em países desenvolvidos. O aporte de fósforo habitualmente excede as demandas corporais e os rins excretam o excesso de fósforo. O fósforo é essencial para a função das células musculares e dos eritrócitos; para a formação de adenosina trifosfato (ATP) e de 2,3-difosfoglicerato, que facilita a liberação de oxigênio da hemoglobina; e para a manutenção do equilíbrio ácido-básico, bem como do sistema nervoso e do metabolismo intermediário de carboidratos, proteínas e lipídios. É um componente importante da estrutura, dos fosfolipídios, dos nucleotídios e dos ácidos nucleicos (DNA e RNA) das células. Fornece o amparo estrutural para os ossos e os dentes. Fósforo é o ânion primário do líquido intracelular e exige mecanismos de transporte ativo para mantê-lo no interior das células. A maior parte do fósforo intracelular está ligada a proteínas e lipídios. Aproximadamente 85% do fósforo estão localizados nos ossos e nos dentes, 14% nos tecidos moles e menos de 1% no LEC (Norris, 2019).

O nível de fósforo sérico normal é de 2,7 a 4,5 mg/dℓ (0,87 a 1,45 mmol/ℓ) em adultos (Fischbach & Fischbach, 2018). A homeostasia do fósforo é mantida via absorção e secreção no sistema digestório, filtração e absorção nos rins e desvios para dentro e para fora dos ossos. PTH e vitamina D auxiliam na homeostasia do fosfato ao modificar a reabsorção de fosfato nos túbulos proximais dos rins. O paratormônio (PTH) possibilita o desvio de fosfato dos ossos para o plasma. O déficit de fósforo e o excesso de fósforo são desequilíbrios eletrolíticos menos comuns (Tabela 10.10).

TABELA 10.10	Desequilíbrios de fósforo.	
Desequilíbrio	Fatores de contribuição	Sinais/sintomas
Déficit de fósforo (hipofosfatemia) Fósforo sérico < 2,7 mg/dℓ	Realimentação após inanição, abstinência alcoólica, cetoacidose diabética, alcalose respiratória e metabólica, ↓ magnésio, ↓ potássio, hiperparatireoidismo, vômito, diarreia, hiperventilação, deficiência de vitamina D associada a distúrbios de má absorção, queimaduras, distúrbios ácido-básicos, nutrição parenteral e utilização de diurético e antiácido	Parestesias, fraqueza muscular, dor e sensibilidade ósseas, dor torácica, confusão, miocardiopatia, insuficiência respiratória, convulsões, hipoxia tecidual e aumento da suscetibilidade a infecções, nistagmo
Excesso de fósforo (hiperfosfatemia) Fósforo sérico > 4,5 mg/dℓ	Lesão renal aguda e doença renal crônica, ingestão excessiva de fósforo, excesso de vitamina D, acidose respiratória e metabólica, hipoparatireoidismo, depleção de volume, leucemia/linfoma tratados com agentes citotóxicos, aumento da ruptura tecidual, rabdomiólise	Tetania, taquicardia, anorexia, náuseas e vômitos, fraqueza muscular, sinais e sintomas de hipocalcemia; reflexos hiperativos; calcificações de tecidos moles em pulmões, coração, rins e córnea

↓: diminuição. Adaptada de Norris, T. L. (2019). *Porth's pathophysiology: Concepts of altered health state* (10th ed.). Philadelphia, PA: Wolters Kluwer.

Déficit de fósforo (hipofosfatemia)

A hipofosfatemia é indicada por um valor inferior a 2,7 mg/dℓ (0,87 mmol/ℓ). Embora com frequência indique déficit de fósforo, pode ocorrer hipofosfatemia em várias circunstâncias nas quais os depósitos de fósforo corporal total estão normais. A deficiência de fósforo também pode ocorrer como teor anormalmente baixo de fósforo em tecidos magros sem evidências de concentrações baixas de fosfato na corrente sanguínea. Hipofosfatemia pode ser consequência de ingestão insuficiente, excreção excessiva (perda renal de fosfato), desvio de fósforo do espaço extracelular para o espaço intracelular ou redução da absorção intestinal de fósforo (Yu & Stubbs, 2019).

Fisiopatologia

Hipofosfatemia raramente é consequência de aporte inadequado, porque existem muitas fontes alimentares de fosfato (p. ex., carnes, laticínios, feijões). Todavia, pode ocorrer depleção de fosfato nos distúrbios de má absorção GI, como diarreia crônica, doença de Crohn ou doença celíaca. Hipofosfatemia também pode ocorrer em pacientes com anorexia, bulimia e alcoolismo. O déficit de vitamina D pode causar a redução dos níveis de fosfato na corrente sanguínea. A vitamina D regula a absorção intestinal de cálcio e fosfato; portanto, a deficiência de vitamina D pode provocar redução dos níveis de cálcio e fósforo. Essas deficiências podem resultar em osteomalacia (ossos "amolecidos" e quebradiços) nos adultos (Norris, 2019).

Hipofosfatemia pode ocorrer se houver ingestão elevada de antiácidos, sobretudo aqueles contendo cálcio, magnésio ou alumínio. A excessiva ligação do fósforo por meio de antiácidos pode diminuir o fósforo disponível da dieta até uma quantidade inferior à exigida para manter o equilíbrio de fósforo sérico. O grau de hipofosfatemia depende da quantidade de fósforo na dieta em comparação à dose do antiácido (Yu & Stubbs, 2019).

A hipofosfatemia pode também ocorrer durante a administração de calorias para pacientes que tiveram desnutrição proteico-calórica grave. A síndrome pode ser induzida em qualquer pessoa com desnutrição grave (p. ex., pacientes com anorexia nervosa ou alcoolismo, pacientes idosos debilitados que não conseguem comer). Alimentar um paciente em estado de privação nutricional estimula uma grande liberação de insulina que pode causar deslocamento de fosfato do compartimento extracelular para o compartimento intracelular. Além disso, hipofosfatemia significativa pode ocorrer em pacientes desnutridos que recebem nutrição parenteral sem teores suficientes de fósforo (Aubry, Friedli, Schetz et al., 2018).

Outras causas de hipofosfatemia incluem insolação, hiperventilação intensa prolongada, abstinência de bebidas alcoólicas, CAD, alcalose respiratória, encefalopatia hepática e queimaduras térmicas importantes. Hiperparatireoidismo também pode provocar aumento da perda urinária de fósforo, resultando em hipofosfatemia. A perda de fósforo pelos rins também ocorre com expansão aguda do volume, diurese osmótica, uso de inibidores de anidrase carbônica (acetazolamida) e algumas malignidades.

A alcalose respiratória pode causar diminuição no fósforo na corrente sanguínea em consequência do desvio intracelular do fósforo. Alcalose respiratória, causada frequentemente por hiperventilação extrema, pode reduzir as concentrações séricas de fosfato a níveis muito baixos e é uma causa comum de hipofosfatemia significativa em pacientes hospitalizados.

Alguns distúrbios genéticos, como síndrome de Fanconi e raquitismo hipofosfatêmico ligado ao X, provocam perda renal de fosfato. A osteomalacia oncogênica adquirida, uma síndrome paraneoplásica que ocorre em alguns tipos de câncer, também pode provocar níveis baixos de fosfato. Hipofosfatemia também é uma complicação frequente de transplante renal (Yu & Stubbs, 2019).

Manifestações clínicas

A maioria dos sinais e sintomas de déficit de fósforo resulta de déficit de ATP e/ou de 2,3-difosfoglicerato (Yu & Stubbs, 2019). O déficit de ATP compromete as fontes de energia celular; o déficit de difosfoglicerato compromete a distribuição de oxigênio para os tecidos, resultando em fraqueza generalizada e manifestações neurológicas. Os sinais e sintomas clínicos podem ser encontrados na Tabela 10.10.

Pode ocorrer lesão muscular à medida que o nível de ATP no tecido muscular declina. As manifestações clínicas são fraqueza muscular, que pode ser sutil ou profunda e afetar qualquer grupo muscular; dor muscular e, por vezes, rabdomiólise aguda (lesão do músculo esquelético). A fraqueza do diafragma e dos músculos intercostais pode comprometer muito a ventilação. Dor óssea, alteração do estado mental, convulsões, sinais neurológicos focais e insuficiência cardíaca podem ocorrer nas formas graves de hipofosfatemia (Yu & Stubbs, 2019).

Avaliação e achados diagnósticos

À análise laboratorial, o nível de fósforo sérico é inferior a 2,7 mg/dℓ (0,87 mmol/ℓ). Ao revisar os resultados laboratoriais, o enfermeiro deve ter em mente que a administração de glicose ou insulina causa diminuição no nível de fósforo sérico. Hipofosfatemia aguda pode ocorrer durante o tratamento de cetoacidose diabética em decorrência de doses altas de insulina. Níveis elevados de PTH que são resultantes de hiperparatireoidismo podem reduzir os níveis sanguíneos de fosfato. Se houver suspeita de perda renal de fosfato, pode ser feita coleta de urina durante 24 horas. A síndrome de Fanconi provoca perda de glicose, aminoácidos, ácido úrico e fosfato na urina. Radiografias e estudos da densidade óssea podem revelar alterações esqueléticas (redução da mineralização óssea) causadas por osteomalacia ou raquitismo. Uma cintigrafia do pescoço com sestamibi-tecnécio (Tc99m) pode ser realizada para pesquisar hiperparatireoidismo. TC, RM ou cintigrafia com octreotida marcada com índio-111 pode revelar osteomalacia osteogênica (redução da densidade óssea em decorrência de câncer) (Sharma & Castro, 2019).

Manejo clínico

O objetivo é a prevenção da hipofosfatemia. Em pacientes de risco para hipofosfatemia, os níveis de fosfato sérico devem ser cuidadosamente monitorados, e a correção deve ter início antes que os déficits se tornem graves. Quantidades adequadas de fósforo devem ser adicionadas às soluções parenterais, e deve-se prestar atenção aos níveis de fósforo em soluções de alimentação enteral.

O manejo clínico da hipofosfatemia depende da etiologia e o tratamento da causa é crucial. A hipofosfatemia grave é perigosa e requer atenção imediata. Suplementos orais de fosfato são, habitualmente, adequados para formas leves de hipofosfatemia. As fontes de fósforo incluem laticínios, carnes e feijões. Suplementos orais podem ser suficientes para tratar distúrbios associados a perda renal, má absorção ou osteomalacia osteogênica até ser encontrada a etiologia exata. Vitamina D também pode ser necessária para aumentar a absorção de fósforo e cálcio.

A correção com fósforo IV agressiva normalmente é limitada ao paciente cujo nível de fósforo sérico diminui para menos de 1 mg/dℓ (0,3 mmol/ℓ). Os possíveis efeitos da administração IV de fósforo incluem tetania em razão de hipocalcemia e calcificações em tecidos (vasos sanguíneos, coração, pulmão, rim, olhos) decorrentes de hiperfosfatemia.

Recentemente, um agente do tipo anticorpo monoclonal, burosumabe, foi aprovado pela FDA para uso em pacientes com distúrbios associados a perda renal de fosfato e raquitismo hipofosfatêmico. Constatou-se que o burosumabe normaliza os níveis de fosfato, melhora a mineralização óssea e consolida fraturas no raquitismo (Perwad & Portale, 2019).

Se o hiperparatireoidismo for provocado por um tumor nas glândulas paratireoides, pode ser necessária intervenção cirúrgica. Um tumor de glândula paratireoide, denominado adenoma, pode causar hiperparatireoidismo com consequente desmineralização óssea (osteomalacia). Pacientes com hiperparatireoidismo também podem ser medicados com agentes calcimiméticos, como cinacalcete, que ativam o receptor de cálcio nas glândulas paratireoides e reduzem a secreção de PTH (Wang & Yuan, 2019).

O câncer que provoca osteomalacia osteogênica deve ser tratado. Se a hipofosfatemia for causada por má absorção, é necessário tratar o distúrbio do sistema digestório. Visto que os pacientes com osteomalacia correm elevado risco de fratura, devem ser observadas precauções em relação a episódios de queda. Se a hipofosfatemia for provocada por transtorno alimentar, devem ser oferecidos suporte psicológico comportamental e terapia nutricional.

Manejo de enfermagem

O enfermeiro deve identificar os pacientes de risco para hipofosfatemia e monitorá-los. Considerando que pacientes desnutridos sob nutrição parenteral são de risco, porque as calorias são introduzidas muito agressivamente, as medidas preventivas envolvem a introdução gradual da solução para evitar movimentações rápidas de fósforo para dentro das células. Os níveis de vitamina D e cálcio também devem ser monitorados, porque os níveis de fosfato são influenciados por eles. Suplementação de vitamina D pode ser necessária para aumentar a absorção de cálcio e fosfato (Aubry et al., 2018).

Em pacientes que requeiram correção das perdas de fósforo, o enfermeiro com frequência monitora os níveis de fósforo sérico e documenta e relata os sinais iniciais de hipofosfatemia (apreensão, confusão, alteração no nível de consciência). Se o paciente apresentar hipofosfatemia leve, o consumo de alimentos como leite e laticínios, carnes de vísceras, feijões, nozes, peixe, frango e grãos integrais deve ser incentivado. Com a hipofosfatemia moderada, podem ser prescritas suplementações, como cápsulas de fosfato de potássio e fosfato de sódio (Vallerand & Sanoski, 2019; Yu & Stubbs, 2019).

Para pacientes com hipofosfatemia grave, preparações de fósforo IV estão disponíveis como fosfato de sódio ou potássio. A velocidade de administração do fósforo não deve exceder 3 mmol/hora, e o local deve ser cuidadosamente monitorado, pois podem ocorrer descamação tecidual e necrose com a infiltração. Os níveis séricos de cálcio e os níveis sanguíneos de fosfato devem ser monitorados a intervalos de 6 horas durante a terapia IV.

Excesso de fósforo (hiperfosfatemia)

A hiperfosfatemia é um nível de fósforo sérico que excede 4,5 mg/dℓ (1,45 mmol/ℓ). Níveis anormalmente elevados de fosfato na corrente sanguínea podem ser consequentes a aporte excessivo de fósforo, excreção reduzida de fósforo ou um distúrbio que desloque o fosfato intracelular para o espaço extracelular.

Fisiopatologia

Diversas condições podem levar à hiperfosfatemia; entretanto, a mais comum é a lesão renal, que diminui a excreção urinária de fosfato (Stubbs & Yu, 2019). Quando a insuficiência renal evolui e há comprometimento de 40 a 50% da função renal, pode ocorrer hiperfosfatemia. Outras causas incluem aumento da ingestão ou um desvio de fosfato do espaço intracelular para o extracelular. Condições, como ingestão excessiva de vitamina D, nutrição parenteral total, quimioterapia para doença neoplásica, hipoparatireoidismo, pseudo-hipoparatireoidismo, acidose metabólica ou respiratória, cetoacidose diabética, hemólise aguda, alta ingestão de fosfato, necrose muscular profunda e aumento da absorção de fósforo também podem levar a esse desequilíbrio de fósforo. Hipoparatireoidismo provoca hiperfosfatemia, porque os rins não conseguem inibir a reabsorção renal de fosfato. Os rins reabsorvem o excesso de fosfato para a corrente sanguínea. Pseudo-hipoparatireoidismo é um distúrbio provocado por resistência dos órgãos terminais ao PTH. O uso excessivo de enemas ou laxantes contendo fosfato também pode resultar em hiperfosfatemia. Falsa elevação dos níveis de fosfato na corrente sanguínea pode ocorrer em pacientes com níveis elevados de proteína ou bilirrubina, dislipidemia ou hemólise. A complicação primária do nível aumentado de fósforo é calcificação metastática nos órgãos, nos tecidos moles, nas articulações e nas artérias. Calcificação arterial é um fator de risco para infarto do miocárdio, acidente vascular encefálico e doença arterial periférica (Norris, 2019; Stubbs & Yu, 2019).

Manifestações clínicas

Os sinais e sintomas clínicos podem ser encontrados na Tabela 10.10. A maioria dos sintomas resulta da diminuição dos níveis de cálcio e de calcificações de tecidos moles. A consequência a curto prazo mais importante é a tetania (cãibra muscular grave). Em razão da relação recíproca entre o fósforo e o cálcio, um nível de fósforo sérico alto tende a causar uma concentração de cálcio sérico baixa. Hipocalcemia provoca irritabilidade neuromuscular e espasmos musculares (Bove-Fenderson & Mannstadt, 2018).

A principal consequência a longo prazo é a calcificação de tecidos moles, que ocorre principalmente em pacientes com redução da taxa de filtração glomerular. Níveis séricos de fósforo inorgânico altos promovem a precipitação de fosfato de cálcio em locais não ósseos, que podem diminuir o débito urinário, comprometer a visão e produzir palpitações. Depósitos de cálcio na pele e nos tecidos moles podem provocar prurido (Marcucci, Cianferotti & Brandi, 2018).

Avaliação e achados diagnósticos

À análise laboratorial, o nível de fósforo sérico excede 4,5 mg/dℓ (1,5 mmol/ℓ). O nível de cálcio sérico é útil também para o diagnóstico do distúrbio primário e avaliação dos efeitos dos tratamentos. As radiografias podem revelar alterações esqueléticas com desenvolvimento ósseo anormal. Os níveis de PTH estão diminuídos no hipoparatireoidismo. Os níveis de ureia e creatinina são utilizados para avaliar a função renal (Marcucci et al., 2018).

Manejo clínico

O aporte de fosfato deve ser reduzido e quelantes de fosfato podem ser ingeridos às refeições para reduzir a hiperfosfatemia. Quando possível, o tratamento é direcionado para o distúrbio de base. Por exemplo, a hiperfosfatemia pode estar relacionada com a depleção do volume ou com a acidose respiratória ou metabólica. A correção desses distúrbios pode normalizar o nível sanguíneo de fosfato.

Carbonato de cálcio ou citrato de cálcio são quelantes de fosfato que podem ser prescritos para reduzir os níveis sanguíneos de fosfato. Todavia, monitoramento meticuloso do cálcio é essencial, porque pode ocorrer hipercalcemia. Entre as resinas quelantes de fosfato que não contêm cálcio estão sevelâmer e lantânio. O oxi-hidróxido sucroférrico também pode ser utilizado, sobretudo em pacientes que precisam de suplementação de ferro. Diurese forçada com um diurético de alça ou diurese salina pode ser usada em pacientes com função renal normal. A hemodiálise também pode reduzir os níveis de fósforo (Carfagna, Del Vecchio, Pontoriero et al., 2018).

Manejo de enfermagem

O enfermeiro monitora o paciente de risco para hiperfosfatemia. Se for prescrita dieta com baixo teor de fósforo, o paciente é instruído a evitar alimentos ricos em fósforo, como queijos duros, creme, nozes, carnes, cereais integrais, frutas secas, vegetais secos, rins, sardinhas e alimentos feitos com leite (Shimada, Shutto-Uchita & Yamabe, 2019). Quando apropriado, o enfermeiro instrui o paciente a evitar laxantes e enemas que contenham fosfato. Quando são administrados quelantes de fosfato, os níveis de cálcio também devem ser monitorados. Durante a diurese, o profissional de enfermagem monitora o débito urinário. O enfermeiro também instrui o paciente sobre o reconhecimento dos sinais de hipocalcemia, como cãibras musculares (Goltzman, 2019a).

DESEQUILÍBRIOS DE CLORETO

Cloreto (Cl⁻) é o principal ânion do líquido extracelular. Mantém a integridade celular ao promover o equilíbrio hídrico e mantém o equilíbrio ácido-básico. Sódio e cloreto são eletrólitos que exercem pressão osmótica. O cloreto também está contido nos sucos gástrico e pancreático, no suor, na bile e na saliva. O cloreto e o hidrogênio são expelidos pela célula parietal para o lúmen do estômago, onde se combinam para formar ácido clorídrico. O controle de cloreto depende tanto de sua ingestão quanto da excreção e reabsorção de seus íons nos rins. Uma pequena quantidade de cloreto é eliminada nas fezes (Norris, 2019).

O nível de cloreto sérico normal é de 97 a 107 mEq/ℓ (97 a 107 mmol/ℓ). Na célula, o nível de cloreto é de 4 mEq/ℓ. O nível sérico de cloreto reflete uma alteração na diluição ou na concentração do LEC e faz isso em proporção direta com a concentração de sódio. A osmolalidade sérica também é paralela aos níveis de cloreto. A secreção de aldosterona eleva a reabsorção de sódio, aumentando, assim, a reabsorção de cloreto (Hall, 2016).

O plexo coroide, que secreta liquor no cérebro, depende de sódio e cloreto para atrair água para formar a parte líquida do liquor.

O bicarbonato apresenta uma relação inversa com o cloreto. À medida que o cloreto se movimenta do plasma para dentro dos eritrócitos (denominado *desvio de cloreto*), o bicarbonato se desloca dos eritrócitos de volta para dentro do plasma. Íons hidrogênio são formados, o que ajuda na liberação de oxigênio da hemoglobina (Emmett & Szerlip, 2017a). Quando o nível de algum desses três eletrólitos (sódio, bicarbonato ou cloreto) é perturbado, os outros dois também são afetados. O cloreto auxilia na manutenção do equilíbrio ácido-básico e atua como um tampão na troca de oxigênio e CO_2 nos eritrócitos (Fischbach & Fischbach, 2018). O cloreto é obtido principalmente da dieta como sal culinário. Os desequilíbrios de cloreto são o déficit de cloreto e o excesso de cloreto (Tabela 10.11).

Déficit de cloreto (hipocloremia)

A hipocloremia é um nível de cloreto sérico inferior a 97 mEq/ℓ (97 mmol/ℓ).

Fisiopatologia

A hipocloremia pode ocorrer com drenagem por sonda GI, aspiração gástrica, cirurgia gástrica, assim como vômito e diarreia graves. Administração de soluções IV pobres em cloreto, baixa ingestão de sódio, diminuição dos níveis de sódio sérico, CAD, acidose respiratória crônica, transfusões de sangue maciças, terapia diurética, queimaduras, SIHAD e febre podem causar hipocloremia. A administração de aldosterona, ACTH, corticosteroides, bicarbonato, diuréticos em excesso ou laxantes também diminui os níveis de cloreto sérico. À medida que o cloreto diminui (normalmente em decorrência da depleção do volume), os íons sódio e bicarbonato são retidos pelo rim para equilibrar a perda. O bicarbonato se acumula no LEC, o que eleva o pH, podendo causar a alcalose metabólica hipoclorêmica (Emmett & Szerlip, 2017a).

TABELA 10.11 — Desequilíbrios de cloreto.

Desequilíbrio	Fatores de contribuição	Sinais/sintomas e achados laboratoriais
Déficit de cloreto (hipocloremia) Cloreto sérico < 96 mEq/ℓ	Doença de Addison, redução do aporte ou da absorção de cloreto, cetoacidose diabética não tratada, acidose respiratória crônica, sudorese excessiva, vômito, aspiração gástrica, diarreia, deficiência de sódio e potássio, alcalose metabólica; utilização de diuréticos de alça, osmóticos ou tiazídicos; uso excessivo de bicarbonato, remoção rápida de líquido ascítico com alto conteúdo de sódio, soluções IV que não contêm cloreto (soro glicosado), fístulas e ileostomias drenantes, insuficiência cardíaca, fibrose cística	Agitação, irritabilidade, tremores, cãibras musculares, reflexos tendinosos profundos hiperativos, hipertonicidade, tetania, incursões respiratórias superficiais e lentas, convulsões, arritmias, coma. Os exames laboratoriais mostram: ↓ cloreto sérico, ↓ sódio sérico, ↑ pH, ↑ bicarbonato sérico, ↑ conteúdo total de dióxido de carbono, ↓ nível de cloreto urinário, ↓ potássio sérico
Excesso de cloreto (hipercloremia) Cloreto sérico > 108 mEq/ℓ	Infusões excessivas de cloreto de sódio com perda de água, TCE (retenção de sódio), hipernatremia, lesão renal, uso de corticosteroide, desidratação, diarreia grave (perda de bicarbonato), alcalose respiratória, administração de diuréticos, superdosagem de salicilatos, poliestireno sulfonato de sódio, acetazolamida, fenilbutazona e utilização de cloreto de amônio, hiperparatireoidismo, acidose metabólica	Taquipneia, letargia, fraqueza, incursões respiratórias profundas e rápidas, declínio no estado cognitivo, débito cardíaco, dispneia, taquicardia, edema Godet positivo, arritmias, coma. Os exames laboratoriais mostram: ↑ cloreto sérico, ↑ potássio e sódio séricos, ↓ pH sérico, ↓ bicarbonato sérico, intervalo aniônico normal, ↑ nível de cloreto urinário

↓: diminuído; ↑: aumentado; IV: via intravenosa. Adaptada de Norris, T. L. (2019). *Porth's pathophysiology: Concepts of altered health state* (10th ed.). Philadelphia, PA: Wolters Kluwer.

Manifestações clínicas

Os sinais e sintomas da hipocloremia estão resumidos na Tabela 10.11. Os sinais e sintomas de hiponatremia, hipopotassemia e alcalose metabólica também podem estar presentes. A alcalose metabólica é um distúrbio que resulta em pH alto e nível de bicarbonato sérico alto como resultado do excesso de ingestão de álcalis ou da perda de íons hidrogênio. Com a compensação, a pressão parcial do CO_2 no sangue arterial (Pa_{CO_2}) aumenta para 50 mmHg. Pode resultar em hiperexcitabilidade muscular, tetania, RTP hiperativos, fraqueza, contração e cãibras musculares. A hipopotassemia pode causar hipocloremia, que resulta em arritmias cardíacas. Além disso, considerando que níveis de cloreto baixos são paralelos a níveis de sódio baixos, pode ocorrer excesso de água. A hiponatremia pode causar convulsões e coma (Squiers, 2017).

Avaliação e achados diagnósticos

Além do nível de cloreto, os níveis de sódio e potássio também são avaliados, tendo em vista que esses eletrólitos são eliminados juntamente com o cloreto. A análise de gasometria arterial identifica o desequilíbrio ácido-básico, que normalmente é a alcalose metabólica. O nível de cloreto urinário, que também é verificado, diminui na hipocloremia.

Manejo clínico

O tratamento envolve a correção da causa da hipocloremia e dos desequilíbrios eletrolíticos e ácido-básicos contribuintes. Soro fisiológico (NaCl a 0,9%) ou solução de NaCl a 0,45% são administrados por via intravenosa para repor o cloreto. Se o paciente estiver recebendo um diurético (de alça, osmótico ou tiazídico), ele pode ser descontinuado ou outro diurético pode ser prescrito (Squiers, 2017).

O cloreto de amônio, um agente acidificante, pode ser prescrito para tratar a alcalose metabólica; a dose depende do peso e do nível de cloreto sérico do paciente. Esse agente é metabolizado pelo fígado, e seus efeitos duram aproximadamente 3 dias. Sua utilização deve ser evitada em pacientes com comprometimento da função hepática ou renal (Emmett & Szerlip, 2017b).

Manejo de enfermagem

O enfermeiro monitora o equilíbrio hídrico do paciente, os valores da gasometria arterial e os níveis de eletrólitos séricos. Alterações do nível de consciência do paciente, da força e da movimentação musculares são imediatamente relatadas ao médico. Os sinais vitais são monitorados e a avaliação respiratória é realizada com frequência. O enfermeiro fornece alimentos com alto conteúdo de cloreto e instrui o paciente sobre suas fontes, que incluem suco de tomate, bananas, tâmaras, ovos, queijo, leite, caldo salgado, vegetais enlatados e carnes processadas. Uma pessoa que beba água livre (água sem eletrólitos) ou água engarrafada e que excrete grandes quantidades de cloreto deve ser instruída para evitar beber esse tipo de água (Squiers, 2017).

Excesso de cloreto (hipercloremia)

Existe hipercloremia quando o nível sérico de cloreto excede 107 mEq/ℓ (107 mmol/ℓ). Pode ocorrer hipernatremia, perda de bicarbonato e acidose metabólica com níveis de cloreto altos.

Fisiopatologia

Níveis de cloreto sérico altos quase sempre são exclusivamente o resultado da acidose metabólica hiperclorêmica induzida de modo iatrogênico, originária da administração excessiva de cloreto em relação ao sódio, mais comumente como soro fisiológico, solução de NaCl 0,45% ou solução lactato de Ringer. Essa condição também pode ser causada pela perda de íons bicarbonato pelos rins ou por meio do trato GI com um aumento correspondente nos íons cloreto. Os íons cloreto sob a apresentação de sais acidificantes se acumulam, e ocorre acidose com diminuição nos íons bicarbonato. Traumatismo craniano, aumento da perspiração, excesso de produção de hormônio adrenocortical e diminuição da filtração glomerular podem levar a alto nível de cloreto sérico (Squiers, 2017).

Manifestações clínicas

Os sinais e sintomas de hipercloremia são os mesmos da acidose metabólica: hipervolemia e hipernatremia. Ocorrem taquipneia, fraqueza, letargia, respirações profundas e rápidas, redução da capacidade cognitiva e hipertensão. Se não tratada, a hipercloremia pode levar a diminuição no débito cardíaco, arritmias e coma. Um nível de cloreto alto é acompanhado por um nível de sódio alto e retenção de líquido (Squiers, 2017).

Avaliação e achados diagnósticos

O nível de cloreto sérico é de 108 mEq/ℓ (108 mmol/ℓ) ou superior, o nível de sódio sérico é superior a 145 mEq/ℓ (145 mmol/ℓ), o pH sérico é inferior a 7,35 e o nível de bicarbonato sérico é inferior a 22 mEq/ℓ (22 mmol/ℓ). Os níveis urinários de cloreto estão elevados.

Manejo clínico

A correção da causa de base da hipercloremia e a restauração do equilíbrio eletrolítico, hídrico e ácido-básico são essenciais. Soluções IV hipotônicas podem ser administradas para restaurar o equilíbrio. Solução lactato de Ringer pode ser prescrita para converter lactato em bicarbonato no fígado, o que aumenta o nível de bicarbonato e corrige a acidose. Bicarbonato de sódio IV pode ser administrado para aumentar os níveis de bicarbonato, o que leva à excreção renal de íons cloreto, pois o bicarbonato e o cloreto competem pela combinação com o sódio. Diuréticos também podem ser administrados para eliminar o cloreto. Sódio, cloreto e líquidos são restringidos (Squiers, 2017).

Manejo de enfermagem

O monitoramento dos sinais vitais, da gasometria arterial e do equilíbrio hídrico é importante para avaliar o estado do paciente e a efetividade do tratamento. Os achados de avaliação relacionados com os sistemas respiratório, neurológico e cardíaco são documentados, e as alterações são discutidas com o médico. O enfermeiro orienta o paciente sobre a dieta que deve ser seguida para tratar a hipercloremia e manter a hidratação adequada.

DISTÚRBIOS ÁCIDO-BÁSICOS

Distúrbios ácido-básicos geralmente são encontrados na prática clínica, especialmente em unidades de terapia intensiva. A identificação do desequilíbrio ácido-básico específico é importante para verificar a causa de base do distúrbio e determinar o tratamento apropriado.

O pH plasmático é um indicador da concentração de íons hidrogênio (H^+) e mede a acidez ou a alcalinidade do sangue. Mecanismos homeostáticos mantêm o pH dentro de uma variação normal (7,35 a 7,45). Esses mecanismos são compostos de sistemas tampão, rins e pulmões. A concentração de H^+ é extremamente importante: Quanto mais alta a concentração, mais ácida a solução e mais baixo o pH. Quanto mais baixa a concentração de H^+, mais alcalina a solução e mais alto o pH (Larkin & Zimmanck, 2015; Norris, 2019).

Os sistemas tampão previnem alterações importantes no pH dos líquidos corporais por meio da remoção ou liberação de H^+; podem atuar rapidamente para prevenir alterações excessivas na concentração de H^+. Os íons hidrogênio são tamponados por tampões intracelulares e extracelulares. O principal sistema tampão extracelular do corpo é o bicarbonato-ácido carbônico, que é avaliado quando a gasometria arterial é mensurada. Normalmente, existem 20 partes de bicarbonato (HCO_3^-) para 1 parte de ácido carbônico (H_2CO_3). Se essa razão for alterada, o pH será alterado. É a razão de HCO_3^-/H_2CO_3 que é importante na manutenção do pH, não os valores absolutos (Larkin & Zimmanck, 2015; Norris, 2019).

O CO_2 é um ácido em potencial; quando dissolvido em água, torna-se ácido carbônico ($CO_2 + H_2O = H_2CO_3$). Portanto, quando o CO_2 está aumentado, o conteúdo de ácido carbônico também fica aumentado. Quando o nível de CO_2 cai, o nível de ácido carbônico diminui. Se o bicarbonato ou o ácido carbônico estiver elevado ou reduzido de modo que a razão de 20:1 deixe de ser mantida, resulta o desequilíbrio ácido-básico (Larkin & Zimmanck, 2015; Theodore, 2019).

Os sistemas tampão menos importantes no LEC incluem os fosfatos inorgânicos e as proteínas plasmáticas. Os tampões intracelulares incluem proteínas, fosfatos orgânicos e inorgânicos, e, nos eritrócitos, a hemoglobina (Norris, 2019).

Os rins regulam o nível de bicarbonato no LEC; podem regenerar os íons bicarbonato, bem como os reabsorver das células tubulares renais. Na acidose respiratória e na maioria dos casos de acidose metabólica, os rins excretam íons hidrogênio e retêm íons bicarbonato para ajudar a restaurar o equilíbrio. Na alcalose respiratória e metabólica, os rins retêm íons hidrogênio e excretam íons bicarbonato para ajudar a restaurar o equilíbrio. Os rins não conseguem compensar a acidose metabólica criada pela lesão renal. A compensação renal em relação aos desequilíbrios é relativamente lenta (uma questão de horas ou dias) (Larkin & Zimmanck, 2015; Norris, 2019).

Os pulmões, sob o controle da medula, controlam o CO_2 e, assim, o conteúdo de ácido carbônico do LEC. Fazem isso por meio do ajuste da ventilação em resposta à quantidade de CO_2 no sangue arterial. Uma elevação na pressão parcial de CO_2 no sangue arterial (Pa_{CO_2} designada) é um estimulante poderoso para a respiração. É claro que a pressão parcial de oxigênio no sangue arterial (PaO_2 designada) também influencia a respiração. Entretanto, seu efeito não é tão acentuado quanto o daquele produzido pela Pa_{CO_2} (Theodore, 2019).

Na acidose metabólica, os pulmões compensam aumentando a frequência respiratória, causando maior eliminação de CO_2 (para reduzir a carga ácida). Na alcalose metabólica, os pulmões compensam diminuindo a frequência respiratória, causando a retenção de CO_2 (para aumentar a carga ácida).

Para compreender os desequilíbrios ácido-básicos, é importante conhecer a reação química que ocorre na corrente sanguínea para manter a homeostasia. O sistema tampão bicarbonato é demonstrado pela seguinte equação química:

$$CO_2 + H_2O \longleftrightarrow H_2CO_3 \longleftrightarrow H^+ \text{ e } HCO_3^-$$

Nessa equação química, dióxido de carbono (CO_2) e água formam ácido carbônico (H_2CO_3) que se dissocia em H^+ e HCO_3^-. É importante reconhecer que os principais órgãos que controlam o equilíbrio ácido-básico são os pulmões, que controlam os níveis de CO_2, e os rins, que conseguem excretar ou reabsorver os íons necessários para equilibrar o pH. A gasometria arterial é um exame laboratorial que fornece os valores do pH, da Pa_{CO_2}, da PaO_2 e do HCO_3^- do sangue arterial. A gasometria arterial é realizada para diagnosticar desequilíbrios ácido-básicos da corrente sanguínea. A saturação da hemoglobina com oxigênio também pode ser medida por oximetria de pulso e é denominada SaO_2. A variação normal da SaO_2 é de 95 a 100% (Theodore, 2019) (Tabela 10.12).

Se a frequência respiratória diminuir, uma condição denominada hipoventilação, o teor de CO_2 aumentará. A hipoventilação aumenta a retenção de CO_2. A variação normal da Pa_{CO_2} é 35 a 45 mmHg. A hipoventilação pode aumentar a

TABELA 10.12 Valores normais para o sangue arterial e venoso misto.

Parâmetro	Sangue arterial	Sangue venoso misto
pH	7,35 a 7,45	7,32 a 7,42
P_{CO_2}	35 a 45 mmHg	38 a 52 mmHg
P_{O_2}[a]	> 80 mmHg	24 a 48 mmHg
HCO_3^-	22 a 26 mEq/ℓ	19 a 25 mEq/ℓ
Excesso/déficit de base	± 2 mEq/ℓ	± 5 mEq/ℓ
Saturação de oxigênio (SaO_2%)	> 94%	65 a 75%

[a]Nas altitudes de 915 metros e superiores; dependendo da idade. Adaptada de Fischbach, F. & Fischbach, M. (2018). A *manual of laboratory and diagnostic tests* (10th ed.). Philadelphia, PA: Lippincott Williams & Wilkins.

Pa_{CO_2} para níveis superiores a 45 mmHg. Os níveis aumentados de CO_2 deslocam a equação química para a direita, com consequente produção de mais íons H^+ e acidemia. O pH normal da corrente sanguínea é de 7,35 a 7,45. Na acidemia, a corrente sanguínea tem pH inferior a 7,35 (Larkin & Zimmanck, 2015; Norris, 2019).

Se houver aumento da frequência respiratória, uma condição denominada hiperventilação, CO_2 é eliminado pelos pulmões. Se os níveis de CO_2 caírem, a equação é deslocada para a esquerda, retirando H^+ da corrente sanguínea e gerando alcalemia. Na alcalose, o pH da corrente sanguínea é superior a 7,45 (Larkin & Zimmanck, 2015; Norris, 2019).

Se a concentração de H^+ na corrente sanguínea aumentar devido ao acúmulo de ácido láctico, cetoacidose diabética ou por outro motivo, a equação é desviada para a esquerda e mais CO_2 é eliminado pelos pulmões. A frequência respiratória aumenta para excretar CO_2 do corpo em uma tentativa de compensação dos níveis elevados de ácido (Larkin & Zimmanck, 2015; Theodore, 2019).

Se a concentração de íons H^+ na corrente sanguínea diminuir, a equação é deslocada para a direita via uso de mais CO_2 para criar mais H^+. A frequência respiratória diminui em uma tentativa de compensar o acúmulo de CO_2, que produzirá H^+ (Larkin & Zimmanck, 2015; Theodore, 2019).

ACIDOSE METABÓLICA AGUDA E CRÔNICA: DÉFICIT DE BASE BICARBONATO

A acidose metabólica é um distúrbio clínico comum caracterizado por pH baixo, devido a um aumento da concentração de H^+, e concentração de bicarbonato plasmático baixa. A acidose metabólica pode decorrer de ganho de íons hidrogênio ou de perda de íons bicarbonato na corrente sanguínea. Pode ser clinicamente dividida em dois tipos, de acordo com os valores do intervalo aniônico sérico: acidose metabólica de intervalo aniônico alto e acidose metabólica de intervalo aniônico normal. O intervalo aniônico se refere à diferença entre a soma de todos os eletrólitos carregados positivamente (cátions) e a soma de todos os eletrólitos carregados negativamente (ânions) no sangue. Uma vez que a soma dos cátions carregados geralmente é maior que a soma dos ânions carregados na corrente sanguínea, normalmente existe uma disparidade com predominância de cátions, um intervalo denominado intervalo aniônico. O intervalo aniônico reflete os ânions não medidos (fosfatos, sulfatos e proteínas) no plasma que substituem o bicarbonato na acidose metabólica. A determinação do hiato aniônico é necessária quando se analisam pacientes com acidose metabólica, porque pode auxiliar na descoberta da causa da acidose (Emmett & Szerlip, 2018).

O intervalo aniônico pode ser calculado por qualquer uma das fórmulas a seguir:

$$\text{Intervalo aniônico} = Na^+ + K^+ - (Cl^- + HCO_3^-)$$

$$\text{Intervalo aniônico} = Na^+ - (Cl^- + HCO_3^-)$$

O potássio geralmente é omitido da equação por causa de seu nível baixo no plasma; portanto, a segunda equação é utilizada com mais frequência que a primeira (Theodore, 2019).

O valor normal de um intervalo aniônico é de 8 a 12 mEq/ℓ (8 a 12 mmol/ℓ) sem potássio na equação. Se o potássio for incluído na equação, o valor normal para o intervalo aniônico é de 12 a 16 mEq/ℓ (12 a 16 mmol/ℓ). Os ânions não medidos no soro normalmente são responsáveis por menos de 16 mEq/ℓ da produção de ânions. As condições associadas à acidose metabólica podem ser diferenciadas de acordo com o hiato aniônico; a acidose metabólica pode ter hiato aniônico normal ou elevado. Determina-se que uma pessoa diagnosticada com acidose metabólica apresenta acidose metabólica de intervalo aniônico normal se o intervalo aniônico estiver dentro da sua variação normal (8 a 12 mEq/ℓ). Um intervalo aniônico superior a 16 mEq/ℓ (16 mmol/ℓ) sugeriria acúmulo excessivo de ânions não medidos e indicaria uma acidose metabólica com intervalo aniônico alto. O intervalo aniônico ocorre porque nem todos os eletrólitos são medidos. Mais ânions que cátions não são medidos (Emmett & Szerlip, 2018).

Fisiopatologia

A acidose metabólica de intervalo aniônico normal resulta da perda direta de bicarbonato, como em diarreia, fístulas intestinais inferiores, ureterostomias, uso de diuréticos; insuficiência renal inicial; administração excessiva de cloreto; e administração de nutrição parenteral sem bicarbonato ou solutos que produzam bicarbonato (p. ex., lactato) (Emmett & Szerlip, 2018).

A acidose metabólica com hiato aniônico elevado ocorre quando existe acúmulo excessivo de ácidos. O hiato aniônico

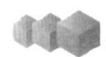

Alerta de domínio de conceito

A acidose metabólica é caracterizada por pH baixo e concentração de bicarbonato plasmático baixa. Os enfermeiros precisam lembrar que um intervalo aniônico é calculado primariamente para identificar a causa (patologia) da acidose metabólica.

	Intervalo aniônico reduzido ou negativo	Intervalo aniônico normal	Intervalo aniônico alto
Intervalo aniônico sem potássio	< 8	8 a 12 mEq/ℓ	> 12
Intervalo aniônico com potássio	< 12	12 a 16 mEq/ℓ	> 16
Significado clínico	Hipoproteinemia	Acidose metabólica de intervalo aniônico normal	Acidose metabólica de intervalo aniônico alto

elevado ocorre na acidose láctica, na intoxicação por salicilato (ácido acetilsalicílico), na insuficiência renal, na intoxicação por metanol, etilenoglicol ou propilenoglicol, cetoacidose diabética e cetoacidose associada à inanição. A elevada concentração de íons hidrogênio, em decorrência dos ácidos existentes, é neutralizada e tamponada por HCO_3^- e isso provoca redução da concentração de bicarbonato e depleção desse íon. Outros ânions na corrente sanguínea são "convocados" para neutralizar a acidez elevada no sangue. Em todos esses casos, níveis anormalmente elevados de ânions são usados para neutralizar os íons H^+, que aumentam o hiato aniônico para além dos limites da normalidade (hiato aniônico alto) (Emmett & Szerlip, 2019).

Manifestações clínicas

Os sinais e sintomas de acidose metabólica variam conforme a gravidade da acidose, mas incluem cefaleia, confusão, sonolência, aumento da frequência e da profundidade respiratórias, náuseas e vômitos. Ocorrem vasodilatação periférica e diminuição do débito cardíaco quando o pH cai para menos de 7. Outros achados da avaliação física incluem diminuição da pressão arterial, pele fria e pegajosa, arritmias e choque. A acidose metabólica crônica é causada primariamente por nefropatia crônica, porque rins disfuncionais não excretam ácido (Emmett & Szerlip, 2018; Kovesdy, 2018).

Avaliação e achados diagnósticos

Os valores da gasometria arterial são utilizados no diagnóstico de desequilíbrios ácido-básicos, tais como acidose metabólica. As alterações esperadas à gasometria incluem nível de bicarbonato baixo (inferior a 22 mEq/ℓ) e pH sanguíneo baixo (inferior a 7,35). A característica mais importante da acidose metabólica é a diminuição no nível de bicarbonato sérico. Nas condições de acidose, a concentração de H^+ está elevada e a bomba celular de sódio-potássio "joga" H^+ para dentro das células em vez de K^+. Portanto, potássio se acumula na corrente sanguínea na acidose metabólica como resultado do deslocamento de potássio para fora das células (Theodore, 2019). Posteriormente, quando a acidose é corrigida e o pH normalizado, a bomba celular faz com que o potássio se movimente de volta para dentro das células e pode ocorrer hipopotassemia. Os níveis sanguíneos de potássio precisam ser monitorados atentamente. O monitoramento do ECG é recomendado, porque as alterações das concentrações de potássio na corrente sanguínea podem provocar arritmias (Palmer & Clegg, 2016a).

Na acidose metabólica os pulmões compensam as altas concentrações de H^+ por meio de hiperventilação para reduzir o nível de CO_2, que por sua vez reduz a concentração de H^+ (ver equação do ácido carbônico). O cálculo do intervalo aniônico é útil na determinação da causa da acidose metabólica. Existem determinadas condições que provocam acidose metabólica com hiato aniônico elevado e outras que provocam acidose metabólica com hiato aniônico normal (Tabela 10.13).

Manejo clínico

O tratamento é direcionado para a correção do desequilíbrio metabólico. Se o problema resultar da ingestão excessiva de cloreto, o tratamento terá por objetivo a eliminação da fonte de cloreto. Quando necessário, é administrado bicarbonato; entretanto, a administração de bicarbonato de sódio durante uma parada cardíaca pode resultar em acidose intracelular paradoxal. Podem ocorrer hiperpotassemia com a acidose e hipopotassemia com a reversão da acidose e a subsequente movimentação de potássio de volta para as células. Por conseguinte, o nível de potássio sérico é cuidadosamente monitorado, e a hipopotassemia é corrigida à medida que a acidose é revertida (Mount, 2017c).

Na acidose metabólica crônica, os níveis de cálcio sérico baixos são tratados antes da acidose metabólica crônica para evitar a tetania que resulta de aumento no pH e de diminuição no cálcio ionizado. Podem ser administrados agentes alcalinizantes. As modalidades de tratamento também podem incluir hemodiálise ou diálise peritoneal (Goltzman, 2019b).

ALCALOSE METABÓLICA AGUDA E CRÔNICA: EXCESSO DE BASE BICARBONATO

A alcalose metabólica é um distúrbio clínico caracterizado por pH alto (diminuição da concentração de H^+) e concentração de bicarbonato

TABELA 10.13 Resumo de distúrbios ácido-básicos isolados e suas respostas compensatórias.

Desequilíbrios ácido-básicos	Distúrbio primário	Compensação respiratória e resposta esperada[a]	Compensação renal e resposta esperada[a,b]
Acidose metabólica	↓ pH e HCO_3^- HCO_3^- < 22 mEq/ℓ	↑ ventilação e ↓ P_{CO_2} *1 mEq/ℓ ↓ HCO_3^- → 1 a 1,2 mmHg ↓ P_{CO_2}*	↑ Excreção de H^+ e ↑ reabsorção de HCO_3^- se não houver doença renal
Alcalose metabólica	↑ pH e HCO_3^- HCO_3^- > 26 mEq/ℓ	↓ ventilação e ↑ P_{CO_2} *1 mEq/ℓ ↑ HCO_3^- → 0,7 mmHg ↑ P_{CO_2}*	↓ Excreção de H^+ e ↓ reabsorção de HCO_3^- se não houver doença renal
Acidose respiratória	↓ pH e ↑ P_{CO_2} P_{CO_2} > 45 mmHg	Nenhuma	↑ Excreção de H^+ e ↑ reabsorção de HCO_3^- *Aguda: 1 mmHg ↑ P_{CO_2} → 0,1 mEq/ℓ ↑ HCO_3^-* *Crônica: 1 mmHg ↑ P_{CO_2} → 0,3 mEq/ℓ ↑ HCO_3^-*
Alcalose respiratória	↑ pH e ↓ P_{CO_2} P_{CO_2} < 35 mmHg	Nenhuma	↓ Excreção de H^+ e ↓ reabsorção de HCO_3^- *Aguda: 1 mmHg ↓ P_{CO_2} → 0,2 mEq/ℓ ↓ HCO_3^-* *Crônica: 1 mmHg ↓ P_{CO_2} → 0,4 mEq/ℓ ↓ HCO_3^-*

Nota: As respostas compensatórias esperadas estão em *itálico*. [a]Se os valores sanguíneos forem iguais aos valores compensatórios esperados, está presente um distúrbio ácido-básico único; se os valores forem diferentes, está presente um distúrbio ácido-básico misto. [b]A compensação renal aguda refere-se a uma duração de minutos a várias horas; a compensação renal crônica refere-se a uma duração de vários dias. Reproduzida, com autorização, de Norris, T. L. (2019). *Porth's pathophysiology: Concepts of altered health state* (10th ed.). Philadelphia, PA: Wolters Kluwer.

plasmático alta. Pode ser causada por ganho de bicarbonato ou perda de H^+ (Emmett & Szerlip, 2017a; Norris, 2019).

Fisiopatologia

Uma causa comum de alcalose metabólica é o vômito intenso ou a aspiração gástrica que causa perda de íons hidrogênio e cloreto. O distúrbio também ocorre na estenose pilórica, na qual apenas o líquido gástrico é eliminado. O líquido gástrico apresenta um pH ácido (normalmente de 1 a 3), e a perda desse líquido altamente acídico puxa íons H^+ da corrente sanguínea para reabastecer o ácido gástrico. Como resultado, a corrente sanguínea perde íons H^+ e se torna alcalótica. Outras situações que predispõem à alcalose metabólica incluem aquelas associadas à perda de potássio, como terapia com diurético não poupador de potássio (p. ex., tiazídicos, furosemida), e secreção de ACTH (como no hiperaldosteronismo e na síndrome de Cushing) (Emmett & Szerlip, 2017a; Norris, 2019).

A hipopotassemia produz alcalose de dois modos: (1) quando a concentração de íons K^+ está baixa na corrente sanguínea, os néfrons reabsorvem K^+ para a corrente sanguínea e secretam íons H^+ para o líquido tubular que é excretado na urina e (2) quando a concentração de íons K^+ está baixa na corrente sanguínea, o potássio intracelular sai das células para o LEC, e enquanto os íons potássio saem das células, os íons hidrogênio precisam entrar nas células para manter a eletroneutralidade (Mount, 2017c). A ingestão excessiva de álcalis provenientes de antiácidos que contêm bicarbonato ou a utilização de bicarbonato de sódio durante a reanimação cardiopulmonar também podem causar alcalose metabólica (Emmett & Szerlip, 2017b).

A alcalose metabólica crônica pode decorrer de terapia com diuréticos (tiazídicos ou furosemida) a longo prazo, adenoma viloso no sistema digestório, drenagem externa de líquidos gástricos, depleção de potássio significativa, fibrose cística e ingestão crônica de leite e carbonato de cálcio (Emmett & Szerlip, 2017b).

Manifestações clínicas

Na alcalose, a concentração de íons H^+ está diminuída na corrente sanguínea, deixando proteínas com carga elétrica negativa que atraem outros íons positivos. Os íons cálcio (Ca^{++}) se ligam a essas proteínas. Enquanto os íons cálcio se ligam às proteínas na corrente sanguínea, a concentração dos íons Ca^{++} livres diminui na corrente sanguínea e ocorre hipocalcemia. A alcalose é manifestada primariamente por sintomas relacionados com hipocalcemia, como formigamento dos dedos e artelhos, tontura e tetania (cãibras musculares). Como é a fração ionizada do cálcio que é reduzida na alcalose metabólica, os sintomas neuromusculares devido à hipocalcemia com frequência são os sintomas predominantes (Emmett & Szerlip, 2017c).

Os pulmões tentam compensar a alcalose metabólica por meio de alentecimento da frequência respiratória, que aumenta a retenção de CO_2 e, por sua vez, aumenta a concentração sanguínea de H^+ (ver equação de ácido carbônico). Se os rins forem funcionais, ocorre aumento da excreção renal de HCO_3^- e conservação de H^+ em uma tentativa de reduzir a alcalinidade da corrente sanguínea. Enquanto o pH sanguíneo se eleva na acidose metabólica, os íons H^+ são reabsorvidos para a corrente sanguínea para neutralizar o sangue. Enquanto os néfrons aumentam a reabsorção dos íons H^+, eles excretam K^+ e ocorre hipopotassemia (Larkin & Zimmanck, 2015). Na hipopotassemia é frequente o achado de onda U proeminente no ECG e podem ocorrer distúrbios do ritmo ventricular, como extrassístoles ventriculares. A hipopotassemia também pode resultar em redução da motilidade do tubo digestório e íleo paralítico (Emmett & Szerlip, 2017c).

Avaliação e achados diagnósticos

Na alcalose metabólica, a gasometria arterial mostra pH superior a 7,45 e concentração sérica de bicarbonato superior a 26 mEq/ℓ (ver valores normais da gasometria arterial na Tabela 10.12). A Pa_{CO_2} aumenta à medida que os pulmões tentam compensar o excesso de bicarbonato por meio da retenção de CO_2. Essa hipoventilação é mais acentuada em pacientes que estejam semiconscientes, inconscientes ou debilitados do que em pacientes lúcidos. Por causa da hipoventilação, o paciente pode desenvolver hipoxemia (Emmett & Szerlip, 2017c).

Os níveis de cloreto urinário podem ajudar a identificar a causa da alcalose metabólica se a anamnese do paciente fornecer informações inadequadas. A alcalose metabólica é a condição na qual a concentração de cloreto urinário pode ser uma estimativa mais precisa do volume de líquido que a concentração de sódio urinário. As concentrações urinárias de cloreto podem ajudar a determinar a causa da alcalose metabólica. As concentrações de cloreto urinário podem ser usadas para diferenciar entre vômito, terapia com diurético e secreção excessiva de adrenocorticosteroide como a causa da alcalose metabólica. Em pacientes com vômito ou fibrose cística, naqueles que recebem repleção nutricional e naqueles que recebem terapia com diurético, a hipovolemia e a hipocloremia produzem concentrações de cloreto urinário inferiores a 25 mEq/ℓ. Os sinais de hipovolemia não estão presentes, e a concentração de cloreto urinário excede 40 mEq/ℓ em pacientes com excesso de mineralocorticoide ou carregamento de álcalis; esses pacientes normalmente apresentam expansão do volume de líquido (Emmett & Palmer, 2019).

Manejo clínico

O tratamento da alcalose metabólica aguda e crônica é direcionado à correção do distúrbio ácido-básico subjacente. Como a depleção de volume é comum nos casos de perdas de H^+ pelo sistema digestório, é preciso monitorar cuidadosamente o balanço hídrico dos pacientes.

O tratamento inclui a restauração do volume de líquido normal por meio da administração de soro fisiológico, porque a depleção de volume contínua perpetua a alcalose. Em pacientes com hipopotassemia, o potássio é administrado sob a apresentação de KCl para repor as perdas de K^+ e de Cl^-. Inibidores da bomba de prótons (p. ex., omeprazol) são preconizados para reduzir a produção gástrica de ácido clorídrico (HCl, solução aquosa de cloreto de hidrogênio). A redução do HCl, por sua vez, diminui a perda de HCl em razão da aspiração gástrica na alcalose metabólica. Inibidores de anidrase carbônica (p. ex., acetazolamida) são úteis no tratamento da alcalose metabólica em pacientes que não possam tolerar a rápida expansão do volume (p. ex., pacientes com insuficiência cardíaca). Os inibidores da anidrase carbônica atuam no néfron para aumentar a excreção de bicarbonato (Mehta & Emmett, 2018).

ACIDOSE RESPIRATÓRIA AGUDA E CRÔNICA: EXCESSO DE ÁCIDO CARBÔNICO

A alcalose respiratória é um distúrbio clínico no qual o pH é inferior a 7,35 e a Pa_{CO_2} é superior a 45 mmHg. Pode ser aguda ou crônica.

Fisiopatologia

A acidose respiratória ocorre por causa da excreção inadequada de CO_2 com ventilação inadequada, que resulta em elevação das concentrações de CO_2 plasmático e, consequentemente, aumento dos níveis de ácido carbônico. Além de Pa_{CO_2} elevada, a ventilação inadequada normalmente causa diminuição na Pa_{O_2}. A acidose respiratória aguda ocorre em situações de emergência, como edema pulmonar agudo, aspiração de objeto estranho, atelectasia, pneumotórax e superdosagem de sedativos, bem como em situações não emergenciais, como apneia do sono associada à obesidade grave, pneumonia grave e síndrome de angústia respiratória aguda. Acidose respiratória ocorre frequentemente em pacientes com formas graves de doença pulmonar obstrutiva crônica (DPOC) quando os pacientes apresentam descompensação aguda devido a infecção respiratória ou insuficiência cardíaca. Acidose respiratória também pode ocorrer em doenças que comprometem a função dos músculos respiratórios e provocam hipoventilação. Esses distúrbios incluem escoliose grave, distrofia muscular, esclerose múltipla, miastenia *gravis* e síndrome de Guillain-Barré (Feller-Kopman & Schwartzstein, 2017).

Manifestações clínicas

Os sinais clínicos na acidose respiratória aguda e crônica variam. Acidose respiratória aguda pode ocorrer devido a hipercapnia (elevação da Pa_{CO_2}) abrupta que promove elevação da frequência de pulso arterial, da pressão arterial e da frequência respiratória. O paciente se queixa de confusão, desorientação ou diminuição do nível de consciência. Uma Pa_{CO_2} elevada, superior a 60 mmHg, causa vasodilatação vascular cerebral reflexiva e aumento do fluxo sanguíneo cerebral. A fibrilação ventricular pode ser o primeiro sinal de acidose respiratória em pacientes anestesiados (Feller-Kopman & Schwartzstein, 2017).

Se a acidose respiratória for grave, a pressão intracraniana pode aumentar, resultando em papiledema e vasos sanguíneos conjuntivos dilatados. A acidose pode provocar hiperpotassemia, porque a concentração de íons hidrogênio sobrepuja os mecanismos compensatórios. A acidose faz com que os íons H^+ se desloquem para dentro das células, com consequente desvio dos íons potássio para fora das células. A seguir, a corrente sanguínea recebe mais íons potássio (ou seja, hiperpotassemia) (Mount, 2017c).

A acidose respiratória crônica ocorre com doenças pulmonares, como DPOC, incluindo enfisema e bronquite crônica, apneia do sono obstrutiva e obesidade. Desde que a Pa_{CO_2} não exceda a capacidade do corpo de compensar, o paciente será assintomático. Entretanto, se a Pa_{CO_2} aumentar rapidamente, a vasodilatação cerebral reflexiva aumentará a pressão intracraniana, desenvolvendo cianose e taquipneia. Pacientes com DPOC de evolução lenta acumulam gradativamente CO_2 por períodos prolongados (meses a anos) e o corpo se acostuma com os níveis elevados de CO_2. Pacientes com DPOC de longa data podem não apresentar sinais/sintomas de hipercapnia, porque houve tempo para ocorrerem alterações renais compensatórias (Feller-Kopman & Schwartzstein, 2017).

Avaliação e achados diagnósticos

Na acidose respiratória, a análise da gasometria arterial revela um pH inferior a 7,35, uma Pa_{CO_2} superior a 45 mmHg e variação no nível de bicarbonato, dependendo da duração da acidose respiratória aguda. Quando ocorre compensação por um período prolongado e já ocorreu plena retenção renal de bicarbonato, o bicarbonato neutraliza a acidose. O pH arterial está dentro dos limites inferiores da normalidade (p. ex., pH = 7,35). Dependendo da causa da acidose respiratória, outras medidas diagnósticas incluem monitoramento dos níveis de eletrólitos séricos, radiografia torácica para a determinação de infecção das vias respiratórias ou outra doença, e triagem medicamentosa se houver suspeita de superdosagem. O monitoramento eletrocardiográfico é preconizado para identificar qualquer envolvimento cardíaco consequente a DPOC (Feller-Kopman & Schwartzstein, 2017).

Manejo clínico

O tratamento é direcionado para a melhora da ventilação nas formas agudas e crônicas de acidose respiratória. Medidas exatas variam de acordo com a causa da ventilação inadequada. Com frequência, agentes farmacológicos são usados. Por exemplo, broncodilatadores ajudam a reduzir o broncospasmo e aumentar a ventilação; antibióticos são utilizados para infecções respiratórias; e trombolíticos ou anticoagulantes são utilizados para êmbolos pulmonares (Stoller, 2019).

A fisioterapia pulmonar e o tratamento de nebulização podem ser usados para limpar o trato respiratório do muco e da drenagem purulenta. A hidratação adequada (2 a 3 ℓ/dia) é indicada para manter as membranas mucosas úmidas e diminuir a viscosidade das mucosas, facilitando, assim, a remoção de secreções. Oxigênio suplementar, em baixas concentrações, é administrado de acordo com a necessidade (Aboussouan, 2018).

A ventilação mecânica, usada de modo apropriado, pode ser necessária para melhorar a ventilação pulmonar. A Pa_{CO_2} deve ser reduzida lenta e gradualmente por meio de ventilação mecânica. A ventilação mecânica pode causar perda ventilatória rápida demais de CO_2, resultando em retirada rápida demais de H^+ da corrente sanguínea. Se houver perda rápida de H^+, a corrente sanguínea se torna acidótica demais. Os rins não conseguem eliminar bicarbonato rápido o suficiente para evitar a alcalose e a ocorrência de convulsões (Feller-Kopman & Schwartzstein, 2017).

ALCALOSE RESPIRATÓRIA AGUDA E CRÔNICA: DÉFICIT DE ÁCIDO CARBÔNICO

A alcalose respiratória é uma condição clínica na qual o pH arterial é superior a 7,45 e a Pa_{CO_2} é inferior a 35 mmHg. Assim como na acidose respiratória, condições agudas e crônicas podem causar esse distúrbio ácido-básico.

> **Alerta de enfermagem: Qualidade e segurança**
>
> Se a Pa_{CO_2} for cronicamente superior a 50 mmHg, o centro respiratório se torna relativamente insensível ao CO_2 como um estimulante respiratório, tornando a hipoxemia o principal impulso para a respiração. Pacientes com DPOC de longa data respiram independentemente graças a um impulso hipóxico. A administração de oxigênio em altas concentrações pode remover o estímulo da hipoxemia. O paciente pode perder o estímulo ventilatório independente e entrar em insuficiência respiratória. Portanto, oxigênio é administrado com extrema cautela nos pacientes com DPOC de longa data.

Fisiopatologia

A alcalose respiratória é causada por hiperventilação, que provoca perda ou "descarregamento" excessivo de CO_2 e, por conseguinte, há diminuição na concentração de ácido carbônico plasmático (ver equação de ácido carbônico). As causas incluem ansiedade extrema, como transtorno do pânico, hipoxemia, intoxicação por salicilato, sepse por microrganismos gram-negativos e configurações de ventilador inadequadas.

A alcalose respiratória crônica resulta de hipocapnia crônica que leva à redução da concentração sérica de H^+, resultando em alcalose. Insuficiência hepática crônica e tumores cerebrais podem provocar hiperventilação crônica que leva à alcalose respiratória crônica (Schwartzstein, Richards, Edlow et al., 2018).

Manifestações clínicas

Os sinais clínicos de alcalose respiratória incluem sensação de desmaio e incapacidade de se concentrar devido a constrição arterial cerebral e redução do fluxo sanguíneo cerebral, dormência e formigamento consequentes a redução da ionização do cálcio na corrente sanguínea, tinido e, às vezes, perda da consciência. Os efeitos cardíacos da alcalose respiratória incluem taquicardia e arritmias ventriculares e atriais (Schwartzstein et al., 2018).

Avaliação e achados diagnósticos

A análise da gasometria arterial auxilia no diagnóstico de formas agudas e crônicas de alcalose respiratória. No estado agudo, o pH está elevado, acima do normal (superior a 7,45), como resultado de uma Pa_{CO_2} baixa e um nível de bicarbonato normal. Os rins levam dias para compensar desequilíbrios ácido-básicos. Portanto, os rins não conseguem modificar o nível de bicarbonato na corrente sanguínea rápido o suficiente e se torna necessária a intervenção médica (Norris, 2019).

No estado compensado da alcalose respiratória crônica, os rins tiveram tempo suficiente para reduzir o nível de bicarbonato até uma faixa quase normal. A avaliação dos eletrólitos séricos é indicada para identificar quedas dos níveis de potássio, porque hidrogênio é retirado das células em troca de potássio. Nível reduzido de cálcio pode ocorrer, porque a alcalose grave inibe a ionização de cálcio, resultando em tetania e espasmos das mãos e dos pés. Nível reduzido de fosfato pode ser decorrente de alcalose, porque há captação aumentada de fosfato pelas células. O rastreamento toxicológico deve ser realizado para descartar a possibilidade de intoxicação por salicilato (especificamente ácido acetilsalicílico) (Schwartzstein et al., 2018).

Manejo clínico

O tratamento depende da causa subjacente exata da alcalose respiratória. Se a causa for ansiedade, o paciente é instruído a respirar mais lentamente para possibilitar o acúmulo de CO_2, ou a respirar em um sistema fechado (como um saco de papel ou máscara reinalante de CO_2). Um agente ansiolítico pode ser necessário para aliviar a hiperventilação em pacientes muito ansiosos. O tratamento de outras causas de alcalose respiratória é direcionado à correção do problema de base.

DISTÚRBIOS ÁCIDO-BÁSICOS MISTOS

Os pacientes podem apresentar simultaneamente dois ou mais distúrbios ácido-básicos independentes. Um pH normal na presença de alterações na Pa_{CO_2} e na concentração de HCO_3^- plasmático sugere imediatamente um distúrbio misto. Um exemplo de distúrbio misto é a ocorrência simultânea de acidose metabólica por acúmulo de ácido láctico e acidose respiratória por hipoventilação. Os dois distúrbios resultam em acúmulo excessivo de ácido na corrente sanguínea devido a insuficiência respiratória e parada cardíaca (Emmett & Palmer, 2018b).

Compensação

Em geral, os sistemas pulmonar e renal se compensam entre si para retornar o pH ao normal. Em um distúrbio ácido-básico único, o sistema que não causa o problema tenta compensar ao retornar a razão de bicarbonato–ácido carbônico até a normal de 20:1. Os pulmões compensam os distúrbios metabólicos por meio de modificação da excreção de CO_2; a hipoventilação promove acúmulo de CO_2, enquanto a hiperventilação provoca perda de CO_2. Os rins compensam os distúrbios respiratórios ao alterar a reabsorção de bicarbonato e a secreção de H^+ (Norris, 2019; Theodore, 2019).

Na acidose respiratória, o excesso de hidrogênio no sangue é excretado na urina em troca de íons bicarbonato que são conservados. Na alcalose respiratória, a excreção renal de bicarbonato se eleva, e os íons hidrogênio são retidos. Na acidose metabólica, a frequência respiratória aumenta como medida compensatória, além de ocorrer retenção de bicarbonato pelos rins. Na alcalose metabólica, o sistema respiratório compensa ao diminuir a ventilação para manter o CO_2 e aumentar a Pa_{CO_2}, que por sua vez aumenta o ácido carbônico. Como os pulmões respondem aos distúrbios ácido-básicos em minutos, a compensação de desequilíbrios metabólicos ocorre mais rápido que a compensação renal de desequilíbrios respiratórios (Norris, 2019; Theodore, 2019).

A Tabela 10.13 resume os efeitos de compensação.

Análise de gasometria

A análise de gasometria é utilizada com frequência para identificar o distúrbio ácido-básico específico e o grau de compensação ocorrido. A análise normalmente tem por base uma amostra de sangue arterial; entretanto, se uma amostra arterial não puder ser obtida, uma amostra venosa mista pode ser utilizada (Theodore, 2019). Os resultados da análise de gasometria arterial fornecem informações sobre a ventilação alveolar, a oxigenação e o equilíbrio ácido-básico. É necessário avaliar as concentrações séricas de eletrólitos (p. ex., sódio, potássio, cloreto), bem como a gasometria arterial, porque as concentrações de eletrólitos geralmente são influenciadas por desequilíbrios ácido-básicos. Anamnese, exame físico, resultados de gasometria anterior e eletrólitos séricos devem sempre fazer parte da avaliação utilizada para determinar a causa do distúrbio ácido-básico (Larkin & Zimmanck, 2015). A resposta a conjuntos isolados de resultados de gasometria sem tais dados pode levar a erros sérios na interpretação. O tratamento da condição de base normalmente corrige os distúrbios ácido-básicos (Boxe 10.3).

FLUIDOTERAPIA PARENTERAL

O termo dieta zero significa que o paciente não pode ingerir alimentos líquidos ou sólidos. A hidratação venosa, também denominada **hidratação por via parenteral**, é prescrita para pacientes em dieta zero. A hidratação venosa pode ser iniciada

Boxe 10.3 AVALIAÇÃO
Avaliação da gasometria arterial

As etapas a seguir são recomendadas para avaliar os valores da gasometria arterial. Elas têm por base a presunção de que os valores médios são:
pH = 7,35 a 7,45
Pa_{CO_2} = 35 a 45 mmHg
HCO_3^- = 24 a 27 mEq/ℓ

1. *Primeiro, observe o pH*. Ele pode estar alto, baixo ou normal, como se segue:
    Um pH normal pode indicar gasometrias perfeitamente normais *ou* pode indicar um desequilíbrio *compensado*. Um desequilíbrio compensado é aquele no qual o corpo pôde corrigir o pH por meio de alterações respiratórias ou metabólicas (dependendo do problema primário). Por exemplo, um paciente com acidose metabólica primária inicia com um nível de bicarbonato baixo, mas um nível de CO_2 normal. Logo depois, os pulmões tentam compensar o desequilíbrio ao exalar grandes quantidades de CO_2 (hiperventilação). Em outro exemplo, um paciente com acidose respiratória primária inicia com um nível de CO_2 alto; logo depois, os rins tentam compensar ao reter bicarbonato. Se o mecanismo compensatório puder restaurar a razão de bicarbonato–ácido carbônico de volta para 20:1, a compensação total (e, assim, o pH normal) será alcançada.
    pH > 7,45 (alcalose)
    pH < 7,35 (acidose)
    pH = 7,4 (normal)

2. A próxima etapa é determinar a causa primária do desequilíbrio. Isso é realizado por meio da avaliação da Pa_{CO_2} e do HCO_3^- em relação ao pH.

    Exemplo: pH > 7,45 (alcalose)
    a. Se a Pa_{CO_2} for < 35 mmHg, o distúrbio primário é a alcalose respiratória. (Tal situação ocorre quando um paciente hiperventila e "descarrega" muito CO_2. Lembre-se de que o CO_2 dissolvido em água se torna ácido carbônico, o lado ácido do "sistema tampão ácido carbônico–bicarbonato".)
    b. Se o HCO_3^- for > 27 mEq/ℓ, o distúrbio primário é a alcalose metabólica. (Tal situação ocorre quando o corpo ganha muito bicarbonato, uma substância alcalina. O bicarbonato é o lado básico ou alcalino do "sistema tampão ácido carbônico–bicarbonato".)

    Exemplo: pH < 7,35 (acidose)
    c. Se a Pa_{CO_2} for > 40 mmHg, o distúrbio primário é a acidose respiratória. (Tal situação ocorre quando um paciente hipoventila e, assim, retém muito CO_2, uma substância acídica.)
    d. Se o HCO_3^- for < 24 mEq/ℓ, o distúrbio primário é a acidose metabólica. (Tal situação ocorre quando o nível de bicarbonato do corpo cai, seja por causa da perda direta de bicarbonato ou em decorrência de ganhos de ácidos, tais como ácido láctico ou cetonas.)

3. A próxima etapa envolve determinar se a compensação teve início. Isso é feito ao verificar o outro valor que não o distúrbio primário. Se estiver se movendo na mesma direção que o valor primário, a compensação está em andamento. Considere os gases a seguir.
    O primeiro conjunto (1) indica acidose respiratória aguda sem compensação (a Pa_{CO_2} está alta, o HCO_3^- está normal).
    O segundo conjunto (2) indica acidose respiratória crônica. Observe que ocorreu compensação – ou seja, o HCO_3^- foi elevado até um nível apropriado para equilibrar a Pa_{CO_2} alta e produzir um pH normal.

	pH	Pa_{CO_2}	HCO_3^-
(1)	7,2	60 mmHg	24 mEq/ℓ
(2)	7,4	60 mmHg	37 mEq/ℓ

4. Podem ocorrer dois distúrbios ácido-básicos distintos simultaneamente. Esses podem ser identificados quando o pH não explica uma das alterações. Quando a Pa_{CO_2} está ↑ e o HCO_3 está ↓, coexistem acidose respiratória e acidose metabólica. Quando a Pa_{CO_2} está ↓ e o HCO_3 está ↑, coexistem alcalose respiratória e alcalose metabólica.

    Exemplo: Acidose metabólica e respiratória
    a. pH   7,2   pH diminuído (indica acidose)
    b. Pa_{CO_2} 52   pH aumentado (indica acidose respiratória)
    c. HCO_3 13 HCO_3 diminuído (indica acidose metabólica)

5. Se existir acidose metabólica, então calcule o intervalo aniônico (IA) para determinar a causa da acidose metabólica (IA *versus* não IA):

    $$IA = Na - (Cl^- + HCO_3^-)$$
    Intervalo aniônico normal = 10 a 14 mmol/ℓ

6. Avalie o paciente para determinar se os sinais clínicos e sintomas são compatíveis com a análise ácido-básica.

Adaptado de Fischbach, F. & Fischbach, M. (2018). A *manual of laboratory and diagnostic tests* (10th ed.). Philadelphia, PA: Lippincott Williams & Wilkins.

---

para reposição volêmica em várias situações clínicas, tais como hospitais, ambulatórios clínicos e cirúrgicos, centros diagnósticos e atendimento domiciliar. As soluções IV também podem ser usadas para administrar medicamentos e fornecer nutrientes.

FINALIDADE

A escolha de uma solução IV depende da finalidade da sua administração. Em geral, as soluções IV são administradas para alcançar um ou mais dos seguintes objetivos:

- Fornecer água, eletrólitos e nutrientes para atender às necessidades diárias
- Repor água e corrigir déficits eletrolíticos
- Administrar medicamentos e hemoderivados.

As soluções IV contêm glicose e/ou eletrólitos misturados em diversas proporções com água. A água destilada e sem eletrólitos nunca pode ser administrada por meio da via intravenosa, pois entra rapidamente nos eritrócitos e causa sua ruptura (Sterns, 2017b).

TIPOS DE SOLUÇÕES INTRAVENOSAS

As soluções IV são categorizadas como isotônicas, hipotônicas ou hipertônicas, conforme sua osmolalidade total, ou seja, igual, inferior ou superior à do sangue, respectivamente (ver discussão anterior sobre a osmolalidade). As soluções eletrolíticas são consideradas isotônicas se o conteúdo total de eletrólitos (ânions + cátions) estiver entre 250 e 375 mEq/ℓ; hipotônicas se o conteúdo total de eletrólitos for inferior a 250 mEq/ℓ; e hipertônicas se o conteúdo total de eletrólitos for superior a 375 mEq/ℓ. O enfermeiro também deve considerar a osmolalidade de uma solução, tendo em mente que a osmolalidade do plasma é de aproximadamente 300 mOsm/ℓ (300 mmol/ℓ). Por exemplo, uma solução glicosada a 10% tem uma osmolalidade de aproximadamente 505 mOsm/ℓ, que é maior do que a osmolalidade da corrente sanguínea (Emmett & Palmer, 2018a).

Líquidos isotônicos

Os líquidos que são classificados como isotônicos apresentam uma osmolalidade total próxima daquela do LEC e não causam enrugamento ou turgência nas células. Quando soluções isotônicas são administradas, elas expandem o volume do LEC. Um litro de solução isotônica expande o LEC em 1 ℓ; contudo, a solução isotônica expande o componente plasmático do LEC em apenas 0,25 ℓ. Uma solução isotônica é uma solução cristaloide (água contendo sais minerais solúveis). Plasma é uma solução coloide. Uma solução coloide é uma mistura de líquido contendo grandes partículas insolúveis, tais como proteínas. As soluções coloides exercem pressão oncótica, enquanto as soluções cristaloides não exercem pressão oncótica (Siparsky, 2019; Sterns, 2018a).

> **Alerta de enfermagem: Qualidade e segurança**
>
> É importante que os profissionais de enfermagem reconheçam que 3 ℓ de solução isotônica (solução cristaloide) são necessários para repor 1.000 mℓ de sangue (solução coloide).

Como as soluções isotônicas expandem o volume de água no espaço intravascular, pacientes com insuficiência cardíaca ou hipertensão arterial que recebem soluções isotônicas devem ser cuidadosamente monitorados à procura de sinais de sobrecarga hídrica (Siparsky, 2019).

Soro glicosado a 5%

Uma solução de soro glicosado a 5% ($SG_{5\%}$) é única, já que pode ser tanto isotônica quanto hipotônica (Hoorn, 2017). Uma vez administrada, a glicose é rapidamente metabolizada, e essa solução inicialmente isotônica (mesma osmolalidade do soro) em seguida se dispersa como um líquido hipotônico – um terço extracelular e dois terços intracelulares. É essencial considerar essa ação do $SG_{5\%}$, especialmente se o paciente for de risco para aumento da pressão intracraniana. Durante a reposição volêmica, essa solução não deve ser utilizada, porque pode resultar em hiperglicemia. Portanto, o $SG_{5\%}$ é utilizado principalmente para fornecer água e corrigir um aumento da osmolalidade sérica. Aproximadamente 1 ℓ de $SG_{5\%}$ fornece menos de 170 kcal e é uma fonte menor das necessidades calóricas diárias do corpo (Hoorn, 2017).

Soro fisiológico

O soro fisiológico (NaCl a 0,9%) contém água, sódio e cloreto. Uma vez que os eletrólitos contribuem totalmente para a osmolalidade, a solução permanece dentro do LEC e expande o volume intravascular. Por esse motivo, o soro fisiológico é utilizado com frequência para corrigir um déficit de volume extracelular, mas não é idêntico ao LEC. É usado com a administração de transfusões de sangue e para repor grandes perdas de sódio, como em lesões por queimadura. Não deve ser utilizado para insuficiência cardíaca, edema pulmonar, comprometimento renal ou retenção de sódio. O soro fisiológico não fornece calorias (Hoorn, 2017).

Outras soluções isotônicas

Diversas outras soluções contêm íons além de sódio e cloreto e de algum modo são similares ao LEC na composição. A solução lactato de Ringer contém potássio e cálcio além de cloreto de sódio. É utilizada para corrigir a desidratação, a perda sanguínea e a depleção de sódio e para repor perdas GI.

Líquidos hipotônicos

Uma finalidade da solução hipotônica é repor o líquido, pois tem baixa concentração de soluto em comparação ao plasma. Outro propósito das soluções hipotônicas é fornecer água livre. Por vezes, soluções de sódio hipotônicas são utilizadas para tratar a hipernatremia e outras condições hiperosmolares. A solução de NaCl a 0,45% é utilizada com frequência.

Líquidos hipertônicos

Entre as soluções hipertônicas estão NaCl a 3% e manitol IV. Se o paciente apresentar depleção de sódio, uma solução de sódio hipertônica poderia ser infundida por via intravenosa. Se o paciente apresentar edema cerebral agudo, manitol IV é frequentemente usado. As soluções hipertônicas "puxam" água dos compartimentos interstícial e intracelular para a corrente sanguínea. Essas soluções atraem água para fora dos compartimentos intracelulares, provocando desidratação celular (Hoorn, 2017). Soro fisiológico e solução lactato de Ringer são consideradas soluções isotônicas. Quando soro glicosado a 5% é adicionado ao soro fisiológico ou à solução lactato de Ringer, a osmolalidade total excede a do LEC. Quando é acrescentada glicose, essas soluções passam a ser consideradas hipertônicas. Entretanto, a glicose é rapidamente metabolizada, e, após ser esgotada, permanece apenas a solução isotônica. Portanto, qualquer efeito sobre o compartimento intracelular é temporário. De modo similar, com as soluções com eletrólitos hipotônicas que contêm glicose a 5%, assim que a glicose é metabolizada, essas soluções se dispersam como líquidos hipotônicos. Todavia, concentrações mais elevadas de glicose, como glicose a 50%, são muito hipertônicas. As soluções hipertônicas devem ser administradas em veias centrais, de modo que possam ser diluídas pelo fluxo sanguíneo volumoso e rápido (Hoorn, 2017).

As soluções fisiológicas também estão disponíveis em concentrações osmolares superiores à do LEC. Essas soluções retiram água do LIC para o LEC e causam enrugamento das células. Se administradas rapidamente ou em grande quantidade, podem causar um excesso de volume extracelular e precipitar sobrecarga circulatória e desidratação. Como resultado, essas soluções devem ser administradas com cautela e normalmente apenas quando a osmolalidade sérica houver diminuído até níveis perigosamente baixos. As soluções hipertônicas exercem uma pressão osmótica superior à do LEC (Hoorn, 2017).

Outras terapias intravenosas

Quando o paciente não consegue tolerar alimentos, as necessidades nutricionais com frequência são atendidas com a utilização da via intravenosa. As soluções podem incluir altas concentrações de glicose (como glicose a 50% em água), proteínas ou lipídios para atender às necessidades nutricionais (ver Capítulo 41). A via intravenosa também pode ser utilizada para administrar coloides, expansores plasmáticos e hemoderivados (Hoorn, 2017). Exemplos de hemoderivados incluem sangue total, concentrado de hemácias, plasma fresco congelado, albumina e crioprecipitado (todos esses são discutidos mais detalhadamente no Capítulo 28).

Muitos medicamentos também são administrados por meio da via intravenosa, seja por infusão contínua ou por bólus intermitente diretamente na veia. Como os medicamentos IV entram na circulação rapidamente, a administração por meio dessa via é potencialmente perigosa. Todos os medicamentos podem produzir reações adversas; entretanto, os medicamentos administrados por via intravenosa podem causar tais reações logo após a administração, considerando que os medicamentos são administrados diretamente na corrente sanguínea. As velocidades de administração e as diluições recomendadas para os medicamentos individuais estão disponíveis em textos especializados relativos aos medicamentos IV e nas bulas dos fabricantes; esses materiais devem ser consultados para garantir a administração segura de medicamentos por via intravenosa (Institute for Safe Medication Practices [ISMP], 2019).

> **Alerta de enfermagem: Qualidade e segurança**
>
> O enfermeiro deve avaliar o paciente em relação a um histórico de reações alérgicas a medicamentos. Embora a obtenção de informações sobre alergias medicamentosas seja importante ao se administrar qualquer medicamento, é especialmente crítica com a administração por via intravenosa, pois o medicamento é administrado diretamente na corrente sanguínea. Isso pode deflagrar uma reação de hipersensibilidade imediata.

MANEJO DE ENFERMAGEM DO PACIENTE QUE RECEBE TERAPIA INTRAVENOSA

Em muitos ambientes, a capacidade de realizar punção venosa para a obtenção de acesso ao sistema venoso para a administração de líquidos e medicamentos é uma habilidade de enfermagem esperada. Essa responsabilidade inclui a seleção do local de punção venosa e do tipo de cânula apropriados, assim como a competência na técnica de punção venosa. Nos EUA, o enfermeiro deve mostrar competência e conhecimento sobre a inserção de cateter de acordo com a Lei do Exercício Profissional de Enfermagem e deve seguir as normas e os regulamentos, as políticas e os procedimentos organizacionais, e as diretrizes de prática do conselho de enfermagem de seu estado (Gorski, Hadaway, Hagle et al., 2016).[2]

Manejo de complicações sistêmicas

Sobrecarga de líquido

A sobrecarga do sistema circulatório com soluções IV excessivas causa aumento da pressão arterial e da pressão venosa central. Os sinais e sintomas de sobrecarga de líquido incluem estertores crepitantes úmidos à ausculta dos pulmões, tosse, inquietação, veias do pescoço distendidas, edema, ganho de peso, dispneia e respirações superficiais rápidas. As possíveis causas incluem rápida infusão de uma solução IV ou hepatopatia, cardiopatia ou nefropatia. O risco de sobrecarga de líquido e subsequente edema pulmonar é especialmente maior em pacientes mais idosos com cardiopatia; isso é denominado sobrecarga circulatória. Seu tratamento inclui a diminuição da velocidade IV, o monitoramento de sinais vitais com frequência, a avaliação dos sons respiratórios e o posicionamento do paciente em Fowler elevado. O médico é contatado imediatamente. Essa complicação pode ser evitada com a utilização de uma bomba de infusão e por meio do cuidadoso monitoramento de todas as infusões. As complicações da sobrecarga circulatória incluem insuficiência cardíaca e edema pulmonar (Connelly, 2018).

Embolia aérea

O risco de embolia aérea é raro, mas sempre presente. Está mais frequentemente associado à canulação de veias centrais e diretamente relacionado com o tamanho do êmbolo e com a velocidade de entrada. O ar que entra das veias centrais chega ao ventrículo direito, onde se aloja contra a valva pulmonar e bloqueia o fluxo de sangue do ventrículo para as artérias pulmonares. As manifestações de embolia aérea incluem palpitações, dispneia, tosse contínua, distensão venosa jugular, respiração ruidosa e cianose; hipotensão; pulso fraco e rápido; alteração do estado mental; e dor torácica, nos ombros e na parte inferior das costas. O tratamento exige o clampeamento imediato da cânula e a substituição de um sistema de infusão com extravasamento ou aberto, a colocação do paciente sobre o lado esquerdo na posição de Trendelenburg, avaliação dos sinais vitais e sons respiratórios, e administração de oxigênio. A embolia aérea pode ser evitada por meio da utilização de adaptadores de travamento em todas as linhas, do enchimento completo de todos os equipos com solução e da utilização de um alarme de detecção de ar em uma bomba de infusão IV. As complicações da embolia aérea incluem choque e morte. A quantidade de ar necessária para induzir a morte em seres humanos é desconhecida; entretanto, a velocidade de entrada provavelmente é tão importante quanto o volume real de ar (Malik, Claus, Illman et al., 2017).

Infecção

Substâncias piogênicas na solução de infusão ou no conjunto de administração por via intravenosa podem causar infecções na corrente sanguínea. Os sinais e sintomas incluem elevação abrupta da temperatura pouco após o início da infusão, dor nas costas, cefaleia, aumento do pulso e da frequência respiratória, náuseas e vômito, diarreia, calafrios e tremores, e mal-estar geral. Os sintomas adicionais incluem eritema, edema e tumefação ou drenagem no local de inserção. Na sepse, podem ocorrer colapso vascular e choque séptico (Connelly, 2018). (Ver discussão sobre o choque séptico no Capítulo 11.)

A infecção varia em gravidade desde o envolvimento local da área de inserção até a disseminação sistêmica de microrganismos por meio da corrente sanguínea, como na sepse. As medidas para evitar infecções são essenciais por ocasião da punção venosa e durante toda a infusão (Hugill, 2017).

Manejo de complicações locais

As complicações locais da terapia IV incluem flebite, infiltração e extravasamento, tromboflebite, hematoma e coagulação da agulha (Simin, Milutinović, Turkulov et al., 2019). No Boxe 10.4 são mostradas as complicações dos acessos venosos periféricos.

Flebite

A flebite, ou inflamação de uma veia, pode ser categorizada como química, mecânica ou bacteriana; entretanto, dois ou mais desses tipos de irritação com frequência ocorrem simultaneamente. A flebite química pode ser causada por um medicamento ou uma solução irritante (aumento do pH ou alta osmolalidade de uma solução), velocidades de infusão rápidas e incompatibilidades medicamentosas. A flebite mecânica resulta de longos períodos de canulação, cateteres em áreas flexionadas, calibres de cateter

---

[2] N.R.T.: No Brasil, o enfermeiro deve seguir as normas do COREN e do COFEN.

> **Boxe 10.4 — PERFIL DE PESQUISA DE ENFERMAGEM**
> **Taxas de complicação de acessos venosos periféricos**
>
> Simin, D., Milutinovi, D., Turkulov, V. et al. (2019). Incidence, severity and risk factors of peripheral intravenous cannula-induced complications: An observational prospective study. *Journal of Clinical Nursing*, 28(9 a 10), 1585-1599.
>
> **Finalidade**
>
> A incidência e a gravidade das complicações de acessos venosos periféricos não são conhecidas. O propósito desses estudo era determinar a incidência, a gravidade e os fatores de risco de complicações induzidas por cânula IV periférica em pacientes adultos hospitalizados.
>
> **Metodologia**
>
> Esse foi um estudo prospectivo observacional. Observações foram feitas em 1.428 punções venosas em 368 pacientes adultos internados em centros de saúde terciários.
>
> **Achados**
>
> Flebite foi a complicação mais comum, com uma taxa de 44%, seguida por infiltração com uma taxa de 16%, enquanto as incidências de oclusão e deslocamento de cateter foram 7,6% e 5,6%, respectivamente. Os fatores de risco para flebite foram identificados como a existência de uma comorbidade (p. ex., diabetes melito), uma infecção atual e um cateter urinário de demora. A frequência de infiltração aumenta com a idade do paciente, com o número de tentativas de punção venosa no mesmo local anatômico e com o número de fármacos e soluções IV administradas por dia.
>
> **Implicações para a enfermagem**
>
> Os profissionais de enfermagem da área médico-cirúrgica verificam se existem complicações após a punção venosa, mas devem estar alertas principalmente para flebite, a complicação mais comum. Esse estudo fornece evidências de que pacientes mais velhos correm maior risco de infiltração e que múltiplas tentativas de punção venosa no mesmo local anatômico resultam em taxas mais elevadas de complicação. O profissional de enfermagem também deve estar ciente de que os pacientes com comorbidades (como diabetes melito) e os pacientes que recebem múltiplos fármacos e soluções IV correm maior risco de complicações IV.

maiores que lúmen da veia e cateteres mal fixados. A flebite bacteriana pode se desenvolver em decorrência de má higiene das mãos, ausência de técnica asséptica, falha em verificar todo o equipamento antes da utilização e falha em reconhecer os sinais e sintomas iniciais de flebite. Outros fatores incluem técnica de punção venosa ruim, cateter no local por um período prolongado e falha em fixar adequadamente o cateter (Hugill, 2017). A flebite é caracterizada por uma área eritematosa e quente ao redor do local de inserção ou ao longo do trajeto da veia, dor espontânea ou à palpação no local ou ao longo da veia e edema. A incidência de flebite aumenta com o período durante o qual o acesso venoso está inserido, a composição da solução ou medicamento infundido (especialmente seu pH e sua tonicidade), o material do cateter, as inserções de emergência, o tamanho e o local da cânula inserida, a filtração ineficaz, a ancoragem inadequada do acesso e a introdução de microrganismos na ocasião da inserção (Mihala, Ray-Barruel, Chopra et al., 2018).

A Infusion Nurses Society (INS) identificou padrões específicos para avaliar a flebite (Gorski et al., 2016); estes estão apresentado no Boxe 10.5. A flebite é graduada de acordo com a indicação mais grave que se apresenta.

O tratamento consiste na descontinuação do acesso venoso e em seu reinício em outro local, e aplicação de uma compressa quente e úmida no local afetado (INS, 2016). A flebite pode ser prevenida por meio da utilização de técnica asséptica durante a inserção, utilização da cânula ou agulha de tamanho apropriado para a veia, consideração da composição das soluções e dos medicamentos na seleção de um local, observação do local a cada hora em relação a quaisquer complicações, boa ancoragem da cânula ou agulha, e alteração do local IV de acordo com a política e os procedimentos da instituição (Mihala et al., 2018).

Infiltração e extravasamento

A infiltração é a administração não intencional de uma solução não vesicante ou de um medicamento no tecido adjacente. Isso pode ocorrer quando a cânula IV se desloca ou transecciona a parede da veia. A infiltração é caracterizada por edema ao redor do local de inserção, extravasamento de solução IV do local de inserção, desconforto e frio na área de infiltração, e diminuição significativa na velocidade de fluxo. Quando a solução é muito irritante, pode resultar em descamação do tecido. O cuidadoso monitoramento do local de inserção é necessário para detectar a infiltração antes que essa se torne grave (Nickel, 2019; Simin et al., 2019).

De modo geral, a infiltração é facilmente reconhecida se a área de inserção estiver maior que o mesmo local da extremidade oposta, mas isso nem sempre é tão óbvio. Uma ideia incorreta comum é de que refluxo de sangue para o equipo comprova que o cateter está adequadamente posicionado na veia. Entretanto, se a ponta do cateter perfurou a parede do vaso, a solução IV extravasará para os tecidos e fluirá para a veia. Embora ocorra o retorno de sangue, também ocorreu infiltração. Um meio mais confiável de confirmar a infiltração é aplicar um garrote acima (ou próximo) do local de infusão e apertá-lo o suficiente para restringir o fluxo venoso. Se a infusão continuar a gotejar apesar da obstrução venosa, existe infiltração.

Assim que o enfermeiro detectar a infiltração, a infusão deve ser interrompida, o cateter IV deve ser removido e um curativo estéril deve ser aplicado no local após cuidadosa

> **Boxe 10.5 — AVALIAÇÃO**
> **Avaliação em relação à flebite**
>
> | Grau | Critérios clínicos |
> |---|---|
> | 0 | Nenhum sintoma clínico |
> | 1 | Eritema no local de acesso, com ou sem dor |
> | 2 | Dor no local de acesso
Eritema, edema ou ambos |
> | 3 | Dor no local de acesso
Eritema, edema ou ambos
Formação de linhas
Cordão venoso palpável |
> | 4 | Dor no local de acesso com eritema
Formação de linhas
Cordão venoso palpável (superior a 2,5 cm)
Drenagem purulenta |
>
> Adaptado de Gorski, L. A., Hadaway, L., Hagle, M. et al. (2016). Infusion therapy standards of practice. *Journal of Infusion Nursing*, 39(1 Suppl), S1–S159.

inspeção para determinar a extensão da infiltração. A infiltração de qualquer volume de hemoderivado, irritante ou vesicante é considerada a mais grave (Brooks, 2018; Odom, Lowe & Yates, 2018).

A infusão IV deve ser iniciada em um novo local ou proximal ao local de infiltração se a mesma extremidade precisar ser utilizada novamente. Uma compressa quente pode ser aplicada no local da infiltração se pequenos volumes de soluções não cáusticas houverem infiltrado durante um longo período, ou se a solução era isotônica com um pH normal; o membro afetado deve ser elevado para promover a absorção do líquido. Se a infiltração for recente, e a solução, hipertônica, ou se houve elevação do pH, uma compressa fria pode ser aplicada na área (Gorski et al., 2016; Odom et al., 2018).

A infiltração pode ser detectada e tratada inicialmente por meio da inspeção do local a cada hora em relação a eritema, dor, edema, retorno de sangue, frio no local e extravasamento de solução IV do local IV. A utilização do tamanho e do tipo de cânula adequados para a veia evita tal complicação. A utilização de dispositivos de infusão eletrônica (DIE) não causa uma infiltração ou um extravasamento; entretanto, esses dispositivos exacerbarão o problema até que a infusão seja desligada. Os Infusion Nursing Standards of Practice recomendam que uma escala de infiltração padronizada deve ser utilizada para documentar a infiltração (Brooks, 2018; Gorski et al., 2016) (Boxe 10.6).

O extravasamento é semelhante à infiltração, com uma administração inadvertida de solução vesicante ou irritante, ou de medicamento no tecido adjacente. Medicamentos, como vasopressores, preparações de potássio e cálcio, e agentes quimioterápicos, podem causar dor, queimação e eritema no local. Podem ocorrer formação de bolhas, inflamação e necrose tecidual. Adultos mais velhos, pacientes comatosos ou anestesiados, diabéticos e pacientes com doença vascular periférica ou cardiovascular correm maior risco de extravasamento; outros fatores de risco incluem bombas de infusão com alta pressão, cordão venoso palpável e extravasamento de líquido do local de inserção. A extensão da lesão tecidual é determinada pela concentração do medicamento, pelo volume extravasado, pela localização do local de infusão, pela resposta tecidual e pela duração do processo de extravasamento (Gorski et al., 2016; Odom et al., 2018).

Quando ocorre extravasamento, a infusão deve ser interrompida e o profissional deve ser notificado imediatamente. O protocolo da instituição para o tratamento do extravasamento é iniciado; o protocolo pode especificar ações específicas, incluindo antídotos específicos para o medicamento que extravasou, e indicar se o acesso venoso deve ser mantido ou ser removido antes do tratamento. O protocolo com frequência especifica a infiltração do local de infusão com um antídoto prescrito após avaliação pelo profissional, remoção da cânula e aplicação de compressas quentes nos locais de extravasamento de alcaloides ou de compressas frias nos locais de extravasamento de vesicantes alquilantes e antibióticos. O membro afetado não deve ser utilizado para a inserção de cânula adicional. Avaliações neurovasculares completas do membro afetado devem ser realizadas com frequência (Gorski et al., 2016).

A revisão da política e dos procedimentos IV da instituição e dos quadros de incompatibilidade e a verificação com o farmacêutico antes da administração de qualquer medicamento IV, seja periférica ou centralmente, são recomendadas para determinar as incompatibilidades e o potencial vesicante, para prevenir extravasamento. Monitorar cuidadosa e frequentemente o local IV, assim como evitar a inserção de dispositivos IV em áreas de flexão, fixar o acesso venoso e utilizar o menor cateter possível que acomode a veia, ajuda a minimizar tanto a incidência quanto a gravidade dessa complicação. Além disso, quando um medicamento vesicante é administrado por impulso IV, deve ser administrado por meio de uma porta lateral da infusão de uma solução IV para diluir mais o medicamento e diminuir a gravidade da lesão tecidual se ocorrer extravasamento. O extravasamento é classificado como grau 4 na escala de infiltração. As complicações de um extravasamento podem incluir formação de bolhas, descamação cutânea e necrose tecidual, perda funcional ou sensorial na área lesionada e deformação ou perda de membro (Gorski et al., 2016; Nickel, 2019).

Tromboflebite

A tromboflebite se refere à existência de um coágulo com inflamação na veia. É evidenciada por dor localizada, eritema, calor e edema ao redor do local de inserção ou ao longo do trajeto da veia, imobilidade do membro por causa de desconforto e edema, velocidade de fluxo lenta, febre, mal-estar e leucocitose (Brooks, 2018).

O tratamento inclui a descontinuação da infusão IV; aplicação de compressa fria para diminuir o fluxo de sangue, seguida por compressa quente; elevação do membro e reinício do acesso na extremidade oposta. Se o paciente apresentar sinais e sintomas de tromboflebite, o acesso venoso não deve ser lavado (embora a limpeza possa ser indicada se não houver flebite para assegurar a perviedade da cânula e para prevenir a mistura de medicamentos e soluções incompatíveis). O cateter deve ser cultivado após a pele ao redor do cateter ser limpa com álcool. Se existir drenagem purulenta, é coletado material para cultura antes de a pele ser limpa (Brooks, 2018; Hugill, 2017).

A tromboflebite pode ser prevenida pelo cuidado ao puncionar a veia, pela observação do local a cada hora e pela verificação dos medicamentos em relação à compatibilidade (Gorski et al., 2016).

Hematoma

O hematoma resulta do extravasamento de sangue nos tecidos adjacentes ao local da punção venosa. Pode ocorrer extravasamento se a parede da veia for perfurada durante a

---

Boxe 10.6 AVALIAÇÃO — Avaliação em relação à infiltração

Grau	Critérios clínicos
0	Nenhum sintoma clínico
1	Pele pálida, edema inferior a 2,5 cm em qualquer direção, fria ao toque, com ou sem dor
2	Pele pálida, edema de 2,5 a 15 cm em qualquer direção, fria ao toque, com ou sem dor
3	Pele pálida, translúcida, edema macroscópico superior a 15 cm em qualquer direção, fria ao toque, dor leve a moderada, possível dormência
4	Pele pálida, translúcida, retesada, com extravasamento, com alteração da coloração, com hematoma, edemaciada, edema macroscópico superior a 15 cm em qualquer direção, edema tecidual com cacifo, comprometimento circulatório, dor moderada a intensa, infiltração de qualquer volume de hemoderivados, irritante ou vesicante

Adaptado de Gorski, L. A., Hadaway, L., Hagle, M. et al. (2016). Infusion therapy standards of practice. *Journal of Infusion Nursing*, 39(1 Suppl), S1–S159.

punção venosa, se a agulha "escapar" da veia, se a cânula for muito grande para o vaso ou se for aplicada pressão insuficiente no local após a remoção da agulha ou da cânula. Os sinais de hematoma incluem equimose, edema imediato no local e extravasamento de sangue no local de inserção.

O tratamento inclui a remoção da agulha ou da cânula e aplicação de pressão leve com um curativo estéril e seco; aplicação de gelo por 24 horas no local para evitar a extensão do hematoma; elevação da extremidade para maximizar o retorno venoso, se tolerada; avaliação do membro à procura de disfunção circulatória, neurológica ou motora e punção venosa em outro membro, se indicado. O hematoma pode ser prevenido por meio de cuidadosa inserção da agulha e monitoramento frequente de pacientes que apresentem distúrbio de sangramento, que estejam em uso de anticoagulante ou que apresentem hepatopatia avançada (Nickel, 2019).

Coagulação e obstrução

Coágulos de sangue podem se formar no acesso venoso como resultado de um equipo IV dobrado, uma velocidade de infusão muito lenta, uma bolsa IV vazia ou falha em lavar o acesso venoso após as administrações intermitentes de medicamento ou solução. Os sinais são a diminuição da velocidade de fluxo e o retorno de sangue no equipo IV (Brooks, 2018).

Se o sangue coagular no acesso venoso, a infusão tem de ser interrompida e reiniciada em outro local com uma nova cânula e um novo conjunto de administração. O equipo não deve ser irrigado nem drenado. A velocidade de infusão e o recipiente da solução não devem ser elevados, e o coágulo não deve ser aspirado do equipo. A coagulação da agulha ou cânula pode ser prevenida por medidas como não deixar que a bolsa de solução IV fique seca, fixação do equipo para evitar dobras e manutenção da perviedade (ajustar a velocidade de fluxo) e com a lavagem (*flushing*) do acesso após administração intermitente de medicamento ou outra solução. Em alguns casos, um enfermeiro especialmente treinado ou um médico injeta um agente trombolítico no cateter para dissolver restos de fibrina ou sangue coagulado (Brooks, 2018; Gorski et al., 2016).

Promoção de cuidados domiciliar, comunitário e de transição

 Orientação do paciente sobre autocuidados

Por vezes, a terapia IV tem de ser administrada no ambiente domiciliar, caso em que muito do manejo diário depende do paciente e da família. A orientação torna-se essencial para assegurar que o paciente e a família possam manipular corretamente as soluções e a infusão IV e evitar complicações. Instruções por escrito, bem como a demonstração do procedimento e a demonstração de retorno pelo paciente e pelos familiares, ajudam a reforçar os principais pontos para todas essas funções (Payne, 2019).

Cuidados contínuos e de transição

A terapia domiciliar com infusão engloba uma ampla gama de opções, incluindo antibióticos, analgésicos e antineoplásicos; hemoterapia e nutrição parenteral. Quando é necessário o cuidado de enfermagem direto, são adotadas providências para que um enfermeiro vá ao domicílio do paciente e administre a terapia IV conforme prescrita. Além de implementar e monitorar a terapia IV, o enfermeiro realiza uma avaliação abrangente da condição do paciente e continua a instruir o paciente e a família sobre as habilidades envolvidas na supervisão da estrutura da terapia IV. Quaisquer alterações alimentares que possam ser necessárias por causa dos desequilíbrios hídricos ou eletrolíticos são explicadas ou reforçadas durante essas visitas (Payne, 2019).

Exames laboratoriais periódicos podem ser necessários para avaliar os efeitos da terapia IV e o progresso do paciente. Amostras de sangue podem ser obtidas por um laboratório próximo ao domicílio do paciente, ou pode ser providenciada uma visita domiciliar para a obtenção de amostras de sangue para análise (Payne, 2019).

O enfermeiro colabora com o gerente do caso na avaliação do paciente, do ambiente familiar e domiciliar; na elaboração de um plano de cuidados de acordo com o plano de tratamento do paciente e o nível de capacidade; e nas providências para o adequado encaminhamento e acompanhamento, se necessário. Quaisquer equipamentos necessários podem ser providenciados pela instituição ou adquiridos pelo paciente, dependendo dos termos do cuidado domiciliar. A documentação adequada é necessária para auxiliar na obtenção do pagamento das seguradoras ou operadoras de planos de saúde pelo serviço prestado.

EXERCÍCIOS DE PENSAMENTO CRÍTICO

1 pbe Uma mulher de 34 anos procura o ambulatório onde você trabalha. Ela vai correr sua primeira maratona e faz perguntas sobre o uso de comprimidos de sal para compensar a perda de sódio pelo suor. Quais são as melhores evidências a favor do uso de comprimidos de sal por atletas de elite? Qual é a força de evidências que orienta sua recomendação?

2 cpa Um homem de 82 anos com hipovolemia foi internado em uma enfermaria de clínica médica. Quais avaliações de enfermagem e interprofissionais são indicadas durante suas interações iniciais com ele? Quais outros serviços interprofissionais você poderia tentar obter?

3 qp Uma mulher de 55 anos é encaminhada para o pronto-socorro pelo seu profissional de atenção primária. O paciente tem história pregressa de insuficiência cardíaca congestiva. O profissional solicitou exames laboratoriais. Os resultados da gasometria são: pH 7,46; HCO_3^- 26; Pa_{CO_2} 40 mmHg. Os resultados bioquímicos do sangue são: potássio 4,5 mEq/ℓ; sódio 140 mEq/ℓ; glicose 110 mg/dℓ. Sinais vitais: PA= 140/92 mmHg; FC = 90 bpm, FR = 18 ipm. Qual é a sua prioridade para essa paciente? Justifique a resposta. Quais exames complementares são indicados?

REFERÊNCIAS BIBLIOGRÁFICAS

*Pesquisa em enfermagem.

Livros

Cash, J., & Glass, C. (2018). *Adult gerontology practice guidelines* (2nd ed.). New York: Springer.

Comerford, K. C., & Durkin, M. T. (2020). *Nursing 2020 drug handbook*. Philadelphia, PA: Wolters Kluwer.

Fischbach, F., & Fischbach, M. (2018). *A manual of laboratory and diagnostic tests* (10th ed.). Philadelphia, PA: Lippincott Williams & Wilkins.

Frandsen, G., & Pennington, S. S. (2018). *Abram's clinical drug therapy: Rationales for nursing practice* (11th ed.). Philadelphia, PA: Wolters Kluwer.

Hall, J. E. (2016). *Guyton and Hall textbook of medical physiology* (13th ed.). Philadelphia, PA: Saunders Elsevier.

Norris, T. L. (2019). *Porth's pathophysiology: Concepts of altered health states* (10th ed.). Philadelphia, PA: Wolters Kluwer.

Papadakis, M. A., McPhee, S. J., & Rabow, M. W. (2019). *Current medical diagnosis and treatment* (58th ed.). New York: McGraw-Hill.

Pirahanchi, Y., & Aeddula, N. R. (2019). *Physiology, sodium potassium pump. StatPearls [Internet].* Treasure Island, FL: StatPearls Publishing.

Sharma, S., & Castro, D. (2019). *Hypophosphatemia. StatPearls [Internet].* Treasure Island, FL: StatPearls Publishing.

Vallerand, A. H., & Sanoski, C. A. (2019). *Davis drug guide for nurses* (16th ed.). Philadelphia, PA: FA Davis.

Van Leeuwen, A. M., & Bladh, M. L. (2017). *Davis's comprehensive handbook of laboratory and diagnostic tests.* Philadelphia, PA: FA Davis.

Weber, J., & Kelley, J. (2018). *Health assessment in nursing* (6th ed.). Philadelphia, PA: Wolters Kluwer.

Periódicos e documentos eletrônicos

Aboussouan, L. S. (2018). Role of mucoactive agents and secretion clearance techniques in chronic obstructive pulmonary disease. *UpToDate.* Retrieved on 6/18/2019 at: www.uptodate.com/contents/role-of-mucoactive-agents-and-secretion-clearance-techniques-in-copd

Apostu, M. (2014). A strategy for maintaining fluid and electrolyte balance in aerobic effort. *Procedia—Social and Behavioral Sciences, 117*(2014), 323–328.

Ashurst, J., Sergent, S. R., & Sergent, B. R. (2016). Evidence-based management of potassium disorders in the emergency department. *Emergency Medical Practice, 18*(11), 1–24.

Aubry, E., Friedli, N., Schetz, P., et al. (2018). Refeeding syndrome in the frail elderly population: Prevention, diagnosis and management. *Clinical and Experimental Gastroenterology, 11*, 255–264.

Bichet, D. G. (2017). Treatment of central diabetes insipidus. *UpToDate.* Retrieved on 6/15/2019 at: www.uptodate.com/contents/treatment-of-central-diabetes-insipidus

Black, D. M., & Rosen, C. J. (2016). Clinical practice. Postmenopausal osteoporosis. *New England Journal of Medicine, 374*(3), 254–262.

Bove-Fenderson, E., & Mannstadt, M. (2018). Hypocalcemic disorders. Best practice and research. *Clinical Endocrinology & Metabolism, 32*(5), 639–656.

Brater, D. C., & Ellison, D. H. (2019). Mechanism of action of diuretics. *UpToDate.* Retrieved on 6/14/2019 at: www.uptodate.com/contents/mechanism-of-action-of-diuretics.

Brooks, N. (2018). Remember the risks of intravenous therapy and how to reduce them. *British Journal of Nursing, 27*(8), S20–S21.

Carfagna, F., Del Vecchio, L., Pontoriero, G., et al. (2018). Current and potential treatment options for hyperphosphatemia. *Expert Opinion on Drug Safety, 17*(6), 597–607.

Chen, H. H., & Colucci, W. S. (2017). Natriuretic peptide measurement in heart failure. *UpToDate.* Retrieved on 6/15/2019 at: www.uptodate.com/contents/natriuretic-peptide-measurement-in-heart-failure

Connelly, K. (2018). Intravenous fluid administration: Improving patient outcomes with evidence-based care. *Journal for Nurse Practitioners, 14*(8), 598–604.

Daly, R. M. (2017). Exercise and nutritional approaches to prevent frail bones, falls and fractures: An update. *Climacteric, 20*(2), 119–124.

Depret, F., Peacock, W. F., Liu, K. D., et al. (2019). Management of hyperkalemia in the acutely ill patient. *Annals of Intensive Care, 9*(1), 32.

Dick, S. M, Queiroz, M., Bernardi, B. L., et al. (2018). Update in diagnosis and management of primary aldosteronism. *Clinical Chemistry and Laboratory Medicine, 56*(3), 360–372.

Duval, M., Bach, K., Masson, D., et al. (2018). Is severe hypocalcemia immediately life threatening? *Endocrine Connections, 7*(10), 1067–1074.

Emmett, M., & Palmer, B. F. (2018a). Serum osmol gap. *UpToDate.* Retrieved on 6/14/2019 at: www.uptodate.com/contents/serum-osmol-gap

Emmett, M., & Palmer, B. F. (2018b). Simple and mixed acid-base disorders. *UpToDate.* Retrieved on 6/18/2019 at: www.uptodate.com/contents/simple-and-mixed-acid-base-disorders

Emmett, M., & Palmer, B. F. (2019). Urine anion and osmolal gaps in metabolic acidosis. *UpToDate.* Retrieved on 6/14/2019 at: www.uptodate.com/contents/urine-anion-and-osmolal-gaps-in-metabolic-acidosis

Emmett, M., & Szerlip, H. (2017a). Approach to the adult with metabolic alkalosis. *UpToDate.* Retrieved on 6/17/2019 at: www.uptodate.com/contents/approach-to-the-patient-with-metabolic-alkalosis

Emmett, M., & Szerlip, H. (2017b). Causes of metabolic alkalosis. *UpToDate.* Retrieved on 6/17/2019 at: www.uptodate.com/contents/causes-of-metabolic-alkalosis

Emmett, M., & Szerlip, H. (2017c). Clinical manifestations and evaluation of metabolic alkalosis. *UpToDate.* Retrieved on 6/17/2019 at: www.uptodate.com/contents/clinical-manifestations-and-evaluation-of-metabolic-alkalosis

Emmett, M., & Szerlip, H. (2018). Approach to the patient with metabolic acidosis. *UpToDate.* Retrieved on 6/17/2019 at: www.uptodate.com/contents/approach-to-the-patient-with-metabolic-acidosis

Feller-Kopman, D. J., & Schwartzstein, R. M. (2017). Mechanisms, causes, and effects of hypercapnia. *UpToDate.* Retrieved on 6/18/2019 at: www.uptodate.com/contents/mechanisms-causes-and-effects-of-hypercapnia

Ferguson, G. T., & Make, B. (2019). Management of stable chronic obstructive pulmonary disease. *UpToDate.* Retrieved on 6/18/2019 at: www.uptodate.com/contents/management-of-stable-chronic-obstructive-pulmonary-disease

Goltzman, D. (2017). Etiology of hypocalcemia in adults. *UpToDate.* Retrieved on 6/16/2019 at: www.uptodate.com/contents/etiology-of-hypocalcemia-in-adults

Goltzman, D. (2019a). Clinical manifestations of hypocalcemia. *UpToDate.* Retrieved on 6/16/2019 at: www.uptodate.com/contents/clinical-manifestations-of-hypocalcemia

Goltzman, D. (2019b). Treatment of hypocalcemia. *UpToDate.* Retrieved on 6/16/2019 at: www.uptodate.com/contents/treatment-of-hypocalcemia

Gorski, L. A., Hadaway, L., Hagle, M., et al. (2016). Infusion therapy standards of practice. *Journal of Infusion Nursing, 39*(1 Suppl), S1–S159.

Hew-Butler, T., Loi, V., Pani, A., et al. (2017). Exercise-induced hyponatremia: 2017 update. *Frontiers in Medicine (Lausanne), 4*, 21.

Hogan, J., & Goldfarb, S. (2018). Regulation of calcium and phosphate balance. *UpToDate.* Retrieved on 9/01/2019 at: www.uptodate.com/contents/regulation-of-calcium-and-phosphate-balance

Hoorn, E. J. (2017). Intravenous fluids: Balancing solutions. *Journal of Nephrology, 30*(4), 485–492.

Hugill, K. (2017). Preventing bloodstream infection in intravenous therapy. *British Journal of Nursing, 26*(4), S4–S10.

Hutto, C., & French, M. (2017). Neurologic intensive care unit electrolyte management. *Nursing Clinics of North America, 52*(3), 321–329.

Infusion Nurses Society (INS). (2016). Infusion therapy: Standards of practice. *Journal of Infusion Nursing, 39*(1S), S1–S92.

Inker, L., & Perrone, R. (2018). Assessment of kidney function. *UpToDate.* Retrieved on 6/14/2019 at: www.uptodate.com/contents/assessment-of-kidney-function

Institute for Safe Medication Practices (ISMP). (2019). 2018–2019 Targeted medication safety best practices for hospitals. Retrieved on 8/02/2019 at: www.ismp.org

Jain, N., Phadke, R. V., Chauhan, G., et al. (2018). Osmotic demyelination syndrome in the setting of hypernatremia. *Neurology India, 66*(2), 559–560.

Kazaure, H. S., & Sosa, J. A. (2018). Surgical hypoparathyroidism. *Endocrinologic and Metabolic Clinics of North America, 4*(4), 783–796.

Kovesdy, C. (2018). Pathogenesis, consequences, and treatment of metabolic acidosis in chronic kidney disease. *UpToDate.* Retrieved on 6/17/2019 at: www.uptodate.com/contents/pathogenesis-consequences-and-treatment-of-metabolic-acidosis-in-chronic-kidney-disease

Langer, T., Santini, A., Scotti, E., et al. (2015). Intravenous balanced solutions: From physiology to clinical evidence. *Anaesthesiol Intensive Therapy, 47*, s78–s88.

Larkin, B. G., & Zimmanck, R. J. (2015). Interpreting arterial blood gases successfully. *AORN Journal, 102*(4), 343–357.

Liamis, G., Megapanou, E., Elisaf, M., et al. (2019). Hyponatremia-inducing drugs. In A. Peri, C. J. Thompson, & J. G. Verbalis (Eds.). *Disorders of fluid and electrolyte metabolism. Focus on hyponatremia. Frontiers of Hormone Research, 52*, 167–177.

Long, B., Warix, J. R., & Koyfman, A. (2018). Controversies in management of hyperkalemia. *Journal of Emergency Medicine, 55*(2), 192–205.

Malik, N., Claus, P. L., Illman, J. E., et al. (2017). Air embolism: Diagnosis and management. *Future Cardiology, 13*(4), 365–378.

Mandel, J., & Palevsky, P. M. (2019). Treatment of severe hypovolemia or hypovolemic shock. *UpToDate.* Retrieved on 6/15/19 at: www.uptodate.com/contents/treatment-of-severe-hypovolemia-or-hypovolemic-shock

Marcucci, G., Cianferotti, L., & Brandi, M. L. (2018). Clinical presentation and management of hypoparathyroidism. *Best Practice & Research. Clinical Endocrinology & Metabolism, 32*(6), 927–939.

McDermott, B. P., Anderson, S. A., Armstrong, L. E., et al. (2017). National Athletic Trainers' Association Position Statement: Fluid replacement for the physically active. *Journal of Athletic Training, 52*(9), 877–895.

McDonough, A. A., & Youn, J. H. (2017). Potassium homeostasis: The knowns, the unknowns, and the health benefits. *Physiology (Bethesda), 32*(2), 100–111.

Mehta, A., & Emmett, M. (2018). Treatment of metabolic alkalosis. *UpToDate*. Retrieved on 6/14/2019 at: www.uptodate.com/contents/treatment-of-metabolic-alkalosis

*Mihala, G., Ray-Barruel, G., Chopra, V., et al. (2018). Phlebitis signs and symptoms with peripheral intravenous catheters: Incidence and correlation study. *Journal of Infusion Nursing, 41*(4), 260–263.

Mount, D. B. (2017a). Causes and evaluation of hyperkalemia in adults. *UpToDate*. Retrieved on 6/14/2019 at: www.uptodate.com/contents/causes-and-evaluation-of-hyperkalemia-in-adults

Mount, D. B. (2017b). Clinical manifestations and treatment of hypokalemia in adults. *UpToDate*. Retrieved on 6/15/2019 at: www.uptodate.com/contents/clinical-manifestations-and-treatment-of-hypokalemia-in-adults

Mount, D. B. (2017c). Potassium balance in acid-base disorders. *UpToDate*. Retrieved on 6/15/2019 at: www.uptodate.com/contents/potassium-balance-in-acid-base-disorders

Mount, D. B. (2017d). Causes of hypokalemia in adults. *UpToDate*. Retrieved on 6/15/2019 at: www.uptodate.com/contents/causes-of-hypokalemia-in-adults

Mount, D. B. (2017e). Treatment and prevention of hyperkalemia in adults. *UpToDate*. Retrieved on 6/15/2019 at: www.uptodate.com/contents/treatment-and-prevention-of-hyperkalemia-in-adults

Mushin, S. A., & Mount, D. B. (2018). Diagnosis and treatment of hypernatremia. *Best Practice & Research. Clinical Endocrinology & Metabolism, 30*(2), 189–203.

National Institutes of Health (NIH), Office of Dietary Supplements. (2019). Magnesium. Retrieved on 8/1/2019 at: www.ods.od.nih.gov/factsheets/Magnesium-HealthProfessional

Nickel, B. (2019). Peripheral intravenous access: Applying infusion therapy standards of practice to improve patient safety. *Critical Care Nurse, 39*(1), 61–71.

*Odom, B., Lowe, L., & Yates, C. (2018). Peripheral infiltration and extravasation injury methodology: A retrospective study. *Journal of Infusion Nursing, 41*(4), 247–252.

Olendzki, B. (2017). Patient education: Low sodium diet (beyond the basics). *UpToDate*. Retrieved on 6/15/2019 at: www.uptodate.com/contents/patient-education-low-sodium-diet

Palmer, B. F., & Clegg, D. J. (2016a). Physiology and pathophysiology of potassium homeostasis. *Advances in Physiology Education, 40*(4), 480–490.

Palmer, B. F., & Clegg, D. J. (2016b). Achieving the benefits of a high-potassium, Paleolithic diet, without the toxicity. *Mayo Clinic Proceedings, 91*(4), 496–508.

Payne, D. (2019). Administering intravenous therapy in the patient's home. *British Journal of Community Nursing, 24*(2), 67–71.

Perwad, F., & Portale, A. (2019). Burosumab therapy for X-linked hypophosphatemia and therapeutic implications for CKD. *Clinical Journal of American Society of Nephrology, 14* (7), 1–3.

Rosen, H., & Drezner, M. K. (2019). Overview of the management of osteoporosis in postmenopausal women. *UpToDate*. Retrieved on 6/16/2019 at: www.uptodate.com/contents/overview-of-the-management-of-osteoporosis-in-postmenopausal-women

Schrier, S. L. (2018). Approach to the adult with anemia. *UpToDate*. Retrieved on 6/15/2019 at: www.uptodate.com/contents/approach-to-the-adult-with-anemia

Schwartzstein, R. M., Richards, J., Edlow, J. A., et al. (2018). Hyperventilation syndrome. *UpToDate*. Retrieved on 6/18/2019 at: www.uptodate.com/contents/hyperventilation-syndrome

Shane, E. (2019a). Etiology of hypercalcemia. *UpToDate*. Retrieved on 6/16/2019 at: www.uptodate.com/contents/etiology-of-hypercalcemia

Shane, E. (2019b). Clinical manifestations of hypercalcemia. *UpToDate*. Retrieved on 6/16/2019 at: www.uptodate.com/contents/clinicla-manifestations-of-hypercalcemia

Shane, E., & Berenson, J. R. (2019). Treatment of hypercalcemia. *UpToDate*. Retrieved on 9/01/2019 at: www.uptodate.com/contents/treatment-of-hypercalcemia

Shimada, M., Shutto-Uchita, Y., & Yamabe, H. (2019). Lack of awareness of dietary sources of phosphorus is a clinical concern. *In Vivo (Athens, Greece), 33*(1), 11–16.

*Simin, D., Milutinović, D., Turkulov, V., et al. (2019). Incidence, severity and risk factors of peripheral intravenous cannula-induced complications: An observational prospective study. *Journal of Clinical Nursing, 28*(9–10), 1585–1599.

Siparsky, N. (2019). Overview of postoperative fluid therapy in adults. *UpToDate*. Retrieved on 6/18/2019 at: www.uptodate.com/contents/overview-of-postoperative-fluid-therapy-in-adults

Squiers, J. (Ed.). (2017). Fluids and electrolytes. *Nursing Clinics of North America, 52*(2), 237–348.

Sterns, R. H. (2017a). Etiology, clinical manifestations, and diagnosis of volume depletion in adults. *UpToDate*. Retrieved on 6/14/2019 at: www.uptodate.com/contents/etiology-clinical-manifestations-and-diagnosis-of-volume-depletion-in-adults

Sterns, R. H. (2017b). Maintenance and replacement fluid therapy in adults. *UpToDate*. Retrieved on 6/14/2019 at: www.uptodate.com/contents/maintenance-and-replacement-fluid-therapy-in-adults

Sterns, R. H. (2017c). Etiology and evaluation of hypernatremia in adults. *UpToDate*. Retrieved on 6/15/2019 at: www.uptodate.com/contents/etiology-and-evaluation-of-hypernatremia-in-adults

Sterns, R. H. (2017d). Pathophysiology and etiology of syndrome of inappropriate antidiuretic hormone. *UpToDate*. Retrieved on 6/15/2019 at: www.uptodate.com/contents/pathophysiology-and-etiology-of-syndrome-of-inappropriate-antidiuretic-hormone

Sterns, R. H. (2017e). Manifestations of hyponatremia and hypernatremia. *UpToDate*. Retrieved on 6/15/2019 at: www.uptodate.com/contents/manifestations-of-hyponatremia-and-hypernatremia

Sterns, R. H. (2018a). General principles of disorders of water balance (hyponatremia and hypernatremia) and sodium balance (hypovolemia and edema). *UpToDate*. Retrieved on 6/14/2019 at: www.uptodate.com/contents/general-principles-of-disorders-of-water-balance

Sterns, R. H. (2018b). Pathophysiology and etiology of edema in adults. *UpToDate*. Retrieved on 6/14/2019 at: www.uptodate.com/contents/pathophysiology-and-etiology-of-edema-in-adults

Sterns, R. H. (2018c). Diagnostic evaluation of adults with hyponatremia. *UpToDate*. Retrieved on 6/14/2019 at: www.uptodate.com/contents/evaluation-of-adults-with-hyponatremia

Sterns, R. H. (2020). Overview of treatment of hyponatremia. *UpToDate*. Retrieved on 12/9/2020 at: www.uptodate.com/overview-of-treatment-of-hyponatremia

Sterns, R. H., & Hoorn, E. J. (2019). Treatment of hypernatremia in adults. *UpToDate*. Retrieved on 6/15/2019 at: www.uptodate.com/contents/treatment-of-hypernatremia-in-adults

Stoller, J. K. (2019). Management of exacerbations of chronic obstructive pulmonary disease. *UpToDate*. Retrieved on 6/18/2019 at: www.uptodate.com/contents/management-of-exacerbations-of-chronic-obstructive-pulmonary-disease

Stubbs, J., & Yu, A. (2019). Overview of the causes and treatment of hyperphosphatemia. *UpToDate*. Retrieved on 6/18/2019 at: www.uptodate.com/contents/overview-of-the-causes-and-treatment-of-hyperphosphatemia

Theodore, A. C. (2019). Arterial blood gases. *UpToDate*. Retrieved on 6/17/19 at: www.uptodate.com/contents/arterial-blood-gases

Upala, S., Jaruvongvanich, V., Wijarnpreecha, K., et al. (2016). Hypomagnesemia and mortality in patients admitted to intensive care unit: A systematic review and meta-analysis. *Quarterly Journal of Medicine, 109*(7), 453–459.

Wang, A., & Yuan, L. (2019). Primary hyperthyroidism. *Clinical Case Reports, 7*(4), 849–850.

Yu, A. (2019a). Hypomagnesemia: Causes of hypomagnesemia. *UpToDate*. Retrieved on 8/1/19 at: www.uptodate.com/contents/causes-of-hypomagnesemia

Yu, A. (2019b). Hypomagnesemia: Evaluation and treatment. *UpToDate*. Retrieved on 6/16/19 at: www.uptodate.com/contents/evaluation-and-treatment-of-hypomagnesemia

Yu, A., & Gupta, A. (2019). Hypermagnesemia: Causes, symptoms, and treatment. *UpToDate*. Retrieved on 6/17/2019 at: www.uptodate.com/contents/causes-and-treatment-of-hypermagnesemia

Yu, A., & Stubbs, J. (2019). Relation between total and ionized serum calcium concentrations. *UpToDate*. Retrieved on 6/16/19 at: www.uptodate.com/contents/relation-between-total-and-ionized-serum-calcium-concentrations

Yu, A., & Yarlagadda, S. G. (2019). Clinical manifestations of magnesium depletion. *UpToDate*. Retrieved on 8/1/19 at: www.uptodate.com/contents/clinical-manifestations-of-magnesium-depletion

Recursos

Infusion Nurses Society (INS), www.ins1.org

11 Choque, Sepse e Síndrome da Disfunção de Múltiplos Órgãos

DESFECHOS DO APRENDIZADO

Após ler este capítulo, você será capaz de:

1. Descrever a fisiopatologia, as manifestações clínicas e o manejo colaborativo dos estágios progressivos de vários tipos de choque, de sepse e da síndrome de disfunção de múltiplos órgãos.
2. Comparar e descrever as diferenças de fisiopatologia, manifestações clínicas e manejo colaborativo dos tipos hipovolêmico, cardiogênico e distributivo de choque.
3. Identificar as prioridades do manejo clínico e de enfermagem no tratamento de pacientes em todo o contínuo de choque.
4. Descrever as prioridades de manejo clínico e de enfermagem no tratamento e prevenção de sepse e choque séptico.
5. Discutir a participação dos profissionais de enfermagem na promoção de suporte psicossocial a pacientes que apresentam choque, sepse e síndrome de disfunção de múltiplos órgãos e às suas famílias.
6. Discutir a participação dos profissionais de enfermagem na promoção de cuidados de transição aos pacientes e aos seus familiares após manejo de choque, sepse ou síndrome de disfunção de múltiplos órgãos em uma unidade de tratamento crítico.

CONCEITOS DE ENFERMAGEM

Emergências clínicas
Infecção
Líquidos e eletrólitos
Perfusão
Regulação celular

GLOSSÁRIO

choque: condição fisiológica potencialmente fatal na qual existe fluxo sanguíneo inadequado para os tecidos e as células do corpo
choque anafilático: choque distributivo que resulta de reação alérgica grave, que provoca vasodilatação sistêmica aguda e hipovolemia relativa
choque cardiogênico: choque que resulta de comprometimento ou insuficiência do miocárdio
choque distributivo: choque que resulta do deslocamento do volume intravascular, criando hipovolemia relativa e aporte inadequado de oxigênio para as células
choque hipovolêmico: choque que resulta da diminuição do volume intravascular em decorrência de perda de líquido
choque neurogênico: choque que resulta da perda do tônus simpático, causando hipovolemia relativa
choque séptico: um subconjunto dos casos de sepse no qual as anormalidades circulatórias e do metabolismo celular subjacentes são significativas o suficiente para aumentar substancialmente a mortalidade
citocinas: substâncias que atuam como mensageiros, podendo ser liberadas por uma célula para criar uma ação no local ou transportadas pela corrente sanguínea até um local distante antes de serem ativadas (*sinônimos*: mediadores bioquímicos, mediadores inflamatórios)
coloides: soluções intravenosas que contêm moléculas muito grandes que não conseguem atravessar as membranas capilares
cristaloides: soluções intravenosas contendo eletrólitos que se movimentam livremente entre o compartimento intravascular e os espaços intersticiais
sepse: disfunção de órgãos potencialmente fatal causada por uma resposta desregulada do hospedeiro à infecção
síndrome da disfunção de múltiplos órgãos: alteração funcional de dois ou mais órgãos em um paciente com quadro clínico agudo, de modo que são necessárias intervenções para manter a função do órgão
síndrome da resposta inflamatória sistêmica (SRIS): síndrome que resulta de um agravo clínico desencadeado por resposta inflamatória sistêmica, em vez de localizada no local do agravo; tipo de síndrome caracterizada por liberação de citocinas, o que é conhecido como "tempestade de citocinas"

O **choque** é uma condição potencialmente fatal que resulta da perfusão tissular inadequada. Muitas condições podem causar choque; mas, independentemente da causa, a hipoperfusão tissular evita o aporte adequado de oxigênio para as células, levando à disfunção celular e à morte. A progressão do choque não é linear ou previsível, e os estados de choque, especialmente o séptico (a forma de sepse com maior risco à vida), fazem parte de uma área de pesquisa clínica contínua. Os enfermeiros que cuidam de pacientes com choque ou com risco para choque precisam compreender os mecanismos subjacentes dos diversos tipos de choque (ou seja, hipovolêmico, cardiogênico, obstrutivo [ver Capítulo 25], e choque distributivo [ou seja, séptico, neurogênico, anafilático]) e reconhecer os sinais de cada um deles, tanto os sutis quanto os mais óbvios. Se o choque não for tratado de forma eficaz, pode ocorrer a **síndrome da disfunção de múltiplos órgãos (SDMO)**, que é a presença de alteração funcional de dois ou mais órgãos em um paciente com quadro clínico agudo, de modo que são necessárias intervenções para manter a função do órgão, muitas vezes resultando em morte do paciente. A SDMO pode ser uma complicação de qualquer tipo de choque, porém é mais observada em pacientes com sepse. A avaliação rápida com reconhecimento e resposta precoces ao choque e à sepse é essencial para a recuperação do paciente.

VISÃO GERAL DO CHOQUE

O choque pode ser mais bem-definido como uma síndrome clínica que resulta da perfusão tissular inadequada, que cria desequilíbrio entre a oferta de oxigênio e nutrientes que sustentam a função celular (Kislitsina, Rich, Wilcox et al., 2019; Massaro, 2018). O adequado fluxo sanguíneo para os tecidos e as células exige uma bomba cardíaca efetiva, vasculatura ou sistema circulatório adequado e volume de sangue suficiente. Se um desses componentes estiver comprometido, a perfusão para os tecidos é ameaçada ou comprometida. Sem tratamento, o fluxo sanguíneo inadequado para as células resulta em oferta insuficiente de oxigênio e nutrientes, hipoxia celular e morte celular que progride até a disfunção do órgão e, finalmente, morte.

O choque afeta todos os sistemas corporais. Pode se desenvolver rápida ou lentamente, dependendo da causa subjacente. Durante o choque, o corpo luta para sobreviver, recrutando todos os seus mecanismos homeostáticos para restaurar o fluxo sanguíneo. Qualquer agravo ao corpo pode criar uma cascata de eventos que resulta em perfusão tissular insuficiente. Portanto, todo paciente com qualquer doença corre risco de evoluir com choque. O processo fisiopatológico primário e o distúrbio subjacentes são utilizados para classificar o choque (p. ex., choque hipovolêmico, choque cardiogênico, choque obstrutivo [ver Capítulo 25], choque distributivo [ou seja, séptico, neurogênico, anafilático]; todos discutidos posteriormente neste capítulo).

Independentemente da causa inicial do choque, determinadas respostas fisiológicas são comuns a todos os tipos de choque. Essas respostas fisiológicas incluem hipoperfusão dos tecidos, hipermetabolismo e ativação da resposta inflamatória. O corpo responde aos estados de choque por meio da ativação do sistema nervoso simpático e da composição de uma resposta hipermetabólica e inflamatória. A falha dos mecanismos compensatórios de restaurar efetivamente o equilíbrio fisiológico é a via final de todos os tipos de choque e resulta em disfunção de órgão-alvo e morte (Massaro, 2018; Seymour & Angus, 2018).

O cuidado de enfermagem dos pacientes com choque exige avaliação sistemática continuada. Muitas das intervenções exigidas no cuidado de pacientes com choque dependem da colaboração próxima com os demais membros da equipe de saúde e da rápida implementação das terapias prescritas. Os enfermeiros estão em posições-chave para identificar os sinais iniciais do choque e prever a terapia rápida.

Função celular normal

O metabolismo energético ocorre na célula, onde os nutrientes são quimicamente degradados e armazenados na forma de trifosfato de adenosina (ATP). As células utilizam essa energia armazenada para realizar as funções necessárias, tais como transporte ativo, contração muscular e síntese bioquímica, bem como funções especializadas (p. ex., condução de impulsos elétricos). O ATP pode ser sintetizado aerobicamente (na presença de oxigênio) ou anaerobicamente (na ausência de oxigênio). O metabolismo aeróbico produz mais ATP por mol de glicose do que o metabolismo anaeróbico; portanto, é o meio mais eficiente e efetivo de produção de energia. Além disso, o metabolismo anaeróbico resulta no acúmulo de um produto final tóxico, o ácido láctico, que precisa ser removido da célula e transportado até o fígado para a conversão em glicose e glicogênio.

Fisiopatologia

A fisiopatologia do choque envolve alterações celulares, respostas vasculares e alterações da pressão arterial.

Alterações celulares

No choque, não existe aporte de sangue adequado para as células e elas são privadas de oxigênio e nutrientes; portanto, precisam produzir energia por meio do metabolismo anaeróbico. Isso resulta em baixa produção de energia com os nutrientes e em um ambiente intracelular acidótico. Como consequência dessas alterações, a função celular normal cessa (Figura 11.1). A célula fica túrgida, e a membrana celular torna-se mais permeável, possibilitando que eletrólitos e líquidos sejam deslocados para fora e para dentro da célula. A bomba de sódio-potássio torna-se comprometida; as estruturas celulares, principalmente as mitocôndrias, são lesionadas; e resulta a morte da célula.

A glicose é o substrato primário necessário para a produção de energia celular sob a apresentação de ATP. Em estados de estresse, as catecolaminas, o cortisol, o glucagon e as **citocinas** inflamatórias (ou seja, mediadores bioquímicos ou inflamatórios) são liberados, causando hiperglicemia e resistência à insulina quanto à mobilização da glicose para o metabolismo celular. A ativação dessas substâncias promove a gliconeogênese, que é a formação de glicose de fontes não carboidratos, tais como proteínas e lipídios. O glicogênio que foi armazenado no fígado é convertido em glicose por meio da glicogenólise para atender às necessidades metabólicas, aumentando a concentração de glicose sérica (i. e., hiperglicemia).

A ativação contínua da resposta de estresse pelos estados de choque causa uma depleção dos depósitos de glicogênio, que resulta em aumento da proteólise e, por fim, falência do órgão (Massaro, 2018). O déficit de nutrientes e oxigênio para o metabolismo celular normal causa um acúmulo de produtos finais metabólicos nas células e nos espaços intersticiais. A cascata da coagulação, também associada ao processo inflamatório, torna-se ativada e passa a compor esse ciclo patológico. Com a lesão significativa ou morte celular causada pelo choque, a cascata da coagulação fica excessivamente produtiva, resultando em pequenos coágulos que se alojam na microcirculação, impedindo ainda mais a perfusão celular (Seymour & Angus, 2018). Essa regulação ascendente da cascata da coagulação compromete ainda mais a microcirculação dos tecidos, exacerbando a hipoperfusão celular (Seymour & Angus, 2018). O metabolismo celular fica comprometido, e tem início uma situação negativa de autoperpetuação (i. e., uma alça de *feedback* positivo).

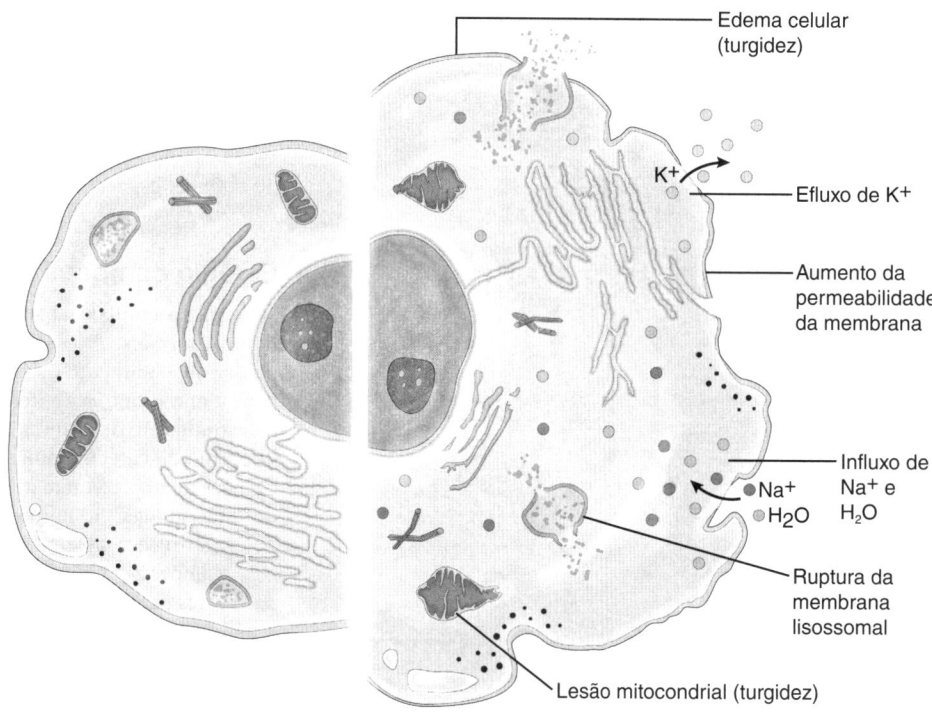

Figura 11.1 • Efeitos celulares do choque. A célula fica túrgida e a membrana celular se torna mais permeável; os líquidos e eletrólitos deslocam-se para fora e para dentro da célula. As mitocôndrias e os lisossomos são lesionados e a célula morre.

Respostas vasculares

Os mecanismos regulatórios locais, denominados autorregulação, estimulam a vasodilatação ou a vasoconstrição em resposta aos mediadores bioquímicos liberados pela célula que comunica a necessidade de oxigênio e nutrientes (Kislitsina et al., 2019). Uma citocina é uma substância liberada por uma célula ou por células imunes, como macrófagos; a substância dispara uma ação na área da célula ou migra pela corrente sanguínea até um local distante, onde dispara a ação. Os pesquisadores estão aprendendo mais a cada dia sobre as ações fisiológicas de diversos mediadores bioquímicos pró-inflamatórios e anti-inflamatórios responsáveis pela manifestação clínica complexa dos estados de choque (Honore, Hoste, Molnár et al., 2019).

Regulação da pressão arterial

Os três componentes principais do sistema circulatório – o volume de sangue, a bomba cardíaca e a vasculatura – devem responder efetivamente aos complexos sistemas de *feedback* neural, químico e hormonal para manter a pressão arterial (PA) adequada e perfundir os tecidos corporais. A PA é regulada por meio de uma interação complexa de sistemas de *feedback* neural, químico e hormonal que afetam o débito cardíaco e a resistência periférica. Essa relação está expressa na seguinte fórmula:

PA média = Débito cardíaco × Resistência periférica

O débito cardíaco é um produto do volume sistólico (volume de sangue ejetado do ventrículo esquerdo durante a sístole) e da frequência cardíaca. A resistência periférica é determinada principalmente pelo diâmetro das arteríolas.

A perfusão tissular e a perfusão dos órgãos dependem da pressão arterial média (PAM) ou da pressão média na qual o sangue se movimenta pela vasculatura. A PAM deve exceder 65 mmHg para que as células recebam o oxigênio e os nutrientes necessários para metabolizar a energia suficiente para manter a vida (Hallisey & Greenwood, 2019). A PAM verdadeira pode ser calculada apenas por métodos complexos; no entanto, a maioria das máquinas digitais de PA fornece uma leitura da PAM para orientar as decisões clínicas.

A PA é regulada por barorreceptores (receptores de pressão) localizados no seio carotídeo e no arco aórtico. Esses receptores de pressão são responsáveis pelo monitoramento do volume circulatório e pela regulação das atividades neurais e endócrinas (ver mais descrição no Capítulo 27). Quando a PA cai, catecolaminas (p. ex., epinefrina, norepinefrina) são liberadas a partir da medula da suprarrenal. Essas catecolaminas aumentam a frequência cardíaca e causam vasoconstrição, restaurando a PA. Os quimiorreceptores, também localizados no arco aórtico e nas artérias carótidas, regulam a PA e a frequência respiratória com a utilização praticamente do mesmo mecanismo em resposta às alterações nas concentrações de oxigênio e dióxido de carbono (CO_2) no sangue. Esses mecanismos regulatórios primários podem responder às alterações na PA a cada momento.

Os rins regulam a PA por meio da liberação de renina, uma enzima necessária para a conversão final da angiotensina I em angiotensina II, um potente vasoconstritor. Essa estimulação do mecanismo da renina-angiotensina e a resultante vasoconstrição levam indiretamente à liberação de aldosterona do córtex da suprarrenal, promovendo a retenção de sódio e água (i. e., hipernatremia). Em seguida, a hipernatremia estimula a liberação do hormônio antidiurético (ADH) pela hipófise. O ADH faz com que os rins retenham ainda mais água em um esforço para elevar o volume sanguíneo e a PA. Esses mecanismos regulatórios secundários podem demorar horas ou dias para responder às alterações na PA. A Figura 11.2 apresenta a relação entre o início do choque e a responsividade dos mecanismos regulatórios primários e secundários que compensam os déficits no volume sanguíneo, a efetividade do bombeamento do coração ou o tônus vascular, que podem resultar do estado de choque.

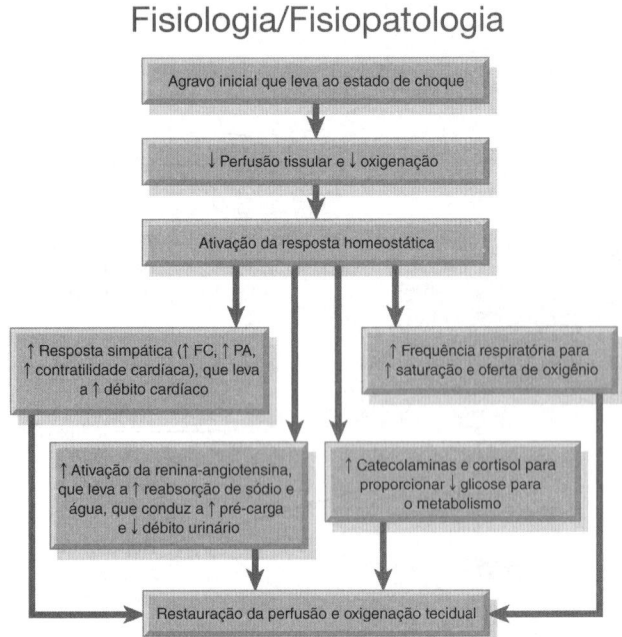

Figura 11.2 • Sequência fisiopatológica de mecanismos regulatórios no choque.

ESTÁGIOS DO CHOQUE

O choque progride em um *continuum* e pode ser identificado como inicial ou tardio, dependendo dos sinais e sintomas e da gravidade geral da disfunção dos órgãos. A maneira conveniente de entender as respostas fisiológicas e os sinais clínicos e os sintomas subsequentes do choque é dividir o *continuum* em estágios separados: compensatório (estágio 1), progressivo (estágio 2) e irreversível (estágio 3). Quanto mais cedo as intervenções forem instituídas ao longo desse *continuum*, maior a chance de sobrevida do paciente. As pesquisas atuais e a prática baseada em evidências se concentram na avaliação dos pacientes de maior risco para choque e na implementação de intervenções iniciais e agressivas para reverter a hipoxia tecidual (Zhang, Hong, Smischney et al., 2017). As evidências atuais sugerem que o intervalo de oportunidades que aumenta a probabilidade de sobrevida do paciente ocorre quando a terapia agressiva tem início em até 3 horas da identificação de um estado de choque, especialmente de choque séptico (Rhodes, Evans, Alhazzani et al., 2017; Singer, Deutschman, Seymour et al., 2016).

Estágio compensatório

No estágio compensatório do choque, a PA permanece nos limites normais. A vasoconstrição, o aumento da frequência cardíaca e o aumento da contratilidade do coração contribuem para a manutenção do débito cardíaco adequado. Isso resulta da estimulação do sistema nervoso simpático e da subsequente liberação de catecolaminas (p. ex., epinefrina, norepinefrina). Os pacientes apresentam a resposta com frequência descrita como de "luta ou fuga". O corpo desvia sangue de órgãos, tais como a pele, os rins e o sistema digestório, para o cérebro, o coração e os pulmões para assegurar o suprimento sanguíneo adequado para esses órgãos vitais. Como resultado, a pele pode ficar fria e pálida, os sons intestinais são hipoativos e o débito urinário diminui em resposta à liberação de aldosterona e ADH.

Manifestações clínicas

Apesar de uma PA normal, o paciente apresenta diversos sinais clínicos que indicam perfusão orgânica inadequada (Tabela 11.1). O resultado da perfusão inadequada é o metabolismo anaeróbico e o acúmulo de ácido láctico, que produz acidose metabólica. A frequência respiratória aumenta em resposta à necessidade de elevar a oferta de oxigênio para as células e para a compensação da acidose metabólica. Essa frequência respiratória rápida facilita a remoção do excesso de CO_2, mas eleva o pH sanguíneo e, com frequência, causa uma alcalose respiratória compensatória. O paciente pode apresentar alteração da emoção, se sentir ansioso ou estar confuso. Se o tratamento tiver início nesse estágio do choque, o prognóstico para o paciente será melhor que nos estágios posteriores.

TABELA 11.1 Achados clínicos nos estágios do choque.

Achado	Estágio		
	Compensatório	Progressivo	Irreversível
Pressão arterial	Normal	Sistólica ≤ 100 mmHg; PAM ≤ 65 mmHg Exige reposição volêmica para dar suporte à pressão arterial	Demanda suporte mecânico ou farmacológico
Frequência cardíaca	> 100 bpm	> 150 bpm	Errática
Estado respiratório	≥ 22 incursões respiratórias/min Pa_{CO_2} < 32 mmHg	Incursões respiratórias superficiais rápidas; estertores crepitantes Pa_{O_2} < 80 mmHg Pa_{CO_2} > 45 mmHg	Exige intubação e ventilação mecânica e oxigenação
Pele	Fria, pegajosa Enchimento capilar ≤ 3,5 s	Mosqueamento, petéquias Enchimento capilar ≥ 3,5 s	Icterícia
Débito urinário	Diminuído	< 0,5 mℓ/kg/h	Anúria, requer diálise
Estado mental	Confusão e/ou agitação	Letargia	Inconsciente
Equilíbrio acidobásico	Alcalose respiratória	Acidose metabólica	Acidose profunda

Pa_{CO_2}: pressão parcial do dióxido de carbono arterial; PAM: pressão arterial média; Pa_{O_2}: pressão parcial do oxigênio arterial. Adaptada de Bridges, E. (2017). Assessing patients during septic shock resuscitation. *American Journal of Nursing*, 117(10), 34-40; Makic, M. B. F. & Bridges, E. (2018). Managing sepsis and septic shock: Current guidelines and definitions. *American Journal of Nursing*, 118(2), 34-39; Rhodes, A., Evans, L., Alhazzani, W. et al. (2017). Surviving Sepsis Campaign. (2017). Retirado em 27/11/20 de: www.sccm.org/getattachment/SurvivingSepsisCampaign/Guidelines/Adult-Patients/SSC-Guidelines-FAQ.pdf?lang=en-US; Simmons, J. & Ventetuolo, C. E. (2017). Cardiopulmonary monitoring of shock. *Current Opinion*, 23(3), 223–231.

Manejo clínico

O tratamento clínico é direcionado à identificação da causa do choque, à correção do distúrbio subjacente de modo que ele não progrida e ao suporte daqueles processos fisiológicos que até então responderam com sucesso à ameaça. Como a compensação não pode ser mantida indefinidamente, medidas, como a reposição de líquido, o oxigênio suplementar e a terapia medicamentosa, devem ser iniciadas para manter níveis adequados de PA e restabelecer, assim como manter, a perfusão tissular adequada (Makic & Bridges, 2018; Rhodes et al., 2017).

Manejo de enfermagem

A intervenção precoce durante o *continuum* do choque é importante para a melhora do prognóstico do paciente (Makic & Bridges, 2018; Rhodes et al., 2017). O enfermeiro deve avaliar sistematicamente o paciente de risco para o choque, reconhecendo os sinais clínicos sutis do estágio compensatório antes que a PA do paciente caia. As intervenções precoces incluem a identificação da causa do choque, a administração de soluções intravenosas (IV) e de oxigênio, e a obtenção dos exames laboratoriais necessários para afastar e tratar desequilíbrios metabólicos ou infecções. As considerações especiais relacionadas com o reconhecimento dos sinais iniciais de choque no paciente adulto mais velho são discutidas no Boxe 11.1.

Monitoramento da perfusão tissular

Na avaliação da perfusão tissular, o enfermeiro verifica se existem alterações súbitas do nível de consciência, dos sinais vitais (incluindo pressão diferencial, também denominada pressão de pulso), débito urinário, pele (incluindo avaliação de preenchimento capilar e sinais de mosqueamento), frequência respiratória e valores laboratoriais (p. ex., déficit de base, níveis de ácido láctico). No estágio compensatório do choque, os níveis séricos de sódio e de glicose estão elevados em resposta à liberação de aldosterona e catecolaminas. Se houver suspeita de infecção, deve-se obter hemoculturas antes da administração de antibióticos prescritos. Ambas as intervenções devem priorizar o cuidado do paciente (Bridges, 2017; Levy, Evans & Rhodes, 2018).

O enfermeiro deve monitorar o estado hemodinâmico do paciente e relatar os desvios imediatamente ao médico, auxiliar na identificação e no tratamento do distúrbio subjacente por meio de contínua avaliação meticulosa do paciente, administrar as soluções e os medicamentos prescritos e promover a segurança do paciente. Os sinais vitais são os principais indicadores do estado hemodinâmico, e a PA é uma medida indireta da hipoxia tecidual. O enfermeiro deve relatar uma PA sistólica de 100 mmHg ou inferior ou uma queda da PA sistólica de 40 mmHg do valor basal em diante, ou uma PAM de 65 mmHg ou inferior (Hallisey & Greenwood, 2019; Rhodes et al., 2017). Se o paciente for diagnosticado concomitantemente com uma infecção ou se houver suspeita de uma infecção, o enfermeiro deve notificar imediatamente o médico se o paciente apresentar dois dos três sinais e sintomas seguintes (Singer et al., 2016) (ver discussão posterior sobre choque séptico):

- Frequência respiratória igual ou superior a 22 incursões por minuto
- Estado mental alterado
- Pressão arterial sistólica (PAS) igual ou inferior a 100 mmHg.

A pressão diferencial se correlaciona bem com o volume sistólico. A pressão diferencial é calculada subtraindo-se a aferição diastólica da aferição sistólica; o resultado é a pressão diferencial. Normalmente, a pressão diferencial é de 30 a 40 mmHg. O estreitamento ou a diminuição da pressão diferencial é um indicador mais inicial de choque do que uma queda da PA sistólica (Simmons & Ventetuolo, 2017). A diminuição ou o estreitamento da pressão diferencial, uma indicação inicial da diminuição do volume sistólico, está ilustrado no seguinte exemplo:

PA sistólica – PA diastólica = Pressão diferencial

Pressão diferencial normal:

120 mmHg – 80 mmHg = 40 mmHg

Estreitamento da pressão diferencial:

90 mmHg – 70 mmHg = 20 mmHg

A elevação da PA diastólica com a liberação de catecolaminas e tentativas de aumentar o retorno venoso por meio de vasoconstrição é um mecanismo compensatório inicial em resposta à diminuição do volume sistólico, da PA e do débito cardíaco geral.

Boxe 11.1 Reconhecimento do choque em adultos mais velhos

As alterações fisiológicas associadas ao envelhecimento, acopladas a estados patológicos e de doença crônica, deixam os adultos mais velhos com mais risco de desenvolver um estado de choque e possivelmente síndrome da disfunção de múltiplos órgãos. Adultos mais velhos podem se recuperar do choque se ele for detectado e tratado inicialmente com medidas agressivas e de suporte. Os enfermeiros têm uma participação essencial na avaliação e na interpretação de alterações sutis nas respostas dos adultos mais velhos à doença.

- Medicamentos, como betabloqueadores (p. ex., metoprolol), utilizados para tratar a hipertensão arterial podem mascarar a taquicardia, um mecanismo compensatório primário para aumentar o débito cardíaco, durante estados hipovolêmicos
- O sistema imune dos adultos mais velhos pode não induzir uma resposta verdadeiramente febril (temperatura superior a 38,3°C); entretanto, a ausência de resposta febril (temperatura inferior a 37°C) ou uma tendência de aumento na temperatura corporal deve ser abordada. O paciente também pode relatar aumento da fadiga e mal-estar na ausência de uma resposta febril
- O coração não funciona bem em estados hipoxêmicos, e o coração em envelhecimento pode responder à diminuição da oxigenação do miocárdio com arritmias que podem ser interpretadas erroneamente como uma parte normal do processo de envelhecimento
- Há um declínio progressivo da força dos músculos respiratórios, da ventilação máxima e da resposta à hipoxia. Adultos mais velhos apresentam diminuição da reserva respiratória e descompensam mais rapidamente
- As alterações no estado mental podem ser inadequadamente interpretadas erroneamente como demência. Adultos mais velhos com alteração súbita no estado mental devem ser avaliados agressivamente em relação ao *delirium* agudo (estados de hipo e hiper-*delirium*) e tratados em relação à presença de infecção e hipoperfusão de órgãos.

Adaptado de Rhodes, A., Evans, L., Alhazzani, W. et al. (2017). Surviving Sepse Campaign: International guidelines for management of sepsis and septic shock: 2016. *Critical Care Medicine*, 45(3), 486-552; Rowe, T. A. & McKoy, J. M. (2017). Sepse in older adults. *Infectious Disease Clinics of North America*, 31(4), 731-742.

> **Alerta de enfermagem: Qualidade e segurança**
>
> Quando a PA cai, a lesão já está ocorrendo nos níveis celular e tecidual. Portanto, o paciente de risco para choque deve ser avaliado e monitorado cuidadosamente antes que a PA caia.

O monitoramento com oximetria venosa central contínua ($ScvO_2$) é utilizado para avaliar a saturação de oxigênio de sangue venoso misto e a gravidade dos estados de hipoperfusão tissular. Um cateter central é introduzido na veia cava superior (VCS), e um sensor no cateter mensura a saturação de oxigênio do sangue na VCS, à medida que o sangue retorna para o coração e o sistema pulmonar para a reoxigenação. O valor de $ScvO_2$ normal é 70% (Zhang et al., 2017). Os tecidos corporais utilizam aproximadamente 25% do oxigênio administrado a eles durante o metabolismo normal. Durante eventos estressantes, como o choque, mais oxigênio é consumido e a saturação com $ScvO_2$ é mais baixa, indicando que os tecidos estão consumindo mais oxigênio.

As intervenções concentram-se na diminuição das necessidades teciduais de oxigênio e no aumento da perfusão para ofertar mais oxigênio para os tecidos. Agentes sedativos, por exemplo, podem ser administrados para demandas metabólicas mais baixas, ou a dor do paciente pode ser tratada com opioides, não opioides ou sedativos (p. ex., propofol, dexmedetomidina, paracetamol) para diminuir as demandas metabólicas de oxigênio. Suplementação com oxigênio e ventilação mecânica podem ser necessárias para aumentar a oferta de oxigênio no sangue. A administração IV de soluções e medicamentos dá suporte à PA e ao débito cardíaco, e a transfusão de concentrado de hemácias intensifica o transporte de oxigênio. O monitoramento do consumo de oxigênio tecidual com $ScvO_2$ é uma medida invasiva para avaliar com mais precisão a oxigenação tecidual no estágio compensatório do choque antes que as alterações nos sinais vitais revelem a alteração da perfusão tissular (Rhodes et al., 2017; Zhang et al., 2017).

No paciente com acesso arterial presente, a análise da forma de onda do pulso arterial ou o contorno do pulso pode ser usado para determinar o volume sistólico do paciente e a capacidade de resposta à reposição de solução IV para atender as necessidades de perfusão tissular (Simmons & Ventetuolo, 2017). Geralmente, a manobra de elevação passiva dos membros inferiores é usada para determinar quais pacientes responderão ou não a infusão IV rápida de líquido. Na manobra de elevação passiva dos membros inferiores, o examinador levanta os membros inferiores do paciente até 30 a 45° para aumentar o retorno venoso e, portanto, o débito cardíaco (Figura 11.3). Se os níveis pressóricos melhorarem com a manobra de elevação passiva dos membros inferiores, o paciente responderá à infusão adicional de líquido. Se os níveis pressóricos do paciente não melhorarem com a manobra de elevação passiva dos membros inferiores, a infusão IV de mais líquido não melhorará a condição do paciente e pode precipitar sobrecarga hídrica (Laher, Watermeyer, Buchanan et al., 2017; Pickett, Bridges, Kritek et al., 2018). Se o paciente estiver recebendo ventilação mecânica, monitoramento hemodinâmico funcional será utilizado para avaliar as demandas hídricas e a resposta do paciente à infusão IV de líquido (ou seja, pré-carga, débito cardíaco e pressão arterial). A melhora da pré-carga, do débito cardíaco e da pressão arterial indica uma resposta favorável. O monitoramento hemodinâmico funcional substituiu medidas estáticas, como pressão venosa central (PVC) ou monitoramento da artéria pulmonar (AP). O monitoramento hemodinâmico funcional avalia alterações dinâmicas em tempo real de padrões respiratórios e volume sanguíneo circulante do paciente. A avaliação de parâmetros hemodinâmicos funcionais exige que o paciente esteja recebendo ventilação mecânica e tenha um cateter arterial invasivo instalado e conectado a dispositivos de monitoramento que medem o volume líquido (Bridges, 2013; Hallisey & Greenwood, 2019; Simmons & Ventetuolo, 2017).

Embora os tratamentos sejam prescritos e iniciados pelo médico, o enfermeiro normalmente os implementa, opera e soluciona problemas em equipamentos utilizados no tratamento, monitora o estado do paciente durante o tratamento e avalia os efeitos imediatos do tratamento. Além disso, o enfermeiro avalia a resposta da família à crise e a seu tratamento.

Redução da ansiedade

Os pacientes e suas famílias com frequência tornam-se ansiosos e apreensivos quando enfrentam uma ameaça importante à saúde e ao bem-estar e são o foco de atenção de muitos profissionais de saúde. Fornecer breves explicações sobre o diagnóstico e os procedimentos de tratamento, apoiar o paciente durante estes procedimentos e fornecer informações sobre seus resultados normalmente são eficazes na redução do estresse e da ansiedade e, assim, promovem o bem-estar físico e mental do paciente. Falar com voz calma e tranquilizadora e utilizar um toque gentil também ajudam a acalmar as preocupações do paciente. Essas ações promovem conforto para os pacientes em estado crítico e que estejam amedrontados (Reaza-Alarcón & Rodríguez-Martín, 2019). As evidências sugerem que os familiares do paciente têm determinadas demandas durante uma crise relacionada à saúde, que incluem a comunicação honesta, consistente e meticulosa com os profissionais de saúde; a necessidade de acompanhar o paciente para facilitar o suporte físico e emocional; a demonstração de comportamentos preocupados com o bem-estar do paciente, ver o paciente com frequência e o conhecimento do plano de cuidados diário e a curto e longo prazos (Reaza-Alarcón & Rodríguez-Martín, 2019; Wong, Redley, Digby et al., 2019).

O enfermeiro atua na defensoria dos familiares para que eles estejam presentes durante procedimentos e atividades rotineiras de cuidado do paciente. A presença da família proporciona uma importante conexão e o suporte necessários para o paciente durante um período de crise. As diretrizes de práticas clínicas sugerem que compartilhar a tomada de decisão com o paciente e a família melhora a comunicação com a equipe de saúde, reduz a ansiedade do paciente e melhora a satisfação geral com o cuidado (Davidson, Aslakson, Long et al., 2017).

Elucidação das diretivas antecipadas de vida

Como o choque pode evoluir rapidamente e essa evolução pode ser imprevisível, é importante que o enfermeiro pergunte aos pacientes, por ocasião da internação, se eles têm diretivas

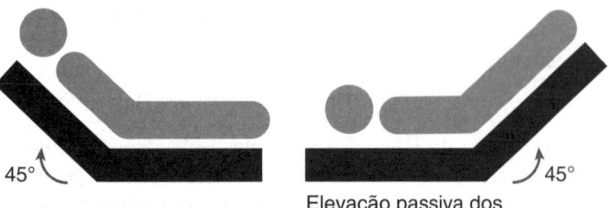

Figura 11.3 • Elevação passiva dos membros inferiores.

antecipadas de vida, inclusive um representante legal para tomada de decisões de saúde ou testamento vital ou se eles conversaram com alguém sobre seus desejos em relação aos cuidados de saúde. Quando for apropriado, o paciente e seus familiares (com a permissão do paciente) devem ser abordados em relação às preferências quanto a reanimação e tratamentos de sustentação de vida e Pedidos ao médico para o tratamento de manutenção da vida (POLST) (ver Capítulo 13). O POLST ajuda a assegurar que os desejos dos pacientes sejam honrados se suas condições piorarem rapidamente e eles perderem a capacidade de se expressarem (Turner & Hylton, 2019).

Promoção da segurança

O enfermeiro deve estar atento em relação a possíveis ameaças à segurança do paciente, pois o alto nível de ansiedade e as alterações do estado mental comprometem o julgamento. Pacientes que antes eram cooperativos e seguiam as instruções passam a puxar cateteres e acessos venosos, aumentando o risco de complicações potenciais. O cuidadoso monitoramento, a frequente reorientação, a realização de rondas a cada hora e a implementação de intervenções para impedir quedas (p. ex., alarmes no leito) são essenciais.

Estágio progressivo

No segundo estágio do choque, os mecanismos que regulam a PA não conseguem mais compensar, e a PAM cai abaixo dos limites normais. Os pacientes estão clinicamente hipotensos; isto é definido com uma PA sistólica inferior de 100 mmHg ou inferior, ou uma diminuição na PA sistólica de 40 mmHg do valor basal em diante. O paciente apresenta sinais de declínio do estado mental (Rhodes et al., 2017; Singer et al., 2016).

Fisiopatologia

Embora todos os sistemas de órgãos sofram com a hipoperfusão nesse estágio, diversos eventos perpetuam a síndrome do choque. Primeiramente, o coração com esforço excessivo se torna disfuncional, a incapacidade do corpo de atender ao aumento das necessidades de oxigênio produz isquemia e os mediadores bioquímicos causam depressão do miocárdio (Massaro, 2018). Isso leva à insuficiência cardíaca, mesmo se a causa subjacente do choque não for cardíaca. Em segundo lugar, a função autorregulatória da microcirculação não responde aos diversos mediadores bioquímicos liberados pelas células, resultando em aumento da permeabilidade capilar, com áreas de constrição arteriolar e venosa que reduzem ainda mais a perfusão celular (Massaro, 2018). Nesse estágio, o prognóstico piora. O relaxamento dos esfíncteres pré-capilares causa extravasamento de líquido dos capilares, criando edema intersticial e diminuição do retorno para o coração. Além disso, a resposta inflamatória é ativada, e mediadores pró-inflamatórios e anti-inflamatórios são liberados, os quais ativam o sistema da coagulação em um esforço para restabelecer a homeostasia (Seymour & Angus, 2018). O corpo mobiliza depósitos de energia e aumenta o consumo de oxigênio para atender ao aumento das necessidades metabólicas dos tecidos e das células inadequadamente perfundidos. O metabolismo anaeróbico segue ativo, resultando em acúmulo de ácido láctico e ruptura da função celular normal.

Mesmo se a causa subjacente do choque for revertida, a sequência de respostas compensatórias à diminuição na perfusão tissular perpetua o choque e resulta um círculo vicioso. As reações celulares que ocorrem durante o estágio progressivo do choque são uma área ativa de pesquisas clínicas. Acredita-se que a resposta do corpo ao choque ou a ausência de resposta nesse estágio do choque possa ser o fator primário que determina a sobrevivência do paciente. O reconhecimento precoce dos sinais e sintomas de choque é essencial para melhorar as taxas de morbidade e mortalidade.

Manifestações clínicas

As chances de sobrevivência dependem da saúde geral do paciente antes do estado de choque, bem como do tempo que leva para a perfusão tissular ser restaurada. À medida que o choque progride, os sistemas de órgãos descompensam (ver Tabela 11.1).

Efeitos respiratórios

Os pulmões, que se tornam comprometidos inicialmente no choque, são afetados nesse estágio. A descompensação subsequente dos pulmões aumenta a probabilidade de que seja necessária ventilação mecânica. As respirações são rápidas e superficiais. Estertores crepitantes são auscultados nos campos pulmonares. A diminuição do fluxo sanguíneo pulmonar causa a diminuição dos níveis de oxigênio arterial e o aumento dos níveis de CO_2. A hipoxemia e os mediadores bioquímicos causam uma resposta inflamatória intensa e vasoconstrição pulmonar, perpetuando a hipoperfusão capilar pulmonar e a hipoxemia. Os alvéolos hipoperfundidos deixam de produzir surfactante e, subsequentemente, colapsam. Os capilares pulmonares começam a extravasar, causando edema pulmonar, anormalidades de difusão (*shunting*) e colapso alveolar adicional. Essa condição é denominada *lesão pulmonar aguda* (LPA); na medida em que a LPA continua, inflamação intersticial e fibrose são consequências comuns, levando à síndrome da angústia respiratória aguda (SARA) (Mitchell & Seckel, 2018). A explicação adicional da LPA e da SARA, bem como de seu cuidado de enfermagem, pode ser encontrada no Capítulo 19.

Efeitos cardiovasculares

A ausência de um suprimento sanguíneo adequado leva a arritmias e isquemia. A frequência cardíaca é rápida, por vezes superior a 150 bpm. O paciente pode se queixar de dor torácica e até mesmo sofrer um infarto do miocárdio (IM). Os níveis de biomarcadores para avaliação da função cardíaca (p. ex., troponina I cardíaca [cTn-I]) aumentam. Além disso, a depressão miocárdica e a dilatação ventricular podem comprometer ainda mais a capacidade do coração de bombear sangue suficiente para os tecidos para atender ao aumento das necessidades de oxigênio.

Efeitos neurológicos

À medida que o cérebro se torna comprometido, o estado mental deteriora. Ocorrem alterações no estado mental com a diminuição da perfusão cerebral e hipoxia. Inicialmente, o paciente pode apresentar mudanças sutis no comportamento, ficar agitado, confuso ou demonstrar sinais de delírio. (Ver mais informações a respeito de *delirium* no Capítulo 61.) Subsequentemente, a letargia aumenta e o paciente começa a perder a consciência.

Efeitos renais

Quando a PAM cai para menos de 65 mmHg (Hallisey & Greenwood, 2019), a taxa de filtração glomerular dos rins não pode ser mantida e ocorrem alterações significativas na função renal. A lesão renal aguda (LRA) é caracterizada por um aumento nos níveis de ureia e creatinina séricas, alterações hidreletrolíticas, desequilíbrios ácido-básicos e perda da regulação nefro-hormonal da PA. O débito urinário normalmente diminui para menos de 0,5 mℓ/kg/h (ou menos de 30 mℓ/h), mas pode variar dependendo da fase da LRA (ver mais informações sobre a LRA no Capítulo 48).

Efeitos hepáticos

A diminuição do fluxo sanguíneo para o fígado compromete a capacidade das células hepáticas de realizar as funções metabólicas e fagocíticas. Consequentemente, o paciente tem menos capacidade de metabolizar medicamentos e produtos residuais metabólicos, como amônia e ácido láctico. As atividades metabólicas do fígado, incluindo a gliconeogênese e a glicogenólise, são comprometidas. O paciente se torna mais suscetível a infecções à medida que o fígado falha em filtrar as bactérias do sangue. Os níveis de enzimas hepáticas (aspartato aminotransferase, alanina aminotransferase, lactato desidrogenase) e bilirrubina ficam elevados, e o paciente desenvolve icterícia.

Efeitos gastrintestinais

A isquemia gastrintestinal (GI) pode causar úlceras de estresse no estômago, pondo o paciente em risco para sangramento GI. No intestino delgado, a mucosa pode se tornar necrótica e descamar, causando diarreia sanguinolenta. Além dos efeitos locais do comprometimento da perfusão, a isquemia GI leva a translocação de bactérias e disfunção dos órgãos, na qual estas entram na corrente sanguínea por meio do sistema linfático. Além de causar infecção, as toxinas bacterianas podem provocar depressão cardíaca, vasodilatação, aumento da permeabilidade capilar e resposta inflamatória intensa com a ativação de mediadores bioquímicos adicionais. O resultado líquido é a interferência com o funcionamento celular hígido e a capacidade de metabolizar nutrientes (Rhodes et al., 2017).

Efeitos hematológicos

A combinação de hipotensão, fluxo sanguíneo lento, acidose metabólica, desequilíbrio do sistema da coagulação e hipoxemia generalizada pode interferir com os mecanismos hemostáticos normais. Em estados de choque, as citocinas inflamatórias ativam a cascata da coagulação, causando deposição de microtrombos em diversas áreas do corpo e consumo dos fatores de coagulação. As alterações do sistema hematológico, incluindo o desequilíbrio da cascata da coagulação, estão ligadas à ativação excessiva da resposta inflamatória da lesão (Massaro, 2018; Seymour & Angus, 2018). A coagulação intravascular disseminada (CID) pode ocorrer como uma causa ou como uma complicação do choque. Nessa condição, ampla coagulação e sangramento ocorrem simultaneamente. Equimoses e petéquias podem aparecer na pele. Os tempos de coagulação (p. ex., tempo de protrombina, tempo de tromboplastina parcial ativada) estão prolongados. Fatores de coagulação e plaquetas são consumidos, e há necessidade de terapia de reposição para alcançar a hemostasia (outra discussão sobre a CID está no Capítulo 29).

Manejo clínico

O manejo clínico específico no estágio progressivo do choque depende do tipo de choque, de sua causa subjacente e do grau de descompensação nos sistemas de órgãos. O manejo clínico específico para cada tipo de choque é discutido adiante neste capítulo. Embora o manejo clínico no estágio progressivo seja diferente conforme o tipo de choque, algumas intervenções clínicas são comuns a todos os tipos. Estas incluem a utilização de soluções IV e medicamentos apropriados para restaurar a perfusão tissular por meio dos métodos a seguir:

- Suporte do sistema respiratório
- Otimização do volume intravascular
- Suporte da ação de bombeamento do coração
- Melhora da competência do sistema vascular.

Outros aspectos do manejo podem incluir suporte nutricional enteral precoce, controle hiperglicêmico direcionado com insulina IV e uso de antiácidos, bloqueadores de histamina 2 (H$_2$) ou medicamentos antipépticos para reduzir o risco de ulceração e sangramento GI.

O controle rigoroso da glicemia (ou seja, manutenção dos níveis séricos de glicose próximo aos parâmetros normais de 80 a 100 mg/dℓ) não é preconizado para pacientes em estado crítico, porque já foi constatado que essa terapia provoca desfechos adversos para os pacientes (Griesdale, DeSouza, VanDam et al., 2009). As evidências atuais sugerem que a manutenção da glicemia inferior a 180 mg/dℓ com insulinoterapia e cuidadoso monitoramento é indicada no manejo do paciente com quadro crítico (American Diabetes Association, 2019; Rhodes et al., 2017).

> **Alerta de enfermagem: Qualidade e segurança**
>
> O controle glicêmico está ligado aos resultados no paciente em choque. Embora o controle glicêmico rigoroso não seja indicado, as evidências mostram que a manutenção da glicemia inferior a 180 mg/dℓ conduz a melhores resultados.

Manejo de enfermagem

O cuidado de enfermagem dos pacientes no estágio progressivo do choque exige conhecimento sobre avaliação e compreensão do choque, assim como sobre a importância das alterações nos dados da avaliação. Intervenções precoces são essenciais para a sobrevida dos pacientes; portanto, suspeitar que um paciente possa estar em choque e relatar alterações sutis na avaliação são imperativos. Os pacientes no estágio progressivo do choque são cuidados no ambiente de cuidado intensivo para facilitar o monitoramento cuidadoso (monitoramento hemodinâmico, monitoramento eletrocardiográfico [ECG], gasometria arterial, níveis de eletrólitos séricos, alterações no estado físico e mental); a administração rápida e frequente de diversos medicamentos e líquidos prescritos; e possivelmente as intervenções com tecnologias de suporte, tais como ventilação mecânica, diálise (p. ex., terapia de substituição renal contínua) e bomba de balão intra-aórtico.

Trabalhando colaborativamente com outros membros da equipe de saúde, o enfermeiro documenta cuidadosamente os tratamentos, medicamentos e líquidos que são administrados, registrando o horário, a dosagem ou o volume, e a resposta do paciente. Além disso, o enfermeiro coordena os cuidados, incluindo a programação dos procedimentos diagnósticos que possam ocorrer ao lado do leito e a comunicação entre a equipe de saúde, os familiares e o paciente.

Prevenção de complicações

O enfermeiro monitora o paciente à procura de sinais precoces de complicações para ajudar a reduzir riscos potenciais para o paciente. O monitoramento inclui a avaliação dos níveis séricos de medicamentos, a observação de acessos vasculares invasivos e cateteres em relação a sinais de infecção, assim como a verificação do estado neurovascular, se forem inseridos acessos arteriais, especialmente nos membros inferiores.

Simultaneamente, o enfermeiro promove a segurança e o conforto do paciente ao assegurar que todos os procedimentos, incluindo procedimentos invasivos e punções arteriais e venosas, sejam realizados com a utilização de técnicas assépticas corretas e que os locais de punção e infusão venosa e arterial sejam mantidos com o objetivo de evitar infecções. As intervenções de enfermagem que reduzem a incidência de pneumonia associada a ventilador (PAV) também devem ser implantadas. Estas incluem cuidado oral frequente com uma escova de dente, técnica de aspiração asséptica, reposicionamento no leito, elevação da cabeceira do leito em no mínimo 30° para impedir a aspiração e implementação da interrupção diária da sedação, conforme prescrito para avaliar a prontidão do paciente para extubação (Mitchell, Russo, Cheng et al., 2019). Ver Boxe 19.6 para ter uma visão geral das intervenções baseadas em evidência (*bundle*) que objetivam a prevenção da PAV. As mudanças de decúbito do paciente para promover o conforto e manter a integridade da pele são essenciais.

O enfermeiro também deve estar atento à avaliação de *delirium* agudo, caracterizado por mudança aguda no estado mental, desatenção, pensamento desorganizado e alteração do nível de consciência. *Delirium* é potencialmente prevenível (Devlin, Skrobik, Gelians et al., 2018; Makic, 2018). Pacientes criticamente enfermos e com *delirium* têm necessidades de suporte de ventilação mecânica por mais tempo, experimentam maior declínio funcional e apresentam taxas mais altas de morbidade e mortalidade do que aqueles sem *delirium*. Além disso, eles correm um risco maior de desenvolver síndrome pós-terapia intensiva, que se manifesta como novos ou agravantes comprometimentos no estado físico, cognitivo ou mental do paciente após a resolução de uma doença crítica e que persiste além da hospitalização aguda (Dervlin et al., 2018). O *delirium* deve ser avaliado pelo menos uma vez a cada turno, usando uma ferramenta padronizada de avaliação de *delirium*, como o Confusion Assessment Method (CAM)-ICU (Critical Illness, Brain Dysfunction, and Survivorship [CIBS] Center, 2020). O CAM-ICU é uma versão modificada do CAM, projetado especificamente para uso em pacientes que estejam gravemente enfermos. Intervenções de enfermagem que podem prevenir o *delirium* incluem incentivar o envolvimento do paciente em atividades frequentes de reorientação (p. ex., avaliar se o paciente tem noção de data, hora, local), avaliar e tratar a dor, promover o sono, proporcionar atividades de mobilização precoce e limitar a sedação, especialmente sedação com benzodiazepínicos (Devlin et al., 2018; Makic, 2018).

Promoção do repouso e do conforto

São realizados esforços para minimizar o esforço cardíaco por meio da redução da atividade física do paciente e do tratamento da dor e da ansiedade. Considerando que a promoção do repouso e do conforto do paciente é uma prioridade, o enfermeiro realiza as atividades essenciais de enfermagem com planejamento de tempo, possibilitando que o paciente tenha períodos de sono ininterrupto, o que pode evitar o *delirium* agudo, conforme observado anteriormente (Devlin et al., 2018). Para conservar a energia do paciente, o enfermeiro deve proteger o paciente contra temperaturas extremas (p. ex., calor ou frio excessivo, tremor), que podem aumentar a taxa metabólica e o consumo de oxigênio e, assim, o esforço cardíaco.

Apoio aos familiares

Como os pacientes em choque recebem atenção intensa da equipe de saúde, as famílias podem ficar esgotadas e amedrontadas. Os familiares podem ficar relutantes em fazer perguntas ou buscar informações por causa do medo de se intrometer ou interferir com a atenção dada ao paciente. O enfermeiro deve assegurar que a família esteja confortavelmente situada e que seja mantida informada sobre o estado do paciente. Com frequência, as famílias precisam de incentivo da equipe de saúde para descansar um pouco; há maior probabilidade de os familiares seguirem este conselho se sentirem que o paciente está sendo bem cuidado e que serão notificados sobre quaisquer alterações significativas no estado do paciente. Uma visita do serviço religioso do hospital pode ser reconfortante e proporciona alguma atenção à família enquanto o enfermeiro se concentra no paciente. Assegurar o cuidado centrado no paciente e na família é fundamental para a administração do cuidado de alta qualidade. Isso ajuda a atender o bem-estar emocional, bem como as necessidades fisiológicas do paciente e da família (Wong et al., 2019).

Estágio irreversível

O estágio irreversível (ou refratário) do choque representa o ponto no *continuum* do choque no qual a lesão dos órgãos é tão grave que o paciente não responde ao tratamento e não consegue sobreviver. Apesar do tratamento, a PA permanece baixa. A disfunção renal e hepática, composta pela liberação de mediadores bioquímicos, cria uma acidose metabólica aguda. O metabolismo anaeróbico contribui para piora da acidose láctica. As reservas de ATP estão quase totalmente esgotadas, e os mecanismos para o armazenamento de novos suprimentos de energia foram destruídos. A disfunção do sistema respiratório compromete a oxigenação e a ventilação adequadas, apesar do suporte ventilatório mecânico, e o sistema cardiovascular é ineficaz na manutenção de uma PAM adequada para a perfusão tissular. Quando a disfunção de múltiplos órgãos progride até a insuficiência completa dos órgãos, a morte é iminente. Esta disfunção pode ocorrer como uma progressão no *continuum* do choque ou como uma síndrome por si só e é descrita em mais detalhes posteriormente neste capítulo.

Manejo clínico

O manejo clínico durante o estágio irreversível do choque normalmente é similar às intervenções e aos tratamentos usados no estágio progressivo. Embora o paciente possa ter progredido até o estágio irreversível, a avaliação de que o choque é irreversível pode ser realizada apenas após a falha do paciente em responder ao tratamento. As estratégias que possam ser experimentais (p. ex., medicamentos em investigação, como terapia com imunomodulação) podem ser experimentadas para reduzir ou reverter a gravidade do choque.

Manejo de enfermagem

Assim como no estágio progressivo do choque, o enfermeiro se concentra na realização dos tratamentos prescritos, monitorando o paciente, evitando complicações, protegendo o paciente contra lesões e proporcionando conforto. Oferecer breves explicações ao paciente sobre o que está ocorrendo é essencial, mesmo se não houver certeza de que o paciente ouça ou entenda o que está sendo dito. Medidas simples de conforto, incluindo toques tranquilizadores, devem continuar sendo fornecidas apesar da não responsividade do paciente aos estímulos verbais (Wong et al., 2019).

À medida que se torna óbvio que o paciente provavelmente não sobreviverá, a família precisa ser informada sobre o prognóstico e o provável resultado. Devem ser proporcionadas oportunidades durante todo o cuidado do paciente para que a família veja, toque e converse com o paciente. Amigos próximos ou conselheiros espirituais podem ser de conforto para os familiares lidarem com a morte inevitável de seu ente querido.

Durante esse estágio do choque, a família pode interpretar erroneamente as medidas da equipe de saúde. Os familiares foram informados de que nada fora eficaz na reversão do choque e que a sobrevivência do paciente é muito improvável, e ainda veem os médicos e os enfermeiros continuando a trabalhar fervorosamente pelo paciente. Famílias consternadas e pesarosas podem interpretar isso como uma chance de recuperação quando não há nenhuma, e os familiares podem se zangar quando o paciente morre. Conferências com todos os membros da equipe de saúde e a família promovem o melhor entendimento pela família, do prognóstico do paciente e da finalidade das intervenções de manejo. O envolvimento de especialistas em cuidados paliativos pode ser benéfico para o desenvolvimento de um plano de cuidado que maximize o conforto e o manejo efetivo dos sintomas, bem como para auxiliar a família na tomada de decisões difíceis (Ivany & Aitken, 2019). Durante essas conferências, é essencial explicar que os equipamentos e os tratamentos fornecidos se destinam ao conforto do paciente e não sugerem que o paciente se recuperará. Os familiares devem ser estimulados a expressar suas opiniões sobre as medidas de suporte à vida. Em alguns casos, as comissões de ética são consultadas para auxiliar os familiares e as equipes de saúde na tomada de decisões complexas de fim de vida (Ivany & Aitken, 2019; Turner & Hylton, 2019).

ESTRATÉGIAS DE MANEJO GERAL NO CHOQUE

Como descrito anteriormente e na discussão sobre os tipos de choque a seguir, o manejo em todos os tipos e em todas as fases de choque inclui:

- Suporte do sistema respiratório com suplementação de oxigênio e/ou ventilação mecânica para fornecer a oxigenação ideal (ver Capítulo 19)
- Reposição de líquido para restaurar o volume intravascular
- Medicamentos vasoativos para restaurar o tônus vasomotor e melhorar a função cardíaca
- Suporte nutricional para abordar as necessidades metabólicas que, com frequência, estão significativamente aumentadas no choque.

As terapias descritas nesta seção exigem o trabalho colaborativo entre todos os membros da equipe de saúde.

Reposição de líquido

A reposição de líquido, também denominada reposição volêmica, é administrada em todos os tipos de choque. O tipo de solução infundida e a velocidade de infusão variam; entretanto, os líquidos são administrados para melhorar a oxigenação cardíaca e tecidual, que, em parte, depende do fluxo. As soluções infundidas podem incluir **cristaloides** (soluções eletrolíticas que se movimentam livremente entre o compartimento intravascular e os espaços intersticiais), **coloides** (soluções IV com moléculas grandes) e hemoderivados (concentrado de hemácias, plasma fresco congelado e plaquetas).

Soluções cristaloides e coloides

Nas emergências, o "melhor" líquido com frequência é o líquido que está prontamente disponível. A reposição volêmica deve ser iniciada precocemente no paciente em choque para maximizar o volume intravascular. As soluções cristaloides isotônicas são selecionadas com frequência, porque contêm a mesma concentração de eletrólitos do líquido extracelular e, portanto, podem ser administradas sem alterar as concentrações de eletrólitos no plasma. As soluções cristaloides IV comumente utilizadas para reposição volêmica no choque hipovolêmico incluem solução de cloreto de sódio a 0,9% (soro fisiológico) e solução lactato de Ringer. Lactato de Ringer é uma solução eletrolítica que contém o íon lactato, que não deve ser confundido com o ácido láctico. O íon lactato é convertido em bicarbonato, que ajuda a tamponar a acidose geral que ocorre no choque. A solução lactato de Ringer é a mais semelhante ao plasma e é considerada uma primeira opção mais apropriada do que o soro fisiológico (NaCl a 0,9%) (de-Madaria, Herrera-Marante, Gonzalez-Camacho et al., 2018). Embora o soro fisiológico seja uma solução isotônica, a infusão de grandes volumes pode provocar hipernatremia, hipopotassemia e acidose metabólica hiperclorêmica (de-Madaria et al., 2018; Sethi, Owyang, Meyers et al., 2018). Soluções cristaloides hipertônicas, com frequência cloreto de sódio a 3%, não melhoram os desfechos dos pacientes e podem resultar em complicações inesperadas e não são recomendadas para fins de reposição volêmica (Bauer, MacLaren & Erstad, 2019). Uma desvantagem da utilização de soluções cristaloides isotônicas é que parte do volume administrado é perdida para o compartimento intersticial e parte permanece no compartimento intravascular. Isto se deve ao aumento da permeabilidade celular que ocorre durante o choque. A difusão de soluções cristaloides para o espaço intersticial significa que talvez seja preciso administrar mais líquido do que o volume perdido (Lewis, Pritchard, Evans et al., 2018).

Deve-se ter cuidado ao infundir rapidamente soluções cristaloides isotônicas para evitar reposição insuficiente ou excessiva do paciente em choque. A reposição insuficiente de líquido está associada a taxas de morbidade e mortalidade mais elevadas por causa de perfusão tissular, enquanto a administração excessiva de líquido pode causar edema sistêmico e pulmonar, que progridem para lesão pulmonar aguda (LPA) (ver Capítulo 19), hipertensão intra-abdominal (HIA) e síndrome compartimental abdominal (SCA) e SDMO (ver discussão adiante).

A SCA é uma complicação séria que pode ocorrer quando grandes volumes de líquido são administrados. Também pode ocorrer após traumatismo, cirurgia abdominal, pancreatite ou sepse (Harrell & Miller, 2017). Na SCA, o líquido extravasa para a cavidade intra-abdominal, aumentando a pressão, que é deslocada para os vasos e órgãos adjacentes. O retorno venoso, a pré-carga e o débito cardíaco são comprometidos. A pressão também eleva o diafragma, dificultando a respiração efetiva. Os sistemas renal e digestório também começam a apresentar sinais de disfunção (p. ex., diminuição do débito urinário, sons intestinais ausentes, intolerância à alimentação enteral). A pressão do compartimento abdominal pode ser medida. Normalmente, é de 0 a 5 mmHg, e uma pressão de 12 mmHg é considerada como sendo indicativa de hipertensão intra-abdominal (Harrell & Miller, 2017). Se houver SCA, são necessárias intervenções, que normalmente incluem descompressão cirúrgica, para aliviar a pressão.

Em geral, as soluções coloides IV são semelhantes às proteínas plasmáticas, no sentido em que contêm moléculas que são muito grandes para atravessar as membranas capilares. As soluções coloides expandem o volume intravascular ao exercer pressão oncótica, atraindo, assim, o líquido para o espaço intravascular, aumentando o volume intravascular. Além disso, os coloides apresentam mais longa duração da ação que os cristaloides, porque as moléculas permanecem no compartimento intravascular por mais tempo. Em geral, caso sejam utilizados coloides para tratar a hipoperfusão, a albumina é o agente prescrito. A albumina é uma proteína plasmática; uma solução com albumina é preparada a partir do plasma humano, sendo pasteurizada durante a produção para reduzir seu potencial de transmitir doenças. A desvantagem da albumina é seu alto custo em comparação às soluções cristaloides. A reanimação hemodinâmica com soluções coloides não reduziu o risco de morbidade ou morte em comparação com a reanimação com soluções cristaloides. Além disso, os coloides podem ser consideravelmente mais caros do que as soluções cristaloides (Annane, Siami, Jaber et al., 2013; Lewis et al., 2018).

> **Alerta de enfermagem: Qualidade e segurança**
> Com todas as soluções coloidais, os efeitos colaterais incluem a rara ocorrência de reações anafiláticas. Os enfermeiros devem monitorar os pacientes cuidadosamente.

Complicações da administração de líquido

O cuidadoso monitoramento do paciente durante a reposição de líquido é necessário para identificar efeitos colaterais e complicações. Os efeitos colaterais mais comuns e sérios da reposição de líquido são sobrecarga cardiovascular, edema pulmonar e SCA. O paciente que recebe reposição de líquido deve ser monitorado com frequência em relação ao débito urinário adequado, alterações no estado mental, perfusão cutânea e alterações nos sinais vitais. Os sons pulmonares são auscultados com frequência para detectar sinais de acúmulo de líquido. Sons pulmonares adventícios, como estertores crepitantes, podem indicar edema pulmonar, LPA e SARA.

> **Alerta de enfermagem: Qualidade e segurança**
> Ao administrar grandes volumes de soluções cristaloides, o enfermeiro deve monitorar os pulmões em relação a sons adventícios, sinais e sintomas de edema intersticial e esforço respiratório (i. e., maior esforço necessário para o paciente respirar, profundidade da respiração, frequência respiratória) e alterações na saturação de oxigênio.

Com frequência, um acesso de PVC é inserido (geralmente na veia subclávia ou jugular) e é avançado até que a ponta do cateter permaneça perto da junção da VCS e do átrio direito. Tradicionalmente, as medidas da PVC eram realizadas para avaliar a pré-carga no coração direito e a responsividade à infusão de líquido durante o choque. Todavia, a pesquisa confirma que não existe correlação direta entre PVC, volume sanguíneo circulante e responsividade ao líquido; portanto, a PVC não é mais considerada uma medida confiável para orientar a reposição volêmica (Laher et al., 2017; Marik, Baram & Vahid, 2008; Marik & Cavallazzi, 2013; Simmons & Ventetuolo, 2017). Os dispositivos de PVC fornecem acesso para a infusão de grandes volumes de líquido, além da infusão de hemoderivados e agentes vasoativos. Caso ainda sejam usadas medidas da PVC para avaliar a necessidade hídrica do paciente, variáveis como PA, débito urinário, frequência cardíaca e resposta à manobra de elevação do membro inferior devem ser levadas em consideração quando da interpretação da PVC para tomada de decisões (Laher et al., 2017; Simmons & Ventetuolo, 2017). Alguns cateteres de PVC permitem o monitoramento de medidas intravasculares e níveis de oxigênio venoso. A avaliação da oxigenação venosa (saturação de oxigênio venoso $S\bar{v}O_2$, ou $Sc\bar{v}O_2$ com um acesso de PVC) é útil na avaliação da adequação do volume intravascular (Rhodes et al., 2017; Rivers, McIntyre, Morro et al., 2005). O monitoramento hemodinâmico com acessos arteriais pode ser implementado para permitir o monitoramento cuidadoso da PA do paciente e a perfusão tissular. Pode-se inserir um cateter arterial pulmonar para auxiliar no monitoramento cuidadoso do estado cardíaco do paciente, bem como da resposta à terapia. Avanços na tecnologia não invasiva ou minimamente invasiva (p. ex., Doppler esofágico, análise do contorno de pulso arterial, dispositivos de débito cardíaco, monitoramento de impedância intratorácica) fornecem opções adicionais de monitoramento hemodinâmico (Hallisey & Greenwood, 2019; Laher et al., 2017; Zhang et al., 2017). (Para obter informações adicionais sobre o monitoramento hemodinâmico, ver Capítulo 21.)

A inserção de acessos centrais para a infusão de líquido e para o monitoramento requer prática cooperativa entre o médico e o enfermeiro para assegurar que todas as medidas para prevenir a infecção de corrente sanguínea relacionada com cateter venoso central (ICSRC) sejam implementadas. Diversas intervenções objetivando a prevenção de ICSRC devem ser implementadas de modo cooperativo enquanto o acesso central está sendo inserido, bem como durante o manejo de enfermagem contínuo do próprio acesso central. No Boxe 11.2 são descritas as intervenções baseadas em evidência (*bundle*) que reduzem a ICSRC.

Terapia com agentes vasoativos

Os agentes vasoativos são administrados em todos os tipos de choque para melhorar a estabilidade hemodinâmica do paciente quando a reposição volêmica isoladamente não consegue manter a PAM adequada. Medicamentos específicos são selecionados para corrigir a alteração hemodinâmica particular que está impedindo o débito cardíaco. Esses medicamentos ajudam a aumentar a força da contratilidade miocárdica, a regular a frequência cardíaca, a reduzir a resistência miocárdica e a iniciar a vasoconstrição.

Os agentes vasoativos são selecionados em relação à sua ação sobre receptores do sistema nervoso simpático. Esses receptores são conhecidos como alfa-adrenérgicos e beta-adrenérgicos. Os receptores beta-adrenérgicos são adicionalmente classificados como receptores beta-1 e beta-2 adrenérgicos. Quando os receptores alfa-adrenérgicos são estimulados, há constrição dos vasos sanguíneos nos sistemas cardiorrespiratório e digestório, na pele e nos rins. Quando os receptores beta-1 adrenérgicos são estimulados, a frequência cardíaca e a contração miocárdica aumentam. Quando os receptores beta-2 adrenérgicos são estimulados, ocorre vasodilatação no coração e nos músculos esqueléticos e os bronquíolos relaxam. No tratamento do choque são usadas diversas combinações de agentes vasoativos para maximizar a perfusão tissular por meio da estimulação ou do bloqueio dos receptores alfa e beta-adrenérgicos.

Quando agentes vasoativos são administrados, os sinais vitais devem ser monitorados com frequência (no mínimo, a cada 15 minutos até estarem estáveis, ou mais frequentemente, se indicado). Os agentes vasoativos devem ser administrados por meio de um acesso venoso central, tendo em vista que a infiltração e o extravasamento de alguns deles provoca necrose e descamação teciduais (Maclaren, Mueller & Dasta, 2019). As doses dos medicamentos individuais normalmente são tituladas pelo enfermeiro, que ajusta as velocidades

Boxe 11.2 Intervenções de prática colaborativa para evitar infecções da corrente sanguínea associadas a acesso central (ICSRC)

As melhores práticas atuais podem incluir a implementação de intervenções em um específico protocolo com base em evidência que, quando utilizadas neste conjunto (p. ex., *bundle*), melhoram os resultados do paciente. Este quadro descreve os parâmetros específicos para o *bundle* de intervenções cooperativas para o acesso central que evidenciaram redução nas infecções da corrente sanguínea associadas a acesso central (ICSRC).

Quais são os cinco elementos principais do bundle de acesso central?

- Higiene das mãos
- Precauções máximas de barreira estéril durante a inserção do acesso (ver discussão posterior)
- Antissepsia da pele com clorexidina
- Seleção do local ideal de cateter, evitando a utilização da veia femoral para o acesso venoso central em pacientes adultos
- Revisão diária da necessidade do acesso, com remoção imediata de acessos desnecessários.

Quando a higiene das mãos deve ser realizada no cuidado de um paciente com um acesso central?

- Todos os profissionais de saúde que atendem o paciente devem aderir às boas práticas de higiene das mãos, em particular:
  - Antes e depois de palpar o local de inserção do cateter
  - Com todas as trocas de curativo no local de acesso do cateter intravascular
  - Quando as mãos estiverem visivelmente sujas ou houver suspeita de contaminação das mãos
  - Antes de calçar e após remover as luvas.

Quais mudanças podem ser realizadas para melhorar a higiene das mãos?

- Implantar uma lista de verificação do procedimento de acesso central que exija que os profissionais de saúde realizem a higiene das mãos como uma etapa essencial no cuidado
- Afixar sinalização declarando a importância da higiene das mãos
- Ter sabão e antissépticos com base em álcool para as mãos disponibilizados proeminentemente para facilitar as práticas de higiene das mãos
- Adotar precaução para higiene das mãos
- Fornecer orientação ao paciente e à família e fazer com que a família adote as práticas de higiene das mãos durante a visita.

Quais são as precauções máximas de barreira estéril?

- Precauções de barreira são implementadas durante a inserção do acesso central:
  - Para o médico, isso significa a estrita adesão à utilização de gorro, máscara, avental estéril e luvas estéreis. O gorro deve cobrir todo o cabelo e a máscara deve cobrir o nariz e a boca e ficar bem ajustada. O enfermeiro também deve utilizar gorro e máscara
  - Para o paciente, isso significa cobri-lo da cabeça aos pés com um campo grande estéril, com uma pequena abertura para o local de inserção. Se um campo grande não estiver disponível, dois campos podem ser aplicados para cobrir o paciente, ou o centro cirúrgico pode ser consultado para fornecer campos grandes estéreis, tendo em vista que estes são rotineiramente utilizados em ambientes cirúrgicos
- Os enfermeiros devem ter autoridade de fazer cumprir a utilização da lista de verificação do acesso central, para assegurar que todas as etapas relacionadas com a inserção do acesso central sejam adequadamente executadas para cada acesso inserido.

Qual antisséptico deve ser utilizado para preparar a pele do paciente para a inserção do acesso central?

- Antissépticos para a pele com clorexidina comprovaram proporcionar melhor antissepsia da pele do que outros agentes antissépticos, como solução de iodopovidona
- Solução alcoólica de clorexidina deve ser aplicada com o uso de uma bola de algodão seguindo o protocolo da instituição; o antisséptico não deve ser seco com gaze ou compressa
- Deve-se esperar algum tempo para deixar a solução antisséptica secar completamente antes de o local de inserção ser puncionado/acessado (aproximadamente 2 min).

Quais intervenções de enfermagem são essenciais para reduzir o risco de infecção?

- Manter a técnica estéril ao trocar o curativo do acesso central
- Sempre realizar a higiene das mãos antes de manipular ou acessar as portas do acesso
- Calçar luvas limpas antes de acessar a porta do acesso
- Realizar a "esfrega do canhão" por 15 a 30 s com o uso de clorexidina ou álcool, friccionando em movimento giratório em torno do canhão de acesso (reduz o biofilme no canhão que pode conter patógenos)
- Uso de curativos contendo clorexidina em pacientes com mais de 2 meses
- Considerar o uso de protetores de entrada de conexões contendo antisséptico.

Quando os acessos centrais devem ser descontinuados?

- A avaliação em relação à remoção dos acessos centrais deve ser incluída como parte das metas diárias do enfermeiro
- O horário e a data da inserção do acesso central devem ser registrados e avaliados pela equipe para auxiliar na tomada de decisão
- A necessidade do acesso por meio do acesso central deve ser revisada como parte das rondas multiprofissionais
- Durante essas rondas, o "tempo do acesso" deve ser declarado para lembrar a todos há quanto tempo o acesso central está no local (p. ex., "Hoje é o dia 6 do acesso")
- Deve ser identificado um intervalo de tempo apropriado para a revisão regular da necessidade de um acesso central, como semanalmente, quando acessos centrais forem inseridos para a utilização a longo prazo (p. ex., quimioterapia, administração prolongada de antibiótico).

Observou-se que os processos de melhora da qualidade direcionados às taxas de ICSRC e à adesão ao *bundle* de estratégias de prevenção de ICSRC engajam efetivamente a equipe multiprofissional na conquista dos objetivos para reduzir as infecções relacionadas com acessos centrais.

Adaptado de Institute for Healthcare Improvement (IHI). (2012). How-to guide: Prevent central line-associated bloodstream infection. Retirado em 10/9/2019 de: www.ihi.org/resources/Pages/Tools/HowtoGuidePreventCentralLineAssociatedBloodstreamInfection.aspx; Marschall, J., Mermel, L. A., Fakih, M. et al. (2014). Strategies to prevent central-line associated bloodstream infections in acute care hospitals: 2014 update. *Infection Control and Hospital Epidemiology*, 35(7), 753-771.

de gotejamento com base na dose prescrita e no resultado desejado (p. ex., PA, frequência cardíaca) e na resposta do paciente. As doses são alteradas para manter a PAM em um nível fisiológico que assegure a adequada perfusão tissular (normalmente superior a 65 mmHg).

Alerta de enfermagem: Qualidade e segurança

Os agentes vasoativos nunca devem ser interrompidos abruptamente, porque isso poderia causar instabilidade hemodinâmica grave, perpetuando o estado de choque.

As doses dos agentes vasoativos devem ser reduzidas gradualmente. Quando os agentes vasoativos deixam de ser necessários ou são menos necessários, a infusão deve ser reduzida aos poucos com monitoramento frequente da PA (p. ex. a cada 15 minutos). A Tabela 11.2 apresenta alguns dos agentes vasoativos comumente prescritos utilizados no tratamento do choque.

Suporte nutricional

O suporte nutricional é um aspecto importante do cuidado dos pacientes em estado crítico. O aumento das velocidades metabólicas durante o choque intensifica as necessidades de energia e, por conseguinte, as necessidades calóricas. Pacientes em choque podem necessitar de mais de 3 mil calorias ao dia. A liberação de catecolaminas inicialmente no *continuum* do choque causa rápida depleção dos depósitos de glicogênio. As necessidades energéticas nutricionais são, então, atendidas pela depleção da massa corporal magra. Nesse processo catabólico, a massa muscular esquelética é consumida mesmo quando o paciente apresenta grandes depósitos de gordura ou tecido adiposo. A perda do músculo esquelético prolonga muito o tempo de recuperação do paciente.

O suporte nutricional parenteral ou enteral deve ser iniciado assim que possível. A nutrição enteral é preferida, promovendo a função GI por meio da exposição direta aos nutrientes e limitando complicações infecciosas associadas à alimentação parenteral (Reintam, Blaser, Starkopf et al., 2017). A implementação de um protocolo de alimentação enteral com base em evidência que tolere o aumento dos volumes residuais gástricos assegura a administração de nutrição adequada para pacientes criticamente enfermos (Wang, Ding, Fang et al., 2019). O volume residual gástrico não prevê o risco de aspiração de um paciente (Wang et al., 2019). A implementação de suporte nutricional enteral precoce promove imunidade mediada pelo intestino, reduz a resposta metabólica ao estresse e melhora a morbidade e a mortalidade geral do paciente (Reintam et al., 2017). (Ver discussão sobre o monitoramento dos volumes residuais gástricos no Capítulo 39.)

Úlceras de estresse ocorrem com frequência em pacientes agudamente enfermos dado o comprometimento do suprimento de sangue para o trato GI. Antiácidos, bloqueadores de H_2 (p. ex., famotidina) e inibidores da bomba de prótons (p. ex., lansoprazol, esomeprazol magnésico) são, portanto, prescritos para evitar a formação de úlceras por meio da inibição da secreção de ácido gástrico ou do aumento do pH gástrico.

CHOQUE HIPOVOLÊMICO

O **choque hipovolêmico**, o tipo mais comum de choque, é caracterizado pela diminuição do volume intravascular. O líquido corporal está contido nos compartimentos intracelular e extracelular. O líquido intracelular é responsável por aproximadamente dois terços da água corporal total. O líquido corporal extracelular é encontrado em um de dois compartimentos: intravascular (nos vasos sanguíneos) ou intersticial (adjacente aos tecidos). O volume do líquido intersticial é de aproximadamente três a quatro vezes aquele do líquido intravascular. O choque hipovolêmico ocorre quando há redução no volume intravascular de 15 a 30%, que representa a perda de aproximadamente 750 a 1.500 mℓ de sangue em uma pessoa de 70 kg (American College of Surgeons, 2018).

Fisiopatologia

O choque hipovolêmico pode ser causado por perdas externas de líquido, como na perda sanguínea traumática, ou por movimentações internas de líquido, como na desidratação grave, no edema grave ou na ascite (Boxe 11.3). O volume intravascular pode ser reduzido pela perda de líquido e por meio da movimentação de líquido entre os compartimentos intravascular e intersticial.

A sequência de eventos no choque hipovolêmico tem início com uma diminuição no volume intravascular. Isso resulta em diminuição do retorno venoso do sangue para o coração e consequente diminuição do enchimento ventricular. A diminuição do enchimento ventricular resulta em diminuição do volume sistólico (quantidade de sangue ejetado do coração) e diminuição do débito cardíaco. Quando o débito cardíaco cai, a PA diminui e os tecidos não podem ser adequadamente perfundidos (Figura 11.4).

Manejo clínico

As principais metas no tratamento do choque hipovolêmico são restaurar o volume intravascular para reverter a sequência

TABELA 11.2 Agentes vasoativos selecionados para o tratamento do choque.

Medicação	Ação desejada no choque	Desvantagens
Agentes Inotrópicos Dobutamina Dopamina Epinefrina Milrinona	Melhora da contratilidade, aumento do volume sistólico, aumento do débito cardíaco	Aumento da demanda do coração por oxigênio
Vasodilatadores Nitroglicerina Nitroprussiato	Redução da pré e da pós-carga, redução da demanda do coração por oxigênio	Causam hipotensão
Agentes vasopressores Norepinefrina Dopamina Fenilefrina Vasopressina Epinefrina Angiotensina II	Elevação da pressão arterial por meio de vasoconstrição	Aumento da pós-carga e, assim, do esforço cardíaco; comprometimento da perfusão para pele, rins, pulmões e sistema digestório

Adaptada de Annane, D., Ouanes-Besbes, L., DeBacker, D. et al. (2018). A global perspective on vasoactive agents in shock. *Intensive Care Medicine*, 44(6), 833-846; Maclaren, R., Mueller, S. W. & Dasta, J. F. (2019). Use of vasopressors and inotropes in the pharmacotherapy of shock. In J. T. DiPiro, R. L. Talbert, G. C. Yee et al. (Eds.). *Pharmacotherapy: A pathophysiologic approach* (11th ed.). New York: McGraw-Hill Medical.

Boxe 11.3 ⚠ FATORES DE RISCO Choque hipovolêmico	
Externos: débitos de líquido	**Internos: desvios de líquido**
Traumatismo	Hemorragia
Cirurgia	Queimaduras
Vômito	Ascite
Diarreia	Peritonite
Diurese	Desidratação
Cetoacidose diabética	Pancreatite necrosante
Diabetes insípido	

de eventos que leva à perfusão tissular inadequada, redistribuir o volume de líquido e corrigir a causa subjacente da perda de líquido tão rapidamente quanto possível. Dependendo da gravidade do choque e das condições clínicas do paciente, com frequência os três objetivos são abordados simultaneamente.

Tratamento da causa subjacente

Se o paciente estiver com hemorragia, são realizados esforços para estancar o sangramento. Isso pode envolver compressão do local do sangramento ou intervenções cirúrgicas para estancar o sangramento interno. Se a causa da hipovolemia for diarreia ou vômito, medicamentos para tratar a diarreia e o vômito são administrados enquanto são realizados esforços para identificar e tratar a causa. Em adultos mais velhos, a desidratação pode ser a causa do choque hipovolêmico.

Reposição de líquido e sangue

Além da reversão da causa primária da diminuição do volume intravascular, a reposição do líquido é uma preocupação básica. No mínimo duas veias calibrosas são puncionadas para estabelecer o acesso para a administração de líquido. Se um cateter IV não puder ser inserido rapidamente, um cateter intraósseo pode ser utilizado para o acesso no esterno, nas pernas (tíbia) ou nos braços (úmero) para facilitar a rápida reposição do líquido (Clemency, Tanaka, May et al., 2017).

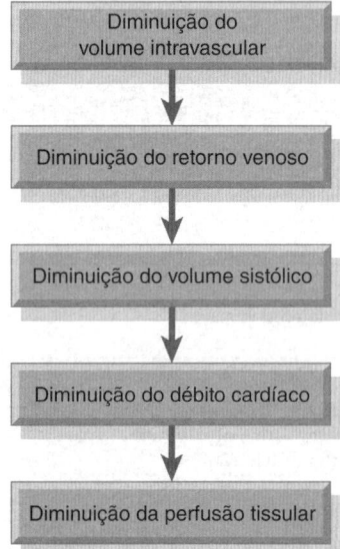

Figura 11.4 • Sequência fisiopatológica dos eventos no choque hipovolêmico.

Diversos acessos IV possibilitam a administração simultânea de reposição volêmica, medicamentos e componentes sanguíneos, se necessário. Como o objetivo da reposição de líquido é restaurar o volume intravascular, é necessário administrar líquidos que permanecerão no compartimento intravascular para evitar desvios de líquido do compartimento intravascular para o compartimento intracelular. A Tabela 11.3 resume os líquidos comumente utilizados no tratamento do choque.

Como discutido anteriormente, as soluções cristaloides, tais como solução lactato de Ringer ou soro fisiológico a 0,9%, são comumente utilizadas para tratar o choque hipovolêmico, tendo em vista que devem ser administrados grandes volumes de líquido para restaurar o volume intravascular. Se a hipovolemia ocorrer primariamente por causa de perda sanguínea, o American College of Surgeons (2018) recomenda a administração de 3 mℓ de solução cristaloide para cada mililitro de perda sanguínea estimada. Essa é denominada a regra de 3:1. Soluções coloides (p. ex., albumina) também podem ser utilizadas. Soluções de hetamido ou dextrana não são indicadas para a administração de líquido, porque esses agentes interferem na agregação plaquetária.

Pode ser necessária a administração de hemoderivados, que também são soluções coloides, particularmente se a causa do choque hipovolêmico for hemorragia. A decisão de administrar sangue tem por base a ausência de resposta do paciente à reposição volêmica com solução cristaloide, o volume de sangue perdido, a necessidade de hemoglobina para auxiliar no transporte de oxigênio e a necessidade de corrigir a coagulopatia do paciente. Os pacientes que necessitam de transfusão maciça de sangue respondem melhor quando hemoderivados são administrados em uma proporção 1:1:1, significando unidades de plasma, plaquetas e concentrado de hemácias (Holcomb, Tiley, Baraniuk et al., 2015).

Concentrados de hemácias são administrados para reabastecer a capacidade de transporte de oxigênio do paciente juntamente com outros líquidos que expandirão o volume. A transfusão de plasma e plaquetas é realizada para ajudar na coagulação e na hemostasia. A necessidade de transfusões tem por base as necessidades de oxigenação do paciente, que são determinadas por meio de sinais vitais, gasometria, bioquímica, valores laboratoriais de coagulação e perfil clínico.

Redistribuição do líquido

Além da administração de soluções para restaurar o volume intravascular, o posicionamento adequado do paciente auxilia na redistribuição do líquido. A manobra de elevação do membro inferior pode ser usada para avaliar a responsividade do paciente ao líquido e aos esforços continuados de reanimação (Simmons & Ventetuolo, 2017). O enfermeiro verifica se há melhora dos sinais vitais do paciente, especificamente elevação da pressão arterial. A posição de Trendelenburg não é indicada, uma vez que torna a respiração difícil e não eleva a PA nem o débito cardíaco (Bridges & Jarquin-Valdivia, 2005).

Terapia farmacológica

Se a administração de líquido falhar em reverter o choque hipovolêmico, em seguida são administrados medicamentos vasoativos que evitam a insuficiência cardíaca. Os medicamentos também são administrados para reverter a causa da desidratação. Por exemplo, é administrada insulina se a desidratação for secundária à hiperglicemia, desmopressina é administrada para diabetes insípido, agentes antidiarreicos e antieméticos para vômito.

TABELA 11.3 — Reposição de líquido no choque.[a]

Soluções	Vantagens	Desvantagens
Cristaloides		
Lactato de Ringer	Amplamente disponível; íon lactato, que ajuda a tamponar a acidose metabólica	Requer grande volume de infusão; a reanimação excessiva pode causar edema pulmonar, síndrome compartimental abdominal
Cloreto de sódio a 0,9% (soro fisiológico)	Amplamente disponível	Requer grande volume de infusão; pode causar hipernatremia, hipopotassemia, acidose metabólica hiperclorêmica; a reanimação excessiva pode resultar em edema pulmonar, síndrome compartimental abdominal
Coloides		
Albumina (5%, 25%)	Expande rapidamente o volume plasmático	Dispendiosa; requer doadores humanos; suprimento limitado; pode causar insuficiência cardíaca
Hemoderivados		
Plasma, concentrado de hemácias e plaquetas	Rapidamente substitui o volume perdido devido a hemorragia	Tipagem sanguínea e prova cruzada de sangue específico desejadas para protocolos de transfusão maciços ideais para reduzir complicações relacionadas à transfusão (p. ex., lesão pulmonar aguda relacionada à transfusão, reações hemolíticas, sobrecarga circulatória associada à transfusão)

[a]Administrar, no mínimo, 30 mℓ/kg de solução cristaloide. Adaptada de Holcomb, J. B., Tiley, B. C., Baraniuk, S. et al. (2015). Transfusion of plasma, platelets, and red blood cells in a 1:1:1 vs a 1:1:2 ratio and mortality in patients with severe trauma. *JAMA, 313*(5), 471-482; Lewis, S. R., Pritchard, M. W., Evans, D. J. W. et al. (2018). Colloids versus crystalloids for fluid resuscitation in critically ill people. *The Cochrane Database of Systematic Reviews, 8*(8), CD000567; Rhodes, A., Evans, L., Alhazzani, W. et al. (2017). Surviving Sepsis Campaign: International guidelines for management of sepsis and septic shock: 2016. *Critical Care Medicine, 45*(3), 486-552.

 Manejo de enfermagem

A prevenção primária do choque é um foco essencial do cuidado de enfermagem. O choque hipovolêmico pode ser prevenido em alguns casos por meio de cuidadoso monitoramento de pacientes que correm risco para déficits de líquido e por meio do cuidado de reposição de líquido antes de o volume intravascular ser esgotado. Em outras circunstâncias, o cuidado de enfermagem tem como foco o tratamento direcionado à causa do choque e à restauração do volume intravascular.

As medidas gerais de enfermagem incluem garantir a administração segura dos líquidos e medicamentos prescritos, assim como documentar a sua administração e seus efeitos. Bombas infusoras devem ser usadas para administrar medicamentos vasopressores prescritos. Outro papel de enfermagem importante é o monitoramento em relação às complicações e aos efeitos colaterais do tratamento e seu relato imediato.

Administração segura de sangue e soluções

A administração segura de transfusões de sangue é uma função muito importante da enfermagem. Em situações de emergência, é importante coletar amostras de sangue rapidamente para obter um hemograma completo basal e para realizar a tipagem e a prova cruzada do sangue prevendo transfusões de sangue. Um paciente que recebe transfusão de hemoderivados deve ser cuidadosamente monitorado em relação a efeitos adversos (ver Capítulo 28).

Podem ocorrer complicações com a reposição de líquido, especialmente quando grandes volumes são administrados rapidamente. O enfermeiro, portanto, monitora o paciente cuidadosamente em relação à sobrecarga cardiovascular, aos sinais de dificuldade respiratória, uma condição conhecida como sobrecarga circulatória associada à transfusão. A LPA relacionada à transfusão pode ocorrer e é caracterizada por edema pulmonar, hipoxemia, angústia respiratória e infiltrados pulmonares, geralmente poucas horas depois de uma transfusão maciça (Vlaar & Kleinman, 2019). O risco dessas complicações é maior em idosos, nas pessoas com cardiopatia preexistente e com a frequência crescente de hemoderivados administrados. A SCA também é uma possível complicação da reanimação com excesso de líquido e inicialmente pode se apresentar com sinais e sintomas respiratórios (dificuldade respiratória) e diminuição do débito urinário. Pressão hemodinâmica, sinais vitais, gasometria arterial, níveis de lactato sérico, níveis de hemoglobina e hematócrito, monitoramento da pressão vesical e equilíbrio hídrico estão entre os parâmetros monitorados. A temperatura também deve ser cuidadosamente monitorada para assegurar que a rápida reposição volêmica não cause hipotermia. As soluções infundidas por via intravenosa podem precisar ser aquecidas quando grandes volumes são administrados. A avaliação física se concentra na observação das veias jugulares em relação à distensão e no monitoramento da pressão venosa jugular. A pressão venosa jugular está baixa no choque hipovolêmico, aumenta com o tratamento efetivo e está significativamente elevada quando os pacientes apresentam sobrecarga de líquido e insuficiência cardíaca. O enfermeiro deve monitorar as condições cardíaca e respiratória cuidadosamente e relatar para o médico as alterações na PA, na pressão de pulso, na PVC, na frequência e no ritmo cardíacos, e os sons pulmonares.

Implementação de outras medidas

O oxigênio é administrado para aumentar a quantidade de oxigênio transportada pela hemoglobina disponível no sangue. Um paciente que está confuso pode se sentir apreensivo com a colocação de uma máscara ou cânula de oxigênio, e explicações frequentes sobre a necessidade da máscara podem reduzir um pouco do medo e da ansiedade do paciente. Simultaneamente, o enfermeiro deve direcionar esforços para a segurança e o conforto do paciente.

CHOQUE CARDIOGÊNICO

O **choque cardiogênico** ocorre quando a capacidade do coração de contrair e bombear o sangue está comprometida, e o suprimento de oxigênio é inadequado para o coração e os tecidos. As causas de choque cardiogênico são conhecidas como coronarianas ou não coronarianas. O choque cardiogênico coronariano é mais comum que o choque cardiogênico não coronariano e é observado com mais frequência em pacientes com IM agudo que resulta em lesão em uma parte significativa do miocárdio ventricular esquerdo (Wilcox, 2019). Os pacientes que apresentam IM da parede anterior revelam maior risco para choque cardiogênico em razão de lesão possivelmente extensiva do ventrículo esquerdo ocasionada pela oclusão da artéria coronária descendente anterior esquerda. As causas não coronarianas de choque cardiogênico estão relacionadas com condições que estressam o miocárdio (p. ex., hipoxemia grave, acidose, hipoglicemia, hipocalcemia, pneumotórax de tensão), bem como com condições que resultam em função miocárdica ineficaz (p. ex., miocardiopatias, lesão valvar, tamponamento cardíaco, arritmias).

Fisiopatologia

No choque cardiogênico, o débito cardíaco, que é uma função do volume sistólico e da frequência cardíaca, está comprometido. Quando o volume sistólico e a frequência cardíaca diminuem ou se tornam erráticos, a PA cai e a perfusão tissular fica reduzida. O suprimento de sangue para os tecidos e órgãos e para o próprio músculo cardíaco é inadequado, resultando em comprometimento da perfusão tissular. Uma vez que o comprometimento da perfusão tissular influencia o coração e prejudica sua capacidade de bombeamento, o ventrículo não ejeta totalmente seu volume de sangue durante a sístole. Como resultado, há acúmulo de líquido nos pulmões. Essa sequência de eventos pode ocorrer rapidamente ou ao longo de um período de dias (Figura 11.5).

Manifestações clínicas

Os pacientes em choque cardiogênico podem se queixar de dor (angina), desenvolver arritmias, se queixar de fadiga, expressar sensações de morte e demonstrar instabilidade hemodinâmica.

Avaliação e achados diagnósticos

Os biomarcadores laboratoriais de disfunção ventricular (p. ex., peptídio natriurético do tipo B), níveis de enzimas cardíacas e biomarcadores (cTn-I) e níveis séricos de lactato são medidos para avaliar o grau de lesão miocárdica. Além disso, um ecocardiograma transtorácico (ETT) pode ser realizado à beira do leito e são realizados eletrocardiogramas (ECGs) de 12 derivações seriados (Bellumkonda, Gul & Masri, 2018; Wilcox, 2019). O monitoramento contínuo do ECG e do segmento ST também é realizado para monitorar cuidadosamente o paciente em relação a alterações isquêmicas.

Manejo clínico

Os objetivos do manejo clínico no choque cardiogênico são limitar a lesão miocárdica adicional e preservar o miocárdio hígido, assim como melhorar a função cardíaca por meio do aumento da contratilidade cardíaca, da diminuição da pós-carga ventricular ou de ambos (Wilcox, 2019). Em geral, esses objetivos são alcançados por meio do aumento do suprimento de oxigênio para o músculo cardíaco enquanto se reduzem as demandas de oxigênio.

Correção das causas subjacentes

Assim como com todos os tipos de choque, a causa subjacente do choque cardiogênico precisa ser corrigida. É necessário tratar primeiramente as necessidades de oxigenação do músculo cardíaco para assegurar a continuação de sua capacidade de bombear sangue para os outros órgãos. Em caso de choque cardiogênico de origem coronariana (p. ex., síndromes coronarianas agudas, miocardiopatia isquêmica, miocardiopatia não isquêmica e miocardite), o paciente pode necessitar de terapia trombolítica (fibrinolítica), intervenção coronariana percutânea, cirurgia de revascularização do miocárdio, terapia com bomba de balão intra-aórtico, dispositivo de assistência ventricular ou alguma combinação desses métodos (Bellumkonda et al., 2018; Wilcox, 2019). Em caso de choque cardiogênico de etiologia não coronariana, as intervenções se concentram na correção da causa subjacente, como substituição de uma valva cardíaca comprometida, correção de arritmia, correção da acidose e de distúrbios eletrolíticos, ou tratamento de um pneumotórax de tensão. Se a causa do choque cardiogênico estava relacionada com uma parada cardíaca, assim que o paciente é reanimado com sucesso, pode ser iniciado o manejo com redução ativa da temperatura corporal, também denominada *hipotermia terapêutica*, até determinado valor (p. ex., 32°C a 36°C) que preserve a função neurológica (American Heart Association, 2018). (Ver mais informações a respeito do IM no Capítulo 23.)

Início do tratamento de primeira linha

No caso de pacientes com choque cardiogênico, as prioridades terapêuticas estão focadas em garantir oxigenação adequada, controlar a dor e manter a estabilidade hemodinâmica.

Oxigenação

Nos estágios precoces do choque, se a saturação de oxigênio do paciente for inferior a 90%, oxigênio suplementar é administrado via cânula nasal (2 a 6 ℓ/min) (Neto, 2018). O monitoramento da gasometria arterial, da oximetria de pulso e do esforço ventilatório (i. e. trabalho respiratório) ajuda a determinar se o paciente necessita de um método de administração de oxigênio mais agressivo (incluindo ventilação mecânica invasiva e não invasiva).

Controle da dor

Se um paciente se queixar de dor torácica, pode ser administrada morfina IV para o alívio da dor. Além de aliviar a dor, a morfina pode dilatar os vasos sanguíneos, reduzindo o esforço cardíaco por meio da diminuição da pressão de enchimento cardíaco (pré-carga) e da redução da pressão contra a qual o músculo cardíaco

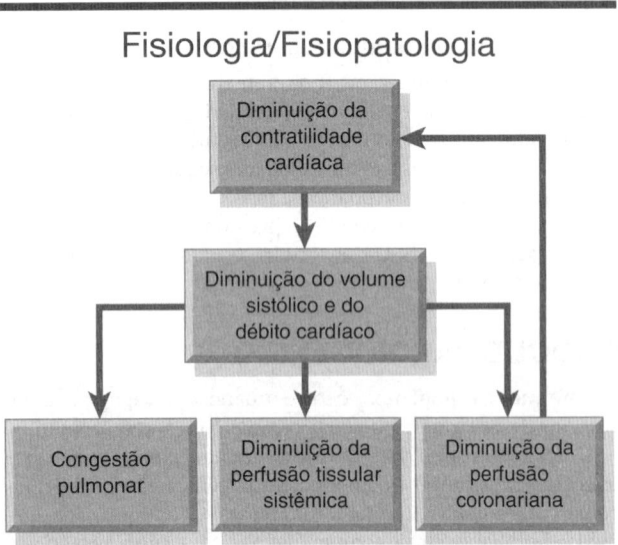

Figura 11.5 • Sequência fisiopatológica de eventos no choque cardiogênico.

precisa ejetar sangue (pós-carga). Todavia, evidências recentes sugerem que a morfina influencia de modo adverso os agentes antiplaquetários prescritos para tratar o evento isquêmico. Assim, os benefícios da morfina não superam os riscos associados ao seu uso (McCarthy, Bhambhani, Pomerantsev et al., 2018; Neto, 2018).

Monitoramento hemodinâmico

O monitoramento hemodinâmico é iniciado para avaliar a resposta do paciente ao tratamento. Em muitas instituições, isso é realizado na unidade de terapia intensiva (UTI), na qual um acesso arterial pode ser inserido. O acesso arterial possibilita o monitoramento preciso e contínuo da PA e fornece um acesso para coleta frequente de sangue arterial sem a necessidade de realizar punções arteriais repetidas. Um cateter de PVC multilúmen e um de AP podem ser inseridos para possibilitar a aferição das pressões de enchimento miocárdico, das pressões na artéria pulmonar, do débito cardíaco e das resistências pulmonar e sistêmica. (Para obter mais informações, ver Capítulo 21.)

Reposição volêmica

A infusão de líquido adequada também é necessária no tratamento do choque cardiogênico. A infusão de soluções por via intravenosa deve ser cuidadosamente monitorada para detectar sinais de sobrecarga de líquido. *Bolus* incrementais de soluções IV são cuidadosamente administrados para determinar as pressões de enchimento ideais para a melhora do débito cardíaco.

> **Alerta de enfermagem: Qualidade e segurança**
>
> Um bólus de líquido nunca deve ser administrado rapidamente porque, em pacientes com insuficiência cardíaca, isso pode resultar em edema pulmonar agudo.

Terapia farmacológica

A terapia com agentes vasoativos consiste em diversas estratégias farmacológicas para restaurar e manter o débito cardíaco adequado. No choque cardiogênico coronariano, os objetivos da terapia com agentes vasoativos são melhora da contratilidade cardíaca, diminuição da pré-carga e da pós-carga, e estabilização da frequência e do ritmo cardíacos.

Tendo em vista que a melhora da contratilidade e a diminuição do esforço cardíaco são ações farmacológicas opostas, dois tipos de medicamentos podem ser administrados em combinação: agentes inotrópicos e vasodilatadores. Os medicamentos inotrópicos elevam o débito cardíaco ao mimetizar a ação do sistema nervoso simpático, ativando os receptores miocárdicos para aumentar a contratilidade miocárdica (ação inotrópica) ou elevando a frequência cardíaca (ação cronotrópica). Esses agentes também podem intensificar o tônus vascular, aumentando a pré-carga. Os vasodilatadores são utilizados primariamente para diminuir a pós-carga, reduzindo o esforço do coração e a demanda de oxigênio. Os vasodilatadores também tornam menor a pré-carga. Os medicamentos comumente combinados para tratar o choque cardiogênico incluem dobutamina, nitroglicerina e dopamina (ver Tabela 11.2).

Dobutamina

A dobutamina produz efeitos inotrópicos por meio da estimulação de betarreceptores miocárdicos, aumentando a força da atividade miocárdica e melhorando o débito cardíaco. Os receptores alfa-adrenérgicos miocárdicos também são estimulados, resultando em diminuição da resistência vascular pulmonar e sistêmica (diminuição da pós-carga) (Maclaren et al., 2019).

Nitroglicerina

A nitroglicerina IV em doses baixas atua como um vasodilatador venoso e, portanto, reduz a pré-carga. Em doses mais altas, a nitroglicerina causa dilatação arterial e, consequentemente, também reduz a pós-carga. Essas ações, em combinação com a dobutamina, aumentam o débito cardíaco enquanto minimizam o esforço cardíaco. Além disso, a vasodilatação intensifica o fluxo sanguíneo para o miocárdio, melhorando a oferta de oxigênio para o músculo cardíaco enfraquecido (Maclaren et al., 2019; Wilcox, 2019).

Dopamina

A dopamina é um agente simpaticomimético que apresenta efeitos vasoativos variados, dependendo da dose. Pode ser utilizada com a dobutamina e a nitroglicerina para melhorar a perfusão tissular. Doses de 2 a 8 $\mu g/kg/minuto$ melhoram a contratilidade (ação inotrópica), elevam discretamente a frequência cardíaca (ação cronotrópica) e podem aumentar o débito cardíaco. Doses que são superiores a 8 $\mu g/kg/minuto$ causam predominantemente vasoconstrição, que aumenta a pós-carga e, assim, o esforço cardíaco. Visto que esse efeito é indesejável em pacientes com choque cardiogênico, as doses de dopamina devem ser tituladas cuidadosamente.

Na acidose metabólica grave, que ocorre nos estágios mais tardios do choque, a acidose metabólica tem de ser corrigida primeiramente para garantir a máxima eficácia dos medicamentos vasoativos (Maclaren et al., 2019).

Outros agentes vasoativos

Outros fármacos que podem ser utilizados no manejo do choque cardiogênico incluem norepinefrina, epinefrina, milrinona, vasopressina, fenilefrina e angiotensina II. Cada um desses fármacos estimula diferentes receptores do sistema nervoso simpático. Pode ser prescrita uma combinação desses medicamentos, dependendo da resposta do paciente ao tratamento. Todos os agentes vasoativos apresentam efeitos adversos, o que torna os medicamentos específicos mais úteis que outros nos diferentes estágios do choque (ver Tabela 11.2). Diuréticos, como a furosemida, podem ser administrados para reduzir o esforço cardíaco por meio da redução do acúmulo de líquido.

Medicamentos antiarrítmicos

Diversos fatores, como hipoxemia, desequilíbrios eletrolíticos e ácido-básicos, contribuem para arritmias cardíacas sérias em todos os pacientes com choque. Além disso, como uma resposta compensatória à redução do débito cardíaco e da PA, a frequência cardíaca se eleva além dos limites normais. Isso compromete ainda mais o débito cardíaco ao encurtar a diástole e, assim, diminuir o tempo para o enchimento ventricular. Consequentemente, são necessários medicamentos antiarrítmicos para estabilizar a frequência cardíaca. Os princípios gerais a respeito da administração de medicamentos vasoativos são discutidos adiante neste capítulo. (Para consultar uma discussão completa sobre as arritmias cardíacas, bem como sobre os medicamentos comumente prescritos, ver Capítulo 22.)

Dispositivos auxiliares mecânicos

Se o débito cardíaco não melhora, apesar da suplementação de oxigênio, dos medicamentos vasoativos e dos *bolus* de líquido, dispositivos auxiliares mecânicos são utilizados temporariamente para melhorar a capacidade do coração de bombear. O balão de contrapulsação intra-aórtico com uma bomba de balão intra-aórtico é um meio de proporcionar assistência circulatória temporária (Hochman & Reyentovich, 2019). A bomba de balão intra-aórtico é um cateter com um balão inflável na extremidade. Habitualmente, o cateter é inserido pela artéria femoral e conduzido em direção ao coração, e o balão é posicionado na aorta torácica descendente (Figura 11.6). A bomba de balão intra-aórtico utiliza contrapulsação interna por meio da insuflação e desinsuflação regular do balão para aumentar a ação de bombeamento do coração. Ele é insuflado durante a diástole, aumentando a pressão na aorta durante a diástole e, portanto, aumentando o fluxo sanguíneo pelas artérias coronárias e periféricas. Ele desinsufla pouco antes da sístole, reduzindo a pressão na aorta antes da contração ventricular esquerda, diminuindo a resistência que o coração precisa superar para ejetar o sangue e, portanto, diminuindo o esforço ventricular esquerdo. O dispositivo é conectado a um console que sincroniza a insuflação e a desinsuflação do balão com o ECG ou a pressão arterial (como indicadores para a sístole e a diástole). Com frequência é utilizado o monitoramento hemodinâmico para determinar a resposta do paciente à bomba de balão intra-aórtico. A bomba de balão intra-aórtico proporciona suporte a curto prazo (dias) para o miocárdio em processo de falência.

Outro meio de assistência mecânica inclui dispositivos de assistência ventricular esquerda e direita e corações artificiais totais temporários (ver Capítulos 24 e 25). Outro meio de fornecer suporte cardíaco ou pulmonar a curto prazo para o paciente em choque cardiogênico é com o uso de um dispositivo extracorpóreo similar ao sistema de *bypass* (desvio) cardiopulmonar (CPB) utilizado na cirurgia de coração aberto (ver Capítulo 23). O CPB é utilizado apenas em situações de emergência até que o tratamento definitivo, tal como transplante de coração, possa ser iniciado.

Manejo de enfermagem

A função do enfermeiro que cuida de um paciente em choque cardiogênico consiste em prevenir as complicações graves dessa condição, monitorar o quadro hemodinâmico do paciente, administrar medicamentos e soluções, manter a contrapulsação do balão intra-aórtico, conforme indicado, e promover segurança e conforto.

Prevenção do choque cardiogênico

A identificação precoce dos pacientes de risco, a promoção da oxigenação adequada do músculo cardíaco e a diminuição do esforço cardíaco podem evitar o choque cardiogênico. Isso pode ser conquistado por meio da conservação da energia do paciente, do alívio imediato da angina e da administração de oxigênio suplementar. Entretanto, com frequência, o choque cardiogênico não pode ser evitado. Nesses casos, o cuidado de enfermagem inclui a atuação com outros membros da equipe de saúde para evitar que o choque progrida e para restaurar a função cardíaca e a perfusão tissular adequadas.

Monitoramento do estado hemodinâmico

Um papel importante do enfermeiro é o monitoramento do estado hemodinâmico e cardíaco do paciente. Os acessos arteriais e os equipamentos de monitoramento por ECG devem ser bem mantidos e devem estar funcionando adequadamente. O enfermeiro antecipa os medicamentos, as soluções IV e os equipamentos que poderão ser utilizados e está pronto para auxiliar na implementação dessas medidas. As alterações das condições hemodinâmicas, cardíaca e pulmonar e dos valores laboratoriais são documentadas e relatadas imediatamente. Além disso, sons respiratórios adventícios, alterações do ritmo cardíaco e outros achados anormais da avaliação física são relatados imediatamente.

Administração de medicamentos e soluções intravenosos

O enfermeiro desempenha um papel crítico na administração segura e precisa de líquidos e medicamentos IV. Sobrecarga de líquido e edema pulmonar são riscos em virtude da função cardíaca ineficaz e do acúmulo de sangue e líquido nos tecidos pulmonares. O enfermeiro documenta os medicamentos e os tratamentos que são administrados, bem como a resposta do paciente ao tratamento.

O enfermeiro deve ter conhecimento sobre os efeitos desejados, bem como sobre os efeitos colaterais dos medicamentos. Por exemplo, o enfermeiro monitora o paciente em relação à diminuição da PA após a administração de morfina ou nitroglicerina. Os locais de punção arterial e venosa devem ser observados em relação a sangramentos, e deve ser aplicada pressão nos locais se ocorrer sangramento. As infusões IV devem ser cuidadosamente observadas, porque podem ocorrer necrose e descamação teciduais se medicamentos vasopressores infiltrarem os tecidos. Quando possível, os medicamentos vasoativos devem ser administrados usando acessos centrais IV (Bauer et al., 2019). Além disso, a necessidade dos dispositivos de acesso IV central deve ser revista diariamente para reduzir o risco de infecção de corrente sanguínea relacionada com cateter venoso central (ICSRC) (Marschall, Mermel, Fakih et al., 2014). O enfermeiro também deve monitorar o débito urinário, os eletrólitos séricos, os níveis de ureia e creatinina séricas para detectar a diminuição da função renal secundária aos efeitos do choque cardiogênico ou seu tratamento.

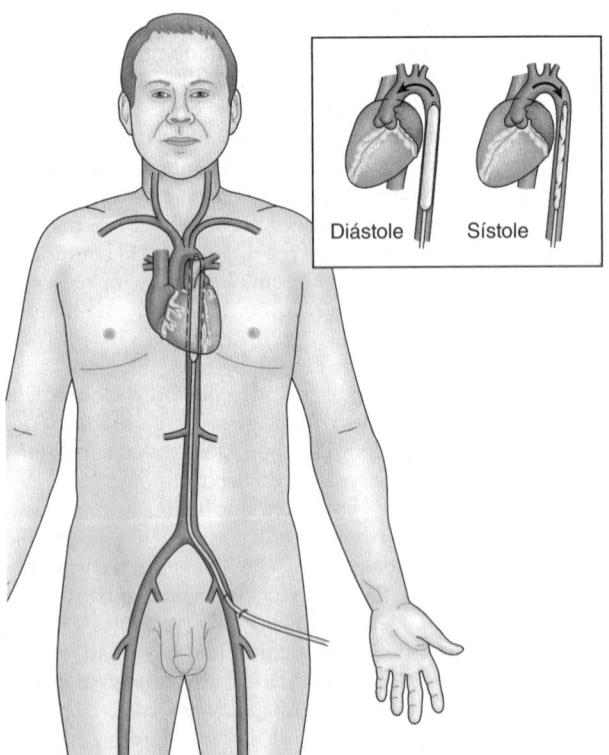

Figura 11.6 • O balão intra-aórtico é insuflado no início da diástole, o que resulta em aumento da perfusão das artérias coronárias e periféricas. Ela desinsufla pouco antes da sístole, o que resulta em diminuição da pós-carga (resistência à ejeção) e do esforço ventricular esquerdo.

Manutenção de balão intra-aórtico

O enfermeiro desempenha um papel crítico no cuidado do paciente que recebe balão intra-aórtico (BIA) de contrapulsação. O enfermeiro realiza ajustes cronológicos contínuos da bomba do balão para maximizar sua efetividade, sincronizando-o com o ciclo cardíaco. O paciente é de risco para comprometimento circulatório da perna do lado em que o cateter do balão foi inserido; portanto, o enfermeiro deve verificar o estado neurovascular dos membros inferiores com frequência.

Intensificação da segurança e do conforto

O enfermeiro deve assumir um papel ativo na salvaguarda do paciente, intensificando o conforto e reduzindo a ansiedade. Isso inclui a administração de medicamentos para aliviar a dor torácica, evitar infecções nos diversos locais de inserção de acesso arterial e venoso, proteger a pele e monitorar as funções respiratória e renal. O adequado posicionamento do paciente promove a respiração efetiva sem diminuir a PA e também pode aumentar o conforto do paciente enquanto reduz a ansiedade.

Breves explicações sobre os procedimentos que estão sendo realizados e a utilização de toque reconfortante com frequência proporcionam tranquilidade para o paciente e a família. A família normalmente está ansiosa e se beneficia com as oportunidades de ver e falar com o paciente. As explicações sobre os tratamentos e as respostas do paciente com frequência são reconfortantes para os familiares.

A presença dos familiares quando um paciente apresenta doença crítica é uma preocupação para os próprios familiares, para os pacientes, para os enfermeiros e para os outros profissionais de saúde. As diretrizes de prática clínica baseadas em evidências descrevem vários elementos que são efetivos e dão suporte aos pacientes que apresentam doença crítica e aos seus familiares. Davidson et al. (2017) identificaram a importância de comunicação clara e frequente, de um ambiente que encoraje a visitação confortável, de horários flexíveis de visitação, inclusive a opção de um familiar passar a noite ao lado do paciente, e da participação dos pacientes e de seus parentes na tomada de decisões clínicas como mecanismos para promover o suporte familiar. Uma pesquisa qualitativa realizada por Wong et al. (2020) explorou as perspectivas familiares de participação nos cuidados do paciente na UTI de adultos. Os pesquisadores (enfermeiros) entrevistaram e observaram 30 familiares de pacientes. Os achados demonstraram que as percepções dos familiares de sua contribuição para o bem-estar psicossocial e emocional dos pacientes eram influenciadas pela participação deles nos cuidados prestados. Ver Perfil de pesquisa de enfermagem no Boxe 11.4.

CHOQUE DISTRIBUTIVO

O **choque distributivo** ocorre quando o volume intravascular fica represado nos vasos sanguíneos periféricos. Esse deslocamento anormal do volume intravascular causa hipovolemia relativa, pois não há retorno de sangue suficiente para o coração, o que leva à perfusão tissular inadequada. A capacidade de contração dos vasos sanguíneos ajuda no retorno do sangue para o coração. O tônus vascular é determinado pelos mecanismos regulatórios centrais, como na regulação da PA, e pelos mecanismos regulatórios centrais, como nas demandas teciduais de oxigênio e nutrientes. Portanto, o choque circulatório pode ser causado por perda do tônus simpático ou pela liberação de mediadores bioquímicos das células, que causam vasodilatação.

Os mecanismos variados que levam à vasodilatação inicial no choque distributivo fornecem a base para a subclassificação

---

Boxe 11.4 — PERFIL DE PESQUISA DE ENFERMAGEM

Participação da família na unidade de tratamento intensivo

Wong, P., Redley, B., Digby, R. et al. (2020). Families' perspectives of participation in patient care in an adult intensive care unit: A qualitative study. *Australian Critical Care*, 33(4), 317-325.

Finalidade

A meta desse estudo era descrever a participação dos familiares nos cuidados aos pacientes na unidade de tratamento intensivo (UTI) de adultos.

Metodologia

Tratava-se de um estudo observacional, descritivo e qualitativo com uma amostra de 30 pessoas que tinham um parente adulto internado na UTI há mais de 72 h. Os pesquisadores observaram a participação dos familiares nas atividades de cuidados para com os pacientes e realizaram entrevistas semiestruturadas que focavam nas experiências e nas percepções dessas pessoas ao cuidar de seus familiares.

Achados

A maioria (77%) dos familiares que participaram nesse estudo era do sexo feminino. As idades dos pacientes e dos familiares deles eram semelhantes e variaram de 28 a 73 anos, com uma idade mediana dos familiares de 53 anos. Os pesquisadores observaram 193 atividades das quais 25% envolviam cuidados físicos para com o paciente, enquanto os outros 75% das atividades eram intervenções intangíveis como comunicação e cuidados psicossociais/emocionais. Os dados provenientes das entrevistas revelaram que os familiares se sentiam parte da equipe de saúde e, portanto, desejavam dar suporte aos cuidados e à recuperação de seus entes queridos. Os familiares relataram que se sentiam motivados a cuidar dos pacientes, porque desejam o melhor para eles, ansiavam por conhecer o prognóstico, o tratamento e as condições dos pacientes e queriam muito ajudá-los a se recuperarem. Por fim, os familiares queriam muito defender seus entes queridos, oferecer cuidados psicossociais e emocionais e ser prestativos durante os tratamentos clínicos. Os pesquisadores observaram que o ambiente físico era um fator contribuinte ou uma barreira à prestação de cuidados pelos familiares. O equipamento, às vezes, criava uma barreira física que dificultava a proximidade dos parentes com os pacientes. A comunicação e o suporte da equipe de saúde tanto encorajavam como desencorajavam a participação dos familiares nos cuidados aos pacientes. Quando os profissionais de enfermagem se comunicavam de maneira franca e mantinham os familiares informados, eles se sentiam bem-vindos e mais capazes de apoiar os planos terapêuticos.

Implicações para a enfermagem

Muitas famílias desejam participar e defender seus entes queridos no processo de tomada de decisão terapêutica. A capacidade de os familiares se sentirem parte da equipe de saúde e desenvolver confiança no plano de cuidado é influenciada pelas relações positivas com a equipe de enfermagem e com os médicos, bem como pela natureza do ambiente da unidade de saúde. O cuidado centrado no paciente e em seus familiares é facilitado quando os familiares são considerados parceiros e colaboradores no cuidado prestado a pacientes adultos em estado crítico.

adicional do choque em três tipos: séptico, neurogênico e anafilático. Esses subtipos de choque distributivo causam variações na cadeia fisiopatológica de eventos e são explicados separadamente adiante. Em todos os tipos de choque distributivo, a dilatação arterial e venosa maciça promove "represamento" periférico do sangue. A dilatação arterial reduz a resistência vascular sistêmica. Inicialmente, o débito cardíaco pode estar alto, por causa da redução da pós-carga (resistência vascular sistêmica) e do aumento do esforço do músculo cardíaco para manter a perfusão, apesar da vasculatura incompetente. A estagnação de sangue na periferia resulta em diminuição do retorno venoso, que leva à diminuição do volume sistólico e do débito cardíaco. A diminuição do débito cardíaco, por sua vez, provoca queda da PA e, por fim, redução da perfusão tissular. A Figura 11.7 apresenta a sequência fisiopatológica de eventos no choque distributivo.

Sepse e choque séptico

O **choque séptico**, o tipo mais comum de choque distributivo, é causado pela propagação de infecção ou sepse. Segundo a Third International Consensus Definitions for Sepsis and Septic Shock (*Sepsis-3*) Task Force (2016), a **sepse** é uma "disfunção de órgãos potencialmente fatal causada por uma resposta desregulada do hospedeiro à infecção" (Singer et al., 2016, p. 804), e **choque séptico** é "um subtipo da sepse no qual anormalidades subjacentes dos metabolismos circulatório e celular são profundas o suficiente para aumentar substancialmente a mortalidade" (Singer et al., 2016, p. 806).

Apesar do aumento da sofisticação da antibioticoterapia, a incidência de sepse e choque séptico continua a aumentar, consistindo, atualmente, nas principais causas de morte em pacientes de UTI não coronariana. Em todo o planeta, a sepse impacta mais de 31 milhões de pessoas e mais de 6 milhões de pessoas morrem por causa de sepse a cada ano (Global Sepsis Alliance, 2017). O número de internações hospitalares relacionadas a sepse triplicou na última década (Surviving Sepsis Campaign, 2019). Identificar e tratar agressivamente a fonte da infecção e restaurar rapidamente a perfusão tissular são intervenções importantes que podem influenciar positivamente os resultados clínicos.[1]

As infecções adquiridas no hospital, que podem incluir infecções associadas ao hospital (*i. e.*, infecções não existentes na ocasião da admissão no ambiente de cuidados de saúde), em pacientes criticamente enfermos que podem progredir para choque séptico, têm origem mais frequentemente na corrente sanguínea (bacteriemia), nos pulmões (pneumonia) e no sistema urinário (urossepse). Outras infecções incluem as intra-abdominais e as infecções em ferimentos. De crescente preocupação são as bacteriemias associadas a cateteres intravasculares e cateteres urinários permanentes (Centers for Disease Control and Prevention [CDC], 2019).

Os fatores de risco adicionais que contribuem para a crescente incidência de sepse são a maior utilização de procedimentos invasivos e dispositivos clínicos permanentes, o aumento do número de microrganismos resistentes a antibióticos e a população que está envelhecendo (CDC, 2019). Pacientes adultos mais velhos apresentam risco particular de sepse devido à diminuição das reservas fisiológicas, ao envelhecimento do sistema imunológico, às comorbidades e, frequentemente, à apresentação inespecífica de infecção (Rowe & McKoy, 2017) (ver Capítulo 8). Outros pacientes de risco são aqueles sob procedimentos cirúrgicos e outros invasivos, especialmente pacientes que foram submetidos a cirurgia de emergência ou cirurgias múltiplas (Rhodes et al., 2017); aqueles com desnutrição ou imunossupressão; e aqueles com doença crônica, como diabetes, hepatite, doença renal crônica e distúrbios de imunodeficiência (Keeley, Hine & Nsutebu, 2017) (Boxe 11.5).

A incidência de sepse pode ser reduzida por meio da utilização de práticas estritas de controle de infecções, que iniciam com técnicas de higiene completa das mãos (Dunne, Kingston, Slevin et al., 2018). Outras intervenções incluem a implantação de programas para evitar infecções em acesso central e eventos associados à ventilação (p. ex., aspiração) e pneumonia; a garantia da remoção precoce de dispositivos invasivos que não sejam mais necessários (p. ex., cateteres urinários permanentes); a promoção da deambulação precoce e o desbridamento oportuno de ferimentos; a realização de precauções padrão e a adesão a práticas de prevenção/controle de infecções, incluindo a utilização de técnica asséptica meticulosa; e a limpeza adequada de equipamentos e do ambiente do paciente.

Fisiopatologia

Tradicionalmente as bactérias gram-negativas foram os microrganismos mais comumente implicados na sepse. Entretanto, há um aumento da incidência de infecções bacterianas gram-positivas, infecções virais e infecções fúngicas que também pode causar sepse (Keeley et al., 2017). Embora um local de infecção seja

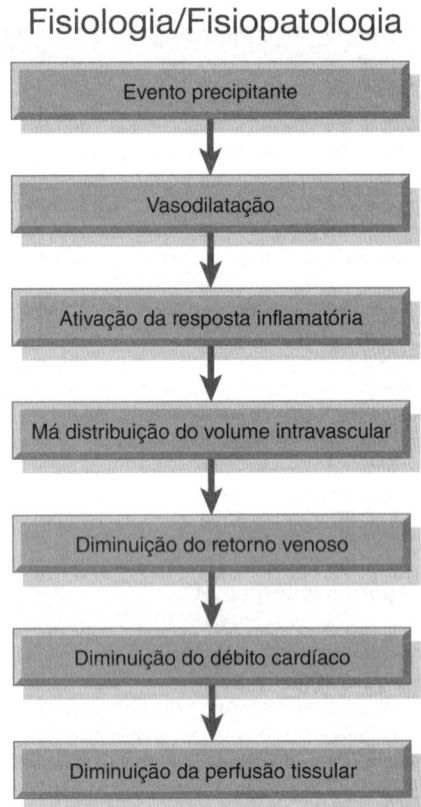

Figura 11.7 • Sequência fisiopatológica de eventos no choque distributivo.

---

[1] N.R.T.: No Brasil, estima-se que 400 mil pacientes sejam afetados anualmente, com letalidade em torno de 50% dos casos, uma das maiores porcentagens do mundo (http://www.diamundialdasepse.com.br/campanha.html).

> **Boxe 11.5 — FATORES DE RISCO**
> **Choque distributivo**
>
> **Choque séptico**
> - Imunossupressão
> - Extremos etários (< 1 ano e > 65 anos)
> - Desnutrição
> - Doença crônica
> - Procedimentos invasivos
> - Cirurgias de emergência e/ou múltiplas.
>
> **Choque neurogênico**
> - Lesão da medula espinal
> - Anestesia espinal
> - Ação depressiva de medicamentos.
>
> **Choque anafilático**
> - Histórico de sensibilidade a medicamento
> - Reação à transfusão
> - Histórico de reação a picadas/ferroadas de insetos
> - Alergias alimentares
> - Sensibilidade ao látex.

Adaptado de Keeley, A., Hine, P. & Nsutebu, E. (2017). The recognition and management of sepse and septic shock: A guide for non-intensivists. *Postgraduate Medicine Journal*, 93(1104), 626-634; Pajno, G. B., Fernandez-Rivas, M., Arasi, S. et al. (2018). EAACI guidelines on allergen immunotherapy: IgE-mediated food allergy. *Allergy*, 73(4), 799-815; Rhodes, A., Evans, L., Alhazzani, W. et al. (2017). Surviving Sepsis Campaign: International guidelines for management of sepse and septic shock: 2016. *Critical Care Medicine*, 45(3), 486-552; Singer, M., Deutschman, C. S., Seymour, C. W. et al. (2016). The Third International Consensus Definitions for Sepse and Septic Shock (Sepse-3). *JAMA*, 315(8), 801-810.

identificado na maioria dos casos, em até 30% dos pacientes com sepse um local de infecção identificável não é determinado (Surviving Sepsis Campaign, 2019).

Quando os microrganismos invadem os tecidos corporais, os pacientes exibem uma resposta imune. Essa resposta imune provoca a ativação de citocinas e mediadores bioquímicos associados a uma resposta inflamatória e produz uma cascata complexa de eventos fisiológicos que levam à má perfusão tissular. O aumento da permeabilidade capilar resulta no desvio de líquido dos capilares. A instabilidade capilar e a vasodilatação interrompem a capacidade do corpo de fornecer perfusão adequada, oxigênio e nutrientes para os tecidos e as células. A resposta inflamatória generalizada que ocorre é chamada de **síndrome da resposta inflamatória sistêmica** (SRIS). A SRIS, que é um tipo de síndrome de liberação de citocinas e, com frequência, é denominada síndrome da tempestade de citocinas, resulta de um agravo clínico que desencadeia uma resposta inflamatória que é sistêmica, em vez de localizada na parte do corpo que sofreu o agravo (ver no Capítulo 12 discussão adicional sobre síndrome de liberação de citocinas). O agravo pode ser uma lesão significativa (p. ex., múltiplos traumatismos) ou uma infecção (p. ex., sepse). Um paciente que apresenta manifestações de SRIS pode estar apresentando uma resposta inflamatória protetora ao agravo inicial ou uma resposta à infecção, o que pode levar à sepse. No entanto, os critérios clínicos usados para identificar SRIS, que incluem temperatura superior a 38,3°C ou inferior a 36°C, taquicardia, taquipneia e leucocitose superior a 12.000 células/mm^3 inferior a 4.000 células/mm^3 ou leucócitos imaturos (bastonetes) superiores a 10%, não foram úteis no diagnóstico de sepse (Singer et al., 2016).

Além da SRIS, as citocinas pró-inflamatórias e anti-inflamatórias liberadas durante a resposta inflamatória ativam o sistema da coagulação, que começa a formar coágulos, esteja presente sangramento ou não (Seymour & Angus, 2018). Isso resulta não apenas nas oclusões microvasculares que comprometem ainda mais a perfusão celular, mas também no consumo inadequado de fatores da coagulação. Desequilíbrios entre a resposta inflamatória e das cascatas da coagulação e a fibrinólise são considerados elementos críticos da progressão fisiológica devastadora que ocorre em pacientes com sepse.

Sepse é um processo evolutivo que pode resultar em choque séptico e disfunção de órgãos potencialmente fatal se não for diagnosticada e tratada precocemente. No estágio inicial do choque séptico, a PA pode permanecer nos limites normais, ou o paciente pode estar hipotenso, mas responsivo aos líquidos. A frequência cardíaca aumenta, progredindo até a taquicardia. Estão presentes hipertermia e febre, com pele quente e ruborizada e pulsos latejantes. A frequência respiratória está elevada. O débito urinário pode permanecer nos níveis normais ou diminuir. O estado GI pode estar comprometido, conforme evidenciado por náuseas, vômito, diarreia, ou diminuição da motilidade gástrica. A disfunção hepática é evidenciada pelo aumento dos níveis de bilirrubina e agravamento das coagulopatias (p. ex., diminuição da contagem de plaquetas). Os sinais de hipermetabolismo incluem aumento da glicose sérica e resistência insulínica. Podem estar presentes alterações sutis no estado mental, como confusão ou agitação. O nível de lactato está elevado por causa da má distribuição do sangue. Os resultados de marcadores inflamatórios, como leucometria, níveis de proteína C reativa (PC-R) e pró-calcitonina, também estão elevados (Rhodes et al., 2017; Seymour & Angus, 2018; Singer et al., 2016).

À medida que a sepse progride, os tecidos se tornam menos perfundidos e, portanto, acidóticos, a compensação começa a falhar e o paciente começa a apresentar sinais de disfunção de órgãos. O sistema cardiovascular também começa a falhar, a PA não responde à reposição volêmica e a agentes vasoativos, e os sinais de lesão de órgãos-alvo estão evidentes (p. ex., LRA, disfunção pulmonar, disfunção hepática, confusão mental progredindo para não responsividade). À proporção que a sepse progride para o choque séptico, a PA cai e a pele se torna fria, pálida e manchada. A temperatura pode estar normal ou abaixo do normal. As frequências cardíaca e respiratória permanecem rápidas. A produção de urina cessa e ocorre a progressão da disfunção de múltiplos órgãos até a morte.

Manejo clínico

Um número significativo de pesquisas foi conduzido nas duas últimas décadas objetivando a redução das taxas de morbidade e mortalidade por sepse e choque séptico. Em 1991, 2003, 2008, 2012 e novamente em 2016, (*i. e.*, *Sepse-3*), especialistas em cuidados críticos reavaliaram sistematicamente as pesquisas e elaboraram recomendações com base em evidência para o manejo agudo de pacientes com sepse e choque séptico (Rhodes et al., 2017; Singer et al., 2016; Surviving Sepsis Campaign, 2019). O desenvolvimento e a implementação de protocolos, o agrupamento da sepse com foco na prevenção e na detecção e o manejo precoce dos pacientes com sepse reduziram a mortalidade dos pacientes hospitalizados (Kahn, Davis, Yabes et al., 2019). *Sepsis-3* fornece uma visão geral dos principais conceitos e princípios relacionados com a sepse que devem ser compreendidos para que médicos e enfermeiros possam identificar e gerenciar pacientes com sepse, incluindo (Levy & Townsend, 2019; Singer et al., 2016):

- Como principal causa de morte por infecção, a sepse deve ser diagnosticada e tratada prontamente
- A sepse é diferente da infecção, porque na sepse há uma resposta desregulada do hospedeiro com disfunção de órgãos. Uma infecção pode causar disfunção de órgãos específica sem uma resposta desregulada do hospedeiro
- A sepse é causada por uma interação de patógenos infecciosos com uma miríade de riscos específicos do paciente, incluindo genética, idade e presença de outras doenças/distúrbios
- A disfunção de órgãos que ocorre com a sepse pode não ser prontamente aparente; ao contrário, um novo início de disfunção de órgãos pode ser causado por um processo infeccioso não reconhecido.

Os esforços de pesquisa estão voltados à melhor identificação e ao tratamento agressivo precoce dos pacientes com sepse, na restauração rápida e efetiva da perfusão tissular, na avaliação e no tratamento da resposta imune do paciente e no tratamento da desregulação do sistema da coagulação que ocorre com a sepse (Keeley et al., 2017; Makic & Bridges, 2018).

Correção das causas subjacentes

O atual tratamento da sepse e do choque séptico envolve a rápida identificação e a eliminação da causa de infecção. Os objetivos correntes são identificar e iniciar o tratamento de pacientes em sepse precoce em 1 hora para otimizar os resultados (Levy et al., 2018; Levy & Townsend, 2019). Diversos instrumentos de rastreamento baseados em evidências podem ser utilizados para auxiliar na identificação de pacientes em relação à sepse grave (ver discussão posterior sobre ferramentas de avaliação na seção Manejo de enfermagem).

Em um esforço para aprimorar a redução das mortes por sepse, o Centers for Medicare and Medicaid Services (CMS) identificou a adesão ao programa de combate à sepse como uma *medida central*. O foco na aderência com essas intervenções baseadas em evidências é promover o reconhecimento e as intervenções precoces em pacientes com sepse, para que os resultados melhorem. Estas avaliações e intervenções são coletivamente referidas como *Bundle da sepse* (Boxe 11.6).

A rápida identificação da fonte infecciosa é um elemento crítico no manejo da sepse. Amostras de sangue, expectoração, urina, drenagem de ferimento e pontas de cateteres invasivos são

---

Boxe 11.6 — *Bundle* da Surviving Sepsis Campaign e medidas centrais de monitoramento do CMS

Completar em até 1 h da apresentação/dos sintomas do paciente
- Determinar nível de lactato. Medir novamente se lactato inicial for > 2 mmol/ℓ
- Obter hemocultura antes da administração de antibióticos
- Administrar antibióticos de amplo espectro prescritos
- Iniciar administração rápida de 30 mℓ/kg de solução cristaloide em caso de hipotensão ou lactato ≥ 4 mmol/ℓ (em 30 min)
- Administrar agentes vasopressores se o paciente apresentar hipotensão durante ou após reposição volêmica para manter PAM ≥ 65 mmHg.

Reproduzida, com autorização, de Levy, M., Evans, L. & Rhodes, A. (2018). The Surviving Sepse Campaign bundle: 2018 update. *Critical Care Medicine*, 46(6), 997-1000.

Medidas centrais do CMS e *bundles* da Surviving Sepsis Campaign de 2016:

Completar em até 3 h da apresentação/dos sintomas do paciente
- Obter nível de lactato sérico
- Obter hemocultura antes da administração de antibióticos
- Administrar antibióticos de amplo espectro prescritos
- Iniciar a reposição volêmica agressiva em pacientes com hipotensão ou elevação de lactato sérico (> 4 mmol/ℓ):
  - *Bólus* de líquido inicial mínimo de 30 mℓ/kg usando soluções cristaloides.

Completar o mais rapidamente possível ou nas primeiras 6 h da apresentação/dos sintomas do paciente
- Iniciar agentes vasopressores se a hipotensão não melhorar (PAM < 65 mmHg) após a reposição volêmica inicial
- Se a hipotensão persistir após administração inicial de líquido (PAM < 65 mmHg) ou lactato inicial for ≥ 4 mmol/ℓ, reavaliar o volume intravascular e perfusão tecidual usando dois dos seguintes parâmetros de avaliação, inclusive sinais vitais, enchimento capilar, pulso e achados na pele ou dois dos seguintes:
- Medida da PVC e/ou da ScvO$_2$ (meta > 70%)
- Realizar ultrassonografia cardiovascular à beira do leito
- Realizar avaliação dinâmica da responsividade a líquidos com os métodos de elevação passiva da perna ou fluido-responsividade (FR).

Intervenções e metas adicionais para terapia no manejo inicial da sepse
- Dar suporte à pressão arterial para alcançar uma produção de urina de > 0,5 mℓ/kg/h durante um período de 6 h
- Administrar agentes vasopressores se a reposição volêmica não restaurar uma PA efetiva e o débito cardíaco:
  - A norepinefrina administrada centralmente é o vasopressor de escolha inicial
  - A epinefrina, a fenilefrina ou a vasopressina não devem ser administradas como vasopressor inicial no choque séptico
- Obter amostras de sangue, expectoração, urina e ferimentos para cultura e administrar antibióticos de amplo espectro:
  - As culturas devem ser obtidas antes da administração do antibiótico
  - A administração do antibiótico deve ocorrer em 3 h da internação no pronto-socorro ou em 1 h da hospitalização
- Fornecer suporte ao sistema respiratório com suplementação de oxigênio e ventilação mecânica
- Realizar transfusão com concentrado de hemácias quando a hemoglobina for < 7 g/dℓ para alcançar uma hemoglobina-alvo de 7 a 9 g/dℓ em adultos
- Fornecer sedação e analgesia intravenosa adequadas: evitar a utilização de agentes de bloqueio neuromuscular quando possível
- Controlar a glicemia < 180 mg/dℓ com insulinoterapia intravenosa
- Implantar intervenções e medicamentos para impedir a incidência de trombose venosa profunda e para a profilaxia da úlcera de estresse
- Discutir o planejamento de cuidado avançado com os pacientes e as famílias.

IV: via intravenosa; PA: pressão arterial; PAM, pressão arterial média; PVC: pressão venosa central. Adaptado de Centers for Medicare & Medicaid Services (CMS). (2019). Hospital Toolkit for Adult Sepse Surveillance. Retirado em 9/10/19 de: www.cdc.gov/sepsis/clinicaltools/index.html; Levy, M., Evans, L. & Rhodes, A. (2018). The Surviving Sepse Campaign bundle: 2018 update. *Critical Care Medicine*, 46(6), 997-1000; Levy, M. M. & Townsend, S. R. (2019). Early identification of sepse on the hospital floors: Insights for implementation of the hour-1 bundle. *Society of Critical Care Medicine*. Retirado em 10/9/19 de: www.survivingsepsis.org/SiteCollectionDocuments/Surviving-Sepse-Early-Identify-Sepse-Hospital-Floor.pdf

coletadas para cultura com a utilização de técnica asséptica. Os acessos IV são removidos e reinseridos em locais alternativos. Se possível, os cateteres urinários são removidos ou substituídos. Quaisquer abscessos são drenados, e as áreas necróticas são desbridadas. Todas as culturas devem ser obtidas antes da administração de antibiótico. As atuais diretrizes sugerem que os antibióticos devem ser iniciados na primeira hora do tratamento de um paciente com sepse (Surviving Sepsis Campaign, 2019).

Reposição volêmica

Deve ser instituída a reposição volêmica para corrigir a hipoperfusão tissular que resulta da vasculatura incompetente e da resposta inflamatória. O restabelecimento da perfusão tissular por meio de reposição volêmica agressiva é importante para o manejo da sepse e do choque séptico (Rhodes et al., 2017; Singer et al., 2016). A infusão inicial, que inclui uma infusão IV de pelo menos 30 mℓ/kg de cristaloides por 30 minutos, pode ser necessária para tratar agressivamente a hipoperfusão tissular induzida pela sepse. Além do monitoramento da PA, o estado mental do paciente, a frequência respiratória, a responsividade a líquidos com elevação passiva dos membros inferiores, o débito urinário e os níveis de lactato sérico são monitorados para avaliar a efetividade da reposição volêmica.

Terapia farmacológica

Se o microrganismo infectante não for conhecido, são iniciados agentes antibióticos de amplo espectro até que sejam recebidos os laudos de cultura e sensibilidade (Levy & Townsend, 2019; Rhodes et al., 2017), ocasião em que os agentes antibióticos podem ser alterados para agentes que sejam mais específicos para o microrganismo infectante e menos tóxicos para o paciente.

Se a reposição volêmica isoladamente não melhorar a perfusão tissular efetivamente, agentes vasopressores, especificamente norepinefrina ou dopamina, podem ser iniciados para alcançar uma PAM de 65 mmHg ou superior. Agentes inotrópicos também podem ser administrados para fornecer suporte farmacológico para o miocárdio. Concentrado de hemácias pode ser prescrito para suporte da oferta e do transporte de oxigênio para os tecidos. Agentes de bloqueio neuromuscular e agentes sedativos podem ser necessários para reduzir as demandas metabólicas e proporcionar conforto ao paciente. A profilaxia de trombose venosa profunda (TVP) com heparina não fracionada em dose baixa ou heparina de baixo peso molecular, em combinação com profilaxia mecânica (p. ex., dispositivos de compressão sequencial), deve ser iniciada, bem como medicamentos para a profilaxia de úlcera de estresse (p. ex., bloqueadores de H_2, inibidores da bomba de prótons).

Terapia nutricional

A suplementação nutricional agressiva deve ser iniciada entre 24 e 48 horas da internação em UTI para abordar o estado hipermetabólico presente com o choque séptico (Reintam et al., 2017; Wang et al., 2019). A desnutrição compromete ainda mais a resistência do paciente à infecção. Alimentos enterais são preferidos à via parenteral por causa do aumento do risco de infecção iatrogênica associada a cateteres IV; entretanto, alimentos enterais podem não ser possíveis se a diminuição da perfusão para o sistema digestório reduzir o peristaltismo e comprometer a absorção.

 Manejo de enfermagem

Os enfermeiros que cuidam dos pacientes em qualquer ambiente devem ter em mente os riscos de sepse e a alta taxa de mortalidade associada à sepse e ao choque séptico. Todos os procedimentos invasivos devem ser realizados com técnica asséptica após a cuidadosa higiene das mãos. Além disso, acessos IV, locais de punção arterial e venosa, incisões cirúrgicas, ferimentos traumáticos e cateteres urinários devem ser monitorados em relação a sinais de infecção. Intervenções de enfermagem para prevenir a infecção precisam ser implementadas no cuidado de todos os pacientes. Os enfermeiros devem identificar os pacientes que sejam de risco específico para sepse e choque séptico (ou seja, adultos mais velhos e pacientes imunossuprimidos e aqueles com traumatismo extensivo, queimaduras ou diabetes melito), tendo em mente que esses pacientes de alto risco podem não desenvolver sinais típicos ou clássicos de infecção e sepse. Todavia, confusão mental associada ou não a agitação psicomotora e aumento da frequência respiratória pode ser o primeiro sinal de infecção e sepse em um paciente adulto (Ferguson, Coates, Osborn et al., 2019).

Sepsis-3 recomenda que os pacientes no ambiente da UTI com infecção sejam monitorados para verificar se há desenvolvimento de sepse usando o *Sepsis-Related Organ Failure Assessment Score* (também conhecido escore *Sequential Organ Failure Assessment* [SOFA]) (Singer et al., 2016; Vincent, Moreno, Takala et al., 1996). Os parâmetros monitorados no SOFA, que incluem avaliação de frequência respiratória, plaquetas, bilirrubina, PAM (e uso de qualquer vasopressor), creatinina sérica, débito urinário e escala de coma de Glasgow (GCS) (ver Capítulo 63), poderão ser coletados e avaliados pelo enfermeiro no ambiente de UTI. Uma queda de 2 pontos ou mais no escore SOFA do paciente em relação ao valor basal sugere disfunção de órgãos. Em um paciente com infecção, a presença de disfunção de órgãos sugere o desenvolvimento de sepse (Singer et al., 2016).

Para um paciente com infecção, mas que esteja fora da UTI, a *Sepsis-3* recomenda que a escala Quick SOFA (qSOFA) seja usada para rastrear o desenvolvimento de sepse. O qSOFA é uma ferramenta de medição fácil que os enfermeiros podem usar prontamente. A presença de quaisquer dois dos três parâmetros nesta escala sugere o desenvolvimento de sepse. Estes parâmetros incluem uma frequência respiratória de 22 respirações/min ou mais, uma pontuação GCS inferior a 15 (qualquer mudança no estado mental do paciente) e uma PA sistólica de 100 mmHg ou menos. A fim de facilitar a utilização, a *Sepsis-3* recomenda que qualquer mudança no estado mental do paciente seja usada ao computar o escore da escala qSOFA (Singer et al., 2016). Outra ferramenta de avaliação que é frequentemente usada em ambientes hospitalares que podem identificar pacientes com sepse é o *Modified Early Warning System* (MEWS) (Institute for Healthcare Improvement [IHI], 2017). O enfermeiro avalia o paciente à procura de alterações de frequência respiratória, frequência cardíaca, PA, nível de consciência, temperatura corporal e débito urinário. Escores que variam de 0 a 3 são atribuídos a cada variável, e escore de Alerta Precoce Modificado (MEWS) maior que 4 sugere desenvolvimento de sepse (IHI, 2017) (Tabela 11.4).

Ao tratar um paciente com sepse ou choque séptico, o enfermeiro colabora com outros membros da equipe de saúde para identificar o local e a fonte da sepse, bem como os microrganismos específicos envolvidos. O enfermeiro com frequência obtém amostras apropriadas para cultura e antibiograma. Os antibióticos prescritos não são administrados até que essas amostras sejam obtidas. A hipertermia (elevação da temperatura corporal) é comum com a sepse e eleva a taxa metabólica e o consumo de oxigênio do paciente. Devem ser realizados esforços para reduzir a temperatura por meio da administração

TABELA 11.4 MEWS (Modified Early Warning System).

	MEWS (Modified Early Warning System)						
	3	2	1	0	1	2	3
Frequência respiratória por minuto		< 8		9 a 14	15 a 20	21 a 29	> 30
Frequência cardíaca por minuto		< 40	40 a 50	51 a 100	101 a 110	111 a 129	> 129
Pressão arterial sistólica	< 70	71 a 80	81 a 100	101 a 199		> 200	
Nível de consciência	Não responsivo	Responde à dor	Responde à voz	Alerta	Nova agitação; confusão		
Temperatura (°C)		< 35,0	35,1 a 36	36,1 a 38	38,1 a 38,5	> 38,6	
Volume de urina por hora, durante 2 horas	< 10 mℓ/h	< 30 mℓ/h	< 45 mℓ/h				

Desenvolvida por Ysbyty Glan Clwyd, Conwy & Denbighshire National Health Service Trust, North Wales. Reproduzida, com autorização, de Institute for Healthcare Improvement (IHI). (2017). *Improvement stories: Early warning systems: Scorecards that save lives.* Retirada em 6/11/19 de: http://www.ihi.org/resources/Pages/ImprovementStories/EarlyWarningSystemsScorecardsThatSaveLives.aspx.

de paracetamol ou da aplicação de um cobertor para hipotermia. Durante essas terapias, o enfermeiro monitora o paciente cuidadosamente em relação ao tremor, que eleva o consumo de oxigênio. Os esforços para aumentar o conforto são importantes se o paciente apresentar febre, calafrios ou tremor.

O enfermeiro administra os líquidos e medicamentos IV prescritos, incluindo agentes antibióticos e medicamentos vasoativos, para restaurar o volume vascular. Em razão da diminuição da perfusão, as concentrações séricas de agentes antibióticos que normalmente são depuradas pelos rins e pelo fígado podem aumentar e produzir efeitos tóxicos. Portanto, o enfermeiro monitora os níveis séricos (níveis séricos de agentes antibióticos, pró-calcitonina, PC-R, ureia, creatinina, contagem de leucócitos, hemoglobina, hematócrito, níveis de plaquetas, estudos da coagulação) e relata as alterações ao médico. Assim como nos outros tipos de choque, o enfermeiro monitora o estado hemodinâmico do paciente, o equilíbrio hídrico, o peso diário e o estado nutricional. O cuidadoso monitoramento dos níveis de albumina e pré-albumina sérica ajudam a determinar as necessidades proteicas do paciente.

Choque neurogênico

No **choque neurogênico**, a vasodilatação ocorre como resultado de uma perda do equilíbrio entre a estimulação parassimpática e simpática. A estimulação simpática causa a constrição do músculo liso vascular e a estimulação parassimpática causa o relaxamento ou a dilatação do músculo liso vascular. O paciente apresenta uma estimulação parassimpática predominante que causa vasodilatação, que dura por um período prolongado, levando a um estado hipovolêmico relativo. Entretanto, o volume sanguíneo é adequado porque a vasculatura está dilatada; o volume sanguíneo é deslocado, produzindo um estado de hipotensão (PA baixa). A estimulação parassimpática predominante que ocorre com o choque neurogênico causa diminuição significativa da resistência vascular sistêmica do paciente e bradicardia. A PA inadequada resulta na perfusão insuficiente dos tecidos e das células, o que é comum para todos os estados de choque.

O choque neurogênico pode ser causado por lesão raquimedular, anestesia espinal ou outra lesão do sistema nervoso. Também pode resultar da ação depressora de medicamentos ou da ausência de glicose (p. ex., reação à insulina) (ver Boxe 11.5). O choque neurogênico pode apresentar uma evolução prolongada (lesão raquimedular) ou curta (síncope ou desmaio). Normalmente, durante os estados de estresse, a estimulação simpática causa o aumento da PA e da frequência cardíaca. No choque neurogênico, o sistema simpático não consegue responder aos fatores de estresse corporal. Portanto, as manifestações clínicas do choque neurogênico resultam de estimulação parassimpática. Uma diferença é a pele seca e quente, em vez da pele fria e úmida observada no choque hipovolêmico. Outra manifestação clínica é a hipotensão com bradicardia, em vez da taquicardia que caracteriza outros tipos de choque.

Manejo clínico

O tratamento do choque neurogênico envolve a restauração do tônus simpático, seja por meio da estabilização de uma lesão raquimedular ou, em caso de anestesia espinal, pelo adequado posicionamento do paciente. O tratamento específico depende da causa do choque (mais discussão sobre o manejo de pacientes com uma lesão raquimedular é apresentada no Capítulo 63).

Manejo de enfermagem

É importante elevar e manter a cabeceira do leito em no mínimo 30° para prevenir o choque neurogênico quando um paciente recebe anestesia espinal ou epidural. A elevação da cabeça ajuda a prevenir a propagação do agente anestésico acima da medula espinal. Na suspeita de lesão raquimedular, o choque neurogênico pode ser prevenido por meio da cuidadosa imobilização do paciente para prevenir lesão adicional da medula espinal (Kessler, Traini, Welk et al., 2018). As intervenções de enfermagem são direcionadas ao suporte da função cardiovascular e neurológica até que o episódio geralmente temporário de choque neurogênico seja resolvido.

Os pacientes com choque neurogênico correm maior risco para a formação de tromboembolismo venoso (TEV) em virtude do aumento do represamento de sangue secundário à dilatação vascular; este risco é maior em pacientes com choque neurogênico relacionado com lesão raquimedular. O enfermeiro deve avaliar o paciente diariamente em busca de quaisquer sinais de dor, eritema, sensibilidade e calor em membro inferior. Se o paciente se queixar de dor e houver suspeita na avaliação objetiva da panturrilha, ele deve ser avaliado em relação ao TEV. O exercício passivo de amplitude de movimento dos membros imóveis ajuda a promover a circulação. As intervenções iniciais para prevenir o TEV incluem a aplicação de dispositivos de compressão pneumática, com frequência combinados com agentes antitrombóticos (p. ex., heparina de baixo peso molecular).

Um paciente que sofreu lesão raquimedular pode não relatar a dor causada por lesões internas. Por conseguinte, no período imediato pós-lesão, o enfermeiro deve monitorar o paciente cuidadosamente em relação a sinais de sangramento interno que possam levar ao choque hipovolêmico.

Choque anafilático

O **choque anafilático** é causado por uma reação alérgica grave quando os pacientes que já produziram anticorpos contra um antígeno (substância estranha) desenvolvem uma reação de antígeno-anticorpo sistêmica; especificamente, uma resposta mediada por imunoglobulina E (IgE). Essa reação de antígeno-anticorpo provoca a liberação, pelos mastócitos, de potentes substâncias vasoativas, como histamina ou bradicinina, e ativa as citocinas inflamatórias, causando propagação da vasodilatação e da permeabilidade capilar. Os gatilhos mais comuns são alimentos (especialmente amendoim), medicamentos e picadas e mordidas de insetos (Pajno, Fernandez-Rivas, Arasi et al., 2018) (ver Boxe 11.5). A anafilaxia tem três características definidoras:

- Início agudo dos sintomas
- Dois ou mais sintomas, que incluem comprometimento respiratório, redução da PA, desconforto GI e irritação de tecido cutâneo ou mucoso
- Comprometimento cardiovascular desde minutos até horas após a exposição ao antígeno.

Os sinais e sintomas de anafilaxia podem ocorrer em 2 a 30 minutos da exposição ao antígeno; entretanto, ocasionalmente algumas reações demoram algumas horas (Chan & John, 2020). O paciente pode relatar cefaleia, vertigem, náuseas, vômitos, dor ou desconforto abdominal agudos, prurido e sensação de morte iminente. A avaliação pode revelar eritema difuso e rubor generalizado, dispneia (edema laríngeo), broncospasmo, arritmias cardíacas e hipotensão. As características da anafilaxia grave geralmente incluem rápido início da hipotensão, comprometimento neurológico, angústia respiratória e parada cardíaca (Chan & John, 2020). As reações anafilatoides se apresentam de modo similar à anafilaxia, mas não são mediadas por respostas de IgE. A anafilaxia e as reações anafilatoides com frequência não são clinicamente distinguíveis (Pajno et al., 2018).

 Manejo clínico

O tratamento do choque anafilático exige a remoção do antígeno causador (p. ex., descontinuação de um agente antibiótico), administração de medicamentos que restaurem o tônus vascular e suporte de emergência das funções básicas da vida. O manejo com líquido é crítico, porque podem ocorrer desvios de líquido em minutos por causa do aumento da permeabilidade vascular (Pajno et al., 2018). É administrada epinefrina por via intramuscular dada a sua ação vasoconstritora. A difenidramina é administrada por via intravenosa para reverter os efeitos da histamina, reduzindo, assim, a permeabilidade capilar. Medicamentos nebulizados, como albuterol, podem ser administrados para reverter o broncospasmo induzido pela histamina.

Se a parada cardíaca e a parada respiratória forem iminentes, ou se já tiverem ocorrido, é realizada a reanimação cardiopulmonar. Pode ser necessária a intubação endotraqueal para estabelecer uma via respiratória. São inseridos acessos IV para proporcionar via de administração de líquidos e medicamentos. Ver mais sobre a anafilaxia e os mediadores químicos específicos no Capítulo 33.

 Manejo de enfermagem

O enfermeiro tem um papel importante na prevenção e no reconhecimento precoce do choque anafilático. O enfermeiro deve avaliar todos os pacientes em relação a alergias ou reações anteriores a antígenos (p. ex., medicamentos, hemoderivados, alimentos, agentes de contraste, látex) e comunicar a existência de alergias ou reações a outros profissionais. Além disso, o enfermeiro avalia a compreensão do paciente sobre as reações anteriores e as medidas adotadas pelo paciente e a família para prevenir a exposição adicional aos antígenos. Quando novas alergias são identificadas, o enfermeiro adverte o paciente a utilizar ou portar consigo uma identificação que alerte sobre o alergênio ou antígeno específico.

Ao administrar qualquer novo medicamento, o enfermeiro observa todos os pacientes em relação a reações alérgicas. Isso é especialmente importante com antibióticos, betabloqueadores, inibidores da enzima conversora da angiotensina, bloqueadores de receptores de angiotensina, ácido acetilsalicílico e anti-inflamatórios não esteroides (Chan & John, 2020). As reações medicamentosas adversas anteriores aumentam o risco de que o paciente desenvolva uma reação a um novo medicamento. Se o paciente relatar alergia a um medicamento, o enfermeiro deve estar ciente dos riscos envolvidos na administração de substâncias semelhantes.

Em qualquer centro de exames complementares ambulatoriais, o enfermeiro deve identificar os pacientes que sejam de risco para reações anafiláticas a agentes de contraste (substâncias radiopacas, do tipo corante, que possam conter iodo) utilizados para os exames complementares. O enfermeiro deve ter conhecimento sobre os sinais clínicos de anafilaxia, deve adotar medidas imediatas se ocorrerem sinais e sintomas, e deve estar preparado para iniciar a reanimação cardiorrespiratória se ocorrer parada cardiorrespiratória.

 Alerta de enfermagem: Qualidade e segurança

> Os pacientes com uma alergia conhecida a iodo ou peixe e os que apresentaram reações alérgicas anteriores a agentes de contraste são de alto risco para reações anafiláticas. O enfermeiro deve questionar o paciente a respeito de alergias, sinais e sintomas e sua gravidade e se o paciente já fez testes para alergia ou se carrega um dispositivo autoinjetável com epinefrina. Tais informações devem ser comunicadas à equipe no centro de exames complementares, incluindo ao pessoal da radiologia.

Os enfermeiros de saúde comunitária e domiciliar que administram medicamentos, incluindo agentes antibióticos, na residência do paciente ou em outros ambientes, devem estar preparados para administrar epinefrina por via intramuscular em caso de uma reação anafilática.

Após a recuperação da anafilaxia, o paciente e a família necessitam de uma explicação sobre o evento. Além disso, o enfermeiro explica e demonstra sobre como evitar a exposição futura aos antígenos e sobre a administração de medicamentos de emergência para tratar a anafilaxia (ver Capítulo 33).

SÍNDROME DA DISFUNÇÃO DE MÚLTIPLOS ÓRGÃOS

A SDMO é a alteração da função dos órgãos em pacientes com quadros agudos que exigem intervenção clínica para o suporte da função continuada dos órgãos. É outra fase na progressão dos estados de choque. É difícil determinar a incidência real da SDMO, pois esta se desenvolve com doenças agudas que comprometem a perfusão tissular. A disfunção de um sistema de órgãos é associada a 20% de taxa de mortalidade e, se mais de quatro órgãos falharem, a taxa de mortalidade é de pelo menos 60% (Sauaia, Moore & Moore, 2017).

Fisiopatologia

O mecanismo preciso pelo qual a SDMO ocorre permanece desconhecido, porém é mais comumente observada em pacientes com sepse como um resultado da perfusão tissular inadequada. A SDMO ocorre com frequência em direção ao término do *continuum* do choque séptico quando a perfusão tissular não pode ser efetivamente restaurada. Não é possível prever quais pacientes que apresentam choque desenvolverão a SDMO, em parte porque muito da lesão dos órgãos ocorre no nível celular e, portanto, não pode ser diretamente observada ou mensurada.

A apresentação clínica da SDMO é insidiosa; os tecidos se tornam hipoperfundidos em níveis micro e macrocelular, causando, ao fim, disfunção dos órgãos, o que requer intervenção mecânica e farmacológica para o suporte da função dos órgãos. A insuficiência dos órgãos normalmente tem início nos pulmões e, em seguida, há instabilidade cardiovascular, bem como insuficiência dos sistemas hepático, GI, renal, imunológico e nervoso central (Sauaia et al., 2017).

Manifestações clínicas

Embora não seja possível prever a SDMO, ferramentas de avaliação da gravidade clínica podem ser utilizadas para antecipar o risco de disfunção de órgãos e mortalidade do paciente. Essas ferramentas de avaliação clínica incluem a pontuação APACHE (Acute Physiology and Chronic Health Evaluation); SAPS (Simplified Acute Physiology Score); PIRO (Predisposing factors, the Infection, the host Response, and Organ dysfunction); e SOFA (Gustot, 2011; Kress & Hall, 2018).

Na SDMO, a sequência da disfunção de órgãos varia, dependendo da doença primária do paciente e das comorbidades antes da apresentação do choque. Idade avançada, desnutrição e doença coexistente parecem aumentar o risco de SDMO em pacientes com quadros agudos. Para a simplicidade da apresentação, é descrito o padrão clássico. Tipicamente, os pulmões são os primeiros órgãos a mostrar sinais de disfunção. O paciente apresenta dispneia progressiva e insuficiência respiratória que é manifestada como LPA ou SARA, que exigem intubação e ventilação mecânica (ver Capítulo 19). O paciente normalmente permanece hemodinamicamente estável, mas pode necessitar de volumes crescentes de soluções IV e agentes vasoativos para suporte da PA e do débito cardíaco. Estão presentes sinais de um estado hipermetabólico, caracterizado por hiperglicemia (elevação do nível de glicose sérica), acidemia hiperláctica (excesso de ácido láctico no sangue) e aumento da ureia. A taxa metabólica pode ser de 1,5 a 2 vezes a taxa metabólica basal. Nessa ocasião, ocorre perda substancial da massa muscular esquelética (autocatabolismo) para atender às altas demandas de energia do corpo.

Após aproximadamente 7 a 10 dias, existem sinais flagrantes de disfunção hepática (p. ex., elevação dos níveis séricos de bilirrubina e alteração das provas de função hepática) e disfunção renal (p. ex., elevação da creatinina e anúria). À medida que a ausência de perfusão tissular persiste, o sistema hematológico se torna disfuncional, com a piora do imunocomprometimento, que aumenta o risco de sangramento. O sistema cardiovascular se torna instável e não responsivo aos agentes vasoativos, e a resposta neurológica do paciente progride até um estado de não responsividade ou coma.

O objetivo para todos os estados de choque é reverter a hipoperfusão tissular e a hipoxia. Se a perfusão tissular efetiva for restaurada antes de os órgãos se tornarem disfuncionais, a condição do paciente estabiliza. Ao longo do *continuum* do choque séptico, o início da disfunção de órgãos é um sinal prognóstico desfavorável; quanto mais órgãos falham, pior o resultado.

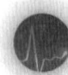

Manejo clínico

A prevenção permanece a mais alta prioridade no manejo da SDMO. Os adultos mais velhos correm maior risco de SDMO, por causa da ausência de reserva fisiológica e do processo degenerativo natural, especialmente do comprometimento imune (Kress & Hall, 2018). A detecção precoce e a documentação dos sinais iniciais de infecção são essenciais no manejo da SDMO em pacientes idosos. Alterações sutis do estado mental e elevação gradual da temperatura são sinais de alerta iniciais. Outros pacientes que correm maior risco de SDMO são aqueles com doença crônica, desnutrição, imunossupressão ou ferimentos cirúrgicos ou traumáticos.

Se as medidas de prevenção falharem, as medidas de tratamento para reverter a SDMO são direcionadas (1) ao controle do evento de início, (2) à promoção da perfusão adequada dos órgãos, (3) ao fornecimento de suporte nutricional, e (4) à maximização do conforto do paciente.

Manejo de enfermagem

O plano de cuidado de enfermagem geral para pacientes com SDMO é o mesmo dos pacientes com choque. As intervenções de enfermagem primárias têm por objetivo o suporte do paciente e o monitoramento da perfusão dos órgãos até que os agravos orgânicos primários sejam interrompidos. Fornecer informações e apoio aos familiares é um papel crítico do enfermeiro. A equipe de saúde deve abordar as decisões sobre o fim da vida para assegurar que as terapias de suporte sejam congruentes com os desejos do paciente (ver Capítulo 13).

Promoção da comunicação

Os enfermeiros devem encorajar a comunicação frequente e aberta sobre as modalidades e as opções de tratamento para assegurar que os desejos do paciente a respeito do manejo clínico sejam atendidos. Os pacientes que sobrevivem à SDMO devem ser informados sobre os objetivos da reabilitação e as expectativas para o progresso em direção a esses objetivos, tendo em vista que a perda maciça da massa muscular esquelética torna a reabilitação um processo longo e lento. Uma forte relação enfermeiro-paciente, construída sobre a comunicação efetiva, proporciona o encorajamento necessário durante esta fase da recuperação.

PROMOÇÃO DE CUIDADOS DOMICILIAR, COMUNITÁRIO E DE TRANSIÇÃO

Orientação do paciente sobre autocuidados

Os pacientes em choque e os que sobrevivem a qualquer tipo de choque ou sepse podem não ter conseguido sair do leito por um longo período e provavelmente sua recuperação é lenta e prolongada. O paciente e a família são orientados sobre as estratégias para prevenir outros episódios de choque ou sepse por meio da identificação dos fatores implicados no episódio inicial (Ferguson et al., 2019). Além disso, o paciente e a família precisam de orientação sobre as avaliações necessárias para identificar as complicações que possam ocorrer após o paciente receber alta hospitalar. Dependendo do tipo de choque e de seu manejo, o paciente ou a família podem necessitar de explicações e demonstrações a respeito das modalidades de tratamento, como administração de emergência de medicamentos, terapia IV, nutrição parenteral ou enteral, cuidado da pele, exercícios e deambulação. O paciente e a família também são instruídos a respeito da necessidade de aumentos graduais da deambulação e em outras atividades. A necessidade de nutrição adequada é outro aspecto crucial da orientação.

Cuidados contínuos e de transição

Em virtude da cobrança física associada à recuperação do choque e da sepse, os pacientes podem ser cuidados em uma unidade de longa permanência ou de reabilitação após a alta hospitalar. Também pode ser feito um encaminhamento para o cuidado domiciliar, comunitário e de transição. Os pacientes também apresentam síndrome pós-terapia intensiva (SPTI), uma condição que está sendo cada vez mais reconhecida. A SPTI ocorre após a alta hospitalar de pacientes que apresentaram quadros críticos. A SPTI engloba comprometimentos físicos, cognitivos e mentais que têm impacto negativo na recuperação em longo prazo do paciente (Inoue, Hatakeyama, Kondo et al., 2019). As intervenções de enfermagem para prevenir SPTI são realizadas durante a fase crítica da doença do paciente e incluem mobilização precoce, avaliação e manejo de *delirium*, promoção de sono adequado e auxílio na liberação (desmame) da ventilação mecânica o mais cedo possível. O enfermeiro do cuidado domiciliar avalia o estado físico do paciente e monitora a recuperação. Também é avaliada a adequação dos tratamentos que são continuados no domicílio e a capacidade do paciente e da família de lidar com estes tratamentos. Provavelmente o paciente requer cuidadosa supervisão clínica até que ocorra a recuperação completa. O enfermeiro reforça a importância da continuação do cuidado clínico e auxilia o paciente e a família na identificação e na mobilização de recursos comunitários.

EXERCÍCIOS DE PENSAMENTO CRÍTICO

1 **qp** Um paciente de 32 anos é internado após uma queda da varanda do segundo andar de sua casa. O paciente apresenta fratura de fêmur, fraturas de várias costelas e possível lesão craniana. O médico assistente prescreveu infusão de solução lactato de Ringer (250 mℓ/h) para manter pressão arterial > 120 mmHg e débito urinário > 50 mℓ/h. Foram colocados acessos venosos calibrosos nos dois braços e a hidratação intravenosa foi iniciada. O paciente responde apenas quando seu nome é chamado. São realizados tipagem e prova cruzada para hemoderivados e vários exames de bioquímica, além da determinação do nível de lactato. O paciente deixa de responder ao chamado por seu nome e começa a grunhir e gemer. Os sinais vitais são: PA = 92/72 mmHg; frequência cardíaca = 132 bpm; frequência respiratória = 32 incursões por minuto; SpO_2 = 92% com 40% de FI_{O_2} via máscara facial com débito urinário de 15 mℓ na última hora. Identificar 3 a 5 intervenções prioritárias que você deve implementar, a ordem na qual devem ser implementadas e explicar como você tomou essas decisões.

2 **pbe** Um paciente de 76 anos está programado para cirurgia por causa de hipertrofia prostática benigna que está provocando obstrução significativa na uretra. A história patológica pregressa do paciente inclui doença pulmonar obstrutiva crônica (DPOC), hipertensão arterial e diabetes melito do tipo 2 (DM2). Por causa de sua história patológica pregressa e dos riscos cirúrgicos, esse paciente não é candidato a anestesia geral e, em vez disso, recebe anestesia espinal. Durante a intervenção cirúrgica, os sinais vitais do paciente caíram abruptamente para PA = 88/32 mmHg e frequência cardíaca = 62 bpm, enquanto a frequência respiratória permaneceu estável e controlada pelo anestesiologista (suporte ventilatório). A cirurgia é suspensa devido à suspeita de choque neurogênico. O paciente é transferido para a unidade de cuidados pós-anestésicos (UCPA) para o monitoramento. O cirurgião explica a complicação que ocorreu para a esposa do paciente e informa que um enfermeiro comunicará por telefone as atualizações sobre o estado do paciente. A esposa pede para ver o paciente, mas o funcionário da sala de espera informa que não é permitida a entrada de parentes na UCPA. Após uma hora, o enfermeiro ainda não ligou para atualizar o estado do paciente. O funcionário observa a esposa do paciente chorando baixinho em um canto da sala de espera e chama o enfermeiro que está cuidando do paciente para informá-lo do sofrimento da esposa do paciente. Como profissional de enfermagem, quais ações você implementaria para viabilizar o cuidado centrado no paciente e em seus familiares? Quais evidências apoiam essas ações?

3 **cpa** Uma mulher de 88 anos é internada em uma unidade especializada em atendimento a idosos e apresenta declínio agudo do estado mental. Na admissão, os sinais vitais são: PA = 100/76 mmHg; FC = 126 bpm, FR = 26 irpm. A paciente também apresenta incontinência urinária. Como enfermeiro, você suspeita de uma possível infecção urinária e imediatamente avalia a paciente à procura de sinais de sepse. A colaboração de quais profissionais de saúde você precisaria para viabilizar intervenções precoces para minimizar o risco de complicações? Para implementar um protocolo de sepse, que outras informações precisam ser obtidas antes de chamar o médico de plantão? Qual seria a conduta esperada do médico de plantão? Como você comunicaria de modo efetivo sua avaliação e recomendações para o médico e para os outros profissionais da equipe de saúde?

REFERÊNCIAS BIBLIOGRÁFICAS

*Pesquisa em enfermagem.
**Referência clássica.

Livros

American College of Surgeons, Committee on Trauma. (2018). *Advanced trauma life support: Student course manual* (10th ed.). Chicago, IL: American College of Surgeons.

Bauer, S. R., MacLaren, R., & Erstad, B. L. (2019). Shock syndromes. In J. T. DiPiro, R. L. Talbert, G. C. Yee, et al. (Eds.). *Pharmacotherapy: A pathophysiologic approach* (11th ed.). New York: McGraw-Hill Medical.

Kress, J. P., & Hall, J. B. (2018). Approach to the patient with critical illness. In L. J. Jameson, A. S. Fauci, K. L. Kasper, et al. (Eds.). *Harrison's principles of internal medicine* (20th ed.). New York: McGraw-Hill Medical.

Maclaren, R., Mueller, S. W., & Dasta, J. F. (2019). Use of vasopressors and inotropes in the pharmacotherapy of shock. In J. T. DiPiro, R. L. Talbert, G. C. Yee, et al. (Eds.). *Pharmacotherapy: A pathophysiologic approach* (11th ed.). New York: McGraw-Hill Medical.

Massaro, A. F. (2018). Approach to the patient with shock. In L. J. Jameson, A. S. Fauci, K. L. Kasper, et al. (Eds.). *Harrison's principles of internal medicine* (20th ed.). New York: McGraw-Hill Medical.

Seymour, C. W., & Angus, D. C. (2018). Sepsis and septic shock. In L. J. Jameson, A. S. Fauci, K. L. Kasper, et al. (Eds.). *Harrison's principles of internal medicine* (20th ed.). New York: McGraw-Hill Medical.

Periódicos e documentos eletrônicos

American Diabetes Association. (2019). Diabetes care in the hospital: Standards of medical care. *Diabetes Care*, 42(Suppl 1), S173–S181.

American Heart Association. (2018). Highlights of the 2018 American Heart Association Guidelines update for CPR and ECC. Retrieved on 9/10/2019 at: www.eccguidelines.heart.org/circulation/cpr-ecc-guidelines

Annane, D., Ouanes-Besbes, L., DeBacker, D., et al. (2018). A global perspective on vasoactive agents in shock. *Intensive Care Medicine*, 44(6), 833–846.

**Annane, D., Siami, S., Jaber, S., et al. (2013). Effects of fluid resuscitation with colloids vs crystalloids on mortality in critically ill patients presenting with hypovolemic shock: The CRISTAL randomized trial. *JAMA*, 310(17), 1809–1817.

Bellumkonda, L., Gul, B., & Masri, S. C. (2018). Evolving concepts in diagnosis and management of cardiogenic shock. *American Journal of Cardiology*, 122(6), 1104–1110.

Bridges, E. (2013). Using functional hemodynamic indicators to guide fluid therapy. *American Journal of Nursing*, 113(5), 42–50.

Bridges, E. (2017). Assessing patients during septic shock resuscitation. *American Journal of Nursing*, 117(10), 34–40.

**Bridges, N., & Jarquin-Valdivia, A. A. (2005). Use of the Trendelenburg position as the resuscitation position: To T or not to T. *American Journal of Critical Care*, 14(3), 364–367.

Centers for Disease Control and Prevention (CDC). (2019). Sepsis. Retrieved on 9/10/19 at: www.cdc.gov/sepsis/index.html

Centers for Medicare & Medicaid Services (CMS). (2019). Hospital Toolkit for Adult Sepsis Surveillance. Retrieved on 9/10/19 at: www.cdc.gov/sepsis/clinicaltools/index.html

Chan, S., & John, R. M. (2020). Idiopathic anaphylaxis: What you do not know may hurt you. *Journal of the American Association of Nurse Practitioners*, 32(1), 81–88.

Clemency, B., Tanaka, K., May, P., et al. (2017). Intravenous vs. intraosseous access and return of spontaneous circulation during out of hospital cardiac arrest. *American Journal of Emergency Medicine*, 35(2), 222–226.

Davidson, J. E., Aslakson, R. A., Long, A. C., et al. (2017). Guidelines for family-centered care in the neonatal, pediatric, and adult ICU. *Critical Care Medicine*, 45(1), 103–128.

de-Madaria, E., Herrera-Marante, I., Gonzalez-Camacho, V., et al. (2018). Fluid resuscitation with lactated Ringer's solution vs normal saline in acute pancreatitis: A triple-blind, randomized controlled trial. *United European Gastroenterology Journal*, 6(1), 63–72.

Devlin, J. W., Skrobik, Y., Gelians, C., et al. (2018). Clinical practice guidelines for the prevention and management of pain, agitation/sedation, delirium, immobility, and sleep disruption in adult patients in the ICU. *Critical Care Medicine*, 46(9), e825–e873.

Dunne, C. P., Kingston, L., Slevin, B., et al. (2018). Hand hygiene and compliance behaviours are the under-appreciated human factors pivotal to reducing hospital-acquired infections. *Journal of Hospital Infection*, 98(4), 328–330.

Ferguson, A., Coates, D. E., Osborn, S., et al. (2019). Early, nurse-directed sepsis care. *American Journal of Nursing*, 119(1), 52–58.

Global Sepsis Alliance. (2017). WHA adopts resolution on sepsis. Retrieved on 9/16/19 at: www.global-sepsis-alliance.org/news/2017/5/26/wha-adopts-resolution-on-sepsis

**Griesdale, D. E., DeSouza, R. J., VanDam, R. M., et al. (2009). Intensive insulin therapy and mortality among critically ill patients: A meta-analysis including NICE-Sugar study data. *Canadian Medical Association Journal*, 180(8), 821–827.

**Gustot, T. (2011). Multiple organ failure in sepsis: Prognosis and role of systemic inflammatory response. *Current Opinion in Critical Care*, 17(2), 153–159.

Hallisey, S. D., & Greenwood, J. C. (2019). Beyond mean arterial pressure and lactate: Perfusion end points for managing the shocked patient. *Emergency Medicine Clinics of North America*, 37(3), 394–408.

Harrell, B. R., & Miller, S. (2017). Abdominal compartment syndrome as a complication of fluid resuscitation. *Nursing Clinics of North America*, 52(2), 331–338.

Hochman, J. S., & Reyentovich, A. (2019). Prognosis and treatment of cardiogenic shock complicating myocardial infarction. *UpToDate*. Retrieved on 9/11/19 at: www.uptodate.com/contents/prognosis-and-treatment-of-cardiogenicshock-complicating-acute myocardial infarction

**Holcomb, J. B., Tiley, B. C., Baraniuk, S., et al. (2015). Transfusion of plasma, platelets, and red blood cells in a 1:1:1 vs a 1:1:2 ratio and mortality in patients with severe trauma. *JAMA*, 313(5), 471–482.

Honore, P. M., Hoste, E., Molnár, Z., et al. (2019). Cytokine removal in human septic shock: Where are we and where are we going? *Annals of Intensive Care*, 9(56), 1–13.

Inoue, S., Hatakeyama, J., Kondo, Y., et al. (2019). Post-intensive care syndrome: Its pathophysiology, prevention, and future directions. *Acute Medicine & Surgery*, 6(3), 233–246.

Institute for Healthcare Improvement (IHI). (2012). How-to guide: Prevent central line–associated bloodstream infection. Retrieved on 9/10/2019 at: www.ihi.org/knowledge/Pages/Tools/HowtoGuidePreventCentralLineAssociatedBloodstreamInfection.aspx

Institute for Healthcare Improvement (IHI). (2017). Improving stories: Early warning systems: Scorecards that save lives. Retrieved on 11/7/19 at: www.ihi.org/resources/Pages/ImprovementStories/EarlyWarningSystemsScorecardsThatSaveLives.aspx

Ivany, E., & Aitken, L. (2019). Challenges and facilitators in providing effective end of life care in intensive care units. *Nursing Standard*, 34(6), 44–50.

Kahn, J. M., Davis, B. S., Yabes, J. G., et al. (2019). Association between state-mandated protocolized sepsis care and in-hospital mortality among adults with sepsis. *JAMA*, 322(3), 240–250.

Keeley, A., Hine, P., & Nsutebu, E. (2017). The recognition and management of sepsis and septic shock: A guide for non-intensivists. *Postgraduate Medical Journal*, 93(1104), 626–634.

Kessler, T. M., Traini, L. R., Welk, B., et al. (2018). Early neurological care of patients with spinal cord injury. *World Journal of Urology*, 36(10), 1529–1536.

Kislitsina, O. N., Rich, J. D., Wilcox, J. E., et al. (2019). Shock—Classification and pathophysiological principles of therapeutics. *Current Cardiology Reviews*, 15(2), 102–113.

Laher, A. E., Watermeyer, M. J., Buchanan, S. K., et al. (2017). A review of hemodynamic monitoring techniques, methods and devices for the emergency physician. *American Journal of Emergency Medicine*, 35(9), 1135–1347.

Levy, M., Evans, L., & Rhodes, A. (2018). The surviving sepsis campaign bundle: 2018 update. *Critical Care Medicine*, 46(6), 997–1000.

Levy, M. M., & Townsend, S. R. (2019). Early identification of sepsis on the hospital floors: Insights for implementation of the hour-1 bundle. *Society of Critical Care Medicine*. Retrieved on 9/10/19 at: www.survivingsepsis.org/SiteCollectionDocuments/Surviving-Sepsis-Early-Identify-Sepsis-Hospital-Floor.pdf

Lewis, S. R., Pritchard, M. W., Evans, D. J. W., et al. (2018). Colloids versus crystalloids for fluid resuscitation in critically ill people. The *Cochrane Database of Systematic Reviews*, 8(8), CD000567.

Makic, M. B. F. (2018). Delirium: Are we doing enough? *Journal of Perianesthesia Nursing*, 33(6), 990–992.

Makic, M. B. F., & Bridges, E. (2018). Managing sepsis and septic shock: Current guidelines and definitions. *American Journal of Nursing*, 118(2), 34–39.

**Marik, P. E., Baram, M., & Vahid, B. (2008). Does central venous pressure predict fluid responsiveness? A systematic review of the literature and the tale of seven mares. *Chest*, 134(1), 172–178.

**Marik, P. E., & Cavallazzi, R. (2013). Does the central venous pressure predict fluid responsiveness? An updated meta-analysis and a plea for some common sense. *Critical Care Medicine*, 41(7), 1774–1782.

Marschall, J., Mermel, L. A., Fakih, M., et al. (2014). Strategies to prevent central-line associated blood stream infections in acute care hospitals: 2014 update. *Infection Control and Hospital Epidemiology*, 35(7), 753–771. Retrieved on 9/10/2019 at: www.cambridge.org/core/journals/infection-control-and-hospital-epidemiology/article/strategies-to-prevent-central-lineassociated-bloodstream-infections-in-acute-care-hospitals-2014-update/CB398EB001FEADE0D9B4FF1A096ECA52

McCarthy, C. P., Bhambhani, V., Pomerantsev, E., et al. (2018). In-hospital outcomes in invasively managed acute myocardial infarction patients who receive morphine. *Journal of Interventional Cardiology*, 31(2), 150–158.

Mitchell, B. G., Russo, P. L., Cheng, A. C., et al. (2019). Strategies to reduce non-ventilator-associated hospital-acquired pneumonia: A systematic review. *Infection, Disease, & Health*, 24(4), 229–239.

Mitchell, D. A., & Seckel, M. A. (2018). Acute respiratory distress syndrome and prone positioning. *AACN Advanced Critical Care, 29*(4), 415–425.

Neto, J. N. A. (2018). Morphine, oxygen, nitrates, and mortality reducing pharmacological treatment for acute coronary syndrome: An evidence-based review. *Cureus. 10*(1), e2114. Retrieved on 9/10/19 at: www.ncbi.nlm.nih.gov/pmc/articles/PMC5866121/pdf/cureus-0010-00000002114.pdf

Pajno, G. B., Fernandez-Rivas, M., Arasi, S., et al. (2018). EAACI guidelines on allergen immunotherapy: IgE-mediated food allergy. *Allergy, 73*(4), 799–815.

*Pickett, J. D., Bridges, E., Kritek, P. A., et al. (2018). Noninvasive blood pressure monitoring and prediction of fluid responsiveness to passive leg raising. *American Journal of Critical Care, 27*(3), 228–237.

*Reaza-Alarcón, A., & Rodríguez-Martín, B. (2019). Effectiveness of nursing educational interventions in managing post-surgical pain. Systematic review. *Universidad de Antioquia, 37*(2), e10. Retrieved on 10/5/19 at: www.aprendeenlinea.udea.edu.co/revistas/index.php/iee/article/view/338899/20793899

Reintam, B. A., Blaser, A., Starkopf, J., et al. (2017). Early enteral nutrition in critically ill patients: ESICM clinical practice guidelines. *Intensive Care Medicine, 43*(3), 380–398.

Rhodes, A., Evans, L., Alhazzani, W., et al. (2017). Surviving Sepsis Campaign: International guidelines for management of sepsis and septic shock: 2016. *Critical Care Medicine, 45*(3), 486–552.

**Rivers, E. P., McIntyre, L., Morro, D. C., et al. (2005). Early and innovative interventions for severe sepsis and septic shock: Taking advantage of a window of opportunity. *Canadian Medical Association Journal, 173*(9), 1054–1065.

Rowe, T. A., & McKoy, J. M. (2017). Sepsis in older adults. *Infectious Disease Clinics of North America, 31*(4), 731–742.

Sauaia, A., Moore, F. A., & Moore, E. E. (2017). Postinjury inflammation and organ dysfunction. *Critical Care Clinics, 33*(1), 167–191.

Sethi, M., Owyang, C. G., Meyers, C., et al. (2018). Choice of resuscitative fluids and mortality in emergency department patients with sepsis. *American Journal of Emergency Medicine, 36*(4), 625–629.

Simmons, J., & Ventetuolo, C. E. (2017). Cardiopulmonary monitoring of shock. *Current Opinion, 23*(3), 223–231.

**Singer, M., Deutschman, C. S., Seymour, C. W., et al. (2016). The Third International Consensus Definitions for Sepsis and Septic Shock (Sepsis-3). *JAMA, 315*(8), 801–810.

Surviving Sepsis Campaign. (2017). Retrieved on 11/27/20 at: www.sccm.org/getattachment/SurvivingSepsisCampaign/Guidelines/Adult-Patients/SSC-Guidelines-FAQ.pdf?lang=en-US

Surviving Sepsis Campaign. (2019). Retrieved on 9/20/2019 at: www.survivingsepsis.org

Turner, K., & Hylton, C. (2019). "Why are we doing this?" Creating new narratives to meet futility with integrity. *AACN Advanced Critical Care, 30*(2), 198–203.

Vanderbilt University Medical Center. (2019). ICU delirium and cognitive impairment study group. Retrieved on 8/15/2019 at: www.icudelirium.org/delirium/monitoring.html

**Vincent, J. L., Moreno, R., Takala, J., et al. (1996). The SOFA (Sepsis-related Organ Failure Assessment) score to describe organ dysfunction/failure. On behalf of the Working Group on Sepsis-Related Programs of the European Society of Intensive Care Medicine. *Intensive Care Medicine, 22*(7), 707–710.

Vlaar, A. P. J., & Kleinman, S. (2019). An update of the transfusion-related acute lung injury (TRALI) definition. *Transfusion and Apheresis Science, 58*(5), 632–633.

*Wang, Z., Ding, W., Fang, Q., et al. (2019). Effects of not monitoring gastric residual volume in intensive care patients: A meta-analysis. *International Journal of Nursing Studies, 91*(3), 86–93.

Wilcox, S. R. (2019). Nonischemic causes of cardiogenic shock. *Emergency Medical Clinics of North America, 37*(3), 493–509.

*Wong, P., Redley, B., Digby, R., et al. (2020). Families' perspectives of participation in patient care in an adult intensive care unit: A qualitative study. *Australian Critical Care, 33*(4), 317–325.

Zhang, Z., Hong, Y., Smischney, N. J., et al. (2017). Early management of sepsis with emphasis on early goal directed therapy: AME evidence series 002. *Journal of Thoracic Disease, 9*(2), 392–405.

Recursos

American Association of Critical-Care Nurses Resources for Sepsis, www.aacn.org/clinical-resources/sepsis

Institute for Healthcare Improvement, www.ihi.org

Sepsis Alliance, www.sepsis.org

Surviving Sepsis Campaign, www.survivingsepsis.org

12 Manejo de Pacientes com Distúrbios Oncológicos

DESFECHOS DO APRENDIZADO

Após ler este capítulo, você será capaz de:

1. Diferenciar as características de tumores benignos e malignos.
2. Discutir o papel dos profissionais de enfermagem na prevenção e no manejo do câncer.
3. Comparar e contrastar os objetivos do cuidado em oncologia: prevenção, diagnóstico, cura, controle e paliação.
4. Descrever o valor da cirurgia, da radioterapia, da quimioterapia, do transplante de células-tronco hematopoéticas, da imunoterapia e da terapia-alvo no câncer.
5. O uso do processo de enfermagem como arcabouço para o cuidado do paciente com câncer ao longo da doença, desde o momento do diagnóstico até a sobrevida e o fim da vida.

CONCEITOS DE ENFERMAGEM

Integridade tissular
Manejo dos cuidados
Regulação celular

GLOSSÁRIO

alopecia: perda dos cabelos

anaplasia: padrão de crescimento no qual as células não apresentam características normais e diferem no formato e na organização em relação às suas células de origem; habitualmente, as células anaplásicas são malignas

angiogênese: crescimento de novos vasos sanguíneos, propiciando o crescimento das células cancerosas

apoptose: mecanismo celular normal de morte celular programada

benigno: não cancerígeno; os tumores benignos podem crescer, mas não conseguem se propagar para outros órgãos ou outras partes do corpo

braquiterapia: irradiação terapêutica aplicada por meio de implantes internos ou adjacentes ao tumor

câncer: grupo de distúrbios caracterizados por proliferação celular anormal, ignorando os sinais de regulação do crescimento no ambiente adjacente às células

carcinogênese: processo de transformação das células normais em células malignas

carcinógenos: substâncias químicas, fatores físicos e outros agentes que causam câncer

citocinas: substâncias que atuam como mensageiros, podendo ser liberadas por uma célula para criar uma ação no local ou transportadas pela corrente sanguínea até um local distante antes de serem ativadas; *também denominados* mediadores inflamatórios

doença enxerto *versus* hospedeiro (DEVH): resposta imune iniciada por linfócitos T do tecido doador contra os tecidos do receptor (pele, sistema digestório, fígado); resposta indesejável

efeito enxerto *versus* tumor: resposta celular do doador contra a malignidade; resposta desejável

estadiamento: processo de determinação da extensão da doença, incluindo tamanho tumoral e propagação ou metástase para locais distantes

estomatite: inflamação dos tecidos orais, com frequência associada a alguns agentes quimioterápicos e irradiação terapêutica de cabeça e pescoço

extravasamento: escape de medicamento intravenoso das veias para os tecidos subcutâneos

gradação: identificação do tipo de tecido do qual o tumor se originou e do grau em que as células tumorais retêm as características funcionais e estruturais do tecido de origem

imunoterapia: uso de medicamentos ou outros agentes para estimular ou suprimir componentes do sistema imune para destruir células cancerosas

maligno: que apresenta células ou processos característicos do câncer

medicina de precisão: uso dos avanços em pesquisa, tecnologia e políticas para elaborar planos individualizados de cuidados para prevenir e tratar doenças

metástase: propagação de células cancerosas do tumor primário para locais distantes

mielossupressão: supressão da função de produção de células sanguíneas da medula óssea

mucosite: inflamação do revestimento da boca, da garganta e do sistema digestório, com frequência associada às terapias para o câncer

nadir: nível sérico mais baixo das células sanguíneas (ou seja, leucócitos, hemácias e plaquetas) após terapia mielotóxica (com efeitos tóxicos na medula óssea). Na prática clínica, o termo nadir é mais frequentemente usado para descrever a menor contagem absoluta de neutrófilos após quimioterapia

neoplasia: crescimento celular descontrolado que não acompanha a demanda fisiológica; câncer

neutropenia: contagem absoluta de neutrófilos anormalmente baixa

oncologia: disciplina ou estudo do câncer

paliação: alívio dos sinais/sintomas e promoção do conforto e da qualidade de vida, independentemente do estágio da doença

quimioterapia: utilização de medicamentos para matar as células tumorais por meio da interferência em funções e reprodução celulares

radioterapia: utilização de radiação ionizante para matar células malignas

terapia-alvo: uso de medicamentos ou outros agentes para destruir ou evitar a disseminação de células cancerosas por meio de ataque específico dessas células, com menos efeitos negativos nas células saudáveis

toxicidade: sinal, sintoma ou condição desfavorável ou indesejada associado ao tratamento do câncer

trombocitopenia: diminuição da contagem de plaquetas circulantes; associada a potencial de sangramento

vesicante: substância que pode causar inflamação, dano e necrose com extravasamento dos vasos sanguíneos e contato com tecidos

O **câncer** é um grande grupo de distúrbios com diferentes causas, manifestações, tratamentos e prognósticos. Tendo em vista que o câncer pode acometer qualquer sistema de órgãos e que as abordagens de tratamento apresentam o potencial de efeitos multissistêmicos, a prática de enfermagem em oncologia sobrepõe diversas especialidades de enfermagem. Além disso, abrange todas as faixas etárias e é realizada em diversos ambientes, incluindo instituições de cuidados agudos, centros ambulatoriais, consultórios médicos, unidades de reabilitação, domicílio e unidades de longa permanência. O escopo, as responsabilidades e os objetivos da enfermagem oncológica, também denominada enfermagem em **oncologia**, são tão diversos e complexos quanto aqueles de qualquer especialidade de enfermagem. O manejo de enfermagem do paciente com distúrbios oncológicos inclui o cuidado dos pacientes durante toda a trajetória do câncer, desde a prevenção até o cuidado ao fim da vida (Figura 12.1).

A **medicina de precisão** é possível graças ao recente desenvolvimento de bancos de dados biológicos (p. ex., sequenciamento do genoma humano), aos avanços tecnológicos que possibilitam a identificação de características únicas de pessoas (p. ex., genômica, testes de ensaio celular) e sistemas controlados por computador que podem explorar e analisar conjuntos de dados (ver Capítulo 1). Este é um momento muito promissor para a oncologia, já que o objetivo geral da iniciativa de medicina de precisão é se concentrar na prevenção e na cura de cânceres (Ginsburg & Phillips, 2018).

EPIDEMIOLOGIA

O câncer é um problema de saúde que ocorre comumente em todo o planeta. Nos EUA foi estimado que em 2019 mais de 1,7 milhão de novos casos de câncer seriam diagnosticados e que

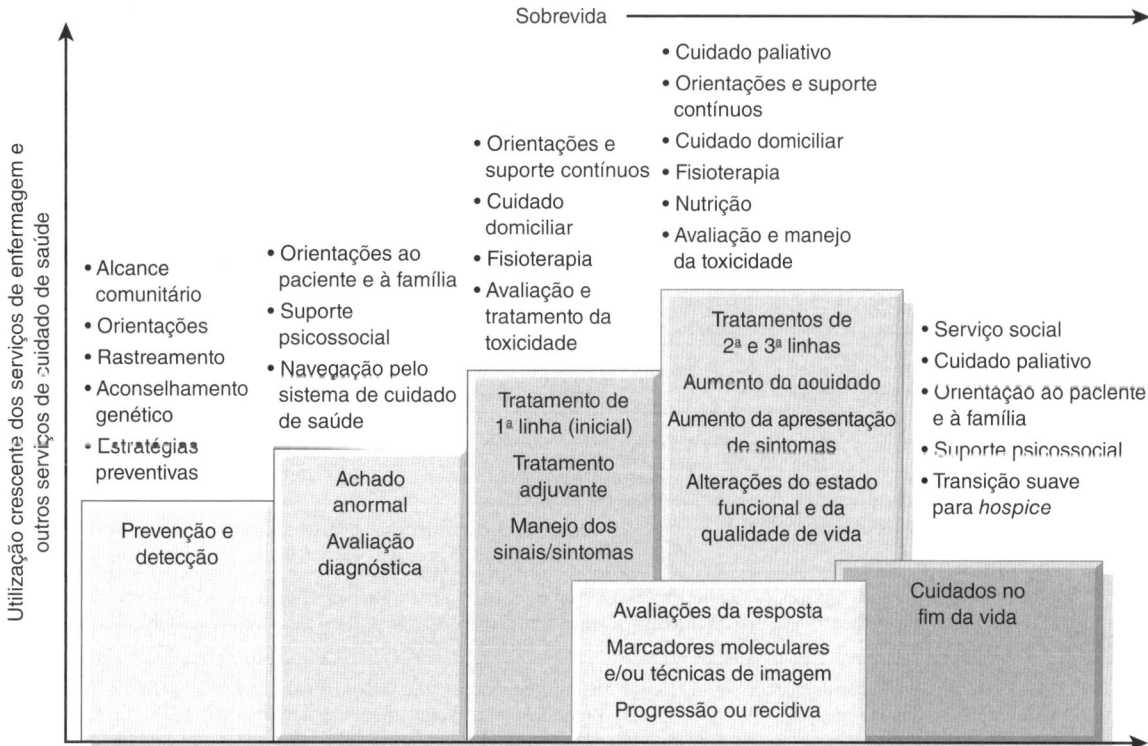

Figura 12.1 • Trajetória do cuidado do câncer. A trajetória do cuidado em oncologia reflete as fases e o cuidado necessário durante o *continuum* da experiência do câncer, desde a prevenção e a detecção precoce até o cuidado ao fim da vida. O cuidado de enfermagem especializado é fornecido durante toda a trajetória.

mais de 600 mil norte-americanos morreriam em decorrência de câncer (Siegel, Miller & Jemal, 2019). Apesar dos avanços significativos da ciência e da tecnologia, o câncer é a segunda principal causa de morte nos EUA. As causas que lideram as mortes relacionadas ao câncer nos EUA, em ordem de frequência e localização, são cânceres de pulmão, de próstata e colorretal, em homens; e cânceres de pulmão, de mama e colorretal, em mulheres. A maioria dos cânceres ocorre em adultos mais velhos. De acordo com a American Cancer Society (ACS), 80% de todos os diagnósticos de câncer ocorrem em pessoas de 55 anos ou mais (2019a). Em geral, a incidência de câncer é discretamente mais alta em mulheres do que em homens (ACS, 2019a).

O câncer acomete todos os grupos de seres humanos; entretanto, alguns grupos são afetados de modo mais adverso do que outros (National Cancer Institute [NCI], 2019a). As diferenças na métrica do câncer (p. ex., incidência, taxas de rastreamento, estágio de diagnóstico, morbidade, mortalidade) ou condições de saúde relacionadas com o câncer são denominadas *disparidades do câncer*. Essas disparidades resultam, com frequência, de múltiplos e complexos fatores inter-relacionados, inclusive indicadores de situação socioeconômica (p. ex., proventos, nível de escolaridade, acesso a cuidados de saúde), cultura, dieta, estresse, ambiente e biologia.

As disparidades do câncer são observadas mais frequentemente em pessoas de nível socioeconômico mais baixo, em determinadas raças/etnias e residentes em determinadas localizações geográficas (NCI, 2019a). Por exemplo, embora a taxa global de mortes por causa de câncer tenha diminuído, as taxas de morte por câncer em homens e mulheres afrodescendentes não hispânicos permanecem substancialmente mais elevadas do que as de todos os outros grupos raciais e étnicos para a maioria dos tipos de câncer (DeSantis, Miller, Goding Sauer et al., 2019). Norte-americanos de origem hispânica/latina apresentam uma incidência global menor de câncer do que a dos norte-americanos brancos não hispânicos; entretanto, a incidência de cânceres relacionados a infecção (p. ex., câncer de fígado) é duas vezes maior nos norte-americanos de origem hispânica/latina do que a dos norte-americanos brancos não hispânicos (Miller, Goding Sauer, Ortiz et al., 2018).

A incidência de câncer e as taxas de mortalidade também variam de acordo com a geografia. Nos estados em que a prevalência do tabagismo é alta, a incidência de câncer de pulmão tende a ser maior do que em estados onde o tabagismo não é tão comum (Siegel et al., 2019). Em locais onde há maior desigualdade socioeconômica, a incidência de câncer e as taxas gerais de mortalidade por câncer são maiores do que em regiões onde não há tal desigualdade (Siegel et al., 2019). Por exemplo, a incidência de cânceres de pulmão, cólon e reto e colo do útero é substancialmente maior na região dos Montes Apalaches (sudoeste do estado de Ohio dos EUA) do que em regiões mais ricas e mais populosas desse estado (NCI, 2019a).

FISIOPATOLOGIA DO PROCESSO MALIGNO

O câncer é um processo patológico que tem início quando uma célula é transformada por mutações genéticas do ácido desoxirribonucleico (DNA) celular. As mutações genéticas podem ser hereditárias ou adquiridas, provocando comportamento celular anormal (Norris, 2019). A célula inicial geneticamente modificada forma um clone e começa a proliferar de modo anormal, evadindo-se de processos ou sinais de regulação do crescimento intracelular e extracelular normais, bem como de outros mecanismos de defesa do sistema imune do corpo. Mutações genéticas podem levar a anormalidades nos processos de transdução da sinalização celular (sinais de fora e dentro das células que ativam ou desativam as atividades celulares) que podem, por sua vez, levar ao desenvolvimento do câncer. Por fim, as células adquirem uma diversidade de capacidades que possibilitam que elas invadam os tecidos adjacentes e/ou obtenham acesso aos vasos linfáticos e sanguíneos, que as transportam até outras áreas do corpo, resultando em **metástase** ou disseminação do câncer (Pachmayr, Treese & Stein, 2017).

As células **benignas** (não cancerosas) e **malignas** (cancerosas) diferem em muitas características do crescimento celular, inclusive no método e na velocidade de crescimento, na capacidade de metastatizar ou de se propagar, na destruição do tecido e na capacidade de causar a morte. Essas diferenças estão resumidas na Tabela 12.1. O nível de **anaplasia**

TABELA 12.1 Características das células benignas e malignas.

Características	Benignas	Malignas
Células	Células bem diferenciadas que se assemelham às células normais do tecido do qual o tumor se originou	As células são indiferenciadas e apresentam pouca semelhança com as células normais do tecido do qual tiveram origem
Modo de crescimento	Crescem por expansão e não infiltram os tecidos adjacentes; geralmente encapsulados	Crescem na periferia e sobrepujam a inibição do contato para invadir e infiltrar os tecidos adjacentes
Velocidade de crescimento	A velocidade de crescimento é habitualmente baixa	A velocidade de crescimento é variável e depende do nível de diferenciação; quanto mais anaplásico for o tumor, mais rápido seu crescimento
Metástase	Não se propagam por metástase	Obtêm acesso aos vasos sanguíneos e linfáticos e metastatizam para outras áreas do corpo ou crescem pelas cavidades corporais, como o peritônio
Efeitos gerais	Geralmente são fenômenos localizados sem repercussões generalizadas, exceto se sua localização interferir nas funções vitais	Com frequência provocam efeitos generalizados, como anemia, fraqueza, inflamação sistêmica, perda de peso e SACRC
Destruição tissular	Em geral não causa lesão tissular, exceto se sua localização interferir no fluxo sanguíneo	Com frequência causa lesão tissular extensiva conforme o tumor demanda mais sangue do que é ofertado ou invade o fluxo sanguíneo da área; também pode produzir substâncias que causam lesão celular
Capacidade de causar morte	Habitualmente não causam morte, exceto se sua localização interferir nas funções vitais	Costumam ser letais se o crescimento não for controlado

SACRC: síndrome de anorexia-caquexia relacionada com o câncer. Adaptada de Norris, T. L. (2019). *Porth's pathophysiology: Concepts of altered health states* (10th ed.). Philadelphia, PA: Lippincott Williams & Wilkins.

(padrão de crescimento no qual as células não apresentam características normais e diferem no formato e na organização em relação às suas células de origem) é associado ao aumento do potencial maligno.

Carcinogênese

A compreensão da fisiopatologia do câncer envolve o conhecimento do processo molecular e dos processos de proliferação do câncer, bem como o conhecimento dos numerosos fatores etiológicos que induzem a transformação maligna das células.

Processo molecular

Acredita-se que a transformação maligna, ou **carcinogênese**, seja um processo celular de, no mínimo, três etapas, envolvendo a iniciação, a promoção e a progressão (Norris, 2019). Os agentes que iniciam ou promovem a transformação maligna são denominados **carcinógenos**. Um carcinógeno completo é um agente que inicia e promove o desenvolvimento do câncer (p. ex., cigarros, asbestos).

Durante a *iniciação*, os carcinógenos (substâncias que podem causar câncer), como substâncias químicas, fatores físicos ou agentes biológicos, causam mutações no DNA celular. Normalmente, tais alterações são revertidas por mecanismos de reparo de DNA ou iniciam a **apoptose** (morte celular programada) ou a senescência celular. As células podem escapar desses mecanismos protetores com a ocorrência de mutações celulares permanentes. No entanto, essas mutações não são habitualmente significativas para as células até a segunda etapa da carcinogênese.

Durante a *promoção*, a exposição repetida aos agentes promotores (cocarcinógenos) acarreta a proliferação e a expansão das células iniciadas com o aumento da expressão ou das manifestações de informações genéticas anormais, mesmo após longos períodos de latência. Os agentes promotores não são mutagênicos e não precisam interagir com o DNA. A promoção é reversível se a substância indutora for removida (um foco crucial na prevenção do câncer). Os períodos de latência para a promoção das mutações celulares variam com o tipo de agente, a dose do promotor e as características inatas e a estabilidade genética da célula-alvo.

Durante a *progressão*, as células alteradas exibem um comportamento cada vez mais maligno. Essas células adquirem a capacidade de estimular a **angiogênese** (crescimento de novos vasos sanguíneos, propiciando o crescimento das células cancerosas), invadir os tecidos adjacentes e metastatizar. Os oncogenes celulares são responsáveis por funções celulares vitais, incluindo a proliferação e a diferenciação. Os proto-oncogenes celulares, como aqueles para o receptor do fator de crescimento epidérmico (EGFR), os fatores de transcrição, como c-Myc, ou as proteínas de sinalização celular, como *Kirsten ras* (KRAS), atuam como "interruptores de ligação" para o crescimento celular. A amplificação dos proto-oncogenes ou a expressão excessiva de fatores de crescimento, como o fator de crescimento epidérmico (EGF), pode levar à proliferação celular descontrolada. As mutações que aumentam a atividade dos oncogenes também desregulam a proliferação celular. As alterações genéticas no gene para KRAS foram associadas a câncer de pâncreas, de pulmão e colorretal (Mainardi, Mulero-Sánchez, Prahallad et al., 2018). Assim como os proto-oncogenes "ligam" o crescimento celular, os genes supressores do câncer "desligam", ou regulam, a proliferação celular desnecessária. Assim que ocorre a mutação de genes supressores, resultando em perda de função ou expressão, começam a ser produzidas populações de células mutantes diferentes de seus antecessores celulares originais. Ver mais sobre conceitos genéticos e câncer no Boxe 12.1.

Padrões proliferativos

Durante o período de vida, diversos tecidos corporais normalmente são submetidos a períodos de crescimento rápido ou proliferativo, que devem ser distinguidos da atividade de crescimento maligno. Entre os padrões de adaptação celular estão atrofia, hipertrofia, hiperplasia, metaplasia e displasia (ver Capítulo 5, Figura 5.4). As células cancerosas, descritas como malignas, apresentam **neoplasia** ou crescimento celular descontrolado que não acompanha a demanda fisiológica. Embora as neoplasias benignas e malignas sejam classificadas e denominadas de acordo com o tecido de origem, a *International Classification of Diseases for Oncology* (Fritz, Percy, Jack et al., 2013) é utilizada por cientistas e médicos em todo o mundo como a nomenclatura para a doença maligna (Tabela 12.2).

Etiologia

Os fatores implicados na carcinogênese ou que sabidamente a induzem incluem vírus e bactérias, agentes físicos, substâncias químicas, fatores genéticos ou familiares, fatores do estilo de vida e hormônios. São necessárias pesquisas adicionais para melhor compreensão das relações entre os fatores etiológicos e o câncer.

Vírus e bactérias

Estima-se que 10 a 12% de todos os cânceres em todo o mundo estejam ligados a infecções virais (Lunn, Jahnke & Rabkin, 2017). Após infectar os indivíduos, os vírus de DNA inserem uma parte do seu próprio DNA próximo dos genes da célula infectada, causando a divisão celular. As células recentemente formadas que agora carreiam o DNA viral apresentam ausência dos controles normais sobre o crescimento. Exemplos desses vírus que sabidamente causam câncer incluem o papilomavírus humano (HPV) (cânceres de colo do útero e de cabeça e pescoço), vírus da hepatite B (HBV) (câncer hepático) e vírus Epstein-Barr (EBV) (linfoma de Burkitt e câncer nasofaríngeo).

Embora haja poucas evidências a favor de um vínculo direto entre a maioria das bactérias e o câncer, respostas secundárias a determinadas infecções bacterianas, tais como produção de metabólitos carcinogênicos e reações inflamatórias, são mecanismos suspeitos de desenvolvimento de câncer (van Elsland & Neefjes, 2018). Exemplos de bactérias que estão associadas a risco aumentado de câncer incluem: *Helicobacter pylori* (câncer de estômago), *Salmonella enteritidis* (câncer de cólon) e *Chlamydia trachomatis* (cânceres de ovário e colo de útero).

Agentes físicos

Os fatores físicos associados à carcinogênese incluem exposição à luz solar, radiação, irritação ou inflamação crônica, carcinógenos do tabagismo, produtos químicos industriais e asbestos (ACS, 2019b).

A exposição excessiva aos raios ultravioleta do sol está associada a câncer de pele em todos os indivíduos, embora as pessoas de pele clara corram maior risco. Fatores como estilos de vestuário (camisas sem manga ou *shorts*), utilização de filtros solares, ocupação, hábitos de recreação e variáveis ambientais, incluindo umidade, altitude e latitude, influenciam a exposição à luz ultravioleta (ACS, 2019c).

A exposição à radiação ionizante em decorrência de procedimentos radiográficos diagnósticos repetidos ou radioterapia pode causar câncer (ACS, 2019c). O aprimoramento

Boxe 12.1 — GENÉTICA NA PRÁTICA DE ENFERMAGEM
Conceitos genéticos e distúrbios oncológicos

O câncer é uma doença genética. Cada fase da carcinogênese é afetada por diversas mutações genéticas. Algumas destas são hereditárias (encontradas em células de linhagens germinativas) e apresentam um risco maior de desenvolver distúrbios oncológicos; entretanto, a maioria (90%) é composta de mutações somáticas adquiridas em células específicas. Alguns exemplos de cânceres influenciados pela genética:

Herança autossômica dominante:
- Cânceres hereditários de mama e de ovário
- Câncer colorretal
- Polipose adenomatosa familiar
- Síndrome de Cowden
- Síndrome de Li-Fraumeni
- Síndrome de Lynch (câncer de colo do útero hereditário não polipoide)
- Neoplasia endócrina múltipla dos tipos 1 e 2
- Neurofibromatose dos tipo 1 e 2
- Câncer de próstata
- Retinoblastoma
- Síndrome de Von Hippel-Lindau
- Tumor de Wilms.

Autossômica recessiva:
- Ataxia-telangiectasia
- Câncer de endométrio
- Tumor do estroma gastrintestinal
- Síndrome de melanoma familiar
- Xeroderma pigmentoso.

Avaliações de enfermagem

Ver Capítulo 4, Boxe 4.2: Genética na prática de enfermagem: Aspectos genéticos da avaliação de saúde

Avaliação da história familiar específica aos distúrbios oncológicos
- Obter informações sobre os lados materno e paterno da família por três gerações
- Verificar se há história de câncer nas três últimas gerações
- Procurar agrupamentos de cânceres que ocorram em idades jovens, cânceres primários múltiplos em um indivíduo, câncer em órgãos pareados e dois ou mais parentes próximos com o mesmo tipo de câncer sugestivo de síndromes de câncer hereditário.

Avaliação do paciente
- Avaliar:
  - Achados físicos que possam predispor o(a) paciente ao câncer, como pólipos de colo do útero múltiplos, ou a presença de mais de um tumor. Se um tumor foi previamente diagnosticado, questionar sobre a idade do paciente quando o primeiro tumor foi constatado
  - Achados cutâneos, como verrugas atípicas, que possam estar associadas à síndrome de melanoma familiar
  - Manchas *café com leite* múltiplas, formação de sardas axilares e dois ou mais neurofibromas associados à neurofibromatose do tipo 1
  - Triquilemomas faciais, papilomatose de mucosas, bócio multinodular em tireoide ou adenomas de tireoide, macrocefalia, mamas fibrocísticas e outros fibromas ou lipomas relacionados com a síndrome de Cowden
- Avaliar os riscos do estilo de vida (p. ex., tabagismo, obesidade, consumo excessivo de bebidas alcoólicas)
- Determinar potenciais riscos ocupacionais ou ambientais que possam gerar exposição a produtos químicos inalados, gases ou outros irritantes (p. ex., metais tóxicos, amianto, radônio).

Manejo de questões específicas aos distúrbios oncológicos
- Avaliar o entendimento do paciente sobre os fatores genéticos relacionados com o seu câncer
- Oferecer informações e recursos genéticos apropriados
- Encaminhar para uma avaliação do risco de câncer quando houver suspeita de síndrome de câncer hereditário, de modo que o paciente e a família possam discutir o risco de herança com outros familiares e a disponibilidade do teste genético
- Fornecer apoio aos pacientes e às famílias com resultados conhecidos de testes genéticos para síndromes de câncer hereditário. Consultar grupos de apoio, conforme apropriado
- Participar no manejo e na coordenação das medidas de redução do risco para aqueles com mutações genéticas conhecidas.

Recursos sobre genética específicos aos distúrbios oncológicos
American Cancer Society: www.cancer.org
National Cancer Institute: www.cancer.gov
Ver também no Capítulo 6, Boxe 6.7, os componentes adicionais do aconselhamento genético.

---

dos equipamentos radiográficos minimiza o risco de exposição significativa à radiação. A radiação utilizada no tratamento do câncer e a exposição a materiais radioativos em locais de fabricação de armas nucleares ou em usinas de energia nuclear no passado foram associadas a incidência mais alta de leucemia, mieloma múltiplo, assim como cânceres de mama, de tireoide e de outros tecidos. A radiação de fundo do processo de decomposição natural que produz radônio também foi associada ao câncer de pulmão. Recomenda-se ventilação em domicílios com níveis altos de retenção de radônio para possibilitar a dispersão do gás na atmosfera.

Agentes químicos

Acredita-se que a maioria dos cânceres esteja relacionada com fatores ambientais (ACS, 2019b). As substâncias químicas mais perigosas produzem seus efeitos tóxicos por meio da alteração da estrutura do DNA. Isso pode ocorrer em locais do corpo distantes do local da exposição química inicial.

O tabagismo, que se acredita ser o carcinógeno químico único mais letal, é responsável por cerca de 30% das mortes por câncer (ACS, 2019a). O tabagismo (cigarro) está fortemente associado a 12 tipos diferentes de câncer, inclusive cânceres da cavidade oral e da faringe, de laringe, de pulmão, de esôfago, de pâncreas, do colo do útero, do rim, da bexiga urinária, do estômago, colorretal e hepático e leucemia mieloide.

A fumaça de tabaco ambiental, também conhecida como tabagismo passivo, tem sido associada ao câncer de pulmão – mesmo em pessoas que nunca fumaram (ACS, 2019d). Pessoas que não são tabagistas expostas à fumaça de tabaco ambiental, seja em casa ou no local de trabalho, correm um risco maior (aproximadamente 20 a 30% maior) de desenvolver câncer de pulmão (Centers for Disease Control and Prevention [CDC], 2019). Também existem algumas evidências de que a fumaça do tabaco no ambiente esteja associada aos cânceres de laringe, de faringe, dos seios da face, de cérebro, de bexiga, de reto, de estômago e de mama (ACS, 2019d).

Outras formas de combustão de tabaco, como charutos, cachimbos, cigarros enrolados a mão e cachimbos d'água (ou narguilé) também estão associadas ao aumento do risco de câncer (ACS, 2019d).

TABELA 12.2 Classificação do câncer por tecido de origem.

Classificação	Tecido de origem	Características	Termo descritivo	Exemplos
Carcinoma	Epitelial	Representa 80 a 90% de todos os cânceres		
	• Epitélio glandular	Órgãos ou glândulas secretoras	Adenocarcinoma	Adenocarcinomas de mama, de pulmão, de próstata
	• Epitélio escamoso	Recobre ou reveste todas as superfícies corporais externas e internas	Carcinoma de células escamosas (espinocelular)	Cânceres espinocelulares de pele, de pulmão, de esôfago
Sarcoma	Conjuntivo ou de suporte			
	• Osso	Tipo mais comum de câncer do osso	Osteossarcoma	Osteossarcomas de fêmur, de úmero
	• Cartilagem	Raro, tem origem nos ossos	Condrossarcoma	Condrossarcomas de fêmur, pélvico
	• Adiposo	Tem origem no tecido mole profundo	Lipossarcoma	Lipossarcomas de retroperitônio, coxa
	• Músculo liso	Muito raro	Liomiossarcoma	Liomiossarcoma de útero, de intestinos, de estômago
	• Músculo esquelético	Mais comum em crianças jovens	Rabdossarcoma	Rabdossarcomas de cabeça e pescoço, de membros
	• Tecido fibroso	Com frequência envolve ossos longos ou chatos	Fibrossarcoma	Fibrossarcomas de fêmur, de tíbia, de mandíbula
	• Membranas que revestem as cavidades corporais	Com mais frequência relacionado com exposição ao amianto	Sarcoma mesotelial ou mesotelioma	Mesoteliomas de pleura ou de peritônio
	• Vasos sanguíneos	Com envolvimento hepático, pode estar relacionado com exposição ocupacional ao monômero do cloreto de vinila	Angiossarcoma	Angiossarcomas de fígado, de coração
Mieloma	Plasmócitos	Produzido por linfócitos de células B; os plasmócitos produzem anticorpos	N/A	N/A
Linfoma	Linfócitos	Duas classificações principais; pode envolver linfonodos ou órgãos corporais	Linfoma não Hodgkin	Linfoma de células B, linfoma de células T
			Linfoma de Hodgkin	N/A
Leucemia	Células hematopoéticas na medula óssea	Pode envolver diversas linhagens celulares produzidas na medula óssea		
	• Leucócitos	N/A	Mieloide	Leucemia mieloide aguda
	• Linfócitos	N/A	Linfocítica	Leucemia linfocítica aguda
	• Eritrócitos	Envolve a produção excessiva de eritrócitos e está associada ao aumento das contagens de leucócitos e plaquetas; também há risco de doença de medula óssea adicional	Eritremia	Policitemia vera

Adaptada de Fritz, A., Percy, C., Jack, A. et al.; World Health Organization. (2013). International classification of diseases for oncology (ICD-O)–3rd edition, 1st revision. Retirado em 22/7/2019 de: codes.iarc.fr/home

Os sistemas eletrônicos de administração de nicotina (ENDS, *electronic nicotine delivery systems*), inclusive cigarros eletrônicos, cachimbos eletrônicos, narguilés eletrônicos e charutos eletrônicos, tornaram-se populares como uma alternativa ao tabaco. Embora os ENDS não contenham tabaco, a maioria contém nicotina, que é extremamente viciante, e outras substâncias potencialmente deletérias, como compostos orgânicos voláteis, formaldeído e flavorizantes (ACS, 2019d). Tendo em vista que os sistemas eletrônicos de administração de nicotina são relativamente novos no mercado, os efeitos para a saúde a longo prazo desses produtos ainda não são conhecidos.

Produtos de tabaco sem fumaça, como o tabaco de mascar e o *snuff* (produto derivado do tabaco que não gera fumaça), usados com mais frequência por adultos jovens de 18 a 25 anos, estão associados a um risco maior de câncer de boca, pancreático e esofágico (ACS, 2019d; Lipari & Van Horn, 2017).

Muitas substâncias químicas encontradas no local de trabalho são carcinógenos ou cocarcinógenos (ACS, 2019e). Nos EUA, os carcinógenos são classificados por duas agências federais: o National Toxicology Program do Department of Health and Human Services (HHS) e o Integrated Risk Information System (IRIS) da Environmental Protection Agency (EPA) (CDC, 2017). O CDC estabeleceu o National Institute for Occupational Safety and Health (NIOSH) para fornecer os limites de exposição ocupacional e as diretrizes para a proteção da mão de obra, conforme regulados pela *Occupational Safety and Health Act* de 1970 (U.S. EPA, 2017).[1] A extensiva lista de substâncias químicas suspeitas continua a crescer e inclui aminas aromáticas e corantes de anilina; pesticidas e formaldeídos; arsênico, fuligem e alcatrão; asbestos; benzeno; cádmio; compostos crômicos; minérios de níquel e zinco; pó de madeira; compostos de berílio; e cloreto de polivinila (ACS, 2019e). Noz de betel ou de areca, que é mascada como estimulante em algumas culturas, também foi incluída (ACS, 2019e; Chen, Mahmood, Mariottini et al., 2017).

---

[1] N.R.T.: No Brasil, os ministérios do Trabalho e Emprego, Saúde e Previdência Social publicaram a Portaria Interministerial nº 9, de 7 de outubro de 2014, divulgando a Lista Nacional de Agentes Cancerígenos para Humanos (Linach). (Fonte: http://pesquisa.in.gov.br/imprensa/jsp/visualiza/index.jsp?data=08/10/2014&jornal=1&pagina=140&totalArquivos=164).

Genética e fatores familiares

Demonstrou-se que quase todo tipo de câncer apresenta ocorrência em famílias. Isso pode ser uma combinação de fatores genéticos, ambientais e de estilo de vida. Os fatores genéticos desempenham um papel fundamental no desenvolvimento das células cancerosas. O câncer foi associado a cromossomos extras, muito poucos cromossomos ou cromossomos translocados (NCI, 2019b).

Aproximadamente 5 a 10% dos cânceres em adultos apresentam um padrão de cânceres sugestivos de uma predisposição familiar (NCI, 2019b). Síndromes de câncer hereditário representam um agrupamento de cânceres que são identificados por meio de uma alteração genética hereditária específica. Nessas famílias, a mutação genética associada é encontrada em todas as células do corpo (mutação na linhagem germinativa) e representa uma suscetibilidade hereditária ao câncer para todos os familiares que carreiam a mutação.

Existem mais de 50 síndromes hereditárias identificadas pelos cientistas que predispõem os indivíduos a desenvolver determinados cânceres (NCI, 2019b). As características distintivas das famílias com uma síndrome de câncer hereditário incluem câncer em dois ou mais parentes de 1º grau (os pais, o irmão ou o filho de um indivíduo), início do câncer em familiares com menos de 50 anos, o mesmo tipo de câncer em diversos familiares, familiares individuais com mais de um tipo de câncer e um câncer raro em um ou mais familiares. Também existe evidência de um padrão de herança dominante autossômica de cânceres que afetam diversas gerações de uma família (NCI, 2019b).

Houve avanços consideráveis no reconhecimento da síndrome de predisposição hereditária ao câncer e na capacidade de isolar e identificar as mutações genéticas hereditárias responsáveis. Esses avanços possibilitaram a identificação apropriada de famílias de risco para determinadas síndromes. Os exemplos incluem síndrome de cânceres hereditários de mama e de ovário (*BRCA1* e *BRCA2*) e síndrome neoplásica endócrina múltipla (*MEN1* e *MEN2*) (ver Boxe 12.1). Outros cânceres associados às síndromes de herança familiar incluem nefroblastomas, feocromocitomas, cânceres colorretal, de estômago, de tireoide, renal, de próstata e de pulmão (NCI, 2019b).

Fatores do estilo de vida

Estima-se que os fatores de estilo de vida (p. ex., obesidade, consumo de bebidas alcoólicas, dieta insatisfatória, inatividade física) contribuem para 16% de todos os casos de câncer e 18% de todas as mortes por câncer em 2017 (Islami, Goding Sauer, Miller et al., 2018). Esses fatores de estilo são suplantados apenas pelo tabagismo (cigarros) como importante fator de risco modificável associado ao desenvolvimento de câncer e morte por câncer.

O risco de câncer aumenta com a ingestão por períodos prolongados de carcinógenos ou cocarcinógenos, ou com a ausência de substâncias protetoras na dieta. As substâncias alimentares que aparentam aumentar o risco de câncer incluem gorduras, álcool etílico, carnes curadas com sal ou defumadas, alimentos que contêm nitrato e nitrito, assim como carnes vermelhas e processadas (World Cancer Research Fund [WCRF], 2018). O consumo excessivo de bebidas alcoólicas aumenta o risco de cânceres de boca, de faringe, de laringe, de esôfago, de fígado, de colo do útero, retal e de mama (WCRF, 2018).

A obesidade tem sido correlacionada ao desenvolvimento de cânceres de mama (após a menopausa), de cólon e reto, de endométrio, de esôfago, de rim e de pâncreas (WCRF, 2018). A obesidade pode também estar associada ao maior risco para cânceres de vesícula biliar, de fígado, de ovário e de colo do útero, e para mieloma múltiplo, linfoma de Hodgkin e tipos agressivos de câncer de próstata. Embora exista uma correlação evidente entre obesidade e câncer, a etiologia do câncer no contexto de obesidade ainda não foi elucidada (NCI, 2017). Contudo, já foram sugeridos vários possíveis mecanismos, inclusive a possibilidade de que o excesso de gordura provoque inflamação crônica e lesão do DNA, elevação dos níveis de determinados hormônios (p. ex., estrogênio, insulina, adipocinas) e disrupção em níveis de reguladores do crescimento celular (p. ex., mTOR [*mammalian target of rapamycin*] e proteinoquinase AMP-ativada), que aumentam a ocorrência de determinados tipos de câncer. Vários estudos apontam estilo de vida sedentário e falta de exercícios regulares como fatores aliados ao desenvolvimento de câncer (Cannioto, Etter, Guterman et al., 2017; Cannioto, Etter, LaMonte et al., 2018).

Agentes hormonais

O crescimento tumoral pode ser promovido por distúrbios no equilíbrio hormonal, seja pela produção hormonal do próprio corpo (endógena), seja pela administração de hormônios exógenos (Norris, 2019). Acredita-se que os cânceres de mama, de próstata, de ovário e de endométrio dependam dos níveis hormonais endógenos para o crescimento. A exposição pré-natal ao dietilestilbestrol (DES) (uma forma sintética do hormônio feminino estrogênio) foi reconhecida há muito tempo como um fator de risco para o adenocarcinoma de células do trato genital inferior (Huo, Anderson, Palmer et al., 2017).

As alterações hormonais relacionadas com o ciclo reprodutor feminino também estão associadas à incidência de câncer. O início precoce das menstruações antes dos 12 anos e o início tardio da menopausa após os 55 anos, a nuliparidade (nenhum parto) e o parto tardio após os 30 anos estão, todos, associados a maior risco de câncer de mama (Chen, 2019). Um número maior de gestações está associado à diminuição da incidência de cânceres de mama, endometriais e de ovários.

As mulheres que usam estrogênio após a menopausa parecem correr risco diminuído de câncer de mama, mas risco aumentado de desenvolver câncer de endométrio (NCI, 2018). Assim, a reposição isolada de estrogênio não é prescrita para mulheres que não foram submetidas a histerectomia. A terapia combinada de estrogênio e progesterona está associada a um risco maior de câncer de mama. Quanto mais tempo for usada a terapia combinada, maior o risco de desenvolver câncer de mama. No entanto, o risco diminui substancialmente quando a terapia é descontinuada (NCI, 2018).

Papel do sistema imune

Nos seres humanos, as células transformadas surgem regularmente, mas são reconhecidas pelas células de vigilância do sistema imunológico que as destroem antes que o crescimento celular se torne incontrolado (vigilância imunológica) (Norris, 2019). Quando o sistema imune falha em identificar e interromper o crescimento das células transformadas, um tumor pode se desenvolver e progredir.

Pacientes que estão imunocomprometidos correm maior risco de incidência de câncer. Receptores de transplante que fazem uso de terapia imunossupressora para impedir a rejeição do órgão transplantado apresentam aumento da incidência de câncer (Norris, 2019). Pacientes com síndrome da imunodeficiência adquirida (AIDS) têm uma incidência aumentada de sarcoma de Kaposi e outros tipos de câncer. Pacientes que foram previamente tratados para um câncer têm maior risco de câncer secundário (Norris, 2019).

Respostas imunes normais

Por meio do processo de vigilância, um sistema imune intacto normalmente apresenta a capacidade de reconhecer e combater as células cancerosas por meio de diversas células interativas e ações dos componentes inato, humoral e celular do sistema imune (Jameson, Fauci, Kasper et al., 2018; Norris, 2019). Antígenos associados a tumor (AATs; também denominados *antígenos celulares tumorais*) são encontrados nas membranas de muitas células cancerosas. Os AATs são processados pelas células apresentadoras de antígenos (CAAs) (p. ex., macrófagos e células dendríticas [células muito especializadas do sistema imune] que levam os antígenos aos linfócitos T e B) e são apresentados aos linfócitos T, que reconhecem as células que contêm o antígeno como estranhas. Foram identificados muitos AATs – uns são encontrados em muitos tipos de câncer, outros existem nos tecidos de origem normais, bem como nas células cancerosas, alguns estão em células normais e cancerosas, mas são expressos excessivamente (em concentrações mais altas) nas células cancerosas, e há os que são muito específicos a determinados tipos de câncer (Norris, 2019).

Em resposta ao reconhecimento dos AATs como estranhos, o linfócitos T liberam diversas citocinas que evocam diversas ações do sistema imune, incluindo: (1) proliferação de linfócitos T citotóxicos (que matam as células) capazes de destruir diretamente as células cancerosas; (2) indução da apoptose das células cancerosas; e (3) recrutamento de células adicionais do sistema imune (linfócitos B que produzem anticorpos, células *natural killer* e macrófagos) que contribuem para a destruição e a degradação das células cancerosas (Jameson et al., 2018; Norris, 2019).

Evasão do sistema imune

Diversas teorias postulam como as células malignas sobrevivem e proliferam se evadindo dos elaborados mecanismos de defesa do sistema imune (Jameson et al., 2018; Norris, 2019). Se o corpo não reconhecer os AATs nas células cancerosas ou se a função das CAAs estiver comprometida, a resposta imune não é estimulada. Observou-se que algumas células cancerosas apresentam membranas celulares alteradas que interferem na ligação às CAAs e a apresentação aos linfócitos T. Os tumores também podem expressar moléculas que induzem a anergia ou tolerância dos linfócitos T, como o ligante PD-1. Essas moléculas se ligam às proteínas do PD-1 nos linfócitos T e bloqueiam a morte do tumor ou induzem à morte celular no linfócito. Além disso, observou-se que as células cancerosas liberam citocinas que inibem as CAAs, bem como outras células do sistema imune. Quando os tumores não apresentam AATs que os rotulem como estranhos, a resposta imune não é alterada. Isso possibilita que o tumor cresça muito em tamanho para ser tratado pelos mecanismos imunes normais.

A imunogenicidade (aspecto imunológico) das células cancerosas pode ser alterada por meio de mutações genéticas, possibilitando que as células se evadam do reconhecimento celular imune (Norris, 2019). Por outro lado, as mutações são a fonte de alguns AATs. Os antígenos tumorais podem se combinar com os anticorpos produzidos pelo sistema imune e se esconder ou se disfarçar contra os mecanismos normais de defesa imune. Os complexos antígeno-anticorpo tumorais que se evadem do reconhecimento levam a uma falsa mensagem para a diminuição adicional da produção de anticorpos, bem como de outros componentes do sistema imune.

Acredita-se que a expressão excessiva (concentrações anormalmente altas) de linfócitos T supressores do hospedeiro induzida por meio da liberação de citocinas pelas células malignas reduza a resposta imune, permitindo assim o crescimento descontrolado das células (Jameson et al., 2018). Os linfócitos T supressores normalmente auxiliam na regulação da produção de linfócitos e na diminuição das respostas imunes (p. ex., produção de anticorpos), quando estas deixam de ser necessárias. Níveis de anticorpos baixos e de células supressoras altos foram observados em pacientes com mieloma múltiplo, que é um câncer associado à hipogamaglobulinemia (baixas concentrações de anticorpos séricos). Por outro lado, há evidências de que a proliferação de linfócitos *T helper*, responsável por promover a resposta imune, seja prejudicada pelas citocinas produzidas pelas células cancerosas (Jameson et al., 2018). Sem os linfócitos *T helper*, a resposta do sistema imune é limitada e as células cancerosas continuam a proliferar. A compreensão do papel do sistema imune e a identificação das vias por meio das quais o câncer se evade das defesas naturais do corpo fornecem o fundamento para as abordagens terapêuticas que buscam dar suporte e intensificar o papel do sistema imune no combate ao câncer (ver Capítulo 31).

DETECÇÃO E PREVENÇÃO DO CÂNCER

Os enfermeiros em todos os ambientes desempenham um papel importante na detecção e prevenção do câncer. Todas as prevenções do câncer (primária, secundária e terciária) são importantes.

Prevenção primária

A prevenção primária diz respeito à redução dos riscos da doença por meio da promoção da saúde e de estratégias para a redução do risco. As diretrizes sobre nutrição e atividade física para a prevenção do câncer podem ser encontradas no Boxe 12.2.

Um exemplo de prevenção primária é o uso de imunização para reduzir o risco de câncer por meio da prevenção de infecções associadas ao câncer. A vacina contra o HPV é recomendada para prevenir câncer de colo do útero e de cabeça e pescoço (Hashim, Genden, Posner et al., 2019). A vacina para prevenir a infecção por vírus da hepatite B (HBV) é recomendada pelo CDC (2018) para reduzir o risco de hepatite e o subsequente desenvolvimento de câncer hepático.

Prevenção secundária

A prevenção secundária envolve atividades de rastreamento e detecção precoce que buscam identificar as lesões pré-cancerígenas e o câncer em estágio inicial em indivíduos que apresentam ausência de sinais e sintomas de câncer. O rastreamento da ACS é defendido para muitos tipos de câncer (Tabela 12.3) (ACS, 2018). A detecção precoce do câncer pode reduzir os custos, o uso de recursos e a morbidade associada aos estágios avançados do câncer e suas abordagens de tratamento complexas associadas. Muitos programas de rastreamento e detecção visam às pessoas que não praticam regularmente comportamentos de promoção da saúde ou que não têm acesso a cuidados de saúde. Os enfermeiros continuam a desenvolver programas de rastreamento e detecção no contexto comunitário que abordam as barreiras à saúde ou refletem as crenças socioeconômicas e culturais da população-alvo (Rees, Jones, Jones et al., 2018; So, Kwong, Chen et al., 2019).

A evolução da compreensão do papel da genética no desenvolvimento das células cancerosas contribuiu para os esforços de prevenção e rastreamento. Muitos centros oferecem programas de avaliação do risco de câncer que fornecem avaliação aprofundada interdisciplinar, rastreamento, orientações

Boxe 12.2 — PROMOÇÃO DA SAÚDE
Diretrizes da American Cancer Society sobre a nutrição e atividade física para a prevenção do câncer

Escolhas individuais

Alcance e mantenha um peso saudável durante toda a vida
- Seja tão magro quanto possível durante toda a vida, sem ficar abaixo do peso
- Evite o ganho de peso excessivo em todas as idades. Para aqueles que atualmente estejam com sobrepeso ou obesidade, a perda de até mesmo pouco peso apresenta benefícios para a saúde e é um bom começo
- Pratique atividades físicas regulares e limite o consumo de alimentos e bebidas de alto teor calórico como estratégias-chave para a manutenção de um peso saudável.

Adote um estilo de vida fisicamente ativo
- Os adultos devem praticar, no mínimo, 150 min de atividade física de intensidade moderada ou 75 min de atividade física de intensidade vigorosa por semana, ou uma combinação equivalente, de preferência distribuída ao longo da semana
- Crianças e adolescentes devem praticar, no mínimo, 1 h de atividade física de intensidade moderada ou vigorosa todos os dias, com atividade de intensidade vigorosa, pelo menos, 3 dias por semana
- Limite o comportamento sedentário, como ficar sentado ou deitado e assistir à televisão, bem como outros tipos de entretenimento que se baseiem em telas
- A realização de qualquer atividade física intencional, além das atividades habituais, não importa qual o nível de atividade da pessoa, é muito benéfica para a saúde.

Consuma uma dieta saudável, com ênfase em vegetais
- Escolha alimentos e bebidas em quantidades que auxiliem na conquista e na manutenção de um peso saudável
- Limite o consumo de carne processada e carnes vermelhas
- Coma, no mínimo, 2 ½ xícaras de vegetais e frutas todos os dias
- Escolha grãos integrais em vez de grãos processados (refinados).

Se você ingerir bebidas alcoólicas, limite o consumo
- Não beba mais que um drinque ao dia (mulheres) ou que dois ao dia (homens).

Ação comunitária

Organizações públicas, privadas e comunitárias devem trabalhar de modo colaborativo nos níveis nacional, estadual e local para implementar alterações ambientais nas políticas que:

- Aumentem o acesso a alimentos saudáveis e de baixo custo em comunidades, locais de trabalho e escolas, e que diminuam o acesso a e a comercialização de alimentos e bebidas de baixo valor nutricional, em particular para os jovens
- Proporcionem ambientes seguros, agradáveis e acessíveis para a atividade física em escolas e locais de trabalho, assim como para o transporte e a recreação nas comunidades.

Adaptado de American Cancer Society (2019i). ACS guidelines on nutrition and physical activity for cancer. Retirado em 28/9/2018 de: Prevention www.cancer.org/healthy/eat-healthy-get-active/acs-guidelines-nutrition-physical-activity-cancer-prevention.html.

---

e aconselhamento, bem como monitoramento de acompanhamento para pessoas de alto risco para câncer (National Comprehensive Cancer Network [NCCN] 2019a,b). O NCI fornece orientação para avaliação do risco de câncer, aconselhamento, educação e testes genéticos (NCI, 2019b).

Desfechos clínicos de histórias de pacientes: Doris Bowman • Parte 1

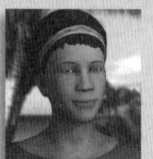

Doris Bowman, uma mulher de 39 anos diagnosticada com miomas uterinos, dismenorreia e menorragia, está programada para uma histerectomia abdominal total com salpingo-ooforectomia bilateral. Ela tem uma história familiar de câncer de ovário e de útero. Ela pergunta ao enfermeiro o que ela pode fazer para reduzir ainda mais o risco de câncer e também se preocupa com os membros da família. Que orientação o enfermeiro deve apresentar para a paciente e para a família sobre estratégias de redução de risco, promoção da saúde e rastreamento de câncer? (A história de Doris Bowman continua no Capítulo 51.)

Prevenção terciária

O aprimoramento das abordagens de rastreamento, diagnóstico e tratamento levaram a uma estimativa de 16,9 milhões de sobreviventes de câncer nos EUA (ACS, 2019f). Os esforços de prevenção terciária se concentram no monitoramento em relação à recidiva do câncer primário e em sua prevenção, bem como no rastreamento em relação ao desenvolvimento de segundas malignidades em sobreviventes de câncer. Os sobreviventes são avaliados em relação ao desenvolvimento de segundas malignidades, como linfoma e leucemia, que foram associados a determinados agentes quimioterápicos e à radioterapia (ACS, 2019f). Os sobreviventes também podem desenvolver segundas malignidades não relacionadas com o tratamento, mas com mutações genéticas que se relacionam com síndromes de câncer hereditário, exposições ambientais e fatores do estilo de vida.

DIAGNÓSTICO DO CÂNCER

O diagnóstico de câncer tem por base a avaliação de alterações fisiológicas e funcionais e dos resultados da avaliação diagnóstica. Pacientes com suspeita de câncer são submetidos a testes extensivos para: (1) determinar a presença e a extensão do câncer; (2) identificar a possível metástase da doença; (3) avaliar a função dos sistemas corporais e órgãos envolvidos e não envolvidos; e (4) obter tecido e células para análise, incluindo a avaliação do estágio e do grau tumoral. A avaliação diagnóstica inclui uma revisão dos sistemas; exame físico; exames de imagem; exames laboratoriais de sangue, urina e outros líquidos corporais; e análise patológica. A Tabela 12.4 mostra uma seleção de exames diagnósticos.

Os pacientes submetidos a investigação diagnóstica minuciosa podem temer os procedimentos e estar ansiosos a respeito dos possíveis resultados dos exames. Os enfermeiros ajudam a aliviar o medo e a ansiedade do paciente ao explicar os exames a serem realizados, as sensações que provavelmente serão experimentadas e o papel do paciente nos procedimentos de teste. O enfermeiro incentiva o paciente e a família a expressarem seus medos a respeito dos resultados dos exames, apoia o paciente e a família durante toda a avaliação diagnóstica e reforça e esclarece as informações transmitidas pelo

TABELA 12.3 Diretrizes de rastreamento da American Cancer Society para a detecção precoce do câncer.[a]

Local do câncer	População	Exame ou procedimento	Recomendação
Mama	Mulheres, 40 a 54 anos	Mamografia	As mulheres devem ser submetidas à mamografia regular a partir dos 45 anos. Mulheres entre 45 e 54 anos devem ser examinadas anualmente. As mulheres devem ter a oportunidade de começar o rastreamento anual entre as idades de 40 e 44 anos.
	Mulheres com 55 anos ou mais	Mamografia	Faça a transição para o rastreamento duas vezes ao ano, ou continue a realizar o rastreamento anualmente. Continue o rastreamento se a saúde geral estiver boa e a expectativa de vida seja maior que 10 anos.
Colo do útero	Mulheres, 21 a 29 anos	Esfregaço vaginal (Papanicolaou)	O rastreamento deve ser feito a cada 3 anos com esfregaço de Papanicolaou convencional ou à base de líquido. Pesquisa de DNA de HPV apenas se o esfregaço de Papanicolaou apresentar anormalidades.
	Mulheres, 30 a 65 anos Mulheres, 66 anos ou mais	Esfregaço de Papanicolaou e teste de DNA do HPV	O rastreamento deve ser feito a cada 5 anos junto com a pesquisa de HPV e o esfregaço de Papanicolaou (de preferência), ou a cada 3 anos apenas com o esfregaço de Papanicolaou (aceitável). Mulheres com 66 anos ou mais que apresentem rastreamento regular de câncer de colo do útero com resultados negativos devem interromper o rastreamento de câncer de colo do útero. Mulheres que tiveram uma histerectomia total devem interromper o rastreamento do câncer de colo de útero.
Colorretal[b]	Homens e mulheres, de 45 a 75 anos Pessoas com 76 a 84 anos devem conversar sobre a manutenção do rastreamento com seus médicos assistentes Pessoas com 85 anos ou mais não devem participar em rastreamento de câncer colorretal	Pesquisa de sangue oculto nas fezes com base em guáiaco e de elevada sensibilidade ou teste imunoquímico fecal de elevada sensibilidade (FIT, *fecal immunochemical test*)	Pesquisa de sangue oculto nas fezes com base em guáiaco e de elevada sensibilidade ou FIT uma vez ao ano.
		Testagem de DNA nas fezes (MT-sDNA, *multi-targeted stool DNA*) Retossigmoidoscopia flexível, ou Colonoscopia ou Colonografia por TC (colonoscopia virtual)	MT-sDNA a cada 3 anos. A cada 5 anos. A cada 10 anos. A cada 5 anos.
Endometrial	Mulheres, na menopausa	Na ocasião da menopausa, as mulheres de risco médio devem ser informadas sobre os riscos e os sinais/sintomas de câncer endometrial e devem ser incentivadas a relatar qualquer sangramento inesperado aos seus médicos	N/A
Pulmão	Fumantes ou ex-fumantes (que pararam de fumar nos últimos 15 anos) com idades entre 55 e 74 anos, com boa saúde, com história de consumo de pelo menos 30 anos-maço	TC de baixa dose (TCBD)	Tomografia computadorizada com baixa dose de radiação anualmente. Os médicos com acesso a centros de rastreamento e tratamento de câncer de pulmão de alto volume de atendimento e alta qualidade devem iniciar a discussão sobre rastreamento de câncer de pulmão em pacientes aparentemente saudáveis na faixa de 55 a 74 anos que tenham história de tabagismo de pelo menos 30 anos-maço (carga tabágica) e que sejam tabagistas atuais ou tenham parado de fumar nos 15 anos anteriores. Os pacientes têm participado no processo de tomada de decisão informada e compartilhada e os médicos devem informar os benefícios potenciais, as limitações e os riscos associados ao rastreamento de câncer de pulmão por meio de tomografia computadorizada com baixa dose de radiação. Essa conversa deve ocorrer antes de ser tomada a decisão de iniciar o rastreamento de câncer de pulmão. O aconselhamento para o abandono do tabagismo continua sendo uma grande prioridade para a atenção clínica nas discussões com fumantes atuais, que devem ser informados sobre seu risco contínuo de câncer de pulmão. O rastreamento não deve ser visto como uma alternativa ao abandono do tabagismo.

(*continua*)

TABELA 12.3	Diretrizes de rastreamento da American Cancer Society para a detecção precoce do câncer.[a] (continuação)		
Local do câncer	População	Exame ou procedimento	Recomendação
Próstata	Homens, idade superior a 50 anos, homens afro-americanos, idade superior a 45 anos	Toque retal e determinação dos níveis séricos de antígeno prostático específico (PSA)	Homens com expectativa de vida de, no mínimo, 10 anos devem ter a oportunidade de tomar uma decisão livre e esclarecida com seu profissional de saúde sobre se devem ser rastreados para o câncer de próstata após receberem informações sobre possíveis incertezas, benefícios e riscos associados ao rastreamento do câncer de próstata. O rastreamento do câncer de próstata não deve ocorrer sem um processo de tomada de decisão livre e esclarecida.
Check-up relacionado com o câncer	Homens e mulheres, 20 anos ou mais	Na ocasião do exame de saúde periódico, o *check-up* relacionado com o câncer deve incluir pesquisa de cânceres de tireoide, de testículos, de ovários, de linfonodos, de cavidade oral e pele, bem como aconselhamento sobre tabagismo, exposição ao sol, dieta e nutrição, fatores de risco e práticas sexuais, bem como exposições ambientais e ocupacionais	N/A

DNA: ácido desoxirribonucleico; HPV: papilomavírus humano; TC: tomografia computadorizada. [a]Todos os indivíduos devem se familiarizar com potenciais benefícios, limitações e danos associados ao rastreamento do câncer. [b]Todos os testes de resultado positivo (além da colonoscopia) devem ser acompanhados por colonoscopia. Adaptada de American Cancer Society (ACS). (2018). American Cancer Society guidelines for the early detection of cancer. Retirada em 5/7/2019 de: www.cancer.org/healthy/find-cancer-early/cancer-screening-guidelines/american-cancer-society-guidelines-for-the-early-detection-of-cancer.html

TABELA 12.4	Exames complementares utilizados para detectar câncer.	
Exame	Descrição	Exemplos de utilizações diagnósticas
Identificação de marcador tumoral	Análise de mediadores inflamatórios observados no tecido tumoral, sangue ou outros líquidos corporais que sejam indicativos de células cancerosas ou características específicas de células cancerosas. Esses mediadores inflamatórios também podem ser encontrados em alguns tecidos corporais normais.	Cânceres de mama, de colo do útero, de pulmão, de ovário, testicular, de próstata
Marcadores tumorais genéticos (também denominados indicadores prognósticos)	Análise em busca de mutações (alterações) nos genes observados em tumores ou tecidos corporais. Auxilia no diagnóstico, na seleção do tratamento, na previsão da resposta à terapia e no risco de progressão ou recidiva.	Cânceres de mama, pulmão, de rim, de ovário, cerebral; leucemia e linfoma. Muitas utilizações da determinação do perfil genético são consideradas investigacionais
Mamografia	Utilização de imagens radiográficas da mama.	Câncer de mama
Ressonância magnética (RM)	Utilização de campos magnéticos e sinais de radiofrequência para criar imagens seccionadas de diversas estruturas corporais.	Cânceres neurológicos, pélvicos, abdominais, torácicos, de mama
Tomografia computadorizada (TC)	Utilização de feixes estreitos de raios X para examinar camadas sucessivas de tecido para uma vista transversal.	Cânceres neurológicos, pélvicos, esqueléticos, abdominais, torácicos
Fluoroscopia	Utilização de radiografias que identificam contrastes nas densidades dos tecidos corporais; pode envolver a utilização de agentes de contraste.	Cânceres esqueléticos, pulmonares, gastrintestinais
Ultrassonografia	Ondas de som de alta frequência que ecoam dos tecidos corporais são convertidas eletronicamente em imagens. Utilizada para avaliar tecidos profundos no corpo.	Cânceres abdominais e pélvicos
Endoscopia	Visualização direta de uma cavidade ou passagem corporal por meio da inserção do endoscópio dentro de uma cavidade ou abertura corporal. Possibilita biopsia tecidual, aspiração de líquido e excisão de tumores pequenos. Utilizada para fins diagnósticos e terapêuticos.	Cânceres brônquicos, gastrintestinais
Cintigrafia	Injeção intravenosa (IV) ou a ingestão de radioisótopos, seguida por obtenção de imagens dos tecidos que concentraram os radioisótopos.	Cânceres de osso, de fígado, de rim, de baço, de cérebro e de tireoide
Tomografia por emissão de pósitrons (PET)	Por meio da utilização de um traçador, fornece imagens codificadas, em preto e branco ou em cores, da atividade biológica de uma área em particular, em vez de sua estrutura. Utilizada na detecção do câncer ou de sua resposta ao tratamento.	Cânceres de pulmão, de colo do útero, de fígado, pancreáticos, de cabeça e pescoço; linfoma de Hodgkin e não Hodgkin e melanoma
PET-TC	Utilização de *scanners* de PET e de TC em uma mesma máquina para fornecer uma imagem que combina detalhes anatômicos, resolução espacial e anormalidades metabólicas funcionais.	Ver PET

(continua)

TABELA 12.4	Exames complementares selecionados utilizados para detectar câncer. (*continuação*)	
Exame	Descrição	Exemplos de utilizações diagnósticas
Radioimunoconjugados	Anticorpos monoclonais são marcados com um radioisótopo e injetados IV no paciente; os anticorpos que se agregam no local do tumor são visualizados com os *scanners*.	Cânceres colorretais, de mama, de ovários, de cabeça e pescoço; linfoma e melanoma
Técnicas de imagem vascular	Utilização de agentes de contraste que são injetados em veias ou artérias e monitorados por meio de fluoroscopia, TC ou RM com a finalidade de avaliar a vasculatura tumoral. Utilizadas para avaliar a vascularidade tumoral antes dos procedimentos cirúrgicos.	Cânceres de fígado e cérebro

Adaptada de Fischbach, F. T. & Fischbach, M. A. (2018). *Fischbach's manual of laboratory and diagnostic tests* (10th ed.). Philadelphia, PA: Wolters Kluwer Health.

médico. O enfermeiro também encoraja o paciente e a família a comunicar e compartilhar suas preocupações e discutir suas questões e preocupações entre si.

Estadiamento e gradação tumoral

Uma avaliação diagnóstica completa inclui a identificação do estágio e do grau do tumor. Isso é realizado antes do tratamento para fornecer os dados iniciais para a avaliação dos resultados da terapia e para manter uma abordagem sistemática e compatível com o diagnóstico e o tratamento em andamento. As opções terapêuticas para o câncer e o prognóstico são baseadas no tipo de câncer; no estágio e no grau do câncer, assim como no estado de saúde e na resposta ao tratamento do paciente (NCI, 2019c).

O **estadiamento** descreve o tamanho do tumor, a existência de invasão local, o envolvimento de linfonodos e metástases a distância. Há diversos sistemas para a classificação da extensão anatômica da doença. O sistema tumor, linfonodos e metástase (TNM) (Boxe 12.3) é o sistema comum mais utilizado para descrever o estágio de muitos tumores sólidos (Amin, Greene, Edge et al., 2017; NCCN, 2019c).

Boxe 12.3 Sistema de classificação TNM

- T Extensão do tumor primário
- N Ausência ou presença e extensão da metástase em linfonodo regional
- M Ausência ou presença de metástase a distância

Utilização de subconjuntos numéricos dos componentes TNM indica a extensão progressiva da doença maligna.

Tumor primário (T)

- Tx O tumor primário não pode ser avaliado
- T0 Não há evidência de tumor primário
- Tis Carcinoma *in situ*
- T1, T2, T3, T4 Tamanho crescente ou extensão local do tumor primário

Linfonodos regionais (N)

- Nx Os linfonodos regionais não podem ser avaliados
- N0 Nenhuma metástase em linfonodo regional
- N1, N2, N3 Envolvimento progressivo dos linfonodos regionais

Metástase a distância (M)

- Mx Metástase a distância não pode ser avaliada
- M0 Nenhuma metástase a distância
- M1 Metástase a distância

Adaptado de National Comprehensive Cancer Network (NCCN). (2019c). Cancer staging guide. Retirado em 20/7/2019 de: www.nccn.org/patients/resources/diagnosis/staging.aspx

---

O estadiamento fornece uma linguagem comum utilizada por profissionais de saúde e cientistas para a comunicação precisa a respeito do câncer no contexto dos ambientes clínicos e das pesquisas. Esses sistemas também proporcionam uma notação simplificada conveniente que condensa descrições prolongadas sob aspectos gerenciáveis para comparações dos tratamentos e dos prognósticos.

A **gradação** é a classificação histopatológica das células tumorais (NCI, 2019c). O sistema de gradação tenta definir o tipo de tecido do qual o tumor se originou e o grau em que as células tumorais retêm as características funcionais e histológicas do tecido de origem (diferenciação). As amostras de células utilizadas para estabelecer o grau tumoral podem ser obtidas de raspados teciduais, líquidos corporais, secreções, lavados, biopsia ou excisão cirúrgica. Essas informações auxiliam os profissionais a antecipar o comportamento e o prognóstico de diversos tumores. O grau corresponde a um valor numérico que varia de I a IV. Os tumores de grau I, também denominados tumores bem diferenciados, assemelham-se ao tecido de origem na estrutura e na função. Os tumores que não se assemelham claramente ao tecido de origem na estrutura ou na função são descritos como mal diferenciados ou indiferenciados e recebem a atribuição de grau IV. Esses tumores tendem a ser mais agressivos, menos responsivos ao tratamento e associados a um prognóstico mais desfavorável em comparação aos tumores grau I bem diferenciados. Diversos sistemas de estadiamento e gradação são utilizados para caracterizar os cânceres.

Grupo de estágio anatômico

Após a determinação do diagnóstico, do estágio clínico e do grau histológico, o grupo de estágio anatômico, designado por I a IV (que representam a crescente gravidade da doença) é atribuído para facilitar a comunicação, as decisões de tratamento e a estimativa do prognóstico. O grupo de estágio anatômico também é útil para a comparação dos resultados clínicos.

MANEJO DO CÂNCER

As opções de tratamento oferecidas para os pacientes com câncer se baseiam no tipo, no estágio e no grau específico do câncer. A variação dos possíveis objetivos do tratamento inclui a cura, uma erradicação completa da doença maligna; controle, que inclui sobrevida prolongada e contenção do crescimento das células cancerosas; ou **paliação**, que envolve alívio dos sintomas associados à doença e melhora da qualidade de vida. As abordagens de tratamento não são iniciadas até que o diagnóstico do câncer tenha sido confirmado, e o estadiamento e a gradação, concluídos.

A equipe de saúde, o paciente e a família devem ter um explícito entendimento sobre as opções de tratamento e os objetivos. A comunicação aberta e o suporte são vitais, porque as pessoas envolvidas reavaliam periodicamente os planos de tratamento e os objetivos quando há o desenvolvimento de complicações da terapia ou a doença progride.

Diversas modalidades são comumente utilizadas no tratamento do câncer. Várias abordagens, incluindo cirurgia, radioterapia, quimioterapia, transplante de células-tronco hematopoéticas (TCTH), imunoterapia e terapia direcionada, podem ser empregadas em conjunto ou em ocasiões diferentes durante todo o tratamento. A compreensão dos princípios de cada uma e de como elas se inter-relacionam é importante para o entendimento da justificativa e dos objetivos do tratamento.

Cirurgia

A remoção cirúrgica de todo o câncer ainda é o método de tratamento ideal e mais frequentemente utilizado. Entretanto, a abordagem cirúrgica específica pode variar por diversos motivos. A cirurgia diagnóstica é o método definitivo na obtenção de tecido para identificar as características celulares que influenciam todas as decisões de tratamento. A cirurgia pode ser o método primário de tratamento ou ser profilática, paliativa ou reconstrutiva.

Cirurgia diagnóstica

A cirurgia diagnóstica, ou biopsia, é realizada para a obtenção de uma amostra tecidual para a análise histológica das células que se suspeita serem malignas. Na maioria dos casos, a biopsia é coletada do tumor real; entretanto, em algumas situações, é necessário retirar uma amostra dos linfonodos próximos ao tumor suspeito. Muitos cânceres podem metastatizar do local primário até outras áreas do corpo por meio da circulação linfática. O fato de saber se os linfonodos adjacentes contêm células tumorais auxilia a equipe dos profissionais de saúde no planejamento da melhor abordagem terapêutica para combater o câncer que se propagou além do local do tumor primário. A utilização de corantes injetáveis e de cintigrafia pode auxiliar a identificar o linfonodo sentinela ou o linfonodo inicial para o qual o tumor primário e o tecido adjacente drenam. A biopsia de linfonodo sentinela (BLS) é uma abordagem cirúrgica minimamente invasiva que em muitos casos substitui linfadenectomia (ressecções de linfonodos mais invasivas) e as complicações correlatas, como linfedema e retardo da cicatrização. A BLS tem sido amplamente adotada para o estadiamento de linfonodos regionais em casos selecionados de melanoma e câncer de mama (NCCN, 2019d, 2019e).

Tipos de biopsia

Os métodos de biopsia incluem os métodos excisional, incisional e por agulha. O tipo de biopsia é determinado pelo tamanho e pela localização do tumor, qual o tratamento esperado se o diagnóstico de câncer for confirmado, bem como pela necessidade de cirurgia e anestesia geral. É escolhido o método de biopsia que possibilita a abordagem menos invasiva ao mesmo tempo que fornece a amostra tecidual mais representativa. As técnicas de imagem podem ser utilizadas para auxiliar na localização da lesão suspeita e para facilitar a amostragem tecidual precisa. São concedidos ao paciente e à família a oportunidade e o tempo para discutir as opções antes que sejam feitos planos definitivos.

A biopsia excisional é realizada em tumores pequenos e facilmente acessíveis. Em muitos casos, o cirurgião consegue remover todo o tumor, bem como os tecidos marginais adjacentes. A remoção de tecido normal além da área tumoral diminui a possibilidade de que células malignas microscópicas residuais possam levar a uma recidiva do tumor. Essa abordagem não apenas fornece ao patologista toda a amostra tecidual para a determinação do estágio e do grau, mas também diminui a chance de semeadura de células tumorais (células cancerosas que se disseminam nos tecidos adjacentes).

A biopsia incisional é realizada se a massa tumoral for muito grande para ser removida. Nesse caso, uma cunha de tecido do tumor é removida para a análise. As células da cunha tecidual devem ser representativas da massa tumoral, de modo que o patologista possa fornecer um diagnóstico preciso. Se a amostra não contiver tecido e células representativos, os resultados negativos da biopsia não garantem a ausência de câncer.

As abordagens excisionais e incisionais com frequência são realizadas por meio de endoscopia. Entretanto, pode ser necessário um procedimento cirúrgico para determinar a extensão anatômica ou o estágio do tumor. Por exemplo, uma laparotomia (a abertura cirúrgica do abdome para avaliar a doença abdominal maligna) diagnóstica ou de estadiamento pode ser necessária para avaliar malignidades, como câncer gástrico ou de colo do útero.

A biopsia por agulha é realizada para a amostragem de massas suspeitas que sejam facilmente acessíveis de modo seguro, como determinadas massas em mamas, na tireoide, no pulmão, no fígado e no rim. As biopsias por agulha são realizadas com mais frequência em base ambulatorial. São rápidas, relativamente não dispendiosas, de fácil realização e podem requerer apenas anestesia local. Em geral, o paciente apresenta desconforto físico discreto e temporário. Além disso, os tecidos adjacentes são minimamente perturbados, diminuindo, assim, a probabilidade de semeadura de células cancerosas. A biopsia por aspiração com agulha fina (AAF) envolve a aspiração de células em vez do tecido intacto por meio de uma agulha guiada para o interior de uma área com suspeita de doença. Esse tipo de amostra somente pode ser analisado por meio de exame citológico (visualizando apenas as células, não o tecido). Com frequência, radiografias, tomografia computadorizada (TC), ultrassonografia ou ressonância magnética (RM) são utilizadas para auxiliar na localização da área suspeita e para guiar a inserção da agulha. A AAF nem sempre produz material suficiente para viabilizar o diagnóstico preciso, que necessita de procedimentos de biopsia adicionais. A biopsia com agulha grossa utiliza uma agulha especialmente projetada para a obtenção de um pequeno fragmento de tecido que viabiliza a análise histológica. Com mais frequência, essa amostra é suficiente para viabilizar o diagnóstico preciso.

Cirurgia como tratamento primário

Quando a cirurgia é a abordagem primária no tratamento do câncer, o objetivo é remover todo o tumor, ou tanto quanto for praticável (um procedimento por vezes denominado *citorredutor*), bem como qualquer tecido adjacente envolvido, incluindo linfonodos regionais.

Duas abordagens cirúrgicas comuns utilizadas para o tratamento de tumores primários são as excisões locais e amplas. A excisão local, com frequência realizada em base ambulatorial, é recomendada quando a massa é pequena. Inclui a remoção da massa e de uma pequena margem de tecido normal que esteja facilmente acessível. As excisões amplas ou radicais (ressecções em bloco) incluem a remoção do tumor primário, de linfonodos, estruturas adjacentes envolvidas e tecidos adjacentes que possam ser de alto risco para a propagação tumoral.

Esse método cirúrgico pode resultar em desfiguração e alteração do funcionamento, exigindo reabilitação, procedimentos reconstrutores ou ambos. Entretanto, as excisões amplas são consideradas se o tumor puder ser removido completamente e no caso de as chances de cura ou controle serem favoráveis.

As técnicas cirúrgicas minimamente invasivas estão substituindo cada vez mais a cirurgia tradicional associada a grandes incisões para uma diversidade de cânceres (Yarbro, Wujcik & Gobel, 2018). As vantagens das abordagens minimamente invasivas incluem redução do traumatismo cirúrgico, diminuição da perda sanguínea, menor incidência de infecção do ferimento e outras complicações associadas à cirurgia, menos tempo cirúrgico e baixa necessidade de anestesia, diminuição da dor pós-operatória e da limitação da mobilidade, e períodos de recuperação mais curtos (Pache, Hübner, Jurt et al., 2017).

A cirurgia endoscópica, um exemplo de cirurgia minimamente invasiva, utiliza um endoscópio com iluminação intensa e com uma minicâmera *multichip* anexa, que é inserido no corpo por uma pequena incisão. Os instrumentos cirúrgicos são inseridos no campo cirúrgico por uma ou duas pequenas incisões adicionais, cada uma com aproximadamente 1 a 2 cm de comprimento. A câmera transmite a imagem da área envolvida para um monitor, de modo que o cirurgião possa manipular os instrumentos para realizar o procedimento necessário. A cirurgia endoscópica é realizada para tratar muitas condições relacionadas ao câncer do tórax (toracoscopia) e do abdome (laparoscopia).

O uso da robótica é outro avanço no tratamento cirúrgico do câncer (Yarbro et al., 2018). O uso da robótica durante os procedimentos laparoscópicos possibilita a remoção de tumores com mais precisão e destreza do que poderia ser possível com a cirurgia laparoscópica isoladamente. A cirurgia laparoscópica assistida por robótica tem sido realizada no tratamento de cânceres de cólon, próstata e útero; contudo, ainda não se sabe se os desfechos a longo prazo relacionados ao câncer são melhorados pela cirurgia robótica em comparação com abordagens cirúrgicas mais convencionais (U.S. Food and Drug Administration [FDA], 2019).

A cirurgia de salvamento é outra opção de tratamento que utiliza uma abordagem cirúrgica extensiva para tratar a recidiva local do câncer após o uso de uma abordagem primária menos extensiva. A mastectomia para o tratamento do câncer de mama recidivante após lumpectomia primária e radioterapia é um exemplo de cirurgia de salvamento.

A cirurgia pode excisar completamente áreas limitadas de doença metastática (também chamada de doença oligometastática). Um exemplo seria o câncer de cólon com uma a três pequenas áreas de metástase hepática e nenhuma evidência de câncer em outro lugar. No passado, os pacientes com doença recorrente ou metastática eram tratados com paliação apenas, porque sua doença era considerada incurável. Não obstante, as evidências sugerem atualmente que exista a possibilidade de cura ou sobrevida prolongada de grupos seletos de pacientes com determinados tipos de câncer (Jang, Kim, Jeong et al., 2018; Ruiz, Sebagh, Wicherts et al., 2018).

Além da cirurgia que utiliza lâminas ou bisturis cirúrgicos para excisar a massa e os tecidos adjacentes, estão disponíveis diversos outros tipos de técnicas. Ver exemplos de técnicas selecionadas na Tabela 12.5.

Uma abordagem multiprofissional centrada no paciente é essencial para quem é submetido à cirurgia relacionada com o câncer. São abordados os efeitos da cirurgia sobre a imagem corporal, a autoestima e as capacidades funcionais do paciente. Se necessário, é realizado um plano para a reabilitação pós-operatória antes de a cirurgia ser realizada. O crescimento e a disseminação das células cancerosas podem ter produzido micrometástases a distância ao ser procurado tratamento pelo paciente. Portanto, pode não ser praticável a tentativa de remoção de margens de tecido amplas na esperança de "remover todo o câncer". Essa realidade evidencia a necessidade de uma abordagem multidisciplinar coordenada para a terapia do câncer.

Após a cirurgia ter sido concluída, uma ou mais modalidades adicionais (ou adjuvantes) podem ser escolhidas para aumentar a probabilidade de erradicação das células cancerosas microscópicas remanescentes que são indetectáveis por meio dos procedimentos diagnósticos disponíveis. Entretanto, alguns cânceres que são tratados cirurgicamente nos estágios muito iniciais (p. ex., cânceres de pele e de testículos) são curáveis sem terapia adicional.

TABELA 12.5 Técnicas selecionadas para a destruição localizada do tecido tumoral.

Tipo de procedimento	Descrição	Exemplos de utilização
Quimiocirurgia	Utilização de substâncias químicas ou de quimioterapia aplicadas diretamente no tecido para causar destruição.	Quimioterapia intraperitoneal para câncer de ovário que envolve o abdome e o peritônio.
Crioablação	Utilização de nitrogênio líquido ou de uma sonda muito fria para congelar o tecido e causar destruição celular.	Câncer cervical, de próstata e retal.
Eletrocirurgia	Utilização de corrente elétrica para destruir as células tumorais.	Cânceres de pele basocelulares e de células escamosas.
Cirurgia a *laser*	Utilização de luz e energia direcionadas a uma área e profundidade tecidual exatas para vaporizar as células cancerosas (também denominada fotocoagulação ou fotoablação).	Dispneia associada a obstruções endobrônquicas.
Terapia fotodinâmica	Administração intravenosa (IV) de um agente de sensibilização à luz (derivado de hematoporfirina) que é absorvido pelas células cancerosas, seguida pela exposição à luz *laser* em 24 a 48 h; causa a morte das células cancerosas.	Tratamento paliativo de obstruções que causam disfagia no caso de câncer de esôfago e dispneia por obstruções endobrônquicas.
Ablação por radiofrequência (ARF)	Utiliza a aplicação localizada de energia térmica que destrói as células cancerosas por meio do calor: as temperaturas excedem 50°C.	Tumores hepáticos não ressecáveis, controle da dor por metástase óssea.

Adaptada de DeVita, V. T., Rosenberg S. A. & Lawrence, T. S., (Eds.). (2018). *Cancer: Principles & practice of oncology* (11th ed.). Philadelphia, PA: Lippincott Williams & Wilkins.

Cirurgia profilática

A cirurgia profilática ou de redução de risco envolve a remoção de tecidos ou de órgãos não vitais que sejam de maior risco para o desenvolvimento de câncer. Os fatores a seguir são considerados ao discutir a possível cirurgia profilática:

- História familiar e predisposição genética
- Presença ou ausência de sinais e sintomas
- Possíveis riscos e benefícios
- Capacidade de detectar o câncer em um estágio inicial
- Opções alternativas para o manejo do maior risco
- Aceitação pelo paciente do resultado pós-operatório.

Colectomia, mastectomia e ooforectomia são exemplos de cirurgias profiláticas. A identificação de marcadores genéticos indicativos de síndromes de câncer hereditário ou de uma predisposição para o desenvolvimento de alguns tipos de câncer desempenha um papel nas decisões a respeito das cirurgias profiláticas. Entretanto, permanece controversa qual justificativa é adequada para a cirurgia profilática. Por exemplo, vários fatores são levados em consideração quando se toma a decisão de realizar uma mastectomia, inclusive história familiar de câncer de mama; *BRCA1* ou *BRCA2* positivo; gravidade do risco global de câncer de mama. História pessoal de câncer de mama e fatores individuais (p. ex., pessoas mais jovens, bem-estar psicológico que influencia o processo de tomada de decisão da paciente) (Chagpar, 2018; Schott, Vetter, Keller et al., 2017). A cirurgia profilática é discutida com os pacientes e as famílias ao lado de outras abordagens para o tratamento do maior risco de desenvolvimento de câncer. Fornecem-se orientações e aconselhamento pré-operatórios, bem como acompanhamento a longo prazo.

Cirurgia paliativa

A meta global de cirurgia paliativa nos cuidados com o câncer é o alívio dos sintomas e a melhora da qualidade de vida da paciente (Fahy, 2019; Hanna, Blazer & Mosca, 2012). A cirurgia paliativa é realizada com frequência como tentativa de aliviar os sinais/sintomas, como ulceração, obstrução, hemorragia, dor e efusões malignas (Tabela 12.6). Quando a cura cirúrgica não é possível, a comunicação honesta e informativa com o paciente e com a família sobre o objetivo da cirurgia paliativa é essencial para evitar falsas esperanças e desapontamento. Em determinados casos, entretanto, a intervenção cirúrgica com intuito paliativo também pode ser realizada como tratamento de suporte para alívio sintomático juntamente com outros tratamentos potencialmente curativos do câncer (Fahy, 2019; Hanna et al., 2012). Portanto, a cirurgia paliativa não é mais limitada atualmente a cuidados no fim da vida.

Cirurgia reconstrutiva

A cirurgia reconstrutiva pode seguir a cirurgia curativa ou extensiva como tentativa de melhorar a função ou obter um efeito cosmético mais desejável. Pode ser realizada em uma única operação ou em estágios. O cirurgião que realizará a cirurgia discute as possíveis opções cirúrgicas reconstrutivas com o paciente antes da realização da cirurgia primária. A cirurgia reconstrutiva pode ser indicada para cânceres de mama, de cabeça e pescoço e de pele.

O enfermeiro avalia as necessidades do paciente e o impacto que a alteração do funcionamento e da imagem corporal pode ter sobre a qualidade de vida. Os enfermeiros fornecem aos pacientes e às famílias oportunidades para discutir tais questões. As necessidades do paciente submetido à cirurgia reconstrutiva e as de suas famílias precisam ser reconhecidas e abordadas com precisão.

Manejo de enfermagem

Os pacientes submetidos a cirurgia para câncer necessitam de cuidado de enfermagem perioperatório geral (ver Capítulos 14, 15 e 16). O cuidado cirúrgico é individualizado de acordo com idade, comprometimento orgânico, déficits específicos, comorbidades, implicações culturais e alteração da imunidade. A combinação de outros métodos de tratamento, como radioterapia e quimioterapia, com a cirurgia, também contribui para complicações pós-operatórias, tais como infecção, comprometimento da cicatrização do ferimento, alteração da função pulmonar ou renal e desenvolvimento de tromboembolismo venoso (TEV). O enfermeiro realiza uma avaliação pré-operatória completa em relação aos fatores que podem afetar o paciente que está sendo submetido ao procedimento cirúrgico.

No pré-operatório, o enfermeiro fornece ao paciente e à família informações verbais e escritas sobre o procedimento cirúrgico, bem como outras intervenções que podem ocorrer no intraoperatório (p. ex., implantes de radiação). Também são fornecidas orientações a respeito das necessidades de antibiótico profilático, dieta e preparo intestinal.

TABELA 12.6 Tipos de cirurgia e intervenções paliativas.

Procedimento	Indicações
Bloqueio nervoso	Dor
Colostomia ou ileostomia	Obstrução intestinal
Cordotomia	Dor
Estabilização óssea	Fratura óssea com deslocamento causada por doença metastática
Excisão de lesão metastática solitária	Lesão metastática em pulmão, em fígado ou em cérebro
Inserção de cateter epidural (para a administração de analgésicos epidurais)	Dor
Inserção de desvio abdominal	Ascite
Inserção de dispositivo de acesso venoso (para a administração de analgésicos parenterais)	Dor
Inserção de *stent* biliar	Obstrução biliar
Inserção de *stent* ureteral	Obstrução ureteral
Inserção de tubo de drenagem pericárdica	Efusão (derrame) pericárdica
Inserção de tubo de drenagem peritoneal	Ascite
Inserção de tubo de drenagem pleural	Efusão (derrame) pleural
Inserção de tubo de gastrostomia enteral percutânea (GEP)	Nutrição enteral
Inserção de tubo de gastrostomia, jejunostomia	Obstrução na parte alta do sistema digestório
Manipulação hormonal (remoção de ovários, testículos, suprarrenais, hipófise)	Tumores que dependem de hormônios para seu crescimento

Os pacientes que são submetidos à cirurgia para o diagnóstico ou o tratamento do câncer podem estar ansiosos a respeito do procedimento cirúrgico, possíveis achados, limitações pós-operatórias, alterações nas funções corporais normais e prognóstico. O paciente e a família necessitam de tempo e de ajuda para processar a informação, as possíveis alterações e os resultados esperados decorrentes da cirurgia.

O enfermeiro atua como o defensor e como elo entre o paciente e o sistema de saúde; além disso, estimula o paciente e a família a assumirem um papel ativo na tomada de decisão, quando possível. Se o paciente ou a família perguntarem sobre os resultados de exames complementares e procedimentos cirúrgicos, a resposta do enfermeiro é guiada pelas informações que foram transmitidas anteriormente. Pode ser solicitado ao enfermeiro que explique e esclareça para os pacientes e familiares as informações que foram fornecidas inicialmente, mas que não foram entendidas por causa da ansiedade intensa. É importante que o enfermeiro, bem como outros membros da equipe de saúde, forneça informações que sejam consistentes.

No pós-operatório, o enfermeiro avalia as respostas do paciente à cirurgia e monitora o paciente em relação a possíveis complicações, como infecção, sangramento, tromboflebite, deiscência do ferimento, desequilíbrio hidreletrolítico e disfunção de órgãos. O enfermeiro também proporciona o conforto do paciente. A instrução pós-operatória aborda o cuidado do ferimento, o manejo da dor, as informações sobre atividade, nutrição e medicamentos.

Os planos para a alta, o acompanhamento, o cuidado domiciliar, o tratamento e a reabilitação subsequentes são iniciados assim que possível para assegurar a continuidade do cuidado do hospital para o domicílio ou de um centro especializado em câncer para o hospital local e o profissional de saúde do paciente. Os pacientes e a família são incentivados a utilizar recursos comunitários, como a ACS, para suporte e informações (ver seção Recursos, no fim deste capítulo).[2]

Radioterapia

Aproximadamente 60% dos pacientes com câncer recebem **radioterapia** em algum ponto durante o tratamento (Halperin, Wazer, Perez et al., 2019). A radiação pode ser utilizada para curar o câncer, como em carcinomas de tireoide, cânceres localizados de cabeça e pescoço e cânceres de colo do útero. A radioterapia também pode ser utilizada para controlar o câncer quando um tumor não pode ser removido cirurgicamente ou quando está presente metástase em linfonodo local. A radioterapia neoadjuvante (antes do tratamento definitivo local), com ou sem quimioterapia, é utilizada para reduzir o tamanho do tumor com a finalidade de facilitar a ressecção cirúrgica. A radioterapia pode ser administrada profilaticamente para impedir recidiva local ou propagação de células microscópicas do tumor primário até uma área distante (p. ex., irradiando a mama e a axila após a mastectomia por câncer de mama). A radioterapia paliativa é utilizada para aliviar os sintomas da doença localmente avançada ou metastática, especialmente quando o câncer se disseminou para o cérebro, osso ou tecido mole, ou para tratar emergências oncológicas, como síndrome da veia cava superior, obstrução de vias respiratórias brônquicas ou compressão medular.

Dois tipos de radiação ionizante – radiação eletromagnética (raios X e raios gama) e radiação particulada (elétrons, partículas beta, prótons, nêutrons e partículas alfa) – podem ser utilizados para matar as células. A lesão mais letal é a alteração direta da molécula de DNA nas células dos tecidos maligno e normal. A radiação ionizante pode quebrar diretamente os filamentos da hélice do DNA, levando à morte celular. Também pode lesionar o DNA indiretamente por meio da formação de radicais livres. Se o DNA não puder ser reparado, a célula pode morrer imediatamente ou pode iniciar a apoptose (Yarbro et al., 2018).

As células que se replicam são mais vulneráveis aos efeitos perturbadores da radiação durante a síntese do DNA e a mitose (ou seja, fases S inicial, G_2 e M do ciclo celular; Figura 12.2). Por conseguinte, os tecidos corporais submetidos à divisão celular frequente são mais sensíveis à radioterapia. Nesses se incluem a medula óssea, o tecido linfático, o epitélio do sistema digestório, os folículos pilosos e as gônadas. Os tecidos de crescimento mais lento e os tecidos em repouso (p. ex., tecidos musculares, cartilaginosos, conjuntivos e o sistema nervoso) são relativamente radiorresistentes (menos sensíveis aos efeitos da radiação). Entretanto, é importante lembrar que a radioterapia é um tratamento localizado e que apenas os tecidos que estão no campo de tratamento são afetados.

Um tumor radiossensível é o que pode ser destruído por meio de uma dose de radiação que ainda viabiliza o reparo celular e a regeneração no tecido normal adjacente. Se a radiação for administrada quando a maioria das células tumorais está se dividindo no ciclo celular, a quantidade de células cancerosas destruídas (morte celular) é máxima. A sensibilidade à radiação é intensificada em tumores que são menores em tamanho e contêm células que estão se dividindo rapidamente (altamente proliferativas) e que são mal diferenciadas (deixaram de se assemelhar ao tecido de origem).

Dose da radiação

A dose da radiação depende da sensibilidade dos tecidos-alvo à radiação, do tamanho do tumor, da tolerância à radiação dos tecidos normais adjacentes e de estruturas críticas adjacentes ao alvo tumoral. A dose tumoral letal é definida como a dose que erradicará 95% do tumor e ainda preservará o tecido normal. Na radioterapia de feixe externo (RTFE), a dose total da radiação é administrada durante diversas semanas em doses diárias denominadas *frações*. Isso possibilita a reparação do tecido hígido e a obtenção de mais mortes celulares, ao expor mais células à radiação na medida em que essas iniciam a divisão celular ativa. Tratamentos com radiação repetidos ao longo do tempo (doses fracionadas) também possibilitam que a periferia do tumor seja repetidamente reoxigenada, pois os tumores encolhem de fora para dentro. Isso aumenta a radiossensibilidade do tumor, incrementando, assim, a morte celular tumoral (Morgan, Ten Haken & Lawrence, 2018). Novas abordagens se beneficiam do aumento da conformação geométrica dos feixes de radiação (melhor direcionamento ao alvo tumoral) para administrar radiação em menos doses com tamanhos maiores de frações (hipofracionamento e radioterapia corporal estereotáxica [RTCE]).

Administração da radiação

A radioterapia pode ser administrada de diversos modos, dependendo da fonte de radiação utilizada, da localização do tumor e do tipo de câncer. As modalidades primárias de radioterapia incluem RTFE (radiação de feixe externo), **braquiterapia** (uma forma de radiação interna), sistêmica (radioisótopos) e moldes de contato ou de superfície.

---

[2] N.R.T.: No Brasil, um recurso pode ser a ABRAPAC – Associação Brasileira de Apoio aos Pacientes de Câncer (http://www.abrapac.org.br/).

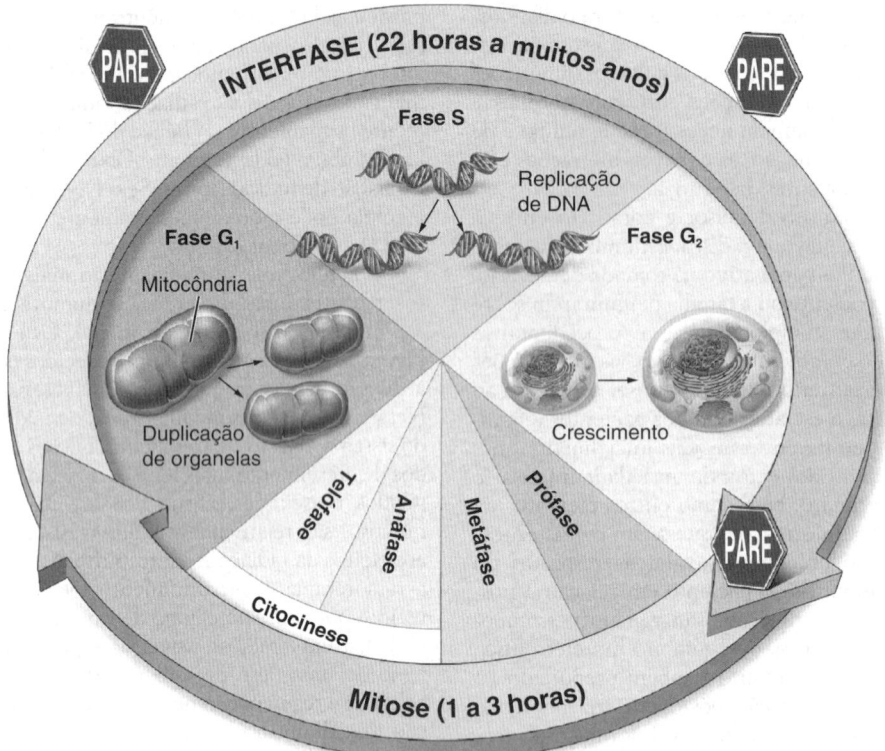

Figura 12.2 • Ciclo celular. Os quatro passos do ciclo celular são ilustrados começando com G₁ e prosseguindo para M. São ilustradas a primeira fase de crescimento (G₁), a fase de síntese de DNA (S), a segunda fase de crescimento (G₂) e a mitose (M). Reproduzida, com autorização, de Grossman, S. G. & Porth, C. M. (2014). *Porth's pathophysiology: Concepts of altered health states* (9th ed.). Philadelphia, PA: Lippincott Williams & Wilkins.

Radiação externa

A RTFE é o tipo de radioterapia mais utilizado. A energia utilizada na RTFE é obtida de um acelerador linear ou de uma unidade que produz energia diretamente de uma fonte central de material radioativo, como uma unidade de Gamma Knife®. Por meio de programas computacionais, ambas as abordagens podem dar forma a um feixe invisível de fótons e raios gama altamente carregados para penetrar no corpo e alvejar o tumor com precisão detalhada.

Os avanços na tecnologia de computadores possibilitam diversas modalidades de imagem (TC, RM e PET) utilizadas para fornecer imagens tridimensionais do tumor, dos tecidos vizinhos de risco para a propagação microscópica e tecidos ou órgãos normais adjacentes de risco para a lesão induzida pela radiação. Essas imagens, denominadas imagens volumétricas, possibilitam que o oncologista de radiação planeje diversos feixes de radiação direcionados de diferentes ângulos e planos, de modo que os feixes sejam conformados com precisão ao redor do tumor (radiação conformal). A dose de radiação que atinge os tecidos normais adjacentes é reduzida, levando a muito menos lesão tissular que nas formas mais antigas de radioterapia (Halperin et al., 2019). As intensificações do tratamento na RTFE incluem a capacidade de controlar diferentes níveis de intensidade ou energia dos feixes de radiação em diferentes ângulos direcionados ao tumor, um processo conhecido como radioterapia de intensidade modulada (RTIM), que possibilita que doses mais altas sejam administradas para o tumor, enquanto estruturas hígidas importantes ao redor do tumor são poupadas (Halperin et al., 2019). A RTIM pode ser administrada como frações diárias padrão ou como frações "hiperfracionadas" 2 vezes/dia, o que abrevia a duração do cronograma de tratamento do paciente. A radioterapia guiada por imagem (RTGI) utiliza o monitoramento contínuo do tumor com exames por ultrassom, radiografia ou TC durante o tratamento para possibilitar o ajuste automático dos feixes à medida que o tumor muda de formato ou posição, como um esforço para poupar o tecido adjacente hígido e reduzir os efeitos colaterais. Intensificações adicionais do tratamento incluem a janela respiratória, na qual a administração do tratamento é sincronizada com o ciclo respiratório do paciente, possibilitando que o feixe seja ajustado à proporção que o tumor ou o órgão se movimenta. Esses avanços do tratamento melhoram a destruição tumoral ao mesmo tempo que reduzem as toxicidades agudas e a longo prazo (Halperin et al., 2019).

Os raios gama produzidos pela decomposição espontânea de fonte sólida de radioatividade de ocorrência natural, tal como cobalto-60, são um dos tipos mais antigos de RTFE. Com o advento dos aceleradores lineares modernos, a utilização de elementos radioativos sólidos está confinada primariamente à unidade de radiocirurgia estereotáxica Gamma Knife®, que é empregada como administração de dose alta em uma única ocasião de RTFE para o tratamento de lesões intracranianas benignas e malignas.

A RTCE é outro tipo de RTFE que utiliza doses de radiação mais altas para penetrar muito profundamente no corpo visando controlar tumores que estejam distantes da superfície do corpo e que não possam ser tratados por meio de outras abordagens, por exemplo, cirurgia. A RTCE é administrada com doses de fração do tratamento consideravelmente mais altas ao longo de um breve período, normalmente de 1 a 5 dias de tratamento, contrariamente aos tratamentos diários durante 5 dias por semana por 6 a 8 semanas para a RTFE convencional.

Aceleradores lineares especializados com a capacidade de se movimentarem de modo robótico ao redor do paciente são utilizados para administrar a RTCE, tais como os sistemas de administração CyberKnife™, Trilogy™ e TomoTherapy™, que agora se encontram mais comumente disponíveis.

A terapia com prótons é outra abordagem da RTFE. A terapia com prótons utiliza transferência de energia linear (TEL) alta na forma de prótons carregados obtidos de uma grande unidade magnética denominada *cíclotron*. A vantagem da terapia com prótons é sua capacidade de administrar uma dose de alta energia para um tumor profundamente localizado, com diminuição das doses de radiação para os tecidos à frente do tumor, enquanto praticamente nenhuma energia sai pelo tecido hígido do paciente posterior ao tumor (Halperin et al., 2019). A terapia com prótons possibilita o tratamento de tumores profundos próximos a estruturas críticas, tais como coração ou grandes vasos sanguíneos.

Radiação interna

A radiação interna inclui implantação localizada ou administração de radionuclídeo sistêmico. A braquiterapia fornece a dose de radiação a uma área localizada, enquanto a radioterapia sistêmica se baseia em estratégias para aproximar os radionuclídeos do tumor. O radioisótopo específico para uso é selecionado com base na sua meia-vida, que é o tempo necessário para que metade de sua radioatividade seja decomposta, e na profundidade de penetração da radiação.

Braquiterapia

A **braquiterapia** é a inserção de fontes radioativas dentro ou imediatamente ao lado do local do câncer, a fim de fornecer uma dose intensa e altamente direcionada de radiação, maior que a dose que é normalmente fornecida pela RTFE. Além disso, essa forma de distribuição de radiação ajuda a poupar a exposição do tecido adjacente normal. A fonte de radiação pode ser implantada por meio de agulhas ou varetas, sementes, contas, fitas ou cateteres inseridos nas cavidades corporais (vagina, abdome, pleura), nos lumens dos órgãos, ou nos compartimentos intersticiais (mama, próstata). Várias técnicas de imagem, como ultrassonografia, tomografia computadorizada ou ressonância magnética são usadas para orientar a colocação de fontes de radiação. Os pacientes podem ter muitos temores ou preocupações a respeito da radiação interna, e o enfermeiro explica as diversas abordagens e as precauções de segurança utilizadas para proteger o paciente, a família e a equipe de saúde.

A braquiterapia pode ser administrada como um implante temporário ou permanente. As aplicações temporárias são administradas como radiação de dose alta (RDA) por períodos curtos, ou radiação de dose baixa (RDB) é administrada por um período mais prolongado. A vantagem primária da RDA de braquiterapia é que o tempo de tratamento é mais curto, existe redução da exposição para a equipe e o procedimento pode ser realizado em base ambulatorial ao longo de diversos dias. A braquiterapia com RDA pode ser utilizada para lesões intraluminais, superficiais, intersticiais e intracavitárias. A braquiterapia intraluminal com RDA envolve a inserção de cateteres ou tubos nos lumens dos órgãos, de modo que o radioisótopo possa ser administrado tão próximo do leito tumoral quanto possível. Lesões em brônquio, esôfago, reto ou vias biliares podem ser tratadas com esta abordagem. A aplicação de contato ou na superfície é utilizada para o tratamento de tumores do olho, tais como retinoblastoma em crianças ou melanoma ocular em adultos.

Os implantes intersticiais com RDA, usados no tratamento de malignidades, como câncer de próstata, pancreático ou de mama, podem ser temporários ou permanentes, dependendo do local e do radioisótopo empregado. Com base na dose a ser administrada (RDB ou RDA), os implantes podem ser compostos de sementes, agulhas, fios, filamentos ou pequenos cateteres posicionados para fornecer uma fonte de radiação local. A terapia com RDA para próstata é um tipo de braquiterapia intersticial, na qual são inseridos filamentos ou fios radioativos, enquanto o paciente está sob anestesia, no interior de cateteres que foram inseridos pelo períneo, próximo à próstata (Halperin et al., 2019).

Os radioisótopos intracavitários são utilizados para tratar cânceres ginecológicos. Em tais malignidades, os radioisótopos são inseridos em aplicadores especialmente posicionados na vagina. A inserção do aplicador é verificada por meio de radiografia. O tratamento pode ser alcançado com fontes de braquiterapia de RDA ou RDB, dependendo da extensão da doença. A terapia com RDB requer hospitalização, porque a paciente é tratada durante diversos dias. A radioterapia intraoperatória (RTIO) com RDA tem sido usada como uma abordagem de tratamento para o câncer ginecológico avançado que se espalhou para a área para-aórtica ou parede pélvica (Krengli, Pisani, Deantonio et al., 2017).

A radioterapia sistêmica envolve a administração oral ou intravenosa (IV) de um isótopo radioativo terapêutico direcionado para um tumor específico. O iodo radioativo (I-131) é muito empregado em braquiterapia sistêmica, que é a opção primária para o câncer de tireoide (Divgi, 2018). O dicloreto de rádio-223 visa seletivamente às metástases ósseas do câncer de próstata com partículas alfa de alta energia e curto alcance e é aprovado para o tratamento de pacientes com metástases ósseas sintomáticas e sem doença metastática visceral conhecida (NCCN, 2019f). Os radioisótopos também são usados como uma forma de radioimunoterapia para o tratamento do linfoma não Hodgkin refratário (ver mais informações sobre linfoma no Capítulo 30).

Toxicidade

Toxicidade é um sinal, sintoma ou condição desfavorável e indesejável associado ao tratamento do câncer. As toxicidades associadas à radioterapia com mais frequência estão localizadas na região que está sendo irradiada e podem aumentar com administração concomitante de quimioterapia (Yarbro et al., 2018). As toxicidades agudas ou iniciais, que com mais frequência iniciam nas 2 semanas após o início do tratamento, ocorrem quando as células normais na área de tratamento são lesionadas e a morte celular excede a regeneração. Os tecidos corporais mais afetados são os que normalmente proliferam rapidamente, tais como a pele, o revestimento epitelial do sistema digestório e a medula óssea.

A alteração da integridade cutânea é comum e pode incluir a **alopecia** associada à radiação em todo o cérebro. Outras reações cutâneas, denominadas radiodermatite, ocorrem ao longo de uma faixa que varia do eritema e da descamação seca (descamação da pele) até a descamação úmida (derme exposta, pele que drena líquido seroso) para, possivelmente, ulceração. Os fatores que contribuem para a gravidade da radiodermatite incluem a dose e a forma de radiação; o uso concomitante de quimioterapia, imunoterapia ou terapia-alvo; a inclusão de pregas cutâneas na área irradiada; grupos etários mais velhos, estado nutricional insatisfatório, exposição crônica ao sol, tabagismo atual e existência de comorbidades clínicas, tais como diabetes melito ou insuficiência renal (Yarbro et al., 2018). Os sintomas de radiodermatite podem demandar interrupção do tratamento, adiamentos ou cessação da terapia. A reepitelização ocorre após os tratamentos terem sido concluídos. A hiperpigmentação, uma reação cutânea associada à radiação menos grave, pode se desenvolver aproximadamente 2 a 4 semanas após o início do tratamento.

As alterações na mucosa oral secundárias à radioterapia na região de cabeça e pescoço incluem estomatite (inflamação dos tecidos orais), diminuição da salivação e xerostomia (ressecamento da boca), assim como alteração no paladar ou sua perda. Dependendo da área-alvo, qualquer parte da mucosa gastrintestinal pode estar envolvida, causando **mucosite** (inflamação do revestimento da boca, da garganta e do sistema digestório). Por exemplo, pacientes que recebem irradiação torácica para câncer de pulmão podem apresentar dor torácica e disfagia associadas à irritação esofágica aguda. Anorexia, náuseas, vômitos e diarreia podem ocorrer se o estômago ou o cólon estiverem no campo de radiação. Os sinais e sintomas cessam e ocorre a reepitelização gastrintestinal após a conclusão dos tratamentos. As células da medula óssea proliferam rapidamente e, se estiverem incluídos no campo de radiação locais que contêm medula óssea (p. ex., crista ilíaca ou esterno), podem ocorrer anemia, leucopenia (diminuição de leucócitos) e trombocitopenia (diminuição da contagem de plaquetas). O paciente, então, corre maior risco de infecção e sangramento até que as contagens sanguíneas retornem ao normal.

Efeitos colaterais sistêmicos geralmente são apresentados por pacientes que recebem radioterapia. Esses incluem fadiga, mal-estar e anorexia, que podem ser secundários aos mediadores inflamatórios quando as células tumorais são destruídas. A fadiga é, com frequência, relatada como um dos sintomas relacionados ao câncer mais angustiantes. Segundo Kessels, Husson e Van Der Fletz-Cornelis (2018), até 99% dos pacientes com câncer submetidos a radioterapia apresentam fadiga. Além disso, os pacientes frequentemente relatam exacerbação da fadiga quando a radioterapia é associada a outras opções terapêuticas do câncer. Esses efeitos iniciais tendem a ser temporários e terminam com mais frequência 6 meses após a cessação do tratamento.

Podem ocorrer efeitos tardios (aproximadamente 6 meses a anos após o tratamento) da radioterapia em tecidos corporais que se encontravam no campo de radiação. Esses efeitos são crônicos, normalmente um resultado de lesão permanente dos tecidos, perda de elasticidade e alterações secundárias à diminuição do suprimento vascular. Os efeitos tardios graves incluem fibrose, atrofia, ulceração e necrose, podendo afetar pulmões, coração, sistema nervoso central e bexiga urinária. Graças aos avanços no planejamento do tratamento e na precisão da administração do tratamento, diminuiu a ocorrência de toxicidades tardias. Entretanto, sintomas tardios ou crônicos, como disfagia, incontinência, comprometimento cognitivo e disfunção sexual, podem persistir por diversos anos, com implicações para a saúde geral e a qualidade de vida dos sobreviventes (Kessels et al., 2018).

Manejo de enfermagem

Enfermeiros antecipam, previnem e trabalham em colaboração com outros profissionais de saúde para manejar os sintomas associados à radioterapia, a fim de promover a cura, o conforto do paciente e a qualidade de vida. Os sintomas que não são adequadamente manejados podem levar a desfechos desfavoráveis como resultado de interrupções, doses reduzidas ou suspensão precoce do tratamento (Lazarev, Gupta, Ghiassi-Nejad et al., 2018; Wagner, Zhao, Goss et al., 2018).

De modo ideal, os enfermeiros consideram fatores que possam ser preditivos de toxicidades da radiação ou de radiossensibilidade dos tecidos. Em particular, a idade avançada, a dose elevada de radiação e o índice de massa corporal têm sido associados a maior toxicidade e sintomas (O'Gorman, Sasiadek, Denieffe et al., 2015). A natureza da relação entre o índice de massa corporal (IMC) e os efeitos tóxicos da radiação é menos evidente. Por exemplo, constatou-se que um IMC diminuído está associado a incidência aumentada de efeitos tóxicos em mulheres com câncer de colo do útero (Rubinsak, Kang, Fields et al., 2018); enquanto um IMC aumentado (obesidade) foi associado a incidência aumentada de efeitos tóxicos tardios em homens tratados por causa de câncer de próstata (Akthar, Liao, Eggener et al., 2019). Consequentemente, a área do corpo que está sendo irradiada deve ser usada como o foco das avaliações de enfermagem de toxicidades da radiação.

Para o paciente que recebe RTFE, o enfermeiro examina a pele do paciente, o estado nutricional e a sensação geral de bem-estar durante todo o período de tratamento. São utilizados protocolos baseados em evidência para o manejo de enfermagem das toxicidades associadas à radioterapia. Se ocorrerem sintomas sistêmicos, como fadiga, o enfermeiro explica que esses são resultados do tratamento e que não representam a deterioração ou a progressão da doença. O enfermeiro deve recomendar intervenções baseadas em evidências para o manejo da fadiga, que deve incluir a prática de exercícios aeróbicos, que são mais efetivos quando a adesão é elevada (Kessels et al., 2018).

Proteção dos cuidadores

Quando o paciente apresenta a inserção de um implante radioativo, o enfermeiro e demais profissionais de saúde precisam proteger a si mesmos, bem como o paciente, contra os efeitos da radiação. Os pacientes que recebem radiação interna emitem radiação enquanto o implante está inserido; portanto, o contato com a equipe de saúde é guiado pelos princípios de tempo, distância e proteção para minimizar a exposição da equipe à radiação. São fornecidas orientações específicas pelo funcionário de segurança de radiação do departamento de radiologia, as quais especificam o tempo máximo que pode ser despendido de modo seguro no quarto do paciente, o equipamento de proteção a ser utilizado, assim como as precauções e medidas especiais a serem adotadas se o implante for deslocado (Halperin et al., 2019). As precauções de segurança utilizadas no cuidado de um paciente que recebe braquiterapia incluem a internação do paciente em um quarto privativo, afixação de advertências apropriadas a respeito das precauções de segurança de radiação, uso de dosímetros pelos membros da equipe, afastamento de gestantes dos membros da equipe do cuidado do paciente, proibição de visitas de crianças ou gestantes, limitação das visitas a 30 minutos ao dia e garantia de que os visitantes mantenham uma distância de 1,80 m da fonte de radiação.

Os pacientes com implantes ("sementes") geralmente retornam para o domicílio; a exposição à radiação para outras pessoas é mínima. As informações sobre quaisquer precauções, se necessárias, são fornecidas ao paciente e aos familiares para garantir a segurança. Dependendo da dose e da energia emitida por um radionuclídeo sistêmico, os pacientes podem ou não necessitar de precauções especiais ou hospitalização (Halperin et al., 2019). O enfermeiro deve explicar a justificativa para essas precauções para evitar que o paciente se sinta indevidamente isolado.

Quimioterapia

A **quimioterapia** envolve a utilização de fármacos antineoplásicos como uma tentativa de destruir as células cancerosas por meio da interferência nas funções celulares, incluindo replicação e reparo do DNA (Norris, 2019). A quimioterapia é prescrita primariamente para a doença sistêmica, em vez de lesões localizadas que sejam passíveis de cirurgia ou irradiação. A quimioterapia pode ser combinada com cirurgia e/ou radioterapia para reduzir o tamanho do tumor no pré-operatório (neoadjuvante), para destruir quaisquer células tumorais remanescentes no pós-operatório (adjuvante) ou para tratar alguns tipos de leucemia ou linfoma (primária). Os objetivos da quimioterapia (cura, controle ou paliação) devem ser realistas, tendo em vista que esses determinarão os medicamentos a serem utilizados e a agressividade do plano de tratamento.

MORTE CELULAR E CICLO CELULAR

Cada vez que um tumor é exposto à quimioterapia, uma porcentagem das células tumorais (20 a 99%, dependendo da dose e do agente) é destruída. Doses repetidas de quimioterapia são necessárias durante um período prolongado para alcançar a regressão do tumor. A erradicação de 100% do tumor é quase impossível; o objetivo do tratamento é a erradicação suficiente do tumor para que as células remanescentes possam ser destruídas pelo sistema imune do corpo (Norris, 2019).

As células que proliferam ativamente no interior do tumor são as mais sensíveis à quimioterapia (a razão das células em divisão/células em repouso é denominada a fração de crescimento). As células que não estão se dividindo, capazes de proliferação futura, são as menos sensíveis aos agentes antineoplásicos e, consequentemente, são potencialmente perigosas. Portanto, precisam ser destruídas para erradicar a doença. Ciclos repetidos de quimioterapia ou o uso sequencial de diversos agentes quimioterápicos são prescritos para alcançar a destruição de mais células tumorais por meio da destruição das células tumorais que não estejam se dividindo quando essas iniciarem a divisão celular ativa.

A reprodução de células hígidas e malignas segue o padrão do ciclo celular (ver Figura 12.2). Todas as células do corpo (saudáveis e malignas) são afetadas pela quimioterapia. O efeito da quimioterapia nas células do corpo é mais bem descrito em relação ao ciclo celular. O tempo do ciclo celular é o tempo necessário para que uma célula se divida e reproduza duas células-filhas idênticas. O ciclo celular de qualquer célula apresenta quatro fases distintas, cada qual com uma função vital subjacente (Norris, 2019):

- Fase G_1: ocorre a síntese de RNA e proteínas
- Fase S: ocorre a síntese do DNA
- Fase G_2: fase pré-mitótica; a síntese do DNA está completa e há a formação do fuso mitótico
- Mitose: ocorre a separação de cromossomos duplicados e a divisão celular.

Classificação dos agentes quimioterápicos

Os agentes quimioterápicos podem ser classificados de acordo com seu mecanismo de ação em relação ao ciclo celular. Os agentes que exercem seu efeito máximo durante fases específicas do ciclo celular são denominados *agentes ciclo celular-específicos* (p. ex., docetaxel, vimblastina, etoposídeo). Estes destroem as células que estão se reproduzindo ativamente durante o ciclo celular; a maioria afeta as células na fase S por meio da interferência na síntese de DNA e RNA. Outros agentes, como alcaloides de plantas, são específicos para a fase M, durante a qual interrompem a formação do fuso mitótico. Os agentes quimioterápicos que atuam independentemente das fases do ciclo celular são denominados *agentes ciclo celular-não específicos* (p. ex., bussulfano, cisplatina, bleomicina). Estes normalmente apresentam um efeito prolongado sobre as células, levando à lesão ou à morte celular. Muitos planos de tratamento combinam agentes que têm por objetivo diferentes fases do ciclo celular para aumentar o número de células tumorais vulneráveis mortas durante um período de tratamento (Dickens & Ahmed, 2018).

Os agentes quimioterápicos também são classificados de acordo com o grupo químico, cada qual com um mecanismo de ação diferente. Estes incluem os agentes alquilantes, nitrosureias, antimetabólitos, antibióticos antitumorais, inibidores da topoisomerase, alcaloides de plantas (também denominados inibidores mitóticos), agentes hormonais e agentes diversos. A classificação, o mecanismo de ação, a especificidade no ciclo celular e os efeitos colaterais comuns de agentes antineoplásicos selecionados estão listados na Tabela 12.7.

Os agentes quimioterápicos de diversas categorias podem ser utilizados em conjunto para maximizar a destruição celular. A quimioterapia de combinação (poliquimioterapia, PQT) depende de agentes com mecanismos variáveis, possíveis ações sinergísticas e diferentes toxicidades. A PQT também ajuda a evitar o desenvolvimento de células resistentes aos fármacos (Dickens & Ahmed, 2018).

Agentes quimioterápicos adjuntos

Em determinados esquemas, medicamentos adicionais são administrados com os agentes quimioterápicos para intensificar a atividade ou proteger as células normais contra lesões. Por exemplo, a leucovorina com frequência é administrada com fluoruracila para tratar o câncer colorretal. A leucovorina, um composto similar ao ácido fólico, auxilia a ligação da fluoruracila a uma enzima existente nas células cancerosas, intensificando a capacidade da fluoruracila de permanecer no ambiente intracelular. A leucovorina também resgata as células normais dos efeitos tóxicos de dosagens altas de metotrexato. Quando administrado em determinadas doses para o tratamento de alguns tipos de leucemia ou linfoma, o metotrexato causa deficiência de ácido fólico nas células, que resulta em morte celular. Pode ocorrer toxicidade significativa, incluindo supressão grave da medula óssea, mucosite, diarreia e lesão hepática, pulmonar e renal. A leucovorina ajuda a evitar ou diminuir estas toxicidades.

Administração de agentes quimioterápicos

A quimioterapia pode ser administrada no hospital, em centro ambulatorial ou no ambiente domiciliar por meio de diversas vias. A via de administração depende do tipo de agente; da dose necessária; e do tipo, da localização e da extensão da doença maligna que está sendo tratada. Padrões para a administração segura da quimioterapia foram desenvolvidos pela Oncology Nursing Society (ONS) e pela American Society of Clinical Oncology (ASCO) (Neuss, Gilmore, Belderson et al., 2017). A orientação ao paciente é essencial para maximizar a segurança quando a quimioterapia é administrada no domicílio.

Dose

A dosagem dos agentes quimioterápicos é baseada primariamente na área de superfície corporal total do paciente, no peso, na exposição e resposta anteriores à quimioterapia ou à radioterapia,

TABELA 12.7 Agentes antineoplásicos selecionados.

Classe medicamentosa e exemplos	Mecanismo de ação	Especificidade no ciclo celular	Efeitos colaterais comuns
Agentes alquilantes Bussulfano, carboplatina, clorambucila, cisplatina, ciclofosfamida, dacarbazina, altretamina ifosfamida, melfalana, mostarda nitrogenada, oxaliplatina, tiotepa	Ligação com as moléculas de DNA, RNA e proteínas, que leva ao comprometimento da replicação do DNA, da transcrição do RNA e do funcionamento celular; todos resultam em morte celular	Não específicos do ciclo celular	Supressão da medula óssea, náuseas, vômito, cistite (ciclofosfamida, ifosfamida), estomatite, alopecia, supressão gonadal, toxicidade renal (cisplatina) e desenvolvimento de malignidades secundárias
Nitrosureias Carmustatina, lomustina ou CCNU, semustina, estreptozocina	Similares aos agentes alquilantes; ultrapassam a barreira hematencefálica	Não específicos do ciclo celular	Mielossupressão tardia e cumulativa, especialmente trombocitopenia; náuseas, vômito, lesões pulmonar, hepática e renal
Inibidores da topoisomerase I Irinotecano Topotecana **Inibidores da topoisomerase II** Etoposídeo Teniposídeo	Induzem quebras no filamento de DNA por meio da ligação à enzima topoisomerase, evitando que as células se dividam	Específicos do ciclo celular (fase S)	Supressão da medula óssea, diarreia, náuseas, vômito, sintomas similares aos da gripe (topotecana), erupção cutânea (etoposídeo), hepatotoxicidade (teniposídeo)
Antimetabólitos 5-azacitidina, capecitabina, citarabina, edatrexato fludarabina, 5-fluoruracila (5-FU), gencitabina, hidroxiureia, cladribina, 6-mercaptopurina, metotrexato, pentostatina, 6-tioguanina	Interferem na biossíntese de metabólitos ou ácidos nucleicos necessários para síntese de RNA e DNA; inibem a replicação e o reparo do DNA	Específicos do ciclo celular (fase S)	Náuseas, vômitos, diarreia, mileossupressão, estomatite, nefrotoxicidade (metotrexato ou pentostatina), hepatotoxicidade (6-tioguanina), síndrome mão-pé (capecitabina)
Antibióticos antitumorais Bleomicina, dactinomicina, daunorrubicina, doxorrubicina, epirrubicina, idarrubicina, mitomicina, mitoxantrona, plicamicina	Interferem na síntese do DNA por meio da ligação do DNA; previnem a síntese do RNA	Não específicos do ciclo celular	Mielossupressão, náuseas, vômitos, alopecia, anorexia, toxicidade cardíaca (daunorrubicina, doxorrubicina), urina vermelha (doxorrubicina, idarrubicina, epirrubicina), fibrose pulmonar (bleomicina)
Inibidores do fuso mitótico *Alcaloides vegetais:* vimblastina, vincristina, vinorelbina	Interrompem a metáfase por meio da inibição da formação tubular mitótica (fuso); inibem a síntese de DNA e proteínas	Específicos do ciclo celular (fase M)	Mielossupressão (leve com vincristina), neuropatias periféricas, náuseas e vômito
Taxanos: paclitaxel, docetaxel	Interrompem a metáfase por meio da inibição da despolimerização da tubulina	Específicos do ciclo celular (fase M)	Reações de hipersensibilidade, supressão da medula óssea, alopecia, neuropatias periféricas, mucosite
Epotilonas: ixabepilona	Alteram os microtúbulos e inibem a mitose	Específicos do ciclo celular (fase M)	Neuropatias periféricas, supressão da medula óssea, reações de hipersensibilidade, comprometimento hepático
Agentes hormonais Androgênios e antiandrogênios, estrogênios e antiestrogênios, progestinas e antiprogestinas, inibidores da aromatase, análogos ao hormônio de liberação do hormônio luteinizante, esteroides	Ligação aos locais de receptores hormonais que alteram o crescimento celular; bloqueio da ligação dos estrogênios aos locais de receptores (antiestrogênios); inibem a síntese de RNA; suprimem o sistema do citocromo P450	Não específicos do ciclo celular	Hipercalcemia, icterícia, aumento do apetite, masculinização, feminização, retenção de sódio e líquido, náuseas, vômito, fogacho, ressecamento vaginal por falta de estrogênio
Outros agentes Asparaginase, procarbazina	Inibem a síntese de proteínas, DNA e RNA	Variam	Anorexia, náuseas, vômito, mielossupressão, hepatotoxicidade, reação de hipersensibilidade, pancreatite
Trióxido de arsênico	Causa fragmentação do DNA, que resulta em morte celular; na leucemia pró-mielocítica aguda, corrige alterações proteicas e altera as células malignas em leucócitos normais		Náuseas, vômitos, desequilíbrios eletrolíticos, febre, cefaleia, tosse, dispneia, anormalidades ao eletrocardiograma

DNA: ácido desoxirribonucleico; RNA: ácido ribonucleico. Adaptada de Comerford, K. C. & Durkin, M. T. (2020). *Nursing 2020 drug handbook*. Philadelphia, PA: Wolters Kluwer; Neuss, M. N., Gilmore, T. R., Belderson, K. et al. (2017). 2016 updated American Society of Clinical Oncology/Oncology Nursing Society chemotherapy administration safety standards, including standards for pediatric oncology. *Oncology Nursing Forum, 44*(1), 31-43.

bem como na função dos principais sistemas de órgãos. As dosagens são determinadas para maximizar a morte celular ao mesmo tempo que se minimiza o impacto sobre os tecidos hígidos e as toxicidades subsequentes. O efeito terapêutico pode ser comprometido se uma dose modificada e inadequada for necessária por causa de toxicidades. A modificação da dose com frequência é necessária se os valores laboratoriais críticos ou os sintomas do paciente indicarem toxicidades inaceitáveis ou perigosas. Os esquemas de tratamento quimioterápico incluem terapia com dose padrão, esquemas de dose densa (administrando quimioterapia mais frequentemente que os esquemas de tratamento padrão), e esquemas mieloablativos para TCTH. Em relação a determinados agentes quimioterápicos, há um limite de dose vitalícia máxima ao qual deve haver adesão em decorrência do perigo de complicações irreversíveis nos órgãos a longo prazo (p. ex., por causa do risco de miocardiopatia, a doxorrubicina apresenta um limite de dose vitalícia cumulativa de 550 mg/m^2).

Extravasamento

Os agentes quimioterápicos administrados por via intravenosa são adicionalmente classificados de acordo com seu potencial de lesionar os tecidos se inadvertidamente extravasarem de uma veia para o tecido adjacente (**extravasamento**). As consequências do extravasamento variam de desconforto leve até destruição tecidual grave, na dependência de o agente ser classificado como um irritante ou vesicante. Agentes irritativos induzem uma reação inflamatória localizada na área da infusão ou da injeção, mas geralmente não provocam lesão tecidual permanente (Olsen, LeFebvre & Brassil, 2019).

Ao contrário dos agentes irritativos, os agentes **vesicantes** provocam inflamação, lesão tecidual e, possivelmente, necrose de tendões, músculos, nervos e vasos sanguíneos se ocorrer extravasamento (Olsen et al., 2019). Embora o mecanismo das ações vesicantes varie com cada fármaco, alguns agentes se ligam ao DNA celular e causam morte celular que progride até envolver as células vizinhas, enquanto outros agentes são metabolizados dentro das células e causam uma reação localizada e dolorosa que normalmente melhora ao longo do tempo. A descamação e a ulceração do tecido podem progredir até uma necrose tecidual que é tão grave que se torna necessário um enxerto de pele. A extensão total da lesão tissular pode demorar muitas semanas para aparecer. Exemplos de agentes geralmente utilizados classificados como vesicantes incluem dactinomicina, daunorrubicina, doxorrubicina, mostarda nitrogenada, mitomicina, vimblastina e vincristina. Os padrões de segurança na administração de quimioterapia requerem a disponibilidade de protocolos específicos para o manejo de extravasamento, incluindo prescrições médicas SOS para o antídoto, assim como acessibilidade aos antídotos em todos os ambientes nos quais é administrada a quimioterapia vesicante (Neuss et al., 2017; Olsen et al., 2019).

A quimioterapia é administrada apenas por profissionais peritos, ou seja, que detêm o conhecimento e estabeleceram competências para o manejo de vesicantes e extravasamentos (Neuss et al., 2017; Olsen et al., 2019). A prevenção e o manejo de extravasamento são essenciais. A quimioterapia vesicante nunca deve ser administrada em veias periféricas que envolvam a mão ou o pulso. A administração periférica é permitida apenas para infusões de curta duração, e a inserção do local da punção venosa deve ser feita na área do antebraço com a utilização de um cateter de plástico flexível. Para qualquer administração frequente ou prolongada de vesicantes antineoplásicos, cateteres silásticos atriais direitos, dispositivos de acesso venoso implantados ou cateteres centrais de inserção periférica (CCIP) devem ser inseridos para promover a segurança durante a administração dos medicamentos e reduzir problemas com o acesso ao sistema circulatório (Figuras 12.3 e 12.4).

Reações de hipersensibilidade

Embora reações de hipersensibilidade (RHSs) possam ocorrer com qualquer medicamento, muitos agentes quimioterápicos impõem um risco maior e foram associados a resultados potencialmente fatais (Olsen et al., 2019). As RHSs são um subgrupo de reações adversas medicamentosas que são inesperadas e associadas a sinais e sintomas leves ou progressivos de piora, como erupção cutânea, urticária, febre, hipotensão, instabilidade cardíaca, dispneia, respiração ruidosa, constrição na garganta e síncope. As reações de hipersensibilidade imediatas surgem em 5 minutos e até 6 horas após uma infusão. As reações de hipersensibilidade tardias ocorrem após o término da infusão. Embora os pacientes possam ou não reagir à primeira infusão de um agente quimioterápico, a exposição repetida aumenta a probabilidade de uma reação.

As RHSs mais imediatas são as reações mediadas por imunoglobulina E (IgE) – uma reação alérgica (Olsen et al., 2019). Exemplos de agentes que podem causar uma resposta mediada por IgE alérgica incluem carboplatina, oxaliplatina e L-asparaginase. Entretanto, algumas RHSs, tais como reações anafilatoides, não são mediadas por IgE (não alérgicas), constituindo um resultado da síndrome de liberação de citocinas. Rituximabe e cetuximabe são exemplos de agentes associados a RHSs não mediadas por IgE (não alérgicas). No caso de haver sinais e sintomas de RHS, o medicamento deve ser descontinuado imediatamente e procedimentos de emergência devem ser iniciados. Muitas instituições desenvolveram protocolos específicos para responder às RHSs, incluindo prescrições SOS para a administração de medicamentos de emergência (Roselló, Blasco, García Fabregat et al., 2017). (Ver Capítulo 33 para uma discussão mais detalhada das reações alérgicas.)

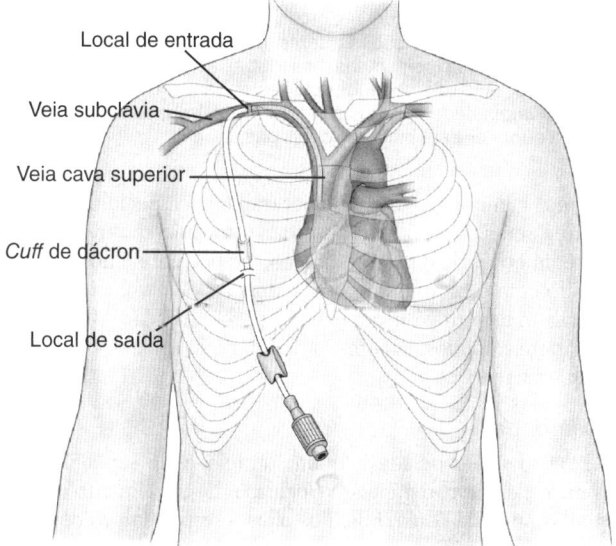

Figura 12.3 • Cateter atrial direito. O cateter atrial direito é inserido na veia subclávia e avançado até que sua ponta permaneça na veia cava superior, logo acima do átrio direito. A extremidade proximal em seguida é inserida através de um túnel partindo do local de entrada pelo tecido subcutâneo da parede torácica e exteriorizada em um local de saída no tórax. O *cuff* de dácron ancora o cateter na região e atua como uma barreira contra infecções.

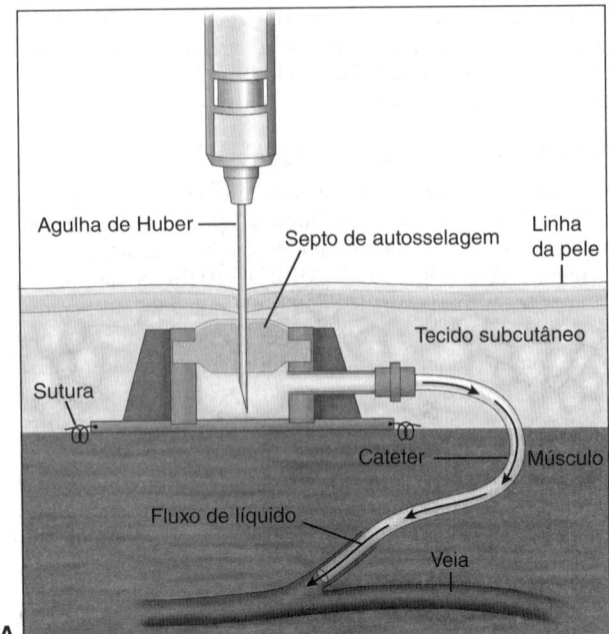
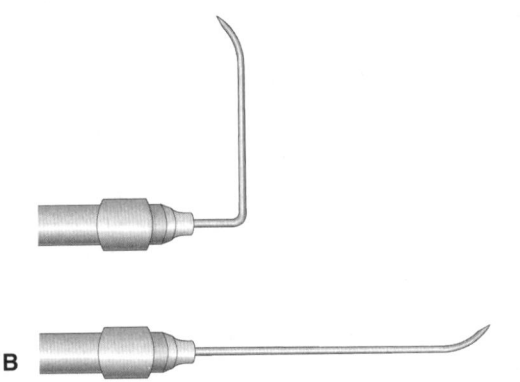

Figura 12.4 • Dispositivo de acesso vascular implantado. **A.** Diagrama esquemático de um dispositivo de acesso vascular implantado utilizado para a administração de medicamentos, líquidos, hemoderivados e nutrição. O septo de autosselagem possibilita a punção repetida por agulhas de Huber sem lesão ou extravasamento. **B.** Agulhas de Huber utilizadas para a entrada na porta vascular implantada. A agulha de 90° é utilizada para portas de entrada superior para infusões contínuas.

Para alguns agentes quimioterápicos, especialmente se forem essenciais ao plano de tratamento, podem ser possíveis procedimentos de dessensibilização, e o paciente é novamente tratado com o agente em doses reduzidas ou a velocidades de infusão mais lentas. Esquemas de pré-medicação são usados para determinados agentes quimioterápicos para evitar ou minimizar reações.

Toxicidade

A toxicidade associada à quimioterapia pode ser aguda ou crônica. Células com rápidas velocidades de crescimento (p. ex., epitélio, medula óssea, folículos pilosos, espermatozoides) são muito suscetíveis a lesões e os efeitos podem se manifestar em virtualmente qualquer sistema corporal.

Sistema digestório

Náuseas e vômito são os efeitos colaterais mais comuns da quimioterapia, que podem persistir por 24 a 48 horas; náuseas e vômito tardios podem ocorrer até 1 semana após a administração. Náuseas e vômitos induzidos por quimioterapia (NVIQ) podem afetar a qualidade de vida, os estados psicológico, nutricional e hidreletrolítico, a capacidade funcional, a adesão ao tratamento e a utilização de recursos de cuidados de saúde (Natale, 2018). Comorbidades, malignidade subjacente, outras modalidades de tratamento e outros medicamentos, bem como sintomas (p. ex., dor), podem contribuir para NVIQ. Náuseas e vômitos induzidos pela quimioterapia agudos ocorrem nas primeiras 24 horas após a quimioterapia com intensidade máxima após 5 a 6 horas, enquanto náuseas e vômitos induzidos pela quimioterapia tardios ocorrem 24 horas após o tratamento e podem durar até 7 dias com intensidade máxima 48 a 72 horas após a administração dos fármacos (náuseas e vômitos antecipatórios ocorrem antes da administração da quimioterapia, podendo ser uma resposta condicionada deflagrada por um estímulo como o odor do ambiente de infusão, a visão do profissional de enfermagem ou a sala de espera do centro ambulatorial) (Olsen et al., 2019).

Diversos mecanismos são responsáveis pela ocorrência de náuseas e vômito, incluindo ativação de diversos receptores localizados no centro do vômito do bulbo, na zona de acionamento de quimiorreceptores, no sistema digestório, na faringe e no córtex cerebral. Acredita-se que a ativação de receptores de neurotransmissores nessas áreas resulte em NVIQ. A estimulação pode ser originada por meio de vias periféricas, autônomas, vestibulares ou cognitivas. Os neurorreceptores primários que sabidamente estão implicados nos NVIQ são os receptores de 5-hidroxitriptamina (5-HT ou serotonina) e dopamina (Olsen et al., 2019).

A abordagem terapêutica de NVIQ tem por base o conhecimento da probabilidade de êmese dos agentes quimioterápicos utilizados. Os algoritmos utilizados para prevenir e tratar NVIQ têm por base as diretrizes norte-americanas que consideram essa classificação dos agentes quimioterápicos (NCCN, 2019g).

Corticosteroides, fenotiazinas, sedativos e histaminas são úteis, especialmente quando utilizados em combinação com bloqueadores de serotonina para proporcionar proteção antiemética (NCCN, 2019g). Para tratar náuseas e vômito tardios, alguns medicamentos antieméticos podem ser combinados e administrados durante a primeira semana no domicílio após a quimioterapia. Abordagens não farmacológicas, tais como técnicas de relaxamento, imaginação, acupressão ou acupuntura podem auxiliar na diminuição dos estímulos que contribuem para os sintomas e podem ser mais úteis para pacientes com náuseas e vômitos antecipatórios. Refeições pequenas e frequentes, alimentos pouco temperados e uma alimentação "confortável" podem reduzir a frequência ou a gravidade dos sintomas.

A estomatite geralmente está associada a alguns agentes quimioterápicos por causa do rápido *turnover* do epitélio que reveste a cavidade oral. Todo o tubo gastrintestinal é suscetível à mucosite. Antimetabólitos e antibióticos antitumorais são as principais causas da mucosite e de outros sintomas gastrintestinais, que podem ser graves em alguns pacientes.

Sistema hematopoético

Muitos agentes quimioterápicos provocam algum grau de mielossupressão (depressão da função da medula óssea) resultando em leucopenia (diminuição da contagem de leucócitos), **neutropenia** (diminuição da contagem de granulócitos), anemia (diminuição da contagem de eritrócitos), trombocitopenia (diminuição da contagem de plaquetas) e aumento do risco de infecção e sangramento (Olsen et al., 2019). A depressão dessas células é o motivo habitual para a limitação da dose da quimioterapia. A mielossupressão é previsível; em relação à maioria dos agentes, os pacientes normalmente alcançam o ponto em que as contagens sanguíneas são as mais baixas de 7 a 14 dias após a quimioterapia ter sido administrada. Durante essas 2 semanas, os enfermeiros antecipam as toxicidades correlatas, especialmente febre associada à contagem de neutrófilos inferior a 1.500 células/mm³. O monitoramento frequente dos hemogramas é essencial, e os pacientes são orientados a respeito das estratégias para a proteção contra infecções, lesões e perdas sanguíneas, em particular enquanto as contagens estão baixas.

Outros agentes – fatores de estimulação de colônias (fator de estimulação de colônias de granulócitos [G-CSF] e fator de estimulação de colônias de granulócitos-macrófagos [GM-CSF]) – podem ser administrados após a quimioterapia para estimular a medula óssea a produzir leucócitos, especialmente neutrófilos, a uma velocidade acelerada, diminuindo, assim, a duração da neutropenia. O G-CSF e o GM-CSF diminuem os episódios de infecção e a necessidade de antibióticos e viabilizam ciclos de tratamento com quimioterapia mais tempestivos, com menos necessidade de redução da dose. A eritropoetina (EPO) estimula a produção de eritrócitos, diminuindo, assim, tanto os sintomas de anemia crônica induzida pelo tratamento, quanto a necessidade de transfusões de sangue. A interleucina 11 (IL-11) (oprelvecina) estimula a produção de megacariócitos (precursores das plaquetas) e pode ser utilizada para evitar e tratar a trombocitopenia grave, mas apresenta utilização limitada em razão de toxicidades, tais como RHS; síndrome de extravasamento capilar; edema pulmonar; arritmias atriais; e náuseas, vômito e diarreia (Olsen et al., 2019).

Sistema urinário

Alguns agentes quimioterápicos podem causar disfunção renal ao lesionar os vasos sanguíneos ou as estruturas de filtração dos rins (Olsen et al., 2019). As manifestações clínicas da disfunção renal consequentes à quimioterapia convencional variam de elevação assintomática dos níveis séricos dos eletrólitos e da creatinina até lesão renal aguda (Merchan, Jhaveri, Berns et al., 2017). Cisplatina, metotrexato e mitomicina são especialmente nefrotóxicos (Olsen et al., 2019). A lesão renal também pode resultar em comprometimento da secreção de água, resultando em síndrome de secreção inadequada do hormônio antidiurético (SIHAD). A rápida lise celular tumoral após a quimioterapia resulta em aumento da excreção urinária de ácido úrico, o que pode causar lesão renal. Além disso, o conteúdo intracelular é liberado na circulação, resultando em hiperpotassemia, hiperfosfatemia e hipocalcemia, bem como nefropatia obstrutiva. (Ver discussão posterior sobre a síndrome de lise tumoral.)

É essencial o monitoramento dos valores laboratoriais, incluindo ureia, creatinina, *clearance* de creatinina e eletrólitos séricos (Olsen et al., 2019). Hidratação adequada e diurese para impedir a formação de cristais de ácido úrico e administração de alopurinol podem ser utilizadas para evitar a toxicidade renal. A amifostina demonstrou capacidade de minimizar as toxicidades renais associadas à terapia com cisplatina, ciclofosfamida e ifosfamida.

Cistite hemorrágica é um efeito tóxico na bexiga urinária que pode resultar da terapia com ciclofosfamida e ifosfamida e com um agente alquilante (p. ex., bussulfano e tiotepa) (Olsen et al., 2019). A hematúria pode variar de microscópica ao sangramento franco, com sintomas que variam de irritação temporária durante a micção, disúria e dor suprapúbica até hemorragia potencialmente fatal. A proteção da bexiga tem como foco a hidratação IV agressiva, a micção frequente e a diurese.

Sistema cardiopulmonar

Diversos agentes quimioterápicos estão associados à toxicidade cardíaca. As antraciclinas (p. ex., daunorrubicina, doxorrubicina) sabidamente causam toxicidades cardíacas cumulativas irreversíveis quando a dose total alcança 400 mg/m² (Henriksen, 2018). Se esses agentes forem administrados na presença de radioterapia torácica ou outros agentes com potencial de cardiotoxicidade, o seu limite de dose cumulativo é menor. Os pacientes que correm risco aumentado de apresentar cardiotoxicidade incluem extremos etários (> 65 anos ou < 18 anos), gênero feminino, ser afrodescendente, irradiação torácica, insuficiência renal e cardiopatia preexistente (inclusive hipertensão arterial) (Henriksen, 2018). O dexrazoxano tem sido utilizado de forma limitada como cardioprotetor quando a doxorrubicina é necessária em indivíduos que já receberam um limite de dose cumulativa e a continuação da terapia é considerada benéfica. Pacientes com cardiopatia conhecida (p. ex., insuficiência cardíaca) são tratados com doses mais baixas ou agentes que sabidamente não estejam associados à toxicidade cardíaca. A fração de ejeção cardíaca (volume de sangue ejetado do coração a cada batimento) e outros sinais de insuficiência cardíaca devem ser cuidadosamente monitorados.

Agentes como bleomicina, carmustina, bussulfano, mitomicina C e paclitaxel/docetaxel, entre outros, têm efeitos tóxicos sobre a função pulmonar, como lesão alveolar, broncospasmo, pneumonite e fibrose pulmonar (Olsen et al., 2019). Os pacientes são, portanto, cuidadosamente monitorados em relação a alterações na função pulmonar, incluindo resultados de testes da função pulmonar. Pacientes com doença pulmonar conhecida são tratados com agentes alternativos que sabidamente não causam toxicidade pulmonar. Quando ocorre toxicidade pulmonar, o agente é descontinuado e os pacientes são tratados com esteroides e outras terapias de suporte.

A síndrome de extravasamento capilar com consequente edema pulmonar é um efeito da citarabina, mitomicina C, ciclofosfamida e carmustina (Olsen et al., 2019). O início sutil de dispneia e tosse pode progredir rapidamente até angústia respiratória aguda e subsequente insuficiência respiratória. Os pacientes que são de risco significativo para a síndrome de extravasamento capilar são cuidadosamente monitorados.

Sistema genital

A função testicular e ovariana pode ser afetada pelos agentes quimioterápicos, resultando em possível infertilidade (Olsen et al., 2019). As mulheres podem desenvolver problemas de ovulação ou menopausa precoce, enquanto os homens podem desenvolver azoospermia (ausência de espermatozoides) temporária ou permanente. Considerando que o tratamento pode lesionar as células reprodutoras, o armazenamento do esperma em banco com frequência é recomendado para os homens antes do início do tratamento (Oktay, Harvey, Partridge et al., 2018). As opções disponíveis para as mulheres antes do início da quimioterapia incluem criopreservação (congelamento) de oócitos, embriões ou tecido ovariano. Os pacientes e seus parceiros são informados a respeito das possíveis alterações na função reprodutiva que resulta da quimioterapia. Além disso, muitos agentes quimioterápicos sabidamente são teratogênicos, ou acredita-se que sejam. Por conseguinte, os pacientes são aconselhados a utilizar métodos confiáveis de contracepção enquanto recebem a quimioterapia e não devem presumir que a infertilidade tenha ocorrido (Olsen et al., 2019).

Sistema neurológico

A neurotoxicidade induzida por quimioterapia, uma toxicidade possivelmente limitadora da dose, pode afetar os sistemas nervosos central, periférico e autônomo (Olsen et al., 2019). Pode ocorrer neurotoxicidade caracterizada por encefalopatia metabólica com ifosfamida, metotrexato em dose alta e citarabina. Com as doses repetidas, os taxanos e alcaloides de plantas, especialmente a vincristina, podem causar lesão cumulativa no sistema nervoso periférico, com alterações sensoriais nos pés e nas mãos. Essas sensações podem ser descritas como formigamento, pontadas ou dormência dos membros superiores e/ou inferiores; dor tipo queimação ou congelamento; dor aguda, em fisgadas, ou similar ao choque elétrico; e sensibilidade extrema ao toque. Se não relatada pelos pacientes ou inadequadamente detectada, a lesão progressiva dos axônios motores pode levar à perda dos reflexos tendinosos profundos, com fraqueza muscular, perda do equilíbrio e da coordenação e íleo paralítico.

Alguns agentes quimioterápicos (p. ex., paclitaxel e gencitabina) podem causar diversas neuropatias periféricas que podem levar à diminuição da qualidade de vida e das capacidades funcionais e resultar em reduções da dose, alteração no esquema quimioterápico, ou cessação prematura do tratamento (Haryani, Fetzer, Wu et al., 2017). Embora com frequência reversíveis, esses efeitos colaterais podem demorar muitos meses para serem resolvidos ou podem persistir indefinidamente. Junto com as parestesias habituais das mãos e dos pés, a oxaliplatina tem uma apresentação de neurotoxicidade única e assustadora, que com frequência é precipitada pela exposição ao frio, sendo caracterizada por disestesia faringolaríngea, ou seja, parestesia labial, desconforto ou constrição na parte posterior da garganta, incapacidade de respirar e dor mandibular (Olsen et al., 2019).

> **Alerta de enfermagem: Qualidade e segurança**
>
> Os pacientes que recebem oxaliplatina devem ser instruídos a evitar a ingestão de líquidos gelados ou sair de casa com as mãos e os pés expostos a temperaturas frias, por 3 a 4 dias após a terapia, para evitar a exacerbação dos sintomas (Olsen et al., 2019). A cisplatina pode causar neuropatias periféricas e perda da audição em consequência de lesão do nervo acústico.

Comprometimento cognitivo

Muitos pacientes com câncer apresentam problemas para lembrar datas, realizar diversas tarefas, cuidar de números e finanças, organizar, reconhecer rostos ou objetos, ou ainda incapacidade de seguir orientações, sentindo-se facilmente distraídos, bem como apresentam alterações motoras e comportamentais. Embora não sejam plenamente compreendidos, são considerados sintomas de comprometimento cognitivo. O comprometimento cognitivo é um conceito multidimensional que envolve declínio dos processos de manipulação das informações em vários domínios, inclusive atenção e concentração, função executiva, velocidade de processamento de informações, linguagem, função motora, habilidade visuoespacial, aprendizado e memória (Jansen, 2017). O comprometimento cognitivo foi associado ao câncer e aos tratamentos para o câncer, incluindo cirurgia, radioterapia, quimioterapia e terapia-alvo. Os sintomas podem ser sutis ou profundos, com possíveis efeitos negativos sobre as capacidades funcionais, o emprego, a independência, a qualidade de vida e o estado psicossocial. Comorbidades, idade, medicamentos, dor, comprometimento da nutrição, anemia, fadiga, desequilíbrios hidreletrolíticos, disfunção de órgãos, infecção e desequilíbrios hormonais são fatores que podem contribuir para a disfunção cognitiva e a tornam de difícil compreensão total. Os mecanismos subjacentes sobre a disfunção cognitiva em pacientes com câncer e que estão sendo pesquisados incluem efeitos neurotóxicos, estresse oxidativo, alterações hormonais, desregulação imune, liberação de citocinas, coagulação, predisposição genética e processo acelerado de envelhecimento (Jansen, 2017).

Fadiga

A fadiga relacionada com o câncer foi definida como "uma sensação incomum, persistente e subjetiva de cansaço que não é proporcional à atividade recente e que interfere no funcionamento habitual (NCCN, 2019f). A fadiga é um efeito colateral angustiante para a maioria dos pacientes, que afeta muito a qualidade de vida durante o tratamento e por meses após o tratamento. A equipe de saúde trabalha em conjunto para identificar abordagens farmacológicas e não farmacológicas efetivas para o manejo da fadiga.

Manejo de enfermagem

Os enfermeiros desempenham um papel importante na avaliação e no manejo de muitos dos problemas apresentados pelos pacientes que recebem quimioterapia. Os agentes quimioterápicos afetam as células normais e malignas; portanto, seus efeitos com frequência são difusos, atingindo muitos sistemas corporais.

Avaliações laboratoriais e físicas dos índices metabólicos e dos sistemas dermatológico, hematológico, hepático, urinário, cardiovascular, neurológico e pulmonar são críticas para o exame da resposta do corpo à quimioterapia. Essas avaliações são realizadas antes, durante e após um ciclo de quimioterapia para determinar as opções de tratamento ideais, avaliar a resposta do paciente, assim como monitorar a toxicidade. Os pacientes são monitorados em relação aos efeitos a longo prazo da quimioterapia após o término do tratamento ativo durante o período de sobrevida (Boxe 12.4).

Avaliação do estado hidreletrolítico

Anorexia, náuseas, vômito, alteração do paladar, mucosite e diarreia põem o paciente em risco para desequilíbrios nutricionais e hidreletrolíticos. É importante, portanto, que o enfermeiro avalie o estado nutricional e hidreletrolítico do paciente continuadamente e identifique modos criativos para promover a ingestão adequada de líquidos e alimentos.

Avaliação do estado cognitivo

Enfermeiros devem avaliar os pacientes rotineiramente à procura de indicações de comprometimento cognitivo. Antes do início do tratamento, os pacientes e as famílias devem ser informados sobre a possibilidade de disfunção cognitiva. A avaliação de enfermagem desempenha um papel importante na determinação da necessidade de encaminhamento para avaliação e intervenção neurocognitiva (Jansen, 2017).

Modificação dos riscos de infecção e sangramento

A supressão da medula óssea e do sistema imune é esperada e com frequência atua como um guia na determinação da dose quimioterápica adequada, mas eleva o risco de anemia, infecção e distúrbios do sangramento. A avaliação e o cuidado de enfermagem abordam fatores que aumentariam ainda mais

> **Boxe 12.4 Complicações potenciais em longo prazo da quimioterapia para o câncer**
>
> Anormalidades nos sentidos do paladar, olfato e tato
> Boca seca
> Cânceres secundários:
>   Câncer de tireoide
>   Hiperplasia do timo
>   Leucemia mieloide aguda
>   Linfomas não Hodgkin
>   Síndromes mielodisplásicas
>   Tumores sólidos (especialmente ósseos e em tecidos moles, pulmão, mama)
> Cáries
> Diminuição da libido
> Disfagia
> Disfunção imunológica
> Dispneia ao esforço
> Equilíbrio anormal, tremores ou fraqueza
> Hipotireoidismo
> Infecções por herpes (zóster ou varicela)
> Infertilidade
> Necrose avascular
> Osteoporose
> Pericardite (aguda ou crônica)
> Pneumonite (aguda ou crônica)
> Retardo de crescimento em crianças
> Sepse pneumocócica
> Toxicidade cardiovascular (doença da artéria coronária, infarto do miocárdio, insuficiência cardíaca congestiva, cardiopatia valvular, doença arterial periférica)
>
> Adaptado de Yarbro, C. H., Wujcik, D. & Gobel, B. H. (2018). *Cancer nursing: Principles and practice.* Burlington, MA: Jones & Bartlett Publishers.

o risco do paciente. O papel do enfermeiro na diminuição do risco de infecção e sangramento é adicionalmente discutido na seção Cuidado de enfermagem do paciente com câncer.

Administração da quimioterapia

Os enfermeiros devem ter conhecimento sobre os agentes quimioterápicos e outros mais associados a RHSs, as estratégias para a prevenção, os sinais e sintomas característicos das RHSs, bem como as intervenções precoces e em tempo hábil apropriadas para a prevenção da progressão até a anafilaxia. Os enfermeiros fornecem instruções ao paciente e à família com ênfase em dois pontos principais: a importância da participação na pré-medicação prescrita a ser autoadministrada antes da apresentação ao centro de infusão, bem como o reconhecimento e o relato dos sinais e sintomas para o enfermeiro assim que a infusão se inicie. Os pacientes e as famílias também são instruídos a respeito dos sinais e sintomas que podem ocorrer no domicílio após a alta da área de infusão e necessitar de administração de medicamentos ou de ida imediata ao pronto-socorro para avaliação adicional e tratamento.

Os efeitos locais do agente quimioterápico também são preocupantes. O paciente é cuidadosamente observado durante a administração do agente por causa do risco e das consequências do extravasamento. A prevenção do extravasamento é essencial e depende do cuidado de enfermagem vigilante (Neuss et al., 2017). A seleção de veias periféricas, a punção venosa com habilidade e a administração cuidadosa dos medicamentos são essenciais. A administração periférica é limitada às infusões de curta duração (inferiores a uma hora; impulso ou *bolus* IV), apenas com a utilização de um cateter de plástico flexível inserido na área do antebraço (Olsen et al., 2019). A infusão contínua de vesicantes cuja administração demore mais de uma hora ou que sejam administrados com frequência são infundidos apenas por meio de um acesso central, tal como um cateter silástico atrial direito, dispositivo de acesso venoso implantado ou CCIP. Esses dispositivos de acesso venoso de longo prazo promovem a segurança durante a administração do medicamento e reduzem problemas com o acesso repetido ao sistema circulatório (ver Figuras 12.3 e 12.4). Dispositivos de acesso venoso permanente ou subcutâneo requerem cuidado de enfermagem consistente. As complicações incluem infecção e trombose (Voog, Campion, Du Rusquec et al., 2018).

As indicações de extravasamento durante a administração de agentes vesicantes incluem:

- Ausência de retorno de sangue a partir do cateter IV
- Resistência ao fluxo de líquido IV
- Queimação ou dor, edema ou rubor no local.

> **Alerta de enfermagem: Qualidade e segurança**
>
> Se houver suspeita de extravasamento, a administração do medicamento é interrompida imediatamente.

Um *kit* de extravasamento deve estar prontamente disponível com equipamento de emergência e medicamentos de antídoto, bem como uma rápida referência sobre como tratar adequadamente o extravasamento do agente vesicante específico utilizado (embora dados baseados em evidência a respeito de antídotos efetivos sejam limitados) (Neuss et al., 2017; Olsen et al., 2019). Os enfermeiros devem consultar a política e os protocolos de sua organização para relato, manejo e documentação de extravasamento. Os padrões de segurança requerem a disponibilidade de protocolos específicos para o manejo de extravasamento, incluindo prescrições médicas SOS para o antídoto, assim como acessibilidade aos antídotos em todos os ambientes nos quais é administrada a quimioterapia vesicante (Neuss et al., 2017). Recomendações e diretrizes para o tratamento do extravasamento de vesicantes, que variam conforme o agente, foram emitidas por fabricantes de medicamentos individuais, farmácias e pela ONS (Neuss et al., 2017; Olsen et al., 2019).

As dificuldades ou os problemas com a administração dos agentes quimioterápicos são trazidos à atenção do médico imediatamente, de modo que possam ser adotadas medidas corretivas para minimizar a lesão tissular local.

O enfermeiro avalia o paciente que recebe quimioterapia neurotóxica, comunica os achados ao oncologista clínico, fornece orientações aos pacientes e às famílias, assim como realiza os encaminhamentos apropriados para a avaliação neurológica completa e terapias ocupacionais ou de reabilitação.

Prevenção das náuseas e do vômito

Os enfermeiros fazem parte da prevenção e do tratamento de NVIQ. Eles colaboram com outros membros da equipe de cuidados oncológicos para identificar fatores que contribuem para a apresentação de NVIQ e selecionam esquemas antieméticos efetivos que maximizam as terapias atualmente disponíveis. Os enfermeiros fornecem orientações aos pacientes e às famílias a respeito dos esquemas antieméticos e do cuidado de NVIQ tardios que podem continuar no domicílio após a infusão da quimioterapia ter sido concluída (NCCN, 2019g).

Manejo de alterações cognitivas

Embora diversas abordagens tenham sido exploradas, não foram estabelecidas diretrizes baseadas em evidência para a prevenção, o manejo ou a gestão da disfunção cognitiva. Exemplos de abordagens não farmacológicas que os enfermeiros recomendam para os pacientes incluem atividades físicas, intervenção ambiental restaurativa natural (caminhar na natureza ou jardinagem) e programas de treinamento cognitivo (Jansen, 2017). Os enfermeiros devem auxiliar os pacientes na abordagem de fatores, como desequilíbrios hidreletrolíticos, déficits nutricionais, fadiga, dor e infecção, para minimizar sua contribuição para o comprometimento cognitivo.

Manejo da fadiga

A fadiga é um efeito colateral comum da quimioterapia. Os enfermeiros auxiliam os pacientes na exploração do papel que os processos da doença subjacente, tratamentos combinados, outros sintomas e angústia psicossocial desempenham na apresentação de fadiga do paciente. Além disso, os enfermeiros trabalham com o paciente e outros membros da equipe para identificar abordagens efetivas para o tratamento da fadiga (NCCN, 2019h).

Proteção dos cuidadores

Os enfermeiros envolvidos no manuseio de agentes quimioterápicos podem ser expostos a doses baixas dos agentes por meio de contato direto, inalação ou ingestão (Menonna-Quinn, Polovich & Marshall, 2019). Irritação cutânea e ocular, náuseas, vômito, ulcerações na mucosa nasal, infertilidade, bebês com peso baixo ao nascimento, anomalias congênitas, abortamentos espontâneos e substâncias mutagênicas na urina foram relatados em enfermeiros que preparam e manuseiam agentes quimioterápicos. A Occupational and Safety Health Administration (OSHA), a ONS, hospitais e outras agências de saúde desenvolveram precauções específicas para os profissionais de saúde envolvidos no preparo e na administração de quimioterapia e para o manuseio de materiais expostos aos líquidos corporais daqueles que receberam esses agentes perigosos (Boxe 12.5) (Neuss et al., 2017; Olsen et al., 2019). Os enfermeiros devem estar familiarizados com as políticas e os procedimentos institucionais a respeito de equipamentos de proteção pessoal, manuseio e destinação de agentes quimioterápicos e suprimentos, bem como sobre o tratamento de derramamentos ou exposições acidentais. *Kits de emergência para derramamentos* devem estar prontamente disponíveis em qualquer área de tratamento na qual a quimioterapia seja preparada ou administrada. Também devem ser adotadas precauções durante o manuseio de quaisquer líquidos corporais ou excrementos do paciente, porque muitos agentes são eliminados inalterados na urina e nas fezes. Os enfermeiros em todos os ambientes de tratamento têm a responsabilidade de orientar os pacientes, as famílias, os cuidadores, a equipe assistente e os empregados domésticos a respeito das precauções.

Boxe 12.5 Segurança no manuseio de quimioterapia para profissionais de saúde

- Ao preparar (compor, reconstituir) a quimioterapia para a administração, utilizar os equipamentos de segurança a seguir para evitar a exposição por meio de inalação, contato direto e ingestão:
  - Cabine de segurança biológica (CSB) classe II ou III
  - Dispositivos de transferência de sistema fechado
  - Recipientes e bolsas IV resistentes a perfuração e extravasamento
  - Sistemas sem agulha (p. ex., equipo IV e seringas).
- Se uma CSB não estiver disponível durante o preparo da quimioterapia para a administração, utilizar os equipamentos de segurança a seguir para minimizar a exposição:
  - Respirador cirúrgico N-95 para proporcionar proteção respiratória e contra aerossóis
  - Proteção ocular e facial (proteção facial e óculos de proteção) que atuem no ou acima do nível dos olhos ou para a limpeza de respingos.
- Ao preparar ou administrar a quimioterapia ou manusear roupas de cama e outros materiais contaminados com a quimioterapia ou sangue e líquidos corporais de pacientes que recebem quimioterapia, utilizar os equipamentos que se seguem para a proteção pessoal:
  - Camadas duplas de luvas sem amido projetadas especificamente para o manuseio de quimioterapia (a luva interna é calçada sob o punho do avental e a luva externa é calçada sobre o punho)
  - Aventais descartáveis de mangas longas (sem costuras ou fechos que possam possibilitar a passagem dos fármacos) feitos de polipropileno revestido com polietileno ou outros materiais laminados.
- As roupas de cama contaminadas com quimioterápicos ou sangue e líquidos corporais de pacientes que recebem quimioterapia devem ser colocadas em:
  - Recipientes de sistema fechado, resistentes a perfuração e extravasamento, rotulados: "Perigo: Roupas de cama contaminadas com quimioterapia"
- Para os ambientes ambulatoriais, o recipiente anteriormente mencionado deve ser mantido na despensa de produtos contaminados do centro de infusão
- Para os ambientes de internação, o recipiente anteriormente mencionado deve ser mantido no quarto do paciente ou na despensa para produtos contaminados.
- Os equipamentos para o preparo da quimioterapia (p. ex., seringas, equipos, frascos vazios etc.), aventais e luvas devem ser descartados em:
  - Recipientes de sistema fechado, resistentes a perfuração e extravasamento, rotulados: "Perigo: resíduos contaminados com quimioterapia"
- Lavar as mãos com água e sabão após a remoção das luvas utilizadas para preparar ou administrar a quimioterapia ou a limpeza das roupas de cama e outros materiais contaminados
- "*Kits* para derramamentos" com aventais, luvas, materiais absorventes descartáveis apropriados para a limpeza de grandes áreas e alertas de perigo devem ser mantidos em todas as áreas nas quais a quimioterapia seja preparada e administrada
- Implementar um programa de melhoria da qualidade que aborde o manuseio seguro de quimioterapia, que inclua o que se segue:
  - Políticas e procedimentos operacionais padrão para:
    - Manuseio, preparo e destinação da quimioterapia
    - Manuseio e destinação de derramamentos de quimioterapia
    - Manuseio e destinação de sangue e líquidos corporais e materiais contaminados de pacientes que recebem quimioterapia
- Orientação, treinamento e avaliações de desempenho com base em competência a respeito dos procedimentos de segurança em quimioterapia na contratação do profissional e em intervalos regulares subsequentes
- Programa de monitoramento clínico para identificar indicadores de exposição
- Análise de causa-raiz para todos os episódios de extravasamento de quimioterapia e exposição.

Adaptado de National Institute for Occupational Safety and Health. (2008). Personal protective equipment for health care workers who work with hazardous drugs. Retirado em 11/7/2019 de: www.cdc.gov/niosh/docs/wp-solutions/2009-106/pdfs/2009-106.pdf?id=10.26616/NIOSHPUB2009106; Olsen, M. M., LeFebvre, K. B. & Brassil, K. (Eds.) (2019). *Chemotherapy and immunotherapy guidelines and recommendations for practice.* Pittsburgh, PA: Oncology Nursing Society.

Transplante de células-tronco hematopoéticas

O TCTH tem sido utilizado para tratar diversas doenças malignas e não malignas há muitos anos (Yarbro et al., 2018). Nos adultos o transplante de células-tronco hematopoéticas (TCTH) é realizado mais frequentemente no tratamento de determinados processos malignos hematológicos (p. ex., mieloma maligno, leucemia aguda, linfoma não Hodgkin) e menos comumente em alguns tumores sólidos (p. ex., tumores de células germinativas, câncer de mama, neuroblastomas).

O processo de obtenção de células-tronco hematopoéticas (CTH) evoluiu ao longo dos anos (Yarbro et al., 2018). Historicamente, as CTH eram obtidas no centro cirúrgico por meio da coleta de grandes quantidades de tecido de medula óssea de um doador sob anestesia geral. Todavia, a coleta de células-tronco do sangue periférico pelo método de aférese constitui atualmente o principal método usado no TCTH (Yarbro et al., 2018). As células coletadas são especialmente processadas e reinfundidas no paciente. Esse método de coleta de CTH é um meio de coleta seguro e de custo mais efetivo do que o processo de coleta de medula. As células-tronco também podem ser coletadas de sangue do cordão umbilical de recém-nascidos e da placenta, sendo criopreservadas e armazenadas para uso posterior (Yarbro et al., 2018).

Tipos de transplante de células-tronco hematopoéticas

Os tipos de TCTH têm por base a fonte de células do doador e o esquema de tratamento (condicionamento) utilizado para preparar o paciente para a infusão das células-tronco e erradicar as células malignas (Yarbro et al., 2018). Esses incluem:

- *TSTH alogênico* (TCTHalo): de outro doador além do paciente (pode ser um doador relacionado, tal como um familiar, ou um doador não relacionado incluído no National Bone Marrow Registry ou no Cord Blood Registry)[3]
- *Autólogo*: do paciente
- *Singênico*: de um gêmeo idêntico
- *Mieloablativo*: consiste na administração de doses altas de quimioterapia para o paciente e, ocasionalmente, irradiação de todo o corpo
- *Não mieloablativo*: também denominado *minitransplante*; não destrói completamente as células da medula óssea.

Os TCTHalo são utilizados primariamente para doenças da medula óssea e são dependentes da disponibilidade de um doador com correspondência para o antígeno leucocitário humano, o que limita muito a quantidade de possíveis transplantes. Uma vantagem do TCTHalo é que as células transplantadas não devem ser imunologicamente tolerantes da malignidade de um paciente e devem causar um **efeito enxerto *versus* tumor** letal, no qual as células do doador reconhecem as células malignas e atuam para eliminá-las.

O TCTHalo pode envolver quimioterapias mieloablativa (doses altas) ou não mieloablativa (minitransplante) (Yarbro et al., 2018). No TCTHalo, o receptor recebe doses altas de quimioterapia e possivelmente irradiação de todo o corpo para a erradicação completa (ablação) da medula óssea e de quaisquer células malignas, de modo a auxiliar na prevenção da rejeição das células-tronco do doador. As CTHs coletadas infundidas por via intravenosa nos receptores migram até os locais do corpo em que há produção de medula óssea e se estabelecem por meio do processo de enxertia. Após a conclusão da enxertia (8 a 10 dias, por vezes mais tempo), a nova medula óssea torna-se funcional e começa a produzir eritrócitos, leucócitos e plaquetas. No TCTHalo não ablativo, as doses da quimioterapia são mais baixas e são direcionadas para a destruição das células malignas (sem erradicar completamente a medula óssea), suprimindo, assim, o sistema imune do receptor para viabilizar a enxertia das células-tronco do doador. Doses mais baixas de quimioterapia, associadas a menos toxicidade dos órgãos e infecção, podem ser utilizadas em pacientes idosos ou naqueles com disfunção de órgãos subjacentes, para os quais a quimioterapia com doses altas seria proibitiva (Yarbro et al., 2018). Após a enxertia, espera-se que as células doadoras criem um efeito enxerto *versus* tumor. Antes da enxertia, os pacientes são de alto risco para infecção, sepse e sangramento. Os efeitos colaterais da quimioterapia com doses altas e da irradiação de todo o corpo podem ser agudos e crônicos (Negrin, 2018; Yarbro et al., 2018). Os efeitos colaterais agudos incluem cefaleia, alopecia, náuseas, vômitos, mucosite, diarreia, desequilíbrios hidreletrolíticos e lesão renal aguda. Os efeitos colaterais crônicos incluem infertilidade; disfunção pulmonar, cardíaca, hepática e renal; osteoporose e necrose óssea avascular; diabetes melito e malignidades secundárias.

Durante os primeiros 30 dias após o esquema de condicionamento, os pacientes de TCTHalo correm risco para o desenvolvimento de síndrome obstrutiva sinusoidal hepática (SOSH) (anteriormente denominada doença veno-oclusiva) relacionada com a inflamação induzida por quimioterapia do epitélio sinusoidal (Negrin & Bonis, 2019). A inflamação causa embolização de eritrócitos, que resulta em destruição, fibrose e oclusão dos sinusoides. As manifestações clínicas de SOSH podem incluir ganho de peso, hepatomegalia, aumento de bilirrubina e ascite. Embora diversas abordagens tenham sido utilizadas para tratar a SOSH, não surgiram estratégias baseadas em evidência. A utilização de células-tronco periféricas, a administração de quimioterapia específica e os esquemas não mieloablativos foram associados à diminuição da incidência (Negrin, 2018; Yarbro et al., 2018).

A **doença enxerto *versus* hospedeiro** (DEVH), uma causa importante de morbidade e mortalidade em 30 a 50% da população com transplante alogênico, ocorre quando os linfócitos do doador iniciam uma resposta imune contra os tecidos do receptor (p. ex., pele, sistema digestório, fígado) durante o início da enxertia (Yarbro et al., 2018). As células do doador consideram os tecidos do receptor estranhos ou imunologicamente diferentes do que eles reconhecem como "próprios" no doador. Para prevenir a DEVH, os pacientes recebem fármacos imunossupressores, tais como ciclosporina, metotrexato, tacrolimo, ou micofenolato mofetila.

A DEVH pode ser aguda, ocorrendo nos primeiros 100 dias, ou crônica, ocorrendo após 100 dias (Yarbro et al., 2018). As manifestações clínicas da DEVH aguda incluem erupção cutânea difusa que progride até a formação de bolhas e descamação similares a queimaduras de segundo grau; inflamação da mucosa dos olhos e de todo o sistema digestório, com diarreia subsequente, que pode exceder 2 ℓ ao dia; e estase biliar com dor abdominal, hepatomegalia, assim como a elevação das enzimas hepáticas que progride até a icterícia obstrutiva. Os primeiros aproximadamente 100 dias após o TCTHalo são cruciais para os pacientes; o sistema imune e a capacidade

---

[3] N.R.T.: No Brasil, o Ministério da Saúde criou em 2004 a Rede Nacional de Bancos Públicos de Sangue de Cordão Umbilical e Placentário para Transplante de Células-Tronco Hematopoiéticas por meio da Portaria nº 2.381/GM (http://dtr2001.saude.gov.br/sas/PORTARIAS/Port2004/GM/GM-2381.htm).

de formação de sangue (hematopoese) devem ser suficientemente recuperados para prevenir infecção e hemorragia.

O TCTH autólogo (TCTHau) é considerado para os pacientes com doença da medula óssea que não encontram um doador adequado para o TCTHalo ou para os pacientes que apresentam medula óssea hígida, mas que necessitam de doses de quimioterapia ablativas da medula óssea para a cura de uma malignidade agressiva (Yarbro et al., 2018). As malignidades mais comuns tratadas com o TCTHau incluem linfoma e mieloma múltiplo. Entretanto, a utilização do TCTHau conquistou a crescente aceitação no tratamento de neuroblastoma, sarcoma de Ewing e tumores de células germinativas. As células-tronco são coletadas do paciente e preservadas para a reinfusão; se necessário, são tratadas para matar quaisquer células malignas provenientes da medula, processo denominado *expurgo* (*purging*). Em seguida, o paciente é tratado com quimioterapia ablativa e, possivelmente, irradiação de todo o corpo para erradicar qualquer tumor remanescente. As células-tronco são reinfundidas em seguida. Até que ocorra a enxertia nos locais de medula óssea do corpo, é alto o risco de infecção, sepse e sangramento. Os efeitos tóxicos agudos e crônicos da quimioterapia e da radioterapia podem ser graves. O risco de SOSH também existe após o transplante autólogo. Não são necessários medicamentos imunossupressores após o TCTHau, porque o paciente não recebeu um tecido estranho. Uma desvantagem do TCTHau é o risco de que as células tumorais possam permanecer na medula óssea, apesar da quimioterapia com doses altas (esquema de condicionamento).

Os transplantes singênicos resultam em menos incidência de DEVH e rejeição do enxerto; entretanto, também existe menos efeito enxerto *versus* tumor para combater a malignidade. Por este motivo, mesmo quando um gêmeo idêntico está disponível para a doação de medula, outro irmão correspondente ou mesmo um doador não relacionado pode ser o doador mais adequado para combater uma malignidade agressiva (Yarbro et al., 2018).

Manejo de enfermagem

O cuidado de enfermagem do paciente que é submetido ao TCTH é complexo e demanda um alto nível de habilidade. O sucesso do TCTH é muito influenciado pelo cuidado de enfermagem durante todo o processo de transplante.

Implementação do cuidado antes do tratamento

Todos os pacientes devem ser submetidos a avaliações extensivas antes do TCTH para avaliar o estado clínico atual da doença. São conduzidas avaliações nutricionais, exames físicos extensivos, testes de função de órgãos e avaliações psicológicas. O teste sérico inclui a avaliação da exposição anterior a antígenos infecciosos (p. ex., vírus da hepatite, citomegalovírus, herpes-vírus simples, vírus da imunodeficiência humana, sífilis). Os sistemas de serviço social, recursos financeiros e de seguro do paciente também são avaliados. O consentimento livre e esclarecido e a orientação ao paciente sobre o procedimento e o cuidado antes e após o TCTH são vitais.

Fornecimento do cuidado durante o tratamento

O cuidado especializado de enfermagem é necessário durante a fase de tratamento do TCTH, quando a quimioterapia com doses altas (esquema de condicionamento) e a irradiação de todo o corpo são administradas. As toxicidades agudas de náuseas, diarreia, mucosite e cistite hemorrágica requerem monitoramento cuidadoso e manejo dos sintomas pelo enfermeiro.

O manejo de enfermagem durante a infusão das células-tronco consiste em monitoramento dos sinais vitais e da saturação de oxigênio sanguíneo do paciente; avaliação em relação aos efeitos adversos, como febre, calafrios, dispneia, dor torácica, reações cutâneas, náuseas, vômito, hipotensão ou hipertensão arterial, taquicardia, ansiedade e alterações do paladar; bem como explicações e demonstrações de estratégias para o controle dos sintomas, suporte contínuo e orientação ao paciente. Durante a infusão das células-tronco, os pacientes podem apresentar reações adversas ao dimetilsulfóxido (DMSO), crioprotetor utilizado para preservar as células-tronco coletadas. Efeitos tóxicos menos comuns incluem comprometimento neurológico e renal (Yarbro et al., 2018).

> *Alerta de enfermagem: Qualidade e segurança*
> Até que ocorra a enxertia da nova medula óssea, é alto o risco do paciente submetido ao TCTH para morte em razão de sepse e sangramento.

Pode ocorrer um agrupamento de sintomas denominado síndrome da enxertia durante a fase de recuperação dos neutrófilos nos transplantes alogênicos e autólogos. As características clínicas desta síndrome variam amplamente, mas podem incluir febre não infecciosa associada a erupção cutânea, ganho de peso, diarreia e infiltrados pulmonares, com melhora observada após o início de terapia com corticosteroide em vez de terapia com antibiótico (Mutahar & Al-Anazi, 2017). Até que o enxerto esteja bem estabelecido, o paciente necessita de suporte com hemoderivados e fatores de crescimento hematopoético.

As possíveis infecções podem ser de origem bacteriana, viral, fúngica ou protozoária. Durante os primeiros 30 dias após o transplante, o paciente corre risco máximo para o desenvolvimento de reativações de infecções virais, incluindo herpes-vírus simples (HSV), vírus Epstein-Barr (EBV), citomegalovírus e vírus varicela-zóster (VZV). O desnudamento da mucosa impõe um risco para a infecção por *Candida* (levedura) local e sistemicamente. As toxicidades pulmonares oferecem oportunidade para infecções fúngicas, tais como por *Aspergillus*. As complicações renais têm origem nos agentes quimioterápicos nefrotóxicos utilizados no esquema de condicionamento ou naqueles utilizados para o tratamento de infecções (anfotericina B, aminoglicosídios). Uma dieta neutropênica é, em geral, prescrita para pacientes com o objetivo de reduzir o risco de exposição a infecções alimentares transmitidas por bactérias, leveduras, fungos, vírus e parasitas (Yarbro et al., 2018).

Síndrome de lise tumoral (SLT) e necrose tubular aguda também são possíveis complicações após o TCTH. A avaliação de enfermagem em relação aos sinais dessas complicações é essencial para a identificação e o tratamento precoces. A DEVH requer a habilidosa avaliação de enfermagem para detectar os efeitos iniciais na pele, no fígado e no sistema digestório. A SOSH que resulta dos esquemas de condicionamento utilizados pode resultar em retenção de líquido, icterícia, dor abdominal, ascite, fígado sensível e aumentado, assim como encefalopatia. Complicações pulmonares, tais como edema pulmonar, pneumonia intersticial e outras pneumonias, com frequência complicam a recuperação.

Fornecimento do cuidado após o tratamento

Os cuidados de enfermagem após o TCTH incluem cuidados com receptores e doadores. Estes são discutidos nas seções a seguir.

Cuidado dos receptores

A avaliação de enfermagem contínua durante as consultas de acompanhamento é essencial para detectar os efeitos tardios da terapia após o TCTH, que podem ocorrer 100 dias ou mais após o procedimento (Yarbro et al., 2018). Os efeitos tardios incluem infecções (p. ex., infecção por varicela-zóster), anormalidades pulmonares restritivas e pneumonias recidivantes. A infertilidade com frequência resulta da irradiação de todo o corpo e/ou da quimioterapia como componentes do esquema ablativo. A DEVH crônica pode envolver pele, fígado, intestino, esôfago, olhos, pulmões, articulações e mucosa vaginal. Também pode haver desenvolvimento de catarata após a irradiação de todo o corpo.

Existe um potencial elevado de angústia psicológica após um TCTH, que tem sido associada a recuperação tardia, mortalidade e taxas elevadas de complicações, como DEVH (Hermioni, Christina, Melanie et al., 2019). Assim, as avaliações psicossociais pela equipe de enfermagem devem ser contínuas e prioritárias. Além dos diversos fatores de estresse físico e psicológico que afetam os pacientes em cada fase do transplante, a natureza do tratamento e a experiência do paciente podem impor demandas emocionais, sociais, financeiras e físicas extremas sobre a família, os amigos e os doadores. Os enfermeiros avaliam as necessidades da família e de outros cuidadores e fornecem orientações, suporte e informações sobre os recursos.

Cuidado dos doadores

Assim como os receptores do TCTH, os doadores também necessitam de cuidado de enfermagem. Eles podem apresentar alterações do humor, diminuição da autoestima e culpa por causa de sentimentos de insucesso se o transplante falhar. Os familiares devem ser instruídos e amparados para reduzir a ansiedade e promover o enfrentamento durante esta época difícil. Além disso, também devem ser assistidos para manter expectativas realistas sobre si mesmos, bem como sobre o paciente.

Imunoterapia e terapia direcionada

Imunoterapia

A **imunoterapia** envolve o uso de medicamentos ou mediadores bioquímicos para estimular ou suprimir componentes do sistema imune para destruir células cancerosas (ACS, 2019g). Na última década os avanços na compreensão do sistema imune e de sua interação com o câncer resultaram em avanços significativos na imunoterapia. Isso modificou substancialmente como os pacientes com câncer são tratados e resultou em melhora da sobrevida global de pacientes com muitos tipos de câncer. Atualmente, existem vários tipos de imunoterapia sendo usados em pacientes com câncer, inclusive imunoterapias inespecíficas, anticorpos monoclonais, inibidores de ponto de controle (*checkpoint*) imunológicos, vacinas e células CAR T. Muitas imunoterapias são terapias-alvo. Terapias direcionadas são discutidas mais adiante, neste capítulo.

Imunoterapia inespecífica

A imunoterapia inespecífica não é direcionada diretamente para a célula cancerosa, mas reforça o sistema imune para incentivar a destruição das células cancerosas ou é combinada a outras formas de tratamento contra o câncer, como quimioterapia ou radioterapia (ACS, 2019f). Os agentes de imunoterapia inespecífica comuns incluem bacilo Calmette-Guérin (BCG) e citocinas (interferona, interleucinas e fatores de estimulação das colônias).

BCG é um dos agentes de imunoterapia mais antigos usados nos pacientes com câncer. BCG é uma estirpe atenuada viva de *Mycobacterium bovis*, que guarda relação próxima com a bactéria que provoca tuberculose em seres humanos. BCG é mais frequentemente usado no tratamento de câncer de bexiga urinária localizado (ACS, 2019h). Quando é instilado na bexiga urinária, o BCG atua como antígeno e estimula uma resposta imune. A intenção é a de que o sistema imune estimulado em seguida erradique as células malignas. Efeitos tóxicos comumente associados à terapia com BCG incluem sinais/sintomas gripais leves (p. ex., febre, calafrios, mal-estar), sensação de queimação/desconforto vesical, polaciuria e urina tingida de sangue, que tipicamente dura 2 a 3 dias após o tratamento (ACS, 2019h).

Os agentes de imunoterapia inespecífica mais utilizados são as citocinas. **Citocinas** são substâncias que atuam como mensageiras, podendo ser liberadas por uma célula para criar uma ação no local ou transportadas pela corrente sanguínea até um local distante antes de serem ativadas; também são denominadas *mediadores bioquímicos* ou *inflamatórios*. Essas substâncias são produzidas primariamente por células do sistema imune para intensificar ou suprimir a produção e o funcionamento de outros componentes do sistema imune e, portanto, podem ser utilizadas para tratar o câncer ou os efeitos adversos de alguns tratamentos para o câncer. As citocinas são agrupadas em famílias, tais como interferonas (IFNs), interleucinas (ILs) e fatores de estimulação de colônias (CSFs). Os CSFs foram descritos anteriormente neste capítulo em relação a seu papel de suporte em modalidades de tratamento mielossupressor. (Ver uma discussão mais detalhada sobre o sistema imune no Capítulo 31.)

As IFNs são citocinas com propriedades antivirais, antitumorais e imunomoduladoras (inibição ou estimulação do sistema imune). Os diversos efeitos antitumorais das IFNs incluem antiangiogênese, destruição direta das células tumorais, inibição dos fatores de crescimento e ruptura do ciclo celular (Yarbro et al., 2018). As IFNs são usadas de maneira limitada para o tratamento de alguns cânceres sólidos e hematológicos. Semelhante às IFNs, as ILs têm efeitos imunomoduladores em outros componentes da resposta imune. A IL-2, uma interleucina criada em laboratório, foi aprovada pela FDA como opção terapêutica para formas avançadas de câncer renal e melanoma metastático em adultos.

Efeitos adversos, tais como febre, mialgia, náuseas e vômito, conforme observados com a terapia com IFN e IL-2, não são potencialmente fatais. Todavia, outros efeitos adversos dessas terapias (p. ex., síndrome de extravasamento capilar, edema pulmonar, hipotensão) são potencialmente fatais. Esses efeitos tóxicos graves restringiram o uso clínico de IFN e IL-2 e levaram os médicos a buscar outras terapias contra o câncer (Waldmann, 2018).

Anticorpos monoclonais (MoAbs)

Os anticorpos monoclonais, outro tipo de imunoterapia, surgiram graças aos avanços tecnológicos, que possibilitaram que os investigadores cultivassem e produzissem anticorpos direcionados para células malignas específicas. Teoricamente, esse tipo de especificidade possibilita que os anticorpos monoclonais destruam as células cancerosas e poupem as células normais. A especificidade dos anticorpos monoclonais depende da identificação das principais proteínas de antígeno sobre a superfície (externa) dos tumores que não se encontram presentes nos tecidos normais. Quando os anticorpos monoclonais se ligam ao antígeno de superfície celular, uma importante via de transdução de sinais para a comunicação entre as células malignas e o ambiente extracelular é bloqueada. Os resultados podem incluir incapacidade de iniciar a apoptose, reproduzir ou invadir os tecidos adjacentes.

A produção de anticorpos monoclonais envolve a injeção de células tumorais que atuam como antígenos em camundongos. Os linfócitos de células B no baço do camundongo produzem imunoglobulinas (anticorpos) formadas em resposta aos antígenos injetados. Os linfócitos B produtores de anticorpos são combinados com uma célula cancerosa que pode crescer indefinidamente em meio de cultura e continuar a produzir mais anticorpos.

A combinação das células esplênicas e das células cancerosas é denominada um hibridoma. Dos hibridomas que continuam a crescer no meio de cultura, os anticorpos desejados são coletados, purificados e preparados para a utilização diagnóstica ou terapêutica (Figura 12.5). Avanços na engenharia genética levaram à produção de anticorpos monoclonais com combinações de componentes de camundongos e humanos (*MoAb quiméricos*), ou componentes totalmente humanos (*anticorpos monoclonais humanos*). Os anticorpos monoclonais criados com genes humanos apresentam maiores propriedades imunológicas e menor probabilidade de causar reações alérgicas e à infusão (Norris, 2019).

Os anticorpos monoclonais (habitualmente com sufixo "-mabe") são grandes partículas que atuam em moléculas extracelulares e são, habitualmente, administradas por via intravenosa. Diversos anticorpos monoclonais são usados para o tratamento do câncer com a utilização de diversos alvos extracelulares (na membrana celular) e intracelulares. O trastuzumabe tem por alvo a proteína HER2, um erro de expressão genética excessiva encontrado em cânceres de mama e outros cânceres (ACS, 2019g). O rituxumabe é um anticorpo monoclonal que se liga especificamente ao antígeno CD20 expressado pelo linfoma não Hodgkin e pela leucemia linfocítica crônica de células B.

Alguns anticorpos monoclonais são utilizados como monoterapia (denominados anticorpos monoclonais isolados), enquanto outros são utilizados em combinação com agentes que viabilizam suas ações antitumorais (denominados anticorpos monoclonais conjugados). O ibritumomabe tiuxetana, um anticorpo monoclonal conjugado com um isótopo radioativo, é usado no tratamento de determinados tipos de linfoma (ACS, 2019g). Os MoAbs também são empregados como auxiliares na avaliação diagnóstica de tumores primários e metastáticos por meio de imagem radiológica e técnicas laboratoriais (Olsen et al., 2019). Por exemplo, o processo de imuno-histoquímica usa um MoAb marcado com um corante que se liga à proteína de interesse, fornecendo uma coloração visual em relação à presença ou à ausência da proteína (Bishop, Cole, Zhang et al., 2018). Esse tipo de teste é utilizado para identificar receptores

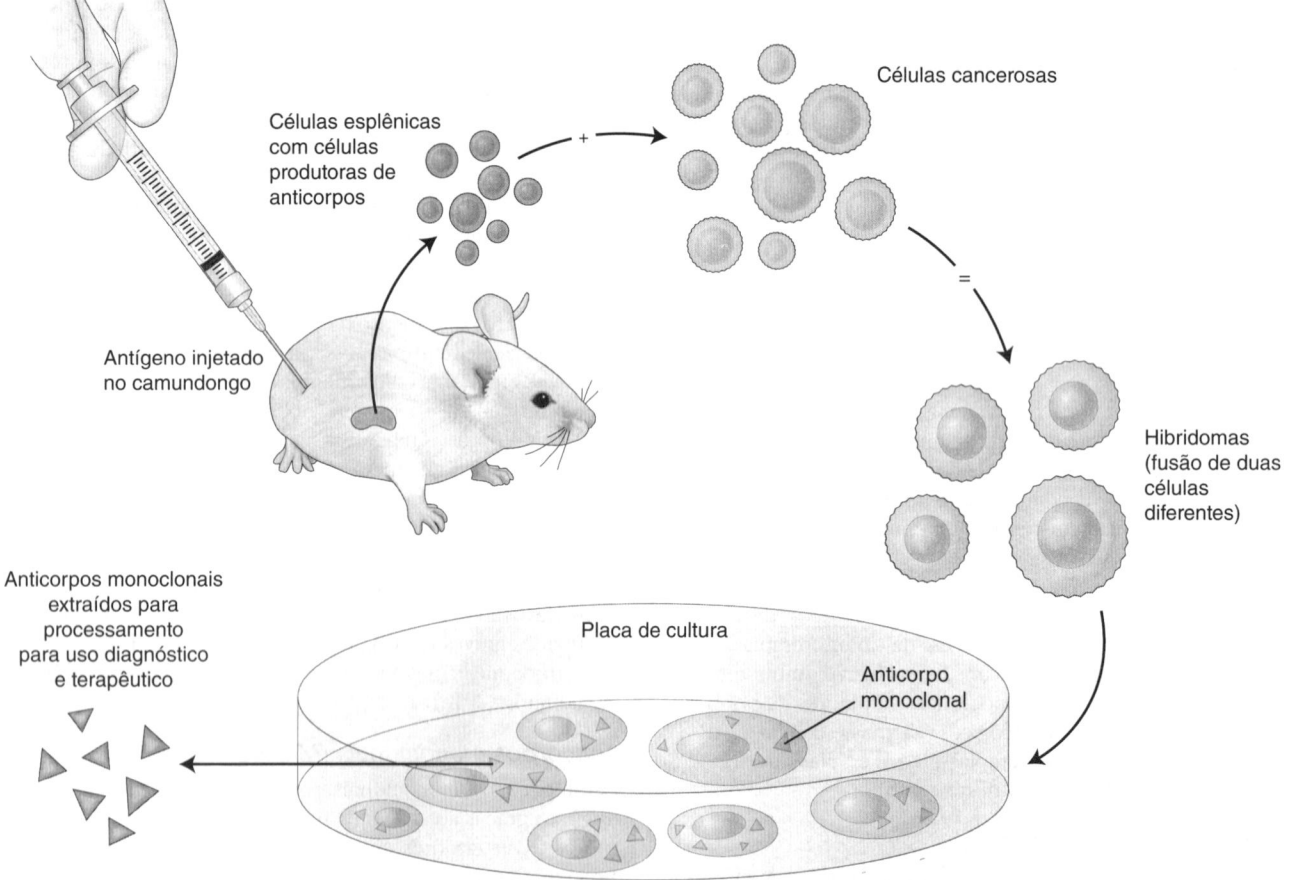

Figura 12.5 • Células esplênicas produtoras de anticorpos são fundidas com células cancerosas. Este processo produz células denominadas *hibridomas*. Essas células, que conseguem crescer indefinidamente em um meio de cultura, produzem anticorpos que são coletados, purificados e preparados para fins diagnósticos ou de tratamento.

de estrogênio e progesterona em células de câncer de mama, verificando se as células serão responsivas a agentes hormonais. O teste de imuno-histoquímica também detecta diversas proteínas associadas ao câncer de colo do útero hereditário não polipoide. Os MoAbs são utilizados para auxiliar no diagnóstico de cânceres de ovários, colorretais, de mama e de próstata, bem como alguns tipos de leucemia e linfoma. Os MoAbs também são usados no expurgo (*purging*) de células tumorais residuais de coletas de células-tronco periféricas para pacientes que estão sendo submetidos a TCTH após terapia citotóxica com doses altas. Os pesquisadores continuam a explorar o desenvolvimento e a utilização de MoAb, seja isoladamente ou em combinação com outras substâncias, como materiais radioativos, agentes quimioterápicos, toxinas e hormônios.

Os anticorpos monoclonais estão associados a toxicidades comuns e únicas (ACS, 2019g). Os efeitos tóxicos comumente associados aos anticorpos monoclonais incluem sintomas gripais (p. ex., calafrios, fraqueza, mal-estar), cefaleia, náuseas e vômitos, diarreia, erupção cutânea, proteinúria, hipotireoidismo, hipertensão arterial e hepatotoxicidade. Embora reações alérgicas e à infusão leves a moderadas sejam mais comumente associadas a anticorpos monoclonais quiméricos, foram observadas RHSs graves com infusões de anticorpos monoclonais. Outros efeitos tóxicos são específicos para a substância ligada aos anticorpos monoclonais.

Inibidores de pontos de controle (*checkpoint*) imunológicos

O sistema imune utiliza vias inibitórias e aceleradoras e pontos de controle (*checkpoints*) imunológicos para regular a resposta antitumoral (ACS, 2019g; Bayer, Amaya, Baniewicz et al., 2017). Pontos de controle (*checkpoint*) imunológicos são proteínas específicas nos linfócitos que precisam ser bloqueadas (ou inativadas) para iniciar uma resposta imune contra as células cancerosas. As células cancerosas empregam mecanismos diferentes para evitar o reconhecimento pelo sistema imune e, assim, possibilitar o crescimento delas. Os inibidores de pontos de controle (*checkpoint*) imunológicos bloqueiam proteínas que diminuem a função do sistema imune e impedem que os linfócitos T identifiquem e destruam as células cancerosas. Quando esses mecanismos são bloqueados, os "freios são desligados" e linfócitos T são liberados, possibilitando que o sistema imune identifique e promova uma resposta imune contra as células cancerosas (isso é denominado resposta antitumoral).

Recentemente, um tipo especial de anticorpos monoclonais foi desenvolvido para bloquear pontos de controle específicos nos linfócitos T e, assim, melhorar a vigilância e a destruição das células cancerosas pelo sistema imune. Esses anticorpos monoclonais são denominados inibidores de pontos de controle (*checkpoint*) imunológicos. Nos EUA, três classes de inibidores de pontos de controle (*checkpoint*) imunológicos foram aprovados pela agência FDA para o tratamento de câncer, inclusive CTLA-4 (antígeno 4 de linfócito T citotóxico; em inglês, *cytotoxic T-lymphocyte antigen-4*), PD-1 (proteína 1 contra morte celular programada; em inglês, *anti-programmed cell death protein 1*) e PD-L1 (ligante 1 contra morte celular programada; em inglês, *anti-programmed cell death ligand 1*) (PD-L1) (Olsen et al., 2019). CTLA-4 é uma proteína intracelular nos linfócitos T quiescentes. Os receptores de CTLA em determinados linfócitos T impedem a ativação exagerada da resposta imune; portanto, o bloqueio desse receptor possibilita uma resposta antitumoral persistente pelos linfócitos T (Bayer et al., 2017). Um exemplo de inibidor de pontos de controle (*checkpoint*) imunológico que bloqueia CTLA-4 é o ipilimumabe. Atualmente o ipilimumabe é aprovado pela FDA para algumas formas de melanoma, câncer colorretal e câncer renal.

PD-1 é uma proteína *checkpoint* nos linfócitos T ativados que, quando ligada a outra proteína denominada PD-L1, impede que o sistema imune gere uma resposta contra células normais (Olsen et al., 2019). PD-L1 também é encontrada em algumas células cancerosas, interferindo na vigilância imunológica e na resposta antitumoral, possibilitando assim que as células cancerosas cresçam livremente. Os inibidores de pontos de controle (*checkpoint*) imunológicos que bloqueiam PD-1 (p. ex., nivolumabe e pembrolizumabe) e PD-11 (p. ex., atezolizumabe, avelumabe, durvalumabe) são prescritos para o tratamento de uma ampla gama de cânceres, inclusive melanoma da pele, câncer de pulmão não pequenas células, câncer renal, câncer de bexiga urinária, cânceres de cabeça e pescoço e linfoma de Hodgkin.

Os inibidores de pontos de controle (*checkpoint*) imunológicos exibem um perfil de toxicidade diferente de outras terapias contra o câncer. Portanto, os efeitos tóxicos singulares associados aos inibidores de pontos de controle (*checkpoint*) imunológicos são denominados "eventos adversos imunorrelacionados". Acredita-se que esses eventos adversos estejam relacionados com uma resposta inflamatória à atividade imunorrelacionada que pode acometer qualquer órgão ou sistema de órgãos; contudo, a etiologia exata não é plenamente conhecida (Olsen et al., 2019). Os eventos adversos imunorrelacionados manifestam-se, com frequência, de modo tardio e a gravidade dos efeitos tóxicos pode variar de leve a potencialmente fatal. Os eventos adversos imunorrelacionados mais comuns são dermatológicos (p. ex., erupção cutânea e prurido); gastrintestinais (p. ex., diarreia e colite); pulmonares (p. ex., pneumonite); renais (p. ex., nefrite); endócrinos (p. ex., hipofisite [inflamação da glândula hipófise], tireoidite, hipertireoidismo e hipotireoidismo). O reconhecimento imediato dos efeitos tóxicos relacionados ao sistema imune é crucial para evitar demora na instituição do tratamento e para garantir a instituição rápida de estratégias de manejo efetivas, que frequentemente incluem o uso de agentes anti-inflamatórios, como os corticosteroides (Olsen et al., 2019).

Vacinas contra o câncer

As vacinas contra o câncer mobilizam a resposta imune do corpo para prevenir ou tratar o câncer. Essas vacinas contra o câncer contêm partes de células cancerosas isoladamente ou partes de células em combinação com outras substâncias (adjuvantes) que podem aumentar ou estimular as respostas imunes. As vacinas *autólogas* são fabricadas a partir das próprias células cancerosas do paciente, que são obtidas do tecido tumoral coletado por biopsia ou intervenção cirúrgica. As células cancerosas são mortas e preparadas para serem injetadas de volta no paciente. As vacinas *alogênicas* são fabricadas de linhagens celulares cancerosas que são células imortalizadas que foram originalmente obtidas de outras pessoas que apresentam um tipo específico de câncer. Essas células cancerosas são cultivadas em laboratório e, ao fim, mortas e preparadas para injeção.

As vacinas *profiláticas* previnem a doença. Três vacinas foram aprovadas pela FDA para a prevenção do HPV. A HPV2 (Cervarix®), recomendada para uso apenas em mulheres, protege contra os tipos 16 e 18 do HPV, que são responsáveis por cerca de 70% de todos os cânceres de colo do útero (ACS, 2019g). A HPV4 (Gardasil®) fornece proteção contra quatro tipos de HPV (6, 11, 16 e 18) e é recomendada para uso em ambos os gêneros. A HPV9 (Gardasil-9®), recomendada tanto para homens como para mulheres, protege contra nove tipos de HPV associados a cânceres de colo do útero, do reto, de vagina e de vulva. A HPV9 também protege contra as verrugas genitais. Todas as vacinas contra o HPV são fornecidas em três doses ao longo de 6 meses. Embora o papel das vacinas contra o HPV na prevenção de cânceres orofaríngeos relacionados ao HPV16 não tenha sido totalmente estabelecido, existem dados preliminares que sugerem sua eficácia (Wang, Dickie, Sutavani et al., 2018).

Vacinas também são usadas para tratar doença existente. As vacinas terapêuticas matam as células cancerosas existentes e inibem o desenvolvimento adicional de câncer. Sipuleucel-T® (ACS, 2019g), é indicada para homens com câncer de próstata metastático que deixaram de responder à terapia hormonal. É a única vacina terapêutica atualmente aprovada pela FDA. As vacinas terapêuticas não curam o câncer, mas estão associadas à melhora da sobrevida dos pacientes.

Imunoterapia com receptor quimérico de antígeno (CAR) de células T

Um novo acréscimo ao arsenal terapêutico do câncer consiste na imunoterapia com receptor quimérico de antígeno (CAR) de células T. A célula CAR T é um tipo de imunoterapia-alvo que utiliza o reconhecimento de antígenos específicos do tumor para atacar processos malignos específicos. A terapia com células CAR T envolve o uso de linfócitos T geneticamente modificados para destruir células cancerosas (Lamprecht & Dansereau, 2019; Olsen et al., 2019). Por exemplo, na terapia com células CAR T-19, o *cluster* de diferenciação (CD)-19 é o antígeno-alvo. Esse antígeno é, com frequência, expressado de modo exagerado na leucemia linfoblástica aguda e em determinados tipos de linfoma não Hodgkin (Bayer et al., 2017). Os dois agentes de imunoterapia com células CAR T aprovados atualmente pela FDA são direcionados para o CD-19 (tisagenlecleucel e axicabtageno ciloleucel). O tisagenlecleucel é aprovado pela FDA para tratamento de adultos que apresentam recaída de linfoma não Hodgkin ou linfoma não Hodgkin refratário e adultos jovens (até 25 anos) com recaída de leucemia linfoblástica aguda ou leucemia linfoblástica aguda refratária. Axicabtageno ciloleucel é aprovado pela FDA para tratamento de determinados tipos de linfoma de célula B refratário ou recidivante (Olsen et al., 2019).

O processo de modificar os linfócitos T começa com a coleta dessas células. Os linfócitos T podem ser coletados do paciente (autólogos) ou de um doador saudável (alogênicos) por meio de leucoférese. A seguir, os linfócitos T são enviados para o laboratório, onde são geneticamente modificados por meio do acréscimo de um receptor quimérico específico de antígeno. Esse processo demora algumas semanas até serem produzidas células CAR T suficientes para o tratamento. Quando houver células CAR T suficientes (com base no peso corporal do paciente), elas são infundidas no paciente em um procedimento semelhante a uma transfusão de sangue (Lamprecht & Dansereau, 2019). Alguns dias após a infusão das células CAR T, o paciente recebe quimioterapia para reduzir o número de outras células imunes e possibilitar a expansão e a proliferação de novas células CAR T. Após a infusão as células CAR T continuam crescendo (por até 1 ano ou mais após a infusão) enquanto se ligam ao antígeno tumoral específico e destroem as células cancerosas.

Os efeitos tóxicos mais comuns da terapia com células CAR T são síndrome de liberação de citocinas e efeitos tóxicos neurológicos (Anderson & Latchford, 2019). A síndrome de liberação de citocinas, também conhecida como tempestade de citocinas, é o efeito tóxico mais comum da terapia com células CAR T e ocorre em algum grau na maioria dos pacientes. Durante a terapia as células CAR T infundidas e outras células imunes estimulam a liberação de citocinas inflamatórias que resultam em uma resposta inflamatória sistêmica. Essa resposta ocorre, habitualmente, alguns dias após a infusão. As manifestações clínicas da síndrome de liberação de citocinas consistem, mais frequentemente, em febre (sinal característico), taquicardia, calafrios, mialgia, artralgia e fadiga. Contudo, se a síndrome de liberação de citocinas for grave, o paciente pode apresentar hipotensão, dispneia, hipoxia, angústia respiratória, coagulopatias e efeitos tóxicos no coração, nos rins, no cérebro e nos olhos (Anderson & Latchford, 2019). Os efeitos neurológicos podem variar de cefaleia e confusão mental leve a edema cerebral ou hemorragia intracraniana. Embora a etiologia exata dos efeitos tóxicos neurológicos relacionados a terapia com células CAR T ainda não seja conhecida, postula-se que o aumento da permeabilidade vascular, a elevação dos níveis de citocinas e a capacidade das células de cruzarem a barreira hematencefálica sejam fatores (Anderson & Latchford, 2019). Outros efeitos tóxicos observados na terapia com células CAR T incluem síndrome de lise tumoral, mielossupressão (neutropenia, anemia e trombocitopenia) e hipogamaglobulinemia.

Terapias direcionadas

O crescimento celular normal é regulado por meio de vias de comunicação bem definidas entre o ambiente adjacente à célula e o ambiente celular interno, o núcleo e o citoplasma intracelular. A membrana celular contém importantes receptores proteicos que respondem aos sinais transmitidos a partir do ambiente celular externo e que transmitem aquele sinal para o ambiente celular interno com a utilização de vias enzimáticas denominadas *vias de transdução de sinais*. Embora as células normais apresentem vias de transdução, avanços científicos levaram ao reconhecimento de que o câncer, no nível celular, é caracterizado por vias de transdução de sinalização celular desreguladas (vias intra e extracelulares), bem como por receptores e proteínas da membrana celular alterada que desempenham um papel importante na iniciação, no crescimento e na propagação do tumor (Norris, 2019). Essa melhor compreensão do comportamento das células cancerosas possibilitou que os cientistas desenvolvessem terapias com base molecular, denominadas terapias direcionadas.

Terapia-alvo consiste na utilização de agentes para destruir ou evitar a propagação das células cancerosas e isso é feito pelo direcionamento para uma parte específica da célula, com menos efeitos negativos nas células saudáveis do que a quimioterapia convencional. Esses agentes têm por alvo especificamente (como um mecanismo de chave e fechadura) receptores, proteínas, vias de transdução de sinais e outros processos para impedir a continuação do crescimento das células cancerosas (NCI, 2019d). As terapias-alvo possibilitam a "personalização" para a base molecular singular do câncer de determinado paciente. Para estabelecer se um paciente se beneficiaria da terapia-alvo, as células cancerosas desse paciente precisam ser analisadas em laboratório para determinar se elas têm o suficiente da molécula-alvo para a terapia ser efetiva. Portanto, nem todos os pacientes com o mesmo tipo de câncer se beneficiam da mesma terapia-alvo. Novos alvos moleculares ímpares são regularmente identificados, resultando na descoberta de novos agentes direcionados na última década (Olsen et al., 2019).

Existem dois tipos de terapia-alvo: anticorpos monoclonais (discutidos anteriormente na seção sobre imunoterapia) e pequenas moléculas. Pequenas moléculas (cujas denominações geralmente têm sufixos "-nibe") são direcionadas para moléculas específicas no lado interno das células cancerosas e, em geral, são administradas por via oral. A terapia-alvo também pode ser classificada de acordo com seu mecanismo de ação (ou de acordo com a molécula-alvo) (Olsen et al., 2019). Existe uma boa superposição no mecanismo de ação desses agentes porque muitos agentes de terapia-alvo atuam em vias complexas e têm mais de uma molécula-alvo. Uma visão geral das categorias comuns de terapia-alvo, incluindo inibidores de tirosinoquinases, inibidores do EGFR, inibidores de receptor/fator de crescimento de endotélio vascular, inibidores de múltiplas quinase e inibidores de proteossomos, são discutidos mais adiante e fármacos que são pequenas moléculas são mostrados como exemplos típicos.

Os *inibidores de tirosinoquinase* bloqueiam um grupo de enzimas denominadas tiroinoquinases, que regulam muitas funções celulares, inclusive sinalização da divisão e do crescimento celulares (Olsen et al., 2019). A expressão excessiva de tirosinoquinase é encontrada em algumas células cancerosas. O bloqueio dessas enzimas pode evitar o crescimento das células cancerosas. Um exemplo de inibidor de tirosinoquinase é o mesilato de imatinibe, que é prescrito para o tratamento de cânceres com expressão exagerada de BCR-ABL, como leucemias mieloides crônicas, leucemias linfoblásticas agudas e tumores estromais gastrintestinais (Comerford & Durkin, 2020).

Os *inibidores do receptor do fator de crescimento epidérmico* (EGFR, *epidermal growth factor receptor*) bloqueiam uma proteína de superfície específica conhecida como fator de crescimento epidérmico (EGF), que é encontrada em células normais e em células cancerosas. A expressão exagerada da proteína EGF nas células cancerosas promove divisão e crescimento, portanto, o bloqueio do EGFR pode resultar em redução da proliferação das células cancerosas (Olsen et al., 2019). Por exemplo, erlotinibe bloqueia o domínio tirosinoquinase da proteína EGF e reduz o crescimento das células cancerosas. Erlotinibe é aprovado pela FDA para tratamento de câncer de pulmão não pequenas células e de câncer de pâncreas em estágio avançado em combinação com quimioterapia (Comerford & Durkin, 2020).

Os *inibidores de receptor/fator de crescimento de endotélio vascular* (VEGFRIs, do inglês *vascular endothelial growth factor/receptor inhibitors*) são agentes que bloqueiam o fator de crescimento de endotélio vascular, que é produzido pelas células para estimular a angiogênese (o crescimento de novos vasos sanguíneos). Assim, os VEGFRIs coíbem a angiogênese e isso impede que as células cancerosas recebam quantidades adequadas de oxigênio e nutrientes necessários para seu crescimento. Os VEGFRIs são prescritos para o tratamento de vários tipos de câncer, inclusive sarcomas de tecidos moles e cânceres de tireoide, pulmão, rim e colorretal. Por exemplo, axitinibe é um VEGFRI aprovado pela FDA para tratamento de carcinoma renal em estágio avançado após o fracasso de terapia sistêmica prévia (Comerford & Durkin, 2020; Olsen et al., 2019).

Os *inibidores de múltiplas quinases* (MKIs, *multikinase inhibitors*) coíbem a ação de várias quinases intracelulares e extracelulares (na superfície) no crescimento celular e processos metastáticos, reduzindo assim o crescimento e a replicação das células cancerosas (Comerford & Durkin, 2020; Olsen et al., 2019). Sorafenibe é um exemplo de inibidor de múltiplas quinases pois coíbe várias vias de receptores de quinase (p. ex., c-KIT, PDGFR, RAF, RET, VEGFR-1, VEGFR-2, VEGFR-3). Sorafenibe é prescrito para tratamento de vários tipos diferentes de câncer, inclusive cânceres de fígado, rim e tireoide.

Os *proteossomos* são enzimas conhecidas como proteases e os *inibidores de proteossomos* coíbem a produção de complexos proteicos (Comerford & Durkin, 2020; Olsen et al., 2019). Os proteossomos ajudam a manter a homeostasia intracelular por meio da regulação de proteínas que viabilizam a divisão celular e evitam a morte celular. Portanto, o bloqueio dos proteossomos interfere na divisão celular e promove a morte das células cancerosas. Um exemplo de inibidor de proteossomos é o bortezomibe, que é aprovado pela FDA para o tratamento de mieloma múltiplo e determinados tipos de linfoma (p. ex., linfoma de células do manto).

Efeitos tóxicos que geralmente ocorrem em pacientes que recebem terapia-alvo incluem mucosite, náuseas, vômitos, diarreia, dor abdominal, desequilíbrios hidreletrolíticos, erupção cutânea, comprometimento da cicatrização de feridas, hipertensão arterial e mielossupressão (redução da contagem de eritrócitos, leucócitos e plaquetas) (Comerford & Durkin, 2020; Olsen et al., 2019). Neuropatia periférica também pode ocorrer quando são usados alguns inibidores de proteossomos. Complicações mais sérias da terapia-alvo incluem cardiotoxicidade (p. ex., bortezomibe) e hepatotoxicidade (p. ex., sorafenibe).

Manejo de enfermagem

Os pacientes que recebem imunoterapia e terapia direcionada apresentam muitas das mesmas necessidades dos pacientes submetidos a outros tratamentos convencionais para o câncer. Todavia, a manipulação e a estimulação do sistema imune também criam desafios singulares (Bayer et al., 2017; Olsen et al., 2019). Os enfermeiros devem ter conhecimento sobre os efeitos adversos dessas terapias e reconhecer os sinais e sintomas de reações sérias para instituir, em caráter de emergência, as intervenções apropriadas e o cuidado de suporte. Os enfermeiros monitoram os pacientes em relação ao impacto dos efeitos adversos sobre o estado de desempenho e a qualidade de vida, de modo que possam ser implementadas medidas apropriadas para melhorar os resultados do paciente. O enfermeiro também precisa auxiliar o planejamento e a análise dos cuidados prestados ao paciente e avaliar a necessidade de orientação, suporte e recursos adicionais para o paciente e seus familiares.

A orientação do paciente é importante, porque muitas das toxicidades não são apenas uma fonte de desconforto físico, mas podem também afetar a qualidade de vida e a adesão do paciente ao tratamento (Olsen et al., 2019; Yarbro et al., 2018). Os pontos cruciais da orientação sobre imunoterapia e terapia-alvo incluem o fornecimento de informações sobre (Bayer et al., 2017; Olsen et al., 2019; Yarbro et al., 2018):

- Tratamento(s) prescrito(s) e efeitos tóxicos associados para possibilitar o reconhecimento imediato de efeitos tóxicos potencialmente limitadores do tratamento (p. ex., neuropatia periférica) e potencialmente fatais (ou seja, insuficiência cardíaca e insuficiência hepática)
- Importância de relatar imediatamente novas manifestações clínicas ou exacerbação de sinais/sintomas existentes ao médico assistente
- Como e quando entrar em contato com o médico assistente e procurar assistência em serviços médicos de emergência
- Como promover autocuidado durante e após o tratamento.

A orientação do paciente e de seus familiares também deve incluir a atenção a padrões gerais de cuidados relevantes para o tratamento de todas as formas de câncer (tais como princípios de controle de infecção, higienização das mãos, nutrição e hidratação, práticas sexuais seguras, cuidados satisfatórios com a pele) e instruções para notificar o médico assistente sobre novos medicamentos (prescritos e de venda livre), inclusive fitoterápicos, vitaminas e suplementos dietéticos (Bayer et al., 2017).

Promoção de cuidados domiciliar, comunitário e de transição

O enfermeiro instrui os pacientes a respeito do autocuidado e colabora no fornecimento do cuidado contínuo. Algumas imunoterapias contra o câncer e terapias direcionadas podem ser administradas por via subcutânea (p. ex., trastuzumabe e denosumabe) pelo paciente ou por familiares no domicílio. Conforme necessário, o enfermeiro de cuidado domiciliar explica e mostra para o paciente e a família como administrar esses agentes, avaliando a demonstração de retorno quanto à utilização da técnica apropriada, bem como da destinação segura de materiais cortantes e contaminados. O profissional de enfermagem também fornece informações sobre os efeitos tóxicos e ajuda o paciente e seus familiares a identificar estratégias de manejo dos efeitos colaterais comuns da imunoterapia e da terapia-alvo.

A utilização de medicamentos orais para tratar o câncer aumentou muito nos últimos anos, especialmente com os avanços nas terapias direcionadas, muitas das quais são administradas por via oral. Desde 2015, mais de 50 medicamentos orais contra câncer foram aprovados pela FDA e estima-se que entre 25 e 35% de todas as terapias contra câncer que foram desenvolvidas sejam administradas por via oral (Dusetzina, Huskamp, Winn et al., 2018; Kays, 2018). O uso crescente de terapias orais transfere a responsabilidade pelo tratamento para os pacientes e as famílias no ambiente domiciliar. Abordagens de tratamento com novos mecanismos de ação e toxicidades associadas, bem como a transição da responsabilidade para pacientes e familiares, aumentam a necessidade de enfermeiros identificarem fatores que afetem a adesão e desenvolverem estratégias para abordar as barreiras de adesão (Tabela 12.8).

O enfermeiro colabora com médicos, assistentes sociais, planos de saúde e empresas farmacêuticas para auxiliar o paciente na obtenção de reembolso ou suporte em relação ao custo de terapias orais para o câncer e outros medicamentos

TABELA 12.8 Estratégias para a promoção da adesão aos agentes antineoplásicos orais.

Examinar em busca dos fatores que possam interferir na adesão aos agentes antineoplásicos orais; desenvolver um plano de cuidado que identifique e aborde achados específicos obtidos na avaliação.

Barreiras à adesão	Estratégias para a promoção da adesão
Fatores sociodemográficos • Recursos financeiros limitados • Prioridades competitivas dos recursos financeiros • Desemprego • Seguro limitado ou inexistente • Disparidades raciais ou étnicas • Baixa escolaridade • Conhecimentos de saúde insuficientes • Analfabetismo • Falta de domínio do idioma • Ausência de transporte • Apoio social ausente ou limitado • Residência rural	• Encaminhar para o aconselhamento financeiro por meio da instituição de saúde, organização/defensoria em saúde/oncologia sem fins lucrativos local, ou outras organizações de defensoria comunitária sem fins lucrativos • Encaminhar ao assistente social conforme descrito anteriormente e/ou solicitações de incapacidade junto ao empregador ou solicitações para a previdência social • Explorar os programas de assistência ao paciente em relação aos custos de tratamento de saúde, copagamentos, medicamentos, custos domésticos, serviços de transporte (custos ou disponibilidade) e cuidado domiciliar disponíveis por meio de organizações não governamentais (ONG) sem fins lucrativos de apoio/defensoria em oncologia ou outras organizações de defensoria comunitária sem fins lucrativos, instituições religiosas, organizações filantrópicas, programas patrocinados pela indústria farmacêutica, programas específicos de instituições de saúde; auxiliar com a documentação financeira e os procedimentos de encaminhamento conforme necessário • Explorar programas de assistência para outras prioridades que concorram aos recursos financeiros (p. ex., em relação a custos de utilidade, combustível, cuidado infantil, alimentos) • Auxiliar o paciente a identificar apoios familiares, de amigos ou outros para auxiliar com as atividades da vida diária, responsabilidades domésticas, tarefas externas, compras, refeições, transporte ou outras responsabilidades; ajudar com delegação e programações de tarefas, se necessário • Avaliar o método de aprendizado preferido (p. ex., materiais verbais, visuais, escritos); adaptar os materiais de instrução às necessidades do paciente, incluindo o idioma • Incluir a família, companheiros e amigos na orientação sempre que possível • Utilizar a demonstração de retorno dos comportamentos e dispositivos utilizados para promover a adesão • Fornecer as informações de setores que funcionem 24 h para perguntas ou problemas • Contatar o paciente por telefone ou outros meios (e-mail, mensagem de texto, videoconferência, telessaúde) para identificação de preocupações entre consultas de acompanhamento pelo médico • Estimular o paciente a utilizar lembretes para maior adesão, tais como caixas de comprimidos, calendários de medicamentos, listas de verificação, diários de medicamento, alarmes no celular ou outros dispositivos/cronômetros; explorar a disponibilidade dos serviços de lembrete telefônico programado, mensagens de texto de familiar, amigo ou outro cuidador; revisar o diário a cada consulta • Instruir o paciente a trazer os frascos de comprimidos a cada consulta de acompanhamento; realizar a contagem dos comprimidos para monitorar a adesão • Enviar lembretes por carta postal ao paciente semanalmente (ou com menos frequência) ou 1 semana antes da data devida para o reabastecimento do medicamento • Encaminhar ao cuidado domiciliar para a instrução contínua e o acompanhamento da adesão • Identificar farmácias locais que forneçam medicamentos orais para terapias para o câncer. Instruir os pacientes a contatarem o enfermeiro se a farmácia não puder atender à prescrição em 24 h • Relembrar os pacientes de anteciparem a necessidade de suprimento adequado de medicamentos antes de viagem ou férias

(continua)

TABELA 12.8	Estratégias para a promoção da adesão aos agentes antineoplásicos orais. (*continuação*)
Barreiras à adesão	Estratégias para a promoção da adesão
Idade • Idosos; especialmente aqueles com > 75 anos	• Assegurar que os materiais educativos impressos e as instruções estejam em tinta preta, com a utilização de uma fonte sem serifas, tal como Arial ou Calibri, com, no mínimo, tamanho 14 • Utilizar materiais educativos ilustrados • Rever e revisar as estratégias de adesão se o estado do paciente declinar ou alterar • Explorar a disponibilidade de caixa de medicamento com alarme.
Crenças • Medicamentos orais menos efetivos ou menos importantes que os tratamentos IV • Fatalismo a respeito dos resultados da doença.	• Fornecer instruções a respeito dos medicamentos orais *versus* intravenosos • Discutir os objetivos do tratamento e a avaliação contínua da resposta ao tratamento.
Comorbidades • Doença crônica preexistente • Comprometimentos da visão ou audição.	• Comunicar-se com o médico e outros envolvidos no tratamento do paciente a respeito do atual estado da doença e do tratamento do câncer; colaborar com outros profissionais em relação ao manejo contínuo de questões não oncológicas ou à exacerbação de questões que possam impactar a adesão ao tratamento do câncer • Colaborar com recursos apropriados para as necessidades especiais e com os dispositivos de assistência para deficiências da visão ou audição.
Polifarmácia • Diversos medicamentos para comorbidades ou tratamento do câncer e tratamento de sintomas.	• Revisar todos os medicamentos prescritos pelos médicos oncologistas e outros profissionais envolvidos no cuidado do paciente para doença crônica preexistente • Avaliar o uso do paciente de medicamentos sem prescrição médica e outros agentes • Consultar o farmacêutico para identificar medicamentos e outros agentes que possam ser contraindicados ou possam interferir no esquema antineoplásico • Colaborar com todos os profissionais na prescrição de medicamentos com a finalidade de simplificar ou reduzir o número de medicamentos necessários, se possível • Fornecer ao paciente, à família ou outro cuidador explicações sobre instruções específicas quando forem necessários diversos medicamentos • Fornecer uma lista de verificações por escrito para que o paciente a utilize diariamente, checando cada medicamento quando administrado • Verificar se as prescrições do paciente possibilitam reabastecimentos; as prescrições devem ser para um período finito, que encerre com a próxima consulta programada.
Preocupações psiquiátricas, psicológicas ou cognitivas • Doença psiquiátrica • Depressão • Comprometimentos cognitivos • Ansiedade.	• Evitar a orientação inicial a respeito de medicamentos orais na mesma ocasião da primeira consulta ao médico; fazer com que o paciente e outros aprendizes retornem para outra consulta com o enfermeiro exclusivamente para orientações e acompanhar com consulta subsequente, se considerado de alto risco para os desafios da adesão • Discutir com o médico a necessidade de encaminhamento ao psiquiatra para avaliar se são precisos medicamentos psicotrópicos • Encaminhar o paciente para aconselhamento de saúde mental por profissional, conforme necessário • Identificar apoios adicionais para o tratamento e a orientação, conforme discutido anteriormente.
Fatores da doença • Sintomas, como dor, náuseas, fadiga, erupções cutâneas etc. • Mobilidade física prejudicada.	• Avaliar proativamente e tratar os sintomas relacionados com a doença subjacente ou com os tratamentos • Fornecer ao paciente, à família ou a outros cuidadores orientações a respeito dos efeitos colaterais esperados e das estratégias de manejo • Orientar o paciente a se pré-medicar com antiemético, conforme prescrito, 30 min antes da administração do agente antineoplásico oral, se necessário para náuseas ou vômito • Identificar outros apoios para o tratamento, conforme discutido anteriormente • Avaliar a necessidade de fisioterapia domiciliar ou terapia ocupacional para abordar o comprometimento da mobilidade e a necessidade de dispositivos de assistência.
Questões de comunicação • Paciente-profissional de saúde • Profissional de saúde-profissional de saúde.	• Estabelecer o relacionamento profissional e possibilitar que os pacientes, as famílias e outros cuidadores tenham tempo e oportunidade para fazer perguntas • Não presumir a adesão aos agentes antineoplásicos orais; enfatizar o valor e a importância da adesão; avaliar as possíveis barreiras consistentemente durante todo o período de tratamento e cada consulta de acompanhamento • Comunicar-se com o médico a respeito do atual estado da doença cancerosa, do tratamento e das informações a respeito dos agentes antineoplásicos, como interações medicamentosas, toxicidades esperadas e toxicidades que requeiram intervenção imediata.

IV: via intravenosa. Adaptada de Olsen, M. M., LeFebvre, K. B. & Brassil, K. (Eds.). (2019). *Chemotherapy and immunotherapy guidelines and recommendations for practice*. Pittsburgh, PA: Oncology Nursing Society.

necessários (Dusetzina et al., 2018). O enfermeiro também relembra o paciente a importância de manter consultas de acompanhamento com o médico e avalia a necessidade do paciente de tratamento dos sinais/sintomas relacionados com as doenças subjacentes ou os efeitos adversos do tratamento. Os enfermeiros de cuidado domiciliar mantêm a comunicação com o médico a respeito da participação e da tolerância do paciente ao tratamento, de modo que possam ser implantadas mudanças oportunas no tratamento.

Terapias de saúde complementares, alternativas e integrativas

Os cuidados de saúde integrativos são considerados uma abordagem abrangente e interdisciplinar para prevenir e tratar doenças e promover a saúde que agrega as terapias complementares, alternativas e convencionais. A utilização de uma abordagem integrativa do bem-estar (saúde) tem crescido nas unidades de saúde convencionais nos EUA, particularmente nas unidades de cuidados oncológicos (National Center for Complementary and Integrative Health [NCCIH], 2018).

Alguns pacientes optam por usar abordagens complementares para prevenir e tratar o câncer, embora não existam dados que apoiem a eficácia. Também são usadas abordagens complementares para controlar os sintomas relacionados ao câncer e tratamentos associados; algumas abordagens são apoiadas por pesquisas clínicas, enquanto outras, não. Estima-se que até 67% das pessoas com diagnóstico de câncer usem alguma forma de medicina complementar (Wanchai, Armer, Smith et al., 2017). No entanto, muitos pacientes não informam suas práticas de complementares aos seus profissionais de saúde de modo rotineiro, porque nunca foram indagados a respeito de sua utilização; eles retêm as informações, temerosos de que seus médicos não as aprovem, ou acreditam que a utilização dessas abordagens não afetará o tratamento convencional que estão recebendo.

Embora muitas modalidades complementares possam atuar como fonte de conforto e apoio emocional para os pacientes, a avaliação da utilização de terapia complementar é importante para a segurança do paciente. Com frequência os pacientes consideram as vitaminas e suplementações alimentares como produtos naturais e inofensivos, que não apresentam efeitos colaterais ou possíveis toxicidades. Em pacientes que recebem quaisquer terapias convencionais, a utilização de ervas ou substâncias botânicas pode interferir no metabolismo do fármaco, diminuir ou aumentar os efeitos desejados, ou conter elementos de capacidades farmacológicas incertas (NCCIH, 2018). Massagem dos tecidos profundos e outras terapias de manipulação são contraindicadas em pacientes com ferimentos abertos, dermatite por radiação, trombocitopenia, TEV e distúrbios de coagulação, bem como naqueles que fazem uso de anticoagulantes. Ver Capítulo 4 para mais informações sobre terapias de saúde complementares, alternativas e integrativas.

Considerações sobre a covid-19

A pandemia da doença causada pelo novo coronavírus de 2019 (covid-19) começou em Wuhan, China, no fim de 2019. Desde essa época foram constatados vários riscos de síndrome respiratória aguda grave causada pela infecção pelo coronavírus 2 (SARS-CoV-2) e a patogênese da doença (ver Capítulo 66). Os achados epidemiológicos obtidos de dados iniciais na China sugerem que ter câncer poderia ser um fator de risco importante para SARS-CoV-2, além de aumentar o risco de morte pela covid-19 (Deng, Yin, Chen et al., 2020). Muitos oncologistas e pesquisadores em todo o planeta reconheceram, durante os primeiros dias da pandemia, que havia uma demanda urgente pela identificação dos riscos idiossincráticos e das questões terapêuticas singulares associadas ao manejo de adultos com covid-19 e câncer. Como resultado, foi estabelecido o covid-19 and Cancer Consortium (CCC19) (ver na seção Recursos o *link* para o CCC19). Um estudo de coorte inicial patrocinado pelo CCC19 de 928 pacientes dos EUA, Canadá e Espanha com história de câncer ou processo maligno ativo identificou fatores prognósticos de mortalidade e formas graves de covid-19 (Kuderer, Choueiri, Shah et al., 2020). Um total de 13% dos pacientes morreu (Kuderer et al., 2020), uma taxa de mortalidade superior à taxa de letalidade de 5,6% de todos os pacientes adultos com covid-19 nos EUA (Johns Hopkins University & Medicine Coronavirus Resource Center, 2020). Os pesquisadores identificaram os seguintes fatores como associados a aumento da taxa de mortalidade em 30 dias: pessoas mais velhas, sexo masculino, história de tabagismo, ter duas ou mais comorbidades, ter um câncer ativo e ter recebido azitromicina associada a hidroxicloroquina durante tratamento para covid-19 (Kuderer et al., 2020). As quatro manifestações iniciais mais comuns da covid-19 nesses pacientes foram febre, tosse, fadiga ou mal-estar e dispneia; as mesmas de todos os pacientes com covid-19 (Kuderer et al., 2020). Não foi encontrada associação entre ter sido submetido a cirurgia recentemente e ter uma forma grave de covid-19 ou morte, sugerindo que as intervenções cirúrgicas indicadas para pacientes com câncer não devem ser postergadas por causa da preocupação com a pandemia (Kuderer et al., 2020). O CCC19 continuará a análise dos dados de pacientes com covid-19 e câncer e divulgará os achados dignos de nota quando eles se tornarem disponíveis, de modo a viabilizar o manejo ótimo dos pacientes com covid-19 e câncer (Kuderer et al., 2020).

CUIDADO DE ENFERMAGEM DO PACIENTE COM CÂNCER

O prognóstico para os pacientes com câncer melhorou muito em razão dos avanços científicos e tecnológicos. Entretanto, como resultado da doença subjacente ou de diversas modalidades de tratamento, os pacientes com câncer podem apresentar uma variedade de problemas secundários, tais como redução das contagens de leucócitos, infecção, sangramento, problemas cutâneos e nutricionais, dor, fadiga e estresse psicológico. O Boxe 12.6 oferece um plano de cuidado de enfermagem para o paciente com câncer.

Manutenção da integridade tissular

Alguns dos distúrbios da integridade tissular mais frequentemente observados incluem estomatite, reações cutâneas e tissulares à radioterapia, toxicidades cutâneas associadas à terapia direcionada, alopecia e lesões cutâneas metastáticas.

Estomatite

A mucosite, um efeito colateral comum da radiação e de alguns tipos de quimioterapia, se refere a um processo inflamatório que envolve as membranas mucosas da cavidade oral e do sistema digestório. A **estomatite**, um tipo de mucosite, é um processo inflamatório da boca que inclui a mucosa e os tecidos adjacentes aos dentes. A estomatite é caracterizada por alterações na sensação, eritema (rubor leve) e edema, ou, se grave, por ulcerações dolorosas, sangramento e infecção secundária. A estomatite

Boxe 12.6 PLANO DE CUIDADO DE ENFERMAGEM

O paciente com câncer

DIAGNÓSTICO DE ENFERMAGEM: risco de infecção associado com as defesas inadequadas, com a mielossupressão secundária a radiação ou agentes antineoplásicos
OBJETIVO: prevenção de infecções

Intervenções de enfermagem	Justificativa	Resultados esperados

1. Avaliar o paciente em busca de sinais de infecção.
  a. Verificar os sinais vitais a cada 4 h.
  b. Monitorar a contagem total e diferencial de leucócitos diariamente.
  c. Inspecionar todos os locais que possam atuar como portas de entrada para patógenos (acessos IV, ferimentos, dobras de pele, proeminências ósseas, períneo e cavidade oral).
2. Relatar febre ($\geq$ 38,3°C ou $\geq$ 38°C por > 1 h) (ver Tabela 12.10), calafrios, diaforese, edema, calor, dor, eritema, exsudato em quaisquer superfícies corporais. Também relatar alteração no estado respiratório ou mental, na frequência ou queimação urinária, mal-estar, mialgias, artralgias, erupção cutânea ou diarreia.
3. Obter culturas e sensibilidades conforme indicado antes do início do tratamento antimicrobiano (exsudato de ferimento, expectoração, urina, fezes, sangue).
4. Iniciar medidas para minimizar infecções.
  a. Conversar com o paciente e a família:
    1. Sobre internação do paciente em quarto privativo, se a contagem absoluta de leucócitos for < 1.000/mm³.
    2. A importância de o paciente evitar o contato com pessoas que apresentem infecção conhecida ou recente ou vacinação recente.
  b. Explicar e demonstrar ao paciente e toda a equipe sobre a cuidadosa higiene das mãos antes e depois de entrar no quarto.
  c. Evitar procedimentos retais ou vaginais (aferição de temperatura retal, exames, supositórios; tampões vaginais).
  d. Utilizar emolientes fecais para evitar constipação intestinal e distensão.
  e. Auxiliar o paciente na prática da higiene pessoal meticulosa.
  f. Explicar e mostrar ao paciente como utilizar barbeador elétrico.
  g. Encorajar o paciente a deambular no quarto, exceto se contraindicado.
  h. Fornecer ao paciente e à família orientações sobre a higiene alimentar e o manuseio seguro dos alimentos.
  i. Todos os dias, substituir a jarra d'água, os líquidos para limpeza de dentaduras e o equipamento respiratório que contenha água.
	1. Os sinais e sintomas de infecção podem ser diminuídos no hospedeiro imunocomprometido. O imediato reconhecimento da infecção e o subsequente início da terapia reduzirão a morbidade e a mortalidade associadas à infecção.
	
	2. A detecção precoce da infecção facilita a intervenção antecipada.
	
	3. Os testes identificam o microrganismo e indicam a terapia antimicrobiana mais apropriada. A utilização de antibióticos inadequados intensifica a proliferação da flora adicional e promove o crescimento de microrganismos resistentes a antibióticos.
	4. A exposição à infecção é reduzida.
	  a. O ato de evitar o contato com patógenos auxilia na prevenção de infecções.
	
	  b. As mãos são fonte significativa de contaminação.
	
	  c. A incidência de abscessos retais e perianais e subsequente infecção sistêmica é alta. A manipulação pode causar a ruptura da integridade da membrana e intensificar a progressão da infecção.
	  d. Minimiza o traumatismo nos tecidos.
	  e. Evita a irritação cutânea.
	  f. Minimiza o traumatismo cutâneo.
	  g. Minimiza a chance de solução de continuidade na pele e estase das secreções pulmonares.
	  h. Nenhuma evidência confirma restrições alimentares no sentido de evitar frutas e vegetais crus ou frescos para os pacientes que estejam neutropênicos. São recomendadas precauções gerais a respeito do manuseio e do armazenamento de alimentos.
	  i. A água estagnada é uma fonte de infecção.
		• Apresenta temperatura e sinais vitais normais
		• Ausência de sinais de inflamação: edema local, eritema, dor e calor
		• Exibe sons respiratórios normais à ausculta
		• Consegue respirar profundamente e tossir a cada 2 h para evitar disfunção respiratória e infecção
		• Não há patógenos nas culturas
		• Evita contato com outras pessoas com infecção
		• Evita multidões
		• Paciente e pessoas significativas realizam a higiene das mãos após cada micção e defecação
		• A escoriação e o traumatismo da pele são evitados
		• O traumatismo nas membranas mucosas é prevenido (evita termômetros retais, supositórios, tampões vaginais, traumatismo perianal)
		• Implementa procedimentos e técnicas baseadas em evidência, caso participe no manejo de acessos ou cateteres invasivos
		• Utiliza barbeador elétrico
		• Não apresenta soluções de continuidade na pele nem estase de secreções
		• Participa nas precauções nutricionais e ambientais
		• Não exibe sinais de sepse ou choque séptico
		• Exibe sinais vitais, débito cardíaco e PA normal quando monitorados
		• Demonstra capacidade na administração do fator de estimulação de colônias
		• Apresenta defecações em intervalos regulares sem constipação intestinal ou distensão
		• Higiene pessoal preservada
		• Ausência de infecção relacionada com cateter intravenoso
		• Ausência de abscessos cutâneos
		• Ausência de infecção relacionada com cateter urinário.

(continua)

Boxe 12.6 — PLANO DE CUIDADO DE ENFERMAGEM (continuação)
O paciente com câncer

Intervenções de enfermagem	Justificativa	Resultados esperados

5. Avaliar os acessos IV todos os dias em busca de sinais de infecção.
  a. Alterar os acessos IV periféricos a curto prazo em dias alternados.
  b. Fazer a antissepsia da pele com clorexidina antes da punção arterial ou punção venosa.
  c. Substituir os curativos de cateter venoso central a cada 48 h.
  d. Substituir todas as soluções e todos os conjuntos de infusão a cada 72 a 96 h.
  e. Seguir as diretrizes da Infusion Nursing Society em relação ao cuidado de dispositivos de acesso venoso periférico e central.
6. Evitar injeções intramusculares.
7. Evitar a inserção de cateteres urinários; se os cateteres forem necessários, utilizar técnica asséptica.
8. Explicar e demonstrar para o paciente ou o familiar como administrar o fator de estimulação de colônias de granulócitos (ou granulócitos-macrófagos), quando prescrito.
9. Aconselhar o paciente a evitar a exposição às excretas de animais; discutir os procedimentos odontológicos com o médico e dentista; evitar ducha vaginal; bem como evitar a manipulação vaginal ou retal durante o contato sexual no decurso do período de neutropenia.
	5. A sepse adquirida no hospital está associada de modo próximo a cateteres IV.
	  a. Há aumento da incidência de infecção quando o cateter está no local há > 72 h.
	  b. A clorexidina é efetiva contra muitos patógenos gram-positivos e gram-negativos.
	  c. Possibilita a observação do acesso e remove fontes de contaminação.
	  d. Após a introdução no sistema, os microrganismos podem crescer em conjuntos de infusão, apesar da substituição do recipiente e das altas velocidades de fluxo.
	  e. A Infusion Nursing Society colabora com outras especialidades em enfermagem na determinação das diretrizes para o cuidado do acesso IV.
	6. Reduz o risco de abscessos cutâneos.
	7. As taxas de infecção aumentam muito após a cateterização urinária.
	8. O fator de estimulação de colônias de granulócitos diminui a duração da neutropenia e o potencial de infecção.
	9. Minimiza a exposição a possíveis fontes de infecção e a ruptura da integridade cutânea.	

DIAGNÓSTICO DE ENFERMAGEM: risco de integridade da pele prejudicada: reações de descamação eritematosa e úmida à radioterapia
OBJETIVO: manutenção da integridade cutânea

Intervenções de enfermagem	Justificativa	Resultados esperados

1. Em áreas eritematosas:
  a. Evitar a utilização de sabões, cosméticos, perfumes, pós, loções e pomadas; pode ser utilizado desodorante sem base de alumínio sobre a pele intacta.
  b. Utilizar apenas água morna para banhar a área.
  c. Evitar esfregar ou coçar a área.
  d. Evitar barbear a área com um barbeador de lâminas.
  e. Evitar a aplicação de bolsas de água quente, almofadas aquecidas, gelo e esparadrapo na área.
  f. Evitar a exposição da área à luz solar ou ao clima frio.
  g. Evitar a utilização de roupas apertadas na área. Utilizar roupas de algodão.
  h. Agentes tópicos como Aquaphor®, gel RadioCare®, Aloe vera ou Biafine® podem ser usados, e creme de corticosteroide de baixa ou média potência pode ser administrado em caso de prurido).
	1. O cuidado das áreas afetadas deve enfocar a prevenção de irritação, ressecamento e lesão cutânea adicional.
	  a. Essas substâncias podem causar dor e irritação e lesão cutânea adicional.
	  b. Evitar água em temperaturas extremas e sabão minimiza lesão e a irritação cutânea adicional, bem como a dor.
	  c. Esfregar e/ou coçar levará a irritação e lesão cutânea adicional (arranhaduras), assim como maior risco de infecção.
	  d. A utilização de barbeadores com lâminas pode levar à irritação adicional e à ruptura da integridade cutânea, igualmente ao maior risco de infecção.
	  e. Evitar temperaturas extremas minimiza a lesão e irritação cutânea adicional, queimaduras e dor.
	  f. A exposição ao sol ou ao clima de frio extremo pode levar à lesão cutânea adicional e à dor.
	  g. Possibilita a circulação de ar na área afetada.
	  h. Pode auxiliar na cicatrização; entretanto, estão ausentes evidências que confirmem os benefícios dos agentes tópicos.
		• Evita a utilização de sabões, pós e outros cosméticos no local de radioterapia
		• Cita a justificativa para o cuidado especial da pele
		• Exibe alteração mínima na pele
		• Evita traumatismo na região da pele afetada (evita lâmina de barbear, roupas que apertem e irritem, extremos de temperatura e a utilização de esparadrapo)
		• Relata imediatamente a alteração na pele
		• Demonstra o cuidado adequado de áreas com bolhas ou abertas
		• Ausência de infecção de áreas com bolhas e abertas
		• O ferimento está livre do desenvolvimento de escaras.

(continua)

Boxe 12.6 — PLANO DE CUIDADO DE ENFERMAGEM (continuação)
O paciente com câncer

Intervenção de enfermagem	Justificativa	Resultados esperados
2. Se ocorrer descamação úmida: a. Não romper nenhuma bolha que tenha se formado. b. Evitar a lavagem frequente da área. c. Relatar qualquer formação de bolhas. d. Utilizar cremes ou pomadas prescritos; cremes antibacterianos tópicos podem ajudar a secar uma ferida úmida (p. ex., creme Silvadene®) e. Se a área drenar, aplicar um curativo absorvente não adesivo. f. Se a área estiver sem drenagem, a utilização de curativos úmidos e permeáveis ao vapor, tais como hidrocoloides e hidrogéis nas áreas infectadas, tem sido empregada em muitas condições. g. Consultar o enfermeiro estomatoterapeuta e o médico se houver formação de escaras.	**2.** Áreas drenantes abertas são suscetíveis a infecções bacterianas. Deve-se ter cuidado para evitar a introdução de patógenos. a. A ruptura das bolhas cutâneas rompe a integridade da pele e pode levar ao maior risco de infecção. b. A lavagem frequente pode levar ao aumento da irritação e lesão cutânea, com maior risco de infecção. c. A formação de bolhas na pele representa a progressão da lesão cutânea. d. Acredita-se, em bases fortuitas, que diminua a irritação e a inflamação da área e promova a cicatrização; embora uma diversidade de produtos seja utilizada em muitas condições, há poucos estudos clínicos randomizados e controlados com evidências que recomendem um produto ou uma intervenção em face de outros. e. Mais fácil de remover e associado a menos dor e traumatismo quando a drenagem seca e adere ao curativo. f. Podem promover a cicatrização; entretanto, há escassez de evidências com base em estudo clínico randomizado e controlado sobre a condição de descamação úmida. Curativos hidrocoloides podem melhorar o conforto. g. As escaras devem ser removidas para promover a cicatrização e evitar infecções. O enfermeiro estomatoterapeuta tem experiência no cuidado de ferimentos.	

DIAGNÓSTICO DE ENFERMAGEM: integridade da mucosa oral prejudicada: estomatite
OBJETIVO: manutenção de membranas mucosas orais intactas

Intervenções de enfermagem	Justificativa	Resultados esperados
1. Avaliar a cavidade oral diariamente com a utilização dos mesmos critérios de avaliação ou da mesma escala de classificação. 2. Identificar os indivíduos de maior risco para estomatite e complicações correlatas. 3. Instruir o paciente a relatar a queimação oral, dor, áreas de rubor, lesões abertas na mucosa orofaríngea e nos lábios, dor associada à deglutição, ou diminuição da tolerância a extremos de temperatura dos alimentos. 4. Incentivar e auxiliar conforme necessário na higiene oral.	1. Fornece as características basais para avaliações posteriores; mantém a consistência na avaliação dos achados. 2. As variáveis do paciente e do tratamento são associadas à incidência e à gravidade da estomatite, bem como às complicações correlatas, tais como retardo da cicatrização e infecções. 3. A identificação dos estágios iniciais da estomatite facilitará intervenções imediatas, incluindo modificação do tratamento conforme prescrito pelo médico. 4. Os pacientes que estão apresentando desconforto ou dor, ou outros sintomas relacionados com a doença e com o tratamento, podem necessitar de incentivo e assistência na realização da higiene oral. A higiene oral é mantida para evitar as complicações da estomatite, tais como infecções.	• Cita a justificativa para a avaliação e a higiene oral frequente • Fatores associados a incidência, gravidade e complicações são identificados antes do início do tratamento para o câncer • A avaliação da mucosa oral é conduzida no período basal e continuadamente • As práticas de higiene oral são iniciadas antes do desenvolvimento da estomatite • Identifica sinais e sintomas de estomatite para relato ao enfermeiro ou ao médico • Participa do esquema de higiene oral recomendado • Evita colutórios bucais à base de álcool • Escova os dentes e a boca com escova de dentes macia • Utiliza hidratantes para manter os lábios macios e não irritados • Evita alimentos de difícil mastigação, condimentados, quentes, ou outros alimentos irritantes • Mantém a hidratação adequada.

(continua)

Boxe 12.6 PLANO DE CUIDADO DE ENFERMAGEM (continuação)
O paciente com câncer

Intervenção de enfermagem	Justificativa	Resultados esperados
Preventiva 1. Aconselhar o paciente a evitar irritantes, tais como colutórios bucais comerciais, bebidas alcoólicas e tabaco. 2. Escovar com escova de dentes macia utilizando creme dental não abrasivo por 90 s após as refeições e ao dormir; possibilitar que a escova de dentes seque ao ar antes do armazenamento; utilizar fio dental no mínimo 1 vez/dia, ou conforme aconselhado pelo clínico; os pacientes que não utilizavam regularmente fio dental anteriormente não devem iniciar o uso do fio dental durante o tratamento estomatóxico; bochechar a boca 4 vezes/dia com um colutório suave (solução fisiológica, bicarbonato de sódio ou solução fisiológica e bicarbonato de sódio); evitar alimentos irritantes (ácidos, quentes, duros e condimentados); utilizar hidratantes à base de água para proteger os lábios. 3. Considerar o uso de lascas de gelo VO durante infusões de quimioterapia estomatóxica. 4. Considerar o uso de terapia a *laser* de baixa intensidade. 5. Considerar a administração de palifermina, conforme prescrito para pacientes que recebem altas doses de quimioterapia. 6. Manter a hidratação adequada. 7. Fornecer instruções por escrito e educação aos pacientes sobre os itens anteriores.	1. O conteúdo de álcool dos colutórios e o tabagismo ressecarão os tecidos orais e potencializarão a ruptura. 2. Limita o traumatismo e remove os debris. Os pacientes que não utilizavam regularmente fio dental anteriormente não devem iniciar o uso do fio dental durante o tratamento estomatóxico por causa do potencial de lesão na mucosa oral e aumento da suscetibilidade a infecções. 3. A crioterapia oral demonstrou redução na incidência, na gravidade e na dor da mucosite oral; melhoria da qualidade de vida; e minimização das chances de complicações da mucosite oral. 4. A terapia a *laser* de baixa intensidade de energia demonstrou diminuição de gravidade, duração e dor associada à estomatite. 5. A palifermina, um fator de crescimento de queratinócitos recombinante (FCQR) que estimula o crescimento de células que revestem a boca e o trato intestinal, demonstrou diminuir a gravidade e a duração da estomatite. 6. A manutenção da hidratação evita o ressecamento e a ruptura da mucosa. 7. As informações escritas reforçam a orientação ao paciente e fornecem uma fonte de consulta ao paciente e à família.	• Exibe mucosa oral limpa e intacta • Não exibe ulcerações ou infecções da cavidade oral • Isento de sangramento • Relata dor oral ausente ou diminuída • Não relata dificuldade de deglutição • Exibe cicatrização (reepitelização) da mucosa oral em 5 a 7 dias (estomatite leve).
Estomatite leve (eritema generalizado, ulcerações limitadas, pequenas placas brancas: *Candida*) 1. Utilizar enxaguatórios bucais sem álcool a cada uma a quatro horas. 2. Utilizar escova de dentes macia ou esponja para a escovação dos dentes. 3. Remover as dentaduras, exceto para as refeições; assegurar-se de que as dentaduras estejam bem fixadas. 4. Aplicar hidratante labial hidrossolúvel. 5. Evitar alimentos condimentados ou de difícil mastigação e aqueles com extremos de temperatura.	1. Auxilia na remoção de debris, secreções espessas e bactérias. 2. Minimiza o traumatismo. 3. Minimiza a fricção e o desconforto. 4. Promove o conforto. 5. Impede o traumatismo local.	• Exibe cicatrização dos tecidos orais em 10 a 14 dias (estomatite grave) • Isento de sangramento ou ulceração oral • Consome líquidos e alimentos adequados • Ausência de desidratação e perda de peso • Isento de sinais de infecção.

Estomatite grave (ulcerações confluentes com sangramento e placas brancas que recobrem > 25% da mucosa oral)
1. Obter amostras teciduais para testes de cultura e sensibilidade das áreas de infecção.
2. Avaliar a capacidade de mastigar e deglutir; avaliar o reflexo faríngeo ou de engasgo.
3. Utilizar colutórios suaves (podem ser combinados em solução fisiológica, agente anti-*Candida*, tal como micostatina, e agente anestésico tópico [descrito posteriormente]) conforme prescrito, ou posicionar o paciente lateralmente e irrigar a boca; manter o aspirador disponível.
	1. Auxilia na identificação da necessidade de terapia antimicrobiana.
	2. Pode haver perigo de broncoaspiração para o paciente.
	3. Facilita a higiene e proporciona segurança e conforto.
		a. Adere ao esquema de cuidados orais
		b. Exibe cicatrização dos tecidos orais em 10 a 14 dias (estomatite grave)
		  • Consome líquidos e alimentos adequados
		  • Ausência de desidratação e perda de peso
		  • Isento de sinais de infecção
		  • Relata dor ou desconforto ausente ou diminuído.

(continua)

Boxe 12.6 PLANO DE CUIDADO DE ENFERMAGEM (continuação)
O paciente com câncer

Intervenção de enfermagem	Justificativa	Resultados esperados
4. Remover as dentaduras.	**4.** Evita traumatismo em razão de dentaduras mal fixadas.	
5. Utilizar esponja para a escovação dos dentes ou gaze embebida em solução para higiene.	**5.** Limita o traumatismo e promove o conforto.	
6. Utilizar hidratante labial hidrossolúvel.	**6.** Promove o conforto e minimiza a perda da integridade cutânea.	
7. Fornecer dieta líquida ou em purê.	**7.** Assegura a ingestão de alimentos facilmente digestíveis sem mastigação.	
8. Monitorar em relação à desidratação.	**8.** A diminuição da ingestão e as ulcerações potencializam os déficits hídricos.	
9. Minimizar o desconforto.	**9.** Promove a cicatrização.	
a. Consultar o médico em relação à utilização de anestésicos tópicos, tais como diclonina e difenidramina, ou lidocaína gel.	**a.** Alivia a dor e aumenta a sensação de bem-estar; promove a participação na higiene oral e na ingestão nutricional.	
b. Administrar analgésicos sistêmicos conforme prescrito.	**b.** O adequado manejo da dor relacionada com a estomatite grave pode facilitar a melhora da qualidade de vida, a participação em outros aspectos das atividades da vida diária, a ingestão e a comunicação verbal.	
c. Realizar o cuidado bucal conforme prescrito.	**c.** Promove a remoção de debris, cicatrização e conforto.	

DIAGNÓSTICO DE ENFERMAGEM: comprometimento da integridade da pele, associado com a insuficiência vascular
OBJETIVO: manutenção da integridade cutânea

Intervenções de enfermagem	Justificativa	Resultados esperados
Prevenção		
1. Instruir os pacientes a evitarem a luz solar por meio do uso de roupas de proteção, uso de protetor solar com FPS 30 com bloqueadores físicos (óxido de zinco, dióxido de titânio) ou evitarem a exposição direta ao sol.	**1.** Muitos agentes estão associados à fotossensibilidade; as queimaduras solares intensificariam a inflamação associada à erupção cutânea e potencializariam a perda da integridade da pele.	• A exposição ao sol será limitada; não há desenvolvimento de queimadura solar • Não ocorre desidratação • Executa o esquema de cuidados com a pele conforme instruído • Não há ressecamento, descamação.
2. Manter a hidratação adequada.	**2.** Previne o ressecamento da pele relacionado à desidratação.	
3. Evitar longos banhos quentes, sabonetes ásperos e detergentes para a roupa, perfumes e cosméticos não hipoalergênicos.	**3.** Evita irritação da pele, ressecamento, descamação e inflamação.	
4. Aplicar emolientes; aplicar hidrocortisona 1% creme com hidratante pelo menos 2 vezes/dia; administrar doxiciclina 100 mg 2 vezes/dia ou minociclina, conforme prescrito.	**4.** Minimiza o ressecamento, a descamação e a ruptura da integridade da pele.	
Tratamento		
1. Aplicar tratamento tópico conforme prescrito: clindamicina 1%, creme de fluocinonida 0,05% 2 vezes/dia ou creme de alclometasona 0,05% 2 vezes/dia.	**1.** Recomendado como tratamento para minimizar a ruptura da pele e prevenir a infecção pela Multinational Association of Supportive Care in Cancer (MASCC).	• A gravidade da ruptura da pele não interfere no nível de conforto e na adesão à terapia direcionada, conforme prescrito; ausência de infecção local ou sistêmica
2. Para erupção cutânea papulopustular grave, administrar tratamento sistêmico conforme prescrito: doxiciclina 100 mg 2 vezes/dia; minociclina 100 mg/dia; ou isotretinoína em doses baixas de 20 a 30 mg/dia.	**2.** Recomendado como tratamento para minimizar a ruptura da pele e prevenir a infecção pela Multinational Association of Supportive Care in Cancer (MASCC).	• A gravidade da ruptura da pele não interfere no nível de conforto e na adesão à terapia direcionada, conforme prescrito; ausência de infecção local ou sistêmica
3. Avaliar para o desenvolvimento da infecção: obter culturas de pústulas e administrar antibióticos apropriados conforme prescrito pelo médico.	**3.** O reconhecimento e o tratamento imediatos da infecção são necessários para prevenir a bacteriemia, a sepse e o comprometimento adicional do paciente.	• A infecção local é controlada; ausência de sepse.

(continua)

Boxe 12.6 — PLANO DE CUIDADO DE ENFERMAGEM (continuação)
O paciente com câncer

DIAGNÓSTICO DE ENFERMAGEM: integridade tissular prejudicada: alopecia
OBJETIVO: manutenção da integridade tissular; enfrentamento do estresse da perda dos cabelos

Intervenções de enfermagem	Justificativa	Resultados esperados

1. Discutir a possível perda e o novo crescimento dos cabelos com o paciente e a família; advertir que pode ocorrer perda de pelos em outras áreas do corpo além da cabeça.
2. Explorar o possível impacto da perda dos cabelos sobre a autoimagem, as relações interpessoais e a sexualidade.
3. Prevenir ou minimizar a perda dos cabelos com o que segue:
  a. Usar dispositivo de esfriamento do escalpo (hipotermia), se apropriado.
  b. Cortar os cabelos longos antes do tratamento.
  c. Utilizar xampu e condicionador suaves, secar comprimindo cuidadosamente e evitar o uso excessivo de xampu.
  d. Evitar rolinhos térmicos, chapinhas ou ferros de enrolar, secadores, grampos, prendedores, *sprays* para os cabelos, tinturas para os cabelos, extensões de cabelo, tranças, *dreadlocks*, produtos de alisamento de cabelo e permanentes.
  e. Evitar pentear ou escovar em excesso; utilizar pente de dentes largos.
4. Evitar o traumatismo do couro cabeludo.
  a. Recomendar que o paciente aplique filtro solar ou utilize um chapéu quando exposto ao sol.
5. Sugerir maneiras para auxiliar a lidar com a perda dos cabelos.
  a. Adquirir peruca ou aplique antes da perda dos cabelos.
  b. Se ocorrer perda dos cabelos, levar uma fotografia à loja de perucas para auxiliar na seleção.
  c. Começar a utilizar a peruca antes da perda dos cabelos.
  d. Contatar a ACS em relação a perucas doadas ou uma loja especializada neste produto.[4]
  e. Utilizar chapéu, lenço ou turbante.
6. Encorajar o paciente a utilizar suas próprias roupas e a manter os contatos sociais.
7. Explicar que o crescimento dos cabelos normalmente é retomado quando a terapia é concluída.
	1. Fornece informações, de modo que o paciente e a família podem começar a se preparar cognitiva e emocionalmente para a perda.
	2. Facilita o enfrentamento e a manutenção das relações interpessoais.
	3. Mantém os cabelos pelo tempo possível.
	  a. Diminui a absorção da quimioterapia pelos folículos pilosos (não utilizado para pacientes com leucemia ou linfoma, pois as células tumorais podem estar presentes nos vasos sanguíneos ou no tecido do couro cabeludo).
	  b. Minimiza a perda dos cabelos decorrente do peso e da manipulação dos cabelos.
	
	4. Preserva a integridade tissular.
	  a. Auxilia na manutenção da integridade cutânea.
	  b. Impede a exposição à luz ultravioleta.
	5. Minimiza a alteração na aparência.
	  a. A peruca que se assemelha de modo mais próximo com a cor e o estilo dos cabelos é mais facilmente selecionada se a perda dos cabelos ainda não tiver começado.
	  b. Facilita o ajuste.
	
	  c. Possibilita que o paciente esteja preparado para a perda e facilita a adaptação.
	  d. Proporciona opções ao paciente e reduz o ônus financeiro, se for o caso.
	  e. Oculta a perda e protege o couro cabeludo.
	6. Auxilia na manutenção da identidade pessoal.
	7. Reassegura ao paciente que a perda dos cabelos normalmente é temporária.
		• Identifica a alopecia como um possível efeito colateral do tratamento
		• Identifica sensações positivas e negativas e ameaças à autoimagem
		• Verbaliza o significado que os cabelos e a possível perda dos cabelos possam ter para o paciente
		• Cita a justificativa para as modificações no cuidado dos cabelos e no tratamento
		• Lava os cabelos com xampu e condicionador suaves, apenas quando necessário
		• Evita secador de cabelos, chapinha ou *babyliss*, *sprays* e outros fatores de desgaste sobre os cabelos e o couro cabeludo
		• Utiliza chapéu ou lenço sobre os cabelos quando exposto ao sol
		• Adota medidas para lidar com a possível perda dos cabelos antes que esta ocorra; adquire peruca ou aplique, se desejado
		• Mantém a higiene e a aparência
		• Interage e se socializa com outras pessoas.

DIAGNÓSTICO DE ENFERMAGEM: estado nutricional prejudicado associado a náuseas e vômitos
OBJETIVO: o paciente apresenta menos náuseas e vômito associados às terapias; a perda de peso é minimizada

Intervenções de enfermagem	Justificativa	Resultados esperados
1. Avaliar as experiências anteriores do paciente e as expectativas sobre náuseas e vômito, incluindo as causas e as intervenções utilizadas. 2. Ajustar a dieta antes e após a administração do fármaco de acordo com a preferência e a tolerância do paciente. 3. Evitar imagens, odores e sons desagradáveis no ambiente.	1. Identifica as preocupações do paciente, as informações errôneas e as possíveis estratégias para a intervenção; também proporciona ao paciente sentimento de empoderamento e controle. 2. Cada paciente responde de modo diferente ao alimento após a quimioterapia. Uma dieta que contenha alimentos que aliviem ou impeçam as náuseas ou o vômito é mais útil. 3. Sensações desagradáveis podem estimular o centro das náuseas e do vômito.	• Identifica gatilhos prévios das náuseas e do vômito • Exibe diminuição da apreensão e da ansiedade • Identifica intervenções anteriormente utilizadas com sucesso para as náuseas e o vômito • Relata diminuição nas náuseas • Relata diminuição na incidência de vômito.

(continua)

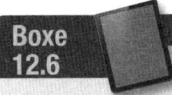

Boxe 12.6 PLANO DE CUIDADO DE ENFERMAGEM (continuação)
O paciente com câncer

Intervenções de enfermagem	Justificativa	Resultados esperados
4. Utilizar diversão, musicoterapia, *biofeedback*, auto-hipnose, técnicas de relaxamento e imaginação guiada antes, durante e após a quimioterapia. 5. Administrar os antieméticos, sedativos e corticosteroides prescritos antes da quimioterapia e posteriormente, conforme necessário. 6. Assegurar a hidratação adequada com líquidos antes, durante e após a administração dos fármacos; avaliar a ingestão e o débito. 7. Estimular a higiene oral frequente. 8. Implementar medidas para o alívio da dor, se necessário. 9. Consultar um nutricionista, conforme necessário. 10. Avaliar e abordar outros fatores contribuintes para as náuseas e o vômito, tais como outros sintomas, constipação intestinal, irritação gastrintestinal, desequilíbrio eletrolítico, radioterapia, medicamentos e metástase em sistema nervoso central.	4. Diminui a ansiedade, que pode contribuir para as náuseas e o vômito. O condicionamento psicológico que gera um comportamento negativo também pode ser diminuído. 5. A administração do esquema antiemético antes do início das náuseas e do vômito limita a experiência adversa e facilita o controle. A terapia com combinação de fármacos reduz as náuseas e o vômito por meio de diversos mecanismos de gatilho. 6. O volume adequado de líquido dilui os níveis dos fármacos, diminuindo a estimulação dos receptores do vômito. 7. Reduz sensações de paladar desagradáveis. 8. O aumento do conforto propicia a tolerância física dos sintomas. 9. A colaboração interdisciplinar é essencial na abordagem das necessidades complexas do paciente. 10. Diversos fatores podem contribuir para as náuseas e o vômito.	• Consome líquidos e alimentos adequados quando as náuseas cessam • Mostra a utilização de diversão, relaxamento e imaginação quando indicado • Exibe turgor da pele normal e membranas mucosas úmidas • Ausência de perda de peso adicional.

DIAGNÓSTICO DE ENFERMAGEM: estado nutricional prejudicado associado a anorexia, caquexia ou má-absorção
OBJETIVO: manutenção do estado nutricional e do peso na faixa de 10% do peso pré-tratamento

Intervenções de enfermagem	Justificativa	Resultados esperados
1. Avaliar e abordar os fatores que interfiram na ingestão ou que estejam associados ao maior risco de comprometimento do estado nutricional. 2. Iniciar os encaminhamentos apropriados para a colaboração interprofissional para tratar os fatores que interfiram na ingestão. 3. Orientar o paciente a evitar visualizações, odores e sons desagradáveis no ambiente durante o horário das refeições. 4. Sugerir alimentos que sejam preferidos e bem tolerados pelo paciente, preferencialmente alimentos com alto teor de calorias e alto teor de proteínas. Respeitar as preferências alimentares étnicas e culturais.	1. Diversos fatores relacionados com o paciente ou o tratamento apresentam risco de comprometimento da ingestão nutricional, tais como radiação em cabeça, pescoço e tórax; quimioterapia estomatóxica ou emetogênica; cirurgia anterior oral, de cabeça e pescoço; mucosite; comprometimento da deglutição ou disfagia; má condição dentária; tosse ou dispneia. 2. Outros serviços profissionais podem ser mais apropriados para a avaliação e o manejo de questões, tais como comprometimentos da deglutição (fonoaudiologia), fadiga e diminuição da capacidade física (fisioterapia e terapia ocupacional), avaliação nutricional e determinação das necessidades do paciente (nutricionista), tosse e dispneia (terapia respiratória), má condição dentária (odontologia), depressão/ansiedade (serviço social, psicologia ou psiquiatria). 3. A anorexia pode ser estimulada ou aumentada com estímulos nocivos. 4. Alimentos preferidos, bem tolerados e com alto teor de calorias e proteínas mantêm o estado nutricional durante períodos de aumento da demanda metabólica.	• Os fatores de risco para o comprometimento da ingestão nutricional são identificados • Os fatores de risco para o comprometimento da ingestão nutricional são identificados e abordados, sempre que possível, por meio da colaboração interprofissional • O paciente e a família identificam as exigências nutricionais mínimas • Mantém ou aumenta o peso e a massa celular corporal, de acordo com os objetivos identificados pelo nutricionista • Relata diminuição da anorexia e aumento do interesse em comer • Apresenta turgor da pele normal • Reconhece a justificativa para as modificações alimentares; o paciente e a família verbalizam estratégias para minimizar os déficits nutricionais • Participa com as contagens calóricas e diário alimentar • Utiliza técnicas de relaxamento e imaginação guiada antes das refeições • Exibe resultados laboratoriais e clínicos indicativos de ingestão nutricional adequada: níveis séricos normais de proteína, albumina, transferrina, ferro, ureia, creatinina, vitamina D, eletrólitos, hemoglobina, hematócrito e linfócitos; níveis normais de creatinina urinária.

(continua)

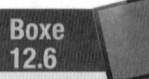

Boxe 12.6 — PLANO DE CUIDADO DE ENFERMAGEM (continuação)
O paciente com câncer

Intervenções de enfermagem	Justificativa	Resultados esperados
5. Encorajar a ingestão adequada de líquidos, mas limitar os líquidos no horário das refeições.	5. Líquidos são necessários para eliminar resíduos e evitar a desidratação. O aumento de líquidos com as refeições pode levar à saciedade prematura.	• Consome dieta que contém os nutrientes necessários • Realiza a higiene oral antes das refeições • Relata diminuição da dor ou de outros sintomas; os sintomas não interferem na ingestão • Relata diminuição dos episódios de náuseas e vômito • Participa nas atividades em níveis crescentes, conforme mensurado pela avaliação do estado de desempenho • Família e amigos não concentram esforços em incentivar a ingestão de alimentos • Cita a justificativa para a utilização de nutrição enteral ou parenteral • Demonstra habilidade no manuseio das alimentações enterais ou da nutrição parenteral, se prescritas • Mantém o posicionamento e o alinhamento corporal necessários para facilitar a mastigação e a deglutição.
6. Sugerir refeições menores e mais frequentes.	6. Refeições menores e mais frequentes são mais bem toleradas, tendo em vista que há menor probabilidade de ocorrência de saciedade prematura.	
7. Promover um ambiente relaxado e silencioso durante o horário das refeições, com aumento da interação social, conforme desejado.	7. Um ambiente silencioso promove o relaxamento. A interação social no horário das refeições pode estimular o apetite, desviar o foco dos alimentos e promover a diversão com a refeição.	
8. Se o paciente desejar, servir bebidas alcoólicas no horário das refeições com os alimentos.	8. Bebidas alcoólicas podem estimular o apetite e adicionar calorias.	
9. Considerar alimentos frios, se desejados.	9. Alimentos frios e com alto teor de proteínas com frequência são mais toleráveis e têm menos odor que os alimentos quentes.	
10. Estimular suplementações nutricionais e alimentos com alto teor de proteínas entre as refeições.	10. Suplementos e lanches adicionam proteínas e calorias para atender às exigências nutricionais.	
11. Incentivar a higiene oral frequente, particularmente antes das refeições.	11. A higiene oral pode estimular o apetite e aumentar a produção de saliva.	
12. Abordar as necessidades de tratamento da dor e de outros sintomas.	12. A dor e outros sintomas comprometem o apetite e a ingestão nutricional.	
13. Aumentar o nível de atividade, conforme tolerado.	13. O aumento da atividade promove o apetite.	
14. Diminuir a ansiedade ao encorajar a verbalização dos temores e das preocupações; utilizar técnicas de relaxamento e imaginação guiada no horário das refeições.	14. O alívio da ansiedade pode aumentar o apetite.	
15. Orientar o paciente e a família a respeito do alinhamento corporal e do posicionamento adequados no horário das refeições.	15. A posição e o alinhamento corporal adequados são necessários para auxiliar na mastigação e na deglutição.	
16. Colaborar com o nutricionista para fornecer aconselhamento nutricional, orientar o paciente e a família a respeito da nutrição enteral ou dietas líquidas comerciais, dietas elementares ou alimentos liquefeitos, conforme prescrito.	16. O aconselhamento nutricional pode melhorar os resultados. Nutrição enteral pode ser necessária para o paciente muito debilitado com um sistema digestório funcional, mas que não seja capaz de manter a ingestão adequada.	
17. Colaborar com o nutricionista ou a equipe de suporte nutricional para explicar e demonstrar para o paciente e a família sobre a nutrição parenteral domiciliar com suplementações lipídicas, conforme prescrito.	17. A nutrição parenteral com suplementação de lipídios fornece as calorias e as proteínas necessárias para atender às demandas nutricionais, especialmente no sistema digestório não funcional.	
18. Administrar estimulantes do apetite, conforme prescrito pelo médico.	18. Embora o mecanismo seja incerto, observou-se que medicamentos, como acetato de megestrol, melhoram o apetite em pacientes com câncer e infecção pelo vírus da imunodeficiência humana.	
19. Incentivar a família e os amigos a não criticar ou bajular o paciente a respeito da alimentação.	19. Pressionar o paciente a comer pode causar conflito e estresse desnecessários.	
20. Avaliar e abordar outros fatores contribuintes para as náuseas, o vômito e a anorexia, tais como desequilíbrio eletrolítico, radioterapia, medicamentos e metástase em sistema nervoso central.	20. Diversos fatores contribuem para a anorexia e as náuseas.	

(continua)

Boxe 12.6 — **PLANO DE CUIDADO DE ENFERMAGEM** *(continuação)*
O paciente com câncer

DIAGNÓSTICO DE ENFERMAGEM: fadiga
OBJETIVO: diminuição do nível de fadiga

Intervenções de enfermagem	Justificativa	Resultados esperados
1. Avaliar o paciente e os fatores de tratamento que causem ou aumentem a fadiga (p. ex., anemia, desequilíbrios hidreletrolíticos, dor, ansiedade etc.)	1. Diversos fatores causam ou contribuem para a fadiga relacionada com o câncer. Embora a fadiga seja comum em pacientes que recebem quimioterapia ou radioterapia, há diversos fatores que podem ser modificados ou abordados, tais como desidratação, anormalidades eletrolíticas, comprometimento de órgãos, anemia, comprometimento da nutrição, dor e outros sintomas, depressão, ansiedade, comprometimento da mobilidade e falta de ar.	• Os fatores de contribuição para a fadiga são avaliados e tratados sempre que possível • Exibe níveis de valores séricos aceitáveis em relação aos índices nutricionais (ver Nutrição desequilibrada) • Relata diminuição da dor ou de outros sintomas • Consome dieta com a ingestão nutricional recomendada • Alcança ou mantém peso e massa corporal adequados • Mantém a hidratação adequada • Relata diminuição dos níveis de fadiga • Adota práticas saudáveis de estilo de vida • Repousa quando fatigado • Relata sono adequado • Solicita adequadamente assistência com as atividades • Utiliza exercícios de relaxamento e imaginação para diminuir a ansiedade e promover o repouso • Não relata falta de ar durante as atividades • Relata melhora da capacidade de relaxar e repousar • Exibe melhora da mobilidade e diminuição da fadiga • A fadiga não interfere na capacidade de participar de atividades da vida diária ou de lazer.
2. Instituir intervenções para abordar fatores que contribuam para a fadiga (p. ex., correção de desequilíbrio eletrolítico, manejo da dor, manejo colaborativo da anemia, administração de antidepressivos, ansiolíticos, hipnóticos ou psicoestimulantes prescritos, conforme indicado).	2. Abordar os fatores que contribuem para a fadiga auxilia no manejo da fadiga (p. ex., a redução da hemoglobina e do hematócrito predispõe o paciente à fadiga em razão da diminuição da disponibilidade de oxigênio, especialmente em um cenário de mobilidade reduzida que requeira gasto energético aumentado).	
3. Encorajar o equilíbrio entre descanso e exercício, evitando longos períodos de inatividade. No mínimo, promover os hábitos normais de sono do paciente.	3. Dormir ajuda a restaurar os níveis de energia. Cochilos prolongados durante o dia podem interferir nos hábitos de sono.	
4. Durante o tratamento ativo, reorganizar o cronograma diário e organizar atividades para conservar o gasto de energia; encorajar o paciente a pedir o auxílio de outras pessoas com os afazeres necessários, como trabalho doméstico, cuidado de crianças, compras e cozinhar. Durante períodos de fadiga profunda, considerar a redução da quantidade de tarefas no emprego, se necessário e possível, por meio da redução do número de horas trabalhadas por semana.	4. A reorganização das atividades pode reduzir perdas de energia e fatores de estresse.	
5. Incentivar a ingestão de proteína, gordura e calorias em uma quantidade pelo menos igual à recomendada para o público em geral.	5. A depleção de proteínas e calorias diminui a tolerância às atividades; prevenir a desnutrição e alcançar e manter o peso e a massa corporal recomendados ajudam no manejo da fadiga.	
6. Estimular a utilização de técnicas de relaxamento e imaginação guiada.	6. A promoção do relaxamento e do repouso psicológico limita a contribuição para a fadiga física.	
7. Incentivar a participação em programas de exercícios planejados que envolvam treinamento aeróbico, exercícios de resistência e flexibilidade, com base em limitações individuais e medidas de segurança. a. O exercício mínimo para os sobreviventes, dependendo das capacidades individuais, varia de 10 min de exercício leve, ioga ou alongamento por dia a 30 min de atividade de intensidade moderada a vigorosa.	7. Diversas abordagens para programas de exercícios demonstraram aumentos na resistência e na energia e menos fadiga.	
8. Colaborar com outros provedores de cuidados para incentivá-los a dar aos pacientes com câncer uma orientação para prática de exercícios e explicar o papel do exercício no tratamento do câncer.	8. Muitos provedores de cuidados não conseguem discutir o papel do exercício e das práticas de estilo de vida saudável para pacientes durante e após o tratamento do câncer. É mais provável que os pacientes utilizem os benefícios do exercício para lidar com a fadiga se receberem uma orientação formal.	

(continua)

Boxe 12.6 — PLANO DE CUIDADO DE ENFERMAGEM (continuação)
O paciente com câncer

Intervenções de enfermagem	Justificativa	Resultados esperados
9. Associar-se a organizações comunitárias (p. ex., Associação Cristã de Moços – ACM) para desenvolver e oferecer programas específicos de reabilitação/exercícios para sobreviventes de câncer.	9. Cria parcerias com a comunidade, um ambiente não clínico de apoio, promove o aumento da conscientização sobre as necessidades de sobrevivência e fornece fontes de referência que podem alcançar mais sobreviventes.	
10. Colaborar com a fisioterapia e terapia ocupacional ou consultar um educador físico especializado para identificar atividades seguras e apropriadas.	10. Um educador físico especializado em populações especiais elabora e administra avaliações de condicionamento físico e programas de exercícios específicos para o diagnóstico, o tratamento e o *status* de recuperação atual de um indivíduo com câncer; apresenta compreensão básica de diagnósticos, tratamentos e potenciais efeitos adversos do câncer.	

DIAGNÓSTICO DE ENFERMAGEM: dor crônica
OBJETIVO: alívio da dor e do desconforto

Intervenções de enfermagem	Justificativa	Resultados esperados
1. Utilizar uma escala de dor para avaliar as características da dor e do desconforto: localização, qualidade, frequência, duração etc., no início como base e continuadamente.	1. Proporciona as características basais para a avaliação de alterações no nível de dor e para a evolução das intervenções.	• Relatos de diminuição do nível de dor e desconforto na escala de dor • Relatos de menos interrupções nas atividades e qualidade de vida pela dor e desconforto • Relatos de redução em outros sintomas e sofrimento psicossocial • Adere ao esquema analgésico, conforme prescrito • As barreiras à abordagem adequada da dor não interferem nas estratégias para o manejo da dor • Assume um papel ativo na administração da analgesia • Identifica estratégias adicionais de alívio da dor efetivas • Utiliza adequadamente estratégias de alívio da dor empregadas com sucesso • Identifica ou utiliza estratégias não farmacológicas de alívio da dor e relata diminuição bem-sucedida da dor • Relata que a redução do nível de dor possibilita a participação em outras atividades e eventos, bem como a melhora na qualidade de vida.
2. Assegurar ao paciente que você sabe que a dor é real e que o ajudará na sua redução.	2. O medo de que a dor não seja considerada real aumenta a ansiedade e reduz a tolerância à dor.	
3. Avaliar as experiências anteriores de dor e as estratégias de manejo anteriores que o paciente encontrou com sucesso.	3. Ajuda a individualizar abordagens de manejo da dor e a identificar possíveis desafios ou abordagens que não devam ser utilizadas por questões de segurança ou outras questões.	
4. Avaliar outros fatores que contribuam para a dor do paciente: medo, fadiga, outros sintomas, angústia psicossocial etc.	4. Fornece dados a respeito dos fatores que diminuem a capacidade do paciente de tolerar a dor e aumentam o nível de dor.	
5. Fornecer instruções ao paciente e à família a respeito do esquema terapêutico prescrito.	5. Os analgésicos tendem a ser mais eficazes quando administrados no início do ciclo de dor, continuamente em intervalos regulares, ou quando administrados em forma de ação prolongada; os analgésicos interrompem o ciclo de dor; a pré-medicação com analgésicos é utilizada para atividades que exacerbem a dor ou provoquem dor episódica.	
6. Abordar mitos ou concepções errôneas e a desinformação sobre a utilização de analgésicos opioides.	6. As barreiras para o adequado manejo da dor envolvem o temor dos pacientes de efeitos colaterais, fatalismo a respeito da possibilidade de alcançar o controle da dor, medo de tirar o foco dos profissionais quanto ao tratamento do câncer, crença de que a dor indique doença progressiva e temores sobre dependência. Profissionais de saúde também demonstraram conhecimento limitado sobre abordagens baseadas em evidências para a dor.	
7. Colaborar com o paciente, o médico e outros membros da equipe de saúde quando forem necessárias alterações no manejo da dor.	7. Os novos métodos de administração da analgesia devem ser aceitáveis para o paciente, o médico e a equipe de saúde para serem efetivos; a participação do paciente diminui o senso de impotência.	
8. Consultar os profissionais paliativistas ou a equipe durante todo o *continuum* do câncer.	8. Os especialistas em cuidados paliativos fornecem experiência e contribuem para o manejo dos sintomas, independentemente do estágio da doença ou do tratamento durante o *continuum* do câncer, não apenas durante a doença terminal. Os cuidados paliativos podem melhorar a qualidade de vida, o tempo de sobrevivência, o fardo dos sintomas, o humor e a utilização eficiente dos serviços de saúde.	
9. Explorar estratégias não farmacológicas e complementares para aliviar a dor e o desconforto: distração, imaginação, relaxamento, estimulação cutânea, acupuntura etc.	9. Aumenta o número de opções e estratégias disponíveis para o paciente que atuam como adjuntos às intervenções farmacológicas.	

(continua)

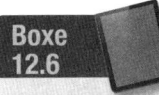

Boxe 12.6 — PLANO DE CUIDADO DE ENFERMAGEM (continuação)
O paciente com câncer

DIAGNÓSTICO DE ENFERMAGEM: pesar associado com a perda; alteração no desempenho do papel
OBJETIVO: progressão apropriada durante o processo de pesar

Intervenções de enfermagem	Justificativa	Resultados esperados
1. Encorajar a verbalização de temores, preocupações e questões a respeito da doença, do tratamento e das implicações futuras. 2. Explorar estratégias anteriores de sucesso no enfrentamento de estresse. 3. Encorajar a participação ativa do paciente ou da família nas decisões sobre o cuidado e o tratamento. 4. Visitar a família e os amigos para estabelecer e manter relações e proximidade física. 5. Incentivar a ventilação de sentimentos negativos, incluindo raiva e hostilidade projetadas, dentro dos limites aceitáveis. 6. Possibilitar períodos de choro e expressão de tristeza. 7. Envolver o conselheiro espiritual, conforme desejado pelo paciente e pela família. 8. Encaminhar o paciente e a família ao aconselhamento profissional, conforme indicado, para aliviar o pesar patológico ou não adaptativo. 9. Possibilitar a progressão no processo de pesar no ritmo próprio do paciente e da família.	1. O aumento e a correção da base de informações diminuem a ansiedade e dispersam concepções errôneas. 2. Fornece um parâmetro e exemplos de enfrentamento. 3. A participação ativa mantém a independência e o controle do paciente. 4. Contatos frequentes promovem confiança e segurança e reduzem sentimentos de temor e isolamento. 5. Isso viabiliza a expressão emocional sem a perda da autoestima. 6. Esses sentimentos são necessários para que ocorram a separação e o desapego. 7. Isso facilita o processo de pesar e o cuidado espiritual. 8. O objetivo é facilitar o processo de pesar ou os métodos adaptativos de enfrentamento. 9. O trabalho do pesar é variável. Nem toda pessoa perpassa todas as fases do processo de pesar, e o tempo despendido com a superação de cada fase varia para cada pessoa. Para concluir o trabalho do pesar, essa variabilidade deve ser possibilitada.	O paciente e a família: • Progridem nas fases do pesar, conforme evidenciado pelo aumento da verbalização e da expressão do pesar • Identificam fontes disponíveis para auxiliar nas estratégias de enfrentamento durante o pesar • Utilizam recursos e apoios adequadamente • Discutem o futuro abertamente entre si • Discutem as preocupações e os sentimentos abertamente entre si • Utilizam expressões não verbais de preocupação entre si • Desenvolvem mecanismos de enfrentamento positivos ou adaptativos para o processamento do pesar.

DIAGNÓSTICO DE ENFERMAGEM: distúrbio da imagem corporal e baixa autoestima situacional associados com alterações na aparência, na função e nos papéis
OBJETIVO: melhora da imagem corporal e da autoestima

Intervenções de enfermagem	Justificativa	Resultados esperados
1. Avaliar os sentimentos do paciente a respeito da imagem corporal e o nível de autoestima. 2. Identificar possíveis ameaças à autoestima do paciente (p. ex., alteração da aparência, diminuição da função sexual, perda dos cabelos, diminuição da energia, alterações no papel). Validar as preocupações com o paciente. 3. Encorajar a continuação da participação em atividades e na tomada de decisões. 4. Estimular o paciente a verbalizar preocupações. 5. Individualizar o cuidado para o paciente. 6. Auxiliar o paciente no autocuidado quando fadiga, letargia, náuseas, vômito e outros sintomas comprometerem a independência. 7. Auxiliar o paciente na seleção e na utilização de cosméticos, lenços, apliques, chapéus e vestimentas que aumentem a sua sensação de atratividade. 8. Encorajar o(a) paciente e a(o) parceiro(a) a compartilhar as preocupações a respeito da alteração da sexualidade e da função sexual e a explorar alternativas à sua expressão sexual habitual. 9. Encaminhar para especialistas, conforme necessário.	1. Fornece a avaliação basal para o exame de alterações e a evolução da efetividade das intervenções. 2. Antecipa as alterações e possibilita que o paciente identifique a importância dessas áreas para si. 3. Incentiva e possibilita a continuação do controle de eventos e de si próprio. 4. A identificação de preocupações é um estágio importante no enfrentamento. 5. Impede ou reduz a despersonalização e enfatiza o valor próprio do paciente. 6. O bem-estar físico melhora a autoestima. 7. Promove a imagem corporal positiva. 8. Fornece a oportunidade de expressar preocupação, intimidade, afeto e aceitação. 9. A colaboração interprofissional é essencial para atender às necessidades do paciente.	• Identifica preocupações relevantes • Participa ativamente nas atividades • Mantém a participação na tomada de decisões • Verbaliza sentimentos e reações a perdas ou ameaças de perdas • Participa nas atividades de autocuidado • Possibilita que outros auxiliem no cuidado quando o paciente é incapaz de ser independente • Exibe interesse na aparência, mantém o penteado e utiliza acessórios (cosméticos, lenços etc.) adequadamente, se desejado • Participa com outras pessoas em conversas e eventos, bem como em atividades sociais • Verbaliza preocupação sobre o parceiro sexual ou pessoas significativas • Explora modos alternativos de expressar preocupação e afeição • O paciente e pessoas significativas são capazes de manter o nível de intimidade e expressar afeição e aceitação.

(continua)

Boxe 12.6 — PLANO DE CUIDADO DE ENFERMAGEM (continuação)
O paciente com câncer

PROBLEMAS COLABORATIVOS: potencial de complicação: risco de sangramento
OBJETIVO: prevenção do sangramento

Intervenções de enfermagem	Justificativa	Resultados esperados
1. Monitorar os fatores que aumentam o risco de sangramento (trombocitopenia, RNI/TP/TTP elevados, fibrinogênio diminuído ou outros fatores de coagulação, uso de medicamentos que afetem as plaquetas ou outros índices de coagulação).	1. O câncer subjacente, os agentes antineoplásicos ou outros medicamentos podem interferir nos mecanismos normais de coagulação.	• São identificados os sinais e sintomas de sangramento • Não exibe sangue em fezes, urina ou êmese • Não exibe sangramento nas gengivas e/ou locais de injeção/punção venosa • Não exibe equimose (hematoma) ou petéquias • O paciente e a família identificam modos de evitar sangramentos • Implementa as medidas recomendadas para reduzir o risco de sangramento (utiliza escova de dentes macia, se barbeia apenas com barbeador elétrico) • Apresenta sinais vitais normais • Relata que os riscos ambientais foram reduzidos ou removidos • Mantém a hidratação • Relata ausência de constipação intestinal • Evita substâncias que interfiram na coagulação • Ausência de destruição tecidual • Exibe estado mental normal e ausência de sinais de sangramento intracraniano • Evita medicamentos que interferiram na coagulação (p. ex., ácido acetilsalicílico) • Ausência de epistaxe e sangramento cerebral.
2. Avaliar e orientar o paciente/a família sobre sinais e sintomas de sangramento: a. Petéquias ou equimose (hematoma). b. Diminuição na hemoglobina ou no hematócrito. c. Prolongamento do sangramento por causa de procedimentos invasivos, punções venosas, cortes ou arranhaduras. d. Sangue franco ou oculto em quaisquer líquidos corporais. e. Sangramento de qualquer orifício corporal. f. Alteração do estado mental. g. Hipotensão; taquicardia.	2. A detecção precoce promove a intervenção imediata. a. Petéquias e equimoses indicam lesão na microcirculação e em vasos maiores. b. Diminuição da hemoglobina ou do hematócrito pode indicar perda de sangue. c. Sangramento prolongado pode indicar índices anormais de coagulação. d. Sangue oculto nos líquidos corporais indica sangramento. e. Indica perda de sangue. f. Alteração do estado mental pode indicar diminuição da oxigenação do tecido cerebral ou sangramento. g. Hipotensão ou taquicardia pode indicar perda de sangue.	
3. Explicar e demonstrar ao paciente e à família sobre as formas de minimizar o risco de sangramento. a. Utilizar escova de dentes macia para a escovação dos dentes para o cuidado bucal. b. Evitar colutórios bucais comerciais. c. Utilizar barbeador elétrico para barbear. d. Utilizar lixa para o cuidado das unhas. e. Evitar alimentos que sejam de difícil mastigação. f. Manter os lábios hidratados com lubrificante à base de água. g. Manter a ingestão de líquidos de, no mínimo, 3 ℓ a cada 24 h, exceto se contraindicado. h. Utilizar laxantes ou aumentar as fibras na dieta. i. Recomendar a utilização de lubrificante à base de água antes da relação sexual.	3. O paciente pode participar na autoproteção. a. Impede o traumatismo nos tecidos orais. b. Contêm alto teor de álcool, que ressecará os tecidos orais. c. Impede o traumatismo da pele. d. Reduz o risco de traumatismo nos leitos ungueais. e. Impede o traumatismo tecidual oral. f. Evita o ressecamento da pele. g. Previne que a pele e as membranas dos tecidos orais ressequem. h. Previne o traumatismo da mucosa retal. i. Impede a fricção e o traumatismo tecidual.	
4. Iniciar medidas para minimizar sangramentos. Coletar todo o sangue para exames laboratoriais com uma única punção venosa diária para pacientes hospitalizados. a. Evitar aferir a temperatura VR ou a administração de supositórios e enemas. b. Evitar injeções intramusculares; utilizar a menor agulha possível. c. Aplicar pressão direta sobre os locais de injeção e punção venosa por no mínimo cinco minutos. d. Evitar cateterizações vesicais; utilizar o menor calibre, se a cateterização for necessária. e. Evitar medicamentos que interfiram na coagulação (p. ex., ácido acetilsalicílico). f. Recomendar a utilização de lubrificante à base de água antes da relação sexual.	4. Medidas são tomadas para minimizar sangramentos. a. Minimiza a perda sanguínea. b. O sangramento pode ocorrer a partir de locais de injeção intramuscular, particularmente se forem utilizadas agulhas de grande calibre. c. O sangramento pode ocorrer se pressão direta não for aplicada por tempo suficiente. d. Impede o traumatismo na uretra. e. Minimiza o risco de sangramentos. f. Ajuda a prevenir o sangramento de pequenas lacerações na pele.	

(continua)

Boxe 12.6	PLANO DE CUIDADO DE ENFERMAGEM (continuação)		
	O paciente com câncer		
Intervenções de enfermagem	Justificativa		Resultados esperados
g. Transfusões de plaquetas, conforme prescrito; administrar cloridrato de difenidramina ou succinato sódico de hidrocortisona prescritos para impedir reação à transfusão de plaquetas.	g. A contagem de plaquetas < 20.000/mm³ (0,02 × $10^{12}/\ell$) está associada ao maior risco de sangramento espontâneo. As reações alérgicas a hemoderivados estão associadas à reação de antígeno-anticorpo que causa destruição plaquetária.		
h. Supervisionar a atividade quando fora do leito.	h. Reduz o risco de quedas.		
i. Cautela para não assoar o nariz com força.	i. Impede o traumatismo na mucosa nasal e o aumento da pressão intracraniana.		

Adaptado de Corbitt, N., Harrington, J., Kendall, T. (2017). Putting evidence into practice: Prevention of bleeding. Retirado em 23/07/2019 de: www.ons.org/pep/bleeding; Eilers, J. G., Asakura, Y., Blecher, C. S. et al. (2017). Putting evidence into practice: Mucositis. Retirado em 07/07/2019 de: www.ons.org/pep/mucositis; Gosselin, T., Beamer, L., Ciccolini, K. et al. (2017). Putting evidence into practice: Radiodermatitis. Retirado em 29/07/2019 de: www.ons.org/pep/radiodermatitis; Miaskowski, C. A., Brant, J. M., Caldwell, P., et al. (2017). Putting evidence into practice: Chronic pain. Retirado em 19/07/2019 de: www.ons.org/pep/chronic-pain; Mitchell, S. A., Albrecht, T. A., Omar Alkaiyat, M. et al. (2017). Putting evidence into practice: Fatigue. Retirado em 02/07/2019 de: www.ons.org/pep/fatigue; Thorpe, D. M., Conley, S. B., Drapek, L. et al. (2017). Putting evidence into practice: Anorexia. Retirado em 28/07/2019 de: www.ons.org/pep/anorexia; Williams, L., Ciccolini, K., Johnson, L. A. et al. (2017). Putting evidence into practice: Skin reactions. Retirado em 23/07/2019 de: www.ons.org/pep/skin-reactions; Wilson, B. J., Ahmed, F., Crannell, C. E. et al. (2017). Putting evidence into practice: Preventing infection – general. Retirado em 05/07/2019 de: www.ons.org/pep/prevention-infection-general. [4]N.R.T.: No Brasil, há organizações não governamentais de apoio à pessoa com câncer que gerenciam doações de perucas, tais como a Fundação Laço Rosa (https://fundacaolacorosa.com) e a ONG Cabelegria (https://www.cabelegria.org).

ocorre, com frequência, 3 a 14 dias após a administração de determinados agentes quimioterápicos (p. ex., 5-fluoruracila e doxorrubicina), imunoterapia (p. ex., IL-2 e nivolumabe) e terapia-alvo (p. ex., tensirolimo e everolimo). A estomatite afeta até 100% dos pacientes que são submetidos à quimioterapia com doses altas com TCTH, 90% dos pacientes com malignidades de cabeça e pescoço que recebem radioterapia, igualmente até 40% dos pacientes que recebem quimioterapia com doses padrão (Eilers, Asakura, Blecher et al., 2017; Olsen et al., 2019). A estomatite pode ser pior em pacientes com cânceres de cabeça e pescoço que recebem terapia de modalidade combinada com radioterapia e quimioterapia. Quando considerada grave, a estomatite pode levar a interrupções, atrasos e modificações no decorrer do tratamento, os quais podem contribuir para desfechos menos desejáveis para o paciente. A dor oral grave pode afetar significativamente deglutição, ingestão nutricional, fala, qualidade de vida, capacidades de superação, como o desejo de participar de esquemas terapêuticos. Além disso, a estomatite pode levar a consultas médicas e hospitalizações mais frequentes e ao aumento dos custos de saúde (Berger, Schopohl, Bollig et al., 2018). A estomatite e a mucosite são atribuídas a uma cascata de processos moleculares e destruição celular endotelial da submucosa que tem início quase imediatamente após o início da radioterapia e de determinados tipos de quimioterapia antes da expansão dos sinais e sintomas. A mucosite se desenvolve em razão de uma sequência de eventos biológicos relacionados e que interagem, culminando em lesão e apoptose das células epiteliais basais e levando a perda da renovação epitelial, atrofia e ulceração. Microrganismos gram-positivos e gram-negativos podem invadir o tecido ulcerado e resultar em ulceração.

A avaliação de enfermagem tem início com a investigação das práticas habituais do paciente em relação à higiene oral e a identificação dos indivíduos de risco para estomatite. A avaliação da cavidade oral é realizada diariamente ou em cada visita do paciente (Olsen et al., 2019). Os fatores de risco e as comorbidades associadas à estomatite incluem higiene oral insatisfatória, debilitação geral, doença dentária, irradiação prévia da cabeça e do pescoço, comprometimento da função das glândulas salivares, uso de outros medicamentos que ressequem as mucosas, mielossupressão, tabagismo, tratamento prévio de câncer com agente estomatotóxico ou radiação, comprometimento da função renal, comprometimento do estado nutricional e extremos etários (mais de 65 anos e menos de 20 anos) (Olsen et al., 2019). O paciente também é avaliado em relação a hidratação, infecção, dor, bem como comprometimento nutricional que resultam da mucosite.

A prevenção baseada em evidência ideal e as abordagens de tratamento para a estomatite permanecem limitadas, mas continuam a ser estudadas entre as disciplinas (Bowen, Gibson, Coller et al., 2019; Eilers et al., 2017). A maioria dos clínicos concorda que a manutenção de uma boa higiene oral, incluindo escovação, uso de fio dental, bochechos e cuidados odontológicos, é necessária para minimizar o risco de complicações orais associadas às terapias para o câncer.

A palifermina, a apresentação sintética do fator de crescimento de queratinócitos humanos administrada por via intravenosa, é benéfica na prevenção da estomatite em pacientes com malignidades hematológicas que estão se preparando para o TCTH e naqueles submetidos à quimioterapia para cânceres de cabeça e pescoço (Bowen et al., 2019; Eilers et al., 2017). A palifermina promove o reparo celular epitelial e a aceleração da reposição das células na boca e no sistema digestório. A cuidadosa cronologia da administração e o monitoramento são essenciais para a efetividade e para detectar efeitos adversos. Outras abordagens recomendadas para a prática incluem crioterapia (aplicação tópica de gelo por via oral durante as infusões), higiene oral consistente, terapia com *laser* de baixa intensidade e bochechos com bicarbonato de sódio (Bowen et al., 2019; Eilers et al., 2017; Olsen et al., 2019). Aspectos adicionais dos cuidados são discutidos no Boxe 12.6: Plano de cuidado de enfermagem para o paciente com câncer.

Comprometimento da integridade cutânea associado à radiação

Embora os avanços na radioterapia tenham resultado na diminuição da incidência e da gravidade dos comprometimentos cutâneos, os pacientes ainda podem desenvolver radiodermatite, antes chamada de dermatite por radiação, que pode ser associada a dor, irritação, prurido, queimação, descamação cutânea sem drenagem (descamação seca) ou com drenagem (descamação úmida) e diminuição da qualidade de vida (Gosselin, Beamer, Ciccolini et al., 2017; Olsen et al., 2019). Os cuidados de enfermagem para os pacientes com radiodermatite incluem manutenção da integridade cutânea, higiene, promoção do conforto, redução da dor, prevenção de traumatismo adicional, prevenção e tratamento de infecções, bem como promoção de um ambiente úmido para a cicatrização dos ferimentos (Olsen et al., 2019). A fim de prevenir o comprometimento da integridade cutânea, os pacientes são aconselhados a usar hidratante, evitar exposição solar na área de tratamento e evitar o uso de fita adesiva ou bandagens e outras fontes que possam causar irritação ou traumatismo. Embora uma diversidade de métodos e produtos seja utilizada na prática clínica para os pacientes com comprometimento cutâneo induzido por radiação, existem evidências limitadas para garantir o seu valor (Gosselin et al., 2017). Pacientes com reações cutâneas e teciduais à radioterapia necessitam de cuidado cutâneo cuidadoso para evitar irritação, ressecamento e lesão cutânea adicional, conforme discutido no plano de cuidado de enfermagem (ver Boxe 12.6, Risco de integridade da pele prejudicada: reações de descamação eritematosa e úmida à radioterapia).

Alopecia

O adelgaçamento ou a perda completa dos cabelos temporária ou permanentemente é um possível efeito adverso da radioterapia em todo o cérebro e de diversos agentes quimioterápicos e direcionados. A alopecia normalmente tem início 1 a 3 semanas após o início do tratamento de quimioterapia e radioterapia; o novo crescimento com frequência inicia em 8 semanas após o último tratamento (Olsen et al., 2019). Alguns pacientes que são submetidos à radiação na cabeça podem apresentar perda permanente dos cabelos. O aparecimento de alopecia de progressão gradual e a perda de pelo do corpo associados a terapias direcionadas geralmente ocorrem 1 a 3 meses após o início do tratamento e pode aparecer irregularmente como perda de cabelo temporal ou frontal (Barton-Burke, Ciccolini, Mekas et al., 2017). Esse tipo de perda de cabelo geralmente é reversível após o término da terapia e, em alguns casos, começa mais cedo. Vários agentes direcionados estão associados a mudanças na taxa de crescimento do cabelo, na curvatura, na textura e na pigmentação. Embora os profissionais de saúde possam considerar a perda dos cabelos como uma questão menor, para muitos pacientes é uma perda relevante na imagem corporal, o que resulta em desafios à autoestima e em angústia psicossocial e depressão. Apesar do impacto psicossocial significativo da alopecia, poucos estudos abordaram métodos para prevenir ou minimizar esse impacto. O uso de crioterapia na cabeça (resfriamento do escalpo) tem se mostrado efetivo na redução da alopecia durante a administração de quimioterapia (Ross & Fischer-Cartlidge, 2017; Rugo, Melin & Voigt, 2017). Todavia, devido aos relatos de metástases no escalpo e à falta de dados de segurança, a crioterapia não é preconizada para pacientes com processos malignos hematológicos (Rugo et al., 2017). Enfermeiros fornecem informações sobre a perda de cabelo e apoiam o paciente e a família no enfrentamento das mudanças na imagem corporal. Os pacientes são assistidos para identificarem escolhas proativas que possam lhes empoderar, melhorando as respostas ao câncer e reduzindo a percepção de falta de controle, conforme discutido no plano de cuidado de enfermagem (ver Boxe 12.6, Integridade tissular prejudicada: alopecia).

Lesões cutâneas malignas

As lesões cutâneas podem ocorrer com a extensão local ou a metástase do tumor no epitélio e em seus vasos linfáticos e sanguíneos adjacentes. O câncer localmente invasivo ou metastático na pele pode resultar em eritema, nódulos descolorados ou progressão até ferimentos que envolvem edema, exsudatos e necrose tecidual. As lesões mais extensivas envolvem a ulceração (denominadas como lesões fúngicas) com um crescimento excessivo de microrganismos de odor desagradável. Essas lesões são fonte de dor, desconforto e desagrado consideráveis. Embora as lesões cutâneas ocorram em diversas malignidades, são mais associadas ao câncer de mama.

As lesões cutâneas ulceradas em geral indicam doença avançada ou disseminada que provavelmente não será erradicada, mas que pode ser controlada ou paliada por meio de tratamento sistêmico (quimioterapia e terapia direcionada) ou radioterapia. O cuidado local destas lesões é uma prioridade de enfermagem. Os enfermeiros avaliam cuidadosamente as lesões cutâneas malignas em relação ao tamanho, aspecto, condição do tecido adjacente, odor, sangramento, drenagem, assim como dor correlata ou outros sintomas, incluindo evidência de infecção. Deve ser observado o potencial de complicações sérias, tais como hemorragia, compressão/obstrução de vasos, ou obstrução de vias respiratórias, especialmente no câncer de cabeça e pescoço, de modo que o cuidador possa ser instruído sobre as medidas paliativas para manter o conforto do paciente.

O cuidado de enfermagem (ver Boxe 12.6) também inclui limpeza do ferimento, redução de bactérias superficiais, controle do sangramento, redução do odor, proteção contra traumatismo cutâneo adicional e manejo da dor. O paciente e a família necessitam de apoio emocional, assistência e orientação quanto ao cuidado do ferimento e à implementação de medidas de conforto no domicílio.

Promoção da nutrição

A maioria dos pacientes com câncer apresenta alguma perda de peso durante a sua doença. Portanto, os profissionais de enfermagem precisam promover boa nutrição durante o tratamento.

Comprometimento nutricional

Anorexia, má-absorção e síndrome de anorexia-caquexia relacionada com o câncer (SACRC) são alguns problemas nutricionais comuns. O comprometimento do estado nutricional pode contribuir para as consequências físicas e psicossociais (Boxe 12.7). As preocupações nutricionais incluem diminuição da

---

Boxe 12.7 Possíveis consequências do comprometimento da nutrição em pacientes com câncer

- Anemia
- Diminuição da sobrevida
- Incompetência imune e aumento da incidência de infecções
- Retardo da cicatrização tecidual e de ferimentos
- Fadiga
- Diminuição da capacidade funcional
- Diminuição da capacidade de continuar a terapia antineoplásica
- Aumento de hospitalizações
- Aumento da duração da estadia hospitalar
- Comprometimento da função psicossocial

ingestão proteica e calórica, efeitos metabólicos ou mecânicos do câncer, doença sistêmica, efeitos colaterais do tratamento ou estado emocional do paciente.

Anorexia

Entre as muitas causas de anorexia em pacientes com câncer estão as alterações no paladar, manifestadas por aumento das sensações de paladar salgado, azedo e metálico, igualmente a alteração das respostas aos sabores doces e amargos. As alterações do paladar contribuem para a diminuição do apetite e da ingestão nutricional e, subsequentemente, para desnutrição proteico-calórica. As alterações do paladar podem resultar de deficiências de minerais (p. ex., zinco), aumentos em aminoácidos e metabólitos celulares circulantes, ou da administração de agentes quimioterápicos. Os pacientes submetidos à radioterapia de cabeça e pescoço podem apresentar "cegueira bucal", que é um comprometimento grave do paladar.

A anorexia pode ocorrer porque os pacientes desenvolvem saciedade prematura após terem ingerido apenas uma pequena quantidade de alimentos. Essa sensação de saciedade ocorre secundariamente à diminuição nas enzimas digestivas, anormalidades no metabolismo da glicose e de triglicerídeos, e estimulação prolongada dos receptores do volume gástrico, que transmitem a sensação de saciedade. A angústia psicológica (p. ex., temor, dor, depressão, isolamento) durante toda a doença também pode ter um impacto negativo sobre o apetite. Os pacientes podem desenvolver aversão aos alimentos por causa das náuseas e do vômito associados ao tratamento.

Má-absorção

Alguns pacientes com câncer não conseguem absorver os nutrientes a partir do sistema digestório como um resultado da atividade tumoral e/ou dos tratamentos para o câncer. A malignidade pode afetar a atividade gastrintestinal de diversas maneiras (p. ex., comprometimento da produção de enzimas, interferência na digestão de proteínas e gorduras), que pode levar ao aumento da irritação gastrintestinal, doença de úlcera péptica e formação de fístulas.

A quimioterapia e a radiação associadas à mucosite causam lesão nas células da mucosa do intestino, que resulta em comprometimento da absorção de nutrientes. A irradiação abdominal foi associada a esclerose dos vasos sanguíneos intestinais e alterações fibróticas no tecido gastrintestinal, que impactam a absorção de nutrientes. A intervenção cirúrgica pode alterar os padrões peristálticos, modificar as secreções gastrintestinais e reduzir as superfícies absortivas da mucosa gastrintestinal, que contribuem, todas, para a má-absorção.

Síndrome de anorexia-caquexia relacionada com o câncer

A SACRC é um processo biológico complexo que resulta de uma combinação de aumento do gasto de energia e diminuição da ingestão (Mattox, 2017; Olsen et al., 2019). Esta síndrome pode ocorrer em ambos os estágios curativo e paliativo do tratamento e do cuidado. Processos imunológicos, neuroendócrinos e metabólicos combinados dão origem à anorexia, à perda de peso não intencional, assim como ao aumento da demanda metabólica com comprometimento do metabolismo da glicose e de lipídios. Na medida em que esta síndrome continua, a alteração dos processos metabólicos e das respostas tumorais leva à liberação de citocinas, que causam inflamação sistêmica generalizada. O paciente apresenta perda de peso contínua e desnutrição caracterizada por perda de tecido adiposo, proteínas viscerais e massa muscular esquelética. Os pacientes com SACRC se queixam de perda de apetite, saciedade prematura e fadiga. Estima-se que 50% dos pacientes com câncer apresentem anorexia e caquexia; esse percentual aumenta e chega a 86% nos pacientes em estágio avançado de câncer no fim da vida (Olsen et al., 2019). As perdas proteicas são associadas ao desenvolvimento de anemia, edema periférico e debilitação progressiva. Os sinais e sintomas da caquexia do câncer e da debilitação progressiva estão associados a diminuição da qualidade de vida, angústia psicológica, bem como ansiedade para o paciente e a família na medida em que respondem às perdas iminentes reais e percebidas, ao temor, à falta de controle e à desesperança.

O cuidado de enfermagem é integrante de uma abordagem interdisciplinar que trata os diversos fatores que contribuem para o comprometimento do estado nutricional em pacientes com câncer (ver Boxe 12.6).

Considerações nutricionais gerais

A avaliação do estado nutricional do paciente é conduzida no diagnóstico e monitorada durante todo o período de tratamento e acompanhamento. A identificação precoce de pacientes de risco para problemas com ingestão, absorção e caquexia, em particular durante os estágios iniciais da doença, pode facilitar a implementação imediata de intervenções especificamente direcionadas que tentam melhorar a qualidade de vida, os resultados do tratamento e a sobrevida (Krishnasamy, Yoong, Chan et al., 2017). Peso atual, perda de peso, histórias nutricional e medicamentosa, padrões de anorexia, náuseas e vômitos, diarreia, assim como situações e alimentos que agravam ou aliviam os sintomas são examinados e abordados.

O tipo de câncer, o estágio e as abordagens de tratamento são considerados, de modo que medidas proativas para o suporte da nutrição possam ser identificadas. Por exemplo, pacientes com cânceres de cabeça e pescoço que são tratados com radioterapia, ou alguma combinação de cirurgia, radiação, agentes quimioterápicos ou direcionados, são de alto risco para ingestão inadequada e déficits nutricionais. Em muitos centros, esses pacientes são submetidos à inserção de um tubo de gastrostomia endoscópica percutânea (GEP) para a nutrição enteral antes do início do tratamento e do início da mucosite, da perda de peso e de outras consequências do comprometimento da ingestão. O parecer do setor de fonoaudiologia é valioso para os pacientes com tumores orofaríngeos ou laríngeos ou submetidos a intervenções cirúrgicas que se prevê que afetem a deglutição, o manejo de secreções, a fala ou a função respiratória.

Sempre que possível, são realizados todos os esforços para manter a nutrição adequada por meio da via oral. Agentes pró-cinéticos, tais como metoclopramida, são utilizados para aumentar o esvaziamento gástrico em pacientes com saciedade prematura e retardo do esvaziamento gástrico. Outras intervenções farmacológicas, tais como acetato de megestrol ou corticosteroides (a curto prazo), podem ser utilizadas para melhorar o apetite. Suplementações nutricionais orais são encorajadas para atender às necessidades nutricionais, como também para manter ou melhorar o ganho de peso e a função física. Abordagens incorporam aconselhamento nutricional, exercícios físicos, intervenções farmacológicas para combater a anorexia e manejo de sintomas, quando possível (NCCN, 2019g). Se a nutrição adequada não puder ser mantida por meio da ingestão, o suporte nutricional por meio da via enteral pode ser necessário, conforme discutido anteriormente. Quando necessário, o paciente e a família são orientados sobre administração da nutrição enteral no domicílio. Os enfermeiros de cuidado domiciliar auxiliam na orientação ao paciente e monitoram os sintomas do paciente e a resposta à nutrição enteral.

Quando a má-absorção for um problema, pode ser instituída reposição de enzimas e vitaminas. Estratégias adicionais incluem alteração do cronograma de alimentação, utilização de dietas simples e alívio da diarreia. Se a má-absorção for grave, ou se o câncer envolver a parte alta do sistema digestório, a nutrição parenteral pode ser necessária. Entretanto, pacientes que recebem nutrição parenteral são de maior risco para complicações, incluindo infecção relacionada com cateter e sistêmica. A nutrição parenteral para pacientes com câncer avançado ou em estágio terminal raramente é utilizada e é controversa (Jatoi & Kelly, 2019). A nutrição parenteral pode ser administrada de diversos modos: por meio de um dispositivo de acesso venoso para uso prolongado, tal como um cateter atrial direito (ver Figura 12.3), implantação de porta venosa (ver Figura 12.4), ou CCIP (Figura 12.6). O enfermeiro explica e demonstra para o paciente e a família como cuidar do dispositivo de acesso venoso e da administração da nutrição parenteral. Os enfermeiros de cuidado domiciliar orientam e auxiliam com a nutrição parenteral no domicílio ou supervisionam sua administração.

Alívio da dor

Mais da metade dos pacientes com câncer apresenta dor durante toda a trajetória do câncer. A dor moderada a grave é relatada por aproximadamente 28% dos pacientes com câncer durante o tratamento e por até 52% daqueles com doença avançada (van den Beuken-van Everdingen, Hochstenbach, Joosten et al., 2016). Embora a dor do câncer possa ser aguda, é mais frequentemente caracterizada como crônica (ver Capítulo 9 para mais informações sobre a dor). Assim como em outras situações que envolvam dor, a experiência da dor do câncer é influenciada por fatores físicos, psicossociais, culturais e espirituais.

O câncer pode causar dor de diversos modos (Tabela 12.9). Inicialmente, a dor é mais frequentemente relacionada com o processo do câncer subjacente. A dor também está associada a diversos tratamentos para o câncer. A dor aguda está ligada ao traumatismo por causa de cirurgia. Ocasionalmente, ocorrem síndromes de dor crônica, tais como neuropatias pós-cirúrgicas (dor relacionada com a lesão do tecido nervoso). Alguns agentes quimioterápicos causam necrose tecidual,

TABELA 12.9	Exemplos de fontes de dor do câncer.	
Fonte	**Descrições**	**Câncer subjacente**
Metástase óssea	Latejante, dolorosa	Mama, próstata, mieloma
Isquemia	Aguda, latejante	Sarcoma de Kaposi
Obstrução linfática ou venosa	Fraca, dolorosa, com aperto	Linfoma, mama, sarcoma de Kaposi
Compressão nervosa, infiltração	Queimação, aguda, formigamento	Mama, próstata, linfoma
Obstrução de órgãos	Fraca, cólica, perturbadora	Colo do útero, gástrico
Infiltração de órgãos	Distensão, cólica	Hepático, pancreático
Inflamação cutânea, ulceração, infecção, necrose	Queimação, aguda	Mama, cabeça e pescoço, sarcoma de Kaposi

Adaptada de van den Beuken-van Everdingen, M. H., Hochstenbach, L. M., Joosten, E. A. et al. (2016). Update on prevalence of pain in patients with cancer: Systematic review and meta-analysis. *Journal of Pain and Symptom Management*, 51(6), 1070-1090; Yarbro, C. H., Wujcik, D. & Gobel, B. H. (2018). *Cancer nursing: Principles and practice*. Burlington, MA: Jones & Bartlett Publishers.

neuropatias periféricas e estomatite – todas possíveis fontes de dor – enquanto a radioterapia pode causar dor secundária na pele, no tecido nervoso ou inflamação de órgãos. Pacientes com câncer podem apresentar outras fontes de dor, tais como artrite ou dores de cabeça tipo enxaqueca, que não estão relacionadas com o câncer subjacente ou o seu tratamento.

O enfermeiro avalia o paciente em relação à fonte e ao local da dor, bem como aos fatores que influenciam a percepção e a experiência da dor do paciente, a saber: temor e apreensão, fadiga, raiva e isolamento social. As escalas de avaliação da dor são úteis para a avaliação da dor do paciente antes e após a implementação de intervenções de alívio da dor para verificar a efetividade das intervenções. Outros sintomas que contribuem para a experiência da dor, tais como náuseas e fadiga, também são avaliados e abordados.

Atualmente, a maioria das pessoas espera que a dor desapareça, ou que seja resolvida rapidamente. Embora com frequência seja controlável, a dor do câncer avançado geralmente é irreversível e não é resolvida rapidamente. Para muitos pacientes, a dor com frequência é considerada um sinal de que o câncer está avançando e que a morte se aproxima. À medida que os pacientes antecipam a dor e a ansiedade aumenta, a percepção da dor se intensifica, produzindo temor e ainda mais dor. Portanto, a dor crônica do câncer pode levar a um ciclo que progride da dor à ansiedade e ao temor, e de volta para a dor, especialmente quando a dor não é tratada adequadamente. O manejo inadequado da dor com mais frequência é o resultado de concepções errôneas e informação precária sobre a avaliação e o manejo da dor por parte dos pacientes, das famílias e dos profissionais de saúde (Scarborough & Smith, 2018). O Capítulo 9 fornece informações a respeito de fatores que contribuem para a experiência da dor, percepção da dor e tolerância, bem como intervenções de enfermagem farmacológicas e não farmacológicas que abordam a dor. O plano de cuidado de enfermagem (ver Boxe 12.6) também fornece estratégias para a avaliação de enfermagem e o manejo da dor crônica. Os analgésicos são administrados com base no nível relatado da dor pelo paciente. Um algoritmo da dor do câncer, desenvolvido como um conjunto de princípios de orientação analgésica, é fornecido na Figura 12.7.

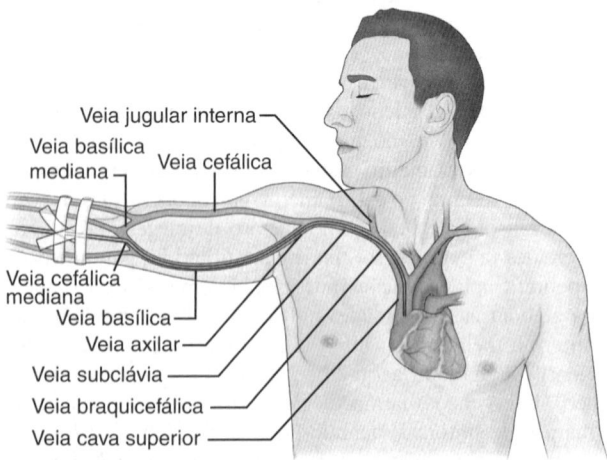

Figura 12.6 • Um cateter central inserido perifericamente é avançado por meio da veia cefálica ou basílica até a veia axilar, subclávia ou braquicefálica, ou até a veia cava superior.

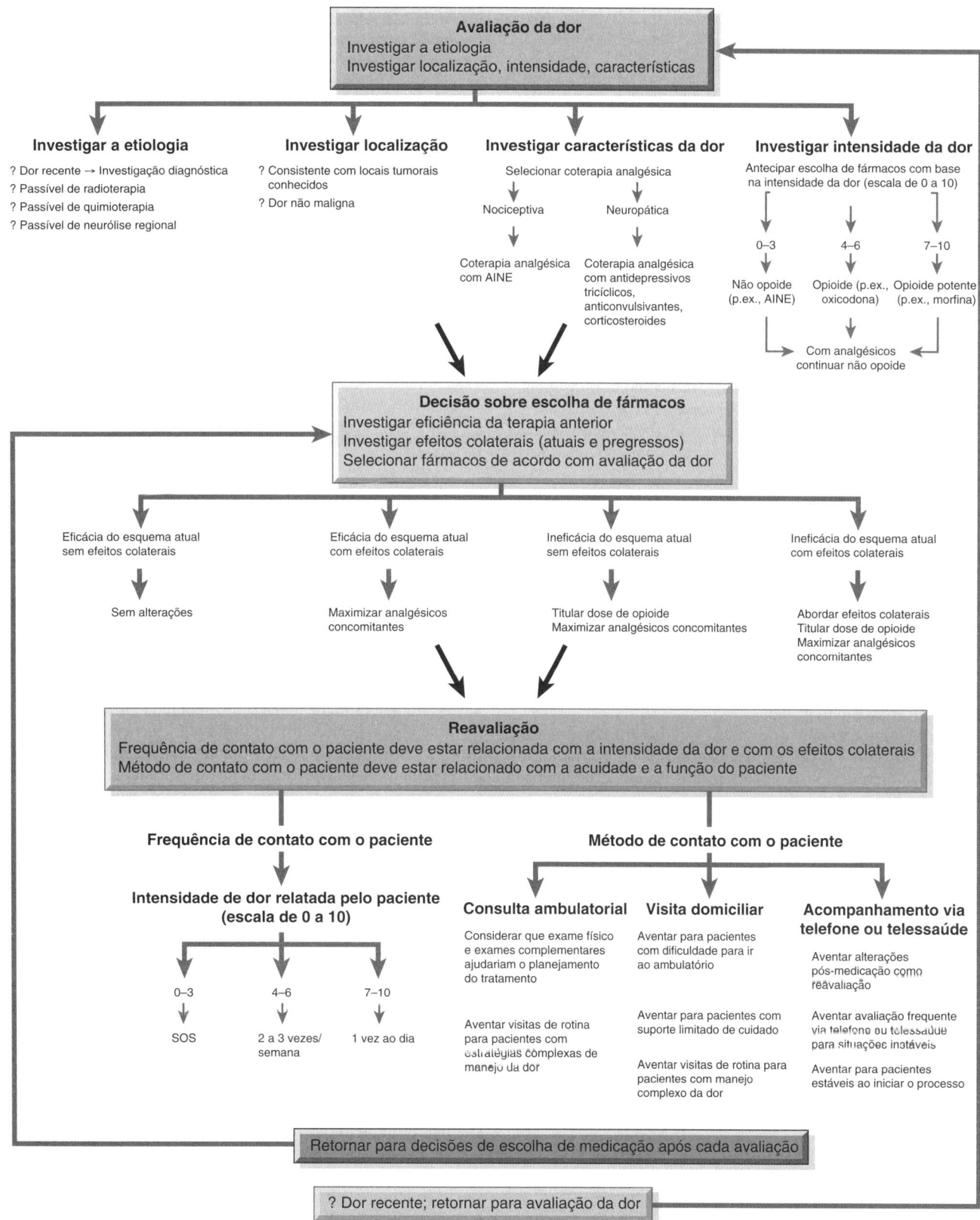

Figura 12.7 • O algoritmo da dor do câncer (vista do nível mais alto) é um modelo de árvore de decisões para o tratamento da dor. AINE: anti-inflamatório não esteroide; SOS: conforme a necessidade. Adaptada de DuPen, A.R., DuPen, S., Hansberry, J. et al. (2000). An educational implementation of a cancer pain algorithm for ambulatory care. *Pain Management Nursing*, 1(4), 118.

Abordagens farmacológicas e não farmacológicas, até mesmo aquelas que podem ser invasivas, podem ser consideradas no manejo da dor relacionada com o câncer, independentemente do estado do paciente ao longo da trajetória do câncer. O enfermeiro auxilia o paciente e a família a adotarem um papel ativo no manejo da dor. O enfermeiro fornece orientação e apoio para corrigir os temores e as concepções errôneas sobre o uso de opioides. O manejo inadequado da dor leva a uma queda da qualidade de vida, caracterizada por angústia, sofrimento, ansiedade, temor, imobilidade, isolamento e depressão.

Diminuição da fadiga

A fadiga é um dos sintomas mais frequentes e angustiantes apresentados pelos pacientes que recebem terapia para o câncer. Os pacientes relatam que a fadiga persiste e interfere nas atividades da vida diária por meses a anos após a conclusão do tratamento (Wang, Yang, Miao et al., 2018). A fadiga raramente existe isolada; os pacientes geralmente apresentam outros sintomas concomitantemente, tais como dor, dispneia, anemia, transtornos do sono ou depressão. A correlação entre transtornos do sono, fadiga e depressão (bem como outros fatores clínicos) em adultos mais velhos com câncer é uma área ativa de pesquisa.

Ao avaliar a fadiga, o enfermeiro distingue entre a *fadiga aguda*, que ocorre após uma experiência que demanda energia, e a *fadiga relacionada com o câncer*, que é definida como "uma sensação subjetiva, persistente e angustiante de cansaço físico, emocional ou cognitivo ou exaustão relacionada com o câncer ou ao tratamento do câncer que não é proporcional à atividade recente e que interfere no funcionamento habitual" (NCCN, 2019h). A fadiga aguda atua como uma função protetora, enquanto a fadiga relacionada com o câncer, não. Os mecanismos exatos da fadiga não são bem compreendidos e são de natureza multifatorial.

Apesar da experiência de fadiga que ocorre comumente em pacientes com câncer, não foi identificada uma ferramenta de avaliação confiável. A experiência de fadiga é altamente subjetiva, com os descritores do paciente variando muito (NCCN, 2019h). O enfermeiro avalia os fatores fisiológicos e psicológicos que podem contribuir para a fadiga (Boxe 12.8).

A prática de exercícios físicos é uma abordagem efetiva do manejo da fadiga relacionada ao câncer (Mitchell, Albrecht, Omar Alkaiyat et al., 2017). Abordagens psicoeducacionais, terapia cognitivo-comportamental para tratar do sono, relaxamento muscular progressivo, ioga e meditação *mindfulness* talvez sejam medidas eficazes para facilitar o manejo da fadiga (Mitchell et al., 2017). Os enfermeiros auxiliam os pacientes com estratégias para minimizar a fadiga ou auxiliar o paciente a lidar com a fadiga, conforme descrito no plano de cuidado de enfermagem (ver Boxe 12.6, Fadiga). Ocasionalmente, são utilizadas intervenções farmacológicas, incluindo antidepressivos para pacientes com depressão, ansiolíticos para aqueles com ansiedade, hipnóticos para pacientes com transtornos do sono e psicoestimulantes para alguns pacientes com câncer avançado ou fadiga que não responde a outras intervenções (NCCN, 2019h; Mitchell et al., 2017). Ver Perfil de pesquisa de enfermagem no Boxe 12.9.

Melhora da imagem corporal e da autoestima

O enfermeiro identifica possíveis ameaças à imagem corporal do paciente e avalia a capacidade do paciente de lidar com as muitas mudanças corporais que podem ser apresentadas durante todo o período da doença e do tratamento. A inserção no sistema de saúde pode ser acompanhada por despersonalização. Ameaças ao autoconceito ocorrem à medida que o paciente enfrenta a evolução da doença, desfiguração, possível incapacidade e morte. Para acomodar os tratamentos ou devido à doença, muitos pacientes com câncer são forçados a alterar seus estilos de vida. As prioridades e os valores mudam quando a imagem corporal é ameaçada. Cirurgia desfigurante, perda dos cabelos, caquexia, alterações cutâneas, alteração dos padrões de comunicação e disfunção sexual podem ameaçar a autoestima e a imagem corporal do paciente.

Uma abordagem criativa e positiva é essencial no cuidado dos pacientes com alteração da imagem corporal. Estratégias de enfermagem para o tratamento de questões relacionadas com a imagem corporal e com a autoestima são incluídas no plano de cuidado de enfermagem (ver Boxe 12.6). O enfermeiro atua como ouvinte ativo e conselheiro para o paciente e para a família. Possíveis influências da cultura e da idade do paciente são consideradas ao se discutirem as preocupações e possíveis intervenções.

Abordagem da sexualidade

Os processos fisiológicos associados ao câncer, possíveis efeitos em curto e longo prazo dos tratamentos para o câncer, bem como respostas psicossociais, emocionais e espirituais a toda a experiência podem levar os pacientes a confrontar uma variedade de questões com base na sexualidade. Os pacientes com maior risco de disfunção sexual são aqueles com tumores que envolvem os órgãos sexuais ou pélvicos e aqueles cujo tratamento afeta os sistemas hormonais que mediam a função sexual (Olsen et al., 2019). Embora a sexualidade seja um componente importante da saúde geral, muitos enfermeiros e outros profissionais de saúde hesitam em incluir a sexualidade em suas abordagens com os pacientes (Almont, Farsi, Krakowski et al., 2019). Ao oferecer uma abordagem holística ao cuidado dos pacientes com câncer, os enfermeiros devem iniciar discussões sobre a sexualidade e avaliar a saúde sexual.

Infertilidade é uma consequência comum do câncer e dos tratamentos de câncer e pode ser uma preocupação para

---

Boxe 12.8 Causas de fadiga em pacientes com câncer

- Ansiedade associada com temor, diagnóstico, alterações no papel, incerteza sobre o futuro
- Distúrbio do padrão de sono relacionado com terapias para o câncer, ansiedade e dor
- Desequilíbrios eletrolíticos em virtude de vômito, diarreia
- Risco de ingestão de nutrientes prejudicada devido a náuseas, vômitos, síndrome de anorexia-caquexia relacionada a câncer
- Mobilidade física prejudicada em virtude de comprometimentos neurológicos, cirurgia, metástase óssea, dor e uso de analgésico
- Integridade tissular prejudicada em virtude de estomatite, mucosite
- Respiração não efetiva associada a tosse e dispneia
- Proteção ineficaz secundária a neutropenia, trombocitopenia, anemia
- Dor, prurido
- Incerteza e necessidades de orientação relacionadas com o processo da doença, tratamento.

Adaptado de National Comprehensive Cancer Network (NCCN). (2019h). NCCN guidelines for supportive care: Cancer related fatigue – version 1.2019. Retirado em 20/7/2019 de: www.nccn.org/professionals/physician_gls/pdf/fatigue.pdf

> **Boxe 12.9** — PERFIL DE PESQUISA DE ENFERMAGEM
> ### Sono insatisfatório e fadiga em mulheres com câncer de mama
>
> Overcash, J., Tan, A. & Noonan, A. (2018). Factors associated with poor sleep in older women diagnosed with breast cancer. *Oncology Nursing Forum, 45*(3), 359-371.
>
> **Finalidade**
>
> O câncer de mama é o processo maligno mais comum nas mulheres. O risco de desenvolver câncer de mama aumenta com a idade, assim como a incidência de qualidade insatisfatória do sono. O propósito desse estudo foi determinar a correlação entre sono insatisfatório e marcha, força de preensão manual, estado cognitivo e manifestações clínicas (depressão, dor, fadiga).
>
> **Metodologia**
>
> Mulheres com câncer de mama (qualquer estágio) com 69 anos ou mais foram recrutadas para participar nesse estudo transversal descritivo de uma clínica oncológica ambulatorial na região do meio-oeste dos EUA. As ferramentas usadas na coleta de dados nesse estudo incluíram: Timed Up and Go Test (marcha), Jamar Hydraulic Hand Dynamometer (força de preensão manual), Mini-Cog (estado cognitivo), Geriatric Depression Scale (depressão), Numeric Pain Scale (dor), Brief Fatigue Inventory (fadiga) e Pittsburgh Sleep Quality Index (sono).
>
> **Achados**
>
> Sessenta mulheres com câncer de mama, com idade média de 77,6 anos (variação de 69 a 93), participaram nesse estudo. Foram encontradas relações fortes a moderadas entre dor e fadiga (r = 0,58; *p* = 0,001); dor e depressão (r = 0,40; *p* = 0,002) e depressão e fadiga (r = 0,66; *p* = 0,001). Verificou-se que pacientes com níveis mais elevados de fadiga (*odds ratio* [OR] = 1,57; IC 95% = 1,32 a 2,16]), depressão (OR = 1,46, IC 95% = 1,07 a 1,99]) e dor (OR = 1,41; IC 95% = 1,04 a 1,92]) corriam risco significativamente maior de apresentar sono insatisfatório. Também foi constatado que a fadiga apresenta a associação mais significativa com o sono insatisfatório. O sono insatisfatório não foi correlacionado de modo significativo a marcha, força da preensão ou cognição nesse estudo (todos os valores *p* superiores a 0,05).
>
> **Implicações para a enfermagem**
>
> Os enfermeiros precisam conhecer os sintomas que podem comprometer o sono de mulheres mais velhas com câncer de mama, durante e após o tratamento. Nesse estudo foi constatado que a fadiga apresenta relação significativa com o sono insatisfatório e isso sugere que os enfermeiros precisam avaliar e elaborar estratégias para lidar com essas manifestações clínicas. Os enfermeiros devem encorajar as mulheres mais velhas com câncer de mama à prática de atividades físicas (exercícios) como parte de sua rotina diária com o propósito de reduzir a fadiga e melhorar o sono. Tendo em vista que fadiga, depressão, dor e sono insatisfatório contribuem para o aumento do risco de queda de adultos mais velhos, os enfermeiros precisam dar atenção especial à segurança quando cuidarem de mulheres com câncer de mama e seus familiares.

pacientes e seus parceiros. O potencial para a fertilidade prejudicada é discutido e as opções para preservação da fertilidade são analisadas (Olsen et al., 2019). Os planos de fertilidade são discutidos e determinados antes do início de qualquer terapia que possa comprometer as habilidades reprodutivas.

Encaminhamentos para avaliação especializada e intervenções que estejam além do escopo da intervenção de enfermagem são feitos conforme necessário.

Assistência no processo de pesar

Um diagnóstico de câncer não precisa indicar um resultado fatal. Muitos tipos de câncer são curáveis e outros podem ser controlados por longos períodos de tempo, similares à evolução de outras doenças crônicas. Apesar dos tremendos avanços no tratamento de câncer, muitos pacientes e suas famílias ainda consideram o câncer como uma doença fatal que é inevitavelmente acompanhada por dor, sofrimento, debilitação e emaciação. O pesar é uma resposta normal a estes temores e a perdas reais ou possíveis: perda de saúde, sensações normais, imagem corporal, interação social, intimidade, independência e papéis sociais habituais. Os pacientes, as famílias e os amigos podem sentir pesar pela perda do tempo de qualidade a ser passado com outras pessoas, pela perda de planos futuros e não conquistados, assim como pela perda do controle sobre o corpo e as reações emocionais do paciente. Os enfermeiros continuam a avaliar o paciente e a família em relação a comportamentos de enfrentamento positivos e indicativos de má adaptação, comunicação interpessoal e evidência da necessidade de suporte psicossocial adicional ou intervenções, como encaminhamento para aconselhamento profissional.

Se o paciente entra na fase terminal da doença, o enfermeiro pode avaliar se o paciente e os familiares estão em estágios diferentes do pesar. Nestes casos, o enfermeiro auxilia o paciente e a família a reconhecerem e lidarem com as suas reações e os seus sentimentos. O enfermeiro também empodera o paciente e a família para explorarem preferências sobre questões relacionadas com o cuidado ao fim da vida, tais como a suspensão do tratamento ativo da doença, desejo em relação à utilização de medidas de suporte à vida e abordagens de manejo dos sintomas. Os enfermeiros de oncologia apoiam de modo respeitoso as crenças espirituais ou religiosas do paciente e facilitam o contato com sua liderança religiosa preferida, se desejado. Além disso, os enfermeiros consideram as crenças e as práticas culturais do paciente ao abordar questões relacionadas com o pesar. Após a morte de um paciente com câncer, os enfermeiros de cuidado domiciliar e/ou *hospice* acompanham os familiares para o aconselhamento sobre perdas visando facilitar a expressão e o enfrentamento de sentimentos de perda e pesar (ver Capítulo 13 para a discussão adicional sobre as questões ao fim da vida).

Manejo da angústia psicossocial

Apesar dos avanços no tratamento do câncer, os pacientes experimentam níveis variados de sofrimento psicossocial relacionado a perdas reais ou potenciais, medo do desconhecido, sintomas relacionados ao câncer ou a tratamentos de câncer, mudanças nos papéis familiares e sociais habituais, preocupações financeiras e uma sensação de perda de controle. O sofrimento psicossocial é definido como uma experiência emocional desagradável multifatorial de natureza psicológica (cognitiva, comportamental, emocional), social e/ou espiritual que pode interferir na capacidade de lidar eficazmente com o câncer, seus sintomas físicos e seu tratamento (NCCN, 2019i). O sofrimento ocorre em um *continuum*, variando de sentimentos normais comuns de vulnerabilidade, tristeza e medo a problemas que podem se tornar incapacitantes, como depressão, ansiedade, pânico, isolamento social e crises existenciais e espirituais. O sofrimento que não for tratado pode ter um impacto significativo no bem-estar geral, nas relações interpessoais, nas habilidades cognitivas e na adesão aos esquemas de tratamento, levando a resultados insatisfatórios.

Enfermeiros precisam rastrear os pacientes para sofrimento psicossocial durante a experiência do câncer. Os pacientes recebem apoio no manejo de várias fontes e níveis de sofrimento. O encaminhamento para profissionais de saúde mental pode ser útil para tratar de preocupações específicas (NCCN, 2019i).

Monitoramento e manejo de complicações potenciais

Os enfermeiros precisam dar atenção especial ao monitoramento e ao manejo de complicações como infecção, choque séptico, sangramento e trombocitopenia.

Infecção

Para os pacientes em todos os estágios do câncer, o enfermeiro avalia os fatores associados ao desenvolvimento de infecção. Embora a morbidade e a mortalidade associadas à infecção tenham diminuído muito, a prevenção e o imediato tratamento da infecção são essenciais em pacientes com câncer (Olsen et al., 2019). Com frequência, mais de um fator predisponente está presente em pacientes com câncer. O enfermeiro monitora os estudos laboratoriais para detectar alterações iniciais nas contagens de leucócitos. Locais comuns de infecção, como faringe, pele, área perianal, sistemas urinário e respiratório, são avaliados regularmente. Entretanto, os sinais típicos de infecção (edema, rubor, drenagem e dor) podem não ocorrer em pacientes mielossuprimidos por causa da diminuição dos leucócitos circulantes e de uma diminuição da resposta inflamatória local. A febre pode ser o único sinal de infecção (NCCN, 2019j). O enfermeiro monitora o paciente em relação à sepse, em particular se cateteres invasivos ou cateteres intravenosos de longo prazo forem inseridos.

A função dos leucócitos com frequência está comprometida em pacientes com câncer. Entre os cinco tipos de leucócitos (neutrófilos [granulócitos], linfócitos, monócitos, basófilos e eosinófilos), os neutrófilos atuam como a defesa inicial primária do corpo contra microrganismos invasivos. Compreendendo de 60 a 70% dos leucócitos do corpo, os neutrófilos atuam mediante ingestão e destruição de microrganismos infecciosos por meio da fagocitose. A contagem total de leucócitos e a concentração de neutrófilos são importantes na determinação da capacidade do paciente de combater infecções. A redução nos níveis dos leucócitos circulantes é denominada leucopenia. Os termos granulocitopenia e neutropenia se referem à redução do número de neutrófilos.

Uma contagem diferencial de leucócitos identifica os números relativos desses e possibilita a tabulação de neutrófilos polimorfonucleares (PMN) ou neutrófilos segmentados (neutrófilos maduros, relatados como "polis", PMN, ou "segmentados") e tipos imaturos de neutrófilos (denominados bastonetes, metamielócitos e "bastões"). A contagem absoluta de neutrófilos (CAN) é calculada por meio da seguinte fórmula:

$$CAN = (neutrófilos\ segmentados\ [\%] + bastonetes\ [\%]) \times contagem\ de\ leucócitos\ (células/mm^3)$$

$$Exemplo:\ (25\%\ segmentados + 25\%\ bastonetes) \times 6.000\ células\ leucócitos/mm^3 = CAN\ 3.000$$

A neutropenia, uma CAN anormalmente baixa, está associada ao maior risco de infecção. O risco de infecção aumenta à medida que a CAN diminui. Conforme a CAN decai para menos de 1.500 células/mm^3, o risco de infecção aumenta. Uma CAN inferior a 500 células/mm^3 reflete um risco grave de infecção (NCCN, 2019j). ***Nadir*** é a mais baixa CAN após quimioterapia, terapia direcionada ou radioterapia que suprime a função da medula óssea. A neutropenia grave pode requerer adiamentos na administração de terapias mielossupressoras ou ajustes da dose do tratamento, embora a utilização de fatores de crescimento hematopoético (p. ex., fatores de estimulação de colônias; ver discussão anterior) tenha reduzido a gravidade e a duração da neutropenia associada ao tratamento, bem como a morbidade e a mortalidade relacionadas com infecções, assim como a morte prematura (NCCN, 2019j). A administração desses fatores de crescimento auxilia na manutenção dos cronogramas de tratamento, nas doses do tratamento, na efetividade do tratamento e na qualidade de vida.

Os pacientes com neutropenia febril são avaliados tanto em relação a fatores que aumentam o risco de infecção quanto em relação a fontes de infecção por meio de culturas de sangue, expectoração, urina, fezes, cateteres intravenosos e urinários ou outros, bem como ferimentos, se apropriado (Tabela 12.10). Além disso, normalmente é obtida uma radiografia torácica para avaliar em relação à infecção pulmonar.

A defesa contra infecções está comprometida de muitas maneiras. A integridade da pele e das membranas mucosas é desafiada por diversos procedimentos diagnósticos invasivos, pelos efeitos adversos de todas as modalidades de tratamento do câncer e pelos efeitos prejudiciais da imobilidade. O comprometimento da nutrição como resultado de SACRC, náuseas, vômito, diarreia e da doença subjacente altera a capacidade do corpo de combater os microrganismos invasores. Medicamentos, como os antibióticos, perturbam o equilíbrio da flora normal, possibilitando o crescimento excessivo de microrganismos da flora normal e patogênicos. Outros medicamentos também podem alterar a resposta imune (ver Capítulo 31). O próprio câncer pode levar a defeitos na imunidade celular e humoral. O câncer avançado pode causar obstrução de vísceras ocas (p. ex., intestinos), vasos sanguíneos e linfáticos, criando um ambiente favorável para a proliferação de microrganismos patogênicos. Em alguns pacientes, as células tumorais infiltram a medula óssea e evitam a produção normal de leucócitos.

Os enfermeiros estão em uma posição-chave para auxiliar na prevenção e na identificação de sintomas de infecção, conforme discutido no plano de cuidado de enfermagem (ver Boxe 12.6). Diretrizes de prática clínica desenvolvidas por ONS, Infusion Nurses Society (INS), NCCN e ASCO são utilizadas para guiar a prevenção e o manejo de infecções. Intervenções para evitar infecções e formatos alternativos de orientação ao paciente para a instrução relacionada com as infecções são altas prioridades de pesquisas de enfermagem.

Bactérias gram-positivas (*Streptococcus*, enterococos e espécies de *Staphylococcus*) e microrganismos gram-negativos (*Escherichia coli, Klebsiella pneumoniae, Enterobacter* e *Pseudomonas aeruginosa*) são as causas de infecção mais frequentemente isoladas. Microrganismos fúngicos, como *Candida albicans*, também contribuem para a incidência de infecções graves. As infecções virais em pacientes imunocomprometidos são causadas com mais frequência por herpes simples, vírus sinciciais respiratórios, parainfluenza, igualmente influenza A e B.

A febre é relatada imediatamente por ser um importante sinal/sintoma de infecção em pacientes quando associada com neutropenia (Olsen et al., 2019). Pacientes com febre neutropênica (ver Tabela 12.10) são avaliados em relação a infecções e imediatamente devem ser feitos os relatórios (NCCN,

TABELA 12.10 — Avaliação da febre neutropênica em pacientes com câncer.

Critérios de febre	Critérios de neutropenia
• Qualquer temperatura em ocasião única de 38,3°C ou • Qualquer temperatura ≥ 38°C ou ≥ 1 h.	• < 500 neutrófilos/mcℓ ou • < 1.000 neutrófilos/mcℓ e que se prevê decaírem para ≤ 500 neutrófilos/mcℓ ao longo das próximas 48 h.

Alvos para a avaliação da febre neutropênica

Fatores de risco para infecção	Avaliação física	Procedimentos diagnósticos	Culturas microbiológicas
• Doenças crônicas de comorbidade • Malignidades hematológicas subjacentes • Imunossupressão relacionada a outros fatores além da neutropenia (p. ex., terapia imunossupressora após TCTH alogênico ou hipogamaglobulinemia [diminuição da produção de gamaglobulina]) • Tumores sólidos causando obstruções dos brônquios, dos ureteres, do cólon ou dos ductos biliares • Malignidade subjacente avançada ou refratária • Duração prolongada da neutropenia • Idade ≥ 65 anos • Mobilidade limitada ou debilitação • Medicamentos (p. ex., corticosteroides, como prednisona) • Terapia ou profilaxia com antibiótico • Cirurgia recente para diagnóstico ou tratamento • Quimioterapia ou terapia direcionada recebida nos últimos 7 a 10 dias • Tratamento prévio com vários tipos de esquemas de quimioterapia • Radioterapia recente; especialmente para áreas associadas com reservas de medula óssea • Infecções anteriores documentadas • Comprometimento da integridade cutânea • Cateteres invasivos de drenagem ou urinários • Dispositivos de acesso venoso periférico ou central • Exposições (viagem, outras pessoas com infecção, administração de sangue, animais domésticos) • Diarreia • Estado nutricional ruim • Punção lombar recente ou Ommaya reservoir™ permanente (cateter intraventricular a longo prazo para a administração de quimioterapia no LCR e nos ventrículos)	• Pele, pontos de pressão, ferimentos • Locais de incisão cirúrgica ou de biopsia • Locais de acesso IV ou reservatório • Locais de cateter de drenagem • Local de traqueostomia • Pulmões e seios paranasais • Área perivaginal e perirretal • Canal alimentar, abdome • Avaliação neurológica • Sinais vitais.	• Exame de imagem diagnóstico, conforme apropriado para identificar abscessos, fístulas, pneumonia, obstrução etc. • Hemograma completo/diferencial • Bioquímicas séricas, testes de função hepática • Testes de função renal • Oximetria de pulso ou gasometria arterial • Punção lombar para análise do LCR.	• Sangue (acesso venoso periférico e central, se aplicável) • Urina (especialmente com cateter permanente) • Ferimentos cutâneos, lesões, locais de incisões, locais de saída de cateter • Extremidades de cateteres, quando praticável • Drenagem de cateteres • Fezes, diarreia • Expectoração • LCR.

LCR: líquido cefalorraquidiano; TCTH: transplante de células-tronco hematopoéticas; IV: via intravenosa. Adaptada de National Comprehensive Cancer Network (NCCN). (2019j). NCCN clinical practice guidelines in oncology: Prevention and treatment of cancer-related infection–version 1.2019. Retirada em 14/7/2019 de: www.nccn.org/professionals/physician_gls/pdf/infections.pdf; Palmore, T. N., Parta, M., Cuellar-Rodriguez, J. et al. (2018). Infections in the cancer patient. In DeVita, V. T., Lawrence, T. S., Rosenberg, S. A. (Eds.). *Cancer: Principles & practice of oncology* (11th ed.). Philadelphia, PA: Lippincott Williams & Wilkins.

2019j). Antibióticos podem ser prescritos após a obtenção de culturas de drenagem de ferimento, exsudatos, expectoração, urina, fezes ou sangue. É conferida a cuidadosa consideração da malignidade subjacente, do tratamento antineoplásico anterior, da CAN, de comorbidades e outros fatores relacionados com o paciente antes da identificação da terapia antibiótica mais apropriada. Estão disponíveis diretrizes baseadas em evidência para a prevenção e o tratamento de infecções relacionadas com o câncer (NCCN, 2019j). Pacientes com neutropenia são tratados com antibióticos de amplo espectro antes que o microrganismo infeccioso seja identificado, por causa do maior risco de mortalidade associada à infecção não tratada. A terapia antibiótica de amplo espectro tem por alvo os principais microrganismos patogênicos mais prováveis. É importante que tais medicamentos sejam administrados e/ou ingeridos imediatamente, conforme o programado, para alcançar níveis séricos adequados. Assim que o microrganismo ofensor é identificado, é prescrita a terapia antimicrobiana mais específica, conforme apropriado. Os enfermeiros fornecem orientações aos pacientes e às famílias a respeito da prevenção de infecções, sinais e sintomas a serem relatados, bem como sobre o motivo da adesão à terapia antimicrobiana prescrita.

 Choque séptico

O enfermeiro avalia o paciente com frequência em busca de sinais e sintomas de infecção e inflamação durante toda a trajetória do cuidado do câncer. Sepse e choque séptico são complicações potencialmente fatais que devem ser prevenidos ou detectados e tratados imediatamente. Embora todos os pacientes com câncer sejam de risco, pacientes que estejam neutropênicos ou que apresentem malignidades hematológicas são os de maior risco. Pacientes com sinais e sintomas de sepse e choque séptico iminentes necessitam de hospitalização imediata e tratamento agressivo no ambiente de terapia intensiva (ver discussão sobre sepse e choque séptico no Capítulo 11).

Sangramento e trombocitopenia

As plaquetas são essenciais para a coagulação sanguínea normal e a coagulação (hemostasia). A **trombocitopenia**, uma diminuição na contagem de plaquetas circulantes, é a causa mais comum de sangramento em pacientes com câncer e normalmente é definida como uma contagem de plaquetas inferior a 100.000/mm^3 (0,1 × 10^{12}/ℓ). O risco de sangramento aumenta quando a contagem de plaquetas diminui abaixo de 50.000/mm^3 (0,05

× $10^{12}/\ell$). Na contagem de plaquetas menor que 10.000/mm³ (0,01 × $10^{12}/\ell$), o risco de sangramento espontâneo é maior (Olsen et al., 2019).

A trombocitopenia com frequência resulta da depressão da medula óssea após determinados tipos de quimioterapia e radioterapia, igualmente com a infiltração tumoral da medula óssea. Em alguns casos, a destruição das plaquetas está associada ao hiperesplenismo (aumento do baço) e à função anormal de anticorpos, que ocorrem com a leucemia e o linfoma. Infecções bacterianas e virais podem levar à destruição precoce das plaquetas ou à produção deficiente de plaquetas na medula óssea e subsequente trombocitopenia. Alguns medicamentos (p. ex., heparina, vancomicina) podem causar toxicidade na medula óssea, levando a diminuições das plaquetas circulantes. Menos comumente, as complicações pós-transfusão podem levar à destruição das plaquetas pelos anticorpos, causando trombocitopenia profunda (Mones & Soff, 2019). O plano de cuidado de enfermagem aborda os parâmetros de avaliação de enfermagem e as intervenções para os pacientes de risco para sangramento (ver Boxe 12.6).

> **Alerta de enfermagem: Qualidade e segurança**
>
> Embora os resultados de exames laboratoriais confirmem o diagnóstico de trombocitopenia, o paciente que está desenvolvendo trombocitopenia pode apresentar sinais e sintomas iniciais. Portanto, o enfermeiro precisa examinar com muito cuidado em busca de petéquias e equimoses, que são indicadores iniciais de diminuição dos níveis de plaquetas. A detecção precoce promove a intervenção imediata.

Medicamentos adicionais podem ser prescritos para abordar o sangramento ou a trombocitopenia com base na etiologia subjacente. Ver Capítulo 29 para a discussão adicional sobre a avaliação e o tratamento de trombocitopenia e coagulopatias.

O TEV, um problema comum em pacientes com câncer, inclui trombose venosa profunda (TVP), embolia pulmonar (EP), trombose venosa superficial (TVS) e trombose em outros afluentes venosos abdominais ou torácicos, como as veias mesentéricas ou a veia cava superior. A incidência de TEV tem sido associada a um aumento da probabilidade de morte em pacientes com câncer (NCCN, 2019k). Fatores associados ao risco de TEV em pacientes com câncer incluem coagulopatias preexistentes subjacentes ou relacionadas ao câncer, medicamentos incluindo quimioterapia, hospitalizações, procedimentos cirúrgicos, idade avançada, debilitação, imobilidade, infecção e cateteres venosos periféricos e centrais (NCCN, 2019k). Os pacientes com câncer são monitorados quanto aos fatores de risco associados e são avaliados de maneira contínua para TEV. Os enfermeiros fornecem orientação ao paciente e à família sobre sintomas de TEV para relatar ao médico. As recomendações para profilaxia são baseadas em diretrizes nacionais e fatores de risco do paciente. Os achados da avaliação de enfermagem associados ao TEV são relatados imediatamente, para que a avaliação e o tratamento do TEV possam ser iniciados rapidamente.

Promoção de cuidados domiciliar, comunitário e de transição

 Orientação do paciente sobre autocuidados

É mais comum que os pacientes com câncer sejam diagnosticados e tratados no ambulatório. Os enfermeiros em ambulatórios com frequência têm a responsabilidade da orientação ao paciente e do auxílio na coordenação do cuidado domiciliar (Boxe 12.10). A mudança do ambiente de cuidado agudo para o ambiente domiciliar ou ambulatorial, bem como o uso crescente de agentes antineoplásicos orais, impõem uma grande responsabilidade pelo cuidado ao paciente e à família. A fim de manter resultados ótimos para os pacientes e a qualidade de vida, os pacientes e as famílias precisam de apoio e informações que os preparem para o autocuidado. A orientação inicialmente se concentra nas necessidades de cuidados mais imediatas que provavelmente serão encontradas no domicílio.

As abordagens para preparar os pacientes para as responsabilidades de autocuidado são escolhidas levando-se em consideração as estratégias de aprendizado preferidas, o nível de instrução e os conhecimentos em saúde do paciente (Howell, Harth, Brown et al., 2017). Os enfermeiros têm participação importante na promoção de autocuidado ao garantir que as demandas de orientação dos pacientes e de seus familiares sejam atendidas em vários momentos diferentes no *continuum* do câncer (Eller, Lev, Yuan et al., 2018; White, Cohen, Berger et al., 2017). Informações importantes, concretas e objetivas, que ajudam os pacientes a entender o que esperar e incluem componentes sensoriais e temporais, são importantes. Sintomas, efeitos colaterais do tratamento e mudanças no estado do paciente que devem ser relatados são discutidos e reforçados com materiais impressos que podem ser consultados em casa. Os enfermeiros ajudam a capacitar os pacientes, compartilhando estratégias para administrar efeitos colaterais ou outros sintomas. As demais necessidades de orientação têm por base as prioridades transmitidas pelo paciente e pela família, bem como a complexidade do cuidado necessário (Howell et al., 2017).

Os avanços tecnológicos permitem a administração domiciliar de quimioterapia, hemoderivados e antibióticos por via intravenosa; nutrição enteral ou parenteral; e analgésicos parenterais. Pacientes e familiares são ensinados a cuidar de dispositivos de acesso vascular, bombas de infusão, vários tipos de cateteres de drenagem e, ocasionalmente, feridas complexas. Está incluída na orientação do paciente e da família a importância da segurança do paciente e do controle de infecção. Embora enfermeiros estejam, com frequência, disponíveis para prestar alguma assistência domiciliar aos pacientes com câncer, os pacientes e seus familiares precisam adquirir os conhecimentos e as habilidades necessárias para desenvolver um forte sentimento de autoeficácia, não apenas para fomentar autocuidado, mas também para promover um estado de saúde mais positivo e melhor qualidade de vida (Eller et al., 2018; White et al., 2017).

Cuidados contínuos e de transição

O encaminhamento para o cuidado domiciliar ou de transição com frequência é indicado para os pacientes com câncer. As responsabilidades do enfermeiro incluem avaliar o ambiente doméstico e sugerir modificações no local ou nos cuidados para ajudar a atender às necessidades físicas e de segurança do paciente. Os enfermeiros de cuidados domiciliares também avaliam o impacto psicossocial do câncer no paciente e na família, para que intervenções apropriadas possam ser identificadas ou encaminhamentos para serviços de apoio sejam instituídos.

Visitas contínuas de enfermeiros ou contato telefônico feito de casa ou um enfermeiro de cuidados de transição auxiliam em prevenção, identificação precoce, relato imediato e manejo de problemas do paciente. Modificações

Boxe 12.10 — LISTA DE VERIFICAÇÃO DO CUIDADO DOMICILIAR
O paciente que recebe cuidados para um distúrbio oncológico

Ao concluírem as orientações, o paciente ou o cuidador serão capazes de:

- Declarar o impacto do tratamento de câncer no aspecto fisiológico, nas AVDs, nas AIVDs, nos papéis, nos relacionamentos e na espiritualidade
- Declarar as mudanças no estilo de vida (p. ex., dieta, atividade física) necessárias para manter a saúde
- Indicar o nome, a dose, os efeitos colaterais, a frequência e o horário de uso de todos os medicamentos
- Demonstrar como administrar o agente quimioterápico no domicílio:
  - Descrever o armazenamento e o manuseio seguro de agentes orais quimioterápicos/imunoterápicos/de terapia-alvo no domicílio
  - Demonstrar a destinação segura de agulhas, seringas, suprimentos IV ou medicamentos quimioterápicos não utilizados
  - Relacionar os possíveis efeitos colaterais dos agentes quimioterápicos/imunoterápicos/de terapia-alvo e abordagens de manejo sugeridas
- Relacionar os possíveis efeitos colaterais da radioterapia e das abordagens de manejo sugeridas
- Relacionar as complicações dos medicamentos/esquema terapêutico que exijam contato imediato com o enfermeiro ou o médico assistente
- Relacionar complicações/esquema terapêutico dos medicamentos que exijam ir ao pronto-atendimento
- Localizar a lista de nomes e detalhes de contato da equipe multiprofissional envolvida no tratamento (p. ex., enfermeiro de cuidado domiciliar, serviços de infusão, fornecedor de dispositivos IV, empresa de equipamentos, departamento de radioterapia)
- Explicar o plano de tratamento e o motivo das consultas futuras ao médico
- Declarar como obter medicamentos e material médico-hospitalar depois da alta
- Identificar as necessidades de material médico-hospitalar permanente, o uso adequado e a manutenção necessária para a utilização segura
- Demonstrar o uso de equipamentos adaptados às AVDs
- Identificar os recursos da comunidade para apoiar colegas e cuidador/familiares:
  - Identificar fontes de apoio social (p. ex., amigos, parentes, comunidade de fé)
  - Identificar os números de telefone de grupos de apoio para pessoas com câncer e seus cuidadores/familiares
  - Declarar os locais e os horários das reuniões
- Identificar a necessidade de promoção da saúde, prevenção de doenças e atividades de triagem.

AIVDs: atividades independentes da vida diária; AVDs: atividades da vida diária.

---

apropriadas na terapia para manejar os sintomas e os efeitos adversos do tratamento podem reduzir o sofrimento do paciente e diminuir as visitas ao pronto-socorro ou hospitalizações. O contato contínuo facilita a avaliação do progresso do paciente, da resposta ao tratamento, bem como a avaliação das necessidades em andamento do paciente e da família. É necessário avaliar o entendimento do paciente e da família sobre o plano terapêutico e as estratégias de manejo e reforçar as orientações anteriores. O enfermeiro facilita a coordenação do cuidado do paciente ao manter a comunicação próxima com todos os profissionais de saúde envolvidos. O enfermeiro pode realizar encaminhamentos e coordenar os recursos comunitários disponíveis (p. ex., escritório local de ONGs de apoio ao câncer, auxílios domiciliares, grupos religiosos, enfermeiros de comunidade de fé, grupos de apoio) para auxiliar os pacientes e os cuidadores.

 ### Considerações gerontológicas

Aproximadamente 55% da incidência de câncer e 70% das mortes por câncer ocorrem em pessoas com 65 anos ou mais (ACS, 2019a). A quantidade crescente de indivíduos com mais de 65 anos com câncer levou ao surgimento da oncologia geriátrica, uma abordagem multidimensional e multidisciplinar para o tratamento das crescentes quantidades de idosos com câncer.

Os enfermeiros que trabalham com idosos devem compreender as alterações fisiológicas normais que ocorrem com o envelhecimento e as implicações para o paciente com câncer (Tabela 12.11). Essas alterações que afetam todos os sistemas corporais podem, finalmente, influenciar as respostas dos pacientes idosos ao tratamento do câncer. Além disso, muitos pacientes idosos apresentam outras doenças crônicas que necessitam de diversos medicamentos. A existência de comorbidades e polifármacos pode contribuir para interações medicamentosas e toxicidades em pacientes idosos.

A compreensão dos efeitos e da tolerância da quimioterapia, da imunoterapia, das terapias direcionadas e da radiação no idoso é limitada, porque os idosos têm sido sub-representados em estudos clínicos em oncologia. As possíveis toxicidades relacionadas com a quimioterapia, como comprometimento renal, mielossupressão, fadiga e cardiomiopatia, podem aumentar como resultado do declínio da função dos órgãos e da diminuição das reservas fisiológicas. A recuperação dos tecidos normais após a radioterapia pode ser adiada e pacientes idosos podem apresentar efeitos adversos mais graves, tais como mucosite, náuseas e vômito, e, igualmente, mielossupressão. Em virtude do comprometimento da cicatrização e do declínio da função pulmonar e cardiovascular, pacientes idosos se recuperam mais lentamente de cirurgias. Pacientes idosos também são de maior risco para complicações, tais como atelectasia, pneumonia e infecções em ferimentos.

SOBREVIDA AO CÂNCER

Nos EUA estima-se que existam atualmente 16,9 milhões de adultos sobreviventes de câncer; em 2030 estima-se que esse número chegue a 22,1 milhões (ACS, 2019f). Os avanços no rastreamento, no tratamento e no manejo do câncer, bem como no tratamento das complicações, contribuíram para um período de sobrevida mais longo para muitos, com a sobrevida a longo prazo se tornando possível para muitos pacientes. A *sobrevida ao câncer* tem sido definida como o período desde o diagnóstico do câncer até os anos de vida remanescentes e enfoca na saúde e na vida de uma pessoa além das fases de diagnóstico e tratamento. Embora os indivíduos variem e existam muitos tipos de cânceres e tratamentos, os efeitos agudos, a longo prazo e tardios do câncer e de seu tratamento podem apresentar diversas consequências físicas, cognitivas,

TABELA 12.11 Alterações relacionadas com a idade e seus efeitos sobre os pacientes com câncer.

Alterações relacionadas com a idade	Implicações
Comprometimento do sistema imune	Utilizar precauções especiais para evitar infecções; monitorar em relação a sinais e sintomas atípicos de infecção.
Alteração da absorção, da distribuição, do metabolismo e da eliminação de fármacos	Requer o cálculo cuidadoso da quimioterapia e a avaliação frequente em relação à resposta ao fármaco e efeitos colaterais; podem ser necessários ajustes da dose.
Aumento da prevalência de outras doenças crônicas	Monitorar em relação ao efeito do câncer ou de seu tratamento sobre outras doenças crônicas do paciente; monitorar a tolerância do paciente ao tratamento para o câncer; monitorar em relação a interações com medicamentos utilizados para tratar doenças crônicas.
Diminuição das reservas renal, respiratória e cardíaca	Ser proativo na prevenção da diminuição da função renal, atelectasia, pneumonia e comprometimento cardiovascular; monitorar em relação a efeitos colaterais do tratamento do câncer.
Diminuição da integridade cutânea e tissular; redução na massa corporal; cicatrização tardia	Evitar lesões por pressão secundárias à imobilidade; monitorar a pele e as membranas mucosas em relação a alterações relacionadas com a radioterapia ou quimioterapia; monitorar o estado nutricional.
Diminuição da força musculoesquelética	Evitar quedas; avaliar o suporte para a realização de atividades da vida diária no ambiente domiciliar; estimular o uso seguro de dispositivos de auxílio à mobilidade.
Diminuição do funcionamento neurossensorial: perda da visão, da audição e das sensações táteis nas extremidades distais	Fornecer orientações modificadas para as deficiências da audição e da visão do paciente; oferecer orientações a respeito da segurança e o cuidado da pele para as extremidades distais; avaliar o domicílio em relação à segurança.
Alteração de recursos sociais e econômicos	Avaliar em relação a preocupações financeiras, condições de moradia e recursos de apoio social.
Possíveis alterações na capacidade cognitiva e emocional	Oferecer orientações e suporte modificados para o nível de função e segurança do paciente.

Adaptada de Eliopoulos, C. (2018). *Gerontological nursing* (10th ed.). Philadelphia, PA: Wolters Kluwer.

psicológicas, sociais e financeiras a longo prazo que podem impactar as atividades da vida diária, afetando, finalmente, a qualidade de vida (ACS, 2019f).

O cuidado na sobrevida ao câncer com frequência tem por base a opinião do oncologista e a experiência, em vez de práticas baseadas em evidência. O conhecimento a respeito das preocupações com a sobrevida continua a evoluir. O Institute of Medicine identificou quatro componentes do cuidado na sobrevida, o período que se segue ao tratamento primário para o câncer e que dura até o fim da vida. Além de um resumo do diagnóstico e do tratamento anterior, o cuidado na sobrevida inclui monitoramento e tratamento em relação aos efeitos tardios relacionados com a doença e com os tratamentos anteriores, reabilitação física e vocacional, suporte psicossocial e aconselhamento conforme necessários, assim como vigilância e rastreamento em relação ao câncer novo e recidivante e coordenação entre especialistas e médicos para garantir que todas as necessidades do sobrevivente sejam atendidas (Hewitt, Greenfield & Stovall, 2006) (Tabela 12.12). Nos EUA, as organizações de defensoria recomendaram que um plano de cuidado para a sobrevida deva ser fornecido a todos os pacientes com câncer e ao seu médico na conclusão do tratamento. O plano de cuidado para a sobrevida ao câncer inclui um resumo do diagnóstico, tratamento, recomendações para o acompanhamento e o cuidado, incluindo abordagens para tratar sinais/sintomas, necessidades de reabilitação, monitoramento em relação a efeitos tardios, assim como vigilância e rastreamento em relação ao câncer novo e recidivante. Os encaminhamentos para serviços específicos, tais como terapia para linfedema, manejo da dor crônica e aconselhamento genético, também são fornecidos. Os enfermeiros auxiliam na elaboração do plano de cuidado para a sobrevida e fornecem instruções e cuidado aos sobreviventes do câncer. Enfermeiros, outros profissionais de saúde, profissionais de saúde pública

TABELA 12.12 Componentes do cuidado na sobrevida ao câncer.

Componente	Exemplos de cuidado
Prevenção e detecção do câncer novo e recidivante	Mamografia (de acordo com as diretrizes da ACS) Esfregaço de Papanicolaou (de acordo com as diretrizes da ACS) Programas de abandono do tabagismo Aconselhamento nutricional
Vigilância em relação à propagação e à recidiva do câncer, ou cânceres secundários	Colonoscopia pós-câncer colorretal Mamografia pós-câncer de mama Provas de função hepática pós-câncer colorretal Antígeno prostático específico pós-câncer de próstata
Intervenção em relação às consequências do câncer e de seus tratamentos	Terapia para linfedema Manejo da dor Terapia enterostomal Tratamento de fertilidade Suporte ou aconselhamento psicossocial Cirurgia reconstrutiva
Coordenação entre especialistas e os profissionais de saúde primários para atender às necessidades de saúde	Cuidado de comorbidades (p. ex., diabetes melito) Vacinação antigripal Densitometria óssea Monitoramento da cardiotoxicidade induzida por quimioterapia

ACS: American Cancer Society. Adaptada de Hewitt, M., Greenfield, S. & Stovall, E. (Eds.). (2006). *From cancer patient to cancer survivor: Lost in translation*. Washington, DC: Institute of Medicine and National Research Council, National Academies Press. Componentes do cuidado na sobrevida ao câncer fornecidos por Institute of Medicine report on cancer survivorship.

e defensores dos pacientes elaboram e conduzem pesquisas para identificar as necessidades dos sobreviventes de câncer e abordagens baseadas em evidência para o cuidado.

Fornecimento de cuidado para o paciente com câncer avançado

O paciente com câncer em estágio avançado precisa ser monitorado em relação a emergências oncológicas e receber tratamento apropriado caso elas ocorram. Esses pacientes têm necessidades de cuidados paliativos e de fim da vida que precisam ser atendidas.

Fornecimento de cuidado em emergências oncológicas

A Tabela 12.13 discute os cuidados de enfermagem e clínico selecionados sobre as emergências oncológicas.

Como resultado dos avanços em todos os aspectos do cuidado do câncer, é mais comum que os indivíduos estejam vivendo com o câncer que tenha se propagado para além do local original, ou seja, para locais regionais ou distantes. É provável que os pacientes com câncer avançado apresentem muitos dos problemas descritos anteriormente, embora com mais frequência e em maior grau. Dor, anorexia, perda de peso, SACRC, fadiga e comprometimento do estado funcional e da mobilidade tornam os pacientes mais suscetíveis a sintomas depressivos, soluções de continuidade na pele, desequilíbrios hidreletrolíticos e infecções.

O tratamento para o paciente com câncer avançado mais provavelmente é paliativo em vez de curativo, com ênfase na prevenção e no manejo adequado da dor. A utilização de analgésicos de longa ação em intervalos estabelecidos, em vez de "conforme a necessidade (SOS)", é recomendada na abordagem do manejo da dor. O trabalho com o paciente e a família, bem como com outros profissionais de saúde, para o manejo da dor é essencial para aumentar o conforto do paciente e oferecer algum senso de controle. Outros medicamentos (p. ex., sedativos, ansiolíticos, relaxantes musculares, antieméticos) são adicionados para auxiliar na paliação de sinais/sintomas adicionais e na promoção da qualidade de vida.

Se o paciente for um candidato para radioterapia ou intervenções cirúrgicas para o alívio da dor ou de outros sintomas, os possíveis benefícios e riscos desses procedimentos (p. ex., bloqueio nervoso percutâneo, cordotomia) são explicados ao paciente e à família. São adotadas medidas para prevenir

TABELA 12.13 Emergências oncológicas: manifestações e manejo.

Emergência oncológica	Manifestações clínicas e achados diagnósticos	Manejo clínico e de enfermagem
Síndrome da veia cava superior (SVCS) Compressão ou invasão da veia cava superior por tumor, linfonodos aumentados, trombo intraluminal que obstrui a circulação venosa, ou drenagem de cabeça, pescoço, braços e tórax. Na maioria das vezes associada ao câncer de pulmão, a SVCS também está associada a linfoma, timoma, cânceres testiculares e metástases mediastinais do câncer de mama. Se não tratada, a SVCS pode levar a anoxia cerebral (porque não chega oxigênio suficiente no cérebro), edema laríngeo, obstrução brônquica e morte.	**Manifestações clínicas:** Redução gradativa ou abrupta da drenagem venosa que provoca dispneia progressiva, tosse, rouquidão, dor torácica e edema facial. Edema de pescoço, braços, mãos e tórax, assim como relato de sensação de retesamento cutâneo, dificuldade de deglutição e estridor. Veias jugulares, temporais e dos braços possivelmente ingurgitadas e distendidas. Dilatação dos vasos torácicos, causando padrões venosos proeminentes na parede torácica. Aumento da pressão intracraniana, distúrbios visuais correlatos, cefaleia e alteração do estado mental. **Achados diagnósticos:** O diagnóstico é confirmado por: Achados clínicos Radiografia torácica TC de tórax RM de tórax Venograma, se houver suspeita de trombose intraluminal	**Manejo clínico:** Radioterapia para reduzir o tamanho do tumor ou de linfonodos aumentados e aliviar os sintomas. Quimioterapia para cânceres sensíveis (p. ex., linfoma, câncer pulmonar de células pequenas), ou quando o mediastino foi irradiado até a tolerância máxima. Terapia anticoagulante ou trombolítica para trombose intraluminal relacionada ao cateter venoso central. *Stents* intravasculares inseridos via percutânea podem ser considerados prioridade, no lugar de cirurgia, a menos que os sintomas estejam progredindo rapidamente. Medidas de suporte, como oxigenoterapia, corticosteroides e diuréticos (em casos de sobrecarga de líquido). **Manejo de enfermagem:** Identificar pacientes de risco para SVCS. Fornecer orientação ao paciente e à família sobre sinais e sintomas a serem relatados. Monitorar e relatar as manifestações clínicas de SVCS. Monitorar o estado cardiopulmonar e neurológico. Evitar a punção venosa dos membros superiores e a aferição da pressão arterial; instruir o paciente a evitar roupas apertadas ou restritivas e joias ou adornos nos dedos, no punho e no pescoço. Facilitar a respiração e a drenagem da parte superior do corpo, explicando ao paciente para manter alguma elevação da cabeça e da parte superior do corpo com posição de semi-Fowler; evitar a posição completamente em decúbito dorsal ou ventral (isso ajuda a promover o conforto e reduz a ansiedade associada ao edema postural e progressivo). Promover a conservação da energia para minimizar a dispneia. Monitorar o estado do volume de líquido do paciente; administrar líquidos com cautela para minimizar o edema. Avaliar em relação a problemas relacionados com a irradiação torácica, tais como mucosite com disfagia e esofagite resultantes. Monitorar em relação a problemas relacionados com a quimioterapia, como mielossupressão. Fornecer cuidado pós-operatório, conforme apropriado.

(continua)

TABELA 12.13 Emergências oncológicas: manifestações e manejo. (continuação)

Emergência oncológica	Manifestações clínicas e achados diagnósticos	Manejo clínico e de enfermagem
Compressão da medula espinal Mais comumente causada pela compressão da medula espinal e de suas raízes nervosas por um tumor paravertebral metastático que se estende para o interior do espaço epidural; metástase vertebral que leva a colapso e deslocamento ósseo com compressão da medula espinal ou das raízes nervosas; e, menos comumente, malignidade primária da medula espinal. Pode evoluir para comprometimento neurológico significativo e permanente, associado a diversas consequências físicas e psicossociais. Mais frequentemente associada aos cânceres que metastatizam para ossos, tais como cânceres de mama, pulmonar e de próstata, e linfoma. Também observada em câncer nasofaríngeo e mieloma múltiplo. Aproximadamente 60% das compressões da medula espinal ocorrem no nível torácico, 30% no nível lombossacro e 10% nas regiões cervical e sacral. O prognóstico depende da gravidade e da rapidez do início.	**Manifestações clínicas:** Inflamação local, edema, estase venosa e comprometimento do suprimento de sangue para os tecidos nervosos. Dor local ou radicular nas costas ou no pescoço ao longo das áreas de dermátomos inervadas pela raiz nervosa afetada (p. ex., dor radicular torácica que se estende em uma faixa ao redor do tórax ou do abdome). Dor exacerbada por movimento, posição em decúbito dorsal, tosse, espirro ou manobra de Valsalva. Disfunção neurológica e déficits motores e sensoriais correlatos (dormência, formigamento, sensações de frio na área afetada, incapacidade de detectar vibração, perda do sentido posicional) Perda motora que varia de fraqueza sutil à paralisia flácida. Disfunção vesical ou intestinal, dependendo do nível de compressão (acima de S2, incontinência com fluxo excessivo; de S3-S5, flacidez do tônus de esfíncter e incontinência intestinal). **Achados diagnósticos:** Dor quando há percussão no local da compressão; reflexos anormais e anormalidades sensoriais e motoras. A RM é o exame preferido; também podem ser realizadas radiografias, cintigrafias ósseas e TC.	**Manejo clínico:** Radioterapia para reduzir o tamanho tumoral e interromper a progressão; terapia com corticosteroide para diminuir a inflamação e o edema no local de compressão. Cirurgia para citorredução do tumor e estabilização da coluna vertebral, se os sinais/sintomas progredirem, apesar da radioterapia, ou se fratura vertebral ou fragmentos ósseos provocarem lesão nervosa adicional; a cirurgia também é uma opção quando o tumor não for radiossensível ou estiver localizado em uma área que tenha sido irradiada. Procedimentos cirúrgicos minimamente invasivos, como aumento vertebral, podem ser usados para pacientes com fraturas vertebrais para atingir a estabilidade do osso, prevenir a compressão do nervo e diminuir a dor. Os procedimentos incluem os a seguir. Vertebroplastia: envolve a injeção percutânea de polimetil metacrilato (PMMA), um preenchimento de cimento ósseo, no interior do corpo vertebral. Cifoplastia: um balão é inserido no corpo vertebral danificado e depois inflado para criar uma cavidade dentro do osso que pode ser preenchida com cimento ósseo. O balão ajuda a comprimir os fragmentos da fratura à medida que a cavidade é criada. Aumento vertebral por radiofrequência: semelhante à cifoplastia; em vez do balão, uma pequena cânula de navegação é inserida na vértebra para criar pequenos caminhos para o cimento. O cimento é aquecido com radiofrequência para criar uma viscosidade bastante alta para promover a estabilidade óssea. Quimioterapia como adjuvante a outras terapias localizadas para pacientes com cânceres quimiossensíveis como linfoma ou câncer pulmonar de células pequenas. *Nota:* Apesar do tratamento, é menos provável que os pacientes com disfunção neurológica antes do tratamento readquiram função motora e sensorial completa; os pacientes que desenvolvem paralisia completa geralmente não readquirem toda a função neurológica. **Manejo de enfermagem:** Realizar a avaliação contínua da função neurológica para identificar disfunção existente e progressiva. Controlar a dor com medidas farmacológicas e não farmacológicas. Prevenir as complicações da imobilidade resultante da dor e da diminuição da função (p. ex., solução de continuidade na pele, estase urinária, tromboflebite, diminuição da eliminação de secreções pulmonares). Manter o tônus muscular ao auxiliar com exercícios de amplitude de movimento em colaboração com fisioterapeutas e terapeutas ocupacionais; pacientes com fraturas vertebrais instáveis não iniciam a fisioterapia até que os procedimentos de estabilização da coluna vertebral tenham sido concluídos. Instituir cateterismo urinário intermitente e programas de treinamento intestinal para pacientes com disfunção vesical ou intestinal. Fornecer encorajamento e apoio para o paciente e a família que lidam com a dor e a alteração de função, estilo de vida, papéis e independência. Instituir encaminhamentos apropriados para o cuidado domiciliar e fisioterapia e terapia ocupacional. Fornecer informações ao paciente e aos seus familiares sobre as intervenções farmacológicas e não farmacológicas.

(continua)

TABELA 12.13 Emergências oncológicas: manifestações e manejo. (*continuação*)

Emergência oncológica	Manifestações clínicas e achados diagnósticos	Manejo clínico e de enfermagem
Hipercalcemia A hipercalcemia é uma anormalidade metabólica potencialmente fatal decorrente da liberação de cálcio pelos ossos superior à capacidade de excreção dos rins ou à capacidade de reabsorção dos ossos. Pode resultar da produção de citocinas, substâncias hormonais e fatores de crescimento pelas células cancerosas, ou pelo corpo em resposta a mediadores inflamatórios produzidos pelas células cancerosas, que leva à fratura óssea e à liberação de cálcio. Ocorre em aproximadamente 20% dos pacientes com câncer; mais comumente em pacientes com mieloma múltiplo e cânceres de pulmão e mama.	**Manifestações clínicas:** Fadiga, fraqueza, confusão, diminuição do nível de responsividade, hiporreflexia, náuseas, vômito, constipação intestinal, íleo paralítico, poliúria, polidipsia (sede excessiva), desidratação e arritmias **Achados diagnósticos:** Nível total de cálcio sérico > 10,4 mg/dℓ (2,6 mmol/ℓ) Cálcio sérico ionizado > 1,29 mmol/ℓ	**Manejo clínico:** Identificação dos pacientes de risco para hipercalcemia e verificação se existem sinais e sintomas de hipercalcemia. Tratamento do processo maligno subjacente (p. ex., quimioterapia, radioterapia, hormonoterapia, imunoterapia ou terapia-alvo). Redução dos níveis séricos de cálcio: hidratação oral (3 a 4 ℓ por dia a menos que existam contraindicações como nefropatia ou cardiopatia) ou hidratação venosa seguida por diuréticos (diurese forçada). Evitar suplementos dietéticos e medicamentos que possam elevar os níveis séricos de cálcio (p. ex., diuréticos tiazídicos, anti-inflamatórios não esteroides, vitaminas A e D e suplementos de cálcio). O uso de bisfosfonatos seria indicado para o manejo a longo prazo. Manutenção da ingestão nutricional sem restringir a ingestão normal de cálcio. Intervenções alimentares e farmacológicas, como laxantes e laxativos para constipação intestinal. Terapia antiemética para náuseas e vômitos. **Manejo de enfermagem:** Monitorar atentamente alterações do estado mental; desequilíbrios hidreletrolíticos e disfunção renal, gastrintestinal e cardíaca. Monitorar a efetividade do tratamento e o aparecimento de efeitos colaterais. Assegurar hidratação e monitorar atentamente o balanço hidreletrolítico. Orientar os pacientes que correm risco e seus familiares a reconhecer e relatar sinais e sintomas de hipercalcemia. Encorajar mobilização e atividades de sustentação de peso, conforme tolerado, para limitar a reabsorção óssea. Manter a segurança do paciente e assegurar o conforto dele. Orientar os pacientes e seus familiares sobre as estratégias de manejo prescritas.
Síndrome de lise tumoral (SLT) Complicação possivelmente fatal que ocorre espontaneamente ou mais comumente após destruição celular induzida por radiação, imunoterapia, terapia direcionada ou quimioterapia de cânceres grandes ou de crescimento rápido, tais como leucemia, linfoma e câncer pulmonar de células pequenas. A liberação do conteúdo intracelular tumoral (ácidos nucleicos, eletrólitos e debris) induz rapidamente desequilíbrios eletrolíticos – hiperpotassemia, hiperfosfatemia (que leva à hipocalcemia) e hiperuricemia – que podem apresentar efeitos em órgãos-alvo potencialmente fatais sobre miocárdio, rins e sistema nervoso central.	**Manifestações clínicas:** As manifestações clínicas dependem da magnitude das anormalidades metabólicas. *Neurológicas:* fadiga, fraqueza, perda da memória, alteração do estado mental, cãibras musculares, tetania, parestesias (dormência e formigamento) e convulsões. *Cardíacas:* elevação da pressão arterial, complexos QT estreitados, ondas QRS alargadas, ondas T alteradas, arritmias e parada cardíaca. *Digestórias:* anorexia, náuseas, vômito, cólicas abdominais, diarreia e aumento dos sons intestinais. *Renais:* dor no flanco, oligúria, anúria, lesão renal, pH urinário ácido. *Outras:* gota, mal-estar e prurido. **Achados diagnósticos:** Desequilíbrios eletrolíticos identificados por meio de medição de eletrólitos séricos e urinálise (ver Capítulo 10); ECG para detectar arritmias cardíacas. A SLT clínica é diagnosticada quando surgem mais de uma de três condições 3 dias antes ou até 7 dias após terapia citotóxica para o câncer: lesão renal aguda (definida como uma elevação da creatinina até ≥ 1,5 vez o limite superior da normalidade que não seja atribuível a medicamentos, arritmias e convulsões).	**Manejo clínico:** Para prevenir lesão renal e restaurar equilíbrio eletrolítico. Hidratação agressiva é iniciada 24 a 48 h antes e após a instituição da terapia citotóxica com o propósito de aumentar o volume urinário e eliminar ácido úrico e eletrólitos. Diurese com um diurético de alça ou diurético osmótico, se o débito urinário for inadequado. Terapia com alopurinol para inibir a conversão de ácidos nucleicos em ácido úrico (oral ou IV). Rasburicase pode ser usada para converter ácido úrico já formado em alantoína, que é extremamente hidrossolúvel e eliminada na urina. Administração de resina de troca catiônica, tal como poliestireno sulfonato de sódio, para tratar a hiperpotassemia por meio da ligação e da eliminação do potássio pelo intestino. A administração de bicarbonato de sódio IV, glicose hipertônica e insulina regular temporariamente desvia o potássio para o interior das células e reduz os níveis séricos de potássio se for necessária rápida diminuição do potássio. Administração de géis de ligação de fosfato, tais como hidróxido de alumínio, para tratar a hiperfosfatemia ao promover a excreção de fosfato nas fezes. Hemodiálise quando os pacientes não são responsivos às abordagens padrão para o manejo de ácido úrico e anormalidades eletrolíticas. Identificação de pacientes de risco. Instituição de medidas preventivas essenciais (p. ex., hidratação com líquidos, medicamentos), conforme prescrito. Avaliação do paciente em busca de sinais e sintomas de desequilíbrios eletrolíticos. **Manejo de enfermagem:** Monitorar sinais e sintomas de síndrome de lise tumoral em pacientes de risco (p. ex., aqueles com processos malignos hematológicos). Monitorar atentamente sinais vitais, valores laboratoriais (ou seja, eletrólitos), balanço hídrico (ou seja, peso diário, aporte e eliminação) e condições cardíacas. Orientar os pacientes e seus familiares a respeito dos riscos de síndrome de lise tumoral; orientar sobre os tratamentos atuais (p. ex., hidratação, restrições dietéticas [p. ex., potássio e fósforo] e terapia farmacológica); sinais e sintomas de complicações e quando relatar sinais/sintomas sugestivos de distúrbios eletrolíticos ao médico assistente.

IV: via intravenosa; RM: ressonância magnética; TC: tomografia computadorizada. Adaptada de Kaplan, M. (Ed.). (2018). *Understanding and managing oncologic emergencies: A resource for nurses*. Pittsburgh, PA: Oncology Nursing Society; Rimmer, A. & Yahalom, J. (2018). Superior vena cava syndrome. In DeVita, V. T., Lawrence, T. S., Rosenberg, S. A. (Eds.). *Cancer: Principles & practice of oncology* (11th ed.). Philadelphia, PA: Lippincott Williams & Wilkins; Stein, S. & Deshpande, H. A. (2018). Metabolic emergencies. In DeVita, V. T., Lawrence, T. S., Rosenberg, S. A. (Eds.). *Cancer: Principles & practice of oncology* (11th ed.). Philadelphia, PA: Lippincott Williams & Wilkins; e Szerlip, N., Beeler, W. H. & Spratt, D. E. (2018). Spinal cord compression. In DeVita, V.T., Lawrence, T. S., Rosenberg, S. A. (Eds.). *Cancer: Principles & practice of oncology* (11th ed.). Philadelphia, PA: Lippincott Williams & Wilkins.

complicações que resultem da alteração da sensação, imobilidade, assim como alterações na função intestinal e vesical.

Fraqueza, alteração da mobilidade, fadiga e inatividade geralmente aumentam com o câncer avançado como resultado da doença, do tratamento, da ingestão nutricional inadequada ou da dispneia. O enfermeiro atua com o paciente e a família para identificar objetivos realistas e promover o conforto. As medidas incluem a utilização de métodos de conservação de energia para realizar as tarefas e as atividades que o paciente mais valoriza.

São realizados esforços para fornecer ao paciente o máximo possível de conforto e independência, mas com a garantia de que suporte e assistência estejam disponíveis quando necessários. Além disso, as equipes de saúde trabalham com o paciente e a família para assegurar e atender aos desejos do paciente a respeito dos métodos de tratamento e cuidado à medida que a fase terminal da doença e a morte se aproximam.

Hospice

As necessidades dos pacientes com doença em estágio terminal são mais bem atendidas por meio de um programa de especialidades interdisciplinares holístico com foco na qualidade de vida, na paliação dos sinais/sintomas e no fornecimento de suporte físico, psicossocial e espiritual para os pacientes e as famílias quando a cura e o controle da doença deixam de ser possíveis. O conceito de *hospice*, cuidados extensivos ou paliação, aborda melhor estas necessidades.

O cuidado paliativo é fornecido por meio da coordenação de serviços especializados prestados por hospitais, programas de cuidados domiciliares e pela comunidade. Os pacientes precisam ser encaminhados aos serviços de *hospice* tão logo quanto possível, de modo que as complexas necessidades do paciente e da família possam ser abordadas. Ver discussão detalhada sobre os cuidados ao fim da vida no Capítulo 13.

EXERCÍCIOS DE PENSAMENTO CRÍTICO

1 `pbe` Um homem de 38 anos com câncer colorretal de aparecimento recente completou seu primeiro ciclo de quimioterapia há 2 dias. Agora ele está sendo internado na enfermaria de oncologia com neutropenia febril. Quais intervenções e informações devem ser consideradas para um paciente com neutropenia febril? Qual é a evidência para essas intervenções e orientações que você identificou para neutropenia febril? Quão forte é essa evidência e quais critérios você utilizará para avaliar a força daquela evidência?

2 `qp` Uma mulher de 76 anos, com história patológica pregressa de catarata, artrite e hipertensão arterial, recebeu recentemente diagnóstico de câncer de mama em estágio II. Ela está recebendo alta hospitalar após mastectomia bilateral e ainda existem vários drenos cirúrgicos em seu corpo. Quais são as prioridades para a avaliação dessa paciente de modo a assegurar que ela esteja pronta para receber alta hospitalar e retornar para sua casa? Quais serão suas prioridades ao orientar esse paciente para o autocuidado?

3 `cpa` Você está cuidando de um homem de 53 anos com linfoma de células B grandes difuso que recebeu tratamento com células CAR T há 2 dias. Como a terapia com células CAR T difere da quimioterapia convencional? Qual tipo de encaminhamento seria apropriado para esse paciente? Quais membros da equipe interprofissional de saúde você consideraria essenciais para o atendimento a esse paciente?

REFERÊNCIAS BIBLIOGRÁFICAS

*Pesquisa em enfermagem.
**Referência clássica.

Livros

Comerford, K. C., & Durkin, M. T. (2020). *Nursing 2020 drug handbook*. Philadelphia, PA: Wolters Kluwer.

DeVita, V. T., Rosenberg S. A., & Lawrence, T. S. (Eds.). (2018). *Cancer: Principles & practice of oncology* (11th ed.). Philadelphia, PA: Lippincott Williams & Wilkins.

Eliopoulos, C. (2021). *Gerontological nursing* (10th ed.). Philadelphia, PA: Wolters Kluwer.

Fischbach, F. T., & Fischbach, M. A. (2018). *Fischbach's manual of laboratory and diagnostic tests* (10th ed.). Philadelphia, PA: Wolters Kluwer.

Halperin, E. C., Wazer, D. E., Perez, C. A., et al. (Eds.). (2019). *Perez and Brady's principles and practice of radiation oncology* (6th ed.). Philadelphia, PA: Lippincott Williams & Wilkins.

**Hewitt, M., Greenfield, S., & Stovall, E. (Eds.). (2006). *From cancer patient to cancer survivor: Lost in translation*. Washington, DC: Institute of Medicine and National Research Council, National Academies Press.

Jameson, J. L., Fauci, A. S., Kasper, D. L., et al. (Eds.). (2018). *Harrison's principles of internal medicine* (20th ed.). New York: McGraw Hill Education.

Jansen, C. (2017). Cognitive changes. In J. Eggert (Ed.). *Cancer basics* (2nd ed.). Pittsburg, PA: Oncology Nursing Society.

Kaplan, M. (Ed.) (2018). *Understanding and managing oncologic emergencies: A resource for nurses*. Pittsburgh, PA: Oncology Nursing Society.

Mones, J. V., & Soff, G. (2019). Management of thrombocytopenia in cancer patients. In *Thrombosis and hemostasis in cancer* (pp. 139–150). Basel, Switzerland: Springer Publishing International.

Morgan, M. A., Ten Haken, R. K., & Lawrence, T. S. (2018). Essentials of radiation therapy. In V. T. DeVita, S. A. Rosenberg, & T. S. Lawrence (Eds.). *Cancer: Principles & practice of oncology* (11th ed.). Philadelphia, PA: Lippincott Williams & Wilkins.

Norris, T. L. (2019). *Porth's pathophysiology: Concepts of altered health states* (10th ed.). Philadelphia, PA: Lippincott Williams & Wilkins.

Olsen, M. M., LeFebvre, K. B., & Brassil, K. (Eds.). (2019). *Chemotherapy and immunotherapy guidelines and recommendations for practice*. Pittsburgh, PA: Oncology Nursing Society.

Palmore, T. N., Parta, M., Cuellar-Rodriguez, J., et al. (2018). Infections in the cancer patient. In V. T. DeVita, S. A. Rosenberg, & T. S. Lawrence (Eds.). *Cancer: Principles & practice of oncology* (11th ed.). Philadelphia, PA: Lippincott Williams & Wilkins.

Rimmer, A., & Yahalom, J. (2018). Superior vena cava syndrome. In V. T. DeVita, S. A. Rosenberg, & T. S. Lawrence (Eds.). *Cancer: Principles & practice of oncology* (11th ed.). Philadelphia, PA: Lippincott Williams & Wilkins.

Stein, S., & Deshpande, H. A. (2018). Metabolic emergencies. In V. T. DeVita, S. A. Rosenberg, & T. S. Lawrence (Eds.). *Cancer: Principles & practice of oncology* (11th ed.). Philadelphia, PA: Lippincott Williams & Wilkins.

Szerlip, N., Beeler, W. H., & Spratt, D. E. (2018). Spinal cord compression. In V. T. DeVita, S. A. Rosenberg, & T. S. Lawrence (Eds.). *Cancer: Principles & practice of oncology* (11th ed.). Philadelphia, PA: Lippincott Williams & Wilkins.

Yarbro, C. H., Wujcik, D., & Gobel, B. H. (2018). *Cancer nursing: Principles and practice*. Burlington, MA: Jones & Bartlett Publishers.

Periódicos e documentos eletrônicos

Akthar, A. S., Liao, C., Eggener, S. E., et al. (2019). Patient-reported outcomes and late toxicity after postprostatectomy intensity-modulated radiation therapy. *European Urology*, 8404, E1–E7.

Almont, T., Farsi, F., Krakowski, I., et al. (2019). Sexual health in cancer: The results of a survey exploring practices, attitudes, knowledge, communication, and professional interactions in oncology healthcare providers. *Supportive Care in Cancer*, 27(3), 887–894.

American Cancer Society (ACS). (2018). American Cancer Society Guidelines for the early detection of cancer. Retrieved on 7/14/2019 at: www.cancer.org/healthy/find-cancer-early/cancer-screening-guidelines/american-cancer-society-guidelines-for-the-early-detection-of-cancer.html

American Cancer Society (ACS). (2019a). Cancer facts and figures 2019. Retrieved on 7/5/2019 at: www.cancer.org/research/cancer-facts-statistics/all-cancer-facts-figures/cancer-facts-figures-2019.html

American Cancer Society (ACS). (2019b). What causes cancer? Retrieved on 7/6/2019 at: www.cancer.org/cancer/cancer-causes.html

American Cancer Society (ACS). (2019c). Ultraviolet (UV) radiation sun and other types of radiation. Retrieved on 7/7/2019 at: www.cancer.org/cancer/cancer-causes/radiation-exposure/uv-radiation.html

American Cancer Society (ACS). (2019d). Tobacco and cancer. Retrieved on 7/8/2019 at: www.cancer.org/cancer/cancer-causes/tobacco-and-cancer.html

American Cancer Society (ACS). (2019e). Known and probable human carcinogens. Retrieved on 7/22/2019 at: www.cancer.org/cancer/cancer-causes/general-info/known-and-probable-human-carcinogens.html

American Cancer Society (ACS). (2019f). Cancer treatment and survivorship: Facts and figures 2019–2021. Retrieved on 7/10/2019 at: www.cancer.org/research/cancer-facts-statistics/survivor-facts-figures.html

American Cancer Society (ACS). (2019g). Cancer immunotherapy. Retrieved on 7/15/2019 at: www.cancer.org/treatment/treatments-and-side-effects/treatment-types/immunotherapy.html

American Cancer Society (ACS). (2019h). Intravesical therapy for bladder cancer. Retrieved on 7/20/2019 at: www.cancer.org/cancer/bladder-cancer/treating/intravesical-therapy.html

American Cancer Society (ACS). (2019i). ACS guidelines on nutrition and physical activity for cancer. Retrieved on 9/28/2018 at: https://www.cancer.org/healthy/eat-healthy-get-active/acs-guidelines-nutrition-physical-activity-cancer-prevention.html

Amin, M. B., Greene, F. L., Edge, S. B., et al. (2017). The eighth edition AJCC cancer staging manual: Continuing to build a bridge from a population-based to a more "personalized" approach to cancer staging. CA: A Cancer Journal for Clinicians, 67(2), 93–99.

Anderson, K., & Latchford, T. (2019). Associated toxicities: Assessment and management related to CAR T cell therapy. Clinical Journal of Oncology Nursing, 23(2-suppl.), 13–19.

Armenian, S., & Bhatia, S. (2018). Predicting and preventing anthracycline-related cardiotoxicity. American Society of Clinical Oncology Educational Book, 38, 3–12.

Barton-Burke, M., Ciccolini, K., Mekas, M., et al. (2017). Dermatologic reactions to targeted therapy: A focus on epidermal growth factor receptor inhibitors and nursing care. Nursing Clinics, 52(1), 83–113.

Bayer, V., Amaya, B., Baniewicz, D., et al. (2017). Cancer immunotherapy: An evidence-based overview and implications for practice. Clinical Journal of Oncology Nursing, 21(2 Suppl), 13–21.

Berger, K., Schopohl, D., Bollig, A., et al. (2018). Burden of oral mucositis: A systematic review and implications for future research. Oncology Research and Treatment, 41(6), 399–405.

Bishop, D. P., Cole, N., Zhang, T., et al. (2018). A guide to integrating immunohistochemistry and chemical imaging. Chemical Society Reviews, 47(11), 3770–3787.

Bowen, J. M., Gibson, R. J., Coller, J. K., et al. (2019). Systematic review of agents for the management of cancer treatment-related gastrointestinal mucositis and clinical practice guidelines. Supportive Care in Cancer, 27(10), 4011–4012.

Cannioto, R., Etter, J. L., Guterman, L. B., et al. (2017). The association of lifetime physical inactivity with bladder and renal cancer risk: A hospital-based case-control analysis. Cancer Epidemiology, 49, 24–29.

Cannioto, R., Etter, J. L., LaMonte, M. J., et al. (2018). Lifetime physical inactivity is associated with lung cancer risk and mortality. Cancer Treatment and Research Communications, 14, 37–45.

Centers for Disease Control and Prevention (CDC). (2017). NIOSH chemical carcinogen policy: DHHS (NIOSH) publication number 2017-100. Retrieved on 7/13/2019 at: www.cdc.gov/niosh/docs/2017-100/default.html

Centers for Disease Control and Prevention (CDC). (2018). Hepatitis B vaccine saves lives. Retrieved on 7/28/2019 at: www.cdc.gov/features/hepatitisb/index.html

Centers for Disease Control and Prevention (CDC). (2019). Smoking and tobacco use. Retrieved on 7/5/2019 at: www.cdc.gov/tobacco/data_statistics/fact_sheets/secondhand_smoke/health_effects/index.htm

Chagpar, A. B. (2018). Contralateral prophylactic mastectomy. UpToDate. Waltham, MA. Retrieved on 7/17/2019 at: www.uptodate.com/contents/contralateral-prophylactic-mastectomy

Chen, P. H., Mahmood, Q., Mariottini, G. L., et al. (2017). Adverse health effects of betel quid and the risk of oral and pharyngeal cancers. BioMed Research International, 2017, 1–25.

Chen, W. Y. (2019). Factors that modify breast cancer risk in women. UpToDate, Waltham, MA. Retrieved on 7/27/2019 at: www.uptodate.com/contents/factors-that-modify-breast-cancer-risk-in-women

*Corbitt, N., Harrington, J., & Kendall, T. (2017). Putting evidence into practice: Prevention of bleeding. Retrieved on 7/23/2019 at: www.ons.org/pep/bleeding

Deng, G., Yin, M., Chen, X., et al. (2020). Clinical determinants for fatality of 44,672 patients with COVID-19. Critical Care, 24, 179–181.

DeSantis, C. E., Miller, K. D., Goding Sauer, A., et al. (2019). Cancer statistics for African Americans, 2019. CA: A Cancer Journal for Clinicians, 69(3), 211–233.

Dickens, E., & Ahmed, S. (2018). Principles of cancer treatment by chemotherapy. Surgery (Oxford), 36(3), 134–138.

Divgi, C. (2018). The current state of radiopharmaceutical therapy. Journal of Nuclear Medicine, 59(11), 1706–1707.

**DuPen, A. R., DuPen, S., Hansberry, J., et al. (2000). An educational implementation of a cancer pain algorithm for ambulatory care. Pain Management Nursing, 1(4), 116–128.

Dusetzina, S. B., Huskamp, H. A., Winn, A. N., et al. (2018). Out-of-pocket and health care spending changes for patients using orally administered anticancer therapy after adoption of state parity laws. JAMA Oncology, 4(6), e173598.

Eilers, J. G., Asakura, Y., Blecher, C. S., et al. (2017). Putting evidence into practice: Mucositis. Retrieved on 7/7/2019 at: www.ons.org/pep/mucositis

Eller, L. S., Lev, E. L., Yuan, C., et al. (2018). Describing self-care self-efficacy: Definition, measurement, outcomes, and implications. International Journal of Nursing Knowledge, 29(1), 38–48.

Fahy, B. N. (2019). Introduction: Role of palliative care for the surgical patient. Journal of Surgical Oncology, 120(1), 5–9.

Fritz, A., Percy, C., & Jack, A. (2013). International classification of diseases for oncology (ICD-O)–3rd edition, 1st revision. Retrieved at: https://apps.who.int/iris/bitstream/handle/10665/96612/9789241548496_eng.pdf;jsessionid=60D66DA21C5A4BA7486F40A4DC258752?sequence=1

Ginsburg, G. S., & Phillips, K. A. (2018). Precision medicine: From science to value. Health Affairs, 37(5), 694–701.

Gosselin, T., Beamer, L., Ciccolini, K., et al. (2017). Putting evidence into practice: Radiodermatitis. Retrieved on 6/28/2019 at: www.ons.org/pep/radiodermatitis

Hanna, J., Blazer, D. G., & Mosca, P. J. (2012). Overview of palliative surgery: principles and priorities. J Palliative Care Med, 2(7), 1–6.

Haryani, H., Fetzer, S. J., Wu, C. L., et al. (2017). Chemotherapy-induced peripheral neuropathy assessment tools: A systematic review. Oncology Nursing Forum, 44(3), E111–E123.

Hashim, D., Genden, E., Posner, M., et al. (2019). Head and neck cancer prevention: From primary prevention to impact of clinicians on reducing burden. Annals of Oncology, 30(5), 744–756.

Henriksen, P. A. (2018). Anthracycline cardiotoxicity: An update on mechanisms, monitoring and prevention. Heart, 104(12), 971–977.

Hermioni, A., Christina, M., Melanie, F., et al. (2019). Psychological considerations in hematopoietic stem cell transplantation. Psychosomatics, 60(4), 331–342.

Howell, D., Harth, T., Brown, J., et al. (2017). Self-management education interventions for patients with cancer: A systematic review. Supportive Care in Cancer, 25(4), 1323–1355.

Huo, D., Anderson, D., Palmer, J. R., et al. (2017). Incidence rates and risks of diethylstilbestrol-related clear-cell adenocarcinoma of the vagina and cervix: Update after 40-year follow-up. Gynecologic Oncology, 146(3), 566–571.

Islami, F., Goding Sauer, A., Miller, K. D., et al. (2018). Proportion and number of cancer cases and deaths attributable to potentially modifiable risk factors in the United States. CA: A Cancer Journal for Clinicians, 68(1), 31–54.

Jang, W. S., Kim, M. S., Jeong, W. S., et al. (2018). Does robot-assisted radical prostatectomy benefit patients with prostate cancer and bone oligometastases? BJU International, 121(2), 225–231.

Jatoi, A., & Kelly, D. (2019). The role of parenteral and enteral/oral nutritional support in patients with cancer. UpToDate. Waltham, MA. Retrieved on 7/19/2019 at: www.uptodate.com/contents/the-role-of-parenteral-and-enteral-oral-nutritional-support-`tients-with-cancer

Johns Hopkins University & Medicine Coronavirus Resource Center. (2020). Maps and trends: Mortality analysis. Retrieved on 6/12/2020 at: coronavirus.jhu.edu/data/mortality

Kays, L. B. (2018). Advancements come with a cost: Oral chemotherapy parity laws. Retrieved on 6/28/2019 at: www.pharmacytimes.com/publications/issue/2018/february2018/advancements-come-with-a-cost-oral-chemotherapy-parity-laws

Kessels, E., Husson, O., & Van der Feltz-Cornelis, C. M. (2018). The effect of exercise on cancer-related fatigue in cancer survivors: A systematic review and meta-analysis. *Neuropsychiatric Disease and Treatment, 14,* 479–494.

Krengli, M., Pisani, C., Deantonio, L., et al. (2017). Intraoperative radiotherapy in gynaecological and genitourinary malignancies: Focus on endometrial, cervical, renal, bladder and prostate cancers. *Radiation Oncology, 12*(1), 2–10.

Krishnasamy, K., Yoong, T. L., Chan, C. M., et al. (2017). Identifying malnutrition. *Clinical Journal of Oncology Nursing, 21*(1), E23–E29.

Kuderer, N. M., Choueiri, T. K., Shah, D. P., et al. (2020). Clinical impact of COVID-19 on patients with cancer (CC-19): A cohort study. *Lancet, 6736*(20), 31187-9.

Lamprecht, M., & Dansereau, C. (2019). CAR T cell therapy. *Clinical Journal of Oncology Nursing, 23*(2), 6–10.

Lazarev, S., Gupta, V., Ghiassi-Nejad, Z., et al. (2018). Premature discontinuation of curative radiation therapy: Insights from head and neck irradiation. *Advances in Radiation Oncology, 3*(1), 62–69.

Lipari, R. N., & Van Horn, S. L. (2017). Trends in smokeless tobacco use and initiation: 2002 to 2012. *The Center for Behavioral Health Statistics and Quality Report.* Retrieved on 6/18/2019 at: www.samhsa.gov/data/sites/default/files/report_2740/ShortReport-2740.html

Lunn, R. M., Jahnke, G. D., & Rabkin, C. S. (2017). Tumour virus epidemiology. *Philosophical Transactions of the Royal Society B: Biological Sciences, 372*(1732), 1–11.

Mainardi, S., Mulero-Sánchez, A., Prahallad, A., et al. (2018). SHP2 is required for growth of KRAS-mutant non-small-cell lung cancer in vivo. *Nature Medicine, 24*(7), 961–967.

Mattox, T. W. (2017). Cancer cachexia: Cause, diagnosis, and treatment. *Nutrition in Clinical Practice, 32*(5), 599–606.

*Menonna-Quinn, D., Polovich, M., & Marshall, B. (2019). Personal protective equipment: Evaluating usage among inpatient and outpatient oncology nurses. *Clinical Journal of Oncology Nursing, 23*(3), 260–265.

Merchan, J. R., Jhaveri, K. D., Berns, J. S., et al. (2017). Chemotherapy nephrotoxicity and dose modification in patients with renal insufficiency: Molecularly targeted agents. UpToDate. Waltham, MA. Retrieved on 6/29/2019 at: www.uptodate.com/contents/chemotherapy-nephrotoxicity-and-dose-modification-in-patients-with-renal-insufficiency-molecularly-targeted-agents

*Miaskowski, C. A., Brant, J. M., Caldwell, P., et al. (2017). Putting evidence into practice: Chronic pain. Retrieved on 7/19/2019 at: www.ons.org/pep/chronic-pain

Miller, K. D., Goding Sauer, A., Ortiz, A. P., et al. (2018). Cancer statistics for Hispanics/Latinos, 2018. *CA: A Cancer Journal for Clinicians, 68*(6), 425–445.

*Mitchell, S. A., Albrecht, T. A., Omar Alkaiyat, M., et al. (2017). Putting evidence into practice: Fatigue. Retrieved on 7/2/2019 at: www.ons.org/pep/fatigue

Mutahar, E., & Al-Anazi, K. A. (2017). Engraftment syndrome: An updated review. *Journal of Stem Cell Biology and Transplantation, 1*(3), E1–E5.

Natale, J. J. (2018). Overview of the prevention and management of CINV. *The American Journal of Managed Care, 24*(18 Suppl), S391–S397.

National Cancer Institute (NCI). (2017). Obesity and cancer. Retrieved on 7/13/2019 at: www.cancer.gov/about-cancer/causes-prevention/risk/obesity/obesity-fact-sheet

National Cancer Institute (NCI). (2018). Menopausal hormone therapy and cancer. Retrieved on 7/7/2019 at: www.cancer.gov/about-cancer/causes-prevention/risk/hormones/mht-fact-sheet

National Cancer Institute (NCI). (2019a). Cancer disparities. Retrieved on 7/4/2019 at: www.cancer.gov/about-cancer/understanding/disparities

National Cancer Institute (NCI). (2019b). Cancer genetics overview for health professionals. Retrieved on 7/3/2019 at: www.cancer.gov/about-cancer/causes-prevention/genetics/overview-pdq

National Cancer Institute (NCI). (2019c). Understanding cancer prognosis. Retrieved on 7/2/2019 at: www.cancer.gov/about-cancer/diagnosis-staging/prognosis

National Cancer Institute (NCI). (2019d). Targeted cancer therapies. Retrieved 7/17/2019 at: www.cancer.gov/about-cancer/treatment/types/targeted-therapies/targeted-therapies-fact-sheet

National Comprehensive Cancer Network (NCCN). (2019a). Clinical practice guidelines in oncology: Genetic/familial high-risk assessment: Breast and ovarian—version 1.2019. Retrieved on 7/12/2019 at: www.nccn.org/professionals/physician_gls/pdf/genetics_screening.pdf

National Comprehensive Cancer Network (NCCN). (2019b). Clinical practice guidelines in oncology: Genetic/familial high-risk assessment: Colorectal—version 1.2019. Retrieved on 7/22/2019 at: www.nccn.org/professionals/physician_gls/pdf/genetics_colon.pdf

National Comprehensive Cancer Network (NCCN). (2019c). Cancer staging guide. Retrieved on 7/20/2019 at: www.nccn.org/patients/resources/diagnosis/staging.aspx

National Comprehensive Cancer Network (NCCN). (2019d). Clinical practice guidelines in oncology: Breast cancer – version 1.2019. Retrieved on 7/17/2019 at: www.nccn.org/professionals/physician_gls/pdf/breast_blocks.pdf

National Comprehensive Cancer Network (NCCN). (2019e). NCCN clinical practice guidelines in oncology: Cutaneous melanoma – version 1.2019. Retrieved on 7/2/2019 at: www.nccn.org/professionals/physician_gls/pdf/cutaneous_melanoma_blocks.pdf

National Comprehensive Cancer Network (NCCN). (2019f). NCCN clinical practice guidelines in oncology: Prostate cancer – version 1.2019. Retrieved 7/23/2019 at: www.nccn.org/professionals/physician_gls/pdf/prostate_blocks.pdf

National Comprehensive Cancer Network (NCCN). (2019g). NCCN clinical practice guidelines in oncology: Antiemesis – version 1.2019. Retrieved on 7/19/2019 at: www.nccn.org/professionals/physician_gls/pdf/antiemesis.pdf

National Comprehensive Cancer Network (NCCN). (2019h). NCCN guidelines for supportive care: Cancer related fatigue – version 1.2019. Retrieved on 7/20/2019 at: www.nccn.org/professionals/physician_gls/pdf/fatigue.pdf

National Comprehensive Cancer Network (NCCN). (2019i). NCCN clinical practice guidelines in oncology: Distress – version 1.2019. Retrieved on 7/11/2019 at: www.nccn.org/professionals/physician_gls/pdf/distress.pdf

National Comprehensive Cancer Network (NCCN). (2019j). NCCN clinical practice guidelines in oncology: Prevention and treatment of cancer-related infection—version 1.2019. Retrieved on 7/14/2019 at: www.nccn.org/professionals/physician_gls/pdf/infections.pdf

National Comprehensive Cancer Network (NCCN). (2019k). NCCN clinical practice guidelines in oncology: Cancer-associated thromboembolic disease – version 1.2019. Retrieved on 7/10/2019 at: www.nccn.org/professionals/physician_gls/pdf/vte.pdf

National Institutes of Health, National Center for Complementary and Integrative Health (NCCIH). (2018). Complementary, alternative, or integrative health: What's in a name? Retrieved on 7/12/2019 at: www.nccih.nih.gov/health/complementary-alternative-or-integrative-health-whats-in-a-name

Negrin, R. S. (2018). Early and late complications of hematopoietic cell transplantation. UpToDate. Waltham, MA. Retrieved on 7/27/2019 at: www.uptodate.com/contents/early-and-late-complications-of-hematopoietic-cell-transplantation

Negrin, R. S., & Bonis, P. A. L. (2019). Diagnosis of hepatic sinusoidal obstruction syndrome (veno-occlusive disease) following hematopoietic cell transplant. UpToDate. Waltham, MA. Retrieved on 7/19/2019 at: www.uptodate.com/contents/diagnosis-of-hepatic-sinusoidal-obstruction-syndrome-veno-occlusive-disease-following-hematopoietic-cell-transplantation

Neuss, M. N., Gilmore, T. R., Belderson, K. M., et al. (2017). 2016 updated American Society of Clinical Oncology/Oncology Nursing Society chemotherapy administration safety standards, including standards for pediatric oncology. *Oncology Nursing Forum, 44*(1), 31–43

O'Gorman, C., Sasiadek, W., Denieffe, S., et al. (2015). Predicting radiotherapy-related clinical toxicities in cancer: A literature review. *Clinical Journal of Oncology Nursing, 18*(3), 37–44.

Oktay, K., Harvey, B. E., Partridge, A. H., et al. (2018). Fertility preservation in patients with cancer: ASCO clinical practice guideline update. *Journal of Clinical Oncology, 36*(19), 1994–2001.

*Overcash, J., Tan, A., & Noonan, A. (2018). Factors associated with poor sleep in older women diagnosed with breast cancer. *Oncology Nursing Forum, 45*(3), 359–371.

Pache, B., Hübner, M., Jurt, J., et al. (2017). Minimally invasive surgery and enhanced recovery after surgery: The ideal combination? *Journal of Surgical Oncology, 116*(5), 613–616.

Pachmayr, E., Treese, C., & Stein, U. (2017). Underlying mechanisms for distant metastasis-molecular biology. *Visceral Medicine, 33*(1), 11–20.

Rees, I., Jones, D., Chen, H., et al. (2018). Interventions to improve the uptake of cervical cancer screening among lower socioeconomic groups: A systematic review. *Preventive Medicine, 111,* 323–335.

Roselló, S., Blasco, I., García Fabregat, L., et al. (2017). Management of infusion reactions to systemic anticancer therapy: ESMO Clinical Practice Guidelines. *Annals of Oncology, 28*(suppl_4), iv100–iv118.

Ross, M., & Fischer-Cartlidge, E. (2017). Scalp cooling. *Clinical Journal of Oncology Nursing, 21*(2), 226–233.

Rubinsak, L. A., Kang, L., Fields, E. C., et al. (2018). Treatment-related radiation toxicity among cervical cancer patients. *International Journal of Gynecologic Cancer*, 28(7), 1387–1393.

Rugo, H. S., Melin, S. A., & Voigt, J. (2017). Scalp cooling with adjuvant/neoadjuvant chemotherapy for breast cancer and the risk of scalp metastases: Systematic review and meta-analysis. *Breast Cancer Research and Treatment*, 163(2), 199–205.

Ruiz, A., Sebagh, M., Wicherts, D. A., et al. (2018). Long-term survival and cure model following liver resection for breast cancer metastases. *Breast Cancer Research and Treatment*, 170(1), 89–100.

Scarborough, B. M., & Smith, C. B. (2018). Optimal pain management for patients with cancer in the modern era. *CA: A Cancer Journal for Clinicians*, 68(3), 182–196.

Schott, S., Vetter, L., Keller, M., et al. (2017). Women at familial risk of breast cancer electing for prophylactic mastectomy: Frequencies, procedures, and decision-making characteristics. *Archives of Gynecology and Obstetrics*, 295(6), 1451–1458.

Siegel, R. L., Miller, K. D., & Jemal, A. (2019). Cancer statistics, 2019. *CA: A Cancer Journal for Clinicians*, 69(1), 7–34.

*So, W. K., Kwong, A. N., Chen, J. M., et al. (2019). A theory-based and culturally aligned training program on breast and cervical cancer prevention for South Asian community health workers: A feasibility study. *Cancer Nursing*, 42(2), E20–E30.

*Thorpe, D. M., Conley, S. B., Drapek, L., et al. (2017). Putting evidence into practice: Anorexia. Retrieved on 7/28/2019 at: www.ons.org/pep/anorexia

United States Environmental Protection Agency (EPA). (2017). Summary of the Occupational Safety and Health Act: 29 U.S.C. §651 et seq. (1970). Retrieved on 7/11/2019 at: www.epa.gov/laws-regulations/summary-occupational-safety-and-health-act

U.S. Food and Drug Administration (FDA). (2019). Caution when using robotically-assisted surgical devices in women's health including mastectomy and other cancer-related surgeries: FDA safety communication. Retrieved on 7/26/2019 at: www.fda.gov/medical-devices/safety-communications/caution-when-using-robotically-assisted-surgical-devices-womens-health-including-mastectomy-and-other-cancer-related-surgeries

van den Beuken-van Everdingen, M. H., Hochstenbach, L. M., Joosten, E. A., et al. (2016). Update on prevalence of pain in patients with cancer: Systematic review and meta-analysis. *Journal of Pain and Symptom Management*, 51(6), 1070–1090.

van Elsland, D., & Neefjes, J. (2018). Bacterial infections and cancer. *European Molecular Biology Organization Reports*, 19(11), e46632.

Voog, E., Campion, L., Du Rusquec, P., et al. (2018). Totally implantable venous access ports: A prospective long-term study of early and late complications in adult patients with cancer. *Supportive Care in Cancer*, 26(1), 81–89.

Wagner, L. I., Zhao, F., Goss, P. E., et al. (2018). Patient-reported predictors of early treatment discontinuation: Treatment-related symptoms and health-related quality of life among postmenopausal women with primary breast cancer randomized to anastrozole or exemestane on NCIC Clinical Trials Group (CCTG) MA. 27 (E1Z03). *Breast Cancer Research and Treatment*, 169(3), 537–548.

Waldmann, T. A. (2018). Cytokines in cancer immunotherapy. *Cold Spring Harbor Perspectives in Biology*, 10(12), a028472.

Wanchai, A., Armer, J. M., Smith, K. M., et al. (2017). Complementary health approaches: Overcoming barriers to open communication during cancer therapy. *Clinical Journal of Oncology Nursing*, 21(6), E287–E298.

Wang, C., Dickie, J., Sutavani, R. V., et al. (2018). Targeting head and neck cancer by vaccination. *Frontiers in Immunology*, 9, 830, 1–12.

*Wang, N., Yang, Z., Miao, J., et al. (2018). Clinical management of cancer-related fatigue in hospitalized adult patients: A best practice implementation project. *JBI Database of Systematic Reviews and Implementation Reports*, 16(10), 2038–2049.

White, L. L., Cohen, M. Z., Berger, A., et al. (2017). Perceived self-efficacy: A concept analysis for symptom management in patients with cancer. *Clinical Journal of Oncology Nursing*, 21(6), E272–E279.

*Williams, L., Ciccolini, K., Johnson, L. A., et al. (2017). Putting evidence into practice: Skin reactions. Retrieved on 7/23/2019 at: www.ons.org/pep/skin-reactions

*Wilson, B. J., Ahmed, F., Crannell, C. E., et al. (2017). Putting evidence into practice: Preventing infection – general. Retrieved on 7/5/2019 at: www.ons.org/pep/prevention-infection-general

World Cancer Research Fund (WCRF)/American Institute for Cancer Research. (2018). Diet, nutrition, physical activity and cancer: A global perspective. Retrieved on 7/19/2019 at: www.wcrf.org/dietandcancer

Recursos

American Association of Cancer Research (AACR), www.aacr.org
American Cancer Society (ACS), www.cancer.org
American College of Surgeons Commission on Cancer (CoC), www.facs.org/quality-programs/cancer/coc
American Pain Society (APS), www.ampainsoc.org
American Society of Clinical Oncology (ASCO), www.asco.org
American Society for Radiation Oncology (ASTRO), www.astro.org
Association of Oncology Social Work (AOSW), www.aosw.org
Cancer Care, www.cancercare.org/
Centers for Disease Control and Prevention (CDC): Cancer Control and Prevention, www.cdc.gov/cancer/
Hospice and Palliative Nurses Association (HPNA), www.hpna.org
LIVESTRONG Survivorship Centers of Excellence, www.livestrong.org
National Cancer Institute (NCI), www.cancer.gov
National Coalition for Cancer Survivorship, www.canceradvocacy.org
National Comprehensive Cancer Network (NCCN), www.nccn.org
National Hospice and Palliative Care Organization, www.nhpco.org
National Institutes of Health, National Center for Complementary and Integrative Health (NCCIH), nccih.nih.gov
OncoLink (cancer resources), www.oncolink.org
Oncology Nursing Society (ONS), www.ons.org
Quackwatch, www.quackwatch.org
The Bone Marrow Foundation, bonemarrow.org/
The Cancer Support Community, www.cancersupportcommunity.org
The COVID-19 and Cancer Consortium, ccc19.org
The Leukemia and Lymphoma Society, www.lls.org

13 Cuidados Paliativos e de Fim da Vida

DESFECHOS DO APRENDIZADO

Após ler este capítulo, você será capaz de:

1. Comparar e contrastar os ambientes nos quais os cuidados paliativos e os cuidados ao fim da vida são fornecidos.
2. Descrever os princípios e os componentes de *hospice* nos EUA, inclusive o fornecido pelo Medicare.
3. Aplicar habilidades para se comunicar com pacientes com doenças graves e com seus familiares com o propósito de prover cuidados cultural e espiritualmente sensíveis.
4. Identificar os componentes do pesar e do luto não complicados, bem como implementar medidas de enfermagem para apoiar os pacientes e as famílias.

CONCEITOS DE ENFERMAGEM

Avaliação
Conforto
Cuidados paliativos
Ética
Fim da Vida
Luto e perda

GLOSSÁRIO

autonomia: autodeterminação; no contexto de saúde, o direito do indivíduo de fazer escolhas a respeito da utilização e da descontinuação das intervenções clínicas

colaboração interdisciplinar: comunicação e cooperação entre os membros de diversas disciplinas de saúde em conjunto para planejar, implementar e avaliar os cuidados

cuidados paliativos: abordagem de cuidado centrada no paciente/pessoa e família que engloba aspectos físicos, funcionais, psicológicos, espirituais e existenciais de doenças graves

doença em fase terminal: doença progressiva e irreversível que, apesar do tratamento clínico centrado na cura, resultará na morte do paciente

espiritualidade: sistemas de crenças pessoais que enfocam a busca do significado e da finalidade da vida, elementos intangíveis que transmitem significado e vitalidade à vida, uma conexão com uma dimensão maior ou transcendental

hospice: programa coordenado de cuidados e serviços interdisciplinares para pacientes em fase terminal e suas famílias

lamento: período durante o qual ocorrem determinadas expressões de pesar em razão de uma perda

luto: expressões individuais, familiares, grupais e culturais de pesar e comportamentos correlatos

Medicare Hospice Benefit: um direito ao Medicare, Part A, nos EUA, que fornece cuidados e serviços paliativos abrangentes e interdisciplinares para beneficiários elegíveis que tenham uma doença em fase final e expectativa de vida inferior a 6 meses

pesar: sentimentos pessoais que acompanham uma perda esperada ou real

prognóstico: evolução esperada de uma doença e a chance de recuperação

sedação paliativa: uso controlado e monitorado de determinados sedativos e medicamentos não opioides com a intenção de reduzir o nível de consciência do paciente para aliviar dor refratária e sintomas que não responderam a outras medidas; o propósito não é acelerar a morte do paciente, mas aliviar sintomas intratáveis

Os enfermeiros apresentam efeito significativo e duradouro sobre o modo como os pacientes vivem até a sua morte, a maneira como a morte ocorre e as lembranças que as suas famílias terão daquele momento. A definição contemporânea de enfermagem inclui "...o diagnóstico e o tratamento das respostas humanas e a defesa no cuidado de pessoas, famílias, grupos, comunidades e populações" (American Nurses Association [ANA], 2015, p. 1).

Pode não haver grupo mais importante do que o de pacientes em estado grave e em fase terminal da doença.

O conhecimento sobre os princípios de cuidados paliativos e de doença em fase terminal e a capacidade de reconhecer a resposta singular de cada paciente e de seus familiares a determinada doença são componentes essenciais para apoiar os valores, as preferências e as metas dos cuidados deles. Os enfermeiros têm a oportunidade de unir pesquisa, orientações e prática para impactar a cultura do processo de morrer, permitindo ao cuidado as tão necessárias melhorias conforme os ambientes de prática, as faixas etárias, as origens étnico-culturais e as doenças. Enfermeiros em todos os ambientes de atenção à saúde provavelmente encontrarão pacientes em estado grave e famílias que podem se beneficiar de cuidados paliativos durante doença avançada e ao fim da vida. Este capítulo apresenta os conceitos sobre a morte e o processo de morrer nos EUA, os ambientes para os cuidados ao fim da vida das pessoas moribundas e os modos por meio dos quais os enfermeiros podem abordar as questões de saúde dos pacientes em fase terminal.

CUIDADOS PALIATIVOS E DE FIM DA VIDA

Os **cuidados paliativos** utilizam um modelo de cuidado interdisciplinar, que tem como foco o manejo dos sintomas e o suporte psicossocial/espiritual de pessoas com doenças graves e que limitam a vida. Os cuidados paliativos têm como meta a melhora da qualidade de vida das pessoas e de seus familiares por meio de integração precoce ao plano de cuidado de estratégias de manejo da dor e dos sintomas e de redução de transições de cuidado trabalhosas por meio de trabalho de equipe interdisciplinar, coordenação do cuidado, comunicação do médico com o paciente e suporte na tomada de decisões. Os cuidados paliativos são apropriados para pacientes de todas as idades e em qualquer estágio de doenças graves, mesmo enquanto são pesquisadas terapias curativas ou direcionadas para a doença, e estendendo-se para o luto das famílias (Figura 13.1). Os cuidados paliativos podem ser considerados uma abordagem de cuidado e como um sistema estruturado de prestação de cuidado que visa otimizar a qualidade de vida por meio de antecipação, prevenção e tratamento do sofrimento (National Consensus Project for Quality Palliative Care [NCP], 2018). A **colaboração interdisciplinar** é um componente essencial que está enraizado na comunicação e na cooperação entre as diversas disciplinas, com todos os membros da equipe contribuindo para um único plano de cuidados integrados que aborde as necessidades do paciente e da família. Por outro lado, os cuidados multidisciplinares se referem à participação de profissionais de saúde com diversas formações e habilidades, mas sem coordenação e integração de cuidados em um plano unificado.

Hospice é um tipo de cuidado paliativo que se concentra no conforto na fase final da vida. Quando os pacientes se inscrevem em um programa de *hospice*, eles tomam a decisão de renunciar às terapias direcionadas para a doença e passam a focar apenas no alívio dos sintomas associados às suas patologias e ao processo de morte. Os profissionais dos cuidados paliativos e do *hospice* são especialistas na prestação de cuidados ao fim da vida (que pode incluir os meses ou semanas que antecedem a morte), no manejo de sintomas e de dor, revisão de vida e suporte à perda. O enfoque no cuidado das pessoas moribundas é motivado pelo envelhecimento da população, pela prevalência de doenças potencialmente fatais e pela publicidade que as cerca, bem como pela crescente probabilidade de um período prolongado de doença crônica antes da morte. A Figura 13.2 mostra quatro trajetórias das doenças:

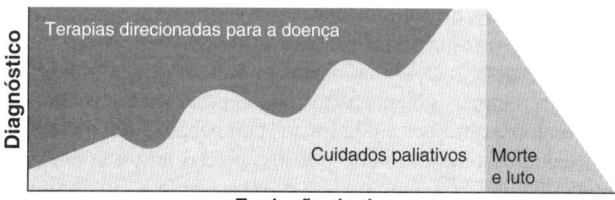

Figura 13.1 • Esse modelo mostra a interseção das terapias direcionadas para a doença e os cuidados paliativos, começando no diagnóstico e continuando até a morte e o luto. Adaptada de Ferrell, B. R., Twaddle, M. L., Melnick., A. et al. (2018). National consensus project clinical practice guidelines for quality palliative care guidelines, 4th edition. *Journal of Palliative Medicine, 21*(12), 1684-1689.

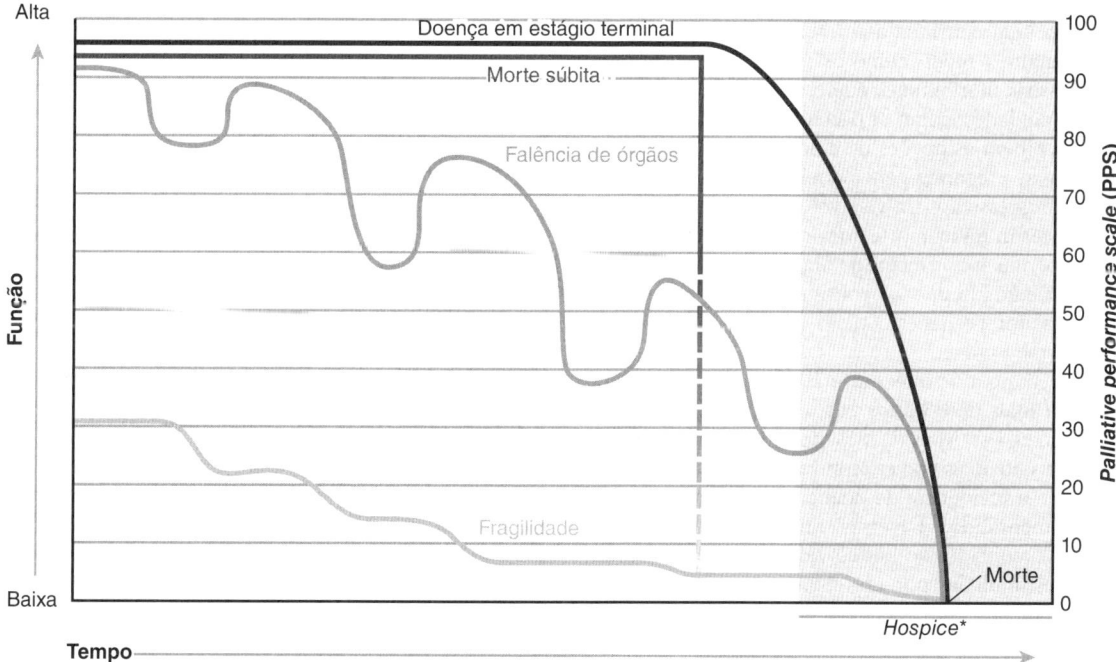

*É elegível para *hospice* nesse estágio

Figura 13.2 • As quatro trajetórias da doença.

morte súbita, doença terminal, falência de órgãos e fragilidade. A morte súbita é inesperada e representa a minoria das mortes atualmente. As outras trajetórias mostram um curso comum em três tipos de doenças crônicas que limitam a vida: (1) doença terminal (p. ex., câncer) é diagnosticada quando a pessoa está em condição funcional plena, com um período de declínio curto antes da morte; (2) falência de órgãos (p. ex., insuficiência cardíaca, doença renal em estágio terminal ou doença pulmonar crônica) ocorre lentamente após o diagnóstico, com doenças episódicas, talvez exacerbação ou internação hospitalar, e os pacientes têm dificuldade para retornar às condições funcionais basais; e (3) fragilidade (p. ex., demência) é tipicamente diagnosticada quando a pessoa já está fragilizada, com declínio lento ao longo de anos. Com exceção de morte súbita, o estado funcional pode ser um bom indicador prognóstico; uma dessas escalas, a *Palliative Performance Scale* (Escala de desempenho paliativo), é baseada em deambulação, atividade, evidências externas de doença, autocuidado, ingestão de alimentos e nível de consciência (incrementos de 10 pontos, com 100% sendo o paciente plenamente funcional e independente) (Hui, Park, Liu et al., 2016).

Evolução dos cuidados ao fim da vida

No século XX, doenças crônicas e degenerativas substituíram as doenças transmissíveis como as principais causas de morte. No início do século, a maioria das mortes ocorria no domicílio e muitas famílias vivenciavam uma experiência direta com a morte, fornecendo os cuidados aos familiares ao fim da vida e, em seguida, sofrendo o luto por suas perdas juntos como uma unidade familiar. Como o local da morte mudou do domicílio para o hospital, as famílias se distanciaram cada vez mais da experiência da morte, colocando o cuidado com o paciente nas mãos dos profissionais de saúde.

Na segunda metade do século XX, surgiu um padrão de prática "imperativa tecnológica" entre os profissionais de saúde, juntamente com uma expectativa entre os pacientes e as famílias de que todos os meios disponíveis para prolongar a vida devem ser tentados. No século XXI, a intervenção tecnológica ao fim da vida continua a apresentar profundas implicações, que afetam o modo como os profissionais de saúde cuidam das pessoas moribundas, como a família e os amigos participam dos cuidados, como os pacientes e as famílias compreendem e escolhem as opções de cuidados ao fim da vida, como as famílias se preparam para a **doença em fase terminal** (uma doença progressiva e irreversível que, apesar do tratamento médico, resultará na morte do paciente) e para a morte, e como se recuperam após a morte de um ente querido. Os cuidados paliativos e ao fim da vida continuam evoluindo graças à tecnologia e às intervenções clínicas que são utilizadas nos pacientes em estado grave.

Existe a expectativa de que, entre 2000 e 2050, o número de pessoas com mais de 85 anos quadruplique (West, Cole, Goodkind et al., 2014). Mais de 50% dos adultos mais velhos têm uma ou mais doenças graves crônicas (West et al., 2014). Antecipa-se que a incidência de doenças que limitam a vida continuará aumentando. Diversas iniciativas que objetivam melhorar os cuidados ao fim da vida foram tomadas nos últimos anos, estimuladas por um clamor geral por grandes mudanças na maneira como as pessoas lidam com a morte. Em 2014, o Institute of Medicine (IOM) divulgou um relatório de consenso intitulado *Dying in America: Improving Quality and Honoring Individual Preferences Near the End of Life.* O relatório apresentou um resumo dos resultados de uma análise de evidências e forneceu recomendações para melhorar os cuidados paliativos e ao fim da vida. Os autores observaram que os pacientes vivenciaram muitas transições nos ambientes, reinternação hospitalar frequente e potencialmente evitável, e encaminhamento inconsistente aos cuidados paliativos. As recomendações incluem acesso amplo e oportuno a uma cobertura abrangente para serviços de cuidados paliativos, melhor comunicação entre médico e paciente, maior ênfase no planejamento avançado de cuidados, orientação e desenvolvimento profissional, e orientação pública e engajamento mais fortes (IOM, 2014).

O NCP identificou oito domínios cruciais subjacentes a uma abordagem mais abrangente e humana ao cuidado dos pacientes com quadros graves de todos os estágios, grupos etários, condições ou prognóstico, e a atualização mais recente foi liberada em 2018 e é delineada no Boxe 13.1 (NCP, 2018). Essas diretrizes de prática foram endossadas por mais de 80 organizações norte-americanas, como o Institute for Healthcare Improvement (IHI), a American Cancer Society (ACS), a Hospice and Palliative Nurses Association (HPNA) e a National Hospice and Palliative Care Organization (NHPCO), para estruturar e avaliar os programas de fim de vida e paliativos de qualidade para pessoas com doenças graves de todos os estágios, de todos os grupos etários, de todos os cenários ou prognósticos.

Em 2017, a American Nurses Association (ANA), em colaboração com a HPNA, elaborou *Call for Action – Nurses Lead and Transform Palliative Care* (Chamado à ação – enfermeiros lideram e transformam os cuidados paliativos), que descrevia as cinco áreas de cuidados de enfermagem paliativos: prática clínica, orientação, política de ação, pesquisa e administração. No documento a ANA e a HPNA delinearam as maneiras como os profissionais de enfermagem podem transformar os cuidados paliativos, seja no atendimento primário ou no atendimento especializado (ANA, 2017a). Os cuidados paliativos primários são definidos como as habilidades fundamentais de cuidados paliativos que todos os profissionais de saúde devem ter, inclusive avaliação e manejo primários de sintomas e a capacidade de explorar metas de cuidados por meio de comunicação terapêutica. Em contrapartida, o especialista em cuidados paliativos aborda sintomas complexos e lida com metas difíceis de cuidados e conflitos familiares. Como medida para incorporar cuidados paliativos primários à formação em enfermagem, a American Association of Colleges of Nursing (AACN) recomendou um novo currículo para educação em cuidados paliativos para enfermeiros na graduação, incluindo a elaboração de uma versão *online* do End-of-Life Nursing Education Consortium (ELNEC) (Ferrell, Malloy, Mazanec et al., 2016). Ver seção Recursos, no fim deste capítulo.

AMBIENTES PARA OS CUIDADOS PALIATIVOS E DE FIM DA VIDA

Assim como os cuidados no fim da vida passaram da morte em casa para a morte em unidades de saúde, os modelos de prestação de cuidados paliativos também mudaram. Quando o *hospice* foi concebido, os cuidados no fim da vida eram prestados no domicílio dos pacientes ou em uma unidade especializada em *hospice*. Os cuidados paliativos eram prestados com frequência em hospitais; surgiram de centros clínicos acadêmicos nos quais os profissionais de saúde sentiam que todas as pessoas merecem receber tratamento baseado nos princípios de *hospice* durante a evolução de uma doença grave (Morrison, 2013). Os modelos

> **Boxe 13.1** Visão geral das *National Consensus Project Guidelines*, 4ª ed.
>
> **Domínio 1: Estrutura e processos de cuidado**
> - *Aspectos gerais:* os cuidados paliativos são baseados em uma avaliação interdisciplinar abrangente do paciente e de seus familiares, por todos os profissionais de saúde com assistência dos especialistas em cuidados paliativos, conforme a necessidade
> - *Implicações clínicas:* os cuidados paliativos melhoram a qualidade de vida dos pacientes e de seus familiares quando profissionais bem treinados criam planos de atendimento baseados nas preferências e nos valores declarados pelo paciente.
>
> **Domínio 2: Aspectos físicos do cuidado**
> - *Aspectos gerais:* dor, outros sintomas e efeitos colaterais são tratados com base nas melhores evidências disponíveis, com atenção à dor e aos sintomas específicos da doença. As evidências são aplicadas de modo habilidoso e sistemático
> - *Implicações clínicas:* as equipes interdisciplinares tratam os sintomas físicos por meio do reconhecimento de que esses sintomas comprometem o bem-estar emocional e espiritual dos pacientes. Os profissionais também levam em consideração as metas e as demandas culturais e desenvolvimentais quando escolhem tratamentos farmacológicos e não farmacológicos.
>
> **Domínio 3: Aspectos psicológicos e psiquiátricos do cuidado**
> - *Aspectos gerais:* o estado psicológico, inclusive a necessidade de assistência com a angústia, o enfrentamento, o conflito familiar, o suporte ao luto e os recursos, e analisado e manejado com base nas melhores evidências disponíveis, que são aplicadas de modo habilidoso e sistemático. Quando necessário, os transtornos psiquiátricos são abordados e tratados
> - *Implicações clínicas:* a avaliação inicial é, habitualmente, realizada por assistentes sociais com ajuda de psicólogos e psiquiatras, conforme a necessidade.
>
> **Domínio 4: Aspectos sociais do cuidado**
> - *Aspectos gerais:* a avaliação interdisciplinar holística identifica os fatores ambientais e sociais que podem impactar a qualidade de vida do paciente e de seus familiares, sendo desenvolvido um plano de cuidados para responder a essas necessidades tão efetivamente quanto possível
> - *Implicações clínicas:* coordenação dos cuidados com atenção especial às vulnerabilidades sociais e ambientais.
>
> **Domínio 5: Aspectos espirituais, religiosos e existenciais do cuidado**
> - *Aspectos gerais:* as dimensões espirituais e existenciais são avaliadas e respondidas com base na melhor evidência disponível, que é aplicada de modo habilidoso e sistemático
> - *Implicações clínicas:* a equipe interdisciplinar analisa as fontes de significado e propósito dos pacientes, mantendo o respeito às crenças, aos valores e às tradições específicos dos pacientes.
>
> **Domínio 6: Aspectos culturais do cuidado**
> - *Aspectos gerais:* os membros da equipe de cuidados paliativos avaliam e buscam atender as necessidades do paciente, da família e da comunidade de modo culturalmente sensível
> - *Implicações clínicas:* os profissionais de saúde precisam analisar seus preconceitos para prestar cuidados culturalmente sensíveis e isentos de pré-julgamento.
>
> **Domínio 7: Cuidado do paciente em processo de morte iminente**
> - *Aspectos gerais:* os cuidados são prestados pelos membros da equipe interdisciplinar habilitados nos domínios do fim da vida, inclusive manejo especializado de sintomas, comunicação especializada e suporte ao luto/perda
> - *Implicações clínicas:* os sinais e os sintomas da morte iminente são reconhecidos e comunicados em linguagem apropriada ao nível de desenvolvimento para o paciente, a família e as crianças, quando aplicável, respeitando-se as preferências da família.
>
> **Domínio 8: Aspectos éticos e legais do cuidado**
> - *Aspectos gerais:* objetivos, preferências e escolhas do paciente são respeitados dentro dos limites das leis estaduais e federais aplicáveis, dentro dos padrões atualmente aceitos para os cuidados clínicos, e formam a base para o plano de cuidados
> - *Implicações clínicas:* é necessário conhecimento dos princípios éticos (beneficência, não maleficência, justiça, autodeterminação), bem como das leis pertinentes à assistência à saúde. Os profissionais precisam determinar o árbitro moral e compreender quando demandar a ação dos representantes legais.

Adaptado de Ferrell, B. R., Twaddle, M. L., Melnick., A. et al. (2018). National consensus project clinical practice guidelines for quality palliative care guidelines, 4th edition. *Journal of Palliative Medicine, 21*(12), 1684–1689.

atuais de prestação de cuidados paliativos e de cuidados no fim da vida serão descritos com mais detalhes nas próximas seções e incluem (NCP, 2018):

- Programas de cuidados paliativos baseados em instituições (p. ex., programas em hospitais ou unidades de longa permanência)
- Programas ambulatoriais de cuidados paliativos (p. ex., consultórios, ambulatórios)
- Programa de cuidados paliativos de base comunitária (equipes consultivas colaboram com as agências de *hospice* ou saúde domiciliar, para dar suporte aos pacientes que ainda não estão recebendo cuidados de *hospice* em suas residências)
- *Hospice* (segundo Medicare Part A).

À medida que a população mundial envelhece e antecipa-se a ocorrência de múltiplas comorbidades, a necessidade de uma força-tarefa de cuidados paliativos também aumenta. Todavia, os especialistas projetam escassez de profissionais que prestem cuidados paliativos e essa escassez não será corrigida por aproximadamente três décadas. As mudanças de política de ação propostas incluem (Kamal, Wolf, Troy et al., 2019):

- A adoção da *Palliative Care and Hospice Education and Training Act* (PCHETA), que, se for aprovada, promoverá um aumento de mais de 9 mil profissionais de cuidados paliativos
- Políticas para apoiar financeiramente treinamento em cuidados paliativos de profissionais de saúde de várias áreas
- Pesquisa adicional definindo especialistas não médicos em cuidados paliativos (enfermeiros, assistentes sociais, religiosos)
- Modelos criativos de reembolso que apoiem a equipe interdisciplinar completa
- Políticas para promover resiliência e, assim, prevenir síndrome de *burnout* (síndrome de esgotamento profissional). (Para obter mais informações sobre *burnout*, ver seção "Problemas que afligem o profissional de saúde".)

Cuidados paliativos em instituições de saúde

O estudo para compreender os prognósticos e as preferências em relação aos resultados e riscos dos tratamentos (*Study to Understand Prognoses and Preferences for Outcomes and Risks of Treatments* [SUPPORT]), um marco de referência, documentou deficiências preocupantes nos cuidados das pessoas moribundas nos ambientes hospitalares (SUPPORT Principal Investigators, 1995). Posteriormente, o *Dying in America* do Institute of Medicine (IOM) (2014), as *Clinical Practice Guidelines* do Nursing Care Plan (2018) e o *Call for Action* da ANA-HPNA (2017a) modelaram os cuidados paliativos e os cuidados ao fim da vida graças à elaboração e ao encorajamento à adesão aos padrões de cuidados para pacientes com doenças em estágio avançado e no fim da vida independentemente do local onde os pacientes estão sendo atendidos (ANA, 2017a; IOM, 2014; NCP, 2018). Nos EUA, houve um aumento constante da prestação de cuidados paliativos em hospitais, com relatos de 90% dos hospitais com 300 leitos ou mais oferecendo cuidados paliativos, em comparação com 56% dos hospitais com menos de 300 leitos (Dumanovsky, Augustin, Rogers et al., 2016).

Nos hospitais, os cuidados paliativos são, tipicamente, prestados por um serviço consultor interdisciplinar e os especialistas em cuidados paliativos são chamados por um ou mais dos seguintes motivos:

- Manejo da dor
- Manejo dos sintomas
- Metas das discussões de cuidados
- Questões relacionadas com a terminalidade da vida
- Angústia psicossocial
- Angústia espiritual e existencial.

De modo geral, o cerne da equipe interdisciplinar consiste em médicos, profissionais de enfermagem, assistentes sociais e capelães (National Palliative Care Registry, 2017). Outros membros da equipe são farmacêuticos, nutricionistas, musicoterapeutas ou arteterapeutas, membros da comissão de bioética e psicólogos. Ocasionalmente, as instituições têm unidades de cuidados paliativos onde os profissionais dos cuidados paliativos supervisionam o atendimento aos pacientes quando as demandas por cuidados paliativos superam as demandas de outras condições clínicas. O motivo mais comum de solicitação de parecer da equipe de cuidados paliativos consiste em metas de discussão do caso; as pessoas encaminhadas para planejamento dos cuidados paliativos são, mais frequentemente, idosas, apresentam uma doença grave diferente de câncer e, tipicamente, já foi estabelecida a conduta a ser adotada em caso de parada cardiorrespiratória (Bischoff, O'Riordan, Marks et al., 2017).

Em 2011, a Joint Commission lançou um programa de certificação avançada em relação aos cuidados paliativos para reconhecer os hospitais que fornecem cuidados excepcionais centrados no paciente e na família (The Joint Commission, 2018). O Center to Advance Palliative Care (CAPC) dispõe de numerosos recursos para a criação de parcerias hospital-*hospice* com o propósito de prestar cuidados paliativos de alta qualidade para os pacientes hospitalizados e abordar demandas de cuidados paliativos de outras populações especializadas. Ver seção Recursos no fim deste capítulo.

Segundo o National Palliative Care Registry em 2017, os diagnósticos primários mais comuns observados pelos especialistas em cuidados paliativos incluem câncer (26%), doenças cardíacas (15%), condições pulmonares (9%), diagnósticos neurológicos (9%) e causas infecciosas (7%). A eficácia dos cuidados paliativos já foi demonstrada em pacientes com diagnósticos para os quais o parecer dos especialistas foi solicitado. Em um estudo, por exemplo, os pacientes submetidos a transplantes de células-tronco em um centro acadêmico relataram maior qualidade de vida durante a hospitalização para transplante após a intervenção dos especialistas em cuidados paliativos (El-Jawahri, LeBlanc, VanDusen et al., 2016).

Pesquisadores relataram que pacientes em estado grave hospitalizados que foram avaliados por especialistas em cuidados paliativos para determinação de metas de atendimento apresentaram menores custos e menores usos futuros do atendimento de saúde (O'Connor, Junker, Appel et al., 2018). Apesar do crescimento dos cuidados paliativos, muitos acreditam que ainda há escassez de recursos para os cuidados paliativos. Em uma enquete realizada com administradores e profissionais de saúde, eles responderam que 60% dos pacientes que poderiam se beneficiar dos cuidados paliativos ou de fim de vida não recebem esse tipo de suporte (Compton-Phillips & Mohta, 2019). Além disso, a prestação de cuidados ao fim da vida ainda pode ser bastante aprimorada. Já foi constatada a maior qualidade dos cuidados de fim de vida em hospitais com ambientes de prática de enfermagem melhores, segundo o Practice Environment Scale of the Nursing Work Index, no qual a carga de trabalho dos profissionais de enfermagem, a autonomia dos enfermeiros e a colaboração interdisciplinar são bem classificadas. Todavia, a maioria dos enfermeiros não deu notas favoráveis para os cuidados de fim de vida nos hospitais (Lasater, Sloane, McHugh et al., 2019).

Especialistas estimam que provavelmente aumentará de forma exponencial a quantidade de pessoas que necessitarão de algum tipo de cuidados de enfermagem especializados de curto ou longo prazo, durante as suas vidas, seja na comunidade, seja em uma instituição de cuidados residenciais (West et al., 2014). Como resultado, o provável local da morte de uma quantidade crescente de norte-americanos com mais de 65 anos será uma instituição de cuidados de enfermagem especializados. Um estudo de 2018, realizado por Teno et al., constatou que, entre os beneficiários do modelo taxa por serviço do Medicare, a proporção de mortes em hospitais de pronto-atendimento diminuiu. Todavia, um em cada cinco beneficiários morria nessas unidades de pronto-atendimento. Nos EUA, mais de um em cada quatro (29%) beneficiários do modelo taxa por serviço do Medicare são internados em unidades de tratamento intensivo (UTI) nos últimos 30 dias de suas vidas. Com base em tendências recentes, aproximadamente dois em cada cinco (40%) beneficiários do modelo taxa por serviço do Medicare morrem em casa e em unidades comunitárias, inclusive unidades de apoio à vida. As casas de repouso ainda são o local onde 25% dos beneficiários do Medicare morrem nos EUA. Embora recentemente tenha aumentado o número de pessoas com mais de 65 anos que morrem em casa, o número de mortes em outros locais ainda é maior (Teno, Gozalo, Trivedi et al., 2018).

Os residentes de instituições de cuidados de enfermagem especializados geralmente apresentam pouco acesso aos cuidados paliativos. Os regulamentos que regem como é organizado e reembolsado o cuidado nessas instituições tendem a enfatizar medidas restaurativas e atuar como um desincentivo aos cuidados paliativos. Desde 1989, foram possibilitados aos programas de *hospice* domiciliar a admissão de residentes de instituição de cuidados de longo prazo nos programas de *hospice* e o fornecimento de serviços interdisciplinares para residentes que se qualificam para o cuidado de *hospice*. Dos mais de um milhão de beneficiários do Medicare que receberam serviços de *hospice* em 2016, cerca de um terço residia em instalações de cuidados de longo prazo, um aumento de 14,5% em 2013 para 32,8% (NHPCO, 2018). Como os *hospices* oferecem alguns serviços que podem se sobrepor aos serviços prestados pelo profissional de enfermagem especializado, modelos de pagamento foram desenvolvidos para definir e reconciliar a duplicação de serviços. Em 1997, o Office of Inspector General (OIG), um grupo de vigilância do governo federal, considerou que os serviços de *hospice* em casas de repouso são uma duplicação desnecessária dos serviços já prestados pela equipe de instituições de cuidados a longo prazo. Os contratos de instituições de cuidados de *hospice*/cuidados de enfermagem especializados continuam a ser examinados pela regulamentação federal. Recentemente, as instituições estão sob crescente pressão pública para melhorar os cuidados das pessoas em fase final de vida e, por isso, estão começando a desenvolver unidades ou serviços de cuidados paliativos; continuando a contratar programas de *hospice* para fornecer serviços de consulta em cuidados paliativos e cuidados de *hospice* nas instituições; e a orientar a equipe, os residentes e suas famílias sobre o manejo da dor e dos sintomas e sobre os cuidados ao fim da vida. Muitos profissionais de enfermagem especializados implementaram inovações de mudança de cultura, como planos de cuidados centrados no residente e atribuições consistentes de pessoal para mudar a experiência de cuidados de enfermagem especializados a longo prazo. Nas casas de repouso, a expressão "medidas de conforto" é usada para identificar os residentes que não desejam receber intervenções para sustentar a vida. Não obstante, as internações em hospitais ainda ocorrem e a pesquisa relata que 77% dos eventos (ou seja, quedas, alteração do estado mental ou aparecimento de um novo sintoma) são inevitáveis; contudo, existem oportunidades para aprimoramento da comunicação e do monitoramento (Unroe, O'Kelly Phillips, Effler et al., 2019). A orientação sobre cuidados paliativos e o treinamento das equipes das casas de repouso podem aumentar a qualidade dos cuidados prestados às pessoas no fim da vida.

Cuidados paliativos ambulatoriais

Como os cuidados paliativos se tornaram mais prevalentes em hospitais, instituições de enfermagem especializadas e em programas de *hospice* domiciliar, os cuidados paliativos ambulatoriais surgiram como uma abordagem para fornecer serviços e apoio a pacientes e famílias que optam ou não por *hospice* domiciliar ou são elegíveis a esta opção, mas poderiam se beneficiar de cuidados paliativos abrangentes na comunidade. Os cuidados paliativos ambulatoriais beneficiam tanto os pacientes como suas famílias e outros provedores, fornecendo consultoria especializada e manejo de sintomas e outras necessidades. Um conjunto de evidências crescente recomenda o papel dos cuidados paliativos que são administrados *concomitantemente* ao tratamento clínico padrão. Por exemplo, em um estudo histórico de encaminhamento do ambulatório aos cuidados paliativos para pacientes recentemente diagnosticados com carcinoma pulmonar de células não pequenas (uma doença com prognóstico muito desfavorável), os pesquisadores observaram que aqueles pacientes randomizados para o grupo de cuidados paliativos além de cuidados de oncologia padrão não apenas apresentaram melhora da qualidade de vida e do humor, como também sobrevida mediana mais longa que aqueles que receberam cuidados de oncologia padrão isoladamente (Temel, Greer, Muzikansky et al., 2010). Esses estudos mostram o valor dos cuidados paliativos.

Os modelos de cuidados paliativos em unidades ambulatoriais variam e incluem unidades independentes, unidades integradas e interações contínuas (Finlay, Newport, Sivendran et al., 2019). Cada modelo apresenta diferenças no processo de encaminhamento, aspectos financeiros, equipes e população atendida (Finlay et al., 2019). Além disso, as unidades ambulatoriais podem ter um papel apenas consultivo, no controle dos opioides prescritos (Finlay et al., 2019). Embora muitas unidades ambulatoriais de cuidados paliativos comecem com pacientes oncológicos, pacientes atendidos por outras especialidades médicas (cardiologistas, pneumologistas, nefrologistas etc.) precisam de cuidados paliativos apropriados e estão solicitando atendimento em unidades ambulatoriais não oncológicas.

Cuidados paliativos de base comunitária

Os cuidados primários domiciliares se tornaram mais comuns devido ao envelhecimento da sociedade e ao desejo das pessoas de permanecer em seus domicílios em vez de viver em uma instituição (Schuchman, Fain & Cornwell, 2018). Os cuidados primários domiciliares incorporam habilidades de cuidados paliativos e programas de cuidados paliativos especializados foram criados com a meta de manejo dos sintomas e fornecimento de suporte no domicílio dos pacientes. Nos EUA, a *Affordable Care Act*, aprovada em 2010, também incluiu novos modelos de pagamento para os cuidados paliativos domiciliares em um esforço para reduzir as reinternações hospitalares e as taxas de mortalidade (Morrison, 2013).

Cuidados de *hospice*

A ampliação da aplicação dos cuidados paliativos nos EUA *acompanhou* o desenvolvimento dos programas de cuidados de *hospice*. Todos os cuidados de *hospice* são cuidados paliativos; entretanto, nem todos os cuidados paliativos são cuidados de *hospice*. A diferença é que os cuidados de *hospice* são uma aplicação dos cuidados paliativos ao fim da vida. Os cuidados paliativos concentram-se na qualidade de vida e, por necessidade, geralmente incluem uma preparação emocional, social, espiritual e financeira realista para a morte. O *hospice* nos EUA não é um *local*, mas uma filosofia de cuidados no qual o fim da vida é considerado um estágio do desenvolvimento.

Originalmente, o conceito de cuidado de *hospice* como alternativa à morte despersonalizada em instituições teve origem no início da década de 1970 como um movimento popular que se baseia em voluntários e espiritualmente centrado (Meghani, 2004). Em 2016, havia 4.382 programas de *hospice* em operação em todos os 50 estados norte-americanos (assim como Washington, DC e Porto Rico), prestando serviços para uma estimativa de 1,43 milhão de pacientes (NHPCO, 2018). Atualmente, o diagnóstico mais comum nos pacientes em *hospice* nos EUA é câncer (Tabela 13.1). Embora a duração mediana do uso de *hospice* em 2016 fosse de aproximadamente 24 dias para todos os diagnósticos, no caso de pacientes com demência a duração média de uso era de 104 dias (NHPCO, 2018).

Após os cuidados de *hospice* terem sido reconhecidos como um programa de serviços distinto sob o Medicare no início da década de 1980, as organizações que os fornecem puderam receber reembolso do Medicare quando comprovaram que o programa atende às "condições de participação" ou aos regulamentos do Medicare em relação aos profissionais de *hospice*, que são executados pelos Centers for Medicare & Medicaid Services (CMS, 2019). Em muitos aspectos, os padrões do Medicare passaram a definir amplamente a filosofia e os

TABELA 13.1	Prevalência de diagnóstico por ocasião da admissão no *hospice*.
Diagnóstico	Percentual de pacientes no *hospice* (%)
Câncer	27,2
Cardíaco/circulatório	18,7
Demência	18,0
Respiratória	11,0
Acidente vascular encefálico	9,5
Outro	15,6

Adaptada de National Hospice and Palliative Care Organization (NHPCO). (2018). *NHPCO facts and figures: Hospice care in America*. Alexandria, VA: Author.

serviços de *hospice*. A State Medical Assistance (Medicaid) também fornece cobertura para os cuidados de *hospice*, assim como a maioria das seguradoras comerciais.

O *hospice* é um programa coordenado de serviços interdisciplinares prestados por profissionais de saúde e voluntários treinados para pacientes com doenças graves e progressivas que não são responsivas à cura. A raiz da palavra *hospice* é *hospes*, que significa "hóspede". De acordo com Cicely Saunders, que fundou o internacionalmente renomado St. Christopher's Hospice em Londres, os princípios subjacentes do *hospice* são os seguintes:

- A morte precisa ser aceita
- O cuidado integral do paciente é mais bem realizado por uma equipe interdisciplinar, cujos membros comunicam-se regularmente entre si
- A dor e outros sintomas da doença em fase terminal devem ser tratados
- O paciente e a família devem ser considerados uma unidade de cuidados única
- Os cuidados domiciliares da pessoa moribundas são necessários
- Devem ser fornecidos aos familiares cuidados em razão da perda
- A pesquisa e a educação devem ser contínuas.

O objetivo do *hospice* é possibilitar que o paciente permaneça no domicílio, cercado pelas pessoas e pelos objetos que foram importantes para ele durante toda a vida. O paciente e a família formam uma unidade de cuidado. Os cuidados de *hospice* não procuram acelerar a morte ou incentivar o prolongamento da vida por meios artificiais.

Apesar de mais de 45 anos de existência nos EUA e dos primeiros apelos para sua integração concomitante com tratamentos modificadores da doença (Meghani, 2004), o *hospice* permanece uma opção para os cuidados ao fim da vida que não foi totalmente integrada aos cuidados de saúde convencionais. Os motivos incluem as dificuldades na realização de um prognóstico terminal (especialmente para os pacientes com diagnósticos não cancerosos), a forte associação do *hospice* com a morte, avanços nas opções de tratamento "curativas" na doença em estágio terminal e pressões financeiras sobre os gestores de saúde que podem fazer com que eles retenham os pacientes elegíveis para *hospice*, em vez de realizar seu encaminhamento. Além disso, há discrepâncias raciais significativas na utilização dos cuidados de *hospice*. Ásio-americanos, por exemplo, costumam permanecer por menos tempo em *hospice*; já pacientes não caucasianos tendem mais a revogar os benefícios do *hospice* que pacientes brancos (Wang, Hsu, Aldridge et al., 2019).

O *hospice* certificado pelo Medicare recebe uma quantia predeterminada por cada dia. Quatro níveis de cuidados de *hospice* estão cobertos pelo Medicare e pelo Medicaid: (1) cuidados rotineiros, (2) cuidados contínuos, (3) substituição temporária e (4) cuidados de *hospice* gerais no hospital. A maioria dos cuidados de *hospice* é fornecida no nível de "cuidados domiciliares de rotina" e inclui os cuidados contínuos e de rotina descritos com mais detalhes no Boxe 13.2. De acordo com as diretrizes federais, os *hospices* não podem fornecer mais que 20% dos dias de cuidados do paciente anuais agregados no nível de internação. A substituição temporária possibilita que os cuidadores primários descansem enquanto o paciente é internado em um hospital ou em uma unidade especializada em cuidados paliativos.

As normas federais em relação aos *hospices* exigem que a elegibilidade seja revisada periodicamente. Os pacientes que vivem mais que 6 meses sob os cuidados de *hospice* não recebem alta, desde que seu médico e o diretor médico do *hospice* continuem a certificar que eles estão em fase terminal, com uma expectativa de vida de 6 meses ou menos (presumindo que a doença continue sua evolução esperada). Assim, o paciente é recertificado e continua recebendo os benefícios de *hospice*. Após um paciente atender aos critérios de elegibilidade e estar apto a utilizar o benefício, o programa de *hospice* certificado pelo Medicare assume a responsabilidade de fornecer e pagar pelos cuidados e pelo tratamento para a paliação da doença em fase terminal para a qual os cuidados de *hospice* foram requeridos. Os pacientes podem revogar seus benefícios de *hospice* a qualquer momento, retomando a cobertura tradicional sob o Medicare ou o Medicaid para a doença em fase terminal. Aqueles que revogam seus benefícios também podem reeleger sua utilização em uma ocasião posterior.

O requisito do **Medicare Hospice Benefit** de que os beneficiários façam uma escolha entre os cuidados paliativos (para receberem *hospice*) e o tratamento baseado na cura tem sido uma barreira para a inscrição precoce em programas de cuidados de *hospice*. Um beneficiário do Medicare não poderia receber cuidados paliativos e cuidados baseados na cura sob o benefício de *hospice*. A *Affordable Care Act* autorizou um estudo de serviços concomitantes de cuidados paliativos e cuidados baseados na cura. De acordo com um estudo financiado pelo governo federal dos EUA, intitulado Medicare Care Choices, o CMS está avaliando se os beneficiários escolheriam os cuidados paliativos sob as diretrizes de *hospice* enquanto *continuam a receber* cuidados baseados na cura (CMS, 2018). Atualmente o modelo está sendo testado em 104 *hospices* e 1.092 pacientes do Medicare estão recebendo esse cuidado concomitante, com a esperança de alcançar 150.000 nos próximos anos (CMS, 2018).

 Considerações sobre os veteranos das forças armadas

Nos EUA, a agência Veterans Administration (VA) oferece cuidados concomitantes e o veterano tem a opção de receber terapia direcionada para a doença, como radioterapia ou quimioterapia, enquanto recebe os cuidados de *hospice*. A VA relatou que o mesmo número de veteranos com câncer no fim da vida recebeu radioterapia e quimioterapia do que antes de os cuidados concomitantes serem oferecidos, mas a utilização do *hospice* aumentou, possibilitando que os pacientes recebessem suporte significativo nas últimas semanas de vida (Mor, Joyce, Cote et al., 2016).

Comunicação nos cuidados paliativos

A comunicação especializada é crucial nos cuidados paliativos e ao fim da vida. Historicamente, a comunicação era considerada

> **Boxe 13.2** Critérios de elegibilidade para os cuidados de *hospice*
>
> **Quem?** Um paciente com doença grave, progressiva e limitadora da vida precisa atender a dois critérios:
>
> - Dois médicos certificam que o prognóstico é inferior a 6 meses se a doença seguir sua evolução habitual
> - O paciente e seus familiares concordam que a meta do cuidado é proporcionar conforto.
>
> **Quando?** O paciente opta por cuidados focados no conforto e acredita-se que o prognóstico seja de meses. Se o paciente sobreviver por mais de 6 meses, pode ser recertificado para cuidados de *hospice*.
>
> **O quê?** Benefícios de *hospice* do Medicare e do Medicaid
>
> - Medicare, Part A; elegibilidade para a assistência médica
> - Remissão dos benefícios tradicionais de Medicare/Medicaid para doença em estágio terminal (p. ex., cirurgia, cuidados de enfermagem especializados, hospitalização)
> - O cuidado deve ser fornecido por um programa de *hospice* certificado pelo Medicare.
>
> **Onde?** Os ambientes de *hospice* variam de acordo com as necessidades de cuidado dos pacientes e incluem:
>
> - *Hospice* domiciliar (cuidados rotineiros de *hospice*, prestados na residência do paciente ou em casa de repouso)
>   - A maioria dos pacientes recebe cuidados de *hospice* em seus domicílios
>   - Os cuidados são prestados primariamente pelos familiares e amigos
>   - A equipe do *hospice* (enfermeiros, auxiliares, assistentes sociais e capelão) fornece suporte adicional, conforme a necessidade
>   - Todos os serviços (visitas da equipe, medicamentos, material médico-hospitalar permanente) prestados estão incluídos na diária do *hospice*
>   - Existe um telefone disponível para os cuidadores falarem com um enfermeiro do *hospice* 24 h por dia
>   - *Cuidados contínuos:* esse é um nível de cuidado temporário prestado no domicílio do paciente no qual cuidados de enfermagem continuados são prestados em domicílio para o manejo de uma crise clínica (p. ex., paciente do *hospice* apresenta crise convulsiva e o enfermeiro do *hospice* vai à casa dele para monitoramento e administração de fármacos; a necessidade de cuidados é reavaliada a cada plantão). Os cuidados revertem para o nível de cuidados domiciliares de rotina após a resolução da emergência clínica
> - Instituições de cuidados prolongados
>   - A equipe do *hospice* é adicionada como uma camada extra de suporte para residentes estabelecidos
>   - A equipe da instituição continua prestando cuidados 24 h por dia
>   - As despesas da instituição são pagas separadamente dos cuidados de *hospice*
> - *Hospice* residencial
>   - Residências de longa permanência
>   - O pagamento é, tipicamente, proporcional à renda
>   - Não existem muitos e a viagem pode ser proibitiva para os familiares ou amigos
> - *Hospice* em hospital geral
>   - Indicado para manejo de dor ou sintomas agudos que precisem de cuidados 24 h por dia
>   - Nos EUA, isso geralmente é feito em unidade de *hospice* conveniada ou em hospital certificado pelo Medicare.

uma arte natural. Atualmente, os especialistas encaram a comunicação como um conjunto de habilidades que pode ser ensinado, praticado e adquirido. Os enfermeiros precisam desenvolver habilidades e conforto na avaliação das respostas dos pacientes e das famílias à doença grave e no planejamento de intervenções que apoiem seus valores e escolhas ao longo da continuidade dos cuidados (Wittenberg-Lyles, Goldsmith, Ferrell et al., 2013). Para desenvolver um nível de conforto e *expertise* na comunicação com pacientes com doenças graves e em fase terminal, bem como com suas famílias, os enfermeiros primeiramente devem considerar suas próprias vivências e seus valores a respeito da doença e da morte por meio de reflexão, conversa com colegas, leitura e autodescoberta.

Habilidades para a comunicação com os pacientes em estado grave

Durante toda a evolução de uma doença grave, os pacientes e suas famílias deparam-se com opções de tratamentos complicadas e com más notícias a respeito da progressão da doença. Eles podem precisar tomar decisões difíceis na ocasião do diagnóstico, quando o tratamento centrado na doença falha, quando a eficácia de uma intervenção em particular está sendo discutida e quando decisões sobre os cuidados em *hospice* são apresentadas. Esses pontos críticos ao longo da continuidade do tratamento demandam paciência, empatia e honestidade por parte dos enfermeiros. Com o passar dos anos, muitos modelos de treinamento em comunicação foram elaborados para aprimorar as metas dos cuidados e das conversas sobre o fim da vida (Tabela 13.2). Um desses programas, o Serious Illness Conversation Project (SICP) (Projeto de conversas sobre doenças graves), ajudou os profissionais de saúde a terem conversas mais precoces, mais detalhadas e mais acessíveis sobre os valores, as preocupações e as preferências dos pacientes (Paladino, Bernacki, Neville et al., 2019).

A comunicação terapêutica pode ser aprendida e, como toda habilidade, deve ser praticada para a obtenção de experiência. Assim como outras habilidades, a comunicação deve ser praticada em um ambiente "seguro", como uma sala de aula ou um laboratório de habilidades clínicas, com outros estudantes ou profissionais de saúde. Uma habilidade que os profissionais de enfermagem têm a oportunidade de adquirir é a resposta à emoção. Os enfermeiros encontram, com frequência, pacientes em estados vulneráveis associados a emoções fortes como ansiedade, raiva, medo e tristeza. O arcabouço NURSE (Tabela 13.3) deve ser considerado quando um paciente expressa uma emoção. Geralmente, o profissional de enfermagem escolheria uma resposta arrolada por vez.

Os pacientes com frequência direcionam as perguntas ou preocupações para os enfermeiros antes que tenham discutido todos os detalhes de seu diagnóstico e prognóstico com seus médicos ou com toda a equipe de saúde. Fazer perguntas abertas possibilita que o enfermeiro evoque as preocupações do paciente e da família, explore concepções errôneas e necessidades de informações, assim como forme a base para a colaboração com os médicos e outros membros da equipe. O Boxe 13.3 apresenta uma amostra de como explorar os valores e as preferências dos pacientes. Na prática, a comunicação com cada paciente e cada família deve ser condizente ao seu nível particular de entendimento e valores a respeito da revelação.

Função do enfermeiro nas reuniões com os familiares dos pacientes

As reuniões com os familiares dos pacientes, promovidas pelo paciente, por seus familiares ou pela equipe de saúde, são frequentemente realizadas para elucidar metas, abordar

TABELA 13.2 Modelos de treinamento de comunicação interdisciplinar.

Nome do modelo	Profissionais-alvo	Formato	Currículo	Considerações
Módulos do Center to Advance Palliative Care Continuing Medical Education[a]	Todas as disciplinas	*Online*, baseado em casos clínicos, perguntas abertas	Cinco módulos sobre habilidades de comunicação básicas. Existem outros módulos sobre cuidados paliativos	Incluídos na adesão ao CAPC (Center to Advance Palliative Care)
Orientação sobre cuidados paliativos e ao fim da vida[b]	Todas as disciplinas	Didática da sala de aula	Visão geral das habilidades de comunicação integradas no currículo dos cuidados paliativos	Existe um treinamento facilitador de 2 dias
End-of-Life Nursing Education Consortium (ELNEC)[c]	Profissionais de enfermagem	Didática da sala de aula	A comunicação é o foco durante 1 h de um curso de 2 dias. Várias opções: ELNEC-Core, ELNEC-APRN, ELNEC Critical Care, ELNEC-Geriatrics	Modelo "treinar o treinador" ELNEC acrescentou um curso apenas de comunicação denominado COMFORT
Respeito às escolhas	Enfermeiro, assistente social, médico especialista, médico	Didática da sala de aula	Primeiras etapas (focadas nos profissionais de enfermagem/assistente social), etapas seguintes (focadas nos profissionais de enfermagem/assistente social), etapas tardias (focadas nos médicos). Desde o planejamento de cuidados avançados até a tomada de decisão	Habitualmente em pares com implementação do sistema
Programa de cuidados para doenças graves no Ariadne Labs[d]	Todas as disciplinas	*Workshop* (oficina) de 3 h com encenação e orientação didática	Treinamento sobre o guia de conversação sobre doenças graves (ver Boxe 13.3) com questões exploratórias roteirizadas	Habitualmente em pares com implementação do sistema. Os profissionais têm 2 dias de treinamento
Conversa vital[e]	Médico, médico especialista e enfermeiro de UTI	Vídeo *online*, aplicativos de *smartphone*, *workshop* (oficina) com pequenos grupos com atores que simulam pacientes	Conteúdo relacionado ao *continuum* da doença customizado para as necessidades dos pacientes e organizado segundo a tarefa clínica. Inclui um mapa com cinco etapas	*Workshop* (oficina) com atores, retorno (*feedback*) construtivo e oportunidade de repetição

[a]Disponível em: www.capc.org/providers/courses/communication-skills-34. [b]Disponível em: www.bioethics.northwestern.edu/programs/epec/index.html. [c]Disponível em: www.aacnnursing.org/ELNEC. [d]Disponível em: www.ariadnelabs.org/areas-of-work/serious-illness-care. [e]Disponível em: www.vitaltalk.org. UTI: unidade de tratamento intensivo. Adaptada de Back, A. L., Fromme. E. K., Meier, D. E. (2019). Training clinicians with communication skills needed to match medical treatments to patient values. *Journal of American Geriatric Society*. 2019; 67(S2): S435–S441.

TABELA 13.3  Como responder às emoções.

Declaração do paciente: "Eu simplesmente não consigo mais lidar com problemas."

	Resposta empática	Exemplos de linguagem
N	NOMEAR a emoção	Parece que você está preocupado em relação ao futuro.
U	COMPREENDER a emoção	Você passou já por muita coisa.
R	RESPEITAR (ou apreciar) o paciente	Estou muito impressionado com a maneira como você tem lidado com todos esses reveses.
S	APOIAR o paciente	Eu espero que você não tenha mais problemas e estou aqui para lhe ajudar, não importa o que aconteça daqui para a frente.
E	EXPLORAR as emoções	Você parece estar mais preocupado que o habitual; você pode me contar o que aconteceu?

N = *Name* (nomear); U = *Understand* (compreender); R = *Respect* (respeitar); S = *Support* (apoiar); E = *EXPLORE* (explorar). Adaptada de Back, A., Arnold, R., Tulsky, J. *Mastering communication with seriously ill patients: Balancing empathy and hope*. New York: Cambridge University Press; 2009.

preocupações e formular um plano de ação. Os objetivos das reuniões com os familiares dos pacientes são obter e compartilhar informações. As reuniões com os familiares dos pacientes podem ser programadas a qualquer momento durante uma doença grave e devem ser marcadas sobretudo quando surgem novas informações diagnósticas. Com muita frequência, notícias "difíceis" são compartilhadas nas reuniões com os familiares dos pacientes. Portanto, os pacientes e seus familiares podem expressar seus sentimentos e o profissional de enfermagem tem a oportunidade única de oferecer suporte (ver Tabela 13.3).

Antes das reuniões com os familiares dos pacientes o enfermeiro, em colaboração com a equipe primária, pode fazer uma análise das pessoas importantes que precisam estar presentes. O profissional de enfermagem pode perguntar aos pacientes quem os ajuda a tomar decisões e convidá-los a participar das reuniões. É importante que os membros da equipe de saúde estejam comprometidos e respondam a todos os questionamentos dos pacientes e de seus familiares. O enfermeiro pode assegurar aos pacientes que eles estarão presentes no encontro para dar suporte aos pacientes. O enfermeiro também pode garantir que o ambiente seja apropriado – sem perturbações, tranquilo, com cadeiras suficientes para todos os participantes. No Boxe 13.4 são arroladas funções adicionais do profissional de enfermagem nas reuniões com os familiares dos pacientes.

Boxe 13.3 AVALIAÇÃO
Linguagem preferida para a avaliação de metas de cuidados

Avaliar a compreensão do diagnóstico e do prognóstico: verificar o conhecimento que o paciente tem da doença.
- Qual é a sua compreensão da sua condição?
- O que o seu médico lhe disse sobre sua doença?
- Como seu tratamento está evoluindo?
- Qual é o plano de ação?

Questões exploratórias: pedir esclarecimentos e dar tempo ao paciente para discorrer sobre o assunto.
- Conte-me mais
- Você tem mais alguma informação que deseja compartilhar?
- Você me disse [x], podemos retornar a esse ponto?
- Você poderia me contar mais sobre seus sentimentos a respeito de [x]?

Questionar o paciente em relação a seus valores, preferências e preocupações: Essas perguntas possibilitam que os profissionais de saúde respeitem os valores dos pacientes no tocante às opções de tratamento, frequentemente denominadas metas de cuidado.
- O que é mais importante para você?
- Quais são suas esperanças em relação a sua doença?
- Quais são suas esperanças em relação ao tratamento proposto?
- Quais são suas preocupações em relação ao futuro?
- O que é mais importante para você?

Avaliar a capacidade de enfrentamento e o sistema de suporte: ao aprender como uma pessoa enfrentou desafios no passado, você pode incorporar suportes apropriados (p. ex., assistente social, capelão):
- Como você enfrentou os desafios no passado?
- O que lhe dá força?
- O que lhe dá significado e propósito?
- Existe algo mais a ser considerado ou mais alguém deve ser incluído na tomada de decisão sobre os cuidados a serem prestados?
- Se você não estiver em condições de participar da tomada de decisão sobre sua saúde, quem seria seu representante legal?

Questões importantes para os familiares quando o paciente não consegue participar na conversação:
- Fale sobre seu ente querido
- Quais são seus valores?
- Eles já falaram sobe o que desejariam ou recusariam se estivessem em uma situação semelhante a essa?
- Eles já comentaram sobre modos de vida que não seriam aceitáveis (p. ex., ficarem permanentemente acamados, não conseguirem ir sozinhos ao banheiro, perderem a capacidade de falar)?

Adaptado de Peereboom, K. & Coyle, N. (2012). Facilitating goals-of-care discussions for patients with life-limiting disease – Communication strategies for nurses. *Journal of Hospice and Palliative Nursing, 14*(4), 251-258.

Boxe 13.4 Função do enfermeiro nas reuniões com os familiares dos pacientes

- Defender o paciente com base nos valores compartilhados pelo paciente e por seus familiares
- Agir como intérprete quando os termos técnicos não forem facilmente compreendidos pelo paciente e por seus familiares
- Responder à emoção expressada na reunião
- Antes da reunião encorajar e auxiliar o paciente e seus familiares a elaborar questões a serem feitas para a equipe interdisciplinar durante a reunião
- Expressar preocupações
- Compartilhar atualizações de enfermagem clínica.

Adaptado de Nelson, J. E., Cortez, T. B., Curtis, J. R. et al. (2011). Integrating palliative nursing in the ICU: The nurse in a leading role. *Journal of Hospice and Palliative Nursing*, 13(2), 89-94; Wittenberg-Lyles, E., Goldsmith, J., Ferrell, B. R. et al. (2013). *Communication in palliative nursing*. New York: Oxford.

Planejamento de cuidados avançados

O processo de análise e, possivelmente, documentação das intervenções clínicas que poderiam ou não ser realizadas no caso de a pessoa não mais conseguir verbalizar suas decisões é denominado planejamento de cuidados avançados (PCA). Os profissionais de enfermagem têm papel crucial no planejamento de cuidados avançados. Por meio de treinamento apropriado e compreensão do planejamento de cuidados avançados (PCA), os enfermeiros devem se sentir empoderados para engajar os pacientes em suas metas de cuidado e, quando aplicável, ajudá-los na conclusão da documentação do PCA (Izumi, 2017). Dois componentes do planejamento de cuidados avançados são a designação de um representante do paciente para assuntos de saúde e a documentação das preferências de fim da vida (Boxe 13.5).

Atualmente sancionada legalmente em todos os estados norte-americanos e em nível federal por meio da *Patient Self-Determination Act* de 1991, a diretiva antecipada de vontade é um documento escrito que possibilita que pessoas competentes registrem suas preferências a respeito da utilização ou redução de tratamento clínico ao fim da vida, especifiquem seu ambiente preferido para os cuidados e comuniquem outros entendimentos valiosos a respeito de seus valores e de suas crenças. Esse documento está amplamente disponível por meio de profissionais de saúde, organizações comunitárias, livrarias e *sites* confiáveis. Infelizmente, os documentos do PCA ainda são subutilizados, como constatou uma revisão sistemática que mostrou que apenas um em três norte-americanos completou um formulário de diretivas antecipadas de vontade (Yadav, Gabler, Cooney et al., 2017). Nesse estudo, os dados dos indivíduos com doenças crônicas e dos indivíduos saudáveis foram semelhantes. A subutilização das diretivas antecipadas pode refletir o contínuo desconforto da sociedade com a confrontação aberta do assunto da morte. Além disso, a existência de uma diretiva antecipada de vontade adequadamente executada não reduz a complexidade das decisões ao fim da vida.

A *Patient Self-Determination Act* exige que as entidades de saúde que recebem reembolso do Medicare ou do Medicaid perguntem se os pacientes apresentam diretivas antecipadas de vontade, forneçam informações a respeito das diretivas antecipadas e incorporem as diretivas antecipadas no prontuário. Entretanto, a diretiva antecipada de vontade não deve ser considerada substituta da comunicação contínua entre o profissional de saúde, o paciente e a família à medida que o fim da vida se aproxima.

 Alerta de domínio de conceito

Uma diretiva antecipada indica os desejos do paciente para o tratamento. Uma diretiva sobre o procurador designa outra pessoa para a tomada de decisões clínicas em nome do paciente e é adicionada à diretiva antecipada.

> **Boxe 13.5 Métodos de declaração das preferências ao fim da vida[1]**
>
> **Diretivas antecipadas de vontade:** documentos por escrito que possibilitam que o indivíduo em juízo perfeito documente as preferências a respeito dos cuidados ao fim da vida que devem ser seguidas quando o signatário estiver em fase terminal e for incapaz de comunicar verbalmente seus desejos. Os documentos em geral são preenchidos antes da doença grave, mas podem ser preenchidos após um diagnóstico de doença grave se o signatário ainda estiver em juízo perfeito. Os tipos mais comuns são a procuração vitalícia para os cuidados de saúde e o testamento vital.
>
> **Não reanimar:** uma ordem, respeitando as diretivas antecipadas de fim de vida, para suspender a reanimação cardiopulmonar (RCP) em caso de parada cardíaca. Em alguns ambientes, o termo "permitir morte natural" (AND) é usado no lugar de "não reanimar" (NR).
>
> **Pedidos ao médico para o tratamento de manutenção da vida (POLST):** um formulário que traduz as preferências do paciente expressadas em diretivas antecipadas de vontade para "pedidos" clínicos que sejam transferíveis entre os ambientes e que estejam prontamente disponíveis para todos os profissionais de saúde, incluindo a equipe clínica de emergência. O POLST (Physician Orders for Life-Sustaining Treatment) é um formulário em cores vivas que especifica as preferências relacionadas com reanimação cardiopulmonar, intubação, nutrição e hidratação artificiais, antibióticos e outras intervenções clínicas. O formulário é assinado pelo paciente ou por um procurador, e pelo médico, enfermeiro ou assistente médico. Nos EUA, a utilização do POLST está sujeita às leis e aos regulamentos estaduais. Nos EUA, numerosos estados endossam o formulário POLST ou um formulário semelhante e alguns estados implementaram registros eletrônicos e versões eletrônicas do POLST (p. ex., o programa e-MOLST de New York).
>
> **Procuração vitalícia para os cuidados de saúde:** um documento legal por meio do qual o signatário nomeia e autoriza um representante legal. É também conhecida como uma procuração para o cuidado de saúde, procuração para assuntos de saúde ou uma diretiva sobre o procurador.
>
> **Testamento vital:** um tipo de diretiva antecipada de vontade na qual o indivíduo documenta as preferências de tratamento. Fornece instruções para os cuidados caso o signatário esteja em fase terminal e não seja capaz de comunicar seus desejos diretamente, e com frequência é acompanhado por uma procuração vitalícia para o cuidado de saúde. Também é conhecido como uma diretiva clínica ou uma diretiva de tratamento.
>
> Informações a respeito do planejamento de cuidados avançados e documentos e instruções de diretivas antecipadas de vontade específicos de cada estado norte-americano estão disponíveis em www.caringinfo.org. Informações sobre o POLST estão disponíveis em www.polst.org

[1] N.R.T.: No Brasil, a Resolução nº 1.995, do Conselho Federal de Medicina (CFM), define diretivas antecipadas de vontade como o conjunto de desejos, prévia e expressamente manifestados pelo paciente, sobre cuidados e tratamentos que quer, ou não, receber no momento em que estiver incapacitado de expressar, livre e autonomamente, sua vontade (http://www.portalmedico.org.br/resolucoes/CFM/2012/1995_2012.pdf).

AVALIAÇÃO E MANEJO DE SINTOMAS

Alterações fisiológicas esperadas

Os pacientes que se aproximam do fim da vida apresentam muitos dos mesmos sintomas, independentemente dos processos de sua doença subjacente. Os sintomas na doença em fase terminal podem ser causados pela doença, seja diretamente (p. ex., dispneia em razão de doença pulmonar obstrutiva crônica) ou indiretamente (p. ex., náuseas e vômito relacionados com a pressão na área gástrica), pelo tratamento para a doença ou por um distúrbio coexistente que não está relacionado com a doença. Os sintomas devem ser cuidadosa e sistematicamente avaliados e tratados. Podem ser utilizados métodos farmacológicos e não farmacológicos de manejo dos sintomas em combinação com intervenções clínicas para modificar suas causas fisiológicas. Os princípios do manejo farmacológico dos sintomas são a utilização da menor dose do medicamento para alcançar o efeito desejado, a não adoção da polifarmácia, a antecipação e o manejo de efeitos adversos, bem como a criação de um esquema terapêutico aceitável para o paciente com base nos seus objetivos para maximizar a qualidade de vida.

Os objetivos do paciente devem guiar o manejo dos sintomas. O médico deve auxiliar o paciente e seus familiares a equilibrar os benefícios e os riscos da manutenção dos exames complementares e do tratamento direcionado para a doença no contexto das metas de cuidados. O paciente e a família podem estar extremamente relutantes em renunciar ao monitoramento que se tornou uma rotina durante toda a doença (p. ex., testes séricos, radiografias), mas que pode contribuir pouco para um enfoque primário no conforto. As intervenções clínicas podem ter por objetivo o tratamento das causas subjacentes dos sintomas ou a redução do impacto dos sintomas. Por exemplo, uma intervenção clínica, como a toracocentese (um procedimento invasivo no qual é drenado líquido do espaço pleural), pode ser realizada para aliviar temporariamente a dispneia em um paciente com efusão pleural secundária ao câncer pulmonar.

A *antecipação* e o planejamento de intervenções para os sintomas é um pilar dos cuidados paliativos e dos cuidados ao fim da vida. Os pacientes e os familiares lidam mais efetivamente com novos sintomas ou exacerbações dos sintomas quando eles sabem o que esperar e como tratá-los. Ao fim da vida, os programas de *hospice* geralmente fornecem um *kit de conforto* que contém doses prontas para a administração de diversos medicamentos que são úteis para o manejo dos sintomas na doença avançada. Por exemplo, um *kit* pode conter pequenas doses de morfina líquida oral para dor ou falta de ar, um benzodiazepínico para ansiedade e um supositório de paracetamol para febre. Os familiares podem ser orientados a administrar uma dose prescrita do *kit* de emergência, que com frequência evita o prolongamento do sofrimento para o paciente.

Embora profissionais de saúde possam acreditar que os sintomas devam ser completamente aliviados sempre que possível, o paciente pode optar por diminuir os sintomas até um nível tolerável em vez de aliviá-los completamente se os efeitos colaterais dos medicamentos forem inaceitáveis para ele ou para ela. Isso com frequência possibilita que o paciente tenha mais independência, mobilidade e estado de alerta e que dedique atenção às questões que ele considera de mais alta prioridade e maior importância. Por exemplo, a mãe pode optar por ingerir um analgésico somente à noite, de modo que ela possa estar acordada e lúcida quando os filhos retornarem da escola.

À medida que a morte se aproxima e os sistemas de órgãos começam a falhar, ocorrem alterações esperadas e observáveis no corpo (Tabela 13.4). O enfermeiro deve preparar a família para as alterações esperadas e normais que acompanham o período imediatamente precedente à morte. Embora a ocasião exata do óbito não possa ser prevista, muitas vezes é possível identificar quando o paciente está muito próximo

TABELA 13.4	Estágios do processo de morte.	
Momento	Sintomas: *Como o paciente está se sentindo*	Intervenções de enfermagem: *O que você pode fazer*
Meses antes da morte	• Fraqueza generalizada de instalação gradual • Fadiga • Isolamento social • Redução do apetite.	• Fornecer instruções ao paciente e à família sobre os sintomas que são esperados • Dar ao paciente a oportunidade de escolher seu nível de atividade e horários de repouso • Ajudar com a revisão da vida. Proporcionar suporte aos familiares que estão angustiados por causa do retraimento do paciente • Orientar o paciente e seus familiares sobre alimentação com a finalidade de proporcionar conforto.
Semanas antes da morte	• Neurológico: ↑ sonolência, possível *delirium*, embotamento dos sentidos (exceto audição) • Cardiopulmonar: ↑ pulso e ↑ frequência respiratória, ↓ PA, apneia periódica ou respiração agônica, incapacidade de eliminar secreções • Renal: ↓ débito urinário + incontinência ou retenção • Pele: febril ou fria, possível perspiração, palidez.	• Fornecer orientação sobre o *delirium* terminal. Engajar a participação dos familiares nos períodos de lucidez. Conversar com o paciente mesmo quando ele parecer sonolento (para não omitir nenhum detalhe) • Avaliar e tratar dispneia conforme a necessidade. Organizar a prestação de cuidados de modo a não cansar o paciente. Avaliar se hemodiluição normovolêmica aguda está contribuindo para a congestão pulmonar. Posicionar o paciente em decúbito lateral e elevar a cabeceira do leito • Introduzir cateter urinário para promover alívio, se indicado. Usar absorventes higiênicos e trocá-los conforme a necessidade. Considerar a possibilidade de retenção urinária se o paciente apresentar inquietação • Dar banho e trocar a roupa de cama conforme a necessidade. Envolver os familiares na programação.
Dias antes da morte	• Neurológico: sonolência, inquietação, embotamento adicional dos sentidos (exceto audição), possível episódio de aumento súbito da energia • Cardiopulmonar: ↑ pulso, e ↑ ou ↓ frequência respiratória, ↓ PA, períodos mais frequentes de apneia ou respiração agônica, incapacidade de expectorar • Renal: ↓ débito urinário + incontinência ou retenção • Pele: febril ou fria, mosqueamento nas extremidades, palidez.	• Normalizar o processo da morte para os familiares. Se o paciente apresentar um aumento súbito do nível de energia, orientar os familiares a concordar com os desejos dele (p. ex., uma refeição favorita) • Avaliar e tratar dispneia conforme a necessidade. Organizar a prestação de cuidados de modo a não cansar o paciente. Posicionar o paciente em decúbito lateral e elevar a cabeceira do leito. Evitar aspiração; administrar anticolinérgicos para o comprometimento das secreções conforme prescrição médica • Orientar a família. Usar absorventes higiênicos e trocá-los conforme a necessidade. Considerar a possibilidade de retenção urinária se o paciente apresentar inquietação • Trocar a roupa de cama conforme a necessidade. Banho no leito para promover conforto.
Horas antes da morte (ou fase final do *processo de morte*)	• Neurológico: obnubilado, não responsivo a estímulos, a audição pode persistir • Cardiopulmonar: ↑ pulso (pode ser irregular ou de difícil palpação), e ↑ ou ↓ frequência respiratória, ↓ PA, períodos de apneia (> 40 s) ou respiração agônica • Renal: oligúria/anúria • Pele: piora do mosqueamento nas extremidades.	• Intervenções como mencionado anteriormente. Informar que esses sinais e sintomas são parte normal do processo de morte. Se algum parente desejar estar presente no momento da morte, alertá-lo do prognóstico. Encorajar autocuidado familiar durante a vigília • Além disso, o enfermeiro pode conversar com os familiares do paciente sobre as preferências de funeral/enterro e rituais culturais ao fim da vida. Oferecer suporte religioso se a família desejar.

PA: pressão arterial; ↓: diminuído; ↑: aumentado; +: mais; FR: frequência respiratória. Adaptada de Berry, P. & Griffie, J. (2019). Planning for the actual death. In B. R. Ferrell, N. Coyle & J. Paice (Eds.). *Oxford textbook of palliative nursing* (5th ed.). New York: Oxford.

da morte. Quando a morte é iminente, os pacientes podem se tornar cada vez mais sonolentos e incapazes de eliminar as expectorações ou as secreções orais, podendo causar o comprometimento adicional da respiração por causa das secreções acumuladas. O som e o aspecto das secreções com frequência são mais angustiantes para os familiares que para o paciente. A angústia da família com as alterações na condição do paciente pode ser reduzida pelos cuidados de enfermagem de suporte. A continuação das intervenções centradas no conforto e a reafirmação de que o paciente não está sentindo qualquer angústia podem fazer muito para acalmar as preocupações da família. Os programas de hospitais residenciais com frequência fornecem informações por escrito para as famílias, de modo que elas saibam o que esperar e o que fazer conforme a morte se aproxima.

Dor

Nos estágios finais de doenças, como câncer, cardiopatia, doença pulmonar obstrutiva crônica (DPOC) e nefropatia, a dor é um sintoma comum. A dor resulta do estado da doença, bem como das modalidades utilizadas para seu tratamento. A Worldwide Palliative Care Alliance e a Organização Mundial da Saúde (2014) chamaram atenção para a alta e contínua prevalência de dor ao fim da vida em todo o mundo e a oferta inadequada de opioides, particularmente em países em desenvolvimento. Um papel crucial dos profissionais de enfermagem nos cuidados no fim da vida é assegurar que a dor seja avaliada, prevenida quando possível e controlada. O Capítulo 9 apresenta a importância do exame da dor, da avaliação dos princípios em relação à dor, que incluem a identificação do efeito da dor sobre a vida do paciente, e da razão de acreditar no relato de dor do paciente e de seu efeito. A dor tratada de modo insuficiente afeta o bem-estar psicológico, emocional, social e financeiro dos pacientes. Todos os profissionais de saúde devem ser capazes de avaliar e supervisionar o manejo básico da dor (IOM, 2014).

Nos EUA, o manejo da dor moderada a intensa é complicado por políticas públicas e por desafios legais em razão da crise de opioides (Foxwell, Uritsky & Meghani, 2019) e das diretrizes federais de prescrição voltadas para a redução do uso de opioides (Centers for Disease Control and Prevention

[CDC], 2016). Embora os pacientes que estão recebendo cuidados paliativos sejam considerados exceções às diretrizes sobre opioides, existem relatos de aplicação incorreta das diretrizes em pacientes com doenças graves (Dowell, Haegerich & Chou, 2019). Existe também o temor de que o contexto atual de manejo da dor agrave as disparidades amplamente documentadas no tratamento da dor nos EUA (Meghani & Vapiwala, 2018). Ao mesmo tempo, existe a preocupação com o uso incorreto dos opioides nas unidades de cuidados paliativos (Hui, Arthur & Bruera, 2019). Portanto, os profissionais dos cuidados paliativos também precisam responder ao desafio de proporcionar alívio efetivo da dor enquanto lidam com os riscos para a sociedade.

Todos os pacientes medicados com opioides e seus familiares devem receber orientação e suporte abrangentes para assegurar o uso seguro dos opioides, ao mesmo tempo que são abordados os temores e as preocupações com o uso de opioides. Planos terapêuticos personalizados devem incluir avaliação longitudinal e documentação das metas e necessidades do manejo da dor, manejo dos efeitos colaterais do tratamento, uso de terapias integradoras e técnicas intervencionistas quando apropriado, monitoramento do risco de uso inadequado dos opioides e orientação longitudinal.

Em sua recente declaração de posição, a American Society for Pain Management Nursing (ASPMN) e a HPNA mantêm que os profissionais de enfermagem e os outros profissionais de saúde "precisam preconizar o manejo efetivo, eficiente e seguro da dor e dos sintomas para aliviar o sofrimento de todos os pacientes que estão recebendo os cuidados de fim de vida, independentemente da idade, da doença, da história pregressa de uso incorreto de substâncias psicoativas ou do local de atendimento (Coyne, Mulvenon & Paice, 2018). A declaração ressalta o papel indispensável do manejo abrangente e continuado da dor e dos sintomas em todos os pacientes e, especificamente, nos pacientes que não conseguem verbalizar suas necessidades durante o processo de morte (Coyne et al., 2018).

O enfermeiro orienta os cuidadores familiares sobre a continuação das medidas de conforto quando o paciente se aproxima do fim da vida, como administrar agentes antiespasmódicos por meio de vias alternativas, assim como avaliar a dor quando o paciente não puder relatar verbalmente a intensidade da dor. Os agentes antiespasmódicos de ação curta são mais efetivos em pacientes com dor não controlada. No fim da vida, os pacientes recebem doses frequentes. Sempre existe a forte possibilidade de um paciente próximo ao fim da vida morrer pouco depois de receber uma dose de analgésico. Se o paciente estiver no domicílio, os familiares que administram os agentes antiespasmódicos devem estar preparados para essa possibilidade. Eles precisam ser tranquilizados de que não causaram a morte do paciente por meio da administração de uma dose do medicamento analgésico. No hospital os profissionais de enfermagem precisam compreender que sempre existe uma última dose de medicação para o paciente que está morrendo, mas a última dose não causa a morte.

Dispneia

A dispneia, uma percepção desconfortável da respiração, é um dos sintomas mais prevalentes ao fim da vida e pode ser de difícil manejo. Um sintoma altamente subjetivo, a dispneia com frequência não está associada a sinais visíveis de angústia, como taquipneia, diaforese ou cianose. Embora a causa subjacente da dispneia possa ser identificada e tratada em alguns casos, o ônus da avaliação diagnóstica adicional e do tratamento direcionado ao problema fisiológico pode superar os benefícios. O tratamento da dispneia varia dependendo da causa subjacente, da condição física geral do paciente e da iminência da morte. Por exemplo, uma transfusão de sangue pode proporcionar o alívio temporário dos sintomas para um paciente com anemia mais inicialmente no processo de doença; entretanto, à proporção que o paciente se aproxima do fim da vida, os benefícios são em geral de breve duração, ou estão ausentes.

De modo semelhante à avaliação da dor, os relatos de dispneia são, geralmente, subjetivos. Além disso, da mesma forma que é verdadeiro em relação à dor física, o significado da dispneia para determinado paciente pode aumentar seu sofrimento. Por exemplo, o paciente pode interpretar o aumento da dispneia como um sinal de que a morte está se aproximando. Para alguns, as sensações de falta de ar podem invocar imagens assustadoras de afogamento ou sufocação, e o ciclo resultante de temor e ansiedade pode aumentar a sensação de falta de ar. Portanto, o enfermeiro deve conduzir uma avaliação cuidadosa dos componentes psicossociais e espirituais da dispneia. Os parâmetros de avaliação física incluem intensidade dos sintomas, angústia e interferência com as atividades; auscultação dos sons pulmonares; avaliação do equilíbrio hídrico, incluindo medição do edema pendente (circunferência das extremidades inferiores) e da circunferência abdominal; temperatura; coloração da pele; quantidade e característica da expectoração; e tosse.

Para determinar a intensidade da dispneia e sua interferência com as atividades diárias, pode-se solicitar ao paciente que relate a gravidade da dispneia com a utilização de uma escala de 0 a 10 (similar à escala de dor), na qual 0 é nenhuma dispneia e 10 é a pior dispneia imaginável. Existem novas evidências de que o uso da *Respiratory Distress Observation Scale* (Escala de observação da angústia respiratória) também seja efetivo (Birkholz & Haney, 2018) (ver também Perfil de pesquisa de enfermagem no Boxe 13.6). O enfermeiro deve avaliar a classificação basal do paciente antes do tratamento e deve evocar a coleta das medições subsequentes durante a exacerbação do sintoma, periodicamente durante o tratamento, e sempre que o plano de tratamento for alterado; esses parâmetros fornecem evidências objetivas contínuas em relação à eficácia do plano de tratamento. Além disso, os achados da avaliação física podem auxiliar na localização da fonte da dispneia e na seleção das intervenções de enfermagem para aliviar o sintoma. Os componentes da avaliação se alteram à medida que a condição do paciente também se altera. Assim como outros sintomas ao fim da vida, a dispneia pode ser tratada efetivamente na ausência de dados de avaliação e diagnósticos (p. ex., gasometria arterial) que são um padrão quando a doença ou o sintoma de um paciente é agudo ou considerado reversível.

O manejo de enfermagem da dispneia ao fim da vida é direcionado ao tratamento clínico da patologia subjacente; ao monitoramento da resposta do paciente ao tratamento; ao auxílio do paciente e da família no manejo da ansiedade (que exacerba a dispneia); à alteração da percepção do sintoma; e à conservação de energia (Boxe 13.7). A intervenção farmacológica tem por objetivo a modificação da fisiologia pulmonar e a melhora do desempenho, bem como a alteração da percepção do sintoma. Broncodilatadores e corticosteroides são utilizados para tratar a patologia obstrutiva subjacente, melhorando, assim, a função pulmonar geral. Doses baixas de opioides aliviam efetivamente a dispneia, embora o mecanismo do alívio não esteja totalmente claro. Embora a dispneia

Boxe 13.6 — PERFIL DE PESQUISA DE ENFERMAGEM
Comparação das ferramentas de avaliação da dispneia

Birkholz, L. & Haney, T. (2018). Using a dyspnea assessment tool to improve care at the end of life. *Journal of Hospice and Palliative Nursing, 20*(3), 219-227.

Finalidade

Não existe um padrão para a avaliação de dispneia, a sensação subjetiva de falta de ar. De modo geral, os pacientes que sentem falta de ar relatam essa experiência para seus médicos. Todavia, quando uma pessoa não consegue mais relatar seus sintomas no fim da vida, os enfermeiros dependem da prática empírica para orientar o manejo da dispneia. O propósito desse estudo foi comparar a avaliação e o manejo de dispneia ao fim da vida antes e depois da implementação da Escala de Observação da Angústia Respiratória (*Respiratory Distress Observation Scale*, RDOS).

Metodologia

Esse era um estudo pré-experimental que empregou um formato pré-teste/pós-teste para analisar o uso da RDOS. Os enfermeiros (*n* = 39) que prestam cuidados de fim da vida em locais sem ferramenta padronizada de avaliação da dispneia foram recrutados de centros: (1) uma agência de *hospice* na região nordeste dos EUA com unidades de *hospice* domiciliar e hospitalar e (2) unidade clínico-cirúrgica em um hospital na região rural do oeste dos EUA. A RDOS foi ensinada por vídeo no qual pacientes padronizados simularam níveis leve, moderado e grave de dispneia em seis cenários. Os profissionais de enfermagem assistiram aos cenários simulados e registraram uma avaliação de dispneia com base em conhecimento empírico em um pré-teste. A seguir, a RDOS foi ensinada por um enfermeiro orientador em cuidados paliativos. Por fim, os enfermeiros assistiram de novo ao vídeo dos cenários simulados e documentaram a avaliação da dispneia usando a RDOS em um pós-teste.

Achados

Os pesquisadores encontraram uma diferença estatisticamente significativa na capacidade dos enfermeiros de avaliar de modo acurado o nível de dispneia ($p < 0,001$) e de escolher o tratamento mais apropriado ($p = 0,021$) após a orientação sobre RDOS. Não houve diferença estatisticamente significativa após orientação na determinação do conforto em geral pela enfermagem. O último questionamento da pesquisa abordou a avaliação do enfermeiro da orientação sobre a RDOS. Quase todos concordaram que a RDOS era uma ferramenta de fácil utilização e recomendaram com veemência sua utilização na avaliação de dispneia no fim da vida.

Implicações para a enfermagem

Os enfermeiros que prestam cuidados a pacientes no fim da vida lidam com dispneia frequentemente e tendem a basear suas análises em experiências prévias de avaliação e manejo da dispneia. A RDOS é uma ferramenta de avaliação de dispneia validada que auxilia os profissionais de enfermagem a avaliar de modo sistemático dispneia. Quando os enfermeiros utilizaram a RDOS, houve melhora significativa da capacidade de avaliar o grau de dispneia e selecionar o tratamento apropriado.

Boxe 13.7 — Intervenções de enfermagem paliativas para dispneia

Tratamento da causa subjacente

- Administrar os broncodilatadores e corticosteroides prescritos (patologia obstrutiva)
- Infundir hemoderivados, conforme prescrição médica, para anemia
- Administrar os diuréticos prescritos e monitorar o equilíbrio hídrico.

Recursos interdisciplinares

- Terapeutas respiratórios: reabilitação pulmonar, ventilação não invasiva, aplicação de vibração na parede torácica
- Fisioterapeutas e terapeutas ocupacionais: técnicas de conservação de energia, dispositivos para auxiliar a deambulação (andadores, bengala), exercícios físicos
- Assistentes sociais ou psicólogos: terapia comportamental cognitiva, meditação/técnica de *mindfulness* (atenção plena)
- Tratamentos de medicina integrativa: *biofeedback*, reiki, quiropraxia, acupuntura, ioga, *tai chi* e *qi gong*.

Automanejo (papel da enfermagem: fornecer orientação e práticas de incentivo)

- Postura de inclinação para frente
- Respiração com lábios franzidos ou com o uso de músculos acessórios abdominais
- Movimento de ar frio: ventiladores portáteis, unidade de ar-condicionado, janela aberta no outono/inverno
- Alterações do estilo de vida: adaptação de práticas de socialização e/ou aceitação das limitações.

---

na doença em fase terminal geralmente não esteja associada à diminuição da saturação de oxigênio sanguíneo, oxigênio com fluxo baixo frequentemente proporciona conforto psicológico para os pacientes e as famílias, em particular no ambiente domiciliar.

Conforme mencionado, a dispneia pode ser exacerbada pela ansiedade, e a ansiedade pode ocasionar episódios de dispneia, desencadeando uma crise respiratória na qual o paciente e a família podem entrar em pânico. Para os pacientes que recebem o cuidado domiciliar, as orientações a eles e à sua família devem incluir a antecipação e o manejo de situações de crise e um plano de emergência claramente comunicado. O paciente e a família devem ser orientados a respeito da administração de medicamentos, das alterações na condição que devem ser relatadas ao médico e ao enfermeiro e das estratégias para lidar com a diminuição das reservas e o aumento da sintomatologia à medida que a doença progride. O paciente em *hospice* e sua família necessitam ser reassegurados de que o sintoma pode ser tratado efetivamente no domicílio sem a necessidade de ativação dos serviços clínicos de emergência ou hospitalização, e que um enfermeiro estará sempre disponível via telefone e para realizar uma visita.

Comprometimento de secreções ao fim da vida

No estágio final do processo de morte, os pacientes apresentam tipicamente dificuldade em expectorar secreções. Isso pode se manifestar como respiração ruidosa, gorgolejo ou gemidos. Na maioria dos casos os sons respiratórios no fim da vida estão relacionados a relaxamento orofaríngeo e incapacidade de expectorar as secreções via tosse ou deglutição devido à sonolência. O tratamento do comprometimento da capacidade de expectorar na fase final da vida consiste, em geral, no uso de medicamentos anticolinérgicos que desidratam as secreções. Os sons produzidos pela dificuldade em expectorar as secreções são, de modo geral, os que geram mais angústia nos familiares. Os enfermeiros precisam esclarecer para os familiares dos pacientes a dificuldade em expectorar as secreções, tranquilizá-los em relação a isso e diferenciar essa condição da dispneia.

Anorexia e caquexia ao fim da vida

A anorexia e a caquexia são comuns nos pacientes com quadros graves. As profundas alterações no aspecto do paciente e a falta de interesse nos rituais socialmente importantes no horário das refeições são particularmente perturbadoras para a família. A abordagem do problema varia dependendo do estágio da doença do paciente, do nível de incapacidade associado à doença e dos desejos. A síndrome de anorexia-caquexia (Tabela 13.5) é caracterizada por distúrbios no metabolismo de carboidratos, proteínas e lipídios; disfunção endócrina; e anemia. A síndrome resulta em astenia (perda de energia) grave.

A anorexia e a caquexia diferem da inanição (simples privação de alimentos) em diversos aspectos importantes. Anorexia é definida como aporte nutricional inadequado, enquanto caquexia significa perda significativa da massa muscular magra. Na doença crônica, a perda do apetite ocorre no início do processo, o corpo se torna catabólico de modo disfuncional e a suplementação por meio de alimentação enteral ou nutrição parenteral na doença avançada não recompõe a massa corporal magra que foi perdida. De modo semelhante, estimulantes do apetite não são efetivos nesse estágio. A caquexia está associada a alterações anabólicas e catabólicas no metabolismo que se relacionam com a atividade de neuro-hormônios e citocinas pró-inflamatórias, resultando em perda proteica profunda.

Próximo do fim da vida, as necessidades nutricionais do corpo mudam, e o desejo por alimentos e líquidos pode diminuir. As pessoas podem não conseguir mais utilizar, eliminar ou armazenar nutrientes e líquidos adequadamente. Comer e compartilhar as refeições são atividades sociais importantes nas famílias e nas comunidades, e o preparo do alimento e a diversão estão ligados a lembranças felizes, fortes emoções e esperança de sobrevivência. Para os pacientes com doença grave, o preparo dos alimentos e os horários das refeições com frequência se tornam uma batalha constante, nos quais os familiares bem-intencionados discutem, imploram e bajulam para estimular as pessoas enfermas a comer. Pacientes em estado grave com frequência perdem completamente seu apetite, desenvolvem fortes aversões aos alimentos que desfrutavam no passado ou sentem desejo de um alimento em particular, com a exclusão de todos os outros alimentos.

Conforme o paciente se aproxima do fim da vida, a família e os profissionais de saúde devem oferecer o que ele prefere e consegue tolerar mais facilmente. O enfermeiro deve orientar a família sobre formas de separar alimentação de cuidado, e como demonstrar amor, compartilhando e se importando em estar com o ente querido em outras circunstâncias. A preocupação com o apetite, bem como com a alimentação e a perda de peso, desvia a energia e o tempo que o paciente e a família devem utilizar em outras atividades significativas. Deve-se encorajar os pacientes a comer aquilo que lhes dá prazer. O enfermeiro assegura a compreensão dos familiares do paciente, que sofrem porque seu ente amado está comendo pouco, da necessidade de permitir que o paciente recuse alimentos sólidos e líquidos. O enfermeiro também orienta os familiares do paciente como fazer cubos de gelo a partir de sucos de fruta ou polpa de fruta e oferecê-los ao paciente.

Ansiedade e depressão

Quase 50% dos pacientes em *hospice* apresentam ansiedade e/ou depressão significativa na fase final da vida segundo seus representantes legais (Kozlov, Phongtankuel, Prigerson et al., 2019). A ansiedade é exacerbada por outros sintomas como dor e dispneia, bem como sintomas antecipatórios no fim da vida. Uma abordagem sistemática da ansiedade envolve tratamento da causa subjacente, fornecimento de suporte psicossocial, encaminhamento para um profissional da saúde mental, se necessário, e administração de medicamentos, conforme prescrição médica.

A depressão clínica não deve ser aceita como consequência inevitável do processo de morrer, nem ser confundida com a tristeza e o pesar antecipatórios, que são reações normais às perdas associadas à morte iminente. O suporte emocional e espiritual e o controle dos sintomas físicos perturbadores são intervenções apropriadas para a depressão situacional associada à doença em fase terminal. Deve ser concedido aos pacientes e às suas famílias espaço e tempo para sentir tristeza e pesar; entretanto, os pacientes não devem ter que sofrer com a depressão não tratada ao fim de suas vidas. Uma abordagem efetiva para a depressão clínica inclui o alívio dos sintomas clínicos, a atenção à angústia emocional e espiritual, psicoterapia e a intervenção farmacológica com psicoestimulantes e antidepressivos.

TABELA 13.5 Síndrome de anorexia/caquexia.

Mecanismo	Efeito
Perda do apetite	• Perda generalizada de tecido • Mal-estar • Redução do prazer às refeições, resultando em redução da socialização
Redução da atividade motora voluntária	• Sarcopenia (desgaste muscular) • Fadiga do músculo esquelético
Redução da taxa de síntese de proteínas musculares	• Sarcopenia • Fraqueza do músculo esquelético
Redução da resposta imune	• Aumento do risco de infecção
Redução da resposta ou intolerabilidade aos tratamentos	• Aumento da morbidade • Aumento da taxa de mortalidade

Intervenções de enfermagem na síndrome anorexia/caquexia:
Avaliar o impacto da medicação atual (p. ex., quimioterápicos, antirretrovirais).
Considerar o impacto de terapias adicionais no apetite (p. ex., radiação, diálise).
Investigar se existem sinais/sintomas concomitantes, inclusive náuseas, ansiedade, depressão, constipação intestinal e diarreia.
Realizar avaliação oral (p. ex., existência de úlceras ou candidíase oral); administrar e monitorar os efeitos de tratamento tópico e sistêmico para dor orofaríngea.
Assegurar-se de que as dentaduras estejam bem ajustadas, se aplicável
Administrar antieméticos ou laxantes quando for apropriado.
Explorar barreiras à alimentação do paciente e elaborar um plano de ação.
Remover objetos com odores desagradáveis, inclusive roupas sujas, urinol e bacia de vômito.
Posicionar para intensificar o esvaziamento gástrico.
Fornecer o cuidado bucal frequente, especialmente após as refeições.

Adaptada de Schack, E. E. & Wholihan, D. (2019). Anorexia and cachexia. In B. R. Ferrell, N. Coyle & J. Paice (Eds.). *Oxford textbook of palliative nursing* (5th ed.). New York: Oxford.

Delirium

Muitos pacientes permanecem lúcidos, reagindo aos estímulos e capazes de se comunicar até muito próximo da morte. Outros dormem por longos intervalos e acordam apenas de modo intermitente, com sonolência inexorável até a morte. *Delirium* se refere aos distúrbios concomitantes no nível de consciência, na atenção, na percepção e na capacidade cognitiva que se desenvolvem em um período relativamente curto de tempo (Bush, Tierney & Lawlor, 2017). A confusão pode estar relacionada com condições subjacentes tratáveis, tais como efeitos colaterais ou interações de medicamentos, dor ou desconforto, hipoxia ou dispneia, bexiga cheia ou fezes impactadas. Em pacientes com câncer, a confusão pode ser secundária às metástases cerebrais. *Delirium* também pode estar relacionado com alterações metabólicas, infecção e insuficiência de órgãos. Em alguns pacientes, um período de *delirium* agitado precede a morte, por vezes fazendo com que as famílias fiquem esperançosas de que os pacientes repentinamente ativos possam estar melhorando.

As intervenções de enfermagem têm por objetivo a identificação das causas subjacentes do *delirium*; o reconhecimento da angústia da família a respeito de sua ocorrência; o ato de tranquilizar os familiares a respeito do que é normal; a orientação dos familiares sobre como interagir com e garantir a segurança para o paciente com *delirium*; e o monitoramento dos efeitos dos medicamentos utilizados para tratar a agitação psicomotora intensa, a paranoia e o temor. A confusão pode mascarar as necessidades espirituais não atendidas e os temores do paciente a respeito da morte. Intervenção espiritual, musicoterapia, massagem suave e toque terapêutico podem proporcionar algum alívio. A redução dos estímulos ambientais, o cuidado de evitar iluminação intensa ou iluminação muito fraca (que pode produzir sombras perturbadoras), a presença de rostos familiares, assim como a reorientação gentil e a reafirmação, também são úteis.

Os pacientes com *delirium* podem se tornar hipoativos e/ou hiperativos, inquietos, irritáveis e temerosos. Podem ocorrer privação do sono e alucinações. É importante, ao tratar *delirium*, tentar primeiro corrigir os fatores subjacentes que contribuem para esse quadro de desorientação mental. Ainda há muita controvérsia em relação ao tratamento farmacológico do *delirium* no fim da vida. Um estudo comparou o uso de haloperidol associado a lorazepam com o uso isolado de haloperidol e constatou aumento do alívio dos sintomas com a combinação medicamentosa (Hui, Frisbee-Hume, Wilson et al., 2017). Infelizmente, *delirium* (desorientação mental aguda e de evolução flutuante) é um sintoma comum na fase final da vida; a orientação dos familiares em relação a esse sintoma pode ser a intervenção mais tranquilizadora.

Sintomas comuns adicionais

Os pacientes podem apresentar outros sintomas comuns. Fadiga progressiva ocorre em muitas doenças crônicas de evolução progressiva e piora nos últimos meses e semanas de vida. No fim da vida muitos pacientes sofrem de constipação intestinal como efeito colateral dos medicamentos (p. ex., opioides), bem como do sedentarismo imposto pela doença crônica em estágio avançado. Os profissionais de enfermagem devem fazer uma avaliação física, incluindo exame do abdome e determinação da última defecação. O profissional de enfermagem pode administrar laxantes (por via oral ou retal) conforme prescrição médica se os pacientes apresentarem sinais de constipação intestinal.

Náuseas e vômitos são comuns na fase final da vida, sobretudo em pacientes que apresentaram náuseas durante a evolução da doença. Pacientes com obstrução intestinal em decorrência de processos malignos apresentam náuseas na fase final da vida que exigem o uso de antieméticos que atuem em múltiplos receptores hormonais ou descompressão via tubo gástrico. Além disso, ocorrem soluções de continuidade na pele porque começa a ocorrer falência dos órgãos, inclusive da pele. O cuidado de enfermagem zeloso de feridas inclui avaliação, tratamento da dor, trocas de curativo para promover conforto e solicitação de parecer de especialistas em feridas.

Momento da morte

Para os pacientes que receberam manejo adequado dos sintomas e para as famílias que obtiveram preparo e suporte adequados, a real ocasião da morte comumente é pacífica e ocorre sem esforços. Os enfermeiros podem estar presentes ou não na ocasião da morte de um paciente. Em muitos estados dos EUA, os enfermeiros estão autorizados a realizar o pronunciamento da morte e assinar a certidão de óbito quando a morte é esperada. A determinação da morte é realizada por meio de um exame físico que inclui ausculta que confirma a ausência de sons respiratórios e cardíacos. Os programas de cuidado domiciliar ou *hospice*, nos quais os enfermeiros realizam a visita na ocasião da morte e atestam a morte, têm políticas e procedimentos para guiar as ações do enfermeiro durante essa visita. Imediatamente após a cessação das funções vitais, o corpo começa a se alterar. Torna-se escurecido ou azulado, com aspecto céreo e frio; o sangue escurece e se acumula em áreas mais baixas do corpo (p. ex., nas costas e no sacro se o corpo estiver em decúbito dorsal); e a urina e as fezes podem ser eliminadas.

Imediatamente após a morte, deve-se possibilitar e encorajar os familiares a passarem um tempo com o falecido. As respostas normais dos familiares na ocasião da morte variam amplamente desde expressões silenciosas de pesar até expressões declaradas que incluem lamentação e prostração. O desejo dos familiares de privacidade durante o seu tempo com o falecido deve ser honrado. Os familiares podem desejar tratar independentemente ou realizar o cuidado do corpo após a morte. No domicílio, os cuidados do corpo após a morte com frequência incluem rituais culturalmente específicos, tais como banhar o corpo. As agências de cuidado domiciliar e os hospitais residenciais variam nas políticas que se referem à remoção de tubos. Se não houver orientação específica em relação à organização, o enfermeiro deve desligar as infusões de qualquer tipo (intravenosas ou alimentação enteral) e deixar os dispositivos de acesso intravenoso, tubos de alimentação, cateteres e curativos de ferimentos no local. Quando a morte esperada ocorre no ambiente domiciliar, a família em geral terá recebido assistência com as providências para o funeral antes da morte. O velório deve ser providenciado e a funerária transportará o corpo diretamente para o velório. No hospital ou em instituição de cuidados de longo prazo, os enfermeiros seguem o respectivo procedimento da instituição para o preparo do corpo e o transporte para o necrotério da instituição. Entretanto, as necessidades das famílias de permanecer com o falecido, de esperar até que outros familiares cheguem antes de o corpo ser removido e de realizar rituais pós-morte devem ser honradas.

Alguns pacientes podem ter optado por doar tecidos como córneas, ossos, veias ou valvas cardíacas para transplante. Normalmente, essas informações são conhecidas pela equipe de atendimento antes de o paciente morrer. Em alguns casos, como encaminhamento tardio ou uma progressão rápida inesperada, os desejos do paciente em relação à doação podem ser desconhecidos. Se o paciente morreu em casa ou em uma casa de repouso e os desejos de doação são conhecidos, um membro da equipe deve entrar em contato com os serviços de captação de órgãos.[2]

COMO PROPORCIONAR SUPORTE PSICOSSOCIAL E ESPIRITUAL

Muitos pacientes sofrem desnecessariamente quando não recebem atenção adequada em relação aos sintomas que acompanham a doença grave. A cuidadosa avaliação do paciente deve incluir não apenas os problemas físicos, mas também as dimensões psicossociais e espirituais da experiência de doença grave do paciente e da família. Essa abordagem contribui para uma compreensão mais holística de como a vida do paciente e da família tem sido afetada pela doença e leva a um cuidado de enfermagem que aborda suas necessidades em todas as dimensões.

Esperança e significado na doença

Profissionais de saúde e pesquisadores observaram que, embora as esperanças específicas possam mudar ao longo do tempo, em geral a esperança persiste de algum modo entre todos os estágios da doença. Na doença em fase terminal, a esperança representa o futuro imaginado do paciente, que forma a base para uma atitude positiva e de aceitação, e para a oferta de uma vida com significado, direção e otimismo. Quando a esperança é vista desse modo, não é limitada à cura da doença; em vez disso, enfoca o que é tangível no tempo restante. Muitos pacientes encontram esperança ao investir em relações importantes e na criação de legados. Pacientes em fase terminal podem ser extremamente complacentes, reconceitualizando a esperança repetidamente à medida que se aproximam do fim da vida.

Diversos pesquisadores de enfermagem estudaram o conceito de esperança e relacionaram sua presença a espiritualidade, qualidade de vida e transcendência (Tarbi & Meghani, 2019). A esperança é uma construção multidimensional que proporciona conforto quando uma pessoa sofre ameaças à vida e enfrenta desafios pessoais. O que se segue são atividades de promoção da esperança e de perda da esperança entre pacientes de *hospice* em fase terminal com diversos diagnósticos:

- *Categorias de promoção da esperança*: amor da família e dos amigos, espiritualidade/fé, estabelecimento de objetivos e manutenção da independência, relações positivas com os profissionais de saúde, humor, características pessoais e lembranças animadoras
- *Categorias de perda da esperança*: abandono e isolamento, dor/desconforto incontrolável e desvalorização da personalidade.

Os enfermeiros podem fornecer esperança ao paciente e à família por meio da implementação de habilidades de escuta ativa e comunicação efetivas, encorajando, assim, a esperança realista que é específica conforme as necessidades de informação, as expectativas para o futuro, bem como os valores e as preferências a respeito do fim da vida. Os enfermeiros devem investir na autorreflexão e identificar suas próprias tendências e temores a respeito da doença, da vida e da morte. À medida que os enfermeiros se tornam mais habilidosos em trabalhar com pacientes em estado grave, tornam-se menos determinados em *consertar* e mais desejosos de ouvir; mais confortáveis com o silêncio, o pesar, a raiva e a tristeza; e cada vez mais presentes com os pacientes e suas famílias.

As intervenções de enfermagem para possibilitar e fornecer esperança incluem as seguintes:

- Os questionamentos sobre a doença devem ser respondidos em termos que o paciente compreenda
- Ouvir com atenção
- Encorajar o compartilhamento de sentimentos
- Fornecer informações precisas
- Incentivar e apoiar o controle dos pacientes sobre suas circunstâncias, escolhas e o ambiente, sempre que possível
- Auxiliar os pacientes a explorar modos de encontrar significado em suas vidas
- Facilitar a comunicação efetiva dentro das famílias
- Realizar encaminhamentos para aconselhamento psicossocial e espiritual
- Auxiliar o desenvolvimento de rede de suporte no domicílio ou na comunidade quando não houver nenhuma.

Fornecimento de cuidados culturalmente sensíveis ao fim da vida

Os enfermeiros são responsáveis pelas orientações ao paciente e a seus cuidadores e pelo apoio a eles à medida que se adaptam à vida com a doença. Os enfermeiros podem auxiliar os pacientes e as famílias com a revisão da vida, o esclarecimento de valores, a tomada de decisões sobre o tratamento e os objetivos ao fim da vida. O único meio de fazer isso efetivamente é reconhecendo e entendendo a doença sob a perspectiva do paciente.

O papel do enfermeiro é avaliar os valores, as preferências e as práticas de cada paciente, independentemente da etnia, da identidade de gênero, do *status* socioeconômico ou da origem racial. O enfermeiro pode compartilhar conhecimentos a respeito das crenças e práticas culturais de um paciente e da família com a equipe de saúde e facilitar a adaptação do plano de cuidados para acomodar tais costumes.

Embora a morte, o pesar e o luto sejam aspectos universalmente aceitos da vida, os valores, as expectativas e as práticas durante a doença grave, à medida que a morte se aproxima e após a morte, são culturalmente ligados e expressados. Os profissionais de saúde podem compartilhar valores similares a respeito dos cuidados ao fim da vida e podem observar que estão inadequadamente preparados para avaliar e implementar planos de cuidados que amparem perspectivas culturalmente diversas. A falta de confiança histórica no sistema de saúde e o acesso desigual até mesmo ao cuidado clínico básico podem fundamentar as crenças e as atitudes entre populações etnicamente diversas. Além disso, a baixa escolaridade ou a desinformação a respeito das opções de tratamento de cuidados ao fim da vida, bem como as barreiras da linguagem podem influenciar as decisões entre muitos grupos socialmente vulneráveis.

Os enfermeiros devem ter competência cultural e ser sensíveis em sua abordagem para a comunicação com os pacientes e as famílias sobre a morte. Para fornecer os cuidados efetivos centrados no paciente e na família ao fim da vida, os enfermeiros devem estar predispostos a pôr de lado suas próprias presunções e atitudes, de modo que possam descobrir qual tipo e que quantidade de revelação são mais significativos para cada paciente e cada família dentro de seus sistemas de crenças e valores próprios. Por exemplo, um enfermeiro pode observar

---

[2] N.R.T.: No Brasil, o Sistema Nacional de Transplantes (SNT) é o sistema que gerencia a lista de transplantes, responsável pela lista de espera de órgãos e tecidos (córnea), pela doação de órgãos de doadores vivos e cadáveres e pela distribuição desses órgãos pelos estados. Sistema com tecnologia cliente/servidor utilizando uma rede exclusiva para que os usuários acessem um servidor centralizado.

que uma paciente prefere que seu filho mais velho tome todas as decisões sobre seus cuidados. As práticas institucionais e as leis que governam o consentimento livre e esclarecido também têm raízes na concepção ocidental de tomada de decisões autônoma e de consentimento livre e esclarecido. Se uma paciente deseja transferir as decisões para o seu filho, o enfermeiro pode trabalhar com a equipe para negociar o consentimento livre e esclarecido, respeitando o direito da paciente de não participar na tomada de decisões e honrando a prática cultural da sua família.

Cada pessoa tem demandas singulares no fim da vida e merece ser respeitada. As pessoas que se identificam como lésbicas, *gays*, bissexuais, transgênero e *queer* precisam de atenção especial em relação aos estressores psicológicos da doença grave e PCA para designar um responsável legal, que pode não pertencer à família biológica. Uma preocupação adicional para alguns pacientes transgênero é a perda da identidade após a morte, por exemplo, não ser enterrado nas roupas de sua opção de gênero ou não ter honrado seu nome escolhido (Higgins & Hynes, 2019).

O enfermeiro deve avaliar e documentar as crenças específicas, as preferências e as práticas do paciente e da família a respeito dos cuidados ao fim da vida, da preparação para a morte e dos rituais pós-morte. O Boxe 13.8 mostra a linguagem a ser usada na avaliação cultural e espiritual. O desconforto dos enfermeiros inexperientes em fazer perguntas e discutir esse tipo de conteúdo sensível pode ser reduzido por meio do treinamento prévio em uma sala de aula ou em um laboratório de habilidades clínicas, pela observação de entrevistas conduzidas por enfermeiros experientes e pela mentoria com enfermeiros experientes durante as primeiras entrevistas.

Cuidado espiritual

A atenção ao componente espiritual da doença com a qual paciente e família lidam não é uma novidade dentro do contexto dos cuidados de enfermagem, mas muitos enfermeiros ainda não se sentem confortáveis ou não têm as habilidades para avaliar e intervir nessa dimensão. A espiritualidade contém características de religiosidade; entretanto, os dois conceitos não são sinônimos. A **espiritualidade** inclui domínios, tais como a maneira como uma pessoa obtém significado e objetivo de vida, as crenças e a fé de uma pessoa, as fontes de esperança e suas atitudes em relação à morte (Puchalski, 2015).

A avaliação espiritual é um componente importante da avaliação de enfermagem holística para os pacientes em fase terminal e suas famílias. Embora a avaliação de enfermagem deva incluir a afiliação religiosa, o enfermeiro deve lembrar que a espiritualidade é um conceito mais amplo do que apenas religião (ver Boxe 13.8). Além da avaliação do papel da fé e das práticas religiosas, de importantes rituais religiosos e da ligação com uma comunidade religiosa, o enfermeiro deve explorar também:

- A harmonia ou discordância entre as crenças do paciente e da família
- Outras fontes de significado, esperança e conforto
- A presença ou ausência de um senso de paz de espírito e de objetivo na vida
- As crenças espirituais ou religiosas a respeito da doença, do tratamento clínico e dos cuidados do enfermo.

Um processo de avaliação espiritual de quatro estágios com a utilização do acrônimo FICA envolve a realização das seguintes perguntas (Puchalski & Romer, 2000):

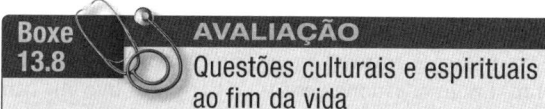

Boxe 13.8 AVALIAÇÃO
Questões culturais e espirituais ao fim da vida

Avaliação cultural
- Conte mais sobre você e sua família
- Como as decisões são tomadas na sua família?
- Para lhe prestar o melhor atendimento, existe algum costume ou prática importante que deva ser incluído no seu plano de cuidado?

Avaliação espiritual
- Como está a sua parte espiritual?
- Você está em paz?
- O que lhe dá significado e propósito?
- O que você mais deseja?
- Algo está lhe preocupando?
- Existe algo que você ainda não fez que você deseja/precisa fazer?

Avaliação das práticas culturais e espirituais em relação à morte
- O que você acredita que acontecerá após a morte?
- Você gostaria que seus familiares participassem nos cuidados com seu corpo após a morte?
- Você preferiria que alguma pessoa em especial lidasse com seu corpo após a morte (p. ex., somente uma mulher ou um guia espiritual)?
- Imediatamente após a morte existe algum ritual, prática ou cerimônia que deva ser realizado? Como podemos ajudar nisso?

Habilidades de comunicação culturalmente competentes
- Respeitar as singularidades de cada paciente
- Escutar atentamente as narrativas do paciente
- Avaliar os valores e as preferências de cuidados
- Abordar as preocupações
- Antecipar quando a comunicação puder ser difícil e envolver a equipe interdisciplinar na promoção de suporte.

Adaptado de Cormack, C., Mazanec, P. & Panke, J. T. (2019). Cultural considerations in palliative care. In B. R. Ferrell, N. Coyle & J. Paice (Eds.). *Oxford textbook of palliative nursing* (5th ed.). New York: Oxford; Taylor, E. J. (2019). Spiritual screening, history, and assessment. In B. R. Ferrell, N. Coyle & J. Paice (Eds.). *Oxford textbook of palliative nursing* (5th ed.). New York: Oxford.

- Fé e crença: Você se considera uma pessoa espiritual ou religiosa? Qual é sua *fé* ou crença? O que lhe dá significado na vida?
- Importância e Influência: Qual *importância* a fé tem na sua vida? Suas crenças *influenciaram* o modo como você cuida de si mesmo e de sua doença? Qual papel suas crenças desempenham na recuperação de sua saúde?
- Comunidade: Você faz parte de uma *comunidade* espiritual ou religiosa? Isso lhe dá apoio, e como? Existe um grupo de pessoas que você realmente ama ou que sejam importantes para você?
- Abordagem nos cuidados: Como você gostaria que eu *abordasse* ou incluísse essas questões em seus cuidados de saúde?

Para a maioria das pessoas, a contemplação da sua própria morte origina muitas questões, como o significado da existência, a finalidade do sofrimento e a existência de uma vida após a morte. Muitos pacientes, quando confrontados com um prognóstico grave, sentem angústia (sofrimento) espiritual ou existencial com perda da percepção de sentido ou propósito. Outras manifestações de angústia (sofrimento) espiritual incluem questionamento ou acusação de seus deuses. Os enfermeiros podem identificar a angústia (sofrimento) quando os pacientes fazem questionamentos do tipo: "Por que eu?" ou "Por que Deus está me castigando?" Quando os enfermeiros ouvem esses questionamentos, eles devem buscar ajuda de um guia espiritual. Próximo ao fim da vida muitas pessoas buscam refúgio na religião e na espiritualidade e podem buscar esse tipo de suporte; entretanto, um estudo mostrou que 75% dos clérigos/pastores desejam mais informações sobre as questões do fim da vida (Sanders, Chow, Enzinger et al., 2017). Os profissionais de enfermagem estão habilitados a fornecer orientação das condições do paciente para os guias espirituais. Além disso, a equipe interdisciplinar pode organizar uma reunião para fornecer informações para todas as disciplinas.

Outro fenômeno associado a espiritualidade no fim da vida é a dor espiritual, definida como "dor profunda na alma da pessoa" que não se manifesta como sintomas físicos, sentida por pessoas com doenças graves. Embora a prevalência dessa dor não seja conhecida para todas as doenças, até 67% dos pacientes com formas avançadas de câncer sentem dor espiritual, que está correlacionada com qualidade inferior de vida (Perez-Cruz, Langer, Carrasco et al., 2019).

Pesar, luto e lamento

Uma ampla variedade de sentimentos e comportamentos são reações normais, adaptativas e saudáveis à perda de um ente querido. O **pesar** se refere aos sentimentos pessoais que acompanham uma perda esperada ou real; ver na Tabela 13.6 os tipos de pesar. O **luto** se refere às expressões individuais, familiares, comunitárias e culturais de pesar e comportamentos correlatos. O **lamento** se refere ao período durante o qual ocorre o luto. Tanto as reações de pesar quanto os comportamentos de luto mudam ao longo do tempo, conforme as pessoas aprendem a viver com a perda. Embora a dor seja amenizada com o decorrer do tempo, a perda é um processo de desenvolvimento contínuo e o tempo não cura completamente o indivíduo que a sofreu. Ou seja, as pessoas que sofreram a perda não a superam totalmente, nem voltam a ser quem eram antes dela. Em vez disso, desenvolvem um novo senso de quem são e onde se enquadram em um mundo que mudou dramática e permanentemente.

Pesar e luto antecipatórios

As pessoas vivenciam o pesar de maneiras diferentes. Kübler-Ross (1969) descreveu originalmente cinco estágios do luto: (1) negação, (2) raiva, (3) barganha, (4) depressão e (5) aceitação. Modelos mais recentes de luto reconhecem que o luto não é um processo linear e existe um número muito maior de emoções do que as originalmente descritas por Kübler-Ross. Além disso, muitas pessoas sentem simultaneamente emoções conflitantes, tais como esperança e culpa quando pensam no futuro. O modelo de processo duplo (*Dual Process Model*) de enfrentamento do luto possibilita oscilação entre o processo orientado pela perda e o processo orientado pela restauração (Stroebe & Schut, 1999). O modelo de processo duplo adota fluidez no luto e normaliza a experiência individual ao estabelecer que as pessoas sentirão emoções conflitantes e complicadas após a morte de um ente querido.

A capacidade de enfrentamento do indivíduo e da família com a antecipação da morte é complicada pelas trajetórias variadas e conflitantes que o pesar e o luto podem assumir nas famílias. Por exemplo, o paciente pode sentir tristeza enquanto contempla as alterações de papel ocasionadas pela doença, e o(a) parceiro(a) do paciente pode estar expressando ou suprimindo sentimentos de raiva a respeito das atuais alterações de papel e da perda iminente da relação. Outros familiares podem lidar com o medo por meio de retraimento. Cada pessoa tem uma maneira de lidar com a perda; portanto, não existe um modo *correto* de enfrentamento.

O enfermeiro deve avaliar as características do sistema familiar e intervir de modo que apoie e intensifique a coesão da unidade familiar. O enfermeiro pode sugerir que os familiares conversem sobre seus sentimentos e passem a entendê-los no contexto mais amplo do pesar e do luto antecipatórios. Reconhecer e expressar sentimentos, continuar a interagir com o paciente de modo significativo e planejar a ocasião da morte e da perda são comportamentos familiares adaptativos. O suporte profissional fornecido por conselheiros sobre o pesar, seja na comunidade, em um hospital local, na unidade de longa permanência ou associado a um programa de *hospice*, pode auxiliar o paciente e a família a resolver e reconhecer sentimentos e a tornar o fim da vida tão significativo quanto possível.

Pesar e luto após a morte

Quando um ente querido morre, os familiares entram em uma nova fase do pesar e do luto, uma vez que começam a aceitar a perda, sentem a dor da separação permanente e se preparam para viver sem o falecido. Mesmo se o ente querido morreu após uma longa doença, o pesar preparatório apresentado durante a doença em fase terminal não evita o pesar e o luto que se seguem à morte. No caso de morte após uma doença longa ou difícil, os familiares podem apresentar sentimentos conflitantes de alívio de que o sofrimento do ente querido acabou, complicados por culpa e pesar relacionados com questões não resolvidas ou

TABELA 13.6 Características dos tipos de pesar e intervenções de enfermagem.

Tipo de pesar	Características
Antecipatório	Preparação inconsciente para algo que poderia acontecer *Exemplos:* luto ao diagnóstico de perda da vida "normal"; preparação para a perda de um membro por amputação
Não complicado	Gama de emoções sentidas após uma perda direcionadas para o ajuste; breves períodos de recaída são comuns *Exemplos:* saudade nas datas significativas de um avô ou avó falecido
Complicado ou prolongado	Resposta intensa após a perda quando emoções profundas persistem, habitualmente, após 1 ano *Exemplo:* a viúva que deixa de cuidar de si mesma após a morte do cônjuge e chora sempre que o nome dele é mencionado 1 ano após a morte dele
Marginalizado	A pessoa em luto sente que a sociedade não reconhece nem apoia o direito da pessoa ao luto *Exemplos:* concubina, parceiro homossexual, colegas
Não resolvido	Perdas traumáticas ou inesperadas *Exemplos:* morte de uma criança; suicídio; morte relacionada a desastre
Intervenções de enfermagem: Avaliação do autocuidado e dos suportes sociais. Utilização de ferramentas de avaliação, como o Inventário de luto complicado (Inventory of Complicated Grief). Encaminhamento para serviços de saúde mental.	

Adaptada de Corless, I. B. & Meisenh, J. B. (2019). Bereavement. In B. R. Ferrell, N. Coyle & J. Paice (Eds.). *Oxford textbook of palliative nursing* (5th ed.). New York: Oxford; Limbo, R., Kobler, K. & Davies, B. (2019). Grief and bereavement in perinatal and pediatric palliative care. In B. R. Ferrell, N. Coyle & J. Paice (Eds.). *Oxford textbook of palliative nursing* (5th ed.). New York: Oxford.

com as circunstâncias da morte. O processo do pesar pode ser especialmente difícil se a morte de um paciente foi dolorosa, prolongada, acompanhada por intervenções indesejadas ou desacompanhada. As famílias que não foram preparadas ou amparadas durante o período de morte iminente apresentam mais dificuldade em lidar com as lembranças dolorosas.

Os sentimentos de pesar com frequência são profundos; entretanto, as pessoas que sofrem a perda finalmente a reconciliam e encontram um modo de retomar suas vidas. O pesar e o luto são afetados por diversos fatores, incluindo características individuais, habilidades de enfrentamento e experiências com a doença e a morte; a natureza da relação com o falecido; fatores que circundam a doença e a morte; dinâmica familiar; suporte social; e expectativas e normas culturais.

Os rituais após a morte, incluindo preparação do corpo, práticas funerais e rituais de enterro, são modos social e culturalmente significativos nos quais os familiares começam a aceitar a realidade e a finalidade da morte. O pré-planejamento dos funerais é comum, e profissionais de *hospice* auxiliam a família a fazer planos para a morte, com frequência envolvendo o paciente, que pode desejar participação ativa. O pré-planejamento do funeral alivia a família da carga da tomada de decisões no período intensamente emocional após a morte.

Em geral, o período de luto é uma resposta adaptativa à perda, durante a qual as pessoas passam a aceitar a perda como real e permanente, reconhecem e apresentam as emoções dolorosas que a acompanham, sentem a vida sem o falecido, superam impedimentos ao ajuste e encontram um novo modo de viver sem o ente querido. Imediatamente após a morte, as pessoas começam a reconhecer a realidade e a permanência da perda ao conversar sobre o falecido em termos no passado e contar e recontar a história da doença e da morte. As normas sociais nos EUA com frequência não acompanham os processos de pesar normais das pessoas; o tempo de afastamento das obrigações trabalhistas é tipicamente medido em dias e com frequência se espera que as pessoas enlutadas superem a perda rapidamente e continuem com a vida.

Na realidade, o processo de pesar e o luto demandam tempo, e evitar o processo de pesar após a morte com frequência leva a dificuldades de ajuste a longo prazo. De acordo com Rando (2000), o luto envolve "desfazer" os laços psicossociais entre os viventes e o falecido, adaptar-se à perda, bem como aprender a viver sem o falecido. Seis processos principais de luto possibilitam que as pessoas se acostumem à perda de modo saudável (Rando, 2000):

- Reconhecimento da perda
- Reação à separação, assim como apresentação e expressao da dor da perda
- Relembrança e reapresentação do falecido, da relação e dos sentimentos correlatos
- Abandono de antigas ligações com o falecido
- Reajuste para se readaptar ao novo mundo sem esquecer o antigo
- Reinvestimento.

Embora muitas pessoas concluam o luto com o suporte informal das famílias e dos amigos, muitos acham que conversar com outras pessoas que passaram por uma experiência semelhante, como em grupos de apoio formais, normaliza os sentimentos e as experiências e fornece um referencial para o aprendizado de novas habilidades para lidar com a perda e criar uma nova vida. Hospitais, *hospices*, organizações religiosas e outras organizações comunitárias com frequência patrocinam grupos de apoio para perdas. Nos EUA, quando uma pessoa morre enquanto está no programa de *hospice*, seus familiares recebem atendimento proativo durante um período médio de 13 meses após a morte. Os programas de luto do *hospice* variam; contudo, o suporte geralmente começa com chamados programados para os contatos primários da pessoa falecida. O suporte ao luto pode, então, ser estabelecido como sessões de terapia individuais ou em grupo, tais como grupos de apoio para viúvas ou pais. Os serviços de *hospice* oferecem suporte especializado para pais que perderam seus filhos. A equipe de apoio ao luto consiste em enfermeiros com treinamento especializado, psicólogos infantis, profissionais da saúde mental, pediatras e/ou musicoterapeutas ou arteterapeutas. Se a pessoa morrer e não estiver em um programa de *hospice*, algumas equipes de cuidados paliativos oferecem suporte ou ajuda para entrar em contato com famílias que tenham acesso a recursos. Quando um centro especializado em câncer implementou um programa de apoio ao luto, os familiares em luto relataram que o reconhecimento da perda de seus entes queridos por uma carta de condolência formal teve impacto positivo (Morris & Block, 2015).

Pesar e luto complicados

O pesar e o luto complicados são caracterizados por sentimentos prolongados de tristeza e sentimentos de inutilidade geral ou desesperança que persistem por muito tempo após a morte, sintomas prolongados (depressão, anorexia, insônia, fadiga) que interferem nas atividades da vida diária, ou comportamentos autodestrutivos, tais como consumo excessivo de bebidas alcoólicas ou substâncias psicoativas, e ideação ou tentativas suicidas (Mason & Duffy, 2019). Determinados fatores de risco aumentam a probabilidade de luto complicado e incluem morte de um filho ou cônjuge, múltiplas perdas e relato de traumatismo (Tofthagen, Kip, Witt et al., 2017). O pesar e o luto complicados exigem avaliação profissional e podem ser tratados com intervenções psicológicas e, em alguns casos, com medicamentos.

QUESTÕES ESPECIAIS PARA A ENFERMAGEM NOS CUIDADOS NA FASE FINAL DA VIDA

Com frequência, a prestação de cuidados de enfermagem enfrenta dilemas morais e éticos (ver discussão sobre ética no Capítulo 1). Os profissionais de enfermagem são encorajados a fazer autoavaliações morais para que possam prestar o melhor atendimento, sem preconceitos, aos pacientes e às suas famílias. Quando pacientes no fim da vida são atendidos, podem surgir questionamentos sobre *certo* e *errado* em relação às opções terapêuticas. O *Código de ética da enfermagem da ANA* constitui um arcabouço para os enfermeiros darem suporte aos pacientes, com princípios orientadores sobre o direito do paciente à autodeterminação e adesão dos enfermeiros aos padrões de atuação profissional (ANA, 2015). Ao enfrentar um dilema ético, o enfermeiro deve proceder da seguinte maneira: definir o problema, elucidar fatos e pressupostos, arrolar todas as opções, avaliar as opções com aporte da equipe interdisciplinar, escolher a opção mais apropriada e implementar o plano (Prince-Paul & Daly, 2019). Os dilemas que um profissional de enfermagem enfrenta mais frequentemente são: determinar a capacidade decisória do paciente, sustar ou retirar medidas de prolongamento da vida – inclusive, mas não apenas, suporte ventilatório, diálise, nutrição e hidratação artificiais – solicitações de aceleração da morte e preocupações em relação às tomadas de decisão por representantes legais. Algumas questões éticas são comentadas com mais detalhes nas próximas seções.

Nutrição e hidratação por vias enteral e parenteral

Embora a suplementação nutricional possa ser uma parte importante do plano de tratamento na doença inicial ou crônica, a perda de peso e a desidratação não intencionais são características esperadas da doença progressiva. À medida que a doença progride, os pacientes, as famílias e os profissionais de saúde podem acreditar que, sem a nutrição e hidratação artificial, os pacientes em fase terminal irão *morrer de fome*, causando sofrimento profundo e aceleração da morte. A utilização de nutrição e hidratação artificial (soluções intravenosas e alimentação enteral) implica riscos consideráveis e, em geral, não contribui para o conforto ao fim da vida (Casarett, Kapo & Kaplan, 2005; Marcolini, Putnam & Aydin, 2018). Da mesma maneira, não há aumento da sobrevida quando pacientes em fase terminal com demência avançada recebem alimentação enteral, e nenhuma evidência aponta uma associação entre alimentação enteral e melhora da qualidade de vida nesses pacientes (De & Thomas, 2019). Além disso, em pacientes que estão próximos da morte, as manifestações associadas à desidratação, como boca seca, confusão e diminuição do estado de alerta, são comuns e tipicamente não respondem a nutrição e hidratação artificiais (Danis, Arnold & Savarese, 2018). A boca seca em geral pode ser tratada por meio de medidas de enfermagem, como cuidado bucal, e as alterações ambientais com medicamentos podem ajudar a diminuir a confusão.

Sedação paliativa ao fim da vida

O controle efetivo dos sintomas pode ser alcançado na maioria das condições; entretanto, alguns pacientes podem apresentar sintomas angustiantes e intratáveis. Embora a **sedação paliativa** permaneça controversa, é oferecida em alguns ambientes para os pacientes que estão próximos da morte ou que apresentam sintomas que não respondem às abordagens farmacológicas e não farmacológicas convencionais, que resultam em sofrimento não aliviado. A sedação paliativa é distinguida da eutanásia e do suicídio assistido, uma vez que a intenção da sedação paliativa é aliviar os sintomas sem acelerar a morte (Boxe 13.9). A sedação paliativa proporcional utiliza o mínimo de fármaco necessário para aliviar o sintoma ao mesmo tempo que preserva a consciência, embora a sedação paliativa induza a inconsciência, o que é mais controverso (Quill, Lo, Brock et al., 2009). A sedação paliativa é mais comumente utilizada quando o paciente apresenta dor intratável, dispneia, convulsões ou *delirium* e, em geral, é considerada apropriada apenas nas situações mais difíceis. A sedação paliativa é realizada por meio de uma infusão de um ou mais agentes farmacológicos em doses adequadas para eliminar os sinais de desconforto. Antes da implementação da sedação paliativa, a equipe de saúde deve avaliar a presença das causas subjacentes e tratáveis do sofrimento, tais como depressão ou angústia espiritual. Finalmente, o paciente e a família devem estar totalmente informados a

---

Boxe 13.9 DILEMAS ÉTICOS
A intenção importa quando os cuidados paliativos levam à morte?

Caso clínico

Você é um enfermeiro que trabalha em um serviço de *hospice* ambulatorial. G.R. é um homem de 68 anos que foi internado no serviço domiciliar de *hospice* há 2 meses com mieloma múltiplo avançado. Como consequência de sua doença, ele também apresenta destruição significativa da matriz óssea, que resulta em dor disseminada, numerosas fraturas vertebrais e compressão raquimedular. Durante as primeiras 6 semanas, você e a equipe do *hospice* tiveram sucesso em manter controle razoável da dor e de outros sintomas desse paciente. Todavia, nas últimas 2 semanas o controle da dor desse paciente se tornou mais difícil apesar do aumento progressivo das doses dos opioides. Ele não consegue dormir e está inquieto, dispneico e ansioso. O médico do *hospice* foi consultado e G.R. e seu companheiro concordaram com a aplicação intravenosa de opioides, sedativos e ansiolíticos para aliviar o sofrimento desse paciente, reconhecendo o fato de que ele perderá a consciência como consequência dessa abordagem terapêutica. Eles afirmaram que, embora não estejam satisfeitos com a possibilidade de G.R. nunca mais recuperar a consciência, eles têm a esperança de que G.R. possa morrer em paz. Você administra os medicamentos prescritos IV e administra lentamente as doses mínimas desses fármacos para aliviar os sintomas. G.R. perde a consciência e morre tranquilamente 48 h depois, com o companheiro segurando a mão dele.

Discussão

Existe muita apreensão entre os clínicos e os leigos a respeito do que constitui os cuidados de conforto (i. e., cuidados paliativos) ao fim da vida e o que pode constituir o suicídio assistido ou a eutanásia. A premissa é que os cuidados paliativos devem aliviar a dor e o sofrimento do paciente em estágio terminal, mas não devem encurtar significativamente a vida do paciente.

O princípio do efeito duplo realça que algumas ações têm dois efeitos: um bom e um ruim. As repercussões boas e ruins não são consideradas em termos de proporção; se isso fosse feito e o desfecho ruim fosse a morte, então o desfecho bom nunca poderia ser considerado suficiente para justificar a ação. A intenção subjacente à ação é, em vez disso, considerada mais importante. Se a intenção for provocar a morte, então o ato não é moralmente justificável. Todavia, se a intenção for aliviar o sofrimento, então o ato poderia ser aprovado.

Análise

- Descreva como os princípios éticos de autonomia, beneficência e não maleficência podem se cruzar ou estar em desacordo entre si neste caso. Discutir como a sedação paliativa atende a justificativa moral dos quatro critérios do princípio de efeito duplo (ver Boxe 1.7 no Capítulo 1)
- Você descreveria o seu papel neste caso como cúmplice em suicídio assistido, eutanásia, ou fornecimento de paliação? Qual a distinção, se houver alguma, entre esses três tipos de atos?
- Observe que o *Código de Ética* da ANA (2015) declara que os enfermeiros não devem causar *intencionalmente* a morte de um paciente. Quais eram as suas "intenções" neste caso? Como a intenção poderia ser instrumental na realização deste ato de titulação dos medicamentos que proporcionaram a paliação moralmente defensível? Existem recursos que você poderia identificar como úteis se você sentir angústia moral por causa de suas ações?

Referências bibliográficas

American Nurses Association (ANA). (2015). *Code of ethics for nurses with interpretive statements*. Silver Spring, MD: Author.
Rodrigues, P., Crokaert, J. & Gastmans, C. (2018). Palliative sedation for existential suffering: A systematic review of argument-based ethics literature. *Journal of Pain and Symptom Management, 55*(6), 1577-1590.
Wholihan, D. & Olson, E. (2017). The doctrine of double effect: A review for the bedside nurse providing end-of-life care. *Journal of Hospice and Palliative Nursing, 19*(3), 205-211.

Recursos

Ver no Capítulo 1, Boxe 1.10, Etapas de uma análise ética e recursos de ética.

respeito da utilização desse tratamento e das alternativas. Um estudo retrospectivo de pacientes italianos em programa de *hospice* relatou que sedação paliativa foi documentada em apenas metade dos casos nos quais foi implementada (Ingravallo, de Nooijer, Pucci et al., 2018).

Existe uma ampla variação nas diretrizes internacionais publicadas sobre o manejo farmacológico de sedação paliativa (Abarshi, Rietjens, Robijn et al., 2017); contudo, a maioria menciona o uso de midazolam, um benzodiazepínico de ação curta (Lux, Protus, Kimbrel et al., 2017). Os enfermeiros atuam em colaboração com os outros membros da equipe de saúde, fornecendo apoio emocional para os pacientes e as famílias, facilitando a explicitação dos valores e das preferências, e fornecendo os cuidados físicos centrados no conforto. Após a sedação ser induzida, o enfermeiro deve continuar a confortar o paciente, monitorar os efeitos fisiológicos da sedação, apoiar a família durante as horas ou os dias finais da vida de seu ente querido e assegurar a comunicação interna da equipe de saúde e a comunicação entre a equipe e a família.

Solicitações de assistência para morrer

Um debate importante nos cuidados paliativos e no fim da vida é a aceitabilidade das demandas do paciente de aceleração da morte. As autoridades de saúde reconhecem o direito do paciente de aceitar ou rejeitar tratamento médico quando ele estiver de posse de suas faculdades mentais e tiver uma base racional para aceitar ou rejeitar as opções apresentadas. Além disso, os pacientes podem optar por suspender ou interromper tratamentos de sustentação da vida e possibilitar a morte natural se essas terapias não forem compatíveis com seus desejos. Algumas pessoas, quando enfrentam uma doença progressiva e limitadora da vida, não conseguem conceber o sofrimento no fim da vida e exploram formas de aceleração da morte. Os termos usados na assistência à morte evoluíram com o passar dos anos e é preciso reconhecer os seguintes termos:

- *Morte assistida por médico ou morte medicamente assistida:* um médico prescreve uma dose letal de medicamento oral que o paciente ingere com o propósito de acabar com a própria vida
- *Suicídio assistido por médico:* um médico prescreve medicamentos, sob solicitação voluntária e competente do paciente, que o paciente autoadministra para interromper sua vida
- *Eutanásia:* em grego, "boa morte"; evoluiu para significar a morte intencional, por ato ou omissão, de um ser humano dependente visando ao seu alegado benefício.

Embora o suicídio assistido seja expressamente proibido sob o direito legal ou o direito consuetudinário na maioria dos estados norte-americanos, as reivindicações pela legalização da morte assistida destacaram as inadequações nos cuidados ao fim da vida. Em 1994, os eleitores do Oregon aprovaram a *Oregon Death With Dignity Act*, a primeira e – até 2009 – a única das referidas iniciativas legislativas a ser aprovada. Essa lei dispõe sobre o acesso ao suicídio assistido por médico para pacientes em fase terminal em circunstâncias muito controladas. Após diversos desafios, a lei foi promulgada em 1997. Dos 2.127 habitantes de Oregon que receberam prescrições escritas sob os termos da lei desde que foi aprovada em 1997, 1.459 autoadministraram medicamento letal prescrito por médico e morreram (Oregon Public Health Division, 2018).[3]

Nos últimos anos, outros estados nos EUA adotaram leis que regulamentam a morte medicamente assistida e a Corte Suprema de Montana decretou que a morte assistida por médico não é crime. A morte assistida por médico é legal no Canadá, nos Países Baixos, na Bélgica, em Luxemburgo, na Suíça, em Columbia e Vitória, na Austrália. Os proponentes do suicídio assistido por médico defendem que pessoas em fase terminal devem ter o direito legalmente sancionado de tomar decisões independentes sobre o valor das suas vidas e sobre a ocasião e as circunstâncias de suas mortes, enquanto seus oponentes argumentam a favor de maior acesso ao manejo dos sintomas e de suporte psicossocial para as pessoas que se aproximam do fim da vida.

Em sua declaração de posicionamento de 2013 sobre *Euthanasia, Assisted Suicide, and Aid in Dying* (eutanásia, suicídio assistido e morte assistida), a ANA reconheceu a complexidade do debate sobre o suicídio assistido, mas declarou explicitamente que a participação da enfermagem no suicídio assistido é uma violação do seu código de ética. A declaração de posicionamento da ANA também enfatizou o papel importante do enfermeiro no manejo efetivo dos sintomas, o que contribui para a criação de ambientes de cuidado que honram os desejos do paciente e da família, e para a identificação de suas preocupações e seus temores (ANA, 2013). De acordo com a ANA, profissionais de enfermagem têm a obrigação de oferecer um cuidado humano, abrangente e compassivo que respeite os direitos dos pacientes, e também os padrões da profissão no caso de doenças crônicas e debilitantes e ao fim da vida (ANA, 2013, p. 1).

De modo semelhante, a HPNA valoriza a prestação de cuidados abrangentes no fim da vida, em oposição à morte assistida por médico (HPNA, 2017). A HPNA reconhece que profissionais de enfermagem podem cuidar de pacientes que buscam ou optam por morte assistida por médico e, portanto, conclui que os enfermeiros precisam ser capazes de fornecer informações imparciais, contudo, não tomar parte ativa nessa opção de fim da vida. A American Academy of Hospice and Palliative Medicine (AAHPM, 2016) adotou uma posição de "neutralidade estudada" sobre a morte assistida, recomendando que os profissionais de saúde avaliassem cuidadosamente o temor e o sofrimento que levaram os pacientes a solicitar o suicídio assistido e os tratassem sem acelerar a morte.

A International Association for Hospice and Palliative Care (IAHPC) emitiu uma declaração de posição sobre eutanásia e suicídio assistido por médico e recomenda acesso aos cuidados paliativos e medicamentos, como opioides, antes da legalização da eutanásia e/ou do suicídio assistido por médico. Além disso, recomendam que esses atos não sejam praticados em unidades de cuidados paliativos (De Lima, Woodruff, Pettus et al., 2017).

Interrupção voluntária da ingestão de alimentos sólidos e líquidos

Outra opção potencial, embora muito controversa, de último recurso é a interrupção voluntária da ingestão de alimentos sólidos e líquidos quando uma pessoa não consegue imaginar o processo prolongado de morte e sofrimento por causa de uma doença limitadora da vida. O questionamento do paciente sobre a interrupção voluntária de ingestão de alimentos sólidos e líquidos deve incluir a avaliação da capacidade decisória e de doença mental (Quill, Ganzini, Troug et al., 2018; Wax, An, Koiser et al., 2018). Tratamentos paliativos agressivos de todos os tipos de sofrimento – físicos, psicológicos, sociais,

---
[3] N.R.T.: No Brasil, a legislação penal não tem previsão para a prática da eutanásia.

espirituais e existenciais – devem ser explorados e oferecidos antes da interrupção voluntária de ingestão de alimentos sólidos e líquidos. Tipicamente, a pessoa morre 10 a 14 dias após iniciar a interrupção voluntária da ingestão de alimentos sólidos e líquidos. Nesse período as manifestações clínicas mais desconfortáveis são sede e *delirium* (Quill et al., 2018; Wax et al., 2018). Tendo em vista esse prognóstico, os pacientes têm a oportunidade de encerrar suas tarefas laborais antes de iniciar a interrupção voluntária da ingestão de alimentos sólidos e líquidos.

A ANA incluiu a interrupção voluntária da ingestão de alimentos sólidos e líquidos em uma declaração de posição de 2017 sobre *Nutrição e Hidratação no Fim da Vida*. A organização defende o respeito pela autonomia, o alívio do sofrimento e os cuidados prestados por especialistas no fim da vida. Os profissionais de enfermagem envolvidos nos cuidados de um paciente que iniciou por conta própria a interrupção voluntária da ingestão de alimentos sólidos e líquidos devem dar apoio aos familiares enquanto fazem avaliação e manejo dos sintomas do paciente. Um exemplo de paciente que opta pela interrupção voluntária da ingestão de alimentos sólidos e líquidos é a pessoa que recebe o diagnóstico de uma doença de evolução progressiva, como esclerose lateral amiotrófica, e não aceita o declínio lento de sua existência.

Considerações sobre a covid-19

A pandemia causada pelo novo coronavírus (covid-19) modificou a prestação de cuidados paliativos e na fase final da vida. O manejo dos pacientes com formas graves de pneumonia por covid-19 inclui intubação endotraqueal e ventilação mecânica e a doença apresenta elevada taxa de letalidade (ver Capítulo 19) (Bajwah, Wilcock, Towers et al., 2020; Richardson, Hirsch, Narasimhan et al., 2020). Os sinais/sintomas comuns de fase final de vida nos pacientes com formas graves de covid-19 incluem dispneia, tosse, ansiedade e *delirium* (Bajwah et al., 2020). Durante a pandemia, o manejo dos sintomas no fim da vida exigiu revisões devido a desafios logísticos como escassez de medicação e preservação do equipamento de proteção individual (EPI) (Chidiac, Feuer, Naismith et al., 2020). Tendo em vista o elevado risco de transmissão da doença, os familiares não foram liberados para ver seus entes queridos no fim da vida (Richardson et al., 2020; Wakam, Montgomery, Biesterveld et al., 2020). Além disso, os encontros familiares foram basicamente virtuais e os representantes legais precisaram tomar decisões difíceis, tais como reanimação e intubação e até mesmo retirada de suporte de vida (Richardson et al., 2020). A comunicação é voltada para metas proativas de discussões de atendimento a possíveis casos de covid-19 (Back, Tulsky & Arnold, 2020), *sites* de recomendações de conduta (Chua, Jackson & Kamdar, 2020), uso inovador de realidade virtual para similar sonhos não realizados previamente ou possibilitar que famílias compartilhem um último momento da vida dos pacientes (Wang, Teo, Teo et al., 2020). Nesse ínterim, os profissionais de saúde estavam lutando com as elevadas demandas físicas do atendimento, enquanto sofriam extrema angústia moral e psicológica (Adams & Walls, 2020). Os profissionais de saúde que atenderam pacientes com covid-19 verbalizaram suas preocupações com o risco de se infectarem e transmitirem a infecção para seus familiares e o estresse devido às constantes modificações enquanto os sistemas de saúde evoluíam para atender às demandas dos pacientes durante a pandemia (Foxwell, 2020). Os sistemas de saúde elaboraram processos inovadores para dar suporte aos profissionais nas linhas de frente do atendimento aos pacientes com covid-19 e no fim da vida, tais como telefones de emergência (24 horas por dia) e terapia com animais de estimação.

Atitudes dos profissionais de saúde em relação à morte

As atitudes dos profissionais de saúde em relação às pessoas em fase terminal e às pessoas moribundas continuam sendo a maior barreira para a melhora dos cuidados ao fim da vida. Kübler-Ross enfatizou as preocupações dos pacientes com quadros graves e moribundos em seu trabalho original, *On Death and Dying*, publicado pela primeira vez em 1969. Naquela ocasião, era comum que os pacientes fossem mantidos desinformados sobre os diagnósticos potencialmente fatais, particularmente de câncer, e que os médicos e os enfermeiros evitassem a discussão aberta sobre a morte e o processo de morrer com seus pacientes. O trabalho de Kübler-Ross revelou que, ao possibilitar a discussão aberta, o tempo adequado e algum auxílio no trabalho durante o processo, os pacientes podiam alcançar o estágio de aceitação no qual não se encontravam raivosos ou depressivos a respeito do seu destino.

O crescimento dos programas de cuidados paliativos e de cuidados domiciliares levou a maiores quantidades de profissionais de saúde que se tornaram confortáveis e habilidosos com a avaliação dos dados que os pacientes e as famílias almejavam, bem como com a revelação de informações honestas sobre a gravidade da doença (Brighton & Bristowe, 2016). Entretanto, em muitos ambientes, os profissionais de saúde ainda evitam o tópico da morte na esperança de que os pacientes perguntem ou descubram por si próprios. Apesar do progresso em muitas frentes de cuidados de saúde, muitos que trabalham com pacientes com doenças graves e moribundos reconhecem uma conspiração persistente de silêncio a respeito da morte.

Como se comunicar de modo verdadeiro com o paciente e encorajar sua **autonomia** (o direito do indivíduo de fazer escolhas) de modo que ele reconheça onde se encontra no *continuum* da aceitação é um desafio. Apesar da contínua relutância dos profissionais de saúde em se envolver em discussões abertas sobre questões a respeito do fim da vida, os pacientes desejam informações sobre a sua doença e suas opções ao fim da vida, e não são prejudicados com a discussão aberta a respeito da morte (Hamel, Wu & Brodie, 2017; The Conversation Project National Survey, 2018). Reconhecer o melhor momento para abordar o assunto demanda experiência, mas falar a verdade pode ser um alívio para os pacientes e as famílias, o que intensifica a autonomia deles ao transformar o consentimento verdadeiramente livre e esclarecido na base para a tomada de decisões.

Preocupações do paciente e da família

A experiência de doença em estágio terminal é única para cada pessoa e para seus entes queridos. Os familiares são cruciais para atender aos desejos dos pacientes, para cuidar dos pacientes e para participar no planejamento dos cuidados. Os familiares são impactados pela doença de um ente querido e precisam de suporte durante todo o processo de prestação de cuidados. O reconhecimento de enfrentamento malsucedido dos familiares e o fornecimento de recursos para os familiares, via assistentes sociais ou especialistas em cuidados paliativos, é crucial para evitar agravamento do sofrimento por ocasião da morte. As intervenções de cuidados paliativos comprovadamente melhoram a comunicação, aprimoram o foco na pessoa e reduzem a permanência em UTI sem impactar significativamente a angústia psicológica do cuidador (White, Angus, Shields et al., 2018).

A consciência do paciente e da família sobre o **prognóstico** é um fator importante na aceitação e no planejamento da morte. Para os pacientes que foram esclarecidos sobre a doença em fase terminal, o seu entendimento sobre os objetivos do tratamento e o prognóstico é dinâmico e por vezes pode necessitar de reforço. Mesmo quando os pacientes são informados de que o intuito da terapia é paliativo, eles pensam que "serão a exceção e se recuperarão". Até 37% dos pacientes com câncer metastático que estão recebendo terapias paliativas acreditam que seu câncer é potencialmente curável (Yennurajalingam, Lu, Prado et al., 2018). Assim como os pacientes e seus familiares têm perspectivas diferentes do prognóstico, eles também têm percepções diferentes da gravidade dos sintomas. Os cuidadores familiares tendem a relatar a mesma angústia e qualidade de vida ruim dos pacientes no fim da vida (Hack, McClement, Chochinov et al., 2018). Isso pode ser consequente a angústia ou pesar antecipatório do familiar.

Historicamente, a abordagem nos EUA para a doença grave foi descrita como a *negação da morte* – ou seja, o sistema de saúde foi construído com base no manejo da doença aguda e na utilização de tecnologia para curar (quando possível) e prolongar a vida. Como resultado, a doença potencialmente fatal, as decisões de tratamento para a manutenção da vida, o processo de morrer e a morte ocorrem em um ambiente social no qual a doença é largamente considerada um inimigo. Muitas expressões comuns refletem essa visão sociocultural dominante. Por exemplo, as pessoas falam sobre a *guerra* contra o câncer ou o *combate* à doença, e, quando os pacientes optam por não seguir o ciclo mais agressivo de tratamento clínico disponível, muitos profissionais de saúde, e até mesmo pacientes e familiares, percebem isso como *desistência*. Persistiu uma dicotomia entre cuidado/cura, segundo a qual os profissionais de saúde podem considerar a cura como o bem maior e o cuidado como um segundo melhor bem, bom apenas quando a cura deixa de ser possível. Em tal modelo, o alívio do sofrimento não é tão valorizado quanto a cura da doença. Os pacientes que não podem ser curados se sentem distanciados da equipe de saúde e, quando os tratamentos curativos falham, podem sentir que eles também falharam. Os pacientes e as famílias podem temer que qualquer mudança dos objetivos curativos para os cuidados centrados no conforto resultará em ausência de cuidados ou em cuidados de qualidade inferior, e que os profissionais de saúde nos quais passaram a confiar os abandonarão se houver retirada do enfoque na cura.

A frase que exemplifica essa dicotomia de cuidado *versus* cura quando a doença está em estágio terminal é *nada mais pode ser feito*. Essa declaração, utilizada com muita frequência, comunica a crença de muitos profissionais de saúde de que não há nada de valor a ser oferecido aos pacientes além da cura; entretanto, em uma perspectiva enfocada no cuidado, sempre há algo mais que possa ser feito. Essa noção ampliada da cura implica que essa pode ocorrer durante toda a vida. Há muitas oportunidades para a cura física, espiritual, emocional e social, mesmo quando os sistemas corporais começam a falhar ao fim da vida.

Problemas que afligem o profissional de saúde

Questões importantes para os cuidadores profissionais incluem *burnout*, promoção de resiliência e suporte dos profissionais da enfermagem.

Burnout (esgotamento profissional) e promoção de resiliência

Burnout (síndrome de esgotamento profissional) é definido como a tríade de exaustão emocional, cinismo e falta de efetividade no trabalho. Quando a pessoa percebe o *burnout*, geralmente é tarde demais. Para evitar *burnout*, existe um conjunto de trabalhos para promover resiliência, proporcionando aos profissionais de saúde as habilidades necessárias para equilibrar trabalho e vida pessoal e manter a satisfação com suas carreiras (Back, Steinhauser, Kamal et al., 2017). Ver na Tabela 13.7 algumas habilidades de resiliência e fatores laborais para prevenir a ocorrência de *burnout*.

Embora não seja conhecida a prevalência de *burnout* nos profissionais de enfermagem que atuam em cuidados paliativos e *hospice*, os pesquisadores tentaram avaliar a prevalência de *burnout* em todos os profissionais de saúde que atuam em cuidados paliativos. Um estudo constatou a maior probabilidade de os médicos apresentarem sinais de esgotamento profissional (*burnout*); entretanto, os fatores que contribuíram para o esgotamento profissional, tanto nos médicos como em outros profissionais de saúde (técnico de enfermagem, enfermeiro, capelão, assistente social), foram o fato de ser mais jovem, de trabalhar nos fins de semana ou além do horário preestabelecido e sensação de isolamento (Kamal, Bull, Wolf et al., 2020). Constatou-se que os profissionais que trabalham em *hospice* e cuidados paliativos apresentavam taxas de *burnout* de aproximadamente 39% (Kamal et al., 2020).

A ANA (2017a) publicou *A Call to Action: Exploring Moral Resilience toward a Culture of Ethical Practice* (Chamado à ação: exploração da resiliência moral direcionada à cultura da prática profissional ética), que enfatiza o potencial de *burnout* nos profissionais de enfermagem e faz recomendações para os indivíduos e para as instituições para fomentar resiliência, bem como recomendações para pesquisa. Esse documento também contém um *kit* de recursos para os enfermeiros e ações propostas.

Como dar apoio a si mesmos

Além de ambientais laborais saudáveis que promovam resiliência, os enfermeiros com frequência são encorajados a desenvolver práticas de autocuidado. O autocuidado engloba várias atividades ou práticas que a pessoa desempenha enquanto não está no trabalho; exemplos incluem a prática de ioga ou meditação, ter passatempos ou simplesmente não ler os *e-mails* quando não está no trabalho. Um estudo qualitativo recente constatou que os

TABELA 13.7 Seleção de habilidades de resiliência

Habilidades individuais	Oportunidades
• *Avaliação de pontos fortes pessoais*	• *Apoio à autonomia*
• *Reconhecimento de deflagradores emocionais clínicos*	• *Estruturação de recompensas*
• *Aplicação de habilidades de mindfulness (atenção plena) no trabalho*	• *Promoção de colaboração entre os pares e com outros profissionais*
• *Estabelecimento de limites e expectativas razoáveis em relação à saúde*	• *Estabelecimento de equidade no local de trabalho*
• *Achado de significado no trabalho a cada dia*	• *Reconhecimento de que a exploração dos valores do paciente é um processo demorado no cuidado centrado no paciente*
• *Persistência da capacidade de adaptação e desenvolvimento de habilidades de resiliência.*	• *Adoção de flexibilidade.*

Adaptada de Back, A. L., Stienhauser, K. E., Kamal, A. H. et al. (2017). Why burnout is so hard to fix. *Journal of Oncology Practice*, 13(6): 348-51.

profissionais de saúde (médicos e enfermeiros) buscam práticas que promovam bem-estar e possibilitem a restauração mental e física de modo a prestar cuidado adequado aos pacientes (Mills, Wand & Fraser, 2018). Os profissionais dos cuidados paliativos buscaram significado por meio de equilíbrio entre o trabalho e a vida pessoal e o estabelecimento de relacionamentos; eles buscaram autocuidado durante as atividades laborais (p. ex., estabelecendo limites, negociando a carga de trabalho e refletindo sobre a prática profissional) e fora do trabalho (tais como meditação, repouso, distanciamento do trabalho e relacionamentos sociais positivos) (Mills et al., 2018).

Estejam praticando em um centro de traumatismos, UTI ou outro ambiente de cuidados agudos, cuidados domiciliares, *hospice*, cuidados de longo prazo ou nos muitos locais onde os pacientes e suas famílias recebem serviços ambulatórios, os enfermeiros estão bastante envolvidos com questões complexas e emocionalmente carregadas que circundam a perda da vida. Para serem mais efetivos e ficarem mais satisfeitos com os cuidados que fornecem, os enfermeiros devem atender às suas próprias respostas emocionais às perdas testemunhadas todos os dias. Em ambientes de hospitais residenciais, onde a morte, o pesar e a perda são resultados esperados dos cuidados do paciente, os colegas da equipe de saúde contam com o apoio uns dos outros, aprendendo habilidades de enfrentamento entre si e conversando sobre como foram afetados pelas vidas daqueles pacientes que morreram. Em muitos ambientes, os membros da equipe organizam velórios para apoiar as famílias que sofrem a perda e outros cuidadores, que são confortados ao se reunirem para relembrar e celebrar as vidas dos pacientes.

EXERCÍCIOS DE PENSAMENTO CRÍTICO

1 cpa Sua paciente é uma mulher de 60 anos com câncer de pulmão que está hospitalizada com falta de ar intensa. Atualmente ela está recebendo quimioterápicos de segunda linha e completou esquema de radioterapia paliativa para metástases de costelas. Ela vive com o marido e tem dois filhos adultos que moram em outro estado. Enquanto você está administrando a medicação da manhã, a paciente pergunta: "Por que Deus está fazendo isso comigo? O que eu fiz para merecer isso?" Como você viabilizará uma discussão interprofissional para abordar as preocupações espirituais dessa paciente? Quais membros da equipe interdisciplinar precisam participar dessa discussão?

2 pbe Seu paciente é um homem de 52 anos com fibrose pulmonar idiopática que está sendo avaliado para transplante de pulmão. Ele chega à unidade de transplante pulmonar com um amigo do trabalho. Ele trabalha em segurança, mas tem sido advertido com frequência porque não consegue fazer as rondas horárias. Ele vive sozinho em uma casa de dois andares e o banheiro fica no segundo andar. Por causa da dispneia aos esforços, ele não consegue subir as escadas e atualmente dorme no sofá e não toma banho há semanas. Ele tem uma filha com quem não mantém contato há mais de 10 anos. A dispneia também compromete seu apetite e tem bebido refrigerantes e comido sanduíches quando os amigos levam para ele. Como você concluiria a avaliação dos sintomas baseada em evidências? Quais intervenções baseadas em evidências você aventaria para tratar a dispneia desse paciente?

3 qp Você começou há 3 meses a fazer visitas domiciliares de *hospice*. O seu paciente é uma mulher de 73 anos que sofreu diversos acidentes vasculares encefálicos. Em conversas com seus familiares, ela expressou previamente o desejo de não querer suporte prolongado de vida. Ela tem quatro filhas devotadas que estabeleceram um esquema de acompanhamento 24 horas por dia, de modo que uma delas sempre fica com a mãe. Quando você entra no quarto, a paciente está sonolenta e apresenta períodos de apneia. A filha, que está à cabeceira do leito, informa que a paciente gritou na noite anterior, chamando pelos pais e tentando sair do leito. A filha acredita que a paciente esteja mais confortável agora. Ela chora de modo intermitente enquanto conversa com você. Em um dado momento ela pergunta: "Você acha que ela está zangada conosco? Esse deve ser o motivo de ela ter ficado agitada ontem à noite... Eu sabia que não devia ter ouvido minhas irmãs – minha mãe quer viver!" Em qual estágio do processo de morte está essa paciente? Como você orientaria a filha dessa paciente sobre os estágios da morte? Como você avaliaria as necessidades de luto?

REFERÊNCIAS BIBLIOGRÁFICAS

*Pesquisa em enfermagem.
**Referência clássica.

Livros

American Nurses Association (ANA). (2015). *Nursing scope and standards of practice* (3rd ed.). Silver Spring, MD: Author.
American Nurses Association (ANA). (2015). *Code of ethics for nurses with interpretive statements*. Silver Spring, MD: Author.
Back, A., Arnold, R., & Tulsky, J. (2009). *Mastering communication with seriously ill patients: Balancing empathy and hope*. New York: Cambridge University Press.
Berry, P., & Griffie, J. (2019). Planning for the actual death. In B. R. Ferrell, N. Coyle, & J. Paice (Eds.). *Oxford textbook of palliative nursing* (5th ed.). New York: Oxford.
Cormack, C., Mazanec, P., & Panke, J. T. (2019). Cultural considerations in palliative care. In B. R. Ferrell, N. Coyle, & J. Paice (Eds.). *Oxford textbook of palliative nursing* (5th ed.). New York: Oxford.
**Glaser, B. G., & Strauss, A. (1965). *Awareness of dying*. Chicago, IL: Aldine.
**Kübler-Ross, E. (1969). *On death and dying*. New York: Macmillan.
National Hospice and Palliative Care Organization (NHPCO). (2018). *NHPCO facts and figures: Hospice care in America*. Alexandria, VA: Author.
Prince-Paul, M., & Daly, B. J. (2019). Ethical consideration in palliative care. In B. R. Ferrell, N. Coyle, & J. Paice (Eds.). *Oxford textbook of palliative nursing* (5th ed.). New York: Oxford.
**Rando, T. A. (2000). Promoting healthy anticipatory mourning in intimates of the life-threatened or dying person. In T. A. Rando (Ed.). *Clinical dimensions of anticipatory mourning*. Champaign, IL: Research Press.
Schack, E. E., & Wholihan, D. (2019). Anorexia and cachexia. In B. R. Ferrell, N. Coyle, & J. Paice (Eds.). *Oxford textbook of palliative nursing* (5th ed.). New York: Oxford.
Taylor, E. J. (2019). Spiritual screening, history, and assessment. In B. R. Ferrell, N. Coyle, & J. Paice (Eds.). *Oxford textbook of palliative nursing* (5th ed.). New York: Oxford.
Wittenberg-Lyles, E., Goldsmith, J., Ferrell, B. R., et al. (2013). *Communication in palliative nursing*. New York: Oxford.

Periódicos e documentos eletrônicos

Abarshi, E., Rietjens, J., Robijn, L., et al. (2017). International variations in clinical practice guidelines for palliative sedation: A systematic review. *BMJ Supportive & Palliative Care, 7*(3), 223–229.
Adams, J. G., & Walls, R. M. (2020). Supporting the health care workforce during the COVID-19 global epidemic. *JAMA, 323*, 1439–1440.

American Academy of Hospice and Palliative Medicine (AAHPM). (2016). Position statements: Physician-assisted dying. Retrieved on 6/25/2019 at: www.aahpm.org/positions/default/suicide.html

**American Nurses Association (ANA). (2010). Position statement: Registered nurses' roles and responsibilities in providing expert care and counseling at the end of life. Retrieved on 6/21/2019 at: www.nursingworld.org/~4af078/globalassets/docs/ana/ethics/endoflife-positionstatement.pdf

American Nurses Association (ANA). (2013). Position statement: Euthanasia, assisted suicide, and aid in dying. Retrieved on 6/27/2019 at: www.nursingworld.org/~4af287/globalassets/docs/ana/ethics/euthanasia-assisted-suicideaid-in-dying_ps042513.pdf

American Nurses Association (ANA). (2017a). Call for action: Nurses lead and transform palliative care. Retrieved on 6/20/19 at: www.nursingworld.org/~497158/globalassets/practiceandpolicy/health-policy/palliativecareprofessionalissuespanelcallforaction.pdf

American Nurses Association (ANA). (2017b). A call to action: Exploring moral resilience toward a culture of ethical practice. Retrieved on 6/26/2019 at: www.nursingworld.org/~4907b6/globalassets/docs/ana/ana-call-to-action-exploring-moral-resilience-final.pdf

Back, A. L., Fromme, E. K., & Meier, D. E. (2019). Training clinicians with communication skills needed to match medical treatments to patient values. *Journal of the American Geriatrics Society*, 67(S2), S441.

Back, A. L., Steinhauser, K. E., Kamal, A. H., et al. (2017). Why burnout is so hard to fix. *Journal of Oncology Practice*, 13(6), 348–351.

Back, A., Tulsky, J. A., & Arnold, R. M. (2020). Communication skills in the age of COVID-19. *Annals of Internal Medicine*, 172(11), 759–760.

Bajwah, S., Wilcock, A., Towers, R., et al. (2020). Managing the supportive care needs of those affected by COVID-19. *European Respiratory Journal*, 55(4), 2000815.

Balboni, T. A., Fitchett, G., Handzo, G. F., et al. (2017). State of the Science of Spirituality and Palliative Care Research Part II: Screening, assessment, and interventions. *Journal of Pain & Symptom Management*, 54(3), 441–453.

*Birkholz, L., & Haney, T. (2018). Using a dyspnea assessment tool to improve care at the end of life. *Journal of Hospice and Palliative Nursing*, 20(3), 219–227.

Bischoff, K., O'Riordan, D. L., Marks, A. K., et al. (2017). Care planning for inpatients referred for palliative care consultation. *JAMA Internal Medicine*, 178(1), 48–54.

Brighton, L. J., & Bristowe, K. (2016). Communication in palliative care: Talking about the end of life, before the end of life. *Postgraduate Medicine Journal*, 92(1090), 466–470.

Bush, S. H., Tierney, S., & Lawlor, P. G. (2017). Clinical assessment and management of delirium in the palliative care setting. *Drugs*, 77(15), 1623–1643.

**Casarett, D. J., Kapo, J., & Kaplan, A. (2005). Appropriate use of artificial nutrition and hydration—fundamental principles and recommendations. *New England Journal of Medicine*, 353(24), 2607–2612.

Centers for Disease Control and Prevention (CDC). (2016). CDC Guideline for prescribing opioids for chronic pain—United States, 2016. Centers for Disease Control and Prevention Morbidity and Mortality Weekly Report. Retrieved on 3/28/2019 at: www.cdc.gov/mmwr/volumes/65/rr/rr6501e1.htm

Centers for Medicare & Medicaid Services (CMS). (2018). Evaluation of the Medicare care choices model. Annual report #1. Retrieved on 6/30/2019 at: www.innovation.cms.gov/Files/reports/mccm-firstannrpt.pdf

Centers for Medicare & Medicaid Services (CMS). (2019). Hospice. Retrieved on 6/24/2019 at: www.cms.gov/Medicare/Medicare-Fee-for-Service-Payment/Hospice/index.html

Chidiac, C., Feuer, D., Naismith, J., et al. (2020). Emergency palliative care planning and support in a COVID-19 pandemic. *Journal of Palliative Medicine*, 23, 752–753.

Chua, I. S., Jackson, V., & Kamdar, M. (2020). Webside manner during the COVID-19 pandemic: Maintaining human connection during virtual visits. *Journal of Palliative Medicine*. doi: 10.1089/jpm.2020.0298

Compton-Phillips, A., & Mohta, N. S. (2019). Care redesign survey: The power of palliative care. *NEJM Catalyst*. Retrieved on 6/27/2019 at: www.catalyst.nejm.org/power-palliative-end-of-life-care-program

Coyne, P., Mulvenon, C., & Paice, J. A. (2018). American Society for Pain Management Nursing and Hospice and Palliative Nurses Association position statement: Pain management at the end of life. *Pain Management Nursing*, 19(1), 3–7.

Danis, R., Arnold, R. M., & Savarese, D. M. F. (2018). Stopping artificial nutrition and hydration at the end of life. Retrieved on 6/27/2019 at: www.uptodate.com/contents/stopping-nutrition-and-hydration-at-the-end-of-life#topicContent

De, D., & Thomas, C. (2019). Enhancing the decision-making process when considering artificial nutrition in advanced dementia care. *International Journal of Palliative Nursing*, 25(5), 216–223.

De Lima, L. D., Woodruff, R., Pettus, K., et al. (2017). International Association for Hospice and Palliative Care position statement: Euthanasia and physician-assisted suicide. *Journal of Palliative Medicine*, 20(1), 8–14.

Dowell, D., Haegerich, T., & Chou, R. (2019). No shortcuts to safer opioid prescribing. *New England Journal of Medicine*, 380(24), 2285–2287.

Dumanovsky, T., Augustin, R., Rogers, M., et al. (2016). The growth of palliative care in U.S. hospitals: A status report. *Journal of Palliative Medicine*, 19(1), 8–15.

El-Jawahri, A., LeBlanc, T., VanDusen, H., et al. (2016). Effect of inpatient palliative care on quality of life 2 weeks after hematopoietic stem cell transplantation: A randomized clinical trial. *JAMA*, 316(20), 2094–2103.

Enclara Pharmacia, Inc. (2015). *Enclara Pharmacia medication use guidelines* (1st ed.). Philadelphia, PA: Author.

Ferrell, B., Malloy, P., Mazanec, P., et al. (2016). CARES: AACN's new competencies and recommendations for educating undergraduate nursing students to improve palliative care. *Journal of Professional Nursing*, 32(5), 327–333.

Ferrell, B. R., Twaddle, M. L., Melnick, A., et al. (2018). National consensus project clinical practice guidelines for quality palliative care guidelines, 4th edition. *Journal of Palliative Medicine*, 21(12), 1684–1689.

Finlay, E., Newport, K., Sivendran, S., et al. (2018). Models of outpatient palliative care clinics for patients with cancer. *Journal of Oncology Practice*, 15(4), 187–193.

Foxwell, A. M. (2020). On the coronavirus front lines: Part-time nurse, full-time worry | Expert Opinion. *The Philadelphia Inquirer*. Retrieved on 7/15/2020 at: www.inquirer.com/health/coronavirus/coronavirus-covid19-frontline-nurse-practitioner-20200417.html

Foxwell, A. M., Uritsky, T., & Meghani, S. H. (2019). Opioids and cancer pain management in the United States: Public policy and legal challenges. *Seminars in Oncology Nursing*, 35(3), 322–326.

Hack, T. F., McClement, S. E., Chochinov, H. M., et al. (2018). Assessing symptoms, concerns, and quality of life in noncancer patients at end of life: How concordant are patients and family proxy members? *Journal of Pain and Symptom Management*, 56(5), 760–766.

Hamel, L., Wu, B., & Brodie, M. (2017). Views and experiences with end-of-life medical care in Japan, Italy, the United States, and Brazil: A cross-country survey. *The Henry J. Kaiser Family Foundation Report*. Retrieved on 9/12/2019 at: www.kff.org

*Higgins, A., & Hynes, G. (2019). Meeting the needs of people who identify as lesbian, gay, bisexual, transgender, and queer in palliative care. *Journal of Hospice and Palliative Nursing*, 21(4), 286–290.

Hospice and Palliative Nurses Association (HPNA). (2017). HPNA position statement: Physician-assisted death/physician assisted suicide. Retrieved on 6/22/2019 at: www.file:///Users/anessa/Downloads/Physician%20Assisted%20Death%20Physician%20Assisted%20Suicide.pdf

Hui, D., Arthur, J., & Bruera, E. (2019). Palliative care for patients with opioid misuse. *JAMA*, 321(5), 511.

Hui, D., Frisbee-Hume, S., Wilson, A., et al. (2017). Effect of lorazepam with haloperidol vs haloperidol alone on agitated delirium in patients with advanced cancer receiving palliative care: A randomized clinical trial. *JAMA*, 318(11), 1047–1056.

Hui, D., Park, M., Liu, D., et al. (2016). Clinician prediction of survival versus the palliative prognostic score: Which approach is more accurate? *European Journal of Cancer*, 64, 89–95.

Ingravallo, F., de Nooijer, K., Pucci, V., et al. (2018). Discussions about palliative sedation in hospice: Frequency, timing and factors associated with patient involvement. *European Journal of Cancer Care*, 28(3), e13019.

**Institute of Medicine (IOM). (2014). Dying in America: Improving quality and honoring individual preferences near the end of life. Retrieved on 6/13/2019 at: www.nationalacademies.org/hmd/Reports/2014/Dying-In-America-Improving-Quality-and-Honoring-Individual-Preferences-Near-the-End-of-Life.aspx

Izumi, S. (2017). Advance care planning: The nurse's role. *The American Journal of Nursing*, 117(6), 56–61.

Kamal, A. H., Bull, J. H., Wolf, S. P., et al. (2020). Prevalence and predictors of burnout among hospice and Palliative Care clinicians in the U.S. *Journal of Pain and Symptom Management, 59*(5), e6–e13.

Kamal, A. H., Wolf, S. P., Troy, J., et al. (2019). Policy changes key to promoting sustainability and growth of the specialty palliative care workforce. *Health Affairs, 38*(6), 910–918.

Kozlov, E., Phongtankuel, V., Prigerson, H., et al. (2019). Prevalence, severity, and correlates of symptoms of anxiety and depression at the very end of life. *Journal of Pain and Symptom Management, 58*(1), 80–85.

*Lasater, K. B., Sloane, D. M., McHugh, M. D., et al. (2019). Quality of end-of-life care and its association with nurse practice environments in U.S. hospitals. *Journal of the American Geriatrics Society, 67*(2), 302–308.

Lux, M. R., Protus, B. M., Kimbrel, J., et al. (2017). A survey of hospice and palliative care physicians regarding palliative sedation practices. *American Journal of Hospice and Palliative Medicine, 34*(3), 217–222.

Marcolini, E. G., Putnam, A. T., & Aydin, A. (2019). History and perspectives on nutrition and hydration at the end of life. *Journal of Biology and Medicine, 91*(2), 173–176.

Mason, T. M., & Duffy, A. R. (2019). Complicated grief and cortisol response: An integrative review of the literature. *Journal of the American Psychiatric Nurses Association, 25*(3), 181–188.

**Meghani, S. H. (2004). A concept analysis of palliative care in the United States. *Journal of Advanced Nursing, 46*(2), 152–161.

*Meghani, S. H., & Vapiwala, N. (2018). Building the critical divide in pain management guidelines from the CDC, NCCN, and ASCO for cancer survivors. *JAMA Oncology, 4*(10), 1323–1324.

Mills, J., Wand, T., & Fraser, J. A. (2018). Exploring the meaning and practice of self-care among palliative care nurses and doctors: A qualitative study. *BMC Palliative Care, 17*(63), 1–12.

Mor, V., Joyce, N. R., Cote, D. L., et al. (2016). The rise of concurrent care for veterans with advanced cancer at the end of life. *Cancer, 122*(5), 782–790.

Morris, S. E., & Block, S. D. (2015). Adding value to palliative care services: The development of an institutional bereavement program. *Journal of Palliative Medicine, 18*(11), 655–662.

Morrison, S. R. (2013). Models of palliative care delivery in the United States. *Current Opinion Supportive and Palliative Care, 7*(2), 201–206.

National Consensus Project for Quality Palliative Care (NCP). (2018). *Clinical practice guidelines for quality palliative care* (4th ed.). Retrieved on 6/22/2019 at: www.nationalcoalitionhpc.org

National Palliative Care Registry. (2017). National Hospice and Palliative Care Organization. Retrieved on 6/29/2019 at: www.registry.capc.

Nelson, J. E., Cortez, T. B., Curtis, J. R., et al. (2011). Integrating palliative nursing in the ICU: The nurse in a leading role. *Journal of Hospice and Palliative Nursing, 13*(2), 89–94.

O'Connor, N. R., Junker, P., Appel, S. M., et al. (2018). Palliative care consultation for goals of care and future acute care costs: A propensity-matched study. *American Journal of Hospice and Palliative Medicine, 35*(7), 966–971.

Oregon Public Health Division. (2018). Oregon's Death with Dignity Act—2018 Data Summary. Retrieved on 6/30/2019 at: www.oregon.gov/oha/PH/PROVIDERPARTNERRESOURCES/EVALUATIONRESEARCH/DEATHWITHDIGNITYACT/Documents/year21.pdf

Paladino, J., Bernacki, R., Neville, B. A., et al. (2019). Evaluating an intervention to improve communication between oncology clinicians and patients with life-limiting cancer: A cluster randomized clinical trial of the serious illness care program. *JAMA Oncology, 5*(6), 801–809.

Peereboom, K., & Coyle, N. (2012). Facilitating goals-of-care discussions for patients with life-limiting disease—Communication strategies for nurses. *Journal of Hospice and Palliative Nursing, 14*(4), 251–258.

Perez-Cruz, P. E., Langer, P., Carrasco, C., et al. (2019). Spiritual pain is associated with decreased quality of life in advanced cancer patients in palliative care: An exploratory study. *Journal of Palliative Medicine, 22*(6), 663–669.

Puchalski, C. M. (2015). Spirituality in geriatric palliative care. *Clinical Geriatric Medicine, 31*(2), 245–252.

**Puchalski, C., & Romer, A. L. (2000). Taking a spiritual history allows clinicians to understand patients more fully. *Journal of Palliative Medicine, 3*(1), 129–137.

Quill, T. E., Ganzini, L., Troug, R. D., et al. (2018). Voluntarily stopping eating and drinking among patients with serious advanced illness—Clinical, ethical, and legal aspects. *JAMA Internal Medicine, 178*(1), 123–127.

Quill, T. E., Lo, B., Brock, D. W., et al. (2009). Last-resort options for palliative sedation. *Annals of Internal Medicine, 151*, 421–424.

Richardson, S., Hirsch, J. S., Narasimhan, M., et al. (2020). Presenting characteristics, comorbidities, and outcomes among 5700 patients hospitalized with COVID-19 in the New York City area. *JAMA, 323*, 2052.

Rodrigues, P., Crokaert, J., & Gastmans, C. (2018). Palliative sedation for existential suffering: A systematic review of argument-based ethics literature. *Journal of Pain and Symptom Management, 55*(6), 1577–1590.

Sanders, J. J., Chow, V., Enzinger, A. C., et al. (2017). Seeking and accepting: U.S. clergy theological and moral perspectives informing decision making at the end of life. *Journal of Palliative Medicine, 20*(10), 1059–1067.

Schuchman, M., Fain, M., & Cornwell, T. (2018). The resurgence of home-based primary care models in the United States. *Geriatrics (Basel, Switzerland), 3*(3), 41.

Steinhauser, K. E., Fitchett, G., Handzo, G. F., et al. (2017). State of the Science of Spirituality and Palliative Care Research Part I: Definitions, measurement, and outcomes. *Journal of Pain & Symptom Management, 54*(3), 428–440.

**Stroebe, M., & Schut, H. (1999). The dual process of coping with bereavement: Rationale and description. *Death Studies, 23*(3), 197–224.

**SUPPORT Principal Investigators. (1995). A controlled trial to improve care for seriously ill hospitalized patients. *JAMA, 274*(20), 1591–1598.

Tarbi, E. C., & Meghani, S. H. (2019). Existential experience in adults with advanced cancer: A concept analysis. *Nursing Outlook, 67*(5), 540–557.

**Temel, J. S., Greer, J. A., Muzikansky, A., et al. (2010). Early palliative care for patients with metastatic non-small-cell lung cancer. *New England Journal of Medicine, 363*(8), 733–742.

Teno, J. M., Gozalo, P., Trivedi, A. N., et al. (2018). Site of death, place of care, and health care transitions among US Medicare beneficiaries, 2000-2015. *JAMA, 320*(3), 264–271.

The Conversation Project National Survey. (2018). *Institute for Healthcare Improvement*. The conversation project. Retrieved on 9/13/19 at: www.theconversationproject.org

The Joint Commission. (2018). Facts about the advanced certification program for palliative care. Retrieved on 6/28/2019 at: www.jointcommission.org/assets/1/18/Palliative_Care.pdf

Tofthagen, C. S., Kip, K., Witt, A., et al. (2017). Complicated grief: Risk factors, interventions and resources for oncology nurses. *Clinical Journal of Oncology Nursing, 21*(3), 331–337.

Unroe, K. T., O'Kelly Phillips, E., Effler, S., et al. (2019). Comfort measures orders and hospital transfers: Insights from the OPTIMISTIC demonstration project. *Journal of Pain and Symptom Management, 58*(4), 559–566.

Wakam, G. K., Montgomery, J. R., Biesterveld, B. E., et al. (2020). Not dying alone—Modern compassionate care in the Covid-19 pandemic. *New England Journal of Medicine, 382*, e88.

Wang, S., Hsu, S., Aldridge, M. D., et al. (2019). Racial differences in health care transitions and hospice use at the end of life. *Journal of Palliative Medicine, 22*(6), 619–627.

Wang, S. S. Y., Teo, W. Z. W., Teo, W. Z. Y., et al. (2020). Virtual reality as a bridge in palliative care during COVID-19. *Journal of Palliative Medicine, 23*(6), 756.

Wax, J. W., An, A. W., Koiser, N., et al. (2018). Voluntary stopping eating and drinking. *Journal of the American Geriatric Society, 66*(3), 441–445.

West, L. A., Cole, S., & Goodkind, D., et al. (2014). 65+ in the United States: 2010. Retrieved on 6/29/2019 at: www.commongroundhealth.org/Media/Default/documents/Senior%20Health/2010%20Census%20Report_%2065-lowest_Part1.pdf

White, D. B., Angus, D. C., Shields, A. M., et al. (2018). A randomized trial of a family-support intervention in intensive care units. *The New England Journal of Medicine, 378*(25), 2365–2375.

Wholihan, D. & Olson, E. (2017). The doctrine of double effect: A review for the bedside nurse providing end-of-life care. *Journal of Hospice and Palliative Nursing, 19*(3), 205–211.

Worldwide Palliative Care Alliance, World Health Organization. (2014). Global atlas of palliative care at the end of life. Retrieved on 6/25/2019 at: www.who.int/nmh/Global_Atlas_of_Palliative_Care.pdf

Yadav, K. N., Gabler, N. B., Cooney, E., et al. (2017). Approximately one in three US adults completes any type of advanced directive for end-of-life care. *Health Affairs, 36*(7), 1244–1251.

Yennurajalingam, S., Lu, Z., Prado, B., et al. (2018). Association between advanced cancer patients' perceptions of curability and patients' characteristics, decisional control preferences, symptoms, and end-of-life quality care. *Journal of Palliative Medicine, 21*(11), 1609–1616.

Recursos[4]

American Academy of Hospice and Palliative Medicine (AAHPM), www.aahpm.org
American Hospice Foundation, www.americanhospice.org
Americans for Better Care of the Dying (ABCD), www.abcd-caring.org
Association for Death Education and Counseling (ADEC), www.adec.org/default.aspx
Caring Connections: A program of the National Hospice and Palliative Care Organization, www.caregiver.org/caring-connections-0
Center to Advance Palliative Care (CAPC), www.capc.org
Children's Hospice International (CHI), www.chionline.org
Compassion & Choices, www.compassionandchoices.org
End-of-Life Nursing Education Consortium (ELNEC), www.aacnnursing.org/ELNEC
Family Caregiver Alliance (FCA), www.caregiver.org
Get Palliative Care (Blog and resources for palliative care), www.getpalliativecare.org
Harvard Medical School Center for Palliative Care, Dana Farber Cancer Institute, /pallcare.hms.harvard.edu
Hospice and Palliative Credentialing Center (HPCC), www.advancingexpertcare.org/HPNA/HPNA/About_Us/About.aspx
Hospice and Palliative Nurses Association (HPNA), www.advancingexpertcare.org
Hospice Association of America, http://hospice.nahc.org/
Hospice Compare (Medicare ratings), www.medicare.gov/hospicecompare
Hospice Education Institute, www.guidestar.org/profile/22-2701794
Hospice Foundation of America (HFA), www.hospicefoundation.org
International Association for Hospice & Palliative Care (IAHPC), www.hospicecare.com/home
National Association for Home Care & Hospice, www.nahc.org
National Consensus Project for Quality Palliative Care, www.nationalcoalitionhpc.org/ncp
National Hospice and Palliative Care Organization (NHPCO), www.nhpco.org
National Prison Hospice Association, www.npha.org
Office of End-of-Life and Palliative Care Research (OEPCR), www.ninr.nih.gov/researchandfunding/desp/oepcr
Palliative Care NOW Fast Facts and Concepts, www.mypcnow.org/fast-facts
POLST (Physician Orders for Life-Sustaining Treatment Paradigm), www.polst.org
Promoting Excellence in End-of-Life Care, www.promotingexcellence.org
Supportive Care Coalition, www.supportivecarecoalition.org
TIME: Toolkit of Instruments to Measure End of Life Care (Brown University), www.chcr.brown.edu/pcoc/resourceguide/resourceguide.pdf
We Honor Veterans (Partnership between Veterans Administration and NHPCO), www.wehonorveterans.org
World Health Organization (WHO) Palliative Care, www.who.int/news-room/fact-sheets/detail/palliative-care

---

[4]N.R.T.: No Brasil, a Resolução nº 41, de 31 de outubro de 2018, dispõe sobre as diretrizes para a organização dos cuidados paliativos, à luz dos cuidados continuados integrados, no âmbito Sistema Único de Saúde (SUS). Um recurso é a Academia Nacional de Cuidados Paliativos (https://paliativo.org.br/).

PARTE 3

Conceitos e Manejo de Enfermagem no Período Perioperatório

Estudo de caso — Manutenção de uma cultura de segurança por meio de lista de verificação (*checklist*) cirúrgica

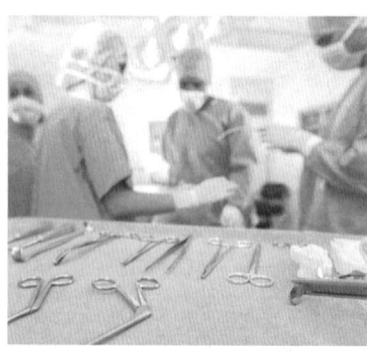

Mulher de 32 anos é hospitalizada por causa de náuseas, vômitos e dor no quadrante superior direito do abdome. É feito o diagnóstico de colecistite aguda e programada laparoscopia para retirada de sua vesícula biliar. Após completar os procedimentos pré-operatório e pré-procedimento, a paciente é levada para o centro cirúrgico onde você trabalha. A lista de verificação (*checklist*) cirúrgica envolve os membros da equipe, inclusive o cirurgião, o anestesiologista, o enfermeiro circulante e o técnico de enfermagem do centro cirúrgico. Antes da indução da anestesia, a equipe confirma a identidade da paciente, o procedimento e o termo de consentimento livre e esclarecido. Além disso, o local da incisão é marcado, a máquina de anestesia é verificada, a lista de verificação da medicação é completada, o oxímetro de pulso é colocado na paciente e o seu funcionamento é confirmado. A equipe também verifica se a paciente tem alergia conhecida, se as vias respiratórias estão pérvias ou se existem riscos de aspiração e se existe risco de perda sanguínea superior a 500 mℓ.

Foco de competência QSEN: Segurança

As complexidades inerentes ao atual sistema de saúde desafiam o enfermeiro a demonstrar a integração de competências centrais interdisciplinares específicas. Essas competências visam garantir a prestação de cuidados seguros e de qualidade ao paciente (Institute of Medicine, 2003). O projeto Orientação de Qualidade e Segurança para Enfermeiros (do inglês *Quality and Safety Education for Nurses* – QSEN) (Cronenwett, Sherwood, Barnsteiner et al., 2007; QSEN, 2020) são uma referência para o conhecimento, as habilidades e as atitudes (CHAs) necessários ao enfermeiro para que demonstre competência nas suas áreas principais: *cuidado centrado no paciente*; *trabalho colaborativo em equipe interdisciplinar*; *prática baseada em evidências*; *melhora da qualidade*; *segurança*; e *informática.*

Definição de segurança: minimizar o risco de lesão para os pacientes e profissionais de saúde por meio de efetividade do sistema e desempenho individual.

COMPETÊNCIAS SELECIONADAS PRÉ-LICENCIAMENTO	APLICAÇÃO E REFLEXÃO
Conhecimento	
Descrever os fatores que criam uma cultura de segurança (como estratégias de comunicação aberta e sistemas organizacionais de notificação de erros).	Descrever sua participação na lista de verificação de segurança cirúrgica. Identificar as outras verificações que precisam ser feitas antes da incisão cirúrgica e outras medidas de segurança que têm de ser abordadas antes de o paciente sair do centro cirúrgico para reforçar a cultura de segurança.
Habilidades	
Comunicar as observações ou preocupações relacionadas com riscos e erros aos pacientes, suas famílias e à equipe de saúde.	Identificar sua participação na comunicação com os membros da equipe do centro cirúrgico sobre avaliações importantes, perigos potenciais e erros que podem ocorrer por causa da cirurgia.
Atitudes	
Valorizar a relação entre campanhas de segurança nacionais e implementação nas unidades de atendimento e em outros locais de prestação de cuidados	Uma das metas da Joint Comission é garantir a segurança dos pacientes por meio da eliminação de erros potenciais. Nos EUA, o uso da lista de verificação da segurança cirúrgica é apoiado por várias agências de acreditação, tais como Joint Commission e a Organização Mundial da Saúde. Que outras práticas podem ser implementadas para garantir a segurança no centro cirúrgico?

Cronenwett, L., Sherwood, G., Barnsteiner, J. et al. (2007). Quality and safety education for nurses. *Nursing Outlook, 55*(3), 122-131; Institute of Medicine. (2003). *Health professions education: A bridge to quality.* Washington, DC: National Academies Press; QSEN Institute. (2020). *QSEN competencies: Definitions and pre-licensure KSAs; Safety.* Retirado em 15/08/2020 de: qsen.org/competencies/pre-licensure-ksas/#safety.

14 Manejo de Enfermagem no Período Pré-Operatório

DESFECHOS DO APRENDIZADO

Após ler este capítulo, você será capaz de:

1. Definir as fases do atendimento ao paciente no período perioperatório.
2. Realizar uma avaliação pré-operatória detalhada para identificar fatores pertinentes de saúde e de risco cirúrgico.
3. Descrever considerações relacionadas com os cuidados de enfermagem pré-operatórios de pacientes idosos, pacientes com obesidade e pacientes com incapacidade.
4. Identificar os documentos exigidos antes de os pacientes entrarem no centro cirúrgico.
5. Iniciar a preparação pré-operatória imediata do paciente e a orientação do paciente.

CONCEITOS DE ENFERMAGEM

Comunicação   Manejo dos cuidados   Mobilidade

GLOSSÁRIO

anamnese e exame físico: formulário obrigatório preenchido pelo cirurgião com uma visão geral abrangente das condições clínicas atuais e do plano de cuidado do paciente

cirurgia ambulatorial: cirurgia em ambulatório ou consultório, no mesmo dia ou de curta duração, que não exige internação hospitalar durante a noite

cirurgia minimamente invasiva: procedimento cirúrgico que utiliza instrumento especializado inserido no corpo, seja através de orifícios naturais ou através de pequenas incisões

consentimento informado: decisão autônoma do paciente a ser submetido a um procedimento cirúrgico, com base na natureza da condição, nas opções de tratamento e nos riscos e benefícios envolvidos

exames pré-admissão: exames laboratoriais e complementares realizados antes da admissão ao hospital

medicina bariátrica: atenção ao paciente com obesidade

período intraoperatório: inicia-se com a transferência do paciente para a sala de operação e continua até que o paciente seja admitido na unidade de recuperação anestésica

período perioperatório: envolve a experiência cirúrgica; inclui as fases pré-operatória, intraoperatória e pós-operatória do cuidado de enfermagem

período pós-operatório: começa com a admissão do paciente na unidade de recuperação anestésica e termina após a avaliação de acompanhamento na clínica ou em casa

período pré-operatório: começa quando se toma a decisão de realizar a intervenção cirúrgica e termina quando o paciente é transferido para a sala de operação

---

Conforme as técnicas para realizar as cirurgias evoluem com o aperfeiçoamento da tecnologia e da especialização, as cirurgias tornaram-se menos invasivas e, portanto, menos debilitantes. O aumento das **cirurgias minimamente invasivas** (procedimentos que utilizam um instrumento especializado inserido no corpo através de orifícios naturais ou pequenas incisões) possibilita que muitos procedimentos sejam realizados em regime ambulatorial. A cirurgia continua sendo uma experiência complexa, estressante, seja ela minimamente invasiva, eletiva ou de emergência. Mesmo pacientes saudáveis submetidos a uma intervenção cirúrgica ambulatorial eletiva podem apresentar complicações imprevistas durante procedimentos de outro modo benignos. Muitos pacientes são hospitalizados 90 minutos antes da cirurgia e são submetidos a avaliação médica e exames necessários antes da intervenção cirúrgica. A cirurgia é seguida por um período de recuperação na unidade de recuperação anestésica (URPA). Mais tarde, naquele dia, o paciente recebe alta para casa. Quando há comorbidades ou os procedimentos são mais complexos, o paciente pode fazer exames laboratoriais antes da admissão e pode ser internado no hospital para recuperação pós-operatória.

As cirurgias de emergência e consequentes a traumatismos resultam, na maioria das vezes, em internação prolongada.

Os pacientes que estão em condição grave ou que são submetidos a cirurgias de grande porte e aqueles com doenças concomitantes podem precisar de cuidados suplementares de suporte de outras áreas da saúde, o que pode ser coordenado com mais facilidade no ambiente hospitalar. O alto nível de agudeza dos pacientes cirúrgicos internados e a maior complexidade dos procedimentos impuseram maiores exigências em relação à prática da enfermagem nesse contexto.

Embora cada ambiente (consultório, ambulatório ou internamento) ofereça suas próprias vantagens para a prestação de assistência ao paciente, todos os pacientes precisam de avaliação de enfermagem pré-operatória holística, orientações e intervenções de enfermagem para se prepararem para a cirurgia.

ENFERMAGEM PERIOPERATÓRIA

A comunicação, o trabalho em equipe e a avaliação do paciente são cruciais para garantir bons resultados para o paciente no período perioperatório. As normas profissionais de enfermagem perioperatória e perianestésica abrangem os domínios da resposta comportamental, resposta fisiológica e segurança do paciente, e são usadas como guias para o desenvolvimento de diagnósticos, intervenções e planos de enfermagem. A enfermagem perioperatória, que abrange toda a experiência cirúrgica, consiste em três períodos que começam e terminam em determinados pontos na sequência de eventos da experiência cirúrgica. O **período pré-operatório** começa quando se toma a decisão de realizar a intervenção cirúrgica e termina com a transferência do paciente para a sala de operação (SO). O **período intraoperatório** começa quando o paciente é transferido para a mesa cirúrgica na SO e termina com a admissão na URPA. A enfermagem intraoperatória conta com a atuação do enfermeiro/técnico circulante ou enfermeiro instrumentador[1] (ver a descrição dessas funções no Capítulo 15). O **período pós-operatório** começa com a admissão do paciente à URPA e termina com a avaliação de acompanhamento na clínica ou em casa (Capítulo 16).

Cada **período perioperatório** inclui as mais diversas atividades que o enfermeiro realiza, tanto pelo processo de enfermagem quanto pelos padrões de práticas recomendadas da Association of periOperative Registered Nurses (AORN), anteriormente chamada Association of Operating Room Nurses (AORN, 2019), e a American Society of PeriAnesthesia Nurses (ASPAN, 2019).[2] O Boxe 14.1 apresenta exemplos de atividades de enfermagem características dos três períodos perioperatórios do cuidado. As fases da experiência cirúrgica são revisadas com mais detalhes neste capítulo e em outros capítulos desta parte.

Um modelo conceitual do cuidado ao paciente, publicado pela AORN, ajuda a delinear as relações entre os diversos componentes da prática de enfermagem e os resultados do paciente em quatro domínios: segurança, respostas fisiológicas, respostas comportamentais e sistemas de cuidados de saúde. Os três primeiros domínios refletem fenômenos de interesse para enfermeiros perioperatórios e são compostos de diagnósticos, intervenções e resultados de enfermagem. O quarto domínio – sistema de cuidados de saúde – consiste em elementos de dados estruturais e se concentra em processos e resultados clínicos. O modelo é usado para descrever a relação dos componentes do processo de enfermagem com o alcance dos resultados ideais para o paciente (Rothrock, 2019).

AVANÇOS NAS ABORDAGENS CIRÚRGICA E ANESTÉSICA

Os avanços tecnológicos continuam possibilitando aos profissionais do sistema de cuidados de saúde avançar em direção à realização de procedimentos mais complexos e que sejam menos invasivos e, portanto, causem menos morbidade durante a fase de recuperação da cirurgia (Rothrock, 2019). Cirurgias minimamente invasivas e robóticas estão substituindo procedimentos cirúrgicos tradicionais. Os avanços na tecnologia cirúrgica possibilitam hospitalizações menos demoradas e promovem conforto do paciente (Sadler, 2017).

A tendência de maior crescimento nos últimos anos é o uso da cirurgia robótica (Figura 14.1). A cirurgia robótica é mais vantajosa que a cirurgia laparoscópica e, entre as vantagens, estão maior acurácia na dissecção e na sutura, maior amplitude de movimento dos instrumentos, maior capacidade de ter acesso a estruturas profundas e obter *feedback* visual tridimensional (Rothrock, 2019). A cirurgia robótica é realizada em uma ampla gama de especialidades, tais como cirurgia cardíaca; cirurgia do sistema digestório; cirurgia urológica; cirurgia ginecológica; cirurgia otorrinolaringológica; cirurgia torácica e cirurgia ortopédica.

Os avanços na metodologia da anestesia complementam os avanços na tecnologia cirúrgica. Os métodos modernos para alcançar a permeabilidade das vias respiratórias, os dispositivos de monitoramento sofisticados e os novos agentes farmacológicos – como os anestésicos de ação rápida – proporcionaram um ambiente mais seguro para a cirurgia. Antieméticos eficazes reduziram as náuseas e os vômitos (NVPO). A melhora no manejo da dor pós-operatória e os procedimentos e tempos de recuperação mais curtos têm melhorado a experiência operatória de pacientes cirúrgicos.

CLASSIFICAÇÕES DAS CIRURGIAS

A decisão de realizar uma cirurgia pode basear-se na facilitação do diagnóstico (um procedimento diagnóstico, como biopsia, laparotomia exploratória ou laparoscopia), na cura (p. ex., a excisão de um tumor ou de um apêndice inflamado) ou no reparo (p. ex., reparação de múltiplas feridas). A cirurgia pode ser reconstrutiva ou estética (como mamoplastia ou *lift* facial), ou paliativa (para aliviar a dor ou corrigir um problema – como reduzir um tumor para ter conforto ou remover uma vesícula biliar disfuncional). Além disso, a cirurgia pode ser de reabilitação (p. ex., cirurgia de artroplastia total para corrigir uma dor incapacitante ou a progressão da osteoartrite degenerativa). Também pode ser classificada com base no grau de urgência envolvido: de emergência, urgente, necessária, eletiva e opcional (Tabela 14.1).

EXAMES PRÉ-ADMISSÃO

Concomitantes ao aumento das **cirurgias ambulatoriais** (cirurgias que não requerem uma estadia noturna em internação hospitalar) estão as mudanças na prestação de cuidados de saúde e o pagamento por esses serviços. Com incentivos para reduzir as internações e conter os custos, foram criados os **exames**

---

[1] N.R.T.: No Brasil, o enfermeiro não está autorizado a atuar como assistente de cirurgia.

[2] N.R.T.: No Brasil, a Sociedade Brasileira de Enfermeiros de Centro Cirúrgico, Recuperação Anestésica e Centro de Material e Esterilização – SOBECC está associada à International Federations of Perioperative Nurses (IFPN) desde 1999, ao Fórum Mundial de Esterilização (WFHSS) desde 2008, e mantém parceria constante com a Association of Operating Room Nurses (AORN).

Boxe 14.1 — Exemplos das atividades de enfermagem no período perioperatório

Período pré-operatório

Exames pré-admissão
1. Realizar a avaliação pré-operatória inicial.
2. Iniciar as orientações apropriadas às necessidades do paciente.
3. Envolver a família na entrevista.
4. Verificar a realização dos exames pré-operatórios de acordo com as necessidades do paciente.
5. Confirmar a compreensão das terapias pré-operatórias específicas prescritas pelo cirurgião (p. ex., preparo do intestino, banho pré-operatório).
6. Discutir e analisar o documento sobre o testamento vital.
7. Iniciar o planejamento de alta, avaliando a necessidade do paciente de transporte e cuidados pós-operatórios.

Admissão no centro cirúrgico
1. Reiterar a avaliação pré-operatória.
2. Avaliar os riscos de complicações pós-operatórias.
3. Relatar achados inesperados ou quaisquer desvios do normal.
4. Verificar se o consentimento informado para a cirurgia foi assinado.
5. Coordenar as orientações ao paciente e o plano de cuidados com a equipe de enfermagem e outros membros da equipe de saúde.
6. Reforçar as orientações prévias.
7. Explicar as fases do período perioperatório e expectativas.
8. Responder às perguntas do paciente e da família.

Na área pré-operatória
1. Identificar o paciente.
2. Avaliar o estado físico e emocional do paciente, a dor subjacente e o estado nutricional.
3. Revisar o prontuário do paciente.
4. Verificar o local da cirurgia e se ele foi demarcado de acordo com a política da instituição.
5. Inserir um cateter intravenoso.
6. Administrar medicamentos, se prescritos.
7. Instituir medidas para garantir o conforto do paciente.
8. Fornecer apoio psicológico.
9. Comunicar as necessidades do paciente e da família do paciente a outros membros pertinentes da equipe de saúde.

Período intraoperatório

Manutenção da segurança
1. Manter um ambiente asséptico e controlado.
2. Gerenciar de modo efetivo os recursos humanos, equipamentos e materiais para o atendimento personalizado do paciente.
3. Transferir o paciente para o leito ou mesa da sala de operação.
4. Posicionar o paciente de acordo com o alinhamento funcional e exposição do sítio cirúrgico.
5. Colocar dispositivos de aterramento no paciente.
6. Garantir que a contagem de esponjas, agulhas e instrumentos esteja correta.
7. Realizar a documentação intraoperatória.

Monitoramento fisiológico
1. Comunicar o volume de líquido infundido e a perda sanguínea.
2. Distinguir dados cardiovasculares normais de anormais.
3. Relatar as alterações nos sinais vitais do paciente.
4. Instituir medidas para promover a normotermia.

Apoio psicológico (antes da indução e quando o paciente estiver consciente)
1. Fornecer apoio emocional ao paciente.
2. Ficar por perto ou tocar o paciente durante os procedimentos e a indução.
3. Continuar avaliando o estado emocional do paciente.
4. Notificar os familiares ou os entes queridos do paciente sobre os eventos durante o procedimento.

Período pós-operatório

Transferência do paciente para a unidade de recuperação anestésica
1. Transmitir as informações intraoperatórias:
   a. Identificar o paciente pelo nome
   b. Declarar o tipo de cirurgia realizada
   c. Identificar o tipo e as doses de anestésicos e analgésicos usados
   d. Relatar os sinais vitais e a resposta do paciente ao procedimento cirúrgico e à anestesia
   e. Descrever os fatores intraoperatórios (p. ex., inserção de drenos ou cateteres, infusão de sangue, medicamentos administrados durante a cirurgia ou a ocorrência de eventos inesperados)
   f. Descrever as limitações físicas
   g. Relatar o nível de consciência do paciente no pré-operatório
   h. Transmitir informações sobre os equipamentos necessários
   i. Informar sobre a presença de familiares ou outros entes queridos.

Avaliação pós-operatória na área de recuperação
1. Determinar a resposta imediata do paciente à intervenção cirúrgica.
2. Monitorar os sinais vitais e o estado fisiológico do paciente.
3. Avaliar o nível de dor do paciente e administrar as medidas analgésicas apropriadas.
4. Manter a segurança do paciente (via respiratória, circulação, prevenção de lesões).
5. Administrar medicamentos, soluções e hemoderivados, se prescritos.
6. Fornecer líquidos orais, se prescritos, ao paciente submetido à cirurgia ambulatorial.
7. Avaliar se o paciente está pronto para ser transferido para a unidade de internação ou para receber alta para casa, de acordo com a política da instituição (p. ex., pontuação Aldrete, ver Capítulo 16).

Unidade de enfermagem cirúrgica
1. Prosseguir com o monitoramento atento da resposta física e psicológica do paciente à intervenção cirúrgica.
2. Avaliar o nível de dor do paciente e administrar as medidas analgésicas apropriadas.
3. Oferecer orientações ao paciente durante o período de recuperação imediata.
4. Ajudar o paciente na recuperação e preparação para a alta para casa.
5. Determinar o estado psicológico do paciente.
6. Colaborar no planejamento de alta.

Domicílio ou clínica
1. Fornecer cuidados de acompanhamento durante a consulta à clínica ou consultório ou por contato telefônico.
2. Reforçar as orientações prévias e responder as perguntas da família sobre a cirurgia do paciente e os cuidados de acompanhamento.
3. Avaliar a resposta do paciente à cirurgia e à anestesia e seus efeitos sobre a imagem e a função corporal.
4. Determinar a percepção da família acerca da cirurgia e seu resultado.

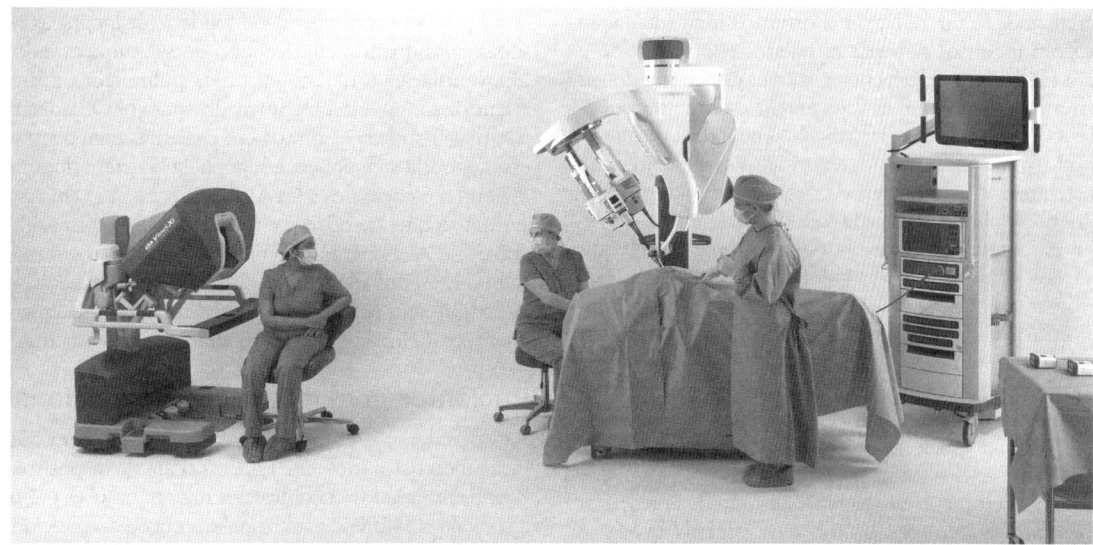

Figura 14.1 • Sistema cirúrgico daVinci. Reproduzida, com autorização, de ©2022 Intuitive Surgical, Inc.

TABELA 14.1 Categorias de cirurgia de acordo com a urgência.

Classificação	Indicações para a cirurgia	Exemplos
I. De emergência: paciente requer atenção imediata; o agravo é potencialmente fatal	Sem demora	Hemorragia significativa Obstrução vesical ou intestinal Fratura de crânio Lesão por projétil de arma de fogo ou arma branca Queimaduras extensas
II. Urgente: paciente precisa de atenção imediata	Em 24 a 30 h	Fraturas fechadas Exploração/irrigação de ferida infectada
III. Necessária: paciente precisa fazer a cirurgia	Planejamento para algumas semanas ou meses	Hiperplasia prostática Distúrbios da tireoide Catarata
IV. Eletiva: paciente deve ser operado	A não realização da cirurgia não é irremediável	Reparo de cicatrizes Hérnia simples Reparo vaginal
V. Opcional: decisão cabe ao paciente	Preferência pessoal	Cirurgia plástica

pré-admissão (EPA) diagnósticos e o preparo pré-operatório antes da admissão. Muitas instituições têm um departamento de serviços pré-cirúrgicos para facilitar os EPA e para iniciar o processo de avaliação de enfermagem, o qual focaliza os dados admissionais, como os dados demográficos do paciente, histórico de saúde e outras informações pertinentes ao procedimento cirúrgico (ou seja, os termos de consentimento apropriados, exames complementares e exames laboratoriais) (Rothrock, 2019). Durante a entrevista pré-internação, os pacientes são informados sobre o que esperar no dia da cirurgia e recebem respostas a eventuais questões por eles levantadas. Os profissionais de enfermagem do setor de avaliação pré-internação são responsáveis pela comunicação de informações sobre o procedimento cirúrgico e os possíveis efeitos do procedimento cirúrgico e da anestesia nas condições de saúde e funcionais do paciente e na dinâmica familiar (Malley, Kenner, Kim et al., 2015).

CONSIDERAÇÕES ESPECIAIS DO PERÍODO PERIOPERATÓRIO

Nos EUA, em um esforço para reduzir as complicações cirúrgicas, a Joint Commission e os Centers for Medicare and Medicaid Services (CMS) elaboraram as Metas Nacionais de Segurança do Paciente (National Patient Safety Goals). As metas são atualizadas anualmente e identificam as medidas de desempenho direcionadas para prevenção de complicações cirúrgicas, inclusive tromboembolismo venoso (TEV), infecções do local cirúrgico e cirurgia no local errado relacionada a identificação positiva do paciente (Joint Commission, 2019). No dia da cirurgia, o enfermeiro do pré-operatório deve verificar a lista de medicamentos usados pelo paciente em casa e, se aplicável, confirmar quais fármacos o paciente descontinuou e quando foram ingeridos pela última vez. Essas informações ajudam os médicos a compreender as condições clínicas dos pacientes e a evitar interações medicamentosas entre os fármacos usados pelos pacientes em casa e os fármacos administrados durante a cirurgia (Ubaldi, 2019). Por exemplo, betabloqueadores ingeridos nas 24 horas que antecedem a cirurgia estão associados a melhores desfechos cardiovasculares perioperatórios. Se o paciente não tomou a dose habitual desse medicamento, o anestesiologista ou enfermeiro anestesista (CRNA) deve avaliar se o fármaco deve ou não ser administrado antes da cirurgia ou no período perioperatório. O enfermeiro da área perioperatória precisa estar alerta para prescrições pré-operatórias apropriadas destinadas a prevenir o TEV e as infecções do local cirúrgico. Se não houver essas prescrições, elas devem ser solicitadas para que o tratamento adequado seja introduzido antes do início da cirurgia.

Considerações gerontológicas

Os perigos da cirurgia para o paciente idoso são proporcionais à quantidade e gravidade das comorbidades e à natureza e duração do procedimento cirúrgico. A anestesia associada a essas intervenções cirúrgicas pode precipitar a desregulação da fisiologia de adultos mais velhos. A identificação dos pacientes adultos mais velhos que correm risco é importante na determinação do risco cirúrgico e do manejo apropriado (Vernon, Rice, Titch et al., 2019). As reservas cardíacas são mais baixas, a função renal e hepática está deprimida e a atividade gastrintestinal pode estar reduzida. Portanto, uma avaliação abrangente com foco nos sistemas circulatório, respiratório e renal ajuda a melhorar os desfechos perioperatórios imediatos (Odom-Forren, 2018) (ver mais informações sobre alterações relacionadas com a idade no Capítulo 8, Tabela 8.1).

No período pré-operatório, o enfermeiro presta atenção especial ao tegumento do paciente porque este pode revelar dados pertinentes sobre o estado de saúde do paciente. A avaliação inclui as condições gerais da pele e a busca por equimoses, abrasões e alterações da coloração (Phillips, 2017). Tomam-se precauções ao mobilizar o paciente idoso. A diminuição da gordura subcutânea torna os idosos mais suscetíveis às mudanças de temperatura. Uma manta de algodão leve é um cobertor apropriado quando um paciente idoso é transferido para o centro cirúrgico (CC) e de volta da SO, mas nunca substitui a pergunta ao paciente se ele se sente suficientemente aquecido e se seus desejos foram atendidos.

O adulto mais velho corre risco mais elevado de apresentar complicações cardiovasculares. De todos os sistemas de órgãos do corpo, o sistema circulatório é o que mais influencia a anestesia. De modo geral, o adulto mais velho apresenta circulação diminuída ou lenta para o resto do corpo. A avaliação pré-operatória, inclusive exames de sangue, aferição da pressão arterial e ECG, consegue identificar riscos potenciais, tais como anemia, hipertensão arterial e arritmias (Phillips, 2017).

Além dos riscos físicos, o adulto mais velho deve ser avaliado quanto a comprometimento da memória e da cognição. Quando adultos mais velhos se encontram em um estado vulnerável e de estresse, tais como uma preparação para cirurgia, eles podem apresentar comprometimento da concentração, confusão mental e padrões de pensamento desorganizados (Odom-Forren, 2018). Os enfermeiros precisam orientar os pacientes e cuidadores a respeito do manejo adequado da dor pós-operatória e incentivá-los a relatar quando estiverem com dor, para obter o maior alívio possível. Adultos mais velhos precisam de múltiplos formatos de orientação (verbal e impresso), bem como mais tempo para compreender e reter o que foi comunicado (ver a seção Orientação do Paciente).

 ## Pacientes bariátricos

Medicina bariátrica é uma especialidade que tem a finalidade de diagnosticar, tratar e manejar pacientes com obesidade. A prevalência de obesidade é de aproximadamente 39,8% e ocorre em aproximadamente 93,3 milhões de adultos nos EUA (Centers for Disease Control and Prevention [CDC], 2018).[3] A obesidade aumenta o risco e a gravidade das complicações associadas à cirurgia. A avaliação pré-operatória do paciente com obesidade deve dar atenção especial aos sistemas pulmonar e circulatório, bem como ao estado psicológico e às condições do tegumento.

Pacientes com obesidade apresentam mais gordura subcutânea. O aumento do tecido adiposo pode dificultar a obtenção de acesso venoso e comprometer a cicatrização no local da incisão cirúrgica (Odom-Forren, 2018). A obesidade está associada a aumento do número de infecções do local da cirurgia e fracasso da artroplastia. Pacientes com índice de massa corporal (IMC) superior a 45 correm risco significativamente maior de fracasso da artroplastia e infecção pós-operatória (Boudreaux & Simmons, 2019).

O paciente com obesidade tende a ter incursões respiratórias superficiais quando em decúbito dorsal, aumentando o risco de hipoventilação e de complicações pulmonares pós-operatórias. Além disso, apneia obstrutiva do sono (AOS) diagnosticada e não diagnosticada é comum em pacientes com obesidade. Como esses episódios de apneia e hipopneia ocorrem durante o sono, a maioria dos pacientes com AOS não sabe que tem essa condição. Estima-se que até 80% dos indivíduos com formas moderadas a graves de AOS permaneçam sem diagnóstico e sem tratamento (Chung, Abdullah & Liao, 2016). A identificação positiva da AOS e de seus riscos consegue reduzir substancialmente as complicações da intubação e pós-operatórias (ver Capítulo 18).

Pacientes com incapacidade funcional

As considerações especiais para pacientes com incapacidade mental ou física incluem a necessidade de dispositivos de assistência apropriados, modificações nas orientações pré-operatórias, assim como assistência adicional e atenção no posicionamento ou transferências. Os dispositivos de assistência incluem aparelhos auditivos, óculos, imobilizadores, próteses e outros dispositivos. As pessoas com déficit auditivo podem precisar e, por lei, têm direito a um intérprete de língua de sinais ou algum sistema de comunicação alternativo no período perioperatório. Se o paciente depender de sinais ou da leitura labial e seus óculos ou lentes de contato tiverem sido removidos, ou se a equipe de saúde estiver usando máscaras cirúrgicas, será necessário um método alternativo de comunicação. Essas necessidades precisam ser identificadas na avaliação pré-operatória e comunicadas claramente aos funcionários. Deve-se identificar com antecedência estratégias específicas para acomodar as necessidades do paciente. Garantir a segurança dos dispositivos de assistência é importante, porque esses dispositivos são caros e leva tempo para serem substituídos em caso de perda.

Profissionais de enfermagem no setor pré-operatório relatam que pacientes com limitações de mobilidade têm dificuldade de transferência da posição ortostática para a maca de transporte e, depois, de se reposicionarem na maca (Link, 2018). Portanto, a equipe cirúrgica deve incorporar um plano de cuidado que assegure a manipulação e os movimentos seguros do paciente. O paciente com incapacidade que afete o posicionamento do corpo (p. ex., paralisia cerebral, síndrome pós-pólio e outras doenças neuromusculares) pode precisar de posicionamento especial durante a cirurgia para evitar dor e lesões. Esses pacientes podem ser incapazes de perceber o posicionamento doloroso se seus membros forem incorretamente ajustados, ou podem ser incapazes de comunicar seu desconforto. Um plano de cuidado abrangente deve ser elaborado antes da intervenção cirúrgica e deve levar em conta o tipo de incapacidade e as demandas específicas do paciente.

Pacientes com problemas respiratórios relacionados com a incapacidade (p. ex., esclerose múltipla, distrofia muscular) podem ter dificuldades, a menos que os problemas sejam levados ao conhecimento do anestesiologista ou CRNA e sejam feitos ajustes (Barash, Cullen, Stoelting et al., 2017). Esses fatores devem ser claramente identificados no período pré-operatório e comunicados aos funcionários apropriados.

Pacientes submetidos a cirurgia ambulatorial

A **cirurgia ambulatorial** é a cirurgia realizada em ambulatório, no mesmo dia (hospital-dia) ou em internação breve, que não precisa de internação hospitalar durante a noite, mas pode exigir observação no hospital por um período de 23 horas ou menos. Durante o breve período em que o paciente e a família passam

---

[3] N.R.T.: No Brasil, segundo a Associação Brasileira para o Estudo da Obesidade e Síndrome Metabólica (Abeso), a obesidade vem crescendo cada vez mais. Alguns levantamentos apontam que mais de 50% da população está acima do peso, ou seja, na faixa de sobrepeso e obesidade (http://www.abeso.org.br/).

no ambulatório, o enfermeiro deve avaliar de modo rápido e holístico e antecipar as necessidades do paciente, ao mesmo tempo que começa a planejar a alta e o acompanhamento domiciliar.

O enfermeiro deve ter certeza de que o paciente e a família entendem que o paciente primeiro é levado para a área pré-operatória, antes de ir para a SO, onde acontece o procedimento cirúrgico, e que, em seguida, ele passará algum tempo na URPA antes de receber alta para casa, com a companhia do familiar, mais tarde nesse mesmo dia. Outros conteúdos das orientações pré-operatórias também devem ser verificados e reforçados, se necessário (ver discussão adiante). O enfermeiro deve assegurar que sejam implementados quaisquer planos para atendimento domiciliar de acompanhamento ou que estejam disponíveis no domicílio os novos dispositivos de assistência, se necessário.

Pacientes submetidos a cirurgia de emergência

As cirurgias de emergência não são planejadas e ocorrem com pouco tempo para a preparação do paciente ou da equipe perioperatória. A natureza imprevisível do traumatismo e a cirurgia de emergência apresentam desafios únicos durante todo o período perioperatório. Nessas situações, é importante que o enfermeiro se comunique com o paciente e com os membros da equipe do modo mais calmo e eficaz possível. (Ver as funções dos membros da equipe perioperatória no Capítulo 15.)

Os fatores que afetam os pacientes que se preparam para se submeter a uma cirurgia também se aplicam àqueles submetidos à cirurgia de emergência, embora esta geralmente tenha um prazo muito reduzido. A única oportunidade para a avaliação pré-operatória pode ocorrer ao mesmo tempo que se realiza a reanimação no pronto-socorro. O exame de inspeção rápida do paciente é essencial para identificar todos os locais de lesão se a cirurgia de emergência for decorrente de um traumatismo (ver Capítulo 67 para mais informações). O paciente, que pode ter sofrido uma experiência traumática, pode precisar de apoio extra e explicações sobre a cirurgia. Para o paciente que está inconsciente, é necessário obter o consentimento informado e informações essenciais de um familiar, como o histórico clínico pertinente e de alergias, se disponível.

DOCUMENTOS PRÉ-OPERATÓRIOS EXIGIDOS

O **consentimento informado** ou consentimento livre e esclarecido é uma decisão autônoma do paciente sobre sua anuência com um procedimento cirúrgico. Esse documento é necessário antes de uma cirurgia não emergencial para proteger o paciente de uma cirurgia não autorizada e proteger o cirurgião de queixas contra uma cirurgia não autorizada ou lesão física. Trata-se de uma exigência legal, mas também ajuda o paciente a se preparar psicologicamente, pois visa garantir que ele compreende a cirurgia que será realizada (Rothrock, 2019).

É responsabilidade do cirurgião e do anestesiologista fornecer uma explicação clara e simples da intervenção cirúrgica antes de o paciente concordar com o procedimento. O cirurgião também tem por obrigação informar o paciente sobre os benefícios, as alternativas, os possíveis riscos, as complicações, a desfiguração, a incapacidade e a remoção de partes do corpo, bem como as expectativas em relação aos períodos pós-operatórios imediato e tardio. O profissional de enfermagem elucida as informações fornecidas, verifica se o paciente ou seu representante legal assinou o documento e pode ser chamado a assinar como testemunha. Se, em qualquer momento, o paciente solicitar informações adicionais ou se o enfermeiro acreditar que o paciente não compreendeu as informações fornecidas, o médico deve ser notificado. O enfermeiro deve verificar se o termo de consentimento foi assinado antes da administração da pré-medicação psicoativa, porque o consentimento não será válido se for obtido enquanto o paciente estiver sob a influência de medicamentos que possam comprometer a capacidade de julgamento e a tomada de decisão.

> **Alerta de enfermagem: Qualidade e segurança**
>
> Qualquer formulário de consentimento de cirurgia assinado é colocado em um lugar de destaque no prontuário do paciente e o acompanha até o centro cirúrgico.

Muitos princípios éticos são parte integrante do consentimento informado ou esclarecido. O consentimento informado é necessário nas seguintes circunstâncias:

- Procedimentos invasivos, como incisão cirúrgica, biopsia, cistoscopia ou paracentese
- Procedimentos que exijam sedação ou anestesia (ver Capítulo 15 para uma discussão sobre anestesia)
- Procedimentos não cirúrgicos, como arteriografia, que impõem maior risco para o paciente
- Procedimentos que envolvam radiação
- Administração de hemoderivados.

O paciente assina o formulário de consentimento se for maior de idade e mentalmente capaz. A permissão também pode ser obtida de um representante legal, que na maioria das vezes é um familiar (preferencialmente um familiar próximo) ou responsável legal (ver no Boxe 14.2 os critérios de consentimento informado válidos). É crucial seguir a legislação e as políticas da instituição. Em caso de emergência, pode ser necessário que o cirurgião opere como uma medida para salvar a vida do paciente sem o consentimento informado deste. No entanto, todos os esforços têm de ser feitos para contatar a família do indivíduo. Nessa situação, o contato e a obtenção do consentimento podem ser feitos por telefone, fax ou outro meio eletrônico.

Se o paciente tiver dúvidas e não teve a oportunidade de investigar tratamentos alternativos, pode-se solicitar uma segunda opinião. Nenhum paciente deve ser encorajado ou coagido a dar o consentimento informado ou esclarecido. A recusa em se submeter a um procedimento cirúrgico é um direito legal e uma prerrogativa da pessoa. Essas informações têm de ser documentadas e retransmitidas para o cirurgião, para que outros arranjos possam ser feitos. Podem ser fornecidas explicações adicionais ao paciente e aos familiares, ou a cirurgia pode ser remarcada. Consentimentos para procedimentos específicos, como esterilização, aborto legal, eliminação de partes do corpo decepadas, doação de órgãos e administração de hemoderivados, fornecem proteção adicional ao paciente (Rothrock, 2019). As leis variam de acordo com o estado e região nos EUA.

A conversa com o paciente e seus familiares pode ser complementada com recursos audiovisuais. O termo de consentimento deve ser escrito em palavras e conceitos simples, de fácil entendimento, para facilitar o processo de consentimento, e deve utilizar outras estratégias e recursos conforme necessário para ajudar o paciente a assimilar o seu conteúdo (ver Boxe 14.2). Ao fim da sessão de orientações, o enfermeiro pode

> **Boxe 14.2 Consentimento informado válido**
>
> **Consentimento voluntário**
>
> O consentimento válido tem de ser dado livremente, sem coerção. O paciente precisa ter pelo menos 18 anos (a menos que se trate de um menor emancipado), um médico tem de obter o consentimento e um membro da equipe de saúde precisa testemunhar a assinatura do paciente.
>
> **Paciente sem capacidade decisória**
>
> Definição jurídica: indivíduo que *não* é autônomo e não é capaz de dar ou recusar o seu consentimento (p. ex., indivíduos com déficit cognitivo, doença mental ou incapacidade neurológica).
>
> **Indivíduo informado**
>
> O consentimento informado ou esclarecido é um formulário a ser assinado pelo paciente ou seu responsável legal. Deve conter o seguinte:
> - Explicação do procedimento e seus riscos
> - Descrição dos benefícios e alternativas
> - Disposição para responder a perguntas sobre o procedimento
> - Instruções informando que o paciente pode retirar o consentimento
> - Declaração informando ao paciente se o protocolo difere do procedimento habitual.
>
> **Paciente capaz de entender**
>
> - Se o paciente não falar o idioma, é necessário elaborar um termo de consentimento (escrito e verbal) em um idioma que seja compreensível para ele. Pode-se consultar um intérprete treinado. Podem ser necessários formatos alternativos de comunicação (p. ex., braile, letra com fonte grande, intérprete de língua de sinais) se o paciente tiver um déficit visual ou auditivo. As perguntas devem ser respondidas para facilitar o entendimento se o material não for elucidativo.

> **Boxe 14.3 FATORES DE RISCO — Complicações cirúrgicas**
>
> - Anormalidades imunológicas
> - Artrite
> - Baixo *status* socioeconômico
> - Déficits nutricionais
> - Desidratação ou desequilíbrio eletrolítico
> - Disfunção endócrina:
>   - Distúrbios suprarrenais
>   - Diabetes melito
>   - Disfunção da tireoide
> - Doenças cardiovasculares:
>   - Doença da artéria coronária ou infarto agudo do miocárdio prévio
>   - Insuficiência cardíaca
>   - Doença cerebrovascular
>   - Arritmias
>   - Distúrbios hemorrágicos
>   - Hipertensão
>   - Prótese valvar cardíaca
>   - Tromboembolia venosa (TEV)
> - Doença hepática:
>   - Cirrose
>   - Hepatite
> - Doença pulmonar:
>   - Doença obstrutiva
>   - Distúrbio restritivo
>   - Infecção respiratória
> - Extremos etários (muito jovem, muito idoso)
> - Extremos ponderais (subpeso, obesidade)
> - Gravidez:
>   - Diminuição da reserva fisiológica materna
> - Hipovolemia
> - Incapacidade cognitiva, desenvolvimental, intelectual, física ou sensorial preexistente
> - Infecção e sepse
> - Insuficiência renal ou doença do sistema urinário:
>   - Diminuição da função renal
>   - Infecção urinária
>   - Obstrução
>   - Condições tóxicas.
> - Medicamentos
> - Uso de nicotina.

pedir ao paciente que descreva com suas próprias palavras a cirurgia à qual está prestes a ser submetido; isso comprova que ele entendeu as informações.

É obrigatório ter um formulário completo, atualizado e assinado de **anamnese e exame físico** antes de o paciente entrar no centro cirúrgico. Todos os pacientes precisam ter feito uma anamnese e um exame físico completo nos 30 dias que antecedem a data da cirurgia programada. O médico assistente tem por obrigação atualizar o formulário nas 24 horas que antecedem a cirurgia programada de pacientes que não estejam hospitalizados (Joint Commission, 2019). A anamnese e o exame físico incluem história da doença atual (HDA); história patológica pregressa (clínica e cirúrgica); história social; história familiar; alergias; medicamentos atuais e plano de cuidado. É responsabilidade da equipe cirúrgica garantir a existência desses formulários e de outros documentos necessários (lista dos medicamentos em uso, formulário designando um representante legal do paciente etc.) e que estejam atualizados e sejam acurados. Esses documentos devem estar no setor pré-operatório do centro cirúrgico.

AVALIAÇÃO PRÉ-OPERATÓRIA

O objetivo no período pré-operatório é que o paciente esteja o mais saudável possível. Implementam-se todos os esforços para avaliar e tratar os fatores de risco que possam contribuir para as complicações pós-operatórias e para retardar a recuperação (Boxe 14.3). A avaliação pré-operatória obtém informações sobre as condições subjacentes que possam influenciar a resposta do paciente às técnicas cirúrgicas e à anestesia (AORN, 2019). Durante o exame físico, muitos fatores que podem afetar o estado do paciente submetido a uma cirurgia são considerados, como a mobilidade das articulações. Considerações genéticas também são levadas em conta durante a avaliação, para evitar complicações com a anestesia (Boxe 14.4).

Deve-se perguntar ao paciente sobre o uso de medicamentos de venda controlada ou livre, bem como agentes fitoterápicos e outros suplementos; isso fornece informações úteis. Deve-se determinar os níveis funcionais e de atividade, incluindo a quantidade de exercício aeróbico regular. Alergias e sensibilidades conhecidas a medicamentos, alimentos, adesivos e látex poderiam evitar uma resposta anafilática (Barash et al., 2017). Os pacientes podem ter apresentado manifestações de alergia ao látex anteriormente sem consciência disso. Se o paciente afirma que é alérgico a *kiwi*, abacate ou banana, ou não pode encher balões de festa, pode haver uma associação com a alergia ao látex.

Deve ser pesquisado se o paciente tem alergia a látex e a outras substâncias. Látex é encontrado em alguns alimentos (como bananas e *kiwi*), bem como em equipamentos e materiais de uso hospitalar. Atualmente a maioria dos hospitais

> ### Boxe 14.4 — GENÉTICA NA PRÁTICA DE ENFERMAGEM
> #### Conceitos em genética e enfermagem perioperatória
>
> Os enfermeiros que atendem pacientes submetidos a cirurgia precisam levar em conta várias questões genéticas ao avaliar os pacientes na experiência operatória. Os distúrbios genéticos podem afetar os resultados cirúrgicos pré-, intra- e pós-operatórios. Em particular, deve-se considerar os distúrbios genéticos associados à administração de anestesia, bem como outros distúrbios genéticos que podem aumentar o risco de complicações pós-operatórias. Exemplos de condições genéticas que podem causar complicações na anestesia incluem:
>
> **Herança autossômica dominante**
>
> - Doença do núcleo central
> - Hipertermia maligna
> - Paralisia periódica hiperpotassêmica.
>
> Exemplos de outras condições genéticas que devem ser avaliadas e estão associadas a riscos perioperatórios incluem:
>
> - Distrofia muscular de Duchenne (recessiva ligada ao X)
> - Esclerodermia
> - Fator V de Leiden (herança autossômica dominante)
> - Fibrose cística (autossômica recessiva)
> - Hemofilia (ligada ao X)
> - Síndrome de Ehlers-Danlos.
>
> **Avaliações de enfermagem**
>
> Ver Capítulo 4, Boxe 4.2: Genética na prática de enfermagem: Aspectos genéticos da avaliação de saúde
>
> **Avaliação da história familiar específica à genética e à enfermagem perioperatória**
>
> - Fazer uma avaliação minuciosa das histórias pessoal e familiar (três gerações), questionando sobre problemas anteriores com cirurgia ou anestesia, com especial atenção a complicações como febre, rigidez, coluria e reações inesperadas
> - Informar-se sobre qualquer história de queixas musculoesqueléticas, história de intolerância ao calor, febre de origem indeterminada ou reações incomuns
> - Avaliar se há história familiar de morte súbita ou inexplicável, especialmente durante a participação em eventos esportivos
> - Avaliar se algum membro da família foi diagnosticado com síndrome de King-Denborough, uma vez que essa é uma forma de miopatia congênita que coloca o paciente em risco de hipertermia maligna.
>
> **Avaliação do paciente específica à genética e à enfermagem perioperatória**
>
> - Identificar a presença de outros distúrbios genéticos hereditários que possam afetar os desfechos cirúrgicos (p. ex., doenças hereditárias do tecido conjuntivo, distúrbios metabólicos, hemorrágicos ou neurológicos)
> - Examinar à procura de sinais de fraqueza muscular subclínica
> - Examinar à procura de outras características físicas sugestivas de uma condição genética subjacente, como contraturas, cifoescoliose e pterígio com fraqueza progressiva.
>
> **Manejo de questões específicas à genética e à enfermagem perioperatória**
>
> - Informar-se se foi realizado um teste de mutação de DNA ou outro teste genético em um familiar afetado
> - Se indicado, encaminhar para avaliação e aconselhamento genético adicionais de modo que os familiares possam discutir a herança, o risco aos outros membros da família e a disponibilidade de exames complementares/genéticos
> - Prestar apoio aos familiares dos pacientes com diagnóstico recente de hipertermia maligna
> - Participar do manejo e coordenação do atendimento aos pacientes com doenças genéticas e dos indivíduos predispostos a desenvolver ou transmitir uma doença genética.
>
> **Recursos sobre genética**
>
> Malignant Hyperthermia Association, www.mhaus.org
> Ver Capítulo 6, Boxe 6.7: Componentes do aconselhamento genético para recursos sobre a genética.

utiliza produtos sem látex, sobretudo nos centros cirúrgicos; entretanto, precauções especiais ainda são tomadas para eliminar o risco de exposição do paciente ao látex. Essas precauções incluem a limpeza meticulosa das áreas cirúrgicas entre os procedimentos, a conscientização da possibilidade de alergia entre os membros da equipe cirúrgica, a verificação de que os materiais usados não contenham látex e a eliminação do uso de luvas de látex com talco durante a cirurgia (Mendez, Martinez, Lopez et al., 2018).

 Alerta de enfermagem: Qualidade e segurança

A alergia ao látex pode se manifestar como erupção cutânea, asma brônquica ou choque anafilático.

A avaliação pré-operatória deve dar atenção especial à possível existência de AOS não diagnosticada. Uma avaliação que pode ser realizada para detecção de AOS é a STOP-Bang: S, para ressonar (*snoring*); T, para cansaço (*tired*); O, para observado (*observed*); P, para pressão (*pressure*); B de *body mass index* (índice de massa corporal); A para idade (*age*); N para *neck* (pescoço); G para gênero (*gender*) (Chung et al., 2016).

Os profissionais de saúde também devem estar alertas a sinais de violência interpessoal, incluindo violência por parceiro íntimo, que pode ocorrer em qualquer idade, em ambos os sexos e em qualquer faixa socioeconômica, étnica e cultural. Os achados devem ser comunicados de acordo com as normas vigentes (ver discussão mais aprofundada sobre os sinais de violência interpessoal no Capítulo 4). Exames laboratoriais e outros exames complementares são solicitados quando indicado por informações obtidas a partir da anamnese e do exame físico. A doação de sangue autóloga é discutida conforme necessário para o tipo de procedimento cirúrgico planejado (ver mais sobre doação de sangue autóloga no Capítulo 28).

ESTADO NUTRICIONAL E HÍDRICO

A nutrição ideal é um fator essencial na promoção da cicatrização e resistência à infecção e outras complicações cirúrgicas. A avaliação do estado nutricional do paciente identifica os fatores que podem afetar a evolução cirúrgica, como obesidade, perda de peso, desnutrição, déficits de nutrientes específicos, anormalidades metabólicas e efeitos dos medicamentos sobre a nutrição. Pode-se determinar as necessidades nutricionais pela medida do IMC e da circunferência da cintura (ver mais sobre avaliação do estado nutricional no Capítulo 4).

Qualquer déficit nutricional deve ser corrigido antes da cirurgia para fornecer a quantidade adequada de proteínas para o reparo tecidual. Os nutrientes necessários para a cicatrização de feridas estão resumidos na Tabela 14.2.

TABELA 14.2 Nutrientes importantes para a cicatrização de feridas.

Nutriente	Justificativa para o aumento da demanda	Possível consequência do déficit
Proteína	Possibilita a ocorrência de deposição de colágeno e cicatrização	A deposição de colágeno leva a comprometimento/retardo na cicatrização de feridas Diminuição da resistência da pele e das feridas Aumento das taxas de infecção da ferida
Arginina (aminoácido)	Fornece o substrato necessário para a síntese de colágeno e de óxido nítrico (crucial para a cicatrização) no local da ferida Aumenta a resistência da ferida e a deposição de colágeno Estimula a resposta das células T Associada a várias reações essenciais para o metabolismo intermediário	Comprometimento da cicatrização de feridas
Carboidratos e ácidos graxos	Principal fonte de energia do corpo e, consequentemente, do processo de cicatrização Atende ao aumento na demanda de ácidos graxos essenciais necessários para a função celular após uma lesão Poupa proteína Restaura o peso normal	Sinais e sintomas de déficit de proteína consequente ao uso de proteína para atender às necessidades energéticas Perda ponderal significativa
Água	Repõe os líquidos perdidos por meio de vômito, hemorragia, exsudato, febre, drenagem, diurese Ajuda a manter a homeostasia	Sinais, sintomas e complicações da desidratação, como déficit no turgor cutâneo, mucosas ressecadas, oligúria, anúria, perda de peso, aumento da frequência cardíaca, diminuição da pressão venosa central
Vitamina C	Importante para a formação capilar, síntese tecidual e cicatrização por meio da formação de colágeno Necessária para a formação de anticorpos	Comprometimento/retardo da cicatrização, relacionado com o comprometimento da formação de colágeno e o aumento da fragilidade e da permeabilidade capilar Aumento do risco de infecção, relacionado com a redução nos anticorpos
Vitaminas do complexo B	Papel indireto na cicatrização por meio de sua influência sobre a resistência do hospedeiro	Diminuição das enzimas disponíveis para metabolismo energético
Vitamina A	Aumento da resposta inflamatória nas feridas, redução dos efeitos anti-inflamatórios dos corticosteroides na cicatrização	Comprometimento/retardo da cicatrização relacionado com a diminuição na síntese de colágeno; comprometimento da função imune Aumento do risco de infecção
Vitamina K	Importante para a coagulação normal do sangue Redução na síntese intestinal associada ao uso de antibióticos	Tempo de protrombina prolongado Hematomas que contribuem para o comprometimento da cicatrização e predisposição a infecções
Magnésio	Cofator essencial para muitas enzimas que estão envolvidas no processo de síntese de proteínas e reparo de feridas	Comprometimento/retardo da cicatrização (comprometimento da produção de colágeno)
Cobre	Cofator necessário no desenvolvimento de tecido conjuntivo	Comprometimento da cicatrização de feridas
Zinco	Envolvido na síntese de DNA, síntese de proteínas, proliferação celular necessária para a cicatrização Essencial para a função imunológica	Comprometimento da resposta imune

DNA: ácido desoxirribonucleico.) Adaptada de Norris, T.L. (2019) *Porth's pathophysiology: Concepts of altered health states*. 10th ed. Philadelphia, PA: Wolters Kluwer.

A avaliação do estado de hidratação do paciente também é essencial. O fato de o paciente estar em dieta zero deve ser confirmado antes da cirurgia. O jejum pré-operatório ajuda a evitar o risco de aspiração, mas também induz estresse no corpo, inclusive redução das reservas de glicogênio, e o corpo sacrifica músculo magro para atender às demandas energéticas da cirurgia. Isso pode resultar em desidratação, que pode se manifestar no dia da cirurgia como níveis baixos de pressão arterial ou exames de sangue revelando desequilíbrios hidreletrolíticos. A depleção de líquido e eletrólitos após o preparo intestinal, especialmente quando combinada com o jejum prolongado, pode resultar em desidratação e desequilíbrios químicos, mesmo em pacientes cirúrgicos saudáveis.

Dentição

A condição da boca é um importante fator de saúde a ser avaliado. A cárie dentária, as próteses dentárias e as próteses parciais são particularmente importantes para o anestesiologista ou CRNA, porque dentes cariados ou próteses dentárias podem se desalojar durante a intubação e obstruir as vias respiratórias. Isso é especialmente importante para os pacientes idosos, bem como para aqueles que podem não ter recebido atendimento odontológico regular. A condição da boca também é importante porque qualquer infecção corporal, mesmo na boca, pode ser uma fonte de infecção pós-operatória.

Uso abusivo de substâncias psicoativas (lícitas e ilícitas) ou bebidas alcoólicas

O consumo excessivo de bebidas alcoólicas pode provocar arritmias, infecções e abstinência alcoólica. Esses fatores podem resultar em internações hospitalares prolongadas e aumento das complicações. A identificação pré-operatória dos pacientes que consomem bebidas alcoólicas de modo excessivo e a implementação de intervenções conseguem reduzir a incidência de complicações em aproximadamente 50% (Cuomo, Abate, Springer et al., 2018). Além disso, pode comprometer a efetividade de alguns medicamentos. Como as pessoas com intoxicação aguda são suscetíveis a lesão, a cirurgia é adiada, se possível. Se for necessária a cirurgia, utiliza-se bloqueio anestésico local, espinal ou regional para a cirurgia de pequeno porte (Norris, 2019). Em uma situação de emergência, para evitar vômitos e potencial aspiração, insere-se um tubo nasogástrico antes da administração de anestesia geral.

A pessoa com história de abuso de bebidas alcoólicas muitas vezes sofre de desnutrição e outros problemas sistêmicos ou desequilíbrios metabólicos que aumentam o risco cirúrgico. As pessoas que fazem uso abusivo de substâncias psicoativas podem tentar negar ou esconder essa informação. Nessas situações, o enfermeiro que coleta a anamnese do paciente precisa fazer perguntas francas com paciência, cuidado e atitude imparcial. Tais perguntas devem incluir perguntar se o paciente tomou dois drinques de bebida alcoólica por dia ou mais regularmente nas 2 semanas anteriores à cirurgia (ver no Capítulo 4 a avaliação do uso abusivo de bebidas alcoólicas e substâncias psicoativas lícitas e ilícitas).

Estado respiratório

Explique e demonstre ao paciente como realizar exercícios respiratórios e utilizar o espirômetro de incentivo, se indicado, para alcançar a melhor função respiratória antes da cirurgia. O potencial comprometimento da ventilação durante todas as fases do tratamento cirúrgico exige uma resposta proativa para infecções respiratórias. A cirurgia normalmente é adiada em casos eletivos se o paciente tiver infecção respiratória. Avaliam-se cuidadosamente os pacientes com doença respiratória subjacente (p. ex., asma brônquica, doença pulmonar obstrutiva crônica) à procura de ameaças atuais à sua condição pulmonar.

As intervenções para o abandono do tabagismo no período pré-operatório podem ser efetivas na mudança do comportamento de tabagismo e na redução da incidência de complicações pós-operatórias. Tabagistas são mais propensos a apresentar cicatrização insatisfatória, maior incidência de infecções do local cirúrgico e complicações que incluem TEV e pneumonia. Durante a avaliação pré-operatória os pacientes devem ser questionados sobre tabagismo atual e pregresso. A consulta pré-operatória é o momento ideal para preconizar o abandono do tabagismo (Cuomo et al., 2018). Os pacientes submetidos a cirurgias eletivas podem ter suas cirurgias adiadas ou canceladas por causa das complicações potenciais associadas ao tabagismo. Os pacientes que correm o risco mais alto de complicações são aqueles programados para receber implantes artificiais como enxertos, artroplastia total ou implantes mamários (Devlin & Smeltzer, 2017).

Condição cardiovascular

No preparo do paciente para a intervenção cirúrgica, deve-se assegurar que o sistema cardiovascular possa suportar as necessidades de oxigênio, líquido e nutrição do período perioperatório. Os pacientes são avaliados à procura de comorbidades cardíacas, inclusive insuficiência cardíaca congestiva, dispneia aos esforços e arritmias (Clifford, 2018). No período pré-operatório são realizados eletrocardiograma (ECG) e radiografias de tórax do paciente para descartar condições cardíacas não diagnosticadas. Antes da cirurgia os sinais vitais e a pressão arterial basais do paciente são aferidos. Em situações eletivas, a cirurgia pode ser postergada se houver evidências de deterioração cardíaca ou elevação inexplicada dos níveis de pressão arterial (Phillips, 2017).

Funções hepática e renal

O objetivo pré-cirúrgico é o funcionamento ideal dos sistemas urinário e hepático, de modo que os medicamentos, agentes anestésicos, escórias metabólicas e toxinas sejam adequadamente metabolizados e eliminados do organismo. O fígado, os pulmões e os rins são as vias para a eliminação de toxinas e fármacos.

O fígado é importante na biotransformação de compostos anestésicos. Distúrbios hepáticos podem afetar substancialmente o metabolismo desses agentes. A doença hepática aguda está associada a taxa de mortalidade cirúrgica elevada; portanto, a melhora pré-operatória da função hepática é a meta. A avaliação cuidadosa pode incluir várias provas de função hepática (ver Capítulo 43).

Os rins estão envolvidos na excreção de fármacos anestésicos e seus metabólitos; portanto, a cirurgia é contraindicada se o paciente tiver nefrite aguda, insuficiência renal aguda com oligúria ou anúria, ou outros problemas renais agudos (ver Capítulo 48). As exceções incluem cirurgias realizadas como medidas de salvamento, cirurgias para possibilitar um acesso mais fácil para a diálise ou aquelas necessárias para melhorar a função urinária (p. ex., uropatia obstrutiva ou hidronefrose).

Função endócrina

A disfunção do sistema endócrino está associada à produção excessiva ou insuficiente de um ou mais hormônios. Essa disfunção pode ser o motivo primário para a cirurgia ou pode coexistir em pacientes que precisam de cirurgia em outros sistemas de órgãos (Odom-Forren, 2018). Os pacientes que receberam corticosteroides correm risco de insuficiência suprarrenal. O uso de corticosteroides para qualquer fim durante o ano anterior deve ser comunicado ao anestesiologista ou CRNA e ao cirurgião. O paciente é monitorado em busca de sinais de insuficiência suprarrenal (ver Capítulo 45).

Os pacientes com distúrbios da tireoide não controlados estão em risco de tireotoxicose (nos distúrbios de hipertireoidismo) ou insuficiência respiratória (nos distúrbios de hipotireoidismo). O paciente com história associada de distúrbio da tireoide é avaliado no período pré-operatório (ver Capítulo 45).

O paciente com diabetes que será submetido a uma cirurgia corre risco tanto de hipoglicemia quanto de hiperglicemia. A hipoglicemia pode se desenvolver durante a anestesia ou no período pós-operatório pela administração inadequada de carboidratos ou excessiva de insulina. Hiperglicemia, com potencial de aumentar o risco de infecções do local cirúrgico, pode resultar do estresse da cirurgia e, consequentemente, provocar aumento nos níveis de catecolaminas. Outros riscos são a acidose e a glicosúria. Embora o risco cirúrgico no paciente com diabetes controlado não seja maior do que no paciente sem diabetes, o controle glicêmico rigoroso leva a melhores resultados (ASPAN, 2019). O monitoramento frequente dos níveis de glicose no sangue é importante antes, durante e depois da cirurgia. (Ver Capítulo 46 para discussão sobre o paciente com diabetes.)

Função imune

Uma função importante da avaliação pré-operatória é determinar a ocorrência de infecção ou alergias. Exames laboratoriais de rotina utilizados para detectar infecção incluem a contagem de leucócitos e a urinálise. A cirurgia pode ser adiada caso haja infecção ou temperatura elevada.

É importante identificar e documentar qualquer sensibilidade a medicamentos, soluções, adesivos e reações adversas pregressas (ASPAN, 2019). O paciente é solicitado a identificar quaisquer substâncias que tenham precipitado reações alérgicas anteriores, incluindo medicamentos, transfusões de sangue, agentes de contraste, látex e produtos alimentícios, bem como a descrever os sinais e sintomas produzidos por essas substâncias.

A imunossupressão é comum no tratamento com corticosteroides, transplante de órgãos, radioterapia, quimioterapia e distúrbios que afetem o sistema imune, como a síndrome da imunodeficiência adquirida e a leucemia. Mesmo os sintomas leves ou uma pequena elevação na temperatura devem ser investigados.

Uso prévio de medicamentos

A história de medicação é obtida em razão das possíveis interações com medicamentos que podem ser administrados durante a cirurgia e os efeitos de algum desses fármacos no curso perioperatório do paciente. Quaisquer medicamentos que o paciente esteja usando ou tenha usado no passado são documentados, incluindo as preparações de venda livre e agentes fitoterápicos, bem como a frequência com que eles são usados. Muitos medicamentos têm um efeito sobre as funções fisiológicas; as interações desses medicamentos com os anestésicos podem causar problemas graves, como hipotensão e colapso circulatório. Os medicamentos que causam especial preocupação estão listados na Tabela 14.3.

O ácido acetilsalicílico (AAS), o clopidogrel e outros medicamentos que inibem a agregação plaquetária devem ser descontinuados prudentemente 7 a 10 dias antes da cirurgia; caso contrário, o paciente corre maior risco de sangramento (Rothrock, 2019). O uso de AAS ou outros medicamentos de venda livre é anotado no prontuário do paciente e relatado para a equipe intraoperatória. O anestesista avalia os potenciais efeitos do tratamento farmacológico prévio, considerando o intervalo de tempo em que o paciente utilizou a medicação, a condição física do paciente e a natureza da cirurgia proposta.

> **Alerta de enfermagem: Qualidade e segurança**
>
> As possíveis interações adversas de alguns medicamentos exigem que o enfermeiro avalie e documente o uso de medicamentos de venda controlada, medicamentos de venda livre (especialmente o ácido acetilsalicílico), fitoterápicos, bem como a frequência com que esses fármacos são administrados. O enfermeiro deve comunicar essa informação de modo explícito à equipe intraoperatória.

A avaliação pré-procedimento precisa incluir suplementos dietéticos e fitoterápicos que aumentem os riscos cirúrgicos (Odom-Forren, 2018). Os fitoterápicos e suplementos dietéticos comumente usados, juntamente com suas indicações de uso e possíveis riscos cirúrgicos, podem ser encontrados na Tabela 14.4. Outros fitoterápicos incluem *Echinacea* e extrato de alcaçuz (*ácido glicirrízico*). Muitos pacientes não relatam o uso de fitoterápicos aos profissionais de saúde; portanto, o enfermeiro deve perguntar especificamente aos pacientes cirúrgicos sobre o seu uso. A American Society of Anesthesiologists (ASA) emitiu uma recomendação sobre o uso de

TABELA 14.3 Exemplos de medicamentos que podem afetar a experiência cirúrgica.

Agente	Efeito da interação com anestésicos
Corticosteroides Dexametasona	Pode ocorrer colapso cardiovascular se forem interrompidos repentinamente. Portanto, pode-se administrar um *bolus* de corticosteroides IV imediatamente antes e depois da cirurgia.
Diuréticos Hidroclorotiazida	Durante a anestesia, podem causar depressão respiratória excessiva resultante de desequilíbrio eletrolítico associado.
Fenotiazinas Cloridrato de clorpromazina	Podem aumentar a ação hipotensora dos anestésicos.
Ansiolíticos Diazepam	Podem causar ansiedade, tensão e até mesmo convulsões se interrompidos abruptamente.
Insulinas Insulina	Deve-se considerar a interação dos anestésicos com a insulina quando um paciente com diabetes estiver sendo submetido a uma cirurgia. Pode ser necessário administrar insulina IV para manter a glicemia nos limites normais.
Anticoagulantes Varfarina	Podem aumentar o risco de sangramento durante os períodos intraoperatório e pós-operatório; devem ser interrompidos antes de uma cirurgia eletiva. O cirurgião determinará quanto tempo antes da cirurgia eletiva o paciente deve interromper o anticoagulante, dependendo do tipo de procedimento planejado e do estado de saúde do paciente.
Anticonvulsivantes Carbamazepina	A administração IV da medicação pode ser necessária para manter o paciente livre de convulsões nos períodos intraoperatório e pós-operatório.
Hormônio tireoidiano Levotiroxina sódica	A administração IV pode ser necessária durante o período pós-operatório para manter os níveis dos hormônios tireoidianos.
Opioides Sulfato de morfina	O uso prolongado de opioides para a dor crônica (≥ 6 meses) no período pré-operatório pode alterar a resposta do paciente aos agentes analgésicos.

IV: via intravenosa. Adaptada de Comerford, K.C. & Durkin, M.T. (2020). *Nursing 2020 drug handbook*. Philadelphia, PA: Wolters Kluwer.

TABELA 14.4	Fitoterápicos ou suplementos e possíveis riscos cirúrgicos.	
Fitoterápico ou suplemento	Indicação de uso	Possível risco cirúrgico
Ephedra vulgaris (conhecida na China como *Ma Huang*)	Supressor do apetite	Pode interagir com a medicação e provocar elevação dos níveis de PA e da FC
Alho (*Allium sativum*)	Descrito como capaz de reduzir os níveis da PA e os níveis séricos de colesterol	Pode aumentar sangramento
Ginkgo biloba	Usado para melhorar a memória	Pode aumentar sangramento
Ginseng	Usado para aumentar a concentração mental	Pode elevar os níveis da PA e o risco de sangramento
Cava-cava (*Piper methysticum*)	Usado como ansiolítico	Pode exacerbar o efeito da anestesia
Hipérico (*Hypericum perforatum*)	Usado como ansiolítico, alivia depressão e transtornos do sono	Prolonga os efeitos da anestesia
Valeriana (*Valeriana officinalis*)	Usada como calmante	Prolonga os efeitos da anestesia
Vitamina E	Acredita-se que retarde o processo de envelhecimento	Pode aumentar sangramento e interferir na pressão arterial

FC: frequência cardíaca; PA: pressão arterial. Adaptada de American Society of Anesthesiologists. (2017) Herbal and dietary supplements and anesthesia. 2017. Retirada em 03/06/2019 de: www.asahq.org/whensecondscount/wp-content/uploads/2017/10/asa_supplements-anesthesia_final.pdf.

fitoterápicos – os pacientes devem interromper seu uso pelo menos 2 semanas antes de uma cirurgia (American Society of Anesthesiologists [ASA], 2017).

FATORES PSICOSSOCIAIS

O enfermeiro deve prever que a maioria dos pacientes tem reações emocionais antes da cirurgia – óbvias ou veladas, normais ou anormais. O medo pode estar relacionado com o desconhecido, com a falta de controle ou com a morte. Pode ser influenciado por anestesia, dor, complicações, câncer ou experiência cirúrgica anterior. A ansiedade pré-operatória pode ser uma resposta preferencial a uma ameaça ao papel do paciente na vida, a uma incapacidade permanente ou à perda da integridade corporal, ao aumento das responsabilidades ou dos ônus sobre os membros da família ou à própria vida. Preocupações menos óbvias podem ser justificadas por experiências anteriores com o sistema de saúde e pessoas que o paciente tenha conhecido com a mesma condição. O sofrimento psíquico influencia diretamente o funcionamento do corpo. A identificação da ansiedade pela equipe de saúde com a orientação de apoio em cada momento do processo perioperatório ajuda a aliviar a ansiedade. A pesquisa sugere que desfechos pós-operatórios negativos podem resultar de medo e ansiedade no período pré-operatório. A ansiedade deflagra uma resposta física, estimulando a liberação de epinefrina e norepinefrina, que, por sua vez, elevam os níveis de pressão arterial e aumentam a frequência cardíaca, o débito cardíaco e os níveis sanguíneos de glicose. Portanto, a cura como um todo pode ser comprometida enquanto a dor e o risco de infecção aumentam após a cirurgia (Bagheri, Ebrahimi, Abbasi et al., 2019).

As pessoas expressam o medo de maneiras diferentes. Alguns pacientes podem fazer perguntas repetidas, independentemente das informações já compartilhadas com eles. Outros podem afastar-se, evitando deliberadamente a comunicação e se envolvendo em atividades como ler e assistir à televisão, ou falar sobre trivialidades. Consequentemente, o enfermeiro deve ser empático, ouvir atentamente e fornecer informações que ajudem a aliviar as preocupações.

Um resultado importante da avaliação psicossocial é a determinação da extensão e do papel da rede de apoio do paciente. Avaliam-se a importância e a confiabilidade dos sistemas de apoio disponíveis. Outras informações, como o conhecimento sobre o nível habitual de capacidade funcional e das atividades diárias típicas, podem ajudar no tratamento e na recuperação do paciente. Avaliar a disposição do paciente para aprender e determinar a melhor abordagem para maximizar o entendimento fornece a base para as orientações pré-operatórias do paciente. Isso é de particular importância para os pacientes que têm atraso de desenvolvimento e aqueles com comprometimento cognitivo, casos em que as orientações e a obtenção do consentimento incluem o representante legal.

Crenças espirituais e culturais

Mostrar respeito pelos valores e crenças culturais do paciente facilita o relacionamento e a confiança. A avaliação inclui a identificação do grupo étnico ao qual o paciente pertence e os costumes e crenças do paciente a respeito da doença e dos profissionais de saúde. O conhecimento das demandas fisiológicas, psicossociais, culturais, espirituais e educacionais do paciente possibilita que o enfermeiro do setor perioperatório proporcione uma abordagem holística de cuidado. Um quadro holístico do paciente possibilita que o enfermeiro do setor perioperatório tenha a oportunidade de identificar problemas do paciente que se estendem para além do diagnóstico clínico e do procedimento cirúrgico planejado e escolher um diagnóstico de enfermagem baseado em elementos cruciais das demandas e metas do paciente. O profissional de enfermagem defende o paciente e elabora um plano de cuidado holístico que é comunicado aos membros das equipes intraoperatória e pós-operatória. A defesa perioperatória do paciente inclui ter respeito por outros seres humanos, preservar os valores expressados pelos pacientes e tratar todos os pacientes igualmente (Sundqvist, Holmefur, Nilsson et al., 2016).

Alguns grupos étnicos não estão acostumados a expressar sentimentos abertamente com estranhos e os enfermeiros precisam considerar esse padrão de comunicação quando avaliam a dor. Em alguns grupos étnico-culturais, considera-se indelicado estabelecer contato visual direto com os outros, e fazê-lo é visto como desrespeitoso. O enfermeiro deve saber que essa falta de contato visual não expressa um comportamento de evitação nem reflete falta de interesse. Outras etnias consideram o topo da cabeça sagrado; portanto, o enfermeiro não deve colocar a touca cirúrgica no paciente, mas pedir ao próprio paciente que o faça.

Talvez a habilidade mais valiosa à disposição do enfermeiro seja ouvir atentamente o paciente e observar sua linguagem corporal, especialmente ao conhecer sua história. Informações e dicas valiosas podem ser adquiridas por meio de habilidades de comunicação e entrevista eficazes. Um enfermeiro sem pressa, compreensivo e sensível promove a confiança por parte do paciente.

INTERVENÇÕES DE ENFERMAGEM PRÉ-OPERATÓRIAS

Uma vasta gama de intervenções é empregada para preparar o paciente física e psicologicamente, assim como para manter a segurança. Começando com a anamnese e o exame físico, a lista de medicamentos tomados rotineiramente, o relato de alergias, os antecedentes cirúrgicos e anestésicos, pode-se determinar o estado de saúde geral e o nível de experiência e entendimento do paciente.

Fornecimento de orientações ao paciente

Os enfermeiros têm reconhecido o valor das orientações pré-operatórias (Rothrock, 2019). As explicações e demonstrações para cada paciente são individualizadas, levando em consideração quaisquer preocupações e necessidades de aprendizagem específicas. Devem ser utilizadas múltiplas estratégias de orientação (p. ex., verbal, por escrito, demonstração de retorno), dependendo da necessidade e da capacidade do paciente.

As explicações e demonstrações pré-operatórias são iniciadas o mais cedo possível, preferencialmente no consultório médico, na clínica ou no momento dos EPA, quando os exames complementares são realizados. Durante os EPA, o enfermeiro ou médico disponibiliza os recursos relacionados com as orientações ao paciente, como instruções escritas (projetadas para serem reproduzidas e distribuídas ao paciente), recursos audiovisuais e *online* e números de telefone, para garantir que as orientações continuem até que o paciente se apresente para a intervenção cirúrgica. Sempre que possível, as orientações e demonstrações são espaçadas por um período para possibilitar que o paciente assimile as informações e faça as perguntas que possam surgir.

Frequentemente, as sessões de orientações são combinadas a vários procedimentos de preparação para possibilitar um fluxo fácil e oportuno de informações. O enfermeiro deve explicar e fazer demonstrações para o paciente sobre os procedimentos e fornecer tempo suficiente para as perguntas. As orientações devem ir além das descrições do procedimento; devem incluir explicações sobre as sensações que o paciente terá. Informar ao paciente que a medicação pré-operatória trará relaxamento antes da cirurgia não é tão eficaz quanto também dizer que a medicação agirá rapidamente e pode resultar em tontura, vertigem e sonolência. Saber o que esperar ajuda o paciente a prever essas reações e a alcançar um grau superior de relaxamento. Descrições excessivamente detalhadas podem aumentar a ansiedade; portanto, o enfermeiro deve ser sensível a isso, observando e escutando o paciente, e fornecendo menos detalhes de acordo com as suas necessidades específicas.

Desfechos clínicos de histórias de pacientes: Vernon Watkins • Parte 1

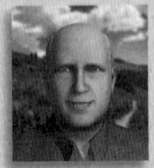

Vernon Watkins, um homem de 69 anos, foi ao pronto-socorro com dor abdominal intensa e uma perfuração intestinal foi diagnosticada. Ele está sendo preparado para a cirurgia. Sua história de doença pregressa inclui hipertensão arterial controlada e tabagismo por 50 anos. Que orientação pré-operatória o enfermeiro deve discutir com o Sr. Watkins antes de sua cirurgia de emergência? (A história de Vernon Watkins continua no Capítulo 58.)

Respiração profunda, tosse e espirometria de incentivo

Um dos objetivos da assistência de enfermagem no pré-operatório é orientar o paciente a promover a expansibilidade pulmonar ideal que resulta na oxigenação do sangue após a anestesia. O paciente assume a posição sentada para melhorar a expansibilidade pulmonar. O enfermeiro então demonstra como realizar uma inspiração profunda e lenta e como expirar lentamente. Depois de praticar a respiração profunda várias vezes, o paciente é orientado a inspirar profundamente, expirar pela boca, inspirar rapidamente e tossir com força, envolvendo os pulmões (Boxe 14.5). O enfermeiro ou fisioterapeuta respiratório também demonstra como usar o espirômetro de incentivo, um dispositivo que proporciona medição e *feedback* relacionados com a efetividade da respiração (ver Capítulo 19). Além de melhorar a respiração, esses exercícios podem ajudar o paciente a relaxar.

Se for prevista uma incisão torácica ou abdominal, o enfermeiro demonstra como imobilizar a incisão de modo a minimizar a pressão e controlar a dor. O paciente deve unir as palmas das mãos, entrelaçando os dedos confortavelmente. As mãos imobilizadas ou sobre o local da incisão atuam como um apoio eficaz ao tossir. O paciente é informado de que existem medicamentos disponíveis para aliviar a dor, que devem ser tomados regularmente para que os exercícios de respiração profunda e de tosse eficaz possam ser realizados confortavelmente. O objetivo de promover a tosse é mobilizar as secreções para que elas possam ser removidas. A respiração profunda antes de tossir estimula o reflexo de tosse. Se o paciente não tossir de modo eficaz, podem ocorrer atelectasia (colapso dos alvéolos), pneumonia e outras complicações pulmonares.

Mobilidade e movimento ativo do corpo

Os objetivos de promover a mobilidade no pós-operatório são melhorar a circulação, prevenir a estase venosa e promover a função respiratória ideal. O paciente deve ser informado de que a deambulação precoce e frequente no pós-operatório, conforme o tolerado, ajudará a evitar complicações.

O enfermeiro deve explicar as razões para as mudanças frequentes de decúbito após a cirurgia e, em seguida, demonstrar ao paciente como se virar de um lado para outro e como assumir o decúbito lateral sem causar dor ou interromper o funcionamento do cateter intravenoso, dos drenos torácicos ou de outros equipamentos. Discute-se qualquer posicionamento especial que o paciente precise manter após a cirurgia (p. ex., em adução ou elevação de um membro), assim como o motivo de manter a mobilidade tanto quanto possível, apesar das restrições. A revisão das orientações sobre os procedimentos antes da cirurgia é útil, pois o paciente pode estar muito desconfortável ou sonolento depois da cirurgia para absorver novas informações.

O exercício dos membros inclui flexão e extensão dos joelhos e quadris (semelhante ao andar de bicicleta enquanto em decúbito lateral), a menos que contraindicado pelo tipo de procedimento cirúrgico (p. ex., artroplastia do quadril). O hálux é mantido estendido e rodado como se estivesse traçando um grande círculo (ver Boxe 14.5). Os cotovelos e ombros também são mobilizados em sua amplitude de movimento. Inicialmente, o paciente é assistido e lembrado de realizar esses exercícios. Mais tarde, é estimulado a fazê-lo de modo independente. Mantém-se o trofismo muscular para que a locomoção seja facilitada. O enfermeiro deve se lembrar de

Boxe 14.5 — ORIENTAÇÕES AO PACIENTE
Orientações pré-operatórias para prevenir complicações pós-operatórias

Respiração diafragmática

A respiração diafragmática refere-se a um achatamento da cúpula do diafragma durante a inspiração, com o alargamento resultante das costelas e do abdome superior conforme o ar entra. Durante a expiração, os músculos abdominais se contraem.

1. Treinar na mesma posição que você ficará no leito depois da cirurgia: em posição de semi-Fowler, inclinado no leito, com as costas e os ombros bem apoiados por travesseiros.
2. Sentir o movimento com as mãos levemente apoiadas sobre a parte anterior das costelas inferiores e as pontas dos dedos contra a parte inferior do tórax.

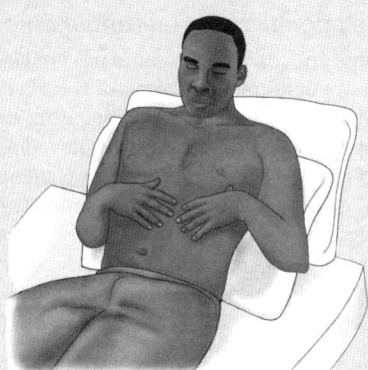
Respiração diafragmática

3. Expirar delicada e completamente conforme as costelas "afundam" em direção à linha média.
4. A seguir, respirar fundo pelo nariz e pela boca, deixando as costelas e o abdome subirem conforme os pulmões se enchem de ar.
5. Segurar a respiração e contar até cinco.
6. Expirar e soltar *todo* o ar pelo nariz e pela boca.
7. Repetir 15 vezes, com um breve descanso depois de cada grupo de cinco repetições.
8. Praticar este exercício 2 vezes/dia no período pré-operatório.

Tosse cinética

1. Inclinar-se levemente para a frente a partir da posição sentada no leito, entrelaçar os dedos e colocar as mãos sobre o futuro local da incisão para atuar como uma imobilização de apoio ao tossir.

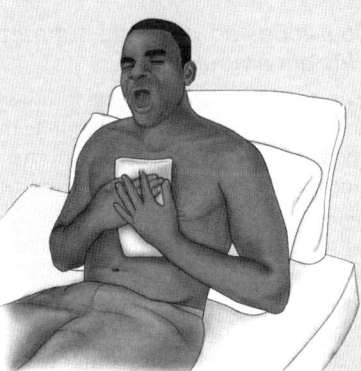
Imobilização do tórax ao tossir

2. Fazer respiração diafragmática, conforme descrito anteriormente.

3. Com a boca um pouco aberta, inspirar profundamente.
4. "Soprar" abruptamente em três expirações curtas.
5. Então, mantendo a boca aberta, tomar uma inspiração profunda e rápida e imediatamente tossir forte, uma ou duas vezes. Isso ajuda a remover as secreções de seus pulmões. A técnica pode causar algum desconforto, mas não prejudicará a sua incisão.

Exercícios de membros inferiores

1. Deitar-se em uma posição de semi-Fowler e realizar os exercícios simples a seguir para melhorar a circulação.
2. Flexionar o joelho e levante o pé – segurar por alguns segundos e então estender a perna e abaixá-la até o leito.

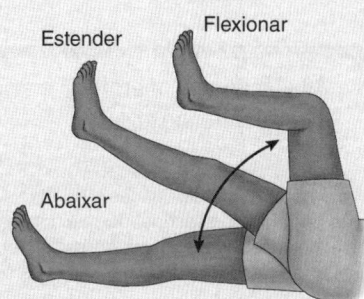
Exercícios para os membros inferiores

3. Fazer isso cinco vezes com uma perna e então repetir com a outra.
4. A seguir, traçar círculos com os pés, inclinando-os para baixo, em direção um ao outro, para cima e então para fora.
5. Repetir esses movimentos cinco vezes.

Passagem para o decúbito lateral

1. Inclinar-se para o lado com a perna de cima flexionada e apoiada em um travesseiro.
2. Segurar a grade lateral para ajudá-lo a manobrar para o decúbito lateral.
3. Praticar a respiração diafragmática e a tosse cinética enquanto em decúbito lateral.

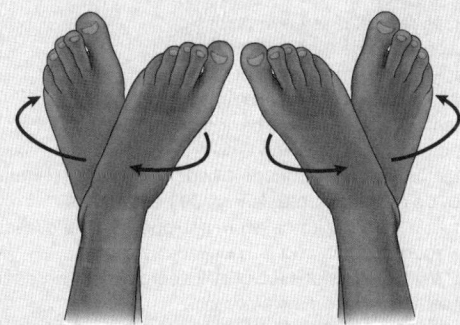
Exercícios para os pés

Sair do leito

1. Virar-se de lado.
2. Empurrar o próprio corpo com uma das mãos conforme joga as pernas para fora do leito.

usar uma mecânica corporal adequada e orientar o paciente a fazer o mesmo. Sempre que o paciente for posicionado, seu corpo precisa ficar devidamente alinhado.

Manejo da dor

A avaliação da dor deve incluir a diferenciação entre a dor aguda e a crônica. A escala de intensidade da dor deve ser introduzida e explicada ao paciente para promover um manejo mais eficaz da dor pós-operatória (ver, no Capítulo 9, alguns exemplos de escalas de avaliação da dor). As orientações pré-operatórias do paciente também precisam incluir a diferença entre a dor aguda e a dor crônica, para que o paciente esteja preparado a diferenciar a dor aguda pós-operatória de uma condição crônica, como dor nas costas. A avaliação da dor pré-operatória e as orientações para o paciente idoso podem exigir atenção adicional (Boxe 14.6).

Boxe 14.6 — Avaliação pré-operatória e orientações ao paciente idoso

Avaliação

- Avaliar alergias e comorbidades clínicas
- Avaliar a função cognitiva e sensorial do paciente antes que o cirurgião inicie o processo de consentimento informado
- Realizar avaliação de risco de queda, inclusive os seguintes fatores:
  - Histórico prévio de quedas
  - Uso de medicação (p. ex., sedativos pré-operatórios)
  - Nível de consciência (p. ex., lúcido, letárgico)
  - Capacidade de obedecer a comandos (p. ex., comprometimento cognitivo, barreira de idioma)
  - Comprometimento sensorial (p. ex., visão, audição)
  - Nível de coordenação ou equilíbrio
  - Necessidades de higiene pessoal (p. ex., incontinência, polaciuria, necessidade de assistência)
  - Existência de dispositivos externos (p. ex., cateteres, drenos)
- Determinar a necessidade de designar uma pessoa de apoio ou uma procuração para completar o processo de consentimento informado
- Revisar os medicamentos para identificar possíveis riscos polifarmacêuticos, tais como:
  - Diversos medicamentos
  - Múltiplos prescritores
  - Diversas requisições preenchidas
  - Muitas formas de medicamentos
  - Medicamentos de venda livre
  - Múltiplos esquemas posológicos
- Documentar os parâmetros básicos de avaliação física, incluindo dor, ritmo cardíaco e nível de saturação de oxigênio
- Documentar uma avaliação detalhada da pele com anotação de áreas de ressecamento, lesões ou hematomas
- Documentar a condição de jejum pré-operatório e avaliar desidratação, desnutrição e hipoglicemia
- Realizar avaliação psicossocial que aborde temores, ansiedade e sentimentos de isolamento
- Identificar apoio social para determinar se o paciente tem assistência domiciliar para executar as atividades da vida diária

Orientação

- Discutir diretivas antecipadas para identificar os desejos do paciente
- Orientar o paciente sobre os benefícios do manejo da dor
- Estiver preparado para despender mais tempo, aumentar a quantidade de toque terapêutico realizado e incentivar os familiares a estarem presentes para diminuir a ansiedade

Adaptado de Ogg, M. (2018). Clinical issues. *AORN Journal*, 108(2), 195-203; Phillips, N. (2017). *Berry and Kohn's operating room technique*. St. Louis, MO: Elsevier.

No pós-operatório, administram-se medicamentos para aliviar a dor e manter o conforto sem suprimir a função respiratória. O paciente é orientado a tomar a medicação tão frequentemente quanto prescrito durante o período pós-operatório inicial para alívio da dor. Os métodos previstos de administração de analgésicos para pacientes internados incluem a analgesia controlada pelo paciente (ACC), o *bolus* ou infusão via cateter epidural ou a analgesia epidural controlada pelo paciente (AECC; ver discussão sobre ACC e AECC no Capítulo 9). Um paciente com previsão de alta provavelmente receberá analgésicos orais. Esses métodos são discutidos com o paciente antes da cirurgia, e avaliam-se o interesse do paciente e a vontade de usá-los.

Estratégias cognitivas de enfrentamento

Embora alguma ansiedade seja comum nas unidades cirúrgicas, a ansiedade pré-operatória alta que não é tratada ou é tratada de modo insatisfatório pode resultar em complicações. Taquicardia, arritmias, hipertensão arterial e níveis elevados de dor foram relatados no período pós-operatório em pacientes com níveis aumentados de ansiedade antes de intervenções cirúrgicas (Jaruzel, Gregoski, Mueller et al., 2019). Estratégias cognitivas podem ser úteis para aliviar a tensão, superar a ansiedade, diminuir o medo e alcançar o relaxamento. Exemplos de estratégias gerais incluem:

- *Criação de imagens mentais:* o paciente se concentra em uma experiência agradável ou cena repousante
- *Distração:* o paciente pensa em uma história agradável ou recita um poema ou canção favorita
- *Autorrecitação otimista:* o paciente mentaliza ou verbaliza pensamentos otimistas ("Eu sei que tudo vai dar certo")
- *Musicoterapia:* o paciente ouve uma música calma (uma intervenção fácil de administrar, barata e não invasiva)
- *Aromaterapia:* o paciente inala óleos aromáticos para deflagrar respostas de relaxamento emocionais e físicas via sistema olfatório e cérebro
- *Reiki:* o terapeuta impõe as mãos sobre o paciente para (teoricamente) transferir energia e promover cura e relaxamento.

Outras intervenções alternativas incluem acupuntura, ioga, relaxamento muscular e toque terapêutico.

Orientações ao paciente submetido a cirurgia ambulatorial

As explicações e demonstrações pré-operatórias para o paciente submetido a uma cirurgia ambulatorial ou de mesmo dia compreendem todas aquelas discutidas anteriormente, bem como o planejamento colaborativo com o paciente e a família para a alta e o acompanhamento domiciliar. A principal diferença das orientações pré-operatórias ao paciente submetido a cirurgia ambulatorial é o ambiente.

O teor das orientações pré-operatórias pode ser apresentado em uma palestra de grupo, em uma apresentação de mídia, EPA ou por telefone, em conjunto com a entrevista no pré-operatório. Além de responder às perguntas e descrever o que esperar, o enfermeiro informa ao paciente quando e onde ele deve se apresentar, o que levar (cartão do plano de saúde, lista de medicamentos e alergias), o que deixar em casa (joias, relógios, medicamentos, lentes de contato) e o que vestir (roupas largas e confortáveis, sapatos baixos). O enfermeiro do consultório do cirurgião pode iniciar as explicações e demonstrações antes do contato telefônico perioperatório.

Durante o telefonema pré-operatório final, as orientações são concluídas ou reforçadas, conforme necessário, e são dadas instruções de última hora. O paciente é orientado a não ingerir alimentos sólidos ou líquidos por um período específico e sobre as técnicas de limpeza da pele antes da cirurgia (ver seção adiante sobre o preparo da pele).

Intervenções psicossociais

O enfermeiro avalia e proporciona intervenções para potencializar mecanismos de enfrentamento efetivos de ansiedade e temores, promovendo assim conforto emocional (Phillips, 2017). Antes da cirurgia o enfermeiro avalia as demandas específicas dos pacientes que possam influenciar a experiência cirúrgica do ponto de vista emocional, psicossocial ou físico.

Redução da ansiedade e do medo

Os enfermeiros perioperatórios do departamento de pré-operatório têm tempo limitado para coletar informações e estabelecer confiança. Esses profissionais devem se apresentar ao paciente, informando tanto a sua titulação quanto uma breve sinopse do seu papel profissional e geral. Cada paciente pré-operatório deve ser reconhecido como uma pessoa única, e deve-se avaliar as necessidades e os desejos de cada um deles. Deve-se agradecer ao paciente por ele ter escolhido aquele hospital ou centro cirúrgico em particular. Esses métodos facilitam o estabelecimento de uma relação enfermeiro–paciente positiva. A discussão sobre a experiência cirúrgica, sobre sua duração e a explicação do que irá acontecer podem diminuir a ansiedade do paciente.

Durante a avaliação pré-operatória dos fatores psicológicos e crenças espirituais e culturais, o enfermeiro ajuda o paciente a identificar as estratégias de enfrentamento que ele utilizou previamente para diminuir o medo. As discussões com o paciente para ajudar a determinar a origem dos medos podem ajudar a expressar preocupações. Os pacientes se sentem bem em saber quando a família e os amigos poderão visitá-los depois da cirurgia e que um conselheiro espiritual estará disponível, se desejado. A informação prévia sobre a eventual necessidade de ventilador, drenos torácicos ou outros tipos de equipamentos ajuda a reduzir a ansiedade relacionada com o período pós-operatório. Deve ser dada atenção especial aos pacientes quando há atraso na cirurgia porque tempos de espera aumentados no setor pré-operatório podem resultar em exacerbação do medo e da ansiedade.

Respeito às crenças culturais, espirituais e religiosas

O enfermeiro avalia as demandas específicas dos pacientes que possam influenciar a experiência cirúrgica do ponto de vista espiritual, emocional ou físico. Em algumas culturas, por exemplo, as pessoas são estoicas em relação à dor, enquanto em outras elas são mais expressivas. Essas respostas entendidas como normais pelos pacientes e familiares devem ser respeitadas pela equipe de perioperatório. Se o paciente se recusar a receber transfusões de sangue por motivos religiosos (Testemunhas de Jeová), essa informação deve ser claramente identificada no pré-operatório, documentada e comunicada aos funcionários pertinentes. Embora a cirurgia minimamente invasiva tenha reduzido significativamente a perda de sangue, qualquer procedimento cirúrgico tem o potencial de hemorragia.

Manutenção da segurança do paciente

Proteger os pacientes de lesão é um dos principais papéis do enfermeiro perioperatório. A adesão às práticas recomendadas pela AORN e às Metas Nacionais de Segurança do Paciente da Joint Commission (Boxe 14.7) é essencial (Rothrock, 2019). Elas se aplicam a hospitais, bem como a centros de cirurgia ambulatorial e instituições que fazem cirurgias em consultório (Joint Commission, 2019).

Manejo de nutrientes e líquidos

A finalidade de suspender alimentos e líquidos antes da cirurgia é evitar a aspiração pulmonar. As recomendações específicas para restrições dependem da idade do paciente e do tipo de alimento ingerido. Por exemplo, os adultos podem ser aconselhados a jejuar por 8 horas após a ingestão de alimentos gordurosos e por 6 horas depois da ingestão de produtos lácteos. Pacientes saudáveis podem tomar líquidos claros até 2 horas antes de um procedimento eletivo. Novos métodos de "carga de carboidrato" estão sendo implementados antes de cirurgias que não envolvam o sistema digestório (ou seja, cirurgias torácicas, urológicas, obstétricas, ortopédicas). Uma bebida rica em carboidratos tem sido usada como processo seguro antes da cirurgia. Há relatos de que essas soluções não implicam risco de aspiração e reduzem a resistência à insulina quando a duração do esvaziamento gástrico e o volume de líquido ingerido são controlados (Cakar, Yilmaz, Cakar et al., 2017). Já foi comprovado que a administração pré-operatória de carboidrato a paciente como parte de recuperação potencializada após protocolo cirúrgico promove desfechos positivos, inclusive melhora do nível de consciência, redução da incidência de náuseas/vômitos pós-operatórios e redução da dor (Pachella, Mehran, Curtin et al., 2019).

Preparo do intestino

Os enemas não são comumente prescritos no pré-operatório, a menos que o paciente seja submetido a uma cirurgia abdominal ou pélvica. Nesse caso, um enema de limpeza ou laxante pode ser prescrito na noite anterior à cirurgia e talvez repetido na manhã da cirurgia. Os objetivos desse preparo incluem a visualização satisfatória do local cirúrgico, e evitar traumatismos ao intestino ou prevenir a contaminação do peritônio por material fecal. A menos que a condição do paciente apresente alguma contraindicação, deve-se usar o banheiro ou cadeira sanitária em vez da comadre para evacuar o enema se o paciente estiver hospitalizado durante esse período. Além disso, podem ser prescritos antibióticos para reduzir a flora intestinal.

Preparo da pele

O objetivo do preparo da pele no período pré-operatório é reduzir as bactérias sem comprometer a integridade da pele. Se a cirurgia não for realizada em caráter emergencial, a maioria dos estabelecimentos de saúde e centros cirúrgicos ambulatoriais têm protocolos antissépticos de preparo pré-operatório da pele.

Boxe 14.7 — **Resumo das Metas Nacionais de Segurança do Paciente de 2019**

- Identificar o paciente corretamente
- Melhorar a comunicação na equipe
- Usar medicamentos de modo seguro
- Usar alarmes de modo seguro
- Prevenir infecções
- Identificar os riscos à segurança do paciente
- Evitar erros na cirurgia.

Adaptado de Joint Commission (2019). 2019. National Patient Safety Goals. Retirado em 22/05/2019 de: www.jointcommission.org/assets/1/6/2019_HAP_NPSGs_final2.pdf.

O banho pré-operatório deve, no mínimo, consistir em lavagem de todo o corpo com sabonete antimicrobiano na noite anterior à cirurgia programada (Berríos-Torres, Umscheid, Bratzler et al., 2018). Limpeza adicional do corpo com clorexidina pode ser feita no setor pré-operatório por um profissional de enfermagem ou pelo paciente sob orientação desse profissional. A retirada de pelos/cabelo do local cirúrgico deve ser realizada no setor pré-operatório. Máquinas elétricas de cortar cabelo/pelos, em vez de lâminas de barbear, são o método preferido de remover pelos/cabelo. É dada consideração especial a pacientes submetidos a cirurgias ginecológicas, urológicas e cranianas. Para garantir o local correto, o sítio cirúrgico normalmente é marcado pelo paciente e pelo cirurgião antes do procedimento.

INTERVENÇÕES DE ENFERMAGEM NO PERÍODO PRÉ-OPERATÓRIO IMEDIATO

O enfermeiro confirma a identidade do paciente e coloca pulseiras de "alerta médico" quando houver indicação: alergia a medicamentos, risco de queda, precauções em relação aos membros (em relação a picadas de agulha e aferição da pressão arterial) e o tipo de tratamento em caso de emergência. O paciente troca de roupa e coloca um roupão do hospital, cobre a cabeça com uma touca descartável e o esmalte nas unhas é retirado (se existente) porque pode interferir com o monitoramento hemodinâmico. A boca é inspecionada e removem-se próteses ou placas dentárias. Se deixados na boca, esses itens podem facilmente cair para a parte de trás da garganta durante a indução da anestesia e causar obstrução respiratória.

Não se utilizam joias na SO; alianças de casamento e joias ou *piercings* devem ser removidos para evitar lesões. Se um paciente se opuser a retirar suas joias, ele precisa ser notificado dos riscos associados a essa opção. Todos os artigos de valor, incluindo dispositivos de assistência, próteses dentárias, óculos e próteses em geral, são entregues aos familiares ou são rotulados de modo claro com o nome do paciente e armazenados em local seguro e protegido de acordo com a política da instituição.

Todos os pacientes (exceto aqueles com distúrbios urológicos) devem urinar imediatamente antes de ir para a SO. Isso é importante principalmente para promover a visibilidade anatômica e a continência durante a cirurgia abdominal baixa. O cateterismo urinário é realizado na SO apenas quando necessário.

Administração dos medicamentos

O uso de medicação pré-anestésica é mínimo nos casos de intervenção cirúrgica ambulatorial, mas pode ajudar alguns pacientes a permanecerem calmos e confortáveis (Phillips, 2017). Se for administrada medicação pré-anestésica, o paciente é mantido no leito com as grades laterais elevadas, porque a medicação pode causar tonturas e sonolência. Durante esse tempo, o enfermeiro observa o paciente quanto a qualquer reação indesejada aos medicamentos.

Antibióticos são administrados antes da cirurgia, conforme necessário, para ajudar a reduzir o risco de infecções do local da cirurgia. O antibiótico é, tipicamente, prescrito antes de o paciente chegar e é preparado pelo setor de farmácia a fim de que possa ser administrado de modo oportuno antes da intervenção cirúrgica. A administração do antibiótico apropriado deve ocorrer de modo que a eficácia máxima dele possa ser alcançada nos tecidos e na corrente sanguínea do paciente antes de ser feita a incisão cirúrgica (Bashaw & Keister, 2018).

Atualização do registro pré-operatório

A lista de verificação pré-operatória contém os elementos essenciais que devem ser verificados antes do procedimento (Rothrock, 2019). O enfermeiro preenche a lista de verificação pré-operatória (Figura 14.2). O prontuário preenchido (com a lista de verificação pré-operatória e a modalidade de verificação) acompanha o paciente para a SO com o termo de consentimento cirúrgico em anexo, juntamente com todos os resultados dos exames laboratoriais e registros de enfermagem. Esses documentos também podem ser encontrados no prontuário eletrônico do paciente; todavia, eles precisam ser facilmente acessados e verificados pela equipe cirúrgica. Quaisquer alertas relacionados ao paciente (alergias, precauções de segurança) e necessidades individuais são assinaladas no prontuário de papel ou no prontuário eletrônico.

Aquecimento pré-operatório do paciente

O aquecimento pré-operatório do paciente durante pelo menos 30 minutos pode ser benéfico para evitar a ocorrência de hipotermia após a indução da anestesia. Várias técnicas incluem mantas térmicas, aquecimento do ar inalado e infusão de soluções intravenosas aquecidas. A hipotermia não intencional está associada a aumento dos desfechos adversos do paciente, inclusive sangramento, retardo da cicatrização da ferida cirúrgica, prolongamento do tempo no setor de cuidado pós-anestesia, disfunção cardíaca e prolongamento da internação hospitalar (Williams, 2018). Os pacientes devem ser orientados sobre o propósito da intervenção de aquecimento e devem ser avaliados quanto a temperatura anormal, sudorese profusa e desconforto (Williams, 2018). A pesquisa sugere que os profissionais de enfermagem têm participação crucial na redução da hipotermia não intencional (abaixo de 36°C) ao aplicar técnicas de aquecimento antes da cirurgia (Rosenkilde, Vamosi, Lauridsen et al., 2017). Ver Perfil de pesquisa de enfermagem no Boxe 14.8.

O paciente é levado para a área pré-operatória, cumprimentado pelo nome e posicionado confortavelmente na maca ou leito. A área circundante deve ser mantida calma para que a medicação pré-operatória tenha o máximo efeito. Sons ou conversas desagradáveis devem ser evitados, porque o paciente que está sedado pode interpretá-los mal.

Atendimento às necessidades da família

A maioria dos hospitais e centros de cirurgia ambulatorial tem uma sala de espera, em que os familiares e outros entes queridos podem aguardar enquanto o paciente estiver em cirurgia. Essa sala pode ser equipada com cadeiras confortáveis, televisões, telefones e refeições leves. Voluntários podem permanecer com os familiares, oferecer-lhes café e mantê-los informados do progresso do paciente. Após a cirurgia, o cirurgião pode reunir a família na sala de espera e discutir o resultado.

Os familiares e entes queridos nunca devem julgar a gravidade de uma cirurgia pelo tempo que o paciente passa na SO. O paciente pode ficar ali por muito mais tempo do que o tempo real de cirurgia, por vários motivos:

- Os pacientes rotineiramente são transportados com bastante antecedência ao momento real da cirurgia

Lista de verificação pré-operatória

```
1. Nome do paciente: _____ Data: _____ Altura: _____ Peso: _____
   Pulseira de identificação presente: _____
2. Consentimento informado assinado: _____ Licenças especiais assinadas: _____
3. Local cirúrgico: _____ (p. ex., esterilização)
4. Relato de anamnese e exame físico presente: _____ Data: _____
5. Registros de exames laboratoriais presentes: _____
   HMG: _____ Hb: _____ Urinálise: _____ Hct: _____
6. Viajou para fora dos EUA nos últimos 14 dias:  Sim/Não
7. Dieta zero: data/horário da última refeição líquida: _____ Data/horário da última refeição sólida: _____
8.        Item                                              Presente                    Removido
   a. Dentes naturais                                       _____                 _____
      Próteses dentárias; superior, inferior, parcial       _____                 _____
      Ponte, fixa; coroa                                    _____                 _____
   b. Lentes de contato                                     _____                 _____
   c. Outras próteses – tipo: _____                  _____                 _____
   d. Joias:
      Aliança de casamento (fixada com esparadrapo/presa com fita) _____              _____
      Anéis                                                 _____                 _____
      Brincos: perfurados, presos                           _____                 _____
      Correntes no pescoço                                  _____                 _____
      Quaisquer outros acessórios, inclusive piercings      _____                 _____
   e. Maquiagem                                             _____                 _____
      Esmalte de unha:                                      _____                 _____
9. Vestuário
   a. Avental limpo                                         _____                 _____
   b. Gorro                                                 _____                 _____
   c. Absorvente íntimo etc.                                _____                 _____
10. Familiares orientados sobre onde esperar? _____
11. Objetos de valor guardados em segurança? _____
12. Sangue disponível? _____ Prescrito? _____ Onde? _____
13. Medicação pré-anestésica administrada: _____
                                                Tipo: _____ Hora: _____
14. Urina: _____ Quantidade: _____ Hora: _____ Cateter: _____
    Cuidados orais prestados: _____
15. Sinais vitais:  Temperatura: _____ Frequência cardíaca: _____ Frequência respiratória: _____ Pressão arterial: _____
16. Precauções/problemas especiais (alergias, surdez etc.): _____
17. Área de pele preparada: _____
18. _____ Data: _____ Hora: _____
    Assinatura: Enfermeiro que liberou o paciente
```

Figura 14.2 • Exemplo de lista de verificação pré-operatória.

Boxe 14.8 — PERFIL DE PESQUISA DE ENFERMAGEM

Eficácia do preaquecimento no contexto pré-operatório

Rosenkilde, C., Vamosi, M., Lauridsen, J.T. et al. (2017). Efficacy of prewarming with a self-warming blanket for the prevention of unintended perioperative hypothermia in patients undergoing hip or knee arthroplasty. *Journal of PeriAnesthesia Nursing*, 32(5): 419-28.

Finalidade

Hipotermia não intencional no período perioperatório (HNIPO) é definida como temperatura central inferior a 36°C em pacientes cirúrgicos quando o resfriamento não está associado ao procedimento. Muitos riscos estão associados a HNIPO, inclusive infecção da ferida, distúrbios da coagulação e complicações cardíacas. O propósito desse estudo foi avaliar as taxas de HNIPO quando uma manta térmica era utilizada pelos pacientes submetidos a artroplastia cirúrgica de joelho e quadril.

Metodologia

Esta foi uma análise secundária de dois estudos transversais. Um grupo-controle de pacientes não recebeu quaisquer métodos de aquecimento e outro grupo de pacientes recebeu uma intervenção de preaquecimento. As temperaturas centrais dos dois grupos foram aferidas antes das intervenções cirúrgicas, a cada 30 min durante os procedimentos e após a cirurgia.

Achados

Sessenta pacientes foram incluídos no estudo, 30 em cada grupo. A incidência de HNIPO foi identificada em 13% dos pacientes do grupo que recebeu preaquecimento e em 43% dos pacientes do grupo-controle. A temperatura central média do grupo que recebeu preaquecimento foi significativamente mais elevada e permaneceu acima de 36°C no período perioperatório.

Implicações para a enfermagem

É preciso dar atenção especial à manutenção da normotermia do paciente durante toda a fase perioperatória de cuidado. Os achados nesse estudo mostraram redução das taxas de HNIPO quando os pacientes recebiam preaquecimento com manta térmica. Os profissionais de enfermagem que atuam em unidades de saúde ambulatoriais e hospitalares poderiam utilizar esse estudo para ajudar na elaboração de protocolos e técnicas de preaquecimento interdisciplinares.

- O anestesiologista ou CRNA muitas vezes faz preparativos adicionais, que podem levar de 30 a 60 minutos
- O caso anterior pode levar mais tempo do que o esperado, o que atrasa o início do procedimento cirúrgico seguinte.

Depois da cirurgia, o paciente é levado para a URPA para garantir que ele acorde da anestesia de modo seguro. Os familiares e outros entes queridos que esperam para ver o paciente depois da cirurgia devem ser informados de que ele pode estar com determinados equipamentos ou dispositivos (p. ex., cateter IV, cateter urinário, tubo nasogástrico, cateter de oxigênio, equipamentos de monitoramento, cateter de transfusão sanguínea) ao retornar da cirurgia. Quando o paciente retorna ao quarto, o enfermeiro fornece explicações sobre o que frequentemente se observa no pós-operatório. No entanto, é de responsabilidade do cirurgião, não do enfermeiro, retransmitir os achados cirúrgicos e o prognóstico, mesmo quando os achados forem favoráveis.

RESULTADOS ESPERADOS PARA O PACIENTE

As atividades esperadas para o paciente diminuir a ansiedade e o medo, bem como aumentar o conhecimento no período pré-operatório, estão resumidas no Boxe 14.9. Os resultados sensíveis às intervenções de enfermagem muitas vezes incluem infecções da corrente sanguínea associadas a acesso central (ICSRC), infecções urinárias associadas a cateter (CAUTI), lesões por pressão adquiridas durante a internação hospitalar e lesões por pressão adquiridas na unidade.

Boxe 14.9 — Atividades esperadas para o paciente no período pré-operatório

Alívio da ansiedade, evidenciado quando o paciente:
- Discute com o anestesiologista ou CRNA[4] suas preocupações relacionadas com os tipos de anestesia e indução
- Verbaliza entendimento sobre a medicação pré-anestésica e a anestesia geral
- Discute problemas de última hora com o enfermeiro ou médico
- Discute problemas financeiros com o assistente social, quando for o caso
- Solicita a visita de um conselheiro espiritual, quando for o caso
- Parece relaxado quando visitado por membros da equipe de saúde

Diminuição do medo, evidenciada quando o paciente:
- Discute os seus medos com os profissionais da saúde, com um conselheiro espiritual ou com ambos
- Verbaliza o entendimento sobre as alterações corporais esperadas, incluindo a duração prevista dessas alterações.

Compreensão da intervenção cirúrgica, evidenciada quando o paciente:
- Participa do preparo pré-operatório, conforme apropriado (p. ex., preparo intestinal, banho)
- Demonstra e descreve os exercícios que ele deverá fazer no período pós-operatório
- Comenta informações sobre os cuidados pós-operatórios
- Aceita a medicação pré-anestésica, se prescrita
- Permanece no leito após a pré-medicação
- Relaxa durante o transporte para o centro ou unidade cirúrgica
- Cita a justificativa para o uso de grades laterais
- Discute as expectativas pós-operatórias.

CRNA: enfermeiro anestesista. [4]N.R.T.: No Brasil, existe a Especialização em Enfermagem no Centro Cirúrgico.

EXERCÍCIOS DE PENSAMENTO CRÍTICO

1 qp Um paciente de 55 anos internado na enfermaria de cirurgia está programado para prostatectomia; ele está apresentando sinais de aumento da ansiedade, medo e insônia. Quais são as prioridades do enfermeiro perioperatório? Que avaliações adicionais são prioritárias? Quais são as prioridades da intervenção de enfermagem?

2 pbe Uma mulher de 60 anos com obesidade foi internada para realizar uma histerectomia por abordagem minimamente invasiva. Que recursos você utilizaria para identificar práticas baseadas em evidência para a prevenção das complicações durante o período perioperatório? Identifique as evidências, bem como os critérios utilizados para avaliar a força das evidências, para as práticas identificadas.

3 cpa Um homem de 38 anos é internado para uma cirurgia no joelho após um acidente andando a cavalo. Ele está em boas condições físicas, mas relata que na sua família há pessoas "com problemas de memória". Quais são as suas avaliações pré-operatórias imediatas? O que você incluiria na passagem do caso para a equipe cirúrgica?

REFERÊNCIAS BIBLIOGRÁFICAS

*Pesquisa em enfermagem.

Livros

American Society of PeriAnesthesia Nurses (ASPAN). (2019). *2015–2019 Perianesthesia nursing standards, practice recommendations and interpretive statements*. Cherry Hill, NJ: Author.

Association of periOperative Registered Nurses (AORN). (2019). *Association of PeriOperative Registered Nurses (AORN) standards, recommended practice, and guidelines*. Denver, CO: Author.

Barash, P. G., Cullen, B. F., Stoelting, R. K., et al. (2017). *Clinical anesthesia* (8th ed.). Philadelphia, PA: Lippincott Williams & Wilkins.

Comerford, K. C., & Durkin, M. T. (2020). *Nursing 2020 drug handbook*. Philadelphia, PA: Wolters Kluwer.

Norris, T. L. (2019). *Porth's pathophysiology: Concepts of altered health states* (10th ed.). Philadelphia, PA: Wolters Kluwer.

Odom-Forren, J. (2018). *Drain's perianesthesia nursing: A critical care approach*. St Louis, MO: Elsevier.

Phillips, N. (2017). *Berry and Kohn's operating room technique*. St. Louis, MO: Elsevier.

Rothrock, J. (2019). *Alexander's care of the patient in surgery* (16th ed.). St. Louis, MO: Elsevier.

Periódicos e documentos eletrônicos

American Society of Anesthesiologists (ASA). (2017). Herbal and dietary supplements and anesthesia. Retrieved on 6/3/2019 at: www.asahq.org/whensecondscount/wp-content/uploads/2017/10/asa_supplements-anesthesia_final.pdf.

Bagheri, H., Ebrahimi, H., Abbasi, A., et al. (2019). Effect of preoperative visitation by operating room staff on preoperative anxiety in patients receiving elective hernia surgery. *Journal of PeriAnesthesia Nursing*, 34(2), 272–280.

Bashaw, M., & Keister, K. (2018). Perioperative strategies to reduce surgical site infections. *AORN Journal*, 109(1), 68–78.

Berríos-Torres, S. I., Umscheid, C. A., Bratzler, D. W., et al. (2017). Centers for Disease Control and Prevention guideline for the prevention of surgical site infection, 2017. *JAMA Surgery*, 152(8), 784–791.

Boudreaux, A. M., & Simmons, J. W. (2019). Prehabilitation and optimization of modifiable patient risk factors: The importance of effective preoperative evaluation to improve patient outcomes. *AORN Journal*, 109(4), 500–507.

Cakar, E., Yilmaz, E., Cakar, E., et al. (2017). The effect of preoperative oral carbohydrate solution intake on patient comfort: A randomized controlled study. *Journal of Perianesthesia Nursing*, 32(6), 589–599.

Centers for Disease Control and Prevention (CDC). (2018). Adult obesity facts. Retrieved on 6/1/19 at: https://www.cdc.gov/obesity/data/adult.html

Chung, F., Abdullah, H., & Liao, P. (2016). STOP-Bang questionnaire: A practical approach to screen for obstructive sleep apnea. *Chest, 149*(3), 631–638.

Clifford, T. (2018). Preoperative optimization. *Journal of PeriAnesthesia Nursing, 33*(6), 1006–1007.

Cuomo, S., Abate, M., Springer, C., et al. (2018). Nurse practitioner–driven optimization of presurgical testing. *Journal of PeriAnesthesia Nursing, 33*(6), 887–894.

Devlin, C. A., & Smeltzer, S. C. (2017). Temporary perioperative tobacco cessation: A literature review. *AORN Journal, 106*(5), 415–423.e5.

Huang, L., Kim, R., & Berry, W. (2013). Creating a culture of safety by using checklists. *AORN Journal, 97*(3), 365–368.

Jaruzel, C., Gregoski, M., Mueller, M., et al. (2019). Aromatherapy for preoperative anxiety: A pilot study. *Journal of PeriAnesthesia Nursing, 34*(2), 259–264.

Joint Commission. (2019). 2019 national patient safety goals. Retrieved on 5/22/19 at: www.jointcommission.org/assets/1/6/2019_HAP_NPSGs_final2.pdf

Link, T. (2018). Guideline implementation: Safe patient handling and movement. *AORN Journal, 108*(6), 663–674.

Malley, A., Kenner, C., Kim, T., et al. (2015). The role of the nurse and the preoperative assessment in patient transitions. *AORN Journal, 102*(2), 181.

Mendez, C., Martinez, E., Lopez, E., et al. (2018). Analysis of environmental conditions in the operating room for latex-allergic patients' safety. *Journal of PeriAnesthesia Nursing, 33*(4), 490–498.

Ogg, M. (2018). Clinical issues. *AORN Journal, 108*(2), 195–203.

Pachella, L., Mehran, R., Curtin, K., et al. (2019). Preoperative carbohydrate loading in patients undergoing thoracic surgery: A quality-improvement project. *Journal of PeriAnesthesia Nursing.* Retrieved on 8/22/19 at: www.sciencedirect.com/science/article/pii/S1089947219301364?via%3DihubxLaura

*Rosenkilde, C., Vamosi, M., Lauridsen, J. T., et al. (2017). Efficacy of prewarming with a self-warming blanket for the prevention of unintended perioperative hypothermia in patients undergoing hip or knee arthroplasty. *Journal of PeriAnesthesia Nursing, 32*(5), 419–428.

Sadler, D. (2017). Advanced surgical technology. *OR Today.* Retrieved on 6/8/19 at: ortoday.com/advanced-surgical-technology/

Sundqvist, A., Holmefur, M., Nilsson, U., et al. (2016). Perioperative patient advocacy: An integrative a review. *Journal of PeriAnesthesia Nursing, 31*(5), 422–433.

Ubaldi, K. (2019). Safe medication management at ambulatory surgery centers. *AORN Journal, 109*(4), 435–442.

Vernon, T., Rice, A., Titch, J., et al. (2019). Implementation of Vulnerable Elders Survey-13 frailty tool to identify at-risk geriatric surgical patients. *Journal of PeriAnesthesia Nursing, 34*(5), 911–918.

Williams, A. (2018). Benefits of passive warming on surgical patients undergoing regional anesthetic procedures. *Journal of PeriAnesthesia Nursing, 33*(6), 928–934.

Recursos

American Academy of Ambulatory Care Nursing (AACN), www.aaacn.org
American Association of Gynecologic Laparoscopy (AAGL), www.aagl.org
American Society for Metabolic and Bariatric Surgery (ASMBS), asmbs.org
American Society of Anesthesiologists (ASA), www.asahq.org
American Society of PeriAnesthesia Nurses (ASPAN), www.aspan.org
Association of periOperative Registered Nurses (AORN), www.aorn.org
Joint Commission, www.jointcommission.org

15 Manejo de Enfermagem no Período Intraoperatório

DESFECHOS DO APRENDIZADO

Após ler este capítulo, você será capaz de:

1. Descrever as funções de cada membro da equipe cirúrgica durante a fase intraoperatória do cuidado.
2. Identificar os efeitos adversos da cirurgia e da anestesia.
3. Descrever maneiras de reduzir o risco de infecção no local de cirurgia.
4. Comparar os tipos de anestesia no que diz respeito a usos, vantagens, desvantagens e responsabilidades de enfermagem.
5. Aplicar o processo de enfermagem para otimizar os resultados do paciente durante o período intraoperatório.

CONCEITOS DE ENFERMAGEM

Avaliação
Conforto
Manejo dos cuidados
Segurança

GLOSSÁRIO

agente anestésico: substância, como um produto químico ou gás, utilizada para induzir a anestesia

anestesia multimodal: a prática intencional de empregar uma combinação de fármacos não opioides e técnicas de anestesia regional

anestesia: estado de narcose (depressão grave do sistema nervoso central induzido por agentes farmacológicos)

anestesiologista ou anestesista: médico especializado na administração de anestesia e no monitoramento da condição do paciente durante a cirurgia

assepsia cirúrgica: ausência de microrganismos no ambiente cirúrgico para reduzir o risco de infecção

cuidados de anestesia monitorada: sedação moderada administrada por anestesiologista

enfermeiro anestesista, CRNA:[1] enfermeiro que administra anestesia sob a orientação de um anestesiologista

enfermeiro circulante: coordena e documenta o atendimento ao paciente na sala de cirurgia (*sinônimo:* circulador)

hipertermia maligna: condição rara, potencialmente fatal, desencadeada pela exposição à maioria dos agentes anestésicos, que induz aumento drástico e descontrolado do metabolismo oxidativo do músculo esquelético e, consequentemente, sobrecarrega a capacidade do corpo de fornecer oxigênio, remover dióxido de carbono e regular a temperatura corporal. Se não for tratada, evolui para colapso circulatório e morte; é muitas vezes herdada como uma doença autossômica dominante

instrumentador cirúrgico: enfermeiro, técnico de enfermagem ou outro profissional de saúde que faz sua assepsia e veste traje cirúrgico estéril, prepara os instrumentos e materiais e entrega instrumentos para o cirurgião durante o procedimento

laparoscópio: endoscópio fino inserido através de uma pequena incisão em uma cavidade ou articulação utilizando tecnologia de fibra óptica para projetar imagens em tempo real de estruturas em um monitor de vídeo; outras pequenas incisões possibilitam a inserção de instrumentos adicionais para facilitar a cirurgia laparoscópica

primeiro assistente: membro da equipe de cirurgia cujas responsabilidades são, entre outras, manipular tecidos, proporcionar exposição ao campo cirúrgico e suturar e manter a hemostasia

sedação moderada: antes chamada de sedação consciente, consiste na sedação para diminuir o nível de consciência sem alterar a capacidade do paciente de manter as vias respiratórias desobstruídas e responder a estímulos físicos e comandos verbais

técnica estéril: medidas tomadas para manter uma área livre de microrganismos vivos, inclusive todos os esporos

zona não restrita: área do centro cirúrgico que faz a interface com os outros departamentos; inclui a área de recepção do paciente e a área de espera

zona restrita: área do centro cirúrgico em que são necessárias roupas e máscaras cirúrgicas; inclui o centro cirúrgico e áreas centrais estéreis

zona semirrestrita: área do centro cirúrgico em que é exigido traje cirúrgico; pode incluir áreas em que os instrumentos cirúrgicos são processados

---

[1]N.R.T.: No Brasil, existe a Especialização em Enfermagem no Centro Cirúrgico.

O cenário intraoperatório tem sofrido muitas mudanças e avanços que o tornaram mais seguro e menos incômodo para o paciente. Mesmo com esses avanços, a anestesia e a cirurgia ainda colocam o paciente em risco de várias complicações ou efeitos adversos. A consciência ou a lucidez, a mobilidade, as funções biológicas de proteção e o controle pessoal são total ou parcialmente abandonados pelo paciente quanto ele entra na sala de operação (SO). Os profissionais dos departamentos de anestesia, enfermagem e cirurgia trabalham de modo colaborativo para implementar padrões profissionais de cuidado, controlar os riscos iatrogênicos e individuais, prevenir complicações e promover resultados de alta qualidade para o paciente.

EQUIPE CIRÚRGICA

A equipe cirúrgica é formada por paciente, anestesiologista (médico) ou enfermeiro anestesista (CRNA), cirurgião, enfermeiros, técnicos cirúrgicos e primeiro assistente ou técnicos de enfermagem. O anestesiologista ou enfermeiro anestesista administra o **agente anestésico** (substância usada para induzir a anestesia) e monitora o estado físico do paciente durante toda a cirurgia. O cirurgião, o enfermeiro instrumentador, os técnicos em enfermagem e os assistentes fazem a assepsia e realizam a cirurgia. A pessoa que atua como instrumentador cirúrgico, que pode ser um enfermeiro ou técnico de enfermagem, entrega instrumentos esterilizados e suprimentos para o cirurgião durante o procedimento, antecipando as necessidades cirúrgicas conforme o caso cirúrgico progride. O enfermeiro ou técnico circulante coordena o atendimento do paciente na SO. O enfermeiro circulante planeja e ajuda a posicionar o paciente, prepara o local para a cirurgia, maneja amostras cirúrgicas, antecipa as necessidades da equipe cirúrgica, documenta eventos intraoperatórios e atualiza o plano de cuidados. A colaboração da equipe cirúrgica central, com práticas baseadas em evidências adaptadas ao caso específico, proporciona o cuidado ideal ao paciente e os melhores resultados (Boxe 15.1).

Paciente

Conforme o paciente entra na SO, ele pode se sentir tanto relaxado e preparado quanto com medo e altamente estressado. Esses sentimentos dependem, em grande medida, da cronologia e da magnitude da sedação pré-operatória, das orientações pré-operatórias e do próprio indivíduo. O medo da perda de controle, do desconhecido, da dor, da morte, das mudanças na estrutura do corpo, no aspecto ou na função e da disrupção do estilo de vida contribui para a ansiedade. Esse medo pode aumentar a dose de medicação anestésica necessária, o nível de dor pós-operatória e o tempo total de recuperação (ver Capítulo 5 para mais informações sobre estresse).

O paciente está sujeito a vários riscos. A infecção, a falha na cirurgia para aliviar os sintomas ou corrigir uma deformidade, as complicações temporárias ou permanentes relacionadas com o procedimento ou com o agente anestésico e a morte são resultados incomuns, mas possíveis, da experiência cirúrgica (Boxe 15.2). Além dos medos e riscos, o paciente

---

Boxe 15.1 — DILEMAS ÉTICOS

A falta de civilidade no centro cirúrgico representa uma ameaça à segurança do paciente?

Caso clínico

Você é um enfermeiro que trabalha no centro cirúrgico há 5 anos. Você também tem atuado como preceptor nos últimos 2 anos. Recentemente, você se ofereceu para ser preceptor de um enfermeiro que foi transferido para o centro cirúrgico após trabalhar na unidade médico-cirúrgica nos últimos 2 anos após formatura. O novo enfermeiro foi aceito no programa de internato de enfermagem perioperatória há 3 meses e já completou a maior parte das aulas teóricas do programa, tendo recebido boas notas nas provas. Hoje ele recebeu a função de instrumentador. Um enfermeiro da equipe com 20 anos de experiência no centro cirúrgico é o enfermeiro circulante na sala cirúrgica para a qual o novo enfermeiro foi designado. Quando você está se preparando para entrar na sala do centro cirúrgico para verificar se o novo enfermeiro arrumou a bandeja cirúrgica e o material de modo apropriado, o enfermeiro circulante sai abruptamente da sala e informa que "o novato cometeu um erro horrível" e não colocou os instrumentos corretos para a intervenção cirúrgica programada. Você entra imediatamente na sala do centro cirúrgico para investigar o caso e constata que o cirurgião e o anestesiologista estão lá, bem como o novo enfermeiro, que está chorando. O novo enfermeiro afirma que o enfermeiro circulante "foi extremamente desagradável com ele na frente de todos". O cirurgião solicita que outro enfermeiro seja designado como instrumentador.

Discussão

No Código de ética da enfermagem, a American Nurses Association (ANA, 2015) enfatiza que é responsabilidade dos enfermeiros tratar os colegas com civilidade, dignidade e respeito e, assim, criar um ambiente de trabalho ético. Em contrapartida, a incivilidade (descortesia) dos profissionais de enfermagem, que pode ser evidenciada por implicância, intimidação e assédio, é considerada um comportamento moralmente inaceitável. Clark e Kenski (2017) ampliaram esses dogmas e observaram que a incivilidade (descortesia), que pode consistir em comportamentos evidentes (p. ex., gritos, comentários depreciativos), bem como comportamentos velados (p. ex., caretas, ocultação de informações), tem o potencial de disrupção de interações profissionais importantes e da comunicação e, assim, comprometer a segurança do paciente. Clark e Kenski afirmam que "os enfermeiros têm a responsabilidade ética de fomentar ambientes laborais saudáveis nos quais os conflitos sejam enfrentados de modo respeitoso e a comunicação seja clara, direta e concisa" (p. 62).

Análise

- Identifique os princípios éticos em conflito nesse caso (ver Capítulo 1, Boxe 1.7). Quais são as partes interessadas que poderiam ter sido influenciadas adversamente por esse evento? Os profissionais de enfermagem têm a obrigação moral de fomentar relações de beneficência? A incivilidade (descortesia) pode ameaçar a não maleficência?
- Descreva como você procederia e o que falaria para o enfermeiro que você está supervisionando. Sua comunicação com ele seria diferente se você constatasse que ele colocou os instrumentos de modo correto ou incorreto? Você obedeceria à solicitação do cirurgião e pediria ao responsável pelos plantões que trocasse os plantões do novo enfermeiro?
- Quais recursos poderiam ser úteis para a promoção de um ambiente de trabalho agradável? O supervisor de enfermagem ou outros gestores devem ser consultados para ajudar a solucionar esse conflito?

Referências bibliográficas

American Nurses Association (ANA). (2015) *Code of ethics for nurses with interpretive statements.* Silver Spring, MD: Author.
Clark, C.M. & Kenski, D. (2017). Promoting civility in the OR: An ethical imperative. *AORN Journal*, 105(1), 60 a 6.

Recursos

Ver no Capítulo 1, Boxe 1.10, Etapas de uma análise ética e recursos de ética.

> **Boxe 15.2 Potenciais efeitos adversos da cirurgia e da anestesia**
>
> A anestesia e a cirurgia influenciam todos os principais sistemas do corpo. Embora a maioria dos pacientes consiga compensar o traumatismo cirúrgico e os efeitos da anestesia, todos os pacientes correm risco durante o procedimento cirúrgico. Esses riscos incluem os seguintes:
>
> - Agitação do sistema nervoso central, convulsões e parada cardiorrespiratória
> - Agitação psicomotora ou desorientação, especialmente em pacientes idosos
> - Arritmia cardíaca pelo desequilíbrio eletrolítico ou efeito adverso dos agentes anestésicos
> - Choque elétrico ou queimaduras
> - Depressão miocárdica, bradicardia e colapso circulatório
> - Efeitos tóxicos dos fármacos, equipamentos defeituosos e outros tipos de erro humano
> - Hipertermia maligna secundária aos efeitos adversos da anestesia
> - Hipotensão arterial pela perda de sangue ou efeito adverso da anestesia
> - Hipotermia consequente a baixa temperatura ambiente no centro cirúrgico, exposição das cavidades do corpo e termorregulação prejudicada secundária aos agentes anestésicos
> - Hipoxemia ou hipercapnia pela hipoventilação e suporte respiratório inadequado durante a anestesia
> - Infecção
> - Lesões a nervos e solução de continuidade na pele pelo posicionamento prolongado ou inadequado
> - Objeto ou corpo estranho retido
> - Queimaduras por *laser*
> - Reações alérgicas
> - Recuperação não intencional da consciência no período perioperatório
> - Sangramento
> - Sedação excessiva ou insuficiente
> - Traumatismo de laringe, traumatismo oral e dentes fraturados por causa de intubação difícil
> - Trombose pela compressão dos vasos sanguíneos ou estase
>
> Adaptado de Association of PeriOperative Registered Nurses (AORN). (2019a). *Association of PeriOperative Registered Nurses (AORN) standards, recommended practice, and guidelines*. Denver, CO: Author.

submetido a sedação e anestesia perde temporariamente tanto a função cognitiva quanto os mecanismos biológicos de autoproteção. A perda da sensibilidade dolorosa, dos reflexos e da capacidade de se comunicar sujeita o paciente intraoperatório a possíveis lesões. O enfermeiro da SO é o defensor do paciente durante a realização da cirurgia.

 Considerações gerontológicas

Um em cada 10 pacientes submetidos a intervenções cirúrgicas tem 65 anos ou mais (American Society of Anesthesiologists [ASA], 2019). Os pacientes idosos estão em maior risco de complicações da anestesia e cirurgia, em comparação com os adultos jovens, em razão de vários fatores (Rothrock, 2019). Um fator é o declínio relacionado ao envelhecimento da reserva fisiológica que enfraquece a resposta normal a estressores, doença aguda, anestesia e cirurgia (Vernon, Rice, Titch et al., 2019). Os riscos incluem *delirium*, hipotermia, lesão por posicionamento, trombose venosa profunda (TVP), desequilíbrio eletrolítico e comprometimento circulatório. Ver discussão sobre as alterações fisiológicas relacionadas com a idade no Capítulo 8.

Variações biológicas de especial importância incluem alterações cardiovasculares e pulmonares relacionadas com a idade. O envelhecimento do coração e dos vasos sanguíneos diminui a capacidade de resposta ao estresse. O débito cardíaco e a capacidade pulmonar diminuem com a idade, com declínio da captação máxima de oxigênio. A circulação lenta e a hipotensão predispõem o paciente à formação de trombos e êmbolos (Phillips, 2017). A administração excessiva ou rápida de soluções intravenosas (IV) pode causar edema pulmonar. A queda súbita ou prolongada da pressão arterial pode levar a isquemia cerebral, trombose, embolia, infarto e anoxia. A redução da troca gasosa pode resultar em hipoxia cerebral.

É essencial administrar doses menores de agentes anestésicos em idosos, por causa da diminuição da elasticidade dos tecidos (pulmões e sistema cardiovascular) e da redução da massa magra. Nos pacientes idosos muitas vezes a duração dos efeitos clínicos dos medicamentos é maior. Quando há redução das proteínas plasmáticas, mais agente anestésico permanece livre (não ligado) e o resultado é uma ação mais potente (Barash, Cullen, Stoelting et al., 2017).

Além disso, os tecidos corporais do idoso são compostos predominantemente de água, e o volume dos tecidos muito irrigados – como os músculos esqueléticos, o fígado e os rins – diminui à medida que o corpo envelhece. O tamanho reduzido do fígado diminui a taxa em que este órgão consegue inativar muitos agentes anestésicos, e a diminuição da função renal desacelera a eliminação de produtos residuais e agentes anestésicos. O manejo de enfermagem para o paciente idoso cirúrgico no período intraoperatório inclui (Phillips, 2017):

- Aplicação de técnicas de aquecimento intraoperatório para reduzir a hipotermia não intencional
- Transferência cuidadosa e posicionamento na maca do centro cirúrgico. Proteger pontos de pressão e proeminências ósseas com acolchoamento extra. Providenciar suporte para o dorso e o pescoço para evitar rigidez enquanto é mantido o suporte respiratório e circulatório
- Colocar meias antiembólicas ou dispositivo de compressão sequencial para prevenir TVP
- Monitoramento hidreletrolítico cuidadoso via quantificação acurada da perda sanguínea, do débito urinário e da gasometria

Cuidados de enfermagem

Durante a cirurgia, as responsabilidades de enfermagem são fornecer segurança e bem-estar ao paciente, coordenar a equipe e realizar a assepsia e atividades de circulação da SO. Como o estado emocional do paciente continua sendo uma preocupação, a equipe de enfermagem intraoperatória fornece ao paciente informações e segurança, dando continuidade ao cuidado iniciado pelo enfermeiro de pré-operatório. O enfermeiro apoia estratégias de enfrentamento e reforça a capacidade do paciente de influenciar os resultados, incentivando a participação ativa no plano de cuidados, incorporando considerações culturais, étnicas e religiosas, conforme apropriado. O estabelecimento de um ambiente de confiança e relaxamento por meio de técnicas de visualização é outro método que pode ser usado para tranquilizar o paciente conforme ele é induzido à anestesia.

Atuando como defensor dos pacientes, os enfermeiros intraoperatórios monitoram os fatores que têm o potencial de causar lesões, como a posição do paciente, o mau funcionamento dos equipamentos e os riscos ambientais. Além disso, também protegem a dignidade e os interesses do paciente, enquanto ele está sob anestesia. Responsabilidades adicionais do enfermeiro incluem manter os padrões cirúrgicos de cuidado, identificar os riscos e minimizar as complicações.

Diversidade cultural

É importante que todos os profissionais de saúde considerem as diversidades cultural, étnica e religiosa. O enfermeiro da área perioperatória deve conhecer os medicamentos que são proibidos para determinados grupos (p. ex., pacientes muçulmanos e judeus podem não querer consumir produtos à base de suínos [heparina (suína ou bovina)], os budistas podem optar por não utilizar produtos de origem bovina). Em determinadas culturas, a cabeça é uma área sagrada e, nesse caso, a equipe deve permitir que o próprio paciente coloque sua touca cirúrgica. Nos EUA, quando o paciente é submetido a intervenção cirúrgica sob anestesia local e não fala inglês, são oferecidos serviços de tradutores médicos certificados para manter o entendimento e a compreensão por parte do paciente. Tradutores por dispositivos também estão disponíveis na maioria dos hospitais. Os familiares podem ter a capacidade de traduzir, mas não devem ser usados como tradutores porque podem querer preservar o paciente de ansiedade e não fornecer uma tradução precisa, o que leva o paciente a não receber informações completas.

Enfermeiro circulante

O **enfermeiro circulante**, um enfermeiro ou técnico de enfermagem qualificado, trabalha em colaboração com os cirurgiões, anestesistas e outros profissionais de saúde para planejar o melhor curso de ação para cada paciente (Rothrock, 2019). Neste papel de liderança, o enfermeiro circulante gerencia a SO e protege a segurança e a saúde do paciente, acompanhando as atividades da equipe cirúrgica, verificando as condições da SO e avaliando continuamente o paciente em busca de sinais de lesão, bem como implementando intervenções apropriadas. A principal responsabilidade é a verificação do termo de consentimento; se este não tiver sido obtido, não é possível iniciar a cirurgia. A equipe é coordenada pelo enfermeiro circulante, que garante a limpeza, a temperatura adequada, a umidade, a iluminação correta, o funcionamento seguro dos equipamentos, bem como a disponibilidade de suprimentos e materiais.

O enfermeiro circulante monitora práticas assépticas para evitar quebras na técnica, enquanto coordena o movimento de funcionários relacionados (de serviços médicos, radiográficos e de exames laboratoriais), bem como a implementação de medidas de segurança contra incêndio. O enfermeiro circulante também monitora o paciente e documenta atividades específicas durante toda a cirurgia para garantir a segurança e o bem-estar do paciente.

Além disso, o enfermeiro circulante é responsável por assegurar que seja feita e documentada a segunda verificação do procedimento e local cirúrgico (Figura 15.1). Em algumas instituições, isso é chamado de *time out*, checagem final, pausa cirúrgica ou protocolo universal; ocorre internamente na equipe cirúrgica, antes da indução da anestesia, com uma sessão de esclarecimento (*briefing*) sobre os problemas previstos, potenciais complicações, alergias e comorbidades. Cada membro da equipe cirúrgica verifica o nome do paciente, o procedimento e o local da cirurgia utilizando documentação e dados objetivos antes de iniciar a cirurgia. A identificação correta

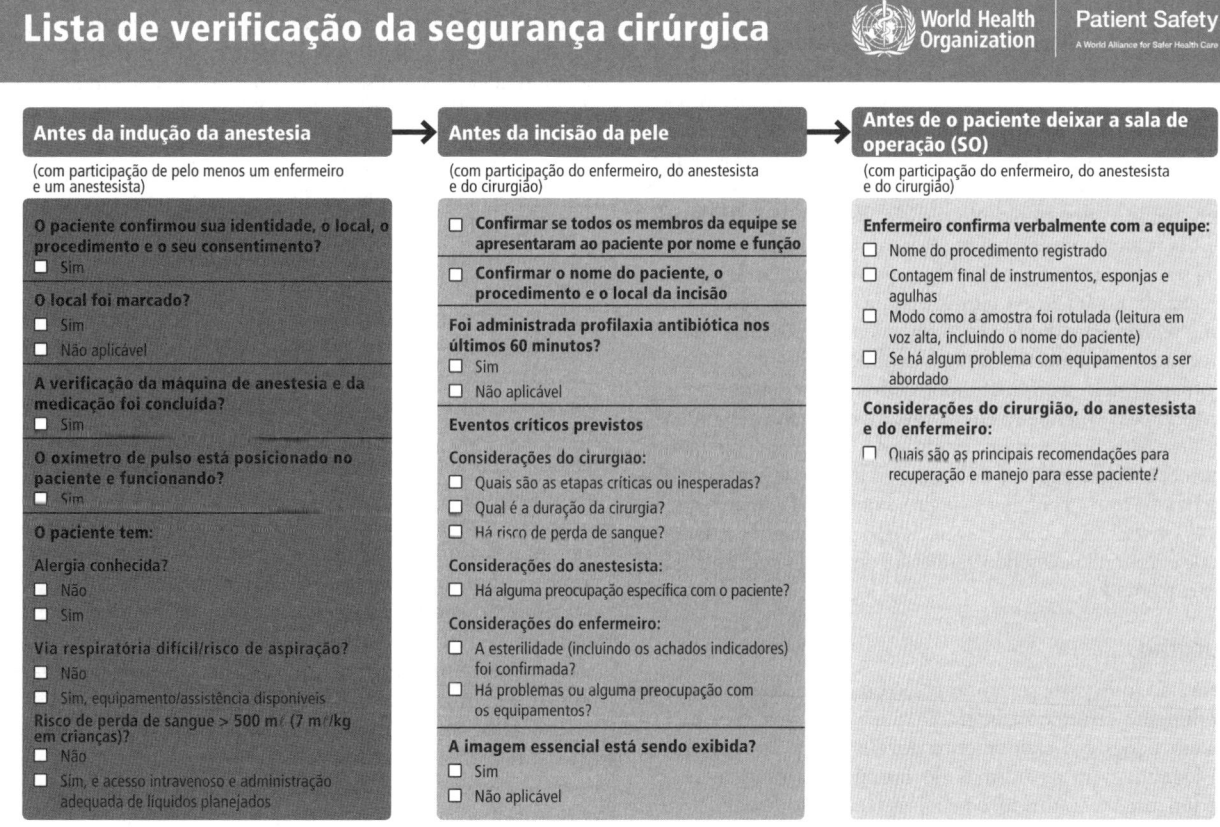

Figura 15.1 • Lista de verificação da segurança cirúrgica. Reproduzida, com autorização, de World Health Organization. WHO Bulletin, 86[7] New checklist to help make surgery safer, 496–576. © 2015. Retirada em 22/5/19 de: whqlibdoc.who.int/publications/2009/9789241598590_eng_Checklist.pdf.

do paciente é uma Meta Nacional de 2019 sobre Segurança do Paciente (ver Boxe 14.7, no Capítulo 14). A lista de verificação cirúrgica (*Surgical Safety Checklist*, SSC) (ver Figura 15.1) foi adotada nos centros cirúrgicos para reduzir erros da equipe cirúrgica, aumentar a segurança do paciente e melhorar a comunicação interprofissional (Ziman, Espin, Grant et al., 2018). Uma sessão de esclarecimento (*briefing*) com a equipe, liderada pelo enfermeiro circulante, muitas vezes é feita após a conclusão da cirurgia para identificar possíveis problemas com o cuidado pós-cirúrgico do paciente e as áreas a serem melhoradas (American Society of PeriAnesthesia Nurses [ASPAN], 2019).

> *Alerta de enfermagem: Qualidade e segurança*
>
> É essencial que se verifique a identidade do paciente, o procedimento cirúrgico e o local da cirurgia antes da intervenção. O local da cirurgia deve ser marcado pelo médico e confirmado pelo paciente antes da ida para a SO, durante o processo de consentimento. A marcação deve ser visível após a colocação dos campos cirúrgicos e verificada pelos membros da equipe cirúrgica durante a pausa.

Instrumentador cirúrgico

O enfermeiro, o técnico de enfermagem ou outro profissional de saúde realizam as atividades de **instrumentador cirúrgico**, incluindo a assepsia das mãos; a montagem das mesas estéreis; o preparo de suturas, ligaduras e equipamentos especiais (p. ex., um **laparoscópio**, que é um endoscópio fino inserido através de uma pequena incisão em uma cavidade ou articulação utilizando tecnologia de fibra óptica para projetar imagens ao vivo de estruturas em um monitor de vídeo); e o auxílio ao cirurgião e assistentes cirúrgicos durante o procedimento, antecipando os instrumentos e materiais que serão necessários, como esponjas, drenos e outros equipamentos. Enquanto a incisão cirúrgica é fechada, o instrumentador cirúrgico e o enfermeiro circulante contam todas as agulhas, esponjas e instrumentos para se certificar de que foram localizados, e não ficaram como corpo estranho no corpo do paciente (Association of PeriOperative Registered Nurses [AORN], 2019a; Rothrock, 2019). As normas exigem que todas as esponjas usadas na cirurgia possam ser visualizadas na radiografia e que a contagem de esponjas seja realizada no início da cirurgia e duas vezes ao seu fim (ao iniciar o fechamento das feridas e novamente depois de a pele ter sido fechada). As amostras de tecido obtidas durante a cirurgia são rotuladas pelo instrumentador cirúrgico e enviadas para o laboratório pelo enfermeiro circulante. Medicamentos e soluções são transferidos para a mesa estéril pelo enfermeiro circulante e o nome, a concentração, a dosagem e a data de validade são anotados pelo instrumentador cirúrgico. Implantes são manipulados de modo semelhante, com o nome, o tipo, o tamanho, a data de validade e a esterilidade sendo verificados antes de serem entregues ao instrumentador.

Cirurgião

O cirurgião, que pode ser um médico ou odontólogo, realiza o procedimento cirúrgico e lidera a equipe cirúrgica. Nos EUA, as qualificações e o treinamento devem aderir às normas da Joint Commission, às normas do hospital, às práticas e aos procedimentos reconhecidos pela legislação (Rothrock, 2019).

Primeiro assistente

O **primeiro assistente** é mais um membro da equipe da SO. O primeiro assistente é um médico membro da equipe da SO que atua sob a supervisão direta do cirurgião. As responsabilidades do primeiro assistente podem incluir manipular tecidos, fornecer exposição ao campo cirúrgico, suturar e manter a hemostasia (Rothrock, 2019). A função exige um profundo conhecimento de anatomia e fisiologia, o manuseio de tecido e princípios de assepsia cirúrgica. O primeiro assistente precisa saber os objetivos da cirurgia, ter o conhecimento e a capacidade de antecipar as necessidades e trabalhar como um membro qualificado da equipe, assim como deve ser capaz de lidar com qualquer situação de emergência na sala de operação.

Anestesiologista ou enfermeiro anestesista

O **anestesiologista** é um médico especificamente treinado na arte e ciência da anestesiologia. O anestesiologista ou enfermeiro anestesista avalia o paciente antes da cirurgia, elege a anestesia, administra-a, intuba o paciente se necessário, gerencia quaisquer problemas técnicos relacionados com a administração do agente anestésico e supervisiona a condição do paciente durante todo o procedimento cirúrgico. Antes de o paciente entrar na SO, muitas vezes nos exames pré-admissão, o anestesiologista ou enfermeiro anestesista consulta o paciente para realizar uma avaliação, oferecer informações e responder a perguntas. O tipo de anestésico a ser administrado, as reações anteriores a fármacos anestésicos e as anormalidades anatômicas conhecidas que tornariam difícil o manejo das vias respiratórias estão entre os temas abordados.

O anestesiologista ou enfermeiro anestesista usa o sistema de classificação do estado físico (*Physical Classification System*) da American Society of Anesthesiologists (ASA) para determinar a condição do paciente. O paciente classificado como P2, P3 ou P4 tem uma doença sistêmica que pode ou não estar relacionada com a causa da cirurgia. Se um paciente com uma classificação P1, P2, P3, P4 ou P5 precisar de uma cirurgia de emergência, adiciona-se "E" à designação do estado físico (p. ex., P1E, P2E). P6 refere-se a um paciente com morte cerebral que está sendo submetido à cirurgia como um doador de órgãos. As abreviaturas ASA1 a ASA6 muitas vezes são usadas como sinônimo de P1 a P6 para designar o estado físico (Rothrock, 2019).

Quando o paciente chega à SO, o anestesiologista ou enfermeiro anestesista reavalia a condição física do paciente imediatamente antes de iniciar a anestesia. O agente anestésico é administrado e as vias respiratórias do paciente são mantidas por intubação intranasal (se o cirurgião estiver usando uma abordagem oral à cirurgia), intubação com tubo endotraqueal (TE) ou máscara laríngea (MLA). Durante a cirurgia, o anestesiologista ou enfermeiro anestesista monitora pressão arterial, pulso e respiração do paciente, bem como o eletrocardiograma (ECG), o nível de saturação de oxigênio no sangue, o volume corrente, os níveis de gases de sangue, o pH do sangue, as concentrações de gases alveolares e a temperatura corporal. Às vezes é necessário o monitoramento da pressão expiratória final de CO_2 por eletroencefalografia (EEG). Também é possível determinar os níveis de fármacos anestésicos no corpo; um espectrômetro de massa pode fornecer leituras instantâneas dos níveis de concentração críticos nos terminais de exibição. Utiliza-se esta informação para avaliar a capacidade do paciente de respirar sem ajuda ou a necessidade de assistência mecânica se a ventilação for ruim e o paciente não estiver respirando bem independentemente.

SEGURANÇA E PREVENÇÃO DE INFECÇÃO

No centro cirúrgico muitos fatores previnem a propagação de microrganismos que causam infecção na incisão cirúrgica. Esses fatores envolvem uma combinação de estrutura da unidade e práticas das equipes, que são reguladas por diretrizes profissionais e supervisionadas por membros da unidade de saúde.

Ambiente cirúrgico

O centro cirúrgico tem portas duplas e o acesso é limitado a funcionários autorizados devidamente trajados. O centro cirúrgico é considerado uma área restrita onde a atenção cuidadosa à prevenção de infecção segue os padrões mais elevados. No centro cirúrgico a contaminação microbiana pode ocorrer por contato ou por transmissão aérea; como resultado, o centro cirúrgico tem dispositivos especiais de filtração do ar para remoção de partículas contaminantes, poeira e poluentes. Os centros cirúrgicos são projetados com ventilação por fluxo laminar para retirar partículas de perto do paciente e do campo cirúrgico. Além disso, as equipes seguem práticas estritas de assepsia, inclusive lavagem cuidadosa das mãos, limpeza de máquinas e da sala, uso de material e instrumentos esterilizados e movimento limitado. A redução do trânsito e da abertura de portas foi correlacionada à manutenção de fluxo de ar ótimo com circulação mínima de partículas e contaminantes (Armellino, 2017). As políticas que regem este ambiente abordam questões como a saúde dos funcionários; a limpeza das salas; a esterilidade dos equipamentos e superfícies; os processos para realizar a assepsia, vestimentas ou paramentação e colocação de luvas; bem como o vestuário na SO (AORN, 2019a).

O ambiente cirúrgico é conhecido por sua aparência rígida e temperatura baixa. Portanto, é importante manter a normotermia do paciente. A pesquisa apoia que o aquecimento do paciente seja iniciado já na área pré-operatória e seja mantido em todas as fases perioperatórias de cuidado. Exemplos de técnicas de aquecimento intraoperatório são elevação da temperatura ambiente, uso de mantas de aquecimento e infusão de soluções IV e de irrigação aquecidas (Phillips, 2017; Williams, 2018).

Para fornecer as melhores condições possíveis para a cirurgia, a SO está situada em uma posição centralizada a todos os serviços de apoio (p. ex., patologia, radiografia e laboratório).

Muitas Metas Nacionais de Segurança do Paciente são destinadas às áreas perioperatórias (ver Boxe 14.7 no Capítulo 14); no entanto, aquela com a relevância mais direta para a SO é identificar os riscos de segurança ao paciente. Um risco, em especial, é o de incêndio no centro cirúrgico, decorrente de três fatores: a fonte de combustível, a fonte de oxigênio e um mecanismo para acender o fogo (AORN, 2019b; ASPAN, 2019).

Prevenção de incêndio no centro cirúrgico

A AORN recomenda o uso da ferramenta de avaliação do risco de incêndio (*Fire Risk Assessment Tool*) para avaliar cada caso cirúrgico. O risco de incêndio é discutido durante a pausa antes de iniciar a cirurgia e uma menção da existência ou não de risco de incêndio é colocada no quadro de comunicação da equipe no centro cirúrgico. Nos EUA, um requisito regulamentar endossado pela Joint Commission é a realização de um treinamento de evacuação do setor por causa de incêndio uma vez ao ano por todos os centros cirúrgicos; é obrigatória a existência de planos de evacuação e de testagem das medidas de segurança em caso de incêndio (Joint Commission, 2019). Nos EUA, para melhorar ainda mais a segurança, órgãos oficiais, como o Department of Health e a Joint Commission, monitoram periodicamente os riscos elétricos, a liberação das saídas de emergência e o armazenamento de equipamentos e gases anestésicos.

Traje cirúrgico

Para ajudar a diminuir a disseminação de microrganismos, a área do centro cirúrgico é dividida em três zonas: a **zona não restrita**, em que são permitidas as roupas comuns; a **zona semirrestrita**, em que as vestimentas são compostas de traje cirúrgico e touca cirúrgica; e a **zona restrita**, em que são usados traje cirúrgico, propés, touca e máscara. Os cirurgiões e outros membros da equipe cirúrgica vestem roupas estéreis adicionais e equipamentos de proteção durante a cirurgia.

A AORN recomenda práticas específicas para os funcionários em uso de traje cirúrgico para promover um alto nível de limpeza neste ambiente específico de prática (AORN, 2019a). O traje cirúrgico inclui calças e blusas, macacões, aventais e jaquetas de algodão bem ajustados. Os punhos nas roupas de mangas longas evitam a disseminação de microrganismos e sua liberação para as imediações. A camisa e o cordão da calça devem ser guardados dentro da calça para evitar o contato acidental com áreas estéreis e para conter a disseminação pela pele. Roupas molhadas ou sujas devem ser trocadas.

As máscaras são usadas todo o tempo na zona restrita da SO. As máscaras de alta filtração diminuem o risco de infecção da ferida pós-operatória por conter e filtrar os microrganismos da orofaringe e da nasofaringe. As máscaras devem estar bem ajustadas; devem cobrir o nariz e a boca completamente; e não devem interferir na respiração, na fala ou na visão. As máscaras devem ser ajustadas de modo a evitar a ventilação pelos lados. As máscaras descartáveis têm eficiência de filtração superior a 95%. As máscaras são trocadas entre um paciente e outro e não devem ser usadas fora do departamento cirúrgico. A máscara deve ser usada ou retirada completamente, não deve ficar pendurada em volta do pescoço.

Os protetores de cabeça devem cobrir completamente o cabelo (cabeça e linha de implantação do cabelo no pescoço, incluindo a barba), de modo que cabelo, grampos de cabelo, presilhas e partículas de caspa ou poeira não caiam no campo estéril.

Sapatos concebidos para utilização na SO (não usados em casa) devem ser confortáveis e fornecer bom apoio. Utilizam-se propés descartáveis quando forem previstos derrames ou respingos. Se usados, os propés devem ser trocados sempre que molhados, rasgados ou sujos (AORN 2019a; Rothrock, 2019).

Barreiras como o traje e as máscaras cirúrgicas não protegem totalmente o paciente de microrganismos. Infecções das vias respiratórias superiores, faringite e infecções de pele em funcionários e pacientes são fontes de patógenos e têm de ser comunicadas.

Como unhas postiças ou artificiais abrigam microrganismos e podem causar infecções hospitalares, os Centers for Disease Control and Prevention (CDC), AORN e Association for Professionals in Infection Control and Epidemiology (APIC) recomendam proibir o uso de unhas artificiais pelos funcionários da SO. As pesquisas fornecem apoio às políticas que proíbem o uso de unhas artificiais pelos profissionais de saúde (AORN, 2019a). Incentivam-se unhas naturais e curtas.

Princípios de assepsia cirúrgica e técnica asséptica

A **assepsia cirúrgica** impede a contaminação das feridas cirúrgicas. O uso da **técnica estéril** implica que a área não contenha microrganismos vivos. A flora natural da pele do paciente ou as infecções já existentes podem causar infecção do local cirúrgico. A adesão rigorosa a princípios de esterilidade pela equipe de SO é essencial para a prevenção de infecções do local cirúrgico.

Todos os materiais cirúrgicos, instrumentos, agulhas, suturas, curativos, luvas, capas e soluções que possam entrar em contato com a ferida cirúrgica ou tecidos expostos devem ser esterilizados antes do uso (Rothrock, 2019). O cirurgião, os assistentes do cirurgião, o instrumentador e os profissionais de enfermagem higienizam as mãos e os braços com sabão antisséptico e água ou um produto de base alcoólica (sem água). É obrigatório que a equipe do centro cirúrgico obedeça às recomendações do fabricante para garantir a antissepsia das mãos (AORN, 2019a).

A pele dos pacientes, dos membros da equipe do centro cirúrgico e dos visitantes constitui um risco microbiológico. Estima-se que um indivíduo mediano elimine 4.000 a 10.000 partículas contaminadas viáveis pela pele a cada minuto. *Staphylococcus aureus*, uma bactéria, é o tipo de partícula mais comum nas células cutâneas dispersas (Phillips, 2017). Os membros da equipe cirúrgica vestem capotes de mangas longas e luvas estéreis. A cabeça e os cabelos são cobertos por uma touca, e utiliza-se uma máscara sobre o nariz e a boca para minimizar a possibilidade de que bactérias das vias respiratórias superiores penetrem na ferida. Durante a cirurgia, apenas os funcionários que se degermaram, que estão enluvados e vestidos ou paramentados tocam os objetos esterilizados. Funcionários que não se degermaram e enluvaram evitam tocar ou contaminar qualquer objeto esterilizado.

A área de pele do paciente maior do que a exposição exigida durante a cirurgia é meticulosamente higienizada, e aplica-se uma solução antisséptica (Rothrock, 2019). Atenção especial é dada ao tempo de secagem dos agentes aplicados, sobretudo clorexidina e outros produtos de base alcoólica. Se for necessário remover pelos e isso não puder ser feito antes da chegada do paciente à SO, será feito imediatamente antes do procedimento com tricotomizadores elétricos (sem lâmina) para minimizar o risco de infecção (AORN, 2019a). A parte restante do corpo do paciente é coberta com campos grandes esterilizados.

Controles ambientais

Além dos protocolos descritos anteriormente, a assepsia cirúrgica requer a desinfecção meticulosa e a manutenção do ambiente da SO. Pisos e superfícies horizontais são limpos entre as cirurgias com detergente, sabão e água ou com um detergente germicida. Inspeciona-se o equipamento esterilizado regularmente para garantir o funcionamento e o desempenho ideal.

Todos os equipamentos que entram em contato direto com o paciente devem ser estéreis. Empregam-se campos grandes, campos médios e soluções esterilizadas. Os instrumentos são limpos e esterilizados em uma unidade anexa da SO. Utilizam-se itens estéreis embalados individualmente quando forem necessários itens individuais adicionais.

As bactérias no ar são uma preocupação. Para diminuir sua contagem, a ventilação convencional da SO fornece no mínimo 15 trocas de ar por hora, três das quais são de ar fresco (AORN, 2019a; Rothrock, 2019). Mantêm-se a temperatura ambiente entre 20°C e 24°C, a umidade entre 30 e 60% e a pressão positiva em relação às áreas adjacentes. Com as trocas de ar convencionais, as contagens de bactérias do ar são reduzidas para 50 a 150 unidades formadoras de colônias (UFC) por pé cúbico (0,028 m^3) por minuto. São necessários sistemas com filtros de partículas do ar (HEPA) de alta eficiência para remover partículas maiores que 0,3 μm (Rothrock, 2019). Pode-se restringir o número e o trânsito desnecessários de funcionários para minimizar as bactérias no ar e alcançar uma taxa de infecção na SO não maior do que 3 a 5% em cirurgias limpas propensas a infecção.

Algumas SO têm unidades de fluxo de ar laminar. Essas unidades fornecem 400 a 500 trocas de ar por hora (Rothrock, 2019). Quando usadas adequadamente, as unidades de fluxo de ar laminar resultam em menos de 6 UFC/m^3/segundo durante a cirurgia. A meta para a SO equipada com fluxo de ar laminar é uma taxa de infecção de menos de 1%. A SO equipada com uma unidade de fluxo de ar laminar é frequentemente usada para a cirurgia de artroplastia total ou de transplante de órgãos.

Mesmo com todas as precauções, a contaminação da ferida pode ocorrer inadvertidamente. A técnica de vigilância constante e consciente na realização de práticas assépticas é necessária para reduzir o risco de contaminação e infecção.

Diretrizes básicas para manter a assepsia cirúrgica

Todos os profissionais envolvidos na fase intraoperatória têm a responsabilidade de fornecer e manter um ambiente seguro. A adesão à prática asséptica é parte dessa responsabilidade. Os princípios básicos da técnica asséptica incluem (AORN, 2019a):

- Todos os materiais em contato com a ferida cirúrgica ou utilizados no campo estéril devem ser estéreis. Superfícies ou artigos estéreis podem tocar outras superfícies ou artigos estéreis e permanecer estéreis; o contato com objetos não esterilizados em qualquer momento torna uma área estéril contaminada
- Os capotes da equipe cirúrgica são considerados estéreis na frente do tórax até a altura do campo estéril. As mangas também são consideradas estéreis a partir de 5 cm acima do cotovelo até o punho
- Utilizam-se campos grandes estéreis para criar uma área estéril (Figura 15.2). Apenas a superfície superior de uma mesa coberta é considerada estéril. Ao cobrir uma mesa ou paciente, o campo estéril é segurado exatamente acima da superfície a ser coberta e é posicionado de frente para trás
- Os artigos são dispensados em um campo estéril utilizando métodos que preservam a esterilidade dos artigos e a integridade do campo estéril. Depois de abrir uma embalagem estéril, as bordas são consideradas não estéreis. Artigos estéreis, incluindo soluções, são colocados em um campo

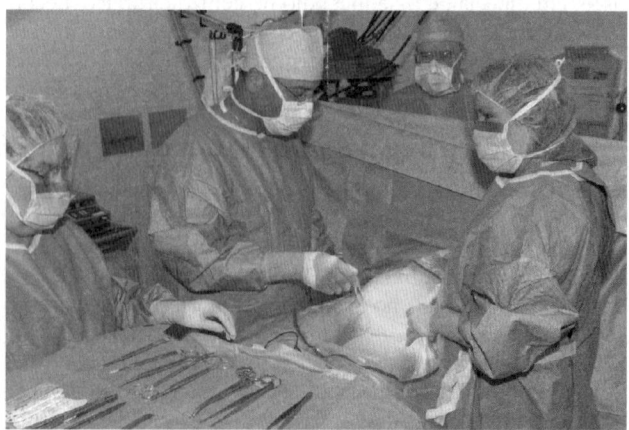

Figura 15.2 • A colocação adequada dos campos cirúrgicos expõe apenas o local da cirurgia, o que diminui o risco de infecção.

estéril ou manipulados por uma pessoa já paramentada (degermação, capote cirúrgico e luvas), de modo que a esterilidade do objeto ou líquido permaneça intacta
- A equipe cirúrgica movimenta-se entre áreas estéreis e entre áreas não estéreis. Pessoas paramentadas e artigos estéreis entram em contato apenas com áreas estéreis; enfermeiros circulantes e itens não estéreis entram em contato apenas com áreas não estéreis
- O movimento em torno de um campo estéril não deve causar sua contaminação. As áreas estéreis devem ser mantidas à vista durante o movimento ao redor da área. Deve-se manter uma distância de pelo menos 30 cm do campo estéril para evitar a contaminação inadvertida
- Sempre que uma barreira estéril for violada, a área deve ser considerada contaminada. Um rasgo ou furo do campo estéril que possibilite o acesso a uma superfície não estéril abaixo dele tornam a área não estéril. Este campo deve ser trocado
- Cada campo estéril é constantemente monitorado e é feita sua manutenção. Itens de esterilidade duvidosa são considerados não estéreis. Campos estéreis são preparados tão próximo quanto possível do momento da utilização
- A administração de rotina da hiperóxia (altos níveis de oxigênio) *não* é recomendada, a fim de reduzir as infecções do local cirúrgico.

Perigos para a saúde associados ao ambiente cirúrgico

Equipamentos defeituosos, uso inadequado de equipamentos, exposição a substâncias tóxicas, fumaça cirúrgica (fumaça gerada pelo eletrocautério cirúrgico), bem como resíduos infecciosos, cortes, ferimentos provocados por agulhas e *lasers* são alguns dos riscos associados ao ambiente cirúrgico (Rothrock, 2019). O monitoramento interno da SO inclui a análise de amostras retiradas da superfície e amostras de ar à procura de agentes infecciosos e tóxicos. Além disso, políticas e procedimentos para minimizar a exposição a líquidos corporais e reduzir os perigos associados a *lasers* e radiação são identificados nas normas da AORN (AORN, 2019a).

Independentemente do tamanho ou da localização de uma incisão, pode ocorrer a retenção não intencional de um objeto (p. ex., esponja, instrumento). Um objeto retido pode causar infecção ou perturbação da ferida, pode se formar um abscesso e podem se desenvolver fístulas entre os órgãos (Rothrock, 2019). Medidas de segurança devem ser instituídas para reduzir o risco de retenção de objeto. As melhores práticas incluem minimização das distrações durante o processo de contagem, tecnologia de radiofrequência (RF) e comunicação clara que inclua a disposição de gerar preocupação nos membros da equipe cirúrgica. A tecnologia de RF atua como um "método de *back-up*" para a contagem de esponjas por meio do uso de *chips* com RF de baixa frequência que podem ser detectados por dispositivos de detecção. A tecnologia é empregada em muitas instituições e pode aumentar a segurança do paciente pela detecção de esponjas retidas antes de o cirurgião fechar a incisão (Steelman, Schaapveld, Storm et al., 2019).

Riscos do laser

A AORN recomendou práticas para segurança do *laser* (AORN, 2019a). Quando são empregados *lasers*, sinais de alarme têm de ser colocados nas portas e é preciso ter óculos de proteção disponíveis para a equipe colocar antes de entrar na sala de cirurgia. A equipe também precisa usar máscara de proteção para evitar a inalação da pluma emitida pelo *laser*. O tipo de *laser* em uso e as precauções de segurança são verificados por toda a equipe durante a pausa antes da incisão cirúrgica (Burlingame, 2017). Vários tipos de *lasers* estão disponíveis para utilização clínica; a equipe perioperatória deve estar familiarizada com as características, a cirurgia e as medidas de segurança específicas para cada tipo de *laser* usado e o uso de óculos de proteção apropriados para o tipo de feixe de *laser* aplicado. Enfermeiros qualificados e certificados em segurança do *laser* mantêm os padrões estabelecidos na SO (AORN, 2019a).

Fumaça cirúrgica

Aproximadamente 500 mil profissionais de saúde são expostos anualmente à fumaça cirúrgica. Essa fumaça é criada pela destruição dos tecidos pelo calor. As plumas de fumaça contêm vapores e gases tóxicos como benzeno, ácido cianídrico, formaldeído, bioaerossóis, material celular morto e vivo e vírus. Estima-se que em 1 dia o efeito da inalação da fumaça cirúrgica poderia ser comparável a fumar 30 cigarros sem filtro. É duas vezes mais provável que os enfermeiros do setor perioperatório, em relação à população geral, apresentem problemas respiratórios (Davis, 2018; US Department of Labor, Occupational Safety and Health Administration, 2018).

Evacuadores de fumaça são empregados em vários procedimentos para remover a fumaça do campo cirúrgico. Se não houver um extrator de fumaça disponível, os membros da equipe cirúrgica devem usar máscaras N95 em vez de máscaras cirúrgicas porque estas não impedem a entrada da fumaça pelas vias respiratórias. Nos últimos anos, essa tecnologia foi estendida a todos os casos cirúrgicos para proteger a equipe cirúrgica contra os potenciais riscos associados à fumaça generalizada produzida pelas unidades de eletrocautério convencionais. A evacuação da fumaça cirúrgica não apenas protege a equipe perioperatória, mas também os pacientes (Spruce, 2018).

Exposição a sangue e líquidos corporais

O traje básico usado pelo instrumentador no centro cirúrgico inclui luvas estéreis duplas, proteção ocular, máscara cirúrgica, capote estéril e coberturas de sapato. Isso ajuda a proteger contra respingos, perfuração e exposição a sangue. Em hospitais em que são realizados diversos procedimentos articulares, pode ser utilizada uma máscara facial inteira. Essa máscara oferece proteção de barreira completa contra fragmentos ósseos e respingos. A ventilação é realizada por meio de uma capa acompanhante, com um sistema de filtragem de ar separado.

Estima-se que 380 mil lesões perfurantes ocorram a cada ano em profissionais de saúde e aproximadamente um terço dessas lesões ocorrem em centros cirúrgicos. A ocorrência desses incidentes pode ser reduzida pelo uso de bisturis e outros objetos cortantes com dispositivos de proteção, pela passagem de objetos cortantes usando uma "zona neutra" ou "zona de segurança" e pela colocação dos objetos cortantes em recipientes à prova de perfuração (Davis, 2018). As técnicas de "zona neutra" ou "zona de segurança" consistem em espaços designados para a colocação e o recolhimento dos objetos cortantes (AORN, 2019).

ROBÓTICA

Vários tipos de robôs cirúrgicos são utilizados para viabilizar a realização de procedimentos minimamente invasivos. Essas técnicas começaram a ser utilizadas na década de 1980 em um esforço para sobrepujar as desvantagens da cirurgia laparoscópica convencional, tais como visualização e movimento limitado do braço (Carlos & Saulan, 2018). A tecnologia robótica pode ser empregada em muitas especialidades cirúrgicas, tais como cirurgia cardíaca, urologia, cirurgia torácica e ginecologia. Vários tipos de ferramentas orientadas por robótica ajudam a tornar a cirurgia mais precisa e menos invasiva para os pacientes. Os avanços tecnológicos da cirurgia robótica incluem aquisição de imagens 3D de alta resolução e melhor controle dos movimentos dos instrumentos. Os braços articulados apresentam movimento de 360°, semelhante a punhos, para preensão precisa, manipulação, dissecção e sutura de tecidos (Phillips, 2017).

EXPERIÊNCIA CIRÚRGICA

Durante o procedimento cirúrgico, o paciente precisa de sedação, analgesia ou alguma combinação destes. São muitos os agentes de anestesia de baixo risco disponíveis para escolha.

Tipos de anestesia e sedação

Pesquisas estimam que as taxas de mortalidade relacionadas com a anestesia nos EUA sejam inferiores a 1 a cada 10 mil cirurgias (Barash et al., 2017). Para o paciente, a experiência de anestesia consiste em receber um cateter IV, se não tiver sido inserido previamente; receber um agente sedativo antes da indução com um agente anestésico; perder a consciência; ser intubado, se indicado; e, em seguida, receber uma combinação de agentes anestésicos. Normalmente, a experiência é tranquila e o paciente não tem lembrança dos eventos. Os principais tipos de anestesia são a anestesia geral (inalação, IV), a anestesia regional (peridural, raquidiana e bloqueios de condução local), sedação moderada (cuidados de anestesia monitorada [CAM]) e anestesia local.

Anestesia geral

A **anestesia** é um estado de narcose (depressão grave do sistema nervoso central induzida por agentes farmacológicos), analgesia, relaxamento e perda dos reflexos. Os pacientes sob anestesia geral não conseguem despertar, nem mesmo quando submetidos a estímulos dolorosos. Eles perdem a capacidade de manter a função ventilatória e precisam de assistência na manutenção da perviedade das vias respiratórias. A função cardiovascular também pode ser prejudicada.

A anestesia geral é composta de quatro etapas, cada uma associada a manifestações clínicas específicas (Rothrock, 2019). É necessário que o enfermeiro conheça esses estágios por causa do apoio emocional que o paciente pode precisar durante a progressão da anestesia. Esses estágios ocorrem em sentido inverso à medida que o paciente acorda ao fim da cirurgia; portanto, o enfermeiro deve estar ciente da necessidade de apoio adequado ao paciente.

- *Estágio I: início da anestesia.* Tontura e sensação de distanciamento podem ser sentidas durante a indução. O paciente pode ouvir sinos, rugido ou zumbido e, embora ainda consciente, pode ter incapacidade de mover os membros com facilidade. Essas sensações podem resultar em agitação. Durante esta fase, os ruídos são exagerados; até mesmo vozes baixas ou sons menores parecem altos e irreais. Por esses motivos, evitam-se ruídos e movimentos desnecessários ao iniciar a anestesia
- *Estágio II: excitação.* O estágio de excitação, caracterizado pelo fato de o paciente se debater, gritar, falar, cantar, rir ou chorar, muitas vezes é evitado se os agentes anestésicos IV forem administrados de modo tranquilo e rapidamente. As pupilas se dilatam, mas se contraem se forem expostas à luz; a frequência cardíaca é rápida e a respiração pode ser irregular. Por causa da possibilidade de movimentos descontrolados do paciente durante este estágio, o anestesiologista ou enfermeiro anestesista deve sempre ser assistido por alguém pronto para ajudar a conter o paciente ou aplicar pressão cricoide no caso de vômito para evitar a aspiração. A manipulação aumenta a circulação para o local da cirurgia e, assim, eleva o potencial de sangramento
- *Estágio III: anestesia cirúrgica.* A anestesia cirúrgica é alcançada pela administração de vapor ou gás anestésico, sendo mantida por agentes IV, conforme necessário. O paciente fica inconsciente e imóvel sobre a mesa. As pupilas tornam-se pequenas, mas se contraem quando expostas à luz. As incursões respiratórias são regulares, a frequência e o volume do pulso são normais, e a pele é rosada ou levemente corada. Com a administração adequada do agente anestésico, este estágio pode ser mantido por horas em um dos vários planos, variando de leve (1) a profunda (4), dependendo da profundidade da anestesia necessária
- *Estágio IV: depressão bulbar.* Este estágio é alcançado se foi administrado muito anestésico. As incursões respiratórias tornam-se superficiais, o pulso é fraco e filiforme, as pupilas ficam muito dilatadas e deixam de se contrair quando expostas à luz. Desenvolve-se cianose e, sem intervenção imediata, a morte ocorre rapidamente. Se esta fase se desenvolver, o anestésico é interrompido imediatamente e inicia-se suporte respiratório e circulatório para evitar a morte. Estimulantes, embora raramente utilizados, podem ser administrados; podem ser utilizados antagonistas de narcóticos se a superdosagem for de opioides. Não é um estágio planejado da anestesia cirúrgica.

Quando são administrados agentes opioides (narcóticos) e bloqueadores neuromusculares (relaxantes), vários estágios não ocorrem. Durante a administração sem intercorrências de um agente anestésico, não há uma divisão clara entre os estágios. O paciente passa gradualmente de um estágio para outro; é por meio de uma observação atenta dos sinais manifestados pelo paciente que o anestesiologista ou enfermeiro anestesista controla a situação. A resposta das pupilas, a pressão arterial e as frequências respiratória e cardíaca estão entre os guias mais confiáveis para a condição do paciente.

Os fármacos anestésicos produzem anestesia porque são entregues ao encéfalo a uma pressão parcial elevada que lhes possibilita atravessar a barreira hematencefálica. É preciso administrar doses relativamente grandes de anestésico durante as fases de indução e manutenção inicial, porque o agente anestésico é recirculado e deposita-se nos tecidos do corpo. À medida que esses locais se tornam saturados, são necessárias doses menores de anestésico para manter a anestesia, porque o equilíbrio ou quase equilíbrio entre o encéfalo, o sangue e outros tecidos foi alcançado. Quando possível, a indução (introdução da anestesia) começa com a anestesia IV e então é mantida na fase desejada por métodos de inalação, obtendo-se uma transição tranquila e eliminando os estágios óbvios da anestesia (Tabela 15.1) Todos são administrados em combinação com o oxigênio e, geralmente, também com o óxido nitroso.

Qualquer condição que diminua o fluxo sanguíneo periférico, como vasoconstrição ou choque, pode reduzir a dose de medicação anestésica necessária. Por outro lado, quando o fluxo sanguíneo periférico está anormalmente elevado, como no paciente em atividade muscular ou com convulsões,

TABELA 15.1 — Agentes anestésicos inalatórios.

Agente	Administração	Vantagens	Desvantagens	Implicações/considerações
Líquidos voláteis				
Halotano	Inalação; vaporizador especial	Não explosivo nem inflamável; Indução rápida e suave; Útil em quase todo tipo de cirurgia; Baixa incidência de náuseas e vômitos pós-operatórios	Requer administração hábil para evitar superdosagens; Pode causar lesões hepáticas; Pode provocar hipotensão; Requer vaporizador especial para administração	Além de observar as frequências cardíaca e respiratória no pós-operatório, deve-se monitorar com frequência a pressão arterial
Enflurano	Inalação	Indução e recuperação rápida; Agente analgésico potente; Não explosivo nem inflamável	A depressão respiratória pode desenvolver-se rapidamente, com alterações no eletrocardiograma; Não é compatível com a epinefrina	Examinar quanto a possível depressão respiratória. A administração com epinefrina pode causar fibrilação ventricular
Isoflurano	Inalação	Indução e recuperação rápida; Os relaxantes musculares são marcadamente potencializados	Depressão respiratória profunda	Monitorar a frequência respiratória, fornecer apoio quando necessário e monitorar à procura de sinais de hipertermia maligna
Sevoflurano[a]	Inalação	Indução e excreção rápida; efeitos colaterais mínimos	Tosse e laringospasmo; gatilho para hipertermia maligna	Monitorar em busca de sinais de hipertermia maligna
Desflurano	Inalação	Indução rápida e de emergência; rara toxicidade para órgãos	Irritação das vias respiratórias; gatilho para hipertermia maligna	Monitorar em busca de sinais de hipertermia maligna e arritmias
Gases				
Óxido nitroso (N_2O)	Inalação (método semifechado)	Indução e recuperação rápida; Não inflamável; Útil com o oxigênio para procedimentos de curta duração; Útil com outros agentes para todos os tipos de cirurgia	Relaxante fraco; Anestésico fraco; Pode provocar hipoxia	Mais útil em conjunto com outros agentes de ação mais prolongada; Monitorar em busca de sinais de dor torácica, náuseas e vômitos, hipertensão arterial e acidente vascular encefálico
Oxigênio (O_2)	Inalação	Pode aumentar o O_2 disponível aos tecidos	Altas concentrações são perigosas	Aumento do risco de incêndio, quando utilizado com *lasers*

[a]Atualmente escolha mais popular. Adaptada de Association of PeriOperative Registered Nurses (AORN). (2019a). *Association of PeriOperative Registered Nurses (AORN) standards, recommended practice, and guidelines*. Denver, CO: Author.

a indução é mais lenta, e são necessárias doses maiores de anestésicos, porque o encéfalo recebe uma dose menor deste agente.

Inalação

Os agentes anestésicos inalados incluem os agentes líquidos voláteis e os gases. Os agentes anestésicos líquidos voláteis produzem anestesia quando seus vapores são inalados. Alguns agentes de inalação geralmente utilizados estão descritos na Tabela 15.1. Todos são administrados em combinação com o oxigênio e, geralmente, também com o óxido nitroso.

Os agentes anestésicos gasosos são administrados por inalação e são sempre combinados ao oxigênio. O óxido nitroso, o sevoflurano e o desflurano são os agentes anestésicos gasosos mais utilizados. Quando inalados, os agentes anestésicos entram no sangue através dos capilares pulmonares e atuam sobre os centros cerebrais provocando perda da consciência e da sensibilidade. Quando a administração do anestésico é interrompida, o vapor ou gás é eliminado pelos pulmões.

O vapor dos agentes anestésicos inalatórios pode ser administrado ao paciente por meio de vários métodos. O agente anestésico inalatório pode ser administrado por uma MLA – um tubo flexível de silicone com um anel e um balonete (*cuff*) insuflável que pode ser inserido na laringe (Figura 15.3A). A técnica endotraqueal de administração de anestésicos consiste na introdução de um tubo endotraqueal (TE) de borracha macia ou plástico macio na traqueia, normalmente por meio de um laringoscópio. O TE pode ser inserido pelo nariz

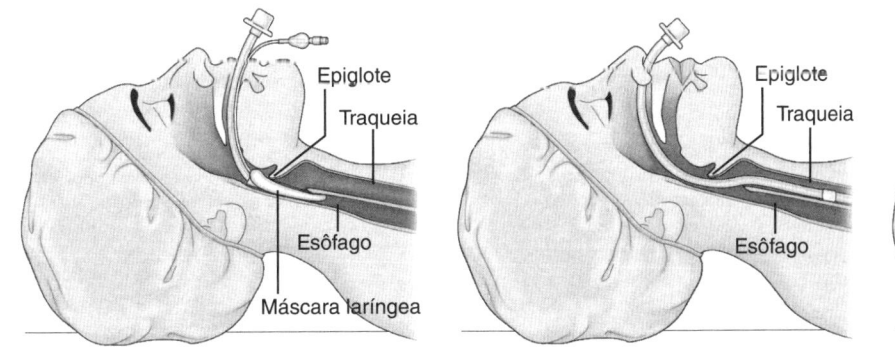

A. Máscara laríngea (MLA)   **B.** Intubação intranasal   **C.** Intubação oral

Figura 15.3 • Métodos de administração de agentes anestésicos. **A.** Via máscara laríngea (MLA). **B.** Cateter endotraqueal nasal usado quando o cirurgião precisa de acesso oral (posicionado com o *cuff* insuflado). **C.** Intubação endotraqueal oral (tubo posicionado com o *cuff* insuflado).

(Figura 15.3B) ou pela boca (Figura 15.3C). Quando no lugar, o tubo isola o pulmão do esôfago, de modo que, se o paciente vomitar, o conteúdo do estômago não entra nos pulmões.

Administração intravenosa

A anestesia geral também pode ser produzida pela administração IV de vários anestésicos e analgésicos, como barbitúricos, benzodiazepínicos, hipnóticos não barbitúricos, agentes dissociativos e agentes opioides. A Tabela 15.2 lista agentes anestésicos e analgésicos IV comumente administrados, incluindo medicamentos IV usados como relaxantes musculares no intraoperatório. Esses medicamentos podem ser administrados para induzir ou manter a anestesia. Embora sejam frequentemente usados em combinação com agentes anestésicos inalatórios, podem ser

TABELA 15.2 Fármacos intravenosos comumente utilizados.

Medicamento	Uso comum	Vantagens	Desvantagens	Comentários
Agentes analgésicos opioides				
Alfentanila	Analgesia cirúrgica em pacientes ambulatoriais	Agente analgésico de ação ultrarrápida (5 a 10 min); duração da ação de 0,5 h; *bolus* ou infusão	–	Potência: 750 μg; meia-vida de 1,6 h
Fentanila	Analgesia cirúrgica: infusão peridural para analgesia pós-operatória; adicionar ao BSA	Boa estabilidade cardiovascular; duração da ação de 30 min	Pode causar rigidez muscular ou da parede torácica	Opioide mais utilizado; potência: 100 μg = 10 mg de sulfato de morfina; meia-vida de eliminação de 3,6 h
Remifentanila	Infusão IV para analgesia cirúrgica; pequenos *bolus* para dor breve e intensa	Titulado facilmente; duração de ação muito curta; boa estabilidade cardiovascular. A remifentanila é rapidamente metabolizada pela hidrólise da ligação ácido propanoico-éster metílico por esterases sanguíneas e teciduais inespecíficas	Caro; requer mistura; pode causar rigidez muscular	Potência: 25 μg = 10 mg de sulfato de morfina; 20 a 30 vezes a potência da alfentanila; meia-vida de eliminação de 3 a 10 min
Sufentanila	Analgesia cirúrgica	Duração de ação de 30 min; analgesia prolongada excepcionalmente potente (5 a 10 vezes maior do que a da fentanila); fornece boa estabilidade na cirurgia cardiovascular	Depressão respiratória prolongada	Potência: 15 μg = 10 mg de sulfato de morfina; meia-vida de eliminação de 2,7 h
Sulfato de morfina	Dor pré-operatória; pré-medicação; dor pós-operatória	Barato; duração de ação de 4 a 5 h; euforia; boa estabilidade cardiovascular	Náuseas e vômitos; liberação de histamina; ↓ PA postural e ↓ RVS	Administração epidural e intratecal para a dor pós-operatória; meia-vida de eliminação de 3 h
Relaxantes musculares despolarizantes				
Succinilcolina	Relaxa os músculos esqueléticos para cirurgias e manipulações ortopédicas; procedimentos de curta duração; intubação	Duração curta; início de ação rápido	Efeito desconhecido sobre o nível de consciência, o limiar de dor ou os processos mentais; fasciculações, mialgias pós-operatórias, arritmias; eleva o K^+ sérico no traumatismo tecidual, doença muscular, paralisia, queimaduras; pequena liberação de histamina; exige refrigeração	Relaxamento muscular prolongado no caso de deficiência de colinesterase sérica e uso de alguns antibióticos; pode provocar hipertermia maligna
Relaxantes musculares não despolarizantes – início de ação e duração intermediários				
Besilato de atracúrio	Intubação; manutenção do relaxamento do músculo esquelético	Sem efeitos cardiovasculares ou cumulativos significativos; bom em caso de lesão renal	Requer refrigeração; pequena liberação de histamina; categoria de risco C na gravidez; não misturar com solução de lactato de Ringer ou soluções alcalinas, como barbitúricos	*Bolus* IV rápido; administrar com cautela em pacientes adultos mais velhos e em pacientes debilitados
Besilato de cisatracúrio	Intubação; manutenção do relaxamento do músculo esquelético	Semelhante ao atracúrio	Não há liberação de histamina	Semelhante ao atracúrio
Mivacúrio	Intubação; manutenção do relaxamento do músculo esquelético	Ação rápida; metabolismo rápido pela colinesterase plasmática; utilizado em *bolus* ou infusão	Dispendioso em cirurgias mais demoradas	Compete com a acetilcolina por receptores na placa motora terminal, bloqueando a transmissão neuromuscular; novo; raramente exige reversão; efeito prolongado em caso de déficit de colinesterase plasmática
Rocurônio	Intubação; manutenção do relaxamento	Início de ação rápido (dose-dependente); eliminação por vias renal e hepática	Nenhum efeito conhecido sobre o nível de consciência, limiar de dor ou processos mentais; vagolítico; pode ↑ FC	Duração semelhante à do atracúrio e do vecurônio
Vecurônio	Intubação; manutenção do relaxamento	Sem efeitos cardiovasculares ou cumulativos significativos; não há liberação de histamina	Exige mistura	Majoritariamente eliminado pela bile, um pouco pela urina

(continua)

TABELA 15.2 Fármacos intravenosos comumente utilizados. (*continuação*)

Medicamento	Uso comum	Vantagens	Desvantagens	Comentários
Relaxantes musculares não despolarizantes – início de ação e duração prolongada				
d-Tubocurarina	Adjunto à anestesia; manutenção do relaxamento	–	Efeito desconhecido sobre o nível de consciência, o limiar de dor ou os processos mentais; pode causar liberação de histamina e bloqueio ganglionar transitório	Mais usado para pré-tratamento com succinilcolina
Metocurina	Manutenção do relaxamento	Boa estabilidade cardiovascular	Pequena liberação de histamina	Opioide mais utilizado; potência: 100 μg = 10 mg de sulfato de morfina; meia-vida de eliminação de 3,6 h
Pancurônio	Manutenção do relaxamento	–	Pode causar ↑ FC e ↑ PA	Usado por vias intratecal e epidural para dor pós-operatória; meia-vida de eliminação de 3 h
Agentes anestésicos intravenosos				
Cetamina	Indução; manutenção ocasional (IV ou IM)	Ação rápida; analgesia profunda; paciente mantém vias respiratórias; bom em crianças pequenas e pacientes com queimaduras	Grandes doses podem causar alucinações e depressão respiratória; rigidez da parede torácica; laringospasmo	É necessário um quarto escuro e silencioso para a recuperação; frequentemente usado em casos de traumatismo
Diazepam	Amnésia; hipnótico; alivia a ansiedade; pré-operatório	Boa sedação	Ação prolongada	Efeitos residuais por 20 a 90 h; álcool etílico potencializa o efeito
Etomidato	Indução da anestesia geral; indicado para suplementar anestésicos de baixa potência	Curta ação hipnótica; boa estabilidade cardiovascular; indução e recuperação rápidas e suaves	Pode causar breve período de apneia; dor com a injeção e movimentos miotônicos	–
Metoexital sódico	Indução; metoexital diminui a atividade do encéfalo e do sistema nervoso	Barbitúrico de ação ultrarrápida	Pode causar soluços	Pode ser administrado VR
Midazolam	Hipnótico; ansiolítico; sedação; frequentemente usado como adjuvante para a indução	Excelente amnésia; hidrossolúvel (sem dor na injeção IV); ação rápida	Indução mais lenta do que a do tiopental	Muitas vezes usado para amnésia em casos de inserção de monitores invasivos ou anestesia regional; deprime todos os níveis do SNC, incluindo o sistema límbico e a formação reticular, provavelmente pelo aumento da ação do GABA, que é o principal neurotransmissor inibitório do encéfalo
Propofol	Indução e manutenção; sedação com anestesia regional ou CAM	Início de ação rápido; despertar em 4 a 8 min; produz sedação/hipnose rapidamente (em 40 s) e com suavidade, com excitação mínima; diminui a pressão intraocular e a RVS; raramente associado a hipertermia maligna e liberação de histamina	Pode causar dor quando injetado; suprime o débito cardíaco e o estímulo respiratório	Meia-vida de eliminação curta (34 a 64 min)
Tiopental sódico	Indução; interrompe convulsões	–	Pode causar laringospasmo	Doses elevadas podem causar apneia e depressão cardiovascular; pode ser administrado VR

BSA: bloqueio subaracnóideo; CAM: cuidados anestésicos monitorados; FC: frequência cardíaca; GABA: ácido gama-aminobutírico; IM: via intramuscular; IV: via intravenosa; K⁺: potássio; PA: pressão arterial; RVS: razão de volume sistólico; SNC: sistema nervoso central. Adaptada de Association of PeriOperative Registered Nurses (AORN). (2019a). *Association of PeriOperative Registered Nurses (AORN) standards, recommended practice, and guidelines.* Denver, CO: Author.

administrados isoladamente. O seu uso também é considerado para produzir sedação moderada, conforme discutido mais adiante neste capítulo.

Uma vantagem da anestesia IV é que o início da anestesia é agradável; não há zumbido, ruídos ou tontura que acompanham a administração de um agente anestésico inalatório. A duração da ação é breve e o paciente acorda com poucas náuseas ou vômitos.

Os agentes anestésicos IV são não explosivos, exigem poucos equipamentos e são fáceis de administrar. A baixa incidência de náuseas e vômitos no pós-operatório (NVPO) torna o método útil para a cirurgia oftalmológica, porque, neste caso, os vômitos aumentariam a pressão intraocular e colocariam em perigo a visão no olho operado. A anestesia IV é útil para procedimentos de curta duração, mas é usada com menos frequência em procedimentos prolongados de cirurgia abdominal. Não é indicada para pacientes que precisam de intubação por causa de sua suscetibilidade à obstrução respiratória. A combinação de agentes IV e anestésicos inalados proporciona uma experiência efetiva e sem intercorrências para o paciente, com um despertar controlado após a cirurgia.

Os bloqueadores neuromusculares IV (relaxantes musculares) bloqueiam a transmissão dos impulsos nervosos na junção neuromuscular dos músculos esqueléticos. Os relaxantes musculares são usados para relaxar os músculos nas cirurgias abdominal e torácica, relaxar os músculos dos olhos em determinados tipos de cirurgia ocular, facilitar a intubação endotraqueal, tratar o laringospasmo e ajudar na ventilação mecânica.

Anestesia multimodal

Os esquemas de **anestesia multimodal** em pacientes cirúrgicos usam, com frequência, uma combinação de agentes não opioides programados e técnicas de anestesia regional (Wolfe, 2018). A anestesia multimodal visa reduzir a demanda por opioides e seus riscos associados, como sedação, depressão respiratória, náuseas, vômitos e potencial de uso exagerado de opioides. A anestesia multimodal é uma tendência crescente na recuperação otimizada após cirurgia (ERAS, do *inglês enhanced recovery after surgery*) porque reduz os riscos da anestesia geral e ajuda nas estratégias de redução do uso de opioides. A análise de pacientes cirúrgicos e não cirúrgicos virgens de tratamento com opioides constatou que os pacientes operados corriam risco aumentado de uso crônico de opioide durante o primeiro ano após a cirurgia (Sun, Darnall, Baker et al., 2016). A ERAS é baseada em evidências e específica para cada unidade de saúde; existem fases pré-operatória, intraoperatória, pós-operatória e domiciliar de cuidados. A ERAS foi elaborada por equipes multiprofissionais com o propósito de aprimorar a recuperação da cirurgia por meio da redução da resposta de estresse do paciente. Em vez de anestesia geral, é administrada anestesia regional/local (discutida adiante). Medicamentos não opioides, como paracetamol e anti-inflamatórios não esteroides (AINEs), cetamina e gabapentinoides são os métodos de controle de dor preferidos na ERAS (American Association of Nurse Anesthetists [AANA], 2019b).

Anestesia regional

Na anestesia regional, injeta-se um agente anestésico em torno dos nervos, de modo que o território inervado é anestesiado. O efeito depende do tipo de nervo envolvido. Fibras motoras são fibras de maior calibre, com uma bainha de mielina mais espessa. As fibras simpáticas são menores e têm um revestimento mínimo. As fibras sensitivas são intermediárias. O agente anestésico local bloqueia os nervos motores menos prontamente e os nervos simpáticos mais rapidamente. Um agente anestésico não é considerado metabolizado até que todos os três sistemas (motor, sensitivo e autônomo) não estejam mais sendo afetados.

O paciente que recebe anestesia regional mantém-se acordado e consciente de seu entorno, a menos que sejam administrados medicamentos para produzir sedação leve ou para aliviar a ansiedade. A equipe de saúde deve evitar conversas descuidadas, ruídos desnecessários e odores desagradáveis; estes podem ser notados pelo paciente no centro cirúrgico e podem contribuir para uma resposta negativa à experiência cirúrgica. Um ambiente tranquilo é terapêutico. Se não for necessário que o paciente saiba do diagnóstico neste momento, este não deve ser declarado em voz alta.

Anestesia peridural

A anestesia peridural é obtida por meio da injeção de um agente anestésico local no espaço epidural que circunda a dura-máter da medula espinal (Figura 15.4). O medicamento administrado difunde-se através das camadas da medula espinal para fornecer anestesia e analgesia (AORN, 2019; ASPAN, 2019). Em contraste, a raquianestesia envolve a injeção através da dura-máter no espaço subaracnóideo que circunda a medula espinal. A anestesia peridural bloqueia as funções sensitivas, motoras e autônomas; difere da raquianestesia pelo local da injeção e pela quantidade de agente anestésico utilizado. As doses epidurais são muito maiores, porque o agente anestésico epidural não entra em contato direto com a medula espinal nem com as raízes nervosas (AORN, 2019a; ASPAN, 2019).

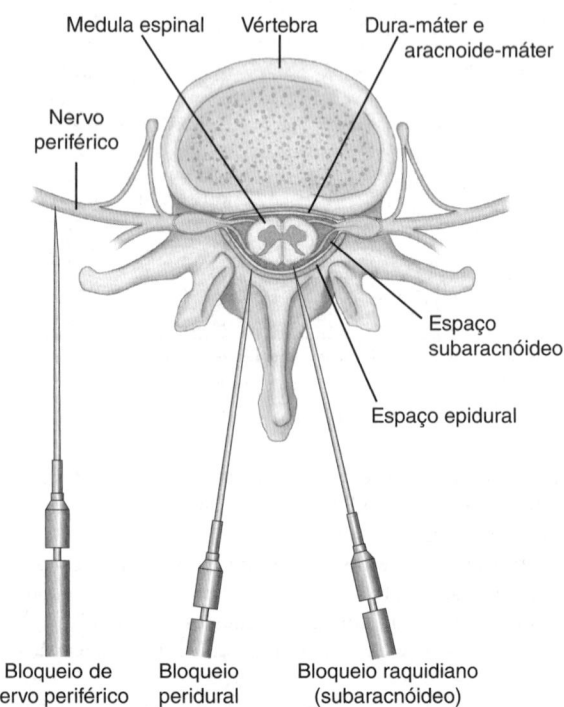

Figura 15.4 • A. Locais de injeção para a raquianestesia e a anestesia peridural. **B.** Corte transversal de locais de injeção para bloqueio de nervo periférico, anestesia peridural e raquianestesia.

Uma vantagem da anestesia peridural é a ausência de cefaleia que pode resultar da raquianestesia. Uma desvantagem é o maior desafio técnico de introduzir o agente anestésico no espaço epidural, em vez de no espaço subaracnóideo. Se ocorrer a punção inadvertida da dura-máter durante a anestesia peridural e o agente anestésico se deslocar em direção à cabeça, pode resultar em raquianestesia alta; isso pode causar hipotensão grave e depressão e parada respiratória. O tratamento destas complicações inclui o suporte das vias respiratórias, a administração de soluções IV e o uso de vasopressores.

Raquianestesia

A raquianestesia é um bloqueio significativo da condução nervosa induzido quando um anestésico local é introduzido no espaço subaracnóideo, no nível lombar, geralmente entre a quarta e a quinta vértebras lombares (ver Figura 15.4). Provoca anestesia dos membros inferiores, períneo e abdome inferior. Para o procedimento de punção lombar, o paciente geralmente fica deitado de lado, com os joelhos tocando o tórax. Utiliza-se técnica asséptica conforme é realizada a punção espinal e o medicamento é injetado através da agulha. Assim que a injeção é aplicada, o paciente é posicionado em decúbito dorsal. Se for necessário um nível relativamente elevado de bloqueio, a cabeça e os ombros são abaixados.

A propagação do agente anestésico e o nível de anestesia dependem da quantidade de agente injetado, da velocidade com que é injetado, do posicionamento do paciente após a injeção e da gravidade específica do agente. Se a gravidade específica for maior do que a do líquido cerebrospinal (LCS), o agente se move para a posição mais baixa no espaço subaracnóideo. Se a densidade específica for menor do que a do LCS, o agente anestésico se afasta da posição mais baixa. O anestesiologista ou enfermeiro anestesista controla a administração do agente. A Tabela 15.3 apresenta agentes de anestesia regional específicos.

Alguns minutos depois da indução com um agente anestésico peridural, a anestesia e a paralisia afetam os dedos dos pés e o períneo, então gradualmente os membros inferiores e o abdome.

A cefaleia pode ser um efeito colateral da raquianestesia. Vários fatores estão relacionados com a incidência de cefaleia: o tamanho da agulha espinal usada, o extravasamento de líquido do espaço subaracnóideo através do local de punção e o estado de hidratação do paciente. As medidas que elevam a pressão do LCS são úteis em aliviar a cefaleia; entre elas estão: manter um ambiente calmo e o paciente deitado e bem hidratado.

Na raquianestesia contínua, a ponta de um cateter plástico permanece no espaço subaracnóideo durante o procedimento cirúrgico, de modo que possa ser injetada mais medicação anestésica conforme necessário. Esta técnica possibilita maior controle da dosagem; no entanto, há maior potencial de cefaleia pós-anestésica por causa da agulha de grosso calibre usada.

Bloqueio de nervos periféricos

O bloqueio de nervos periféricos é usado em conjunto com anestesia geral ou vários níveis de sedação ou como único método. Em vez de localizar um nervo isolado, um feixe de nervos é localizado via ultrassom e é aplicado um anestésico, um opioide ou um esteroide. Tradicionalmente o bloqueio é realizado no centro cirúrgico. Todavia, a pesquisa recente e as melhores práticas indicam maior eficácia de bloqueios regionais realizados no setor pré-operatório. Os pacientes emergem da anestesia com menos dor e isso reduz a necessidade de opioides. A pesquisa também sugere que os pacientes passam menos tempo na unidade de recuperação pós-anestésica e os pacientes hospitalizados recebem alta mais cedo (Gutierrez, Biehn, Eluna et al., 2018).

Exemplos de bloqueios de condução local comuns são:

- Bloqueio do plexo braquial, que produz anestesia do braço
- Anestesia paravertebral, que produz anestesia dos nervos que suprem o tórax, a parede abdominal e os membros
- Bloqueio transacral (caudal), que provoca anestesia do períneo e, ocasionalmente, da parte inferior do abdome.

Sedação moderada

A **sedação moderada**, antes chamada de sedação consciente, é uma modalidade de anestesia que envolve a administração IV de sedativos e analgésicos para reduzir a ansiedade do paciente e controlar a dor durante procedimentos diagnósticos ou terapêuticos. É comumente usada para muitos procedimentos cirúrgicos breves e específicos em hospitais e centros de atendimento ambulatorial (Rothrock, 2019). O objetivo é deprimir o nível de consciência do paciente a um nível moderado, a fim de possibilitar que procedimentos cirúrgicos, diagnósticos ou terapêuticos sejam realizados, enquanto assegura tanto o conforto durante o procedimento quanto a cooperação do paciente. Na

TABELA 15.3 Agentes anestésicos regionais e locais específicos.

Agente	Administração	Vantagens	Desvantagens	Implicações/considerações
Lidocaína	Anestesia peridural, raquianestesia, anestesia intravenosa periférica e infiltração local	Rápida Maior duração de ação (em comparação com a procaína) Livre de efeito irritativo local	Reação alérgica ocasional	Útil topicamente para a cistoscopia Observar se há reações nocivas – sonolência, depressão respiratória, convulsões
Bupivacaína	Anestesia peridural, raquianestesia, anestesia intravenosa periférica e infiltração local	A duração é 2 a 3 vezes maior do que a da lidocaína	Usar com cautela em pacientes com alergias ou sensibilidades conhecidas a medicamentos	Um período de analgesia persiste após o retorno da sensibilidade; portanto, a necessidade de analgésicos potentes é reduzida Maior potência e ação mais longa do que as da lidocaína
Tetracaína	Tópica, infiltração e bloqueio de nervo	Ação prolongada, promove bom relaxamento	Reação alérgica ocasional	Mais de 10 vezes mais potente do que a procaína
Procaína	Infiltração local	–	Reação alérgica ocasional	Geralmente usada em cirurgia bucal ou dentária

sedação moderada, o paciente consegue manter a perviedade das vias respiratórias e os reflexos protetores das vias respiratórias, bem como responder a estímulos verbais e físicos.

A sedação moderada pode ser administrada por um anestesiologista ou enfermeiro anestesista, ou outro médico e, nos EUA, também por enfermeiro especialmente treinado e credenciado. O anestesiologista que administra a sedação precisa ter treinamento em esforços de reanimação porque esses pacientes correm risco de aprofundamento da sedação (AORN, 2017). A avaliação contínua dos sinais vitais, do nível de consciência e da função cardíaca e respiratória do paciente é um componente essencial da sedação moderada. Aplicam-se oximetria de pulso, monitoramento contínuo do ECG e aferição frequente dos sinais vitais para monitorar o paciente. O esquema de uso e administração da sedação moderada varia, nos EUA, de um estado para outro. Sua administração é controlada por normas expedidas pela Joint Commission e por políticas institucionais e de organizações especializadas de enfermagem (AORN, 2017; ASPAN, 2018).

Cuidados de anestesia monitorada

Os **cuidados de anestesia monitorada (CAM)**, também conhecidos como sedação monitorada, envolvem a sedação moderada administrada por um anestesiologista ou enfermeiro anestesista para fazer a reversão para anestesia geral, se necessário. Podem ser necessárias as habilidades de um anestesiologista ou enfermeiro anestesista para gerenciar os efeitos de um nível de sedação mais profunda, a fim de devolver ao paciente o nível apropriado de sedação (Barash et al., 2017). Os CAM podem ser empregados em pacientes saudáveis submetidos a procedimentos cirúrgicos relativamente menores e para alguns pacientes graves que podem ser incapazes de tolerar a anestesia sem monitoramento invasivo e suporte farmacológico substancial (Rothrock, 2019).

Anestesia local

A anestesia local consiste na injeção de uma solução contendo o agente anestésico aos tecidos no local previsto para a incisão. Muitas vezes, é combinado com um bloqueio regional local pela injeção em torno dos nervos que irrigam imediatamente a área. Nesses casos é necessária a presença de um enfermeiro para fazer o monitoramento (além do enfermeiro circulante). O enfermeiro que faz o monitoramento é responsável pela documentação da condição clínica, do nível de dor, do nível de consciência e dos sinais vitais do paciente durante todo o procedimento (AORN, 2019a). As vantagens da anestesia local são as seguintes:

- É simples, econômica e não explosiva
- É necessário equipamento mínimo
- A recuperação pós-operatória é rápida
- Evitam-se os efeitos indesejáveis da anestesia geral
- É ideal para procedimentos cirúrgicos breves e de pequeno porte.

A anestesia local é frequentemente administrada em combinação com a epinefrina. A epinefrina contrai os vasos sanguíneos, o que impede a absorção rápida do agente anestésico e, portanto, prolonga sua ação local e impede convulsões. Os agentes anestésicos locais específicos estão listados na Tabela 15.3; alguns dos agentes usados na anestesia regional são usados como anestésicos locais.

A pele é preparada como para qualquer procedimento cirúrgico. Utiliza-se uma agulha de pequeno calibre para injetar uma dose modesta do agente anestésico nas camadas da pele. Isso produz uma pápula. Injeta-se então medicação anestésica adicional na pele até que a área adjacente à incisão proposta esteja anestesiada. Em seguida, utiliza-se uma agulha de maior calibre e mais longa para infiltrar tecidos mais profundos com o agente anestésico. A ação do agente é quase imediata, de modo que a cirurgia pode começar logo após a conclusão da injeção. O anestésico pode ser misturado com um analgésico de ação rápida de curta duração para contornar a queimação sentida quando são injetados anestésicos de ação mais longa.

Toxicidade sistêmica por anestésico local

A toxicidade sistêmica por anestésico local (LAST, do inglês *local anesthetic systemic toxicity*) é um evento potencialmente fatal. Ocorre quando um *bolus* de anestésico local é inadvertidamente injetado em tecido periférico ou na circulação venosa ou arterial durante bloqueio de nervo periférico ou bloqueio de nervo espinal e é rapidamente absorvido para a circulação sistêmica, resultando em colapso cardiovascular ou neurológico (Ferguson, Coogle, Leppert et al., 2019).

Os sinais e sintomas de LAST são:

- Gosto metálico
- Dormência oral
- Alterações auditivas
- Fala escandida
- Arritmias
- Convulsão
- Parada respiratória.

A LAST é um evento raro que ocorre em aproximadamente 1 em cada 1.000 pacientes (Wadlund, 2017). A detecção precoce e o tratamento podem prevenir a progressão dos sintomas e pode levar a um melhor desfecho para o paciente. O tratamento inicial da LAST deve focar no manejo das vias respiratórias. Hipoxemia e acidose intensificam os efeitos da LAST. O enfermeiro pede ajuda e mantém as vias respiratórias enquanto administra oxigênio a 100% e confirma a perviedade do acesso venoso. Recursos adicionais incluem membros da equipe de anestesia e enfermeiros da unidade de tratamento intensivo caso ocorra uma parada cardiorrespiratória ou sejam necessárias intervenções nas vias respiratórias. Uma infusão IV de emulsões lipídicas (uma emulsão de óleo de soja, fosfolipídios de ovos e glicerina) consegue reverter os efeitos da LAST no coração e no sistema nervoso central (AORN, 2019a; Wadlund, 2017).

COMPLICAÇÕES POTENCIAIS INTRAOPERATÓRIAS

O paciente cirúrgico está sujeito a vários riscos. As principais complicações intraoperatórias potenciais incluem recuperação não intencional da consciência no período perioperatório, náuseas e vômitos, anafilaxia, hipoxia, hipotermia e hipertermia maligna. Áreas específicas incluem as infecções de local cirúrgico, bem como as complicações cardíacas, respiratórias e venosas tromboembólicas (Joint Commission, 2019).

Recuperação não intencional da consciência no período perioperatório

É importante discutir as preocupações dos pacientes sobre a recuperação não intencional da consciência no período perioperatório, para que eles entendam que somente a anestesia geral leva a um estado de estupor. Todas as outras modalidades de anestesia eliminarão a dor, mas a sensação de que os tecidos estão sendo empurrados e puxados pode ainda ser reconhecida, e os pacientes podem ouvir conversas entre a equipe cirúrgica. Em muitos casos, os pacientes conseguem responder a perguntas e envolver-se na discussão. Isso é normal e não é o mesmo que recuperação não intencional da consciência no período perioperatório.

A recuperação não intencional da consciência no período perioperatório se refere ao paciente se tornar consciente de intervenções cirúrgicas sob anestesia geral e, em seguida, recordar o incidente. Os bloqueios neuromusculares, às vezes necessários para o relaxamento muscular cirúrgico, intensificam o medo do paciente de recuperar a consciência, porque eles não conseguem se comunicar durante o episódio. Os pacientes podem ou não sentir dor e alguns pacientes relatam sensação de pressão. Estima-se que aproximadamente um paciente em cada 1.000 pacientes que recebem anestesia geral apresente algum nível de conscientização que é mais frequentemente fugaz (AANA, 2019a).

Os indícios de ocorrência de consciência no período perioperatório incluem aumento da pressão arterial, da frequência cardíaca e movimentação do paciente. No entanto, as alterações hemodinâmicas podem ser mascaradas por fármacos paralisantes, betabloqueadores e bloqueadores dos canais de cálcio, de modo que o retorno da consciência pode passar despercebido. A pré-medicação com agentes amnésicos e evitar o uso de paralisantes musculares, exceto quando essencial, ajuda a impedir sua ocorrência.

Náuseas e vômitos

As náuseas e vômitos, ou regurgitação, podem ocorrer em pacientes durante o período intraoperatório. O paciente deve ser avaliado antes da cirurgia à procura de fatores de risco de náuseas/vômitos pós-operatórios, de modo que a equipe cirúrgica consiga formular um plano para prevenção intraoperatória. Os fatores de risco incluem gênero feminino, idade inferior a 50 anos, história pregressa de náuseas/vômitos pós-operatórios e administração de opioides (Finch, Parkosewich, Perrone et al., 2019).

Se ocorrerem engasgos, vira-se o paciente para o lado, abaixa-se a cabeceira da mesa e fornece-se uma cuba-rim para coletar o vômito. Por meio de aspiração, removem-se a saliva e o conteúdo gástrico vomitado. Em alguns casos, o anestesiologista ou enfermeiro anestesista administra antieméticos no período pré-operatório ou durante a cirurgia, a fim de neutralizar uma possível aspiração. Se o paciente aspirar o vômito, é deflagrada uma crise de asma brônquica, com broncospasmos intensos e sibilos. Posteriormente, pode-se desenvolver pneumonite e edema pulmonar, levando à hipoxia extrema. Está aumentando a atenção médica para a regurgitação silenciosa do conteúdo gástrico (não relacionada com o tempo de jejum pré-operatório), que ocorre com mais frequência do que se pensava anteriormente. O volume e a acidez do aspirado determinam a extensão das lesões nos pulmões. Os pacientes podem receber ácido cítrico e citrato de sódio, um antiácido claro e não particulado, para aumentar o pH do líquido gástrico, ou um antagonista do receptor de histamina-2 (H_2), como a cimetidina ou a famotidina, para diminuir a produção de ácido gástrico (Rothrock, 2019).

Anafilaxia

Toda vez que o paciente entra em contato com uma substância estranha, ele pode ter uma reação anafilática. Uma reação anafilática pode ocorrer em resposta a muitos medicamentos, látex ou outras substâncias. A reação pode ser imediata ou tardia. A anafilaxia pode ser uma reação com risco à vida.

A alergia a látex – a sensibilidade a produtos confeccionados com látex de borracha natural – tornou-se mais prevalente, exigindo a capacidade de resposta de alerta entre os profissionais da saúde. Se os pacientes declaram que têm alergia ao látex, mesmo que estejam vestindo látex em suas roupas, o tratamento deve ser livre de látex. Na SO, muitos produtos não contêm látex, com a notável exceção dos cateteres de látex mais flexíveis. Nos casos cirúrgicos, deve-se usar luvas sem látex, prevendo-se uma possível alergia; se não houver alergia, a equipe pode substituí-las por outras luvas após o início da cirurgia, se desejado.

Em vários procedimentos cirúrgicos são utilizados selantes de fibrina. Com adesivos de tecido de cianoacrilato as feridas são fechadas sem o uso de suturas. Esses selantes têm sido implicados em reações alérgicas e anafilaxia (Rothrock, 2019). Embora tais reações sejam raras, o enfermeiro deve estar alerta para essa possibilidade e examinar o paciente em busca de alterações nos sinais vitais e sintomas de anafilaxia quando esses produtos forem utilizados. No centro cirúrgico a equipe deve remover imediatamente (em 3 minutos ou menos) agentes causais potenciais de reação anafilática. A equipe cirúrgica deve estar conscientizada da importância da intervenção imediata para prevenir colapso cardiovascular e respiratório (Seifert, 2017) (ver discussão sobre os sinais, sintomas e tratamento da anafilaxia e choque anafilático nos Capítulos 11 e 33).

Hipoxia e outras complicações respiratórias

A ventilação inadequada, a oclusão das vias respiratórias, a intubação inadvertida do esôfago e a hipoxia são potenciais complicações significativas associadas à anestesia geral. Muitos fatores podem contribuir para a ventilação inadequada. A depressão respiratória causada por agentes anestésicos, a aspiração de secreções das vias respiratórias ou vômito, assim como a posição do paciente na mesa de cirurgia podem comprometer a troca gasosa. A variação anatômica pode dificultar a visualização da traqueia e resultar em inserção da via respiratória artificial no esôfago, em vez da traqueia. Além disso, podem ocorrer asfixia causada por corpos estranhos na boca, espasmo das cordas vocais, relaxamento da língua ou aspiração de vômito, saliva ou sangue. A lesão encefálica decorrente da hipoxia ocorre em poucos minutos; portanto, o acompanhamento vigilante do estado de oxigenação do paciente é uma função primária do anestesiologista ou enfermeiro anestesista e do enfermeiro circulante. A perfusão periférica é verificada com frequência, e os valores de capnografia são monitorados continuamente. A capnografia fornece informações instantâneas sobre produção de dióxido de carbono, perfusão pulmonar e padrões respiratórios que detectam hipoventilação e apneia (Odom-Forren, 2018).

Hipotermia

Durante a anestesia, a temperatura do paciente pode cair. O metabolismo da glicose está reduzido e, como resultado, pode ocorrer acidose metabólica. Este estado chamado de *hipotermia* é indicado por temperatura corporal menor do que a normal (36,6°C ou menos). Os riscos de hipotermia intraoperatória incluem eventos cardiovasculares, infecção do local cirúrgico, sangramento e despertar tardio da anestesia (Williams, 2018). A hipotermia não intencional pode decorrer das baixas temperaturas na SO, da infusão de soluções frias, da inalação de gases frios, de feridas ou cavidades corporais abertas, da diminuição da atividade muscular, da idade avançada ou dos agentes farmacêuticos utilizados (p. ex., vasodilatadores, fenotiazinas, anestésicos gerais). A hipotermia pode deprimir a atividade neuronal e diminuir a necessidade celular de oxigênio abaixo dos níveis mínimos normalmente necessários para a manutenção da viabilidade celular. Esse resultado, por vezes, é pretendido para proteger a função durante alguns procedimentos cirúrgicos (p. ex., endarterectomia da carótida, circulação extracorpórea) (Barash et al., 2017).

A hipotermia não intencional precisa ser evitada. Se ocorrer, deve ser minimizada ou revertida. Se a hipotermia foi intencional, o objetivo é o retorno seguro à temperatura corporal normal. A temperatura ambiente no centro cirúrgico pode ser temporariamente fixada em 25°C a 26,6°C. Soluções intravenosas e de irrigação são aquecidas a 37°C. Vestimentas e campos molhados são removidos imediatamente e substituídos por materiais secos, porque os itens molhados promovem a perda de calor. Também podem ser utilizados cobertores de ar quente e mantas térmicas em áreas não expostas à cirurgia. Além disso, minimizar a área do paciente que é exposta ajuda a manter a temperatura interna. Independentemente do método utilizado para reaquecer o paciente, o aquecimento deve ser realizado de modo gradual, não rapidamente. É necessário monitoramento criterioso da temperatura central, da diurese, do ECG, da pressão arterial, da gasometria arterial e dos níveis de eletrólitos séricos.

Hipertermia maligna

A **hipertermia maligna** é uma doença muscular hereditária, rara, quimicamente induzida por agentes anestésicos (Rothrock, 2019). Essa doença pode ser desencadeada por miopatias, estresse emocional, insolação, síndrome neuroléptica maligna, exercício extenuante e traumatismo. A taxa de incidência é 1 em cada 170.698 casos de anestesia geral (Phi, Carvalho, Sun et al., 2018). A hipertermia maligna ocorre por causa de um distúrbio genético autossômico dominante envolvendo uma mutação no receptor de rianodina que provoca aumento atípico da liberação de cálcio nas células musculares (Mullins, 2018). As pessoas suscetíveis incluem aquelas com músculos fortes e volumosos, história pregressa de cãibras musculares ou fraqueza muscular e elevação inexplicável da temperatura, assim como a morte inexplicável de um familiar durante a cirurgia, que foi acompanhada por uma resposta febril (Ho, Carvalho, Sun et al., 2018).

Fisiopatologia

Durante a anestesia, agentes potentes como os fármacos anestésicos inalatórios (p. ex., halotano, enflurano, isoflurano) e relaxantes musculares (succinilcolina) podem desencadear os sintomas de hipertermia maligna (Rothrock, 2019). O estresse e alguns medicamentos – como simpaticomiméticos (epinefrina), teofilina, aminofilina, anticolinérgicos (atropina) e glicosídios cardíacos (digitálicos) – podem induzir ou intensificar uma reação.

A fisiopatologia da hipertermia maligna está relacionada com uma condição hipermetabólica que envolve a alteração de mecanismos na função do cálcio nas células do músculo esquelético. Esse desequilíbrio do cálcio provoca sintomas clínicos de hipermetabolismo, que por sua vez aumenta a contração muscular (rigidez) e provoca a hipertermia com subsequentes lesões ao sistema nervoso central.

Manifestações clínicas

Os sinais/sintomas iniciais da hipertermia maligna são, em geral, atividades cardiovascular, respiratória e musculoesquelética anormais. A taquicardia (frequência cardíaca acima de 150 bpm) pode ser um primeiro sinal. A estimulação do sistema nervoso simpático também causa arritmias ventriculares, hipotensão, diminuição do débito cardíaco, oligúria e, posteriormente, parada cardíaca. A hipercapnia, um aumento do dióxido de carbono (CO_2), pode ser um sinal respiratório precoce. Com o transporte anormal de cálcio, ocorrem rigidez ou movimentos tetânicos, muitas vezes na mandíbula. A rigidez muscular generalizada é um dos primeiros sinais. A elevação da temperatura é, na verdade, um sinal tardio que se desenvolve rapidamente; a temperatura corporal pode aumentar em 1°C a 2°C a cada 5 min, e a temperatura interna do corpo pode exceder 42°C (Rothrock, 2019).

Manejo clínico

Os objetivos do tratamento são diminuir o metabolismo, reverter a acidose metabólica e respiratória, corrigir arritmias, diminuir a temperatura corporal, fornecer oxigênio e nutrientes aos tecidos e corrigir o desequilíbrio eletrolítico. O tratamento da hipertermia maligna é bem conhecido. O uso do dantroleno reduziu as taxas de mortalidade para 10% na prática atual (Ho et al., 2018). A Malignant Hyperthermia Association of the United States (MHAUS) publicou um protocolo de tratamento que deve ficar exposto na SO e estar prontamente disponível no carrinho para atendimento da hipertermia maligna (ver seção Recursos).

A anestesia e a cirurgia devem ser adiadas. No entanto, se houver disponibilidade de monitoramento do CO_2 final expirado e dantroleno sódico, e o anestesista for experiente no manejo da hipertermia maligna, pode-se prosseguir com a cirurgia usando um agente anestésico diferente (Barash et al., 2017). Embora a hipertermia maligna geralmente se manifeste cerca de 10 a 20 min após a indução da anestesia, também pode ocorrer nas primeiras 24 horas após a cirurgia.

Manejo de enfermagem

Embora a hipertermia maligna seja rara, o enfermeiro precisa identificar os pacientes em risco, reconhecer os sinais e sintomas, ter disponíveis os medicamentos e equipamentos adequados, bem como estar bem-informado quanto ao protocolo a cumprir. O preparo e a intervenção precoce podem salvar a vida do paciente.

PROCESSO DE ENFERMAGEM
Paciente durante a cirurgia

O enfermeiro que atua na fase intraoperatória concentra-se nos diagnósticos de enfermagem, intervenções e resultados que o paciente cirúrgico e sua família vivenciam. As prioridades incluem os problemas colaborativos e as metas esperadas.

Avaliação

A avaliação de enfermagem do paciente intraoperatório abrange a obtenção dos dados do paciente e de seu prontuário para identificar os fatores que podem afetar o cuidado. Os dados servem como diretrizes para um plano de cuidado individualizado para o paciente. O enfermeiro na fase intraoperatória implementa a avaliação pré-operatória de enfermagem específica e a documenta no prontuário do paciente. Ela inclui o exame do estado fisiológico (p. ex., nível de saúde-doença, nível de consciência), do estado psicossocial (p. ex., nível de ansiedade, problemas de comunicação verbal, mecanismos de enfrentamento), do estado físico (p. ex., local da cirurgia, condição da pele e eficácia do preparo; mobilidade das articulações) e preocupações éticas.

Diagnóstico

DIAGNÓSTICOS DE ENFERMAGEM

Com base nos dados da avaliação, os principais diagnósticos de enfermagem podem incluir os seguintes:

- Ansiedade associada com preocupações ambientais ou cirúrgicas
- Risco de alergia a látex
- Risco de lesão perioperatória de posicionamento associada com o posicionamento na SO
- Risco de lesão associada com a anestesia e cirurgia
- Risco de comprometimento da dignidade associado com a anestesia geral ou sedação.

PROBLEMAS INTERDEPENDENTES/COMPLICAÇÕES POTENCIAIS

Com base nos dados da avaliação, as potenciais complicações podem incluir o seguinte:

- Recuperação não intencional da consciência no período perioperatório
- Náuseas e vômito
- Anafilaxia
- Hipoxia
- Hipotermia não intencional
- Hipertermia maligna
- Infecção.

Planejamento e metas

As principais metas para o cuidado do paciente durante a cirurgia são reduzir a ansiedade, proporcionar ambiente sem látex, manter o paciente livre de lesões de posicionamento ou de outras lesões, manter sua dignidade e mantê-lo sem complicações.

Intervenções de enfermagem

REDUÇÃO DA ANSIEDADE

Antes da intervenção cirúrgica, o contato do enfermeiro que atua no centro cirúrgico com o paciente pode ajudar a reduzir a ansiedade e promover uma relação de comunicação e confiança. A familiarização dos pacientes resultou em redução significativa da ansiedade pré-operatória e pós-operatória (Bagheri, Ebrahimi, Abbasi et al., 2019). O paciente deve ser notificado do que pode ser esperado quando chega ao centro cirúrgico e o enfermeiro deve inquirir sobre as preferências do paciente em relação a relaxamento. O ambiente da SO pode parecer frio, austero e assustador para o paciente, que pode estar se sentindo isolado e apreensivo. Apresentar-se, dirigir-se calorosamente e com frequência ao paciente pelo nome, verificar detalhes, fornecer explicações e incentivar e responder a perguntas promovem uma sensação de profissionalismo e simpatia que pode ajudar o paciente a se sentir seguro e protegido. Ao explicar o que o paciente pode esperar na cirurgia, o enfermeiro usa habilidades básicas de comunicação, como o toque e o contato ocular, para reduzir a ansiedade. A atenção ao conforto físico (cobertores quentes, acolchoamento e mudanças de posição) ajuda o paciente a se sentir mais confortável. Informar ao paciente quem mais estará presente na SO, quanto tempo o procedimento deve levar e outros detalhes ajuda o paciente a se preparar para a experiência e a adquirir uma sensação de controle.

O enfermeiro circulante pode ajudar a diminuir a ansiedade durante a indução usando técnicas como a imaginação guiada, diminuindo os estímulos da sala, reduzindo a intensidade da luz, tocando a música favorita do paciente ou falando com voz suave e usando contato visual, se for culturalmente apropriado.

REDUÇÃO DA EXPOSIÇÃO AO LÁTEX

Os pacientes com alergia ao látex devem ter a identificação precoce e a comunicação a todos os funcionários sobre a alergia, de acordo com os padrões de atendimento para pacientes com alergia ao látex (AORN, 2019a). Na maioria das SO, há poucos itens de látex atualmente em uso, mas como ainda existem alguns casos de uso de látex, deve-se observar a manutenção das precauções à alergia ao látex durante todo o período perioperatório. Por motivos de segurança, os fabricantes e gestores dos materiais hospitalares precisam assumir a responsabilidade pela identificação de látex nos itens usados por pacientes e profissionais da saúde (ver discussão sobre a avaliação da alergia ao látex nos Capítulos 14 e 33).

> **Alerta de enfermagem: Qualidade e segurança**
>
> É de responsabilidade de todos os enfermeiros, e particularmente do enfermeiro que atua no perioperatório, o conhecimento sobre a alergia ao látex, as precauções necessárias e os produtos sem látex. Os funcionários do hospital também correm risco de desenvolvimento de alergia ao látex, secundária à exposição repetida a produtos de látex.

PREVENÇÃO DA LESÃO PERIOPERATÓRIA POR POSICIONAMENTO

A posição do paciente na mesa cirúrgica depende do procedimento cirúrgico a ser realizado, bem como da condição física do paciente (Figura 15.5). Um tipo de lesão, a lesão nervosa periférica, é definida como a interrupção da atividade elétrica que afeta as funções nervosas sensorial, motora ou ambas, resultando em déficit. Estudos sugerem uma correlação entre o tempo total no centro cirúrgico e as soluções de continuidade na pele (Grap, Schubert, Munro et al., 2019). Ver no Boxe 15.3 uma pesquisa que investigou essas ocorrências. Há potencial de desconforto transitório ou lesão permanente, porque muitos procedimentos cirúrgicos exigem posições anatômicas incômodas. A hiperextensão das articulações, a compressão de artérias ou a compressão de nervos e proeminências ósseas geralmente resultam em desconforto, simplesmente porque a posição precisa ser mantida durante um período prolongado (Rothrock, 2019). Os fatores a serem considerados incluem os seguintes:

- O paciente deve estar em uma posição tão confortável quanto possível, consciente ou inconsciente
- O campo cirúrgico deve estar adequadamente exposto
- Uma posição anatômica incômoda, pressão indevida sobre uma parte do corpo ou o uso de estribos ou tração não devem obstruir a irrigação vascular
- A respiração não deve ser impedida pela pressão dos braços contra o tórax ou por um avental que comprima o pescoço ou o tórax
- Os nervos devem ser protegidos contra pressões indevidas. O posicionamento inadequado de braços, mãos, pernas ou pés pode causar ferimentos graves ou paralisia. Imobilizadores de ombro precisam estar bem acolchoados para evitar a lesão irreparável de nervos, especialmente quando a posição de Trendelenburg for necessária

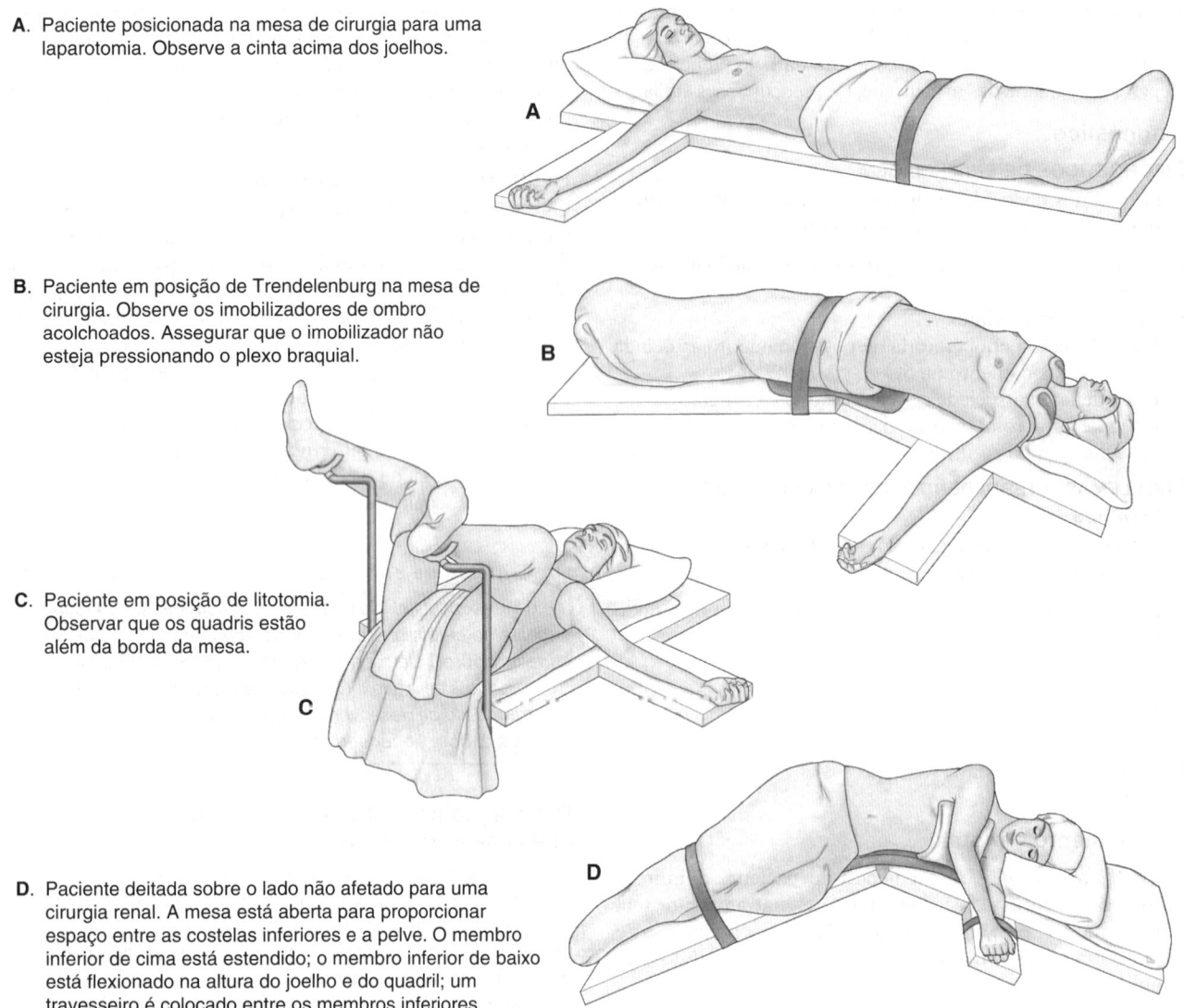

A. Paciente posicionada na mesa de cirurgia para uma laparotomia. Observe a cinta acima dos joelhos.

B. Paciente em posição de Trendelenburg na mesa de cirurgia. Observe os imobilizadores de ombro acolchoados. Assegurar que o imobilizador não esteja pressionando o plexo braquial.

C. Paciente em posição de litotomia. Observar que os quadris estão além da borda da mesa.

D. Paciente deitada sobre o lado não afetado para uma cirurgia renal. A mesa está aberta para proporcionar espaço entre as costelas inferiores e a pelve. O membro inferior de cima está estendido; o membro inferior de baixo está flexionado na altura do joelho e do quadril; um travesseiro é colocado entre os membros inferiores.

Figura 15.5 • Posições do paciente na mesa de cirurgia. As legendas chamam a atenção para as características de segurança e conforto. Todos os pacientes cirúrgicos usam gorros cobrindo completamente o cabelo.

- Deve-se observar as precauções para a segurança do paciente, principalmente em caso de idosos, pacientes magros ou obesos e aqueles com uma deformidade física
- O paciente pode precisar de restrição leve antes da indução, em caso de agitação psicomotora.

A posição habitual para a cirurgia, chamada de *decúbito dorsal*, consiste na posição deitada de costas a 0 grau. Os braços são posicionados nas laterais da mesa: um com a palma da mão colocada para baixo e o outro cuidadosamente posicionado sobre uma tala de braço acolchoada para facilitar a infusão intravenosa de soluções, sangue ou medicamentos. Essa posição é empregada na maioria das cirurgias abdominais, com exceção da cirurgia da vesícula biliar ou da pelve (ver Figura 15.5A).

A posição de Trendelenburg geralmente é aplicada para a cirurgia no abdome inferior e pelve, a fim de obter uma boa exposição pelo deslocamento dos intestinos para o abdome superior. Nessa posição, a cabeça e o corpo são abaixados. O paciente é mantido na posição por imobilizadores de ombro acolchoados (Figura 15.5B), *puffs* e enchimentos de espuma.

A posição de Trendelenburg reverso fornece espaço para operar a parte superior do abdome, deslocando o intestino para a pelve. Suportes na mesa cirúrgica acolchoados e revestidos preservam um ambiente seguro para o paciente.

A posição de litotomia é utilizada em quase todos os procedimentos cirúrgicos perineais, retais e vaginais (Figura 15.5C). O paciente é posicionado em decúbito dorsal, com as pernas e coxas fletidas. A posição é mantida por meio da colocação dos pés ou panturrilhas em estribos.

A posição de Sims ou em decúbito lateral é utilizada para a cirurgia renal. O paciente é colocado sobre o lado não operado, com um travesseiro de ar de 12,5 a 15 cm de espessura sob a parte lombar da coluna vertebral, ou em uma mesa com elevação da parte renal ou lombar (Figura 15.5D).

PROTEGER O PACIENTE DE LESÃO

Várias atividades são empregadas para lidar com as diversas questões de segurança dos pacientes que chegam à SO. O enfermeiro protege o paciente de lesão, proporcionando um ambiente seguro. Verificar informações, checar se o prontuário do paciente está completo e manter a assepsia cirúrgica,

> **Boxe 15.3** **PERFIL DE PESQUISA DE ENFERMAGEM**
> **Prevalência de lesões por pressão na região sacral em pacientes cirúrgicos**
>
> Grap, M.J., Schubert, C., Munro, C.L. et al. (2019). OR time and sacral pressure injuries in critically ill surgical patients. *AORN Journal*, 109(2), 229-239.
>
> ### Finalidade
>
> A capacidade de identificar alterações iniciais associadas a lesão por pressão e o período no centro cirúrgico aprimora as estratégias de prevenção de lesões por pressão (lesões de decúbito). O propósito desse estudo era explorar a correlação entre o período no centro cirúrgico e lesões por pressão na região sacral em pacientes em estado crítico pelo uso de ultrassom de alta frequência para identificar alterações teciduais iniciais.
>
> ### Metodologia
>
> Uma análise secundária foi feita para avaliar o efeito da elevação da cabeceira do leito em 150 pacientes ventilados em UTI após intervenções cirúrgicas. O período no centro cirúrgico e o escore da escala Braden de todos os pacientes foram registrados para identificar os pacientes que correm risco de lesões por pressão relacionadas à cirurgia.
>
> ### Achados
>
> Cento e cinquenta participantes foram arrolados e 132 foram submetidos a avaliação da pele. A maioria (58%) dos participantes consistia em homens brancos de meia-idade, com sobrepeso e tinha um escore na escala Braden mostrando risco moderado de lesões por pressão. O período total no centro cirúrgico variou de pouco menos de 1 h até mais de 13 h, com um tempo médio superior a 4 h. No caso dos participantes que desenvolveram lesões por pressão, o intervalo entre o centro cirúrgico e o aparecimento das lesões foi de aproximadamente 2 a 3 dias (na média). Aproximadamente 63% dos participantes não apresentavam lesões por pressão na região sacral durante o período de observação. O modelo, que usa múltiplas variáveis, contendo tempo na maca no centro cirúrgico, índice de massa corporal (IMC) e escore da escala Braden produziu a melhor previsão de lesões por pressão. IMC mais alto, período menor na maca do centro cirúrgico e escore mais baixo da escala Braden foram associados a maior chance de lesões por pressão.
>
> ### Implicações para a enfermagem
>
> A prevenção de lesões por pressão é uma prioridade para os profissionais de enfermagem em todos os tipos de unidade de saúde e é especialmente desafiadora no caso de pacientes em unidades de tratamento intensivo. Esses resultados preliminares demonstram que o uso de ultrassom de alta frequência pode ajudar os profissionais de enfermagem a identificar o desenvolvimento de alterações teciduais antes de surgirem alterações cutâneas visíveis, resultando na instituição mais precoce de estratégias de prevenção de lesões por pressão.

assim como um ambiente ideal, são as responsabilidades de enfermagem essenciais. O enfermeiro verifica toda a documentação necessária, o que é uma importante função na fase intraoperatória. Uma lista de verificação cirúrgica antes da indução da anestesia é utilizada antes de a incisão na pele ser feita e antes de o paciente deixar a SO (ver Figura 15.1). É importante rever o prontuário do paciente à procura do seguinte:

- Alergias (incluindo a látex)
- Revisar o consentimento informado cirúrgico, se está assinado pelo paciente
- Preencher os registros de anamnese e exame físico
- Resultados de exames complementares.

Além de verificar se todos os dados necessários do paciente forem completados, o enfermeiro perioperatório obtém os equipamentos específicos necessários para o procedimento. Avalia a necessidade de medicamentos não usuais, componentes do sangue, instrumentos e outros equipamentos e suprimentos. Determina a disponibilidade da sala, a integridade da instalação física e a integridade de instrumentos, suturas e curativos, e identifica quaisquer aspectos do ambiente da SO que possam afetar negativamente o estado do paciente. Esses aspectos são características físicas, como temperatura e umidade; riscos elétricos; potenciais contaminantes (poeira, sangue e secreção no chão ou superfícies; cabelo descoberto; trajes não estéreis de funcionários; joias usadas pela equipe de funcionários; unhas lascadas ou artificiais); e movimentação desnecessária de funcionários. O enfermeiro circulante também monta e mantém funcionando o equipamento de aspiração, inicia as medidas de conforto apropriadas para o paciente e prepara quaisquer dispositivos implantáveis potenciais e medicamentos usados no campo cirúrgico.

A prevenção de lesões físicas inclui o uso de cintas de segurança e grades laterais; também não se deve deixar o paciente sedado sozinho. A transferência do paciente da maca para a mesa de cirurgia exige práticas de transferência seguras. Outras medidas de segurança incluem posicionar adequadamente uma placa de aterramento sob o paciente para evitar queimaduras elétricas e choques, remover o excesso de solução antisséptica da pele do paciente e cobrir pronta e completamente áreas expostas após estabelecer o campo estéril, para diminuir o risco de hipotermia.

As medidas de enfermagem para evitar lesões provocadas pela perda excessiva de sangue incluem a autotransfusão intraoperatória usando equipamentos como um recuperador de células (dispositivo para reutilização de células do sangue do próprio paciente) e a administração de hemoderivados (Rothrock, 2019). Poucos pacientes submetidos a um procedimento eletivo precisam de transfusão de sangue, mas aqueles submetidos a procedimentos de alto risco (como cirurgias ortopédicas ou cardíacas) podem precisar de transfusão intraoperatória. O enfermeiro circulante prevê essa necessidade, verifica se o sangue foi submetido à tipagem cruzada e mantido reservado e se prepara para a infusão.

ATUAÇÃO COMO DEFENSOR DO PACIENTE

O paciente submetido a anestesia geral ou sedação moderada experimenta alteração ou perda sensitiva ou perceptiva temporária e tem maior necessidade de proteção e defesa. A defesa do paciente no centro cirúrgico implica manter o conforto físico e emocional do paciente, a privacidade, os direitos e a dignidade. Os pacientes, conscientes ou inconscientes, não devem ser submetidos a excesso de ruído, conversas impróprias e, acima de tudo, comentários depreciativos. Outras atividades de defesa incluem atenuar questões clínicas, desumanizantes, inerentes ao paciente submetido a cirurgia, certificando-se de que o paciente seja tratado como pessoa, com respeito aos seus valores culturais e espirituais, proporcionando privacidade física, mantendo a confidencialidade e entrando em contato com familiares aprovados ou equipe de apoio sobre atualizações durante todo o procedimento.

PREVENÇÃO DE RETENÇÃO DE ITENS CIRÚRGICOS

É responsabilidade de todos os membros da equipe cirúrgica vigiar e comunicar em voz alta todos os itens que entram e saem do campo cirúrgico. Como parte de suas responsabilidades, o enfermeiro circulante e o instrumentador precisam dar conta do material que é introduzido no campo estéril. Isso inclui esponjas, agulhas, instrumentos e dispositivos de acesso. Alguns desses itens são radiopacos (visíveis nas radiografias), mas outros não são radiopacos. Todo o material usado tem de ser contado no início da cirurgia, antes do fechamento da incisão cirúrgica e, mais uma vez, ao fechamento da pele. O enfermeiro atua como defensor do paciente ao alertar a equipe sobre quaisquer materiais extraviados. A tecnologia pode ajudar na identificação de itens cirúrgicos; contudo, não deve ser utilizada como método primário de contagem.

MONITORAMENTO E MANEJO DE COMPLICAÇÕES POTENCIAIS

É da responsabilidade do cirurgião e do anestesista ou enfermeiro anestesista monitorar e gerenciar as complicações. No entanto, os enfermeiros na fase intraoperatória também desempenham um papel importante. Estar alerta e relatar alterações dos sinais vitais, arritmias cardíacas, náuseas e vômitos, anafilaxia, hipoxia, hipotermia e hipertermia maligna, e ajudar com seu manejo, são funções importantes do enfermeiro. Cada uma dessas complicações foi discutida anteriormente. Manter a assepsia e prevenir infecções são responsabilidades de todos os membros da equipe cirúrgica (Rothrock, 2019). Intervenções baseadas em evidências para reduzir as infecções do local cirúrgico incluem o preparo adequado da pele e a administração de antibióticos. Essas intervenções são conversadas pela equipe cirúrgica e documentadas pelo profissional de enfermagem no registro intraoperatório.

Reavaliação

Entre os resultados esperados estão:
1. O paciente exibe baixo nível de ansiedade enquanto acordado durante a fase intraoperatória de cuidado.
2. Não apresenta sinais/sintomas de alergia ao látex.
3. Permanece livre de lesão perioperatória por posicionamento.
4. Não experimenta ameaças inesperadas à segurança.
5. Tem a dignidade preservada ao longo da experiência cirúrgica.
6. Mantém-se sem complicações (p. ex., arritmias cardíacas, náuseas e vômitos, anafilaxia, hipoxia, hipotermia ou hipertermia maligna ou tem o manejo bem-sucedido de efeitos adversos da cirurgia e anestesia, caso eles ocorram).

EXERCÍCIOS DE PENSAMENTO CRÍTICO

1 pbe Um homem de 48 anos está agendado para cirurgia abdominal assistida por robô. Qual é a melhor evidência de como seus sinais vitais devem ser monitorados? Como enfermeiro, quais são as melhores práticas que você deve implementar para apoiar o paciente e/ou a equipe da SO durante essa cirurgia minimamente invasiva?

2 cpa Uma mulher de 66 anos com doença pulmonar obstrutiva crônica (DPOC) está com um procedimento eletivo programado para remover um lipoma em seu tórax. Ela está com dificuldade para respirar, está agitada e não consegue ficar deitada na mesa cirúrgica. Como você, como enfermeiro circulante, facilitará uma discussão interprofissional para melhorar a respiração da paciente e aliviar sua agitação? Quais membros da equipe cirúrgica têm de ser incluídos?

3 qp Identifique as prioridades, as avaliações e as intervenções de enfermagem que você implementaria para uma mulher de 76 anos com dificuldade auditiva e que está sob raquianestesia para se submeter a artroplastia total do joelho. Como suas prioridades, abordagem e técnicas diferiam se a paciente estivesse sob anestesia geral? Que outros riscos devem ser levados em conta com base na idade da paciente?

REFERÊNCIAS BIBLIOGRÁFICAS

*Pesquisa em enfermagem.

Livros

American Society of PeriAnesthesia Nurses (ASPAN). (2019). *2015–2019 Perianesthesia nursing standards, practice recommendations and interpretive statements*. Cherry Hill, NJ: Author.

Association of PeriOperative Registered Nurses (AORN). (2019a). *Association of PeriOperative Registered Nurses (AORN) standards, recommended practice, and guidelines*. Denver, CO: Author.

Barash, P. G., Cullen, B. F., Stoelting, R. K., et al. (2017). *Clinical anesthesia* (8th ed.). Philadelphia, PA: Lippincott Williams & Wilkins.

Odom-Forren, J. (2018). *Drain's perianesthesia nursing: A critical care approach*. St Louis, MO: Elsevier.

Phillips, N. M. (2017). *Operating room technique* (13th ed.). St. Louis, MO: Elsevier.

Rothrock, J. (2019). *Alexander's care of the patient in surgery* (16th ed.). St. Louis, MO: Elsevier.

Periódicos e documentos eletrônicos

American Association of Nurse Anesthetists (AANA). (2019a). Anesthetic awareness fact sheet. Retrieved on 8/21/19 at: www.aana.com/patients/all-about-anesthesia/anesthetic-awareness/anesthetic-awareness-fact-sheet

American Association of Nurse Anesthetists (AANA). (2019b). Enhanced recovery after surgery. Retrieved on 8/15/19 at: www.aana.com/practice/clinical-practice-resources/enhanced-recovery-after-surgery

American Society of Anesthesiologists (ASA). (2019). Preparing for surgery: Risks: Age. Retrieved on 8/26/19 at: www.asahq.org/whensecondscount/preparing-for-surgery/risks/age/

Armellino, D. (2017). Minimizing sources of airborne, aerosolized, and contact contaminants in the OR environment. *AORN Journal, 106*(6), 494–501.

Association of PeriOperative Registered Nurses (AORN). (2017). Guideline at a glance: Moderate sedation/analgesia. *AORN Journal, 105*(6), 638–642.

Association of PeriOperative Registered Nurses (AORN). (2019b). Fire safety tool kit: Fire prevention assessment tool. Retrieved on 5/29/19 at: www.aorn.org/guidelines/clinical-resources/tool-kits/fire-safety-tool-kit

*Bagheri, H., Ebrahimi, H., Abbasi, A., et al. (2019). Effect of preoperative visitation by operating room staff on preoperative anxiety in patients receiving elective hernia surgery. *Journal of PeriAnesethesia Nursing, 34*(2), 272–280.

Burlingame, B. L. (2017). Guideline implementation: Energy-generating devices, Part 2-lasers. *AORN Journal, 105*(4), 392–401.

Carlos, G., & Saulan, M. (2018). Robotic emergencies: Are you prepared for disaster? *AORN Journal, 108*(5), 493–501.

Clark, C. M. & Kenski, D. (2017). Promoting civility in the OR: An ethical imperative. *AORN Journal, 105*(1), 60–66.

Davis, S. (2018). The key to safety: A healthy workforce. *AORN Journal, 108*(2), 120–122.

Ferguson, W., Coogle C., Leppert J., et al. (2019). Local anesthetic systemic toxicity (LAST): Designing an educational effort for nurses that will last. *Journal of PeriAnesthesia Nursing, 34*(1), 180–187.

Finch, C., Parkosewich, J. A., Perrone, D., et al. (2019). Incidence, timing, and factors associated with postoperative nausea and vomiting in the ambulatory surgery setting. *Journal of PeriAnesthesia Nursing, 34*(6), 1146–1155.

*Grap M. J., Schubert, C., Munro, C. L., et al. (2019). OR time and sacral pressure injuries in critically ill surgical patients. *AORN Journal, 109*(2), 229–239.

Gutierrez, M., Biehn, S., Eluna, A., et al. (2018). Placing regional anesthesia blocks in the preoperative unit. *Journal of PeriAnesthesia Nursing, 33*(4), e14–e15.

Ho, P. T., Carvalho, B., Sun, E. C., et al. (2018). Cost-benefit analysis of maintaining a fully stocked malignant hyperthermia cart versus an initial dantrolene treatment dose for maternity units. *Anesthesiology, 129*(2), 249–259.

Joint Commission. (2019). 2019 National Patient Safety Goals. Retrieved on 5/22/19 at: www.jointcommission.org/assets/1/6/2019_HAP_NPSGs_final2.pdf

Mullins, M. F. (2018). Malignant hyperthermia: A review. *Journal of PeriAnesthesia Nursing, 33*(5), 582–589.

Seifert, P. (2017). Crisis management of anaphylaxis in the operating room. *AORN Journal, 105*(2), 219–227.

Spruce, L. (2018). Back to basics: Protection from surgical smoke. *AORN Journal, 108*(1), 24–32.

*Steelman, V., Schaapveld, A., Storm, H. E., et al. (2019). The effect of radiofrequency technology on time spent searching for surgical sponges and associated costs. *AORN Journal, 109*(6), 718–727.

Sun, E. C., Darnall, B. D., Baker, L. C., et al. (2016). Incidence of and risk factors for chronic opioid use among opioid-naïve patients in the postoperative period. *JAMA Internal Medicine, 176*(9), 1286–1293.

US Department of Labor, Occupational Safety and Health Administration. (2018). Laser/Electrosurgery plume. Retrieved on 5/29/2019 at: www.osha.gov/SLTC/laserelectrosurgeryplume/index.html

Vernon, T. L., Rice, A. N., Titch, J. F., et al. (2019). Implementation of vulnerable elders survey-13 frailty tool to identify at-risk geriatric surgical patients. *Journal of PeriAnesthesia Nursing, 34*(5), 911–918.

Wadlund, D. (2017). Local anesthetic systemic toxicity. *AORN Journal, 106*(5), 367–377.

*Williams, A. (2018). Benefits of passive warming on surgical patients undergoing regional anesthetic procedures. *Journal of PeriAnesthesia Nursing, 33*(6), 928–934.

Wolfe, R. (2018). Multimodal anesthesia in the perioperative setting. *Journal of PeriAnesthesia Nursing, 33*(4), 563–569.

World Health Organization (WHO). (2019). Surgical safety checklist. Retrieved on 5/22/19 at: www.who.int/patientsafety/topics/safe-surgery/checklist/en/

Ziman, R., Espin, S., Grant, R., et al. (2018). Looking beyond the checklist: An ethnography of interprofessional operating room safety cultures. *Journal of Interprofessional Care, 32*(5), 575–583.

Recursos

American Association of Nurse Anesthetists (AANA), www.aana.com
American Society of Anesthesiologists (ASA), www.asahq.org
American Society of PeriAnesthesia Nurses (ASPAN), www.aspan.org
Association of PeriOperative Registered Nurses, www.aorn.org
Centers for Disease Control and Prevention, Injury and Violence Prevention and Control, www.cdc.gov/injury
Joint Commission, www.jointcommission.org
Malignant Hyperthermia Association of the United States (MHAUS), www.mhaus.org
World Health Organization (WHO), www.who.int/en/

16 Manejo de Enfermagem no Período Pós-Operatório

DESFECHOS DO APRENDIZADO

Após ler este capítulo, você será capaz de:

1. Descrever as responsabilidades do enfermeiro de cuidados pós-anestésicos na prevenção de complicações pós-operatórias imediatas.
2. Identificar problemas pós-operatórios comuns e seu manejo.
3. Explicar variáveis que influenciam a cicatrização das feridas e infecções em local cirúrgico.
4. Implementar cuidados de enfermagem para promover a recuperação na fase pós-operatória.
5. Aplicar o processo de enfermagem como referencial para o cuidado de pacientes hospitalizados em recuperação de cirurgia.

CONCEITOS DE ENFERMAGEM

Avaliação   Infecção   Manejo dos cuidados

GLOSSÁRIO

cicatrização por primeira intenção: método de cicatrização pelo qual as bordas são aproximadas cirurgicamente e a continuidade da pele é restaurada sem granulação

cicatrização por segunda intenção: método de cicatrização pelo qual as bordas não são aproximadas cirurgicamente e a continuidade da pele é restaurada pelo processo conhecido como granulação

deiscência: separação parcial ou total das bordas da ferida

evisceração: protrusão de órgãos através da incisão cirúrgica

unidade de recuperação pós-anestésica (URPA): local onde os pacientes são monitorados após intervenção cirúrgica enquanto se recuperam da anestesia

URPA fase I: área designada para atendimento de pacientes imediatamente após a cirurgia e de pacientes cuja condição exige acompanhamento rigoroso

URPA fase II: área designada para atendimento de pacientes cirúrgicos que foram transferidos de uma URPA fase I porque sua condição não exige mais o mesmo acompanhamento rigoroso. O paciente é preparado para transferência para uma enfermaria ou para alta hospitalar

O período pós-operatório estende-se do momento em que o paciente deixa a sala de operação (SO) até a última consulta de acompanhamento com o cirurgião. Isso pode ocorrer em um período curto, como em 1 ou 2 dias, ou se estender por até vários meses. Durante o período pós-operatório, os cuidados de enfermagem centram-se em restabelecer o equilíbrio fisiológico do paciente, aliviar a dor, prevenir complicações e orientar o paciente sobre o autocuidado. A avaliação cuidadosa e a intervenção imediata ajudam o paciente a retornar à função ideal de modo rápido, seguro e o mais confortável possível. O cuidado continuado na comunidade por meio de atendimento domiciliar, consultas clínicas, visitas ao consultório ou acompanhamento por telefone facilitam a recuperação sem complicações.

CUIDADOS COM O PACIENTE NA UNIDADE DE RECUPERAÇÃO PÓS-ANESTÉSICA

A **unidade de recuperação pós-anestésica** (URPA) está localizada adjacente ao centro cirúrgico. Os pacientes ainda sob anestesia ou em recuperação da anestesia são admitidos nessa unidade com fácil acesso aos enfermeiros experientes e qualificados, aos anestesistas e cirurgiões, ao monitoramento e suporte hemodinâmico e pulmonar avançados, equipamentos especiais e medicamentos.

Fases do cuidado pós-anestésico

Em alguns hospitais e centros cirúrgicos ambulatoriais, o cuidado pós-anestésico é dividido em duas fases (Rothrock, 2019). Na **URPA fase I**, utilizada durante a fase de recuperação imediata, prestam-se cuidados de enfermagem intensivos. Após essa fase, o paciente passa para a próxima fase de cuidado, seja em regime de internação na unidade de enfermagem ou URPA fase II. Na **URPA fase II**, o paciente é preparado para transferência para uma unidade de enfermagem ambulatorial, para um ambiente de cuidados prolongados ou para receber alta. Poltronas reclináveis, em vez de macas ou leitos, são o usual em muitas unidades de fase II, que também podem ser chamadas de salas de retorno, salas de despertar ou unidades de cuidados progressivos. Os pacientes permanecem na URPA até preencherem os critérios de alta predeterminados, dependendo do tipo de cirurgia e de quaisquer condições ou comorbidades preexistentes. Em instituições sem unidades de fase I e II separadas, o paciente permanece na URPA e pode receber alta dessa unidade diretamente para casa.

Admissão do paciente à unidade de recuperação pós-anestésica

A transferência do paciente em pós-operatório da SO para a URPA é de responsabilidade do anestesiologista ou enfermeiro anestesista e outros membros autorizados da equipe da SO. Durante o transporte da SO para a URPA, o anestesista permanece na cabeceira da maca (para manter a perviedade das vias respiratórias), e um membro da equipe cirúrgica permanece na extremidade oposta. No transporte do paciente, deve-se ter especial consideração com o local da incisão, com as potenciais alterações vasculares e com a exposição. Toma-se cuidado com a incisão cirúrgica cada vez que o paciente é mobilizado no período pós-operatório; muitas feridas são fechadas sob tensão considerável, e faz-se todo o possível para evitar maior pressão sobre a incisão. O paciente é posicionado de modo que não fique deitado sobre drenos ou tubos de drenagem, obstruindo-os. A hipotensão ortostática pode ocorrer quando um paciente é transferido muito rapidamente de uma posição para outra (p. ex., da posição de litotomia para a horizontal, ou do decúbito lateral para o dorsal), de modo que o paciente precisa ser movido lentamente e com cuidado. Logo que ele é colocado na maca ou leito, o avental sujo é removido e trocado por um avental seco. O paciente é coberto com cobertor leve ou um cobertor de aquecimento com ar forçado.

O enfermeiro que admite o paciente na URPA revisa as informações essenciais com o anestesiologista ou enfermeiro anestesista (Boxe 16.1) e o enfermeiro circulante. O paciente é conectado a uma fonte de oxigênio e aos equipamentos de monitoramento. O enfermeiro faz uma avaliação fisiológica imediata.

Boxe 16.1 — Relatórios de informações a serem transmitidas entre o anestesista e o enfermeiro e entre os enfermeiros: informações a serem fornecidas

- Nome, gênero, idade do paciente
- Alergias
- Procedimento cirúrgico
- Posicionamento durante o procedimento
- Período na sala de operação
- Agentes anestésicos e agentes de reversão usados
- Perda estimada de sangue/líquido
- Reposição de líquido/sangue
- Último conjunto de sinais vitais e qualquer problema durante o procedimento (p. ex., náuseas e/ou vômitos)
- Quaisquer complicações encontradas (anestésicas ou cirúrgicas)
- Comorbidades clínicas (p. ex., diabetes melito, hipertensão arterial)
- Lista de alergias e medicamentos ingeridos em casa (inclusive analgésicos, anti-hipertensivos e anticoagulantes)
- Considerações para o período pós-operatório imediato (manejo da dor, reversões, ajustes do respirador)
- Barreira de idioma
- Localização da família do paciente

O ideal é que o anestesista não deixe o paciente até que o enfermeiro esteja satisfeito com as vias respiratórias e com a condição imediata do paciente.

Manejo de enfermagem na unidade de recuperação pós-anestésica

Os objetivos do manejo de enfermagem para os pacientes na URPA consistem em fornecer cuidados até os pacientes se recuperarem dos efeitos da anestesia. Os enfermeiros na URPA têm competências singulares porque cuidam de pacientes que foram submetidos a uma ampla gama de procedimentos cirúrgicos. Os critérios de recuperação incluem retorno da função cognitiva basal, desobstrução das vias respiratórias, controle de náuseas e vômitos e estabilização dos sinais vitais. O enfermeiro na URPA emprega habilidades de cuidados críticos e treinamento para detectar alterações sutis iniciais que poderiam resultar em complicações (ou seja, hemorragia ou angústia respiratória) (American Society of PeriAnesthesia Nurses [ASPAN], 2019; Odom-Forren, 2018).

Alguns pacientes, especialmente aqueles submetidos a procedimentos cirúrgicos de grande porte ou prolongados, podem ser transferidos da SO diretamente para a unidade de terapia intensiva (UTI) ou da URPA para a UTI, enquanto ainda intubado e recebendo ventilação mecânica. Na maior parte das instituições, o paciente é despertado e extubado na SO (exceto em casos de traumatismo ou de doença crítica) e é admitido na URPA respirando sem suporte ventilatório.

Avaliação do paciente

O enfermeiro realiza avaliações básicas frequentes de todos os pacientes no período pós-operatório. As vias respiratórias, o nível de consciência, o sistema cardiovascular, o sistema respiratório, a ferida e o nível de dor são avaliados. As comorbidades dos pacientes e o tipo de procedimento realizado orientam avaliações adicionais, tais como pulsos periféricos, hemodinâmica e locais dos drenos cirúrgicos (Odom-Forren, 2018). Também é realizada uma análise básica com alguma ferramenta de avaliação pós-anestésica (Aldrete & Wright, 1992) (ver discussão sobre essa pontuação mais adiante, neste capítulo).

O enfermeiro realiza e documenta a avaliação basal, verifica todos os tubos de drenagem e se os cabos de monitoramento estão conectados e funcionais. Soluções intravenosas (IV) e medicamentos atualmente infundidos são checados, e o enfermeiro verifica se estão infundindo na dosagem e velocidade de infusão prescritas. Os sinais vitais são aferidos por ocasião da chegada na URPA e verificados a intervalos (ou seja, a cada 5 ou 15 minutos) segundo o protocolo da instituição. O enfermeiro precisa conhecer todas as informações pertinentes da história do paciente que podem ser significativas (p. ex., o paciente é surdo ou tem déficit auditivo, tem história pregressa de convulsões, tem diabetes melito ou e alérgico a algum fármaco ou a látex).

 Alerta de domínio de conceito

Após a cirurgia, os pacientes que receberam cetamina como anestesia devem ser colocados em uma área silenciosa com baixa iluminação da URPA, reduzindo-se ao mínimo os estímulos auditivos e táteis durante a fase de recuperação. Ver mais informações a respeito de agentes anestésicos no Capítulo 15, Tabela 15.2.

Manutenção da via respiratória pérvia

O principal objetivo no período pós-operatório imediato é manter a ventilação e, assim, evitar a hipoxemia (diminuição do oxigênio no sangue) e a hipercapnia (excesso de dióxido de carbono no sangue). Ambas podem ocorrer se as vias respiratórias forem obstruídas e a ventilação for reduzida (hipoventilação). Além de administrar oxigênio suplementar, conforme prescrito, o enfermeiro avalia a frequência e a profundidade respiratórias, a facilidade da respiração, saturação de oxigênio e os sons respiratórios.

Os pacientes submetidos a anestesia prolongada geralmente estão inconscientes, com todos os músculos relaxados. Esse relaxamento se estende aos músculos da faringe. Quando o paciente se encontra em decúbito dorsal, a mandíbula e a língua caem para trás e as passagens de ar ficam obstruídas (Figura 16.1A). Isso é chamado de *obstrução da hipofaringe*. Os sinais de oclusão incluem asfixia; respirações ruidosas e irregulares; diminuição da saturação de oxigênio; e, em poucos minutos, cor azul-escura (cianose) da pele. Como o movimento do tórax e do diafragma não necessariamente indica que o paciente esteja respirando, o enfermeiro precisa colocar a palma da mão sobre o nariz e a boca do paciente para sentir a expiração.

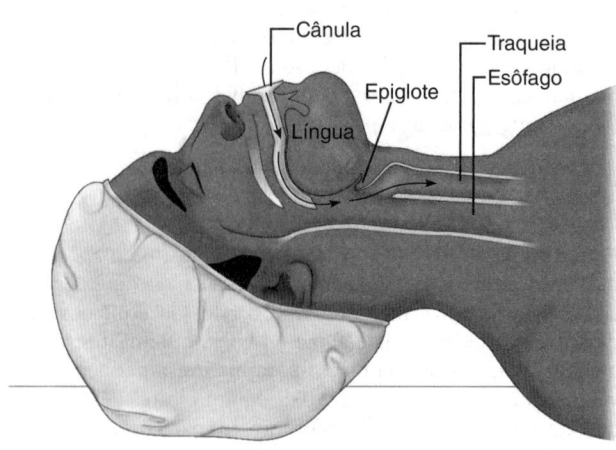

Figura 16.2 • Cânula para manter as vias respiratórias desobstruídas após a anestesia. A cânula está apoiada na base da língua e possibilita que o ar passe para a faringe na região da epiglote. Os pacientes muitas vezes deixam o centro cirúrgico com uma cânula oral. Esta deve permanecer no local até que o paciente se recupere o bastante para respirar normalmente. À medida que ele recupera a consciência, a cânula geralmente provoca irritação e deve ser removida.

> **Alerta de enfermagem: Qualidade e segurança**
>
> No manejo da obstrução da hipofaringe, inclina-se a cabeça para trás e empurra-se o ângulo da mandíbula para a frente, como se empurrasse os dentes inferiores para a frente dos dentes superiores (ver Figura 16.1B, C). Essa manobra puxa a língua para a frente e "abre" as passagens de ar.

O anestesiologista ou enfermeiro anestesista pode deixar temporariamente uma cânula rígida de borracha ou plástico na boca do paciente para manter a perviedade das vias respiratórias (Figura 16.2). Esse dispositivo não deve ser removido até que sinais, como engasgos, indiquem que a ação reflexa está retornando. Uma opção é deixar o paciente com o tubo endotraqueal quando ele necessita de ventilação mecânica. O enfermeiro ajuda a iniciar a utilização do respirador, bem como os processos de desmame e extubação.

Se os dentes estiverem cerrados, a boca pode ser aberta delicadamente com um depressor de língua acolchoado. A cabeceira do leito é elevada em 15 a 30°, a menos que haja alguma contraindicação, e o paciente é monitorado atentamente para manter a perviedade das vias respiratórias, bem como para minimizar o risco da aspiração. Se ocorrer vômito, o paciente é virado para o lado para evitar a aspiração, e o vômito é coletado em uma cuba de êmese. O muco ou vômito obstruindo a faringe ou traqueia é aspirado com um tubo com ponta de Yankauer, ou um cateter nasal é introduzido na nasofaringe e na orofaringe até uma distância de 15 a 20 cm. É preciso cuidado ao aspirar a garganta de um paciente submetido a amigdalectomia (tonsilectomia) ou outra cirurgia oral ou laríngea, por causa do risco de sangramento e desconforto.

Manutenção da estabilidade cardiovascular

Para monitorar a estabilidade cardiovascular, o enfermeiro avalia o nível de consciência; os sinais vitais; o ritmo cardíaco; a temperatura, a coloração e a umidade da pele; assim como o débito urinário do paciente. O enfermeiro também avalia a desobstrução de todos os cateteres IV. As principais complicações cardiovasculares vistas na URPA incluem hipotensão e choque, hemorragia, hipertensão arterial e arritmias.

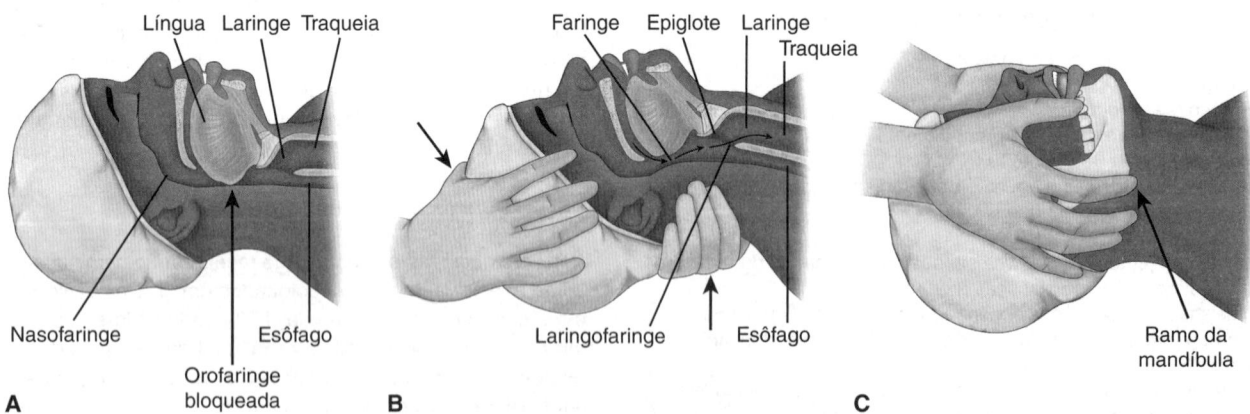

Figura 16.1 • **A.** A obstrução da hipofaringe ocorre quando a flexão do pescoço possibilita que o queixo caia em direção ao tórax; a obstrução quase sempre ocorre quando a cabeça está posicionada na linha média. **B.** A inclinação da cabeça para trás para alongar a região anterior do pescoço eleva a base da língua da parede posterior da faringe. A direção das *setas* indica a pressão das mãos. **C.** É necessário abrir a boca para corrigir uma obstrução do tipo valvar da passagem nasal durante a expiração, a qual ocorre em cerca de 30% dos pacientes inconscientes. Abra a boca do paciente (separe lábios e dentes) e mova a maxila inferior para a frente, de modo que os dentes inferiores fiquem na frente dos dentes superiores. Para recuperar a inclinação posterior do pescoço, tracione a cabeça com as duas mãos posicionadas no ramo ascendente da mandíbula.

Em pacientes que estão gravemente enfermos, que têm comorbidade significativa ou que foram submetidos a procedimentos com maior risco, um monitoramento adicional pode ter sido necessário na SO e deverá ser mantido na URPA. Monitoram-se a pressão venosa central (PVC), a pressão sistólica da artéria pulmonar, a pressão de oclusão da artéria pulmonar e o débito cardíaco.

Hipotensão e choque

A hipotensão pode resultar de perda de sangue, hipoventilação, mudanças de posição, acúmulo de sangue nas extremidades ou efeitos colaterais de fármacos e anestésicos. A causa mais comum é a perda de volume circulante resultante da perda de sangue e plasma. Se o volume de sangue perdido for superior a 500 mℓ (especialmente se a perda for rápida), possivelmente indica-se a reposição.

> **Alerta de enfermagem: Qualidade e segurança**
>
> *Em geral se considera que uma pressão arterial sistólica inferior a 90 mmHg deve ser relatada imediatamente. No entanto, a pressão arterial pré-operatória ou basal do paciente é usada para fazer comparações pós-operatórias informadas. Uma pressão arterial previamente estável, que mostra tendência de queda de 5 mmHg em cada leitura realizada a intervalos de 15 min, também deve ser relatada.*

Os tipos de choque são hipovolêmico, cardiogênico, neurogênico, anafilático ou séptico. O tipo mais comum de choque no período pós-operatório é o choque hipovolêmico e está associado a hemorragia oriunda do local da cirurgia (Odom-Forren, 2018). Os sinais clássicos do choque hipovolêmico são palidez; pele fria e úmida; taquipneia; cianose de lábios, gengivas e língua; pulso rápido, fraco e filiforme; pressão diferencial estreitada; pressão arterial baixa; e urina concentrada (ver Capítulo 11).

O choque hipovolêmico pode ser evitado em grande parte pela administração IV oportuna de soluções, sangue, hemoderivados e medicamentos que elevem a pressão arterial. A intervenção primária para o choque hipovolêmico é a reposição de volume, com infusão de solução de lactato de Ringer, soro fisiológico (NaCl a 0,9%), soluções coloides ou hemoderivados (ver Tabela 11.3 no Capítulo 11). O oxigênio é administrado por cânula nasal, máscara facial ou ventilação mecânica. Se a administração de soluções não reverter o choque hipovolêmico, podem ser prescritos vários fármacos cardíacos, vasodilatadores e corticosteroides para melhorar a função cardíaca e reduzir a resistência vascular periférica.

Os leitos da URPA podem ser facilmente posicionados para viabilizar as medidas para contra-atacar o choque. O paciente é posicionado estendido, com as pernas elevadas, geralmente com um travesseiro. Monitoram-se a frequência respiratória, a frequência cardíaca, a pressão arterial, a concentração de oxigênio no sangue, o débito urinário e o nível de consciência para obter informações sobre a condição respiratória e cardiovascular do paciente. Os sinais vitais são monitorados continuamente até que a condição do paciente tenha se estabilizado.

Outros fatores podem contribuir para a instabilidade hemodinâmica, como a temperatura corporal e a dor. O enfermeiro da URPA implementa medidas para gerenciar esses fatores. Mantém o paciente aquecido (evitando o superaquecimento para prevenir a dilatação dos vasos cutâneos e a privação de sangue aos órgãos vitais), evita a exposição e mantém a normotermia (para evitar a vasodilatação). Implementam-se medidas de controle da dor, conforme discutido mais adiante neste capítulo.

Hemorragia

É uma complicação grave da cirurgia, embora rara, que pode resultar em choque hipovolêmico e morte. Pode manifestar-se de modo insidioso ou emergencial, em qualquer momento do pós-operatório imediato ou até vários dias depois da cirurgia (Tabela 16.1). O paciente apresenta hipotensão; pulso rápido e filiforme; desorientação; inquietação; oligúria; assim como pele fria e pálida. A fase inicial do choque manifesta-se como sensação de apreensão, diminuição do débito cardíaco e redução da resistência vascular. A respiração torna-se difícil, e o paciente manifesta "fome de ar"; ele sente frio (hipotermia) e pode ouvir zumbidos. Valores laboratoriais podem evidenciar uma queda acentuada nos níveis de hemoglobina e hematócrito. Se os sinais e sintomas de choque não forem tratados, o paciente ficará progressivamente mais fraco, mas pode permanecer consciente até perto da morte (Rothrock, 2019).

A determinação da causa da hemorragia inclui o exame do local da cirurgia e da incisão à procura de sangramento. Se este for encontrado, aplica-se uma compressa de gaze estéril e um curativo compressivo, e o local do sangramento é elevado ao nível do coração, se possível. O paciente é colocado em posição de choque (decúbito dorsal estendido; pernas elevadas a um ângulo de 20°; joelhos mantidos estendidos). Sangramento significativo exige ação imediata dos profissionais de enfermagem. O cirurgião é chamado e preparativos são feitos para retornar o paciente ao centro cirúrgico para ligadura de artérias e veias sangrantes, evacuação de hematoma ou outras intervenções cirúrgicas necessárias para interromper o sangramento (Odom-Forren, 2018).

Se houver suspeita de hemorragia, o enfermeiro deve estar ciente de quaisquer considerações especiais relacionadas com a reposição do sangue perdido. O tratamento da hemorragia consiste em infusão de soluções cristaloides e, possivelmente, hemoderivados. Os pacientes com perda sanguínea superior a

TABELA 16.1 Tipos de hemorragia.

Classificação	Característica
Temporal	
Primária	A hemorragia ocorre por ocasião da cirurgia.
Intermediária	A hemorragia ocorre durante as primeiras horas depois da cirurgia, quando a elevação da pressão arterial ao nível normal desaloja coágulos não fixados de vasos não anastomosados.
Secundária	A hemorragia ocorre algum tempo depois da cirurgia, se uma sutura deslizar porque um vaso sanguíneo não foi firmemente anastomosado, infectou-se ou foi erodido por um tubo de drenagem.
Tipo de vaso	
Capilar	A hemorragia é caracterizada por exsudação lenta e geral.
Venoso	Sangue de cor escura flui rapidamente.
Arterial	O sangue é vermelho-vivo e pulsa a cada batimento cardíaco.
Visibilidade	
Evidente	A hemorragia ocorre na superfície e pode ser visualizada.
Oculta	A hemorragia ocorre em uma cavidade do corpo e não pode ser visualizada.

1.500 mℓ devem ser considerados candidatos a infusão de sangue (Henry, 2018). O enfermeiro da URPA deve ter conhecimento de que pacientes podem se recusar a receber transfusão de sangue por motivos religiosos ou culturais e podem identificar esse pedido em suas diretivas antecipadas ou testamento vital.

Hipertensão arterial e arritmias

A hipertensão arterial é comum no pós-operatório imediato, decorrente da estimulação do sistema nervoso simpático pela dor, hipoxia ou distensão vesical. As arritmias estão associadas a desequilíbrio eletrolítico, função respiratória alterada, dor, hipotermia, estresse e anestésicos. Tanto a hipertensão arterial quanto as arritmias cardíacas são controladas tratando-se as causas subjacentes.

Alívio da dor e da ansiedade

O enfermeiro da URPA monitora o estado fisiológico do paciente, controla a dor e fornece apoio psicológico, em um esforço para aliviar seus medos e preocupações. O enfermeiro verifica o prontuário eletrônico à procura de necessidades e preocupações especiais do paciente. Analgésicos opioides são administrados principalmente por via intravenosa na URPA (Rothrock, 2019). Os opioides IV proporcionam alívio imediato da dor e são de ação rápida, minimizando assim o potencial de interações medicamentosas ou depressão respiratória prolongada enquanto os anestésicos ainda estão ativos no organismo (Barash, Cullen, Stoelting et al., 2017) (ver mais informações sobre manejo da dor no Capítulo 9). Quando a condição possibilitar, o paciente pode receber visitas na URPA, para diminuir a ansiedade da família e fazer com que ele se sinta mais seguro. O enfermeiro deve aventar a instituição de medidas não farmacológicas e suporte emocional e psicológico para o paciente. Entre essas medidas estão massagem, acupuntura, bolsas térmicas (frio ou calor), técnicas de relaxamento e respiração, imagens guiadas e música calmante (Odom-Forren, 2018).

Controle de náuseas e vômitos

Náuseas e vômitos pós-operatórios (NVPO) ocorrem em aproximadamente 30 a 50% dos pacientes submetidos a intervenções cirúrgicas (Thomas, Maple, Williams et al., 2019). O enfermeiro deve intervir no primeiro relato de náuseas do paciente para controlar o problema, em vez de esperar que o evento progrida para vômitos.

> **Alerta de enfermagem: Qualidade e segurança**
>
> À menor indicação de náuseas, o paciente é colocado em decúbito lateral de modo a facilitar a drenagem da boca e impedir a aspiração do vômito, o que pode provocar pneumonia, asfixia e morte.

As náuseas e vômitos pós-operatórios são controlados por medicamentos administrados durante e após a intervenção cirúrgica. A Tabela 16.2 apresenta alguns medicamentos prescritos para controlar NVPO. Os estudos mostram que medidas não farmacológicas, como aromaterapia, podem ser efetivas na prevenção e no tratamento de náuseas e vômitos pós-operatórios (Asay, Olson, Donnelly et al., 2019). A aromaterapia (inalação de gengibre, lavanda, menta e hortelã) é uma opção não farmacológica, complementar e homeopática (de la Vega, Gilliand, Martinez et al., 2019).

Os fatores de risco de náuseas e vômitos pós-operatórios são gênero feminino, idade inferior a 50 anos, relato de náuseas ou vômitos após anestesia prévia e administração de opioide (Finch, Parkosewich, Perrone et al., 2019). Os riscos cirúrgicos são aumentados com NVPO por causa de aumento da pressão intra-abdominal, PVC elevada, potencial de aspiração, incremento da frequência cardíaca e da pressão sanguínea sistêmica, o que eleva o risco de isquemia do miocárdio e arritmias. Além do fato de náuseas e vômitos pós-operatórios constituírem uma experiência desagradável e desconfortável, podem provocar desidratação, desequilíbrios eletrolíticos, comprometimento das vias respiratórias, tensão nos pontos de sutura ou deiscência da incisão cirúrgica, lacerações esofágicas, hipotensão e prolongamento da estadia na URPA (Asay et al., 2019). No Boxe 16.2 é apresentado um perfil de pesquisa em enfermagem sobre NVPO.

Considerações gerontológicas

O adulto mais velho, como todos os pacientes, é transferido da mesa cirúrgica para o leito ou maca de modo lento e delicado.

TABELA 16.2 Fármacos específicos usados para controle pós-operatório de náuseas e vômitos.

Classes de medicamentos	Nome	Implicações para a enfermagem
Estimulante GI	Metoclopramida	Estimula o esvaziamento gástrico e aumenta o tempo de trânsito GI. Administração recomendada no fim do procedimento. Disponível nas formas oral, IM e IV.
Antiemético fenotiazina	Proclorperazina	Indicado para o controle de náuseas e vômitos intensos. Disponível nas formas oral, LP, retal, IM e IV.
Antiemético fenotiazina para cinetose	Prometazina	Recomendado a cada 4 a 6 h para náuseas e vômitos associados à anestesia e à cirurgia. Disponível nas formas oral, IM e IV.
Para cinetose	Dimenidrinato	Indicado para a prevenção de náuseas, vômitos ou vertigem do enjoo decorrente do movimento. Disponível nas formas oral, IM e IV.
Antiemético	Hidroxizina	Controle de náuseas e vômitos e como adjuvante à analgesia nos períodos pré-operatório e pós-operatório para possibilitar redução na dose de opioides. Disponível nas formas oral e IM.
Antiemético para cinetose	Escopolamina	Usado para prevenir e controlar náuseas e vômitos associados ao enjoo decorrente do movimento e recuperação da cirurgia. Disponível nas formas oral, SC transdérmica e IM.
Antiemético	Ondansetrona	Prevenção de náuseas e vômitos no período pós-operatório. Disponível nas formas oral, IM e IV. Com poucos efeitos colaterais, muitas vezes é o fármaco preferido.

GI: gastrintestinal; IM: intramuscular; IV: intravenosa; LP: liberação prolongada; SC: subcutânea. Adaptada de Comerford, K.C. & Durkin, M.T. (2020). *Nursing 2020 drug handbook*. Philadelphia, PA: Wolters Kluwer.

Boxe 16.2 — PERFIL DE PESQUISA DE ENFERMAGEM
Investigação de náuseas/vômitos pós-operatórios em ambiente ambulatorial

Finch, C., Parkosewich, J.A., Perrone, D. et al. (2019). Incidence, timing, and factors associated with postoperative nausea and vomiting in the ambulatory surgery setting. *Journal of PeriAnesthesia Nursing*, 34(6): 1146-1155.

Finalidade

Náuseas e vômito no pós-operatório (NVPO) são uma grande preocupação para pacientes submetidos a cirurgia sob anestesia geral. O propósito desse estudo foi investigar a incidência, a cronologia e os fatores associados a náuseas/vômitos pós-operatórios em uma unidade de recuperação pós-anestésica de um setor de cirurgia ambulatorial.

Metodologia

Esse estudo utilizou um modelo correlacional descritivo prospectivo e transversal. Foi obtida uma amostra aleatória de 139 pacientes admitidos em unidade de recuperação pós-anestésica ambulatorial com 10 leitos.

Achados

A idade média dos participantes foi de 50 anos e 70% eram mulheres. Apenas três participantes relataram náuseas quando chegaram à unidade de recuperação pós-anestésica, mas esse número aumentou para 10 após 90 min e depois caiu para três aos 150 min. Um total de quatro pacientes vomitaram após relatarem náuseas. Os participantes com náuseas precisaram de mais hidratação e permaneceram mais tempo na unidade de recuperação pós-anestésica. Pacientes mais jovens e doença por refluxo gastresofágico (DRGE) apresentaram associação significativa com a ocorrência de náuseas.

Implicações para a enfermagem

Os enfermeiros que atendem pacientes no período pós-operatório devem lembrar que náuseas e vômitos pós-operatórios podem ocorrer e realmente ocorrem após intervenções cirúrgicas ambulatoriais e hospitalares. Os enfermeiros devem levar em consideração a idade dos pacientes quando antecipam a ocorrência de náuseas e vômitos pós-operatórios. Esse estudo fornece evidências de que a história pregressa de doença por refluxo gastresofágico é um fator de risco e, portanto, deve ser incluída na avaliação pré-operatória.

Os efeitos dessa ação sobre a pressão arterial e a ventilação são monitorados. Presta-se especial atenção em manter o paciente aquecido, pois os adultos mais velhos são mais suscetíveis à hipotermia. A posição do paciente frequentemente é modificada para estimular a respiração, assim como para promover a circulação e o conforto.

O cuidado pós-operatório imediato para o adulto mais velho é o mesmo prestado para qualquer paciente cirúrgico; no entanto, dá-se suporte adicional em caso de comprometimento das funções cardiovascular, pulmonar ou renal. Com o monitoramento cuidadoso, é possível detectar déficits cardiopulmonares antes que os sinais e sintomas sejam aparentes. As alterações associadas ao processo de envelhecimento, a prevalência de doenças crônicas, a alteração no estado hídrico e nutricional e o aumento do uso de medicamentos resultam em necessidade de vigilância pós-operatória. Profissionais de enfermagem devem saber que idosos podem ter recuperação mais lenta da anestesia por causa do tempo prolongado para eliminar sedativos e anestésicos. A termorregulação é importante para a manutenção da função imune, para o alívio adequado da dor e para a oxigenação tecidual. A manutenção da normotermia consegue minimizar o risco de angina e isquemia pós-operatórias em pacientes mais velhos (Odom-Forren, 2018).

A confusão mental e o *delirium* pós-operatório podem ocorrer em até 50% dos adultos mais velhos. Os sinais e sintomas incluem déficits cognitivos, alucinações e flutuação do nível de consciência. É importante que o enfermeiro verifique a avaliação psicológica pré-operatória porque isso pode ajudar a diferenciar a disfunção cognitiva pós-operatória (DCPO) de *delirium* pós-operatório. Nas duas condições os pacientes apresentam sinais de comprometimento cognitivo, entretanto, a DCPO é de aparecimento súbito no período pós-operatório e está associada ao uso de vários agentes anestésicos (Alalawi & Yasmeen, 2018). Fornecer hidratação adequada, reorientar o paciente ao ambiente e reavaliar as doses de sedativos, anestésicos e analgésicos pode reduzir o risco de confusão mental. A hipoxia pode manifestar-se com confusão mental e agitação psicomotora, e com perda de sangue e desequilíbrios eletrolíticos. A exclusão de todas as outras causas de confusão mental deve preceder a suposição de que ela esteja relacionada com a idade, as circunstâncias e os medicamentos.

A manutenção de um ambiente seguro para o idoso exige atenção e planejamento. A osteoartrite é uma condição comum nos pacientes idosos que dificulta a mobilidade, como virar-se de um lado para o outro, ou deambular sem desconforto. O enfermeiro dá suporte à mobilidade e acompanha atentamente os pacientes que correm risco aumentado de queda. Os métodos de prevenção de quedas incluem o uso de um método de identificação do risco de queda, auxiliar a deambulação e permitir que as pernas fiquem pendentes na maca antes de o paciente ficar de pé (DeSilva, Seabra, Thomas et al., 2019).

 Considerações da medicina bariátrica

Pacientes com obesidade na URPA apresentam uma ampla gama de condições, inclusive procedimentos bariátricos e não bariátricos (Tjeertes, Hoeks, Beks et al., 2015). Braçadeiras de esfigmomanômetro, roupão, dispositivos de transferência e cadeiras de rodas de dimensões apropriadas são necessárias para a recuperação e os cuidados de transição para os pacientes obesos. Pacientes com obesidade correm riscos pós-operatórios singulares, inclusive aumento do risco de tromboembolismo venoso (TEV), trombose venosa profunda (TVP) e embolia pulmonar (EP).

Pacientes obesos correm risco significativo de apneia obstrutiva do sono (AOS) no período pós-operatório. Existe uma correlação direta entre a incidência de complicações pulmonares e o grau de obesidade. A taxa de mortalidade após cirurgias no andar superior do abdome em pacientes com obesidade grave é 2,5 vezes maior do que a de pacientes de peso normal (Odom-Forren, 2018). Como foi discutido no Capítulo 14, deve ser realizada avaliação pré-operatória cuidadosa à procura de AOS em pacientes obesos com o propósito de detectar e controlar as manifestações que podem ocorrer durante a estada cirúrgica. Uma combinação de oximetria de pulso e capnografia deve ser utilizada quando os pacientes recebem oxigenoterapia suplementar porque a depressão respiratória pode ser mascarada quando é feita apenas oximetria de pulso (Jungquist, Card, Charchaflieh et al., 2018). A pesquisa sugere que a combinação de ferramentas de monitoramento contínuo alerta os enfermeiros da URPA para a ocorrência de alterações respiratórias e possibilita intervenções oportunas (Wortham, Rice, Gupta et al., 2019). Pacientes com AOS, muito deles obesos, são propensos a hipoventilação e obstrução das vias respiratórias (ASPAN, 2019).

Determinação da prontidão para a alta da URPA

O paciente permanece na URPA até que esteja totalmente recuperado do agente anestésico. Indicadores da recuperação incluem pressão arterial estável, função respiratória adequada e nível de saturação de oxigênio adequado quando comparados aos valores basais.

O sistema de pontuação de Aldrete é usado para determinar o estado geral do paciente e a prontidão para a transferência da URPA (Aldrete & Wright, 1992). Durante todo o período de recuperação, os sinais físicos do paciente são observados e avaliados por meio de um sistema de pontuação baseado em um conjunto de critérios objetivos. Esse guia possibilita uma avaliação objetiva da condição do paciente na URPA (Figura 16.3). O paciente é avaliado em intervalos regulares, e calcula-se e registra-se a pontuação total no registro de

Unidade de recuperação pós-anestésica
PONTUAÇÃO DE ALDRETE MODIFICADA

Paciente: _____ Pontuação final: _____

Sala: _____ Cirurgião: _____

Data: _____ Enfermeiro da unidade de recuperação pós-anestésica: _____

Área de avaliação	Contagem de pontos	Na admissão	Depois 15 min	Depois 30 min	Depois 45 min	Depois 60 min
Atividade (Consegue se movimentar espontaneamente ou ao comando)						
• Consegue movimentar MMSS e MMII	2					
• Consegue movimentar 2 membros	1					
• Não consegue movimentar MMSS nem MMII	0					
Respiração						
• Capacidade de respiração profunda e tosse	2					
• Esforço respiratório limitado (dispneia ou tiragem)	1					
• Não há esforço espontâneo	0					
Circulação						
• PA 20% do nível pré-anestesia	2					
• PA 20 a 49% do nível pré-anestesia	1					
• PA 50% do nível pré-anestesia	0					
Consciência						
• Plenamente acordado	2					
• Desperta quando chamado	1					
• Não responde	0					
Saturação de O_2						
• Consegue manter Sat O_2 > 92% no ar ambiente	2					
• Precisa de inalação de O_2 para manter Sat O_2 > 90%	1					
• Sat O_2 < 90 % mesmo com O_2 suplementar	0					
Totais:						

Necessário para liberação da unidade de recuperação pós-anestésica: 7 a 8 pontos

_____ _____
Horário da liberação Assinatura do enfermeiro

Figura 16.3 • Registro da unidade de recuperação pós-anestésica; pontuação de Aldrete modificada. Sat O_2: saturação de oxigênio; PA: pressão arterial. Adaptada de Aldrete, A. & Wright, A. (1992). Revised Aldrete score for discharge. *Anesthesiology News, 18*(1): 17.

avaliação. A pontuação de Aldrete geralmente está entre 7 e 10 antes da alta da URPA. A política de ação da unidade e os critérios de alta estabelecidos da URPA determinam os parâmetros apropriados de recuperação pós-anestésica. Condições ou escores inferiores ao nível preestabelecido exigem avaliação pelo anestesiologista ou pelo cirurgião e podem resultar em prolongamento da estadia na URPA ou possível transferência para unidade de cuidados críticos ou cuidados especiais (Odom-Forren, 2018).

O anestesiologista ou enfermeiro anestesista dá alta ao paciente da URPA fase I para a UTI, a unidade médico-cirúrgica ou a URPA fase II.

Preparo do paciente pós-operatório para alta direta

Os centros cirúrgicos ambulatoriais frequentemente têm uma área semelhante a uma URPA fase II. O paciente atendido nesse tipo de unidade geralmente é saudável, e o plano é dar alta diretamente para casa. Antes da alta, o paciente precisa de orientações e informações verbais e escritas sobre os cuidados de acompanhamento.

Promoção de cuidados domiciliar, comunitário e de transição

Para garantir a segurança e a recuperação do paciente, são necessárias orientações especializadas ao paciente, além do planejamento de alta, quando o indivíduo é submetido a uma cirurgia ambulatorial ou com alta no mesmo dia (Association of PeriOperative Registered Nurses [AORN], 2019; ASPAN, 2019). Como os anestésicos comprometem a memória para eventos simultâneos, deve-se fornecer instruções verbais e escritas tanto para o paciente quanto para o adulto que vai acompanhá-lo até em casa. Podem ser necessárias instruções em formatos alternativos (p. ex., letras grandes, braile) ou o uso de um intérprete de língua de sinais para assegurar a compreensão do paciente e da família. Pode ser necessário um tradutor se o paciente e os familiares não entenderem o idioma.

Preparação para a alta

O paciente e o cuidador (p. ex., familiar, amigo) são informados sobre os resultados esperados e as alterações pós-operatórias imediatas previstas (AORN, 2019; ASPAN, 2019). O Boxe 16.3 identifica pontos importantes a serem incluídos nas orientações; antes de dar alta ao paciente, o enfermeiro fornece instruções escritas que abordam cada um desses pontos. Fornecem-se prescrições ao paciente. Entregam-se também as informações de contato para o hospital e o consultório do cirurgião, incentivando o paciente e o cuidador a ligar caso tenham perguntas e para agendar as consultas de acompanhamento. Durante a orientação dos pacientes por ocasião da alta hospitalar é crucial fazer uma lista de complicações possíveis e seu manejo (p. ex., telefonar para o cirurgião, procurar pronto-socorro). As complicações possíveis incluem elevação da temperatura corporal e sangramento. Os cuidados com a ferida cirúrgica também devem ser incluídos nessa lista.

Embora o tempo de recuperação varie dependendo do tipo e da extensão da cirurgia e da condição geral do paciente, normalmente se aconselha limitar as atividades nas primeiras 24 a 48 horas. Durante esse período, o paciente não deve conduzir veículos, ingerir bebidas alcoólicas nem realizar tarefas que requeiram níveis elevados de energia ou habilidade. Os líquidos podem ser consumidos como desejado, e podem ser ingeridas quantidades de alimento menores do que o habitual nas refeições. Os pacientes são aconselhados a não tomar decisões importantes nesse momento, porque os medicamentos, a anestesia e a cirurgia podem afetar a sua capacidade de decisão. Telefonemas de acompanhamento do enfermeiro também são utilizados para avaliar o progresso do paciente e responder a quaisquer perguntas.

Cuidados contínuos e de transição

Embora a maioria dos pacientes submetidos a cirurgia ambulatorial se recupere rapidamente e sem complicações, alguns deles precisam de encaminhamento para algum tipo de cuidado contínuo ou de transição. Podem ser pacientes idosos ou debilitados, que morem sozinhos e indivíduos com outros problemas de saúde ou deficiências que possam interferir no autocuidado ou na retomada das atividades habituais. O enfermeiro de cuidado domiciliar, comunitário ou de transição avalia o estado físico do paciente (p. ex., as condições respiratória e cardiovascular, a adequação do manejo da dor, a incisão cirúrgica, as complicações cirúrgicas), bem como a capacidade do paciente e da família de aderir às recomendações fornecidas no momento da alta, e reforça as orientações prévias, quando necessário. O enfermeiro de cuidado domiciliar pode trocar curativos cirúrgicos, monitorar a desobstrução de um sistema de drenagem ou administrar medicamentos. As intervenções de enfermagem podem incluir a troca de curativos cirúrgicos, o monitoramento da desobstrução do sistema de drenagem ou

---

Boxe 16.3 — LISTA DE VERIFICAÇÃO DO CUIDADO DOMICILIAR

Alta depois da cirurgia

Ao concluírem as orientações, o paciente e/ou o cuidador serão capazes de:

- Nomear o procedimento que foi realizado e identificar quaisquer mudanças permanentes na estrutura ou função anatômica, bem como as alterações nas AVDs, nas AIVDs, nos papéis, nos relacionamentos e na espiritualidade
- Identificar as intervenções e estratégias (p. ex., equipamento médico durável, equipamento adaptativo) usadas na adaptação às alterações permanentes na estrutura ou função
- Descrever o esquema terapêutico pós-operatório em curso, incluindo dieta e atividades a serem realizadas (p. ex., caminhada e exercícios respiratórios) e limitadas ou evitadas (p. ex., levantar peso, dirigir automóveis, esportes de contato)
- Indicar o nome, a dose, os efeitos colaterais, a frequência e o horário de uso de todos os medicamentos
- Orientar como obter medicamentos e material médico-hospitalar e realizar trocas de curativos, cuidados de feridas e outros regimes prescritos
- Descrever os sinais e sintomas de complicações
- Declarar data e hora das consultas de acompanhamento
- Relatar como contatar o médico em caso de perguntas ou complicações
- Relacionar os recursos da comunidade e encaminhamentos (se houver).

Identificar a necessidade de promoção da saúde (p. ex., redução do peso corporal, cessação do tabagismo, controle do estresse), prevenção de doenças e atividades de triagem. AVDs: atividades da vida diária; AIVDs: atividades instrumentais da vida diária.

a administração de medicamentos. O paciente e a família são lembrados sobre a importância de comparecer às consultas de acompanhamento com o cirurgião.

CUIDADOS AO PACIENTE HOSPITALIZADO NO PERÍODO PÓS-OPERATÓRIO

A maioria dos pacientes cirúrgicos que precisam de hospitalização são os traumatizados, com doença aguda, submetidos a cirurgias de grande porte, que necessitam de cirurgia de emergência e pacientes com um distúrbio clínico simultâneo. Pacientes com quadros graves e aqueles submetidos a cirurgia cardiovascular, pulmonar ou neurológica de grande porte podem ser admitidos à UTI especializada para acompanhamento atento e intervenções e suporte avançado. O cuidado exigido por esses pacientes no período pós-operatório imediato é discutido em capítulos específicos deste livro.

Os pacientes admitidos na unidade clínica para cuidados pós-operatórios têm múltiplas necessidades e requerem avaliação e intervenções assistenciais frequentes por parte da equipe de enfermagem. O período pós-operatório para os pacientes cirúrgicos que retornam à unidade médico-cirúrgica geral é discutido mais adiante neste capítulo.

Recebimento do paciente na unidade clínica

O quarto do paciente é preparado montando-se os equipamentos e suprimentos necessários: suporte para equipo IV, suporte para frasco de drenagem, equipamento de vácuo, oxigênio, cuba-rim para êmese, lenços, lençóis absorventes descartáveis, cobertores e formulários de documentação pós-operatória. Quando recebe uma ligação a respeito da transferência do paciente da URPA, a unidade é comunicada sobre a necessidade de quaisquer itens adicionais. O enfermeiro da URPA relata dados relevantes sobre o paciente ao enfermeiro responsável por receber o indivíduo (ver Boxe 16.1).

Normalmente, o cirurgião conversa com a família depois da cirurgia e relata a condição geral do paciente. O enfermeiro responsável por recebê-lo analisa o prontuário do paciente, revisa as prescrições pós-operatórias, admite-o à unidade, realiza uma avaliação inicial e atende às suas necessidades imediatas (Boxe 16.4).

Manejo de enfermagem após a cirurgia

Durante as primeiras 24 horas depois da cirurgia, os cuidados de enfermagem ao paciente hospitalizado na unidade médico-cirúrgica envolvem continuar ajudando o paciente a se recuperar dos efeitos da anestesia (Barash et al., 2017), avaliar com frequência seu estado fisiológico, monitorar em busca de complicações, controlar a dor e implementar medidas destinadas a alcançar os objetivos a longo prazo de independência com autocuidado, gestão bem-sucedida do esquema terapêutico, alta hospitalar e recuperação completa. Nas primeiras horas depois da admissão à unidade clínica, as principais preocupações são ventilação adequada, estabilidade hemodinâmica, dor incisional, integridade do local cirúrgico, náuseas e vômitos, estado neurológico e micção espontânea. A frequência de pulso, a pressão arterial e

Boxe 16.4 Intervenções de enfermagem no período pós-operatório imediato

Intervenções de enfermagem	Justificativa
1. Avaliar a respiração e administrar oxigênio suplementar, se prescrito.	1. A avaliação fornece um parâmetro que ajuda a identificar precocemente os sinais e sintomas de angústia respiratória.
2. Monitorar os sinais vitais e observar temperatura, umidade e coloração da pele.	2. Uma avaliação inicial cuidadosa ajuda a identificar sinais e sintomas de choque precocemente.
3. Avaliar o local da cirurgia e os sistemas de drenagem da ferida. Conectar todos os drenos à aspiração ou posicioná-los para atuação da gravidade, conforme indicado, e monitorar os sistemas de drenagem fechados.	3. A avaliação fornece um parâmetro que ajuda a identificar sinais e sintomas de hemorragia precocemente.
4. Avaliar o nível de consciência, a orientação e a capacidade de mover os membros.	4. Esses parâmetros ajudam a identificar sinais e sintomas de complicações neurológicas.
5. Avaliar o nível de dor, as características da dor (localização, qualidade) e o horário, o tipo e a via de administração da última dose de analgésico.	5. A avaliação fornece um parâmetro do nível de dor atual e avalia a efetividade das estratégias de manejo da dor.
6. Administrar os fármacos analgésicos prescritos e avaliar a sua efetividade no alívio da dor.	6. A administração de analgésicos ajuda a diminuir a dor.
7. Colocar a campainha de chamada, a cuba de êmese, pedaços de gelo (se for permitido) e a comadre ou urinol ao alcance do paciente.	7. O atendimento a essas necessidades fornece conforto e segurança.
8. Posicionar o paciente de modo a melhorar o conforto, a segurança e a expansibilidade pulmonar.	8. Isso promove a segurança e reduz o risco de complicações pós-operatórias.
9. Avaliar a perviedade dos cateteres IV e se as infusões estão com a velocidade e solução corretas.	9. A avaliação dos acessos IV e das infusões ajuda a detectar a presença de flebite e evita erros na velocidade e no tipo de solução.
10. Avaliar a produção de urina no sistema de drenagem fechado ou realizar ultrassonografia da bexiga para detectar se há distensão.	10. A avaliação fornece um parâmetro que ajuda a identificar sinais de retenção urinária.
11. Incentivar o início de exercícios de respiração profunda e de movimentação das pernas.	11. Essas atividades ajudam a prevenir complicações relacionadas com mobilidade (p. ex., atelectasia, TEV).
12. Fornecer informações ao paciente e aos familiares.	12. As orientações ao paciente ajudam a diminuir a ansiedade do paciente e dos familiares.

TEV: tromboembolismo venoso. Adaptado de Association of PeriOperative Registered Nurses (AORN). (2019). *Association of PeriOperative Registered Nurses (AORN) standards, recommended practice, and guidelines*. Denver, CO: Author.

a frequência respiratória são aferidas a intervalos determinados pelo protocolo da instituição.

Os pacientes geralmente começam a retornar ao seu estado normal de saúde algumas horas após a cirurgia ou depois de acordar na manhã seguinte. Embora a dor ainda possa ser intensa, muitos pacientes se sentem mais alertas, com menos náuseas e menos ansiosos. Eles já começam seus exercícios respiratórios e de membros inferiores conforme apropriado ao tipo de cirurgia, e muitos balançam as pernas enquanto sentados na beira do leito, levantam-se e deambulam poucos metros ou são ajudados a passar do leito para a poltrona de conforto pelo menos uma vez. Muitos toleram uma refeição leve e têm as soluções IV descontinuadas. O foco de atenção muda do manejo fisiológico intenso e alívio sintomático dos efeitos adversos da anestesia para a recuperação da independência no autocuidado e o preparo para a alta.

PROCESSO DE ENFERMAGEM

Paciente internado recuperando-se de uma cirurgia

O cuidado de enfermagem do paciente internado que está se recuperando de uma cirurgia acontece por um período condensado, com grande parte da cicatrização e recuperação ocorrendo depois que o paciente recebe alta para casa ou para um centro de reabilitação.

Avaliação

A avaliação do paciente pós-operatório hospitalizado inclui o monitoramento dos sinais vitais e a revisão dos sistemas no momento da admissão do paciente à unidade clínica (ver Boxe 16.4) e, posteriormente, em intervalos regulares.

A condição respiratória é importante, porque as complicações pulmonares estão entre os problemas mais frequentes e graves enfrentados pelo paciente cirúrgico. O enfermeiro monitora a permeabilidade das vias respiratórias e quaisquer sinais de edema de laringe. As características da respiração, incluindo profundidade, frequência e sons, são avaliadas regularmente. Por meio da ausculta, verifica-se se os sons respiratórios são vesiculares ou normais (adventícios ou anormais) bilateralmente, e os achados são documentados como um parâmetro para comparações posteriores. Muitas vezes, por causa dos efeitos dos analgésicos e anestésicos, a frequência respiratória é baixa. A respiração rápida e superficial pode ser causada por dor, curativos constritivos, dilatação gástrica, distensão abdominal ou obesidade. A respiração ruidosa pode ser decorrente da obstrução por secreções ou pela língua. Outra complicação possível é o edema pulmonar instantâneo, que ocorre quando proteínas e líquidos se acumulam nos alvéolos não relacionados com a pressão de oclusão da artéria pulmonar elevada. Os sinais e sintomas incluem agitação; taquipneia; taquicardia; leituras de oximetria de pulso reduzidas; escarro espumoso e rosado; e crepitações à ausculta.

O enfermeiro avalia o nível de dor do paciente utilizando uma escala analógica verbal ou visual e examina as características da dor. O aspecto do paciente, a frequência cardíaca, a frequência respiratória, a pressão arterial, a coloração da pele (adequada ou cianótica) e a temperatura da pele (fria e úmida, quente e úmida ou quente e seca) são indicadores da função cardiovascular. Quando o paciente é admitido na unidade clínica, o local cirúrgico é avaliado à procura de hemorragia, tipo e integridade dos curativos e drenos.

O enfermeiro também avalia o estado mental e o nível de consciência, a fala e a orientação do paciente, e os compara com o parâmetro pré-operatório. Embora a alteração no estado mental, ou a agitação psicomotora pós-operatória, possa estar relacionada com ansiedade, dor ou medicamentos, também pode ser um sintoma de déficit de oxigênio ou hemorragia. Essas causas graves devem ser investigadas e excluídas antes de se buscarem outras causas.

O desconforto geral que resulta da permanência em uma posição única na mesa de cirurgia, da manipulação dos tecidos pela equipe cirúrgica, da reação do organismo à anestesia e da ansiedade também é causa comum de inquietação. Esses desconfortos podem ser aliviados administrando-se a medicação analgésica prescrita, mudando-se a posição do paciente com frequência e avaliando-se e atenuando-se a causa da ansiedade. Como os curativos constritivos e encharcados de drenagem causam desconforto, reforçar ou trocar os curativos conforme prescrito pelo médico deixa o paciente mais confortável. A bexiga é avaliada à procura de distensão (geralmente com ultrassonografia vesical), porque a retenção urinária também pode causar agitação e alteração no estado mental (AORN, 2019).

Diagnóstico

DIAGNÓSTICOS DE ENFERMAGEM

Com base nos dados da avaliação, os principais diagnósticos de enfermagem podem incluir os seguintes:

- Desobstrução prejudicada das vias respiratórias, relacionada com função respiratória deprimida, dor e repouso
- Dor aguda associada com a incisão cirúrgica
- Comprometimento do débito cardíaco associado com choque ou hemorragia
- Risco de intolerância à atividade, associado com fraqueza generalizada secundária à cirurgia
- Integridade da pele prejudicada, associada com incisão cirúrgica e drenos
- Comprometimento da termorregulação, associado com o ambiente cirúrgico e com os agentes anestésicos
- Risco de comprometimento do estado nutricional associado com a diminuição da ingestão e com a maior necessidade de nutrientes secundárias à cirurgia
- Risco de constipação intestinal, associado com os efeitos de medicamentos, da cirurgia, de mudanças na dieta e da imobilidade
- Comprometimento da função do sistema urinário associado aos agentes anestésicos
- Risco de lesão, associado com o procedimento cirúrgico/posicionamento ou com agentes anestésicos
- Ansiedade, associada com o procedimento cirúrgico
- Falta de conhecimento associada com manejo de feridas, restrições dietéticas, atividades recomendadas, medicamentos, cuidados de acompanhamento ou sinais e sintomas de complicações na preparação para a alta.

PROBLEMAS COLABORATIVOS/COMPLICAÇÕES POTENCIAIS

Com base nos dados da avaliação, as potenciais complicações podem incluir o seguinte:

- Infecção pulmonar/hipoxia
- Tromboembolismo venoso (TEV) (p. ex., trombose venosa profunda [TVP], embolia pulmonar [EP])
- Hematoma ou hemorragia
- Infecção
- Deiscência da ferida ou evisceração.

Planejamento e metas

As principais metas para o paciente incluem a função respiratória ideal, o alívio da dor, a função cardiovascular ideal, a maior tolerância à atividade, a cicatrização normal de feridas, a manutenção da temperatura corporal e a manutenção do equilíbrio nutricional (Dudek, 2017). Outras metas incluem retomada do padrão de eliminação intestinal e vesical habitual, identificação de qualquer lesão perioperatória por posicionamento, aquisição de conhecimento suficiente para gerenciar o autocuidado após a alta e ausência de complicações.

Intervenções de enfermagem

PREVENÇÃO DE COMPLICAÇÕES RESPIRATÓRIAS

Os efeitos de depressão respiratória dos opioides, a diminuição da expansibilidade pulmonar secundária a medicamentos opioides prescritos para dor e a redução da mobilidade combinam-se para colocar o paciente em risco de complicações respiratórias, sobretudo atelectasia (colapso alveolar; expansão incompleta do pulmão), pneumonia e hipoxemia (Rothrock, 2019). A atelectasia continua sendo um risco para o paciente que não está se movimentando bem ou deambulando ou que não está realizando exercícios de respiração profunda e tosse cinética e nem usando um espirômetro de incentivo. Os sinais e sintomas incluem diminuição do murmúrio vesicular sobre a área afetada, crepitações e tosse. A pneumonia é caracterizada por calafrios e febre, taquicardia e taquipneia. A tosse pode ou não ocorrer e pode ou não ser produtiva. Congestão pulmonar pode ocorrer se as secreções não forem retiradas das vias respiratórias. Os sinais e sintomas muitas vezes são vagos, talvez com discreta elevação da temperatura, frequência cardíaca e frequência respiratória, bem como tosse. O exame físico revela macicez e crepitações na base dos pulmões. Se a doença progredir, os resultados podem ser fatais.

Os tipos de hipoxemia que podem afetar os pacientes no pós-operatório são o subagudo e o episódico. A hipoxemia subaguda envolve baixo nível constante de saturação de oxigênio quando a respiração parece normal. A hipoxemia episódica desenvolve-se repentinamente e o paciente corre risco de disfunção cerebral, isquemia do miocárdio e parada cardíaca. O risco de hipoxemia é maior em pacientes submetidos a cirurgias de grande porte (principalmente abdominais), que são obesos ou têm problemas pulmonares preexistentes. Hipoxemia não identificada no paciente após administração de anestesia não é uma ocorrência comum desde o advento do monitoramento não invasivo da saturação de oxigênio por meio de oximetria de pulso (Odom-Forren, 2018). Os fatores que afetam a acurácia das aferições da oximetria de pulso incluem extremidades frias, tremores, fibrilação atrial, unhas de acrílico e esmalte.

As medidas de prevenção e o reconhecimento oportuno dos sinais e sintomas ajudam a evitar complicações pulmonares. As crepitações indicam secreções pulmonares estáticas que precisam ser mobilizadas por meio da tosse e de exercícios de respiração profunda. Quando um tampão de muco obstrui completamente um dos brônquios, o tecido pulmonar além do tampão colaba, resultando em atelectasia.

Para remover as secreções e prevenir a pneumonia, o enfermeiro incentiva o paciente a mudar de decúbito com frequência, respirar fundo, tossir e usar o espirômetro de incentivo pelo menos a cada 2 horas. Esses exercícios pulmonares devem começar assim que o paciente chegar à unidade clínica e continuar até que o paciente receba alta. Mesmo que ele não esteja totalmente acordado da anestesia, pode-se solicitar ao paciente que realize várias respirações profundas. Isso ajuda a expelir agentes anestésicos residuais, mobilizar secreções e evitar a atelectasia. A imobilização cuidadosa dos locais de incisão abdominal ou torácica ajuda o paciente a superar o medo de que o esforço da tosse possa abrir a incisão (ver Boxe 14.5, no Capítulo 14). Os agentes analgésicos são administrados para possibilitar a tosse mais eficaz, e o oxigênio, conforme prescrito, para prevenir ou aliviar a hipoxia. Para favorecer a expansão pulmonar, o paciente é incentivado a bocejar ou realizar inspirações máximas sustentadas para criar uma pressão negativa intratorácica de −40 mmHg e expandir o volume pulmonar até a capacidade total. Pode-se prescrever fisioterapia respiratória, se indicado (ver Capítulo 19).

A tosse é contraindicada para pacientes com lesões na cabeça ou que foram submetidos a cirurgia intracraniana (por causa do risco de elevação da pressão intracraniana), bem como naqueles submetidos a cirurgias oftalmológicas (por causa do risco de aumentar a pressão intraocular) ou cirurgia plástica (risco de aumentar a tensão sobre tecidos delicados).

A deambulação precoce aumenta o metabolismo e a aeração pulmonar e, de modo geral, melhora todas as funções do corpo. A avaliação da disposição para deambular assim que o paciente chega à URPA confere consistência e maior segurança ao paciente (Persico, Miller, Way et al., 2019). A deambulação ocorre assim que o paciente retorna a um estado físico seguro e nível de consciência adequado.

ALÍVIO DA DOR

A maioria dos pacientes sente um pouco de dor depois de um procedimento cirúrgico. A ausência completa de dor na área da incisão cirúrgica pode não ocorrer durante algumas semanas, dependendo do local e da natureza da cirurgia, mas a intensidade da dor pós-operatória diminui gradualmente nos dias subsequentes. Uma avaliação abrangente de dor constitui a base do controle satisfatório da dor e inclui a obtenção de informações sobre o local, a intensidade e as características da dor (p. ex., em pontada, penetrante) (Odom-Forren, 2018). Muitos pacientes não conseguem relatar de modo acurado seu nível de dor no período pós-operatório devido aos efeitos dos sedativos e de outros fármacos administrados durante a intervenção cirúrgica. Os enfermeiros precisam ser capazes de avaliar acuradamente outros indicadores, tais como comportamento, sinais vitais, nível de consciência e relatório basal pré-operatório de dor (ver Capítulo 9).

A intensidade da dor pós-operatória e a tolerância do paciente dependem do local da incisão, da natureza do procedimento cirúrgico, do grau de traumatismo cirúrgico, do tipo de anestesia e da via de administração.

A dor intensa estimula a resposta ao estresse, que afeta negativamente os sistemas cardíaco e imunológico. Quando os impulsos dolorosos são transmitidos, tanto a tensão muscular quanto a vasoconstrição local aumentam, estimulando ainda mais os receptores de dor. Isso aumenta a demanda e o consumo de oxigênio do miocárdio. A resposta de estresse do hipotálamo também resulta em aumento da viscosidade do sangue e agregação plaquetária, elevando o risco de trombose e embolia pulmonar.

Em alguns locais, os médicos podem prescrever fármacos ou dosagens diferentes para níveis diferentes de dor. Após a administração da medicação prescrita, o enfermeiro deve avaliar periodicamente o nível de dor do paciente por meio de uma escala de dor validada.

Analgésicos opioides. Os agentes analgésicos opioides são comumente prescritos para dor e agitação psicomotora no período pós-operatório imediato. Uma meta realista de manejo de dor pós-operatória é tornar a dor tolerável em vez de eliminação da dor. Uma abordagem preventiva, em vez de uma abordagem "conforme a necessidade" (SOS), é mais eficaz no alívio da dor. Com a abordagem preventiva, a medicação é administrada em intervalos prescritos, e não quando a dor se torna grave ou insuportável. No período pós-operatório, a via intravenosa é a de primeira escolha para administração de analgesia (Odom-Forren, 2018).

Antes da administração de opioides, o enfermeiro deve avaliar o nível de sedação do paciente. Ferramentas de avaliação de sedação, tais como a escala de sedação induzida por opioide de Pasero (POSS, do inglês *Pasero Opioid-Induced Sedation Scale*), são utilizadas pelos profissionais de enfermagem para determinar a intervalos frequentes o nível de sedação e a segurança dos pacientes na URPA. POSS é uma ferramenta elaborada para identificar sedação progressiva antes de esta ser complicada por administração continuada de opioides e resultar em apneia ou depressão respiratória clinicamente significativa. A ferramenta POSS indica que o enfermeiro pode administrar opioides a um paciente no nível S (*sono, fácil despertar*) de sedação se for determinado que as condições respiratórias do paciente (frequência, profundidade, regularidade e pervieade das vias respiratórias) são ótimas. Os pacientes que recebem sedação em nível 1 ou 2 podem ser medicados com opioides; contudo, começando no nível 3 de sedação, a recomendação é que o enfermeiro deve fornecer terapias não opioides para tratar dor porque o paciente está muito sedado. Outras escalas de sedação usadas com frequência na URPA são a escala de agitação-sedação de Richmond (RASS, do inglês *Richmond Agitation–Sedation Scale*), a escala Aldrete (ver Figura 16.3) e escala de coma de Glasgow (Hall & Stanley, 2019).

Analgesia controlada pelo paciente (ACP). O objetivo é a prevenção da dor, em vez do controle da dor esporádica. Os pacientes recuperam-se mais rapidamente quando são utilizadas medidas adequadas de alívio da dor, e a ACP possibilita aos pacientes administrar sua própria medicação para a dor, quando necessário. A maior parte dos pacientes são candidatos à ACP. Os dois requisitos são o entendimento das necessidades de autodosagem e a capacidade física para isso. A dose de medicamento fornecido por via intravenosa ou epidural e o intervalo de tempo durante o qual o medicamento opioide é liberado são controlados pelo dispositivo de ACP. A ACP promove a participação do paciente no cuidado de saúde, elimina a administração tardia de analgésicos, mantém um nível terapêutico de fármacos e possibilita que o paciente se movimente, mude o decúbito, tussa e respire profundamente com menos dor, reduzindo assim as complicações pulmonares pós-operatórias (Rothrock, 2019).

Analgesia multimodal. A utilização de mais de um método de analgesia, referida como anestesia multimodal, é uma tendência crescente para o manejo da dor pós-operatória. Alguns desses métodos são iniciados na área pré-operatória; contudo, os efeitos são observados na área pós-operatória. Os analgésicos mais frequentemente utilizados para dor pós-operatória são uma mistura de analgésicos opioides e não opioides (p. ex., paracetamol e anti-inflamatórios não esteroides [AINEs]) e anestésicos locais. Uma abordagem multimodal combina agentes dos vários grupos de anestésicos com o propósito de proporcionar alívio efetivo da dor e minimizar os efeitos adversos (Odom-Forren, 2018). Uma abordagem multimodal equilibrada para o manejo da dor no arcabouço maior da ERAS (*Enhanced Recovery After Surgery*) se tornou padrão em muitas instituições para cuidados perioperatórios, controle da dor pós-operatória, redução dos eventos adversos relacionados com o uso de opioides, aceleração da recuperação pós-operatória e redução do tempo de internação hospitalar (Montgomery & McNamara, 2016). ERAS é um modelo de cuidado multimodal, baseado em evidências, que promove melhora substancial dos desfechos clínicos e redução dos custos (Ljungqvist, Scott & Fearon, 2017).

Infusões peridurais e anestesia intrapleural. A analgesia epidural consiste em infusão contínua de anestésicos locais via cateter, sendo a técnica neuraxial mais utilizada para dor pós-operatória aguda (Wolfe, 2018). Um opioide local, ou uma combinação de anestésicos (opioide mais um agente anestésico local), é utilizado na infusão peridural. As infusões peridurais são usadas com precaução em procedimentos torácicos porque o analgésico pode ascender pela medula espinal e afetar a respiração. A anestesia intrapleural envolve a administração de anestesia local por um cateter entre a pleura parietal e a visceral. Fornece anestesia sensitiva, sem afetar a função motora dos músculos intercostais. Essa anestesia possibilita tosse mais eficaz e respiração profunda em condições como colecistectomia, cirurgia renal e fraturas de costelas, nas quais a dor na região torácica pode interferir nesses exercícios.

Os enfermeiros do setor pós-operatório também cuidam de pacientes que receberam bloqueio anestésico local pré-operatório. Os efeitos desejados de alívio da dor podem durar horas ou até mesmo dias, dependendo do método utilizado. Os enfermeiros devem incluir o local do bloqueio, quando este foi administrado, o nível atual de dor e a avaliação do local de inserção quando fazem relatórios para a equipe de enfermagem das enfermarias. As instruções por ocasião da alta do paciente incluem informações sobre quando esperar o retorno da sensibilidade, precauções de mobilidade em vigência de redução da sensibilidade e cuidados com o curativo no local de inserção.

Outras medidas de alívio da dor. Para a dor difícil de controlar, pode ser empregado um sistema de manejo subcutâneo da dor. Nesse sistema, um cateter de náilon é inserido no local da área afetada. O cateter está conectado a uma bomba que infunde uma dose constante de anestésico local segundo a prescrição do médico.

Abordagens não farmacológicas de manejo da dor podem ser empregadas como componentes de planos de cuidado multimodais para manejo da dor. Métodos efetivos incluem musicoterapia, imagens guiadas, reiki e massagem terapêutica (Poulson, Coto & Cooney, 2019). Mudar o paciente de posição, usar a distração, aplicar compressas frias no rosto e fornecer massagem pode ser útil para aliviar o desconforto geral temporariamente, promover o relaxamento e tornar a medicação mais eficaz quando esta for administrada.

PROMOÇÃO DO DÉBITO CARDÍACO

Se ocorrerem sinais e sintomas de choque ou hemorragia, o tratamento e os cuidados de enfermagem são implementados conforme descrito na discussão sobre o atendimento na URPA e no Capítulo 11.

Embora muitos pacientes não apresentem hemorragia nem entrem em choque, as alterações do volume circulante, o estresse da cirurgia e os efeitos de medicamentos e preparações pré-operatórias afetam a função cardiovascular. A avaliação da volemia na URPA pode ser difícil porque a vasoconstrição consequente ao estresse cirúrgico e a hipotermia podem compensar a hipovolemia (Odom-Forren, 2018). Indica-se o monitoramento cuidadoso para detectar e corrigir as condições, como o déficit de volume de líquidos, a perfusão tissular alterada e a diminuição do débito cardíaco, que podem intensificar o desconforto do paciente, aumentando o risco de complicações e prolongando o período de internamento. Consequentemente, a reposição volêmica deve ser realizada com cuidado, e os registros de ingestão e eliminação devem ser precisos. A reposição de líquido IV pode ser prescrita para até 24 horas depois da cirurgia ou até que o paciente esteja estável e tolere líquidos por via oral.

O manejo de enfermagem inclui avaliar se os cateteres IV estão desobstruídos e garantir que as soluções corretas sejam administradas na velocidade estabelecida. A ingestão e a eliminação, incluindo vômito e a eliminação pelos sistemas de drenagem de feridas, são registradas separadamente e totalizadas para determinar se há equilíbrio hídrico. Se o paciente usa um cateter vesical de demora, monitora-se o débito urinário horário que não deve ser inferior a 0,5 mℓ/kg/h ou 25 mℓ/h; a oligúria é relatada imediatamente (Odom-Forren, 2018). Os níveis de eletrólitos e os níveis de hemoglobina e hematócrito são monitorados. A diminuição dos níveis de hemoglobina e do hematócrito pode indicar perda de sangue ou diluição do volume circulante por soluções IV. Se a diluição estiver contribuindo para os níveis diminuídos, a hemoglobina e o hematócrito subirão à medida que o estresse diminuir e os líquidos forem mobilizados e excretados.

A estase venosa pela desidratação, imobilidade e compressão das veias dos membros inferiores durante a cirurgia coloca o paciente em risco de tromboembolismo venoso. Exercícios para os membros inferiores e mudanças de posição frequentes são introduzidos no início do período pós-operatório para estimular a circulação. Os pacientes devem evitar posições que comprometam o retorno venoso; por exemplo, ajustando a angulação do leito de modo a elevar o joelho, colocando um travesseiro sob os joelhos, sentando-se por períodos prolongados e balançando as pernas fora do leito com pressão sobre a parte posterior dos joelhos. O retorno venoso é promovido por meias antiembolia e deambulação precoce.

INCENTIVO À ATIVIDADE FÍSICA

A deambulação precoce tem um efeito significativo sobre a recuperação e a prevenção de complicações (p. ex., atelectasia, pneumonia hipostática, desconforto gastrintestinal [GI], problemas circulatórios) (Rothrock, 2019). As prescrições de atividades pós-operatórias são verificadas antes de o paciente ser assistido a sair do leito, em muitos casos na noite que se segue à cirurgia. Sentar-se na beira do leito por alguns minutos pode ser o máximo que o paciente submetido a um procedimento cirúrgico consegue tolerar inicialmente.

A deambulação reduz a distensão abdominal pós-operatória, aumentando o tônus do sistema digestório e da parede abdominal, bem como estimulando o peristaltismo. A deambulação precoce previne a estagnação do sangue, e eventos tromboembólicos ocorrem com menor frequência. A dor é frequentemente diminuída quando a deambulação precoce é possível, e o tempo de internação é menor e menos dispendioso.

Apesar das vantagens da deambulação precoce, os pacientes podem relutar em sair do leito na noite que se segue à cirurgia. Lembrá-los dos benefícios da mobilidade precoce na prevenção de complicações pode ajudá-los a superar seus medos. Quando um paciente sai do leito pela primeira vez, a hipotensão ortostática, também chamada hipotensão postural, é uma preocupação. A hipotensão ortostática é uma queda anormal na pressão arterial que ocorre conforme o paciente passa do decúbito dorsal para a posição ortostática. É comum após a cirurgia, por causa das mudanças no volume sanguíneo circulante e do repouso no leito. Os sinais e sintomas incluem redução de 20 mmHg da pressão arterial sistólica ou de 10 mmHg da pressão arterial diastólica, fraqueza, tontura e desmaio (Weber & Kelley, 2018). Os pacientes relatam sensação de tontura ou desmaio, juntamente com queda acentuada da pressão arterial. Os idosos estão em maior risco de hipotensão ortostática por causa das alterações no tônus vascular devidas à idade. Para detectar a hipotensão ortostática, o enfermeiro avalia a pressão arterial do paciente inicialmente em decúbito dorsal, depois que o paciente se senta, novamente após o paciente ficar em pé e 2 a 3 minutos mais tarde. A mudança gradual de posição confere ao sistema circulatório um tempo para que ele se ajuste. Se o paciente ficar tonto, é retornado para o decúbito dorsal, e a deambulação é adiada por algumas horas.

Para auxiliar o paciente a sair do leito pela primeira vez depois da cirurgia, o enfermeiro:

- Ajuda o paciente a mover-se gradualmente da posição deitada para a sentada, elevando a cabeceira do leito e incentivando o paciente a imobilizar a incisão, quando aplicável
- Posiciona o paciente completamente na vertical (sentado) e o vira de modo que ambas as pernas fiquem penduradas para fora do leito
- Ajuda o paciente a ficar em pé ao lado do leito.

Quando se acostumar com a posição ortostática, o paciente pode começar a deambular. O enfermeiro deve estar ao lado do paciente para dar suporte físico e encorajamento. Deve-se tomar cuidado para não o cansar; a duração dos primeiros períodos de deambulação varia de acordo com o tipo de procedimento cirúrgico e com a condição física e a idade do paciente.

Seja ou não capaz de deambular precocemente no pós-operatório, o paciente é incentivado à realização de exercícios no leito para melhorar a circulação. Os exercícios no leito consistem no seguinte:

- Exercícios de braço (amplitude de movimento completa, com especial atenção para abdução e rotação externa do ombro)
- Exercícios de mãos e dedos
- Exercícios com os pés para prevenir TEV, queda plantar e deformidades nas articulações, e para auxiliar na manutenção de uma boa circulação
- Flexão de perna e exercícios de elevação da perna a fim de preparar o paciente para a deambulação
- Exercícios abdominais e de contração dos glúteos.

Impedidos pela dor ou pelos curativos, cateteres IV ou drenos, muitos pacientes não são capazes de realizar atividades físicas sem ajuda. Ajudar o paciente a aumentar o nível de atividade no 1º dia pós-operatório é importante para evitar complicações relacionadas com a inatividade prolongada. Uma maneira de aumentar as atividades do paciente é fazer com que ele realize o máximo possível de cuidados de higiene de rotina. Preparar o paciente para colaborar na realização do banho no leito, se possível, e ajudá-lo a chegar até o banheiro e sentar-se em uma cadeira sob o chuveiro ou na banheira não só faz com que ele se movimente, mas ajuda a restaurar a sensação de autocontrole e prepara para a alta.

Para a alta segura para casa, os pacientes precisam ser capazes de deambular a uma distância funcional (p. ex., extensão da casa ou apartamento), deitar-se e levantar-se do leito sem ajuda e ser independentes nas medidas de higiene. Os pacientes podem ser solicitados a realizar o máximo que puderem e, em seguida, pedir ajuda. O paciente e o enfermeiro podem atuar em conjunto em um cronograma de atividades progressivas, que incluem deambular no quarto e no corredor e sentar-se na poltrona de conforto. Avaliar os sinais vitais do paciente antes, durante e depois de uma atividade programada ajuda o enfermeiro e o paciente a determinar a taxa de progressão. Ao fornecer suporte físico, o enfermeiro mantém a segurança do paciente. Ao comunicar uma atitude positiva sobre a capacidade do paciente de realizar a atividade, o enfermeiro promove a sua confiança. O enfermeiro encoraja o paciente a continuar realizando os exercícios no leito, a usar a compressão pneumática ou as meias antiembolia prescritas quando no leito, e a descansar, conforme necessário. Se o paciente tiver sido submetido a uma cirurgia ortopédica dos membros inferiores ou precisar de auxílio à mobilidade (ou seja, andador, muletas) em casa, um fisioterapeuta pode ser acionado na primeira vez que o paciente sair do leito para orientá-lo a deambular com segurança ou a usar a órtese corretamente.

CUIDADOS COM AS FERIDAS

Cicatrização. As feridas cicatrizam por diferentes mecanismos, dependendo da sua condição.

A cicatrização das feridas na pele segue três fases gerais, a saber, fase inflamatória, fase proliferativa e, depois, a fase de contração da ferida e remodelagem. Cada uma dessas fases é mediada por citocinas e fatores do crescimento (Norris, 2019). Ver explicações e ilustrações dessas três fases no Boxe 16.5.

As feridas cirúrgicas cicatrizam de duas maneiras, por **primeira ou por segunda intenção** (Norris, 2019). Uma incisão cirúrgica suturada é um exemplo de fechamento de ferida por primeira intenção. Uma ferida maior, como uma queimadura, fecha por segunda intenção.

Com o menor tempo de internação, grande parte da cicatrização ocorre em casa, e tanto o enfermeiro do hospital quanto o enfermeiro de cuidado de transição ou domiciliar precisam conhecer bem os princípios da cicatrização.

A avaliação contínua do local cirúrgico envolve a inspeção para analisar aproximação das bordas da ferida, integridade de suturas ou grampos, vermelhidão, manchas, calor, turgência, sensibilidade incomum ou drenagem. A área ao redor da ferida também deve ser inspecionada em busca de uma reação ao esparadrapo ou traumatismo por curativos apertados. Entre os fatores de risco de alteração da cicatrização das feridas estão desnutrição, tabagismo, diabetes melito e higiene insatisfatória (Nasser, Kosty, Shah et al., 2018; Norris, 2019). Avaliações específicas de enfermagem e intervenções que abordam esses fatores e ajudam a promover a cicatrização são apresentadas na Tabela 16.3.

Cuidados com drenos cirúrgicos. As intervenções de enfermagem para promover a cicatrização de feridas também incluem o manejo dos drenos cirúrgicos. Os drenos são tubos que saem da área peri-incisional e continuam até um dispositivo de vácuo portátil para drenagem de ferida (fechado) ou até um curativo (aberto). O princípio é possibilitar o extravasamento de líquido que poderia servir como meio de cultura para bactérias. No vácuo portátil para drenagem de ferida, a aspiração delicada e constante melhora a drenagem desse líquido e colaba os retalhos de pele contra o tecido subjacente, eliminando assim o "espaço morto". Os tipos de drenos de ferida incluem os drenos de Penrose, Jackson-Pratt e Hemovac® (Figura 16.4). A eliminação (drenagem) a partir dos sistemas de drenagem de feridas é registrada.

Dispositivos de fechamento de ferida assistido por vácuo (VAC) são usados em feridas abertas que são deixadas para fechar por segunda intenção. Trata-se de um curativo de espuma que utiliza sucção (pressão negativa) na superfície da ferida. O vácuo retira restos celulares enquanto promove o crescimento do tecido de granulação e o fluxo sanguíneo. Os dispositivos de fechamento de ferida assistido por vácuo (VAC) são colocados durante a cirurgia e a esponja é trocada periodicamente enquanto as dimensões da ferida diminuem. O volume, a pressão e a coloração do material drenado devem ser examinados e registrados. Os pacientes devem ser avaliados em relação à dor porque as terminações nervosas crescem em direção à esponja quando o tecido torna a crescer.

A quantidade de drenagem sanguinolenta no curativo cirúrgico é avaliada frequentemente. Delineiam-se com uma caneta os pontos de drenagem nos curativos, registrando-se a data e a hora do contorno no curativo para que o aumento da drenagem possa ser facilmente detectado. Espera-se uma certa quantidade de drenagem sanguinolenta em um sistema de drenagem da ferida ou no curativo, mas quantidades excessivas devem ser comunicadas ao cirurgião. Quantidades crescentes de sangue fresco no curativo devem ser comunicadas imediatamente. Algumas feridas são irrigadas fortemente antes do fechamento na SO, e drenos abertos saindo da ferida podem ser incorporados aos curativos. Essas feridas podem drenar grandes quantidades de líquido tingido de sangue, que saturam o curativo. O curativo pode ser reforçado com ataduras de gaze estéril; a hora em que foi reforçado deve ser documentada. Se a drenagem continuar, o cirurgião deve ser notificado para que o curativo possa ser trocado. Drenos múltiplos semelhantes são numerados ou marcados (p. ex., quadrante inferior esquerdo, quadrante superior esquerdo), de modo que as medições do conteúdo eliminado possam ser registradas de modo confiável e consistente.

TROCA DE CURATIVO

O curativo é colocado pelo cirurgião no centro cirúrgico. As trocas de curativos (se necessárias) no período pós-operatório imediato são realizadas pela enfermagem. Aplica-se um curativo a uma ferida por um ou mais dos seguintes motivos: (1) para proporcionar um ambiente adequado para a cicatrização; (2) para absorver a drenagem; (3) para imobilizar ou conter a ferida; (4) para proteger a ferida e o novo tecido epitelial de uma lesão mecânica; (5) para proteger a ferida de contaminação bacteriana e sujeira por fezes, vômitos e urina; (6) para promover a hemostasia, como em um curativo compressivo; e (7) para proporcionar conforto físico e mental ao paciente.

O paciente é informado de que o curativo precisa ser trocado e de que essa troca é um procedimento simples associado a pouco desconforto. A troca de curativo é realizada em um momento adequado (p. ex., fora do horário das refeições ou quando não há visitantes). Fornece-se privacidade, e o paciente não deve ser indevidamente exposto. Assegura-se ao paciente que a incisão diminuirá de tamanho à medida que cicatrizar e que a vermelhidão desaparecerá.

O enfermeiro realiza a higienização das mãos antes e depois de trocar o curativo e usa luvas descartáveis (estéreis ou limpas, conforme necessário). A maior parte das trocas de curativos depois de uma cirurgia é estéril. De acordo com as precauções-padrão, os curativos nunca são tocados por mãos não enluvadas, por causa do perigo de transmissão de microrganismos patogênicos. Uma parte do esparadrapo ou do adesivo do curativo é retirada, puxando-a em paralelo com a superfície da pele e no sentido do crescimento dos pelos, em vez de em ângulo reto. Bolas de algodão embebidas com álcool ou solventes não irritantes ajudam a remover o adesivo de modo indolor e rápido. O curativo sujo é removido e depositado em

Boxe 16.5 — Três fases da cicatrização das feridas

Fase inflamatória

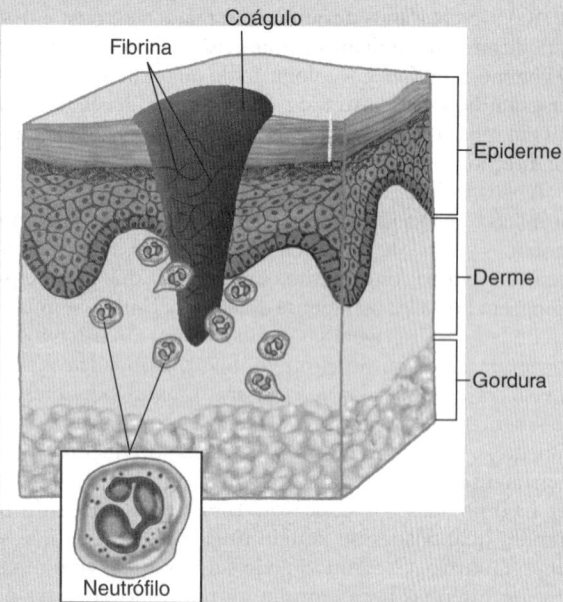

A fase inflamatória começa por ocasião da lesão com a formação de um coágulo sanguíneo e a migração de leucócitos fagocíticos para o local da ferida. As primeiras células a chegar ao local, os neutrófilos, fagocitam e removem bactérias e restos celulares. Após 24 h, macrófagos se juntam aos neutrófilos, que continuam fagocitando restos celulares e são cruciais na produção de fatores de crescimento para a fase proliferativa.

Fase proliferativa

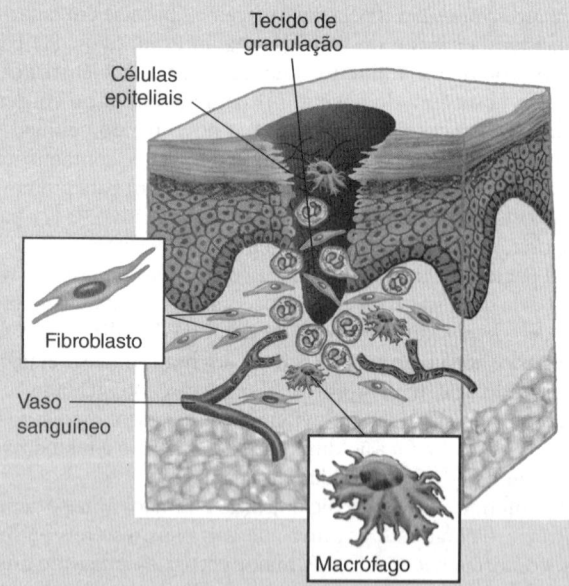

Os processos primários durante essa fase estão focalizados na formação de novo tecido para preencher o espaço da ferida. A célula crucial durante essa fase é o fibroblasto, uma célula do tecido conjuntivo que sintetiza e secreta o colágeno, os proteoglicanos e as glicoproteínas necessários para a cicatrização da ferida. Os fibroblastos também produzem uma família de fatores do crescimento que induzem angiogênese (crescimento de novos vasos sanguíneos) e migração e proliferação de células endoteliais. O componente final da fase proliferativa é a epitelização, durante a qual as células epiteliais nas bordas da ferida proliferam para formar uma nova camada superficial semelhante à que foi destruída pela lesão.

Fase de contração da ferida e remodelagem

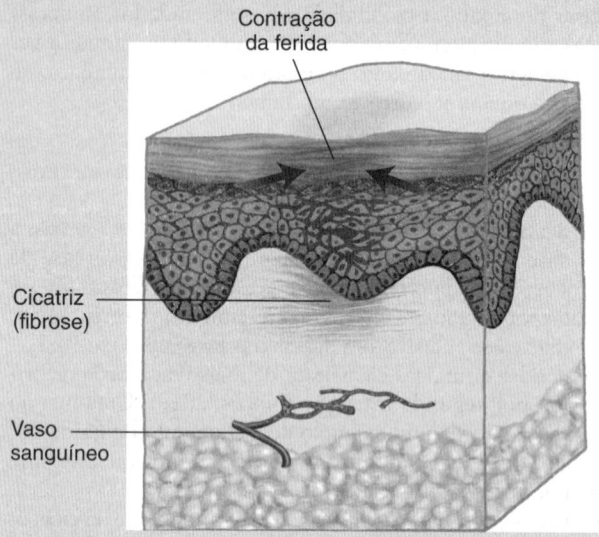

Essa fase começa aproximadamente 3 semanas após o agravo com o desenvolvimento de tecido fibrótico (cicatricial) e pode continuar por 6 meses ou mais, dependendo da extensão da ferida. Durante essa fase, existe redução da vascularidade e persistência da remodelagem do tecido fibrótico por síntese simultânea de colágeno pelos fibroblastos e lise por colagenases (enzimas). Como resultado desses dois processos, a arquitetura da cicatriz consegue aumentar sua resistência à tensão e a cicatriz diminui e se torna menos visível.

Reproduzido, com autorização, de Norris, T. L. (2018). *Porth's pathophysiology: Concepts of altered health states*. 10th ed. Philadelphia, PA: Wolters Kluwer.

TABELA 16.3 — Fatores que afetam a cicatrização de feridas.

Fatores	Justificativa	Intervenções de enfermagem
Idade do paciente	Quanto mais velho o paciente, menos resistentes são seus tecidos.	Manusear os tecidos com cuidado.
Protocolo de banho	Uso de solução e lenços impregnados com gliconato de clorexidina antes da cirurgia como método de antissepsia antimicrobiana da pele.	Orientar o paciente em relação ao uso e a importância. Confirmar o uso com o paciente na área pré-operatória.
Hemorragia	Acúmulo de sangue cria espaços mortos, bem como células mortas, que devem ser retiradas. A área torna-se um meio de crescimento para os microrganismos.	Monitorar os sinais vitais. Observar o local da incisão quanto a sinais de hemorragia e infecção.
Hipovolemia	Um volume de sangue insuficiente causa vasoconstrição e redução do oxigênio e nutrientes disponíveis para a cicatrização.	Monitorar quanto ao déficit de volume (prejuízo circulatório). Corrigir com a reposição volêmica, conforme prescrito.
Manejo da temperatura	Hipotermia compromete a oxigenação tecidual e, assim, a perfusão necessária para a cicatrização da ferida.	Aferir a temperatura do paciente antes, durante e após a intervenção cirúrgica. Implementar medidas de aquecimento com mantas aquecidas ou ar quente direcionado.
Fatores locais		
Edema	Reduz o suprimento de sangue, exercendo maior pressão intersticial sobre os vasos.	Elevar a parte; aplicar compressas frias.
Técnica de curativo inadequada:		
Muito pequeno	Possibilita invasão de bactérias e contaminação.	Seguir as diretrizes sobre a técnica de colocação adequada de curativos.
Muito apertado	Reduz o suprimento sanguíneo que transporta nutrientes e oxigênio.	
Déficits nutricionais	Pode ocorrer depleção proteico-calórica. A secreção de insulina pode ser inibida, fazendo com que a glicose no sangue aumente.	Corrigir déficits; isso pode exigir terapia nutricional parenteral. Monitorar a glicemia. Administrar suplementos vitamínicos, conforme prescrito.
Corpos estranhos	Corpos estranhos atrasam a cicatrização.	Manter as feridas limpas e sem fiapos dos curativos, assegurar a esterilidade do material implantado.
Déficit de oxigênio (oxigenação tecidual insuficiente)	A insuficiência de oxigênio pode ser decorrente de funções pulmonar e cardiovascular inadequadas, bem como da vasoconstrição localizada.	Incentivar a respiração profunda, a mudança de decúbito e a tosse controlada.
Acúmulo de secreções	O acúmulo de secreções dificulta o processo de cicatrização.	Monitorar se os sistemas fechados de drenagem estão funcionando corretamente. Instituir medidas para eliminar as secreções acumuladas.
Medicamentos		
Corticosteroides	Podem mascarar infecção ao alterar a resposta inflamatória normal.	Estar ciente da ação e do efeito dos medicamentos que o paciente está recebendo.
Anticoagulantes	Podem causar hemorragia.	
Antibióticos de amplo espectro e específicos	Efetivos se administrados imediatamente antes da cirurgia conforme a patologia ou contaminação bacteriana específica. Não são efetivos se administrados após o fechamento da ferida devido à coagulação intravascular na periferia do local da cirurgia.	
Hiperatividade do paciente	Compromete a aproximação das bordas da ferida. O repouso favorece a cicatrização.	Implementar medidas para manter as bordas da ferida aproximadas: curativos, bandagens, talas. Incentivar o repouso.
Distúrbios sistêmicos		
Choque hemorrágico Acidose Hipoxia Lesão renal Doença hepática Sepse	Estas deprimem as funções celulares que afetam diretamente a cicatrização de feridas.	Estar familiarizado com a natureza específica da doença. Administrar o tratamento prescrito. Podem ser indicadas culturas para determinar o antibiótico apropriado.
Estado de imunossupressão	O paciente é mais vulnerável à invasão por bactérias e vírus; os mecanismos de defesa estão prejudicados.	Fornecer proteção máxima para prevenir infecções. Restringir visitantes com resfriado; promover a adesão à higiene das mãos obrigatória para todos os funcionários.
Estressores da ferida		
Vômito Manobra de Valsalva Tosse intensa Esforço	Produz tensão em feridas, particularmente do tronco.	Incentivar a mudança de decúbito e a deambulação frequentes e administrar fármacos antieméticos, conforme prescrito. Ajudar o paciente a imobilizar a incisão.

Adaptada de Padgette, P. & Wood, B. (2018). Conducting a surgical site infection prevention tracer. *AORN Journal, 107*(5), 580-590.

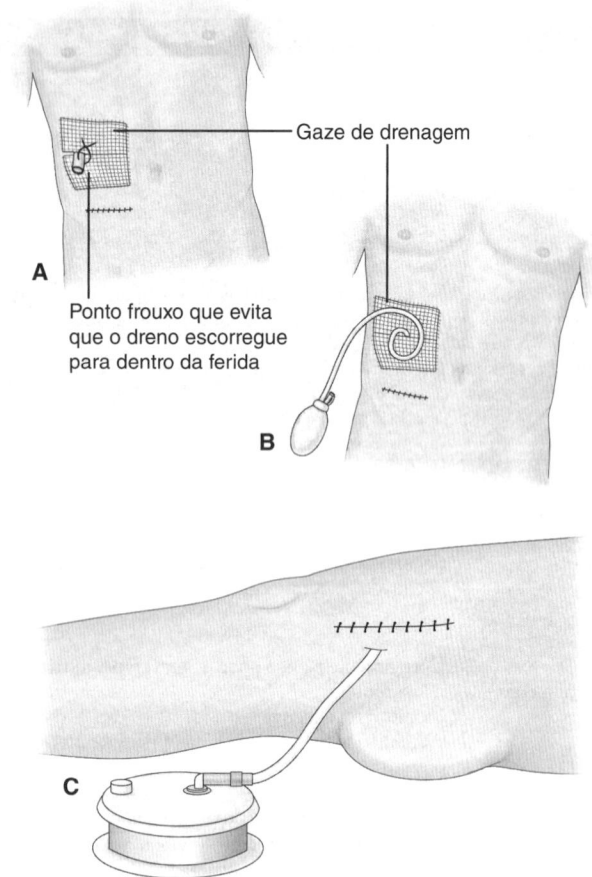

Figura 16.4 • Tipos de drenos cirúrgicos: **A.** Penrose. **B.** Jackson-Pratt. **C.** Hemovac®.

um recipiente designado para a eliminação de resíduos biomédicos.

As luvas são trocadas e um novo curativo é colocado. Se o paciente for sensível ao esparadrapo, o curativo pode ser fixado com esparadrapo hipoalergênico. Muitos esparadrapos são porosos para evitar a maceração da pele. Algumas feridas tornam-se edemaciadas depois de receber o curativo, provocando tensão considerável sobre o esparadrapo. Se o esparadrapo não for flexível, o tracionamento do curativo também causará uma lesão de cisalhamento da pele. Isso pode resultar em áreas desnudadas ou bolhas grandes e deve ser evitado. Uma bandagem elástica adesiva pode ser usada para fixar curativos sobre áreas que se movimentam, como o pescoço ou os membros, ou onde for necessário pressão.

Ao trocar o curativo, o enfermeiro tem a oportunidade de instruir o paciente sobre como cuidar da incisão e trocar os curativos em casa. O enfermeiro observa indicadores de disposição do paciente para aprender, como olhar para a incisão, manifestar interesse ou auxiliar na troca do curativo. Informações sobre as atividades de autocuidado e possíveis sinais de infecção estão resumidas no Boxe 16.6.

MANUTENÇÃO DA TEMPERATURA CORPORAL NORMAL

O paciente ainda corre risco de hipertermia maligna e hipotermia no período pós-operatório. Tenta-se identificar a hipertermia maligna e tratá-la precoce e prontamente (Rothrock, 2019).

Os pacientes que receberam anestesia são suscetíveis a calafrios e correntes de ar. As intervenções para evitar hipotermia (temperatura corporal inferior a 36°C) são iniciadas na

---

Boxe 16.6 — ORIENTAÇÕES AO PACIENTE
Instruções para o cuidado de feridas

Até as suturas serem removidas

1. Manter a ferida limpa e seca.
   - Se não houver um curativo, perguntar ao enfermeiro ou médico se você pode tomar um banho de imersão ou ducha
   - Se estiver usando um curativo, ou tala imobilizadora, não o remover a menos que esteja molhado ou sujo
   - Se molhado ou sujo, trocar o curativo conforme foi treinado a fazê-lo; caso contrário, contatar seu enfermeiro ou médico para obter instruções
   - Se tiver sido ensinado, as instruções podem ser as seguintes:
     - Limpar a área *delicadamente* com soro fisiológico estéril, 1 ou 2 vezes/dia
     - Cobrir com o curativo com uma almofada não aderente antimicrobiana estéril ou com um quadrado de gaze estéril grande o suficiente para cobrir a ferida
     - Aplicar esparadrapo hipoalergênico. Adesivos não são recomendados, pois são difíceis de remover sem causar possíveis lesões ao local da incisão.
2. Relatar imediatamente a presença de algum destes sinais de infecção:
   - Vermelhidão, edema acentuado superior a 2,5 cm do local da incisão; sensibilidade; ou aumento da temperatura em torno da ferida
   - Manchas vermelhas na pele próxima à ferida
   - Pus ou secreção de odor fétido
   - Calafrios ou temperatura superior a 37,7°C.
3. Se o ferimento ou dor provocar desconforto, aplicar uma compressa fria e seca (bolsa de borracha contendo gelo ou água fria) ou tomar comprimidos de paracetamol prescritos a cada 4 a 6 h. Evitar o uso de ácido acetilsalicílico sem prescrição ou instrução, porque pode ocorrer sangramento com o seu uso.
4. O edema depois da cirurgia é comum. Para ajudar a reduzi-lo, elevar a parte afetada ao nível do coração
   - Mão ou braço:
     - Ao dormir – elevar o braço em um travesseiro na lateral
     - Sentado – colocar o braço sobre um travesseiro na mesa adjacente
     - Em pé – apoiar a mão afetada no ombro oposto; apoiar o cotovelo com a mão não afetada
   - Perna ou pé:
     - Sentado – colocar um travesseiro em uma cadeira à sua frente; fornecer suporte sob o joelho
     - Deitado – colocar um travesseiro sob a perna afetada.

Depois de remover as suturas

Embora a ferida pareça estar cicatrizada quando as suturas são removidas, ainda está sensível e continuará cicatrizando e se fortalecendo durante algumas semanas.

- Seguir as recomendações do médico ou do enfermeiro em relação à extensão das atividades permitidas
- Manter a linha de sutura limpa; não esfregar vigorosamente; secar. As bordas da ferida podem parecer avermelhadas e podem estar ligeiramente elevadas. Isso é normal
- Se o local continuar vermelho, espesso e doloroso à pressão depois de 8 semanas, consultar o médico. (Isso pode ser decorrente da formação excessiva de colágeno e deve ser verificado.).

Adaptado de American Society of PeriAnesthesia Nurses (ASPAN). (2019). *Perianesthesia nursing standards, practice recommendations and interpretive statements.* Cherry Hill, NJ: Author. Association of PeriOperative Registered Nurses (AORN). (2019). *Association of PeriOperative Registered Nurses (AORN) standards, recommended practice, and guidelines.* Denver, CO: Author.

área pré-operatória (ver Capítulo 14) e continuadas durante a cirurgia (ver Capítulo 15). A baixa temperatura do corpo é comunicada ao médico. O quarto é mantido em uma temperatura confortável, e são fornecidos cobertores para evitar que ele se resfrie. O tratamento inclui a administração de oxigênio, a hidratação adequada e a nutrição correta, além de controle glicêmico. O paciente também é monitorado quanto a arritmias cardíacas. O risco de hipotermia é maior em adultos mais velhos e em pacientes que permaneceram no ambiente frio da SO por um período prolongado.

Manejo da função gastrintestinal e retomada da nutrição

O desconforto do sistema digestório (náuseas, vômitos e soluços) e a retomada da ingestão são questões para o paciente e afetam seu resultado depois de uma cirurgia (ver discussão anterior sobre NVPO na URPA).

Se o risco de vômitos for alto em razão da natureza da cirurgia, insere-se uma sonda nasogástrica no pré-operatório, que continua sendo usada durante toda a cirurgia e no pós-operatório imediato. A sonda nasogástrica também pode ser inserida antes da cirurgia, se for prevista distensão pós-operatória. Além disso, pode-se inserir uma sonda nasogástrica se o paciente com alimentos no estômago precisar de cirurgia de emergência.

Após a cirurgia podem ocorrer soluços, produzidos por espasmos intermitentes do diafragma secundários à irritação do nervo frênico. A irritação pode ser direta, como pela estimulação do nervo pelo estômago dilatado, abscesso subdiafragmático ou distensão abdominal; indireta, como por toxemia ou uremia que estimula o nervo; ou reflexa, como pela irritação de um dreno ou pela obstrução dos intestinos. Essas ocorrências geralmente são crises leves e transitórias que desaparecem espontaneamente. Se os soluços persistirem, podem causar angústia considerável e efeitos graves, como vômito, cansaço e deiscência da ferida. Clorpromazina (uma fenotiazina) é o único agente aprovado pela FDA para tratamento de soluços que não respondem a outras medidas (Aroke & Hicks, 2019).

> **Alerta de enfermagem: Qualidade e segurança**
> Qualquer condição que seja persistente ou considerada intratável, como os soluços, deve ser comunicada ao seu médico para que possam ser implementadas medidas adequadas.

Quando as NVPOs tiverem desaparecido e o paciente estiver completamente acordado e alerta, quanto mais cedo ele puder tolerar uma dieta habitual, mais rapidamente a função GI normal será retomada. A ingestão de alimentos estimula os sucos digestivos e promove a função gástrica e o peristaltismo intestinal. O retorno à ingestão normal deve continuar em um ritmo determinado pelo paciente. A natureza da cirurgia e o tipo de anestesia afetam diretamente a velocidade com que a atividade gástrica normal é retomada. Programas de recuperação aprimorados encorajam a nutrição precoce como uma maneira de manter o balanço hídrico, prevenir íleo paralítico e reduzir o tempo de internação (Persico et al., 2019).

Os líquidos claros geralmente são as primeiras substâncias desejadas e toleradas pelo paciente após a cirurgia. Água, suco e chá podem ser oferecidos em quantidades crescentes. Líquidos em temperatura ambiente são mais facilmente tolerados do que aqueles gelados ou quentes. Alimentos pastosos (gelatina, creme, leite e sopas cremosas) são adicionados gradualmente depois de os líquidos claros serem tolerados. Assim que o paciente tolerar também alimentos pastosos, pode ser oferecida comida sólida.

A avaliação e o manejo da função GI são importantes depois da cirurgia, pois o sistema digestório está sujeito a complicações com risco à vida ou potencialmente incômodas. Qualquer paciente no pós-operatório pode sofrer de distensão. A distensão pós-operatória do abdome resulta do acúmulo de gases no sistema digestório. A manipulação dos órgãos abdominais durante a cirurgia pode causar a perda da peristalse durante 24 a 48 horas, dependendo do tipo e da extensão da cirurgia. Mesmo que nada seja administrado por via oral, o ar deglutido e as secreções do sistema digestório entram no estômago e nos intestinos; se não forem impulsionados pelo peristaltismo, acumulam-se nos intestinos, provocando distensão e fazendo com que o paciente se queixe de plenitude ou dor no abdome. Na maioria das vezes, o gás se acumula no cólon. A distensão abdominal é piorada ainda pela imobilidade, pelos agentes anestésicos e pelo uso de fármacos opioides.

Depois de uma cirurgia abdominal, a distensão pode ser evitada ao se mudar o paciente de decúbito com frequência, promovendo exercícios e deambulação o mais precocemente possível. Isso também alivia a distensão produzida pela deglutição de ar, o que é comum em pacientes ansiosos. O tubo nasogástrico inserido antes da cirurgia pode permanecer no local até que a atividade peristáltica completa tenha sido retomada (indicada pela passagem de flatos). O enfermeiro detecta ruídos intestinais auscultando o abdome com um estetoscópio. Documentam-se os ruídos intestinais para que possa ocorrer a progressão da dieta.

O íleo paralítico e a obstrução intestinal são potenciais complicações pós-operatórias que ocorrem com maior frequência em pacientes submetidos a cirurgia intestinal ou abdominal (ver Capítulo 41).

Promoção do funcionamento intestinal

A constipação intestinal pode ocorrer depois de uma cirurgia com uma complicação leve ou grave. A diminuição da mobilidade, a redução da ingestão e o uso de analgésicos opioides podem contribuir para a dificuldade em defecar. Além disso, a irritação e o traumatismo ao intestino durante a cirurgia podem inibir o movimento intestinal durante vários dias. O efeito combinado da deambulação precoce, da melhora da ingestão alimentar e de um laxante (se prescrito) promove a eliminação intestinal. Os esquemas de analgesia multimodal em pacientes cirúrgicos minimizam os efeitos adversos relacionados com opioides, tais como náuseas, vômitos e redução da motilidade gástrica (Wolfe, 2018). O enfermeiro deve avaliar o abdome em busca de distensão, e existência e frequência dos ruídos intestinais. Se o paciente não evacuar no segundo ou no terceiro dia de pós-operatório, deve-se notificar o médico de modo a solicitar um laxante ou outro exame ou intervenção, conforme a necessidade.

Manejo da micção

O tipo de procedimento, a duração do procedimento e a posição do paciente podem ter justificado a colocação de cateter urinário no paciente no centro cirúrgico. No período pós-operatório deve ser registrado qualquer volume de urina coletado via cateter (de demora ou de alívio) durante o procedimento cirúrgico. Essa informação ajuda o enfermeiro a antecipar as necessidades miccionais dos pacientes.

A retenção urinária depois da cirurgia tem várias causas. Anestésicos, agentes anticolinérgicos e opioides interferem na percepção de plenitude da bexiga, assim como na vontade de urinar, pois inibem a capacidade de iniciar a micção e esvaziar completamente a bexiga. A cirurgia de abdome, de pelve e de quadril aumenta a probabilidade de retenção secundária à dor. Além disso, alguns pacientes têm dificuldade em usar a comadre ou urinol na posição reclinada.

A distensão da bexiga e a vontade de urinar devem ser avaliadas no momento da admissão do paciente à unidade e, com frequência, posteriormente. Espera-se que o paciente urine em 8 horas após a cirurgia (incluindo o tempo gasto na URPA). Se o paciente precisar urinar e não conseguir fazê-lo, ou se a bexiga estiver distendida e o paciente não sentir vontade ou não for capaz de urinar, o cateterismo não é adiado apenas em função do período de 8 horas. Deve-se tentar todos os métodos para estimular o paciente a urinar (p. ex., o ruído de água correndo, aplicação de calor ao períneo). A comadre deve estar aquecida; uma comadre fria provoca desconforto e a contração automática dos músculos (incluindo os do esfíncter uretral). Se o paciente não conseguir urinar em uma comadre, pode ser possível usar uma cadeira sanitária ou vaso sanitário (se houver um na URPA). Os pacientes do sexo masculino frequentemente são autorizados a sentar-se ou ficar em pé ao lado do leito para usar o urinol; no entanto, deve-se tomar precauções para impedir que o paciente caia ou desmaie por causa da perda da coordenação pelos medicamentos ou pela hipotensão ortostática. Se o paciente não tiver urinado em um intervalo de tempo especificado, uma ultrassonografia vesical portátil será realizada para verificar a retenção urinária (ver Capítulo 47, Figura 47.8). O paciente é submetido ao cateterismo de alívio e o cateter é removido após o esvaziamento da bexiga. O cateterismo de alívio, intermitente, é preferível ao cateterismo de demora, pois o risco de infecção aumenta no caso do cateter de demora.

Mesmo que o paciente urine, a bexiga pode não ficar vazia. O enfermeiro observa a quantidade de urina eliminada e palpa a região suprapúbica em busca de distensão ou sensibilidade. A urina residual pós-miccional pode ser avaliada utilizando um cateterismo direto ou um *scanner* portátil para ultrassonografia da bexiga, e a sua presença é considerada como diagnóstico de retenção urinária. O exame da bexiga urinária é uma maneira efetiva de detectar retenção urinária em pacientes submetidos a anestesia geral e regional. A pesquisa sugere que o exame frequente da bexiga urinária diminui a ocorrência de incontinência urinária porque a retenção urinária é detectada precocemente e tratada antes de ocorrer um episódio de incontinência (Wishart, 2019).

Manutenção de um ambiente seguro

Durante o período pós-operatório imediato, o leito do paciente que se recupera da anestesia deve estar com as grades laterais elevadas, e o leito deve estar na posição baixa. O enfermeiro avalia o nível de consciência e a orientação do paciente e determina se ele é capaz de retomar o uso dos dispositivos de assistência, conforme necessário (p. ex., óculos, aparelho auditivo). Déficit visual, incapacidade de ouvir as instruções do pós-operatório ou incapacidade de se comunicar verbalmente colocam o paciente em risco de lesão. Todos os objetos de que o paciente pode precisar devem estar a seu alcance, especialmente a campainha de chamada. Quaisquer terapias prescritas para o período pós-operatório imediato relacionadas com posicionamento, equipamentos ou intervenções especiais devem ser implementadas o mais rápido possível. O paciente é orientado a pedir ajuda para realizar qualquer atividade. Embora contenção seja ocasionalmente necessária quando o paciente está desorientado, deve ser evitada sempre que possível (ver discussão sobre o uso de contenção física de pacientes no Capítulo 1). A política da instituição acerca do uso de dispositivos de contenção deve ser consultada e seguida.

Qualquer procedimento cirúrgico tem o potencial de ferimentos em razão da ruptura na integridade neurovascular resultante da permanência prolongada na SO em posição estranha, da manipulação de tecidos, da secção acidental de nervos ou vasos sanguíneos, ou de enfaixamentos constritivos. Qualquer cirurgia ortopédica ou neurológica ou cirurgia envolvendo os membros acarreta um risco de lesão a nervos periféricos. As cirurgias vasculares, como a reposição de seções de artérias periféricas doentes ou inserção de um enxerto arteriovenoso, colocam o paciente em risco de formação de trombos no local cirúrgico e isquemia subsequente dos tecidos distais ao trombo. Na avaliação, solicita-se ao paciente que mova a mão ou o pé distal ao local da cirurgia ao longo da amplitude de movimento completa, avaliando se a sensibilidade de todas as superfícies está intacta e avaliando os pulsos periféricos (Rothrock, 2019).

Prestação de apoio emocional ao paciente e à família

Embora os pacientes e as famílias estejam, sem dúvida, aliviados pelo término da cirurgia, os níveis de estresse e ansiedade podem permanecer elevados no pós-operatório imediato. Muitos fatores contribuem para esse estresse e ansiedade, incluindo a dor, o ambiente desconhecido, a incapacidade de controlar as circunstâncias por si próprio ou de cuidar de si mesmo, o medo dos efeitos a longo prazo da cirurgia, o medo de complicações, o cansaço, a angústia espiritual, os papéis de responsabilidades alterados, o enfrentamento ineficaz e a imagem corporal alterada. Todos esses fatores são potenciais reações à experiência cirúrgica. O enfermeiro ajuda o paciente e a família a enfrentarem o estresse e a ansiedade, proporcionando segurança e informação, bem como disponibilizando um tempo para ouvir e abordar suas preocupações. O enfermeiro descreve as rotinas hospitalares e o que esperar do momento até a alta e explica o objetivo das avaliações e intervenções de enfermagem. Informar aos pacientes quando eles serão capazes de ingerir líquidos ou comer, quando sairão do leito e quando os tubos e drenos serão removidos os ajuda a adquirir uma sensação de controle e participação na recuperação, e a envolver-se no plano de cuidados. Reconhecer as preocupações dos familiares e aceitar e incentivar a sua participação nos cuidados do paciente faz com que sintam que estão ajudando seu ente querido. O enfermeiro pode modificar o ambiente a fim de promover o descanso e o relaxamento, proporcionando privacidade, reduzindo ruídos, ajustando a iluminação, fornecendo assentos suficientes para os familiares e incentivando uma atmosfera de apoio.

Manejo de complicações potenciais

O paciente pós-operatório está em risco de complicações, conforme descrito a seguir e resumido na Tabela 16.4.

Tromboembolia venosa. Potenciais complicações graves do TEV decorrentes da cirurgia incluem a TVP e a EP (Rothrock, 2019).

A prevenção do desenvolvimento de trombose venosa profunda e embolia pulmonar inclui profilaxia farmacológica (p. ex., heparina subcutânea) (Odom-Forren, 2018). A compressão pneumática externa e as meias antiembólicas podem ser utilizadas isoladamente ou em combinação com a heparina em baixa dose. A resposta ao estresse iniciada pela cirurgia

TABELA 16.4	Complicações específicas pós-operatórias.
Sistema corporal/tipo	Complicações
Respiratório	Atelectasia, pneumonia, embolia pulmonar, aspiração
Cardiovascular	Choque, tromboembolismo, TVP, embolia pulmonar
Neurológico	*Delirium*, acidente vascular encefálico
Pele/ferida	Ruptura, infecção, deiscência, evisceração, cicatrização demorada, hemorragia, hematoma
Digestório	Constipação intestinal, íleo paralítico, obstrução intestinal
Urinário	Retenção urinária aguda, infecção urinária
Funcional	Fraqueza, cansaço, declínio funcional

TVP: trombose venosa profunda.

inibe o sistema trombolítico (fibrinolítico), resultando em hipercoagulabilidade no sangue. Desidratação, baixo débito cardíaco, acúmulo de sangue nos membros e repouso no leito aumentam o risco de trombose. Embora todos os pacientes no período pós-operatório corram algum risco, fatores como histórico de trombose, malignidade, traumatismo, obesidade, cateteres venosos de longa permanência e uso de hormônios (p. ex., o estrogênio) aumentam o risco. O primeiro sintoma da TVP pode ser dor ou cãibra na panturrilha, embora em muitos pacientes sejam assintomáticos. Outros sinais e sintomas incluem taquipneia, dor torácica, hemoptise, dispneia e sensação de morte iminente (Odom-Forren, 2018).

Os benefícios da deambulação precoce e dos exercícios de membros inferiores na prevenção da TVP não podem ser subestimados, e essas atividades são recomendadas a todos os pacientes, independentemente do seu risco. É importante evitar o uso de rolos de cobertor, rolos de travesseiros ou qualquer modo de elevação dos joelhos que possa comprimir os vasos sob os joelhos. Mesmo ficar com os pés pendentes por tempo prolongado (como quando o paciente se senta na beira do leito, com as pernas penduradas para fora) pode ser perigoso e não é recomendado em pacientes suscetíveis, porque a pressão sob os joelhos pode impedir a circulação. A hidratação adequada também é incentivada; pode-se oferecer suco e água ao paciente ao longo do dia, a fim de evitar a desidratação (ver discussão sobre TVP e EP no Capítulo 26).

Hematoma. Às vezes, ocorre sangramento oculto sob a pele no local da cirurgia. Essa hemorragia geralmente para espontaneamente, mas resulta em formação de coágulo (hematoma) na ferida. Se o coágulo for pequeno, será absorvido e não precisa ser tratado. Se for grande, a ferida geralmente apresenta discreta protuberância, e a cicatrização será mais lenta, a menos que o coágulo seja retirado. A evacuação do coágulo requer cirurgia em que várias suturas são removidas pelo cirurgião, o coágulo é evacuado e a ferida é acondicionada com gaze frouxa. A cicatrização geralmente ocorre por granulação, ou pode-se fazer uma sutura secundária.

Infecção (sepse da ferida). A criação de uma ferida cirúrgica compromete a integridade da pele, a defesa e a proteção primária do corpo contra infecções. A exposição dos tecidos corporais profundos a patógenos do ambiente coloca o paciente em risco de infecção do local cirúrgico. Uma complicação potencialmente fatal como a infecção pode aumentar o tempo de internação, os custos dos cuidados e o risco de complicações posteriores.

Os hospitais certificados registram as infecções do local cirúrgico nos primeiros 30 ou 90 dias após procedimentos cirúrgicos com base em padrões internacionais de qualidade assistencial. A redução de infecções do local cirúrgico continua sendo uma importante meta nacional de segurança do paciente (ver Capítulo 14, Boxe 14.7) (Joint Commission, 2019).

Vários fatores, incluindo o tipo de ferida, colocam o paciente em risco potencial de infecção. As feridas cirúrgicas são classificadas de acordo com o grau de contaminação. As feridas cirúrgicas e as taxas de infecções do local cirúrgico são classificadas por categoria na Tabela 16.5. Fatores relacionados com o paciente incluem idade, estado nutricional, diabetes melito, tabagismo, obesidade, infecções remotas, microrganismos endógenos das mucosas, resposta imune alterada, duração da internação pré-operatória e gravidade da doença (Rothrock, 2019). Fatores relacionados ao procedimento cirúrgico são ventilação apropriada no espaço cirúrgico, técnica de assepsia da equipe, uso de equipamento esterilizado e limpeza geral do centro cirúrgico (Armellino, 2017). O foco da prevenção de infecções passou do controle das infecções para a prevenção de sua ocorrência. Os esforços de prevenção incluem antissepsia da pele, banho pré-operatório, tricotomia, profilaxia antimicrobiana e controle da temperatura do paciente (Padgette & Wood, 2018) (os riscos pré e intraoperatórios e as intervenções são discutidos nos Capítulos 14 e 15). Os cuidados pós-operatórios da ferida concentram-se em avaliar ferida, evitar a contaminação e a infecção antes de as bordas da ferida terem sido aproximadas e melhorar a cicatrização.

Os sinais e sintomas de infecção da ferida incluem o aumento da frequência cardíaca e temperatura; leucocitose; edema, calor, sensibilidade ou secreção da ferida; e aumento da dor incisional. Os sinais locais podem não existir se a infecção for profunda. *Staphylococcus aureus* é responsável por muitas infecções de feridas pós-operatórias. Outras infecções são causadas por *Escherichia coli*, *Proteus vulgaris*, *Aerobacter aerogenes*, *Pseudomonas aeruginosa* e outros microrganismos. Apesar de serem raras, as infecções por estreptococos ou clostrídios beta-hemolíticos podem ser rápidas e fatais e exigem práticas rigorosas de controle de infecção para evitar a propagação da infecção a outras pessoas. Cuidados médicos e de enfermagem intensivos são essenciais para que o paciente sobreviva (Ackley & Ladwig, 2017).

Quando uma infecção de ferida é diagnosticada em uma incisão cirúrgica, o cirurgião pode remover uma ou mais suturas ou grampos e, utilizando precauções assépticas, separar as bordas da ferida com um par de tesouras rombas ou com uma pinça hemostática. Quando a incisão estiver aberta, pode-se inserir um dreno. Se a infecção for profunda, pode ser necessário incisão e procedimento de drenagem. Também são iniciados terapia antimicrobiana e esquema de cuidados com a ferida.

Deiscência da ferida e evisceração. A **deiscência** da ferida (rompimento da incisão ou ferida cirúrgica) e a **evisceração** (protrusão do conteúdo da ferida) são complicações cirúrgicas graves (Figura 16.5). A deiscência e a evisceração geram preocupação especialmente quando envolvem incisões ou feridas abdominais. Essas complicações resultam de suturas que cedem, de infecções ou, mais frequentemente, de distensão importante ou tosse vigorosa. Também podem ocorrer por causa de idade avançada, anemia, estado nutricional, obesidade, câncer, diabetes melito, uso de esteroides e outros fatores em pacientes submetidos a cirurgia abdominal.

TABELA 16.5 Classificação das feridas e risco associado de infecção do local cirúrgico.

Categoria cirúrgica	Determinantes da categoria	Risco esperado de infecção pós-cirúrgica (%)
Limpa	Local não traumático Local não infectado Ausência de inflamação Sem interrupção da técnica asséptica Ausência de penetração nos sistemas respiratório, digestório, genital e urinário ou na orofaringe	1 a 3
Limpa contaminada	Penetração nos sistemas respiratório, digestório, genital e urinário ou na orofaringe, sem contaminação incomum Apendicectomia Descumprimento discreto da técnica asséptica Drenagem mecânica	3 a 7
Contaminada	Feridas traumáticas abertas recentes Extravasamento macroscópico do sistema digestório Descumprimento importante da técnica asséptica Penetração no sistema digestório ou nas vias biliares quando a urina ou bile está infectada	7 a 16
Suja	Ferida traumática com reparo tardio, tecido desvitalizado, corpos estranhos ou contaminação fecal Inflamação aguda e drenagem purulenta encontradas durante o procedimento	16 a 29

Adaptada de Edmiston, C. E. Jr., Spencer, M. (2014). Patient care interventions to help reduce the risk of surgical site infections. *AORN Journal*, 100(6), 590-602.

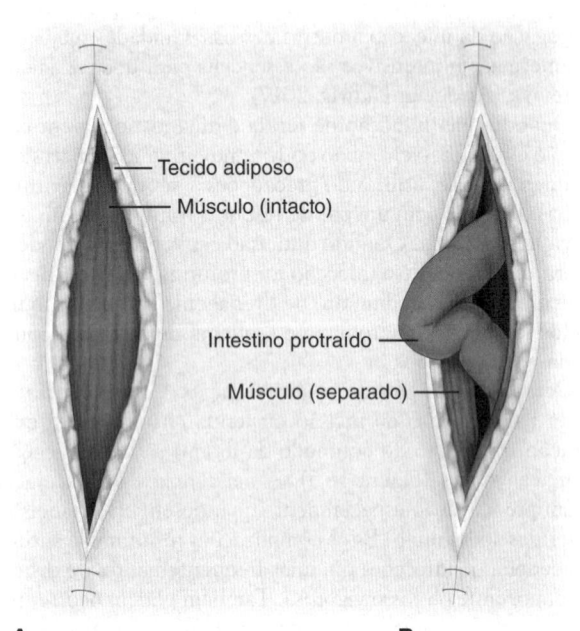

Figura 16.5 • **A.** Deiscência da ferida. **B.** Evisceração da ferida.

Quando as bordas da ferida se separam devagar, os intestinos podem ou não se projetar gradualmente, e o primeiro sinal pode ser um jato de líquido peritoneal sanguinolento (serossanguinolento) da ferida. Quando uma ferida se rompe de repente, alças intestinais podem ser empurradas para fora do abdome. O paciente pode relatar que "alguma coisa cedeu". A evisceração causa dor e pode estar associada a vômitos.

> **Alerta de enfermagem: Qualidade e segurança**
>
> Em caso de ruptura de ferida, o paciente é colocado em posição de Fowler baixo e orientado a ficar o mais imóvel possível. Essas ações minimizam a protrusão dos tecidos do corpo. As alças salientes do intestino são cobertas com curativos estéreis umedecidos com soro fisiológico estéril, e o cirurgião é notificado imediatamente.

Uma cinta abdominal pode fornecer apoio e proteção contra a deiscência e pode ser usada em conjunto com o curativo primário, especialmente em pacientes com paredes abdominais fracas ou pendentes, ou quando ocorre a ruptura de uma ferida.

Considerações gerontológicas. Os adultos mais velhos se recuperam mais lentamente, permanecem internados por mais tempo e correm maior risco de desenvolver complicações pós-operatórias. Condições cardiovasculares, respiratórias, renais, hepáticas, termorreguladoras, sensoriais e cognitivas peculiares aos adultos mais velhos podem causar complicações durante a fase de recuperação (Odom-Forren, 2018). Cuidados de enfermagem especializados podem ajudar o adulto mais velho a evitar essas complicações ou minimizar seus efeitos (Rothrock, 2019).

As causas potenciais do *delirium* pós-operatório são multifatoriais (Boxe 16.7). Uma avaliação especializada e repetida

Boxe 16.7 Causas potenciais do *delirium* pós-operatório

- Abstinência alcoólica
- Altos níveis de estresse ou ansiedade
- Ambientes desconhecidos e privação sensorial
- Cirurgia de urgência
- Débito cardíaco diminuído
- Déficits sensoriais
- Desequilíbrio hídrico e eletrolítico
- Desidratação
- Distúrbios do equilíbrio ácido-básico
- Dor não aliviada
- Fármacos (anticolinérgicos, benzodiazepínicos, depressores do SNC)
- Hipercapnia
- Hipotermia ou hipertermia
- Hipoxia
- Hipoxia cerebral
- Idade > 80 anos
- Impactação fecal
- Infarto agudo do miocárdio
- Infecção (urinária, ferida, respiratória)
- Insuficiência cardíaca
- Ocorrência de múltiplas doenças
- Perda de sangue
- Polifarmácia
- Relato de sintomas semelhantes à demência
- Retenção urinária

do estado mental e de todos os fatores fisiológicos ajuda o enfermeiro a planejar o cuidado, porque o *delirium* pode ser o indicador inicial ou o único indicador de infecção, desequilíbrio hidreletrolítico ou deterioração do estado respiratório ou hemodinâmico no paciente idoso. Os fatores que determinam se um paciente corre risco de *delirium* são idade, histórico de etilismo, função cognitiva pré-operatória, aspecto físico, níveis séricos bioquímicos e tipo de cirurgia.

Reconhecer o *delirium* pós-operatório, assim como identificar e tratar a causa subjacente, são os objetivos do cuidado. O *delirium* pós-operatório às vezes é confundido com demência preexistente ou é atribuído à idade. Além de monitorar e tratar as causas identificáveis, o enfermeiro implementa intervenções de apoio. Manter o paciente em um quarto bem iluminado e em estreita proximidade com os funcionários reduz a privação sensorial. Ao mesmo tempo, ruídos distrativos e desconhecidos devem ser minimizados. Como a dor pode contribuir para o *delirium* pós-operatório, o controle adequado da dor, sem sedação excessiva, é essencial (Rothrock, 2019).

O paciente é orientado tantas vezes quanto necessário, e os funcionários devem apresentar-se cada vez que entrarem em contato com o paciente. Envolvê-lo em atividades de conversação e de cuidado, bem como colocar um relógio e um calendário próximos a ele, pode melhorar a sua função cognitiva. A atividade física não deve ser negligenciada enquanto o paciente estiver confuso, porque a deterioração física pode piorar o *delirium* e colocar o paciente em maior risco de outras complicações. As restrições devem ser evitadas, pois podem piorar a confusão mental. Em vez de usar restrições, um membro da equipe é designado a ficar com o paciente. Pode-se administrar fármacos durante os episódios de confusão mental aguda, mas esses devem ser interrompidos o mais precocemente possível para evitar efeitos colaterais.

Outros problemas enfrentados pelo adulto mais velho no período pós-operatório, como a pneumonia, a função intestinal alterada, a TVP, a fraqueza e o declínio funcional, muitas vezes podem ser evitados com a deambulação precoce e progressiva. A posição sentada por tempo prolongado é evitada, já que promove a estase venosa nos membros inferiores. Pode ser indicado o encaminhamento para a fisioterapia, a fim de promover o exercício seguro e regular para o paciente idoso.

A incontinência urinária pode ser evitada, proporcionando fácil acesso à campainha de chamada e à cadeira sanitária, e perguntando com frequência ao paciente se ele deseja urinar. A deambulação precoce e a familiaridade com o quarto ajudam o paciente a se tornar autossuficiente mais cedo.

Nutrição ótima pode ajudar a promover a cicatrização da ferida e a recuperação da anestesia. O enfermeiro e o paciente podem consultar o nutricionista para planejar refeições atraentes e ricas em proteínas, que forneçam fibras, calorias e vitaminas suficientes. Podem ser prescritos suplementos nutricionais. Multivitamínicos, ferro e suplementos de vitamina C podem ser prescritos para ajudar na cicatrização dos tecidos, na formação de novas hemácias e no estado nutricional global.

Além de monitorar e gerenciar a recuperação fisiológica do idoso, o enfermeiro identifica e aborda as necessidades psicossociais. O adulto mais velho pode exigir muito incentivo e apoio para retomar suas atividades, e o ritmo pode ser lento. Déficits sensoriais podem exigir a repetição frequente das instruções, e a diminuição da reserva fisiológica pode exigir períodos de descanso frequentes. O adulto mais velho pode precisar de um planejamento abrangente para a alta, com a coordenação dos serviços profissionais e dos prestadores de cuidado à família. O enfermeiro, o assistente social ou o profissional gerente de caso podem instituir um plano para os cuidados contínuos e de transição.

PROMOÇÃO DE CUIDADOS DOMICILIAR, COMUNITÁRIO E DE TRANSIÇÃO

Orientação do paciente sobre autocuidados. A orientação do paciente é crucial durante os cuidados pós-anestésicos e inclui o que pode ser esperado em cada estágio do processo cirúrgico, inclusive após a alta. É importante que os enfermeiros avaliem os pacientes antes das intervenções cirúrgicas, sobretudo pacientes ambulatoriais, para determinar sua capacidade de manejo domiciliar e começar a orientação deles sobre os cuidados com a ferida após a cirurgia, com os drenos ou com outras demandas diárias (Lahr & Elliot, 2018). Embora as necessidades dependam de cada paciente e dos procedimentos a que foi submetido, foram identificadas as necessidades gerais de orientações ao paciente antes da alta (ver Boxe 16.3).

Cuidados contínuos e de transição. Frequentemente são necessários serviços baseados na comunidade e cuidados de transição depois da cirurgia. Adultos mais velhos, indivíduos que moram sozinhos, aqueles sem apoio familiar e pessoas com doenças crônicas ou incapacidade funcional preexistentes muitas vezes são os de maior necessidade. O planejamento para a alta envolve providenciar precocemente os serviços necessários desde o início da hospitalização visando ao manejo de feridas, ao manejo de drenos, aos cuidados com o cateter, à terapia de infusão e à fisioterapia ou terapia ocupacional. O enfermeiro de cuidado domiciliar, comunitário e de transição coordena essas atividades e serviços.

Durante as visitas ao domicílio, o enfermeiro examina o paciente à procura de complicações pós-operatórias avaliando a incisão cirúrgica, a condição respiratória e cardiovascular, a adequação do manejo da dor, o estado hídrico e nutricional e o progresso do paciente em retornar à condição pré-operatória. O enfermeiro analisa a capacidade do paciente de administrar os medicamentos prescritos pelo médico, fazer as trocas de curativo, lidar com os sistemas de drenagem e outros dispositivos. O enfermeiro pode trocar curativos ou cateteres, se necessário, além de identificar quaisquer serviços adicionais que sejam necessários e assistir o paciente e a família a ajustá-los. Reforçam-se orientações prévias, e o paciente é lembrado de comparecer às consultas de acompanhamento. O enfermeiro orienta o paciente e a família em relação aos sinais e sintomas a serem relatados ao cirurgião. Além disso, fornece informações sobre como obter o material necessário e sugere recursos ou grupos de apoio.

Reavaliação

Entre os resultados esperados estão:
1. O paciente mantém função respiratória ótima.
    a. Realiza exercícios de respiração profunda
    b. Exibe murmúrio vesicular sem ruídos adventícios
    c. Utiliza o espirômetro de incentivo conforme prescrito
    d. Imobiliza o local da incisão ao tossir para reduzir a dor.
2. O paciente indica que a dor diminuiu de intensidade.
3. O paciente aumenta a atividade conforme prescrito.
    a. Alterna períodos de descanso e atividade
    b. Aumenta progressivamente a deambulação
    c. Retoma as atividades normais no período de tempo prescrito
    d. Realiza atividades relacionadas com o autocuidado.

4. A ferida cicatriza sem complicação.
5. O paciente mantém a temperatura corporal nos limites normais.
6. O paciente retoma a ingestão.
    a. Nega náuseas e vômitos
    b. Ingere pelo menos 75% da dieta habitual
    c. Permanece sem desconforto abdominal e dores causados por gases
    d. Apresenta ruídos intestinais normais.
7. O paciente relata a retomada do padrão usual de evacuação.
8. Retoma o padrão usual de micção.
9. Mantém-se sem lesões.
10. Apresenta diminuição da ansiedade.
11. Adquire os conhecimentos e habilidades necessários para gerenciar o esquema após a alta.
12. Não apresenta complicações.

EXERCÍCIOS DE PENSAMENTO CRÍTICO

1 `cpa` Uma mulher de 38 anos é admitida na URPA após cirurgia abdominal aberta para excisão de tumor benigno e lise de aderências. A paciente é fumante há muitos anos e começa a tossir assim que é transferida da maca cirúrgica para o leito na URPA. Como você, o enfermeiro que recebe essa paciente, viabiliza a discussão interprofissional para aprimorar os cuidados prestados e aumentar a chance de um bom desfecho cirúrgico? Quais informações precisam ser obtidas da equipe do centro cirúrgico durante a passagem de plantão?

2 `qp` Um homem de 60 anos com obesidade e história pregressa de diabetes melito foi admitido na URPA após reparo no ombro direito. Ele recebeu analgesia multimodal, inclusive bloqueio de nervo periférico, e está programada alta para casa. Identifique as informações essenciais que você precisaria obter da equipe da SO. Quais são suas prioridades imediatas no fornecimento do cuidado para este paciente? Ele é transferido para a URPA fase II. Quais são suas prioridades para instruções e orientação de alta para este paciente?

3 `pbe` Um homem de 80 anos passou por uma artroplastia total do joelho direito. A anestesia administrada foi uma anestesia peridural. Que sinais e sintomas ele pode exibir ao despertar da cirurgia? Como enfermeiro da URPA, quais complicações devem ser monitoradas enquanto o paciente se recupera? Descreva um plano de cuidados de enfermagem baseado em evidências para o paciente durante sua internação.

REFERÊNCIAS BIBLIOGRÁFICAS

*Pesquisa em enfermagem.
**Referência clássica.

Livros

Ackley, B. J., & Ladwig, G. B. (2017). *Nursing diagnosis handbook: An evidence-based guide to planning care* (11th ed.). St. Louis, MO: Mosby.
American Society of PeriAnesthesia Nurses (ASPAN). (2019). *Perianesthesia nursing standards, practice recommendations and interpretive statements.* Cherry Hill, NJ.
Association of PeriOperative Registered Nurses (AORN). (2019). *Association of perioperative registered nurses (AORN) standards, recommended practice, and guidelines.* Denver, CO.
Barash, P. G., Cullen, B. F., Stoelting, R. K., et al. (2017). *Clinical anesthesia* (8th ed.). Philadelphia, PA: Lippincott Williams & Wilkins.
Comerford, K. C., & Durkin, M. T. (2020). *Nursing 2020 drug handbook.* Philadelphia, PA: Wolters Kluwer.
Dudek, S. G. (2017). *Nutrition essentials for nursing practice* (8th ed.). Philadelphia, PA: Lippincott Williams & Wilkins.
Norris, T. L. (2018). *Porth's pathophysiology: Concepts of altered health states* (10th ed.). Philadelphia, PA: Wolters Kluwer.
Odom-Forren, J. (2017). *Drain's perianesthesia nursing: A critical care approach.* St Louis, MO: Elsevier.
Rothrock, J. (2019). *Alexander's care of the patient in surgery* (16th ed.). St. Louis, MO: Elsevier.
Weber, J. R., & Kelley, J. H. (2018). *Health assessment in nursing* (6th ed.). Philadelphia, PA: Wolters Kluwer.

Periódicos e documentos eletrônicos

Alalawi, R., & Yasmeen, N. (2018). Postoperative cognitive dysfunction in the elderly: A review comparing the effects of desflurane and sevoflurane. *Journal of Perianesthesia Nursing, 33*(5), 732–740.
**Aldrete, A., & Wright, A. (1992). Revised Aldrete score for discharge. *Anesthesiology News, 18*(1), 17.
Armellino, D. (2017). Minimizing sources of airborne, aerosolized, and contact contaminants in the OR environment. *AORN Journal, 106*(6), 494–501.
Aroke, E., & Hicks, T. (2019). Pharmacogenetics of postoperative nausea and vomiting. *Journal of PeriAnesthesia Nursing, 34*(6), 1088–1105.
Asay, K., Olson, C., Donnelly, J., et al. (2019). The use of aromatherapy in postoperative nausea and vomiting: A systematic review. *Journal of PeriAnesthesia Nursing, 34*(3), 502–516.
De la Vega, J., Gilliand, C., Martinez, L., et al. (2019). Aromatherapy in the PACU (Abstract). *Journal of PeriAnesthesia Nursing, 34*(4), e51.
DeSilva, R., Seabra, T., Thomas, L., et al. (2019). "I feel fine": Fall preventative measures in the post anesthesia care unit (PACU). *Journal of PeriAnesthesia Nursing, 34*(4), e10.
Edmiston, C. E., Jr., & Spencer, M. (2014). Patient care interventions to help reduce the risk of surgical site infections. *AORN Journal, 100*(6), 590–602.
*Finch, C., Parkosewich, J. A., Perrone, D., et al. (2019). Incidence, timing, and factors associated with postoperative nausea and vomiting in the ambulatory surgery setting. *Journal of PeriAnesthesia Nursing, 34*(6), 1146–1155.
Hall, K. R., & Stanley, A. Y. (2019). Literature review: Assessment of opioid-related sedation and the Pasero Opioid Sedation Scale. *Journal of PeriAnesthesia Nursing, 34*(1), 132–142.
Henry, S. (2018). ATLS 10th edition offers new insights into managing trauma patients. *Bulletin of the American College of Surgeons:* Retrieved on 8/16/19 at: bulletin.facs.org/2018/06/atls-10th-edition-offers-new-insights-into-managing-trauma-patients/
Joint Commission. (2019). 2019 national patient safety goals. Retrieved on 5/22/2019 at: www.jointcommission.org/assets/1/6/2019_HAP_NPSGs_final2.pdf
Jungquist, C. R., Card, E., Charchaflieh, J., et al. (2018). Preventing opioid-induced respiratory depression in the hospitalized patient with obstructive sleep apnea. *Journal of PeriAnesthesia Nursing, 33*(5), 601–607.
Lahr, J., & Elliott, B. (2018). Perspectives from home care for guiding patients and families to a successful transition home after same-day surgery. *Journal of PeriAnesthesia Surgery, 33*(3), 348–352.
Ljungqvist, O., Scott, M., & Fearon, K. C. (2017). Enhanced recovery after surgery: A review. *JAMA Surgery, 152*(3), 292–298.
Montgomery, R., & McNamara, S. (2016). Multimodal pain management for enhanced recovery: Reinforcing the shift from traditional pathways through nurse-led interventions. *AORN Journal, 104*(6S), S9–S16.
Nasser, R., Kosty, J. A., Shah, S., et al. (2018). Risk factors and prevention of surgical site infections following spinal procedures. *Global Spine Journal, 8*(4), 44S–48S.
Padgette, P., & Wood, B. (2018). Conducting a surgical site infection prevention tracer. *AORN Journal, 107*(5), 580–590.
Persico, M., Miller, D., Way, C., et al. (2019). Implementation of enhanced recovery after surgery in a community hospital: An evidence-based approach. *Journal of PeriAnesthesia Nursing, 34*(1), 188–197.
Poulson, M., Coto, J., & Cooney, M. (2019). Music as a postoperative pain management intervention. *Journal of PeriAnesthesia Nursing, 34*(3), 662–666.
Tjeertes, E., Hoeks, S., Beks S., et al. (2015). Obesity—a risk factor for postoperative complications in general surgery? *BMC Anesthesiology, 112*(15), 1–7.

Thomas, J. S., Maple, I., Williams, N., et al. (2019). Preoperative risk assessment to guide prophylaxis and reduce the incidence of postoperative nausea and vomiting. *Journal of PeriAnesthesia Nursing, 34*(1), 74–85.

Wishart, S. M. (2019). Decreasing the incidence of postoperative urinary retention and incontinence with total joint replacement patients after spinal anesthesia in the postanesthesia care unit: A quality improvement project. *Journal of PeriAnesthesia Nursing, 34*(5), 1040–1046. Retrieved on 8/16/19 at: www.jopan.org/article/S1089-9472(19)30081-4/fulltext.

Wolfe, R. C. (2018). Multimodal analgesia in the perioperative setting. *Journal of PeriAnesthesia Nursing, 33*(4), 563–569.

*Wortham, T. C., Rice, A. N., Gupta, D. K., et al. (2019). Implementation of an obstructive sleep apnea protocol in the postanesthesia care unit for patients undergoing spinal fusion surgery. *Journal of PeriAnesthesia Nursing, 34*(4), 739–748.

Recursos

American Academy of Ambulatory Care Nursing (AAACN), www.aaacn.org

American Society of Anesthesiologists (ASA), www.asahq.org

American Society of PeriAnesthesia Nurses (ASPAN), www.aspan.org

Association of PeriOperative Registered Nurses (AORN), www.aorn.org

Malignant Hyperthermia Association of the United States (MHAUS), www.mhaus.org

PARTE 4

Troca Gasosa e Função Respiratória

Estudo de caso — Como prestar cuidados baseados em evidências para um paciente com covid-19

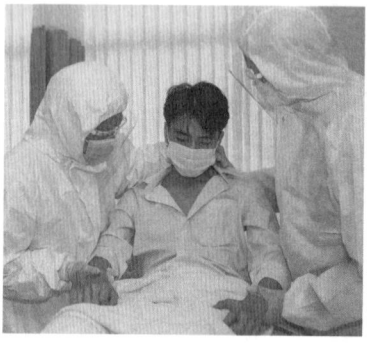

Sua unidade de saúde foi designada para atender apenas pacientes com coronavírus 2019 (covid-19). Um homem de 35 anos é internado na unidade com história pregressa de asma e hipertensão arterial que estão bem controladas com medicamentos. A temperatura corporal dele é 39°C, ele apresenta tosse e testou positivo para covid-19. O supervisor de enfermagem solicita que você elabore um plano de cuidado baseado em evidências que possa ser individualizado para esse paciente e usado como modelo para outros pacientes com covid-19 internados na sua unidade.

Foco de competência QSEN: Prática baseada em evidências (PBE)

As complexidades inerentes ao atual sistema de saúde desafiam o enfermeiro a demonstrar a integração de competências centrais interdisciplinares específicas. Essas competências visam garantir a prestação de cuidados de qualidade e seguros ao paciente (Institute of Medicine, 2003). O projeto Orientação de Qualidade e Segurança para Enfermeiros (QSEN, do inglês *Quality and Safety Education for Nurses*) (Cronenwett, Sherwood, Barnsteiner et al., 2007; QSEN, 2020) é uma referência para o conhecimento, as habilidades e as atitudes (CHAs) necessários ao enfermeiro para que demonstre competência nas suas áreas principais: ***cuidado centrado no paciente***; ***trabalho colaborativo em equipe interdisciplinar***; ***prática baseada em evidências***; ***melhora da qualidade***; ***segurança***; e ***informática***.

Definição de prática baseada em evidências: integra as melhores evidências atuais ao conhecimento clínico e às preferências e aos valores do paciente/da família para a administração dos cuidados de saúde ideais.

COMPETÊNCIAS SELECIONADAS PRÉ-LICENCIAMENTO	APLICAÇÃO E REFLEXÃO
Conhecimento	
Diferenciar opinião clínica de resumos de pesquisa e evidências	Identificar a base fisiopatológica do maior risco de contrair covid-19 dos pacientes com asma e hipertensão arterial. Qual é a fzorça das evidências para um plano de cuidados baseado em evidências para esse paciente?
Habilidades	
Consultar relatórios de evidência relacionados com os tópicos e as diretrizes de práticas clínicas	Quais estratégias você empregaria para pesquisar e, depois, identificar evidências apropriadas para desenvolver um plano de cuidados baseado em evidências para esse paciente? Que recursos você mobilizaria para esse paciente para que ele possa ser orientado sobre as melhores práticas para prevenir a propagação de covid-19 enquanto ele estiver hospitalizado e por ocasião da alta hospitalar?
Atitudes	
Valorizar o conceito de prática baseada em evidências (PBE) como crucial para a determinação da melhor prática clínica	Refletir sobre suas atitudes em relação ao uso da PBE para pacientes com covid-19. Você tende a pensar que infecções são inevitáveis em pacientes com fatores de risco?

Cronenwett, L., Sherwood, G., Barnsteiner, J. et al. (2007). Quality and safety education for nurses. *Nursing Outlook, 55*(3), 122-131; Institute of Medicine. (2003). *Health professions education: A bridge to quality*. Washington, DC: National Academies Press; QSEN Institute. (2020). *QSEN Competencies: Definitions and pre-licensure KSAs; Evidence based practice*. Retirado em 15/08/2020 de: qsen.org/competencies/pre-licensure-ksas/#evidence-based_practice.

17 Avaliação da Função Respiratória

DESFECHOS DO APRENDIZADO

Após ler este capítulo, você será capaz de:

1. Descrever as estruturas e as funções das vias respiratórias superiores e inferiores e os conceitos de ventilação, difusão, perfusão e desequilíbrios ventilação-perfusão.
2. Explicar e demonstrar as técnicas adequadas utilizadas para uma avaliação respiratória abrangente.
3. Fazer a distinção entre os achados de avaliação normais e anormais do sistema respiratório identificados pela inspeção, palpação, percussão e ausculta do sistema respiratório.
4. Reconhecer e avaliar os principais sintomas de disfunção respiratória, aplicando os achados da anamnese e do exame físico do paciente.
5. Identificar os exames complementares utilizados para avaliar a função respiratória e as implicações para a enfermagem relacionadas.

CONCEITOS DE ENFERMAGEM

Avaliação   Oxigenação   Perfusão

GLOSSÁRIO

apneia: suspensão momentânea da respiração
apneia obstrutiva do sono: ausência temporária de respiração durante o sono secundária à obstrução transitória das vias respiratórias superiores
broncofonia: aumento anormal da clareza dos sons vocais transmitidos, ouvidos durante a ausculta dos pulmões
broncoscopia: exame direto da laringe, da traqueia e dos brônquios usando um endoscópio
cílios: pelos curtos e finos que realizam um movimento de chicotada constante que serve para impulsionar o muco e substâncias estranhas para longe do pulmão, em direção à laringe
complacência: medida da força necessária para expandir ou insuflar os pulmões
crepitações: sons de estalo descontínuos e não musicais durante a inspiração causados pela reabertura tardia das vias respiratórias ouvidos na ausculta pulmonar
difusão pulmonar: troca de moléculas de gás (oxigênio e dióxido de carbono) a partir de áreas de alta concentração para áreas de baixa concentração
dispneia: experiência subjetiva que descreve uma sensação de desconforto ou dor à respiração em repouso ou durante caminhada ou subida de escadas; comumente descrita pelos pacientes como "falta de ar"
egofonia: alteração anormal no tom de voz que é ouvido quando se auscultam os pulmões
espaço morto fisiológico: parte da árvore brônquica que não participa da troca gasosa
estridor: som musical, contínuo, agudo, auscultado na inspiração, mais bem auscultado no pescoço; pode ser audível sem o uso de estetoscópio, secundário à obstrução das vias respiratórias superiores
frêmito: vibrações da fala sentidas como tremores da parede torácica durante a palpação
hemoptise: expectoração de sangue a partir do sistema respiratório
hipoxemia: diminuição da tensão arterial de oxigênio no sangue
hipoxia: diminuição do aporte de oxigênio para os tecidos e células
ortopneia: falta de ar quando se está deitado, aliviada na posição sentada ou em pé
pectoriloquia sussurrada (ou áfona): sons sussurrados percebidos de modo alto e claro à ausculta do tórax
perfusão pulmonar: fluxo sanguíneo ao longo dos vasos pulmonares
respiração: troca gasosa entre o ar atmosférico e o sangue, assim como entre o sangue e as células do organismo
roncos: som profundo, grave, associado à obstrução parcial das vias respiratórias, detectado na ausculta pulmonar
saturação de oxigênio: porcentagem de hemoglobina que está ligada ao oxigênio
sibilos: sons musicais contínuos associados ao estreitamento ou à obstrução parcial das vias respiratórias
taquipneia: respiração anormalmente rápida
ventilação: movimento de ar para dentro e para fora das vias respiratórias
volume corrente: volume de ar inspirado e expirado em cada respiração durante a respiração normal

As disfunções do sistema respiratório são comuns e encontradas pelos enfermeiros que atuam em todos os ambientes, da comunidade à unidade de cuidados intensivos. O enfermeiro deve desenvolver e aplicar habilidades de avaliação especializadas para prestar o melhor atendimento aos pacientes com problemas respiratórios agudos e crônicos. Alterações nas condições respiratórias foram identificadas como preditores importantes de deterioração clínica em pacientes hospitalizados (Institute for Healthcare Improvement [IHI], 2019). Para diferenciar os achados normais de anormais da avaliação e reconhecer mudanças sutis que possam afetar negativamente os resultados dos pacientes, o enfermeiro precisa compreender a função respiratória e o significado dos resultados anormais nos exames complementares.

REVISÃO DA ANATOMIA E FISIOLOGIA

O sistema respiratório é composto de vias respiratórias superiores e inferiores. Juntas, essas duas vias são responsáveis pela **ventilação** (movimento do ar para dentro e para fora das vias respiratórias). A via respiratória superior aquece e filtra o ar inspirado, e a via respiratória inferior (pulmões) é capaz de realizar a troca gasosa ou difusão. A troca gasosa envolve o fornecimento de oxigênio aos tecidos através da corrente sanguínea e a expulsão de gases residuais, como o dióxido de carbono, durante a expiração. O sistema respiratório depende do sistema cardiovascular para a perfusão, ou fluxo sanguíneo ao longo do sistema pulmonar (Norris, 2019).

Anatomia do sistema respiratório

Vias respiratórias superiores

As estruturas das vias respiratórias superiores consistem em nariz; seios paranasais; faringe, tonsilas e adenoides; laringe e traqueia.

Nariz

O nariz serve como passagem para o deslocamento do ar para os pulmões e a partir deles. Ele filtra as impurezas e umidifica e aquece o ar que é inspirado. O nariz é composto de uma parte externa e outra interna. A parte externa projeta-se da face, sendo apoiada por ossos e cartilagens nasais. As narinas são as aberturas externas das cavidades nasais.

A parte interna do nariz é uma cavidade separada em cavidades nasais direita e esquerda por uma estrutura vertical estreita, o septo nasal. Cada cavidade nasal é dividida em três trajetos pela projeção de conchas das paredes laterais. As conchas têm esse nome em alusão ao seu formato. Por causa de suas curvas, esses ossos aumentam a superfície da mucosa das passagens nasais e obstruem discretamente o fluxo de ar ao longo delas (Figura 17.1).

O ar que entra nas narinas é desviado para cima até o teto do nariz, seguindo um trajeto tortuoso antes de alcançar a nasofaringe. Entra em contato com uma grande superfície de mucosa ciliada (chamada *mucosa nasal*) úmida, quente e altamente vascularizada, que aprisiona praticamente toda a poeira e microrganismos do ar inspirado. O ar é umedecido, aquecido à temperatura do corpo e colocado em contato com os nervos sensitivos. Alguns desses nervos detectam odores; outros provocam espirros que visam expulsar poeiras irritantes. O muco, secretado continuamente pelas células caliciformes, recobre toda a superfície da mucosa nasal e é movido de volta para a nasofaringe pela ação dos **cílios** (pelos curtos e finos).

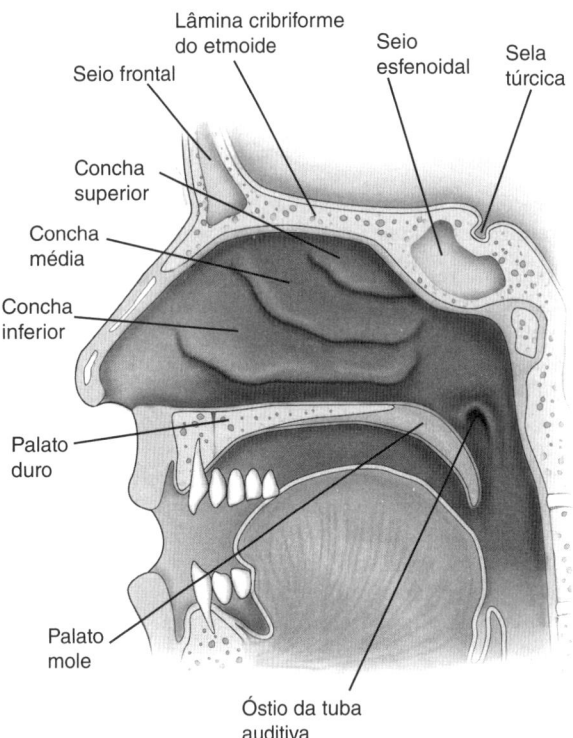

Figura 17.1 • Corte transversal da cavidade nasal.

Seios paranasais

Os seios paranasais ou seios da face incluem quatro pares de cavidades ósseas que são revestidas por mucosa nasal e epitélio colunar pseudoestratificado ciliado. Esses espaços preenchidos por ar são conectados por vários ductos que drenam para a cavidade nasal. Os seios da face são nomeados pela sua localização: frontal, etmoidal, esfenoidal e maxilar (Figura 17.2). Uma função importante dos seios paranasais é servir como uma câmara de ressonância na fala. Os seios paranasais são um local comum de infecção.

Faringe, tonsilas e adenoides

A faringe é uma estrutura tubular que liga as cavidades nasal e oral à laringe. É dividida em três regiões: nasal, oral e laríngea. A nasofaringe está localizada posteriormente ao nariz e acima do palato mole. A orofaringe abriga as tonsilas palatinas. A laringofaringe estende-se do osso hioide à cartilagem cricóidea. A epiglote forma a entrada da laringe.

As adenoides (tonsilas palatinas) estão localizadas no teto da nasofaringe. As tonsilas, adenoides e outros tecidos linfoides circundam a garganta. Essas estruturas são importantes

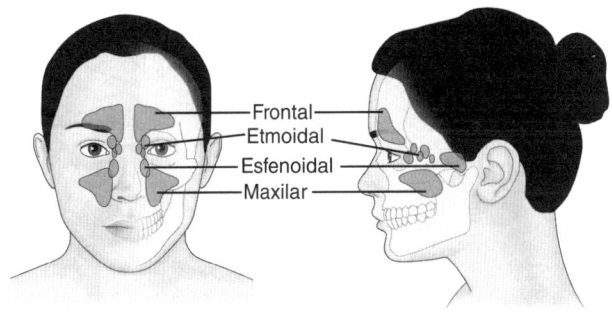

Figura 17.2 • Seios paranasais.

elos na cadeia de linfonodos que defendem o corpo da invasão por microrganismos que entram pelo nariz e para garganta. A faringe atua como uma passagem para as vias respiratórias e digestória.

Laringe

A laringe é um órgão cartilaginoso revestido de epitélio que liga a faringe e a traqueia e consiste no seguinte:

- *Epiglote:* um retalho de cartilagem que recobre a abertura da laringe durante a deglutição, funcionando como uma válvula
- *Glote:* a abertura entre as pregas vocais na laringe
- *Cartilagem tireóidea:* a maior de todas as estruturas cartilaginosas; parte dela forma a proeminência laríngea (pomo de Adão nos homens)
- *Cartilagem cricóidea:* único anel cartilaginoso completo da laringe (localizado abaixo da cartilagem tireóidea)
- *Cartilagens aritenóideas:* usadas no movimento das pregas vocais com a cartilagem tireóidea
- *Pregas vocais:* ligamentos controlados por movimentos musculares que produzem sons; localizadas no lúmen da laringe.

Embora a sua principal função seja a vocalização, a laringe também protege as vias respiratórias inferiores de substâncias estranhas e facilita a tosse (Norris, 2019).

Traqueia

A traqueia é composta de músculo liso com anéis de cartilagem em forma de C em intervalos regulares. Os anéis cartilaginosos são incompletos na superfície posterior e dão firmeza à parede da traqueia, impedindo-a de colabar. A traqueia é a estrutura que conecta a laringe com os brônquios principais direito e esquerdo, que entram nos pulmões por meio de uma abertura chamada *hilo.*

Vias respiratórias inferiores

As vias respiratórias inferiores são constituídas pelos pulmões, que contêm as estruturas brônquicas e alveolares necessárias para a troca gasosa.

Pulmões

Os pulmões são estruturas elásticas pareadas envolvidas pela caixa torácica, a qual é uma câmara estanque ao ar com paredes distensíveis (Figura 17.3). Cada pulmão é dividido em lobos. O pulmão direito tem lobos superior, médio e inferior, e o pulmão esquerdo é formado pelos lobos superior e inferior (Figura 17.4). Cada lobo é subdividido em 2 a 5 segmentos separados por fissuras, que são extensões da pleura.

Pleura

Os pulmões e a parede da cavidade torácica são revestidos por uma membrana serosa chamada pleura. A pleura visceral reveste os pulmões; a pleura parietal circunda a cavidade torácica, a parede lateral do mediastino, o diafragma e o aspecto interno das costelas. As pleuras visceral e parietal, junto com o pequeno volume de líquido pleural entre essas duas membranas, servem para lubrificar o tórax e os pulmões e possibilitar o movimento suave dos pulmões dentro da cavidade torácica durante a inspiração e a expiração.

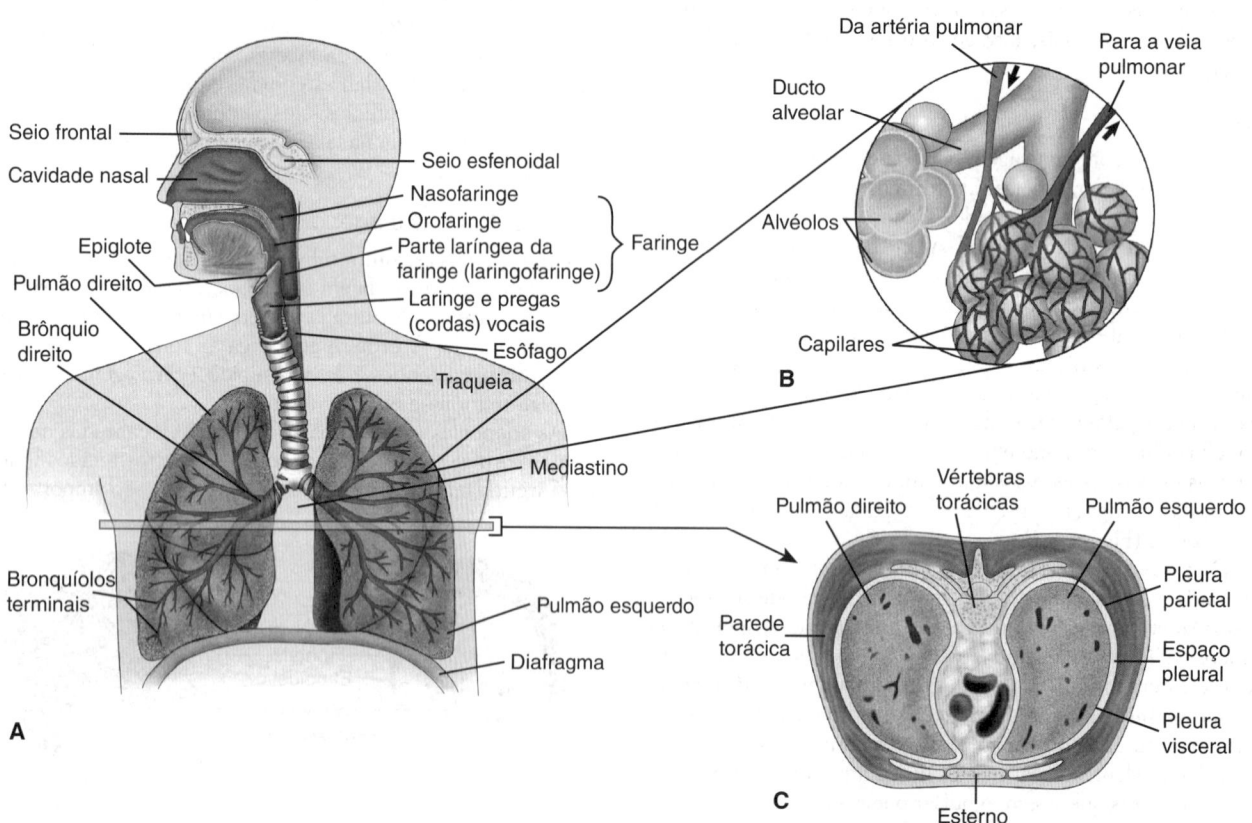

Figura 17.3 • Sistema respiratório. **A.** Estruturas das vias respiratórias superiores e estruturas do tórax. **B.** Alvéolos. **C.** Corte transversal horizontal dos pulmões.

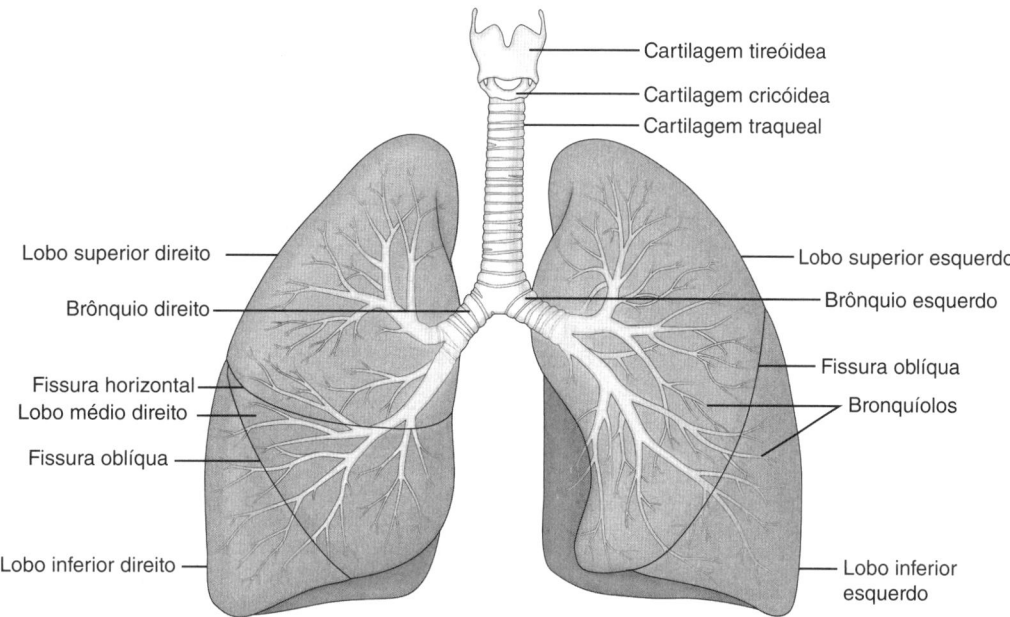

Figura 17.4 • Vista anterior dos pulmões. Os pulmões consistem em cinco lobos. O pulmão direito tem três lobos (superior, médio, inferior); o esquerdo tem dois (superior e inferior). Os lobos são subdivididos por fissuras. A árvore brônquica, outra estrutura do pulmão, infla-se com ar para preencher os lobos.

Mediastino

O mediastino está no meio do tórax, entre os sacos pleurais que contêm os dois pulmões. Ele se estende do esterno até a coluna vertebral e nele estão todos os tecidos do tórax com exceção dos pulmões (coração, timo, aorta, veia cava e esôfago).

Brônquios e bronquíolos

Existem várias divisões dos brônquios dentro de cada lobo pulmonar. Primeiro estão os brônquios lobares (três no pulmão direito e dois no pulmão esquerdo). Os brônquios lobares dividem-se em brônquios segmentares (10 à direita e 8 à esquerda); essas estruturas facilitam a drenagem postural eficaz no indivíduo. Os brônquios segmentares então se dividem em brônquios subsegmentares. Esses brônquios são circundados por tecido conjuntivo que contém artérias, vasos linfáticos e nervos.

Os brônquios subsegmentares então se ramificam em bronquíolos, que não têm cartilagem em suas paredes. Sua permeabilidade depende inteiramente do recolhimento elástico do músculo liso circundante e da pressão alveolar. Os bronquíolos contêm glândulas submucosas, que produzem muco que recobre o revestimento interno das vias respiratórias. Os brônquios e bronquíolos também são revestidos por células que têm superfícies recobertas por cílios. Esses cílios produzem movimentos ondulantes constantes, que empurram o muco e as substâncias estranhas para fora dos pulmões em direção à laringe.

Os bronquíolos ramificam-se em bronquíolos terminais, que não têm glândulas mucosas nem cílios. Os bronquíolos terminais tornam-se bronquíolos respiratórios, que são considerados vias de passagem transitórias entre as vias respiratórias de condução e as vias respiratórias de troca gasosa. Até este ponto, as vias respiratórias de condução contêm cerca de 150 mℓ de ar na árvore brônquica que não participa da troca gasosa, conhecido como **espaço morto fisiológico**. Os bronquíolos respiratórios então se ramificam até os ductos e sacos alveolares e depois para os alvéolos (ver Figura 17.3). As trocas de oxigênio e dióxido de carbono ocorrem nos alvéolos.

Alvéolos

O pulmão é constituído por cerca de 300 milhões de alvéolos, com uma área total entre 50 e 100 m^2 (Norris, 2019). Existem três tipos de células alveolares. As células tipo I e tipo II compõem o epitélio alveolar. As células tipo I respondem por 95% da área de superfície alveolar e servem como uma barreira entre o ar e a superfície alveolar; as células do tipo II são responsáveis por apenas 5% dessa área, mas são responsáveis pela produção de células tipo I e surfactante. O surfactante reduz a tensão superficial, melhorando assim a função pulmonar global. Os macrófagos alveolares, o terceiro tipo de células alveolares, são células fagocíticas que ingerem materiais estranhos e, assim, proporcionam um importante mecanismo de defesa.

Função do sistema respiratório

As células do corpo derivam a energia necessária da oxidação de carboidratos, gorduras e proteínas. Esse processo requer oxigênio. Tecidos vitais, como o encéfalo e o coração, não são capazes de sobreviver por longo tempo sem um suprimento contínuo de oxigênio. Como resultado da oxidação, o dióxido de carbono é produzido e precisa ser removido das células para evitar o acúmulo de resíduos ácidos. O sistema respiratório realiza essa função, facilitando os processos de sustentação da vida como o transporte de oxigênio, a respiração, a ventilação e a troca gasosa.

Transporte de oxigênio

O oxigênio é fornecido e o dióxido de carbono é removido das células por meio do sangue circulante, através das finas paredes dos vasos capilares. O oxigênio difunde-se através da parede do capilar para o líquido intersticial. Nesse ponto, difunde-se através da membrana das células teciduais, onde é utilizado pela mitocôndria para a respiração celular. O movimento do dióxido de carbono por difusão ocorre no sentido oposto, da célula para o sangue.

Respiração

Depois dessas trocas teciduais nos capilares, o sangue entra na circulação venosa sistêmica e desloca-se para a circulação pulmonar. A concentração de oxigênio no sangue nos capilares pulmonares é menor do que nos alvéolos pulmonares. Por causa desse gradiente de concentração, o oxigênio se difunde dos alvéolos para o sangue. O dióxido de carbono, que tem maior concentração no sangue do que nos alvéolos, difunde-se do sangue para os alvéolos. O movimento de ar para dentro e para fora das vias respiratórias repõe continuamente o oxigênio e remove o dióxido de carbono das vias respiratórias e dos pulmões. Esse processo completo de troca gasosa entre o ar atmosférico e o sangue e entre o sangue e as células do corpo é chamado **respiração**.

Ventilação

A ventilação requer o movimento das paredes da caixa torácica e de seu assoalho, o diafragma. O efeito desses movimentos é o aumento e a diminuição alternada da capacidade do tórax. Quando é aumentada, o ar entra através da traqueia (inspiração) e move-se para os brônquios, bronquíolos e alvéolos, e insufla os pulmões. Quando a parede torácica e o diafragma retornam às suas posições anteriores (expiração), os pulmões recuam e forçam o ar para fora através dos brônquios e traqueia. A inspiração ocorre durante o primeiro terço do ciclo respiratório; a expiração ocorre durante os dois terços finais. A fase inspiratória da respiração normalmente requer energia; a fase expiratória normalmente é passiva, precisando de muito pouca energia. Os fatores físicos que controlam o fluxo de ar para dentro e fora dos pulmões são chamados coletivamente de mecânica da ventilação e incluem as variações de pressão de ar, a resistência ao fluxo de ar e a complacência pulmonar.

Variações da pressão de ar

O ar flui de uma região de pressão mais alta para outra de pressão mais baixa. Durante a inspiração, os movimentos do diafragma e dos músculos intercostais ampliam a cavidade torácica e, assim, diminuem a pressão dentro do tórax para um nível inferior ao da pressão atmosférica. Como resultado, o ar é aspirado através da traqueia e dos brônquios até os alvéolos. Durante a expiração, o diafragma relaxa e os pulmões recuam, o que resulta em diminuição no tamanho da cavidade torácica. A pressão alveolar então excede a pressão atmosférica, e o ar flui dos pulmões para a atmosfera.

Resistência das vias respiratórias

A resistência é determinada pelo raio, ou calibre, das vias respiratórias por meio das quais o ar está fluindo, bem como pelos volumes pulmonares e velocidade do fluxo de ar. Qualquer processo que altere o diâmetro ou a largura dos brônquios afeta a resistência das vias respiratórias e altera a taxa do fluxo de ar para um dado gradiente de pressão durante a respiração (Boxe 17.1). Com o aumento da resistência, é necessário um esforço respiratório maior do que o habitual para alcançar níveis normais de ventilação.

Complacência

A **complacência** é a elasticidade e a capacidade de expansão dos pulmões e estruturas torácicas. A complacência possibilita que o volume do pulmão aumente quando a diferença de pressão entre a atmosfera e a cavidade torácica (gradiente de pressão) faz com que o ar flua para dentro. Os fatores que determinam a complacência pulmonar são a tensão superficial dos alvéolos, o tecido conjuntivo e o teor de água dos pulmões, bem como a complacência da cavidade torácica.

A complacência é determinada pelo exame da relação volume–pressão nos pulmões e no tórax. A complacência é normal (1 ℓ/cmH$_2$O) se os pulmões e o tórax se esticam e distendem facilmente quando é aplicada pressão. O aumento da complacência ocorre quando os pulmões perdem seu recolhimento elástico e se tornam distendidos (p. ex., no enfisema pulmonar). A diminuição ocorre quando os pulmões e o tórax se tornam "rígidos". Condições associadas à diminuição da complacência incluem a obesidade grave, o pneumotórax, o hemotórax, o derrame pleural, o edema pulmonar, a atelectasia, a fibrose pulmonar e a síndrome da angústia respiratória do adulto (SARA). Pulmões com diminuição na complacência exigem um gasto energético maior do que o habitual por parte do paciente para alcançar níveis normais de ventilação.

Volumes e capacidades pulmonares

A função pulmonar, que reflete a mecânica da ventilação, é vista em termos de volumes e capacidades pulmonares. Os volumes pulmonares são classificados como volume corrente, volume de reserva inspiratório, volume de reserva expiratório e volume residual. A capacidade pulmonar é avaliada em termos de capacidade vital, capacidade inspiratória, capacidade residual funcional e capacidade pulmonar total. Esses termos são explicados na Tabela 17.1.

Difusão e perfusão pulmonares

A **difusão pulmonar** é o processo por meio do qual o oxigênio e o dióxido de carbono são trocados a partir de áreas de alta concentração para áreas de baixa concentração na interface ar–sangue. A membrana alveolocapilar é ideal para a difusão, por causa de sua espessura fina e de sua grande área de superfície. No adulto saudável normal, o oxigênio e o dióxido de carbono cruzam a membrana alveolocapilar sem dificuldade, em razão das diferenças de concentração de gases nos alvéolos e capilares.

A **perfusão pulmonar** é o fluxo sanguíneo real por meio da vasculatura pulmonar. O sangue é bombeado para os pulmões a partir do ventrículo direito por meio da artéria pulmonar. A artéria pulmonar divide-se em ramos direito e esquerdo para irrigar ambos os pulmões. Normalmente, cerca de 2% do sangue bombeado pelo ventrículo direito não perfunde os capilares alveolares. Esse sangue desviado drena para o lado esquerdo do coração sem participar da troca gasosa alveolar. As artérias brônquicas que se estendem a partir da aorta torácica também apoiam a perfusão, mas não participam na troca

---

Boxe 17.1 Causas do aumento na resistência das vias respiratórias

Fenômenos comuns que podem alterar o diâmetro dos brônquios e afetar a resistência das vias respiratórias são os seguintes:

- Contração da musculatura lisa dos brônquios – como ocorre na asma brônquica
- Espessamento da mucosa brônquica – como ocorre na bronquite crônica
- Obstrução das vias respiratórias – por muco, tumor ou corpo estranho
- Perda da elasticidade do pulmão – como ocorre no enfisema pulmonar, que é caracterizado por um tecido conjuntivo que circunda as vias respiratórias, mantendo-as, assim, abertas durante a inspiração e a expiração.

TABELA 17.1 — Volumes e capacidades pulmonares.

Termo	Sigla	Descrição	Valor normal[a]	Significância
Volumes pulmonares				
Volume corrente	VC	Volume de ar inspirado e expirado em cada respiração	500 mℓ ou 5 a 10 mℓ/kg	O volume corrente pode não variar, mesmo na doença grave.
Volume de reserva inspiratório	VRI	Volume máximo de ar que pode ser inspirado depois de uma inspiração normal	3.000 mℓ	
Volume de reserva expiratório	VRE	Volume máximo de ar que pode ser liberado em uma expiração forçada depois de uma expiração normal	1.100 mℓ	O volume de reserva expiratório está diminuído em doenças restritivas, como a obesidade, a ascite, ou na gestação.
Volume residual	VR	Volume de ar remanescente nos pulmões depois de uma expiração máxima	1.200 mℓ	O volume residual pode estar aumentado na doença obstrutiva.
Capacidades pulmonares				
Capacidade vital	CV	Volume máximo de ar expirado a partir do ponto de inspiração máxima: CV = VC + VRI + VRE	4.600 mℓ	Pode-se observar diminuição na capacidade vital em caso de doença neuromuscular, fadiga generalizada, atelectasia, edema pulmonar, DPOC e obesidade.
Capacidade inspiratória	CI	Volume máximo de ar inspirado depois uma expiração normal: CI = VC + VRI	3.500 mℓ	A diminuição da capacidade inspiratória pode indicar uma doença restritiva. Também pode estar reduzida na obesidade.
Capacidade residual funcional	CRF	Volume de ar que permanece nos pulmões depois de uma expiração normal: CRF = VRE + VR	2.300 mℓ	A capacidade residual funcional pode estar aumentada na DPOC e diminuída na SARA e na obesidade.
Capacidade pulmonar total	CPT	Volume de ar nos pulmões depois de uma inspiração máxima: CPT = VC + VRI + VRE + VR	5.800 mℓ	A capacidade pulmonar total pode estar diminuída na doença restritiva, como na atelectasia e na pneumonia, e aumentada na DPOC.

[a]Valores para homens saudáveis; as mulheres têm valores 20 a 25% menores. DPOC: doença pulmonar obstrutiva crônica; SARA: síndrome da angústia respiratória do adulto.
Adaptada de West, J. B., Luks, A.M. (2016). *West's respiratory physiology: The essentials*. 10th ed. Philadelphia, PA: Wolters Kluwer Health Lippincott Williams & Wilkins.

gasosa, diluindo ainda mais o sangue oxigenado que sai pela veia pulmonar (Norris, 2019).

A circulação pulmonar é considerada um sistema de baixa pressão, porque a pressão arterial sistólica na artéria pulmonar é de 20 a 30 mmHg e a pressão diastólica é de 5 a 15 mmHg. Por causa dessas baixas pressões, a vasculatura pulmonar normalmente pode variar sua capacidade de acomodar o fluxo sanguíneo que recebe. No entanto, quando uma pessoa está em posição ortostática, a pressão arterial pulmonar não é grande o suficiente para fornecer sangue para o ápice do pulmão contra a força da gravidade. Assim, quando a pessoa está na posição ortostática, pode-se considerar que o pulmão está dividido em três partes: uma parte superior, com irrigação sanguínea ruim; uma parte inferior, com irrigação sanguínea máxima; e uma parte entre ambas, com irrigação sanguínea intermediária. Quando a pessoa que está em decúbito ventral se vira para um dos lados, mais sangue passa para o pulmão do lado pendente (de baixo).

A perfusão também é influenciada pela pressão alveolar. Os capilares pulmonares estão imprensados entre alvéolos adjacentes. Se a pressão alveolar for suficientemente alta, os capilares são comprimidos. Dependendo da pressão, alguns dos capilares colapsam completamente, ao passo que outros se estreitam.

A pressão na artéria pulmonar, a gravidade e a pressão alveolar determinam os padrões de perfusão. Na doença pulmonar, esses fatores variam, e a perfusão do pulmão pode tornar-se anormal.

Equilíbrio e desequilíbrio na ventilação e perfusão

A troca gasosa adequada depende de uma razão ventilação–perfusão ($\dot{V}/\dot{Q}$) apropriada. Em diferentes áreas do pulmão, a razão $\dot{V}/\dot{Q}$ varia. Bloqueios nas vias respiratórias, alterações locais na complacência pulmonar e a gravidade podem alterar a ventilação. Podem ocorrer alterações na perfusão com a mudança na pressão da artéria pulmonar, pressão alveolar ou gravidade.

O desequilíbrio na $\dot{V}/\dot{Q}$ é resultado da ventilação inadequada ou da perfusão inadequada, ou de ambas. Há quatro estados possíveis de $\dot{V}/\dot{Q}$ no pulmão: razão $\dot{V}/\dot{Q}$ normal, razão $\dot{V}/\dot{Q}$ baixa (*shunt*), razão $\dot{V}/\dot{Q}$ alta (espaço morto) e ausência de ventilação e perfusão (unidade silenciosa) (Boxe 17.2). O desequilíbrio $\dot{V}/\dot{Q}$ provoca desvio de sangue, resultando em **hipoxia** (baixo nível de oxigênio celular). O *shunt* parece ser a principal causa de hipoxia depois de cirurgia torácica ou abdominal e da maior parte dos tipos de insuficiência respiratória. A hipoxia grave ocorre quando a quantidade de desvio (*shunting*) é superior a 20%. A suplementação de oxigênio pode eliminar a hipoxia, dependendo do tipo de desequilíbrio $\dot{V}/\dot{Q}$.

Troca gasosa

Pressão parcial de gases

O ar que respiramos é uma mistura gasosa constituída principalmente por nitrogênio (78%), oxigênio (21%), argônio (1%) e traços de outros gases, inclusive dióxido de carbono, metano e hélio, entre outros gases. A pressão atmosférica ao nível do mar é cerca de 760 mmHg. A pressão parcial é a pressão exercida por cada tipo de gás em uma mistura de gases. A pressão parcial de um gás é proporcional à concentração desse gás na mistura. A pressão total exercida pela mistura gasosa, seja na atmosfera, seja nos pulmões, é igual à soma das pressões parciais. A pressão parcial de nitrogênio é aproximadamente 596 mmHg, a de oxigênio é 152 mmHg e a de argônio é 7,6 mmHg. O Boxe 17.3 identifica e define os termos e abreviaturas relacionados com a pressão parcial de gases. Todavia, a pressão parcial dos gases é influenciada quando o ar é inalado e umidificado pelo sistema respiratório. É possível calcular a pressão parcial dos gases, especificamente de oxigênio, nos alvéolos.

Quando o ar entra na traqueia, torna-se completamente saturado com vapor de água, que desloca alguns dos outros gases. O vapor de água exerce uma pressão de 45 mmHg quando satura completamente uma mistura de gases na

Boxe 17.2 — Relações de ventilação–perfusão

Razão normal (A)
No pulmão saudável, determinada quantidade de sangue passa por um alvéolo e está combinada a uma quantidade igual de gás (A). A razão é de 1:1 (a ventilação se equilibra com a perfusão).

Razões de baixa ventilação–perfusão: *shunts* (B)
Estados de baixa ventilação–perfusão podem ser chamados de *distúrbios produtores de shunt*. Quando a perfusão excede a ventilação, ocorre um *shunt* (B). O sangue passa pelos alvéolos sem que ocorra troca gasosa. Isso é observado na obstrução das vias respiratórias distais, como na pneumonia, na atelectasia, no tumor ou no tampão mucoso.

Razões de alta ventilação–perfusão: espaço morto (C)
Quando a ventilação excede a perfusão, resulta em espaço morto (C). Os alvéolos não têm um suprimento sanguíneo adequado para que ocorra troca gasosa. Essa é uma característica de várias disfunções, incluindo a embolia pulmonar, o infarto pulmonar e o choque cardiogênico.

Unidade silenciosa (D)
Na ausência tanto de ventilação quanto de perfusão, ou em caso de ventilação e perfusão limitada, ocorre uma condição conhecida como unidade silenciosa (D). É encontrada no pneumotórax e na síndrome da angústia respiratória grave do adulto.

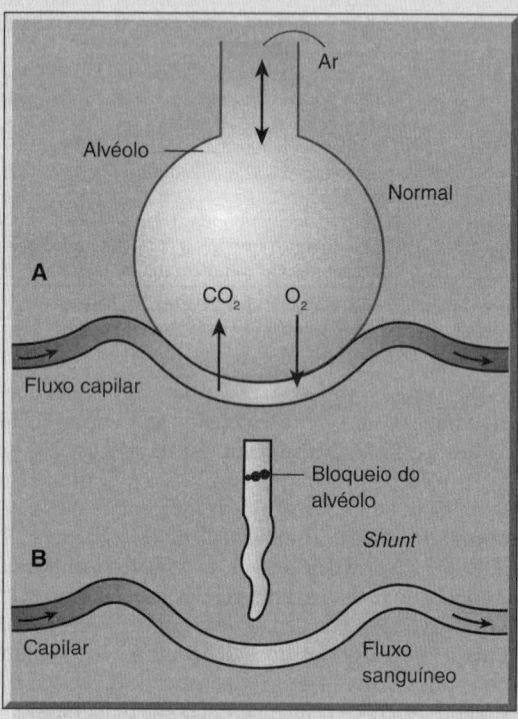

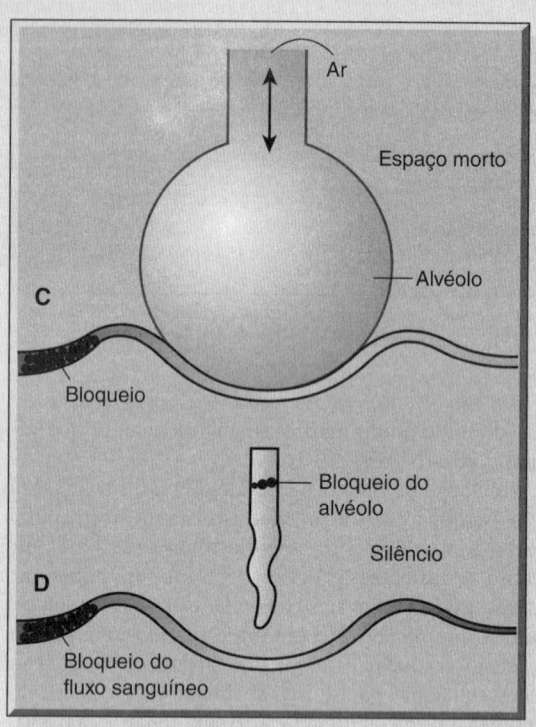

temperatura corporal de 37°C. O nitrogênio e o oxigênio são responsáveis por quase toda a pressão restante de 715 mmHg. Quando essa mistura entra nos alvéolos, é ainda mais diluída pelo dióxido de carbono. Nos alvéolos, o vapor de água continua exercendo uma pressão de 45 mmHg. Em condições basais típicas (ou seja, sem oxigênio suplementar e ao nível do mar), a pressão parcial de oxigênio alveolar (PAO_2) é aproximadamente 100 mmHg. Essa pressão assegura a difusão de oxigênio através das membranas alveolocapilares e, por fim, para o sangue arterial e para os eritrócitos para atender às demandas sistêmicas por oxigênio (Sharma, Hashmi & Rawat, 2019).

Quando um gás é exposto a um líquido, ele se dissolve nesse líquido até que seja alcançado o equilíbrio. O gás dissolvido também exerce uma pressão parcial. Em condições de equilíbrio, a pressão parcial do gás no líquido é a mesma que a pressão parcial do gás na mistura gasosa. A oxigenação do sangue venoso no pulmão ilustra esse ponto. No pulmão, o sangue venoso e o oxigênio alveolar estão separados por uma membrana alveolar muito fina. O oxigênio difunde-se através dessa membrana para se dissolver no sangue até que a pressão parcial de oxigênio no sangue seja a mesma que a dos alvéolos. No entanto, como o dióxido de carbono é um subproduto da oxidação nas células, o sangue venoso contém dióxido de carbono a uma pressão parcial mais elevada do que a do gás alveolar. No pulmão, o dióxido de carbono difunde-se para fora do sangue venoso em gás alveolar. Em condições de equilíbrio,

Boxe 17.3 — Abreviaturas das pressões parciais

- P = pressão
- PO_2 = pressão parcial de oxigênio
- PCO_2 = pressão parcial de dióxido de carbono
- PAO_2 = pressão parcial de oxigênio alveolar
- $PACO_2$ = pressão parcial de dióxido de carbono alveolar
- PaO_2 = pressão parcial de oxigênio arterial
- $PaCO_2$ = pressão parcial de dióxido de carbono arterial
- $P\bar{v}O_2$ = pressão parcial de oxigênio no sangue venoso
- $P\bar{v}CO_2$ = pressão parcial de dióxido de carbono no sangue venoso
- P_{50} = pressão parcial de oxigênio quando a hemoglobina está 50% saturada

a pressão parcial de dióxido de carbono no sangue e no gás alveolar é a mesma. As alterações na pressão parcial são apresentadas na Figura 17.5.

Efeitos da pressão no transporte de oxigênio

O oxigênio e o dióxido de carbono são transportados simultaneamente, dissolvidos no sangue ou em combinação com a hemoglobina nas hemácias. Cada 100 mℓ de sangue arterial normal carrega 0,3 mℓ de oxigênio fisicamente dissolvido no plasma e 20 mℓ de oxigênio combinado à hemoglobina. Grandes quantidades de oxigênio podem ser transportadas no sangue, porque o oxigênio se combina facilmente com a hemoglobina para formar a oxi-hemoglobina:

$$O_2 + Hb \leftrightarrow HbO_2$$

O volume de oxigênio fisicamente dissolvido no plasma é medido pela pressão parcial de oxigênio nas artérias (Pa_{O_2}). Quanto maior for a Pa_{O_2}, maior será a quantidade de oxigênio dissolvido. Por exemplo, em uma Pa_{O_2} de 10 mmHg, 0,03 mℓ de oxigênio encontra-se dissolvido em 100 mℓ de plasma. Em uma Pa_{O_2} de 20 mmHg, o dobro dessa quantidade está dissolvido no plasma; na Pa_{O_2} de 100 mmHg, 10 vezes esse valor encontram-se dissolvidos. Portanto, a quantidade de oxigênio dissolvido é diretamente proporcional à pressão parcial, independentemente de quão alta a pressão de oxigênio se torne.

A quantidade de oxigênio que se combina com a hemoglobina depende tanto da quantidade de hemoglobina no sangue quanto da PaO_2, embora somente até uma PaO_2 de aproximadamente 150 mmHg. Isso é medido como a **saturação de oxigênio** (SaO_2), a porcentagem de O_2 que pode ser carregada se toda a hemoglobina transportar a quantidade máxima possível de O_2. Quando a PaO_2 é de 150 mmHg, a hemoglobina está 100% saturada e não se combina a qualquer molécula adicional de oxigênio. Quando a hemoglobina está 100% saturada, 1 g de hemoglobina se combina a 1,34 mℓ de oxigênio. Portanto, em uma pessoa com 14 g/dℓ de hemoglobina, cada 100 mℓ de sangue contêm cerca de 19 mℓ de oxigênio associado à hemoglobina. Se a Pa_{O_2} for inferior a 150 mmHg, a porcentagem de hemoglobina saturada com oxigênio diminui. Por exemplo, em uma Pa_{O_2} de 100 mmHg (o valor normal), a saturação é de 97%; na Pa_{O_2} de 40 mmHg, a saturação é de 70%.

Curva de dissociação da oxi-hemoglobina

A curva de dissociação da oxi-hemoglobina (Boxe 17.4) mostra a relação entre a pressão parcial de oxigênio (Pa_{O_2}) e a porcentagem de saturação de oxigênio (SaO_2). A porcentagem de saturação pode ser afetada pelo dióxido de carbono, pela concentração de íons de hidrogênio, pela temperatura e pelo 2,3-difosfoglicerato. Um aumento nesses fatores desloca a curva para a direita; portanto, menos oxigênio é captado nos pulmões, porém mais oxigênio é liberado para os tecidos se a Pa_{O_2} se mantiver inalterada. A diminuição desses fatores faz com que a curva se desloque para a esquerda, tornando a ligação entre o oxigênio e a hemoglobina mais forte. Se a Pa_{O_2} ainda permanecer inalterada, mais oxigênio será captado nos pulmões; contudo, menos oxigênio será entregue aos tecidos. A forma irregular da curva de dissociação da oxi-hemoglobina é uma vantagem distinta para o paciente, por duas razões:

1. Se o Pa_{O_2} diminui de 100 para 80 mmHg como resultado de uma doença pulmonar ou cardíaca, a hemoglobina do sangue arterial permanece quase maximamente saturada (94%), e os tecidos não sofrem hipoxia.
2. Quando o sangue arterial passa para os capilares teciduais e é exposto à tensão de oxigênio do tecido (cerca de 40 mmHg), a hemoglobina libera grandes quantidades de oxigênio para uso pelos tecidos.

Com um valor normal de PaO_2 (80 a 100 mmHg) e SaO_2 (95 a 98%), há margem de 15% de excesso de oxigênio

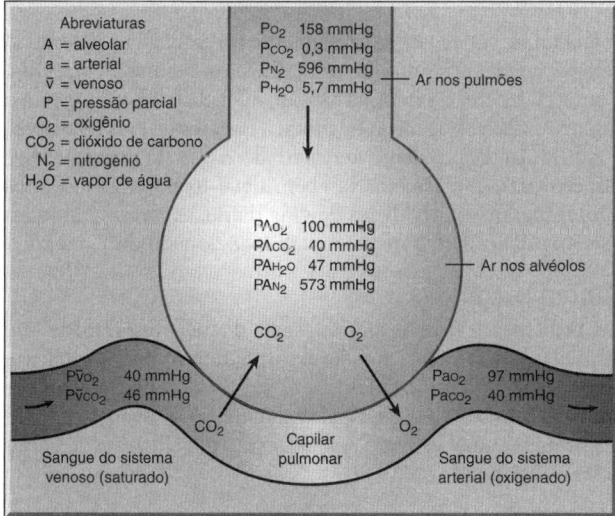

Figura 17.5 • Durante a respiração ocorrem alterações na pressão parcial de gases. Esses valores variam em razão das trocas de oxigênio e dióxido de carbono e das alterações que ocorrem nas suas pressões parciais conforme o sangue venoso flui ao longo dos pulmões.

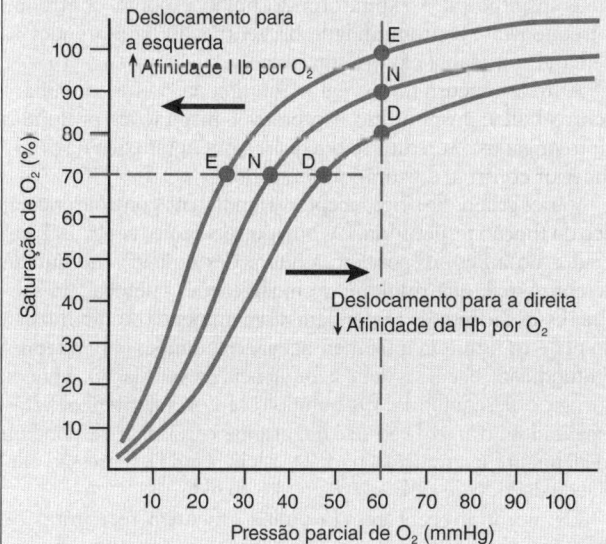

Boxe 17.4 — Curva de dissociação da oxi-hemoglobina

A curva de dissociação da oxi-hemoglobina evidencia três níveis de oxigênio:

1. Níveis normais – $Pa_{O_2} > 70$ mmHg
2. Níveis relativamente seguros – Pa_{O_2} de 45 a 70 mmHg
3. Níveis perigosos – $Pa_{O_2} < 40$ mmHg

A curva normal (média) (N) mostra que a saturação de 75% ocorre em uma Pa_{O_2} de 40 mmHg. Se a curva se desloca para a direita (D), a mesma saturação (75%) ocorre na Pa_{O_2} acima de 57 mmHg. Se a curva se desloca para a esquerda (E), a saturação de 75% ocorre em uma Pa_{O_2} de 25 mmHg.

disponível para os tecidos. Com um nível de hemoglobina normal de 15 mg/dℓ e um nível de Pa$_{O_2}$ de 40 mmHg (SaO$_2$ 75%), há oxigênio suficiente disponível para os tecidos, mas não há reserva para tensões fisiológicas que aumentem a demanda de oxigênio dos tecidos. Se ocorrer um incidente grave (p. ex., broncospasmo, aspiração, hipotensão ou arritmias cardíacas) que reduza o aporte de oxigênio dos pulmões, isso resultará em hipoxia tecidual.

Uma consideração importante no transporte de oxigênio é o débito cardíaco, que determina a quantidade de oxigênio fornecido para o corpo e afeta a perfusão pulmonar e tissular. Se o débito cardíaco for normal (5 ℓ/min), a quantidade de oxigênio fornecido para o corpo por minuto será normal. Sob condições normais, são utilizados apenas 250 mℓ de oxigênio por minuto, o que é aproximadamente 25% do oxigênio disponível. O restante do oxigênio retorna para o lado direito do coração e a Pa$_{O_2}$ do sangue venoso cai de 80 a 100 mmHg para cerca de 40 mmHg. Se o débito cardíaco cai, a quantidade de oxigênio fornecida aos tecidos também cai e pode ser inadequada para atender as necessidades corporais.

Transporte de dióxido de carbono

Ao mesmo tempo que o oxigênio se difunde do sangue para os tecidos, o dióxido de carbono se difunde das células dos tecidos para o sangue e é transportado para os pulmões para ser excretado. A quantidade de dióxido de carbono durante o transporte é um dos principais fatores determinantes do equilíbrio ácido-básico do corpo. Normalmente, apenas 6% do dióxido de carbono venoso é removido dos pulmões, e uma quantidade suficiente permanece no sangue arterial de modo a exercer uma pressão de 40 mmHg. A maior parte do dióxido de carbono (90%) é transportado pelas hemácias; uma pequena porção (5%) que permanece dissolvida no plasma (a pressão parcial do dióxido de carbono [P$_{CO_2}$]) é um fator essencial que determina o movimento do dióxido de carbono para dentro ou para fora do sangue.

Embora muitos processos envolvidos no transporte de gases respiratórios pareçam ocorrer em fases intermitentes, as alterações são rápidas, simultâneas e contínuas.

Controle neurológico da ventilação

A respiração de repouso é o resultado da excitação cíclica dos músculos respiratórios pelo nervo frênico. O ritmo da respiração é controlado pela área respiratória no encéfalo. As áreas inspiratória e expiratória do bulbo e ponte controlam a frequência e a profundidade da ventilação para atender às demandas metabólicas do organismo.

A área apnêustica na região inferior da ponte estimula o centro bulbar inspiratório a promover inspirações profundas e prolongadas. Acredita-se que a área pneumotáxica da ponte superior controle o padrão respiratório.

Vários grupos de sítios receptores ajudam no controle encefálico da função respiratória. Os quimiorreceptores centrais, localizados no bulbo, respondem a alterações químicas no líquido cerebrospinal, que resultam de modificações químicas no sangue. Esses receptores respondem a um aumento ou diminuição do pH e transmitem uma mensagem aos pulmões para alterar a profundidade e, em seguida, a frequência da ventilação, a fim de corrigir o desequilíbrio. Os quimiorreceptores periféricos estão localizados no arco da aorta e nas artérias carótidas e respondem inicialmente a alterações na PaO$_2$ e, em seguida, à pressão parcial de dióxido de carbono (PaCO$_2$) e ao pH.

Os mecanorreceptores do pulmão incluem receptores de alongamento, irritantes e justacapilares; estes respondem a mudanças na resistência, alterando os padrões respiratórios de modo a apoiar a função pulmonar ideal. Por exemplo, o reflexo de Hering-Breuer é ativado por receptores de estiramento nos alvéolos. Quando os pulmões são distendidos, a inspiração é inibida; como resultado, os pulmões não se tornam hiperdistendidos.

A propriocepção nos músculos e na parede torácica responde aos movimentos corporais, causando aumento da ventilação. Assim, exercícios de amplitude de movimento em um paciente imóvel estimulam a respiração. Por fim, os barorreceptores, também localizados na aorta e no corpo carótico, respondem ao aumento ou à diminuição na pressão arterial e causam hipoventilação ou hiperventilação reflexa.

Considerações gerontológicas

No início da idade adulta, começa a ocorrer um declínio gradual na função respiratória, que afeta a estrutura e a função do sistema respiratório. A capacidade vital dos pulmões e a força dos músculos respiratórios alcançam seu pico entre 20 e 25 anos e diminuem depois disso. Com o envelhecimento (40 anos ou mais), ocorrem mudanças nos alvéolos, que reduzem a área de superfície disponível para as trocas de oxigênio e dióxido de carbono. Por volta dos 50 anos, os alvéolos começam a perder a elasticidade. A diminuição da capacidade vital ocorre com a perda da mobilidade da caixa torácica, o que restringe o fluxo corrente de ar. A quantidade de espaço morto respiratório aumenta com a idade. Essas alterações resultam em diminuição da capacidade de difusão de oxigênio com o avançar da idade, o que reduz os níveis de oxigênio na circulação arterial. Os idosos apresentam menor capacidade de mover rapidamente o ar para dentro e para fora dos pulmões.

As alterações gerontológicas do sistema respiratório estão resumidas na Tabela 17.2. Apesar dessas mudanças, na ausência de uma doença pulmonar crônica, o idoso é capaz de realizar as atividades de vida diária, mas pode ter menor tolerância a elas e precisar de descanso adicional após uma atividade prolongada ou vigorosa.

AVALIAÇÃO

Anamnese

A anamnese concentra-se inicialmente no problema apresentado pelo paciente e nos sintomas associados. Ao realizar a entrevista, o enfermeiro deve explorar o início, a localização, a duração, o caráter, os fatores de alívio ou piora, a radioterapia (se relevante) e a duração do problema apresentado e dos sinais e sintomas associados. O enfermeiro também deve explorar como esses fatores afetam as atividades de vida diária, as tarefas habituais e as atividades familiares e a qualidade de vida do paciente.

Sintomas comuns

Os principais sinais e sintomas da doença respiratória são dispneia, tosse, produção de escarro, dor torácica, sibilos e hemoptise. Durante a coleta da anamnese, o enfermeiro deve também considerar doenças não pulmonares ao avaliar os sinais e sintomas, uma vez que podem estar relacionados a várias outras doenças.

Dispneia

A declaração oficial da American Thoracic Society (2012) define a **dispneia** como a sensação subjetiva de desconforto à respiração; suas causas incluem múltiplos fatores fisiológicos, psicológicos, ambientais ou sociais (Parshall, Schwartzstein,

TABELA 17.2 — Mudanças no sistema respiratório relacionadas com a idade.

	Alterações estruturais	Mudanças funcionais	Achados da anamnese e do exame físico
Mecanismos de defesa (respiratórios e não respiratórios)	↓ Quantidade de cílios e ↓ muco ↓ Reflexo de tosse e laríngeo Perda de área de superfície da membrana capilar Falta de ventilação e/ou fluxo sanguíneo uniforme ou consistente	↓ Proteção contra partículas estranhas ↓ Proteção contra a aspiração ↓ Resposta dos anticorpos aos antígenos ↓ Resposta a hipoxia e hipercapnia (quimiorreceptores)	↓ Reflexo de tosse e muco ↑ Taxa de infecção História de infecções respiratórias, doença pulmonar obstrutiva crônica (DPOC), pneumonia Fatores de risco: tabagismo, exposição ambiental, exposição à tuberculose (TB)
Pulmão	↓ Calibre das vias respiratórias ↑ Diâmetro dos ductos alveolares ↑ Colágeno das paredes alveolares ↑ Espessura das membranas alveolares ↓ Elasticidade dos sacos alveolares	↑ Resistência das vias respiratórias ↑ Complacência pulmonar ↓ Taxa de fluxo expiratório ↓ Capacidade de difusão do oxigênio ↑ Espaço morto Fechamento prematuro das vias respiratórias ↑ Aprisionamento de ar ↓ Taxa de fluxo expiratório Incompatibilidade na ventilação–perfusão ↓ Capacidade de exercício ↑ Diâmetro anteroposterior (AP)	Capacidade pulmonar total (CPT) inalterada ↑ Volume residual (VR) ↓ Volume de reserva inspiratório (VRI) ↓ Volume de reserva expiratório (VRE) ↓ Capacidade vital forçada (CVF) e capacidade vital (CV) ↑ Capacidade residual funcional (CRF) ↓ Pa_{O_2} ↑ CO_2
Parede torácica e músculos do tórax	Calcificação das cartilagens intercostais Osteoartrite das articulações costovertebrais ↓ Continuidade do diafragma Alterações osteoporóticas ↓ Massa muscular Atrofia muscular	↑ Inflexibilidade e rigidez da caixa torácica ↓ Força muscular respiratória ↑ Trabalho respiratório ↓ Capacidade de exercício ↓ Quimiossensibilidade periférica ↑ Risco de fadiga muscular inspiratória	Hipercifose, tórax em barril Alterações esqueléticas ↑ Diâmetro AP Dispneia ↑ Respiração abdominal e diafragmática ↓ Taxas de fluxo expiratório máximo

↓: diminuído; ↑: aumentado; IV: via intravenosa. Adaptada de Ramly, E., Kaafarani, H. M. A. & Velmahos, G. C. (2015). The effect of aging on pulmonary function: Implications for monitoring and support of the surgical and trauma patient. *Surgical Clinics of North America, 95*(1), 53-69.

Adams et al., 2012). Em geral, as doenças agudas dos pulmões causam um grau mais grave de dispneia do que as doenças crônicas. A dispneia súbita em uma pessoa saudável pode indicar pneumotórax (ar na cavidade pleural), obstrução respiratória aguda, reação alérgica ou infarto agudo do miocárdio. Em pacientes imobilizados, a dispneia súbita pode denotar embolia pulmonar (EP). A dispneia e a **taquipneia** (frequência respiratória anormalmente elevada), acompanhadas por **hipoxemia** progressiva (baixo nível de oxigênio no sangue), em uma pessoa que passou recentemente por traumatismo pulmonar, choque, circulação extracorpórea ou múltiplas transfusões de sangue, podem ser um sinal de SARA. A **ortopneia** (falta de ar quando se está deitado, aliviada na posição sentada ou em pé) pode ser encontrada em pacientes com cardiopatia e, ocasionalmente, em pacientes com doença pulmonar obstrutiva crônica (DPOC); a dispneia com sibilos expiratórios ocorre na DPOC. Dispneia associada com respiração ruidosa pode resultar de estreitamento das vias respiratórias ou de obstrução localizada de um grande brônquio por um tumor ou um corpo estranho. O som agudo auscultado (geralmente na inspiração) quando alguém está respirando com uma das vias respiratórias superiores parcialmente bloqueada é chamado **estridor**. Para ajudar a determinar a causa da dispneia, o enfermeiro deve fazer as seguintes perguntas:

- A falta de ar está relacionada com outros sintomas? Há ocorrência de tosse?
- O aparecimento da falta de ar foi súbito ou gradual?
- Em que momento do dia ou da noite a falta de ar ocorre?
- A falta de ar piora quando se está deitado?
- Que quantidade de esforço provoca falta de ar? Ela ocorre ao fazer exercícios? Subir escadas? Em repouso?
- Quão grave é a falta de ar? Em uma escala de 1 a 10, se 0 for ausência de falta de ar e 10 for falta de ar máxima, qual será a dificuldade para respirar?

Os pacientes usam uma variedade de termos para descrever a falta de ar, e o enfermeiro deve explorar o significado desses termos para cada paciente. Pode ser benéfico o uso de uma ferramenta padronizada para avaliar dispneia, como parte da avaliação de enfermagem rotineira (Figura 17.6). É especialmente importante avaliar a classificação da intensidade ou da angústia da falta de ar, como está a sensação de respirar e o seu impacto na saúde geral, na função e na qualidade de vida do paciente (Baker, DeSanto-Madeya & Banzett, 2017). Ver Perfil de pesquisa de enfermagem no Boxe 17.5.

Tosse

A tosse é um reflexo que protege os pulmões do acúmulo de secreções ou da inalação de corpos estranhos. Sua presença ou ausência pode ser uma pista diagnóstica, porque algumas doenças causam tosse e outras a suprimem. O reflexo de tosse pode ser prejudicado pela fraqueza ou paralisia dos músculos respiratórios, inatividade prolongada, uso de tubo nasogástrico ou função deprimida dos centros encefálicos bulbares (p. ex., anestesia, distúrbios encefálicos).

A tosse resulta da irritação ou inflamação das mucosas em qualquer parte do sistema respiratório e está associada a várias disfunções pulmonares. Muco, pus, sangue ou um irritante do ar, como a fumaça ou um gás, podem estimular o reflexo de

Dispneia: Como classificar a dispneia. Questionar o paciente uma vez a cada plantão e verificar se houve alguma alteração nas condições do paciente.

Neste momento, o quão desconfortável está a sua respiração (dispneia)?

0	1	2	3	4	5	6	7	8	9	10	N/R
Nada			Um pouco	Moderadamente			Gravemente	Insuportável			Não consegue responder

1. Neste momento, o quão desconfortável está a sua respiração (dispneia)?

0	1	2	3	4	5	6	7	8	9	10	Não consegue responder
Nada			Um pouco	Moderadamente			Gravemente	Insuportável			

2a. Nas 24 h antes de você procurar o hospital, qual foi o pior nível de desconforto respiratório (dispneia) que você sentiu?

0	1	2	3	4	5	6	7	8	9	10	Não consegue responder
Nada			Leve	Moderado			Grave	Insuportável			

Obs: Se a resposta à questão 2a for "nenhum", então as questões 2b e 3 não se aplicam e não aparecerão no formulário eletrônico.

2b. O que você estava fazendo quando sentiu o pior desconforto respiratório?
- Atividade física mais intensa (p. ex., cortando grama, retirando folhas das árvores com ancinho, subindo ladeira)
- Atividade física moderada (p. ex., caminhando, fazendo a cama)
- Atividade física leve (p. ex., comendo, trocando de roupa, falando, preparando o almoço)
- Repouso (p. ex., sentado em uma cadeira ou deitado na cama)

3. Sua falta de ar piorou na última semana (antes de procurar o hospital)?
- Quase igual
- Pior
- Muito pior

Figura 17.6 • Escala de dispneia e relato de dispneia atual e recente pelo paciente. Reproduzida de Baker, K.M., DeSanto-Madeya, S. & Banzett, R. B. (2017). Routine dyspnea assessment and documentation: Nurses experience yields wide acceptance. *BMC Nursing, 16*(3), 1-11. Este artigo é distribuído sob os termos de Creative Commons Attribution 4.0 International License (www.creativecommons.org/licenses/by/4.0), que possibilita o uso, a distribuição e a reprodução irrestritos em qualquer meio.

tosse. As causas mais comuns de tosse incluem asma brônquica, doença do refluxo gastrintestinal, infecção e efeitos colaterais de medicamentos, como o inibidor da enzima conversora da angiotensina (iECA) (Norris, 2019).

Para ajudar a determinar sua causa, o enfermeiro pergunta sobre o início e a hora de ocorrência da tosse. A tosse noturna pode indicar o início de uma insuficiência cardíaca do lado esquerdo ou asma brônquica. A tosse matinal com produção de escarro pode indicar bronquite crônica. A tosse que piora quando o paciente está em decúbito dorsal sugere gotejamento pós-nasal (rinossinusite). A tosse depois da ingestão de alimentos pode indicar aspiração de material para o sistema respiratório ou refluxo. A tosse de início recente geralmente é decorrente de uma infecção aguda.

O enfermeiro avalia o caráter da tosse e dos sintomas associados. A tosse seca e irritativa é característica de uma infecção da via respiratória superior de origem viral, ou pode ser um efeito colateral do tratamento com inibidores da ECA. A tosse irritativa aguda pode ser causada pela laringotraqueíte. A tosse estridente é decorrente de uma lesão da traqueia e a tosse grave ou cambiante pode indicar um carcinoma broncogênico. A dor pleurítica que acompanha a tosse pode indicar um envolvimento pleural ou da parede torácica (musculoesquelético). A tosse violenta provoca broncospasmo, obstrução e irritação adicional dos brônquios, podendo resultar em síncope (desmaio).

Alerta de domínio de conceito

Um enfermeiro entrevistando um paciente que diz que está com uma tosse seca e irritante deve perguntar se ele está fazendo uso de inibidores da enzima conversora da angiotensina (ECA).

A tosse persistente pode afetar a qualidade de vida do paciente, bem como causar constrangimento, cansaço, incapacidade para dormir e dor. Portanto, o enfermeiro deve explorar os impactos da tosse crônica em todos os aspectos da vida do paciente.

> **Boxe 17.5 — PERFIL DE PESQUISA DE ENFERMAGEM**
> **Avaliação de dispneia**
>
> Baker, K. M., DeSanto-Madeya, S. & Banzett, R. B. (2017). Routine dyspnea assessment and documentation: Nurses' experience yields wide acceptance. *BMC Nursing*, 16(3), 1-11.
>
> **Finalidade**
>
> O objetivo do estudo é explorar as abordagens dos enfermeiros na avaliação de dispneia, a percepção deles da resposta do paciente e a percepção deles da utilidade e do ônus da medida da dispneia.
>
> **Metodologia**
>
> Esse foi um estudo descritivo e qualitativo que utilizou uma avaliação em três partes: uma série de entrevistas em grupo, observação em tempo real e pesquisa *online* randomizada e anônima. Uma amostra de 63 enfermeiros de seis unidades médico-cirúrgicas participou de 12 sessões em grupo com duração de 30 min. O grupo incluía questionamentos sobre o processo que os enfermeiros usavam para avaliação de dispneia, opiniões sobre a importância e a conscientização da dispneia, capacidade dos pacientes de graduar e usar uma escala de dispneia, impacto da avaliação rotineira no fluxo de trabalho e sugestões para aprimoramento. As sessões de grupo foram realizadas durante os plantões regulares e foram gravadas. Quarenta enfermeiros, que representavam 14 enfermarias médico-cirúrgicas, foram selecionados aleatoriamente para participar do estudo em tempo real. Para essa observação um enfermeiro com especialização em clínica registrava o tempo que os enfermeiros participantes do estudo despendiam na avaliação e na documentação de dor e analgesia durante a avaliação de enfermagem matinal rotineira dos pacientes. A pesquisa *online* abordava questões levantadas durante as sessões de grupo. Setenta enfermeiros, oriundos de 14 unidades médico-cirúrgicas hospitalares, foram selecionados aleatoriamente para completar a pesquisa *online* anônima.
>
> **Achados**
>
> A avaliação da enfermagem de dor e dispneia levava menos de 1 min. A maioria esmagadora (94%) dos enfermeiros relatou compreensão da importância da avaliação da dispneia. Eles descreveram como "fácil" ou "muito fácil" o preenchimento da avaliação de dispneia e que a utilização de uma ferramenta de avaliação aumentava a conscientização da dispneia, melhorava o fluxo de trabalho e padronizava a documentação.
>
> **Implicações para a enfermagem**
>
> Os achados desse estudo apoiam o uso de uma ferramenta padronizada para avaliar dispneia como parte da avaliação de enfermagem rotineira de pacientes.

Produção de expectoração

A produção de expectoração é uma reação dos pulmões a qualquer irritante constantemente recorrente e, muitas vezes, resulta da tosse persistente. Também pode estar associada com a secreção nasal. A natureza da expectoração frequentemente é indicativa de sua causa. A quantidade profusa de secreção purulenta (espessa e amarela, verde ou cor de ferrugem) e a mudança na cor da expectoração são sinais comuns de infecção bacteriana. A expectoração mucoide rala frequentemente resulta de bronquite viral. O aumento gradual na expectoração ao longo do tempo pode ocorrer na bronquite crônica ou bronquiectasia. A expectoração de muco tingido de rosa sugere um tumor de pulmão. O escarro espumante, rosado e profuso que frequentemente surge na garganta pode indicar edema pulmonar. O escarro com mau odor e o mau hálito indicam abscesso pulmonar, bronquiectasia ou uma infecção causada por fusoespiroquetas ou outros microrganismos anaeróbicos.

Dor torácica

A dor ou desconforto no tórax pode estar associada à doença pulmonar, cardíaca, digestória ou musculoesquelética, ou à ansiedade. A dor torácica associada a condições pulmonares pode ser aguda, cortante e intermitente, ou pode ser difusa, incômoda e persistente. A dor geralmente é sentida no lado em que o processo patológico está localizado, embora possa ser referida a outros locais – por exemplo, para o pescoço, costas ou abdome.

A dor torácica pode ocorrer na pneumonia, no infarto pulmonar ou na pleurisia, ou como sintoma tardio do carcinoma broncogênico. No carcinoma, a dor pode ser difusa e persistente, porque o câncer invadiu a parede torácica, o mediastino ou a coluna vertebral.

A doença pulmonar nem sempre causa dor torácica, pois os pulmões e a pleura visceral não têm nervos sensitivos e são insensíveis a estímulos dolorosos. No entanto, a pleura parietal tem uma rica fonte de nervos sensitivos, que são estimulados pela inflamação e pelo alongamento da membrana. A dor pleurítica por irritação da pleura parietal é aguda e parece "cortar" na inspiração; os pacientes muitas vezes a descrevem como uma sensação de "estar sendo esfaqueado". Eles se sentem mais confortáveis deitando-se sobre o lado afetado, porque essa posição imobiliza a parede torácica, limita a expansão e contração do pulmão, assim como reduz o atrito entre as pleuras feridas ou doentes desse lado. A dor associada à tosse pode ser reduzida manualmente pela imobilização da caixa torácica.

O enfermeiro avalia o início, a qualidade, a intensidade e a irradiação da dor e identifica e explora fatores precipitantes e sua relação com a posição do paciente. Além disso, ela deve avaliar a relação da dor com as fases inspiratória e expiratória da respiração (ver Capítulo 9 para discussão sobre a avaliação da dor).

Sibilos

O sibilo é um som musical estridente e contínuo auscultado na expiração (asma brônquica) ou inspiração (bronquite crônica). Muitas vezes, é o principal achado em um paciente com broncospasmo ou estreitamento das vias respiratórias (ver discussão adiante em Ausculta do tórax).

Hemoptise

A **hemoptise** é a expectoração de sangue a partir do sistema respiratório. Pode manifestar-se como um escarro tingido com uma quantidade pequena a moderada de sangue, ou como grande hemorragia, e sempre exige uma investigação mais aprofundada. O aparecimento de hemoptise geralmente é repentino, e pode ser intermitente ou contínuo. As causas mais comuns são:

- Infecções pulmonares
- Carcinoma pulmonar
- Anormalidades do coração ou dos vasos sanguíneos
- Anormalidades da artéria ou veia pulmonar
- EP ou infarto.

O enfermeiro deve determinar a fonte do sangramento, já que o termo *hemoptise* é reservado ao sangue proveniente do sistema respiratório. As possíveis fontes de sangramento incluem as bochechas, a nasofaringe, os pulmões ou o estômago. O enfermeiro pode ser a única testemunha do episódio e, ao avaliar o episódio hemorrágico, deve considerar os seguintes pontos:

- O escarro sanguinolento proveniente do nariz ou da nasofaringe geralmente é precedido por uma considerável quantidade de secreção drenando pelo nariz, onde também se pode observar sangue
- O sangue proveniente do pulmão geralmente é vermelho, espumoso e misturado com expectoração. Os sintomas iniciais incluem sensação de prurido na garganta, gosto salgado, sensação de queimação ou borbulhamento no tórax e, talvez, dor torácica, caso em que o paciente tende a imobilizar o lado do sangramento. Esse sangue tem um pH alcalino (acima de 7)
- O sangue proveniente do estômago é vomitado, em vez de expectorado, pode estar misturado a alimentos e normalmente é muito mais escuro, sendo muitas vezes chamado de "êmese em borra de café". Esse sangue tem um pH ácido (inferior a 7).

Antecedentes de saúde, sociais e familiares

Além do problema atual e dos sintomas associados, a anamnese também deve se concentrar nos antecedentes de saúde, pessoais e sociais do paciente, bem como nos antecedentes familiares. Fazem-se perguntas específicas sobre doenças da infância, imunizações (incluindo vacinas mais recentes contra gripe e pneumonia), condições clínicas, lesões, cirurgias, internações, alergias e medicamentos atuais (incluindo fármacos de venda livre e fitoterápicos). Os antecedentes pessoais e sociais abordam questões como dieta, exercício, sono, hábitos de lazer e religião. Exploram-se também os fatores psicossociais que possam afetar o estado do paciente (Boxe 17.6).

O enfermeiro avalia os fatores de risco e fatores genéticos que possam contribuir para a doença pulmonar do paciente (Boxes 17.7 e 17.8). Muitas doenças pulmonares estão relacionadas ou são agravadas pelo tabagismo; portanto, coleta-se também a história de tabagismo (incluindo a exposição ao tabagismo passivo). A história do tabagismo normalmente é expressa em anos-maço, que é a quantidade de maços de cigarros fumados por dia vezes o número de anos que o paciente fumou. É importante saber se o paciente ainda está fumando ou quando parou de fumar. O enfermeiro também deve perguntar aos pacientes se eles usam sistemas eletrônicos de administração de nicotina (ENDS, do inglês *electronic nicotine delivery systems*), incluindo cigarros, cachimbos ou charutos eletrônicos, ou quaisquer outros produtos de tabaco sem fumaça. Em 2016, a agência norte-americana Food and Drug Administration (FDA) finalizou uma norma que ampliou sua autoridade regulamentadora para todos os produtos de tabaco, inclusive cigarros eletrônicos, charutos, narguilé e tabaco para cachimbo. A nova norma impõe a colocação de avisos nos produtos, bane a distribuição de amostra grátis e restringe o acesso de pessoas jovens (aquelas com menos de 18 anos) aos produtos de tabaco recentemente regulamentados. Nos EUA, a FDA não constatou que ENDS sejam seguros ou efetivos no auxílio à interrupção do hábito de fumar, como foi alegado por alguns fabricantes desses produtos. Nos EUA, a FDA aprovou cinco formas de terapia de reposição de nicotina, inclusive gomas de mascar de nicotina, adesivos cutâneos de nicotina, pastilhas de nicotina, produtos inalados orais de nicotina e *spray* nasal de nicotina (American Lung Association, 2020). A American Lung Association vê ENDS como uma ameaça à saúde pública e são necessárias pesquisas adicionais sobre os riscos e efeitos a longo prazo para entender melhor os riscos potenciais (American Lung Association, 2019). Em janeiro de 2018 The National Academies of Sciences, Engineering, and Medicine liberaram um relatório sobre as consequências dos cigarros eletrônicos para a saúde pública. O relatório incluiu 47 conclusões a partir de uma revisão de 800 estudos e concluiu que o uso de cigarros eletrônicos implica riscos para a saúde. Os cigarros eletrônicos contêm e emitem várias substâncias potencialmente tóxicas, tais como propilenoglicol, acetaldeído, acroleína e formaldeído, entre outros. Acroleína, também usada como herbicida, sabidamente provoca lesão pulmonar aguda, DPOC, asma e câncer de pulmão. Além disso, os cigarros eletrônicos estão associados a aumento do risco de tosse, sibilos e exacerbações de asma em adolescentes (The National Academies of Sciences, Engineering, and Medicine, 2018). As diferenças nos fatores socioeconômicos enraizadas na raça e etnia podem predispor certos grupos a mais sofrimento relacionado com doenças pulmonares e também devem ser consideradas (Boxe 17.9).

Se o paciente estiver com dispneia intensa, o enfermeiro poderá precisar modificar as perguntas feitas e o momento da coleta da anamnese para evitar a piora na dispneia e na ansiedade do paciente. Depois de coletar a anamnese completa, o

---

Boxe 17.6 — AVALIAÇÃO
Avaliação de fatores psicossociais relacionados com função e doença respiratória

- Que estratégias o paciente usa para lidar com os sinais, sintomas e desafios associados à doença pulmonar?
- Que efeito a doença pulmonar teve na qualidade de vida, nos objetivos, no papel na família e na ocupação do paciente?
- Que mudanças a doença pulmonar desencadeou na família e nos relacionamentos com os familiares do paciente?
- O paciente manifesta depressão, ansiedade, raiva, hostilidade, dependência, afastamento, isolamento, evitação, não adesão, aceitação ou negação?
- Quais sistemas de apoio o paciente usa para lidar com a doença?
- Existem fontes de apoio (parentes, amigos ou grupos comunitários) disponíveis? O paciente e a família as usam de modo eficaz?

Boxe 17.7 — FATORES DE RISCO
Doença respiratória

- Antecedentes pessoais ou familiares de doença pulmonar
- Exposição a poluentes ambientais (p. ex., fumaça, emissões de veículos automotivos, pólen)
- Exposição a poluentes em ambientes fechados (p. ex., fumaça de tabaco, gás radônio)
- Herança genética
- Infecção (p. ex., influenza, pneumonia)
- Obesidade
- Respostas imunes atípicas em doenças (p. ex., asma)
- Tabagismo (p. ex., cigarros, cigarros eletrônicos)

Adaptado de American Lung Association. (2019). Protecting your lungs: Tips to keep your lungs healthy. Retirado em 22/12/2019 de: www.lung.org/lung-health-and-diseases/protecting-your-lungs.

Boxe 17.8 — GENÉTICA NA PRÁTICA DE ENFERMAGEM
Disfunções respiratórias

Várias condições que afetam a troca gasosa e a função respiratória são influenciadas por fatores genéticos. Algumas são conhecidas por terem origem hereditária, enquanto outras têm uma forte associação familiar, mas o padrão exato da hereditariedade não está totalmente claro. Exemplos de distúrbios respiratórios com um componente familiar conhecido ou associado são:

- Asma brônquica
- Fibrose cística
- Doença pulmonar obstrutiva crônica
- Déficit de alfa$_1$-antitripsina
- Discinesia ciliar primária
- Fibrose pulmonar
- Hipertensão pulmonar
- Esclerose tuberosa.

Avaliações de enfermagem

Ver Capítulo 4, Boxe 4.2: Genética na prática de enfermagem: Aspectos genéticos da avaliação de saúde

Avaliação da história familiar específica aos distúrbios respiratórios genéticos

- Avaliar a história familiar por três gerações de família com histórias de comprometimento respiratório
- Avaliar a história familiar de pessoas com doença pulmonar crônica de início precoce e de doença hepática em crianças (sintomas clínicos da deficiência de alfa$_1$-antitripsina)
- Informar-se sobre a história familiar de fibrose cística, uma doença respiratória autossômica recessiva hereditária.

Avaliação do paciente específica aos distúrbios respiratórios genéticos

- Avaliar os sinais e sintomas, como mudanças no estado respiratório e os gatilhos que as precedem
- Frequência de infecções das vias respiratórias ou sinusites
- Determinar a exposição a riscos ambientais (p. ex., radônio, amianto) ou exposições ocupacionais (p. ex., minerador de carvão, jateador de areia, pintor)
- Determinar a presença de fatores de risco secundários (p. ex., tabagismo ou fumo passivo)
- Avaliar:
  - Baqueteamento digital
  - Coloração da pele em geral ou presença de manchas brancas na pele
  - Presença de angiofibromas ou fibromas ungueais (observados com discinesia ciliar primária)
- Avaliar a ocorrência e a frequência de:
  - Sibilo ou tosse
  - Produção de muco (frequência, quantidade e características do muco)
  - Edema de mucosas
- Avaliar os efeitos multissistêmicos (distúrbios gastrintestinais, insuficiência pancreática, distúrbios hepáticos ou renais).

Recursos sobre genética[1]
American Lung Association, www.lung.org
Cystic Fibrosis Foundation, www.cff.org
COPD Foundation, www.copdfoundation.org
Discinesia ciliar primária, www.pcdfoundation.org

- Ver também Capítulo 6, Boxe 6.7: Componentes do aconselhamento genético.

1N.R.T.: No Brasil, há recursos como a Associação Brasileira de Assistência à Mucoviscidose (Abram) (http://www.amucors.org.br/site/associacao_abram.asp) e a Sociedade Brasileira de Pneumologia e Tisiologia (SBPT) (http://sbpt.org.br).

Boxe 17.9 — Disparidades na saúde pulmonar relacionadas com condição socioeconômica, raça e etnia: um retrato sucinto

- É mais provável que indivíduos que residem em áreas rurais sejam tabagistas e sejam expostos a tabagismo secundário, tanto no trabalho quanto em seus domicílios, que comecem a fumar quando são mais jovens e fumem mais de 15 cigarros ao dia, além de terem menor acesso a programas de abandono do tabagismo
- É mais provável que indivíduos mais pobres e com escolaridade mais baixa sejam tabagistas
- Adultos que vivem abaixo do nível de pobreza são mais propensos a sofrerem exacerbações graves de asma, hospitalizações e morte
- Mais hispano-americanos vivem e trabalham em áreas com níveis mais elevados de poluição, têm maiores taxas de prevalência de asma brônquica em comparação com os brancos e, no entanto, são menos propensos a serem diagnosticados com asma do que todos os outros grupos raciais e étnicos. Nos EUA, é menos provável que hispânicos, em comparação com pessoas brancas não hispânicas, recebam planos de saúde como benefício em seus trabalhos remunerados
- Homens afrodescendentes são 37% mais propensos a ter câncer de pulmão do que os caucasianos, embora as taxas de tabagismo entre esses dois grupos sejam comparáveis
- Americanos originários/nativos do Alasca e afrodescendentes correm maior risco de complicações decorrentes de gripe e pneumonia
- As taxas de morte por causa de asma de afro-americanos são 55% mais elevadas do que as de caucasianos
- É menos provável que afro-americanos e hispânicos mais velhos tenham recebido vacina antigripal (28% e 24% menos, respectivamente) e vacina antipneumocócica (37% e 46%, respectivamente).

Adaptado de American Lung Association. Disparities in lung health series. Retirado em 23/06/2019 de: www.lung.org/our-initiatives/research/lung-health-disparities

---

enfermeiro realiza uma avaliação abrangente. Dados obtidos tanto da anamnese quanto da avaliação orientam o desenvolvimento de um plano de cuidados de enfermagem e as orientações ao paciente.

Exame físico do sistema respiratório

Aspecto geral

A aparência geral do paciente pode dar pistas sobre a condição respiratória. O enfermeiro inspeciona principalmente em busca de baqueteamento digital e observa a coloração da pele.

Baqueteamento digital

O baqueteamento digital é uma alteração no leito ungueal normal. Manifesta-se como um leito ungueal esponjoso e perda do ângulo do leito ungueal (Figura 17.7). É um sinal de doença pulmonar encontrado em pacientes com condições crônicas hipóxicas, infecções pulmonares crônicas ou doenças malignas do pulmão. O baqueteamento digital também pode ser visto em cardiopatias congênitas e outras infecções crônicas ou doenças inflamatórias, como endocardite ou doença intestinal inflamatória (Hogan-Quigley, Palm & Bickley, 2017).

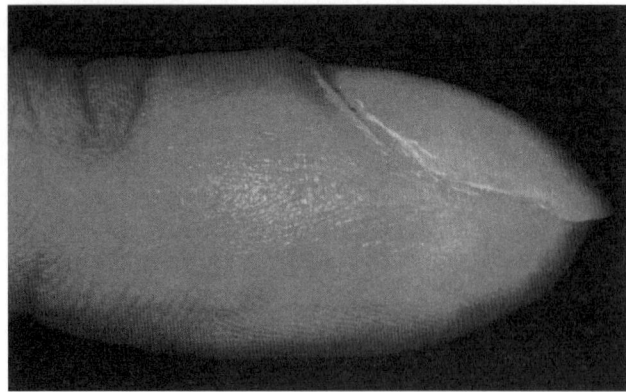

Figura 17.7 • No baqueteamento digital, a falange distal de cada dedo é arredondada e bulbosa. A placa ungueal é mais convexa, e o ângulo entre a placa e a unha proximal aumenta para 180° ou mais. A prega ungueal proximal, quando palpada, parece esponjosa ou flutuante. Entre as muitas causas do baqueteamento digital estão a hipoxia crônica e o câncer de pulmão.

Cianose

A cianose, coloração azulada da pele, é um indicador muito tardio da hipoxia. A ocorrência ou não de cianose é determinada pela quantidade de hemoglobina não oxigenada no sangue. A cianose aparece quando há pelo menos 5 g/dℓ de hemoglobina não oxigenada. Um paciente com uma concentração de hemoglobina de 15 g/dℓ não apresenta cianose até que 5 g/dℓ de hemoglobina se torne não oxigenada, reduzindo a hemoglobina circulante eficaz a dois terços do nível normal.

Um paciente com anemia raramente manifesta cianose, e um paciente com policitemia pode parecer cianótico mesmo quando adequadamente oxigenado. Portanto, a cianose *não* é um sinal confiável de hipoxia.

A avaliação da cianose é afetada pela iluminação da sala, cor da pele do paciente e distância dos vasos sanguíneos da superfície da pele. Quando o paciente apresenta uma condição pulmonar, avalia-se cianose central observando-se a cor da língua e dos lábios. Isso indica diminuição da tensão de oxigênio no sangue. A cianose periférica resulta do fluxo sanguíneo diminuído para a periferia (dedos, pés ou lóbulos das orelhas), como na vasoconstrição por exposição ao frio, e não indica necessariamente um problema sistêmico central.

Estruturas das vias respiratórias superiores

Para um exame de rotina das vias respiratórias superiores, é necessária apenas uma fonte de luz simples, como uma lanterna. Um exame mais minucioso requer o uso de um espéculo nasal.

Nariz e seios paranasais (ou da face)

O enfermeiro inspeciona a parte externa do nariz em busca de lesões, assimetria ou inflamação e, em seguida, pede ao paciente para inclinar a cabeça para trás. Empurrando delicadamente a ponta do nariz para cima, o enfermeiro examina as estruturas internas do nariz, inspecionando a mucosa para avaliar sua cor e a ocorrência de edema, exsudato ou sangramento. A mucosa nasal normalmente é mais vermelha do que a oral. Pode parecer túrgida e hiperemiada se o paciente estiver com um resfriado comum; no entanto, na rinite alérgica, a mucosa parece pálida e túrgida.

Em seguida, o enfermeiro inspeciona o septo em busca de desvios, perfuração ou sangramento. A maior parte das pessoas tem um leve grau de desvio de septo que geralmente não causa sintomas. No entanto, o deslocamento real da cartilagem para o lado direito ou esquerdo do nariz pode provocar obstrução nasal.

Enquanto a cabeça ainda estiver inclinada para trás, o enfermeiro inspeciona as conchas inferior e média. Na rinite crônica, podem se desenvolver pólipos nasais entre as conchas inferior e média; eles se distinguem por sua aparência cinzenta. Ao contrário das conchas, os pólipos são gelatinosos e livremente móveis.

Em seguida, o enfermeiro pode palpar os seios frontais e maxilares em busca de pontos sensíveis (Figura 17.8). Usando os polegares, o enfermeiro aplica uma pressão suave de modo ascendente nas arcadas superciliares (seio frontal) e na área da bochecha ao lado do nariz (seios maxilares). Pontos sensíveis em qualquer área sugerem inflamação. Os seios frontais e maxilares podem ser inspecionados pela transiluminação (com uma luz forte através de uma área óssea, como os seios, para inspecionar a cavidade; ver Figura 17.9). Se a luz não conseguir penetrar, a cavidade provavelmente contém líquido ou pus.

Boca e faringe

Depois da inspeção do nariz, o enfermeiro avalia a boca e a faringe, orientando o paciente a abrir a boca e respirar fundo. Isso

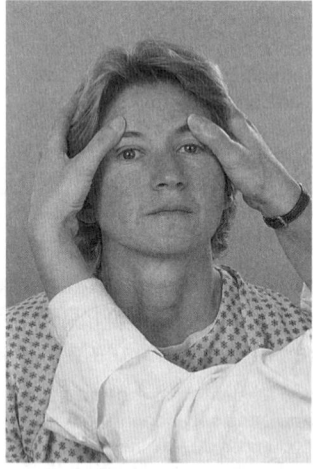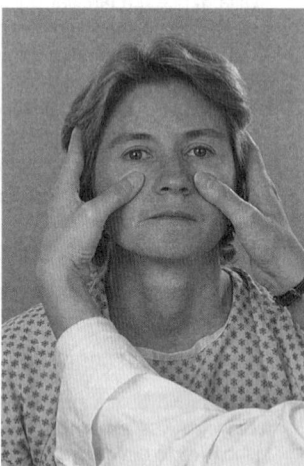

Figura 17.8 • Técnica para palpar os seios frontais à esquerda e os seios maxilares à direita.

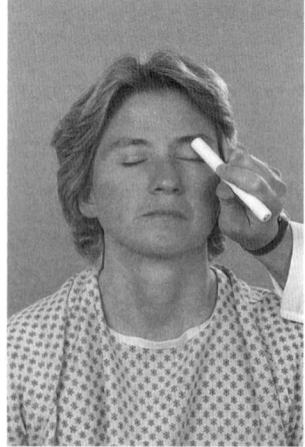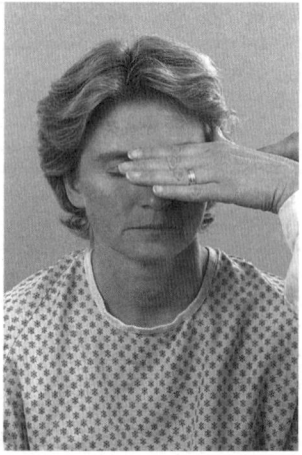

Figura 17.9 • À esquerda, o enfermeiro posiciona a fonte de luz para a transiluminação do seio frontal. À direita, protege a testa da paciente e posiciona a luz. Em condições normais (um quarto escuro), a luz brilha através dos tecidos e aparece como um brilho avermelhado (acima da mão da enfermeira) sobre o seio.

geralmente achata a parte posterior da língua e possibilita uma breve visão completa dos pilares anterior e posterior, tonsilas, úvula e faringe posterior (ver Figura 39.2 no Capítulo 39). O enfermeiro inspeciona a coloração, a simetria e as evidências de exsudação, ulceração ou alargamento dessas estruturas. Se for necessário um abaixador de língua para deprimir a língua e examinar a faringe, o abaixador é pressionado firmemente além do ponto médio da língua para evitar uma resposta de engasgo.

Traqueia

Em seguida, observam-se a posição e a mobilidade da traqueia pela palpação direta. Esta é realizada colocando-se o polegar e o dedo indicador de uma das mãos em cada lado da traqueia imediatamente acima da incisura esternal. A traqueia é altamente sensível, e palpá-la com muita força pode desencadear uma resposta de tosse ou engasgo. A traqueia normalmente se encontra na linha média, à medida que se insere na entrada torácica por trás do esterno; no entanto, pode ser desviada por massas no pescoço ou no mediastino. Disfunções pulmonares, como pneumotórax ou derrame pleural, também podem deslocar a traqueia.

Estruturas das vias respiratórias inferiores e respiração

A avaliação das estruturas das vias respiratórias inferiores inclui inspeção, palpação, percussão e ausculta do tórax. O paciente deve ser posicionado conforme necessário antes da avaliação.

Posicionamento

Para avaliar o tórax posterior e os pulmões, o paciente deve estar na posição sentada com os braços cruzados na frente do tórax e as mãos colocadas sobre os ombros opostos (Hogan-Quigley et al., 2017). Essa posição separa as escápulas amplamente e expõe maior área do pulmão para avaliação. Se o paciente for incapaz de se sentar, coloque-o em decúbito dorsal e role-o de um lado para o outro para completar o exame posterior. Para avaliar a parte anterior do tórax e dos pulmões, o paciente deve estar em decúbito dorsal ou sentado. O decúbito dorsal possibilita o deslocamento mais fácil do tecido mamário do paciente, melhorando a capacidade do enfermeiro de realizar o exame de tórax.

Inspeção do tórax

A inspeção do tórax fornece informações sobre o sistema respiratório, as estruturas musculoesqueléticas e o estado nutricional do paciente. O enfermeiro observa a coloração e o turgor da pele sobre o tórax e procura sinais de perda de tecido subcutâneo. Se houver assimetrias, é importante observá-las. No registro ou relato dos achados, usam-se os marcos anatômicos como pontos de referência (Boxe 17.10).

Configuração do tórax

Normalmente, a razão entre o diâmetro anteroposterior e o diâmetro lateral é de 1:2. No entanto, existem quatro deformidades principais do tórax associadas à doença respiratória que alteram essa relação: tórax em barril, tórax em funil (*pectus excavatum*), tórax de pombo (*pectus carinatum*) e cifoescoliose.

Tórax em barril. O tórax em barril ocorre por hiperinsuflação dos pulmões, que aumenta o diâmetro anteroposterior do tórax. Acontece com o envelhecimento e é um sinal típico do enfisema pulmonar e da DPOC. Em um paciente com enfisema pulmonar, as costelas são mais espaçadas e os espaços intercostais tendem a se abaular para fora na expiração. Assim, a aparência do paciente com enfisema pulmonar avançado é muito característica, possibilitando que o enfermeiro o detecte com facilidade, mesmo à distância.

Tórax em funil (*pectus excavatum*). O tórax em funil ocorre quando há uma depressão na parte inferior do esterno. Isso pode comprimir o coração e os grandes vasos, resultando em sopros. O tórax em funil pode ocorrer com o raquitismo ou síndrome de Marfan.

Tórax de pombo (*pectus carinatum*). O tórax de pombo ocorre pelo deslocamento anterior do esterno, que também aumenta o diâmetro anteroposterior. Esse tipo pode ocorrer no raquitismo, na síndrome de Marfan ou na cifoescoliose grave.

Cifoescoliose. A cifoescoliose é caracterizada pela elevação da escápula e de uma coluna em forma de S correspondente. Essa deformidade limita a expansão dos pulmões dentro do tórax. Pode ocorrer na osteoporose e em outros distúrbios esqueléticos que afetam o tórax.

Padrões e frequências respiratórias

Observar a frequência, a profundidade e a simetria durante a respiração é um aspecto simples, mas importante, da avaliação. O adulto normal que está confortavelmente em repouso realiza de 12 a 20 respirações por minuto (Hogan-Quigley et al., 2017). Exceto por suspiros ocasionais, as respirações são tranquilas com profundidade e ritmo regular. O padrão respiratório normal é conhecido como eupneia. Determinadas condições patológicas modificam a frequência e o ritmo respiratórios e essas alterações são características de determinadas doenças. Por exemplo, sibilos são achados comuns em pacientes com asma. As alterações encontradas durante a respiração podem ser o primeiro sinal de deterioração das condições clínicas do paciente (IHI, 2019). A frequência e a profundidade dos vários padrões respiratórios são apresentadas na Tabela 17.3.

Alerta de domínio de conceito

> Há diferenças sutis entre os padrões respiratórios de Cheyne-Stokes e de Biot. Entre os períodos regularmente ciclados de apneia, a respiração de Cheyne-Stokes demonstra um padrão regular com frequência e profundidade respiratórias que aumentam e depois diminuem. Na respiração de Biot, períodos de apneia irregularmente ciclados são intercalados com ciclos de frequência e profundidade normais.

Pode-se observar pausas temporárias na respiração, ou **apneias**. Quando episódios de apneia ocorrem repetidamente durante o sono, secundários à obstrução transitória da via respiratória superior, a condição é chamada de **apneia obstrutiva do sono**. Em pessoas magras, é normal observar uma ligeira retração dos espaços intercostais durante a respiração tranquila. O abaulamento dos espaços intercostais durante a expiração implica obstrução ao fluxo de ar expiratório, como no enfisema pulmonar. A retração importante na inspiração, principalmente se assimétrica, implica bloqueio de um ramo da árvore respiratória. O abaulamento assimétrico dos espaços intercostais, em ambos os lados do tórax, é provocado pelo aumento da pressão no interior do hemitórax. Isso pode ser decorrente do ar aprisionado sob pressão no interior da cavidade pleural, onde ele não está normalmente presente (pneumotórax), ou pela pressão do líquido no interior da cavidade pleural (derrame ou efusão pleural).

Boxe 17.10 Localização dos marcos torácicos

No tórax, a localização é definida tanto horizontal quanto verticalmente. Já nos pulmões, a localização é definida pelo lobo.

Pontos de referência horizontais

Horizontalmente, os locais do tórax são identificados de acordo com sua proximidade com a costela ou espaço intercostal sob os dedos do examinador. No aspecto anterior, a identificação de uma costela específica é facilitada inicialmente localizando-se o ângulo do esterno. Esse é o ponto em que o manúbrio se une ao corpo do esterno na linha média. A segunda costela une-se ao esterno nesse importante marco anatômico.

Outras costelas podem ser identificadas pela contagem decrescente a partir da segunda costela. Os espaços intercostais são referidos em termos da costela imediatamente acima do espaço intercostal; por exemplo, o quinto espaço intercostal está diretamente abaixo da quinta costela.

Localizar as costelas na superfície posterior do tórax é mais difícil. O primeiro passo é identificar o processo espinhoso. Isso é conseguido localizando-se a sétima vértebra cervical (vértebra proeminente), que é o processo espinhoso mais proeminente. Quando o pescoço é discretamente flexionado, o sétimo processo espinhoso cervical se destaca. As outras vértebras são então identificadas por meio da contagem descendente.

Pontos de referência verticais

Várias linhas imaginárias são usadas como referências ou pontos de referência verticais para identificar a localização dos achados torácicos. A *linha medioesternal* passa ao longo do centro do esterno. A *linha hemiclavicular* é uma linha imaginária que desce a partir do meio da clavícula. O *ponto de impulso máximo* do coração normalmente fica ao longo dessa linha no tórax esquerdo.

Quando o braço é abduzido a 90°, pode-se desenhar linhas verticais imaginárias a partir da prega axilar anterior, a partir do meio da axila e a partir da prega axilar posterior. Essas linhas são chamadas, respectivamente, de *linha axilar anterior*, *linha axilar média* e *linha axilar posterior*. A linha desenhada verticalmente ligando os polos superior e inferior da escápula é chamada de *linha escapular*. A linha traçada para baixo pelo centro da coluna vertebral é chamada de *linha vertebral*. Usando esses marcos, por exemplo, o examinador comunica os achados que se referem a uma área de submacicez que se estende da linha vertebral à linha escapular entre as sétima e décima costelas do lado direito.

Lobos dos pulmões

Pode-se mapear os lobos dos pulmões na superfície da parede torácica conforme descrito a seguir. A linha entre os lobos superior e inferior do lado esquerdo começa no quarto processo espinhoso torácico posteriormente, circunda até cruzar a quinta costela na linha axilar média e encontra a sexta costela no esterno. Essa linha à direita divide o lobo médio direito do lobo inferior direito. A linha que divide o lobo superior do lobo médio direito é incompleta, começando na quinta costela na linha axilar média, onde cruza a linha entre os lobos superior e inferior e atravessa horizontalmente em direção ao esterno. Assim, os lobos superiores são dominantes na superfície anterior do tórax e os lobos inferiores são dominantes na superfície posterior. Não há representação do lobo médio direito na superfície posterior do tórax.

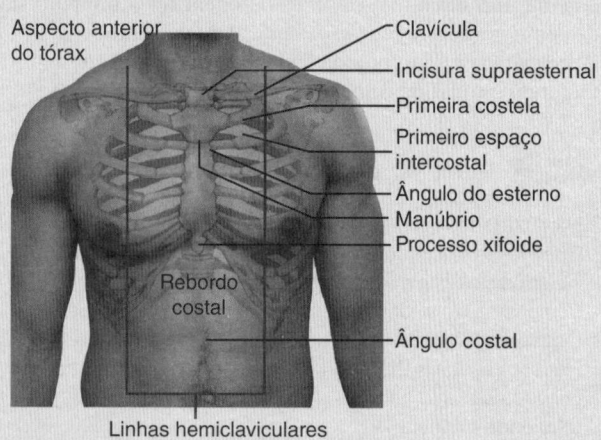

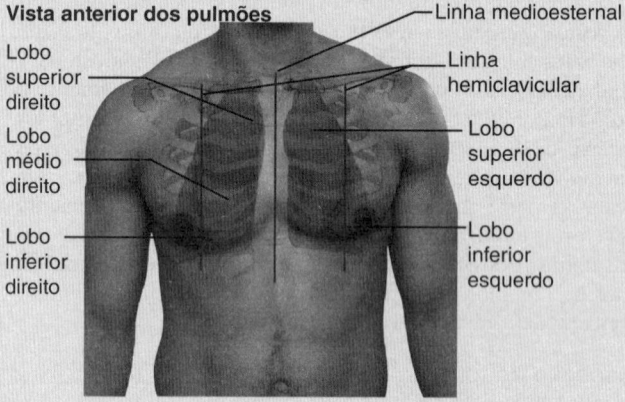

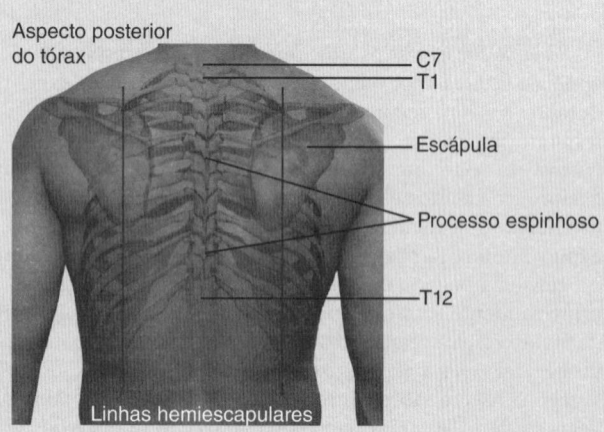

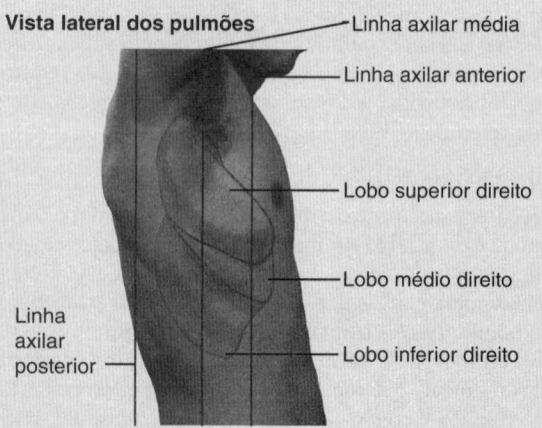

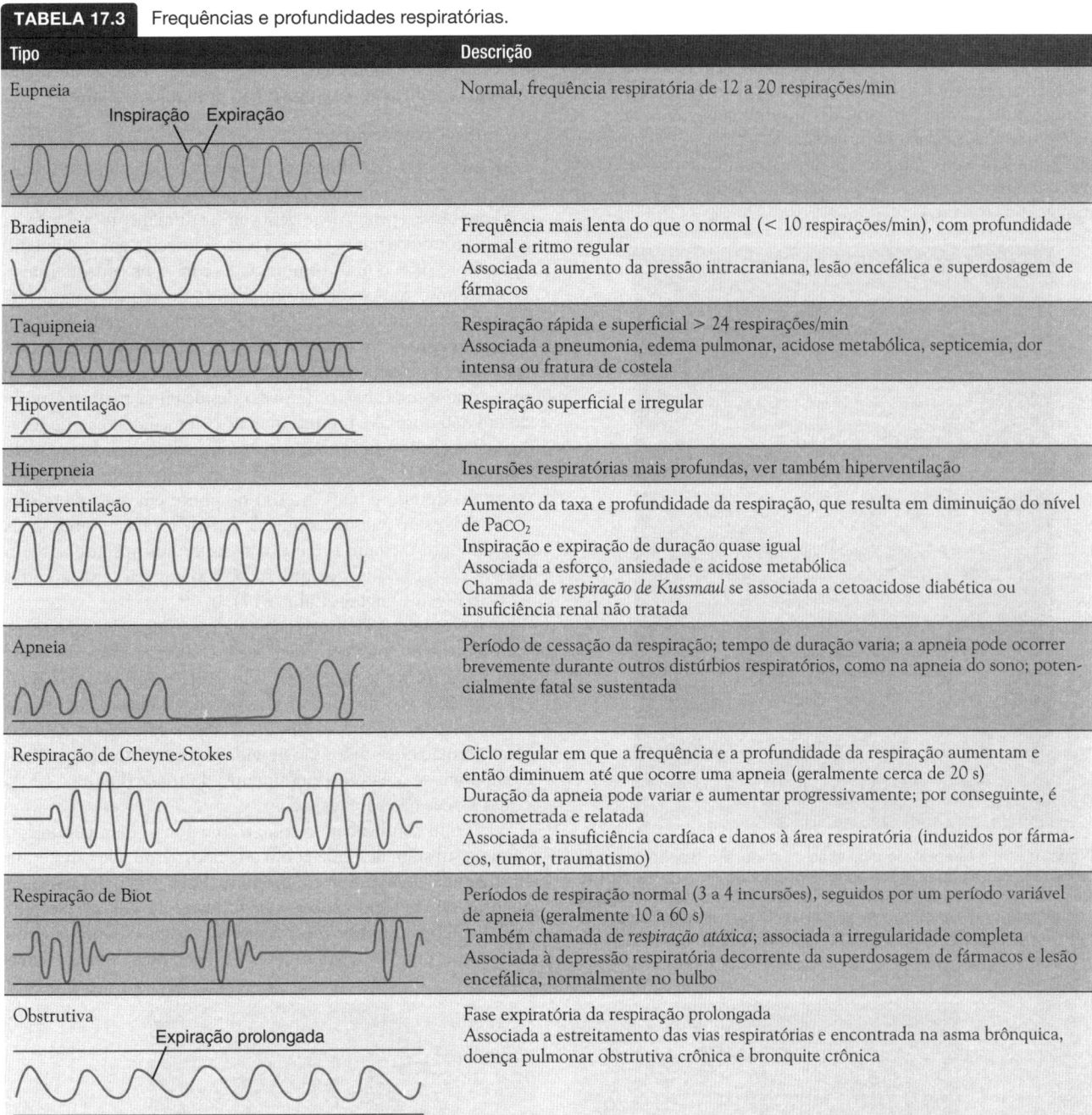

Adaptada de Hogan-Quigley, B., Palm, M. L. & Bickley, L. (2017). Bates' nursing guide to physical examination and history taking. 2nd ed. Philadelphia, PA. Wolters Kluwer Health Lippincott Williams & Wilkins.

Uso de músculos acessórios

Além dos padrões e frequências respiratórias, o enfermeiro deve observar se são usados músculos acessórios, como o esternocleidomastóideo, o escaleno e o trapézio durante a inspiração e os músculos abdominais e intercostais internos durante a expiração. Esses músculos fornecem suporte adicional para auxiliar o esforço respiratório durante períodos de exaustão, conforme visto no exercício ou em certos estados de doença (Hogan-Quigley et al., 2017).

Palpação do tórax

O enfermeiro palpa o tórax em busca de áreas sensíveis, massas, lesões, excursão respiratória e frêmito vocal. Se o paciente relata uma área de dor ou se há lesões aparentes, o enfermeiro realiza palpação direta com as pontas dos dedos (em busca de lesões de pele e massas subcutâneas) ou com a palma da mão (para massas mais profundas ou desconforto generalizado nos flancos ou nas costelas).

Excursão respiratória

A excursão respiratória é uma estimativa da expansão torácica e pode revelar informações importantes sobre o movimento do tórax durante a respiração. O enfermeiro avalia amplitude e simetria da excursão respiratória do paciente. Para a avaliação da porção anterior, o enfermeiro coloca os polegares ao longo da margem costal da parede torácica e orienta o paciente a inspirar profundamente. Em seguida, observa o movimento dos polegares durante a inspiração e a expiração. Esse movimento normalmente é simétrico (Hogan-Quigley et al., 2017).

A avaliação do aspecto posterior é realizada colocando-se os polegares adjacentes à coluna vertebral ao nível da 10ª costela (Figura 17.10). As mãos seguram levemente a parte lateral da caixa torácica. Deslizando os polegares medialmente por cerca de 2,5 cm, é possível levantar uma pequena prega de pele entre eles. O paciente é orientado a realizar uma inspiração completa e a expirar totalmente. O enfermeiro observa se o achatamento da prega de pele é normal e sente a simetria do movimento torácico.

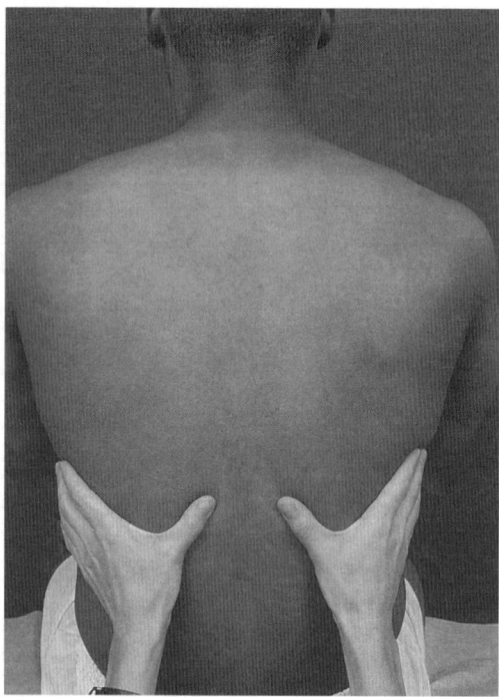

Figura 17.10 • Método de avaliação da excursão respiratória posterior. Colocar as duas mãos posteriormente no nível de T9 ou T10. Deslizar as mãos medialmente de modo a pinçar uma pequena quantidade de pele entre os polegares. Observar a simetria conforme o paciente expira completamente depois de uma inspiração profunda.

A excursão torácica diminuída pode ser causada por uma doença fibrótica crônica. A excursão assimétrica pode ser decorrente da imobilização secundária a pleurisia, costelas fraturadas, traumatismo ou obstrução brônquica unilateral.

Frêmito toracovocal

O **frêmito** toracovocal descreve as vibrações da parede torácica que resultam da fala, detectadas à palpação. Normalmente, os sons produzidos pela laringe deslocam-se distalmente ao longo da árvore brônquica para colocar a parede torácica em movimento ressonante. Isso é mais pronunciado com sons consonantais.

O frêmito toracovocal normal varia de acordo com diversos fatores. É influenciado pela espessura da parede torácica, especialmente do músculo, e pelo tecido subcutâneo que está associado à obesidade. É influenciado também pela altura do som; timbres mais baixos (graves) deslocam-se melhor através do pulmão normal e produzem maior vibração da parede torácica. Portanto, o frêmito é mais pronunciado nos homens do que nas mulheres, pois a voz masculina é mais grave. Normalmente, o frêmito é mais intenso no ponto em que os grandes brônquios estão mais próximos da parede torácica, sendo mais proeminente no lado direito, e reduzido ou ausente sobre a parede do tórax anterior que recobre o coração e os grandes vasos (Hogan-Quigley et al., 2017).

O enfermeiro solicita ao paciente que repita "trinta e três", "um, dois, três" ou "eee, eee, eee", conforme move as mãos para baixo sobre o seu tórax (Hogan-Quigley et al., 2017). As vibrações são detectadas com as superfícies palmares das mãos, ou com o aspecto ulnar das mãos estendidas sobre o tórax. A mão ou as mãos são movidas em sequência pelo tórax. Comparam-se áreas correspondentes do tórax (Figura 17.11). Áreas ósseas não são avaliadas.

O ar não conduz bem o som; o som é mais bem conduzido em uma substância sólida como o tecido, desde que este tenha elasticidade e não esteja comprimido. Portanto, o aumento na quantidade de tecido sólido por unidade de volume de pulmão aumenta o frêmito, e o aumento no ar por unidade de volume de pulmão barra o som. Os pacientes com enfisema

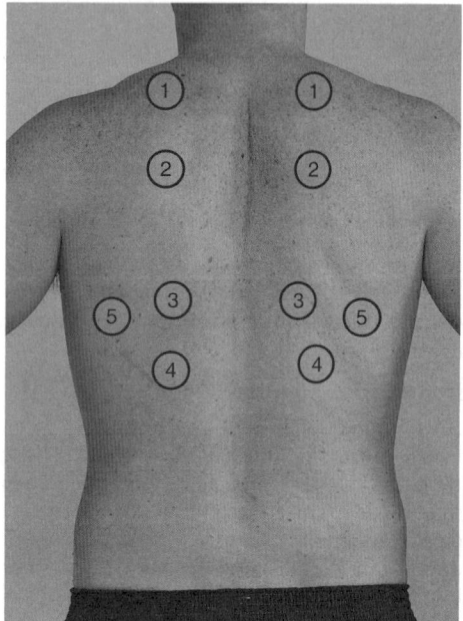 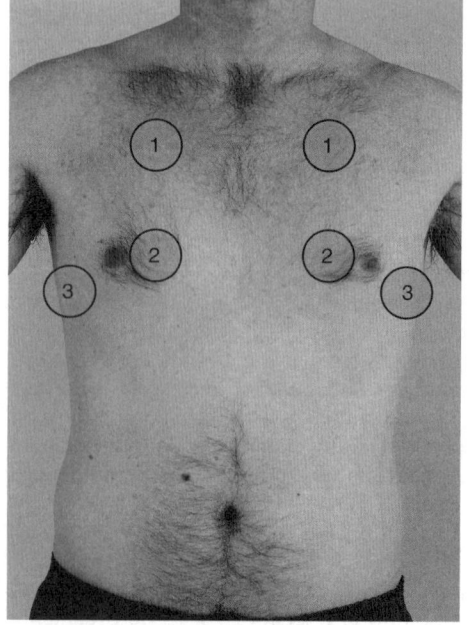

Figura 17.11 • Sequência de palpação para avaliação do frêmito toracovocal: tórax posterior **(à esquerda)** e tórax anterior **(à direita)**.

pulmonar quase não apresentam frêmito toracovocal algum. Um paciente com consolidação de um lobo pulmonar por pneumonia tem aumento no frêmito toracovocal sobre esse lobo.

Percussão torácica

A percussão produz vibração sonora e tátil e possibilita que o enfermeiro determine se os tecidos subjacentes estão cheios de ar, líquido ou material sólido. O tecido pulmonar saudável é ressonante. A submacicez sobre o pulmão ocorre quando o tecido pulmonar cheio de ar é substituído por tecido líquido ou sólido. A Tabela 17.4 revisa os sons de percussão e suas características. A percussão também é empregada para estimar o tamanho e a localização de determinadas estruturas no interior do tórax (p. ex., diafragma, coração, fígado).

A percussão geralmente é realizada primeiro no aspecto posterior do tórax. O enfermeiro percute na parte superior do ombro bilateralmente, localizando a largura de 5 cm de ressonância que recobre os ápices pulmonares (Figura 17.12). Em seguida, desce e percute áreas simétricas em intervalos de 5 a 6 cm. Para realizar a percussão, o enfermeiro coloca o dedo médio da mão não dominante firmemente contra a área da parede torácica a ser percutida. Ele então golpeia a articulação interfalangiana distal daquele dedo com a ponta do dedo médio da mão dominante. Esse dedo é parcialmente flexionado, e a percussão ocorre de modo delicado, semelhante ao lançamento de um dardo. Estruturas ósseas (escápula ou costelas) não são percutidas.

Para realizar a percussão sobre o aspecto anterior da parede torácica, o enfermeiro começa na área supraclavicular e prossegue para baixo, de um espaço intercostal para o próximo. A submacicez observada à esquerda do esterno entre os terceiro e quinto espaços intercostais é um achado normal, porque essa é a localização do coração. Do mesmo modo, há um intervalo normal de submacicez do fígado abaixo do pulmão, na margem costal direita (Hogan-Quigley et al., 2017).

Excursão diafragmática

A ressonância normal do pulmão acaba no diafragma. A posição do diafragma é diferente durante a inspiração e a expiração.

Para avaliar a posição e o movimento do diafragma, o enfermeiro orienta o paciente a respirar fundo e a prender a respiração enquanto percute o seu ponto máximo de descida. O ponto no qual a percussão, na linha hemiescapular, muda de ressonante para submaciça é marcado com uma caneta. O paciente é, então, orientado a expirar completamente e prender a respiração enquanto o enfermeiro percute novamente para baixo até a submacicez do diafragma. Esse ponto também é marcado. A distância entre as duas marcas indica a amplitude de movimento do diafragma.

A excursão máxima do diafragma pode ser de 8 a 10 cm em jovens altos saudáveis, mas na maior parte das pessoas normalmente varia de 5 a 7 cm. Em geral, a membrana está cerca de 2 cm mais elevada no lado direito em razão da localização do fígado. A diminuição da mobilidade diafragmática pode ocorrer no derrame pleural. A atelectasia, a paralisia diafragmática ou a gravidez podem ser responsáveis pela posição elevada do diafragma no tórax (Hogan-Quigley et al., 2017).

Ausculta do tórax

O enfermeiro conclui a avaliação com a ausculta das faces anterior, posterior e laterais do tórax. A ausculta ajuda o enfermeiro a avaliar o fluxo de ar ao longo da árvore brônquica e a determinar se existe obstrução líquida ou sólida no pulmão. O enfermeiro ausculta à procura de murmúrio vesicular ou normal, ruídos adventícios e sons de voz.

O enfermeiro coloca o diafragma do estetoscópio firmemente contra a pele nua da parede torácica enquanto o

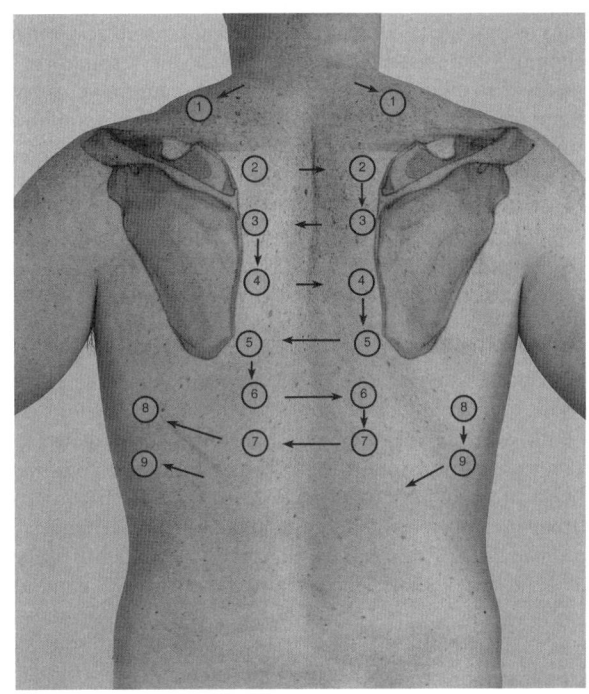

Figura 17.12 • Percussão da face posterior do tórax. Com o paciente na posição sentada, percutem-se áreas simétricas dos pulmões em intervalos de 5 cm. Essa progressão começa no ápice de cada pulmão e termina com a percussão de cada lateral da parede torácica.

TABELA 17.4	Características dos sons de percussão.				
Som	Intensidade relativa	Altura relativa	Duração relativa	Exemplo de localização	Exemplos
Maciço	Baixa	Alta	Curta	Coxa	Derrame pleural grande
Submaciço	Média	Média	Média	Fígado	Pneumonia lobar
Ressonante	Alta	Baixa	Longa	Pulmão normal	Bronquite crônica simples
Hipersonoro	Muito alta	Muito baixa (grave)	Muito longa	Não existe em condições normais	Enfisema pulmonar, pneumotórax
Timpânico	Alta	Alta (agudo)[a]	Média	Bolha de ar gástrica ou bochechas cheias de ar	Pneumotórax extenso

[a]Distinguido principalmente por seu timbre musical. Adaptada de Hogan-Quigley, B., Palm, M. L. & Bickley, L. (2017). *Bates' nursing guide to physical examination and history taking*. 2nd ed. Philadelphia, PA: Wolters Kluwer Health Lippincott Williams & Wilkins.

paciente respira lenta e profundamente pela boca. Áreas correspondentes do tórax são auscultadas de modo sistemático desde os ápices até as bases e ao longo da linha axilar média. A sequência de ausculta é semelhante à aplicada na percussão. O enfermeiro pode precisar ouvir duas inspirações e expirações completas em cada localização anatômica para a interpretação válida do som auscultado. Respirações profundas repetidas podem resultar em sintomas de hiperventilação (p. ex., vertigens), o que pode ser evitado fazendo-se com que o paciente relaxe e respire normal e periodicamente durante o exame.

Sons respiratórios

Os sons respiratórios normais distinguem-se pela sua localização sobre uma área específica do pulmão e são identificados como murmúrio vesicular, som respiratório broncovesicular e brônquico (tubular) (Tabela 17.5).

Determinam-se a localização, a qualidade e a intensidade dos sons respiratórios durante a ausculta. Quando o fluxo de ar está diminuído por uma obstrução brônquica (atelectasia) ou quando um líquido (derrame pleural) ou tecido (obesidade) separa as passagens de ar do estetoscópio, o som respiratório é diminuído ou ausente. Por exemplo, o som respiratório do paciente com enfisema pulmonar é fraco ou muitas vezes completamente inaudível. Quando é auscultado, a fase expiratória é prolongada. No paciente com obesidade, o som respiratório pode ser inaudível. Os sons brônquicos e broncovesiculares, audíveis em qualquer lugar exceto sobre o brônquio principal nos pulmões, indicam uma doença, geralmente uma consolidação no pulmão (p. ex., pneumonia, insuficiência cardíaca). Esse achado requer uma avaliação mais profunda.

Ruídos adventícios

Uma condição anormal que afeta a árvore brônquica e os alvéolos pode produzir ruídos adventícios (adicionais). Alguns ruídos adventícios são divididos em duas categorias: **crepitações** (sons não musicais descontínuos) e **sibilos** (sons musicais contínuos) (Tabela 17.6). Os **roncos**, um tipo de sibilo, são sons contínuos de frequência mais baixa auscultados ao longo dos pulmões na obstrução parcial das vias respiratórias. Dependendo de sua localização e gravidade, sibilos e roncos podem ser auscultados com ou sem um estetoscópio. É importante distinguir a duração do som quando identificá-lo como descontínuo ou contínuo. O atrito pode ser descontínuo ou contínuo. Estridor é um som musical, agudo e contínuo que é auscultado no pescoço. Esse som é causado pela interrupção do fluxo de ar e indica estreitamento das vias respiratórias superiores. Estridor justifica medidas de emergência.

Sons vocais

O som ouvido por meio do estetoscópio quando o paciente fala é conhecido como ressonância vocal. O enfermeiro deve avaliar os sons vocais quando auscultar sons respiratórios anormais. As vibrações produzidas na laringe são transmitidas para a parede torácica à medida que passam através do tecido alveolar e dos brônquios. O enfermeiro avalia os sons vocais pedindo ao paciente que repita "trinta e três" ou "eee", enquanto, com o estetoscópio, ausculta áreas do tórax correspondentes, dos ápices às bases. Em condições fisiológicas normais, os sons são fracos e indistintos. Doenças que aumentam a densidade do pulmão, como a pneumonia e o edema pulmonar, modificam essa resposta fisiológica normal e podem resultar nos seguintes sons:

- A **broncofonia** descreve a ressonância vocal que é mais intensa e mais clara do que o normal
- A **egofonia** descreve sons vocais que são distorcidos. É mais bem observada pedindo ao paciente que repita a letra E. A distorção produzida pela consolidação transforma o som em um Ã ouvido claramente, em vez de E
- A **pectoriloquia sussurrada (ou áfona)** descreve a capacidade de ouvir de modo claro e distinto sons sussurrados que normalmente não deveriam ser ouvidos.

Sempre que for detectada uma anormalidade no exame, deve-se utilizar mais do que um método de avaliação. Uma mudança no frêmito toracovocal é mais sutil e pode passar despercebida, mas a broncofonia pode ser observada de modo alto e claro.

Interpretação dos achados

Os achados físicos mais comuns nas doenças respiratórias estão resumidos na Tabela 17.7.

TABELA 17.5 Sons respiratórios.

	Duração dos sons	Intensidade do som expiratório	Altura do som expiratório	Locais em que são encontrados em condições normais
Murmúrio vesicular[a]	Os sons inspiratórios duram mais tempo do que os expiratórios	Baixa	Relativamente baixa (grave)	Todo o pulmão, exceto sobre a área superior ao esterno e entre as escápulas
Broncovesicular	Os sons inspiratórios e expiratórios são praticamente iguais	Intermediária	Intermediária	Em geral, nos 1º e 2º espaços intercostais anteriormente e entre as escápulas (sobre o brônquio principal)
Brônquico	Os sons expiratórios duram mais tempo do que os inspiratórios	Alta	Relativamente alta (agudo)	Sobre o manúbrio, se for ouvido
Traqueal	Os sons inspiratórios e expiratórios são praticamente iguais	Muito alta	Relativamente alta (agudo)	Ao longo da traqueia no pescoço

[a]A espessura das barras indica a intensidade dos sons respiratórios: quanto mais íngreme a inclinação, maior a altura do som. Adaptada de Hogan-Quigley, B., Palm, M.L., Bickley, L. (2017). *Bates' nursing guide to physical examination and history taking*. 2nd ed. Philadelphia, PA: Wolters Kluwer Health Lippincott Williams & Wilkins.

TABELA 17.6 Ruídos adventícios (sons respiratórios anormais).

Som respiratório	Descrição	Etiologia
Crepitações		
Crepitações em geral	Sons de estalos descontínuos e não musicais que ocorrem durante a inspiração (embora normalmente auscultados na inspiração, também podem ser auscultados na expiração); podem ou não desaparecer após a tosse	Causadas pelo líquido presente nas vias respiratórias ou nos alvéolos ou pela abertura tardia de alvéolos colapsados durante a inspiração Associadas à insuficiência cardíaca e à fibrose pulmonar
Crepitações grossas	Sons descontínuos de estalidos auscultados na fase inicial da inspiração e durante toda a expiração; som úmido áspero oriundo dos brônquios mais calibrosos; podem ser auscultados sobre qualquer área dos pulmões; não variam com a posição do corpo	Associadas à doença pulmonar obstrutiva
Crepitações finas	Sons descontínuos de estalidos, agudos e suaves que são auscultados nas fases média e final da inspiração; o som se assemelha a fios de cabelo sendo esfregados uns contra os outros; oriundos dos alvéolos, sobretudo nas áreas mais baixas; variam com a posição do corpo	Associadas a pneumonia intersticial, doença pulmonar restritiva (p. ex., fibrose); crepitações finas no início da inspiração estão associadas à bronquite ou à pneumonia
Sibilos		
Sibilos em geral	Sons musicais contínuos, estridentes e de alta frequência auscultados habitualmente na expiração, mas podem ser auscultados durante a inspiração, dependendo da causa	Associados com oscilação das paredes dos brônquios e estreitamento do diâmetro das vias respiratórias ou obstrução parcial das vias respiratórias Associados a bronquite crônica ou bronquiectasia
Roncos	Sons profundos, graves, semelhante a ressonar, auscultados primariamente durante a expiração; podem desaparecer após a pessoa tossir	Associados com secreções ou tumor; variante de sibilo; causados pelo movimento do ar nas vias traqueobrônquicas estreitadas
Atritos		
Atrito pleural	Som descontínuo de raspagem de baixa frequência como dois pedaços de couro sendo friccionados um contra o outro (semelhante ao som ouvido quando se esfregam o polegar e o indicador próximos da orelha) Auscultado durante a inspiração e a expiração Pode diminuir quando o paciente prende a respiração; tosse não elimina o ruído Mais bem auscultado nas axilas e nas bases dos pulmões	Secundário a inflamação e perda do líquido pleural lubrificante entre as pleuras visceral e parietal
Outros sons respiratórios		
Estridor	Som musical, contínuo, agudo, auscultado no pescoço	Estreitamento das vias respiratórias superiores; intervenção imediata é preconizada

Adaptada de Hogan-Quigley, B., Palm, M. L. & Bickley, L. (2017). *Bates' nursing guide to physical examination and history taking*. 2nd ed. Philadelphia, PA: Wolters Kluwer Health Lippincott Williams & Wilkins.

Avaliação da função respiratória no paciente com doença aguda ou grave

A avaliação da função respiratória é essencial para o bem-estar do paciente que está com uma doença aguda ou grave. Muitas vezes, esse paciente está intubado e em ventilação mecânica. O enfermeiro analisa os achados da anamnese e do exame considerando os resultados dos exames complementares e laboratoriais. Depois de verificar os ajustes do ventilador para se certificar de que estejam definidos conforme prescrito e os alarmes estejam sempre na posição "ligada", o enfermeiro deve avaliar a sincronia paciente–ventilador e avaliar se há agitação, inquietação e outros sinais de desconforto respiratório (batimento de asa de nariz, uso excessivo de músculos intercostais e acessórios, movimentos descoordenados do tórax e abdome e relato do paciente de falta de ar). O enfermeiro deve observar se há alterações nos sinais vitais do paciente e sinais de instabilidade hemodinâmica e relatá-los ao médico, pois isso pode indicar que a ventilação mecânica é ineficaz ou que a condição do paciente se deteriorou. É importante que o profissional de saúde posicione o paciente de modo a promover oxigenação e ventilação adequadas e prevenir complicações potenciais. Por exemplo, pode ser necessário elevar a cabeceira do leito do paciente para prevenir aspiração, especialmente se ele estiver sendo alimentado por via enteral. Por outro lado, para os pacientes com síndrome de angústia respiratória do adulto (SARA) que apresentam hipoxemia refratária é recomendado o decúbito ventral (ver Capítulo 19). Além disso, o estado mental do paciente deve ser avaliado e comparado ao estado anterior. A letargia e a sonolência podem ser sinais de aumento nos níveis de dióxido de carbono e não devem ser consideradas insignificantes, mesmo que o paciente esteja recebendo sedação ou analgésicos.

A ausculta, a percussão e a palpação são partes essenciais e rotineiras da avaliação do paciente gravemente enfermo, em ventilação mecânica ou não. Um paciente em decúbito deve ser virado para avaliação de todos os campos pulmonares. Áreas pendentes devem ser avaliadas em busca de sons respiratórios normais e ruídos adventícios. A falha em examinar áreas pendentes dos pulmões pode resultar em não detecção de achados associados a distúrbios como a atelectasia ou o derrame pleural.

As provas de função respiratória do paciente são facilmente realizadas à beira do leito por meio da medição da frequência respiratória, do dióxido de carbono expirado (CO_2), do volume corrente, do volume minuto, da capacidade vital, da força inspiratória e da complacência. Esses testes são particularmente importantes para os pacientes que estão em risco de complicações pulmonares, incluindo aqueles que foram submetidos a cirurgia torácica ou abdominal, receberam anestesia por tempo prolongado ou têm uma doença pulmonar preexistente, e aqueles que são idosos ou obesos. Esses testes também são

TABELA 17.7 — Achados físicos mais comuns nas doenças respiratórias.

Esta tabela apresenta as alterações típicas encontradas nos distúrbios respiratórios. As alterações descritas variam de acordo com a magnitude e a gravidade do distúrbio. A tabela deve ser usada como um parâmetro de alterações típicas, não como um guia absoluto.

Condição	Percussão	Traqueia	Sons respiratórios	Ruídos adventícios	Frêmito toracovocal e pectorilóquia
Normal A árvore traqueobrônquica e os alvéolos estão pérvios; as pleuras são finas e justapostas; a mobilidade da parede torácica não está comprometida.	Ressonante	Linha média	Murmúrio vesicular, exceto talvez sons broncovesiculares e brônquicos sobre os grandes brônquios e a traqueia, respectivamente	Nenhum, exceto talvez alguns estertores inspiratórios temporários nas bases dos pulmões	Normal
Bronquite crônica Os brônquios estão cronicamente inflamados e a pessoa apresenta tosse produtiva. Obstrução das vias respiratórias pode ocorrer.	Ressonante	Linha média	Murmúrio vesicular (normal)	Nenhum ou estertores grossos dispersos na fase precoce da inspiração e, talvez, na expiração; ou sibilos ou roncos	Normal
Insuficiência cardíaca esquerda (precoce) O aumento da pressão nas veias pulmonares provoca congestão e edema intersticial (em torno dos alvéolos); a mucosa brônquica pode se tornar edemaciada.	Ressonante	Linha média	Murmúrio vesicular	Estertores ao fim da inspiração nas partes mais baixas dos pulmões; possivelmente estertores	Normal
Pneumonia lobar Os alvéolos são preenchidos com líquido ou eritrócitos, como ocorre em pneumonia, edema pulmonar ou hemorragia pulmonar.	Maciço sobre a área sem ar	Linha média	Som brônquico sobre a área acometida	Estertores ao fim da inspiração sobre a área acometida	Aumentado sobre a área acometida, com broncofonia, egofonia e pectorilóquia afônica
Obstrução lobar parcial Atelectasia. Quando uma rolha em um brônquio principal (seja de muco ou um corpo estranho) obstrui o fluxo de ar, os alvéolos afetados colapsam e ficam sem ar.	Maciço sobre a área sem ar	Pode estar desviado para o lado comprometido	Geralmente ausente quando a rolha brônquica persiste. As exceções incluem atelectasia no lobo superior direito, onde podem ser transmitidos sons traqueais adjacentes	Nenhuma	Geralmente ausente quando a rolha brônquica persiste. Em exceções (p. ex., atelectasia no lobo superior direito) pode estar aumentado
Derrame pleural O líquido se acumula no espaço pleural e separa o pulmão preenchido por ar da parede torácica, bloqueando a transmissão dos sons respiratórios.	Maciço a submaciço sobre o líquido	Desviado para o lado não comprometido se houver derrame (efusão) volumoso	Diminuído a ausente, mas broncofonia pode ser auscultada próximo ao topo de derrame (efusão) volumoso	Nenhum, exceto um possível atrito pleural	Diminuído a ausente, mas pode aumentar sobre grande derrame
Pneumotórax Quando há extravasamento de ar para o espaço pleural, geralmente unilateral, o pulmão é afastado da parede torácica. O ar pleural bloqueia a transmissão do som.	Hiper-ressonante ou timpânico sobre o ar pleural	Desviado para o lado não comprometido se houver pneumotórax hipertensivo	Diminuído a ausente sobre o ar pleural	Nenhum, exceto um possível atrito pleural	Diminuído a ausente sobre o ar pleural
Doença pulmonar obstrutiva crônica (DPOC) Distúrbio lentamente progressivo no qual há dilatação dos espaços aéreos e os pulmões se tornam hiperinsuflados. Inflamação crônica pode preceder ou ocorrer após o desenvolvimento da DPOC.	Difusamente hiper-ressonante	Linha média	Diminuído a ausente ao fim da expiração	Nenhum ou estertores, sibilos e roncos da bronquite crônica associada	Diminuído

(continua)

TABELA 17.7	Achados físicos mais comuns nas doenças respiratórias. (*continuação*)				
Condição	Percussão	Traqueia	Sons respiratórios	Ruídos adventícios	Frêmito toracovocal e pectorilóquia
Asma brônquica Obstrução do fluxo de ar disseminada, geralmente reversível, associada a hiper-responsividade brônquica e inflamação subjacente. Durante os episódios ocorre hiperinsuflação dos pulmões à medida que o fluxo de ar diminui.	Ressonante a difusamente hiper-ressonante	Linha média	Com frequência mascarado por sibilos	Sibilos, possivelmente crepitações	Diminuição

Reproduzida, com autorização, de Hogan-Quigley, B., Palm, M. L. & Bickley L. (2017). *Bates' nursing guide to physical examination and history taking table.* 2nd ed., Table 13-8. Philadelphia, PA: Wolters Kluwer.

usados rotineiramente em pacientes sob ventilação mecânica. Embora alguns sejam realizados por fisioterapeutas respiratórios, é importante que o enfermeiro entenda a importância de seus resultados.

O paciente cuja expansibilidade torácica esteja limitada por restrições externas, como a obesidade ou a distensão abdominal, ou que não consiga respirar profundamente por causa da dor pós-operatória, sedação ou superdosagem farmacológica, irá inspirar e expirar baixo volume de ar (chamado de baixo volume corrente). A hipoventilação prolongada a baixos volumes correntes pode provocar colabamento alveolar (atelectasia). Consequentemente, quando a capacidade residual forçada diminui, a complacência é reduzida e o paciente precisa respirar mais rápido para manter o mesmo grau de oxigenação tecidual. Esses eventos podem ser exacerbados em pacientes com doenças pulmonares preexistentes; no paciente idoso, cujas vias respiratórias são menos complacentes, pois as vias respiratórias de pequeno calibre podem colapsar durante a expiração; ou em pacientes com obesidade, que têm volumes correntes relativamente baixos, mesmo quando saudáveis (ver discussão sobre a avaliação do paciente com várias doenças pulmonares nos próximos capítulos desta parte).

> **Alerta de enfermagem: Qualidade e segurança**
>
> O enfermeiro não deve confiar apenas na inspeção visual da frequência e profundidade das excursões respiratórias de um paciente para determinar a adequação da ventilação. As excursões respiratórias podem parecer normais ou exageradas em razão de um aumento no trabalho respiratório, mas o paciente pode estar, na verdade, mobilizando ar suficiente apenas para ventilar o espaço morto. Se houver qualquer dúvida sobre a adequação da ventilação, o enfermeiro deve realizar ausculta ou oximetria de pulso (ou ambos) para avaliação adicional do estado respiratório.

Volume corrente

O volume de cada respiração é chamado de **volume corrente** (ver, na Tabela 17.1, as capacidades e volumes pulmonares). O espirômetro é um instrumento que pode ser utilizado à beira do leito para medir volumes. Se o paciente estiver respirando por um tubo endotraqueal (TE) ou traqueostomia, o espirômetro é conectado diretamente a ele e o volume expirado é obtido a partir da leitura do medidor. Nos demais pacientes, o espirômetro é conectado a uma máscara facial ou a um bocal posicionado de modo hermético, e o volume expirado é medido.

O volume corrente pode variar de uma respiração para outra. Para assegurar que a medição seja fidedigna, é importante medir os volumes de várias respirações e observar a variação dos volumes correntes, juntamente com a média do volume corrente.

Ventilação minuto

Como a frequência respiratória e o volume corrente variam muito de uma respiração para outra, esses dados isoladamente não são indicadores confiáveis de uma ventilação adequada. No entanto, o volume corrente multiplicado pela frequência respiratória proporciona o que se chama de ventilação minuto ou volume minuto, o volume de ar que é trocado por minuto. Esse valor é útil na detecção de insuficiência respiratória. Na prática, o volume minuto não é calculado, mas é medido diretamente com um espirômetro. Em um paciente em ventilação mecânica, o volume minuto muitas vezes é registrado pelo respirador e pode ser visualizado no monitor do aparelho.

A ventilação minuto pode estar diminuída em uma variedade de condições que resultam em hipoventilação. Quando a ventilação minuto cai, a ventilação alveolar nos pulmões também diminui, e a Pa_{CO_2} aumenta.

Capacidade vital

A capacidade vital é medida solicitando-se ao paciente que realize uma inspiração máxima e expire completamente em um espirômetro. O valor normal depende da idade, do sexo, da constituição corporal e do peso do paciente.

> **Alerta de enfermagem: Qualidade e segurança**
>
> A maioria dos pacientes pode ter uma capacidade vital com o dobro do volume que normalmente inspira e expira (volume corrente). Se a capacidade vital for inferior a 10 mℓ/kg, o paciente não será capaz de sustentar a respiração espontânea e precisará de assistência ventilatória.

Quando a capacidade vital é expirada a uma taxa de fluxo máxima, mede-se a capacidade vital forçada (CVF). A maioria dos pacientes pode expirar pelo menos 80% de sua capacidade vital em 1 segundo (volume expiratório forçado em 1 s, ou VEF_1) e quase tudo em 3 segundos (VEF_3). Uma redução do VEF_1 sugere um fluxo de ar pulmonar anormal. Se o VEF_1 e a CVF do paciente forem proporcionalmente reduzidos, a expansão pulmonar máxima estará limitada de algum modo. Se a redução do VEF_1 exceder grandemente a redução da CVF (VEF_1/CVF inferior a 85%), o paciente pode ter algum grau de obstrução das vias respiratórias.

Força inspiratória

A força inspiratória avalia o esforço que o paciente está fazendo durante a inspiração. Não requer a cooperação do paciente e, portanto, é uma medida útil no indivíduo inconsciente. Os equipamentos necessários para realizar essa mensuração incluem um manômetro que mede a pressão negativa e adaptadores que são conectados à máscara de anestesia ou ao TE. O manômetro é conectado e a via respiratória é completamente ocluída por 10 a 20 segundos, enquanto os esforços inspiratórios do paciente são registrados no manômetro. A pressão inspiratória normal é de cerca de 100 cmH$_2$O. Se a pressão negativa registrada depois de 15 segundos de oclusão da via respiratória for inferior a cerca de 25 cmH$_2$O, o paciente precisará de ventilação mecânica, pois não apresenta força muscular suficiente para a respiração profunda ou a tosse eficaz.

AVALIAÇÃO DIAGNÓSTICA

Uma ampla gama de exames complementares pode ser realizada em pacientes com condições respiratórias. O enfermeiro deve explicar ao paciente a finalidade dos exames, o que esperar e os eventuais efeitos colaterais relacionados com esses exames antes de sua realização. O enfermeiro deve observar as tendências nos resultados, porque elas fornecem informações sobre a progressão da doença, bem como a resposta do paciente ao tratamento.

Provas de função pulmonar

As provas de função pulmonar (PFP) são usadas rotineiramente em pacientes com doenças respiratórias crônicas para auxiliar no diagnóstico. São realizadas para avaliar a função respiratória, para determinar a extensão da disfunção e a resposta ao tratamento, e como testes de rastreamento em ocupações potencialmente perigosas, como a mineração de carvão e as que envolvem exposição ao asbesto e outros irritantes nocivos. As PFP também são usadas antes da cirurgia para rastrear pacientes que serão submetidos a procedimentos cirúrgicos torácicos e abdominais superiores, indivíduos obesos e pacientes sintomáticos cuja anamnese sugira alto risco. Esses testes incluem a mensuração dos volumes pulmonares, função ventilatória e mecanismos de respiração, difusão e troca gasosa.

As PFP geralmente são realizadas por um terapeuta respiratório, com um espirômetro, o qual tem um dispositivo coletor de volume acoplado a um gravador que mostra o volume e o tempo simultaneamente. Realizam-se vários testes, porque nenhuma medida única proporciona um panorama completo da função pulmonar. As PFP mais utilizadas estão descritas na Tabela 17.8. A tecnologia disponível possibilita uma avaliação mais complexa da função pulmonar. Os métodos incluem curvas de fluxo-volume corrente durante o exercício, pressão expiratória negativa, óxido nítrico, oscilações forçadas e capacidade de difusão de hélio ou monóxido de carbono. Possibilitam uma avaliação detalhada das limitações no fluxo expiratório e da inflamação das vias respiratórias (Pagana, Pagana & Pagana, 2017).

Os resultados das PFPs são interpretados em função do grau de desvio do normal, levando em consideração altura, peso, idade, gênero e etnia do paciente. Como há uma vasta gama de valores normais, as PFPs não são capazes de detectar precocemente alterações localizadas. O paciente com sintomas respiratórios geralmente passa por uma avaliação diagnóstica completa, mesmo se os resultados das PFPs forem "normais". Pacientes com distúrbios respiratórios podem ser orientados a medir sua taxa de pico de fluxo (que reflete o fluxo expiratório máximo) em casa usando um espirômetro. Isso lhes possibilita monitorar o progresso do tratamento, adaptar o esquema de medicamentos e outras intervenções conforme necessário com base nas orientações do enfermeiro, assim como notificar o médico se houver uma resposta inadequada às suas próprias intervenções (ver orientações para o cuidado domiciliar no Capítulo 20, sobre a asma brônquica).

Estudos de gasometria arterial

A gasometria arterial ajuda a determinar a capacidade dos pulmões de fornecer oxigênio suficiente e remover o dióxido de carbono, o que reflete a ventilação, assim como a capacidade dos rins de reabsorver ou excretar íons bicarbonato para manter

TABELA 17.8 Provas de função pulmonar.

Termo usado	Sigla	Descrição	Observações
Capacidade vital forçada	CVF	Capacidade vital realizada com um esforço expiratório máximo forçado	A capacidade vital forçada muitas vezes está reduzida na doença pulmonar obstrutiva crônica por causa de retenção de ar
Volume expiratório forçado (qualificado pelo índice que indica o intervalo de tempo em segundos)	VEF_t (geralmente VEF_1)	Volume de ar expirado no tempo especificado durante a realização da capacidade vital forçada; VEF_1 é o volume expirado forçado em 1 s	Uma pista valiosa da gravidade da obstrução das vias respiratórias à expiração
Razão entre o volume expiratório forçado em um dado intervalo e a capacidade vital forçada	$VEF_t/CVF\%$, geralmente $VEF_1/CVF\%$	VEF_t expresso como uma porcentagem da capacidade vital forçada	Outro modo de expressar a ocorrência ou não de obstrução das vias respiratórias
Fluxo expiratório forçado	$FEF_{200-1.200}$	Média do fluxo expiratório forçado entre 200 e 1.200 mℓ da CVF	Um indicador de obstrução das vias respiratórias de grosso calibre
Fluxo expiratório forçado médio, entre 25 e 75% da CVF	$FEF_{25-75\%}$	Fluxo expiratório forçado médio na porção média da curva de CVF	Diminuído na obstrução das vias respiratórias de pequeno calibre
Fluxo expiratório forçado final, entre 75 e 85% da CVF	$FEF_{75-85\%}$	Fluxo expiratório forçado médio na porção final da curva de CVF	Diminuído na obstrução das vias respiratórias de menor calibre existente
Ventilação voluntária máxima	VVM	Volume de ar expirado em um período especificado (12 s) durante esforço repetitivo máximo	Fator importante na tolerância ao exercício

Adaptada de Fishbach, F.T. & Fishbach, M.A. (2018). *Fishbach's a manual of laboratory and diagnostic tests*. 10th ed. Philadelphia, PA: Wolters Kluwer.

o pH normal do corpo, o que reflete os estados metabólicos. A gasometria arterial é determinada após coleta de sangue na artéria radial, braquial ou femoral ou monitoramento por um cateter arterial. Dor (relacionada com a lesão de um nervo ou estimulação nociva), infecção, hematoma e hemorragia são potenciais complicações da gasometria arterial (Pagana et al., 2017) (ver discussão sobre a análise da gasometria arterial no Capítulo 10).

Estudos de gasometria venosa

Estudos de gasometria venosa fornecem dados adicionais sobre o transporte e o consumo de oxigênio. Os níveis de gasometria venosa refletem o equilíbrio entre a quantidade de oxigênio consumida pelos tecidos e órgãos e a quantidade de oxigênio no sangue que retorna para o lado direito do coração. Os níveis dos gases na circulação venosa também podem ser determinados quando não for possível coletar uma amostra de sangue arterial. Os níveis de saturação de oxigênio venoso misto ($S\bar{v}O_2$), o indicador mais preciso desse equilíbrio, podem ser obtidos apenas a partir de amostras de sangue retiradas de um cateter arterial pulmonar. Todavia, os níveis de saturação de oxigênio no sangue venoso ($Sc\bar{v}O_2$), que são determinados em amostras de sangue coletadas de um cateter venoso central colocado na veia cava superior, aproximam-se bastante dos níveis de $S\bar{v}O_2$ e, portanto, são úteis como medida alternativa em pacientes sem cateteres em artéria pulmonar (Morton, Reck & Headly, 2018).

Oximetria de pulso

A oximetria de pulso, ou SpO_2, é um método não invasivo para monitorar continuamente a saturação de oxigênio da hemoglobina (SaO_2). Embora a oximetria de pulso não substitua a gasometria arterial, é efetiva no monitoramento de mudanças na SaO_2 e pode ser facilmente realizada em casa e em diversos setores das instituições de saúde.

Uma sonda, ou sensor, é conectada à ponta do dedo (Figura 17.13), testa, orelha ou ponte do nariz. O sensor detecta alterações nos níveis de saturação de oxigênio monitorando os sinais luminosos produzidos pelo oxímetro e refletidos pela pulsação sanguínea através do tecido na sonda. A SpO_2 normal é de mais de 95%. Valores inferiores a 90% indicam que os tecidos não estão recebendo oxigênio em quantidade suficiente, sendo necessária uma avaliação mais aprofundada do caso. As vantagens da oximetria de pulso incluem a capacidade de obtenção de resultados rápidos e dados contínuos por meio de uma técnica não invasiva. As limitações da oximetria de pulso incluem sua incapacidade de detectar hiperoxemia (níveis excessivos de oxigênio) significativa e de medir a Pa_{O_2} e a ventilação. Para garantir a obtenção de leituras acuradas, o profissional de enfermagem deve verificar se a sonda está na posição correta e reduzir ou eliminar o excesso de movimento (p. ex., consequente a calafrios ou movimento do membro). As leituras não são confiáveis em condições de hipotermia, instabilidade hemodinâmica ou baixa perfusão (p. ex., choque, vasoconstrição ou redução da perfusão do membro) e quando a pele do paciente é escura ou a pessoa tem esmalte nas unhas. Nessas situações deve ser realizada análise da gasometria arterial e, quando houver suspeita de hiperoxemia, é necessário analisar a Pa_{O_2} ou a Pa_{CO_2} (Mechem, 2019).

Dióxido de carbono ao fim da expiração

O monitoramento do dióxido de carbono ao fim da expiração ($ETCO_2$) é um método não invasivo de supervisão da pressão

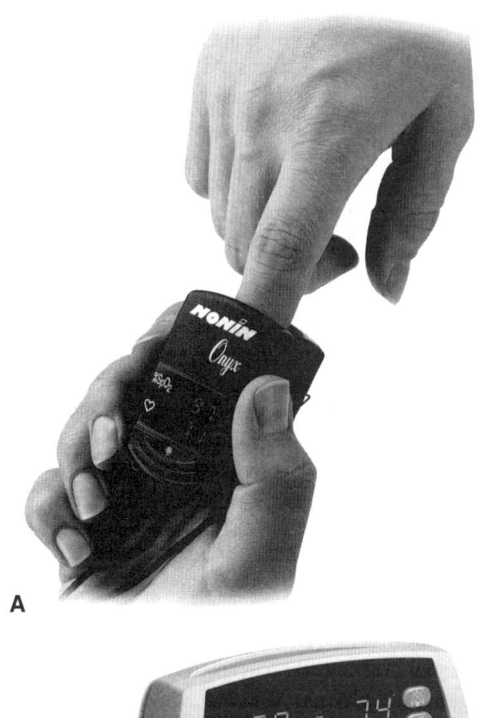

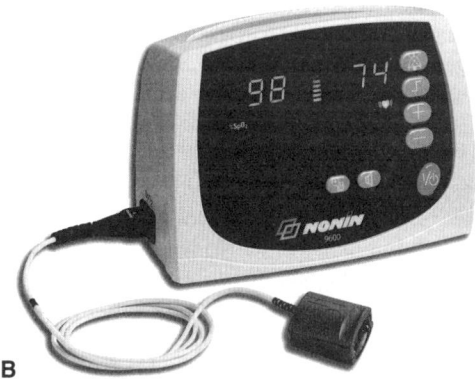

Figura 17.13 • A verificação da oxigenação do sangue com a oximetria de pulso reduz a necessidade de procedimentos invasivos, como a retirada de sangue para análise dos níveis de oxigênio. **A.** Oxímetro de pulso da ponta do dedo, autossuficiente, que incorpora o sensor e o monitor em uma unidade. **B.** Modelo de mesa com sensor conectado. A memória possibilita o rastreamento de determinada frequência cardíaca e saturação de oxigênio ao longo do tempo.

parcial de dióxido de carbono (CO_2) ao fim da expiração. O monitoramento do $ETCO_2$ é considerado uma ferramenta fidedigna para detecção e controle de condições potencialmente fatais porque fornece informações imediatas sobre ventilação, perfusão e metabolismo por meio da determinação da concentração de CO_2. Alterações do $ETCO_2$ e da concentração de CO_2 ao fim da expiração podem ajudar a diagnosticar ou indicar a gravidade de uma doença ou o desfecho de um tratamento. Atualmente, faz parte dos cuidados prestados a todos os pacientes que recebem anestesia geral, sedação e/ou analgesia para realização de procedimentos e, com frequência, faz parte do monitoramento rotineiro em situações pré-hospitalares e em pronto-socorro (Krauss, Falk & Ladde, 2018).

O monitoramento de $ETCO_2$ consegue detectar fases iniciais de depressão respiratória e comprometimento da função das vias respiratórias mais precocemente que outros dispositivos, ajudando os enfermeiros a detectar mais precocemente complicações potenciais (Aminiahidashti, Shafiee, Kiasari et al., 2018). Os dados são relatados na forma de números (capnometria) ou como um número e uma onda (capnografia). A capnografia usa tecnologia de infravermelho para obter resultados e para monitorar quatro fases do ciclo respiratório, mostrando as concentrações de CO_2 de cada fase.

Um dispositivo de capnometria, como o detector colorimétrico de $ETCO_2$, é portátil e contém papel tornassol cuja coloração muda quando é exposto a CO_2. A intubação ET incorreta, por exemplo, a colocação do tubo endotraqueal no esôfago, não resultará em troca de CO_2 e, portanto, a cor do papel tornassol não mudará (Krauss et al., 2018). O monitoramento de $ETCO_2$ é o indicador mais confiável de que o tubo endotraqueal foi colocado na traqueia durante a intubação (Krauss et al., 2018). Algumas indicações adicionais para o monitoramento de $ETCO_2$ incluem monitoramento contínuo da posição do tubo ET durante o transporte do paciente, confirmação de retorno da circulação espontânea com a reanimação cardiopulmonar, determinação do prognóstico de pacientes vítimas de traumatismo e determinação precoce de comprometimento respiratório (Aminiahidashti et al., 2018; Krauss et al., 2018; Smallwood & Walsh, 2017). O profissional de saúde deve ter cautela quando interpretar resultados em pacientes sob ventilação mecânica com bolsa ou dispositivo de ventilação com máscara ou que tenham sido medicados com bicarbonato de sódio ou que tenham ingerido refrigerantes ou antiácidos porque isso pode levar a resultados falso-positivos (Aminiahidashti et al., 2018).

Culturas

Culturas de garganta, nariz e nasofaringe podem identificar patógenos responsáveis por infecções respiratórias, como a faringite. Culturas de garganta são realizadas em adultos com dor de garganta grave ou em curso, acompanhada por febre e linfonodomegalia, e são mais úteis na detecção de infecção estreptocócica. Agora estão disponíveis testes rápidos que podem fornecer resultados em 15 minutos, muitas vezes eliminando a necessidade de culturas de garganta. Outras fontes de infecção, como *Staphylococcus aureus* ou vírus influenza, são detectadas via culturas de nariz ou nasofaringe. O ideal é que todas as culturas sejam realizadas antes do início da antibioticoterapia. Os resultados costumam demorar entre 48 e 72 horas, com relatórios preliminares disponíveis normalmente em 24 horas. As culturas podem ser repetidas para avaliar a resposta do paciente ao tratamento (Pagana et al., 2017).

Estudos de escarro

O escarro é obtido para análise, para identificar os microrganismos patogênicos e determinar se há células malignas. Exames de escarro periódicos podem ser necessários para pacientes em uso de fármacos antibióticos, corticosteroides e imunossupressores por períodos prolongados, pois esses agentes estão associados a infecções oportunistas.

De modo ideal, as amostras de escarro são obtidas no início da manhã, antes de o paciente comer ou beber algo. O paciente é orientado a limpar o nariz e a garganta e a lavar a boca para diminuir a contaminação do escarro, e não simplesmente cuspir saliva no frasco. Em vez disso, depois de realizar algumas respirações profundas, o paciente tosse profundamente e expectora escarro dos pulmões em um recipiente estéril.

Se o paciente não for capaz de expelir uma amostra de escarro adequada seguindo as técnicas anteriores, a tosse pode ser induzida pela administração de uma solução hipertônica em aerossol por meio de um nebulizador. Outros métodos de coleta de amostras de escarro incluem a aspiração endotraqueal ou transtraqueal ou a remoção via broncoscopia. O enfermeiro deve rotular a amostra e enviá-la para o laboratório o mais rapidamente possível para evitar a contaminação.

Exames de imagem

Os exames de imagem, incluindo radiografia, tomografia computadorizada (TC), ressonância magnética (RM) e cintigrafias, podem fazer parte de qualquer investigação diagnóstica, que vai desde a determinação da extensão da infecção na sinusite até o crescimento tumoral no câncer.

Radiografia de tórax

O tecido pulmonar normal é radiotransparente porque consiste principalmente em ar e gás; por conseguinte, a densidade produzida por líquido, tumores, corpos estranhos e outras condições patológicas pode ser detectada pelo exame de radiografia. Na ausência de sintomas, a radiografia de tórax pode revelar um processo patológico extenso nos pulmões. A radiografia de tórax de rotina consiste em duas incidências: posteroanterior (PA) e lateral (perfil). As radiografias de tórax geralmente são obtidas depois de uma inspiração completa, porque os pulmões são mais bem visualizados quando estão bem arejados. Além disso, o diafragma está em seu nível mais baixo e a maior extensão de pulmão é visível. Os pacientes, portanto, precisam ser capazes de realizar uma inspiração profunda e segurá-la sem desconforto. A radiografia de tórax é contraindicada para gestantes.

Intervenções de enfermagem

O enfermeiro deve informar ao paciente que as radiografias de tórax não exigem jejum e, comumente, não causam dor. No entanto, a fim de melhor visualizar os pulmões, o paciente deve ser capaz de realizar uma inspiração profunda e segurá-la sem desconforto, enquanto o técnico captura as imagens. O paciente será posicionado em pé, sentado ou na posição reclinada, a fim de obter a visão adequada do tórax (posição posteroanterior, lateral, oblíqua ou em decúbito). Será solicitado ao paciente que use um avental, remova objetos de metal da região do tórax, como colares, e, em alguns casos, pode receber um colete protetor de chumbo para minimizar a exposição da glândula tireoide, dos ovários ou dos testículos à radiação (Pagana et al., 2017).

Tomografia computadorizada

A TC do tórax é um método de imagem em que os pulmões, o mediastino e as estruturas vascularizadas do tórax são digitalizados em camadas sucessivas por um feixe estreito de raios X. As imagens capturadas proporcionam corte transversal do tórax. Enquanto a radiografia de tórax mostra grandes contrastes entre as densidades do corpo, como ossos, tecidos moles e ar, a TC é capaz de distinguir pequenas diferenças nas densidades teciduais. A TC pode ser usada para definir nódulos pulmonares e pequenos tumores adjacentes a superfícies pleurais que não são visíveis na radiografia de tórax de rotina e para revelar anormalidades no mediastino e adenopatias hilares, que são difíceis de visualizar com outras técnicas. Os agentes de contraste são úteis na avaliação do mediastino e de seu conteúdo, principalmente sua vascularização. A TC contrastada não é adequada para pacientes com comprometimento da função renal, para pacientes com alergia a contraste iodado ou frutos do mar, gestantes, pessoas claustrofóbicas ou pessoas com obesidade mórbida. Os pacientes em uso de metformina devem suspender a dose no dia do exame para evitar a ocorrência de acidose láctica (Pagana et al., 2017; Thompson & Kabrhel, 2018).

Tecnologias avançadas, conhecidas como TC com multidetectores (TCMD), espiral ou helicoidal, possibilitam que o tórax seja digitalizado rapidamente enquanto produzem muitas imagens que podem fornecer uma análise tridimensional (Pagana et al., 2017).

Intervenções de enfermagem

O enfermeiro deve informar aos pacientes que se preparam para uma TC que eles deverão permanecer imóveis em decúbito dorsal, por um curto período, enquanto um *scanner* corporal os envolve e captura várias imagens. Os pacientes geralmente não apresentam claustrofobia durante a TC, mas podem receber fármacos ansiolíticos pré-procedimento caso seja necessário. Se o uso de agente de contraste for necessário, os pacientes precisarão permanecer em dieta zero por 4 horas antes do exame. Nesse caso, o enfermeiro também deve avaliar as alergias a iodo ou marisco (Pagana et al., 2017). Os sinais vitais devem ser monitorados e documentados antes, durante e após o exame, especialmente se for administrada sedação ou analgesia.

Angiografia pulmonar

A angiografia pulmonar é empregada para investigar anomalias congênitas da árvore vascular pulmonar e, com menor frequência, a EP, quando testes menos invasivos forem inconclusivos. Esse estudo foi praticamente substituído pela TC do tórax. Para visualizar os vasos pulmonares, injeta-se um agente radiopaco por meio de um cateter que foi inicialmente introduzido em uma veia (p. ex., veia jugular, subclávia, braquial ou femoral) e depois avançado até a artéria pulmonar. As contraindicações incluem alergia a agente radiopaco, gravidez e anomalias hemorrágicas. As potenciais complicações incluem lesão renal aguda, acidose, arritmias cardíacas e sangramento (Pagana et al., 2017).

A angiotomografia computadorizada (ATC) pulmonar combina a angiografia pulmonar com a TC. Na ATC são adquiridas imagens das artérias pulmonares e é realizada primariamente se for necessário tratamento para EP. Geralmente esse procedimento é realizado em até 30 minutos (Pagana et al., 2017). O paciente é colocado em decúbito dorsal na mesa de raios X. Um cateter é colocado na veia femoral, avançada até a veia cava inferior e, depois, até a artéria pulmonar. Agentes de contraste e fluoroscopia são utilizados para visualização da vasculatura pulmonar quando a ATC pulmonar é realizada. As mesmas contraindicações da TC contrastada se aplicam à ATC (Pagana et al., 2017; Thompson & Kabrhel, 2018).

Intervenções de enfermagem

Antes da angiografia, o enfermeiro deve verificar se o consentimento informado foi obtido; avaliar quanto a alergias conhecidas que possam sugerir uma alergia a agente radiopaco (p. ex., iodo e mariscos); avaliar o estado de anticoagulação e a função renal; garantir que o paciente não comeu nem bebeu nada antes do procedimento conforme prescrito (normalmente nas últimas 4 h); e administrar medicamentos pré-procedimento, que podem incluir fármacos ansiolíticos, agentes de redução de secreção e anti-histamínicos (Pagana et al., 2017). O enfermeiro deve informar aos pacientes que eles podem ter uma sensação de rubor quente ou dor torácica durante a injeção do corante. Se for necessária punção arterial, o membro utilizado terá de ser imobilizado por determinado período, dependendo do calibre do cateter utilizado e do tipo de dispositivo de fechamento arterial empregado. A introdução do cateter no ventrículo direito pode deflagrar irritabilidade ventricular. Portanto, durante e após o procedimento, o paciente deve ser monitorado à procura de arritmias cardíacas como extrassístoles ventriculares (ESVs). Depois do procedimento, o enfermeiro deve acompanhar atentamente os sinais vitais, o nível de consciência, a saturação de oxigênio e o local de acesso vascular à procura de sangramento ou hematoma, e fazer avaliação frequente da condição neurovascular. Seria indicado colocar compressas frias no local da punção para reduzir o edema (Pagana et al., 2017).

Ressonância magnética

A RM é semelhante à TC, exceto que se utilizam campos magnéticos e sinais de radiofrequência em vez de radiação. A RM é capaz de distinguir melhor entre o tecido normal e anormal do que a TC. Portanto, produz uma imagem diagnóstica muito mais detalhada. A RM é usada para caracterizar nódulos pulmonares; para ajudar a estadiar o carcinoma broncogênico (avaliação da invasão da parede torácica); e para avaliar a atividade inflamatória na doença intersticial pulmonar, na EP aguda e na hipertensão pulmonar trombolítica crônica. As contraindicações para a RM incluem obesidade grave, claustrofobia, confusão mental e agitação psicomotora, e aparelhos com metal implantados ou dispositivos metálicos de suporte que são considerados inseguros (Pagana et al., 2017). Vários rótulos e ícones são utilizados para indicar se um dispositivo médico é seguro ou inseguro para uso durante a RM. As recentes melhorias na tecnologia têm contribuído para a concepção de aparelhos médicos específicos, como bombas de infusão e respiradores, considerados seguros para a sala de RM. O enfermeiro deve consultar a equipe de RM especialmente treinada para determinar a segurança dos vários dispositivos (Wells & Murphy, 2014). Os agentes de contraste à base de gadolínio utilizados durante a RM podem provocar fibrose sistêmica nefrogênica em pacientes com função renal reduzida. Portanto, seria necessário solicitar outras provas de função renal, sobretudo para adultos com mais de 60 anos (Pagana et al., 2017).

Intervenções de enfermagem

Os pacientes que serão submetidos à RM devem ser orientados a remover todos os itens de metal, como aparelhos auditivos, grampos de cabelo e medicamentos com proteção metálica (p. ex., adesivos de nicotina). Antes da RM, o enfermeiro deve avaliar a presença de aparelhos com metal implantados, como clipes de aneurisma ou um dispositivo médico implantável (DMI) cardíaco. Pacientes com qualquer tipo de dispositivo eletrônico implantável no coração precisam ser rastreados para determinar se é seguro realizar a RM (Indik, Gimbel, Abe et al., 2017).

O enfermeiro deve informar aos pacientes que se preparam para a RM que eles precisarão ficar deitados e imóveis por 30 a 90 minutos, dentro de um tubo que os rodeia enquanto a mesa em que estão escaneia o corpo. Os pacientes devem ser notificados de que irão ouvir um zumbido ou ruído alto. Os pacientes normalmente recebem tampões de ouvido para minimizar esse ruído. Os pacientes poderão se comunicar com a equipe de RM por meio de microfone e fones de ouvido. O enfermeiro deve esclarecer com o médico se o exame prescrito requer o uso de contraste ou que o paciente permaneça em dieta zero antes do exame. Para pacientes que sofrem de claustrofobia, devem ser administrados fármacos ansiolíticos pré-procedimento ou a RM deve ser realizada em ambiente que utilize um sistema aberto de RM (Pagana et al., 2017).

Estudos de fluoroscopia

A fluoroscopia, que possibilita que sejam produzidas imagens radiográficas ao vivo por meio de uma câmera para uma tela de vídeo, é usada para ajudar em procedimentos invasivos, como a biopsia por agulha no tórax ou a biopsia transbrônquica, que são realizadas para identificar lesões. Também pode ser empregada para estudar os movimentos da parede torácica, do mediastino, do coração e do diafragma; para detectar a paralisia do diafragma; e para localizar massas pulmonares. O procedimento específico realizado sob fluoroscopia orientará as respectivas intervenções de enfermagem (p. ex., ver intervenções de enfermagem descritas na seção Procedimentos de biopsia do pulmão).

Exames com radioisótopos: Cintigrafia do pulmão

Vários tipos de cintigrafia pulmonar – cintigrafia $\dot{V}/\dot{Q}$, cintigrafia com gálio e tomografia por emissão de pósitrons (PET) – são realizados para avaliar o funcionamento normal do pulmão, o suprimento vascular pulmonar e a troca gasosa. A gestação é uma contraindicação a esses exames.

A cintigrafia $\dot{V}/\dot{Q}$ é realizada injetando-se um agente radioativo em uma veia periférica e, em seguida, obtendo-se uma varredura do tórax para detectar a radiação. As partículas de isótopos passam pelo lado direito do coração e são distribuídas aos pulmões proporcionalmente ao fluxo sanguíneo regional, tornando possível rastrear e medir a perfusão sanguínea ao longo do pulmão. Esse procedimento é usado clinicamente para medir a integridade dos vasos pulmonares em relação ao fluxo sanguíneo e para avaliar anomalias do fluxo sanguíneo, como as encontradas na embolia pulmonar. O tempo de exame é de 20 a 40 minutos, durante o qual o paciente fica sob a câmera com uma máscara colocada sobre o nariz e a boca. Isso é seguido pelo componente de ventilação do exame. O paciente realiza uma respiração profunda de uma mistura de oxigênio e gás radioativo, que se difunde por todo o pulmão. A aquisição de imagens é realizada para detectar anormalidades na ventilação em pacientes que tenham diferenças regionais na ventilação. Pode ser útil para o diagnóstico de bronquite crônica, asma brônquica, fibrose inflamatória, pneumonia, enfisema pulmonar e câncer de pulmão. A ventilação sem perfusão é vista na embolia pulmonar.

A cintigrafia com gálio do pulmão é realizada para detectar doenças inflamatórias; abscessos e aderências, assim como tumores, com a sua localização e tamanho. É empregada para estadiar o câncer broncogênico e para documentar a regressão do tumor depois da quimioterapia ou radioterapia. Injeta-se gálio por via intravenosa, e imagens são adquiridas em intervalos (p. ex., 6, 24 e 48 h) para avaliar a absorção de gálio pelos tecidos pulmonares.

A PET é um exame com radioisótopos, com capacidades avançadas de diagnóstico, realizado para avaliar nódulos pulmonares à procura de malignidade. A PET pode detectar e exibir alterações metabólicas no tecido, distinguir o tecido normal do tecido doente (como no câncer), diferenciar tecido viável de tecido morto ou morrendo e mostrar o fluxo sanguíneo regional. A PET é mais precisa na detecção de doenças malignas do que a TC e tem precisão equivalente na detecção de nódulos malignos quando comparada a procedimentos invasivos, como a toracoscopia. As imagens de PET estão sendo sobrepostas à TC e à RM para melhorar a precisão do diagnóstico (Pagana et al., 2017).

Intervenções de enfermagem

Para cada um desses exames nucleares, o enfermeiro deve explicar ao paciente sobre o que esperar. É necessário um cateter intravenoso. Antes da cintigrafia $\dot{V}/\dot{Q}$, deve-se realizar radiografia de tórax. Os pacientes devem ser informados de que a cintigrafia $\dot{V}/\dot{Q}$ e a cintigrafia com gálio exigem apenas uma pequena dose de radioisótopos; por conseguinte, as medidas de segurança contra a radiação não estão indicadas. Normalmente, o paciente pode comer ou beber antes da cintigrafia $\dot{V}/\dot{Q}$ e da cintigrafia com gálio. Múltiplos fatores podem dificultar a absorção de agentes radioativos usados para a PET. O enfermeiro deve orientar o paciente a evitar a ingestão de cafeína, álcool e tabaco por 24 horas antes da PET e a abster-se de alimentos e líquidos por 4 horas antes do exame. Resultados precisos dependem do esvaziamento da bexiga; portanto, um cateter de Foley pode ser indicado. O enfermeiro deve incentivar a ingestão de líquidos depois do procedimento para facilitar a eliminação dos radioisótopos pela urina (Pagana et al., 2017).

Procedimentos endoscópicos

Os procedimentos endoscópicos são a broncoscopia, a toracoscopia e a toracocentese.

Broncoscopia

A **broncoscopia** é a inspeção direta e o exame da laringe, da traqueia e dos brônquios, seja por meio de um broncoscópio de fibra óptica flexível ou de um broncoscópio rígido (Figura 17.14). O broncoscópio de fibra óptica é usado com mais frequência na prática clínica atual.

Procedimento

Os propósitos da broncoscopia diagnóstica são: (1) visualizar tecidos e determinar a natureza, localização e extensão do processo patológico; (2) coletar secreções para análise e obter uma amostra de tecido para diagnóstico; (3) determinar se um tumor pode ser removido por cirurgia; e (4) diagnosticar fontes de hemoptise.

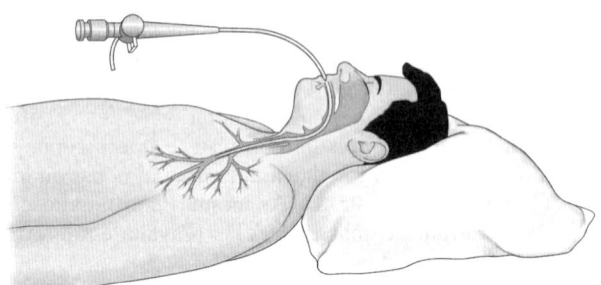

Broncoscopia por fibra óptica

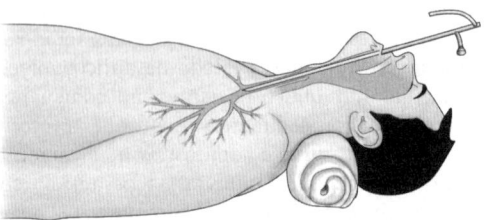

Broncoscopia rígida

Figura 17.14 • A broncoscopia endoscópica possibilita a visualização das estruturas brônquicas. O broncoscópio é avançado até as estruturas brônquicas por via oral. A broncoscopia possibilita que o médico não só diagnostique, mas também trate vários problemas pulmonares.

A broncoscopia terapêutica é usada para (1) remover corpos estranhos ou secreções do sistema respiratório, (2) controlar hemorragias, (3) tratar a atelectasia pós-operatória, (4) destruir e excisar lesões e (5) fornecer braquiterapia (radioterapia endobrônquica). Era também empregada na inserção de *stents* para remover obstruções das vias respiratórias causadas por tumores ou condições benignas variadas ou que ocorrem como complicação do transplante de pulmão.

O broncoscópio de fibra óptica é um broncoscópio fino e flexível que pode ser direcionado a brônquios segmentares. Por causa de seu pequeno calibre, de sua flexibilidade e de seu excelente sistema óptico, possibilita melhor visualização das vias respiratórias periféricas e é ideal para o diagnóstico de lesões pulmonares. A fibrobroncoscopia possibilita a biopsia de tumores antes inacessíveis e pode ser realizada à beira do leito. Também pode ser realizada por meio de tubos endotraqueais ou de traqueostomia em pacientes em ventilação mecânica. Exames citológicos podem ser realizados sem intervenção cirúrgica.

O broncoscópio rígido é um tubo de metal oco com uma luz em sua extremidade. É usado principalmente para remover substâncias estranhas, investigar a fonte de hemoptise maciça ou realizar procedimentos cirúrgicos endobrônquicos. A broncoscopia rígida é realizada no centro cirúrgico, não à beira do leito.

As possíveis complicações da broncoscopia incluem reação à anestesia local, sedação excessiva, febre prolongada, infecção, aspiração, resposta vasovagal, laringospasmo, broncospasmo, hipoxemia, pneumotórax e sangramento (Pagana et al., 2017).

Intervenções de enfermagem

Antes do procedimento, o enfermeiro deve verificar se o consentimento informado foi obtido. Alimentos e líquidos são suspensos por 4 a 8 horas antes do exame para reduzir o risco de aspiração enquanto o reflexo da tosse estiver bloqueado pela anestesia. O paciente deve remover próteses dentárias e outras próteses bucais. O enfermeiro explica o procedimento para o paciente, a fim de diminuir o medo e a ansiedade. Em seguida, administra medicamentos pré-operatórios (geralmente atropina e um sedativo ou opioide) conforme prescrito para inibir a estimulação vagal (resguardando, assim, contra bradicardia, arritmias e hipotensão), suprimir o reflexo da tosse, sedar o paciente e aliviar a ansiedade.

> **Alerta de enfermagem: Qualidade e segurança**
> A administração de sedação a pacientes com insuficiência respiratória pode precipitar a parada respiratória.

O exame geralmente é realizado sob anestesia local ou sedação moderada; no entanto, pode ser aplicada anestesia geral para a broncoscopia rígida. Um anestésico tópico, como a lidocaína, normalmente é pulverizado sobre a faringe ou instilado sobre a epiglote e as pregas (cordas) vocais e na traqueia para suprimir o reflexo da tosse e minimizar o desconforto.

Depois do procedimento, o paciente tem de permanecer em jejum até que o reflexo de tosse retorne, pois a sedação pré-operatória e a anestesia local prejudicam o reflexo laríngeo protetor e a deglutição. Assim que o paciente apresentar o reflexo de tosse, o enfermeiro pode oferecer pedaços de gelo e, eventualmente, líquidos. No paciente idoso, o enfermeiro observa sinais de confusão mental e letargia, que podem ocorrer em razão das grandes doses de lidocaína administradas durante o procedimento. O enfermeiro também monitora a condição respiratória do paciente e examina em busca de hipoxia, hipotensão, taquicardia, arritmias, hemoptise e dispneia. Qualquer anormalidade é relatada prontamente. Pode-se esperar uma pequena quantidade de escarro tingido de sangue e febre dentro das primeiras 24 horas (Pagana et al., 2017). O paciente não recebe alta da unidade de recuperação pós-anestésica (URPA) até que o reflexo de tosse e a condição respiratória estejam adequados. O enfermeiro orienta o paciente e os cuidadores a relatar imediatamente quaisquer sangramentos ou dificuldades em respirar.

Toracoscopia

A toracoscopia é um procedimento diagnóstico no qual se examina a cavidade pleural com um endoscópio e podem-se coletar líquidos e tecidos para análise (Figura 17.15).

Procedimento

Esse procedimento é realizado no centro cirúrgico, normalmente sob anestesia. Fazem-se pequenas incisões em direção à cavidade pleural através de um espaço intercostal, no local indicado pelos achados clínicos e diagnósticos. O mediastinoscópio de fibra óptica é inserido na cavidade pleural, qualquer líquido presente é aspirado, e a cavidade pleural é inspecionada com o instrumento. Depois do procedimento, pode-se inserir um dreno de tórax para facilitar a reexpansão dos pulmões.

A toracoscopia é indicada principalmente na avaliação diagnóstica e no tratamento de derrames pleurais, doença pleural e estadiamento de tumor. A biopsia das lesões e a

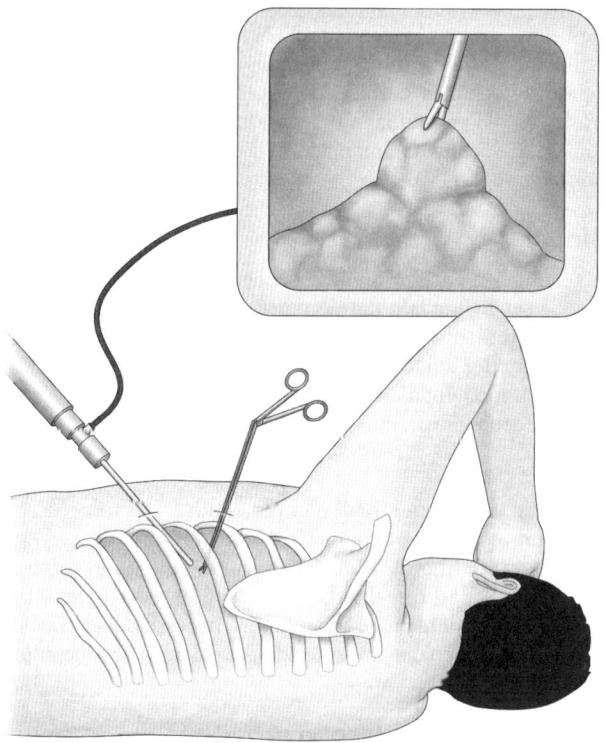

Figura 17.15 • Toracoscopia endoscópica. Como a broncoscopia, a toracoscopia utiliza instrumentos de fibra óptica e câmeras de vídeo para a visualização de estruturas torácicas. Ao contrário da broncoscopia, a toracoscopia geralmente requer que o cirurgião faça uma pequena incisão antes de inserir o endoscópio. Um procedimento que combina diagnóstico e tratamento, a toracoscopia inclui a excisão de tecido para biopsia.

ressecção de tecidos podem ser realizadas sob visualização para o diagnóstico.

Os procedimentos toracoscópicos expandiram-se com a disponibilidade de monitoramento por vídeo, o que possibilita melhor visualização do pulmão. A toracoscopia assistida por vídeo (TAV) pode ser empregada no diagnóstico e tratamento de empiema, derrame pleural, massas pulmonares e pleurais, bem como pneumotórax. Embora a TAV não anule a necessidade de toracotomia no tratamento de alguns tipos de câncer de pulmão, o seu uso continua se expandindo, porque é menos invasiva do que os procedimentos cirúrgicos abertos, e a hospitalização e a recuperação são mais curtas.

Intervenções de enfermagem

O enfermeiro deve seguir as práticas pré-operatórias de rotina, como assegurar que o consentimento informado tenha sido obtido e que o paciente permaneça em jejum antes do procedimento. No período pós-operatório, o enfermeiro deve monitorar os sinais vitais, o nível de dor e o estado respiratório. Deve procurar por sinais de hemorragia e infecção no local da incisão. A dispneia pode indicar pneumotórax e deve ser relatada imediatamente. Se um dreno de tórax for inserido durante o procedimento, o monitoramento do sistema de drenagem torácica e do local de inserção do dreno é essencial (ver Capítulo 19).

Toracocentese

Em alguns distúrbios respiratórios, o líquido pleural pode se acumular. A toracocentese (aspiração de líquido e ar do espaço pleural) é realizada por motivos diagnósticos ou terapêuticos. Os objetivos do procedimento incluem a remoção de líquido e, muito raramente, de ar da cavidade pleural; aspiração de líquido pleural para análise; biopsia da pleura; e instilação de medicamento no espaço pleural. Os exames do líquido pleural incluem cultura e antibiograma com coloração de Gram, teste rápido de acidez e cultura, contagem diferencial de células, citologia, pH, proteína total, desidrogenase láctica, glicose, amilase, triglicerídios e marcadores de câncer, como o antígeno carcinoembrionário.

Biopsia

A biopsia – a excisão de uma pequena quantidade de tecido – pode ser realizada a fim de possibilitar o exame das células das estruturas das vias respiratórias superiores e inferiores e dos linfonodos adjacentes. Pode-se administrar sedação local, tópica ou moderada, ou anestesia geral, dependendo do local e do procedimento.

Biopsia da pleura

A biopsia da pleura é realizada por agulha, por toracoscopia ou pleuroscopia, por exploração visual com um pleuroscópio de fibra óptica inserido no espaço pleural, ou por toracotomia. A biopsia pleural é realizada quando há exsudato pleural de origem indeterminada ou quando há a necessidade de realizar uma cultura ou coloração do tecido para identificar tuberculose ou fungos.

Procedimentos de biopsia do pulmão

A biopsia do pulmão é realizada para a coleta de tecido para exame quando outros exames complementares indicam uma potencial doença pulmonar intersticial, como câncer, infecção ou sarcoidose. Utilizam-se várias técnicas não cirúrgicas de biopsia do pulmão, porque produzem informações precisas com baixa morbidade: escovado transbrônquico ou aspirado transbrônquico por agulha, biopsia pulmonar transbrônquica e biopsia por agulha percutânea (através da pele). As possíveis complicações de todos os métodos incluem pneumotórax, hemorragia pulmonar e empiema (Pagana et al., 2017).

Procedimento

No escovado transbrônquico, introduz-se um broncoscópio de fibra óptica nos brônquios sob fluoroscopia. Uma pequena escova conectada à extremidade de um cabo flexível é inserida por meio do broncoscópio. Sob visualização direta, a área sob suspeita é escovada para trás e para a frente, fazendo com que as células se desprendam e adiram à escova. A porta do cateter do broncoscópio pode ser utilizada para irrigar o tecido pulmonar com soro fisiológico a fim de fixar o material para exames adicionais. A escova é removida do broncoscópio, e prepara-se uma lâmina para exame sob microscopia. A escova pode ser cortada e enviada para o laboratório de patologia para análise. Esse procedimento é especialmente útil para o paciente com comprometimento imunológico.

Na punção aspirativa transbrônquica por agulha, um cateter com uma agulha é inserido no tecido por meio do broncoscópio, e realiza-se a aspiração. Na biopsia pulmonar transbrônquica, introduzem-se pinças cortantes ou dilacerantes por um broncoscópio de fibra óptica para excisar o tecido.

Na biopsia por agulha percutânea, utiliza-se uma agulha cortante ou agulha espinal para coletar uma amostra de tecido para estudo histológico sob orientação fluoroscópica ou TC. Pode-se administrar analgesia antes do procedimento. A pele sobre o local da biopsia é limpa com um antimicrobiano e anestesiada, e faz-se uma pequena incisão nela. A agulha de biopsia é inserida através da incisão na pleura com o paciente prendendo a respiração no meio da expiração. O cirurgião orienta a agulha até a periferia da lesão e coleta uma amostra de tecido a partir da massa.

Intervenções de enfermagem

Depois do procedimento, a recuperação e os cuidados em casa são semelhantes aos da broncoscopia e toracoscopia. O cuidado de enfermagem envolve o monitoramento do paciente quanto a complicações, como dispneia, sangramento ou infecção. Na preparação para a alta, o paciente e a família são orientados a relatar imediatamente ao médico a ocorrência de dor, falta de ar, sangramento visível, vermelhidão no local da biopsia ou drenagem purulenta (pus). Os pacientes biopsiados muitas vezes ficam preocupados em virtude da necessidade de biopsia e dos potenciais resultados; o enfermeiro deve considerar isso ao prestar os cuidados pós-procedimento e orientações ao paciente.

Biopsia do linfonodo

Os linfonodos escalênicos, que estão localizados no profundo coxim adiposo cervical que recobre o músculo escaleno anterior, drenam os pulmões e o mediastino e podem apresentar alterações histológicas decorrentes da doença intratorácica. Se esses linfonodos forem palpáveis ao exame físico, pode-se realizar biopsia desses linfonodos, a fim de detectar a propagação da doença pulmonar para os linfonodos e determinar o diagnóstico ou prognóstico de determinadas doenças, como linfoma de Hodgkin, sarcoidose, doença fúngica, tuberculose e carcinoma.

Procedimento

A mediastinoscopia é o exame endoscópico do mediastino para exploração e biopsia dos linfonodos mediastinais que drenam os pulmões; esse exame não demanda toracotomia. A biopsia é geralmente realizada através de uma incisão supraesternal. A mediastinoscopia é realizada para detectar se há envolvimento do mediastino pela malignidade pulmonar e para obter tecido para exames complementares de outras condições (p. ex., sarcoidose).

Acredita-se que a mediastinotomia por via anterior proporcione melhor exposição e possibilidades diagnósticas do que a mediastinoscopia. Faz-se uma incisão na área da segunda ou terceira cartilagem costal. O mediastino é explorado e realizam-se biopsias de quaisquer linfonodos encontrados. É necessária a colocação de um dreno torácico depois do procedimento. A mediastinostomia é valiosa sobretudo para determinar se uma lesão pulmonar é operável.

Intervenções de enfermagem

Os cuidados pós-procedimento concentram-se em fornecer oxigenação adequada, monitorar ocorrência de sangramentos e fornecer alívio da dor. O paciente pode receber alta em algumas horas após a retirada do sistema de drenagem do tórax. O enfermeiro deve orientar o paciente e os familiares sobre o monitoramento de mudanças no estado respiratório, levando em consideração o impacto da ansiedade sobre os possíveis achados da biopsia na sua capacidade de se lembrar dessas orientações.

EXERCÍCIOS DE PENSAMENTO CRÍTICO

1 **pbe** Você está cuidando de um homem de 82 anos que foi transferido da unidade de recuperação pós-anestésica (URPA) para a enfermaria médico-cirúrgica após apendicectomia. O paciente está lúcido e orientado no tempo e no espaço e seus sinais vitais são os seguintes: temperatura corporal = 37,5°C, frequência cardíaca = 79 bpm, pressão arterial = 125/74 mmHg, frequência respiratória = 16 incursões por minuto e SaO_2 = 96% com oxigênio suplementar (2 ℓ/min via cânula nasal). O paciente está recebendo morfina (analgesia controlada pelo paciente, ACP) para manejo da dor. Quais alterações em sua avaliação indicariam que ele corre risco de desenvolver depressão respiratória? Quais escalas baseadas em evidências e exames complementares poderiam ser úteis na identificação dessa complicação potencial?

2 **qp** Um paciente com história pregressa pulmonar significativa é internado na enfermaria da clínica médica onde você trabalha com queixas de dispneia. Ele relata que trabalhou em minas de carvão durante 42 anos e fuma cigarros todos os dias. Ele relata dispneia há alguns dias. Ele também relata tosse com expectoração amarelada durante o dia e o escarro é mais espesso que o habitual. Quais componentes da avaliação desse paciente devem ser abordados primeiro?

REFERÊNCIAS BIBLIOGRÁFICAS

*Pesquisa em enfermagem.
**Referência clássica.

Livros

Hogan-Quigley, B., Palm, M. L., & Bickley, L. (2017). *Bates' nursing guide to physical examination and history taking* (2nd ed.). Philadelphia, PA: Wolters Kluwer.

Morton, P. G., Reck, K., & Headly, J. (2018). Patient assessment: Cardiovascular system. In P. G. Morton, & D. K. Fontaine (Eds.). *Critical care nursing: A holistic approach* (11th ed.). Philadelphia, PA: Wolters Kluwer.

Norris, T. L. (2019). *Porth's pathophysiology: Concepts of altered health states* (10th ed.). Philadelphia, PA: Wolters Kluwer.

Pagana, K. D., Pagana, T. J., & Pagana, T. N. (2017). *Mosby's diagnostic and laboratory test reference* (13th ed.). St. Louis, MO: Mosby Elsevier.

West, J. B., & Luks, A. M. (2016). *West's respiratory physiology: The essentials* (10th ed.). Philadelphia, PA: Wolters Kluwer Health Lippincott Williams & Wilkins.

Periódicos e documentos eletrônicos

American Lung Association. (2019). The impact of e-cigarettes on the lung. Retrieved on 12/19/2019 at: www.lung.org/stop-smoking/smoking-facts/impact-of-e-cigarettes-on-lung.html

American Lung Association. (2019). Tobacco: Statement on e-cigarettes. Retrieved on 6/26/2019 at: www.lung.org/our-initiatives/tobacco/oversight-and-regulation/statement-on-e-cigarettes.html

American Lung Association. (2020). Nicotine replacement therapy to help you quit tobacco. Retrieved on 12/16/20 at: www.cancer.org/healthy/stay-away-from-tobacco/guide-quitting-smoking/nicotine-replacement-therapy.html

Aminiahidashti, H., Shafiee, S., Kiasari, A. Z., et al. (2018). Applications of end-tidal carbon dioxide (ETCO2) monitoring in emergency department; a narrative review. Retrieved on 12/19/2019 at: www.ncbi.nlm.nih.gov/pmc/articles/PMC5827051

*Baker, K. M., DeSanto-Madeya, S., & Banzett, R. B. (2017). Routine dyspnea assessment and documentation: Nurses' experience yields wide acceptance. *BMC Nursing*, 16(3), 1–11.

Indik, J. H., Gimbel, J. R., Abe, H., et al. (2017). 2017 HRS consensus statement on magnetic resonance imaging and radiation exposure in patients with cardiovascular implantable electronic devices. *Heart Rhythm*, 14(7), e97–e153.

Institute for Healthcare Improvement (IHI). (2019). Early warning systems: Scorecards that save lives. Retrieved on 6/23/2019 at: www.ihi.org/resources/Pages/ImprovementStories/EarlyWarningSystemsScorecardsThatSaveLives.aspx

Krauss, B., Falk, J., & Ladde, J. (2018). Carbon dioxide monitoring (capnography). *UpToDate*. Retrieved on 12/20/2019 at: www.uptodate.com/contents/carbon-dioxide-monitoring-capnography

Mechem, C. C. (2019). Pulse oximetry. *UpToDate*. Retrieved on 12/20/2019 at: www.uptodate.com/contents/pulse-oximetry

**Parshall, M. B., Schwartzstein, R. M., Adams, L., et al. (2012). An official American Thoracic Society statement: Update on the mechanisms, assessment, and management of dyspnea. *American Journal of Respiratory and Critical Care Medicine*, 185(4), 435–452.

Ramly, E., Kaafarani, H. M. A., & Velmahos, G. C. (2015). The effect of aging on pulmonary function: Implications for monitoring and support of the surgical and trauma patient. *Surgical Clinics of North America*, 95(1), 53–69.

Sharma, S., Hashmi, M., & Rawat, D. (2019). Partial pressure of oxygen (PO2). *StatPearls*. Retrieved on 12/20/2019 at: www.ncbi.nlm.nih.gov/books/NBK493219

Smallwood, C., & Walsh, B. (2017). Noninvasive monitoring of oxygenation and ventilation. *Respiratory Care*, 62(6), 751–764.

The National Academies of Sciences, Engineering, and Medicine. (2018). *Public health consequences of e-cigarettes*. Washington, DC: The National Academies Press. Retrieved on 12/20/2019 at: www.nationalacademies.org/eCigHealthEffects

Thompson, B. T., & Kabrhel, C. (2018). Patient education. Pulmonary embolism (Beyond the Basics). In J. Finlay (Ed.). *UpToDate*. Retrieved on 6/26/2019 at: www.uptodate.com/contents/pulmonary-embolism-beyond-the-basics

Wells, J. L., & Murphy, P. S. (2014). Clearing the runway: An innovative approach to preparing the intensive care unit patient for a magnetic resonance imaging scan. *Journal of Radiology Nursing*, 33(3), 147–151.

Recursos

American Association for Respiratory Care (AARC), www.aarc.org
American Lung Association, www.lung.org
American Thoracic Society, www.thoracic.org
Centers for Disease Control and Prevention (CDC), www.cdc.gov
Cystic Fibrosis Foundation, www.cff.org
National Heart, Lung, and Blood Institute, National Institutes of Health, www.nhlbi.nih.gov
U.S. Food and Drug Administration, www.fda.gov

18 Manejo de Pacientes com Distúrbios das Vias Respiratórias Superiores

DESFECHOS DO APRENDIZADO

Após ler este capítulo, você será capaz de:

1. Descrever o manejo de enfermagem para pacientes com distúrbios das vias respiratórias superiores e pacientes com epistaxe.
2. Comparar e contrastar as infecções das vias respiratórias superiores de acordo com a causa, a incidência e as manifestações clínicas, o manejo de enfermagem e a importância dos cuidados de saúde preventiva.
3. Aplicar o processo de enfermagem como uma estrutura para cuidados do paciente com infecção das vias respiratórias superiores e do paciente submetido à laringectomia.

CONCEITOS DE ENFERMAGEM

Infecção
Oxigenação

GLOSSÁRIO

afonia: comprometimento da capacidade de uso da voz por causa de doença ou lesão na laringe
apneia: cessação da respiração
comunicação alaríngea: modalidades alternativas de fala que não envolvem a laringe normal; empregada por pacientes cuja laringe foi removida cirurgicamente
disfagia: dificuldade de deglutição
epistaxe: hemorragia nasal decorrente da ruptura de pequenos vasos dilatados na mucosa de qualquer área do nariz
faringite: inflamação da garganta
herpes simples: infecção causada por herpes-vírus simples (HSV) que provoca o aparecimento de vesículas dolorosas e erosões na língua, palato, gengiva, membranas bucais ou lábios (*sinônimo:* úlcera nos lábios)
laringectomia: remoção cirúrgica de toda ou parte da laringe e estruturas adjacentes
laringite: inflamação da laringe; pode ser causada pelo uso excessivo da voz, ou exposição a substâncias irritantes ou microrganismos infecciosos
rigidez de nuca: rigidez ou incapacidade de flexionar o pescoço
rinite: inflamação das mucosas do nariz
rinite medicamentosa: congestão nasal de rebote, comumente associada ao uso excessivo de descongestionantes nasais de venda livre
rinorreia: drenagem abundante de líquido pelo nariz
rinossinusite: inflamação das narinas e dos seios paranasais, incluindo o frontal, o etmoidal, o maxilar e o esfenoidal; substitui o termo sinusite
tonsilite: inflamação das tonsilas
xerostomia: ressecamento da boca

Os distúrbios das vias respiratórias superiores são aqueles que envolvem o nariz, os seios paranasais, a faringe, a laringe, a traqueia ou os brônquios. Muitas dessas condições são relativamente de pouca importância, e seus efeitos são limitados a desconforto e inconveniência leve e temporária para o paciente. No entanto, outras são agudas, graves e fatais, podendo causar alterações permanentes na respiração e na fala. Portanto, o enfermeiro precisa ter habilidades especializadas de exame, compreensão da grande variedade de doenças que podem afetar as vias respiratórias superiores e consciência do impacto dessas alterações sobre a saúde dos pacientes. As orientações ao paciente são um aspecto importante dos cuidados de enfermagem, porque muitos desses distúrbios são tratados fora do hospital ou em casa pelo próprio paciente. No cuidado de pacientes com distúrbios agudos e potencialmente fatais, o enfermeiro precisa ter habilidades de avaliação e manejo clínico muito desenvolvidas, além de se concentrar nas necessidades de reabilitação.

INFECÇÕES DAS VIAS RESPIRATÓRIAS SUPERIORES

As infecções das vias respiratórias superiores (também conhecidas como infecções respiratórias superiores [IVRS]) são a causa mais comum de adoecimento e afetam a maior parte das pessoas em algum momento da vida. Algumas infecções são agudas, com sinais/sintomas que duram alguns dias; outras são crônicas, com sintomas que podem durar semanas ou meses, ou recorrer. A IVRS é, com frequência, definida como um processo infeccioso nas mucosas do nariz, dos seios da face, da faringe, da região superior da traqueia ou da laringe (Pokorski, 2015).

Há muitos microrganismos causadores de IVRS, como vírus e bactérias, que provocam a infecção após serem inalados, e as pessoas são suscetíveis durante a vida toda. O resfriado é o exemplo mais frequente de IVRS. Os vírus, a causa mais comum de IVRS, acometem as vias respiratórias superiores e levam à subsequente inflamação da mucosa. As IVRS são o motivo mais comum para a procura por cuidados de saúde e para o absenteísmo na escola e no trabalho (Pokorski, 2015).

As IVRS afetam a cavidade nasal, as células aéreas etmoidais e os seios frontal, maxilar e esfenoidal, bem como a faringe, a laringe e a porção superior da traqueia. Em média, os adultos apresentam tipicamente duas a quatro IVRS por ano, por causa da grande variedade de vírus respiratórios que circulam na comunidade (Weinberger, Cockrill & Mandel, 2019). Embora os pacientes raramente sejam hospitalizados para tratamento das IVRS, os enfermeiros que trabalham em ambientes comunitários ou instituições de cuidados prolongados podem se deparar com indivíduos que têm essas infecções. É importante que o enfermeiro reconheça os sinais e sintomas de IVRS e preste os cuidados adequados. Os enfermeiros dessas instituições também podem influenciar os resultados do tratamento ao orientar o paciente. Considerações especiais no que diz respeito a IVRS em idosos estão resumidas no Boxe 18.1.

RINITE

A **rinite** é um grupo de doenças caracterizadas por inflamação e irritação das mucosas do nariz. Essas condições podem ter um impacto significativo na qualidade de vida e contribuir para distúrbios dos seios paranasais, das orelhas, do sono e da aprendizagem. A rinite frequentemente coexiste com outras doenças respiratórias, como asma brônquica. Acomete 10 a 30% da população mundial por ano. A rinite viral, especialmente o resfriado, acomete aproximadamente 1 bilhão de pessoas por ano (Meneghetti, 2018).

A rinite pode ser aguda ou crônica, alérgica ou não alérgica. A rinite alérgica é classificada como rinite sazonal ou perene, comumente associada à exposição a partículas suspensas no ar, como poeira, pelos ou pólen, por pessoas que são alérgicas a essas substâncias. A rinite sazonal ocorre durante as estações de pólen, e a rinite perene ocorre durante o ano todo. Ver discussão sobre as doenças alérgicas, incluindo rinite alérgica, no Capítulo 33.

Fisiopatologia

A rinite pode ser causada por vários fatores, incluindo alterações de temperatura ou umidade, odores, infecção, idade, doença sistêmica, corpos estranhos e uso de medicamentos de venda livre e descongestionantes nasais de venda controlada. A rinite alérgica pode ocorrer com a exposição a alergênios, como alimentos (p. ex., amendoim, nozes, castanha-do-pará, trigo, mariscos, soja, leite de vaca, ovos), medicamentos (p. ex., penicilina, sulfas, ácido acetilsalicílico), assim como partículas nos ambientes interno e externo (Boxe 18.2). A causa mais comum de rinite não alérgica é o resfriado comum (Peters, 2015).

A rinite farmacológica pode ocorrer com agentes anti-hipertensivos, como inibidores da enzima conversora de angiotensina (iECA) e betabloqueadores; "estatinas", como atorvastatina e sinvastatina; antidepressivos e antipsicóticos, como a risperidona; ácido acetilsalicílico; e alguns ansiolíticos (Comerford & Durkin, 2020). A Figura 18.1 mostra os processos patológicos envolvidos na rinite e na rinossinusite. Outras causas de rinovírus são identificadas na Tabela 18.1.

Manifestações clínicas

Os sinais e sintomas da rinite incluem **rinorreia** (drenagem nasal excessiva, secreção nasal), congestão nasal, secreção

---

Boxe 18.1 — Distúrbios das vias respiratórias superiores em idosos

- As infecções das vias respiratórias superiores em idosos podem ter consequências mais graves se os pacientes tiverem problemas clínicos concomitantes que comprometam o seu estado respiratório ou imunológico
- A *influenza* (gripe) provoca exacerbações da doença pulmonar obstrutiva crônica (DPOC) e redução na função pulmonar
- Anti-histamínicos e descongestionantes usados para tratar distúrbios das vias respiratórias superiores precisam ser usados com cautela em idosos, por causa de seus efeitos colaterais e possíveis interações com outros medicamentos
- A prevalência de rinossinusite não alérgica é maior em idosos do que em outros grupos etários. Rinossinusite é a sexta doença crônica mais comum em adultos mais velhos. Tendo em vista o esperado crescimento futuro da população idosa, a necessidade de cirurgia endoscópica aumentará. Os pacientes idosos com rinossinusite não alérgica apresentam sinais/sintomas semelhantes aos de adultos jovens e experimentam grau similar de melhora e de qualidade de vida depois da cirurgia endoscópica
- A estrutura do nariz muda com o envelhecimento: ele se alonga e sua ponta cai, pela perda de cartilagem. Isso pode causar restrição ao fluxo de ar e predispor os idosos a rinite geriátrica, caracterizada por secreção aquosa, rala e aumentada, oriunda dos seios paranasais. Essas mudanças estruturais também influenciam negativamente o olfato
- A laringite é comum em idosos e pode ser secundária à doença do refluxo gastroesofágico. Os idosos são mais propensos a apresentar comprometimento do peristaltismo esofágico e esfíncter esofágico mais fraco. As medidas de tratamento incluem dormir com a cabeceira do leito elevada e o uso de medicamentos, como bloqueadores do receptor de histamina-2 (p. ex., famotidina) ou inibidores da bomba de prótons (p. ex., omeprazol)
- A perda da massa muscular relacionada com o envelhecimento e o adelgaçamento das mucosas podem causar alterações estruturais na laringe, gerando alterações nas características da voz. Em geral, a intensidade da voz torna-se mais alta em homens idosos e mais baixa em mulheres idosas. A voz também "afina" (diminuição da projeção) e pode soar trêmula. Essas alterações devem ser diferenciadas de sinais que poderiam indicar condições patológicas.

Adaptado de Eliopoulos, C. (2018). *Gerontological nursing* (9th ed.). Philadelphia, PA: Wolters Kluwer; Lehmann, A. E., Scangas, G. A., Sethi, R. K. et al. (2018). Impact of age on sinus surgery outcomes. *The Laryngoscope, 128*, 2681–2687; Valdes, C. J. & Tewfik, M. A. (2018). Rhinosinusitis and allergies in elderly patients. *Clinics in Geriatric Medicine, 34*(2), 217–231.

> **Boxe 18.2** — Exemplos de alergênios interiores e exteriores comuns
>
> **Alergênios interiores comuns**
> - Fezes de ácaros de poeira e fezes de baratas
> - Pelos de cães e gatos
> - Fungos.
>
> **Alergênios exteriores comuns**
> - Árvores
> - Ervas daninhas
> - Gramíneas
> - Fungos (*Alternaria, Cladosporium, Aspergillus*).
>
> Adaptado de Patel, B. (2017). Aeroallergens. Retirado em 27/05/2019 de: www.emedicine.medscape.com/article/137911-overview.

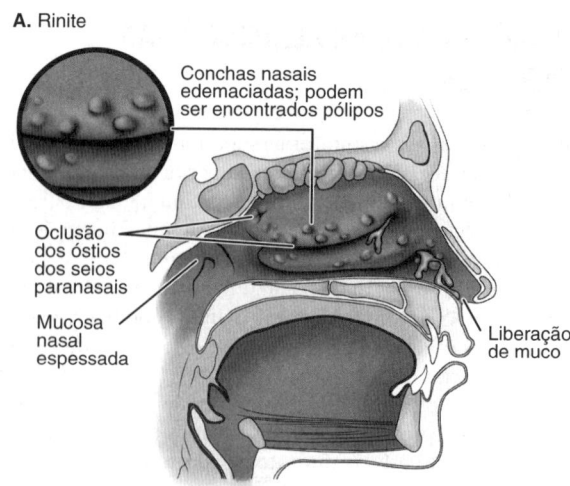

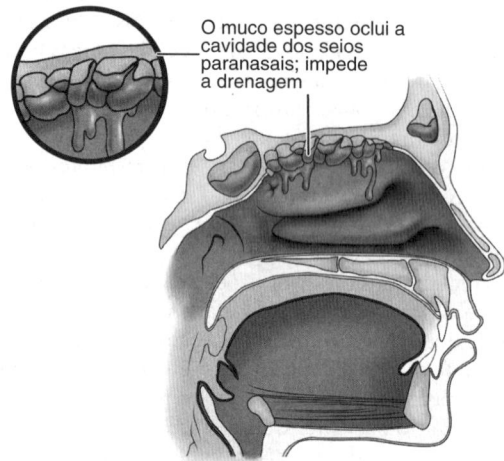

nasal (rinite purulenta e bacteriana), espirros e prurido no nariz, no palato, na garganta, nos olhos e nas orelhas. Pode ocorrer cefaleia, principalmente se o paciente também apresentar rinossinusite, que será discutida adiante. A rinite não alérgica pode ocorrer ao longo do ano.

Manejo clínico

O manejo da rinite depende de sua causa, que pode ser identificada por meio da anamnese e do exame físico. O enfermeiro pergunta ao paciente sobre sinais/sintomas recentes, bem como uma possível exposição a alergênios em casa, no local de trabalho ou em outro ambiente. Se a rinite viral for a causa, podem ser prescritos medicamentos para aliviar os sintomas. No tratamento da rinite alérgica, podem ser realizados testes de alergia para identificar possíveis alergênios. Dependendo da gravidade da alergia, podem ser necessárias imunizações e corticosteroides dessensibilizantes (ver Capítulo 33). Se os sintomas sugerirem

Figura 18.1 • Processos fisiopatológicos na rinite e na rinossinusite. Embora os processos fisiopatológicos sejam semelhantes nessas doenças, eles afetam estruturas diferentes. **A.** Na rinite, as mucosas que revestem as vias nasais ficam inflamadas, congestas e edemaciadas. As conchas nasais edemaciadas bloqueiam os óstios dos seios paranasais, e é liberado muco pelas narinas. **B.** A rinossinusite também é marcada por inflamação e congestão, com secreções mucosas espessas preenchendo as cavidades nasais e obstruindo os óstios.

TABELA 18.1 — Causas de rinossinusite.

Categoria	Causas
Vasomotora	Idiopática Consumo abusivo de descongestionantes nasais (rinite medicamentosa) Estimulação psicológica (raiva, excitação sexual) Irritantes (fumaça, poluição do ar, gases de escapamento, cocaína)
Mecânica	Tumor Desvio de septo nasal Formação de crostas Cornetos hipertrofiados Corpo estranho Extravasamento de líquido cerebrospinal
Inflamatória crônica	Pólipos (na fibrose cística) Sarcoidose Granulomatose de Wegener Granuloma na linha média
Infecciosa	Infecção viral aguda Rinossinusite aguda ou crônica Infecções nasais raras (sífilis, tuberculose)
Hormonal	Gravidez Uso de anovulatórios orais Hipotireoidismo

Adaptada de Peters, A. (2015). Rhinosinusitis: Synopsis. Retirada em 02/06/2019 de: www.worldallergy.org/professional/allergic_diseases_center/rhinosinusitis/sinusitissynopsis.php.

infecção bacteriana, administra-se um agente antimicrobiano. Pacientes com deformidades do septo nasal ou pólipos nasais podem ser encaminhados a um otorrinolaringologista.

Terapia farmacológica

O tratamento farmacológico para a rinite alérgica e não alérgica concentra-se no alívio dos sintomas. Anti-histamínicos e *sprays* nasais podem ser úteis. Os anti-histamínicos continuam sendo o tratamento mais comum e são administrados para espirros, prurido e rinorreia (exemplos de anti-histamínicos frequentemente prescritos são discutidos com mais detalhes no Capítulo 33). A bronfeniramina/pseudoefedrina é um exemplo de combinação de anti-histamínico/descongestionante. A cromolina, um estabilizador de mastócitos que inibe a liberação de histamina e outras substâncias, também é usada no tratamento da rinite. Agentes descongestionantes orais podem ser administrados para a obstrução nasal. O uso de *spray* nasal de soro fisiológico pode agir como descongestionante leve e liquefazer o muco para evitar a formação de crostas. Duas inalações com ipratrópio intranasal podem ser aplicadas em cada narina, 2 a 3 vezes/dia, para o alívio sintomático da rinorreia. Além disso, podem ser usados corticosteroides intranasais para o congestionamento grave; agentes oftálmicos (cromolina 4% em solução oftálmica) podem ser administrados para aliviar irritação, prurido e vermelhidão dos olhos. Os tratamentos apropriados para alergia podem incluir os fármacos modificadores de leucotrienos (p. ex., montelucaste, zafirlucaste, zileutona) e modificadores da imunoglobulina E (p. ex., omalizumabe), que também são incluídos nas diretrizes para o tratamento da asma brônquica (ver Capítulo 20). A escolha dos medicamentos depende dos sinais/sintomas, reações adversas, fatores de adesão, risco de interações medicamentosas e custo para o paciente (Hauk, 2018).

Manejo de enfermagem

 Orientação do paciente sobre autocuidados

O enfermeiro deve explicar ao paciente com rinite alérgica como evitar ou reduzir a exposição a alergênios e irritantes, tais como poeiras, fungos, animais, fumos e odores, pós, *sprays* e fumaça de cigarro. As explicações e demonstrações para o paciente são essenciais para ajudá-lo a usar quaisquer medicamentos. Para evitar possíveis interações medicamentosas, o paciente é orientado a ler os rótulos dos medicamentos antes de tomar qualquer medicamento de venda livre.

O enfermeiro deve orientar o paciente sobre a importância de controlar o ambiente em casa e no trabalho. *Sprays* nasais ou aerossóis salinos podem ser úteis para acalmar mucosas, amolecer crostas de secreções e remover irritantes. O enfermeiro precisa explicar e demonstrar para o paciente a administração correta dos medicamentos nasais. Para obter o alívio máximo, deve orientá-lo a assoar o nariz antes de aplicar qualquer medicação na cavidade nasal. Além disso, o enfermeiro deve explicar e demonstrar ao paciente a aplicação do medicamento: manter a cabeça em posição vertical, pulverizar de modo rápido e firme dentro de cada narina longe do septo nasal e aguardar pelo menos 1 minuto antes de administrar a segunda pulverização. O recipiente deve ser limpo após cada utilização e nunca ser compartilhado com outras pessoas, para evitar a contaminação cruzada.

No caso de rinite infecciosa, o enfermeiro precisa revisar a técnica de higiene das mãos com o paciente, como uma medida para evitar a transmissão de microrganismos. Isso é especialmente importante para aqueles em contato com populações vulneráveis, como crianças, idosos ou imunodeprimidos (p. ex., pacientes infectados pelo vírus da imunodeficiência humana [HIV] e pessoas que fazem uso de medicamentos imunossupressores). No caso de idosos e outras populações de alto risco, o enfermeiro deve rever a importância de receber a vacina antigripal a cada ano para alcançar a imunidade antes do início da temporada de gripe.

RINITE VIRAL (RESFRIADO COMUM)

A rinite viral é a infecção viral mais frequente na população em geral (Meneghetti, 2018). O termo *resfriado comum* muitas vezes é usado para se referir a uma IVRS autolimitada causada por um vírus. O termo *resfriado* refere-se à inflamação infecciosa aguda das mucosas da cavidade nasal caracterizada por congestão nasal, coriza, espirros, dor de garganta e mal-estar geral. Mais amplamente, o termo se refere a uma IVRS aguda, ao passo que termos como *rinite*, *faringite* e *laringite* distinguem os locais dos sintomas. O termo também é utilizado quando o vírus causador é o vírus influenza. Os resfriados são altamente contagiosos, porque o vírus é disseminado por cerca de 2 dias antes do aparecimento dos sintomas e durante a primeira parte da fase sintomática.

Os resfriados provocados por rinovírus tendem a ocorrer no início do outono e da primavera. Outros vírus tendem a causar resfriados no inverno (Centers for Disease Control and Prevention [CDC], 2019). Mudanças sazonais na umidade relativa do ar influenciam a prevalência de resfriados: os vírus que mais comumente causam resfriado sobrevivem melhor quando a umidade é baixa, nos meses mais frios do ano.

O resfriado é causado por até 200 vírus diferentes. Os rinovírus são os microrganismos causais mais prováveis. Outros vírus implicados no resfriado comum incluem coronavírus, adenovírus, vírus sincicial respiratório, influenza e parainfluenza. Cada vírus pode ter várias linhagens; como resultado, as pessoas são suscetíveis a resfriados por toda a vida (Buensalido, 2019b). Algumas cepas são muito virulentas, provocando manifestações mais graves do que as cepas responsáveis pelo resfriado comum, tais como o SARS-CoV-2, responsável pela pandemia de covid-19. O desenvolvimento de uma vacina contra as diversas espécies de vírus é quase impossível. A imunidade depois da recuperação é variável e depende de muitos fatores, incluindo a resistência natural do hospedeiro e do vírus específico que causou o resfriado. Apesar da crença popular, as temperaturas frias e a exposição ao tempo frio e chuvoso não aumentam a incidência nem a gravidade do resfriado comum.

Manifestações clínicas

Os sinais e sintomas da rinite viral podem incluir febre baixa, congestão nasal, rinorreia e secreção nasal, halitose, espirros, lacrimejamento, dor de garganta ou garganta "arranhando", mal-estar geral, calafrios e, muitas vezes, cefaleia e dores musculares. À medida que a doença progride, geralmente aparece a tosse. Em algumas pessoas, o vírus exacerba o **herpes simples**, comumente chamado de *herpes labial* (Boxe 18.3).

Os sintomas da rinite viral podem durar de 1 a 2 semanas. Se ocorrerem sintomas respiratórios sistêmicos graves, isso não é mais considerado uma rinite viral, mas uma das outras IVRS agudas. As condições alérgicas podem afetar o nariz, mimetizando os sintomas de um resfriado.

Manejo clínico

O manejo consiste no tratamento sintomático, que inclui ingestão adequada de líquidos, repouso, prevenção de calafrios e uso de expectorantes, conforme necessário. Gargarejos com água salgada morna aliviam a faringite, e anti-inflamatórios não esteroides (AINEs), como o ácido acetilsalicílico ou ibuprofeno, aliviam dores e incômodos. Os anti-histamínicos são usados para aliviar espirros, corizas e congestão nasal. O petrolato (vaselina) em gel pode acalmar a pele irritada, rachada e descamada em torno das narinas (Buensalido, 2019b).

O expectorante guaifenesina está disponível sem receita médica e é usado para promover a remoção de secreções. Agentes antimicrobianos (antibióticos) não devem ser utilizados, porque não afetam o vírus nem reduzem a incidência de complicações bacterianas. Além disso, seu uso inadequado tem sido implicado no desenvolvimento de microrganismos resistentes ao tratamento.

Descongestionantes nasais tópicos (p. ex., fenilefrina e oximetazolina) devem ser usados com cautela. No tratamento

> **Boxe 18.3** Resfriados e herpes labial: herpes-vírus simples
>
> **Aspectos gerais**
>
> O herpes labial é uma infecção causada pelo herpes-vírus simples tipo 1 (HSV-1). É extremamente contagioso e pode ser transmitido por lâminas de barbear, toalhas e pratos contaminados. É ativado pela exposição excessiva a luz solar ou vento, resfriados, gripe e infecções semelhantes, consumo abusivo de bebidas alcoólicas e estresse físico ou emocional.
>
> **Estatísticas**
>
> - Uma vez que o paciente é infectado com o vírus, este pode ficar latente nas células. O período de incubação é entre 2 e 12 dias
> - Entre 50 e 80% dos norte-americanos encontram-se infectados por volta dos 30 anos, porque durante a infância o HSV-1 geralmente é transmitido por meio do contato não sexual
> - Estimativas sugerem que 80% das pessoas infectadas sejam assintomáticas.
>
> **Manifestações clínicas**
>
> - O herpes labial é caracterizado pela erupção de pequenas bolhas dolorosas na pele dos lábios, boca e pele ao redor desta, gengiva e língua. As bolhas são comumente chamadas de bolhas de febre
> - Os primeiros sintomas do herpes labial incluem a queimação, o prurido e o aumento da sensibilidade ou sensação de formigamento. Esses sintomas podem ocorrer vários dias depois do aparecimento das lesões
> - As lesões se parecem com máculas ou pápulas, evoluindo para pequenas bolhas (vesículas) cheias de líquido claro, amarelado. São elevadas, avermelhadas e dolorosas e podem se romper e supurar. As lesões normalmente se estendem através da epiderme e penetram na derme subjacente, correspondendo a uma ferida de espessura parcial
> - Eventualmente, as crostas amarelas desfazem-se sobre as lesões para revelar um tecido cicatricial rosado
> - Em geral, o vírus já não é detectável na lesão ou ferida 5 dias depois de a vesícula ter se desenvolvido.
>
> **Manejo clínico e de enfermagem**
>
> - Medicamentos antivirais (p. ex., aciclovir, valaciclovir) podem ser prescritos para minimizar os sintomas e a duração ou a magnitude da exacerbação
> - Paracetamol pode ser administrado para analgesia
> - Anestésicos tópicos, como a lidocaína, podem ajudar no controle do desconforto
> - Curativos oclusivos aceleram o processo de cicatrização. Unguentos oclusivos com propriedades antivirais (p. ex., docosanol) poderiam ser considerados para lesões nos lábios e nas mucosas.
>
> **Orientações ao paciente**
>
> - Os pacientes devem compreender que o vírus pode ser transmitido por pessoas assintomáticas
> - Os pacientes devem procurar tratamento com agentes antivirais e pomadas quando apresentam pela primeira vez sintomas (p. ex., sensação de formigamento, queimação ou prurido), porque o tratamento precoce com esses fármacos pode promover recuperação mais rápida
> - O herpes-vírus simples tipo 2 (HSV-2) normalmente causa lesões ulcerativas e vesiculares dolorosas nas áreas genital e anal; o HSV-1 pode também provocar herpes genital. O contato orogenital pode disseminar o herpes oral para os órgãos genitais (e vice-versa). Pessoas com lesões herpéticas ativas devem evitar o sexo oral.
>
>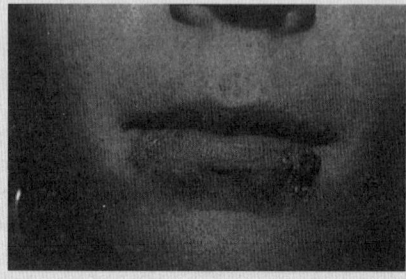
>
> Foto reimpressa com permissão de Ayoade, F. (2018). Herpes simplex. Retirado em 27/05/2019 de: www.emedicine.medscape.com/article/218580-overview.

tópico, o medicamento é liberado diretamente na mucosa nasal, e seu uso excessivo pode provocar **rinite medicamentosa**, ou rinite de rebote. A maior parte dos pacientes trata o resfriado comum com medicamentos de venda livre, que promovem benefícios clínicos moderados, como o alívio dos sintomas.

Além disso, medicamentos oriundos da medicina alternativa (p. ex., *Echinacea*, pastilhas de zinco e *spray* nasal de zinco) são frequentemente usados para tratar o resfriado comum; no entanto, evidências sobre a sua efetividade no encurtamento da fase sintomática são limitadas (Mousa, 2017). A inalação de vapor ou ar umidificado aquecido tem sido o pilar de remédios caseiros para tratar o resfriado comum; no entanto, a efetividade deste tratamento não foi demonstrada.

Manejo de enfermagem

 Orientação do paciente sobre autocuidados

A maioria dos vírus pode ser transmitida de vários modos: contato direto com secreções infectadas, inalação de partículas grandes a partir de tosse ou espirros de outras pessoas, ou inalação de partículas pequenas (aerossóis), que podem permanecer suspensas no ar por até 1 hora. A implementação de medidas apropriadas de higiene das mãos (ver Boxe 66.1, no Capítulo 66) continua sendo a maneira mais efetiva de prevenir a transmissão de microrganismos. O enfermeiro deve explicar e demonstrar para o paciente como quebrar a cadeia de infecção com a higiene apropriada das mãos e o uso de lenços para evitar a propagação do vírus pela tosse e espirros, além de orientá-lo a tossir ou espirrar na parte superior do braço, se os lenços não estiverem prontamente disponíveis. O enfermeiro precisa explicar ao paciente sobre os métodos para o tratamento dos sintomas do resfriado comum e fornecer informações verbais e escritas para auxiliar na prevenção e no manejo das IVRS.

RINOSSINUSITE

Rinossinusite, anteriormente chamada de *sinusite*, é a inflamação dos seios paranasais e cavidade nasal causada por bactérias ou vírus. A American Academy of Otolaryngology-Head and Neck Surgery Foundation (AAO-HNS, 2018; Rosenfeld, Andes, Bhattacharyya et al., 2015) recomenda o uso do termo *rinossinusite*, porque a sinusite é quase sempre acompanhada pela inflamação da mucosa nasal. A rinossinusite acomete aproximadamente 35 milhões de pessoas nos EUA a cada ano e é responsável por 16 milhões de consultas médicas (Brook, 2018a).

A rinossinusite não complicada ocorre sem extensão da inflamação além dos seios paranasais e cavidade nasal. A rinossinusite é classificada pela duração dos sintomas como aguda (menos de 4 semanas), subaguda (4 a 12 semanas) e crônica (mais de 12 semanas). Também é causada por infecção bacteriana ou viral.

Rinossinusite aguda

A rinossinusite aguda é classificada como rinossinusite aguda bacteriana (RAB) ou rinossinusite aguda viral (RAV). A rinossinusite aguda recorrente é caracterizada por quatro ou mais episódios agudos de RAB por ano (Patel & Hwang, 2019) e é discutida adiante com a rinossinusite crônica (RSC).

Fisiopatologia

A rinossinusite aguda geralmente ocorre após uma IVRS viral ou resfriado, como uma infecção viral ou bacteriana não resolvida ou uma exacerbação da rinite alérgica. Normalmente, os óstios dos seios paranasais para as vias nasais são livres e as infecções se resolvem prontamente. No entanto, se essas vias estiverem obstruídas por desvio de septo, cornetos hipertrofiados, esporões, pólipos ou tumores nasais, a infecção sinusal pode persistir como infecção secundária ou progredir para um processo supurativo agudo (causando secreção purulenta).

A congestão nasal, causada por inflamação, edema e transudação de líquido secundária à IVRS, causa obstrução das cavidades nasais (ver Figura 18.1), o que proporciona um excelente meio para o crescimento bacteriano. Entre outras condições e atividades que podem bloquear o fluxo normal das secreções dos seios paranasais estão a existência de estruturas anormais no nariz, hipertrofia de adenoides, mergulho e natação, infecção dentária, traumatismo nasal, tumores e compressão de objetos estranhos. Algumas pessoas são mais propensas à rinossinusite, porque a exposição a riscos ambientais, como tinta, pó de serra e produtos químicos, pode resultar em inflamação crônica das vias nasais.

As bactérias são responsáveis por mais de 60% dos casos de rinossinusite aguda. Os patógenos típicos são *Streptococcus pneumoniae*, *Haemophilus influenzae* e, menos comumente, *Staphylococcus aureus* e *Moraxella catarrhalis* (Brook, 2018b). Constatou-se que os biofilmes, que consistem em comunidades heterogêneas organizadas de bactérias, são 10 a 1.000 vezes mais resistentes ao tratamento com antibióticos e têm maior probabilidade de contribuir para a resistência do hospedeiro quando comparados a outras bactérias. Servem como reservatórios de bactérias que podem causar doenças sistêmicas quando liberados para a circulação. Embora os antibióticos matem as bactérias na margem do biofilme, as células profundas deste não são afetadas, possibilitando o recrescimento quando a antibioticoterapia termina. Os agentes patogênicos nas vias respiratórias superiores que formam biofilmes incluem as espécies listadas anteriormente, bem como *Pseudomonas aeruginosa*.

Outros microrganismos ocasionalmente isolados são *Chlamydia pneumoniae*, *Streptococcus pyogenes*, vírus e fungos (*Aspergillus fumigatus*). Infecções fúngicas ocorrem com mais frequência em pacientes imunossuprimidos (Brook, 2018b). Os microrganismos mais comuns em infecções associadas a unidades de saúde (nosocomiais ou hospitalares) incluem *P. aeruginosa*, *Escherichia coli*, *Proteus mirabilis*, *Klebsiella pneumoniae* e *Enterobacter* spp., sendo responsáveis por 60% dos casos (Brook, 2018b).

Manifestações clínicas

Os sintomas da RAB incluem secreção nasal purulenta (anterior, posterior ou ambas), acompanhada de obstrução nasal ou uma combinação de dor facial, pressão ou sensação de plenitude (chamados coletivamente de dor facial-pressão-plenitude), ou ambas (Rosenfeld et al., 2015; Sedaghat, 2017). A dor facial-pressão-plenitude pode envolver a face anterior ou a região periorbital. O paciente também pode relatar congestão por secreção nasal turva ou colorida, obstrução ou congestão, bem como cefaleia localizada ou difusa. Pacientes com RAB podem manifestar febre alta (i. e., 39°C ou mais elevada). Além disso, a ocorrência de sintomas durante 10 dias ou mais depois do aparecimento indica RAB (Brook, 2018a).

Os sinais/sintomas da RAV são semelhantes aos da RAB, exceto pelo fato de o paciente não apresentar febre alta, nem a mesma persistência durante um período prolongado ou intensidade dos sinais e sintomas (p. ex., tende a não existir dor-pressão-plenitude na face). Os sintomas de RAV ocorrem por um período inferior a 10 dias depois do início e não pioram (Papadakis, McPhee & Rabow, 2018).

Avaliação e achados diagnósticos

A anamnese do paciente precisa ser cuidadosamente analisada, e um exame físico minucioso, realizado. Examinam-se a cabeça e o pescoço, especialmente o nariz, as orelhas, os dentes, os seios paranasais, a faringe e o tórax. Pode haver sensibilidade à palpação sobre a área do seio paranasal infectado. Os seios paranasais são percutidos com o dedo indicador, golpeando levemente para determinar se o paciente sente dor. Embora realizada com menos frequência, a transiluminação da área afetada pode revelar diminuição na transmissão de luz nos pacientes com rinossinusite (ver Capítulo 17). O diagnóstico por imagem (radiografia, tomografia computadorizada [TC], ressonância magnética [RM]) não é recomendado e, em geral, não é necessário para o diagnóstico de rinossinusite aguda se o paciente preencher os critérios de diagnóstico clínico (Aring & Chan, 2016; Rosenfeld et al., 2015). Quando se suspeita de uma complicação ou diagnóstico alternativo, o diagnóstico por imagem pode ser indicado para ajudar a identificar alterações inflamatórias, destruição óssea e variações anatômicas que podem guiar a cirurgia do seio paranasal, se indicada.

Para confirmar o diagnóstico de rinossinusite maxilar e frontal, bem como identificar o patógeno, pode-se obter o aspirado do seio paranasal por meio de técnicas de cultura endoscópica flexível e raspagem dos seios paranasais (Papadakis et al., 2018).

Complicações

Se não tratada, a rinossinusite aguda pode levar a complicações graves. As complicações locais incluem osteomielite e mucocele (cisto dos seios paranasais). A osteomielite requer antibioticoterapia prolongada e, às vezes, remoção do osso necrosado. As complicações intracranianas, embora raras, incluem trombose do seio cavernoso, meningite, abscesso encefálico, infarto encefálico isquêmico e celulite orbital grave (Papadakis et al., 2018). As mucoceles podem exigir tratamento cirúrgico para estabelecer a drenagem intranasal ou a excisão completa com ablação da cavidade sinusal. Os abscessos encefálicos ocorrem por difusão direta e podem ser fatais. Os abscessos epidurais frontais geralmente são silenciosos, mas podem ser detectados pela TC.

Manejo clínico

O tratamento da rinossinusite aguda depende da sua causa; prescreve-se um programa de 14 dias de antibióticos para casos bacterianos (Tewfik, 2018). Os objetivos do tratamento para a rinossinusite aguda são descongestionar a mucosa nasal, aliviar a dor e tratar infecções. Por causa do uso inadequado de antibióticos para doenças não bacterianas, incluindo a RAV, e da resistência resultante, os antibióticos orais são prescritos apenas se houver sinais empíricos suficientes de que o paciente tem RAB (p. ex., febre ou sintomas que persistem por pelo menos 10 dias ou piora dos sintomas depois de uma doença respiratória viral).

Os antibióticos devem ser administrados logo que for feito o diagnóstico de RAB, sendo amoxicilina ou amoxicilina-clavulanato os antibióticos de escolha. Para os pacientes alérgicos à penicilina, pode-se prescrever doxiciclina ou quinolonas de ação respiratória, como levofloxacino ou moxifloxacino (CDC, 2017). Outros antibióticos antigamente prescritos para tratar a RAB, incluindo cefalosporinas (p. ex., cefalexina, cefuroxima, cefaclor e cefixima), macrolídios (p. ex., claritromicina e azitromicina) e sulfametoxazol + trimetoprima, não são recomendados, porque não são efetivos no tratamento de microrganismos resistentes aos antibióticos mais comumente implicados na RAB (Tewfik, 2018). A lavagem nasal com soro fisiológico é uma terapia adjuvante efetiva aos antibióticos, na medida em que pode aliviar os sintomas, reduzir a inflamação e ajudar a remover o muco estagnado nas vias. Tanto os descongestionantes quanto os anti-histamínicos não são medicamentos adjuvantes recomendados no tratamento da RAB (Tewfik, 2018).

O tratamento da RAV normalmente envolve a lavagem com soro fisiológico e descongestionantes nasais (guaifenesina/pseudoefedrina). Os descongestionantes ou sprays nasais de soro fisiológico podem aumentar a permeabilidade da unidade ostiomeatal e melhorar a drenagem dos seios da face. Os descongestionantes tópicos não devem ser usados por mais de 3 ou 4 dias. Os descongestionantes orais devem ser usados com cautela por pacientes com hipertensão arterial. Os anti-histamínicos de venda livre, como a difenidramina e a cetirizina, e os anti-histamínicos de venda controlada, como a fexofenadina, são usados se houver suspeita de um componente alérgico.

Os corticosteroides intranasais comprovadamente melhoram plena ou substancialmente os sinais/sintomas agudos de rinossinusite bacteriana ou viral; no entanto, só são recomendados para uso em pacientes com história prévia de rinite alérgica (Rosenfeld et al., 2015). Exemplos de corticosteroides intranasais, efeitos colaterais e contraindicações são apresentados na Tabela 18.2.

Manejo de enfermagem

 Orientação do paciente sobre autocuidados

As orientações ao paciente com rinossinusite aguda são um aspecto importante dos cuidados de enfermagem. O enfermeiro deve orientar o paciente a respeito dos sintomas de complicações que exigem acompanhamento imediato. O encaminhamento para o médico é indicado se ocorrer edema periorbital e dor à palpação. O enfermeiro precisa explicar e demonstrar para o paciente os métodos para promover as secreções dos seios da face, incluindo a umidificação do ar em casa e o uso de compressas quentes para aliviar a pressão. O paciente deve ser aconselhado a evitar natação, mergulho e viagens aéreas durante infecções agudas. Os pacientes tabagistas são orientados a parar de fumar ou de usar qualquer tipo de tabaco imediatamente. Muitos pacientes usam os *sprays* nasais de modo incorreto, o que pode levar a vários efeitos colaterais, que incluem irritação e ardor nasal, gosto ruim e drenagem na garganta ou até mesmo **epistaxe** (hemorragia nasal). Portanto, se um corticosteroide intranasal for prescrito, é importante orientar o paciente sobre o uso correto dos *sprays* nasais prescritos, demonstrando e, pelo retorno, avaliando a compreensão do paciente sobre o método correto de administração. O enfermeiro também deve orientar o paciente sobre os efeitos colaterais dos *sprays* nasais de venda controlada e livre e sobre a rinite medicamentosa (congestão de rebote). Quando o uso de descongestionante é interrompido, as vias nasais fecham, o que resulta em congestão. Os medicamentos apropriados a serem usados para o alívio da dor incluem paracetamol e AINEs, como ibuprofeno, naproxeno sódico e ácido acetilsalicílico, para adultos com mais de 20 anos, desde que não haja contraindicações para o uso.

O enfermeiro precisa orientar os pacientes com rinossinusite recorrente a iniciar o uso de descongestionantes, como pseudoefedrina, ao primeiro sinal de rinossinusite. Isso promove a drenagem e diminui o risco de infecção bacteriana. Os pacientes também devem verificar com o médico ou farmacêutico antes de usar medicamentos de venda livre, porque muitos deles agravam os sinais e sintomas ou outros problemas de saúde, sobretudo a hipertensão.

O enfermeiro deve salientar a razão de seguir o esquema antibiótico recomendado, porque um nível sérico consistente de medicação é fundamental para tratar a infecção. Além disso, deve orientar o paciente sobre os primeiros sinais de

TABELA 18.2	Corticosteroides nasais específicos e efeitos colaterais comuns.	
Corticosteroides nasais	**Efeitos colaterais**	**Contraindicações (para todos os corticosteroides nasais)**
Beclometasona	Irritação nasal, cefaleia, náuseas, tonturas, epistaxe, rinorreia, lacrimejamento, espirros, nariz e garganta seca	Evitar em pacientes com epistaxe recorrente, glaucoma e catarata. Os pacientes que foram expostos a sarampo/varicela ou que têm insuficiência suprarrenal também devem evitar esses medicamentos.
Budesonida	Epistaxe, faringite, tosse, irritação nasal, broncospasmo	
Mometasona	Cefaleia, infecção viral, faringite, epistaxe, tosse, dismenorreia, dor musculoesquelética, artralgia	
Triancinolona	Faringite, epistaxe, tosse, cefaleia	

Adaptada de Comerford, K. C. & Durkin, M. T. (Eds.). (2020). *Nursing2020 drug handbook*. Philadelphia, PA: Wolters Kluwer; Peters, A. (2015). Rhinosinusitis: Synopsis. Retirada em 08/05/2019 de: www.worldallergy.org/professional/allergic_diseases_center/rhinosinusitis/sinusitissynopsis.php.

infecção sinusal e recomendar medidas preventivas, como seguir práticas saudáveis e evitar o contato com pessoas com IVRS.

O enfermeiro precisa explicar ao paciente que febre, cefaleia intensa e **rigidez de nuca** são sinais de possíveis complicações da meningite. Os pacientes com sinais e sintomas crônicos de rinossinusite que não têm melhora importante em 4 semanas com o tratamento clínico contínuo podem ser candidatos à cirurgia endoscópica funcional dos seios paranasais (FESS, ver discussão a seguir) (Tajudeen & Kennedy, 2017).

> *Alerta de enfermagem: Qualidade e segurança*
>
> Os pacientes que estão com tubos nasotraqueais e nasogástricos correm risco de desenvolvimento de infecções sinusais (Brook, 2018a; Brook, 2018b). Assim, é fundamental a avaliação precisa dos pacientes com esses tubos. A remoção do tubo nasotraqueal ou nasogástrico logo que a condição do paciente permitir possibilita que os seios paranasais drenem, o que pode evitar complicações sépticas.

Rinossinusite crônica e rinossinusite aguda recorrente

A prevalência de rinossinusite crônica é de, aproximadamente, 146 por 1.000 habitantes e acomete mais frequentemente adultos jovens e de meia-idade (Brook, 2018b). É diagnosticada quando o paciente passa por 12 semanas ou mais com dois ou mais dos seguintes sintomas: drenagem mucopurulenta, obstrução nasal, dor facial-pressão-plenitude ou hiposmia (diminuição do olfato). Estima-se que em cerca de 40% dos pacientes a RSC seja acompanhada por pólipos nasais (Rosenfeld et al., 2015). A rinossinusite aguda recorrente é diagnosticada quando ocorrem quatro ou mais episódios de RAB por ano, sem sinais ou sintomas de rinossinusite entre os episódios. O uso de antibióticos em pacientes com rinossinusite aguda recorrente é maior do que em pacientes com RSC. Tanto a RSC quanto a rinossinusite aguda recorrente afetam a qualidade de vida, bem como os aspectos físico e social (Hamilos, 2018).

Fisiopatologia

A obstrução mecânica nos óstios dos seios frontal, maxilar e etmoidal anterior (conhecidos coletivamente como complexo ostiomeatal) é uma causa comum de RSC e rinossinusite aguda recorrente. A obstrução impede a drenagem adequada das vias nasais, o que resulta em acúmulo de secreções e em um meio ideal para o crescimento bacteriano. O bloqueio persistente em um adulto pode decorrer de infecção, alergia ou anormalidades estruturais. Outras condições e fatores associados incluem fibrose cística, discinesia ciliar, doenças neoplásicas, doença do refluxo gastresofágico, tabagismo e poluição ambiental (Brook, 2018a).

Tanto as bactérias aeróbias quanto anaeróbias têm sido implicadas na RSC e na rinossinusite recorrente. As bactérias aeróbias mais comuns incluem estreptococos alfa-hemolíticos, estreptococos microaerófilicos e *S. aureus*. As bactérias anaeróbias comuns incluem os bacilos gram-negativos, *Peptostreptococcus* e *Fusobacterium*.

Além disso, a imunodeficiência deve ser considerada em pacientes com RSC ou rinossinusite aguda recorrente. A rinossinusite fulminante aguda/invasiva é uma doença potencialmente fatal e com frequência atribuída ao *Aspergillus* em pacientes imunocomprometidos. A sinusite fúngica invasiva crônica também representa um risco. Ocorre em pacientes imunocomprometidos, de modo associado à bola de fungos/micetoma e à sinusite fúngica alérgica – essas últimas são os tipos mais comuns de sinusite fúngica e consideradas condições crônicas não invasivas em pacientes imunocomprometidos. A bola de fungos (*fungus ball*) é caracterizada pelo acúmulo não invasivo de um conglomerado denso de hifas de fungos em uma cavidade sinusal, normalmente o seio maxilar. O fungo geralmente permanece contido na bola de fungos, que é composta de materiais mucopurulentos semelhantes a queijo ou argila dentro do seio paranasal, mas podem ser invasivos quando ocorre a imunossupressão, levando à encefalopatia (Ramadan, 2018). Os sinais e sintomas incluem congestão nasal, secreção nasal e dor facial. Foram identificadas perda de visão, cefaleia e paralisia de nervos cranianos em pacientes com bola de fungos no seio esfenoidal (Ramadan, 2018).

Manifestações clínicas

As manifestações clínicas da RSC incluem desobstrução e ventilação mucociliar prejudicada, tosse (porque a secreção espessa drena de modo constante e retrógrado para a nasofaringe), rouquidão crônica, cefaleia crônica na área periorbital, edema periorbital e dor facial. Em decorrência da congestão nasal crônica, geralmente solicita-se ao paciente que respire pela boca. Também podem ocorrer roncos, dor de garganta e, em algumas situações, hipertrofia de adenoide. Os sinais e sintomas geralmente são mais pronunciados quando o paciente acorda pela manhã. Fadiga e congestão nasal também são comuns. Muitos pacientes apresentam diminuição do olfato e do paladar e uma sensação de plenitude nas orelhas.

Avaliação e achados diagnósticos

O exame de saúde foca no início e na duração dos sintomas, e são avaliados o volume e as características da secreção nasal, assim como tosse, dor, fatores que aliviam ou agravam a dor e alergias. É crucial investigar a existência de comorbidades, inclusive asma, e histórico de tabagismo ou uso de sistemas eletrônicos de entrega de nicotina (ENDS, do inglês *electronic nicotine delivery systems*), incluindo cigarros, narguilés, cachimbos e charutos do tipo eletrônico. Coleta-se também história de febre, fadiga, episódios e tratamentos anteriores e resposta prévia aos tratamentos.

No exame físico, avalia-se o nariz externo à procura de evidências de anormalidade anatômica. O aspecto externo irregular do nariz pode sugerir desvio de septo nasal. As mucosas nasais são avaliadas à procura de eritema, palidez, atrofia, edema, crostas, secreção, pólipos, erosões, perfurações ou desvios de septo. A iluminação apropriada melhora a visualização da cavidade nasal e deve ser utilizada em cada exame. A dor ao exame dos dentes, com percussão com um abaixador de língua, sugere infecção dentária (Bickley & Szilagyi, 2017).

A avaliação da orofaringe posterior pode revelar secreção purulenta ou mucoide, que é indicativa de RSC. Os olhos do paciente são examinados à procura de eritema conjuntival, lacrimejamento, fotofobia e edema da pálpebra. As técnicas de avaliação incluem transiluminação e palpação dos seios paranasais frontais e maxilares. Pergunta-se ao paciente se a palpação causa dor. A faringe é inspecionada à procura de eritema e secreção e palpada para verificar se há linfadenopatia cervical (Hamilos, 2018).

Os exames de imagem, como radiografia, sinoscopia, ultrassonografia, TC e RM, podem ser empregados no diagnóstico da RSC. A radiografia é um exame complementar de baixo custo e facilmente disponível para avaliar doenças dos seios paranasais. A TC dos seios paranasais pode identificar anormalidades da mucosa sinusal, obstrução ostial, variantes anatômicas, polipose nasossinusal e doença neoplásica. Além disso, a endoscopia nasal possibilita a visualização da cavidade nasal posterior, da nasofaringe e das vias de drenagem dos seios paranasais, permitindo a identificação de desvio septal posterior e pólipos. A destruição óssea, a extensão extrassinusal do processo da doença e a invasão local sugerem malignidade (Rosenfeld et al., 2015).

Complicações

As complicações da RSC, embora raras, incluem celulite orbital grave, abscesso subperiosteal, trombose do seio cavernoso, meningite, encefalite e infarto isquêmico. A RSC pode causar infecção intracraniana por difusão direta através do osso ou por via venosa, resultando em abscesso epidural, empiema subdural, meningite e abscesso encefálico. As sequelas clínicas podem incluir alterações de personalidade em caso de abscessos do lobo frontal, cefaleia, sinais e sintomas de pressão intracraniana elevada – incluindo alterações do nível de consciência, alterações visuais, déficits neurológicos focais, convulsões e, por fim, coma e morte.

A rinossinusite frontal pode causar osteomielite dos ossos frontais. Os pacientes geralmente apresentam cefaleia, febre e um edema pastoso característico sobre o osso acometido. A rinossinusite etmoidal pode resultar em celulite orbitária, que geralmente começa com edema das pálpebras e progride rapidamente para ptose palpebral (queda das pálpebras), proptose (abaulamento do olho), quemose (edema da conjuntiva bulbar) e movimentos extraoculares diminuídos. Os pacientes geralmente ficam febris e em condição grave, necessitando de cuidado imediato, porque a compressão do nervo óptico pode causar perda da visão e a disseminação da infecção pode provocar infecção intracraniana (Brook, 2018a). A tromboflebite do seio cavernoso pode resultar da disseminação da infecção ao longo dos canais venosos das órbitas, etmoidais ou frontais, ou nariz. Os sinais/sintomas podem incluir alterações de consciência, edema palpebral e proptose, assim como paralisia do terceiro, do quarto e do sexto nervos cranianos.

Manejo clínico

O manejo clínico da RSC e da rinossinusite aguda recorrente é semelhante ao da rinossinusite aguda. Como medidas gerais, pode-se incentivar a hidratação adequada e recomendar o uso de *sprays* nasais de soro fisiológico de venda livre, agentes antiespasmódicos, como paracetamol ou AINEs, e descongestionantes, como oximetazolina e pseudoefedrina (Brook, 2018b; Tewfik, 2018). Os pacientes são orientados a dormir com a cabeceira do leito elevada, bem como a evitar o tabagismo e a exposição à fumaça de cigarro. São também aconselhados a evitar cafeína e bebidas alcoólicas, que podem causar desidratação.

Os antibióticos prescritos incluem amoxicilina + ácido clavulânico, eritromicina + sulfisoxazol, cefalosporinas de segunda ou terceira geração, como cefuroxima ou cefixima, ou fluoroquinolonas mais novas, como moxifloxacino (Brook, 2018b). A duração habitual do tratamento com antibióticos para a RSC e a RAB é de 2 a 4 semanas para erradicar de modo efetivo o microrganismo ofensor e pode ser indicado por até 12 meses em alguns casos (Brook, 2018b). *Sprays* nasais de corticosteroides, como fluticasona ou beclometasona, podem ser indicados para pacientes com rinite alérgica concomitante ou pólipos nasais. Os pacientes com rinite alérgica também podem se beneficiar do acréscimo de um estabilizador de mastócitos, como cromolina ou cromoglicato. Para os pacientes com asma brônquica concomitante, podem ser considerados inibidores de leucotrienos, como montelucaste e zafirlucaste (Brook, 2018b).

Manejo cirúrgico

Se o tratamento conservador falhar e os sinais/sintomas persistirem, a FESS pode ser indicada para corrigir deformidades estruturais que obstruem os óstios dos seios paranasais. A FESS é um procedimento cirúrgico minimamente invasivo associado à redução do desconforto pós-operatório que melhora a qualidade de vida do paciente. Em particular, a FESS está relacionada com alívio completo ou moderado dos sinais/sintomas em mais de 85 a 91% dos pacientes (Patel, 2016). A excisão e a cauterização de pólipos nasais, a correção de septo nasal desviado, a incisão e drenagem dos seios paranasais, a aeração dos paranasais e a remoção de tumores são alguns dos procedimentos específicos. A cirurgia guiada ou assistida por computador é realizada para aumentar a precisão do procedimento cirúrgico e minimizar as complicações. Antibióticos são, tipicamente, prescritos após a intervenção cirúrgica (Patel, 2016).

A intervenção cirúrgica é o tratamento de primeira linha para a rinossinusite fúngica invasiva aguda, a fim de extirpar a bola de fungos e o tecido necrosado, assim como drenar os seios paranasais. Os pacientes precisam de desbridamento cirúrgico agressivo e drenagem, bem como medicamentos antifúngicos sistêmicos (Ramadan, 2018).

Manejo de enfermagem

Os pacientes geralmente realizam as medidas de cuidados para rinossinusite em casa; portanto, o manejo de enfermagem consiste nas orientações ao paciente.

 Orientação do paciente sobre autocuidados

Muitas pessoas com sinusite tendem a assoar o nariz com frequência e com força para limpar as vias nasais. Ao fazê-lo, muitas vezes pioram os sintomas; por isso, o enfermeiro precisa orientar o paciente a assoar o nariz delicadamente e usar um lenço para remover a secreção nasal. Aumentar a ingestão de líquido, aplicar calor local (compressas quentes úmidas) e elevar a cabeceira do leito promovem a drenagem dos seios da face (paranasais). O enfermeiro também deve explicar ao paciente sobre a importância de seguir o esquema de medicação prescrita e os primeiros sinais de infecção sinusal, além de revisar as medidas preventivas. O enfermeiro também deve

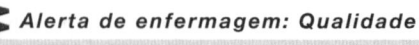 *Alerta de enfermagem: Qualidade e segurança*

As IVRS, especificamente a RSC e a rinossinusite aguda recorrente, podem estar ligadas à imunodeficiência primária ou secundária ou ao tratamento com terapia imunossupressora (i. e., para o câncer ou transplante de órgãos). Os sinais e sintomas típicos podem ser atenuados ou não existir, em decorrência da imunossupressão. Os pacientes imunocomprometidos correm maior risco de infecções fúngicas agudas ou crônicas; essas infecções podem progredir rapidamente e se tornar uma ameaça à vida (Brook, 2018a; Brook, 2018b). Assim, a avaliação, a notificação precoce dos sinais e sintomas ao médico do paciente e o início imediato do tratamento são fundamentais.

orientar o paciente, verbal e visualmente (por escrito), sobre os sinais e sintomas que requerem acompanhamento. Instruções em formatos alternativos (p. ex., textos com letras grandes e no idioma do paciente, se for o caso) podem ser necessárias para melhorar o entendimento e a participação do paciente no plano de tratamento. O enfermeiro deve encorajar o paciente a procurar o médico assistente se os sintomas persistirem (American Academy of Otolaryngology-Head and Neck Surgery Foundation, 2018).

FARINGITE

Faringite aguda

A **faringite** aguda consiste em inflamação dolorosa súbita da faringe, a parte posterior da garganta que inclui o terço posterior da língua, o palato mole e as tonsilas. É comumente chamada de dor de garganta. Nos EUA, a cada ano, aproximadamente 12 milhões de consultas na área de saúde são consequências da faringite aguda (Chow & Doron, 2018). Por causa da exposição ambiental a agentes virais e salas mal ventiladas, a incidência de faringite viral alcança seu pico durante o inverno e o início da primavera, em regiões com verões quentes e invernos frios. A faringite viral espalha-se facilmente pelas gotículas de tosse e espirros, bem como por mãos não limpas que foram expostas a líquidos contaminados.

Fisiopatologia

A infecção viral causa a maioria dos casos de faringite aguda. Os vírus responsáveis incluem adenovírus, *influenza*, Epstein-Barr e herpes-vírus simples (HSV). As infecções bacterianas representam o restante dos casos. Dos adultos com faringite, 5 a 15% têm estreptococos do grupo A beta-hemolíticos (EGABH), comumente chamados de estreptococos do grupo A (EGA) ou faringite estreptocócica. A faringite estreptocócica justifica o tratamento antibiótico. Quando os EGAs provocam faringite aguda, a condição é conhecida como faringite estreptocócica. O corpo responde desencadeando uma resposta inflamatória na faringe, o que provoca dor, febre, vasodilatação, edema e dano tecidual, manifestado por hiperemia e edema dos pilares tonsilares, da úvula e do palato mole. Pode haver um exsudato cremoso nos pilares tonsilares. Outros microrganismos envolvidos na faringite aguda incluem: estreptococos dos grupos B e G, *Neisseria gonorrhoeae*, *Mycoplasma pneumoniae*, *Chlamydia pneumoniae*, *Arcanobacterium haemolyticum* e HIV (Chow & Doron, 2018).

As infecções virais não complicadas geralmente cedem rapidamente, em 3 a 10 dias depois de seu início. No entanto, a faringite causada por bactérias, como EGA, é uma doença mais grave. Se não tratada, as complicações podem ser graves e fatais. As complicações incluem rinossinusite, otite média, abscessos, mastoidite e adenite cervical. Em casos raros, a infecção evolui para bacteriemia, pneumonia, meningite, febre reumática e glomerulonefrite (Buensalido, 2019a).

Manifestações clínicas

Os sinais e sintomas de faringite aguda são membrana faríngea e tonsilas de coloração vermelho-fogo, folículos linfoides túrgidos e salpicados com exsudato branco-arroxeado, linfonodos cervicais hipertrofiados e dolorosos à palpação, sem tosse. Também podem ocorrer febre (superior a 38,3°C) e mal-estar. Ocasionalmente, os pacientes com faringite por EGA apresentam vômitos, anorexia e erupção escarlatiniforme com urticária, conhecida como escarlatina.

Os pacientes com faringite estreptocócica sentem dor de garganta dolorosa repentina 1 a 5 dias depois da exposição aos estreptococos. Geralmente relatam mal-estar, febre (com ou sem calafrios), cefaleia, mialgia, adenopatia cervical dolorosa e náuseas. As tonsilas estão edemaciadas e eritematosas, com ou sem exsudato. O palato muitas vezes é eritematoso e pode apresentar petéquias. A halitose é comum.

Avaliação e achados diagnósticos

O diagnóstico preciso da faringite é essencial para determinar sua causa (viral ou bacteriana) e iniciar o tratamento precocemente. O teste de detecção rápida do antígeno (TDRA) usa *swabs* que coletam amostras da faringe posterior e tonsila. Relata-se que a sensibilidade do TDRA é de 90 a 95%, facilitando assim o tratamento precoce e a melhora rápida dos sintomas, bem como a redução na transmissão de patógenos. Os resultados negativos devem ser confirmados por uma cultura de garganta (Acerra, 2018). Na maior parte das comunidades, os resultados de cultura preliminares ficam disponíveis em 24 horas. Quando o diagnóstico de EGA é definitivo, a administração dos antibióticos adequados acelera a resolução dos sintomas e reduz a transmissão da doença.

Manejo clínico

A faringite viral é tratada com medidas de suporte, porque os antibióticos não têm efeito sobre os microrganismos causais. A faringite bacteriana é tratada com vários agentes antimicrobianos (Uyeki, Bernstein, Bradley et al., 2018).

Terapia farmacológica

Se a causa da faringite for bacteriana, a penicilina geralmente é o tratamento de escolha. Penicilina V potássica administrada por via oral por 10 dias é o esquema escolhido. As injeções de penicilina são recomendadas somente se houver preocupação de que o paciente não irá aderir ao tratamento (Papadakis et al., 2018).

Para os pacientes alérgicos à penicilina ou infectados por microrganismos resistentes à eritromicina (20% dos EGAs e muitos *S. aureus* são resistentes à penicilina e à eritromicina), podem ser administrados cefalosporinas e macrolídios (claritromicina e azitromicina). A azitromicina, 1 vez/dia, pode ser administrada por apenas 3 dias, por causa da sua meia-vida longa (Acerra, 2018). Pode ser prescrito um curso de 5 a 10 dias com cefalosporinas. A administração de cefpodoxima e cefuroxima por 5 dias tem sido igualmente bem-sucedida na cura bacteriológica.

Dores de garganta graves também podem ser aliviadas com medicamentos analgésicos. Por exemplo, o ácido acetilsalicílico, ou o paracetamol pode ser tomado em intervalos de 4 a 6 horas; se necessário, pode-se administrar paracetamol com codeína 3 ou 4 vezes/dia. Em casos graves, gargarejos com benzocaína aliviam os sinais e/sintomas.

Terapia nutricional

Uma dieta líquida ou pastosa é fornecida durante a fase aguda da doença, de acordo com o apetite do paciente e com o grau de desconforto que ocorre com a deglutição. Bebidas frescas, líquidos quentes e sobremesas congeladas com sabor, como sorvete, muitas vezes são calmantes. Ocasionalmente, a garganta fica tão dolorida que a pessoa não consegue ingerir líquido suficiente. Em situações graves, pode ser necessária hidratação venosa. Caso contrário, o paciente é aconselhado a beber tanto líquido quanto possível (no mínimo 2 a 3 ℓ/dia).

Manejo de enfermagem

Os cuidados de enfermagem para pacientes com faringite viral concentram-se no tratamento sintomático. Para os pacientes com sinais de infecção estreptocócica na garganta e que apresentam escarlatina, sintomas sugestivos de abscesso ou história de febre reumática, os cuidados de enfermagem centram-se na iniciação rápida e administração correta da antibioticoterapia prescrita. O enfermeiro deve orientar o paciente sobre os sinais e sintomas que justificam a consulta imediata com o médico. Esses incluem dispneia, salivação, dificuldade para deglutir e incapacidade de abrir completamente a boca.

O enfermeiro deve orientar o paciente a permanecer no leito durante a fase febril da doença e a descansar com frequência quando estiver mais bem disposto. Os lenços utilizados devem ser eliminados adequadamente para evitar a disseminação da infecção. O enfermeiro (ou o paciente ou os familiares, se o paciente não estiver internado) deve examinar a pele 1 ou 2 vezes/dia, em busca de uma possível erupção cutânea, porque a faringite aguda pode preceder outras doenças transmissíveis (p. ex., rubéola).

Dependendo da gravidade da faringite e do grau da dor, são feitos gargarejos salinos quentes ou irrigações na garganta. Os benefícios desses tratamentos dependem do grau de calor que é aplicado. O enfermeiro deve explicar e demonstrar para o paciente como realizar esses procedimentos e informar sobre a temperatura recomendada para a solução, a qual, para ser efetiva, deve ser a mais quente possível tolerada pelo paciente, geralmente entre 40,6 e 43,3°C. Gargarejos podem reduzir espasmos nos músculos da faringe e aliviar a dor de garganta.

Um colar de gelo também pode aliviar dores de garganta graves. O cuidado oral pode promover o conforto do paciente e prevenir o desenvolvimento de fissuras (rachaduras) nos lábios e inflamação oral quando houver infecção bacteriana. O enfermeiro deve orientar o paciente a retomar as atividades de modo gradual e a adiar o retorno ao trabalho ou à escola até depois de 24 h de concluída a antibioticoterapia. O curso completo de tratamento com antibióticos é indicado para pacientes com infecção por estreptococos em razão das potenciais complicações, como nefrite e febre reumática, que podem ter início 2 ou 3 semanas depois de a faringite ter cessado. O enfermeiro deve orientar o paciente e os familiares sobre a importância de realizar o curso completo da terapia com antibióticos e informar sobre a necessidade de observar os sintomas que podem indicar complicações.

Além disso, o enfermeiro precisa explicar e demonstrar para o paciente as medidas preventivas, que incluem o não compartilhamento de utensílios alimentares, copos, guardanapos, comida ou toalhas, a limpeza de telefones depois do uso, o uso de lenços de papel ao tossir ou espirrar, o descarte adequado de lenços usados, o uso da parte superior do braço ao tossir ou espirrar, se os lenços não estiverem prontamente disponíveis, e evitar o tabagismo e a exposição à fumaça de cigarro. O enfermeiro também deve orientar o paciente com faringite, especialmente a estreptocócica, a trocar sua escova de dentes por uma nova.

Faringite crônica

A faringite crônica é uma inflamação persistente da faringe. É comum em adultos que trabalham em ambientes empoeirados, usam a voz excessivamente, sofrem de tosse crônica, fumam ou consomem bebidas alcoólicas habitualmente.

Há três tipos de faringite crônica:

- **Hipertrófica**: caracterizada pelo espessamento geral e congestão da mucosa da faringe
- **Atrófica**: provavelmente uma fase tardia do primeiro tipo (a membrana é fina, esbranquiçada, brilhante e, às vezes, enrugada)
- **Crônica granular**: caracterizada por diversos folículos linfáticos edemaciados na parede da faringe.

Manifestações clínicas

Os pacientes com faringite crônica queixam-se de uma sensação constante de irritação ou plenitude na garganta, muco que se acumula na garganta e pode ser expulso pela tosse e dificuldade para deglutir. Isso, muitas vezes, está associado a gotejamento pós-nasal intermitente, que causa irritação e inflamação leve da faringe. A dor de garganta que piora com a deglutição, na ausência de faringite, sugere tireoidite, e os pacientes com esse sintoma devem ser encaminhados para avaliação.

Manejo clínico

O tratamento da faringite crônica baseia-se em aliviar os sintomas, evitar exposição a substâncias irritantes e corrigir quaisquer condições das vias respiratórias superiores, pulmonar, gastrintestinal ou cardíaca que possam ser responsáveis pela tosse crônica.

A congestão nasal pode ser aliviada com o uso a curto prazo de *sprays* nasais ou medicamentos que contenham sulfato de efedrina ou fenilefrina. Para o paciente com história de alergia, prescreve-se um dos medicamentos anti-histamínicos descongestionantes, como a pseudoefedrina ou a bromofeniramina/pseudoefedrina VO a cada 4 a 6 horas. O ácido acetilsalicílico (para pacientes maiores de 20 anos) ou o paracetamol são recomendados por suas propriedades analgésicas.

Para os adultos com faringite crônica, a tonsilectomia seria uma opção, embora sua efetividade na melhora dos sintomas a longo prazo não tenha sido comprovada (Barton, Glasziou, Chong et al., 2014). Ver mais informações na seção Tonsilite e adenoidite.

Manejo de enfermagem

 Orientação do paciente sobre autocuidados

O enfermeiro deve recomendar que o paciente evite bebidas alcoólicas, tabaco, uso de ENDS, tabagismo passivo e exposição ao frio ou a poluentes ambientais ou ocupacionais. O paciente pode minimizar a exposição a poluentes por meio de máscaras faciais, de preferência a máscara N95, que consegue filtrar 95% das partículas pequenas, inclusive pós e mofo (National Institute for Occupational Safety and Health, 2018). O enfermeiro deve estimular o paciente a beber muito líquido. O gargarejo com soro fisiológico morno pode aliviar o desconforto na garganta. Pastilhas mantêm a garganta umedecida (Stead, 2017).

TONSILITE E ADENOIDITE

As tonsilas são compostas de tecido linfático e estão situadas em cada lado da orofaringe. As tonsilas palatinas e as tonsilas linguais estão localizadas atrás dos pilares amigdalianos (fauces) e da língua, respectivamente. Frequentemente servem como local de infecção (**tonsilite**). A tonsilite aguda pode ser confundida com a faringite. A tonsilite crônica é menos comum e pode ser confundida com outras doenças, como alergia, asma brônquica e rinossinusite.

As tonsilas palatinas ou adenoides consistem em tecido linfático próximo do centro da parede posterior da nasofaringe. A infecção das adenoides frequentemente acompanha a tonsilite aguda. Patógenos bacterianos de ocorrência frequente incluem os EGAs, os microrganismos mais comuns. O agente patogênico viral mais comum é o vírus Epstein-Barr, embora o citomegalovírus também possa causar tonsilite e adenoidite. Muitas vezes considerada como uma doença da infância, a tonsilite pode ocorrer em adultos.

Manifestações clínicas

Os sintomas da tonsilite incluem dor de garganta, febre, roncos e dificuldade para deglutir. A hipertrofia das adenoides pode causar respiração bucal, otalgia, secreção que drena das orelhas, resfriados frequentes, bronquite, halitose, alteração da voz e respiração ruidosa. As adenoides anormalmente aumentadas preenchem o espaço por trás das narinas, dificultando a passagem de ar do nariz até a garganta e resultando em obstrução nasal. A infecção pode se estender às orelhas médias através das tubas auditivas e resultar em otite média aguda, tendo como possíveis consequências a ruptura espontânea das membranas timpânicas (tímpano) e a propagação da infecção para as células do processo mastoide, o que causa mastoidite aguda. A infecção também pode se alojar na orelha média como um processo crônico latente de baixo grau que acaba provocando surdez permanente.

Avaliação e achados diagnósticos

O diagnóstico de tonsilite aguda é principalmente clínico, com atenção para determinar se a etiologia é viral ou bacteriana. Como na faringite aguda, o TDRA é rápido e conveniente; no entanto, é menos sensível do que a cultura da faringe.

Com o exame físico completo e a anamnese cuidadosa, pode-se descartar condições relacionadas ou sistêmicas, e realiza-se cultura do local da tonsila para determinar a presença de infecção bacteriana. Se houver infecção por citomegalovírus, o diagnóstico diferencial deve incluir HIV, hepatite A e rubéola. Em casos de adenoidite, se episódios recorrentes de otite média supurada resultarem em perda auditiva, é necessária avaliação audiométrica completa (ver Capítulo 59).

Manejo clínico

A tonsilite é tratada com medidas de suporte que incluem o aumento da ingestão de líquidos, agentes antiespasmódicos, gargarejos de água salgada e descanso. As infecções bacterianas são tratadas com penicilina (terapia de primeira linha) ou cefalosporinas. A tonsilite viral não é tratada de modo efetivo com terapia antibiótica.

Tonsilectomia (com ou sem adenoidectomia) ainda é um procedimento cirúrgico realizado com frequência e o preferido para pacientes com tonsilite crônica (Shah, 2018). Os adultos que foram submetidos a tonsilectomia para tratar infecções por estreptococos recorrentes experimentam menos episódios de infecções de garganta por estreptococos ou outros agentes ou menos dias com dor de garganta (Busaba & Doron, 2018).

A tonsilectomia é indicada se o paciente tiver episódios repetidos de tonsilite (apesar da antibioticoterapia), hipertrofia das tonsilas e adenoides que possa causar obstrução e apneia obstrutiva do sono (AOS), crises repetidas de otite média purulenta e suspeita de perda auditiva decorrente da otite média serosa que ocorreu em associação com a hipertrofia das tonsilas e adenoides. As indicações para adenoidectomia incluem a obstrução crônica da via respiratória nasal, rinorreia crônica, obstrução da tuba auditiva com infecção de orelha relacionada e fala anormal. A cirurgia também é indicada se o paciente tiver desenvolvido abscesso peritonsilar que obstrua a faringe, tornando difícil deglutir e pondo em perigo a permeabilidade das vias respiratórias (especialmente durante o sono). A assimetria tonsilar persistente justifica a biopsia excisional para excluir linfoma (Papadakis et al., 2018). A antibioticoterapia pode ser iniciada para pacientes submetidos a tonsilectomia ou adenoidectomia. O tratamento pode incluir penicilina oral ou cefalosporina (p. ex., cefdinir ou moxifloxacino).

Manejo de enfermagem

Fornecimento do cuidado pós-operatório

A observação contínua pela enfermagem é necessária nos períodos pós-operatório imediato e de recuperação, por causa do risco de hemorragia, que pode também comprometer a via respiratória do paciente (Drake & Carr, 2017). No período pós-operatório imediato, a posição mais confortável é a deitada, com a cabeça virada para o lado, para possibilitar a drenagem da boca e da faringe. O enfermeiro não deve remover a via respiratória oral até que os reflexos faríngeo e de deglutição tenham retornado. O enfermeiro deve aplicar um colar de gelo ao pescoço do paciente e fornecer uma cuba-rim e lenços para a expectoração de sangue e muco.

Os sintomas de complicações pós-operatórias incluem febre, dor de garganta, otalgia e sangramento. A dor pode ser controlada de modo efetivo com medicamentos analgésicos. No pós-operatório, o sangue pode ser vermelho-vivo se o paciente expectorá-lo antes de deglutir. Se o paciente engolir o sangue, ele se torna castanho, por causa da ação do suco gástrico ácido. Se o paciente vomitar grandes quantidades de sangue escuro ou vermelho-vivo em intervalos frequentes, ou se a frequência cardíaca e a temperatura aumentarem e o paciente estiver agitado, o enfermeiro deve notificar o médico-cirurgião imediatamente. O enfermeiro deve ter os seguintes itens prontos para o exame do local cirúrgico em busca de sangramento: uma fonte de luz, um espelho, gazes, pinças hemostáticas curvas e uma bacia de resíduos.

Ocasionalmente, é necessária uma sutura ou ligadura de um vaso sangrante. Nesses casos, o paciente é levado para o centro cirúrgico e recebe anestesia geral. Depois da ligadura, são necessários cuidados pós-operatórios, como no período pós-operatório inicial, e observação de enfermagem contínua. Se não houver sangramento, pode-se dar ao paciente água e pedaços de gelo, assim que ele desejar. O paciente é orientado a não conversar muito e não tossir, porque essas atividades podem causar dor de garganta (ver discussão sobre os cuidados de enfermagem no pós-operatório no Capítulo 16.)

 Orientação do paciente sobre autocuidados

A tonsilectomia e a adenoidectomia normalmente são realizadas como cirurgias ambulatoriais, e o paciente tem alta a partir da sala de recuperação, uma vez acordado, orientado e capaz de beber líquidos e urinar. O paciente e os familiares devem ser informados sobre os sinais e sintomas de hemorragia, que pode ocorrer até 8 dias depois da cirurgia. O enfermeiro deve ainda orientar o paciente sobre o uso de paracetamol líquido com ou sem codeína para controle da dor e explicar que esta diminuirá nos primeiros 3 a 5 dias. O enfermeiro precisa informar ao paciente sobre a necessidade de realizar o curso completo de qualquer antibiótico prescrito durante a primeira semana de pós-operatório (Drake & Carr, 2017).

Bochechos alcalinos e soluções salinas aquecidas são úteis para lidar com o muco espesso e halitose que podem ocorrer depois da cirurgia. O enfermeiro deve explicar ao paciente que a dor de garganta, o torcicolo, a otalgia leve e os vômitos podem ocorrer nas primeiras 24 horas. O paciente deve ingerir uma dieta adequada com alimentos macios, que são mais facilmente deglutidos do que alimentos duros. O paciente deve evitar alimentos condimentados, picantes, ácidos ou ásperos. Leite e produtos lácteos (sorvete e iogurte) podem ser restringidos, porque dificultam a remoção de muco para alguns pacientes. O enfermeiro deve orientar o paciente sobre a necessidade de manter uma boa hidratação e de evitar a escovação ou gargarejo vigoroso, porque essas atividades podem causar sangramento. O enfermeiro precisa incentivar o uso de um vaporizador de névoa fresca ou umidificador em casa no pós-operatório. O paciente deve evitar fumar e levantar peso ou fazer esforços por 10 dias.

ABSCESSO PERITONSILAR

O abscesso peritonsilar (periamigdaliano) é a complicação supurativa de grande porte mais comum da dor de garganta, responsável por aproximadamente 30% dos abscessos nos tecidos moles da cabeça e no pescoço. Acomete com mais frequência adultos entre 20 e 40 anos, com incidência mais ou menos semelhante entre homens e mulheres (Flores, 2018). Essa coleção de exsudato purulento entre a cápsula tonsilar e os tecidos circundantes, incluindo o palato mole, pode se desenvolver depois de uma infecção aguda das tonsilas, que evolui para celulite local e abscesso. Diversas bactérias estão normalmente implicadas na patogênese desses abscessos, incluindo o *S. pyogenes*, *S. aureus* e espécies de *Neisseria* e de *Corynebacterium* (Flores, 2018; Shah, 2018). Em casos mais graves, a infecção pode se espalhar para o palato, o pescoço e o tórax. O edema pode causar obstrução das vias respiratórias, o que é potencialmente fatal e uma emergência médica. O abscesso peritonsilar pode ser fatal com a mediastinite, abscesso intracraniano e empiema resultantes da propagação da infecção. A detecção precoce e o manejo agressivo são essenciais (Flores, 2018).

Manifestações clínicas

A condição do paciente com abscesso peritonsilar é crítica, com dor de garganta grave, febre, trismo (incapacidade de abrir a boca) e sialorreia. A inflamação do músculo pterigóideo medial, que se situa lateralmente às tonsilas, resulta em espasmo, dor intensa, que pode até mesmo atrapalhar a deglutição da saliva, e dificuldade em abrir completamente a boca. A respiração do paciente muitas vezes cheira a ranço. Outros sintomas incluem voz rouca, odinofagia (sensação de queimação intensa, dor em compressão ao deglutir), **disfagia** (dificuldade para deglutir) e otalgia (dor no ouvido). A odinofagia é causada pela inflamação do músculo constritor superior da faringe, que forma a parede lateral da tonsila. Isso causa dor ao movimentar lateralmente a cabeça. O paciente também pode ter linfonodos cervicais sensíveis e aumentados. O exame da orofaringe revela eritema do pilar anterior e palato mole, bem como tonsila purulenta no lado do abscesso peritonsilar. A tonsila é empurrada inferomedialmente, e a úvula é deslocada contralateralmente (Flores, 2018).

Avaliação e achados diagnósticos

Os médicos do pronto-socorro (PS) frequentemente são os que diagnosticam pacientes com abscessos peritonsilares. Quando isso ocorre no PS, o médico do PS decide se deve ser realizada aspiração – um procedimento invasivo – de acordo com o quadro clínico do paciente. Utiliza-se a ultrassonografia intraoral e cervical transcutânea no diagnóstico de celulite e abscessos peritonsilares (Gosselin, 2018).

Manejo clínico

Utilizam-se agentes antimicrobianos e corticoterapia para o tratamento de abscessos. Os antibióticos (normalmente a penicilina) são extremamente efetivos no controle da infecção. Se forem prescritos no início do curso da doença, o abscesso pode se resolver sem a necessidade de realizar uma incisão. No entanto, se o abscesso não se resolver, as opções de tratamento incluem aspiração com agulha, incisão e drenagem, sob anestesia local ou geral, e drenagem do abscesso com tonsilectomia simultânea. Depois da aspiração com agulha (ver discussão a seguir), pode-se realizar a administração intramuscular de clindamicina em ambiente ambulatorial, reduzindo assim os custos tanto com antibióticos quanto com internações hospitalares. Pode-se prescrever agentes anestésicos tópicos e irrigações da garganta para promover o conforto, associado a analgésicos (Flores, 2018).

Os pacientes com complicações são hospitalizados para administração de antibióticos por via intravenosa (IV), exames de imagem, observação e manejo adequado das vias respiratórias. Raramente o paciente com abscesso apresenta obstrução aguda das vias respiratórias e precisa do manejo imediato desse problema. Os procedimentos podem incluir intubação, cricotireoidotomia ou traqueotomia (Flores, 2018).

Manejo cirúrgico

A aspiração com agulha pode ser preferível a um processo mais extenso, em razão da sua elevada eficácia, baixo custo e boa tolerância do paciente. A membrana mucosa sobre o edema é inicialmente pulverizada com um anestésico tópico, e, então, é injetado um anestésico local. A aspiração com agulha, única ou repetida, é realizada para descomprimir o abscesso. Alternativamente, pode-se fazer uma incisão e drenar o abscesso (Flores, 2018).

Esses procedimentos são mais bem realizados com o paciente na posição sentada, para facilitar a expectoração do pus e do sangue que se acumulam na faringe. O paciente tem alívio quase imediato. A incisão e drenagem também é uma boa opção, porém mais dolorosa do que a aspiração por agulha. A tonsilectomia é considerada para os pacientes que não são bons candidatos à aspiração com agulha ou incisão e drenagem (Flores, 2018).

Manejo de enfermagem

Se o paciente precisar de intubação, cricotireoidotomia ou traqueostomia para tratar a obstrução das vias respiratórias, o enfermeiro deve auxiliar o processo e fornecer suporte ao paciente antes, durante e depois do procedimento e auxílio com uma punção aspirativa por agulha quando indicado.

Ele deve incentivar o paciente a usar os agentes anestésicos tópicos prescritos e auxiliar nas irrigações de garganta ou no uso frequente de colutórios ou gargarejos, utilizando soluções salinas ou alcalinas a uma temperatura entre 40,6 e 43,3°C. O gargarejo delicado com soro fisiológico frio depois do procedimento pode aliviar o desconforto. O paciente deve estar na posição vertical e expectorar livremente para frente. O enfermeiro precisa explicar e demonstrar para o paciente como gargarejar delicadamente em intervalos de 1 ou 2 horas por

24 a 36 horas. Os líquidos frios ou em temperatura ambiente geralmente são bem tolerados. Devem-se fornecer líquidos adequados para tratar a desidratação e evitar a sua repetição.

O enfermeiro também precisa examinar o paciente em busca de complicações e orientá-lo sobre os sinais e sintomas de complicações que requeiram a atenção imediata do seu médico. No momento da alta, o enfermeiro deve fornecer instruções verbais e escritas sobre quais alimentos evitar, quando retornar ao trabalho, bem como a necessidade de abster-se ou parar de fumar. Deve enfatizar também a necessidade de manter uma boa higiene oral.

LARINGITE

A **laringite**, ou inflamação da laringe, pode ocorrer como resultado do uso excessivo da voz ou da exposição à poeira, produtos químicos, fumaça e outros poluentes, ou como parte de uma IVRS. Pode ser causada também por infecções isoladas envolvendo apenas as pregas vocais. A laringite pode estar associada ao refluxo gastresofágico (chamada de laringite de refluxo).

A laringite muitas vezes é causada por patógenos que causam o resfriado comum e a faringite; o mais comum é um vírus, e a laringite está frequentemente associada a rinite alérgica ou faringite. A invasão bacteriana pode ser secundária. O início da infecção pode estar associado à exposição a mudanças bruscas de temperatura, deficiências alimentares, desnutrição ou estado de imunossupressão. A laringite viral é comum no inverno e facilmente transmitida para outras pessoas.

Manifestações clínicas

Os sinais de laringite aguda incluem a rouquidão ou **afonia** (perda da voz) e a tosse intensa. A laringite crônica é marcada por rouquidão persistente. Outros sinais de laringite aguda incluem o início súbito agravado pelo vento frio e seco. A garganta parece pior pela manhã e melhora quando o paciente está dentro de casa, em um clima mais quente. Às vezes, o paciente tem tosse seca e garganta dolorosa e seca, que piora nas primeiras horas da noite. Se tiver alergias, a úvula fica visivelmente edemaciada. Muitos pacientes também se queixam de "comichão" na garganta, agravada por ar frio ou líquidos frios.

Manejo clínico

O manejo da laringite aguda inclui descansar a voz, evitar irritantes (incluindo o tabagismo), repousar e inalar vapor frio ou um aerossol. Se a laringite for parte de uma infecção respiratória mais extensa causada por uma bactéria, ou se for muito grave, institui-se a terapia antibacteriana apropriada. A maior parte dos pacientes se recupera com tratamento conservador; no entanto, a laringite tende a ser mais grave em pacientes idosos e pode ser complicada por pneumonia.

Para a laringite crônica, o tratamento inclui repousar a voz, eliminar qualquer infecção primária da via respiratória, cessar o tabagismo e evitar o tabagismo passivo. Pode-se administrar corticosteroides, como a beclometasona. Esses preparativos têm poucos efeitos sistêmicos ou de longa duração e podem reduzir as reações inflamatórias locais. O tratamento para a laringite de refluxo normalmente envolve o uso de inibidores da bomba de prótons, como o omeprazol, 1 vez/dia.

Manejo de enfermagem

O enfermeiro deve orientar o paciente a repousar a voz e manter um ambiente bem umidificado. Em caso de secreções de laringe durante os episódios agudos, sugere-se o uso de agentes expectorantes, associado à ingestão diária de líquidos, de 2 a 3 ℓ, para fluidificar as secreções. O enfermeiro deve explicar ao paciente a importância de tomar os medicamentos prescritos, incluindo os inibidores da bomba de prótons, e a usar a terapia com pressão positiva contínua nas vias respiratórias na hora de dormir, se prescrito para AOS. Nos casos que envolvem infecções, o enfermeiro precisa informar o paciente de que os sintomas de laringite frequentemente se estendem por 1 semana a 10 dias depois da conclusão do tratamento com antibióticos. Além disso, precisa explicar ao paciente sobre os sinais e sintomas que exigem que ele contate o médico, como perda da voz com dor de garganta que dificulta a deglutição de saliva, hemoptise e respirações ruidosas. A rouquidão que persiste após o repouso vocal ou a laringite que persiste por mais de 5 dias devem ser comunicadas, por causa da possibilidade de malignidade.

PROCESSO DE ENFERMAGEM
Paciente com infecção das vias respiratórias superiores

Avaliação

A anamnese pode revelar sinais e sintomas de cefaleia, dor de garganta, dor em torno dos olhos e de ambos os lados do nariz, dificuldade de deglutição, tosse, rouquidão, febre, congestão, desconforto generalizado e fadiga. Determinar quando os sintomas começaram, o que os precipitou, se algo os alivia e o que os agrava faz parte da entrevista. O enfermeiro também deve determinar qualquer história de alergia ou a ocorrência de uma doença concomitante. A inspeção pode revelar edema, lesões ou assimetria do nariz, bem como sangramento ou secreção. O enfermeiro deve inspecionar a mucosa nasal em busca de achados anormais, como aumento da vermelhidão, edema, exsudato e pólipos nasais, que podem se desenvolver na rinite crônica. A mucosa dos cornetos nasais também pode estar edemaciada (macilenta) e de cor cinza-azulada pálida. O enfermeiro precisa palpar os seios frontal e maxilares à procura de dor, o que sugere inflamação. Em seguida, inspecionar a garganta, fazendo o paciente abrir a boca e respirar fundo. Vermelhidão, assimetria ou evidência de drenagem, ulceração ou hipertrofia das tonsilas e faringe é anormal. A palpação dos linfonodos cervicais à procura de linfadenopatia e dor à palpação é necessária.

Diagnóstico

DIAGNÓSTICOS DE ENFERMAGEM

Com base nos dados da avaliação, os diagnósticos de enfermagem podem incluir os seguintes:

- Desobstrução prejudicada de vias respiratórias associada à produção excessiva de muco secundária a secreções retidas e inflamação
- Dor aguda associada à irritação das vias respiratórias superiores secundária a uma infecção
- Comunicação verbal prejudicada associada a alterações fisiológicas e irritação das vias respiratórias superiores decorrente de infecção ou edema
- Hipovolemia associada a ingestão diminuída de líquidos e aumento da perda de líquidos relacionado com a sudorese associada à febre

- Falta de conhecimento em relação a prevenção das IVRS, esquema de tratamento, procedimento cirúrgico ou cuidados pós-operatórios.

PROBLEMAS INTERDEPENDENTES/COMPLICAÇÕES POTENCIAIS

Com base nos dados da avaliação, as potenciais complicações incluem:

- Sepse
- Meningite ou abscesso encefálico
- Abscesso peritonsilar, otite média ou rinossinusite.

Planejamento e metas

As principais metas para o paciente são manter as vias respiratórias desobstruídas, aliviar a dor, manter meios efetivos de comunicação e hidratação normal. Além disso, é preciso informá-lo sobre como prevenir as infecções das vias respiratórias superiores, a fim de mantê-lo sem complicações.

Intervenções de enfermagem

MANUTENÇÃO DA DESOBSTRUÇÃO DA VIA RESPIRATÓRIA

O acúmulo de secreções pode bloquear as vias respiratórias em pacientes com infecção das vias respiratórias superiores. Como resultado, ocorrem alterações no padrão respiratório, cujo trabalho aumenta para compensar o bloqueio. O enfermeiro pode implementar várias medidas para soltar secreções espessas ou manter as secreções fluidas, para que possam ser facilmente expectoradas. Aumentar a ingestão de líquido ajuda a diluir o muco. Os umidificadores de ambiente e a inalação de vapor também fluidificam as secreções e reduzem a inflamação das mucosas. Para melhorar a drenagem dos seios paranasais, o enfermeiro deve orientar o paciente a respeito do posicionamento corporal correto, o que depende do local da infecção ou inflamação (p. ex., a drenagem para a rinossinusite ou rinite é possível na posição vertical). Em algumas condições, medicamentos tópicos ou sistêmicos, quando prescritos, ajudam a aliviar a congestão nasal ou da garganta.

PROMOÇÃO DO CONFORTO

As IVRS costumam promover desconforto localizado. Na rinossinusite, a dor pode ocorrer na área dos seios paranasais ou provocar cefaleia geral. Na faringite, laringite ou tonsilite, ocorre dor de garganta. O enfermeiro deve encorajar o paciente a tomar agentes antiespasmódicos, como o paracetamol com codeína, segundo a prescrição, para aliviar esse desconforto. A escala de avaliação da intensidade da dor (ver Capítulo 9) pode ser usada para avaliar a efetividade das medidas de alívio da dor. Outras medidas úteis incluem: agentes tópicos anestésicos para alívio sintomático das bolhas do herpes simples (ver Boxe 18.3) e dores de garganta; compressas quentes para alívio da congestão nas rinossinusites e promoção da drenagem; e gargarejos com água quente ou irrigações para alívio da dor de garganta. O enfermeiro deve incentivar o repouso para aliviar o desconforto generalizado e febre que acompanha muitas doenças das vias respiratórias superiores (especialmente rinite, faringite e laringite). Para o cuidado pós-operatório da tonsilectomia e da adenoidectomia, uma bolsa de gelo pode reduzir o edema e a hemorragia.

PROMOÇÃO DA COMUNICAÇÃO

As infecções das vias respiratórias superiores podem resultar em rouquidão ou perda da voz. O enfermeiro deve orientar o paciente a evitar falar e, se possível, em vez disso, comunicar-se por escrito. A pressão adicional sobre as pregas vocais pode atrasar o retorno completo da voz. O enfermeiro deve explicar e demonstrar para o paciente e os familiares o uso de modalidades alternativas de comunicação, como um bloco de notas, um sino ou um *smartphone* ou outros dispositivos eletrônicos para pedir ajuda.

INCENTIVO À INGESTÃO DE LÍQUIDOS

As IVRS provocam a perda de líquidos. A dor de garganta, o mal-estar e a febre podem interferir na vontade do paciente de comer e beber. O enfermeiro deve fornecer uma lista de alimentos de fácil ingestão para aumentar o aporte calórico durante a fase aguda da doença. Esses alimentos incluem sopas, gelatinas, pudins, iogurtes, queijo *cottage*, bebidas ricas em proteína, água, gelo e sorvetes. O enfermeiro precisa encorajar o paciente a ingerir 2 a 3 ℓ de líquido por dia durante a fase aguda da IVRS, a menos que contraindicado, para diluir as secreções e promover a drenagem. Os líquidos (quentes ou frios) podem ser calmantes, dependendo da doença.

PROMOÇÃO DE CUIDADOS DOMICILIAR, COMUNITÁRIO E DE TRANSIÇÃO

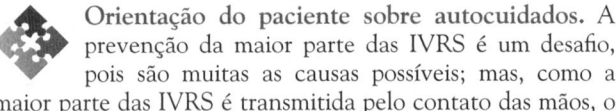

Orientação do paciente sobre autocuidados. A prevenção da maior parte das IVRS é um desafio, pois são muitas as causas possíveis; mas, como a maior parte das IVRS é transmitida pelo contato das mãos, o enfermeiro deve explicar e demonstrar para o paciente e os familiares as técnicas para minimizar a propagação da infecção a outras pessoas, incluindo a implementação de medidas de higiene das mãos. O enfermeiro precisa aconselhar o paciente a evitar a exposição a pessoas que estejam em risco de doença grave se a infecção respiratória for transmissível (idosos, imunossuprimidos e portadores de problemas crônicos de saúde).

O enfermeiro deve orientar os pacientes e suas famílias a respeito de estratégias para aliviar os sintomas da IVRS e reforçar a necessidade de completar o esquema de tratamento, especialmente quando forem prescritos antibióticos.

Cuidados contínuos e de transição. O encaminhamento para cuidado domiciliar, comunitário e de transição é raro. No entanto, isso pode ser indicado para pessoas cujo estado de saúde estava comprometido antes do início da infecção respiratória e para aqueles que não conseguem cuidar de si mesmos sem assistência. Nessas circunstâncias, o enfermeiro de cuidado domiciliar deve avaliar a situação e os progressos na recuperação respiratória do paciente. O enfermeiro pode aconselhar o paciente idoso e aqueles em maior risco de infecção respiratória a considerar a vacinação anual contra a gripe e pneumococos. Uma consulta de acompanhamento com o médico pode ser indicada para pacientes com estado de saúde comprometido para garantir que a infecção respiratória tenha sido resolvida.

MONITORAMENTO E MANEJO DE COMPLICAÇÕES POTENCIAIS

Embora as complicações graves da IVRS sejam raras, o enfermeiro deve estar ciente delas e avaliar o paciente quanto a sua ocorrência. Como a maior parte dos casos de IVRS é tratada em casa, os pacientes e suas famílias devem ser orientados a monitorar os sinais e sintomas e a procurar atendimento médico imediato se a condição do paciente não melhorar ou se o seu estado físico parecer estar piorando.

Pode ocorrer sepse ou meningite em pacientes com estado imunológico comprometido ou com infecção bacteriana aguda. O paciente e o cuidador são orientados a procurar atendimento médico se a condição não melhorar dentro de alguns dias depois do início dos sintomas, se sintomas incomuns se desenvolverem ou se a condição do paciente se deteriorar. Eles são orientados sobre os sinais e sintomas que requerem maior atenção: febre persistente ou alta, aumento da falta de ar, confusão mental e aumento da fraqueza e do mal-estar. O paciente com sepse precisa de atendimento especializado para tratar infecções, estabilizar os sinais vitais, assim como prevenir ou tratar o choque séptico (ver Capítulo 11). A deterioração na condição do paciente exige medidas de terapia intensiva (p. ex., monitoramento hemodinâmico e administração de fármacos vasoativos, soluções IV, suporte nutricional, corticosteroides) para monitorar seu estado e manter seus sinais vitais. Altas doses de antibióticos podem ser administradas para tratar o agente causal da doença. O papel do enfermeiro é monitorar os sinais vitais, o estado hemodinâmico e os exames laboratoriais, administrar o tratamento necessário, aliviar o desconforto físico e fornecer explicações, orientações e apoio emocional ao paciente e à família.

O abscesso peritonsilar pode desenvolver-se após uma infecção aguda das tonsilas. O paciente necessita de tratamento para drenar o abscesso e deve receber antibióticos para a infecção, além de anestésicos tópicos e irrigações da garganta para aliviar a dor de garganta. É necessário acompanhamento para assegurar a resolução do abscesso; pode ser necessária tonsilectomia. O enfermeiro deve ajudar o paciente na administração de irrigações da garganta, explicar ao paciente e aos seus familiares sobre a importância da adesão ao esquema de tratamento prescrito e recomendar consultas de acompanhamento.

Em algumas situações graves, os abscessos podem progredir para meningite ou abscesso encefálico. O enfermeiro deve examinar o paciente em busca de alterações do estado mental, que vão desde mudanças sutis na personalidade até sonolência ao coma, rigidez de nuca e sinais neurológicos focais que sinalizam edema cerebral progressivo ao redor do abscesso (ver Capítulo 64). As convulsões, normalmente tônico-clônicas, ocorrem nessa situação. São necessárias medidas de cuidados intensivos. Altas doses de antibióticos podem ser administradas para tratar o agente causal da doença. O papel do enfermeiro é semelhante ao cuidado do paciente com sepse na UTI: monitorar a condição neurológica e relatar as mudanças do paciente imediatamente.

Na IVRS, podem ocorrer otite média e rinossinusite. O paciente e seus familiares são informados a respeito dos sinais e sintomas da otite média e rinossinusite, bem como sobre a razão do acompanhamento com o médico para garantir avaliação e tratamento adequados dessas condições.

Reavaliação

Entre os resultados esperados, o paciente:
1. Mantém uma via respiratória permeável com o manejo das secreções.
   a. Relata diminuição no congestionamento.
   b. Assume a posição ideal para facilitar a drenagem de secreções.
   c. Usa medidas adequadas e consistentes de autocuidado para lidar com as secreções durante a fase aguda da doença.
2. Relata alívio da dor e desconforto utilizando a escala de intensidade da dor.
   a. Usa medidas de conforto: agentes antiespasmódicos, compressas quentes, gargarejos, repouso.
   b. Demonstra higiene oral adequada.
3. Demonstra capacidade de comunicar necessidades, desejos e nível de conforto.
4. Mantém a ingestão hídrica e nutricional adequada.
5. Usa estratégias para prevenir infecções das vias respiratórias superiores e reações alérgicas.
   a. Demonstra técnicas de higiene das mãos.
   b. Cita a razão da vacina contra a gripe.
6. Demonstra nível adequado de conhecimento e realiza o autocuidado de modo adequado.
7. Mantém-se livre de sinais e sintomas de infecção.
   a. Apresenta sinais vitais normais (temperatura, frequências cardíaca e respiratória).
   b. Não tem drenagem purulenta.
   c. Não tem dor nas orelhas, nos seios paranasais e na garganta.
   d. Não apresenta sinais de inflamação.
8. Não apresenta complicações.
   a. Não apresenta sinais de sepse: febre, hipotensão, deterioração do estado cognitivo.
   b. Apresenta sinais vitais e estado hemodinâmico normais.
   c. Não apresenta sinais de envolvimento neurológico.
   d. Não apresenta sinais de desenvolvimento de abscessos.
   e. Apresenta resolução da IVRS, sem desenvolvimento de otite média ou rinossinusite.
   f. Não apresenta sinais e sintomas de abscesso cerebral.

OBSTRUÇÃO E TRAUMATISMO DAS VIAS RESPIRATÓRIAS SUPERIORES

APNEIA OBSTRUTIVA DO SONO

A AOS é um distúrbio caracterizado por episódios recorrentes de obstrução das vias respiratórias superiores e redução na ventilação. A obstrução repetida das vias aéreas superiores, enquanto o paciente dorme é definida como **apneia** (interrupção da respiração). A prevalência estimada da AOS é de aproximadamente 26% dos adultos entre 30 e 70 anos (Wickramasinghe, 2019). Acredita-se que entre 4 e 9% das mulheres e 9 e 24% dos homens nos EUA tenham AOS e que até 90% dos casos não tenham sido diagnosticados; esse aumento nas porcentagens tem sido associado ao aumento das taxas de obesidade (Wickramasinghe, 2019) (ver Capítulo 42). A AOS interfere na capacidade de obter o descanso adequado, afetando a memória, o aprendizado e a tomada de decisão.

Os fatores de risco para AOS incluem obesidade, sexo masculino, estado pós-menopausa e idade avançada. O principal fator de risco é a obesidade; a circunferência do pescoço grande e a quantidade aumentada de gordura perifaríngea estreitam e comprimem as vias respiratórias superiores. Como a AOS ocorre com frequência em pacientes com hipertensão arterial, todos os pacientes adultos hipertensos devem ser rastreados quanto a AOS (Showalter & O'Keefe, 2019). Outros fatores associados incluem alterações nas vias respiratórias superiores, como mudanças estruturais (p. ex., hipertrofia das tonsilas, posicionamento posterior anormal de uma ou ambas as mandíbulas e variações nas estruturas craniofaciais), que contribuem para a possibilidade de colapso das vias respiratórias superiores (Wickramasinghe, 2019).

Fisiopatologia

A faringe é um tubo flexível que pode ser comprimido pelos tecidos moles e estruturas que o circundam. O tônus dos músculos das vias respiratórias superiores é reduzido durante o sono; além disso, fatores mecânicos, como redução do diâmetro ou alterações dinâmicas das vias respiratórias superiores durante o sono, podem resultar em obstrução. Essas mudanças relacionadas com o sono podem predispor ao colapso das vias respiratórias superiores, causando um pouco de pressão negativa durante a inspiração.

Os eventos repetitivos de apneia resultam em hipoxia (saturação de oxigênio diminuída) e hipercapnia (aumento da concentração de dióxido de carbono), o que desencadeia uma resposta simpática. Como consequência, os pacientes com AOS apresentam elevada prevalência de hipertensão. Além disso, a AOS está associada a aumento do risco de infarto agudo do miocárdio e acidente vascular encefálico, que pode ser atenuado pelo tratamento apropriado (Wickramasinghe, 2019).

Manifestações clínicas

A AOS é caracterizada por roncos frequentes e altos com cessação da respiração por 10 segundos ou mais, durante pelo menos cinco episódios por hora, seguidos de despertar abrupto com um ronco alto à medida que o nível de oxigênio no sangue cai. Os pacientes com AOS podem ter entre cinco episódios por hora a centenas de episódios por noite.

Os sinais e sintomas clássicos da AOS incluem os "três S": ronco (do inglês *snoring*), sonolência e relato de episódios de AOS por entes queridos (do inglês *significant-other report of sleep apnea episodes*). Os sinais e sintomas comuns são apresentados no Boxe 18.4. Os sintomas geralmente progridem com o aumento do peso e envelhecimento (Wickramasinghe, 2019). Os pacientes normalmente não são conscientes da obstrução das vias respiratórias superiores durante o sono noturno. Eles frequentemente se queixam de insônia, incluindo dificuldade para adormecer, despertares noturnos e matinal precoce com incapacidade de voltar a dormir, bem como fadiga crônica e hipersonolência (sonolência diurna). Ao obter a anamnese, o enfermeiro deve perguntar ao paciente se ele sente sono durante as atividades normais, como comer ou falar. Considera-se que os pacientes com esse sintoma tenham hipersonolência patológica (Wickramasinghe, 2019).

Avaliação e achados diagnósticos

O diagnóstico de AOS baseia-se em manifestações clínicas, mais um achado polissonográfico (estudo do sono), que é o exame definitivo para AOS. O exame é realizado durante a noite em centros especializados em transtornos do sono, consistindo em aferição contínua de múltiplos sinais fisiológicos, analisados em relação aos estágios do sono, enquanto o paciente dorme. São realizados eletroencefalograma (EEG), eletro-oculograma (EOG) e eletromiografia (EMG) do mento. Além disso, o ritmo cardíaco e a ocorrência de arritmias são monitorados por uma derivação de eletrocardiograma (ECG) e os movimentos dos membros inferiores são registrados por EMG do músculo tibial anterior. O fluxo de ar no nariz e na boca é monitorado por um sensor térmico e por um transdutor de pressão nasal, o esforço respiratório é monitorado por pletismografia respiratória por indutância e a saturação de oxigênio da hemoglobina é monitorada por oxímetro. O padrão respiratório é analisado à procura de apneias e hipopneias. Achados característicos consistentes com AOS incluem períodos de apneia associados a esforço da musculatura respiratória, episódios de apneia clinicamente significativos com duração igual ou superior a 10 segundos e episódios mais prevalentes durante o estágio REM (movimentos rápidos dos olhos, ou, em inglês, *rapid eye movement*) do sono. De modo geral, ocorre comprometimento do sono em virtude do despertar involuntário do paciente ao término do episódio de apneia (Wickramasinghe, 2019).

Manejo clínico

Os pacientes costumam procurar tratamento médico porque as pessoas com quem compartilham o quarto expressam preocupação ou porque eles experimentam sonolência excessiva em horários ou situações inadequadas (p. ex., ao conduzir um automóvel). Vários tratamentos podem ser implementados. As primeiras medidas a serem tomadas são perda ponderal, interrupção do consumo de bebidas alcoólicas, terapia posicional (dispositivos que impedem os pacientes de dormir em decúbito dorsal) e dispositivos intraorais (p. ex., aparelho de avanço mandibular) (American Sleep Apnea Association, 2019; Joshi, 2018). Quando aplicado de modo correto, o dispositivo intraoral induz a protrusão da mandíbula e a mudança na posição da língua, do palato mole, da parede faringiana e da mandíbula, ocasionando a melhora da perviedade das vias respiratórias superiores durante o sono. Um ensaio controlado e randomizado que comparou a efetividade desses dispositivos em pacientes com AOS com o tratamento mais convencional, denominado pressão positiva contínua nas vias respiratórias (CPAP, do inglês *continuous positive airway pressure*), não encontrou diferença nos desfechos a curto prazo dos dispositivos intraorais e CPAP, inclusive sonolência diurna e qualidade de vida. Isso sugere que os dispositivos intraorais sejam medidas terapêuticas tão efetivas quanto a CPAP em pacientes com formas leves a moderadas de AOS (Petri, Christensen, Svanholt et al., 2019; Viscuso & Arena, 2016). Em casos mais graves envolvendo hipoxemia e hipercapnia grave, o tratamento inclui CPAP ou pressão positiva das vias respiratórias em dois níveis pressóricos (BiPAP, do inglês *bilevel positive airway pressure*), com suplementação de oxigênio por uma cânula nasal. A CPAP é usada para prevenir o colapso das vias respiratórias, enquanto a BiPAP torna a respiração mais fácil e reduz a pressão média nas vias respiratórias (Patil, Ayappa, Caples et al., 2019; o uso de CPAP e BiPAP é comentado com mais detalhes no Capítulo 19).

Manejo cirúrgico

Também podem ser realizados procedimentos cirúrgicos para corrigir a AOS. A tonsilectomia simples pode ser efetiva para pacientes com tonsilas hipertrofiadas quando considerada

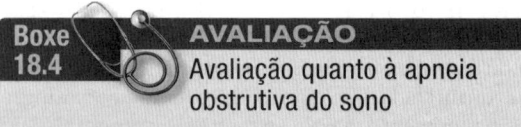

Boxe 18.4 AVALIAÇÃO
Avaliação quanto à apneia obstrutiva do sono

Esteja alerta para os sinais e sintomas de apneia obstrutiva do sono a seguir:

- Sonolência diurna excessiva
- Despertares noturnos frequentes
- Insônia
- Ronco alto
- Cefaleia matinal
- Deterioração intelectual
- Mudanças de personalidade, irritabilidade
- Disfunção erétil
- Hipertensão arterial sistêmica
- Arritmias
- Hipertensão pulmonar, *cor pulmonale*
- Policitemia
- Enurese

Adaptado de Wickramasinghe, H. (2019). Obstructive sleep apnea. Retirado em 27/05/2019 de: www.emedicine.medscape.com/article/295807-overview.

clinicamente necessária ou quando outras opções falharam ou foram recusadas pelos pacientes (Morgan, 2017). A uvulopalatofaringoplastia consiste na ressecção dos tecidos moles da faringe e na remoção de cerca de 15 mm da extremidade livre do palato mole e úvula; efetiva em cerca de 50% dos doentes, tem mais êxito na eliminação do ronco do que da AOS. A septoplastia nasal pode ser realizada para corrigir deformidades anatômicas grosseiras do septo nasal. A cirurgia maxilomandibular pode ser realizada para avançar a maxila e a mandíbula para frente, a fim de ampliar a região posterior da faringe (Morgan, 2017). A traqueostomia alivia a obstrução das vias respiratórias superiores, mas tem vários efeitos adversos, incluindo dificuldades com a fala e aumento do risco de infecções. Esses procedimentos, bem como outras cirurgias maxilofaciais, são reservados a pacientes com doença cardiovascular concomitante, arritmias potencialmente fatais ou deficiência grave que não responderam ao tratamento convencional (Papadakis et al., 2018).

Terapia farmacológica

Alguns medicamentos são úteis no tratamento dos sintomas associados à AOS. A modafinila é aprovada pela agência norte americana Food and Drug Administration (FDA) para pacientes que apresentam sonolência diurna residual apesar do uso ótimo de CPAP; a melhora foi maior em pacientes que ingeriram doses diárias de 200 a 400 mg de modafinila. Atualmente, a armodafinila também foi aprovada pela FDA para uso nesses pacientes; é mais potente que a modafinila por ser composta de modafinila dextrógira pura, composto mais psicoativo da modafinila (Wickramasinghe, 2019). A protriptilina administrada na hora de dormir pode aumentar o impulso respiratório e melhorar o tônus muscular das vias respiratórias superiores. O acetato de medroxiprogesterona e a acetazolamida podem ser prescritos para a AOS associada à hipoventilação alveolar crônica; no entanto, suas vantagens não foram bem estabelecidas. O paciente precisa entender que esses medicamentos não substituem CPAP, BiPAP ou dispositivos intraorais. A administração de oxigênio nasal a baixo fluxo durante a noite pode ajudar a aliviar a hipoxemia em alguns pacientes, mas tem pouco efeito sobre a frequência ou gravidade da AOS.

Manejo de enfermagem

O paciente com AOS pode não reconhecer as possíveis consequências da doença; portanto, o enfermeiro deve explicar tanto o distúrbio em termos simples para o paciente quanto os sintomas relacionados (sonolência diurna) com o distúrbio subjacente. O enfermeiro também deve explicar e demonstrar para o paciente e os familiares os tratamentos, incluindo o uso correto e seguro do CPAP, BiPAP, dispositivos intraorais e oxigenoterapia, se prescritos, além de informar sobre o risco da AOS não tratada e dos benefícios das abordagens de tratamento.

EPISTAXE

A hemorragia do nariz, chamada de epistaxe, é causada pela ruptura de pequenos vasos distendidos na membrana mucosa de qualquer área do nariz. A epistaxe raramente se origina no tecido densamente vascularizado ao longo dos cornetos. Mais comumente, o local é o septo anterior, em que três grandes vasos sanguíneos adentram na cavidade nasal: (1) a artéria etmoidal anterior na parte da frente do teto (plexo de Kiesselbach), (2) a artéria esfenopalatina na região posterossuperior e (3) os ramos maxilares internos (o plexo de veias localizado na parte de trás da parede lateral sob o corneto inferior).

Vários fatores de risco estão associados à epistaxe e são listados no Boxe 18.5.

Manejo clínico

O manejo da epistaxe depende de sua causa e da localização do ponto de sangramento. Pode-se usar um espéculo nasal, lanterna ou lanterna de LED para a cabeça para identificar o local de hemorragia na cavidade nasal. A maior parte das hemorragias nasais é originária na parte anterior do nariz. O tratamento inicial pode incluir a aplicação de pressão direta, em que paciente senta-se com a coluna reta e a cabeça inclinada para frente para impedir a deglutição e a aspiração de sangue, e é orientado a comprimir a porção externa macia do nariz contra o septo da linha média durante 5 ou 10 min, continuamente. Pode ser necessária a aplicação de descongestionante nasal (fenilefrina, um ou dois *sprays*) para agir como um vasoconstritor. Se essas medidas não forem bem-sucedidas em interromper o sangramento, deve-se examinar o nariz com uma boa iluminação e aspiração para determinar o local da hemorragia. Pontos de sangramento visíveis podem ser cauterizados com nitrato de prata ou eletrocautério (corrente elétrica de alta frequência). Pode-se utilizar uma compressão suplementar com hemostáticos como Surgicel® ou Gelfoam® (Papadakis et al., 2018).

Alternativamente, pode ser usado um tampão de algodão para tentar interromper o sangramento. Pode ser realizada aspiração para remover o excesso de sangue e coágulos do campo de inspeção. O exame do local do sangramento deve ser realizado na seguinte ordem: quadrante anteroinferior, quadrante anterossuperior, quadrante posterossuperior e, por fim, área posteroinferior. O campo é mantido desobstruído usando aspiração e deslocando o tampão de algodão.

Se a origem do sangramento não puder ser identificada, o nariz pode ser envolvido com gaze impregnada com petrolato (vaselina) em gel ou pomada antibiótica; pode-se utilizar um *spray* anestésico tópico e um agente descongestionante antes de inserir um tampão de gaze, ou pode ser inserido um cateter Foley e insuflação do balão (Figura 18.2). Alternativamente, pode-se utilizar uma esponja nasal comprimida, que, quando ficar saturada com sangue ou for umedecida com uma pequena quantidade de soro fisiológico, irá expandir-se e produzir o tamponamento que interrompe a hemorragia. O curativo

---

Boxe 18.5 — FATORES DE RISCO

Epistaxe

- Infecções locais (vestibulite, rinite, rinossinusite)
- Infecções sistêmicas (escarlatina, malária)
- Ressecamento das mucosas nasais
- Inalação nasal de corticosteroides (p. ex., beclometasona) ou drogas ilícitas (p. ex., cocaína)
- Traumatismo (traumatismo digital, traumatismo contuso, fratura, assoar o nariz com força)
- Arteriosclerose
- Hipertensão
- Tumor (seio da face ou nasofaringe)
- Trombocitopenia
- Uso de ácido acetilsalicílico
- Hepatopatia
- Síndrome de Rendu-Osler-Weber (telangiectasia hemorrágica hereditária).

Adaptado de Nguyen, Q. A. (2018). Epistaxis. Retirado em 27/05/2019 de: Www.emedicine.medscape.com/article/863220-overview.

pode permanecer no local por 3 a 4 dias, se necessário, para controlar a hemorragia (Nguyen, 2018). Podem ser prescritos antibióticos por causa do risco de rinossinusite iatrogênica e sepse.

Manejo de enfermagem

O enfermeiro deve monitorar os sinais vitais do paciente, colaborar com o controle da hemorragia e fornecer lenços e uma cuba de êmese para possibilitar que o paciente expectore qualquer excesso de sangue. É comum que os pacientes fiquem ansiosos com a hemorragia nasal. A perda de sangue em roupas e lenços pode ser assustadora, e o exame nasal e o tratamento são desconfortáveis. Assegurar ao paciente, com calma e eficiência, que o sangramento pode ser controlado pode ajudar a reduzir a ansiedade. O enfermeiro deve avaliar continuamente as vias respiratórias e a respiração do paciente, bem como seus sinais vitais. Em raras ocasiões, um paciente com hemorragia significativa precisa de infusões IV de soluções cristaloides (soro fisiológico), bem como de monitoramento cardíaco e de oximetria de pulso.

 Orientação do paciente sobre autocuidados

Após o controle do sangramento, o enfermeiro deve orientar o paciente a evitar exercícios vigorosos por vários dias, alimentos quentes ou picantes, tabagismo ou uso de ENDS, pois podem causar vasodilatação e aumentar o risco de sangramentos. As orientações para a alta incluem revisão dos modos de prevenir a epistaxe: evitar assoar o nariz com força, fazer força, deslocar-se para locais de altitude elevada e provocar traumatismo nasal (incluindo "cutucar" a parte interna do nariz). A umidificação adequada pode evitar o ressecamento das vias nasais. O enfermeiro deve explicar e demonstrar como aplicar uma pressão direta no nariz com o polegar e o dedo indicador durante 15 min, no caso de hemorragia nasal recorrente. Se o sangramento recorrente não puder ser interrompido, o paciente é orientado a procurar cuidado médico adicional.

OBSTRUÇÃO NASAL

A passagem de ar pelas fossas nasais é frequentemente obstruída por um desvio do septo nasal, hipertrofia dos cornetos ou pressão de pólipos nasais. A congestão nasal crônica obriga o paciente a respirar pela boca, provocando assim o ressecamento da mucosa bucal e problemas associados, incluindo lábios persistentemente secos e rachados. Os pacientes com congestão nasal crônica muitas vezes sofrem de privação do sono decorrente da dificuldade de manter uma via respiratória adequada enquanto na posição deitada e durante o sono.

A obstrução nasal persistente também pode levar à infecção crônica do nariz e resultar em episódios frequentes de nasofaringite. É comum a infecção se estender para os seios paranasais. Quando o paciente tem rinossinusite e a drenagem dessas cavidades fica obstruída por deformidade ou edema dentro do nariz, ele sente dor na região do seio paranasal afetado.

Manejo clínico

O tratamento da obstrução nasal requer a remoção da obstrução, seguida de medidas para qualquer infecção crônica existente. Em muitos pacientes, uma alergia subjacente também necessita ser tratada. As medidas para reduzir ou aliviar a obstrução nasal incluem técnicas cirúrgicas, bem como técnicas conservadoras. Os fármacos comumente utilizados incluem corticosteroides nasais (ver Tabela 18.2) e inibidores de leucotrienos orais, como montelucaste. O tratamento com corticosteroides nasais durante 1 a 3 meses geralmente é bem-sucedido para o tratamento de pólipos pequenos e pode ainda reduzir a necessidade de intervenção cirúrgica. Um curso breve de corticosteroides orais (curso de 6 dias de prednisona) pode ser benéfico no tratamento da obstrução nasal decorrente de pólipos (Papadakis et al., 2018). Outros medicamentos podem incluir antibióticos, para o tratamento da infecção subjacente, ou anti-histamínicos, para o tratamento de alergias. Os cornetos hipertrofiados podem ser tratados pela aplicação de um agente adstringente para reduzi-los.

Uma abordagem mais agressiva no tratamento da obstrução nasal causada pela hipertrofia de cornetos envolve a redução cirúrgica da hipertrofia. Os procedimentos cirúrgicos realizados para tratar doenças nasais obstrutivas são conhecidos coletivamente como rinoplastia funcional. Os avanços técnicos com as técnicas mais recentes fornecem uma série de opções para a reconstrução e remodelação do nariz.

Manejo de enfermagem

Quando um procedimento cirúrgico é indicado, na maioria das vezes é realizado em regime ambulatorial, e o enfermeiro deve explicar o procedimento para o paciente. No período pós-operatório, o enfermeiro precisa elevar a cabeceira do leito para promover a drenagem e aliviar o desconforto do edema. Ele precisa encorajar a higiene oral frequente para superar o ressecamento causado pela respiração bucal. Antes da alta do ambulatório ou da unidade cirúrgica do hospital-dia, o paciente é orientado a evitar assoar o nariz com força durante o período de recuperação pós-operatória. Também é instruído sobre os sinais e sintomas de hemorragia e infecção e quando entrar em contato com o médico. O enfermeiro deve fornecer instruções pós-operatórias por escrito ao paciente, incluindo números de telefone para emergências.

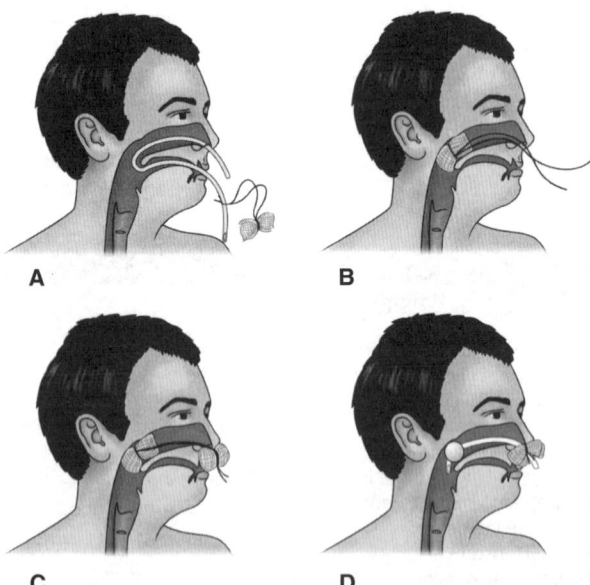

Figura 18.2 • Curativo para controlar o sangramento do nariz posterior. **A.** O cateter é inserido com o curativo de tamponamento afixado. **B.** O curativo é posicionado conforme o cateter é removido. **C.** Amarra-se uma faixa sobre um apoio para segurar o curativo no lugar, com um curativo anterior instalado no estilo "prega de sanfona". **D.** Método alternativo, com cateter-balão, em vez de curativo com gaze.

FRATURAS DO NARIZ

A localização do nariz o torna suscetível a lesões. A fratura do nariz é a fratura facial e do corpo mais comum (Becker, 2018). Geralmente resulta de um golpe direto e pode afetar o processo ascendente da maxila e do septo. As mucosas laceradas levam à hemorragia nasal. As complicações incluem hematoma, infecção, abscessos e necrose avascular ou séptica. No entanto, em geral, não há consequências graves.

Manifestações clínicas

Os sinais e sintomas da fratura do nariz são dor, sangramento do nariz externa e internamente para a faringe, edema dos tecidos moles adjacentes ao nariz, equimose periorbital, obstrução nasal e deformidade. O nariz do paciente pode ter aspecto assimétrico que não é evidente até que o edema diminua.

Avaliação e achados diagnósticos

O nariz é examinado internamente para descartar a possibilidade de que a lesão seja complicada por uma fratura do septo nasal e um hematoma submucoso septal. Em todos os casos, realiza-se um exame intranasal para afastar hematoma septal (Papadakis et al., 2018). Por causa do edema e do sangramento que ocorrem com a fratura do nariz, um diagnóstico preciso só pode ser feito depois de o edema desaparecer.

A saída de líquido claro por uma das narinas sugere fratura da lâmina cribriforme com extravasamento de líquido cerebrospinal. Normalmente, uma inspeção ou palpação cuidadosa descarta quaisquer desvios do osso ou interrupções das cartilagens nasais. A radiografia pode revelar deslocamento de ossos fraturados e ajudar a excluir a possibilidade de extensão da fratura até o crânio.

Manejo clínico

A fratura do nariz muitas vezes provoca sangramento pela via nasal. Como regra, a hemorragia é controlada com o uso de compressas, normalmente frias para prevenir ou reduzir o edema. Para o paciente que tenha sofrido traumatismo suficiente para quebrar o nariz ou qualquer osso da face, a equipe médica de emergência deve considerar a possibilidade de uma fratura na região cervical. Portanto, é essencial garantir a permeabilidade das vias respiratórias e descartar uma fratura da região cervical (ver Capítulo 63). As fraturas nasais sem complicações podem ser tratadas inicialmente com antibióticos, analgésicos e um *spray* descongestionante nasal.

O tratamento das fraturas nasais visa restaurar a função do nariz e o retorno de seu aspecto à condição prévia. O paciente é encaminhado a um especialista para avaliar a necessidade de realinhar os ossos. Embora sejam obtidos melhores resultados quando a redução da fratura é realizada durante as primeiras 3 horas após a lesão, isso muitas vezes não é possível por causa do edema; neste caso, é realizada dentro de 3 a 7 dias. O momento é importante no tratamento das fraturas de nariz, porque a demora pode resultar em consolidação óssea problemática, o que, por fim, pode exigir uma intervenção cirúrgica, incluindo a rinoplastia para remodelar a aparência externa do nariz (Becker, 2018). A septorrinoplastia é realizada quando o septo nasal precisa ser reparado. Em pacientes com hematoma septal, o médico drena o hematoma por meio de uma pequena incisão; um hematoma septal não drenado pode levar à deformação permanente do nariz.

Manejo de enfermagem

Imediatamente depois da fratura, o enfermeiro deve aplicar gelo e incentivar o paciente a manter a cabeça elevada. O enfermeiro precisa orientar o paciente a aplicar compressas de gelo no nariz para diminuir o edema. O paciente que apresenta epistaxe geralmente está assustado e ansioso e precisa ser reconfortado. O curativo inserido para estancar o sangramento pode ser desconfortável e desagradável, inclusive pelo fato de obstruir as fossas nasais, obrigando o paciente a respirar pela boca. Isso, por sua vez, faz com que as mucosas orais fiquem ressecadas. Bochechos ajudam a umedecer as mucosas e a reduzir o odor e o sabor de sangue seco na orofaringe e nasofaringe. Incentiva-se o uso de analgésicos como o paracetamol ou AINEs (p. ex., ibuprofeno, naproxeno). Ao remover os tampões de algodão, o enfermeiro deve inspecionar cuidadosamente a mucosa à procura de lacerações ou hematoma septal. O enfermeiro precisa orientar o paciente a evitar atividades desportivas por 6 semanas.

OBSTRUÇÃO DA LARINGE

A obstrução da laringe causada por edema é uma condição grave e que pode ser fatal se não houver intervenção rápida e decisiva. A laringe é uma caixa rígida que não se distende e contém um espaço estreito entre as pregas vocais (glote), por meio do qual o ar deve passar. O edema da mucosa laríngea pode forçar seu fechamento, levando à hipoxia potencialmente fatal ou asfixia. O edema da glote é raro em pacientes com laringite aguda, ocasional em pacientes com urticária e mais frequente em pacientes com inflamação significativa da garganta, como na escarlatina. É uma causa ocasional de morte na anafilaxia grave (angioedema).

O angioedema hereditário também é caracterizado por episódios de edema de laringe potencialmente fatal. O edema de laringe em pessoas com angioedema hereditário pode ocorrer em qualquer idade, embora os jovens adultos corram maior risco (Reardon, Mason & Clinton, 2017). Algumas causas da obstrução da laringe são apresentadas na Tabela 18.3.

Quando corpos estranhos são aspirados para a faringe, para a laringe ou para a traqueia, ocorre um problema duplo. Primeiro, eles obstruem as passagens de ar e dificultam a respiração, o que pode levar à asfixia; depois, podem descer mais, entrando nos brônquios ou em um ramo brônquico, e causar sintomas de irritação, como tosse rouca, expectoração de sangue ou muco, ou respiração difícil.

Manifestações clínicas

A manifestação clínica do paciente e os achados radiográficos confirmam o diagnóstico de obstrução laríngea. O paciente pode apresentar saturação de oxigênio reduzida; no entanto, a saturação normal de oxigênio não deve ser interpretada como um sinal de que a obstrução não seja significativa. É possível que os músculos acessórios sejam usados para maximizar o fluxo de ar, e isso muitas vezes se manifesta por retrações no pescoço ou no abdome durante as inspirações. Os pacientes que apresentam esses sintomas têm risco imediato de colapso, e considera-se o uso de suporte respiratório (ou seja, ventilação mecânica ou ventilação com pressão positiva).

Avaliação e achados diagnósticos

Uma anamnese meticulosa pode ser muito útil para o diagnóstico e o tratamento do paciente com obstrução da laringe. No entanto, as medidas de emergência para proteger as vias

TABELA 18.3 — Causas de obstrução da laringe.

Evento precipitante	Mecanismo de obstrução
História pregressa de alergias; exposição a medicamentos, látex, alimentos (amendoim, castanhas [p. ex., nozes, noz-pecã], picadas de abelha	Anafilaxia
Obstrução por corpo estranho	Inalação de corpo estranho ou ingestão de carne ou outros alimentos, moeda, goma de mascar, fragmentos de balões de festa, papelotes com drogas (ingeridos para evitar a prisão por crime)
Consumo abusivo de bebidas alcoólicas; tabagismo intenso	Obstrução por tumor
Antecedentes familiares de problemas nas vias respiratórias	Sugere angioedema (reação de hipersensibilidade do tipo I)
Uso de inibidores da IECA	Aumento do risco de angioedema das mucosas
Dor de garganta ou febre recentes	Processo infeccioso
História pregressa de cirurgia ou traqueostomia	Possível estenose subglótica

IECA: enzima conversora da angiotensina. Adaptada de Reardon, R. F., Mason, P. E. & Clinton, J. E. (2017). Basic airway management and decision-making. In J. D. Roberts (Ed.). *Roberts & Hedges' clinical procedures in emergency medicine* (7th ed.). Philadelphia, PA: Elsevier Saunders.

Boxe 18.6 — FATORES DE RISCO: Câncer de laringe

Carcinógenos
- Tabagismo (uso de tabaco de qualquer tipo, tabagismo passivo)
- Consumo significativo de bebidas alcoólicas (definido como mais de um drinque por dia)
- Efeitos combinados de bebidas alcoólicas e tabaco
- Asbesto
- Tinta em aerossol
- Pó de madeira
- Substâncias usadas em metalurgia, petróleo, plásticos e indústria têxtil.

Outros fatores
- Deficiências nutricionais (vitaminas)
- Predisposição genética
- Idade (maior incidência após os 65 anos)
- Sexo (mais comum em homens)
- Raça (mais prevalente em afrodescendentes e brancos)
- Sistema imunológico enfraquecido.

Adaptado de American Cancer Society (ACS). (2017). What are the risk factors for laryngeal and hypopharyngeal cancers? Retirado em 27/05/2019 de: www.cancer.org/Cancer/LaryngealandHypopharyngealCancer/DetailedGuide/laryngeal-and-hypopharyngeal-cancer-risk-factors.

respiratórias do paciente não devem ser adiadas para coletar a anamnese ou realizar testes. Se possível, o enfermeiro deve investigar a história do paciente ou da família sobre consumo abusivo de bebidas alcoólicas ou tabaco, uso de ENDS, medicamentos atuais, problemas nas vias respiratórias, infecções recentes, dor ou febre, dor de dente ou má dentição e quaisquer cirurgias anteriores, radioterapia ou traumatismo.

Manejo clínico

O manejo clínico baseia-se na avaliação inicial do paciente e na necessidade de assegurar a perviedade das vias respiratórias. Se as vias respiratórias estiverem obstruídas por um corpo estranho e houver sinais de asfixia, é necessário tratamento imediato utilizando princípios de reanimação cardiopulmonar (RCP) básica e avançada. Se os esforços não forem bem-sucedidos, é necessária uma traqueostomia imediata (ver Capítulo 19). Se a obstrução for causada por edema resultante de reação alérgica, o tratamento pode incluir a administração imediata de epinefrina subcutânea e um corticosteroide (ver Capítulo 33). Pode-se aplicar gelo no pescoço para tentar reduzir o edema. A oximetria de pulso contínua é essencial para o paciente com obstrução aguda das vias respiratórias superiores (Reardon et al., 2017).

CÂNCER DE LARINGE

O câncer de laringe representa cerca de 50% de todos os cânceres de cabeça e pescoço. A American Cancer Society (ACS, 2017) estima que cerca de 12.410 novos casos e 3.760 mortes ocorram anualmente, com uma taxa de sobrevida relativa em 5 anos que varia de 32 a 90%, dependendo da localização do tumor e de seu estágio no momento do diagnóstico (ACS, 2017). O câncer de laringe é mais comum em pessoas com mais de 65 anos e é 4 vezes mais comum em homens (ACS, 2017). Os fatores de risco são apresentados no Boxe 18.6.

Quase todos os tumores malignos da laringe surgem a partir do epitélio superficial e são classificados como carcinomas de células escamosas (espinocelulares). Em aproximadamente 55% dos pacientes com câncer de laringe há envolvimento de linfonodos no momento do diagnóstico, com lesões bilaterais em 16% dos casos (De Vita, Hellman & Rosenberg, 2018). A recorrência geralmente se dá nos primeiros 2 a 3 anos depois do diagnóstico. A ocorrência da doença após 5 anos muitas vezes resulta de um novo tumor primário. A incidência de metástases a distância com carcinoma espinocelular da cabeça e do pescoço (incluindo câncer de laringe) é relativamente baixa.

Manifestações clínicas

A rouquidão com duração de mais de 2 semanas ocorre no paciente com câncer na região da glote, porque o tumor impede a ação das pregas vocais durante a fala. A voz pode soar áspera, rouca e estridente. No entanto, os sons vocais afetados nem sempre são sinais precoces de câncer subglótico ou supraglótico. O paciente pode queixar-se de tosse persistente ou dor de garganta, dor e queimação na garganta, especialmente ao consumir líquidos quentes ou sucos cítricos. Um nódulo pode ser sentido no pescoço. Sinais/sintomas posteriores incluem disfagia, dispneia (dificuldade respiratória), obstrução ou secreção nasal unilateral, rouquidão persistente, ulceração persistente e halitose. Em caso de metástase, pode ocorrer linfadenopatia cervical, perda de peso não intencional, estado geral debilitado e dor que irradia para a orelha.

Avaliação e achados diagnósticos

A avaliação inicial consiste em anamnese completa e exame físico da cabeça e do pescoço, incluindo a identificação de fatores de risco, história familiar e quaisquer condições clínicas subjacentes. Inicialmente realiza-se laringoscopia indireta, com um endoscópio flexível, no consultório do otorrinolaringologista, para avaliar visualmente a faringe, a laringe e um possível tumor. Avalia-se também a mobilidade das pregas vocais; se o movimento normal estiver limitado, o crescimento pode afetar músculos, outros tecidos e até mesmo as vias respiratórias. Os linfonodos do pescoço e da glândula tireoide são palpados à procura de hipertrofia.

Os procedimentos diagnósticos que podem ser utilizados incluem punção aspirativa por agulha fina (PAAF), deglutograma com bário, endoscopia, TC ou ressonância magnética e tomografia por emissão de pósitrons (PET, do inglês *positron emission tomography*) (ACS, 2017). A PAAF pode ser feita como um procedimento de rastreamento inicial para coletar amostras de qualquer linfonodo hipertrofiado no pescoço. O deglutograma com bário pode ser realizado se a queixa principal do paciente for inicialmente dificuldade de deglutição, a fim de delinear eventuais anomalias estruturais do pescoço que poderiam identificar um tumor. No entanto, na suspeita de um tumor de laringe no exame inicial, indica-se o exame de laringoscopia direta. A laringoscopia é realizada sob anestesia local ou geral para avaliar todas as áreas da laringe. Em alguns casos, o exame intraoperatório obtido pela visualização microscópica direta e palpação das pregas vocais pode promover um diagnóstico mais preciso. Amostras de tecido suspeito são coletadas para análise. É incomum a implicação do papilomavírus humano (HPV) nos cânceres de laringe, embora seja frequentemente implicado nos cânceres orofaríngeo e tonsilar. O fato de o tumor ser ou não HPV-positivo não influencia o tratamento (ACS, 2017).

A classificação, incluindo o estágio (ou seja, tamanho, histologia, ocorrência e extensão do envolvimento para linfonodos cervicais) e a localização do tumor, serve como base para o tratamento. Com a TC e a RM, pode-se avaliar a presença de adenopatia regional, avaliar os tecidos moles, assim como estadiar e determinar a extensão de um tumor. A RM também é útil no acompanhamento pós-tratamento para detectar uma recorrência. A PET também pode ser realizada para detectar a recorrência do tumor depois do tratamento da laringe.

Manejo clínico

As metas do tratamento do câncer de laringe incluem a cura, a preservação da deglutição segura e efetiva, a preservação da voz útil e a prevenção de traqueostomia permanente (Papadakis et al., 2018). As opções de tratamento incluem a cirurgia, a radioterapia e a quimiorradioterapia adjuvante. O prognóstico depende da localização do tumor (ou seja, supraglote, glote, subglote), bem como do grau e estágio do tumor (classificação pelo sistema TNM; ver Boxe 12.3 no Capítulo 12). O plano de tratamento também depende de o câncer ser inicial ou uma recidiva. Além disso, antes de iniciar o tratamento, realiza-se um exame odontológico completo para descartar qualquer doença oral. É recomendada a solicitação de parecer do odontólogo oncologista. Quaisquer problemas dentários devem ser resolvidos, se possível, antes da cirurgia e da radioterapia (ACS, 2017).

Para pacientes com tumores em estágio inicial (ou seja, estágios I e II) e lesões sem envolvimento de linfonodos, a radioterapia de feixe externo ou a cirurgia de conservação (cirurgia menos invasiva, como a remoção da prega vocal ou cordectomia) podem ser efetivas. Outros procedimentos cirúrgicos indicados incluem excisão endoscópica transoral com *laser* ou **laringectomia** parcial (ou seja, nesse caso, retirada de parte da laringe) (National Cancer Institute [NCI], 2019). Os pacientes com tumores em estágios III e IV que sejam ressecáveis podem ser aconselhados a realizar laringectomia total, com ou sem radioterapia pós-operatória ou radioterapia com quimioterapia adjuvante concomitante (com um único agente-cisplatina) e ressecção cirúrgica destinada a preservar um pouco da laringe (cirurgia de preservação de órgão). Os pacientes com tumor em estágio avançado que se estende pela cartilagem e tecidos moles geralmente são aconselhados a realizar laringectomia total com radioterapia pós-operatória (NCI, 2019).

Os pacientes devem ser orientados a considerar cuidadosamente os vários efeitos colaterais e complicações associadas às diferentes modalidades de tratamento. O envolvimento dos linfonodos cervicais pode afetar os resultados. Tumores supraglóticos produzem metástases precoces e bilateralmente, mesmo quando parece não haver envolvimento de linfonodos no momento do diagnóstico. Quando os linfonodos do pescoço estão envolvidos, o tratamento inclui cirurgia e/ou quimioirradiação (Papadakis et al., 2018).

Manejo cirúrgico

As metas gerais para o paciente submetido a tratamento cirúrgico incluem minimizar os efeitos da cirurgia sobre fala, deglutição e respiração, enquanto maximiza a probabilidade de cura do câncer. Existem vários procedimentos curativos diferentes que podem oferecer resultados que poupam a voz, alcançando uma taxa de cura positiva para o paciente que tem um carcinoma de laringe em estágio inicial. As opções cirúrgicas incluem remoção da prega vocal, cordectomia, cirurgia a *laser* e laringectomia parcial ou total (NCI, 2019).

Remoção da prega vocal

É realizada para tratar a displasia, a hiperqueratose e a leucoplasia, sendo muitas vezes curativa para essas lesões. O procedimento envolve a remoção da mucosa da borda da prega vocal utilizando um microscópio cirúrgico. As lesões da prega vocal em estágio inicial são tratadas primeiro com radioterapia.

Cordectomia

A cordectomia, que consiste em uma excisão da prega vocal, normalmente é realizada via *laser* transoral. Esse procedimento é utilizado para lesões limitadas ao terço médio da prega vocal. A qualidade da voz resultante está relacionada com a extensão do tecido removido.

Microcirurgia a *laser*

A microcirurgia a *laser* é bem conhecida por ter várias vantagens para o tratamento de cânceres adiantados da glote. O tratamento e a recuperação são mais curtos, com menos efeitos colaterais, e o tratamento pode ser menos dispendioso do que outras modalidades de terapia. Microeletrodos são úteis para a ressecção cirúrgica de carcinomas de laringe menores. O *laser* de dióxido de carbono (CO_2) pode ser utilizado para o tratamento de diversos tumores da laringe, com exceção de grandes tumores vasculares. Quando comparado aos resultados de outros tratamentos para o câncer de laringe em estágio inicial, a microcirurgia a *laser* é considerada o método de escolha com base no resultado do paciente (NCI, 2019).

Laringectomia parcial

A laringectomia parcial, ou laringofissura-tireotomia, é frequentemente usada para pacientes em estágios iniciais de câncer na região da glote, quando apenas uma prega vocal está envolvida. A cirurgia está associada a uma elevada taxa de cura. Pode também ser realizada para a recorrência quando doses elevadas de radiação falham. Remove-se uma porção da laringe, a prega vocal e o tumor; todas as outras estruturas permanecem. As vias respiratórias são preservadas, e espera-se que o paciente não tenha dificuldade de deglutição. A qualidade de voz pode mudar ou o paciente pode parecer rouco.

Laringectomia total

A remoção completa da laringe, chamada de laringectomia total, pode fornecer a cura para a maior parte dos cânceres de laringe em estágio avançado, quando o tumor se estende além das pregas vocais, ou para o câncer que recidiva ou persiste depois da radioterapia. Na laringectomia total, removem-se as estruturas da laringe, incluindo o osso hioide, a epiglote, a cartilagem cricóidea e dois ou três anéis da traqueia. A língua, as paredes da faringe e a maior parte da traqueia são preservadas. A laringectomia total resulta em perda permanente da voz e mudança das vias respiratórias, o que requer traqueostomia permanente (Figura 18.3). Ocasionalmente, os pacientes continuam a ter um tubo de laringectomia no estoma. Os tubos de laringectomia têm aspecto semelhante ao tubo de traqueostomia, com a diferença de que o paciente é incapaz de falar ou respirar quando são ocluídos. O paciente que se submete à laringectomia total precisa de alternativas para ter a fala normal, que podem incluir um dispositivo protético, como uma válvula de Blom-Singer, para falar sem aspiração (ver discussão a seguir).

A cirurgia é mais difícil quando a lesão envolve as estruturas da linha média ou ambas as pregas vocais. Com ou sem o esvaziamento cervical, a laringectomia total exige a colocação de um estoma traqueal permanente, porque a laringe que fornece o esfíncter de proteção já não existe. O estoma traqueal impede a aspiração de alimentos e de líquidos para as vias respiratórias inferiores. O paciente não tem voz, mas tem deglutição normal. A laringectomia total muda a maneira de usar o fluxo de ar para a respiração e a fala, conforme representado na Figura 18.3. O paciente tem perda significativa da voz natural e precisa respirar por estoma (uma abertura) criado na parte inferior do pescoço. As complicações que podem ocorrer incluem vazamento de saliva, infecção da ferida pelo desenvolvimento de uma fístula faringocutânea, estenose do estoma e disfagia decorrente da estenose de esôfago. Em alguns casos, o paciente pode ser um candidato a laringectomia quase total, com esquemas quimiorradioterápicos no pós-operatório. A preservação de voz pode ser conseguida na maior parte dos casos, e tende a estar associada a melhor qualidade de vida global (Adil, 2018). Os avanços nas técnicas cirúrgicas para o tratamento do câncer de laringe podem minimizar os déficits estéticos e funcionais anteriormente observados com a laringectomia total. Algumas microcirurgias laríngeas podem ser realizadas por via endoscópica.

Radioterapia

A meta da radioterapia é erradicar o câncer e preservar a função da laringe. A decisão de realizar a radioterapia é baseada em vários fatores, incluindo estadiamento do tumor, estado geral de saúde, estilo de vida (inclusive a ocupação) e preferência pessoal do paciente. A radioterapia promoveu resultados excelentes em pacientes com tumores da glote em estágio inicial, quando apenas uma das pregas vocais estava envolvida e havia mobilidade normal da prega vocal (*i. e.*, fonação), bem como nas lesões supraglóticas pequenas. Um dos benefícios da radioterapia é que os pacientes mantêm a voz quase normal. Alguns podem desenvolver condrite (inflamação da cartilagem) ou estenose; uma pequena parte dos pacientes pode precisar, posteriormente, de laringectomia.

A radioterapia também pode ser utilizada no período pré-operatório para reduzir o tamanho do tumor. Ela é combinada à cirurgia no câncer avançado de laringe, como adjuvante à cirurgia ou quimioterapia e como medida paliativa.

As complicações da radioterapia são decorrentes da radiação externa na cabeça e na área do pescoço, que também pode envolver a glândula parótida, responsável pela produção de muco. Os possíveis sinais/sintomas são mucosite aguda, ulceração das mucosas, dor, **xerostomia** (boca seca), perda do paladar, disfagia, fadiga e reações cutâneas. As complicações tardias podem incluir necrose, edema e fibrose da laringe (ver Capítulo 12).

Fonoaudiologia

O paciente submetido a laringectomia e sua família enfrentam desafios potencialmente complexos, incluindo mudanças significativas na capacidade de se comunicar. Para minimizar a ansiedade e a frustração por parte do paciente e dos familiares, discute-se com eles a perda ou a alteração da expressão. Para

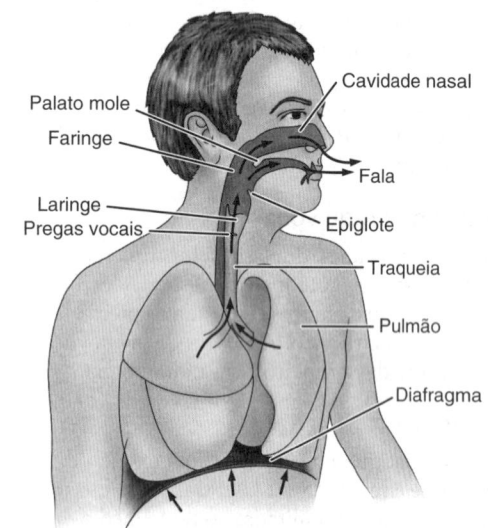
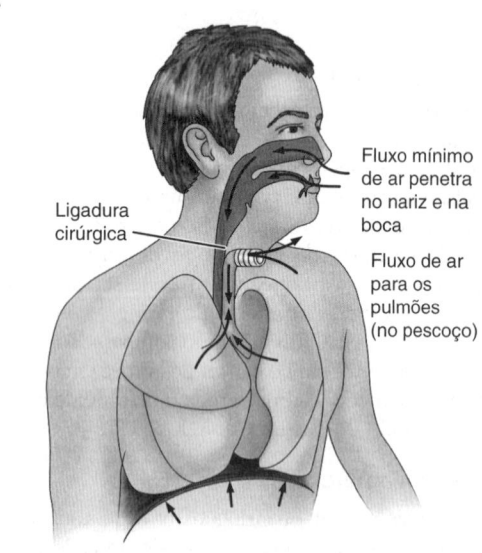

Figura 18.3 • A laringectomia total causa mudança no fluxo de ar durante a respiração e a fala. **A.** Fluxo de ar normal. **B.** Fluxo de ar depois da laringectomia total.

planejar estratégias de comunicação pós-operatória e fonoterapia, o fonoaudiólogo ou patologista realiza uma avaliação pré-operatória (ACS, 2017). Nessa avaliação, o enfermeiro discute com o paciente e os familiares os métodos de comunicação disponíveis para o período pós-operatório imediato. Esses incluem escrever, leitura labial, comunicação em quadros especiais, *smartphones* ou outros dispositivos eletrônicos. Estabelece-se um sistema de comunicação com o paciente, a família, o enfermeiro e o médico, que é consistentemente implementado depois da cirurgia.

Além disso, é elaborado um plano a longo prazo para **comunicação alaríngea** (modos de comunicação que não envolvem a laringe normal). As três técnicas mais comuns de comunicação alaríngea são a voz esofágica, a laringe artificial (laringe elétrica) e a voz traqueoesofágica. O treinamento nessas técnicas começa quando é obtida a liberação do médico.

Voz esofágica

O paciente precisa ter a capacidade de comprimir o ar no esôfago e expulsá-lo, desencadeando uma vibração do segmento esofágico laríngeo para a voz esofágica. A técnica pode ser ensinada quando o paciente começar a alimentação oral, cerca de 1 semana depois da cirurgia. Primeiro, o paciente aprende a eructar e deve lembrar de fazê-lo 1 hora depois de comer. Em seguida, a técnica é praticada repetidamente. Mais tarde, essa ação consciente de eructação é transformada em simples expulsões de ar do esôfago para fins de fala. O fonoaudiólogo deve continuar trabalhando com o paciente para tornar o discurso inteligível e o mais próximo possível do normal. Entretanto, como leva muito tempo para o paciente se tornar proficiente, a taxa de sucesso é baixa (ACS, 2017).

Laringe artificial

Se a voz esofágica não for bem-sucedida, ou até que o paciente domine a técnica, pode-se usar a laringe elétrica na comunicação. Esse aparelho movido a bateria projeta o som na cavidade oral; quando a boca forma palavras (articulação), os sons da laringe elétrica se tornam palavras audíveis. A voz produzida parece mecânica, e algumas palavras podem ser difíceis de entender. A vantagem é que o paciente é capaz de se comunicar com relativa facilidade, enquanto trabalha para se tornar proficiente na voz esofágica ou na voz traqueoesofágica.

Voz traqueoesofágica

A terceira técnica de expressão alaríngea é a voz traqueoesofágica (Figura 18.4). Essa técnica de restauração da voz é simples e tem poucas complicações. Está associada a um alto sucesso da fonação, com boa qualidade e resultados estáveis a longo prazo. A técnica é a mais amplamente utilizada, porque a fala associada a ela se assemelha mais à fala normal (o som produzido é uma combinação de voz esofágica e voz natural). Além disso, é facilmente conseguida, seja durante a cirurgia inicial para tratar o tumor, seja em um momento posterior (ACS, 2017). Coloca-se uma válvula no estoma traqueal para desviar o ar para o esôfago e para fora da boca. Após a cicatrização da punção criada cirurgicamente, coloca-se uma prótese vocal (Blom-Singer) sobre o local da punção. O fonoaudiólogo ensina o paciente como produzir sons. Mover a língua e os lábios para transformar o som em palavras produz fala como previamente. Para evitar a obstrução das vias respiratórias, a prótese é removida e limpa quando há acúmulo de muco.

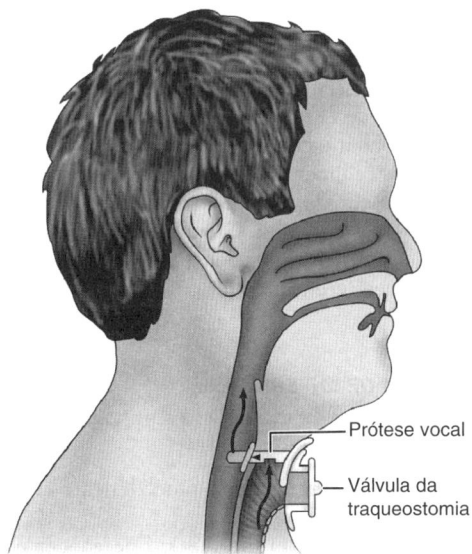

Figura 18.4 • Representação esquemática da voz traqueoesofágica. O ar se desloca do pulmão através de uma punção na parede posterior da traqueia para o esôfago e para fora da boca. Coloca-se uma prótese vocal sobre o local da punção.

PROCESSO DE ENFERMAGEM

Paciente submetido à laringectomia

Avaliação

O enfermeiro deve obter a anamnese e avaliar domínios físicos, psicossociais e espirituais do paciente. A anamnese centra-se nos seguintes sintomas: rouquidão, dor de garganta, dispneia, disfagia e dor ou queimação na garganta. O exame físico inclui um exame aprofundado da cabeça e do pescoço, com ênfase nas vias respiratórias do paciente. Além disso, o pescoço e a tireoide são palpados em busca de edema, nódulos ou adenopatia.

O enfermeiro precisa avaliar também o estado geral de nutrição do paciente, incluindo a altura, o peso e o índice de massa corporal (IMC), e revisar os resultados dos exames laboratoriais que auxiliam na determinação de seu estado nutricional (níveis de albumina, proteína, glicose e eletrólitos). Se o tratamento incluir cirurgia, o enfermeiro precisa conhecer a natureza do procedimento para planejar os cuidados adequados. Se for esperado que o paciente não tenha voz em decorrência da cirurgia, é essencial que o fonoaudiólogo realize uma avaliação pré-operatória. A capacidade do paciente de ouvir, ver, ler e escrever é avaliada. A deficiência visual e o analfabetismo funcional podem criar problemas adicionais com a comunicação e exigir abordagens criativas para garantir que o paciente seja capaz de comunicar todas as suas necessidades. Como o consumo abusivo de bebidas alcoólicas é um fator de risco para câncer de laringe, o padrão de consumo desse tipo de bebida deve ser avaliado. Os pacientes que estão acostumados a consumir bebidas alcoólicas diariamente correm o risco de ter *delirium tremens* (síndrome de abstinência alcoólica) quando o consumo é interrompido subitamente. Não é incomum também que os pacientes sejam tabagistas ativos por ocasião do diagnóstico; portanto, estão indicadas a avaliação da disposição para abandono do tabagismo e a prescrição de substitutos da nicotina para evitar abstinência de nicotina (NCI, 2019) (ver Capítulo 23).

Além disso, o enfermeiro deve avaliar o estado psicológico do paciente e da família. O medo de um diagnóstico de câncer é agravado pela possibilidade de perda permanente da voz e, em alguns casos, de certo grau de deformação. O enfermeiro também deve avaliar o conhecimento do paciente e da família a respeito do procedimento cirúrgico planejado e da evolução pós-operatória esperada, bem como dos métodos de enfrentamento e sistemas de apoio. O enfermeiro precisa avaliar as necessidades espirituais do paciente com base em suas preferências individuais, crenças e cultura.

Diagnóstico

DIAGNÓSTICOS DE ENFERMAGEM

Com base nos dados da avaliação, os principais diagnósticos de enfermagem podem incluir:

- Falta de conhecimento sobre o procedimento cirúrgico e a evolução pós-operatória
- Ansiedade associada ao diagnóstico de câncer e cirurgia iminente
- Desobstrução prejudicada das vias respiratórias, associada ao excesso de produção de muco secundário a alterações cirúrgicas nas vias respiratórias
- Comunicação verbal prejudicada, associada ao déficit anatômico secundário a remoção da laringe e edema
- Comprometimento nutricional associado à incapacidade de ingerir alimentos devido a dificuldades de deglutição
- Imagem corporal perturbada e risco de baixa autoestima crônica secundária a cirurgia de grande porte no pescoço, mudança na aparência e alteração na estrutura e função
- Comprometimento da capacidade de gerenciar o esquema associado a dor, fraqueza, fadiga, perturbações musculoesqueléticas relacionadas ao procedimento cirúrgico e pós-operatório.

PROBLEMAS INTERDEPENDENTES OU COMPLICAÇÕES POTENCIAIS

Com base nos dados da avaliação, as potenciais complicações podem incluir:

- Dificuldade respiratória (hipoxia, obstrução das vias respiratórias, edema traqueal)
- Hemorragia, infecção e ruptura da ferida
- Aspiração
- Estenose traqueostomal.

Planejamento e metas

As principais metas para o paciente são obter um nível adequado de conhecimento, reduzir a ansiedade, manter as vias respiratórias desobstruídas (capacidade do paciente de lidar com suas secreções), usar de modo efetivo os meios alternativos de comunicação, obter níveis ótimos de nutrição e hidratação, melhorar a imagem corporal e autoestima, melhorar o autocuidado e manter-se livre de complicações.

Intervenções de enfermagem

 ### ORIENTAÇÕES PRÉ-OPERATÓRIAS AO PACIENTE

O diagnóstico de câncer de laringe muitas vezes causa equívocos e medos. Muitas pessoas assumem que a perda da fala e a desfiguração são inevitáveis com essa condição. Durante a orientação, o médico deve explicar para o paciente e sua família o diagnóstico e discutir as opções de tratamento, o enfermeiro, por sua vez, deve esclarecer quaisquer equívocos, identificando a localização da laringe, a sua função, a natureza da intervenção cirúrgica planejada e o seu efeito sobre a fala (explicando sobre a possível perda da capacidade de sonorizar ao cantar, rir e assobiar). Fornecem-se materiais informativos (escritos e audiovisuais) sobre a cirurgia ao paciente e aos familiares para revisão e reforço. Se estiver prevista laringectomia total, o paciente precisa compreender que a voz natural será perdida, mas que o treinamento especial pode fornecer um meio para se comunicar. O paciente precisa saber que até o início do treinamento, a comunicação é possível usando a campainha de chamada, a escrita ou um dispositivo de comunicação. A equipe interdisciplinar deve realizar uma avaliação inicial do paciente e da família. Além do enfermeiro e do médico, podem fazer parte da equipe um enfermeiro estomatoterapeuta, um fonoaudiólogo, um fisioterapeuta respiratório, um assistente social, um nutricionista e um enfermeiro de cuidados domiciliares. Os serviços de um conselheiro espiritual são disponibilizados para o paciente e os familiares, conforme o caso.

O enfermeiro também deve analisar equipamentos e tratamentos para o cuidado pós-operatório do paciente e dos familiares, orientar o paciente sobre os importantes exercícios de tosse e respiração profunda, bem como solicitar que o paciente realize demonstrações de retorno. O enfermeiro deve esclarecer o papel do paciente no período pós-operatório e na reabilitação. As necessidades da família também devem ser abordadas, porque os familiares muitas vezes são responsáveis por prestar cuidados complexos ao paciente em casa.

REDUÇÃO DA ANSIEDADE

Como a cirurgia da laringe é realizada na maior parte das vezes por causa de um tumor maligno, o paciente pode ter muitas perguntas: "Será que o cirurgião conseguirá remover todo o tumor? Isso é câncer? Será que vou morrer? Será que vou ter asfixia? Será que vou sufocar? Será que vou conseguir falar de novo? Como será minha aparência?" Por causa dessas e de outras perguntas, a preparação psicológica do paciente é tão importante quanto a preparação física.

Qualquer paciente submetido a cirurgia tem muitos medos. Na cirurgia de laringe, esses medos estão relacionados com o diagnóstico de câncer e com a possibilidade de perda permanente da voz e desfiguração. O enfermeiro deve fornecer ao paciente e aos familiares a oportunidade de fazer perguntas, verbalizar sentimentos e discutir percepções. O enfermeiro deve ainda abordar quaisquer perguntas e conceitos equivocados que o paciente e seus familiares possam ter. Durante o período pré- ou pós-operatório, a visita de alguém que tenha sido submetido a laringectomia pode tranquilizar o paciente de que existem pessoas disponíveis para ajudar e de que a reabilitação é possível.

No período pós-operatório imediato, o enfermeiro deve edificar a confiança e reduzir a ansiedade do paciente. A presença ativa fornece um ambiente que promove a comunicação aberta e possibilita que o paciente expresse sentimentos. Instruções claras e explicações ao paciente e familiares devem ser dadas de modo calmo e reconfortante. O enfermeiro precisa escutar com atenção a família e incentivar o paciente a se comunicar com as técnicas alternativas, bem como identificar e reduzir estressores do ambiente. O enfermeiro deve procurar saber quais atividades do paciente promovem sensação de conforto e auxiliá-lo nessas atividades (p. ex., ouvir música, leitura). As técnicas de relaxamento, como a imaginação guiada e a meditação, muitas vezes são úteis. Durante episódios graves de ansiedade, o enfermeiro deve permanecer com o paciente e incluí-lo na tomada de decisão.

MANUTENÇÃO DA VIA RESPIRATÓRIA PÉRVIA

O enfermeiro deve ajudar a manter a permeabilidade das vias respiratórias ajustando o paciente para uma posição semi-Fowler ou Fowler depois da recuperação da anestesia. Essa posição diminui o edema cirúrgico e promove a expansibilidade pulmonar. O exame do paciente quanto a agitação, dificuldade para respirar, apreensão e aumento da frequência cardíaca ajuda a identificar possíveis problemas respiratórios ou circulatórios. O enfermeiro deve avaliar os sons pulmonares do paciente e relatar alterações que possam indicar complicações iminentes. Os medicamentos que deprimem a respiração, particularmente os opioides, devem ser usados com cautela. Entretanto, o uso adequado de fármacos analgésicos é essencial para o alívio da dor, pois a dor pós-operatória pode resultar em respiração superficial e tosse ineficaz (ver discussão sobre o manejo da dor no Capítulo 9). O enfermeiro precisa supervisionar o paciente na mudança de decúbito e nos exercícios de tosse e respiração profunda. Se necessário, pode-se realizar aspiração para remover secreções, mas deve-se evitar a proximidade das linhas de sutura. O enfermeiro também deve incentivar e auxiliar o paciente com a deambulação precoce para prevenir atelectasia, pneumonia e formação de tromboembolismo venoso (TEV) (p. ex., embolia pulmonar e trombose venosa profunda). A oximetria de pulso é empregada para monitorar o nível de saturação de oxigênio do paciente.

Se for realizada laringectomia total, provavelmente será empregado um tubo de laringectomia. Em muitos casos, esse tubo é usado de modo permanente, mas, em outros, é usado temporariamente ou não é utilizado. O tubo de laringectomia, mais curto do que o de traqueostomia, mas com um diâmetro maior, é a única via respiratória do paciente. O cuidado com esse tubo é semelhante ao do tubo de traqueostomia (ver Capítulo 19). O enfermeiro deve trocar a cânula interna em intervalos de 8 horas, se ela estiver presente e for descartável. Embora tubos não descartáveis raramente sejam usados, em caso de sua utilização, o enfermeiro também deve limpar o interior da cânula a cada 8 horas, ou com maior frequência, se necessário. Se for usado um tubo de traqueostomia sem cânula interna, a umidificação e a aspiração são essenciais para evitar a formação de tampões de muco. Se for utilizado um tubo de laringectomia em formato de T, os dois lados do tubo devem ser aspirados para evitar a obstrução decorrente da secreção abundante. O enfermeiro também deve usar laços bem apertados na traqueostomia para evitar o deslocamento do tubo. O enfermeiro deve limpar o estoma diariamente com água e sabão ou com outra solução prescrita e uma compressa macia ou gaze, tendo o cuidado de evitar a entrada de água e sabão ou solução no estoma. Se for prescrita uma pomada antibiótica hidrossolúvel, ela é aplicada ao redor do estoma e linha de sutura. Se aparecerem crostas ao redor do estoma, elas são removidas com pinças estéreis, e aplica-se mais pomada.

Os drenos de feridas, inseridos durante a cirurgia, podem ser colocados para auxiliar na remoção de líquido e ar do local da cirurgia. Pode também ser utilizada sucção, mas com cuidado, para evitar traumatismo no local da cirurgia e incisão. O enfermeiro precisa observar, medir e registrar a drenagem. Quando a drenagem for inferior a 30 mℓ/dia durante 2 dias consecutivos, o cirurgião geralmente remove os drenos.

Frequentemente, o paciente expectora grandes quantidades de muco por meio desta abertura. Como o ar passa diretamente para a traqueia sem ser aquecido nem umedecido pela mucosa das vias respiratórias superiores, a árvore brônquica compensa com a secreção de uma quantidade excessiva de muco. Por conseguinte, o paciente tem episódios de tosse frequentes e pode desenvolver tosse metálica produtiva de muco. O enfermeiro deve tranquilizar o paciente de que esses problemas diminuem com o tempo, conforme a adaptação da mucosa brônquica à fisiologia alterada.

Depois que o paciente tosse, a abertura da traqueostomia deve ser limpa, e o muco, removido. Um curativo de gaze simples, compressa ou mesmo um papel-toalha (em função de seu tamanho e capacidade de absorção) usado abaixo da traqueostomia podem servir como uma barreira para proteger a roupa do excesso de muco que o paciente pode expulsar inicialmente.

Um dos fatores mais importantes para diminuir a tosse, a produção de muco e as crostas em torno do estoma é a umidificação adequada do ambiente. Umidificadores mecânicos e geradores de aerossóis (nebulizadores) aumentam a umidade e são importantes para o conforto do paciente. O tubo de laringectomia pode ser removido quando o estoma estiver bem cicatrizado, 3 a 6 semanas depois da cirurgia. O enfermeiro deve orientar o paciente sobre a forma correta de limpar e trocar o tubo, bem como remover as secreções.

PROMOÇÃO DE MÉTODOS DE COMUNICAÇÃO ALTERNATIVOS

Estabelecer um meio efetivo de comunicação geralmente é o objetivo final da reabilitação do paciente submetido à laringectomia. Para compreender e prever as necessidades pós-operatórias do paciente, o enfermeiro precisa trabalhar com ele, com o fonoaudiólogo e com os familiares para incentivar o uso de meios de comunicação alternativos. Esses meios de comunicação são estabelecidos no pré-operatório e devem ser utilizados de modo consistente por todas as pessoas que entram em contato com o paciente no pós-operatório. O paciente é agora incapaz de usar um sistema de intercomunicação; uma campainha de chamada ou sino de mão deve ser colocado ao seu alcance. No período pós-operatório imediato, pode ser utilizado um dispositivo de comunicação manual, como Magic Slate®, *tablet* eletrônico, *notebook* ou *smartphone*. Se o paciente não for capaz de ler e escrever, podem ser usados cartazes de imagem-palavra-frase ou gestos. O enfermeiro deve documentar qual a mão dominante do paciente (*i. e.*, a mão usada para escrever), de modo que o braço oposto possa ser usado para infusões IV. Para garantir a privacidade do paciente, o enfermeiro deve rasgar as notas usadas para a comunicação.

Escrever tudo ou se comunicar por gestos pode ser muito demorado e frustrante. Deve-se dar tempo suficiente para que o paciente comunique suas necessidades. O paciente pode ficar impaciente e irritado quando não for compreendido.

PROMOÇÃO DE NUTRIÇÃO E HIDRATAÇÃO ADEQUADAS

No pós-operatório, o paciente pode não estar autorizado a comer ou beber durante pelo menos 7 dias (Suslu, 2016). As fontes alternativas de alimentação e hidratação incluem soluções IV, nutrição enteral via tubo nasogástrico ou de gastrostomia e nutrição parenteral (ver Capítulos 39 e 41).

Quando o paciente estiver pronto para iniciar a alimentação por via oral, um estudo da deglutição (procedimento de radiologia por videofluoroscopia) pode ser conduzido para avaliar o risco de aspiração do paciente. Quando a alimentação oral for liberada para o paciente, o enfermeiro deverá explicar que inicialmente são utilizados líquidos espessos, porque eles são fáceis de deglutir. Tentam-se diferentes manobras de deglutição com alimentos de várias consistências. Quando o paciente for liberado para a ingestão de alimentos, o enfermeiro deverá ficar com o paciente durante a alimentação oral inicial e manter um equipamento de aspiração à beira do leito, caso seja necessário. Alimentos sólidos são introduzidos conforme tolerado. O enfermeiro deve orientar o paciente a evitar alimentos doces, que aumentam a salivação e suprimem o apetite, a enxaguar a boca com água morna ou colutório depois das alimentações e a escovar os dentes com frequência.

Como o gosto e o cheiro estão intimamente relacionados, as sensações gustativas ficam alteradas por um tempo depois da cirurgia, porque o ar inspirado passa diretamente para a traqueia, desviado do nariz e dos órgãos olfatórios terminais. Com o tempo, no entanto, o paciente geralmente se acomoda a essa mudança, e a sensibilidade olfatória se adapta, muitas vezes com retorno do interesse em comer. O enfermeiro deve examinar o paciente quanto a qualquer dificuldade em deglutir, especialmente ao retomar a alimentação, e relatar sua ocorrência ao médico.

Além disso, deve monitorar o peso e os resultados dos exames laboratoriais do paciente para assegurar que as ingestões nutricional e hídrica estejam adequadas. Além disso, ele deve avaliar o turgor cutâneo e os sinais vitais, em busca de diminuição do volume de líquido.

Promoção da imagem corporal positiva e da autoestima

A cirurgia desfigurante e um padrão de comunicação alterado são ameaças à imagem corporal e à autoestima do paciente. A reação dos familiares e amigos é uma grande preocupação para ele. O enfermeiro deve incentivá-lo a expressar seus sentimentos em relação às mudanças trazidas pela cirurgia, sobretudo relacionados com medo, raiva, depressão e isolamento. Incentivar o uso de estratégias prévias efetivas no enfrentamento pode ser útil. O encaminhamento a um grupo de apoio, como a International Association of Laryngectomees (IAL) e a WebWhispers, e os recursos disponíveis por meio da American Cancer Society, podem ajudar o paciente e os familiares a lidar com as mudanças. Informações sobre esses grupos de apoio podem ser encontradas na seção Recursos, no fim deste capítulo.

Promoção de manejo efetivo da saúde

Uma abordagem positiva e promoção do manejo efetivo de saúde são importantes no atendimento ao paciente. Ele deve começar a participar das atividades de manejo efetivo de saúde o mais rapidamente possível. O enfermeiro precisa avaliar a prontidão do paciente para a tomada de decisão e incentivá-lo a participar ativamente da realização dos cuidados. Reforço positivo deve ser dado quando o paciente faz um esforço para o manejo efetivo da saúde. O enfermeiro precisa ser um bom ouvinte e dar apoio à família, especialmente ao explicar o que são os tubos, os curativos e os drenos usados no pós-operatório.

Monitoramento e manejo de complicações potenciais

As potenciais complicações depois da laringectomia incluem dificuldade respiratória e hipoxia, hemorragia, infecção, ruptura da ferida, aspiração e estenose traqueostomal.

Dificuldade respiratória e hipoxia. O enfermeiro deve monitorar o paciente em busca de sinais e sintomas de desconforto respiratório e hipoxia, particularmente inquietação, irritação, agitação, confusão mental, taquipneia, uso de músculos acessórios e diminuição da saturação de oxigênio à oximetria de pulso (SpO_2). Qualquer alteração no estado respiratório requer intervenção imediata. A hipoxia pode causar inquietação e elevação na pressão arterial, seguidas por hipotensão e sonolência. A cianose é um sinal tardio de hipoxia. A obstrução precisa ser descartada imediatamente pela aspiração, e é solicitado ao paciente que tussa e respire profundamente. A hipoxia e a obstrução das vias respiratórias, se não tratadas imediatamente, são fatais.

Outras medidas de enfermagem incluem o reposicionamento do paciente para assegurar uma via respiratória permeável e administração de oxigênio conforme prescrito. O oxigênio é usado com precaução em pacientes com doença pulmonar obstrutiva crônica. O enfermeiro deve estar sempre preparado para realizar uma possível intubação e ventilação mecânica, ter competência quanto aos protocolos de emergência do hospital e ser hábil no uso dos equipamentos de emergência. O enfermeiro deve permanecer com o paciente em todos os momentos durante o desconforto respiratório e chamar a equipe de resposta rápida, se necessário.

Hemorragia. O sangramento dos drenos do local cirúrgico ou com a aspiração traqueal pode indicar hemorragia. O enfermeiro deve notificar o cirurgião imediatamente em caso de qualquer sangramento ativo, que pode ocorrer em vários locais, como o local da cirurgia, os drenos e a traqueia. A ruptura da artéria carótida é especialmente perigosa; caso ocorra, o enfermeiro deve aplicar pressão direta sobre a artéria, pedir ajuda e prestar apoio emocional ao paciente até que o vaso seja ligado. O enfermeiro precisa monitorar os sinais vitais em busca de alterações, principalmente aumento da pulsação, diminuição da pressão arterial e respiração rápida e profunda. A pele úmida, fria e pálida pode indicar sangramento ativo. Pode-se administrar soluções IV e componentes do sangue e implementar outras medidas para prevenir ou tratar o choque hemorrágico (ver discussão sobre tratamento do paciente com choque no Capítulo 11).

Infecção. O enfermeiro deve monitorar o paciente em busca de sinais de infecção pós-operatória, como aumento da temperatura e da frequência cardíaca, alteração no tipo de drenagem de feridas e aumento das áreas de hiperemia ou sensibilidade no local da cirurgia. Outros sinais incluem drenagem purulenta, odor e aumento da drenagem de feridas. O enfermeiro deve monitorar também a contagem de leucócitos; a elevação pode indicar o esforço do corpo para combater uma infecção. Em pacientes idosos, pode haver infecção sem aumento na contagem de leucócitos; portanto, o enfermeiro deve monitorar o paciente em busca de sinais mais sutis, como letargia, fraqueza e falta de apetite. A contagem de leucócitos está deprimida no paciente com função imunológica diminuída (p. ex., pacientes em quimio ou radioterapia); isso predispõe o paciente a uma infecção grave e sepse. Os fármacos antimicrobianos (antibióticos) devem ser administrados conforme programado. Realizam-se culturas de toda drenagem suspeita, e são instituídas precauções apropriadas para prevenção de infecção. Implementam-se estratégias para minimizar a exposição do paciente a microrganismos e sua disseminação a outras pessoas. O enfermeiro deve relatar qualquer alteração significativa no estado do paciente ao cirurgião.

Ruptura da ferida. A ruptura da ferida causada por infecções, má cicatrização, desenvolvimento de fístula, radioterapia ou crescimento tumoral pode levar a uma situação de emergência potencialmente fatal. A artéria carótida, que fica próxima ao estoma, pode romper-se pela erosão se a ferida não cicatrizar corretamente. O enfermeiro deve observar a área do estoma à procura de ruptura da ferida, hematoma ou hemorragia, bem como relatar a sua ocorrência ao cirurgião. Se ocorrer ruptura da ferida, o paciente deve ser monitorado cuidadosamente e identificado como de alto risco para hemorragia carotídea.

Aspiração. O paciente submetido a laringectomia corre risco de aspiração e pneumonia aspirativa por causa da tosse deprimida, dos efeitos sedativos dos fármacos anestésicos e analgésicos, da alteração nas vias respiratórias, da disfagia e da nutrição enteral. Em caso de náuseas, o enfermeiro deve administrar medicamentos antieméticos, conforme prescrito. O enfermeiro deve manter um aparelho de aspiração disponível no hospital e orientar a família a fazer o mesmo em casa, se necessário. Os pacientes que recebem nutrição enteral são posicionados com a cabeceira do leito elevada em 30° ou mais durante as alimentações e por 30 a 45 minutos depois da nutrição. Os pacientes que recebem alimentação oral são posicionados com a cabeceira do leito em posição vertical por 30 a 45 minutos depois das refeições. Para pacientes com tubo nasogástrico ou gastrostomia, a colocação do tubo e o volume gástrico residual devem ser verificados antes de cada alimentação. Volume residual alto (maior do que 50% da ingestão prévia) indica esvaziamento gástrico retardado, o que pode causar refluxo e aspiração (Papadakis et al., 2018). Os sinais ou sintomas de aspiração devem ser relatados ao médico imediatamente.

Estenose traqueostomal. A estenose traqueostomal consiste em estreitamento anormal da traqueia ou do estoma de traqueostomia. A infecção no local do estoma, a tração excessiva no tubo de traqueostomia pelo tubo conector e a pressão alta persistente no balonete (*cuff*) da traqueostomia são fatores de risco para estenose traqueostomal. A incidência da doença é muito variável e, com frequência, evitável. O enfermeiro deve examinar o estoma do paciente quanto a sinais e sintomas de infecção e relatar qualquer evidência ao médico imediatamente, além de prestar cuidados à traqueostomia rotineiramente. O enfermeiro deve avaliar o tubo conector (p. ex., tubo de ventilação) e fixá-lo para evitar a tração excessiva sobre a traqueostomia do paciente. Além disso, deve garantir que o balonete de traqueostomia esteja deflacionado (para pacientes com tubo com balonete), exceto por curtos períodos, como quando o paciente está comendo ou tomando medicamentos.

PROMOÇÃO DE CUIDADOS DOMICILIAR, COMUNITÁRIO E DE TRANSIÇÃO

Orientação do paciente sobre autocuidados. O enfermeiro tem um papel importante na recuperação e reabilitação do paciente submetido a laringectomia. Para facilitar a capacidade do paciente de realizar o autocuidado, as instruções para a alta começam assim que ele for capaz de participar. O cuidado de enfermagem e as orientações ao paciente no hospital, ambulatório e instituição de reabilitação ou de cuidados extensivos devem levar em consideração as muitas emoções, alterações físicas e mudanças de estilo de vida experimentadas pelo paciente. Ao prepará-lo para ir para casa, o enfermeiro deve avaliar a prontidão do paciente para aprender e seu nível de conhecimento sobre a realização do autocuidado. O enfermeiro também deve tranquilizar o paciente e os familiares de que a maior parte das estratégias de implementação do autocuidado pode ser dominada. O paciente precisa aprender uma variedade de técnicas de autocuidado, incluindo os cuidados com a traqueostomia, o estoma, as feridas e a higiene oral. O enfermeiro deve igualmente orientar o paciente sobre a necessidade de ingestão nutricional adequada, higiene segura e atividades recreativas.

Cuidados com a traqueostomia e o estoma. O enfermeiro deve fornecer instruções específicas para o paciente e seus familiares sobre o que esperar com a traqueostomia e seu manejo. O enfermeiro precisa explicar e demonstrar para o paciente e o cuidador como realizar a aspiração traqueal e as medidas de emergência, assim como os cuidados com a traqueostomia e o estoma. O enfermeiro deve ainda salientar a importância da umidificação em casa e explicar à família como obter e configurar um sistema de umidificação antes de o paciente retornar para casa.

Medidas de higiene e segurança. O enfermeiro deve explicar para o paciente e os familiares as precauções de segurança que são necessárias por causa das mudanças na estrutura e na função resultantes da cirurgia. São necessárias precauções especiais no chuveiro para evitar a entrada de água no estoma; pode-se usar um babador de plástico frouxo sobre a traqueostomia ou simplesmente colocar a mão sobre a abertura. A natação não é recomendada, pois a pessoa com laringectomia pode se afogar sem submergir o rosto. Cabeleireiros e esteticistas precisam ser alertados de que *sprays* de cabelo, fios de cabelo soltos e pós não devem se aproximar do estoma, porque podem bloquear ou irritar a traqueia e, eventualmente, causar infecção. Os tópicos sobre o autocuidado estão resumidos no Boxe 18.7.

O enfermeiro deve explicar ao paciente e ao cuidador sobre os sinais e sintomas de infecção e como identificar os indícios que justificam o contato com o médico depois da alta. A discussão sobre a limpeza e os comportamentos de controle de infecção é essencial. O enfermeiro deve explicar e demonstrar para o paciente e os familiares como realizar a higiene das mãos antes e depois de cuidar da traqueostomia, usar lenços para remover o muco e descartar corretamente curativos e equipamentos sujos. Se a cirurgia do paciente incluir esvaziamento cervical, o enfermeiro também deve explicar e demonstrar para o paciente como realizar exercícios para fortalecer os músculos do ombro e do pescoço. O encaminhamento para um fisioterapeuta pode ser útil.

A recreação e os exercícios são importantes para o bem-estar e para a qualidade de vida do paciente; todos os exercícios, exceto os muito extenuantes, podem ser realizados de modo seguro. Evitar exercícios extenuantes e fadiga é importante, porque o paciente tem mais dificuldade em falar quando está cansado, o que pode ser desanimador. Pontos adicionais de segurança a serem abordados incluem a necessidade de o paciente usar ou portar uma identificação médica, como um bracelete ou cartão, para alertar a equipe de saúde dos requisitos especiais de reanimação se esta necessidade surgir. Se for necessária reanimação, deve-se realizar a ventilação direta boca a estoma. Para emergência em casa, mensagens pré-gravadas para a polícia, os bombeiros ou outros serviços de salvamento podem ser mantidas perto do telefone ou programadas em *smartphones* e outros dispositivos eletrônicos para serem utilizadas com agilidade.

O enfermeiro deve explicar e demonstrar, bem como incentivar o paciente a realizar a higiene oral com frequência para evitar halitose e infecções. Se o paciente estiver em radioterapia, pode ser necessária saliva sintética, por causa da diminuição na produção de saliva; os pacientes em radioterapia frequentemente se queixam de xerostomia (boca seca), modificação do paladar, inapetência e lesões na cavidade oral (Cullen, Baumler, Farrington et al., 2018) (Boxe 18.8). O enfermeiro deve orientar o paciente a beber água ou líquidos sem açúcar ao longo do dia e utilizar um umidificador em casa. Escovar os dentes ou próteses dentárias e enxaguar a boca várias vezes ao dia ajuda a manter uma boa higiene oral.

Cuidados contínuos e de transição. O encaminhamento para cuidado domiciliar, comunitário ou de transição é um

Boxe 18.7 — LISTA DE VERIFICAÇÃO DO CUIDADO DOMICILIAR
Paciente com laringectomia

Ao concluírem as orientações, o paciente e/ou o cuidador devem ser capazes de:

- Nomear o procedimento que foi realizado e identificar quaisquer mudanças permanentes na estrutura ou na função anatômica, bem como as alterações nas atividades da vida diária (independentes ou não), na comunicação, nos papéis, nos relacionamentos e na espiritualidade
- Indicar o nome, a dose, os efeitos colaterais, a frequência e o horário de uso de todos os medicamentos
- Identificar as intervenções e estratégias (p. ex., equipamento médico durável, oxigênio, nebulizador, umidificador) usadas na adaptação às alterações permanentes na estrutura ou função
- Descrever o esquema terapêutico pós-operatório continuado, inclusive cuidados com o estoma, a dieta e as atividades físicas a serem realizadas (p. ex., exercícios do ombro e do pescoço, se foi realizada dissecção de linfonodos), limitadas ou evitadas (p. ex., natação e esportes de contato)
  - Demonstrar os cuidados com a traqueostomia e aspiração traqueal para a limpeza das vias respiratórias e retirar secreções
  - Explicar a justificativa para manter a umidificação adequada com umidificador ou nebulizador
  - Demonstrar como limpar a pele ao redor do estoma e como usar pomadas e pinças para remover as incrustações
  - Explicar a justificativa para usar um pano de proteção frouxo no estoma e para cobrir o estoma durante o banho ou ducha
  - Discutir a necessidade de evitar *sprays*, pós, partículas e ar frio (condicionador de ar e ambiental) para evitar a irritação das vias respiratórias
- Demonstrar a técnica segura para a troca do tubo de laringectomia/traqueostomia
- Identificar as necessidades hídricas e calóricas
- Descrever o cuidado oral e discutir sua importância
- Identificar e explicar o que fazer com os sinais e sintomas de infecção da ferida
- Descrever as medidas de segurança ou de emergência a serem implementadas em caso de dificuldade respiratória ou sangramento
- Explicar a justificativa para o uso ou o porte de identificação médica especial e formas de obter ajuda em caso de emergência
- Demonstrar métodos de comunicação alternativos
- Relatar como contatar o médico em caso de perguntas ou relatar complicações
- Declarar data e hora das consultas de acompanhamento
- Tomar a vacina contra a gripe anualmente e discutir a vacinação contra a pneumonia com o médico
- Relacionar os recursos da comunidade, grupos de apoio e encaminhamentos (se houver)
- Identificar a necessidade de promoção da saúde (p. ex., redução do peso corporal, cessação do tabagismo, controle do estresse), prevenção de doenças e atividades de triagem.

---

aspecto importante dos cuidados pós-operatórios para o paciente submetido a laringectomia, pois o ajuda e a seus familiares na alta para casa. O enfermeiro deve avaliar o estado geral de saúde do paciente e a capacidade do paciente e da família para cuidar do estoma e da traqueostomia. As incisões cirúrgicas, o estado nutricional e respiratório e a adequação do manejo da dor também são avaliados. O enfermeiro precisa avaliar se há sinais e sintomas de complicações e se o paciente e familiares sabem quais sinais e sintomas devem ser relatados ao médico. Durante a visita domiciliar, o enfermeiro precisa identificar e abordar outras necessidades de aprendizagem e preocupações do paciente e da família, como a adaptação física ao estilo de vida e as alterações funcionais, bem como o progresso do paciente com a aprendizagem e a utilização de novas estratégias de comunicação. O enfermeiro deve ainda avaliar o estado psicológico do paciente, reforçar instruções anteriores e fornecer confiança, assim como apoio ao paciente e familiares cuidadores, conforme necessário.

A pessoa submetida a laringectomia deve realizar exames físicos regulares e procurar aconselhamento sobre quaisquer problemas relacionados com a recuperação e a reabilitação. O enfermeiro deve lembrar o paciente de participar de atividades de promoção e rastreamento da saúde, assim como ressaltar a importância de manter consultas agendadas com o médico, o fonoaudiólogo e outros profissionais de saúde.

Reavaliação

Entre os resultados esperados do paciente estão:

1. Demonstrar um nível adequado de conhecimento, verbalizar compreensão do procedimento cirúrgico e realizar o autocuidado de modo adequado.
2. Demonstrar menos ansiedade.
   a. Expressar sentimento de esperança.
   b. Estar consciente das organizações e instituições comunitárias disponíveis que fornecem grupos de orientações e de apoio.
   c. Participar de grupos de apoio para pessoas submetidas a laringectomia.
3. Manter as vias respiratórias desobstruídas e lidar com suas próprias secreções; também demonstrar técnica prática, segura e correta para limpeza e troca do tubo de traqueostomia ou laringectomia.
4. Adquirir técnicas de comunicação eficaz.
   a. Usar dispositivos e estratégias de assistência à comunicação: quadro mágico, campainha de chamada, cartazes com imagens, linguagem de sinais, comunicação por escrito, dispositivos eletrônicos portáteis, *smartphones*.
   b. Seguir as recomendações do fonoaudiólogo.
   c. Demonstrar capacidade de se comunicar com a nova estratégia de comunicação.
   d. Relatar dispor de mensagens pré-gravadas para pedir ajuda emergencial por telefone.
5. Manter alimentação adequada e ingestão apropriada de líquidos.
6. Apresentar melhora da imagem corporal, da autoestima e do autoconceito.
   a. Expressar sentimentos e preocupações.
   b. Manejo efetivo da saúde
   c. Aceitar informações sobre grupo de apoio.
7. Participar em programas de reabilitação e de atendimento domiciliar.
   a. Realizar o tratamento recomendado pelo fonoaudiólogo.
   b. Demonstrar métodos adequados para cuidar do estoma e do tubo de laringectomia ou traqueostomia (se houver).

Boxe 18.8 — PERFIL DE PESQUISA DE ENFERMAGEM
Mitigação dos efeitos da radioterapia sobre a mucosa oral de pacientes com câncer de cabeça e pescoço

Cullen, L., Baumler, S., Farrington, M. et al. (2018). Oral care for head and neck cancer symptom management. *American Journal of Nursing, 118*(1), 24-34.

Finalidade

Pacientes com diagnóstico de câncer de laringe e orofaringe (câncer de cabeça e pescoço) são, com frequência, submetidos a radioterapia em esquema ambulatorial. Esses pacientes com frequência desenvolvem mucosite, que causa sintomas como dor, dificuldade de deglutição, xerostomia (boca seca), modificação do paladar, inapetência e lesões na cavidade oral. Uma intervenção baseada em evidências em um centro de oncologia no meio-oeste dos EUA foi elaborada para reduzir a gravidade da mucosite oral em adultos submetidos a radioterapia em virtude de câncer de cabeça e pescoço.

Metodologia

Os participantes do estudo incluíram adultos com câncer de cabeça e pescoço submetidos a radioterapia em esquema ambulatorial, associada ou não a quimioterapia concomitante. Vinte participantes foram recrutados para o grupo de cuidados habituais e receberam cuidados orais significativos antes das sessões de radioterapia, incluindo a consulta de um dentista especializado em oncologia para avaliação odontológica, aplicação de flúor, fornecimento de material para uso oral e, se necessário, extração de dentes. A radioterapia prosseguiu, então, por 6 a 8 semanas como o programado. Esses participantes formaram os controles para o grupo submetido a intervenção.

Os 85 participantes que foram então recrutados para o grupo de intervenção receberam os mesmos cuidados mais orientação direcionada, um *kit* de cuidados orais e informações sobre seu uso. A orientação direcionada incluía uma brochura do U.S. Department of Health and Human Services, *Head and Neck Radiation Treatment and Your Mouth*, e um encarte elaborado pela equipe de atendimento. A participação dos profissionais de enfermagem foi crucial durante o estudo na orientação sobre a intervenção.

Tanto os profissionais de saúde como os pacientes foram avaliados a intervalos regulares. Também foram avaliados o conhecimento de cuidados orais e o uso correto dos produtos para esse fim, as percepções e as atitudes sobre esses cuidados e os comportamentos e as práticas relacionadas com a documentação da orientação e da saúde oral dos pacientes pelos profissionais de saúde (ou seja, enfermeiros, médicos e radioterapeutas). Os comentários dos participantes foram obtidos antes da radioterapia, durante a 4ª e a 5ª semana de tratamento e 1 mês após o tratamento. Os questionários dos participantes incluíam seções de avaliação das práticas de cuidados orais (a frequência e os produtos empregados), das percepções sobre os cuidados orais (sentimento de estar bem preparado e utilidade dos produtos) e sintomas de mucosite oral.

Achados

O percentual de profissionais de saúde com respostas corretas nos itens de avaliação de conhecimento aumentou de 71% antes da implementação para 80% após a implementação. Os escores médios dos profissionais de saúde em questões sobre suas percepções foram mais altos após a implementação do que antes desta.

Os comentários dos pacientes durante a 4ª e a 5ª semana de radioterapia demonstraram melhora dos comportamentos de higiene oral. Mais pacientes no grupo de intervenção relataram escovar os dentes pelo menos diariamente, usando creme dental Biotene®, fazendo bochechos com colutório oral pelo menos 2 vezes/dia e usando bálsamo labial de lanolina, em comparação ao grupo de cuidados habituais. Os pacientes no grupo de intervenção mostraram maior adesão à orientação direcionada e à intervenção com o *kit* de cuidados orais, o que resultou em redução dos sintomas na 4ª e na 5ª semana de radioterapia, quando os sintomas costumam atingir seu máximo de intensidade. O grupo da intervenção relatou menor intensidade do que os pacientes do grupo de cuidados habituais em relação aos seguintes sintomas: dolorimento na boca e na garganta e dificuldade de deglutição e para falar. Além disso, o grupo da intervenção relatou menor dificuldade com xerostomia 1 mês após o término das sessões de radioterapia.

Implicações para a enfermagem

Mucosite é uma complicação comum e angustiante da radioterapia de pacientes com câncer de cabeça e pescoço. Os profissionais de enfermagem são elementos cruciais da equipe de tratamento, pois desempenham vários papéis no atendimento desses pacientes, desde avaliação dos sintomas até a orientação dos pacientes sobre como reduzir esses sintomas. Os achados desse estudo mostram que a distribuição de *kits* padronizados de cuidados orais e material educacional pode ser uma maneira efetiva de atender às necessidades dos pacientes e reduzir a gravidade da mucosite oral em adultos submetidos a radioterapia em razão de câncer de cabeça e pescoço. O sucesso do projeto realça o papel crucial dos profissionais de enfermagem no manejo de sintomas de câncer antes do início da radioterapia, durante o tratamento e nos meses subsequentes.

---

    c. Verbalizar entendimento dos sinais e sintomas que exigem atenção médica.
    d. Citar as medidas de segurança a serem tomadas em caso de emergência.
    e. Realizar a higiene oral, conforme prescrito.
8. Ausência de complicações.
    a. Demonstrar vias respiratórias desobstruídas.
    b. Não apresentar sangramento do sítio cirúrgico e ter sangramento mínimo dos drenos; apresentar sinais vitais (pressão arterial, temperatura, frequência cardíaca, frequência respiratória) normais.
    c. Não apresentar rubor, dor à palpação ou drenagem purulenta do local cirúrgico.
    d. Não apresentar ruptura da ferida.
    e. Apresentar sons respiratórios sem ruídos adventícios; nível de saturação de oxigênio dentro da faixa aceitável; radiografia de tórax sem alterações.
    f. Não ter indicações de infecção, estenose ou obstrução do estoma traqueal.

EXERCÍCIOS DE PENSAMENTO CRÍTICO

1 **qp** Uma estudante universitária de 19 anos procura o ambulatório onde você trabalha com queixa de congestão nasal, cefaleia intensa, secreção esverdeada quando assoa o nariz e "dolorimento nos dentes". Ela relata febre de 38,2°C nas últimas 48 horas. Que perguntas adicionais você faz sobre seus sintomas? Qual é o foco prioritário do seu exame físico? Que exames complementares e tratamentos você pode prever que serão realizados?

2 `pbe` Você está em um chá de panela quando a avó da noiva apresenta sangramento nasal. Você descobre que ela está sendo medicada com pembrolizumabe IV por causa de câncer de pulmão em fase avançada e sua última sessão ocorreu há 5 dias. Qual é o foco prioritário da sua avaliação de enfermagem? Que tipos de intervenção são indicadas para epistaxe? Tendo em vista o esquema de imunoterapia dessa paciente, que outras preocupações você teria? Levar essa paciente para uma unidade de pronto-atendimento seria uma opção? Por quê? Qual é a força das evidências que poderiam orientar suas recomendações para o acompanhamento dessa mulher mais velha?

3 `cpa` Você trabalha em uma clínica da família e está atendendo um homem de 58 anos que se queixa de perda ponderal, dificuldade para engolir, dor de garganta e rouquidão há 30 dias. Ele está preocupado com a possibilidade de ter um câncer. Quais fatores de risco você rastrearia nesse paciente? Que tipo de encaminhamento seria feito? Quem precisaria participar no atendimento?

REFERÊNCIAS BIBLIOGRÁFICAS

*Pesquisa em enfermagem.

Livros

Bickley, L. S., & Szilagyi, P. G. (2017). *Bates' guide to physical examination and history taking* (12th ed.). Philadelphia, PA: Lippincott Williams & Wilkins.

Comerford, K. C., & Durkin, M. T. (Eds.). (2020). *Nursing2020 drug handbook*. Philadelphia, PA: Wolters Kluwer.

De Vita, V., Hellman, S., & Rosenberg, S. (Eds.). (2018). *Cancer: Principles and practice of oncology* (11th ed.). Philadelphia, PA: Lippincott Williams & Wilkins.

Eliopoulos, C. (2018). *Gerontological nursing* (9th ed.). Philadelphia, PA: Wolters Kluwer.

Papadakis, M., McPhee, S. J., & Rabow, M. (2018). *Current medical diagnosis and treatment* (57th ed.). New York: McGraw-Hill.

Pokorski, M. (2015). *Pulmonary infection*. New York: Springer Publishing Company.

Reardon, R. F., Mason, P. E., & Clinton, J. E. (2017). Basic airway management and decision-making. In J. D. Roberts (Ed.). *Roberts & Hedges' clinical procedures in emergency medicine* (7th ed.). Philadelphia, PA: Elsevier Saunders.

Weinberger, S., Cockrill, B., & Mandel, J. (2019). *Principles of pulmonary medicine* (7th ed.). Philadelphia, PA: Elsevier.

Periódicos e documentos eletrônicos

Acerra, J. (2018). Pharyngitis. Retrieved on 6/2/2019 at: www.emedicine.medscape.com/article/764304-overview

Adil, E. (2018). Total laryngectomy. Retrieved on 5/27/2019 at: www.emedicine.medscape.com/article/2051731-overview

American Academy of Otolaryngology–Head and Neck Surgery Foundation. (2018). Sinusitis. Retrieved on 5/27/2019 at: www.enthealth.org/conditions/sinusitis

American Cancer Society (ACS). (2017). What are the risk factors for laryngeal and hypopharyngeal cancers? Retrieved on 5/27/2019 at: www.cancer.org/Cancer/LaryngealandHypopharyngealCancer

American Sleep Apnea Association. (2019). Obstructive sleep apnea. Retrieved on 5/27/2019 at: www.sleepapnea.org/learn/sleep-apnea/obstructive-sleep-apnea.html

Aring, A., & Chan, M. (2016). Current concepts in adult acute rhinosinusitis. *American Family Physician*, 94(2), 97–105.

Ayoade, F. (2018). Herpes simplex. Retrieved on 5/27/2019 at: www.emedicine.medscape.com/article/218580-overview

Becker, D. (2018). Nasal and septal fractures. Retrieved on 5/27/2019 at: www.emedicine.medscape.com/article/878595-overview

Brook, I. (2018a). Acute sinusitis. Retrieved on 8/2/2019 at: www.emedicine.medscape.com/article/232670-overview

Brook, I. (2018b). Chronic sinusitis. Retrieved on 5/27/2019 at: www.emedicine.medscape.com/article/232791-overview

Buensalido, J. (2019a). Bacterial pharyngitis. Retrieved on 8/14/2019 at: www.emedicine.medscape.com/article/225243-overview#showall

Buensalido, J. (2019b). Rhinovirus (RV) infection (common cold). Retrieved on 8/4/2019 at: www.emedicine.medscape.com/article/227820-overview#a1

Burton, M. J., Glasziou, P. P., Chong, L. Y., et al. (2014). Tonsillectomy or adenotonsillectomy versus non-surgical treatment for chronic/recurrent acute tonsillitis (review). *The Cochrane Library*, 2014(11), 1–85.

Busaba, N., & Doron, S. (2018). Tonsillectomy in adults: Indications. Retrieved on 6/2/2019 at: www.uptodate.com/contents/tonsillectomy-in-adults-indications#!

Centers for Disease Control and Prevention (CDC). (2017). Antibiotic prescribing and use in doctor's offices. Adult treatment recommendations. Retrieved on 6/2/2019 at: www.cdc.gov/antibiotic-use/community/for-hcp/outpatient-hcp/adult-treatment-rec.html

Centers for Disease Control and Prevention (CDC). (2019). Common colds: Protect yourself and others. Retrieved on 5/27/2019 at: www.cdc.gov/Features/Rhinoviruses/index.html

Chow, A., & Doron, S. (2018). Evaluation of acute pharyngitis in adults. Retrieved on 6/2/2019 at: www.uptodate.com/contents/evaluation-of-acute-pharyngitis-in-adults

*Cullen, L., Baumler, S., Farrington, M., et al. (2018). Oral care for head and neck cancer symptom management. *American Journal of Nursing*, 118(1), 24–34.

Drake, A. F., & Carr, M. M. (2017). Tonsillectomy. Retrieved on 5/27/2019 at: www.reference.medscape.com/article/872119-overview

Flores, J. (2018). Peritonsillar abscess in emergency medicine. Retrieved on 5/27/2019 at: www.emedicine.medscape.com/article/764188-overview

Gosselin, B. (2018). Peritonsillar abscess. Retrieved on 6/2/2019 at: www.emedicine.medscape.com/article/194863-overview

Hamilos, D. (2018). Chronic rhinosinusitis: Clinical manifestations, pathophysiology, and diagnosis. Retrieved on 8/2/2019 at: www.uptodate.com/contents/chronic-rhinosinusitis-management

Hauk, L. (2018). Treatment of seasonal allergic rhinitis: A guideline from the AAAI/ACAAI Joint Task Force on Practice Parameters. *American Family Physician*, 97(11), 756–757.

Joshi, A. (2018). Oral appliances in snoring and obstructive sleep apnea. Retrieved on 6/9/2019 at: www.emedicine.medscape.com/article/869831-overview

Lehmann, A. E., Scangas, G. A., Sethi, R. K., et al. (2018). Impact of age on sinus surgery outcomes. *The Laryngoscope*, 128, 2681–2687.

Meneghetti, A. (2018). Upper respiratory tract infection. Retrieved on 6/2/2019 at: www.emedicine.medscape.com/article/302460-overview

Morgan, C. (2017). Surgical approach to snoring and sleep apnea. Retrieved on 5/27/2019 at: www.emedicine.medscape.com/article/868770-overview

Mousa, H. (2017). Prevention and treatment of influenza, influenza-like illness, and common cold by herbal, complementary, and natural therapies. *Journal of Evidence-Based Complementary and Alternative Medicine*, 22(1), 166–174.

National Cancer Institute (NCI). (2019). Laryngeal cancer treatment (PDQR). Retrieved on 5/27/2019 at: www.cancer.gov/types/head-and-neck/hp/adult/laryngeal-treatment-pdq

National Institute for Occupational Safety and Health. (2018). Pandemic planning: Recommended guidance for extended use and limited reuse of N95 filtering facepiece respirators in healthcare settings. Retrieved on 8/14/2019 at: www.cdc.gov/niosh/topics/hcwcontrols/recommendedguidanceextuse.html

Nguyen, Q. A. (2018). Epistaxis. Retrieved on 5/27/2019 at: www.emedicine.medscape.com/article/863220-overview

Patel, A. (2016). Functional endoscopic sinus surgery. Retrieved on 5/27/2019 at: www.emedicine.medscape.com/article/863420-overview

Patel, B. (2017). Aeroallergens. Retrieved on 5/27/2019 at: www.emedicine.medscape.com/article/137911-overview

Patel, Z., & Hwang, P. (2019). Uncomplicated acute sinusitis and rhinosinusitis in adults: Treatment. Retrieved on 8/2/2019 at: www.uptodate.com/contents/uncomplicated-acute-sinusitis-and-rhinosinusitis-in-adults-treatment

Patil, S., Ayappa, I., Caples, S., et al. (2019). Treatment of adult obstructive sleep apnea with positive airway pressure: An American Academy of Sleep Medicine clinical practice guideline. *Journal of Clinical Sleep Medicine, 15*(2), 335–343.

Peters, A. (2015). Rhinosinusitis: Synopsis. Retrieved on 6/2/2019 at: www.worldallergy.org/professional/allergic_diseases_center/rhinosinusitis/sinusitissynopsis.php

Petri, N., Christensen, J., Svanholt, P., et al. (2019). Mandibular advancement device therapy for obstructive sleep apnea: A prospective study on predictors of treatment success. *Sleep Medicine, 54,* 187–194.

Ramadan, H. (2018). Fungal sinusitis. Retrieved on 6/2/2019 at: www.emedicine.medscape.com/article/863062-overview

Rosenfeld, R. M., Andes, D., Bhattacharyya, M., et al. (2015). Clinical practice guideline update: Adult sinusitis executive summary. *Otolaryngology Head & Neck Surgery, 152*(4), 598–609.

Sedaghat, A. (2017). Chronic rhinosinusitis. *American Family Physician, 96*(8), 500–506.

Shah, U. K. (2018). Tonsillitis and peritonsillar abscess. Retrieved on 5/27/2019 at: www.emedicine.medscape.com/article/871977-overview

*Showalter, L., & O'Keefe, C. (2019). Implementation of an obstructive sleep apnea screening tool with hypertensive patients in the primary care clinic. *Journal of the American Association of Nurse Practitioners, 31*(3), 184–188.

Stead, W. (2017). Patient education: Sore throat in adults (beyond the basics). Retrieved on 6/2/2019 at: www.uptodate.com/contents/sore-throat-in-adults-beyond-the-basics

Suslu, N. (2016). Early oral feeding after total laryngectomy: Outcome of 602 patients in one cancer center. *Auris, Nasus Larynx, 43*(5), 546–550.

Tajudeen, B., & Kennedy, D. (2017). Thirty years of endoscopic sinus surgery: What have we learned? *World Journal of Otorhinolaryngology – Head and Neck Surgery, 3*(2), 115–121.

Tewfik, T. (2018). Medical treatment for acute sinusitis. Retrieved on 5/27/2019 at: www.emedicine.medscape.com/article/861646-overview

Uyeki, T., Bernstein, H., Bradley, J., et al. (2018). Clinical practice guidelines by the Infectious Diseases Society of America: 2018 update on diagnosis, treatment, chemoprophylaxis, and institutional outbreak management of seasonal influenza. *Clinical Infectious Diseases, 68*(10), e1–e47.

Valdes, C. J., & Tewfik, M. A. (2018). Rhinosinusitis and allergies in elderly patients. *Clinics in Geriatric Medicine, 34*(2), 217–231.

Viscuso, D., & Arena, O. (2016). Efficacy of mandibular advancement devices in the treatment of mild to moderate obstructive sleep apnea and the usefulness of sleep endoscopy. *Italian Journal of Dental Medicine, 1*(1–2016), 19–22.

Wickramasinghe, H. (2019). Obstructive sleep apnea. Retrieved on 5/27/2019 at: www.emedicine.medscape.com/article/295807-overview

Recursos

American Academy of Allergy, Asthma & Immunology (AAAAI), www.aaaai.org
American Academy of Family Physicians, www.aafp.org/home.html
American Academy of Otolaryngology–Head and Neck Surgery, www.entnet.org
American Cancer Society (ACS), www.cancer.org
American Sleep Apnea Association (ASAA), www.sleepapnea.org
International Association of Laryngectomees (IAL), www.theial.com
National Cancer Institute (NCI), www.cancer.gov
National Comprehensive Cancer Network (NCCN), www.nccn.org
National Institute of Allergy and Infectious Diseases (NIAID), www.niaid.nih.gov
National Sleep Foundation, www.sleepfoundation.org
WebWhispers, www.webwhispers.org

19 Manejo de Pacientes com Distúrbios do Tórax e das Vias Respiratórias Inferiores

DESFECHOS DO APRENDIZADO

Após ler este capítulo, você será capaz de:

1. Identificar pacientes em risco de atelectasia e as intervenções de enfermagem relacionadas a sua prevenção e manejo.
2. Comparar as várias infecções pulmonares no que diz respeito a suas causas, manifestações clínicas, manejo de enfermagem, complicações e prevenção.
3. Identificar os cuidados de enfermagem ao paciente com tubo endotraqueal, ventilação mecânica ou traqueostomia.
4. Relacionar o manejo terapêutico da síndrome de angústia respiratória aguda com sua fisiopatologia subjacente.
5. Descrever as medidas preventivas adequadas para controlar e eliminar a doença pulmonar ocupacional.
6. Discutir os modos de tratamento e o manejo de enfermagem para pacientes com câncer de pulmão.
7. Usar o processo de enfermagem como referencial para o cuidado do paciente com pneumonia, recebendo ventilação mecânica ou submetido a uma toracotomia.
8. Descrever as complicações do traumatismo torácico e suas manifestações clínicas e manejo de enfermagem.
9. Explicar os princípios da drenagem de tórax e as responsabilidades de enfermagem relacionadas com o cuidado do paciente que utiliza um sistema de drenagem de tórax.

CONCEITOS DE ENFERMAGEM

Infecção   Oxigenação

GLOSSÁRIO

aspiração: inalação do conteúdo da orofaringe ou gástrico para as vias respiratórias inferiores

atelectasia: colapso ou ausência de ar nos alvéolos causada pela hipoventilação, obstrução das vias respiratórias ou compressão

atrito pleural: rangido ou chiado localizado, causado pelo atrito entre as pleuras visceral e parietal inflamadas

cianose central: coloração azulada da pele ou mucosas decorrente do transporte de quantidades reduzidas de oxigênio feito pela hemoglobina

consolidação: tecido pulmonar que se tornou mais sólido em decorrência do colapso dos alvéolos ou de processos infecciosos (pneumonia)

cor pulmonale: "acometimento do coração por influência dos pulmões"; alteração das dimensões do ventrículo direito por hipertrofia ou dilatação ou como resposta secundária a doenças que afetam os pulmões

derrame pleural: acúmulo anormal de líquido no espaço pleural, também chamado de efusão pleural

desmame respiratório: processo de retirada ou remoção gradual e sistemática do respirador, tubo respiratório e oxigênio

doença pulmonar restritiva: doença pulmonar que causa diminuição dos volumes pulmonares

empiema: acúmulo de material purulento no espaço pleural

espaço pleural: área entre as pleuras parietal e visceral; um espaço potencial

espirometria de incentivo: método de respiração profunda que fornece *feedback* visual para ajudar o paciente a inspirar profunda e lentamente, bem como alcançar a insuflação máxima do pulmão

fração inspirada de oxigênio (FI_{O_2}): concentração de oxigênio administrado (p. ex., 1 = oxigênio a 100%)

hemoptise: tosse com sangue proveniente das vias respiratórias inferiores

hemotórax: colapso parcial ou total do pulmão em decorrência do acúmulo de sangue na cavidade pleural; pode ocorrer depois de cirurgia ou traumatismo

hipoxemia: diminuição da tensão de oxigênio no sangue arterial

hipoxia: diminuição do aporte de oxigênio para os tecidos e as células

induração: lesão ou reação anormalmente rígida, como em um teste tuberculínico (PPD, do inglês *purified protein derivative*) positivo

intubação endotraqueal: introdução de um tubo respiratório (tipo de via respiratória artificial) pelo nariz ou pela boca até a traqueia

lesão pulmonar aguda: termo genérico para insuficiência respiratória hipoxêmica; equivalente a uma forma leve de síndrome de angústia respiratória aguda (SARA) ou síndrome de desconforto respiratório agudo (SDRA)

ortopneia: dispneia quando em posição reclinada ou de decúbito dorsal

pneumotórax: colapso parcial ou completo do pulmão em decorrência da pressão positiva no espaço pleural

pneumotórax hipertensivo: pneumotórax caracterizado pelo aumento da pressão positiva no espaço pleural a cada respiração; é uma situação de emergência, e a pressão positiva deve ser descomprimida ou liberada imediatamente

pressão expiratória final positiva (PEEP, do inglês *positive end-expiratory pressure***):** pressão positiva no fim da expiração mantida pelo respirador (em vez da pressão zero normal) para aumentar a capacidade funcional residual e abrir alvéolos colabados; melhora a oxigenação com menor fração inspirada de oxigênio

pressão positiva contínua nas vias respiratórias (CPAP, do inglês *continuous positive airway pressure***):** pressão positiva aplicada durante todo o ciclo respiratório a um paciente respirando espontaneamente, para promover a estabilidade alveolar e das vias respiratórias e aumentar a capacidade residual funcional; pode ser administrada por meio de tubo endotraqueal ou de traqueostomia ou por máscara

pressão positiva nas vias respiratórias em dois níveis (BIPAP, do inglês *bilevel positive airway pressure***):** modo não invasivo de respiração espontânea com ventilação mecânica por meio de uma máscara que permite o controle independente das pressões inspiratória e expiratória

purulento: que consistem, contém ou libera pus

respirador mecânico: dispositivo que administra pressão negativa ou positiva para promover a ventilação e a oxigenação

síndrome de angústia respiratória aguda (SARA) ou síndrome de desconforto respiratório agudo (SDRA): resposta pulmonar inespecífica a vários tipos de agravos pulmonares e não pulmonares contra os pulmões; é caracterizada por infiltrados intersticiais, hemorragia alveolar, atelectasia, hipoxemia refratária e, com exceção de alguns pacientes com covid-19 e SARA/SDRA, redução da complacência

sistema de drenagem de tórax: uso de um dreno de tórax e de um sistema de drenagem fechado para reexpandir o pulmão e remover o excesso de ar, líquido ou sangue

toracocentese: inserção de uma agulha ou cateter na cavidade pleural para remover o líquido acumulado e diminuir a pressão sobre o tecido pulmonar; pode também ser realizada para identificar potenciais causas de derrame pleural

toracotomia: abertura cirúrgica na cavidade torácica

transbrônquico: através da parede brônquica, como em uma biopsia pulmonar transbrônquica

traqueostomia: abertura cirúrgica na traqueia

tubo de traqueostomia: tubo inserido diretamente na traqueia para auxiliar na ventilação

ventilação assistida proporcional (VAP): modalidade de ventilação mecânica que fornece suporte ventilatório parcial proporcional ao esforço inspiratório do paciente; diminui o trabalho respiratório

ventilação com liberação de pressão nas vias respiratórias (VLPVA): modo de ventilação mecânica que possibilita a respiração espontânea irrestrita durante todo o ciclo respiratório; na inspiração, o paciente recebe um nível predefinido de pressão positiva contínua, e a pressão é periodicamente liberada para ajudar ana expiração

ventilação com suporte pressórico (VSP): modalidade de ventilação mecânica em que uma pressão positiva predeterminada é fornecida com a respiração espontânea para diminuir o trabalho respiratório

ventilação mandatória contínua (volume ou pressão) (VMC): modalidade de ventilação mecânica em que o padrão respiratório do paciente pode acionar o respirador para fornecer um volume corrente predefinido ou definir a pressão; também chamada de ventilação assisto-controlada (A/C); na ausência de respiração espontânea, o aparelho fornece uma respiração controlada a uma frequência e volume corrente mínimos predefinidos ou define a pressão

ventilação mandatória intermitente (volume ou pressão) (VMI): modalidade de ventilação mecânica que proporciona uma combinação de respirações assistidas mecanicamente a um volume ou pressão e frequência predefinidos e respirações espontâneas

ventilação mandatória intermitente sincronizada (VMIS): modalidade de ventilação mecânica em que o respirador possibilita que o paciente respire espontaneamente, fornecendo um número predefinido de respirações para garantir a ventilação adequada; as respirações fornecidas pelo respirador são sincronizadas com os esforços respiratórios espontâneos

ventilação-perfusão (V̇/Q̇): taxa entre a ventilação e a perfusão no pulmão; a compatibilidade entre a ventilação e a perfusão otimiza as trocas gasosas

volume corrente: volume de ar inspirado e expirado em cada respiração

---

Os distúrbios que afetam o tórax e as vias respiratórias inferiores variam de condições agudas a crônicas. Muitas dessas doenças são graves e frequentemente fatais. Os pacientes com distúrbios do tórax e das vias respiratórias inferiores precisam de cuidados de enfermeiros perspicazes quanto à avaliação e com habilidades no manejo clínico, bem como na implementação da prática baseada em evidência. Esses profissionais também devem compreender o impacto da doença específica sobre a qualidade de vida e a capacidade do paciente de realizar as atividades de vida diária. As orientações ao paciente e familiares são uma intervenção de enfermagem importante para o manejo de todos os distúrbios do tórax e das vias respiratórias inferiores.

DISTÚRBIOS PULMONARES INFLAMATÓRIOS E INFECCIOSOS

Distúrbios pulmonares inflamatórios incluem condições relativamente comuns, como atelectasia, e incomuns, como aspiração e sarcoidose. Distúrbios pulmonares infecciosos são responsáveis por taxas elevadas de morbidade e mortalidade e incluem doenças como pneumonia e tuberculose (TB), assim como abscessos pulmonares.

ATELECTASIA

A **atelectasia** refere-se ao fechamento ou colapso dos alvéolos e, muitas vezes, é descrita em relação aos achados radiográficos de tórax e sinais e sintomas clínicos. É uma das anormalidades mais comumente encontradas na radiografia de tórax (Stark, 2019). A atelectasia pode ser aguda ou crônica e abranger uma ampla gama de alterações fisiopatológicas, de microatelectasias (que não são detectáveis na radiografia de tórax) a macroatelectasias com perda de segmentos ou lobos pulmonares, ou de todo o volume pulmonar. A atelectasia mais comumente descrita é a atelectasia aguda, que ocorre mais frequentemente no período pós-operatório, em geral após procedimentos torácicos e abdominais superiores, ou em pessoas que estejam imobilizadas e tenham um padrão com respirações monótonas e superficiais (Conde & Adams, 2018; Smetana, 2018). O excesso de secreções ou tampões de muco também pode causar obstrução do fluxo de ar e provocar atelectasia em uma área do pulmão. A atelectasia também é observada em pacientes com obstrução crônica das vias respiratórias, que impede ou bloqueia o fluxo de ar para uma área do pulmão (p. ex., atelectasia obstrutiva no paciente com câncer de pulmão que está invadindo ou comprimindo as vias respiratórias). Esse tipo de atelectasia é de início mais insidioso e mais lento (Conde & Adams, 2018; Stark, 2019).

Fisiopatologia

A atelectasia pode ser descrita como obstrutiva ou não obstrutiva. A atelectasia não obstrutiva ocorre em adultos como resultado de redução da ventilação; já a atelectasia obstrutiva resulta de qualquer obstrução que reduza a passagem de ar pelos alvéolos, com consequente redução da ventilação alveolar (Stark, 2019). A atelectasia obstrutiva é o tipo mais comum e resulta da reabsorção de gás: o ar alveolar aprisionado é absorvido pela corrente sanguínea, e nenhum ar adicional pode entrar nos alvéolos por causa do bloqueio. Como resultado, a parte afetada do pulmão fica sem ar, e os alvéolos colapsam. As causas de atelectasia incluem corpo estranho, tumor em uma via respiratória, padrões respiratórios alterados, secreções retidas, dor, alterações na função das vias respiratórias de pequeno calibre, posicionamento em decúbito dorsal por tempo prolongado, aumento da pressão abdominal, redução dos volumes pulmonares por causa de distúrbios musculoesqueléticos ou neurológicos, defeitos restritivos e procedimentos cirúrgicos específicos (p. ex., cirurgia em quadrante superior do abdome, torácica ou de coração aberto) (Conde & Adams, 2018).

Os pacientes correm alto risco de atelectasia no período pós-operatório por causa de vários fatores. Um padrão respiratório monótono com baixo volume corrente pode causar o fechamento das vias respiratórias de pequeno calibre e o colapso alveolar. Isso pode ser o resultado dos efeitos da anestesia ou de agentes analgésicos, posicionamento em decúbito dorsal, imobilização da parede torácica por causa da dor, ou distensão abdominal. Retenção de secreção, obstrução das vias respiratórias e comprometimento do reflexo de tosse também podem ocorrer, ou os pacientes podem relutar em tossir por causa da dor (Conde & Adams, 2018). A Figura 19.1 mostra os mecanismos e as consequências da atelectasia aguda no período pós-operatório.

A atelectasia resultante da obstrução brônquica por secreções também pode ocorrer em pacientes com mecanismo de

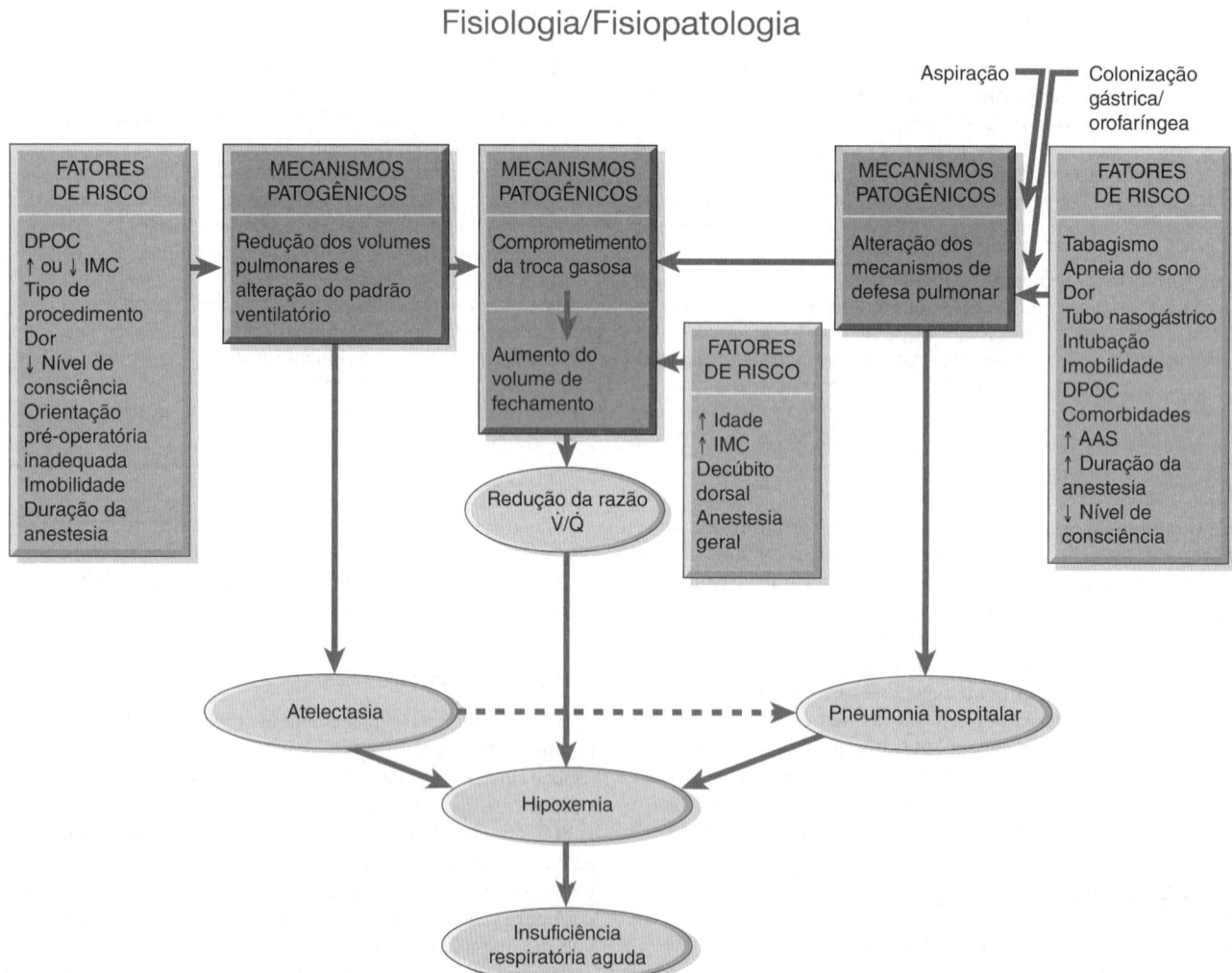

Figura 19.1 • Relação entre os fatores de risco, mecanismos patogênicos e consequências da atelectasia aguda no paciente pós-operatório. AAS: ácido acetilsalicílico; DPOC: doença pulmonar obstrutiva crônica; IMC: índice de massa corporal; V/Q: razão ventilação/perfusão.

tosse prejudicado (p. ex., perturbações musculoesqueléticas ou neurológicas), bem como naqueles que estão debilitados e confinados ao leito. Além disso, a atelectasia pode se desenvolver em decorrência da pressão excessiva sobre o tecido pulmonar (i. e., atelectasia por compressão), o que limita a expansão normal do pulmão na inspiração (Stark, 2019). Essa pressão pode ser produzida por **derrame pleural** (líquido acumulado no espaço pleural), **pneumotórax** (ar no espaço pleural) ou **hemotórax** (sangue na cavidade pleural). O **espaço pleural** é a área entre as pleuras parietal e visceral e, em condições normais, é um espaço potencial em vez de verdadeiro. A pressão também pode ser decorrente de derrame pericárdico (pericárdio distendido com líquido), crescimento de tumor no interior do tórax ou diafragma elevado.

Manifestações clínicas

O desenvolvimento da atelectasia geralmente é insidioso. Os sinais e sintomas incluem dispneia progressiva, tosse e produção de expectoração.

Na atelectasia aguda que envolve grande quantidade de tecido pulmonar (atelectasia lobar), pode-se observar angústia respiratória importante. Além dos sinais e sintomas previamente mencionados, pode-se prever taquicardia, taquipneia, dor pleural e **cianose central** (tonalidade azulada da pele, um sinal tardio de hipoxemia). Os pacientes têm dificuldade para respirar em decúbito dorsal e ficam ansiosos.

Na atelectasia crônica, os sinais e sintomas são semelhantes aos da atelectasia aguda, porém a natureza crônica do colapso alveolar predispõe à infecção distal após a obstrução. Portanto, também pode haver sinais e sintomas de infecção pulmonar.

Avaliação e achados diagnósticos

Quando a atelectasia clinicamente significativa se desenvolve, em geral é caracterizada por trabalho respiratório aumentado e **hipoxemia** (ou seja, uma diminuição na tensão de oxigênio no sangue arterial). Auscultam-se murmúrio vesicular diminuído e estertores sobre a área afetada. A radiografia de tórax pode sugerir o diagnóstico de atelectasia antes do aparecimento dos sintomas clínicos, revelando infiltrados irregulares ou áreas de consolidação. Dependendo do grau de hipoxemia, a oximetria de pulso (SpO_2) pode revelar baixa saturação de hemoglobina com oxigênio (menos de 90%) ou pressão parcial de oxigênio arterial (PaO_2) menor do que a normal.

 Alerta de enfermagem: Qualidade e segurança

A taquipneia, a dispneia e a hipoxemia leve a moderada são os indicadores da gravidade da atelectasia.

Prevenção

As medidas de enfermagem para prevenir a atelectasia incluem a mudança de decúbito frequente, a mobilização precoce e as estratégias para expandir os pulmões e tratar as secreções. Os exercícios de respiração profunda voluntária (pelo menos a cada 2 horas) auxiliam na prevenção e no tratamento da atelectasia. Para realizar esses exercícios, o paciente deve estar alerta e cooperativo. As explicações e demonstrações para o paciente, bem como o reforço, são elementos-chave para o sucesso das intervenções. A espirometria de incentivo ou a respiração profunda voluntária aumentam a expansão pulmonar, diminuem o potencial de fechamento das vias respiratórias e podem provocar tosse. A **espirometria de incentivo** é um método de respiração profunda que fornece *feedback* visual para incentivar o paciente a inspirar lenta e profundamente e, assim, maximizar a insuflação pulmonar e prevenir ou reduzir a atelectasia. A finalidade do espirômetro de incentivo é assegurar que o volume de ar inspirado seja gradualmente aumentado à medida que o paciente inspira mais e mais profundamente.

Há dois tipos de espirômetros de incentivo disponíveis: a volume ou a fluxo. No tipo a volume, o volume corrente é definido conforme instruções do fabricante. O paciente realiza uma inspiração profunda por meio do bocal, faz uma pausa no pico de insuflação do pulmão e então relaxa e expira. Fazer várias respirações normais antes de uma nova tentativa com o espirômetro de incentivo ajuda a evitar a fadiga. O volume é aumentado periodicamente, conforme tolerado.

No tipo a fluxo, o volume não é predefinido. O espirômetro contém uma série de esferas móveis que são empurradas para cima pela força da respiração e mantidas suspensas no ar enquanto o paciente inspira. Estima-se o volume de ar inspirado e o fluxo do ar considerando por quanto tempo e quão alto as esferas ficam suspensas (Boxe 19.1).

As técnicas de tratamento da secreção incluem a tosse dirigida, a aspiração, os tratamentos com nebulizador aerossol seguidos por fisioterapia respiratória (FTR; ver Figuras 20.6 e 20.7 e discussão mais aprofundada sobre FTR no Capítulo 20) e broncoscopia. Em algumas circunstâncias, um inalador pressurizado dosimetrado é utilizado para administração de um

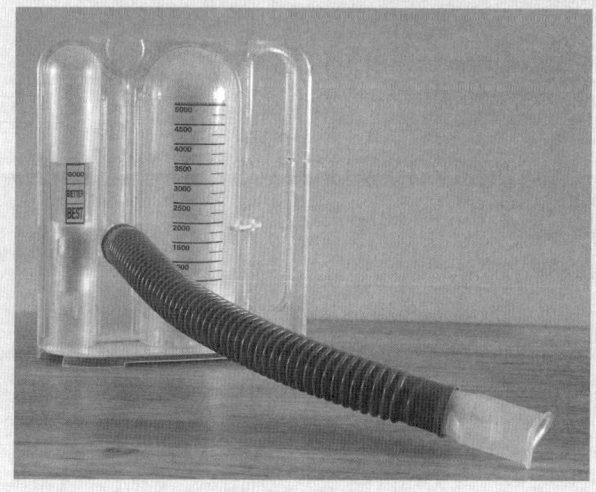

Boxe 19.1 ORIENTAÇÕES AO PACIENTE — Espirometria de incentivo

O ar inspirado ajuda a insuflar os pulmões. A esfera ou peso no espirômetro sobe em resposta à intensidade da entrada de ar. Quanto mais a esfera sobe, mais profunda é a inspiração.

O enfermeiro deve instruir o paciente a:

- Assumir uma posição de semi-Fowler ou vertical antes de iniciar a terapia
- Usar a respiração diafragmática
- Colocar o bocal do espirômetro firmemente na boca, inspirar pela boca e segurar a respiração no fim da inspiração por cerca de 3 s para manter a esfera/o indicador entre as linhas. Expirar lentamente pelo bocal
- Tossir durante e depois de cada sessão. Imobilizar a incisão ao tossir no pós-operatório
- Realizar o procedimento cerca de 10 vezes seguidas, repetindo as 10 respirações com o espirômetro de hora em hora durante os momentos em que estiver acordado.

agente broncodilatador em vez de um nebulizador aerossolizado de pequeno volume (ver discussão adicional sobre esse tipo de inalador no Capítulo 20). O Boxe 19.2 resume as medidas utilizadas para evitar a atelectasia.

Manejo

O objetivo do tratamento é melhorar a ventilação e remover as secreções. As estratégias para evitar a atelectasia, que incluem a mudança de decúbito frequente, a deambulação precoce, as manobras de expansão do volume pulmonar (p. ex., exercícios de respiração profunda, espirometria de incentivo) e a tosse, também servem como medidas de primeira linha para minimizar ou tratar a atelectasia, melhorando a ventilação. Programas de intervenção multidisciplinares, padronizados e baseados em evidências que incorporam espirometria incentivadora, indução de tosse e respiração profunda, cuidado oral, orientação do paciente, deambulação precoce e elevação da cabeceira do leito (como o programa ICOUGH[SM], Boxe 19.3) podem prevenir atelectasia (Moore, Conway, Thomas et al., 2017; Smetana, 2018).

Em pacientes que não respondem a medidas de primeira linha ou que não podem realizar exercícios de respiração profunda, podem ser empregados outros tratamentos, como **pressão expiratória final positiva** (**PEEP**; uma máscara simples e um sistema de válvula unidirecional que administram quantidades variáveis de resistência expiratória, geralmente de 10 a 15 cmH_2O), respiração positiva contínua na via respiratória ou broncoscopia. Antes de iniciar tratamentos mais complexos, dispendiosos e de trabalho intensivo, o enfermeiro deve fazer várias perguntas, tais como:

- Foi feita uma tentativa adequada de exercícios de respiração profunda com o paciente?
- O paciente recebeu explicações e demonstrações, supervisão e treinamento adequados para realizar os exercícios de respiração profunda?
- Foram avaliados outros fatores que podem prejudicar a ventilação ou comprometer o esforço adequado do paciente (p. ex., falta de mudança de decúbito, mobilização, dor excessiva, sedação excessiva)?

Se a causa da atelectasia for a obstrução brônquica por secreções, estas devem ser removidas por meio da tosse ou aspiração para possibilitar a entrada de ar novamente nessa parte do pulmão. A FTR e a drenagem postural também podem ser realizadas para mobilizar as secreções. Tratamentos com nebulizadores de pequeno volume com um broncodilatador podem ser usados para ajudar os pacientes a expectorar secreções. Se com as medidas de cuidados respiratórios não for possível resolver a obstrução, realiza-se broncoscopia; embora essa seja uma excelente medida para remover as secreções e aumentar agudamente a ventilação, é essencial que o enfermeiro ajude o paciente a manter a permeabilidade das vias respiratórias depois de sua realização, usando as técnicas consagradas de respiração profunda, tosse e aspiração. A atelectasia grave ou maciça pode provocar insuficiência respiratória aguda, especialmente em pacientes com doença pulmonar subjacente. Podem ser necessárias intubação endotraqueal e ventilação mecânica.

Se a causa da atelectasia for a compressão do tecido pulmonar, o objetivo é diminuir a compressão. Quando um grande derrame pleural está comprimindo o tecido pulmonar e causando o colapso alveolar, o tratamento pode incluir a **toracocentese** (remoção do líquido por aspiração com agulha) ou a inserção de um dreno de tórax. As medidas para aumentar a expansão pulmonar descritas anteriormente também são empregadas.

O manejo da atelectasia crônica centra-se na remoção da causa da obstrução das vias respiratórias ou da compressão do tecido pulmonar. Por exemplo, a broncoscopia pode ser realizada para abrir as vias respiratórias obstruídas por um câncer de pulmão ou por uma lesão não maligna, e o procedimento pode envolver crioterapia ou terapia com *laser*. Se a atelectasia for decorrente da obstrução causada por câncer de pulmão, pode-se usar um *stent* de via respiratória ou radioterapia para encolher o tumor, a fim de abrir as vias respiratórias e fornecer ventilação à área colapsada. No entanto, a reabertura das vias respiratórias e a reaeração da área do pulmão pode não ser possível em pacientes que tenham experimentado colapso crônico por tempo prolongado. Em alguns casos, o tratamento cirúrgico pode ser indicado.

TRAQUEOBRONQUITE AGUDA

A traqueobronquite aguda (inflamação aguda das mucosas da traqueia e árvore brônquica) muitas vezes segue uma infecção da via respiratória superior, normalmente provocada por um vírus (ver Capítulo 18). Os pacientes com infecções virais têm a resistência diminuída e podem facilmente desenvolver uma infecção bacteriana secundária. O tratamento adequado da infecção da via respiratória superior é um dos principais fatores para a prevenção da traqueobronquite aguda.

Fisiopatologia

Na traqueobronquite aguda, a mucosa inflamada dos brônquios produz expectoração mucopurulenta, muitas vezes em resposta a uma infecção por *Streptococcus pneumoniae*, *Haemophilus influenzae* ou *Mycoplasma pneumoniae*. Uma infecção fúngica (p. ex., *Aspergillus*) também pode causar traqueobronquite.

Boxe 19.2 Prevenção de atelectasia

- Mudar o paciente de posição com frequência, especialmente do decúbito dorsal para posições verticais, a fim de promover a ventilação e evitar o acúmulo de secreções
- Auxiliar a mobilização precoce do leito para a poltrona de conforto, seguida pela deambulação precoce
- Supervisionar a respiração profunda e a tosse apropriada para mobilizar secreções e evitar que essas se acumulem
- Explicar e demonstrar a técnica apropriada para a espirometria de incentivo
- Administrar opioides prescritos e sedativos criteriosamente para evitar a depressão respiratória
- Realizar a drenagem postural e a percussão torácica, se indicadas
- Instituir a aspiração para remover secreções traqueobrônquicas, se indicada.

Boxe 19.3 Programa ICOUGH[SM]

- Espirometria de incentivo
- Tosse e respiração profunda
- Cuidado oral (escovar os dentes e utilizar enxaguante bucal 2 vezes/dia)
- Entendimento (orientação do paciente e da equipe)
- Levantar da cama pelo menos 3 vezes/dia
- Elevação da cabeceira da cama

Adaptado de Boston University School of Medicine. (2019). ICOUGH[SM]. Retirado em 22/08/2019 de: www.bumc.bu.edu/surgery/quality-safety/i-cough.

A cultura do escarro é essencial para identificar o microrganismo causador específico. Além da infecção, a inalação de substâncias físicas e químicas irritantes, gases ou outros contaminantes do ar também pode causar irritação brônquica aguda (File, 2019a).

Manifestações clínicas

Inicialmente, o paciente tem tosse seca e irritante, com expectoração de uma quantidade pequena de escarro mucoide. O paciente pode relatar dor esternal pela tosse e ter febre, calafrios, sudorese noturna, cefaleia e mal-estar geral. À medida que a infecção progride, o paciente pode manifestar falta de ar, inspiração e expiração ruidosas (estridor inspiratório e sibilo expiratório) e escarro **purulento** (cheio de pus). Na traqueobronquite grave, podem ser expectoradas secreções com estrias de sangue, como resultado da irritação da mucosa das vias respiratórias.

Manejo clínico

O tratamento com antibióticos pode ser indicado para tratar uma infecção, dependendo dos sintomas, da purulência da expectoração e dos resultados da cultura de escarro e da sensibilidade. Os anti-histamínicos geralmente não são prescritos, pois podem causar ressecamento e dificultar a expectoração das secreções. A ingestão de líquidos deve ser aumentada para fluidificar secreções viscosas e tenazes. A secreção purulenta abundante que não pode ser removida pela tosse coloca os pacientes em risco de maior obstrução das vias respiratórias e desenvolvimento de infecções mais graves nas vias respiratórias inferiores, como pneumonia; podem ser necessárias aspiração e broncoscopia para eliminar as secreções. Em casos raros, a intubação endotraqueal pode ser necessária na traqueobronquite aguda que leva à insuficiência respiratória aguda, como em pacientes que estão gravemente debilitados ou com doenças coexistentes que prejudicam o sistema respiratório.

Na maioria dos casos, o tratamento da traqueobronquite é amplamente sintomático. O aumento da pressão de vapor (teor de umidade) no ar reduz a irritação das vias respiratórias. O tratamento com vapor frio ou inalações de vapor pode ajudar a aliviar a irritação da laringe e da traqueia. O calor úmido no tórax pode aliviar o incômodo e a dor, e podem ser prescritos analgésicos leves.

Manejo de enfermagem

A traqueobronquite aguda geralmente é tratada no ambiente doméstico. A função primária da enfermagem é incentivar a higiene brônquica, aumentando a ingestão de líquidos e realizando a tosse dirigida para remover as secreções. O enfermeiro deve incentivar e auxiliar o paciente a sentar-se com frequência para tossir de modo efetivo e evitar a retenção de expectoração mucopurulenta. Se o paciente estiver tomando antibióticos para uma infecção bacteriana subjacente, deve-se enfatizar a necessidade de concluir o curso completo dos antibióticos prescritos. A fadiga é uma consequência da traqueobronquite; por conseguinte, o enfermeiro deve aconselhar o paciente a evitar o esforço excessivo, o que pode induzir a recidiva ou exacerbação da infecção. O paciente deve ser aconselhado a repousar (File, 2019a).

PNEUMONIA

A pneumonia é uma inflamação do parênquima pulmonar causada por diversos microrganismos, incluindo bactérias, micobactérias, fungos e vírus. *Pneumonite* é um termo mais geral que descreve um processo inflamatório no tecido pulmonar que pode predispor ou colocar o paciente em risco de invasão microbiana. A pneumonia e a influenza são as causas mais comuns de morte por doenças infecciosas nos EUA, responsáveis por cerca de 56 mil mortes em 2017 (Centers for Disease Control and Prevention [CDC], 2017a). Juntas, essas doenças representam 5,9% de todas as mortes, sendo a oitava principal causa de mortes no país (CDC, 2017a).

Classificação

A pneumonia pode ser classificada em quatro tipos: pneumonia adquirida na comunidade (PAC), pneumonia relacionada a cuidados de saúde (PRCS), pneumonia adquirida no hospital (PAH) e pneumonia adquirida por ventilação mecânica (PAVM) (American Thoracic Society & Infectious Diseases Society of America, 2005; Klompas, 2019a). A PRCS foi concebida como uma categoria específica para identificar pacientes com risco aumentado de microrganismos multidrogarresistentes (MDR) *versus* microrganismos adquiridos na comunidade (Klompas, 2019a). O Boxe 19.4 descreve as diferentes classificações e definições das pneumonias. Outras subcategorias de PRCS são caracterizadas por hospedeiros imunocomprometidos e pneumonia por aspiração. Há uma sobreposição no modo como as pneumonias específicas são classificadas, porque podem ocorrer em ambientes diferentes. Os fatores de risco associados a patógenos específicos são apresentados no Boxe 19.5.

Pneumonia adquirida na comunidade

A PAC, uma doença infecciosa comum, ocorre tanto na comunidade quanto nas primeiras 48 horas depois de uma hospitalização ou institucionalização. A necessidade

---

Boxe 19.4 Classificações e definições das pneumonias

- *Pneumonia adquirida na comunidade (PAC)*: ocorre na comunidade ou antes de 48 h após internação hospitalar ou institucionalização de pacientes que não atendem aos critérios para pneumonia relacionada a cuidados de saúde (PRCS)
- *Pneumonia relacionada a cuidados de saúde (PRCS)*: ocorre em um paciente não hospitalizado com amplo contato com cuidados de saúde com uma ou mais das seguintes opções:
  - Hospitalização por 2 dias ou mais em uma instituição de cuidados agudos no prazo de 90 dias da infecção
  - Residência em um lar de idosos ou instituição de cuidados extensivos
  - Antibioticoterapia, quimioterapia ou tratamento de feridas nos 30 dias anteriores à infecção atual
  - Tratamento de hemodiálise em um hospital ou clínica
  - Terapia de infusão domiciliar ou cuidado domiciliar de ferida
  - Membro da família com infecção causada por bactérias multirresistentes
- *Pneumonia adquirida no hospital (PAH)*: ocorre em 48 h ou mais após a admissão hospitalar, que não pareça estar incubada no momento da admissão
- *Pneumonia adquirida por ventilação mecânica (PAVM)*: tipo de PAH que se desenvolve 48 h ou mais depois da intubação endotraqueal.

Adaptado de Klompas, M., File, T. M. & Bond, S. (2019). Treatment of hospital-acquired, ventilator-associated and healthcare-associated pneumonia in adults. *UpToDate*. Retirado em 22/08/2019 de: www.uptodate.com/contents/treatment-of-hospital-acquired-ventilator-associated-and-healthcare-associated-pneumonia-in-adults.

> **Boxe 19.5 — FATORES DE RISCO**
> **Pneumonia de acordo com o tipo patogênico**
>
> **Fatores de risco para infecção por pneumococos resistentes à penicilina ou resistentes a medicamentos**
> - Idade > 65 anos
> - Alcoolismo
> - Tratamento com betalactâmicos (p. ex., cefalosporinas) nos últimos 3 meses
> - Doenças imunossupressoras
> - Múltiplas comorbidades médicas
> - Exposição a uma criança que frequenta creche.
>
> **Fatores de risco para infecção por bactérias entéricas gram-negativas**
> - Residência em uma unidade de cuidados extensivos
> - Doença cardiopulmonar subjacente
> - Múltiplas comorbidades médicas
> - Antibioticoterapia recente.
>
> **Fatores de risco para infecção por *Pseudomonas aeruginosa***
> - Doença pulmonar estrutural (p. ex., bronquiectasia)
> - Terapia com corticosteroides
> - Antibioticoterapia de amplo espectro (> 7 dias no último mês)
> - Desnutrição.

Adaptado de Ramirez, J. A. (2019). Overview of community acquired pneumonia in adults. *UpToDate*. Retirado em 23/09/2019 de: www.uptodate.com/contents/overview-of-community-acquired-pneumonia-in-adults.

de hospitalização depende da gravidade da pneumonia. Os patógenos causadores da PAC são apresentados na Tabela 19.1 por local de atendimento. O agente patogênico etiológico específico é identificado em cerca de 50% dos casos. A taxa de PAC aumenta com a idade, com 2 mil por 100 mil adultos com 65 anos ou mais sendo hospitalizados a cada ano (Ramirez, 2019).

O *S. pneumoniae* (pneumococo) é a causa bacteriana mais comum de PAC em pessoas com menos de 60 anos sem comorbidades e naquelas com 60 anos ou mais com comorbidades (Baer, 2019; Ramirez, 2019). *S. pneumoniae*, um microrganismo gram-positivo que reside e coloniza naturalmente as vias respiratórias superiores, pode causar infecções invasivas disseminadas, pneumonias e outras infecções nas vias respiratórias inferiores e nas superiores, como otite média e rinossinusite. Pode ocorrer como uma forma lobar ou broncopneumônica

em pacientes de qualquer idade, bem como após uma doença respiratória recente.

H. influenzae provoca um tipo de PAC que frequentemente afeta idosos e pacientes com comorbidades (p. ex., doença pulmonar obstrutiva crônica [DPOC], alcoolismo, diabetes). A manifestação é indistinguível de outros tipos de PAC bacteriana e pode ser subaguda, com tosse ou febre baixa por semanas antes do diagnóstico.

A pneumonia por micoplasmas é causada pelo *M. pneumoniae* e transmitida por perdigotos, isto é, gotículas respiratórias infectadas de uma pessoa em contato com outra. Os pacientes podem ser testados quanto a anticorpos para micoplasma. O infiltrado inflamatório é principalmente intersticial, em vez de alveolar. Espalha-se por todo o sistema respiratório, inclusive pelos bronquíolos, e tem as características de broncopneumonia. Dor de ouvido e miringite bolhosa são comuns. Pode ocorrer prejuízo na ventilação e difusão.

Os vírus são a causa mais comum de pneumonia em lactentes e crianças. Até o advento do novo coronavírus 2 em 2019 (covid-19), vírus pandêmicos eram causas relativamente incomuns de PAC em adultos (ver discussão adiante). Antes da covid-19, o citomegalovírus (CMV) era o patógeno viral mais comumente implicado em doença em adultos com comprometimento do sistema imune, seguido por herpes-vírus simples (HSV), adenovírus e vírus sincicial respiratório (RSV). A fase aguda de uma infecção respiratória viral ocorre nas células ciliadas das vias respiratórias, seguida pela infiltração da árvore brônquica. Na pneumonia, o processo inflamatório estende-se para dentro da zona alveolar, resultando em edema e exsudação. Os sinais e sintomas clínicos de pneumonia viral muitas vezes são difíceis de distinguir dos de pneumonia bacteriana.

Pneumonia relacionada com cuidados de saúde

Uma característica distintiva da PRCS é que os patógenos causadores são, com frequência, MDR por causa do contato prévio com o ambiente das unidades de saúde. Consequentemente, a identificação deste tipo de pneumonia em unidades de urgência e emergência é crucial. Como a PRCS muitas vezes é difícil de tratar, o início do tratamento com antibióticos deve ser o mais breve possível. O tratamento inicial com antibióticos para PRCS muitas vezes é diferente daquele para a PAC, por causa da possibilidade de microrganismos MDR (Ramirez, 2019).

Pneumonia adquirida no hospital

A PAH desenvolve-se 48 horas ou mais após a hospitalização e não parece estar incubada no momento da admissão. A PAVM pode ser considerada um subtipo da PAH, sendo a existência de um tubo endotraqueal o único fator que as diferencia (ver discussão posterior da PAVM). Certos fatores predispõem o paciente a PAH por causa do comprometimento das defesas do hospedeiro (p. ex., doença aguda ou crônica grave), várias comorbidades, posicionamento em decúbito dorsal e aspiração, coma, desnutrição, hospitalização prolongada, hipotensão, distúrbios metabólicos. Os pacientes hospitalizados também estão expostos a potenciais bactérias provenientes de outras fontes (p. ex., aparelhos e equipamentos de FTR, transmissão de patógenos pelas mãos dos profissionais de saúde). Diversos fatores relacionados com a intervenção também podem atuar no desenvolvimento da pneumonia hospitalar (p. ex., agentes terapêuticos que provocam depressão do sistema nervoso central [SNC] com diminuição da ventilação, remoção de secreções prejudicada ou potencial aspiração; procedimentos toracoabdominais prolongados ou complicados, o que pode prejudicar a

TABELA 19.1 Causas de pneumonia microbiana adquirida na comunidade por local de atendimento.[a]

Ambulatoriais	Pacientes hospitalizados	
	Não UTI	UTI
Streptococcus pneumoniae	*S. pneumoniae*	*S. pneumoniae*
Mycoplasma pneumoniae	*M. pneumoniae*	*Staphylococcus aureus*
Haemophilus influenzae	*Chlamydophila pneumoniae*	*Legionella*
C. pneumoniae	*H. influenzae*	Bacilos gram-negativos
Vírus respiratórios	*Legionella*	*H. influenzae*

UTI: unidade de terapia intensiva. [a] Listados em ordem decrescente de frequência em cada local. Adaptada de Klompas, M. (2019b). Treatment of hospital-acquired and ventilator-associated pneumonia in adults. *UpToDate*. Última atualização: 10 de julho de 2019. Retirada em 23/09/2019 de: www.uptodate.com/contents/treatment-of-hospital-acquired-and-ventilator-associated-pneumonia-in-adults/print.

função mucociliar e as defesas celulares do hospedeiro; intubação endotraqueal [PAVM]; uso prolongado ou inadequado de antibióticos; uso de cateter nasogástrico). Além disso, os pacientes com comprometimento do sistema imune correm maior risco. A PAH está associada a uma alta taxa de mortalidade, em parte por causa da virulência dos microrganismos, resistência aos antibióticos e doença subjacente do paciente. Constitui a principal causa de morte entre todos os pacientes com infecções nosocomiais, com taxas de mortalidade de até 33% (Cunha, 2018; Klompas, 2019a).

A maior parte dos pacientes é colonizada por vários microrganismos. Os microrganismos comumente responsáveis pela PAH incluem espécies de *Escherichia coli*, *H. influenzae*, *Klebsiella pneumoniae*, *Pseudomonas aeruginosa*, *Acinetobacter*, *Staphylococcus aureus* sensível à meticilina (MSSA) ou *S. aureus* resistente à meticilina (MRSA) e *S. pneumoniae*. A pneumonia por *Pseudomonas* ocorre em indivíduos debilitados, com estado mental alterado e intubação prolongada ou com traqueostomia. A pneumonia estafilocócica pode ocorrer pela inalação do microrganismo ou disseminação por via hematogênica; muitas vezes é acompanhada de sepse e hemocultura positiva, e sua taxa de mortalidade é elevada. Estirpes específicas de estafilococos são resistentes a muitos agentes antimicrobianos disponíveis; exceções notáveis incluem vancomicina e linezolida (Klompas, 2019b). O uso excessivo e o mau uso dos agentes antimicrobianos são os principais fatores de risco para o surgimento desses patógenos resistentes. Como o MRSA é altamente virulento, devem ser tomadas medidas para evitar a sua propagação: os pacientes são isolados em quarto particular; são tomadas precauções de contato (avental, luvas, sabonete antibacteriano ou higienizadores para as mãos à base de álcool); o número de pessoas que entra em contato com os pacientes afetados é minimizado; e as devidas precauções são tomadas durante o transporte desses pacientes, dentro de ou entre instituições.

A manifestação habitual da PAH é um infiltrado pulmonar novo na radiografia de tórax, combinado com sinais de infecção, como febre, sintomas respiratórios, expectoração purulenta ou leucocitose. As pneumonias por *Klebsiella* ou outros microrganismos gram-negativos são caracterizadas por destruição da estrutura pulmonar e paredes alveolares, **consolidação** (tecido que se solidifica em decorrência do colapso de alvéolos ou processo infeccioso como uma pneumonia) e sepse. Pacientes idosos, alcoólicos, com doença pulmonar crônica ou diabetes correm maior risco (Klompas, 2019a). O desenvolvimento ou a piora de tosse e produção de expectoração são manifestações comuns, acompanhadas de febre baixa e mal-estar geral. Quando os pacientes estão debilitados ou desidratados, a produção de escarro pode ser mínima ou até mesmo inexistente. O derrame pleural, a febre alta e a taquicardia são comuns.

 Pneumonia associada à ventilação mecânica

Conforme observado anteriormente, a PAVM pode ser considerada um subtipo de PAH; no entanto, nesses casos, o paciente foi submetido à intubação endotraqueal e recebeu ventilação mecânica de suporte por pelo menos 48 horas (ver discussão adiante sobre intubação endotraqueal e ventilação mecânica). A PAVM é uma complicação que ocorre em até 27% dos pacientes que requerem ventilação mecânica (Gamache, 2019). A incidência PAVM aumenta com a duração da ventilação mecânica, e a taxa de mortalidade é variável, dependendo da complexidade da doença subjacente. Os agentes bacteriológicos etiológicos associados à PAVM normalmente diferem de acordo com o momento da ocorrência da infecção em relação ao início da ventilação mecânica. A PAVM que ocorre em 96 horas após o início da ventilação mecânica geralmente é decorrente de bactérias sensíveis a antibióticos que colonizam o paciente antes da internação, enquanto a PAVM que se desenvolve depois de 96 horas em suporte ventilatório é mais frequentemente associada a microrganismos MDR. A prevenção continua sendo crucial para reduzir o ônus da PAVM (Klompas, File & Bond, 2019; Timsit, Esaied, Neuville et al., 2017). O Boxe 19.6 traz uma visão geral das intervenções que objetivam a prevenção da PAVM.

Pneumonia em hospedeiros imunocomprometidos

Graças aos avanços na terapia imunossupressora, à prevalência de microrganismos MDR e ao aprimoramento dos exames complementares, a incidência de pneumonia é maior em pacientes imunocomprometidos. Os microrganismos causais mais comuns incluem a pneumonia por *Pneumocystis* (PPC), por fungos e por *Mycobacterium tuberculosis*. O microrganismo que causa a PPC é agora conhecido como *Pneumocystis jiroveci*, em vez de *Pneumocystis carinii*. A sigla PPC ainda se aplica, porque pode ser lida como "**p**neumonia por *Pneumocystis*".

Boxe 19.6 Intervenções de prática colaborativa para prevenir a pneumonia associada à ventilação mecânica

As melhores práticas atuais podem incluir a implementação de pacotes (*bundles*) de intervenções específicas baseadas em evidências que, quando usadas em conjunto (*i. e.*, como um "pacote"), melhoram os resultados dos pacientes. A seguir são descritos parâmetros específicos para as intervenções colaborativas no paciente sob ventilação mecânica que comprovadamente reduzem a pneumonia associada à ventilação mecânica (PAVM).

Quais são os cinco elementos principais do protocolo (bundle) da PAVM?

- Elevação da cabeceira do leito (30 a 45°)
- "Pausa diária na sedação" e avaliação da prontidão para extubação (ver a seguir)
- Profilaxia para úlcera péptica
- Profilaxia para a trombose venosa profunda (TVP) (ver a seguir)
- Higiene bucal diária com clorexidina (colutórios a 0,12%).

O que se entende por "pausa diária na sedação" e como isso está ligado à avaliação da prontidão para a extubação?

- Devem ser elaborados protocolos para reduzir propositadamente as doses de sedativos em um período do dia em que seja possível avaliar a prontidão neurológica do paciente para a extubação
- Deve-se vigiar constantemente o paciente durante o período de redução das doses de sedativos, para garantir que ele não se extube.

Qual é o efeito da profilaxia para TVP na prevenção da PAVM?

- A relação exata não é clara. No entanto, quando for o caso, aplicam-se métodos baseados em evidências para assegurar a profilaxia da TVP (ver Capítulo 26), consequentemente, as taxas de PAVM também caem.

Adaptado do Institute for Healthcare Improvement. (2012). How-to guide: Prevent ventilator-associated pneumonia. Cambridge, MA: Institute for Healthcare Improvements. Retirado em 06/03/2020 de: www.ihi.org/resources/Pages/Tools/HowtoGuidePreventVAP.aspx.

A pneumonia em hospedeiros imunocomprometidos pode ocorrer com o uso de corticosteroides ou outros agentes imunossupressores, quimioterapia, depleção nutricional, uso de antimicrobianos de largo espectro, síndrome de imunodeficiência adquirida (AIDS), doenças imunológicas genéticas e uso prolongado de tecnologias avançadas de suporte de vida (ventilação mecânica). É encontrada com frequência cada vez maior, pois os pacientes afetados constituem uma parcela crescente da população; no entanto, as pneumonias que normalmente ocorrem em pessoas imunocomprometidas também podem acometer pessoas imunocompetentes. A pneumonia tem maiores taxas de mortalidade e morbidade em pacientes imunocomprometidos do que nos imunocompetentes (Zhao & Shin, 2019).

Os pacientes com o sistema imunológico comprometido comumente desenvolvem pneumonia a partir de microrganismos de baixa virulência. Além disso, uma quantidade crescente de pacientes com deficiência nas defesas apresenta PAH decorrentes de bacilos gram-negativos (*Klebsiella, Pseudomonas, E. coli,* Enterobacteriaceae, *Proteus, Serratia*) (Zhao & Shin, 2019).

Se os pacientes forem imunocomprometidos ou imunocompetentes, a manifestação clínica da pneumonia é semelhante. A PPC tem início sutil, com dispneia progressiva, febre e tosse não produtiva.

Pneumonia por aspiração

A pneumonia por aspiração refere-se às consequências pulmonares decorrentes da entrada de substâncias endógenas ou exógenas nas vias respiratórias inferiores. O tipo mais comum é a infecção bacteriana pela aspiração de bactérias que residem normalmente nas vias respiratórias superiores. A pneumonia por aspiração pode ocorrer no ambiente comunitário ou hospitalar. Os patógenos comuns são anaeróbios, *S. aureus*, espécies de *Streptococcus* e bacilos gram-negativos (Bartlett, 2019a). Outras substâncias além das bactérias podem ser aspiradas para dentro do pulmão, como conteúdo gástrico, agentes químicos exógenos ou gases irritantes. Esse tipo de aspiração ou ingestão pode prejudicar as defesas pulmonares, causar alterações inflamatórias e provocar o crescimento bacteriano e a pneumonia (ver adiante discussão sobre aspiração).

Fisiopatologia

Normalmente, a via respiratória superior evita que partículas potencialmente infecciosas alcancem as vias respiratórias inferiores estéreis. A pneumonia que surge da flora normal manifesta-se em pacientes cuja resistência foi alterada ou pela aspiração da flora presente na orofaringe; esses indivíduos muitas vezes têm uma doença aguda ou crônica subjacente que prejudica suas defesas. A pneumonia também pode resultar de microrganismos transmitidos pelo sangue que entram na circulação pulmonar e ficam presos no leito capilar pulmonar.

A pneumonia afeta tanto a ventilação quanto a difusão. Pode ocorrer uma reação inflamatória nos alvéolos, produzindo um exsudato que interfere na difusão de oxigênio e dióxido de carbono. Os leucócitos, sobretudo os neutrófilos, também migram para dentro dos alvéolos e preenchem os espaços normalmente ocupados por ar. Áreas do pulmão não são adequadamente ventiladas por causa de secreções e edema de mucosa que provocam oclusão parcial dos brônquios ou alvéolos, com consequente redução da tensão alveolar de oxigênio. Pode ocorrer também broncospasmo em pacientes com doenças reativas das vias respiratórias. Por causa da hipoventilação, ocorre uma incompatibilidade na **ventilação-perfusão** ($\dot{V}/\dot{Q}$) na área afetada do pulmão. A $\dot{V}/\dot{Q}$ refere-se à razão entre a ventilação e a perfusão no pulmão, que normalmente é de aproximadamente 4 a 5, ou 0,8; a compatibilidade entre a ventilação e a perfusão otimiza as trocas gasosas. O sangue venoso que entra na circulação pulmonar passa pela área subventilada e se desloca mal oxigenado para o lado esquerdo do coração. A mistura de sangue oxigenado e não oxigenado ou mal oxigenado eventualmente resulta em hipoxemia arterial.

Se uma parte substancial de um ou mais lóbulos estiver envolvida, a doença é conhecida como pneumonia lobar. O termo broncopneumonia é usado para descrever a pneumonia que é distribuída de modo desigual, tendo se originado em uma ou mais áreas localizadas dentro dos brônquios e estendendo-se até o parênquima pulmonar adjacente circundante. A broncopneumonia é mais comum do que a pneumonia lobar (Figura 19.2).

Fatores de risco

O conhecimento sobre os fatores e as circunstâncias que comumente predispõem as pessoas à pneumonia ajuda a identificar os pacientes em alto risco para a doença (Bartlett, 2019a). A Tabela 19.2 descreve os fatores de risco para pneumonia; fatores de risco adicionais são viagens ou exposição a determinados ambientes e residência em uma instituição de cuidados extensivos. Uma quantidade crescente de pacientes com as defesas contra infecções comprometidas é suscetível à pneumonia. Alguns tipos de pneumonia, como as causadas por infecções virais, ocorrem em pessoas anteriormente saudáveis, muitas vezes depois de uma doença viral.

A pneumonia ocorre em pacientes com certas doenças subjacentes, como insuficiência cardíaca, diabetes, alcoolismo, DPOC e AIDS (Klompas, 2019a). Algumas doenças também têm sido associadas a agentes patogênicos específicos. Por exemplo, a pneumonia estafilocócica tem sido observada depois de epidemias de gripe, e os pacientes com DPOC estão em maior risco de desenvolvimento de pneumonia causada por pneumococos ou *H. influenzae*. Além disso, a fibrose cística está associada à infecção respiratória causada por pseudômonas e estafilococos, e a PPC tem sido associada à AIDS. As pneumonias que ocorrem em pacientes hospitalizados

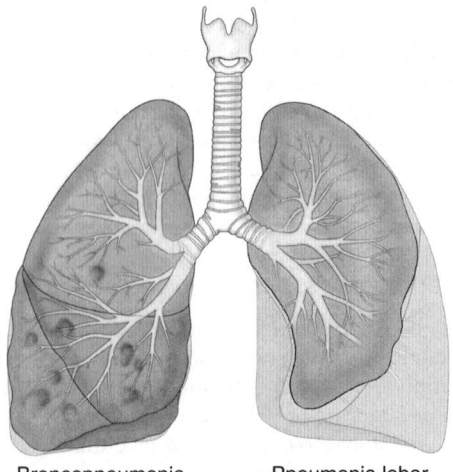

Figura 19.2 • Distribuição do envolvimento pulmonar na broncopneumonia e na pneumonia lobar. Na broncopneumonia (*à esquerda*), há áreas irregulares de consolidação. Na pneumonia lobar (*à direita*), um lobo inteiro está consolidado.

TABELA 19.2 — Fatores de risco e medidas preventivas para a pneumonia.

Fator de risco	Medida preventiva
Condições que produzem muco ou obstrução brônquica e interferem na drenagem normal do pulmão (p. ex., câncer, tabagismo, DPOC)	Promover a tosse e a expectoração das secreções Incentivar a interrupção do tabagismo
Pacientes imunossuprimidos ou neutropênicos (baixa contagem de neutrófilos)	Iniciar precauções especiais contra infecções
Tabagismo (a fumaça do cigarro compromete tanto a atividade mucociliar quanto a dos macrófagos)	Incentivar a interrupção do tabagismo
Imobilidade prolongada e padrão respiratório superficial	Mudar de decúbito com frequência e promover exercícios de expansão pulmonar e tosse cinética Iniciar a aspiração e FTR, se indicadas
Reflexo de tosse deprimido (em decorrência de medicamentos, estado debilitado ou músculos respiratórios fracos); aspiração de material estranho para dentro dos pulmões durante um período de inconsciência (lesão na cabeça, anestesia, depressão do nível de consciência) ou mecanismo de deglutição anormal	Mudar de decúbito com frequência para evitar a aspiração e administrar medicamentos judiciosamente, sobretudo aqueles que aumentem o risco de aspiração Realizar aspiração e FTR, se indicadas
Jejum por VO; posicionamento de tubo nasogástrico, orogástrico ou endotraqueal	Promover a higiene oral frequente Minimizar o risco de aspiração, verificando o posicionamento adequado dos tubos e do paciente
Posicionamento em decúbito dorsal em pacientes incapazes de proteger suas vias respiratórias	Elevar a cabeceira do leito em pelo menos 30°
Antibioticoterapia (em pessoas em condição grave, a orofaringe é suscetível de ser colonizada por bactérias gram-negativas)	Monitorar os pacientes que usam antibióticos em busca de sinais e sintomas de pneumonia
Intoxicação alcoólica (como o álcool suprime os reflexos do corpo, pode estar associado à aspiração e diminui a mobilização de leucócitos e o movimento ciliar traqueobrônquico)	Incentivar o consumo reduzido ou moderado de bebidas alcoólicas (no caso de torpor alcoólico, posicionar o paciente de modo a evitar a aspiração)
Preparações de anestesia geral, sedativos ou opioides que promovam a depressão respiratória, provocando um padrão respiratório superficial e predispondo ao acúmulo de secreções brônquicas e potencial desenvolvimento de pneumonia	Observar a frequência respiratória e a profundidade das incursões respiratórias durante a recuperação da anestesia geral e antes da administração de medicamentos Se a depressão respiratória for evidente, suspender a medicação e entrar em contato com o médico
Idade avançada, por causa da possível depressão nos reflexos glótico e de tosse, e depleção nutricional	Promover mudança de decúbito frequente, deambulação e mobilização precoce, tosse eficaz, exercícios respiratórios e dieta nutritiva
FTR com equipamentos indevidamente desinfetados ou esterilizados	Certificar-se de que os equipamentos de FTR estejam devidamente desinfetados ou esterilizados; participar do monitoramento de melhoria contínua da qualidade com o departamento de assistência respiratória
Transmissão de microrganismos por profissionais de saúde	Implementar a higiene estrita das mãos e o uso de luvas. Implementar a educação continuada dos profissionais de saúde

DPOC: doença pulmonar obstrutiva crônica; FTR: fisioterapia respiratória; VO: via oral. Adaptada de Ramirez, J. A. (2019). Overview of community acquired pneumonia in adults. *UpToDate*. Retirado em 23/09/2019 de: www.uptodate.com/contents/overview-of-community-acquired-pneumonia-in-adults.

geralmente envolvem microrganismos não encontrados com regularidade na PAC, incluindo bacilos gram-negativos entéricos e *S. aureus*.

Manifestações clínicas

Os sinais e sintomas de pneumonia variam de acordo com o tipo, o microrganismo causal e a existência ou não de doença subjacente. No entanto, não é possível diagnosticar um tipo específico ou classificação de pneumonia somente pelas manifestações clínicas. O paciente com pneumonia estreptocócica (pneumocócica) geralmente tem calafrios de início súbito, febre que aumenta rapidamente (38,5 para 40,5°C) e dor pleurítica, agravada pela respiração profunda e tosse. O paciente está em condição grave, com taquipneia acentuada (de 25 a 45 incursões por minuto), acompanhada de outros sinais de angústia respiratória (p. ex., dispneia e uso dos músculos acessórios da respiração) (Weinberger, Cockrill & Mandel, 2019). A bradicardia relativa (déficit na relação frequência cardíaca-temperatura, em que a frequência cardíaca é mais lenta do que o esperado para uma dada temperatura) pode sugerir infecção por vírus, micoplasmas ou *Legionella*.

Alguns pacientes manifestam infecção das vias respiratórias superiores (congestão nasal, dor de garganta), e o início dos sintomas de pneumonia é gradual e não específico. Os sintomas predominantes podem ser cefaleia, febre baixa, dor pleurítica, mialgia, erupção cutânea e faringite. Depois de alguns dias, há expectoração de escarro mucoide ou mucopurulento. Na pneumonia grave, as bochechas ficam coradas, e os lábios e unhas revelam cianose central (um sinal tardio de hipoxemia).

O paciente pode apresentar **ortopneia** (falta de ar quando deitado ou em decúbito dorsal), preferindo permanecer apoiado ou sentado no leito inclinado para frente (posição ortopneica), em um esforço para alcançar as trocas gasosas adequadas sem tossir ou respirar profundamente. O apetite é ruim, e o paciente é sudorético e se cansa com facilidade. O escarro muitas vezes é purulento; no entanto, este não é um indicador confiável do agente etiológico. Um escarro cor de ferrugem tingido de sangue pode ser expectorado na pneumonia estreptocócica (pneumocócica), estafilocócica e por *Klebsiella*.

Os sinais e sintomas de pneumonia podem também depender do estado subjacente do paciente. Ocorrem diferentes sinais em pacientes com doenças como câncer ou que estejam em tratamento com medicamentos imunossupressores, o que diminui a resistência à infecção. Esses pacientes têm febre, crepitações e achados físicos que indicam a consolidação do tecido pulmonar, incluindo o frêmito toracovocal aumentado (vibração vocal detectada à palpação), macicez à percussão, sons respiratórios brônquicos, egofonia (quando auscultado, o "E" falado torna-se um "Ã" alto e nasalado) e pectorilóquia áfona (os sons sussurrados são facilmente auscultados pela parede torácica). Essas mudanças ocorrem porque o som é mais bem transmitido através do tecido sólido ou denso (consolidação) do que através do tecido normal cheio de ar (ver Capítulo 17).

A expectoração purulenta ou pequenas mudanças nos sintomas respiratórios podem ser o único sinal de pneumonia em pacientes com DPOC. Pode ser difícil determinar se o aumento dos sintomas é decorrente de uma exacerbação do processo de doença subjacente ou de um processo infeccioso adicional.

Avaliação e achados diagnósticos

O diagnóstico da pneumonia é feito por anamnese (particularmente por uma infecção recente do sistema respiratório), exame físico, radiografia de tórax, hemocultura (a invasão da corrente sanguínea [bacteriemia] ocorre com frequência) e exame de escarro. A amostra de escarro é obtida após o paciente lavar a boca com água para minimizar a contaminação pela flora oral normal, respirar profundamente várias vezes, tossir profundamente e expectorar o escarro em um frasco estéril.

Procedimentos mais invasivos podem ser usados para coletar amostras. O escarro pode ser obtido por aspiração nasotraqueal ou orotraqueal com um coletor de escarro para cateter ou por fibrobroncoscopia (ver Capítulo 17). A broncoscopia é frequentemente usada em pacientes com infecção aguda grave, com infecção crônica ou refratária, com comprometimento do sistema imune quando o diagnóstico não puder ser feito a partir de uma amostra expectorada ou induzida e em pessoas em ventilação mecânica. As técnicas broncoscópicas podem incluir amostra de escova protegida ou lavagem broncoalveolar.

Desfechos clínicos de histórias de pacientes: Kenneth Bronson • Parte 1

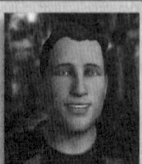

Kenneth Bronson, um homem com 27 anos, tem um histórico de fadiga, febre alta e tosse produtiva por 1 semana e chega ao setor de emergência com dificuldade para respirar. A radiografia do tórax revela pneumonia no lobo direito inferior. Quais são as manifestações clínicas e os achados da avaliação associados à pneumonia do lobo inferior direito que a enfermagem deve investigar ao avaliar o paciente? (A história de Kenneth Bronson continua no Capítulo 22.)

Prevenção

A vacinação antipneumocócica reduz a incidência de pneumonia e, por conseguinte, as hospitalizações por doenças cardíacas e mortes na população idosa. Existem dois tipos de vacina pneumocócica recomendadas para adultos: uma vacina pneumocócica conjugada (VPC13) e uma vacina de polissacarídeos pneumocócicos (VPSP23) (CDC, 2017c).

A VPC13 protege contra 13 tipos de bactérias pneumocócicas e é recomendada para todos os adultos a partir dos 65 anos, bem como adultos a partir dos 19 anos com problemas que enfraqueçam o sistema imunológico, como infecção por vírus da imunodeficiência humana (HIV, do inglês *human immunodeficiency virus*), transplantes de órgãos, leucemia, linfoma, nefropatia crônica e asplenismo, ou com extravasamento de líquido cerebrospinal ou com implantes cocleares (CDC, 2017b). Já a VPSP23 é uma vacina nova que protege contra 23 tipos de bactérias pneumocócicas. Ela é recomendada para todos os adultos a partir dos 65 anos e para adultos entre 19 e 64 anos que sejam tabagistas ou que tenham cardiopatia, pneumopatia ou hepatopatia crônica, ou alcoolismo (CDC, 2017b). A maioria dos pacientes que recebeu a VPC13 deve receber a VPSP23, sobretudo os adultos a partir dos 65 anos que receberam anteriormente a VPC13. Para adultos imunocompetentes a partir dos 65 anos que não tenham recebido a VPC13, deve ser administrada uma dose de VPC13 seguida por uma dose de VPSP23 após 1 ano. Essas duas vacinas não devem ser administradas concomitantemente (CDC, 2017b). Uma vez que as diretrizes para vacinação pneumocócica podem variar a cada ano, é importante consultar o *site* do CDC para obter as recomendações mais atualizadas.[1] Outras medidas preventivas estão resumidas na Tabela 19.2.

Manejo clínico

Inclui prescrição de antibióticos apropriados para pneumonias bacterianas, promoção de repouso e hidratação adequados para o paciente e manejo de eventuais complicações. Para alguns pacientes, é prescrita oxigenação suplementar.

Terapia farmacológica

O tratamento da pneumonia inclui a administração do antibiótico adequado, tal como determinado pelos resultados de cultura e sensibilidade. No entanto, na metade dos casos de PAC, o microrganismo causador não é identificado quando é iniciado o tratamento (File, 2019b). Nessas situações, utilizam-se diretrizes para orientar a escolha do antibiótico; porém, devem-se considerar os padrões de resistência, a prevalência de microrganismos causadores, os fatores de risco do paciente e a configuração do tratamento (internação ou ambulatorial), assim como os custos e a disponibilidade de agentes antibióticos mais recentes. Os tratamentos de pacientes com pneumonia decorrente de patógenos específicos estão indicados na Tabela 19.3.

Os pacientes internados devem passar da administração intravenosa (IV) para terapia oral quando estiverem hemodinamicamente estáveis, apresentarem melhora clínica, conseguirem ingerir os medicamentos/líquidos e o sistema digestório estiver funcionando normalmente. Assim que estiverem clinicamente estáveis, não apresentarem problemas de saúde e tiverem um ambiente seguro para os cuidados contínuos, devem receber alta do hospital. A estabilidade clínica é definida como a temperatura inferior ou igual a 37,8°C, frequência

---

[1] N.R.T.: No Brasil, consultar o *site* do Ministério da Saúde.

TABELA 19.3 Pneumonias comumente encontradas.

Tipo (microrganismo causal)	Epidemiologia	Características clínicas	Tratamento	Complicações/comentários
Pneumonia adquirida na comunidade				
Pneumonia estreptocócica (*Streptococcus pneumoniae*)	Mais prevalente nos meses de inverno. Ocorrência mais frequente em afrodescendentes. Incidência maior em idosos e em pacientes com DPOC, insuficiência cardíaca, alcoolismo, asplenia, diabetes melito e depois de uma gripe. Principal causa infecciosa de doença entre crianças pequenas, pessoas com condições crônicas de saúde subjacentes e idosos em todo o mundo. Taxa de mortalidade (em adultos hospitalizados com doença invasiva): 14%	Início abrupto, aspecto toxêmico, dor torácica pleurítica; geralmente envolve 1 lobo. Infiltrado lobar comum na radiografia de tórax ou padrão de broncopneumonia	A gravidade determina o tipo de antibiótico e a via (IV ou VO). PCN-sensível: PCN, amoxicilina, ceftriaxona, cefotaxima, cefprozila ou um macrolídio. PCN-resistente: levofloxacino, moxifloxacino, vancomicina ou linezolida	Choque, derrame pleural, superinfecções, pericardite e otite média
Haemophilus influenzae (*Haemophilus influenzae*)	Incidência maior em pacientes com alcoolismo, idosos, pessoas em instituições de cuidados extensivos e lares de idosos, indivíduos com diabetes melito ou DPOC e crianças com menos de 5 anos. É responsável por 5 a 20% das PACs. Taxa de mortalidade: 30%	Início frequentemente insidioso, associado à infecção da via respiratória superior 2 a 6 semanas antes do início da doença; febre, calafrios, tosse produtiva; geralmente envolve 1 ou mais lobos. Sepse é comum. Infiltrado, padrão de broncopneumonia ocasional na radiografia de tórax	A gravidade determina o tipo e a via do antibiótico (IV ou VO): doxiciclina, uma cefalosporina de terceira geração (ceftriaxona) ou uma fluoroquinolona	Abscesso pulmonar, derrame pleural, meningite, artrite, pericardite, epiglotite
Doença dos legionários (*Legionella pneumophila*)	Maior ocorrência no verão e no outono. Pode causar doença esporádica ou como parte de uma epidemia. Incidência maior em homens de meia-idade e idosos, fumantes, indivíduos com doenças crônicas, pacientes em terapia imunossupressora e pessoas nas proximidades de locais de escavação. Responsável por 15% das PACs. Taxa de mortalidade: 15 a 50%	Sinais/sintomas semelhantes aos da gripe; febre alta, confusão mental, cefaleia, dor pleurítica, mialgias, dispneia, tosse produtiva, hemoptise, leucocitose. Broncopneumonia, doença unilateral ou bilateral, consolidação lobar	A gravidade determina o tipo de antibiótico e a via (IV ou VO). Azitromicina, moxifloxacino ou uma fluoroquinolona	Hipotensão arterial, choque e lesão renal aguda
Mycoplasma pneumoniae (*Mycoplasma pneumoniae*)	Aumento no outono e no inverno. Responsável por epidemias de doenças respiratórias. Tipo mais comum de pneumonia atípica. É responsável por 20% das PACs; mais comum em crianças e adultos jovens. Taxa de mortalidade: < 0,1%	Início geralmente insidioso. Os pacientes em geral não ficam tão doentes como em outras pneumonias. Dor de garganta, congestão nasal, otalgia, cefaleia, febre baixa, dor pleurítica, mialgias, diarreia, erupção cutânea eritematosa, faringite. Infiltrado intersticial na radiografia de tórax	A gravidade determina o tipo de antibiótico e a via (IV ou VO). Macrolídios, associações medicamentosas (macrolídio + ampicilina e sulbactam) ou tetraciclinas (doxiciclina)	Meningite asséptica, meningoencefalite, mielite transversa, paralisia de nervos cranianos, pericardite, miocardite
Pneumonia viral (vírus influenza tipo A, adenovírus B, parainfluenza, citomegalovírus, coronavírus, varicela-zóster)	Incidência maior nos meses de inverno. As epidemias ocorrem a cada 2 a 3 anos. Microrganismos causais mais comuns em adultos; outros microrganismos em crianças (p. ex., citomegalovírus e vírus sincicial respiratório). Responsável por 20% das PACs	Infiltrado irregular, derrame pleural pequeno na radiografia de tórax. Na maioria dos pacientes, a gripe começa como uma infecção aguda das vias respiratórias superiores; outros têm bronquite, pleurisia, assim por diante, outros ainda desenvolvem sintomas gastrintestinais	Tratada sintomaticamente, tratar em pacientes de alto risco; oseltamivir ou zanamivir (+ outros agentes, dependendo da cepa dominante [tipo de vírus]). Não responde a tratamento com os antimicrobianos atualmente disponíveis	Infecção bacteriana sobreposta, broncopneumonia

(continua)

TABELA 19.3	Pneumonias comumente encontradas. (continuação)			
Tipo (microrganismo causal)	Epidemiologia	Características clínicas	Tratamento	Complicações/comentários
Pneumonia por clamídia (*Chlamydophila pneumoniae*)	Relatada principalmente em universitários, recrutas militares e idosos Pode ser uma causa comum de PAC ou observada em combinação com outros agentes patogênicos A taxa de mortalidade é baixa, porque a maior parte dos casos é relativamente leve Os idosos com infecções coexistentes, comorbidades e reinfecções podem exigir hospitalização	Rouquidão, febre, calafrios, faringite, rinite, tosse improdutiva, mialgias, artralgias Infiltrado único na radiografia de tórax; possível derrame pleural	Macrolídios ou doxiciclina	Reinfecção e insuficiência respiratória aguda
Pneumonias hospitalares e pneumonias relacionadas com cuidados de saúde				
Pneumonia por pseudômonas (*Pseudomonas aeruginosa*)	Incidência maior em indivíduos com doença pulmonar preexistente e câncer (principalmente leucemia); pessoas com queimaduras, submetidas a transplantes de homoenxerto; debilitados; pacientes em terapia antimicrobiana e recebendo tratamentos como traqueostomia e aspiração; e em pós-operatório Quase sempre de origem hospitalar Representa 15% das PAHs Taxa de mortalidade: 40 a 60%	Consolidação difusa na radiografia de tórax; aspecto toxêmico: febre, calafrios, tosse produtiva, bradicardia relativa, leucocitose	A orientação dos testes de sensibilidade e a gravidade determinam o tipo de antibiótico e a via (IV ou VO): ceftazidima, ciprofloxacino, cefepima, aztreonam, imipeném/cilastatina, meropeném, piperacilina, +/– um aminoglicosídio	Cavitação pulmonar; pode invadir os vasos sanguíneos, causando hemorragia e infarto do pulmão; geralmente requer hospitalização
Pneumonia estafilocócica (*Staphylococcus aureus*)	Incidência maior em pacientes imunocomprometidos, usuários de drogas injetáveis e como complicação da gripe epidêmica Comumente de origem hospitalar Representa 10 a 30% das PAHs Taxa de mortalidade: 25 a 60% MRSA pode também causar infecção adquirida na comunidade	Hipoxemia grave, cianose, infecção necrosante Sepse é comum	A gravidade determina o tipo de antibiótico e a via (IV ou VO) MSSA: oxacilina ou nafcilina MRSA ou alergia a PCN: vancomicina ou linezolida	Derrame pleural/pneumotórax, abscesso pulmonar, empiema, meningite, endocardite Frequentemente, requer hospitalização O tratamento deve ser vigoroso e prolongado, porque a doença tende a destruir o tecido pulmonar
Pneumonia por Klebsiella (*Klebsiella pneumoniae* [bacilo de Friedlander – bacilo encapsulado gram-negativo aeróbio])	Incidência maior em idosos, pacientes com alcoolismo, pacientes com doenças crônicas (p. ex., diabetes melito, insuficiência cardíaca, DPOC), pacientes em instituições de cuidados extensivos e lares de idosos Representa 2 a 5% das PACs e 10 a 30% das PAHs Taxa de mortalidade: 40 a 50%	A necrose dos tecidos ocorre rapidamente Aspecto toxêmico: febre, tosse, produção de escarro, broncopneumonia, abscesso pulmonar Consolidação lobar, padrão de broncopneumonia na radiografia de tórax	A gravidade determina o tipo de antibiótico e a via (IV ou VO) PAH: cefepima, ceftazidima, imipeném, meropeném ou piperacilina/tazobactam somado a um aminoglicosídio ou uma fluoroquinolona PAC: levofloxacino somado a ciprofloxacino ou nitrofurantoína ou nitrofurantoína em macrocristais	Múltiplos abscessos pulmonares com formação de cistos, empiema, pericardite, derrame pleural; pode ser fulminante e evoluir para morte
Pneumonia em hospedeiros imunocomprometidos				
Pneumonia por *Pneumocystis* (*Pneumocystis jiroveci*)	Incidência maior em pacientes com AIDS e pacientes em terapia imunossupressora para o câncer, transplante de órgãos e outros distúrbios Frequente na infecção por citomegalovírus Taxa de mortalidade de 15 a 20% em pacientes hospitalizados (é fatal se não tratada)	Infiltrados pulmonares na radiografia de tórax; tosse improdutiva, febre, dispneia	A gravidade determina o tipo de antibiótico e a via (IV ou VO) Trimetoprima/sulfametoxazol	Insuficiência respiratória

(continua)

TABELA 19.3	Pneumonias comumente encontradas. (*continuação*)			
Tipo (microrganismo causal)	Epidemiologia	Características clínicas	Tratamento	Complicações/comentários
Pneumonia fúngica (*Aspergillus fumigatus*)	Incidência maior em pacientes imunocomprometidos ou neutropênicos. Taxa de mortalidade: 15 a 20%	Tosse, hemoptise, infiltrados, bola fúngica na radiografia de tórax	A gravidade determina o tipo de antibiótico e a via (IV ou VO) Voriconazol; para doença invasiva: anfotericina B ou anfotericina B lipossomial ou caspofungina Lobectomia para bola de fungos	Disseminação para o encéfalo, miocárdio e glândula tireoide
Tuberculose (*Mycobacterium tuberculosis*)	Incidência aumentada em indigentes, imigrantes e na população carcerária; pessoas com AIDS e desabrigados. Taxa de mortalidade: < 1% (dependendo da comorbidade)	Perda de peso, febre, sudorese noturna, tosse, produção de escarro, hemoptise, infiltrado inespecífico (lobo inferior), linfadenopatia hilar, derrame pleural na radiografia de tórax	Isoniazida + rifampicina + etambutol + pirazinamida (ver seção sobre tuberculose e Tabela 19.4)	Reinfecção e infecção respiratória aguda
Pneumonia por aspiração				
Bactérias anaeróbias (*S. pneumoniae, H. influenzae, S. aureus*)	Risco: consciência reduzida, disfagia, distúrbios da parte alta do sistema digestório; ruptura mecânica do fechamento da glote (tubo endotraqueal, traqueostomia, alimentação por cateter nasogástrico)	Início abrupto de dispneia, febre baixa, tosse, condição predisponente para aspiração	A gravidade determina o tipo de antibiótico e a via (IV ou VO) Clindamicina + uma fluoroquinolona A identificação de potencial aspirado é importante para o tratamento	A identificação de potencial aspirado é importante para o tratamento

AIDS/SIDA: síndrome de imunodeficiência adquirida; DPOC: doença pulmonar obstrutiva crônica; IV: via intravenosa; MRSA: *Staphylococcus aureus* meticilina-resistente; MSSA: *Staphylococcus aureus* meticilina-sensível; PAC: pneumonia adquirida na comunidade; PAH: pneumonia adquirida em hospital; PCN: penicilina; VO: via oral. Adaptada de Gilbert, D. N., Chambers, H. F., Eliopoulos, G. M. et al. (2018). *The Sanford guide to antimicrobial therapy 2018* (48th ed.). Sperryville, VA: Antimicrobial Therapy, Inc.

cardíaca inferior ou igual a 100 bpm, frequência respiratória inferior ou igual a 24 incursões por minuto, pressão arterial sistólica (PAS) superior ou igual a 90 mmHg e saturação de oxigênio maior ou igual a 90%, com a capacidade de manter a ingestão e o estado mental normal (de base).

Em caso de suspeita de PAH, geralmente se inicia tratamento com um antibiótico IV de largo espectro, em monoterapia ou terapia combinada. Para pacientes sem resistência conhecida a múltiplos fármacos, utiliza-se a monoterapia com ceftriaxona, ampicilina/sulbactam, levofloxacino ou ertapeném. Em caso de multidrogarresistência conhecida, podem ser usados três fármacos, incluindo uma cefalosporina ativa contra *Pseudomonas* ou ceftazidima, ou carbapenêmico ativo contra *Pseudomonas* ou piperacilina/tazobactam, somada a fluoroquinolona ativa contra *Pseudomonas* ou aminoglicosídio somado a linezolida ou vancomicina. O estado do paciente deve ser avaliado 72 horas após o início da terapia, e os antibióticos devem ser interrompidos ou modificados de acordo com os resultados da cultura. É preocupante o aumento vertiginoso de patógenos respiratórios resistentes aos antibióticos disponíveis. Exemplos incluem *Enterococcus* resistente à vancomicina (ERV), MRSA e *S. pneumoniae* resistente a fármacos. Os médicos tendem a prescrever antibióticos de modo agressivo quando houver suspeita de infecção. Diante disso, estão em vigor mecanismos para monitorar e minimizar o uso inadequado de antibióticos. Em resposta ao aparecimento de microrganismos resistentes a antibióticos, o CDC recomenda que todos os hospitais que prestam cuidados agudos participem de programas coordenados para promover o uso apropriado desses medicamentos (CDC, 2019b). A gerência dos antibióticos se refere a um conjunto de estratégias coordenadas para aprimorar o uso de medicamentos antimicrobianos com o objetivo de melhorar a saúde dos pacientes, reduzir a resistência aos antibióticos e diminuir gastos desnecessários (CDC, 2019a; Nathwani, Varghese, Stephens et al., 2019). O treinamento dos médicos em relação ao uso de diretrizes baseadas em evidência para o tratamento de infecções respiratórias é importante. Algumas instituições têm implementado algoritmos para auxiliá-los na escolha dos antibióticos adequados. O monitoramento e a vigilância dos padrões de suscetibilidade a patógenos também são importantes.

Outros esquemas terapêuticos

Os antibióticos não são efetivos em infecções das vias respiratórias superiores e pneumonias virais; portanto, a sua administração pode estar associada a efeitos adversos. Os antibióticos são indicados em caso de infecção respiratória viral somente se houver pneumonia bacteriana, bronquite ou rinossinusite secundária. Com exceção do uso de agentes antimicrobianos, o tratamento de pneumonia viral é geralmente igual ao prescrito para a pneumonia bacteriana; todavia, diferentes abordagens terapêuticas têm sido empregadas para os pacientes cuja pneumonia resulta de infecção pelo SARS-CoV-2 associada à síndrome respiratória aguda, o vírus implicado na covid-19 (Kim & Gandhi, 2020), como será discutido adiante.

O tratamento da pneumonia viral é principalmente de suporte. A hidratação é uma parte necessária do tratamento, porque a febre e a taquipneia provocam perdas insensíveis de líquido. Os agentes antipiréticos podem ser utilizados para tratar a cefaleia e a febre; os fármacos antitussígenos podem ser utilizados para a tosse associada. Inalações de vapor aquecido são úteis para aliviar a irritação brônquica. Os anti-histamínicos podem ser benéficos ao reduzir espirros e rinorreia. Os descongestionantes nasais também podem ser utilizados para tratar os sintomas e melhorar o sono; no entanto, o uso excessivo pode causar congestão nasal de rebote. O repouso no leito é prescrito até que a infecção mostre sinais de resolução. Se hospitalizado, o paciente é observado cuidadosamente até que a condição clínica melhore.

Se ocorrer hipoxemia, administra-se oxigênio. A análise da oximetria de pulso ou da gasometria arterial é utilizada para determinar a necessidade de oxigênio e para avaliar a efetividade do tratamento. Os resultados da gasometria arterial podem ser usados para obter uma medida de referência da oxigenação do paciente e do estado ácido-base; no entanto, a oximetria de pulso é utilizada para monitorar continuamente a saturação de oxigênio e a resposta ao tratamento. As medidas mais agressivas de suporte respiratório incluem a administração de altas concentrações de oxigênio (**fração inspirada de oxigênio [FIO_2]**, ou a concentração de oxigênio fornecida), intubação endotraqueal e ventilação mecânica. Diferentes modos de ventilação mecânica podem ser necessários (ver discussão mais adiante).

Considerações gerontológicas

A pneumonia em pacientes idosos pode ocorrer como um diagnóstico primário ou como complicação de uma doença crônica. As infecções pulmonares em idosos muitas vezes são difíceis de tratar e resultam em taxa de mortalidade maior do que em pessoas mais jovens (Ramirez, 2019). A deterioração geral, a fraqueza, os sintomas abdominais, a anorexia, a confusão mental, a taquicardia e a taquipneia podem indicar o início da pneumonia. O diagnóstico pode passar despercebido, porque os sintomas clássicos de tosse, dor torácica, produção de expectoração e febre podem estar ausentes ou ser mascarados em pacientes idosos. Além disso, alguns sinais podem ser enganadores: os ruídos adventícios, por exemplo, podem ser causados pela microatelectasia que resulta da diminuição da mobilidade, redução dos volumes pulmonares ou outras alterações na função respiratória. Pode ser necessária radiografia de tórax para diferenciar a insuficiência cardíaca crônica, que muitas vezes é vista em idosos, da pneumonia como a causa dos sinais e sintomas clínicos.

O tratamento de suporte inclui: hidratação (com cautela e sob avaliação frequente, em decorrência do risco de sobrecarga de líquidos em idosos); oxigenoterapia suplementar; e assistência a respiração profunda, tosse, mudanças de posição frequentes e deambulação precoce. Todas essas medidas são particularmente importantes no cuidado de pacientes idosos com pneumonia. Para reduzir ou evitar complicações graves da pneumonia em idosos, recomenda-se a vacinação contra infecções por pneumococos e influenza.

Considerações sobre a covid-19

O SARS-CoV-2 é um coronavírus adquirido na comunidade cuja evolução patológica primária ocorre no sistema respiratório. Presume-se que a transmissão viral se dê por contato interpessoal via gotículas respiratórias, embora exista a hipótese de que é possível ocorrer transmissão por fômites (ou seja, transmissão a partir de superfícies inanimadas contaminadas pelo vírus) (Cascella, Rajnik, Cuomo et al., 2020; Kim & Gandhi, 2020). O SARS-CoV-2 penetra nas células do hospedeiro via receptores de ECA2 na superfície celular, onde se replica; esses receptores são especialmente abundantes nas células do endotélio vascular e nas células alveolares do tipo II do circuito vascular pulmonar (ver discussão dos riscos de SARS-CoV-2 no Capítulo 66).

Quando este texto foi escrito, embora existisse a crença de que alguns pacientes infectados pelo SARS-CoV-2 permaneceriam assintomáticos, outros apresentariam sinais e sintomas consistentes com infecção viral das vias respiratórias superiores que evoluiria para pneumonia viral. Manifestações clínicas consistentes com formas leves de covid-19 incluem febre, tosse improdutiva (seca), dor de garganta, fadiga, mialgia (dor muscular), congestão nasal, náuseas, vômitos, diarreia, anosmia (perda do olfato) e ageusia (perda do paladar) (Cascella et al., 2020; CDC, 2020). Dados obtidos de estudos epidemiológicos na China, onde se originou a pandemia da covid-19, sugerem que aproximadamente 81% dos pacientes com covid-19 apresentam formas leves da doença, com pneumonia viral leve ou sem pneumonia (Wu & McGoogan, 2020).

Idealmente, o diagnóstico de covid-19 é confirmado por *swab* nasal bilateral, coletado pelo próprio paciente, para pesquisa de antígeno ou ácido nucleico viral. A coleta pelo próprio paciente minimiza o risco de transmissão interpessoal de gotículas respiratórias, mas, idealmente, deve ser observada por um profissional de saúde para garantir a realização apropriada (CDC, 2020).

O manejo da maioria dos pacientes com formas leves de covid-19 (suspeitas ou confirmadas) pode ser ambulatorial, e eles podem permanecer em seus domicílios, conservando assim os recursos hospitalares e reduzindo a probabilidade de exposição a outras pessoas, inclusive profissionais de saúde (Kim & Gandhi, 2020). Atualmente, não são prescritos medicamentos específicos para o tratamento da covid-19, nem para o alívio sintomático, quando os pacientes apresentam uma forma leve da doença, que pode ser controlada em casa. Os esquemas terapêuticos para os pacientes com formas leves são semelhantes aos prescritos para indivíduos com outras doenças respiratórias virais. Os pacientes são orientados a descansar, beber líquidos, fazer uso de agentes antipiréticos (p. ex., paracetamol) e monitorar seus sinais/sintomas. Todavia, tendo em vista a virulência do SARS-CoV-2, esses pacientes precisam ser capazes de manter quarentena/isolamento em seus domicílios até serem atendidos todos os seguintes critérios (CDC, 2020):

- Pelo menos 72 horas desde a última vez que o paciente teve febre e o paciente não ingeriu antipiréticos durante esse período
- O paciente relata melhora de quaisquer manifestações respiratórias de covid-19
- Pelo menos 10 dias se passaram desde que o paciente percebeu pela primeira vez manifestações clínicas sugestivas de covid-19.

Os médicos e outras pessoas/profissionais que entram em contato com pacientes com covid-19 suspeita ou comprovada devem obedecer às medidas de controle e prevenção de infecção e utilizar equipamento de proteção individual (EPI) (ver discussão adicional no Capítulo 66).

Os pacientes com formas moderadas de covid-19 devem ser hospitalizados para observação atenta e continuada, porque muitos apresentam deterioração rápida do quadro clínico e evoluem para formas graves da doença e insuficiência respiratória. Esses pacientes apresentam sinais evidentes de pneumonia viral que pode ser diagnosticada com base nos achados no exame físico, nas radiografias de tórax ou na tomografia computadorizada (TC) de tórax, embora tenham $SpO_2 > 93\%$ no ar ambiente, sugerindo oxigenação adequada (Cascella et al., 2020; National Institutes of Health [NIH] COVID-19 Treatment Guidelines Panel, 2020). Esses pacientes podem ou não apresentar dispneia. Os exames laboratoriais por ocasião da internação incluem hemograma completo com contagem diferencial, painel metabólico completo, níveis séricos de creatinoquinase (CK), desidrogenase láctica (LDH), proteína C reativa (PC-R), ferritina e D-dímero. Os achados notáveis incluem leucopenia (baixa contagem de leucócitos), linfopenia (baixa contagem de linfócitos) e nível sérico elevado de CK, LDH, PC-R, ferritina e D-dímero (Cascella et al., 2020).

Atualmente existe a percepção de que poucos pacientes com covid-19 apresentam superinfecção por patógenos bacterianos (ou seja, pneumonia bacteriana concomitante), portanto, antibióticos não são rotineiramente prescritos para o paciente hospitalizado por causa de pneumonia e covid-19 moderada. Entretanto, se houver suspeita de que o paciente tenha pneumonia bacteriana ou sepse, são indicados agentes antibióticos e prescritos agentes usados em PAC (Kim & Gandhi, 2020; NIH, 2020) (ver discussão anterior). Para a maioria dos pacientes, são prescritos agentes anticoagulantes como profilaxia porque eles correm maior risco de tromboembolismo venoso (TEV) (ver discussão adicional sobre TEV no Capítulo 26). Os agentes tipicamente prescritos são heparinas de baixo peso molecular (p. ex., enoxaparina, dalteparina), administradas 2 vezes/dia (Kim & Gandhi, 2020).

Atualmente, não há evidências suficientes que apoiem a prescrição de agentes antivirais ou imunomoduladores para o manejo de pacientes com formas moderadas de covid-19 e pneumonia (NIH, 2020). Se for preciso prescrever um medicamento por via inalatória (p. ex., para manejo de doença respiratória crônica preexistente), então esse fármaco deve, na medida do possível, ser administrado por inalador pressurizado dosimetrado em vez de nebulizador de pequeno volume, para minimizar a probabilidade de aerossolizar as gotículas respiratórias do paciente para o ar ambiente. Idealmente, pacientes hospitalizados com formas moderadas de covid-19 e pneumonia devem ser colocados em quartos com isolamento específico para infecções transmitidas pelo ar com reforço de limitações, de tal forma que os profissionais de saúde entrem apenas quando for necessário e usando EPI apropriado (NIH, 2020) (ver discussão adicional no Capítulo 66). Por exemplo, o enfermeiro que cuida do paciente pode programar suas atividades de modo a realizar as avaliações necessárias e administrar a medicação prescrita ao mesmo tempo (Boxe 19.7).

Boxe 19.7 **DILEMAS ÉTICOS**
Seria ético recusar assistência a um paciente?

Caso clínico

Você é o enfermeiro de uma unidade de tratamento intensivo (UTI) clínica. Na semana anterior, houve uma incidência significativamente aumentada de pacientes com formas graves de síndrome respiratória aguda causadas pelo novo coronavírus 2 (SARS-CoV-2) em dois municípios próximos ao seu hospital. O gestor de enfermagem marcou uma reunião com a equipe do setor de emergência e informou a todos os profissionais que preparativos estão sendo feitos para receber e tratar um grande número de pacientes com covid-19. A UTI onde você trabalha foi designada para tratar exclusivamente pacientes em estado crítico, enquanto a UTI cirúrgica abrigará os pacientes em estado crítico que não têm covid-19. O gestor descreveu os planos da administração do hospital para a distribuição e racionalização dos equipamentos de proteção individual (EPIs) para a equipe da UTI clínica e identificou novas políticas que serão implementadas em caráter emergencial para orientar o uso, a conservação e o descarte. H.S., uma enfermeira da UTI clínica que trabalha com você, diz que não vai atender pacientes com covid-19. Ela também afirma que a direção precisa colocá-la para trabalhar em outro setor ou ela pedirá demissão. Além disso, ela afirma que não se tornou enfermeira para arriscar a própria vida.

Discussão

Os profissionais de enfermagem que trabalham em UTI clínica sempre correm risco, porque entram em contato com doenças infecciosas. Antes da pandemia de covid-19, a maioria desses riscos para a saúde era mínimo. A maioria dos patógenos que causam doenças infecciosas em pacientes internados em UTIs clínicas pode ser tratada efetivamente por fármacos (p. ex., antibióticos) quando as pessoas têm sistemas imunes saudáveis. Muitos pacientes internados em UTIs clínicas que estão em estado crítico por causa dessas doenças infecciosas têm comorbidades que comprometem suas respostas imunes, mas um enfermeiro saudável que é exposto ao patógeno provavelmente não será infectado. Mesmo se o enfermeiro adoecer, seria esperada sua recuperação após ser instituído tratamento. O risco pessoal dos profissionais de enfermagem muda drasticamente durante uma pandemia, quando eles precisam lidar com um novo patógeno contagioso e agressivo que causa doença potencialmente fatal em pessoas previamente saudáveis, sem o benefício de estratégias terapêuticas baseadas em evidências que sejam francamente efetivas.

Análise

- Identificar os princípios éticos em conflito nesse caso (ver Capítulo 1, Boxe 1.7). O princípio da beneficência deve assumir preeminência durante uma epidemia? O desejo de fazer o maior bem possível para o máximo de pacientes pode ser mais importante moralmente do que a preservação dos direitos individuais?
- Pressupor a princípio que H. S. seja uma mulher saudável de 24 anos sem fatores de risco conhecidos para covid-19. Em seguida, presumir que ela tenha 62 anos, seja diabética e hipertensa e que a mãe de 88 anos more com ela. Esses fatores influenciariam o seu apoio ao desejo dela de não cuidar de pacientes com covid-19?
- Você e H.S. têm a obrigação profissional de cuidar de pacientes com covid-19 em estado crítico? Você tem o direito de se recusar a participar do procedimento? Seu ponto de vista mudaria se não houvesse disponibilidade de EPIs apropriados? Como você avaliaria as novas políticas implementadas para orientar o uso, a conservação e o descarte de EPIs na UTI clínica? De quais recursos você dispõe para analisar a correção dessa política de modo a assegurar que você, H.S. e seus colegas não corram risco indevido? Identifique os recursos profissionais que poderiam lhe ajudar a solucionar esse dilema.

Referências bibliográficas

Binkley, C. E. & Kemp, D. S. (2020). Ethical rationing of personal protective equipment to minimize moral residue during the COVID-19 pandemic. *Journal of the American College of Surgeons*, 230(6), 1111–1113.

Kramer, J. B., Brown, D. E. & Kopar, P. K. (2020). Ethics in the time of coronavirus: Recommendations in the COVID-19 pandemic. *Journal of the American College of Surgeons*, 230(6), 1114–1118.

Morley, G., Grady, C., McCarthy, J. et al. (2020). COVID-19: Ethical challenges for nurses. *Hastings Center Report*, 50(3), 35–39.

Recursos

Ver no Capítulo 1, Boxe 1.10, as etapas de uma análise ética e recursos de ética.

The Centers for Disease Control and Prevention (CDC). (2020). Optimizing supply of PPE and other equipment during shortages. Retirado em 06/08/2020 de: www.cdc.gov/coronavirus/2019-ncov/hcp/ppe-strategy/index.html.

O paciente com pneumonia e formas graves de covid-19 apresenta SpO_2 inferior a 93% no ar ambiente associada a taquipneia e precisa de oxigênio suplementar, talvez com intubação endotraqueal e ventilação mecânica (ver discussão sobre intubação endotraqueal e ventilação mecânica). Tipicamente, as radiografias de tórax mostram opacidades em vidro fosco, difusas e bilaterais (Cascella et al., 2020). Alguns pacientes apresentam dispneia grave, enquanto outros não relatam dispneia e são denominados "hipoxêmicos felizes" por Caputo, Strayer & Levitan (2020). Segundo relatos, muitos pacientes apresentam deterioração rápida do quadro clínico e ausência de indicadores clínicos prodrômicos evidentes de doença moderada a grave (Cascella et al., 2020).

Embora pacientes com pneumonia e formas graves de covid-19 tenham sido, quase sempre, submetidos a intubação endotraqueal e ventilação mecânica durante as primeiras semanas da pandemia, as taxas de letalidade foram muito superiores às esperadas (Caputo et al., 2020). Essa observação, juntamente à escassez real ou antecipada de ventiladores mecânicos, levou alguns médicos a tentar outras estratégias de manejo, inclusive o posicionamento de pacientes hospitalizados com covid-19 não intubados em decúbito ventral a intervalos periódicos, juntamente a oxigenoterapia de alto fluxo. Embora não tenha sido universalmente efetiva, os dados da pesquisa preliminar sugerem que o posicionamento periódico em decúbito ventral pode prevenir a intubação endotraqueal em alguns pacientes com formas graves de covid-19 e pneumonia (Caputo et al., 2020).

Atualmente, não existem agentes imunomoduladores que sejam recomendados para os pacientes com pneumonia e formas graves de covid-19, embora antagonistas da interleucina 6 (IL-6) (p. ex., rocizilumabe) estejam sendo investigados. Acredita-se que a IL-6 seja uma citocina crucial e responsável pela propagação da resposta inflamatória descontrolada, denominada síndrome de liberação de citocinas ou "tempestade de citocinas", que ocorre em alguns pacientes com formas graves de covid-19 (ver discussão adicional sobre a síndrome de liberação de citocinas no Capítulo 12). Outra abordagem terapêutica que está sendo investigada e foi aprovada pela Food and Drugs Administration (FDA) para uso emergencial consiste no uso de plasma convalescente, que transfunde anticorpos de pacientes que se recuperaram da covid-19 para pacientes com formas graves da doença (Kim & Gandhi, 2020).

É recomendada a prescrição do agente antiviral rendesivir para pacientes com formas graves de covid-19 e pneumonia, uma vez que esse fármaco promoveu resultados promissores em estudos clínicos, sobretudo melhora dos tempos de recuperação e desfechos globais (Beigel, Tomashek, Dodd et al., 2020; NIH, 2020; Wang, Zhang, Du et al., 2020). Uma complicação grave e frequente nos pacientes com formas graves de covid-19 e pneumonia é a síndrome de angústia respiratória aguda (SARA), ou síndrome de desconforto respiratório agudo (SDRA), cujo manejo consiste frequentemente em intubação endotraqueal e ventilação mecânica, como será discutido mais adiante. A taxa de mortalidade relatada de pacientes com covid-19 e SARA é de 50% (Anesi, 2020).

Complicações

Choque e insuficiência respiratória

As complicações graves da pneumonia incluem hipotensão, choque séptico e insuficiência respiratória (especialmente na doença bacteriana gram-negativa ou infecção por SARS-CoV-2 em pacientes idosos). Essas complicações são observadas sobretudo em pacientes que não receberam tratamento específico ou receberam tratamento inadequado/tardio ou em pacientes com risco de covid-19 grave. As complicações também ocorrem quando o microrganismo causador é resistente à terapia, quando uma comorbidade complica a pneumonia ou quando o paciente é imunocomprometido. (Ver discussão sobre o manejo do choque séptico no Capítulo 11.)

Derrame pleural

Uma efusão pleural é um acúmulo de fluido pleural no espaço entre as pleuras parietal e visceral dos pulmões. O derrame pleural parapneumônico é qualquer derrame pleural associado a pneumonia bacteriana, abscesso pulmonar ou bronquiectasia. Depois que o derrame pleural é detectado na radiografia de tórax, pode-se realizar toracocentese para remover o líquido, que é enviado para o laboratório para análise. Há três estágios de derrames pleurais parapneumônicos, de acordo com a patogênese: não complicado, complicado e **empiema** torácico; esse último ocorre quando um líquido purulento espesso se acumula no espaço pleural, muitas vezes com o desenvolvimento de fibrina e uma área loculada (isolada) em que a infecção está localizada (ver discussão a seguir). Pode-se inserir um dreno de tórax para tratar a infecção pleural, estabelecendo a drenagem adequada do empiema. A esterilização da cavidade do empiema requer a administração por 4 a 6 semanas de antibióticos, e algumas vezes é necessário tratamento cirúrgico.

PROCESSO DE ENFERMAGEM
Paciente com pneumonia bacteriana

Avaliação

A avaliação de enfermagem é fundamental na detecção da pneumonia. Febre, calafrios ou sudorese noturna em um paciente que também tenha sintomas respiratórios devem alertar o enfermeiro para a possibilidade de pneumonia bacteriana. A avaliação respiratória identifica ainda as manifestações clínicas da pneumonia: dor pleurítica, fadiga, taquipneia, uso de músculos acessórios para a respiração, bradicardia ou bradicardia relativa, tosse e expectoração purulenta. O enfermeiro deve examinar o paciente quanto a: mudanças na temperatura e frequência cardíaca; quantidade, odor e cor das secreções; frequência e gravidade da tosse; grau de taquipneia ou dispneia; alterações nos resultados do exame físico (avaliadas principalmente pela inspeção e ausculta do tórax); e mudanças nos achados da radiografia de tórax.

Além disso, é importante examinar pacientes idosos quanto a comportamentos incomuns, estado mental alterado, desidratação, fadiga excessiva e insuficiência cardíaca concomitante.

Diagnóstico

DIAGNÓSTICOS DE ENFERMAGEM

Com base nos dados da avaliação, os principais diagnósticos de enfermagem podem incluir os seguintes:

- Desobstrução prejudicada de vias respiratórias associada a secreções traqueobrônquicas abundantes
- Fadiga e intolerância à atividade associadas a função respiratória prejudicada
- Risco de hipovolemia associado a febre e uma frequência respiratória aumentada
- Comprometimento do estado nutricional
- Falta de conhecimento sobre o esquema de tratamento e medidas preventivas.

PROBLEMAS INTERDEPENDENTES/ COMPLICAÇÕES POTENCIAIS

Com base nos dados de avaliação, os problemas colaborativos ou as potenciais complicações incluem os seguintes:

- Persistência dos sintomas depois do início do tratamento
- Sepse e choque séptico
- Insuficiência respiratória
- Atelectasia
- Efusão (derrame) pleural
- *Delirium*.

Planejamento e metas

As principais metas são melhorar a permeabilidade das vias respiratórias, aumentar a atividade, manter o volume de líquidos e a nutrição adequados, explicar o protocolo de tratamento e as medidas preventivas e impedir o aparecimento de complicações.

Intervenções de enfermagem

MELHORA DA PERMEABILIDADE DAS VIAS RESPIRATÓRIAS

A remoção das secreções é importante porque sua retenção interfere nas trocas gasosas e pode retardar a recuperação. O enfermeiro incentiva a hidratação (2 a 3 ℓ/dia), para fluidificar e soltar as secreções pulmonares. A umidificação pode ser utilizada para soltar as secreções e melhorar a ventilação. A máscara de alta umidade (usando ar comprimido ou oxigênio) fornece ar quente e úmido à árvore brônquica, ajuda a liquefazer as secreções e alivia a irritação brônquica. A tosse pode ser iniciada voluntariamente ou por reflexo. As manobras de expansão pulmonar, como a respiração profunda com um espirômetro de incentivo, podem induzir à tosse. Para melhorar a permeabilidade das vias respiratórias, o enfermeiro deve supervisionar o paciente na realização da tosse eficaz e direcionada, que inclui o posicionamento correto, a manobra de inspiração profunda, o fechamento da glote, a contração dos músculos expiratórios contra a glote fechada, a abertura súbita da glote e a expiração explosiva. Em alguns casos, o enfermeiro pode ajudar o paciente colocando as duas mãos sobre a parte inferior (ou anterior ou posterior) da caixa torácica, para fazer com que ele se concentre em uma respiração lenta e profunda, e, em seguida, aplicando pressão externa constante durante a fase expiratória.

A FTR é importante para a liberação e a mobilização das secreções (ver Figuras 20.6 e 20.7 e discussão mais aprofundada sobre FTR no Capítulo 20) e para a broncoscopia. As indicações para a FTR incluem a retenção de escarro não responsiva à tosse espontânea ou dirigida, histórico de problemas pulmonares previamente tratados com FTR, sinais contínuos de retenção de secreções (murmúrio vesicular diminuído ou ruídos adventícios, alteração nos sinais vitais), achados anormais na radiografia de tórax compatíveis com atelectasia ou infiltrados e deterioração na oxigenação. O paciente é colocado na posição correta para drenar os segmentos pulmonares envolvidos; em seguida, o tórax é percutido e vibrado manualmente ou com um percussor mecânico. O enfermeiro pode consultar o fisioterapeuta respiratório para colaborar nos protocolos de expansão de volume e de manejo de secreções que ajudem no cuidado respiratório direto do paciente e atendam às necessidades deste com esquemas de tratamento apropriados.

Após cada mudança de decúbito, o enfermeiro deve supervisionar o paciente quanto a respiração profunda e tosse. Se o indivíduo estiver muito fraco para tossir de modo efetivo, o enfermeiro pode precisar remover o muco pela aspiração nasotraqueal. Pode levar algum tempo para que as secreções sejam mobilizadas e avancem para as vias respiratórias centrais para expectoração. Portanto, é importante que o enfermeiro monitore a tosse e a expectoração do paciente depois da conclusão da FTR.

O enfermeiro também deve administrar e titular a oxigenoterapia conforme prescrito ou via protocolos. A efetividade da oxigenoterapia é monitorada pela melhora nos sinais e sintomas clínicos, conforto do paciente e valores de oxigenação adequados, conforme medido pela oximetria de pulso ou gasometria arterial.

PROMOÇÃO DO REPOUSO E CONSERVAÇÃO DA ENERGIA

O enfermeiro deve incentivar o paciente que está debilitado a descansar e evitar esforços excessivos e uma possível exacerbação dos sintomas. O paciente deve assumir uma posição confortável para promover o descanso e a respiração (p. ex., posição de semi-Fowler) e mudar de posição com frequência para aumentar a liberação de secreções e a ventilação e perfusão pulmonar. O paciente ambulatorial deve ser orientado a evitar o esforço excessivo e a se envolver em atividades moderadas apenas durante as fases iniciais do tratamento.

PROMOÇÃO DA INGESTÃO DE LÍQUIDOS

A frequência respiratória do paciente com pneumonia se eleva em razão do aumento na carga de trabalho imposta pela respiração trabalhosa e febre. A elevação na frequência respiratória leva a um aumento da perda insensível de líquido durante a respiração e pode causar desidratação. Portanto, a menos que contraindicado, incentiva-se o aumento na ingestão de líquidos (pelo menos 2 vezes/dia). A hidratação deve ser alcançada de modo mais lento e com monitoramento cuidadoso em pacientes com condições preexistentes, como insuficiência cardíaca (ver Capítulo 25).

MANUTENÇÃO DA NUTRIÇÃO

Muitos pacientes com falta de ar e fadiga têm o apetite diminuído e consomem apenas líquidos. Bebidas com eletrólitos disponíveis comercialmente, como Gatorade®, podem ajudar a fornecer hidratação, calorias e eletrólitos. Podem ser utilizadas outras bebidas enriquecidas nutricionalmente, como os suplementos nutricionais orais, para suplementar as calorias. Pode ser aconselhável realizar refeições pequenas e frequentes. Além disso, podem ser administrados líquidos e nutrientes por via intravenosa, se necessário.

PROMOÇÃO DO CONHECIMENTO

O enfermeiro deve explicar ao paciente e aos familiares sobre a causa da pneumonia, o manejo dos sintomas, os sinais e sintomas que devem ser relatados ao profissional de saúde e a necessidade de acompanhamento. O paciente também precisa de informações sobre fatores (tanto de risco do paciente quanto externos) que possam ter contribuído para o desenvolvimento da pneumonia e estratégias para promover a recuperação e prevenir a recorrência. Se o paciente estiver internado, ele deve ser orientado sobre a finalidade e a razão das estratégias de tratamento que têm sido implementadas e sobre a importância de participar do tratamento durante e após a internação. As explicações devem ser dadas de modo simples e em linguagem comum para que o paciente possa entender. Se possível, devem ser fornecidas orientações e informações escritas, também em formatos alternativos ao paciente com deficiência auditiva ou visual, se necessário. Por causa da gravidade dos sintomas, o paciente pode precisar que as orientações e explicações sejam repetidas várias vezes.

MONITORAMENTO E MANEJO DE COMPLICAÇÕES POTENCIAIS

Persistência dos sintomas depois do início do tratamento. O paciente deve ser observado quanto à resposta à antibioticoterapia, que normalmente começa em 24 a 48 h depois de iniciados os antibióticos. Se o paciente tiver iniciado o tratamento com antibióticos antes da avaliação da cultura e sensibilidade dos microrganismos causadores, pode ser necessário trocá-los depois de disponibilizados os resultados. O paciente deve ser monitorado quanto a: alteração no estado físico (deterioração da condição ou resolução dos sintomas) e febre persistente recorrente, que pode ser resultado de uma alergia à medicação (possivelmente indicada por erupção cutânea); resistência à medicação ou resposta lenta (mais do que 48 h) do microrganismo suscetível ao tratamento; derrame pleural; ou pneumonia causada por um microrganismo estranho, como *P. jiroveci* ou *Aspergillus fumigatus*. A não resolução da pneumonia ou a persistência dos sintomas apesar das mudanças na radiografia de tórax levantam a suspeita de outras doenças subjacentes, como câncer de pulmão. Conforme descrito anteriormente, os cânceres de pulmão podem invadir ou comprimir as vias respiratórias, causando atelectasia obstrutiva que pode levar à pneumonia.

Além de monitorar a persistência dos sintomas de pneumonia, o enfermeiro também deve monitorar outras complicações, como choque séptico, síndrome de disfunção de múltiplos órgãos (SDMO) e atelectasia, que podem se desenvolver durante os primeiros dias de tratamento com antibióticos.

Choque e insuficiência respiratória. O enfermeiro deve examinar o paciente quanto a sinais e sintomas de choque séptico e insuficiência respiratória, avaliando seus sinais vitais, os valores de oximetria de pulso e os parâmetros de monitoramento hemodinâmico. O enfermeiro precisa relatar sinais de deterioração na condição do paciente e implementar a administração de soluções IV e medicamentos prescritos para combater o choque. A intubação e a ventilação mecânica podem ser necessárias em caso de insuficiência respiratória. (Ver discussão sobre a sepse e o choque séptico em detalhes no Capítulo 11, e sobre os cuidados com o paciente em ventilação mecânica mais adiante neste capítulo.).

Derrame pleural. Em caso de desenvolvimento de derrame pleural e realização de toracocentese para remover o líquido, o enfermeiro precisa colaborar com o procedimento e explicá-lo para o paciente. Depois da toracocentese, o enfermeiro deve monitorar o paciente quanto a pneumotórax ou recorrência do derrame pleural. Se for necessário inserir um dreno de tórax, o enfermeiro deve monitorar a condição respiratória do paciente (ver discussão sobre drenos torácicos mais adiante neste capítulo).

Delirium. O enfermeiro deve examinar o paciente com pneumonia em busca de sinais de *delirium* e outras alterações mais sutis no estado cognitivo, especialmente em idosos, que são os mais afetados. O *Confusion Assessment Method* é uma ferramenta de rastreamento comumente usada. A confusão mental, sugestiva de *delirium*, e outras alterações no estado cognitivo decorrentes da pneumonia são sinais de mau prognóstico (File, 2019b). O *delirium* pode estar relacionado com hipoxemia, febre, desidratação, privação do sono ou desenvolvimento de sepse. As comorbidades subjacentes do paciente também podem influenciar o desenvolvimento da confusão mental. Abordar e corrigir os fatores subjacentes, bem como garantir a segurança do paciente, são intervenções de enfermagem importantes.

PROMOÇÃO DE CUIDADOS DOMICILIAR, COMUNITÁRIO E DE TRANSIÇÃO

Orientação do paciente sobre autocuidados. Dependendo da gravidade da pneumonia, o tratamento pode ocorrer no hospital ou no ambulatório. As orientações ao paciente são fundamentais, independentemente do ambiente, e a administração adequada dos antibióticos é importante. Em alguns casos, o paciente pode ser tratado inicialmente com administração IV de antibióticos enquanto estiver internado e, em seguida, receber alta para continuar o tratamento em casa. Deve-se manter um sistema continuado de cuidado ao paciente quando ele sai do hospital para casa, incluindo a comunicação entre as pessoas responsáveis pelos cuidados de enfermagem em ambos os ambientes.

Se forem prescritos antibióticos orais, o enfermeiro deve explicar e demonstrar para o paciente a sua administração adequada e potenciais efeitos colaterais. O paciente deve ser orientado sobre os sintomas que requerem contato com o médico, como dificuldade para respirar, piora na tosse, febre recorrente ou aumento da febre e intolerância à medicação.

Após o desaparecimento da febre, o paciente pode aumentar gradualmente as atividades. A fadiga e a fraqueza podem ser prolongadas depois da pneumonia, sobretudo em idosos. O enfermeiro deve explicar e demonstrar a realização de exercícios respiratórios para promover a remoção das secreções e a expansão de volume. O paciente tratado no ambulatório deve ser contatado pela equipe de saúde ou orientado a contatar seu médico 24 a 48 h depois do início do tratamento. O paciente também deve ser orientado a retornar à clínica ou consultório médico para realizar radiografia de tórax e exame físico de acompanhamento. Muitas vezes, a melhora nos achados da radiografia de tórax está aquém da melhoria nos sinais e sintomas clínicos.

O enfermeiro deve incentivar o paciente fumante a parar de fumar. O tabagismo inibe a ação ciliar brônquica, que é a primeira linha de defesa das vias respiratórias inferiores. O tabaco também irrita as células mucosas dos brônquios e inibe a função dos macrófagos alveolares (necrófagos). O paciente deve ser orientado a evitar estresse, fadiga, mudanças bruscas de temperatura e o consumo excessivo de bebidas alcoólicas, que abaixam a resistência à pneumonia. O enfermeiro precisa revisar com o paciente os princípios da nutrição e repouso adequados, porque um episódio de pneumonia pode tornar o paciente suscetível a infecções recorrentes do sistema respiratório.

Cuidados contínuos e de transição. Pacientes que estejam gravemente debilitados ou que não sejam capazes de cuidar de si mesmos podem precisar de encaminhamento para cuidado domiciliar, de transição ou comunitário. Durante a visita domiciliar, o enfermeiro precisa avaliar o estado físico do paciente, monitorá-lo quanto a complicações, avaliar o ambiente domiciliar e reforçar orientações prévias. É avaliada a participação do paciente no esquema terapêutico (i. e., uso dos medicamentos prescritos; realização de exercícios respiratórios; ingestão adequada de líquidos e alimentos; e interrupção do tabagismo, de consumo de bebidas alcoólicas e atividade excessiva). O enfermeiro deve salientar ao paciente e aos familiares a razão de monitorar as complicações ou o agravamento da pneumonia. Além disso, o paciente deve ser incentivado a vacinar-se contra a gripe no momento prescrito, pois essa doença aumenta a suscetibilidade à pneumonia bacteriana secundária, especialmente as causadas por estafilococos, *H. influenzae* e *S. pneumoniae*. O paciente também precisa ser incentivado a receber a vacina pneumocócica, de acordo com recomendações do Ministério da Saúde, como discutido anteriormente.[2]

---

[2]N.R.T.: O Ministério da Saúde publicou portaria em 2013 que atualiza o Programa Nacional de Imunização.(http://bvsms.saude.gov.br/bvs/saudelegis/gm/2013/prt1498_19_07_2013.html).

Reavaliação

Entre os resultados esperados do paciente estão:
1. Apresentar melhor permeabilidade das vias respiratórias, conforme evidenciado pela oxigenação adequada na oximetria de pulso ou gasometria arterial, temperatura normal, sons respiratórios normais e tosse eficaz.
2. Repousar e economizar energia, limitando as atividades e permanecendo no leito enquanto sintomático, e então aumentando lentamente as atividades.
3. Manter a hidratação adequada, conforme evidenciado pela ingestão de líquidos e diurese adequadas e turgor da pele normal.
4. Alimentar-se adequadamente, conforme evidenciado pela manutenção ou aumento no peso corporal, sem ganho de líquido excessivo.
5. Verbalizar o entendimento sobre as estratégias de tratamento.
6. Aderir às estratégias de manejo.
7. Não apresentar complicações:
   a. Apresentar valores de sinais vitais, oximetria de pulso e gasometria arterial aceitáveis.
   b. Relatar tosse produtiva que diminui ao longo do tempo.
   c. Não apresentar sinais ou sintomas de sepse, choque séptico, insuficiência respiratória ou derrame pleural.
   d. Permanecer orientado e consciente do ambiente.
8. Manter ou aumentar o peso.
9. Aderir ao tratamento e às estratégias de prevenção.

ASPIRAÇÃO

A **aspiração** consiste na inalação de materiais estranhos (p. ex., conteúdo orofaríngeo ou estomacal) para dentro dos pulmões. É uma complicação grave que pode causar pneumonia e resultar no seguinte quadro clínico: taquicardia, dispneia, cianose central, hipertensão, hipotensão e, potencialmente, morte. Pode ocorrer quando os reflexos protetores das vias respiratórias estão diminuídos ou ausentes em decorrência de uma variedade de fatores (Boxe 19.8). Os estudos sugerem que a pneumonia por aspiração é responsável por 5 a 15% dos casos de PAC (Gamache, 2019).

Fisiopatologia

Os principais fatores responsáveis pela morte e complicações após uma aspiração são o volume e o caráter do conteúdo aspirado. A pneumonia por aspiração desenvolve-se depois da inalação de material oral ou faríngeo colonizado. O processo patológico envolve uma resposta inflamatória aguda a bactérias e produtos bacterianos. Os microrganismos causais na PAC por aspiração mais comuns incluem *S. aureus*, *S. pneumoniae*, *H. influenzae* e espécies de *Enterobacter* (Gamache, 2019).

Um estômago cheio contém partículas sólidas de alimentos. Se essas forem aspiradas, o bloqueio mecânico das vias respiratórias e a infecção secundária se tornam o problema. Durante os períodos de jejum, o estômago contém suco gástrico ácido, o qual, se aspirado, pode ser muito prejudicial aos alvéolos e capilares. A contaminação fecal (mais provavelmente vista na obstrução intestinal) aumenta o risco de morte, porque as endotoxinas produzidas pelos microrganismos intestinais podem ser absorvidas sistemicamente ou o material proteináceo encontrado na espessura do conteúdo intestinal pode obstruir as vias respiratórias, provocando atelectasia e invasão bacteriana secundária.

Algumas condições do esôfago também podem estar associadas a pneumonia por aspiração, como a disfagia, a estenose de esôfago, a neoplasia ou divertículos, a fístula traqueoesofágica e a doença do refluxo gastresofágico.

Prevenção

O risco de aspiração está indiretamente relacionado com o nível de consciência do paciente. A aspiração de pequenas quantidades de material da cavidade bucal (oral) não é incomum, especialmente durante o sono; no entanto, a doença decorrente da aspiração não acomete pessoas saudáveis, porque o material é removido pela árvore mucociliar e pelos macrófagos. A aspiração testemunhada de grandes volumes ocorre ocasionalmente; no entanto, a aspiração de pequenos volumes clinicamente silenciosa é mais comum. A prevenção é o principal objetivo no cuidado de pacientes em risco de aspiração (American Association of Critical Care Nurses [AACN], 2017b).

> *Alerta de enfermagem: Qualidade e segurança*
>
> Quando um cateter nasogástrico não funcionante possibilita que o conteúdo gástrico se acumule no estômago, isso pode resultar na condição conhecida como aspiração silenciosa. A aspiração silenciosa frequentemente ocorre sem ser percebida e pode ser mais comum do que se suspeita. Se não for tratada, a inalação maciça de conteúdo gástrico se desenvolve em algumas horas.

Compensação da ausência de reflexos

Pode ocorrer aspiração se o paciente não for capaz de coordenar adequadamente os reflexos de proteção glótico, laríngeo e de tosse. Esse perigo é maior se o paciente: tiver uma distensão abdominal, estiver em decúbito dorsal e estiver com os membros superiores imobilizados de alguma maneira, receber anestésicos locais na região da orofaringe ou laringe para procedimentos diagnósticos, tiver sido sedado ou estiver intubado por tempo prolongado. Intervenções clínicas são essenciais para evitar a aspiração (Boxe 19.9).

Para os pacientes com disfunção de deglutição conhecida ou recentemente extubados depois de intubação endotraqueal prolongada, é necessária a avaliação da deglutição. Os pacientes considerados em risco são avaliados por um fonoaudiólogo. Além do posicionamento semirreclinado ou vertical do paciente antes de comer, outras sugestões úteis são uma dieta leve e mastigação de pequenas quantidades. O paciente deve

---

Boxe 19.8 — FATORES DE RISCO: Aspiração

- Atividade convulsiva
- Lesão cerebral
- Diminuição do nível de consciência por traumatismo, intoxicação por fármacos ou bebidas alcoólicas, sedação excessiva ou anestesia geral
- Posicionamento do corpo em decúbito dorsal
- Acidente vascular encefálico (AVE)
- Distúrbios da deglutição
- Parada cardíaca

Adaptado de American Association of Critical-Care Nurses. (2017b). AACN practice alert: Prevention of aspiration in adults. *Critical Care Nurse*, 37(3), 88; Bartlett, J. (2019a). Aspiration pneumonia in adults. *UpToDate*. Retirado em 23/09/2019 de: www.uptodate.com/contents/aspiration-pneumonia-in-adults.

> **Boxe 19.9 Práticas clínicas para a prevenção da aspiração**
>
> - Manter elevação da cabeceira em um ângulo de 30 a 45°, a menos que seja contraindicado
> - Uso da menor quantidade possível de sedativos
> - Antes de iniciar a alimentação por tubos enterais, confirmar a localização do tubo
> - Para pacientes recebendo alimentos por tubos, avaliar a localização do tubo de alimentação em intervalos de 4 h e os resíduos gastrintestinais (< 150 mℓ antes da próxima alimentação) das alimentações, também em intervalos de 4 h
> - Para pacientes que recebem alimentação por tubo, evitar alimentação *in bolus* naqueles com risco de aspiração
> - Consultar o médico para obter uma avaliação da capacidade de deglutir antes do início das alimentações orais em pacientes que foram recentemente extubados, mas estiveram intubados por 2 dias
> - Manter as pressões da sonda endotraqueal com balão em um nível adequado e garantir que as secreções sejam removidas da porção superior do balão antes que ele seja desinflado.

American Association of Critical Care Nurses (AACN). (2017b). AACN practice alert: Prevention of aspiration in adults. *Critical Care Nurse*, 37(3), 88.

ser orientado a manter o queixo para baixo e a cabeça virada com a deglutição repetida. Canudos não devem ser usados.

Ao vomitar, as pessoas normalmente podem proteger suas vias respiratórias sentando-se ou virando-se de lado e coordenando a respiração e os reflexos de tosse, faríngeo e glótico. Se esses reflexos estiverem ativos, não se deve inserir uma via respiratória oral. Se uma via respiratória estiver sendo utilizada, deve ser retirada quando o paciente se engasgar, de modo a não estimular o reflexo faríngeo e promover vômitos e aspiração. A aspiração das secreções orais com um cateter deve ser realizada com o mínimo de estimulação da faringe.

Para os pacientes com um tubo endotraqueal e cateter de alimentação, a pressão do balonete (*cuff*) endotraqueal deve ser mantida acima de 20 cmH$_2$O (mas inferior a 30 cmH$_2$O para minimizar lesões), a fim de evitar o vazamento de secreções em torno do balonete para as vias respiratórias inferiores. Além disso, recomenda-se a aspiração da hipofaringe antes de o balonete ser esvaziado (AACN, 2017a).

Avaliação do posicionamento do tubo de alimentação

A alimentação enteral deve ser administrada somente quando for certo que o tubo de alimentação esteja posicionado corretamente no estômago. Muitos pacientes recebem alimentação enteral diretamente no duodeno por meio de um tubo de alimentação flexível de pequeno calibre ou um tubo implantado cirurgicamente. (Ver discussão sobre nutrição enteral no Capítulo 39.)

Identificação de retardo no esvaziamento gástrico

O estômago cheio pode causar aspiração por causa do aumento na pressão intra- ou extragástrica. Os seguintes fatores podem retardar o esvaziamento gástrico: obstrução intestinal; aumento das secreções gástricas na doença do reflexo gastresofágico; aumento das secreções gástricas ocasionado por ansiedade, estresse ou dor; e distensão abdominal em razão do íleo paralítico, ascite, peritonite, uso de opioides ou sedativos, doença grave ou parto vaginal. (Ver discussão sobre o manejo de pacientes em alimentação por tubo gástrico no Capítulo 39.)

Manejo dos efeitos da intubação prolongada

A intubação endotraqueal prolongada ou traqueostomia, discutida adiante, pode deprimir os reflexos laríngeo e glótico por causa do desuso. Os pacientes com traqueostomia prolongada são incentivados a realizar fonação e exercício dos músculos da laringe. Para o paciente submetido a intubação ou traqueostomia por tempo prolongado, pode ser útil ter um fonoaudiólogo com experiência em distúrbios da deglutição, para lidar com problemas de deglutição, como observado anteriormente.

TUBERCULOSE PULMONAR

A tuberculose (TB) é uma doença infecciosa que afeta principalmente o parênquima pulmonar. Pode também ser transmitida para outras partes do corpo, incluindo as meninges, rins, ossos e linfonodos. O agente infeccioso primário, o *M. tuberculosis*, é um bastonete aeróbio ácido-resistente que cresce lentamente e é sensível ao calor e à luz ultravioleta. O *Mycobacterium bovis* e o *Mycobacterium avium* foram associados ao desenvolvimento de uma infecção por tuberculose em casos raros.

A tuberculose é um problema de saúde pública mundial que está intimamente associado a pobreza, desnutrição, superpopulação, moradias precárias e cuidados de saúde inadequados. As taxas de mortalidade e morbidade continuam subindo; *M. tuberculosis* infecta cerca de um terço da população do globo e continua sendo a principal causa de morte por doença infecciosa no mundo. Em 2017, 10 milhões de pessoas adoeceram com TB ao redor do mundo e houve 1,3 milhão de mortes relacionadas à TB (CDC, 2018b).[3]

Nos EUA, foram notificados 9.105 casos de tuberculose em 2017, o que representa uma redução de 2,3% em relação a 2016 (CDC, 2018b).[4] Os fatores que impedem a eliminação da TB nos EUA incluem a prevalência da doença entre os residentes estrangeiros, os atrasos na detecção e comunicação dos casos, a falta de proteção de contatos de pessoas com casos infecciosos de tuberculose, a grande quantidade de pessoas com TB latente e as barreiras para o suporte à experiência clínica e à saúde pública nessa doença (CDC, 2018b).

Transmissão e fatores de risco

A TB é transmitida de uma pessoa para outra por via respiratória. Uma pessoa infectada libera gotículas com núcleos (geralmente partículas de 1 a 5 μm de diâmetro) por meio da fala/canto, tosse, espirros ou risos. Gotas maiores se acomodam; gotículas pequenas permanecem suspensas no ar e são inaladas por uma pessoa suscetível. O Boxe 19.10 lista os fatores de risco para TB, e o Boxe 19.11 resume as recomendações do CDC para a prevenção da transmissão da doença em instituições de saúde.

Fisiopatologia

A TB começa quando uma pessoa suscetível inala micobactérias e torna-se infectada. As bactérias são transmitidas pelas vias

---

[3] N.R.T.: Segundo a Organização Mundial da Saúde (OMS), em 2021 um total de 10,6 milhões de pessoas tiveram TB em todo o planeta. Desses casos de TB, 6,7% ocorreu em pessoas vivendo com HIV. Em 2021 a maioria dos casos de TB ocorreu no Sudeste Asiático (45%), na África (23%) e no Pacífico Ocidental (18%), com números menores na região mediterrânea oriental (8,1%), nas Américas (2,9%) e na Europa (2,2%).

[4] N.R.T.: No Brasil, em 2021, foram notificados 68.271 casos novos de TB, o que equivale a um coeficiente de incidência de 32 casos por 100 mil habitantes (ver Boletim Epidemiológico do Ministério da Saúde, março de 2022, em https://www.gov.br/saude/pt-br/centrais-de-conteudo/publicacoes/boletins/boletins-epidemiologicos/especiais/2022/boletim-epidemiologico-de-tuberculose-numero-especial-marco-2022.pdf).

Boxe 19.10 — FATORES DE RISCO: Tuberculose

- Contato próximo com alguém que tenha TB ativa. A inalação de núcleos em suspensão a partir de um indivíduo infectado é proporcional à quantidade de tempo despendido no mesmo espaço de ar, da proximidade da pessoa e do grau de ventilação
- Estados imunocomprometidos (p. ex., aqueles com infecção pelo HIV, câncer, órgãos transplantados e corticoterapia em altas doses por tempo prolongado)
- Transtorno por uso de substância psicoativa (usuários de substâncias IV ou consumo abusivo de álcool etílico)
- Qualquer pessoa sem cuidados de saúde adequados (p. ex., em situação de rua, em situação de pobreza extrema) e minorias raciais e étnicas, sobretudo crianças com menos de 15 anos e adultos jovens entre 15 e 44 anos
- Condições médicas preexistentes ou tratamento especial (p. ex., diabetes, doença renal crônica, desnutrição, neoplasias específicas, hemodiálise, órgão transplantado, gastrectomia e desvio jejunoileal)
- Imigração ou viagem recente para países com alta prevalência de tuberculose (Sudeste Asiático, África, América Latina, Caribe)
- Institucionalização (p. ex., instituições de cuidados extensivos, instituições psiquiátricas, prisões)
- Habitações precárias superlotadas
- Profissões de saúde que realizam atividades de alto risco: administração de pentamidina em aerossol e outros medicamentos, procedimentos de indução de escarro, broncoscopia, aspiração, procedimentos de tosse, cuidado ao paciente imunodeprimido, cuidado domiciliar à população de alto risco e administração de anestesia e procedimentos relacionados (p. ex., intubação, aspiração).

IV: intravenosas; TB: tuberculose. Adaptado de Centers for Disease Control and Prevention (CDC). (2018b). TB fact sheets-infection control and prevention; TB in specific populations. Retirado em 26/09/2019 de: www.cdc.gov/tb/statistics/default.htm.

Boxe 19.11 — Recomendações do Centers for Disease Control and Prevention para prevenir a transmissão da tuberculose nos serviços de saúde

1. Identificar precocemente e tratar pessoas com TB ativa.
   a. Manter alto índice de suspeita de TB para identificar os casos rapidamente.
   b. Iniciar prontamente a terapia anti-TB com múltiplos fármacos, com base nos dados clínicos e de vigilância da resistência a medicamentos.
2. Prevenir a propagação de partículas infecciosas por meio de métodos de controle de origem e redução da contaminação microbiana do ar do ambiente interno.
   a. Iniciar precauções de isolamento de BAAR imediatamente a todos os pacientes que estejam sob suspeita ou que tenham tuberculose ativa confirmada e que possam ser infecciosos. As precauções de isolamento de BAAR incluem o uso de um quarto privativo com pressão negativa em relação às áreas circundantes e um mínimo de seis trocas de ar por hora. O ar do quarto deve ser esgotado diretamente para o ambiente externo. Pode-se considerar a utilização de raios ultravioleta ou de filtros de ar particulados de alta eficiência para complementar a ventilação.
   b. Usar respirador de partículas descartável que se encaixe perfeitamente em torno do rosto quando entrar no quarto de isolamento de BAAR.
   c. Continuar as precauções de isolamento de BAAR até que haja sinais clínicos de redução na infecciosidade (i. e., a tosse diminuiu substancialmente e a contagem de microrganismos na baciloscopia sequencial está diminuindo). Em caso de suspeita ou confirmação de resistência aos medicamentos, continuar as precauções contra BAAR até que a baciloscopia seja negativa para BAAR.
   d. Seguir as precauções especiais durante os procedimentos de indução da tosse.
3. Monitorar a transmissão de TB.
   a. Manter a vigilância para infecção por TB entre os profissionais de saúde por meio de testes tuberculínicos periódicos de rotina. Recomendar terapia preventiva adequada para os profissionais de saúde, quando indicado.
   b. Manter a vigilância para casos de tuberculose entre os pacientes e profissionais de saúde.
   c. Iniciar imediatamente procedimentos de investigação de contato entre os profissionais de saúde, pacientes e visitantes expostos a um caso de TB infecciosa não tratado ou inadequadamente tratado em que os procedimentos apropriados contra o BAAR não tenham sido utilizados. Recomendar a terapêutica adequada ou terapia preventiva para contatos com infecção ou doença TB sem doença atual. Os esquemas terapêuticos devem ser escolhidos com base na anamnese e em dados de vigilância da resistência aos fármacos locais.

BAAR: bacilo álcool-ácido-resistente; TB: tuberculose. Adaptado de Centers for Disease Control and Prevention (CDC). (2018b). TB fact sheets-infection control and prevention; TB in specific populations. Retirado em 26/09/2019 de: www.cdc.gov/tb/statistics/default.htm.

---

respiratórias até aos alvéolos, onde são depositadas e começam a se multiplicar. Os bacilos também são transportados via sistema linfático e corrente sanguínea para outras partes do corpo (rins, ossos, córtex cerebral) e outras áreas dos pulmões (lobos superiores). O sistema imunológico do corpo responde iniciando uma reação inflamatória. Os fagócitos (neutrófilos e macrófagos) englobam muitas das bactérias e linfócitos específicos da TB e lisam (destroem) bacilos e tecido normal. Essa reação tecidual resulta em acúmulo de exsudato nos alvéolos, causando broncopneumonia. A infecção inicial ocorre geralmente de 2 a 10 semanas depois da exposição.

Os granulomas, novas massas teciduais de bacilos vivos e mortos, são circundados por macrófagos, que formam um muro de proteção. Eles são, então, transformados em massa de tecido fibroso, cuja porção central é chamada de *tubérculo de Ghon*. O material (bactérias e macrófagos) torna-se necrótico, formando massa semelhante a um queijo, que pode se calcificar e formar uma cicatriz de colágeno. Nesse momento, as bactérias ficam dormentes, e não há progressão adicional da doença ativa.

Depois da exposição inicial e infecção, a doença ativa pode desenvolver-se em decorrência de uma resposta comprometida ou inadequada do sistema imune, bem como após a reinfecção e ativação de bactérias dormentes. Neste caso, o tubérculo de Ghon ulcera, liberando o material semelhante a queijo para os brônquios; as bactérias são então transportadas pelo ar, resultando em maior propagação da doença. A seguir, o tubérculo ulcerado cicatriza e forma tecido cicatricial, fazendo com que o pulmão infectado se torne mais inflamado, o que resulta em maior broncopneumonia e formação de tubérculo.

A menos que esse processo seja interrompido, ele se espalha lentamente para baixo até os hilos pulmonares e, mais tarde, estende-se aos lobos adjacentes. O processo pode ser prolongado e é caracterizado por remissões longas quando a doença é interrompida, seguido por períodos de renovação da atividade. Aproximadamente 10% das pessoas que são inicialmente infectadas desenvolvem a doença ativa (Pozniak, 2019). Algumas pessoas desenvolvem reativação da TB (também chamada de *TB progressiva tipo adulto*). A reativação de um foco latente que ocorre durante a infecção primária é a causa.

Manifestações clínicas

Os sinais e sintomas da tuberculose pulmonar são insidiosos. A maior parte dos pacientes tem febre baixa, tosse, sudorese noturna, fadiga e perda de peso. A tosse pode ser improdutiva ou pode haver expectoração mucopurulenta. Também pode ocorrer **hemoptise** (expectoração de sangue). Tanto os sintomas sistêmicos quanto pulmonares são crônicos e podem se manifestar por semanas a meses. Os pacientes idosos costumam apresentar sintomas menos pronunciados do que os pacientes mais jovens. A doença extrapulmonar ocorre em até 20% dos casos nos EUA (Bernardo, 2019). Em pacientes infectados pelo HIV, a doença extrapulmonar é mais prevalente.

Avaliação e achados diagnósticos

Quando o paciente apresenta um teste cutâneo, exame de sangue ou cultura de escarro positivo para BAAR (ver discussão mais adiante), devem-se realizar avaliações adicionais, incluindo anamnese completa, exame físico, teste tuberculínico, radiografia de tórax e teste de suscetibilidade aos fármacos.

As manifestações clínicas de febre, anorexia, perda de peso, sudorese noturna, fadiga, tosse e produção de expectoração exigem avaliação mais completa da função respiratória – por exemplo, examinar os pulmões quanto a consolidação, avaliando os sons respiratórios (sons brônquicos diminuídos; crepitações), frêmito e egofonia. Se o paciente estiver infectado com TB, a radiografia de tórax geralmente revela lesões nos lobos superiores. Para todos os doentes, o *M. tuberculosis* inicial isolado deve ser testado para resistência a fármacos. Os padrões de suscetibilidade aos fármacos devem ser repetidos em 3 meses para os pacientes que não respondem ao tratamento (Sterling, 2019).

Teste tuberculínico

Utiliza-se o método de Mantoux para determinar se uma pessoa foi infectada com o bacilo da TB. O método é amplamente utilizado na triagem para infecção latente por *M. tuberculosis*. Consiste em um procedimento padronizado, e a injeção intradérmica deve ser realizada somente por pessoas treinadas em sua administração e leitura. O extrato de bacilo da TB (tuberculina), derivado da proteína purificada (PPD), é injetado na camada intradérmica da face interna do antebraço, aproximadamente 4 cm abaixo do cotovelo (Figura 19.3). Utiliza-se um PPD de força intermediária, em uma seringa de tuberculina com agulha de meia polegada calibre 26 ou 27. A agulha, com o bisel voltado para cima, é inserida sob a pele. Em seguida, injeta-se 0,1 mℓ de PPD, criando uma elevação na pele, uma pápula bem demarcada de 6 a 10 mm de diâmetro. Devem ser registrados o local, o nome do antígeno, a força, o número do lote, a data e a hora do teste. O resultado do teste é lido em 48 a 72 horas depois da injeção. Os testes lidos depois de 72 horas tendem a subestimar o verdadeiro tamanho da **induração** (protuberância ou inchaço). A reação localizada retardada indica que a pessoa é sensível à tuberculina.

A reação ocorre quando há tanto induração quanto eritema (vermelhidão). Depois que a área é inspecionada quanto à induração, é palpada levemente no local de injeção, da área de pele normal até as margens da induração. O diâmetro da induração (não do eritema) é medido em milímetros na sua parte mais larga (ver Figura 19.3), e o tamanho é documentado. O eritema sem induração não é considerado significativo.

O tamanho da induração determina o significado da reação. Uma reação de 0 a 4 mm é considerada não significativa. Uma reação de 5 mm ou mais pode ser significativa em pessoas consideradas em risco. É definida como positiva em pacientes que são HIV-positivos ou que têm fatores de risco para o HIV e que são de estado sorológico desconhecido, naqueles que estão em contato próximo com alguém com TB ativa e naqueles que têm resultados de radiografia de tórax compatíveis com TB. Uma induração de 10 mm ou mais geralmente é considerada significativa em pessoas que têm imunidade normal ou ligeiramente alterada. A reação significativa indica exposição pregressa ao *M. tuberculosis* ou vacinação com bacilo Calmette-Guérin (BCG). A vacina contra o BCG é administrada para produzir maior resistência ao desenvolvimento de TB. A vacina contra o BCG é utilizada na Europa e na América Latina, mas não rotineiramente nos EUA.

Uma reação significativa (positiva) não indica necessariamente que a doença ativa está presente no corpo. Mais de 90% das pessoas com reação significativa à tuberculina não desenvolvem TB clínica (CDC, 2018b). No entanto, todas as reações significativas são candidatas à TB ativa. Em geral, quanto mais intensa for a reação, maior a probabilidade de uma infecção ativa. São necessários testes adicionais para determinar se o indivíduo apresenta uma infecção latente ou ativa de TB.

Um teste cutâneo não significativo (negativo) denota que o sistema imunológico do indivíduo não reagiu ao teste; desse modo, é provável que o paciente não tenha uma infecção

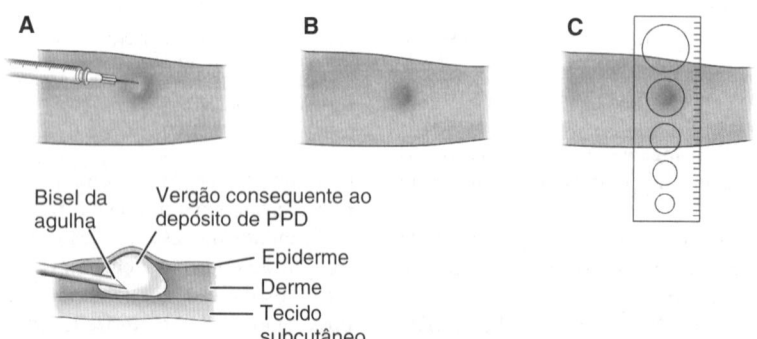

Figura 19.3 • Teste de Mantoux para a tuberculose. **A.** Técnica correta para inserir a agulha depositando o derivado proteico purificado (PPD) por via subcutânea (SC), com o bisel da agulha voltado para cima. **B.** A reação ao teste de Mantoux geralmente consiste em uma pápula, um vergão de consistência firme. **C.** Para determinar a extensão da reação, a pápula é medida utilizando um medidor disponível comercialmente. A interpretação do teste de Mantoux é discutida no texto.

latente ou ativa de TB. Isso, porém, não exclui a infecção por TB ou TB ativa, pois os pacientes que estão imunodeprimidos podem não desenvolver uma resposta imune adequada para a produção de um teste cutâneo positivo, o que é chamado de anergia.

QuantiFERON-TB Gold® Plus e T-SPOT®

Existem dois tipos de testes sanguíneos de TB (chamados de ensaios de liberação de interferona gama ou ELIG) disponíveis nos EUA: o teste QuantiFERON-TB Gold® Plus (QFT-Plus) e o T-SPOT®. Os testes sanguíneos de TB são os métodos diagnósticos preferenciais para pacientes que receberam a vacina BCG e para os que possivelmente não retornarão para uma segunda consulta para a avaliação do teste cutâneo de tuberculina. Os resultados de ambos os testes ficam disponíveis entre 24 e 36 horas. Um ELIG positivo significa que o paciente foi infectado com a bactéria da TB e são necessários testes adicionais. Um ELIG negativo significa que o sangue do paciente não reagiu ao teste, e as chances de haver uma infecção latente ou ativa por TB é pouco provável (CDC, 2019d; Theel, Hilgart, Breen-Lyles et al., 2018).

Cultura de escarro

Uma amostra de escarro pode ser utilizada para testar TB. A presença de BAAR no exame de escarro pode indicar doença, mas não confirma o diagnóstico de TB, porque alguns BAAR não são *M. tuberculosis*. A cultura é realizada para confirmar o diagnóstico. Para todos os doentes, o *M. tuberculosis* inicial isolado deve ser testado para resistência a fármacos (Sterling, 2019).

 Considerações gerontológicas

A TB pode ter manifestações atípicas em pacientes idosos, cujos sintomas podem incluir comportamento incomum e estado mental alterado, febre, anorexia e perda de peso. Em muitos desses pacientes, o teste tuberculínico não produz reação alguma (perda de memória imunológica) ou reatividade tardia por até 1 semana (*recall phenomenon*). Um segundo teste cutâneo é realizado em 1 a 2 semanas. Adultos mais velhos que vivem em estabelecimentos de cuidado de longo prazo apresentam risco mais elevado de infecção primária ou reativação de TB em comparação àqueles que vivem na comunidade (Rajagopalan, 2016).

Manejo clínico

A TB pulmonar é tratada principalmente com agentes anti-TB por 6 a 12 meses. A duração prolongada do tratamento é necessária para assegurar a erradicação de microrganismos e evitar a recidiva. A resistência contínua e crescente do *M. tuberculosis* aos medicamentos para a TB é uma preocupação mundial e um desafio no tratamento da doença. É preciso levar em conta resistência à medicação ao planejar a terapia efetiva, inclusive:

- *Multidrogarresistência (TB MDR)*: resistência a dois agentes, isoniazida e rifampicina. As populações com maior risco de multidrogarresistência são os indivíduos HIV-positivos, os institucionalizados ou os desabrigados
- *TB XDR (multidrogarresistência estendida)*: resistência a isoniazida e rifampicina, bem como a todas fluoroquinolonas e a pelo menos um de três agentes injetáveis de segunda linha (ou seja, amicacina, canamicina ou capreomicina). As populações que correm maior risco são os infectados pelo HIV ou outros tipos de imunocomprometimento (CDC, 2019d).

O aumento da prevalência da resistência a fármacos aponta para a necessidade de iniciar o tratamento da TB com quatro ou mais medicamentos e garantir a conclusão do tratamento, assim como desenvolver e avaliar novos fármacos anti-TB.

No tratamento atual para a TB, utilizam-se quatro medicamentos de primeira linha (Tabela 19.4): isoniazida, rifampicina, pirazinamida e etambutol. A combinação de medicamentos, como isoniazida e rifampicina ou isoniazida, pirazinamida e rifampicina, e medicamentos administrados 2 vezes/semana (p. ex., rifapentina) estão disponíveis para ajudar a melhorar a adesão do paciente. No entanto, esses medicamentos são mais caros.

A TB resistente a vários fármacos é difícil de tratar. O tratamento é guiado pela cultura de amostra de escarro e pelo teste de sensibilidade, uma vez que o paciente normalmente é resistente à isoniazida e/ou à rifampicina. A OMS (WHO, 2019) publicou recentemente recomendações para o tratamento que incluem múltiplos medicamentos para combater microrganismos resistentes aos fármacos. É importante consultar as recomendações atuais para tratamento (WHO, 2019).

As diretrizes de tratamento para novos casos diagnosticados de TB pulmonar têm duas fases: uma fase de tratamento inicial e uma fase de continuação (CDC, 2019d). A fase inicial consiste em um esquema com múltiplos medicamentos como isoniazida, rifampicina, pirazinamida e etambutol, mais 50 mg de vitamina B_6. Todos são tomados 1 vez/dia VO. Esse esquema inicial intensivo de tratamento é administrado diariamente por 8 semanas, após o qual as opções para a fase de continuação incluem isoniazida e rifampicina ou isoniazida e rifapentina. O esquema de continuação perdura por 4 ou 7 meses adicionais. O período de 4 meses é utilizado para a maioria dos pacientes. O período de 7 meses é recomendado para pacientes com TB pulmonar cavitária cuja cultura de escarro foi positiva após os 2 primeiros meses de tratamento, para aqueles cuja primeira fase do tratamento não incluiu pirazinamida e para aqueles em tratamento 1 vez/semana com isoniazida e rifapentina cuja cultura de escarro foi positiva no fim da fase inicial do tratamento. As pessoas são consideradas não infecciosas após 2 a 3 semanas de tratamento medicamentoso contínuo. Além da duração do tratamento, a quantidade total de doses tomadas determina com mais precisão se o curso de tratamento foi completado (CDC, 2019d).

A isoniazida também pode ser usada como uma medida profilática (preventiva) para as pessoas que estão em risco significativo de ter a doença, incluindo:

- Familiares que moram com o paciente com doença ativa
- Pacientes com infecção pelo HIV que têm uma reação ao teste PPD de 5 mm ou mais de induração
- Pacientes com lesões fibróticas sugestivas de TB antiga detectada em radiografia de tórax e reação de PPD com 5 mm ou mais de induração
- Pacientes cujos resultados do teste de PPD atual mostram uma mudança a partir de resultados de testes anteriores, sugerindo exposição recente à TB e possível infecção (conversão do teste cutâneo)
- Pacientes que são usuários de drogas IV/injetáveis que têm resultados do teste de PPD com 10 mm ou mais de induração
- Pacientes com comorbidades de alto risco e resultado de PPD com 10 mm ou mais de induração.

Outros candidatos à terapia preventiva com isoniazida são aqueles com 35 anos ou menos que têm resultados do teste

TABELA 19.4 Fármacos antituberculose de primeira linha para a doença ativa.

Agentes comumente utilizados	Dose diária no adulto[a]	Efeitos colaterais mais comuns	Interações medicamentosas[b]	Considerações de enfermagem[a]
Isoniazida	5 mg/kg (máximo de 300 mg/dia)	Neurite periférica, elevação das enzimas hepáticas, hepatite, hipersensibilidade	Fenitoína-sinérgico Dissulfiram Álcool	Bactericida A piridoxina é usada como profilaxia para neurite. Monitorar AST e ALT
Rifampicina	10 mg/kg (máximo de 600 mg/dia)	Hepatite, reação febril, púrpura (rara), náuseas, vômitos	A rifampicina aumenta o metabolismo dos contraceptivos orais, quinidina, corticosteroides, derivados da cumarina e metadona, digoxina, hipoglicemiantes orais. PAS pode interferir na absorção de rifampicina	Bactericida Urina e outras secreções corporais de cor laranja Descoloração de lentes de contato Monitorar AST e ALT
Rifabutina	5 mg/kg (máximo de 300 mg/dia)		Evitar inibidores da protease	
Rifapentina	10 mg/kg (máximo de 600 mg/duas vezes/dia)	Hepatotoxicidade, trombocitopenia		Secreções corporais, lentes de contato, próteses dentárias de coloração vermelho-alaranjada Utilizar com precaução em idosos ou em pessoas com doença renal
Pirazinamida	15 a 30 mg/kg (máximo de 2 mg/dia)[a]	Hiperuricemia, hepatotoxicidade, erupção cutânea, artralgias, desconforto GI		Bactericida Monitorar ácido úrico, AST e ALT
Etambutol	15 a 25 mg/kg (máximo de 1,6 g/dia)[a]	Neurite óptica (pode levar à cegueira; muito rara a 15 mg/kg), erupção cutânea		Bacteriostático Usar com cuidado na doença renal ou quando o exame oftalmológico não for possível. Monitorar a acuidade visual, a visão de cores e a discriminação visual[c]
Combinações: isoniazida + rifampicina	Cápsulas de 150 mg e 300 mg (2 cápsulas por dia)			

ALT: alanina transaminase; AST: aspartato transaminase; GI: gastrintestinal; PAS: ácido para-aminossalicílico. [a]Verificar o rótulo do produto para obter informações detalhadas sobre doses, contraindicações, interações medicamentosas, reações adversas e monitoramento. [b]Consultar a literatura atual, principalmente sobre a rifampicina, porque esse fármaco aumenta as microenzimas hepáticas e, portanto, interage com muitos medicamentos. [c]O exame inicial deve ser realizado no início do tratamento. Adaptada de Gilbert, D. N., Chambers, H. F., Eliopoulos, G. M. et al. (2018). *The Sanford guide to antimicrobial therapy 2018* (48th ed.). Sperryville, VA: Antimicrobial Therapy, Inc.

de PPD com 10 mm ou mais de induração e um dos critérios a seguir:

- Indivíduos nascidos em países com alta prevalência de TB
- Populações de alto risco e com baixo acesso à assistência médica
- Pacientes que vivem em instituições.

O tratamento profilático com isoniazida envolve a administração de doses diárias por 6 a 12 meses. As enzimas hepáticas, a ureia e os níveis de creatinina são monitorados mensalmente. Os resultados da cultura de escarro são monitorados em busca de BAAR, a fim de avaliar a efetividade do tratamento e a adesão do paciente ao esquema terapêutico.

Manejo de enfermagem

O manejo de enfermagem inclui promover a desobstrução das vias respiratórias, a adesão ao esquema terapêutico e a atividade e nutrição, assim como a prevenção da transmissão.

Desobstrução das vias respiratórias

Secreções abundantes obstruem as vias respiratórias em muitos pacientes com TB e interferem nas trocas gasosas adequadas. A maior ingestão de líquidos promove a hidratação sistêmica e serve como um expectorante efetivo. O enfermeiro deve explicar e demonstrar para o paciente o posicionamento correto para facilitar a drenagem das vias respiratórias. A drenagem postural possibilita que a força da gravidade ajude na remoção das secreções brônquicas (ver discussão sobre drenagem postural no Capítulo 20).

Adesão ao esquema terapêutico

A adesão ao regime de tratamento prescrito é essencial para o tratamento da doença e para o controle de sua disseminação. O esquema com múltiplos medicamentos que o paciente deve seguir pode ser bastante complexo. O entendimento sobre os medicamentos, horários e efeitos colaterais é importante. O enfermeiro deve explicar ao paciente que a TB é uma doença transmissível e que tomar os medicamentos é o meio mais efetivo de prevenir a transmissão. A principal razão para o fracasso do tratamento é que os pacientes não tomam seus medicamentos regularmente e durante o período prescrito, o que pode ser decorrente dos efeitos colaterais ou da complexidade do esquema de tratamento. Os fatores de risco para a não adesão ao regime de tratamento medicamentoso incluem pacientes que: anteriormente não conseguiram completar a terapia, tenham problemas físicos, emocionais ou mentais, sejam incapazes de pagar pelo medicamento, ativamente abusem de substâncias ilícitas e que não compreendam a importância do tratamento (Reichman & Lardizabal, 2019).

O enfermeiro orienta o paciente a tomar a medicação com o estômago vazio ou pelo menos 1 hora antes das refeições, porque a comida interfere na absorção dos fármacos (embora tomar os medicamentos com o estômago vazio frequentemente resulte em desconforto gastrintestinal). Os pacientes que tomam isoniazida devem evitar alimentos que contenham tiramina e histamina (atum, queijo envelhecido, vinho tinto, molho de soja, extratos de leveduras), pois o consumo desses alimentos pode resultar em cefaleia, rubor, hipotensão, tonturas, palpitações e sudorese. Os pacientes também devem evitar bebidas alcoólicas, por causa do alto potencial de efeitos hepatotóxicos.

Além disso, a rifampicina pode alterar o metabolismo de outros medicamentos, tornando-os menos efetivos, incluindo os betabloqueadores (anticoagulantes orais como a varfarina, digoxina, quinidina, corticosteroides, hipoglicemiantes orais, contraceptivos orais, teofilina e verapamil). Essa questão deve ser discutida com o médico e com o farmacêutico, de modo a ajustar adequadamente as doses da medicação. O enfermeiro deve informar ao paciente que a rifampicina pode manchar lentes de contato e, portanto, este pode preferir usar óculos durante o tratamento. O enfermeiro deve monitorar à procura de outros efeitos colaterais dos medicamentos anti-TB, incluindo hepatite, alterações neurológicas (perda auditiva, neurite) e erupção cutânea. Deve monitorar também as enzimas hepáticas, a ureia sanguínea e a creatinina sérica, para detectar mudanças na função hepática e renal. Os resultados da cultura de escarro são monitorados em busca de BAAR, a fim de avaliar a efetividade do esquema de tratamento e a adesão do paciente à terapia.

O enfermeiro deve orientar o paciente sobre o risco de resistência aos medicamentos se o esquema farmacológico não for seguido rigorosa e continuamente. O enfermeiro deve monitorar cuidadosamente os sinais vitais e observar possíveis picos de temperatura ou mudanças no estado clínico do paciente. Os cuidadores de pacientes que não estão internados são orientados a monitorar a temperatura e a condição respiratória do paciente. As mudanças no estado respiratório precisam ser relatadas ao médico.

Para os pacientes em risco de não adesão, programas utilizados em nível comunitário podem incluir uma administração abrangente do caso e o tratamento diretamente observado (TDO). O TDO consiste em um profissional de saúde ou outra pessoa responsável que observe diretamente se o paciente ingere os medicamentos prescritos. Na administração do caso, cada paciente com TB é designado para um agente que coordena todos os aspectos do cuidado ao paciente. Embora bem-sucedido, o TDO é um programa de alto custo (Herchline, 2020).

Atividade física e nutrição adequadas

Os pacientes com TB muitas vezes são debilitados pela doença crônica prolongada e estado nutricional deficiente. O enfermeiro precisa planejar um cronograma de atividades progressivas, que se concentram em aumentar a tolerância à atividade e a força muscular. A anorexia, a perda de peso e a desnutrição são comuns em pacientes com TB. A disposição do paciente para comer pode ser alterada pela fadiga decorrente da tosse excessiva, produção de escarro, dor torácica, estado geral debilitado ou custos, se o paciente tiver poucos recursos financeiros. Identificar instituições (p. ex., abrigos, refeitórios, instituições religiosas) que forneçam refeições no bairro pode aumentar a probabilidade de o paciente sem recursos e com energia limitada ter acesso a uma alimentação mais nutritiva. Pode ser necessário um plano nutricional que planeje apenas refeições pequenas e frequentes. Suplementos nutricionais podem ajudar a atender às necessidades calóricas básicas.

Prevenção da transmissão da tuberculose

Para prevenir a transmissão da TB para outras pessoas, o enfermeiro deve orientar cuidadosamente o paciente acerca de medidas de higiene importantes, incluindo higiene bucal, cobrir a boca e o nariz ao tossir e espirrar, eliminar adequadamente os lenços sujos e higienizar as mãos. A TB é uma doença de notificação compulsória, que deve ser relatada à secretaria de saúde, para que as pessoas que estiveram em contato com o paciente afetado durante a fase infecciosa possam passar por um rastreamento e possível tratamento, se indicado.

Além do risco de transmissão, a TB também pode ser disseminada para outras partes do corpo do paciente afetado. A propagação ou disseminação da TB para locais não pulmonares é conhecida como TB miliar e é encontrada em aproximadamente 1,5% de todos os pacientes com TB (Lessnau, 2019). Habitualmente, resulta da reativação tardia de uma infecção latente no pulmão ou em outro local. Decorre da invasão da corrente sanguínea pelo bacilo da TB, cuja origem é um foco crônico que foi ulcerado para um vaso sanguíneo ou uma multidão de tubérculos miliares que revestem a superfície interna do ducto torácico. Os microrganismos migram desse foco para a corrente sanguínea, são carregados por todo o corpo e se difundem ao longo de todos os tecidos, com pequenos tubérculos miliares se desenvolvendo nos pulmões, baço, fígado, rins, meninges e outros órgãos.

O curso clínico da TB miliar pode variar de uma infecção aguda e de progressão rápida com febre alta a um processo de desenvolvimento lento, com febre baixa, anemia e debilitação. Em um primeiro momento, pode não haver sinais, exceto esplenomegalia e leucopenia. No entanto, após algumas semanas, a radiografia de tórax revela pequenas densidades espalhadas difusamente por ambos os campos pulmonares; esses são os tubérculos miliares, que crescem gradualmente.

A possibilidade de disseminação para locais não pulmonares requer monitoramento cuidadoso para essa modalidade muito grave de TB. O enfermeiro deve monitorar os sinais vitais e observar possíveis picos de temperatura, bem como alterações na função renal e cognitiva. Poucos sinais físicos podem ser detectados no exame físico do tórax, mas, nessa fase, o paciente tem tosse intensa e dispneia. O tratamento da TB miliar é o mesmo adotado para a TB pulmonar.

ABSCESSO PULMONAR

O abscesso pulmonar consiste em acúmulo de pus localizado, cuja causa é uma infecção microbiana (Kamangar, 2018), geralmente ocasionada por aspiração de bactérias anaeróbias. Por definição, em casos de abscesso pulmonar, a radiografia de tórax mostra uma cavidade de pelo menos 2 cm. Os pacientes que estão em risco de aspiração de material estranho e desenvolvimento de abscesso pulmonar incluem aqueles com reflexo de tosse prejudicado que não são capazes de fechar a glote e aqueles com dificuldades de deglutição. Outros pacientes em situação de risco incluem os com distúrbios do SNC (p. ex., convulsões, AVE), transtorno por uso de substâncias psicoativas, doença esofágica ou função imunológica comprometida; pacientes sem dentes e aqueles que recebem alimentação por cateter nasogástrico; e pacientes com um estado de consciência alterado em razão da anestesia (Bartlett, 2019a).

Fisiopatologia

A maior parte dos abscessos pulmonares é uma complicação da pneumonia bacteriana ou é causada pela aspiração de microrganismos anaeróbios da boca para o pulmão. Os abscessos também podem ocorrer secundariamente à obstrução mecânica ou funcional dos brônquios por um tumor, corpo estranho ou estenose brônquica, ou por pneumonias necrosantes, tuberculose, embolia pulmonar (EP) ou traumatismo torácico.

A maior parte dos abscessos pulmonares é detectada em áreas do pulmão que podem ser afetadas pela aspiração. O local do abscesso pulmonar está relacionado com a gravidade da doença e é determinado pela sua posição. Para os pacientes que estão confinados ao leito, o segmento posterior do lobo superior e o segmento superior do lobo inferior são as áreas mais comuns. No entanto, podem ocorrer manifestações atípicas, dependendo da posição do paciente quando a aspiração ocorreu.

Inicialmente, a cavidade no pulmão pode ou não se estender diretamente para um brônquio. Eventualmente, o abscesso fica rodeado ou encapsulado por uma parede de tecido fibroso. O processo necrótico pode se estender até alcançar o lúmen de um brônquio ou o espaço pleural e estabelecer uma comunicação com o sistema respiratório, a cavidade pleural ou ambos. Se o brônquio estiver envolvido, os conteúdos purulentos são expectorados continuamente sob a forma de escarro. Se a pleura estiver envolvida, resulta em empiema. A comunicação ou a conexão entre o brônquio e a pleura é conhecida como fístula broncopleural. Os microrganismos frequentemente associados aos abscessos pulmonares são anaeróbios; no entanto, microrganismos aeróbios também podem estar envolvidos. Os microrganismos variam de acordo com os fatores predisponentes subjacentes (Kamangar, 2018).

Manifestações clínicas

As manifestações clínicas de abscesso pulmonar podem variar de tosse produtiva leve a doença aguda. A maior parte dos pacientes tem febre e tosse produtiva com quantidades moderadas a grandes de escarro fétido, às vezes sanguinolento. A febre e a tosse podem se desenvolver de modo insidioso, bem como ocorrer durante várias semanas antes do diagnóstico. Pode ocorrer leucocitose. Pleurisia ou dor torácica difusa, dispneia, fraqueza, anorexia e perda de peso são comuns.

Avaliação e achados diagnósticos

O exame físico do tórax pode revelar macicez à percussão e diminuição ou ausência de murmúrio vesicular com **atrito pleural** intermitente (som de rangido ou raspado) à ausculta. Podem ocorrer crepitações. A confirmação do diagnóstico é feita por radiografia de tórax, cultura de escarro e, em alguns casos, fibrobroncoscopia. A radiografia de tórax revela infiltrado com um nível hidroaéreo. A TC do tórax pode ser necessária para fornecer imagens mais detalhadas de diferentes áreas de seção transversa do pulmão.

Prevenção

As medidas a seguir reduzem o risco de abscesso pulmonar:

- Antibioticoterapia adequada antes de quaisquer procedimentos odontológicos em pacientes que tiveram dentes extraídos, enquanto seus dentes e gengivas estiverem infectados
- Higiene dental e oral adequada, porque as bactérias anaeróbias atuam na patogênese do abscesso pulmonar
- Terapia antimicrobiana adequada para pacientes com pneumonia.

Manejo clínico

Os achados de anamnese, exame físico, radiografia de tórax e cultura de escarro indicam o tipo de microrganismo e o tratamento necessário. A drenagem adequada do abscesso pulmonar pode ser alcançada por meio de drenagem postural e FTR. Deve-se avaliar se o paciente apresenta tosse adequada. Alguns pacientes precisam da inserção de um cateter percutâneo no tórax para a drenagem prolongada do abscesso. O uso terapêutico da broncoscopia para drenar um abscesso é raro. É necessária uma dieta rica em proteínas e calorias, porque a infecção crônica está associada a um estado catabólico, que precisa do aumento na ingestão de calorias e proteínas para facilitar a cicatrização. A intervenção cirúrgica é rara, mas a ressecção pulmonar (lobectomia) é realizada em casos de hemoptise maciça ou de pouca ou nenhuma resposta ao tratamento conservador.

A terapia antimicrobiana IV depende dos resultados da cultura do escarro e da sensibilidade e é administrada por um período prolongado. O tratamento padrão para a infecção pulmonar anaeróbia é clindamicina, ampicilina/sulbactam ou carbapeném (Bartlett, 2019b). Geralmente são necessárias altas doses IV, porque o antibiótico deve penetrar no tecido necrótico e no líquido do abscesso. Entretanto, a duração do tratamento com antibióticos IV não é bem estudada e ainda é motivo de controvérsia (Bartlett, 2019b). O tratamento com antibióticos IV pode continuar por 3 semanas ou mais, dependendo da gravidade clínica e do organismo envolvido. A melhora é demonstrada pela temperatura normal, diminuição na contagem de leucócitos e melhora na radiografia de tórax (resolução do infiltrado circundante, redução no tamanho da cavidade e ausência de líquido). Uma vez demonstrada a melhora, os antibióticos IV são descontinuados e a administração por via oral da antibioticoterapia é mantida durante um período adicional de 4 a 12 semanas e às vezes por mais tempo. Se o tratamento for interrompido demasiadamente cedo, pode ocorrer recidiva (Bartlett, 2019b).

Manejo de enfermagem

O enfermeiro administra antibióticos e tratamentos IV prescritos e monitora efeitos adversos. A FTR é iniciada conforme prescrito para facilitar a drenagem do abscesso. O paciente é orientado sobre a forma de realizar exercícios de respiração profunda e tosse cinética para ajudar a expandir os pulmões. Para garantir a ingestão nutricional adequada, o enfermeiro estimula uma dieta que seja rica em proteínas e calorias. Também oferece apoio emocional, porque pode levar muito tempo para o abscesso se resolver.

Promoção de cuidados domiciliar, comunitário e de transição

 Orientação do paciente sobre autocuidados

O paciente submetido à cirurgia pode voltar para casa antes de a ferida se fechar totalmente ou usando um dreno ou tubo. Nestes casos, o enfermeiro deve explicar e demonstrar como trocar os curativos para evitar a escoriação e o odor da pele, como examinar quanto aos sinais e sintomas de infecção e como cuidar e manter o dreno ou tubo. O enfermeiro também deve lembrar o paciente de realizar exercícios de respiração profunda e tosse cinética a cada 2 horas durante o dia e mostrar aos cuidadores como realizar a tapotagem torácica e drenagem postural para facilitar a expectoração das secreções pulmonares.

Cuidados contínuos e de transição

Um paciente cuja condição requeira tratamento em casa pode precisar de encaminhamento para cuidado domiciliar, de transição ou comunitário. Durante as visitas domiciliares, o enfermeiro deve avaliar a condição física do paciente, o estado nutricional e o ambiente doméstico, bem como a capacidade do paciente e da família de seguir o esquema terapêutico. As orientações ao paciente precisam ser reforçadas, e deve ser fornecido aconselhamento nutricional com o objetivo de alcançar e manter um estado nutricional ideal. Para evitar recidivas, o enfermeiro precisa enfatizar a razão de completar o esquema de antibióticos e de seguir sugestões para repouso e atividades apropriadas. Se a antibioticoterapia IV for continuada em casa, pode-se providenciar o atendimento de um enfermeiro de cuidado domiciliar para iniciar a terapia IV e avaliar a sua administração pelo paciente ou familiar.

Embora a maior parte da terapia IV ambulatorial seja administrada em ambiente doméstico, o paciente pode se dirigir a uma clínica próxima ou ao consultório do médico para o tratamento. Em alguns casos, o paciente com abscesso pulmonar pode se descuidar de sua saúde. Portanto, o enfermeiro deve usar essa oportunidade para abordar as estratégias de promoção e triagem de saúde.

SARCOIDOSE

Sarcoidose é um tipo de doença pulmonar intersticial inflamatória, multissistêmica e granulomatosa de etiologia desconhecida (King, 2019a). Embora 90% dos pacientes apresentem envolvimento torácico, qualquer órgão pode ser afetado. A sarcoidose geralmente se manifesta entre os 20 e 40 anos e é um pouco mais comum em mulheres do que em homens (Weinberger et al., 2019). Nos EUA, a doença é mais comum em afrodescendentes, e a prevalência estimada é de 10 a 20 em 100 mil pessoas (King, 2019a).

Fisiopatologia

A sarcoidose é considerada uma resposta de hipersensibilidade a um ou mais agentes exógenos (bactérias, fungos, vírus, produtos químicos) em pessoas com uma predisposição hereditária ou adquirida para o distúrbio. A resposta de hipersensibilidade e inflamação resulta na formação de um granuloma caseoso, um conjunto não infeccioso organizado de macrófagos com a aparência de um nódulo. No pulmão, podem ocorrer infiltração granulomatosa e fibrose, resultando em baixa complacência pulmonar, capacidade de difusão prejudicada e redução nos volumes pulmonares (King, 2019a).

Manifestações clínicas

As características da sarcoidose são o seu início insidioso e a ausência de sinais ou sintomas clínicos proeminentes. O quadro clínico depende dos sistemas afetados. O pulmão é o mais comumente envolvido; os sinais e sintomas podem incluir dispneia, tosse, hemoptise e congestão. Outros sinais são uveíte, dor nas articulações, febre e lesões granulomatosas em pele, fígado, baço, rins e SNC. Com o envolvimento de múltiplos sistemas, os pacientes também podem ter fadiga, febre, anorexia e perda de peso. Os granulomas podem desaparecer gradualmente ou se converter em tecido fibroso.

Avaliação e achados diagnósticos

A radiografia e a TC do tórax são empregadas para detectar adenopatias pulmonares. Podem evidenciar adenopatia hilar e miliar disseminada e lesões nodulares nos pulmões. A mediastinoscopia ou a biopsia **transbrônquica** (na qual é coletada uma amostra de tecido da parede dos brônquios) podem ser realizadas para confirmar o diagnóstico. Em casos raros, realiza-se biopsia pulmonar a céu aberto. O diagnóstico é confirmado por biopsia, que mostra granulomas não caseosos. Os resultados das provas de função pulmonar são anormais se houver restrição na função pulmonar (redução da capacidade pulmonar total). A gasometria arterial pode ser normal ou pode mostrar hipoxemia (redução nos níveis de oxigênio) e hipercapnia (aumento nos níveis de dióxido de carbono).

Manejo clínico

Muitos pacientes apresentam remissão sem tratamento específico. Os corticosteroides podem ser benéficos por causa de seus efeitos anti-inflamatórios, e os orais têm sido os agentes mais utilizados para o alívio dos sintomas e o controle de problemas respiratórios potencialmente incapacitantes causados pela sarcoidose pulmonar. Uma vez iniciada, a terapia com corticosteroides em geral é continuada em doses decrescentes durante 12 meses ou até por períodos maiores, se o paciente tiver sintomas recorrentes e indicações pelo raios X de tórax (i. e., adenopatia pulmonar continuada) (King, 2019b). Os corticosteroides (p. ex., prednisona) têm se mostrado úteis para pacientes com envolvimento ocular e miocárdico, envolvimento da pele, doença pulmonar extensa que compromete a função pulmonar, envolvimento hepático e hipercalcemia. No entanto, não se sabe se os corticosteroides alteram o curso a longo prazo da doença (King, 2019b). Quando houver resposta inadequada à prednisona ou a dose não puder ser reduzida, é possível acrescentar um modulador imune (p. ex., metotrexato, azatioprina, leflunomida, micofenolato). Nenhum teste isolado monitora a progressão ou a recorrência da sarcoidose; utilizam-se vários testes para monitorar os sistemas envolvidos.

Manejo de enfermagem

As funções dos profissionais de enfermagem no atendimento de pacientes com sarcoidose incluem suporte ao esquema prescrito pelo médico e orientação e suporte psicológico. Visto que o tratamento visa reduzir a inflamação, os pacientes devem ser orientados sobre seus efeitos e corrigir o uso de corticosteroides. Os pacientes também devem ser orientados a notificar seus médicos assistentes se os sinais/sintomas não melhorarem ou se as manifestações respiratórias piorarem. A sarcoidose é uma doença crônica que justifica acompanhamento a intervalos de 3 a 6 meses para avaliação da sua evolução. Nos EUA, os pacientes são encorajados a entrar em contato com a Foundation for Sarcoidosis Research para identificar recursos comunitários adicionais que possam ajudá-los (ver seção Recursos, no fim do capítulo).

DISTÚRBIOS PLEURAIS

Os distúrbios pleurais afetam o espaço pleural ou as membranas que recobrem os pulmões (pleura visceral) e a superfície da parede torácica (pleura parietal).

PLEURISIA

Pleurisia (pleurite) refere-se à inflamação de ambas as camadas da pleura (parietal e visceral). Pode se desenvolver com a pneumonia ou com uma infecção da via respiratória superior, tuberculose ou doença do colágeno, depois de traumatismo torácico, infarto pulmonar ou EP, em pacientes com câncer primário ou metastático e depois de toracotomia. A pleura parietal tem terminações nervosas, ao passo que a pleura visceral, não. Quando as membranas pleurais inflamadas são atritadas uma contra a outra durante a respiração (principalmente na inspiração), o resultado é dor cortante aguda e intensa.

Manifestações clínicas

A principal característica da dor pleurítica é sua relação com o movimento respiratório. Realizar uma respiração profunda, tossir ou espirrar piora a dor. A dor pleurítica é de distribuição limitada, não difusa, e geralmente ocorre em apenas um dos lados. A dor pode tornar-se mínima ou inexistente quando a respiração é suspensa. Pode ser localizada ou irradiar para o ombro ou abdome. Mais tarde, conforme o líquido pleural se desenvolve, a dor diminui (Weinberger et al., 2019).

Avaliação e achados diagnósticos

No período inicial, quando há pouco líquido acumulado, pode-se auscultar um atrito pleural com o estetoscópio, que desaparece apenas mais tarde, quando mais líquido se acumula e separa as superfícies pleurais inflamadas. Os exames complementares podem incluir radiografia de tórax, exame de escarro, toracocentese para coletar amostra de líquido pleural para exame e, menos comumente, biopsia da pleura.

Manejo clínico

Os objetivos do tratamento são descobrir a doença subjacente que causa a pleurisia e aliviar a dor. À medida que a doença subjacente (pneumonia, infecção) é tratada, a inflamação pleurítica geralmente se resolve. Ao mesmo tempo, o paciente deve ser monitorado quanto a sinais e sintomas de derrame pleural, como falta de ar, dor e redução da excursão da parede torácica, além da suposição de que determinada postura diminui a dor.

Os analgésicos prescritos e aplicações tópicas de calor ou frio fornecem alívio sintomático. Um medicamento anti-inflamatório não esteroide pode proporcionar alívio da dor, permitindo que o paciente respire profundamente e tussa de modo mais eficaz. Se a dor for intensa, pode ser necessário um bloqueio do nervo intercostal (Weinberger et al., 2019).

Manejo de enfermagem

Como o paciente sente dor à inspiração, o enfermeiro precisa oferecer sugestões para aumentar o conforto, como virar-se sobre o lado afetado para imobilizar a parede torácica e reduzir a distensão das pleuras. O enfermeiro também deve explicar e demonstrar para o paciente como usar as mãos ou um travesseiro para imobilizar a caixa torácica ao tossir.

DERRAME PLEURAL

O derrame pleural, uma coleção de líquido no espaço pleural, raramente é um processo de doença primária; geralmente é secundário a outras doenças. Normalmente, o espaço pleural contém uma pequena quantidade de líquido (5 a 15 mℓ), que atua como um lubrificante que possibilita o movimento das superfícies pleurais sem atrito (Figura 19.4). O derrame pleural pode ser uma complicação de insuficiência cardíaca, TB, pneumonia, infecções pulmonares (em particular infecções virais), síndrome nefrótica, doença do tecido conjuntivo, EP e tumores neoplásicos. O tumor maligno mais comumente associado ao derrame pleural é o carcinoma broncogênico.

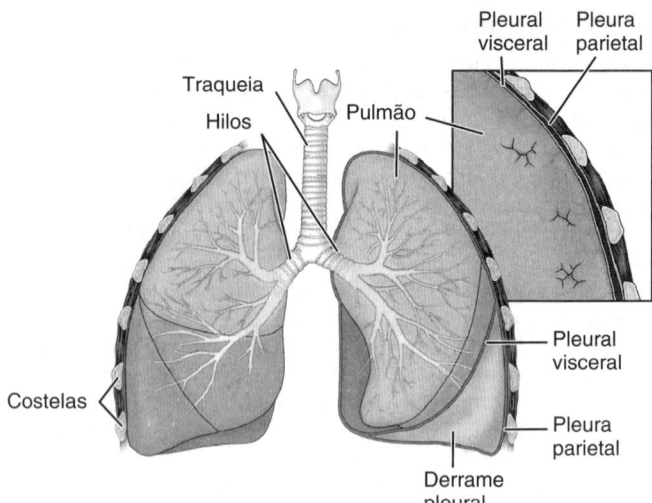

Figura 19.4 • No derrame pleural, um volume anormal de líquido se acumula no espaço pleural, causando dor e dispneia. O derrame pleural geralmente é secundário a outros processos de doença.

Fisiopatologia

Em determinados distúrbios, o líquido pode se acumular na cavidade pleural até um ponto em que se torna clinicamente evidente, o que quase sempre tem significado patológico. O derrame pode ser de um líquido relativamente claro ou ser sanguinolento ou purulento (ver discussão mais adiante sobre empiema). Um derrame de líquido claro pode ser um transudato ou um exsudato. O transudato (filtrado de plasma que se move através de paredes capilares intactas) ocorre quando os fatores que influenciam a formação e a reabsorção do líquido pleural estão alterados, geralmente por desequilíbrios na pressão hidrostática ou oncótica, e com mais frequência resulta de insuficiência cardíaca. O achado de derrame transudativo geralmente implica que as membranas pleurais não estão doentes. Um exsudato (extravasamento de líquido para os tecidos ou uma cavidade) geralmente resulta da inflamação por produtos bacterianos ou tumores envolvendo as superfícies pleurais (Heffner, 2019a).

Manifestações clínicas

Em geral, as manifestações clínicas são provocadas pela doença subjacente. A pneumonia causa febre, calafrios e dor torácica pleurítica, enquanto um derrame maligno pode resultar em dispneia, dificuldade em deitar-se em decúbito dorsal e tosse. A gravidade dos sintomas é determinada pelo tamanho do derrame, velocidade da sua formação e doença pulmonar subjacente. Um derrame pleural grande causa dispneia, ao passo que um pequeno a moderado provoca pouca ou nenhuma dispneia.

Avaliação e achados diagnósticos

A avaliação da área do derrame pleural revela murmúrio vesicular diminuído ou ausente, frêmito diminuído e um som submaciço ou maciço à percussão. No caso de derrame pleural extremamente grande, observa-se na avaliação que o paciente tem insuficiência respiratória aguda. O desvio da traqueia para longe do lado afetado também pode estar aparente.

O exame físico, a radiografia de tórax, a TC de tórax e a toracocentese confirmam a presença de líquido. Em alguns casos, realiza-se radiografia em decúbito lateral, com o paciente deitado sobre o lado afetado. O derrame pleural pode ser diagnosticado porque esta posição possibilita a deposição lateral do líquido, e uma linha hidroaérea torna-se visível.

O líquido pleural é analisado por cultura bacteriana, coloração de Gram, coloração BAAR (para TB), contagem de eritrócitos e leucócitos, perfil químico do sangue (glicose, amilase, LDH e proteína), análise citológica de células malignas e pH. A biopsia pleural também pode ser realizada como ferramenta diagnóstica.

Manejo clínico

Os objetivos do tratamento são descobrir a causa do derrame pleural, prevenir o reacúmulo de líquido e aliviar o desconforto, a dispneia e o comprometimento respiratório. O tratamento específico é dirigido à causa subjacente (p. ex., insuficiência cardíaca, pneumonia, cirrose). Se o líquido for um exsudato pleural, realizam-se procedimentos diagnósticos mais extensos para determinar sua causa. Institui-se então o tratamento para a causa primária.

A toracocentese é realizada para remover o líquido, para coletar amostra para análise, assim como para aliviar a dispneia e o comprometimento respiratório (ver Capítulo 17). A toracocentese pode ser realizada com auxílio ultrassonográfico. Dependendo do tamanho do derrame pleural, o paciente pode ser tratado pela remoção do líquido durante o procedimento de toracocentese ou pela inserção de um dreno de tórax ligado a um sistema de drenagem de selo d'água ou frasco de aspiração, para evacuar a cavidade pleural e reexpandir os pulmões.

No entanto, se a causa subjacente for uma doença maligna, o derrame tende a recorrer em poucos dias ou semanas. Toracocenteses repetidas resultam em dor, esgotamento de proteínas e eletrólitos e, às vezes, pneumotórax. Uma vez que o espaço pleural seja adequadamente drenado, pode-se realizar pleurodese química para obliterar o espaço pleural e prevenir o reacúmulo de líquido. A pleurodese pode ser realizada por meio de toracoscopia e dreno de tórax. Um agente quimicamente irritante (p. ex., talco ou outro irritante químico) é instilado ou aerossolizado no espaço pleural. Na abordagem com dreno de tórax, depois que o agente é instilado, o dreno é pinçado por 60 a 90 minutos, e o paciente é assistido para assumir várias posições que promovam a distribuição uniforme do agente e maximizem o seu contato com as superfícies pleurais (Heffner, 2019b). A pinça do dreno é liberada conforme prescrito, e a drenagem do tórax pode ser continuada por alguns dias para evitar um novo acúmulo de líquido e promover a formação de aderências entre as pleuras visceral e parietal.

Outros tratamentos para derrames pleurais causados por doença maligna incluem a pleurectomia cirúrgica, a inserção de um cateter pequeno conectado a um frasco de drenagem para manejo ambulatorial ou a implantação de um *shunt* pleuroperitoneal. Esse *shunt* consiste em dois cateteres conectados por uma câmara de bomba contendo duas válvulas unidirecionais. O líquido se move da cavidade pleural para a câmara da bomba e em seguida para a cavidade peritoneal. O paciente bombeia manualmente o reservatório todos os dias, para mover o líquido da cavidade pleural para o espaço peritoneal.

Manejo de enfermagem

O papel do enfermeiro no cuidado de um paciente com derrame pleural inclui colaborar com o tratamento clínico. O enfermeiro deve preparar e posicionar o paciente para a toracocentese e oferecer suporte durante todo o procedimento. O enfermeiro precisa garantir que a quantidade de líquido da toracocentese seja registrada e que o líquido seja enviado para análise laboratorial adequada. Se forem utilizados drenagem por tubo torácico e sistema com selo d'água, a função desse sistema é monitorada e o volume drenado é registrado em intervalos programados (ver discussão mais adiante). Os cuidados de enfermagem relacionados com a causa subjacente do derrame pleural são específicos para a doença subjacente.

Um tubo torácico pode ser introduzido em pacientes com derrame (efusão) pleural secundário a um processo maligno com o propósito de instilação de talco (Bhatnagar, Piotrowska, Laskawiec-Szkonter et al., 2019). O manejo da dor é uma prioridade, e o enfermeiro deve ajudar o paciente a assumir posições que sejam menos dolorosas. No entanto, a mudança de decúbito repetida e a movimentação frequente são importantes para facilitar a disseminação adequada do talco sobre a superfície pleural. O enfermeiro precisa avaliar o nível de dor do paciente e administrar analgésicos prescritos, conforme a necessidade.

Se o paciente precisar ser atendido ambulatorialmente enquanto em uso de um cateter pleural para drenagem, o enfermeiro deve explicar e demonstrar para o paciente e os familiares o manejo e os cuidados com o cateter e sistema de drenagem.

EMPIEMA

O empiema consiste em um acúmulo de líquido espesso e purulento no espaço pleural, muitas vezes com o desenvolvimento de fibrina e de uma área loculada (isolada), onde a infecção está localizada (Strange, 2019).

Fisiopatologia

A maior parte dos empiemas ocorre como complicação de pneumonia bacteriana ou de abscesso pulmonar. Resulta também de traumatismo torácico penetrante, infecção hematogênica do espaço pleural, infecções não bacterianas e causas iatrogênicas (após cirurgia torácica ou toracocentese). No início, o líquido pleural é fino, com baixa contagem de leucócitos, mas frequentemente progride para um estágio fibropurulento e, por fim, a um estágio em que envolve o pulmão dentro de uma membrana exsudativa espessa (empiema septado).

Manifestações clínicas

O paciente está em condição grave e tem sinais e sintomas semelhantes aos de uma infecção respiratória aguda ou pneumonia (febre, sudorese noturna, dor pleural, tosse, dispneia, anorexia, perda de peso). Se o paciente estiver imunodeprimido, os sintomas podem ser vagos. Se realizou terapia antimicrobiana, as manifestações clínicas podem ser menos óbvias.

Avaliação e achados diagnósticos

A ausculta revela murmúrio vesicular diminuído ou ausente sobre a área afetada e há macicez à percussão do tórax, bem como frêmito toracovocal diminuído. O diagnóstico é determinado por TC de tórax. Normalmente, realiza-se toracocentese diagnóstica, muitas vezes sob orientação ultrassonográfica.

Manejo clínico

Os objetivos do tratamento são drenar a cavidade pleural e obter a expansão completa do pulmão. O líquido é drenado, e prescrevem-se os antibióticos apropriados (geralmente iniciados por via intravenosa) em doses elevadas, com base no microrganismo causador. A esterilização da cavidade do empiema requer 4 a 6 semanas de antibióticos (Strange, 2019). A drenagem do líquido pleural depende da fase da doença e é realizada por um dos seguintes métodos:

- Toracocentese (punção aspirativa) com um cateter percutâneo fino, se o volume for pequeno e o líquido não for muito purulento ou demasiadamente espesso
- Drenagem pleural (drenagem do tórax realizada através de um dreno intercostal de grosso calibre; ver discussão adiante) com fibrinolíticos instilados pelo dreno de tórax em pacientes com derrame pleural loculado ou complicado
- Drenagem de tórax aberta via toracotomia, incluindo potencial ressecção de costela para remover a pleura espessada, pus, detritos e tecido pulmonar doente subjacente.

Com a inflamação prolongada, forma-se um exsudato sobre o pulmão, que o prende e interfere em sua expansibilidade normal. Esse exsudato deve ser removido cirurgicamente por decorticação. O dreno de tórax é deixado no local até que o espaço cheio de pus esteja completamente obliterado. A obliteração completa do espaço pleural é monitorada por uma série de radiografias de tórax. O paciente deve ser informado de que o tratamento pode ser prolongado (semanas ou meses). Os indivíduos frequentemente recebem alta do hospital utilizando um dreno de tórax, com orientações para monitorar a drenagem de líquido em casa.

Manejo de enfermagem

A resolução de empiema é um processo demorado. O enfermeiro deve ajudar o paciente a lidar com a doença, explicando-lhe e demonstrando os exercícios respiratórios de reexpansão pulmonar para restaurar a função respiratória normal. O enfermeiro também deve oferecer cuidado específico ao método de drenagem do líquido pleural (p. ex., aspiração com agulha, drenagem torácica com circuito fechado, ressecção de costela e drenagem intercostal). Quando o paciente recebe alta para casa utilizando um dreno de tórax ou sistema de drenagem, o enfermeiro deve explicar e demonstrar para ele e os familiares os cuidados com o sistema de drenagem e com o dreno, a medição e a observação do conteúdo drenado, os sinais e sintomas de infecção e como e quando entrar em contato com o médico (ver discussão adiante).

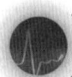

INSUFICIÊNCIA RESPIRATÓRIA AGUDA

A insuficiência respiratória consiste em uma deterioração rápida e potencialmente fatal no funcionamento das trocas gasosas nos pulmões e indica sua falha em fornecer oxigenação ou ventilação adequada para o sangue. A insuficiência respiratória aguda é definida como hipoxemia (redução na tensão de oxigênio no sangue arterial [PaO_2] a menos de 60 mmHg) e hipercapnia (aumento na tensão de dióxido de carbono no sangue arterial [$PaCO_2$] a mais de 50 mmHg), com acidose (pH arterial inferior a 7,35) (Kaynar, 2018).

É importante distinguir entre insuficiência respiratória aguda e crônica. A insuficiência respiratória crônica é definida como a deterioração no funcionamento das trocas gasosas dos pulmões que se desenvolve de modo insidioso ou persiste por um período prolongado depois de um episódio de insuficiência respiratória aguda. A ausência de sintomas agudos e a ocorrência de acidose respiratória crônica sugerem cronicidade da insuficiência respiratória. Duas causas de insuficiência respiratória crônica são a DPOC (ver discussão no Capítulo 20) e as doenças neuromusculares (ver discussão no Capítulo 65). Os pacientes com esses distúrbios desenvolvem tolerância à piora gradual na hipoxemia e hipercapnia. No entanto, os pacientes com insuficiência respiratória crônica podem desenvolver insuficiência aguda. Por exemplo, um paciente com DPOC pode ter exacerbação ou infecção que causa deterioração adicional nas trocas gasosas. Os princípios do manejo da insuficiência respiratória aguda em relação aos da crônica são diferentes; a discussão a seguir é limitada à insuficiência respiratória aguda.

Fisiopatologia

Na insuficiência respiratória aguda, os mecanismos de ventilação ou perfusão no pulmão estão prejudicados. Alguns dos muitos mecanismos da insuficiência ventilatória que levam à insuficiência respiratória aguda incluem o funcionamento prejudicado do SNC (p. ex., superdosagem de drogas, traumatismo cranioencefálico, infecção, hemorragia, apneia do sono), disfunção neuromuscular (p. ex., miastenia *gravis*, síndrome de Guillain-Barré, esclerose lateral amiotrófica, traumatismo raquimedular), disfunção dos músculos esqueléticos (p. ex., traumatismo torácico, cifoescoliose, desnutrição) e disfunção pulmonar (p. ex., DPOC, asma brônquica, fibrose cística).

Os mecanismos de falha na oxigenação que levam à insuficiência respiratória aguda incluem pneumonia, SARA, insuficiência cardíaca, DPOC, EP e **doenças pulmonares restritivas** (doenças que causam diminuição nos volumes pulmonares).

No pós-operatório, especialmente depois de uma cirurgia abdominal ou torácica de grande porte, pode ocorrer ventilação inadequada e insuficiência respiratória em virtude de vários fatores: os efeitos de agentes anestésicos, analgésicos e sedativos, por exemplo, podem deprimir a respiração (como descrito anteriormente) ou potencializar os efeitos dos opioides e causar hipoventilação. A dor pode interferir na respiração profunda e tosse. Incompatibilidade na $\dot{V}/\dot{Q}$ é uma causa comum de insuficiência respiratória após cirurgias abdominal, cardíaca ou torácica de grande porte.

Manifestações clínicas

Os primeiros sinais são os associados à oxigenação prejudicada e podem incluir agitação, fadiga, cefaleia, dispneia, falta de ar, taquicardia e aumento da pressão arterial. À medida que a hipoxemia progride, podem ocorrer os sinais mais óbvios, como confusão mental, letargia, taquicardia, taquipneia, cianose central, sudorese e, por fim, parada respiratória. Os achados físicos são os da dificuldade respiratória aguda, incluindo o uso de músculos acessórios, a diminuição do murmúrio vesicular se o paciente não for capaz de ventilar adequadamente e outros achados relacionados especificamente com o processo de doença subjacente e causa da insuficiência respiratória aguda.

Manejo clínico

Os objetivos do tratamento são corrigir a causa subjacente e restaurar as trocas gasosas adequadas no pulmão. A intubação endotraqueal e a ventilação mecânica podem ser necessárias para manter a ventilação e a oxigenação adequadas, enquanto a causa é corrigida (ver discussão adiante sobre intubação endotraqueal e ventilação mecânica).

Manejo de enfermagem

O manejo de enfermagem para pacientes com insuficiência respiratória aguda inclui colaborar com a intubação e a manutenção da ventilação mecânica. Os pacientes geralmente são tratados na UTI. O enfermeiro deve avaliar o estado respiratório do paciente, monitorando o nível de responsividade, a gasometria arterial, a oximetria de pulso e os sinais vitais. Além disso, todo o sistema respiratório é avaliado, e são implementadas estratégias (p. ex., mudança de decúbito em horários predeterminados, cuidados com a higiene oral e a pele, exercícios de amplitude de movimento dos membros) para evitar complicações. O enfermeiro também deve avaliar o entendimento do paciente a respeito das estratégias de tratamento que são empregadas e iniciar alguma modalidade de comunicação para possibilitar que o paciente expresse suas preocupações e necessidades à equipe de cuidados de saúde.

Por fim, são abordados os problemas que levaram à insuficiência respiratória aguda. À medida que o estado do paciente melhora, o enfermeiro deve avaliar o conhecimento do paciente acerca da doença subjacente e fornecer orientações, conforme adequado, para tratar o distúrbio.

Intubação endotraqueal

A **intubação endotraqueal** envolve a introdução de um tubo endotraqueal pelo nariz ou pela boca até a traqueia (Figura 19.5). A VO é a preferida, uma vez que a intubação oral está associada a menos traumatismo e menores taxas de infecção; além disso, a VO pode tipicamente acomodar um tubo de traqueostomia de diâmetro maior do que a via nasal. A intubação fornece uma via respiratória desobstruída quando o paciente está com dificuldade respiratória que não pode ser tratada com métodos mais simples, sendo o método de escolha no atendimento de emergência. A intubação endotraqueal é um meio de fornecer um acesso respiratório para pacientes que não conseguem manter uma via respiratória adequada por conta própria (p. ex., pacientes em coma e pacientes com obstrução das vias respiratórias superiores), para indivíduos que necessitam de ventilação mecânica e para a aspiração de secreções da árvore pulmonar.

O tubo endotraqueal geralmente é introduzido com a ajuda de um laringoscópio pelo médico ou pelo enfermeiro especificamente treinado.[5] Uma vez inserido o tubo e posicionado cerca de 2 cm acima da carina, insufla-se o balonete (*cuff*) na extremidade distal do tubo endotraqueal, usando um balão-piloto, o que impede o vazamento de ar em torno da parte exterior do tubo para minimizar a possibilidade de aspiração e fixar o tubo.

---
[5]N.R.T.: No Brasil, há pareceres dos Conselhos Regionais de Enfermagem sobre a intubação endotraqueal por enfermeiros, como o de 2009 pelo COREN-SP e o de 2013 pelo COREN-BA (http://ba.corens.portalcofen.gov.br/parecer-coren-ba-0132013_8099.html).

A posição do tubo endotraqueal é verificada por meio de conferência dos níveis de dióxido de carbono expirado e confirmada com radiografia de tórax. O Boxe 19.12 mostra os cuidados de enfermagem ao paciente com um tubo endotraqueal.

Podem ocorrer complicações pela pressão exercida pelo balonete na parede da traqueia. A pressão do balonete (*cuff*) deve ser mantida entre 20 e 25 mmHg (24 e 30 cmH$_2$O), porque a alta pressão do balonete (*cuff*) pode causar sangramento traqueal, isquemia e necrose por pressão, enquanto a baixa pressão pode aumentar o risco de pneumonia por aspiração. A desinsuflação de rotina do balonete (*cuff*) não é recomendada, por causa do aumento do risco de aspiração e **hipoxia** (i. e., diminuição do aporte de oxigênio para os tecidos e células) (Urden et al., 2018). As secreções traqueobrônquicas são aspiradas pelo tubo. O oxigênio aquecido e umidificado deve sempre ser introduzido pelo tubo, esteja o paciente respirando espontaneamente ou em suporte ventilatório. A intubação endotraqueal pode ser usada por não mais do que 14 a 21 dias, momento em que se deve considerar a realização de traqueostomia para reduzir a irritação e o traumatismo ao revestimento da traqueia e a incidência de paralisia das pregas vocais (secundária à lesão do nervo laríngeo) e para diminuir o trabalho respiratório (Wiegand, 2017).

Os tubos endotraqueais e de traqueostomia têm várias desvantagens: desconforto; reflexo de tosse deprimido, porque o fechamento da glote é dificultado; tendência de secreções tornarem-se mais espessas, porque o efeito de aquecimento e umidificação das vias respiratórias superiores foi ignorado; reflexos de deglutição deprimidos (reflexos da glote, faríngeo e laríngeo), por causa do desuso prolongado e do traumatismo mecânico produzido pelo tubo endotraqueal ou de traqueostomia, aumentando o risco de aspiração, bem como de microaspiração e subsequente PAVM (Urden et al., 2018). Além disso, podem se desenvolver ulceração e estenose da laringe e da traqueia. Um motivo de grande preocupação para o paciente é a incapacidade de falar e comunicar suas necessidades.

Traqueostomia

A **traqueostomia** é um procedimento cirúrgico em que é feita uma abertura na traqueia para introdução de um tubo chamado **tubo de traqueostomia** (Figura 19.6 para os diferentes tipos de tubos de traqueostomia). O traqueostoma (o estoma produto da traqueostomia) pode ser temporário ou permanente.

A traqueostomia é utilizada para manter as vias respiratórias permeáveis, possibilitar a remoção das secreções traqueobrônquicas e a ventilação mecânica por períodos prolongados e evitar a obstrução das vias respiratórias superiores e a aspiração de secreções orais ou gástricas no paciente inconsciente ou paralisado (fechando a ligação entre a traqueia e o esôfago). Muitos processos patológicos e condições de emergência exigem a realização de uma traqueostomia.

Traqueostomia

O procedimento de traqueostomia costuma ser realizado no centro cirúrgico sob anestesia geral, em que a ventilação do paciente pode ser bem controlada e uma técnica asséptica ideal pode ser mantida. A incisão cirúrgica é feita entre o segundo e o terceiro anéis traqueais. Depois de expor a traqueia, insere-se o tubo de traqueostomia com um balonete de tamanho adequado. O balonete é um anexo insuflável ao tubo de traqueostomia, que é concebido para ocluir o espaço entre as paredes da traqueia e o tubo, possibilitando a ventilação mecânica efetiva e minimizando o risco de aspiração.

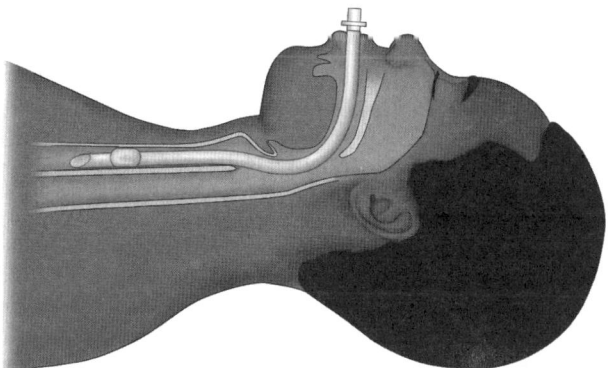

Figura 19.5 • Tubo endotraqueal posicionado. O tubo foi inserido utilizando a por via oral (VO). O balonete (*cuff*) foi insuflado para manter a posição do tubo e minimizar o risco de aspiração.

Boxe 19.12 Cuidados com o paciente com um tubo endotraqueal

Imediatamente depois da intubação

1. Verificar a simetria da expansibilidade torácica.
2. Auscultar os sons respiratórios das partes anterior e lateral do tórax bilateralmente.
3. Obter capnografia ou CO_2 final expirado, conforme indicado.
4. Obter uma radiografia de tórax, a fim de verificar o posicionamento adequado do tubo.
5. Verificar a pressão do balonete (*cuff*) a cada 6 a 8 h.
6. Monitorar se há sinais e sintomas de aspiração.
7. Garantir umidade alta; uma névoa visível deve aparecer no tubo T ou tubo do respirador.
8. Administrar a concentração de oxigênio prescrita pelo médico.
9. Fixar o tubo ao rosto do paciente com fita adesiva e marcar a extremidade proximal para a manutenção da posição.
   a. Cortar a extremidade proximal do tubo se ela for maior que 7,5 cm para evitar torções.
   b. Inserir uma via respiratória oral ou dispositivo de boca, se intubado VO, para impedir que o doente morda e obstrua o tubo.
10. Usar técnica de aspiração estéril e cuidados com a via respiratória para evitar contaminação e infecção iatrogênica.
11. Continuar mudando o paciente de decúbito a cada 2 h e quando necessário para evitar atelectasia e otimizar a expansão pulmonar.
12. Realizar higiene oral e aspiração da orofaringe sempre que necessário.

Extubação (remoção do tubo endotraqueal)

1. Explicar o procedimento ao paciente.
2. Ter um reanimador manual (ambu) pronto para uso no caso de necessidade de assistência ventilatória imediatamente depois da extubação.
3. Aspirar a árvore brônquica e a orofaringe, remover a fita e, em seguida, esvaziar o balonete (*cuff*).
4. Administrar oxigênio a 100% por algumas respirações; em seguida, inserir um cateter de aspiração novo e estéril no tubo.
5. Pedir ao paciente que inspire. No pico de inspiração, remover o tubo e aspirar as vias respiratórias através do tubo enquanto o puxa para fora.

Nota: Em alguns hospitais, este procedimento pode ser realizado por fisioterapeutas; em outros, por enfermeiros. Verificar a política do hospital.

Cuidados com o paciente depois da extubação

1. Administrar umidade aquecida e oxigênio por máscara facial e manter o paciente em posição sentada ou de Fowler alto.
2. Monitorar a frequência respiratória e a qualidade das excursões torácicas. Observar se há estridor, mudanças de coloração e alterações no estado de alerta ou comportamento mental.
3. Monitorar o nível de oxigênio do paciente pelo oxímetro de pulso.
4. Manter o paciente em jejum ou dar apenas pedaços de gelo nas próximas horas.
5. Prestar cuidados bucais.
6. Orientar o paciente sobre como realizar a tosse cinética e os exercícios de respiração profunda.

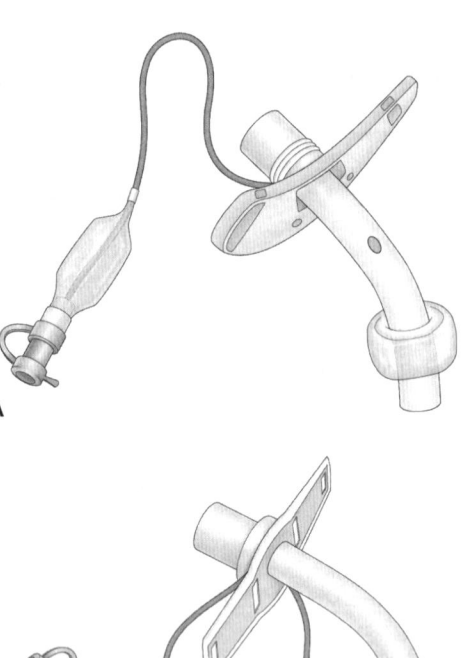

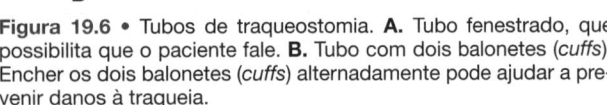

Figura 19.6 • Tubos de traqueostomia. A. Tubo fenestrado, que possibilita que o paciente fale. **B.** Tubo com dois balonetes (*cuffs*). Encher os dois balonetes (*cuffs*) alternadamente pode ajudar a prevenir danos à traqueia.

No caso de um paciente intubado e sob ventilação mecânica, uma técnica cirúrgica mais recente, denominada traqueostomia percutânea, pode ser realizada à beira do leito sob anestesia local, sedação e analgesia. Um broncoscópio, sob orientação videoassistida, é passado pelo tubo endotraqueal. Após o esvaziamento do balonete (*cuff*) do tubo, este é puxado até o nível subglótico. Uma incisão é feita na pele entre o segundo e o terceiro anéis traqueais e aumentada de tamanho por dilatadores até as dimensões serem suficientes para a introdução de um tubo de traqueostomia. O tubo endotraqueal e o broncoscópio são, então, retirados, e a traqueostomia é mantida na posição (Lindman, 2018).

O tubo de traqueostomia é fixado por faixas de Velcro® ou fita colocadas ao redor do pescoço do paciente. Habitualmente, coloca-se um quadrado de gaze estéril entre o tubo e a pele para absorver a drenagem e reduzir o risco de infecção.

Complicações

As complicações podem ocorrer precocemente ou no fim do uso do tubo de traqueostomia. Podem ainda acontecer anos depois de o tubo ter sido removido. As complicações imediatas incluem deslocamento do tubo, decanulação acidental, sangramento, pneumotórax, embolia aérea, aspiração, enfisema subcutâneo ou mediastinal, lesão do nervo laríngeo recorrente e penetração da parede posterior da traqueia. As complicações a longo prazo incluem obstrução das vias respiratórias pelo acúmulo de secreções ou protrusão do balonete (*cuff*) sobre a abertura do tubo, infecção, ruptura do tronco braquiocefálico, disfagia, fístula traqueoesofágica, dilatação traqueal, isquemia traqueal e necrose. A estenose traqueal pode desenvolver-se depois o tubo ter sido removido. O Boxe 19.13 mostra as medidas que os enfermeiros podem tomar para prevenir complicações quando são usados tubos endotraqueais e de traqueostomia.

> **Boxe 19.13 Prevenção de complicações associadas ao tubo endotraqueal e de traqueostomia**
>
> - Administrar umidade aquecida adequada
> - Manter a pressão do balonete no nível adequado
> - Aspirar conforme necessário, de acordo com os achados da avaliação
> - Manter a integridade da pele. Trocar a fita e o curativo conforme necessário ou de acordo com o protocolo
> - Auscultar os sons pulmonares
> - Monitorar se há sinais e sintomas de infecção, incluindo a avaliação da temperatura e da contagem de leucócitos
> - Administrar o oxigênio prescrito e monitorar a saturação de oxigênio
> - Monitorar possível cianose
> - Manter a hidratação adequada
> - Usar a técnica asséptica durante a aspiração e a prestação de cuidados à traqueostomia.

Cuidados com o paciente com um tubo endotraqueal ou de traqueostomia

O paciente necessita de acompanhamento e avaliação contínuos. A abertura recente deve ser mantida desobstruída por meio de aspiração adequada das secreções. Depois da estabilização dos sinais vitais, o paciente é colocado na posição semi-Fowler para facilitar a ventilação, promover a drenagem, reduzir o edema e evitar a pressão sobre as linhas de sutura. Deve-se administrar analgesia e agentes sedativos com precaução, por causa do risco de supressão do reflexo de tosse.

Os principais objetivos do cuidado de enfermagem são garantir a permeabilidade das vias respiratórias, monitorar a condição respiratória, avaliar as complicações, aliviar a apreensão do paciente e proporcionar um meio efetivo de comunicação. O enfermeiro precisa manter papel e lápis, ou uma lousa mágica/celular e a campainha de chamada ao alcance do paciente em todos os momentos para garantir um meio de comunicação.

Aspiração do tubo de traqueostomia ou endotraqueal

Quando um tubo de traqueostomia ou endotraqueal está sendo usado, geralmente é necessário aspirar as secreções do paciente por causa da diminuição da efetividade do mecanismo de tosse. A aspiração endotraqueal é realizada quando são detectados ruídos respiratórios adventícios ou quando há secreções óbvias. A aspiração desnecessária pode desencadear broncospasmo e causar traumatismo mecânico à mucosa traqueal.

Todos os equipamentos que entram em contato direto com as vias respiratórias de pequeno calibre têm de ser esterilizados para evitar a sepse.

Em pacientes que estão em ventilação mecânica (ver discussão adiante), pode-se usar um cateter de aspiração em sistema fechado para possibilitar a aspiração rápida quando necessário e para minimizar a contaminação cruzada por microrganismos patogênicos. Um aspirador em sistema fechado possibilita a aspiração sem que o paciente seja desconectado do circuito de ventilação. A aspiração em sistema fechado diminui a hipoxemia, mantém a PEEP e pode diminuir a ansiedade do paciente associada à aspiração (Wiegand, 2017). Como essa aspiração protege os funcionários das secreções do paciente, pode ser realizada, na maioria dos casos, sem o uso de EPIs. Uma exceção notável é quando o paciente tem covid-19 e um EPI tem de ser usado.

Manejo do balonete

O balonete (*cuff*) de um tubo endotraqueal ou traqueostomia deve ser inflado se o paciente necessitar de ventilação mecânica ou estiver em alto risco de aspiração. A pressão no balonete (*cuff*) deve ser a mais baixa possível (20 a 25 mmHg), mas deve possibilitar a entrega do volume corrente adequado e impedir a aspiração pulmonar (Urden et al., 2018). A pressão do balonete (*cuff*) deve ser monitorada pelo fisioterapeuta respiratório ou enfermeiro pelo menos a cada 8 h, conectando um medidor de pressão portátil ao balão-piloto do tubo ou usando a técnica de volume mínimo de vazamento ou volume mínimo de oclusão.

Promoção de cuidados domiciliar, comunitário e de transição

 Orientação do paciente sobre autocuidados. Se o paciente estiver prestes a receber alta com um tubo de traqueostomia, o enfermeiro deve garantir que equipamentos de aspiração e outros equipamentos apropriados estejam disponíveis na casa antes da alta. O enfermeiro também deve explicar e demonstrar para o paciente e os familiares sobre os cuidados diários, incluindo técnicas para prevenir infecções, bem como medidas a serem tomadas em caso de emergência. O enfermeiro precisa fornecer uma lista de contatos e recursos da comunidade para as necessidades de orientação e apoio.

Cuidados contínuos e de transição. O encaminhamento para cuidado domiciliar, comunitário e de transição é indicado para a avaliação constante do paciente, bem como da habilidade do paciente e dos familiares de prestar atendimento adequado e seguro. O enfermeiro precisa avaliar a capacidade do paciente e da família de lidar com as mudanças físicas e problemas psicológicos associados à traqueostomia. Minimizar a quantidade de poeira ou partículas no ar (removendo cortinas e móveis estofados, usando filtros de ar, limpando o assoalho e aspirando o local com frequência) e fornecer umidificação adequada podem facilitar a respiração do paciente. O enfermeiro deve identificar os recursos e fazer encaminhamentos para os serviços adequados para ajudar o paciente e os familiares a manejar o tubo de traqueostomia em casa.

Ventilação mecânica

Pode ser necessária para o manejo da insuficiência respiratória aguda. Além disso, pode ser indicada por várias outras razões, incluindo controlar a respiração durante a cirurgia ou tratamento, oxigenar o sangue em situações em que os esforços de ventilação do paciente sejam inadequados e descansar os músculos respiratórios. Muitos pacientes colocados em um respirador são capazes de respirar espontaneamente, embora o esforço necessário para fazê-lo possa ser desgastante.

O **respirador mecânico** é um dispositivo com pressão positiva ou negativa que é capaz de manter a ventilação e administrar oxigênio por um período prolongado.

Indicações

Se um paciente apresentar evidências de insuficiência respiratória ou de comprometimento das vias respiratórias, indicam-se a intubação endotraqueal e a ventilação mecânica. Esse sinal clínico pode ser corroborado por diminuição contínua da PaO_2, aumento da $PaCO_2$ e acidose persistente (diminuição do pH); no entanto, se o estado do paciente parecer emergencial, é imprudente aguardar os resultados dos exames laboratoriais antes de garantir essas medidas de suporte ventilatório. Condições como cirurgia torácica ou abdominal, superdosagem de fármacos, doenças neuromusculares, lesão por inalação, DPOC, politraumatismo, choque, insuficiência de múltiplos órgãos e coma podem levar à insuficiência respiratória e à necessidade de ventilação mecânica. As indicações gerais para a ventilação mecânica são exibidas no Boxe 19.14.

Classificação dos respiradores

Os respiradores mecânicos foram tradicionalmente classificados de acordo com o método pelo qual sustentavam a ventilação. As duas categorias gerais são por pressão negativa e por pressão positiva. A Figura 19.7 exibe respiradores por pressão positiva comumente utilizados. Os respiradores por pressão negativa (p. ex., "pulmões de aço", couraça de tórax) são as modalidades mais antigas de suporte ventilatório, que raramente são utilizados atualmente.

Respiradores por pressão positiva

Os respiradores por pressão positiva insuflam os pulmões exercendo pressão positiva nas vias respiratórias que "empurra" o ar, semelhante a um mecanismo de fole, e força os alvéolos a se expandirem durante a inspiração. A expiração ocorre passivamente. Em geral é necessária intubação endotraqueal ou traqueostomia. Esses respiradores são muito utilizados no ambiente hospitalar e cada vez mais empregados no domicílio por pacientes com doença pulmonar subjacente. Os três tipos de respiradores por pressão positiva são classificados pelo método de finalização da fase inspiratória da respiração: ciclado a volume, ciclado a pressão e suporte oscilatório de alta frequência. O quarto tipo, a ventilação não invasiva com pressão positiva (VNIPP), não exige intubação (Wiegand, 2017).

Respiradores ciclados a volume. Entregam um volume predefinido de ar a cada inspiração; em seguida, param de agir, e a expiração ocorre passivamente. De uma respiração para outra, o volume de ar fornecido pelo respirador é relativamente constante, assegurando respirações consistentes adequadas, apesar das pressões variáveis nas vias respiratórias. Uma grande desvantagem desse respirador é que os pacientes podem sofrer barotrauma (traumatismo à traqueia ou alvéolos secundário à pressão positiva), porque as pressões necessárias para administrar as respirações podem ser excessivas. Esse traumatismo provoca danos na membrana alveolocapilar e vazamento de ar para os tecidos adjacentes (Urden et al., 2018).

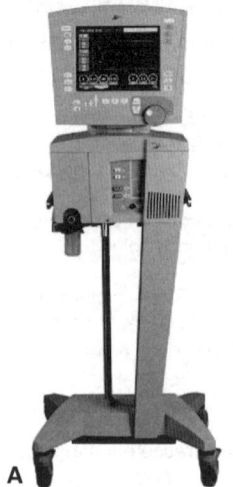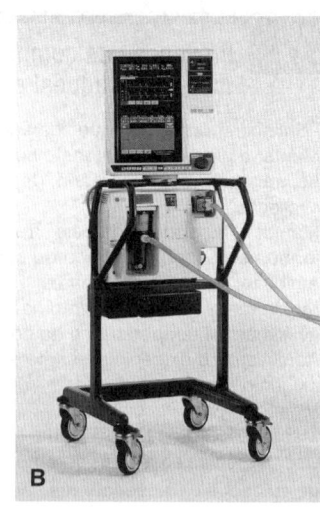

Figura 19.7 • Respiradores por pressão positiva. **A.** O AVEA® pode ser usado tanto para ventilar quanto para monitorar recém-nascidos, crianças e adultos. Também pode fornecer ventilação não invasiva com Heliox® para pacientes adultos e pediátricos (cortesia de Vyaire Medical Inc., Yorba Linda, CA). **B.** O Puritan-Bennett™ 840 Ventilator System tem modalidade a volume, a pressão e mista, destinadas a adultos, crianças e lactentes (cortesia de Tyco Healthcare/Nellcor Puritan Bennett, Pleasanton, CA).

Respiradores ciclados a pressão. Fornecem um fluxo de ar (inspiração) até alcançar uma pressão predefinida; em seguida, param de agir, e ocorre a expiração. A principal limitação é que o volume de ar ou de oxigênio pode variar conforme a resistência ou a complacência das vias respiratórias do paciente. Como resultado, o **volume corrente** administrado (i. e., o volume de ar inspirado e expirado a cada incursão respiratória) pode ser inconsistente, possivelmente comprometendo a ventilação.

Respiradores de alta frequência oscilatória. Entregam altas frequências respiratórias (i. e., 180 a 900 respirações/min), que são acompanhadas por volumes correntes muito baixos e altas pressões nas vias respiratórias (por isso o nome *alta frequência oscilatória*). Esses pequenos pulsos de ar enriquecidos com oxigênio movem-se para baixo a partir do centro das vias respiratórias, possibilitando que o ar alveolar saia dos pulmões ao longo das margens dessas vias. Essa modalidade de ventilação é usada para "abrir" os alvéolos em situações caracterizadas por vias respiratórias de pequeno calibre fechadas, como atelectasia e SARA. Acredita-se também que proteja o pulmão de lesão por pressão (Wiegand, 2017).

Ventilação não invasiva com pressão positiva. A VNIPP é um método de ventilação com pressão positiva que pode ser administrado por meio de máscaras que recobrem o nariz e a boca, máscaras nasais ou outros dispositivos orais ou nasais, como o travesseiro nasal (uma pequena cânula nasal que promove vedação em torno das narinas para manter a pressão prescrita). A VNIPP elimina a necessidade de intubação endotraqueal ou traqueostomia e diminui o risco de infecções hospitalares, como a pneumonia. A modalidade mais confortável para o paciente é a ventilação com suporte pressórico controlada a pressão, que facilita o trabalho respiratório e melhora as trocas gasosas. O respirador pode ser configurado com uma frequência de suporte mínimo para os pacientes com períodos de apneia.

Os pacientes são candidatos à VNIPP se tiverem insuficiência respiratória aguda ou crônica, edema agudo de pulmão, DPOC, insuficiência cardíaca crônica ou distúrbio respiratório

---

Boxe 19.14	Indicações para a ventilação mecânica

Valores laboratoriais

PaO_2 < 55 mmHg
$PaCO_2$ > 50 mmHg e pH < 7,32
Capacidade vital < 10 mℓ/kg
Força inspiratória negativa < 25 cmH$_2$O
VEF_1 < 10 mℓ/kg

Manifestações clínicas

Apneia ou bradipneia
Dificuldade respiratória com confusão mental
Aumento do trabalho respiratório não aliviado por outras intervenções
Confusão mental com necessidade de proteção das vias respiratórias
Choque circulatório
Hiperventilação controlada (p. ex., paciente com traumatismo craniano grave)

VEF_1: volume expiratório forçado em 1 segundo. Adaptado de Amitai, A. (2018). Introduction to ventilator management. Medscape. Retirado em 02/02/2020 de: emedicine.medscape.com/article/810126-overview.

relacionado com o sono. A técnica também pode ser usada em casa para melhorar a oxigenação dos tecidos e descansar os músculos respiratórios, enquanto os pacientes dormem à noite. A VNIPP é contraindicada para aqueles que sofreram parada cardiorrespiratória, arritmias graves, comprometimento cognitivo ou traumatismo na cabeça ou face. A VNIPP também pode ser usada para a apneia obstrutiva do sono em pacientes no fim da vida e para os que não querem receber intubação traqueal, mas que podem precisar de suporte ventilatório a curto ou longo prazo (Wiegand, 2017).

A **pressão positiva contínua nas vias respiratórias (CPAP, do inglês *continuous positive airway pressure*)** nada mais é que a administração de pressão positiva às vias respiratórias durante todo o ciclo respiratório. Embora possa ser utilizada para abrir os alvéolos como um adjunto à ventilação mecânica por meio de um tubo endotraqueal com balonete (*cuff*) ou cânula de traqueostomia, é também usada isoladamente com uma máscara à prova de vazamentos para manter os alvéolos abertos, impedindo assim a insuficiência respiratória. A CPAP é um tratamento efetivo para a apneia obstrutiva do sono, pois a pressão positiva atua como uma imobilização, mantendo as vias respiratórias superiores e a traqueia abertas durante o sono. Para usar a CPAP, o paciente precisa obrigatoriamente estar respirando de modo independente.

A ventilação com **pressão positiva nas vias respiratórias em dois níveis (BiPAP, do inglês *bilevel positive airway pressure*)** oferece controle independente das pressões inspiratória e expiratória, fornecendo ventilação com suporte pressórico (VSP). Entrega dois níveis de pressão positiva nas vias respiratórias, fornecidas por uma máscara nasal ou oral, um travesseiro nasal ou um bocal com vedação justa e por um respirador portátil. Cada inspiração pode ser iniciada pelo paciente ou pela máquina, se estiver programada com uma frequência de apoio, que garante determinado número de incursões respiratórias por minuto. A BiPAP é mais frequentemente usada em pacientes que necessitam de assistência ventilatória durante a noite, como aqueles com DPOC grave ou apneia do sono. A tolerância é variável; a BiPAP geralmente é mais bem-sucedida em pacientes altamente motivados.

Modalidades de ventilação mecânica

As modalidades de ventilação mecânica referem-se às formas de ventilar o paciente. As mais utilizadas são ventilação mecânica controlada, ventilação mandatória contínua (também conhecida como ventilação assisto-controlada [A/C]), ventilação mandatória intermitente (VMI), ventilação mandatória intermitente sincronizada (VMIS), VSP e ventilação com liberação de pressão nas vias respiratórias (VLPVA) (Figura 19.8).

A **ventilação mecânica controlada** fornece suporte ventilatório total, administrando volume corrente e frequência respiratória predefinidos. Essa modalidade de ventilação é indicada para pacientes que estão apneicos. Na ventilação A/C, mais comumente chamada de **ventilação mandatória contínua (VMC) – volume ou pressão –**, o respirador administra o volume ou a pressão corrente predefinida a uma frequência respiratória determinada. No entanto, se o paciente inicia uma respiração entre as induzidas pela máquina, o respirador administra o volume ou pressão predefinida (respiração assistida). Portanto, cada respiração ocorre com o volume ou a pressão predefinida, independentemente de ser iniciada pelo paciente ou pelo ventilador. Duas variações da VMC incluem ventilação com pressão regulada e volume controlado (VPRVC) e ventilação com razão inspiração:expiração invertida e pressão controlada. A VPRVC libera um volume corrente preestabelecido usando pressão mínima nas vias respiratórias em pacientes com rápida variação da resistência nas vias respiratórias e da complacência pulmonar. A ventilação com razão inspiração:expiração invertida e pressão controlada proporciona prolongamento do tempo inspiratório em pacientes com hipoxia resistentes à PEEP.

A **ventilação mandatória intermitente (VMI) – volume ou pressão –** fornece uma combinação de respirações assistidas mecanicamente e respirações espontâneas. As respirações mecânicas são administradas em intervalos predefinidos e a um volume corrente pré-selecionado, independentemente dos esforços do paciente. Embora o paciente possa aumentar a frequência respiratória, iniciando uma inspiração entre as respirações entregues pelo respirador mecânico, essas respirações espontâneas estão limitadas ao volume corrente produzido pelo paciente. A VMI possibilita que o paciente use seus próprios músculos para a ventilação, a fim de ajudar a prevenir a atrofia muscular; ela também reduz a pressão média nas vias respiratórias, o que pode ajudar na prevenção de barotraumas. No entanto, a dessincronia paciente-ventilador, evidenciada pelo paciente adotando comportamentos de "lutar contra o respirador" ou "combater o respirador" (*i. e.*, tentar expirar quando o respirador está entregando uma respiração) pode aumentar.

Na **ventilação mandatória intermitente sincronizada (VMIS)** também é fornecido um volume corrente e um número predefinido de incursões respiratórias. Entre as incursões respiratórias extras fornecidas pelo respirador, o paciente consegue respirar espontaneamente sem a assistência do respirador. Como o respirador detecta os esforços respiratórios do paciente e não inicia uma respiração em oposição a esses esforços, a dessincronia paciente-ventilador é reduzida. Conforme a capacidade do paciente de respirar espontaneamente aumenta, o número de respirações predefinidas pelo respirador é diminuído e o paciente desempenha a maior parte do trabalho respiratório. Como a VMI, a VMIS pode ser usada para fornecer suporte ventilatório total ou parcial. As intervenções de enfermagem para pacientes em VMI ou VMIS incluem monitoramento do progresso pelo registro da frequência respiratória, volume-minuto, volume corrente espontâneo e produzido pela máquina, FIO_2 e níveis de gases sanguíneos arteriais.

A **ventilação com suporte pressórico (VSP)** aplica uma pressão platô nas vias respiratórias durante toda a inspiração desencadeada pelo paciente para reduzir a resistência no tubo traqueal e no tubo do respirador. O suporte pressórico é gradualmente reduzido à medida que a força do paciente aumenta. Pode-se adicionar VMIS com frequência de apoio para dar suporte extra. O enfermeiro deve observar atentamente a frequência respiratória e o volume corrente do paciente ao iniciar a VSP. Pode ser necessário ajustar o suporte pressórico para evitar taquipneia ou grandes volumes correntes.

Outra modalidade de ventilação utilizada para facilitar o desmame é a ventilação com suporte pressórico e volume-assistida (também denominada ampliação pressórica). Essa modalidade garante que o paciente receba volume corrente mínimo a cada respiração com suporte pressórico.

Uma modalidade de ventilação mais recente, que exige um cateter esofágico para monitorar a atividade elétrica do diafragma, é a assistência ventilatória ajustada neuralmente (NAVA, do inglês *neurally adjusted ventilatory assist*). Essa modalidade é sincronizada com a respiração do paciente.

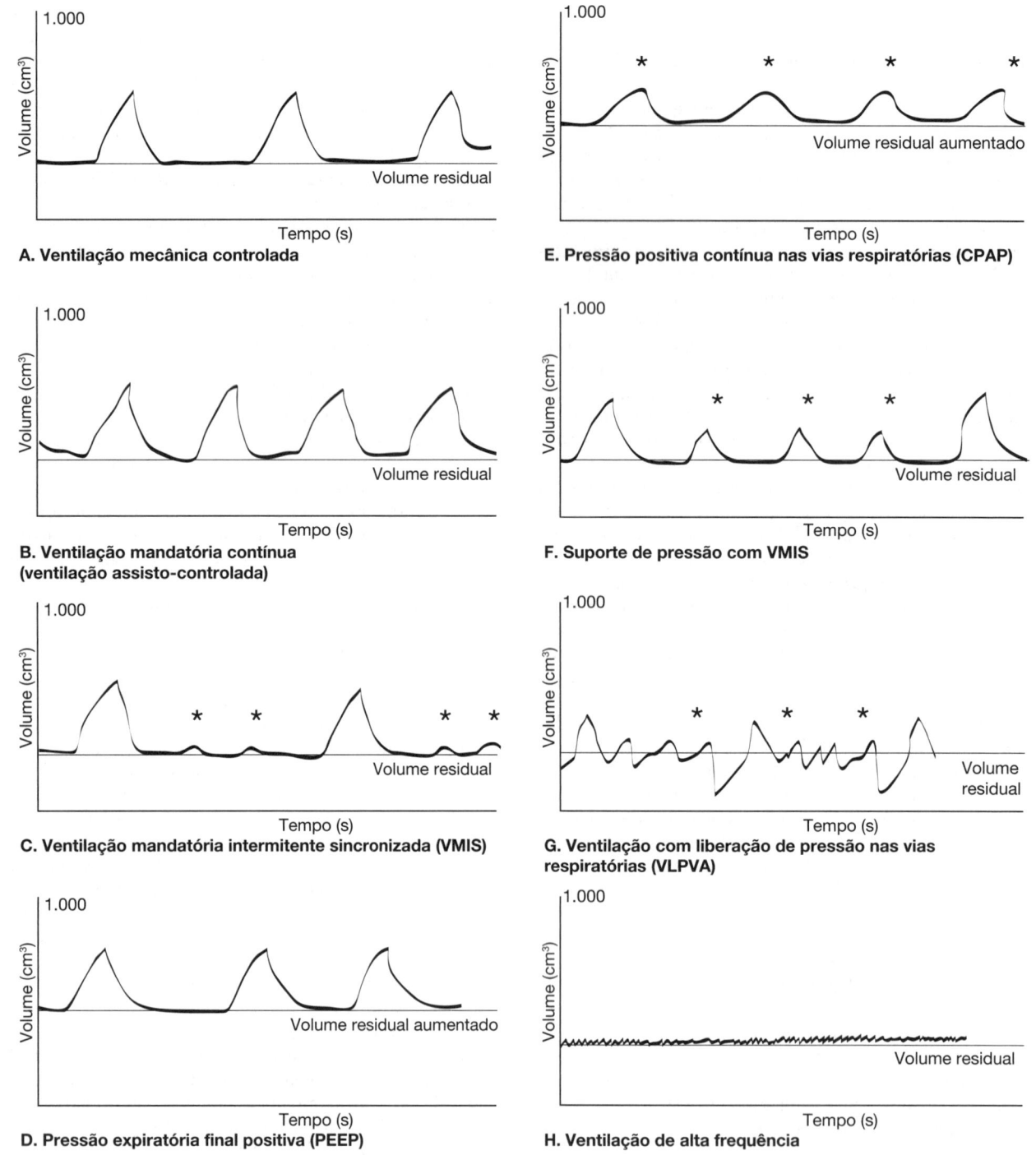

Figura 19.8 • Modos de ventilação mecânica com formas de onda de fluxo de ar. As inspirações marcadas com um asterisco (*) são espontâneas.

O cateter esofágico monitora a atividade elétrica do diafragma e envia sinais para o ventilador iniciar sua ação.

Outra modalidade singular de ventilação, que é usada em circunstâncias especiais, é a ventilação pulmonar independente (VPI). Ela é utilizada em pacientes com doença pulmonar unilateral. Cada pulmão é ventilado separadamente via tubo endotraqueal de lúmen duplo (Urden et al., 2018).

A **ventilação com liberação de pressão nas vias respiratórias (VLPVA)** é uma modalidade de ventilação mecânica disparada pelo tempo, ciclada a tempo e limitada a pressão, que possibilita a respiração livre e espontânea durante todo o ciclo ventilatório. O período de insuflação é longo, e as incursões respiratórias podem ser iniciadas espontaneamente, assim como pelo respirador. A VLPVA possibilita que os gases alveolares sejam expelidos pela retração elástica natural dos pulmões. Suas vantagens importantes são causar menos lesões pulmonares induzidas por respirador e menos efeitos adversos na função cardiocirculatória, bem como estar associada a menor necessidade de sedação e bloqueio neuromuscular.

A **ventilação assistida proporcional (VAP)** fornece suporte ventilatório parcial em que o respirador produz pressão proporcional ao esforço inspiratório do paciente. A cada respiração, o respirador é sincronizado com os esforços ventilatórios do paciente. Quanto maior a pressão inspiratória produzida pelo paciente, maior a pressão desencadeada pelo respirador, amplificando o esforço inspiratório do paciente, sem qualquer tipo de pressão ou volume-alvo predefinido. De modo geral, proporciona "força adicional" ao esforço do paciente; a profundidade e a frequência dos ciclos são controladas pelo paciente.

Outras modalidades de ventilação mecânica que incorporam controle computadorizado da ventilação incluem ventilação de suporte adaptativa, que ajusta a ventilação minuto e o suporte pressórico de acordo com as demandas do paciente (Urden et al., 2018).

Com vários modos de ventilação mecânica, o respirador monitora constantemente muitas variáveis e ajusta o fornecimento de gás durante incursões respiratórias individuais; esses sistemas de ajuste entre as incursões respiratórias incluem compensação automática do tubo e suporte pressórico que garante o volume e a ventilação de suporte proporcional. Em outras modalidades, o respirador avalia o fornecimento de gás durante uma incursão respiratória e usa essa informação para ajustar a próxima respiração; os sistemas de ajustes podem ser usados para garantir um volume corrente predeterminado, ajustando-se a pressão até um valor máximo predefinido, e igualmente incluem suporte por pressão e por volume, controle de volume regulado pela pressão e ventilação de suporte adaptativo.

Ajuste do respirador

O respirador é ajustado de modo que o paciente fique confortável e respire em sincronia com a máquina. O objetivo é obter a mínima alteração da dinâmica cardiovascular e pulmonar normal. Se o respirador a volume for ajustado de modo adequado, os valores da gasometria arterial do paciente serão satisfatórios e haverá pouco ou nenhum comprometimento cardiovascular. O Boxe 19.15 apresenta as configurações iniciais do respirador.

> **Boxe 19.15 Configurações iniciais do respirador mecânico**
>
> O guia a seguir é um exemplo das etapas de operação de um respirador mecânico. O enfermeiro, em colaboração com o fisioterapeuta respiratório, sempre deve analisar as instruções do fabricante, que variam de acordo com o equipamento, antes de iniciar a ventilação mecânica.
>
> 1. Configurar o aparelho para entregar o volume corrente necessário (6 a 10 mℓ/kg ou 4 a 8 mℓ/kg para pacientes com SARA).
> 2. Ajustar o aparelho para fornecer a mínima concentração de oxigênio que mantenha a PaO_2 normal (superior a 60 mmHg) ou um nível de SpO_2 superior a 92%. Essa configuração inicialmente pode ser elevada, mas deve ser gradualmente reduzida com base nos resultados das gasometrias arteriais.
> 3. Registrar a pressão de pico inspiratório.
> 4. Definir a modalidade (VMC [também conhecida como ventilação A/C] ou VMIC) e a taxa da ventilação mecânica, conforme prescrito pelo médico. (Ver no glossário as definições das modalidades de ventilação mecânica.) Programar a PEEP e o suporte pressórico, se prescritos.
> 5. Definir as configurações de suspiro (geralmente fixadas em 1,5 vez o volume corrente e variando de 1 a 3/h), se aplicável.
> 6. Ajustar a sensibilidade, de modo que o paciente seja capaz de acionar o respirador com um mínimo de esforço (geralmente uma força inspiratória negativa de 2 mmHg).
> 7. Registrar o volume-minuto e coletar amostra de sangue arterial para medir a pressão parcial de dióxido de carbono ($PaCO_2$), pH e PaO_2 depois de 20 minutos de VMC.
> 8. Ajustar a configuração (FI_{O_2} e frequência) de acordo com os resultados da gasometria arterial para chegar a valores normais ou aos estabelecidos pelo médico.
> 9. Se houver má coordenação entre os ritmos respiratórios do paciente e do respirador (ou seja, dissincronia entre o paciente e o ventilador), avaliar se há hipoxia e ventilar manualmente a 100% de oxigênio com um reanimador manual.
>
> A/C: assisto-controlada; PEEP: pressão expiratória final positiva; SARA: síndrome de angústia respiratória aguda; VMC: ventilação mecânica contínua; VMIC: ventilação mandatória intermitente sincronizada. Adaptado de Amitai, A. (2018). Introduction to ventilator management. Medscape. Retirado em 02/02/2020 de: emedicine.medscape.com/article/810126-overview.

PROCESSO DE ENFERMAGEM

Paciente submetido à ventilação mecânica

O manejo de enfermagem para pacientes com insuficiência respiratória aguda inclui colaborar com a intubação e a manutenção da ventilação mecânica. Além disso, o cuidado de um paciente em ventilação mecânica tornou-se parte integrante dos cuidados de enfermagem para muitos pacientes em terapia intensiva ou unidades médico-cirúrgicas gerais, instituições de cuidados prolongados e em casa. Enfermeiros, médicos e fisioterapeutas devem entender as necessidades pulmonares específicas de cada paciente e trabalhar colaborativamente para definir metas realistas. Os resultados positivos para o paciente dependem da compreensão dos princípios da ventilação mecânica e das necessidades de cuidado do paciente, bem como de uma comunicação aberta entre os membros da equipe de saúde a respeito dos objetivos do tratamento, dos planos de desmame e da tolerância a mudanças nos parâmetros ventilatórios do paciente.

Avaliação

O enfermeiro tem um papel vital na avaliação do estado do paciente e do funcionamento do respirador. Na avaliação, o enfermeiro deve verificar o estado fisiológico do paciente e como ele está lidando com a ventilação mecânica. O exame físico inclui a avaliação sistemática de todos os sistemas do corpo, concentrando-se no sistema respiratório. A avaliação da função respiratória abrange a análise dos sinais vitais, a frequência e o padrão respiratórios, os sons respiratórios, a avaliação do esforço ventilatório espontâneo e o potencial evidência de hipoxia (p. ex., coloração da pele). O aumento dos ruídos adventícios respiratórios pode indicar a necessidade de aspiração. O enfermeiro deve posicionar a cabeceira do leito do paciente de modo que fique elevada a 30° ou mais, desde que não seja contraindicado para evitar o risco de aspiração e PAVM. O profissional de enfermagem precisa verificar a posição do tubo endotraqueal e avaliar os parâmetros e o funcionamento do ventilador mecânico. Embora o enfermeiro não seja o principal responsável por ajustar as configurações do respirador ou medir parâmetros ventilatórios (em geral responsabilidades do fisioterapeuta respiratório), ele é responsável pelo paciente; portanto, precisa avaliar como o respirador afeta o seu estado geral.

Ao monitorar o respirador mecânico, o enfermeiro deve observar o seguinte:

- Modalidade de controle (p. ex., VMC e VMIS)
- Ajustes de volume corrente e frequência (o volume corrente geralmente é fixado em 6 a 10 mℓ/kg [peso corporal

ideal] ou 4 a 8 mℓ/kg para o paciente com SARA [peso corporal ideal]; a frequência normalmente é fixada em 12 a 16 incursões respiratórias/min)
- A configuração de FIO_2 pode ser definida entre 21 e 100% para manter um nível ideal de PaO_2 (p. ex., superior a 60 mmHg) ou nível de SpO_2 superior a 92%
- Pressão de pico inspiratória (o normal é de 15 a 20 cmH_2O; ela aumenta se houver incremento na resistência das vias respiratórias ou redução da complacência)
- Sensibilidade (uma força inspiratória de 2 cmH_2O deve acionar o respirador)
- Razão inspiração:expiração (geralmente 1:2 [1 s de inspiração para 2 s de expiração], a menos que a razão inversa seja solicitada)
- Volume-minuto (volume corrente × frequência respiratória)
- Configurações de suspiro (geralmente fixadas em 1,5 vez o volume corrente e variando de 1 a 3 por hora), se aplicável
- Presença de água, desconexão ou dobras nos tubos que, se existentes, devem ser corrigidas
- Umidificação (umidificador cheio de água) e temperatura
- Alarmes (sempre ligados e funcionando corretamente, de acordo com o Joint Commission [TJC] Alarm Safety Goal) (TJC, 2020)
- Nível de PEEP e suporte pressórico, se for o caso.

Como qualquer tipo de equipamento de suporte à vida, os respiradores mecânicos têm diversos alarmes que são definidos para alertar a equipe de saúde sobre possíveis problemas com o paciente. Com o aumento do número de alarmes e sua alta sensibilidade a mudanças sutis, os membros da equipe de saúde, incluindo enfermeiros, correm o risco de sofrer fadiga por conta disso, o que significa que eles podem ficar insensíveis a alarmes e não responder a eles com velocidade suficiente. De acordo com o National Patient Safety Goals (TJC, 2020), medidas devem ser instituídas para evitar a fadiga do alarme.

> **Alerta de enfermagem: Qualidade e segurança**
>
> Para evitar a fadiga com alarmes associada aos ventiladores mecânicos, os enfermeiros podem gerenciar o layout físico da unidade de terapia intensiva (p. ex., evitar a alocação de pacientes em ventiladores mecânicos nas proximidades), propor protocolos para a configuração de alarmes com base nas melhores práticas e orientar a equipe sobre como configurar alarmes e quando e como responder a eles.

A avaliação também aborda o estado neurológico do paciente e sua efetividade em lidar com a necessidade de ventilação assistida e as mudanças associadas. O enfermeiro avalia o nível de conforto do paciente e sua capacidade de se comunicar bem. Como o desmame da ventilação mecânica requer uma nutrição adequada, é importante avaliar o sistema digestório e o estado nutricional do paciente.

Diagnóstico

DIAGNÓSTICOS DE ENFERMAGEM

Com base nos dados da avaliação, os principais diagnósticos de enfermagem podem incluir os seguintes:

- Troca de gases prejudicada, associada a doença subjacente, ajustes das configurações do respirador ou desmame
- Desobstrução prejudicada das vias respiratórias resultante do aumento na produção de muco associada à presença de tubo na traqueia ou ventilação mecânica com pressão positiva contínua
- Risco de lesão e infecção associado a intubação endotraqueal ou traqueostomia
- Comprometimento da mobilidade associado à dependência de ventilação mecânica
- Comunicação verbal prejudicada associada a tubo endotraqueal ou cânula de traqueostomia
- Enfrentamento dificultado associado à dependência de ventilação mecânica.

PROBLEMAS INTERDEPENDENTES/COMPLICAÇÕES POTENCIAIS

Com base nos dados de avaliação, as potenciais complicações podem incluir as seguintes (Tabela 19.5):

- Problemas com o respirador mecânico (aumento da pressão de pico nas vias respiratórias ou diminuição da pressão ou perda de volume)
- Alterações da função cardíaca
- Barotrauma e pneumotórax
- Infecção pulmonar e sepse (p. ex., PAVM; Boxe 19.6)
- *Delirium* e síndrome pós-cuidados intensivos.

Planejamento e metas

As principais metas para o paciente podem incluir realização das trocas gasosas ideais, manutenção de vias respiratórias desobstruídas, ausência de lesão ou infecção, obtenção da mobilidade ideal, uso de métodos não verbais de comunicação, aquisição de medidas de enfrentamento bem-sucedidas e ausência de complicações.

Intervenções de enfermagem

O cuidado de enfermagem com o paciente em ventilação mecânica requer habilidades técnicas e interpessoais especializadas. As intervenções de enfermagem são semelhantes, independentemente da instituição; no entanto, a frequência das intervenções e a estabilidade do paciente variam de uma instituição para outra. As intervenções de enfermagem para o paciente que está em ventilação mecânica não são exclusivamente diferentes daquelas para pacientes com outras doenças pulmonares, mas a avaliação de enfermagem astuta e uma relação enfermeiro-paciente terapêutica são fundamentais. As intervenções específicas usadas pelo enfermeiro são determinadas pelo processo de doença subjacente e pela resposta do paciente.

Duas intervenções de enfermagem gerais que são importantes para o cuidado do paciente em ventilação mecânica são a ausculta e a interpretação da gasometria arterial. O enfermeiro muitas vezes é o primeiro a notar diferenças nos achados de exame físico ou tendências importantes na gasometria arterial que indicam o desenvolvimento de um problema grave (p. ex., pneumotórax, deslocamento do tubo, embolia pulmonar).

MELHORA DAS TROCAS GASOSAS

O objetivo da ventilação mecânica é otimizar as trocas gasosas por meio da manutenção da ventilação alveolar e do fornecimento de oxigênio. A alteração nas trocas gasosas pode ser causada pela doença subjacente ou por fatores mecânicos relacionados com o ajuste do ventilador para o paciente. A equipe de saúde, incluindo o enfermeiro, o médico e o fisioterapeuta respiratório, deve avaliar continuamente se as trocas gasosas estão adequadas e se há sinais e sintomas de hipoxia, bem como a resposta do paciente ao tratamento. Portanto, por sua natureza complexa, o diagnóstico de enfermagem de troca de gases prejudicada é multidisciplinar e colaborativo.

TABELA 19.5 — Resolução de problemas com a ventilação mecânica.

Problema	Causa	Solução
Problemas com o respirador		
Aumento da pressão de pico das vias respiratórias	Tosse ou tubo ocluído	Aspirar as secreções das vias respiratórias; retirar o líquido condensado do circuito.
	Dissincronia paciente-ventilador	Ajustar a sensibilidade; considerar administrar sedativos, conforme prescrito.
	Diminuição da complacência pulmonar	Ventilar manualmente o paciente. Avaliar se há hipoxia ou broncospasmo. Conferir a gasometria. Sedar somente se necessário.
	Tubo dobrado	Verificar o tubo; reposicionar o paciente; inserir uma cânula oral, se necessário.
	Pneumotórax	Ventilar manualmente o paciente; notificar o médico.
	Atelectasia ou broncospasmo	Remover as secreções.
Diminuição da pressão ou perda de volume	Aumento da complacência	Nenhum.
	Vazamento no respirador ou tubo; balonete (*cuff*) no tubo/umidificador não ajustado	Verificar todo o circuito do respirador à procura de obstrução ou vazamento; corrigir vazamentos.
Problemas com o paciente		
Comprometimento cardiovascular	Diminuição do retorno venoso por causa da aplicação de pressão positiva aos pulmões	Avaliar a adequação do volume medindo a frequência cardíaca, a pressão arterial, a pressão venosa central, a pressão capilar pulmonar e o débito urinário; notificar o médico se os valores estiverem anormais.
Barotrauma/pneumotórax	Aplicação de pressão positiva aos pulmões; altas pressões médias nas vias respiratórias levam à ruptura alveolar	Notificar o médico. Preparar o paciente para a inserção do dreno de tórax. Evitar configurações de alta pressão para pacientes com DPOC, SARA ou história de pneumotórax.
Infecções pulmonares	Desvio dos mecanismos de defesa normais; interrupções frequentes no circuito do respirador; diminuição da mobilidade; reflexo de tosse prejudicado	Usar técnica asséptica estrita. Prestar cuidados bucais frequentes. Otimizar o estado nutricional.

DPOC: doença pulmonar obstrutiva crônica; SARA: síndrome de angústia respiratória aguda.

Os membros da equipe devem compartilhar objetivos e informações livremente. Todos os outros objetivos se relacionam, direta ou indiretamente, com o objetivo principal.

As intervenções de enfermagem para promover as trocas gasosas ideais incluem a administração criteriosa de agentes analgésicos, para aliviar a dor sem suprimir o impulso respiratório, e a mudança de decúbito frequente, para diminuir os efeitos pulmonares da imobilidade. O enfermeiro também deve verificar se o equilíbrio hídrico está adequado, avaliando se existe edema periférico, calculando o equilíbrio hídrico e monitorando o peso diariamente. O enfermeiro deve administrar os fármacos prescritos para controlar a doença primária e monitorar possíveis efeitos colaterais.

Promoção da desobstrução eficaz das vias respiratórias

A ventilação com pressão positiva contínua aumenta a produção de secreções independentemente da condição subjacente do paciente. O enfermeiro deve verificar se há secreções pela ausculta pulmonar, pelo menos a cada 2 a 4 h. As medidas para desobstruir as vias respiratórias de secreções incluem a aspiração, a FTR, as mudanças de decúbito frequentes e o aumento da mobilidade o mais precocemente possível. Se forem identificadas secreções em excesso pelas técnicas de inspeção ou ausculta, deve-se realizar aspiração, cuja frequência deve ser determinada pela avaliação do paciente. O escarro não é produzido continuamente ou a cada 1 a 2 h, mas em resposta a uma condição patológica. Portanto, não há nenhuma razão para a aspiração de rotina de todos os pacientes a cada 1 a 2 h. Apesar de ser utilizada para auxiliar na remoção das secreções, a aspiração pode danificar a mucosa das vias respiratórias e prejudicar a ação dos cílios.

O mecanismo de suspiro do respirador pode ser ajustado para fornecer, pelo menos, 1 a 3 suspiros por hora a 1,5 vez o volume corrente se o paciente estiver recebendo ventilação A/C. Suspiros periódicos evitam a atelectasia e a retenção adicional de secreções. Por causa do risco de hiperventilação e traumatismo ao tecido pulmonar pelo excesso de pressão do respirador (barotrauma, pneumotórax), o recurso de suspiro não é usado com frequência. Se o modo de VMIS for utilizado, as ventilações mandatórias atuam como suspiros, porque são de volume maior do que a respiração espontânea do paciente.

A umidificação das vias respiratórias pelo respirador é mantida para ajudar a liquefazer as secreções, de modo a facilitar sua remoção. Os broncodilatadores podem ser indicados para dilatar os bronquíolos em pacientes com lesão pulmonar aguda ou DPOC e são classificados como adrenérgicos ou anticolinérgicos. Os broncodilatadores adrenérgicos (ver Capítulo 20, Tabela 20.4) são principalmente inalados e atuam estimulando os receptores-beta locais, mimetizando os efeitos da epinefrina no corpo. O efeito desejado é o relaxamento do músculo liso, que dilata os brônquios constritos. Os broncodilatadores anticolinérgicos (ver Capítulo 20, Tabela 20.4) produzem o relaxamento das vias respiratórias pelo bloqueio do broncospasmo induzido pelos colinérgicos. Os pacientes em terapia broncodilatadora de qualquer tipo devem ser monitorados quanto a efeitos adversos, incluindo tonturas, náuseas, diminuição da saturação de oxigênio, hipopotassemia, aumento da frequência cardíaca e retenção de urina. Os agentes mucolíticos (p. ex., acetilcisteína) também podem ser indicados a esses pacientes para liquefazer as secreções e facilitar sua mobilização. O manejo de enfermagem para o paciente em tratamento com mucolíticos inclui a avaliação da adequação do reflexo de tosse, características do escarro e (em pacientes que não estejam em ventilação mecânica) melhora na espirometria de incentivo. Os efeitos colaterais incluem náuseas, vômitos, broncospasmo, estomatite (úlceras orais), urticária e coriza (nariz escorrendo) (Karch, 2020).

PREVENÇÃO DE LESÕES E INFECÇÕES

Manter o tubo endotraqueal ou traqueostomia é uma parte essencial do manejo das vias respiratórias. A pressão do balonete é monitorada a cada 8 h, para manter a pressão entre 20 e 25 mmHg (Urden et al., 2018). Ao mesmo tempo, o enfermeiro precisa avaliar a presença de vazamento no balonete. O enfermeiro deve posicionar o tubo de ventilação de modo que haja o mínimo de tração ou torção do tubo na traqueia, reduzindo o risco de traumatismo. A remoção não intencional ou prematura do tubo é uma complicação potencialmente fatal da intubação endotraqueal. A remoção do tubo é um problema frequente em UTI e ocorre principalmente durante a assistência de enfermagem ou pelo próprio paciente. O enfermeiro deve instruir e lembrar os pacientes e os familiares sobre o propósito do tubo e dos perigos de removê-lo. A avaliação inicial e contínua do paciente e do equipamento garante o atendimento efetivo. Medidas de conforto, incluindo analgesia e sedação por opioide, podem melhorar a tolerância ao tubo endotraqueal.

> **Alerta de enfermagem: Qualidade e segurança**
>
> A remoção inadvertida de um tubo endotraqueal pode causar edema da laringe, hipoxemia, bradicardia, hipotensão e até mesmo morte. Devem ser tomadas medidas para evitar a remoção prematura ou acidental.

Para evitar que o paciente retire o tubo, o enfermeiro deve explicar a ele e sua família a finalidade de tubo, distrair o paciente pela interação individualizada ou com a televisão e manter as medidas de conforto. Se o paciente for capaz de manter os braços e as mãos longes do tubo endotraqueal, não são necessárias restrições. Se o paciente estiver alerta, orientado, capaz de seguir as instruções e cooperativo a ponto de ser pouco provável que remova o tubo endotraqueal, não são necessárias restrições. No entanto, se o enfermeiro determinar que existe risco de o paciente tentar remover o tubo, pode ser adequado um método menos invasivo de restrição (p. ex., restrições frouxas nos punhos e luvas para restrição do paciente) conforme prescrição de um médico (verificar a política da instituição) (TJC, 2019). A justificativa para o uso de dispositivos de restrição deve ser documentada, e os familiares do paciente devem receber explicações da necessidade de restrições físicas. O monitoramento cuidadoso do paciente é essencial para garantir a segurança e evitar danos.

Os pacientes com um tubo endotraqueal ou de traqueostomia não têm as defesas normais das vias respiratórias superiores, além de frequentemente terem outras alterações nos sistemas do corpo que levam à imunossupressão. Os cuidados com a traqueostomia são realizados pelo menos a cada 8 h ou com mais frequência, se necessário, por causa do aumento do risco de infecção. O tubo do circuito do respirador e o tubo de aspiração em sistema fechado são trocados periodicamente, de acordo com as diretrizes de prevenção de infecções, para diminuir o risco de infecção.

O enfermeiro deve prestar higiene oral com frequência, porque a cavidade bucal é a principal fonte de contaminação dos pulmões do paciente que está intubado e imunocomprometido. A existência de tubo nasogástrico aumenta o risco de aspiração, que resulta em PAH. O enfermeiro posiciona o paciente com a cabeça elevada acima do nível do estômago, tanto quanto possível. O Boxe 19.6 apresenta uma visão geral das estratégias para evitar a PAVM.

PROMOÇÃO DO NÍVEL IDEAL DE MOBILIDADE

A conexão a um respirador limita a mobilidade do paciente. A imobilidade em pacientes que estão em ventilação mecânica está associada a diminuição da força muscular e aumento do tempo de internação, bem como a maiores taxas de mortalidade (Hodgson, Capell & Tipping, 2018). O enfermeiro precisa ajudar o paciente cuja condição se tornou estável a sair do leito e a passar para uma cadeira o mais precocemente possível. Se o paciente não conseguir sair do leito, o enfermeiro deve estimular a realização de exercícios ativos de amplitude de movimento pelo menos a cada 6 a 8 h. Se o paciente não conseguir realizar esses exercícios, o enfermeiro deve realizar exercícios passivos de amplitude de movimento pelo menos a cada 8 h para evitar contraturas e estase venosa.

PROMOÇÃO DA COMUNICAÇÃO ÓTIMA

É importante desenvolver métodos alternativos de comunicação para o paciente que está em ventilação mecânica. O enfermeiro precisa avaliar as habilidades de comunicação do paciente para determinar se há limitações. As questões a serem consideradas ao avaliar a capacidade de se comunicar do paciente dependente do respirador incluem as seguintes:

- O paciente está consciente e consegue se comunicar? O paciente consegue acenar ou responder com a cabeça?
- A boca do paciente está obstruída pelo tubo de modo que as palavras não podem ser articuladas?
- A mão dominante do paciente é forte e está disponível para a escrita? Por exemplo, se o paciente for destro, o cateter IV deve ser colocado no braço esquerdo, se possível, de modo que a mão direita fique livre.
- O paciente é candidato a um tubo de traqueostomia fenestrado ou a uma válvula fonatória unidirecional (como a válvula de fala e deglutição Passy-Muir® ou Olympic Trach-Talk®), que possibilite falar?

Uma vez que as limitações do paciente sejam conhecidas, o enfermeiro deve oferecer várias abordagens adequadas de comunicação: leitura labial (uso de palavras-chave isoladas), bloco e lápis ou quadro mágico, iPad® ou *tablet*, placa de comunicação, gestos, língua de sinais ou "laringe elétrica". Pode-se sugerir ao médico a utilização de um tubo de traqueostomia "que fala" ou fenestrado, ou válvula unidirecional, o que possibilita ao paciente falar enquanto está conectado ao respirador. O enfermeiro deve garantir a disponibilidade de óculos, prótese auditiva, intérprete da linguagem de sinais e tradutor de idioma, se necessário, para melhorar a capacidade do paciente de se comunicar.

Alguns métodos de comunicação podem ser frustrantes para o paciente, familiares e enfermeiro e precisam ser identificados e minimizados. Um fonoaudiólogo pode ajudar a determinar o método mais adequado.

PROMOÇÃO DA CAPACIDADE DE ENFRENTAMENTO

A dependência de ventilação mecânica é assustadora para o paciente e seus familiares e perturba até mesmo as famílias mais estáveis. É benéfico incentivar a família a verbalizar seus sentimentos em relação ao respirador, à condição do paciente e ao ambiente em geral. Explicar os procedimentos toda vez que forem realizados ajuda o paciente a reduzir a ansiedade e acostumar-se com os procedimentos associados ao respirador. Para restaurar a sensação de controle, o enfermeiro deve encorajar o paciente a usar métodos alternativos de comunicação para participar de decisões sobre cuidados, horários e tratamento, quando possível. O paciente pode tornar-se arredio ou deprimido ao receber a ventilação mecânica, especialmente se o seu uso for prolongado. Para promover o enfrentamento efetivo, o enfermeiro pode informar o paciente sobre o progresso, quando apropriado. É importante fornecer diversões, como assistir à televisão, ouvir música ou deambular (se apropriado e possível). Técnicas de redução do estresse (p. ex., massagem nas costas, medidas de relaxamento) aliviam a tensão e ajudam o paciente a lidar com as ansiedades e medos a respeito da condição e da dependência do respirador.

MONITORAMENTO E MANEJO DE COMPLICAÇÕES POTENCIAIS

Alterações da função cardíaca. A ventilação com pressão positiva pode alterar o débito cardíaco. A pressão intratorácica positiva durante a inspiração comprime o coração e os grandes vasos, reduzindo assim o retorno venoso e o débito cardíaco. Isso geralmente é corrigido durante a expiração, quando a pressão positiva está desligada. O paciente pode apresentar diminuição no débito cardíaco e consequente redução na perfusão tissular e oxigenação.

Para avaliar a função cardíaca, o enfermeiro deve observar inicialmente se há sinais e sintomas de hipoxia (inquietação, apreensão, confusão mental, taquicardia, taquipneia, palidez que progride para cianose, sudorese, hipertensão transitória e diminuição da produção de urina). Se um cateter de artéria pulmonar estiver em uso, pode ser usado o débito cardíaco, o índice cardíaco e outros valores hemodinâmicos para avaliar a condição do paciente (ver Capítulo 21).

Barotrauma e pneumotórax. A pressão positiva excessiva pode causar danos aos pulmões, ou barotrauma, que pode resultar em pneumotórax espontâneo, o qual pode evoluir rapidamente para pneumotórax hipertensivo, comprometendo ainda mais o retorno venoso, o débito cardíaco e a pressão arterial (ver discussão adiante). O enfermeiro precisa considerar quaisquer mudanças bruscas na saturação de oxigênio ou o aparecimento de desconforto respiratório como uma emergência potencialmente fatal que demanda ação imediata.

Infecção pulmonar. O paciente corre risco elevado de infecção, como descrito anteriormente. O enfermeiro deve relatar febre ou alteração na cor ou odor do escarro ao médico, para acompanhamento (ver discussão anterior sobre PAVM). As secreções subglóticas podem aumentar o risco de os pacientes desenvolverem PAVM. Os pacientes que permanecem intubados por mais de 72 horas podem se beneficiar do uso de um tubo endotraqueal com uma porta de aspiração subglótica. Essa porta extra, que está conectada à aspiração contínua (20 a 30 cmH$_2$O), permite a remoção de secreções acima do balonete (*cuff*) (Urden et al., 2018).

Delirium e síndrome pós-cuidados intensivos. Durante o período de internação na UTI, pacientes que estão gravemente enfermos correm risco de *delirium* e de comprometimento cognitivo em um nível consistente com uma forma leve de demência que pode persistir por meses após a alta hospitalar. Esse comprometimento cognitivo crítico associado a doença é denominado síndrome pós-cuidados intensivos (PICS, do inglês *postintensive care syndrome*). O pacote (*bundle*) ABCDEF (*Awakening* [despertar] and Breathing Coordination [coordenação da ventilação], *Delirium monitoring and management* [monitoramento e manejo do *delirium*], *Early mobility* [mobilização precoce], *Family engagement and empowerment* [engajamento e empoderamento da família]) propõe um processo interdisciplinar usando a prática baseada em evidências para manejo do *delirium* e da fraqueza em pacientes em estado crítico. Acredita-se que a implementação desse pacote possa reduzir os riscos de *delirium* e PICS. Os objetivos desse protocolo são melhorar a comunicação entre os membros da equipe de saúde, padronizar os cuidados relacionados à avaliação e à sedação, fornecer intervenções não farmacológicas no manejo do *delirium*, promover exercícios e deambulação precoces e incorporar as preocupações e a participação da família no planejamento dos cuidados (ver Boxe 19.16) (Marra, Ely, Pandharipande et al., 2017).

PROMOÇÃO DE CUIDADOS DOMICILIAR, COMUNITÁRIO E DE TRANSIÇÃO

Cada vez mais os pacientes estão sendo atendidos em instituições de longa permanência ou em casa enquanto em ventilação mecânica, em uso de um tubo de traqueostomia ou em oxigenoterapia. Os pacientes que recebem cuidados com o respirador em casa geralmente têm uma condição neuromuscular crônica ou DPOC. Fornecer a oportunidade para os pacientes dependentes de ventilação voltarem para casa para viver no ambiente familiar pode ser uma experiência positiva. O objetivo final do tratamento domiciliar com ventilação mecânica é

Boxe 19.16 — Pacote ABCDEF

Pacote (*bundle*) ABCDEF (*Awakening* [despertar], *Breathing, Coordination* [coordenação da ventilação], *Delirium monitoring and management* [monitoramento e manejo do *delirium*], *Early mobility* [mobilização precoce], *Family engagement and empowerment* [engajamento e empoderamento da família])

Aspectos gerais: normalmente, pacientes em ventiladores mecânicos exigem alguma forma de sedação ou analgésico durante a internação hospitalar. Estudos recentes sugerem uma correlação entre o uso de sedativos potentes e anestésicos e o *delirium* adquirido na UTI, a superdosagem, a ventilação mecânica prolongada e a PICS.

Os principais componentes de cada uma das categorias do pacote ABCDEF incluem:

1. *Tentativas de ventilação espontânea e despertar*, usando critérios predefinidos:
   - O enfermeiro determina se é seguro interromper a sedação
   - Se for seguro, o enfermeiro determina se o paciente tolerou a interrupção da sedação
   - Se o paciente tolerou a interrupção, o fisioterapeuta respiratório determina se o paciente é candidato a um teste respiratório
   - Em caso afirmativo, o fisioterapeuta respiratório e o enfermeiro avaliam a resposta do paciente.

2. *Monitoramento e manejo de delirium*:
   - O enfermeiro avalia o paciente pelo menos a cada 2 a 4 horas usando uma escala de avaliação da sedação (p. ex., o CAM-ICU, ver Capítulo 11).

3. *Mobilidade precoce*, usando critérios de mobilidade:
   - O paciente é capaz de responder a estímulos verbais
   - O paciente está recebendo menos de 60% de FIO_2 e apresenta nível de PEEP inferior a 10 cm
   - O paciente não apresenta dispositivos venosos ou centrais ou lesões que possam contraindicar a mobilidade.

4. *Engajamento da família*:
   - O enfermeiro incentiva o engajamento dos familiares e assegura o acesso irrestrito ao familiar que foi designado como pessoa de suporte.

PEEP: pressão expiratória final positiva; PICS: síndrome pós-cuidados intensivos; UTI: unidade de terapia intensiva. Adaptado de Shay, A. (2018). Optimizing the ABCDEF bundle. *American Nurse Today*, 13(7), 21-23.

melhorar a qualidade de vida do paciente, não apenas apoiar ou prolongar sua vida.

Orientação do paciente sobre autocuidados. O cuidado domiciliar do paciente em ventilação mecânica pode ser realizado de modo bem-sucedido. É necessária uma equipe de cuidado domiciliar ou de cuidados de transição formada por um enfermeiro, um médico, um fisioterapeuta respiratório, uma assistente social ou instituição de cuidado domiciliar e um fornecedor de equipamentos. A casa deve ser avaliada para determinar se os equipamentos elétricos necessários podem ser operados com segurança. O Boxe 19.17 resume os critérios de avaliação básicos necessários para o atendimento domiciliar bem-sucedido.

Quando é tomada a decisão de iniciar a ventilação mecânica em casa, o enfermeiro precisa preparar o paciente e os familiares para o atendimento domiciliar. O enfermeiro deve explicar e demonstrar ao paciente e seus familiares sobre o respirador, a aspiração, os cuidados com traqueostomia, os sinais de infecção pulmonar e a inflação e deflação do balonete, bem como a avaliação dos sinais vitais. As orientações iniciam no hospital e continuam em casa. As responsabilidades de enfermagem incluem avaliar se o paciente e os familiares entendem as informações apresentadas.

O enfermeiro deve explicar e demonstrar à família a reanimação cardiopulmonar, incluindo a respiração tubo de traqueostomia-boca (em vez de boca-boca). A família também é orientada sobre como lidar com uma falha de energia, o que geralmente envolve a conversão do respirador de uma fonte de energia elétrica a uma fonte a bateria. A conversão é automática na maior parte dos tipos de respiradores domésticos e dura aproximadamente 1 hora. Além disso, são fornecidas instruções à família sobre o uso do reanimador manual, caso seja necessário. O Boxe 19.18 lista algumas das responsabilidades do paciente e da família.

> **Boxe 19.17 Critérios para o sucesso dos cuidados domiciliares com o respirador mecânico**
>
> A decisão de prosseguir com o tratamento com ventilação mecânica domiciliar geralmente é baseada nos parâmetros a seguir.
>
> **Critérios relacionados com o paciente**
> - O paciente tem uma doença pulmonar ou neuromuscular crônica subjacente
> - O estado clínico pulmonar é estável
> - O paciente está disposto a ir para casa em ventilação mecânica.
>
> **Critérios relacionados com o domicílio**
> - O ambiente doméstico é propício para o cuidado do paciente
> - As instalações elétricas são adequadas para operar todos os equipamentos com segurança
> - O ambiente é controlado, sem correntes de ar no inverno e com ventilação adequada no verão
> - Há espaço disponível para limpeza e armazenamento dos equipamentos de ventilação mecânica.
>
> **Critérios relacionados com os familiares**
> - Os familiares são competentes, confiáveis e estão dispostos a gastar o tempo necessário para o treinamento adequado como cuidadores primários
> - Os familiares entendem o diagnóstico e o prognóstico
> - A família tem recursos financeiros e de apoio suficientes e pode obter apoio profissional, se necessário.

Cuidados contínuos e de transição. O enfermeiro de cuidado domiciliar ou de cuidados de transição deve monitorar e avaliar quão bem o paciente e os familiares estão se adaptando à prestação de cuidados em casa. O enfermeiro também deve avaliar a adequação da ventilação e da oxigenação do paciente, assim como a permeabilidade das vias respiratórias. Além disso, deve abordar problemas específicos de adaptação que o paciente possa ter e escutar ativamente suas ansiedades e frustrações, bem como de seus familiares, oferecendo apoio e incentivo sempre que possível. O enfermeiro precisa ajudar a identificar e contatar recursos da comunidade que possam contribuir para o atendimento domiciliar do paciente em ventilação mecânica.

Os aspectos técnicos do respirador são gerenciados pelo fornecedor do aparelho que faz o acompanhamento. Geralmente designa-se um fisioterapeuta respiratório ao paciente, que faz visitas domiciliares para avaliá-lo e realiza uma verificação de manutenção do respirador, se necessário.

Identificam-se serviços de transporte caso o paciente necessite de transporte emergencial. Esses ajustes devem ser feitos antes do surgimento de uma emergência.

Reavaliação

Entre os resultados esperados do paciente estão:
1. Apresentar trocas gasosas adequadas, como observado pela presença de sons respiratórios normais, níveis aceitáveis de gasometria arterial e sinais vitais.
2. Mostrar ventilação adequada com acúmulo mínimo de muco.
3. Manter-se livre de lesões ou infecções, conforme observado pela temperatura e contagem de leucócitos normais e ausência de escarro.
4. Manter-se móvel, nos limites de sua capacidade.
   a. Passar do leito para a poltrona de conforto, sustentar peso ou deambular o quanto antes.
   b. Realizar exercícios de amplitude de movimento a cada 6 a 8 h.
5. Comunicar-se de modo efetivo utilizando mensagens escritas, gestos ou outras estratégias de comunicação.
6. Enfrentar a situação de modo eficaz.
   a. Verbalizar medos e preocupações sobre a condição e o equipamento.
   b. Participar da tomada de decisão, quando possível.
   c. Utilizar técnicas de redução do estresse, quando necessário.
7. Não apresentar complicações.
   a. Não apresentar comprometimento cardíaco, conforme observado por sinais vitais estáveis e débito urinário adequado.
   b. Não apresentar pneumotórax, como observado pela expansibilidade torácica bilateral, radiografia de tórax normal e oxigenação adequada.
   c. Não apresentar infecção pulmonar, conforme observado pela temperatura normal, ausência de secreções pulmonares e culturas de escarro negativas.
   d. Não apresentar *delirium* e PICS, conforme observado pela ausência de dessincronia entre o paciente e o ventilador, por ser orientado para pessoa, local e horário.

Desmame respiratório

O **desmame respiratório**, o processo de retirada do paciente da dependência do respirador mecânico, ocorre em três etapas: o paciente é gradualmente retirado do respirador, então do

> **Boxe 19.18 — LISTA DE VERIFICAÇÃO DO CUIDADO DOMICILIAR**
> **Cuidados com o respirador**
>
> **Ao concluírem as orientações, o paciente e/ou o cuidador devem ser capazes de:**
>
> - Nomear o procedimento que foi realizado, conforme indicado, e como a condição atual do paciente afeta o funcionamento fisiológico, as AVDs, as AIVDs, os relacionamentos e a espiritualidade
> - Indicar o nome, a dose, os efeitos colaterais, a frequência e o horário de uso de todos os medicamentos
> - Indicar quais tipos de alterações são necessárias (se houver) para manter um ambiente domiciliar limpo e evitar infecções
> - Informar como entrar em contato com o médico, a equipe de profissionais de cuidados domiciliares que supervisiona o atendimento e o fornecedor do respirador e como obter suprimentos
> - Concluir o programa de treinamento em RCP para cuidadores
> - Identificar um plano para operação do ventilador e outros dispositivos durante uma queda de energia ou outra emergência
> - Citar o cuidado adequado do paciente em ventilação mecânica:
>   - Observar sinais físicos, como coloração, secreções, padrão respiratório e estado de consciência
>   - Prestar cuidados físicos, como aspiração, drenagem postural e deambulação
>   - Observar o volume corrente e o manômetro de pressão regularmente. Intervir quando estiverem anormais (ou seja, aspirar se a pressão nas vias respiratórias aumentar)
>   - Fornecer ao paciente um método de comunicação (p. ex., bloco e lápis, "laringe elétrica", tubo de traqueostomia que possibilita a fala, linguagem de sinais)
> - Monitorar os sinais vitais conforme indicado
> - Usar um sinal predeterminado para indicar quando estiver com falta de ar ou em perigo
> - Cuidar e manter o equipamento adequadamente:
>   - Verificar as configurações do respirador 2 vezes/dia e sempre que o paciente for retirado da ventilação mecânica
>   - Ajustar os alarmes de volume e pressão, se necessário
>   - Encher o umidificador, conforme necessário, e verificar seu nível 3 vezes/dia
>   - Remover a água condensada nos tubos, conforme necessário
>   - Usar um umidificador limpo quando o circuito for trocado
>   - Manter a parte externa do respirador limpa e livre de quaisquer objetos
>   - Trocar o circuito externo 1 vez/semana ou com maior frequência, conforme indicado
>   - Relatar imediatamente se houver mau funcionamento ou ruídos estranhos
> - Identificar informações de contato de serviços de apoio para pacientes e seus cuidadores/familiares.
>
> **Recursos**
>
> - Para obter mais informações sobre as posições para a drenagem postural, ver Figura 20.6, no Capítulo 20.

AIVDs: atividades instrumentais da vida diária; AVDs: atividades da vida diária; RCP: reanimação cardiopulmonar.

tubo endotraqueal ou cânula de traqueostomia e, finalmente, do oxigênio. O desmame da ventilação mecânica é realizado o mais brevemente possível, de modo a manter a segurança do paciente. A decisão deve ser tomada considerando o aspecto fisiológico, em vez de mecânico. É necessário um profundo conhecimento do estado clínico do paciente para tomar essa decisão. O desmame é iniciado quando o paciente está fisiológica e hemodinamicamente estável, demonstra capacidade de ventilação espontânea, está se recuperando da fase aguda de problemas médicos e cirúrgicos e quando a causa da insuficiência respiratória é suficientemente revertida (Wiegand, 2017). O Boxe 19.19 apresenta informações sobre o cuidado ao paciente durante o desmame da ventilação mecânica.

O desmame bem-sucedido envolve a colaboração entre o médico, o fisioterapeuta respiratório e o enfermeiro. Cada profissional de saúde deve compreender o âmbito e a função dos outros membros da equipe no desmame, a fim de conservar a força do paciente, utilizar os recursos de modo eficiente e maximizar os resultados bem-sucedidos.

Critérios para o desmame

É necessária uma avaliação cuidadosa para determinar se o paciente está pronto para ser retirado da ventilação mecânica. Se ele estiver estável e mostrando sinais de melhora ou reversão da doença ou da condição que causou a necessidade de ventilação mecânica, devem-se avaliar os índices de desmame (ver Boxe 19.19).

A estabilidade nos sinais vitais e na gasometria arterial também é um importante preditor do desmame bem-sucedido. Uma vez determinada a prontidão, o enfermeiro deve registrar as medidas iniciais dos índices de desmame para monitorar o progresso.

Preparação do paciente

Para maximizar a probabilidade de sucesso do desmame, o enfermeiro deve considerar o paciente como um todo, analisando fatores que prejudicam o fornecimento de oxigênio e a eliminação de dióxido de carbono, bem como aqueles que aumentam a demanda de oxigênio (p. ex., sepse, convulsões, desequilíbrios na tireoide) ou diminuem a força geral do paciente (p. ex., nutrição inadequada, doença neuromuscular). É necessária preparação psicológica adequada antes e durante o processo de desmame.

Métodos de desmame

O sucesso do desmame depende da combinação de: preparação adequada do paciente, disponibilidade de equipamento e uma abordagem interdisciplinar para resolver os problemas do paciente (ver Boxe 19.19). Todas as modalidades habituais de ventilação podem ser utilizadas para o desmame.

A CPAP (também conhecida como modalidade de ventilação espontânea neste contexto) possibilita que o paciente respire espontaneamente enquanto se aplica pressão positiva durante todo o ciclo respiratório, a fim de manter os alvéolos abertos e promover a oxigenação. Fornecer CPAP durante a respiração espontânea também tem como vantagens contar com um sistema de alarme e poder reduzir a ansiedade do paciente, se for dito a ele que a máquina está mantendo o controle da respiração. Além disso, ela mantém os volumes pulmonares e melhora o estado de oxigenação do paciente. A CPAP é frequentemente usada em conjunto com a VSP. O enfermeiro deve avaliar cuidadosamente o paciente quanto a taquipneia, taquicardia, volumes correntes reduzidos, diminuição na saturação de oxigênio e aumento nos níveis de dióxido de carbono.

Uma VMIS também pode ser utilizada como método de desmame. O paciente é colocado em VMIS e a frequência é

Boxe 19.19 — Cuidados com o paciente que está sendo desmamado da ventilação mecânica

1. Avaliar os critérios para o desmame a seguir.
   a. Capacidade vital: 10 a 15 mℓ/kg.
   b. Pressão inspiratória máxima (PIM) de no mínimo −20 cmH$_2$O.
   c. Volume corrente: 7 a 9 mℓ/kg.
   d. Ventilação minuto: 6 ℓ/min.
   e. Índice de respiração rápida/superficial: abaixo de 100 respirações/min/ℓ; PaO$_2$ > 60 mmHg com FIO_2 < 40%.
2. Monitorar o nível de atividade, avaliar a ingestão alimentar e monitorar os resultados dos exames laboratoriais da condição nutricional. Restabelecer a ventilação espontânea e independente pode ser fisicamente desgastante. É fundamental que o paciente tenha reservas de energia suficientes para que esse restabelecimento seja bem-sucedido.
3. Avaliar o entendimento do paciente e da família sobre o processo de desmame e resolver quaisquer dúvidas sobre esse processo. Explicar que o paciente pode sentir falta de ar inicialmente e fornecer incentivo, conforme necessário. Tranquilizar o paciente de que ele será acompanhado atentamente e que, se a tentativa de desmame não for bem-sucedida, pode ser tentado novamente mais tarde.
4. Implementar o método de desmame conforme prescrito (p. ex., CPAP e tubo T).
5. Monitorar os sinais vitais, a oximetria de pulso, o eletrocardiograma e o padrão respiratório constantemente durante os primeiros 20 a 30 min e a cada 5 min depois de o desmame ter sido completado. Acompanhar atentamente enquanto o paciente fornece indicações contínuas do sucesso ou fracasso.
6. Manter as vias respiratórias desobstruídas; monitorar os níveis de gases no sangue arterial e os testes de função pulmonar. Aspirar as vias respiratórias, conforme necessário.
7. Em colaboração com o médico, encerrar o processo de desmame se ocorrerem reações adversas, incluindo aumento da frequência cardíaca de 20 bpm, elevação da pressão arterial sistólica de 20 mmHg, diminuição da saturação de oxigênio para < 90%, frequência respiratória < 8 ou > 20 incursões/min, arritmias ventriculares, fadiga, pânico, cianose, respiração errática ou difícil e movimento paradoxal do tórax.
8. Se o processo de desmame continuar, verificar o volume corrente e a ventilação minuto a cada 20 a 30 min; comparar aos valores esperados para o paciente, que foram determinados em colaboração com o médico.
9. Avaliar se há dependência psicológica quando os parâmetros fisiológicos indicarem que o desmame é viável, contudo o paciente ainda assim resiste. As possíveis causas da dependência incluem insegurança (medo de morrer) e depressão pela doença crônica. É importante abordar essas questões antes da próxima tentativa de desmame.

CPAP: pressão positiva contínua nas vias respiratórias. Adaptado de Wiegand, D. J. L. (2017). *AACN procedure manual for critical care* (6th ed.). St. Louis, MO: Elsevier Saunders.

lentamente diminuída de uma a três respirações por minuto até que esteja respirando completamente por conta própria (Urden et al., 2018).

Tentativas de ventilação espontânea com tubo T também podem ser usadas. Quando o paciente é capaz de respirar espontaneamente, realiza-se a tentativa de desmame usando um tubo T para o paciente com tubo endotraqueal, ou uma máscara de traqueostomia para o paciente com tubo de traqueostomia (ver Figura 19.6); em geral é realizado quando o paciente está desconectado do respirador, recebendo somente oxigênio umidificado e realizando todo o trabalho respiratório. Como os pacientes não precisam superar a resistência do respirador, eles podem achar esse modo mais confortável ou ficar ansiosos conforme respiram sem o apoio do respirador. Durante esses períodos de tentativa, o enfermeiro deve monitorar atentamente o paciente e oferecer incentivo. Esse método de desmame geralmente é aplicado quando o paciente está acordado e alerta, respira sem dificuldade, tem um bom reflexo de tosse e faríngeo e está hemodinamicamente estável. Durante o processo de desmame do paciente, é mantida a mesma concentração de oxigênio ou uma concentração mais elevada do que quando submetido à ventilação mecânica. Enquanto está usando o tubo T ou máscara de traqueostomia, ele é examinado em busca de sinais e sintomas de hipoxia e aumento na fadiga muscular respiratória ou fadiga sistêmica. Esses sinais e sintomas incluem agitação, aumento da frequência respiratória (superior a 35 respirações/min), uso de músculos acessórios, taquicardia com extrassístoles ventriculares e movimento paradoxal do tórax (respiração assíncrona, retração do tórax durante a inspiração e expansão na expiração). A fadiga, ou cansaço, é inicialmente manifestada por aumento da frequência respiratória associada à redução gradual no volume corrente; a seguir, há desaceleração na frequência respiratória.

Se o paciente parecer tolerar a tentativa com tubo T/máscara de traqueostomia, coleta-se uma segunda amostra de sangue para gasometria arterial, 20 minutos depois de o paciente estar em ventilação espontânea VSP e FIO_2 constante. O equilíbrio alveoloarterial leva 15 a 20 minutos para ocorrer.

Os sinais de exaustão e de hipoxia correlacionados à deterioração das medidas da gasometria arterial indicam a necessidade de suporte ventilatório. O paciente é colocado de volta no respirador cada vez que desenvolver sinais de fadiga ou deterioração.

Se o paciente estiver clinicamente estável, geralmente pode ser extubado em 2 ou 3 horas depois do desmame, e permite-se a ventilação espontânea usando uma máscara com oxigênio umidificado. Os pacientes que tiveram assistência ventilatória prolongada em geral precisam de desmame mais gradual; isso pode levar dias ou mesmo semanas. Eles são desmamados principalmente durante o dia e colocados de volta no respirador durante a noite para descansar.

Como os pacientes respondem de maneiras diferentes aos métodos de desmame, não há uma maneira definitiva de avaliar qual método é melhor. Independentemente do método de desmame utilizado, é essencial realizar uma avaliação contínua do estado respiratório para monitorar o progresso do paciente.

O desmame da ventilação mecânica bem-sucedido é complementado por cuidados pulmonares intensivos. Utilizam-se os métodos a seguir: oxigenoterapia, avaliação da gasometria arterial, oximetria de pulso, terapia com broncodilatadores, FTR, alimentação, hidratação e umidificação adequada, medição da pressão arterial e espirometria de incentivo. Podem-se fazer tentativas diárias de ventilação espontânea para avaliar a capacidade do paciente de respirar sem suporte ventilatório. Se o paciente estiver recebendo sedativos IV (p. ex., propofol e dexmedetomidina), as diretrizes atuais recomendam que a dose de sedativo seja reduzida em 25 a 50% antes do desmame. A fim de diminuir a agitação em pacientes que não toleram a retirada da sedação, pode-se introduzir dexmedetomidina para as tentativas de respiração espontânea, sem causar depressão respiratória significativa (Devlin, Skrobik, Gélinas et al., 2018; Urden et al., 2018). O paciente pode ainda ter uma função pulmonar limítrofe e precisar de terapia de suporte vigorosa antes que sua condição respiratória retorne a um nível que possibilite as atividades de vida diária.

Remoção do tubo de traqueostomia

Considera-se a remoção do tubo de traqueostomia quando o paciente for capaz de respirar espontaneamente e manter vias respiratórias adequadas, eliminando as secreções por meio de tosse efetiva, deglutição e movimento da mandíbula. Avalia-se a remoção de secreções e o risco de aspiração para determinar se os reflexos faríngeos e laríngeos estão intactos.

Quando o paciente for capaz de eliminar as secreções adequadamente, segue-se um período de tentativas com respiração bucal ou nasal, o que pode ser conseguido por vários métodos. O primeiro método consiste na substituição por um tubo de menor calibre a fim de aumentar a resistência ao fluxo de ar ou ocluir o tubo de traqueostomia (esvaziando primeiro o balonete). O tubo de menor calibre às vezes é substituído por um tubo de traqueostomia sem balonete, que possibilita que o tubo seja ocluído em intervalos cada vez maiores para monitorar o progresso do paciente. Um segundo método envolve trocar para um tubo fenestrado (um tubo com uma abertura ou janela na sua curvatura). Isso possibilita que o ar flua em torno e ao longo do tubo para as vias respiratórias superiores e permite a fala. Um terceiro método envolve a troca por um botão de traqueostomia menor (botão de estoma), um tubo de plástico de cerca de 2,5 cm de comprimento que ajuda a manter a traqueia aberta depois de o tubo de traqueostomia maior ter sido removido. Por fim, quando o paciente mostrar a capacidade de manter vias respiratórias pérvias, o tubo pode ser removido. Coloca-se um curativo oclusivo sobre o estoma, que cicatriza em alguns dias a semanas.

Desmame do oxigênio

O paciente que foi desmamado com sucesso do respirador, do balonete e do tubo e tem uma função respiratória adequada é então retirado do oxigênio. A FI_{O_2} é gradualmente reduzida até que a PaO_2 se encontre no intervalo de 70 a 100 mmHg, com o paciente respirando ar ambiente. Se a PaO_2 for inferior a 70 mmHg no ar ambiente, recomenda-se suplementação de oxigênio. Nos EUA, para ser elegível para reembolso financeiro do Centers for Medicare and Medicaid Services do oxigênio utilizado em casa, o paciente deve ter uma PaO_2 menor que 55 mmHg durante a vigília e em repouso ou saturação arterial de oxigênio igual ou inferior a 88% respirando ar ambiente (American Association of Respiratory Care, 2007; CMS, 1993).[6]

Nutrição

Para que o desmame do paciente dependente do respirador por tempo prolongado seja bem-sucedido, é necessário suporte nutricional precoce e agressivo, mas criterioso. Os músculos respiratórios (o diafragma e, especialmente, os intercostais) ficam fracos ou atrofiados depois de apenas alguns dias em ventilação mecânica e podem ser catabolizados para produção de energia, especialmente se a nutrição for inadequada. A compensação da nutrição inadequada deve ser feita com prudência, pois a ingestão excessiva pode aumentar a produção de dióxido de carbono e a demanda por oxigênio, o que consequentemente leva a dependência prolongada do respirador e dificuldade de desmame. Como o metabolismo de ácidos graxos produz menos dióxido de carbono do que o metabolismo de carboidratos, presumia-se que uma dieta rica em gorduras e com limitação de carboidratos seria mais terapêutica; no entanto, as conclusões baseadas em evidência não apoiam a sua eficácia (Seres, 2020).

A ingestão adequada de proteínas é importante para aumentar a força muscular respiratória e deve ser de aproximadamente 25% do total de quilocalorias por dia, ou 1,2 a 1,5 g/kg/dia. A alimentação diária deve ser acompanhada atentamente.

Logo depois da admissão do paciente, deve-se solicitar uma consulta com nutricionista ou equipe de suporte nutricional para planejar o melhor modo de reposição nutricional. A nutrição adequada pode reduzir a duração do uso da ventilação mecânica e evitar outras complicações, especialmente a sepse, que pode ocorrer se bactérias entrarem na corrente sanguínea e liberarem toxinas que, por sua vez, causam vasodilatação e hipotensão, febre, taquicardia, aumento da frequência respiratória e coma. O tratamento agressivo da sepse é essencial para reverter essa ameaça à sobrevivência e promover o desmame da ventilação mecânica quando a condição do paciente melhorar.

SÍNDROME DE ANGÚSTIA RESPIRATÓRIA AGUDA

Acredita-se que a **síndrome da angústia respiratória aguda (SARA)** envolva um espectro de doenças, progredindo de leve a moderada até sua modalidade mais grave e fulminante. A **lesão pulmonar aguda** é um termo frequentemente usado para descrever formas leves de SARA. A SARA é uma síndrome clínica caracterizada por um processo inflamatório grave, causando dano alveolar difuso, que resulta em edema pulmonar súbito e progressivo, infiltrados bilaterais progressivos na radiografia de tórax, hipoxemia que não responde à suplementação de oxigênio independentemente da quantidade de PEEP e ausência de pressão atrial esquerda elevada (Siegel, 2019a); os pacientes muitas vezes apresentam redução na complacência pulmonar. Uma ampla gama de fatores está associada ao desenvolvimento de SARA (Boxe 19.20), incluindo a lesão direta aos pulmões (p. ex., inalação de fumaça) ou o agravo indireto aos pulmões (p. ex., choque). A SARA tem sido associada a uma taxa de

---

Boxe 19.20 — FATORES DE RISCO

Síndrome de angústia respiratória aguda

- Aspiração (secreções gástricas, afogamento, hidrocarbonetos)
- Pneumonia por covid-19
- Ingestão e superdosagem de drogas
- Embolia aérea ou gordurosa
- Distúrbios hematológicos (coagulação intravascular disseminada, transfusões maciças, circulação extracorpórea)
- Infecção localizada (pneumonia bacteriana, fúngica, viral)
- Cirurgia de grande porte
- Alterações metabólicas (pancreatite, uremia)
- Inalação prolongada de altas concentrações de oxigênio, fumaça ou substâncias corrosivas
- Sepse
- Choque (de qualquer causa)
- Traumatismo (contusão pulmonar, fraturas múltiplas, traumatismo cranioencefálico).

Covid-19, doença por coronavírus 2019. Adaptado de Cascella, M., Rajnik, M., Cuomo, A. et al. (2020). Features, evaluation and treatment Coronavirus (COVID-19). *StatPearls*. Treasure Island, FL: StatPearls Publishing. Retirado em 09/06/2020 de: www.ncbi.nlm.nih.gov/books/NBK554776/; Siegel, M. D. (2019a). Acute respiratory distress syndrome: Epidemiology, pathophysiology, pathology, and etiology in adults. *UpToDate*. Retirado em 23/09/2019 de: www.uptodate.com/contents/acute-respiratory-distress-syndrome-epidemiology-pathophysiology-pathology-and-etiology-in-adults.

---

[6] N.R.T.: No Brasil, o Sistema Único de Saúde (SUS) oferece a terapia domiciliar.

mortalidade de 27 a 50%; pacientes que sobrevivem à causa inicial podem morrer posteriormente, com frequência como resultado de PAC por aspiração ou sepse (Anesi, 2020; Siegel, 2019a).

> **Alerta de enfermagem: Qualidade e segurança**
>
> É preciso estar atento para o desenvolvimento de lesão pulmonar aguda na população de pacientes que utilizam cigarros eletrônicos. Essa síndrome é denominada lesão pulmonar aguda associada a cigarros eletrônicos (EVALI, do inglês *e-cigarette or vaping associated acute lung injury*). Nos EUA, segundo o CDC (2019c), pacientes com diagnóstico de EVALI já foram identificados na maioria dos estados.

Fisiopatologia

Gatilhos inflamatórios iniciam a liberação de mediadores celulares e químicos, causando lesões à membrana alveolocapilar, além de outros danos estruturais aos pulmões. Ocorre desequilíbrio grave na $\dot{V}/\dot{Q}$, e os alvéolos colapsam em razão de infiltrado inflamatório, sangue, líquido e disfunção do surfactante. As vias respiratórias de pequeno calibre se estreitam por causa do líquido intersticial e obstrução brônquica. A complacência pulmonar pode diminuir acentuadamente, resultando em diminuição na capacidade residual funcional e hipoxemia grave. O sangue que retorna ao pulmão para as trocas gasosas é bombeado por áreas não ventiladas, não funcionantes do pulmão, causando *shunting*. Isso significa que o sangue entra em contato com alvéolos não funcionantes, e as trocas gasosas são bastante prejudicadas, resultando em hipoxemia refratária grave. A Figura 19.9 mostra a sequência de eventos fisiopatológicos que levam à SARA.

Manifestações clínicas

Inicialmente, a SARA se assemelha a um edema pulmonar grave. A fase aguda da doença é caracterizada por dispneia grave de aparecimento rápido que geralmente ocorre em menos de 72 horas após o evento precipitante. A hipoxemia arterial que não responde ao oxigênio suplementar é característica. A SARA é classificada de acordo com a gravidade da hipoxemia apresentada pelo paciente como (Siegel, 2019a):

- Leve, quando a $PaO_2/FIO_2 > 200$ mmHg, mas inferior ou igual a 300 mmHg
- Moderada, quando $PaO_2/FIO_2 > 100$ mmHg, mas inferior ou igual a 200 mmHg
- Grave, quando $PaO_2/FIO_2 \leq 100$ mmHg.

Os achados na radiografia de tórax são semelhantes aos observados no edema pulmonar cardiogênico e são visíveis como infiltrados bilaterais que pioram rapidamente. A SARA leve progride para alveolite fibrosante com hipoxemia persistente grave. O paciente também tem aumento no espaço morto alveolar (alvéolos ventilados, mas com má perfusão) e tipicamente diminuição da complacência pulmonar ("pulmões rígidos", que são difíceis de ventilar). Clinicamente, o paciente é considerado em fase de recuperação se a hipoxemia se resolver gradualmente, a radiografia de tórax melhorar e os pulmões se tornarem mais complacentes.

Avaliação e achados diagnósticos

Ao exame físico, podem ser observadas tiragem intercostal e crepitações à medida que o líquido começa a drenar para o espaço intersticial alveolar. Exames complementares comuns realizados em pacientes com potencial SARA incluem os níveis séricos de peptídio natriurético cerebral (BNP), ecocardiograma e cateterismo da artéria pulmonar. O nível de BNP é útil na distinção entre SARA e edema pulmonar cardiogênico. A ecocardiografia transtorácica pode ser usada se o BNP não for conclusivo.

Manejo clínico

O foco principal no manejo da SARA inclui a identificação e o tratamento da doença subjacente. Cuidados de suporte agressivos devem ser fornecidos para compensar a disfunção respiratória grave e incluem quase sempre a intubação endotraqueal e a ventilação mecânica. Além disso, o suporte circulatório, o volume adequado de líquidos e o suporte nutricional são importantes. O oxigênio suplementar é utilizado quando o paciente entra no início da espiral de hipoxemia. À medida que a hipoxemia progride, instituem-se a intubação e a ventilação mecânica. A concentração de oxigênio e os modos e configurações do ventilador são determinados pelo estado do paciente, que é monitorado pela análise da gasometria arterial, oximetria de pulso e testes de função pulmonar à beira do leito.

Fornecer suporte ventilatório com PEEP é parte essencial do tratamento da SARA. A PEEP geralmente melhora a oxigenação, mas não influencia a história natural da síndrome. A PEEP ajuda a aumentar a capacidade funcional residual e reverter o colapso alveolar, mantendo os alvéolos abertos, o que resulta em melhora da oxigenação arterial e redução na gravidade do desequilíbrio na $\dot{V}/\dot{Q}$. Com PEEP, pode ser necessária FIO_2 mais baixa. O objetivo é uma PaO_2 maior que 60 mmHg ou um nível de saturação de oxigênio superior a 90% com a menor FIO_2 possível.

Pode ocorrer hipotensão sistêmica na SARA como resultado da hipovolemia decorrente da drenagem de líquido para dentro dos espaços intersticiais e débito cardíaco deprimido pelo tratamento com altos níveis de PEEP. A hipovolemia deve ser cuidadosamente tratada, sem causar sobrecarga

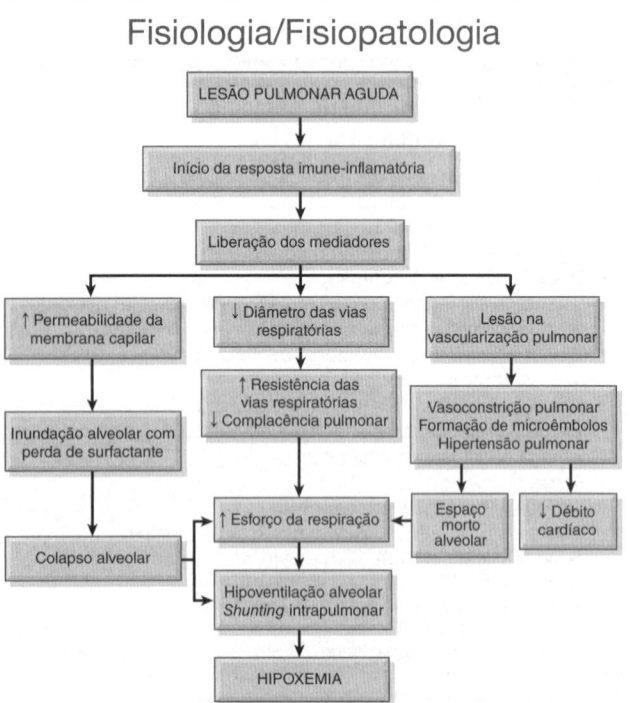

Figura 19.9 • Patogênese e fisiopatologia da síndrome de angústia respiratória aguda (SARA).

adicional. Podem ser necessários inotrópicos ou vasopressores. Tratamentos adicionais podem incluir posicionamento em decúbito ventral, sedação, paralisia e suporte nutricional (Siegel, 2019b).

Terapia farmacológica
Não há tratamento farmacológico específico para a SARA, exceto cuidados de suporte. Podem ser administrados bloqueadores neuromusculares, sedativos e analgésicos para melhorar o sincronismo paciente-ventilador e ajudar a diminuir a hipoxemia grave (ver seção "Considerações sobre a ventilação mecânica"). Já se acreditou que a inalação de óxido nítrico (um vasodilatador endógeno) reduziria o desequilíbrio $\dot{V}/\dot{Q}$; contudo, achados de ensaios clínicos não mostraram melhora das taxas de mortalidade dos pacientes que receberam óxido nítrico em comparação aos pacientes que não receberam (Harman, 2018).

Terapia nutricional
O suporte nutricional adequado é vital no tratamento da SARA. Os pacientes com SARA requerem de 35 a 45 kcal/kg/dia para satisfazer as necessidades calóricas. A dieta enteral é a primeira consideração; no entanto, a nutrição parenteral também pode ser necessária.

Manejo de enfermagem

Medidas gerais
O paciente com SARA está em condição grave e necessita de acompanhamento rigoroso em UTI. As modalidades respiratórias empregadas nessa situação incluem administração de oxigênio, terapia com nebulizador, fisioterapia respiratória, intubação endotraqueal ou traqueostomia, ventilação mecânica, aspiração e broncoscopia. A avaliação frequente do estado do paciente é necessária para analisar a efetividade do tratamento.

Além de implementar o plano de cuidados de saúde, o enfermeiro deve considerar outras necessidades do paciente. O posicionamento é importante; o enfermeiro precisa mudar o paciente de decúbito com frequência para melhorar a ventilação e a perfusão nos pulmões e promover a drenagem de secreções. No entanto, o enfermeiro deve estar atento a sinais de deterioração da oxigenação com as mudanças no posicionamento. A oxigenação de pacientes com SARA é, algumas vezes, melhorada quando eles são colocados em decúbito ventral; isso parece ser especialmente verdadeiro nos pacientes com covid-19 e SARA (ver discussão mais adiante). Pode-se avaliar se essa posição melhora a oxigenação e usá-la em circunstâncias especiais. Dispositivos e leitos especiais servem para ajudar o enfermeiro a posicionar o paciente em decúbito ventral.

O paciente pode ficar extremamente ansioso e agitado por causa do aumento na hipoxemia e dispneia. É importante reduzir sua ansiedade, porque ela aumenta o gasto de oxigênio, impedindo o repouso. O repouso é essencial para limitar o consumo e reduzir os requisitos de oxigênio.

Considerações sobre a ventilação mecânica
Algumas considerações precisam ser abordadas no caso de pacientes intubados e recebendo ventilação mecânica com PEEP. A PEEP, que provoca aumento na pressão expiratória final, é um padrão anormal de respiração e parece estranho ao paciente, que pode estar ansioso e, como consequência, entrar em dissincronia com o ventilador. A avaliação de enfermagem é importante para identificar problemas com a ventilação mecânica que possam estar causando a reação de ansiedade: obstrução do tubo por torções ou secreções retidas, outros problemas respiratórios agudos (p. ex., pneumotórax e dor), diminuição repentina no nível de oxigênio, nível de dispneia ou avaria no equipamento. Em alguns casos, pode ser necessário sedação para diminuir o consumo de oxigênio do paciente, possibilitar que o ventilador forneça o suporte completo à ventilação e diminuir a ansiedade do paciente. Os sedativos que podem ser prescritos são o lorazepam, o midazolam, a dexmedetomidina, o propofol e os barbitúricos de ação rápida.

Se o nível de PEEP não puder ser mantido apesar do uso de sedativos, agentes bloqueadores neuromusculares (agentes paralisantes) podem ser administrados para paralisar o paciente; exemplos desses agentes incluem o pancurônio, o vecurônio, o atracúrio e o rocurônio. A paralisia resultante possibilita uma ventilação mais fácil, pois o paciente parece estar inconsciente: perde a função motora e não é capaz de respirar, falar ou piscar de modo independente. No entanto, o paciente preserva a sensibilidade e fica acordado e é capaz de ouvir. O enfermeiro deve tranquilizar o paciente informando que a paralisia é uma consequência da medicação e é temporária. A paralisia deve ser usada durante o menor tempo possível e nunca sem sedação adequada e controle da dor.

Os estimuladores de nervos periféricos são usados para avaliar a transmissão de impulsos nervosos na junção neuromuscular de músculos esqueléticos específicos quando os agentes bloqueadores neuromusculares são utilizados. Um teste com uma sequência de quatro estímulos consecutivos ao longo do trajeto de um nervo pode ser utilizado para medir o nível de bloqueio neuromuscular com base na resposta do músculo a fim de avaliar se os estímulos estão efetivamente bloqueados. Ocorrem quatro contrações musculares iguais, vistas como "espasmos", se não houver bloqueio neuromuscular; caso contrário, ocorre perda na intensidade e número de contrações, que indica o grau de bloqueio. Se todos os quatro estímulos resultarem na ausência de contrações, estima-se que 100% dos receptores estejam bloqueados (Wiegand, 2017).

O uso de agentes bloqueadores neuromusculares tem muitos perigos e efeitos colaterais. O enfermeiro deve assegurar que o paciente não se desconectou do ventilador, porque os músculos respiratórios estão paralisados e o paciente poderá experimentar apneia. Portanto, o enfermeiro deve garantir que o paciente seja monitorado atentamente; todos os alarmes do ventilador e do paciente devem estar ligados o tempo todo. A saúde dos olhos também é importante, pois o paciente não é capaz de piscar, o que aumenta o risco de abrasões da córnea. Os bloqueadores neuromusculares predispõem o paciente a TEV, atrofia muscular, pé caído, úlceras por estresse que podem causar hemorragia e problemas cutâneos.

> **Alerta de enfermagem: Qualidade e segurança**
>
> O exame pelo enfermeiro é essencial para minimizar as complicações relacionadas com o bloqueio neuromuscular. O paciente pode sentir desconforto ou dor, mas não ser capaz de comunicar essas sensações. Além disso, podem ser necessários cuidados orais e de sucção frequentes.

A analgesia deve ser administrada concomitantemente aos agentes bloqueadores neuromusculares (Saenz, 2019). O enfermeiro deve antecipar as necessidades do paciente relacionadas com a dor e conforto e verificar o posicionamento do indivíduo para garantir que ele esteja confortável, sem pontos de pressão excessiva e em alinhamento normal. É importante falar com, e não sobre, o paciente em sua presença.

Além disso, o enfermeiro deve descrever a finalidade e os efeitos dos agentes bloqueadores neuromusculares para a família do paciente. Se os familiares não estiverem informados de que esses agentes foram administrados, eles podem ficar angustiados pela mudança no estado do paciente.

 Considerações sobre a covid-19

A complicação mais grave e a causa mais frequente de morte de pacientes com covid-19 é a SARA (Anesi, 2020). Na China, onde surgiu pela primeira vez o SARS-CoV-2, aproximadamente 25% dos pacientes que foram hospitalizados no início da pandemia precisaram de tratamento em UTI, a maioria deles com insuficiência respiratória e SARA; desses, 52,4% morreram em decorrência de complicações da SARA (Niederman, Richeldi, Chotirmall et al., 2020; Wu & McGoogan, 2020).

A patogênese da SARA em pacientes com covid-19 e pneumonia parece ter algumas diferenças de outros casos de SARA. Embora haja evidências de lesão das células epiteliais nos alvéolos, as células epiteliais no endotélio pulmonar não são lesionadas, resultando em menos alterações patológicas exsudativas do que em outros tipos de SARA. Em termos de manifestações clínicas, alguns pacientes com formas graves de covid-19 e pneumonia não se queixam de dispneia, mas seu estado clínico deteriora rapidamente para insuficiência respiratória. Além disso, alguns pacientes com covid-19 e SARA que são colocados em ventilação mecânica não exibem o comprometimento da complacência pulmonar, que é uma manifestação clássica de SARA. Além disso, a maioria dos casos de SARA em pacientes que não têm covid-19 surge, tipicamente, 1 semana ou menos após o agravo causal. O intervalo de tempo mediano entre o aparecimento dos sintomas de covid-19 e a SARA é maior, entre 8 e 12 dias (Li & Ma, 2020).

O sistema de classificação usado no diagnóstico de outros casos de SARA é o mesmo usado na classificação de pacientes com pneumonia, covid-19 e SARA (ou seja, forma leve, moderada ou grave) (Cascella et al., 2020). Muitas das mesmas estratégias usadas no manejo de pacientes sem covid-19 que apresentam SARA são aplicadas aos pacientes com covid-19. Por exemplo, é preconizado que os pacientes com covid-19 e SARA devem receber baixos volumes correntes (ou seja, 4 a 8 mℓ/kg de peso corporal ideal) durante a ventilação mecânica. Todavia, existem algumas diferenças específicas no tratamento recomendado para o adulto com covid-19 e SARA que estão recebendo ventilação mecânica, inclusive as seguintes (Alhazzani, Moller, Arabi et al., 2020; Anesi, 2020):

- PEEP > 5 cmH$_2$O deve ser administrada (embora o paciente deva ser cuidadosamente monitorado à procura de sinais de barotrauma se a PEEP for > 10 cmH$_2$O)
- Doses baixas de corticosteroides intravenosos (p. ex., dexametasona, metilprednisolona) podem ser prescritas
- Óxido nítrico não deve ser prescrito rotineiramente; entretanto, pode ser tentado quando os pacientes apresentam SARA refratária a outros tratamentos
- No caso de formas moderadas ou graves de SARA, a colocação dos pacientes em decúbito ventral por 12 a 16 horas diariamente é recomendada, se isso for exequível
- Para os pacientes com formas moderadas ou graves de SARA, *bolus* intermitentes de agentes bloqueadores neuromusculares são preferíveis a infusões contínuas, exceto se houver dissincronia persistente paciente-ventilador

Outros tratamentos recomendados para pacientes com formas graves de covid-19 e pneumonia também devem ser seguidos (ver discussão anterior sobre covid-19 e pneumonia).

Já foi relatado que um número maior de pacientes com covid-19 e SARA sob ventilação mecânica apresentam comprometimento neurológico (p. ex., *delirium*, encefalopatia) em comparação a outros pacientes com SARA que recebem ventilação mecânica. Portanto, a necessidade de sedativos para esses pacientes é mais elevada do que a da maioria dos outros pacientes com SARA (Anesi, 2020). O manejo dessas manifestações neurológicas é muito mais difícil, porque tipicamente não é permitida a visita de familiares e amigos, que são uma fonte de consolo para o paciente que apresenta agitação psicomotora. Além disso, o enfermeiro que cuida desses pacientes precisa seguir as precauções de isolamento e minimizar as interações; isso faz com que o paciente se sinta mais isolado e fique mais agitado.

DISTÚRBIOS VASCULARES PULMONARES

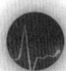 EDEMA PULMONAR NÃO CARDIOGÊNICO

O edema pulmonar é definido como o acúmulo anormal de líquido nos tecidos pulmonares, no espaço alveolar ou em ambos. É uma condição grave potencialmente fatal. O edema pulmonar pode ser classificado como cardiogênico ou não cardiogênico (ver discussão adicional sobre edema pulmonar cardiogênico no Capítulo 25). O edema pulmonar não cardiogênico ocorre em razão do dano do revestimento capilar pulmonar; pode ser decorrente da lesão pulmonar direta (p. ex., traumatismo torácico, aspiração, inalação de fumaça), lesão hematogênica do pulmão (p. ex., sepse, pancreatite, múltiplas transfusões, circulação extracorpórea) ou lesão associada a pressão hidrostática elevada. O manejo do edema pulmonar não cardiogênico espelha o do edema pulmonar cardiogênico; no entanto, a hipoxemia pode persistir apesar das altas concentrações de oxigênio suplementar, em razão do desvio intrapulmonar de sangue.

HIPERTENSÃO PULMONAR

A hipertensão pulmonar (HP) é caracterizada por níveis elevados de pressão arterial pulmonar (acima de 25 mmHg em repouso e acima de 30 mmHg aos esforços) e insuficiência ventricular direita secundária (Rubin & Hopkins, 2019). Pode-se suspeitar de um paciente com dispneia aos esforços, sem outras manifestações clínicas. Ao contrário da pressão arterial sistêmica, as pressões pulmonares não podem ser medidas de modo indireto. Na ausência dessas medidas, o reconhecimento clínico torna-se o único indicador da HP. No entanto, a HP é uma condição que muitas vezes não é clinicamente evidente até que esteja em estágio avançado. Os pacientes são classificados pela OMS em cinco grupos, com base no mecanismo da HP (Rubin & Hopkins, 2019) (Boxe 19.21).

Fisiopatologia

Condições como a doença vascular do colágeno, a cardiopatia congênita, os anorexígenos (inibidores do apetite específicos), o uso crônico de estimulantes, a hipertensão portal e a infecção pelo HIV aumentam o risco de hipertensão pulmonar em pacientes suscetíveis. Com a disfunção endotelial e a disfunção do músculo liso vascular, ocorre lesão vascular que leva à progressão da doença (hipertrofia do músculo liso vascular, proliferação das camadas adventícia e íntima [espessamento da parede] e formação de lesão vascular avançada). Normalmente,

> **Boxe 19.21 — Classificação clínica da hipertensão pulmonar**
>
> **Grupo 1: hipertensão arterial pulmonar**
> - HAP idiopática esporádica
> - HAP idiopática hereditária
> - HAP induzida por fármacos e toxinas
> - HAP decorrente de doenças como distúrbios dos tecidos conjuntivos, infecção pelo HIV, hipertensão portal, cardiopatia congênita.
>
> **Grupo 2: hipertensão pulmonar decorrente de doença do coração esquerdo**
> - Disfunção sistólica
> - Disfunção diastólica
> - Valvopatia cardíaca.
>
> **Grupo 3: hipertensão pulmonar decorrente de doenças pulmonares e/ou hipoxemia**
> - Doença pulmonar obstrutiva crônica
> - Doença pulmonar intersticial
> - Doença pulmonar restritiva e obstrutiva mista
> - Distúrbios respiratórios do sono.
>
> **Grupo 4: hipertensão pulmonar tromboembólica crônica**
> - Decorrente de oclusão tromboembólica da vasculatura pulmonar proximal ou distal.
>
> **Grupo 5: hipertensão pulmonar com mecanismos multifatoriais pouco claros**
> - Distúrbios hematológicos
> - Doenças sistêmicas (p. ex., sarcoidose)
> - Distúrbios metabólicos.
>
> HAP: hipertensão arterial pulmonar; HIV: vírus da imunodeficiência humana.
> Adaptado de Rubin, L. & Hopkins, W. (2019). Overview of pulmonary hypertension in adults. *UpToDate*. Retirado em 22/08/2019 de: www.uptodate.com/contents/overview-of-pulmonary-hypertension-in-adults.

o leito vascular pulmonar pode lidar com o volume de sangue entregue pelo ventrículo direito. Ele tem baixa resistência ao fluxo sanguíneo e compensa o aumento do volume sanguíneo dilatando os vasos da circulação pulmonar. No entanto, se o leito vascular pulmonar estiver destruído ou obstruído, tal como na HP, a capacidade de lidar com o fluxo ou com o volume de sangue que recebe é prejudicada, e o aumento do fluxo sanguíneo então eleva a pressão da artéria pulmonar. À medida que a pressão arterial pulmonar aumenta, a resistência vascular pulmonar também se eleva. Tanto a constrição da artéria pulmonar (p. ex., na hipoxemia ou hipercapnia) quanto a redução do leito vascular pulmonar (que ocorre com a EP) aumentam a resistência e a pressão vascular pulmonar, o que afeta a função do ventrículo direito. O miocárdio, por fim, não é capaz de atender às exigências cada vez maiores impostas, levando a hipertrofia (ampliação e dilatação) e insuficiência ventricular direita. Também pode se desenvolver congestão hepática passiva.

Manifestações clínicas

A dispneia, o principal sintoma da HP, ocorre inicialmente com o esforço e, eventualmente, em repouso. A dor torácica subesternal também é comum. Outros sinais e sintomas incluem fraqueza, fadiga, síncope, hemoptise ocasional e sinais de insuficiência cardíaca do lado direito (edema periférico, ascite, veias do pescoço dilatadas, congestão hepática, estertores, sopro cardíaco). Também podem ocorrer anorexia e dor abdominal no quadrante superior direito.

Avaliação e achados diagnósticos

Exames complementares são realizados para confirmar a HP, determinar a sua gravidade e identificar suas causas. A investigação diagnóstica inicial inclui anamnese, exame físico, radiografia de tórax, estudos de função pulmonar, eletrocardiograma (ECG) e ecocardiograma. A ecocardiografia pode ser empregada para estimar a pressão sistólica arterial pulmonar e avaliar o tamanho, a espessura e a função do ventrículo direito, além do tamanho do átrio direito, sistema ventricular esquerdo, função diastólica e função valvar. O cateterismo cardíaco direito é necessário para confirmar o diagnóstico de HP e avaliar com precisão as anormalidades hemodinâmicas. A HP é confirmada em caso de pressão média da artéria pulmonar maior que 25 mmHg. Se a doença do coração esquerdo for identificada por meio da ecocardiografia e correlacionar-se ao grau de HP estimado, então podem ser feitos exame ergométrico e cateterismo cardíaco direito e esquerdo para determinar a gravidade funcional da doença e as anormalidades nas pressões (enchimento do coração esquerdo, resistência vascular pulmonar, gradiente transpulmonar) (Rubin & Hopkins, 2019).

Os estudos de função pulmonar podem ser normais ou mostrar ligeira diminuição na capacidade vital e complacência pulmonar, com leve redução na capacidade de difusão. A PaO_2 também é diminuída (hipoxemia). O ECG revela: hipertrofia ventricular direita, desvio do eixo para a direita e ondas P pontiagudas altas nas derivações inferiores; ondas R altas anteriores; e depressão do segmento ST, inversão da onda T ou ambas, anteriormente. O ecocardiograma pode avaliar a progressão da doença e excluir outras condições com sinais e sintomas semelhantes. A cintigrafia $\dot{V}/\dot{Q}$ ou a angiografia pulmonar detectam defeitos na vasculatura pulmonar, como a EP.

Manejo clínico

O objetivo principal do tratamento é controlar a doença subjacente relacionada com a HP, se a causa for conhecida. As recomendações relativas ao tratamento são adaptadas à situação do paciente em particular, à classe funcional da New York Heart Association e às necessidades específicas (Rubin & Hopkins, 2019). Todos os pacientes com HP devem ser considerados para os seguintes tratamentos: diuréticos, oxigênio, anticoagulação, digoxina e exercícios físicos. Diuréticos e oxigênio devem ser adicionados conforme necessário. A oxigenoterapia apropriada reverte a vasoconstrição e reduz a HP em um tempo relativamente curto. A maior parte dos pacientes com HP não tem hipoxemia em repouso, mas necessita de oxigênio suplementar ao exercício. A anticoagulação deve ser considerada para pacientes com risco de trombose intrapulmonar. A digoxina pode melhorar a fração de ejeção do ventrículo direito em alguns pacientes e pode ajudar a controlar a frequência cardíaca; no entanto, os pacientes devem ser monitorados atentamente quanto a possíveis complicações (Rubin & Hopkins, 2019).

Terapia farmacológica

Avanços recentes no manejo farmacológico e nas opções de administração da medicação ofereceram esquemas terapêuticos mais efetivos para os pacientes que apresentam hipertensão pulmonar. Entre os medicamentos prescritos para o tratamento da hipertensão arterial estão os bloqueadores dos canais de cálcio e as terapias patogenéticas específicas, inclusive prostanoides, antagonistas de receptores de endotelina, inibidores da fosfodiesterase-5 e estimulantes solúveis da guanilato ciclase. A escolha dos agentes terapêuticos é baseada em vários aspectos, incluindo o grupo de classificação do paciente com HP (ver Boxe 19.21), bem como o custo e a tolerância do paciente aos agentes (Hopkins & Rubin, 2019). Além disso, pode-se fazer um teste de vasorreatividade para identificar qual medicação é a mais adequada para o paciente com HP; isso é feito durante o cateterismo cardíaco com fármacos vasodilatadores, como óxido nítrico inalatório, adenosina ou prostaciclina. O teste de vasorreatividade é positivo quando há diminuição de pelo menos 10 mmHg na pressão da artéria pulmonar com pressão total inferior a 40 mmHg, na ocorrência tanto de débito cardíaco aumentado ou inalterado quanto de pressão arterial sistêmica minimamente diminuída ou inalterada (Hopkins & Rubin, 2019).

Bloqueadores dos canais de cálcio podem ser prescritos para pacientes com teste de vasorreatividade positiva e que não apresentam insuficiência cardíaca direita. Esses medicamentos têm vantagem significativa sobre alguns fármacos utilizados para tratar a hipertensão pulmonar: podem ser tomados por via oral e são, em geral, menos dispendiosos; no entanto, como os bloqueadores dos canais de cálcio são indicados apenas para uma pequena porcentagem de pacientes, outras opções de tratamento, incluindo os prostanoides, muitas vezes são necessárias (Hopkins & Rubin, 2019).

Os prostanoides imitam o efeito da prostaglandina prostaciclina, que relaxa o músculo liso vascular por meio da estimulação da produção de adenosina 3,5-monofosfato (AMP) cíclico e inibe o crescimento de células desse músculo. Os prostanoides usados para tratar a HP incluem o epoprostenol, o iloprosta, o treprostinila e o selexipague. As limitações dos prostanoides são a sua meia-vida curta e as respostas variáveis do paciente ao tratamento (Hopkins & Rubin, 2019). Epoprostenol IV foi o primeiro prostanoide aprovado pela FDA e é a terapia avançada mais amplamente estudada para a hipertensão pulmonar. Epoprostenol tem meia-vida inferior a 3 minutos e precisa ser administrado de modo contínuo por bomba de infusão portátil via cateter venoso central, implantado permanentemente para manter a efetividade terapêutica. Embora seja uma terapia útil, requer extensos treinamentos com o paciente e apoio do cuidador. Uma vantagem do iloprosta em relação ao epoprostenol é que ele é uma preparação inalatória; no entanto, precisa ser administrado 6 a 9 vezes/dia. As primeiras formulações de treprostinila só podiam ser administradas por via parenteral; contudo, recentemente a FDA aprovou uma formulação inalada, e uma formulação oral está sendo desenvolvida. A treprostinila parenteral pode ser administrada por via intravenosa ou subcutânea, embora essa última provoque dor intensa no local da injeção (Hopkins & Rubin, 2019). Selexipague é o mais novo prostanoide aprovado pela FDA; é comercializado na forma de comprimido, prescrito em duas doses diárias, uma evidente vantagem em relação aos outros prostanoides. Todavia, é um medicamento caro e, nos EUA, nem todos os planos de saúde cobrem totalmente seu custo (Pulmonary Hypertension Association Scientific Leadership Council, 2016).

Os antagonistas do receptor de endotelina se ligam a receptores vasculares de endotelina 1, bloqueando efetivamente a constrição das artérias pulmonares e resultando em vasodilatação. Os antagonistas usados no tratamento de hipertensão arterial incluem bosentana, ambrisentana e macitentana, que estão disponíveis como formulações orais. Uma desvantagem desses agentes é a sua hepatotoxicidade; portanto, a função hepática deve ser monitorada.

Os medicamentos orais sildenafila, tadalafila e vardenafila são inibidores potentes e específicos da fosfodiesterase-5, que degradam a guanosina 3,5-monofosfato cíclico (cGMP) e promovem a vasodilatação pulmonar. Esses medicamentos também são prescritos para tratar a disfunção erétil (Hopkins & Rubin, 2019; Korokina, Zhernakova, Korokin et al., 2018).

Estimulantes solúveis de guanilato ciclase, que agem na via do óxido nitroso, estão sendo submetidos atualmente a ensaios clínicos direcionados para muitas doenças cardiopulmonares. Riociguate, um medicamento dessa categoria, foi recentemente aprovado pela FDA para uso na hipertensão pulmonar. Riociguate, uma formulação oral administrada 3 vezes/dia, é contraindicada para pacientes com doença renal ou hepática (Tsai, Sung & de Jesus Perez, 2016).

Manejo cirúrgico

O transplante de pulmão continua sendo uma opção para um seleto grupo de pacientes com HP que são refratários ao tratamento conservador. O transplante bilateral de pulmão ou de coração-pulmão é o procedimento de escolha. A septostomia atrial pode ser considerada para pacientes específicos com doença grave (Hopkins & Rubin, 2019); esse procedimento resulta em desvio de sangue do lado direito para o esquerdo do coração, diminuindo a pressão sobre o lado direito e mantendo o débito do ventrículo esquerdo.

Manejo de enfermagem

O principal objetivo da enfermagem é identificar pacientes em alto risco de HP, como aqueles com DPOC, EP, cardiopatia congênita e doença atrioventricular esquerda, para que o tratamento precoce possa ser iniciado. O enfermeiro deve estar alerta para os sinais e sintomas, administrar oxigenoterapia de modo adequado e explicar e demonstrar para o paciente e os familiares como fazer uso de oxigenoterapia domiciliar. Em pacientes tratados com alguns prostanoides, as explicações e demonstrações sobre os cuidados com acesso venoso central (epoprostenol), infusão SC (treprostinila), administração e dosagem da medicação adequadas, dor no local da injeção e potenciais efeitos colaterais graves são extremamente importantes. Os aspectos emocionais e psicossociais da doença devem ser tratados. É importante fornecer detalhes sobre como entrar em contato com serviços de suporte para os pacientes e seus familiares.

Cardiopatia pulmonar (*cor pulmonale*)

O *cor pulmonale* é uma condição resultante da HP que leva à hipertrofia do lado direito do coração por causa do aumento no trabalho necessário para bombear o sangue contra a alta resistência do sistema vascular pulmonar. Isso leva à insuficiência cardíaca do lado direito (ver discussão sobre o manejo da insuficiência cardíaca direita no Capítulo 25).

EMBOLIA PULMONAR

A embolia pulmonar (EP) refere-se à obstrução da artéria pulmonar ou de um dos seus ramos por um trombo (ou trombos) que se origina em algum lugar do sistema venoso ou no lado direito do coração. A trombose venosa profunda (TVP), uma condição relacionada, refere-se à formação de trombos em veias profundas, geralmente na panturrilha ou na coxa e às vezes no braço, em especial em pacientes com cateteres centrais inseridos perifericamente. TEV é um termo que inclui tanto a

TVP quanto a EP. (TEV e o manejo clínico e de enfermagem de pacientes com TVP e EP são discutidos com detalhes no Capítulo 26.)

DOENÇA OCUPACIONAL DO PULMÃO: PNEUMOCONIOSES

A pneumoconiose é um termo genérico dado a qualquer doença pulmonar causada por poeiras que são inaladas e depositam-se profundamente nos pulmões, causando danos. Em geral, é considerada uma doença pulmonar ocupacional e inclui asbestose, silicose e pneumoconiose dos carvoeiros, também conhecida como "doença do pulmão negro" (American Lung Association [ALA], 2018a) (Tabela 19.6). A pneumoconiose se refere a uma alteração não neoplásica do pulmão decorrente da inalação de poeira mineral ou inorgânica (p. ex., "pulmão empoeirado"), resultando em fibrose e alterações no parênquima pulmonar. Normalmente, a exposição prolongada a substâncias irritantes ou tóxicas é responsável por essas mudanças, embora exposições individuais graves também possam causar doença pulmonar crônica. A doença pulmonar ocupacional é a principal doença relacionada com o trabalho nos EUA por sua frequência, gravidade e evitabilidade (ALA, 2018a).[7] Muitas pessoas com pneumoconiose inicialmente são assintomáticas, mas a doença avançada frequentemente é acompanhada por incapacidade e morte prematura.

As doenças dos pulmões ocorrem em inúmeras ocupações como resultado da exposição a vários tipos diferentes de agentes, como pós minerais, pós metálicos, pós biológicos e fumaças tóxicas. O tabagismo pode agravar o problema e aumentar o risco de câncer de pulmão em pessoas expostas ao amianto mineral e outras substâncias potencialmente cancerígenas (ALA, 2018b). Os efeitos da inalação desses materiais dependem da composição da substância, de sua concentração, de sua capacidade de iniciar uma resposta imune, de suas propriedades irritantes, da duração da exposição e da resposta do indivíduo ou suscetibilidade ao irritante.

Essas doenças não são tratáveis; no entanto, são evitáveis. Por isso, um papel importante dos enfermeiros, especialmente os enfermeiros de saúde ocupacional, é o de defensores dos trabalhadores. Os enfermeiros precisam fazer todos os esforços para promover medidas que reduzam a exposição dos trabalhadores a produtos industriais. As estratégias para controlar a exposição devem ser identificadas e incentivadas, incluindo o uso de dispositivos de proteção (máscaras, capuzes, respiradores industriais) para minimizar a exposição e a seleção/monitoramento dos indivíduos em situação de risco.

Os aspectos-chave de qualquer avaliação de pacientes com potencial histórico de doença respiratória ocupacional incluem o emprego e as atividades ocupacionais, os níveis de exposição, a higiene geral, o período de exposição, a história de tabagismo, a efetividade das medidas de proteção respiratória usadas e as exposições direta *versus* indireta (Goldman, 2019). As informações específicas que devem ser obtidas incluem:

- Exposição a um agente conhecido por causar uma doença ocupacional
- Período de tempo da exposição ao agente até o aparecimento dos primeiros sintomas
- Congruência dos sintomas com os da doença relacionada com a exposição conhecida
- Falta de outras explicações mais prováveis dos sinais e sintomas.

Mais de 1 milhão de trabalhadores são expostos à sílica a cada ano, mas os sintomas raramente ocorrem em menos de 5 anos. A progressão da doença resulta em falta de ar extrema, perda do apetite, dor torácica e, potencialmente, insuficiência respiratória (ALA, 2018a). A asbestose é progressiva e provoca graves cicatrizes nos pulmões, que levam à fibrose; os

---

[7] N.R.T.: No Brasil, o Ministério da Saúde publicou em 2006 o Protocolo de Complexidade Diferenciada – Pneumoconioses (http://bvsms.saude.gov.br/bvs/publicacoes/protocolo_pneumoconioses.pdf).

TABELA 19.6 Doenças pulmonares ocupacionais: pneumoconioses.

Doenças (fonte)	Fisiopatologia	Manifestações clínicas
Silicose (fabricação de vidro, trabalho de fundição, corte de pedra)	O pó de sílica inalado produz lesões nodulares nos pulmões. Os nódulos se ampliam e aglutinam. Formam-se massas densas na parte superior dos pulmões, resultando em perda de volume pulmonar. A destruição fibrótica do tecido pulmonar pode levar a doença pulmonar restritiva, enfisema pulmonar, hipertensão pulmonar e *cor pulmonale*	*Silicose aguda*: dispneia, febre, tosse, perda de peso. *Silicose crônica*: sintomas progressivos indicativos de hipoxemia, obstrução respiratória grave e insuficiência cardíaca direita
Asbestose (construção naval, demolição de construção)	Fibras de amianto inaladas entram nos alvéolos e são circundadas por tecido fibroso. As alterações fibrosas também podem afetar a pleura, que se espessam e desenvolvem placas. Essas mudanças levam à doença pulmonar restritiva, com diminuição do volume pulmonar, redução nas trocas de oxigênio e dióxido de carbono, hipoxemia, *cor pulmonale* e insuficiência respiratória. Também aumentam o risco de câncer de pulmão, mesotelioma e derrame pleural	Dispneia progressiva, tosse seca persistente, dor torácica leve a moderada, anorexia, perda de peso, mal-estar, baqueteamento digital
Pneumoconiose do trabalhador do carvão (também conhecida como doença do pulmão negro)	Engloba várias doenças pulmonares. As poeiras inaladas, que são uma mistura de carvão, caulino, mica e sílica, são depositadas nos alvéolos e bronquíolos respiratórios. Quando os macrófagos que engolfam a poeira já não podem mais ser removidos, eles se agregam e aparecem fibroblastos. Os bronquíolos e alvéolos tornam-se obstruídos pela poeira, macrófagos mortos e fibroblastos, levando à formação de máculas de carvão. Desenvolvem-se lesões fibróticas e, subsequentemente, um enfisema pulmonar localizado, com *cor pulmonale* e insuficiência respiratória	Tosse crônica, dispneia e expectoração de muco preto ou cinza, especialmente em carvoeiros que são fumantes com cavitação nos pulmões

Adaptada de American Lung Association (ALA). (2018a). Lung health & diseases: Pneumoconiosis. Retirado em 04/10/2019 de: www.lung.org/lung-health-and-diseases/lung-disease-lookup/pneumoconiosis.

pulmões se tornam rígidos, o que torna difícil respirar ou oxigenar bem. A doença pode não se manifestar até 10 a 40 anos depois da exposição (ALA, 2018a). Já a pneumoconiose do trabalhador do carvão é uma coleção de doenças pulmonares causadas pela exposição a poeiras inaladas.

O enfermeiro deve explicar e demonstrar medidas preventivas aos pacientes e suas famílias, examinar a história de exposição a agentes ambientais e fazer encaminhamentos para que a função pulmonar possa ser avaliada e o paciente possa ser tratado no início do curso da doença. Essas doenças não têm tratamento efetivo, porque o dano é irreversível. A terapia de suporte é destinada a prevenir infecções e tratar complicações.

CONSIDERAÇÕES SOBRE OS VETERANOS DAS FORÇAS ARMADAS

Nos EUA, muitos militares veteranos que serviram no Iraque e no Afeganistão apresentam distúrbios respiratórios como resultado da exposição a agentes poluentes em situações como tempestades de areia e carros-bomba. Os distúrbios podem variar de aparecimento recente de asma até bronquiolite constritiva (Harrington, Schmidt, Szema et al., 2017). Os militares veteranos também podem ter sido expostos à contaminação orgânica na areia que irrita ainda mais as vias respiratórias. Ao atender um militar veterano, é importante investigar se ocorreu previamente exposição a agentes irritantes das vias respiratórias, sobretudo quando o paciente estiver se queixando de sinais/sintomas respiratórios crônicos.

TUMORES DE TÓRAX

Os tumores de pulmão podem ser benignos ou malignos. Um tumor maligno no tórax pode ser primário, originado no pulmão, na parede torácica ou no mediastino, ou pode ser uma metástase de um tumor primário localizado em outras partes do corpo.

CÂNCER DE PULMÃO (CARCINOMA BRONCOGÊNICO)

O câncer de pulmão é a principal causa de morte por câncer em homens e mulheres nos EUA (em cada quatro mortes por câncer, cerca de uma é por câncer de pulmão); foram estimadas mais de 135 mil mortes em 2018 (Midthun, 2019). Todos os anos mais pessoas morrem de câncer de pulmão do que de câncer de cólon, mama e próstata combinados. Aproximadamente 229 mil novos casos de câncer de pulmão são diagnosticados anualmente; 13% dos novos cânceres em homens e mulheres envolvem o pulmão ou os brônquios (American Cancer Society [ACS], 2019). Em aproximadamente 48,5% dos pacientes com câncer de pulmão, a doença se disseminou para os vasos linfáticos regionais e outros locais no momento do diagnóstico. Como resultado, a taxa de sobrevida a longo prazo é baixa: em geral, em 5 anos é de 21,7% (ALA, 2020; Thomas & Gould, 2019).

Fisiopatologia

A causa mais comum de câncer de pulmão é a inalação de substâncias cancerígenas, sobretudo a fumaça do cigarro (mais de 85% dos casos); outras substâncias cancerígenas incluem o gás radônio, assim como agentes ocupacionais e ambientais (ALA, 2020). Os cânceres de pulmão surgem a partir de uma única célula epitelial transformada nas vias respiratórias traqueobrônquicas, em que o agente cancerígeno se liga e danifica o DNA da célula. Esse dano resulta em alterações celulares, crescimento anormal de células e, eventualmente, uma célula maligna. Como o DNA danificado é passado para as células-filhas, o DNA é submetido a outras alterações e torna-se instável. Com o acúmulo de alterações genéticas, o epitélio pulmonar acaba sofrendo transformação maligna de epitélio normal para um carcinoma invasivo. Carcinoma de pulmão tende a surgir em locais com tecido cicatricial (p. ex., tuberculose, fibrose).

Classificação e estadiamento

Para fins de estadiamento e tratamento, mais de 95% dos cânceres de pulmão são classificados em uma das duas categorias principais: câncer de pulmão de pequenas células (CPPC) e câncer de pulmão de não pequenas células (CPNPC). O CPPC representa aproximadamente 13% dos tumores e engloba cânceres de pequenas células e de pequenas células combinadas. O CPNPC representa aproximadamente 84% dos tumores e é subdividido segundo o tipo celular, incluindo espinocelular ou de células escamosas (20%), grandes células (5%), adenocarcinoma (41%) e outros que não podem ser classificados (18%) (ACS, 2019; Midthun, 2019).

Em termos de tipos específicos de CPNPC, o câncer de células escamosas (espinocelular) geralmente é mais localizado e surge com mais frequência nos brônquios segmentares e subsegmentares. O adenocarcinoma é a neoplasia maligna mais prevalente do pulmão em homens e mulheres; ocorre perifericamente como massas periféricas ou nódulos e muitas vezes produz metástases. O carcinoma de células grandes (também denominado carcinoma indiferenciado) é um tumor de crescimento rápido, que tende a surgir perifericamente. O câncer de células broncoalveolares é encontrado nos brônquios e alvéolos terminais e geralmente é de crescimento mais lento em comparação a outros carcinomas broncogênicos.

Além da classificação de acordo com o tipo celular, os cânceres de pulmão são estadiados usando o sistema de estadiamento TNM. O estágio do tumor se refere ao seu tamanho, sua localização, se os linfonodos estão envolvidos e se o câncer se espalhou (ACS, 2019). O CPNPC é estadiado de I a IV. O estágio I é o primeiro estágio e tem a mais alta taxa de cura, enquanto o estágio IV designa a disseminação metastática. As taxas de sobrevivência do CPNPC são apresentadas na Tabela 19.7. (Ver discussão sobre as ferramentas diagnósticas e sobre o estadiamento no Capítulo 12.)

Fatores de risco

O National Comprehensive Cancer Network (NCCN; 2020) afirma que 85 a 90% de todos os casos de câncer de pulmão são causados por fumaça de cigarro, seja o tabagismo voluntário ou involuntário (passivo). Outros fatores que têm sido associados ao câncer de pulmão incluem a predisposição genética, os déficits alimentares e as doenças respiratórias subjacentes, como a DPOC e a TB. Existe predisposição familiar para câncer de pulmão: a incidência do câncer de pulmão em parentes próximos é duas a três vezes maior do que na população geral, independentemente de o indivíduo fumar ou não (ACS, 2019).

Tabagismo

O risco de desenvolver câncer de pulmão é cerca de 23 vezes maior em homens fumantes e 13 vezes maior em mulheres fumantes em comparação a indivíduos que nunca fumaram (ACS, 2019). O risco é determinado pela história de maços-ano (número de maços de cigarro fumados a cada dia multiplicado pelo número de anos fumados, conforme exemplificado adiante),

TABELA 19.7 Taxas de sobrevida relativas em 5 anos para câncer de pulmão baseadas em estágios do banco de dados SEER[a] (do inglês Surveillance, Epidemiology, End Results).

Estágio do banco de dados SEER	Taxa de sobrevida relativa em 5 anos (%)
CPNPC	
Localizado	60
Regional	33
Distante	6
Todos os estágios do banco de dados SEER combinados	23
CPPC	
Localizado	29
Regional	15
Distante	3
Todos os estágios do banco de dados SEER combinados	6

[a] Dados de pacientes diagnosticados entre 2009 e 2015. A base de dados SEER não agrupa os pacientes segundo o sistema TNM; em vez disso, categoriza os pacientes com base na existência ou não de disseminação do câncer para órgãos/tecidos distantes (*distante*) ou para tecidos ou linfonodos proximais (*regional*) ou na ausência de disseminação para fora dos pulmões (*localizado*). CPNPC: câncer de pulmão de não pequenas células; CPPC: câncer de pulmão de pequenas células; TNM é um sistema de estadiamento de tumores promulgado pelo American Joint Committee on Cancer baseado em evidências das dimensões do tumor (*T*), extensão do envolvimento dos linfonodos (*N*) e existência ou não de metástases (*M*). Adaptada de American Cancer Society (ACS). (2019). Lung cancer survival rates. Última atualização 01/10/2019. Retirado em 04/10/2019 de: www.cancer.org/cancer/lung-cancer/detection-diagnosis-staging/survival-rates.html.

a idade de início do tabagismo, a profundidade da inalação e os níveis de alcatrão e nicotina dos cigarros fumados. Quanto mais jovem for a pessoa quando ela começa a fumar, maior o risco de desenvolver câncer de pulmão. Os tabagistas e pessoas que usam produtos sem fumaça como fonte suplementar de nicotina correm risco aumentado de câncer de pulmão (ACS, 2019).

Quase todos os casos de CPPC são decorrentes do fumo de cigarros. O CPPC é raro em pessoas que nunca fumaram. É o tipo mais agressivo de câncer de pulmão, cresce rapidamente e, em geral, inicia-se nas vias respiratórias no centro do tórax (ACS, 2019).

Sistemas eletrônicos de administração de nicotina

Sistemas eletrônicos de administração de nicotina (ENDS) incluem cigarros, cachimbos, narguilés e charutos do tipo eletrônico. Segundo uma pesquisa de 2018 realizada com 44 mil adolescentes no Ensino Médio, 37% dos alunos no 12º ano autorrelataram uso de cigarros eletrônicos (NIH News in Health, 2019). As quantidades de nicotina e de outras substâncias que o indivíduo consome a partir de cada cartucho não estão claras; sabe-se que elas variam grandemente, mesmo quando são comparados os mesmos cartuchos, da mesma marca e do mesmo fabricante. Visto que esses sistemas eletrônicos de administração de nicotina estão disponíveis há aproximadamente uma década, o vínculo entre seu uso e o câncer de pulmão é incerto no presente momento (ACS, 2019).

Tabagismo passivo

O tabagismo involuntário ou passivo já foi identificado como causa de câncer de pulmão em pessoas não tabagistas. Quando involuntariamente expostas à fumaça do tabaco em ambientes fechados (casa, automóvel, construção), as pessoas correm risco aumentado de câncer de pulmão em comparação a indivíduos não fumantes não expostos (CDC, 2018a; NCCN, 2020).

Exposição ambiental e ocupacional

Vários agentes cancerígenos foram identificados na atmosfera, incluindo as emissões de veículos motorizados e poluentes de refinarias e fábricas. Evidências sugerem que a incidência de câncer de pulmão é maior em áreas urbanas, como resultado do acúmulo de poluentes e das emissões dos automóveis (ALA, 2018b).

O radônio é um gás incolor e inodoro encontrado no solo e em rochas. Por muitos anos, foi associado a minas de urânio, mas agora se sabe que ele se infiltra nas casas por meio de terrenos rochosos. Altos níveis de radônio têm sido associados ao desenvolvimento de câncer do pulmão, especialmente quando combinados ao tabagismo. Os proprietários são aconselhados a ter os níveis de radônio de suas casas verificados e providenciar ventilação especial se esses níveis estiverem elevados.

A exposição crônica a agentes cancerígenos industriais, como arsênico, asbesto, gás mostarda, cromados, fumaça de fornos de coque, níquel, óleo e radiação, tem sido associada ao desenvolvimento de câncer de pulmão. Nos EUA e no Brasil, já foram aprovadas leis para controlar a exposição a esses agentes cancerígenos no local de trabalho.

Mutações genéticas

Mutações genéticas conseguem provocar determinadas alterações no DNA das células pulmonares. Essas mudanças podem causar um crescimento celular anormal e, algumas vezes, câncer. As mutações adquiridas nas células pulmonares frequentemente são resultado da exposição a fatores ambientais, como as substâncias químicas cancerígenas presentes na fumaça do tabaco (ACS, 2019). As mutações genéticas mais comuns ocorrem no *EGFR* (gene que produz o receptor do fator de crescimento epidérmico) e nos oncogenes *K-RAS* ou *ALK*. O *EGFR* é anormal em aproximadamente 50% de todos os pacientes com câncer de pulmão. Acredita-se que anormalidades nos oncogenes *K-RAS* ou *ALK* sejam importantes no desenvolvimento de CPNPC (ACS, 2019).

Manifestações clínicas

Muitas vezes, o câncer do pulmão se desenvolve insidiosamente e é assintomático até o fim de seu curso. Os sinais e os sintomas dependem do local e do tamanho do tumor, do grau de obstrução e da existência de metástases regionais ou distantes.

O sintoma mais frequente do câncer de pulmão é a tosse ou a mudança de característica da tosse crônica. As pessoas frequentemente ignoram esse sintoma e atribuem-no ao tabagismo ou a uma infecção respiratória. No início, a tosse pode ser seca e persistente, sem produção de escarro; se ocorrer obstrução das vias respiratórias, a tosse pode tornar-se produtiva por causa de infecção.

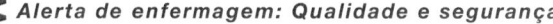
Alerta de enfermagem: Qualidade e segurança
A tosse que muda de característica deve levar à suspeita de câncer de pulmão.

A dispneia é proeminente nos pacientes no início da doença. As causas de dispneia podem incluir oclusão das vias respiratórias ou parênquima pulmonar pelo tumor, derrame pleural, pneumonia ou complicações do tratamento. Pode-se expectorar hemoptise ou escarro tingido de sangue. A dor no tórax ou no ombro pode indicar comprometimento da parede torácica ou pleural por um tumor. A dor é também uma manifestação tardia e pode estar relacionada com metástase óssea.

Em alguns pacientes, a febre recorrente é um sintoma precoce em resposta a uma infecção persistente em uma área de pneumonite distal ao tumor. Na verdade, deve-se suspeitar de câncer de pulmão em pessoas com infecções de repetição não resolvidas da via respiratória superior. Se o tumor se espalha para estruturas adjacentes e linfonodos regionais, o paciente pode manifestar dor torácica e sensação de aperto, rouquidão (envolvimento do nervo laríngeo recorrente), disfagia, edema de cabeça e pescoço, assim como sintomas de derrame pleural ou pericárdico. Os locais mais comuns de metástases são linfonodos, ossos, encéfalo, pulmão contralateral, glândulas suprarrenais e fígado (Figura 19.10). Os pacientes podem apresentar sinais e sintomas inespecíficos, como fraqueza, anorexia e perda de peso (Eldridge, 2020).

Avaliação e achados diagnósticos

Se ocorrerem sinais/sintomas pulmonares em tabagistas atuais, ex-fumantes ou tabagistas passivos, a possibilidade de câncer de pulmão deve ser aventada. A radiografia de tórax é realizada para detectar solidificação pulmonar, nódulo pulmonar solitário (lesão em moeda), atelectasia e infecção. A TC do tórax é empregada para identificar pequenos nódulos que não são facilmente visualizados na radiografia de tórax e para examinar áreas de linfadenopatia de modo seriado. Além disso, a U.S. Preventive Services Task Force (USPSTF) recomenda o rastreamento anual de câncer de pulmão por meio de TC com baixas doses de radiação para adultos com 55 a 80 anos com história de tabagismo de 30 maços-ano e que ainda sejam tabagistas ou abandonaram o tabagismo há menos de 15 anos. Cada maço-ano é calculado com base no consumo de um maço de cigarros por dia durante 1 ano; por exemplo, 30 maços-ano é definido como um maço de cigarros por dia durante 30 anos ou 3 maços por dia durante 10 anos (CDC, 2019e).

A fibrobroncoscopia é comumente usada para diagnosticar câncer de pulmão, porque fornece um estudo detalhado da árvore traqueobrônquica e possibilita escovados, lavagens e biopsias de áreas suspeitas. Para lesões periféricas não passíveis de biopsia por broncoscopia, pode-se realizar biopsia transtorácica por aspiração com agulha fina sob orientação tomográfica para aspirar células de uma área suspeita.

Uma variedade de exames pode ser empregada para avaliar metástases de câncer, como a cintigrafia óssea, exames abdominais, tomografia por emissão de pósitrons (PET) e ultrassonografia hepática. A TC do encéfalo, a ressonância magnética (RM) e outros procedimentos diagnósticos neurológicos são realizados para detectar metástases no SNC. A mediastinoscopia ou mediastinotomia pode ser usada para obter amostras para biopsia dos linfonodos do mediastino. É também empregada a biopsia endobrônquica orientada por ultrassom dos linfonodos do mediastino. Em algumas circunstâncias, é realizada endoscopia com ultrassom esofágico para fazer a biopsia transesofágica de linfonodos subcarinais hipertrofiados.

Se a cirurgia for um potencial tratamento, avalia-se o paciente para determinar se o tumor é operável e se o paciente é capaz de tolerar a disfunção fisiológica resultante da cirurgia. Os exames diagnósticos pré-operatórios fornecem uma base para comparação durante o período pós-operatório e possibilitam detectar anormalidades adicionais. Os exames podem ser abrangentes e incluir broncoscopia (insere-se um broncoscópio com fonte de luz nas vias respiratórias para examinar os brônquios), radiografia de tórax, RM, ECG (para a cardiopatia arteriosclerótica, defeitos de condução), avaliação nutricional, determinação dos níveis séricos de creatinina e ureia (para avaliar a função renal), determinação da tolerância à glicose ou do nível de glicose no sangue (para verificar se há diabetes melito), níveis séricos de eletrólitos e proteínas, determinações do volume de sangue, hemograma completo, testes de função pulmonar, análise da gasometria arterial, exames de $\dot{V}/\dot{Q}$ e teste ergométrico.

Manejo clínico

O objetivo do manejo é obter a cura, se possível. O tratamento depende do tipo de célula, do estágio da doença e do estado fisiológico do paciente (particularmente a condição cardíaca e pulmonar). Em geral, o tratamento para pacientes com CPNPC pode envolver cirurgia, radioterapia, quimioterapia, imunoterapia ou uma combinação destas. A imunoterapia tem como alvo específico as células do sistema imune de modo a condicioná-las para destruir mais efetivamente as células cancerosas. A terapia gênica, usando agentes direcionados para mutações genéticas específicas, inclusive mutações de *EGFR* e rearranjos de *ALK* e *ROS1*, mostrou resultados promissores (Eldridge, 2020).

O tratamento para pacientes com CPPC pode incluir cirurgia (mas apenas se o câncer for em um só pulmão e não houver metástase), irradiação, uso de *laser* para desobstruir as vias respiratórias bloqueadas pelo crescimento do tumor e colocação de *stent* endoscópico (para abrir uma passagem de ar). Embora as células cancerosas sejam pequenas, elas crescem muito rápido e criam grandes tumores, que muitas vezes metastatizam rapidamente para outras partes do corpo, como o encéfalo, o fígado e os ossos. Tipicamente, quando o paciente é diagnosticado com CPPC, ele está no curso final da doença e já ocorreram metástases.

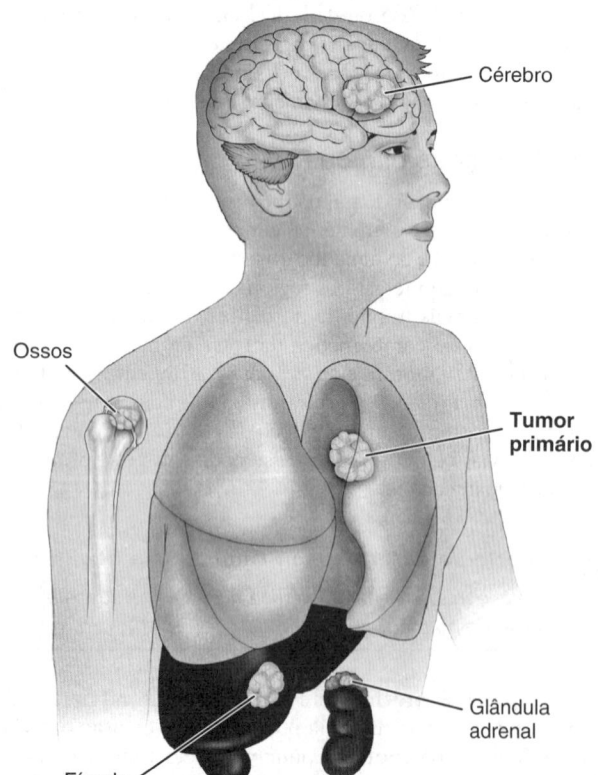

Figura 19.10 • Locais frequentes de metástase do câncer de pulmão.

Manejo cirúrgico: toracotomia

A **toracotomia** (criação de uma abertura cirúrgica na cavidade torácica) pode ser realizada para tratar o câncer de pulmão. Como já foi mencionado, a cirurgia é realizada primariamente em pacientes com CPNPC, porque o CPPC tem um rápido crescimento e metastatiza precoce e extensivamente. A ressecção cirúrgica é o método preferido para o tratamento de pacientes com CPNPC localizado, sem evidências de metástase e com função cardiopulmonar adequada. No entanto, a doença da artéria coronária (DAC), a insuficiência pulmonar e outras comorbidades podem contraindicar a intervenção cirúrgica. A taxa de cura da ressecção cirúrgica depende do tipo e do estágio do câncer. Vários tipos diferentes de ressecção pulmonar podem ser realizados (Boxe 19.22). O procedimento cirúrgico mais comum para um tumor pequeno e aparentemente curável do pulmão é a lobectomia (remoção de um lobo do pulmão). Em alguns casos é necessária pneumonectomia (retirada de um pulmão).

Manejo de enfermagem do paciente submetido a uma toracotomia

Pacientes normalmente são internados no dia da cirurgia. O profissional de enfermagem do setor ambulatorial do serviço de cirurgia é responsável pela avaliação pré-operatória e pela orientação para aliviar a ansiedade do paciente e familiares. A orientação fornece, de modo antecipatório, informações ao paciente e a sua família. Após a cirurgia, o paciente pode ser atendido pela equipe de enfermagem na UTI. Uma responsabilidade crucial da enfermagem é o manejo bem-sucedido da transição dos cuidados na UTI para outros serviços no hospital (p. ex., enfermaria médico-cirúrgica, unidade intermediária) e, em seguida, para o atendimento ambulatorial.

 Orientações ao paciente no pré-operatório

O enfermeiro informa o paciente sobre o que esperar, desde a administração da anestesia até a toracotomia, e o provável uso de drenos de tórax e de um sistema de drenagem no pós-operatório. Informa também sobre a administração pós-operatória usual de oxigênio para facilitar a respiração e o possível uso de um respirador mecânico. É essencial explicar a razão da mudança de decúbito frequente para promover a drenagem das secreções pulmonares. As explicações e demonstrações sobre o uso da espirometria de incentivo começam antes da cirurgia, para familiarizar o paciente com o seu uso correto. O enfermeiro deve explicar e demonstrar ao paciente a respiração diafragmática e a frenolabial, e o paciente deve começar a praticar estas técnicas (ver Boxe 20.5 no Capítulo 20).

Como uma rotina de tosse é necessária durante o período pós-operatório para promover a remoção ou a eliminação de secreções, o enfermeiro deve explicar e demonstrar ao paciente a técnica de tosse cinética (alertando-o de que a rotina de tosse pode ser desconfortável) e de imobilização da incisão com as mãos, com um travesseiro ou com uma toalha dobrada.

Incentivar o uso da técnica expiratória forçada (*huff*) pode ser útil para o paciente com taxas de fluxo expiratório diminuídas ou que se recuse a tossir por causa da dor. A técnica expiratória forçada consiste em expulsar o ar dos pulmões com a glote aberta. Esta técnica estimula a expansão pulmonar e auxilia na insuflação alveolar (Kacmarek, Stoller, Heuer et al., 2017). O enfermeiro deve explicar e demonstrar ao paciente conforme descrito a seguir:

- Fazer uma respiração diafragmática profunda e expirar com força contra a sua mão de modo rápido, arquejando ou baforando
- Praticar pequenas baforadas e progredir para uma baforada forte durante a expiração.

Os pacientes devem ser informados no período pré-operatório que podem ser administrados sangue e outras soluções, que será administrado oxigênio e que os sinais vitais serão verificados muitas vezes por algumas horas depois da cirurgia. Se for indicado um dreno de tórax (ver discussão posterior sobre sistemas de drenagem torácica), o paciente deve ser informado de que o equipamento drenará o líquido e o ar que costumam se acumular depois de uma cirurgia torácica. O paciente e os familiares são informados de que ele pode permanecer na UTI durante 1 a 2 dias depois da cirurgia e que pode sentir dor no local da incisão, mas que há medicação disponível para aliviar a dor e o desconforto.

O enfermeiro deve escutar ativamente o paciente e a família para avaliar seus sentimentos sobre a doença e o tratamento proposto. O enfermeiro também precisa determinar a motivação do paciente em retornar à sua função normal ou inicial. O paciente pode revelar preocupações importantes, como medo de desconforto de uma tosse crônica e dor torácica, de hemorragia por causa da expectoração com sangue, da dependência do respirador ou da morte por causa da dispneia e da doença de base.

O enfermeiro deve ajudar o paciente a lidar com seus medos e com o estresse da cirurgia corrigindo eventuais equívocos, apoiando a decisão do paciente de se submeter à cirurgia e lidando honestamente com perguntas sobre a dor, o desconforto e o tratamento. O manejo e o controle da dor começam antes da cirurgia, quando o enfermeiro informa o paciente de que muitos problemas no período pós-operatório podem ser superados se forem seguidas determinadas rotinas relacionadas com respiração profunda, manobra de tosse assistida (tosse cinética), mudança de decúbito e movimentação. Podem também ser prescritos agentes analgésicos, preferencialmente não opioides (p. ex., paracetamol e anti-inflamatórios não esteroides [AINEs]), para ajudar a diminuir a dose de agentes opioides no período pós-operatório. Isso também ajuda na execução das técnicas de respiração profunda e no retorno à função respiratória normal. Se estiver previsto o uso da analgesia controlada pelo paciente (ACP) ou a analgesia epidural controlada pelo paciente (AECP) depois da cirurgia, o enfermeiro deve explicar e demonstrar a sua utilização.

 Manejo pós-operatório

Depois da cirurgia, verificam-se os sinais vitais com frequência. Administra-se oxigênio por um respirador mecânico, cânula nasal ou máscara, enquanto necessário. A redução da capacidade pulmonar requer um período de adaptação fisiológica, e podem-se administrar líquidos a uma velocidade horária baixa para evitar sobrecarga hídrica e edema pulmonar. Depois que o paciente estiver recuperado da anestesia e os sinais vitais se estabilizarem, a cabeceira do leito pode ser elevada em 30 a 45°; o posicionamento cuidadoso do paciente é importante. Depois da pneumonectomia, o paciente geralmente é mobilizado do decúbito dorsal para o decúbito lateral (sobre o lado operado) e não deve ser virado completamente para o lado não operado. Isso possibilita que o líquido deixado no espaço se consolide e impede que o pulmão remanescente e o coração se desloquem (deslocamento do mediastino) para o lado operado. O paciente com uma lobectomia pode ser mobilizado de um lado para o outro, e o paciente com uma ressecção segmentar geralmente não é mobilizado para o lado operado a menos que o cirurgião prescreva essa posição (Boxe 19.23).

Boxe 19.22 Cirurgias e procedimentos torácicos

Pneumonectomia

A remoção de um pulmão inteiro, denominada pneumonectomia, é realizada principalmente para o câncer, quando a lesão não pode ser removida por um procedimento menos extensivo. Também pode ser realizada para abscessos pulmonares, bronquiectasia ou tuberculose unilateral extensa. A remoção do pulmão direito é mais arriscada do que a do esquerdo, porque o pulmão direito tem um leito vascular maior e sua remoção impõe uma carga fisiológica mais ampla.

Realiza-se uma incisão de toracotomia posterolateral ou anterolateral, às vezes com ressecção de uma costela. A artéria pulmonar e as veias pulmonares são ligadas e seccionadas. O brônquio principal é dividido, e o pulmão é removido. O coto brônquico é grampeado, e geralmente não são usados drenos, porque o acúmulo de líquido no hemitórax vazio impede o desvio do mediastino.

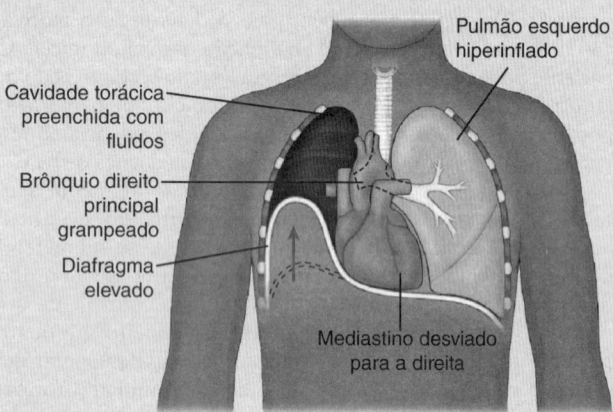

Pneumonectomia

Lobectomia

Quando a doença é limitada a uma área de um pulmão, realiza-se uma lobectomia (remoção de um lobo do pulmão). A lobectomia, que é mais comum do que a pneumonectomia, pode ser realizada para carcinoma broncogênico, bolhas gigantes de enfisema pulmonar, tumores benignos, tumores malignos metastáticos, bronquiectasias e infecções fúngicas.

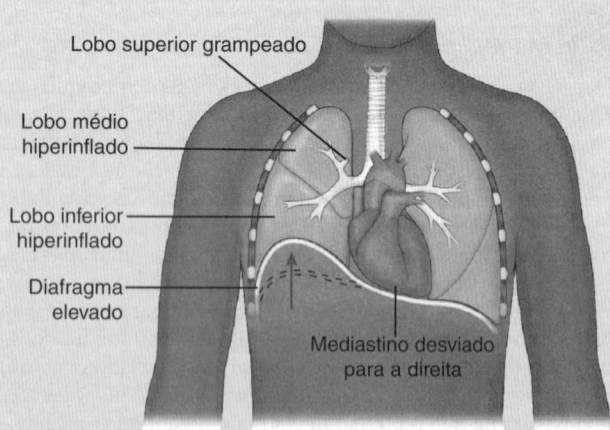

Lobectomia

O cirurgião faz uma incisão de toracotomia. Sua localização exata depende do lobo a ser ressecado. Quando o espaço pleural é adentrado, o pulmão envolvido colapsa e os vasos lobares e os brônquios são ligados e seccionados. Depois de o lobo ter sido removido, os lobos restantes do pulmão são reexpandidos. Normalmente, inserem-se dois drenos torácicos para drenagem. O dreno superior serve para a remoção de ar; o inferior, para a drenagem de líquido. Às vezes, é necessário apenas um dreno. O dreno de tórax permanece conectado a um aparelho de drenagem de tórax durante vários dias.

Segmentectomia (ressecção segmentar)

Algumas lesões estão localizadas em um só segmento do pulmão. Os segmentos broncopulmonares são subdivisões do pulmão, unidas por um delicado tecido conjuntivo, que funcionam como unidades individuais. Os processos de doença podem estar limitados a um único segmento. Deve-se ter o cuidado de preservar o máximo possível de tecido pulmonar saudável e funcional, especialmente em pacientes que já tenham uma reserva cardiopulmonar limitada. Segmentos isolados podem ser removidos de qualquer um dos lobos; o lobo médio direito, que tem apenas dois pequenos segmentos, invariavelmente é removido completamente. No lado esquerdo, há o segmento "lingular" do lobo superior, que corresponde ao lobo médio. O segmento lingular pode ser removido como um segmento único ou pela lingulectomia. Esse segmento está frequentemente envolvido na bronquiectasia.

Ressecção em cunha

A ressecção em cunha de uma lesão pequena e bem circunscrita pode ser realizada sem considerar a localização dos planos intersegmentares. A cavidade pleural geralmente é drenada, por causa da possibilidade de um vazamento de ar ou sangue. Esse procedimento é realizado para biopsia diagnóstica e para a excisão de pequenos nódulos periféricos.

Broncoplastia ou ressecção em luva

A broncoplastia é um procedimento em que apenas um brônquio lobar, juntamente a uma parte do brônquio direito ou esquerdo, é extirpado. O brônquio distal é reanastomosado ao brônquio proximal ou traqueia.

Redução do volume pulmonar

A redução do volume pulmonar é um procedimento cirúrgico que envolve a remoção de 20 a 30% do pulmão de um paciente por meio de uma incisão médio-esternal ou videotoracoscopia. O tecido pulmonar doente é identificado em um exame de perfusão pulmonar. A cirurgia proporciona melhora significativa da dispneia, capacidade de exercício, qualidade de vida e sobrevida de um subgrupo de pessoas em estágio terminal de enfisema pulmonar.

Videotoracoscopia

A videotoracoscopia é um procedimento endoscópico que possibilita que o cirurgião observe o tórax sem a realização de uma incisão grande. O procedimento é realizado para coletar amostras de tecido para biopsia, tratar o pneumotórax espontâneo recorrente e diagnosticar derrames pleurais ou massas pleurais. Foi constatado ainda que a toracoscopia é uma alternativa diagnóstica e terapêutica efetiva para o tratamento de distúrbios do mediastino. Algumas vantagens da videotoracoscopia são o diagnóstico e o tratamento rápido de algumas condições, diminuição nas complicações pós-operatórias e internação mais curta.

Adaptado de Urden, L. D., Stacy, K. M. & Lough, M. E. (2018). *Critical care nursing: Diagnosis and management* (8th ed.). St. Louis, MO: Elsevier Mosby.

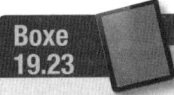

Boxe 19.23 — PLANO DE CUIDADO DE ENFERMAGEM
Cuidados com o paciente submetido à toracotomia

DIAGNÓSTICO DE ENFERMAGEM: troca de gases prejudicada, associada ao comprometimento pulmonar e à cirurgia
OBJETIVO: melhorar a troca gasosa e a respiração

Intervenções de enfermagem	Justificativa	Resultados esperados
1. Monitorar a condição pulmonar, como indicado e conforme a necessidade. a. Auscultar os sons respiratórios. b. Verificar frequência, profundidade e padrão respiratório. c. Avaliar os gases sanguíneos para detectar sinais de hipoxemia ou retenção de CO_2. d. Avaliar a coloração do paciente para determinar se há cianose. 2. Monitorar e registrar a pressão arterial, o pulso apical e a temperatura a cada 2 a 4 h e a pressão venosa central (se indicado) a cada 2 h. 3. Monitorar o ECG continuamente em busca de padrão e arritmias. 4. Elevar a cabeceira do leito em 30 a 40° quando o paciente estiver orientado e hemodinamicamente estável. 5. Incentivar exercícios de respiração profunda e uso efetivo de espirometria de incentivo. 6. Supervisionar e promover uma rotina de tosse efetiva a ser realizada a cada hora durante as primeiras 24 h. 7. Avaliar e monitorar o sistema de drenagem de tórax.[a] a. Avaliar possíveis vazamentos e a permeabilidade, conforme necessário. b. Monitorar a quantidade e o caráter do conteúdo drenado e documentar a cada 2 h. Notificar o médico se a drenagem for ≥ 150 mℓ/h.	1. Mudanças na condição pulmonar indicam a melhora ou o surgimento de complicações. 2. Os sinais vitais auxiliam na avaliação do efeito da cirurgia sobre a condição cardíaca. 3. As arritmias (especialmente a fibrilação atrial e o *flutter* atrial) são mais frequentes depois da cirurgia torácica. O paciente submetido à pneumonectomia total é especialmente propenso a irregularidades cardíacas. 4. A excursão pulmonar máxima é conseguida quando o paciente está o mais próximo possível da posição vertical. 5. A intervenção ajuda a alcançar a insuflação máxima do pulmão e a abertura das vias respiratórias fechadas. 6. A tosse é necessária para remover secreções retidas. 7. O sistema empregado elimina qualquer ar ou líquido residual depois da toracotomia.	• Os pulmões estão desobstruídos à ausculta • A frequência respiratória está na faixa aceitável, sem episódios de dispneia • Os sinais vitais estão estáveis • Não há arritmias ou estas são tratadas de modo efetivo • A respiração apresenta-se profunda, controlada e efetiva para possibilitar a expansão pulmonar máxima • O espirômetro é utilizado a cada 2 h, enquanto acordado • A técnica de tosse é profunda e efetiva • Os pulmões estão expandidos até sua capacidade (evidenciada pela radiografia de tórax).

DIAGNÓSTICO DE ENFERMAGEM: desobstrução prejudicada das vias respiratórias associada a comprometimento pulmonar, anestesia e dor
OBJETIVO: melhorar a desobstrução das vias respiratórias e alcançar uma via respiratória desobstruída

Intervenções de enfermagem	Justificativa	Resultados esperados
1. Manter as vias respiratórias permeáveis. 2. Realizar a aspiração endotraqueal até que o paciente seja capaz de tossir de modo efetivo. 3. Avaliar e administrar medicamentos para a dor. Supervisionar a realização de exercícios de respiração profunda e tosse cinética. Ajudar a imobilizar a incisão durante a tosse. 4. Monitorar o volume, a viscosidade, a cor e o odor do escarro. Notificar o médico em caso de escarro em excesso ou contendo sangue vermelho-vivo. 5. Administrar umidificação e terapia de nebulização de pequeno volume, conforme prescrito. 6. Realizar drenagem postural, tapotagem torácica e vibração, conforme prescrito. Não percutir ou vibrar diretamente sobre o local operado. 7. Auscultar ambos os lados do tórax para determinar se há mudanças nos sons respiratórios.	1. Fornece ventilação e trocas gasosas adequadas. 2. Há excesso de secreções endotraqueais em pacientes pós-toracotomia por causa do traumatismo à árvore brônquica durante cirurgia, ventilação pulmonar diminuída e reflexo de tosse ausente. 3. Ajuda a alcançar a insuflação pulmonar máxima e a abrir as vias respiratórias colabadas. A tosse é dolorosa; deve-se apoiar a incisão. 4. Alterações no escarro sugerem infecção ou alteração na condição pulmonar. O escarro incolor não é incomum; a opacificação ou coloração de escarro podem indicar desidratação ou infecção. 5. As secreções devem ser umedecidas e diluídas para que possam ser removidas do tórax com o mínimo de esforço. 6. A FTR utiliza a gravidade para ajudar a remover as secreções do pulmão. 7. As indicações para aspiração traqueal são determinadas pela ausculta pulmonar.	• As vias respiratórias estão pérvias • O paciente tosse de modo efetivo • O paciente imobiliza a incisão ao tossir • O escarro é claro ou incolor • Os pulmões estão desobstruídos à ausculta

(continua)

Boxe 19.23 — **PLANO DE CUIDADO DE ENFERMAGEM** (continuação)
Cuidados com o paciente submetido à toracotomia

DIAGNÓSTICO DE ENFERMAGEM: dor aguda associada a incisão, dreno de tórax e procedimento cirúrgico
OBJETIVO: alívio da dor e do desconforto

Intervenções de enfermagem	Justificativa	Resultados esperados

1. Avaliar localização, caráter, qualidade e intensidade da dor. Administrar os analgésicos prescritos, conforme necessário. Observar o efeito dos opioides na função respiratória. Observar se o paciente parece sonolento demais para tossir ou se as respirações estão deprimidas.
2. Manter os cuidados pós-operatórios ao posicionar o paciente.
  a. Posicionar o paciente em semi-Fowler.
  b. Pacientes com reserva respiratória limitada podem não ser capazes de virar-se sobre o lado não operado.
  c. Ajudar o paciente a virar ou virá-lo a cada 2 h.
3. Avaliar a área da incisão a cada 8 h quanto a hiperemia, calor, endurecimento, turgência, deiscência e drenagem.
4. Solicitar uma prescrição para bomba de analgesia controlada pelo paciente, se apropriado.
	1. A dor limita as excursões do tórax e, assim, diminui a ventilação.
	
	2. O paciente que está confortável e livre de dor terá menor propensão a enrijecer o tórax durante a respiração. A posição de semi-Fowler possibilita que o ar que permanece no espaço pleural ascenda para a parte superior da cavidade pleural e seja removido por meio do dreno de tórax superior.
	
	3. Os sinais indicam uma possível infecção.
	
	4. Incentivar o paciente a controlar a frequência e a dose de analgésico melhora o conforto e a participação no esquema terapêutico.
		• O paciente solicita a medicação para a dor, mas verbaliza que espera algum desconforto durante a respiração profunda e tosse cinética
		• O paciente verbaliza que está confortável e não em sofrimento agudo
		• Não há sinais de infecção na incisão.

DIAGNÓSTICO DE ENFERMAGEM: ansiedade associada a resultados da cirurgia, dor, tecnologias
OBJETIVO: reduzir a ansiedade a um nível controlável

Intervenções de enfermagem	Justificativa	Resultados esperados
1. Explicar todos os procedimentos em linguagem simples. 2. Avaliar se há dor e administrar medicamentos, sobretudo antes de procedimentos potencialmente dolorosos. 3. Silenciar todos os alarmes desnecessários de aparelhos (monitores, respiradores). 4. Supervisionar e apoiar o paciente, aumentando o nível de atividade. 5. Mobilizar recursos (família, religiosos, assistente social) para ajudar a paciente a lidar com os desfechos da cirurgia (diagnóstico, mudança na capacidade funcional).	1. Explicar em linguagem simples o que se pode esperar diminui a ansiedade e melhora a cooperação. 2. A analgesia antes de procedimentos dolorosos ou atividades melhora o conforto e minimiza a ansiedade indevida. 3. Alarmes *desnecessários* aumentam o risco de sobrecarga sensorial e podem aumentar a ansiedade. Os alarmes *essenciais* devem estar ligados em todos os momentos. 4. O reforço positivo melhora a motivação e a independência do paciente. 5. Uma abordagem multidisciplinar promove os pontos fortes e os mecanismos de enfrentamento do paciente.	• O paciente afirma que a ansiedade está em um nível gerenciável • Participa com a equipe de saúde no esquema terapêutico • Usa as habilidades de enfrentamento adequadas (verbalização, estratégias de alívio da dor, uso de sistemas de apoio como a família, religiosos) • Demonstra entendimento básico da tecnologia utilizada no cuidado.

DIAGNÓSTICO DE ENFERMAGEM: comprometimento da mobilidade dos membros superiores associada à cirurgia torácica
OBJETIVO: aumentar a mobilidade do ombro e do cotovelo afetados

Intervenções de enfermagem	Justificativa	Resultados esperados

1. Ajudar o paciente com a amplitude de movimento e função normal do ombro e tronco.
  a. Explicar e demonstrar os exercícios respiratórios para mobilização do tórax.
  b. Supervisionar a realização de exercícios de músculos esqueléticos para promover a abdução e a mobilização do ombro (ver Boxe 19.24).
  c. Auxiliar o paciente a passar do leito para a poltrona de conforto logo que os sistemas pulmonar e circulatório estiverem estáveis (geralmente na noite da cirurgia).
2. Supervisionar a realização de atividades progressivas de acordo com o nível de fadiga.
	1. Necessário para recuperar a mobilidade normal do ombro e cotovelo, acelerar a recuperação e minimizar o desconforto.
	
	2. O uso do ombro e cotovelo afetado do paciente aumenta.
		• O paciente demonstra exercícios de ombro e cotovelo e verbaliza a intenção de realizá-los depois da alta
		• Readquire a amplitude de movimento prévia do ombro e cotovelo

(continua)

Boxe 19.23 — PLANO DE CUIDADO DE ENFERMAGEM (continuação)
Cuidados com o paciente submetido à toracotomia

DIAGNÓSTICO DE ENFERMAGEM: risco de hipovolemia associada ao procedimento cirúrgico
OBJETIVO: manter o volume de líquido adequado

Intervenções de enfermagem	Justificativa	Resultados esperados
1. Monitorar e registrar a ingestão e a eliminação de hora em hora. O débito urinário deve ser de pelo menos 0,5 mℓ/kg/h em 6 h e pelo menos 400 mℓ em 24 h após a cirurgia. 2. Administrar a terapia com componentes do sangue e líquidos parenterais e diuréticos, conforme prescrito para restaurar e manter o volume de líquido.	1. A terapia com líquidos pode ser alterada antes, durante e depois da cirurgia, e deve-se avaliar a resposta do paciente e a necessidade de terapia com líquidos. 2. O edema pulmonar decorrente da transfusão ou sobrecarga de líquidos é uma ameaça sempre presente; depois da pneumonectomia, o sistema vascular pulmonar está bastante reduzido.	• O paciente está adequadamente hidratado, conforme evidenciado por: • Débito urinário > 0,5 mℓ/kg/h em 6 h e > 400 mℓ em 24 h • Sinais vitais estáveis, frequência cardíaca e pressão venosa central se aproximando do normal • Ausência de edema periférico excessivo

DIAGNÓSTICO DE ENFERMAGEM: falta de conhecimento sobre os procedimentos de cuidado domiciliar
OBJETIVO: aumento da capacidade de realizar procedimentos de cuidados em casa

Intervenções de enfermagem	Justificativa	Resultados esperados
1. Incentivar o paciente a praticar exercícios de ombro e cotovelo 5 vezes/dia em casa. 2. Explicar e demonstrar ao paciente, diante de um espelho de corpo inteiro, a posição funcionalmente ereta. 3. Explicar e demonstrar ao paciente os cuidados domiciliares (ver Boxe 19.25).	1. O exercício acelera a recuperação da função muscular e reduz a dor e o desconforto a longo prazo. 2. A prática ajuda a restaurar a postura normal. 3. Saber o que esperar facilita a recuperação.	• O paciente demonstra exercícios de ombro e cotovelo • O paciente verbaliza a necessidade de tentar assumir uma postura ereta • O paciente verbaliza a importância de aliviar o desconforto, alterna caminhadas e períodos de descanso, realiza exercícios respiratórios, recebe vacina contra a gripe, comparece às consultas de acompanhamento, para de fumar; além disso, evita trabalhos pesados, a fadiga indevida, irritações brônquicas, constipações e infecções pulmonares.

ECG: eletrocardiograma; FTR: fisioterapia respiratória. [a]O paciente que passa por uma pneumonectomia geralmente não é submetido à drenagem de tórax com selo d'água, porque é desejável que o espaço pleural seja preenchido com um derrame, o qual, eventualmente, oblitera esse espaço. Alguns cirurgiões usam um sistema com selo d'água modificado.

As complicações depois de uma cirurgia torácica são sempre uma possibilidade e devem ser identificadas e tratadas precocemente. O enfermeiro deve monitorar o paciente em intervalos regulares para detectar sinais de desconforto respiratório ou o desenvolvimento de insuficiência respiratória, arritmias, fístula broncopleural, hemorragia e choque, atelectasia e infecção incisional ou pulmonar. As arritmias muitas vezes estão relacionadas com os efeitos da hipoxia ou do procedimento cirúrgico. São tratadas com medicação antiarrítmica e terapia de suporte (ver Capítulo 22). As infecções ou derrame pulmonar, geralmente precedidos pela atelectasia, podem ocorrer em alguns dias no curso pós-operatório.

O pneumotórax pode ocorrer depois de uma cirurgia torácica se houver vazamento de ar do local cirúrgico para a cavidade pleural ou da cavidade pleural para o ambiente. A falha no sistema de drenagem de tórax impede o retorno da pressão negativa à cavidade pleural e resulta em pneumotórax. No paciente pós-operatório, o pneumotórax muitas vezes é acompanhado por hemotórax. O enfermeiro deve manter o sistema de drenagem de tórax e monitorar o paciente em busca de sinais e sintomas de pneumotórax (ver discussão adiante): falta de ar progressiva, taquicardia, aumento da frequência respiratória e aumento do desconforto respiratório.

A fístula broncopleural é uma complicação grave, mas rara, que impede o retorno da pressão negativa intratorácica e a reexpansão pulmonar. O tratamento, dependendo da gravidade do quadro, consiste em drenagem torácica fechada e ventilação mecânica.

A hemorragia e o choque são manejados tratando-se a causa subjacente, seja pela reoperação, seja pela administração de produtos derivados do sangue ou líquidos. O edema pulmonar em consequência da infusão excessiva de soluções IV é um grande perigo. Os primeiros sintomas são dispneia, crepitações, taquicardia e escarro espumoso rosado. Trata-se de uma emergência e deve ser relatada e tratada imediatamente (ver Capítulo 25).

A medicação para a dor é necessária por vários dias depois da cirurgia; é geralmente uma combinação de analgesia epidural, ACP e analgésicos orais em intervalos prescritos ou conforme a necessidade. Como a tosse pode ser dolorosa, o paciente deve ser encorajado a imobilizar o tórax, conforme ensinado no período pré-operatório. Os exercícios são retomados no início do período pós-operatório para facilitar a ventilação pulmonar. O enfermeiro deve avaliar se há sinais de complicações, incluindo cianose, dispneia e dor torácica aguda, que podem indicar atelectasia e relatá-la imediatamente.

O aumento da temperatura ou da contagem de leucócitos pode indicar uma infecção, e a palidez e a frequência de pulso aumentada podem indicar hemorragia interna. Avaliam-se os curativos procurando por sangramento fresco.

Promoção de cuidados domiciliar, comunitário e de transição

O enfermeiro deve instruir o paciente e os familiares sobre os cuidados no pós-operatório que serão continuados no ambiente comunitário e em casa.

 Orientação do paciente sobre autocuidados

O enfermeiro deve explicar os sinais e sintomas que devem ser relatados ao médico. Eles incluem os seguintes:

- Alteração no estado respiratório, como dispneia progressiva, febre, intensificação da agitação psicomotora ou outras alterações no estado mental ou cognitivo, aumento na frequência respiratória, mudança no padrão respiratório, mudança do volume ou da cor da expectoração
- Sangramento ou outra drenagem da incisão cirúrgica ou dos pontos de saída do dreno de tórax
- Aumento da dor torácica.

Além disso, cuidados respiratórios e outras modalidades de tratamento (oxigênio, espirometria de incentivo, FTR e medicamentos orais, inalados ou IV) podem ser continuados em casa. Portanto, o enfermeiro precisa explicar e demonstrar para o paciente e os familiares o seu uso correto e seguro.

O enfermeiro deve enfatizar a razão de aumentar a atividade progressivamente. O paciente é orientado sobre como deambular, respeitando os seus limites, e sobre a tendência muito gradual do retorno da resistência física. Outro aspecto importante das orientações ao paciente são os exercícios de ombro. É explicado e demonstrado como fazer esses exercícios 5 vezes/dia (Boxe 19.24). Orientações adicionais são descritas no Boxe 19.25.

Cuidados contínuos e de transição

Dependendo do estado físico do paciente e da disponibilidade de assistência familiar, pode ser indicado o encaminhamento para o atendimento domiciliar, comunitário ou de transição. O enfermeiro de cuidado domiciliar deve avaliar a recuperação do paciente da cirurgia, com especial atenção à condição respiratória, à incisão cirúrgica, à drenagem torácica, ao controle da dor, à deambulação e ao estado nutricional. Deve avaliar também o uso de modalidades respiratórias pelo paciente para assegurar que estejam sendo utilizadas de modo correto e seguro. Além disso, o enfermeiro deve avaliar a participação do paciente no plano de tratamento pós-operatório e identificar complicações pós-operatórias agudas ou tardias.

O processo de recuperação pode demorar mais tempo do que o paciente esperava, e fornecer apoio é uma tarefa importante do enfermeiro. Por causa da redução do tempo de internações hospitalares, as consultas de acompanhamento com o médico são essenciais. O enfermeiro deve orientar o paciente acerca da razão de comparecer às consultas de acompanhamento e realizar os exames laboratoriais conforme prescrito para ajudar o médico a avaliar a recuperação. O enfermeiro precisa fornecer estímulos e orientações contínuas ao paciente e familiares durante o processo. À medida que o paciente se recupera, ele e seus familiares são lembrados sobre a razão de participar de atividades de promoção da saúde e triagens de saúde recomendadas.

Radioterapia

A radioterapia pode ser curativa em uma pequena porcentagem de pacientes com câncer de pulmão. É útil no controle de tumores que não podem ser ressecados cirurgicamente, mas são sensíveis à radiação. A irradiação também pode ser usada para reduzir o tamanho do tumor, para torná-lo operável ou para aliviar a compressão que exerce contra as estruturas vitais. Além disso, pode reduzir os sinais/sintomas das metástases para a medula espinal e a compressão da veia cava superior. Outrossim, a irradiação profilática do encéfalo é usada em alguns pacientes para o tratamento de metástases microscópicas no encéfalo. A radioterapia pode ajudar a aliviar a tosse, a dor torácica, a dispneia, a hemoptise e as dores óssea e hepática. O alívio dos sintomas pode durar de algumas semanas a vários meses e é importante na melhoria da qualidade de vida no período restante de vida. Radioterapia ablativa estereotáxica (SABR, do inglês *stereotactic ablative radiotherapy*) é uma opção que administra doses de radiação maiores que as tipicamente usadas de forma direta em tumores. Essa opção terapêutica é usada por 1 a 5 dias e é indicada para estágios iniciais de câncer de pulmão em pacientes que não sejam elegíveis para cirurgia ou que não desejem ser operados (ACS, 2019).

A radioterapia geralmente é tóxica para o tecido normal dentro do campo de radiação, o que pode levar a complicações, como esofagite, pneumonite e fibrose pulmonar por radiação; a incidência dessas complicações diminuiu ao longo do tempo, graças ao avanço na administração da radioterapia (ACS, 2019), contudo, ainda assim, essas complicações podem prejudicar a capacidade ventilatória e de difusão e reduzir significativamente a reserva pulmonar. O estado nutricional do paciente, a perspectiva psicológica, o nível de fadiga e os sinais de anemia e infecção são monitorados durante o tratamento (ver discussão sobre o manejo do paciente em radioterapia no Capítulo 12).

Quimioterapia

A quimioterapia é empregada para alterar o padrão de crescimento tumoral, para o tratamento de metástases distantes ou do câncer de pequenas células do pulmão e como complemento à cirurgia ou à radioterapia. Pode fornecer alívio, sobretudo da dor, mas normalmente não cura a doença nem prolonga a vida em grande proporção. A quimioterapia também é acompanhada por efeitos colaterais. É importante na redução dos sinais/sintomas compressivos do câncer de pulmão e no tratamento das metástases no encéfalo, na medula espinal e no pericárdio (ver discussão sobre quimioterapia para o paciente com câncer no Capítulo 12).

A escolha do agente depende do crescimento da célula tumoral e do estágio específico do ciclo celular que a medicação afeta. Em combinação com a cirurgia, a quimioterapia pode ser administrada antes da cirurgia (terapia neoadjuvante) ou depois desta (terapia adjuvante). Diretrizes específicas estão disponíveis para o tratamento de diferentes estágios de CPNPC e CPPC por meio da NCCN (2020).

Imunoterapia

Graças aos avanços na imunoterapia, surgiram outras opções para o tratamento de formas avançadas de CPNPC e CPPC. Os agentes usados, denominados inibidores de pontos de controle imunológicos, são indicados para tumores em estágio III irressecáveis, bem como para cânceres de pulmão com metástases. Esses agentes têm como alvo proteínas de

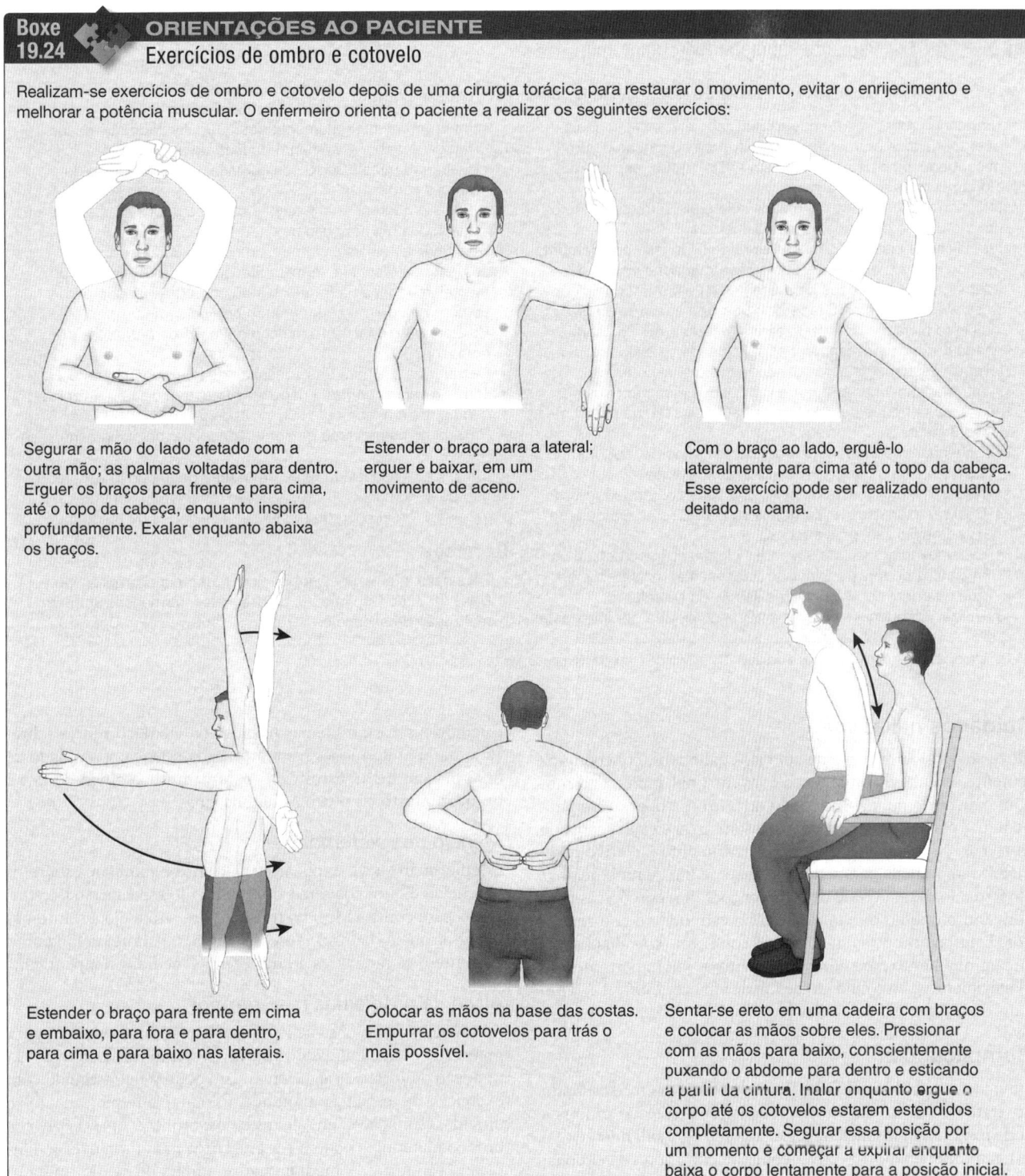

morte celular programada nos linfócitos T, como PD-1 ou PD-L1, que impedem o ataque de outras células no corpo por esses linfócitos. Ao bloquear as proteínas PD, os linfócitos T conseguem promover uma resposta imune melhor contra as células tumorais, destruindo-as de modo mais rápido e efetivo. A FDA aprovou quatro inibidores de pontos de controle imunológicos para uso no câncer de pulmão. Os três primeiros (pembrolizumabe, nivolumabe e atezolizumabe) são aprovados pela FDA para uso em câncer de pulmão metastático (Hellman & West, 2020; Yang, Zhang & Wang, 2019). Além disso, pembrolizumabe combinado com quimioterapia pode ser usado como opção de primeira linha para CPNPC metastático. Durvalumabe é o único agente aprovado pela FDA para casos inoperáveis de CPNPC (Hellmann & West, 2020). Os inibidores dos pontos de controle imunológicos são administrados por infusão IV a cada 2 a 4 semanas durante alguns meses ou por até 1 ano. Esses agentes são, em geral, bem tolerados com poucos efeitos adversos, sobretudo quando comparados a outros agentes quimioterápicos. Os efeitos colaterais incluem fadiga, erupção cutânea e diarreia (ACS, 2019).

Boxe 19.25 — LISTA DE VERIFICAÇÃO DO CUIDADO DOMICILIAR
Paciente submetido à toracotomia

Ao concluírem as orientações, o paciente e/ou o cuidador devem ser capazes de:

- Nomear o procedimento que foi realizado e identificar quaisquer mudanças permanentes na estrutura ou função anatômica, bem como as alterações em AVDs, AIVDs, papéis, relacionamentos e espiritualidade
- Indicar o nome, a dose, os efeitos colaterais, a frequência e o horário de uso de todos os medicamentos
- Identificar as intervenções e as estratégias (p. ex., equipamento médico durável, oxigênio e equipamento adaptativo) usadas na adaptação às alterações permanentes na estrutura ou função
- Descrever o esquema terapêutico pós-operatório em curso, incluindo dieta e atividades a serem realizadas (p. ex., caminhada e exercícios respiratórios) e limitadas ou evitadas (p. ex., levantar peso, dirigir automóveis e esportes de contato)
    - Alternar caminhadas e outras atividades com períodos de descanso frequentes, prevendo fraqueza e fadiga nas primeiras 3 semanas
    - Caminhar em ritmo moderado, aumentando de modo gradual e persistente o tempo e a distância caminhada
    - Realizar exercícios de ombro e cotovelo, conforme prescrito
    - Realizar exercícios respiratórios várias vezes ao dia durante as primeiras semanas em casa
    - Evitar levantar mais de 9 kg até a cicatrização completa; os músculos do tórax e a incisão podem estar mais fracos do que o normal por 3 a 6 meses depois da cirurgia
    - Utilizar calor local e analgesia VO para aliviar a dor intercostal
- Interromper imediatamente qualquer atividade que cause fadiga excessiva, aumento da falta de ar ou dor torácica
- Evitar irritantes brônquicos (fumaça, vapor, poluição do ar, *sprays* aerossóis)
- Evitar o contato com pessoas com resfriados conhecidos ou infecções pulmonares
- Descrever os sinais e sintomas de complicações (p. ex., aumento da dispneia, febre, agitação, alterações no estado mental, mudança na frequência ou no padrão respiratório, aumento da dor ou sangramento por incisão)
- Relatar como contatar o médico em caso de perguntas ou complicações
- Declarar data e hora das consultas de acompanhamento
- Tomar a vacina contra a gripe anualmente e discutir a vacinação contra a pneumonia com o médico
- Relacionar os recursos da comunidade e encaminhamentos, se houver
- Identificar a necessidade de promoção da saúde (p. ex., redução do peso corporal, cessação do tabagismo, controle do estresse), prevenção de doenças e atividades de triagem.

Recursos

- Para mais informações sobre oxigenoterapia domiciliar, ver Boxe 20.7, no Capítulo 20, e para mais informações sobre a realização de exercícios de ombro e cotovelo, ver Boxe 19.23.

AIVDs: atividades instrumentais da vida diária; AVDs: atividades da vida diária; VO: via oral.

Cuidados paliativos

Deve-se considerar o uso de cuidados paliativos, concomitantemente ao cuidado oncológico convencional, para o paciente com câncer de pulmão no início do curso da doença ou para qualquer paciente com câncer metastático ou elevada carga de sintomas. No câncer de pulmão, o tratamento paliativo pode incluir radioterapia para reduzir o tumor, a fim de proporcionar alívio da dor, e uma série de intervenções broncoscópicas para abrir um brônquio ou via respiratória estreitada e controlar a dor, bem como outras medidas de conforto. A avaliação e o encaminhamento para cuidados paliativos são importantes no planejamento para o cuidado de fim de vida confortável e digno para o paciente e sua família (ver Capítulo 13).

Complicações

Uma variedade de complicações pode ocorrer como resultado do tratamento do câncer de pulmão. A ressecção cirúrgica pode resultar em insuficiência respiratória, particularmente se o sistema cardiopulmonar estiver comprometido antes da cirurgia; as complicações cirúrgicas e a ventilação mecânica prolongada são potenciais resultados. Apesar dos avanços e aprimoramentos da radioterapia, ainda ocorrem complicações, inclusive redução da função cardiopulmonar e outras complicações, como fibrose pulmonar, pericardite, mielite e *cor pulmonale* (Benveniste, Gomez, Brett et al., 2019). A quimioterapia, principalmente em combinação à radioterapia, pode causar pneumonia; a toxicidade pulmonar é um potencial efeito colateral da quimioterapia.

Manejo de enfermagem

O cuidado de enfermagem a pacientes com câncer de pulmão é semelhante ao de outros pacientes com câncer (ver Boxe 12.6, no Capítulo 12) e aborda suas necessidades fisiológicas e psicológicas. Os problemas fisiológicos são decorrentes sobretudo das manifestações respiratórias da doença. O cuidado de enfermagem inclui estratégias para garantir o alívio da dor e do desconforto e prevenir complicações.

Manejo dos sintomas

O enfermeiro deve explicar ao paciente e familiares sobre os potenciais efeitos colaterais do tratamento específico e as estratégias para controlá-los. Estratégias para o manejo de sintomas como dispneia, fadiga, náuseas, vômitos e anorexia ajudam o paciente e os familiares a lidar com as medidas terapêuticas.

Alívio de problemas respiratórios

As técnicas de desobstrução brônquica são fundamentais para manter a permeabilidade das vias respiratórias por meio da remoção de secreções excessivas. Isso pode ser conseguido com exercícios de respiração profunda, fisioterapia respiratória, tosse dirigida, aspiração e, em alguns casos, broncoscopia. Fármacos broncodilatadores podem ser prescritos para promover a dilatação brônquica. À medida que se amplia ou se dissemina, o tumor pode comprimir um brônquio ou envolver uma grande área de tecido pulmonar, resultando em um padrão respiratório prejudicado e déficit nas trocas gasosas. Em algum estágio da doença, provavelmente será necessária suplementação de oxigênio.

As medidas de enfermagem se concentram em diminuir a dispneia, incentivar o paciente a assumir posições que promovam a expansão pulmonar e realizar exercícios respiratórios para a expansão pulmonar e o relaxamento. São também necessárias orientações ao paciente sobre conservação de energia e técnicas de desobstrução brônquica. Muitas das técnicas utilizadas na reabilitação pulmonar podem ser aplicadas a pacientes com câncer de pulmão. Dependendo da gravidade da doença e da vontade do paciente, o encaminhamento a um programa de reabilitação pulmonar pode ser útil no manejo dos sintomas respiratórios.

Redução da fadiga

A fadiga é um sintoma devastador que afeta a qualidade de vida de pacientes com câncer. É comumente experimentada por pacientes com câncer de pulmão e pode estar relacionada com a própria doença, o tratamento do câncer e complicações (p. ex., anemia), transtorno do sono, dor e desconforto, hipoxemia, má nutrição ou ramificações psicológicas da doença (p. ex., ansiedade e depressão) (ver discussão sobre as estratégias de enfermagem para reduzir a fadiga no Capítulo 12).

Fornecimento de apoio psicológico

Outra parte importante do cuidado de enfermagem ao paciente com câncer de pulmão é a prestação de apoio psicológico e a identificação de potenciais recursos para o paciente e os familiares. Muitas vezes, o enfermeiro deve ajudar o paciente e a família a lidar com:

- Mau prognóstico e progressão relativamente rápida da doença
- Tomada de decisão informada sobre as possíveis opções de tratamento
- Métodos para manter a qualidade de vida durante o curso da doença
- Opções de tratamento de fim de vida.

Os enfermeiros com formação em oncologia atuam como *nurse navigators* para auxiliar o paciente e seus familiares a lidarem e coordenarem os muitos desafios na prestação de cuidados no câncer. Jeyathevan, Lemonde e Cooper Brathwaite (2017) estudaram a efetividade da atuação do *nurse navigator* em termos de auxílio aos pacientes e seus familiares no enfrentamento das complexidades de um diagnóstico de câncer (Boxe 19.26).

Considerações gerontológicas

No momento do diagnóstico de câncer de pulmão, a maior parte dos pacientes tem mais de 65 anos e doença em estágio III ou IV (Midthun, 2019). Em pacientes idosos, o tratamento do câncer é complexo e desafiador. Embora a idade não seja um fator prognóstico para a sobrevida global e resposta ao tratamento para o CPNPC ou CPPC, os pacientes idosos têm necessidades específicas. A ocorrência de comorbidades e o estado cognitivo, funcional, nutricional e social do indivíduo são questões importantes a serem consideradas com o paciente de idade avançada. Dependendo das comorbidades

---

Boxe 19.26 — PERFIL DE PESQUISA DE ENFERMAGEM

O papel do *nurse navigator* oncológico

Jeyathevan, G., Lemonde, M. & Cooper Brathwaite, A. (2017). The role of oncology nurse navigators in facilitating continuity of care within the diagnostic phase for adult patients with lung cancer. *Canadian Oncology Nursing Journal, 27*(1), 74–87.

Finalidade

Uma tendência emergente no manejo efetivo do câncer é o uso de *nurse navigators*. O propósito desse estudo de pesquisa qualitativa fenomenológico era explorar a efetividade desse profissional na viabilização dos cuidados prestados ao paciente com câncer de pulmão durante o período diagnóstico. Os pesquisadores exploraram, segundo as perspectivas do *nurse navigator* e do paciente, os componentes clínicos e organizacionais da atuação e o impacto na continuidade dos cuidados e do empoderamento do paciente. Esse relato publicado focou na continuidade dos cuidados segundo as dimensões de informações, manejo e continuidade relacional.

Metodologia

Esse estudo foi orientado por um arcabouço bidimensional que analisa a organização e o papel clínico do *nurse navigator*. A "experiência vivida" pelo paciente e pelo *nurse navigator* foi explorada segundo uma abordagem fenomenológica. A amostragem intencional resultou em oito participantes, quatro pacientes e quatro *nurse navigators*. Os critérios para a participação dos pacientes no estudo incluíram: adultos com 18 anos ou mais, sinais/sintomas suspeitos de câncer de pulmão, fluência na língua inglesa e pelo menos dois contatos anteriores com o *nurse navigator*. Os critérios para a participação dos *nurse navigators* no estudo incluíram: certificação em enfermagem na área de oncologia, conclusão de cursos específicos sobre doença pulmonar e atuação no departamento de diagnóstico de câncer de pulmão como *nurse navigator*. Entrevistas individuais semiestruturadas foram realizadas com cada participante. Além disso, os *nurse navigators* participaram em um grupo de foco.

Achados

Cinco tópicos (temas) principais surgiram de um processo iterativo de análise temática do ponto de vista do paciente com câncer de pulmão e do *nurse navigator*. Os tópicos identificados incluíram cuidados focados no paciente, avaliação das necessidades, tomada de decisão compartilhada, acessibilidade e eliminação de barreiras. Esses temas correspondiam à continuidade do cuidado relacionada à continuidade informacional, gerencial e relacional.

Implicações para a enfermagem

Pouco se sabe sobre o impacto dos *nurse navigators* na experiência do paciente durante os períodos de diagnóstico e tratamento do câncer. Dessa maneira, essa pesquisa fornece evidências empíricas sobre a importância desse profissional durante o período de diagnóstico do câncer segundo a percepção dos pacientes e dos *nurse navigators*. O cuidado focado no paciente foi reforçado pelo fornecimento de informações personalizadas e oportunas que ajudaram os pacientes a compreender os exames diagnósticos e o subsequente acompanhamento. A avaliação das necessidades por via telefônica se mostrou crucial, porque o *nurse navigator* em oncologia explorou não apenas os sintomas clínicos e os aspectos sociais, mas também incluiu uma avaliação das preocupações culturais antes da primeira visita do paciente ao centro de oncologia. Essas interações apoiaram o tema de tomada de decisão compartilhada; os participantes se sentiram empoderados, em vez de impotentes, porque o *nurse navigator* em oncologia os envolveu nos cuidados. Empatia e comunicação terapêutica foram verbalizadas no tema de acessibilidade. Os participantes reconheceram a conexão "profissional-pessoal" com o *nurse navigator* em oncologia. Graças ao relacionamento de confiança formado, barreiras foram eliminadas e foi possível abordar todos os aspectos do cuidado durante essa fase do atendimento. A pesquisa apoia os padrões de melhores práticas para a atuação do *nurse navigator* e fornece um arcabouço para estudo continuado em outras especialidades de cuidado.

e do estado funcional do paciente idoso, pode ser necessário ajustar agentes quimioterápicos, doses e ciclos para manter a qualidade de vida.

TUMORES DO MEDIASTINO

Os tumores do mediastino incluem linfomas, cistos e tumores neurogênicos, do timo, de células germinativas e mesenquimais. Esses tumores podem ser malignos ou benignos. Geralmente são descritos em relação à localização: massas ou tumores anteriores, médios ou posteriores.

Manifestações clínicas

Quase todos os sintomas dos tumores de mediastino resultam da pressão da massa contra órgãos intratorácicos importantes. Os sintomas podem incluir tosse, sibilos, dispneia, dor no tórax anterior ou pescoço, abaulamento da parede torácica, palpitações cardíacas, angina e outros distúrbios circulatórios, cianose central, síndrome da veia cava superior (i. e., edema da face, pescoço e membros superiores), distensão marcada das veias do pescoço e da parede torácica (sinal da obstrução de grandes veias do mediastino por compressão extravascular ou invasão intravascular) e disfagia e perda de peso pela pressão ou invasão do esôfago (Berry, 2019).

Avaliação e achados diagnósticos

As radiografias de tórax são o principal método utilizado inicialmente para diagnosticar tumores e cistos mediastinais. A TC é o exame padrão para a avaliação do mediastino e estruturas adjacentes. A RM e a PET podem ser utilizadas em algumas circunstâncias (Berry, 2019).

Manejo clínico

Se o tumor for maligno e infiltrar-se no tecido circundante e a remoção cirúrgica completa não for viável, realizam-se a radioterapia, a quimioterapia ou ambas.

Contudo, muitos tumores do mediastino são benignos e operáveis. A localização do tumor (compartimento anterior, médio ou posterior) no mediastino determina o tipo de incisão; a mais comumente usada é a esternotomia mediana; no entanto, pode ser realizada toracotomia, dependendo da localização do tumor. Abordagens adicionais incluem toracotomia anterior bilateral (incisão tipo *clamshell*) e cirurgia toracoscópica assistida por vídeo. O cuidado é o mesmo prestado a qualquer paciente submetido a cirurgia torácica. As principais complicações incluem hemorragia, lesão do nervo frênico ou laríngeo recorrente e infecção.

TRAUMATISMO TORÁCICO

Lesões torácicas ocorreram em mais de 194.622 pacientes e contribuíram para 22,58% dos tipos de traumatismos registrados recentemente em um banco de dados norte-americano sobre traumatismos (American College of Surgeons, 2016). Quatro das 10 principais complicações em pacientes traumáticos estavam relacionadas com o sistema respiratório: pneumonia, TVP/EP, extubação não planejada e lesão pulmonar aguda/SARA (American College of Surgeons, 2016). O traumatismo torácico de grande porte pode ocorrer isoladamente ou em combinação a várias outras lesões. Ele é classificado como contuso ou penetrante. O traumatismo torácico contuso resulta da compressão súbita ou pressão positiva infligida à parede torácica; o do tipo penetrante ocorre quando um objeto estranho penetra a parede torácica.

TRAUMATISMO CONTUSO

No geral, as lesões torácicas contusas são diretamente responsáveis por 20 a 25% de todas as mortes por traumatismo (Mancini, 2018). Apesar de o traumatismo torácico contuso ser mais comum do que o penetrante, muitas vezes é difícil identificar a extensão de seus danos, pois os sintomas podem ser generalizados e vagos. Além disso, os pacientes podem não procurar atendimento médico imediato, o que pode complicar o problema.

Fisiopatologia

As causas mais comuns de traumatismo torácico contuso são os acidentes automobilísticos (traumatismo pelo volante, cinto de segurança), as quedas e os acidentes com bicicleta (traumatismo contra o guidão). Os tipos de traumatismo torácico contuso incluem: as fraturas da parede torácica, as luxações e o barotrauma (incluindo lesões do diafragma); as lesões de pleura, pulmões e trato aerodigestório; e as lesões contusas de coração, grandes artérias, veias e vasos linfáticos (Mancini, 2018). As lesões do tórax muitas vezes são fatais e resultam em um ou mais dos seguintes estados patológicos:

- Hipoxemia pela ruptura das vias respiratórias; lesão do parênquima pulmonar, caixa torácica e musculatura respiratória; hemorragia maciça; colapso pulmonar; e pneumotórax
- Hipovolemia pela perda maciça de líquidos por grandes vasos, ruptura cardíaca ou hemotórax
- Insuficiência cardíaca pelo tamponamento cardíaco, contusão cardíaca ou aumento da pressão intratorácica.

Esses estados patológicos frequentemente resultam em $\dot{V}/\dot{Q}$ prejudicada, levando a lesão renal aguda, choque hipovolêmico e morte.

Avaliação e achados diagnósticos

Como o tempo é fundamental no tratamento do traumatismo torácico, o paciente deve ser avaliado imediatamente para determinar o tempo decorrido desde a lesão, o mecanismo de lesão, o nível de responsividade, as lesões específicas, a perda de sangue estimada, o uso recente de fármacos ou bebidas alcoólicas e o tratamento pré-hospitalar. A avaliação inicial das lesões torácicas inclui o exame quanto a sinais de obstrução das vias respiratórias, pneumotórax hipertensivo, pneumotórax aberto, hemotórax maciço, tórax instável e tamponamento cardíaco. Essas lesões são fatais e requerem tratamento imediato. A avaliação secundária inclui o exame quanto a sinais de pneumotórax simples, hemotórax, contusão pulmonar, ruptura traumática de aorta, ruptura traqueobrônquica, perfuração esofágica, lesão diafragmática traumática e lesões penetrantes ao mediastino. Embora listadas como secundárias, essas lesões também podem ser fatais.

O exame físico inclui a inspeção das vias respiratórias, tórax, veias do pescoço e dificuldade respiratória. As especificidades incluem a avaliação da frequência e da profundidade da respiração em busca de anormalidades como estridor, cianose, batimento de asa de nariz, uso de músculos acessórios, salivação excessiva e traumatismo evidente no rosto, boca ou pescoço. O tórax deve ser examinado quanto a simetria do movimento e dos sons respiratórios, ferimentos abertos, entrada ou saída de feridas, objetos empalados, desvio traqueal, veias do pescoço distendidas e enfisema subcutâneo. Além disso, a parede torácica é examinada em busca de movimento paradoxal, hematomas, petéquias, lacerações e queimaduras. Os sinais vitais e a coloração da pele são avaliados quanto a sinais de choque. O tórax é palpado para verificar se há dor e crepitação; avalia-se também a posição da traqueia.

A investigação diagnóstica inicial inclui radiografia de tórax, TC, hemograma completo, estudos de coagulação, tipagem sanguínea e reação cruzada, eletrólitos, saturação de oxigênio, gasometria arterial e ECG. O paciente é despido completamente para evitar que lesões adicionais que possam complicar o atendimento passem despercebidas. Muitos pacientes com lesões envolvendo o tórax têm lesões associadas na cabeça e no abdome que requerem atenção. A avaliação contínua é essencial para monitorar a resposta do paciente ao tratamento e para detectar os primeiros sinais de deterioração clínica.

Manejo clínico

Os objetivos do tratamento são avaliar a condição do paciente e iniciar a reanimação agressiva. Estabelece-se imediatamente uma via respiratória com suporte de oxigênio e, em alguns casos, intubação orotraqueal e suporte ventilatório. É essencial restabelecer o volume de líquido e a pressão negativa intrapleural, bem como drenar o líquido pleural e o sangue.

O potencial para perda maciça de sangue e exsanguinação com a lesão contusa ou penetrante do tórax é alto, por causa da lesão aos grandes vasos sanguíneos. Muitos pacientes morrem no local do acidente ou estão em estado de choque no momento que a ajuda chega. A agitação e o comportamento irracional e combativo são sinais de fornecimento de oxigênio diminuído para o córtex cerebral. As estratégias para restaurar e manter a função cardiopulmonar incluem: garantir uma via respiratória e ventilação adequadas, estabilizar e restabelecer a integridade da parede torácica, ocluir qualquer abertura no tórax (pneumotórax aberto) e drenar ou remover todo o ar ou líquido do tórax para aliviar o pneumotórax, hemotórax ou tamponamento cardíaco. A hipovolemia e o baixo débito cardíaco devem ser corrigidos. Muitos desses esforços de tratamento, juntamente ao controle da hemorragia, são realizados simultaneamente no local da lesão ou na unidade de urgência e emergência. Dependendo do sucesso dos esforços para controlar a hemorragia na emergência, o paciente pode ser levado imediatamente para o centro cirúrgico. Os princípios do manejo são, em essência, aqueles referentes ao cuidado do paciente em pós-operatório de tórax (Urden et al., 2018).

Fraturas do esterno e de costelas

As fraturas de esterno são mais comuns em acidentes automobilísticos, com um golpe direto do esterno contra o volante. As fraturas de costelas são o tipo mais comum de traumatismo torácico com lesão contusa do tórax (Mancini, 2018). A maior parte das fraturas de costelas é benigna e tratada de modo conservador; as costelas IV a X são as mais frequentemente envolvidas. As fraturas das três primeiras costelas são raras, mas têm alta taxa de mortalidade, porque estão associadas à laceração da artéria ou veia subclávia. As fraturas das costelas inferiores estão associadas à lesão do baço e do fígado, que podem ser dilacerados por seções fragmentadas da costela. Mostrou-se que os pacientes idosos com fratura de três ou mais costelas têm taxa de mortalidade cinco vezes maior e aumento em quatro vezes na incidência de pneumonia (Mancini, 2018).

Manifestações clínicas

Pacientes com fraturas do esterno têm dor torácica anterior, que se sobrepõe à dor à palpação, equimose, crepitação, edema e possível deformidade da parede torácica. Para os pacientes com fraturas de costelas, as manifestações clínicas são semelhantes: dor intensa, sensibilidade pontual e espasmo muscular sobre a área da fratura, que são agravados por tosse, respiração profunda e movimento. A área em torno da fratura pode estar lesionada. Para reduzir a dor, o paciente imobiliza o tórax respirando de maneira superficial e evita suspiros, respirações profundas, tosse e movimento. A relutância em se mover ou respirar profundamente resulta em ventilação diminuída, atelectasia (colapso de alvéolos não ventilados), pneumonite e hipoxemia. O resultado pode ser insuficiência e parada respiratória.

Avaliação e achados diagnósticos

O paciente deve ser cuidadosamente examinado quanto a lesões cardíacas subjacentes. O som de crepitação e raspado no tórax (crepitação SC) pode ser detectado à ausculta. A investigação diagnóstica pode incluir radiografias de tórax e das costelas de uma área específica, ECG, oximetria de pulso contínua e gasometria arterial.

Manejo clínico

O manejo clínico é direcionado a aliviar a dor, evitar atividades excessivas e tratar eventuais lesões associadas. A fixação cirúrgica raramente é necessária, a menos que os fragmentos estejam grosseiramente deslocados e representem um potencial de lesão adicional.

Os objetivos do tratamento das fraturas de costelas são controlar a dor e detectar e tratar a lesão. A sedação é usada para aliviar a dor e possibilitar a respiração profunda e a tosse. Deve-se tomar cuidado para evitar a sedação excessiva e a supressão do impulso respiratório. Estratégias alternativas para aliviar a dor incluem o bloqueio do nervo intercostal e a aplicação de gelo sobre o local da fratura. Uma cinta de tórax pode ser utilizada como tratamento de suporte para fornecer estabilidade à parede torácica e reduzir a dor. O paciente é orientado a aplicar a cinta com conforto suficiente para dar apoio, mas sem prejudicar a excursão respiratória. Normalmente, a dor diminui em 5 a 7 dias, e o desconforto pode ser aliviado com analgesia epidural, ACP ou analgesia não opioide. A maior parte das fraturas de costelas se consolida em 3 a 6 semanas. O paciente é monitorado atentamente quanto aos sinais e sintomas de lesões associadas.

Tórax instável

Tórax instável é, com frequência, uma complicação de traumatismo torácico não penetrante (contuso), que pode ser provocado por colisão de veículo automobilístico (provocado pelo volante), atropelamento por veículo automotivo, queda de altura significativa sobre o tórax ou assalto com arma contundente. A incidência de tórax instável em pacientes vítimas de lesão na parede torácica é de 5 a 13% (Sarani, 2019). Ocorre quando três ou mais costelas adjacentes (várias costelas contíguas) são fraturadas em dois ou mais locais, resultando em segmentos de costelas flutuantes. Pode também ocorrer em caso de combinação de fraturas de costelas e cartilagens costais ou esterno. Como resultado, a parede torácica perde estabilidade, causando prejuízo à respiração e dificuldade respiratória geralmente grave.

Fisiopatologia

Durante a inspiração, conforme o tórax se expande, a parte destacada do segmento de costela (segmento instável) move-se de modo paradoxal (fenômeno *pendelluft*), sendo puxada para dentro durante a inspiração, reduzindo o volume de ar que consegue adentrar os pulmões. Na expiração, como a pressão intratorácica excede a pressão atmosférica, o segmento instável abaula externamente, prejudicando a capacidade do paciente de expirar. O mediastino então desloca-se de volta para o lado afetado (Figura 19.11). Essa ação paradoxal resulta em aumento do espaço morto, redução da ventilação alveolar e diminuição da complacência. As secreções das vias respiratórias acumuladas e a atelectasia frequentemente acompanham o tórax instável. O paciente tem hipoxemia, e, se as trocas gasosas forem grandemente comprometidas, desenvolve-se acidose respiratória como resultado da retenção de dióxido de carbono. Muitas vezes segue-se a ocorrência de hipotensão, perfusão tissular inadequada e acidose metabólica conforme o movimento paradoxal do mediastino diminui o débito cardíaco.

Manejo clínico

Tal como na fratura de costela, o tratamento do tórax instável geralmente é de suporte. O manejo inclui o fornecimento de suporte ventilatório, a remoção das secreções pulmonares e o controle da dor. O manejo específico depende do grau de disfunção respiratória. Se apenas um pequeno segmento do tórax estiver envolvido, os objetivos são liberar as vias respiratórias por meio do posicionamento, promover a tosse, respirar profundamente e aspirar para ajudar na expansão do pulmão e aliviar a dor por bloqueio do nervo intercostal, bloqueio peridural torácico alto ou uso cauteloso de analgésicos opioides.

Para lesões de tórax instável leves a moderadas, a contusão pulmonar subjacente é tratada por meio do monitoramento da ingestão e reposição adequada de líquidos, aliviando dores no tórax. Realiza-se fisioterapia respiratória com foco na expansão do volume pulmonar e técnicas de manejo das secreções. O paciente é monitorado atentamente quanto a comprometimento respiratório adicional.

Para lesões de tórax instável graves, a intubação endotraqueal e a ventilação mecânica são necessárias para fornecer estabilização pneumática interna do tórax instável e corrigir anormalidades nas trocas gasosas. Isso ajuda a tratar a contusão pulmonar subjacente, estabiliza a caixa torácica a fim de possibilitar que as fraturas se consolidem e melhora a ventilação alveolar e o volume intratorácico, pela diminuição no trabalho respiratório. Utilizam-se diferentes modos de ventilação, dependendo da doença subjacente e das necessidades específicas do paciente.

Sistemas de fixação de costelas podem ser utilizados no caso de fratura de três ou mais costelas ou de tórax instável, com o propósito de estabilização da parede torácica. Esses sistemas são inseridos internamente no centro cirúrgico, de preferência nas primeiras 72 horas após a lesão; os benefícios do uso desses sistemas incluem redução do sangramento, da inflamação e das deformidades da parede torácica. Entre as contraindicações da estabilização da parede torácica estão lesão cerebral traumática e fraturas instáveis de vértebras. Ainda há controvérsias sobre a eficácia geral da estabilização da parede torácica quando existe contusão pulmonar concomitante (Milanez de Campos & White, 2018).

Independentemente do tipo de tratamento, o paciente é monitorado com atenção por meio de radiografias de tórax seriadas, gasometria arterial, oximetria de pulso e monitoramento da função pulmonar à beira do leito. O manejo da dor é fundamental para o sucesso do tratamento. A ACP, os bloqueios do nervo intercostal, a analgesia epidural e a administração intrapleural de opioides podem ser utilizados para aliviar ou controlar a dor torácica.

Contusão pulmonar

A contusão pulmonar é uma lesão torácica comum definida como o dano aos tecidos pulmonares que resulta em hemorragia e edema localizado. Está frequentemente associada ao tórax instável ou ao traumatismo torácico, quando há compressão e descompressão rápida da parede torácica (*i. e.*, traumatismo contuso). A contusão pulmonar representa um espectro de lesões pulmonares caracterizado pelo desenvolvimento de infiltrados, vários graus de disfunção respiratória e, às vezes, insuficiência respiratória. É com frequência citada como a lesão torácica potencialmente fatal mais comum; no entanto, a mortalidade é muitas vezes atribuída a outras lesões associadas. A contusão pulmonar pode não ser evidente inicialmente ao exame, mas se desenvolve no período pós-traumático; pode envolver uma pequena porção de um pulmão, uma seção maciça, um pulmão inteiro ou ambos os pulmões. Dependendo da extensão da lesão, esse tipo de traumatismo pode estar associado a taxa de mortalidade superior a 50% (Mancini, 2018).

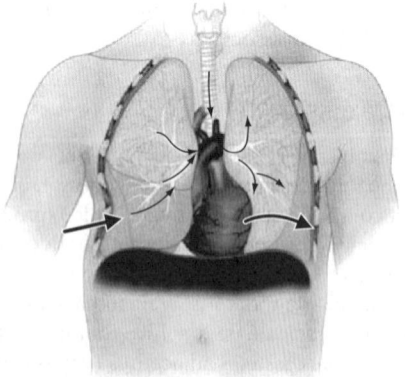 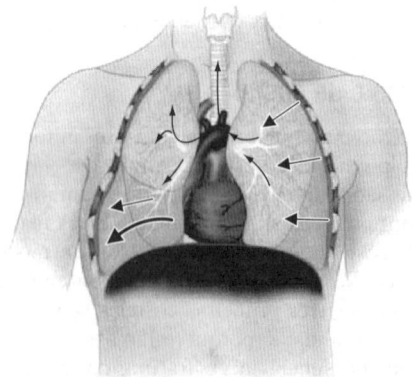

A. Inspiração   **B.** Expiração

Figura 19.11 • O tórax instável é causado por um segmento da caixa torácica flutuando livremente em decorrência de múltiplas fraturas de costelas. **A.** O movimento paradoxal na inspiração ocorre quando o segmento de costela instável é sugado para dentro e as estruturas do mediastino deslocam-se para o lado não afetado. A quantidade de ar que entra no pulmão afetado é reduzida. **B.** Na expiração, o segmento instável abaúla externamente, e as estruturas do mediastino deslocam-se de volta para o lado afetado.

Fisiopatologia

O defeito patológico primário é o acúmulo anormal de líquido nos espaços intersticiais e intra-alveolares. Acredita-se que a lesão ao parênquima pulmonar e sua rede capilar resulte em vazamento de proteína sérica e plasma. O vazamento de proteína sérica exerce uma pressão osmótica que aumenta a perda de líquido para os capilares. Sangue, edema e restos celulares (da resposta celular à lesão) entram no pulmão e se acumulam nos bronquíolos e alvéolos, onde interferem nas trocas gasosas. Ocorre aumento na resistência vascular pulmonar e na pressão da artéria pulmonar. O paciente tem hipoxemia e retenção de dióxido de carbono.

Manifestações clínicas

A contusão pulmonar pode ser leve, moderada ou grave. As manifestações clínicas variam de murmúrio vesicular diminuído, taquipneia, taquicardia, dor torácica, hipoxemia e secreções tingidas de sangue até versões mais graves de taquipneia, taquicardia e hipoxemia (cianose), estertores, hemorragia franca e acidose respiratória. Alterações sensoriais, incluindo o aumento na agitação ou comportamento combativo irracional, podem ser sinais de hipoxemia.

Além disso, os pacientes com contusão pulmonar moderada têm grande quantidade de muco, soro e sangue franco no sistema respiratório; os pacientes muitas vezes têm tosse constante, mas não são capazes de remover as secreções. Os indivíduos com contusão pulmonar grave têm sinais e sintomas que espelham a SARA, que podem incluir cianose central, agitação, combatividade e tosse produtiva com secreções sanguinolentas espumantes.

Avaliação e achados diagnósticos

A efetividade das trocas gasosas é determinada pela oximetria de pulso e gasometria arterial. A oximetria de pulso também é utilizada para medir continuamente a saturação de oxigênio. A radiografia de tórax inicial pode não mostrar alterações, pois as mudanças podem não aparecer durante 1 ou 2 dias após a lesão e mostram-se como infiltrados pulmonares.

Manejo clínico

As prioridades de tratamento são manter as vias respiratórias, fornecer oxigenação adequada e controlar a dor. Na contusão pulmonar leve, a hidratação adequada via soluções IV e ingestão é importante para mobilizar as secreções. No entanto, a ingestão de líquidos deve ser monitorada para evitar a hipervolemia. Utilizam-se técnicas de expansão de volume, drenagem postural, fisioterapia, incluindo tosse e aspiração endotraqueal, para remover as secreções. A dor é controlada por bloqueios do nervo intercostal ou por opioides via ACP ou outros métodos. Normalmente, administra-se terapia antimicrobiana, porque o pulmão danificado é suscetível à infecção. O oxigênio suplementar geralmente é administrado por máscara ou cânula durante 24 a 36 horas.

Em pacientes com contusão pulmonar moderada, pode ser necessária uma broncoscopia para remover as secreções. A intubação e a ventilação mecânica com PEEP também podem ser necessárias para manter a pressão e manter os pulmões insuflados. Insere-se um cateter nasogástrico para aliviar a distensão gastrintestinal.

Em pacientes com contusão grave, que podem desenvolver insuficiência respiratória, pode ser necessário tratamento agressivo com intubação orotraqueal e suporte ventilatório, diuréticos e restrição hídrica. Antimicrobianos podem ser prescritos para o tratamento da infecção pulmonar, uma complicação comum da contusão pulmonar (especialmente a pneumonia no segmento contundido), pois o líquido e o sangue que extravasam para os espaços alveolar e intersticial servem como um excelente meio de cultura.

TRAUMATISMO PENETRANTE

Qualquer órgão ou estrutura dentro do tórax é potencialmente suscetível à penetração traumática, como a parede torácica, os pulmões, a pleura, o sistema traqueobrônquico, o esôfago, o diafragma e os vasos sanguíneos torácicos principais, bem como o coração e outras estruturas do mediastino. A consequência clínica do traumatismo torácico penetrante depende do mecanismo de lesão, da sua localização, das lesões associadas e das doenças subjacentes (Shahani, 2017). As lesões comuns incluem pneumotórax e tamponamento cardíaco.

Manejo clínico

O objetivo do manejo imediato é restaurar e manter a função cardiorrespiratória. Depois de garantir uma via respiratória e ventilação adequadas, é necessário realizar um exame quanto aos sinais de choque e lesões intratorácicas e intra-abdominais. Toda a roupa do paciente deve ser retirada para que não passem despercebidas outras lesões (ver discussão sobre avaliação primária e secundária no Capítulo 67). Há alto risco de lesões intra-abdominais associadas a lesões por arma branca abaixo do nível do quinto espaço intercostal anterior. A morte pode resultar de hemorragia exsanguinante ou sepse intra-abdominal.

O exame complementar inclui radiografia de tórax, análise química do sangue, gasometria arterial, oximetria de pulso e ECG. A tipagem e a reação cruzada do sangue do paciente são realizadas em caso de necessidade de transfusão de sangue. Depois de avaliar o estado dos pulsos periféricos, insere-se um cateter IV calibroso. Um cateter de demora é inserido para monitorar o débito urinário, e um cateter nasogástrico é inserido e conectado ao dispositivo de sucção para impedir a aspiração, minimizar a perda de conteúdo abdominal e descomprimir o sistema gastrintestinal.

O choque hemorrágico é tratado simultaneamente com soluções coloides, cristaloides ou sangue, conforme indicado pelo estado do paciente. Os exames complementares são realizados conforme ditado pelas necessidades do paciente (p. ex., TC de tórax e abdome, radiografia do abdome) (ver Capítulo 11).

Um dreno é inserido no espaço pleural na maioria dos pacientes com feridas penetrantes do tórax, a fim de promover reexpansão rápida e contínua dos pulmões; a inserção do dreno frequentemente resulta em evacuação completa do sangue e do ar. O dreno de tórax também possibilita o reconhecimento precoce da hemorragia intratorácica continuada, o que exigiria uma exploração cirúrgica. Se o paciente tiver uma ferida penetrante no coração ou nos grandes vasos, esôfago ou árvore traqueobrônquica, é necessária intervenção cirúrgica.

PNEUMOTÓRAX

O pneumotórax ocorre quando a pleura parietal ou visceral é violada e o espaço pleural é exposto à pressão atmosférica positiva. Normalmente, a pressão no espaço pleural é negativa ou subatmosférica, necessária para manter a insuflação pulmonar. Quando a integridade da pleura é comprometida, o ar entra no espaço pleural e ocorre colapso do pulmão ou de parte dele.

Tipos de pneumotórax

Os tipos de pneumotórax incluem simples, traumático ou hipertensivo.

Pneumotórax simples

O pneumotórax simples, ou espontâneo, ocorre quando o ar entra no espaço pleural em decorrência de comprometimento da integridade da pleura parietal ou visceral. Mais comumente, isso ocorre quando o ar entra no espaço pleural por meio da ruptura de uma bolha ou fístula broncopleural. O pneumotórax pode ocorrer em uma pessoa aparentemente saudável, na ausência de traumatismo, por causa da ruptura de uma bolha cheia de ar, ou vesícula, na superfície do pulmão, possibilitando que o ar das vias respiratórias entre na cavidade pleural. Pode estar associado à doença pulmonar intersticial difusa e enfisema pulmonar grave.

Pneumotórax traumático

O pneumotórax traumático ocorre quando o ar escapa de uma laceração no próprio pulmão e entra no espaço pleural ou por uma ferida na parede torácica. Pode resultar de traumatismo contuso (p. ex., fraturas de costelas), traumatismo penetrante do tórax ou abdome (p. ex., ferimentos por arma branca ou arma de fogo) ou lacerações diafragmáticas. O pneumotórax traumático pode ocorrer durante procedimentos torácicos invasivos (i. e., toracocentese, biopsia pulmonar transbrônquica, inserção de um cateter subclávio) em que a pleura é inadvertidamente perfurada ou pelo barotrauma da ventilação mecânica.

O pneumotórax traumático decorrente de lesão grave ao tórax muitas vezes é acompanhado por hemotórax (acúmulo de sangue no espaço pleural resultante de lacerações dos vasos intercostais, dos grandes vasos ou dos pulmões). Hemopneumotórax (presença de sangue e ar na cavidade pleural) também é comum após traumatismo importante. A cirurgia de tórax pode ser classificada como pneumotórax traumático decorrente do acesso ao espaço pleural e do acúmulo de ar e líquido no espaço pleural.

O pneumotórax aberto é um tipo de pneumotórax traumático. Ocorre quando uma ferida na parede torácica é grande o suficiente para possibilitar que o ar saia e entre livremente da cavidade torácica a cada tentativa de respiração. Como a corrente de ar através do ferimento na parede torácica produz um som de sucção (aspirativo), as lesões são denominadas lesões torácicas em sucção. Nesses pacientes, não só o pulmão colapsa, mas também as estruturas do mediastino (coração e grandes vasos) que se deslocam para o lado ileso a cada inspiração e para a direção oposta na expiração. Isso é denominado desvio ou deslocamento mediastinal e provoca graves problemas circulatórios.

> **Alerta de enfermagem: Qualidade e segurança**
>
> O pneumotórax aberto traumático exige intervenções de emergência. Interromper o fluxo de ar pela abertura na parede torácica é uma medida que salva vidas.

Pneumotórax hipertensivo

O **pneumotórax hipertensivo** ocorre quando o ar é aspirado para dentro do espaço pleural a partir de um pulmão lacerado ou através de uma pequena abertura ou ferida na parede torácica. Pode ser uma complicação de outros tipos de pneumotórax. Em contraste com o pneumotórax aberto, o ar que entra na cavidade torácica a cada inspiração é aprisionado e não pode ser expelido durante a expiração pelas passagens de ar ou pela abertura na parede torácica. Com efeito, ocorre um mecanismo de válvula unidirecional ou válvula esfera quando o ar entra no espaço pleural e não é capaz de sair. A cada respiração, a tensão (pressão positiva) é aumentada dentro do espaço pleural afetado, fazendo com que o pulmão colapse e o coração, os grandes vasos e a traqueia se desviem para o lado não afetado do tórax (desvio do mediastino). Tanto a respiração quanto a função circulatória são comprometidas por causa do aumento na pressão intratorácica, o que diminui o retorno venoso para o coração e provoca diminuição do débito cardíaco e insuficiência da circulação periférica. Em casos extremos, o pulso pode ser indetectável, conhecido como atividade elétrica sem pulso.

Manifestações clínicas

Os sinais e sintomas associados ao pneumotórax dependem do seu tamanho e causa. A dor geralmente é repentina e pode ser pleurítica. O paciente pode ter apenas angústia respiratória mínima, com um leve desconforto no tórax e taquipneia em caso de pneumotórax simples pequeno ou não complicado. Se o pneumotórax for grande e o pulmão colapsar totalmente, ocorre angústia respiratória aguda. O paciente fica ansioso, tem dispneia e sente falta de ar, usando amplamente os músculos acessórios e podendo desenvolver cianose central pela hipoxemia grave.

No exame do tórax para qualquer tipo de pneumotórax, o enfermeiro deve averiguar o alinhamento da traqueia, a expansão do tórax, os sons respiratórios e a percussão do tórax. No pneumotórax simples, a traqueia está na linha média, a expansibilidade do tórax está diminuída, o murmúrio vesicular pode estar reduzido ou ausente e a percussão do tórax pode revelar sons normais ou hiper-ressonância, dependendo do tamanho do pneumotórax. No pneumotórax hipertensivo, a traqueia está deslocada para longe do lado afetado, a expansibilidade torácica pode estar diminuída ou fixa em um estado de hiperexpansão, o murmúrio vesicular está diminuído ou ausente e a percussão do lado afetado revela hiper-ressonância. O quadro clínico inclui "fome de ar", agitação, aumento da hipoxemia, cianose central, hipotensão, taquicardia e sudorese profusa. A Figura 19.12 compara o pneumotórax aberto e o hipertensivo.

Manejo clínico

O manejo clínico do pneumotórax depende de sua causa e gravidade. O objetivo do tratamento é evacuar o ar ou o sangue do espaço pleural, inserindo um dreno de tórax de pequeno calibre (28 Fr) perto do segundo espaço intercostal; esse espaço é utilizado porque é a parte mais fina da parede torácica, portanto minimiza o perigo de entrar em contato com o nervo torácico e deixa uma cicatriz menos visível. Se o paciente também tiver hemotórax, insere-se um dreno de tórax de grosso calibre (32 Fr ou maior), normalmente no quarto ou décimo espaço intercostal, na linha axilar média. O dreno é dirigido posteriormente para drenar o líquido e o ar. Uma vez que o(s) dreno(s) de tórax é(são) inserido(s) e é aplicada aspiração (normalmente 20 mmHg de vácuo), ocorre a descompressão efetivada cavidade pleural (drenagem de sangue ou ar).

Se uma quantidade excessiva de sangue for expelida pelo dreno de tórax em um período relativamente curto, pode ser necessária a autotransfusão, uma técnica que envolve a retirada de sangue drenado do tórax do próprio paciente, filtrando-o e, em seguida, transfundindo-o de volta para o sistema vascular.

Em uma situação de emergência que resulta em pneumotórax, qualquer coisa que seja grande o suficiente pode ser usada para vedar a ferida no tórax – toalha, lenço ou palma da mão. Se estiver consciente, o paciente é orientado a inspirar e fazer força contra a glote fechada. Esta ação ajuda a reexpandir os

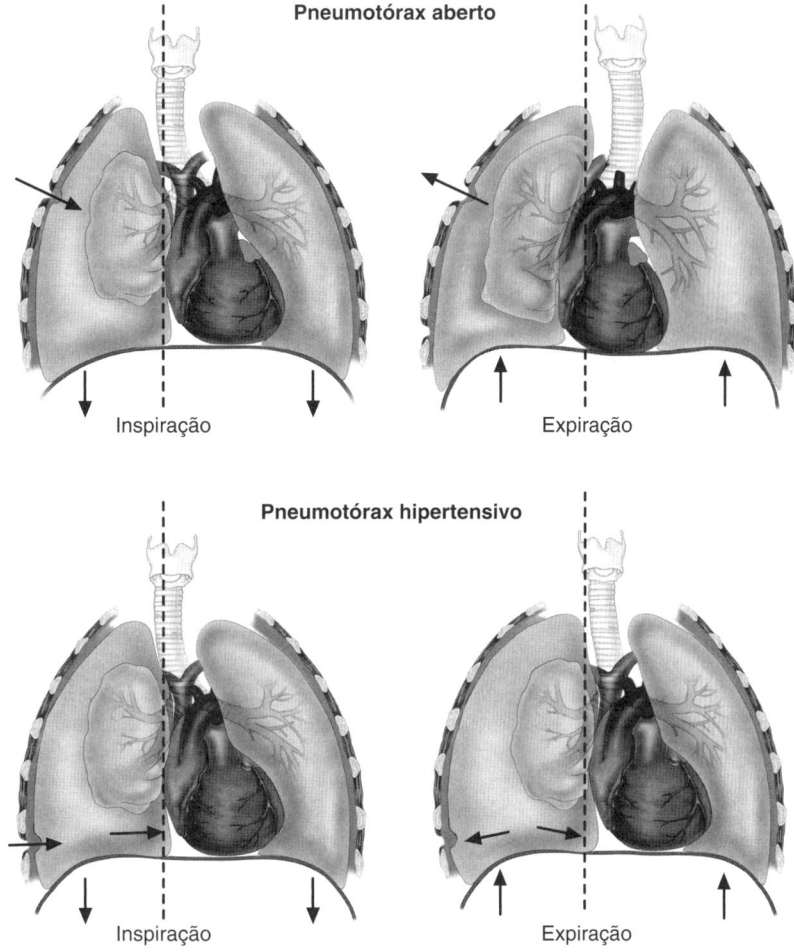

Figura 19.12 • Pneumotórax aberto (*em cima*) e pneumotórax hipertensivo (*embaixo*). No pneumotórax aberto, o ar entra no tórax durante a inspiração e sai durante a expiração. Pode ocorrer um ligeiro desvio do pulmão afetado em decorrência da diminuição na pressão à medida que o ar se move para fora do tórax. No pneumotórax hipertensivo, o ar entra, mas não é capaz de sair do tórax. À medida que a pressão aumenta, o coração e os grandes vasos são comprimidos, e as estruturas do mediastino são deslocadas para o lado oposto do tórax. A traqueia é empurrada de sua posição normal na linha média para o lado oposto do tórax, e o pulmão não afetado é comprimido.

pulmões e a ejetar o ar do tórax. No hospital, a abertura é vedada com gaze impregnada com petrolato (vaselina) e um curativo compressivo. Normalmente, insere-se um dreno de tórax conectado à drenagem com selo d'água para remover o ar e o líquido. Geralmente, prescrevem-se antibióticos para combater a infecção pela contaminação.

A gravidade do pneumotórax aberto depende da quantidade e da taxa de sangramento torácico, assim como da quantidade de ar no espaço pleural. A cavidade pleural pode ser descompactada pela toracocentese ou pela drenagem do sangue ou ar com o dreno de tórax. O pulmão é então capaz de voltar a se reexpandir e retomar a função de trocas gasosas. Como regra geral, a toracotomia é realizada se forem aspirados mais de 1.500 mℓ de sangue inicialmente pela toracocentese (ou a produção inicial do dreno de tórax), ou se a produção do dreno de tórax continuar acima de 200 mℓ/h (Shahani, 2017). A urgência com a qual o sangue deve ser removido é determinada pelo grau de comprometimento respiratório. A toracotomia de emergência também pode ser realizada no setor de urgência e emergência se houver suspeita de lesão cardiovascular secundária a traumatismo torácico ou traumatismo penetrante. O paciente com possível pneumotórax hipertensivo deve receber imediatamente uma alta concentração de oxigênio suplementar para tratar a hipoxemia; deve-se realizar oximetria de pulso para monitorar a saturação de oxigênio. Em uma situação de emergência, o pneumotórax hipertensivo pode ser descompactado ou convertido rapidamente em pneumotórax simples pela inserção de uma agulha de grosso calibre (calibre 14) no segundo espaço intercostal, na linha hemiclavicular do lado afetado. Isto alivia a pressão e libera a pressão positiva para o ambiente externo. Um dreno de tórax é então inserido e ligado à aspiração contínua para remover o ar e o líquido restantes, restabelecer a pressão negativa e reexpandir os pulmões. Se o pulmão se reexpandir e o vazamento de ar a partir do parênquima pulmonar parar, a drenagem adicional pode ser desnecessária. Se o vazamento de ar prolongado continuar apesar da drenagem torácica para o selo d'água, pode ser necessária cirurgia para fechar o vazamento.

Drenagem de tórax

Tubos torácicos e um sistema de drenagem são utilizados para reexpandir o pulmão comprometido e remover o excesso de ar, líquido e sangue e podem ser usados em pacientes que já foram submetidos a toracotomia, como discutido anteriormente. Os sistemas de drenagem de tórax também são frequentemente usados no tratamento do pneumotórax espontâneo e traumatismo que resultam em pneumotórax. A Tabela 19.8 descreve e compara as principais características desses sistemas.

TABELA 19.8 Comparação dos sistemas de drenagem de tórax.[a]

Tipos de sistemas de drenagem de tórax	Descrição	Comentários
Sob selo d'água tradicional Também conhecido como drenagem subaquática	Tem três câmaras: uma de coleta, uma de selo d'água (câmara do meio) e uma úmida de controle do aspirador	Requer a instilação de líquido estéril nas câmaras de selo d'água e de sucção Tem válvulas de liberação de pressão positiva e negativa O borbulhamento intermitente indica que o sistema está funcionando corretamente Pode-se acrescentar sucção adicional conectando o sistema a uma fonte de sucção
Aspiração a seco com selo d'água Também conhecida como sucção a seco	Tem três câmaras: uma de coleta, uma de selo d'água (câmara do meio) e um botão regulador de aspiração	Requer a instilação de líquido estéril na câmara de selo d'água em um nível de 2 cm Não há câmara de sucção preenchida com líquido A pressão de sucção é configurada com um botão regulador de aspiração Tem válvulas de liberação de pressão positiva e negativa Tem um indicador para mostrar que a pressão de sucção está adequada Mais silencioso do que os sistemas tradicionais de selo d'água
Aspirador a seco Também conhecido como sistema de válvula unidirecional	Tem uma válvula mecânica unidirecional que possibilita a saída do ar do tórax e impede o seu retorno a ele	Não há necessidade de encher a câmara de sucção com líquido; assim, pode ser configurado rapidamente em caso de emergência Funciona mesmo se derrubado, o que o torna ideal para pacientes que estão deambulando

[a]Se não for esperada drenagem de líquido, o dispositivo de coleta de drenagem pode não ser necessário.

O mecanismo normal de respiração opera com base no princípio da pressão negativa. A pressão no interior da cavidade torácica normalmente é menor do que a pressão da atmosfera, fazendo com que o ar se mova para dentro dos pulmões durante a inspiração. Sempre que o tórax é aberto, ocorre perda dessa pressão negativa, o que resulta em colapso do pulmão. O acúmulo de ar, líquido ou outras substâncias no tórax pode comprometer a função cardiopulmonar e também pode fazer com que o pulmão colapse. As substâncias patológicas que podem se acumular no espaço pleural incluem fibrina ou sangue coagulado, líquidos (líquidos serosos, sangue, pus, quilo) e gases (ar do pulmão, da árvore traqueobrônquica ou do esôfago).

Os drenos torácicos podem ser inseridos para drenar o líquido ou o ar de qualquer um dos três compartimentos do tórax (espaços pleurais direito e esquerdo e mediastino). O espaço pleural, localizado entre as pleuras visceral e parietal, normalmente contém 20 mℓ ou menos de líquido, o que ajuda a lubrificar as pleuras visceral e parietal (Norris, 2019).

Existem dois tipos de drenos de tórax: drenos de pequeno e de grosso calibre. Os drenos de pequeno calibre (7 a 12 Fr) têm uma válvula unidirecional para evitar que o ar retorne ao tórax e podem ser inseridos por meio de uma pequena incisão na pele. Os cateteres de grande porte, que variam em tamanho até 40 Fr, normalmente são conectados a um sistema de drenagem de tórax para coletar qualquer líquido pleural e monitorar se há vazamentos de ar. Depois de posicionado, o dreno é suturado à pele e conectado a um aparelho de drenagem para remover o ar e o líquido residual do espaço pleural ou do mediastino. Isso resulta na reexpansão do tecido pulmonar remanescente.

Sistemas de drenagem de tórax

Os **sistemas de drenagem de tórax** têm uma fonte de vácuo, uma câmara de coleta de drenagem pleural e um mecanismo para impedir que o ar entre novamente no tórax com a inspiração (Figura 19.13). Diversos tipos de sistemas de drenagem do tórax estão disponíveis para uso na remoção de ar e líquido do espaço pleural e reexpansão dos pulmões; eles podem funcionar com controle de aspiração úmida (selo d'água) ou a seco.

Nos sistemas de sucção úmida, a sucção é determinada pelo volume de água instilado na câmara de sucção. A quantidade de bolhas na câmara indica a força da sucção. Os sistemas úmidos usam um selo d'água para evitar que o ar se mova retrogradamente em direção ao tórax na inspiração. Os sistemas a seco utilizam uma válvula unidirecional e podem ter um botão de controle de sucção no lugar da água. Ambos os sistemas podem operar por drenagem por gravidade, sem uma fonte de sucção.

> **Alerta de enfermagem: Qualidade e segurança**
>
> Quando a sucção de parede estiver desligada, o sistema de drenagem deverá ser aberto para a atmosfera, de modo que o ar intrapleural possa escapar do sistema. Isso pode ser feito desconectando o dreno do acesso de sucção para fornecer um respiradouro.

Sistemas com selo d'água

O sistema tradicional com selo d'água (ou aspiração úmida) para a drenagem de tórax contém três câmaras: uma de coleta, uma de selo d'água e uma de controle de aspiração úmido. A câmara de coleta atua como um reservatório para o líquido oriundo do dreno de tórax e é graduada a fim de possibilitar a fácil mensuração do conteúdo drenado. Pode-se adicionar aspiração para criar pressão negativa e promover a drenagem de líquido e a remoção do ar. A câmara de controle de aspiração regula a pressão negativa aplicada ao tórax, e a aspiração é determinada pelo nível da água. Normalmente, é fixada em 20 cmH_2O; o acréscimo de mais líquido resulta em mais aspiração. Depois de o aparelho ser ligado, aparecem borbulhas na câmara de aspiração. Existe uma válvula de pressão positiva localizada na parte superior da câmara de aspiração que se abre automaticamente com o aumento da pressão positiva no sistema. O ar é liberado automaticamente por meio de uma válvula de alívio de pressão positiva se o tubo de aspiração for inadvertidamente pinçado ou estiver torcido.

A câmara de selo d'água tem uma válvula unidirecional ou selo d'água que impede que o ar se retorne para o tórax quando o paciente inspira. Há aumento do nível da água com

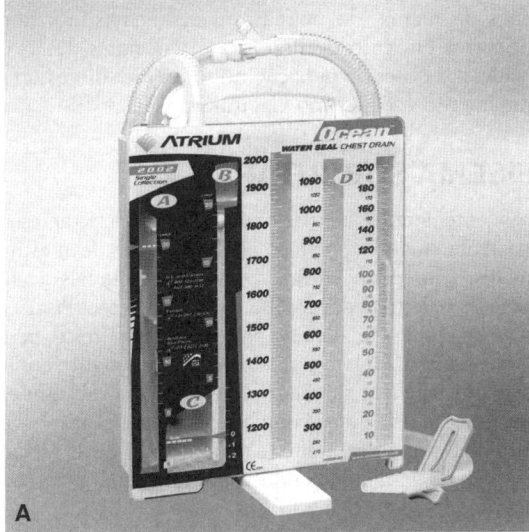

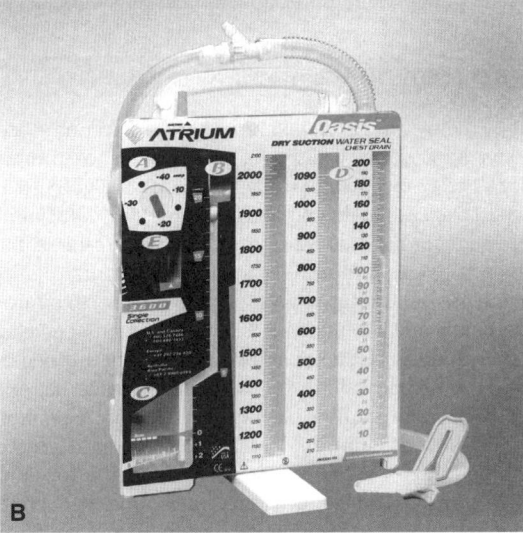

Figura 19.13 • Sistemas de drenagem de tórax. **A.** O Atrium Ocean® é um exemplo de sistema de drenagem de tórax com selo d'água composto de uma câmara de drenagem e uma câmara de selo d'água. O controle de aspiração é determinado pela altura da coluna de água naquela câmara (normalmente 20 cm). A, Câmara de controle de sucção; B, Câmara de selo d'água; C, Zona de vazamento de ar; D, Câmara de coleta. **B.** O Atrium Oasis® é um exemplo de sistema de sucção a seco com selo d'água que utiliza um regulador mecânico para controle de vácuo, uma câmara de selo d'água e uma câmara de drenagem. A, Regulador de aspiração a seco; B, Câmara de selo d'água; C, Monitor de vazamento de ar; D, Câmara de coleta; E, Monitor de sucção. Fotos usadas com permissão de Atrium Medical Corporation, Hudson, NH.

a inspiração e retorno ao nível basal durante a expiração; isso é chamado de flutuação. O borbulhamento intermitente na câmara de selo d'água é normal, mas o borbulhamento contínuo pode indicar vazamento de ar. O borbulhamento e a flutuação não ocorrem quando o tubo está colocado no espaço mediastinal; no entanto, o líquido pode pulsar com o batimento cardíaco do paciente. Se o dreno estiver ligado apenas à drenagem por gravidade, não é utilizada aspiração. A pressão é igual à do selo d'água. Existem sistemas de drenagem de tórax de duas câmaras (selo d'água e coleta) para pacientes que precisam apenas de drenagem por gravidade.

O nível de água na câmara de selo d'água reflete a pressão negativa existente na cavidade intratorácica. A elevação do nível de água indica pressão negativa no espaço pleural ou mediastinal. A pressão excessivamente negativa pode causar traumatismo aos tecidos, mas a maior parte dos sistemas de drenagem de tórax tem um meio automático para evitar excesso de pressão. A compressão sustentada de um respiradouro manual com alta negatividade (geralmente localizado na parte superior do sistema de drenagem de tórax) até que o nível de água na câmara de selo d'água retorne à marca de 2 cm, evita-se a pressão excessivamente negativa e, por conseguinte, danos aos tecidos.

> **Alerta de enfermagem: Qualidade e segurança**
>
> Se o dreno de tórax e o sistema de drenagem se desconectarem, pode entrar ar no espaço pleural, produzindo um pneumotórax. Para evitar essa situação, pode-se estabelecer um selo d'água temporário imergindo a extremidade aberta do dreno de tórax em um frasco com água estéril.

Sistemas de selo d'água de vácuo a seco

Os sistemas de selo d'água de vácuo a seco, também conhecidos como sistemas de vácuo a seco, têm uma câmara de coleta de drenagem, uma câmara de selo d'água e um regulador de controle de vácuo a seco. A câmara de selo d'água é preenchida com água até o nível de 2 cm; o borbulhamento nessa área pode indicar um vazamento de ar. O regulador de controle de vácuo a seco contém um mostrador que modera convenientemente o vácuo para o dreno de tórax. O sistema não contém uma câmara de controle de sucção preenchida com água, o que torna o aparelho mais silencioso. No entanto, se o recipiente for derrubado, pode-se perder o selo d'água.

Quando o tubo é conectado à fonte de vácuo, o botão regulador possibilita que seja definido o nível desejado de aspiração; o vácuo é aumentado até que apareça um indicador. O indicador tem a mesma função que o borbulhamento no sistema de selo d'água tradicional: mostrar que o vácuo é suficiente para manter o nível desejado de aspiração. Alguns sistemas de drenagem usam um fole (uma câmara que pode ser expandida ou contraída) ou um dispositivo flutuante de cor laranja como indicador de que o regulador de controle de vácuo foi definido.

Quando a água do selo d'água se eleva acima do nível de 2 cm, a pressão intratorácica aumenta. Os sistemas de selo d'água de vácuo a seco têm um respiradouro manual de alta negatividade localizado na parte superior do dreno. Tal respiradouro é pressionado até que o indicador (um dispositivo flutuante ou um fole) e o nível de água no selo d'água retornem ao nível desejado, indicando que a pressão intratorácica foi diminuída.

> **Alerta de enfermagem: Qualidade e segurança**
>
> O respiradouro manual não deve ser utilizado para reduzir o nível de água no selo d'água quando o paciente estiver em drenagem por gravidade (não por vácuo), porque a pressão intratorácica é igual à pressão no selo d'água.

Sistemas de vácuo a seco com uma válvula unidirecional

Um terceiro tipo de sistema de drenagem de tórax é o vácuo a seco com uma válvula mecânica unidirecional. Este sistema tem uma câmara de coleta, uma válvula mecânica unidirecional e uma câmara de controle de vácuo a seco. A válvula possibilita que o ar e o líquido saiam do tórax, mas impede o seu retorno para o espaço pleural. Este modelo não tem uma câmara de selo d'água e, portanto, pode ser configurado rapidamente em situações de emergência; o dreno de controle a seco ainda funciona mesmo que seja derrubado. Isso faz com que os sistemas de vácuo a seco sejam úteis para o paciente que está deambulando ou sendo transportado. No entanto, sem a câmara de selo d'água, não há como dizer por inspeção se a pressão no tórax foi alterada, mesmo que um indicador de vazamento de ar esteja presente para controlar o sistema. Se houver suspeita de vazamento de ar, injetam-se 30 mℓ de água no indicador de vazamento de ar ou o recipiente é inclinado para que o líquido entre na câmara de detecção de vazamento de ar. Bolhas aparecem em caso de vazamento.

Se o dreno de tórax tiver sido inserido para reexpandir um pulmão depois de um pneumotórax ou se for esperada muito pouca drenagem de líquido, pode-se conectar uma válvula unidirecional (válvula de Heimlich) ao dreno de tórax. Essa válvula pode ser conectada a uma bolsa de coleta (Figura 19.14) ou coberta com um curativo estéril se não for esperada drenagem.

TAMPONAMENTO CARDÍACO

O tamponamento cardíaco é a compressão do coração por líquido ou sangue dentro do saco pericárdico. É geralmente causado por traumatismo torácico contuso ou penetrante. Um ferimento penetrante no coração está associado a alta taxa de mortalidade. O tamponamento cardíaco também pode seguir o cateterismo cardíaco diagnóstico e procedimentos angiográficos e de inserção de marca-passo, os quais podem produzir perfurações do coração e grandes vasos. O derrame pericárdico com líquido comprimindo o coração também pode se desenvolver a partir de metástases pericárdicas de tumores malignos da mama, do pulmão ou do mediastino; também pode ocorrer em caso de linfomas e leucemias, lesão renal, TB e elevadas doses de radiação no tórax (ver discussão sobre tamponamento cardíaco no Capítulo 25).

ENFISEMA SUBCUTÂNEO

Independentemente do tipo de traumatismo torácico apresentado pelo paciente, quando o pulmão ou as passagens de ar estiverem lesionados, o ar pode entrar nos planos teciduais a alguma distância da pele (p. ex., pescoço e tórax). Os tecidos dão uma sensação de crepitação quando palpados, assim, rosto, pescoço, corpo e escroto assumem uma aparência alarmante conforme são distorcidos pelo ar subcutâneo. O enfisema subcutâneo por si só geralmente não é uma complicação grave. O ar subcutâneo é absorvido espontaneamente se o vazamento de ar subjacente for tratado ou parar de modo espontâneo. Nos casos mais graves, em que há enfisema subcutâneo generalizado, indica-se a traqueostomia se a permeabilidade das vias respiratórias for ameaçada pela pressão do ar aprisionado na traqueia.

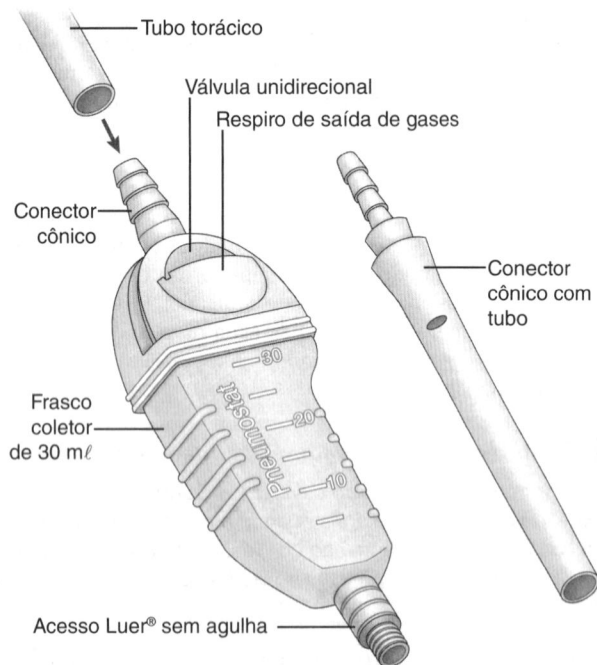

Figura 19.14 • Válvula unidirecional (Heimlich), um sistema de drenagem de tórax descartável, com um coletor de volume de 30 mℓ. É usada quando é esperado um volume mínimo de drenagem de tórax.

EXERCÍCIOS DE PENSAMENTO CRÍTICO

1 **cpa** Um homem de 84 anos é levado ao pronto-socorro por sua filha e relata dispneia progressiva nos últimos 2 anos. Você começa sua avaliação e constata que os sinais vitais do paciente incluem pressão arterial de 110/72 mmHg, frequência cardíaca de 92 bpm, frequência respiratória de 26 incursões por minuto e temperatura corporal de 38°C. O paciente apresenta sibilos inspiratórios e expiratórios substanciais que são audíveis à ausculta. Sua saturação de oxigênio é de 92% em ar ambiente. O paciente nega dor torácica, contudo relata fadiga geral, dispneia aos esforços e tosse improdutiva. A filha explica que eles moram juntos e ele é cadeirante. A história patológica pregressa do homem inclui acidente vascular encefálico (occipital), fixação interna com redução aberta de quadril (direito e esquerdo) após fraturas, êmbolos pulmonares bilaterais e fibrilação atrial paroxística. A filha do paciente informa que ele tem dificuldade com a dentição e apresenta frequentes episódios de tosse enquanto se alimenta. O paciente admite que deixou de tomar a varfarina prescrita pelo médico há 6 meses desde que ele sofreu algumas quedas. Quais são as causas em potencial para esse problema respiratório e quais intervenções de enfermagem são importantes? O parecer de quais membros da equipe interdisciplinar deve ser solicitado para esse paciente?

2 **qp** Um homem de 26 anos é levado ao pronto-socorro pelo Serviço de Atendimento Móvel de Urgência (SAMU) após um acidente automobilístico. O paciente está lúcido e orientado; entretanto, queixa-se de dor aguda intensa no tórax que se irradia para o dorso, o pescoço e os ombros. Você começa sua avaliação e constata que os sinais vitais do paciente incluem pressão arterial de 90/42 mmHg, frequência cardíaca de 101 bpm e frequência respiratória de 32 incursões por minuto. Ele está pálido e dispneico, com saturação de oxigênio de 89% em 4 ℓ de O_2 via cânula nasal. A inspeção da parede torácica revela áreas de equimoses no ombro direito e na parede anterior do hemitórax direito. O enfermeiro do SAMU relata que o paciente dirigia o automóvel e os transeuntes informaram que ele desviou o carro para não atropelar um animal na pista e atingiu o poste telefônico.

O paciente estava usando o cinto de segurança; contudo, o *air bag* não funcionou. A ausculta do tórax revela ausência de murmúrio vesicular no hemitórax direito e redução do murmúrio vesicular no hemitórax esquerdo. Quais são as possíveis condições respiratórias associadas ao quadro clínico desse paciente? Descreva suas prioridades de cuidado.

3 pbe Uma mulher de 18 anos é transferida do setor de emergência para a UTI com diagnóstico de insuficiência respiratória aguda. Ela foi submetida à intubação endotraqueal e colocada em ventilação mecânica. Sua história patológica pregressa inclui fratura da ulna esquerda aos 10 anos, sem outros eventos dignos de nota. Ela nega uso de substâncias psicoativas; contudo, admite que usa cigarros eletrônicos desde os 15 anos. O intensivista suspeita de EVALI. Quarenta e oito horas após a intubação, as radiografias de tórax revelam opacidades difusas nos dois pulmões. Quais são as evidências disponíveis que associam o uso de sistemas eletrônicos de entrega de nicotina (ENDS, do inglês *electronic nicotine delivery systems*) à lesão pulmonar aguda? Quais estratégias você deve implementar para prevenção de pneumonia associada a ventilação mecânica nessa paciente? Qual é a base das evidências para as estratégias que você considera aplicar? Como você avalia a força das evidências?

REFERÊNCIAS BIBLIOGRÁFICAS

*Pesquisa em enfermagem.
**Referência clássica.

Livros

Cascella, M., Rajnik, M., Cuomo, A., et al. (2020). Features, evaluation, and treatment Coronavirus (COVID-19). *StatPearls*. Treasure Island, FL: StatPearls Publishing. Retrieved on 6/9/2020 at: www.ncbi.nlm.nih.gov/books/NBK554776/

Gilbert, D. N., Chambers, H. F., Eliopoulos, G. M., et al. (2018). *The Sanford guide to antimicrobial therapy 2018* (48th ed.). Sperryville, VA: Antimicrobial Therapy, Inc.

Kacmarek, R. M., Stoller, J. K., Heuer, A. J., et al. (2017). *Egan's fundamentals of respiratory care*. St. Louis, MO: Elsevier.

Karch, A. M. (2020). *Focus on nursing pharmacology* (8th ed.). Philadelphia, PA: LWW.

Norris, T. L. (2019). *Porth's pathophysiology: Concepts of altered health state* (10th ed.). Philadelphia, PA: Wolters Kluwer.

Urden, L. D., Stacy, K. M., & Lough, M. E. (2018). *Critical care nursing: Diagnosis and management* (8th ed.). St. Louis, MO: Elsevier Mosby.

Weinberger, S. E., Cockrill, B. A., & Mandel, J. (2019). *Principles of pulmonary medicine* (7th ed.). Philadelphia, PA: Elsevier Saunders.

Wiegand, D. J. L. (2017). *AACN procedure manual for critical care* (7th ed.). St. Louis, MO: Elsevier Saunders.

Periódicos e documentos eletrônicos

Alhazzani, W., Moller, M. H., Arabi, Y. M., et al. (2020). Surviving Sepsis Campaign: Guidelines on the management of critically ill adults with Coronavirus Disease 2019 (COVID-19). *Critical Care Medicine*, 48(6), e440–e469.

**American Association for Respiratory Care. (2007). Clinical practice guideline: Oxygen therapy in the home or alternate site health care facility. *Respiratory Care*, 52(1), 1063–1068.

American Association of Critical Care Nurses (AACN). (2017a). AACN practice alert: Prevention of ventilator-associated pneumonia in adults. *Critical Care Nurse*, 37(3), e22–e25.

American Association of Critical Care Nurses (AACN). (2017b). AACN practice alert: Prevention of aspiration in adults. *Critical Care Nurse*, 37(3), 88.

American Cancer Society (ACS). (2019). *Learn about cancer: Lung cancer*. Last updated October 1, 2019. Retrieved on 10/4/2019 at: www.cancer.org/cancer/lungcancer/index

American College of Surgeons. (2016). National trauma data bank 2016-annual report. Retrieved on 9/27/2019 at: www.facs.org/~/media/files/quality%20programs/trauma/ntdb/ntdb%20annual%20report%202016.ashx

American Lung Association (ALA). (2018a). Lung health and diseases: Pneumoconiosis. Retrieved on 10/4/2019 at: www.lung.org/lung-health-and-diseases/lung-disease-lookup/pneumoconiosis

American Lung Association (ALA). (2018b). The connection between lung cancer and outdoor air pollution. Retrieved on 1/12/2020 at: www.lung.org/about-us/blog/2016/06/lung-cancer-and-pollution.html

American Lung Association (ALA). (2020). State of lung cancer. Retrieved on 1/12/2020 at: www.lung.org/our-initiatives/research/monitoring-trends-in-lung-disease/state-of-lung-cancer/

**American Thoracic Society & Infectious Diseases Society of America. (2005). Guidelines for the management of adults with hospital-acquired, ventilator-associated, and healthcare-associated pneumonia. *American Journal of Respiratory and Critical Care Medicine*, 171(4), 388–416.

Amitai, A. (2018). Introduction to ventilator management. *Medscape*. Retrieved on 2/2/2020 at: emedicine.medscape.com/article/810126-overview

Anesi, G. (2020). Coronavirus disease 2019 (COVID-19): Critical care and airway management issues. *UpToDate*. Retrieved on 6/4/2020 at: www.uptodate.com/contents/coronavirus-disease-2019-covid-19-critical-care-and-airway-management-issues

Baer, S. (2019). Community-acquired pneumonia. *Medscape*. Retrieved on 9/23/2019 at: emedicine.medscape.com/article/234240-overview

Bartlett, J. (2019a). Aspiration pneumonia in adults. *UpToDate*. Retrieved on 9/23/2019 at: www.uptodate.com/contents/aspiration-pneumonia-in-adults

Bartlett, J. G. (2019b). Lung abscess in adults. *UpToDate*. Retrieved on 8/22/2019 at: www.uptodate.com/contents/lung-abscess

Beigel, J. H., Tomashek, K. M., Dodd, L. E.. (2020). Remdesivir for the treatment of covid-19: Preliminary report. *New England Journal of Medicine*, 383(10), 994 published online ahead-of-print on 5/22/2020. doi:10.1056/NEJMoa2007764

Benveniste, M. F., Gomez, D., Brett W., et al. (2019). Recognizing radiation therapy related complications in the chest. *Radiographics*, 39(2). doi.org/10.1148/rg.2019180061

Bernardo, J. (2019). Epidemiology and pathology of miliary and extrapulmonary tuberculosis. *UpToDate*. Retrieved on 8/22/2019 at: www.uptodate.com/contents/epidemiology-and-pathology-of-miliary-and-extrapulmonary-tuberculosis

Berry, M. F. (2019). Approach to the adult patient with a mediastinal mass. *UpToDate*. Retrieved on 8/22/2019 at: www.uptodate.com/contents/evaluation-of-mediastinal-masses

Bhatnagar, R., Piotrowska, H. E. G., Laskawiec-Szkonter, M., et al. (2019). Effect of thoracoscopic talc poudrage vs talc slurry via chest tube on pleurodesis failure rate among patients with malignant pleural effusions: A randomized clinical trial. *JAMA*, 323(1), 60–69.

Binkley, C. E., & Kemp, D. S. (2020). Ethical rationing of personal protective equipment to minimize moral residue during the COVID-19 pandemic. *Journal of the American College of Surgeons*, 230(6), 1111–1113.

Boston University School of Medicine. (2019). ICOUGH℠. Retrieved on 8/22/2019 at: www.bumc.bu.edu/surgery/quality-safety/i-cough

Caputo, N. D., Strayer, R. J., & Levitan, R. (2020). Early self-proning in awake, non-intubated patients in the emergency department: A single ED's experience during the COVID-19 pandemic. *Academic Emergency Medicine*, 27(6), 375–378.

Centers for Disease Control and Prevention (CDC). (2017a). FastStats pneumonia. Retrieved on 8/22/2019 at: www.cdc.gov/nchs/fastats/pneumonia.htm

Centers for Disease Control and Prevention (CDC). (2017b). Pneumococcal disease: Pneumococcal vaccination. Retrieved on 9/23/2019 at: www.cdc.gov/pneumococcal/vaccination.html

Centers for Disease Control and Prevention (CDC). (2017c). Vaccines and preventable diseases. Retrieved on 9/23/2019 at: www.cdc.gov/vaccines/vpd/pneumo/hcp/administering-vaccine.html

Centers for Disease Control and Prevention (CDC). (2018a). Health effects of secondhand smoke. Retrieved on 1/14/2020 at: www.cdc.gov/tobacco/data_statistics/fact_sheets/secondhand_smoke/health_effects/index.htm

Centers for Disease Control and Prevention (CDC). (2018b). TB fact sheets-infection control and prevention: TB in specific populations. Retrieved on 9/26/2019 at: www.cdc.gov/tb/statistics/default.htm

Centers for Disease Control and Prevention (CDC). (2019a). Antibiotic prescribing and use in hospitals and long-term care. Retrieved on 9/23/2019 at: www.cdc.gov/antibiotic-use/core-elements/hospital.html

Centers for Disease Control and Prevention (CDC). (2019b). Core elements of antibiotic stewardship. Retrieved on 9/23/2019 at: www.cdc.gov/antibiotic-use/core-elements/index.html

Centers for Disease Control and Prevention (CDC). (2019c). Outbreak of lung injury associated with the use of e-cigarette, or vaping, products. Retrieved on 9/29/2019 at: www.cdc.gov/tobacco/basic_information/e-cigarettes/severe-lung-disease.html

Centers for Disease Control and Prevention (CDC). (2019d). Tuberculosis screening, testing, and treatment of U.S. health care personnel: Recommendations from the National Tuberculosis Controllers Association and CDC, 2019. Retrieved on 9/23/2019 at: www.cdc.gov/mmwr/volumes/68/wr/mm6819a3.htm?s_cid=mm6819a3_w

Centers for Disease Control and Prevention (CDC). (2019e). Who should be screened for lung cancer? Retrieved on 1/7/2020 at: www.cdc.gov/cancer/lung/basic_info/screening.htm

Centers for Disease Control and Prevention (CDC). (2020). Coronavirus disease. Retrieved on 6/9/2020 at: www.cdc.gov/coronavirus/2019-ncov/index.html

**Centers for Medicare and Medicaid Services. (1993). National coverage determination (NCD) for home use of oxygen (240.2). Retrieved on 2/5/2020 at: www.cms.gov/medicare-coverage-database/details/ncd-details.aspx?NCDId=169&ncdver=1&DocID=240.2

Conde, M. V., & Adams, S. G. (2018). Overview of the management of postoperative pulmonary complications. *UpToDate*. Retrieved on 8/22/2019 at: www.uptodate.com/contents/overview-of-the-management-of-postoperative-pulmonary-complications

Cunha, B. A. (2018). Hospital-acquired pneumonia (nosocomial pneumonia) and ventilator-associated pneumonia. *Medscape*. Available on 2/28/2020 at: emedicine.medscape.com/article/234753-overview#a1

Devlin, J., Skrobik, Y., Gélinas, C., et al. (2018). Clinical practice guidelines for the prevention and management of pain, agitation/sedation, delirium, immobility, and sleep disruption in adult patients in the ICU. *Critical Care Medicine*, 46(9), e825–e873.

Eldridge, L. (2020). An overview of lung cancer. *What is advanced lung cancer*. Retrieved on 1/27/2020 at: www.verywellhealth.com/lung-cancer-overview-4014694

File, T. M. (2019a). Acute bronchitis in adults. *UpToDate*. Retrieved on 8/22/2019 at: www.uptodate.com/contents/acute-bronchitis-in-adults

File, T. M. (2019b). Treatment of community-acquired pneumonia in adults who require hospitalization. *UpToDate*. Retrieved on 10/1/2019 at: www.uptodate.com/contents/treatment-of-community-acquired-pneumonia-in-adults-who-require-hospitalization

Gamache, J. (2019). What is ventilator associated pneumonia (VAP) and how common is it? *Medscape*. Retrieved on 10/1/2019 at: www.medscape.com/answers/300157-19059/what-is-ventilator-associated-pneumonia-vap-andhow-common-is-it

Goldman, R. H. (2019). Overview of occupational and environmental health. *UpToDate*. Retrieved on 9/23/2019 at: www.uptodate.com/contents/overview-of-occupational-and-environmental-health

Harman, E. M. (2018). Acute respiratory distress syndrome treatment and management. *Medscape*. Retrieved on 1/10/2020 at: emedicine.medscape.com/article/165139-treatment

Harrington, A. D., Schmidt, M. P., Szema, A. M., et al. (2017). The role of Iraqi dust in inducing lung injury in United States soldiers—An interdisciplinary study. *Geohealth*, 1(5), 237–246.

Heffner, J. E. (2019a). Diagnostic evaluation of pleural effusion in adults: Initial testing. *UpToDate*. Retrieved on 9/23/2019 at: www.uptodate.com/contents/diagnostic-evaluation-of-a-pleural-effusion-in-adults-initial-testing

Heffner, J. E. (2019b). Chemical pleurodesis. *UpToDate*. Retrieved on 9/23/2019 at: www.uptodate.com/contents/chemical-pleurodesis

Hellman, M., & West, H. (2020). Management of advanced non-small cell lung cancer lacking a driver mutation: Immunotherapy. *UpToDate*. Retrieved on 2/4/2020 at: www.uptodate.com/contents/management-of-advanced-non-small-cell-lung-cancer-lacking-a-driver-mutation-immunotherap

Herchline, T. (2020). Tuberculosis (TB). *Medscape*. Retrieved on 1/10/2020 at: emedicine.medscape.com/article/230802-overview

Hodgson, C. L., Capell, E., & Tipping, C. J. (2018). Early mobilization of patients in intensive care: Organization, communication and safety factors that influence translation into clinical practice. *Critical Care*, 22, 77. doi.org/10.1186/s13054-018-1998-9

Hopkins, W., & Rubin, L. (2019). Treatment of pulmonary hypertension (group 1) in adults: Pulmonary hypertension-specific therapy. *UpToDate*. Retrieved on 9/23/2019 at: www.uptodate.com/contents/treatment-of-pulmonary-hypertension-in-adults

**Institute for Healthcare Improvement (IHI). (2012). *How-to guide: Prevent ventilator-associated pneumonia*. Cambridge, MA: Institute for Healthcare Improvements. Retrieved on 3/6/2020 at: www.ihi.org/resources/Pages/Tools/HowtoGuidePreventVAP.aspx

*Jeyathevan, G., Lemonde, M., & Cooper Brathwaite, A. (2017). The role of oncology nurse navigators in facilitating continuity of care within the diagnostic phase for adult patients with lung cancer. *Canadian Oncology Nursing Journal*, 27(1), 74–87.

Kamangar, N. (2018). Lung abscess *Medscape*. Retrieved on 10/1/2019 at: emedicine.medscape.com/article/299425-overview

Kaynar, A. M. (2018). Respiratory failure treatment & management. *Medscape*. Retrieved on 10/1/2019 at: emedicine.medscape.com/article/167981-treatment

Kim, A. Y., & Gandhi, R. T. (2020). Coronavirus disease 2019 (COVID-19): Management in hospitalized adults. *UpToDate*. Retrieved on 6/4/2020 at: www.uptodate.com/contents/coronavirus-disease-2019-covid-19-management-in-hospitalized-adults

King, T. (2019a). Clinical manifestations and diagnosis of sarcoidosis. *UpToDate*. Retrieved on 9/23/2019 at: www.uptodate.com/contents/clinical-manifestations-and-diagnosis-of-pulmonary-sarcoidosis

King, T. (2019b). Treatment of pulmonary sarcoidosis: Initial therapy with glucocorticoids. *UpToDate*. Retrieved on 9/23/2019 at: www.uptodate.com/contents/treatment-of-pulmonary-sarcoidosis-with-glucocorticoids

Klompas, M. (2019a). Epidemiology, pathogenesis, microbiology, and diagnosis of hospital-acquired and ventilator-associated pneumonia in adults. *UpToDate*. Retrieved on 9/23/2019 at: www.uptodate.com/contents/epidemiology-pathogenesis-microbiology-and-diagnosis-of-hospital-acquired-and-ventilator-associated-pneumonia-in-adults

Klompas, M. (2019b). Treatment of hospital-acquired and ventilator-associated pneumonia in adults. *UpToDate*. Retrieved on 9/23/2019 at: www.uptodate.com/contents/treatment-of-hospital-acquired-and-ventilator-associated-pneumonia-in-adults/print

Klompas M., File T. M., & Bond S. (2019). Treatment of hospital-acquired and ventilator-associated pneumonia in adults. *UpToDate*. Retrieved on 8/22/2019 at: www.uptodate.com/contents/treatment-of-hospital-acquired-ventilator-associated-and-healthcare-associated-pneumonia-in-adults

Korokina L. V., Zhernakova N. I., Korokin M. V., et al. (2018). Principles of pharmacological correction of pulmonary arterial hypertension. *Research Results in Pharmacology*, 4(2), 59–76.

Kramer, J. B., Brown, D. E., & Kopar, P. K. (2020). Ethics in the time of coronavirus: Recommendations in the COVID-19 pandemic. *Journal of the American College of Surgeons*, 230(6), 1114–1118.

Lessnau, K. D. (2019). Miliary tuberculosis. *Medscape*. Retrieved on 1/20/2020 at: emedicine.medscape.com/article/221777-overview#a4

Li, X., & Ma, X. (2020). Acute respiratory failure in COVID-19: Is it "typical" ARDS? *Critical Care*, 24(1), 198. doi.org/10.1186/s13054-020-02911-9

Lindman, J. P. (2018). Tracheostomy. *Medscape*. Retrieved on 1/12/2020 at: emedicine.medscape.com/article/865068-overview

Mancini, M. C. (2018). Blunt chest trauma. *Medscape*. Retrieved on 9/23/2019 at: emedicine.medscape.com/article/428723-overview

Marra, A., Ely, E. W., Pandharipande, P. P., et al. (2017). The ABCDEF bundle in critical care. *Critical Care Clinics*, 33(2), 225–243.

Midthun, D. E. (2019). Clinical manifestations of lung cancer. *UpToDate*. Retrieved on 9/23/2019 at: www.uptodate.com/contents/overview-of-the-risk-factors-pathology-and-clinical-manifestations-of-lung-cancer

Milanez de Campos, J. R., & White, T. (2018). Chest wall stabilization in trauma patients: Why, when, and how? *Journal of Thoracic Disease*, 10(Suppl 8), S951–S962.

Moore, J. A., Conway, D. H., Thomas, N., et al. (2017). Impact of a perioperative quality improvement programme on postoperative pulmonary complications. *Anaesthesia*, 72(3), 317–327.

Morley, G., Grady, C., McCarthy, J., et al. (2020). COVID-19: Ethical challenges for nurses. *Hastings Center Report*, 50(3), 35–39.

Nathwani, D., Varghese, D., Stephens, J., et al. (2019). Value of hospital antimicrobial stewardship programs [ASPs]: A systematic review. *Antimicrobial Resistance & Infection Control*, 8, 35. doi:10.1186/s13756-019-0471-0

National Comprehensive Cancer Network (NCCN). (2020). NCCN clinical practice guideline version 3.2020: Non-small cell lung cancer. Retrieved on 3/8/2020 at: www.nccn.org/professionals/physician_gls/pdf/nscl.pdf

National Institutes of Health (NIH) COVID-19 Treatment Guidelines Panel. (2020). Coronavirus disease 2019 (COVID-19) treatment guidelines. Retrieved on 6/9/2020 at: www.covid19treatmentguidelines.nih.gov/

Niederman, M. S., Richeldi, L., Chotirmall, S. H., et al. (2020). Rising to the challenge of COVID-19: Advice for pulmonary and critical care and an agenda for research. *American Journal of Respiratory and Critical Care Medicine*, 201(9), 1019–1022.

NIH News in Health. (2019). Vaping rises among teens. Retrieved on 2/1/2020 at: newsinhealth.nih.gov/2019/02/vaping-rises-among-teens

Pozniak, A. (2019). Clinical manifestations and complications of pulmonary tuberculosis. *UpToDate*. Retrieved on 9/23/2019 at: www.uptodate.com/contents/clinical-manifestations-and-complications-of-pulmonary-tuberculosis

Pulmonary Hypertension Association Scientific Leadership Council. (2016). Treatment fact sheet: Selexipag (Uptravi). Retrieved on 3/6/2020 at: phassociation.org/wp-content/uploads/2018/04/Patients-Treatment-Selexipag-4-12-18.pdf

Rajagopalan, S. (2016). Tuberculosis in older adults. *Clinics in Geriatric Medicine*, 32(3), 479–491.

Ramirez, J. A. (2019). Overview of community acquired pneumonia in adults. *UpToDate*. Retrieved on 9/23/2019 at: www.uptodate.com/contents/overview-of-community-acquired-pneumonia-in-adults

Reichman, L. E., & Lardizabal, A. (2019). Adherence to tuberculosis treatment. *UpToDate*. Retrieved on 9/23/2019 at: www.uptodate.com/contents/adherence-to-tuberculosis-treatment

Rubin, L., & Hopkins, W. (2019). Overview of pulmonary hypertension in adults. *UpToDate*. Retrieved on 8/22/2019 at: www.uptodate.com/contents/overview-of-pulmonary-hypertension-in-adults

Saenz, A. D. (2019). Peripheral nerve stimulator-train of four monitoring. *Medscape*. Retrieved on 9/27/2019 at: emedicine.medscape.com/article/2009530-overview

Sarani, B. (2019). Inpatient management of traumatic rib fractures. *UpToDate*. Retrieved on 1/23/2020 at: www.uptodate.com/contents/inpatient-management-of-traumatic-rib-fractures

Seres, D. (2020). Nutrition support in critically ill patients: An overview. *UpToDate*. Retrieved on 2/20/2020 at: www.uptodate.com/contents/nutrition-support-in-critically-ill-patients-an-overview

Shahani, R. (2017). Penetrating chest trauma. *Medscape*. Retrieved on 9/23/2019 at: emedicine.medscape.com/article/425698-overview

Shay, A. (2018). Optimizing the ABCDEF bundle. *American Nurse Today*, 13(7) 21–23.

Siegel, M. D. (2019a). Acute respiratory distress syndrome: Epidemiology, pathophysiology, pathology, and etiology in adults. *UpToDate*. Retrieved on 9/23/2019 at: www.uptodate.com/contents/acute-respiratory-distress-syndrome-epidemiology-pathophysiology-pathology-and-etiology-in-adults

Siegel, M. D. (2019b). Acute respiratory distress syndrome: Prognosis and outcomes in adults. *UpToDate*. Retrieved on 9/23/2019 at: www.uptodate.com/contents/acute-respiratory-distress-syndrome-prognosis-and-outcomes-in-adults

Smetana, G. W. (2018). Strategies to reduce postoperative pulmonary complications in adults. *UpToDate*. Retrieved on 8/22/2019 at: www.uptodate.com/contents/strategies-to-reduce-postoperative-pulmonary-complications

Stark, P. (2019). Atelectasis: Types and pathogenesis in adults. *UpToDate*. Retrieved on 8/22/2019 at: www.uptodate.com/contents/atelectasis-types-and-pathogenesis-in-adults

Sterling, T. R. (2019). Treatment of drug-susceptible pulmonary tuberculosis in HIV-uninfected adults. *UpToDate*. Retrieved on 9/27/2019 at: www.uptodate.com/contents/treatment-of-pulmonary-tuberculosis-in-hiv-uninfected-adults

Strange, C. (2019). Epidemiology, clinical presentation, and diagnostic evaluation of parapneumonic effusion and empyema in adults. *UpToDate*. Retrieved on 9/23/2019 at: www.uptodate.com/contents/parapneumonic-effusion-and-empyema-in-adults

Theel, E. S., Hilgart, H., Breen-Lyles, M., et al. (2018). Comparison of the QuantiFERON-TB Gold Plus and QuantiFERON-TB Gold In-Tube Interferon Gamma Release Assays in patients at risk for tuberculosis and in health care workers. *Journal of Clinical Microbiology*, 56(7), e00614–e00618.

The Joint Commission (TJC). (2019). Sentinel Event Alert 61: Managing the risks of direct oral anticoagulants. Retrieved on 10/4/2019 at: www.jointcommission.org/sentinel_event_alert_61_managing_the_risks_of_direct_oral_anticoagulants/

The Joint Commission (TJC). (2020). Hospital: 2021 National Patient Safety Goals. Retrieved on 1/10/2020 at: www.jointcommission.org/en/standards/national-patient-safety-goals/hospital-2020-national-patient-safety-goals

Thomas, K. W., & Gould, M. K. (2019). Overview of the initial evaluation, diagnosis, and staging of patient with suspected lung cancer. *UpToDate*. Retrieved on 8/22/2019 at: www.uptodate.com/contents/overview-of-the-initial-evaluation-diagnosis-and-staging-of-patients-with-suspected-lung-cancer

Timsit, J. F., Esaied, W., Neuville, M., et al. (2017). Update on ventilator-associated pneumonia. *F1000Research*, 6, 2061. doi:10.12688/f1000

Tsai, H., Sung, Y. K., & de Jesus Perez, V. (2016). Recent advances in the management of pulmonary arterial hypertension. *F1000Research*, 5, 2755. doi:10.12688/f1000research.9739.1

Wang, Y., Zhang, D., Du, G., et al. (2020). Remdesivir in adults with severe COVID-19: A randomised, double-blind, placebo-controlled, multicentre trial. *Lancet*, 395(10236), 1569–1578 published online ahead-of-print on 4/29/2020. doi:10.1016/S0140-6736

World Health Organization (WHO). (2019). WHO consolidated guidelines on drug-resistant tuberculosis treatment. Retrieved on 10/1/2019 at: apps.who.int/iris/bitstream/handle/10665/311390/WHO-CDS-TB-2019.3-eng.pdf

Wu, Z., & McGoogan, J. M. (2020). Characteristics of and important lessons from the coronavirus disease 2019 (COVID-19) outbreak in China: Summary of a report of 72,314 cases from the Chinese Center for Disease Control and Prevention. *JAMA*, 323(13), 1239–1242.

Yang, S., Zhang, Z., & Wang, Q. (2019). Emerging therapies for small lung cancer. *Journal of Hematology & Oncology*, 12(47). doi.org/10.1186/s13045-019-0736-3

Zhao, J. B., & Shin, R. D. (2019). Pneumonia in immunocompromised patients. *Medscape*. Retrieved on 8/22/2019 at: emedicine.medscape.com/article/807846-overview

Recursos

Agency for Healthcare Research and Quality (AHRQ), ahrq.gov
American Association for Respiratory Care (AARC), aarc.org
American Cancer Society, cancer.org
American College of Chest Physicians (ACCP), chestnet.org
American Lung Association, lung.org
American Thoracic Society (ATS), thoracic.org
Foundation for Sarcoidosis Research, www.stopsarcoidosis.org
National Cancer Institute (NCI), cancer.gov
Occupational Safety and Health Administration (OSHA), osha.gov
Pulmonary Hypertension Association (PHA), phassociation.org
Respiratory Nursing Society (RNS), respiratorynursingsociety.org

20 Manejo de Pacientes com Doenças Pulmonares Crônicas

DESFECHOS DO APRENDIZADO

Após ler este capítulo, você será capaz de:

1. Descrever a fisiopatologia, as manifestações clínicas, o tratamento e o manejo clínico e de enfermagem das doenças pulmonares crônicas, inclusive doença pulmonar obstrutiva crônica (DPOC), bronquiectasia, asma e fibrose cística.
2. Discutir os principais fatores de risco para o desenvolvimento de DPOC e as intervenções de enfermagem para minimizar ou evitar esses fatores de risco.
3. Aplicar o processo de enfermagem como referencial para os cuidados de pacientes com DPOC.
4. Elaborar um plano de orientação para os pacientes com DPOC.
5. Discutir o manejo de enfermagem, as orientações ao paciente e as transições nas considerações de cuidado domiciliar a pacientes em oxigenoterapia.
6. Descrever as estratégias de autocuidado da asma brônquica.

CONCEITO DE ENFERMAGEM

Oxigenação

GLOSSÁRIO

aprisionamento (retenção) de ar: esvaziamento incompleto dos alvéolos durante a expiração, em razão da perda de elasticidade do tecido pulmonar (enfisema pulmonar), broncospasmo (asma brônquica) ou obstrução das vias respiratórias

asma: doença heterogênea, normalmente caracterizada por inflamação crônica das vias respiratórias definida por histórico de sintomas como respiração ruidosa, falta de ar, sensação de aperto no peito e tosse, que variam em duração e intensidade

bronquiectasia: dilatação crônica e irreversível dos brônquios e bronquíolos, que resulta da destruição dos músculos e do tecido conjuntivo elástico; as vias respiratórias dilatadas tornam-se saculares e são um meio para a infecção crônica

bronquite crônica: doença das vias respiratórias definida como a ocorrência de tosse e expectoração durante no mínimo 3 meses por 2 anos consecutivos

deficiência de alfa-1 antitripsina (AATD): distúrbio genético resultante da deficiência de alfa-1 antitripsina, um agente protetor do pulmão; aumenta o risco de desenvolvimento de enfisema pulmonar pan-acinar, mesmo na ausência de tabagismo

dessaturação: queda vertiginosa na saturação de hemoglobina com oxigênio

doença pulmonar obstrutiva crônica (DPOC): estado de doença caracterizado pela limitação ao fluxo aéreo que não é totalmente reversível; às vezes chamada de obstrução crônica das vias respiratórias

drenagem postural: posicionamento do paciente de modo a possibilitar a drenagem de todos os lobos pulmonares e vias respiratórias

enfisema pulmonar: doença das vias respiratórias caracterizada pela destruição das paredes hiperdistendidas de um alvéolo

espirometria: provas de função pulmonar que medem volumes pulmonares específicos (p. ex., VEF_1 [volume expiratório forçado no primeiro segundo], CVF [capacidade vital forçada]) e taxas ($FEF_{25-75\%}$ [fluxo expiratório forçado]); podem ser realizadas antes e depois da administração de broncodilatador

fisioterapia respiratória (FTR): terapia realizada para remover secreções brônquicas, melhorar a ventilação e aumentar a eficiência dos músculos respiratórios; os tipos de FTR são a drenagem postural, a tapotagem torácica e a vibração e a reeducação respiratória

flutter: dispositivo portátil de desobstrução das mucosas; consiste em um tubo com uma esfera de aço oscilante interna; na expiração, oscilações de alta frequência facilitam a expectoração mucosa

fração inspirada de oxigênio (FiO_2): concentração de oxigênio administrada (1 = 100% de oxigênio)

hipoxemia: diminuição da tensão arterial de oxigênio no sangue

hipoxia: diminuição do aporte de oxigênio para os tecidos e células

inalador de pó seco (IPS): um inalador portátil e compacto impulsionado pelo fluxo inspiratório que leva fármacos na forma de pó seco para os pulmões dos pacientes

> **inalador dosimetrado pressurizado (INDp):** frasco de medicação compacto e portátil, ativado pelo paciente, que administra medicamentos pressurizados na forma de aerossol inalados para os pulmões.
> **nebulizador de pequeno volume (NPV):** sistema de administração portátil de medicamentos impulsionado por gerador que fornece medicação líquida aerossolizada inalada para os pulmões
> **policitemia:** aumento da concentração de hemácias no sangue; na DPOC, o corpo tenta melhorar a capacidade de transporte de oxigênio produzindo cada vez mais hemácias
> **tapotagem torácica:** percussão com as mãos em concha sobre a parede torácica a fim de que a vibração mobilize secreções e, como consequência, desaloje mecanicamente secreções viscosas ou aderidas dos pulmões
> **vibração:** tipo de massagem que golpeia rapidamente o tórax com a ponta dos dedos, alterna os dedos de modo rítmico ou usa um dispositivo mecânico para ajudar na mobilização de secreções pulmonares

As doenças pulmonares crônicas são a principal causa de morbidade e mortalidade nos EUA. Os enfermeiros atendem pacientes com doença pulmonar crônica em diversos ambientes, como ambulatório, domicílio, pronto-socorro (PS), unidades de cuidados intensivos e de cuidados paliativos ou *hospice*. Para atender esses pacientes, o enfermeiro precisa não só ter habilidades de avaliação e manejo clínico, mas também conhecer os mecanismos pelos quais esses distúrbios podem afetar a qualidade de vida. Além disso, o conhecimento de cuidados paliativos e de fim de vida é importante para os pacientes que precisam dessas modalidades de cuidado. As orientações ao paciente e aos familiares são uma intervenção de enfermagem importante para aprimorar o autocuidado em pacientes com alguma doença pulmonar crônica.

DOENÇA PULMONAR OBSTRUTIVA CRÔNICA

A **doença pulmonar obstrutiva crônica (DPOC)** é evitável e tratável, apresentando evolução lenta que leva à obstrução do fluxo de ar e envolve as vias respiratórias e/ou o parênquima pulmonar (Global Initiative for Chronic Obstructive Lung Disease [GOLD], 2019). O parênquima inclui qualquer tipo de tecido pulmonar, como bronquíolos, brônquios, vasos sanguíneos, interstício e alvéolos. A limitação ao fluxo aéreo ou obstrução na DPOC não é totalmente reversível. A maioria dos pacientes com DPOC apresenta sinais e sintomas sobrepostos de enfisema pulmonar e bronquite crônica, dois processos anatomopatológicos distintos.

A DPOC engloba doenças que causam obstrução ao fluxo de ar (p. ex., enfisema pulmonar e bronquite crônica) ou alguma combinação delas. Outras doenças, como a fibrose cística (FC), a bronquiectasia e a asma brônquica, são classificadas como doenças pulmonares crônicas. A asma brônquica é considerada um distúrbio distinto e classificada como uma condição anormal das vias respiratórias, caracterizada principalmente por inflamação reversível. A DPOC pode coexistir com a asma brônquica, e ambas as doenças têm os mesmos sintomas principais; no entanto, eles geralmente são mais variáveis na asma brônquica do que na DPOC. Este capítulo discute a DPOC como uma doença e descreve a bronquite crônica e o enfisema pulmonar como estados patológicos distintos, fornecendo uma base para a compreensão da fisiopatologia da DPOC. A bronquiectasia, a asma brônquica e a FC são discutidas separadamente.

Embora nos EUA a DPOC e as doenças das vias respiratórias inferiores sejam a quarta principal causa de morte de pessoas de todos os grupos etários, elas são a terceira principal causa de morte de pessoas com 65 anos ou mais (Centers for Disease Control and Prevention [CDC], 2018a). Em 2016, aproximadamente 154.596 norte-americanos morreram em decorrência de DPOC e de doenças das vias respiratórias inferiores (CDC, 2017a). O CDC (2018b) relata que mais de 16 milhões de norte-americanos vivem com DPOC, mas esse número não leva em conta os milhões que têm DPOC não diagnosticada. Embora a taxa de hospitalizações por causa de DPOC esteja diminuindo lentamente, a Agency for Healthcare Research and Quality (AHRQ) relatou que, em 2016, ainda ocorreram 501.849 hospitalizações por DPOC como diagnóstico primário (AHRQ, 2016). Anualmente o custo de cada internação hospitalar por causa de DPOC é, aproximadamente, US$ 6.245 superior ao de hospitalizações de pacientes sem DPOC. O ônus econômico da DPOC vai além dos custos médicos diretos. A probabilidade de pacientes com DPOC faltarem ao serviço é 60% maior e existe uma probabilidade 2,6 vezes maior de incapacidade em curto prazo em comparação a pacientes sem DPOC (Patel, Coutinho, Lunacsek et al., 2018).

Fisiopatologia

As pessoas com DPOC geralmente se tornam sintomáticas durante a metade da idade adulta. A incidência da doença aumenta com a idade. Apesar de certos aspectos da função pulmonar diminuírem comumente com a idade – por exemplo, a capacidade vital e o volume expiratório forçado no primeiro segundo (VEF_1) –, a DPOC acentua e acelera essas alterações fisiológicas, como descrito mais adiante. Na DPOC, a limitação ao fluxo aéreo é progressiva e está associada a uma resposta inflamatória anormal dos pulmões a partículas ou gases nocivos. Essa resposta ocorre nas vias respiratórias proximais e periféricas, parênquima pulmonar e vasculatura pulmonar (GOLD, 2019). Por causa da inflamação crônica e das tentativas do corpo de reparar isso, ocorrem alterações e estreitamento nas vias respiratórias. Nas proximais (traqueia e brônquios de mais de 2 mm de diâmetro), as mudanças incluem o aumento na quantidade de células caliciformes e glândulas submucosas ampliadas, o que leva à hipersecreção de muco; nas vias respiratórias periféricas (bronquíolos com menos de 2 mm de diâmetro), a inflamação provoca o espessamento da parede das vias respiratórias, fibrose peribrônquica, secreção e estreitamento generalizado das vias respiratórias (bronquiolite obstrutiva). Com o tempo, esse processo de lesão-reparação provoca a formação de cicatrizes e o estreitamento do lúmen das vias respiratórias (GOLD, 2019). Ocorrem também alterações inflamatórias e estruturais no parênquima pulmonar (bronquíolos respiratórios e alvéolos). A destruição da parede alveolar leva à perda das conexões alveolares e à diminuição no recolhimento elástico. Por fim, o processo inflamatório crônico afeta a vasculatura pulmonar e provoca o espessamento do revestimento do vaso e a hipertrofia do músculo liso, o que pode levar à hipertensão pulmonar (GOLD, 2019).

Os processos relacionados com os desequilíbrios de substâncias no pulmão (proteinases e antiproteinases) também podem contribuir para a limitação ao fluxo aéreo. Quando ativadas pela inflamação crônica, proteases e outras substâncias podem ser liberadas, danificando o parênquima pulmonar. Essas alterações no parênquima também podem ocorrer como consequência da inflamação ou de fatores ambientais ou genéticos (p. ex., deficiência de alfa-1 antitripsina).

Bronquite crônica

A **bronquite crônica**, uma doença das vias respiratórias, é definida como a ocorrência de tosse e expectoração durante pelo menos 3 meses por 2 anos consecutivos. Embora *bronquite crônica* seja um termo clínico e epidemiológico útil, ele não reflete o grande impacto da limitação ao fluxo aéreo na morbidade e mortalidade em pacientes com DPOC (GOLD, 2019). Em muitos casos, o tabagismo ou outros poluentes ambientais irritam as vias respiratórias, resultando em inflamação e hipersecreção de muco. A irritação constante faz com que as glândulas secretoras de muco e as células caliciformes aumentem em quantidade, o que leva a um aumento na produção de muco. A obstrução das vias respiratórias por secreção reduz a função ciliar. As paredes brônquicas também se tornam mais espessas, estreitando ainda mais o lúmen brônquico (Figura 20.1). Alvéolos adjacentes aos bronquíolos podem ser danificados e fibrosados, resultando em alteração na função dos macrófagos alveolares. Isso é relevante porque os macrófagos desempenham um papel importante na destruição de partículas estranhas, incluindo bactérias. Como resultado, o paciente torna-se mais suscetível a infecções respiratórias. Uma ampla gama de infecções virais, bacterianas e por micoplasma pode produzir episódios agudos de bronquite. É mais provável que as exacerbações da bronquite crônica ocorram durante o inverno, quando as infecções virais e bacterianas são mais prevalentes.

Enfisema pulmonar

No **enfisema pulmonar**, o prejuízo nas trocas de oxigênio e dióxido de carbono resulta em destruição das paredes dos alvéolos hiperdistendidos. *Enfisema pulmonar* é um termo patológico que descreve a distensão anormal dos espaços alveolares para além dos bronquíolos terminais e a destruição das paredes dos alvéolos (GOLD, 2019; Han, Dransfield & Martinez, 2018). Ademais, uma resposta inflamatória crônica pode induzir perturbações nos tecidos parenquimatosos. Esse processo terminal progride lentamente, durante muitos anos. Conforme as paredes dos alvéolos são destruídas (um processo acelerado por infecções recorrentes), a área de superfície alveolar em contato direto com os capilares pulmonares diminui continuamente, o que provoca aumento no espaço morto (área do pulmão em que não ocorrem trocas gasosas) e comprometimento da difusão de oxigênio, levando à hipoxemia. Nos estágios mais avançados da doença, a eliminação de dióxido de carbono é prejudicada, resultando em hipercapnia (aumento do dióxido de carbono no sangue arterial) e, com isso, acidose respiratória. Como as paredes alveolares continuam se rompendo, o leito capilar pulmonar é reduzido em tamanho. Por conseguinte, a resistência ao fluxo sanguíneo pulmonar aumenta, obrigando o ventrículo direito a manter uma pressão arterial mais elevada na artéria pulmonar. A hipoxemia pode aumentar ainda mais as pressões da artéria pulmonar (hipertensão pulmonar). O *cor pulmonale*, uma das complicações do enfisema pulmonar, é a insuficiência cardíaca direita provocada pela pressão arterial elevada a longo prazo nas artérias pulmonares. Essa hipertensão nas artérias pulmonares e no ventrículo direito provoca o retorno de sangue para o sistema venoso e resulta em edema pendente, distensão das veias do pescoço ou dor na região do fígado (ver Capítulo 25).

Existem dois tipos principais de enfisema pulmonar, com base nas alterações do pulmão (Figura 20.2); ambos os tipos podem ocorrer no mesmo paciente. No enfisema pulmonar tipo panlobular (pan-acinar), há destruição do bronquíolo respiratório, do ducto alveolar e dos alvéolos. Todos os espaços alveolares dentro do lóbulo estão essencialmente ampliados, mas há pouca doença inflamatória. Em geral, ocorrem hiperinsuflação (hiperexpansão) do tórax, dispneia intensa aos esforços e perda de peso. Para movimentar o ar para dentro e para fora dos pulmões, é necessária pressão negativa durante a inspiração, e um nível adequado de pressão positiva deve ser alcançado e mantido durante a expiração. Em vez de ser um ato passivo involuntário, a expiração torna-se ativa e exige esforço muscular.

No tipo centrolobular (centroacinar), ocorrem alterações patológicas principalmente no centro do lóbulo secundário,

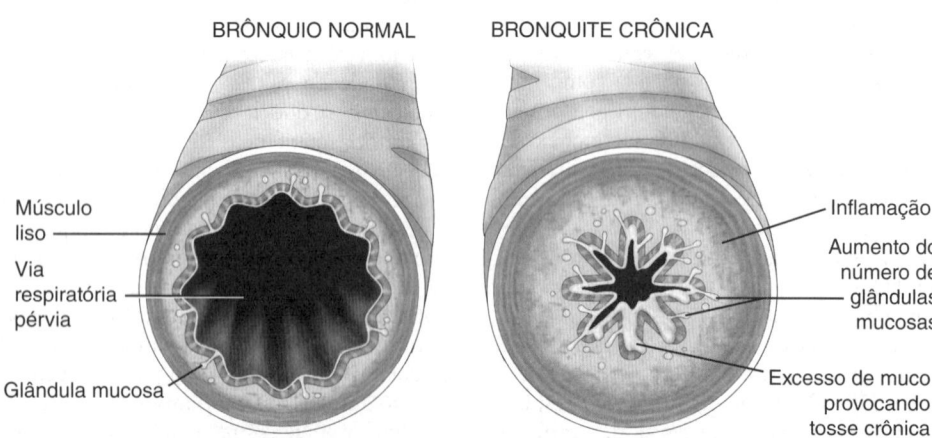

Figura 20.1 • Fisiopatologia da bronquite crônica, em comparação a um brônquio normal. O brônquio na bronquite crônica é estreitado e tem fluxo de ar prejudicado decorrente de vários mecanismos: inflamação, produção excessiva de muco e potencial de constrição do músculo liso (broncospasmo).

Fisiologia/Fisiopatologia

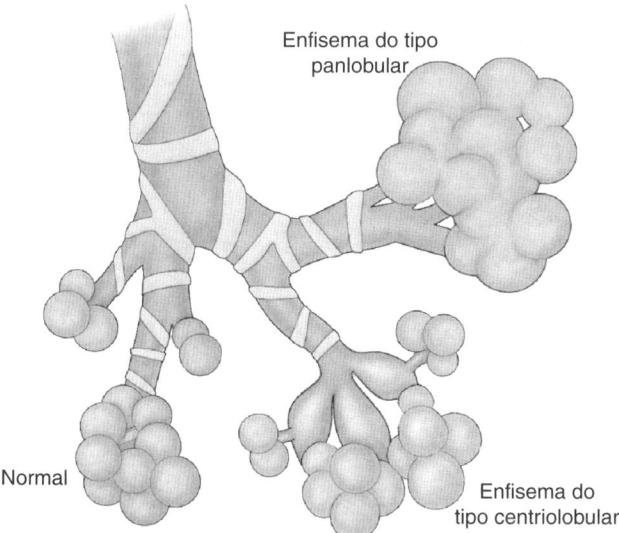

Figura 20.2 • Alterações na estrutura alveolar no enfisema pulmonar centrolobular e panlobular. No enfisema pulmonar panlobular, bronquíolos, ductos alveolares e alvéolos são destruídos, e os espaços alveolares dentro do lóbulo são ampliados. No enfisema pulmonar centrolobular, as alterações patológicas ocorrem no lóbulo, enquanto as porções periféricas do ácino são preservadas.

Boxe 20.1 ⚠ FATORES DE RISCO
Doença pulmonar obstrutiva crônica

- Exposição à fumaça do cigarro (estimativas de que seja responsável por 80 a 90% dos casos de DPOC)
- Tabagismo passivo
- Idade avançada
- Exposição ocupacional a poeiras e produtos químicos
- Poluição do ar interior e exterior
- Anormalidades genéticas, incluindo a AATD, um inibidor da enzima que normalmente neutraliza a destruição do tecido pulmonar por algumas outras enzimas.

AATD: deficiência de alfa-1 antitripsina; DPOC: doença pulmonar obstrutiva crônica. Adaptada de Global Initiative for Chronic Obstructive Lung Disease (GOLD). (2019). Global strategy for the diagnosis, management, and prevention of chronic obstructive pulmonary disease. Retirada em 23/06/2019 de: www.goldcopd.org/wp-content/uploads/2018/11/GOLD-2019-v1.7-FINAL-14Nov-2018-WMS.pdf.

---

preservando as partes periféricas do ácino (a unidade terminal da via respiratória em que ocorrem as trocas gasosas). Frequentemente, há um desarranjo na relação ventilação-perfusão ($\dot{V}/\dot{Q}$), provocando hipoxemia crônica, hipercapnia, **policitemia** (aumento das hemácias) e episódios de insuficiência cardíaca direita. Isso causa cianose central e insuficiência respiratória. O paciente também apresenta edema periférico.

Fatores de risco

Os fatores de risco para DPOC incluem exposições ambientais e fatores do hospedeiro (Boxe 20.1). O fator de risco ambiental mais importante para a DPOC em todo o mundo é o tabagismo. Existe uma relação dose-resposta entre a intensidade do tabagismo (história de maços-ano) e o declínio na função pulmonar. Outros fatores de risco ambiental incluem outros tipos de tabagismo (p. ex., cachimbo, charuto) e maconha. O tabagismo passivo também contribui para os sintomas respiratórios e DPOC (GOLD, 2019). Fumar deprime a atividade das células necrófagas e afeta o mecanismo de limpeza ciliar do sistema respiratório, que deveria manter as vias respiratórias livres de irritantes, bactérias e outras substâncias estranhas inaladas. O fumo danifica esse mecanismo de limpeza, obstruindo o fluxo de ar e distendendo muito os alvéolos, o que diminui a capacidade pulmonar. O fumo também irrita as células caliciformes e as glândulas mucosas, causando um acúmulo de muco, o que, por sua vez, produz mais irritação, infecção e dano pulmonar (U.S. Department of Health & Human Services [HHS], 2014). Além disso, o monóxido de carbono (um subproduto do tabagismo) combina-se à hemoglobina para formar a carboxi-hemoglobina. A hemoglobina ligada à carboxi-hemoglobina não é capaz de transportar oxigênio com eficiência. O tabagismo é o fator de risco de DPOC mais bem estudado; entretanto, ele não é o único fator de risco, e pesquisas mostraram que não fumantes também podem desenvolver obstrução crônica das vias respiratórias.

Outros fatores de risco ambientais para a DPOC incluem a exposição prolongada e intensa a poeiras e produtos químicos ocupacionais e a poluição do ar interior e exterior (GOLD, 2019). Estudos recentes indicam que o uso de sistemas eletrônicos de administração de nicotina (ENDS, do inglês *electronic nicotine delivery systems*; por exemplo, cigarros eletrônicos, cachimbos eletrônicos, narguilés eletrônicos e charutos eletrônicos) poderia aumentar o risco de desenvolver DPOC; contudo, é necessária pesquisa adicional para compreender melhor como esse uso provoca alterações semelhantes àquelas encontradas nos pulmões de pessoas com DPOC (Canistro, Vivarelli, Cirillo et al., 2017; Evans, Burton & Schwartz, 2018; Larcombe, Janka, Mullins et al., 2017). Já foi constatado que a fumaça dos ENDS deflagra alterações pulmonares (ou seja, hiper-reatividade das vias respiratórias e destruição de tecido pulmonar), que são habitualmente associadas ao desenvolvimento de DPOC (Garcia-Arcos, Geraghty, Baumlin et al., 2016). Pesquisa adicional demonstrou que diferentes fluidos, aerossóis e solventes dos cigarros eletrônicos podem provocar diferentes padrões de citotoxicidade (Behar, Wang & Talbot, 2018). O Surgeon General relatou que mais de um terço dos adultos entre 18 e 24 anos já experimentou cigarros eletrônicos (HHS, 2016). Adultos jovens que já experimentaram ENDS relataram que se sentiram atraídos por esses produtos por causa da percepção de baixo risco, dos sabores e odores e da curiosidade (HHS, 2016).

Os fatores de risco do hospedeiro incluem a composição genética da pessoa. Um fator de risco genético bem documentado é a deficiência de alfa-1 antitripsina, um inibidor da enzima que protege o parênquima pulmonar de lesão. Essa deficiência pode causar doenças pulmonares e hepáticas. Em todo o planeta, a **deficiência de alfa-1 antitripsina (AATD)** impacta entre 1 em 1.500 e 1 em 3.000 pessoas com ascendência europeia (U.S. National Library of Medicine [NLM], 2019). Esse risco genético é incomum em pessoas de ascendência asiática (NLM, 2019). A AATD foi diagnosticada em aproximadamente 2% das pessoas com DPOC (Stoller, Barnes & Hollingsworth, 2018). Essa deficiência predispõe os jovens a um rápido desenvolvimento de enfisema pulmonar lobular, mesmo na ausência de tabagismo. Entre as pessoas brancas, a AATD é uma das doenças letais ligadas à genética mais comuns. A DPOC também pode resultar de interações genético-ambientais (GOLD, 2019). Pessoas geneticamente suscetíveis são sensíveis a fatores ambientais (p. ex., tabagismo, poluição do ar, agentes infecciosos, alergênios) e, eventualmente, apresentam sintomas obstrutivos crônicos. Os portadores devem ser identificados para que eles possam modificar seus fatores de risco ambientais, a fim de atrasar ou prevenir a manifestação dos sintomas da doença. Além disso, deve-se oferecer aconselhamento genético. A terapia de reposição de inibidor da alfaprotease, que diminui a progressão da doença, está disponível para pacientes com essa deficiência genética e para aqueles com doença grave. No entanto, essa terapia de infusão é dispendiosa e é necessário realizá-la continuamente.

Outros fatores de risco genético podem predispor o paciente à DPOC. Estão sendo realizadas pesquisas para identificar variantes específicas de genes que hipoteticamente estejam envolvidas no desenvolvimento da DPOC. Essas variantes podem ser desde fenótipos específicos a várias regiões cromossômicas em famílias com membros portadores de DPOC de início precoce (ver Boxe 17.8 no Capítulo 17).

A idade frequentemente é identificada como um fator de risco para a DPOC, mas não está claro se o envelhecimento saudável é um fator de risco independente ou se o risco está relacionado com o acúmulo de exposição a outros riscos ao longo do tempo (GOLD, 2019). Existe uma forte relação inversa entre a DPOC e baixo estado socioeconômico. Entretanto, talvez não seja o baixo poder socioeconômico em si, mas como essa situação põe o indivíduo em risco de aumento de exposição (poluentes internos e externos, aglomerações, baixa nutrição, infecções e aumento do tabagismo).

Manifestações clínicas

Embora a história natural da DPOC seja variável, é geralmente uma doença progressiva caracterizada por três principais sintomas: tosse crônica, produção de expectoração e dispneia (GOLD, 2019). Esses sintomas geralmente pioram com o tempo. A tosse crônica e a produção de expectoração frequentemente precedem o desenvolvimento da limitação ao fluxo de ar em muitos anos. No entanto, nem todas as pessoas com tosse e produção de expectoração desenvolvem DPOC. A tosse pode ser intermitente e, em alguns pacientes, improdutiva (GOLD, 2019). A dispneia pode ser grave e interferir nas atividades e na qualidade de vida do paciente. É geralmente progressiva, piora com o exercício e é persistente. Conforme a DPOC progride, a dispneia pode ocorrer em repouso. A perda de peso é comum, pois a dispneia interfere na alimentação e o trabalho respiratório consome energia. Como o trabalho respiratório aumenta ao longo do tempo, os músculos acessórios são recrutados em um esforço para respirar. Os pacientes com DPOC estão em risco de insuficiência e infecções respiratórias ou exacerbação da DPOC, que aumentam o risco de insuficiência respiratória aguda e crônica.

Em pacientes com DPOC que têm um componente enfisematoso primário, a hiperinsuflação crônica leva à configuração do tórax em "forma de barril". Essa configuração resulta de um posicionamento mais fixo das costelas em posição de inspiração (em razão da hiperinsuflação e da perda da elasticidade do pulmão) (Figura 20.3). Ocorre retração das fossas supraclaviculares na inspiração, o que puxa os ombros para cima (Figura 20.4). No enfisema pulmonar em fase avançada, os músculos abdominais podem também se contrair na inspiração.

Há manifestações sistêmicas ou extrapulmonares da DPOC, como emaciação osteomuscular (ver discussão sobre a avaliação nutricional no Capítulo 4 e sobre a terapia nutricional nos Capítulos 39 e 40), distúrbios metabólicos e depressão (comorbidade frequente que acompanha doenças crônicas debilitantes). Essas manifestações clínicas extrapulmonares

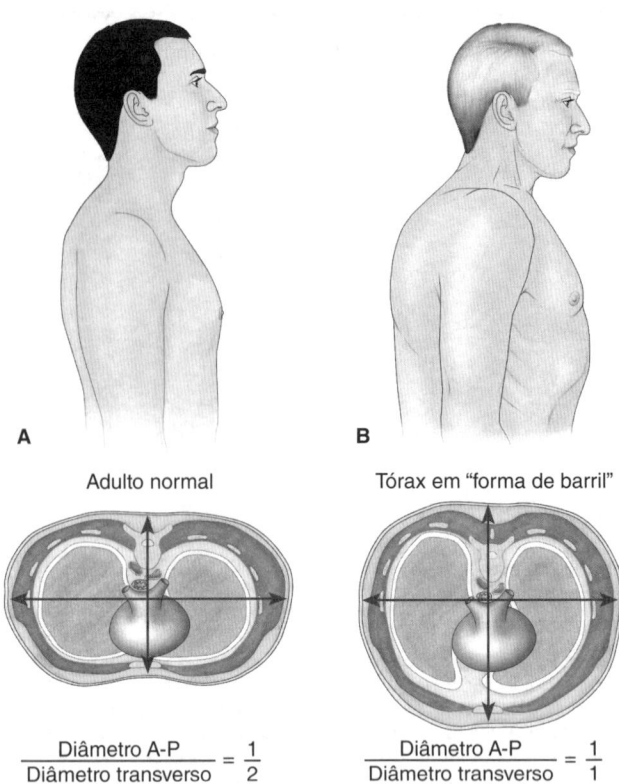

Figura 20.3 • Características da parede torácica normal e da parede torácica no enfisema pulmonar. **A.** O tórax normal e sua seção transversa. **B.** O tórax em forma de barril do enfisema pulmonar e sua seção transversa.

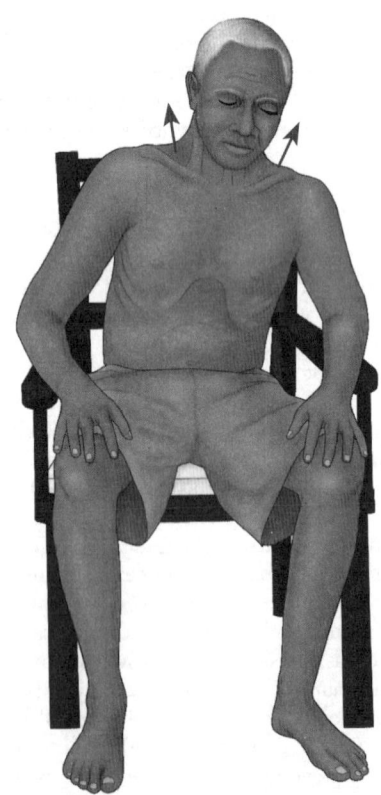

Figura 20.4 • Postura típica de uma pessoa com doença pulmonar obstrutiva crônica – com predomínio de enfisema pulmonar. Há uma tendência a inclinar-se para a frente e utilizar os músculos acessórios da respiração para respirar, forçando a cintura escapular para cima e retraindo a fossa supraclavicular na inspiração.

também devem ser avaliadas e tratadas para reduzir a morbidade e melhorar a qualidade de vida do paciente com DPOC. Por exemplo, uma pesquisa indicou que depressão, síndrome metabólica e diabetes melito são comorbidades frequentes da DPOC (Raherison, Ouaalaya, Bernady et al., 2018). Especula-se que medidas para promover a alimentação saudável e atividades físicas sejam benéficas para essas três comorbidades e possam interromper o desenvolvimento de DPOC.

Avaliação e achados diagnósticos

O enfermeiro deve coletar a anamnese completa do paciente com DPOC, conhecida ou potencial. O Boxe 20.2 enumera os fatores-chave a serem avaliados em pacientes diagnosticados ou com suspeita de DPCO. Os estudos de função pulmonar são usados para ajudar a confirmar o diagnóstico, determinar a gravidade da doença e monitorar sua progressão. A **espirometria** é utilizada para avaliar a obstrução ao fluxo de ar, que é determinado pela razão entre o VEF_1 e a capacidade vital forçada (CVF); os resultados são expressos como um volume absoluto e uma porcentagem do valor previsto usando valores normais e apropriados para sexo, idade e altura. Com a obstrução, o paciente tem dificuldade para expirar ou não é capaz de forçar o ar para fora dos pulmões, o que reduz o VEF_1. A espirometria também é usada para determinar a reversibilidade da obstrução após o uso de broncodilatadores (GOLD, 2019). Primeiro, a espirometria é realizada; depois, o paciente recebe tratamento com broncodilatador inalado de acordo com o protocolo padrão; e, por fim, a espirometria é repetida. O paciente pode apresentar um grau de reversibilidade se os valores da função pulmonar melhorarem depois da administração do broncodilatador.

Também se podem obter gasometrias arteriais para avaliar a oxigenação e as trocas gasosas de base; as gasometrias são especialmente importantes na DPOC avançada. Pode-se realizar radiografia de tórax para excluir diagnósticos alternativos. A tomografia computadorizada (TC) de tórax não é rotineiramente realizada para o diagnóstico de DPOC, mas a TC de alta resolução pode ajudar no diagnóstico diferencial. O rastreamento de AATD é sugerido para todos os adultos sintomáticos, sobretudo para pacientes com menos de 45 anos. A triagem em adultos jovens é importante para aqueles com um histórico familiar de DPOC, sobretudo parentes de primeiro grau com AATD ou de DPOC cuja natureza seja principalmente enfisematosa (Han et al., 2018).

A DPOC é classificada em quatro categorias, dependendo da gravidade medida pelas provas de função pulmonar, tal como mostrado na Tabela 20.1 (GOLD, 2019). No entanto, a função pulmonar não é a única maneira de avaliar ou classificar a DPOC; a função pulmonar é avaliada em conjunto com os sintomas, o comprometimento do estado de saúde pela DPOC e o potencial de exacerbações. Os fatores que determinam a evolução clínica e a sobrevida de pacientes com DPOC incluem a história de tabagismo, a exposição ao tabagismo passivo, a idade, a taxa de declínio do VEF_1, a hipoxemia, a pressão da artéria pulmonar, a frequência cardíaca de repouso,

---

Boxe 20.2 — AVALIAÇÃO
Avaliação de pacientes com doença pulmonar obstrutiva crônica

Anamnese

- O paciente foi exposto a fatores de risco (ver Boxe 20.1)? Se isso ocorrer, questionar sobre os tipos, a intensidade e a duração da exposição; por exemplo:
  - Qual é a magnitude da exposição do paciente ao tabagismo passivo?
  - Há exposição ocupacional à fumaça ou outros poluentes?
- O paciente tem histórico de doenças/problemas respiratórios, incluindo asma brônquica, alergia, sinusite, pólipos nasais ou infecções respiratórias?
- O paciente tem antecedentes familiares de DPOC e outras doenças respiratórias crônicas?
- Há quanto tempo o paciente tem dificuldade respiratória?
- Qual foi o padrão de desenvolvimento dos sintomas?
- O esforço piora a dispneia? Que tipo de esforço?
- Quais são os limites da tolerância ao exercício do paciente?
- Em que momentos do dia o paciente se queixa mais de cansaço e dispneia.
- O paciente descreve algum desconforto ou dor em alguma parte do corpo? Se sim, onde ela ocorre, quão intensa é a dor e quando ela ocorre? Ela interfere nas atividades de vida diária? Existe alguma intervenção que ajude a aliviar a dor ou desconforto?
- Que hábitos alimentares e de sono têm sido afetados?
- Qual é o impacto da doença respiratória na qualidade de vida?
- O que o paciente sabe sobre a doença e sua condição?
- Qual é a história de tabagismo do paciente?
- O paciente faz ou fez uso de ENDS (p. ex., cigarros eletrônicos, cachimbos eletrônicos, charutos eletrônicos e narguilés eletrônicos)?
- Quais são os fatos desencadeantes (p. ex., esforço, odores fortes, poeira, exposição a animais)?
- O paciente tem história de exacerbações ou internações anteriores por problemas respiratórios?

- Há presença de comorbidades?
- Quão adequados são os tratamentos médicos atuais?
- O paciente tem apoio social e familiar disponível?
- Qual é o potencial de redução dos fatores de risco (p. ex., cessação do tabagismo)?

Avaliação física

- Que posição o paciente assume durante a entrevista?
- Quais são as frequências cardíaca e respiratória?
- Qual é o caráter das respirações? Compensadas e sem esforço? Ou outros?
- O paciente é capaz de completar uma frase sem precisar tomar fôlego?
- O paciente contrai os músculos abdominais durante a inspiração?
- O paciente usa os músculos acessórios dos ombros e pescoço para respirar?
- O paciente leva um longo tempo para expirar (expiração prolongada)?
- Há cianose central?
- As veias do pescoço do paciente estão distendidas?
- O paciente tem edema periférico?
- O paciente está tossindo?
- Qual é a cor, a quantidade e a consistência do escarro?
- Há baqueteamento digital?
- Quais tipos de sons respiratórios são auscultados (i. e., murmúrio vesicular presente, diminuído ou distante; ocorrência de crepitações, sibilos)? Descreva e documente os achados e suas localizações
- Há déficits sensoriais?
- Há perda de memória a curto ou longo prazo?
- Há estupor crescente?
- O paciente está apreensivo?

DPOC: doença pulmonar obstrutiva crônica; ENDS: sistemas eletrônicos de entrega de nicotina.

TABELA 20.1 Graus de doença pulmonar obstrutiva crônica.

Grau	Gravidade	Função pulmonar
Grau I	Leve	$VEF_1/CVF < 70\%$ $VEF_1 \geq 80\%$ do previsto
Grau II	Moderado	$VEF_1/CVF < 70\%$ VEF_1 50 a 79% do previsto
Grau III	Grave	$VEF_1/CVF < 70\%$ VEF_1 30 a 49% do previsto
Grau IV	Muito grave	$VEF_1/CVF < 70\%$ $VEF_1 < 30\%$ do previsto

CVF: capacidade vital forçada. VEF_1: volume expiratório forçado no primeiro segundo.
Adaptada de Global Initiative for Chronic Obstructive Lung Disease (GOLD). (2019). Global strategy for the diagnosis, management, and prevention of chronic obstructive pulmonary disease. Retirada em 23/06/2019 de: www.goldcopd.org/wp-content/uploads/2018/11/GOLD-2019-v1.7-FINAL-14Nov2018-WMS.pdf.

a perda de peso, a reversibilidade da obstrução ao fluxo de ar e as comorbidades.

Ao diagnosticar a DPOC, vários diagnósticos diferenciais devem ser descartados. O diagnóstico diferencial primário é a asma brônquica. Pode ser difícil diferenciar um paciente com DPOC de outro com asma brônquica crônica. Outras doenças que devem ser consideradas no diagnóstico diferencial incluem a insuficiência cardíaca, a bronquiectasia, a tuberculose, a bronquiolite obliterante e a pambronquiolite difusa (GOLD, 2019). Os principais fatores na determinação do diagnóstico são a história do paciente, a gravidade dos sintomas e a capacidade de resposta aos broncodilatadores.

Complicações

A insuficiência e a falência respiratórias são as principais complicações potencialmente fatais da DPOC. A acuidade do aparecimento e a gravidade da insuficiência respiratória dependem da função pulmonar de base, dos valores de oximetria de pulso ou gasometria arterial, das comorbidades e da gravidade de outras complicações da DPOC. A insuficiência e a falência respiratórias podem ser crônicas (na DPOC grave) ou agudas (no broncospasmo grave ou na pneumonia associada à DPOC grave). Quando agudas, podem exigir suporte ventilatório até que outras complicações agudas, como a infecção, possam ser tratadas (ver discussão sobre o tratamento do paciente com necessidade de suporte ventilatório no Capítulo 19). Outras complicações da DPOC incluem a pneumonia, a atelectasia crônica, o pneumotórax e a hipertensão arterial pulmonar (cor pulmonale).

Manejo clínico

Estratégias terapêuticas para o paciente com DPOC incluem promoção de abandono do tabagismo, se apropriado, oxigenoterapia (conforme indicado), prescrição de medicamentos e manejo das exacerbações. Alguns pacientes se beneficiam de intervenções cirúrgicas, ao passo que outros, com formas avançadas de DPOC, beneficiam-se de cuidados paliativos.

Redução do risco

Para pacientes com doença estável, o tratamento visa reduzir os riscos e os sintomas. O principal fator de risco associado à DPOC é a exposição ambiental – um fator modificável. O fator de exposição ambiental mais importante é o tabagismo. Em 2017, mais de 34 milhões de pessoas nos EUA relataram ser tabagistas ativos (CDC, 2018b). O tabagismo mata mais de 480 mil pessoas por ano e custa aos EUA mais de US$ 300 bilhões em gastos com o sistema de saúde e com a perda de produtividade anual (CDC, 2019a; CDC, 2019b). Parar de fumar é a intervenção isolada mais rentável para reduzir o risco de desenvolver ou interromper a progressão de DPOC (GOLD, 2019). No entanto, o abandono do tabagismo é difícil de se alcançar e ainda mais difícil de se sustentar a longo prazo. Os fatores associados à manutenção no tabagismo variam entre os pacientes e podem incluir a força da dependência da nicotina, a exposição continuada a estímulos associados ao tabagismo (no trabalho ou em ambientes sociais), o estresse, a depressão e o hábito.

Como vários fatores estão associados a continuar fumando, o sucesso na cessação muitas vezes requer várias estratégias. Os profissionais de saúde devem promover a interrupção explicando os riscos do tabagismo e personalizando a mensagem "de risco" para o paciente. Depois de dar forte advertência sobre o tabagismo, os profissionais de saúde devem negociar com o paciente uma data definitiva para a interrupção. O encaminhamento para um programa de cessação do tabagismo pode ser útil. O acompanhamento no período de 3 a 5 dias depois da data estabelecida, a fim de rever o progresso e resolver quaisquer problemas, está associado a um aumento na taxa de sucesso; esse acompanhamento deve ser repetido conforme necessário. O reforço continuado associado a uma estratégia individualizada ao paciente e seu estilo de vida (p. ex., chamadas telefônicas, mensagens de texto, e-mail ou visitas à clínica) é benéfico. As recaídas devem ser analisadas, e o paciente e o profissional de saúde devem identificar em conjunto as possíveis soluções para evitar recaídas futuras. É importante enfatizar sucessos em vez de falhas. A reposição de nicotina – a farmacoterapia de primeira linha que aumenta de modo confiável as taxas de abstinência a longo prazo – pode ser realizada de diversas maneiras (p. ex., goma de mascar, inalador, spray nasal, sistema transdérmico, comprimido sublingual ou pastilha). A bupropiona LP e a nortriptilina, ambas antidepressivos, também podem aumentar as taxas de abandono a longo prazo. Outro agente farmacológico é o anti-hipertensivo clonidina; no entanto, seus efeitos colaterais limitam sua utilização. A vareniclina, um agonista parcial do receptor nicotínico acetilcolina, pode auxiliar na cessação do tabagismo (GOLD, 2019). Os pacientes que não são candidatos apropriados a essa farmacoterapia incluem aqueles com contraindicações médicas, fumantes leves (menos de 10 cigarros por dia), gestantes e adolescentes fumantes.

A cessação do tabagismo pode começar em uma variedade de unidades de cuidados de saúde – clínica ambulatorial, centro de idosos, centro de reabilitação pulmonar, comunidade, hospital e em casa. Independentemente do setor, o enfermeiro tem a oportunidade de orientar os pacientes sobre os riscos do tabagismo e benefícios de sua interrupção. Vários materiais, recursos e programas desenvolvidos por diversas organizações (p. ex., AHRQ, CDC, National Cancer Institute, American Lung Association, American Cancer Society) estão disponíveis para ajudar nessa tarefa.

Princípios gerais da oxigenoterapia

A oxigenoterapia consiste na administração de oxigênio a uma concentração maior do que a encontrada no ambiente. Ao nível do mar, a concentração de oxigênio no ar ambiente é de 21%. O objetivo da oxigenoterapia é fornecer oxigênio para o transporte adequado no sangue, enquanto diminui o trabalho respiratório e reduz o estresse sobre o miocárdio.

O transporte de oxigênio para os tecidos depende de fatores como o débito cardíaco, o conteúdo de oxigênio arterial, a concentração de hemoglobina e as exigências metabólicas. Esses fatores sempre têm de ser lembrados quando a oxigenoterapia é aventada, independentemente dos distúrbios subjacentes.

Indicações

A mudança na frequência ou padrão respiratório do paciente pode ser um dos primeiros indicadores da necessidade de oxigenoterapia. Essas alterações podem resultar de hipoxemia ou hipoxia. A **hipoxemia**, uma diminuição na pressão arterial de oxigênio no sangue, manifesta-se por alterações no estado mental (com progressão que passa por julgamento prejudicado, agitação, desorientação, confusão mental, letargia e coma), dispneia, elevação da pressão arterial, alterações no ritmo cardíaco, arritmias, cianose central (sinal tardio), sudorese e extremidades frias. A hipoxemia geralmente provoca **hipoxia**, uma diminuição no suprimento de oxigênio aos tecidos e células, que também pode ser causada por problemas fora do sistema respiratório. A hipoxia grave pode ser fatal.

Os sinais e sintomas que indicam a necessidade de suplementação de oxigênio podem depender de quão repentinamente essa necessidade se desenvolve. Na hipoxia de desenvolvimento rápido, ocorrem alterações no sistema nervoso central (SNC), porque os centros neurológicos são muito sensíveis à privação de oxigênio. O quadro clínico pode assemelhar-se a uma intoxicação alcoólica, com o paciente manifestando falta de coordenação e julgamento prejudicado. Na hipoxia de ação prolongada (p. ex., em pacientes com DPOC ou insuficiência cardíaca crônica), podem ocorrer fadiga, sonolência, apatia, desatenção e tempo de reação retardado. A necessidade de oxigênio é aferida por meio de análise da gasometria arterial, oximetria de pulso e avaliação clínica.

Complicações

O oxigênio é um medicamento e, exceto em situações de emergência, é administrado apenas quando prescrito por um profissional de saúde. Tal como acontece com outros medicamentos, o enfermeiro deve administrar o oxigênio com cautela e avaliar cuidadosamente seus efeitos sobre cada paciente.

Em geral, um paciente com qualquer tipo de distúrbio respiratório recebe oxigenoterapia apenas para aumentar a pressão parcial de oxigênio (PaO_2) no sangue de volta aos níveis basais, que podem variar de 60 a 95 mmHg. Em termos de curva de dissociação da hemoglobina (Capítulo 17), a hemoglobina arterial nesses níveis está 80 a 98% saturada com oxigênio, o fluxo com maior **fração inspirada de oxigênio** (FIO_2) não acrescenta muito oxigênio às hemácias ou ao plasma. Em vez de ajudar, isso pode exercer efeitos tóxicos sobre os pulmões e o SNC ou deprimir a ventilação, um efeito adverso particularmente letal em pacientes com DPOC (ver discussão adiante).

É importante fazer o exame à procura de indicadores sutis de oxigenação inadequada quando o oxigênio é administrado por qualquer método. Portanto, o enfermeiro deve avaliar o paciente com frequência à procura de confusão mental, agitação psicomotora que progride para letargia, sudorese, palidez, taquicardia, taquipneia e hipertensão. Deve ainda utilizar a oximetria de pulso intermitente ou contínua para monitorar os níveis de oxigênio.

A toxicidade por oxigênio pode ocorrer quando uma concentração demasiadamente elevada de oxigênio é administrada durante um período prolongado (em geral superior a 24 horas) (Kacmarek, Stoller & Heuer, 2017). É causada pelo excesso de produção de radicais livres de oxigênio, que são subprodutos do metabolismo celular. Esses radicais livres então mediam uma resposta inflamatória grave que pode danificar seriamente a membrana alveolocapilar, causando edema pulmonar e progredindo para morte celular. As manifestações clínicas da toxicidade por oxigênio que causam danos aos pulmões são semelhantes à síndrome de angústia respiratória aguda (SARA) (ver Capítulo 19).

Os sinais e sintomas de toxicidade por oxigênio incluem desconforto subesternal, parestesias, dispneia, agitação psicomotora, fadiga, mal-estar, dificuldade respiratória progressiva, hipoxemia refratária, atelectasia alveolar e infiltrado alveolar nas radiografias de tórax.

Usar a menor quantidade de oxigênio necessária para manter um nível aceitável de PaO_2 e tratar a condição subjacente auxilia na prevenção dessa toxicidade (Kacmarek et al., 2017).

Um efeito adverso adicional da administração de altas concentrações de oxigênio (maior que 50%) a pacientes que estejam sedados e respirando pequenos volumes correntes de ar (volume de ar inspirado e expirado a cada incursão respiratória) é a atelectasia obstrutiva (ou atelectasia reabsortiva). Normalmente, 79% do ar ambiente é composto de nitrogênio. Durante a inalação, o nitrogênio, além de outros gases, preenche os alvéolos e ajuda a mantê-los abertos. Com a administração de altas concentrações de oxigênio, o nitrogênio é diluído e substituído por oxigênio. O oxigênio nos alvéolos é absorvido rapidamente na corrente sanguínea, mas não é substituído com rapidez suficiente nos alvéolos para manter a patência. Os alvéolos entram em colapso, causando atelectasia (Kacmarek et al., 2017).

Como o oxigênio alimenta a combustão, há sempre o perigo de incêndio durante seu uso. É importante colocar placas com a indicação "Proibido fumar" quando o oxigênio estiver em uso. Equipamentos de oxigenoterapia são também uma potencial fonte de contaminação bacteriana; portanto, o enfermeiro ou fisioterapeuta respiratório deve trocar os tubos de acordo com a política de prevenção de infecção, as recomendações do fabricante e o tipo de equipamento de fornecimento de oxigênio.

Considerações gerontológicas

O sistema respiratório muda ao longo do processo de envelhecimento, e é importante que o enfermeiro esteja ciente dessas mudanças ao avaliar pacientes idosos que estejam em oxigenoterapia. À medida que os músculos respiratórios se enfraquecem e os grandes brônquios e alvéolos tornam-se alargados, a área de superfície disponível dos pulmões diminui, resultando em redução na ventilação e nas trocas gasosas respiratórias. A quantidade de cílios funcionais também é reduzida, diminuindo a ação ciliar e o reflexo de tosse. Como resultado da osteoporose e da calcificação das cartilagens costais, a complacência da parede torácica é reduzida. Os pacientes podem apresentar maiores rigidez torácica e frequência respiratória, além de diminuição na PaO_2 e expansão pulmonar. O idoso está em risco de aspiração e infecção relacionadas com essas mudanças. Além disso, as explicações e demonstrações ao paciente em relação à nutrição adequada são essenciais, pois a ingestão dietética correta pode ajudar a diminuir o acúmulo excessivo de dióxido de carbono e manter o funcionamento respiratório ideal (Meiner & Yeager, 2019).

Métodos de administração de oxigênio

O oxigênio é distribuído a partir de um cilindro ou de um sistema canalizado. É necessário um redutor de calibre para reduzir a pressão a um nível de trabalho. Um medidor de fluxo regula o fluxo de oxigênio em litros por minuto (ℓ/min). Quando o oxigênio é utilizado em altas taxas de fluxo, deve ser umidificado pela passagem por um sistema de umidificação para evitar o ressecamento das mucosas do sistema respiratório.

O uso de concentradores de oxigênio é outro meio de fornecer quantidades variáveis de oxigênio, especialmente no ambiente doméstico. Esses dispositivos são relativamente portáteis, fáceis de operar e custo-efetivos, mas demandam mais manutenção do que tanques ou sistemas líquidos. Esses modelos podem proporcionar fluxos de oxigênio de 1 a 10 ℓ/min e fornecer uma FIO_2 de cerca de 40% (Cairo, 2018).

Utilizam-se muitos dispositivos de oxigênio diferentes (Tabela 20.2). O volume de oxigênio fornecido é expresso como uma concentração percentual (p. ex., 70%). O tipo adequado de oxigenoterapia é mais bem determinado pelo nível dos gases sanguíneos arteriais (ver Capítulo 10), que indicam o estado de oxigenação do paciente.

Os sistemas de fornecimento de oxigênio são classificados como sistemas de baixo fluxo (desempenho variável) ou de alto fluxo (desempenho fixo). Os sistemas de baixo fluxo contribuem parcialmente com o gás que o paciente inspira, o que significa que o indivíduo respira um pouco de ar ambiente com o oxigênio. Esses sistemas não fornecem uma concentração constante ou precisa de oxigênio inspirado. O volume de oxigênio inspirado muda conforme a respiração do paciente se altera. Os sistemas de alto fluxo fornecem todo o ar inspirado. Uma porcentagem específica de oxigênio é entregue independentemente da respiração do paciente. Os sistemas de alto fluxo são indicados para pacientes que necessitam de volume constante e preciso de oxigênio (Cairo, 2018).

A cânula nasal é utilizada quando o paciente necessita de concentrações baixas a moderadas de oxigênio, cuja precisão não é essencial. Esse método possibilita que o paciente se movimente no leito, fale, tussa e coma sem interromper o fluxo de oxigênio. Embora uma cânula nasal possa fornecer até 6 ℓ/min, as taxas de fluxo superiores a 4 ℓ/min podem causar deglutição de ar ou irritação e ressecamento das mucosas nasal e faríngea.

Uma cânula-reservatório armazena oxigênio em uma membrana delgada durante a expiração. Quando a inspiração do paciente excede a taxa de fluxo para a cânula, o paciente recebe gás adicional do reservatório, o que reduz o uso de oxigênio, porque ele consegue obter oxigenação adequada com taxa de fluxo menor do que a obtida por uma cânula nasal. O paciente precisa expirar pelo nariz para reabrir o reservatório. Qualquer condição que interfira na expiração pelo nariz, como respirar com os lábios franzidos, limita a efetividade do dispositivo.

O cateter nasal (orofaríngeo) fornece concentrações baixas a moderadas de oxigênio e raramente é utilizado. Esse método de administração de oxigênio em baixo fluxo é, habitualmente, reservado para uso em procedimentos especiais, como broncoscopia (exame das vias respiratórias e dos pulmões). Quando utilizado durante procedimentos longos, o cateter deve ser trocado com frequência (p. ex., a cada 8 horas), alternando as narinas para evitar a irritação nasal e infecção.

Quando o oxigênio é fornecido via cânula ou cateter, o percentual de oxigênio que alcança os pulmões varia de acordo com a profundidade, a frequência e a técnica da respiração. Oclusões anatômicas na cavidade nasal, edema da mucosa nasal e respiração bucal são exemplos de condições que modificam o volume de gás inalado pelo paciente.

As máscaras de oxigênio vêm em diversas formas, e cada uma é utilizada para diferentes fins (ver Tabela 20.2). As *máscaras simples*, de baixo fluxo, são usadas para administrar oxigênio em concentrações baixas a moderadas. O corpo da própria máscara coleta e armazena o oxigênio entre as respirações. O paciente expira diretamente através de aberturas no corpo da máscara; se o fluxo de oxigênio cessar, o paciente pode "puxar o ar" por meio dessas aberturas em torno das bordas da máscara. Apesar de muito utilizadas, essas máscaras não podem ser usadas quando são necessárias concentrações de oxigênio controladas e devem ser ajustadas para obter um encaixe adequado. Não devem ser pressionadas com muita força contra a pele, pois podem causar sensação de claustrofobia, bem como soluções de continuidade na pele; fornecem-se faixas elásticas ajustáveis para garantir o conforto e a segurança.

As *máscaras com reinalação parcial* têm uma bolsa-reservatório que deve permanecer insuflada durante a inspiração e a expiração. O enfermeiro precisa ajustar o fluxo de oxigênio para garantir que a bolsa não colapse durante a inspiração. Pode ser entregue uma concentração de oxigênio moderada, porque tanto a máscara quanto a bolsa servem como reservatórios para o oxigênio. O oxigênio entra na máscara por meio de um tubo com pequenos orifícios, que é conectado na junção entre a máscara e a bolsa. À medida que o paciente inspira, o gás é retirado da máscara, da bolsa e, potencialmente, do ar ambiente pelos orifícios de expiração. Conforme o paciente expira, o primeiro terço da expiração enche a bolsa-reservatório. Isso é principalmente espaço morto e não participa das trocas gasosas nos pulmões; portanto, tem uma elevada concentração de oxigênio. O restante do gás expirado é ventilado por meio dos orifícios de expiração. A porcentagem real de oxigênio fornecido é influenciada pelo padrão ventilatório do paciente (Kacmarek et al., 2017).

As *máscaras não reinalantes* têm um desenho semelhante ao das máscaras com reinalação parcial, exceto por conter válvulas adicionais. Uma válvula unidirecional localizada entre a bolsa e a base do reservatório da máscara possibilita que o gás da bolsa-reservatório entre na máscara durante a inspiração, mas impede que o gás na máscara reflua para a bolsa-reservatório durante a expiração. As válvulas unidirecionais localizadas nos orifícios de expiração impedem que o ar ambiente entre na máscara durante a inspiração, assim como possibilitam que os gases saiam da máscara durante a expiração. Tal como com a máscara de reinalação parcial, é importante ajustar o fluxo de oxigênio de modo que a bolsa-reservatório não colapse completamente na inspiração. Em teoria, se a máscara não reinalante se ajustar confortavelmente ao paciente e os dois orifícios de expiração laterais tiverem válvulas unidirecionais, é possível que o paciente receba oxigênio a 100%, tornando esse dispositivo um sistema de oxigênio de alto fluxo. No entanto, como é difícil obter um ajuste exato da máscara em todos os pacientes, e como algumas máscaras não reinalantes têm apenas uma válvula de expiração unidirecional, é quase impossível garantir essa porcentagem, o que a torna um sistema de oxigênio de baixo fluxo.

A *máscara de Venturi* é o método mais confiável e preciso para entregar concentrações específicas de oxigênio a ser inspirado por métodos não invasivos. A máscara é construída de modo a possibilitar um fluxo constante de ar ambiente misturado a um fluxo fixo de oxigênio. É usada principalmente em pacientes com DPOC, pois pode fornecer níveis adequados de oxigênio suplementar com precisão, evitando assim o risco de suprimir o impulso hipóxico.

TABELA 20.2	Dispositivos de administração de oxigênio.				
Dispositivo		Taxa de fluxo sugerida (ℓ/min)	Porcentagem de O$_2$ estabelecida (%)	Vantagens	Desvantagens
Sistemas de baixo fluxo					
Cânula (nasal e reservatório)		1 a 2 3 a 5 6	24 a 28 32 a 40 44	Leve, confortável, barata, uso contínuo durante as refeições e atividades	Facilmente desalojada das narinas, soluções de continuidade na pele das orelhas ou narinas, ressecamento da mucosa nasal e/ou faríngea, deglutição de ar, FIO_2 variável
Cateter nasal (orofaríngeo)		1 a 6	24 a 44	Barato, não exige traqueostomia	Irritação da mucosa nasal, o cateter deve ser trocado com frequência para alternar as narinas
Máscara simples		5 a 8	40 a 60	Simples de usar, barata	Ajuste ruim, FIO_2 variável, precisa ser retirada durante a alimentação
Máscara de reinalação parcial		8 a 11	50 a 75	Concentração de O$_2$ moderada	Quente, mal ajustada, tem de ser removida durante a alimentação

(*continua*)

TABELA 20.2	Dispositivos de administração de oxigênio. (continuação)				
Dispositivo		Taxa de fluxo sugerida (ℓ/min)	Porcentagem de O₂ estabelecida (%)	Vantagens	Desvantagens
Máscara não reinalante		10 a 15	80 a 95	Alta concentração de O_2	Mal ajustada, tem de ser removida durante a alimentação
Sistemas de alto fluxo					
Máscara de Venturi		4 a 6	24, 26, 28	Fornece baixos níveis de O_2 suplementar FIO_2 precisa, umidade adicional disponível	Tem de ser removida durante a alimentação
		6 a 8	30, 35, 40		
Cateter transtraqueal de oxigênio		1/4 a 4	60 a 100	Mais confortável do que outros sistemas de alto fluxo, escondido pela roupa, exige menos litros de O_2 por minuto do que a cânula nasal	Limpeza frequente e regular, intervenção cirúrgica com risco associado de complicações
Máscara aerossol		8 a 10	28 a 100	Boa umidade, FIO_2 precisa	Desconfortável para alguns pacientes

(continua)

TABELA 20.2	Dispositivos de administração de oxigênio. *(continuação)*				
Dispositivo		Taxa de fluxo sugerida (ℓ/min)	Porcentagem de O_2 estabelecida (%)	Vantagens	Desvantagens
Colar de traqueostomia		8 a 10	28 a 100	Boa umidade, confortável, FIO_2 bastante precisa	Intervenção cirúrgica para ser colocado; exige limpeza e aspiração para se manter desobstruído
Tubo T		8 a 10	28 a 100	Boa umidade, confortável, FIO_2 bastante precisa, não é necessária intervenção cirúrgica	Pesado
Tenda facial		8 a 10	28 a 100	Boa umidade, FIO_2 bastante precisa	Volumosa e pesada
Dispositivos de conservação de oxigênio					
Dose de pulso (ou demanda)		10 a 40 mℓ/respiração		Entrega O_2 apenas na inspiração, conserva 50 a 75% do O_2 usado	É preciso avaliar cuidadosamente a função de cada paciente

FIO_2: fração de oxigênio inspirado; O_2: oxigênio.

A máscara de Venturi usa o princípio de Bernoulli de arrasto (aprisionando o ar como um vácuo), que fornece alto fluxo de ar com enriquecimento controlado de oxigênio. Para cada litro de oxigênio que passa por um orifício do jato, uma proporção fixa de ar ambiente é arrastada junto. Variando o tamanho do orifício do jato e ajustando o fluxo de oxigênio, pode-se entregar um volume preciso de oxigênio. O excesso de gás deixa a máscara por dois orifícios de expiração, levando com ele o dióxido de carbono expirado. Este método possibilita que uma concentração de oxigênio constante seja inspirada, independentemente da profundidade ou frequência respiratória.

A máscara deve ter um ajuste confortável que evite o fluxo de oxigênio em direção aos olhos do paciente. O enfermeiro deve examinar a pele do paciente à procura de irritações. É necessário remover a máscara para que o paciente possa comer, beber e ingerir medicamentos; nesse momento, o oxigênio suplementar deve ser fornecido por meio de uma cânula nasal.

Alerta de domínio de conceito

Os sistemas de distribuição de oxigênio são classificados como sistemas de alto ou baixo fluxo. Um sistema de baixo fluxo pode fornecer altas concentrações de oxigênio de modo impreciso (p. ex., até 100% com uma máscara não reinalante); a máscara de Venturi, um sistema de alto fluxo, é projetada especificamente para entregar concentrações precisas, embora mais baixas de oxigênio (menos de 30%).

O *cateter transtraqueal de oxigênio* requer uma pequena cirurgia para inserir o cateter através de uma pequena incisão diretamente na traqueia. É indicado para pacientes que precisam de oxigenoterapia crônica. Esse cateter é mais confortável, menos dependente do padrão respiratório e menos visível do que outros métodos de fornecimento de oxigênio. Como não há perda de oxigênio para o ambiente, o paciente consegue uma oxigenação adequada a taxas mais baixas, tornando esse método menos dispendioso e mais eficiente.

Outros dispositivos de oxigênio incluem *máscaras aerossóis*, *colares de traqueostomia*, *tubos T* e *tendas faciais* (ver Tabela 20.2), os quais são usados com dispositivos de nebulização (nebulizadores) que podem ser ajustados para concentrações de oxigênio de 28 a 100% (0,28 a 1). Se o fluxo de mistura de gases ficar abaixo da demanda do paciente, puxa-se ar ambiente, diluindo a concentração. A névoa do nebulizador precisa estar disponível para o paciente durante toda a fase inspiratória.

Considerações específicas para pacientes com doença pulmonar obstrutiva crônica em oxigenoterapia

A oxigenoterapia pode ser administrada como tratamento contínuo a longo prazo, durante o exercício ou para evitar a dispneia aguda durante uma exacerbação (ver discussão adiante). O objetivo da oxigenoterapia suplementar no paciente com DPOC é aumentar a PaO_2 de repouso de base a pelo menos 60 mmHg ao nível do mar, o que corresponde a uma saturação arterial de oxigênio (SaO_2) de 90% (GOLD, 2019). A oxigenoterapia a longo prazo (mais de 15 horas por dia) também mostrou melhorar a qualidade de vida e a sobrevida, além de reduzir a pressão arterial pulmonar e a dispneia (GOLD, 2019). De modo geral, a oxigenoterapia a longo prazo é prescrita para pacientes com formas muito graves de DPOC, e as indicações incluem, habitualmente, PaO_2 igual ou inferior a 55 mmHg ou SaO_2 igual ou inferior a 88% (GOLD, 2019). Outras indicações de oxigenoterapia em longo prazo incluem evidências de hipoxia tecidual e lesão de órgãos (como *cor pulmonale*), policitemia secundária, edema secundário a insuficiência cardíaca direita ou comprometimento do estado mental (GOLD, 2019). No caso de pacientes com hipoxemia induzida por exercícios físicos, a suplementação de oxigênio durante a prática de exercícios melhora a dispneia; contudo, não alivia a falta de ar na vida diária (GOLD, 2019). Os pacientes que são hipoxêmicos durante a vigília também podem ser durante o sono. Portanto, a oxigenoterapia noturna é recomendada, mais precisamente a prescrição de oxigenoterapia é para uso contínuo, 24 h/dia. A oxigenoterapia intermitente é indicada aos pacientes que em **dessaturação** (*i. e.*, que experimentam queda vertiginosa na saturação da molécula de hemoglobina com oxigênio) apenas durante as atividades de vida diária, exercício ou sono.

O principal objetivo no tratamento de pacientes com hipoxemia e hipercapnia é administrar oxigênio suficiente para melhorar a oxigenação. Os pacientes com DPOC que precisam de oxigênio podem ter insuficiência respiratória, causada principalmente por incompatibilidade na $\dot{V}/\dot{Q}$. Esses pacientes respondem à terapia com oxigênio e devem ser tratados para manter a saturação de oxigênio em repouso maior ou igual a 90%, o que está associado a uma PaO_2 de 60 mmHg ou mais (GOLD, 2019). A avaliação de enfermagem de um paciente com DPOC que está recebendo oxigênio suplementar precisa incluir o monitoramento da frequência respiratória e a saturação de oxigênio aferida por oximetria de pulso (SpO_2) de modo que o paciente tenha saturação de oxigênio adequada (90%) no menor fluxo de oxigênio (GOLD, 2019).

A administração demasiada de oxigênio pode resultar em retenção de dióxido de carbono. Os níveis elevados de oxigênio conseguem, então, suprimir os quimiorreceptores de CO_2, os quais deprimiriam, por sua vez, o impulso respiratório e comprometeriam o equilíbrio $\dot{V}/\dot{Q}$ (Kacmarek et al., 2017). O aumento resultante da tensão de oxigênio nos alvéolos provoca desequilíbrio na $\dot{V}/\dot{Q}$, que se manifesta como hipercapnia. O acompanhamento e a avaliação são essenciais para o atendimento de pacientes com DPOC em oxigênio suplementar, devido a complicações da suplementação de oxigênio. Embora a oximetria de pulso seja útil na avaliação da resposta à oxigenoterapia, não são avaliados os níveis de $PaCO_2$. Uma SaO_2 igual ou inferior a 88% justifica investigação adicional com gasometria arterial (GOLD, 2019). O enfermeiro deve avaliar outros fatores e medicamentos que possam reduzir ainda mais o estímulo respiratório – prejuízos neurológicos, problemas com fluidos e eletrólitos e uso de opioides ou sedativos.

Alerta de enfermagem: Qualidade e segurança

A oxigenoterapia é variável em pacientes com DPOC; seu objetivo é alcançar um nível aceitável de oxigênio, sem queda no pH (hipercapnia crescente).

Terapia farmacológica

Os esquemas terapêuticos usados no manejo da DPOC são baseados na gravidade do quadro. Para a DPOC grau I (leve), pode-se prescrever um broncodilatador de ação curta. Para a DPOC grau II ou III (moderada ou grave), pode-se utilizar um broncodilatador de ação curta e tratamento regular com um ou mais broncodilatadores de ação prolongada. Para a DPOC grau

III ou IV (grave ou muito grave), o tratamento farmacológico inclui o uso regular de broncodilatadores e/ou corticosteroides por via inalatória (CVI) de ação prolongada para exacerbações repetidas.

Broncodilatadores

Os broncodilatadores são fundamentais para o manejo de sintomas na DPOC estável (GOLD, 2019). A escolha do broncodilatador depende da disponibilidade e da resposta individual em termos de alívio dos sintomas e efeitos colaterais. Os broncodilatadores de ação prolongada são mais convenientes para usar e combinar com broncodilatadores de diferentes durações de ação. Mecanismos distintos podem otimizar o manejo dos sintomas (GOLD, 2019). São tipicamente prescritos para tratamento de manutenção com o propósito de controle prolongado de sinais/sintomas. Mesmo pacientes que não apresentam uma resposta significativa a um teste com broncodilatador de ação curta podem se beneficiar sintomaticamente do tratamento com broncodilatador de ação prolongada. Já os broncodilatadores de ação curta são, habitualmente, prescritos para o manejo agudo de crises sintomáticas.

Os broncodilatadores aliviam o broncospasmo por melhorar o fluxo expiratório por causa da dilatação das vias respiratórias e da promoção do esvaziamento pulmonar em cada respiração. Esses medicamentos alteram o tônus da musculatura lisa e reduzem a obstrução das vias respiratórias, possibilitando o aumento na distribuição de oxigênio por todo o pulmão e melhorando a ventilação alveolar. Embora o uso regular de broncodilatadores que atuam principalmente no músculo liso das vias respiratórias não modifique o declínio da função ou o prognóstico da DPOC, sua utilização é fundamental no manejo dessa doença (GOLD, 2019). Esses agentes podem ser administrados por meio de um inalador dosimetrado pressurizado (INDp), por um inalador de pó seco (IPS), por um nebulizador de pequeno volume (NPV) ou por via oral em forma de comprimido ou líquido. Os broncodilatadores muitas vezes são administrados regularmente durante todo o dia, bem como em um esquema terapêutico conforme a necessidade. Eles também podem ser administrados profilaticamente para prevenir a dispneia, sendo usados pelo paciente antes de participar ou concluir uma atividade, como comer ou deambular.

Existem vários dispositivos para administrar a medicação por via inalada. Esses podem ser classificados como INDp, IPS ou NPV, como mencionado anteriormente (Cairo, 2018; Gregory, Elliott & Dunne, 2013). A escolha de um aparelho inalador depende da viabilidade, do custo, do médico que realiza a prescrição, da cobertura do seguro e das habilidades do paciente (GOLD, 2019). Os aspectos-chave de cada um são descritos na Tabela 20.3.

Tanto os INDp quanto os IPS são pequenos dispositivos portáteis que podem ser carregados na bolsa ou no bolso das roupas (Cairo, 2018; D'Urzo, Chapman, Donohue et al., 2019). É essencial a atenção ao fornecimento efetivo dos fármacos e ao treinamento das técnicas adequadas de inalação ao usar um INDp ou IPS. O fisioterapeuta respiratório é o profissional capacitado para ser consultado sobre a técnica adequada de inalação. Os **inaladores dosimetrados pressurizados (INDp)** incluem os modelos convencionais e os impulsionados pela respiração; podem ser acompanhados por espaçadores e câmaras valvuladas. São dispositivos pressurizados que contêm um pó na forma de aerossol dos medicamentos. Uma quantidade precisa de medicação é liberada a cada acionamento do frasco do INDp. Um espaçador ou uma câmara de retenção com válvula (CRV) pode também ser indicado para melhorar a deposição do medicamento nos pulmões e ajudar o paciente a coordenar o acionamento do INDp com a inalação. Os espaçadores vêm em vários modelos, mas todos são ligados ao INDp e têm um bocal na extremidade oposta (Figura 20.5).

Todos os INDp exigem coordenação entre a inspiração do paciente e o mecanismo do nebulizador. Em contrapartida, os **inaladores de pó seco (IPS)** (ver Figura 20.5) baseiam-se apenas na inspiração do paciente para a administração do fármaco. Embora os IPS ainda exijam que o usuário aperte um botão para liberar o fármaco, esses inaladores não exigem a coordenação necessária para o uso dos INDp.

Por causa da correlação significativa entre a técnica insatisfatória do inalador e a falta de controle dos sintomas, questões que poderiam influenciar o uso apropriado do inalador precisam ser levadas em consideração quando é avaliada a efetividade desses fármacos (GOLD, 2019). Condições como coordenação diminuída entre a mão do usuário e a inalação, força insuficiente da mão e incapacidade de gerar fluxo inspiratório suficiente podem comprometer a administração do medicamento e, portanto, o controle dos sintomas (D'Urzo et al., 2019). Por exemplo, os pacientes com coordenação reduzida entre a mão e a inalação não conseguiriam expirar antes do uso dos INDp, impedindo assim a inalação da dose apropriada do fármaco. Embora os IPS minimizem a necessidade dessa coordenação, os pacientes com formas graves de DPOC não têm a capacidade de gerar fluxo inspiratório suficiente para administrar a dose apropriada (D'Urzo et al., 2019).

Já o **nebulizador de pequeno volume (NPV)** é um aparelho manual mais fácil de utilizar do que os INDp e IPS, sendo comumente prescrito quando os pacientes têm dificuldade com esses inaladores (Cairo, 2018), mas exige uma fonte de força para funcionar, sendo portanto menos conveniente. O NPV seria uma opção preferida em relação a outros inaladores porque as partículas nebulizadas são menores e conseguem penetrar melhor nas vias respiratórias. A respiração diafragmática (ver discussão adiante em "Reeducação respiratória") é uma técnica útil para se preparar para o uso adequado do NPV. Os nebulizadores mais comuns incluem os pneumáticos com tubos-reservatório de uso único, usados mais frequentemente em hospitais, e os eletrônicos, que podem ser utilizados em condições domiciliares (Gregory et al., 2013). Os NPVs são comumente prescritos quando os pacientes têm dificuldade em administrar suas medicações com o INDp ou o IPS; alguns dos motivos para tal dificuldade foram apresentados anteriormente (Cairo, 2018).

São utilizadas várias classes de broncodilatadores, incluindo agonistas beta-adrenérgicos, antagonistas muscarínicos (anticolinérgicos) e agentes combinados. Os agonistas beta-adrenérgicos incluem agonistas beta-2-adrenérgicos de ação curta (SABAs, do inglês *short-acting beta-2 adrenergic agonist*) e agonistas beta-2-adrenérgicos de ação prolongada (LABA, do inglês *long-acting beta-2 adrenergic agonist*). Os agentes anticolinérgicos incluem antagonistas muscarínicos de ação curta (SAMA, do inglês *short-acting muscarinic antagonist*) e antagonistas muscarínicos de ação prolongada (LAMA, do inglês *long-acting muscarinic antagonist*) (GOLD, 2018; GOLD, 2019). Os CVI também podem ser combinados com broncodilatadores, para otimizar a broncodilatação. Os broncodilatadores LABA são mais convenientes para o uso do paciente em comparação aos broncodilatadores agonistas beta-2 de ação curta. Exemplos desses medicamentos são apresentados na Tabela 20.4.

Combinações de doses fixas de LABA e LAMA se tornaram a base do tratamento da DPOC (D'Urzo et al., 2019). A combinação dessas classes de medicamentos em um inalador tem efeitos sinérgicos, de modo que as doses de cada fármaco são menores do que se fossem administradas separadamente

TABELA 20.3 — Dispositivos de administração em aerossol.

Dispositivos/fármacos	Técnica ideal	Questões terapêuticas
Inalador dosimetrado pressurizado (INDp) Agonistas beta-2-adrenérgicos Corticosteroides Anticolinérgicos	Acionamento[a] durante uma inalação lenta (30 ℓ/min ou 3 a 5 s) profunda, seguida por sustentação da inspiração por 10 s	A coordenação da inalação lenta com o acionamento pode ser difícil para alguns pacientes, que podem erroneamente interromper a inalação durante o acionamento Deposição de 50 a 80% da dose acionada na orofaringe Enxaguar a boca e cuspir ajuda a reduzir a quantidade do medicamento ingerido e absorvido sistemicamente
INDp acionados pela respiração Agonistas beta-2-adrenérgicos	Vedação estanque em torno do bocal e inalação ligeiramente mais rápida do que o INDp padrão (ver anteriormente), seguida por sustentação da inspiração por 10 s	Pode ser particularmente útil para pacientes incapazes de coordenar a inalação e o acionamento e para pacientes mais idosos, que podem erroneamente interromper a inalação durante o acionamento Não pode ser utilizado com os aparelhos com espaçador/câmara de retenção com válvula (CRV) atualmente disponíveis
Espaçador ou CRV (Obs.: este é um acessório de INDp)	Inalação profunda lenta (30 ℓ/min ou 3 a 5 s), seguida por sustentação da inspiração por 10 s imediatamente depois do acionamento Acionar apenas uma vez no espaçador/CRV por inalação Enxaguar a CRV de plástico uma vez por mês com detergente líquido doméstico em baixa concentração (1:5.000 ou 1 a 2 gotas por xícara de água) e deixar secar	Indicado para pacientes que têm dificuldade para realizar a técnica adequada com o INDp Pode ser volumoso Tubos simples não dispensam a coordenação entre o acionamento e a inalação As CRVs são preferidas Espaçadores ou CRVs podem aumentar a administração de corticosteroides inalatórios aos pulmões
Inalador de pó seco (IPS) Agonistas beta-2-adrenérgicos Corticosteroides Anticolinérgicos	Inalação rápida (1 a 2 s) e profunda O fluxo inspiratório minimamente eficaz depende do dispositivo	A dose é perdida se o paciente expirar através do dispositivo depois do acionamento A administração pode ser maior ou menor do que a dos INDp, dependendo do aparelho e da técnica A administração é mais dependente do fluxo em aparelhos com maior resistência interna A inalação rápida promove a maior deposição nas vias respiratórias centrais de grosso calibre Enxaguar a boca e cuspir ajuda a reduzir a quantidade do medicamento ingerido e absorvido sistemicamente
Nebulizador de pequeno volume (NPV) Agonistas beta-2-adrenérgicos Corticosteroides Anticolinérgicos	Baixo volume corrente com respirações profundas ocasionais Máscara bem ajustada para aqueles incapazes de usar o bocal	Menos dependente da coordenação e cooperação do paciente Pode ser dispendioso, demorado e volumoso; a saída de ar depende do dispositivo e de parâmetros operacionais (volume de enchimento, fluxo de gás dirigido); variações na saída inter- e intranebulizador são significativas A utilização de máscara reduz a administração aos pulmões em 50% A escolha do sistema de administração depende dos recursos, disponibilidade e julgamento clínico do médico que atende o paciente Há potencial de infecções se o dispositivo não for devidamente limpo

CRV: câmara de retenção com válvula; INDp: inalador dosimetrado pressurizado; IPS: inalador de pó seco; NPV: nebulizador de pequeno volume. [a] O acionamento se refere à liberação da dose da medicação com a inalação. Adaptada de Cairo, J. M. (2018). *Mosby's respiratory care equipment* (10th ed.). St. Louis, MO: Elsevier Mosby.

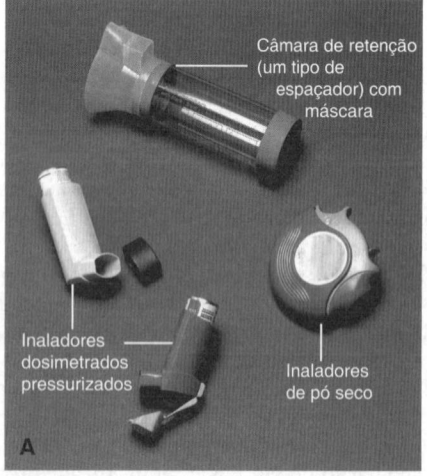 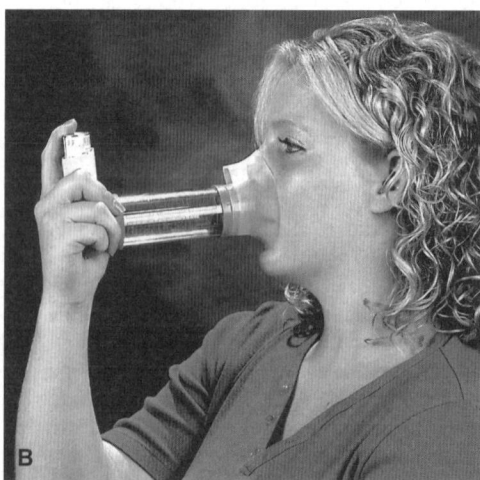

Figura 20.5 • A. Exemplos de inaladores dosimetrados pressurizados (INDp) e espaçadores e inalador de pó seco (IPS). **B.** Inalador dosimetrado pressurizado (INDp) e espaçador em uso.

TABELA 20.4	Tipos comuns de fármacos broncodilatadores para a doença pulmonar obstrutiva crônica.			
	Modo de administração			
Classe/substância	Inalador[a]	Nebulizador	Oral	Duração da ação[b]
Agentes agonistas beta-2-adrenérgicos				
Salbutamol	X	X	X	SABA
Levossalbutamol	X	X		SABA
Terbutalina	X			SABA
Arformoterol	X			LABA
Formoterol	X			LABA
Salmeterol	X			LABA
Indacaterol	X			LABA
Olodaterol	X			LABA
Agentes anticolinérgicos				
Brometo de ipratrópio	X	X		SAMA
Brometo de tiotrópio	X			LAMA
Umeclidínio	X			LAMA
Combinação de agentes agonistas beta-2-adrenérgicos de ação curta e anticolinérgicos				
Salbutamol/ipratrópio	X			SABA/SAMA
Corticosteroides inalados				
Dipropionato de beclomateasona	X	X		
Budesonida	X	X		
Propionato de fluticasona	X	X		
Combinação de corticosteroides inalados e agonistas beta-2-adrenérgicos de ação prolongada				
Budesonida/formoterol	X			CVI/LABA
Mometasona/formoterol	X			CVI/LABA
Fluticasona/salmeterol	X			CVI/LABA
Furoato de fluticasona/vilanterol	X			CVI/LABA

[a]O inalador pode ser do tipo dosimetrado pressurizado (INDp) ou de pó seco (IPS). [b]Ação curta, 4 a 6 h; ação prolongada, +12 h. CVI: corticosteroide por via inalatória; LABA: agonistas beta-2-adrenérgicos de ação prolongada; LAMA: antagonista muscarínico de ação prolongada; SABA, agonista beta-2-adrenérgico de ação curta; SAMA: antagonista muscarínico de ação curta. Adaptada de Global Initiative for Chronic Obstructive Lung Disease (GOLD). (2019). Global strategy for the diagnosis, management, and prevention of chronic obstructive pulmonary disease. Retirada em 23/06/2019 de: www.goldcopd.org/wp-content/uploads/2018/11/GOLD-2019-v1.7-FINAL-14Nov2018-WMS.pdf.

(ou seja, como monoterapia), sem reduzir sua efetividade (GOLD, 2019). Além disso, a terapia combinada é associada a menos reações adversas e promove administração apropriada de medicação ao evitar o uso de múltiplos dispositivos inaladores (GOLD, 2019).

Corticosteroides

Embora possam melhorar os sinais/sintomas da DPOC, os corticoides inalatórios e sistêmicos não retardam o declínio na função pulmonar. Pode-se prescrever aos pacientes uma tentativa por um período curto com corticosteroides orais, a fim de determinar se há melhora na função pulmonar e diminuição dos sintomas. O tratamento a longo prazo com corticosteroides orais não é recomendado em pacientes com DPOC e pode causar miopatia esteroide, levando à fraqueza muscular, diminuição da capacidade funcional e, na doença avançada, insuficiência respiratória (GOLD, 2019). Os CVI são frequentemente prescritos na DPOC.

O tratamento de DPOC com combinações de corticosteroides e LABA em um inalador melhora a função pulmonar (GOLD, 2018). Exemplos desses medicamentos incluem formoterol/budesonida, vilanterol/furoato de fluticasona e salmeterol/fluticasona.

Outros medicamentos

Outros tratamentos farmacológicos que podem ser utilizados na DPOC incluem aumento da alfa-1 antitripsina, agentes antibióticos, agentes mucolíticos, agentes antitussígenos, vasodilatadores e opioides. As vacinas também são eficazes, pois evitam as exacerbações ao impedir infecções respiratórias. Por exemplo, as vacinas antigripais podem reduzir a doença grave e a morte em pacientes com DPOC (GOLD, 2019). Recomenda-se que as pessoas limitem seu risco por meio da vacinação contra a gripe e cessação do tabagismo. A vacinação antipneumocócica também reduz a incidência de pneumonia adquirida na comunidade na população de adultos mais velhos (GOLD, 2019).

Manejo das exacerbações

A exacerbação da DPOC é definida como um evento no curso natural da doença caracterizado por alterações agudas (agravamento) dos sintomas respiratórios do paciente além das variações normais do dia a dia. Uma exacerbação também leva à mudança na medicação (GOLD, 2019). Durante uma exacerbação, o paciente apresenta agravamento da dispneia em decorrência da hiperinsuflação excessiva e da retenção (aprisionamento) de ar (GOLD, 2019). As causas primárias de exacerbação aguda estão habitualmente relacionadas com infecções virais, sobretudo rinovírus humano (ou seja, o resfriado comum). Todavia, infecções bacterianas e fatores ambientais também têm sido relacionados com o desenvolvimento de exacerbações agudas (GOLD, 2019). O roflumilaste pode ser usado como um tratamento para reduzir o risco de exacerbações em pacientes com DPOC grave associadas a bronquite crônica e história de exacerbações. O roflumilaste é um inibidor seletivo da fosfodiesterase-4 (PDE4) administrado em forma de comprimido oral 1 vez/dia.

O tratamento de uma exacerbação requer a identificação da causa primária (se possível) e a administração da medicação específica. A otimização dos fármacos broncodilatadores é a terapia de primeira linha e envolve identificar a melhor medicação ou combinação de medicamentos tomados em horário regular por um paciente específico. Dependendo dos sinais e sintomas, podem também ser administrados corticosteroides, agentes antibióticos, oxigenoterapia e intervenções respiratórias intensivas. As diretrizes da GOLD (2019) fornecem indicações para avaliação, internação e possível admissão à unidade de cuidados intensivos para pacientes com exacerbações da DPOC. As indicações para hospitalização incluem aumento acentuado na intensidade dos sintomas, DPOC grave subjacente, aparecimento de novos sinais físicos (p. ex., uso de músculos acessórios, movimento paradoxal da parede torácica, agravamento ou aparecimento de cianose central, edema periférico, sinais de insuficiência cardíaca direita, diminuição da vigilância), falha em responder ao tratamento médico inicial, idade avançada e suporte domiciliar insuficiente. Os pacientes que necessitam de hospitalização por uma exacerbação apresentam dispneia intensa que não responde adequadamente à terapia inicial, confusão mental ou letargia, fadiga muscular respiratória, movimento paradoxal da parede torácica, edema periférico, agravamento ou aparecimento de cianose central, persistência ou piora na hipoxemia e necessidade de ventilação mecânica assistida não invasiva ou invasiva (GOLD, 2019). Os resultados da exacerbação da DPOC estão intimamente relacionados com o desenvolvimento de acidose respiratória, ocorrência de comorbidades significativas e necessidade de suporte ventilatório não invasivo ou invasivo.

Quando um paciente com exacerbação de DPOC chega ao PS, o tratamento de primeira linha é a oxigenoterapia suplementar e avaliação rápida para determinar se a exacerbação está ameaçando sua vida (GOLD, 2019). Um broncodilatador inalado de ação curta pode ser usado para avaliar a resposta ao tratamento. Corticosteroides orais ou intravenosos (IV), além de broncodilatadores, são recomendados no tratamento hospitalar de uma exacerbação da DPOC. O uso de antibióticos ainda é motivo de controvérsia, mas, em geral, devem ser administrados quando o paciente apresenta três manifestações cardinais de exacerbação: agravamento da dispneia, aumento do volume de escarro e escarro purulento (GOLD, 2019).

Manejo cirúrgico

As opções cirúrgicas podem ser apropriadas para pacientes que não apresentam melhora sintomática com as terapias não cirúrgicas.

Bulectomia

A bulectomia é uma opção cirúrgica para pacientes específicos com enfisema pulmonar bolhoso. As bolhas são espaços alveolares alargados que não contribuem para a ventilação, mas ocupam espaço no tórax e comprimem áreas do pulmão, podendo prejudicar as trocas gasosas; essas áreas podem ser extirpadas cirurgicamente. A bulectomia pode ajudar a reduzir a dispneia e melhorar a função pulmonar. Pode ser realizada por meio de toracoscopia assistida por vídeo ou uma incisão de toracotomia limitada (GOLD, 2019).

Cirurgia de redução de volume pulmonar

As opções de tratamento para os pacientes com DPOC avançada ou em fase terminal (grau IV) com um componente principal de enfisema pulmonar são limitadas, embora a cirurgia de redução de volume pulmonar seja uma opção cirúrgica paliativa. Isso inclui pacientes com doença homogênea ou concentrada em uma área e não muito difundida ao longo dos pulmões. A cirurgia de redução de volume pulmonar envolve a remoção de uma porção do parênquima pulmonar doente, o que reduz a hiperinsuflação e possibilita que o tecido funcional se expanda, resultando em melhora no recolhimento elástico do pulmão e aprimoramento na mecânica da parede torácica e diafragmática. Esse tipo de cirurgia não cura a doença, mas pode melhorar o estado de saúde, a tolerância ao exercício e a qualidade de vida geral do paciente (GOLD, 2019).

As terapias de redução de volume pulmonar por broncoscopia estão sob investigação em protocolos de pesquisa clínica nos EUA. Esses procedimentos broncoscópicos foram desenvolvidos para áreas de pulmão enfisematosas colapsadas e, assim, melhoram a ventilação do tecido pulmonar funcional. As técnicas incluem a colocação endobrônquica de uma válvula unidirecional que possibilita que o ar e o muco saiam da área tratada, mas não deixa que o ar entre novamente. Outra técnica de redução do volume pulmonar biológica consiste em instilação via broncoscopia de nitinol nas vias respiratórias do tecido pulmonar hiperinsuflado de pacientes com enfisema pulmonar. Como o ar não pode entrar na via respiratória, o tecido pulmonar além da via respiratória selada colapsa com o tempo. Os pacientes que receberam esse procedimento relataram aumento da qualidade de vida. Entretanto, não existem evidências suficientes para determinar a relação risco-benefício, a custo-efetividade e os possíveis papéis desses procedimentos no cuidado com o paciente com enfisema grave (GOLD, 2019).

Transplante de pulmão

O transplante pulmonar é uma opção viável para o tratamento cirúrgico definitivo da DPOC grave em pacientes selecionados. Demonstrou-se que melhora a qualidade de vida e a capacidade funcional em alguns pacientes com DPOC. Entretanto, é limitado não só pela escassez de doadores de órgãos, também por ser um procedimento caro, com implicações financeiras por meses a anos por causa de complicações e da necessidade de dispendiosos esquemas de medicação imunossupressora (GOLD, 2019).

Reabilitação pulmonar

A reabilitação pulmonar, uma das estratégias terapêuticas mais custo-efetivas, é uma intervenção holística direcionada para a melhora da saúde física e psicológica dos pacientes com DPOC (GOLD, 2019). Os principais objetivos da reabilitação são reduzir os sintomas, melhorar a qualidade de vida e aumentar a participação física e emocional nas atividades diárias (GOLD, 2019). Os benefícios incluem a melhora da capacidade de exercício e da qualidade de vida relacionada com a saúde, bem como a redução da intensidade percebida de dispneia, da quantidade de dias internados e da ansiedade e depressão associadas à DPOC (GOLD, 2019). Os serviços de reabilitação pulmonar são multidisciplinares e incluem avaliação, orientações ao paciente, cessação do tabagismo, recondicionamento físico, aconselhamento nutricional, treinamento de habilidades e apoio psicológico. Os pacientes aprendem métodos para aliviar os sintomas. Exercícios respiratórios, bem como programas de reeducação respiratória e prática de atividades físicas, são usados para melhorar o estado funcional.

A reabilitação pulmonar é apropriada para a maioria dos pacientes com DPOC, sobretudo aqueles com formas moderadas ou graves (GOLD, 2019). Efeitos benéficos são alcançados em programas com 6 a 8 semanas de duração (GOLD, 2019).

Os programas variam em duração e podem ser realizados em esquema de internamento, ambulatorial ou domiciliar. A seleção do programa depende de: estado físico, funcional e psicossocial do paciente; cobertura de seguro; disponibilidade de programas; e preferência. A reabilitação pulmonar também pode ser utilizada terapeuticamente em outras doenças além da DPOC, incluindo a asma brônquica, a FC, o câncer do pulmão, a doença pulmonar intersticial, a cirurgia torácica e o transplante de pulmão. Apesar de sua eficácia comprovada, nos EUA programas abrangentes para pacientes com formas moderadas a graves de DPOC são cobertos pelo Medicare apenas se os pacientes atenderem a critérios específicos.

 Orientações ao paciente

Os enfermeiros desempenham um papel fundamental na identificação de potenciais candidatos à reabilitação pulmonar e na facilitação e no reforço do conteúdo aprendido no programa de reabilitação. Nem todos os pacientes têm acesso a um programa formal de reabilitação. No entanto, os enfermeiros podem ser essenciais para as orientações aos pacientes e familiares, bem como para os serviços específicos, como demonstrações para terapia respiratória, fisioterapia para realização de exercícios e reeducação respiratória, terapia ocupacional para conservação de energia durante as atividades de vida diária e aconselhamento nutricional. As explicações e demonstrações para o paciente são um componente importante da reabilitação pulmonar e incluem uma ampla variedade de tópicos (Boxe 20.3).

Dependendo da duração e da configuração do programa de orientações, os tópicos podem incluir anatomia e fisiologia normal do pulmão, fisiopatologia e alterações com a DPOC, medicamentos e oxigenoterapia domiciliar, nutrição, tratamentos de fisioterapia respiratória, alívio dos sintomas, cessação do tabagismo, sexualidade e DPOC, enfrentamento da doença crônica, comunicação com a equipe de cuidados de saúde e planejamento para o futuro (diretiva antecipada de vontade do paciente, testamento vital, tomada de decisão informada sobre as alternativas de cuidados de saúde). As explicações e demonstrações, inclusive as relacionadas com a cessação do tabagismo, devem ser incorporadas em todos os aspectos dos cuidados para a DPOC e nas diversas configurações (consultórios médicos, clínicas, hospitais, domicílio, instituições de cuidados de saúde da comunidade e programas de reabilitação abrangentes).

Terapia nutricional

Avaliação e aconselhamento nutricionais são importantes para pacientes com DPOC. O estado nutricional é refletido na gravidade dos sintomas, no grau de deficiência e no prognóstico. A perda de peso significativa muitas vezes é um grande problema;

Boxe 20.3 — PERFIL DE PESQUISA DE ENFERMAGEM

Manejo da ansiedade em pacientes com formas avançadas de DPOC

Bove, D. G., Midtgaard, G., Kaldan, D. et al. (2017). Home-based COPD psychoeducation: A qualitative study of the patients' experiences. *Journal of Psychosomatic Research*, 98, 71-77.

Finalidade

Esse estudo foi realizado no contexto de um ensaio clínico controlado e randomizado, *Efficacy of a Minimal Home-Based Psychoeducative Intervention in Patients with Advanced COPD* (Eficácia de uma intervenção psicoeducacional domiciliar mínima em pacientes com formas avançadas de DPOC). Os resultados quantitativos do ensaio clínico controlado e randomizado mostraram que a intervenção domiciliar liderada pelos profissionais de enfermagem reduziu a ansiedade e proporcionou maior controle dos sintomas dispneicos em pacientes com formas avançadas de DPOC. O propósito desse estudo qualitativo foi investigar se os pacientes com formas avançadas de DPOC que receberam a intervenção consideraram que esta foi significativa e aplicável à vida diária.

Metodologia

Esse estudo qualitativo utilizou a metodologia de descrição interpretativa e coletou dados de 20 participantes no ensaio clínico randomizado. Os pacientes aceitaram um convite para a entrevista qualitativa e assinaram um formulário de consentimento livre e esclarecido para participar do estudo. Com apenas uma exceção, todos os participantes foram entrevistados em seus domicílios por pesquisadores que nunca os haviam encontrado antes. Todas as entrevistas foram gravadas e transcritas para análise dos dados.

Achados

As entrevistas transcritas revelaram três tópicos principais: (1) exteriorizar a ansiedade tornou mais fácil seu controle e proporcionou alívio; (2) o manejo da ansiedade envolveu o controle das cognições e (3) o sentimento de solidão estava associado à ansiedade e à dispneia. No primeiro tópico centrado no reconhecimento da ansiedade como manifestação de DPOC, não obstante, os participantes relataram dificuldade em conversar sobre ansiedade com seus parentes. Alguns participantes sentiam que seus cônjuges ficavam aborrecidos quando conversavam sobre ansiedade e dispneia. Eles validaram a utilidade do material de orientação que legitimava os problemas enfrentados por eles no dia a dia. O segundo tópico focalizou o manejo da ansiedade e revelou que os participantes acreditavam que precisavam lidar com a ansiedade em particular. A intervenção cognitiva comportamental deu a eles a liberdade de verbalizar seus pensamentos e preocupações, sobretudo em relação à morte e ao processo de morte. O terceiro tópico incluiu o sentimento de isolamento associado à ansiedade e à dispneia. Os participantes verbalizaram que a intervenção psicoeducacional os ajudou a estabelecer uma sensação de controle e autopreservação, apesar do sentimento de solidão durante os episódios agudos.

Implicações para a enfermagem

Esse estudo validou a intervenção psicoeducacional da enfermagem como redutora da ansiedade e da dispneia em pacientes com formas avançadas de DPOC. Além disso, a intervenção teve o efeito favorável de ser percebida como significativa e proveitosa por esses participantes, que se sentiram mais bem equipados para lidar com a ansiedade e a dispneia após receberem a intervenção e a consideram valiosa. Eles expressaram alívio com o fato de a intervenção estar focalizada na ansiedade que sentiam. Esses sentimentos ilustram a importância de reconhecer e avaliar a ansiedade durante episódios de dispneia em pacientes com DPOC. A validação da ansiedade sentida pelos pacientes com formas avançadas de DPOC pode estabelecer uma base sólida para a orientação deles e de seus cônjuges sobre o processo mórbido e ajudá-los a compreender o que esperar à medida que a doença evolui. O aumento do conhecimento dos pacientes sobre a DPOC e seu manejo proporciona uma sensação de controle, o que, por sua vez, pode ajudar a reduzir a ansiedade. Além disso, a inclusão dos familiares na orientação do paciente pode reduzir os sentimentos de isolamento, aliviando a ansiedade e, por fim, melhorando o manejo da doença.

no entanto, o excesso de peso também pode ser problemático, ainda que ocorra com menos frequência. A maioria dos pacientes com DPOC tem dificuldade em ganhar e manter o peso. A avaliação completa das necessidades calóricas e o aconselhamento sobre o planejamento das refeições e suplementação fazem parte do processo de reabilitação. O monitoramento constante do peso e as intervenções conforme a necessidade são partes importantes do tratamento de pacientes com DPOC.

Cuidados paliativos

Os cuidados paliativos são essenciais para o paciente com DPOC avançada. Infelizmente, os cuidados paliativos frequentemente não são realizados até que a doença esteja muito avançada. Os objetivos globais dos cuidados paliativos são a administração dos sintomas e a melhora da qualidade de vida dos pacientes com doenças avançadas e seus familiares (GOLD, 2019). As áreas abordadas nos cuidados paliativos incluem a comunicação eficiente e empática com os pacientes e suas famílias; a atenção próxima a dor, dispneia, pânico, ansiedade, depressão e outros sintomas; apoio psicossocial, espiritual e suporte ao luto; além da coordenação de uma ampla gama de serviços médicos e sociais necessários para essa doença (GOLD, 2019). Cuidados paliativos, casas de repouso e cuidados ao fim da vida são componentes fundamentais do tratamento de pacientes com formas avançadas de DPOC (GOLD, 2019) (ver Capítulo 13).

Manejo de enfermagem

Uma visão geral dos cuidados de enfermagem de um paciente com DPOC é apresentada no Boxe 20.4. Outras considerações de enfermagem em relação à avaliação do paciente com DPOC e promoção de desfechos de enfermagem e colaborativos ótimos são especificadas adiante.

Avaliação do paciente

A avaliação envolve a obtenção de informações sobre os sintomas atuais, bem como as manifestações prévias da doença. O Boxe 20.2 contém exemplos de perguntas que podem ser utilizadas para coletar uma anamnese clara do processo de doença. Além da anamnese, o enfermeiro analisa os resultados dos exames diagnósticos.

Desobstrução das vias respiratórias

O broncospasmo, que ocorre em várias doenças pulmonares, reduz o diâmetro dos brônquios de pequeno calibre e pode causar dispneia, secreções estáticas e infecção. O broncospasmo às vezes pode ser detectado na ausculta com um estetoscópio, quando são ouvidos sibilos ou murmúrio vesicular diminuído. O aumento na produção de muco e a diminuição da ação ciliar contribuem para a redução do calibre dos brônquios e resulta em diminuição do fluxo de ar e das trocas gasosas. Isso é agravado ainda pela perda de elasticidade do pulmão que ocorre com a DPOC (GOLD, 2019). Essas alterações nas vias respiratórias exigem que o enfermeiro monitore o paciente quanto a dispneia e hipoxemia. O alívio do broncospasmo é confirmado pela mensuração de melhora em taxas e volumes de fluxo expiratório (a força da expiração, o tempo da expiração e a quantidade de ar expirado), bem como pela avaliação da dispneia e certificação de que ela diminuiu.

Reduzir a quantidade e a viscosidade do escarro pode desobstruir as vias respiratórias e melhorar a ventilação pulmonar e as trocas gasosas. Todos os irritantes pulmonares devem ser eliminados ou reduzidos, principalmente a fumaça do cigarro, que é a fonte mais persistente de irritação pulmonar. O enfermeiro deve explicar e demonstrar para o paciente a técnica de tosse dirigida ou controlada, que é mais efetiva e reduz a fadiga associada à tosse vigorosa não dirigida. A tosse dirigida consiste em uma inspiração lenta e máxima, seguida de sustentação da inspiração por vários segundos e, em seguida, duas ou três tosses. A expiração forçada (*huffing*) também pode ser efetiva. A técnica consiste em uma ou duas expirações forçadas ("bufadas") de baixo a médio volume pulmonar com a glote aberta.

A fisioterapia respiratória (FTR), o aumento na ingestão de líquidos e as névoas aerossóis brandas (com soro fisiológico ou água) podem ser úteis para alguns pacientes com DPOC. O uso dessas medidas deve se basear na resposta e na tolerância de cada paciente. A **fisioterapia respiratória (FTR)** inclui a drenagem postural, a tapotagem torácica e a vibração, bem como a reeducação respiratória. Os objetivos da FTR são consistentes com melhora da desobstrução das vias respiratórias, já que servem para remover as secreções brônquicas, melhorar a ventilação e aumentar a eficiência da musculatura respiratória.

Drenagem postural (drenagem brônquica segmentada)

A **drenagem postural** possibilita que a força da gravidade ajude na remoção das secreções brônquicas. As secreções drenam dos bronquíolos afetados para os brônquios e a traqueia e são removidas por meio da tosse ou aspiração. Como o paciente geralmente se senta na posição vertical, as secreções podem se acumular nas bases dos pulmões. Várias posições (Figura 20.6) aproveitam a força da gravidade para ajudar a deslocar as secreções das vias respiratórias brônquicas de menor calibre para os brônquios principais e traqueia. Cada posição contribui para a drenagem efetiva de um lobo pulmonar diferente; os brônquios dos lobos inferior e médio drenam de modo mais efetivo quando a cabeça está mais baixa que o tórax, enquanto os brônquios do lobo superior drenam melhor na posição inversa. As secreções são, então, removidas pela tosse.

O enfermeiro deve ter em mente o diagnóstico médico, os lobos pulmonares ou os segmentos envolvidos, a condição cardíaca e quaisquer deformidades estruturais da parede torácica e da coluna vertebral. A ausculta do tórax antes e depois do procedimento é utilizada para identificar as áreas que necessitam de drenagem e para avaliar a efetividade do tratamento. O enfermeiro deve ensinar aos familiares que ajudarão o paciente em casa a avaliar os sons respiratórios antes e depois do tratamento. O enfermeiro precisa explorar estratégias que possibilitem que o paciente assuma as posições indicadas em casa. Isso pode exigir o uso criativo de objetos facilmente disponíveis, como travesseiros, almofadas ou caixas de papelão.

A drenagem postural é normalmente realizada 2 a 4 vezes/dia, antes das refeições (para evitar náuseas, vômitos e aspiração) e na hora de dormir. Broncodilatadores prescritos, agentes mucolíticos, água destilada ou soro fisiológico podem ser nebulizados e inalados antes da drenagem postural para dilatar os bronquíolos, reduzir o broncospasmo, diminuir a viscosidade do muco e escarro e combater o edema das paredes brônquicas. A sequência recomendada começa com posições para drenar os lobos inferiores, seguidas por posições para drenar os lobos superiores.

O paciente fica o mais confortável possível em cada posição e recebe uma cuba de êmese, um copo para coleta de escarro e lenços de papel. O enfermeiro deve instruir o paciente a permanecer em cada posição por 10 a 15 minutos e inspirar lentamente pelo nariz e expirar devagar no modo frenolabial, para ajudar a manter as vias respiratórias abertas, de modo que as secreções possam drenar. Se uma posição não puder ser

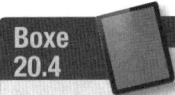

Boxe 20.4 — PLANO DE CUIDADO DE ENFERMAGEM
Cuidado do paciente com doença pulmonar obstrutiva crônica

DIAGNÓSTICO DE ENFERMAGEM: troca de gases e eliminação traqueobrônquica prejudicadas, relacionadas com a inalação crônica de toxinas
OBJETIVO: melhorar as trocas gasosas

Intervenções de enfermagem	Justificativa	Resultados esperados
1. Avaliar o estado atual de tabagismo, ensinar estratégias de cessação do tabagismo e facilitar os esforços para parar de fumar: a. Avaliar os hábitos atuais de tabagismo do paciente e da família. b. Explicar os perigos do tabagismo e sua relação com a DPOC. c. Avaliar as tentativas anteriores de cessação do tabagismo. d. Fornecer materiais educativos. e. Encaminhar para um programa ou recurso para a cessação do tabagismo. 2. Avaliar a exposição atual a toxinas ou poluentes ocupacionais e poluição interior e exterior: a. Enfatizar a prevenção primária às exposições ocupacionais – isso é mais facilmente alcançado pela eliminação ou redução dos riscos no local de trabalho. b. Explicar sobre os tipos de poluição do ar interior e exterior (p. ex., combustível de biomassa queimada para cozinhar e aquecer edifícios com pouca ventilação, poluição do ar). c. Explicar como monitorar anúncios públicos sobre a qualidade do ar.	1. O fumo causa danos permanentes aos pulmões e diminui seus mecanismos de proteção. O fluxo de ar é obstruído, as secreções são aumentadas e a capacidade pulmonar é reduzida. Continuar fumando aumenta a morbidade e a mortalidade em pacientes com DPOC e é um fator de risco para câncer de pulmão. 2. A inalação crônica de toxinas interiores e exteriores provoca danos às vias respiratórias e prejudica as trocas gasosas.	• O paciente identifica os riscos do tabagismo • O paciente identifica os recursos para parar de fumar, se apropriado • O paciente inscreve-se em um programa de cessação do tabagismo, se apropriado • O paciente relata sucesso em parar de fumar • O paciente cita os tipos de toxinas inaladas • O paciente minimiza ou elimina as exposições • O paciente monitora anúncios públicos sobre a qualidade do ar e minimiza ou elimina a exposição durante episódios de poluição intensa.

DIAGNÓSTICO DE ENFERMAGEM: troca de gases prejudicada, associada ao desequilíbrio na V/Q
OBJETIVO: melhorar as trocas gasosas

Intervenções de enfermagem	Justificativa	Resultados esperados
1. Administrar broncodilatadores conforme prescrito: a. A inalação é a via preferida. b. Examinar quanto a efeitos colaterais: taquicardia, arritmias, excitação do SNC, náuseas e vômitos. c. Avaliar se é correta a técnica de utilização do INDp, do IPS ou do NPV 2. Avaliar a eficácia de tratamentos com INDp, IPS ou NPV. a. Avaliar se há diminuição da dispneia, redução na respiração ofegante ou crepitações, fluidificação das secreções e diminuição da ansiedade. b. Certificar-se de que o tratamento seja administrado antes das refeições, para evitar náuseas e reduzir a fadiga que acompanha a alimentação. 3. Explicar e demonstrar para o paciente como realizar a respiração diafragmática e a tosse eficaz; supervisionar o paciente durante o exercício.	1. Os broncodilatadores dilatam as vias respiratórias. A dose da medicação é cuidadosamente ajustada a cada paciente, de acordo com a resposta clínica. 2. Normalmente a medicação é combinada a broncodilatadores em aerossol para controlar a broncoconstrição na exacerbação aguda. No entanto, o INDp com espaçador geralmente é a via preferida (menos dispendiosa e com menor tempo de tratamento). 3. Essas técnicas melhoram a ventilação, abrindo vias respiratórias para facilitar a remoção do escarro presente. As trocas gasosas são melhoradas, e a fadiga é minimizada.	• O paciente verbaliza a necessidade de broncodilatadores e de tomá-los conforme prescrito • O paciente apresenta efeitos colaterais mínimos: frequência cardíaca próxima do normal, ausência de arritmias, atividade mental normal • O paciente relata diminuição da dispneia • O paciente apresenta taxa de fluxo expiratório melhorada • O paciente usa e limpa os aparelhos utilizados na fisioterapia respiratória, conforme aplicável • O paciente demonstra respiração diafragmática e tosse cinética • O paciente utiliza o equipamento de oxigênio de modo adequado, quando indicado • O paciente apresenta melhora na gasometria arterial ou oximetria de pulso • O paciente demonstra a técnica correta para o uso de INDp, IPS ou NPV.

(continua)

Boxe 20.4 **PLANO DE CUIDADO DE ENFERMAGEM** *(continuação)*
Cuidado do paciente com doença pulmonar obstrutiva crônica

Intervenções de enfermagem	Justificativa	Resultados esperados
4. Administrar oxigênio pelo método prescrito: **a.** Explicar sua justificativa e importância ao paciente. **b.** Avaliar a eficácia; examinar se há sinais de hipoxemia. Notificar o médico em caso de agitação, ansiedade, sonolência, cianose ou taquicardia. **c.** Analisar a gasometria arterial e comparar com os valores iniciais. Quando a punção arterial for realizada para obter uma amostra de sangue, manter o local da punção pressionado por 5 min, para evitar o sangramento arterial e o desenvolvimento de equimoses. **d.** Iniciar a oximetria de pulso para monitorar a saturação de oxigênio. **e.** Explicar que não é permitido ao paciente ou visitantes fumar enquanto o oxigênio está em uso.	**4.** O oxigênio corrige a hipoxemia. Uma observação cuidadosa do fluxo em litros ou a porcentagem administrada e seu efeito sobre o paciente é importante. Esses pacientes geralmente requerem taxas de oxigênio a baixo fluxo, de 1 a 2 ℓ/min. Monitorar e titular para alcançar a PaO_2 desejada. A gasometria arterial periódica e a oximetria de pulso ajudam a avaliar a adequação da oxigenação. O fumo pode tornar a oximetria de pulso imprecisa, porque o monóxido de carbono da fumaça do cigarro também satura a hemoglobina.	

DIAGNÓSTICO DE ENFERMAGEM: eliminação traqueobrônquica prejudicada, associada a broncospasmo, aumento da produção de muco, tosse ineficaz, infecção broncopulmonar e outras complicações
OBJETIVO: realizar a desobstrução das vias respiratórias

Intervenções de enfermagem	Justificativa	Resultados esperados
1. Hidratar adequadamente o paciente. **2.** Explicar e demonstrar para o paciente as técnicas de respiração diafragmática e tosse cinética; supervisionar os exercícios. **3.** Auxiliar no uso de INDp, IPS ou nebulizador de pequeno volume. **4.** Se indicado, realizar a drenagem postural com tapotagem torácica e vibração na parte da manhã e à noite, conforme prescrito. **5.** Orientar o paciente sobre como evitar irritações brônquicas, como fumaça de cigarro, aerossóis, extremos de temperatura e fumaça. **6.** Explicar sobre os sinais precoces de infecção, que devem ser comunicados ao médico imediatamente: **a.** Aumento na expectoração. **b.** Mudança na cor do escarro. **c.** Aumento da viscosidade do escarro. **d.** Aumento da dispneia, aperto no tórax ou fadiga. **e.** Aumento da tosse. **f.** Febre ou calafrios. **7.** Administrar antibióticos, conforme prescrito. **8.** Incentivar o paciente a receber vacina contra a influenza e *Streptococcus pneumoniae*.	**1.** A hidratação sistêmica mantém as secreções fluidas e fáceis de expectorar. Deve-se administrar líquidos com precaução em caso de insuficiência cardíaca esquerda ou direita. **2.** Essas técnicas ajudam a melhorar a ventilação e mobilizar secreções, sem causar dispneia e fadiga. **3.** Assegurar a distribuição adequada do medicamento às vias respiratórias. **4.** Usar a gravidade para ajudar a fazer com que as secreções subam, de modo que possam ser mais facilmente expectoradas ou aspiradas. **5.** Irritantes brônquicos causam broncoconstrição e aumento na produção de muco, o que interfere na desobstrução das vias respiratórias. **6.** As infecções respiratórias leves que não têm consequência alguma para a pessoa com pulmões normais podem provocar distúrbios fatais nos pulmões da pessoa com DPOC. O reconhecimento precoce é fundamental. **7.** Os antibióticos podem ser prescritos para prevenir ou tratar infecções. **8.** Os pacientes com doenças respiratórias são propensos a infecções respiratórias; portanto, são incentivados a receber vacina.	• O paciente verbaliza a necessidade de ingerir líquidos • O paciente demonstra respiração diafragmática e tosse cinética • O paciente realiza a drenagem postural corretamente • O paciente tem a tosse minimizada • O paciente não fuma • O paciente verbaliza que polens, fumos, gases, poeiras e extremos de temperatura e umidade são irritantes que devem ser evitados • O paciente identifica sinais precoces de infecção • O paciente mantém-se livre de infecção (sem febre, sem alteração no escarro, com diminuição da dispneia) • O paciente verbaliza a necessidade de notificar o médico ao primeiro sinal de infecção • O paciente verbaliza que precisa ficar longe de multidões ou de pessoas com resfriados em temporadas de gripe • O paciente informa-se sobre vacinas contra gripe e pneumonia com o médico para ajudar a prevenir infecções.

(continua)

CAPÍTULO 20 Manejo de Pacientes com Doenças Pulmonares Crônicas

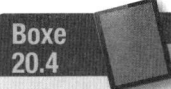

Boxe 20.4 — PLANO DE CUIDADO DE ENFERMAGEM *(continuação)*
Cuidado do paciente com doença pulmonar obstrutiva crônica

DIAGNÓSTICO DE ENFERMAGEM: padrão respiratório prejudicado, associado a dispneia, muco, broncoconstrição e irritantes das vias respiratórias
OBJETIVO: melhorar o padrão respiratório

Intervenções de enfermagem	Justificativa	Resultados esperados
1. Explicar e demonstrar para o paciente como realizar a respiração diafragmática e respiração frenolabial. 2. Incentivar a alternância entre períodos de atividade e repouso. Incentivar o paciente a tomar algumas decisões sobre os cuidados (banho, depilação) com base no nível de tolerância. 3. Supervisionar a realização do treino muscular respiratório à inspiração, se prescrito.	1. Ajuda a prolongar o tempo de expiração do paciente e diminui o aprisionamento de ar. Com essas técnicas, o paciente respira de modo mais eficaz. 2. Estimula atividades que possibilitam que o paciente realize atividades sem desgaste excessivo. 3. Fortalece e condiciona os músculos respiratórios.	• O paciente realiza a respiração diafragmática e frenolabial e as usa quando está com dispneia e durante as atividades • O paciente mostra sinais de esforço respiratório diminuído e controla o ritmo das atividades • O paciente utiliza o equipamento de treino muscular respiratório à inspiração conforme prescrito.

DIAGNÓSTICO DE ENFERMAGEM: comprometimento da capacidade de gerenciar o esquema associado à fadiga decorrente do aumento no trabalho respiratório e ventilação e oxigenação insuficientes
OBJETIVO: independência nas atividades de manejo da saúde

Intervenções de enfermagem	Justificativa	Resultados esperados
1. Explicar e demonstrar para o paciente como coordenar a respiração diafragmática com as atividades (p. ex., caminhar, inclinar o tronco para a frente). 2. Incentivar o paciente a tomar banho, vestir-se, andar e ingerir líquidos sozinho. Discutir medidas de conservação de energia. 3. Ensinar a drenagem postural ao paciente, se necessário.	1. Incentiva o paciente a ficar mais ativo e evita a fadiga excessiva ou dispneia durante a atividade. 2. Conforme a condição se resolve, o paciente é capaz de realizar mais atividades, mas precisa ser encorajado a evitar a dependência cada vez maior. 3. Incentiva o paciente a se envolver em seus próprios cuidados e o prepara para cuidar de si mesmo em casa.	• O paciente realiza a respiração controlada durante o banho, a inclinação do tronco para frente e a deambulação • O paciente controla o ritmo das atividades de vida diária, alternando-as com períodos de descanso, a fim de reduzir a fadiga e a dispneia • O paciente descreve estratégias de conservação de energia • O paciente realiza as mesmas atividades de autocuidado que antes • O paciente realiza a drenagem postural corretamente.

DIAGNÓSTICO DE ENFERMAGEM: intolerância à atividade, relacionada com fadiga, hipoxemia e respiração ineficaz
OBJETIVO: melhorar a tolerância às atividades

Intervenções de enfermagem	Justificativa	Resultados esperados

1. Negociar com o paciente o estabelecimento de um esquema regular de exercícios, usando a esteira e a bicicleta ergométrica ou fazendo caminhadas ou outros exercícios apropriados, como andar no *shopping*:
  a. Avaliar o nível de capacidade funcional atual do paciente e desenvolver um plano de exercícios, com base no estado funcional de base.
  b. Sugerir a consulta a um fisioterapeuta ou programa de reabilitação pulmonar para determinar um programa de exercícios específico para a capacidade do paciente. Ter uma unidade de oxigênio portátil disponível, se tiver sido prescrito oxigênio para o exercício.
	1. Músculos não condicionados consomem mais oxigênio e impõem carga adicional aos pulmões. Por meio do exercício regular e graduado, esses grupos musculares tornam-se mais condicionados, e o paciente pode fazer mais atividades sem sentir dispneia. Os exercícios graduados quebram o ciclo de debilitação.	• O paciente realiza atividades com menos dispneia
		• O paciente verbaliza a necessidade de se exercitar diariamente e demonstra um plano de exercícios a serem realizados em casa
		• O paciente caminha e aumenta gradualmente o tempo e a distância para melhorar a condição física
		• O paciente exercita grupos musculares da parte superior e inferior do corpo.

DIAGNÓSTICO DE ENFERMAGEM: dificuldade de enfrentamento, associado a redução da socialização, ansiedade, depressão, nível de atividade mais baixo e incapacidade para o trabalho
OBJETIVO: alcançar um nível ideal de enfrentamento

Intervenções de enfermagem	Justificativa	Resultados esperados
1. Ajudar o paciente a desenvolver metas realistas.	1. O desenvolvimento de metas realistas promove uma sensação de esperança e realização, em vez de derrota e desesperança.	• O paciente expressa interesse no futuro • O paciente participa do plano de alta

(continua)

Boxe 20.4 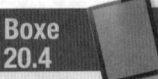 **PLANO DE CUIDADO DE ENFERMAGEM** (continuação)
Cuidado do paciente com doença pulmonar obstrutiva crônica

Intervenções de enfermagem	Justificativa	Resultados esperados
2. Incentivar a atividade ao nível de tolerância dos sintomas. 3. Explicar e demonstrar para o paciente as técnicas de relaxamento ou fornecer um áudio de relaxamento disponível em *smartphones* ou *tablets*. 4. Matricular o paciente em um programa de reabilitação pulmonar, quando disponível.	2. As atividades reduzem a tensão e diminuem o grau de dispneia conforme o paciente se torna condicionado. 3. O relaxamento reduz o estresse, a ansiedade e a dispneia e ajuda o paciente a lidar com a deficiência. 4. Os programas de reabilitação pulmonar têm demonstrado promover melhora subjetiva na condição e na autoestima do paciente, bem como aumento na tolerância ao exercício e diminuição nas internações.	• O paciente discute atividades ou métodos que possam ser realizados para amenizar a dispneia • O paciente usa técnicas de relaxamento de modo adequado • O paciente expressa interesse em um programa de reabilitação pulmonar.

DIAGNÓSTICO DE ENFERMAGEM: falta de conhecimento em relação ao autocuidado a ser desempenhado em casa
OBJETIVO: conseguir a adesão do paciente ao programa terapêutico e cuidado domiciliar

Intervenções de enfermagem	Justificativa	Resultados esperados

1. Ajudar o paciente a identificar/desenvolver metas em curto e longo prazos:
  a. Orientar o paciente sobre a doença, os medicamentos, os procedimentos e como e quando procurar ajuda.
  b. Encaminhar o paciente para a reabilitação pulmonar.
2. Passar uma mensagem forte sobre parar de fumar. Discutir estratégias para cessação do tabagismo. Prestar informações sobre os grupos que fornecem recursos.
	1. O paciente precisa ser um parceiro no desenvolvimento do plano de cuidados e saber o que esperar. As orientações sobre DPOC são um dos aspectos mais importantes do cuidado, pois preparam o paciente para conviver e lidar com DPOC e melhorar a qualidade de vida.
	2. O fumo causa danos permanentes ao pulmão e diminui seus mecanismos de proteção. O fluxo de ar é obstruído, e a capacidade pulmonar é reduzida. O fumo aumenta as taxas de morbidade e mortalidade, sendo também um fator de risco para o câncer de pulmão.
		• O paciente entende a doença e o que ela afeta
		• O paciente verbaliza a necessidade de preservar a função pulmonar existente, participando do programa prescrito
		• O paciente entende os propósitos e a administração correta dos medicamentos
		• O paciente para de fumar ou se matricula em um programa de cessação do tabagismo
		• O paciente identifica quando e para quem ligar para obter ajuda.

PROBLEMA COLABORATIVO: atelectasia
OBJETIVO: não apresentar atelectasia na radiografia e no exame físico

Intervenções de enfermagem	Justificativa	Resultados esperados
1. Monitorar a condição respiratória, incluindo a frequência e o padrão respiratórios, os sons respiratórios, os sinais e sintomas de angústia respiratória e a oximetria de pulso. 2. Explicar e demonstrar para o paciente a respiração diafragmática e as técnicas de tosse eficaz; supervisionar a realização. 3. Promover o uso de técnicas de expansão pulmonar (p. ex., exercícios de respiração profunda, espirometria de incentivo), conforme prescrito.	1. Uma mudança na condição respiratória, incluindo ocorrência de taquipneia, dispneia e murmúrio vesicular diminuído ou ausente, pode indicar atelectasia. 2. Essas técnicas melhoram a ventilação e a expansão pulmonar e, idealmente, as trocas gasosas. 3. Os exercícios de respiração profunda e a espirometria de incentivo promovem a expansão pulmonar máxima.	• Frequência e padrão respiratório normal (linha de base do paciente) • Sons respiratórios normais • O paciente demonstra a respiração diafragmática e a tosse eficaz • O paciente realiza exercícios de respiração profunda e espirometria de incentivo, conforme prescrito • Oximetria de pulso ≥ 90%.

PROBLEMA COLABORATIVO: pneumotórax
OBJETIVO: não apresentar sinais e sintomas de pneumotórax

Intervenções de enfermagem	Justificativa	Resultados esperados
1. Monitorar a condição respiratória, incluindo a frequência e o padrão respiratórios, a simetria dos movimentos da parede torácica, os sons respiratórios, os sinais e sintomas de desconforto respiratório e a oximetria de pulso. 2. Avaliar o pulso. 3. Examinar quanto a dor torácica e fatores precipitantes.	1. Dispneia, taquipneia, taquicardia, dor torácica pleurítica aguda, desvio de traqueia para longe do lado afetado, ausência de murmúrio vesicular no lado afetado e redução do frêmito toracovocal podem indicar pneumotórax. 2. A taquicardia está associada à ansiedade e ao pneumotórax. 3. A dor pode acompanhar o pneumotórax.	• Frequência e padrão respiratórios normais • Sons respiratórios normais bilateralmente • Pulso normal • Frêmito toracovocal normal • Ausência de dor • Traqueia posicionada na linha média • Oximetria de pulso ≥ 90%.

(continua)

Boxe 20.4 PLANO DE CUIDADO DE ENFERMAGEM (continuação)
Cuidado do paciente com doença pulmonar obstrutiva crônica

Intervenções de enfermagem	Justificativa	Resultados esperados
4. Palpar à procura de desvio da traqueia/afastamento do lado afetado. 5. Monitorar a oximetria de pulso e, se indicado, a gasometria arterial. 6. Administrar oxigenoterapia suplementar, conforme indicado. 7. Administrar analgésicos para a dor torácica, conforme indicado. 8. Colaborar na inserção do dreno de tórax e na utilização do sistema de drenagem pleural, conforme prescrito.	4. A detecção precoce do pneumotórax e a intervenção imediata evitam outras complicações graves. 5. O reconhecimento da deterioração na função respiratória previne complicações graves. 6. O oxigênio corrige a hipoxemia; administrá-lo com cautela. 7. A dor interfere na respiração profunda, resultando em diminuição da expansão pulmonar. 8. A remoção do ar do espaço pleural reexpande os pulmões.	• O paciente mantém as medidas normais de saturação de oxigênio e gasometria arterial • O paciente não apresenta hipoxemia nem hipercapnia (ou retorna aos valores de base) • Ausência de dor • Movimento simétrico da parede torácica • Os pulmões estão expandidos completa e bilateralmente na radiografia de tórax.

PROBLEMA COLABORATIVO: insuficiência respiratória
OBJETIVOS: não apresentar sinais e sintomas de insuficiência respiratória; não apresentar evidências de insuficiência respiratória nos exames laboratoriais

Intervenções de enfermagem	Justificativa	Resultados esperados
1. Monitorar o estado respiratório, incluindo a frequência e o padrão respiratórios, os sons respiratórios e os sinais e sintomas de desconforto respiratório agudo. 2. Monitorar a oximetria de pulso e a gasometria arterial. 3. Administrar oxigênio suplementar e iniciar mecanismos de ventilação mecânica, conforme prescrito.	1. O reconhecimento precoce da deterioração na função respiratória evita complicações adicionais, como a insuficiência respiratória, a hipoxemia grave e a hipercapnia. 2. O reconhecimento de alterações na oxigenação e equilíbrio ácido-básico orienta a correção e a prevenção de complicações. 3. A insuficiência respiratória aguda é uma emergência médica. A hipoxemia é um sinal característico. A administração de oxigenoterapia e ventilação mecânica (se indicadas) é fundamental para a sobrevivência.	• O paciente apresenta frequência e padrão respiratórios normais, sem angústia aguda • O paciente reconhece os sintomas de hipoxemia e hipercapnia • O paciente mantém os valores normais de gasometria arterial/oximetria de pulso ou retorna aos valores de base.

PROBLEMA COLABORATIVO: hipertensão pulmonar
OBJETIVO: excluir sinais de hipertensão arterial pulmonar no exame físico ou exames laboratoriais

Intervenções de enfermagem	Justificativa	Resultados esperados
1. Monitorar o estado respiratório, incluindo a frequência e o padrão respiratórios, os sons respiratórios, a oximetria de pulso e os sinais e sintomas de desconforto respiratório agudo. 2. Avaliar os sinais e sintomas de insuficiência cardíaca direita, incluindo o edema periférico, a ascite, as veias do pescoço distendidas, as crepitações e o sopro cardíaco. 3. Administrar oxigenoterapia, conforme prescrito.	1. A dispneia é o principal sintoma da hipertensão arterial pulmonar. Outros sintomas incluem a fadiga, a angina, a quase síncope, o edema e as palpitações. 2. A insuficiência cardíaca direita é uma manifestação clínica comum da hipertensão arterial pulmonar decorrente do aumento na carga de trabalho do ventrículo direito. 3. A oxigenoterapia contínua é um componente importante do tratamento da hipertensão arterial pulmonar; ela impede a hipoxemia, reduzindo assim a constrição vascular pulmonar (resistência) secundária à hipoxemia.	• Frequência e padrão respiratórios normais • O paciente não apresenta sinais e sintomas de insuficiência cardíaca direita • O paciente mantém os valores de oximetria de pulso e gasometria arterial de base.

DPOC: doença pulmonar obstrutiva crônica; INDp: inalador dosimetrado pressurizado; IPS: inalador de pó seco; NPV: nebulizador de pequeno volume; PaO$_2$: pressão parcial de oxigênio; SNC: sistema nervoso central; V/Q: ventilação-perfusão.

tolerada, o enfermeiro deve ajudar o paciente a assumir uma posição modificada. Quando o paciente muda de posição, são fornecidas instruções sobre como tossir e remover secreções.

Se o paciente não for capaz de tossir, o enfermeiro pode precisar aspirar as secreções mecanicamente. Pode também ser necessário usar tapotagem torácica e vibração ou um colete de oscilação de alta frequência da parede torácica (HFCWO, do inglês *high-frequency chest wall oscillation*) para soltar secreções brônquicas e tampões de muco que estiverem aderidos aos bronquíolos e brônquios, bem como para impulsionar o

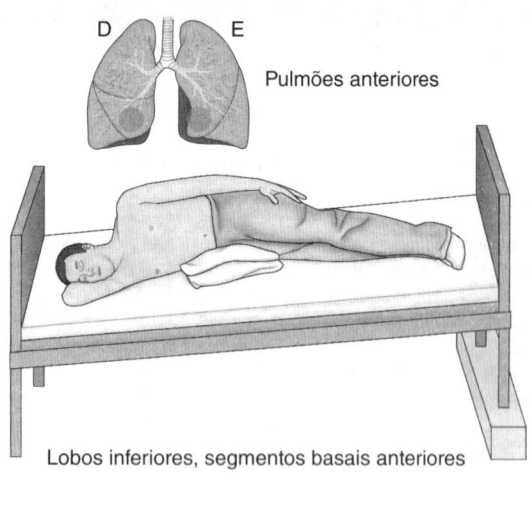
Lobos inferiores, segmentos basais anteriores

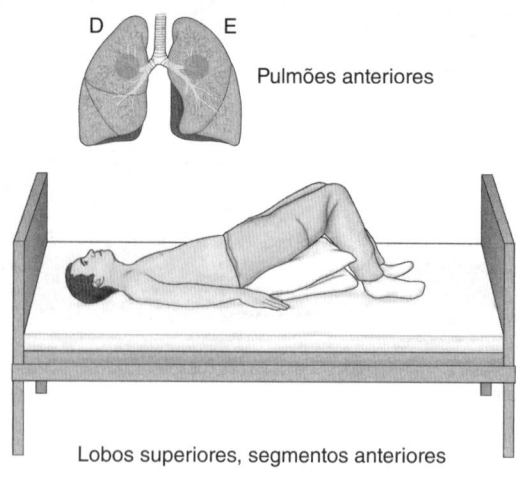
Lobos superiores, segmentos anteriores

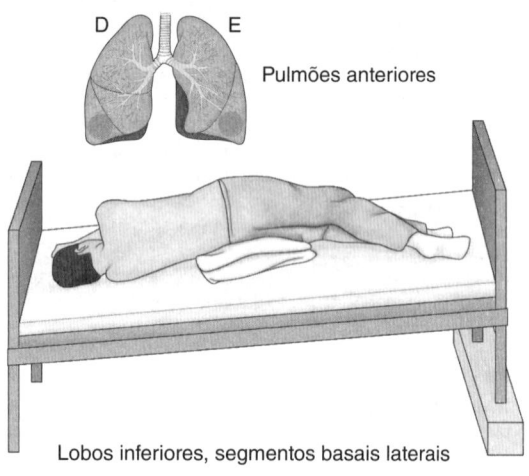
Lobos inferiores, segmentos basais laterais

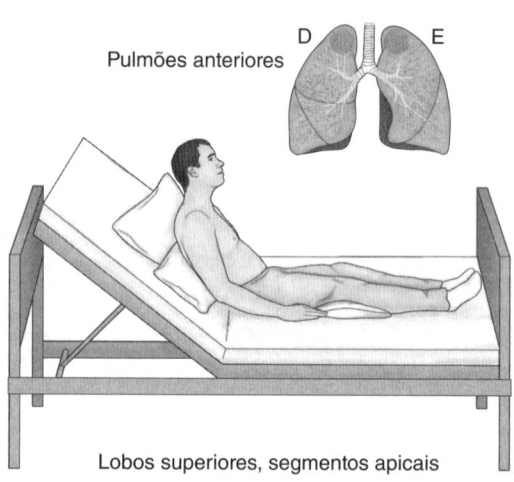
Lobos superiores, segmentos apicais

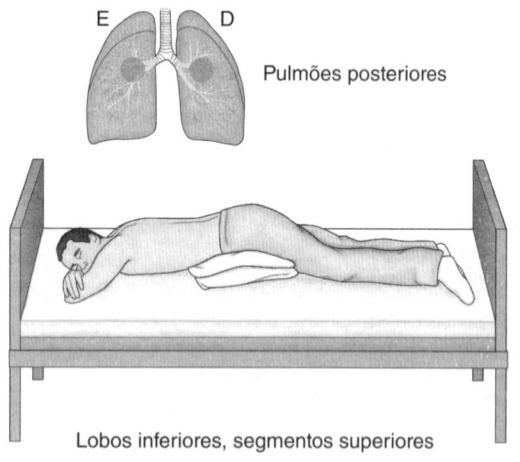
Lobos inferiores, segmentos superiores

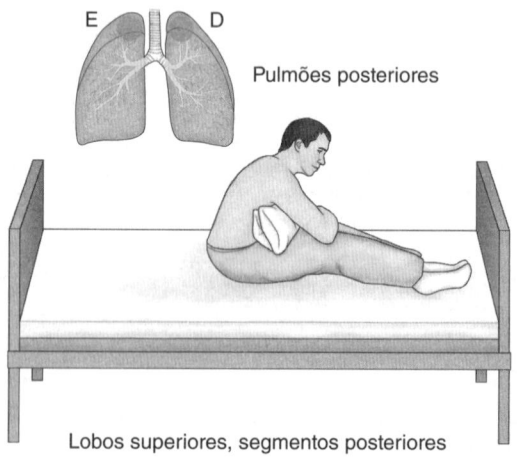
Lobos superiores, segmentos posteriores

Figura 20.6 • Posições para a drenagem postural e áreas de pulmão drenadas por cada posição.

escarro na direção da drenagem por gravidade (ver discussão a seguir). Se for necessária aspiração em casa, o enfermeiro deve explicar e demonstrar aos cuidadores a técnica de aspiração segura e os cuidados com o equipamento de aspiração.

Depois do procedimento, o enfermeiro (ou os cuidadores familiares) precisa observar o volume, a cor, a viscosidade e as características do escarro expelido. O enfermeiro deve avaliar a coloração da pele do paciente e o pulso nas primeiras vezes em que o procedimento for realizado. Pode ser necessária administração de oxigênio durante a drenagem postural.

Se o escarro tiver odor fétido, a drenagem postural é realizada em uma sala distante de outros pacientes ou familiares.

Podem ser utilizados desodorizantes para neutralizar o cheiro; entretanto, como os aerossóis podem causar broncospasmo e irritação, devem ser usados com moderação e cautela. Depois do procedimento, o paciente pode achar refrescante escovar os dentes e bochechar com um colutório antes de descansar.

Tapotagem torácica e vibração do tórax

Secreções espessas que são difíceis de expelir pela tosse podem ser soltas percutindo e vibrando o tórax ou usando um colete de HFCWO. A tapotagem torácica e a vibração ajudam a expelir o muco aderido aos bronquíolos e brônquios. Um plano de tratamento de tosse e remoção de secreções, associado à hidratação, reduz o volume de escarro na maior parte dos pacientes.

A **tapotagem torácica** é realizada colocando-se as mãos e percutindo levemente a parede torácica de modo rítmico sobre o segmento pulmonar a ser drenado. Os punhos são flexionados e estendidos alternadamente, de modo que o tórax seja percutido com as mãos em concha ou espalmadas de modo indolor (Figura 20.7). Pode-se colocar um pano ou toalha macia sobre o segmento do tórax que está sendo percutido para evitar irritação e vermelhidão da pele pelo contato direto. A tapotagem torácica, alternada com vibrações, é realizada durante 3 a 5 minutos em cada posição. O paciente usa a respiração diafragmática durante esse procedimento para promover o relaxamento (ver discussão adiante sobre reeducação respiratória). Como medida de precaução, evita-se a tapotagem torácica sobre drenos torácicos, bem como sobre esterno, coluna vertebral, fígado, rins, baço ou mamas (nas mulheres). A tapotagem torácica é realizada com cautela em pacientes idosos, por causa de sua maior incidência de osteoporose e risco de fratura de costela.

A **vibração** é a técnica de aplicação de compressão manual e trepidações à parede torácica durante a fase expiratória da respiração (ver Figura 20.7). Isso ajuda a aumentar a velocidade do ar expirado pelas vias respiratórias de pequeno calibre, liberando assim o muco. Depois de três ou quatro vibrações, o paciente é aconselhado a tossir, contraindo a musculatura abdominal para aumentar a efetividade da tosse.

A quantidade de vezes que o ciclo de tapotagem torácica e tosse é repetido depende da tolerância do paciente e da resposta clínica. O enfermeiro deve avaliar os sons respiratórios antes e depois da aplicação dessas técnicas.

Pode-se usar um colete HFCWO inflável para fornecer FTR. O colete utiliza impulsos de ar para comprimir a parede torácica 8 a 18 vezes/s, fazendo com que as secreções se separem da parede das vias respiratórias e sejam expelidas pela tosse. Os pacientes que recebem prescrição para uso do colete geralmente ficam mais satisfeitos com esse tipo de tratamento do que aqueles que recebem FTR manual. Além disso, as pesquisas sugerem que o colete é igualmente efetivo à FTR manual, mas o tratamento selecionado deve considerar as necessidades e preferências específicas do paciente (Hanlon, 2015; Powner, Nesmith, Kirkpatrick et al., 2019). Os avanços tecnológicos no colete HFCWO incluem versões portáteis, a AffloVest® e a Monarch®, que permitem ao paciente circular livremente durante a terapia, melhorando assim a adesão e a satisfação do paciente. A FTR também pode ser realizada em leitos especializados. Esses leitos têm colchões programáveis que oferecem vibropercussão e podem girar a parte superior do tronco em até 45° para ajudar a mobilizar as secreções pulmonares.

Para aumentar a efetividade da tosse, pode-se utilizar um *flutter* (válvula de vibração), que é especialmente útil para pacientes com fibrose cística (ver discussão adiante). O ***flutter*** parece-se com um tubo, mas tem uma tampa que recobre a cavidade que contém uma esfera de aço. Quando o paciente expira ativamente para dentro do dispositivo, o deslocamento da bola provoca oscilações de pressão, o que diminui a viscosidade do muco, facilitando sua desobstrução (Figura 20.8).

Ao realizar a FTR, o enfermeiro precisa garantir que o paciente esteja confortável, não esteja vestindo roupas restritivas e não tenha acabado de comer. Antes de aplicar as técnicas de tapotagem torácica e vibração, o enfermeiro deve administrar a medicação para dor, conforme prescrito, bem como imobilizar quaisquer incisões e fornecer travesseiros para apoio, se necessário. As posições são variadas, mas o foco são as áreas afetadas. Depois da conclusão do procedimento,

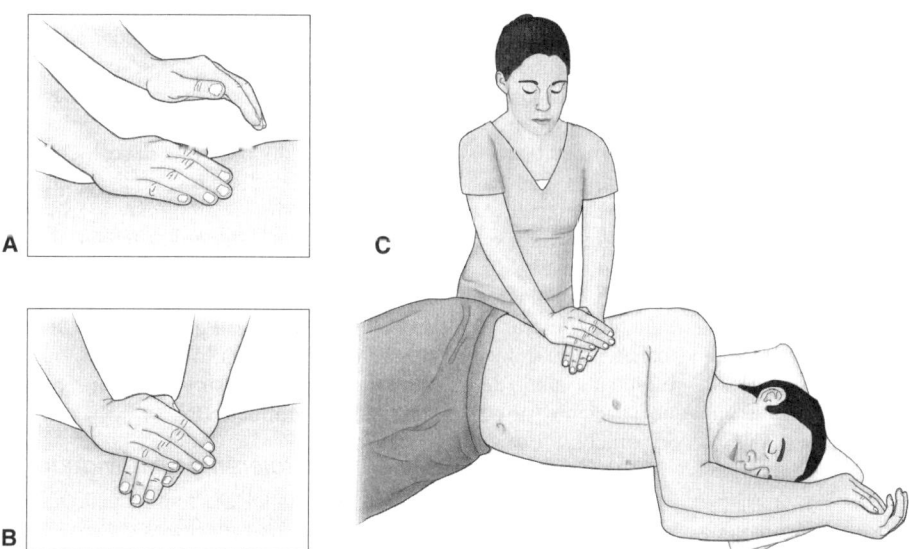

Figura 20.7 • Tapotagem torácica e vibração. **A.** Posição das mãos adequada para a tapotagem torácica. **B.** Posição das mãos adequada para a vibração. **C.** Técnica apropriada de vibração. Os punhos e cotovelos permanecem rígidos; o movimento de vibração é produzido pelos músculos do ombro.

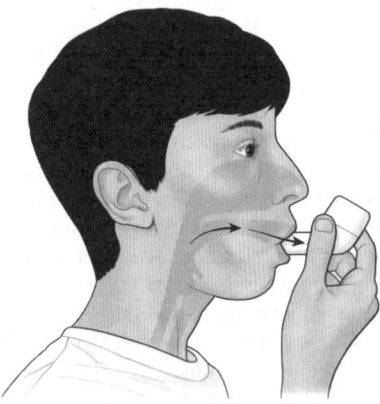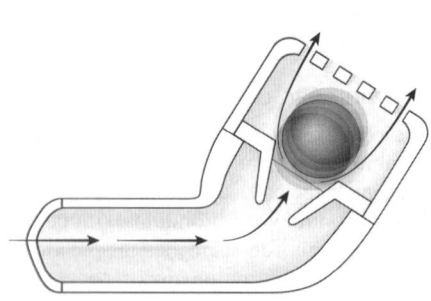

Figura 20.8 • O *flutter* é um dispositivo portátil de formato tubular com um bocal em uma extremidade, uma cobertura perfurada na outra extremidade e uma bola de aço em seu interior. Quando o paciente expira através desse dispositivo, a pressão final positiva aumenta e auxilia na eliminação das secreções respiratórias.

o enfermeiro deve ajudar o paciente a assumir uma posição confortável.

Se um colete HFCWO for utilizado, o paciente pode assumir qualquer posição que seja mais confortável e ainda continuar realizando atividades leves durante o tratamento, como tarefas domésticas (p. ex., dobrar a roupa) ou *hobbies* (p. ex., tocar violão). O paciente não precisa assumir posições específicas para que o colete seja efetivo.

O tratamento deve ser interrompido nas seguintes situações: aumento na dor e na falta de ar, fraqueza, tontura ou hemoptise. O tratamento é indicado até que o paciente tenha respirações normais, seja capaz de mobilizar as secreções, tenha sons respiratórios normais e que os achados na radiografia de tórax sejam normais.

O manejo de enfermagem do paciente usando a terapia com *flutter* inclui assegurar que ele adote a posição adequada, orientando-o sobre a técnica de uso do dispositivo e estabelecendo metas realistas.

Melhora do padrão respiratório

O padrão respiratório da maioria das pessoas com DPOC é superficial, rápido e ineficiente; quanto mais grave a doença, mais ineficiente é o padrão respiratório. Os padrões respiratórios prejudicados e a dispneia são decorrentes da mecânica respiratória modificada da parede torácica e do pulmão resultantes do **aprisionamento (retenção) de ar** (esvaziamento incompleto dos alvéolos durante a expiração), movimento diafragmático ineficaz, obstrução das vias respiratórias, custo metabólico da respiração e estresse. O treinamento respiratório ajuda a melhorar os padrões respiratórios dos pacientes. O treinamento da respiração diafragmática reduz a frequência respiratória, aumenta a ventilação alveolar e, às vezes, ajuda a expelir o máximo de ar possível durante a expiração. A respiração frenolabial ajuda o paciente a expirar lentamente, a evitar o colapso das vias respiratórias de pequeno calibre, bem como controlar o ritmo e a profundidade da respiração, além de promover o relaxamento, o que possibilita que o paciente ganhe controle da dispneia e reduza a sensação de pânico.

Reeducação respiratória

A reeducação respiratória consiste em exercícios e práticas de respiração que são projetados para obter uma ventilação mais eficiente e controlada, assim como para diminuir o trabalho respiratório. Esses exercícios promovem a insuflação alveolar máxima e o relaxamento muscular, aliviam a ansiedade, eliminam padrões respiratórios descoordenados ineficazes de atividade dos músculos respiratórios e diminuem a frequência respiratória (Kacmarek et al., 2017). A respiração lenta, relaxada e rítmica também ajuda a controlar a ansiedade associada à dispneia. Os exercícios respiratórios específicos incluem a respiração diafragmática e a respiração frenolabial (Boxe 20.5).

A respiração diafragmática pode tornar-se automática com prática suficiente e concentração. A respiração frenolabial, que melhora o transporte de oxigênio, ajuda a induzir um padrão respiratório lento e profundo e a controlar a respiração, mesmo durante períodos de estresse. Os exercícios respiratórios devem ser praticados em posições diversas, porque a distribuição de ar e a circulação pulmonar variam conforme a posição do tórax.

Promoção do autocuidado

À medida que ocorre a troca gasosa, a desobstrução das vias respiratórias e o padrão respiratório melhoram e o paciente é estimulado a assumir maior participação nas atividades de autocuidado. O enfermeiro deve explicar e demonstrar para o paciente como coordenar a respiração diafragmática com atividades como caminhar, tomar banho, inclinar o tronco para a frente ou subir escadas. O paciente deve tomar banho, vestir-se e fazer caminhadas curtas, descansando quando necessário para evitar a fadiga e a dispneia excessiva. É preciso ter sempre líquido disponível para promover a hidratação adequada do paciente. A orientação ao paciente deve incluir a autorregulação do consumo de líquido, o que pode ser feito por meio do registro do consumo diário de líquido e do uso de recipientes com um volume predeterminado de água para ajudar os pacientes a se conscientizarem de seu consumo de líquido.

Se o manejo das secreções for um problema e algum tipo de drenagem postural ou manobra das vias respiratórias precisar ser realizado em casa, o enfermeiro ou fisioterapeuta respiratório deve orientar e supervisionar o paciente antes da alta ou em esquema ambulatorial.

Melhora da tolerância à atividade

O paciente com DPOC tem redução na tolerância ao exercício durante períodos específicos do dia, especialmente na parte da manhã, ao se levantar, porque as secreções brônquicas se acumulam nos pulmões durante a noite, enquanto o paciente estava deitado. Ele pode ter dificuldade para tomar banho

Boxe 20.5 ORIENTAÇÕES AO PACIENTE
Exercícios respiratórios

Instruções gerais

O enfermeiro deve instruir o paciente a:
- Respirar lenta e ritmicamente até expirar e esvaziar totalmente os pulmões
- Inspirar pelo nariz para filtrar, umidificar e aquecer o ar antes de ele entrar nos pulmões
- Respirar mais lentamente por meio de prolongamento do tempo de expiração quando sentir falta de ar
- Manter o ar ambiente úmido com um umidificador.

Respiração diafragmática

Objetivo: usar e fortalecer o diafragma durante a respiração.
O enfermeiro deve instruir o paciente a:
- Colocar uma das mãos sobre o abdome (logo abaixo das costelas) e a outra no meio do tórax para aumentar a consciência da posição do diafragma e sua função na respiração
- Respirar lenta e profundamente pelo nariz, deixando o abdome abaular o máximo possível
- Expirar com os lábios semicerrados (frenolabial) enquanto contrai (comprime) os músculos abdominais
- Pressionar firmemente o abdome para dentro e para cima enquanto expira
- Repetir o procedimento por 1 minuto; realizar um período de descanso de 2 minutos
- Aumentar gradualmente a duração até 5 minutos, várias vezes ao dia (antes das refeições e ao deitar).

Respiração frenolabial

Objetivo: prolongar a expiração e aumentar a pressão das vias respiratórias durante a expiração, reduzindo, assim, o volume de ar retido e a resistência das vias respiratórias.
O enfermeiro deve instruir o paciente a:
- Inspirar pelo nariz enquanto conta lentamente até 3 – o tempo necessário para dizer "cheire uma rosa"
- Expirar lenta e uniformemente pela boca, com os lábios semicerrados ou franzidos (frenolabial), enquanto contrai os músculos abdominais (semicerrar os lábios aumenta a pressão intratraqueal; expirar pela boca oferece menos resistência ao ar expirado)
- Prolongar a expiração frenolabial enquanto conta até sete lentamente – o tempo necessário para dizer "apague a chama da vela"
- Sentado em uma cadeira:
  - Flexionar os braços sobre o abdome
  - Inspirar pelo nariz contando até três lentamente
  - Inclinar-se para a frente e expirar lentamente por entre os lábios semicerrados (respiração frenolabial) contando até sete bem devagar
- Ao deambular:
  - Inspirar enquanto dá dois passos
  - Expirar com os lábios semicerrados (frenolabial) enquanto dá quatro ou cinco passos.

---

ou vestir-se e ficar cansado. As atividades que exigem que os braços sejam mantidos acima do nível do tórax podem provocar fadiga ou desconforto respiratório, mas podem ser mais bem toleradas depois que o paciente se levanta e se movimenta por volta de 1 hora ou mais. O enfermeiro pode ajudar o paciente a reduzir essas limitações ao planejar atividades de autocuidado e determinar os melhores horários para tomar banho, vestir-se e desempenhar outras atividades diárias.

Os pacientes com DPOC de todos os graus podem se beneficiar de programas de treinamento de exercício. Esses benefícios podem incluir o aumento da tolerância ao esforço físico e a diminuição da dispneia e fadiga (GOLD, 2019). As técnicas de condicionamento físico incluem os exercícios respiratórios e exercícios gerais destinados a poupar energia e aumentar a ventilação pulmonar. Exercícios graduados e programas de condicionamento físico que utilizam esteiras, bicicletas ergométricas e caminhadas em inclinações controladas podem melhorar os sintomas e aumentar a capacidade de trabalho e a tolerância ao exercício. Qualquer atividade física que possa ser realizada regularmente é útil. Os equipamentos que auxiliam a marcha podem ser benéficos (GOLD, 2019). Sistemas de oxigênio portáteis leves estão disponíveis para pacientes ambulatoriais que necessitam de oxigenoterapia durante a atividade física. As explicações e demonstrações são voltadas a terapias de reabilitação para promover a independência na execução das atividades de vida diária. Estas podem incluir atividades de ritmo controlado durante todo o dia ou o uso de dispositivos de apoio para diminuir o gasto energético. O enfermeiro deve avaliar a tolerância e as limitações à atividade do paciente e orientá-lo a obter independência nas atividades de vida diária. Outros profissionais de saúde (terapeuta especialista em reabilitação, terapeuta ocupacional, fisioterapeuta) podem ser consultados como recursos adicionais.

Encorajamento do enfrentamento efetivo

Qualquer fator que interfira na respiração normal naturalmente desencadeia ansiedade, depressão e mudanças de comportamento. A dispneia constante e a fadiga podem deixar o paciente irritado e apreensivo, ao ponto do pânico. A restrição de atividades (e inversão de papéis familiares decorrente da perda do emprego), a frustração de ter que fazer força para respirar e a percepção de que a doença é prolongada e incessante podem tornar o paciente irritadiço, deprimido e ansioso. A função sexual pode ficar comprometida, o que também diminui a autoestima. O enfermeiro deve fornecer aconselhamento e apoio aos cônjuges ou entes queridos e familiares, porque o papel do cuidador na fase terminal da DPOC pode ser desafiador.

Monitoramento e manejo de complicações potenciais

O enfermeiro deve avaliar várias complicações da DPOC, como insuficiência e falência respiratórias potencialmente fatais, infecção respiratória e atelectasia crônica, o que pode aumentar o risco de insuficiência respiratória. O enfermeiro precisa monitorar quanto a alterações cognitivas (mudanças na personalidade e de comportamento, perda de memória), aumento na dispneia, taquipneia e taquicardia, possíveis indicadores de aumento da hipoxemia e insuficiência respiratória iminente.

O enfermeiro deve monitorar os valores da oximetria de pulso para avaliar se o paciente necessita de oxigênio e administrar oxigênio suplementar, conforme prescrito. Além disso, também deve orientar o paciente sobre os sinais e sintomas de infecção respiratória que possam piorar a hipoxemia e relatar mudanças no estado físico e cognitivo ao médico.

As infecções broncopulmonares devem ser controladas para diminuir o edema inflamatório e possibilitar a recuperação da ação normal ciliar. Infecções respiratórias leves que não têm consequência para pessoas com pulmões normais podem ser fatais em indivíduos com DPOC. A infecção compromete a função pulmonar e é uma causa comum de insuficiência respiratória em pessoas com DPOC; nessa doença, a infecção pode ser acompanhada por alterações sutis. O enfermeiro deve orientar o paciente a relatar quaisquer sinais de infecção, como febre ou mudança na cor, no caráter, na consistência ou quantidade da expectoração. Qualquer agravamento dos sintomas (aumento da sensação de aperto no tórax, piora da dispneia, fadiga) também sugere pneumonia e deve ser relatado. As infecções virais são perigosas para o paciente, porque muitas vezes são seguidas por pneumonias causadas por bactérias, como *Streptococcus pneumoniae*, *Moraxella catarrhalis* e *Haemophilus influenzae* (Bartlett & Sethi, 2018).

Para evitar uma pneumonia, o enfermeiro precisa incentivar o paciente com DPOC a ser imunizado contra a gripe e pneumonia pneumocócica, porque esse indivíduo é suscetível a infecções respiratórias. Além disso, como cada paciente reage de maneira diferente às exposições externas (poluição do ar significativa, temperaturas altas ou baixas, umidade alta, odores fortes), o enfermeiro deve avaliar gatilhos reais e potenciais que causam broncospasmo no paciente, de modo que possa ser estabelecida a evitação ou um plano de tratamento.

O pneumotórax é uma potencial complicação da DPOC e uma ameaça à vida dos pacientes com DPOC que têm reserva pulmonar mínima. Os pacientes com alterações enfisematosas graves podem desenvolver grandes bolhas que podem se romper e causar pneumotórax. O desenvolvimento de pneumotórax pode ser espontâneo ou relacionado com uma atividade, como tosse intensa ou grandes mudanças na pressão intratorácica. Se ocorrer dispneia de início rápido, o enfermeiro deve examinar imediatamente o paciente quanto ao potencial de pneumotórax, verificando a simetria do movimento do tórax, as diferenças dos sons respiratórios e a redução na oximetria de pulso.

Ao longo do tempo, pode ocorrer hipertensão pulmonar como resultado da hipoxemia crônica, que faz com que as artérias pulmonares se contraiam e levem a essa complicação. A hipertensão pulmonar pode ser evitada mantendo-se a oxigenação adequada por meio do nível adequado de hemoglobina, melhor $\dot{V}/Q$ dos pulmões ou administração contínua de oxigênio suplementar (se necessário).

Promoção de cuidados domiciliar, comunitário e de transição

O encaminhamento para cuidado domiciliar, comunitário e de transição é importante, pois avalia o ambiente domiciliar do paciente em relação às suas condições físicas e psicológicas e a capacidade do paciente de aderir ao esquema terapêutico prescrito. Essas avaliações incluem a determinação da capacidade do paciente de lidar com mudanças no estilo de vida e nas condições físicas, de modo que o manejo clínico possa ser ajustado às suas demandas específicas. Uma vez configuradas as instalações de assistência domiciliar, as visitas são uma oportunidade para reforçar as informações e as atividades aprendidas no programa de reabilitação pulmonar hospitalar ou ambulatorial, assim como para fazer com que o paciente e os familiares demonstrem a administração correta de medicamentos e oxigênio, se indicado, e realizem os exercícios. Se o paciente não tiver acesso a um programa de reabilitação pulmonar formal, o enfermeiro deve fornecer explicações e demonstrações, assim como a reeducação respiratória necessária, para otimizar o estado funcional do paciente.

 Orientação do paciente sobre autocuidados

Ao fornecer explicações e demonstrações sobre o autocuidado, o enfermeiro deve avaliar o conhecimento dos pacientes e familiares sobre o tema e sobre o esquema terapêutico. O enfermeiro também deve considerar se eles se sentem confortáveis com esse conhecimento. É crucial estar familiarizado com os efeitos colaterais potenciais dos medicamentos prescritos. Além disso, os pacientes e familiares precisam aprender os primeiros sinais e sintomas de infecção e outras complicações, para que procurem cuidados de saúde adequados prontamente. Os enfermeiros são fundamentais para promover a cessação do tabagismo e orientar os pacientes sobre a sua importância. Pacientes com diagnóstico de DPOC que continuam fumando devem ser incentivados e ajudados a parar.

As principais orientações ao paciente envolvem elaboração e negociação de metas realistas a curto e longo prazos. Se a DPOC for leve (p. ex., grau I), os objetivos do tratamento são aumentar a tolerância aos exercícios e evitar a perda de função pulmonar. Se a DPOC for grave (p. ex., grau III), os objetivos são preservar a função pulmonar atual e aliviar os sintomas tanto quanto possível. É importante planejar e compartilhar os objetivos e expectativas do tratamento com o paciente. Tanto o paciente e seus familiares precisam de paciência para alcançar essas metas.

O enfermeiro deve orientar o paciente a evitar climas extremos de calor e frio. O calor aumenta a temperatura corporal, elevando assim os requisitos de oxigênio; o frio tende a promover broncospasmo. Os poluentes do ar, como a fumaça, o tabagismo, a poeira e até mesmo talco, fiapos e aerossóis podem iniciar o broncospasmo. Altitudes elevadas agravam a hipoxemia.

Um paciente com DPOC deve adotar um estilo de vida de atividades moderadas, de preferência em um clima com mudanças mínimas na temperatura e umidade. Tanto quanto possível, o paciente deve evitar perturbações emocionais e situações estressantes que possam desencadear episódios de tosse. O autocuidado também inclui sono e descanso adequados. O esquema de medicação pode ser bastante complexo; os pacientes em uso de medicamentos em aerossol por um INDp, ou outro tipo de aparelho inalador, podem ser particularmente desafiados. O enfermeiro deve revisar as informações sobre o uso e fazer com que o paciente demonstre o uso correto do INDp antes da alta e durante as visitas domiciliares e de acompanhamento ao consultório ou à clínica do médico (Boxe 20.6).

A cessação do tabagismo está associada às mudanças de estilo de vida, e elogiar os esforços do paciente é uma atividade-chave da enfermagem. A cessação do tabagismo é a intervenção terapêutica isolada mais importante para os pacientes com DPOC. Há muitas estratégias, incluindo a prevenção, a cessação com ou sem medicamentos orais ou adesivos tópicos e as técnicas de modificação de comportamento.

O paciente precisa, ocasionalmente, de oxigênio domiciliar. O enfermeiro deve instruir o paciente ou os familiares sobre os métodos para administrar oxigênio em segurança e informá-los que o oxigênio está disponível no formato gasoso, líquido e concentrado. As formas gasosa e líquida vêm em dispositivos portáteis; portanto, o paciente pode sair de casa durante a oxigenoterapia. Deve-se fornecer umidade enquanto o oxigênio é utilizado (exceto com os dispositivos portáteis), a fim de neutralizar os efeitos irritantes do ressecamento das vias respiratórias pelo oxigênio comprimido (Boxe 20.7). Para ajudar o paciente a aderir à prescrição de oxigênio, o enfermeiro precisa explicar a taxa de fluxo adequada e a quantidade

Boxe 20.6 ORIENTAÇÕES AO PACIENTE
Uso do inalador dosimetrado pressurizado

O enfermeiro deve instruir o paciente a:

- Retirar a tampa e segurar o inalador na posição vertical
- Agitar o inalador
- Sentar-se na posição vertical ou ficar em pé. Expirar lenta e completamente
- Usar uma das duas técnicas: da boca aberta ou da boca fechada
  - *Técnica da boca aberta*
    - Posicionar o INDp dois dedos afastado dos lábios
    - Com a boca aberta e a língua reta, girar a saída do INDp de modo que esta esteja apontada para a porção interna superior da boca
    - Acionar o INDp e começar a inspirar lentamente. Respirar lenta e profundamente pela boca e tentar prender a respiração por 10 segundos
  - *Técnica da boca fechada*
    - Posicionar o INDp entre os dentes e garantir que a língua esteja reta sob o bocal e não bloqueie o INDp
    - Selar os lábios ao redor do bocal e ativar o INDp. Inspirar lentamente pela boca e tentar prender a respiração por 10 segundos
- Repetir os movimentos, conforme orientado, permitindo 1 minuto de intervalo entre os sopros. Não há necessidade de esperar em outros medicamentos
- Colocar a tampa no INDp para armazenamento
- Em caso de inalação, enxaguar a boca com água quando usar um INDp contendo corticosteroides.

O bocal do INDp deve ser limpo regularmente, bem como o orifício de passagem do aparelho, de acordo com as recomendações do fabricante. Como existem muitos tipos de inaladores, é importante seguir as instruções do fabricante para seu uso e manutenção.

INDp: inalador dosimetrado pressurizado. Adaptado de Cairo, J. M. (2018). Mosby's respiratory care equipment (10th ed.). St. Louis, MO: Elsevier Mosby.

---

necessária de horas em uso de oxigênio, bem como os perigos de mudanças arbitrárias na taxa de fluxo ou duração do tratamento. O enfermeiro também precisa tranquilizar o paciente de que o oxigênio não é "viciante" e explicar a necessidade de avaliações regulares da oxigenação do sangue pela oximetria de pulso ou gasometria arterial.

Existem diversos materiais educativos para auxiliar os enfermeiros a orientar pacientes com DPOC (ver seção Recursos, no fim do capítulo).

Cuidados contínuos e de transição

As visitas domiciliares por um enfermeiro ou fisioterapeuta respiratório podem ser organizadas com base no estado e nas necessidades do paciente. É importante avaliar o ambiente domiciliar, o estado físico e psicológico do paciente e a necessidade de orientações adicionais. O enfermeiro deve reforçar a forma de usar o oxigênio com segurança e efetividade, incluindo dicas contra incêndio. Para manter uma qualidade de cuidados consistente e maximizar o reembolso financeiro do paciente para a oxigenoterapia domiciliar, o enfermeiro precisa garantir que a prescrição dada pelo médico inclua o diagnóstico, o fluxo de oxigênio prescrito e as condições de utilização (p. ex., uso contínuo, uso somente noturno). Como o oxigênio é um medicamento, o enfermeiro deve lembrar ao paciente em oxigenoterapia a longo prazo e seus familiares a importância de comparecer às consultas de acompanhamento com o médico. O paciente deve ser instruído a consultar o médico a cada 6 meses ou com maior frequência, se indicado. A gasometria arterial e os exames laboratoriais são repetidos anualmente ou com maior frequência se a condição do paciente mudar.

O enfermeiro deve orientar o paciente a utilizar os recursos da comunidade, como os programas de reabilitação pulmonar e de cessação do tabagismo, para ajudar a melhorar sua capacidade de lidar com a condição crônica e o esquema terapêutico, assim como para fornecer uma sensação de valor, esperança e bem-estar. Além disso, o enfermeiro precisa lembrar

---

Boxe 20.7 LISTA DE VERIFICAÇÃO DO CUIDADO DOMICILIAR
Oxigenoterapia

Ao concluírem as orientações, o paciente e/ou o cuidador serão capazes de:

- Citar o cuidado adequado para a administração de oxigênio
- Descrever a prescrição de oxigênio do médico e como a oxigenoterapia deve ser usada
- Indicar quando um umidificador deve ser usado
- Identificar os sinais e sintomas que indicam a necessidade de alteração na oxigenoterapia
- Descrever as precauções e medidas de segurança a serem utilizadas quando o oxigênio está em uso
  - Saber que NÃO se deve fumar ou estar perto de pessoas que estejam fumando durante a utilização de oxigênio
  - Colocar avisos de "Não fumar – oxigênio em uso" nas portas
  - Notificar os bombeiros e a empresa de energia elétrica locais sobre o uso de oxigênio na casa
  - Nunca utilizar diluentes, líquidos para limpeza, gasolina, *sprays* aerossóis e outros materiais inflamáveis enquanto estiver usando oxigênio
  - Manter todos os métodos de fornecimento de oxigênio a pelo menos 4,5 m de distância de fósforos, velas, fogão a gás ou outra fonte de chama e a 1,5 m de distância de televisões, rádios e outros aparelhos
  - Manter o tanque de oxigênio fora da luz solar direta
  - Quando viajar de automóvel, colocar o tanque de oxigênio no chão, atrás do banco dianteiro
- Quando viajar de avião, notificar a companhia aérea da necessidade de oxigênio com pelo menos 2 semanas de antecedência
- Declarar como e quando fazer solicitação de mais oxigênio
- Manter e usar os equipamentos corretamente:
  - Identificar quando um dispositivo de fornecimento de oxigênio portátil deve ser usado
  - Demonstrar o uso seguro e adequado e como mudar de um sistema de fornecimento de oxigênio para outro (p. ex., de cilindro de oxigênio para concentrador de oxigênio portátil)
  - Demonstrar o ajuste correto da taxa de fluxo prescrito
  - Descrever como limpar e quando substituir o tanque de oxigênio
  - Identificar as causas de mau funcionamento dos equipamentos e quando solicitar sua substituição
  - Explicar por que é necessário verificar o funcionamento correto de todas as tomadas elétricas.

Recursos

Ver no Capítulo 2, Boxe 2.6, informações adicionais relacionadas com equipamento médico durável, equipamento adaptativo e habilidades de mobilidade.

o paciente e os familiares sobre a importância de participar de atividades gerais de promoção à saúde e exames de saúde.

Os pacientes com DPOC têm indicado que as informações sobre as suas necessidades de fim de vida são limitadas. As áreas a se discutir em relação aos cuidados de fim de vida podem incluir o manejo dos sintomas, a qualidade de vida, a satisfação com o atendimento, a informação/comunicação, a necessidade de cuidadores profissionais, o uso de serviços de instituições de cuidados diferenciados, a internação hospitalar e o local da morte. É fundamental que os pacientes saibam o que esperar conforme a doença progride. Além disso, devem ter informações sobre o seu papel nas decisões acerca da agressividade dos cuidados próximo do fim da vida e do acesso a especialistas que possam ajudá-los e a suas famílias. Conforme o curso da doença progride, deve ser realizada uma avaliação holística das necessidades físicas e psicológicas a cada internação, visita clínica ou visita domiciliar. Isso ajuda na avaliação da progressão da doença e seu impacto na qualidade de vida do paciente e orienta o planejamento de intervenções e manejo futuros (para obter mais informações, ver Capítulo 13).

BRONQUIECTASIA

A **bronquiectasia** consiste em dilatação crônica e irreversível dos brônquios e bronquíolos que resulta da destruição dos músculos e tecido conjuntivo elástico. Vários fatores podem induzir ou contribuir para o desenvolvimento da bronquiectasia, incluindo infecções respiratórias recorrentes, FC, doenças reumáticas ou sistêmicas, disfunção ciliar primária, tuberculose ou distúrbios de imunodeficiência (Barker, King & Hollingsworth, 2019). As estimativas mostraram que entre 340 mil e 522 mil adultos viviam com bronquiectasia não relacionada a fibrose cística em 2013 (Weycker, Hansen & Seifer, 2017). A prevalência aumentada de bronquiectasia, com uma taxa de crescimento anual de 8% desde 2001, pode ser atribuída aos avanços tecnológicos no diagnóstico de doenças (GOLD, 2019). Bronquiectasia, um processo mórbido distinto da DPOC, é frequentemente uma comorbidade (GOLD, 2019). Bronquiectasia e sinusite são as principais manifestações respiratórias da fibrose cística (discutida mais adiante neste capítulo) (Barker et al., 2019).

Fisiopatologia

O processo inflamatório associado às infecções pulmonares danifica a parede brônquica, causando a perda de sua estrutura de apoio e resultando em escarro espesso que, por fim, obstrui os brônquios. As paredes tornam-se permanentemente distendidas e distorcidas, prejudicando a limpeza mucociliar. Na bronquiectasia sacular, cada tubo peribrônquico dilatado equivale a um abscesso pulmonar, cujo exsudato drena livremente ao longo do brônquio. A bronquiectasia geralmente é localizada, afetando um segmento ou lobo de um pulmão, mais frequentemente os lobos inferiores.

A retenção de secreções e a subsequente obstrução por fim fazem com que os alvéolos distais à obstrução colapsem (atelectasia). As cicatrizes inflamatórias ou fibroses substituem o tecido pulmonar funcionante. Com o tempo, o paciente desenvolve insuficiência respiratória com diminuição na capacidade vital, redução na ventilação e aumento do volume residual até a capacidade pulmonar total. Há deficiência na relação $\dot{V}/\dot{Q}$ (desequilíbrio) e hipoxemia.

Manifestações clínicas

Os sintomas característicos da bronquiectasia incluem a tosse crônica e a produção de expectoração purulenta em grandes quantidades. Muitos pacientes com essa doença têm hemoptise. O baqueteamento digital também é comum por causa da insuficiência respiratória. Os pacientes, em geral, têm episódios repetidos de infecção pulmonar.

Avaliação e achados diagnósticos

A bronquiectasia não é facilmente diagnosticada, pois os sintomas podem ser confundidos com os de bronquite crônica. Um sinal definitivo é uma história prolongada de tosse produtiva, crônica, com expectoração consistentemente negativa para bacilo da tuberculose. O diagnóstico é feito por TC, que revela dilatação brônquica. O advento da TC de alta resolução tornou possível diagnosticar essa doença durante seus estágios iniciais.

Manejo clínico

Os objetivos do tratamento são promover a drenagem brônquica, remover as secreções excessivas da parte afetada do pulmão e prevenir ou controlar as infecções e inflamações. Fisioterapia torácica (ver discussão anterior) é crucial para a promoção da drenagem das vias respiratórias. Às vezes, a expectoração mucopurulenta precisa ser removida por broncoscopia. É importante interromper o tabagismo, porque ele prejudica a drenagem brônquica ao paralisar a ação ciliar, aumentar as secreções brônquicas e causar inflamação das mucosas, resultando em hiperplasia das glândulas mucosas.

Os antibióticos são a pedra angular do tratamento para o manejo da exacerbação da bronquiectasia. A escolha do tratamento antimicrobiano é baseada nos resultados de estudos de sensibilidade dos microrganismos identificados na cultura do escarro; no entanto, a cobertura empírica (antibióticos de amplo espectro que sejam eficazes no tratamento de patógenos comumente implicados) muitas vezes é prescrita inicialmente, enquanto se aguardam os resultados das culturas de escarro. Os patógenos mais comumente implicados incluem *H. influenzae*, *M. catarrhalis*, *Staphylococcus aureus* e *Pseudomonas aeruginosa* (Barker, Stoller, King et al., 2018). Como a infecção por *P. aeruginosa* está associada a maior taxa de deterioração da função pulmonar, o tratamento mais agressivo com antibióticos orais ou IV pode ser prolongado. Para pacientes com casos recorrentes (em geral dois ou mais no período de 1 ano), pode ser utilizada uma baixa dose de antibióticos macrolídios como terapia profilática (Barker et al., 2018). Além disso, os pacientes devem ser vacinados contra a gripe e pneumonia pneumocócica.

O manejo das secreções é um problema para pacientes com bronquiectasia. Mucolíticos nebulizados podem ajudar a limpar as secreções das vias respiratórias. Esses fármacos promovem expectoração ao degradarem o muco que obstrui as vias respiratórias. A administração de solução salina hipertônica também melhora a depuração (limpeza) das vias respiratórias, porque diminui a viscosidade do muco e melhora a capacidade de eliminação das secreções das vias respiratórias. Broncodilatadores poderiam ser prescritos para ajudar a "abrir" as vias respiratórias, potencializando a ação dos outros medicamentos (p. ex., mucolítico, solução salina hipertônica) na mobilização das secreções. Esses agentes também possibilitam um trajeto melhor para a eliminação das secreções. Broncodilatadores são, tipicamente, administrados no início de cada tratamento pulmonar. Garantir a hidratação adequada e o emprego da FTR podem ajudar a fluidificar (Barker et al., 2018).

A intervenção cirúrgica, embora raramente necessária, pode ser indicada para pacientes que continuam expectorando grandes quantidades de escarro e têm crises repetidas de pneumonia e hemoptise apesar da adesão aos esquemas terapêuticos. A doença deve envolver apenas uma ou duas áreas do pulmão, que podem ser removidas sem a produção de insuficiência respiratória. Os objetivos do tratamento cirúrgico são conservar o tecido pulmonar normal e evitar complicações infecciosas. O tecido doente é removido, desde que a função pulmonar no pós-operatório seja adequada. Pode ser necessário remover um segmento de um lobo (ressecção segmentar), um lobo inteiro (lobectomia) ou, raramente, um pulmão inteiro (pneumectomia). A ressecção segmentar consiste na remoção de uma subdivisão anatômica de um lobo pulmonar. Em alguns casos, podem ser realizadas segmentectomia ou lobectomia (cirurgia torácica) videoassistida (CTVA), o que está associado à redução na quantidade de complicações e no período de internação. A vantagem principal é que apenas o tecido doente é removido, e o tecido pulmonar saudável é preservado.

A cirurgia é precedida por um período de preparação cuidadosa. O objetivo é obter uma árvore brônquica seca (sem infecção) a fim de evitar complicações (atelectasia, pneumonia, fístula broncopleural e empiema). Isso é conseguido por meio da drenagem postural ou, dependendo da localização, por aspiração direta com um broncoscópio. Pode ser prescrito um curso de terapia antibacteriana. Depois da cirurgia, o cuidado é o mesmo que o usado para qualquer paciente submetido a cirurgia torácica.

Manejo de enfermagem

O manejo de enfermagem centra-se em aliviar os sintomas e ajudar os pacientes a remover as secreções pulmonares. As orientações ao paciente visam eliminar o tabagismo e outros fatores que aumentam a produção de muco e dificultam sua remoção. Os pacientes e familiares são orientados a realizar a drenagem postural e a evitar a exposição a pessoas com infecções da via respiratória superior ou outras infecções. Se o paciente apresentar fadiga e dispneia, ele deve ser informado sobre as estratégias para a conservação de energia, mantendo o estilo de vida mais ativo possível. O paciente deve ser orientado sobre os primeiros sinais de infecção respiratória e progressão da doença, para que o tratamento apropriado possa ser implementado imediatamente. Uma grande quantidade de muco pode diminuir o apetite do paciente e resultar em ingestão inadequada; portanto, avalia-se o estado nutricional do paciente e implementam-se estratégias para assegurar uma dieta adequada.

ASMA BRÔNQUICA

A **asma** é uma doença heterogênea, normalmente caracterizada por inflamação crônica das vias respiratórias (Global Initiative for Asthma [GINA], 2019a). Essa doença provoca hiper-reatividade das vias respiratórias, edema de mucosa e produção de muco. Tal inflamação leva a episódios recorrentes de sintomas de asma brônquica: tosse, aperto no tórax, sibilos e dispneia (Figura 20.9). Nos EUA, a asma brônquica afeta aproximadamente 19 milhões de adultos e é responsável por cerca de 3.564 mortes por ano (CDC, 2017b; Kochanek, Murphy, Xu et al., 2019).[1] Desses adultos, 35,2% apresentam sintomas asmáticos de gravidade

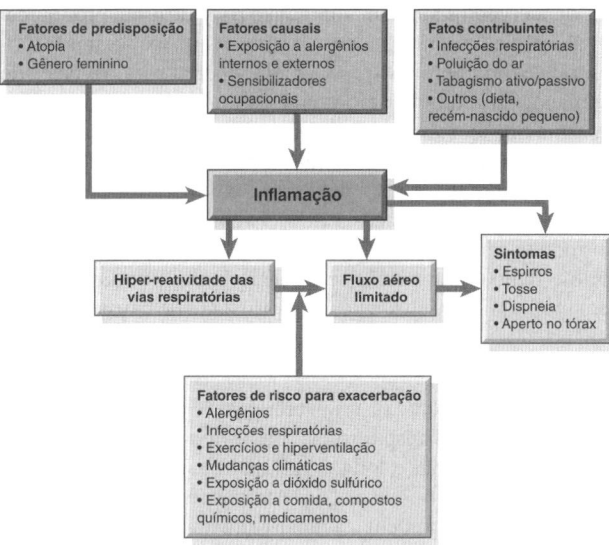

Figura 20.9 • Fisiopatologia da asma brônquica. (Adaptada de materiais desenvolvidos para a Global Initiative for Asthma (2019). Global strategy for asthma management and prevention. Disponível em: www.ginasthma.org.

intermitente e 64,8%, sintomas de gravidade persistente (CDC, 2015). Quase 10% de todos os atendimentos em PS ou setores de emergência de hospitais estão relacionados com asma (CDC, 2018c). Embora seja a doença crônica mais comum da infância, a asma brônquica pode ocorrer em qualquer idade. Na maioria dos pacientes, a asma brônquica é uma doença perturbadora, que afeta o comparecimento à escola e ao trabalho, escolhas profissionais, atividade física e qualidade de vida geral.

Muito embora o tabagismo seja um gatilho conhecido para os ataques de asma, 21% dos pacientes com asma fumam, ao passo que quase 17% das pessoas sem asma fumam (CDC, 2015). Os tabagistas correm maior risco de apresentar "superposição de asma-DPOC" (Papi Brightling, Pedersen et al., 2018), termo que descreve os pacientes que apresentam manifestações clínicas dessas duas condições (Papi et al., 2018).

Apesar do aumento no conhecimento sobre a patologia da asma brônquica e do desenvolvimento de melhores medicamentos e planos de tratamento, a taxa de mortalidade da doença continua aumentando. Nos EUA, disparidades étnicas e raciais influenciam as taxas de morbidade e mortalidade por causa de asma, sobretudo nas populações urbanas afro-americanas e hispânico-latinas (Sullivan, Ghushchyan, Kavati et al., 2019). Contribuindo para essas disparidades estão as considerações epidemiológicas e os fatores de risco, que incluem: aspectos genéticos e moleculares; residência em bairros de baixa renda; recursos financeiros limitados da comunidade; acesso, prestação e qualidade dos cuidados de saúde; e cobertura insuficiente de planos de saúde.

Ao contrário de outras doenças pulmonares obstrutivas, a asma brônquica é, em grande parte, reversível espontaneamente ou com tratamento. Os pacientes com asma brônquica podem experimentar períodos livres de sintomas alternados com exacerbações agudas que duram de minutos a horas ou até mesmo dias.

---

[1] N.R.T.: A asma é um dos problemas de saúde respiratória mais recorrentes no Brasil. Estima-se que 23,2% da população viva com a doença, e a incidência varia de 19,8% a 24,9% entre as regiões do País. Em 2021, foram realizados 1,3 milhão de atendimentos na Atenção Primária à Saúde, a porta de entrada do brasileiro ao Sistema Único de Saúde (SUS). O número corresponde a, aproximadamente, 231 mil consultas a mais que o ano anterior. Ver https://www.gov.br/saude/pt-br/assuntos/noticias/2022/maio/em-2021-sus-registrou-1-3-milhao-de-atendimentos-a-pacientes-com-asma-na-atencao-primaria-a-saude-1#:~:text=SA%C3%9ADE%20RESPIRAT%C3%93RIA-,Em%202021%2C%20SUS%20registrou%201%2C3%20milh%C3%A3o%20de%20atendimentos%20a,na%20Aten%C3%A7%C3%A3o%20Prim%C3%A1ria%20%C3%A0%20Sa%C3%BAde&text=A%20asma%20%C3%A9%20um%20dos,entre%20as%20regi%C3%B5es%20do%20Pa%C3%ADs.

A alergia é o fator predisponente mais forte para a asma brônquica. A exposição crônica a irritantes das vias respiratórias ou alergênios também aumenta o risco de asma brônquica. Os alergênios comuns podem ser sazonais (p. ex., grama, árvores, polens) ou perenes (p. ex., mofo, poeira, baratas, pelos de animais). Os gatilhos comuns para os sintomas e exacerbações da asma brônquica incluem os irritantes das vias respiratórias (p. ex., poluentes do ar, frio, calor, mudanças climáticas, odores ou perfumes fortes, tabagismo, exposição ocupacional), alimentos (p. ex., mariscos, nozes), exercícios, estresse, fatores hormonais, medicamentos, infecções virais do sistema respiratório e refluxo gastresofágico. A maioria das pessoas que tem asma brônquica é sensível a uma variedade de causas.

Fisiopatologia

A patologia subjacente na asma brônquica é a inflamação difusa reversível das vias respiratórias que leva a um estreitamento das vias respiratórias a longo prazo. Esse estreitamento, que é exacerbado por várias alterações nas vias respiratórias, inclui a broncoconstrição, o edema, a hiper-reatividade e a remodelação das vias respiratórias (Papi et al., 2018). A interação desses fatores determina as manifestações clínicas e a gravidade da asma brônquica (GINA, 2019a). Ao longo da vida, o impacto das crescentes alterações fisiopatológicas e a suscetibilidade ambiental levam a um processo de doença irreversível.

A asma brônquica tem um processo de doença complexo, que envolve várias células inflamatórias e estruturais, bem como mediadores que levam aos efeitos do distúrbio. Mastócitos, macrófagos, linfócitos T, neutrófilos e eosinófilos desempenham um papel essencial na inflamação da asma brônquica. Quando ativados, os mastócitos liberam várias substâncias químicas chamadas *mediadores*. Esses produtos químicos, que incluem a histamina, a bradicinina, os prostanoides, as citocinas, os leucotrienos e outros mediadores, perpetuam a resposta inflamatória, que causa aumento no fluxo sanguíneo, vasoconstrição, extravasamento de líquido da vasculatura, atração de leucócitos para a área, secreção de muco e broncoconstrição (Kacmarek et al., 2017; McCance & Huether, 2019).

Durante as exacerbações agudas da asma brônquica, a contração da musculatura lisa brônquica, ou broncoconstrição, ocorre rapidamente, estreitando as vias respiratórias em resposta a uma exposição. A broncoconstrição aguda decorrente de alergênios resulta da liberação de mediadores dependentes da imunoglobulina E (IgE) dos mastócitos; esses mediadores incluem a histamina, a triptase, os leucotrienos e as prostaglandinas, que contraem diretamente as vias respiratórias. Além disso, os receptores alfa-adrenérgicos e beta-2 do sistema nervoso simpático, localizados nos brônquios, também atuam. Quando os receptores alfa-adrenérgicos são estimulados, ocorre a broncoconstrição. O equilíbrio entre os receptores alfa e beta-2-adrenérgicos é controlado principalmente pelo 3,5-adenosina monofosfato cíclico (AMP cíclico). A estimulação dos receptores beta-2-adrenérgicos resulta em aumento dos níveis de AMP cíclico, que inibe a liberação de mediadores químicos e provoca broncodilatação.

À medida que a asma brônquica se torna mais persistente, a inflamação progride, e outros fatores podem estar envolvidos na limitação ao fluxo de ar, incluindo o edema das vias respiratórias, a hipersecreção de muco e a formação de tampões de muco. Além disso, pode ocorrer "remodelamento" (*i. e.*, alterações estruturais) das vias respiratórias em resposta à inflamação crônica, causando mais estreitamento das vias.

Manifestações clínicas

Os três sintomas mais comuns da asma brônquica são a tosse, a dispneia e os sibilos. Em alguns casos, a tosse pode ser o único sintoma. A crise de asma brônquica muitas vezes ocorre durante a noite ou no início da manhã, possivelmente por causa de variações circadianas que influenciam os limiares dos receptores das vias respiratórias.

A exacerbação da asma brônquica pode começar abruptamente, porém com mais frequência é precedida por sintomas crescentes ao longo dos últimos dias. Há tosse, com ou sem produção de muco. Às vezes, o muco está tão firmemente encravado nas vias respiratórias estreitadas que o paciente não é capaz de expectorá-lo pela tosse. Pode haver sibilos generalizados (som do ar fluindo pelas vias respiratórias estreitadas), primeiro na expiração e, em seguida, possivelmente na inspiração. Ocorrem constrição no tórax e dispneia generalizada. A expiração requer esforço e torna-se prolongada. Conforme a exacerbação progride, podem ocorrer sudorese, taquicardia e aumento da pressão de pulso, associados a hipoxemia e cianose central (um sinal tardio de má oxigenação). A hipoxemia grave e potencialmente fatal pode ocorrer na asma brônquica, embora seja relativamente rara. A hipoxemia é decorrente da incompatibilidade na $\dot{V}/\dot{Q}$ e responde prontamente à suplementação de oxigênio.

Os sintomas da asma brônquica induzida pelo exercício incluem sintomas máximos durante a atividade, ausência de sintomas noturnos e, às vezes, apenas uma sensação de "asfixia" durante o exercício.

Avaliação e achados diagnósticos

Para estabelecer o diagnóstico, o médico deve determinar se há sintomas episódicos de obstrução ao fluxo de ar, definir se o fluxo de ar é ao menos parcialmente reversível e excluir outras causas. Os antecedentes familiares positivos e fatores ambientais, incluindo variações sazonais, altas contagens de pólen, mofo, pelos de animais, mudanças climáticas (ar muito frio) e poluição do ar, são os principais fatores associados à asma brônquica. Além disso, a asma está associada a vários tipos de alimentos, compostos químicos e substâncias químicas em ambiente laboral. As comorbidades que podem acompanhar a asma brônquica incluem as infecções virais, a doença do refluxo gastresofágico, a asma brônquica induzida por fármacos e a aspergilose broncopulmonar alérgica. Outras possíveis reações alérgicas incluem o eczema, as erupções cutâneas e o edema temporário. Questões específicas da anamnese de enfermagem que podem ajudar a avaliar o controle da asma brônquica incluem:

- O paciente acordou à noite ou de madrugada por causa dos sintomas da asma brônquica?
- O paciente precisou de sua medicação de ação de alívio rápido mais do que o habitual?
- O paciente precisou de atendimento clínico não programado para a sua asma brônquica – ligação para o consultório médico, consulta médica ou passagem pelo PS?
- Os sintomas da asma brônquica impactaram em suas atividades diárias?

Durante os episódios agudos, os exames de escarro e sangue podem revelar eosinofilia (níveis elevados de eosinófilos). Os níveis séricos de IgE podem estar elevados em caso de alergia. A gasometria arterial e a oximetria de pulso revelam hipoxemia durante as crises agudas. Inicialmente, há hipocapnia e alcalose respiratória. Conforme a condição do paciente se agrava e ele se torna mais fadigado, a $PaCO_2$ pode aumentar.

> **Alerta de enfermagem: Qualidade e segurança**
>
> A PaCO$_2$ normal durante uma crise de asma brônquica pode ser um sinal de insuficiência respiratória iminente.

Como o dióxido de carbono é 20 vezes mais difusível que o oxigênio, é raro que a PaCO$_2$ esteja normal ou elevada na pessoa que está respirando muito rapidamente.

Durante uma exacerbação, o VEF$_1$ e a CVF estão marcadamente diminuídos, mas melhoram com a administração de broncodilatador, demonstrando reversibilidade. A função pulmonar geralmente é normal entre as exacerbações. A ocorrência de reação grave e contínua é chamada de estado asmático, sendo considerada uma ameaça à vida (ver discussão a seguir).

Considera-se a gravidade da asma brônquica ao escolher o tipo, a quantidade e o cronograma dos tratamentos (GINA, 2019a). A gravidade da doença é classificada pela insuficiência atual e pelo risco futuro de eventos adversos. O comprometimento é definido pelos seguintes fatores: despertares noturnos, necessidade de broncodilatadores de ação curta para o alívio dos sintomas, dias de trabalho/escola perdidos, incapacidade de se envolver em atividades normais e qualidade de vida prejudicada. A função pulmonar é avaliada pela espirometria. A avaliação do risco de eventos adversos futuros é determinada pela quantidade de exacerbações, necessidade de cuidados no serviço de emergência ou hospitalizações no último ano, dados demográficos (sexo, etnia, não uso da terapia com CVI prescrita, tabagismo), fatores e atitudes psicossociais, bem como crenças sobre tomar a medicação (GINA, 2019a).

Prevenção

Os pacientes com asma brônquica recorrente devem ser submetidos a testes para identificar as substâncias que precipitam os sintomas. As possíveis causas são poeira, ácaros, baratas, certos tipos de tecido, animais de estimação, cavalos, detergentes, sabões, certos alimentos, fungos e pólen. Os pacientes são orientados a evitar os agentes causadores sempre que possível. Se as crises forem sazonais, pode-se suspeitar fortemente de pólen. O conhecimento é a chave para a qualidade do tratamento da asma brônquica. A avaliação do comprometimento e o risco são os principais métodos que ajudam a garantir o controle.

A asma brônquica ocupacional refere-se à asma brônquica induzida pela exposição no ambiente de trabalho a poeira, vapores ou fumaça, com ou sem um diagnóstico preexistente. Estima-se que 5 a 20% dos novos casos de asma brônquica nos EUA estejam relacionados com as exposições no local de trabalho (GINA, 2019a). A asma brônquica relacionada com o trabalho deve fazer parte do diagnóstico diferencial de todos os casos de asma brônquica de início na idade adulta. Uma avaliação detalhada da história ocupacional é a chave para identificar a asma brônquica ocupacional. O tratamento imediato visa eliminar ou diminuir a exposição no ambiente e acompanhar o paciente continuamente. Os medicamentos convencionais para a asma brônquica podem ser prescritos para minimizar a broncoconstrição e a inflamação das vias respiratórias. Em determinados casos, o paciente pode ter prejuízos ou deficiências por causa da doença. Existem sistemas de compensação criados para proteger o trabalhador; no entanto, muitas vezes, são lentos e complexos.

Complicações

As complicações da asma brônquica podem incluir o estado de mal asmático, a insuficiência respiratória, a pneumonia e a atelectasia. A obstrução das vias respiratórias, especialmente durante episódios de asma brônquica aguda, muitas vezes resulta em hipoxemia, exigindo a administração de oxigênio e o monitoramento da oximetria de pulso e gasometria arterial. Administram-se líquidos, pois as pessoas com asma brônquica frequentemente estão desidratadas pela sudorese e perda insensível de líquido pela hiperventilação.

Manejo clínico

O tratamento primário tem como foco a prevenção de comprometimento da função pulmonar, a minimização dos sintomas e a prevenção de exacerbações (Papi et al., 2018). As recomendações da GINA (2019a) baseiam-se no conceito de gravidade e controle da asma brônquica, incluindo os domínios de redução da deficiência e de redução do risco como chave para a melhoria dos cuidados. O controle da asma é avaliado pelo manejo dos sintomas e pelo risco futuro de desfechos adversos (GOLD, 2019). Em uma situação aguda, o controle sintomático inclui intervenção imediata para reduzir a broncoconstrição, que evita o agravamento da ansiedade resultante da dispneia progressiva. A ansiedade não controlada pode agravar a situação e, por fim, intensificar a dispneia. O controle insatisfatório dos sintomas aumenta o risco de exacerbações (GINA, 2019a).

Terapia farmacológica

Existem duas classes gerais de medicamentos para a asma brônquica: fármacos de alívio imediato para o tratamento rápido dos sintomas e exacerbações e fármacos de ação prolongada para alcançar e manter o controle persistente da asma brônquica (Tabelas 20.5 e 20.6). Como a patologia subjacente da asma brônquica é a inflamação, o controle persistente é realizado sobretudo com o uso regular de fármacos anti-inflamatórios. A via preferencial para a administração desses medicamentos é um INDp, ou outro tipo de inalador, uma vez que possibilita a administração localizada nos pulmões (ver Boxe 20.6 e Tabela 20.3).

Medicamentos de alívio rápido

Os *SABAs* (p. ex., salbutamol, levalbuterol e pirbuterol) são os medicamentos de escolha para o alívio dos sintomas e prevenção da asma brônquica induzida pelo exercício agudo. São usados para relaxar o músculo liso.

Os *anticolinérgicos* (p. ex., ipratrópio) inibem os receptores colinérgicos muscarínicos e reduzem o tônus vagal intrínseco das vias respiratórias. Podem ser utilizados em pacientes que não toleram os SABAs.

A combinação de brometo de ipratrópio e sulfato de salbutamol é prescrita para alívio rápido dos sintomas de asma e exacerbações agudas. Esse fármaco é administrado via NPV, como discutido anteriormente.

Medicamentos de controle de ação prolongada

Os *corticosteroides* são os anti-inflamatórios mais potentes e eficazes disponíveis atualmente. São amplamente eficazes no alívio dos sintomas, melhoram a função das vias respiratórias e diminuem a variabilidade do pico de fluxo. Inicialmente, utiliza-se a forma inalada. Todos os pacientes devem bochechar com água (e não devem engolir) após a administração de CVI para evitar a ocorrência de candidíase oral, uma complicação comum do uso desses fármacos. Todavia, pessoas sem coordenação motora devem usar um espaçador para garantir técnica apropriada de administração. Isso reduzirá a deposição do medicamento na boca e, assim, o risco de candidíase oral. Pode ser usada uma preparação sistêmica para alcançar o controle rápido da doença; controlar a asma brônquica grave e persistente; tratar exacerbações moderadas a graves; acelerar a recuperação; e prevenir a recorrência.

TABELA 20.5 — Fármacos de alívio rápido para o tratamento da asma brônquica.

Medicação	Indicações/mecanismos	Potenciais efeitos adversos	Considerações de enfermagem
Agonistas beta-2-adrenérgicos inalatórios de ação curta Salbutamol Levossalbutamol (inalador com HFA) Sulfato de metaproterenol	*Indicações* Alívio dos sintomas agudos; medicação de alívio rápido Tratamento preventivo do broncospasmo induzido pelo exercício *Mecanismos* Broncodilatação; ligação ao receptor adrenérgico beta-2, produzindo o relaxamento do músculo liso e a diminuição da broncoconstrição	Taquicardia, tremor muscular, hipopotassemia, aumento do ácido láctico, cefaleia e hiperglicemia A via inalada provoca poucos efeitos adversos sistemáticos Os pacientes com doença cardiovascular preexistente, especialmente os idosos, podem ter reações adversas cardiovasculares com a terapia inalada Ausência de efeito ou necessidade de uso regular indica o controle inadequado da asma brônquica	Instruir o paciente sobre o uso correto dos agentes inaláveis e como avaliar a quantidade restante de remédio no inalador. Limpar periodicamente o aparelho. Informar o paciente sobre possíveis efeitos colaterais e a necessidade de comunicar o médico sobre o aumento do uso do medicamento para o controle dos sintomas.
Anticolinérgicos Ipratrópio	*Indicações* Alívio do broncospasmo agudo *Mecanismos* Broncodilatação; inibição de receptores colinérgicos muscarínicos Redução no tônus vagal das vias respiratórias Pode diminuir a secreção das glândulas mucosas	Ressecamento da boca e secreções respiratórias; pode causar aumento dos sibilos em alguns pacientes Não bloqueia o broncospasmo induzido pelo exercício Não é eficaz no controle a longo prazo da asma brônquica	Explicar e demonstrar para o paciente como usar corretamente os agentes inalatórios. Assegurar a ingestão adequada de líquidos. Examinar o paciente quanto a: hipersensibilidade a atropina, soja e amendoim; glaucoma e hipertrofia prostática.
Corticosteroides *Sistêmicos* Metilprednisolona Prednisolona Prednisona	*Indicações* Exacerbação a curto prazo (3 a 10 dias): adquirir o controle imediato da asma brônquica persistente inadequadamente tratada Para exacerbações moderadas ou graves, a fim de impedir a progressão da exacerbação, reverter a inflamação, acelerar a recuperação e reduzir a taxa de recidivas *Mecanismos* Anti-inflamatórios; bloqueio da reação a alergênios e redução da hiper-reatividade; inibição da produção de citocinas, da ativação de proteínas de adesão e da migração e ativação de células inflamatórias; reversão da infrarregulação do receptor beta-2	Anormalidades na glicemia, aumento do apetite, retenção de líquidos, aumento de peso, alteração de humor, hipertensão, úlcera péptica, insônia Deve-se considerar as comorbidades que podem ser agravadas pelos corticosteroides sistêmicos	Explicar ao paciente que a ação, muitas vezes, tem início rápido, embora a resolução dos sintomas possa levar de 3 a 10 dias. Orientar o paciente sobre os possíveis efeitos colaterais e a importância de tomar a medicação prescrita. Se o paciente fizer uso de múltiplas doses diárias, administrar a última dose antes das 14 h (quando possível) ajuda a evitar transtornos do sono.

HFA: hidrofluoroalcano. Adaptada de Global Initiative for Asthma (GINA) (2019b). Pocket guide for asthma management. Retirada em 01/07/2019 de: www.ginasthma.org/wp-content/uploads/2019/04/GINA-2019-main-Pocket-Guide-wms.pdf.

TABELA 20.6 — Medicamentos de ação prolongada para o tratamento da asma brônquica (fármacos de controle).

Medicação	Informações posológicas	Indicações/mecanismos	Potenciais efeitos adversos	Considerações de enfermagem
Corticosteroides inalatórios Dipropionato de beclometasona Budesonida Ciclesonida Flunisolida Fluticasona Furoato de mometasona		*Indicações* Prevenção a longo prazo dos sintomas; supressão, controle e reversão da inflamação Redução da necessidade de corticosteroides orais *Mecanismos* Anti-inflamatório; bloqueio da reação tardia ao alergênio e redução à hiper-reatividade brônquica Inibição da produção de citocinas, da ativação da proteína de adesão e da migração e ativação de células inflamatórias; reversão da infrarregulação do receptor beta-2; inibição do extravasamento microvascular	Tosse, disfonia, candidíase oral, cefaleia Em doses elevadas, podem ocorrer efeitos sistêmicos (p. ex., supressão suprarrenal, osteoporose, adelgaçamento da pele e facilidade em apresentar hematomas)	Explicar e demonstrar para o paciente como usar corretamente o INDp e como usar o espaçador/câmara de retenção. Orientar o paciente a enxaguar a boca depois da inalação para reduzir os efeitos colaterais locais.

(continua)

TABELA 20.6	Medicamentos de ação prolongada para o tratamento da asma brônquica (fármacos de controle). (*continuação*)			
Medicação	Informações posológicas	Indicações/mecanismos	Potenciais efeitos adversos	Considerações de enfermagem
Corticosteroides sistêmicos Metilprednisolona Prednisolona Prednisona		*Indicações* Para a prevenção dos sintomas da asma brônquica persistente grave: supressão, controle e reversão da inflamação *Mecanismos* Mesmos dos CVI	*Uso a longo prazo* Supressão do eixo suprarrenal, supressão do crescimento, adelgaçamento da derme, hipertensão arterial, diabetes, síndrome de Cushing, catarata, fraqueza muscular e, em casos raros, prejuízo na função imune, insônia Deve-se considerar as comorbidades que podem ser agravadas pelos corticosteroides sistêmicos	Orientar o paciente sobre possíveis efeitos colaterais e importância de tomar a medicação conforme prescrição (em geral dose única diária pela manhã ou em esquema de dias alternados, de modo a minimizar a supressão suprarrenal). Se o paciente fizer uso de múltiplas doses diárias, administrar a última dose antes das 14 h (quando possível) ajuda a evitar transtornos do sono.
Agonistas beta-2-adrenérgicos de ação prolongada				
Inalatórios Salmeterol Formoterol		*Indicações* Prevenção a longo prazo dos sintomas, adicionado ao CVI Prevenção do broncospasmo induzido pelo exercício *Mecanismos* Broncodilatação; relaxamento do músculo liso subsequente à ativação da adenilato-ciclase e aumento do AMP cíclico, produzindo o antagonismo funcional à broncoconstrição Comparado ao SABA, o salmeterol (mas não formoterol) tem início de ação mais lento (15 a 30 min). Tanto o salmeterol quanto o formoterol têm ação mais prolongada (> 12 h) em comparação ao SABA	Não devem ser usados para o tratamento de sintomas agudos ou exacerbações Pode ocorrer diminuição na proteção contra o broncospasmo induzido pelo exercício com o uso regular Taquicardia, tremor muscular, hipopotassemia, alterações eletrocardiográficas com a superdosagem Pode ocorrer diminuição no efeito broncoprotetor dentro de 1 semana em tratamento crônico Potencial risco de exacerbação rara, grave, potencialmente fatal ou fatal	Advertir o paciente de que esses medicamentos *não* devem ser usados para tratar os sintomas ou exacerbações da asma brônquica aguda. Explicar e demonstrar para o paciente o uso correto do INDp ou inalador aerossolizador.
Oral Salbutamol de liberação prolongada			A inalação é preferida em relação à VO, porque os LABA são de ação mais prolongada e têm menos efeitos colaterais que os agentes orais de liberação prolongada	
Inibidores da fosfodiesterase Teofilina Comprimidos e cápsulas de liberação prolongada		*Indicações* Controle a longo prazo e prevenção dos sintomas na asma brônquica persistente leve ou como adjuvante aos CVI na asma brônquica moderada ou persistente *Mecanismos* Broncodilatação; relaxamento da musculatura lisa por inibição da fosfodiesterase e, possivelmente, antagonismo à adenosina Pode afetar a infiltração eosinofílica na mucosa brônquica, bem como diminuir a quantidade de linfócitos T no epitélio Aumento da contratilidade do diafragma e do transporte mucociliar	As toxicidades agudas relacionadas com a dose incluem taquicardia, náuseas e vômitos, TSV, estimulação do SNC, cefaleia, convulsões, hematêmese, hiperglicemia e hipopotassemia Os efeitos adversos nas doses terapêuticas usuais incluem insônia, desconforto gástrico, agravamento de úlceras ou refluxo e dificuldade em urinar em homens idosos com prostatismo Geralmente não recomendados para as exacerbações. Há evidências mínimas de benefício adicional às doses ideais de SABA	Manter as concentrações séricas no estado de equilíbrio entre 5 e 15 mcg/mℓ Estar ciente de que a absorção e o metabolismo podem ser afetados por inúmeros fatores que podem produzir mudanças significativas nas concentrações séricas de teofilina no estado de equilíbrio. Orientar o paciente a suspender o uso se ocorrerem efeitos tóxicos. O monitoramento da concentração sérica é obrigatório Informar o paciente sobre a importância de realizar exames de sangue para monitorar a concentração sérica. Orientar o paciente a consultar o médico antes de tomar qualquer nova medicação.

(*continua*)

TABELA 20.6 Medicamentos de ação prolongada para o tratamento da asma brônquica (fármacos de controle). (continuação)

Medicação	Informações posológicas	Indicações/mecanismos	Potenciais efeitos adversos	Considerações de enfermagem
Medicação combinada (corticosteroides/agonistas beta-2-adrenérgicos de ação prolongada)				
Fluticasona/salmeterol	As menores doses de IPS ou HFA são usadas para pacientes cuja asma brônquica não é controlada por CVI em doses baixas a médias. As maiores doses de IPS ou HFA são usadas para pacientes cuja asma brônquica não é controlada por CVI em doses médias a altas	*IPS* 100 mcg/50 mcg 250 mcg/50 mcg 500 mcg/50 mcg *HFA* 45 mcg/21 mcg 115 mcg/21 mcg 230 mcg/21 mcg		
Budesonida/formoterol Fluticasona Furoato/vilanterol Mometasona/formoterol	Doses mais baixas utilizadas para pacientes que têm asma brônquica não controlada com doses baixas a médias de CVI. Doses mais altas utilizadas para pacientes que têm asma brônquica não controlada com doses médias a altas de CVI. Utilizar se a asma não for controlada a longo prazo com medicamentos	*INDp com HFA* 80 mcg/4,5 mcg 160 mcg/4,5 mcg 100 mcg/25 mcg 200 mcg/25 mcg 100 mcg/5 mcg 200 mcg/5 mcg	Não utilizar com outro fármaco agonistas beta de ação prolongada	
Modificadores de leucotrienos				
Antagonistas dos receptores de leucotrienos Montelucaste Disponível em comprimidos e grânulos		*Mecanismo* Inibidor competitivo seletivo do receptor CysLT1 *Indicações* Controle a longo prazo e prevenção dos sintomas da asma brônquica persistente leve em pacientes com 1 ano ou mais. Possível uso com o CVI como terapia combinada na asma brônquica moderada persistente	Pode atenuar o BIE em alguns pacientes, mas é menos eficaz do que o tratamento com CVI ARL + LABA não devem ser usados como substitutos ao CVI + LABA Cefaleia, tontura, infecções das vias respiratórias superiores, faringite, sinusite	Orientar o paciente a tomar ao menos 1 h antes das refeições ou 2 h após as refeições.
Zafirlucaste Disponível em comprimidos		Controle a longo prazo e prevenção dos sintomas na asma brônquica persistente leve; pode também ser usado com o CVI como terapia combinada na asma brônquica persistente moderada	Foram relatados casos de hepatite reversível, além de casos raros de insuficiência hepática irreversível, resultando em necessidade de transplante de fígado e morte	Informar o paciente de que o zafirlucaste pode inibir o metabolismo da varfarina. A RNI deve ser monitorada se o paciente estiver usando zafirlucaste e montelucaste. Orientar o paciente a interromper o uso em caso de sinais e sintomas de disfunção hepática (dor no quadrante superior direito, prurido, letargia, icterícia, náuseas) e a notificar o médico.
Inibidor da 5-lipo-oxigenase Zileutona		*Mecanismo* Inibidor da produção de leucotrienos a partir do ácido araquidônico, tanto LTB quanto leucotrienos de cisteinilo *Indicações* Controle a longo prazo e prevenção dos sintomas em pacientes com asma brônquica persistente leve. Pode ser usado com o CVI como terapia combinada em pacientes com asma brônquica persistente moderada	Tem sido relatada elevação das enzimas hepáticas Relatos de casos limitados de hepatite reversível e hiperbilirrubinemia	Informar o paciente de que a zileutona pode inibir o metabolismo da varfarina e da teofilina. Portanto, as doses destes medicamentos devem ser monitoradas adequadamente. Orientar o paciente sobre a importância do monitoramento dos níveis de medicação e provas de função hepática.

(continua)

TABELA 20.6	Medicamentos de ação prolongada para o tratamento da asma brônquica (fármacos de controle). (*continuação*)			
Medicação	**Informações posológicas**	**Indicações/mecanismos**	**Potenciais efeitos adversos**	**Considerações de enfermagem**
Imunomoduladores				
Anticorpo monoclonal IgG inibidor de IgE Omalizumabe Administrado por via subcutânea	A dose é administrada a cada 2 ou 4 semanas e depende do peso corporal do paciente e do nível de IgE antes da terapia. Podem ser administrados, no máximo, 150 mg em uma injeção. A medicação deve ser armazenada sob refrigeração entre 2 e 8°C	*Indicações* Controle a longo prazo e prevenção dos sintomas com asma brônquica alérgica persistente moderada ou grave, inadequadamente controlada com CVI *Mecanismos* O anticorpo monoclonal liga-se à IgE circulante, impedindo-a de se ligar aos receptores de alta afinidade em basófilos e mastócitos. Diminuição da liberação de mediador celular dos mastócitos pela exposição ao alergênio	Tem sido relatada anafilaxia em 0,2% dos pacientes tratados. Dor, hematomas e reações cutâneas (prurido, rubor, ardor) no local da injeção. Não se sabe se os doentes desenvolvem títulos de anticorpos significativos para o fármaco com a administração a longo prazo	Monitorar os pacientes quanto a reações alérgicas ou anafilaxia após a administração. Estar alerta para iniciar tratamento de emergência em caso de anafilaxia. Orientar o paciente sobre sinais e sintomas que indicam reação alérgica e a ação imediata a ser tomada. Lembrar ao paciente de continuar tomando os outros medicamentos prescritos para o tratamento da asma brônquica. Assegurar que o paciente compreenda a técnica apropriada de administração para minimizar os erros de administração e posologia e otimizar a segurança do paciente. Lembrar que a dose e a frequência de administração dos agentes imunobiológicos são influenciadas por vários fatores, como peso corporal, fluxo sanguíneo ou necessidade de titulação. A orientação é crucial para a adesão e é importante para confirmar o conhecimento e a compreensão do paciente.
Antagonistas do receptor de interleucina 5 (IL-5R) Mepolizumabe Reslizumabe Benralizumabe Mepolizumabe e benralizumabe são administrados por injeção subcutânea. Reslizumabe é administrado por infusão intravenosa		*Indicações* Controle a longo prazo e prevenção dos sintomas em pacientes com asma brônquica persistente grave e fenótipo eosinofílico. Mepolizumabe e beralizumabe são aprovados pela FDA para adultos e adolescentes (mais de 12 anos) e reslizumabe é aprovado pela FDA para adultos (mais de 18 anos) *Mecanismos* Anticorpos monoclonais que reduzem a produção e a sobrevida dos eosinófilos ao se ligarem ao IL-5R e inibirem sua ação. Todavia, o mecanismo específico de ação desses agentes na asma ainda não foi definitivamente estabelecido		
Antagonista da cadeia alfa do receptor de interleucina 4 (IL-4Rα) Dupilumabe Administrado por via subcutânea		*Indicações* Controle a longo prazo e prevenção de sintomas em adultos e adolescentes (mais de 12 anos) com asma moderada a grave de fenótipo eosinofílico ou asma dependente de corticosteroide oral *Mecanismos* Anticorpo monoclonal que se liga a IL-4Rα, um receptor encontrado em vários tipos de células e mediadores envolvidos na resposta inflamatória, que inibe as respostas inflamatórias induzidas por citocinas IL-4 e IL-13. Contudo, ainda não foi estabelecido de modo definitivo o mecanismo específico de ação do dupilumabe na asma		

AMP cíclico: 3'-5'-monofosfato de adenosina cíclico; BIE: broncospasmo induzido por exercício físico; CVI: corticosteroide por via inalatória; CysLT1: receptor de cisteinil leucotrieno 1; HFA: hidrofluoroalcano; IgE: imunoglobulina E; IgG: imunoglobulina G; INDp: inalador dosimetrado pressurizado; IPS: inalador de pó seco; LABA: beta-agonistas de ação prolongada; LTB: leucotrieno B; RNI: razão normalizada internacional; SABA: agonista beta-2-adrenérgico de ação curta; SNC: sistema nervoso central; TSV: taquicardia supraventricular. Adaptada de Ferguson, G. T., Stoller, J. K. & Hollingsworth, H. (2019). Management of severe, chronic, obstructive pulmonary disease. *Atualizada*. Retirada em 30/07/2019 de: www.uptodate.com/contents/management-of-stable-chronic-obstructive-pulmonary-disease; Global Initiative for Asthma (GINA). (2019b). Pocket guide for asthma management. Retirada em 01/07/2019 de: www.ginasthma.org/wp-content/uploads/2019/04/GINA-2019-main-Pocket-Guide-wms.pdf; Wenzel, S., Bochner, B. S. & Hollingsworth, H. (2019). Treatment of severe asthma in adolescents and adults. *Atualizada*. Retirada em 30/07/2019 de: www.uptodate.com/contents/treatment-of-severe-asthma-in-adolescents-and-adults.

Os *LABAs* são usados com fármacos anti-inflamatórios para controlar os sintomas da asma brônquica, particularmente aqueles que ocorrem durante a noite. Esses agentes também são eficazes para a prevenção da asma brônquica induzida pelo exercício. LABAs não são indicados para alívio imediato dos sintomas. O salmeterol e o formoterol têm duração de broncodilatação de, pelo menos, 12 horas. São utilizados com outros medicamentos no controle a longo prazo da asma brônquica.

Os *modificadores inibidores (de leucotrienos)*, ou *antileucotrienos*, são uma classe de medicamentos que incluem o montelucaste, o zafirlucaste e a zileutona. Os leucotrienos, que são sintetizados a partir de fosfolipídios da membrana por meio de uma cascata de enzimas, são broncoconstritores potentes que também dilatam os vasos sanguíneos e alteram a permeabilidade. Os inibidores de leucotrienos agem interferindo na síntese de leucotrienos ou bloqueando os receptores de leucotrienos, sobre os quais exercem a sua ação. Eles podem fornecer uma alternativa aos CVI para a asma brônquica leve persistente, ou podem ser adicionados a um esquema de CVI na asma brônquica mais grave para alcançar um controle ainda maior.

Os *inibidores da fosfodiesterase* promovem broncodilatação e atuam como agentes anti-inflamatórios leves ao influenciar a liberação de epinefrina. A teofilina é prescrita como agente adicional em associação a esteroides inalados; contudo, não é tão efetiva no tratamento da asma como os medicamentos discutidos previamente. A teofilina deve ser usada com reservas, porque existe o potencial de muitas interações medicamentosas e é acompanhada de maior risco de efeitos colaterais (GOLD, 2019).

Os *imunomoduladores* impedem a ligação da IgE aos receptores de alta afinidade de basófilos e mastócitos. A agência norte-americana Food and Drug Administration (FDA) aprovou cinco imunomoduladores biológicos para o tratamento da asma (omalizumabe, mepolizumabe, reslizumabe, benralizumabe e dupilumabe) e alguns outros estão sendo desenvolvidos. Os medicamentos dessa classe são prescritos quando os pacientes não apresentam bom controle dos sintomas com o uso de altas doses de CVI associados a um LABA. Esses imunomoduladores são anticorpos monoclonais derivados de fontes biológicas e, portanto, são ocasionalmente denominados agentes imunobiológicos. Eles auxiliam no controle dos sintomas ao interferir na resposta inflamatória associada aos episódios asmáticos agudos (Krings, McGregor, Bacharier et al., 2019). O custo e a preferência do paciente pela via de administração precisam ser levados em consideração quando esse tratamento é adicionado (GOLD, 2019). Os agentes imunobiológicos são administrados por via subcutânea ou intravenosa.

Manejo das exacerbações

As exacerbações da asma brônquica são mais bem manejadas pelo tratamento precoce e orientações ao paciente, incluindo o uso de planos de ação escritos como parte de qualquer esforço global para orientar os pacientes sobre as técnicas de autocuidado, especialmente aqueles com asma brônquica persistente moderada ou grave ou com história de exacerbações graves (GINA, 2019a). GINA (2019a) recomenda a prescrição de CVI para a prevenção de exacerbações em adultos. Os SABAs são utilizados no momento da exacerbação para o alívio imediato da obstrução ao fluxo de ar. Os corticosteroides sistêmicos podem ser necessários para diminuir a inflamação das vias respiratórias em pacientes que não respondem aos fármacos beta-adrenérgicos inalatórios. Em alguns pacientes, pode ser necessária a suplementação de oxigênio para aliviar a hipoxemia associada a exacerbações moderadas a graves. Além disso, a resposta ao tratamento pode ser monitorada por medições em série da função pulmonar. Os pacientes com sintomas e/ou exacerbações persistentes podem se beneficiar do uso rotineiro de CVI e LABA para melhorar o manejo dos sintomas e evitar a ocorrência de exacerbações.

Evidências de ensaios clínicos sugerem que o tratamento com antibióticos administrado rotineiramente ou em caso de leve suspeita de infecção bacteriana não é benéfico para as exacerbações da asma brônquica (GINA, 2019a). Os antibióticos podem ser apropriados para o tratamento da asma brônquica aguda grave em pacientes que apresentam sintomas de infecção respiratória (p. ex., febre e secreção purulenta, evidências de pneumonia, suspeita de sinusite bacteriana).

Apesar dos dados insuficientes apoiando ou refutando os benefícios de usar um plano de ação escrito para a asma brônquica, em comparação ao manejo clínico isolado, recomenda-se o uso de um plano de ação escrito para a asma brônquica a fim de orientar os pacientes em relação ao autocuidado (Figura 20.10). Os planos podem ser fundamentados em sintomas ou medidas do pico de fluxo. Devem se concentrar no manejo diário, bem como no reconhecimento e no manejo do agravamento dos sintomas. O autocuidado do paciente e o reconhecimento precoce de problemas promovem uma comunicação mais eficiente com profissionais de saúde sobre as exacerbações da asma brônquica (GINA, 2019a).

Monitoramento do pico de fluxo

Os medidores de pico de fluxo expiratório (PFE) medem o maior fluxo de ar durante a expiração forçada (Figura 20.11). O monitoramento diário do pico de fluxo é recomendado para pacientes que tenham um ou mais dos seguintes critérios: asma brônquica persistente moderada ou grave, má percepção das mudanças no fluxo de ar ou piora dos sintomas, resposta inexplicável a exposições ambientais ou ocupacionais, ou a critério do médico e do paciente (GINA, 2019a). O monitoramento da medida do pico de fluxo ajuda a mensurar a gravidade da asma brônquica e, quando adicionado ao monitoramento dos sintomas, indica o grau atual de controle da asma brônquica.

O paciente é orientado quanto à técnica adequada (Boxe 20.8), sobretudo em relação ao uso do esforço máximo; os picos de fluxo são monitorados por 2 ou 3 semanas depois do recebimento do tratamento ideal para a asma brônquica. Em seguida, mensura-se o "melhor valor pessoal" do paciente. Determinam-se as zonas verde (80 a 100% do melhor valor pessoal), amarela (60 a 80%) e vermelha (inferior a 60%). Delineiam-se ações específicas para cada zona, possibilitando que o paciente controle e gerencie o seu próprio tratamento depois de instrução cuidadosa (GINA, 2019a).

A GINA (2019a) recomenda que o monitoramento do pico de fluxo seja considerado um complemento ao manejo da asma brônquica em pacientes com asma brônquica persistente moderada a grave. Os planos de monitoramento do pico de fluxo podem melhorar a comunicação entre o paciente e os profissionais de saúde e podem aumentar o conhecimento do estado da doença e controle pelo paciente.

Manejo de enfermagem

Os cuidados de enfermagem imediatos para o paciente com asma brônquica dependem da gravidade dos sintomas. O paciente pode ser tratado com sucesso em regime ambulatorial se os

Plano de ação para a asma brônquica

Para: _____ Médico _____ Data: _____
Telefone do médico _____ Telefone do hospital/pronto-socorro _____

ZONA VERDE

Passando bem
- Sem tosse, sibilos, sensação de aperto no tórax ou dispneia durante o dia ou a noite
- Capaz de desempenhar as atividades habituais

E, se for utilizado um medidor do pico de fluxo
Pico de fluxo: mais de _____
(80% ou mais do meu melhor pico de fluxo)
Meu melhor pico de fluxo é: _____

Tome estes medicamentos de controle a longo prazo todos os dias (incluindo um anti-inflamatório).

Medicamento	Que dose tomar	Quando tomar
_____	_____	_____
_____	_____	_____

Identificar e evitar/controlar os fatores que agravam a sua asma brônquica, como (liste aqui):
_____   _____
_____   _____

Antes do exercício, se prescrito, tome: ☐ 2 ou ☐ 4 borrifadas _____ 5 a 60 minutos antes do exercício

---

ZONA AMARELA

Asma brônquica está piorando
- Tosse, sibilos, aperto no tórax ou dispneia
- Acorda à noite em razão da asma brônquica
- Pode desempenhar algumas, mas não todas as atividades habituais

-Ou-
Pico de fluxo: _____ a _____
(50 a 79% do meu melhor pico de fluxo)

Primeiro Adicione: medicamento de alívio rápido – e continue tomando o seu medicamento da ZONA VERDE.
_____ ☐ 2 ou ☐ 4 borrifadas, a cada 20 minutos por até 1 hora
(agonista beta₂ de curta duração) ☐ Nebulizador, uma vez
Se aplicável, afaste-se do que está causando a piora na sua asma brônquica.

Segundo Se os sintomas (e pico de fluxo, se utilizado) retornarem à ZONA VERDE após 1 hora do tratamento acima:
Continue monitorando para assegurar sua permanência na zona verde.
-Ou-
Se os sintomas (e pico de fluxo, se utilizado), não retornarem à ZONA VERDE após 1 hora do tratamento acima:

☐ Tome: _____ ☐ 2 ou ☐ 4 borrifadas ou ☐ Nebulizador
(agonista beta₂ de curta duração)
☐ Acrescente: _____ mg/dia Por _____ (3 a 10) dias
(corticosteroide oral)
☐ Ligar para o médico: _____ , ☐ antes/☐ em ____ horas depois de tomar o corticosteroide oral.
(telefone)

ZONA VERMELHA

Alerta médico!
- Muita dispneia ou
- Medicamentos de alívio rápido não ajudaram ou
- Não é capaz de desempenhar atividades habituais ou
- Os sintomas são os mesmos ou pioraram depois de 24 horas na zona amarela

-Ou-
Pico de fluxo: inferior a _____
(50% do meu melhor pico de fluxo)

Tome este medicamento:
☐ _____ ☐ 4 ou ☐ 6 borrifadas ou ☐ nebulizador
(agonista beta₂ de curta duração)
☐ _____ mg
(corticosteroide oral)

Então ligue para o seu médico IMEDIATAMENTE. Vá para o hospital ou chame uma ambulância se:
- Você ainda estiver na zona vermelha depois de 15 min E
- Você não tiver conseguido falar com seu médico.

SINAIS DE PERIGO
- Dificuldade para andar e falar, em razão da dispneia
- Lábios ou unhas estão azuis

- Administre ☐ 4 ou ☐ 6 borrifadas de seu medicamento de alívio rápido E
- Vá para o hospital ou chame uma ambulância _____ IMEDIATAMENTE!
(telefone)

Figura 20.10 • Plano de ação para a asma brônquica. Adaptada de National Heart, Lung and Blood Institute (NHLBI). (2012). Asthma care quick reference: Diagnosing and managing asthma. NIH Publication No. 12-5075. Revisada em setembro de 2012.

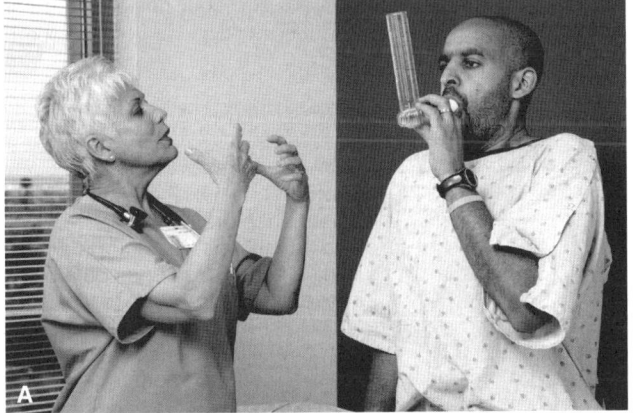
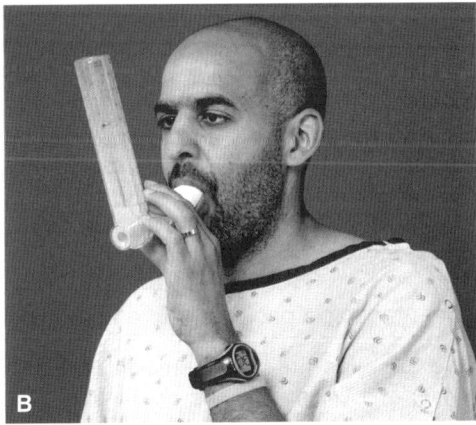

Figura 20.11 • Os medidores do pico de fluxo aferem o maior volume de fluxo de ar durante uma expiração forçada. **A.** O paciente respira fundo e coloca os lábios ao redor do bocal. **B.** Em seguida, expira forte e rápido. O volume pode ser medido em zonas com códigos de cores: a zona verde significa 80 a 100% da melhor marca pessoal; amarela, 60 a 80%; e vermelha, inferior a 60%. Se o pico de fluxo ficar abaixo da zona vermelha, o paciente deverá tomar as ações apropriadas prescritas pelo médico.

Boxe 20.8 — LISTA DE VERIFICAÇÃO DO CUIDADO DOMICILIAR
Uso do medidor do pico de fluxo expiratório no manejo da asma brônquica

Ao concluírem as orientações, o paciente e/ou o cuidador serão capazes de:

- Descrever a justificativa para a utilização de um medidor do pico de fluxo expiratório no manejo da asma brônquica
- Explicar como o monitoramento do pico de fluxo é realizado juntamente aos sintomas para determinar a gravidade da asma brônquica
- Demonstrar o uso correto do medidor do pico de fluxo
  1. Mover o indicador até a base da escala numerada
  2. Levantar-se
  3. Respirar fundo e encher totalmente os pulmões
  4. Colocar o bocal na boca e vedar os lábios em torno do bocal (não colocar a língua na abertura)
  5. Soprar forte e rápido com um único sopro
- Anotar o valor alcançado no indicador. Se o paciente tossir ou cometer um erro no procedimento, começar novamente
- Repetir os passos 1 a 5 mais duas vezes, e registrar o maior valor obtido no diário da asma brônquica
- Explicar como determinar o "melhor valor pessoal" do pico de fluxo
- Descrever a razão das zonas de cores para o monitoramento do pico de fluxo
- Demonstrar como limpar o medidor do pico de fluxo
- Discutir como e quando entrar em contato com o médico por causa de alterações ou diminuições nos valores do pico de fluxo.

---

sintomas da asma brônquica forem relativamente leves ou necessitar de hospitalização e cuidados intensivos se os sintomas forem agudos e graves. O paciente e os familiares muitas vezes ficam assustados e ansiosos por causa da dispneia. Portanto, uma abordagem calma é um aspecto importante do atendimento. O enfermeiro deve avaliar o estado respiratório do paciente, monitorando a gravidade dos sintomas, os sons respiratórios, o pico de fluxo, a oximetria e os sinais vitais.

O enfermeiro geralmente faz as seguintes intervenções:

- Coleta a história de reações alérgicas a medicamentos antes da administração de fármacos
- Identifica os medicamentos que o paciente está tomando
- Administra os medicamentos prescritos e monitora as respostas do paciente a esses medicamentos. Os fármacos podem incluir um antibiótico se o paciente tiver uma infecção respiratória subjacente
- Administra líquidos se o paciente estiver desidratado.

Se o doente precisar de intubação por causa de insuficiência respiratória aguda, o enfermeiro deve colaborar com o médico no procedimento de intubação, continuar o monitoramento cuidadoso do paciente e manter o paciente e os familiares informados sobre os procedimentos. (Ver discussão sobre intubação e ventilação mecânica no Capítulo 19.)

Promoção de cuidados domiciliar, comunitário e de transição

A implementação dos princípios básicos de manejo da asma brônquica no nível comunitário é um grande desafio. As estratégias incluem treinamento dos profissionais de saúde, estabelecimento de programas de orientações sobre asma brônquica (para pacientes e profissionais da saúde), acompanhamento ambulatorial dos pacientes e foco no tratamento crônico *versus* cuidado agudo episódico. Os enfermeiros são fundamentais para que esses objetivos sejam alcançados.

Orientação do paciente sobre autocuidados

As orientações ao paciente são um componente essencial dos cuidados para os pacientes com asma brônquica. Múltiplos e diferentes tipos de inaladores, terapia antialérgica, medicamentos antirrefluxo e medidas de prevenção são essenciais para o controle a longo prazo. Essa terapia complexa requer uma parceria entre o paciente e os profissionais de saúde para determinar os resultados desejados e formular um plano para alcançá-los.

O paciente então realiza o tratamento diariamente como parte do manejo de autocuidado, com a contribuição e a orientação de seus profissionais de saúde. Antes que uma parceria possa ser estabelecida, o paciente deve entender:

- A asma brônquica enquanto uma doença inflamatória crônica
- As definições de inflamação e broncoconstrição
- O objetivo e a ação de cada medicamento
- Os gatilhos a serem evitados e como evitá-los
- A técnica apropriada de inalação
- A forma de realizar o monitoramento do pico de fluxo (ver Boxe 20.8)
- A forma de implementar um plano de ação para a asma brônquica (ver Figura 20.10)
- O momento e a forma de procurar ajuda.

Nos EUA, excelentes materiais educacionais são disponibilizados pelo National Heart, Lung and Blood Institute e outras instituições (ver seção no fim do capítulo). O enfermeiro deve obter materiais educativos atualizados para o paciente com base em seu diagnóstico, fatores causais, nível de escolaridade e formação cultural. Se o paciente tem uma deficiência sensorial coexistente (p. ex., perda de visão ou déficit auditivo), deve-se fornecer materiais em formato alternativo.

Cuidados contínuos e de transição

O enfermeiro que tem contato com um paciente com asma brônquica em qualquer ambiente deve aproveitar a oportunidade

---

Desfechos clínicos de histórias de pacientes:
Jennifer Hoffman • Parte 1

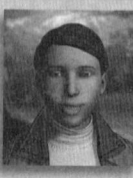

Jennifer Hoffman é uma mulher com 33 anos diagnosticada com asma na infância. Ela compareceu à clínica várias vezes nos últimos 2 meses, queixando-se de sintomas contínuos. Seu plano terapêutico para a asma foi ajustado por seu médico no mês passado. Quais medidas o enfermeiro deve implementar para determinar as áreas que precisam de reforço educativo? Como a enfermagem pode garantir que Jennifer siga o regime medicamentoso prescrito e monitorar a eficácia dos medicamentos? (A história de Jennifer Hoffman continua no Capítulo 33.)

para avaliar a condição respiratória e a capacidade de autocuidado do paciente, a fim de prevenir exacerbações graves. O enfermeiro precisa enfatizar a adesão ao tratamento prescrito, as medidas preventivas e a necessidade de manter consultas de acompanhamento com os profissionais de saúde. As visitas domiciliares para avaliar o ambiente doméstico quanto a alergênios podem ser indicadas para pacientes com exacerbações recorrentes. O enfermeiro deve encaminhar o paciente a grupos de apoio da comunidade, assim como lembrar o paciente e familiares da importância das estratégias de promoção da saúde e rastreamento de saúde recomendadas.

 ## ESTADO DE MAL ASMÁTICO

A exacerbação da asma brônquica pode variar de leve a grave, com potencial de parada respiratória (GINA, 2019a). O termo *estado de mal asmático* às vezes é usado para descrever a asma brônquica de início rápido, grave e persistente que não responde ao tratamento convencional. As crises podem ocorrer com pouco ou nenhum aviso e podem progredir rapidamente para asfixia. Infecção, ansiedade, uso excessivo do inalador, desidratação, aumento do bloqueio adrenérgico e irritantes inespecíficos podem contribuir para esses episódios. Um episódio agudo pode ser precipitado pela hipersensibilidade a medicamentos, como ácido acetilsalicílico, betabloqueadores e anti-inflamatórios não esteroides (AINEs) (American Academy of Allergy, Asthma & Immunology [AAAAI], 2019; GOLD, 2019).

Fisiopatologia

As características básicas da asma brônquica (inflamação da mucosa brônquica, constrição do músculo liso brônquico e secreções espessas) diminuem o diâmetro dos brônquios e ocorrem no estado de mal asmático. O cenário mais comum é o broncospasmo grave com tampão de muco que levam à asfixia. A anormalidade na $\dot{V}/\dot{Q}$ resulta em hipoxemia. A PaO_2 é reduzida e há alcalose respiratória inicial, com diminuição na $PaCO_2$ e aumento do pH. Conforme o estado de mal asmático piora, a $PaCO_2$ aumenta e o pH diminui, refletindo acidose respiratória.

Manifestações clínicas

As manifestações clínicas são as mesmas que as observadas na asma brônquica grave; os sinais e sintomas incluem dificuldade para respirar, expiração prolongada, distensão das veias do pescoço e sibilos. No entanto, a extensão dos sibilos não indica a gravidade da crise. A medida que a obstrução piora, os sibilos podem desaparecer, o que frequentemente é um sinal de insuficiência respiratória iminente.

Avaliação e achados diagnósticos

A gravidade de uma exacerbação pode ser avaliada por meio de avaliação geral do paciente (grau de dispneia, capacidade de falar, postura do paciente, nível de alerta ou função cognitiva), exame físico (frequência respiratória, uso de músculos acessórios, ocorrência de cianose central, achados à ausculta, pulso e pulso paradoxal) e avaliação laboratorial (pico de fluxo expiratório depois do uso de broncodilatador, PaO_2 e $PaCO_2$ e oximetria de pulso). As provas de função pulmonar são os meios mais precisos de avaliar uma obstrução aguda e grave das vias respiratórias, embora não seja prático obtê-las durante esse tipo de situação emergencial. Obtém-se uma gasometria arterial e/ou oximetria de pulso se o paciente não conseguir realizar manobras de função pulmonar por causa da obstrução grave ou cansaço ou se não responder ao tratamento. A alcalose respiratória (baixo $PaCO_2$) é o achado inicial mais comum em pacientes com exacerbação da asma brônquica em curso e é decorrente da hiperventilação. Nesse estágio inicial, há um número relativamente menor de unidades acinares (ou seja, unidades alveolares pulmonares onde ocorre a troca gasosa) obstruídas/contraídas em comparação às unidades funcionais, e a hiperventilação faz parte da resposta simpática.

 Alerta de enfermagem: Qualidade e segurança

No estado de mal asmático, a $PaCO_2$ crescente (até níveis normais ou que indiquem acidose respiratória) é um sinal de perigo que indica insuficiência respiratória iminente.

Manejo clínico

O monitoramento cuidadoso do paciente e a reavaliação objetiva da resposta ao tratamento são fundamentais no estado de mal asmático. Em situações de emergência, o paciente é inicialmente tratado com um SABA e, posteriormente, com um curso curto de corticosteroides sistêmicos, sobretudo se o paciente não responder ao SABA. Os corticosteroides são essenciais no tratamento do estado asmático e são usados para diminuir a inflamação das vias respiratórias e o edema intenso. Os SABAs inalatórios fornecem o alívio mais rápido do broncospasmo. Um INDp com ou sem um espaçador pode ser utilizado para administrar os medicamentos. Entretanto, broncodilatadores de curta ação são mais comumente administrados por um nebulizador de pequeno volume. Um bocal ou uma máscara facial podem ser utilizados quando o broncodilatador é administrado de modo contínuo. O paciente não deve se esforçar para coordenar seu padrão respiratório, uma vez que essa situação aguda pode causar ansiedade adicional. O paciente precisa de oxigênio suplementar e soluções IV para hidratação. A oxigenoterapia é iniciada para o tratamento da dispneia, cianose central e hipoxemia. O oxigênio suplementar em alto fluxo é mais bem administrado por meio de uma máscara não reinalante parcial ou completa. Os sedativos são contraindicados. O sulfato de magnésio, um antagonista do cálcio, pode ser administrado para induzir o relaxamento do músculo liso; o magnésio pode relaxar a musculatura lisa e, consequentemente, causar broncodilatação por competir com o cálcio em locais de ligação do músculo liso mediados pelo cálcio. A administração IV de sulfato de magnésio não é recomendada como protocolo nas crises de asma; entretanto, quando administrada como uma infusão única de 2 g ao longo de 20 minutos, ela pode ser útil para o tratamento de pacientes com função pulmonar gravemente comprometida, que não tenham respondido à terapia inicial e com hipoxemia persistente (GINA, 2019a). Os efeitos adversos do sulfato de magnésio incluem calor facial, rubor, formigamento, náuseas, depressão do SNC, depressão respiratória e hipotensão.

A internação é necessária se não houver resposta a tratamentos repetidos. Outros critérios para a internação incluem resultados ruins nas provas de função pulmonar e deterioração nos níveis de gases sanguíneos (acidose respiratória), o que pode indicar que o paciente está ficando cansado e necessita de ventilação mecânica. A maioria dos pacientes não necessita de ventilação mecânica, mas ela é usada na insuficiência respiratória, em pacientes com cansaço e fadiga pela tentativa de respirar e na ausência de resposta ao tratamento inicial.

Para um grupo muito seleto de pacientes com asma brônquica grave não controlada, pode-se considerar a termoplastia brônquica, a primeira terapia não farmacológica para o tratamento da asma brônquica grave e descontrolada. É constituída de aquecimento controlado por radiofrequência das vias respiratórias centrais por meio de um broncoscópio. A energia térmica reduz a quantidade de músculo liso envolvido no broncospasmo e potencialmente diminui a gravidade e a frequência de sintomas. Essa terapia é invasiva e relativamente nova; portanto, apenas centros específicos têm a capacidade de realizar esse procedimento. Ela só deve ser considerada para um seleto grupo de pacientes (GINA, 2019a).

A morte por asma brônquica está associada a vários fatores de risco, incluindo os seguintes (GINA, 2019a):

- História pregressa de exacerbação grave (p. ex., intubação ou internação em uma unidade de terapia intensiva)
- Hospitalização ou visitas de emergência para a asma brônquica no último ano
- Uso atual ou interrupção recente de corticosteroides orais
- Não usar CVI
- Uso exagerado de SABA
- Transtornos psicossociais ou doença psiquiátrica concomitante
- Baixa adesão ao plano de ação prescrito para a asma
- Pouca adesão ao esquema farmacológico
- Existência de alergia alimentar.

Manejo de enfermagem

O foco principal do manejo de enfermagem é avaliar ativamente as vias respiratórias e a resposta do paciente ao tratamento. O enfermeiro deve estar preparado para a próxima intervenção se o paciente não responder ao tratamento.

O enfermeiro precisa monitorar atentamente o paciente durante as primeiras 12 a 24 horas ou até que a exacerbação grave tenha se resolvido. O enfermeiro deve avaliar também o turgor da pele do paciente, em busca de sinais de desidratação. A ingestão de líquidos é essencial para combater a desidratação, fluidificar as secreções e facilitar a expectoração. O enfermeiro deve administrar soluções IV conforme prescrito, até 3 a 4 ℓ/dia, a menos que contraindicado. A pressão arterial e a frequência cardíaca devem ser monitoradas continuamente durante a fase aguda e até que o paciente se estabilize e responda ao tratamento. A energia do paciente precisa ser conservada, e seu quarto deve estar tranquilo e livre de irritantes respiratórios, incluindo flores, fumaça de cigarro, perfumes, odores ou agentes de limpeza. Devem-se usar travesseiros não alergênicos. Um ataque de asma pode ser causado ou exacerbado pela exposição ao látex se o paciente for alérgico a esse material; portanto, esse tipo de hipersensibilidade deve ser identificado, e devem ser usados produtos sem látex. Quando a exacerbação tiver sido resolvida, devem-se identificar os fatores que a precipitaram e implementar estratégias para evitar sua recorrência futura. Além disso, o plano de medicação do paciente deve ser revisto.

FIBROSE CÍSTICA

A FC é a doença autossômica recessiva fatal mais comum entre pessoas brancas. É encontrada com menor frequência entre indivíduos de origem hispânica, asiática e afrodescendente. A pessoa deve herdar uma cópia defeituosa do gene da doença (um de cada progenitor) para ter a FC. A cada ano, mil novos casos são diagnosticados, e mais de 75% dos pacientes são diagnosticados até os 2 anos (Cystic Fibrosis Foundation [CFF], 2019a), embora essa doença possa não ser diagnosticada até uma idade mais avançada (CFF, 2019b). Em 2010, mais de 50% de pessoas com fibrose cística nos EUA foram diagnosticadas graças ao rastreamento neonatal (Heltshe, Cogen, Ramos et al., 2017). Cerca de 30 mil crianças e adultos nos EUA têm FC, e metade tem mais de 18 anos.[2] A FC já foi uma doença da infância fatal; no entanto, a idade mediana de sobrevivência esperada atualmente é de cerca de 37 anos (National Institutes of Health, 2018). Além disso, existe a projeção de que a idade de sobrevida aumente para 57 anos se a taxa continuar a melhorar 1,8% ao ano (Heltshe et al., 2017). A melhora da taxa de sobrevida se deve a avanços no manejo clínico e nos procedimentos, como transplante de pulmão. Agora que a idade mediana de sobrevida dos pacientes com fibrose cística aumentou para 37 anos, surgiram questões que não existiam nas gerações anteriores, incluindo resistência aos antibióticos e desejo dos pacientes com fibrose cística de terem filhos biológicos.

Os sintomas respiratórios frequentemente são a principal manifestação da FC quando ela é diagnosticada mais tardiamente. Nesses casos, os pacientes não apresentam os sintomas clássicos da FC, o que pode causar um dilema diagnóstico.

Fisiopatologia

A FC é causada por mutações ou disfunções na proteína reguladora da condutância transmembrana da fibrose cística (gene *cystic fibrocis transmembrane conductance regulator* [CFTR]), que normalmente transporta íons cloreto através das membranas das células epiteliais. As mutações genéticas afetam o transporte desses íons, levando à FC, que é caracterizada por secreções viscosas e espessas nos pulmões, pâncreas, fígado, intestino e sistema reprodutivo, bem como aumento no teor de sal das secreções das glândulas sudoríparas. A mutação mais comum é ΔF508; contudo, os pesquisadores já identificaram mais de 1.700 mutações da doença (CFF, 2019a). As inúmeras mutações do gene *CFTR* criam múltiplas variações na manifestação e progressão da doença.

A capacidade de detectar as mutações comuns desse gene possibilita o rastreamento de rotina da FC e a detecção de portadores da doença. O aconselhamento genético é uma parte importante dos cuidados de saúde aos casais em risco (ver Capítulo 6). As pessoas que são heterozigotas para FC, ou seja, têm um gene defeituoso e um gene normal, não têm a doença, mas podem ser portadoras e passar o gene defeituoso a seus filhos. Se ambos os pais forem portadores, o risco de ter uma criança com FC é de 1:4 (25%) a cada gestação. Qualquer filho(a) biológico(a) de um paciente com fibrose cística terá fibrose cística. Deve-se oferecer testes genéticos a adultos com antecedentes familiares positivos de FC e parceiros de pessoas com a doença que estejam planejando uma gravidez ou que procurem aconselhamento pré-natal. A patologia característica da FC é a obstrução por muco brônquico, inflamação e eventual bronquiectasia. Comumente, a bronquiectasia começa nos lobos superiores e progride até envolver todos os lobos.

Manifestações clínicas

As manifestações pulmonares da FC incluem tosse produtiva, sibilos, hiperinsuflação dos campos pulmonares na radiografia

---

[2] N.R.T.: Segundo dados de agosto de 2022 da Secretaria de Ciência, Tecnologia, Inovação e Insumos Estratégicos em Saúde Departamento de Gestão e Incorporação de Tecnologias em Saúde Coordenação-Geral de Gestão de Tecnologias em Saúde, Coordenação-Geral de Gestão de Protocolos Clínicos e Diretrizes Terapêuticas, cerca de 6.000 pacientes estavam cadastrados no Registro Brasileiro de Fibrose Cística (REBRAFC), um banco de dados resultante da atuação de profissionais da saúde de mais de 50 centros de referência (CRs) distribuídos no território nacional.

de tórax e provas de função pulmonar compatíveis com doença obstrutiva das vias respiratórias. A inflamação e as infecções respiratórias crônicas são causadas pelo comprometimento da eliminação de muco. A colonização das vias respiratórias com bactérias patogênicas geralmente ocorre no início da vida. S. aureus e H. influenzae são comuns durante a primeira infância. À medida que a doença progride, P. aeruginosa acaba sendo isolada da expectoração da maioria dos pacientes (Simon, Mallory & Hoppin, 2019b). As manifestações da doença relacionadas com as vias respiratórias superiores incluem sinusite e pólipos nasais. As complicações pulmonares da fibrose cística são a causa primária de morbidade e mortalidade nos EUA (Simon, Mallory & Hoppin, 2019a).

As manifestações não pulmonares incluem distúrbios gastrintestinais (p. ex., insuficiência pancreática, dor abdominal recorrente, cirrose biliar, deficiências vitamínicas, pancreatite recorrente, perda de peso), diabetes melito relacionado com a FC e distúrbios dos sistemas genital e urinário (infertilidade masculina e feminina). (Ver discussão sobre pancreatite no Capítulo 44.)

Avaliação e achados diagnósticos

O diagnóstico de FC exige um quadro clínico compatível com o fenótipo de FC e evidências laboratoriais de disfunção de CFTR. Os achados-chave da avaliação incluem (Katkin, Mallory & Hoppin, 2019):

- Doença sinopulmonar crônica que se manifesta por tosse crônica e produção de escarro, infecção persistente consistente com patógenos típicos da FC e sinais radiográficos de bronquiectasia e sinusite crônica, muitas vezes com pólipos nasais
- Anomalias nutricionais e no trato gastrintestinal (insuficiência pancreática, pancreatite recorrente, cirrose biliar e hipertensão portal, diabetes relacionado com FC
- Problemas urogenitais masculinos manifestados por ausência congênita bilateral dos ductos deferentes; fertilidade feminina reduzida.

Manejo clínico

A FC exige tanto tratamento agudo quanto crônico. A base do tratamento inclui esquemas antibióticos multimodais, medidas de depuração das vias respiratórias, broncodilatadores, moduladores de CFTR, suporte nutricional e exercícios físicos (Simon et al., 2019a). Esquemas antibióticos multimodais utilizam diferentes tipos de antibióticos e vias de administração (oral, inalatória e IV) para ajudar o controle, a supressão e o tratamento de exacerbação de infecções bacterianas. As medidas de depuração das vias respiratórias implicam o uso de mucolítico (p. ex., alfadornase; como discutido adiante), solução salina hipertônica e várias técnicas pulmonares que promovem a expectoração do muco.

Como ocorre infecção crônica (viral e bacteriana) das vias respiratórias na FC, o controle de infecções é essencial para o tratamento. A melhor via de ação é prevenir infecções virais. A administração de vacina antigripal é essencial para os pacientes com FC. Tendo em vista o risco aumentado de infecção por vírus influenza, alguns pacientes com FC se beneficiam do tratamento profilático com um inibidor da neuraminidase (p. ex., zanamivir, oseltamivir) (Simon et al., 2019a).

A infecção bacteriana exige terapia agressiva para melhorar a depuração das vias respiratórias e o uso de antibióticos com base nos resultados das culturas de escarro. A maior parte dos pacientes é colonizada por P. aeruginosa; entretanto, S. aureus resistente à meticilina (MRSA), Staphylococcus aureus e o complexo Burkholderia cepacia são exemplos de outros patógenos comumente encontrados (Simon et al., 2019b).

A infecção crônica com P. aeruginosa é um fator de risco independente para a perda acelerada da função pulmonar e redução da sobrevivência (Simon et al., 2019b). P. aeruginosa também é um agente comum nas exacerbações da fibrose cística, e novas estirpes podem se desenvolver com infecções recorrentes, resultando em perfis diferentes de resistência a antibiótico (Simon et al., 2019b). Como os pacientes com fibrose cística estão vivendo por mais tempo e apresentando mais exacerbações, a resistência aos antibióticos está se tornando uma preocupação grave e podem influenciar a expectativa de vida.

O complexo B. cepacia é constituído por espécies diferentes de bactérias. A infecção pelo complexo B. cepacia está, em geral, associada a desfechos ruins nos pacientes com FC como resultado da resistência inerente das bactérias aos antibióticos. A infecção por esse complexo pode impedir que os pacientes com FC se tornem candidatos a transplante de pulmão (Hachem, 2019).

São utilizadas rotinas de culturas das secreções respiratórias para a identificação dos organismos e a escolha dos antibióticos. Dois antibióticos IV têm sido normalmente prescritos para o tratamento de um surto grave de P. aeruginosa. Podem ser prescritos tobramicina, com piperacilina/tazobactam, uma cefalosporina de terceira geração (p. ex., ceftizoxima, ceftazidima), e um carbapenêmico (p. ex., meropeném ou aztreonam) (Simon et al., 2019b). Existem novas combinações de medicamentos – ceftazidima e avibactam, meropeném e vaborbactam e ceftolozana e tazobactam – que comumente consistem em um antibiótico e um inibidor de betalactamase para contrabalançar a resistência bacteriana. A dosagem dos antibióticos é determinada caso a caso; alguns pacientes podem precisar de doses mais altas ou de uma infusão IV estendida. Quando MRSA acompanha P. aeruginosa, vancomicina é adicionada à antibioticoterapia dupla IV (Simon et al., 2019b). O monitoramento cuidadoso sempre é necessário para minimizar os efeitos colaterais dos antibióticos.

Terapias orais de manutenção com antibióticos são, ocasionalmente, prescritas para ajudar a suprimir infecções causadas por outras bactérias comuns, como S. aureus sensível à meticilina (MSSA). Essas infecções variam de um paciente para outro e exigem cuidados individualizados. Os esquemas de antibióticos prescritos variam de acordo com o microrganismo que cresceu nas culturas e a gravidade da infecção.

Antibióticos por via inalatória são prescritos principalmente para tratar infecções por P. aeruginosa. Tobramicina é o antibiótico inalatório de primeira linha, mas aztreonam pode ser prescrito como tratamento alternativo. Tipicamente, esses antibióticos são usados em um esquema de 28 dias "sim" e 28 dias "não". Pacientes com deterioração da função pulmonar ou exacerbações recorrentes podem usar esses antibióticos inalatórios em ciclos alternados sem implementar o período de 28 dias "não" (Simon, Mallory & Hoppin, 2019c). Embora não exista um consenso sobre o uso de colistimetato de sódio por via inalatória, esse fármaco pode ser prescrito para os pacientes que não respondem bem a outros antibióticos inalatórios (Simon et al., 2019c).

Várias técnicas pulmonares são usadas para promover a depuração (limpeza) das vias respiratórias por meio da expectoração das secreções, como: FTR com drenagem postural manual; HFCWO; drenagem autógena (uma combinação de técnicas de respiração, em diferentes níveis de volumes pulmonares, para mobilizar as secreções para onde possam ser expelidas por técnica de expiração forçada [*huffing*]-tosse); e outros dispositivos que auxiliam na desobstrução das vias respiratórias (p. ex., máscaras que geram pressão expiratória positiva [PEP] e aparelhos que fornecem um padrão de pressão expiratória oscilatória [*flutter*] com PEP e ajudam na expectoração de secreções). É importante garantir que o paciente esteja posicionado apropriadamente quando usar a válvula, além da aplicação correta da técnica.

A alfadornase é um medicamento administrado por nebulização para degradar uma grande quantidade de ácido desoxirribonucleico (DNA) que se acumula no muco das pessoas com FC. Esse agente ajuda a diminuir a viscosidade da expectoração e promove a expectoração de secreções. É recomendado para pacientes com formas moderada a grave de FC (a classificação da gravidade da doença pulmonar é baseada na porcentagem do VEF_1 predito). Além disso, o soro fisiológico hipertônico inalado pode ser administrado no tratamento crônico da FC. As inalações aumentam a hidratação da superfície líquida das vias respiratórias em pacientes com FC e melhoram a desobstrução das vias respiratórias.

Antibióticos nebulizados e IV, ou uma combinação entre eles, podem ser utilizados para o tratamento da colonização pulmonar crônica. A nebulização fornece altas concentrações de fármacos intrapulmonares e baixa absorção sistêmica. Foi demonstrado que a inalação de tobramicina ou aztreonam reduz a frequência de complicações pulmonares. As infecções agudas são tratadas com diversos antibióticos IV; essas infecções continuam sendo uma das principais causas de mortalidade relacionada com as exacerbações pulmonares em adultos com FC.

Podem ser necessárias ainda outras medidas terapêuticas, como agentes anti-inflamatórios, para tratar a resposta inflamatória nas vias respiratórias. Não há evidências suficientes para recomendar o uso rotineiro de corticosteroides orais ou inalatórios (Simon et al., 2019b). São utilizados corticosteroides IV durante casos agudos e apenas para pacientes com sintomas semelhantes à asma (Simon et al., 2019b). A inalação de broncodilatadores (p. ex., salmeterol, brometo de tiotrópio) pode ser utilizada em pacientes com um componente broncoconstritor significativo; isso é confirmado por espirometria antes e após o estabelecimento da terapia (Simon et al., 2019b).

Insuficiência exócrina pancreática ocorre com frequência em pacientes com FC e demanda o uso de suplementos orais de enzimas pancreáticas às refeições (Katkin, Baker & Baker, 2019c). Em virtude da má absorção de gordura na FC e do aumento das demandas calóricas em decorrência do trabalho respiratório, o aconselhamento nutricional e o controle de peso são extremamente importantes. Também é utilizada suplementação das vitaminas lipossolúveis A, D, E e K.

Os moduladores de CFTR são uma classe de fármacos que ajudam a prevenir a progressão da fibrose cística (Simon et al., 2019). A novidade é que eles são direcionados para a causa da FC, e não para o tratamento dos sintomas. Existem duas classes de moduladores usados no tratamento: potencializadores (promovem o fluxo de sal e água através do canal da proteína CFTR na superfície celular) e corretores (ajudam a proteína CFTR a adotar o formato tridimensional correto, de modo que consiga se movimentar para a superfície da célula). A seleção do modulador de CFTR depende da mutação do gene *CFTR* específica do paciente e da idade dele (Simon et al., 2019a).

Ivacaftor, um potencializador, melhora o movimento de água e sal através da membrana celular e, consequentemente, a hidratação e a eliminação do muco das vias respiratórias. Esse fármaco não corrige a mutação genética; ele apenas ajuda no movimento de sais e água através da membrana. A monoterapia com ivacaftor é aprovada pela FDA para pacientes com FC e com idade igual ou superior a 6 meses (Simon et al., 2019c).

Embora fármacos corretores (p. ex., lumacaftor, tezacaftor) ajudem a proteína CFTR a alcançar a superfície da célula, eles não reduzem os sintomas de FC, porque as proteínas que realmente chegam à superfície da célula não conseguem melhorar o fluxo de sal e água através da membrana celular. Esse é o motivo de lumacaftor ou tezacaftor serem prescritos em combinação com ivacaftor. Esses dois fármacos combinados conseguem melhorar, de forma modesta, a função pulmonar e reduzir as exacerbações de fibrose cística (Simon et al., 2019c). A combinação lumacaftor-ivacaftor é aprovada pela FDA para uso em pacientes com 2 anos ou mais, mas é recomendada apenas para o tratamento de pacientes com 2 a 5 anos. Tezacaftor-ivacaftor é o tratamento preferido para pacientes com 6 anos ou mais, porque provoca menos efeitos colaterais e interações medicamentosas do que a combinação de lumacaftor e ivacaftor (Simon et al., 2019c).

Atualmente, uma combinação tripla de tezacaftor-ivacaftor com outro corretor de CFTR está sendo investigada para o tratamento de várias mutações do gene *CFTR*. A combinação elexacaftor-tezacaftor-ivacaftor completou ensaios clínicos de fase 3 e está sendo revisada pela FDA para tratamento de pacientes com FC que tenham 12 anos ou mais. Esse fármaco melhora o processamento, o trânsito e a função da proteína ΔF508 do CFTR (Simon et al., 2019c). A meta desses novos moduladores é melhorar a funcionalidade da proteína CFTR e restaurar o transporte de cloreto no nível celular, reduzindo assim os sintomas e as complicações relacionadas com a doença. Esses efeitos positivos incluem produção de muco menos espesso, redução da frequência de exacerbação e melhora da absorção de nutrientes.

À medida que a deterioração pulmonar avança, utiliza-se oxigênio suplementar para tratar a hipoxemia progressiva que ocorre com a FC. A oxigenoterapia ajuda a corrigir a hipoxemia e pode minimizar as complicações observadas com a hipoxemia crônica (hipertensão pulmonar). O transplante pulmonar é uma opção para uma pequena e específica população de pacientes com FC. A técnica de transplante duplo de pulmão é utilizada por causa da infecção crônica de ambos os pulmões na fase terminal da FC. Como há uma longa lista de espera para transplantes de pulmão, muitos pacientes morrem enquanto esperam por doador compatível para o transplante.

Manejo de enfermagem

O manejo de enfermagem é fundamental para a abordagem interdisciplinar necessária para o atendimento de adultos com FC. O cuidado de enfermagem inclui ajudar os pacientes a controlar os sintomas e prevenir as complicações pulmonares. Medidas específicas incluem estratégias que promovem a remoção de secreções pulmonares, a FTR (como a drenagem postural, a tapotagem torácica e a vibração) e exercícios respiratórios (explicados e demonstrados ao paciente e aos familiares quando o paciente é muito jovem). O paciente é lembrado da necessidade de reduzir os fatores de risco associados a infecções respiratórias (p. ex., exposição a multidões ou a pessoas com infecções conhecidas). Além disso, explicam-se ao paciente os primeiros sinais e sintomas de infecção respiratória e progressão da doença, que indicam a necessidade de notificar o médico.

O enfermeiro deve enfatizar a importância da ingestão adequada de líquidos e alimentos para promover a remoção de secreções e garantir um estado nutricional adequado. Como a FC é uma doença que perdura ao longo da vida, os pacientes muitas vezes aprendem a modificar suas atividades diárias de modo a acomodar seus sintomas e modalidades de tratamento. Conforme a doença progride, a reavaliação periódica do ambiente doméstico pode ser justificada, a fim de identificar as modificações necessárias para enfrentar as mudanças nas necessidades do paciente, o aumento na dispneia e fadiga e os sintomas não pulmonares.

Como acontece com qualquer doença crônica, os cuidados paliativos e as questões de fim de vida precisam ser abordados com o paciente, quando isso se justificar. Para o paciente cuja doença esteja progredindo e que apresente piora da hipoxemia, as preferências para os cuidados de fim de vida devem ser discutidas, documentadas e honradas (ver Capítulo 13). Os pacientes e familiares precisam de apoio enquanto enfrentam uma vida útil encurtada e um futuro incerto (Tomaszek, Debska, Cepuch et al., 2019).

EXERCÍCIOS DE PENSAMENTO CRÍTICO

1 cpa Um homem de 55 anos procura o pronto-socorro com queixas de dispneia aguda e dor torácica. A SpO_2 na chegada era 85% no ar ambiente. O diagnóstico por ocasião da internação foi exacerbação aguda de DPOC. Ele foi internado em uma enfermaria da clínica médica e, ao chegar ao andar, estava recebendo 4 ℓ de oxigênio via cânula nasal. Durante a avaliação inicial, o paciente relatou que trabalha em minas de carvão e seu supervisor de turno precisou trazê-lo ao hospital. Ele também informou que é tabagista de longa data (um a dois maços por dia) e suas tentativas de abandonar o tabagismo não foram bem-sucedidas. Durante a avaliação, você percebe que o paciente apresenta tosse produtiva e confusão mental progressiva. Qual é sua prioridade ao admitir esse paciente? Quais informações você daria ao médico assistente? Quais exames complementares poderiam ser solicitados para uma avaliação mais detalhada? Quais informações seriam necessárias e quais profissionais de saúde seriam consultados para o planejamento da alta hospitalar?

2 qp Um homem de 20 anos com história pregressa de asma procura o pronto-socorro por causa de intensa dispneia em repouso. Ele informou que teve um resfriado na semana anterior e o material expectorado era claro. Esta manhã ele começou a expectorar catarro amarelo e está cada vez mais dispneico. Ele fez uso da "bombinha", mas obteve pouco alívio. Antes de vir para o pronto-socorro ele estava usando a "bombinha" a intervalos de 30 minutos. No setor de triagem, a PaO_2 era 90% no ar ambiente, mas agora é 84% no ar ambiente. O exame físico revela taquicardia a 136 bpm, cianose de lábios e taquipneia de 30 incursões por minuto, com sinais de uso da musculatura acessória. Quando questionado sobre a medicação para asma, ele admitiu que só usava a "bombinha" 1 vez/dia, porque era muito cara. Ele também informou que o médico assistente lhe deu um dispositivo para auxiliar a respiração, mas ele não sabia como usá-lo. Qual é a sua prioridade de cuidados?

Quais intervenções clínicas e de enfermagem, baseadas em evidências, melhorariam as condições respiratórias desse paciente? De quais orientações esse paciente precisa?

3 pbe Uma mulher de 25 anos é hospitalizada com FC. Ela foi internada por causa de elevação da temperatura corporal e perda de peso. Por ocasião da internação, ela não estava usando oxigenoterapia domiciliar. Ela trabalhava em horário integral em uma loja de departamento antes dessa exacerbação. Ela conversou com a assistente social no dia anterior e informou que tinha medo de perder o emprego e o plano de saúde. Seu marido, que está desempregado, é dependente dela no plano de saúde. Hoje ela não consegue se alimentar por causa da intensa dispneia. A avaliação física revela SpO_2 de 87% na vigência de 2 ℓ de oxigênio via cânula nasal, estertores crepitantes bilaterais com redução acentuada do murmúrio vesicular à direita e expectoração de escarro espesso e de coloração amarela. Quais intervenções baseadas em evidências poderiam ser usadas para aliviar seus sintomas de fibrose cística? Identifique os critérios empregados para avaliar a força da evidência para essas práticas.

REFERÊNCIAS BIBLIOGRÁFICAS

*Pesquisa em enfermagem.

Livros

Cairo, J. M. (2018). *Mosby's respiratory care equipment* (10th ed.). St. Louis, MO: Elsevier Mosby.

Kacmarek, R. M., Stoller, J. K., & Heuer, A. J. (2017). *Egan's fundamentals of respiratory care* (11th ed.). St. Louis, MO: Elsevier.

McCance, K. L., & Huether, S. E. (2019). *Pathophysiology: The biologic basis for disease in adults and children* (5th ed.). St. Louis, MO: Elsevier.

Meiner, S. E., & Yeager, J. J. (2019). *Gerontologic nursing* (6th ed.). St. Louis, MO: Elsevier Mosby.

U.S. Department of Health & Human Services (HHS). (2014). *The health consequences of smoking—50 years of progress: A report of the Surgeon General.* Atlanta, GA: U.S. Department of Health & Human Services, Centers for Disease Control and Prevention, National Center for Chronic Disease Prevention and Health Promotion, Office on Smoking and Health.

U.S. Department of Health & Human Services (HHS). (2016). *E-cigarette use among youth and young adults. A report of the Surgeon General.* Atlanta, GA: U.S. Department of Health & Human Services, Centers for Disease Control and Prevention, National Center for Chronic Disease Prevention and Health Promotion, Office on Smoking and Health.

Periódicos e documentos eletrônicos

Agency for Healthcare Research and Quality (AHRQ). (2016). *Principle rank order of ICD-10-CM codes (ICD10) principle diagnosis by number* [Data file]. Retrieved on 7/19/2019 at: www.hcupnet.ahrq.gov/#setup

American Academy of Allergy, Asthma & Immunology (AAAAI). (2019). Asthma triggers and management. Retrieved on 7/19/2019 at: www.aaaai.org/conditions-and-treatments/library/asthma-library/asthma-triggers-and-management

Barker, A. F., King, T. E., & Hollingsworth, H. H. (2019). Treatment of bronchiectasis in adults. *UpToDate*. Retrieved on 10/26/2019 at: www.uptodate.com/contents/treatment-of-bronchiectasis-in-adults

Barker, A. F., Stoller, J. K., King, T. E., et al. (2018). Clinical manifestations and diagnosis of bronchiectasis in adults. *UpToDate*. Retrieved on 7/26/2019 at: www.uptodate.com/contents/clinical-manifestations-and-diagnosis-of-bronchiectasis-in-adults

Bartlett, J. G., & Sethi, S. (2018). Management of infection in exacerbations of chronic obstructive pulmonary disease. *UpToDate*. Retrieved on 11/18/2019 at: www.uptodate.com/contents/management-of-infection-in-exacerbations-of-chronic-obstructive-pulmonary-disease

Behar, R. Z., Wang, Y., & Talbot, P. (2018). Comparing the cytotoxicity of electronic cigarette fluids, aerosols, and solvents. *Tobacco Control*, 27(3), 325–333.

*Bove, D. G., Midtgaard, G., Kaldan, D., et al. (2017). Home-based COPD psychoeducation: A qualitative study of the patients' experiences. *Journal of Psychosomatic Research, 98*, 71–77.

Canistro, D., Vivarelli, F., Cirillo, S., et al. (2017). E-cigarettes induce toxicological effects that can raise the cancer risk. *Scientific Reports, 7*(1), 1–9.

Centers for Disease Control and Prevention (CDC). (2015). Asthma: Data, statistics, and surveillance. Retrieved on 7/19/2019 at: www.cdc.gov/asthma/asthmadata.htm

Centers for Disease Control and Prevention (CDC). (2017a). Chronic obstructive pulmonary disease (COPD): Includes: Chronic bronchitis and emphysema. Retrieved on 6/23/2019 at: www.cdc.gov/nchs/fastats/copd.htm

Centers for Disease Control and Prevention (CDC). (2017b). Summary health statistics: National Health Interview Survey, 2017. Retrieved on 7/13/2019 at: ftp.cdc.gov/pub/Health_Statistics/NCHS/NHIS/SHS/2017_SHS_Table_A-2.pdf

Centers for Disease Control and Prevention (CDC). (2018a). Health, United States, 2017—data finder. Retrieved on 6/23/2019 at: www.cdc.gov/nchs/hus/contents2017.htm?search=Chronic_lower_respiratory_diseases

Centers for Disease Control and Prevention (CDC). (2018b). Current cigarette smoking among adults—United States, 2017. *Morbidity and Mortality Weekly Report, 67*(44), 1225–1232.

Centers for Disease Control and Prevention (CDC). (2018c). QuickStats: Percentage of all emergency department (ED) visits made by patients with asthma, by sex and age group. *Morbidity and Mortality Weekly Report, 67*(167), 1225–1232.

Centers for Disease Control and Prevention (CDC). (2019a). Fast facts: Diseases and death. Retrieved on 6/30/2019 at: www.cdc.gov/tobacco/data_statistics/fact_sheets/fast_facts/index.htm

Centers for Disease Control and Prevention (CDC). (2019b). Economic trends in tobacco. Retrieved on 6/30/2019 at: www.cdc.gov/tobacco/data_statistics/fact_sheets/economics/econ_facts/index.htm

Cystic Fibrosis Foundation (CFF). (2019a). About cystic fibrosis. Retrieved on 7/25/2019 at: www.cff.org/What-is-CF/About-Cystic-Fibrosis

Cystic Fibrosis Foundation (CFF). (2019b). Late diagnosis. Retrieved on 7/25/2019 at: www.cysticfibrosis.ca/about-cf/living-with-cystic-fibrosis/adults/late-diagnosis

D'Urzo, A., Chapman, K. R., Donohue, J. F., et al. (2019). Inhaler devices for delivery of LABA/LAMA fixed-dose combinations in patients with COPD. *Pulmonary Therapy, 5*(1), 23–41.

Evans, C. M., Burton, F., & Schwartz, M. D. (2018). E-cigarettes: Mucus measurements make marks. *American Journal of Respiratory and Critical Care Medicine, 197*(4), 420–422.

Ferguson, G. T., Stoller, J. K., & Hollingsworth, H. (2019). Management of severe, chronic, obstructive pulmonary disease. *UpToDate*. Retrieved on 7/30/2019 at: www.uptodate.com/contents/management-of-stable-chronic-obstructive-pulmonary-disease

Garcia-Arcos, I., Geraghty, P., Baumlin, N., et al. (2016). Chronic electronic cigarette exposure in mice induces features of COPD in a nicotine-dependent manner. *Thorax, 71*(12), 1119–1129.

Global Initiative for Asthma (GINA). (2019a). Global strategy for asthma management and prevention. Retrieved on 7/01/2019 at: www.ginasthma.org/wp-content/uploads/2019/06/GINA-2019-main-report-June-2019-wms.pdf

Global Initiative for Asthma (GINA). (2019b). Pocket guide for asthma management. Retrieved on 7/01/2019 at: www.ginasthma.org/wp-content/uploads/2019/04/GINA-2019-main-Pocket-Guide-wms.pdf

Global Initiative for Chronic Obstructive Lung Disease (GOLD). (2018). Pocket guide to COPD diagnosis, management, and prevention: A guide for health care professionals, 2018 report. Retrieved on 7/11/2019 at: www.goldcopd.org/wp-content/uploads/2018/02/WMS-GOLD-2018-Feb-Final-to-print-v2.pdf

Global Initiative for Chronic Obstructive Lung Disease (GOLD). (2019). Global strategy for the diagnosis, management, and prevention of chronic obstructive pulmonary disease, 2019 report. Retrieved on 6/23/2019 at: www.goldcopd.org/wp-content/uploads/2018/11/GOLD-2019-v1.7-FINAL-14Nov2018-WMS.pdf

Gregory, K. L., Elliott, D., & Dunne, P. (2013). Guide to aerosol delivery devices for physicians, nurses, pharmacists, and other health care professionals. Retrieved on 8/6/2019 at: www.aarc.org/wp-content/uploads/2014/08/aerosol_guide_pro.pdf

Hachem, R. (2019). Lung transplantation: General guidelines for recipient selection. *UpToDate*. Retrieved on 10/06/2019 at: www.uptodate.com/contents/lung-transplantation-general-guidelines-for-recipient

Han, M. K., Dransfield, M. T., & Martinez, F. J. (2018). Chronic obstructive pulmonary disease: Definition, clinical manifestations, diagnosis, and staging. *UpToDate*. Retrieved on 7/26/2019 at: www.uptodate.com/contents/chronic-obstructive-pulmonary-disease-definition-clinical-manifestations-diagnosis-and-staging

Hanlon, P. (2015). Secretion and airway clearance: Techniques and devices offer a range of treatment options. *RT: The Journal for Respiratory Care Practitioners, 28*(8), 11–14.

Heltshe, S. L., Cogen, J., Ramos, K. J., et al. (2017). Cystic fibrosis: The dawn of a new therapeutic era. *American Journal of Respiratory and Critical Care Medicine, 195*(8), 979–984.

Katkin, J. P., Baker, R. D., & Baker, S. S. (2019). Cystic fibrosis: Assessment and management of pancreatic insufficiency. *UpToDate*. Retrieved on 7/25/2019 at: www.uptodate.com/contents/cystic-fibrosis-assessment-and-management-of-pancreatic-insufficiency

Katkin, J. P., Mallory, G. B., & Hoppin, A. G. (2019). Cystic fibrosis: Clinical manifestations and diagnosis. *UpToDate*. Retrieved on 7/25/2019 at: www.uptodate.com/contents/cystic-fibrosis-clinical-manifestations-and-diagnosis

Kochanek, K. D., Murphy, S. L., Xu, J., et al. (2019). Deaths: Final data for 2017. *National Vital Statistics Reports, 68*(9). Retrieved on 7/13/2019 at: www.cdc.gov/nchs/data/nvsr/nvsr68/nvsr68_09-508.pdf

Krings, J. G., McGregor, M. C., Bacharier, L. B., et al. (2019). Biologics for severe asthma: Treatment-specific effects are important in choosing a specific agent. *Journal of Allergy and Clinical Immunology in Practice, 7*(5), 1379–1392.

Larcombe A. N., Janka, M. A., Mullins, B. J., et al. (2017). The effects of electronic cigarette aerosol exposure on inflammation and lung function in mice. *American Journal of Physiology-Lung Cellular and Molecular Physiology, 313*(1), L67–L79.

National Institutes of Health. (2018). Medline Plus medical encyclopedia: Cystic fibrosis. Retrieved on 7/19/2019 at: www.medlineplus.gov/ency/article/000107.htm

Papi, A., Brightling, C., Pedersen, S., et al. (2018). Asthma. *The Lancet, 391*(10122), 783–800.

Patel, J. G., Coutinho, A. D., Lunacsek, O. E., et al. (2018). COPD affects worker productivity and health care costs. *International Journal of COPD, 13*, 2301–2311.

Powner, J., Nesmith, A., Kirkpatrick, D. P., et al. (2019). Employment of an algorithm of care including chest physiotherapy results in reduced hospitalizations and stability of lung function in bronchiectasis. *BMC Pulmonary Medicine, 19*(82). doi:10.1186/s12890-019-0844-4

Raherison, C., Ouaalaya, E., Bernady, A., et al. (2018). Comorbidities and COPD severity in a clinic-based cohort. *BMC Pulmonary Medicine, 18*(117), doi:10.1186/s12890-018-0684-7

Simon, R. H., Mallory, G. B., & Hoppin, A. G. (2019a). Cystic fibrosis: Overview of the treatment of lung disease. *UpToDate*. Retrieved on 7/26/2019 at: www.uptodate.com/contents/cystic-fibrosis-overview-of-the-treatment-of-lung-disease

Simon, R. H., Mallory, G. B., & Hoppin, A. G. (2019b). Cystic fibrosis: Treatment of acute pulmonary exacerbations. *UpToDate*. Retrieved on 7/26/2019 at: www.uptodate.com/contents/cystic-fibrosis-treatment-of-acute-pulmonary-exacerbations

Simon, R. H., Mallory, G. B., & Hoppin, A. G. (2019c). Cystic fibrosis: Treatment with CFTR modulators. *UpToDate*. Retrieved on 7/26/2019 at: www.uptodate.com/contents/cystic-fibrosis-treatment-with-cftr-modulators

Stoller, J. K., Barnes, P. J., & Hollingsworth, H. H. (2018). Clinical manifestations, diagnosis, and natural history of alpha-1 antitrypsin deficiency. *UpToDate*. Retrieved on 7/01/2019 at: www.uptodate.com/contents/clinical-manifestations-diagnosis-and-natural-history-of-alpha-1-antitrypsin-deficiency

Sullivan, P. W., Ghushchyan, V., Kavati, A., et al. (2019). Health disparities among children with asthma in the United States by place of residence. *Journal of Allergy and Clinical Immunology in Practice, 7*(1), 148–155.

Tomaszek, L., Debska, G., Cepuch, G., et al. (2019). Evaluation of quality of life predictors in adolescents and young adults with cystic fibrosis. *Heart and Lung, 49*(2), 159–165.

U.S. National Library of Medicine (NLM). (2019). Genetics Home Reference. Alpha-1 antitrypsin deficiency. Retrieved on 7/3/2019 at: www.ghr.nlm.nih.gov/condition/alpha-1-antitrypsin-deficiency#statistics

Wenzel, S., Bochner, B. S., & Hollingsworth, H. (2019). Treatment of severe asthma in adolescents and adults. *UpToDate*. Retrieved on 7/30/2019 at: www.uptodate.com/contents/treatment-of-severe-asthma-in-adolescents-and-adults

Weycker, D., Hansen, G. L., & Seifer, F. D. (2017). Prevalence and incidence of noncystic fibrosis bronchiectasis among US adults in 2013. *Chronic Respiratory Diseases, 14*(4), 377–384.

Recursos

Agency for Healthcare Research and Quality (AHRQ), www.ahrq.gov
Alpha-1 Foundation, www.alpha1.org
American Academy of Allergy, Asthma & Immunology (AAAAI), www.aaaai.org
American Association for Respiratory Care (AARC), www.aarc.org
American Association of Cardiovascular and Pulmonary Rehabilitation (AACVPR), www.aacvpr.org
American Cancer Society, www.cancer.org
American College of Chest Physicians (ACCP), www.chestnet.org
American Lung Association, www.lung.org
American Thoracic Society (ATS), www.thoracic.org
Centers for Disease Control and Prevention (CDC), www.cdc.gov
COPD Foundation, www.copdfoundation.org
Cystic Fibrosis Foundation, www.cff.org
National Heart, Lung, and Blood Institute (NHLBI), www.nhlbi.nih.gov
SmokEnders, www.smokenders.org
U.S. Department of Health & Human Services (HHS), www.hhs.gov or healthfinder.gov

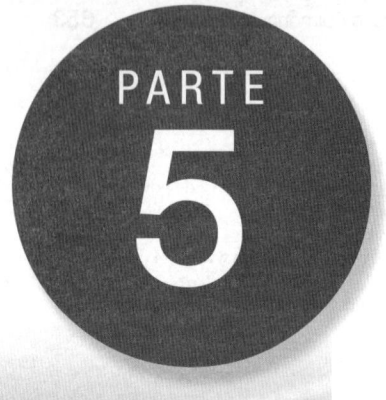

PARTE 5

Funções Cardiovascular e Circulatória

Estudo de caso — Uso da tecnologia na prevenção de erros de medicação

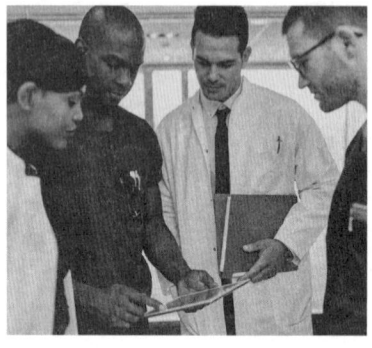

Um homem de 85 anos procura o pronto-socorro e sua queixa principal é dor torácica subesternal (grau 9 em uma escala de dor de 0 a 10) que se irradia para o membro superior esquerdo. Outros sinais e sintomas incluem náuseas, tontura, dispneia, diaforese e sensação "de que algo ruim está acontecendo em meu corpo".

Ele é encaminhado em caráter de emergência para cateterismo cardíaco; foi detectada estenose da artéria coronária direita (90% distal e 85% proximal). Posteriormente, ele foi submetido a uma intervenção coronariana percutânea com angioplastia por balão e colocação de *stents*. Após se recuperar da anestesia, ele foi transferido para a enfermaria em que você trabalha. Ao receber o paciente na enfermaria, você constata no prontuário eletrônico que ele deveria ter recebido a primeira dose de dois medicamentos no laboratório de cateterismo cardíaco logo após o procedimento. Todavia, esses fármacos não foram administrados, e você notifica esse erro ao cardiologista que fez a intervenção.

Foco de competência QSEN: Informática

As complexidades inerentes ao sistema de saúde desafiam o enfermeiro a demonstrar a integração de competências centrais interdisciplinares específicas. Essas competências visam garantir a prestação de cuidados de qualidade e seguros ao paciente (Institute of Medicine, 2003). O projeto Orientação de Qualidade e Segurança para Enfermeiros (QSEN, do inglês *Quality and Safety Education for Nurses*; Cronenwett, Sherwood, Barnsteiner et al., 2007; QSEN, 2020) é uma referência para o conhecimento, as habilidades e as atitudes (CHAs) necessários ao enfermeiro para que demonstre competência nas suas áreas principais: **cuidado centrado no paciente**; **trabalho colaborativo em equipe interdisciplinar**; **prática baseada em evidência**; **melhora da qualidade**; **segurança**; e **informática**.

Definição de informática: manejo da informação e da tecnologia para comunicar, aplicar o conhecimento, mitigar erros e apoiar a tomada de decisões.

COMPETÊNCIAS SELECIONADAS PRÉ-LICENCIAMENTO	APLICAÇÃO E REFLEXÃO
Conhecimento	
Explicar por que as habilidades de informação e tecnologia são essenciais para o cuidado seguro ao paciente.	Descrever como o uso do prontuário eletrônico e outras tecnologias fornece dados para o profissional de enfermagem que possibilitam a prevenção de erros de medicação.
Habilidades	
Aplicar os instrumentos de gestão da tecnologia e informação para sustentar os processos seguros de cuidado.	Descrever o tipo de treinamento necessário para a navegação eficiente no prontuário eletrônico dos pacientes. Identificar como a tecnologia pode ser utilizada para garantir comunicação efetiva, manejo da administração dos medicamentos prescritos e prevenção de erros.
Atitudes	
Valorizar tecnologias que apoiam a tomada de decisões clínicas, a prevenção de erros e a coordenação dos cuidados prestados.	Refletir sobre como valorizar tecnologias que apoiam a tomada de decisões clínicas, a prevenção de erros e a coordenação dos cuidados prestados. Esses valores têm o potencial de criar barreiras para o uso efetivo da tecnologia para prevenir erros em seu local de trabalho?

Cronenwett, L., Sherwood, G., Barnsteiner, J. et al. (2007). Quality and safety education for nurses. *Nursing Outlook, 55*(3), 122–131; Institute of Medicine. (2003). *Health professions education: A bridge to quality*. Washington, DC: National Academies Press; QSEN Institute. (2020). *QSEN competencies: Definitions and pre-licensure KSAs; Informatics*. Retirado em 15/08/2020 de: qsen.org/competencies/pre-licensure-ksas/#informatics.

21 Avaliação da Função Cardiovascular

DESFECHOS DO APRENDIZADO

Após ler este capítulo, você será capaz de:

1. Descrever a estrutura e a função do sistema circulatório, bem como os fatores de risco cardíaco associados.
2. Explicar e demonstrar as técnicas adequadas para a avaliação cardiovascular abrangente.
3. Discriminar entre achados normais e anormais da avaliação, identificados por inspeção, palpação, percussão e ausculta do sistema circulatório.
4. Reconhecer e avaliar as principais manifestações da disfunção cardiovascular por aplicação de informações da anamnese do paciente e dos achados da avaliação física.
5. Identificar exames complementares e métodos de monitoramento diagnóstico (p. ex., pressão venosa central, pressão da artéria pulmonar, monitoramento da pressão arterial) do sistema circulatório e implicações para a enfermagem.

CONCEITO DE ENFERMAGEM

Perfusão

GLOSSÁRIO

B$_1$: primeira bulha cardíaca, produzida pelo fechamento das valvas atrioventriculares (mitral e tricúspide)

B$_2$: segunda bulha cardíaca, produzida pelo fechamento das valvas semilunares (aórtica e pulmonar)

B$_3$: terceira bulha cardíaca, ruído protodiastólico detectado quando há resistência à entrada de sangue em qualquer ventrículo; mais frequentemente decorre da sobrecarga do volume associada à insuficiência cardíaca

B$_4$: quarta bulha cardíaca, ruído telediastólico detectado quando há resistência à entrada de sangue em qualquer ventrículo durante a contração atrial; é mais frequentemente causada por hipertrofia do ventrículo

barorreceptores: fibras nervosas localizadas no arco aórtico e nas artérias carótidas que são responsáveis pelo controle da pressão arterial

cateterismo cardíaco: procedimento invasivo utilizado para aferir as pressões nas câmaras cardíacas e avaliar a perviedade das artérias coronárias

clique sistólico: ruído sistólico anormal criado pela abertura de uma valva aórtica ou pulmonar calcificada durante a contração ventricular

contratilidade: capacidade do músculo cardíaco de encurtar em resposta a um impulso elétrico

débito cardíaco: volume de sangue bombeado por cada ventrículo, em litros por minuto

déficit de pulso: diferença entre as velocidades de pulso apical e radial

despolarização: ativação elétrica de uma célula causada pelo influxo de sódio para dentro da célula enquanto o potássio sai dela

diástole: período de relaxamento ventricular, que resulta no enchimento ventricular

estalidos de abertura: ruídos diastólicos anormais gerados durante a abertura de valvas atrioventriculares enrijecidas

fração de ejeção: porcentagem do volume sanguíneo diastólico final ejetado do ventrículo a cada batimento cardíaco

galope de soma: ruídos anormais criados por B$_3$ e B$_4$ durante períodos de taquicardia

hipertensão arterial: pressão arterial persistentemente superior a 130/80 mmHg

hipotensão arterial: diminuição da pressão arterial para menos de 90/60 mmHg, o que compromete a perfusão sistêmica

hipotensão ortostática (postural): queda significativa da pressão arterial (sistólica de 20 mmHg ou mais ou diastólica de 10 mmHg ou mais) após a passagem para a posição ortostática

impulso apical: impulso normalmente palpado no quinto espaço intercostal, na linha hemiclavicular esquerda, causado pela contração do ventrículo esquerdo (*sinônimo*: ponto de impulso máximo)

isquemia do miocárdio: condição na qual as células musculares cardíacas recebem menos oxigênio do que o necessário

miocárdio: camada muscular do coração responsável pela ação de bombeamento do coração

monitoramento hemodinâmico: emprego de dispositivos de monitoramento da pressão para medir diretamente a função cardiovascular

nó atrioventricular (AV): marca-passo secundário do coração, localizado na parede atrial direita, próximo à valva tricúspide

nó sinoatrial (SA): o marca-passo principal do coração, localizado no átrio direito

pós-carga: quantidade de resistência à ejeção de sangue do ventrículo

pré-carga: grau de estiramento das fibras musculares cardíacas ao fim da diástole

prova de esforço cardíaco: teste utilizado para avaliar o funcionamento do coração durante um período de aumento da demanda de oxigênio; pode ser iniciado com exercícios ou medicamentos

radioisótopos: átomos instáveis que produzem pequenas quantidades de energia na forma de raios gama à medida que se decompõem; utilizados em estudos de medicina nuclear cardíaca

repolarização: retorno da célula ao estado de repouso, causado pela reentrada de potássio na célula enquanto o sódio sai dela

resistência vascular pulmonar: resistência ao fluxo sanguíneo fora do ventrículo direito criada pelo sistema circulatório pulmonar

resistência vascular sistêmica: resistência ao fluxo sanguíneo para fora do ventrículo esquerdo criada pelo sistema circulatório sistêmico

ruídos cardíacos normais: produzidos quando as valvas se fecham; as bulhas cardíacas normais são B_1 (valvas atrioventriculares) e B_2 (valvas semilunares)

síndrome coronariana aguda: conjunto de sinais e sintomas decorrentes da ruptura de uma placa aterosclerótica e da trombose parcial ou completa resultante em uma artéria coronária

sistema de condução cardíaca: células cardíacas especializadas, localizadas estrategicamente por todo o coração, responsáveis por gerar e coordenar, de modo metódico, a transmissão dos impulsos elétricos para as células do miocárdio

sístole: período de contração ventricular que resulta na ejeção de sangue dos ventrículos para a artéria pulmonar e a aorta

sopros: ruídos criados pelo fluxo anormal e turbulento de sangue no coração

telemetria: processo de monitoramento eletrocardiográfico contínuo por transmissão de ondas de rádio emitidas por um transmissor operado por bateria utilizado pelo paciente

volume sistólico: quantidade de sangue ejetada de um dos ventrículos por batimento cardíaco

---

Quase metade, ou 121,5 milhões, dos norte-americanos apresenta um ou mais tipos de doença cardiovascular (DCV), incluindo hipertensão arterial, doença da artéria coronária (DAC), insuficiência cardíaca (IC) e acidente vascular encefálico (AVE) (American Heart Association [AHA], 2019). Em virtude da prevalência elevada de DCV, os enfermeiros que trabalham em qualquer ambiente na continuidade dos cuidados, seja em domicílio, consultório, hospital, unidades de longa permanência ou de reabilitação, devem ser capazes de avaliar o sistema circulatório. Os principais componentes da avaliação incluem anamnese, avaliação física e monitoramento de diversos resultados de exames laboratoriais e de imagem. Essa avaliação fornece as informações necessárias para identificar os diagnósticos de enfermagem, formular um plano de cuidados individualizado, avaliar a resposta do paciente aos cuidados fornecidos e revisar o plano, conforme necessário.

REVISÃO DE ANATOMIA E FISIOLOGIA

A compreensão da estrutura e da função do coração na saúde e na doença é essencial para o desenvolvimento das habilidades de avaliação cardiovascular.

Anatomia do coração

O coração é um órgão muscular oco localizado no centro do tórax, onde ocupa o espaço entre os pulmões (mediastino) e repousa sobre o diafragma. Ele pesa aproximadamente 300 g; seu peso e tamanho são influenciados por idade, sexo, peso corporal, extensão do exercício e do condicionamento físico e cardiopatia. O coração bombeia o sangue para os tecidos, suprindo-os com oxigênio e outros nutrientes.

O coração é composto de três camadas (Figura 21.1). A camada interna, ou endocárdio, é composta de tecido endotelial e reveste o interior do coração e as valvas. A camada média, ou **miocárdio**, é composta de fibras musculares e é responsável pela ação de bombeamento. A camada exterior do coração é denominada *epicárdio*.

O coração está encapsulado em um saco fibroso fino, denominado *pericárdio*, que é composto de duas camadas. Aderido ao epicárdio, está o pericárdio visceral. Envelopando o pericárdio visceral, está o pericárdio parietal, um tecido fibroso resistente que se liga aos grandes vasos, ao diafragma, ao esterno e à coluna vertebral e que ampara o coração no mediastino. O espaço entre essas duas camadas (espaço pericárdico) normalmente é preenchido com aproximadamente 20 mℓ de líquido, que lubrifica a superfície do coração e reduz a fricção durante a sístole.

Câmaras cardíacas

A ação de bombeamento do coração é realizada por meio do relaxamento e da contração rítmica das paredes musculares das suas duas câmaras superiores (átrios) e das duas câmaras inferiores (ventrículos). Durante a fase de relaxamento, denominada **diástole**, todas as quatro câmaras relaxam simultaneamente, o que possibilita que os ventrículos sejam preenchidos no preparo para a contração. A diástole normalmente é denominada período de enchimento ventricular. A **sístole** refere-se aos eventos no coração durante a contração dos átrios e dos ventrículos. Diferentemente da diástole, as sístoles atrial e ventricular não são eventos simultâneos. A sístole atrial ocorre primeiro, logo ao fim da diástole, e é seguida pela sístole ventricular. Essa sincronização possibilita que os ventrículos sejam completamente preenchidos antes da ejeção do sangue de suas câmaras.

O lado direito do coração, composto pelo átrio direito e pelo ventrículo direito, distribui o sangue venoso (sangue não oxigenado) para os pulmões através da artéria pulmonar (circulação pulmonar) para a oxigenação. A artéria pulmonar é a única artéria no corpo que transporta sangue não oxigenado. O átrio direito recebe o sangue venoso que retorna para o coração a partir da veia cava superior (cabeça, pescoço e membros superiores), da veia cava inferior (tronco e membros inferiores) e do seio coronário (circulação coronariana). O lado esquerdo do coração, composto pelo átrio esquerdo e pelo ventrículo esquerdo, distribui o sangue oxigenado para o restante do corpo através da aorta (circulação sistêmica).

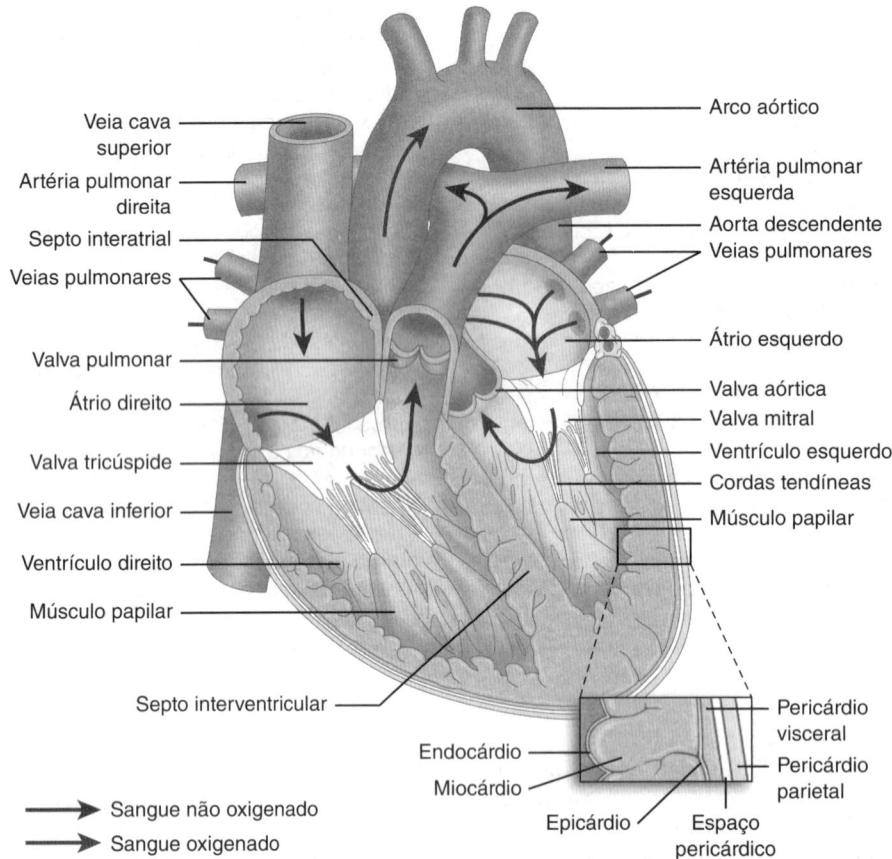

Figura 21.1 • Estrutura do coração. As *setas* indicam o sentido do fluxo sanguíneo pelas câmaras cardíacas.

O átrio esquerdo recebe o sangue oxigenado da circulação pulmonar através de quatro veias pulmonares. O fluxo de sangue pelas quatro câmaras cardíacas é demonstrado na Figura 21.1.

A espessura variada das paredes atriais e ventriculares está relacionada com o esforço exigido por cada câmara. A camada miocárdica de ambos os átrios é muito mais fina do que aquela dos ventrículos, tendo em vista que há pouca resistência quando o sangue flui para fora dos átrios e para dentro dos ventrículos durante a diástole. Em contrapartida, as paredes ventriculares são muito mais espessas do que as paredes atriais. Durante a sístole ventricular, os ventrículos direito e esquerdo precisam superar a resistência ao fluxo sanguíneo dos sistemas circulatórios pulmonar e sistêmico, respectivamente. O ventrículo esquerdo é duas a três vezes mais muscular do que o ventrículo direito. Ele precisa sobrepujar as altas pressões aórtica e arterial, enquanto o ventrículo direito contrai contra um sistema de baixa pressão nas artérias pulmonares e nos capilares (Pappano & Weir, 2019). A Figura 21.2 identifica as pressões em cada uma dessas áreas.

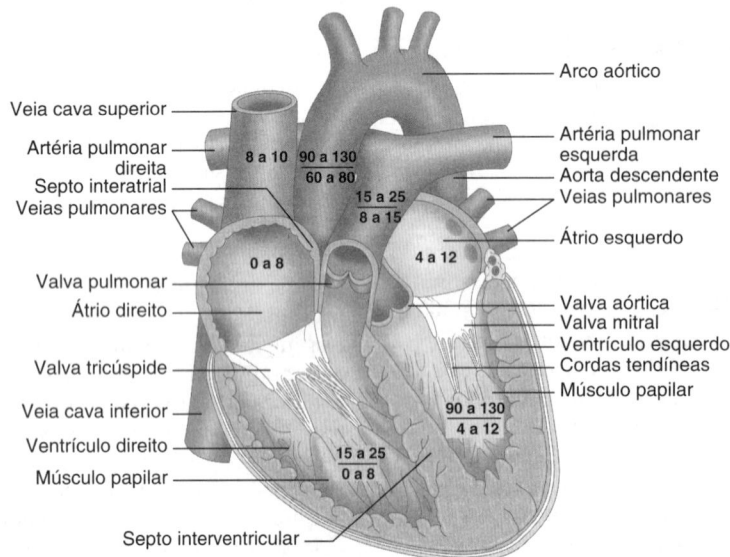

Figura 21.2 • Pressões nos grandes vasos e nas câmaras. As pressões são identificadas em milímetros de mercúrio (mmHg) como pressão média ou pressão sistólica sobre diastólica.

O coração encontra-se em uma posição rodada na cavidade torácica. O ventrículo direito está localizado anteriormente (logo abaixo do esterno), e o ventrículo esquerdo, posteriormente. Como resultado dessa grande proximidade da parede torácica, a pulsação criada durante a contração ventricular normal, denominada **impulso apical** (ou *ponto de impulso máximo* [PIM]), é facilmente detectada. No coração normal, o PIM está localizado na intersecção da linha hemiclavicular da parede torácica esquerda com o quinto espaço intercostal (Bickley, 2017).

Valvas cardíacas

As quatro valvas no coração possibilitam que o sangue flua em apenas um sentido. As valvas, que são compostas de finas lâminas de tecido fibroso, abrem-se e fecham-se em resposta à movimentação do sangue e às alterações da pressão nas câmaras. Existem dois tipos de valvas: atrioventriculares (AV) e semilunares.

Valvas atrioventriculares

As valvas AV separam os átrios dos ventrículos. A valva tricúspide, assim denominada porque é composta de três válvulas, separa o átrio direito do ventrículo direito. A valva mitral ou bicúspide (duas válvulas) encontra-se entre o átrio esquerdo e o ventrículo esquerdo (ver Figura 21.1).

Durante a diástole, as valvas tricúspide e mitral estão abertas, possibilitando que o sangue nos átrios flua livremente para os ventrículos relaxados. Quando a sístole ventricular tem início, os ventrículos se contraem e o sangue flui para cima em direção às válvulas das valvas tricúspide e mitral, ocasionando o seu fechamento. Quando a pressão contra essas valvas aumenta, duas estruturas adicionais, os músculos papilares e as cordas tendíneas, mantêm o fechamento da valva. Os músculos papilares, localizados nas laterais das paredes ventriculares, são conectados às válvulas das valvas por meio das cordas tendíneas, que são faixas fibrosas finas. Durante a sístole ventricular, a contração dos músculos papilares faz as cordas tendíneas ficarem esticadas, mantendo as válvulas das valvas próximas e fechadas; essa ação evita o fluxo retrógrado de sangue para os átrios (regurgitação) à medida que o sangue é ejetado para a artéria pulmonar e a aorta.

Valvas semilunares

As duas valvas semilunares são compostas de três válvulas, que têm formato similar ao de meias-luas. A valva entre o ventrículo direito e a artéria pulmonar é denominada *valva pulmonar*. A valva entre o ventrículo esquerdo e a aorta é denominada *valva aórtica*. As valvas semilunares são fechadas durante a diástole. Nesse ponto, a pressão na artéria pulmonar e na aorta diminui, ocasionando o fluxo sanguíneo retrógrado em direção às valvas semilunares; essa ação preenche as válvulas com sangue e fecha as valvas. As valvas semilunares são forçadas e abertas durante a sístole ventricular à medida que o sangue é ejetado dos ventrículos direito e esquerdo para a artéria pulmonar e a aorta, respectivamente.

Artérias coronárias

As artérias coronárias esquerda e direita e seus ramos fornecem sangue arterial para o coração. Essas artérias originam-se da aorta, logo acima das válvulas da valva aórtica. Diferentemente das outras artérias, as artérias coronárias são perfundidas durante a diástole. Com uma frequência cardíaca normal de 60 a 80 batimentos por minuto (bpm), há muito tempo durante a diástole para a perfusão do miocárdio. Entretanto, à medida que a frequência cardíaca aumenta, o tempo diastólico é abreviado, o que pode não possibilitar tempo adequado para a perfusão do miocárdio. Como resultado, os pacientes correm risco de **isquemia do miocárdio** (aporte inadequado de oxigênio) durante a taquicardia (frequência cardíaca superior a 100 bpm), especialmente os pacientes com DAC.

A artéria coronária esquerda tem três ramos. A artéria desde o ponto de origem até o primeiro ramo principal é denominada *artéria coronária principal esquerda*. Dois ramos têm origem na artéria coronária principal esquerda: a artéria descendente anterior esquerda, que corre para baixo da parede anterior do coração, e a artéria circunflexa, que circula ao redor da parede lateral esquerda do coração.

O lado direito do coração é irrigado pela *artéria coronária direita*, que se estende até a parede inferior do coração. A parede posterior do coração recebe seu suprimento de sangue por um ramo adicional da artéria coronária direta, denominado *artéria descendente posterior* (ver Figura 23.2, no Capítulo 23).

Superficiais às artérias coronárias, estão as veias coronárias. O sangue venoso dessas veias retorna para o coração principalmente através do seio coronário, que está localizado posteriormente no átrio direito.

Miocárdio

O miocárdio é a camada muscular média das paredes atriais e ventriculares. É composto de células especializadas, denominadas *miócitos*, que formam uma rede interconectada de fibras musculares. Essas fibras circundam o coração em um padrão em forma de oito, formando uma espiral a partir da base (topo) do coração até o ápice (parte inferior). Durante a contração, essa configuração muscular facilita um movimento sinuoso e compressivo do coração, que tem início nos átrios e se movimenta até os ventrículos. O padrão sequencial e rítmico da contração, seguido pelo relaxamento das fibras musculares, maximiza o volume de sangue ejetado a cada contração. Esse padrão cíclico de contração miocárdica é controlado pelo sistema de condução.

Função do coração

Eletrofisiologia cardíaca

O **sistema de condução cardíaca** gera e transmite impulsos elétricos que estimulam a contração do miocárdio. Em circunstâncias normais, o sistema de condução estimula primeiramente a contração dos átrios e, em seguida, dos ventrículos. A sincronização dos eventos atriais e ventriculares possibilita que os ventrículos sejam preenchidos completamente antes da ejeção ventricular, maximizando, assim, o débito cardíaco. Três características fisiológicas de dois tipos de células elétricas especializadas, as células nodais e as células de Purkinje, proporcionam essa sincronização:

- *Automaticidade*: capacidade de iniciar um impulso elétrico
- *Excitabilidade*: capacidade de responder a um impulso elétrico
- *Condutividade*: capacidade de transmitir um impulso elétrico de uma célula a outra.

O **nó sinoatrial (SA)** (o marca-passo principal do coração) e o **nó atrioventricular (AV)** (o marca-passo secundário do coração) são compostos de células nodais. O nó SA está localizado na junção da veia cava superior e do átrio direito (Figura 21.3). O nó SA no coração normal de um adulto em repouso apresenta uma frequência inerente de disparo de 60 a 100 impulsos por minuto; entretanto, a frequência altera-se em resposta às demandas metabólicas do corpo (Weber & Kelley, 2018).

Os impulsos elétricos iniciados pelo nó SA são conduzidos ao longo das células miocárdicas dos átrios através de tratos especializados, denominados *vias internodais*. Os impulsos causam estimulação elétrica e a subsequente contração dos átrios. Em seguida, os impulsos são conduzidos até o nó AV, que está localizado na parede atrial direita, próximo da valva tricúspide (ver Figura 21.3). O nó AV coordena os impulsos elétricos de entrada a partir do átrio e, após um discreto retardo (que possibilita aos átrios o tempo para a contração e o enchimento ventricular completo), retransmite o impulso para os ventrículos.

Inicialmente, o impulso é conduzido por um feixe de tecido de condução especializado, denominado feixe de His, que, em seguida, se divide no ramo direito (que conduz os impulsos até o ventrículo direito) e no ramo esquerdo (que conduz os impulsos até o ventrículo esquerdo). Para transmitir os impulsos até o ventrículo esquerdo – a maior câmara do coração –, o ramo esquerdo divide-se nos ramos anterior esquerdo e posterior esquerdo. Os impulsos são transmitidos pelos ramos até alcançar o ponto terminal no sistema de condução, denominado *fibras de Purkinje*; essas fibras são compostas de células de Purkinje, que rapidamente conduzem impulsos por todas as paredes espessas dos ventrículos. Essa ação estimula a contração das células miocárdicas ventriculares (Weber & Kelley, 2018).

A frequência cardíaca é determinada pelas células miocárdicas com a mais rápida frequência inerente de disparos. Em circunstâncias normais, o nó SA apresenta a frequência inerente mais alta (60 a 100 impulsos por minuto), o nó AV apresenta a segunda frequência inerente mais alta (40 a 60 impulsos por minuto), e os locais de marca-passo ventriculares apresentam a frequência inerente mais baixa (30 a 40 impulsos por minuto) (Wesley, 2017). Se o nó SA funciona mal, o nó AV geralmente assume a função de marca-passo do coração na sua frequência inerentemente mais baixa. Se ambos os nós SA e AV falharem em sua função de marca-passo, um marca-passo no ventrículo disparará na sua frequência inerente (bradicárdica) de 30 a 40 impulsos por minuto.

Potencial de ação cardíaco

As células nodais e de Purkinje (células elétricas) geram e transmitem os impulsos por todo o coração, estimulando os miócitos cardíacos (as células atuantes) a se contraírem.

A estimulação dos miócitos ocorre em virtude da troca de partículas eletricamente carregadas, denominadas *íons*, entre os canais localizados na membrana celular. Os canais regulam a movimentação e a velocidade de íons específicos – a saber, sódio, potássio e cálcio – à medida que eles entram e saem da célula. O sódio entra rapidamente na célula através de canais rápidos de sódio, contrariamente ao cálcio, que entra na célula pelos canais lentos de cálcio. No estado de repouso ou polarizado, o sódio é o principal íon extracelular, ao passo que o potássio é o principal íon intracelular. Essa diferença na concentração iônica indica que o interior da célula apresenta uma carga negativa, em comparação à carga positiva no exterior. A relação é alterada durante a estimulação celular, quando o sódio ou o cálcio cruzam a membrana celular para dentro da célula e os íons potássio saem para o espaço extracelular. Essa troca de íons cria um espaço intracelular positivamente carregado e um espaço extracelular negativamente carregado, que caracterizam o período conhecido como **despolarização**. Após a conclusão da despolarização, a troca de íons é revertida até o seu estado de repouso; esse período é conhecido como **repolarização**. O ciclo repetido de despolarização e repolarização é denominado *potencial de ação cardíaco*.

Conforme demonstrado na Figura 21.4, o potencial de ação cardíaco apresenta cinco fases:

- *Fase 0*: a despolarização celular tem início à medida que os íons positivos realizam o influxo para dentro da célula. Durante essa fase, os miócitos atriais e ventriculares despolarizam rapidamente à medida que o sódio se movimenta para dentro das células pelos canais rápidos de sódio. Os miócitos apresentam um potencial de ação de resposta rápida. Em contrapartida, as células dos nós SA e AV despolarizam quando o cálcio entra nessas células pelos canais lentos de cálcio. Essas células apresentam um potencial de ação de resposta lento
- *Fase 1*: a repolarização celular inicial tem início durante essa fase, à medida que o potássio sai do espaço intracelular
- *Fase 2*: denominada *fase de platô*, tendo em vista que a velocidade de repolarização diminui. Os íons cálcio entram no espaço intracelular
- *Fase 3*: marca a conclusão da repolarização e o retorno das células ao seu estado de repouso
- *Fase 4*: considerada a fase de repouso antes da próxima despolarização.

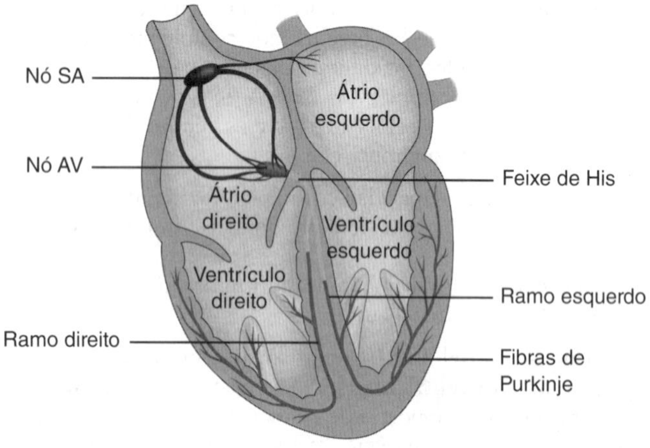

Figura 21.3 • Sistema de condução cardíaca. AV: atrioventricular; SA: sinoatrial.

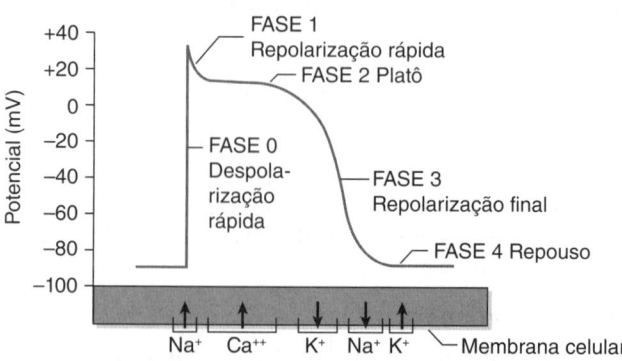

Figura 21.4 • Potencial de ação cardíaca de uma fibra de Purkinje de resposta rápida. As *setas* indicam o tempo aproximado e o sentido do movimento de cada íon que influencia o potencial de membrana. O movimento do Ca^{++} para fora da célula não está bem definido, mas acredita-se que ocorra durante a fase 4.

Períodos refratários

As células miocárdicas têm de repolarizar completamente antes que possam despolarizar de novo. Durante o processo de repolarização, as células estão em um período refratário. O período refratário apresenta duas fases: o período refratário efetivo (ou absoluto) e o período refratário relativo. Durante o período refratário efetivo, a célula é completamente não responsiva a qualquer estímulo elétrico; ela é incapaz de iniciar uma despolarização inicial. O período refratário efetivo corresponde ao tempo da fase 0 até o meio da fase 3 do potencial de ação. O período refratário relativo corresponde ao breve tempo ao fim da fase 3. Durante o período refratário relativo, se um estímulo elétrico for mais forte do que o normal, a célula pode despolarizar prematuramente. As despolarizações iniciais do átrio ou do ventrículo causam contrações prematuras, colocando o paciente em risco de arritmias. As concentrações ventriculares prematuras em determinadas situações, tais como de isquemia do miocárdio, são preocupantes, pois podem acionar arritmias potencialmente fatais, incluindo taquicardia ventricular ou fibrilação ventricular. Diversas circunstâncias tornam o coração mais suscetível à despolarização prematura durante o período refratário relativo, aumentando, assim, o risco de arritmias graves. (Essas e outras arritmias são discutidas em detalhes no Capítulo 22.)

Hemodinâmica cardíaca

Um determinante importante do fluxo sanguíneo no sistema circulatório é o princípio de que o líquido flui a partir de uma região de pressão mais alta para uma de pressão mais baixa (ver Figura 21.2). As pressões responsáveis pelo fluxo sanguíneo na circulação normal são geradas durante a sístole e a diástole.

Ciclo cardíaco

O ciclo cardíaco refere-se aos eventos que ocorrem no coração a partir do início de um batimento cardíaco até o próximo. O número de ciclos cardíacos concluídos em um minuto depende da frequência cardíaca. Cada ciclo cardíaco apresenta três eventos sequenciais importantes: diástole, sístole atrial e sístole ventricular. Esses eventos fazem o sangue fluir por todo o coração, em virtude de alterações nas pressões das câmaras e na função valvar durante a diástole e a sístole. Durante a diástole, todas as quatro câmaras cardíacas ficam relaxadas. Como resultado, as valvas AV abrem-se e as valvas semilunares fecham-se. As pressões em todas as câmaras são mais baixas durante a diástole, o que facilita o enchimento ventricular. O sangue venoso retorna para o átrio direito a partir das veias cavas superior e inferior e, em seguida, para dentro do ventrículo direito. Do lado esquerdo, o sangue oxigenado retorna dos pulmões pelas quatro veias pulmonares para dentro do átrio e do ventrículo esquerdo.

Finalizando esse período diastólico, a sístole atrial ocorre à medida que os músculos atriais contraem em resposta a um impulso elétrico iniciado pelo nó SA. A sístole atrial aumenta a pressão dentro dos átrios, ejetando o sangue remanescente para dentro dos ventrículos. A sístole atrial aumenta o volume sanguíneo ventricular em 15 a 25% e, às vezes, é chamada de pontapé atrial (Wesley, 2017). Nesse ponto, a sístole ventricular inicia em resposta a uma propagação do impulso elétrico que teve início no nó SA alguns milissegundos antes.

Iniciando a sístole ventricular, a pressão dentro dos ventrículos aumenta rapidamente, forçando o fechamento das valvas AV. Como resultado, o sangue deixa de fluir a partir dos átrios para dentro dos ventrículos, e é evitada a regurgitação (fluxo retrógrado) do sangue para dentro dos átrios. O rápido aumento na pressão dentro dos ventrículos direito e esquerdo força a abertura das valvas pulmonar e aórtica, e o sangue é ejetado para dentro da artéria pulmonar e da aorta, respectivamente. A saída de sangue inicialmente é rápida; em seguida, à medida que a pressão em cada ventrículo e na sua artéria correspondente equaliza, o fluxo de sangue diminui gradualmente. Ao fim da sístole, a pressão dentro dos ventrículos direito e esquerdo diminui rapidamente. Como resultado, a pressão arterial pulmonar e a pressão aórtica diminuem, causando o fechamento das valvas semilunares. Esses eventos marcam o início da diástole, e o ciclo cardíaco é repetido.

As pressões nas câmaras podem ser medidas com a utilização de cateteres e equipamentos de monitoramento especiais. Essa técnica é denominada **monitoramento hemodinâmico**. Os métodos de monitoramento hemodinâmico são abordados em mais detalhes ao fim deste capítulo.

Débito cardíaco

O **débito cardíaco** refere-se à quantidade total de sangue ejetada por um dos ventrículos em litros por minuto. O débito cardíaco em um adulto em repouso é de 4 a 6 ℓ/min, mas varia muito, dependendo das necessidades metabólicas do corpo. O débito cardíaco é computado pela multiplicação do volume sistólico pela frequência cardíaca. O **volume sistólico** é a quantidade de sangue ejetada a partir de um dos ventrículos por batimento cardíaco. O volume sistólico médio em repouso é de aproximadamente 60 a 130 mℓ (Wiegand, 2017).

Efeito da frequência cardíaca sobre o débito cardíaco

O débito cardíaco responde às alterações nas demandas metabólicas dos tecidos associadas ao estresse, aos exercícios físicos e às doenças. Para compensar essas demandas adicionais, o débito cardíaco é intensificado por aumentos do volume sistólico e da frequência cardíaca. As alterações na frequência cardíaca ocorrem em virtude da inibição ou da estimulação do nó SA, mediadas pelas divisões parassimpática e simpática do sistema nervoso autônomo. O equilíbrio entre esses dois sistemas de controle reflexo normalmente determina a frequência cardíaca. Os ramos do sistema nervoso parassimpático estendem-se até o nó SA por meio do nervo vago. A estimulação do nervo vago reduz a frequência cardíaca. O sistema nervoso simpático aumenta a frequência cardíaca pela inervação dos locais de receptores beta-1 localizados no nó SA. A frequência cardíaca é aumentada pelo sistema nervoso simpático por meio do aumento do nível de catecolaminas circulantes (secretadas pelas glândulas suprarrenais) e do excesso de hormônio tireoidiano, que tem um efeito similar ao das catecolaminas.

Além disso, a frequência cardíaca é afetada pela atividade do sistema nervoso central dos barorreceptores. Os **barorreceptores** são células nervosas especializadas localizadas no arco aórtico e nas artérias carótidas internas direita e esquerda (no ponto de bifurcação das artérias carótidas comuns). Os barorreceptores são sensíveis às alterações da pressão arterial (PA). Durante a hipertensão arterial (elevações significativas da PA), essas células aumentam a sua frequência de descarga, transmitindo impulsos para o bulbo no encéfalo. Essa ação inicia a atividade parassimpática e inibe a resposta simpática, reduzindo a frequência cardíaca e a PA. O oposto é verdadeiro durante a hipotensão (PA baixa). A estimulação reduzida dos barorreceptores durante períodos de hipotensão ocasiona diminuição da atividade parassimpática e intensifica as respostas simpáticas. Esses mecanismos compensatórios tentam elevar a PA por meio da vasoconstrição e do aumento da frequência cardíaca.

Efeito do volume sistólico sobre o débito cardíaco

O volume sistólico é determinado principalmente por três fatores: pré-carga, pós-carga e contratilidade.

A **pré-carga** refere-se ao grau de estiramento das fibras musculares cardíacas ventriculares ao fim da diástole. O fim da diástole é o período em que o volume de enchimento nos ventrículos é o mais alto e o grau de estiramento nas fibras musculares é o maior. O volume de sangue dentro do ventrículo ao fim da diástole determina a pré-carga, que afeta diretamente o volume sistólico. Portanto, a pré-carga é comumente denominada pressão diastólica final ventricular esquerda. À medida que o volume de sangue que retorna para o coração aumenta, o estiramento da fibra cardíaca também aumenta (aumento da pré-carga), resultando em contração mais forte e maior volume sistólico. Essa relação, denominada lei de Frank-Starling (ou Starling) do coração, é mantida até ser alcançado o limite fisiológico do músculo.

A lei de Frank-Starling tem por base o fato de que, dentro dos limites, quanto maior for o comprimento ou estiramento inicial dos sarcômeros (células musculares cardíacas), maior será o grau de encurtamento que ocorre. Isso é o resultado da interação dos filamentos espessos e finos nas células musculares cardíacas. A pré-carga é diminuída pela redução do volume de sangue que retorna para os ventrículos. Diurese, agentes venodilatadores (p. ex., nitratos), perda excessiva de sangue ou desidratação (perda excessiva de líquidos corporais em virtude de vômito, diarreia ou diaforese) reduzem a pré-carga. A pré-carga é elevada com o aumento do retorno do volume de sangue circulante para os ventrículos. O controle da perda de sangue ou dos líquidos corporais e a reposição de líquidos (*i. e.*, transfusões de sangue e administração intravenosa [IV] de líquido) são alguns meios de aumentar a pré-carga.

A **pós-carga**, ou resistência à ejeção de sangue do ventrículo, é a segunda determinante do volume sistólico. A resistência da PA sistêmica à ejeção ventricular esquerda é denominada **resistência vascular sistêmica**. Já a resistência da PA pulmonar à ejeção ventricular direita é denominada **resistência vascular pulmonar**. Existe uma relação inversa entre a pós-carga e o volume sistólico. Por exemplo, a pós-carga é aumentada por meio da vasoconstrição arterial, que leva à diminuição do volume sistólico. O oposto ocorre com a vasodilatação arterial, em que a pós-carga é reduzida porque há menos resistência à ejeção, e o volume sistólico aumenta.

A **contratilidade** refere-se à força gerada pelo miocárdio em contração. A contratilidade é intensificada por meio de catecolaminas circulantes, atividade neuronal simpática e determinados medicamentos (p. ex., digoxina, dopamina ou dobutamina). O aumento da contratilidade resulta em aumento do volume sistólico. A contratilidade é deprimida por hipoxemia, acidose e determinados medicamentos (p. ex., agentes de bloqueio beta-adrenérgico, tais como metoprolol).

Pode haver aumento do volume sistólico cardíaco (p. ex., durante exercícios) se a pré-carga estiver aumentada (pelo aumento do retorno venoso), se a contratilidade estiver aumentada (pela descarga do sistema nervoso simpático) e se a pós-carga estiver diminuída (pela vasodilatação periférica com diminuição da pressão aórtica).

A porcentagem do volume sanguíneo diastólico final que é ejetada com cada batimento cardíaco é denominada **fração de ejeção**. A fração de ejeção do ventrículo esquerdo normal é de 55 a 65% (Wiegand, 2017). A fração de ejeção ventricular direita raramente é medida. A fração de ejeção é utilizada como uma medida da contratilidade miocárdica. Uma fração de ejeção inferior a 40% indica que o paciente apresenta diminuição da função ventricular esquerda e provavelmente necessita de tratamento para IC (ver Capítulo 25).

Considerações gerontológicas

Com o avanço da idade, ocorrem alterações na estrutura e na função cardíacas. A perda da função das células em todo o sistema de condução retarda a frequência cardíaca. O tamanho do coração aumenta em virtude de hipertrofia (espessamento das paredes do coração), que reduz o volume de sangue que pode ser mantido pelas câmaras. A hipertrofia também altera a estrutura do miocárdio, reduzindo a força de contração. Ambas as alterações afetam negativamente o débito cardíaco. As valvas, em virtude do enrijecimento, deixam de fechar adequadamente. O fluxo retrógrado de sangue resultante cria sopros cardíacos, um achado comum em idosos (Bickley, 2017; Pappano & Weir, 2019).

Por causa dessas alterações relacionadas com a idade, o sistema circulatório demora para compensar o aumento das demandas metabólicas (p. ex., estresse, exercícios físicos ou doença). Nessas situações, ele pode se tornar sintomático, com fadiga, dispneia ou palpitações, e apresentar novos achados ao exame físico (Bickley, 2017; Zipes, Libby, Bonow et al., 2019). As alterações estruturais e funcionais com o envelhecimento, bem como a anamnese correlata e os achados de exame físico, estão resumidos na Tabela 21.1.

Considerações sobre o sexo

As diferenças estruturais entre os corações de homens e mulheres têm implicações significativas. O coração de uma mulher tende a ser menor do que o de um homem. As artérias coronárias de uma mulher também são de diâmetro mais estreito do que as artérias de um homem. Quando ocorre aterosclerose, essas diferenças tornam procedimentos como cateterismo cardíaco e angioplastia tecnicamente mais difíceis.

As mulheres normalmente desenvolvem DAC 10 anos mais tarde do que os homens, graças aos efeitos cardioprotetores do hormônio feminino, o estrogênio. Os três principais efeitos do estrogênio são: (1) elevação das concentrações da lipoproteína de alta densidade (HDL), que transporta o colesterol para fora das artérias; (2) redução das concentrações da lipoproteína de baixa densidade (LDL), que deposita o colesterol nas artérias; e (3) dilatação dos vasos sanguíneos, que intensifica o fluxo sanguíneo para o coração. À medida que os níveis de testosterona aumentam e os níveis de estrogênio diminuem, as mulheres na pós-menopausa correm maior risco de doença da artéria coronária, doença cardiovascular e insuficiência cardíaca (Zhao, Guallar, Ouyang et al., 2018). Hormonoterapia não é preconizada para prevenção rotineira de doença da artéria coronária após a menopausa, embora existam possíveis benefícios para a saúde cardiovascular se a hormonoterapia for iniciada logo após o início da menopausa (Keck & Taylor, 2018).

AVALIAÇÃO DO SISTEMA CIRCULATÓRIO

A frequência e a magnitude da avaliação de enfermagem da função cardiovascular têm por base diversos fatores, incluindo a intensidade dos sinais e sintomas do paciente, a presença de fatores de risco, o ambiente da prática e a finalidade da

TABELA 21.1 Alterações do sistema cardíaco relacionadas com a idade.

Estrutura cardiovascular	Mudanças estruturais	Mudanças funcionais	Achados da anamnese e do exame físico
Átrios	↑ Tamanho do átrio esquerdo Espessamento do endocárdio	↑ Irritabilidade atrial	Ritmo cardíaco irregular em virtude de arritmias atriais
Ventrículo esquerdo	Fibrose do endocárdio Hipertrofia (espessamento) miocárdica Infiltração de lipídios no miocárdio	Ventrículo esquerdo rígido e menos complacente Declínio progressivo do débito cardíaco ↑ Risco de arritmias ventriculares Prolongamento da sístole	Fadiga ↓ Tolerância aos exercícios Sinais e sintomas de insuficiência cardíaca ou arritmias ventriculares Ponto de impulso máximo palpado lateralmente à linha hemiclavicular ↓ Intensidade de B_1, B_2; desdobramento de B_2 Pode haver B_4
Valvas	Espessamento e rigidez das valvas AV Calcificação da valva aórtica	Fluxo sanguíneo anormal entre as valvas durante o ciclo cardíaco	Pode haver sopros O frêmito pode ser palpado, se houver sopro significativo
Sistema de condução	Acúmulos de tecido conjuntivo nos nós SA e AV e nos ramos ↓ Quantidade de células no nó SA ↓ Quantidade de células AV, em feixe de His e ramos direito e esquerdo	Descarga de impulsos pelo nó SA mais lenta Diminuição da condução através do nó AV e do sistema de condução ventricular	Bradicardia BAV Alterações no ECG compatíveis com condução mais lenta (↑ intervalo PR, complexo QRS alargado)
Sistema nervoso simpático	↓ Resposta à estimulação beta-adrenérgica	↓ Resposta adaptativa aos exercícios: resposta mais lenta da contratilidade e da frequência cardíaca às demandas dos exercícios A frequência cardíaca demora mais tempo para retornar ao valor basal	Fadiga Diminuição da tolerância aos exercícios ↓ Capacidade de responder ao estresse
Aorta e artérias	Enrijecimento da vasculatura ↓ Elasticidade e alargamento da aorta Alongamento da aorta, que desloca a artéria braquiocefálica para cima	Hipertrofia ventricular esquerda	Aumento progressivo da PA sistólica; discreto ↑ da PA diastólica Ampliação da pressão diferencial Pulsação visível acima da clavícula direita
Resposta de barorreceptores	↓ Sensibilidade dos barorreceptores na artéria carótida e na aorta com episódios temporários de hipertensão e hipotensão	Barorreceptores incapazes de regular a frequência cardíaca e o tônus vascular, causando resposta lenta às alterações posturais na posição corporal	Alterações da PA postural e relatos de sensação de tontura, desmaio ao movimentar-se de uma posição deitada para sentada ou ortostática

AV: atrioventricular; ECG: eletrocardiograma; PA: pressão arterial; SA: sinoatrial. Adaptada de Bickley, L. S. (2017). (2010) *Bates' guide to physical examination and history taking* (12th ed.). Philadelphia, PA: Lippincott Williams & Wilkins.

avaliação. Embora os principais componentes da avaliação cardiovascular permaneçam os mesmos, as prioridades da avaliação variam de acordo com as necessidades do paciente. Por exemplo, um enfermeiro do pronto-socorro (PS) realiza uma avaliação rápida e focalizada de um paciente quando existe suspeita de **síndrome coronariana aguda** (SCA), sinais e sintomas causados por ruptura de uma placa ateromatosa em uma artéria coronária. O diagnóstico e o tratamento precisam ser instituídos imediatamente, o que inclui a realização de um eletrocardiograma (ECG) nos 10 minutos seguintes à chegada ao pronto-socorro (Yiadom, Baugh, McWade et al., 2017). A avaliação física está sendo feita e se concentra na avaliação do paciente em relação a complicações da SCA, tais como infarto agudo do miocárdio, arritmias e IC, e na determinação da efetividade do tratamento clínico.

Anamnese

A capacidade do paciente de reconhecer os sintomas cardíacos e saber o que fazer quando eles ocorrem é essencial para o tratamento efetivo com autocuidados. Com muita frequência, os novos sintomas de um paciente, ou aqueles de disfunção cardíaca progressiva, não são reconhecidos, resultando em atrasos no tratamento de salvamento da vida. Os achados de pesquisa sugerem que fatores étnicos podem resultar em retardos relacionados com os pacientes (Iacoe, Ratner, Wong et al., 2018). Há relatos de que mulheres, afro-americanos e pacientes mais velhos demoram a procurar assistência médica quando sofrem infartos agudos do miocárdio (Zipes et al., 2019). Fatores socioeconômicos, como pobreza, altos custos da assistência à saúde, falta de plano de saúde, transporte e proximidade de assistência médica ou hospital, podem resultar em retardo no acesso a cuidados de saúde. Além disso, os pacientes podem não ter conhecimento sobre as manifestações clínicas da SCA ou apresentar negação, medo ou incerteza sobre as atitudes a serem tomadas quando sentem dor torácica. Algumas mulheres têm a percepção equivocada de que o risco de doença cardíaca está relacionado com o peso corporal. Uma paciente que se sinta desconfortável devido ao estigma social do sobrepeso pode não procurar um profissional de saúde ou poderia relutar em descrever sintomas cardíacos importantes (Merz, Andersen, Sprague et al., 2017). Portanto, durante a anamnese, o enfermeiro determina se o paciente e os familiares envolvidos são capazes de reconhecer os sintomas de um problema cardíaco agudo, tal como SCA ou IC, e buscar o rápido tratamento desses sintomas. As respostas a esse nível de indagação auxiliarão o enfermeiro a individualizar o plano para a instrução do paciente e da sua família.

Sintomas comuns

Os sinais e os sintomas apresentados por pessoas com DCV estão relacionados com arritmias e problemas de condução (ver Capítulo 22), DAC (ver Capítulo 23), distúrbios estruturais, infecciosos e inflamatórios do coração (ver Capítulo 24) e complicações de DAC, tais como IC e choque cardiogênico (ver Capítulos 11 e 25). Esses distúrbios apresentam muitos sinais e sintomas em comum; portanto, o enfermeiro deve ser habilidoso no reconhecimento desses sinais e sintomas, de modo que os pacientes recebam cuidados imediatos e de salvamento da vida.

Os seguintes sinais e sintomas são os mais comuns de DCV, com os diagnósticos clínicos correlatos entre parênteses:

- Dor ou desconforto torácico (angina de peito, SCA, arritmias, valvopatia cardíaca)
- Dor ou desconforto em outras áreas da parte superior do corpo, inclusive um ou os dois braços, o dorso, o pescoço, a mandíbula ou o estômago (SCA)
- Dispneia (SCA, choque cardiogênico, IC, valvopatia cardíaca)
- Edema periférico, ganho ponderal, distensão abdominal em virtude de aumento do baço e do fígado ou ascite (IC)
- Palpitações (taquicardia em virtude de uma diversidade de causas, incluindo SCA, cafeína ou outros estimulantes, desequilíbrios eletrolíticos, estresse, valvopatia cardíaca, aneurismas ventriculares)
- Fadiga incomum, por vezes denominada exaustão vital (um sintoma de alerta inicial de SCA, IC ou valvopatia cardíaca, caracterizada pela sensação de cansaço ou fadiga incomum, irritação e abatimento)
- Tontura, síncope ou alterações no nível de consciência (choque cardiogênico, distúrbios vasculares cerebrais, arritmias, hipotensão, hipotensão ortostática, episódio vasovagal).

As manifestações clínicas da SCA são diferentes em homens e mulheres. Dor e desconforto torácicos relacionados com a SCA podem ocorrer em homens e mulheres. Todavia, as mulheres apresentam mais sintomas atípicos ou inespecíficos, tais como dor torácica em repouso, dor na mandíbula, no braço, no pescoço, no ombro, na região média do dorso ou no epigástrio, náuseas, vômitos, síncope, sudorese, ansiedade e fadiga (Lichtman, Leifheit, Safdar et al., 2018; Merz et al., 2017).

Dor torácica

A dor torácica e o desconforto torácico são sintomas comuns, que podem ser causados por uma diversidade de problemas cardíacos e não cardíacos. A Tabela 21.2 resume as características e os padrões de causas comuns de dor ou desconforto torácico. Para diferenciar essas causas de dor, o enfermeiro solicita ao paciente que identifique a quantidade (0 = nenhuma dor a 10 = pior dor), a localização e a qualidade da dor. O enfermeiro avalia em relação à irradiação da dor até outras áreas do corpo e determina se estão presentes sinais e sintomas associados, tais como diaforese ou náuseas. É importante identificar os eventos que precipitam o início dos sintomas, a duração deles e as medidas que os agravam ou aliviam.

O enfermeiro deve ter em mente os importantes pontos a seguir ao avaliar os pacientes que relatam dor ou desconforto torácico:

- A localização dos sintomas torácicos não está bem correlacionada com a causa da dor. Por exemplo, a dor torácica subesternal pode ter várias causas, conforme resumido na Tabela 21.2
- A gravidade ou a duração da dor ou do desconforto torácico não prevê a seriedade da sua causa. Por exemplo, quando solicitados a classificar a dor com a utilização de uma escala de 0 a 10, os pacientes que apresentam espasmo esofágico podem classificar a sua dor torácica como 10. Em contrapartida, os pacientes que apresentam infarto agudo do miocárdio (IAM), um evento potencialmente fatal, podem relatar a apresentação de dor moderada, classificada como 4 a 6 na escala da dor
- Mais de uma condição cardíaca clínica pode ocorrer simultaneamente. Durante um IAM, os pacientes podem relatar dor torácica em virtude de isquemia do miocárdio, dispneia em virtude de IC e palpitações em virtude de arritmias. A IC e as arritmias podem ser complicações de um IAM. (Ver Capítulo 23 para a discussão sobre as manifestações clínicas de SCA, incluindo IAM.)

História patológica pregressa, história familiar e história social

A anamnese proporciona uma oportunidade para que o enfermeiro avalie a compreensão dos pacientes a respeito dos seus fatores de risco pessoais para doença vascular periférica, doença vascular cerebral e DAC, bem como de quaisquer medidas que estejam adotando para modificar esses riscos. Alguns fatores de risco, como envelhecimento, gênero masculino e hereditariedade, incluindo etnia, não são modificáveis. Todavia, existem vários fatores de risco, como tabagismo, hipertensão arterial, níveis séricos elevados de colesterol, diabetes melito, obesidade e sedentarismo, que podem ser revertidos por modificações do estilo de vida ou medicamentos (Arnett, Blumenthal, Albert et al., 2019). Ferramentas online da American Heart Association (AHA) e do American College of Cardiology (ACC) podem ser usadas para rastrear o risco de uma pessoa ter doença cardiovascular, inclusive o risco de IAM ou AVE (ACC, 2019; AHA, 2018; ver seção Recursos, no fim deste capítulo).

Em um esforço para determinar como os pacientes percebem o seu *status* atual de saúde, o enfermeiro faz as perguntas a seguir:

- Como está a sua saúde? Você observou quaisquer alterações desde o ano passado? E nos últimos 5 anos?
- Você tem um cardiologista ou médico? Com que frequência você realiza *check-ups*?
- Quais preocupações de saúde você apresenta?
- Você tem história familiar de distúrbios genéticos que impliquem risco para DCV (Boxe 21.1)?
- Quais são os seus fatores de risco para DAC (ver Boxe 23.1, no Capítulo 23)?
- O que você faz para continuar saudável e cuidar do seu coração?

Os pacientes que não compreendem a conexão entre os fatores de risco e a DAC podem não colaborar com a recomendação de modificar estilo de vida ou não controlar efetivamente a doença. Por outro lado, pacientes com essa conscientização se mostram mais motivados a modificar seus estilos de vida para prevenir o risco de eventos cardíacos futuros. A AHA publicou diretrizes do manejo de estilo de vida que identificam intervenções e metas terapêuticas para cada um desses fatores de risco (Arnett et al., 2019). O Capítulo 23 fornece uma visão geral sobre essas informações.

Medicamentos

Os enfermeiros colaboram com outros profissionais de saúde, incluindo farmacêuticos, para obter uma lista completa dos medicamentos dos pacientes, incluindo dose e frequência. Vitaminas, fitoterápicos e outros medicamentos de venda livre são incluídos nessa lista. Durante esta parte da avaliação de saúde, o enfermeiro faz as seguintes perguntas para assegurar que o paciente esteja administrando de modo seguro e eficaz os medicamentos prescritos:

- Quais são os nomes e as doses dos seus medicamentos?
- Qual é a finalidade de cada um desses medicamentos?
- Como e quando esses medicamentos são administrados? Às vezes você pula uma dose ou se esquece da sua administração?
- Há alguma precaução especial associada a qualquer um desses medicamentos?
- Quais sintomas ou problemas você precisa relatar ao seu médico?

TABELA 21.2 Avaliação da dor torácica.

Localização	Característica	Duração	Eventos desencadeantes e fatores de agravamento	Fatores de alívio
Angina de peito, SCA (angina instável, IAM) *Distribuição habitual da dor com a isquemia do miocárdio* *Locais menos comuns de dor com a isquemia do miocárdio: Mandíbula, Epigástrio, Lado direito, Costas*	*Angina:* Pressão desconfortável, aperto ou repleção na área torácica subesternal. Pode se irradiar pelo tórax até a face medial de um ou ambos os braços e mãos, mandíbula, ombros, parte superior das costas ou epigástrio. Irradiação até os braços e as mãos, descrita como dormência, formigamento ou dor. *SCA:* Igual à angina de peito. A dor ou o desconforto varia de leve a intenso. Associada à dispneia, diaforese, palpitações, fadiga incomum e náuseas ou vômitos.	*Angina:* 5 a 15 min *SCA:* > 15 min	*Angina:* Esforço físico, aborrecimento emocional, ingestão de refeição volumosa ou exposição a extremos de temperatura *SCA:* Transtorno emocional ou esforço físico incomum, ocorrência nas 24 h anteriores ao aparecimento do sintoma. Pode ocorrer em repouso ou durante o sono	*Angina:* Repouso, nitroglicerina, oxigênio *SCA:* Morfina, reperfusão da artéria coronária com agente trombolítico (fibrinolítico) ou intervenção coronariana percutânea
Pericardite	Dor subesternal ou epigástrica aguda e grave. Pode se irradiar até pescoço, braços e costas. Os sintomas correlatos incluem febre, mal-estar, dispneia, tosse, náuseas, tontura e palpitações	Intermitente	Início súbito. A dor piora com a inspiração, deglutição, tosse e rotação do tronco	Sentar-se com as costas retas, analgesia, medicamentos anti-inflamatórios
Distúrbios pulmonares (pneumonia, embolia pulmonar)	Dor subesternal ou epigástrica aguda e grave, com origem na parte inferior da pleura (denominada dor pleurítica). O paciente pode ser capaz de localizar a dor	> 30 min	Após um processo infeccioso ou não infeccioso (IAM, cirurgia cardíaca, câncer, distúrbios imunes, uremia). A dor pleurítica aumenta com inspiração, tosse, movimentação e decúbito dorsal. Ocorre com infecções pulmonares contraídas na comunidade ou no hospital (pneumonia) ou tromboembolismo venoso (embolismo pulmonar)	Tratamento da causa de base

(continua)

TABELA 21.2 Avaliação da dor torácica. (continuação)

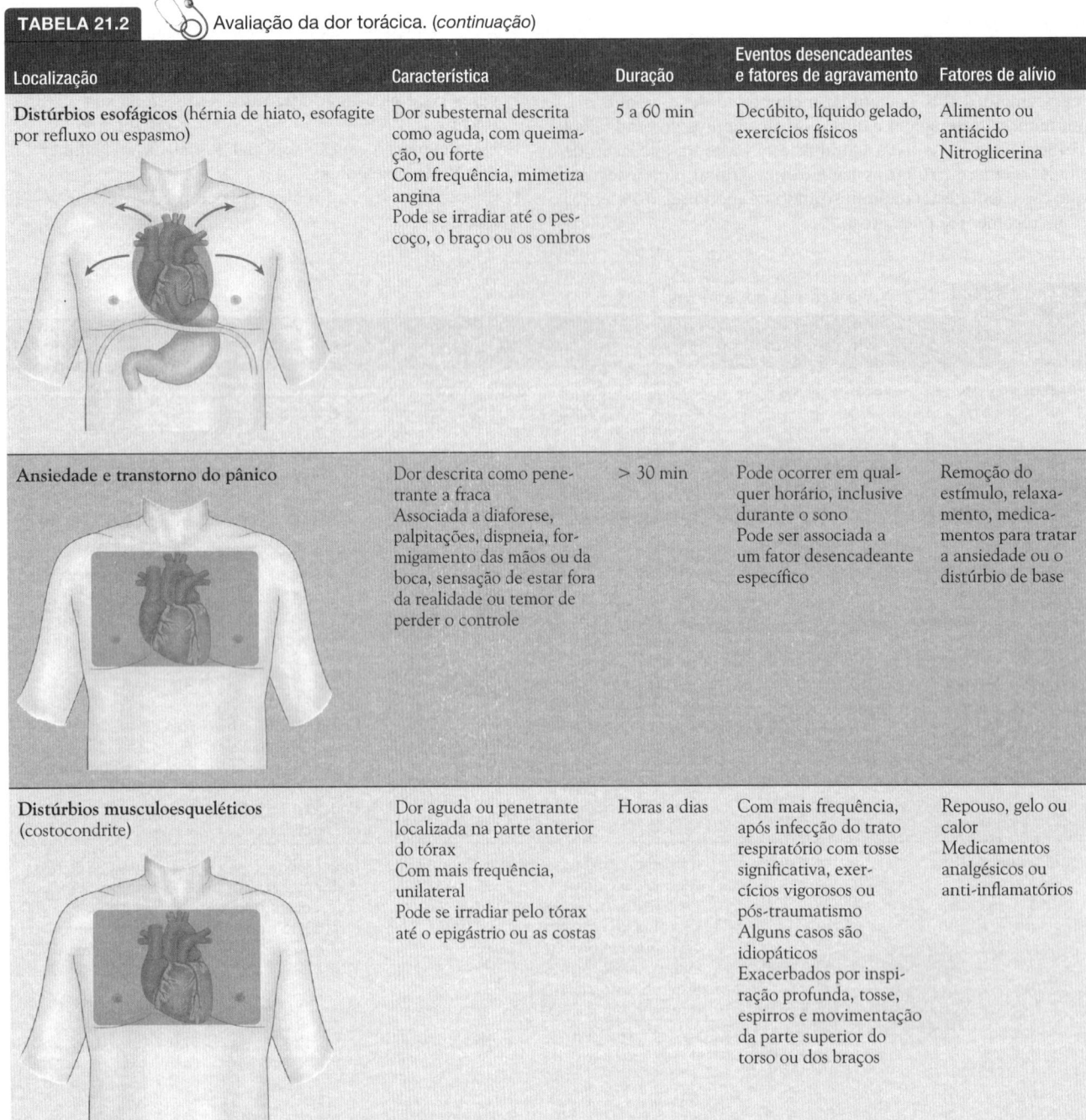

Localização	Característica	Duração	Eventos desencadeantes e fatores de agravamento	Fatores de alívio
Distúrbios esofágicos (hérnia de hiato, esofagite por refluxo ou espasmo)	Dor subesternal descrita como aguda, com queimação, ou forte. Com frequência, mimetiza angina. Pode se irradiar até o pescoço, o braço ou os ombros	5 a 60 min	Decúbito, líquido gelado, exercícios físicos	Alimento ou antiácido. Nitroglicerina
Ansiedade e transtorno do pânico	Dor descrita como penetrante a fraca. Associada a diaforese, palpitações, dispneia, formigamento das mãos ou da boca, sensação de estar fora da realidade ou temor de perder o controle	> 30 min	Pode ocorrer em qualquer horário, inclusive durante o sono. Pode ser associada a um fator desencadeante específico	Remoção do estímulo, relaxamento, medicamentos para tratar a ansiedade ou o distúrbio de base
Distúrbios musculoesqueléticos (costocondrite)	Dor aguda ou penetrante localizada na parte anterior do tórax. Com mais frequência, unilateral. Pode se irradiar pelo tórax até o epigástrio ou as costas	Horas a dias	Com mais frequência, após infecção do trato respiratório com tosse significativa, exercícios vigorosos ou pós-traumatismo. Alguns casos são idiopáticos. Exacerbados por inspiração profunda, tosse, espirros e movimentação da parte superior do torso ou dos braços	Repouso, gelo ou calor. Medicamentos analgésicos ou anti-inflamatórios

IAM: infarto agudo do miocárdio; SCA: síndrome coronariana aguda. Adaptada de Bickley, L. S. (2017). (2010) *Bates' guide to physical examination and history taking* (12th ed.). Philadelphia, PA: Lippincott Williams & Wilkins; Rushton, S. & Carman, M. J. (2018). Chest pain: If it is not the heart, what is it? *Nursing Clinics of North America, 53*(3), 421-431; Zipes, D. P., Libby, P., Bonow, R. O. et al. (2019). *Braunwald's heart disease: A textbook of cardiovascular medicine* (11th ed.). Philadelphia, PA: Elsevier.

Com frequência, são prescritos dois agentes antiagregantes plaquetários para os pacientes que se recuperam de SCA, incluindo aqueles que recebem *stents* coronarianos ou são submetidos à revascularização miocárdica. Essa abordagem com dois agentes antiagregantes plaquetários é recomendada. O ácido acetilsalicílico, um agente antiagregante plaquetário de venda livre, é frequentemente prescrito por toda a vida do paciente. Além disso, um agente antiagregante plaquetário inibidor de P2Y12 (clopidogrel, prasugrel ou ticagrelor) é prescrito por 1 a 12 meses, segundo vários fatores, incluindo o diagnóstico do paciente e o tipo de procedimento realizado (ver discussão adicional no Capítulo 23 sobre manejo farmacológico e tratamento da SCA) (Levine, Bates, Bittl et al., 2016). Durante a coleta meticulosa da história medicamentosa, o enfermeiro reforça a necessidade de adesão ao esquema medicamentoso prescrito pelo médico.

Nutrição

Modificações alimentares, exercícios, perda de peso e monitoramento cuidadoso são estratégias importantes para o tratamento dos três principais fatores de risco cardiovascular: hiperlipidemia, hipertensão e diabetes. Dietas que sejam restritas em sódio,

Boxe 21.1 GENÉTICA NA PRÁTICA DE ENFERMAGEM
Distúrbios cardiovasculares

Diversos distúrbios cardiovasculares estão associados a anormalidades genéticas. Alguns exemplos são:
- Displasia ventricular direita arritmogênica (DVDA)
- Síndrome de Brugada
- Hipercolesterolemia familiar
- Miocardiopatia hipertrófica
- Síndrome do QT longo
  - Síndrome de Jervell e Lange-Nielsen (forma autossômica recessiva)
  - Síndrome de Romano-Ward (forma autossômica dominante).

Distúrbios genéticos do tecido conjuntivo que influenciam o sistema circulatório:
- Síndrome de Ehlers-Danlos
- Síndrome de Loeys-Dietz
- Síndrome de Marfan.

Distúrbios hematológicos genéticos que podem comprometer a função do sistema circulatório:
- Fator V de Leiden
- Hemocromatose
- Doença falciforme.

Avaliações de enfermagem

Ver Capítulo 4, Boxe 4.2, Genética na prática de enfermagem: aspectos genéticos da avaliação de saúde.

Avaliação da história familiar específica aos distúrbios cardiovasculares
- Avaliar todos os pacientes com sintomas cardiovasculares em relação à doença da artéria coronária, independentemente da idade
- Investigar se existe história familiar de morte súbita ou de morte inexplicada
- Indagar a respeito de outros familiares com condições bioquímicas ou neuromusculares (p. ex., hemocromatose ou distrofia muscular).

Avaliação do paciente específica aos distúrbios cardiovasculares
- Avaliar sinais e sintomas de hiperlipidemias (xantomas, arco corneano ou dor abdominal de origem inexplicada)
- Fazer um eletrocardiograma e um ecocardiograma
- Avaliar quanto à fraqueza muscular
- Investigar se houve episódios de dispneia, tontura ou palpitações
- Revisar os dados laboratoriais à procura de valores anormais
- Pesquisar história nutricional
- Pesquisar fatores de risco secundários (p. ex., dieta, tabagismo, sobrepeso, estresse alto, etilismo).

Recursos sobre genética

American Heart Association, www.heart.org
Familial Hypercholesterolemia Foundation, www.thefhfoundation.org
Hypertrophic Cardiomyopathy Association, www.4hcm.org
Sudden Arrhythmia Death Syndromes, www.sads.org
Ver no Capítulo 6, Boxe 6.7, componentes adicionais do aconselhamento genético.

---

gorduras, colesterol ou calorias são comumente prescritas. O enfermeiro obtém as informações a seguir:

- A altura e o peso atuais do paciente (para determinar o índice de massa corporal [IMC]); medição da cintura; PA; e quaisquer resultados de exames laboratoriais, tais como glicose sérica, hemoglobina glicosilada (diabetes melito), colesterol sérico total, níveis de HDL e LDL e níveis de triglicerídios (hiperlipidemia)
- Com que frequência o paciente automonitora a PA, a glicose sérica e o peso corporal, conforme apropriado para os diagnósticos clínicos
- O nível de conhecimento do paciente a respeito dos seus objetivos-alvo para cada um dos fatores de risco e qualquer problema para alcançar ou manter esses objetivos
- O que o paciente normalmente come e bebe em 1 dia típico e quaisquer preferências alimentares (incluindo preferências culturais ou étnicas)
- Hábitos alimentares (alimentos enlatados ou comercialmente preparados *versus* alimentos frescos, comida de restaurante *versus* comida caseira, avaliação em relação a alimentos com alto teor de sódio, ingestão alimentar de gorduras)
- Quem compra os mantimentos e prepara as refeições.

Eliminação

Os hábitos intestinais e vesicais típicos precisam ser identificados. A noctúria (acordar à noite para urinar) é comum em pacientes com IC. O líquido acumulado em tecidos dependente da gravidade (membros) durante o dia (*i. e.*, edema) redistribui-se no sistema circulatório quando o paciente se deita à noite. O aumento do volume circulatório é excretado pelos rins (aumento da produção de urina).

Durante a defecação, o paciente faz força para baixo (manobra de Valsalva), o que aumenta momentaneamente a pressão sobre os barorreceptores. Isso ocasiona uma resposta vagal, fazendo a frequência cardíaca diminuir, o que causa síncope em alguns pacientes. O esforço durante a micção pode provocar a mesma resposta.

Tendo em vista que muitos medicamentos com efeitos cardíacos podem causar efeitos colaterais ou hemorragia digestiva, o enfermeiro indaga a respeito de edema, diarreia, constipação intestinal, desconforto estomacal, queimação, perda de apetite, náuseas e vômitos. É importante verificar se o paciente apresenta sangramento nas fezes ou na urina durante o uso de fármacos antiagregantes plaquetários (ácido acetilsalicílico, clopidogrel, prasugrel, ticagrelor), inibidores da agregação plaquetária (abciximabe, eptifibatida, tirofibana) ou anticoagulantes, como dalteparina ou enoxaparina, heparina ou anticoagulantes orais, como varfarina, rivaroxabana ou apixabana.

Atividades e exercícios

As alterações na tolerância do paciente às atividades com frequência são graduais e podem não ser percebidas. O enfermeiro determina se há alterações recentes quando compara o nível atual de atividade do paciente ao dos últimos 6 a 12 meses. Novos sintomas ou uma alteração nos sintomas habituais durante a atividade são achados significativos. A angina ou falta de ar induzida por atividades pode indicar DAC. Os sintomas relacionados com a DAC ocorrem quando há isquemia do miocárdio, em virtude de um suprimento de sangue arterial inadequado para o miocárdio, na condição de aumento da demanda (p. ex., exercícios físicos, estresse ou anemia). Os pacientes que apresentam esses tipos de sintomas precisam buscar atenção médica. A fadiga, associada a uma fração de ejeção ventricular esquerda baixa (inferior a 40%) e determinados medicamentos (p. ex., agentes de bloqueio beta-adrenérgico), pode resultar em intolerância à atividade. Pacientes com fadiga podem se beneficiar do ajuste de seus medicamentos e do aprendizado de técnicas de conservação de energia.

Outras áreas que ainda podem ser exploradas são as barreiras físicas do domicílio (escadas, domicílio com muitos desníveis), a participação do paciente na reabilitação cardíaca e seu atual padrão de exercícios, incluindo intensidade, duração e frequência).

Sono e repouso

Indicações de piora da cardiopatia, sobretudo da IC, podem ser reveladas por eventos relacionados com o sono. Pacientes com piora da IC frequentemente apresentam *ortopneia*, ou seja, necessidade de se sentar com as costas retificadas ou ficar em pé para evitar a sensação de falta de ar. Pacientes que apresentam ortopneia relatam que precisam dormir em posição sentada em uma cadeira ou adicionar travesseiros extras em sua cama. Acordar subitamente com falta de ar, denominada *dispneia paroxística noturna*, é um sintoma adicional de piora da IC. Esse sintoma noturno é causado pela reabsorção de líquido de áreas dependentes do corpo (braços e pernas) de volta para o sistema circulatório dentro de horas após deitar-se na cama. Tal alteração súbita do líquido aumenta a pré-carga e impõe o aumento da demanda sobre o coração dos pacientes com IC, causando congestão pulmonar súbita.

O distúrbio respiratório do sono é um padrão respiratório anormal decorrente de episódios intermitentes de obstrução das vias respiratórias superiores que provocam apneia e hipopneia (incursões respiratórias superficiais) durante o sono. Esses eventos anormais durante o sono provocam hipoxemia intermitente, ativação do sistema nervoso simpático e elevação da pressão intratorácica, o que impõe estresse mecânico ao coração e às paredes das grandes artérias. O distúrbio respiratório do sono compromete a duração e a qualidade do sono. Duração encurtada do sono (menos de 7 horas por noite) e sono de má qualidade (sono interrompido) estão associados aos riscos cardiovasculares de hipertensão arterial, aterosclerose, DAC e AVE (Dominguez, Fuster, Fernández-Alvira et al., 2019). O distúrbio respiratório do sono também está relacionado com insuficiência cardíaca e arritmias cardíacas. A apneia obstrutiva do sono (AOS) é um distúrbio respiratório do sono que é tratado por pressão positiva contínua nas vias respiratórias (CPAP, do inglês *continuous positive airway pressure*), embora muitos pacientes tenham dificuldade com a CPAP. Outras opções terapêuticas incluem perda de peso corporal, terapia posicional, dispositivos de avanço mandibular (DAMs), dispositivos intraorais ou cirurgia (Won, Mohsenin & Kryger, 2018; ver Capítulo 18 para discussão adicional sobre apneia obstrutiva do sono, inclusive riscos).

Durante a anamnese, o enfermeiro pesquisa a ocorrência de distúrbio respiratório do sono perguntando aos pacientes de risco se eles apresentam ronco alto, acordam várias vezes durante a noite, despertam pela manhã com cefaleia ou apresentam hipersonolência (intensa sonolência diurna). Quando os pacientes já têm um diagnóstico de distúrbio respiratório do sono ou AOS, o enfermeiro determina se já foi prescrita CPAP ou dispositivos intraorais e a frequência de seu uso. Pacientes que são hospitalizados ou estão programados para procedimento cirúrgico em esquema ambulatorial devem ser orientados a trazer o aparelho de CPAP ou o dispositivo intraoral com eles.

Autopercepção e autoconceito

A autopercepção e o autoconceito estão relacionados com os processos cognitivos e emocionais que as pessoas utilizam para formular suas crenças e sentimentos a respeito de si mesmas. Uma cardiopatia crônica, como IC, ou um evento cardíaco agudo, como um IAM, podem alterar a autopercepção e o autoconceito de um indivíduo. As crenças e os sentimentos dos pacientes a respeito da sua saúde são os principais determinantes na adesão às recomendações de autocuidado e na recuperação após um evento cardíaco agudo. Para reduzir o risco de futuros problemas de saúde relacionados com o sistema circulatório, solicita-se aos pacientes que realizem alterações difíceis no estilo de vida, como deixar de fumar. Os pacientes que têm percepções erróneas a respeito das consequências da doença sobre a sua saúde podem não aderir a essas alterações no estilo de vida recomendadas. O enfermeiro baseia-se na anamnese para descobrir como os pacientes percebem a sua saúde. Podem ser feitas as seguintes perguntas:

- Qual é a sua condição cardíaca?
- Como essa doença alterou os seus sentimentos a respeito da sua saúde?
- O que você acha que causou essa doença?
- Quais consequências você acha que essa doença terá sobre a sua atividade física, seu trabalho, as suas relações sociais e o seu papel na família?
- O quanto você acha que pode controlar essa doença?

As respostas do paciente a essas questões podem orientar o enfermeiro no planejamento de intervenções para assegurar que o paciente está preparado para tratar a doença e que os serviços adequados estejam disponíveis para o amparo da recuperação do paciente e das necessidades de autocuidado.

Papéis e relações

Os pacientes com DCV estão sendo tratados com esquemas medicamentosos complexos e tecnologia sofisticada, como cardioversores desfibriladores implantáveis (CDI) e dispositivos de assistência ventricular esquerda. O tempo de internação devido a distúrbios cardíacos diminuiu. Muitos procedimentos cardíacos invasivos para fins diagnósticos, como cateterismo cardíaco, estão sendo realizados em esquema ambulatorial. O suporte dos familiares ajuda no tratamento do paciente com cardiopatias. O suporte social mostra vínculos próximos com a depressão do paciente e os desfechos de doença cardiovascular. Os pacientes deprimidos e aqueles com suporte social insatisfatório correm risco aumentado de desfechos cardíacos insatisfatórios (Kim, Kang, Bae et al., 2019).

Para avaliar as funções dos pacientes em suas famílias e em seus relacionamentos, ambos componentes do suporte social, o enfermeiro pergunta a todos os pacientes: com quem você vive? Quem é o seu médico assistente? Quem o ajuda a lidar com os problemas de saúde? O enfermeiro também avalia quaisquer efeitos significativos que a cardiopatia teve sobre o papel do paciente na família. Há recursos financeiros e seguro de saúde? As respostas a esses questionamentos ajudam o enfermeiro a determinar se é necessário solicitar ajuda do assistente social ou de outros profissionais de saúde para ajustar o plano de cuidados às demandas específicas de um determinado paciente.

Sexualidade e reprodução

A disfunção sexual acomete duas vezes mais pessoas com DCV do que a população em geral. Depressão, ansiedade, disfunção erétil e eventos cardíacos importantes, como IAM, são explicações comuns para a redução da atividade sexual dos pacientes. Os pacientes e seus parceiros se preocupam com os efeitos cardíacos do esforço físico e se a atividade física pode provocar outro IAM, morte súbita ou sintomas indesejáveis, como angina, dispneia ou palpitações. Com frequência, os casais não recebem informações adequadas sobre as demandas físicas relacionadas com a atividade sexual, que é considerada um exercício de baixa intensidade. O enfermeiro pode ajudar os pacientes ao iniciar conversas sobre sexualidade e encorajá-los a falar de suas dificuldades com o clínico geral ou com o cardiologista. A prática de exercícios físicos e a orientação fornecidas pelos programas de reabilitação cardíaca também melhoram a atividade sexual (Boothby, Dada, Rabi et al., 2018).

Um histórico reprodutivo é necessário para as mulheres em idade fértil, em particular aquelas com função cardíaca gravemente comprometida. O histórico reprodutivo inclui informações a respeito de gestações anteriores, planos para gestações futuras, uso de anticoncepcional oral (especialmente tabagistas com mais de 35 anos), menopausa e utilização de terapia hormonal. Mulheres com história pregressa de pré-eclâmpsia durante gestação, trabalho de parto prematuro ou de já ter dado à luz um feto pequeno para a idade gestacional (PIG) correm risco mais elevado de desenvolver DCV (Lane-Cordova, Khan, Grobman et al., 2019).

Enfrentamento e tolerância ao estresse

Ansiedade, depressão e estresse sabidamente influenciam o desenvolvimento e a recuperação de DAC e IC. A depressão é duas vezes mais prevalente nas mulheres do que nos homens e tem impacto negativo na qualidade de vida e no prognóstico global. É mais provável que os pacientes deprimidos sejam reinternados após um IAM. O risco de depressão é menor se o paciente tiver relacionamentos e estabilidade laboral, nível de escolaridade mais alto, estilo de vida saudável e não tiver comorbidades, como diabetes melito. Embora a associação entre depressão e DAC não seja plenamente compreendida, fatores biológicos (p. ex., anormalidades plaquetárias, respostas inflamatórias, resistência à insulina), fatores do estilo de vida (p. ex., dieta, prática de exercícios físicos, tabagismo) e fatores comportamentais (p. ex., abuso de substâncias psicoativas, desemprego, isolamento social) contribuem para essa associação. Pacientes deprimidos estão menos motivados a aderir às consultas de acompanhamento, a ingerir os medicamentos prescritos ou a fazer as mudanças de estilo de vida preconizadas, como abandono do tabagismo, perda de peso corporal, prática de exercícios físicos ou participação em programas de reabilitação cardíaca (Jha, Qamar, Vaduganathan et al., 2019; Vaccarino, Badimon, Bremner et al., 2019; Yuan, Fang, Liu et al., 2019). Ver Boxe 21.2 para dados sobre depressão, autoeficácia e atividade física.

Pacientes com DAC ou IC devem ser avaliados em relação à depressão. Os pacientes com depressão exibem sinais e sintomas comuns, tais como sentimentos de inutilidade ou culpa,

---

Boxe 21.2 — PERFIL DE PESQUISA DE ENFERMAGEM

Depressão, autoeficácia e atividade física nos pacientes com doença da artéria coronária

Siow, E., Leung, D. Y., Wong, E. M. et al. (2018). Do depressive symptoms moderate the effects of exercise self-efficacy on physical activity among patients with coronary heart disease? *Journal of Cardiovascular Nursing*, 33(4), e26-e34.

Finalidade

A atividade física e os exercícios físicos conseguem reduzir as complicações cardíacas em pacientes com doença da artéria coronária (DAC). É mais provável que pacientes com níveis mais elevados de autoeficácia iniciem e mantenham um programa de exercícios físicos. Pacientes com DAC também correm risco de desenvolver depressão, que pode resultar em isolamento social e baixos níveis de atividade física. Portanto, o propósito desse estudo foi analisar a relação entre os sintomas de depressão, a autoeficácia dos exercícios físicos e a atividade física dos pacientes com DAC. Os enfermeiros pesquisadores também exploraram o possível impacto da depressão na relação entre a autoeficácia dos exercícios físicos e a atividade física nessa população.

Metodologia

Um estudo exploratório transversal foi realizado com participantes adultos com DAC que foram internados em enfermarias de clínica médica ou em unidades de saúde. O estudo foi realizado em dois hospitais em Hong Kong. Os enfermeiros pesquisadores realizaram uma entrevista inicial com 149 participantes antes da alta hospitalar. Os participantes responderam questionários sobre sua condição socioeconômica, seu nível atual de atividade física, sua autoeficácia dos exercícios físicos e seus sintomas de depressão. A seguir, os participantes foram questionados sobre sua atividade física (questionário Godin–Shephard Leisure-Time Physical Activity), sobre a autoeficácia dos exercícios físicos (escala Self-Efficacy for Exercise) e sobre depressão (ferramenta Centre for Epidemiological Studies-Depression). Outras informações, como índice de massa corporal (IMC), diagnóstico clínico e número de hospitalizações dos participantes, foram obtidas dos registros hospitalares.

Achados

A maioria dos participantes do estudo era de adultos mais velhos, com idade média de 73 ± 13 anos, do sexo masculino, casados, que moravam com a família e com condição socioeconômica mais baixa. Aproximadamente 50% dessa amostra tinha IMC normal, e mais da metade praticava algum exercício físico. Os participantes com maior autoeficácia dos exercícios físicos eram mais propensos a se engajar em atividades físicas. Todavia, essa correlação era mais significativa nos participantes com sintomas de depressão. Os participantes que apresentavam depressão relataram níveis mais baixos de autoeficácia e engajamento menor em atividades físicas.

Implicações para a enfermagem

Os resultados desse estudo demonstram a importância da avaliação da autoeficácia, da atividade física e da depressão nos pacientes com DAC. É importante orientar os pacientes sobre as mudanças de estilo de vida para melhorar a autoeficácia dos exercícios físicos. O aprimoramento desse nível de confiança consegue ajudar os pacientes que estão deprimidos a iniciarem ou a aumentarem seu nível de atividade física, com consequente melhora da saúde cardiovascular.

problemas para dormir ou permanecer acordados, têm pouco interesse ou prazer em realizar coisas de que anteriormente gostavam e têm dificuldade de concentração, inquietação e alterações recentes no apetite ou no peso. O questionário de saúde do paciente (*Patient Health Questionnaire*, PHQ-2) é uma ferramenta de avaliação do paciente (autorrelato com duas questões) recomendada pela American Heart Association (AHA). O enfermeiro pergunta ao paciente:

- *Você sentiu pouco interesse ou prazer nas suas atividades nas últimas 2 semanas?*
- *Você está se sentindo triste, deprimido ou desalentado nas últimas 2 semanas?*

O enfermeiro pontua as respostas do paciente a cada pergunta ao atribuir 0 para "absolutamente nenhuma", 1 para "alguns dias", 2 para "mais da metade dos dias", ou 3 para "quase todos os dias". A pontuação do PHQ-2 varia de 0 a 6. Os pacientes com escore positivo igual ou superior a 3 completam um rastreamento focalizado, denominado PHQ-9, e são encaminhados para seus médicos assistentes para avaliação adicional (Jha et al., 2019).

O estresse desencadeia várias respostas, incluindo aumento dos níveis de catecolaminas e cortisol, e foi fortemente ligado a eventos cardiovasculares, tais como IAM. Portanto, os pacientes precisam ser avaliados em relação às fontes de estresse. O enfermeiro indaga a respeito de fatores de estresse recentes ou atuais, de estilos de enfrentamento anteriores e da eficácia destes, bem como da percepção do paciente a respeito do seu humor atual e da sua capacidade de enfrentamento. Uma ferramenta muito utilizada para medir o estresse da vida é a *Social Readjustment Rating Scale* (escala de classificação de reajuste social) (Homes & Rahe, 1967). Exemplos de itens nessa escala incluem morte de um cônjuge, divórcio e alteração nas responsabilidades no trabalho. Cada item recebe uma pontuação de 11 a 100. Os pacientes identificam os itens que ocorreram com eles no ano anterior. Os pacientes com uma pontuação inferior a 150 correm risco discreto de doença futura, já uma pontuação de 150 a 299 indica risco moderado. Uma pontuação de 300 ou superior indica alto risco de doença futura. A consulta com psicólogo, psiquiatra ou assistente social é indicada para pacientes ansiosos ou deprimidos ou aqueles pacientes que apresentam dificuldade de enfrentamento com a sua cardiopatia.

Avaliação física

A avaliação física é conduzida para confirmar as informações obtidas na anamnese, para estabelecer a condição atual ou basal do paciente, e, nas avaliações subsequentes, serve para avaliar a resposta do paciente ao tratamento. Após a avaliação física inicial ser concluída, a frequência das avaliações futuras é determinada pela finalidade do encontro e pela condição do paciente. Por exemplo, uma avaliação cardíaca focada pode ser realizada a cada consulta ambulatorial, ao passo que pacientes no ambiente de cuidados agudos podem necessitar de uma avaliação mais minuciosa no mínimo a cada 8 horas. Durante a avaliação física, o enfermeiro avalia o sistema circulatório à procura de desvios do normal (exemplos de anormalidades estão entre parênteses):

- O coração como uma bomba (redução da pressão diferencial, deslocamento do PIM da linha hemiclavicular no quinto espaço intercostal, ruídos de galope, sopros)
- Volumes de enchimento e pressões atriais e ventriculares (elevação da distensão venosa jugular, edema periférico, ascite, estertores crepitantes, alterações posturais da PA)
- Débito cardíaco (redução da pressão diferencial, hipotensão, taquicardia, redução do débito urinário, letargia ou desorientação)
- Mecanismos compensatórios (vasoconstrição periférica, taquicardia).

Aspecto geral

Essa parte da avaliação se concentra no nível de consciência (alerta, letárgico, estuporado, comatoso) e no estado mental (orientado para pessoa, local, tempo; coerência) do paciente. As alterações no nível de consciência e no estado mental podem ser atribuídas à perfusão inadequada do cérebro em virtude de um comprometimento do débito cardíaco ou de evento tromboembólico (AVE). Os pacientes são observados em relação a sinais de angústia, que incluem dor ou desconforto, dispneia ou ansiedade.

O enfermeiro observa o tamanho do paciente (normal, sobrepeso, subpeso ou caquético). A altura e o peso do paciente são medidos para calcular o IMC, bem como a circunferência da cintura (ver Capítulo 4). Essas medidas são utilizadas para determinar se a obesidade (IMC superior a 30 kg/m^2) e a gordura abdominal (homens: cintura superior a 101,5 cm; mulheres: cintura superior a 89 cm) colocam o paciente em risco para DAC.

Avaliação da pele e dos membros

O exame da pele inclui todas as superfícies corporais, desde a cabeça até os membros inferiores. A cor, a temperatura e a textura da pele são avaliadas em relação a problemas agudos e crônicos com a circulação arterial ou venosa. A Tabela 21.3 resume os achados cutâneos comuns e da avaliação dos membros em pacientes com DCV. As alterações mais dignas de nota incluem as seguintes:

- Os sinais e sintomas de obstrução aguda do fluxo de sangue arterial nos membros, chamados de os "seis Ps", são dor (*pain*), palidez, ausência de pulso arterial, parestesia, poiquilotermia (frieza) e paralisia. Durante algumas horas após procedimentos cardíacos invasivos (p. ex., cateterismo cardíaco, intervenção coronariana percutânea [ICP] ou teste de eletrofisiologia cardíaca), os membros afetados devem ser avaliados com frequência em relação a alterações vasculares agudas
- Os principais vasos sanguíneos dos braços e das pernas podem ser utilizados para a inserção de cateter. Durante esses procedimentos, é necessária a anticoagulação sistêmica com heparina, e pode ocorrer contusão ou pequenos hematomas no local de acesso do cateter. Entretanto, grandes hematomas são uma complicação séria, pois podem comprometer o volume de sangue circulante e o débito cardíaco. Nos pacientes submetidos a esses procedimentos, os locais de acesso de cateter devem ser observados com frequência até que seja alcançada a hemostasia adequada
- O edema dos pés, dos tornozelos ou das pernas é denominado *edema periférico*. O edema pode ser observado na área sacral dos pacientes em repouso no leito. O enfermeiro avalia o edema do paciente aplicando com o polegar uma pressão firme sobre o dorso de cada pé, atrás de cada maléolo medial, sobre as canelas ou a área sacral por 5 segundos. *Sinal de Godet* (ou cacifo) positivo é o termo utilizado para descrever a endentação na pele criada por essa pressão (ver Figura 25.2, no Capítulo 25). A quantificação do sinal de Godet positivo depende da avaliação do profissional de saúde sobre a profundidade do edema e do

TABELA 21.3 — Achados comuns de avaliação associados à doença cardiovascular.

Achados da avaliação	Causas e condições correlatas
Baqueteamento dos dedos das mãos ou dos pés (espessamento da pele sob os dedos das mãos ou dos pés)	Dessaturação crônica de hemoglobina, mais frequentemente em virtude de cardiopatia congênita e doenças pulmonares avançadas
Pele fresca/fria e diaforese	Débito cardíaco baixo (p. ex., choque cardiogênico, infarto agudo do miocárdio), que causa estimulação do sistema nervoso simpático, com vasoconstrição resultante
Frio, dor, palidez das pontas dos dedos das mãos ou dos pés	Constrição arteriolar intermitente (doença de Raynaud). A pele muda de cor, de branca para azul e vermelha, acompanhada por dormência, formigamento e dor em caráter de queimação
Cianose, central (coloração azul observada na língua e na mucosa bucal)	Distúrbios cardíacos graves (edema pulmonar, choque cardiogênico, cardiopatia congênita), que resultam na passagem de sangue venoso pela circulação pulmonar sem ser oxigenado
Cianose, periférica (coloração azul, mais frequentemente das unhas e da pele do nariz, dos lábios, dos lóbulos das orelhas e das extremidades)	Vasoconstrição periférica, que possibilita mais tempo para que as moléculas de hemoglobina se tornem dessaturadas. Pode ser causada por exposição a ambiente frio, ansiedade ou ↓ débito cardíaco
Equimose (coloração azul-arroxeada que desvanece para verde, amarelo ou marrom)	Sangue que extravasa dos vasos sanguíneos. Equimose é um risco para os pacientes em uso de anticoagulantes ou inibidores plaquetários
Edema, membros inferiores (acúmulo de líquido nos espaços intersticiais dos tecidos)	Insuficiência cardíaca e problemas vasculares (DAP, insuficiência venosa crônica, trombose venosa profunda, tromboflebite)
Hematoma (acúmulo localizado de sangue coagulado no tecido)	Sangramento após a remoção de cateter/lesão tecidual em pacientes que usam agentes anticoagulantes/antitrombóticos
Palidez (↓ cor da pele em unhas dos dedos, lábios, mucosa oral e membros inferiores)	Anemia ou ↓ perfusão tissular. Suspeita de DAP se os pés desenvolvem palidez após a elevação das pernas em 60° a partir do decúbito dorsal
Rubor (coloração azul-avermelhada das pernas, observada em 20 s a 2 min após ficarem dependuradas)	Enchimento de capilares dilatados com sangue desoxigenado, indicativo de DAP
Úlceras, pés e tornozelos: ulcerações irregulares superficiais no maléolo medial. Tecido de granulação vermelho a amarelo	Ruptura de pequenos capilares cutâneos em virtude de insuficiência venosa crônica
Úlceras, pés e tornozelos: úlceras dolorosas, profundas e arredondadas nos pés ou por exposição à pressão. Base do ferimento pálida a preta	Isquemia prolongada dos tecidos em virtude de DAP. Pode provocar gangrena
Adelgaçamento da pele em torno de um dispositivo eletrônico implantável cardíaco	Erosão do dispositivo através da pele
Xantelasma (placas amareladas e elevadas, observadas ao longo da porção nasal das pálpebras)	Elevação dos níveis de colesterol (hipercolesterolemia)

DAP: doença arterial periférica. Adaptada de Bickley, L. S. (2017). (2010) Bates' guide to physical examination and history taking (12th ed.). Philadelphia, PA: Lippincott Williams & Wilkins.

tempo que a endentação permanece após a liberação da pressão. O edema com cacifo é graduado como inexistente (0) ou existente em uma escala de mínimo (1+ ≤ 0,6 cm) a grave (4+ > 2,5 cm) (Urden, Stacy & Lough, 2017). É importante que os profissionais de saúde utilizem uma escala que assegure medições clínicas e tratamentos confiáveis. O edema periférico é um achado comum em pacientes com IC e doenças vasculares periféricas, tais como trombose venosa profunda ou insuficiência venosa crônica

- O prolongamento do tempo de enchimento capilar indica perfusão arterial inadequada para os membros. Para testar o tempo de enchimento capilar, o enfermeiro comprime o leito ungueal brevemente para ocluir a perfusão, e o leito ungueal empalidece. Em seguida, o enfermeiro libera a pressão e determina o tempo que a perfusão demora para ser restaurada. Normalmente, a reperfusão ocorre dentro de 2 segundos, o que é evidenciado pelo retorno da cor ao leito ungueal. O prolongamento do tempo de enchimento capilar indica comprometimento da perfusão arterial, um problema associado ao choque cardiogênico e à IC

- O baqueteamento dos dedos das mãos e dos pés indica dessaturação crônica de hemoglobina e está associado à cardiopatia congênita
- Perda de cabelos, unhas quebradiças, pele ressecada ou descamada, atrofia da pele, alterações na cor da pele e ulcerações são indicativas de redução crônica de oxigênio e suprimento de nutrientes para a pele, observadas em pacientes com insuficiência arterial ou venosa (ver Capítulo 26 para a descrição completa dessas condições) (Weber & Kelley, 2018).

Pressão arterial

A PA sistêmica é a pressão exercida sobre as paredes das artérias durante a sístole e a diástole ventricular. É afetada por fatores como débito cardíaco, distensão das artérias e volume, velocidade e viscosidade do sangue. A PA normal em adultos é considerada a PA sistólica inferior a 120 mmHg sobre PA diastólica inferior a 80 mmHg. Níveis tensionais elevados, a chamada **hipertensão arterial**, são definidos em dois estágios, e são necessárias duas aferições da PA em pelo menos duas ocasiões distintas. O estágio 1 da hipertensão arterial consiste em níveis de PA sistólica entre 130 e 139 mmHg ou PA diastólica entre 80 e 89 mmHg. O estágio 2 da hipertensão arterial consiste em níveis de PA sistólica superiores a 140 mmHg ou PA diastólica superior a 90 mmHg. (Whelton, Carey, Aronow et al., 2018). A **hipotensão arterial** refere-se a PA sistólica e diastólica anormalmente baixas, que podem resultar em vertigem ou desmaio. (Ver, no Capítulo 27, definições adicionais, medição e tratamento.)

Pressão diferencial

A diferença entre as pressões sistólica e diastólica é denominada *pressão diferencial*. A pressão diferencial normal é de 40 mmHg. Um estreitamento da pressão diferencial (p. ex., PA de 92/74 mmHg e pressão diferencial de 18 mmHg) ocorre quando existe vasoconstrição compensatória de baixo volume sistólico e baixa velocidade de ejeção (choque, insuficiência cardíaca, hipovolemia, regurgitação mitral) ou obstrução ao fluxo sanguíneo durante a sístole (estenose mitral ou aórtica). Essa compensação possibilita a perfusão adequada dos órgãos. Uma pressão diferencial ampla (p. ex., PA de 88/38 mmHg e pressão diferencial de 50 mmHg) está associada a condições que aumentam o volume sistólico (ansiedade, exercícios físicos, bradicardia) ou provocam dilatação (febre, choque séptico). Pressão diferencial anormal exige avaliação cardiovascular adicional (Urden et al., 2017).

Alterações ortostáticas (posturais) da pressão arterial

Ocorre redistribuição gravitacional de aproximadamente 500 mℓ de sangue para os membros inferiores após a pessoa se levantar. O acúmulo venoso reduz o retorno venoso para o coração, comprometendo a pré-carga, e acaba reduzindo o volume sistólico e o débito cardíaco. Consequentemente, o sistema nervoso autônomo é ativado. O sistema nervoso simpático aumenta a frequência cardíaca e intensifica a vasoconstrição periférica, enquanto a atividade parassimpática do coração por meio do nervo vago é diminuída. Essa estabilização ocorre em 1 minuto (Ricci, De Caterina & Fedorowski, 2015).

As respostas posturais normais que ocorrem quando uma pessoa passa da posição deitada para a ortostática incluem: (1) aumento da frequência cardíaca de 5 a 20 bpm acima da frequência em repouso; (2) pressão sistólica inalterada, ou discreta diminuição de até 10 mmHg; e (3) discreto aumento de 5 mmHg na pressão diastólica.

A **hipotensão ortostática (postural)** consiste na queda prolongada de, no mínimo, 20 mmHg na PA sistólica ou de 10 mmHg na PA diastólica nos 3 minutos seguintes à passagem da posição deitada ou sentada para a ortostática. Normalmente, é acompanhada de tontura, vertigem ou síncope. O risco de hipotensão ortostática aumenta com o avançar da idade e está associado a risco de queda (Ricci et al., 2015).

A hipotensão ortostática em pacientes com DCV ocorre com mais frequência em virtude de redução significativa da pré-carga, que compromete o débito cardíaco. A redução da pré-carga, que é um reflexo da depleção do volume intravascular, é causada por desidratação em virtude de diurese excessiva, sangramento (devido a agentes antiplaquetários ou anticoagulantes, ou após procedimentos intravasculares) ou medicamentos que dilatam os vasos sanguíneos (p. ex., nitratos e agentes antiespasmódicos). Nessas situações, os mecanismos habituais necessários para manter o débito cardíaco (aumento da frequência cardíaca e vasoconstrição periférica) não conseguem compensar a perda significativa do volume intravascular. Como resultado, a PA cai, e a frequência cardíaca aumenta com a mudança da posição deitada ou sentada para a ortostática (Boxe 21.3).

A seguir, é apresentado um exemplo de aferições da PA e da frequência cardíaca em um paciente com hipotensão ortostática:

Decúbito dorsal: PA 120/70 mmHg, frequência cardíaca 70 bpm
Sentado: PA 100/55 mmHg, frequência cardíaca 90 bpm
Posição ortostática: PA 98/52 mmHg, frequência cardíaca 94 bpm.

Pulsos arteriais

As artérias são palpadas para avaliar a frequência de pulso, o ritmo, a amplitude, o contorno e a obstrução do fluxo sanguíneo.

Frequência de pulso

A frequência de pulso normal varia. Pode ser tão baixa quanto 50 bpm em adultos jovens hígidos e atléticos ou ser muito superior a 100 bpm após exercícios ou durante momentos de excitação. A ansiedade pode elevar a frequência de pulso durante o exame físico. Se a frequência for superior à esperada, o enfermeiro deve reavaliar o pulso próximo ao fim do exame físico, quando o paciente pode estar mais relaxado.

Ritmo do pulso

O ritmo do pulso normalmente é regular. Podem ocorrer variações menores na regularidade do pulso com a respiração. A frequência de pulso pode aumentar durante a inspiração e diminuir durante a exalação em virtude de alterações no fluxo sanguíneo para o coração durante o ciclo respiratório. Esse fenômeno, denominado *arritmia sinusal*, ocorre mais comumente em crianças e adultos jovens.

Para o exame cardíaco inicial, ou se o ritmo do pulso for irregular, a frequência cardíaca deve ser contada com base

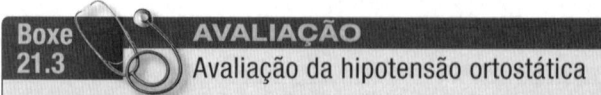

Boxe 21.3 AVALIAÇÃO — Avaliação da hipotensão ortostática

Os passos a seguir são recomendados durante a avaliação dos pacientes em relação à hipotensão ortostática:

- Colocar o paciente em decúbito dorsal por 10 min antes de fazer a aferição inicial da PA e da frequência cardíaca
- Recolocar o paciente em posição sentada, com as pernas dependuradas na borda da maca de exame, aguardar 2 min e, em seguida, reavaliar as aferições da PA e da frequência cardíaca
- Se o paciente não apresentar sintomas ou não apresentar diminuições significativas na PA sistólica ou diastólica, auxiliá-lo a ficar de pé, fazer as aferições imediatamente e verificar novamente após 2 min; continuar as aferições a cada 2 min até um total de 10 min para afastar a possibilidade de hipotensão ortostática
- Colocar o paciente novamente em decúbito dorsal se for detectada hipotensão ortostática ou se o paciente se tornar sintomático
- Documentar a frequência cardíaca e a PA aferidas em cada posição (p. ex., decúbito dorsal, sentada, ortostática) e quaisquer sinais ou sintomas que acompanhem as alterações posturais.

PA: pressão arterial. Adaptado de Momeyer, M. A. & Mion, L. C. (2018). Orthostatic hypotension: An often overlooked risk factor for falls. *Geriatric Nursing, 39*(4), 483-486; Urden, L. D., Stacy, K. M. & Lough, M. E. (2017). *Critical care nursing: Diagnosis and management* (8th ed.). St. Louis, MO: Elsevier Mosby.

na ausculta do pulso apical, localizado no PIM, por 1 minuto inteiro enquanto se palpa simultaneamente o pulso radial. Observa-se qualquer discrepância entre as contrações ouvidas e os pulsos sentidos. Distúrbios do ritmo (arritmias) frequentemente resultam em **déficit de pulso**, uma diferença entre as frequências de pulso apical e radial. Os déficits de pulso comumente ocorrem com fibrilação atrial, *flutter* atrial e extrassístoles ventriculares. Essas arritmias estimulam os ventrículos a se contraírem prematuramente, antes do fim da diástole. Como resultado, essas extrassístoles ventriculares produzem volume sistólico menor, que pode ser auscultado, mas não produzem pulso palpável (ver Capítulo 22 para uma discussão detalhada sobre essas arritmias).

Amplitude do pulso

A amplitude do pulso, indicativa da PA na artéria, é utilizada para avaliar a circulação arterial periférica. O enfermeiro avalia a amplitude do pulso bilateralmente e descreve e registra a amplitude de cada artéria. O método mais simples caracteriza o pulso como ausente, diminuído, normal ou limítrofe. Também são utilizadas escalas para classificar a força do pulso. A seguir, é apresentado um exemplo de uma escala de 0 a 4:

- 0: não palpável ou ausente
- +1: diminuído – pulso fraco e filiforme; difícil de palpar; obliterado com a pressão
- +2: normal – não pode ser obliterado
- +3: moderadamente aumentado – de fácil palpação, pulso total; não pode ser obliterado
- +4: acentuadamente aumentado – pulso forte e latejante; pode ser anormal.

A classificação numérica é subjetiva; portanto, ao documentar a amplitude do pulso, deve-se especificar a localização da artéria e a variação da escala (p. ex., "radial esquerda +3/+4") (Weber & Kelley, 2018).

Se não houver pulso arterial ou for de difícil palpação, o enfermeiro pode utilizar um Doppler de onda contínua. Esse dispositivo portátil apresenta um transdutor, que é posicionado sobre a artéria. O transdutor emite e recebe feixes de ultrassom. As alterações rítmicas são ouvidas à medida que as células sanguíneas fluem pelas artérias desobstruídas, ao passo que a obstrução do fluxo sanguíneo é evidenciada pela ausência de alterações no som. (As técnicas que utilizam ultrassom são discutidas em mais detalhes no Capítulo 26.)

Contorno do pulso

O contorno do pulso transmite informações importantes. Em pacientes com estenose da valva aórtica, a abertura da valva fica mais estreita, reduzindo a quantidade de sangue ejetado para dentro da aorta. A pressão diferencial é estreita, e o pulso é sentido fraco. Na insuficiência aórtica, a valva aórtica não se fecha completamente, possibilitando que o sangue reflua da aorta para dentro do ventrículo esquerdo. A elevação da onda de pulso é abrupta e forte, e sua queda é íngreme – um pulso "em colapso" ou de "golpe de aríete". O contorno verdadeiro do pulso é mais bem avaliado com a palpação sobre a artéria carótida, em vez da artéria radial distal, tendo em vista que as características expressivas da onda de pulso podem ser distorcidas quando o pulso é transmitido para os vasos menores.

Palpação dos pulsos arteriais

Para avaliar a circulação periférica, o enfermeiro localiza e avalia todos os pulsos arteriais. Os pulsos arteriais são palpados em pontos nos quais as artérias estão próximas da superfície da pele e são facilmente comprimidos contra os ossos ou a musculatura firme. Os pulsos são detectados sobre a artéria temporal direita e esquerda, carótida comum, braquial, radial, femoral, poplítea, dorsal do pé e tibial posterior (ver Figura 26.2, no Capítulo 26). Uma avaliação confiável dos pulsos depende da identificação precisa da localização da artéria e da cuidadosa palpação da área. A palpação leve é essencial; a pressão firme com o dedo pode obliterar o pulso temporal, dorsal do pé e tibial posterior e confundir o examinador. Em aproximadamente 10% dos pacientes, os pulsos dorsais do pé não são palpáveis (Sidaway & Perler, 2019). Nesses casos, ambos normalmente estão ausentes, e as artérias tibiais posteriores isoladamente fornecem suprimento de sangue adequado para os pés. As artérias nos membros geralmente são palpadas de modo simultâneo para facilitar a comparação da qualidade.

> **Alerta de enfermagem: Qualidade e segurança**
>
> Não palpe simultaneamente as artérias temporais e carótidas, pois isso pode diminuir o fluxo de sangue para o cérebro.

Pulsações venosas jugulares

A função do lado direito do coração pode ser estimada por meio da observação das pulsações das veias jugulares do pescoço, que refletem a pressão venosa central (PVC). A PVC é a pressão no átrio direito ou no ventrículo direito ao fim da diástole. Se as pulsações jugulares internas forem de difícil observação, pode-se observar as pulsações das veias jugulares externas. Essas veias são mais superficiais e são visíveis logo acima das clavículas, adjacentes aos músculos esternocleidomastóideos.

Em pacientes que apresentam euvolemia (volume sanguíneo normal), as veias jugulares normalmente são visíveis em decúbito dorsal, com a cabeceira do leito elevada em 30° (Bickley, 2017). A distensão óbvia das veias com a cabeça do paciente elevada em 45 a 90° indica aumento anormal da PVC. Essa anormalidade é observada em pacientes com IC do lado direito, em virtude de hipervolemia, hipertensão pulmonar e estenose pulmonar; menos comumente, com obstrução do fluxo sanguíneo na veia cava superior; e raramente, com embolismo pulmonar maciço agudo.

Inspeção e palpação do coração

O coração é examinado por inspeção, palpação e ausculta do precórdio ou da parede torácica anterior que recobre o coração e a parte inferior do tórax. É utilizada uma abordagem sistemática para examinar o precórdio nas seis áreas a seguir. A Figura 21.5 identifica esses importantes pontos de referência:

1. *Área aórtica:* segundo espaço intercostal à direita do esterno. Para determinar o espaço intercostal correto, o enfermeiro primeiramente encontra o ângulo de Louis ao localizar a crista óssea, próxima do topo do esterno, na junção do esterno e do manúbrio. A partir desse ângulo, pode-se encontrar a localização do segundo espaço intercostal deslizando-se um dedo à esquerda ou à direita do esterno. Os espaços intercostais subsequentes são localizados a partir desse ponto de referência ao se palpar a caixa torácica.
2. *Área pulmonar:* segundo espaço intercostal à esquerda do esterno.
3. *Ponto de Erb:* terceiro espaço intercostal à esquerda do esterno.
4. *Área tricúspide:* quarto e quinto espaços intercostais à esquerda do esterno.

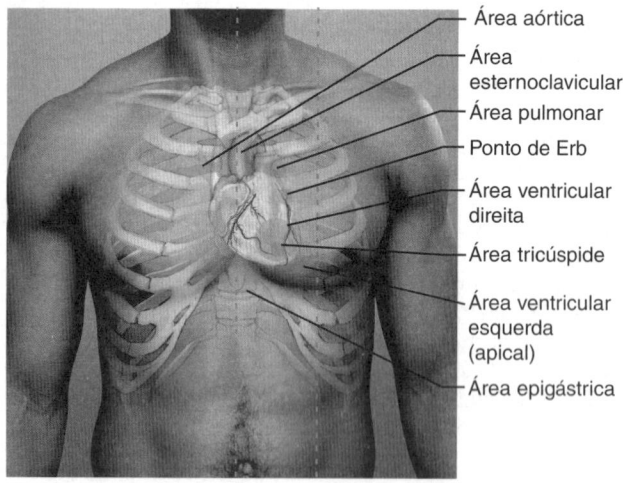

Figura 21.5 • Áreas do precórdio a serem observadas durante a avaliação da função cardíaca.

5. *Área mitral (apical):* quinto espaço intercostal esquerdo na linha hemiclavicular.
6. *Área epigástrica:* abaixo do processo xifoide.

Durante a maior parte do exame, o paciente permanece em decúbito dorsal, com a cabeceira do leito ou a mesa de exame discretamente elevada. O examinador destro permanece em pé do lado direito do paciente; o examinador canhoto, do lado esquerdo.

Cada área do precórdio é inspecionada em relação a pulsações e, em seguida, é palpada. Impulso apical é um achado normal observado em pacientes jovens e adultos que tenham paredes torácicas finas.

O impulso apical pode ser sentido como uma pulsação leve, de 1 a 2 cm de diâmetro. É sentido no início da primeira bulha cardíaca e dura por apenas metade da sístole ventricular (ver mais sobre os ruídos cardíacos na próxima seção). O enfermeiro utiliza a palma da mão para localizar o impulso apical inicialmente e as pontas dos dedos para avaliar seu tamanho e suas características. A palpação do pulso apical pode ser facilitada pelo reposicionamento do paciente em decúbito lateral esquerdo, que coloca o coração em contato mais próximo com a parede torácica (Figura 21.6).

O enfermeiro pode encontrar diferentes anormalidades durante a palpação do precórdio. Normalmente, o impulso apical é palpável em apenas um espaço intercostal; a palpabilidade em dois ou mais espaços intercostais indica aumento ventricular esquerdo. Um impulso apical abaixo do quinto espaço intercostal ou lateral à linha hemiclavicular geralmente indica aumento ventricular esquerdo em virtude de IC ventricular esquerda. Se o impulso apical puder ser palpado em duas áreas distintamente separadas e os movimentos de pulsação forem paradoxais (não simultâneos), pode-se suspeitar de aneurisma ventricular. Um impulso apical amplo e forte é conhecido como arremesso ou levantamento ventricular esquerdo, tendo em vista que a mão do examinador parece ser levantada da parede torácica durante a palpação.

Uma sensação de vibração ou ronronar pode ser sentida sobre as áreas onde há fluxo sanguíneo anormal e turbulento. É mais bem sentida com a palma da mão. Essa vibração é denominada *excitação* e está associada a um sopro alto. Dependendo da localização da excitação, ela pode ser indicativa de valvopatia cardíaca grave, defeito septal atrial ou ventricular (abertura anormal) ou estenose de uma grande artéria, como a artéria carótida.

Ausculta cardíaca

Um estetoscópio é utilizado para auscultar cada uma das localizações identificadas na Figura 21.5, com exceção da área epigástrica. A finalidade da ausculta cardíaca é determinar a frequência e o ritmo cardíacos e avaliar os ruídos cardíacos. A área apical é auscultada durante 1 minuto para determinar a frequência de pulso apical e a regularidade do batimento cardíaco. Os ruídos cardíacos normais e anormais detectados durante a ausculta serão descritos a seguir.

Ruídos cardíacos normais

Os **ruídos cardíacos normais**, as bulhas conhecidas como B_1 e B_2, são produzidos pelo fechamento das valvas AV e das valvas semilunares, respectivamente. O período entre B_1 e B_2 corresponde à sístole ventricular (Figura 21.7). Quando a frequência cardíaca está dentro da variação normal, a sístole é muito mais breve do que o período entre B_2 e B_1 (diástole). Entretanto, quando a frequência cardíaca aumenta, a diástole é encurtada.

Normalmente, B_1 e B_2 são os únicos ruídos auscultados durante o ciclo cardíaco (Bickley, 2017).

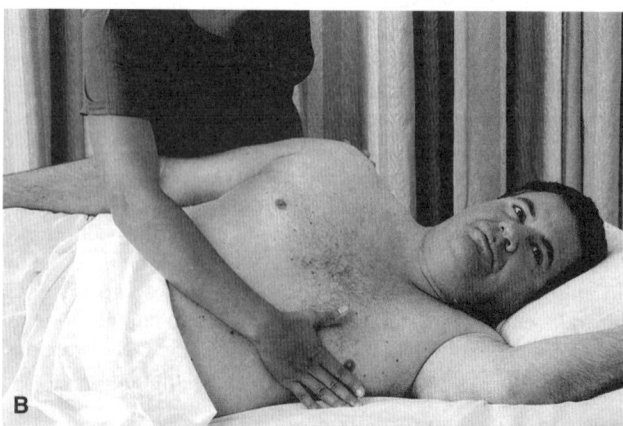

Figura 21.6 • Palpação do impulso apical. **A.** Permaneça do lado direito do paciente e solicite a ele que permaneça em decúbito dorsal. Utilize as pontas dos dedos para palpar o impulso apical na área mitral (quinto espaço intercostal na linha hemiclavicular). **B.** Você pode solicitar ao paciente que vire para o lado esquerdo para sentir melhor o impulso com as superfícies palmares da sua mão. Fotos utilizadas com permissão de Weber, J. R. & Kelley, J. H. (2018). *Health assessment in nursing* (6th ed.). Philadelphia, PA: Lippincott Williams & Wilkins.

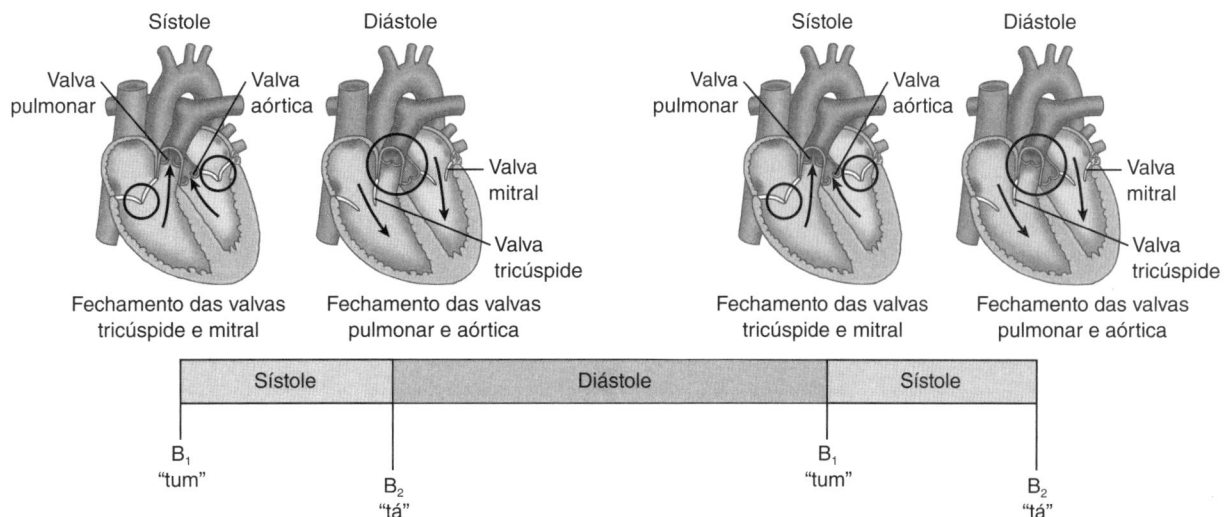

Figura 21.7 • Ruídos cardíacos normais. A primeira bulha cardíaca (B_1) é produzida pelo fechamento das valvas mitral e tricúspide ("tum"). Já a segunda bulha cardíaca (B_2) é produzida pelo fechamento das valvas aórtica e pulmonar ("tá"). As *setas* representam o sentido do fluxo sanguíneo.

B_1: primeira bulha cardíaca

O fechamento das valvas tricúspide e mitral cria a primeira bulha cardíaca (B_1). A palavra "tum" é utilizada para reproduzir o ruído. B_1 normalmente é auscultada melhor na área apical. É facilmente identificável e atua como ponto de referência para o restante do ciclo cardíaco.

A intensidade de B_1 aumenta durante as taquicardias ou com a estenose de valva mitral. Nessas circunstâncias, as valvas AV estão amplamente abertas durante a contração ventricular. B_1 hiperfonética ocorre quando as valvas AV se fecham com mais força do que o normal. De modo similar, as arritmias podem variar a intensidade de B_1 a cada batimento em virtude da ausência das contrações atrial e ventricular sincronizadas.

B_2: segunda bulha cardíaca

O fechamento das valvas pulmonar e aórtica produz a segunda bulha cardíaca (B_2), comumente denominada "tá". O componente aórtico de B_2 é mais intenso nos focos aórtico e pulmonar. Entretanto, o componente pulmonar de B_2 é um ruído mais suave e é mais bem auscultado no foco pulmonar.

Embora essas valvas se fechem quase simultaneamente, a valva pulmonar fecha-se um pouco após a valva aórtica. Em alguns indivíduos, é possível distinguir os fechamentos das valvas aórtica e pulmonar. Quando isso ocorre, diz-se que o paciente apresenta um desdobramento de B_2. O desdobramento fisiológico normal de B_2 é acentuado durante a inspiração e desaparece com a expiração. Durante a inspiração, a pressão intratorácica diminui, e há subsequente aumento do retorno venoso para o átrio e o ventrículo direitos. O ventrículo direito demora um pouco mais para ejetar esse volume extra, o que causa o fechamento da valva pulmonar um pouco depois do que o normal. O desdobramento de B_2 que permanece constante durante a inspiração e a expiração é um achado anormal. O desdobramento anormal da segunda bulha cardíaca pode ser causado por diversas condições (valvopatia cardíaca, defeitos dos septos interatrial e interventricular, bloqueios de ramo). O desdobramento de B_2 é mais bem auscultado no foco pulmonar.

Ruídos cardíacos anormais

Os ruídos anormais desenvolvem-se durante a sístole ou a diástole quando ocorrem problemas cardíacos estruturais ou funcionais. Esses ruídos são denominados galopes de B_3 ou B_4, estalidos de abertura, cliques sistólicos e sopros. Os ritmos de galope por B_3 ou B_4 são auscultados durante a diástole. Esses ruídos são criados pela vibração do ventrículo e das estruturas adjacentes à medida que o sangue encontra resistência durante o enchimento ventricular. O termo *galope* surgiu em virtude da cadência que é produzida pelo acréscimo de um terceiro ou quarto ruído, similar ao som de um cavalo galopando. Os sons de galope são ruídos de frequência muito baixa e são auscultados com a campânula do estetoscópio pousada muito levemente contra o tórax.

B_3: terceira bulha cardíaca

Uma terceira bulha ("tá") é auscultada inicialmente na diástole durante o período de enchimento ventricular rápido, à medida que o sangue flui do átrio para um ventrículo não complacente. É auscultada imediatamente após B_2. Emprega-se "tum-tum-tá" para imitar o ruído anormal de um coração contraindo quando existe uma B_3. Representa um achado normal em crianças e adultos até 35 ou 40 anos. Nesses casos, é denominada B_3 fisiológica (Figura 21.8). Em idosos, a B_3 é um achado significativo, que sugere insuficiência cardíaca. É mais bem auscultada com a campânula do estetoscópio. Se o ventrículo direito estiver envolvido, uma B_3 do lado direito é auscultada no foco tricúspide com o paciente em decúbito dorsal. B_3 do lado esquerdo é mais bem auscultada na área apical com o paciente em decúbito lateral esquerdo.

B_4: quarta bulha cardíaca

B_4 ("TUM") ocorre tardiamente na diástole (ver Figura 21.8). A B_4 auscultada logo antes de B_1 é gerada durante a contração atrial, quando o sangue entra de modo forçado em um ventrículo não complacente. Essa resistência ao fluxo de sangue ocorre em virtude da hipertrofia ventricular causada por hipertensão arterial, DAC, miocardiopatias, estenose aórtica e diversas outras condições. "TUM-tum-tá" é o mnemônico usado para imitar esse ruído de galope. B_4, produzida no ventrículo esquerdo,

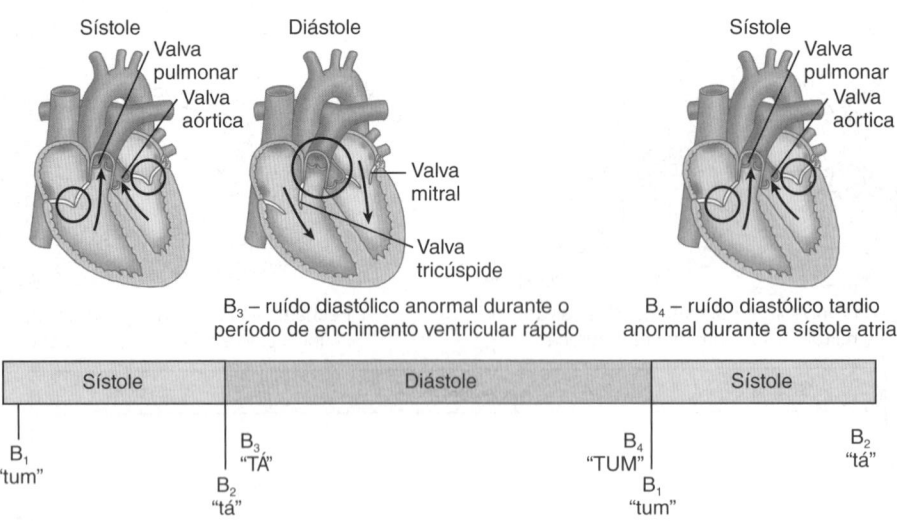

Figura 21.8 • Sons de galope. B_3 ("TÁ") é um ruído anormal auscultado imediatamente após B_2 (fechamento das valvas semilunares). Esse ruído é gerado bem no início da diástole, à medida que o sangue que flui para dentro do ventrículo direito ou esquerdo encontra resistência. B_4 é um ruído anormal criado durante a sístole atrial, à medida que o sangue que flui para o ventrículo direito ou esquerdo encontra resistência. As *setas* representam o sentido do fluxo sanguíneo.

é auscultada com a campânula do estetoscópio sobre a área apical, com o paciente em decúbito lateral esquerdo. B_4 do lado direito, embora menos comum, é mais bem auscultada no foco tricúspide, com o paciente em decúbito dorsal. Há ocasiões em que ocorrem tanto B_3 como B_4, criando um ritmo quádruplo, que soa como "TUM-tum-tá-TÁ". Durante a taquicardia, os quatro ruídos combinam-se em um ruído de alta frequência, denominado **galope de soma**.

Estalidos de abertura e cliques sistólicos

Normalmente, nenhum ruído é produzido quando as valvas se abrem. Entretanto, as válvulas lesionadas das valvas cardíacas criam ruídos anormais quando se abrem durante a diástole ou a sístole. Os **estalidos de abertura** são ruídos diastólicos anormais auscultados durante a abertura de uma valva AV. Por exemplo, a estenose de mitral pode causar um estalido de abertura, que é um ruído anormalmente alto bem no início da diástole. Esse ruído é causado pela alta pressão no átrio esquerdo, que desloca abruptamente ou "estala" na abertura da valva enrijecida. O momento de ocorrência ajuda a distinguir um estalido de abertura dos outros sons de galope. Ele ocorre muito depois de B_2 para ser confundido com um desdobramento de B_2 e muito inicialmente na diástole para ser confundido com B_3. O fato de o ruído ser de alta frequência (agudo) é outro modo de diferenciar um estalido de abertura de uma B_3. Espera-se escutar um sopro ou o ruído de fluxo sanguíneo turbulento após o estalido de abertura. O estalido de abertura é mais bem auscultado posicionando-se o diafragma do estetoscópio medialmente à área apical e ao longo da borda esternal esquerda inferior.

De modo similar, a estenose de uma das valvas semilunares cria um ruído breve e agudo protossistólico, imediatamente após B_1. Esse ruído, denominado **clique sistólico**, é o resultado da abertura de uma valva aórtica ou pulmonar rígida e calcificada durante a contração ventricular. Cliques sistólicos intermediários a tardios podem ser auscultados em pacientes com prolapso de valva mitral ou tricúspide, porque a válvula disfuncional é deslocada para dentro do átrio durante a sístole ventricular. Espera-se auscultar sopros após esses ruídos sistólicos anormais. Esses ruídos são mais altos nas áreas sobre a valva em mau funcionamento.

Sopros

Os **sopros** são criados pelo fluxo turbulento de sangue no coração. As causas da turbulência podem ser uma valva criticamente estreita, uma valva em mau funcionamento que possibilita um fluxo sanguíneo regurgitante, um defeito congênito da parede ventricular, um defeito entre a aorta e a artéria pulmonar, ou aumento do fluxo de sangue através de uma estrutura normal (p. ex., com febre, gestação, hipertireoidismo). Os sopros apresentam diversas características, motivo pelo qual são descritos de vários modos, com base, por exemplo, no momento em que ocorrem no ciclo cardíaco, sua localização na parede torácica, intensidade, altura, qualidade e padrão de irradiação (Boxe 21.4).

Atrito

Um ruído áspero de rangido, que pode ser auscultado na sístole e na diástole, é denominado *atrito*. É causado pela abrasão das superfícies pericárdicas inflamadas em virtude de pericardite. Tendo em vista que um atrito pode ser confundido com um sopro, deve-se ter cuidado para identificar o ruído e distingui-lo dos sopros que podem ser auscultados na sístole e na diástole. Um atrito pericárdico é mais bem auscultado com o diafragma do estetoscópio, com o paciente sentado e inclinado para a frente.

Procedimento de ausculta

Durante a ausculta, o paciente deve permanecer em decúbito dorsal, e deve-se manter o máximo de silêncio possível na sala de exame. É necessário um estetoscópio com diafragma e campânula para a ausculta acurada do coração.

O examinador coloca primeiro o diafragma do estetoscópio na área apical e progride para cima, ao longo da borda esternal esquerda, até os focos pulmonar e aórtico. Uma opção é iniciar o exame nos focos aórtico e pulmonar e progredir para baixo, até o ápice do coração. Inicialmente, o examinador identifica B_1 e avalia a sua intensidade e se existe desdobramento. Em seguida, identifica B_2, verifica sua intensidade e se existe desdobramento. Após a concentração em B_1 e B_2, o examinador determina se há ruídos extras na sístole e, em seguida, na diástole.

> **Boxe 21.4 — Características dos sopros cardíacos**
>
> Os sopros cardíacos são descritos em termos de localização, ocasião, intensidade, altura, qualidade e irradiação. Essas características fornecem as informações necessárias para determinar a causa do sopro e a sua importância clínica.
>
> **Localização**
>
> Detalhar a localização do sopro ajuda a determinar as estruturas de base que estão envolvidas na geração dos ruídos anormais. As localizações descritas na Figura 21.5 são utilizadas para identificar onde os ruídos mais agudos são detectados. A descrição deve incluir a localização exata a partir da qual o ruído emana, tal como a localização do espaço intercostal e outros pontos de referência importantes (borda esternal direita ou esquerda; linhas média do esterno, hemiclavicular, axilar anterior ou média axilar). Por exemplo, uma comunicação interventricular pode ser localizada na borda esternal esquerda nos terceiro e quarto espaços intercostais.
>
> **Ocasião**
>
> Um sopro é descrito em termos de quando ocorre durante o ciclo cardíaco (sístole ou diástole). Os sopros são adicionalmente diferenciados pela identificação exata do momento em que eles são auscultados durante a sístole ou a diástole. Um examinador habilidoso consegue detectar se o sopro está ocorrendo no início, no meio ou no fim da diástole ou da sístole. Alguns sopros são sistodiastólicos.
>
> **Intensidade**
>
> Um sistema de gradação é utilizado para descrever a intensidade ou a altura de um sopro.
> *Grau 1:* muito fraco e difícil de ser auscultado por examinadores inexperientes
> *Grau 2:* tênue, porém rapidamente percebido pelo médico experiente
> *Grau 3:* moderadamente alto
> *Grau 4:* alto; pode estar associado a frêmito
> *Grau 5:* muito alto; auscultado com o estetoscópio parcialmente fora do tórax; associado a frêmito
> *Grau 6:* extremamente alto; detectado com o estetoscópio fora do tórax; associado a frêmito.
>
> **Altura**
>
> A altura descreve a frequência do ruído, identificada como alta, média ou baixa. Sopros altos (agudos) são mais bem auscultados com o diafragma do estetoscópio, ao passo que ruídos baixos (graves) são detectados com a campânula do estetoscópio posicionada levemente sobre a parede torácica.
>
> **Qualidade**
>
> A qualidade descreve o ruído que o sopro lembra. Os sopros podem produzir um ruído retumbante, aspirativo, assobio, áspero ou musical. Por exemplo, os sopros causados por regurgitação de mitral ou tricúspide são aspirativos, ao passo que a estenose de mitral gera um ruído retumbante.
>
> **Irradiação**
>
> A irradiação refere-se à transmissão do sopro a partir do ponto de intensidade máxima até outras áreas na parte superior do tórax. O examinador determina se há irradiação ao ouvir cuidadosamente as áreas do coração adjacentes ao ponto no qual o sopro é mais alto. Se houver irradiação, ele descreve a localização exata. Um sopro associado à estenose aórtica, por exemplo, pode se irradiar até o pescoço, para baixo da borda esternal esquerda, e para a área apical.

Adaptado de Bickley, L. S. (2017). (2010) *Bates' guide to physical examination and history taking* (12th ed.). Philadelphia, PA: Lippincott Williams & Wilkins.

Ele também pode fazer as seguintes perguntas, que podem ajudá-lo: os ruídos que ausculto são estalidos ou cliques? Ausculto algum ruído aspirativo de alta frequência (agudo)? Esse ruído é sistólico, diastólico ou sistodiastólico? O examinador continua movimentando o estetoscópio por todos os focos de ausculta do precórdio, atentando para esses ruídos. Finalmente, o paciente é colocado em decúbito lateral esquerdo, e o examinador posiciona o estetoscópio sobre a área apical, onde B_3, B_4 e um sopro de mitral são mais rapidamente detectados.

Depois de auscultar uma anormalidade, o examinador reavalia toda a superfície torácica para determinar a localização exata do ruído e a sua irradiação. O paciente pode estar preocupado a respeito do exame prolongado e deve ser amparado e tranquilizado. Os achados auscultatórios, especialmente os sopros, são documentados pela identificação das características a seguir (ver Boxe 21.4): localização sobre a parede torácica, intensidade, altura, qualidade e irradiação.

Interpretação dos ruídos cardíacos

A interpretação dos ruídos cardíacos requer conhecimento detalhado de fisiologia e fisiopatologia cardíacas. Entretanto, todos os enfermeiros devem ter conhecimento e habilidade adequados para reconhecer os ruídos cardíacos normais (B_1, B_2) e os anormais. Quando a avaliação estiver no seu nível muito básico de prática, os ruídos anormais são relatados para avaliação adicional e tratamento. Habilidades mais avançadas são exigidas dos enfermeiros que cuidam de pacientes em estado crítico com DCV ou daqueles que assumem funções de práticas avançadas. Os enfermeiros nessas funções identificam prontamente os ruídos cardíacos anormais, reconhecem a importância diagnóstica dos seus achados e empregam as suas habilidades de avaliação para verificar as respostas dos pacientes às intervenções clínicas. Por exemplo, esses enfermeiros altamente habilidosos monitoram os ruídos cardíacos em pacientes com IC para detectar a resolução de uma terceira bulha após o tratamento com diurético.

Avaliação de outros sistemas

Pulmões

Os detalhes da avaliação respiratória estão descritos no Capítulo 17. Os achados exibidos com frequência pelos pacientes com distúrbios cardíacos incluem os seguintes:

Hemoptise: a expectoração rosa e espumosa é indicativa de edema pulmonar agudo.

Tosse: tosse seca e curta devida à irritação das pequenas vias respiratórias é comum em pacientes com congestão pulmonar em virtude de IC.

Estertores crepitantes: IC ou atelectasia associadas a repouso no leito, imobilização devida à dor isquêmica ou efeitos de agentes analgésicos, sedativos ou anestésicos geralmente causam o desenvolvimento de estertores crepitantes. Em geral, os estertores crepitantes são observados primeiramente nas bases (em virtude do efeito da gravidade sobre o acúmulo de líquido e da diminuição da ventilação do tecido basilar), mas podem progredir até todas as partes dos campos pulmonares.

Respirações ruidosas: a compressão das pequenas vias respiratórias em virtude de edema pulmonar intersticial pode causar respiração ruidosa. Agentes bloqueadores beta-adrenérgicos (betabloqueadores), sobretudo beta-bloqueadores não cardiosseletivos, como propranolol, podem causar estreitamento das vias respiratórias, especialmente em pacientes com doença pulmonar.

Abdome

Para o paciente com DCV, diversos componentes do exame abdominal são importantes:

Distensão abdominal: um abdome protuberante, com flancos inchados, indica ascite. A ascite desenvolve-se em pacientes com IC ventricular direita ou biventricular (IC dos lados direito e esquerdo). No coração direito insuficiente, pressões de câmara anormalmente altas impedem o retorno do sangue venoso. Como resultado, o fígado e o baço tornam-se ingurgitados com sangue venoso excessivo (hepatoesplenomegalia). À medida que a pressão no sistema portal aumenta, o líquido movimenta-se do leito vascular para dentro da cavidade abdominal. O líquido ascítico, encontrado nos pontos dependentes ou inferiores no abdome, mudará com as alterações na posição.

Refluxo hepatojugular: esse teste é realizado quando há suspeita de IC ventricular direita ou biventricular. O paciente é posicionado de modo que o pulso venoso jugular seja visível na parte inferior do pescoço. Enquanto se observa o pulso venoso jugular, aplica-se pressão firme sobre o quadrante superior direito do abdome por 30 a 60 segundos. Um aumento de 1 cm ou mais na pressão venosa jugular é indicativo de refluxo hepatojugular. Esse teste positivo auxilia na confirmação do diagnóstico de IC.

Distensão vesical: o débito urinário é um indicador importante da função cardíaca. A redução do débito urinário pode indicar perfusão renal inadequada ou um problema menos sério, como o causado por retenção urinária. Quando o débito urinário estiver diminuído, o paciente deverá ser avaliado em relação à bexiga urinária distendida ou à dificuldade de micção. A bexiga urinária pode ser avaliada com uma sonda de ultrassom (ver Figura 47.8, no Capítulo 47) ou pela palpação da área suprapúbica, com atenção a uma massa oval, e pela percussão, com atenção a um som maciço, indicativo de bexiga urinária repleta.

 Considerações gerontológicas

Ao realizar um exame cardiovascular em um paciente mais idoso, o enfermeiro pode observar as referidas diferenças, como pulsos periféricos mais facilmente palpáveis em virtude da diminuição da elasticidade das artérias e da perda de tecido conjuntivo adjacente. A palpação do precórdio em idosos é afetada pelas alterações no formato do tórax. Por exemplo, um impulso cardíaco pode não ser palpável em pacientes com doença pulmonar obstrutiva crônica, tendo em vista que, nesses pacientes, o diâmetro torácico anteroposterior geralmente é maior. A cifoescoliose, uma deformidade da coluna que ocorre em muitos pacientes idosos, pode mover o ápice cardíaco para baixo, de modo que a palpitação do impulso apical é obscurecida.

A hipertensão arterial acomete 46% dos adultos. A prevalência aumenta com o avançar da idade e é impactada pela raça e pela etnia. O risco de um adulto de meia-idade desenvolver hipertensão arterial é superior a 90% entre afro-americanos e americanos de origem hispânica/latina. A hipertensão arterial não tratada está associada a taxas significativas de morbidade e mortalidade cardiovasculares, incluindo AVE (Whelton et al., 2018). Hipertensão arterial sistólica isolada é preocupante em adultos com idade superior a 55 anos e se deve ao enriquecimento da vasculatura e à redução da elasticidade vascular decorrente do processo de envelhecimento (Zipes et al., 2019). Outra condição comum relacionada com a pressão arterial nos adultos mais velhos é a hipotensão ortostática, que resulta de comprometimento da função dos barorreceptores necessários para a regulação da PA. Outros fatores que aumentam o risco de hipotensão ortostática incluem repouso prolongado no leito, desidratação e muitos medicamentos cardiovasculares (p. ex., betabloqueadores, inibidores da enzima conversora de angiotensina, bloqueadores dos receptores de angiotensina, diuréticos, nitratos).

B_4 associada à hipertensão arterial é comum em idosos. Acredita-se que ocorra em virtude da diminuição da complacência do ventrículo esquerdo. B_2 normalmente é desdobrada. Pelo menos 60% dos idosos apresentam sopros, e o mais comum é um sopro de ejeção sistólica suave, que resulta de alterações escleróticas das válvulas da valva aórtica (Bickley, 2017) (ver Tabela 21.1).

AVALIAÇÃO DIAGNÓSTICA

Uma ampla variedade de exames complementares pode ser realizada em pacientes com condições cardiovasculares. O enfermeiro deve instruir o paciente sobre a finalidade, as expectativas e quaisquer possíveis efeitos colaterais relacionados com esses exames antes dos testes. O enfermeiro deve observar tendências nos resultados, tendo em vista que eles fornecem informações a respeito da progressão da doença, bem como da resposta do paciente à terapia.

Exames laboratoriais

As amostras de sangue do paciente são enviadas ao laboratório pelos seguintes motivos:

- Para a triagem dos fatores de risco associados à DAC
- Para estabelecer os valores basais antes do início de outros exames complementares, procedimentos ou intervenções terapêuticas
- Para monitorar a resposta às intervenções terapêuticas
- Para avaliar as anormalidades no sangue que afetam o prognóstico.

Os valores normais para os exames laboratoriais podem variar, dependendo do laboratório e da instituição de saúde. Essa variação ocorre em virtude das diferenças nos equipamentos e nos métodos de medição entre as organizações.

Análise de biomarcadores cardíacos

O diagnóstico de IAM é realizado pela avaliação da anamnese e do exame físico, do ECG de 12 derivações e dos resultados de exames laboratoriais que medem os biomarcadores cardíacos séricos. As células miocárdicas que se tornam necróticas em virtude de isquemia prolongada ou traumatismo liberam enzimas específicas (creatinoquinase [CK]), isoenzimas da CK (CK-MB) e proteínas (mioglobina, troponina T e troponina I). Essas substâncias extravasam para dentro dos espaços intersticiais do miocárdio e são transportadas pelo sistema linfático para dentro da circulação geral. Como resultado, níveis anormalmente altos dessas substâncias podem ser detectados em amostras de sangue séricas. (Ver Capítulo 23 para mais informações sobre a análise de biomarcadores cardíacos.)

Estudos de bioquímica sérica, hematologia e coagulação

A Tabela 21.4 fornece informações a respeito de alguns exames laboratoriais séricos comuns e das implicações para os pacientes com DCV. A seguir, serão descritas as medições de lipídios, peptídio natriurético cerebral (tipo B) (BNP, do inglês *brain natriuretic peptide*), proteína C reativa (PC-R) e homocisteína.

Lipidograma

Colesterol, triglicerídios e lipoproteínas são medidos para avaliar o risco de uma pessoa de desenvolver DAC, especialmente se ela tiver histórico familiar de cardiopatia prematura, ou para diagnosticar uma anormalidade lipoproteica específica. Colesterol e triglicerídios são transportados no sangue graças à ligação com proteínas plasmáticas para formar lipoproteínas, denominadas LDL e HDL. Embora os níveis de colesterol permaneçam relativamente constantes ao longo de 24 horas, a amostra de sangue para lipidograma deve ser obtida após um jejum de 12 horas.

Níveis de colesterol

O colesterol é um lipídio necessário para a síntese hormonal e a formação da membrana celular. É encontrado em grandes quantidades no cérebro e no tecido nervoso. As duas principais fontes de colesterol são os alimentos (produtos de origem animal) e o fígado, onde ele é sintetizado. Os fatores que contribuem para as variações nos níveis de colesterol incluem idade, sexo, dieta, padrões de exercícios, genética, menopausa, tabagismo e níveis de estresse. O nível sérico de colesterol total é calculado pela soma dos valores de HDL, LDL e 20% do nível sérico de triglicerídios.

Níveis séricos de colesterol elevados aumentam o risco de doença cardiovascular, independentemente da idade do paciente. Mudanças do estilo de vida são preconizadas para reduzir os níveis séricos de colesterol. Após determinar o risco em 10 anos de uma pessoa desenvolver doença vascular aterosclerótica, é prescrita medicação se isso se fizer necessário. Estatinas, uma classe de medicamentos hipolipemiantes, são frequentemente prescritas. Outros medicamentos que não estatinas podem ser acrescidos ao manejo farmacológico para reduzir ainda mais os níveis séricos de colesterol; entre esses fármacos, estão ezetimiba, quelantes de ácidos biliares e inibidores PCSK9 (Grundy, Stone, Bailey et al., 2019) (ver mais detalhes no Capítulo 23).

A LDL é o transportador primário de colesterol e triglicerídios para dentro das células. Um efeito prejudicial da LDL é a deposição dessa substância nas paredes dos vasos arteriais. HDL tem uma ação protetora porque transporta o colesterol para longe do tecido e das células da parede arterial, até o fígado para a excreção (Grundy et al., 2019).

Triglicerídios

Compostos por ácidos graxos livres e glicerol, os triglicerídios são armazenados no tecido adiposo e são uma fonte de energia. Os níveis de triglicerídios aumentam após as refeições e são afetados pelo estresse. Diabetes, consumo de álcool e obesidade podem elevar os níveis de triglicerídios. Esses níveis apresentam correlação direta com o LDL e correlação inversa com o HDL.

Peptídio natriurético cerebral (tipo B)

O BNP é um neuro-hormônio que auxilia na regulação da PA e do volume de líquido. É secretado primariamente pelos ventrículos em resposta ao aumento da pré-carga, com resultante elevação da pressão ventricular. O nível de BNP no sangue aumenta à medida que as paredes ventriculares se expandem em virtude do aumento da pressão, tornando-o uma ferramenta diagnóstica, de monitoramento e prognóstico útil na condição da IC. Tendo em vista que esse exame laboratorial sérico pode ser obtido rapidamente, os níveis de BNP são úteis para o diagnóstico imediato de IC em ambientes como o PS. As elevações no BNP podem ocorrer em virtude de uma diversidade de outras condições, como êmbolo pulmonar, IAM e hipertrofia ventricular. Portanto, o médico correlaciona os níveis de BNP com achados anormais de avaliação física e outros exames diagnósticos antes de obter um diagnóstico definitivo de IC. Um nível de BNP superior a 100 pg/mℓ é sugestivo de IC.

Proteína C reativa

A PC-R é uma proteína produzida pelo fígado em resposta à inflamação sistêmica. Acredita-se que a inflamação desempenhe um papel no desenvolvimento e na progressão da aterosclerose. O teste de PC-R de alta sensibilidade (hs-PC-R) é utilizado como adjunto a outros testes para prever o risco de DCV. Pessoas com níveis altos de hs-PC-R (3 mg/ℓ ou superiores) podem ter maior risco de DCV em comparação a pessoas com níveis moderados (1 a 3 mg/ℓ) ou baixos (inferiores a 1 mg/mℓ) de hs-PC-R (Sidawy & Perler, 2019).

Homocisteína

A homocisteína, um aminoácido, está ligada ao desenvolvimento de aterosclerose, tendo em vista que pode lesionar o revestimento endotelial das artérias e promover a formação de trombos. Portanto, acredita-se que um nível sérico elevado de homocisteína indique um risco alto de DAC, AVE e doença vascular periférica, embora não seja um indicador prognóstico independente de DAC. Fatores genéticos e dieta com baixos teores de folato, vitamina B_6 e vitamina B_{12} estão associados à elevação dos níveis de homocisteína. É necessário jejum de 12 horas antes da coleta de uma amostra de sangue para uma medição sérica precisa. Os resultados dos testes são interpretados como de risco ideal (inferior a 12 μmol/ℓ), limítrofe (12 a 15 μmol/ℓ) e alto (superior a 15 μmol/ℓ) (Zipes et al., 2019).

Radiografia torácica e fluoroscopia

Uma radiografia torácica é obtida para determinar o tamanho, o contorno e a posição do coração. Ela revela calcificações cardíacas e pericárdicas e demonstra alterações fisiológicas na circulação pulmonar. Embora não auxilie no diagnóstico do IAM agudo, pode auxiliar no diagnóstico de algumas complicações (p. ex., IC). A correta inserção de marca-passos e cateteres de artéria pulmonar também é confirmada pela radiografia torácica.

A fluoroscopia é uma técnica de imagem radiográfica que possibilita a visualização do coração em uma tela. Revela as pulsações cardíacas e vasculares e os contornos cardíacos incomuns. Essa técnica utiliza uma fonte móvel de raios X, o que a torna um auxílio útil para o posicionamento de eletrodos de ritmo transvenosos e para guiar a inserção de cateteres arteriais e venosos durante a cateterismo cardíaco e outros procedimentos cardíacos.

Eletrocardiografia

O ECG é uma representação gráfica das correntes elétricas do coração. O ECG é obtido por meio de eletrodos descartáveis colocados em posições padrão sobre a pele da parede torácica e dos membros. Os registros da corrente elétrica que flui entre

TABELA 21.4	Exames laboratoriais séricos comuns e implicações para os pacientes com doença cardiovascular.
Exame laboratorial / Variação de referência	**Implicações**
Bioquímica sérica	
Ureia sanguínea: 8 a 20 mg/dℓ	Ureia e creatinina são produtos finais do metabolismo proteico excretados pelos rins. A elevação da ureia reflete a redução da perfusão renal em virtude de diminuição do débito cardíaco ou déficit de volume de líquido intravascular como resultado do uso de diuréticos ou desidratação.
Cálcio (Ca^{++}): 8,8 a 10,4 mg/dℓ	O cálcio é necessário para a coagulabilidade sanguínea, atividade neuromuscular e automaticidade das células nodais (nós SA e AV). *Hipocalcemia*: a diminuição dos níveis de cálcio retarda a função nodal e compromete a contratilidade do miocárdio. O último efeito aumenta o risco de insuficiência cardíaca. *Hipercalcemia*: o aumento dos níveis de cálcio pode ocorrer com a administração de diuréticos tiazídicos, tendo em vista que esses medicamentos reduzem a excreção renal de cálcio. A hipercalcemia potencializa a intoxicação digitálica, aumenta a contratilidade miocárdica e aumenta o risco de graus variados de BAV e morte súbita em virtude de fibrilação ventricular.
Creatinina *Homem*: 0,6 a 1,2 mg/dℓ *Mulher*: 0,4 a 1 mg/dℓ	A ureia e a creatinina são utilizadas para avaliar a função renal, embora a creatinina seja uma medida mais sensível. O comprometimento renal é detectado pelo aumento da ureia e da creatinina. O nível normal de creatinina e a elevação da ureia sugerem déficit de volume de líquido intravascular.
Magnésio (Mg^{++}): 1,8 a 2,6 mg/dℓ	O magnésio é necessário para a absorção do cálcio, a manutenção dos depósitos de potássio e o metabolismo da adenosina trifosfato. É importante na síntese de proteínas e carboidratos e na contração muscular. *Hipomagnesemia*: a diminuição dos níveis de magnésio ocorre em virtude da intensificação da excreção renal de magnésio por terapia com diurético ou digitálico. Níveis baixos de magnésio predispõem os pacientes a taquicardias atriais ou ventriculares. *Hipermagnesemia*: o aumento dos níveis de magnésio é comumente causado pelo uso de catárticos ou antiácidos que contêm magnésio. Esse aumento deprime a contratilidade e a excitabilidade do miocárdio, causando BAV e, se grave, assistolia.
Potássio (K^+): 3,5 a 5 mEq/ℓ	O potássio é importante na função eletrofisiológica cardíaca. *Hipopotassemia*: a diminuição dos níveis de potássio em virtude da administração de diuréticos que excretam potássio pode causar muitos tipos de arritmias, incluindo taquicardia ou fibrilação ventricular potencialmente fatal, e predispõe à intoxicação digitálica. *Hiperpotassemia*: o aumento dos níveis de potássio pode resultar do aumento da ingestão de potássio (p. ex., alimentos ricos em potássio ou suplementações de potássio), diminuição da excreção renal de potássio, utilização de diuréticos poupadores de potássio (p. ex., espironolactona), ou utilização de inibidores da enzima conversora da angiotensina, que inibem a função da aldosterona. As consequências graves da hiperpotassemia incluem BAV, assístole e arritmias ventriculares potencialmente fatais.
Sódio (Na^+): 135 a 145 mEq/ℓ	Os níveis baixos ou altos de sódio sérico não afetam diretamente a função cardíaca. *Hiponatremia*: a diminuição dos níveis de sódio indica excesso de líquido e pode ser causada por insuficiência cardíaca ou administração de diuréticos tiazídicos. *Hipernatremia*: o aumento dos níveis de sódio indica déficits de líquido e pode resultar da diminuição da ingestão de água ou da perda de água por sudorese excessiva ou diarreia.
Coagulograma	A lesão da parede de um vaso ou de um tecido inicia a formação de um trombo. Essa lesão ativa a cascata de coagulação e as interações complexas de fosfolipídios, cálcio e fatores de coagulação, que convertem a protrombina em trombina. A cascata da coagulação apresenta duas vias: intrínseca e extrínseca. O coagulograma é realizado de modo rotineiro antes de procedimentos invasivos, tais como cateterismo cardíaco, estudo eletrofisiológico e cirurgia cardíaca.
Tempo de tromboplastina parcial ativada (TTPa) *Limite inferior da normalidade*: 21 a 35 s	TTPa mede a atividade da via intrínseca e é utilizado para avaliar os efeitos da heparina não fracionada. Uma variação terapêutica é de 1,5 a 2,5 vezes os valores basais. O ajuste da dose de heparina é necessário se TTPa < 50 s (↑ dose), ou > 100 s (↓ dose).
Tempo de protrombina (TP) *Limite inferior da normalidade*: 11 a 13 s	O TP mede a atividade da via extrínseca e é utilizado para monitorar o nível de anticoagulação com varfarina.
Razão normalizada internacional (RNI): 0,8 a 1,2	A RNI, relatada com o TP, fornece um método padrão para o relato dos níveis de TP e elimina a variação dos resultados do TP dos diferentes laboratórios. A RNI, em vez do TP isoladamente, é utilizada para monitorar a efetividade da varfarina. A variação terapêutica para a RNI é de 2 a 3,5, embora as variações específicas variem com base no diagnóstico.
Estudos hematológicos	
Hemograma completo	Identifica a contagem total de leucócitos, eritrócitos e plaquetas, bem como mede a hemoglobina e o hematócrito. É cuidadosamente monitorado em pacientes com doença cardiovascular.
Hematócrito *Masculino*: 42 a 52% *Feminino*: 36 a 48% Hemoglobina *Masculino*: 14 a 17 g/dℓ *Mulher*: 12 a 16 g/dℓ	O hematócrito representa a porcentagem de eritrócitos encontrada em 100 mℓ de sangue total. Os eritrócitos contêm hemoglobina, que transporta o oxigênio para as células. Níveis baixos de hemoglobina e hematócrito têm consequências sérias para os pacientes com doença cardiovascular, tais como episódios de angina mais frequentes ou infarto agudo do miocárdio.
Plaquetas: 140.000 a 400.000/mm³	As plaquetas são a primeira linha de proteção contra o sangramento. Após a ativação pela lesão da parede do vaso sanguíneo ou pela ruptura de placa aterosclerótica, as plaquetas são submetidas a alterações químicas, que formam um trombo. Diversos medicamentos inibem a função plaquetária, incluindo ácido acetilsalicílico, clopidogrel e inibidores da glicoproteína IIb/IIIa intravenosos (abciximabe, eptifibatida e tirofibana). Quando esses medicamentos são administrados, é essencial monitorar se ocorre trombocitopenia (contagens de plaquetas baixas).
Contagem de leucócitos: 4.500 a 11.000/mm³	As contagens de leucócitos são monitoradas em pacientes imunocomprometidos, incluindo aqueles com transplantes de coração ou quando se temem infecções (p. ex., após procedimentos invasivos ou cirurgia).

Adaptada de Fischbach, F. T. & Fischbach, M. A. (2018). *A manual of laboratory and diagnostic tests* (10th ed.). Philadelphia, PA: Wolters Kluwer; Urden, L. D., Stacy, K. M. & Lough, M. E. (2017). *Critical care nursing: Diagnosis and management* (8th ed.). St. Louis, MO: Elsevier Mosby.

dois eletrodos são feitos em papel gráfico ou demonstrados em um monitor. Diversos registros diferentes podem ser obtidos por meio de uma diversidade de combinações de eletrodos, denominadas *derivações*. Em suma, um eletrodo é uma visão específica da atividade elétrica do coração. O ECG padrão é composto de 12 eletrodos ou 12 visões diferentes, embora seja possível registrar 15 ou 18 derivações.

O ECG de 12 derivações é utilizado para diagnosticar arritmias, anormalidades de condução e aumento de câmaras, bem como isquemia, lesão ou IAM. Também pode sugerir efeitos cardíacos de distúrbios eletrolíticos (níveis altos ou baixos de cálcio e potássio) e os efeitos de medicamentos antiarrítmicos. Um ECG de 15 derivações adiciona três derivações torácicas adicionais no precórdio direito e é utilizado para o diagnóstico inicial de infarto ventricular direito e posterior esquerdo (ventricular). O ECG de 18 derivações adiciona três derivações posteriores ao ECG de 15 derivações e é útil para a detecção inicial de isquemia e lesão do miocárdio. Para intensificar a interpretação do ECG, idade, sexo, PA, altura, peso, sintomas e medicamentos (especialmente agentes digitálicos e antiarrítmicos) do paciente são anotados na requisição do ECG. (Ver mais sobre o ECG no Capítulo 22.)

Monitoramento eletrocardiográfico contínuo

O monitoramento ECG contínuo é o padrão de tratamento para os pacientes que são de alto risco para arritmias. Essa forma de monitoramento cardíaco detecta anormalidades na frequência e no ritmo cardíaco. Muitos sistemas têm a capacidade de monitorar em relação a alterações nos segmentos ST, que são utilizados para identificar isquemia ou lesão do miocárdio (ver Capítulo 23). Dois tipos de técnicas de monitoramento ECG contínuo são utilizados nos ambientes de saúde: monitoramento cardíaco conectado, encontrado em PS, unidades de cuidados críticos e unidades de cuidados progressivos; e telemetria, encontrada em unidades de cuidados de enfermagem gerais ou programas de reabilitação cardíaca ambulatoriais. Os sistemas de monitoramento cardíaco conectado e telemetria variam em sofisticação; entretanto, a maioria dos sistemas apresenta as seguintes características em comum:

- Monitora mais de uma derivação do ECG simultaneamente
- Monitora os segmentos ST (a depressão do segmento ST é um marcador de isquemia do miocárdio; a elevação do segmento ST fornece evidência de IAM em evolução)
- Fornece alarmes visuais e audíveis graduados (com base na prioridade, a assistolia merece o mais alto grau de alarme)
- Interpreta e armazena alarmes
- Apresenta tendência de dados ao longo do tempo
- Imprime uma cópia dos ritmos de uma ou mais derivações específicas do ECG ao longo de um tempo estabelecido (denominada *traçado do ritmo*)
- Salva cópias eletrônicas do ritmo cardíaco no prontuário eletrônico do paciente.

> **Alerta de enfermagem: Qualidade e segurança**
>
> Os pacientes colocados em monitoramento ECG contínuo devem ser informados a respeito da sua finalidade e advertidos de que ele não detecta dispneia, dor torácica ou outros sintomas de SCA. Portanto, os pacientes são instruídos a relatar sintomas novos ou piora dos sintomas imediatamente.

 Monitoramento cardíaco conectado

O monitoramento cardíaco conectado é utilizado para observar continuadamente o coração em relação a arritmias e distúrbios de condução com a utilização de uma ou duas derivações do ECG. Um ECG em tempo real é demonstrado em um monitor de cabeceira e em uma estação de monitoramento central. Em unidades de cuidados críticos, componentes adicionais podem ser adicionados ao monitor de cabeceira para monitorar continuadamente os parâmetros hemodinâmicos (PA não invasiva, PAs, pressões em artéria pulmonar), os parâmetros respiratórios (frequência respiratória, saturação de oxigênio) e os segmentos ST em relação à isquemia do miocárdio. O enfermeiro precisa conhecer a indicação específica do monitoramento eletrocardiográfico de todos os pacientes.

Telemetria

Além do monitoramento cardíaco conectado, o ECG pode ser continuadamente observado por **telemetria** – a transmissão de ondas de rádio de um transmissor operado a bateria até um banco central de monitores. O benefício principal da aplicação da telemetria é que o sistema é sem fios, o que possibilita que os pacientes deambulem enquanto uma ou duas derivações do ECG são monitoradas. O paciente apresenta eletrodos colocados sobre o tórax com um cabo de derivação que se conecta ao transmissor. O transmissor pode ser colocado em uma bolsa descartável e utilizado ao redor do pescoço, ou simplesmente afixado às roupas do paciente. A maioria das baterias do transmissor é trocada a cada 24 a 48 horas.

Sistemas de derivação

O número de eletrodos necessários para o monitoramento cardíaco conectado e com telemetria é ditado pelo sistema de derivação utilizado no ambiente clínico. É preciso que os eletrodos estejam colocados de modo seguro e correto na parede torácica para que possam detectar com acurácia arritmias cardíacas (Sandau, Funk, Auerbach et al., 2017). O Boxe 21.5 fornece dicas úteis sobre como aplicar esses eletrodos. Existem sistemas de três, quatro ou cinco derivações disponíveis para o monitoramento do ECG. O tipo de sistema de derivações utilizado determina o número de opções de derivações para o monitoramento. Por exemplo, o sistema de cinco derivações fornece até sete seleções de derivações diferentes. Ao contrário dos outros dois sistemas, o sistema de cinco derivações pode monitorar a atividade da parede anterior do ventrículo esquerdo. A Figura 21.9 apresenta diagramas da colocação dos eletrodos.

As duas derivações de ECG selecionadas com mais frequência para o monitoramento do ECG contínuo são as derivações II e V_1. A derivação II fornece a melhor visualização da despolarização atrial (representada pela onda P). A derivação V_1 registra melhor a despolarização ventricular e é mais útil quando do monitoramento em relação a determinadas arritmias (p. ex., contrações ventriculares prematuras, taquicardias, bloqueios de ramo) (ver Capítulo 22). Além da colocação apropriada dos eletrodos e dos cabos, é importante que o enfermeiro revise e ajuste os parâmetros de alarme de cada paciente para reduzir a ocorrência de alarmes falsos e a fadiga de alarme (Jepsen, Sendelbach, Ruppel et al., 2018).

Eletrocardiograma ambulatorial

O ECG ambulatorial domiciliar monitora por 24 horas um registrador portátil de eletrocardiógrafo contínuo ou intermitente. É usado para monitoramento mais prolongado, visto

> **Boxe 21.5 — Aplicação dos eletrodos**
>
> O sistema de monitoramento requer um sinal elétrico adequado para analisar o ritmo cardíaco do paciente. O uso apropriado dessa tecnologia inclui a aplicação correta de eletrodos para reduzir alarmes falsos do monitor cardíaco. Ao aplicar os eletrodos, as recomendações adiante devem ser seguidas para otimizar a aderência à pele e a condução da corrente elétrica do coração:
>
> - Debridar a superfície da pele das células mortas com água e sabão e secar bem usando uma esponja ou gaze
> - Cortar (não barbear) os pelos ao redor do local do eletrodo, se necessário
> - Conectar os eletrodos aos fios de derivação antes da sua colocação no tórax (a conexão dos fios de derivações quando os eletrodos estão colocados pode ser desconfortável para alguns pacientes)
> - Destacar a parte de trás do eletrodo e certificar-se de que o centro esteja umedecido com gel para eletrodo
> - Localizar a colocação da derivação apropriada e aplicar o eletrodo na pele, mantendo-o seguro no lugar com uma pressão leve
> - Substituir os eletrodos a cada 24 h, examinar a pele em relação à irritação e aplicar os eletrodos em locais diferentes
> - Se o paciente for sensível aos eletrodos, utilizar eletrodos hipoalergênicos.
>
> Adaptado de Jepsen, S., Sendelbach, S., Ruppel, H. et al. (2018). AACN Practice Alert: Managing alarms in acute care across the life span: Electrocardiography and pulse oximetry. *Critical Care Nurse*, 38(2), e16-e20.

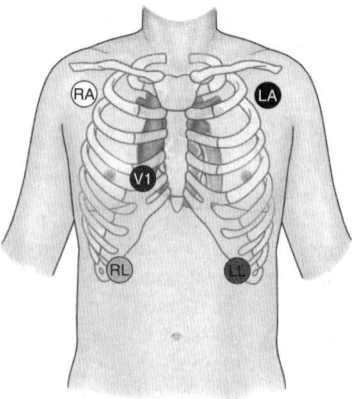

RA – Braço direito
LA – Braço esquerdo
RL – Perna direita
LL – Perna esquerda
V_1 – Tórax ou precórdio

Figura 21.9 • Colocação dos eletrodos utilizados no monitoramento eletrocardiográfico contínuo para o sistema de três derivações, colocação em RA, LA e LL; sistema de quatro derivações, colocação em RA, LA, RL e LL; sistema de cinco derivações, colocação em RA, LA, RL, LL e V_1.

que algumas arritmias ocorrem de modo intermitente e são difíceis de detectar em um ECG de 12 derivações realizado no ambulatório ou no consultório. Esse monitoramento pode ajudar a identificar a etiologia de dor torácica, síncope ou palpitação causadas por arritmias, para detectar episódios de isquemia miocárdica, para avaliar a efetividade do tratamento de insuficiência cardíaca e arritmias e para avaliar o funcionamento de CDI e marca-passos. Existem vários tipos de dispositivos que podem ser usados externamente ou ser implantados sob a pele. O ECG é transmitido para uma estação de monitoramento centralizada via telefone ou tecnologia *wireless* para um *site* seguro (Sampson, 2019).

Monitores contínuos

Comumente denominados monitores Holter, esses pequenos monitores portáteis são conectados a eletrodos torácicos (o número varia dependendo do modelo utilizado) que registram toda a atividade de ECG usando duas ou mais derivações em um dispositivo de memória digital. Em geral, o paciente mantém o aparelho de monitoramento no corpo por 24 a 48 horas. O paciente também é solicitado a manter um diário, anotando a data e o horário de quaisquer sintomas e atividades. O diário é usado pelo médico para correlacionar os sintomas com as arritmias detectadas. Após o término do monitoramento, o paciente devolve o dispositivo e o diário para o laboratório ou a clínica especializada. Os dados do dispositivo de memória digital são, então, carregados em um computador para a análise, e os ritmos que precisam de avaliação adicional por um médico são identificados. Portanto, os monitores Holter não possibilitam registros ou análises em tempo real do ECG. A efetividade dessa forma de monitoramento é dependente da adesão do paciente (uso do aparelho de monitoramento), da manutenção de um diário acurado e de a arritmia ocorrer durante o período de monitoramento (Sampson, 2019; Urden et al., 2017).

Uma alternativa recente ao uso do monitor Holter é o monitoramento por tecnologia *bluetooth*. Um adesivo é aplicado na área peitoral esquerda do paciente, eliminando a necessidade de múltiplos eletrodos de ECG, cabos e monitores. O adesivo é de uso único, à prova d'água e facilmente escondido sob a roupa. O paciente fica com o adesivo por 7 a 14 dias e, depois, devolve-o para o fabricante para análise. Esse dispositivo consegue detectar mais arritmias do que o monitor Holter, visto que é usado pelo paciente por um período maior (Sampson, 2019).

Monitores intermitentes

Monitores de eventos cardíacos intermitentes são dispositivos que conseguem detectar arritmias quando o paciente apresenta sintomas como palpitações, tontura ou sensação de desmaio. Pode ser necessário que os pacientes registrem os eventos durante vários dias até 1 mês. Os ECGs registrados são transmitidos via telefone ou transmissão *wireless* para o médico. O monitor de eventos e o registrador *loop* externo são duas formas comuns de monitores externos de eventos cardíacos intermitentes.

O monitor de eventos sintomáticos é usado para registrar e armazenar o ECG apenas quando o paciente apresenta sintomas. Os pacientes ativam o monitor de eventos sintomáticos por meio de compressão de um botão no dispositivo usado no punho ou pela colocação de um pequeno dispositivo manual sobre o tórax.

O registrador *loop*, um pequeno dispositivo que funciona com bateria, consegue registrar e armazenar curtos períodos de atividade eletrocardiográfica. O monitor é inserido sob a pele ou usado como uma pulseira. Alguns *loopers* são programados para detectar bradicardia, taquicardia e ritmos irregulares e não exigem interação do paciente. Outros tipos de registrador *loop* exigem que o paciente aperte um botão para ativar o registro eletrocardiográfico. O dispositivo registra o ECG do paciente por um período predeterminado antes e após a ativação do dispositivo. É preferível ao monitor de eventos sintomáticos, pois tem mais possibilidades de monitoramento.

O monitoramento em tempo real via celular é uma nova abordagem dos eventos cardíacos. O KardiaMobille® é um pequeno dispositivo que se conecta a um aplicativo de *smartphone*. O paciente coloca dois dedos da mão no dispositivo, que gera um arquivo PDF que pode ser enviado eletronicamente para o médico assistente. De modo semelhante, o paciente pode colocar um dedo da mão na seção digital de um Apple Watch® para gerar uma derivação de ritmo cardíaco. Essa derivação aparece no relógio, e um arquivo PDF é enviado por um aplicativo para o Apple iPhone® (Sampson, 2019).

Dispositivos médicos implantáveis cardíacos

Os dispositivos médicos implantáveis (DMIs) cardíacos incluem marca-passos e cardioversor desfibrilador implantável (CDI). Esses dispositivos salvam vidas e são usados em pacientes com cardiopatias graves. A tecnologia disponível atualmente possibilita o monitoramento *wireless* desses dispositivos para determinar a vida da bateria, os parâmetros de estimulação cardíaca e de tratamento e a ocorrência de arritmias atriais e ventriculares graves. Um transmissor, que é colocado na casa do paciente, envia dados do dispositivo para um repositório de dados seguro em um portal da *web*. Um aspecto singular desses dispositivos implantados é que eles têm alertas programáveis, que automaticamente detectam e transmitem episódios de arritmia sem necessidade de interação do paciente (ver discussão adicional no Capítulo 22).

Outro tipo de dispositivo eletrônico é o Reveal LINQ™, um monitor cardíaco implantável. Esse pequeno dispositivo é implantado sob a pele (subcutâneo), e sua bateria dura 3 anos. Os registros são feitos quando o dispositivo detecta uma arritmia. Os registros são enviados por um dispositivo de monitoramento domiciliar (*wireless*) para avaliação do médico especialista. Em comparação com os registradores de eventos descritos anteriormente, a vantagem desse dispositivo é que o paciente não precisa trocar os eletrodos nem carregar ou vestir o dispositivo de monitoramento. Esse tipo de monitoramento é recomendado para pacientes com sintomas infrequentes ou que precisam de monitoramento ECG por períodos mais prolongados (Sampson, 2019).

Intervenções de enfermagem para monitoramento cardíaco hospitalar de pacientes internados

Muitas evidências indicam que a maioria dos alarmes disparados durante o monitoramento de pacientes hospitalizados são alarmes falsos. Nesse ambiente de excesso de disparos de alarme, os profissionais de enfermagem se tornam insensíveis a esses sons e desenvolvem fadiga de alarme. A fadiga de alarme retarda o tempo de resposta ou resulta em ausência de resposta aos alarmes disparados. Diversas intervenções de enfermagem viabilizam a aquisição de dados, reduzem o risco de fadiga de alarme e garantem a segurança do paciente durante a utilização de monitoramento cardíaco (Jepsen et al., 2018; Sandau et al., 2017).

Para minimizar alarmes falsos, os registros de ECG devem ser livres de artefatos, que são um padrão de ECG anormal causado por atividade muscular, movimentação do paciente, interferência elétrica ou mau funcionamento do cabo da derivação ou do eletrodo. Os artefatos podem mimetizar arritmias e causar alarmes falsos desnecessários. É crucial para a eliminação do artefato o preparo apropriado da pele antes da colocação dos eletrodos e a troca destes a cada 24 horas. Durante as trocas dos eletrodos, a pele deve ser avaliada quanto a respostas alérgicas (pele pruriginosa e avermelhada) ao adesivo ou ao gel do eletrodo. Se essas respostas forem detectadas, os eletrodos são substituídos por eletrodos hipoalergênicos. A rotação dos locais de colocação dos eletrodos na pele reduzirá o risco de soluções de continuidade na pele (ver Figura 21.9).

Os eletrodos e as conexões precisam ser colocados corretamente. O posicionamento inadequado pode resultar em um artefato, que mimetiza isquemia ou arritmias. Devem ser selecionadas duas derivações que forneçam o melhor traçado para o monitoramento da arritmia, normalmente a derivação II e a derivação torácica V_1. Os equipamentos elétricos ativos ao redor do paciente devem ser inspecionados para confirmar que funcionam adequadamente e que tenham sido verificados recentemente pelo departamento de engenharia de acordo com a política da organização, uma vez que equipamentos com funcionamento inadequado podem causar alarmes falsos em decorrência de artefatos.

Um esforço deve ser feito para ajustar os parâmetros de alarme do ECG às necessidades específicas do paciente. Por exemplo, se o paciente apresentar fibrilação atrial, é apropriado desligar o alarme de frequência cardíaca irregular. Se esse alarme não for desligado, um alarme desnecessário será disparado, resultando em fadiga de alarme. Da mesma forma, os alarmes de bradicardia e taquicardia devem ser ajustados, discretamente acima ou abaixo da frequência cardíaca subjacente do paciente (Jepsen et al., 2018; Sandau et al., 2017).

O papel do enfermeiro é responder e corrigir todos os alarmes de monitoramento imediatamente. Alarmes de monitoramento inoperante (inop) – utilizados para comunicar que os eletrodos caíram, que as derivações estão soltas ou que a bateria do sistema está baixa (p. ex., telemetria) – são tão significativos quanto os alarmes de arritmias, que indicam que o paciente está taquicárdico, bradicárdico e apresentando outra arritmia potencialmente fatal. As respostas rápidas a todos os alarmes podem prevenir consequências sérias, incluindo a morte.

Infecções hospitalares podem ser transmitidas pelos cabos. Isso pode ser prevenido pelo uso de cabos descartáveis ou pela desinfecção do equipamento transmissor e dos cabos segundo a política da unidade de saúde. Um paciente nunca deve ser conectado a um equipamento de monitoramento que não tenha sido completamente limpo depois do uso de outro paciente. Se um paciente estiver programado para um implante de dispositivo, como um marca-passo, os eletrodos não devem ser colocados sobre o local de incisão planejado. Do mesmo modo, os eletrodos nunca devem ser colocados sobre uma incisão, um dispositivo implantado, ferimentos abertos ou pele inflamada.

Os eletrodos devem ser removidos após a interrupção do monitoramento, e a pele deve ser limpa para remover o excesso de gel e adesivo dos eletrodos. Eletrodos que contenham metal devem ser removidos antes do encaminhamento do paciente para qualquer exame que utilize ressonância magnética (RM), incluindo angiografia por ressonância magnética (ARM).

Os transmissores de telemetria e outros equipamentos de monitoramento devem ser mantidos de acordo com as recomendações do fabricante. Os dispositivos de monitoramento de qualquer tipo não devem ser submersos em água. Um dispositivo de monitoramento pode quebrar se cair; portanto, deve estar afixado ao avental ou às roupas do paciente.

Prova de esforço cardíaco

Normalmente, as artérias coronárias dilatam até quatro vezes o seu diâmetro habitual em resposta ao aumento das demandas metabólicas de oxigênio e nutrientes. Entretanto, as artérias coronárias afetadas por aterosclerose dilatam-se menos, comprometendo o fluxo de sangue para o miocárdio e causando isquemia. Portanto, as anormalidades na função cardiovascular têm maior probabilidade de serem detectadas durante ocasiões de aumento da demanda de oxigênio, ou "estresse". A **prova de esforço cardíaco** – a prova de esforço com exercício físico, o teste de estresse farmacológico e a cintigrafia miocárdica – engloba métodos não invasivos de investigação que determinam se há isquemia miocárdica e maior demanda miocárdica por oxigênio. A cintigrafia cardíaca é realizada durante o estado de repouso e imediatamente após a prova de esforço. Os resultados possibilitam a identificação de lesões em artérias coronárias específicas e áreas de isquemia no coração (King, 2017). Tendo em vista que as complicações de prova do esforço podem ser potencialmente fatais (IAM, parada cardíaca, IC e bradicardia e taquicardia com comprometimento hemodinâmico), as instalações de teste devem ter equipe e equipamentos prontos para fornecer tratamento, incluindo suporte à vida cardíaco avançado.

Prova de esforço físico
Procedimento

Durante uma prova de esforço físico, o paciente caminha ou corre sobre uma esteira elétrica (mais comum) ou pedala uma bicicleta ergométrica. Um protocolo orienta a intensidade do exercício físico de acordo com a idade do paciente e a meta de frequência cardíaca (King, 2017). Durante a prova, monitora-se o seguinte: duas ou mais derivações de ECG para determinação da frequência cardíaca, do ritmo cardíaco e de alterações isquêmicas; PA; temperatura da pele; aspecto físico; esforço percebido e sintomas, incluindo dor torácica, dispneia, tontura, cãibra nas pernas e fadiga. A prova é encerrada quando a frequência cardíaca predeterminada é alcançada ou quando o paciente apresenta sinais de isquemia do miocárdio. Achados anormais incluem dor torácica, arritmia ventricular, infradesnivelamento do segmento ST e ausência de aumento da frequência cardíaca ou da PA com o exercício físico (King, 2017).

Intervenções de enfermagem

No preparo para a prova de esforço físico, o paciente é instruído a realizar jejum de algumas horas antes do exame e a evitar estimulantes, tais como tabaco e cafeína. Os medicamentos podem ser administrados com goles de água. O médico assistente pode orientar a suspensão de betabloqueadores, bloqueadores dos canais de cálcio e digitálicos por até 48 horas antes da prova de esforço. Devem ser utilizados roupas e tênis ou sapatos com solas de borracha adequadas para a prática de exercícios. O enfermeiro prepara o paciente para a prova de esforço descrevendo como esta é realizada, o tipo de equipamento de monitoramento utilizado, a justificativa para a inserção de um cateter IV e quais sintomas devem ser relatados. O método de exercícios é revisado, e solicita-se aos pacientes que realizem seus melhores esforços nos exercícios. Se o exame precisar ser realizado com ecocardiografia ou cintigrafia (descritos na próxima seção), essas informações também são revisadas. Após a prova de esforço, o paciente é monitorado por 10 a 15 minutos até a normalização dos sinais vitais e dos outros parâmetros físicos. Assim que estiverem estáveis, os pacientes podem retomar as suas atividades habituais.

Teste de estresse farmacológico
Procedimento

Os pacientes com comprometimento cognitivo, incapazes de seguir as instruções ou fisicamente incapacitados ou que não estejam condicionados não conseguirão alcançar a sua frequência cardíaca alvo com exercícios em esteira elétrica ou bicicleta. Agentes vasodilatadores, como dipiridamol, adenosina ou regadenosona, administrados na forma de infusão IV, são empregados para simular os efeitos do exercício físico por meio de dilatação máxima das artérias coronárias normais e identificar as artérias estenóticas que não conseguem dilatar. Os efeitos colaterais desses agentes estão relacionados com a ação vasodilatadora e incluem dor torácica, cefaleia, rubor, náuseas, bloqueio atrioventricular e dispneia. Se necessário, os efeitos desses agentes podem ser revertidos por aminofilina IV. A adenosina apresenta meia-vida extremamente curta (menos de 10 segundos), de modo que quaisquer efeitos graves cessam rapidamente. Esses fármacos vasodilatadores são os agentes utilizados com técnicas de cintigrafia. Os pacientes que farão cintilografia do miocárdio com dobutamina ou dipiridamol precisam evitar o consumo de derivados da xantina, inclusive teofilina, aminofilina e cafeína, pois estes bloqueiam os efeitos dos agentes vasodilatadores.

Dobutamina é outra opção para a cintigrafia miocárdica de esforço. Esse fármaco é um agente simpaticomimético sintético que aumenta a frequência cardíaca, a contratilidade do miocárdio e a PA, elevando, assim, as demandas metabólicas do coração. É o agente preferencial quando se emprega ecocardiografia, em virtude dos seus efeitos sobre a alteração da movimentação da parede do miocárdio (devida à intensificação da contratilidade). A dobutamina também é utilizada para pacientes que apresentam broncospasmo ou doença pulmonar e que não conseguem tolerar a suspensão das doses de teofilina.

Intervenções de enfermagem

No preparo para o teste ergométrico farmacológico, o paciente é instruído a não comer ou beber nada por no mínimo 3 horas antes do teste. É preciso orientar o paciente a não ingerir alimentos líquidos ou sólidos que contenham chocolate ou cafeína nas 24 horas anteriores ao exame e a evitar tomar medicamentos que contenham cafeína. Essa restrição também inclui café descafeinado, chá e refrigerantes. Se houver ingestão de cafeína antes de uma prova de esforço com agentes vasodilatadores, o exame precisa ser reagendado. Os pacientes que recebem aminofilina, teofilina ou dipiridamol são instruídos a deixar de ingerir esses medicamentos por 24 a 48 horas antes do teste (se tolerado). O paciente é informado a respeito das sensações temporárias que podem ocorrer durante a infusão do agente vasodilatador, tais como rubor ou náuseas, que desaparecerão rapidamente. O paciente é instruído a relatar a ocorrência de quaisquer outros sintomas durante o teste para o cardiologista ou o enfermeiro. O teste de estresse pode demorar aproximadamente 1 hora, ou até 3 horas, se for realizada cintigrafia.

Cintigrafia

Estudos de cintigrafia são exames não invasivos que usam radioisótopos para avaliar a perfusão da artéria coronária, detectar isquemia e IAM e/ou avaliar a função ventricular esquerda. **Radioisótopos** são átomos instáveis que produzem pequenas quantidades de energia na forma de raios gama à medida que se decompõem. Quando os radioisótopos são injetados dentro da corrente sanguínea, a energia emitida pode ser detectada por uma câmera de cintilação gama posicionada sobre o corpo. Esses radioisótopos são denominados marcadores.

Cintigrafia de perfusão miocárdica

Imagens de perfusão miocárdica podem ser adquiridas por duas técnicas: tomografia computadorizada por emissão de fóton único (SPECT) ou tomografia por emissão de pósitrons (PET). É comumente realizado após IAM para determinar se a perfusão arterial do coração está comprometida durante a atividade e para avaliar a extensão da lesão do miocárdio. Além disso, é usado para determinar se a isquemia do miocárdio em virtude da DAC é a causa da dor torácica ou de outros sintomas relacionados com a DAC.

Essas técnicas de cintigrafia são realizadas em combinação com o teste ergométrico (ou prova de esforço) para comparar as imagens obtidas quando o coração está em repouso com as imagens do coração em um estado de estresse que resulta dos exercícios ou medicamentos. Diz-se que uma área do miocárdio que não é perfundida ou tem redução da perfusão apresenta um "defeito". A comparação das imagens em repouso com as imagens obtidas após a prova de esforço auxilia a diferenciar o miocárdio isquêmico do miocárdio relacionado com o infarto. Um defeito cujas dimensões não se modificam antes e depois do esforço é denominado defeito fixo. Defeitos fixos indicam que não há perfusão nessa área do miocárdio, como ocorre após um IAM. Os defeitos que aparecem ou que aumentam após a obtenção das imagens do teste de estresse indicam redução da perfusão naquela área do coração. Tendo em vista que o defeito desaparece com o repouso, ele é chamado de defeito reversível. Os defeitos reversíveis constituem achados positivos do teste de estresse. Em geral, o cateterismo cardíaco é recomendado após um teste ergométrico positivo para determinar a gravidade das obstruções do fluxo sanguíneo causadas pela DAC.

O paciente que é submetido à cintigrafia de perfusão miocárdica com teste de estresse deve ser preparado em relação ao tipo de estressor a ser utilizado (exercícios ou medicamento) e receber detalhes sobre o que esperar durante a cintigrafia. A cintigrafia é realizada em dois estágios. Em geral, as imagens em repouso são obtidas primeiro. Uma veia periférica é puncionada para administrar o radioisótopo, e eletrodos são colocados sobre o tórax para monitorar a frequência e o ritmo cardíacos. Lactantes, gestantes ou mulheres que acreditem estar grávidas não devem se submeter a SPECT e/ou PET. Se houver alguma dessas condições, o enfermeiro deve informar o médico.

Tomografia computadorizada por emissão de fóton único

A SPECT é um exame realizado em muitos locais e é a técnica mais comum de aquisição de imagens de perfusão miocárdica. Além disso, a capacidade da SPECT de detectar isquemia miocárdica varia entre 80 e 90% (King, 2017).

Procedimento

A SPECT é um exame complementar não invasivo e indolor que envolve a injeção de um radionuclídeo (tecnécio-99m [^{99m}Tc]; rubídio-82) e aquisição de imagens. Durante a SPECT, os pacientes são colocados em decúbito dorsal na mesa com os braços sobre a cabeça. A gamacâmera gira em torno da área torácica, convertendo os sinais dos marcadores em imagens do coração. O procedimento demora aproximadamente 30 minutos. O segundo exame é repetido após a prova de esforço com exercícios ou teste farmacológico.

Intervenções de enfermagem

A atuação primária do enfermeiro consiste em preparar o paciente para a SPECT e inserir um cateter venoso ou avaliar a perviedade e a adequação do acesso venoso existente. O acesso venoso é usado para injetar o marcador. O paciente pode estar preocupado a respeito da injeção de uma substância radioativa e precisa ser tranquilizado de que esses marcadores são seguros – a exposição à radiação é semelhante à de outros exames complementares. Não são necessárias precauções pós-procedimento a respeito da radiação.

Tomografia por emissão de pósitrons

A PET é outro exame de imagem não invasivo em que um marcador químico radioativo é administrado ao paciente e depois são adquiridas imagens. De modo geral, essas imagens têm resolução superior às da SPECT. A PET é um exame dispendioso e costuma ser realizado em grandes centros de imagem ou em centros médicos acadêmicos.

Procedimento

Durante a PET, marcadores são administrados por injeção; um composto é utilizado para determinar o fluxo sanguíneo no miocárdio, ao passo que outro determina a função metabólica. A câmera de PET fornece imagens tridimensionais detalhadas dos compostos distribuídos. A viabilidade do miocárdio é determinada comparando-se o metabolismo da glicose no miocárdio com o grau de fluxo sanguíneo. Por exemplo, o tecido isquêmico, porém viável, mostra diminuição do fluxo sanguíneo e elevação do metabolismo. Para um paciente com esse achado, a revascularização por meio de cirurgia ou angioplastia provavelmente será indicada para melhorar a função cardíaca. As restrições ao consumo de alimentos antes do exame variam entre as instituições, mas, tendo em vista que a PET avalia o metabolismo da glicose, o nível de glicose sérica do paciente deve estar dentro da variação normal antes do teste.

Intervenções de enfermagem

O enfermeiro orienta o paciente a se abster de bebidas alcoólicas e cafeína nas 24 horas anteriores ao exame por causa dos seus efeitos cardioestimulantes. No caso de pacientes diabéticos que façam uso de insulina, o enfermeiro precisa conversar com o médico a respeito das doses de insulina e restrições alimentares. O enfermeiro avalia os pacientes em relação ao temor de espaços fechados ou à claustrofobia. Os pacientes com essa condição são tranquilizados e informados de que medicamentos podem ser administrados para ajudá-los a relaxar. O enfermeiro também tranquiliza os pacientes de que a exposição à radiação ocorre em níveis seguros e aceitáveis, similares àqueles de outros estudos radiográficos diagnósticos.

Para preparar o paciente para a PET, o enfermeiro providencia um acesso venoso ou avalia um cateter IV existente em relação à permeabilidade e à adequação; em seguida, descreve o procedimento para o paciente. O paciente é colocado na mesa de exame com as mãos acima da cabeça. A mesa desliza, então, para dentro do aparelho. Enquanto está no escâner, o paciente precisa permanecer deitado e imóvel, de modo que imagens claras do coração possam ser obtidas. Uma imagem inicial é adquirida, a qual demora em torno de 30 minutos. Depois, um marcador é injetado na veia do paciente, e a aquisição de imagens é repetida. O nível sanguíneo de glicose do paciente é monitorado durante todo o exame. O exame demora de 1 a 3 horas para ser concluído.

Prova de função e movimentação da parede ventricular

A angiocardiografia com radionuclídeos de equilíbrio (ARNE), também conhecida como angiografia multissincronizada

(MUGA, do inglês *multiple-gated acquisition*), é uma técnica não invasiva comum que utiliza uma câmera de cintilação convencional com interface com um computador para registrar imagens do coração durante centenas de batimentos cardíacos. O computador processa os dados e possibilita visualizações sequenciais do coração em funcionamento. As imagens sequenciais são analisadas para avaliar a função ventricular esquerda, a movimentação da parede e a fração de ejeção.

É garantido ao paciente que não existe risco conhecido de radiação, e ele é orientado a permanecer imóvel durante o exame.

Outros exames de imagem

Outras técnicas de aquisição de imagens cardíacas são a tomografia computadorizada (TC) e a ARM.

Tomografia computadorizada
Procedimento

A TC cardíaca é um exame de imagem que utiliza raios X para obter cortes transversais "virtuais" precisos de áreas específicas do coração e das estruturas circundantes. Complexos algoritmos matemáticos e computadorizados são empregados na análise dos cortes, de modo a criar imagens tridimensionais. A TC com multidetectores (TCMD) é uma forma rápida de TC que adquire imagens de múltiplos cortes ao mesmo tempo. Essa tecnologia produz imagens de alta resolução da anatomia cardíaca (Liddy, Buckley, Kok et al., 2018). Duas formas de TC cardíaca incluem angiotomografia computadorizada de artérias coronárias e TC de feixe de elétrons (para determinação do escore de cálcio coronariano).

A angiotomografia computadorizada de artérias coronárias demanda o uso de um agente de contraste IV para intensificar os raios X e melhorar a visualização das estruturas cardíacas. Esse exame é realizado para investigar estenose nas artérias coronárias, aneurismas ou dissecções de aorta, perviedade dos enxertos vasculares após a revascularização do miocárdio, condições das veias pulmonares em pacientes com fibrilação atrial e anomalias congênitas nas estruturas cardíacas. O paciente pode receber betabloqueadores antes do exame para controlar a frequência e o ritmo cardíacos e reduzir os artefatos. Outra maneira de minimizar artefatos consiste em solicitar ao paciente que prenda a respiração periodicamente durante o exame. A angiotomografia computadorizada das artérias coronárias é realizada com cautela em pacientes com insuficiência renal. O agente de contraste utilizado durante a TC é excretado pelos rins; portanto, a função renal deve ser avaliada antes do exame. Pode ser necessária hidratação venosa antes e depois do exame, para minimizar os efeitos do contraste na função renal. Os pacientes precisarão de pré-medicação (corticosteroides e anti-histamínicos) se já apresentaram alguma reação a um agente de contraste (Mervak, Cohan, Ellis et al., 2017).

A TC com feixe de elétrons é usada para calcular o escore de cálcio nas placas ateromatosas nas artérias coronárias. Essa pontuação é usada para prever a probabilidade de eventos cardíacos, tais como IAM, ou a necessidade de um procedimento de revascularização no futuro. O escore de cálcio coronariano é usado na avaliação de indivíduos sem DAC conhecida, e seu valor prognóstico incremental é limitado em indivíduos com DAC conhecida, tais como aqueles com *stents* e que já se submeteram à revascularização miocárdica. Atualmente, acredita-se que a TC com feixes de elétrons seja um exame razoável para consideração em pacientes com risco baixo a intermediário de futuros eventos relacionados com a DAC. Os resultados desse exame podem auxiliar na sua reclassificação como de risco mais alto e, assim, intensificar as medidas de prevenção primária (Arnett et al., 2019).

Intervenções de enfermagem

O enfermeiro fornece os detalhes do procedimento para auxiliar no preparo do paciente para o teste. Os pacientes precisam estar preparados para suspender a respiração em determinado momento durante o procedimento; portanto, é importante que o enfermeiro pratique com o paciente antes da TC. O paciente é posicionado sobre uma mesa, e o escâner gira ao redor dela durante o teste. O procedimento é não invasivo e indolor. Entretanto, para obter imagens adequadas, o paciente deve deitar-se completamente imóvel durante o exame. Um acesso venoso é necessário em caso do uso de contraste para realçar as imagens. Deve-se informar ao paciente que espere rubor, gosto metálico, náuseas ou bradicardia temporários durante a infusão do contraste.

Angiografia por ressonância magnética
Procedimento

A ARM é uma técnica não invasiva e indolor utilizada para examinar as propriedades fisiológicas e anatômicas do coração. A ARM utiliza um campo magnético poderoso e imagens geradas por computador para formar imagens do coração e dos grandes vasos. É valiosa no diagnóstico de doenças da aorta, do músculo cardíaco e do pericárdio, bem como de lesões cardíacas congênitas. A aplicação dessa técnica para a avaliação da anatomia das artérias coronárias é limitada, tendo em vista que a qualidade das imagens é distorcida pelas incursões respiratórias, pelas contrações cardíacas e por determinados dispositivos implantados (*stents* e grampos cirúrgicos). Além disso, essa técnica não consegue visualizar adequadamente as pequenas artérias coronárias distais tão precisamente quanto a angiografia convencional realizada durante um cateterismo cardíaco.

Intervenções de enfermagem

Em virtude do campo magnético utilizado durante a ARM, os pacientes devem ser triados em relação a contraindicações à sua utilização. Os pacientes com qualquer tipo de dispositivo eletrônico implantável precisam ser examinados para determinar se é segura a realização do exame complementar (Indik, Gimbel, Abe et al., 2017). A ARM não pode ser realizada em pacientes que apresentam placas metálicas, próteses de articulações ou outros implantes metálicos que possam ser deslocados se expostos à ARM. Os pacientes são instruídos a remover quaisquer joias, relógios ou outros itens metálicos (p. ex., derivações de ECG). Adesivos transdérmicos que contenham uma camada aluminizada de condução de calor (p. ex., nitroglicerina, clonidina, fentanila) devem ser removidos antes da ARM para prevenir a queimadura da pele.

Durante a ARM, o paciente é colocado em decúbito dorsal sobre uma mesa localizada dentro de um dispositivo ou tubo de formação de imagens cercado que contém o campo magnético. Um paciente claustrofóbico pode precisar receber um sedativo leve antes de ser submetido à ARM. Um ruído intermitente de tinido ou abafado, que pode ser incômodo, é gerado pelas bobinas magnéticas, de modo que pode ser oferecido ao paciente um fone de ouvido para ouvir música. O escâner é equipado com um microfone, a fim de que o paciente possa se comunicar com a equipe. O paciente é orientado a permanecer imóvel durante o exame.

Ecocardiografia

Ecocardiografia transtorácica

A ecocardiografia é um exame não invasivo que utiliza ultrassom para medir a fração de ejeção e examinar o tamanho, o formato e a movimentação das estruturas cardíacas. É particularmente útil para o diagnóstico de derrames (efusões) pericárdicos, a determinação do tamanho das câmaras e da etiologia dos sopros cardíacos, a avaliação da função das valvas cardíacas, incluindo próteses de valvas cardíacas, e a avaliação da movimentação da parede ventricular.

Procedimento

A ecocardiografia envolve a transmissão de ondas de som de alta frequência para o coração através da parede torácica e o registro dos sinais de retorno. Com a abordagem transtorácica tradicional, o ultrassom é gerado por um transdutor manual aplicado à frente do tórax. O transdutor recebe os ecos e os converte em impulsos elétricos, que são registrados e demonstrados em um monitor. Ele cria imagens sofisticadas e espacialmente corretas do coração. Um ECG é registrado simultaneamente para auxiliar na interpretação do ecocardiograma.

Com a utilização das técnicas de Doppler, um ecocardiograma também pode demonstrar a direção e a velocidade do fluxo de sangue através do coração. Essas técnicas são utilizadas para a avaliação de "extravasamentos valvares", condições denominadas regurgitação valvar, e detectam o fluxo sanguíneo anormal entre os septos cardíacos esquerdo e direito.

A ecocardiografia pode ser realizada com uma prova de esforço físico ou farmacológico. As imagens são obtidas em repouso e imediatamente após a frequência cardíaca alvo ser alcançada. A isquemia do miocárdio em virtude da diminuição da perfusão durante o estresse causa anormalidades na movimentação da parede ventricular e é facilmente detectada por ecocardiografia. Uma prova de esforço com a utilização de ecocardiografia é considerada positiva se forem detectadas anormalidades na movimentação da parede ventricular durante o estresse, mas não durante o repouso. Esses achados são altamente sugestivos de DAC e requerem avaliação adicional, tal como cateterismo cardíaco.

Intervenções de enfermagem

Antes da ecocardiografia transtorácica, o enfermeiro informa o paciente a respeito do teste, explicando que ele é indolor. O monitoramento ecocardiográfico é realizado enquanto um transdutor que emite ondas de som é movimentado sobre a superfície da parede torácica. O gel aplicado à pele auxilia na transmissão das ondas de som. Periodicamente, solicita-se ao paciente que se vire sobre o lado esquerdo ou prenda a respiração. O teste demora aproximadamente 30 a 45 minutos. Se o paciente precisar ser submetido a uma prova de estresse por exercícios ou farmacológico com ecocardiografia, as informações sobre a prova de esforço também são revisadas com o paciente.

Ecocardiografia transesofágica

Procedimento

Uma limitação significativa da ecocardiografia transtorácica é a má qualidade das imagens produzidas. O ultrassom perde sua clareza ao atravessar os tecidos, os pulmões e os ossos. Uma técnica alternativa envolve a inserção de um pequeno transdutor através da boca e dentro do esôfago. Essa técnica, denominada *ecocardiografia transesofágica* (ETE), fornece imagens mais claras, tendo em vista que as ondas de ultrassom atravessam menos tecidos. Um agente anestésico tópico e sedação são utilizados durante a ETE em virtude do desconforto associado ao posicionamento do transdutor no esôfago (ver mais sobre sedação para procedimentos no Capítulo 15). Quando o paciente estiver confortável, insere-se o transdutor dentro da sua boca e solicita-se a ele que degluta diversas vezes até que esteja posicionado no esôfago.

A imagem de alta qualidade obtida durante a ETE torna essa técnica uma importante ferramenta diagnóstica de primeira linha para a avaliação de pacientes com muitos tipos de DCV, incluindo IC, valvopatia cardíaca, arritmias e muitas outras condições que colocam o paciente em risco de trombos atriais ou ventriculares. Também pode ser realizado teste de estresse farmacológico com a utilização de dobutamina e ETE. A ETE é empregada com frequência durante a cirurgia cardíaca para monitorar continuadamente a resposta do coração ao procedimento cirúrgico (p. ex., substituição valvar ou revascularização do miocárdio). As complicações são incomuns durante a ETE; entretanto, se ocorrerem, são graves. Essas complicações são causadas pela sedação e pelo comprometimento da deglutição, que resulta da anestesia tópica (depressão respiratória e aspiração) e pela inserção e manipulação do transdutor dentro do esôfago e do estômago (resposta vasovagal ou perfuração esofágica). O paciente deve ser avaliado antes da ETE em relação a histórico de disfagia ou radioterapia torácica, que aumentam a probabilidade de complicações.

Intervenções de enfermagem

Antes do teste, o enfermeiro fornece instruções pré-procedimento e assegura-se de que o paciente apresente uma clara compreensão do que o teste implica e por que ele está sendo realizado, instrui o paciente a não comer ou beber nada por 6 horas antes do estudo e certifica-se de que tenha sido obtido o consentimento livre e esclarecido. O enfermeiro também punciona uma veia periférica ou avalia um acesso IV existente em relação à permeabilidade e à adequação e solicita ao paciente que remova dentaduras totais ou parciais. Durante o repouso, o enfermeiro fornece suporte emocional e monitora o nível de consciência, a PA, o ECG, a respiração e a saturação de oxigênio (SpO_2). Durante o período de recuperação, o paciente deve manter o repouso no leito, com a cabeceira do leito elevada a 45°. De acordo com a política de sedação para procedimentos da instituição, o enfermeiro monitora o paciente em relação à dispneia e avalia os sinais vitais, a Sp_{O_2}, o nível de consciência e o reflexo do vômito, conforme recomendado. Alimentos e líquidos orais são suspensos até que o paciente esteja totalmente alerta e os efeitos do agente anestésico tópico sejam revertidos, normalmente 2 horas após o procedimento; se o reflexo do vômito estiver intacto, o enfermeiro inicia a alimentação com goles de água e, em seguida, avança até a dieta pré-procedimento. Os pacientes são informados de que podem ter dor de garganta pelas próximas 24 horas; eles são instruídos a relatar dor de garganta persistente, falta de ar ou dificuldade de deglutição para a equipe médica. Se o procedimento for realizado em ambiente ambulatorial, um familiar ou amigo deve estar disponível para transportar o paciente até a casa saindo do local do teste.

Cateterismo cardíaco

O **cateterismo cardíaco** é um procedimento invasivo usado para diagnosticar doenças estruturais e funcionais do coração e dos grandes vasos. Os resultados orientam as decisões terapêuticas, incluindo a necessidade de revascularização (ICP ou revascularização miocárdica) e outras intervenções para o manejo de defeitos estruturais das valvas ou do septo (ver Capítulo 23).

Esse procedimento envolve a introdução percutânea de cateteres radiopacos em uma veia calibrosa e uma artéria. A fluoroscopia é usada para orientar o avanço dos cateteres através das câmaras cardíacas direitas e esquerdas (cateterismo cardíaco direito e cateterismo cardíaco esquerdo, respectivamente). Na maioria das situações, é feito cateterismo das câmaras cardíacas direitas e esquerdas. Todavia, o cateterismo cardíaco direito é realizado sem o cateterismo cardíaco esquerdo quando só é necessário realizar biopsias de miocárdio ou verificar a medida da pressão arterial pulmonar. Vale mencionar que o cateterismo cardíaco esquerdo envolve o uso de agente de contraste. O agente de contraste é necessário para a visualização da perviedade das artérias coronárias e a avaliação da função ventricular esquerda.

Como parte do preparo para o procedimento, são solicitados exames de sangue para avaliar a função metabólica (eletrólitos e glicemia) e a função renal (ureia sanguínea e creatinina sérica). Um coagulograma (tempo de tromboplastina parcial ativada [TTPa], razão normalizada internacional [RNI] e tempo de protrombina [TP]) é realizado para orientar a dose do anticoagulante a ser usada durante o procedimento. Visto que sangramento e formação de hematoma são riscos do procedimento, um hemograma completo (eritrograma, leucograma e contagem de plaquetas) é necessário para estabelecer os valores basais. Posteriormente, esses resultados são comparados aos resultados pós-procedimento para monitorar perda sanguínea.

É coletada a anamnese para descobrir se já houve reações prévias a agentes de contraste e determinar se o paciente apresenta quaisquer fatores de risco para nefropatia induzida por contraste (NIC). Essa complicação incomum é uma forma de lesão renal aguda, geralmente reversível. Pacientes com doença renal crônica ou insuficiência renal, diabetes melito, insuficiência cardíaca, hipotensão, desidratação, uso de medicamentos nefrotóxicos e idade avançada correm risco de NIC. A NIC é definida como a elevação dos níveis séricos basais de creatinina em 25% ou mais ou elevação absoluta de 0,5 mg/dℓ nas 48 a 72 horas seguintes à administração de um agente de contraste (Urden et al., 2017). Ver Boxe 47.5 (Capítulo 47) para discussão adicional sobre cuidados de enfermagem para pacientes que realizam exames de imagem com administração de agente de contraste.

Durante um cateterismo cardíaco, o paciente precisa ter um ou mais cateteres IV para a administração de líquidos, agentes sedativos, heparina e outros medicamentos. O paciente é monitorado continuamente em relação a dor torácica, dispneia e alterações da PA e do ECG, que são indicativas de isquemia miocárdica, instabilidade hemodinâmica ou arritmias. Equipamentos de reanimação devem estar prontamente disponíveis, e a equipe deve estar preparada para fornecer medidas cardíacas avançadas de suporte à vida, conforme necessário.

Depois do procedimento, os pacientes devem permanecer no leito por 2 a 6 horas antes de ser permitida a deambulação. As variações no intervalo de tempo até a deambulação estão relacionadas com o tamanho dos cateteres utilizados durante o procedimento, o local de inserção do cateter (artéria femoral ou radial), o *status* de anticoagulação do paciente e outros fatores (p. ex., idade avançada, obesidade, distúrbio de sangramento). A utilização de um acesso radial e de cateteres arteriais menores (4 ou 6 Fr) está associada a repouso no leito por períodos menores.

O cateterismo cardíaco pode ser realizado em esquema ambulatorial. A menos que os resultados demonstrem a necessidade de tratamento imediato, os pacientes são liberados para o domicílio. Os pacientes hospitalizados cujo cateterismo cardíaco seja realizado com propósitos diagnósticos e intervencionistas (ICP, valvoplastia) retornam para a enfermaria ou para o quarto (ver Capítulo 23).

Cateterismo do coração direito

O cateterismo do coração direito precede, em geral, o cateterismo do coração esquerdo. É realizado para avaliar a função do ventrículo direito e das valvas tricúspide e pulmonar. O procedimento consiste na introdução de um cateter em uma veia braquial, jugular interna ou femoral até o átrio direito, o ventrículo direito, a artéria pulmonar e as arteríolas pulmonares. As pressões e as saturações de oxigênio dessas áreas são obtidas e registradas. A determinação das pressões na artéria pulmonar é usada no diagnóstico de hipertensão pulmonar. Também pode ser feita biopsia de um pequeno fragmento de tecido miocárdico durante o cateterismo cardíaco direito. Os resultados da biopsia são usados no diagnóstico de miocardiopatia (anormalidade do miocárdio) ou rejeição de transplante cardíaco. Ao fim do procedimento, o cateter venoso é retirado, e a hemostasia da veia puncionada é obtida por meio de compressão manual. Embora o cateterismo cardíaco direito seja considerado relativamente seguro, complicações potenciais incluem arritmias (em decorrência do contato do cateter com o endocárdio), espasmo venoso, infecção no local da inserção do cateter e perfuração das câmaras cardíacas direitas.

Cateterismo do coração esquerdo

Antes do cateterismo cardíaco esquerdo, os pacientes que já apresentaram reação a um agente de contraste são pré-medicados com anti-histamínicos (p. ex., difenidramina) e corticosteroides (p. ex., prednisona). Os pacientes que correm risco de NIC recebem estratégias preventivas antes e depois do procedimento. A hidratação venosa aumenta o volume vascular, viabiliza a eliminação renal do contraste e reduz o risco de NIC (Liu, Hong, Wang et al., 2019).

O cateterismo do coração esquerdo é realizado para avaliar o arco aórtico e seus principais ramos, a permeabilidade das artérias coronárias e a função do ventrículo esquerdo e das valvas mitral e aórtica. Esse procedimento é realizado por cateterismo retrógrado do ventrículo esquerdo. Na abordagem, o cardiologista intervencionista costuma inserir o cateter na artéria radial ou femoral direita e o avança até a aorta e o ventrículo esquerdo. As possíveis complicações incluem arritmias, IAM, perfuração do coração esquerdo ou de grandes vasos e embolização sistêmica.

Durante o cateterismo do coração esquerdo, é realizada a angiografia. A angiografia é uma técnica de imagem que envolve a injeção de contraste radiopaco no cateter arterial. O agente de contraste é filmado à medida que passa pelas câmaras do coração esquerdo, pelo arco aórtico e pelas principais artérias. A angiografia coronariana é outra técnica usada para observar a anatomia da artéria coronária e avaliar o grau de estenose da aterosclerose. Para realizar esse exame, um cateter é posicionado em uma das artérias coronárias. Uma vez posicionado, o agente de contraste é injetado diretamente na artéria, e as imagens são obtidas. O procedimento é, então, repetido na artéria coronária oposta. A ventriculografia também é realizada para avaliar o tamanho e a função do ventrículo esquerdo. Nesse exame, um cateter é posicionado no ventrículo esquerdo, e 30 mℓ de agente de contraste são injetados rapidamente no ventrículo.

A manipulação de cateteres nas artérias coronárias e no ventrículo esquerdo, bem como a injeção do agente de contraste, pode provocar isquemia miocárdica intermitente. É necessário monitoramento atento durante o cateterismo cardíaco esquerdo para detectar isquemia miocárdica, que pode deflagrar dor torácica e arritmias potencialmente fatais.

Quando o procedimento termina, o cateter arterial é retirado. Existem várias opções para obter hemostasia arterial, inclusive compressão manual e dispositivos hemostáticos comerciais. Um desses dispositivos, Terumo TR Band®, é aplicado sobre a artéria radial. Esse dispositivo tem um mecanismo que é inflado com ar para comprimir a artéria. Ele permanece no local por aproximadamente 2 horas. Um acesso radial e um dispositivo compressivo são práticas comuns e estão associados a riscos menores de sangramento e complicações vasculares, além de reduzir o intervalo de tempo até a deambulação pós-procedimento (Mason, Shah, Tamis-Holland et al., 2018).

Para a abordagem femoral, pode ser realizada pressão manual isoladamente ou em combinação com dispositivos de compressão mecânica, tais como FemoStop™. Também existem muitos tipos de dispositivos de fechamento vascular colocados por via percutânea. Esses dispositivos são posicionados no local da punção arterial femoral após a conclusão do procedimento. Eles utilizam uma esponja de gelatina embebida em soro fisiológico, colágeno, suturas ou uma combinação de colágeno e suturas. Outros produtos que agilizam a hemostasia arterial incluem adesivos externos. Esses produtos são posicionados sobre o local de punção à medida que o cateter é removido e é aplicada pressão manual por 4 a 10 minutos. Após ser obtida hemostasia, o adesivo é recoberto com um curativo que permanece no local por 24 horas. O cardiologista intervencionista determina qual dispositivo de fechamento, se necessário, será colocado com base na artéria puncionada para inserção do cateter, nas condições do paciente, na disponibilidade do dispositivo e na preferência pessoal.

Os principais benefícios dos dispositivos de fechamento vascular incluem hemostasia confiável e imediata e menos tempo de repouso no leito, sem aumento significativo de sangramentos ou outras complicações. As raras complicações associadas a esses dispositivos incluem sangramento ao redor do dispositivo de fechamento, infecção e obstrução arterial.

Intervenções de enfermagem

As responsabilidades de enfermagem antes do cateterismo cardíaco incluem:

- Orientar o paciente a realizar jejum, geralmente de 8 a 12 horas, antes do procedimento
- Informar o paciente que, se o cateterismo for realizado como um procedimento ambulatorial, um amigo, familiar ou outra pessoa responsável deve transportá-lo até sua casa
- Informar o paciente a respeito da duração esperada do procedimento e advertir que haverá necessidade de permanecer deitado sobre uma mesa dura por até 2 horas
- Tranquilizar o paciente de que medicamentos IV são administrados para manter o conforto
- Informar o paciente a respeito das sensações percebidas durante o cateterismo. Saber o que esperar pode ajudar o paciente a lidar com a experiência. O enfermeiro explica que uma sensação ocasional de palpitação pode ser sentida no tórax em virtude de batimentos cardíacos adicionais, que quase sempre ocorrem, em particular quando a ponta do cateter toca no endocárdio. Pode-se solicitar ao paciente que tussa e respire profundamente, especialmente após a injeção do agente de contraste. Tossir pode ajudar a interromper uma arritmia e eliminar o agente de contraste das artérias. Respirar profundamente e prender a respiração ajudam a abaixar o diafragma para melhor visualização das estruturas do coração. A injeção de um agente de contraste em cada lado do coração pode causar sensação de mal-estar por todo o corpo e uma sensação similar à de urinar, que cessa em 1 minuto ou menos
- Encorajar o paciente a expressar os temores e as ansiedades. O enfermeiro fornece instruções e reafirmação para reduzir a apreensão.

As responsabilidades de enfermagem após o cateterismo cardíaco são guiadas pela política hospitalar e pelas preferências do médico e podem incluir:

- Observar o local de acesso do cateter em relação a sangramentos ou à formação de hematomas e avaliação dos pulsos periféricos no membro afetado (pulsos dorsal do pé e tibial posterior no membro inferior, pulso radial no membro superior) a cada 15 minutos, durante 1 hora, a cada 30 minutos, durante 1 hora, e a cada hora, durante 4 horas, ou até a alta. A PA e a frequência cardíaca também são avaliadas durante esses mesmos intervalos de tempo
- Avaliar a temperatura, a cor e o enchimento capilar do membro afetado durante esses mesmos intervalos de tempo. O paciente é avaliado em relação a dor no membro, sensações de dormência ou formigamento, que podem indicar insuficiência arterial. A melhor técnica a ser utilizada é comparar os achados no membro acometido com o membro íntegro. Quaisquer alterações são imediatamente relatadas
- Realizar uma triagem cuidadosa em relação a arritmias por meio da observação do monitor cardíaco ou por meio da avaliação dos pulsos apical e periférico em relação a alterações na frequência e no ritmo. Uma reação vasovagal, composta de bradicardia, hipotensão e náuseas, pode ser precipitada por bexiga urinária distendida ou por desconforto em virtude da pressão manual que é aplicada durante a remoção de um cateter arterial ou venoso. A resposta vasovagal é revertida pela imediata elevação dos membros inferiores acima do nível do coração, infusão IV de líquido na forma de *bolus* e administração de atropina IV para tratar a bradicardia
- Manter as restrições de atividade por 2 a 6 horas após o procedimento. A determinação de repouso no leito, atividade na cadeira e tempo para iniciar a deambulação depende da localização da abordagem arterial, das dimensões do cateter usado durante o procedimento, dos medicamentos administrados e do método usado para manter a homeostasia. Se tiver sido empregada pressão manual ou um dispositivo mecânico durante uma abordagem da artéria femoral, o paciente permanece em repouso no leito por até 6 horas, com a perna afetada reta e a cabeceira do leito elevada em não mais do que 30°. Para conforto, o paciente pode ser virado de cada lado com o membro afetado reto. Se tiver sido utilizado um dispositivo de fechamento vascular percutâneo, o enfermeiro verifica os padrões de cuidados de enfermagem locais e antecipa que o paciente terá menos restrições à atividade. Se for empregado um dispositivo de fechamento radial, o paciente consegue ficar sentado em uma cadeira até se dissiparem os efeitos da sedação, e a

deambulação precoce é encorajada. Após a retirada do dispositivo de fechamento vascular, um curativo é aplicado no local do acesso vascular. Os pacientes podem retomar suas atividades normais no dia seguinte ao procedimento, porém é preciso evitar atividades vigorosas do punho por alguns dias (Mason et al., 2018). É administrado medicamento analgésico, conforme prescrito, para o desconforto

- Instruir o paciente a relatar dor torácica e sangramento ou desconforto súbito dos locais de inserção do cateter imediatamente
- Monitorar o paciente em relação à NIC por meio da observação de elevações nos níveis séricos de creatinina. A hidratação IV é utilizada para aumentar o débito urinário e eliminar o agente de contraste do sistema urinário; o aporte oral e IV e o débito urinário precisos são registrados
- Garantir a segurança do paciente ao orientá-lo a pedir ajuda para levantar-se da cama pela primeira vez após o procedimento. O paciente é monitorado em relação a sangramentos do local de acesso do cateter e em relação à hipotensão ortostática, indicada por queixas de tontura ou vertigem.

Para os pacientes que recebem alta hospitalar no mesmo dia do procedimento, são fornecidas instruções adicionais (Boxe 21.6).

Estudo eletrofisiológico

O estudo eletrofisiológico (EEF) é um procedimento invasivo importante para o diagnóstico e o tratamento de arritmias sérias. O EEF pode ser indicado para pacientes com síncope, palpitações, ou ambas, e para sobreviventes de parada cardíaca em virtude de fibrilação ventricular (morte súbita cardíaca) (Kusumoto, Schoenfeld, Barrett et al., 2019). O EEF é utilizado para: distinguir taquicardias atriais de ventriculares quando a determinação não puder ser feita pelo ECG de 12 derivações; avaliar quão prontamente uma arritmia potencialmente fatal (p. ex., taquicardia ventricular, fibrilação ventricular) pode ser induzida; avaliar a função do nó AV; avaliar a efetividade de medicamentos antiarrítmicos na supressão da arritmia; ou determinar a necessidade de outras intervenções terapêuticas, tais como um dispositivo médico implantável (DMI) cardíaco, ou ablação com radiofrequência. (Ver mais sobre EEF no Capítulo 22.)

Monitoramento hemodinâmico

Pacientes em estado crítico necessitam de avaliação contínua do seu sistema circulatório para diagnosticar e tratar suas condições clínicas complexas. Esse tipo de avaliação é conquistado por meio de um sistema de monitoramento direto da pressão, denominado monitoramento hemodinâmico. Os tipos comuns incluem PVC, pressão da artéria pulmonar e monitoramento da PA intra-arterial. Os pacientes que necessitam de monitoramento hemodinâmico são tratados em unidades de cuidados críticos. Algumas unidades de cuidados progressivos também admitem pacientes estáveis com PVC, cateteres de artéria pulmonar ou monitoramento da PA intra-arterial. Para realizar o monitoramento hemodinâmico, um cateter de PVC, artéria pulmonar ou arterial é introduzido no vaso sanguíneo apropriado ou na câmara cardíaca apropriada. Ele é conectado a um sistema de monitoramento da pressão que apresenta diversos componentes, incluindo:

- Um sistema de limpeza descartável, composto de soro fisiológico IV, equipo, válvulas e um dispositivo de limpeza, que proporciona a limpeza contínua e manual do sistema

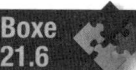

Boxe 21.6 — ORIENTAÇÕES AO PACIENTE
Automanejo após cateterismo cardíaco

Após a alta hospitalar em virtude de cateterismo cardíaco, os pacientes devem seguir estas diretrizes para o autocuidado:

- *Se foi puncionada uma artéria no seu punho:* retornar às atividades normais amanhã. Atividades vigorosas do punho, como trabalho manual, jogar tênis ou dirigir automóvel, são restringidas por alguns dias segundo a orientação do médico assistente
- *Se foi puncionada uma artéria na região inguinal:* nas próximas 24 h, não dobrar a cintura, fazer esforço ou levantar objetos pesados
- Não submergir o local de punção em água. Evitar banhos de banheira, mas tomar banho de chuveiro, conforme desejado
- Conversar com seu médico sobre quando você pode retornar ao trabalho, dirigir ou retomar as atividades vigorosas
- Se ocorrer sangramento, sentar-se (em caso de punção de artéria no braço ou no punho) ou deitar-se (em caso de punção de artéria na região inguinal) e aplicar pressão firme no local de punção por 10 min. Notificar o seu médico assim que possível e seguir as instruções. Se houver sangramento volumoso, ligar para o número de emergência. Não dirigir até o hospital
- Chamar o médico assistente se ocorrer qualquer uma das seguintes alterações do quadro clínico: edema, equimose ou dor no local da punção, temperatura corporal igual ou superior a 38,3°C
- Se os resultados dos exames mostrarem que você apresenta doença da artéria coronária, conversar com seu médico a respeito das opções de tratamento, incluindo programas de reabilitação cardíaca na sua comunidade
- Conversar com seu médico a respeito de alterações no estilo de vida para reduzir o seu risco de problemas cardíacos adicionais ou futuros, tais como abandono do tabagismo, reduzir o seu nível de colesterol, iniciar alterações alimentares, iniciar um programa de exercícios, fazer reabilitação cardíaca ou perder peso
- O seu médico pode prescrever um ou mais medicamentos novos, dependendo dos seus fatores de risco (anti-hipertensivos ou fármacos para reduzir os níveis de colesterol; ácido acetilsalicílico ou clopidogrel para prevenir coágulos sanguíneos). Seguir as orientações prescritas. Se você achar que qualquer um deles está causando efeitos colaterais, contatar seu médico imediatamente. Não interromper a medicação antes de conversar com seu médico.

Adaptado de Mason, P. J., Shah, B., Tamis-Holland, J. E. et al. (2018). An update on radial artery access and best practices for transradial coronary angiography and intervention in acute coronary syndrome: A scientific statement from the American Heart Association. *Circulation: Cardiovascular Interventions.* Retirado em 14/05/2019 de: www.ahajournals.org/toc/circinterventions/11/9.

- Uma bolsa de pressão, inserida ao redor da solução de limpeza, que é mantida à pressão de 300 mmHg. O sistema de limpeza pressurizada administra 3 a 5 mℓ de solução por hora por cateter para prevenir a coagulação e o fluxo retrógrado de sangue para dentro do sistema de monitoramento da pressão
- Um transdutor, para converter a pressão que advém da artéria ou da câmara cardíaca em um sinal elétrico
- Um amplificador ou monitor, que aumenta o tamanho do sinal elétrico para demonstração em um osciloscópio.

Os enfermeiros que cuidam de pacientes que necessitam de monitoramento hemodinâmico recebem treinamento antes da aplicação dessa tecnologia sofisticada. O enfermeiro ajuda a garantir os cuidados seguros e efetivos ao aderir às diretrizes a seguir:

- Assegurar que o sistema esteja configurado e que seja mantido adequadamente. Por exemplo, o sistema de monitoramento da pressão deve seja mantido desobstruído e sem bolhas de ar
- Verificar se a válvula do transdutor está posicionada no nível do átrio antes que o sistema seja utilizado para a obtenção de aferições da pressão. Esse ponto de referência é denominado eixo flebostático (Figura 21.10). O enfermeiro utiliza um marcador para identificar esse nível na parede torácica, o que fornece um ponto de referência estável para as leituras subsequentes da pressão
- Estabelecer o ponto de referência zero, com a finalidade de assegurar que o sistema esteja funcionando adequadamente à pressão atmosférica. Esse processo é realizado por meio do posicionamento da válvula do transdutor no eixo flebostático, da abertura do transdutor para o ar e da ativação da chave de função zero no monitor de cabeceira. As aferições da PVC, da PA e das pressões da artéria pulmonar podem ser realizadas com a cabeceira do leito elevada em até 60°; entretanto, o sistema precisa ser reposicionado para o eixo flebostático, visando assegurar uma leitura acurada (Urden et al., 2017).

As complicações em virtude da utilização dos sistemas de monitoramento hemodinâmico são incomuns e podem incluir pneumotórax, infecção e embolia gasosa. O enfermeiro observa se há sinais de pneumotórax durante a inserção dos cateteres com uma abordagem venosa central (cateteres de PVC e artéria pulmonar). Quanto mais tempo quaisquer desses cateteres forem deixados no local (após 72 a 96 horas), maior será o risco de infecção. Êmbolos gasosos podem ser introduzidos no sistema vascular se as válvulas anexadas aos transdutores de pressão forem manuseadas de modo errôneo durante a coleta de sangue, a administração de medicamentos ou outros procedimentos que exijam a abertura do sistema para o ar. Portanto, os enfermeiros que manuseiam esse equipamento precisam demonstrar competência antes de cuidar de modo independente de um paciente que necessite de monitoramento hemodinâmico.

Infecções da corrente sanguínea relacionadas com o cateter são as complicações evitáveis mais comuns associadas aos sistemas de monitoramento hemodinâmico. O Centers for Disease Control and Prevention (CDC) publicou diretrizes abrangentes para a prevenção dessas infecções (O'Grady, Alexander, Burns et al., 2011; Talbot, Stone, Irwin et al., 2017). Para minimizar o risco de infecção, um grupo de intervenções com base em evidências, denominado *pacote* de cuidados, deve ser implementado.

O CDC e a Infusion Nursing Society têm diretrizes adicionais de controle de infecções referentes aos cuidados contínuos desses pacientes, incluindo cuidados cutâneos, trocas de curativos e cuidados com o acesso vascular e o conector, resumidos na Tabela 21.5.

Monitoramento da pressão venosa central

A PVC é uma aferição da pressão na veia cava ou no átrio direito. As pressões na veia cava, no átrio direito e no ventrículo direito são iguais ao fim da diástole; portanto, a PVC também reflete a pressão de enchimento do ventrículo direito (pré-carga). A PVC normal é de 2 a 6 mmHg. É aferida por meio do posicionamento de um cateter na veia cava ou no átrio direito e da sua conexão a um sistema de monitoramento da pressão. A PVC é de mais valor quando é monitorada ao longo do tempo e correlacionada com as condições clínicas do paciente. Uma PVC superior a 6 mmHg indica elevação da pré-carga ventricular direita. Há muitos problemas que podem causar elevação da PVC, mas os mais comuns são hipervolemia (excesso de líquido circulando no corpo) e insuficiência cardíaca direita. Em contrapartida, PVC baixa (inferior a 2 mmHg) indica redução da pré-carga ventricular direita, que ocorre com mais frequência em virtude de hipovolemia. Desidratação, perda excessiva de sangue, vômitos ou diarreia e diurese excessiva podem resultar em hipovolemia e PVC baixa. Esse diagnóstico pode ser substanciado quando uma infusão rápida de líquido IV eleva a PVC.

Antes da inserção de um cateter de PVC, o local é preparado conforme recomendado pelo CDC (ver Boxe 11.2, Capítulo 11). O local preferido é a veia subclávia; a veia femoral em geral é evitada (O'Grady et al., 2011). É utilizado um agente anestésico local. Durante esse procedimento estéril, o médico insere um cateter de lúmen único ou multilúmen em uma veia periférica até alcançar a veia cava, logo acima ou dentro do átrio direito. Após o cateter de PVC ser inserido, ele é fixado, e é aplicado um curativo estéril seco. A posição do cateter é confirmada por radiografia de tórax.

Intervenções de enfermagem

A frequência das aferições da PVC é ditada pela condição do paciente e pelo plano de tratamento. Além da obtenção das leituras da pressão, o cateter de PVC é utilizado para a infusão

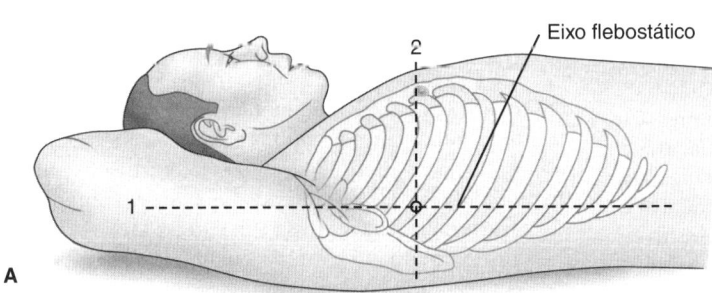
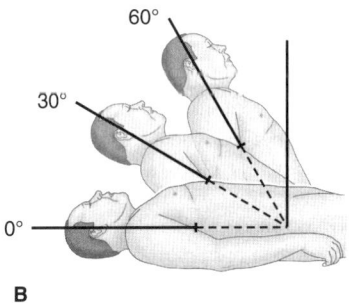

Figura 21.10 • **A.** O eixo flebostático é o ponto de referência em relação ao átrio quando o paciente está em decúbito dorsal. É a intersecção de duas linhas na parede torácica: (*1*) a linha média axilar traçada entre as superfícies anterior e posterior do tórax e (*2*) a linha traçada através do quarto espaço intercostal. A sua localização é identificada com um marcador cutâneo. A válvula do transdutor utilizada no monitoramento hemodinâmico é "nivelada" nessa marca antes da obtenção das aferições da pressão. **B.** As aferições podem ser obtidas com a cabeceira do leito (CDL) elevada em até 60°. Observe que o eixo flebostático é alterado à medida que a CDL é elevada; portanto, a válvula e o transdutor devem ser reposicionados após cada alteração na posição.

TABELA 21.5	Intervenções de enfermagem para prevenir infecções da corrente sanguínea relacionadas com cateteres intravasculares.
Tópico	Intervenção
Higiene das mãos	• Lavar as mãos com água e sabão ou utilizar higienizadores para as mãos à base de álcool antes e após o contato com o cateter por qualquer motivo.
Curativo	• Calçar luvas limpas ou estéreis ao trocar o curativo • Limpar a pele durante as trocas dos curativos com uma preparação de clorexidina > 0,5% com álcool • Utilizar curativo impregnado com clorexidina no local de inserção do cateter. Não utilizar pomadas nem cremes antibióticos tópicos nos locais de inserção • Fazer o curativo do local com gaze estéril ou curativo estéril, transparente e semipermeável para recobrir o local do cateter. Se o paciente estiver diaforético ou se o local estiver sangrando ou drenando, utilizar um curativo com gaze até que isso seja resolvido • Trocar os curativos com gaze a cada 2 dias ou os curativos transparentes no mínimo a cada 7 dias, ou sempre que os curativos estiverem úmidos, soltos ou visivelmente sujos.
Local do cateter	• Avaliar o local regularmente – visualmente, ao trocar o curativo, ou por meio de palpação de um curativo intacto. Remover o curativo para uma avaliação completa se o paciente apresentar sensibilidade no local de inserção, febre sem fonte óbvia ou outros sinais de infecção local ou da corrente sanguínea.
Sistemas de cateter sem agulha	• Trocar os conectores sem agulha, os equipos e o cateter de pressão de acordo com a orientação da unidade de saúde, geralmente a intervalos de 96 h • Desinfetar os *ports*, conectores e as pontas dos cateteres (*hubs*) com álcool, clorexidina/álcool ou iodo povidona antes e depois de ser obtido o acesso • Colocar tampas impregnadas com álcool nos conectores sem agulha entre os períodos de uso.
Banho	• Limpar a pele diariamente com solução de clorexidina a 2% • Não submergir o cateter ou o local do cateter em água • O banho de chuveiro é permitido se o cateter e o equipo correlato forem colocados sob uma cobertura impermeável.
Instruções ao paciente	• Solicitar aos pacientes que relatem quaisquer novos desconfortos do local de cateter.

Adaptada de Gorski, L. A., Hadaway, L., Hagle, M. et al. (2016). Infusion therapy standards of practice. *Journal of Infusion Nursing*, 39(1 Suppl.), S1–S159; O'Grady, N. P., Alexander, A., Burns, L. et al. (2011). 2017 Update of the guidelines for the prevention of intravascular catheter-related infections, 2011. Retirada em 15/05/2019 de: www.cdc.gov/infectioncontrol/pdf/guidelines/bsi-guidelines-H.pdf; Talbot, T. R., Stone, E. C., Irwin, K. et al. (2017). 2017 Updated recommendations on the use of chlorhexidine-impregnated dressings for prevention of intravascular catheter-related infections. Retirada em 15/05/2019 de: www.cdc.gov/infectioncontrol/pdf/guidelines/c-i-dressings-H.pdf.

de soluções IV, administração de medicamentos IV e coleta de amostras de sangue. Os cuidados de enfermagem para o paciente com um cateter de PVC seguem as diretrizes para cateter central e monitoramento pressórico (ver Tabela 21.5).

Monitoramento da pressão da artéria pulmonar

O monitoramento da pressão da artéria pulmonar é utilizado nos cuidados críticos para a avaliação da função ventricular esquerda, no diagnóstico da etiologia do choque e na avaliação da resposta do paciente às intervenções clínicas (p. ex., administração de líquidos, medicamentos vasoativos). São utilizados um cateter de artéria pulmonar e um sistema de monitoramento da pressão. Uma diversidade de cateteres está disponível para a medição do ritmo cardíaco, da oximetria, do débito cardíaco, ou uma combinação de funções. Os cateteres de artéria pulmonar são cateteres com balão na ponta, direcionados pelo fluxo, que apresentam lúmen distal e proximal (Figura 21.11). O lúmen distal apresenta um acesso que se abre na artéria pulmonar. Após a sua conexão ao sistema de monitoramento da pressão, ele é utilizado apenas para aferir as pressões contínuas da artéria pulmonar. O lúmen proximal apresenta um acesso que se abre no átrio direito. É utilizado para administrar medicamentos e soluções IV ou para monitorar as pressões atriais direitas (i. e., PVC). Cada cateter apresenta um local de insuflação do balão e uma válvula. Uma seringa é conectada a esse local, que é utilizado para inflar ou desinflar o balão com ar (capacidade máxima de 1,5 mℓ). A válvula abre e fecha o lúmen de insuflação do balão.

Um cateter de artéria pulmonar com funções especializadas apresenta componentes adicionais. Por exemplo, o cateter de termodiluição tem três características adicionais que o possibilitam medir o débito cardíaco: um conector termistor, anexado ao computador de débito cardíaco do monitor de cabeceira; um acesso proximal, utilizado para a injeção de soluções quando da obtenção do débito cardíaco; e um termistor (posicionado próximo da porta distal) (ver Figura 21.11).

O cateter de artéria pulmonar, recoberto com uma manga estéril, é inserido em uma veia grande, preferencialmente a subclávia, através de uma bainha. Conforme observado anteriormente, a veia femoral é evitada; as técnicas e os protocolos de inserção espelham aqueles utilizados para a inserção de um cateter de PVC (ver discussão anterior) (O'Grady et al., 2011). A bainha é equipada com uma porta lateral para a infusão de líquidos e medicamentos IV. Em seguida, o cateter é introduzido na veia cava e no átrio direito. No átrio direito, a ponta do balão é inflada, e o cateter é transportado rapidamente pelo fluxo de sangue através da valva tricúspide para o ventrículo direito, através da valva pulmonar, e para dentro de um ramo da artéria pulmonar. Quando o cateter alcança a artéria pulmonar, o balão é desinsuflado, e o cateter é fixado com suturas (Figura 21.12). Pode ser utilizada fluoroscopia durante a inserção para visualizar a progressão do cateter através das câmaras do coração direito até a artéria pulmonar. Esse procedimento pode ser realizado no centro cirúrgico, no laboratório de cateterismo cardíaco ou ao lado do leito na unidade de cuidados críticos. Durante a inserção do cateter de artéria pulmonar, o monitor de cabeceira é observado em relação a alterações na pressão e no formato das ondas, bem como arritmias, à medida que o cateter progride através do coração direito até a artéria pulmonar.

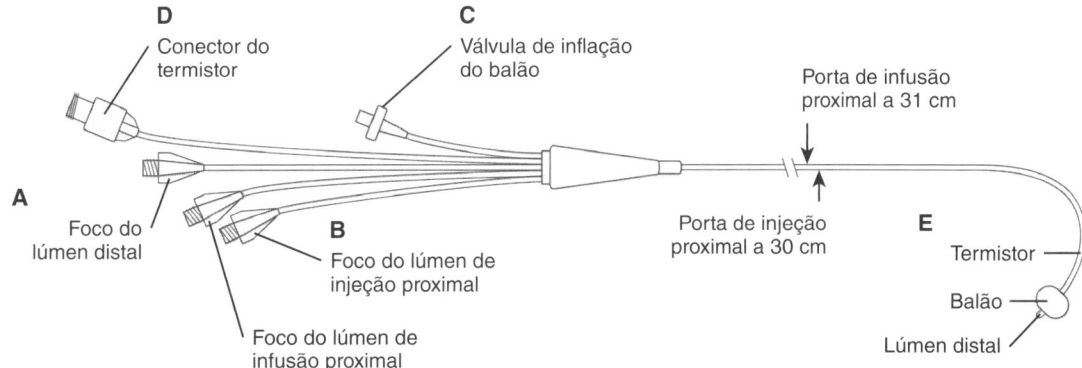

Figura 21.11 • Cateter de artéria pulmonar utilizado para a obtenção de aferições da pressão e do débito cardíaco. **A.** O sistema de monitoramento da pressão é conectado ao foco (local) do lúmen distal. **B.** Soluções intravenosas são infundidas através dos focos do lúmen de infusão e injeção proximal. **C.** Uma seringa preenchida com ar conectada à válvula de inflação do balão é utilizada para a inflação do balão durante a inserção do cateter e as aferições da pressão de oclusão da artéria pulmonar. **D.** Para obter o débito cardíaco, o conector do termistor é inserido no componente do débito cardíaco do monitor cardíaco de cabeceira, e 5 a 10 mℓ de soro fisiológico são injetados em 4 segundos na porta de injeção proximal. **E.** O termistor localizado perto do balão é utilizado para calcular o débito cardíaco. (Redesenhada por cortesia da Baxter Healthcare Corporation, Edwards Critical Care Division, Santa Ana, California.)

Após o posicionamento do cateter, são aferidas as seguintes pressões: atrial direita, sistólica da artéria pulmonar, diastólica da artéria pulmonar, média da artéria pulmonar e de oclusão da artéria pulmonar (ver Figura 21.2 para as pressões normais nas câmaras). O monitoramento da pressão diastólica da artéria pulmonar e de oclusão da artéria pulmonar é particularmente importante em pacientes criticamente enfermos, tendo em vista que é utilizado para avaliar as pressões de enchimento ventricular esquerdo (i. e., pré-carga ventricular esquerda).

É importante observar que a pressão de oclusão da artéria pulmonar é obtida por meio da inflação da ponta com balão por no máximo 15 segundos, o que faz ele fluir mais distalmente dentro de uma parte menor da artéria pulmonar, até que esteja ocluído dentro da posição. Essa é uma manobra oclusiva que impede o fluxo sanguíneo através daquele segmento da artéria pulmonar. Portanto, a pressão de oclusão é aferida imediatamente, e o balão é desinflado prontamente para restaurar o fluxo sanguíneo.

> **Alerta de enfermagem: Qualidade e segurança**
>
> Após a aferição da pressão de oclusão da artéria pulmonar, o enfermeiro certifica-se de que o balão esteja desinflado e que o cateter tenha retornado à sua posição normal. Essa importante intervenção é verificada ao se avaliar o retorno das formas das ondas sistólica e diastólica da pressão da artéria pulmonar demonstradas no monitor de cabeceira.

Intervenções de enfermagem

Os cuidados do local do cateter são essencialmente os mesmos de um cateter de PVC. Similar à aferição da PVC, o transdutor deve estar posicionado no eixo flebostático para assegurar leituras precisas (ver Figura 21.10). As complicações graves incluem ruptura da artéria pulmonar, tromboembolismo pulmonar, infarto pulmonar, dobramento do cateter, arritmias e embolia gasosa.

Monitoramento da pressão intra-arterial

O monitoramento da pressão intra-arterial é utilizado para a obtenção de aferições diretas e contínuas da PA em pacientes criticamente enfermos que apresentam hipertensão ou hipotensão grave. Os cateteres arteriais também são úteis quando medições de gasometria arterial e amostras de sangue precisam ser obtidas com frequência.

A artéria radial é o local habitual selecionado. Entretanto, a inserção de um cateter na artéria radial pode comprometer ainda mais a perfusão para uma área que apresenta circulação insuficiente. Como resultado, o tecido distal à artéria canulada pode se tornar isquêmico ou necrótico. Pacientes com diabetes melito, doença vascular periférica ou hipotensão, recebendo vasopressores IV ou que passaram por cirurgia anterior, são os de mais alto risco para essa complicação. Antes da introdução do cateter arterial, dois testes podem ser realizados para avaliar a circulação, a saber, ultrassonografia com Doppler ou teste de Allen modificado. A ultrassonografia com Doppler avalia o fluxo sanguíneo na artéria. O teste de Allen modificado avalia a circulação colateral. Para realizar o teste de Allen, solicita-se ao paciente que eleve a mão e cerre o punho. As artérias ulnar e radial são comprimidas ao mesmo tempo, provocando palidez da mão. Após o paciente abrir a mão, o enfermeiro libera a pressão sobre a artéria ulnar. Se o fluxo sanguíneo for restaurado (a mão fica rosa) dentro de 7 segundos, a circulação para a mão pode ser suficientemente adequada para tolerar a inserção de um cateter de artéria radial (Wiegand, 2017).

Intervenções de enfermagem

O preparo e os cuidados do local são os mesmos dos cateteres de PVC. A solução de limpeza do cateter é o soro fisiológico, a mesma dos cateteres de PVC e artéria pulmonar. Um transdutor é anexado, e as pressões são aferidas em milímetros de mercúrio (mmHg). O enfermeiro monitora o paciente em relação a complicações, que incluem obstrução local com isquemia distal, hemorragia externa, equimose maciça, dissecção, embolia gasosa, perda de sangue, dor, arteriospasmo e infecção.

Dispositivos de monitoramento do débito cardíaco minimamente invasivos

O monitoramento do débito cardíaco com a utilização de cateter de artéria pulmonar tem sido a prática padrão nos cuidados críticos desde a sua introdução, há mais de 50 anos. Recentemente, com a disponibilidade de novos dispositivos menos invasivos, o seu emprego tem diminuído. Vários tipos diferentes de dispositivos estão comercialmente disponíveis. A seleção de um dispositivo específico para a utilização clínica é

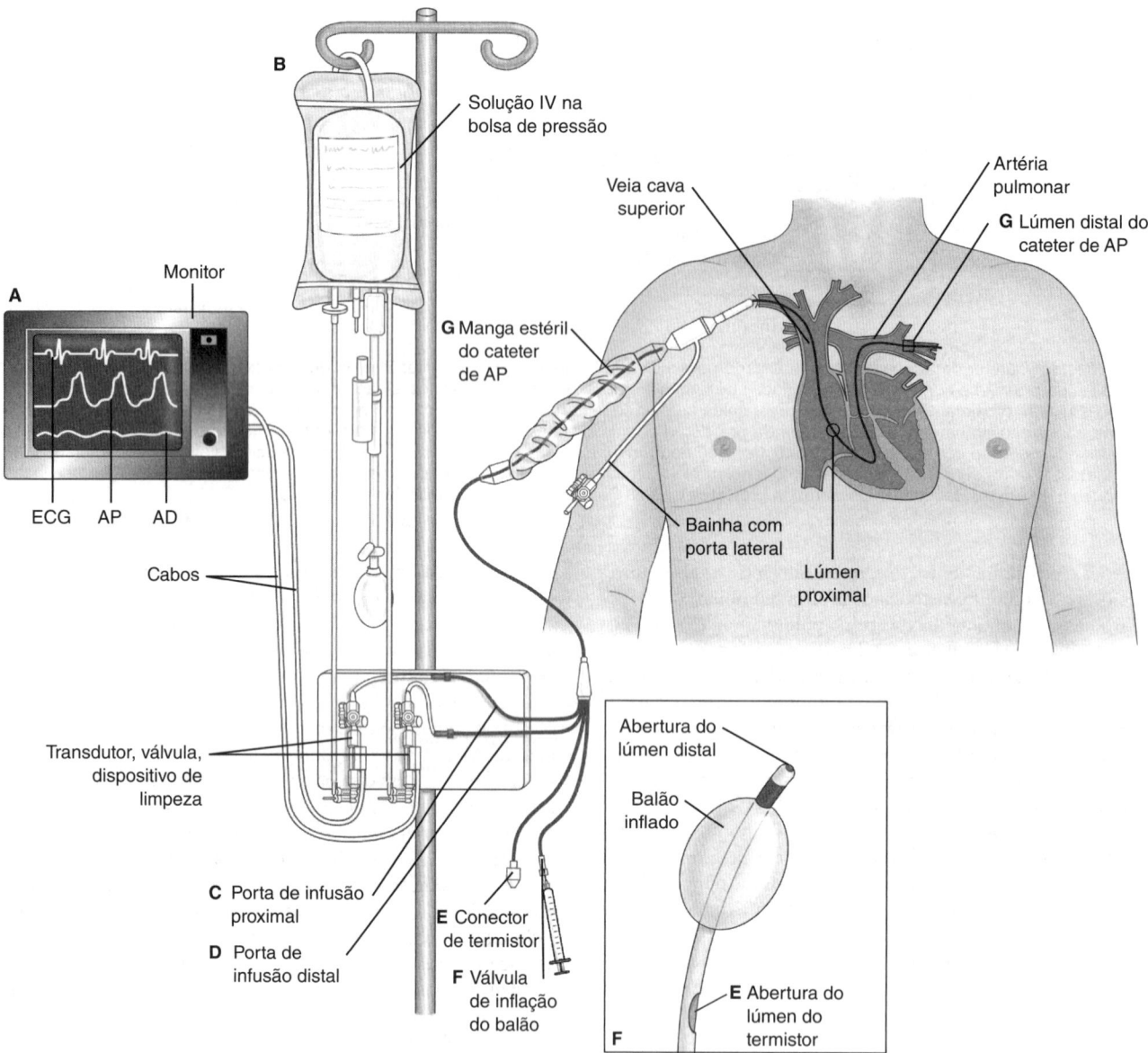

Figura 21.12 • Cateter de artéria pulmonar (AP) e sistemas de monitoramento da pressão. Monitor de cabeceira que se conecta com cabos (**A**) aos sistemas de monitoramento da pressão (inclui solução intravenosa [IV] em uma bolsa de pressão, equipo IV e dois transdutores com válvulas e dispositivos de limpeza) (**B**). Esse sistema se conecta à porta de infusão proximal, que abre no átrio direito (**C**) e é utilizada para infundir líquidos ou medicamentos e monitorar as pressões venosas centrais, e à porta de infusão distal (**D**). Esta porta se abre na AP e é utilizada para monitorar as pressões da AP. **E.** O conector do termistor é acoplado ao monitor cardíaco de cabeceira para a obtenção do débito cardíaco. **F.** Uma seringa preenchida com ar é acoplada à válvula de inflação do balão durante a inserção do cateter e a aferição da pressão de oclusão da AP. **G.** Cateter de AP posicionado na artéria pulmonar. Observe a manga estéril sobre o cateter de AP. O cateter de AP é inserido através da bainha até que alcance a posição desejada na AP. A porta lateral na bainha é utilizada para infundir medicamentos ou líquidos. AD: átrio direito; ECG: eletrocardiograma.

determinada pela disponibilidade, pelas preferências do médico e pela condição clínica do paciente (Urden et al., 2017).

A análise da pressão diferencial utiliza uma forma de onda da pressão arterial para estimar continuamente o volume sistólico do paciente. Um referido dispositivo, o sistema de monitoramento Vigileo®, da Edwards Lifesciences, é conectado a um acesso arterial radial ou femoral existente por meio de seu transdutor FloTrac®. Com a utilização da idade, do sexo, da área de superfície corporal e da PA do paciente, esse dispositivo calcula continuamente o débito cardíaco e outros parâmetros utilizados no tratamento de pacientes criticamente enfermos. A principal desvantagem desse dispositivo é que, com a finalidade de capturar dados precisos, ele primeiramente precisa capturar formas de onda arteriais ideais. Portanto, esse tipo de dispositivo tem utilidade limitada em pacientes com sinais de forma de onda desfavoráveis, algumas arritmias, instabilidade hemodinâmica e aqueles que possam estar utilizando concomitantemente uma bomba de balão intra-aórtico (ver Capítulo 11).

Sondas de Doppler esofágico são utilizadas para estimar o débito cardíaco de modo não invasivo. A sonda esofágica mede a velocidade do fluxo sanguíneo dentro de uma área transversal da aorta descendente para calcular o débito cardíaco. A utilização desse dispositivo na condição perioperatória demonstrou melhorar os resultados dos pacientes, incluindo diminuição das durações das hospitalizações e diminuição geral nas taxas de complicações (Urden et al., 2017).

O método de Fick, que utiliza medidas do dióxido de carbono (CO_2), é um método adicional utilizado para estimar o débito cardíaco. Para obter o débito cardíaco usando esse método, uma alça de reventilação é anexada ao ventilador, com um sensor infravermelho de CO_2, um sensor de fluxo de ar e um oxímetro de pulso. Leituras contínuas do débito cardíaco podem ser atualizadas a cada 3 minutos com a utilização desse dispositivo. Uma alternativa é o cálculo de Fick, que utiliza a área de superfície corporal do paciente e o consumo de oxigênio (saturações arterial e venosa e hemoglobina) para determinar o débito cardíaco.

EXERCÍCIOS DE PENSAMENTO CRÍTICO

1 qp Você recebe um paciente do sexo masculino, 65 anos, que está sendo transferido do laboratório de cateterismo cardíaco para a unidade coronariana. O enfermeiro relata que o paciente tem história pregressa de dor torácica, síndrome coronariana aguda, IAM, hipertensão arterial e diabetes melito. Foi realizado um procedimento eletivo de cateterismo cardíaco direito e esquerdo, e três *stents* foram colocados nas artérias coronárias. O paciente recebeu soro fisiológico (250 mℓ IV), heparina (4.500 unidades), fentanila (100 mg) e midazolam (2 mg). Uma pulseira hemostática TR Band® é colocada sobre a artéria radial direita do paciente e precisa ser mantida nesse local por 2 horas. O paciente tolerou bem o procedimento. Quais são as principais prioridades de enfermagem quando da chegada do paciente na enfermaria? Discuta as intervenções de enfermagem cruciais após o cateterismo cardíaco. Descreva como os cuidados de enfermagem para o paciente com acesso radial diferem dos cuidados para um paciente com acesso femoral. Que orientação o paciente precisaria receber em relação aos cuidados pós-procedimento?

2 pbe Você é designado para cuidar de uma mulher de 48 anos com cateter de artéria pulmonar. Ela apresenta insuficiência cardíaca avançada e está em lista de espera para transplante. Quais achados seriam esperados na avaliação cardíaca? O enfermeiro do plantão questiona se foi implementado um pacote de cuidados. Qual é a definição de pacote de cuidados? Como você cuidaria do cateter de artéria pulmonar de modo a reduzir o risco de infecções da corrente sanguínea relacionadas com o cateter? Qual é a força das evidências que guiam essas intervenções?

REFERÊNCIAS BIBLIOGRÁFICAS

*Pesquisa em enfermagem.
**Referência clássica.

Livros

Bickley, L. S. (2017). *Bates' guide to physical examination and history taking* (12th ed.). Philadelphia, PA: Wolters Kluwer Health/Lippincott Williams & Wilkins.

Fischbach, F. T., & Fischbach, M. A. (2018). *A manual of laboratory and diagnostic tests* (10th ed.). Philadelphia, PA: Wolters Kluwer.

Pappano, A. J., & Weir, W. G. (2019). *Cardiovascular physiology* (11th ed.). Philadelphia, PA: Elsevier.

Sidawy, A. N., & Perler, B. A. (2019). *Rutherford's vascular surgery and endovascular therapy* (9th ed.). Philadelphia, PA: Elsevier.

Urden, L. D., Stacy, K. M., & Lough, M. E. (2017). *Critical care nursing: Diagnosis and management* (8th ed.). St. Louis, MO: Elsevier Mosby.

Weber, J. R., & Kelley, J. H. (2018). *Health assessment in nursing* (6th ed.). Philadelphia, PA: Lippincott Williams & Wilkins.

Wesley, K. (2017). *Huszar's ECG and 12-lead interpretation* (5th ed.). St. Louis, MO: Elsevier.

Wiegand, D. (2017). *AACN procedure manual for high acuity, progressive, and critical care* (7th ed.). St. Louis, MO: Elsevier.

Won, C. H., Mohsenin, V., & Kryger, M. (2018). Treating sleep-related breathing disorders. In A. Sharafkhaneh, & M. Hirshkowitz (Eds.). *Fatigue management*. New York: Springer.

Zipes, D. P., Libby, P., Bonow, R. O., et al. (2019). *Braunwald's heart disease: A textbook of cardiovascular medicine* (11th ed.). Philadelphia, PA: Elsevier.

Periódicos e documentos eletrônicos

American College of Cardiology (ACC). (2019). ASCVD risk estimator plus. Retrieved on 6/4/2019 at: tools.acc.org/ascvd-risk-estimator-plus/#!/calculate/estimate

American Heart Association (AHA). (2018). Check. Change. Control Calculator™. Retrieved on 4/3/2019 at: ccccalculator.ccctracker.com

American Heart Association (AHA). (2019). Heart disease and stroke statistics—2019 at-a-glance. Retrieved on 3/29/2019 at: professional.heart.org/en/science-news/-/media/22cf5db5b1a24b38a435fcecb42d588b.ashx

Arnett, D. K., Blumenthal, R. S., Albert, M. A., et al. (2019). 2019 ACC/AHA guideline on the primary prevention of cardiovascular disease: A report of the American College of Cardiology/American Heart Association Task Force on Clinical Practice Guidelines. *Circulation*. Retrieved on 4/3/2019 at: www.ahajournals.org/doi/10.1161/CIR.0000000000000678

Boothby, C. A., Dada, B. R., Rabi, D. M., et al. (2018). The effect of cardiac rehabilitation attendance on sexual activity outcomes in cardiovascular disease patients: A systematic review. *Canadian Journal of Cardiology*, 34(12), 1590–1599.

Domínguez, F., Fuster, V., Fernández-Alvira, J., et al. (2019). Association of sleep duration and quality with subclinical atherosclerosis. *Journal of the American College of Cardiology*, 73(2), 134–144.

Gorski, L. A., Hadaway, L., Hagle, M., et al. (2016). Infusion therapy standards of practice. *Journal of Infusion Nursing*, 39(1 Suppl.), S1–S159.

Grundy, S. M., Stone, N. J., Bailey, A. L., et al. (2019). 2018 AHA/ACC/AACVPR/AAPA/ABC/ACPM/ADA/AGS/APhA/ASPC/NLA/PCNA Guideline on the management of blood cholesterol: A report of the American College of Cardiology/American Heart Association Task Force on Clinical Practice Guidelines. *Journal of the American College of Cardiology*, 73(24), 3168–3209.

**Homes, T. H., & Rahe, R. H. (1967). The Social Readjustment Rating Scale. *Journal of Psychosomatic Research*, 11(2), 213–218.

*Iacoe, E., Ratner, P. A., Wong, S. T., et al. (2018). A cross-sectional study of ethnicity-based differences in treatment seeking for symptoms of acute coronary syndrome. *European Journal of Cardiovascular Nursing*, 17(4), 297–304.

Indik, J. H., Gimbel, J. R., Abe, H., et al. (2017). 2017 HRS consensus statement on magnetic resonance imaging and radiation exposure in patients with cardiovascular implantable electronic devices. *Heart Rhythm*, 14(7), e97–e153.

Jepsen, S., Sendelbach, S., Ruppel, H., et al. (2018). AACN Practice Alert: Managing alarms in acute care across the life span: Electrocardiography and pulse oximetry. *Critical Care Nurse*, 38(2), e16–e20.

Jha, M. K., Qamar, A., Vaduganathan, M., et al. (2019). Screening and management of depression in patients with cardiovascular disease: JACC state-of-the-art review. *Journal of the American College of Cardiology*, 73(14), 1827–1845.

*Keck, C., & Taylor, M. (2018). Emerging research on the implications of hormone replacement therapy on coronary heart disease. *Current Atherosclerosis Reports*, 20(57), 1–4.

Kim, J., Kang, H., Bae, K., et al. (2019). Social support deficit and depression treatment outcomes in patients with acute coronary syndrome: Findings from the EsDEPACS study. *The International Journal of Psychiatry in Medicine*, 54(1), 39–52.

King, J. E. (2017). Guidelines and implications for selecting preoperative cardiac stress tests. *The Journal for Nurse Practitioners*, 13(8), 505–511.

Kusumoto, F. M., Schoenfeld, M. H., Barrett, C., et al. (2019). 2018 ACC/AHA/HRS guideline on the evaluation and management of patients with bradycardia and cardiac conduction delay: A report of the American College of Cardiology/American Heart Association Task

Force on Clinical Practice Guidelines and the Heart Rhythm Society. *Journal of the American College of Cardiology, 74*(7), e51–e156.

Lane-Cordova, A. D., Khan, S. S., Grobman, W. A., et al. (2019). Long-term cardiovascular risks associated with adverse pregnancy outcomes. *Journal of the American College of Cardiology, 73*(16), 2106–2116.

Levine, G. N., Bates, E. R., Bittl, J. A., et al. (2016). 2016 ACC/AHA guideline focused update on duration of dual antiplatelet therapy in patients with coronary artery disease: A report of the American College of Cardiology/American Heart Association Task Force on Clinical Practice Guidelines. *Journal of the American College of Cardiology, 68*(10), 1082–1115.

Lichtman, J. H., Leifheit, E. C., Safdar, B., et al. (2018). Sex differences in the presentation and perception of symptoms among young patients with myocardial infarction: Evidence from the VIRGO study (variation in recovery: role of gender on outcomes of young AMI patients). *Circulation, 137*(8), 781–790.

Liddy, S., Buckley, U., Kok, H. K., et al. (2018). Applications of cardiac computed tomography in electrophysiology intervention. *European Heart Journal Cardiovascular Imaging, 19*(3), 253–261.

Liu, Y., Hong, D., Wang, A. Y., et al. (2019). Effects of intravenous hydration on risk of contrast induced nephropathy and in-hospital mortality in STEMI patients undergoing primary percutaneous coronary intervention: A systematic review and meta-analysis of randomized controlled trials. *BMC Cardiovascular Disorders, 19*(87), 1–9.

Mason, P. J., Shah, B., Tamis-Holland, J. E., et al. (2018). An update on radial artery access and best practices for transradial coronary angiography and intervention in acute coronary syndrome: A scientific statement from the American Heart Association. *Circulation: Cardiovascular Interventions*. Retrieved on 5/4/2019 at: www.ahajournals.org/toc/circinterventions/11/9

Mervak, B. M., Cohan, R. H., Ellis, J. H., et al. (2017). Intravenous corticosteroid premedication administered 5 hours before CT compared with a traditional 13-hour oral regimen. *Radiology, 285*(2), 425–433.

Merz, C. N., Andersen, H., Sprague, E., et al. (2017). Knowledge, attitudes, and beliefs regarding cardiovascular disease in women: The women's heart alliance. *Journal of the American College of Cardiology, 70*(2), 123–132.

Momeyer, M. A., & Mion, L. C. (2018). Orthostatic hypotension: An often overlooked risk factor for falls. *Geriatric Nursing, 39*(4), 483–486.

O'Grady, N. P., Alexander, A., Burns, L., et al. (2011). 2017 Update of the guidelines for the prevention of intravascular catheter-related infections, 2011. Retrieved on 5/15/2019 at: www.cdc.gov/infectioncontrol/pdf/guidelines/bsi-guidelines-H.pdf

Ricci, F., De Caterina, R., & Fedorowski, A. (2015). Orthostatic hypotension: Epidemiology, prognosis, and treatment. *Journal of the American College of Cardiology, 66*(7), 848–860.

Rushton, S., & Carman, M. J. (2018). Chest pain: If it is not the heart, what is it? *Nursing Clinics of North America, 53*(3), 421–431.

Sampson, M. (2019). Ambulatory electrocardiography: Indications and devices. *British Journal of Cardiac Nursing, 14*(3), 114–121.

Sandau, K. E., Funk, M., Auerbach, A., et al. (2017). Update to practice standards for electrocardiographic monitoring in hospital settings: A scientific statement from the American Heart Association. *Circulation, 136*(19), e273–e344.

*Siow, E., Leung, D. Y., Wong, E. M., et al. (2018). Do depressive symptoms moderate the effects of exercise self-efficacy on physical activity among patients with coronary heart disease? *Journal of Cardiovascular Nursing, 33*(4), e26–e34.

Talbot, T. R., Stone, E. C., Irwin, K., et al. (2017). 2017 Updated recommendations on the use of chlorhexidine-impregnated dressings for prevention of intravascular catheter-related infections. Retrieved on 5/15/2019 at: www.cdc.gov/infectioncontrol/pdf/guidelines/c-i-dressings-H.pdf

Vaccarino, V., Badimon, L., Bremner, J. D., et al. (2019). Depression and coronary heart disease: 2018 ESC position paper of the working group of coronary pathophysiology and microcirculation developed under the auspices of the ESC Committee for Practice Guidelines. *European Heart Journal, 41*(17), 1687–1696.

Whelton, P. K., Carey, R. M., Aronow, W. S., et al. (2018). 2017 ACC/AHA/AAPA/ABC/ACPM/AGS/AphA/ASH/ASPC/NMA/PCNA Guideline for the prevention, detection, evaluation, and management of high blood pressure in adults. *Journal of the American College of Cardiology, 71*(19), e127–e248.

Yiadom, M. Y., Baugh, C. W., McWade, C. M., et al. (2017). Performance of emergency department screening criteria for an early ECG to identify ST-segment elevation myocardial infarction. *Journal of the American Heart Association, 6*(3), 1–11.

Yuan, M., Fang, Q., Liu, G., et al. (2019). Risk factors for post-acute coronary syndrome depression: A meta-analysis of observational studies. *Journal of Cardiovascular Nursing, 34*(1), 60–70.

Zhao, D., Guallar, E., & Ouyang, P., et al. (2018). Endogenous sex hormones and incident cardiovascular disease in post-menopausal women. *Journal of the American College of Cardiology, 71*(22), 2555–2566.

Recursos

American Association of Critical Care Nurses (AACN), www.aacn.org
American College of Cardiology (ACC), www.acc.org
American College of Cardiology (ACC) (2019). ASCVD risk estimator plus, tools.acc.org/ascvd-risk-estimator-plus/#!/calculate/estimate
American Heart Association (AHA), www.heart.org
American Heart Association (AHA), 2018 Prevention Guidelines Tool CV Risk Calculator, static.heart.org/riskcalc/app/index.html#!/baseline-risk
American Heart Association (AHA) (2018). Check. Change. Control Calculator™, ccccalculator.ccctracker.com
National Institutes of Health (NIH), National Heart, Lung, and Blood Institute (NHLBI), www.nhlbi.nih.gov

22. Manejo de Pacientes com Arritmias e Problemas de Condução

DESFECHOS DO APRENDIZADO

Após ler este capítulo, você será capaz de:

1. Correlacionar os componentes do eletrocardiograma normal com os eventos fisiológicos do coração.
2. Definir o eletrocardiograma como uma forma de onda que representa o evento elétrico cardíaco em relação à derivação (posicionamento de eletrodos).
3. Analisar os elementos de uma fita de ritmo de eletrocardiograma: frequências ventricular e atrial, ritmos ventricular e atrial, complexo QRS e formato, duração do complexo QRS, onda P e formato, intervalo PR e razão P:QRS.
4. Identificar os critérios eletrocardiográficos, as causas e o manejo das arritmias cardíacas e usar o processo de enfermagem como arcabouço para a prestação de cuidados ao paciente com arritmia, inclusive distúrbios da condução cardíaca.
5. Comparar os diferentes tipos de marca-passos, suas utilizações, possíveis complicações e implicações para a enfermagem.
6. Descrever os pontos-chave do uso de um desfibrilador; identificar a finalidade de um desfibrilador cardioversor implantável, os tipos disponíveis e as implicações para a enfermagem.
7. Descrever o manejo de enfermagem dos pacientes com dispositivos cardíacos implantáveis.

CONCEITO DE ENFERMAGEM

Perfusão

GLOSSÁRIO

ablação: destruição proposital de células do músculo cardíaco, geralmente em uma tentativa de corrigir ou eliminar uma arritmia

arritmia: distúrbio da formação ou da condução (ou de ambas) do impulso elétrico no coração, que altera a frequência cardíaca, o ritmo cardíaco, ou ambos, e possivelmente causa alteração do fluxo sanguíneo (também denominada arritmia)

artefato: formas de ondas eletrocardiográficas (ECG) distorcidas, irrelevantes e estranhas

automaticidade: capacidade das células cardíacas de iniciar um impulso elétrico

cardioversão: corrente elétrica administrada em sincronia com o complexo QRS do próprio paciente para interromper uma arritmia

complexo QRS: parte do traçado do ECG que reflete a condução de um impulso elétrico através dos ventrículos; despolarização ventricular

condução: transmissão de impulsos elétricos de uma célula para outra

cronotropismo: frequência de formação dos impulsos

desfibrilação: corrente elétrica administrada para interromper uma arritmia, não sincronizada com o complexo QRS do paciente

desfibrilador cardioversor implantável (DCI): dispositivo implantado na parede torácica para tratar arritmias

despolarização: processo pelo qual as células musculares cardíacas alteram de um estado intracelular mais negativamente carregado para um mais positivamente carregado

dromotropismo: velocidade de condução

eletrocardiograma (ECG): registro gráfico da atividade elétrica do coração, incluindo todas as fases do ciclo cardíaco

inotropismo: força de contração miocárdica

intervalo PP: duração entre o início de uma onda P e o início da próxima onda P; utilizado para calcular a frequência e o ritmo atrial

intervalo PR: parte do traçado do ECG que reflete a condução de um impulso elétrico a partir do nó sinoatrial até o nó atrioventricular

intervalo QT: parte do traçado do ECG que reflete o tempo desde a despolarização ventricular até a repolarização

intervalo RR: duração entre o início de um complexo QRS e o início do próximo complexo QRS; utilizado para calcular a frequência e o ritmo ventricular

intervalo TP: parte de um ECG que reflete o tempo entre o término da onda T e o início da próxima onda P; utilizado para identificar a linha isoelétrica

onda P: parte do traçado de ECG que reflete a condução de um impulso elétrico através do átrio; despolarização atrial

onda T: parte de um ECG que reflete a repolarização dos ventrículos

> **onda U:** parte de um ECG que pode refletir a repolarização das fibras de Purkinje; normalmente, não é visualizada, exceto se o nível de potássio sérico de um paciente estiver baixo
> **paroxística:** arritmia de aparecimento abrupto e interrupção espontânea; geralmente de curta duração, mas que pode recidivar
> **repolarização:** processo pelo qual as células musculares cardíacas retornam à condição intracelular mais negativamente carregada, seu estado de repouso
> **ritmo sinusal:** atividade elétrica do coração iniciada pelo nó sinoatrial
> **segmento ST:** parte do traçado do ECG que reflete o término do complexo QRS até o início da onda T
> **terapia de ressincronização cardíaca (TRC):** estimulação biventricular usada para corrigir distúrbios de condução interventricular, intraventricular e atrioventricular que ocorrem em pacientes com insuficiência cardíaca

É essencial que o coração tenha frequência e ritmo regulares para funcionar com eficiência como uma bomba para circular o sangue oxigenado e outros nutrientes vitais para todos os tecidos e órgãos do corpo (incluindo o próprio coração). Com um ritmo irregular ou errático, o coração é considerado *arrítmico*. Essa é uma condição potencialmente perigosa.

Os enfermeiros podem encontrar pacientes com arritmias em todos os ambientes de saúde, incluindo ambientes de cuidados primários, instalações de enfermagem especializada, ambientes de reabilitação, hospitais e instituições de cuidados de saúde domiciliar. Algumas arritmias são agudas, ao passo que outras são crônicas; algumas necessitam de intervenções de emergência, outras não. Tendo em vista que os pacientes com arritmias são encontrados com frequência em diversos tipos de ambientes, os enfermeiros devem ser capazes de identificar e fornecer o tratamento de primeira linha apropriado das arritmias.

ARRITMIAS

As **arritmias** são distúrbios da formação ou da condução (ou de ambas) do impulso elétrico no coração. Esses distúrbios podem causar perturbações da frequência cardíaca, do ritmo cardíaco, ou de ambos. Inicialmente, as arritmias podem ser evidenciadas pelo efeito hemodinâmico que causam (p. ex., uma alteração na condução pode alterar a ação de bombeamento do coração e causar diminuição da pressão arterial) e são diagnosticadas pela análise da forma de onda eletrocardiográfica (ECG). O seu tratamento tem por base a frequência e a gravidade dos sintomas produzidos. As arritmias são denominadas de acordo com o local de origem do impulso elétrico e o mecanismo de formação ou de condução envolvido. Por exemplo, um impulso que tem origem no nó sinoatrial (SA) e ocorre a uma frequência lenta é denominado *bradicardia sinusal*.

CONDUÇÃO ELÉTRICA NORMAL

O impulso elétrico que estimula e regula o ritmo do músculo cardíaco normalmente tem origem no *nó sinoatrial* (nó SA), uma área localizada próximo à veia cava superior no átrio direito. Normalmente, o impulso elétrico ocorre a uma frequência de 60 a 100 vezes por minuto no adulto. O impulso elétrico movimenta-se rapidamente desde o nó SA pelos átrios, até o nó atrioventricular (AV) (Figura 22.1); esse processo é conhecido como **condução**. A estimulação elétrica das células musculares dos átrios causa a sua contração. A estrutura do nó AV diminui a velocidade do impulso elétrico, proporcionando aos átrios tempo para contrair e preencher os ventrículos com sangue. Essa parte da contração atrial é geralmente denominada pontapé atrial e é responsável por quase um terço do volume ejetado durante a contração ventricular (Fuster, Harrington, Narula et al., 2017). Em seguida, o impulso elétrico movimenta-se muito rapidamente pelo feixe de His até os ramos direito e esquerdo e as fibras de Purkinje, localizadas no músculo ventricular.

A estimulação elétrica é denominada **despolarização**, já a contração mecânica é denominada *sístole*. O relaxamento elétrico é denominado **repolarização**, e o relaxamento mecânico é denominado *diástole*. O processo desde a geração do impulso elétrico no nó SA até a repolarização ventricular completa o circuito eletromecânico, e o ciclo inicia novamente. (Ver mais sobre a função cardíaca no Capítulo 21.)

INFLUÊNCIAS SOBRE A FREQUÊNCIA CARDÍACA E A CONTRATILIDADE

A frequência cardíaca é influenciada pelo sistema nervoso autônomo, que é composto de fibras simpáticas e parassimpáticas. As fibras nervosas simpáticas (também denominadas fibras adrenérgicas) estão ligadas ao coração e às artérias, bem como a diversas outras áreas no corpo. A estimulação do sistema simpático resulta em **cronotropismo** positivo (aumento da frequência cardíaca), **dromotropismo** positivo (aumento da condução AV) e **inotropismo** positivo (aumento da força de contração cardíaca). A estimulação simpática também contrai os vasos sanguíneos periféricos, aumentando, assim, a pressão arterial. As fibras nervosas parassimpáticas também estão ligadas ao coração e às artérias. A estimulação parassimpática reduz a frequência cardíaca (cronotropismo negativo), a condução AV (dromotropismo negativo) e a força da contração miocárdica atrial. A diminuição da estimulação simpática resulta em dilatação das artérias, reduzindo, assim, a pressão arterial.

A manipulação do sistema nervoso autônomo pode aumentar ou diminuir a incidência de arritmias. O aumento da estimulação simpática (p. ex., causada por exercícios físicos, ansiedade, febre ou administração de catecolaminas, tais como dopamina, aminofilina ou dobutamina) pode elevar a incidência de arritmias. A diminuição da estimulação simpática (p. ex., com repouso, métodos de redução da ansiedade, tais como comunicação terapêutica ou meditação, ou administração de agentes de bloqueio beta-adrenérgico) pode reduzir a incidência de arritmias.

ELETROCARDIOGRAMA

O impulso elétrico que se movimenta pelo coração pode ser visualizado por meio da eletrocardiografia, cujo produto é um **eletrocardiograma (ECG)**. Cada fase do ciclo cardíaco é refletida por formas de onda específicas na tela de um monitor cardíaco ou em uma fita de papel gráfico ECG.

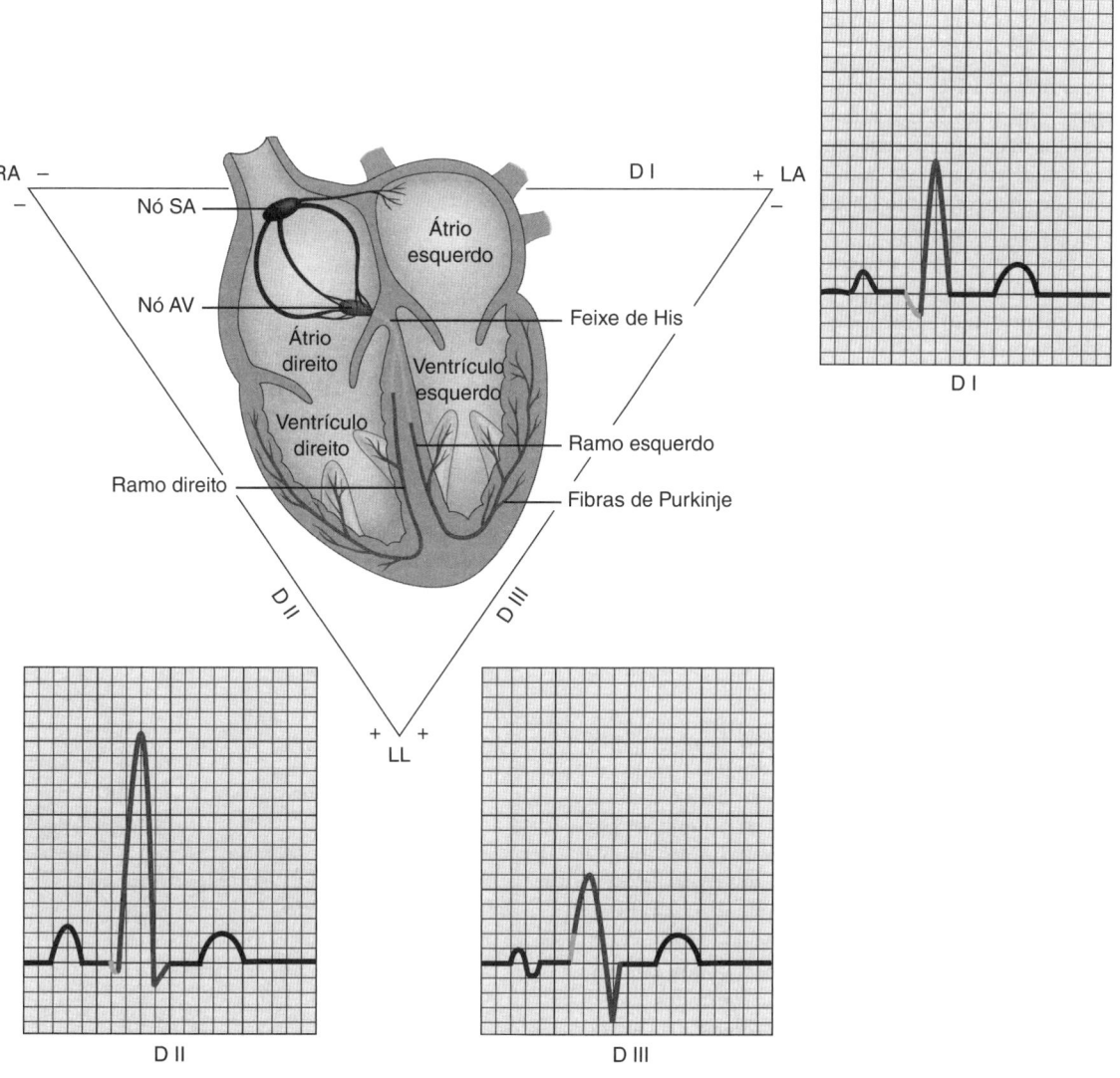

Figura 22.1 • Relação do complexo eletrocardiográfico (ECG), sistema de derivações e impulso elétrico. O coração conduz a atividade elétrica, que o ECG mede e demonstra. As configurações da atividade elétrica demonstradas no ECG variam, dependendo da derivação (ou vista) do ECG e do ritmo do coração. Portanto, a configuração de um traçado de ritmo normal da derivação I (D I) difere da configuração de um traçado de ritmo normal da derivação II (D II). Por sua vez, D II difere da derivação III (D III), e assim por diante. O mesmo acontece com os ritmos anormais e os distúrbios cardíacos. Para analisar precisamente a atividade elétrica do coração ou para identificar onde, quando e quais anormalidades ocorrem, deve-se avaliar o ECG a partir de cada derivação, e não apenas da D II. As diferentes áreas da atividade elétrica são identificadas por tons de cinza. RA: braço direito; LA: braço esquerdo; SA: sinoatrial; AV: atrioventricular; LL: perna esquerda.

Obtenção de um eletrocardiograma

Um ECG é obtido após o posicionamento de eletrodos sobre o corpo em áreas específicas. Os eletrodos de biomonitoramento têm diversos formatos e tamanhos, mas todos apresentam dois componentes: (1) uma substância adesiva que adere à pele para manter o eletrodo no local; e (2) uma substância que reduz a impedância elétrica da pele, viabilizando a transferência de íons do tecido para elétrons no eletrodo, intensificando a condutividade. A fricção suave da pele com uma gaze seca limpa ou a borda áspera do eletrodo ajuda a expor a camada condutora interior da epiderme, o que reduz a impedância da pele. Embora a limpeza da pele com álcool remova qualquer resíduo oleoso da pele, ela também aumenta a impedância elétrica da pele e impede a detecção do sinal elétrico cardíaco. É recomendada a lavagem da área com água e sabão antes da colocação dos eletrodos. Se os pelos no tórax impedirem o eletrodo de ter bom contato com a pele, pode ser necessário cortar os pelos (Sendelbach & Jepsen, 2018) (ver Capítulo 21, Boxe 21.5: Aplicação dos eletrodos). A aderência insuficiente dos eletrodos causa **artefato** (formas de ondas ECG distorcidas, irrelevantes e estranhas) significativo, que pode distorcer a captura de uma forma de onda ECG precisa.

A quantidade e o posicionamento dos eletrodos dependem do tipo de ECG que está sendo obtido. A maioria dos monitores contínuos utiliza dois a cinco eletrodos, normalmente posicionados nos membros e no tórax. Esses eletrodos criam uma linha imaginária, denominada *derivação*, que atua como um ponto de referência a partir do qual a atividade elétrica é visualizada. Uma derivação é como a lente de uma câmera – apresenta um campo de visão periférica estreito, que visualiza apenas a atividade elétrica diretamente à sua frente. Portanto, as formas de ondas ECG que figuram no papel ECG e no monitor cardíaco representam o impulso elétrico em relação à derivação (ver Figura 22.1). Uma alteração na forma de onda pode ser causada por uma alteração no impulso elétrico (onde tem origem ou como é conduzido) ou por uma alteração na derivação. Os eletrodos são anexados a fios de cabos, que são conectados a um dos que seguem:

- Uma máquina de ECG colocada ao lado do paciente para um registro imediato (ECG padrão de 12 derivações)
- Um monitor cardíaco na cabeceira do paciente para a leitura contínua; esse tipo de monitoramento, normalmente denominado *monitoramento conectado*, é utilizado em unidades de terapia intensiva
- Uma pequena caixa que o paciente carrega e que transmite continuadamente as informações ECG por ondas de rádio para um monitor central, localizado em outro local (denominado *telemetria*)
- Uma máquina semelhante a um gravador de fita pequena e leve (denominada *monitor eletrocardiográfico contínuo*, que pode incluir um *monitor Holter*) é aderida à pele do paciente por um período e registra continuadamente o ECG, que posteriormente é analisado e interpretado com um escâner
- Um dispositivo muito pequeno inserido sob a pele ou usado externamente na forma de uma pulseira (denominado *monitor intermitente* com *gravador*) consegue realizar o monitoramento eletrocardiográfico sob demanda sempre que o paciente apresentar sintomas (ver discussão adicional sobre sistemas de monitoramento eletrocardiográfico no Capítulo 21).

O paciente pode ser submetido a um estudo eletrofisiológico (EEF), em que eletrodos são posicionados no coração com a finalidade de obter um ECG intracardíaco. Este é utilizado não apenas para diagnosticar a arritmia, mas também para determinar o plano de tratamento mais efetivo. No entanto, tendo em vista que o estudo EEF é invasivo, ele é realizado no hospital e pode requerer a internação do paciente (ver discussão adiante).

Durante uma cirurgia de coração aberto, fios de marca-passo temporário podem ser levemente suturados ao epicárdio e exteriorizados através da parede torácica. Esses fios podem ser utilizados não apenas para a regulação temporária do ritmo, mas também quando conectados ao cabo da derivação V, para obter um ECG atrial, que pode ser útil no diagnóstico diferencial de taquiarritmias (ver Capítulo 23 para mais informações).

O posicionamento dos eletrodos para monitoramento varia com o tipo de tecnologia, a finalidade do monitoramento e os protocolos usados na instituição de saúde. Para um ECG padrão de 12 derivações, 10 eletrodos (seis no tórax e quatro nos membros) são colocados sobre o corpo (Figura 22.2). Para prevenir a interferência da atividade elétrica do músculo esquelético, os eletrodos dos membros são posicionados sobre áreas que não são ósseas e que não apresentam movimentação significativa. Os eletrodos dos membros fornecem as seis primeiras derivações: derivações I, II, III, aVR (voltagem do braço direito aumentada), aVL (voltagem do braço esquerdo aumentada) e aVF (voltagem da perna esquerda/do pé esquerdo aumentada). Os seis eletrodos torácicos são aplicados no tórax em áreas muito específicas. Os eletrodos torácicos fornecem as derivações V ou precordiais, V_1 a V_6. Para localizar o quarto espaço intercostal e para o posicionamento da V_1, são localizados o ângulo esternal e, em seguida, o manúbrio esternal, que se encontra aproximadamente 2,5 a 5 cm abaixo do ângulo esternal. Quando os dedos são movidos imediatamente para a direita do paciente, a segunda costela pode ser palpada. O segundo espaço intercostal é a endentação sentida logo abaixo da segunda costela. A localização

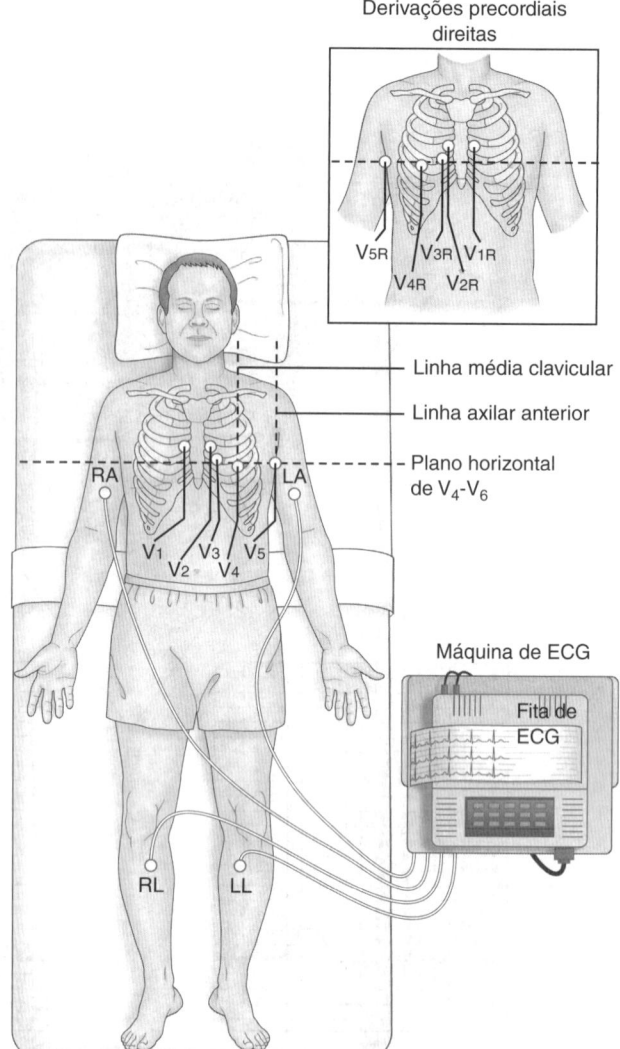

Figura 22.2 • Posicionamento de eletrodos ECG. As derivações precordiais esquerdas padrão são V_1 – quarto espaço intercostal, borda esternal direita; V_2 – quarto espaço intercostal, borda esternal esquerda; V_3 – diagonal entre V_2 e V_4; V_4 – quinto espaço intercostal, linha média clavicular esquerda; V_5 – mesmo nível que V_4, linha axilar anterior; V_6 (não ilustrada) – mesmo nível que V_4 e V_5, linha média axilar. As derivações precordiais direitas, colocadas por todo o lado direito do tórax, são o oposto espelhado das derivações esquerdas. RA: braço direito; LA: braço esquerdo; RL: perna direita; LL: perna esquerda.

do espaço intercostal específico é crítica para o correto posicionamento de cada eletrodo torácico. Podem ocorrer erros no diagnóstico se os eletrodos forem posicionados incorretamente. Às vezes, quando o paciente está no hospital e precisa ser cuidadosamente monitorado em relação a alterações ECG, os eletrodos torácicos são deixados no local para assegurar o mesmo posicionamento para os ECGs de acompanhamento de 12 derivações.

Um ECG padrão de 12 derivações reflete a atividade elétrica, principalmente no ventrículo esquerdo. Pode ser necessário o posicionamento de eletrodos adicionais para outras derivações, para a obtenção de informações mais completas. Por exemplo, em pacientes com suspeita de lesão cardíaca do lado direito, são necessárias derivações precordiais para avaliar o ventrículo direito (ver Figura 22.2).

Componentes do eletrocardiograma

A forma de onda ECG reflete a função do sistema de condução do coração em relação à derivação específica. O ECG oferece informações importantes a respeito da atividade elétrica do coração e é útil no diagnóstico de arritmias. As formas de ondas ECG são impressas em papel gráfico, que é dividido por linhas verticais e horizontais em intervalos padrão (Figura 22.3). O tempo e a frequência são medidos no eixo horizontal do gráfico, ao passo que a amplitude ou voltagem é medida no eixo vertical. Quando uma forma de onda ECG se movimenta em direção ao topo do papel, ela é denominada *deflexão positiva*. Quando se movimenta em direção à parte inferior do papel, é denominada *deflexão negativa*. Quando um ECG é revisado, cada forma de onda deve ser examinada e comparada às outras.

Ondas, complexos e intervalos

O ECG é composto de formas de ondas (incluindo a onda P, o complexo QRS, a onda T e, possivelmente, uma onda U) e segmentos e intervalos (incluindo o intervalo PR, o segmento ST e o intervalo QT) (ver Figura 22.3).

A **onda P** representa o impulso elétrico que tem início no nó SA e se propaga pelos átrios. Portanto, a onda P representa a despolarização atrial. Normalmente, ela apresenta altura de 2,5 mm ou menos e duração de 0,11 segundo ou menos.

O **complexo QRS** representa a despolarização ventricular. Nem todos os complexos QRS apresentam todas as três formas de ondas. A onda Q é a primeira deflexão negativa após a onda P. A onda Q normalmente apresenta duração inferior a 0,04 segundo e menos de 25% da amplitude da onda R. A onda R é a primeira deflexão positiva após a onda P, e a onda S é a primeira deflexão negativa após a onda R. Quando uma onda apresenta altura inferior a 5 mm, são utilizadas letras minúsculas (q, r, s); quando uma onda apresenta mais de 5 mm de altura, são utilizadas letras maiúsculas (Q, R, S) para rotular as ondas. O complexo QRS normalmente apresenta duração inferior a 0,12 segundo.

A **onda T** representa a repolarização ventricular (quando as células readquirem uma carga negativa; também denominada *estado de repouso*). Ela segue o complexo QRS e normalmente apresenta a mesma direção (deflexão) que ele.

A repolarização atrial também ocorre, mas não é visível ao ECG, tendo em vista que ocorre ao mesmo tempo que a despolarização ventricular (i. e., o QRS).

Acredita-se que a **onda U** represente a repolarização das fibras de Purkinje; embora esta onda seja rara, às vezes ela aparece em pacientes com hipopotassemia (níveis de potássio baixos), hipertensão ou cardiopatia. Se presente, a onda U segue a onda T e normalmente é menor que a onda P. Se for alta, ela pode ser confundida com uma onda P adicional.

O **intervalo PR** é medido desde o início da onda P até o início do complexo QRS e representa o tempo necessário para a estimulação do nó sinoatrial, a despolarização atrial e a condução pelo nó AV antes da despolarização ventricular. Em adultos, a duração do intervalo PR normalmente varia de 0,12 a 0,20 segundo.

O **segmento ST**, que representa a repolarização ventricular precoce, apresenta duração desde o término do complexo QRS até o início da onda T. O início do segmento ST normalmente é identificado por uma alteração na espessura ou no ângulo da parte terminal do complexo QRS. O término do segmento ST pode ser mais difícil de identificar, tendo em vista que se funde na onda T. O segmento ST normalmente é isoelétrico (ver discussão posterior sobre o intervalo TP). Ele é analisado para identificar se está acima ou abaixo da linha isoelétrica, que pode ser, entre outros sinais e sintomas, um sinal de isquemia cardíaca (ver Capítulo 23).

O **intervalo QT**, que representa o tempo total para a despolarização e a repolarização ventricular, é medido desde o início do complexo QRS até o término da onda T. O intervalo QT varia com a frequência cardíaca, o sexo e a idade; portanto, o intervalo medido pode ser corrigido (QT_c) em relação a essas variáveis por meio de cálculos específicos. O QT_c pode ser calculado automaticamente pela tecnologia ECG, ou o enfermeiro pode calcular manualmente ou usar um recurso que contenha um quadro desses cálculos. O intervalo QT normalmente apresenta duração de 0,32 a 0,40 segundo se a frequência cardíaca for de 65 a 95 batimentos por minuto (bpm). Muitos medicamentos administrados comumente durante a hospitalização podem provocar o intervalo QT (QT_c), colocando o paciente em risco de uma arritmia ventricular letal, denominada *torsade de pointes*.

O **intervalo TP** é medido desde o término da onda T até o início da próxima onda P – um período isoelétrico (ver Figura 22.3). Quando nenhuma atividade elétrica é detectada, a linha no gráfico permanece achatada; esta é denominada *linha isoelétrica*. O segmento ST é comparado ao intervalo TP para a detecção de alterações no segmento ST. O segmento PR é, às vezes, usado para determinar a linha isoelétrica. Todavia, como o segmento PR é ocasionalmente modificado por condições isquêmicas, o intervalo PR é a referência preferida para a determinação da linha isoelétrica.

O **intervalo PP** é medido desde o início de uma onda P até o início da próxima onda P; ele é utilizado para determinar a frequência e o ritmo atrial. O **intervalo RR** é medido desde um complexo QRS até o próximo complexo QRS; ele é utilizado para determinar a frequência e o ritmo ventricular (ver discussão posterior).

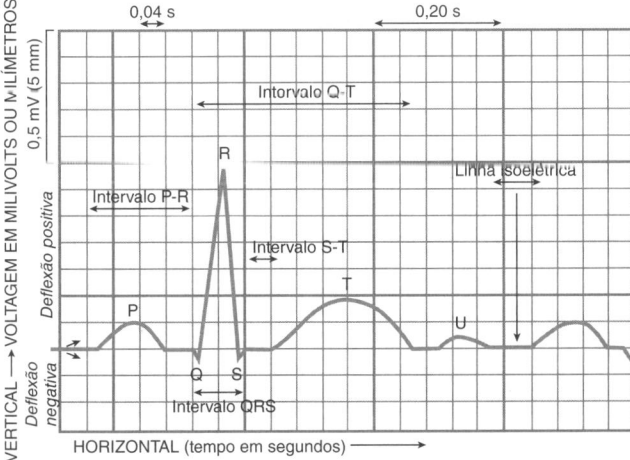

Figura 22.3 • Gráfico ECG e componentes comumente medidos. Cada quadro grande representa 0,20 s no eixo horizontal e 5 mm ou 0,5 milivolt no eixo vertical. Reimpressa, com autorização, de Morton, G. M. & Fontaine, D. K. (2018). *Critical care nursing: A holistic approach* (11th ed., Fig. 17-16). Philadelphia, PA: Wolters Kluwer.

ANÁLISE DA FITA DE RITMO DO ELETROCARDIOGRAMA

A fita de ritmo do ECG deve ser analisada de modo sistemático para determinar a frequência e o ritmo cardíacos do paciente e detectar arritmias e distúrbios de condução, bem como evidências de isquemia, lesão e infarto agudo do miocárdio (IAM).

Determinação da frequência cardíaca a partir do eletrocardiograma

A frequência cardíaca pode ser obtida a partir da fita de ritmo do ECG por diversos métodos. Uma fita de ritmo de 1 minuto contém 300 quadros grandes e 1.500 quadros pequenos. Portanto, um método fácil e preciso de determinação da frequência cardíaca com um ritmo regular é contar o número de quadros pequenos em um intervalo RR e dividir 1.500 por aquele número. Se, por exemplo, houver 10 pequenos quadros entre duas ondas R, a frequência cardíaca será 1.500/10, ou 150 bpm; se houver 25 quadros pequenos, a frequência cardíaca será 1.500/25, ou 60 bpm (Figura 22.4).

Um método alternativo, porém menos preciso, para a estimativa da frequência cardíaca, normalmente utilizado quando o ritmo é irregular, é contar o número de intervalos RR em 6 segundos e multiplicá-lo por 10. O topo do papel ECG normalmente é marcado em intervalos de 3 segundos, que são 15 quadros grandes horizontalmente. Os intervalos RR são contados, em vez dos complexos QRS, tendo em vista que uma frequência cardíaca computada com base nos últimos pode estar inexatamente alta.

Os mesmos métodos podem ser utilizados para a determinação da frequência atrial, com a utilização do intervalo PP, em vez do intervalo RR.

Determinação do ritmo cardíaco a partir do eletrocardiograma

Em geral, o ritmo é identificado ao mesmo tempo que a frequência é determinada. O Boxe 22.1 fornece um exemplo de método que pode ser utilizado para analisar o ritmo do paciente. O intervalo RR é utilizado para determinar o ritmo ventricular, e o intervalo PP, o ritmo atrial. Se os intervalos forem os mesmos ou se a diferença entre os intervalos for inferior a 0,8 segundo em toda a fita, o ritmo é denominado *regular*. Se os intervalos forem diferentes, o ritmo é denominado *irregular*.

Após a realização da análise do ritmo, os achados são comparados e correspondidos aos critérios ECG em relação a arritmias para determinar um diagnóstico. É importante que o enfermeiro não apenas identifique a arritmia, mas também avalie o paciente para determinar o efeito fisiológico da arritmia e identificar as possíveis causas. O tratamento de uma arritmia tem por base a avaliação clínica do paciente, com a identificação da etiologia e do efeito fisiológico da arritmia, e não a sua presença no ECG isoladamente.

A maioria dos monitoramentos cardíacos apresenta funcionalidades que incluem a capacidade de monitorar continuadamente o ritmo e alertar a equipe de saúde com um alarme auditivo e visual quando ocorre uma alteração clinicamente significativa no ritmo. Entretanto, a alta frequência de alarmes clinicamente insignificantes disparados pode levar à "fadiga de alarme", que foi relacionada com o comportamento de enfermeiros que ignoram, desabilitam ou silenciam os alarmes (Sendelbach & Jepsen, 2018), aumentando, assim, o risco de eventos adversos para os pacientes.

> **Boxe 22.1 Interpretação das arritmias — Análise sistemática do eletrocardiograma**
>
> Ao examinar uma fita de ritmo de eletrocardiograma (ECG) para saber mais a respeito da arritmia de um paciente:
>
> 1. Determinar a frequência ventricular.
> 2. Determinar o ritmo ventricular.
> 3. Determinar a duração do QRS.
> 4. Determinar se a duração do QRS é consistente em toda a fita. Em caso negativo, identificar outra duração.
> 5. Identificar o formato do QRS; se não for consistente, em seguida, identificar outros formatos.
> 6. Identificar as ondas P e verificar se existe uma onda P à frente de cada complexo QRS.
> 7. Identificar o formato da onda P; identificar se ele é consistente ou não.
> 8. Determinar a frequência atrial.
> 9. Determinar o ritmo atrial.
> 10. Determinar cada intervalo PR.
> 11. Determinar se os intervalos PR são consistentes, irregulares, porém com um padrão para a irregularidade, ou apenas irregulares.
> 12. Determinar quantas ondas P há para cada complexo QRS (razão P:QRS).
>
> Em muitos casos, o enfermeiro pode utilizar uma lista de verificação e documentar os achados aproximados do critério ECG apropriado.

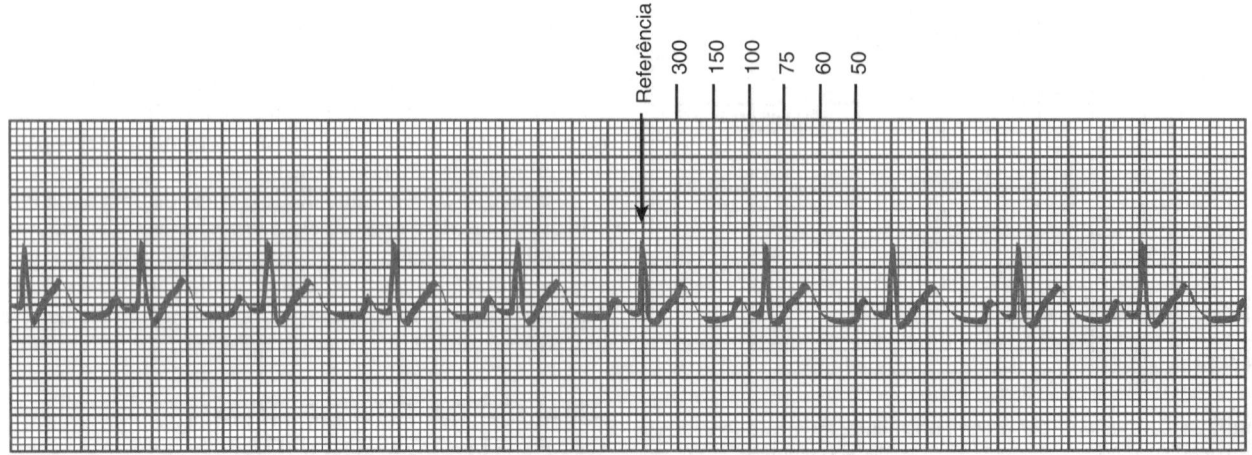

Figura 22.4 • Método de estimativa da frequência cardíaca. O número de pequenos quadrados no intervalo RR é 17,5; ao dividir 1.500 por 17,5, a frequência cardíaca é de aproximadamente 85 bpm. Reimpressa, com autorização, de Morton, G. M. & Fontaine, D. K. (2018). *Critical care nursing: A holistic approach* (11th ed., Fig. 17-18 (bottom portion)). Philadelphia, PA: Wolters Kluwer.

Alerta de enfermagem: Qualidade e segurança

É vital que o enfermeiro avalie a(s) causa(s) de um alarme de monitor cardíaco e, em seguida, ajuste as configurações padrão do alarme e individualize os limites e os níveis dos parâmetros dele. A avaliação também deve incluir a confirmação, em conversa com o médico assistente, de que o paciente precisa permanecer sob monitoramento cardíaco.

RITMO SINUSAL NORMAL

A condução elétrica que começa no nó SA gera um **ritmo sinusal**. O ritmo sinusal normal ocorre quando o impulso elétrico tem início a uma frequência e um ritmo regulares no nó SA e se movimenta pela via de condução normal. O ritmo sinusal normal apresenta as características a seguir (Figura 22.5):

Frequências ventricular e atrial: 60 a 100 bpm no adulto.
Ritmos ventricular e atrial: regulares.
Formato e duração do complexo QRS: em geral, normais, mas podem ser anormais de modo regular.
Onda P: formato normal e consistente; sempre à frente do QRS.
Intervalo PR: intervalo consistente, entre 0,12 e 0,20 segundo.
Razão P:QRS: 1:1.

De modo geral, um ritmo sinusal normal indica boa saúde cardiovascular. Todavia, a elevação de 10 bpm (ou superior) na frequência cardíaca em repouso aumenta o risco de morte cardíaca súbita, fibrilação atrial, insuficiência cardíaca, doença da artéria coronária (DAC), acidente vascular encefálico (AVE) e doença cardiovascular (Aune, Sen, ó'Hartaigh et al., 2017).

TIPOS DE ARRITMIAS

As arritmias incluem arritmias sinusais, atriais, juncionais e ventriculares e suas diversas subcategorias, bem como anormalidades de condução.

Arritmias sinusais

As arritmias sinusais se originam no nó SA e incluem bradicardia sinusal, taquicardia sinusal e arritmia sinusal.

Bradicardia sinusal

A bradicardia sinusal ocorre quando o nó SA cria um impulso a uma frequência mais lenta que a normal. As causas incluem menores necessidades metabólicas (p. ex., sono, treinamento atlético, hipotireoidismo), estimulação vagal (p. ex., em virtude de vômito, aspiração, dor intensa), medicamentos (p. ex., bloqueadores de canais de cálcio [nifedipino], amiodarona, betabloqueadores [metoprolol]), disfunção idiopática do nó SA, aumento da pressão intracraniana e DAC, especialmente IAM da parede inferior. A bradicardia instável e sintomática com frequência ocorre em virtude de hipoxemia. Outras possíveis causas incluem alteração aguda das condições mentais (p. ex., *delirium*) e insuficiência cardíaca descompensada aguda (Fuster et al., 2017). A bradicardia sinusal tem as seguintes características (Figura 22.6):

Frequências ventricular e atrial: inferiores a 60 bpm no adulto.
Ritmos ventricular e atrial: regulares.
Formato e duração do complexo QRS: em geral, normais, mas podem ser anormais de modo regular.
Onda P: formato normal e consistente; sempre à frente do QRS.
Intervalo PR: intervalo consistente, entre 0,12 e 0,20 segundo.
Razão P:QRS: 1:1.

Todas as características da bradicardia sinusal são as mesmas daquelas do ritmo sinusal normal, com exceção da frequência. O paciente é avaliado para determinar o efeito hemodinâmico e a possível causa da arritmia. Se a diminuição da frequência cardíaca resultar da estimulação do nervo vago, tal como a força para baixo durante a defecação ou o vômito, tenta-se prevenir a estimulação vagal adicional. Se a bradicardia for causada por um medicamento, tal como um betabloqueador, o medicamento pode ser suspenso. Se a frequência cardíaca lenta causar alterações hemodinâmicas significativas que resultem em dispneia, alteração aguda do estado mental, angina, hipotensão, alterações no segmento ST ou extrassístoles ventriculares, o tratamento é direcionado para o aumento da frequência cardíaca. Uma frequência cardíaca baixa pode ser decorrente de disfunção do nó sinusal (antes conhecida como *síndrome do nó sinusal*), que tem vários fatores de risco, incluindo aumento do índice de massa corporal (IMC), existência de bloqueio de ramo direito (BRD) ou esquerdo (BRE), história pregressa de evento cardiovascular, idade mais avançada e hipertensão arterial sistêmica (Jackson, Rathakrishnan, Campbell et al., 2017). *Síndrome de taquicardia-bradicardia* é o termo utilizado quando a bradicardia é alternada com taquicardia.

Manejo clínico

O manejo clínico depende da causa e dos sintomas. A resolução dos fatores causais pode ser o único tratamento necessário. Se a bradicardia provocar sinais e sintomas de instabilidade clínica (p. ex., alteração aguda do estado mental, desconforto torácico ou hipotensão), atropina (0,5 mg) pode ser administrada na forma de injeção intravenosa rápida e repetida a cada 3 a

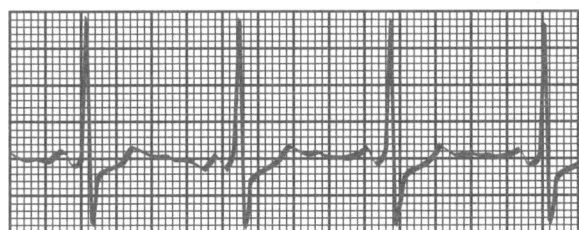

Figura 22.5 • Ritmo sinusal normal. Reimpressa, com autorização, de Morton, G. M. & Fontaine, D. K. (2018). *Critical care nursing: A holistic approach* (11th ed., Fig. 17-19A). Philadelphia, PA: Wolters Kluwer.

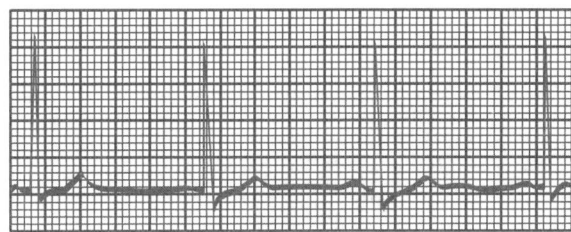

Figura 22.6 • Bradicardia sinusal. Reimpressa, com autorização, de Morton, G. M. & Fontaine, D. K. (2018). *Critical care nursing: A holistic approach* (11th ed., Fig. 17-19C). Philadelphia, PA: Wolters Kluwer.

5 minutos até uma dose máxima de 3 mg. Em raros casos, se a bradicardia não responder à atropina, pode ser instituída estimulação cardíaca transcutânea de emergência ou podem ser administrados medicamentos, como dopamina, isoproterenol ou epinefrina (Kusumoto, Schoenfeld, Barrett et al., 2019; ver discussão adiante).

Taquicardia sinusal

A taquicardia sinusal ocorre quando o nó sinoatrial cria um impulso em uma frequência mais rápida que a normal. Entre as causas, estão as seguintes:

- Estresse fisiológico ou psicológico (p. ex., perda de sangue aguda, anemia, choque, hipervolemia, hipovolemia, insuficiência cardíaca, dor, estados hipermetabólicos, febre, exercícios físicos, ansiedade)
- Medicamentos que estimulam a resposta simpática (p. ex., catecolaminas, aminofilina, atropina), estimulantes (p. ex., cafeína, nicotina) e drogas ilícitas (p. ex., anfetaminas, cocaína, *ecstasy*)
- Intensificação da automaticidade do nó SA e/ou tônus simpático excessivo, com redução do tônus parassimpático que é desproporcional às demandas fisiológicas, uma condição denominada *taquicardia sinusal inapropriada*
- Disfunção autônoma, que resulta em um tipo de taquicardia sinusal denominada síndrome de taquicardia ortostática postural (STOP). A STOP é caracterizada por taquicardia sem hipotensão e por manifestações pré-sincopais, tais como palpitações, sensação de desmaio, fraqueza e borramento visual, que ocorrem quando ocorrem alterações abruptas da postura.

A taquicardia sinusal apresenta as características a seguir (Figura 22.7):

Frequências ventricular e atrial: superiores a 100 bpm no adulto, mas normalmente inferiores a 120 bpm.
Ritmos ventricular e atrial: regulares.
Formato e duração do complexo QRS: em geral, normais, mas podem ser anormais de modo regular.
Onda P: formato normal e consistente; sempre à frente do complexo QRS, mas pode estar englobada na onda T precedente.
Intervalo PR: intervalo consistente, entre 0,12 e 0,20 segundo.
Razão P:QRS: 1:1.

Todos os aspectos da taquicardia sinusal são os mesmos daqueles do ritmo sinusal normal, com exceção da frequência. A taquicardia sinusal não se inicia ou encerra subitamente (*i. e.*, é não paroxística). À medida que a frequência cardíaca aumenta, o tempo de preenchimento diastólico diminui, possivelmente resultando em redução do débito cardíaco e subsequentes sintomas de síncope (desmaio) e pressão arterial baixa. Se a frequência rápida persistir e o coração não conseguir compensar a diminuição do preenchimento ventricular, o paciente pode desenvolver edema pulmonar agudo.

Manejo clínico

O manejo clínico da taquicardia sinusal é determinado pela gravidade dos sintomas e direcionado à identificação e à abolição da sua causa. Manobras vagais, como massagem do seio carotídeo, engasgos, manobra de Valsalva (esforço expiratório intenso e prolongado com a glote fechada após uma inspiração), tosse vigorosa e sustentada e aplicação de um estímulo frio na face (como aplicar uma toalha molhada gelada no rosto) ou administração de adenosina, devem ser usadas para interromper a taquicardia. Se a taquicardia for persistente e causar instabilidade hemodinâmica (p. ex., alteração aguda do estado mental, desconforto torácico, hipotensão), o tratamento de escolha é a **cardioversão** sincronizada (*i. e.*, aplicação de corrente elétrica sincronizada com o complexo QRS do paciente para interromper a arritmia), se as manobras vagais e a adenosina não forem bem-sucedidas ou não forem exequíveis (ver discussão adiante). Betabloqueadores por via intravenosa (antiarrítmicos de classe II) e bloqueadores dos canais de cálcio (antiarrítmicos de classe IV) (Tabela 22.1) também podem ser considerados para o tratamento de taquicardia do nó sinusal hemodinamicamente estável, embora a cardioversão sincronizada seja realizada se os medicamentos não forem indicados ou houver contraindicação (Page, Joglar, Caldwell et al., 2016). A ablação por cateter (ver discussão adiante) do nó SA pode ser utilizada em casos de taquicardia sinusal inapropriada persistente não responsiva a outros tratamentos. O tratamento da síndrome de taquicardia postural envolve, com frequência, uma combinação de abordagens direcionadas para a condição subjacente. Pacientes com hipovolemia, por exemplo, podem ser orientados a aumentar o consumo de líquido e sódio ou usar comprimidos de sal, se necessário.

Arritmia sinusal

A arritmia sinusal ocorre quando o nó SA cria um impulso a um ritmo irregular; a frequência normalmente aumenta com a inspiração e diminui com a expiração. As causas não respiratórias incluem cardiopatia e doença valvar, mas estas são raras. A arritmia sinusal tem as seguintes características (Figura 22.8):

Frequências ventricular e atrial: 60 a 100 bpm no adulto.
Ritmos ventricular e atrial: irregulares.
Formato e duração do complexo QRS: em geral, normais, mas podem ser anormais de modo regular.
Onda P: formato normal e consistente; sempre à frente do QRS.
Intervalo PR: intervalo consistente, entre 0,12 e 0,20 segundo.
Razão P:QRS: 1:1.

Manejo clínico

A arritmia sinusal não causa efeito hemodinâmico significativo e, portanto, normalmente não é tratada.

Arritmias atriais

As arritmias atriais originam-se de focos nos átrios, mas não no nó SA, e incluem aberrações de condução, como complexos atriais prematuros (CAPs), bem como fibrilação atrial e *flutter* atrial.

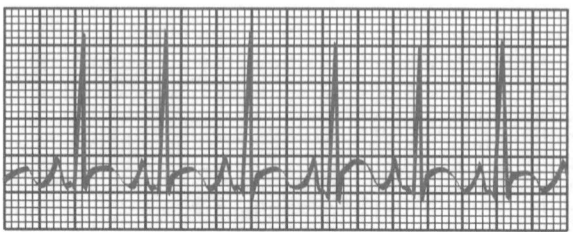

Figura 22.7 • Taquicardia sinusal. Reimpressa, com autorização, de Morton, G. M. & Fontaine, D. K. (2018). *Critical care nursing: A holistic approach* (11th ed., Fig. 17-19B). Philadelphia, PA: Wolters Kluwer.

TABELA 22.1 Resumo de medicamentos antiarrítmicos.[a]

Classe[a]	Ação	Nomes dos fármacos	Efeitos colaterais	Intervenções de enfermagem
IA	Depressão moderada da despolarização; prolonga a repolarização Trata e previne arritmias atriais e ventriculares	Quinidina, procainamida, disopiramida	Diminuição da contratilidade cardíaca Prolongamento de QRS, QT Pró-arrítmicos Hipotensão com a administração por via intravenosa Diarreia com quinidina, constipação intestinal com disopiramida Cinchonismo com quinidina Síndrome tipo lúpus com procainamida Efeitos anticolinérgicos: boca seca, hesitação urinária com disopiramida	Observar em relação à IC. Monitorar a PA com a administração por via intravenosa. Monitorar a duração do QRS em relação ao aumento > 50% a partir do valor basal. Monitorar em relação ao QT prolongado. Monitorar os valores laboratoriais de N-acetil procainamida (NAPA) durante a terapia com procainamida. Se administrados para fibrilação atrial, assegurar que o paciente tenha sido pré-tratado com um medicamento para controlar a condução AV.
IB	Depressão mínima da despolarização; repolarização abreviada Trata arritmias ventriculares	Lidocaína, mexiletina	Alterações do SNC (p. ex., confusão, letargia) Bradicardia Desconforto gastrintestinal Tremores	Monitorar em relação a alterações do SNC e tremores. Discutir com o profissional principal a diminuição da dose de lidocaína em pacientes idosos e pacientes com disfunção cardíaca/hepática.
IC	Depressão acentuada da despolarização; pouco efeito sobre a repolarização Trata arritmias atriais e ventriculares	Flecainida, propafenona	Pró-arrítmicos IC Tontura, distúrbios visuais, dispneia	Diminuir a dose com disfunção renal e dietas vegetarianas estritas. Evitar em pacientes com cardiopatia estrutural (p. ex., DAC e IC).
II	Diminui a automaticidade e a condução Trata arritmias atriais e ventriculares	Acebutolol,[c] atenolol, bisoprolol/HCTZ, esmolol,[c] labetalol, metoprolol, nadolol, propranolol,[c] sotalol (também apresenta ações da classe III),[c] timolol	Bradicardia, BAV Diminuição da contratilidade Broncospasmo Náuseas Hipotensões assintomática e sintomática Mascara a hipoglicemia e a tireotoxicose Distúrbios do SNC (p. ex., confusão, tontura, fadiga, depressão)	Monitorar frequência cardíaca, intervalo PR, sinais e sintomas de IC, especialmente naqueles que recebem bloqueadores de canais de cálcio. Monitorar o nível de glicose sérica em pacientes com diabetes tipo 2. Advertir o paciente a respeito da suspensão abrupta para evitar taquicardia, hipertensão e isquemia do miocárdio.
III	Prolonga a repolarização A amiodarona trata e previne arritmias ventriculares e atriais, especialmente em pacientes com disfunção ventricular Dofetilida e ibutilida tratam e previnem arritmias atriais	Amiodarona, difetilida, dronedarona, ibutilida	Efeitos tóxicos pulmonares (amiodarona) Microdepósitos corneanos (amiodarona) Fotossensibilidade (amiodarona) Bradicardia Hipotensão, especialmente com a administração por via intravenosa Arritmias ventriculares polimórficas (raras com amiodarona) Náuseas e vômitos Potencializa a digoxina (amiodarona) Ver betabloqueadores anteriormente (sotalol)	Assegurar-se de que o paciente seja enviado para provas de função pulmonar basal (amiodarona). Monitorar cuidadosamente o paciente. Avaliar em relação às contraindicações antes da administração. Monitorar a duração do QT. Utilizar monitor eletrocardiográfico contínuo com o início de dofetilida e ibutilida. Monitorar a função renal.
IV	Bloqueia os canais de cálcio Trata e previne arritmias atriais paroxísticas[b]	Verapamil, Diltiazem	Bradicardia, BAV Hipotensão com a administração por via intravenosa IC, edema periférico Constipação intestinal, tontura, cefaleia, náuseas	Monitorar a frequência cardíaca e o intervalo PR. Monitorar a pressão arterial cuidadosamente com a administração por via intravenosa. Monitorar em relação a sinais e sintomas de IC. Não esmagar medicamentos de liberação prolongada.

[a]Com base na classificação de Vaughan-Williams. [b]Existem outros bloqueadores de canais de cálcio, mas eles não são aprovados ou utilizados para arritmias. [c]Betabloqueador com utilização rotulada para arritmias. AV: atrioventricular; ECG: eletrocardiograma; HCTZ: hidroclorotiazida; IC: insuficiência cardíaca; IV: intravenosa; PA: pressão arterial; SNC: sistema nervoso central. Adaptada de American Society of Health System Pharmacists. (2019). *AHFS drug information*. Bethesda, MD: Autor; Fuster, V., Harrington, R. A., Narula, J. et al. (Eds.). (2017). *Hurst's the heart* (13th ed.). New York: McGraw-Hill; Al-Khatib, S. M., Stevenson, W. G., Ackerman, M. J. et al. (2018). 2017 AHA/ACC/HRS guideline for management of patients with ventricular arrhythmias and the prevention of sudden cardiac death: A report of the American College of Cardiology/American Heart Association Task Force on clinical practice guidelines and the Heart Rhythm Society. *Circulation*, 138(13), e272–e391.

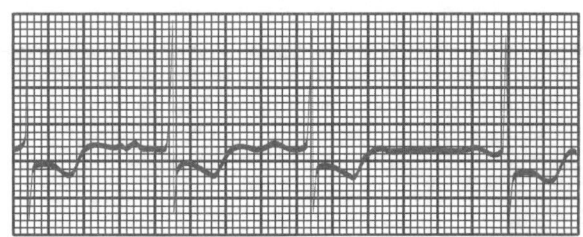

Figura 22.8 • Arritmia sinusal. Observe os intervalos RR e PP irregulares. Reimpressa, com autorização, de Morton, G. M. & Fontaine, D. K. (2018). *Critical care nursing: A holistic approach* (11th ed., Fig. 17-19D). Philadelphia, PA: Wolters Kluwer.

Extrassístole atrial

Uma extrassístole atrial é um complexo ECG único que ocorre quando um impulso elétrico tem início no átrio antes do próximo impulso normal do nó SA. As extrassístoles atriais podem ser causadas por cafeína, álcool etílico, nicotina, miocárdio atrial distendido (p. ex., como na hipervolemia), ansiedade, hipopotassemia (nível de potássio baixo), estados hipermetabólicos (p. ex., com a gestação), ou isquemia, lesão ou infarto atrial. As extrassístoles atriais geralmente são visualizadas com a taquicardia sinusal. As extrassístoles atriais têm as seguintes características (Figura 22.9):

Frequências ventricular e atrial: dependem do ritmo subjacente (p. ex., taquicardia sinusal).

Ritmos ventricular e atrial: irregulares por causa de ondas P prematuras, que criam um intervalo PP mais curto do que os outros. Isso, por vezes, é seguido por um intervalo PP mais longo do que o normal, porém inferior ao dobro do intervalo PP normal. Esse tipo de intervalo é denominado *pausa não compensatória*.

Formato e duração do complexo QRS: em geral, o complexo QRS após a onda P inicial é normal, mas pode ser anormal (extrassístole atrial conduzida de modo aberrante). Pode até estar ausente (extrassístole atrial bloqueada).

Onda P: uma onda P prematura e diferente pode ser visualizada ou pode estar escondida na onda T; as outras ondas P na fita são consistentes.

Intervalo PR: a onda P prematura apresenta um intervalo PR mais curto do que o normal, mas ainda entre 0,12 e 0,20 segundo.

Razão P:QRS: normalmente 1:1.

As extrassístoles atriais são comuns em corações normais. O paciente pode dizer: "Meu coração bateu mais rápido." Pode haver déficit de pulso (diferença entre as frequências de pulso apical e radial).

Manejo clínico

Se as extrassístoles atriais não forem frequentes, nenhum tratamento é necessário. Se forem frequentes (> 6 por minuto), isso pode anunciar uma piora da doença ou o início de arritmias mais graves, tais como fibrilação atrial. O manejo clínico é direcionado para a causa de base (p. ex., redução da ingestão de cafeína, correção da hipopotassemia).

Fibrilação atrial

A fibrilação atrial é uma arritmia muito comum; entre 2,7 e 6,1 milhões de norte-americanos estão vivendo com fibrilação atrial (Centers for Disease Control and Prevention [CDC], 2017). A fibrilação atrial é uma preocupação de saúde pública séria porque está associada ao envelhecimento e a população de adultos mais velhos está aumentando nos EUA (Chen, Chung, Allen et al., 2018). A fibrilação atrial pode ter diversos riscos e etiologias fisiopatológicas (Boxe 22.2).

A fibrilação atrial resulta de formação de impulso anormal decorrente de anormalidades eletrofisiológicas ou estruturais. Essas anormalidades provocam movimentação rápida, desorganizada e descoordenada da musculatura atrial (January, Wann, Alpert et al., 2014; January, Wann, Calkins et al., 2019). Acredita-se que os sistemas nervosos autônomos cardíacos (SNACs) extrínseco (central) e intrínseco sejam importantes na iniciação e na manutenção da fibrilação atrial (Qin, Zeng & Liu, 2019). Separado do sistema nervoso extrínseco (central), que inclui o cérebro e a medula espinal, o SNAC é constituído por uma rede extremamente interconectada de gânglios autônomos e corpos celulares embebidos no epicárdio, principalmente no miocárdio atrial e nos grandes vasos (veias pulmonares). Acredita-se que gânglios autônomos hiperativos no SNAC tenham uma participação crítica na fibrilação atrial, resultando em impulsos que são iniciados nas veias pulmonares e conduzidos para o nó AV. A frequência ventricular de resposta depende da condução dos impulsos atriais através do nó AV, da existência de vias acessórias de condução elétrica e do efeito terapêutico dos medicamentos.

A falta de consistência na descrição dos padrões ou tipos de fibrilação atrial resultou no uso de numerosos termos, como **paroxística** (i. e., de aparecimento súbito e resolução espontânea), persistente e permanente. O sistema de classificação recomendado está descrito no Boxe 22.3. O termo "fibrilação

---

Boxe 22.2 — FATORES DE RISCO
Fibrilação atrial

- Idade crescente
- Hipertensão arterial
- Diabetes melito
- Obesidade
- Valvopatia cardíaca
- Insuficiência cardíaca
- Apneia obstrutiva do sono
- Consumo abusivo de bebidas alcoólicas
- Hipertireoidismo
- Infarto agudo do miocárdio
- Tabagismo
- Atividade física
- Cirurgia cardiotorácica
- Elevação da pressão diferencial
- Ascendência europeia
- História familiar.

Adaptado de January, C. T., Wann, L. S., Alpert, J. S. et al. (2014). 2014 AHA/ACC/HRS guideline for the management of patients with atrial fibrillation: A report of the ACC/AHA Task Force on practice guidelines and the Heart Rhythm Society. *Circulation*, 130(23), e199-e267; January, C. T., Wann, L. S., Calkins, H. et al. (2019). 2019 AHA/ACC/HRS focused update of the 2014 AHA/ACC/HRS guideline for the management of patients with atrial fibrillation: A Report of the American College of Cardiology/American Heart Association Task Force on Clinical Practice Guidelines and the Heart Rhythm Society in Collaboration With the Society of Thoracic Surgeons. *Circulation*, 140(2), e125-e151.

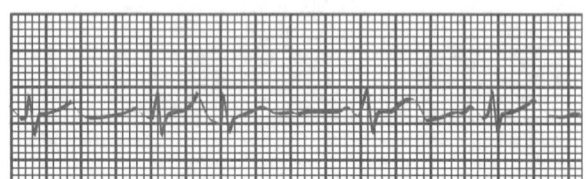

Figura 22.9 • Extrassístoles atriais. Reimpressa, com autorização, de Morton, G. M. & Fontaine, D. K. (2018). *Critical care nursing: A holistic approach* (11th ed., Fig. 17-22A). Philadelphia, PA: Wolters Kluwer.

atrial crônica" não é mais incluído no sistema de classificação devido à falta de consenso sobre o que constitui cronicidade (January et al., 2014, 2019).

A fibrilação atrial tem as seguintes características (Figura 22.10):

Frequências ventricular e atrial: a frequência atrial é de 300 a 600 bpm; a frequência ventricular normalmente é de 120 a 200 bpm na fibrilação atrial não tratada.

Ritmos ventricular e atrial: altamente irregulares.

Formato e duração do complexo QRS: em geral, normais, mas podem ser anormais.

Onda P: nenhuma onda P discernível; ondas irregulares ondulantes que variam em amplitude e formato são observadas e denominadas ondas fibrilatórias, ou f.

Intervalo PR: não pode ser medido.

Razão P:QRS: muitas:1.

Os pacientes com fibrilação atrial correm risco aumentado de insuficiência cardíaca, isquemia miocárdica e eventos embólicos, como AVE (January et al., 2014, 2019). Uma resposta ventricular rápida e irregular reduz o tempo para o preenchimento ventricular, resultando em um volume sistólico menor. Tendo em vista que a fibrilação atrial causa uma perda na sincronia AV (os átrios e os ventrículos contraem-se em ocasiões diferentes), o pontapé atrial (a última parte da diástole e do preenchimento ventricular, que é responsável por 25 a 30% do débito cardíaco) também é perdido. Assim, embora alguns pacientes com fibrilação atrial sejam assintomáticos, outros apresentam palpitações e manifestações clínicas de insuficiência cardíaca (p. ex., dispneia, hipotensão, dispneia aos esforços, fadiga; ver Capítulo 25). Além disso, uma frequência ventricular alta de resposta durante a fibrilação atrial (superior a 80 bpm) pode acabar levando a disfunção da valva mitral, regurgitação mitral, retardo de condução intraventricular e miocardiopatia ventricular dilatada.

Pacientes com fibrilação atrial podem exibir um déficit de pulso – diferença numérica entre as frequências de pulso apical e radial. A diástole de menor duração reduz o tempo disponível para a perfusão da artéria coronária, aumentando, assim, o risco de isquemia do miocárdio e aparecimento de sintomas anginosos (ver Capítulo 23). A diminuição da frequência ventricular pode evitar e corrigir esses efeitos.

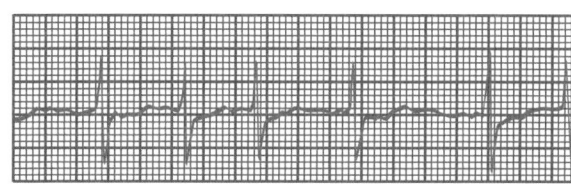

Figura 22.10 • Fibrilação atrial. Reimpressa, com autorização, de Morton, G. M. & Fontaine, D. K. (2018). *Critical care nursing: A holistic approach* (11th ed., Fig. 17-22D). Philadelphia, PA: Wolters Kluwer.

A natureza errática da contração atrial, as alterações na ejeção ventricular e a disfunção miocárdica atrial promovem a formação de trombos, especialmente no átrio esquerdo, aumentando o risco de evento embólico. A origem dos êmbolos que provocam AVE em pacientes com fibrilação atrial não valvar é, mais frequentemente, no apêndice atrial esquerdo (Schellinger, Tsivgoulis, Steiner et al., 2018). Uma abordagem terapêutica da participação do apêndice atrial esquerdo na fibrilação atrial, a oclusão do apêndice atrial esquerdo, é discutida mais adiante neste capítulo.

Avaliação e achados diagnósticos

A investigação clínica da fibrilação atrial deve incluir anamnese e exame físico, que identificam o aparecimento e a natureza dos sinais/sintomas, a duração e quaisquer fatores precipitantes e as respostas à medicação. Identifica-se se o paciente tem ou não história conhecida de cardiopatia ou outros riscos (ver Boxe 22.2). Um ECG de 12 derivações é realizado para determinar o ritmo da fibrilação atrial, bem como para identificar a existência ou não de hipertrofia do ventrículo esquerdo (VE), bloqueio de ramo, isquemia miocárdica prévia ou outras arritmias. O intervalo RR, o complexo QRS e o intervalo QT são analisados para verificar a efetividade dos medicamentos antiarrítmicos prescritos (January et al., 2014, 2019). Um ecocardiograma transesofágico (ETE) consegue identificar valvopatias cardíacas, fornece informações sobre as dimensões e a função do VE e do ventrículo direito (VD), as pressões no VD (para identificar hipertensão pulmonar, que pode ocorrer concomitantemente à fibrilação atrial), hipertrofia do VE e existência de trombos no átrio esquerdo (January et al., 2014, 2019).

Os exames de sangue solicitados para rastreamento de doenças que são riscos conhecidos de fibrilação atrial (ver Boxe 22.2), inclusive provas de função da tireoide, dos rins e do fígado, são avaliados nos pacientes com fibrilação atrial de aparecimento recente e nos pacientes com frequência ventricular de difícil controle (January et al., 2014, 2019). Outros exames podem incluir radiografia de tórax (para avaliar a vasculatura pulmonar em pacientes sob suspeita de hipertensão pulmonar), prova de esforço (para descartar isquemia do miocárdio ou reproduzir fibrilação atrial induzida por exercício físico), Holter ou monitoramento de evento (ver Capítulo 21) e EEF (January et al., 2014, 2019; ver discussão adiante).

Manejo clínico

O tratamento da fibrilação atrial depende da causa, do padrão e da frequência de resposta ventricular, bem como da existência de cardiopatia estrutural ou valvopatia cardíaca e outras condições, como DAC ou IC. As estratégias de controle do ritmo (i. e., conversão para ritmo sinusal) e da frequência dependem da tomada de decisão compartilhada do paciente e do médico. Em alguns casos, a fibrilação atrial é convertida espontaneamente em ritmo sinusal em 24 a 48 horas e sem tratamento. Todavia,

---

Boxe 22.3	Sistema de classificação da fibrilação atrial
Tipo	**Descrição**
Paroxística	Aparecimento abrupto com resolução espontânea ou após uma intervenção; dura ≤ 7 dias, mas pode recorrer
Persistente	Contínua, com duração > 7 dias
Persistente de longa duração	Contínua, com duração > 12 meses
Permanente	Persistente, mas foi tomada a decisão de não restaurar ou manter o ritmo sinusal
Não valvar	Ausência de estenose mitral moderada a grave ou prótese valvar cardíaca mecânica

Adaptado de January, C. T., Wann, L. S., Alpert, J. S. et al. (2014). 2014 AHA/ACC/HRS guideline for the management of patients with atrial fibrillation: A report of the ACC/AHA Task Force on practice guidelines and the Heart Rhythm Society. *Circulation, 130*(23), e199-e267; January, C. T., Wann, L. S., Calkins, H. et al. (2019). 2019 AHA/ACC/HRS Focused Update of the 2014 AHA/ACC/HRS Guideline for the Management of Patients With Atrial Fibrillation: A Report of the American College of Cardiology/American Heart Association Task Force on Clinical Practice Guidelines and the Heart Rhythm Society in Collaboration With the Society of Thoracic Surgeons. *Circulation, 140*(2), e125-e151.

quando a fibrilação atrial ocorre concomitantemente a outras condições mórbidas (p. ex., IC grave), ela pode ser classificada como "permanente", o que indica que o paciente e o médico precisam tomar uma decisão conjunta de interromper tentativas de restaurar ou manter o ritmo sinusal. Portanto, o tratamento da fibrilação atrial pode não apenas ser diferente em pacientes distintos, mas também pode ser alterado ao longo do tempo para qualquer paciente individual.

O manejo clínico se concentra na prevenção de eventos embólicos, como AVE, com medicamentos antitrombóticos, no controle da frequência ventricular com agentes antiarrítmicos e no tratamento da arritmia, conforme indicado, de modo a ocorrer conversão para o ritmo sinusal (i. e., *cardioversão*).

Terapia farmacológica

Medicamentos antitrombóticos. Os agentes antitrombóticos incluem anticoagulantes e antiagregantes plaquetários. O tratamento antitrombótico oral é indicado para a maioria dos pacientes com fibrilação atrial não valvar (p. ex., ausência de prótese valvar cardíaca mecânica), uma vez que reduz o risco de AVE (January et al., 2014, 2019). As diretrizes de fibrilação atrial recomendam o uso de um sistema de escore para auxiliar a avaliação do risco de AVE.[1] A terapia antitrombótica é, então, selecionada com base nos fatores de risco destacados no mnemônico $CHA_2DS_2\text{-}VAS_C$ (Boxe 22.4). A cada fator de risco, são atribuídos pontos apurados para formar um escore total, que indica o risco global de AVE (January et al., 2014, 2019).

De acordo com as diretrizes de tratamento farmacológico (January et al., 2014, 2019):

- Pacientes com fibrilação atrial não valvar que apresentam escore $CHA_2DS_2\text{-}VAS_c$ de 0 podem optar por não receber terapia antitrombótica
- Pacientes com fibrilação atrial não valvar que apresentam escore $CHA_2DS_2\text{-}VAS_c$ de 1 podem optar por não receber terapia antitrombótica ou por tratamento com anticoagulante oral ou ácido acetilsalicílico (AAS)
- Pacientes com fibrilação atrial não valvar que apresentam escore $CHA_2DS_2\text{-}VAS_c$ igual ou superior a 2, no caso de homens, e igual ou superior a 3, no caso de mulheres, podem optar por receber varfarina ou um inibidor direto da trombina (p. ex., dabigatrana) ou um inibidor do fator Xa (p. ex., rivaroxabana, apixabana, edoxabana).

Os pacientes com fibrilação atrial com valvopatia cardíaca ou próteses valvares biológicas podem ser medicados com varfarina ou um anticoagulante oral de ação direta ou um inibidor do fator Xa (Malik, Yandrapalli, Aronow et al., 2019). Varfarina é recomendada para pacientes com próteses valvares cardíacas mecânicas (January et al., 2014, 2019). Se for necessária anticoagulação imediata ou em curto prazo, o paciente pode ser medicado com heparina de baixo peso molecular (HBPM) intravenosa até que seja possível iniciar a terapia com varfarina e o nível da razão normalizada internacional (RNI) atingir a faixa terapêutica consistente com antitrombose, geralmente definida como RNI entre 2 e 3 (ver discussão adicional no Capítulo 26).

A seleção dos fármacos para todos os pacientes com fibrilação atrial depende dos riscos de AVE ou sangramento, bem como das preferências e dos valores dos pacientes (January et al., 2014, 2019). O tratamento com varfarina, por exemplo, demanda a determinação semanal da RNI durante a sua instituição, bem como monitoramento continuado (ver discussão adicional no Capítulo 26). O monitoramento domiciliar do tratamento é uma opção para alguns pacientes. Os anticoagulantes orais de ação direta e os inibidores do fator Xa exigem avaliação dos valores basais da hemoglobina e do hematócrito, bem como das provas de função hepática e renal, além da RNI. As vantagens desses medicamentos incluem menos interações medicamentosas e limitações dietéticas, bem como a eliminação da necessidade de verificação frequente da RNI.

Medicamentos que controlam a frequência cardíaca. Para o controle dos sinais/sintomas de fibrilação atrial, é recomendada uma estratégia para controlar a frequência ventricular de resposta, de modo que a frequência cardíaca de repouso seja inferior a 80 bpm (January et al., 2014, 2019). Para reduzir a frequência ventricular em pacientes com fibrilação atrial paroxística, persistente ou permanente, um agente betabloqueador (antiarrítmico de classe II, ver Tabela 22.1) ou um bloqueador de canal de cálcio não di-hidropiridínico (antiarrítmico de classe IV, ver Tabela 22.1) é geralmente recomendado (January et al., 2014, 2019).

Medicamentos que convertem o ritmo cardíaco ou evitam a fibrilação atrial. Quando os pacientes apresentam fibrilação atrial há 48 horas ou mais, a anticoagulação é recomendada antes de serem feitas tentativas de restaurar o ritmo sinusal, que pode ser instituído por caradioversão farmacológica ou elétrica (January et al., 2014, 2019). Se não for instituída anticoagulação terapêutica, o ecocardiograma transesofágico pode ser realizado antes da cardioversão, a fim de identificar a formação de trombos no átrio esquerdo, inclusive no apêndice atrial esquerdo (January et al., 2014, 2019). Se não for identificado trombo, a cardioversão pode ser realizada.

Os medicamentos que podem ser administrados para alcançar a cardioversão farmacológica em ritmo sinusal incluem flecainida, dofetilida, propafenona, amiodarona e ibutilida intravenosa (January et al., 2014, 2019). Esses medicamentos

---

[1]N.R.T.: No Brasil, as II Diretrizes de Fibrilação atrial foram publicadas em 2016 pela Sociedade Brasileira de Cardiologia e pela Sociedade Brasileira de Arritmias Cardíacas (SBC/Sobrac).

Boxe 22.4 Avaliação do risco de acidente vascular encefálico do paciente com fibrilação atrial: o sistema de escore $CHA_2DS_2\text{-}VAS_c$

	Fator de risco	Pontos
C	Insuficiência cardíaca congestiva (disfunção sistólica do ventrículo esquerdo)	1
H	Hipertensão arterial (PA > 130/80 mmHg)	1
A_2	Idade > 75 anos	2
D	Diabetes melito	1
B_2	Acidente vascular encefálico/AIT/tromboembolismo prévio	2
V	Doença vascular (i. e., IAM, DAP ou placa aórtica prévia)	1
A	Idade de 65 a 74 anos	1
S_c	Categoria sexual (gênero feminino)	1

AIT: ataque isquêmico transitório; DAP: doença arterial periférica; IAM: infarto agudo do miocárdio. Adaptado de January, C. T., Wann, L. S., Alpert, J. S. et al. (2014). 2014 AHA/ACC/HRS guideline for the management of patients with atrial fibrillation: A report of the ACC/AHA Task Force on practice guidelines and the Heart Rhythm Society. *Circulation*, 130(23), e199-e267; January, C. T., Wann, L. S., Calkins, H. et al. (2019). 2019 AHA/ACC/HRS Focused Update of the 2014 AHA/ACC/HRS Guideline for the Management of Patients With Atrial Fibrillation: A Report of the American College of Cardiology/American Heart Association Task Force on Clinical Practice Guidelines and the Heart Rhythm Society in Collaboration With the Society of Thoracic Surgeons. *Circulation*, 140(2), e125-e151.

são mais efetivos se administrados dentro de 7 dias do início da fibrilação atrial. Recomenda-se que os pacientes medicados com dofetilida sejam hospitalizados, de modo que o intervalo QT e a função renal possam ser monitorados. Apesar do grau de risco, a dofetilida é o medicamento preferido, pois é extremamente efetiva na conversão da fibrilação atrial em ritmo sinusal, tem menos interações medicamentosas e é mais bem tolerada pelos pacientes que os outros medicamentos. Alguns pacientes com fibrilação atrial recorrente podem ser medicados com flecainida para uso domiciliar (January et al., 2014, 2019).

A administração pré-operatória de betabloqueadores (ver Tabela 22.1) resultou em uma redução significativa da ocorrência de fibrilação atrial após a cirurgia cardíaca (Burrage, Low, Campbell et al., 2019). Os fármacos que reduzem os níveis séricos de colesterol, como os inibidores da enzima HMG-CoA redutase (também denominados "estatinas", ver Capítulo 23, Tabela 23.1), também podem ser prescritos para prevenção de fibrilação atrial de aparecimento recente após a cirurgia cardíaca (Burrage et al., 2019).

A fibrilação atrial paroxística, se sintomática, é refratária a pelo menos um agente antiarrítmico das classes I ou II (ver Tabela 22.1) e, se for desejado controle do ritmo, pode ser indicada ablação por cateter (January et al., 2014, 2019) (ver discussão adiante).

Cardioversão elétrica para fibrilação atrial

A cardioversão elétrica é indicada para pacientes com fibrilação atrial hemodinamicamente instável (p. ex., alteração aguda do estado mental, desconforto torácico, hipotensão) que não responde à medicação (January et al., 2014, 2019). Flecainida, propafenona, amiodarona, dofetilida ou sotalol podem ser administrados antes da cardioversão para aumentar o sucesso da cardioversão e manter o ritmo sinusal (January et al., 2014, 2019).

> **Alerta de enfermagem: Qualidade e segurança**
>
> O paciente com fibrilação atrial está em alto risco para a formação de trombos. Quando a cardioversão elétrica é indicada, o enfermeiro pode antecipar que um ecocardiograma transesofágico poderá ser realizado para a avaliação em relação a possíveis trombos atriais.

Tendo em vista que a função atrial pode estar comprometida por diversas semanas após a cardioversão, a terapia antitrombótica (p. ex., varfarina) é indicada por no mínimo 4 semanas após o procedimento (January et al., 2014, 2019). Podem ser feitas tentativas repetidas de cardioversão elétrica após a administração de agentes antiarrítmicos (ver discussão adiante sobre cardioversão elétrica).

Terapias do ritmo cardíaco

A fibrilação atrial que não responde a medicamentos ou à cardioversão elétrica pode ser tratada com ablação por cateter, procedimento de labirinto ou procedimento convergente.

Terapia de ablação por cateter

A **ablação** por cateter destrói as células específicas que são a causa da taquiarritmia. Atualmente, a ablação por cateter é realizada mais frequentemente para fibrilação atrial, embora também seja útil no tratamento de taquicardia por reentrada nodal atrioventricular (TRNAV) e de taquicardia ventricular (TV) recorrente (ver discussão adiante sobre essas arritmias).

A fibrilação atrial está associada à atividade cardíaca intrínseca do sistema nervoso autônomo nas veias pulmonares. A ablação envolve um procedimento semelhante ao cateterismo cardíaco (ver Capítulo 21), porém, nesse caso, um cateter especial é introduzido até a origem da arritmia (ou até a sua proximidade), e ondas sonoras de baixa energia e alta frequência são transmitidas por esse cateter, provocando lesão térmica, destruição celular localizada e fibrose. A lesão tecidual é mais específica para o tecido arrítmico, com menos traumatismo no tecido cardíaco adjacente. A ablação também pode ser realizada com um cateter especial para aplicar temperatura extremamente fria para destruir as células cardíacas selecionadas, a chamada *crioablação*. A meta de todos esses procedimentos de ablação é corrigir a arritmia por meio da prevenção da atividade ectópica que se origina das veias pulmonares e se direciona para os átrios (Weber, Sagerer-Gerhardt & Heinze, 2017).

Um EEF (ver discussão adiante) pode ser realizado para induzir a arritmia antes da ablação por cateter. Durante o procedimento de ablação, pás de desfibrilação, um manguito de pressão arterial automático e um oxímetro de pulso são utilizados. De modo geral, o paciente recebe sedação moderada (ver Capítulo 15) e heparina intravenosa para reduzir o risco de tromboembolismo periprocedimento. Imediatamente após a ablação, o paciente é monitorado por mais 30 a 60 minutos e, em seguida, é reavaliado para assegurar que não há recorrência da arritmia. A ablação é bem-sucedida quando não é possível induzir a arritmia. Os principais riscos da ablação de cateter incluem derrame pericárdico e tamponamento, lesão do nervo frênico, AVE, hematoma, sangramento retroperitoneal, estenose de veia pulmonar e fístulas atrioesofágicas (Canpolat, Kocyigit & Aytemir, 2017).

Manejo de enfermagem. Os cuidados após o procedimento de ablação são semelhantes aos cuidados de enfermagem prestados aos pacientes submetidos a cateterismo cardíaco (ver Capítulo 21); o paciente é monitorado atentamente para garantir a recuperação da sedação. As intervenções de enfermagem pós-procedimento incluem monitoramento frequente de arritmias e de sinais e sintomas de AVE e complicações no local do acesso vascular. Por causa do procedimento demorado e do tempo necessário de repouso no leito para obter hemostasia no acesso vascular, não é incomum que o paciente sinta desconforto no dorso. Além de administrar analgésicos, o profissional de enfermagem pode aliviar essa dor ao colocar toalhas enroladas sob os joelhos e a cintura do paciente.

Procedimentos de ablação cirúrgica

O procedimento de labirinto é um procedimento cirúrgico cardíaco aberto para a fibrilação atrial refratária. Pequenas incisões transmurais são realizadas em todo o átrio. A formação de tecido cicatricial resultante previne a condução de reentrada do impulso elétrico aberrante. Como o procedimento requer tempo significativo e *bypass* cardiopulmonar, a sua aplicação é reservada apenas para aqueles pacientes que são submetidos à cirurgia cardíaca por outro motivo (p. ex., *bypass* de artéria coronária) (January et al., 2014, 2019). Alguns pacientes precisam de marca-passo permanente após essa cirurgia por causa da lesão subsequente do nó SA.

Uma modificação do procedimento de ablação pode ser realizada por meio de pequenas incisões entre as costelas, através das quais são introduzidos instrumentos orientados por vídeo. As veias pulmonares são circundadas por incisões cirúrgicas no átrio esquerdo. Essa cirurgia elimina a necessidade de abrir o esterno, de circulação extracorpórea e do uso de cardioplegia (ver discussão adicional sobre cirurgia cardíaca no Capítulo 23). Isso resulta em menor tempo de recuperação e redução do risco de infecção (January et al., 2014, 2019).

Procedimento convergente

O procedimento convergente utiliza uma abordagem híbrida para a ablação, exigindo as habilidades de um cirurgião cardiotorácico e de um eletrofisiologista, um cardiologista com treinamento especializado. Esse procedimento está associado a taxas mais baixas de recorrência de arritmia do que a ablação com cateter, porém ocorrem mais complicações nos 30 dias seguintes ao procedimento (p. ex., infecções, sangramento) (Jan, Zizek, Gersak et al., 2018). O cirurgião faz algumas incisões pequenas no abdome para que seja possível a introdução de um cateter especial através do diafragma em direção à parede posterior do coração. O cirurgião realiza ablação da parede epicárdica na área em torno das veias pulmonares, e o eletrofisiologista realiza a ablação em torno da área endocárdica das veias pulmonares. Por causa das incisões, o paciente geralmente fica hospitalizado por 3 dias (Elrod, 2014). O paciente pode sentir dor torácica surda leve decorrente da inflamação causada pela ablação, a qual desaparece em alguns dias (Elrod, 2014). De modo geral, essa dor é aliviada por paracetamol, conforme necessário. Além disso, se houve comprometimento do nervo frênico, o paciente pode apresentar dispneia, que demora dias a semanas para desaparecer (Elrod, 2014).

Oclusão do apêndice atrial esquerdo

A oclusão da aurícula do átrio esquerdo é uma alternativa aos fármacos antitrombóticos para a prevenção de AVE nos pacientes com fibrilação atrial não valvar (Masoudi, Calkins, Kavinsky et al., 2015). Como mencionado, o apêndice atrial esquerdo é o local onde se forma a maioria dos coágulos causadores de AVE nos pacientes com fibrilação atrial não valvar. Todavia, o manejo efetivo pode ser complicado por preocupações com o risco do uso prolongado de anticoagulante e com o risco de sangramento (Ojo, Yandrapalli, Veseli et al., 2020).

Entre os candidatos para a oclusão do apêndice atrial esquerdo, estão os pacientes que correm risco aumentado de AVE com base em escores ≥ 1 de $CHA_2DS_2\text{-}VAS_C$ (ver Boxe 22.4) e os pacientes que buscam uma alternativa não farmacológica para o tratamento (Masoudi et al., 2015). O dispositivo utilizado com mais frequência é o WATCHMAN™, que normalmente é inserido enquanto o paciente está sob anestesia geral. De modo semelhante à intervenção coronariana percutânea (ICP) (ver Capítulo 23), uma pequena incisão é feita na região femoral, e um cateter é introduzido para orientação do dispositivo até a posição adequada. O dispositivo em formato de paraquedas é introduzido através da abertura do apêndice atrial esquerdo, com consequente obstrução deste e obstrução da liberação de coágulos.

Em geral, os pacientes permanecem no hospital na noite posterior à colocação do dispositivo WATCHMAN™. O manejo de enfermagem dos pacientes que receberam esse dispositivo é semelhante ao instituído após o cateterismo cardíaco (ver Capítulo 21). AAS e varfarina são prescritos após o procedimento. Aproximadamente 6 semanas após o procedimento, os pacientes devem retornar ao ambulatório de cardiologia para ecocardiografia transesofágica e confirmação de que o dispositivo efetivamente ocluiu o apêndice atrial esquerdo. Se ocorreu oclusão do apêndice atrial esquerdo, então o paciente pode suspender o consumo de varfarina, e pode ser prescrito clopidogrel, um agente antiagregante plaquetário. Após 6 meses, o paciente pode suspender o uso de clopidogrel, mas precisa manter o consumo diário de AAS de uso contínuo (Carlson & Doshi, 2017).

Síndrome de Wolff-Parkinson-White

No paciente com fibrilação atrial, se o QRS for amplo e o ritmo ventricular for muito rápido e irregular, deve haver suspeita de uma via acessória. Normalmente, uma via acessória é um tecido congênito entre os átrios, o feixe de His, o nó AV, as fibras de Purkinje ou o miocárdio ventricular. Essa anomalia é conhecida como síndrome de Wolff-Parkinson-White (WPW). A cardioversão elétrica é o tratamento preferencial para a fibrilação atrial em casos de síndrome de WPW que causa instabilidade hemodinâmica. Os medicamentos que bloqueiam a condução AV (p. ex., digoxina, diltiazem, verapamil) devem ser evitados em casos de WPW, tendo em vista que podem aumentar a frequência ventricular. Se o paciente estiver hemodinamicamente estável, procainamida, propafenona, flecainida ou amiodarona são recomendados para restaurar o ritmo sinusal (January et al., 2014, 2019). A ablação por cateter é realizada para manejo a longo prazo (ver discussão prévia).

Flutter *atrial*

O *flutter* atrial ocorre em virtude de um defeito de condução no átrio e causa impulso atrial rápido e regular, a uma frequência entre 250 e 400 bpm. Tendo em vista que a frequência atrial é mais rápida do que o nó AV consegue conduzir, nem todos os impulsos atriais são conduzidos para o ventrículo, causando bloqueio terapêutico no nó AV. Essa é uma característica importante dessa arritmia. Se todos os impulsos atriais fossem conduzidos para o ventrículo, a frequência ventricular também seria de 250 a 400 bpm, o que resultaria em fibrilação ventricular, uma arritmia potencialmente fatal. Os fatores de risco de *flutter* atrial são semelhantes aos da fibrilação atrial (Fuster et al., 2017; ver Boxe 22.2).

O *flutter* atrial apresenta as características a seguir (Figura 22.11):

Frequências ventricular e atrial: a frequência atrial varia entre 250 e 400 bpm; a frequência ventricular costuma variar entre 75 e 150 bpm.
Ritmos ventricular e atrial: o ritmo atrial é regular; o ritmo ventricular normalmente é regular, mas pode ser irregular em virtude de uma alteração na condução AV.
Formato e duração do complexo QRS: em geral, normais, mas podem ser anormais ou estar ausentes.
Onda P: formato de dente de serrote; essas ondas são denominadas ondas F.
Intervalo PR: diversas ondas F podem tornar difícil determinar o intervalo PR.
Razão P:QRS: 2:1, 3:1, ou 4:1.

Manejo clínico

O *flutter* atrial pode causar sinais e sintomas sérios, como dor torácica, dispneia e pressão arterial baixa. O manejo clínico envolve a utilização de manobras vagais (ver discussão anterior em Taquicardia sinusal) ou uma prova terapêutica com adenosina, que causa bloqueio simpático e diminuição da velocidade

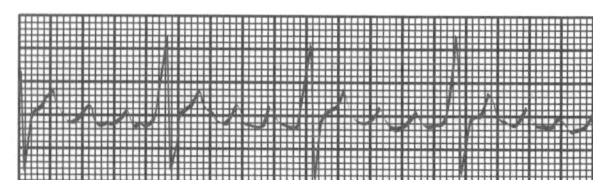

Figura 22.11 • *Flutter* atrial. Reproduzida, com autorização, de Morton, G. M. & Fontaine, D. K. (2018). *Critical care nursing: A holistic approach* (11th ed., Fig. 17-22C). Philadelphia, PA: Wolters Kluwer.

de condução através do nó AV, e pode encerrar a taquicardia ou, no mínimo, possibilitar a melhor visualização das ondas de *flutter* para fins de diagnóstico. A adenosina é administrada por via intravenosa rapidamente e é imediatamente seguida pela infusão de 20 m*l* de soro fisiológico para "lavar" o equipo, além da elevação do braço com o acesso venoso para promover a circulação rápida do medicamento.

O tratamento do *flutter* atrial consiste em administração de agentes antitrombóticos e controle da frequência e do ritmo cardíacos da mesma maneira que é feita na fibrilação atrial (January et al., 2014, 2019). A cardioversão elétrica é, com frequência, bem-sucedida na conversão do *flutter* atrial em ritmo sinusal (ver discussão adiante).

Arritmias juncionais

As arritmias juncionais originam-se no tecido nodal atrioventricular e incluem complexos juncionais prematuros, ritmos juncionais, taquicardia juncional não paroxística e taquicardia por reentrada no nó AV.

Complexo juncional prematuro

Um complexo juncional prematuro é um impulso que tem início na área nodal AV antes de o próximo impulso sinusal normal atingir o nó AV. Os complexos juncionais prematuros são menos comuns do que as extrassístoles atriais; as causas incluem intoxicação digitálica, IC e DAC. Os critérios de ECG em relação ao complexo juncional prematuro são os mesmos das extrassístoles atriais, com exceção da onda P e do intervalo PR. A onda P pode estar ausente, pode ocorrer após o complexo QRS ou pode ocorrer antes dele, mas com um intervalo PR inferior a 0,12 segundo. Essa arritmia raramente provoca sintomas significativos. O tratamento para os complexos juncionais prematuros frequentes é o mesmo das extrassístoles atriais frequentes.

Ritmo juncional

O ritmo juncional ou idionodal ocorre quando o nó AV, em vez do nó SA, se torna o marca-passo do coração. Quando o nó SA se torna mais lento (p. ex., em virtude de aumento do tônus vagal), ou quando o impulso não pode ser conduzido pelo nó AV (p. ex., em virtude de BAV completo), o nó AV automaticamente descarrega um impulso. O ritmo juncional não causado por BAV completo apresenta as características a seguir (Figura 22.12):

> *Frequências ventricular e atrial:* frequência ventricular de 40 a 60 bpm; frequência atrial também de 40 a 60 bpm, se as ondas P forem discerníveis.
> *Ritmos ventricular e atrial:* regulares.
> *Formato e duração do complexo QRS:* em geral, normais, mas podem ser anormais.
> *Onda P:* pode estar ausente após ou antes do complexo QRS; pode ser invertida, especialmente na derivação II.
> *Intervalo PR:* se a onda P estiver à frente do complexo QRS, o intervalo PR é inferior a 0,12 segundo.
> *Razão P:QRS:* 1:1 ou 0:1.

Manejo clínico

O ritmo juncional pode produzir sinais e sintomas de redução do débito cardíaco. Se isso ocorrer, o tratamento é o mesmo da bradicardia sinusal. Pode ser necessária a regulação do ritmo de emergência (ver discussão adiante em Terapia com marca-passo).

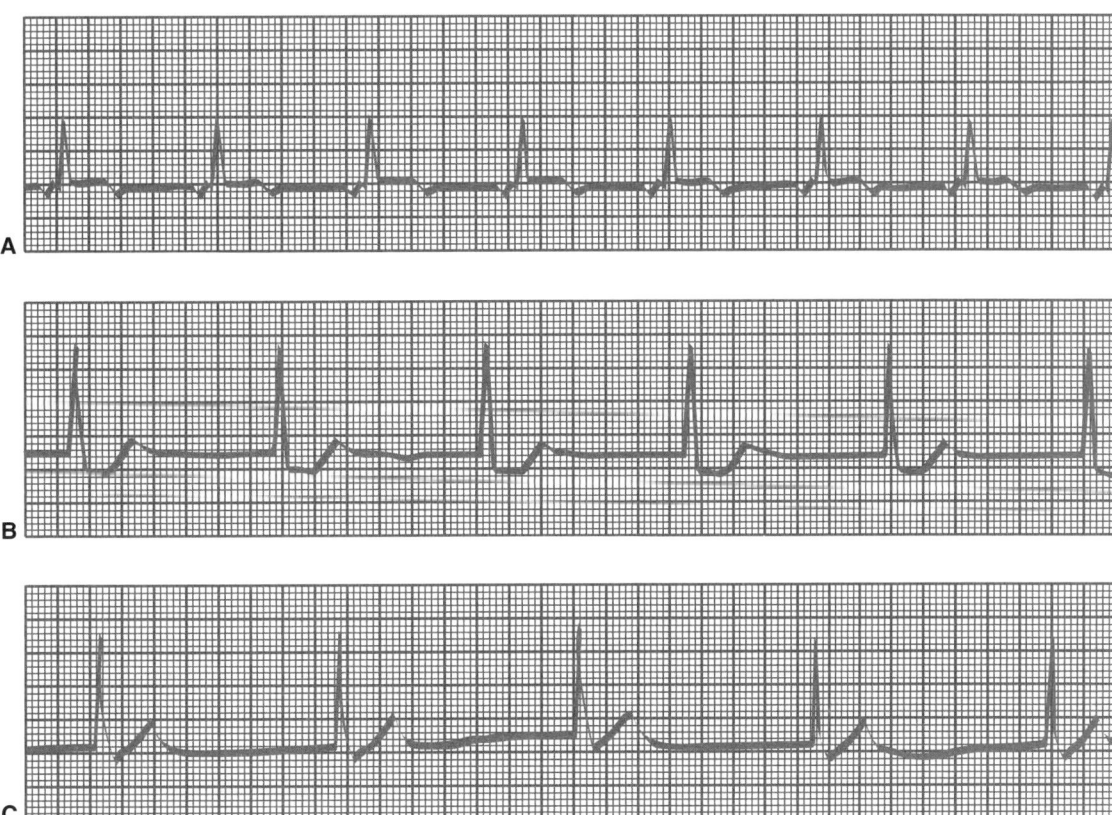

Figura 22.12 • Vários tipos de ritmos juncionais. **A.** A onda P invertida aparece antes do complexo QRS normal. **B.** A onda P invertida está "enterrada" no complexo QRS. **C.** A onda P invertida ocorre após o complexo QRS. Reimpressa, com autorização, de Morton, G. M. & Fontaine, D. K. (2018). *Critical care nursing: A holistic approach* (11th ed., Fig. 17-23A, B, and C). Philadelphia, PA: Wolters Kluwer.

Taquicardia juncional não paroxística

A taquicardia juncional é causada pela intensificação da automaticidade na área juncional, que resulta em um ritmo similar ao ritmo juncional, com exceção de uma frequência de 70 a 120 bpm. Embora esse ritmo geralmente não provoque efeitos hemodinâmicos prejudiciais, pode indicar uma condição de base grave, tal como intoxicação digitálica, isquemia do miocárdio, hipopotassemia ou doença pulmonar obstrutiva crônica (DPOC).

Taquicardia por reentrada nodal atrioventricular

A TRNAV é uma arritmia comum que ocorre quando um impulso é conduzido até uma área no nó AV e é redirecionado de volta à mesma área inúmeras vezes a uma velocidade muito rápida. Cada vez que o impulso é conduzido por essa área, também é conduzido para baixo e para os ventrículos, com consequente aumento da frequência ventricular. A TRNAV que apresenta início abrupto e cessação abrupta com um QRS de duração normal tem sido frequentemente denominada *taquicardia atrial paroxística (TAP)* e *taquicardia supraventricular paroxística (TSVP)*. A TRNAV também ocorre quando a duração do complexo QRS é de 0,12 segundo ou mais e sabidamente há bloqueio de ramo. Essa arritmia pode durar segundos ou muitas horas. Os fatores associados ao desenvolvimento de TRNAV incluem cafeína, nicotina, hipoxemia e estresse. As patologias de base incluem DAC e miocardiopatia; entretanto, ocorre com mais frequência em mulheres, e não em associação à cardiopatia estrutural de base. A TRNAV tem as seguintes características (Figura 22.13):

- *Frequências ventricular e atrial:* frequência atrial normalmente de 150 a 250 bpm; frequência ventricular normalmente de 120 a 200 bpm.
- *Ritmos ventricular e atrial:* regulares; início e término súbitos da taquicardia.
- *Formato e duração do complexo QRS:* em geral, normais, mas podem ser anormais.
- *Onda P:* normalmente de muito difícil discernimento.
- *Intervalo PR:* se a onda P estiver à frente do complexo QRS, o intervalo PR é inferior a 0,12 segundo.
- *Razão P:QRS:* 1:1, 2:1.

Os sinais/sintomas clínicos variam com a frequência e a duração da taquicardia e a condição de base do paciente. A taquicardia normalmente é de curta duração, resultando apenas em palpitações. Uma frequência rápida também pode reduzir o débito cardíaco, resultando em sinais e sintomas significativos, como inquietação, dor torácica, dispneia, palidez, hipotensão e perda da consciência.

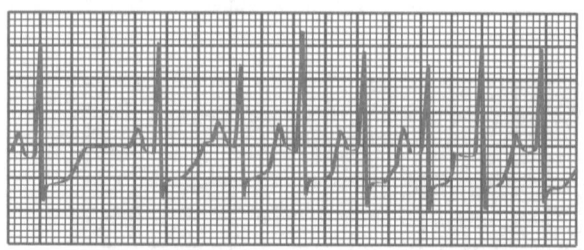

Figura 22.13 • Taquicardia de reentrada nodal atrioventricular (TRNAV), também denominada taquicardia atrial paroxística (TAP), e taquicardia supraventricular paroxística (TSVP). Reimpressa, com autorização, de Morton, G. M. & Fontaine, D. K. (2018). *Critical care nursing: A holistic approach* (11th ed., Fig. 17-22B). Philadelphia, PA: Wolters Kluwer.

Manejo clínico

Tendo em vista que a TRNAV em geral é uma arritmia benigna, o objetivo do manejo clínico é aliviar os sintomas e melhorar a qualidade de vida. Os pacientes que se tornam significativamente sintomáticos e precisam de visitas ao pronto-socorro para encerrar o ritmo podem desejar iniciar a terapia imediatamente. Entretanto, aqueles com sintomas mínimos com uma TRNAV que se encerra espontaneamente ou com tratamento mínimo podem optar apenas por monitoramento e autotratamento.

O objetivo da terapia é romper a reentrada do impulso. A ablação por cateter é o tratamento preferencial inicial e é utilizada para eliminar a área que possibilita o redirecionamento do impulso que causa a taquicardia (Katritsis, 2018; ver discussão anterior sobre Fibrilação atrial: terapia de ablação por cateter). Manobras vagais (ver discussão anterior em Taquicardia sinusal) podem ser utilizadas para interromper a TRNAV. Essas técnicas aumentam a estimulação parassimpática, causando a diminuição da velocidade da condução pelo nó AV e o bloqueio da reentrada do impulso redirecionado. Alguns pacientes aplicam alguns desses métodos para encerrar o episódio por si próprios. Em virtude do risco de um evento embólico cerebral, a massagem do seio carotídeo, que pode ser realizada por médicos, é contraindicada em pacientes com doença da artéria carótida.

Terapia farmacológica

Se as manobras vagais não forem bem-sucedidas, o paciente pode receber um *bolus* de adenosina para corrigir o ritmo; este é habitualmente efetivo no encerramento da TRNAV. Como o efeito da adenosina é muito breve, pode haver recorrência da TRNAV; a primeira dose pode ser seguida de duas doses adicionais. Se as manobras vagais e a adenosina não forem efetivas, bloqueadores dos canais de cálcio não di-hidropiridínicos (p. ex., verapamil), betabloqueadores intravenosos ou digoxina intravenosa podem ser considerados (Hafeez & Armstrong, 2019). Se o paciente estiver instável ou não responder aos medicamentos, a cardioversão elétrica é o tratamento preferencial (ver discussão adiante).

Se as ondas P não puderem ser identificadas, o ritmo pode ser denominado taquicardia supraventricular (TSV) ou TSVP se apresentar um início súbito, até que o ritmo subjacente e o diagnóstico resultante sejam determinados. A TSV e a TSVP indicam apenas que o ritmo não é de taquicardia ventricular (TV). A TSV pode ser fibrilação atrial, *flutter* atrial ou TRNAV, entre outros. Manobras vagais e adenosina podem ser aplicadas para converter o ritmo ou, no mínimo, diminuir a velocidade da condução no nó AV para possibilitar a visualização das ondas P.

Arritmias ventriculares

As arritmias ventriculares originam-se de focos nos ventrículos, incluindo complexos ventriculares prematuros (extrassístoles ventriculares), taquicardia ventricular, fibrilação ventricular e ritmos idioventriculares. Do ponto de vista técnico, a assistolia ventricular é caracterizada por ausência de formação de ritmo.

Extrassístole ventricular

Uma extrassístole ventricular é um impulso que tem início em um ventrículo e é conduzido pelos ventrículos antes do próximo impulso sinusal normal. As extrassístoles ventriculares podem ocorrer em pessoas hígidas, especialmente por causa de ingestão de cafeína, nicotina ou álcool etílico. As extrassístoles ventriculares podem ser causadas por isquemia ou IAM, aumento do esforço sobre o coração (p. ex., IC e taquicardia), intoxicação digitálica, hipoxia, acidose ou desequilíbrios eletrolíticos, especialmente hipopotassemia.

Em um ritmo denominado bigeminismo, um em cada dois complexos é uma extrassístole ventricular. No trigeminismo, cada terceiro complexo é uma extrassístole ventricular, e no quadrigeminismo, cada quarto complexo é uma extrassístole ventricular. As extrassístoles ventriculares têm as seguintes características (Figura 22.14):

Frequências ventricular e atrial: dependem do ritmo subjacente (p. ex., ritmo sinusal).

Ritmos ventricular e atrial: irregulares, em virtude de complexo QRS prematuro, que cria um intervalo RR mais curto que os demais. O intervalo PP pode ser regular, indicando que a extrassístole ventricular não despolarizou o nó sinoatrial.

Formato e duração do complexo QRS: a duração é de 0,12 segundo ou mais; o formato é bizarro e anormal. Quando esses complexos QRS alargados e de formato bizarro se assemelham, eles são denominados unifocais. Quando eles têm pelo menos dois aspectos morfológicos diferentes, são denominados multifocais.

Onda P: a visibilidade da onda P depende da ocasião da extrassístole ventricular; pode estar ausente (escondida no complexo QRS ou na onda T) ou à frente do complexo QRS. Se a onda P ocorrer após o complexo QRS, o formato da onda P pode ser diferente.

Intervalo PR: se a onda P estiver à frente do complexo QRS, o intervalo PR é inferior a 0,12 segundo.

Razão P:QRS: 0:1; 1:1.

O paciente pode não sentir nada ou dizer que o coração "bateu mais rápido". O efeito de uma extrassístole ventricular depende da sua ocasião no ciclo cardíaco e de quanto sangue se encontrava nos ventrículos quando eles se contraíram. O manejo inicial visa à correção da causa.

Manejo clínico

As extrassístoles ventriculares são comuns, e sua frequência aumenta com a idade (Al-khatib, Stevenson, Ackerman et al., 2018). As extrassístoles ventriculares frequentes e persistentes podem ser tratadas com amiodarona ou betabloqueadores, mas geralmente a farmacoterapia a longo prazo não é indicada para as extrassístoles ventriculares. As extrassístoles ventriculares não são consideradas um alerta para TV. Todavia, estudos já mostraram uma associação das extrassístoles ventriculares com desfechos adversos; portanto os pacientes precisam ser avaliados à procura de causas subjacentes (p. ex., cardiopatia isquêmica e disfunção ventricular esquerda) (Al-khatib et al., 2018).

> **Desfechos clínicos de histórias de pacientes: Kenneth Bronson • Parte 2**
>
>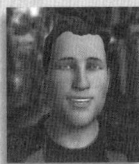
>
> Lembre-se de Kenneth Bronson, do Capítulo 19, que chegou no pronto-socorro com dificuldade respiratória após 1 semana de sinais/sintomas gripais, tosse produtiva e febre alta. O diagnóstico foi pneumonia de lobo inferior direito. Taquicardia sinusal com ocasionais extrassístoles ventriculares unifocais é observada no monitor cardíaco. Quais são as causas potenciais de taquicardia e extrassístoles ventriculares que o enfermeiro deve investigar quando considera um paciente de 27 anos, os sinais/sintomas apresentados na semana anterior e as manifestações clínicas associadas ao seu diagnóstico?

Taquicardia ventricular

A TV é definida como três ou mais extrassístoles ventriculares uma em seguida da outra, que ocorrem em uma frequência

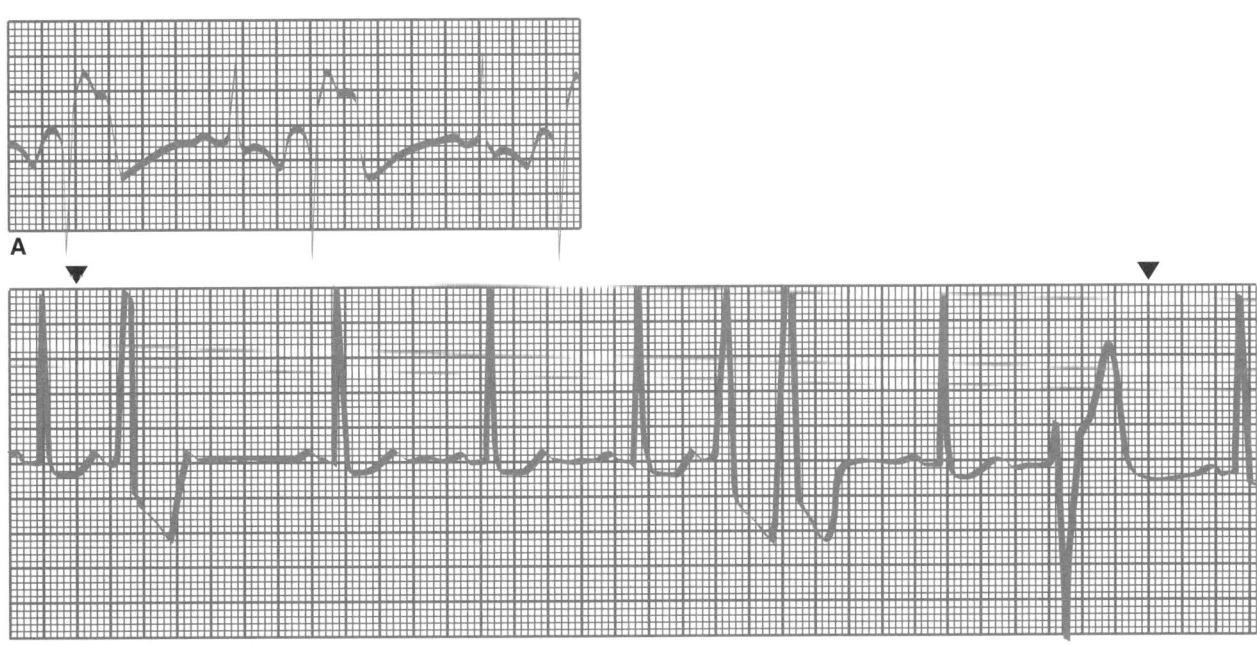

Figura 22.14 • Extrassístoles ventriculares (ESVs) ou complexos ventriculares prematuros (CVPs). **A.** Bigeminismo ventricular unifocal; cada batimento é seguido de uma extrassístole ventricular com o mesmo aspecto morfológico. **B.** Extrassístoles ventriculares multifocais; existem pelo menos duas extrassístoles ventriculares de aspecto diferente. Reproduzida, com autorização, de Morton, G. M. & Fontaine, D. K. (2018). *Critical care nursing: A holistic approach* (11th ed., Fig. 17-25B e C). Philadelphia, PA: Wolters Kluwer.

superior a 100 bpm. As causas são semelhantes às das extrassístoles ventriculares. Pacientes com IAM maiores e frações de ejeção mais baixas correm maior risco de TV letal. A TV é uma emergência, tendo em vista que o paciente quase sempre não é responsivo e está sem pulso. A TV apresenta as características a seguir (Figura 22.15):

Frequências ventricular e atrial: a frequência ventricular é de 100 a 200 bpm; a frequência atrial depende do ritmo subjacente (p. ex., ritmo sinusal).

Ritmos ventricular e atrial: normalmente regular; o ritmo atrial também pode ser regular.

Formato e duração do complexo QRS: a duração é de 0,12 segundo ou mais; formato bizarro e anormal.

Onda P: muito difícil de detectar, de modo que a frequência atrial e o ritmo podem ser indetermináveis.

Intervalo PR: muito irregular, se as ondas P forem visualizadas.

Razão P:QRS: difícil de determinar, mas, se as ondas P forem aparentes, normalmente existem mais complexos QRS do que ondas P.

A tolerância ou a ausência de tolerância do paciente a esse ritmo rápido depende da frequência ventricular e da gravidade da disfunção ventricular.

Manejo clínico

Diversos fatores determinam o tratamento inicial, incluindo os seguintes: identificação do ritmo como monomórfico (que apresenta um formato do QRS e ritmo consistentes) ou polimórfico (que apresenta diversos formatos de complexo QRS e ritmos), determinação da existência de um intervalo QT prolongado antes do início da TV, quaisquer comorbidades e verificação da função cardíaca do paciente (normal ou diminuída). Se o paciente estiver estável, a continuação da avaliação, especialmente com a obtenção de um ECG de 12 derivações, pode ser a única medida necessária.

O paciente pode necessitar de medicamentos antiarrítmicos, regulação do ritmo antitaquicardia ou cardioversão direta ou desfibrilação. Procainamida, amiodarona, sotalol e lidocaína são agentes antiarrítmicos cujo uso pode ser aventado com base no tipo de taquicardia ventricular (p. ex., monomórfica ou polimórfica), no quadro clínico e nas comorbidades do paciente (p. ex., comprometimento da função cardíaca, IAM).

A cardioversão é o tratamento preferencial para a TV monofásica em um paciente sintomático. **Desfibrilação**, que consiste na aplicação de corrente elétrica para interromper uma arritmia sem sincronização com o complexo QRS do paciente, é o tratamento de escolha para TV sem pulso arterial. Qualquer tipo de TV em um paciente inconsciente e sem pulso é tratado da mesma maneira que a fibrilação ventricular:

a desfibrilação imediata é a medida preferencial (ver a discussão adiante sobre cardioversão e desfibrilação).

Para o tratamento a longo prazo, os pacientes com fração de ejeção inferior a 35% devem ser considerados candidatos a um desfibrilador cardioversor implantável (DCI) (ver a seguir). Aqueles com uma fração de ejeção superior a 35% podem ser tratados com agente antiarrítmico.

Torsade de pointes é uma TV polimórfica precedida por um intervalo QT prolongado, que pode ser congênita ou adquirida. As causas comuns incluem doença do sistema nervoso central, determinados medicamentos (p. ex., ciprofloxacino, eritromicina, haloperidol, lítio, metadona) ou níveis baixos de potássio, cálcio ou magnésio. O prolongamento congênito do QT é outra causa. Tendo em vista que esse ritmo provavelmente provoca a deterioração do quadro clínico do paciente e o desaparecimento dos pulsos arteriais, é necessário tratamento imediato, que inclui a correção de qualquer desequilíbrio eletrolítico, tal como administração intravenosa de magnésio e isoproterenol ou estimulação cardíaca se associado à bradicardia (Link, Berkow, Kudenchuk et al., 2015; Soar, Donnino, Maconochie et al., 2018).

Fibrilação ventricular

A arritmia mais comum em pacientes com parada cardíaca é a fibrilação ventricular, um ritmo ventricular rápido e desorganizado que causa movimentos não efetivos dos ventrículos. Nenhuma atividade atrial é observada ao ECG. A causa mais comum de fibrilação atrial é a DAC e o IAM resultante. Outras causas incluem TV não tratada ou tratada sem sucesso, miocardiopatia, valvopatia cardíaca, diversos medicamentos pró-arrítmicos, anormalidades ácido-básicas e eletrolíticas e choque elétrico. Outra causa é a síndrome de Brugada, em que o paciente (com frequência de ascendência asiática) tem o coração estruturalmente normal, poucos ou nenhum fator de risco para DAC e história familiar de morte cardíaca súbita (Pappone & Santinelli, 2019). A fibrilação ventricular tem as seguintes características (Figura 22.16):

Frequência ventricular: superior a 300 bpm.

Ritmo ventricular: extremamente irregular, sem um padrão específico.

Formato e duração do complexo QRS: ondas irregulares e sinuosas com amplitudes variáveis. Não há complexos QRS reconhecíveis.

Manejo clínico

A fibrilação ventricular sempre é caracterizada pela ausência de batimento cardíaco audível, pulso palpável e respirações. Tendo em vista que não há atividade cardíaca coordenada, a parada cardíaca e a morte são iminentes se a arritmia não for

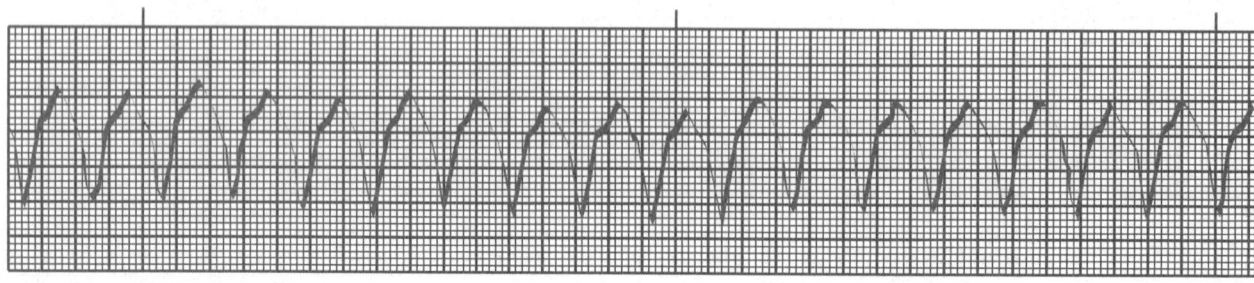

Figura 22.15 • Taquicardia ventricular. Reproduzida, com autorização, de Huff, J. (2002). *ECG Workout* (4th ed., p. 197). Philadelphia, PA: Lippincott, Williams & Wilkins.

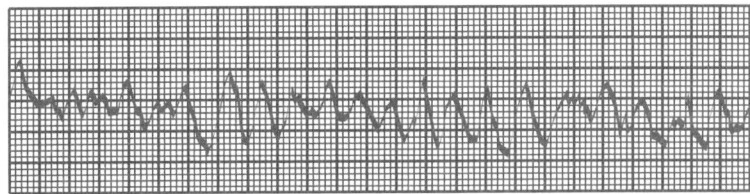

Figura 22.16 • Fibrilação ventricular. Reimpressa, com autorização, de Morton, G. M. & Fontaine, D. K. (2018). *Critical Care Nursing: A Holistic Approach* (11th ed., Fig. 17-27C). Philadelphia, PA: Wolters Kluwer.

corrigida. A desfibrilação inicial é crítica para a sobrevida, com a realização imediata de reanimação cardiopulmonar (RCP) por observador até que a desfibrilação esteja disponível. No caso de fibrilação ventricular refratária, a administração de amiodarona e epinefrina pode promover o reaparecimento de pulso espontâneo após a desfibrilação (Link et al., 2015; ver discussão adicional sobre intervenções durante parada cardíaca, no Capítulo 25).

Ritmo idioventricular

O ritmo idioventricular, também denominado *ritmo de escape ventricular*, ocorre quando o impulso tem início no sistema de condução abaixo do nó AV. Quando o nó SA não cria um impulso (p. ex., em virtude do aumento do tônus vagal), ou quando o impulso é criado, mas não pode ser conduzido pelo nó AV (p. ex., em virtude de BAV completo), as fibras de Purkinje descarregam automaticamente um impulso. Quando o ritmo idioventricular não é causado por BAV, ele tem as seguintes características (Figura 22.17):

Frequência ventricular: entre 20 e 40 bpm; se a frequência exceder 40 bpm, o ritmo é conhecido como ritmo idioventricular acelerado.

Ritmo ventricular: regular.

Formato e duração do complexo QRS: formato bizarro e anormal; a duração é de 0,12 segundo ou mais.

Manejo clínico

O ritmo ventricular comumente faz o paciente perder a consciência e apresentar outros sinais e sintomas de redução do débito cardíaco. Nos referidos casos, o tratamento é o mesmo da assístole e da atividade elétrica sem pulso (AESP) (ver Capítulo 25) se o paciente estiver em parada cardíaca, ou para bradicardia se o paciente não estiver em parada cardíaca. As intervenções incluem: identificação da causa de base; administração por via intravenosa de epinefrina, atropina e medicamentos vasopressores; e início da regulação de ritmo transcutânea de emergência. Em alguns casos, o ritmo idioventricular pode nao causar sintomas de redução do débito cardíaco.

Assístole ventricular

A assístole ventricular é caracterizada pela ausência de complexos QRS em duas derivações diferentes, embora ondas P possam ocorrer durante um curto período. Não há batimento cardíaco, pulso palpável nem respiração. Sem tratamento imediato, a assístole ventricular é fatal.

Manejo clínico

A assístole ventricular é tratada do mesmo modo que a AESP, concentrando-se na RCP de alta qualidade com interrupções mínimas e na identificação dos fatores de base e de contribuição. A chave para o sucesso do tratamento é uma avaliação rápida para identificar uma possível causa, que é conhecida como os H e T: hipoxia, hipovolemia, íon hidrogênio (desequilíbrio ácido-básico), hipoglicemia ou hiperglicemia, hipopotassemia ou hiperpotassemia, hipotermia, traumatismo, toxinas, tamponamento (cardíaco), pneumotórax de tensão ou trombo (coronariano ou pulmonar) (Link et al., 2015). Após o início da RCP, a intubação e o estabelecimento de acesso intravenoso são as próximas medidas recomendadas, com nenhuma interrupção ou interrupções mínimas nas compressões torácicas (ver Capítulo 25).

Anormalidades da condução

Na avaliação da fita de ritmo, primeiramente é identificado o ritmo subjacente (p. ex., ritmo sinusal, arritmia sinusal). Em seguida, o intervalo PR é avaliado em relação à possibilidade de BAV. O BAV ocorre quando a condução do impulso pela área nodal AV ou do feixe de His é diminuída ou interrompida. Esses bloqueios podem ser causados por medicamentos (p. ex., digitálicos, bloqueadores de canais de cálcio, betabloqueadores), doença de Lyme, isquemia e IAM, hipotireoidismo ou atividades que causam aumento do tônus vagal (Kusumoto et al., 2019). Se o BAV for causado por aumento do tônus vagal (p. ex., treinamento atlético a longo prazo, sono, tosse, aspiração, pressão acima dos olhos ou sobre os grandes vasos, estimulação anal), é comumente acompanhado de bradicardia sinusal. O BAV

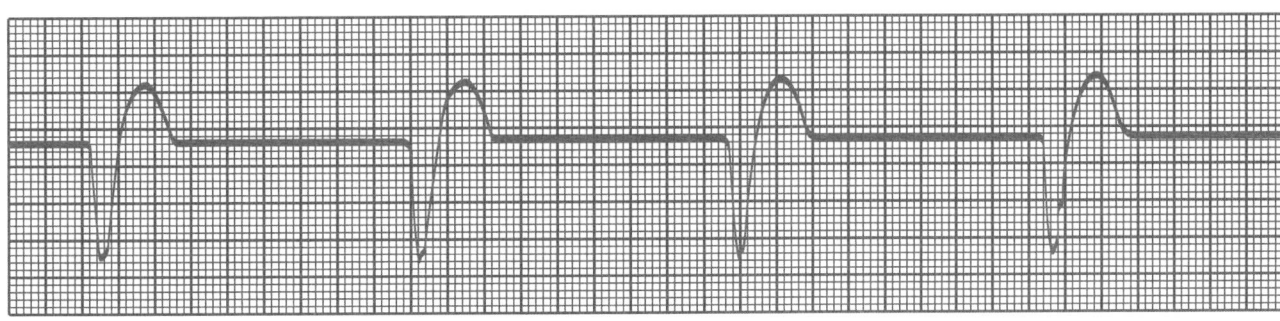

Figura 22.17 • Ritmo idioventricular.

pode ser temporário e se resolver por si próprio, ou pode ser permanente e exigir regulação do ritmo permanente.

Os sinais clínicos e os sintomas de BAV variam com a frequência ventricular resultante e a gravidade de quaisquer processos de doença de base. Enquanto o BAV de primeiro grau raramente causa qualquer efeito hemodinâmico, os outros bloqueios podem resultar em diminuição da frequência cardíaca, causando diminuição da perfusão para os órgãos vitais, tais como cérebro, coração, rins, pulmões e pele. Um paciente com BAV de terceiro grau causado por intoxicação digitálica pode estar estável; outro paciente com o mesmo ritmo causado por IAM pode estar instável. Os profissionais de saúde sempre devem ter em mente a necessidade de tratar o paciente, não o ritmo. O tratamento é fundamentado no efeito hemodinâmico do ritmo.

Bloqueio atrioventricular de primeiro grau

O BAV de primeiro grau ocorre quando todos os impulsos atriais são conduzidos pelo nó AV e daí para os ventrículos a uma frequência mais lenta do que a normal. Esse distúrbio de condução tem as seguintes características (Figura 22.18):

Frequências ventricular e atrial: dependem do ritmo subjacente.
Ritmos ventricular e atrial: dependem do ritmo subjacente.
Formato e duração do complexo QRS: em geral, normais, mas podem ser anormais.
Onda P: à frente do complexo QRS; demonstra ritmo sinusal e formato regular.
Intervalo PR: superior a 0,20 segundo; a medição do intervalo PR é constante.
Razão P:QRS: 1:1.

Bloqueio atrioventricular de segundo grau, tipo I (Wenckebach)

O BAV de segundo grau, tipo I, ocorre quando há um padrão de repetição, em que toda uma série de impulsos atriais, com exceção de um, é conduzida pelo nó AV e para os ventrículos (p. ex., todos os quatro de cinco impulsos atriais são conduzidos). Cada impulso atrial demora um pouco mais de tempo para a condução do que o anterior, até que um impulso seja totalmente bloqueado. Tendo em vista que o nó AV não é despolarizado pelo impulso atrial bloqueado, o nó AV tem tempo para repolarizar totalmente, de modo que o próximo impulso atrial pode ser conduzido no menor tempo. O BAV de segundo grau, tipo I, tem as seguintes características (Figura 22.19):

Frequências ventricular e atrial: dependem do ritmo subjacente, mas a frequência ventricular é mais lenta do que a frequência atrial.
Ritmos ventricular e atrial: o intervalo PP é regular se o paciente apresenta ritmo sinusal normal subjacente; o intervalo RR caracteristicamente reflete um padrão de alteração. Com início no mais longo RR, o intervalo RR gradualmente encurta, até que haja outro intervalo RR longo.
Formato e duração do complexo QRS: em geral, normais, mas podem ser anormais.
Onda P: à frente do complexo QRS; o formato depende do ritmo subjacente.
Intervalo PR: o intervalo PR torna-se mais longo a cada complexo ECG subsequente, até que uma onda P não seja seguida por um complexo QRS. As alterações no intervalo PR são repetidas entre cada complexo QRS "desaparecido", criando um padrão nas medições do intervalo PR irregular.
Razão P:QRS: 3:2, 4:3, 5:4, e assim por diante.

Bloqueio atrioventricular de segundo grau, tipo II

O BAV de segundo grau, tipo II, ocorre quando apenas alguns dos impulsos atriais são conduzidos pelo nó AV e para os ventrículos. O BAV de segundo grau, tipo II, tem as seguintes características (Figura 22.20):

Frequências ventricular e atrial: dependem do ritmo subjacente, mas a frequência ventricular é mais lenta do que a frequência atrial.

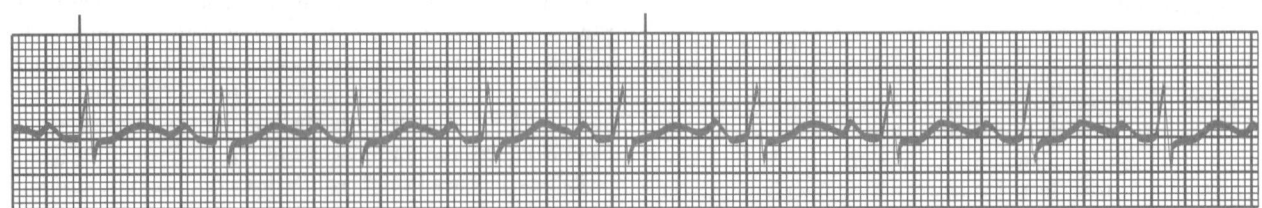

Figura 22.18 • Bloqueio atrioventricular de primeiro grau. Observe que o intervalo PR é constante, porém superior a 0,20 s. Reproduzida, com autorização, de Huff, J. (2002). *ECG Workout* (4th ed., p. 150). Philadelphia, PA: Lippincott, Williams & Wilkins.

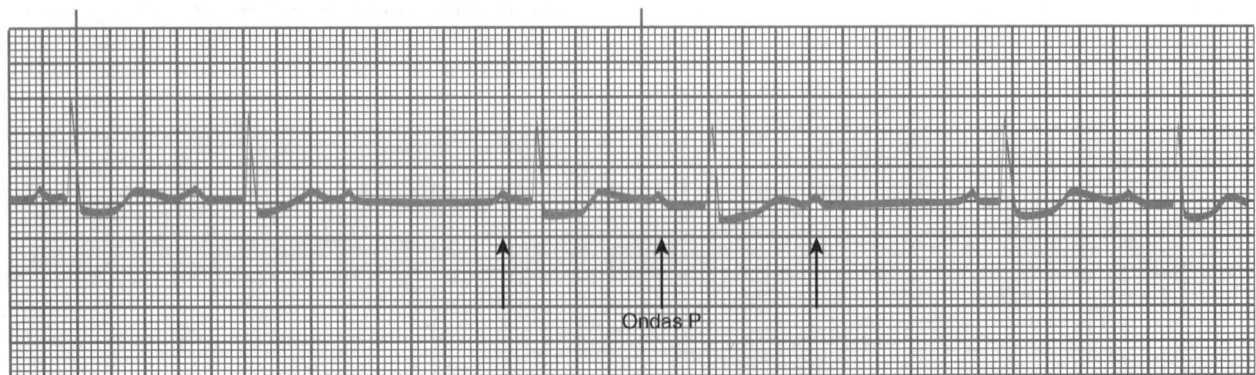

Figura 22.19 • Bloqueio atrioventricular (BAV) de segundo grau, tipo I. Observe a duração progressivamente maior do intervalo PR até não haver onda P conduzida. Reproduzida, com autorização, de Huff, J. (2017). *ECG Workout: Exercises in Arrhythmia Interpretation* (7th ed., Fig. 8-20). Philadelphia, PA: Wolters Kluwer.

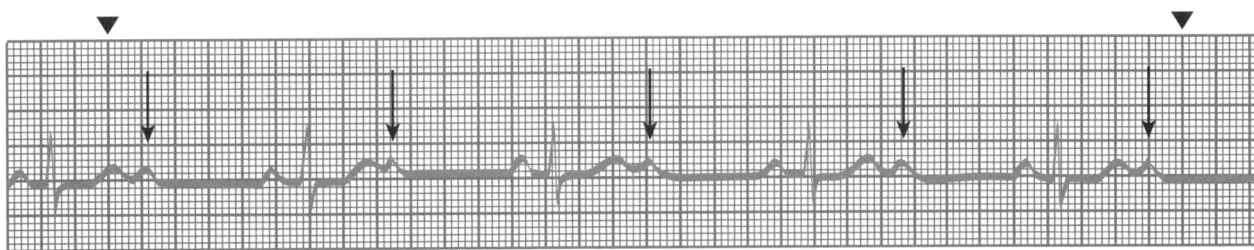

Figura 22.20 • Bloqueio atrioventricular (BAV) de segundo grau, tipo II. Observe o intervalo PR constante e a presença de mais ondas P do que complexos QRS. Reimpressa, com autorização, de Morton, G. M. & Fontaine, D. K. (2018). *Critical care nursing: A holistic approach* (11th ed., Fig. 17-29C). Philadelphia, PA: Wolters Kluwer.

Ritmos ventricular e atrial: o intervalo PP é regular se o paciente apresenta um ritmo sinusal normal subjacente. O intervalo RR normalmente é regular, mas pode ser irregular, dependendo da razão P:QRS.
Formato e duração do complexo QRS: em geral, anormais, mas podem ser normais.
Onda P: à frente do complexo QRS; o formato depende do ritmo subjacente.
Intervalo PR: o intervalo PR é constante para aquelas ondas P logo antes dos complexos QRS.
Razão P:QRS: 2:1, 3:1, 4:1, 5:1, e assim por diante.

Bloqueio atrioventricular de terceiro grau

O BAV de terceiro grau ocorre quando nenhum impulso atrial é conduzido pelo nó AV e para os ventrículos. No BAV de terceiro grau, dois impulsos estimulam o coração: um estimula os ventrículos, representado pelo complexo QRS, e um estimula os átrios, representado pela onda P. As ondas P podem ser visualizadas, mas a atividade elétrica atrial não é conduzida para baixo e para os ventrículos para iniciar o complexo QRS, a atividade elétrica ventricular. A ocorrência de dois impulsos que estimulam o coração resulta em uma condição denominada dissociação AV, que também pode ocorrer durante a TV. O BAV completo (BAV de terceiro grau) tem as seguintes características (Figura 22.21):

Frequências ventricular e atrial: dependem do ritmo de escape (idionodal ou idioventricular) e do ritmo atrial subjacente, mas a frequência ventricular é inferior à frequência atrial.
Ritmos ventricular e atrial: o intervalo PP, bem como o intervalo RR, é regular, mas o intervalo PP não é igual ao intervalo RR.
Formato e duração do complexo QRS: dependem do ritmo de escape; com o ritmo juncional, o formato e a duração do complexo QRS geralmente são normais; com o ritmo idioventricular, o formato e a duração do complexo QRS geralmente são anormais.
Onda P: depende do ritmo subjacente.

Intervalo PR: muito irregular.
Razão P:QRS: Mais ondas P que complexos QRS.

Manejo clínico das anormalidades de condução

Com base na causa do BAV e na estabilidade do paciente, o tratamento é direcionado para o aumento da frequência cardíaca para manter um débito cardíaco normal. Se o paciente estiver estável e não apresentar sintomas, nenhum tratamento é indicado, ou pode consistir simplesmente na diminuição ou eliminação da causa (p. ex., suspensão de medicamento ou tratamento). Se o medicamento causal for necessário para o tratamento de outras condições e não houver alternativa efetiva, pode ser indicada a implantação de marca-passo. O tratamento inicial de escolha é um *bolus* intravenoso de atropina, embora ela não seja efetiva no BAV de segundo grau, tipo II, ou no BAV de terceiro grau. Se o paciente não responder à atropina, apresentar BAV avançado ou tiver sofrido IAM, pode ser iniciada a regulação do ritmo transcutânea temporária. Se o paciente não apresentar pulso, o tratamento é o mesmo da assistolia ventricular (Link et al., 2015; Soar et al., 2018). Um marca-passo permanente pode ser necessário se o bloqueio persistir (ver discussão adiante).

PROCESSO DE ENFERMAGEM

Paciente com arritmia

Avaliação

As principais áreas de avaliação incluem as possíveis causas da arritmia, os fatores de contribuição e o efeito da arritmia sobre a capacidade do coração de bombear um volume sanguíneo adequado. Quando o débito cardíaco é reduzido, a quantidade de oxigênio que alcança os tecidos e os órgãos vitais é diminuída. Essa diminuição da oxigenação provoca os sinais e sintomas associados às arritmias. Se esses sinais e sintomas forem graves ou se ocorrerem com frequência, o paciente pode apresentar angústia significativa e interromper as atividades da vida diária.

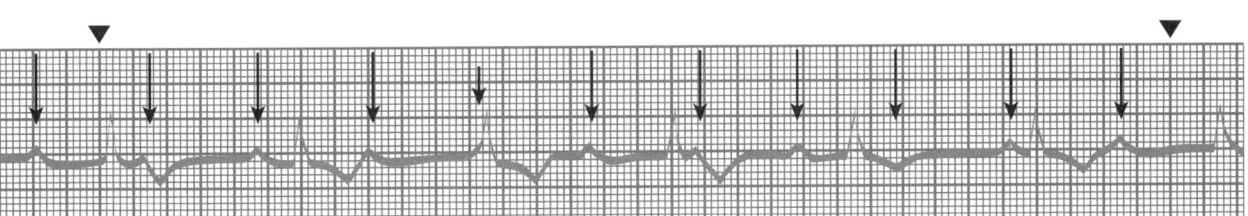

Figura 22.21 • Bloqueio atrioventricular (BAV) de terceiro grau; não há relação entre as ondas P e os complexos QRS. Reimpressa, com autorização, de Morton, G. M. & Fontaine, D. K. (2018). *Critical care nursing: A holistic approach* (11th ed., Fig. 17-29D). Philadelphia, PA: Wolters Kluwer.

Uma anamnese é obtida para identificar ocorrências anteriores de diminuição do débito cardíaco, tais como síncope, vertigem, tontura, desconforto torácico e palpitações. As possíveis causas da arritmia (p. ex., cardiopatia, DPOC) precisam ser identificadas. Todos os medicamentos, prescritos e sem prescrição médica (incluindo fitoterápicos e suplementos nutricionais), bem como a via de administração, são revisados. Se um paciente estiver recebendo um medicamento antiarrítmico, é necessária a avaliação em relação a adesão ao tratamento, efeitos colaterais, reações adversas e possíveis contraindicações. Por exemplo, alguns medicamentos (p. ex., digoxina) podem causar arritmias. Os resultados laboratoriais são revisados para avaliar os níveis de medicamentos, bem como os fatores que poderiam contribuir para a arritmia (p. ex., anemia). É realizada uma avaliação psicossocial completa para identificar os possíveis efeitos da arritmia, a percepção do paciente e a compreensão da arritmia e de seu tratamento, bem como para identificar se a ansiedade é um fator de contribuição significativo.

O enfermeiro conduz uma avaliação física para confirmar os dados obtidos a partir da anamnese e para observar em relação a sinais de diminuição do débito cardíaco durante o evento arrítmico, sobretudo alterações do nível de consciência. O enfermeiro avalia a pele do paciente, que pode estar pálida e fria. Sinais de retenção de líquido, tais como distensão venosa no pescoço e estertores crepitantes e ruídos adventícios auscultados nos pulmões, podem ser detectados. A frequência e o ritmo dos pulsos apical e periférico também são avaliados, e qualquer déficit de pulso é observado. O enfermeiro ausculta em relação a sons cardíacos adicionais (especialmente B_3 e B_4) e em relação a sopros cardíacos, afere a pressão arterial e determina as pressões diferenciais. Uma pressão diferencial em declínio indica redução do débito cardíaco. Uma avaliação pode não revelar alterações significativas no débito cardíaco; portanto, o enfermeiro compara diversos achados de avaliação ao longo do tempo, especialmente aqueles que ocorrem com e sem a arritmia.

Diagnóstico

DIAGNÓSTICOS DE ENFERMAGEM

Com base nos dados da avaliação, os principais diagnósticos de enfermagem podem incluir os seguintes:

- Débito cardíaco prejudicado associado a enchimento ventricular inadequado ou alteração da frequência cardíaca
- Ansiedade associada a medo de desfecho desconhecido de estado de saúde alterado
- Falta de conhecimento deficiente a respeito da arritmia e do seu tratamento.

PROBLEMAS INTERDEPENDENTES/COMPLICAÇÕES POTENCIAIS

As complicações potenciais podem incluir as seguintes:

- Parada cardíaca (ver Capítulo 25)
- Insuficiência cardíaca (ver Capítulo 25)
- Evento tromboembólico, especialmente com fibrilação atrial (ver Capítulo 26).

Planejamento e metas

As principais metas para o paciente podem incluir: eliminação ou diminuição da ocorrência da arritmia (pela diminuição dos fatores de contribuição) para manter o débito cardíaco; verbalização da minimização da ansiedade; verbalização da compreensão a respeito da arritmia, dos testes utilizados para diagnosticar o problema e de seu tratamento; e desenvolvimento ou manutenção das habilidades de automanejo.

Intervenções de enfermagem

MONITORAMENTO E MANEJO DA ARRITMIA PARA MANTER O DÉBITO CARDÍACO

O enfermeiro avalia continuamente a pressão arterial, a frequência e o ritmo do pulso, a frequência e a profundidade das respirações e os sons respiratórios do paciente para determinar o efeito hemodinâmico da arritmia. O enfermeiro também questiona o paciente a respeito de possíveis sintomas da arritmia (p. ex., episódios de vertigem, tontura ou desmaio) como parte da avaliação contínua. Se um paciente com uma arritmia estiver hospitalizado, o enfermeiro pode obter um ECG de 12 derivações, monitorar continuadamente o paciente e analisar as fitas de ritmo para rastrear a arritmia.

O controle da ocorrência ou do efeito da arritmia, ou de ambos, geralmente é alcançado com medicamentos antiarrítmicos. O enfermeiro avalia os benefícios e os efeitos adversos de cada medicamento. Em cooperação com o médico assistente, também administra cuidadosamente o medicamento, de modo que é mantido um nível sérico constante do medicamento. O enfermeiro também pode conduzir um teste de caminhada de 6 min, conforme prescrito, que é utilizado para identificar a frequência ventricular do paciente em resposta aos exercícios físicos. Solicita-se ao paciente que caminhe por 6 min, percorrendo o máximo de distância possível (Chen, Chen, Lu et al., 2018). O enfermeiro monitora o paciente em relação aos sintomas. Ao fim, registra a distância percorrida e a frequência cardíaca pré e pós-exercícios físicos, bem como a resposta do paciente.

O enfermeiro avalia os fatores que contribuem para a arritmia (p. ex., déficits de oxigênio, desequilíbrios ácido-básicos e eletrolíticos, cafeína ou não adesão ao esquema do medicamento). O enfermeiro também monitora as alterações ao ECG (p. ex., alargamento do complexo QRS, prolongamento do intervalo QT, aumento da frequência cardíaca) que elevam o risco de um evento arrítmico.

REDUÇÃO DA ANSIEDADE

Quando o paciente apresenta episódios de arritmia, o enfermeiro permanece com ele, garantindo a sua segurança e proteção enquanto mantém uma atitude calma e tranquilizadora. Isso ajuda a reduzir a ansiedade (diminuindo a resposta simpática) e promove uma relação de confiança com o paciente. O enfermeiro verifica a visão do paciente sobre os eventos e discute a resposta emocional à arritmia, encorajando a verbalização de sentimentos e temores, fornecendo declarações de apoio ou empatia e auxiliando o paciente a reconhecer sentimentos de ansiedade, raiva ou tristeza. O enfermeiro enfatiza os sucessos com o paciente para promover um senso de automanejo da arritmia. Por exemplo, se um paciente estiver apresentando episódios de arritmia e for administrado um medicamento que comece a reduzir a incidência da arritmia, o enfermeiro comunicará aquelas informações ao paciente e estudará a sua resposta a elas. Além disso, o enfermeiro pode auxiliar o paciente a desenvolver um sistema para identificar possíveis fatores causais de influência e de alívio (p. ex., manter um diário). O objetivo de enfermagem é maximizar o controle do paciente e tornar o episódio menos ameaçador.

PROMOÇÃO DE CUIDADOS DOMICILIAR, COMUNITÁRIO E DE TRANSIÇÃO

Orientação do paciente sobre autocuidados. Ao orientar os pacientes a respeito das arritmias, o enfermeiro primeiramente avalia a compreensão do paciente, esclarece as informações errôneas e, em seguida, compartilha as informações necessárias de modo que sejam compreensíveis e que não sejam assustadoras ou ameaçadoras. O enfermeiro explica claramente a etiologia da arritmia e as opções de tratamento ao paciente e à família. Se necessário, o enfermeiro explica a importância da manutenção dos níveis séricos terapêuticos dos medicamentos antiarrítmicos, de modo que o paciente compreenda por que os medicamentos devem ser administrados regularmente todos os dias e a importância dos testes séricos regulares. Se o medicamento apresentar o potencial de alterar a frequência cardíaca, o paciente deve ser orientado sobre como aferir seu pulso antes de cada dose e a notificar o médico assistente se o pulso estiver anormal. Além disso, a relação entre uma arritmia e o débito cardíaco é explicada, de modo que o paciente reconheça os sintomas da arritmia e a justificativa para o esquema terapêutico. Se for prescrito um anticoagulante para o paciente, as informações necessárias para a orientação do paciente estão resumidas no Capítulo 26 (Boxe 26.10). O paciente e a família precisam ser orientados sobre quais medidas devem ser adotadas para diminuir o risco de recidiva da arritmia. Se o paciente apresentar arritmia possivelmente letal, o enfermeiro estabelece com o paciente e a família um plano de medidas a serem adotadas em caso de emergência e, se apropriado, estimula o familiar a obter treinamento em RCP.

O paciente e a família também devem ser orientados quanto aos possíveis riscos da arritmia e seus sinais e sintomas. Por exemplo, deve ser explicada a possibilidade de evento embólico ao paciente com fibrilação atrial.

Cuidados contínuos e de transição. O encaminhamento para cuidados domiciliares, comunitários ou de transição normalmente não é necessário para o paciente com arritmia, exceto se o paciente estiver hemodinamicamente instável e apresentar sintomas significativos de diminuição do débito cardíaco. Podem ser recomendados cuidados domiciliares, comunitários ou de transição se o paciente apresentar comorbidades significativas, questões socioeconômicas ou habilidades de automanejo limitadas que possam aumentar o risco de não adesão ao esquema terapêutico. O encaminhamento também pode ser indicado se o paciente tiver sido submetido à implantação de um dispositivo eletrônico recentemente.

Reavaliação

Entre os resultados esperados, estão:
1. O paciente mantém o débito cardíaco.
   a. Demonstra frequência cardíaca, pressão arterial, frequência respiratória e nível de consciência nas variações normais.
   b. Demonstra ausência ou diminuição dos episódios de arritmia.
2. O paciente apresenta redução da ansiedade.
   a. Expressa uma atitude positiva a respeito da vida com a arritmia.
   b. Expressa confiança na capacidade de adotar as medidas apropriadas em caso de emergência.
3. O paciente expressa compreensão sobre a arritmia e seu tratamento.
   a. Explica a arritmia e seus efeitos.
   b. Descreve o esquema medicamentoso e a sua justificativa.
   c. Explica a necessidade de manter um nível sérico terapêutico do medicamento.
   d. Descreve um plano para eliminar ou limitar os fatores que contribuem para a arritmia.
   e. Declara as medidas a serem adotadas em caso de emergência.

MODALIDADES E MANEJOS AUXILIARES

Os tratamentos das arritmias dependem de o distúrbio ser agudo ou crônico, bem como da causa da arritmia e de seus reais ou possíveis efeitos hemodinâmicos.

As arritmias agudas podem ser tratadas com medicamentos ou com terapia elétrica externa (desfibrilação de emergência, cardioversão ou regulação do ritmo). Muitos medicamentos antiarrítmicos são utilizados para tratar as taquiarritmias atriais e ventriculares (ver Tabela 22.1). A escolha do medicamento depende da arritmia específica e da sua duração, da presença de cardiopatia estrutural (p. ex., IC) e da resposta do paciente ao tratamento anterior. O enfermeiro é responsável pelo monitoramento e pelo registro das respostas do paciente ao medicamento e por assegurar que o paciente tenha o conhecimento e a capacidade de lidar com o esquema medicamentoso.

Se os medicamentos isoladamente forem ineficazes em eliminar ou diminuir a arritmia, determinadas terapias mecânicas auxiliares estão disponíveis. As terapias mais comuns são a cardioversão eletiva e a desfibrilação para taquiarritmia aguda, bem como dispositivos eletrônicos implantáveis para bradicardias (marca-passos) e taquiarritmias crônicas (DCI). Também existem abordagens terapêuticas cirúrgicas, embora sejam menos usadas. O enfermeiro é responsável pela avaliação da compreensão do paciente sobre a terapia mecânica e sua resposta, bem como das capacidades de automanejo do paciente. Ele também deve explicar que a finalidade do dispositivo é ajudar o paciente a continuar a sua vida da forma mais ativa e produtiva possível.

CARDIOVERSÃO E DESFIBRILAÇÃO

A cardioversão e a desfibrilação são empregadas para tratar taquiarritmias com a administração de uma corrente elétrica que despolariza a massa crítica de células miocárdicas. Quando as células se repolarizam, o nó SA normalmente é capaz de recapturar seu papel como o marca-passo do coração.

Alerta de domínio de conceito

Uma diferença importante entre a cardioversão e a desfibrilação é o momento da administração da corrente elétrica. Na cardioversão, a administração da corrente elétrica é sincronizada com os eventos elétricos do paciente; já na desfibrilação, a administração da corrente é imediata, e não sincronizada.

O mesmo tipo de dispositivo, denominado *desfibrilador*, é utilizado para a cardioversão e para a desfibrilação. A voltagem elétrica necessária para desfibrilar o coração normalmente é superior àquela necessária para a cardioversão e pode causar mais lesão miocárdica. Atualmente, apenas os desfibriladores do tipo bifásico são fabricados; eles aplicam uma carga elétrica a partir de uma pá, que, em seguida, redireciona automaticamente a sua carga para a pá de origem. Como a aplicação da carga elétrica varia de um dispositivo para outro, a dose recomendada pelo fabricante deve ser seguida na primeira desfibrilação e nas desfibrilações posteriores (Link et al., 2015; Soar et al., 2018).

A corrente elétrica pode ser aplicada externamente através da pele por meio de pás ou almofadas condutoras. As pás ou almofadas podem ser posicionadas à frente do tórax (posicionamento padrão) (Figura 22.22), ou uma pá pode ser posicionada à frente do tórax e a outra posicionada sob as costas do paciente, logo à esquerda da coluna (posicionamento anteroposterior) (Figura 22.23).

As almofadas condutoras multifuncionais de desfibrilador contêm um meio condutor e são conectadas ao desfibrilador para possibilitar a desfibrilação sem o uso das mãos. Esse método reduz o risco de tocar o paciente durante o procedimento e aumenta a segurança elétrica. Os desfibriladores externos automáticos (DEA), que agora são encontrados em muitas áreas públicas, aplicam esse tipo de administração para a corrente elétrica.

> **Alerta de enfermagem: Qualidade e segurança**
>
> Quando se utilizam pás, o condutor apropriado é aplicado entre as pás e a pele do paciente. Qualquer outro tipo de condutor, tal como gel de ultrassom, não deve ser substituído.

Independentemente de empregar almofadas ou pás, o enfermeiro deve observar duas medidas de segurança. Em primeiro lugar, deve ser mantido o bom contato entre as almofadas ou as pás e a pele do paciente (com um meio condutor entre elas) para evitar que a corrente elétrica extravase através do ar (formação de arco elétrico) quando o desfibrilador é descarregado. Em segundo lugar, ninguém deve estar em contato com o paciente ou com qualquer coisa que esteja tocando o paciente quando o desfibrilador é descarregado, a fim de minimizar a chance de que a corrente elétrica seja conduzida até outra pessoa além do paciente. O Boxe 22.5 apresenta uma revisão das responsabilidades de enfermagem quando um paciente é cardiovertido ou desfibrilado.

Cardioversão elétrica

A cardioversão elétrica envolve a administração de uma corrente elétrica "programada" para encerrar uma taquiarritmia. Na cardioversão, o desfibrilador é configurado para a sincronia com o ECG em um monitor cardíaco, de modo que o impulso elétrico ocorra durante a despolarização ventricular (complexo QRS). A sincronização evita que a descarga elétrica ocorra durante o período vulnerável da despolarização (onda T), o que poderia resultar em TV ou fibrilação ventricular. O monitor de ECG conectado ao desfibrilador externo normalmente demonstra uma marca ou uma linha que indica a sensibilização de um complexo QRS. Às vezes, a derivação e os eletrodos devem ser alterados para que o monitor reconheça o complexo QRS do paciente. Quando o sincronizador está ligado, nenhuma corrente elétrica é administrada se o desfibrilador não discernir um complexo QRS. Portanto, é importante assegurar que o paciente está conectado ao monitor e selecionar uma derivação (não "pás") que apresente a sensibilidade mais apropriada do complexo QRS. Tendo em vista que pode haver um breve atraso até o reconhecimento do complexo QRS, os botões de descarga de um desfibrilador manual externo devem ser apertados até que o choque tenha sido administrado. Na maioria dos monitores, o modo de sincronização deve ser reativado se a cardioversão inicial não for efetiva e outra cardioversão for necessária (i. e., o dispositivo é predeterminado para um modo de desfibrilação não sincronizado).

Se a cardioversão for eletiva e a arritmia houver perdurado por mais de 48 horas, pode ser indicada anticoagulação por algumas semanas antes da cardioversão (January et al., 2014, 2019). A digoxina normalmente é suspensa por 48 horas antes da cardioversão para assegurar a retomada do ritmo sinusal com a condução normal. O paciente é instruído a não comer ou beber por no mínimo 4 horas antes do procedimento. As pás recobertas por gel ou as almofadas condutoras são posicionadas anteroposteriormente (à frente e nas costas) para a cardioversão. Antes da cardioversão, o paciente recebe sedação intravenosa moderada, bem como um medicamento analgésico ou anestesia. Então, a respiração é suportada com suplementação de oxigênio e administrada por meio de um dispositivo de máscara com bolsa e válvula com equipamento de aspiração prontamente disponível. Embora os pacientes raramente necessitem de intubação, o equipamento deve estar próximo, caso seja necessário. A voltagem utilizada varia de 50 a 360 joules, dependendo da tecnologia do desfibrilador, do tipo e da duração da arritmia e do tamanho e do estado hemodinâmico do paciente (Link et al., 2015; Soar et al., 2018).

As indicações de uma resposta de sucesso são a conversão em ritmo sinusal, pulsos periféricos adequados e pressão arterial adequada. Em virtude da sedação, as vias respiratórias devem ser mantidas desobstruídas e o estado de consciência do paciente deve ser avaliado. Os sinais vitais e a saturação de oxigênio são monitorados e registrados até que o paciente esteja estável e tenha se recuperado da sedação e dos medicamentos analgésicos ou da anestesia. O monitoramento ECG é necessário durante e após a cardioversão (Link et al., 2015; Soar et al., 2018).

Desfibrilação

A desfibrilação é utilizada em situações de emergência como o tratamento de escolha para a fibrilação ventricular e a TV sem pulso, a causa mais comum de perda abrupta da função

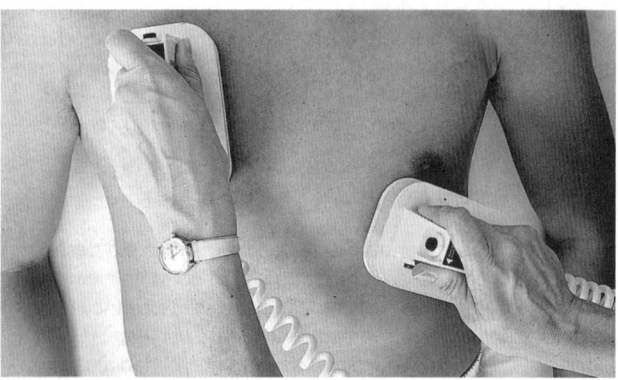

Figura 22.22 • Posicionamento padrão das pás para a desfibrilação.

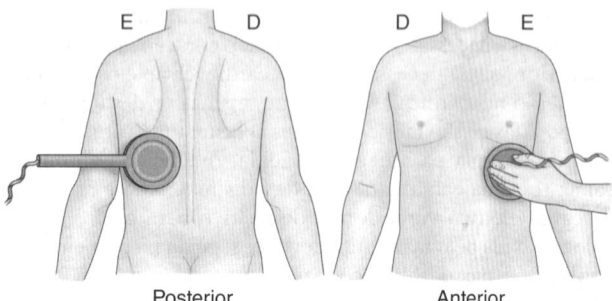

Figura 22.23 • Posicionamento anteroposterior das pás para a desfibrilação.

> **Boxe 22.5** Assistência com a desfibrilação ou cardioversão externa
>
> Durante o auxílio com a desfibrilação ou cardioversão externa, o enfermeiro deve relembrar estes pontos principais:
>
> - São utilizadas almofadas ou pás condutoras multifuncionais, com um meio de condução entre as pás e a pele. O meio de condução está disponível na forma de folha, gel ou pasta. Géis ou pastas com má condutividade elétrica (p. ex., gel de ultrassom) não devem ser utilizados
> - As pás ou almofadas devem ser posicionadas de modo que não toquem nas roupas do paciente ou na roupa de cama e não estejam próximo de adesivos (*patches*) medicamentosos ou no fluxo de oxigênio direto
> - Mulheres com mamas grandes devem ter a almofada ou pá esquerda posicionada sob a mama esquerda ou lateralmente a ela
> - Durante a cardioversão, as derivações do monitor devem estar anexadas ao paciente para configurar o desfibrilador para o modo sincronizado (*in sync*). Se estiver desfibrilando, o desfibrilador *não* deve estar no modo sincronizado (a maioria das máquinas é predeterminada para o modo *not-sync* [não sincronizado])
> - Em caso do uso de pás, devem ser aplicados 9 a 11 kg de pressão, com a finalidade de assegurar o bom contato com a pele
> - Em caso de dispositivo de descarga manual, este não deve ser carregado até que esteja pronto para o choque; em seguida, os polegares e os dedos devem ser mantidos fora dos botões de descarga até que as pás ou as almofadas estejam sobre o tórax e prontas para administrar a carga elétrica
> - No momento da desfibrilação, a pessoa que vai aplicar a carga elétrica deve falar em voz alta para todos se afastarem e dizer quantos joules irá aplicar
> - A indicação "afastar!" deve ser repetida três vezes antes da aplicação do choque elétrico. Quando "afastar" é indicado pela primeira vez, o profissional deve verificar visualmente que não esteja tocando o paciente, a cama ou o equipamento; na segunda vez, ele deve verificar visualmente que ninguém esteja tocando a cama, o paciente ou o equipamento, incluindo o tubo endotraqueal ou auxiliares; quando se indica "afastar" pela terceira vez, o profissional deve assegurar-se de que todas as pessoas estejam afastadas do paciente e que nada o esteja tocando
> - A energia administrada e o ritmo resultante são registrados
> - A reanimação cardiopulmonar (RCP) é retomada imediatamente após a administração da carga de desfibrilação, se apropriado, iniciando com as compressões torácicas
> - Se a RCP for necessária, após cinco ciclos (aproximadamente 2 min) de RCP, o ritmo cardíaco é verificado novamente e outro choque é administrado, se recomendado. Um medicamento vasoativo ou antiarrítmico é administrado assim que possível após a verificação do ritmo para facilitar uma resposta positiva à desfibrilação
> - Após a conclusão do evento, a pele sob as almofadas ou as pás é inspecionada quanto a queimaduras; se qualquer queimadura for detectada, o profissional principal, ou um enfermeiro de cuidados de feridas, é consultado a respeito do tratamento apropriado
> - O desfibrilador é guardado e o material usado é reposto conforme a necessidade.

Adaptado de Link, M. S., Berkow, L. C., Kudenchuk, P. J. et al. (2015). Part 7: Adult advanced cardiovascular life support: 2015 American Heart Association guidelines update for cardiopulmonary resuscitation and emergency cardiovascular care. *Circulation, 132*(18 supp 2), S444-S464; Soar, J., Donnino, M. W., Maconochie, I. et al. (2018). 2018 International consensus on cardiopulmonary resuscitation and emergency cardiovascular care science with treatment recommendations summary. *Resuscitation, 133*, 194-206.

cardíaca e morte súbita cardíaca. A desfibrilação não é utilizada para pacientes que estão conscientes ou que apresentam pulso. A configuração de energia para os choques iniciais e subsequentes com a utilização de um desfibrilador monofásico deve ser configurada em 360 joules (Link et al., 2015; Soar et al., 2018). A configuração de energia para o choque inicial com a utilização de um desfibrilador bifásico pode ser feita em 150 a 200 joules, com a mesma dose ou uma dose crescente com os choques subsequentes (Link et al., 2015; Soar et al., 2018). Quanto mais cedo for realizada a desfibrilação, melhor será a taxa de sobrevida (Hedge & Gnugnoli, 2019). Diversos estudos demonstraram que a desfibrilação inicial realizada por pessoas leigas em um ambiente comunitário pode aumentar a taxa de sobrevivência (Hedge & Gnugnoli, 2019). Se for fornecida RCP imediata e a desfibrilação for realizada em 5 minutos, mais adultos em fibrilação ventricular podem sobreviver com função neurológica intacta (Link et al., 2015; Soar et al., 2018). A disponibilidade e a utilização de desfibrilador externo automático em locais públicos encurtam o intervalo desde o colapso até o reconhecimento do ritmo e da desfibrilação, o que pode aumentar significativamente a sobrevivência fora do hospital (Hedge & Gnugnoli, 2019).

Epinefrina é administrada após a desfibrilação inicial sem sucesso para facilitar a conversão da arritmia em um ritmo normal com a próxima desfibrilação. Esse medicamento também pode aumentar os fluxos sanguíneos arteriais cerebral e coronariano. Medicamentos antiarrítmicos, tais como amiodarona, lidocaína ou magnésio, podem ser administrados se a arritmia ventricular persistir (ver Tabela 22.1).

O tratamento com RCP contínua, administração de medicamentos e desfibrilação continua até a retomada de um ritmo estável ou até que seja determinado que o paciente não pode ser ressuscitado.

ESTUDOS ELETROFISIOLÓGICOS

O EEF é um procedimento invasivo utilizado para avaliar e tratar diversas arritmias crônicas que causaram parada cardíaca ou sintomas significativos. Também é indicado para pacientes com sintomas que sugerem arritmia que não foi detectada e que não foi diagnosticada por outros métodos. Tendo em vista que o EEF é invasivo, ele é realizado no hospital e pode requerer a internação do paciente. O EEF é realizado com os seguintes propósitos:

- Identificar a formação e a propagação de impulsos pelo sistema de condução elétrica cardíaca
- Avaliar a função ou a disfunção das áreas nodais SA e AV
- Identificar a localização (denominada *mapeamento*) e o mecanismo dos focos arritmogênicos (o local exato de origem da arritmia)
- Avaliar a eficácia dos medicamentos e dispositivos antiarrítmicos para o paciente com arritmia
- Tratar determinadas arritmias por meio da destruição das células causais (ablação).

O procedimento de EEF é um tipo de cateterização cardíaca realizado em um laboratório de cateterismo cardíaco especialmente equipado por um eletrofisiologista auxiliado por outras equipes do laboratório de EEF. O paciente fica consciente, porém levemente sedado. Normalmente, um ou mais cateteres são inseridos na região inguinal, no pescoço ou na fossa antecubital. Os eletrodos são posicionados no coração em locais específicos – por exemplo, no átrio direito, próximo do nó SA, no seio coronariano, próximo da valva tricúspide, e no ápice do ventrículo direito. O número e o posicionamento dos eletrodos dependem do tipo de estudo que está sendo conduzido. Esses eletrodos possibilitam que o sinal elétrico seja registrado no coração (intracardiograma).

Os eletrodos também possibilitam que o eletrofisiologista introduza um estímulo de regulação do ritmo na área intracardíaca em um intervalo e a uma frequência com programação precisa, estimulando, assim, a área (estimulação programada). Uma área do coração pode ser submetida à regulação do ritmo a uma frequência muito mais rápida do que a frequência normal da **automaticidade**, a frequência com que os impulsos são formados espontaneamente (p. ex., no nó SA). Isso possibilita que o marca-passo se torne um foco artificial de automaticidade e assuma o controle (supressão de sobremarcha). Em seguida, o marca-passo é subitamente interrompido, e o tempo que demora para que o nó SA retome o controle é avaliado. Um tempo prolongado indica disfunção do nó SA.

Uma das principais finalidades da estimulação programada é avaliar a capacidade da área adjacente ao eletrodo de causar arritmia de reentrada. Uma série de impulsos prematuros é administrada a uma área como tentativa de causar a taquiarritmia. Tendo em vista que a localização precisa da área suspeita e o momento específico da regulação do ritmo necessário são desconhecidos, o eletrofisiologista utiliza diversas técnicas diferentes para causar a arritmia durante o estudo. Se a arritmia puder ser produzida por estimulação programada, é denominada *induzível*. Após a indução de uma arritmia, um plano de tratamento é determinado e implementado. Se, no EEF de acompanhamento, a taquiarritmia não puder ser induzida, o tratamento então é determinado como efetivo. Diferentes medicamentos podem ser administrados e combinados com os dispositivos eletrônicos implantáveis para determinar o tratamento mais efetivo para suprimir a arritmia.

Os cuidados do paciente, as instruções ao paciente e as complicações correlatas de um EEF são similares aos da cateterização cardíaca (ver Capítulo 21). O estudo normalmente tem duração de 2 horas; entretanto, se o eletrofisiologista conduzir não apenas um procedimento diagnóstico, mas também um tratamento, o estudo pode demorar até 6 horas. Durante o procedimento, o paciente beneficia-se de uma abordagem calma e tranquilizadora.

Os pacientes que devem ser submetidos a um EEF podem ficar ansiosos a respeito do procedimento e de seu resultado. Normalmente, o procedimento é discutido em detalhes com o paciente, a família e o eletrofisiologista, para assegurar que o paciente possa fornecer o consentimento livre e esclarecido e para reduzir a sua ansiedade a respeito do procedimento. Antes de iniciar, o enfermeiro deve orientar o paciente sobre o EEF e a sua duração habitual, o ambiente onde o procedimento é realizado e as suas expectativas. Embora um EEF não seja doloroso, ele causa desconforto e pode ser cansativo. Também pode causar sensações da arritmia que ocorreu no passado. Além disso, os pacientes são informados sobre o que será esperado deles (p. ex., permanecer imóvel durante o procedimento, relatar sintomas ou preocupações).

O paciente também deve saber que pode ocorrer arritmia durante o procedimento. Com frequência, ela cessa por si própria; caso contrário, é administrado tratamento para restaurar o ritmo normal do paciente. A arritmia pode precisar ser interrompida com a utilização de cardioversão ou desfibrilação, mas essas são realizadas sob circunstâncias mais controladas do que em uma emergência.

Os cuidados pós-procedimentais são similares àqueles da cateterização cardíaca, incluindo restrição das atividades para promover a hemostasia no local de inserção (ver Capítulo 21). Para identificar quaisquer complicações e para assegurar a cicatrização, os sinais vitais do paciente e o aspecto do local de inserção são avaliados com frequência. Tendo em vista que nem sempre são utilizadas artérias, há uma incidência mais baixa de complicações vasculares do que com outros procedimentos de cateterização (Zipes, Libby, Bonow et al., 2018).

TERAPIA COM MARCA-PASSO

Um marca-passo é um dispositivo eletrônico que fornece estímulos elétricos para o músculo cardíaco. Os marca-passos normalmente são utilizados quando o paciente tem formação permanente ou temporária de impulsos mais lenta do que o normal, ou um distúrbio de condução AV ou ventricular sintomático. Também podem ser utilizados para controlar algumas taquiarritmias que não respondem aos medicamentos. A regulação do ritmo biventricular (de ambos os ventrículos), também denominada **terapia de ressincronização cardíaca (TRC)**, pode ser empregada para tratar a insuficiência cardíaca. A tecnologia de marca-passo também pode ser usada com o desfibrilador cardioversor implantável (DCI).

Os marca-passos podem ser permanentes ou temporários. Os marca-passos temporários são utilizados para amparar os pacientes até que eles melhorem ou recebam um marca-passo permanente (p. ex., após IAM ou durante uma cirurgia cardíaca a céu aberto). Os marca-passos temporários são utilizados apenas em ambientes hospitalares.

Design e tipos de marca-passo

Os marca-passos são compostos de dois componentes: o gerador de pulsos eletrônicos e os eletrodos de marca-passo, que estão localizados em cabos ou fios. O gerador contém o circuito e as baterias que determinam a frequência (medida em batimentos por minuto) e a potência ou saída (medida em miliamperes [mA]) do estímulo elétrico administrado para o coração. O gerador também apresenta circuitos que podem detectar a atividade elétrica intracardíaca, para ocasionar uma resposta apropriada; esse componente da regulação do ritmo é denominado *sensibilidade* e é medido em milivolts (mV). A sensibilidade é configurada no nível que a atividade elétrica intracardíaca deve exceder para ser detectada pelo dispositivo. Os cabos, que transportam o impulso criado pelo gerador até o coração, podem ser inseridos por fluoroscopia através de uma grande veia dentro do coração, normalmente no átrio e no ventrículo direitos (cabos endocárdicos), ou podem ser levemente suturados por fora do coração e exteriorizados através da parede torácica durante a cirurgia de coração aberta (fios epicárdicos). Os marca-passos epicárdicos são sempre temporários e são removidos com um puxão cuidadoso alguns dias após a cirurgia. Os cabos endocárdicos podem ser inseridos temporariamente com cateteres através de uma veia (em geral, as veias femoral, subclávia ou jugular interna [fios transvenosos]), normalmente guiados por fluoroscopia. Os cabos também podem fazer parte de um cateter de artéria pulmonar especializado (ver Capítulo 21). Entretanto, a obtenção de pressão de oclusão da artéria pulmonar pode causar o deslocamento dos cabos da posição de regulação do ritmo. Os fios endocárdicos e epicárdicos são conectados a um gerador temporário, que é aproximadamente do tamanho de um telefone celular. A fonte de energia para um gerador temporário é uma bateria domiciliar comum. O monitoramento do funcionamento do marca-passo e da bateria é uma responsabilidade de enfermagem.

Os cabos endocárdicos também podem ser posicionados permanentemente, inseridos dentro do coração através da veia subclávia, axilar ou cefálica e conectados a um gerador permanente. Esses tipos de marca-passo são, às vezes, denominados marca-passos transvenosos. A maioria dos cabos atuais apresenta um mecanismo de fixação (p. ex., um parafuso) na ponta do cabo, que possibilita o posicionamento preciso e evita o deslocamento. O gerador permanente, que geralmente pesa menos de 28 g e é do tamanho de uma caixa de goma de mascar, normalmente é implantado em uma bolsa subcutânea criada na região peitoral, abaixo da clavícula, em homens, ou atrás da mama, em mulheres (Figura 22.24). Esse procedimento normalmente dura cerca de 1 hora e é realizado em um laboratório de cateterização cardíaca com um anestésico local e sedação moderada. O monitoramento cuidadoso das condições respiratórias é necessário até o paciente estar plenamente acordado.

Marca-passos sem cabo (LP, do inglês *leadless pacemakers*), um tipo mais recente de marca-passo permanente, são 90% menores que os marca-passos transvenosos. Eles consistem em um gerador de pulso, autocontido em uma unidade, e um eletrodo que é inserido por via transvenosa diretamente no ventrículo direito (Groner & Grippe, 2019; Hayes, 2018).

Os geradores de marca-passos permanentes são isolados para proteção contra a umidade corporal e o calor e apresentam filtros que os protegem contra a interferência elétrica da maioria dos dispositivos domésticos, motores e utensílios. As baterias de lítio são as mais utilizadas; elas duram cerca de 5 a 15 anos, dependendo do tipo de marca-passo, de como ele é programado e com que frequência é utilizado. A maioria dos marca-passos apresenta um indicador de substituição eletiva (ERI), que é um sinal que indica quando a bateria está se aproximando da depleção. O marca-passo continua a funcionar por diversos meses após o aparecimento de um ERI, para assegurar que haja tempo adequado para a substituição de uma bateria. Embora algumas baterias sejam recarregáveis, a maioria não o é. Tendo em vista que a bateria é permanentemente selada no marca-passo, todo o gerador deve ser substituído. Para substituir um gerador com falha de um marca-passo transvenoso, os cabos são desconectados, o gerador antigo é removido, e um novo gerador é reconectado aos cabos existentes e reimplantado na bolsa subcutânea existente. Às vezes, os cabos também são substituídos. Quando as baterias dos marca-passos sem cabo sinalizam que precisam ser substituídas, um novo sistema é implantado, e a bateria antiga é desativada (Groner & Grippe, 2019). A substituição da bateria de ambos os sistemas normalmente é realizada com um anestésico local. Em geral, o paciente pode receber alta hospitalar no mesmo dia do procedimento.

Se um paciente repentinamente tiver bradicardia, estiver sintomático, mas apresentar pulso, e não responder à atropina, a regulação do ritmo de emergência pode ser iniciada com a regulação de ritmo transcutânea (atualmente a maioria dos desfibriladores apresenta equipamento para isso). Alguns desfibriladores externos automáticos conseguem realizar a desfibrilação e a regulação de ritmo transcutânea. Grandes eletrodos ECG de regulação do ritmo (às vezes, as mesmas pás condutoras utilizadas para a cardioversão e a desfibrilação) são posicionados no tórax e nas costas do paciente. Os eletrodos são conectados ao desfibrilador, que é o gerador de marca-passo temporário (Figura 22.25). Tendo em vista que o impulso deve percorrer a pele e os tecidos do paciente antes de alcançar o coração, a regulação de ritmo transcutânea pode causar desconforto significativo (sensação de queimação e contração muscular involuntária) e deve ser feita apenas em emergências por curtos períodos. Para esse tipo de regulação do ritmo, é necessária hospitalização. Se o paciente estiver alerta, podem ser realizadas sedação e analgesia. Após a regulação de ritmo transcutânea, a pele sob o eletrodo deve ser inspecionada quanto a eritema e queimaduras. O marca-passo transcutâneo não é indicado para bradicardia sem pulso arterial (Link et al., 2015; Soar et al., 2018).

Funções do gerador de marca-passo

Em virtude da sofisticação e da ampla utilização dos marca-passos, foi adotado um código universal para promover um meio

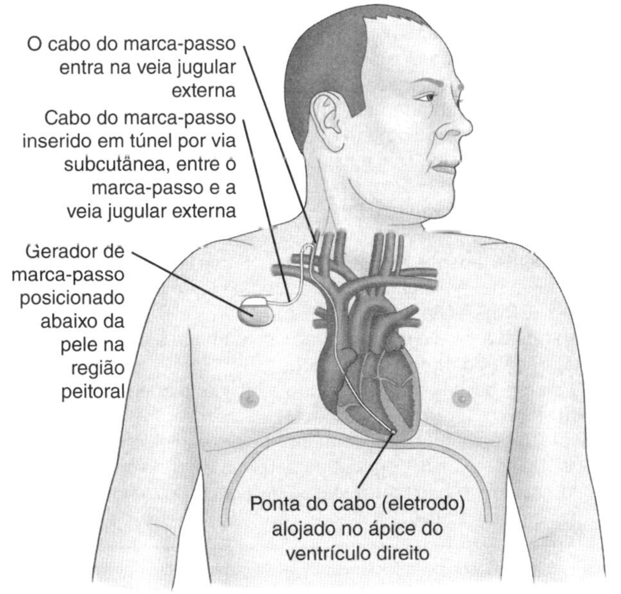

Figura 22.24 • Marca-passo transvenoso implantado (com cabo e eletrodo) e gerador de marca-passo.

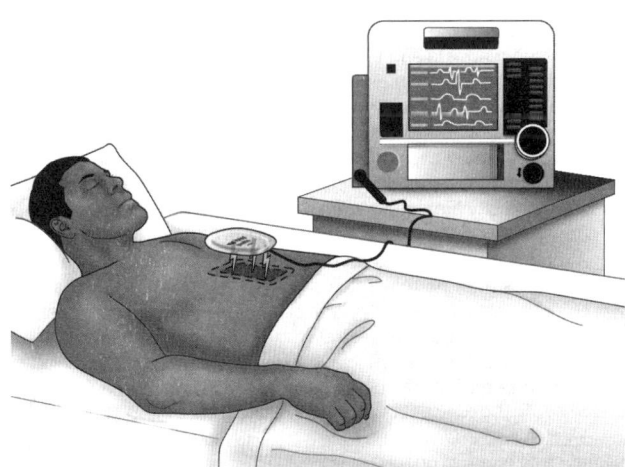

Figura 22.25 • Marca-passo transcutâneo com eletrodos conectados nas paredes anterior e posterior do tórax.

de comunicação seguro a respeito da sua função. Trata-se do código NASPE-BPEG, assim denominado pois foi sancionado pela North American Society of Pacing and Electrophysiology e pelo British Pacing and Electrophysiology Group. O código completo é composto de cinco letras; a quarta e a quinta letras são utilizadas apenas com marca-passos permanentes (Bernstein, Daubert, Fletcher et al., 2002; Mulpuru, Madhavan, McLeod et al., 2017; Tracy, Epstein, Darbar et al., 2012; Boxe 22.6).

O marca-passo regula o ritmo do átrio e, em seguida, do ventrículo quando nenhuma atividade ventricular é detectada por um período (o tempo é programado individualmente no marca-passo para cada paciente). Uma linha vertical reta pode ser visualizada ao ECG quando a estimulação cardíaca é iniciada. A linha que representa a regulação do ritmo é denominada *espícula do marca-passo*. O complexo ECG apropriado deve seguir imediatamente a espícula de regulação do ritmo; portanto, uma onda P deve ocorrer após a espícula de estimulação do ritmo atrial (Figura 22.26A) e um complexo QRS deve seguir uma espícula de regulação do ritmo ventricular (Figura 22.26B). Como o impulso tem início em um local diferente do ritmo normal do paciente, o complexo QRS ou a onda P que responde à regulação do ritmo parece ser diferente do complexo ECG normal do paciente. *Captura* é um termo empregado para descrever que o complexo apropriado seguiu o pico de regulação do ritmo.

O tipo de gerador de marca-passo e as configurações selecionadas dependem da arritmia, da função cardíaca de base e da idade do paciente. Os marca-passos em geral são configurados para detectar e responder à atividade intrínseca, que é denominada regulação do *ritmo conforme a demanda*. Se o marca-passo é configurado para regular o ritmo, mas não para detectá-lo, é denominado *marca-passo fixo* ou *assíncrono*; no código de regulação do ritmo, é escrito como AOO ou VOO. O marca-passo regula o ritmo a uma frequência constante, independentemente do ritmo intrínseco do paciente. A regulação do ritmo VOO pode indicar falha da bateria.

A regulação do ritmo VVI (V: regula o ritmo do ventrículo; V: detecta a atividade ventricular; I: regula o ritmo apenas se os ventrículos não se despolarizarem) causa perda da sincronia AV e do pontapé atrial, que pode causar a diminuição do débito cardíaco e o aumento da distensão atrial e da congestão venosa. A síndrome de marca-passo, que causa sintomas como desconforto torácico, dispneia, fadiga, intolerância a atividades e hipotensão ortostática, é mais comum com a regulação do ritmo VVI (Mulpuru et al., 2017; Tracy et al., 2012). Observou-se que a regulação do ritmo atrial e a regulação do ritmo de duas câmaras (atrial direita e ventricular direita) reduz a incidência de fibrilação atrial, disfunção ventricular e IC (Mulpuru et al., 2017; Tracy et al., 2012).

Além da VVI, a regulação do ritmo de câmara única (AAI) ou a regulação do ritmo de câmara dupla (DDD) são recomendadas para pacientes com disfunção do nó SA (a causa mais comum de bradicardias que precisam de marca-passo) e do nó AV funcional (Mulpuru et al., 2017; Tracy et al., 2012). A regulação do ritmo AAI assegura a sincronia entre as estimulações atrial e ventricular (e, portanto, a contração), desde que o paciente não apresente distúrbios da condução no nó AV. Os marca-passos de câmara dupla são recomendados como tratamento para pacientes com distúrbios da condução AV (Mulpuru et al., 2017; Tracy et al., 2012).

Boxe 22.6 Código da North American Society of Pacing and Electrophysiology e do British Pacing and Electrophysiology Group (Código NASPE-BPEG) para a função de gerador de marca-passo

- A primeira letra do código identifica a(s) câmara(s) que está(ão) sendo submetida(s) à regulação do ritmo (i. e., a câmara que contém um eletrodo de regulação do ritmo). Os caracteres das letras para esse código são A (átrio), V (ventrículo) ou D (duplo, que significa A e V)
- A segunda letra identifica a(s) câmara(s) que está(ão) sendo detectada(s) pelo gerador do marca-passo. As informações do eletrodo na câmara são enviadas para o gerador para interpretação e ação pelo gerador. Os caracteres das letras são A (átrio), V (ventrículo), D (duplo) e O (que indica que a função de detecção está desligada)
- A terceira letra do código descreve o tipo de resposta do marca-passo àquilo que é detectado. As letras utilizadas para descrever essa resposta são I (inibida), T (acionada), D (dupla – inibida e acionada) e O (nenhuma). Resposta inibida significa que a resposta do marca-passo é controlada pela atividade do coração do paciente – ou seja, quando o coração do paciente bate, o marca-passo não funciona, mas quando o coração não bate, o marca-passo funciona. Contrariamente, uma resposta acionada significa que o marca-passo responde (regula o ritmo do coração) quando detecta a atividade cardíaca intrínseca
- A quarta letra do código está relacionada com a capacidade de um gerador permanente de variar a frequência cardíaca. Essa capacidade está disponível na maioria dos marca-passos atuais. As possíveis letras são O, que indica nenhuma responsividade à frequência, ou R, que indica que o gerador apresenta modulação da frequência (i. e., o marca-passo tem a capacidade de ajustar automaticamente a regulação do ritmo da frequência a cada momento com base em parâmetros como intervalo QT, atividade física, alterações ácido-básicas, temperatura corporal, frequência e profundidade das respirações ou saturação de oxigênio). Um marca-passo com capacidade responsiva à frequência é capaz de melhorar o débito cardíaco durante ocasiões de aumento da demanda cardíaca, tais como exercícios físicos, e diminuir a incidência de fibrilação atrial. Todos os marca-passos contemporâneos apresentam algum tipo de sistema de sensor que os possibilita proporcionar a regulação do ritmo adaptativa à frequência
- A quinta letra do código tem duas indicações diferentes: (1) o gerador permanente tem a capacidade de regulação do ritmo em diversos locais, com as letras A (átrio), V (ventrículo), D (dupla) e O (nenhuma); ou (2) o marca-passo apresenta função antitaquicardia
- Comumente, apenas as primeiras três letras são utilizadas para um código de regulação do ritmo. Um exemplo de código NASPE-BPEG é DVI:

  D: Ambos o átrio e o ventrículo apresentam um eletrodo de regulação do ritmo posicionado.
  V: O marca-passo está detectando a atividade apenas do ventrículo.
  I: O efeito de estimulação do marca-passo é inibido pela atividade ventricular – em outras palavras, ele não cria um impulso quando o marca-passo detecta que o ventrículo do paciente está ativo.

Adaptado de Bernstein, A. D., Daubert, J-C., Fletcher, R. D. et al. (2002). The revised NASPE/BPEG generic code for antibradycardia, adaptive-rate, and multisite pacing. North American Society of Pacing and Electrophysiology/British Pacing and Electrophysiology Group. *Pacing and Clinical Electrophysiology*, 25(2), 260-264; Gillis, A. M., Russo, A. M., Ellenbogen, K. A. et al. (2012). HRS/ACCF expert consensus statement on pacemaker device and mode selection. *Journal of American College of Cardiology*, 60(7), 682-703; Mulpuru, S. K., Madhavan, M., McLeod, C. J. et al. (2017). Cardiac pacemakers: Function, troubleshooting, and management: Part 1 of a 2-Part Series. *Journal of the American College of Cardiology*, 69(2), 189-210.

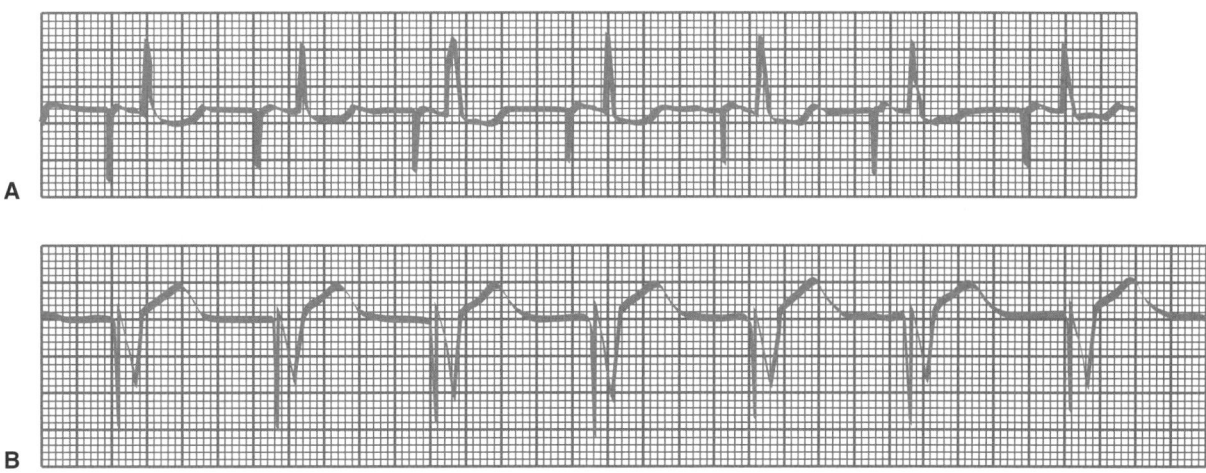

Figura 22.26 • Captura do marca-passo. **A.** Marca-passo atrial; cada espícula vertical do marca-passo é seguida por uma onda P. **B.** Marca-passo ventricular; cada espícula vertical do marca-passo é seguida por um complexo QRS. Reproduzida, com autorização, de Morton, G. M. & Fontaine, D. K. (2018). *Critical care nursing: A holistic approach* (11th ed., Fig. 18-34A and B). Philadelphia, PA: Wolters Kluwer.

O uso de marca-passo biventricular sincronizado, também denominado *terapia de ressincronização cardíaca (TRC)*, está associado à melhora das taxas de mortalidade em pacientes com IC ou com bloqueio de ramo esquerdo (Agrawal, 2018). A regulação sincronizada do ritmo biventricular apresenta três cabos: um para o átrio direito; um para o ventrículo direito; e um para o ventrículo esquerdo, normalmente posicionado na parede lateral esquerda. Essa terapia melhora a função cardíaca, resultando em diminuição dos sintomas de insuficiência cardíaca e melhora da qualidade de vida. A regulação do ritmo biventricular pode ser realizada com um DCI (Agrawal, 2018).

Complicações do uso do marca-passo

As complicações associadas aos marca-passos relacionam-se à sua presença no corpo e ao funcionamento inadequado (Boxe 22.7). Nas primeiras horas após a inserção de um marca-passo temporário ou permanente, a complicação mais comum é o deslocamento do eletrodo de regulação do ritmo. Minimizar a atividade do paciente pode ajudar a prevenir essa complicação. Se um eletrodo temporário estiver posicionado, a extremidade através da qual o cateter foi avançado é imobilizada. Com um marca-passo permanente, o paciente inicialmente é instruído a restringir a atividade do lado da implantação.

Marca-passos sem cabo (LP, do inglês *leadless pacemakers*) estão associados a um menor número de complicações do que os marca-passos transvenosos, bem como a um menor número de infecções, hematomas, deslocamento do cabo e fratura do cabo. Todavia, eles têm apenas uma câmara de estimulação (o ventrículo direito) e não têm capacidade de desfibrilador, o que limita a sua utilidade (Groner & Grippe, 2019; Hayes, 2018).

O ECG é monitorado muito cuidadosamente para detectar o mau funcionamento do marca-passo. A função imprópria do

---

Boxe 22.7 — Complicações potenciais da implantação de marca-passo

- Infecção no local de entrada dos cabos para a regulação temporária do ritmo, ou no local subcutâneo para o posicionamento de um gerador permanente. Antibióticos profiláticos e irrigação da bolsa subcutânea com antibiótico antes do posicionamento do gerador diminuíram a taxa de infecções até uma taxa mínima
- Pneumotórax ou hemotórax. O risco é reduzido se for puncionada a veia cefálica sob orientação de venografia contrastada ou ultrassonografia
- Sangramento e hematoma nos locais de entrada dos cabos para a regulação temporária do ritmo, ou no local subcutâneo para o posicionamento de um gerador permanente. Isso normalmente pode ser tratado com compressas frias e descontinuação de medicamentos antiplaquetários e antitrombóticos
- Ectopia ventricular e taquicardia em virtude de irritação da parede ventricular pelo eletrodo endocárdico
- Movimentação ou deslocamento do cabo posicionado por via transvenosa (perfuração do miocárdio)
- Estimulação do nervo frênico, diafragmática (o soluço pode ser um sinal) ou do músculo esquelético se o cabo estiver deslocado ou se a energia administrada (mA) estiver configurada alta. A ocorrência dessa complicação é evitada por testes durante a implantação do dispositivo
- Perfuração cardíaca, que resulta em efusão pericárdica e, raramente, tamponamento cardíaco, que pode ocorrer na ocasião da implantação ou meses depois. Essa condição pode ser reconhecida por meio da alteração na morfologia do complexo QRS, estimulação diafragmática ou instabilidade hemodinâmica
- Pode ocorrer síndrome de Twiddler quando o paciente manipula o gerador, causando deslocamento do cabo ou fratura do cabo
- Síndrome de marca-passo (instabilidade hemodinâmica causada pela regulação do ritmo ventricular e pela perda da sincronia AV).

Adaptado de Link, M. S., Berkow, L. C., Kudenchuk, P. J. et al. (2015). Part 7: Adult advanced cardiovascular life support: 2015 American Heart Association guidelines update for cardiopulmonary resuscitation and emergency cardiovascular care. *Circulation, 132*(18 suppl 2), S444–S464; Mulpuru, S. K., Madhavan, M., McLeod, C. J. et al. (2017). Cardiac pacemakers: Function, troubleshooting, and management: Part 1 of a 2-Part Series. *Journal of the American College of Cardiology, 69*(2), 189–210; Soar, J., Donnino, M. W., Maconochie, I. et al. (2018). 2018 International consensus on cardiopulmonary resuscitation and emergency cardiovascular care science with treatment recommendations summary. *Resuscitation, 133*, 194–206; Tracy, C. M., Epstein, A. E., Darbar, D. et al. (2012). ACCF/AHA/HRS focused update of the 2008 guidelines for device-based therapy of cardiac rhythm abnormalities: A report of the American College of Cardiology Foundation/American Heart Association Task Force on Practice Guidelines. *Journal of the American College of Cardiology, 60*(14), 1297–1313.

marca-passo, que pode ocorrer em virtude de falha em um ou mais componentes do sistema de regulação do ritmo, está resumida na Tabela 22.2. Os dados a seguir devem ser anotados no prontuário do paciente: modelo do marca-passo, tipo de gerador, data e horário da inserção, localização do gerador de pulso, limiar de estimulação e configurações do regulador do ritmo (p. ex., frequência, produção de energia [mA], sensibilidade [mV] e duração do intervalo entre os impulsos atriais e ventriculares [retardo AV]). Essas informações são importantes para a identificação do funcionamento normal do marca-passo e para o diagnóstico do mau funcionamento dele.

Um paciente que apresenta mau funcionamento do marca-passo pode desenvolver bradicardia, bem como sinais e sintomas de diminuição do débito cardíaco (p. ex., diaforese, hipotensão ortostática, síncope). O grau em que esses sintomas se tornam aparentes depende da gravidade do mau funcionamento, do nível de dependência do marca-passo do paciente e da condição de base do paciente. O mau funcionamento do marca-passo é diagnosticado pela análise do ECG. Pode ser necessária a manipulação dos eletrodos, a alteração das configurações do gerador ou a substituição do gerador ou dos cabos do marca-passo (ou de ambos).

A inibição dos marca-passos permanentes ou a reversão para a regulação do ritmo de frequência fixa assíncrona podem ocorrer com a exposição a campos eletromagnéticos fortes (interferência eletromagnética [IEM]). Entretanto, a tecnologia de marca-passos possibilita que os pacientes utilizem de modo seguro a maioria dos utensílios e dispositivos eletrônicos domiciliares (p. ex., fornos de micro-ondas, ferramentas elétricas). Os motores movidos a gás devem ser desligados antes de se trabalhar com eles. Objetos que contêm ímãs (p. ex., o fone de ouvido de um telefone, grandes alto-falantes estéreos, joias) não devem estar próximos do gerador por mais do que alguns segundos. Os pacientes são aconselhados a posicionar telefones celulares digitais a no mínimo 15 a 30 cm de distância do gerador do marca-passo e a não os transportar no bolso da camisa. Grandes campos eletromagnéticos, tais como aqueles produzidos por mapeamento por ressonância magnética, torres e linhas de transmissão de rádio e televisão, linhas de transmissão de energia (não as linhas de distribuição que trazem a eletricidade para o domicílio) e subestações elétricas podem causar interferência eletromagnética. Os pacientes devem ser advertidos a evitar as referidas situações ou simplesmente se movimentar para longe da área se apresentarem tontura ou sensação de batimentos cardíacos rápidos ou irregulares (palpitações). Deve-se evitar o uso de soldas e de motosserras. Se tais ferramentas forem utilizadas, aconselham-se medidas de precaução, tais como a limitação da corrente da solda para uma variação de 60 a 130 amperes ou o uso de motosserras elétricas, em vez de movidas a gasolina.

TABELA 22.2 Avaliação do mau funcionamento do marca-passo.

Problema	Possível causa	Considerações de enfermagem
Perda de captura: o complexo *não* segue o pico de regulação do ritmo	Estímulo inadequado Deslocamento de cabo Fratura do fio do cabo Mau posicionamento do cateter Descarregamento da bateria Quebra do isolamento eletrônico Alteração de medicamento Isquemia do miocárdio	Verificar a segurança de todas as conexões; aumentar a miliamperagem. Reposicionar a extremidade; movimentar o paciente para o lado esquerdo. Trocar a bateria. Trocar o gerador.
Detecção insuficiente: o pico da regulação do ritmo ocorre no intervalo pré-configurado, apesar do ritmo intrínseco do paciente	Sensibilidade muito alta Interferência elétrica (p. ex., por campo magnético) Gerador com falha	Diminuir a sensibilidade. Eliminar a interferência. Substituir o gerador.
Detecção excessiva: perda do artefato de regulação do ritmo; a regulação do ritmo não ocorre no intervalo pré-configurado, apesar da ausência de ritmo intrínseco	Sensibilidade muito baixa Interferência elétrica Descarregamento da bateria Alteração no medicamento	Aumentar a sensibilidade. Eliminar a interferência. Trocar a bateria.
Perda da regulação do ritmo: ausência total de picos de regulação do ritmo	Detecção excessiva Descarregamento da bateria Fios soltos ou desconectados Perfuração	Trocar a bateria. Verificar a segurança de todas as conexões. Aplicar ímã sobre o gerador permanente. Obter ECG de 12 derivações e radiografia de tórax com aparelho portátil. Verificar se há sopros. Contatar o médico.
Alteração no formato do complexo QRS da regulação do ritmo	Perfuração septal	Obter ECG de 12 derivações e radiografia de tórax com aparelho portátil. Verificar se há sopros. Contatar o médico.
Contração rítmica diafragmática ou da parede torácica, ou soluços	Produção muito alta Perfuração da parede miocárdica	Diminuir a miliamperagem. Desligar o marca-passo. Contatar o médico imediatamente. Monitorar cuidadosamente em relação à diminuição do débito cardíaco.

ECG: eletrocardiograma. Adaptada de Mulpuru, S. K., Madhavan, M., McLeod, C. J. et al. (2017). Cardiac pacemakers: Function, troubleshooting, and management: Part 1 of a 2-Part Series. *Journal of the American College of Cardiology*, 69(2), 189-210.

Além disso, o metal do gerador de marca-passo pode acionar dispositivos antifurto de lojas e livrarias, bem como alarmes de segurança de aeroportos e edifícios; entretanto, esses sistemas de alarme geralmente não interferem no funcionamento do marca-passo. Os pacientes devem passar por esses dispositivos rapidamente e evitar ficar de pé dentro ou próximo deles por períodos prolongados. Os dispositivos de rastreamento manuais utilizados em aeroportos podem interferir no funcionamento do marca-passo. Os pacientes devem ser advertidos a solicitar à equipe de segurança que realize uma busca manual, em vez de usar o dispositivo de rastreamento manual. Os pacientes também devem ser orientados a portar ou transportar identificação clínica para alertar a equipe em relação à presença do marca-passo.

Verificação do marca-passo

Atualmente, a tecnologia de monitoramento remoto está incorporada ao marca-passo para substituir a necessidade de visitas frequentes ao cardiologista para acompanhamento pessoal; isso também está associado ao aumento da sobrevida dos pacientes (Costa, Yeung, Gilbert et al., 2018). Os sistemas de monitoramento remoto em uso incluem monitoramento transtelefônico (transmissão via telefone fixo), monitoramento indutivo (transmissão via telefone fixo ou celular) e monitoramento por radiofrequência (Madhavan, Mulpuru, McLeod et al., 2017). O monitoramento remoto possibilita que informações pertinentes, como dados de ECG, sejam transmitidas para o médico assistente no serviço de cardiologia. Além disso, o cardiologista obtém e avalia a frequência do marca-passo e outros dados sobre o funcionamento dele (p. ex., parâmetros do gerador, as condições da bateria, a função de detecção, a integridade da derivação e os dados de estimulação cardíaca, tais como o número de eventos de estimulação cardíaca). Isso simplifica o diagnóstico de um gerador com falha, tranquiliza o paciente e melhora o tratamento quando o paciente está fisicamente longe das instalações de teste do marca-passo. O esquema de acompanhamento é variável e depende das necessidades do paciente e do marca-passo em uso; o sistema é programado para verificações anuais de manutenção.

DESFIBRILADOR CARDIOVERSOR IMPLANTÁVEL

O **desfibrilador cardioversor implantável (DCI)** é um dispositivo eletrônico que detecta e encerra episódios de taquicardia ou fibrilação potencialmente fatais, especialmente os de origem ventricular. Os pacientes de alto risco de TV ou fibrilação ventricular e que se beneficiariam de um DCI são aqueles que sobreviveram à morte súbita cardíaca, que geralmente é causada por fibrilação ventricular, ou que apresentaram TV espontânea e sintomática (síncope secundária a TV) não em virtude de uma causa reversível (denominada *intervenção de prevenção secundária*). Os pacientes com DAC que estão no período de 40 dias após IAM com disfunção ventricular esquerda moderada a grave (fração de ejeção inferior ou igual a 35%) correm risco de morte súbita cardíaca, portanto indica-se um DCI (a chamada *intervenção de prevenção primária*).[2] O implante de um DCI também é preconizado para pacientes com diagnóstico de miocardiopatia dilatada não isquêmica há pelo menos 9 meses e IC na classe II ou III da NYHA (Wilkoff, Fauchier, Stiles et al., 2015) (ver Capítulo 25, Tabela 25.1) (Al-khatib et al., 2018; Ganz, 2019).

Tendo em vista que pode haver um período de espera para a implantação do DCI, especialmente após IAM, um desfibrilador automatizado semelhante a um colete pode ser prescrito para pacientes que correm risco de morte súbita cardíaca. O colete pode ser vestido e atua como um desfibrilador externo automático, pois um choque elétrico é aplicado menos de 1 minuto depois da detecção de um ritmo potencialmente fatal (National Heart, Lung, and Blood Institute [NHLBI], 2019). Antes da administração do choque, o colete vibra e emite um alarme para anunciar que um choque é iminente. O colete pesa aproximadamente 450 g, é vestido sob as roupas do paciente e conectado a um monitor com uma bateria, utilizado em um coldre ou em uma correia no ombro. O monitor baixa as informações automaticamente 1 vez/dia, normalmente no meio da noite. O colete deve ser utilizado em todas as ocasiões, mesmo se o paciente estiver hospitalizado e for colocado em um monitor de ECG, e somente deve ser retirado para o banho de chuveiro ou banheira. A bateria precisa ser trocada todos os dias. São fornecidas instruções ao paciente pelo fabricante do dispositivo. No entanto, o enfermeiro deve avaliar a compreensão do paciente a respeito das instruções fornecidas e quaisquer questões que possam evitar que o paciente o utilize.

O DCI tem um gerador do tamanho aproximado de uma caixa de goma de mascar que é implantado em uma bolsa subcutânea, geralmente na parte superior da parede torácica. O DCI tem pelo menos uma derivação ventricular direita, que é implantada por via transvenosa e consegue detectar a atividade elétrica intrínseca e aplicar um impulso elétrico. O procedimento de implantação, os cuidados pós-implantação e a duração da estadia hospitalar são muito similares àqueles da inserção de um marca-passo (Figura 22.27).

Os DCIs são criados para responder a dois critérios: uma frequência cardíaca superior a uma frequência predeterminada e uma alteração nos segmentos isoelétricos. Quando

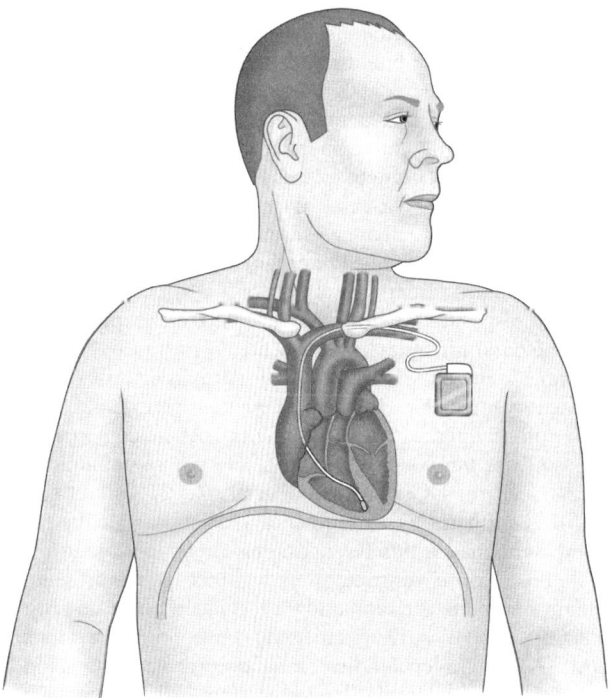

Figura 22.27 • O desfibrilador cardioversor implantável (DCI) consiste em um gerador de pulso e um eletrodo sensor/estimulador/desfibrilador.

---

[2]N.R.T.: para dados no Brasil, é interessante consultar a Associação Brasileira de Arritmia, Eletrofisiologia e Estimulação Cardíaca Artificial - ABEC (https://abecdeca.org.br/).

ocorre uma arritmia, sensores de frequência requerem um período determinado para detectar a arritmia. Em seguida, o dispositivo carrega automaticamente; após a confirmação da arritmia, ele administra a carga programada através do cabo para o coração. O tempo desde a detecção da arritmia até a descarga elétrica depende do tempo de carregamento, que, por sua vez, depende do nível de energia programado (Zipes et al., 2018). Contudo, em um DCI que tem a capacidade de fornecer terapias atriais, o dispositivo pode ser programado para ser ativado pelo paciente, proporcionando-lhe tempo para ativar a carga no momento e local de sua escolha. A vida da bateria de lítio é de aproximadamente 9 anos, mas varia conforme a utilização do DCI. A vigilância do DCI é semelhante à do marca-passo; entretanto, inclui o armazenamento de ECGs endocárdicos, bem como de informações a respeito do número e da frequência de choques que foram administrados.

Podem ser administrados agentes antiarrítmicos com essa tecnologia para minimizar a ocorrência da taquiarritmia e reduzir a frequência da descarga do DCI.

Vários tipos diferentes de dispositivos estão disponíveis. DCI, o nome genérico, é utilizado como a abreviação para esses diversos dispositivos. Cada dispositivo oferece uma sequência de administração diferente, mas todos são capazes de administrar desfibrilação de alta energia (alta intensidade) para tratar taquicardia (atrial ou ventricular).

Alguns DCIs podem responder com: (1) regulação do ritmo antitaquicardia, por meio da administração de impulsos elétricos a uma frequência rápida como tentativa de interromper a taquicardia; (2) cardioversão de baixa energia (baixa intensidade); ou (3) desfibrilação; outros podem utilizar todas as três técnicas. A regulação do ritmo é utilizada para encerrar as taquicardias causadas por um distúrbio da condução, denominado *reentrada*, que é a reestimulação repetitiva do coração pelo mesmo impulso. Um impulso, ou uma série de impulsos, é administrado para o coração pelo dispositivo a uma frequência rápida, para colidir com e parar os impulsos de condução de reentrada do coração e, portanto, interromper a taquicardia. Normalmente, DCIs também apresentam capacidade de marca-passo se o paciente desenvolver bradicardia, que, por vezes, ocorre após o tratamento da taquicardia. Em geral, o modo é VVI.

O DCI subcutâneo é uma alternativa terapêutica mais recente para o DCI convencional. A principal vantagem dos desfibriladores subcutâneos é que são evitadas as complicações associadas ao acesso vascular. Os melhores candidatos a essa tecnologia são os pacientes sem indicações de colocação de marca-passo, de estimulação antitaquicardia ou de ressincronização cardíaca (Sideris, Archontakis, Gatzoulis et al., 2017).

Qual dispositivo é utilizado e como ele é programado depende da(s) arritmia(s) do paciente. O dispositivo pode ser programado de modo diferente para arritmias distintas (p. ex., fibrilação ventricular, TV com frequência ventricular rápida e TV com frequência ventricular lenta). Assim como os marca-passos, há um código NASPE-BPEG para a comunicação das funções dos DCIs (Bernstein et al., 2002; Wilkoff et al., 2015). A primeira letra representa a(s) câmara(s) que recebe(m) o choque elétrico (O, nenhuma; A, átrio; V, ventrículo; D, ambos, átrio e ventrículo). A segunda letra representa a câmara que pode ser submetida à regulação do ritmo antitaquicardia (O, A, V, D, significando o mesmo que a primeira letra). A terceira letra indica o método utilizado pelo gerador para detectar taquicardia (E, eletrograma; H, hemodinâmica). A última letra representa as câmaras que apresentam regulação do ritmo antibradicardia (O, A, V, D, significando o mesmo que a primeira e a segunda letras do código de DCI).

As complicações da implantação do DCI são similares àquelas associadas à inserção de marca-passo. A potencial complicação primária é a infecção relacionada com a cirurgia; seu risco aumenta com a substituição da bateria ou dos cabos. Poucas complicações estão associadas aos aspectos técnicos do equipamento, como aquelas dos marca-passos, como depleção prematura da bateria e deslocamento ou fratura dos cabos. A administração inadequada da terapia de DCI, normalmente em virtude de percepção excessiva ou taquicardias atriais e sinusais com uma resposta de frequência ventricular rápida, é a complicação mais frequente e prolongada e requer a reprogramação do dispositivo.

Manejo de enfermagem

Após a inserção de um dispositivo eletrônico permanente (marca-passo ou DCI), a frequência e o ritmo cardíacos do paciente são monitorados por ECG. As configurações do dispositivo são anotadas e comparadas aos registros do ECG para avaliar o funcionamento do dispositivo. Por exemplo, o mau funcionamento do marca-passo é detectado pela verificação da espícula do marca-passo e da sua relação com os complexos eletrocardiográficos adjacentes. Além disso, o débito cardíaco e a estabilidade hemodinâmica são avaliados para identificar a resposta do paciente à regulação do ritmo e a adequação da regulação do ritmo. O aspecto ou o aumento da frequência de arritmias é observado e relatado ao profissional primário. Se o paciente tiver um DCI e desenvolver TV ou fibrilação ventricular, o ECG deve ser registrado para observar o tempo entre o início da arritmia e o início do choque ou da regulação do ritmo antitaquicardia do dispositivo.

O local de incisão no qual o gerador foi implantado é observado em relação a sangramentos, formação de hematomas ou infecção, que pode ser evidenciada por edema, sensibilidade incomum, drenagem ou aumento do calor. O paciente pode se queixar de latejamento ou dor contínuos. Esses sintomas são relatados ao médico.

Uma radiografia de tórax normalmente é obtida após o procedimento e antes da alta para documentar a posição dos cabos, além de assegurar que o procedimento não causou um pneumotórax. É necessário avaliar a função do dispositivo durante toda a sua vida útil e especialmente após alterações no esquema medicamentoso do paciente. Por exemplo, agentes antiarrítmicos, betabloqueadores e diuréticos podem aumentar o limiar de regulação do ritmo, ao passo que corticosteroides e agentes alfa-adrenérgicos podem diminuir o limiar de regulação do ritmo; o efeito oposto ocorre quando o paciente interrompe esses medicamentos.

O paciente também é avaliado em relação à ansiedade, depressão ou raiva, que podem ser manifestações de enfrentamento ineficaz da implantação. Além disso, o nível de conhecimento e as necessidades de instrução do paciente e da sua família e o histórico de adesão ao esquema terapêutico devem ser identificados. É especialmente importante incluir a família ao fornecer instruções e suporte.

Nas fases peri e pós-operatórias, o enfermeiro observa cuidadosamente as respostas do paciente ao dispositivo e fornece ao paciente e à sua família instruções adicionais, conforme necessário. O enfermeiro também auxilia o paciente e a família na abordagem das preocupações e na tomada de decisões sobre os cuidados pessoais e as alterações no estilo de vida requeridas pela arritmia e pela implantação do dispositivo.

Prevenção de infecção

O enfermeiro deve trocar o curativo conforme necessário e inspecionar o local de inserção em relação a rubor, edema, sensibilidade ou qualquer drenagem incomum. Qualquer alteração no aspecto do ferimento, aumento da temperatura do paciente ou aumento da contagem de leucócitos do paciente devem ser relatados ao profissional primário.

Promoção do enfrentamento efetivo

O paciente tratado com um dispositivo eletrônico sofre alterações físicas e de estilo de vida, bem como modificações emocionais (Palese, Cracina, Purino et al., 2019) (Boxe 22.8). Em diferentes ocasiões durante o processo de cicatrização, o paciente pode sentir-se irritado, deprimido, temeroso, ansioso, ou ter uma combinação dessas emoções. Embora cada paciente use estratégias de enfrentamento individuais (p. ex., humor, prece, comunicação com outra pessoa significativa) para tratar a angústia emocional, algumas estratégias podem funcionar melhor que outras. As manifestações que podem indicar enfrentamento ineficaz incluem isolamento social, aumento ou prolongamento de irritabilidade ou depressão e dificuldade nos relacionamentos.

Para promover estratégias de enfrentamento eficazes, o enfermeiro deve reconhecer as percepções do paciente e da família sobre a situação e seu estado emocional resultante e auxiliá-los a explorar suas reações e seus sentimentos. Em virtude da descarga do DCI imprevisível e possivelmente dolorosa, os pacientes com DCI são mais vulneráveis aos sentimentos de desesperança, que levam à depressão. O enfermeiro pode ajudar o paciente a identificar métodos positivos para lidar com as limitações reais ou percebidas e tratar quaisquer alterações necessárias no estilo de vida. O enfermeiro pode auxiliar o paciente a identificar as alterações (p. ex., perda da capacidade de participar em esportes de contato), as respostas emocionais à alteração (p. ex., raiva) e como o paciente responde a essas emoções (p. ex., rapidamente se torna raivoso quando conversa com o cônjuge). O enfermeiro pode tranquilizar o paciente, dizendo que essas respostas são normais, e auxiliá-lo a identificar objetivos realistas (p. ex., desenvolver interesse em outra atividade) e desenvolver um plano para alcançar esses objetivos. O paciente e a família devem ser estimulados a conversar a respeito das suas experiências e emoções entre si e com a equipe de saúde. O enfermeiro pode encaminhar o paciente e a família a um grupo de apoio hospitalar, comunitário ou *online*. O enfermeiro também pode encorajar o uso de recursos espirituais. Com base nos interesses do paciente, o enfermeiro também pode instruir o paciente a respeito de técnicas de redução do estresse (p. ex., exercícios de respiração profunda, relaxamento) para facilitar o enfrentamento. Orientar o paciente sobre o DCI pode ajudá-lo a lidar com as alterações resultantes da implantação do dispositivo.

Promoção de cuidados domiciliar, comunitário e de transição

Após a inserção do dispositivo, a estadia hospitalar do paciente geralmente é curta (p. ex., pode ser por 1 dia ou menos), e é comum o acompanhamento em uma clínica ambulatorial ou consultório. A ansiedade e os sentimentos de vulnerabilidade do paciente podem interferir na capacidade dele de aprender as

---

Boxe 22.8 **PERFIL DE PESQUISA DE ENFERMAGEM**

Experiências de pacientes que receberam choques de um desfibrilador cardioversor implantável

Palese, A., Cracina, A., Purino, M. et al. (2019). The experiences of patients electrically shocked by an implantable cardioverter defibrillator: Findings from a descriptive qualitative study. *Nursing in Critical Care*. Retirado em 9/7/2019 de: doi.org/10.1111/nicc.12424.

Finalidade

As taxas de colocação de desfibriladores cardioversores implantáveis (DCIs) estão aumentando de modo constante. Os DCIs podem ser implantados cirurgicamente como uma medida preventiva secundária em sobreviventes de arritmias ventriculares ou morte súbita cardíaca e como prevenção primária para pacientes que apresentam determinadas condições cardíacas preexistentes. Os DCIs são comprovadamente efetivos na redução de taxas de mortalidade na morte súbita cardíaca, porém pouco foi explorado sobre as experiências dos pacientes antes, durante e após a aplicação de choques pelo DCI.

Metodologia

O estudo utilizou um método descritivo qualitativo. Foi considerada elegível para participar uma amostra por conveniência (amostragem não probabilística) de pacientes adultos com DCIs que relataram pelo menos um choque durante a sua primeira consulta de acompanhamento após a implantação do DCI. Todos os pacientes foram acompanhados por um departamento de cardiologia em um hospital acadêmico localizado na região setentrional da Itália. Um total de 50 pacientes consentiram em participar do estudo. Cada participante passou por entrevistas presenciais, semiestruturadas e registradas por áudio. Metodologia de análise de conteúdo foi utilizada para analisar os dados.

Achados

A análise do conteúdo revelou quatro assuntos temáticos: sentir surpresa *versus* sentir consternação pelas alterações em seu interior; vivenciar uma experiência monodimensional *versus* vivenciar uma experiência multidimensional; enfrentar o evento sozinho *versus* enfrentar o evento com suporte; e viver um drama *versus* estar acostumado com o evento. A maioria dos participantes relatou que receberam choques do DCI em suas residências ou em outros ambientes da comunidade; muitos estavam acompanhados de familiares e foram levados para o departamento de emergência local. A maioria dos participantes não conseguia se lembrar dos momentos antes dos choques elétricos, mas relataram sintomas físicos vagos.

Implicações para a enfermagem

Os achados do estudo sugerem que os choques administrados pelo DCI podem ter efeito significativo na saúde física e emocional dos pacientes. Os enfermeiros precisam estar atentos para reconhecer as necessidades de orientação aos pacientes. Além disso, os enfermeiros precisam ajustar as intervenções apropriadas e de suporte para aprimorar as experiências dos pacientes que vivem com um DCI. Vale mencionar que os enfermeiros podem auxiliar os pacientes com DCIs a identificar manifestações físicas prodrômicas, de modo que o DCI possa ser reprogramado, se houver indicação, ou que as doses de agentes antiarrítmicos possam ser mais bem tituladas para prevenir arritmias. Além disso, a maioria dos participantes no estudo recebeu choques dos DCIs fora de unidades de saúde, e muitos deles receberam choques na presença de familiares. O ajuste dos programas de orientação, de modo a incluir os entes queridos, na identificação de sintomas prodrômicos antes da administração de choques pelos DCIs pode melhorar a qualidade de vida dos familiares e dos pacientes com DCIs.

informações fornecidas. O profissional de enfermagem precisa incluir os cuidadores na orientação e fornecer orientações impressas para o paciente e o cuidador. O profissional de enfermagem estabelece prioridades para a orientação do paciente e de seu cuidador. As instruções incluem a importância de monitoramento periódico do dispositivo, promoção da segurança, cuidados do local cirúrgico e modos de evitar IEM (Boxe 22.9). Além disso, o plano de instruções deve conter informações a respeito das atividades que são seguras e daquelas que podem ser perigosas. O profissional de enfermagem conversa com o paciente e seus familiares sobre o que eles precisam fazer quando um choque elétrico é aplicado. O profissional de enfermagem pode viabilizar o treinamento de RCP para a família.

Boxe 22.9 **LISTA DE VERIFICAÇÃO DO CUIDADO DOMICILIAR**
Orientação ao paciente com um dispositivo cardíaco implantável

Ao concluírem as orientações, o paciente e/ou o cuidador serão capazes de:

- Declarar o impacto da implantação do dispositivo no aspecto fisiológico, nas AVDs, nas AIVDs, na autoimagem, nos papéis, nos relacionamentos (incluindo as questões sobre sexualidade) e na espiritualidade
- Declarar as mudanças no estilo de vida (p. ex., dieta, atividade física, restrições de mobilidade/para dirigir) necessárias para manter a saúde
- Indicar o nome, a dose, os efeitos colaterais, a frequência e o horário de uso de todos os medicamentos
- Para pacientes com marca-passos, verificar o pulso diariamente. Relatar *imediatamente* qualquer redução ou aumento súbito da frequência de pulso. Isso pode indicar mau funcionamento do marca-passo
- Evitar infecções no local de inserção do dispositivo:
  - Deixar a incisão descoberta e observá-la diariamente em relação a rubor, aumento de edema e calor
  - Aferir a temperatura no mesmo horário todos os dias; relatar qualquer aumento
  - Não usar roupas apertadas e restritivas, pois podem friccionar o local de inserção
  - Inicialmente, evitar a submersão em banheira e loção, cremes ou pós na área do dispositivo
- Aderir às restrições das atividades:
  - Restringir os movimentos do braço até a cicatrização da incisão; não elevar o braço acima da cabeça por 2 semanas
  - Evitar levantar peso por algumas semanas
  - Discutir a segurança das atividades (p. ex., dirigir) com o médico assistente
  - Reconhecer que, embora possa demorar até 2 a 3 semanas para a retomada das atividades normais, a atividade física normalmente não precisa ser restringida, com exceção de esportes de contato
- Interferência eletromagnética: compreender a importância do que segue:
  - Evitar grandes campos magnéticos, tais como aqueles criados por aparelhos de ressonância magnética, grandes motores, solda com arco elétrico e subestações elétricas. Os campos magnéticos podem desativar o dispositivo, anulando o seu efeito em caso de arritmia
  - Em portões de segurança em aeroportos, edifícios governamentais ou outras áreas seguras, mostrar o cartão de identificação e solicitar uma busca manual (não com dispositivo manual). Obter e carregar um laudo médico sobre essa exigência
- Alguns dispositivos elétricos e pequenos motores, bem como produtos que contêm ímãs (p. ex., telefones celulares), podem interferir no funcionamento do dispositivo cardíaco se o dispositivo elétrico estiver posicionado muito próximo a ele. Não se inclinar diretamente sobre grandes dispositivos elétricos ou motores, ou assegurar-se de que o contato seja de breve duração; posicionar o telefone celular do lado oposto ao dispositivo cardíaco
- Utensílios domésticos (p. ex., fornos de micro-ondas) não devem causar preocupação
- Descrever as precauções e medidas de segurança a serem utilizadas:
  - Descrever o que fazer se houver sintomas e notificar o médico se quaisquer descargas parecerem incomuns
  - Manter um registro das descargas de um DCI. Registrar os eventos que precipitam a sensação de choque. Isso fornece dados importantes para o reajuste do esquema clínico
  - Estimular os familiares a comparecerem a uma aula sobre reanimação cardiopulmonar
  - Ligar para o número de emergência se ocorrer sensação de tontura
  - Portar identificação clínica (p. ex., MedicAlert) que inclua informações sobre o médico
  - Evitar assustar a família ou os amigos com choques inesperados de um DCI que não os farão mal. Informar a família e os amigos que, caso eles estejam em contato com o paciente quando um choque for administrado, eles também poderão sentir o choque. É especialmente importante advertir os parceiros sexuais dessa possibilidade
  - Portar identificação clínica com o nome do médico e o tipo e o número do modelo do dispositivo, bem como nome do fabricante e do hospital no qual o dispositivo foi inserido
- Identificar os recursos da comunidade para apoiar colegas e cuidador/familiares
- Aderir aos agendamentos de cuidados de acompanhamento que são programados para monitorar o desempenho eletrônico do dispositivo cardíaco. Isso é especialmente importante durante o primeiro mês após a implantação e próximo ao fim da vida útil da bateria. Lembrar-se de levar o registro de descargas do DCI para revisão com o médico
- Identificar a necessidade de promoção da saúde, prevenção de doenças e atividades de triagem.

AIVDs: atividades instrumentais da vida diária; AVDs: atividades da vida diária; DCI: desfibrilador cardioversor implantável.

EXERCÍCIOS DE PENSAMENTO CRÍTICO

1 `pbe` Seu tio, com história pregressa de consumo abusivo de bebidas alcoólicas, telefona para você e conta que o médico informou que ele tem fibrilação atrial. Ele informa que foi medicado com varfarina e que não fez uso desse fármaco porque alguém lhe disse que um dos ingredientes é um "raticida". Qual é a força das evidências que apoiam a adesão ao tratamento com varfarina? Quais são os riscos envolvidos se ele optar por não ingerir o medicamento prescrito?

2 `qp` Você trabalha como enfermeiro em uma unidade cirúrgica de ginecologia e recebe a incumbência de cuidar de uma mulher de 55 anos no dia seguinte a uma histerectomia total por via abdominal. Na sua primeira visita, a paciente está repousando confortavelmente no leito, relata dor moderada e seus sinais vitais são: frequência cardíaca

(FC) = 65 bpm, pressão arterial (PA) = 120/70 mmHg e frequência respiratória (FR) = 20 incursões por minuto. Quatro horas depois, você entra no quarto da paciente e ela está dormindo. Os sinais vitais dela são: frequência cardíaca (FC) = 98 bpm, pressão arterial (PA) = 110/60 mmHg e frequência respiratória (FR) = 16 incursões por minuto. Quais são as possíveis causas do aumento da frequência cardíaca? Quais são as suas prioridades de avaliação?

3 cpa É o início do plantão de 12 h na unidade cardiovascular em que você trabalha. Um paciente de 45 anos foi internado na noite anterior com IAM e agora está subitamente apresentando extrassístoles ventriculares frequentes e uma salva de taquicardia ventricular. O paciente permaneceu hemodinamicamente estável durante esses episódios. Você está se preparando para uma reunião com os membros da equipe, que inclui estagiários e vários profissionais de saúde. Como você viabilizaria essa discussão interprofissional das extrassístoles ventriculares e da taquicardia ventricular do seu paciente?

REFERÊNCIAS BIBLIOGRÁFICAS

*Pesquisa em enfermagem.
**Referência clássica.

Livros

American Society of Health System Pharmacists. (2019). *AHFS drug information*. Bethesda, MD: Author.

Fuster, V., Harrington, R. A., Narula, J., et al. (Eds.). (2017). *Hurst's the heart* (14th ed.). New York: McGraw-Hill.

Zipes, D. P., Libby, P., Bonow, R. O., et al. (2018). *Braunwald's heart disease: A textbook of cardiovascular medicine* (11th ed.). Philadelphia, PA: Elsevier.

Periódicos e documentos eletrônicos

Agrawal, A. (2018). Cardiac resynchronization therapy. *Medscape*. Retrieved on 12/4/2019 at: emedicine.medscape.com/article/1839506-overview#a1

Al-khatib, S. M., Stevenson, W. G., Ackerman, M. J., et al. (2018). 2017 AHA/ACC/HRS guideline for management of patients with ventricular arrhythmias and the prevention of sudden cardiac death: A report of the American College of Cardiology/American Heart Association Task Force on clinical practice guidelines and the Heart Rhythm Society. *Circulation*, 138(13), e272–e391.

Aune, D., Sen, A., ó'Hartaigh, B., et al. (2017). Resting heart rate and the risk of cardiovascular disease, total cancer, and all-cause mortality—A systematic review and dose–response meta-analysis of prospective studies. *Nutrition, Metabolism and Cardiovascular Diseases*, 27(6), 504–517.

**Bernstein, A. D., Daubert, J-C., Fletcher, R. D., et al. (2002). The revised NASPE/BPEG generic code for antibradycardia, adaptive-rate, and multisite pacing. North American Society of Pacing and Electrophysiology/British Pacing and Electrophysiology Group. *Pacing and Clinical Electrophysiology*, 25(2), 260–264.

Burrage, P. S., Low, Y. H., Campbell, N. G., et al. (2019). New onset atrial fibrillation in adult patients after cardiac surgery. *Critical Care Anesthesia*, 9(2), 174–193.

Canpolat, U., Kocyigit, D., & Aytemir, K. (2017). Complications of atrial fibrillation cryoablation. *Journal of Atrial Fibrillation*, 10(4), 1620.

Carlson, S. K., & Doshi, R. N. (2017). Termination of anticoagulation therapy at 45 days after concomitant atrial fibrillation catheter ablation and left atrial appendage occlusion resulting in device-related thrombosis and stroke. *HeartRhythm Case Reports*, 3(1), 18–21.

Centers for Disease Control and Prevention (CDC). (2017). Atrial fibrillation fact sheet. Division for Heart Disease and Stroke Prevention. Retrieved on 10/7/2019 at: www.cdc.gov/dhdsp/data_statistics/fact_sheets/fs_atrial_fibrillation.htm

Chen, L. Y., Chung, M. K., Allen, L. A., et al. (2018). Atrial fibrillation burden: Moving beyond atrial fibrillation as a binary entity: A scientific statement from the American Heart Association. *Circulation*, 137(20), e623–e644.

Chen, Y., Chen, K., Lu, K., et al. (2018). Validating the 6-minute walk test as an indicator of recovery in patients undergoing cardiac surgery. *Medicine*, 97(42), e12925.

Costa, V., Yeung, M. W., Gilbert, J., et al. (2018). Remote monitoring of implantable cardioverter-defibrillators, cardiac resynchronization therapy and permanent pacemakers: A health technology assessment. *Ontario Health Technology Assessments Series*, 18(7). Retrieved on 7/9/2019 at: www.ncbi.nlm.nih.gov/pubmed/30443279

Elrod, J. (2014). The convergent procedure: The CONVERGE IDE Clinical Trial. *EP Lab Digest*, 14(5), Retrieved on 12/4/2019 at: www.eplabdigest.com/articles/Convergent-Procedure-CONVERGE-IDE-Clinical-Trial

Ganz, L. I. (2019). Implantable cardioverter-defibrillators: Overview of indications, components, and functions. *UpToDate*. Retrieved on 12/4/2019 at: www.uptodate.com/contents/implantable-cardioverter-defibrillators-overview-of-indications-components-and-functions

**Gillis, A. M., Russo, A. M., Ellenbogen, K. A., et al. (2012). HRS/ACCF expert consensus statement on pacemaker device and mode selection. *Journal of the American College of Cardiology*, 60(7), 682–703.

Groner, A., & Grippe, K. (2019). The leadless pacemaker. *Journal of the American College of Cardiology*, 32, 48–50.

Hafeez Y., & Armstrong T. J. (2019). Atrioventricular nodal reentry tachycardia. StatPearls. Retrieved on 10/7/2019 at: www.ncbi.nlm.nih.gov/books/NBK499936/

Hayes, D. L. (2019). Permanent cardiac pacing: Overview of devices and indications. *UpToDate*. Retrieved on 12/4/2019 at: www.uptodate.com/contents/permanent-cardiac-pacing-overview-of-devices-and-indications

Hedge, S. A., & Gnugnoli, D. M. (2019). EMS public access to defibrillation. *Stat Pearls Publishing LLC*. Retrieved on 7/9/2019 at: www.ncbi.nlm.nih.gov/books/NBK539691/

Jackson, L. R., 2nd, Rathakrishnan, B., Campbell, K., et al. (2017). Sinus node dysfunction and atrial fibrillation: A reversible phenomenon? *Pacing and Clinical Electrophysiology*, 40(4), 442–450.

Jan, M., Zizek, D., Gersak, Z. M., et al. (2018). Comparison of treatment outcomes between convergent procedure and catheter ablation for paroxysmal atrial fibrillation evaluated with implantable loop recorder monitoring. *Journal of Cardiovascular Electrophysiology*, 2018(29), 1073–1080.

January, C. T., Wann, L. S., Alpert, J. S., et al. (2014). 2014 AHA/ACC/HRS guideline for the management of patients with atrial fibrillation: A report of the American College of Cardiology/American Heart Association Task Force on practice guidelines and the Heart Rhythm Society. *Circulation*, 130(23), e199–e267.

January, C. T., Wann, L. S., Calkins, H., et al. (2019). 2019 AHA/ACC/HRS focused update of the 2014 AHA/ACC/HRS Guideline for the management of patients with atrial fibrillation: A Report of the American College of Cardiology/American Heart Association Task Force on Clinical Practice Guidelines and the Heart Rhythm Society in Collaboration With the Society of Thoracic Surgeons. *Circulation*, 140(2), e125–e151.

Katritsis, D. G. (2018). Catheter ablation of atrioventricular nodal re-entrant tachycardia: Facts and fiction. *Arrhythmia & Electrophysiology Review*, 7(4), 230–231.

Kusumoto, F. M., Schoenfeld, M. H., Barrett, C., et al. (2019). 2018 ACC/AHA/HRS guideline on the evaluation and management of patients with bradycardia and cardiac conduction delay. A report of the American College of Cardiology/American Heart Association Task Force on clinical practice guidelines and the Heart Rhythm Society. *Circulation*, 74(7), e51–e156.

Link, M. S., Berkow, L. C., Kudenchuk, P. J., et al. (2015). Part 7: Adult advanced cardiovascular life support: 2015 American Heart Association guidelines update for cardiopulmonary resuscitation and emergency cardiovascular care. *Circulation*, 132(18 supp 2), S444–S464.

Madhavan, M., Mulpuru, S. K., McLeod, C. J., et al. (2017). Cardiac pacemakers: Function, troubleshooting, and management: Part 2 of a 2-Part Series. *Journal of the American College of Cardiology*, 69(2), 211–235.

Malik, A. H., Yandrapalli, S., Aronow, W. S., et al. (2019). Oral anticoagulants in atrial fibrillation with valvular heart disease and bioprosthetic heart valves. *Heart*, 105(18), 1432–1436.

Masoudi, F. A., Calkins, H., Kavinsky, C. J., et al. (2015). 2015 ACC/HRS/SCAI left atrial appendage occlusion device societal overview: A professional society overview from the American College of Cardiology, Heart Rhythm Society, and the Society for Cardiovascular Angiography and Interventions. *Catheterization & Cardiovascular Interventions*, 86(5), 791–807.

Mulpuru, S. K., Madhavan, M., McLeod, C. J., et al. (2017). Cardiac pacemakers: Function, troubleshooting, and management: Part 1 of a 2-Part Series. *Journal of the American College of Cardiology, 69*(2), 189–210.

National Heart, Lung, Blood Institute (NHLBI). (2019). Defibrillators. National Institutes of Health. Retrieved on 7/9/2019 at: www.nhlbi.nih.gov/health-topics/defibrillators

Ojo, A., Yandrapalli, S., Veseli, G., et al. (2020). Left atrial appendage occlusion in the management of stroke in patients with atrial fibrillation. *Cardiology in Review, 28*(1), 42–51.

Page, R. L., Joglar, J. A., Caldwell, M. A., et al. (2016). 2015 ACC/AHA/HRS guideline for the management of adult patients with supraventricular tachycardia. A Report of the American College of Cardiology/American Heart Association Task Force on Clinical Practice Guidelines and the Heart Rhythm Society. *Heart Rhythm, 13*(4), e136–e221.

*Palese, A., Cracina, A., Purino, M., et al. (2019). The experiences of patients electrically shocked by an implantable cardioverter defibrillator: Findings from a descriptive qualitative study. *Nursing in Critical Care*. Retrieved on 7/9/2019 at: doi.org/10.1111/nicc.12424

Pappone, C., & Santinelli, V. (2019). Brugada Syndrome: Progress in diagnosis and management. *Arrhythmia & Electrophysiology Review, 8*(1), 13–18.

Qin, M., Zeng, C., & Liu, X. (2019). The cardiac autonomic nervous system: A target for modulation of atrial fibrillation. *Clinical Cardiology, 42*(6), 644–652.

Schellinger, P. D., Tsivgoulis, G., Steiner, T., et al. (2018). Percutaneous left atrial appendage occlusion for the prevention of stroke in patients with atrial fibrillation: Review and critical appraisal. *Journal of Stroke, 20*(3), 281–291.

Sendelbach, S., & Jepsen, S. (2018). American Association of Critical Care Nurses practice alert: Managing alarms in acute care across the lifespan, electrocardiography and pulse oximetry. *Critical Care Nurse, 38*(2), e16–e20.

Sideris, S., Archontakis, S., Gatzoulis, K. A., et al. (2017). The subcutaneous ICD as an alternative to the conventional ICD system: Initial experience in Greece and a review of the literature. *Hellenic Journal of Cardiology, 58*(1), 4–16.

Soar, J., Donnino, M. W., Maconochie, I., et al. (2018). 2018 International consensus on cardiopulmonary resuscitation and emergency cardiovascular care science with treatment recommendations summary. *Resuscitation, 133*, 194–206.

**Tracy, C. M., Epstein, A. E., Darbar, D., et al. (2012). ACCF/AHA/HRS focused update of the 2008 guidelines for device-based therapy of cardiac rhythm abnormalities: A report of the American College of Cardiology Foundation/American Heart Association Task Force on practice guidelines. *Journal of the American College of Cardiology, 60*(14), 1297–1313.

Weber, H., Sagerer-Gerhardt, M., & Heinze, A. (2017). Laser catheter ablation of long lasting persistent atrial fibrillation: Long term results. *Journal of Atrial Fibrillation, 10*(2), 1588.

Wilkoff, B. L., Fauchier, L., Stiles, M. K., et al. (2016). 2015 HRS/EHRA/APHRS/SOLAECE expert consensus statement on optimal implantable cardioverter-defibrillator programming and testing. *Heart Rhythm, 13*(2), E50–E86.

Recursos

American Association of Critical-Care Nurses, www.aacn.org
American Association of Heart Failure Nurses (AAHFN), www.aahfn.org
American College of Cardiology (ACC), www.acc.org
American Heart Association, National Center, www.heart.org
Heart Rhythm Society, www.hrsonline.org
National Institutes of Health, National Heart, Lung, Blood Institute, Health Information Center, www.nhlbi.nih.gov

23 Manejo de Pacientes com Distúrbios Coronarianos

DESFECHOS DO APRENDIZADO

Após ler este capítulo, você será capaz de:

1. Descrever a fisiopatologia, as manifestações clínicas e o tratamento de distúrbios coronarianos, inclusive aterosclerose coronariana, angina de peito e infarto do miocárdio.
2. Aplicar o processo de enfermagem como uma estrutura para os cuidados de um paciente com angina de peito, síndrome coronariana aguda ou que tenha sido submetido à cirurgia cardíaca.
3. Descrever os procedimentos de intervenção coronariana percutânea e revascularização do miocárdio.
4. Identificar os cuidados de enfermagem de um paciente que tenha sido submetido a um procedimento de intervenção coronariana percutânea para o tratamento da doença da artéria coronária.

CONCEITO DE ENFERMAGEM

Perfusão

GLOSSÁRIO

angina de peito: dor torácica ocasionada por isquemia do miocárdio

angioplastia coronariana transluminal percutânea (ACTP): tipo de intervenção percutânea no qual um balão é insuflado em uma artéria coronária para romper um ateroma e desobstruir o lúmen do vaso, melhorando o fluxo sanguíneo da artéria coronária

ateroma: revestimento fibroso composto de células musculares lisas, que se forma sobre depósitos lipídicos nos vasos arteriais e que se projeta para o lúmen do vaso, estreitando-o e obstruindo o fluxo sanguíneo; também denominado *placa*

aterosclerose: acúmulo anormal de depósitos lipídicos e tecido fibroso nas paredes arteriais e no lúmen arterial

contratilidade: capacidade do músculo cardíaco de encurtar em resposta a um impulso elétrico

Infarto agudo do miocárdio (IAM): morte do tecido cardíaco causada pela ausência de fluxo sanguíneo oxigenado

intervenção coronariana percutânea (ICP): procedimento no qual um cateter é posicionado em uma artéria coronária e um dos diversos métodos é empregado para reduzir o bloqueio na artéria

isquemia: oxigenação tecidual insuficiente

lipoproteína de alta densidade (HDL): lipídio ligado a uma proteína que transporta o colesterol até o fígado para a excreção na bile; composta de uma proporção mais alta de proteína e lipídio do que a lipoproteína de baixa densidade; tem efeito benéfico sobre a parede arterial

lipoproteína de baixa densidade (LDL): lipídio ligado a uma proteína que transporta o colesterol até os tecidos no corpo; composto de uma proporção mais baixa de proteína e lipídio do que a lipoproteína de alta densidade; tem efeito prejudicial sobre a parede arterial

morte súbita cardíaca: cessação abrupta da atividade cardíaca efetiva

revascularização do miocárdio: procedimento cirúrgico no qual um vaso sanguíneo de outra parte do corpo é enxertado na artéria coronária ocluída, abaixo da oclusão, de modo que o fluxo sanguíneo seja desviado do bloqueio

síndrome coronariana aguda (SCA): sinais e sintomas que indicam angina instável ou infarto agudo do miocárdio

síndrome metabólica: conjunto de anormalidades metabólicas, incluindo resistência insulínica, obesidade, dislipidemia e hipertensão, que aumenta o risco de doença cardiovascular

***stent*:** malha de metal que proporciona suporte estrutural para um vaso coronariano, prevenindo o seu fechamento

trombolítico: agente farmacológico que rompe os coágulos sanguíneos; alternativamente denominado fibrinolítico

troponina: biomarcador do músculo cardíaco; a sua medição é utilizada como um indicador de lesão muscular cardíaca

A doença cardiovascular é a causa principal de morte nos EUA para homens e mulheres de todos os grupos raciais (Arnett, Blumenthal, Albert et al., 2019). As pesquisas relacionadas com a identificação e o tratamento da doença cardiovascular incluem todos os segmentos da população afetados por condições cardíacas, incluindo mulheres, crianças e pessoas de diversos antecedentes raciais e étnicos. Os resultados das pesquisas em andamento são utilizados pelos enfermeiros para identificar estratégias de prevenção e tratamento específicas nessas populações.

DOENÇA DA ARTÉRIA CORONÁRIA

A doença da artéria coronária (DAC) é o tipo mais prevalente de doença cardiovascular em adultos. Por esse motivo, os enfermeiros devem reconhecer as diversas manifestações das condições arteriais coronarianas e os métodos com base em evidências para a avaliação inicial, a prevenção e o tratamento dos distúrbios.

ATEROSCLEROSE CORONARIANA

A causa mais comum de doença cardiovascular nos EUA é a **aterosclerose**, um acúmulo anormal de lipídios e tecido fibroso no revestimento das paredes das artérias. Essas substâncias bloqueiam e estreitam os vasos coronarianos, de modo que reduzem o fluxo sanguíneo para o miocárdio. A aterosclerose envolve uma resposta inflamatória repetitiva à lesão da parede da artéria e a subsequente alteração nas propriedades estruturais e bioquímicas das paredes arteriais. As novas informações que se relacionam ao desenvolvimento da aterosclerose aumentaram a compreensão sobre o tratamento e a prevenção desse processo progressivo e potencialmente fatal.

Fisiopatologia

A resposta inflamatória envolvida no desenvolvimento da aterosclerose tem início com a lesão do endotélio vascular e progride ao longo de muitos anos (Norris, 2019). A lesão pode ser iniciada por tabagismo, hipertensão arterial, hiperlipidemia e outros fatores. O endotélio é submetido a alterações e interrompe a produção dos agentes antitrombóticos e vasodilatadores normais. Na inflamação, ocorre atração de células inflamatórias, tais como macrófagos. Os macrófagos fagocitam os lipídios, transformando-se em "células espumosas" que transportam os lipídios para dentro da parede arterial. Uma parte dos lipídios é depositada sobre a parede arterial, formando estrias gordurosas. Os macrófagos ativados também liberam substâncias bioquímicas que podem lesionar ainda mais o endotélio por meio da contribuição com a oxidação da lipoproteína de baixa densidade (LDL). A LDL oxidada é tóxica para as células endoteliais e abastece a progressão do processo aterosclerótico (Norris, 2019).

Após o transporte dos lipídios para dentro da parede arterial, as células musculares lisas proliferam e formam um revestimento fibroso sobre um centro preenchido por infiltrado lipídico e inflamatório. Esses depósitos, denominados **ateromas**, ou placas, projetam-se para o lúmen do vaso, estreitando-o e obstruindo o fluxo sanguíneo (Figura 23.1). A placa pode ser estável ou instável, dependendo do grau de inflamação e da espessura do revestimento fibroso. Se o revestimento fibroso sobre a placa for espesso e o acúmulo lipídico permanecer relativamente estável, ele conseguirá resistir ao estresse do fluxo sanguíneo e da movimentação do vaso. Se o revestimento for fino e a inflamação estiver em andamento, a lesão se tornará

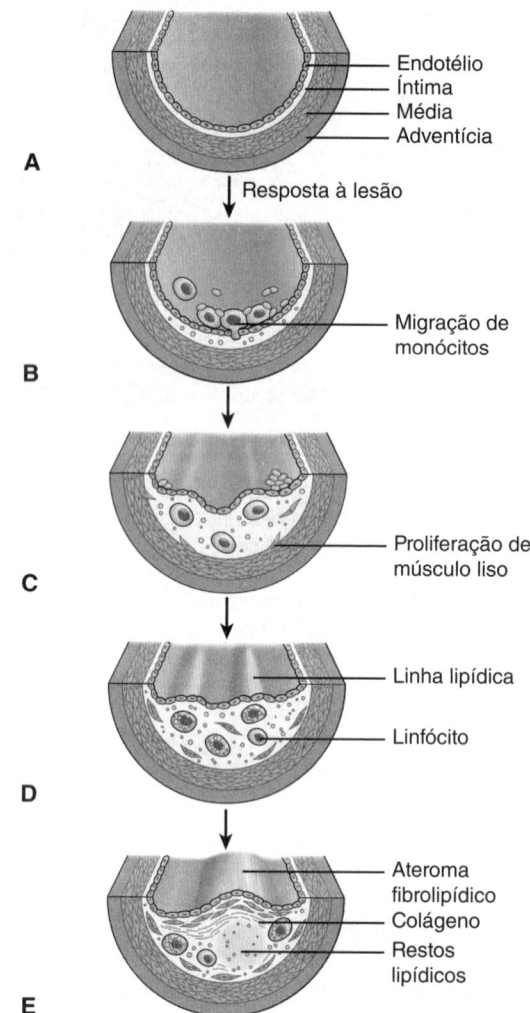

Figura 23.1 • A e B. A aterosclerose tem início quando monócitos e lipídios penetram na íntima de um vaso lesionado. Células musculares lisas proliferam na parede do vaso (**C**), contribuindo para o desenvolvimento de acúmulos lipídicos e ateroma (**D**). À medida que a placa aumenta de volume, o calibre do vaso e o fluxo sanguíneo diminuem (**E**). A placa pode se romper e pode haver a formação de um trombo, obstruindo o fluxo sanguíneo.

o que se denomina *placa vulnerável*. Nesse ponto, o centro lipídico pode crescer, causando a ruptura da placa fibrosa. Uma placa rompida atrai plaquetas e causa a formação de um trombo. O trombo pode, então, obstruir o fluxo sanguíneo, originando a síndrome coronariana aguda (SCA), que pode resultar em **infarto agudo do miocárdio (IAM)**. Quando ocorre IAM, uma parte do músculo cardíaco deixa de receber fluxo sanguíneo e torna-se necrótica.

A estrutura anatômica das artérias coronárias as torna particularmente suscetíveis a aterosclerose. Conforme ilustrado na Figura 23.2, as três artérias coronárias principais apresentam diversos ramos. As lesões ateroscleróticas mais frequentemente se formam onde os vasos se ramificam e com fluxo sanguíneo turbulento, sugerindo que um componente hemodinâmico esteja envolvido na sua formação (Norris, 2019). Embora a cardiopatia seja geralmente causada pela aterosclerose das artérias coronárias, outros fenômenos também podem diminuir o fluxo sanguíneo para o coração. Exemplos incluem espasmo de uma artéria coronária e hipotensão profunda.

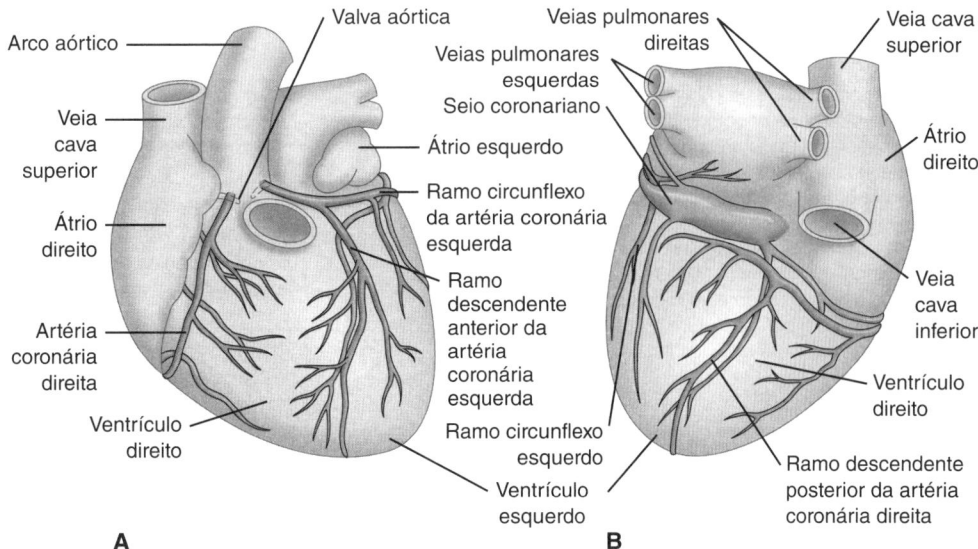

Figura 23.2 • As artérias coronárias suprem o músculo cardíaco com sangue oxigenado, ajustando o fluxo de acordo com as demandas metabólicas. **A.** Vista anterior do coração. **B.** Vista posterior do coração.

Manifestações clínicas

A DAC causa sintomas e complicações de acordo com a localização e o grau de estreitamento do lúmen arterial, formação de trombos e obstrução do fluxo sanguíneo para o miocárdio. Esse impedimento do fluxo sanguíneo normalmente é progressivo e torna o aporte sanguíneo inadequado, privando as células musculares cardíacas do oxigênio necessário para a sua sobrevivência. A condição é conhecida como **isquemia**. A **angina de peito** refere-se à dor torácica ocasionada pela isquemia do miocárdio. A angina de peito é, habitualmente, causada por aterosclerose coronariana significativa. Se a diminuição da irrigação sanguínea for significativa e/ou de duração suficientemente longa, pode resultar em lesão irreversível e morte das células miocárdicas. Ao longo do tempo, o miocárdio irreversivelmente lesionado é submetido à degeneração e é substituído por tecido fibrótico, causando diversos graus de disfunção miocárdica. A lesão miocárdica significativa pode resultar em débito cardíaco persistentemente baixo e insuficiência cardíaca, na qual o coração não consegue suportar as necessidades corporais de sangue. A redução do aporte sanguíneo em decorrência de DAC pode resultar em **morte súbita cardíaca** (ver discussão adicional sobre reanimação cardiopulmonar no Capítulo 25).

A manifestação mais comum de isquemia do miocárdio consiste em dor torácica. Entretanto, um estudo epidemiológico clássico realizado em Framingham, Massachusetts, demonstrou que aproximadamente 15% dos homens e das mulheres que apresentaram eventos coronarianos, como angina instável, IAM ou morte súbita cardíaca, estavam totalmente assintomáticos antes do evento coronariano (Kannel, 1986). Pacientes com isquemia do miocárdio procuram o pronto-socorro (PS) ou o ambulatório com diversos sintomas além de dor torácica. Alguns se queixam de desconforto epigástrico e dor que se irradia até a mandíbula ou o braço esquerdo. Idosos e pessoas com diabetes melito ou insuficiência cardíaca podem relatar dispneia. Observou-se que muitas mulheres apresentam sintomas atípicos, incluindo indigestão, náuseas, palpitações e dormência (Davis, 2017). Podem ocorrer sintomas prodrômicos (p. ex., angina horas a dias antes do episódio agudo), ou um evento cardíaco importante pode ser a primeira indicação de aterosclerose coronariana.

Fatores de risco

Estudos epidemiológicos apontam para diversos fatores que aumentam a probabilidade de desenvolvimento de cardiopatia. Os principais fatores de risco estão listados no Boxe 23.1. Embora muitas pessoas com DAC apresentem um ou mais fatores de risco, algumas não apresentam fatores de risco clássicos. Elevação da **lipoproteína de baixa densidade (LDL)**, também conhecida como mau colesterol, é um fator de risco bem conhecido, e o alvo principal da terapia para a redução do colesterol. As pessoas que correm maior risco de apresentarem um evento cardíaco são aquelas com DAC conhecida ou com diabetes melito, doença arterial periférica, aneurisma da aorta abdominal ou doença da artéria carótida. Considera-se que essas últimas enfermidades tenham o risco equivalente ao da DAC, tendo em vista que os pacientes com essas enfermidades correm o mesmo risco de um evento cardíaco que os pacientes com DAC. A probabilidade de apresentação de um evento cardíaco também é afetada por fatores como idade, sexo, pressão arterial sistólica, histórico de tabagismo, nível de colesterol total e nível de **lipoproteína de alta densidade (HDL)**, também conhecida como bom colesterol. A Calculadora de Risco de Framingham é uma ferramenta comumente utilizada para estimar o risco de apresentação de um evento cardíaco nos 10 anos seguintes (Grundy, Stone, Bailey et al., 2018). Essa ferramenta é projetada para adultos de 20 anos ou mais. O cálculo é realizado com base nos dados de fatores de risco do indivíduo, incluindo idade, sexo, colesterol total, HDL, tabagismo, pressão arterial sistólica e necessidade de medicamento anti-hipertensivo.

Além disso, um conjunto de anormalidades metabólicas, conhecidas como **síndrome metabólica**, surgiu como fator de risco importante para a doença cardiovascular (Grundy et al., 2018). Um diagnóstico dessa síndrome é feito quando um paciente apresenta três dos seguintes cinco fatores de risco:

- Aumento da circunferência da cintura (acima de 89,9 cm em homens, acima de 79,7 nas mulheres)
- Elevação dos níveis séricos de triglicerídios (igual ou superior a 175 mg/dℓ ou tratamento farmacológico atual de hipertrigliceridemia)
- Níveis reduzidos de HDL (inferior a 40 mg/dℓ em homens, inferior a 50 mg/dℓ em mulheres ou tratamento farmacológico atual para redução dos níveis de HDL)

> **Boxe 23.1 ⚠ FATORES DE RISCO**
> **Doença da artéria coronária**
>
> Um fator de risco não modificável é aquele sobre o qual uma pessoa não tem controle. Um fator de risco modificável é aquele sobre o qual uma pessoa pode exercer controle, tanto pela alteração do estilo de vida ou hábito pessoal quanto pelo uso de medicamento. Um fator de risco pode agir independentemente ou em conjunto com outros fatores de risco. Quanto mais fatores de risco uma pessoa apresentar, maior será a probabilidade de doença da artéria coronária (DAC). Os pacientes em risco são aconselhados a realizar exames clínicos regulares e adquirir hábitos saudáveis para o coração (com o grande intuito de reduzir a quantidade e a extensão dos riscos).
>
> **Fatores de risco não modificáveis**
>
> História familiar de DAC (parente em primeiro grau com doença cardiovascular aos 55 anos ou menos, se homem, e aos 65 anos ou menos, se mulher)
> Aumento da idade (> 45 anos para os homens; > 55 anos para as mulheres)
> Gênero (os homens desenvolvem DAC em idade mais precoce do que as mulheres)
> Raça (incidência mais alta de cardiopatia em afro-americanos do que em caucasianos)
> História de menopausa prematura (antes dos 40 anos) e de distúrbios associados à gravidez (p. ex., pré-eclâmpsia)
> Hipercolesterolemia primária (condição genética que resulta em níveis séricos elevados de LDL)
>
> **Fatores de risco modificáveis**
>
> Hiperlipidemia
> Tabagismo
> Hipertensão arterial
> Diabetes melito
> Síndrome metabólica
> Obesidade
> Inatividade física
> Condições inflamatórias crônicas (p. ex., artrite reumatoide, lúpus, HIV/AIDS)
> Doença renal crônica
>
> Adaptado de Arnett, D. K., Blumenthal, R. S., Albert, M. A. et al. (2019). ACC/AHA Guideline on the Primary Prevention of Cardiovascular Disease. *Journal of the American College of Cardiology, 74*(10), e177-e232.

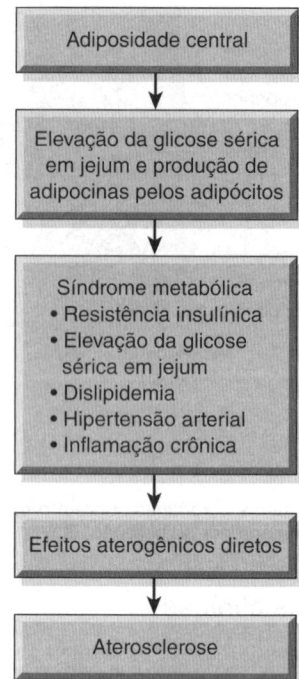

Figura 23.3 • Fisiopatologia da doença cardiovascular na síndrome metabólica. A adiposidade central tem participação importante no desenvolvimento da síndrome metabólica. Acredita-se que adipocinas liberadas das células de gordura junto com outros hormônios e metabólitos contribuam para o desenvolvimento de anormalidades metabólicas. O efeito final desses processos é a promoção da aterosclerose.

- Hipertensão arterial sistêmica (pressão arterial sistólica [PAS] igual ou superior a 130 mmHg e/ou pressão arterial diastólica [PAD] igual ou superior a 80 mmHg em uma média de duas a três aferições em duas a três ocasiões distintas ou em tratamento farmacológico atual com anti-hipertensivo por causa de história pregressa de hipertensão arterial sistêmica)
- Glicemia de jejum elevada (igual ou superior a 100 mg/dℓ em duas ocasiões distintas ou uso atual de medicação para hiperglicemia).

Muitas pessoas com diabetes melito tipo 2 apresentam esse quadro clínico. Teorias sugerem que, em pacientes obesos, o tecido adiposo excessivo secreta mediadores que provocam alterações metabólicas. Adipocinas (citocinas de tecido adiposo), ácidos graxos livres e outras substâncias sabidamente modificam a ação insulínica e contribuem para as alterações aterogênicas no sistema cardiovascular (Figura 23.3).

A proteína C reativa (PC-R) é, reconhecidamente, um marcador inflamatório de risco cardiovascular, incluindo eventos coronarianos agudos e acidente vascular encefálico (AVE). O fígado produz a PC-R em resposta a um estímulo, tal como lesão tecidual; assim, diabéticos e pessoas com probabilidade de apresentação de um evento coronariano agudo (Norris, 2019) podem apresentar níveis altos dessa proteína. Para determinar o risco cardiovascular geral, os profissionais de saúde podem considerar os resultados do teste de proteína C reativa de alta sensibilidade (hs-PC-R) em conjunto com outras ferramentas de triagem, tais como medições dos níveis lipídicos.

Prevenção

Quatro fatores de risco modificáveis – anormalidades dos níveis séricos de colesterol, tabagismo, hipertensão arterial e diabetes melito – foram estabelecidos como fatores de risco para DAC e suas complicações. Como resultado, recebem muita atenção em programas de promoção da saúde.

Controle das anormalidades no colesterol

A associação de um nível alto de colesterol sérico com cardiopatia está bem estabelecida, e sabe-se que o mecanismo dos lipídios é um importante fator de contribuição para o desenvolvimento de cardiopatia. Os lipídios, que são insolúveis em água, são encapsulados em lipoproteínas hidrossolúveis que possibilitam o seu transporte para o sistema circulatório. As diversas lipoproteínas são categorizadas por seu conteúdo proteico, que é medido em densidade. A densidade aumenta à medida que aumenta o número de proteínas. Quatro elementos do metabolismo lipídico – colesterol total, LDL, HDL e triglicerídios –, sabidamente, afetam o desenvolvimento de cardiopatia. O colesterol é processado pelo sistema digestório em glóbulos de lipoproteína denominados *quilomícrons*, os quais, por sua vez, são novamente processados pelo fígado em lipoproteínas (Figura 23.4). Trata-se de um processo fisiológico necessário para a formação das membranas celulares com base em lipoproteínas e outros processos metabólicos importantes. Quando é produzida LDL em excesso, as partículas de LDL aderem aos receptores no endotélio arterial. Os macrófagos então as fagocitam, contribuindo para a formação de placas.

O American College of Cardiology e a American Heart Association (ACC/AHA) elaboraram diretrizes de prática clínica em relação ao tratamento de hipercolesterolemia com a meta de reduzir o risco cardiovascular em adultos (Grundy et al., 2018). Essas diretrizes abordam a prevenção primária (prevenção da ocorrência de DAC) e a prevenção secundária (prevenção da progressão de DAC). Todos os adultos com 20 anos ou mais devem realizar um lipidograma em jejum (colesterol total, LDL, HDL e triglicerídios), no mínimo, uma vez a cada 5 anos, e com mais frequência se o lipidograma for anormal. Pacientes que apresentaram um evento agudo (p. ex., IAM) ou se submeteram a uma intervenção coronariana percutânea (ICP) ou cirurgia de revascularização do miocárdio precisam de avaliação do seu nível de LDL-colesterol alguns meses após o evento ou procedimento, tendo em vista que os níveis de LDL podem estar baixos imediatamente após o evento agudo ou o procedimento. Depois disso, os lipídios devem ser monitorados a cada 4 a 12 semanas até que o nível desejado seja alcançado, e, em seguida, a cada 3 a 12 meses, conforme necessário (Grundy et al., 2018). Um perfil lipídico em jejum deve demonstrar os valores a seguir (Stone, Robinson, Lichtenstein et al., 2014):

- LDL-colesterol inferior a 100 mg/dℓ (inferior a 70 mg/dℓ para pacientes de risco muito alto)
- Colesterol total inferior a 200 mg/dℓ
- HDL-colesterol superior a 40 mg/dℓ para homens e superior a 50 mg/dℓ para mulheres
- Triglicerídios inferiores a 150 mg/dℓ.

O LDL-colesterol é o alvo da terapia atual em virtude da sua forte associação com o avanço da DAC. O nível de colesterol total também é um claro prognosticador de eventos coronarianos. O HDL-colesterol é conhecido como bom colesterol, tendo em vista que transporta outras lipoproteínas, tais como LDL, para o fígado, onde são degradadas e excretadas.

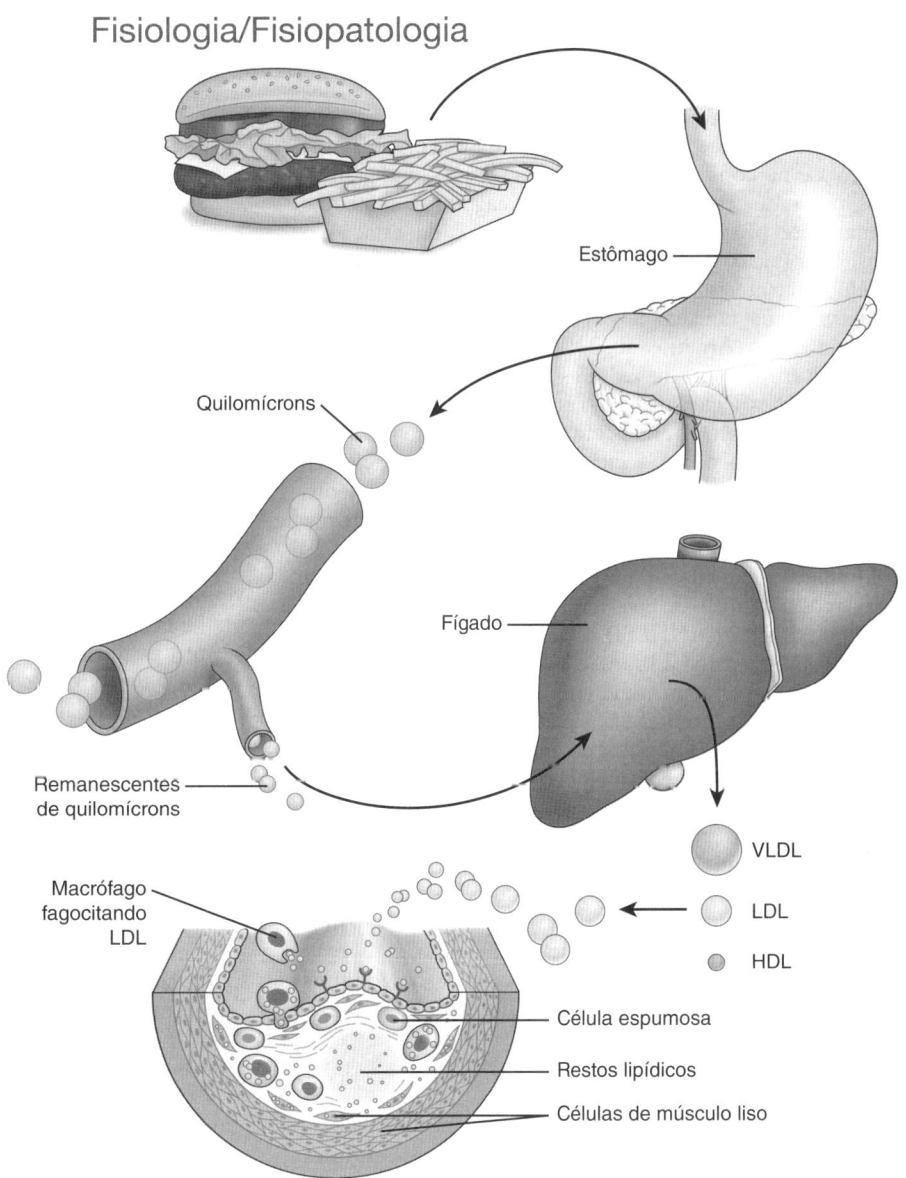

Figura 23.4 • Lipoproteínas e o desenvolvimento de aterosclerose. Na medida em que o colesterol e as gorduras saturadas alimentares são processados pelo sistema digestório, os quilomícrons entram no sangue. Eles são degradados em remanescentes de quilomícrons nos capilares e processados pelo fígado em lipoproteínas. As lipoproteínas de baixa densidade (LDL) liberadas em excesso aderem aos receptores na parede íntima. Os macrófagos também fagocitam LDL e as transportam para a parede dos vasos, iniciando o processo de formação de placas. HDL: lipoproteínas de alta densidade; VLDL: lipoproteínas de muito baixa densidade.

Por isso, um nível de HDL-colesterol alto é um forte fator de risco negativo para cardiopatia (ou seja, protege contra cardiopatias).

Os triglicerídios são compostos de ácidos graxos e são transportados pelo sangue por uma lipoproteína. Embora um nível de triglicerídios elevado (superior a 200 mg/dℓ) possa ser de origem genética, também pode ser causado por obesidade, inatividade física, etilismo, dietas com alto teor de carboidratos, diabetes melito, nefropatia e determinados medicamentos, tais como anticoncepcionais orais e corticosteroides.

Alerta de domínio de conceito

É importante relembrar os diferentes tipos de colesterol e o papel de cada um como fator de risco para cardiopatia. O HDL-colesterol é o "bom colesterol", e níveis mais altos são melhores; o LDL-colesterol é o "mau colesterol", e níveis mais baixos são melhores.

Medidas alimentares

Os adultos que precisam reduzir seus níveis séricos de LDL (e da pressão arterial) devem considerar as recomendações dietéticas da AHA ou a dieta mediterrânea, que comprovadamente reduzem as taxas de mortalidade por doença cardiovascular (Franquesa, Pujol-Busquets, García-Fernández et al., 2019). Os dois planos de reeducação alimentar têm elementos cruciais: ênfase no consumo de frutas, vegetais, pão integral ou outras formas de cereais, feijões, frutos oleaginosos, alimentos minimamente processados, alimentos frescos da estação e peixes, bem como ingestão mínima de carne vermelha. Os indivíduos que precisam reduzir níveis séricos de LDL e níveis de pressão arterial também devem limitar a ingestão de doces e bebidas adoçadas (Arnett et al., 2019). A adoção de uma dieta vegetariana estrita consegue reduzir significativamente os níveis séricos de lipídios, a glicemia, o índice de massa corporal (IMC) e os níveis de pressão arterial; contudo, esse tipo de programa dietético intensivo não é aceitável para todos os pacientes que precisam modificar fatores de risco. O encaminhamento para um nutricionista pode ajudar os pacientes a seguir uma dieta apropriada.

Há muitos recursos disponíveis para auxiliar as pessoas a controlar os seus níveis de colesterol. O National Heart, Lung, and Blood Institute (NHLBI) e seu National Cholesterol Education Program (NCEP), a AHA e a American Diabetes Association (ADA), bem como grupos de apoio para DAC e fontes confiáveis da internet, são alguns exemplos dos recursos disponíveis (ver seção Recursos, no fim deste capítulo). Livros de culinária e receitas que incluem o conteúdo nutricional dos alimentos podem ser incluídos como recursos para os pacientes. O controle alimentar tem se tornado mais fácil, tendo em vista que os fabricantes de alimentos são obrigados a fornecer os dados nutricionais nos rótulos do produto. As informações importantes para uma pessoa que tenta ingerir uma dieta saudável para o coração são as seguintes: tamanho da porção (expressa em medidas domésticas), quantidade de gorduras totais por porção, quantidade de gorduras saturadas e gorduras *trans* por porção, quantidade de colesterol por porção e quantidade de fibras por porção.

Atividades físicas

O manejo de níveis elevados de triglicerídios concentra-se na redução do peso e no aumento das atividades físicas. As atividades físicas regulares e moderadas aumentam os níveis de HDL e reduzem os níveis de triglicerídios, diminuindo a incidência de eventos coronarianos e reduzindo o risco de mortalidade geral. O objetivo para a maioria dos adultos é a prática de atividade aeróbica de intensidade moderada de, no mínimo, 150 minutos por semana ou atividade aeróbica de intensidade vigorosa de, no mínimo, 75 minutos por semana, ou uma combinação equivalente (Arnett et al., 2019). Além disso, os adultos devem fazer atividades de fortalecimento muscular em dois ou mais dias da semana que trabalhem todos os principais grupos musculares. O enfermeiro auxilia o paciente a estabelecer metas realistas para as atividades físicas. Os pacientes inativos podem iniciar com atividades que durem 3 minutos; podem, por exemplo, estacionar o carro mais longe do local de destino para aumentar o tempo diário de caminhada. Os pacientes devem ser instruídos a praticar uma ou mais atividades que os interessem para manter a motivação. Eles também devem ser instruídos a se exercitarem até uma intensidade que não os impeça de conversar; se não conseguirem conversar enquanto se exercitam, devem reduzir a intensidade da atividade ou praticar outra menos intensa. Em clima quente e úmido, os pacientes devem se exercitar no início da manhã, ou em ambientes internos, e vestir roupas largas. Em clima frio, eles devem vestir roupas mais grossas e usar um gorro. Os pacientes devem interromper qualquer atividade se tiverem dor torácica, dispneia inesperada, tontura, vertigem ou náuseas.

Medicamentos

Se a dieta, isoladamente, não conseguir normalizar os níveis de colesterol sérico, medicamentos podem apresentar um efeito sinérgico com a dieta prescrita e o controle dos níveis de colesterol (Tabela 23.1). Os medicamentos hipolipemiantes podem reduzir a taxa de mortalidade por DAC em pacientes com níveis elevados de lipídios e em pacientes de risco com níveis normais de lipídios (Grundy et al., 2018). Os diversos tipos de agentes hipolipemiantes afetam os componentes lipídicos de diferentes maneiras. São eles: 3-hidroxi-3-metilglutaril coenzima A (HMG-CoA) (ou estatinas); ácidos fíbricos (ou fibratos); sequestradores de ácidos biliares (ou resinas); inibidores da absorção de colesterol; e pró-proteína convertase subtilisina/quexina do tipo 9 (PCSK9). A prescrição de inibidores de PCSK9 é limitada por causa de seu custo elevado; contudo, pode ser aventada para pacientes com risco cardiovascular elevado ou com hipercolesterolemia familiar (Grundy et al., 2018).

Antes de iniciar a terapia com estatinas, o médico assistente e os pacientes devem conversar sobre fatores de risco, adesão a um estilo de vida saudável, benefícios da redução dos riscos, potencial de efeitos adversos e interações medicamentosas, bem como sobre as preferências dos pacientes (Grundy et al., 2018).

Promoção do abandono do tabagismo

O tabagismo contribui para o desenvolvimento e a gravidade da DAC de, no mínimo, três maneiras:

- O ácido nicotínico no tabaco ocasiona a liberação de catecolaminas, que elevam a frequência cardíaca e a pressão arterial (Frandsen & Pennington, 2021). O ácido nicotínico também pode causar constrição das artérias coronárias. Esses efeitos provocam aumento do risco de DAC e morte súbita cardíaca
- O tabagismo pode aumentar a oxidação de LDL, lesionando o endotélio vascular (Lee, Ong, Zhou et al., 2019). Isso aumenta a adesão plaquetária e a probabilidade de formação de trombos

TABELA 23.1 Medicamentos selecionados que afetam o metabolismo lipoproteico.

Medicamentos	Efeitos terapêuticos	Considerações
Inibidores da HMG-CoA redutase (estatinas)		
Atorvastatina Sinvastatina Rosuvastatina	↓ Colesterol total ↓ LDL ↑ HDL ↓ TGs Inibem as enzimas envolvidas na síntese lipídica (HMG-CoA) Efeitos favoráveis sobre o endotélio vascular, incluindo efeitos anti-inflamatórios e antitrombóticos	Frequentemente administrados como terapia inicial para níveis de colesterol e LDL significativamente elevados Mialgia e artralgia são efeitos adversos comuns Miopatia e possível rabdomiólise são potenciais efeitos sérios Monitorar as provas de função hepática Contraindicados em caso de hepatopatia Verificar quanto a interações medicamentosas A indicação para o uso atualmente inclui SCA e AVE Administrar à noite
Ácidos fíbricos (fibratos)		
Fenofibrato Genfibrozila	↑ HDL ↓ TGs ↓ Síntese de TGs e outros lipídios	Os efeitos adversos incluem diarreia, flatulência, erupção cutânea, mialgia Os efeitos adversos sérios incluem pancreatite, hepatotoxicidade e rabdomiólise Contraindicados em nefropatia e hepatopatia graves Usar com cautela em pacientes que também estejam recebendo estatinas
Sequestradores de ácidos biliares		
Colestiramina Colestipol Colesevelam	↓ LDL Discreto ↑ HDL Oxidam o colesterol em ácidos biliares, que diminuem a absorção de gorduras	Utilizados com mais frequência como terapia auxiliar, quando as estatinas isoladamente não são efetivas no controle dos níveis lipídicos Os efeitos colaterais incluem constipação intestinal, dor abdominal, hemorragia digestiva Podem diminuir a absorção de outros fármacos Administrar antes das refeições
Inibidor da absorção de colesterol		
Ezetimiba	↓ LDL Inibe a absorção de colesterol no intestino delgado	Mais bem tolerada do que os sequestradores de ácidos biliares Utilizada em combinação com outros agentes, tais como estatinas Os efeitos colaterais incluem dor abdominal, artralgia, mialgia Contraindicadas em caso de hepatopatia
Inibidores da enzima PCSK9 (pró-proteína convertase subtilisina-quexina tipo 9)		
Alirocumabe Evolocumabe	Prolonga a atividade de receptor para promover a depuração de colesterol ↓ LDL ↓ risco de IAM e AVE ↓ necessidade de *stent* ou cirurgia de revascularização miocárdica	Administrar somente por injeção subcutânea via caneta, uma ou duas vezes por mês, conforme prescrição médica Os efeitos colaterais incluem rinite, dor de garganta, manifestações gripais, mialgia, diarreia e vermelhidão, dor ou equimose no local da injeção

↓: diminuição; ↑: aumento; AVE: acidente vascular encefálico; CRM: cirurgia de revascularização miocárdica; GI: gastrintestinal; HDL: lipoproteína de alta densidade; HMG-CoA: 3-hidroxi-3-metilglutaril coenzima A; IAM: infarto agudo do miocárdio; LDL: lipoproteína de baixa densidade; SCA: síndrome coronariana aguda; TGs: triglicerídeos. Adaptada de Frandsen, G. & Pennington, S. S. (2021). *Abrams' clinical drug therapy: Rationales for nursing practice* (12th ed.). Philadelphia, PA: Wolters Kluwer Health.

- A inalação da fumaça aumenta o nível sérico de monóxido de carbono e diminui o aporte de oxigênio para o miocárdio (Frandsen & Pennington, 2021). A hemoglobina, o componente de transporte do oxigênio do sangue, combina-se mais prontamente com o monóxido de carbono do que com o oxigênio. Pode resultar em isquemia e redução da contratilidade do miocárdio.

Uma pessoa com maior risco de cardiopatia é estimulada a interromper o consumo de tabaco por quaisquer meios possíveis: programas educacionais, aconselhamento, mensagens de motivação e reforço consistentes, grupos de apoio e medicamentos. Algumas pessoas consideraram as terapias complementares (p. ex., acupuntura, imaginação guiada, hipnose) úteis. As pessoas que param de fumar reduzem o risco de cardiopatia no primeiro ano, e o risco continua a declinar, desde que elas se abstenham do tabagismo (Benjamin, Muntner, Alonso et al., 2019).

O uso de medicamentos, como adesivos de nicotina, pastilhas de nicotina, goma de mascar com nicotina, vareniclina ou bupropiona, ajuda a interromper o tabagismo (Barua, Rigotti, Benowitz et al., 2018). Produtos que contêm nicotina apresentam alguns dos mesmos efeitos do tabagismo: liberação de catecolaminas (aumento da frequência cardíaca e da pressão arterial) e aumento da adesão plaquetária. Esses medicamentos devem ser utilizados por um curto período e nas mais baixas doses efetivas.

A exposição à fumaça de tabaco de outras pessoas (tabagismo passivo) aumenta o risco de doença da artéria coronária em 25 a 30% e de AVE em 20 a 30% (Benjamin et al., 2019). Atualmente, está se tornando cada vez mais comum o uso de outras formas de tabaco. O uso de sistemas eletrônicos de administração de nicotina, inclusive cigarros eletrônicos, cachimbos eletrônicos, narguilés e charutos eletrônicos, aumentou, sobretudo em adolescentes e adultos jovens. Em termos específicos, o uso de cigarros eletrônicos, que implica inalação de líquido vaporizado que contém nicotina, solventes e flavorizantes, aumentou significativamente nesses grupos. O uso de cigarrilhas e de charutos, narguilés e cachimbos de água também está aumentando. O uso de cachimbo de água está associado, a curto prazo, à elevação da pressão arterial sistólica e da frequência cardíaca, mas ainda não são conhecidos os efeitos a longo prazo. Os riscos cardiovasculares associados ao uso de cigarros eletrônicos ainda não são conhecidos (Benjamin et al., 2019).

Manejo da hipertensão arterial

Hipertensão arterial sistêmica é definida como níveis de pressão arterial sistólica superiores a 130 mmHg e/ou pressão arterial diastólica superiores a 80 mmHg. Uma aferição isolada não é adequada para fazer o diagnóstico. A média de duas ou três aferições da pressão arterial em duas a três ocasiões diferentes proporcionará uma medida mais acurada (Whelton, Carey, Aronow et al., 2018). O risco de doença cardiovascular aumenta à medida que os níveis de pressão arterial se elevam e as diretrizes atuais sustentam o tratamento da hipertensão arterial. A meta é manter os níveis tensionais sistêmicos abaixo de 130/80 mmHg para todos os adultos (Whelton et al., 2018). A elevação da pressão arterial de longa duração pode resultar em aumento da rigidez das paredes dos vasos, provocando a lesão do vaso e consequente resposta inflamatória na íntima. Os mediadores inflamatórios, em seguida, levam à liberação de fatores de promoção do crescimento, que causam hipertrofia do vaso e hiper-responsividade. Essas alterações resultam em aceleração e agravamento da aterosclerose. A hipertensão arterial também aumenta o esforço do ventrículo esquerdo, que deve bombear com mais força para ejetar o sangue para as artérias. Ao longo do tempo, o aumento do esforço causa aumento do volume e da espessura do coração (ou seja, hipertrofia), e, finalmente, pode levar à insuficiência cardíaca.

A detecção precoce da hipertensão arterial e a adesão a um esquema terapêutico podem prevenir as consequências sérias associadas à elevação da pressão arterial não tratada, incluindo DAC. O manejo intensivo da hipertensão arterial sistêmica reduz o risco de eventos cardiovasculares, inclusive infarto do miocárdio e AVE, além de reduzir o risco de morte (Whelton et al., 2018; ver discussão detalhada da hipertensão arterial no Capítulo 27).

Controle do diabetes melito

O diabetes melito, sabidamente, acelera o desenvolvimento de cardiopatia. A hiperglicemia promove dislipidemia, aumento da agregação plaquetária e alteração da função eritrocitária, que podem levar à formação de trombos. Essas alterações metabólicas podem comprometer a vasodilatação dependente das células endoteliais e a função dos músculos lisos, que promovem o desenvolvimento da aterosclerose. O tratamento com insulina, metformina e outras intervenções terapêuticas que reduzam os níveis de glicose plasmática pode melhorar a função endotelial e os resultados do paciente. Ver mais sobre diabetes melito no Capítulo 46.

Sexo

A cardiopatia é, há muito tempo, reconhecida como causa de morbidade e mortalidade em homens, mas nem sempre foi tão rapidamente reconhecida em mulheres. Eventos cardiovasculares nas mulheres ocorrem 10 anos, na média, após sua ocorrência nos homens (Wada, Miyauchi & Daida, 2019). As mulheres tendem a ter maior incidência de complicações em virtude de DCV e taxa de mortalidade mais alta. Além disso, as mulheres tendem a não reconhecer os sintomas de DAC tão cedo quanto os homens, e esperam mais tempo para relatar seus sintomas e buscar assistência médica (Wada et al., 2019).

Antigamente, acreditava-se que diferença de idade entre as mulheres e os homens recentemente diagnosticados com DAC estivesse relacionada com o estrogênio. Atualmente, reconhece-se que a menopausa é um pilar no processo de envelhecimento, durante o qual os fatores de risco tendem a se acumular. A doença cardiovascular pode estar bem desenvolvida na ocasião da menopausa e, embora a terapia hormonal (TH) (antes denominada terapia de reposição hormonal) para mulheres na menopausa já tenha sido promovida como uma terapia preventiva para a DAC, as pesquisas não confirmam que a TH seja um meio efetivo de prevenção. A TH diminui os sintomas da menopausa e o risco de fraturas ósseas relacionadas com osteoporose; entretanto, também foi associada a aumento da incidência de DAC, câncer de mama, trombose venosa profunda, AVE e embolismo pulmonar. As diretrizes atuais não recomendam a TH para a prevenção primária ou secundária de DAC (Wada et al., 2019; ver discussão adicional no Capítulo 21).

No passado, era menos provável que mulheres fossem encaminhadas para procedimentos diagnósticos coronarianos, tais como cateterismo cardíaco ou tratamento com intervenções invasivas (p. ex., ICP). Entretanto, como resultado da melhor orientação dos profissionais de saúde e do público em geral, as diferenças de sexo atualmente exercem menos influência sobre o diagnóstico e o tratamento (Wada et al., 2019).

> **Desfechos clínicos de histórias de pacientes: Carl Shapiro • Parte 1**
>
>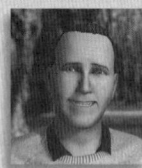
>
> Carl Shapiro, que apresenta história familiar de doença cardiovascular aterosclerótica, recebe o diagnóstico de hipertensão arterial e hiperlipidemia durante a consulta rotineira com seu médico. Ele apresenta sobrepeso, fuma 10 cigarros por dia e informa que seu emprego é estressante. Quais perguntas o enfermeiro pode fazer a esse paciente para ajudar na elaboração de um plano de orientação? Quais tópicos são importantes e como as informações podem ser apresentadas? (A história de Carl Shapiro continua no Capítulo 67.)

ANGINA DE PEITO

A angina de peito é uma síndrome clínica, habitualmente caracterizada por episódios ou paroxismos de dor ou pressão na parte anterior do tórax. A causa é o fluxo sanguíneo coronariano insuficiente, que resulta em diminuição do aporte de oxigênio quando a demanda miocárdica por oxigênio aumenta em resposta ao esforço físico ou estresse emocional. Em outras palavras, a demanda de oxigênio excede o aporte.

Fisiopatologia

A angina é, habitualmente, causada por doença aterosclerótica e, mais frequentemente, está associada à obstrução significativa de pelo menos uma artéria coronária de grande calibre. Normalmente, o miocárdio extrai muito oxigênio da circulação coronariana para atender as suas demandas contínuas. Quando a demanda aumenta, o fluxo pelas artérias coronárias precisa ser aumentado. Quando ocorre um bloqueio em uma artéria coronária, o fluxo não pode ser aumentado, e resulta em isquemia. Os tipos de angina estão listados no Boxe 23.2. Diversos fatores estão associados à dor anginosa típica:

- Esforço físico, que precipita um episódio de angina ao aumentar a demanda de oxigênio do miocárdio
- Exposição ao frio, que causa vasoconstrição e elevação da pressão arterial, com aumento da demanda de oxigênio
- Ingestão de uma refeição pesada, que aumenta o fluxo sanguíneo para a área mesentérica para a digestão,

> **Boxe 23.2 Tipos de angina**
>
> - **Angina estável:** dor previsível e consistente que ocorre aos esforços e é aliviada com repouso e/ou nitroglicerina
> - **Angina instável** (também denominada *angina pré-infarto* ou *angina crescente*): os sintomas aumentam em frequência e intensidade; pode não ser aliviada com repouso ou nitroglicerina
> - **Angina intratável ou refratária:** dor torácica incapacitante grave
> - **Angina variante** (também denominada *angina de Prinzmetal*): dor em repouso com elevação reversível do segmento ST; acredita-se que seja causada por espasmo de artéria coronária
> - **Isquemia silenciosa:** existem evidências objetivas de isquemia (tais como alterações eletrocardiográficas em uma prova de esforço), mas o paciente não relata dor.

reduzindo, assim, o aporte de sangue disponível para o músculo cardíaco; em um coração muito comprometido, o desvio de sangue para a digestão pode ser suficiente para induzir a dor anginosa

- Estresse ou qualquer situação que provoque emoção, que cause a liberação de catecolaminas, aumentando a pressão arterial, a frequência cardíaca e o esforço miocárdico.

A angina instável não apresenta correlação significativa com esses fatores. Pode ocorrer em repouso (ver discussão adiante).

Manifestações clínicas

A isquemia do músculo cardíaco pode provocar dor ou outros sintomas, que variam de indigestão leve a sensação de sufocação ou peso na parte superior do tórax. A gravidade varia de desconforto a dor agonizante. A dor pode ser acompanhada por apreensão grave e sensação de morte iminente. Com frequência, é sentida profundamente no tórax, na área retroesternal. Tipicamente, a dor ou o desconforto são mal localizados e podem irradiar-se para o pescoço, a mandíbula, os ombros e as faces internas da parte superior dos braços, geralmente do braço esquerdo. O paciente geralmente sente pressão ou sufocação ou estrangulamento persistente. O paciente com diabetes melito pode não sentir dor intensa com a angina, tendo em vista que a neuropatia autônoma compromete a transmissão nociceptora, reduzindo a percepção da dor (Norris, 2019).

Sensação de fraqueza ou dormência nos braços, nos punhos e nas mãos, bem como dispneia, palidez, diaforese, tontura ou vertigem, e náuseas e vômito, podem acompanhar a dor. Uma característica importante da angina é que ela cessa com o repouso ou a administração de nitroglicerina. Em muitos pacientes, os sintomas anginosos seguem um padrão estável e previsível.

A angina instável é caracterizada por episódios que se tornam mais frequentes e graves e que não são aliviados por meio de repouso e administração de nitroglicerina. Os pacientes com angina instável necessitam de intervenção clínica.

 Considerações gerontológicas

O idoso com angina pode não exibir um perfil de dor típico em virtude da diminuição da transmissão da dor que pode ocorrer com o envelhecimento. Com frequência, o sintoma inicial em idosos é a dispneia. Às vezes, não há sintomas (DAC "silenciosa"), tornando o reconhecimento e o diagnóstico um desafio clínico. Os pacientes idosos podem ser encorajados a reconhecer seu sintoma similar à dor torácica (p. ex., fraqueza) como uma indicação de que devem repousar ou administrar os medicamentos prescritos. Provas de esforço farmacológico e cateterismo cardíaco podem ser utilizados para diagnosticar a DAC em pacientes mais idosos. Os medicamentos prescritos para angina são administrados com cautela em pacientes idosos, tendo em vista que estão associados a maior risco de reações adversas (Frandsen & Pennington, 2021). Procedimentos invasivos (p. ex., ICP) que eram considerados de alto risco em adultos mais velhos, agora estão sendo realizados com sucesso, e muitos pacientes se beneficiam do alívio dos sintomas e da sobrevida mais longa (Lattuca, Kerneis & Zeitouni, 2019).

Avaliação e achados diagnósticos

O diagnóstico da angina tem início com a anamnese do paciente relacionada com as manifestações clínicas de isquemia. Um eletrocardiograma (ECG) de 12 derivações pode revelar alterações indicativas de isquemia, tais como inversão da onda T, elevação do segmento ST ou desenvolvimento de uma onda Q anormal (Norris, 2019). Exames laboratoriais são realizados e, em geral, incluem biomarcadores cardíacos para descartar a possibilidade de síndrome coronariana aguda (ver discussão adiante). O paciente pode ser submetido a uma prova de esforço com exercícios físicos ou fármacos, na qual o coração é monitorado continuamente por um ECG e/ou ecocardiograma. O paciente também pode ser encaminhado para cintigrafia ou procedimento invasivo (p. ex., cateterismo cardíaco, angiografia coronariana).

Manejo clínico

Os objetivos do manejo clínico da angina são diminuir a demanda de oxigênio do miocárdio e aumentar o aporte de oxigênio. Clinicamente, esses objetivos são alcançados por meio de terapia farmacológica e controle dos fatores de risco. Alternativamente, procedimentos de reperfusão podem ser utilizados para restaurar a irrigação sanguínea do miocárdio. Esses incluem procedimentos de ICP (p. ex., angioplastia coronariana transluminal percutânea [ACTP] e *stents* intracoronarianos) e revascularização do miocárdio (ver discussão adiante).

Terapia farmacológica

A Tabela 23.2 resume a terapia medicamentosa.

Nitroglicerina

Os nitratos são um tratamento padrão para a angina de peito. A nitroglicerina é um vasodilatador potente, que melhora o fluxo sanguíneo para o músculo cardíaco e alivia a dor. A nitroglicerina dilata principalmente as veias e, em menor extensão, as artérias. A dilatação das veias provoca acúmulo de sangue nas veias por todo o corpo. Como resultado, menos sangue retorna para o coração, e a pressão de preenchimento (pré-carga) é reduzida. Se o paciente estiver hipovolêmico (não apresentar volume sanguíneo circulante adequado), a diminuição na pressão de preenchimento pode causar significativa redução no débito cardíaco e na pressão arterial (Frandsen & Pennington, 2021).

Os nitratos também relaxam o leito arteriolar sistêmico, reduzindo a pressão arterial e diminuindo a pós-carga. Esses efeitos diminuem as exigências de oxigênio miocárdico, ocasionando um equilíbrio mais favorável entre o aporte e a demanda.

A nitroglicerina pode ser administrada por meio de diversas vias: comprimido ou *spray* sublingual, cápsula oral, agente tópico e por via intravenosa (IV). A nitroglicerina sublingual

TABELA 23.2	Alguns medicamentos utilizados no tratamento da angina estável.
Medicamentos	Principais indicações
Nitratos Nitroglicerina	Redução em curto e longo prazos do consumo de oxigênio miocárdico por meio de vasodilatação seletiva
Bloqueadores beta-adrenérgicos (betabloqueadores) Metoprolol Atenolol	Redução do consumo de oxigênio miocárdico por meio do bloqueio da estimulação beta-adrenérgica do coração
Antagonistas do íon cálcio (bloqueadores dos canais de cálcio) Anlodipino Diltiazem	Efeitos inotrópicos negativos; indicados para pacientes não responsivos a betabloqueadores; utilizados como tratamento primário para o vasospasmo
Antiplaquetários Ácido acetilsalicílico Clopidogrel Prasugrel Ticagrelor	Prevenção da agregação plaquetária
Anticoagulantes Heparina (não fracionada) Heparinas de baixo peso molecular: • Enoxaparina • Dalteparina	Prevenção da formação de trombos

Adaptada de Rousan, T. A., Mathew, S. T. & Thadani, U. (2017). Drug therapy for stable angina pectoris. *Drugs, 77*(3), 265-284.

Boxe 23.3 FARMACOLOGIA — Autoadministração de nitroglicerina

A maioria dos pacientes com angina de peito autoadministra a nitroglicerina conforme necessário. Um importante papel da enfermagem nos referidos casos é a instrução dos pacientes a respeito do medicamento e de como administrá-lo. A nitroglicerina sublingual é apresentada nas formas de comprimido e *spray*.

- Orientar o paciente a assegurar que a boca esteja úmida, a língua esteja imóvel e a saliva não seja deglutida até que o comprimido de nitroglicerina seja dissolvido. Se a dor for intensa, o paciente pode esmagar o comprimido entre os dentes para acelerar a absorção sublingual
- Aconselhar o paciente a transportar o medicamento em todas as ocasiões como uma precaução. Entretanto, tendo em vista que a nitroglicerina é muito instável, deve ser transportada de modo seguro em seu recipiente original (p. ex., frasco de vidro escuro tampado); os comprimidos nunca devem ser removidos e armazenados em caixas de metal ou plástico
- Explicar que a nitroglicerina é volátil e que é inativada por calor, umidade, ar, luz e tempo. Instruir o paciente a renovar o suprimento de nitroglicerina a cada 6 meses
- Informar o paciente que o medicamento deve ser administrado antes de qualquer atividade que possa provocar dor. Tendo em vista que a nitroglicerina aumenta a tolerância aos exercícios físicos e ao estresse quando administrada de modo profilático (ou seja, antes das atividades que produzem angina, tais como exercícios físicos, subir escadas ou atividade sexual), é melhor que seja administrada antes do desenvolvimento da dor
- Recomendar que o paciente observe quanto tempo demora até que a nitroglicerina alivie o desconforto. Informar ao paciente que, se a dor persistir após a administração de três comprimidos sublinguais em intervalos de 5 min, o serviço médico de emergência deve ser chamado
- Discutir os possíveis efeitos colaterais da nitroglicerina, incluindo rubor, cefaleia latejante, hipotensão e taquicardia
- Aconselhar o paciente a sentar-se por alguns minutos ao administrar a nitroglicerina, para evitar hipotensão e síncope.

Adaptado de Comerford, K. C. & Durkin, M. T. (Eds.) (2020). *Nursing2020 Drug Handbook*. Philadelphia, PA: Wolters Kluwer.

em geral é colocada sob a língua ou na bolsa bucal e alivia de modo ideal a dor da isquemia em 3 minutos. No Boxe 23.3, são apresentadas mais informações sobre a autoadministração da nitroglicerina sublingual. Formulações orais e adesivos tópicos são utilizados para proporcionar efeitos prolongados. Um esquema no qual adesivos são aplicados pela manhã e removidos ao dormir possibilita um período sem nitrato para prevenir o desenvolvimento de tolerância.

Uma infusão IV contínua ou intermitente de nitroglicerina pode ser administrada para o paciente hospitalizado com sinais e sintomas recidivantes de isquemia ou após um procedimento de revascularização. A velocidade da infusão é titulada segundo o nível de dor e a pressão arterial do paciente. Habitualmente, nitroglicerina não é administrada se a pressão arterial sistólica for inferior a 90 mmHg. Em geral, após um período assintomático, a nitroglicerina pode ser transferida para uma formulação oral ou tópica em 24 horas. Um efeito adverso comum da nitroglicerina é a cefaleia, que pode limitar a utilização desse fármaco em alguns pacientes.

Bloqueadores beta-adrenérgicos

Os betabloqueadores, tais como metoprolol, reduzem o consumo de oxigênio miocárdico por meio do bloqueio da estimulação simpática beta-adrenérgica para o coração. O resultado é a redução da frequência cardíaca, diminuição da velocidade de condução dos impulsos pelo sistema de condução, diminuição da pressão arterial e redução da **contratilidade** (força de contração) miocárdica. Em virtude desses efeitos, os betabloqueadores equilibram as demandas de oxigênio miocárdico e o volume de oxigênio disponível. Isso auxilia no controle da dor torácica e retarda o início da isquemia durante o esforço ou exercícios físicos. Os betabloqueadores reduzem a incidência de angina recidivante, infarto e morte cardíaca. A dose pode ser titulada para alcançar a frequência cardíaca em repouso de 50 a 60 bpm (Frandsen & Pennington, 2021).

Os efeitos colaterais cardíacos e as possíveis contraindicações incluem hipotensão, bradicardia, bloqueio atrioventricular (BAV) avançado e insuficiência cardíaca aguda. Se um betabloqueador for administrado por via intravenosa por causa de um evento cardíaco agudo, o ECG, a pressão arterial e a frequência cardíaca são monitorados cuidadosamente após a administração do medicamento. Os efeitos colaterais incluem humor deprimido, fadiga, diminuição da libido e tontura. Os pacientes em uso de betabloqueadores são advertidos a não interromper o uso de modo abrupto porque a angina pode piorar e pode ocorrer IAM. A terapia com betabloqueadores deve ser diminuída gradualmente ao longo de diversos dias antes da sua descontinuação. Os pacientes com diabetes melito em uso de betabloqueadores são instruídos a monitorar sua glicemia conforme prescrito, tendo em vista que os betabloqueadores podem mascarar os sinais de hipoglicemia. Os betabloqueadores que não são cardiosseletivos também afetam os receptores beta-adrenérgicos nos bronquíolos, causando broncoconstrição e, portanto, são contraindicados em pacientes com distúrbios pulmonares crônicos significativos, como asma.

Bloqueadores dos canais de cálcio

Os bloqueadores dos canais de cálcio exercem vários efeitos sobre o miocárdio isquêmico. Estes agentes diminuem a automaticidade do nó sinoatrial e a condução do nó atrioventricular, resultando em redução da frequência cardíaca e da força da contração miocárdica (efeito inotrópico negativo). Esses efeitos diminuem o esforço cardíaco. Os bloqueadores dos canais de cálcio também aumentam o aporte de oxigênio miocárdico por meio da dilatação da parede de músculo liso das arteríolas coronarianas; diminuem a demanda de oxigênio miocárdico por meio da redução da pressão arterial sistêmica e do esforço do ventrículo esquerdo (Frandsen & Pennington, 2021). Os bloqueadores dos canais de cálcio mais prescritos são anlodipino e diltiazem. Além da sua utilização para tratar a angina, são comumente prescritos para hipertensão arterial. Pode ocorrer hipotensão após a administração de quaisquer dos bloqueadores dos canais de cálcio, sobretudo quando administrados por via intravenosa. Outros efeitos colaterais podem incluir BAV, bradicardia e constipação intestinal.

Agentes antiplaquetários e anticoagulantes

Os antiplaquetários são administrados para prevenir a agregação plaquetária e a trombose subsequente, que impedem o fluxo sanguíneo pelas artérias coronárias.

Ácido acetilsalicílico

Previne a agregação plaquetária e reduz a incidência de IAM e morte em pacientes com DAC (Frandsen & Pennington, 2021). Uma dose de 162 a 325 mg de deve ser administrada ao paciente com diagnóstico recente de angina e, então, mudada para 81 a 325 mg/dia. Os pacientes devem ser aconselhados a continuar o ácido acetilsalicílico mesmo se administrarem concomitantemente outros analgésicos, tais como paracetamol. Tendo em vista que o ácido acetilsalicílico pode causar desconforto e sangramento gastrintestinal, a utilização de bloqueadores de histamina-2 (H_2) (p. ex., famotidina) ou inibidores da bomba de prótons (p. ex., omeprazol) deve ser considerada concomitantemente à continuação da terapia com ácido acetilsalicílico (Ibanez, James, Agewall et al., 2018).

Antagonistas do receptor de difosfato de adenosina ($P2Y_{12}$)

Esses medicamentos atuam sobre vias diferentes do ácido acetilsalicílico para bloquear a ativação plaquetária. Entretanto, ao contrário do ácido acetilsalicílico, esses agentes podem demorar alguns dias para alcançar o efeito antiplaquetário. O clopidogrel é comumente prescrito de forma associada ao ácido acetilsalicílico para pacientes de alto risco para IAM. Agentes orais mais recentes, como prasugrel e ticagrelor, podem ser prescritos em vez de clopidogrel durante eventos e intervenções coronarianos (Frandsen & Pennington, 2021). Ambos apresentam risco de hemorragia digestiva e sangramento de outros locais.

Heparina

A heparina IV não fracionada evita a formação de novos coágulos sanguíneos (ou seja, é um anticoagulante). O tratamento de pacientes com angina instável com heparina reduz a ocorrência de IAM. Se os sinais e sintomas do paciente indicarem um risco significativo para um evento cardíaco, o paciente é hospitalizado e pode receber um *bolus* IV de heparina e ser iniciado em uma infusão contínua. A dose de heparina administrada tem por base os resultados do tempo de tromboplastina parcial ativada (TTPa). A terapia com heparina normalmente é considerada terapêutica quando o TTPa é de 2 a 2,5 vezes o valor normal do TTPa.

Uma injeção subcutânea de heparina de baixo peso molecular (HBPM; enoxaparina ou dalteparina) pode ser utilizada em vez de heparina não fracionada IV para tratar pacientes com angina instável ou IAM sem elevação do segmento ST (NSTEMI) (Frandsen & Pennington, 2021). A HBPM proporciona anticoagulação efetiva e estável, possivelmente reduzindo o risco de eventos isquêmicos rebote e eliminando a necessidade de monitoramento dos resultados do TTPa. As HBPM podem ser benéficas antes e durante as ICPs, bem como para SCA.

Tendo em vista que a heparina não fracionada e a HBPM aumentam o risco de sangramentos, o paciente é monitorado em relação a sinais e sintomas de sangramento externo e interno, tais como hipotensão, aumento da frequência cardíaca e diminuição de hemoglobina sérica e do hematócrito. O paciente que recebe heparina é colocado em precauções contra sangramento, que incluem:

- Comprimir o local de qualquer punção por agulha por mais tempo que o habitual
- Evitar injeções intramusculares (IM)
- Evitar a lesão tecidual e a formação de hematomas em virtude de traumatismo ou do uso de dispositivos de constrição (p. ex., uso contínuo de braçadeira de esfigmomanômetro).

A diminuição da contagem de plaquetas ou sinais de trombose podem indicar trombocitopenia induzida por heparina (TIH), uma reação à heparina mediada por anticorpos que pode resultar em trombose. Os pacientes que receberam heparina nos últimos 3 meses e aqueles que estavam recebendo heparina não fracionada por 4 a 14 dias correm alto risco para TIH (Frandsen & Pennington, 2021). Como alternativa para a heparina de baixo peso molecular (HBPM) e heparina não fracionada, a argatrobana, um agente antitrombina direto, poderia ser prescrita (Frandsen & Pennington, 2021; ver discussão adicional sobre trombocitopenia induzida por heparina no Capítulo 29).

Agentes de glicoproteína IIb/IIIa

A administração IV de agentes de glicoproteína (GP) IIb/IIIa, tais como abciximabe ou eptifibatida, é indicada para pacientes hospitalizados com angina instável e como terapia auxiliar para a ICP. Esses agentes previnem a agregação plaquetária por meio do bloqueio dos receptores de GP IIb/IIIa nas plaquetas, prevenindo a adesão do fibrinogênio e de outros fatores que realizam a ligação cruzada das plaquetas entre si e, assim, formam coágulos intracoronarianos (Urden, Stacy & Lough, 2019). Assim como com a heparina, o sangramento é o principal efeito colateral, e devem ser iniciadas precauções contra sangramentos.

Administração de oxigênio

A terapia com oxigênio costuma ser instituída no início da dor torácica como uma tentativa de aumentar o aporte de oxigênio para o miocárdio e para aliviar a dor. A eficácia terapêutica do oxigênio é determinada pela observação da frequência e do ritmo respiratórios e da cor da pele e das mucosas. A saturação de oxigênio sanguíneo é monitorada por meio de oximetria de pulso; o nível normal de saturação de oxigênio (SpO_2) é superior a 95% em ar ambiente (Urden et al., 2019).

PROCESSO DE ENFERMAGEM
Paciente com angina de peito

Avaliação

O enfermeiro coleta informações a respeito dos sintomas e das atividades do paciente, especialmente aqueles que precedem e precipitam os ataques de angina de peito. As perguntas apropriadas estão listadas no Boxe 23.4. As respostas a essas perguntas formam a base para o planejamento de um programa de tratamento e prevenção efetivos. Além de avaliar a angina de peito ou seu equivalente, o enfermeiro também avalia os fatores de risco do paciente em relação à DAC, a resposta do paciente à angina, a compreensão do paciente e da família sobre o diagnóstico e a adesão ao plano de tratamento atual.

Diagnóstico

DIAGNÓSTICOS DE ENFERMAGEM

Com base nos dados da avaliação, os principais diagnósticos de enfermagem podem incluir os seguintes:

- Risco de comprometimento da função cardíaca
- Ansiedade associada com os sintomas cardíacos e com possível morte
- Falta de conhecimento a respeito da doença de base e dos métodos para evitar complicações
- Capacidade de desempenhar autocuidado.

PROBLEMAS INTERDEPENDENTES/COMPLICAÇÕES POTENCIAIS

As complicações potenciais podem incluir as seguintes:

- SCA e/ou IAM (descritos posteriormente neste capítulo)
- Arritmias e parada cardíaca (ver Capítulos 22 e 25)
- Insuficiência cardíaca (ver Capítulo 25)
- Choque cardiogênico (ver Capítulo 11).

Planejamento e metas

As principais metas para o paciente incluem o tratamento imediato e apropriado quando a angina ocorre, a prevenção da angina, a redução da ansiedade, o conhecimento sobre o processo da doença e a compreensão sobre os cuidados prescritos, a adesão ao programa de cuidados pessoais e a ausência de complicações.

Intervenções de enfermagem

TRATAMENTO DA ANGINA

Se o paciente relatar dor (ou se houver sugestão de isquemia cardíaca pelos sintomas prodrômicos, que podem incluir indigestão ou náuseas, sufocação, pesar, fraqueza ou dormência nos membros superiores, dispneia ou tontura), o enfermeiro adota medidas imediatas. O paciente que apresenta angina é orientado a interromper todas as atividades e se sentar ou repousar no leito em uma posição de semi-Fowler para reduzir as demandas de oxigênio do miocárdio isquêmico. O enfermeiro avalia a angina do paciente, fazendo perguntas para determinar se a angina é a mesma que o paciente apresenta tipicamente. Uma alteração pode indicar piora da doença ou uma causa diferente. O enfermeiro então continua a avaliar o paciente, aferindo os sinais vitais e observando os sinais de angústia respiratória. Se o paciente estiver hospitalizado, geralmente é feito um eletrocardiograma de 12 derivações à procura de alterações do segmento ST e da onda T. Se o paciente for colocado sob monitoramento cardíaco, é feito acompanhamento contínuo do segmento ST à procura de alterações.

É administrada nitroglicerina por via sublingual, e a resposta do paciente é avaliada (alívio da dor torácica e efeito sobre a pressão arterial e a frequência cardíaca). Se a dor torácica não for alterada ou diminuir, mas ainda persistir, a administração de nitroglicerina é repetida por até três doses. A cada vez, a pressão arterial, a frequência cardíaca e o segmento ST (se o paciente estiver em um monitor com capacidade de monitoramento do segmento ST) são avaliados. O enfermeiro administra terapia com oxigênio se a frequência respiratória do paciente estiver aumentada ou se o nível de saturação de oxigênio estiver diminuído. O oxigênio costuma ser administrado a 2 ℓ/min por cânula nasal, mesmo se não houver evidências de dessaturação, embora não haja evidências de efeito positivo sobre o resultado do paciente. Se a dor for significativa e continuar após essas intervenções, o paciente é reavaliado em relação a IAM e pode ser transferido para uma unidade intermediária (Ibanez et al., 2018).

REDUÇÃO DA ANSIEDADE

Os pacientes com angina geralmente temem a perda dos seus papéis na sociedade e na família. Eles também podem temer que a dor (ou os sintomas prodrômicos) possa provocar IAM ou levar à morte. Investigar as implicações que o diagnóstico apresenta para o paciente e fornecer informações a respeito da doença, do seu tratamento e dos métodos para evitar a sua progressão são intervenções de enfermagem importantes. Diversos métodos de redução do estresse, tais como imaginação guiada ou musicoterapia, devem ser explorados com o paciente (Meghani, 2017). Abordar as necessidades espirituais do paciente e da família também pode auxiliar a acalmar as ansiedades e os temores.

PREVENÇÃO DA DOR

O enfermeiro revisa os achados da avaliação, identifica o nível de atividade que causa a dor ou os sintomas prodrômicos do paciente, e planeja as atividades do paciente de acordo. Se o paciente apresenta dor com frequência ou com atividade mínima, o enfermeiro alterna as atividades do paciente com períodos de repouso. Equilibrar as atividades e o repouso é um aspecto importante do plano de instruções para o paciente e a família.

PROMOÇÃO DE CUIDADOS DOMICILIAR, COMUNITÁRIO E DE TRANSIÇÃO

 **Orientação do paciente sobre autocuidados.** O programa para a orientação do paciente com angina é planejado de modo que o paciente e a família compreendam a doença, identifiquem os sintomas de isquemia do miocárdio, declarem as medidas a serem adotadas quando os sintomas se desenvolvem e discutam os métodos para prevenir a

---

Boxe 23.4 AVALIAÇÃO
Avaliação da angina

Indagar o seguinte:

- "Onde se localiza a dor (ou os sintomas prodrômicos)? Você consegue apontar para ela?"
- "Você sente a dor em qualquer outro local?"
- "Como você descreveria a dor?"
- "Ela é como a dor que você sentiu antes?"
- "Você consegue classificar a dor em uma escala de 0 a 10, com 10 sendo a maior dor?"
- "Quando a dor começou?"
- "Quanto tempo ela dura?"
- "O que ocasiona a dor?"
- "O que ajuda a passar a dor?"
- "Você tem algum outro sintoma além da dor?"

Boxe 23.5 — LISTA DE VERIFICAÇÃO DO CUIDADO DOMICILIAR
Manejo da angina de peito

Ao concluírem as orientações, o paciente e/ou o cuidador serão capazes de:

- Declarar o impacto da angina de peito no aspecto fisiológico, nas AVDs, nas AIVDs, nos papéis, nos relacionamentos e na espiritualidade
- Declarar as mudanças no estilo de vida (p. ex., dieta, atividade física) ou no ambiente domiciliar necessárias para manter a saúde
- Seguir uma dieta com baixo teor de gorduras saturadas, alto teor de fibras e, se indicado, hipocalórica
- Reduzir a probabilidade de um episódio de dor anginosa por meio de repouso intercalado com atividades diárias regulares que não provoquem desconforto torácico, dispneia ou fadiga
- Seguir o esquema de exercícios físicos prescrito
  - Reconhecer que os extremos de temperatura (sobretudo frio) podem induzir a dor anginosa; portanto, evitar exercícios físicos em temperaturas extremas
- Indicar o nome, a dose, os efeitos colaterais, a frequência e o horário de uso de todos os medicamentos
- Administrar os medicamentos, em especial ácido acetilsalicílico e betabloqueadores, conforme prescrito
- Ter sempre consigo nitroglicerina em todas as ocasiões; declarar quando e como utilizá-la; identificar seus efeitos colaterais
- Evitar a utilização de medicamentos ou quaisquer substâncias sem prescrição médica (p. ex., anorexígenos, descongestionantes nasais) que possam aumentar a frequência cardíaca e a pressão arterial sem antes conversar com o médico
- Utilizar recursos apropriados para o suporte durante ocasiões emocionalmente estressantes (p. ex., conselheiro, enfermeiro, clérigo, médico)
- Abandonar o tabagismo e evitar tabagismo secundário (tendo em vista que o tabagismo aumenta a frequência cardíaca, a pressão arterial e os níveis séricos de monóxido de carbono)
- Alcançar e manter a pressão arterial normal
- Alcançar e manter níveis normais de glicose sérica
- Informar como contatar o médico em caso de perguntas ou complicações
  - Relatar o aumento nos sintomas ao profissional de saúde
  - Determinar a hora e a data das consultas de acompanhamento e dos exames
- Identificar a necessidade de promoção da saúde (p. ex., redução do peso corporal, cessação do tabagismo, controle do estresse), prevenção de doenças e atividades de triagem.

AIVDs: atividades independentes da vida diária; AVDs: atividades da vida diária.

---

dor torácica e o avanço da DAC. Os objetivos são reduzir a frequência e a intensidade dos ataques anginosos, adiar a progressão da doença de base, se possível, e prevenir complicações. Os fatores resumidos no Boxe 23.5 são importantes na orientação ao paciente com angina de peito.

O programa de autocuidado é preparado em colaboração com o paciente e a família ou amigos. As atividades devem ser planejadas para minimizar a ocorrência de episódios anginosos. O paciente precisa compreender que qualquer dor não aliviada em 15 minutos pelos métodos habituais, incluindo nitroglicerina (ver Boxe 23.3), deve ser tratada no pronto-socorro mais próximo; o paciente deve ligar para o número de emergência.

Cuidados contínuos e de transição. Os pacientes com incapacidades funcionais ou necessidades especiais podem receber cuidados domiciliares, comunitários ou de transição por um enfermeiro, quando apropriado. Um enfermeiro de cuidados domiciliares ou de transição auxilia o paciente com a programação e a manutenção de consultas de acompanhamento. O paciente pode necessitar de lembretes a respeito do monitoramento de acompanhamento, incluindo exames laboratoriais periódicos. Além disso, o enfermeiro de cuidados domiciliares pode monitorar a adesão do paciente às restrições alimentares e aos medicamentos antianginosos prescritos, incluindo nitroglicerina. Se o paciente apresentar sintomas anginosos graves, o enfermeiro pode avaliar o ambiente domiciliar e recomendar modificações que diminuam a ocorrência de episódios anginosos. Por exemplo, se um paciente não puder subir escadas sem apresentar isquemia, o enfermeiro de cuidados domiciliares pode auxiliar o paciente a planejar atividades diárias que minimizem a subida de escadas.

Reavaliação

Entre os resultados esperados estão:
1. O paciente relata que a dor é aliviada imediatamente.
   a. Reconhece os sintomas.
   b. Adota medidas imediatas.
   c. Busca assistência médica se a dor persistir ou alterar em qualidade.
2. Relata diminuição da ansiedade.
   a. Expressa aceitação do diagnóstico.
   b. Expressa controle sobre as escolhas no esquema clínico.
   c. Não exibe sinais e sintomas que indiquem alto nível de ansiedade.
3. O paciente compreende os modos de evitar complicações e não apresenta complicações.
   a. Descreve o processo da angina.
   b. Explica os motivos para as medidas para evitar complicações.
   c. Exibe ECG estável.
   d. Não apresenta sinais e sintomas de IAM.
4. O paciente adere ao programa de cuidados pessoais.
   a. Administra os medicamentos conforme prescrito.
   b. Mantém as consultas de cuidados de saúde.
   c. Implementa o plano para reduzir os fatores de risco.

SÍNDROME CORONARIANA AGUDA E INFARTO DO MIOCÁRDIO

A **síndrome coronariana aguda** (SCA) é uma situação de emergência caracterizada por início agudo de isquemia do miocárdio, que resulta em morte miocárdica (ou seja, IAM) se as intervenções definitivas não ocorrerem imediatamente. (Embora os termos *oclusão coronariana* e *infarto agudo do miocárdio* sejam empregados como sinônimos, o termo preferido é *infarto do miocárdio*.) O espectro da SCA inclui a angina instável, o NSTEMI e o infarto agudo do miocárdio com elevação do segmento ST (STEMI).

Fisiopatologia

Na angina instável, ocorre redução do fluxo sanguíneo em uma artéria coronária, geralmente em virtude de placa aterosclerótica. Um coágulo começa a se formar sobre a lesão coronariana, mas a artéria não é completamente ocluída. Esta é uma situação aguda, que pode resultar em dor torácica e outros sintomas que podem ser denominados como angina pré-infarto, tendo em vista que o paciente provavelmente sofrerá um IAM se não houver intervenções imediatas.

Em um IAM, a ruptura da placa e a subsequente formação de trombos resultam em oclusão completa da artéria, que leva à isquemia e à necrose do miocárdio suprido por aquela artéria. O espasmo de uma artéria coronária, a diminuição do aporte de oxigênio (p. ex., em virtude de perda sanguínea aguda, anemia ou hipotensão) e o aumento da demanda de oxigênio (p. ex., em virtude de frequência cardíaca rápida, tireotoxicose ou ingestão de cocaína) são outras causas de IAM. Em cada caso, há um profundo desequilíbrio entre o aporte e a demanda de oxigênio miocárdico.

A área de infarto desenvolve-se ao longo de minutos a horas. À medida que as células são privadas de oxigênio, a isquemia desenvolve-se, ocorre a lesão celular, e a ausência de oxigênio resulta em infarto, ou morte das células. A expressão "tempo é músculo" reflete a urgência do tratamento apropriado para melhorar os resultados do paciente. A cada 40 segundos, aproximadamente, um norte-americano sofre um infarto do miocárdio (Benjamin et al., 2019) e muitas dessas pessoas morrem em decorrência desse evento cardiovascular.[1] Reconhecimento e tratamento precoces dos pacientes que sofreram um infarto do miocárdio melhoram suas chances de sobrevida.

Diversas descrições são utilizadas para identificar um IAM: o tipo (NSTEMI, STEMI), a localização da lesão na parede ventricular (parede anterior, inferior, posterior ou lateral) e a cronologia (agudo, em evolução ou antigo). A diferenciação entre NSTEMI e STEMI é determinada por exames complementares e é explicada posteriormente neste capítulo.

O ECG de 12 derivações identifica o tipo e a localização do IAM, e outros indicadores ECG, tais como onda Q e a história patológica pregressa do paciente, identificam a ocasião. Independentemente da localização, os objetivos da terapia clínica são aliviar os sintomas, prevenir ou minimizar a morte tecidual miocárdica e prevenir as complicações. A fisiopatologia da DAC e os fatores de risco envolvidos foram discutidos anteriormente neste capítulo.

Manifestações clínicas

A dor torácica que ocorre subitamente e que continua, apesar do repouso e dos medicamentos, é o sintoma da maioria dos pacientes com SCA. Alguns desses pacientes apresentam sintomas prodrômicos ou um diagnóstico prévio de DAC, mas outros não relatam sintomas anteriores. Os pacientes podem apresentar uma combinação de sintomas, incluindo dor torácica, dispneia, indigestão, náuseas e ansiedade. Eles podem apresentar pele fria, pálida e úmida. As frequências cardíaca e respiratória podem estar mais rápidas do que o normal. Esses sinais e sintomas, que são causados pela estimulação do sistema nervoso simpático, podem ocorrer por apenas um breve período ou podem persistir. Em muitos casos, os sinais e sintomas de IAM não podem ser distinguidos daqueles da angina instável; daí, a evolução do termo *síndrome coronariana aguda*.

Avaliação e achados diagnósticos

O diagnóstico de SCA geralmente tem por base os sintomas iniciais (Boxe 23.6); o ECG de 12 derivações e exames laboratoriais (p. ex., biomarcadores cardíacos seriados) são realizados

---

[1] N.R.T.: As doenças cardiovasculares são a principal causa de morte no mundo.

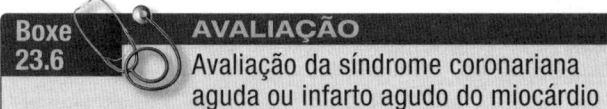

Boxe 23.6 AVALIAÇÃO — Avaliação da síndrome coronariana aguda ou infarto agudo do miocárdio

Esteja alerta aos seguintes sinais e sintomas:

Cardiovasculares
- Dor ou desconforto torácico não aliviado por repouso ou nitroglicerina; palpitações. Os sons cardíacos podem incluir B_3, B_4 e aparecimento recente de um sopro
- Pode ser observado aumento da distensão venosa jugular se o infarto agudo do miocárdio (IAM) tiver causado insuficiência cardíaca
- A pressão arterial pode estar elevada em virtude da estimulação simpática, ou diminuída em virtude de diminuição da contratilidade, choque cardiogênico iminente ou medicamentos
- O pulso irregular pode indicar fibrilação atrial
- Além de alterações no segmento ST e na onda T, o ECG pode revelar taquicardia, bradicardia ou outras arritmias.

Respiratórios

Dispneia, taquipneia e estertores crepitantes se o IAM causou congestão pulmonar. Pode ocorrer edema pulmonar.

Digestórios

Náuseas, indigestão e vômito.

Geniturinários

A diminuição do débito urinário pode indicar choque cardiogênico.

Cutâneos

Pele fria, pegajosa, diaforética e com aspecto pálido em virtude da estimulação simpática pode indicar choque cardiogênico.

Neurológicos

Ansiedade, inquietação e vertigem podem indicar aumento da estimulação simpática ou diminuição na contratilidade e na oxigenação cerebrais. Os mesmos sintomas também podem anunciar choque cardiogênico.

Psicológicos

Temor com sensação de morte iminente, ou negação de que algo esteja errado.

---

para esclarecer se o paciente apresenta angina instável, NSTEMI ou STEMI (Ibanez et al., 2018). O prognóstico depende da gravidade da obstrução da artéria coronária e da existência e da extensão da lesão miocárdica. O exame físico sempre é realizado, mas isoladamente não confirma o diagnóstico.

Ananmnese do paciente

A anamnese do paciente inclui a descrição do sintoma inicial (p. ex., dor), a história patológica pregressa de cardiopatia e outras condições, e a história familiar de cardiopatia. A anamnese também deve incluir informações a respeito dos fatores de risco do paciente para cardiopatia.

Eletrocardiograma

O ECG de 12 derivações fornece informações que auxiliam no descarte ou no diagnóstico de IAM. Deve ser obtido em 10 minutos a partir do momento em que um paciente relata dor ou chega no pronto-socorro. Durante o monitoramento das alterações seriadas no ECG, a localização, a evolução e a resolução de IAM podem ser identificadas e monitoradas.

As alterações no ECG que ocorrem no IAM são observadas nas derivações que indicam a superfície do coração envolvida. As alterações no ECG esperadas são inversão da onda T, elevação do segmento ST e desenvolvimento de onda Q anormal (Figura 23.5). Tendo em vista que o infarto evolui ao longo do tempo, o traçado do ECG também se modifica ao longo do tempo. Os primeiros sinais ECG de um IAM costumam ser observados na onda T e no segmento ST (Urden et al., 2019). À medida que a área de lesão se torna isquêmica, a repolarização miocárdica é alterada e adiada, causando inversão da onda T. A lesão miocárdica também causa alterações no segmento ST. O segmento ST normalmente é plano no ECG. As células miocárdicas lesionadas despolarizam normalmente, mas repolarizam mais rapidamente do que as células normais, causando a elevação do segmento ST em, no mínimo, 1 mm acima da linha isoelétrica (a área entre a onda T e a próxima onda P é utilizada como a referência para a linha isoelétrica). Essa alteração é medida 0,06 a 0,08 segundo após o término do complexo QRS – um ponto denominado *ponto J* (Urden et al., 2019) (Figura 23.6). Uma elevação no segmento ST em duas derivações contíguas é um indicador diagnóstico importante de IAM (ou seja, STEMI).

O aspecto das ondas Q anormais é outro sinal de IAM. As ondas Q desenvolvem-se em 1 a 3 dias, tendo em vista que não há corrente de despolarização conduzida a partir do tecido necrótico (Urden et al., 2019). Onda Q nova e significativa é igual ou superior a 0,04 segundo e 25% da profundidade da onda R. Um IAM também provoca diminuição da altura da onda R. Durante um IAM, geralmente ocorrem alterações isquêmicas. Uma onda Q anormal pode estar presente sem alterações no segmento ST e na onda T, o que indica um IAM antigo, não agudo. Para alguns pacientes, não existe elevação persistente do ST nem outras alterações no ECG; portanto, um NSTEMI é diagnosticado por meio de níveis séricos de biomarcadores cardíacos.

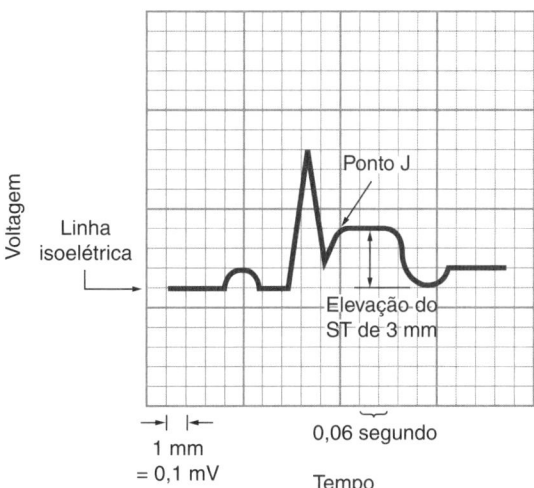

Figura 23.6 • Utilização do ECG para diagnosticar o infarto agudo do miocárdio (IAM). (A elevação do segmento ST é medida 0,06 a 0,08 s após o ponto J. Uma elevação superior a 1 mm em derivações contíguas é indicativa de IAM.)

Com a utilização das informações apresentadas, os pacientes são diagnosticados com uma das formas de SCA a seguir:

- *Angina instável*: o paciente apresenta manifestações clínicas de isquemia coronariana, mas o ECG e os biomarcadores cardíacos não demonstram evidências de IAM
- *STEMI*: o paciente apresenta evidências no ECG de IAM com alterações características em duas derivações contíguas em um ECG de 12 derivações. Neste tipo de IAM, há lesão significativa do miocárdio
- *NSTEMI*: o paciente apresenta elevação dos biomarcadores cardíacos (p. ex., troponina), mas não há evidências definitivas no ECG de IAM. Neste tipo de IAM, pode haver menos lesão no miocárdio

Durante a recuperação de um IAM, o segmento ST com frequência é o primeiro indicador no ECG a se normalizar. As alterações da onda Q geralmente são permanentes. Um STEMI antigo é, habitualmente, indicado por uma onda Q anormal ou diminuição da altura da onda R sem alterações no segmento ST e na onda T.

Ecocardiograma

O ecocardiograma é utilizado para avaliar a função ventricular. Pode ser utilizado para auxiliar no diagnóstico de um IAM, especialmente quando o ECG não é diagnóstico. O ecocardiograma detecta movimentação da parede hipocinética e acinética e pode determinar a fração de ejeção (ver Capítulo 21).

Exames laboratoriais

As enzimas e os biomarcadores cardíacos, que incluem troponina, creatinoquinase (CK) e mioglobina, são utilizados para diagnosticar um IAM. Os biomarcadores cardíacos podem ser analisados rapidamente, o que acelera um diagnóstico preciso. Esses exames se baseiam na liberação de conteúdo celular para a circulação quando as células miocárdicas morrem.

Troponina

A **troponina**, uma proteína encontrada nas células miocárdicas, regula o processo contrátil miocárdico. Existem três isômeros da troponina: C, I, e T. As troponinas I e T são específicas para o músculo cardíaco, e esses biomarcadores atualmente são

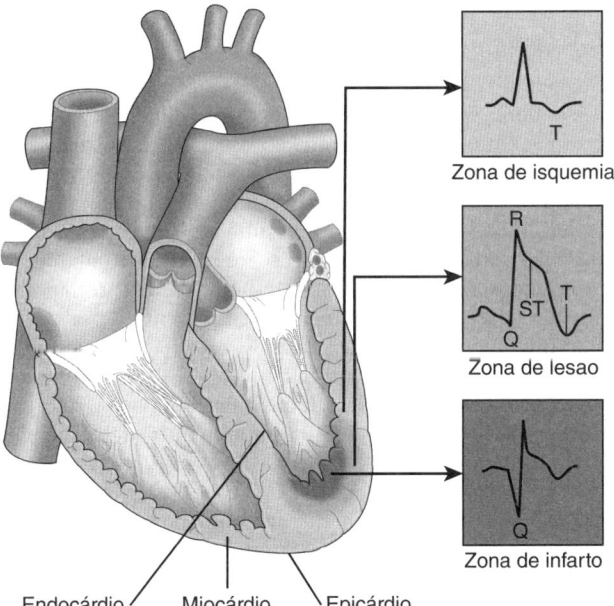

Figura 23.5 • Efeitos da isquemia, da lesão e do infarto em um registro de eletrocardiograma. A isquemia causa inversão da onda T em virtude da alteração da repolarização. A lesão do músculo cardíaco causa elevação do segmento ST. Posteriormente, a onda Q desenvolve-se em virtude da ausência da corrente de despolarização do tecido necrótico e das correntes oponentes de outras partes do coração.

reconhecidos como marcadores confiáveis e críticos da lesão miocárdica (Norris, 2019). A elevação dos níveis séricos de troponina é detectada em algumas horas durante um IAM. Os níveis permanecem elevados por um longo período, geralmente por até 2 semanas, e, portanto, podem ser utilizados para detectar a lesão miocárdica recente. Deve ser mencionado que os níveis de troponina cardíaca elevam-se durante processos inflamatórios e outras formas de tensão mecânica no miocárdio. Esses incluem sepse, insuficiência cardíaca e insuficiência respiratória (Felker & Fudim, 2018).

Creatinoquinase e suas isoenzimas

Existem três isoenzimas da CK: CK-MM (músculo esquelético), CK-MB (músculo cardíaco) e CK-BB (tecido cerebral). A CK-MB é a isoenzima específica cardíaca; é encontrada principalmente nas células cardíacas e, portanto, aumenta quando há lesão nessas células. A elevação dos níveis de CK-MB é um indicador de IAM; o nível começa a aumentar em algumas horas e atinge seu máximo em 24 horas após um infarto.

Mioglobina

A mioglobina é uma proteína heme que auxilia no transporte do oxigênio. Assim como a enzima CK-MB, a mioglobina é encontrada no músculo cardíaco e esquelético. O nível de mioglobina começa a aumentar em 1 a 3 horas e atinge o pico em 12 horas após o início dos sintomas. Um aumento na hemoglobina não é muito específico de evento cardíaco agudo; entretanto, resultados negativos podem ser utilizados para descartar a possibilidade de IAM.

Manejo clínico

Os objetivos do manejo clínico são minimizar a lesão miocárdica, preservar a função miocárdica e prevenir complicações. Esses objetivos são facilitados pela utilização de diretrizes desenvolvidas pelo ACC e pela AHA (Boxe 23.7).

A meta terapêutica para os pacientes com IAM é minimizar a lesão miocárdica por meio da redução da demanda miocárdica de oxigênio e do aumento do aporte de oxigênio com medicamentos, administração de oxigênio e repouso no leito. A resolução da dor e as alterações ao ECG indicam que a demanda e o aporte estão equilibrados; também podem indicar reperfusão. A visualização do fluxo sanguíneo através de um vaso aberto no laboratório de cateterização é evidência de reperfusão.

Manejo inicial

O paciente com suspeita de IAM deve receber imediatamente suplementação de oxigênio, ácido acetilsalicílico, nitroglicerina e morfina. A morfina é o fármaco de escolha para a redução da dor e da ansiedade. Ela também reduz a pré-carga e a pós-carga, diminuindo o esforço do coração. A resposta à morfina é monitorada cuidadosamente para a avaliação em relação à hipotensão ou à diminuição da frequência respiratória. Os profissionais de enfermagem devem estar cientes de que a pesquisa atual sugere uma associação entre morfina e desfechos adversos potenciais, inclusive infartos de dimensões maiores, prolongamento da estadia no hospital e aumento da taxa de mortalidade. Portanto, devem prestar atenção nas modificações nas diretrizes clínicas que impactam o uso de morfina (McCarthy, Bhambhani, Pomerantsev et al., 2018; Neto, 2018). Também pode ser utilizado um betabloqueador se ocorrerem arritmias. Se um betabloqueador não for necessário no período de manejo inicial, deve ser introduzido em 24 horas após a hospitalização,

---

Boxe 23.7 Diretrizes de tratamento para o infarto agudo do miocárdio

- Seguir o trânsito rápido até o hospital
- Fazer eletrocardiograma de 12 derivações, a ser lido em 10 min
- Obter amostras séricas laboratoriais de biomarcadores cardíacos, incluindo troponina
- Obter outros exames complementares para esclarecer o diagnóstico
- Iniciar as intervenções clínicas de rotina:
  - Suplementação de oxigênio
  - Nitroglicerina
  - Morfina
  - Ácido acetilsalicílico
  - Betabloqueadores
  - Inibidor da enzima conversora da angiotensina em 24 h
  - Anticoagulação com heparina e inibidores plaquetários
  - Estatina
- Avaliar em relação às indicações para terapia de reperfusão:
  - Intervenção coronariana percutânea
  - Terapia trombolítica
- Continuar a terapia conforme indicada:
  - Heparina, heparina de baixo peso molecular, bivalirudina ou fondaparinux IV
  - Clopidogrel
  - Inibidor de glicoproteína IIb/IIIa
  - Repouso no leito durante no mínimo 12 a 24 h
- Prescrição de estatina na alta

Adaptado de Ibanez, B., James, S., Agewall, S. et al. (2018). 2017 ESC Guidelines for the management of acute myocardial infarction in patients presenting with ST-segment elevation. *European Heart Journal, 39*(2), 119-177.

---

assim que a hemodinâmica tiver estabilizado e for confirmado que o paciente não apresenta contraindicações (Ibanez et al., 2018). Também pode ser prescrita heparina não fracionada ou HBPM juntamente com agentes de inibição plaquetária para prevenir a formação adicional de coágulos.

Intervenção coronariana percutânea de emergência

O paciente com STEMI é levado diretamente para o laboratório de cateterismo cardíaco para uma ICP imediata (se houver laboratório de cateterismo cardíaco na instituição). O procedimento é utilizado para abrir a artéria coronária ocluída e promover a reperfusão para a área que foi privada de oxigênio. Foram relatados resultados superiores com a utilização da ICP, em comparação aos agentes trombolíticos (Urden et al., 2019) (também denominados agentes *fibrinolíticos*); ver seção Trombolíticos). Assim, a ICP é preferida como o método terapêutico inicial para o IAM em todos os grupos etários (Urden et al., 2019). O procedimento trata a lesão aterosclerótica de base. Tendo em vista que a duração da privação de oxigênio determina a quantidade de células miocárdicas que morrem, o tempo desde a chegada do paciente no PS até o momento em que a ICP é realizada deve ser inferior a 60 minutos. Isso é geralmente denominado tempo da porta até o balão. Um laboratório de cateterismo cardíaco e equipe devem estar disponíveis se uma ICP de emergência precisar ser realizada neste curto período. Os cuidados de enfermagem relacionados com a ICP serão apresentados posteriormente neste capítulo.

Trombolíticos

A terapia trombolítica é iniciada quando a ICP primária não está disponível ou quando o tempo de transporte até um hospital capacitado para a ICP for muito longo. Os agentes trombolíticos são administrados por via intravenosa de acordo com um protocolo específico (Boxe 23.8). Os agentes trombolíticos utilizados com mais frequência são alteplase, reteplase e tenecteplase. A finalidade dos **trombolíticos** é dissolver (i. e., lisar) o trombo em uma artéria coronária (trombólise), possibilitando que o sangue flua novamente pela artéria coronária (reperfusão), minimizando o tamanho do infarto e preservando a função ventricular. Entretanto, embora os trombolíticos possam dissolver o trombo, não afetam a lesão aterosclerótica de base. O paciente pode ser encaminhado para um cateterismo cardíaco e outros procedimentos invasivos após a utilização da terapia trombolítica. Os trombolíticos não devem ser utilizados se o paciente estiver em sangramento ou apresentar um distúrbio de sangramento. Para a obtenção de melhores resultados, eles devem ser administrados nos primeiros 30 minutos após o aparecimento dos sintomas (Norris, 2019). Este é geralmente chamado de período da porta até a agulha.

Boxe 23.8 FARMACOLOGIA — Administração de terapia trombolítica

Indicações
- Dor torácica com duração superior a 20 min, não aliviada pela nitroglicerina
- Elevação do segmento ST em, no mínimo, duas derivações que visualizam a mesma área do coração
- Inferior a 12 h desde o início da dor.

Contraindicações absolutas
- Sangramento ativo
- Distúrbio de sangramento conhecido
- Histórico de acidente vascular encefálico hemorrágico
- Histórico de malformação de vasos intracranianos
- Cirurgia ou traumatismo de grande porte recente
- Hipertensão não controlada
- Gravidez.

Considerações de enfermagem
- Minimizar o número de vezes que a pele do paciente é puncionada
- Evitar injeções intramusculares
- Coletar sangue para exames laboratoriais ao iniciar o acesso IV
- Iniciar os acessos IV antes da terapia trombolítica; designar um acesso para utilização para coletas de sangue
- Evitar o uso contínuo de manguito de pressão arterial não invasivo
- Monitorar quanto a arritmias agudas e hipotensão
- Monitorar quanto à reperfusão: resolução da angina ou das alterações agudas no segmento ST
- Verificar se há sinais e sintomas de sangramento: diminuição nos valores de hematócrito e hemoglobina, diminuição na pressão arterial, aumento na frequência cardíaca, drenagem ou saliência nos locais de procedimentos invasivos, dor nas costas, fraqueza muscular, alterações no nível de consciência, queixas de cefaleia
- Tratar o sangramento de grande porte por meio da descontinuação da terapia trombolítica e de quaisquer anticoagulantes; aplicar pressão direta e notificar o médico imediatamente
- Tratar o sangramento de pequeno porte por meio da aplicação de pressão direta, se acessível e apropriada; continuar a monitorar.

Adaptado de Urden, L. D., Stacy, K. M. & Lough, M. E. (2019). *Priorities in critical care nursing* (8th ed.). St. Louis, MO: Elsevier.

Manejo hospitalar

Após ICP ou terapia trombolítica, é indicado monitoramento cardíaco contínuo, preferencialmente em uma unidade coronariana. A continuação do manejo farmacológico inclui ácido acetilsalicílico, um betabloqueador e um inibidor da enzima conversora da angiotensina (ECA). Os inibidores da ECA previnem a conversão da angiotensina I em angiotensina II. Na ausência da angiotensina II, a pressão arterial diminui e os rins excretam sódio e líquido (diurese), diminuindo a demanda de oxigênio do coração. A utilização de inibidores da ECA em pacientes após o IAM diminui as taxas de mortalidade e previne o remodelamento das células miocárdicas que está associado ao início da insuficiência cardíaca. A pressão arterial, o débito urinário e os níveis séricos de sódio, potássio e creatinina precisam ser cuidadosamente monitorados. Se um inibidor da ECA não for adequado, deve ser prescrito um bloqueador de receptores de angiotensina (BRA) (Ibanez et al., 2018). Terapia de substituição da nicotina e aconselhamento sobre a cessação do tabagismo também devem ser iniciados para os tabagistas.

Reabilitação cardíaca

Quando o paciente que sofreu um IAM estiver em condição estável, será iniciado um programa de reabilitação ativa. A reabilitação cardíaca é um importante programa de cuidados contínuos para os pacientes com DAC, que tem por alvo a redução do risco por meio do fornecimento de instruções ao paciente e à família, oferecimento de apoio individual e em grupo, e encorajamento da atividade física e do condicionamento físico. Os objetivos da reabilitação para o paciente que sofreu IAM são prolongar a vida e melhorar a qualidade de vida. Os objetivos imediatos são limitar os efeitos e a progressão da aterosclerose, favorecer o retorno do paciente ao trabalho e ao estilo de vida antes da doença, intensificar as condições psicossocial e vocacional do paciente, e prevenir outro evento cardíaco. Os programas de reabilitação cardíaca aumentam a sobrevida, reduzem os eventos recidivantes e a necessidade de procedimentos de intervenção e melhoram a qualidade de vida (Dickins & Braun, 2017).

O condicionamento físico é alcançado gradualmente ao longo do tempo. Muitas vezes, os pacientes o "excedem" como uma tentativa de alcançar seus objetivos muito rapidamente. Os pacientes são observados quanto a dor torácica, dispneia, fraqueza, fadiga e palpitações e orientados a interromper os exercícios físicos se ocorrer qualquer um desses sintomas. Os pacientes também podem ser monitorados em relação ao aumento na frequência cardíaca acima da frequência cardíaca-alvo, aumento na pressão arterial sistólica ou diastólica superior a 20 mmHg, diminuição na pressão arterial sistólica, início ou piora de arritmias, ou alterações do segmento ST do ECG.

Os programas de reabilitação cardíaca são categorizados em três fases (Dickins & Braun, 2017). A fase I tem início com o diagnóstico de aterosclerose, que pode ocorrer quando o paciente é hospitalizado em virtude de SCA. Em virtude das breves durações da estadia hospitalar, a mobilização ocorre de modo precoce, e as instruções ao paciente concentram-se nos fundamentos dos cuidados pessoais, em vez da instituição de alterações comportamentais para a redução do risco. As prioridades para a instrução hospitalar incluem os sinais e sintomas que indicam a necessidade de buscar assistência de emergência, o esquema terapêutico, o equilíbrio de repouso-atividade e consultas de acompanhamento com o profissional primário. Ao paciente, é informado que, embora a DAC seja uma doença vitalícia e que deva ser tratada como tal, ele provavelmente poderá retomar uma vida normal após um IAM.

A quantidade e o tipo de atividade recomendados na alta dependem da idade do paciente, da sua condição antes do evento cardíaco, da extensão da doença, do período de estadia hospitalar e do desenvolvimento de quaisquer complicações.

A fase II ocorre após o paciente ter recebido alta. O paciente comparece às sessões 3 vezes/semana por 4 a 6 semanas, mas pode continuar por até 6 meses. O programa ambulatorial consiste em treinamento com exercícios físicos supervisionado, geralmente monitorado por ECG, que é individualizado. A cada sessão, o paciente é avaliado em relação à eficácia do tratamento e à sua adesão. Para prevenir complicações e outra hospitalização, a equipe de reabilitação cardíaca alerta o profissional principal que realizou o encaminhamento em relação a quaisquer problemas. A reabilitação cardíaca de fase II também inclui sessões de instruções para os pacientes e as famílias, que são fornecidas por cardiologistas, fisiologistas de exercícios físicos, nutricionistas, enfermeiros e outros profissionais de saúde. Essas sessões podem ocorrer fora de um ambiente tradicional de sala de aulas. Por exemplo, um nutricionista pode levar um grupo de pacientes até um mercado para as seleções de rótulos e carnes, ou até um restaurante para discutir as ofertas do menu para uma dieta saudável para o coração.

A fase III é um programa ambulatorial a longo prazo que se concentra na manutenção da estabilidade cardiovascular e no condicionamento a longo prazo. O paciente normalmente é autodirecionado durante essa fase e não necessita de um programa supervisionado, embora ele possa ser oferecido. Os objetivos de cada fase são construídos sobre as conquistas da fase anterior.

PROCESSO DE ENFERMAGEM
Paciente com síndrome coronariana aguda

Avaliação

Um dos aspectos mais importantes dos cuidados do paciente com SCA é a avaliação. Ela estabelece a condição basal do paciente, identifica as necessidades do paciente e auxilia na determinação da prioridade daquelas necessidades. A avaliação sistemática inclui anamnese cuidadosa, particularmente na medida em que ela se relaciona com os sintomas: dor ou desconforto torácico, dispneia (dificuldade respiratória), palpitações, fadiga incomum, síncope (desmaio), ou outros possíveis indicadores de isquemia do miocárdio. Cada sintoma deve ser avaliado em relação à ocasião, à duração e aos fatores que precipitam o sintoma e o aliviam, e em comparação aos sintomas anteriores. Uma avaliação física centrada é importante para detectar complicações e qualquer alteração no estado do paciente. O Boxe 23.6 identifica as avaliações importantes e os possíveis achados.

Dois acessos IV são tipicamente inseridos para qualquer paciente com SCA, para assegurar que esteja disponível um acesso para a administração de medicamentos de emergência. Os medicamentos são administrados por via intravenosa para alcançar o pronto início e para possibilitar o ajuste rápido. Após a estabilização da condição do paciente, os acessos IV podem ser trocados por um fechamento com solução fisiológica para manter o acesso IV.

Diagnóstico

DIAGNÓSTICOS DE ENFERMAGEM

Com base nas manifestações clínicas, na anamnese e nos dados da avaliação diagnóstica, os principais diagnósticos de enfermagem podem incluir:

- Dor aguda associada com o aumento da demanda de oxigênio miocárdico e com a diminuição do aporte de oxigênio miocárdico
- Risco de comprometimento da função cardíaca associado com a redução do fluxo sanguíneo coronariano
- Risco de hipovolemia
- Comprometimento da perfusão tissular periférica associado com comprometimento do débito cardíaco em virtude de disfunção ventricular esquerda
- Ansiedade associada com evento cardíaco e possível morte
- Falta de conhecimento a respeito dos cuidados pessoais pós-SCA

PROBLEMAS INTERDEPENDENTES/COMPLICAÇÕES POTENCIAIS

As complicações potenciais podem incluir as seguintes:

- Edema pulmonar agudo (ver Capítulo 25)
- Insuficiência cardíaca (ver Capítulo 25)
- Choque cardiogênico (ver Capítulo 11)
- Arritmias e parada cardíaca (ver Capítulos 22 e 25)
- Efusão pericárdica e tamponamento cardíaco (ver Capítulo 25).

Planejamento e metas

As principais metas para o paciente incluem alívio da dor ou dos sinais isquêmicos (p. ex., alterações do segmento ST) e dos sintomas, prevenção da lesão miocárdica, manutenção da função respiratória efetiva, manutenção ou conquista da perfusão tissular adequada, redução da ansiedade, adesão ao programa de cuidados pessoais e reconhecimento inicial das complicações. Os cuidados do paciente com SCA que apresenta IAM não complicado estão resumidos no Plano de Cuidado de Enfermagem (Boxe 23.9).

Intervenções de enfermagem

ALÍVIO DA DOR E DE OUTROS SINAIS E SINTOMAS DE ISQUEMIA

Equilibrar o aporte de oxigênio miocárdico com a demanda (p. ex., conforme evidenciado pelo alívio da dor torácica) é a prioridade máxima nos cuidados dos pacientes com uma SCA. Embora a administração dos medicamentos conforme descrito anteriormente seja necessária para alcançar este objetivo, as intervenções de enfermagem também são importantes. A colaboração entre o paciente, o enfermeiro e o profissional principal é essencial na avaliação da resposta do paciente à terapia e na alteração das intervenções de acordo.

O oxigênio deve ser administrado juntamente com a terapia medicamentosa para auxiliar no alívio dos sintomas. A administração de oxigênio eleva o nível circulante de oxigênio para reduzir a dor associada aos baixos níveis de oxigênio miocárdico. A via de administração (habitualmente por cânula nasal) e a velocidade do fluxo de oxigênio são documentadas. Uma velocidade de fluxo de 2 a 4 ℓ/minuto costuma ser adequada para manter os níveis de saturação de oxigênio de pelo menos 95%, exceto se houver doença pulmonar crônica.

Os sinais vitais são avaliados com frequência, desde que o paciente esteja apresentando dor e outros sinais ou sintomas de isquemia aguda. O repouso físico no leito com a cabeceira do leito elevada ou em uma cadeira de apoio auxilia na diminuição do desconforto torácico e da dispneia. A elevação da cabeça e do dorso é benéfica pelos seguintes motivos:

- O volume corrente melhora em virtude da redução da pressão do conteúdo abdominal sobre o diafragma e da melhor expansão pulmonar

Boxe 23.9 — PLANO DE CUIDADO DE ENFERMAGEM
Cuidados do paciente com infarto agudo do miocárdio não complicado

DIAGNÓSTICO DE ENFERMAGEM: risco de comprometimento da função cardíaca associado com a redução do fluxo sanguíneo coronariano
OBJETIVO: alívio de dor/desconforto torácico

Intervenções de enfermagem	Justificativa	Resultados esperados

1. Inicialmente, avaliar, documentar e relatar ao médico o seguinte:
 a. Descrição do paciente do desconforto torácico, incluindo localização, intensidade, irradiação, duração e fatores que o afetam; outros sintomas, tais como náuseas, diaforese ou queixas de fadiga incomum.
 b. Efeito da isquemia coronariana sobre a perfusão para o coração (p. ex., alteração na pressão arterial, ritmo cardíaco), para o cérebro (p. ex., alterações no nível de consciência), para os rins (p. ex., diminuição no débito urinário) e para a pele (p. ex., cor, temperatura).
 2. Obter um registro de ECG de 12 derivações durante os eventos sintomáticos, conforme prescrito, para avaliar em relação à isquemia.
 3. Administrar oxigênio conforme prescrito.
 4. Administrar a terapia medicamentosa conforme prescrito, e avaliar a resposta do paciente continuadamente.
 5. Assegurar o repouso físico: cabeceira do leito elevada para promover o conforto; dieta conforme tolerado; utilização de cadeira higiênica; utilização de laxante para evitar o esforço com a defecação. Proporcionar um ambiente tranquilo e acalmar os temores e a ansiedade ao estar calmo e fornecer apoio. Individualizar a visitação, com base na resposta do paciente.
	1. Estes dados auxiliam na determinação da causa e do efeito do desconforto torácico e fornecem uma avaliação basal com a qual os sintomas pós-terapia possam ser comparados.
	 a. Existem muitas condições associadas ao desconforto torácico. Há achados clínicos característicos de dor isquêmica e sintomas.
	 b. O infarto agudo do miocárdio (IAM) diminui a contratilidade do miocárdio e o ajuste ventricular, e pode produzir arritmias. O débito cardíaco é reduzido, resultando em diminuição tanto da pressão arterial quanto da perfusão dos órgãos.
	 2. Um ECG durante os sintomas pode ser útil no diagnóstico da isquemia.
	 3. A terapia com oxigênio aumenta o aporte de oxigênio para o miocárdio.
	 4. A terapia medicamentosa (nitroglicerina, morfina, betabloqueador, ácido acetilsalicílico) é a primeira linha de defesa na preservação do tecido miocárdico.
	 5. O repouso físico reduz o consumo de oxigênio miocárdico. O temor e a ansiedade precipitam a resposta ao estresse; isso resulta em aumento dos níveis de catecolaminas endógenas, que aumentam o consumo de oxigênio miocárdico.
		• Reporta o início do alívio do desconforto torácico e dos sintomas
		 • Aparenta estar confortável e está sem dor e outros sinais ou sintomas
		 • A frequência respiratória, a frequência cardíaca e a pressão arterial retornam ao nível pré-desconforto
		 • Pele quente e seca
		 • Débito cardíaco adequado, conforme evidenciado por:
		   • Eletrocardiograma (ECG) estável/com melhora
		   • Frequência e ritmo cardíaco
		   • Pressão arterial
		   • Atividade mental
		   • Débito urinário
		   • Ureia sérica (BUN) e creatinina sérica
		   • Cor e temperatura da pele
		 • Nenhum efeito adverso em virtude dos medicamentos.

DIAGNÓSTICO DE ENFERMAGEM: risco de comprometimento do débito cardíaco associado com insuficiência ventricular esquerda
OBJETIVO: ausência de angústia respiratória

Intervenções de enfermagem	Justificativa	Resultados esperados
1. Inicialmente, a cada 4 h, e com o desconforto torácico ou sintomas, avaliar, documentar e relatar ao médico sons cardíacos anormais (galope por B_3 e B_4 ou novo sopro), ruídos respiratórios anormais (sobretudo estertores crepitantes), diminuição da oxigenação e intolerância às atividades.	1. Estes dados são úteis no diagnóstico da insuficiência ventricular esquerda. Os sons cardíacos consequentes ao enchimento diastólico (B_3 e B_4) resultam da diminuição da complacência ventricular esquerda associada ao IAM. A disfunção dos músculos papilares (em virtude do infarto do músculo papilar) pode resultar em regurgitação mitral e redução do volume sistólico. A ausculta de estertores crepitantes (geralmente nas bases dos pulmões) pode indicar congestão pulmonar em virtude do aumento das pressões do lado esquerdo do coração. A associação dos sintomas e das atividades pode ser utilizada como um guia para a prescrição de atividades e como base para as instruções do paciente.	• Sem dispneia em repouso ou aos esforços, ortopneia ou dispneia noturna paroxística • Frequência respiratória < 20 incursões/min com atividade física e 16 respirações/min com repouso • Cor e temperatura da pele normais • SpO_2, PaO_2 e $PaCO_2$ nos limites normais • Frequência cardíaca < 100 bpm e > 60 bpm, com pressão arterial nos limites normais do paciente • Radiografia de tórax inalterada • Aparenta estar confortável e descansado.

(continua)

Boxe 23.9 — PLANO DE CUIDADO DE ENFERMAGEM (continuação)
Cuidados do paciente com infarto agudo do miocárdio não complicado

DIAGNÓSTICO DE ENFERMAGEM: comprometimento da perfusão tissular periférica associado com comprometimento do débito cardíaco
OBJETIVO: manutenção/conquista da perfusão tissular adequada

Intervenções de enfermagem	Justificativa	Resultados esperados
1. Inicialmente, a cada 4 h, em caso de desconforto torácico, avaliar, documentar e relatar ao médico o seguinte: a. Hipotensão. b. Taquicardia e outra arritmia. c. Intolerância às atividades. d. Alterações do estado mental (utilizar a contribuição da família). e. Redução do débito urinário (< 0,5 mℓ/kg/h). f. Extremidades frias, úmidas e cianóticas, diminuição dos pulsos periféricos, prolongamento do enchimento capilar.	1. Estes dados são úteis na determinação de débito cardíaco baixo.	• Pressão arterial na variação normal do paciente • Idealmente, é mantido o ritmo sinusal normal sem arritmia, ou o ritmo basal do paciente é mantido entre 60 e 100 bpm sem arritmia adicional • A atividade prescrita é bem tolerada • Permanece alerta e orientado e sem alteração cognitiva ou comportamental • Aparenta estar confortável • Débito urinário > 0,5 mℓ/kg/h • Extremidades quentes e secas, cor normal.

DIAGNÓSTICO DE ENFERMAGEM: ansiedade associada com evento cardíaco
OBJETIVO: redução da ansiedade

Intervenções de enfermagem	Justificativa	Resultados esperados
1. Avaliar, documentar e relatar ao médico o nível de ansiedade e os mecanismos de enfrentamento do paciente e da família. 2. Avaliar a necessidade de aconselhamento espiritual e encaminhar, conforme apropriado. 3. Avaliar a necessidade de encaminhamento para serviço social.	1. Estes dados fornecem informações a respeito do bem-estar psicológico. As causas da ansiedade são variáveis e individuais, e podem incluir doença aguda, hospitalização, dor, ruptura das atividades da vida diária no domicílio e no trabalho, alterações no papel e na autoimagem em virtude da doença, e preocupações financeiras. Tendo em vista que familiares ansiosos podem transmitir ansiedade para o paciente, o enfermeiro também deve identificar estratégias para reduzir os temores e a ansiedade da família 2. Se um paciente encontrar apoio em uma religião, o aconselhamento espiritual pode auxiliar na redução da ansiedade e do temor. 3. O serviço social pode auxiliar com os cuidados pós-hospitalares e as preocupações financeiras.	• Relata menos ansiedade • O paciente e a família discutem suas ansiedades e temores a respeito da doença e da morte • O paciente e a família aparentam estar menos ansiosos • Aparenta estar repousado, frequência respiratória < 16 incursões/min, frequência cardíaca < 100 bpm sem batimentos ectópicos, pressão arterial nos limites normais do paciente, pele quente e seca • Participa ativamente em um programa de reabilitação progressiva • Pratica técnicas para a redução do estresse.

DIAGNÓSTICO DE ENFERMAGEM: conhecimento deficiente a respeito dos cuidados pessoais pós-IAM
OBJETIVO: aderir ao programa de cuidados domiciliares; escolher o estilo de vida compatível com as recomendações saudáveis para o coração (ver Boxe 23.10)

- A drenagem dos lobos pulmonares superiores melhora
- O retorno venoso para o coração (pré-carga) diminui, reduzindo o esforço do coração.

A dor associada a IAM reflete um desequilíbrio no aporte e na demanda de oxigênio miocárdico ou perfusão tissular miocárdica ineficaz. A dor também resulta em aumentos na frequência cardíaca, frequência respiratória e pressão arterial. O alívio imediato da dor auxilia no restabelecimento desse equilíbrio, diminuindo, assim, o esforço do coração e minimizando a lesão do miocárdio. O alívio da dor também auxilia na redução do nível de ansiedade do paciente, que, por sua vez, reduz a resposta simpática ao estresse, levando a uma diminuição no esforço do coração já estressado.

MELHORA DA FUNÇÃO RESPIRATÓRIA

A avaliação regular e cuidadosa da função respiratória detecta os sinais iniciais de complicações pulmonares. O enfermeiro monitora a volemia para prevenir a sobrecarga de líquido e encoraja o paciente a respirar profundamente e mudar de decúbito, geralmente para manter a ventilação efetiva por todo o pulmão. A oximetria de pulso guia a utilização da terapia com oxigênio.

PROMOÇÃO DA PERFUSÃO TISSULAR ADEQUADA

O repouso no leito ou em cadeira durante a fase inicial do tratamento auxilia na redução do consumo de oxigênio miocárdico. Essa limitação da mobilidade deve permanecer até que o paciente esteja sem dor e hemodinamicamente estável. A temperatura da pele e os pulsos periféricos devem ser verificados com frequência para monitorar a perfusão tissular.

REDUÇÃO DA ANSIEDADE

O alívio da ansiedade e a diminuição do temor são funções de enfermagem importantes, que reduzem a resposta simpática ao estresse. Menos estimulação simpática diminui o esforço do coração, que pode aliviar a dor e outros sinais e sintomas de isquemia.

O desenvolvimento de uma relação de confiança e afetuosa com o paciente é crítico para a redução da ansiedade. O fornecimento de informações ao paciente e à família de modo honesto e de suporte encoraja o paciente a ser um parceiro nos cuidados e auxilia muito no desenvolvimento de uma relação positiva. Outras intervenções que podem ser utilizadas para reduzir a ansiedade incluem assegurar um ambiente silencioso, prevenir interrupções que perturbem o sono e fornecer apoio espiritual consistente com as crenças do paciente. O enfermeiro oferece oportunidades para que o paciente compartilhe as preocupações e os temores, mantendo a sua privacidade. Uma atmosfera de aceitação auxilia o paciente a saber que essas preocupações e temores são realistas e normais. Terapias alternativas, como a assistida por animais, auxiliam determinados pacientes a relaxar e reduzir a ansiedade (Waite, Hamilton & O'Brien, 2018). Muitos hospitais desenvolveram procedimentos de controle de infecções e segurança relativos aos animais, àqueles que os manuseiam e aos pacientes elegíveis para a terapia com animais.

MONITORAMENTO E MANEJO DE COMPLICAÇÕES POTENCIAIS

As complicações após um IAM são causadas pela lesão que ocorre no miocárdio e no sistema de condução em virtude da redução do fluxo sanguíneo coronariano. Tendo em vista que essas complicações são potencialmente fatais, o cuidadoso monitoramento e a identificação inicial de seus sinais e sintomas são críticos (ver Boxe 23.9).

O enfermeiro monitora o paciente cuidadosamente em relação a alterações na frequência e no ritmo cardíacos, sons cardíacos, pressão arterial, dor torácica, estado respiratório, débito urinário, cor e temperatura da pele, estado mental, alterações no ECG e valores laboratoriais. Quaisquer alterações na condição do paciente devem ser relatadas imediatamente ao médico e, quando necessário, medidas de emergência devem ser instituídas.

PROMOÇÃO DE CUIDADOS DOMICILIAR, COMUNITÁRIO E DE TRANSIÇÃO

Orientação do paciente sobre autocuidados. O modo mais efetivo para aumentar a oportunidade de o paciente implementar um esquema de cuidados pessoais após a alta é identificar as prioridades do paciente, fornecer instruções adequadas a respeito da vida saudável para o coração e facilitar o envolvimento do paciente em um programa de reabilitação cardíaca (Ibanez et al., 2018). A participação do paciente no desenvolvimento de um programa individualizado intensifica o potencial de um plano de tratamento efetivo (Boxe 23.10).

Cuidados contínuos e de transição. Dependendo da condição do paciente e da disponibilidade de assistência familiar, pode ser indicado o encaminhamento para o atendimento domiciliar, comunitário ou de transição. O enfermeiro em visita domiciliar pode auxiliar o paciente com a programação e a manutenção de consultas de acompanhamento e com a adesão ao esquema prescrito de reabilitação cardíaca. O paciente

---

Boxe 23.10 PROMOÇÃO DA SAÚDE

Promoção da saúde após infarto agudo do miocárdio e outras síndromes coronarianas agudas

Para estender e melhorar a qualidade de vida, um paciente que sofreu um infarto agudo do miocárdio (IAM) deve fazer ajustes no estilo de vida para promover a vida saudável para o coração. Com isso em mente, o enfermeiro e o paciente elaboram um programa para auxiliar na conquista dos resultados desejados.

Realização de modificações no estilo de vida durante a convalescença e a cura

A adaptação a um IAM é um processo em andamento e normalmente requer alguma modificação do estilo de vida. Instruir o paciente a realizar as modificações específicas a seguir:

- Evitar qualquer atividade que produza dor torácica, dispneia extrema ou fadiga indevida
- Evitar extremos de calor e frio e caminhar contra o vento
- Perder peso, se indicado
- Cessar tabagismo; evitar o tabagismo secundário
- Desenvolver padrões de alimentação saudáveis para o coração, e evitar grandes refeições e se apressar enquanto come
- Modificar as refeições de acordo com as recomendações dietéticas da AHA, a dieta mediterrânea ou outras dietas recomendadas
- Aderir ao esquema clínico, especialmente farmacoterapia
- Seguir as recomendações que assegurem que a pressão arterial e a glicose sérica estejam controladas
- Buscar atividades que aliviem e reduzam o estresse.

Adoção de um programa de atividades

Além disso, o paciente deve empreender um programa estruturado de atividades e exercícios físicos para a reabilitação a longo prazo. Aconselhar o paciente a:

- Envolver-se em um esquema de condicionamento físico com aumento gradual na duração das atividades e, em seguida, aumento gradual na intensidade das atividades
- Inscrever-se em um programa de reabilitação cardíaca
- Caminhar diariamente, aumentando a distância e o tempo conforme prescrito
- Monitorar a frequência de pulso durante a atividade física
- Evitar exercícios físicos imediatamente após uma refeição
- Alternar as atividades com períodos de repouso (algum nível de fadiga é normal e esperado durante a convalescença)
- Participar de um programa diário de exercícios físicos que se desenvolva em um programa de exercícios físicos regulares para toda a vida.

Manejo dos sintomas

O paciente deve aprender a reconhecer e a adotar as medidas apropriadas para os sintomas recidivantes. Assegurar-se de que ele saiba como realizar o seguinte:

- Ligar para a assistência de emergência se a pressão ou dor torácica (ou os sintomas prodrômicos) não for aliviada em 15 min após usar três comprimidos de nitroglicerina em intervalos de 5 min
- Contatar o médico se ocorrer: dispneia, desmaio, bradicardia ou taquicardia, edema de pés e tornozelos.

pode necessitar de lembretes a respeito do monitoramento de acompanhamento, incluindo exames laboratoriais periódicos, bem como avaliação cardíaca contínua. Além disso, o enfermeiro de cuidados domiciliares monitora a adesão do paciente às restrições alimentares e aos medicamentos prescritos. Se o paciente estiver recebendo oxigênio domiciliar, o enfermeiro assegura que o paciente esteja utilizando o oxigênio conforme prescrito e que as medidas de segurança domiciliar apropriadas sejam mantidas. Se o paciente apresentar evidências de insuficiência cardíaca secundária a um IAM, serão seguidas as diretrizes de cuidados domiciliares adequados para o paciente com insuficiência cardíaca (ver Capítulo 25).

Reavaliação

Entre os resultados esperados do paciente, estão:
1. Alívio da angina.
2. Condições cardíacas e respiratórias estáveis.
3. Manutenção da perfusão tissular adequada.
4. Diminuição da ansiedade.
5. Adesão a um programa de cuidados pessoais.
6. Ausência de complicações.

PROCEDIMENTOS CORONARIANOS INVASIVOS

Os métodos de reperfusão do tecido miocárdio isquêmico quando os pacientes não respondem aos métodos de manejo mais conservadores incluem ICP e cirurgia de revascularização do miocárdio, conforme observado anteriormente. As seções a seguir discutem as indicações específicas de cada uma destas e o manejo de enfermagem dos pacientes que estão realizando ICP ou revascularização do miocárdio.

INTERVENÇÕES CORONARIANAS PERCUTÂNEAS

Os procedimentos de intervenção invasivos para tratar a DAC incluem ACTP e implantação de *stent* intracoronariano. Esses procedimentos são classificados como **intervenções coronarianas percutâneas (ICP)**, porque são realizados através de uma punção da pele, em vez de uma incisão cirúrgica.

Angioplastia coronariana transluminal percutânea

Na **angioplastia coronariana transluminal percutânea (ACTP)**, um cateter com ponta com balão é utilizado para desobstruir artérias coronárias ocluídas e resolver a isquemia. É utilizada em pacientes com angina e como uma intervenção para a SCA. As intervenções com base em cateter também podem ser utilizadas para desobstruir enxertos feitos nas artérias coronárias (ver discussão posterior). A finalidade da ACTP é melhorar o fluxo sanguíneo na artéria coronária por meio da compressão do ateroma. O procedimento é realizado quando o cardiologista intervencionista determina que a ACTP pode melhorar o fluxo sanguíneo para o miocárdio.

A ACTP é realizada no laboratório de cateterismo cardíaco. São inseridos cateteres ocos, denominados *bainhas*, normalmente na artéria femoral (e, às vezes, na artéria radial), proporcionando uma condução para outros cateteres. Em seguida, os cateteres são inseridos por meio da artéria femoral ou radial, para cima por meio da aorta, e dentro das artérias coronárias. É realizada angiografia com contraste para identificar a localização e a extensão do bloqueio. Um cateter de dilatação com ponta com balão é inserido pela bainha e posicionado sobre a lesão. O médico determina a posição do cateter por meio do exame de marcadores no balão, que podem ser visualizados com a fluoroscopia. Quando o cateter está posicionado adequadamente, o balão é inflado com alta pressão por diversos segundos e, em seguida, é desinflado. A pressão comprime e com frequência "quebra" o ateroma (ver Figura 23.7). A média e a adventícia da artéria coronária também são distendidas.

Diversas inflações com diferentes tamanhos de balão podem ser necessárias para alcançar o objetivo, normalmente definido como melhora no fluxo sanguíneo e estenose residual inferior a 10% (Urden et al., 2019). Outras medidas do sucesso da ACTP são aumento no lúmen da artéria e ausência de traumatismo arterial clinicamente óbvio. Tendo em vista que o fluxo sanguíneo para a artéria coronária diminui enquanto o balão é insuflado, o paciente pode se queixar de dor torácica, e o ECG pode revelar alterações do segmento ST. *Stents* intracoronarianos costumam ser posicionados na íntima do vaso para manter a permeabilidade da artéria após a retirada do balão.

Se houver calcificação espessa, profunda ou concêntrica, a lesão pode exigir o uso de dispositivos como balões de corte ou alta pressão, aterectomia rotacional, aterectomia orbital e *excimer laser* para preparar a lesão para a colocação de *stent* (Shlofmitz, Shlofmitz & Lee, 2019).

Além dessas abordagens, atualmente, a litotripsia intravascular está sendo investigada para tratar artérias calcificadas (bloqueadas) com ondas de som de modo semelhante ao usado no tratamento de cálculos urinários. Ondas pulsáteis de som são utilizadas durante a insuflação de balão para fraturar o cálcio nas túnicas íntima e média da parede arterial, mas atravessam o tecido mole vascular de modo seguro. Essa tecnologia é aprovada para uso nas artérias periféricas nesse momento. Estudos adicionais estão sendo realizados para avaliar sua eficácia nas artérias coronárias (Riley, Corl & Kereiakes, 2019).

Stent na artéria coronária

Após a ACTP, a área que foi tratada pode fechar parcial ou completamente – um processo denominado *reestenose*. A íntima da artéria coronária foi lesionada e responde com processo inflamatório agudo. Esse processo pode incluir a liberação de mediadores, que levam à vasoconstrição, coagulação e formação de tecido cicatricial. Um *stent* pode ser inserido para superar esses riscos. Um ***stent*** é uma malha de metal que fornece suporte estrutural para um vaso que corre risco de obstrução aguda. O *stent*, inicialmente, é posicionado sobre o balão de angioplastia. Quando o balão é insuflado, a malha expande e é pressionada contra a parede do vaso, mantendo a artéria pérvia. O balão é retirado, mas o *stent* é deixado permanentemente posicionado na artéria (ver Figura 23.7). Finalmente, o endotélio recobre o *stent* e ele é incorporado à parede do vaso. Os *stents* originais não contêm medicamentos e são conhecidos como *stents* de metal puro. Alguns *stents* são revestidos com medicamentos, tais como sirolimo ou paclitaxel, que minimizam a formação de trombos ou tecido cicatricial na lesão arterial coronariana. Esses *stents* de eluição de fármaco aumentaram o sucesso das ICP (Mishra, Edla, Tripathi et al., 2019). Em virtude do risco de formação de trombos no *stent*, o paciente recebe medicamentos antiplaquetários, habitualmente ácido

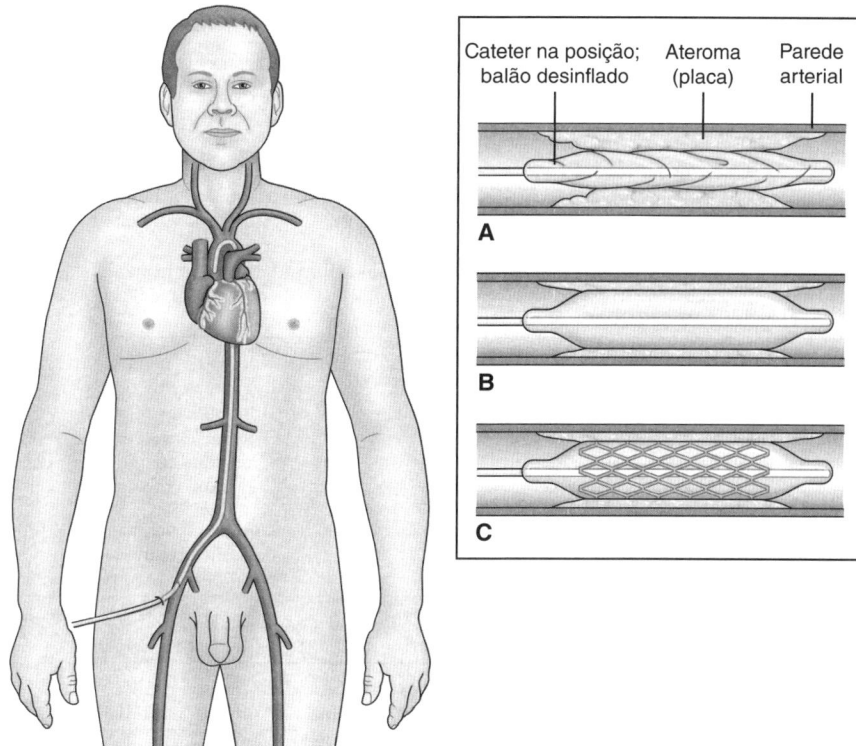

Figura 23.7 • Angioplastia coronariana transluminal percutânea. **A.** Um cateter com ponta com balão é inserido na artéria coronária afetada e posicionado na área do ateroma (placa). **B.** Em seguida, o balão é inflado e desinflado rapidamente com pressão controlada. **C.** É inserido um *stent* para manter a patência da artéria e o balão é removido.

acetilsalicílico e clopidogrel. O ácido acetilsalicílico deve ser usado continuamente, e clopidogrel é mantido durante 1 ano após a colocação do *stent* (Urden et al., 2019).

Complicações

As complicações que podem ocorrer durante um procedimento de ICP incluem dissecação, perfuração, fechamento abrupto ou vasospasmo da artéria coronária. As complicações adicionais incluem IAM, arritmias graves (p. ex., taquicardia ventricular) e parada cardíaca. Algumas dessas complicações podem necessitar de tratamento cirúrgico de emergência. As complicações após o procedimento podem incluir fechamento abrupto da artéria coronária e uma diversidade de complicações vasculares, tais como sangramento no local de inserção, sangramento retroperitoneal, hematoma e oclusão arterial (Urden et al., 2019). Além disso, existe risco de lesão renal aguda em virtude do agente de contraste utilizado durante o procedimento (Tabela 23.3).

Cuidados pós-procedimento

Os cuidados do paciente são similares aos de um cateterismo cardíaco diagnóstico (ver Capítulo 21). Os pacientes que ainda não estão hospitalizados são admitidos no dia da ICP. Aqueles sem complicações vão para casa no mesmo dia. Quando a ICP é realizada como emergência para tratar a SCA, os pacientes tipicamente são encaminhados para uma unidade de cuidados críticos e permanecem no hospital por alguns poucos dias. Durante a ICP, os pacientes recebem heparina IV ou um inibidor de trombina (p. ex., bivalirudina) e são monitorados cuidadosamente em relação aos sinais de sangramento. Os pacientes também podem receber um agente de GP IIb/IIIa (p. ex., eptifibatida) por algumas horas após a ICP para prevenir a agregação plaquetária e a formação de trombos na artéria coronária (Urden et al., 2019). A hemostasia é alcançada, e as bainhas femorais podem ser removidas ao término do procedimento por meio de um dispositivo de fechamento vascular (p. ex., Angio-Seal®, VasoSeal®) ou um dispositivo que suture os vasos. A hemostasia após a remoção da bainha também pode ser alcançada por meio de pressão manual direta, um dispositivo de compressão mecânica (p. ex., grampo em formato de C), ou um dispositivo de compressão pneumática (p. ex., FemoStop®).

Os pacientes podem retornar para a unidade de enfermagem com inserção das grandes bainhas de acesso vascular periférico. As bainhas são removidas em seguida, após os estudos hematológicos (p. ex., tempo de coagulação ativada) indicarem que a heparina não está mais ativa e que o tempo de coagulação está em uma variação aceitável. Isso normalmente demora algumas horas, dependendo da quantidade de heparina administrada durante o procedimento. O paciente deve permanecer deitado no leito e manter a perna afetada esticada até que as bainhas sejam removidas e mais algumas horas para manter a hemostasia. Tendo em vista que a imobilidade e o repouso no leito podem causar desconforto, o tratamento pode incluir analgésicos e sedação. Intervenções não farmacológicas incluem reposicionamento e aplicação de calor para dorsalgia. A remoção da bainha e a aplicação de pressão sobre o local de inserção no vaso podem causar a diminuição da frequência cardíaca e a diminuição da pressão arterial (resposta vasovagal). Normalmente, é administrada uma dose de atropina IV para tratar essa resposta.

Alguns pacientes com lesões instáveis e de alto risco para fechamento abrupto do vaso são reiniciados na heparina após a remoção da bainha, ou recebem uma infusão IV de um inibidor de GP IIb/IIIa. Esses pacientes são cuidadosamente monitorados e podem apresentar um adiamento do período de recuperação.

TABELA 23.3 Complicações após intervenções coronarianas percutâneas.

Complicações	Manifestações clínicas	Possíveis causas	Medidas de enfermagem
Isquemia do miocárdio	Dor torácica Alterações isquêmicas ao ECG Arritmias	Trombose Reestenose da artéria coronária	Administrar oxigênio e nitroglicerina. Obter um ECG de 12 derivações. Notificar o cardiologista.
Sangramento e formação de hematomas	Continuação do sangramento a partir do local de acesso vascular Edema no local Formação de massa rígida Dor com a movimentação da perna Possível hipotensão e taquicardia	Terapia anticoagulante Traumatismo vascular Hemostasia inadequada Movimentação da perna	Manter o paciente em repouso no leito. Aplicar pressão manual sobre o local de inserção da bainha. Delinear o hematoma com uma caneca de marcação. Notificar o médico se o sangramento continuar.
Hematoma retroperitoneal	Dor nas costas, no flanco ou abdominal Hipotensão Taquicardia Inquietação, agitação	Extravasamento arterial de sangue para dentro do espaço retroperitoneal	Notificar o médico. Interromper os anticoagulantes. Administrar soluções IV. Antecipar os exames diagnósticos (p. ex., exame por tomografia computadorizada). Preparar o paciente para a intervenção.
Oclusão arterial	Perda/enfraquecimento do pulso distal ao local de inserção da bainha Extremidade fria, cianótica, dolorosa	Trombo ou êmbolo arterial	Notificar o médico. Antecipar a intervenção.
Formação de pseudoaneurisma	Edema no local de acesso vascular Massa pulsátil e audível	Traumatismo do vaso durante o procedimento	Notificar o médico. Antecipar a intervenção.
Formação de fístula arteriovenosa	Edema no local de acesso vascular Massa pulsátil e audível	Traumatismo do vaso durante o procedimento	Notificar o médico. Antecipar a intervenção.
Lesão renal aguda	Débito urinário diminuído Elevação de BUN, creatinina sérica	Agente de contraste nefrotóxico	Monitorar o débito urinário, BUN, creatinina, eletrólitos. Fornecer a hidratação adequada. Administrar agentes protetores renais (acetilcisteína) antes e após o procedimento, conforme prescrito.

BUN: ureia sérica; ECG: eletrocardiograma; IV: via intravenosa. Adaptada de Urden, L. D., Stacy, K. M. & Lough, M. E. (2019). *Priorities in critical care nursing* (8th ed.). St. Louis, MO: Elsevier.

Após a hemostasia ser alcançada, um curativo de pressão é aplicado no local. Os pacientes retomam os cuidados pessoais e deambulam sem assistência em algumas poucas horas após o procedimento. A duração da imobilização depende do tamanho da bainha inserida, do tipo de anticoagulante administrado, do método de hemostasia, da condição do paciente e da preferência do médico. No dia seguinte ao procedimento, o local é inspecionado e o curativo é removido. O paciente é instruído a monitorar o local em relação a sangramentos ou aparecimento de massa rígida indicativa de hematoma.

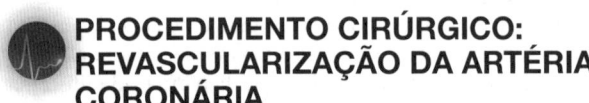

PROCEDIMENTO CIRÚRGICO: REVASCULARIZAÇÃO DA ARTÉRIA CORONÁRIA

Os avanços no diagnóstico, no manejo clínico e nas técnicas cirúrgicas e anestésicas, bem como os cuidados fornecidos nas unidades de cuidados críticos e cirúrgicas, os cuidados domiciliares e os programas de reabilitação, continuaram a fazer da cirurgia uma opção de tratamento efetiva para os pacientes com DAC. A DAC tem sido tratada por meio de revascularização miocárdica desde a década de 1960, e as técnicas de revascularização do miocárdio mais comuns são realizadas há mais de 40 anos. A **revascularização do miocárdio** (colocação de enxertos nas artérias coronárias) é um procedimento cirúrgico no qual uma veia ou uma artéria é enxertada em uma artéria coronária ocluída, de modo que o fluxo sanguíneo possa fluir para além da oclusão.

As principais indicações para a revascularização do miocárdio são:

- Alívio da angina que não pode ser controlada com medicamento ou ICP
- Tratamento de estenose de artéria coronária principal esquerda ou de várias artérias coronárias
- Prevenção e tratamento de infarto do miocárdio, arritmias ou insuficiência cardíaca
- Tratamento de complicações em virtude de uma ICP malsucedida.

A indicação de revascularização do miocárdio é determinada por vários fatores, incluindo o número de artérias coronárias obstruídas, o grau de disfunção ventricular esquerda, a ocorrência de outros problemas de saúde, os sinais/sintomas do paciente e qualquer tratamento anterior. Já foi constatado que a revascularização cirúrgica do miocárdio e a ICP apresentam resultados semelhantes em termos de desfechos como taxa de infarto do miocárdio, taxa de mortalidade e melhora da angina pós-intervenção. Todavia, a necessidade de uma segunda intervenção de reperfusão é comprovadamente menor após a revascularização cirúrgica do miocárdio em comparação com a ICP (Gaudino, Spadaccio & Taggart, 2019).

A revascularização do miocárdio é realizada com menos frequência em mulheres (Angraal, Khera, Wang et al., 2018). Em comparação aos homens, as mulheres encaminhadas para essa cirurgia tendem a ser idosas e apresentar mais comorbidades, tais como diabetes melito. Além disso, elas correm maior risco de complicações cirúrgicas e maior taxa de mortalidade (Angraal et al., 2018). Embora algumas mulheres apresentem bons resultados após a revascularização do miocárdio, os homens, em geral, apresentam melhor taxa de perviedade do enxerto e alívio dos sintomas.

Para que um paciente seja considerado para a revascularização do miocárdio, as artérias coronárias a serem revascularizadas devem apresentar oclusão de pelo menos 70% (ou oclusão de pelo menos 50% na artéria coronária principal esquerda) (Urden et al., 2019). Se não houver bloqueio significativo, o fluxo sanguíneo pela artéria competirá com o fluxo pelo enxerto venoso ou arterial, e a circulação para a área do miocárdio pode não melhorar. A artéria também precisa estar pérvia além da área de bloqueio, ou o fluxo pelo enxerto será impedido.

As diretrizes atuais recomendam o uso de artérias torácicas internas (antes denominadas artérias mamárias internas) para a cirurgia de revascularização miocárdica por causa de suas características histológicas e do aumento da produção de moléculas vasoativas e de citocinas anti-inflamatórias que aumentam a perviedade arterial. Estudos recentes demonstram aumento da sobrevida quando é utilizada artéria torácica interna como enxerto. O enxerto da artéria torácica interna esquerda tem comprovadamente mais de 90% de perviedade após 20 anos, e é o enxerto preconizado para ser utilizado primeiro (Gaudino et al., 2019). Os enxertos arteriais são preferidos aos enxertos venosos, tendo em vista que não desenvolvem alterações ateroscleróticas tão rapidamente e permanecem pérvios por mais tempo. O cirurgião deixa a extremidade proximal da artéria torácica intacta e destaca a extremidade distal da artéria da parede torácica. Esta extremidade da artéria, em seguida, é enxertada na artéria coronária distalmente à oclusão. As artérias torácicas internas podem não ser longas o suficiente para a utilização para diversos enxertos. Em virtude disso, em muitas cirurgias de revascularização do miocárdio, são utilizados enxertos venosos e arteriais.

Uma veia comumente utilizada para a revascularização do miocárdio é a veia safena magna, seguida pela veia safena parva (Figura 23.8). A veia é removida da perna e enxertada na aorta ascendente e na artéria coronária distalmente à lesão. Anteriormente, era realizada uma incisão cutânea no comprimento do segmento venoso, mas novas técnicas possibilitam pequenas incisões na perna. Os métodos endovasculares de coleta venosa reduziram as complicações, tais como infecção e deiscência do ferimento, que estão associadas a incisões mais longas nas pernas (Gaudino et al., 2019). O edema de membros inferiores ainda é um efeito adverso comum da remoção venosa. O grau de edema varia e habitualmente diminui ao longo do tempo. A perviedade dos enxertos venosos pode estar limitada. Em 5 a 10 anos, com frequência, ocorrem alterações ateroscleróticas nos enxertos de veia safena.

Revascularização do miocárdio tradicional

Os procedimentos de revascularização do miocárdio são realizados com o paciente sob anestesia geral. No procedimento de revascularização do miocárdio tradicional, o cirurgião realiza uma esternotomia mediana e conecta o paciente à máquina de circulação extracorpórea. Em seguida, um vaso sanguíneo de outra parte do corpo do paciente (p. ex., veia safena, artéria torácica interna esquerda) é enxertado distalmente à lesão da artéria coronária, desviando o fluxo da obstrução (Figura 23.9). O aparelho de circulação extracorpórea é, em seguida, descontinuado, são inseridos drenos torácicos e fios de regulação do ritmo epicárdico, e a incisão é fechada. Em seguida, o paciente é admitido em uma UTI.

Bypass *cardiopulmonar*

Muitos procedimentos cirúrgicos cardíacos são possíveis em virtude da circulação extracorpórea. O procedimento circula e oxigena mecanicamente o sangue para o corpo enquanto o desvia do coração e dos pulmões. A circulação extracorpórea mantém a perfusão para os órgãos e os tecidos do corpo e possibilita que o cirurgião conclua as anastomoses em um campo cirúrgico imóvel e sem sangue.

A circulação extracorpórea é realizada por meio do posicionamento de uma cânula no átrio direito, na veia cava ou na veia femoral para retirar o sangue do corpo. A cânula é conectada a tubos preenchidos com uma solução cristaloide isotônica. O sangue venoso removido do corpo pela cânula é filtrado, oxigenado, resfriado ou aquecido pela máquina, e em seguida devolvido para o corpo. A cânula utilizada para

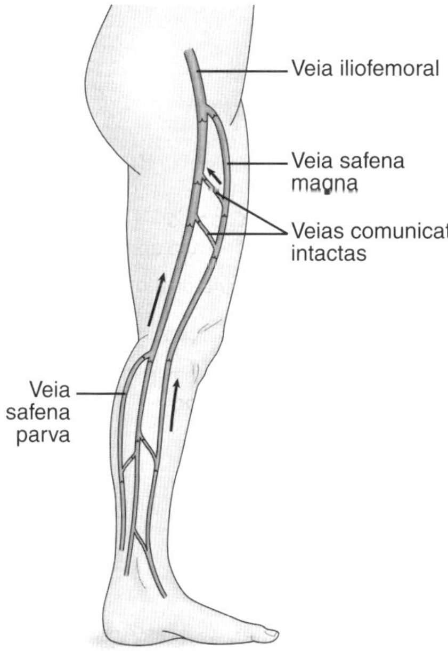

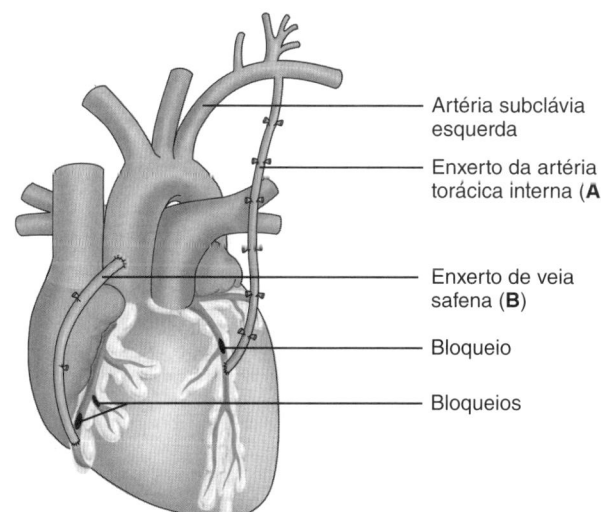

Figura 23.8 • As veias safena magna e parva são comumente utilizadas em procedimentos de revascularização do miocárdio.

Figura 23.9 • Cirurgias de revascularização do miocárdio. Um ou mais procedimentos podem ser realizados com a utilização de diversas veias e artérias. **A.** Artéria torácica interna esquerda (antes denominada artéria mamária interna esquerda), usada frequentemente por causa de sua longevidade funcional. **B.** A veia safena também é utilizada como enxerto.

devolver o sangue oxigenado normalmente é inserida na aorta ascendente, ou pode ser inserida na artéria femoral (Figura 23.10). O coração é parado por meio da injeção de uma solução de cardioplegia com alto teor de potássio nas artérias coronárias. O paciente recebe heparina para prevenir a coagulação e a formação de trombos no circuito de circulação extracorpórea quando o sangue entra em contato com as superfícies dos tubos. Ao fim do procedimento, quando o paciente é desconectado da máquina de circulação extracorpórea, é administrado sulfato de protamina para reverter os efeitos da heparina.

Durante o procedimento, é mantida a hipotermia a uma temperatura de aproximadamente 28°C (Urden et al., 2019). O sangue é resfriado durante a circulação extracorpórea e devolvido para o corpo. O sangue resfriado diminui a taxa metabólica basal do paciente, reduzindo, assim, a demanda de oxigênio. O sangue resfriado normalmente apresenta maior viscosidade, mas a solução cristaloide utilizada para preparar os tubos da máquina de circulação extracorpórea dilui o sangue. Quando o procedimento cirúrgico é concluído, o sangue é reaquecido na medida em que passa pelo circuito de circulação extracorpórea. O débito urinário, a gasometria arterial, os eletrólitos e o coagulograma são monitorados para avaliar as condições do paciente durante a circulação extracorpórea.

Técnicas alternativas de revascularização do miocárdio

Várias técnicas alternativas de revascularização do miocárdio já foram desenvolvidas; elas podem apresentar menos complicações para alguns grupos de pacientes. A cirurgia de revascularização do miocárdio sem circulação extracorpórea (OPCAB) tem sido utilizada com sucesso em muitos pacientes. A OPCAB envolve uma incisão de esternotomia mediana padrão, mas a cirurgia é realizada sem circulação extracorpórea. Um bloqueador beta-adrenérgico é utilizado para diminuir a frequência cardíaca. O cirurgião também utiliza um dispositivo de estabilização miocárdica para manter o local imóvel para a anastomose do enxerto à artéria coronária, enquanto o coração continua a contrair (Figura 23.11). Pesquisas sugerem que a OPCAB esteja associada à redução da taxa de morbidade pós-operatória a curto prazo, incluindo AVE e outras complicações. Entretanto, na cirurgia de revascularização do miocárdio com circulação extracorpórea, a taxa de perviedade do enxerto é mais alta, e a taxa de mortalidade a longo prazo pode ser mais baixa (Gaudino et al., 2019).

Também já foram desenvolvidas técnicas cirúrgicas minimamente invasivas que eliminam a esternotomia mediana. Tais técnicas endoscópicas utilizam incisões menores via toracotomia à direita ou à esquerda e um sistema robótico para

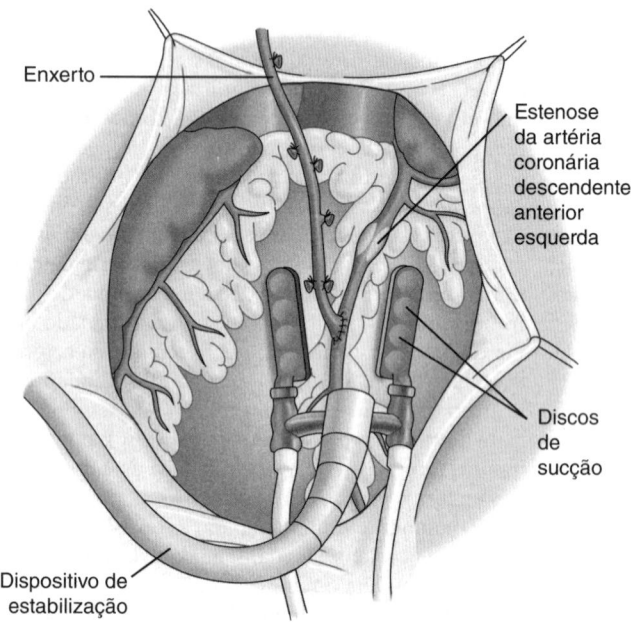

Figura 23.11 • Dispositivo estabilizador para cirurgia de revascularização do miocárdio sem circulação extracorpórea.

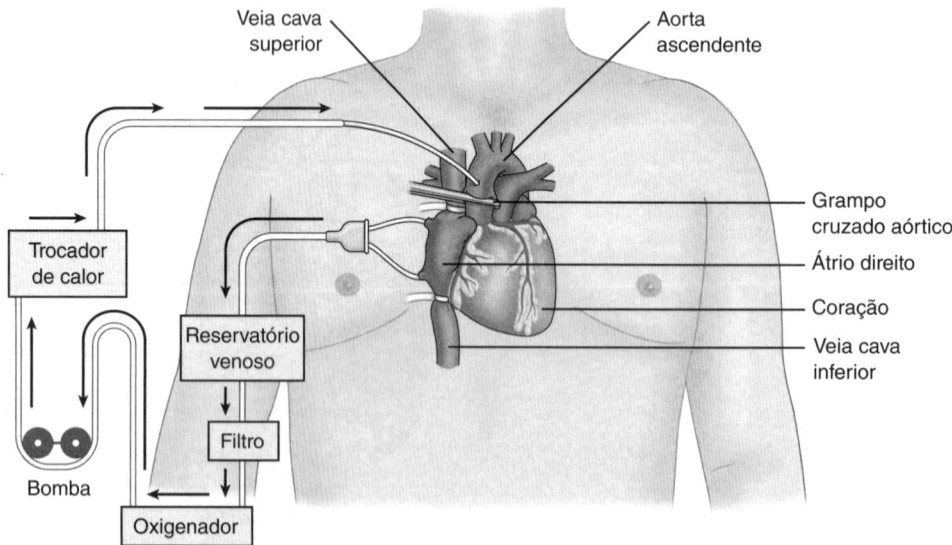

Figura 23.10 • Sistema de circulação extracorpórea, no qual são inseridas cânulas pelo átrio direito até as veias cavas superior e inferior, para desviar o sangue do corpo para a máquina. O sistema de bombeamento cria um vácuo, puxando o sangue para o reservatório venoso. O sangue é depurado de bolhas de ar, coágulos e particulados pelo filtro e, em seguida, passa pelo oxigenador, liberando dióxido de carbono e obtendo oxigênio. Em seguida, o sangue é puxado para a bomba e empurrado para fora do trocador de calor, no qual a sua temperatura é regulada. O sangue, em seguida, é devolvido para o corpo por meio da aorta ascendente.

posicionar os enxertos. O paciente pode ou não precisar de circulação extracorpórea (Snyder, 2018). A cirurgia cardíaca minimamente invasiva pode ser aventada como alternativa aceitável à cirurgia de revascularização miocárdica para pacientes selecionados, como aqueles que não precisam de enxertos em várias artérias coronárias. É usado, mais frequentemente, para circundar oclusões na artéria descendente anterior esquerda (Snyder, 2018). Possibilitou a recuperação mais precoce dos pacientes, exigiu menos transfusões de sangue, resultou em menos complicações respiratórias e torna menos provável a ocorrência de lesão renal aguda (Urden et al., 2019).

O critério mais importante quando se decide sobre a realização de cirurgia de revascularização miocárdica ou ICP é a taxa de mortalidade cirúrgica prevista, que leva em consideração as características individuais do paciente, a complexidade anatômica das lesões nas artérias coronárias e a capacidade de realizar a revascularização. O cirurgião cardíaco avaliará os seguintes fatores para determinar o risco e a capacidade de revascularização: anamnese (idade, sexo, diabetes melito, hipertensão arterial sistêmica, função ventricular esquerda, arritmias), eventos cardiovasculares prévios (cirurgia cardiovascular, ICP, IAM ou AVE prévio) e complexidade da doença (número de vasos lesionados, valvopatia cardíaca concomitante). Em alguns casos (lesão em uma artéria), a revascularização miocárdica cirúrgica ainda é recomendada em vez de ICP para possibilitar melhor revascularização (Gaudino et al., 2019).

Complicações da cirurgia de revascularização do miocárdio

A cirurgia de revascularização do miocárdio pode resultar em complicações, tais como hemorragia, arritmias e IAM (Tabela 23.4). O paciente pode precisar de intervenções para mais de uma complicação em uma ocasião. É necessária a colaboração entre enfermeiros, médicos, farmacêuticos, terapeutas respiratórios e nutricionistas para alcançar os resultados desejados do paciente. Embora a maioria dos pacientes melhore sintomaticamente após a cirurgia, a revascularização do miocárdio não é uma cura para a DAC, e a angina, a intolerância aos exercícios físicos ou outros sintomas apresentados antes da cirurgia podem recidivar. Os medicamentos exigidos antes da cirurgia podem não precisar ser continuados. As modificações do estilo de vida recomendadas antes da cirurgia permanecem importantes para tratar a DAC de base e para a continuação da viabilidade dos enxertos recentemente implantados.

 Manejo de enfermagem

Pacientes de cirurgia cardíaca apresentam muitas das mesmas necessidades e requerem os mesmos cuidados perioperatórios de outros pacientes cirúrgicos (ver Parte 3), bem como algumas necessidades especiais.

Manejo pré-operatório

O manejo clínico pré-operatório abrangente evita complicações e melhora desfechos. Isso é especialmente importante, porque os pacientes submetidos à revascularização cirúrgica do miocárdio tendem a ser mais velhos e, com frequência, têm múltiplas comorbidades. O uso de ácido acetilsalicílico, betabloqueadores e estatinas durante o período pré-operatório está associado a melhores desfechos. O uso no pré-operatório de ácido acetilsalicílico está associado a redução das taxas perioperatórias de morbidade e mortalidade (Aboul-Hassan, Stankowski, Marczak et al., 2017). Betabloqueadores, quando administrados pelo menos 24 horas antes da revascularização cirúrgica do miocárdio, reduzem a incidência de fibrilação atrial pós-operatória (Urden et al., 2019). O uso perioperatório de estatinas comprovadamente reduz as taxas pós-operatórias de infarto do miocárdio, fibrilação atrial, disfunção neurológica, disfunção renal, infecção e morte (Katsiki, Tripoulakias, Giannoukas et al., 2018).

Avaliação do paciente

Frequentemente, os pacientes são hospitalizados no dia do procedimento. Portanto, a maior parte da avaliação pré-operatória é concluída no consultório do médico e durante os exames pré-hospitalização.

A equipe de enfermagem e médica obtém a anamnese e realiza o exame físico. Os exames pré-operatórios são compostos de uma radiografia torácica; ECG; exames laboratoriais, incluindo estudos de coagulação; e tipificação sanguínea e reação cruzada. A anamnese pré-operatória e a avaliação de saúde devem ser completas e bem documentadas, tendo em vista que elas fornecem a base para a comparação pós-operatória. O enfermeiro avalia o paciente em relação a distúrbios que possam complicar ou afetar a evolução pós-operatória, tais como diabetes melito, hipertensão e doença pulmonar.

A avaliação de saúde concentra-se na obtenção das informações fisiológicas, psicológicas e sociais basais. O estado cognitivo é cuidadosamente avaliado, tendo em vista que pacientes com comprometimento cognitivo precisarão de mais assistência após a cirurgia e podem necessitar de cuidados subagudos antes de voltar para casa. Adultos mais velhos correm risco elevado de apresentar desfechos cognitivos adversos após cirurgia cardíaca (Jones, Matalanis, Mårtensson et al., 2019). As necessidades de orientação do paciente e da família são identificadas e abordadas. Especialmente importantes são o nível funcional habitual, os mecanismos de enfrentamento e os sistemas de suporte disponíveis do paciente. Esses fatores afetam a evolução pós-operatória, os planos da alta e a reabilitação do paciente.

O estado do sistema cardiovascular é determinado por meio da revisão dos sintomas do paciente, incluindo experiências anteriores e atuais com dor torácica, palpitações, dispneia, claudicação intermitente (dor nas pernas que ocorre com caminhadas) e edema periférico. Também é obtido o histórico do paciente de doenças importantes, cirurgias anteriores, medicamentos e uso de drogas ilícitas e fármacos sem prescrição médica, fitoterápicos, etilismo e tabagismo. Atenção especial é dada para o controle da glicose sérica em pacientes diabéticos, tendo em vista que há maior incidência de complicações pós-operatórias quando o controle glicêmico é insuficiente (Gordon, Lauver & Buck, 2018).

As avaliações psicossocial e das necessidades de aprendizado do paciente e da família também são importantes. A antecipação da cirurgia cardíaca é uma fonte de muito estresse para o paciente e a família, e os pacientes com altos níveis de ansiedade apresentam resultados mais desfavoráveis (Ramesh, Nayak, Pai et al., 2017). Entretanto, espera-se alguma ansiedade, e trabalhar as preocupações do paciente e da família pode ajudá-los a identificar prioridades e encontrar estratégias de enfrentamento que os auxiliem a enfrentar a ameaça da cirurgia. Podem ser feitas perguntas para obter as informações a seguir:

- Conhecimento e compreensão sobre o procedimento cirúrgico, a evolução pós-operatória e a recuperação

TABELA 23.4 — Complicações potenciais da cirurgia cardíaca.

Complicações	Causa	Avaliação e manejo
Complicações cardíacas		
Hipovolemia (causa mais comum de diminuição do débito cardíaco após a cirurgia cardíaca)	Perda efetiva de sangue e volume intravascular. Vasodilatação em virtude do reaquecimento pós-operatório. Perda de líquido intravascular para os espaços intersticiais, tendo em vista que a cirurgia e a anestesia aumentam a permeabilidade capilar	Hipotensão arterial, taquicardia, PVC e POAP baixas são observadas com frequência. É prescrita reposição de líquido. As soluções de reposição incluem coloides (albumina), concentrado de hemácias ou cristaloides (soro fisiológico, lactato de Ringer).
Sangramento persistente	A circulação extracorpórea causa disfunção plaquetária e a hipotermia modifica os mecanismos de coagulação. O traumatismo cirúrgico faz com que os tecidos e os vasos sanguíneos drenem um líquido sanguinolento. Terapia anticoagulante (heparina) intraoperatória. A coagulopatia pós-operatória também pode resultar de disfunção hepática e depleção dos componentes da coagulação	A medição precisa do sangramento do ferimento e do sangue do dreno torácico é essencial. A drenagem não deve ultrapassar 200 mℓ/h durante as primeiras 4 a 6 h. A drenagem deve ser reduzida e interrompida após alguns dias, quando o material drenado passa de serossanguinolento para seroso. Hemoglobina sérica, hematócrito e coagulograma orientam a terapia. Administração de hemoderivados: concentrado de hemácias, plasma fresco congelado, concentrado de plaquetas, fator VII recombinante. Pode ser administrado sulfato de protamina para neutralizar a heparina não fracionada. Administração de acetato de desmopressina (DDAVP) para intensificar a função plaquetária. Se o sangramento persistir, o paciente pode retornar ao centro cirúrgico.
Tamponamento cardíaco	Líquido e coágulos se acumulam no saco pericárdico e comprimem o coração, evitando o enchimento dos ventrículos com sangue	Os sinais e sintomas incluem hipotensão arterial, taquicardia, diminuição do débito urinário e ↑ PVC. O traçado da pressão arterial pode mostrar pulso paradoxal (diminuição de > 10 mmHg na PA sistólica durante a inspiração). O sistema de drenagem torácica é verificado para eliminar possíveis dobraduras ou obstruções nos drenos. A radiografia de tórax pode revelar alargamento do mediastino. Um ecocardiograma pode ser feito à beira do leito para confirmar o tamponamento. É necessário manejo clínico de emergência; pode incluir o retorno para cirurgia.
Sobrecarga de líquido	As soluções IV e os hemoderivados aumentam o volume circulante	PVC e pressões na artéria pulmonar altas, bem como estertores crepitantes, indicam sobrecarga de líquido. São prescritos diuréticos, e a velocidade da administração de soluções IV é reduzida. Os tratamentos alternativos incluem técnicas de substituição renal contínua e diálise.
Hipotermia	A baixa temperatura corporal leva a vasoconstrição, tremores e hipertensão arterial	O paciente é reaquecido gradualmente após a cirurgia, diminuindo a vasoconstrição.
Hipertensão arterial	Resulta da vasoconstrição pós-operatória. Pode distender as linhas de sutura e causar sangramento pós-operatório. A condição costuma ser temporária	Podem ser utilizados vasodilatadores (nitroglicerina, nitroprusseto de sódio) para tratar a hipertensão arterial. Administrar com cautela para evitar hipotensão.
Taquiarritmias	O aumento da frequência cardíaca é comum com as alterações perioperatórias do volume. Comumente, ocorre fibrilação atrial rápida durante os primeiros dias de pós-operatório	Se uma taquiarritmia for o problema principal, o ritmo cardíaco é avaliado e podem ser prescritos medicamentos (p. ex., amiodarona, diltiazem). Agentes antiarrítmicos (p. ex., betabloqueadores) são administrados com frequência antes da cirurgia de revascularização miocárdica para minimizar o risco. Cardioversão e desfibrilação são alternativas para as taquiarritmias sintomáticas.
Bradicardias	Diminuição da frequência cardíaca em virtude do traumatismo cirúrgico e do edema que afetam o sistema de condução cardíaca	Muitas vezes, são deixados, no período pós-operatório, fios de estimulação que podem ser conectados a um marca-passo externo para aumentar a frequência cardíaca. Menos comumente, atropina ou outros medicamentos podem ser utilizados para aumentar a frequência cardíaca.
Insuficiência cardíaca	A contratilidade miocárdica pode estar diminuída no período perioperatório	O enfermeiro detecta e relata sinais de insuficiência cardíaca, incluindo hipotensão, ↑ PVC, ↑ POAP, distensão venosa; respiração dificultada e edema. O manejo clínico inclui diuréticos e agentes inotrópicos IV.
IAM (pode ocorrer no período intraoperatório ou pós-operatório)	Parte do músculo cardíaco morre; portanto, a contratilidade diminui. O comprometimento da movimentação da parede ventricular diminui ainda mais o débito cardíaco. Os sintomas podem ser mascarados pelo desconforto cirúrgico pós-operatório ou pelo esquema de anestesia-analgesia	Avaliação cuidadosa para determinar o tipo de dor que o paciente está sentindo; suspeita-se de infarto do miocárdio se a PAM for baixa com pré-carga normal. ECG e biomarcadores cardíacos seriados auxiliam na obtenção do diagnóstico (as alterações podem ocorrer em virtude da intervenção cirúrgica).

(continua)

TABELA 23.4 Complicações potenciais da cirurgia cardíaca. (continuação)

Complicações	Causa	Avaliação e manejo
Complicações pulmonares		
Comprometimento da troca gasosa	Durante e após a analgesia, os pacientes necessitam de assistência mecânica para respirar. Os agentes anestésicos estimulam a produção de muco, e a dor da incisão torácica pode diminuir a eficácia da ventilação. Potencial de atelectasia pós-operatória	As complicações pulmonares são detectadas durante a avaliação dos sons cardíacos, níveis de saturação de oxigênio, gasometria arterial e leituras do respirador. Períodos prolongados de ventilação mecânica podem ser necessários enquanto as complicações são tratadas.
Complicações neurológicas		
Alterações neurológicas; AVE	Trombos e êmbolos podem causar infarto cerebral, e os sinais neurológicos podem se evidenciar quando o paciente recupera-se da anestesia	Incapacidade física de seguir comandos simples em 6 h da recuperação da anestesia; hemiplegia ou outras alterações neurológicas podem indicar AVE. Os pacientes idosos ou que apresentam insuficiência renal ou hepática podem demorar mais tempo para se recuperar da anestesia.
Lesão renal e desequilíbrio eletrolítico		
Lesão renal aguda	Pode resultar da hipoperfusão dos rins ou da lesão dos túbulos renais por fármacos nefrotóxicos	Pode responder a diuréticos ou necessitar de terapia de substituição renal contínua ou diálise. Líquidos, eletrólitos e débito urinário são monitorados com frequência. Pode resultar em nefropatia crônica e necessitar de diálise em andamento.
Desequilíbrio eletrolítico	Desequilíbrios pós-operatórios de potássio, magnésio, sódio, cálcio e glicose sérica estão relacionados com perdas cirúrgicas, alterações metabólicas e administração de medicamentos e soluções IV	Monitorar os eletrólitos e os estudos metabólicos básicos com frequência. Implementar o tratamento para corrigir o desequilíbrio eletrolítico imediatamente (ver Boxe 23.11).
Outras complicações		
Insuficiência hepática	A cirurgia e a anestesia estressam o fígado. Mais comum em paciente com cirrose, hepatite ou insuficiência cardíaca do lado direito prolongada	A utilização de medicamentos metabolizados pelo fígado deve ser minimizada. Os níveis de bilirrubina e albumina são monitorados e é fornecido suporte nutricional.
Infecção	A cirurgia e a anestesia alteram o sistema imune do paciente. Diversos dispositivos invasivos utilizados para monitorar e amparar a recuperação do paciente podem atuar como fonte de infecção	Monitorar em relação aos sinais de possível infecção: temperatura corporal, contagem total e diferencial de leucócitos, locais de incisão e punção, urina (limpidez, cor e odor), sons respiratórios bilaterais, expectoração (cor, odor, volume). A terapia com antibióticos pode ser instituída ou modificada conforme o necessário. A infusão contínua de insulina para manter as concentrações sanguíneas de glicose abaixo de 180 mg/dℓ, mas evitando hipoglicemia, reduz a incidência de infecções profundas na ferida esternal. Os dispositivos invasivos são descontinuados assim que deixam de ser necessários. Os protocolos institucionais para a manutenção e a substituição de acessos e dispositivos invasivos são seguidos para minimizar o risco de infecção.

↑, aumentado; AVE: acidente vascular encefálico; IAM: infarto agudo do miocárdio; IV: intravenosa; PCP: pressão capilar pulmonar; PVC: pressão venosa central. Adaptada de Urden, L. D., Stacy, K. M. & Lough, M. E. (2019). *Priorities in critical care nursing* (8th ed.). St. Louis, MO: Elsevier.

- Temores e preocupações a respeito da cirurgia e das futuras condições de saúde
- Mecanismos de enfrentamento úteis para o paciente
- Sistemas de suporte disponíveis durante e após a hospitalização.

Redução do temor e da ansiedade

O enfermeiro proporciona ao paciente e à família tempo e oportunidade para expressar seus temores. Os tópicos de preocupação podem ser dor, alterações na imagem corporal, temor do desconhecido e temor de incapacidade funcional ou morte. Pode ser útil descrever as sensações que o paciente venha a apresentar, incluindo sedação pré-operatória, anestesia cirúrgica e manejo da dor pós-operatória. O enfermeiro reafirma ao paciente que o temor da dor é normal, que será sentida alguma dor, que serão fornecidos medicamentos para o alívio e que o paciente será cuidadosamente monitorado. Além disso, o enfermeiro instrui o paciente a solicitar medicamentos analgésicos antes que a dor se torne grave. Se o paciente apresentar preocupações a respeito da formação de cicatriz em virtude da cirurgia, o enfermeiro o encoraja a discutir essa questão e esclarece quaisquer concepções errôneas. O paciente e a família podem desejar discutir os seus temores sobre a morte do paciente. Após a expressão do temor, o enfermeiro pode assegurar ao paciente e à família que esse temor é normal e explorar adicionalmente os seus sentimentos. Para os pacientes com ansiedade ou temor extremos e para os quais o apoio emocional e as instruções não obtiverem sucesso, medicamentos ansiolíticos como o lorazepam podem ser úteis.

Monitoramento e manejo de complicações potenciais

Pode ocorrer angina em virtude do aumento do estresse e da ansiedade relacionados com a cirurgia que se aproxima. O paciente que desenvolve angina normalmente responde à terapia típica para angina, mais comumente nitroglicerina. Alguns pacientes necessitam de oxigênio e infusões de nitroglicerina IV. Pacientes fisiologicamente instáveis podem necessitar de manejo pré-operatório em uma unidade de cuidados críticos.

Fornecimento de orientações ao paciente

Antes da cirurgia, os pacientes e as suas famílias recebem instruções específicas. Estas incluem informações sobre como o paciente deve administrar ou interromper medicamentos específicos, incluindo anticoagulantes, anti-hipertensivos e hipoglicemiantes. O paciente é orientado a se banhar com uma solução antisséptica como gliconato de clorexidina e aplicar pomada de mupirocina cálcica a 2% em cada narina para ajudar a reduzir o risco de infecção no local cirúrgico (Reiser, Scherag, Forstner et al., 2017). As infecções nas cirurgias cardíacas são, com frequência, causadas por *Staphylococcus aureus*, que é encontrado nas vias nasais. Os estudos já mostraram que a descolonização pré-operatória das vias nasais efetivamente reduz as infecções na ferida esternal associadas à cirurgia cardíaca (Lemaignen, Armand-Lefevre, Birgand et al., 2018) (ver discussão adicional sobre preparo pré-operatório no Capítulo 14).

As instruções também incluem informações sobre a hospitalização e a cirurgia. O enfermeiro informa o paciente e a família a respeito dos equipamentos, drenos e acessos que estarão presentes após a cirurgia e suas finalidades. Eles devem esperar monitores, diversos acessos IV, drenos torácicos e um cateter urinário. Explicar a finalidade e o tempo aproximado que esses dispositivos estarão inseridos ajuda a tranquilizar o paciente. A maioria dos pacientes permanece intubada ou em ventilação mecânica por algumas horas após a cirurgia. É importante que os pacientes saibam que isso os impedirá de falar, e o enfermeiro deve tranquilizá-los de que a equipe será capaz de auxiliá-los com outros meios de comunicação.

O enfermeiro deve ter cautela ao responder as perguntas do paciente sobre os cuidados pós-operatórios e os procedimentos. Após o enfermeiro explicar a respiração profunda e a tosse, a utilização do espirômetro de incentivo e os exercícios para os pés, ele pratica tais procedimentos com o paciente. É discutido o benefício da deambulação precoce e frequente. As perguntas da família nessa ocasião normalmente se concentram na duração da cirurgia, quem discutirá os resultados do procedimento com eles após a cirurgia, onde esperar durante a cirurgia, os procedimentos de visita na unidade de cuidados críticos e como eles podem amparar o paciente antes da cirurgia e na unidade de cuidados críticos.

Manejo intraoperatório

O enfermeiro perioperatório realiza avaliações e prepara o paciente conforme descrito nos Capítulos 14 e 15. Além de auxiliar com o procedimento cirúrgico, os enfermeiros perioperatórios são responsáveis pelo conforto e pela segurança do paciente.

Entre as possíveis complicações intraoperatórias, estão débito cardíaco diminuído, arritmias, hemorragia, infarto do miocárdio, falência de órgãos em decorrência de choque e eventos tromboembólicos, inclusive AVE (Urden et al., 2019). A avaliação de enfermagem intraoperatória perspicaz é crítica para prevenir, detectar e iniciar intervenções imediatas para essas complicações. Antes do fechamento da incisão torácica, são inseridos drenos torácicos para evacuar o ar e para a drenagem do mediastino e do tórax.

Eletrodos de marca-passo epicárdico temporário podem ser implantados sobre a superfície do átrio direito e do ventrículo direito. Esses eletrodos epicárdicos podem ser conectados a um marca-passo externo se o paciente apresentar bradicardia persistente no perioperatório (ver mais sobre marca-passos no Capítulo 22).

Manejo de enfermagem no pós-operatório

Os cuidados pós-operatórios iniciais enfocam na conquista ou na manutenção da estabilidade hemodinâmica e na recuperação da anestesia geral. Os cuidados podem ser prestados na unidade de recuperação pós-anestésica (URPA) ou UTI. O período pós-operatório imediato para o paciente que foi submetido à cirurgia cardíaca apresenta muitos desafios para a equipe de saúde. São realizados todos os esforços para facilitar a transição do centro cirúrgico para a UTI ou URPA com risco mínimo. Informações específicas a respeito do procedimento cirúrgico e dos fatores importantes a respeito do manejo pós-operatório são comunicadas pela equipe cirúrgica e pela equipe anestésica para o enfermeiro de cuidados críticos ou da URPA, que, em seguida, assume a responsabilidade pelos cuidados do paciente. A Figura 23.12 apresenta uma visão geral dos muitos aspectos dos cuidados para o paciente submetido à cirurgia cardíaca.

Após a estabilização das condições cardíacas e respiratórias do paciente, o paciente é transferido para uma unidade intermediária com telemetria. Os cuidados na UTI e na unidade intermediária concentram-se no monitoramento cardiopulmonar, no manejo da dor, no manejo do ferimento, na atividade progressiva e na nutrição. As instruções a respeito dos medicamentos e da modificação dos fatores de risco são enfatizadas.

Um plano típico de cuidados de enfermagem pós-operatórios é apresentado no Boxe 23.11.

Avaliação do paciente

Quando o paciente é internado na UTI ou na URPA, as equipes médica e de enfermagem realizam avaliações completas de todos os sistemas a intervalos de pelo menos 4 horas. É necessário avaliar os parâmetros a seguir:

Estado neurológico: nível de responsividade, tamanho das pupilas e reação à luz, simetria facial, movimentação dos membros e força de preensão.

Estado cardíaco: frequência e ritmo cardíacos, sons cardíacos, estado do marca-passo, pressão arterial, pressão venosa central (PVC); em pacientes selecionados, parâmetros hemodinâmicos: pressão arterial pulmonar, pressão de oclusão da artéria pulmonar (POAP), débito e índice cardíaco, resistência vascular sistêmica e pulmonar, saturação venosa mista de oxigênio ($Sv\text{-}O_2$). Um cateter de artéria pulmonar é utilizado com frequência para monitorar esses parâmetros. Uma opção seria calcular o monitoramento minimamente invasivo do volume sistólico, a resistência vascular sistêmica e o débito cardíaco por meio das pressões obtidas no acesso arterial (p. ex., monitor Vigileo® com sensor FloTrac®). (Ver no Capítulo 21 uma descrição detalhada sobre o monitoramento hemodinâmico.)

Condições respiratórias: movimentação torácica, sons respiratórios, configurações do ventilador (p. ex., frequência, volume corrente, concentração de oxigênio, modo, tal como assisto-controlado, pressão positiva expiratória final [PEEP], suporte pressórico), frequência respiratória, pressão inspiratória máxima, saturação de oxigênio percutânea (SpO_2), dióxido de carbono expirado (CO_2), drenagem por dreno torácico pleural, gasometria arterial. (Ver nos Capítulos 17 e 19 descrições detalhadas da avaliação respiratória e do manejo ventilatório, respectivamente.)

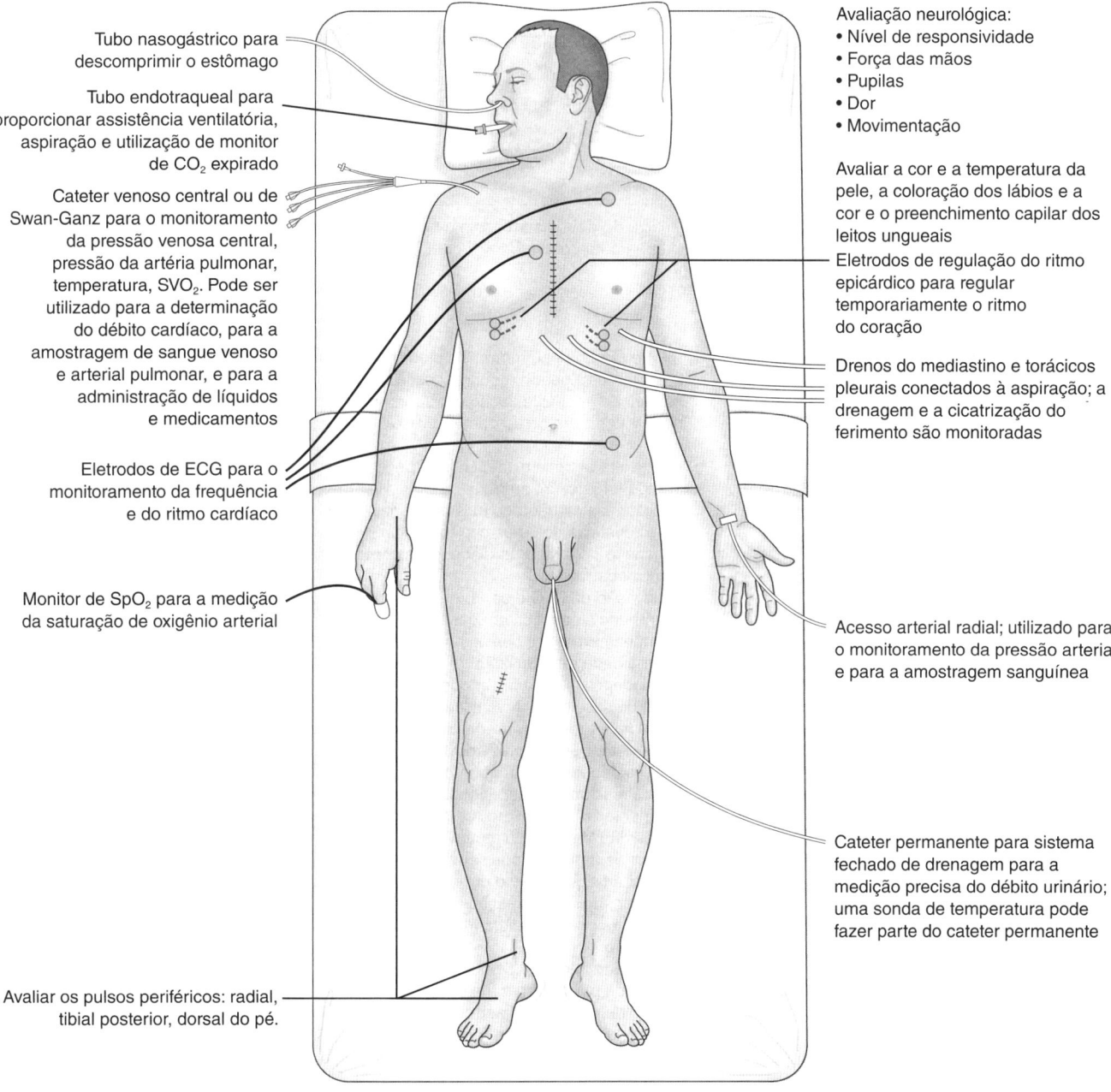

Figura 23.12 • Os cuidados pós-operatórios do paciente que foi submetido à cirurgia cardíaca exigem que o enfermeiro tenha competência na interpretação da hemodinâmica, correlacionando os dados das avaliações físicas aos resultados laboratoriais, no sequenciamento das intervenções e na avaliação do progresso em direção aos resultados desejados.

Estado vascular periférico: pulsos periféricos; coloração da pele, dos leitos ungueais, das mucosas, dos lábios e dos lóbulos das orelhas; temperatura da pele; edema; condição dos curativos e dos acessos invasivos.

Função renal: débito urinário; creatinina sérica e eletrólitos.

Estado hidreletrolítico: equilíbrio hídrico cuidadoso, incluindo todas as soluções IV e hemoderivados, produção de todos os tubos de drenagem; indicadores clínicos e laboratoriais de desequilíbrio.

Dor: natureza, tipo, localização e duração; apreensão; resposta aos analgésicos.

A avaliação também inclui a verificação de todos os equipamentos e dos drenos para assegurar que estejam funcionando adequadamente; tubo endotraqueal, respirador, monitor de CO_2 expirado, monitor de SpO_2, cateter de artéria pulmonar, monitor de $Sv\text{-}O_2$, acessos arteriais e IV, dispositivos de infusão IV e equipos, monitor cardíaco, marca-passo, drenos torácicos e sistema de drenagem urinária.

Quando o paciente readquire a consciência e progride pelo período pós-operatório, o enfermeiro também avalia os indicadores das condições psicológicas e emocionais. O paciente pode apresentar comportamento que reflita negação ou depressão ou pode apresentar *delirium* pós-operatório. Os sinais característicos de *delirium* incluem ilusões perceptivas temporárias, alucinações visuais e auditivas, desorientação e ideias delirantes paranoicas. Os pacientes que apresentam *delirium* após a cirurgia cardíaca têm desfechos piores que pacientes semelhantes sem essa complicação (Jones et al., 2019).

Boxe 23.11 — PLANO DE CUIDADO DE ENFERMAGEM
Cuidados do paciente após a cirurgia cardíaca

DIAGNÓSTICO DE ENFERMAGEM: comprometimento do débito cardíaco associado com a perda sanguínea e o comprometimento da função do miocárdio
OBJETIVO: restauração do débito cardíaco para manter a perfusão dos órgãos e dos tecidos

Intervenções de enfermagem	Justificativa	Resultados esperados
1. Monitorar as condições cardiovasculares. Verificação seriada da pressão arterial (PA), de outros parâmetros hemodinâmicos e do ritmo e da frequência cardíacos é feita, registrada e correlacionada com a condição geral do paciente. a. Avaliar a PA a cada 15 min até que esteja estável; em seguida, pressão arterial a cada 1 a 4 h durante 24 h; em seguida, a cada 8 a 12 h até a alta hospitalar. b. Auscultar os sons cardíacos e o ritmo cardíaco. c. Avaliar os pulsos arteriais periféricos (podálico, tibial, radial). d. Monitorar os parâmetros hemodinâmicos para avaliar o débito cardíaco, a volemia e o tônus vascular. e. Observar em relação a tendências na hemodinâmica e observar que a ventilação mecânica modifica a hemodinâmica. f. Monitorar o padrão do ECG em relação a arritmias cardíacas e alterações isquêmicas. g. Avaliar os resultados de biomarcadores cardíacos. h. Primeiramente, verificar o débito urinário a cada 30 a 60 min, depois em associação com os sinais vitais. i. Observar a mucosa bucal, os leitos ungueais, os lábios, os lóbulos das orelhas e as extremidades. j. Avaliar a pele; observar a temperatura e a cor. 2. Observar em relação ao sangramento persistente: drenagem excessiva de sangue pelo dreno torácico; hipotensão; PVC baixa; taquicardia. Preparar para infundir hemoderivados, soluções IV. 3. Observar em relação ao tamponamento cardíaco: hipotensão; elevação de PVC e POAP, pulso paradoxal; distensão da veia jugular; diminuição do débito urinário. Verifique se há diminuição do volume de sangue no sistema de coleta de drenagem torácica. Preparar para reoperação. 4. Observar se existem sinais de insuficiência cardíaca. Preparar-se para administrar diuréticos, agentes inotrópicos IV.	1. A eficácia do débito cardíaco é avaliada por monitoramento contínuo. a. A PA é um dos parâmetros fisiológicos mais importantes a serem monitorados; a vasoconstrição após circulação extracorpórea pode exigir tratamento com um vasodilatador IV. b. A ausculta fornece evidências de pericardite (atrito pericárdico), arritmias. c. A existência ou não dos pulsos arteriais e as características dos mesmos fornecem dados a respeito do débito cardíaco, bem como de lesões obstrutivas. d. A elevação da PVC e da POAP pode indicar insuficiência cardíaca congestiva ou edema pulmonar. Pressões baixas podem indicar a necessidade de reposição do volume. e. As tendências são mais importantes do que as leituras isoladas. A ventilação mecânica aumenta a pressão intratorácica. f. Podem ocorrer arritmias com isquemia coronariana, hipoxia, sangramento e distúrbios ácido-básicos ou eletrolíticos. Alterações do segmento ST podem indicar isquemia do miocárdio. Captura do marca-passo e medicamentos antiarrítmicos são utilizados para manter a frequência e o ritmo cardíacos e para dar suporte à pressão arterial. g. Elevações podem indicar infarto agudo do miocárdio. h. O débito urinário < 0,5 mℓ/kg/h indica diminuição da perfusão renal e pode refletir diminuição do débito cardíaco. i. Escurecimento da pele e cianose podem indicar diminuição do débito cardíaco. j. Pele fria e úmida indica vasoconstrição e diminuição do débito cardíaco. 2. O sangramento pode resultar do traumatismo cirúrgico dos tecidos, anticoagulantes e defeitos de coagulação. 3. O tamponamento cardíaco resulta do sangramento para o saco pericárdico ou do acúmulo de líquido no saco pericárdico, que comprime o coração e evita o enchimento adequado dos ventrículos. A diminuição da drenagem torácica pode indicar que líquido e coágulos estão se acumulando no saco pericárdico. 4. A insuficiência cardíaca resulta da diminuição da ação de bombeamento do coração; pode causar perfusão deficiente para os órgãos vitais.	Os parâmetros a seguir estão nas variações normais do paciente: • Pressão arterial • Pressão venosa central (PVC) • Pressões da artéria pulmonar • Pressão de oclusão da artéria pulmonar (POAP) • Sons cardíacos • Resistência vascular pulmonar e sistêmica • Débito e índice cardíacos • Pulsos periféricos • Frequência e ritmo cardíacos • Biomarcadores cardíacos • Débito urinário • Cor da pele e das mucosas • Temperatura da pele • < 200 mℓ/h de drenagem por drenos torácicos durante as primeiras 4 a 6 h • Sinais vitais estáveis • PVC e outros parâmetros hemodinâmicos nos limites normais • Débito urinário nos limites normais • Cor da pele normal • Respiração tranquila, pulmões limpos • Dor limitada à incisão.

(continua)

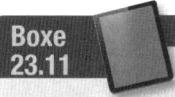

Boxe 23.11 — PLANO DE CUIDADO DE ENFERMAGEM (continuação)
Cuidados do paciente após a cirurgia cardíaca

DIAGNÓSTICO DE ENFERMAGEM: troca gasosa prejudicada associada com a cirurgia torácica
OBJETIVO: troca gasosa adequada

Intervenções de enfermagem	Justificativa	Resultados esperados
1. Manter a ventilação mecânica até que o paciente consiga respirar independentemente. 2. Monitorar gasometria arterial, volume corrente, pressão inspiratória máxima e parâmetros de extubação. 3. Auscultar o tórax em relação aos sons respiratórios. 4. Promover sedação adequada do paciente, conforme prescrito, e monitorar a frequência e a profundidade respiratórias. 5. Aspirar as secreções traqueobrônquicas conforme o necessário, com a utilização de técnica asséptica estrita. 6. Auxiliar na retirada e na remoção do tubo endotraqueal. 7. Após a extubação, promover respiração profunda, tosse e movimentação do corpo. Encorajar a utilização de espirômetro de incentivo e a adesão aos tratamentos respiratórios. Instruir a respeito da imobilização da incisão com um "travesseiro para tosse" para diminuir o desconforto.	1. O suporte ventilatório é utilizado para diminuir o esforço do coração, manter a ventilação efetiva e fornecer acesso respiratório em caso de complicações. 2. A gasometria arterial e os parâmetros do respirador indicam a eficácia da ventilação mecânica e alterações que precisam ser realizadas para melhorar a troca gasosa. 3. Estertores crepitantes indicam congestão pulmonar; sons respiratórios diminuídos ou ausentes podem indicar pneumotórax, hemotórax, deslocamento do tubo. 4. A sedação auxilia o paciente a tolerar o tubo endotraqueal e a lidar com a ventilação mecânica. 5. A retenção de secreções leva à hipoxia e a possíveis infecções. 6. A extubação diminui o risco de infecções pulmonares e intensifica a capacidade do paciente de se comunicar. 7. Auxilia na manutenção de vias respiratórias patentes, prevenindo a atelectasia e facilitando a expansão pulmonar.	• Vias respiratórias permeáveis • Gasometria arterial nos limites da normalidade • Tubo endotraqueal corretamente posicionado, conforme evidenciado por radiografia • Pulmões limpos bilateralmente • Respirador sincronizado com as incursões respiratórias do paciente • Pulmões limpos após aspiração/tosse • Leitos ungueais e mucosas róseos • Acuidade mental consistente com a dose recebida de sedativos e analgésicos • Auto-orientação; consegue responder sim ou não adequadamente • É possível o desmame bem-sucedido da ventilação mecânica.

DIAGNÓSTICO DE ENFERMAGEM: risco de hipovolemia ou hipervolemia e desequilíbrio eletrolítico associado com as alterações no volume sanguíneo
OBJETIVO: equilíbrio hídrico e eletrolítico

Intervenções de enfermagem	Justificativa	Resultados esperados
1. Monitorar o equilíbrio hidreletrolítico. a. Documentar adequadamente o equilíbrio hídrico; registrar o volume urinário a cada 30 min a 4 h enquanto na UTI; em seguida, a cada 8 a 12 h durante a hospitalização. b. Avaliar pressão arterial, parâmetros hemodinâmicos, peso corporal, eletrólitos, hematócrito, PVJ, sons respiratórios, débito urinário e drenagem do tubo nasogástrico. c. Medir a drenagem torácica pós-operatória; a cessação da drenagem pode indicar dreno torácico dobrado ou bloqueado. Assegurar a permeabilidade e a integridade do sistema de drenagem. d. Pesar diariamente e correlacionar com o equilíbrio hídrico.	1. O volume sanguíneo circulante adequado é necessário para a atividade celular ideal; pode ocorrer desequilíbrio hidreletrolítico após a cirurgia. a. Fornece um método para determinar o equilíbrio hídrico positivo ou negativo e as necessidades de líquido. b. Fornece informações a respeito da hidratação. c. A perda sanguínea excessiva da cavidade torácica pode causar hipovolemia. d. Indicador de equilíbrio hídrico.	• Equilíbrio hídrico adequado • Parâmetros de avaliação hemodinâmica negativos para sobrecarga de líquido ou hipovolemia • Pressão arterial normal com alterações na posição • Ausência de arritmia • Peso estável • pH do sangue arterial de 7,35 a 7,45 • Potássio sérico de 3,5 a 5 mEq/ℓ (3,5 a 5 mmol/ℓ) • Magnésio sérico de 1,8 a 2,6 mg/dℓ (0,74 a 1,07 mmol/ℓ) • Sódio sérico de 135 a 145 mEq/ℓ (135 a 145 mmol/ℓ) • Cálcio sérico de 8,8 a 10,4 mg/dℓ (2,2 a 2,6 mmol/ℓ) • Glicose sérica ≤ 180 mg/dℓ.

(continua)

Boxe 23.11 — PLANO DE CUIDADO DE ENFERMAGEM (continuação)
Cuidados do paciente após a cirurgia cardíaca

Intervenções de enfermagem	Justificativa	Resultados esperados
2. Estar alerta para alterações dos níveis de eletrólitos séricos. a. Hipopotassemia (potássio baixo) *Efeitos:* arritmias: extrassístoles ventriculares, taquicardia ventricular. Observar se há alterações específicas no ECG. Administrar reposição de potássio IV, conforme prescrito. b. Hiperpotassemia (potássio alto) *Efeitos:* alterações no ECG, ondas T apiculadas, complexo QRS alargado, bradicardia. Estar preparado para administrar diurético ou uma resina de troca iônica (sulfonato sódico de poliestireno); ou insulina e glicose IV. c. Monitorar magnésio, sódio e cálcio séricos. d. Hiperglicemia (glicose sérica alta) *Efeitos:* aumento do débito urinário, sede, comprometimento da cicatrização. Administrar insulina, conforme prescrito.	2. Uma concentração específica de eletrólitos é necessária nos líquidos corporais extracelulares e intracelulares para manter a vida. a. *Causas:* Ingestão inadequada, diuréticos, vômito, drenagem nasogástrica excessiva, resposta ao estresse perioperatório. b. *Causas:* aumento da ingestão, hemólise em virtude de circulação extracorpórea/dispositivos de assistência mecânica, acidose, insuficiência renal. A resina se liga ao potássio e promove a sua excreção intestinal. A insulina auxilia as células com a absorção de glicose e potássio. c. Níveis baixos de magnésio são associados a arritmias. Níveis baixos de sódio são associados a fraqueza e manifestações neurológicas. Níveis baixos de cálcio podem levar a arritmias e espasmos musculares. d. *Causa:* resposta de estresse à cirurgia. Afeta pacientes com diabetes melito e aqueles sem diabetes melito.	

DIAGNÓSTICO DE ENFERMAGEM: risco de confusão aguda associada com alteração do ciclo de sono-vigília, comprometimento das funções metabólicas, uso de múltiplos medicamentos
OBJETIVO: prevenção de confusão mental aguda/*delirium* pós-cardiotomia

Intervenções de enfermagem	Justificativa	Resultados esperados
1. Utilizar medidas para prevenir o *delirium* pós-cardiotomia: a. Explicar todos os procedimentos e a necessidade de cooperação do paciente. b. Planejar os cuidados de enfermagem para proporcionar períodos de sono ininterrupto com o padrão de dia e noite normal do paciente. c. Promover a continuidade dos cuidados. d. Orientar em relação ao tempo e ao local com frequência. Encorajar as visitas da família. e. Avaliar em relação a medicamentos que possam contribuir para o *delirium*. 2. Observar se há distorções perceptivas, alucinações, desorientação e ideias delirantes paranoicas.	1. *Delirium* pós-cardiotomia pode resultar de alteração do ciclo de sono-vigília, comprometimento das funções metabólicas, uso de múltiplos medicamentos. Normalmente, os ciclos de sono têm duração de, no mínimo, 50 min. O primeiro ciclo pode ter de 90 a 120 min de duração e, em seguida, encurta durante os ciclos sucessivos. A privação do sono resulta quando os ciclos de sono são interrompidos ou são de quantidade inadequada. 2. O *delirium* pode indicar uma condição clínica grave, tal como hipoxia, desequilíbrio ácido-básico, anormalidades metabólicas e infarto cerebral.	• Coopera com os procedimentos • Dorme por intervalos longos e ininterruptos • Orientado quanto à pessoa, ao local e ao tempo • Não apresenta distorções perceptivas, alucinações, desorientação, ideias delirantes.

DIAGNÓSTICO DE ENFERMAGEM: dor aguda associada com traumatismo cirúrgico e irritação pleural causada por drenos torácicos
OBJETIVO: alívio da dor

Intervenções de enfermagem	Justificativa	Resultados esperados
1. Registrar a natureza, o tipo, a localização, a intensidade e a duração da dor. 2. Encorajar a administração do medicamento para a dor de rotina durante as primeiras 24 a 72 h, e observar em relação aos efeitos colaterais de letargia, hipotensão, taquicardia, depressão respiratória.	1. A dor e a ansiedade aumentam a frequência de pulso, o consumo de oxigênio e o esforço cardíaco. 2. A analgesia promove o repouso, diminui o consumo de oxigênio causado pela dor e auxilia o paciente na realização de exercícios de respiração profunda e tosse; o medicamento para a dor é mais eficaz quando administrado antes que a dor seja grave.	• Relata que a intensidade da dor está diminuindo • Diminuição da inquietação • Sinais vitais estáveis • Participa em exercícios de respiração profunda e tosse • Verbaliza menos queixas de dor a cada dia • Posiciona-se sozinho; participa nas atividades dos cuidados • Aumenta a atividade gradualmente.

(continua)

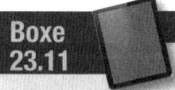

Boxe 23.11 — PLANO DE CUIDADO DE ENFERMAGEM (continuação)
Cuidados do paciente após a cirurgia cardíaca

DIAGNÓSTICO DE ENFERMAGEM: risco de comprometimento da função cardíaca associado com alterações da pós-carga que possam comprometer a perfusão renal
OBJETIVO: manutenção de débito cardíaco e perfusão renal adequados

Intervenções de enfermagem	Justificativa	Resultados esperados

1. Avaliar a função renal:
  a. Avaliar o débito urinário a cada 30 min a 4 h nos cuidados críticos; em seguida, a cada 8 a 12 h até a alta hospitalar.
  b. Monitorar e relatar os resultados laboratoriais: BUN, creatinina sérica, eletrólitos séricos.
2. Preparar-se para administrar diuréticos de ação rápida ou fármacos inotrópicos (p. ex., dobutamina).
3. Preparar o paciente para a diálise ou terapia de substituição renal contínua, se indicada.
	1. A lesão renal pode ser causada por perfusão deficiente, hemólise, débito cardíaco baixo e utilização de agentes vasopressores para aumentar a pressão arterial.
	  a. < 0,5 mℓ/kg/h indica diminuição da função renal.
	  b. Esses testes indicam a capacidade dos rins de excretar produtos residuais.
	2. Esses agentes promovem a função renal e aumentam o débito cardíaco e o fluxo sanguíneo renal.
	3. Proporciona ao paciente a oportunidade de fazer perguntas e se preparar para o procedimento.
		• Débito urinário consistente com a ingestão de líquido; > 0,5 mℓ/kg/h
		• Gravidade específica urinária de 1,005 a 1,030
		• Ureia sérica (BUN), creatinina e eletrólitos nos limites normais.

DIAGNÓSTICO DE ENFERMAGEM: termorregulação prejudicada associada com infecção ou síndrome pós-pericardiotomia
OBJETIVO: manutenção da temperatura corporal normal

Intervenções de enfermagem	Justificativa	Resultados esperados
1. Avaliar a temperatura a cada hora. 2. Utilizar técnica asséptica ao trocar os curativos, aspirar o tubo endotraqueal; manter os sistemas fechados para todos os acessos IV e arteriais e para o cateter urinário permanente. 3. Observar em relação aos sintomas de síndrome pós-pericardiotomia. 4. Coletar amostras para culturas e outros exames laboratoriais (hemograma, VHS); administrar agentes antibióticos, conforme prescrito. 5. Administrar agentes anti-inflamatórios, conforme instruído.	1. A febre pode indicar processo infeccioso ou inflamatório. 2. Diminui o risco de infecção. 3. Ocorrem em aproximadamente 10% dos pacientes após a cirurgia cardíaca. 4. Os antibióticos tratam a infecção documentada. 5. Os agentes anti-inflamatórios aliviam os sintomas da inflamação.	• Temperatura corporal normal • As incisões estão livres de infecções e estão cicatrizando • Ausência de sintomas de síndrome pós-pericardiotomia: febre, mal-estar, efusão pericárdica, frêmito de fricção pericárdica, artralgia.

DIAGNÓSTICO DE ENFERMAGEM: falta de conhecimento a respeito das atividades de cuidados pessoais
OBJETIVO: capacidade de realizar as atividades de cuidados pessoais

Intervenções de enfermagem	Justificativa	Resultados esperados
1. Desenvolver o plano de instruções para o paciente e a família. Fornecer instruções específicas em relação ao seguinte: • Dieta e pesagens diárias • Progressão da atividade • Atividade física • Exercícios de respiração profunda, tosse e expansão pulmonar • Monitoramento da temperatura e do pulso • Esquema medicamentoso • Cuidados da incisão • Acesso ao sistema médico de emergência. 2. Fornecer instruções verbais e escritas; fornecer diversas sessões de instruções para o reforço e para responder perguntas.	1. Cada paciente apresenta necessidades únicas. 2. A repetição promove o aprendizado ao possibilitar questionamentos e o esclarecimento de informações errôneas.	• O paciente e os familiares explicam e aderem ao esquema terapêutico • O paciente e os familiares identificam as alterações necessárias no estilo de vida • Apresenta cópia das instruções da alta (no idioma primário do paciente e em nível de leitura apropriado; apresenta um formato alternativo, se indicado) • Mantém as consultas de acompanhamento.

(continua)

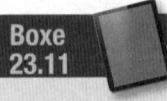

Boxe 23.11 PLANO DE CUIDADO DE ENFERMAGEM (continuação)
Cuidados do paciente após a cirurgia cardíaca

Intervenções de enfermagem	Justificativa	Resultados esperados
3. Envolver a família nas sessões de instruções.	3. Os familiares responsáveis pelos cuidados domiciliares normalmente estão ansiosos e necessitam de tempo adequado para o aprendizado.	
4. Fornecer as informações de contato para o cirurgião e o cardiologista e instruções sobre as visitas de acompanhamento com o cirurgião.	4. Providências para os contatos com a equipe de saúde ajudam a acalmar as ansiedades.	
5. Realizar os encaminhamentos apropriados: instituição de cuidados domiciliares, programa de reabilitação cardíaca, grupos de apoio comunitário.	5. O aprendizado, a recuperação e as alterações no estilo de vida continuam após a alta hospitalar.	

As necessidades da família também precisam ser avaliadas. O enfermeiro verifica como os familiares estão lidando com a situação; determina as suas necessidades psicológicas, emocionais e espirituais; e descobre se eles estão recebendo informações adequadas a respeito da condição do paciente.

Monitoramento de complicações

O paciente é avaliado continuadamente em relação às complicações iminentes (ver Tabela 23.4). O enfermeiro e a equipe cirúrgica atuam em cooperação para prevenir complicações, para identificar os sinais e sintomas iniciais de complicações e instituir medidas para reverter a sua progressão.

Débito cardíaco diminuído

A diminuição no débito cardíaco é sempre uma ameaça para o paciente que realizou uma cirurgia cardíaca, e pode apresentar uma diversidade de causas. As alterações da pré-carga ocorrem quando muito pouco volume de sangue retorna para o coração como resultado de sangramento persistente e hipovolemia. O sangramento pós-operatório excessivo pode levar a diminuição do volume intravascular, hipotensão e débito cardíaco baixo. Problemas de sangramento são comuns após a cirurgia cardíaca, em decorrência dos efeitos da circulação extracorpórea, do traumatismo em virtude da cirurgia e da anticoagulação. A pré-carga também pode diminuir se houver acúmulo de líquido e sangue no pericárdio (tamponamento cardíaco), que impede o preenchimento cardíaco. O débito cardíaco também é alterado se muito volume retornar para o coração, causando sobrecarga de líquido.

As alterações da pós-carga ocorrem quando as artérias são constringidas como resultado da hipertensão ou hipotermia pós-operatória, aumentando o esforço do coração. As alterações na frequência cardíaca em virtude de bradicardia, taquicardia e arritmias podem levar à diminuição do débito cardíaco, e a contratilidade pode estar alterada com insuficiência cardíaca, IAM, desequilíbrios eletrolíticos e hipoxia.

Volemia e desequilíbrio eletrolítico

Pode ocorrer desequilíbrio hidreletrolítico após a cirurgia cardíaca. A avaliação de enfermagem em relação a essa complicação inclui o monitoramento do equilíbrio hídrico, do peso, dos parâmetros hemodinâmicos, dos níveis de hematócrito, da distensão das veias do pescoço, de edema, dos sons respiratórios (p. ex., estertores crepitantes finos, respiração ruidosa) e dos níveis de eletrólitos. O enfermeiro relata as alterações nos eletrólitos séricos imediatamente, de modo que o tratamento possa ser instituído. De especial importância são os níveis perigosamente altos ou baixos de potássio, magnésio, sódio e cálcio. Elevações dos níveis de glicose sérica são comuns no período pós-operatório. A administração de insulina IV é recomendada para pacientes com e sem diabetes melito para alcançar o controle glicêmico necessário para promover a cicatrização dos ferimentos, diminuir infecções e melhorar os resultados da cirurgia (Gordon et al., 2018). Já foi comprovado que a implementação de um protocolo de infusão de insulina com a meta de controle moderado da glicemia é efetiva no tratamento da hiperglicemia aguda após cirurgia cardíaca, ao mesmo tempo que diminui a incidência de hipoglicemia (Gordon et al., 2018).

Comprometimento da troca gasosa

O comprometimento da troca gasosa é outra possível complicação após a cirurgia cardíaca. Todos os tecidos corporais necessitam de um aporte adequado de oxigênio para sobreviverem. Para isso, após a cirurgia, um tubo endotraqueal com suporte ventilatório pode ser utilizado por horas a dias. A ventilação assistida é mantida até que os valores da gasometria do paciente sejam aceitáveis e o paciente demonstre a capacidade de respirar independentemente. Os pacientes que estiverem estáveis após a cirurgia já poderão ser extubados 2 a 4 horas após a cirurgia, o que reduz o seu desconforto e a ansiedade, bem como facilita a comunicação paciente-enfermeiro.

Enquanto recebe ventilação mecânica, o paciente é continuadamente avaliado em relação a sinais de comprometimento da troca gasosa: inquietação, ansiedade, cianose das mucosas e dos tecidos periféricos, taquicardia e "luta" com o respirador. Os sons respiratórios são avaliados com frequência para detectar congestão pulmonar e monitorar a expansão pulmonar. Gasometria arterial, SpO_2 e CO_2 expiratório são avaliados em relação à diminuição do oxigênio e ao aumento do CO_2. Após a extubação, intervenções pulmonares agressivas, tais como movimentação para os lados, tosse, respiração profunda e deambulação inicial são necessárias para prevenir atelectasia e pneumonia.

Comprometimento da circulação cerebral

Hipoperfusão ou microêmbolos durante ou após a cirurgia cardíaca podem provocar lesão cerebral. A função cerebral depende de aporte contínuo de sangue oxigenado. O cérebro não apresenta a capacidade de armazenar oxigênio e deve contar com a perfusão contínua adequada do coração. O enfermeiro observa o paciente em relação a sinais e sintomas de hipoxia cerebral: inquietação, confusão mental, dispneia, hipotensão e cianose. Uma avaliação das condições neurológicas do paciente inclui o nível de consciência, a resposta a comandos verbais e estímulos dolorosos, tamanho e reação das pupilas à luz, simetria facial, movimentação das extremidades e força das mãos. O enfermeiro documenta qualquer alteração e relata os achados anormais ao cirurgião, tendo em vista que podem sinalizar o início de uma complicação, tal como um AVE.

Manutenção do débito cardíaco

A avaliação das condições cardíacas do paciente deve ser contínua, e o enfermeiro monitora a eficácia do débito cardíaco por meio de observações clínicas e medições de rotina: leituras seriadas da pressão arterial, frequência cardíaca, PVC, pressão arterial e pressões da artéria pulmonar.

A função renal está relacionada com a função cardíaca, tendo em vista que a pressão arterial e o débito cardíaco direcionam a filtração glomerular; portanto, o débito urinário é medido e registrado. O débito urinário inferior a 0,5 mℓ/kg/h indica diminuição do débito cardíaco ou volume inadequado de líquido.

Os tecidos corporais dependem de um débito cardíaco adequado para ter aporte contínuo de sangue oxigenado para atender à alteração das demandas dos órgãos e dos sistemas corporais. Tendo em vista que a mucosa bucal, os leitos ungueais, os lábios e os lóbulos das orelhas são locais com leitos capilares ricos, eles são observados em relação à cianose e ao obscurecimento como possíveis sinais de redução do débito cardíaco. A distensão das veias do pescoço quando a cabeceira do leito está elevada em 30° ou mais pode sinalizar insuficiência cardíaca do lado direito.

Podem ocorrer arritmias em virtude da diminuição da perfusão para o miocárdio ou da sua irritação devido à cirurgia. As arritmias mais comuns observadas durante o período pós-operatório são fibrilação atrial, bradicardias, taquicardias e batimentos ectópicos (Urden et al., 2019). A observação contínua do monitor cardíaco em relação a arritmias é essencial.

O enfermeiro relata quaisquer sinais de diminuição do débito cardíaco imediatamente. Os dados da avaliação são utilizados para determinar a causa do problema. Após a obtenção de um diagnóstico, o médico e o enfermeiro trabalham em cooperação para restaurar o débito cardíaco e prevenir complicações adicionais. Quando indicado, são prescritos hemoderivados, líquidos e antiarrítmicos, diuréticos, vasodilatadores ou vasopressores. Se forem necessárias intervenções adicionais, como a inserção de uma bomba de balão intra-aórtico, o paciente e a família são preparados para o procedimento.

Promoção da troca gasosa adequada

Para assegurar a troca gasosa adequada, a perviedade do tubo endotraqueal é avaliada e mantida. O tubo deve ser fixado para prevenir que escorregue para fora ou para baixo e para dentro do brônquio principal direito. É necessária a aspiração quando o paciente apresentar estertores crepitantes ou tosse.

As determinações da gasometria arterial são comparadas aos dados basais, e as alterações são relatadas para o médico imediatamente.

Quando os parâmetros hemodinâmicos do paciente estabilizam, a posição corporal é alterada a cada 1 a 2 horas. As alterações frequentes de decúbito do paciente proporcionam a ventilação e a perfusão pulmonar ideais, possibilitando que os pulmões expandam mais completamente.

Os resultados da avaliação física e da gasometria arterial guiam o processo de desmame da ventilação mecânica. O enfermeiro auxilia no processo de desmame e na remoção do tubo endotraqueal. Após a extubação, o enfermeiro encoraja a respiração profunda e a tosse no mínimo a cada 1 a 2 horas para remover as secreções, abrir os sacos alveolares e promover a ventilação efetiva. Ver mais informações sobre o desmame da ventilação mecânica no Capítulo 19.

Manutenção do equilíbrio hidreletrolítico

Para promover o equilíbrio hidreletrolítico, o enfermeiro avalia cuidadosamente o equilíbrio hídrico para determinar se é positivo ou negativo. É necessário registrar todo o aporte de líquido, incluindo soluções IV, por tubo nasogástrico e oral, bem como toda produção, incluindo urina, drenagem nasogástrica e drenagem torácica.

Os parâmetros hemodinâmicos (p. ex., pressão arterial, PVC, débito cardíaco) são correlacionados com o aporte, a produção e o peso para determinar a adequação da hidratação e do débito cardíaco. Os eletrólitos séricos são monitorados e o paciente é observado em relação aos sinais de desequilíbrio de potássio, magnésio, sódio ou cálcio (ver Capítulo 10).

Os indícios de desidratação, sobrecarga de líquido ou desequilíbrio eletrolítico são relatados imediatamente e o médico e o enfermeiro trabalham em cooperação para restaurar o equilíbrio hidreletrolítico e monitorar a resposta do paciente às terapias.

Minimização da confusão mental

Alguns pacientes exibem comportamentos anormais e confusão mental aguda, que ocorrem com intensidade e duração variáveis. O risco de *delirium* é elevado nos pacientes submetidos à cirurgia cardíaca e aumenta com a idade dos pacientes (Jones et al., 2019; Smulter, Lingehall, Gustafson et al., 2019; ver Perfil de pesquisa de enfermagem no Boxe 23.12). As manifestações clínicas do *delirium* pós-operatório incluem inquietação, agitação, alucinações visuais e auditivas e paranoia. O *delirium* tipicamente ocorre após uma estadia de 2 a 5 dias em uma UTI. Os pacientes são avaliados em relação a esse problema com ferramentas como Método de Avaliação da Confusão para UTI (CAM-ICU) (Price, Garvan, Hizel et al., 2017) (ver discussão sobre o CAM no Capítulo 8). A escala CAM-ICU avalia em relação aos principais indicadores de *delirium*, tais como pensamento desorganizado e desatenção. Quando esse teste é positivo, é necessária avaliação adicional das condições fisiológicas e psicológicas do paciente. As causas presumidas de *delirium* pós-operatório incluem ansiedade, privação de sono, aumento do aporte sensorial, medicamentos e problemas fisiológicos, tais como hipoxemia e desequilíbrio metabólico (Blair, Mehmood, Rudnick et al., 2019). O tratamento inclui a correção de problemas fisiológicos identificados, tais como desequilíbrios metabólicos e eletrolíticos. Também são utilizadas intervenções comportamentais (p. ex., reorientação frequente). Já se acreditou que medicamentos sedativos, como haloperidol, reduzissem a agitação psicomotora e melhorassem a sobrevida; contudo, estudos recentes observaram que o uso de haloperidol provoca sedação excessiva e não trata nem previne de modo confiável *delirium* (Blair et al., 2019). O *delirium* com frequência é resolvido após o paciente ser transferido da unidade; no entanto, pode estar associado a resultados negativos, incluindo declínio cognitivo e funcional, internações hospitalares mais longas e maior mortalidade (Delaney, Hammond & Litton, 2018).

Para todos os pacientes no período pós-operatório, são utilizadas medidas básicas de conforto juntamente com os analgésicos e sedativos prescritos para promover o repouso. Acessos

> **Boxe 23.12 — PERFIL DE PESQUISA DE ENFERMAGEM**
>
> **Uso da escala de rastreamento de *delirium* pós-operatório em adultos mais velhos após cirurgia cardíaca**
>
> Smulter, N., Lingehall, H. C., Gustafson, Y. et al. (2019). The use of a screening scale improves the recognition of delirium in older patients after cardiac surgery: A retrospective observational study. *Journal of Clinical Nursing, 28*(11-12), 2309-2318.
>
> **Finalidade**
>
> O *delirium* pós-operatório é uma ocorrência frequente em pacientes mais velhos submetidos à cirurgia cardíaca. Todavia, não é, com frequência, reconhecido pelos profissionais de saúde e, portanto, não é diagnosticado. O propósito desse estudo era avaliar se o uso de uma ferramenta de rastreamento de *delirium* pelos enfermeiros no período pós-operatório melhora o reconhecimento e o diagnóstico de *delirium* pós-operatório.
>
> **Metodologia**
>
> Esse estudo era uma análise observacional retrospectiva. Setenta e oito pacientes com 70 anos ou mais que foram submetidos à cirurgia cardíaca foram diagnosticados com *delirium* pós-operatório. Os enfermeiros usaram a escala de rastreamento de *delirium* da enfermagem (Nursing Delirium Screening Scale, Nu-DESC) para investigar manifestações de *delirium*. Essa escala utiliza cinco itens para avaliar *delirium*: desorientação, comportamento inapropriado, comunicação inapropriada, ilusões e alucinações e retardo psicomotor. Cada item é graduado de 0 a 2 com um escore máximo de 10. Um escore de Nu-DESC igual ou superior a 2 é considerado indicador de *delirium*. O rastreamento foi realizado 3 vezes/dia, começando no 1º dia após a cirurgia e continuando até a alta hospitalar.
>
> Foram coletados, retrospectivamente, dados sobre a incidência e a natureza do *delirium* pós-operatório a partir do banco de dados clínicos e de resumos de alta. Essas informações foram comparadas com os resultados do rastreamento de sintomas pelo Nu-DESC.
>
> **Achados**
>
> *Delirium* pós-operatório foi corretamente identificado em 41 de 78 (52,6%) de pacientes. "Comportamento inapropriado" foi o descritor mais comumente usado pelos enfermeiros e pelos médicos nos resumos de alta. Termos como "confusão", "agressividade/inquietação" e "desorientação" foram frequentemente utilizados para descrever as manifestações de *delirium*. A causa e o tratamento específico do *delirium* não foram abordados nos resumos de alta.
>
> O rastreamento por meio da Nu-DESC identificou 56 de 78 (72%) pacientes com *delirium* pós-operatório. O uso da escala Nu-DESC mostrou maior sensibilidade na identificação de sintomas de *delirium* do que as informações documentadas nos resumos de alta e nos bancos de dados.
>
> **Implicações para a enfermagem**
>
> *Delirium* é uma complicação séria que é subdiagnosticada nos pacientes após cirurgia cardíaca e, quando ocorre, não é bem documentado. O uso de uma escala de rastreamento validada, como a Nu-DESC, consegue aprimorar a capacidade de os enfermeiros reconhecerem *delirium* em pacientes no período pós-operatório.

e drenos invasivos são retirados assim que possível. Os cuidados do paciente são coordenados para proporcionar períodos de repouso sem perturbações. À medida que a condição do paciente estabiliza e ele é perturbado com menos frequência para monitoramento e procedimentos terapêuticos, os períodos de repouso podem ser prolongados. O sono ininterrupto é propiciado tanto quanto possível, especialmente durante as horas de sono normais do paciente.

Explicações cuidadosas sobre todos os procedimentos e o papel do paciente na sua facilitação mantêm o paciente positivamente envolvido durante todo o período pós-operatório. A continuidade dos cuidados é desejável; um rosto familiar e uma equipe de enfermagem com uma abordagem consistente auxiliam o paciente a se sentir seguro. A família do paciente deve ser bem-vinda à cabeceira do leito. Um plano de cuidados de enfermagem bem projetado e individualizado pode auxiliar a equipe de enfermagem na coordenação de seus esforços para o bem-estar emocional do paciente.

Alívio da dor

Os pacientes que se submeteram à cirurgia cardíaca podem apresentar dor na área peri-incisional ou por todo o tórax, os ombros e as costas. A dor resulta do traumatismo na parede torácica e da irritação da pleura pelos drenos torácicos, bem como da incisão dos locais de coleta do enxerto venoso ou arterial periférico.

O enfermeiro avalia os pacientes em relação a indicadores verbais e não verbais de dor e registra a natureza, o tipo, a localização e a duração da dor. Para reduzir a intensidade da dor, o enfermeiro encoraja o paciente a aceitar os medicamentos regularmente. O acréscimo de analgésicos auxiliares (agentes anti-inflamatórios, relaxantes musculares) aos opioides diminui a quantidade de opioides necessária para o alívio da dor e aumenta o conforto do paciente. Os pacientes relatam mais dor durante a tosse, a movimentação para os lados e a mobilização. O suporte físico da incisão com uma toalha de banho dobrada ou um pequeno travesseiro durante a respiração profunda e a tosse ajuda a minimizar a dor. O paciente deve ser capaz de participar em exercícios respiratórios e aumentar progressivamente os cuidados pessoais. O conforto do paciente melhora após a remoção dos drenos torácicos.

A dor provoca angústia, que pode estimular o sistema nervoso central a liberar catecolaminas, resultando em constrição das arteríolas e aumento da frequência cardíaca. Isso pode causar aumento da pós-carga e diminuição do débito cardíaco. Opioides aliviam a dor e induzem sono e sensação de bem-estar, que reduzem a taxa metabólica e as demandas de oxigênio. Após a administração de opioides, é necessário documentar as observações que indicam alívio da apreensão e da dor no prontuário do paciente. O enfermeiro observa o paciente em relação a quaisquer efeitos adversos dos opioides, incluindo depressão respiratória, hipotensão, constipação intestinal, íleo paralítico ou retenção urinária. Se ocorrer depressão respiratória, pode ser necessária a administração de um antagonista de opioide (p. ex., naloxona) (ver discussão adicional sobre intervenções não farmacológicas para dor no Capítulo 9).

Manutenção da perfusão tissular adequada

O enfermeiro palpa rotineiramente os pulsos periféricos (p. ex., podálico, tibial, femoral, radial, braquial) para avaliar em relação à obstrução arterial. Se um pulso arterial não for palpado em algum membro, a causa pode ser cateterismo prévio desse membro, doença vascular periférica crônica ou obstrução tromboembólica. O enfermeiro deve relatar imediatamente a ausência recentemente identificada de qualquer pulso arterial.

Os eventos tromboembólicos podem resultar de lesão vascular, deslocamento de um coágulo de uma valva lesionada, afrouxamento de trombos murais ou problemas de coagulação. A embolia gasosa pode resultar da circulação extracorpórea ou canulação venosa central. Os sinais/sintomas de embolização variam de acordo com o local. Os locais embólicos habituais são pulmões, artérias coronárias, mesentério, baço, extremidades, rins e cérebro. O paciente é observado em relação ao início quanto ao seguinte:

- Início agudo de dor torácica e angústia respiratória em virtude de êmbolo pulmonar ou IAM
- Dor abdominal ou nas costas, como ocorre em êmbolos mesentéricos
- Dor, desaparecimento de pulsos arteriais, embranquecimento, dormência ou temperatura baixa em um membro
- Fraqueza de um lado e alterações pupilares, como ocorre no AVE.

O enfermeiro relata imediatamente quaisquer dessas manifestações.

Estase venosa, que pode causar tromboembolismo venoso (p. ex., trombose venosa profunda, embolismo pulmonar), pode ocorrer após a cirurgia. Ela pode ser prevenida por meio da utilização das seguintes medidas:

- Aplicar dispositivos de compressão pneumática sequencial, conforme prescrito
- Desencorajar o cruzamento das pernas
- Evitar a elevação dos joelhos na cama
- Não colocar travesseiros no espaço poplíteo
- Iniciar exercícios passivos, seguidos por exercícios ativos para promover a circulação e prevenir a estase venosa.

A perfusão renal inadequada pode ocorrer como uma complicação da cirurgia cardíaca. Uma possível causa é o débito cardíaco baixo. O traumatismo das células sanguíneas durante a circulação extracorpórea pode causar hemólise dos eritrócitos, que, em seguida, ocluem os glomérulos renais. A utilização de agentes vasopressores para aumentar a pressão arterial pode resultar em contração das arteríolas renais e redução do fluxo sanguíneo para os rins.

O manejo de enfermagem inclui a medição precisa do débito urinário. Um débito inferior a 0,5 mℓ/kg/h pode indicar hipovolemia ou insuficiência renal. O médico pode prescrever soluções para aumentar o débito cardíaco e o fluxo sanguíneo renal, ou diuréticos IV podem ser administrados para aumentar o débito urinário. O enfermeiro precisa conhecer os valores da ureia sérica, creatinina sérica, taxa de filtração glomerular e dos eletrólitos séricos do paciente. O enfermeiro deve relatar os níveis anormais imediatamente, tendo em vista que pode ser necessário ajustar os líquidos e a dose ou o tipo de medicamento administrado. Se os esforços para manter a perfusão renal não forem efetivos, o paciente pode necessitar de terapia de substituição renal contínua ou diálise (ver Capítulo 48).

Manutenção da temperatura corporal normal

Habitualmente, os pacientes estão hipotérmicos quando admitidos na UTI após o procedimento de cirurgia cardíaca. Tendo em vista que a hipotermia induzida pela circulação extracorpórea e pela anestesia reduz a temperatura central do paciente, o paciente deve ser aquecido gradualmente até a temperatura normal. Isso é parcialmente alcançado pelos processos metabólicos basais do próprio paciente e frequentemente com a assistência de sistemas de cobertor com ar aquecido. Enquanto o paciente está hipotérmico, são comuns tremor e hipertensão. Pode ser necessária a redução da pressão arterial com um vasodilatador, tal como nitroprusseto de sódio. Esses problemas se resolvem tipicamente à medida que ocorre o aquecimento.

Após a cirurgia cardíaca, o paciente é de risco para o desenvolvimento de elevação da temperatura corporal como resultado da inflamação tecidual ou de infecção. A resposta inflamatória/imune à cirurgia inclui a liberação de citocinas que causam febre (Norris, 2019). O aumento resultante da taxa metabólica aumenta as demandas de oxigênio tecidual e o esforço cardíaco. São administrados antipiréticos e aplicadas outras medidas para reduzir a temperatura corporal.

Os locais comuns de infecção pós-operatória incluem pulmões, trato urinário, incisões e cateteres intravasculares. São utilizados cuidados meticulosos para prevenir a contaminação nos locais de inserção de cateteres e drenos. É aplicada a técnica asséptica durante a troca dos curativos e ao fornecer os cuidados do tubo endotraqueal e dos cateteres. A remoção das secreções pulmonares é alcançada por meio de reposicionamento frequente do paciente, aspiração e fisioterapia torácica, bem como instruções e encorajamento do paciente a respirar profundamente e tossir. Todos os acessos e drenos invasivos são descontinuados assim que possível após a cirurgia para evitar infecção.

Pode ocorrer síndrome pós-pericardiotomia em pacientes que são submetidos à cirurgia cardíaca. A síndrome é caracterizada por febre, dor pericárdica, dor pleural, dispneia, efusão pericárdica, atrito pericárdico e artralgia. Esses sinais e sintomas podem ocorrer dias a semanas após a cirurgia, com frequência após o paciente ter recebido alta hospitalar.

A síndrome pós-pericardiotomia tem de ser diferenciada de outras complicações pós-operatórias (p. ex., infecção, dor na incisão, IAM, êmbolo pulmonar, endocardite bacteriana, pneumonia, atelectasia). O tratamento depende da gravidade dos sinais e dos sintomas. O uso de colchicina e agentes anti-inflamatórios pode promover melhora dos sinais/sintomas (Lehto, Kiviniemi, Gunn et al., 2018).

Promoção de cuidados domiciliar, comunitário e de transição

Orientação do paciente sobre autocuidados

Dependendo do tipo de cirurgia e do progresso pós-operatório, o paciente pode receber alta hospitalar 3 a 5 dias após a cirurgia. Após a recuperação da cirurgia, os pacientes podem esperar menos sintomas em virtude de DAC e melhora da qualidade de vida. A cirurgia de revascularização do miocárdio, comprovadamente, aumenta a expectativa de vida dos pacientes de alto risco, incluindo aqueles com bloqueios da artéria principal esquerda e disfunção ventricular esquerda com bloqueios de diversos vasos (Urden et al., 2019).

Embora o paciente possa estar ansioso para voltar para casa, ele e a família geralmente estão apreensivos a respeito dessa transição. Os familiares com frequência expressam o temor de que não sejam capazes de cuidar do paciente no domicílio ou de que não estejam preparados para lidar com as complicações que possam ocorrer.

O enfermeiro auxilia o paciente e a família a estabelecer objetivos realistas e alcançáveis. É desenvolvido um plano de instruções que atenda às necessidades individuais do paciente

Boxe 23.13 — LISTA DE VERIFICAÇÃO DO CUIDADO DOMICILIAR
Alta depois da cirurgia cardíaca

Ao concluírem as orientações, o paciente e/ou o cuidador serão capazes de:

- Nomear o procedimento que foi realizado e identificar quaisquer mudanças permanentes na estrutura ou função anatômica, bem como as alterações nas AVDs, nas AIVDs, nos papéis, nos relacionamentos e na espiritualidade
- Identificar as intervenções e estratégias (p. ex., equipamento médico durável, equipamento adaptativo) usadas no período de recuperação
- Descrever o esquema terapêutico pós-operatório em curso, incluindo dieta e atividades a serem realizadas (p. ex., caminhada e exercícios respiratórios) e limitadas ou evitadas (p. ex., levantar peso, dirigir automóveis, esportes de contato)
- Indicar o nome, a dose, os efeitos colaterais, a frequência e o horário de uso de todos os medicamentos
- Orientar como obter medicamentos e material médico-hospitalar e realizar trocas de curativos, cuidados de feridas e outros regimes prescritos
- Identificar as necessidades de material médico-hospitalar permanente, o uso adequado e a manutenção necessária para a utilização segura
- Descrever os sinais e sintomas de complicações
- Declarar data e hora das consultas de acompanhamento
- Relatar como contatar o médico em caso de perguntas ou complicações
- Identificar os recursos da comunidade para apoiar colegas e cuidador/familiares:
  - Identificar fontes de apoio social (p. ex., amigos, parentes, comunidade de fé)
  - Identificar informações de contato de grupos de apoio para pessoas e seus cuidadores/familiares
- Identificar a necessidade de promoção da saúde (p. ex., redução do peso corporal, cessação do tabagismo, controle do estresse), prevenção de doenças e atividades de triagem.

AIVDs: atividades independentes da vida diária; AVDs: atividades da vida diária.

---

com ele e a família. São fornecidas instruções específicas a respeito dos cuidados da incisão; sinais e sintomas de infecção; dieta; progressão das atividades e dos exercícios; respiração profunda, espirometria de incentivo e cessação do tabagismo; pesagem e monitoramento da temperatura; esquema medicamentoso; e visitas de acompanhamento com enfermeiros de cuidados domiciliares, equipe de reabilitação, cirurgião e cardiologista ou internista.

Alguns pacientes apresentam dificuldade de aprendizado e de retenção das informações após a cirurgia cardíaca. O paciente pode apresentar perda da memória recente, curto período de atenção, dificuldade com a matemática simples, escrita deficiente e distúrbios visuais. Os pacientes com essas dificuldades, com frequência, tornam-se frustrados quando tentam retomar as atividades normais. O paciente e a família são tranquilizados de que a dificuldade quase sempre é temporária e que cessará, normalmente, em 6 a 8 semanas. Nesse período, são fornecidas instruções para o paciente em um ritmo mais lento do que o normal, e um familiar assume a responsabilidade de assegurar que o esquema prescrito seja seguido.

Cuidados contínuos e de transição

Quando apropriado, providências são tomadas para os cuidados domiciliar, comunitário ou de transição. Tendo em vista que a estadia hospitalar é relativamente breve, é particularmente importante que o enfermeiro avalie a capacidade do paciente e da família de lidar com os cuidados no domicílio. O enfermeiro em visita domiciliar continua o processo de instruções (Boxe 23.13), monitora os sinais vitais e as incisões, avalia em relação aos sinais e sintomas de complicações e fornece suporte para o paciente e a família. As intervenções adicionais podem incluir trocas de curativos, aconselhamento nutricional e estratégias para a cessação do tabagismo. Os pacientes e as famílias precisam saber que a cirurgia cardíaca não curou o processo da cardiopatia de base do paciente. As alterações no estilo de vida para a redução dos fatores de risco são essenciais, e os medicamentos administrados antes da cirurgia para controlar problemas, tais como pressão arterial e hiperlipidemia, ainda serão necessários.

O enfermeiro encoraja o paciente a contatar o cirurgião, o cardiologista ou o auxiliar de enfermagem, se tiver problemas ou perguntas. Isso oferece ao paciente e à família a tranquilidade de que o suporte profissional está disponível. Espera-se que o paciente realize, no mínimo, uma visita de acompanhamento com o cirurgião.

As instruções não encerram na ocasião da alta hospitalar ou com os cuidados de saúde domiciliares ou de transição. Muitos pacientes e muitas famílias se beneficiam de programas de apoio, incluindo programas de reabilitação cardíaca. Tais programas proporcionam exercícios monitorados; instruções a respeito da dieta e da redução do estresse; informações a respeito da retomada do trabalho, da condução de veículos e da atividade sexual; assistência com a cessação do tabagismo; e grupos de apoio para os pacientes e as famílias. Grupos de apoio nos hospitais ou comunitários fornecem informações, bem como oportunidades para as famílias compartilharem suas experiências.

EXERCÍCIOS DE PENSAMENTO CRÍTICO

1 cpa Você foi incumbido de cuidar de uma mulher de 64 anos que foi internada na noite anterior por causa de fadiga e dispneia leve. Ela fala que que não compreende o motivo de os médicos estarem tão preocupados com o seu coração. Ela afirma: "Não há nada de errado com o meu coração. Eu estou apenas cansada. Por que todos estão tão agitados?" Que orientação você daria para essa paciente sobre cardiopatia? Quais manifestações clínicas podem indicar a existência de cardiopatia em mulheres? Quais exames laboratoriais e complementares você acredita que serão solicitados para essa paciente? Quais membros da equipe interprofissional participariam no atendimento a essa paciente?

2 qp Você foi designado para cuidar de um homem de 56 anos que será submetido à inserção de um *stent* farmacológico hoje. Você recebe o relato do enfermeiro do setor de cateterismo cardíaco de que o paciente tolerou bem o procedimento, está estável atualmente e logo retornará para sua unidade. Como você priorizaria os cuidados para esse paciente quando ele retornar para o quarto? Quais avaliações você faria primeiro? Quais complicações ele mais provavelmente corre risco de desenvolver? Como saber se elas ocorrerão? Quais informações esse paciente deve receber? Quando essa orientação deve começar?

3 pbe Você foi solicitado a orientar um grupo de estudantes de enfermagem sobre os cuidados a serem prestados a um paciente com infarto agudo do miocárdio (IAM). Um dos estudantes pergunta como você determina se o paciente está apresentando um IAM com ou sem supradesnivelamento do segmento ST. Como você responde a essa pergunta? De acordo com as diretrizes baseadas em evidências, quais medicamentos são usados no manejo inicial de pacientes com IAM? De acordo com essas diretrizes, sob quais condições o paciente receberia terapia trombolítica em vez de ser submetido à intervenção coronariana percutânea?

REFERÊNCIAS BIBLIOGRÁFICAS

*Pesquisa em enfermagem.
**Referência clássica.

Livros

Comerford, K. C., & Durkin, M. T. (Eds.) (2020). *Nursing2020 drug handbook*. Philadelphia, PA: Wolters Kluwer.

Frandsen, G., & Pennington, S. S. (2021). *Abrams' clinical drug therapy: Rationales for nursing practice* (12th ed.). Philadelphia, PA: Wolters Kluwer Health.

Norris, T. L. (2019). *Porth's pathophysiology: Concepts of altered health states* (10th ed.). Philadelphia, PA: Wolters Kluwer.

Snyder, M. (2018). Cardiac surgery. In P. G. Morton, & D. K. Fontaine (Eds.). *Critical care nursing: A holistic approach* (11th ed.). Philadelphia, PA: Wolters Kluwer.

Urden, L. D., Stacy, K. M., & Lough, M. E. (2019). *Priorities in critical care nursing* (8th ed.). St. Louis, MO: Elsevier.

Periódicos e documentos eletrônicos

Aboul-Hassan, S. S., Stankowski, T., Marczak, J., et al. (2017). The use of preoperative aspirin in cardiac surgery: A systematic review and meta-analysis. *Journal of Cardiac Surgery, 32*(12), 758–774.

Angraal, S., Khera, R., Wang, Y., et al. (2018). Sex and race differences in the utilization and outcomes of coronary artery bypass grafting among Medicare beneficiaries, 1999–2014. *Journal of the American Heart Association, 7*(14), e009014.

Arnett, D. K., Blumenthal, R. S., Albert, M. A., et al. (2019). ACC/AHA guideline on the primary prevention of cardiovascular disease. *Journal of the American College of Cardiology, 74*(10), e177–e232.

Barua, R. S., Rigotti, N. A., Benowitz, N. L., et al. (2018). 2018 ACC expert consensus decision pathway on tobacco cessation treatment. *Journal of the American College of Cardiology, 72*(25), 3332–3365.

Benjamin, E. J., Muntner, P., Alonso, A., et al. (2019). Heart disease and stroke statistics-2019 update: A report from the American Heart Association. *Circulation, 139*(10), e56–e66.

Blair G. J., Mehmood, T., Rudnick, M., et al. (2019). Nonpharmacologic and medication minimization strategies for the prevention and treatment of ICU delirium: A narrative review, *Journal of Intensive Care Medicine, 34*(3), 183–190.

*Davis, L. L. (2017). A qualitative study of symptom experiences of women with acute coronary syndrome. *Journal of Cardiovascular Nursing, 32*(5), 488–495.

Delaney, A., Hammond, N., & Litton, E. (2018). Preventing delirium in the intensive care unit. *Journal of the American Medical Association, 319*(7), 659–660.

Dickins, K. A., & Braun, L. T. (2017). Promotion of physical activity and cardiac rehabilitation for the management of cardiovascular disease. *The Journal for Nurse Practitioners, 13*(1), 47–53.

Felker, G. M., & Fudim, M. (2018). Unraveling the mystery of troponin elevation in heart failure. *Journal of the American College of Cardiology (JACC), 71*(25), 2917–2918.

Franquesa, M., Pujol-Busquets, G., García-Fernández, E., et al. (2019). Mediterranean diet and cardiodiabesity: A systematic review through evidence-based answers to key clinical questions. *Nutrients, 11*(3), 655.

Gaudino, M. F. L., Spadaccio, C., & Taggart, D. P. (2019). State-of-the-art coronary artery bypass grafting: Patient selection, graft selection, and optimizing outcomes. *Interventional Cardiology Clinics, 8*(2), 173–198.

*Gordon, J. M., Lauver, L. S., & Buck, H. G. (2018). Strict versus liberal insulin therapy in the cardiac surgery patient: An evidence-based practice development, implementation and evaluation project. *Applied Nursing Research, 39*, 265–269.

Grundy, S. M., Stone, N. J., Bailey, A. L., et al. (2018). AHA/ACC/AACVPR/AAPA/ABC/ACPM/ADA/AGS/APhA/ ASPC/NLA/PCNA Guideline on the Management of Blood Cholesterol. *Journal of the American College of Cardiology, 73*(24), e285–e350.

Ibanez, B., James, S., Agewall, S., et al. (2018). 2017 ESC Guidelines for the management of acute myocardial infarction in patients presenting with ST-segment elevation: The Task Force for the management of acute myocardial infarction in patients presenting with ST-segment elevation of the European Society of Cardiology (ESC), *European Heart Journal, 39*(2), 119–177.

Jones, D., Matalanis, G., Mårtensson, J., et al. (2019). Predictors and outcomes of cardiac surgery-associated delirium: A single centre retrospective cohort study. *Heart, Lung & Circulation, 28*(3), 455–463.

**Kannel, W. B. (1986). Silent myocardial ischemia and infarction: Insights from the Framingham Study. *Cardiology Clinics, 4*(4), 583–591.

Katsiki, N., Triposkiadis, F., Giannoukas, A. D., et al. (2018). Statin loading in cardiovascular surgery: Never too early to treat. *Current Opinion in Cardiology, 33*(4), 436–443.

Lattuca, B., Kerneis, M., Zeitouni, M., et al. (2019). Elderly patients with ST-segment elevation myocardial infarction: A patient-centered approach. *Drugs & Aging, 36*(6), 531–539.

Lee, W. H., Ong, S.-G., Zhou, Y., et al. (2019). Modeling cardiovascular risks of e-cigarettes with human-induced pluripotent stem cell-derived endothelial cells. *Journal of the American College of Cardiology, 73*(21), 2722–2737.

Lehto, J., Kiviniemi, T., Gunn, J., et al. (2018). Occurrence of postpericardiotomy syndrome: Association with operation type and postoperative mortality after open-heart operations. *Journal of the American Heart Association, 7*(22), 1–8.

Lemaignen, A., Armand-Lefevre, L., Birgand, G., et al. (2018). Thirteen-year experience with universal Staphylococcus aureus nasal decolonization prior to cardiac surgery: A quasi-experimental study. *Journal of Hospital Infection, 100*(3), 322–328.

McCarthy, C. P., Bhambhani, V., Pomerantsev, E., et al. (2018). In-hospital outcomes in invasively managed acute myocardial infarction patients who receive morphine. *Journal of Interventional Cardiology, 31*(2), 150–158.

Meghani, N. (2017). Part II: The effects of aromatherapy and guided imagery for the symptom management of anxiety, pain, and insomnia in critically ill patients: An integrative review of current literature. *Dimensions of Critical Care Nursing, 36*(6), 334–348.

Mishra, A., Edla, S., Tripathi, A., et al. (2019). Comparison of outcomes with drug eluting versus bare metal stent in very elderly population. *Journal of the American College of Cardiology* (suppl 1), *73*(9), 240.

Neto, J. N. A. (2018). Morphine, oxygen, nitrates, and mortality reducing pharmacological treatment for acute coronary syndrome: An evidence-based review. *Cureus, 10*(1), e2114. Retrieved on 9/10/19 at: www.ncbi.nlm.nih.gov/pmc/articles/PMC5866121/pdf/cureus-0010-00000002114.pdf.

Price, C. C., Garvan, C., Hizel, L. P., et al. (2017). Delayed recall and working memory MMSE domains predict delirium following cardiac surgery. *Journal of Alzheimer's Disease, 59*(3), 1027–1035.

Ramesh, C., Nayak, B. S., Pai, V. B., et al. (2017). Effect of preoperative education on postoperative outcomes among patients undergoing cardiac surgery: A systematic review and meta-analysis. *Journal of PeriAnesthesia Nursing, 32*(6), 518–529.

Reiser, M., Scherag, A., Forstner, C., et al. (2017). Effect of pre-operative octenidine nasal ointment and showering on surgical site infections in patients undergoing cardiac surgery. *Journal of Hospital Infection, 95*(2), 137–143.

Riley, R. F., Corl, J. D., & Kereiakes, D. J. (2019). Intravascular lithotripsy-assisted Impella insertion: A case report. *Catheter Cardiovascular Interventions, 93*(7), 1–3.

Rousan, T. A., Mathew, S. T., & Thadani, U. (2017). Drug therapy for stable angina pectoris. *Drugs, 77*(3), 265–284.

Shlofmitz, E., Shlofmitz, R., & Lee, M. S. (2019). Orbital atherectomy: A comprehensive review. *Interventional Cardiology Clinics, 8*(2), 161–171.

*Smulter, N., Lingehall, H. C., Gustafson, Y., et al. (2019). The use of a screening scale improves the recognition of delirium in older patients after cardiac surgery: A retrospective observational study. *Journal of Clinical Nursing, 28*(11–12), 2309–2318.

Stone, N. J., Robinson, J. G., Lichtenstein, A. H., et al. (2014). Treatment of blood cholesterol to reduce atherosclerotic cardiovascular disease risk in adults: Synopsis of the 2013 American College of Cardiology/

American Heart Association Cholesterol Guideline. *Annals of Internal Medicine, 160*(5), 339–343.

Wada, H., Miyauchi, K., & Daida, H. (2019). Gender differences in the clinical features and outcomes of patients with coronary artery disease. *Expert Review of Cardiovascular Therapy, 17*(2), 123–133.

Waite, T. C., Hamilton, L., & O'Brien, W. (2018). A meta-analysis of animal assisted interventions targeting pain, anxiety and distress in medical settings. *Complementary Therapies in Clinical Practice, 33*, 49–55.

Whelton, P. K., Carey, R. M., Aronow, W. S., et al. (2018). 2017ACC/AHA/AAPA/ABC/ACPM/AGS/APhA/ASH/ASPC/NMA/PCNA guideline for the prevention, detection, evaluation, and management of high blood pressure in adults: A report of the American College of Cardiology/American Heart Association Task Force on Clinical Practice Guidelines. *Journal of the American College of Cardiology, 71*(19), 123–248.

Recursos

American Diabetes Association, www.diabetes.org/
American Heart Association, www.heart.org
Framingham Heart Study, www.framinghamheartstudy.org
National Heart, Lung, and Blood Institute, https://www.nhlbi.nih.gov/

24 Manejo de Pacientes com Distúrbios Cardíacos Estruturais, Infecciosos e Inflamatórios

DESFECHOS DO APRENDIZADO

Após ler este capítulo, você será capaz de:

1. Definir os distúrbios valvares do coração e descrever a fisiopatologia, as manifestações clínicas e o manejo clínico e de enfermagem dos pacientes com distúrbios mitrais e aórticos.
2. Diferenciar os tipos de procedimentos de reparo e substituição de valvas cardíacas utilizados para tratar condições valvares e os cuidados necessários para os pacientes submetidos a esses procedimentos.
3. Identificar a fisiopatologia, as manifestações clínicas e o manejo clínico e de enfermagem dos pacientes com miocardiopatias.
4. Descrever a fisiopatologia, as manifestações clínicas e o manejo clínico e de enfermagem dos pacientes com infecções cardíacas.
5. Aplicar o processo de enfermagem como uma estrutura de cuidados para o paciente com miocardiopatia e o paciente com pericardite.

CONCEITOS DE ENFERMAGEM

Infecção   Inflamação   Perfusão

GLOSSÁRIO

anuloplastia: reparo do anel externo de uma valva cardíaca
autoenxerto: substituto de valva cardíaca fabricado a partir da valva cardíaca do próprio paciente (p. ex., valva pulmonar excisada e utilizada como uma valva aórtica)
bioprótese: substituto de valva cardíaca fabricado com tecido de uma valva cardíaca animal (*sinônimo*: heteroenxerto)
comissurotomia: divisão ou separação de folhetos valvares cardíacos fundidos
coração artificial total: dispositivo mecânico utilizado para auxiliar um coração insuficiente, que substitui os ventrículos direito e esquerdo
cordas tendíneas: filamentos fibrosos não distensíveis que conectam os músculos papilares aos folhetos valvares atrioventriculares (mitral, tricúspide)
dispositivo de assistência ventricular: dispositivo mecânico utilizado para auxiliar um ventrículo direito ou esquerdo insuficiente
estenose: estreitamento ou obstrução do orifício de uma valva cardíaca
fração de ejeção: porcentagem do volume sanguíneo diastólico final ejetado do ventrículo a cada batimento cardíaco
homoenxerto: substituto de valva cardíaca fabricado a partir de uma valva cardíaca humana (*sinônimo*: aloenxerto)
miocardiopatia: doença do músculo cardíaco
prolapso (de valva): distensão de um folheto de uma valva cardíaca atrioventricular para dentro do átrio durante a sístole
regurgitação: refluxo de sangue através de uma valva cardíaca (*sinônimo*: insuficiência)
reparo de folhetos: reparo dos "retalhos" móveis da valva cardíaca (folhetos)
substituição valvar: colocação de uma prótese valvar mecânica ou uma bioprótese, um homoenxerto ou um autoenxerto no lugar de uma valva cardíaca disfuncional para restaurar o fluxo sanguíneo normal entre as câmaras cardíacas
transplante ortotópico: o coração do receptor é removido e o coração de um doador é enxertado no mesmo local
valva aórtica: valva semilunar localizada entre o ventrículo esquerdo e a aorta
valva mitral: valva atrioventricular localizada entre o átrio e o ventrículo esquerdos
valva pulmonar: valva semilunar localizada entre o ventrículo direito e a artéria pulmonar
valva tricúspide: valva atrioventricular localizada entre o átrio e o ventrículo direitos
valvoplastia: reparo de uma valva cardíaca estenosada ou regurgitante por meio de comissurotomia, anuloplastia ou reparo de folheto (ou uma combinação de procedimentos)

Os distúrbios estruturais, infecciosos e inflamatórios do coração apresentam muitos desafios para o paciente, a família e a equipe de saúde. Diversos mecanismos, defeitos cardíacos estruturais, miocardiopatias e doenças infecciosas do coração alteram o débito cardíaco. O tratamento desses distúrbios pode ser invasivo ou não invasivo. Os tratamentos não invasivos consistem, com frequência, em medicamentos, reeducação alimentar e modificação da atividade física. Tratamentos invasivos incluem reparo ou substituição valvar, dispositivos de assistência ventricular (DAV), corações artificiais totais, transplante cardíaco ou outros procedimentos cirúrgicos. Os enfermeiros desempenham um papel integral nos cuidados dos pacientes com condições cardíacas estruturais, infecciosas e inflamatórias.

DISTÚRBIOS VALVARES

As valvas do coração controlam o fluxo de sangue pelo coração e para a artéria pulmonar e a aorta por meio da abertura e do fechamento em resposta a alterações da pressão arterial durante cada ciclo cardíaco (sístole, ou contração cardíaca, e diástole, ou relaxamento cardíaco).

As valvas atrioventriculares separam os átrios dos ventrículos e incluem a **valva tricúspide**, que separa o átrio direito do ventrículo direito, e a **valva mitral**, que separa o átrio esquerdo do ventrículo esquerdo. A valva tricúspide apresenta três folhetos (também chamados válvulas segundo a Terminologia Anatômica); a valva mitral apresenta dois. Ambas as valvas apresentam **cordas tendíneas**, que são filamentos fibrosos não distensíveis que ancoram os folhetos valvares aos músculos papilares dos ventrículos.

As valvas semilunares estão localizadas entre os ventrículos e suas artérias correspondentes. A **valva pulmonar** está localizada entre o ventrículo direito e a artéria pulmonar; a **valva aórtica** está localizada entre o ventrículo esquerdo e a aorta. A Figura 24.1 mostra as valvas na posição fechada (ver também a estrutura do coração normal na Figura 21.1).

Quando qualquer valva cardíaca não fecha ou abre adequadamente, o fluxo sanguíneo é afetado. Quando as valvas não fecham completamente, o sangue reflui através da valva, uma condição denominada **regurgitação** (também denominada insuficiência). Quando as valvas não abrem completamente, condição denominada **estenose**, o fluxo sanguíneo através da valva é reduzido.

Regurgitação e estenose podem afetar qualquer valva cardíaca. A valva mitral também pode sofrer **prolapso** (ou seja, distensão do folheto valvar para dentro do átrio durante a sístole). Se os pacientes não apresentarem sinais/sintomas, as condições valvares cardíacas são monitoradas e não é instituído tratamento. Se um paciente apresentar sinais/sintomas relacionados com uma valvopatia, o tratamento baseia-se na intensidade desses sinais/sintomas e pode demandar mudanças de estilo de vida, medicamentos ou reparo/substituição cirúrgica da valva. Os distúrbios das valvas mitral e aórtica tipicamente causam mais sintomas, demandam tratamento e causam mais complicações do que os distúrbios das valvas tricúspide e pulmonar. A regurgitação e a estenose podem ocorrer ao mesmo tempo na mesma valva ou em valvas diferentes (Figura 24.2).

PROLAPSO DE VALVA MITRAL

O prolapso de valva mitral (PVM) é uma deformidade que habitualmente não causa sintomas. Em raras ocasiões, evolui e pode provocar morte súbita (Han, Ha, Teh et al., 2018; Nalliah,

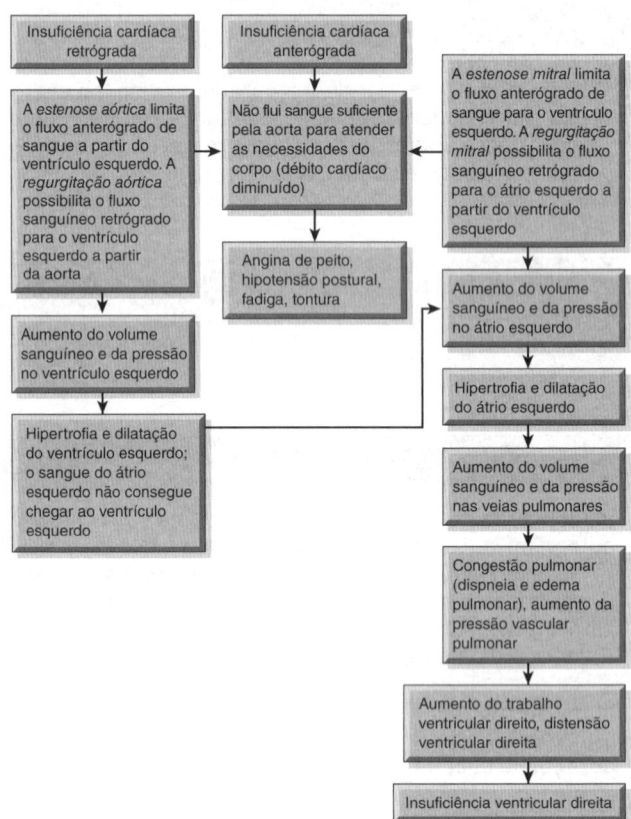

Figura 24.2 • Fisiopatologia. Insuficiência cardíaca esquerda como resultado de valvopatias aórtica e mitral e desenvolvimento de insuficiência ventricular direita.

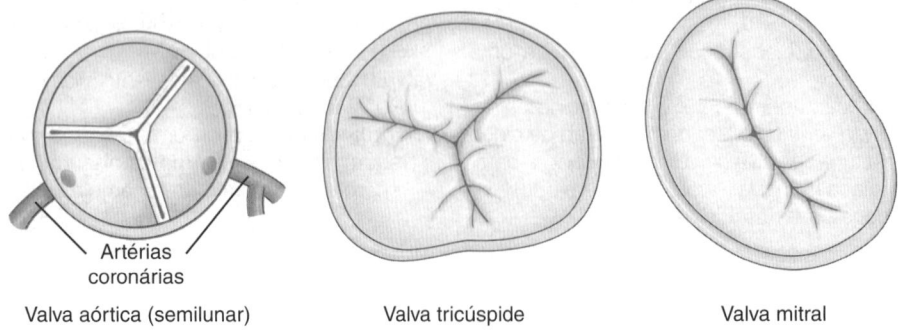

Figura 24.1 • Valvas do coração (aórtica ou semilunar, tricúspide e mitral) nas posições fechadas.

Mahajan, Elliott et al., 2019). Essa condição ocorre em até 2,5% da população geral e duas vezes mais frequentemente em mulheres do que nos homens (Han et al., 2018). Na maioria dos casos, não existe uma causa evidente, mas tem sido associado a distúrbios hereditários do tecido conjuntivo que resultam em aumento das dimensões de uma ou das duas válvulas da valva mitral (Asher, Chen & Kallish, 2018; Wozniak-Mielczarek, Sabiniewicz, Drezek-Nojowicz et al., 2019). O anel frequentemente dilata; as cordas tendíneas e os músculos papilares podem alongar ou romper.

Fisiopatologia

No PVM, uma parte de um ou de ambos os folhetos da valva mitral retorna na forma de um balão para dentro do átrio durante a sístole. Raramente, o balonamento distende o folheto até o ponto em que a valva não permanece fechada durante a sístole. Em seguida, o sangue reflui do ventrículo esquerdo para o átrio esquerdo. Embora incomum, o PVM pode resultar em regurgitação mitral, que pode causar cardiomegalia, fibrilação atrial, hipertensão pulmonar ou insuficiência cardíaca (Ma, Igata, Strachan et al., 2019).

Manifestações clínicas

A maioria das pessoas com PVM nunca apresenta sintomas. Um número pequeno de pacientes apresentará fadiga, dispneia, vertigem, tontura, síncope, palpitações, dor torácica ou ansiedade. Até o presente momento, não existe consenso sobre a causa dos sintomas. Os pacientes relatam fadiga, independentemente do nível de atividade física e o tempo de repouso ou sono, bem como dispneia, palpitações e dor torácica (Althunayyan, Petersen, Lloyd et al., 2019).

Avaliação e achados diagnósticos

Com frequência, o primeiro e único sinal de prolapso de valva mitral é um som cardíaco adicional, denominado clique de mitral. Um clique sistólico é um sinal inicial de que um folheto valvar está flutuando na forma de um balão para dentro do átrio esquerdo. Além do clique de mitral, um sopro de regurgitação mitral pode ser auscultado se a valva abrir durante a sístole e o sangue refluir para o átrio esquerdo. Se ocorrer regurgitação mitral, podem existir sinais e sintomas de insuficiência cardíaca (ver Capítulo 25). A ecocardiografia é utilizada para diagnosticar e monitorar a progressão do PVM (Han et al., 2018).

Manejo clínico

O manejo clínico é direcionado para o controle dos sintomas. Se for constatado que um paciente com queixa de palpitações apresenta uma arritmia cardíaca, ele é aconselhado a deixar de consumir cafeína e bebidas alcoólicas e interromper o uso de produtos do tabaco bem como sistemas de eletrônicos de entrega de nicotina (ENDS, do inglês *electronic nicotine delivery systems*), inclusive cigarros eletrônicos, cachimbos eletrônicos, narguilé eletrônico e charutos eletrônicos. A maioria dos pacientes não precisa de medicamentos, mas alguns recebem prescrição de antiarrítmicos (ver Tabela 22.1 no Capítulo 22). Antibióticos profiláticos não são recomendados antes de procedimentos odontológicos ou invasivos (Nishimura, Otto, Bonow et al., 2017).

Pacientes que sentem dor torácica relacionada ao prolapso de valva mitral raramente precisam de tratamento farmacológico, tais como nitratos, bloqueadores dos canais de cálcio ou betabloqueadores. A insuficiência cardíaca, se existente, é tratada da mesma maneira como seria em qualquer outro caso de insuficiência cardíaca (ver Capítulo 25). Pacientes com regurgitação mitral grave e insuficiência cardíaca sintomática podem precisar de reparo ou substituição da valva mitral (discutidos posteriormente neste capítulo).

Manejo de enfermagem

O enfermeiro orienta o paciente a respeito do diagnóstico e da possibilidade de que a condição seja hereditária. Os parentes em primeiro grau (p. ex., pais, irmãos) podem ser aconselhados a realizar exames de rastreamento cardíaco ou ecocardiogramas. Tendo em vista que a maioria dos pacientes com PVM é assintomática, o enfermeiro explica a necessidade de informar ao médico do paciente quaisquer sintomas que possam se desenvolver. Além disso, encoraja o paciente a ler os rótulos dos produtos, especialmente medicamentos de venda livre, tais como remédios para a tosse, tendo em vista que estes produtos podem conter álcool, cafeína, efedrina e epinefrina, que podem provocar arritmias e outros sintomas. O enfermeiro também explora a dieta, as atividades, o sono e outros possíveis fatores do estilo de vida que possam se correlacionar aos sintomas. (O tratamento de arritmias, dor torácica, insuficiência cardíaca ou outras complicações do PVM está descrito nos Capítulos 22 e 25.) Mulheres com diagnóstico de prolapso de valva mitral que não apresentam regurgitação mitral ou outras complicações conseguem chegar ao termo de suas gestações sem monitoramento cardíaco meticuloso e podem ter partos vaginais (Yuan & Yan, 2016).

REGURGITAÇÃO MITRAL

A regurgitação mitral é uma condição que envolve o fluxo retrógrado de sangue do ventrículo esquerdo para o átrio esquerdo durante a sístole. Com frequência, as bordas dos folhetos da valva mitral não fecham completamente durante a sístole, tendo em vista que os folhetos e as cordas tendíneas estão espessados e se tornam fibróticos, com consequente contração anormal. A regurgitação mitral pode ser crônica ou, menos comumente, aguda. As causas mais comuns de regurgitação de valva mitral nos países desenvolvidos são alterações degenerativas da valva mitral (incluindo prolapso de valva mitral) e isquemia do ventrículo esquerdo (Harb & Griffin, 2017). A causa mais comum nos países em desenvolvimento é a cardiopatia reumática e suas sequelas (Negi, Mahajan, Rana et al., 2018).

Outras condições que levam à regurgitação mitral crônica incluem alterações mixomatosas patológicas, que aumentam e distendem o átrio e o ventrículo esquerdos, causando distensão ou ruptura dos folhetos e das cordas tendíneas (Harb & Griffin, 2017). A endocardite infecciosa pode causar regurgitação mitral aguda através da perfuração de um folheto, ou fibrose após uma infecção que pode causar retração dos folhetos ou das cordas tendíneas (Watanabe, 2019). Colagenoses (p. ex., lúpus eritematoso sistêmico), miocardiopatia e cardiopatia isquêmica podem resultar em alterações do ventrículo esquerdo, causando distensão, encurtamento ou ruptura dos músculos papilares, das cordas tendíneas ou dos folhetos. Essas condições são, com frequência, referidas como regurgitação mitral funcional ou secundária (Dziadzko, Dziadzko, Medina-Inojosa et al., 2019).

Fisiopatologia

A regurgitação mitral pode resultar de problemas em um ou mais folhetos, cordas tendíneas, anel ou músculos papilares. Um folheto da valva mitral pode encurtar ou romper, e as cordas tendíneas podem alongar, encurtar ou romper. O anel pode ser distendido pelo aumento do coração, como na regurgitação mitral funcional, ou pode ser deformado pela calcificação. Um músculo papilar pode romper, distender ou ser arrancado da posição por alterações na parede ventricular (p. ex., fibrose em virtude de infarto do miocárdio, dilatação ventricular). Os músculos papilares não conseguem contrair por causa da isquemia, uma condição denominada regurgitação mitral isquêmica. Independentemente da causa, o efeito é a regurgitação do sangue para o átrio durante a sístole.

Nesse distúrbio, a cada contração do ventrículo esquerdo, o sangue é forçado de volta para o átrio esquerdo, além do sangue que flui para dentro a partir dos pulmões. Esse excesso de sangue causa distensão e, por fim, espessamento ou hipertrofia do átrio esquerdo, e sua dilatação. Com o tempo, o sangue vindo do ventrículo impede o fluxo sanguíneo dos pulmões para o átrio. Como resultado, os pulmões tornam-se congestionados, causando ainda mais distensão do ventrículo direito. Durante a diástole, o aumento do volume sanguíneo do átrio enche o ventrículo. A sobrecarga de volume causa hipertrofia ventricular. O ventrículo acaba dilatando e ocorre insuficiência cardíaca sistólica.

Manifestações clínicas

A regurgitação mitral crônica é, com frequência, assintomática, mas a regurgitação mitral aguda (p. ex., que resulta de infarto do miocárdio) costuma se manifestar como insuficiência cardíaca congestiva (ICC) grave e súbita (Harb & Griffin, 2017). Dispneia, fadiga e fraqueza são os sintomas mais comuns. Também ocorrem palpitações, dispneia aos esforços e tosse em virtude de congestão pulmonar.

Avaliação e achados diagnósticos

O sopro sistólico da regurgitação mitral é suave e mais bem auscultado no ápice. O sopro pode se irradiar para a axila esquerda (Harb & Griffin, 2017). O pulso pode ser regular ou pode ser irregular em virtude de extrassístoles ou fibrilação atrial. A ecocardiografia é utilizada para diagnosticar e monitorar a progressão desse distúrbio (Nishimura et al., 2017).

Manejo clínico

O manejo dos pacientes com regurgitação mitral que desenvolvem congestão pulmonar consiste em medicamentos prescritos para insuficiência cardíaca. Os pacientes com regurgitação mitral e insuficiência cardíaca se beneficiam da redução da pós-carga (dilatação arterial) por meio de tratamento com inibidores da enzima conversora de angiotensina (IECAs) (p. ex., captopril, lisinopril) ou bloqueadores dos receptores de angiotensina (BRAs) (p. ex., losartana, valsartana), dilatadores arteriais diretos (p. ex., hidralazina) e betabloqueadores (p. ex., carvedilol, metoprolol) (ver Capítulo 25, Tabela 25.3). Os sinais/sintomas de insuficiência cardíaca também são uma indicação de intervenção cirúrgica, tal como **valvoplastia** (ou seja, reparo cirúrgico da valva) ou **substituição valvar** (substituição da valva disfuncional por uma prótese mecânica ou por uma valva biológica; (ver mais adiante neste capítulo) (Nishimura et al., 2017).

ESTENOSE MITRAL

A estenose mitral resulta na redução do fluxo sanguíneo do átrio esquerdo para dentro do ventrículo esquerdo. De modo geral, é causada por endocardite reumática, que espessa progressivamente as válvulas da valva mitral e as cordas tendíneas, provocando a fusão das válvulas (Negi et al., 2018). Eventualmente, o orifício da valva mitral estreita e obstrui progressivamente o fluxo sanguíneo para dentro do ventrículo.

Fisiopatologia

Normalmente, o orifício da valva mitral tem o diâmetro de três dedos. Em casos de estenose mitral grave, o orifício estreita até a largura de um lápis. Por causa do aumento da resistência através do orifício valvar estreitado, o átrio esquerdo não consegue deslocar sangue para o ventrículo esquerdo. Isso resulta em aumento do volume sanguíneo residual no átrio esquerdo que acaba provocando hipertrofia e dilatação do átrio esquerdo. A redução do fluxo de sangue para o ventrículo esquerdo resulta em redução do enchimento ventricular e do débito cardíaco. Uma valva estenosada não protege as veias pulmonares do refluxo de sangue do átrio, resultando em congestão da circulação pulmonar. O ventrículo direito precisa, então, se contrair contra uma pressão arterial pulmonar anormalmente alta e fica sujeito à distensão excessiva. Com o passar do tempo, o ventrículo direito hipertrofia, aumenta de tamanho e, por fim, entra em falência. Se a frequência cardíaca aumenta, a diástole é abreviada; portanto, há menos tempo para o fluxo anterógrado de sangue, e mais sangue retorna para dentro das veias pulmonares. Portanto, à medida que a frequência cardíaca aumenta, o débito cardíaco diminui ainda mais e as pressões pulmonares aumentam.

Manifestações clínicas

Geralmente, o primeiro sintoma de estenose mitral é a dispneia com o esforço (DOE) causada pela hipertensão venosa pulmonar. Os sintomas normalmente se desenvolvem após a redução da abertura da valva em um terço à metade do seu tamanho habitual (Harb & Griffin, 2017). Os pacientes podem apresentar fadiga progressiva e diminuição da tolerância aos exercícios físicos em virtude do débito cardíaco baixo. O átrio esquerdo aumentado pode criar pressão sobre a árvore brônquica esquerda, resultando em tosse seca ou respiração ruidosa. Em casos de estenose mitral grave com congestão pulmonar significativa, os pacientes podem expectorar sangue (i. e., hemoptise) ou apresentar palpitações, ortopneia, dispneia noturna paroxística (DNP) ou infecções respiratórias de repetição. O aumento do volume de sangue e da pressão provoca dilatação, hipertrofia e instabilidade elétrica do átrio esquerdo, fazendo com que os pacientes desenvolvam arritmias atriais (Negi et al., 2018).

Avaliação e achados diagnósticos

Os pacientes com estenose mitral apresentam ruflar diastólico e reforço pré-sistólico, mais bem auscultado no ápice. Os pacientes apresentam pulso fraco e irregular se desenvolverem fibrilação atrial e podem apresentar sinais ou sintomas de insuficiência cardíaca (Nishimura et al., 2017). A ecocardiografia é utilizada para diagnosticar e quantificar a gravidade da estenose mitral. Eletrocardiograma (ECG), prova de esforço e cateterismo cardíaco com angiografia podem ser utilizados para auxiliar na determinação da gravidade da estenose mitral.

Prevenção

Como a cardiopatia reumática pode resultar em estenose mitral, a prevenção visa reduzir o risco de contrair infecções bacterianas e instituir tratamento precoce dessas infecções (ver prevenção de endocardite mais adiante, neste capítulo). A prevenção da febre reumática aguda depende de antibioticoterapia efetiva da infecção por estreptococos do grupo A (Nishimura et al., 2017). A profilaxia com antibióticos para a febre reumática recidivante com cardite reumática pode requerer 10 ou mais anos de cobertura antibiótica (p. ex., penicilina G por via intramuscular a cada 4 semanas, penicilina V por via oral 2 vezes/dia, sulfadiazina por via oral diária, ou eritromicina por via oral 2 vezes/dia) (Szczygielska, Hernik, Kolodziejczyk et al., 2018).

Manejo clínico

A ICC é tratada conforme descrito no Capítulo 25. Os pacientes com estenose mitral que apresentam dilatação significativa do átrio esquerdo podem se beneficiar de medicamentos anticoagulantes que reduzem o risco de desenvolvimento de trombos atriais. Se houver desenvolvimento de fibrilação atrial, pode-se tentar a cardioversão para restaurar o ritmo sinusal normal. Se não for bem-sucedida, a frequência ventricular é controlada com betabloqueadores, digoxina ou bloqueadores de canais de cálcio; além disso, os pacientes precisam de anticoagulação para a prevenção do tromboembolismo (January, Wann, Calkins et al., 2019). Os pacientes com estenose mitral grave são advertidos a evitar atividades rigorosas, esportes competitivos, e as mulheres são aconselhadas a evitar engravidar, pois todos esses fatores aumentam a frequência cardíaca (Nishimura et al., 2017). A intervenção cirúrgica consiste em valvoplastia, normalmente uma **comissurotomia** (ou seja, divisão ou separação de folhetos) para abrir as comissuras fundidas da valva. A *comissura* é o local onde as válvulas das valvas se encontram. Podem ser realizadas valvoplastia transluminal percutânea ou substituição valvar.

REGURGITAÇÃO AÓRTICA

A regurgitação aórtica é o fluxo retrógrado de sangue para dentro do ventrículo esquerdo a partir da aorta durante a diástole. Pode ser causada por uma anomalia congênita da valva (p. ex., uma valva aórtica bicúspide), lesões inflamatórias que deformam os folhetos da valva aórtica ou dilatação da aorta, que evitam o fechamento completo da valva aórtica. A regurgitação aórtica aguda ou crônica também pode ser causada por infecções (p. ex., endocardite reumática ou sífilis) ou por traumatismo torácico contuso, deterioração de prótese da valva aórtica implantada cirurgicamente ou dissecção de aneurisma de aorta, resultando em dilatação ou laceração da aorta ascendente (Akinseye, Pathak & Ibebuogu, 2018; Nishimura et al., 2017).

Fisiopatologia

Durante a diástole o sangue flui, normalmente, da aorta para o átrio esquerdo. Na regurgitação aórtica, o sangue reflui para o ventrículo esquerdo, que dilata para acomodar o aumento do volume sanguíneo. Com o tempo, o ventrículo esquerdo hipertrofia para expelir mais sangue com força superior à normal, aumentando, assim, a pressão arterial sistólica. As artérias tentam compensar as pressões mais altas por meio da vasodilatação reflexa; as arteríolas periféricas relaxam, reduzindo a resistência periférica e a pressão arterial diastólica.

Manifestações clínicas

A regurgitação aórtica, também chamada de insuficiência aórtica, desenvolve-se sem sintomas na maioria dos pacientes. Alguns pacientes têm consciência de um batimento cardíaco pulsátil ou forçoso, especialmente na cabeça ou no pescoço. Os pacientes que desenvolvem hipertrofia do ventrículo esquerdo podem apresentar pulsações palpáveis nas artérias carótidas ou temporais devido ao aumento da força e do volume de sangue. À medida que a regurgitação aórtica piora, ocorrem dispneia aos esforços e fadiga. O paciente acaba apresentando sinais e sintomas de insuficiência ventricular esquerda progressiva, inclui dispneia, ortopneia ou DNP (Akinseye et al., 2018).

Avaliação e achados diagnósticos

Um sopro diastólico de inflação alto é auscultado no terceiro ou quarto espaço intercostal na borda esternal esquerda. A diferença entre as pressões sistólica e diastólica (ou seja, a pressão diferencial ou pressão de pulso) aumenta nos pacientes com regurgitação aórtica. Um sinal característico é o pulso em martelo d'água (de Corrigan); o pulso golpeia o dedo que realiza a palpação com um golpe rápido e agudo e, em seguida, colapsa (Pabba & Boudi, 2019). O diagnóstico é confirmado por ecocardiografia (de preferência, transesofágica), ressonância magnética (RM) ou cateterismo cardíaco. Os pacientes com sintomas normalmente realizam ecocardiogramas a cada 6 meses, e aqueles sem sintomas realizam ecocardiogramas a cada 2 a 5 anos (Nishimura et al., 2017).

Prevenção

A prevenção da regurgitação aórtica tem por base principalmente a prevenção e o tratamento das infecções bacterianas (ver prevenção da endocardite a seguir). As mesmas estratégias que objetivam a prevenção da febre reumática aguda e recidivante descritas anteriormente para o paciente com estenose mitral aplicam-se aos pacientes com regurgitação aórtica.

Manejo clínico

Um paciente sintomático ou que desenvolve redução significativa da função ventricular esquerda é orientado a evitar esforços físicos, esportes competitivos e exercícios isométricos até a substituição da valva (Gati, Malhotra & Sharma, 2019). Em caso de arritmias e insuficiência cardíaca, elas devem ser tratadas conforme descrito nos Capítulos 22 e 25. O controle da pressão arterial elevada nos pacientes com regurgitação aórtica consegue melhorar o fluxo sanguíneo anterógrado nas câmaras cardíacas. Os inibidores da enzima conversora de angiotensina e os bloqueadores dos canais de cálcio di-hidropiridínicos são recomendados para o manejo da hipertensão arterial e efetivamente reduzem a pós-carga. Os betabloqueadores são usados com menor frequência devido à preocupação de que a frequência cardíaca mais baixa promova elevação da pressão arterial via efeitos cronotrópicos negativos (Akinseye et al., 2018). Os pacientes sintomáticos devem ser orientados a reduzir o consumo de sódio para evitar sobrecarga de volume e precisarão de substituição da valva (Nishimura, Otto, Bonow et al., 2014).

O tratamento preferencial é a substituição ou valvoplastia da valva aórtica (descrita a seguir), realizadas preferencialmente antes que ocorra a insuficiência ventricular esquerda. A cirurgia é recomendada para qualquer paciente com dilatação ventricular esquerda significativa, independentemente de haver ou não sintomas (Nishimura et al., 2014). Cirurgia também é recomendada para pacientes sintomáticos (Flint, Wunderlich, Shmueli et al., 2019).

ESTENOSE AÓRTICA

A estenose da valva aórtica é o estreitamento do orifício entre o ventrículo esquerdo e a aorta. Em adultos, a estenose geralmente é causada por calcificação degenerativa. A calcificação pode ser causada por alterações proliferativas e inflamatórias que ocorrem em resposta a anos de estresse mecânico normal, similares às alterações que ocorrem na doença cardiovascular aterosclerótica (Joseph, Naqvi, Giri et al., 2017). Malformações congênitas dos folhetos ou um número anormal de folhetos (i. e., um ou dois, em vez de três) são causas menos comuns. A endocardite reumática pode causar a adesão ou fusão das comissuras e do anel valvar, enrijecimento das válvulas e nódulos calcificados nas válvulas.

Fisiopatologia

Tipicamente, a estenose aórtica evolui gradativamente ao longo de anos a décadas. À medida que o diâmetro do orifício valvar diminui, o ventrículo esquerdo sobrepuja a obstrução por meio de contração mais lenta e mais vigorosa. A obstrução ao fluxo de saída ventricular esquerdo aumenta a pressão sobre o ventrículo esquerdo, resultando em hipertrofia da parede ventricular. Quando esses mecanismos compensatórios não são suficientes para possibilitar função cardíaca normal, surgem sinais e sintomas clínicos de insuficiência cardíaca (Joseph et al., 2017).

Manifestações clínicas

Muitos pacientes com estenose aórtica são assintomáticos. Com frequência, o primeiro sintoma consiste em dispneia aos esforços, causada por elevação da pressão venosa pulmonar devido à dilatação do ventrículo esquerdo. Com o passar do tempo, ocorre insuficiência ventricular esquerda que provoca ortopneia, DNP e edema pulmonar. A redução do fluxo sanguíneo para o cérebro pode causar tontura e, na estenose aórtica mais grave, síncope. Os pacientes também se queixam de angina do peito, que é causada por limitação do fluxo sanguíneo para as artérias coronárias, redução do tempo de diástole necessário para possibilitar perfusão miocárdica e aumento simultâneo da demanda de oxigênio pelo ventrículo esquerdo hipertrofiado. A pressão arterial habitualmente é normal, mas pode ser baixa. Quando o fluxo sanguíneo está diminuído, a pressão diferencial ou pressão de pulso também está baixa (30 mmHg ou menos).

Avaliação e achados diagnósticos

Ao exame físico, um sopro sistólico alto, áspero e forte é auscultado sobre a área aórtica (i. e., segundo espaço intercostal direito) e pode irradiar-se até as artérias carótidas e o ápice do ventrículo esquerdo. O sopro pode ser descrito como baixo, crescente-decrescente, forte, estridente e vibrante (Libby, Zipes, Bonow et al., 2018). Uma quarta bulha cardíaca (B_4) pode ser auscultada (ver discussão das bulhas cardíacas no Capítulo 21). O sopro é reforçado quando o paciente inclina o corpo para a frente durante a ausculta e a palpação, sobretudo durante a expiração. Pode haver também uma vibração palpável que se estende da base do coração (segundo espaço intercostal, próximo ao esterno e acima do processo xifoide) e para cima ao longo das artérias carótidas. A vibração é causada pelo fluxo sanguíneo turbulento através do orifício valvar com estreitamento.

A cintigrafia cardíaca é utilizada para diagnosticar e monitorar a progressão da estenose aórtica. Isso consiste em ecocardiografia, RM cardíaca ou tomografia computadorizada (TC) (Lindman, Dweck, Lancellotti et al., 2019). Os pacientes com sintomas geralmente realizam ecocardiogramas a cada 6 a 12 meses, e aqueles sem sintomas realizam ecocardiogramas a cada 1 a 5 anos, dependendo da gravidade do estreitamento do orifício (Lindman et al., 2019; Nishimura et al., 2014). A hipertrofia ventricular esquerda pode ser observada em ECG de 12 derivações ou em um ecocardiograma. Após a progressão da estenose até o ponto em que a intervenção cirúrgica é considerada, cateterismo do lado esquerdo do coração é necessário para determinar a gravidade da anormalidade valvar e para avaliar as artérias coronárias. São obtidas aferições da pressão do ventrículo esquerdo e da base da aorta. A pressão sistólica no ventrículo esquerdo é consideravelmente mais alta do que aquela na aorta durante a sístole. Estudos de exercícios graduados (provas de esforço) para avaliar a capacidade física são realizados com cautela quando os pacientes apresentam estenose aórtica grave, devido ao alto risco de indução de taquicardia ou fibrilação ventricular, e não devem ser realizados em pacientes sintomáticos (Joseph et al., 2017).

Prevenção

A prevenção da estenose aórtica é direcionada ao controle dos fatores de risco para respostas proliferativas e inflamatórias – pelo tratamento de diabetes melito, hipertensão, hipercolesterolemia e níveis de triglicerídios elevados e ao evitar produtos de tabaco e cigarros eletrônicos (ver sobre prevenção de endocardite mais adiante, neste capítulo).

Manejo clínico

São prescritos medicamentos para tratar a arritmia ou a insuficiência ventricular esquerda (ver Capítulos 22 e 25). O tratamento definitivo da estenose aórtica consiste na substituição da valva aórtica, que pode ser cirúrgica ou não cirúrgica. A substituição não cirúrgica da valva, conhecida como substituição transcateter da valva aórtica (TAVR, do inglês *transcatheter aortic valve replacement*), é descrita com mais detalhes mais adiante, neste capítulo. Pacientes sintomáticos que não são candidatos a substituição valvar podem se beneficiar de um ou dois procedimentos de valvoplastia por via percutânea que promovem alívio sintomático (Sandhu, Krishnamoorthy, Afif et al., 2017).

MANEJO DE ENFERMAGEM: DISTÚRBIOS CARDÍACOS VALVARES

O enfermeiro orienta o paciente com valvopatia cardíaca a respeito do diagnóstico, da natureza progressiva da doença e do plano de tratamento. O paciente é orientado a relatar novos sintomas ou alterações nos sintomas ao médico assistente. O enfermeiro também informa ao paciente que um patógeno infeccioso, normalmente uma bactéria, pode aderir a uma valva cardíaca enferma mais facilmente do que a uma valva normal. Após a adesão à valva, o agente infeccioso se multiplica, resultando em endocardite e lesão adicional da valva. Além disso, o enfermeiro explica ao paciente como minimizar o risco de desenvolvimento de endocardite infecciosa (discutido a seguir).

O enfermeiro afere a frequência cardíaca, a pressão arterial e a frequência respiratória do paciente, compara os resultados aos dados anteriores e anota quaisquer alterações. Os sons cardíacos e pulmonares são auscultados, e os pulsos periféricos, palpados. O enfermeiro avalia o paciente com valvopatia cardíaca em relação a:

- Sinais e sintomas de insuficiência cardíaca, tais como fadiga, DOE, diminuição da tolerância às atividades, aumento na tosse, hemoptise, infecções respiratórias múltiplas, ortopneia e DNP (ver Capítulo 25)
- Arritmias, por meio da palpação do pulso do paciente em relação à força e ao ritmo (i. e., regular ou irregular), e

perguntando se o paciente apresentou palpitações ou sentiu batimentos cardíacos forçosos (ver Capítulo 22)
- Sintomas como tontura, síncope, aumento da fraqueza ou angina de peito (ver Capítulo 23).

O enfermeiro colabora com o paciente para desenvolver um cronograma de medicamentos e fornece instruções a respeito do nome, da dosagem, das ações, dos efeitos adversos e de quaisquer interações medicamentosas ou entre os medicamentos e os alimentos dos medicamentos prescritos para insuficiência cardíaca, arritmias, angina de peito ou outros sintomas. As precauções específicas são enfatizadas, tais como o risco para os pacientes com estenose aórtica que apresentam angina de peito e administram nitroglicerina. A dilatação venosa que resulta do uso de nitroglicerina diminui o retorno sanguíneo para o coração, reduzindo, assim, o débito cardíaco, aumentando o risco de síncope e diminuindo o fluxo sanguíneo arterial coronariano. O enfermeiro orienta o paciente sobre a importância das tentativas de alívio dos sintomas da angina com repouso e relaxamento antes da administração de nitroglicerina, e de antecipar os possíveis efeitos adversos.

Para os pacientes com insuficiência cardíaca, o enfermeiro fornece orientação sobre a verificação diária do peso corporal e sobre a necessidade de relatar ao médico assistente qualquer aumento súbito do peso corporal. O enfermeiro pode auxiliar o paciente a planejar períodos de atividade física e de repouso de modo a promover alívio dos sinais/sintomas e, ao mesmo tempo, prevenir perda do condicionamento físico ou perda funcional. Os cuidados dos pacientes tratados com valvoplastia ou substituição cirúrgica valvar são descritos posteriormente neste capítulo.

MANEJO CIRÚRGICO: PROCEDIMENTOS DE REPARO E SUBSTITUIÇÃO VALVAR

VALVOPLASTIA

O reparo, em vez da substituição, de uma valva cardíaca, é denominado valvoplastia. O procedimento recomendado para valvoplastia dependerá da causa e do tipo de disfunção valvar. O reparo pode ser realizado nas comissuras entre os folhetos em um procedimento conhecido como comissurotomia, no anel da valva por meio de **anuloplastia** (ou seja, especificamente, reparo do anel externo da valva cardíaca) ou nos folhetos. O ecocardiograma transesofágico (ETE) normalmente é realizado na conclusão de uma valvoplastia para avaliar a eficácia do procedimento.

Alguns procedimentos de valvoplastia são cirurgias a céu aberto, que são realizadas sob anestesia geral e, em geral, exigem circulação extracorpórea. Entretanto, atualmente existem vários procedimentos de valvoplastia que utilizam técnicas não cirúrgicas ou percutâneas; estes não exigem anestesia geral nem circulação extracorpórea e podem ser realizados em um laboratório de cateterismo cardíaco ou em uma sala híbrida. Sala híbrida é um centro cirúrgico com dispositivos de imagem (p. ex., fluoroscopia, TC, RM) e dispositivos de intervenção para procedimentos a céu aberto, minimamente invasivos, guiados por imagem e com base em cateter. A circulação extracorpórea parcial percutânea é utilizada em alguns laboratórios de cateterismo cardíaco e salas híbridas. (A circulação extracorpórea é descrita no Capítulo 23.)

Comissurotomia

Os folhetos da valva podem aderir entre si e fechar a comissura (ou seja, estenose). Menos comumente, as válvulas da valva aderem umas às outras, resultando em estenose, regurgitação ou refluxo de sangue. Comissurotomia é realizada para separar os folhetos fundidos.

Comissurotomia fechada/valvoplastia com balão

Comissurotomia é, habitualmente, realizada em casos de estenose da valva mitral. O método preferido é a comissurotomia mitral transvenosa percutânea, que pode ser usada para pacientes com estenose mitral congênita, estenose mitral extremamente calcificada, trombo em átrio esquerdo, regurgitação mitral moderada a grave coexistente ou regurgitação tricúspide moderada a grave coexistente que também se beneficiariam de reparo da valva tricúspide (Nishimura et al., 2014).

Mais frequentemente realizada para a estenose de valva mitral e aórtica, a valvoplastia com balão é menos comumente empregada para tratar as estenoses de valvas tricúspide e pulmonar. Graças à maior disponibilidade de procedimentos de substituição e de reparo da valva por via percutânea, a valvoplastia com balão está se tornando um procedimento menos comum nos EUA (Kumar, Paniagua, Hira et al., 2016). A valvoplastia com balão pode ainda ser realizada para a estenose de valva mitral em pacientes mais jovens e para pacientes com condições clínicas complexas que os coloquem em alto risco para as complicações de procedimentos cirúrgicos de grande porte. O procedimento é contraindicado para pacientes com trombos em átrio ou ventrículo esquerdo, dilatação significativa da raiz da aorta, regurgitação significativa da valva mitral e calcificação valvar grave (Nishimura et al., 2014).

A valvoplastia com balão (Figura 24.3) é realizada em um laboratório de cateterismo cardíaco. O paciente pode receber sedação leve ou moderada e um anestésico local. Na valvoplastia com balão mitral, um ou dois cateteres são avançados para o átrio direito, pelo septo interatrial e para dentro do

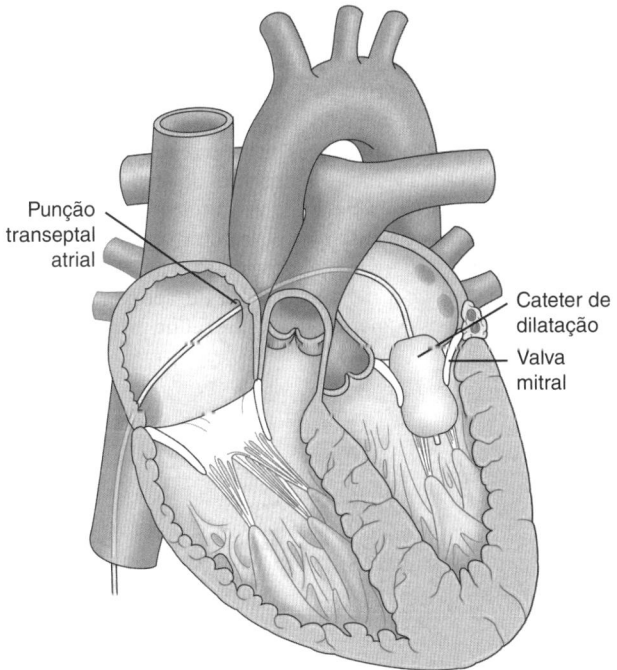

Figura 24.3 • Valvoplastia com balão. Corte transversal do coração, ilustrando o cateter de dilatação posicionado por meio de uma punção transeptal atrial e pela valva mitral. O balão de Inoue infla em três etapas: primeiramente, abaixo da valva; em seguida, acima; e, por fim, no orifício valvar (este diagrama ilustra as duas primeiras seções insufladas).

átrio esquerdo, pela valva mitral, e para dentro do ventrículo esquerdo. Um fio-guia é posicionado através de cada cateter, e o cateter original é removido. Com mais frequência, um cateter com balão especialmente desenhado é inserido sobre o fio-guia e posicionado com o balão pela valva mitral. O balão apresenta três seções com resistência progressivamente maior à inflação. O balão primeiramente expande no ventrículo para auxiliar no posicionamento do cateter na valva. A segunda seção do balão expande acima da valva, fixando o cateter através da valva. Finalmente, a seção intermediária do balão expande no orifício valvar, abrindo as comissuras. Alternativamente, são utilizados dois balões. Os fios-guia podem ser avançados para dentro da aorta para estabilizar as posições dos balões. Esses balões de seção única são insuflados simultaneamente e expandem todo o seu comprimento. A vantagem de dois balões é que cada um é menor do que o grande balão único utilizado, com a realização de defeitos menores do septo interatrial. Quando os dois balões são insuflados, geralmente não ocluem por completo a valva, possibilitando, assim, algum fluxo anterógrado de sangue durante o período de insuflação. Os balões são inflados com uma solução de angiografia diluída durante 10 a 30 segundos. Em geral, múltiplas insuflações são necessárias para conseguir os resultados desejados (Hermann & Mack, 2019).

Todos os pacientes apresentam algum grau de regurgitação mitral após a valvoplastia com balão mitral. Outras possíveis complicações incluem sangramento a partir dos locais de inserção do cateter, êmbolos, que resultam em complicações como acidentes vasculares encefálicos (AVE) e, raramente, *shunts* atriais da esquerda para a direita pelo defeito do septo interatrial criado durante o procedimento.

A valvoplastia aórtica com balão é normalmente realizada por meio da introdução de um cateter pela aorta, através da valva aórtica, e para dentro do ventrículo esquerdo, embora também possa ser realizada, com menos frequência, por meio da inserção de balão ou balões pelo septo interatrial. A técnica de um ou dois balões pode ser empregada para o tratamento da estenose aórtica. Os balões são insuflados por 15 a 60 segundos, e a insuflação geralmente é repetida diversas vezes. As possíveis complicações incluem regurgitação aórtica, êmbolos, perfuração ventricular, ruptura do anel da valva aórtica, arritmia ventricular, lesão da valva mitral e sangramento a partir dos locais de inserção de cateter. O procedimento na valva aórtica não é tão efetivo quanto o procedimento na valva mitral, e a taxa de reestenose é de aproximadamente 50% nos primeiros 6 meses após o procedimento. De modo geral, é usado para promover alívio dos sintomas de pacientes que não são candidatos adequados à TAVR, embora possa ser usado como "ponte" até a TAVR (Hermann & Mack, 2019; Kumar et al., 2016).

Comissurotomia a céu aberto

Visto que a comissurotomia por via percutânea implica menos riscos com desfechos semelhantes, a comissurotomia a céu aberto tem sido cada vez menos realizada nas últimas décadas. É administrada anestesia geral, e uma incisão é feita na região torácica esquerda ou na região esternal média do paciente. Inicia-se a circulação extracorpórea e realiza-se uma incisão no coração. A valva é exposta, e é utilizado um bisturi, dedo, balão ou dilatador para abrir as comissuras. Uma vantagem da visualização direta da valva e das estruturas circundantes é que pode(m) ser removido(s) trombo(s) ou calcificações. Cordas tendíneas ou músculos papilares podem também ser inspecionados e reparados cirurgicamente, conforme necessário.

Anuloplastia

Ânulo é uma estrutura que circunda as válvulas da valva e as conecta com a parede do coração. Anuloplastia consiste no reparo do ânulo valvar, resultando em redução do diâmetro do orifício valvar. É realizada em casos de regurgitação valvar. No caso da valva mitral, pode existir dano ou ruptura das cordas tendíneas, resultando em regurgitação mitral grave, que é uma indicação de reparo valvar em caráter de urgência (anuloplastia com ressuspensão das cordas tendíneas). São necessárias anestesia geral e circulação extracorpórea para a maioria das anuloplastias.

Existem duas técnicas de anuloplastia. Uma técnica utiliza um anel de anuloplastia (Figura 24.4), que pode ser rígido/semirrígido ou flexível. Os folhetos da valva são suturados em um anel, criando um anel do tamanho desejado. Quando o anel está posicionado, a tensão criada pela movimentação do sangue e da contração do coração é suportada pelo anel, e não pela valva ou por um fio de sutura, evitando assim a regurgitação progressiva.

Uma segunda técnica para reparo do anel envolve o pregueamento do tecido alongado nas válvulas da valva ou sutura das válvulas da valva no átrio ou entre si. Tendo em vista que os folhetos valvares e os fios de sutura estão sujeitos às forças diretas da movimentação do sangue e do músculo cardíaco, o reparo pode degenerar mais rapidamente em comparação a um reparo que utiliza um anel de anuloplastia (Maisano, Skantharaja, Denti et al., 2019).

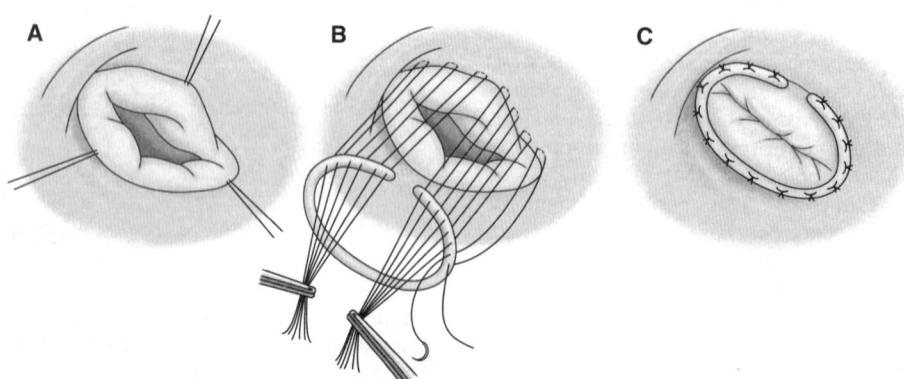

Figura 24.4 • Inserção de anel de anuloplastia. **A.** Regurgitação de valva mitral; os folhetos não fecham. **B.** Inserção de um anel de anuloplastia. **C.** Valvoplastia concluída; os folhetos fecham.

Reparo de folhetos

A lesão dos folhetos valvares cardíacos pode resultar de distensão, encurtamento ou ruptura. O **reparo de folhetos** para os folhetos alongados, com balonamento, ou outro excesso de tecido, é obtido por meio da remoção do tecido adicional. O tecido alongado pode ser vincado e suturado, uma técnica denominada plicatura. Uma cunha de tecido pode ser seccionada a partir do meio do folheto, e a fenda é suturada (ou seja, ressecção do folheto) (Figura 24.5). Após a liberação das cordas curtas, os folhetos geralmente se desenrolam e retomam o seu funcionamento normal, permitindo o fechamento da valva durante a sístole. Um folheto pode ser estendido por meio da sutura de um pedaço de pericárdio a ele. Um retalho pericárdico ou sintético pode ser utilizado para reparar orifícios nos folhetos.

SUBSTITUIÇÃO VALVAR

A substituição valvar é a opção preferida para pacientes cujas valvas tenham características anatômicas que reduzam a chance de sucesso do reparo; isso inclui valvas com calcificação significativa ou que apresentam fusão ou fibrose substancial das válvulas, das cordas tendíneas ou dos músculos papilares. Idealmente, uma equipe multiprofissional (p. ex., cardiologistas, cirurgiões torácicos, intervencionistas valvares, anestesiologistas, enfermeiros) trabalha junto com o paciente para determinar se ele é candidato à abordagem cirúrgica a céu aberto ou a um procedimento minimamente invasivo (Nishimura et al., 2014). Anestesia geral e circulação extracorpórea são utilizadas para substituições valvares cirúrgicas. O procedimento cirúrgico padrão é realizado por meio de uma esternotomia mediana (ou seja, incisão pelo esterno), embora a valva mitral possa ser abordada por uma incisão de toracotomia direita.

As substituições de valvas mitral e aórtica podem ser realizadas com técnicas minimamente invasivas que não exigem incisão do esterno. Em vez disso, faz-se uma incisão de 5 a 10 cm apenas na metade superior ou inferior do esterno, ou entre as costelas, ou por via percutânea. Alguns procedimentos minimamente invasivos são ajudados por robôs; os instrumentos cirúrgicos são conectados a um robô, e o cirurgião, assistindo a uma tela de vídeo, utiliza um controle para controlar o robô e os instrumentos cirúrgicos. Graças a esses procedimentos, os pacientes têm taxas mais baixas de sangramento, dor, infecção e fibrose e internações hospitalares de menor duração (Nishimura et al., 2014).

Após a visualização da valva, os folhetos da valva aórtica ou pulmonar são removidos, mas algumas ou todas as estruturas da valva mitral (folhetos, cordas e músculos papilares) são deixadas na posição para auxiliar na manutenção do formato e do funcionamento do ventrículo esquerdo após a substituição da valva mitral. As suturas são posicionadas ao redor do anel e, em seguida, através da prótese valvar. A valva substituta é deslizada pela sutura até a posição e suturada no local (Figura 24.6). O paciente é retirado gradativamente da circulação extracorpórea; a qualidade do reparo cirúrgico com frequência é avaliada por ETE com Doppler colorido, e, em seguida, a cirurgia é concluída.

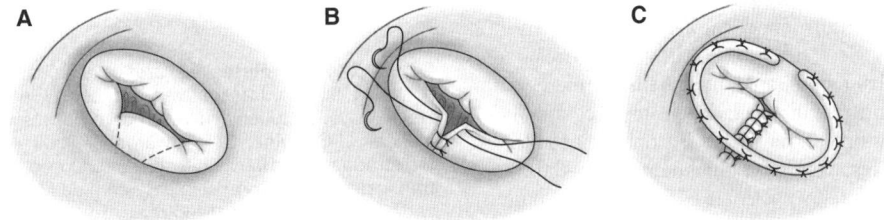

Figura 24.5 • Ressecção de folheto valvar e reparo com uma anuloplastia com anel. **A.** Regurgitação de valva mitral; a seção indicada pelas *linhas tracejadas* é excisada. **B.** Aproximação das bordas e sutura. **C.** Valvoplastia concluída, reparo do folheto e anel de anuloplastia.

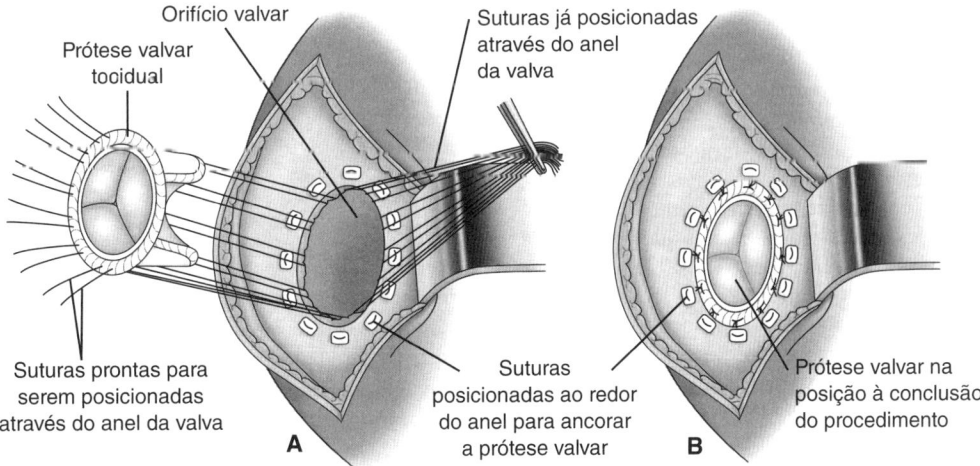

Figura 24.6 • Substituição de valva. **A.** A valva nativa é aparada, e a prótese valvar é suturada na posição. **B.** Após o posicionamento de todas as suturas através do anel, o cirurgião desliza a prótese valvar por dentro das suturas e para dentro do orifício natural. As suturas, em seguida, são atadas e aparadas.

A TAVR, um procedimento minimamente invasivo, pode ser realizada em um laboratório de cateterismo ou em uma sala híbrida. Não exige esternotomia nem circulação extracorpórea. Tradicionalmente, TAVR só era realizada em pacientes que não poderiam ser submetidos de modo seguro à substituição cirúrgica da valva; contudo, mais recentemente, passou a ser preconizada para pacientes com risco intermediário ou até mesmo risco baixo (Nishimura et al., 2017). Com o paciente sob anestesia geral, é realizada uma valvoplastia com balão. Em seguida, uma prótese valvar biológica (Figura 24.7A e B) anexada a um cateter é inserida por via percutânea, posicionada na valva aórtica e implantada. O dispositivo MitraClip® foi aprovado pela Food and Drug Administration (FDA) como procedimento transcateter para tratar formas degenerativas de regurgitação mitral. Hoje em dia, esse procedimento é realizado primariamente em pacientes com regurgitação mitral grave e sintomática e alto risco cirúrgico, embora cada vez mais seja considerado para pacientes de risco mais baixo. O procedimento cria uma ligação mecânica entre duas válvulas; comprovadamente, reduz o fluxo regurgitante, resultando em redução dos sintomas e das taxas de hospitalização por causa de insuficiência cardíaca (Dahl & Ailawadi, 2018).

O coração se ajustou gradativamente à patologia em pacientes que precisam de reparo ou substituição valvar; a cirurgia "corrige" abruptamente o fluxo sanguíneo nas câmaras cardíacas e pode resultar em complicações relacionadas às alterações súbitas das pressões intracardíacas. Todas as próteses valvares criam alguma estenose quando são implantadas no coração. Normalmente, a estenose é leve e não afeta a função cardíaca. Se a substituição valvar foi realizada por causa de estenose valvar, o fluxo sanguíneo nas câmaras cardíacas frequentemente melhora e os sinais/sintomas de insuficiência cardíaca desaparecem em algumas horas ou dias. Se a substituição da valva foi realizada em virtude de uma valva regurgitante, pode demorar meses para que a câmara para dentro da qual o sangue estava regurgitando alcance sua função pós-operatória ideal. Os sinais e sintomas de insuficiência cardíaca resolvem-se gradualmente, à medida que a função cardíaca melhora. Os pacientes correm risco de muitas complicações pós-operatórias, tais como sangramento, tromboembolismo, infecção, insuficiência cardíaca, hipertensão arterial, arritmias, hemólise e obstrução mecânica da valva.

Podem ser utilizados vários tipos de próteses biológicas e mecânicas de valva cardíaca (Chikwe & Castillo, 2017) (Figura 24.7).

Próteses valvares mecânicas

As próteses valvares mecânicas são de desenho bifolheto (ver Figura 24.7C), disco com inclinação (ver Figura 24.7D) ou bola-gaiola (ver Figura 24.7E), e acredita-se que sejam mais duradouras do que as próteses valvares teciduais (ver Figura 24.7F); portanto, são utilizadas com frequência em pacientes mais jovens. Essas valvas também são usadas em pacientes que precisam de substituição valvar e apresentam lesão renal, hipercalcemia, endocardite ou sepse, porque as próteses valvares mecânicas não deterioram ou se tornam infectadas tão facilmente quanto as valvas biológicas. Complicações significativas associadas às próteses valvares mecânicas são tromboêmbolos e complicações que podem estar associadas ao uso prolongado dos anticoagulantes necessários (ver discussão adicional no Capítulo 26).

Próteses valvares teciduais

Existem três tipos de valvas biológicas: bioproteses, homoenxertos e autoenxertos. As próteses valvares teciduais apresentam menor

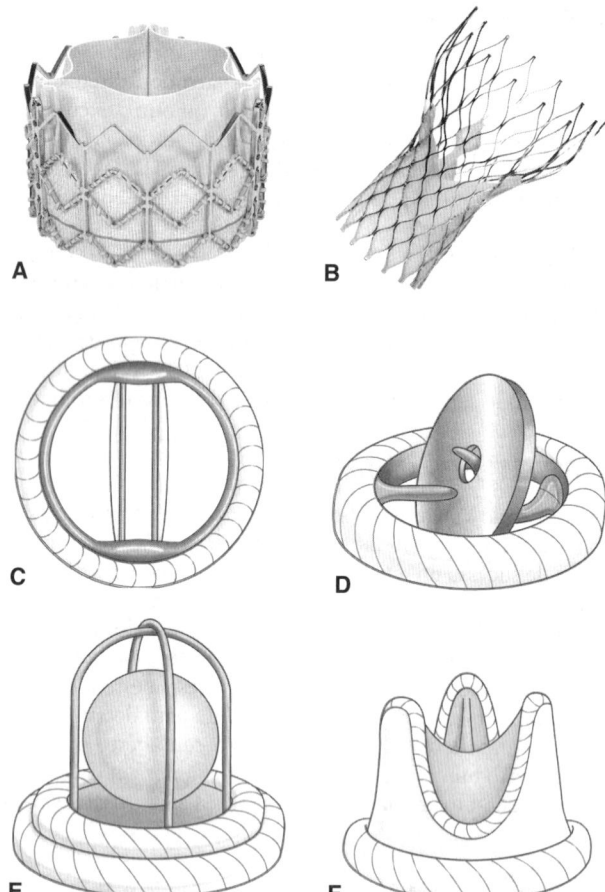

Figura 24.7 • Próteses valvares mecânicas e teciduais comuns. **A.** Valva aórtica transcateter (Edwards SAPIEN™ Transcatheter Heart Valve, tecidual). (Utilizada com permissão da Edwards Lifesciences LLC, Irvine, CA; Edwards SAPIEN e SAPIEN são marcas registradas da Edwards Lifesciences Corporation.) **B.** Valva aórtica transcateter (The CoreValve® System da Medtronic, tecidual). (Utilizada com permissão da Medtronic. The CoreValve® System é marca registrada da Medtronic CV Luxembourg S.A.R.L.) **C.** Bifolheto (St. Jude, mecânica). **D.** Valva de disco com inclinação (Medtronic-Hall, mecânica). **E.** Valva de bola-gaiola (Starr-Edwards, mecânica). **F.** Bioprótese valvar porcina (Carpenter-Edwards, tecidual).

probabilidade de gerar tromboêmbolos do que as mecânicas, e não é necessária anticoagulação a longo prazo. As próteses valvares teciduais não são tão duradouras quanto as mecânicas e necessitam de substituição mais rapidamente (Chikwe & Castillo, 2017; Nishimura et al., 2014).

Bioproteses

Bioproteses são valvas feitas de tecidos animais (ou seja, heteroenxertos) utilizadas para a substituição de valvas aórtica, mitral e tricúspide. Não são trombogênicas; portanto, os pacientes não precisam de anticoagulação a longo prazo. São utilizadas em mulheres em idade fértil, pra evitar possíveis complicações da coagulação prolongada associadas à menstruação, à transferência placentária para o feto e ao parto. Também são consideradas em pacientes com mais de 70 anos e outros que não toleram anticoagulação por períodos prolongados. A maioria das bioproteses é de porcos (suína), mas algumas são de vacas (bovinas) ou cavalos (equinas). Elas podem ser com *stent* ou sem *stent*. A viabilidade é de 7 a 15 anos.

Homoenxertos

Os **homoenxertos**, também denominados aloenxertos (ou seja, valvas humanas), são obtidos a partir de doações de tecidos de cadáver e são utilizados para a substituição de valva aórtica e pulmonar. A valva aórtica e uma parte da aorta ou da valva pulmonar e uma parte da artéria pulmonar são coletadas e armazenadas de modo criogênico. Os homoenxertos nem sempre estão disponíveis e são muito caros. Eles duram aproximadamente 10 a 15 anos e, tipicamente, são usados em pacientes mais jovens que precisam de substituição da raiz da valva (Tudorache, Horke, Cebotari et al., 2016).

Autoenxertos

Os **autoenxertos** (ou seja, valvas autólogas) são obtidos por meio da excisão da valva pulmonar e de uma parte da artéria pulmonar do próprio paciente para utilização como a valva aórtica. A anticoagulação não é necessária, tendo em vista que a valva é do tecido do próprio paciente e não é trombogênica. O autoenxerto é uma alternativa para crianças (pode crescer à medida que a criança cresce), mulheres em idade fértil, adultos jovens, pacientes com histórico de doença ulcerosa péptica e pessoas que não toleram a anticoagulação. Os autoenxertos de valva aórtica têm permanecido viáveis por mais de 20 anos (Mazine, El-Hamamsy, Verma et al., 2018). Se as pressões vasculares pulmonares estiverem normais, alguns cirurgiões optam então por não substituir a valva pulmonar. Os pacientes podem se recuperar sem uma valva entre o ventrículo direito e a artéria pulmonar.

Entretanto, a maioria dos procedimentos de autoenxerto de valva aórtica consiste em substituição valvar dupla, bem como substituição de valva pulmonar com homoenxerto. Se ocorrer disfunção valvar recorrente após esse procedimento, os pacientes podem ser submetidos à cirurgia corretiva adicional, com frequência, na forma de reversão do homoenxerto original. Para os pacientes mais velhos e para aqueles sem outra opção, pode ser considerada a substituição por uma prótese valvar (Hussain, Majdalany, Dunn et al., 2018).

MANEJO DE ENFERMAGEM: VALVOPLASTIA E SUBSTITUIÇÃO DA VALVA

O enfermeiro auxilia o paciente e a família a se prepararem para o procedimento, reforça e suplementa as explicações fornecidas pelo médico e fornece o suporte psicossocial. (Ver nos Capítulos 14 a 16 os cuidados do paciente cirúrgico.)

Os pacientes que foram submetidos à valvoplastia com balão percutânea, com ou sem substituição de valva percutânea, podem ser admitidos em uma unidade de telemetria ou unidade de terapia intensiva (UTI). O enfermeiro avalia se existem sinais e sintomas de insuficiência cardíaca e êmbolos (ver Capítulo 25), faz a ausculta do tórax observando se há alterações nos sons cardíacos no mínimo a cada 4 horas e fornece ao paciente os mesmos cuidados após o cateterismo cardíaco ou a angioplastia coronariana transluminal percutânea (ver Capítulo 23). Após ser submetido à valvoplastia com balão percutânea, o paciente geralmente permanece no hospital por 24 a 48 horas.

Os pacientes que foram submetidos a valvoplastia cirúrgica ou substituições valvares são admitidos na UTI. Os cuidados concentram-se na recuperação da anestesia e na estabilidade hemodinâmica. Os sinais vitais são avaliados a cada 5 a 15 minutos e conforme o necessário, até que o paciente se recupere da anestesia ou da sedação, e, em seguida, são avaliados de acordo com o protocolo da unidade. Medicação intravenosa (IV) pode ser usada para elevar ou baixar os níveis de pressão arterial, tratar arritmias cardíacas e aumentar ou reduzir a frequência cardíaca; seus efeitos devem ser monitorados. Os medicamentos são diminuídos gradativamente, até que não sejam mais necessários ou até que o paciente administre o medicamento necessário por outra via (p. ex., oral, tópica). As avaliações do paciente são conduzidas a cada 1 a 4 horas e conforme o necessário, com atenção aos sistemas neurológico, respiratório e cardiovascular (ver Boxe 23.11, no Capítulo 23).

Quando o paciente está recuperado da anestesia e da sedação, hemodinamicamente estável sem uso de medicamentos IV e apresenta parâmetros de avaliação física estáveis, ele costuma ser transferido para uma unidade de telemetria, tipicamente em 24 a 72 horas após a cirurgia. Os cuidados de enfermagem continuam, assim como para a maioria dos pacientes em pós-operatório, incluindo os cuidados da ferida e as instruções ao paciente a respeito da dieta, das atividades, dos medicamentos e dos cuidados pessoais. O paciente normalmente recebe alta hospitalar em 3 a 7 dias.

O enfermeiro orienta o paciente a respeito da terapia anticoagulante, explicando a necessidade de consultas de acompanhamento e estudos laboratoriais séricos frequentes. Os pacientes que recebem varfarina apresentam razões normalizadas internacionais (RNI) individualizadas, habitualmente entre 2 e 3,5 para substituição de valva mitral, e 1,8 e 2,2 para substituição de valva aórtica. Os pacientes que foram tratados com anel de anuloplastia ou substituição de valva tecidual geralmente precisam de anticoagulação por apenas 3 meses, exceto se houver outros fatores de risco, como fibrilação atrial ou história pregressa de tromboembolismo. Ácido acetilsalicílico é prescrito com varfarina para os pacientes com bioproteses ou de alto risco para eventos embólicos (p. ex., história pregressa de evento embólico ou que apresentam duas ou mais condições preexistentes: diabetes melito, hipertensão arterial, doença arterial coronariana, ICC, mais de 75 anos) (Nishimura et al., 2014). O enfermeiro fornece instruções a respeito de todos os medicamentos prescritos, incluindo o nome do medicamento, a dose, as ações, o cronograma prescrito, os possíveis efeitos adversos e quaisquer interações medicamentosas ou entre o medicamento e os alimentos.

Os pacientes com uma prótese valvar mecânica (incluindo anéis de anuloplastia e outros materiais protéticos utilizados em valvoplastia) precisam de instruções para prevenir a endocardite infecciosa. Os pacientes correm risco de endocardite infecciosa causada por bactérias na corrente sanguínea e sua adesão às estruturas valvares anormais ou aos dispositivos protéticos. O enfermeiro deve orientar o paciente sobre como minimizar o risco de desenvolvimento da endocardite infecciosa (ver prevenção da endocardite a seguir).

Os enfermeiros de cuidados domiciliares e de transição, ou enfermeiros ambulatoriais, ajudam a reforçar todas as novas informações e instruções sobre o autocuidado para os pacientes e seus familiares por 4 a 8 semanas após o procedimento (Boxe 24.1). Um ecocardiograma pode ser realizado 3 a 4 semanas após a alta hospitalar para avaliar adicionalmente os efeitos e os resultados da cirurgia. O ecocardiograma também fornece base para futura comparação se surgirem sinais/sintomas cardíacos ou complicações. Os ecocardiogramas normalmente são repetidos a cada 1 a 2 anos.

Boxe 24.1 LISTA DE VERIFICAÇÃO DO CUIDADO DOMICILIAR
Alta hospitalar após substituição de valva cardíaca

Ao concluírem as orientações, o paciente e/ou o cuidador devem ser capazes de:

- Nomear o procedimento que foi realizado, quaisquer complicações ocorridas e identificar quaisquer mudanças permanentes na estrutura ou função anatômica, bem como as alterações nas AVDs, nas AIVDs, nos papéis, nos relacionamentos e na espiritualidade
- Identificar as intervenções e estratégias (p. ex., equipamento médico durável, equipamento adaptativo) usadas no período de recuperação
- Descrever o esquema terapêutico pós-operatório em curso, incluindo dieta e atividades a serem realizadas (p. ex., caminhada e exercícios respiratórios) e limitadas ou evitadas (p. ex., levantar peso, dirigir automóveis, esportes de contato)
- Indicar o nome, a dose, os efeitos colaterais, a frequência e o horário de uso de todos os medicamentos, incluindo anticoagulantes
  - Identificar a necessidade de usar anticoagulante pelo período prescrito pelo médico
  - Ingerir o anticoagulante no mesmo horário todos os dias
  - Fazer exames laboratoriais, se houver indicação
  - Evitar lesões que possam causar sangramento
  - Relatar sinais sugestivos de sangramento oculto para o médico assistente (p. ex., sangramento gengival, formação de petéquias, fezes alcatroadas)
- Orientar como obter medicamentos e material médico-hospitalar e realizar trocas de curativos, cuidados de feridas e outros regimes prescritos
- Identificar as necessidades de material médico-hospitalar permanente, o uso adequado e a manutenção necessária para a utilização segura
- Descrever sinais e sintomas de complicações, inclusive endocardite infecciosa, se houver esse risco
  - Relatar a ocorrência de febre, petéquias, mal-estar e perda de peso ao médico assistente
- Participar em atividades que visem prevenir endocardite infecciosa, como indicado:
  - Notificar todos os profissionais a respeito da cirurgia e possível necessidade de profilaxia com antibióticos antes do procedimento, se isso for endossado pelo médico assistente
  - Praticar boa higiene oral, inclusive escovar os dentes, usar fio dental e consultas regulares com o dentista
- Declarar data e hora das consultas de acompanhamento
- Relatar como contatar o médico em caso de perguntas ou complicações
- Identificar os recursos da comunidade para apoiar colegas e cuidador/familiares:
  - Identificar fontes de apoio social (p. ex., amigos, parentes, comunidade de fé)
  - Identificar informações de contato de serviços de apoio para pacientes e seus cuidadores/familiares
- Identificar a necessidade de promoção da saúde (p. ex., redução do peso corporal, cessação do tabagismo, controle do estresse), prevenção de doenças e atividades de triagem.

AIVDs: atividades independentes da vida diária; AVDs: atividades da vida diária.

Miocardiopatia

A **miocardiopatia** é a doença do músculo cardíaco que está associada à disfunção cardíaca. É classificada de acordo com as anormalidades estruturais e funcionais do músculo cardíaco: miocardiopatia dilatada (MCD), miocardiopatia hipertrófica (MCH), miocardiopatia restritiva (MCR), miocardiopatia arritmogênica ventricular direita/displasia e miocardiopatia não classificada (Elliott, Andersson, Arbustini et al., 2008). O paciente pode apresentar uma patologia que representa mais de uma dessas classificações, como MCH com fisiologia restritiva. *Miocardiopatia isquêmica* é um termo frequentemente empregado para descrever um aumento do coração causado por doença da artéria coronária, que geralmente é acompanhada por insuficiência cardíaca (ver Capítulo 25). Em 2006, a American Heart Association propôs um conjunto de classificações atualizadas de miocardiopatias (Contemporary Classifications for cardiomyopathies), que ainda é amplamente utilizado. Segundo esse sistema de classificação, as miocardiopatias são divididas em dois grupos principais, com base no envolvimento predominante de determinados órgãos: as *miocardiopatias primárias* (genéticas, não genéticas e adquiridas), que estão enfocadas primariamente no músculo cardíaco; e as *miocardiopatias secundárias*, que demonstram envolvimento do miocárdio secundário à influência de uma vasta lista de processos de doença que incluem, mas que não se limitam a, amiloidose, doença de Fabry, sarcoidose e esclerodermia (Maron, Towbin, Thiene et al., 2006). Este capítulo aborda as miocardiopatias primárias.

Fisiopatologia

A fisiopatologia de todas as miocardiopatias é uma série de eventos que culminam no comprometimento do débito cardíaco. A diminuição do volume sistólico estimula o sistema nervoso simpático e a resposta de renina-angiotensina-aldosterona, resultando tanto em aumento da resistência vascular sistêmica como da retenção de sódio e líquido, que impõem maior esforço sobre o coração. Com frequência, redução do débito cardíaco pode ser observada no ecocardiograma na forma de redução da **fração de ejeção**, expressada como porcentagem do volume diastólico final de sangue ejetado do ventrículo a cada contração cardíaca. Essas alterações podem causar insuficiência cardíaca (ver Capítulo 25).

Alerta de domínio de conceito

O sódio é o principal eletrólito envolvido na miocardiopatia. A miocardiopatia frequentemente provoca insuficiência cardíaca, que se desenvolve, em parte, em virtude da sobrecarga de líquido. A sobrecarga de líquido geralmente está associada ao consumo elevado de sódio.

Miocardiopatia dilatada

A MCD é a forma mais comum de miocardiopatia, com uma prevalência que varia entre 1 em 250 e 1 em 2.500 (Merlo, Cannata, Gobbo et al., 2018). A MCD é distinguida pela dilatação significativa dos ventrículos sem hipertrofia simultânea e pela disfunção sistólica (Figura 24.8). Os ventrículos apresentam elevação dos volumes sistólico e diastólico, mas diminuição da fração de ejeção.

O exame microscópico do tecido muscular demonstra a diminuição dos elementos contráteis (filamentos de actina e miosina) das fibras musculares e necrose difusa das células miocárdicas. O resultado é a função sistólica insuficiente. As

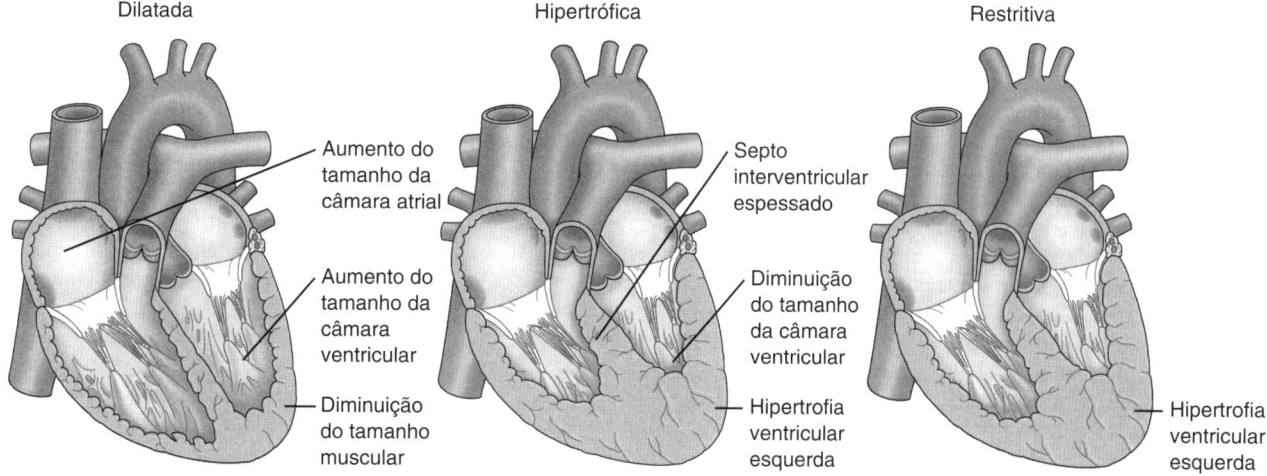

Figura 24.8 • Miocardiopatias que causam insuficiência cardíaca congestiva. Adaptada de Anatomical Chart Company. (2010). *Atlas of pathophysiology* (3rd ed.). Ambler, PA: Lippincott Williams & Wilkins.

alterações estruturais diminuem a quantidade de sangue ejetado do ventrículo com a sístole, aumentando a quantidade de sangue que permanece no ventrículo após a contração. Em seguida, menos sangue consegue entrar no ventrículo durante a diástole, aumentando a pressão diastólica final e, finalmente, elevando as pressões venosas pulmonar e sistêmica. A alteração da função valvar, normalmente a regurgitação, pode resultar de um ventrículo aumentado e distendido. O fluxo sanguíneo insuficiente pelo ventrículo também pode causar trombos ventriculares ou atriais, que podem embolizar para outros locais no corpo.

Mais de 75 condições e doenças podem causar MCD, incluindo gestação, hipertensão arterial, etilismo significativo, infecção viral (p. ex., *influenza*), agentes quimioterápicos (p. ex., daunorrubicina, doxorrubicina), tireotoxicose, mixedema, taquicardia persistente e doença de Chagas. Quando o fator causal não pode ser identificado, o diagnóstico é de MCD idiopática, que é responsável por 20 a 30% dos casos de MCD não isquêmica (McNally & Mestroni, 2017; Merlo et al., 2018). A MCD familiar representa aproximadamente 30 a 50% de todos os casos de MCD e aproximadamente 40% dos casos de MCD têm etiologia genética definitiva (McNally & Mestroni, 2017). A coleta da história familiar do paciente é, portanto, um componente muito importante do processo de avaliação da enfermagem. O diagnóstico e o tratamento precoces podem prevenir ou adiar os sintomas significativos e a morte súbita em virtude de MCD.

Miocardiopatia hipertrófica

A prevalência estimada de MCH é 0,16 a 0,29% da população adulta (Marian & Braunwald, 2017). A MCH é um distúrbio genético autossômico dominante que se manifesta como aumento das dimensões e da massa do músculo cardíaco, sobretudo ao longo do septo (ver Figura 24.8), embora possa envolver outras áreas do coração. A expressão fenotípica da doença depende da idade do paciente. A MCH é a principal causa de morte súbita de adolescentes e adultos jovens, sobretudo atletas (Marian & Braunwald, 2017). No rastreamento da doença, são utilizados ECGs de 12 derivações, exame físico e ecocardiograma.

Os pacientes sob suspeita de MCH devem ser submetidos à testagem genética; se esta for negativa, o diagnóstico não é descartado por completo. Se a testagem genética for positiva para mutações genéticas conhecidas de MCH, os parentes em primeiro grau também devem ser testados à procura da mutação genética encontrada no paciente. Se os pacientes apresentarem testagem genética positiva, mas forem assintomáticos para miocardiopatia, deve ser realizado rastreamento anual com ECG, exame físico e ecocardiograma, porque a probabilidade de evolução clínica aumenta à medida que a pessoa se torna mais velha. O fenótipo se manifesta, tipicamente, em algum momento entre a adolescência e a quinta década de vida (Marian & Braunwald, 2017).

As células musculares cardíacas normalmente se posicionam em paralelo e de ponta a ponta entre si. As células hipertrofiadas do músculo cardíaco são desorganizadas, oblíquas e perpendiculares em relação umas às outras, reduzindo assim a efetividade das contrações. Na MCH, as paredes das arteríolas coronarianas estão espessadas, o que diminui o diâmetro interno das arteríolas. As arteríolas estreitas restringem o aporte de sangue para o miocárdio, causando numerosas pequenas áreas de isquemia e necrose. As áreas necróticas do miocárdio acabam sofrendo fibrose, comprometendo ainda mais a contração ventricular e, possivelmente, aumentando o risco de arritmias como taquicardia ventricular e fibrilação ventricular (ver Capítulo 22).

O aumento da espessura do músculo cardíaco reduz o tamanho das cavidades ventriculares e faz com que os ventrículos demorem mais tempo para relaxar após a sístole. Durante a primeira parte da diástole, o enchimento dos ventrículos com sangue é mais difícil. A contração atrial ao fim da diástole torna-se crítica para o enchimento ventricular e a contração sistólica.

A MCH pode resultar em obstrução da via de saída do ventrículo esquerdo se houver movimento anterior sistólico da valva mitral que desloque essa valva em direção ao septo hipertrofiado durante a sístole (Marian & Braunwald, 2017; Nishimura, Seggewiss & Schaff, 2017). A obstrução da via de saída do ventrículo esquerdo é um processo dinâmico que depende tanto do volume de sangue no ventrículo esquerdo quanto da capacidade de contração dos miócitos. Aproximadamente um terço dos pacientes com MCH apresenta obstrução da via de saída do ventrículo esquerdo em repouso que piora com estímulo; outro terço não apresenta obstrução em repouso, mas pode apresentar obstrução com estímulo (p. ex., exercício físico ou manobra de Valsalva); e aproximadamente um terço não apresenta obstrução da via de saída do ventrículo esquerdo mesmo com estímulo (Marian & Braunwald, 2017). A obstrução da via de saída do ventrículo esquerdo pode provocar síncope, arritmias ventriculares, dispneia e insuficiência cardíaca. A existência de um sopro sistólico de ejeção pode ser um indício de obstrução da via de saída do ventrículo esquerdo; portanto, a ecocardiografia está indicada para confirmar essa possibilidade. Hidratação, beta-bloqueadores, bloqueadores dos canais de cálcio e modificação do estilo de vida podem ser prescritos para minimizar a obstrução da via de saída do ventrículo esquerdo. Os pacientes devem, sobretudo, evitar atividades que possam provocar alterações rápidas da pré-carga (p. ex., imersão em banheira com água quente, banho prolongado de chuveiro com água quente) (Nishimura et al., 2017). Todavia, os pacientes que não respondem à terapia clínica devem ser considerados para miectomia cirúrgica ou ablação septal com álcool para reduzir as dimensões do septo hipertrofiado e, assim, eliminar a obstrução da via de saída do ventrículo esquerdo.

Miocardiopatia restritiva

A MCR é o tipo menos comum de miocardiopatia (Muchtar, Blauwet & Gertz, 2017; Pereira, Grogan & Dec, 2018). A MCR é caracterizada pela disfunção diastólica causada por paredes ventriculares rígidas que impedem o enchimento diastólico e a distensão ventricular (ver Figura 24.8). A rigidez ventricular modifica a curva na lei de Frank-Starling (ver Capítulo 21) e resulta em elevação rápida das pressões de enchimento, apesar de aumentos discretos do volume de sangue. Todavia, as dimensões da câmara e a função sistólica estão, habitualmente, normais. Arritmias e distúrbios da condução cardíaca são achados comuns. Os sinais e sintomas são semelhantes aos da pericardite constritiva (ver discussão adiante): dispneia, tosse seca e dor torácica. A ecocardiografia pode ser útil na diferenciação entre essas duas condições.

De modo geral, a MCR é uma condição adquirida ou hereditária que pode ser sistêmica. Existem quatro categorias de doenças que causam MCR: infiltrativa, de armazenamento, não infiltrativa e endomiocárdica.

Um exemplo de doença infiltrativa que pode causar MCR é a amiloidose, na qual amiloide, uma proteína disfuncional, é depositada entre os miocardiócitos. Uma doença de armazenamento hereditária que pode provocar MCR é a hemocromatose, na qual depósitos de ferro no coração resultam em rigidez desse órgão. A esclerodermia é um distúrbio não infiltrativo do tecido conjuntivo que pode causar miocardiopatia restritiva. Alguns tratamentos de câncer, como radioterapia e alguns agentes quimioterápicos (p. ex., antraciclina) podem causar lesão endomiocárdica que evolui para MCR (Muchtar et al., 2017). Com frequência, é necessária biopsia endomiocárdica para determinação da etiologia. O tratamento é, então, direcionado para a causa subjacente.

Displasia/miocardiopatia ventricular direita arritmogênica

A displasia/miocardiopatia ventricular direita arritmogênica é um tipo incomum de doença hereditária do músculo cardíaco. Estima-se que a prevalência varie entre 1 em 2.000 e 1 em 5.000 pessoas na população geral (Bennett, Haqqani, Berruezo et al., 2019). A displasia/miocardiopatia ventricular direita arritmogênica ocorre quando o miocárdio é progressivamente infiltrado e substituído por tecidos fibrótico e adiposo. A infiltração de tecido fibroso e tecido adiposo resulta em dilatação ventricular, comprometimento da contratilidade e arritmias cardíacas.

Inicialmente, são afetadas apenas áreas localizadas do ventrículo direito, mas, com a progressão da doença, todo o coração é afetado. Tendo em vista a evolução patológica típica, existe um movimento para mudar o nome dessa miocardiopatia para um termo mais geral de miocardiopatia arritmogênica (MCA) e, assim, reconhecer o comprometimento do ventrículo esquerdo (Bennett et al., 2019).

Em pacientes com displasia/miocardiopatia ventricular direita arritmogênica, podem ocorrer palpitações ou síncope entre os 15 e 40 anos. Morte súbita cardíaca também pode ser a primeira manifestação. O diagnóstico se baseia no ECG, no ecocardiograma, na RM cardíaca e na história familiar. Como se trata de um distúrbio genético, os pacientes que recebem esse diagnóstico são encaminhados para testagem genética. Todavia, a testagem genética pode ser negativa em até 50% dos pacientes (Bennett et al., 2019). Se for identificada uma mutação genética, os parentes em primeiro grau do paciente devem ser submetidos à testagem genética. Pacientes que apresentam arritmias são beneficiados pela implantação de um desfibrilador cardioversor (ver Capítulo 22).

Miocardiopatias não classificadas

As miocardiopatias não classificadas são diferentes dos tipos já descritos ou apresentam características de mais de um tipo e são causadas por fibroelastose, miocárdio não compactado, disfunção sistólica com dilatação mínima e doenças mitocondriais. Exemplos de miocardiopatias não classificadas podem incluir miocardiopatia sem compactação ventricular esquerda e induzida por estresse *takotsubo* [armadilha de polvo, em japonês, em referência ao formato do coração na fase aguda da doença] (Elliott et al., 2008).

Manifestações clínicas

Pacientes com miocardiopatia podem permanecer estáveis e sem sintomas por muitos anos. Com a progressão da doença, também progridem os sintomas. Com frequência, MCD ou MCR é diagnosticada pela primeira vez quando o paciente apresenta sinais e sintomas de insuficiência cardíaca (p. ex., dispneia aos esforços, fadiga, DNP, tosse [sobretudo aos esforços ou à noite], ortopneia, edema periférico, saciedade precoce, náuseas; ver Capítulo 25). O paciente também pode apresentar dor torácica, palpitações, tontura, náuseas e síncope com esforço.

Avaliação e achados diagnósticos

O exame físico nos estágios iniciais pode revelar taquicardia e sons cardíacos adicionais (p. ex., B_3, B_4). Pacientes com MCD podem apresentar sopros diastólicos, e pacientes com MCD e MCH podem apresentar sopros sistólicos. Com a progressão da doença, o exame também revela sinais e sintomas de insuficiência cardíaca (p. ex., estertores crepitantes à ausculta pulmonar, distensão venosa jugular, edema postural, hepatomegalia [ou seja, aumento hepático]).

O diagnóstico geralmente é obtido a partir de achados revelados pelo histórico do paciente e ao descartar outras causas de insuficiência cardíaca, tais como infarto do miocárdio. O ecocardiograma é uma das ferramentas diagnósticas mais úteis, tendo em vista que a estrutura e a função dos ventrículos podem ser facilmente observadas. Também pode ser feita RM cardíaca, principalmente para auxiliar com o diagnóstico de MCH e displasia/miocardiopatia ventricular direita arritmogênica. O ECG pode revelar arritmias (fibrilação atrial, arritmias ventriculares) e alterações condizentes com hipertrofia ventricular esquerda (desvio do eixo elétrico para a esquerda, complexo QRS alargado, alterações do segmento ST, ondas T invertidas). Na displasia/miocardiopatia ventricular direita arritmogênica o ECG pode mostrar alargamento do complexo QRS, inversão da onda T nas derivações V_1 a V_4 e ectopia ventricular. Além disso, existe com frequência uma pequena onda épsilon no fim do complexo QRS (Bennett et al., 2019). A radiografia de tórax revela cardiomegalia e, possivelmente, congestão pulmonar. Geralmente, o cateterismo cardíaco, a TC coronária ou a prova de esforço são usados para descartar doença da artéria coronária como um fator causal. Pode ser realizada biopsia endomiocárdica para analisar as células do miocárdio, particularmente em MCR.

Manejo clínico

O manejo clínico é direcionado para a identificação e o manejo das possíveis causas de base ou de precipitação; a correção da insuficiência cardíaca com medicamentos, dieta hipossódica e esquema de exercícios físicos/repouso (ver Capítulo 25); e o controle de arritmias com medicamentos antiarrítmicos e, possivelmente, com a implantação de um dispositivo eletrônico, como um desfibrilador cardioversor implantável (DCI) (ver Capítulo 22). Se o paciente apresentar sinais e sintomas de congestão, a ingestão de líquido pode ser limitada a 2 ℓ ao dia. Todavia, pacientes com miocardiopatia hipertrófica devem evitar desidratação e podem precisar de betabloqueadores para manter o débito cardíaco e minimizar o risco de obstrução da via de saída do ventrículo esquerdo durante a sístole. Anticoagulantes não são mais prescritos rotineiramente.

Para alguns pacientes com MCD, a regulação do ritmo biventricular (também conhecida como terapia de ressincronização cardíaca [TRC]) aumenta a fração de ejeção e reverte algumas das alterações estruturais no miocárdio (ver Capítulo 22).

Como já mencionado, algumas formas de miocardiopatia são hereditárias/genéticas. Quando o enfermeiro coleta a história familiar do paciente, é preciso investigar se algum parente tem ou teve miocardiopatia. Nos casos apropriados, o paciente deve ser encaminhado para o conselheiro genético para testagem. Se forem encontradas mutações genéticas, é recomendado testar os parentes em primeiro grau desse paciente. Infelizmente, nos EUA, existem atualmente alguns problemas em relação ao reembolso dos testes genéticos pelos planos de saúde.

Manejo cirúrgico

Quando a insuficiência cardíaca se agrava e o tratamento clínico deixa de ser efetivo, é considerada a intervenção cirúrgica, incluindo transplante de coração. Entretanto, em virtude do número limitado de doadores de órgãos, muitos pacientes morrem à espera do transplante. Em alguns casos, é implantado um DAV para amparar o coração insuficiente até que haja um doador adequado (ver discussão adiante).

Cirurgia do trato do fluxo de saída ventricular esquerdo

Quando pacientes com MCH e obstrução da via de saída do ventrículo esquerdo se tornam sintomáticos apesar de terapia clínica ótima ou não conseguem tolerar a terapia clínica, cirurgia deve ser aventada. O procedimento mais realizado é a miectomia (também chamada de miotomia-miectomia ou procedimento de Morrow), na qual parte do tecido cardíaco é excisada. Realiza-se a excisão de aproximadamente 1 cm de largura e profundidade do tecido do septo aumentado, abaixo da valva aórtica. Tipicamente, o septo é retirado até a altura dos músculos papilares. Possíveis complicações incluem bloqueio atrioventricular (BAV) completo e subsequente dependência de marca-passo, defeitos do septo interventricular (comunicação interventricular [CIV]) ou falha em aliviar adequadamente a obstrução. As taxas de mortalidade cirúrgica variam entre menos de 1% e até 16% (Nishimura et al., 2017).

Transplante de coração

Em virtude dos avanços nas técnicas cirúrgicas e nas terapias imunossupressoras, o transplante de coração atualmente é uma opção terapêutica para os pacientes com cardiopatia em estágio terminal. Ciclosporina e tacrolimo são alguns dos imunossupressores mais comuns que diminuem a rejeição pelo corpo de proteínas estranhas, tais como os órgãos transplantados. Infelizmente, esses fármacos também diminuem a capacidade do corpo de resistir às infecções e aumentam o risco de vários tipos de câncer, e deve ser alcançado um equilíbrio satisfatório entre a supressão da rejeição e a prevenção de infecções. Em 2017, foram realizados 3.273 transplantes cardíacos nos EUA (Scientific Registry of Transplant Recipients, 2017).

Miocardiopatia, cardiopatia isquêmica, valvopatia, rejeição de corações transplantados anteriormente e cardiopatia congênita são as indicações mais comuns para o transplante. Os candidatos típicos apresentam sintomas graves não controlados por terapia clínica, nenhuma outra opção cirúrgica e um prognóstico de menos de 1 a 2 anos de vida. Uma equipe multiprofissional faz a triagem antes de recomendar o procedimento de transplante. Idade da pessoa, estado pulmonar, outras condições crônicas de saúde, estado psicossocial, suporte familiar, infecções, histórico de outros transplantes, adesão aos esquemas terapêuticos e estado de saúde atual são considerados. A United Network for Organ Sharing (UNOS), uma organização regulada pelo governo dos EUA, é responsável pela manutenção de listas de espera de transplante de órgãos e pela alocação dos órgãos doados.[1] Quando um coração é disponibilizado para doação, a United Network for Organ Sharing gera uma lista de possíveis receptores com base na compatibilidade do grupo sanguíneo ABO, nas dimensões do corpo do doador e do possível receptor, na idade, na gravidade da doença, no período de tempo na lista de espera e nas localizações geográficas do doador e do possível receptor (Organ Procurement and Transplant Network [OPTN], 2019). Alguns pacientes são candidatos a mais de um transplante de órgão (p. ex., coração-pulmão, coração-rim, coração-fígado).

O **transplante ortotópico** é o procedimento cirúrgico mais comum para o transplante cardíaco. Alguns cirurgiões preferem remover o coração do receptor, mas deixar uma parte dos átrios do receptor (com a veia cava e as veias pulmonares) no local, o que é conhecido como a técnica biatrial. Entretanto, essa técnica foi modificada para uma abordagem mais comum, denominada *técnica bicaval*. Esta técnica inclui a remoção do coração do receptor e a implantação do coração do doador com átrios intactos na veia cava e nas veias pulmonares (Figura 24.9) (Kittleson, Patel & Kobashigawa, 2017). Essa abordagem mais nova está associada à diminuição de regurgitação da valva AV, arritmias e anormalidades de condução.

Os pacientes que se submeteram a transplantes de coração correm constantemente risco de rejeição e de infecções e doenças como o câncer. Eles devem aderir a um esquema

---

[1]N.R.T.: No Brasil, existe regulação específica para a doação de órgãos e transplante; o país é considerado referência mundial na área e tem o maior sistema público de transplantes do mundo.

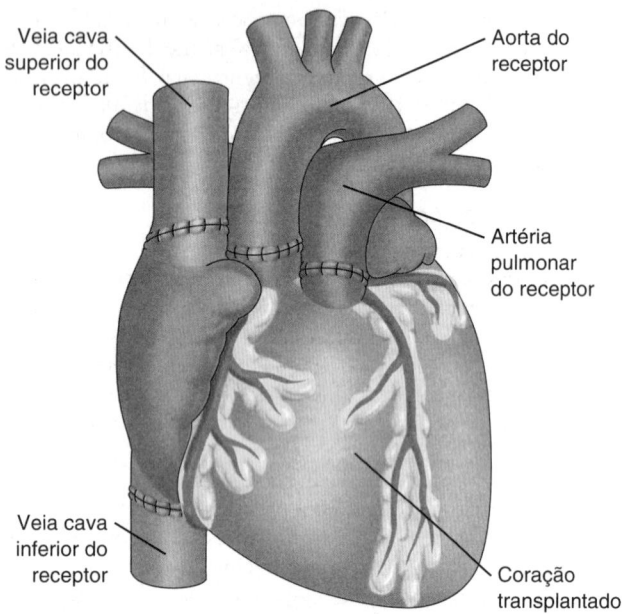

Figura 24.9 • Método ortotópico de transplante de coração.

complexo de dieta, medicamentos, atividade, estudos laboratoriais de acompanhamento, biopsias do coração transplantado (para diagnosticar a rejeição) e visitas clínicas. Existem três classes de medicamentos que são prescritos para um paciente de transplante para ajudar a minimizar a rejeição: corticosteroides (p. ex., prednisona), inibidores da calcineurina (tacrolimo, ciclosporina) e agentes antiproliferativos (micofenolato de mofetila, azatioprina ou sirolimo).

O coração transplantado não apresenta conexões nervosas (i. e., coração desnervado) com o corpo do receptor, de modo que os nervos simpáticos e vago não afetam o coração transplantado. A frequência em repouso do coração transplantado é de aproximadamente 90 a 110 bpm, mas aumenta gradualmente se houver catecolaminas na circulação. Os pacientes devem aumentar e diminuir gradualmente seus exercícios físicos (períodos prolongados de aquecimento e resfriamento), tendo em vista que podem ser necessários 20 a 30 minutos para alcançar a frequência cardíaca desejada. A atropina não aumenta a frequência cardíaca de pacientes com transplantes cardíacos e a digoxina não reduz a frequência cardíaca na fibrilação atrial. Além disso, muitos pacientes que se submeteram a transplantes de coração não sentem angina com a isquemia e podem sofrer ICC, infarto do miocárdio silencioso ou morte súbita sem histórico anterior de doença da artéria coronária (Kittleson et al., 2017).

Além da rejeição e de infecções, podem ocorrer outras complicações, como a aceleração da aterosclerose das artérias coronárias (i. e., vasculopatia de aloenxerto cardíaco, aterosclerose acelerada do enxerto, doença da artéria coronária do transplante). Fatores imunológicos e não imunológicos causam lesão arterial e inflamação das artérias coronárias. O músculo liso arterial prolifera, e ocorre hiperplasia da íntima da artéria coronária, que acelera a aterosclerose em toda a extensão das artérias coronárias (Stehlik, Kobashigawa, Hunt et al., 2018). Hipertensão arterial pode ocorrer em pacientes medicados com ciclosporina ou tacrolimo em decorrência do efeito desses medicamentos nos rins. A osteoporose é um efeito colateral frequente dos medicamentos antirrejeição, bem como da insuficiência alimentar pré-transplante e dos medicamentos.

Pacientes com um estilo de vida sedentário a longo prazo são os de maior risco de osteoporose. Doença linfoproliferativa pós-transplante e câncer de pele e lábios são as malignidades mais comuns após o transplante, possivelmente causadas pela imunossupressão. Ganho de peso, obesidade, diabetes melito, dislipidemias (p. ex., hipercolesterolemia), hipertensão e insuficiência renal, bem como distúrbios do sistema nervoso central, respiratórios e gastrintestinais, podem ser efeitos adversos dos corticosteroides ou outros imunossupressores. Também pode ocorrer toxicidade em virtude dos medicamentos imunossupressores. A taxa de sobrevida mediana é superior a 12 anos no caso de pacientes que receberam transplante cardíaco após o ano 2000 (Stehlik et al., 2018).

No primeiro ano após o transplante, os pacientes respondem aos estresses psicossociais impostos pelo transplante de órgão de diversos modos. A maioria dos pacientes relata melhora da qualidade de vida e consegue retornar às atividades da vida diária e trabalhar com pouca ou nenhuma limitação funcional (Stehlik et al., 2018). Alguns pacientes relatam significativos sentimentos de dívida (obrigação moral) para com o doador ou sentem culpa porque alguém precisou morrer para eles conseguirem viver, e isso pode influenciar negativamente a adesão ao esquema prescrito pelo médico (Shemesh, Peles-Bortz, Peled et al., 2017) (Boxe 24.2, Perfil de pesquisa de enfermagem: Fatores que influenciam a não adesão após o transplante cardíaco).

Dispositivos de assistência mecânica e corações artificiais totais

A utilização de circulação extracorpórea na cirurgia cardiovascular e a possibilidade de realização de transplante de coração em pacientes com cardiopatia em estágio terminal, bem como o desejo de uma opção de tratamento para os pacientes que não são candidatos ao transplante, aumentaram a necessidade de dispositivos de assistência mecânica. Os pacientes que não podem ser retirados gradualmente da circulação extracorpórea e os pacientes em choque cardiogênico podem se beneficiar de um período de assistência cardíaca mecânica. O dispositivo mais comumente utilizado é a bomba de balão intra-aórtico (ver Capítulo 11), que diminui o esforço cardíaco durante a contração, mas não realiza o trabalho real do coração.

Dispositivos de assistência ventricular

Atualmente, dispositivos mais complexos, que realizam alguma parte ou toda a função de bombeamento para o coração, estão sendo utilizados. Esses **dispositivos de assistência ventricular** (DAV) mais sofisticados podem circular tanto sangue por minuto quanto o coração, se não mais. Estão disponíveis dispositivos a curto e longo prazo, dependendo da indicação. Cada DAV é utilizado para amparar um ventrículo, embora, em alguns casos, duas bombas de DAV possam ser utilizadas para o suporte biventricular. Além disso, alguns DAV podem ser combinados a um oxigenador; a combinação é denominada *oxigenação por membrana extracorpórea (ECMO)*. A combinação de oxigenador-dispositivo de assistência ventricular é usada pelo paciente cujo coração não consegue bombear de modo adequado sangue para o corpo ou quando os pulmões não conseguem oxigenar o sangue apesar de oxigênio suplementar ou ventilação.

Os DAVs podem ser externos, internos (i. e., implantados) com uma fonte de energia externa, ou completamente internos, e podem gerar um fluxo sanguíneo pulsátil ou contínuo. Existem quatro tipos de DAV: pneumático, elétrico ou

> **Boxe 24.2 — PERFIL DE PESQUISA DE ENFERMAGEM**
> **Fatores que influenciam a não adesão após o transplante cardíaco**
>
> Shemesh, Y., Peles-Bortz, A., Peled, Y. et al. (2017). Feelings of indebtedness and guilt toward donor and immunosuppressive medication adherence among heart transplant (HTx) patients, as assessed in a cross-sectional study with the Basel Assessment of Adherence to Immunosuppressive Medications Scale (BAASIS). *Clinical Transplantation, 31*(10). doi:10.1111/ctr.13053
>
> **Finalidade**
>
> O propósito desse estudo era avaliar a adesão à medicação imunossupressora em pacientes submetidos a transplante de coração e verificar se a adesão era influenciada por sentimentos de obrigação e culpa em relação ao doador.
>
> **Metodologia**
>
> Esse foi um estudo correlacional descritivo com projeto transversal. Foi usada uma amostra por conveniência (não probabilística) constituída por 102 pacientes que receberam transplantes cardíacos e eram acompanhados ambulatorialmente no Sheba Medical Center em Israel. Dos participantes, 76,5% eram do sexo masculino, 65,3% nasceram em Israel e tinham idade média de 56,66 anos por ocasião do estudo. A enquete BAASIS com cinco itens foi empregada para avaliar adesão nas 4 semanas anteriores em termos de cronologia da ingestão da medicação, automodificação da posologia prescrita e interrupção ou omissão de doses da medicação. Sentimentos de culpa e obrigação foram avaliados com duas questões pela escala Likert. Também foi feita revisão do prontuário do paciente. Dados foram avaliados segundo vários tipos de análise estatística, que incluíram testes t, análises de correlação e análise de regressão logística.
>
> **Achados**
>
> Sessenta e quatro por cento dos participantes relataram não adesão à imunossupressão nas 4 semanas anteriores. Idade, intervalo de tempo desde o transplante e sentimentos de culpa foram estatisticamente associados à variância na adesão. O aumento da idade foi associado a aumento da adesão, enquanto o aumento do intervalo de tempo desde o transplante e os sentimentos de culpa foram associados a aumento da não adesão.
>
> **Implicações para a enfermagem**
>
> A não adesão à imunossupressão está associada a aumento das taxas de morbidade e mortalidade nos pacientes com transplantes de coração. Os profissionais de enfermagem devem avaliar a adesão dos pacientes à imunossupressão e se conscientizar dos vários fatores que influenciam a adesão. O entendimento do que pode contribuir para a não adesão, tais como sentimentos de culpa, possibilita que o enfermeiro tente amenizar esses sentimentos e, assim, melhorar a adesão do paciente e os desfechos do transplante.

eletromagnético, de fluxo axial e centrífugo. Os DAVs pneumáticos são dispositivos pulsáteis externos ou implantados com um reservatório flexível acondicionado em um exterior rígido. O reservatório normalmente é preenchido com sangue drenado do átrio ou do ventrículo. O dispositivo, em seguida, força o ar pressurizado para dentro do estojo rígido, comprimindo o reservatório e devolvendo o sangue para a circulação, normalmente para dentro da aorta. Os DAVs elétricos ou eletromagnéticos são similares aos DAVs pneumáticos, mas, em vez de usar ar pressurizado para devolver o sangue para a circulação, uma ou mais placas de metal achatadas são empurradas contra o reservatório. De modo geral, os DAVs pulsáteis foram substituídos pela geração mais nova de bombas axiais e centrífugas. As bombas axiais e centrífugas têm taxas mais baixas de formação de trombo e suas dimensões são menores. Os DAVs de fluxo axial utilizam um mecanismo rotatório (um impulsor) para criar um fluxo sanguíneo não pulsátil. O impulsor gira rapidamente dentro do DAV, criando um vácuo que puxa o sangue para dentro do DAV e, em seguida, empurra o sangue para fora e para dentro da circulação sistêmica – o processo é similar à rotação de um ventilador em um túnel, que puxa o ar em uma extremidade do túnel e empurra o ar para fora da outra. Os DAVs centrífugos são dispositivos não pulsáteis compostos de um único impulsor de movimentação que está suspenso no estojo de bombeamento por meio de uma combinação de forças magnéticas e hidrodinâmicas. O impulsor rotaciona e puxa o sangue para dentro do estojo da bomba e ejeta o sangue para a circulação sistêmica (Kittleson et al., 2017).

Os DAVs podem ser utilizados como (1) uma "ponte para a recuperação" para os pacientes que precisam de assistência temporária para a insuficiência ventricular reversível, (2) uma "ponte para o transplante" para os pacientes com insuficiência cardíaca em estágio terminal, até que um órgão de doador se torne disponível para o transplante, e (3) uma "terapia de destinação" para os pacientes com insuficiência cardíaca em estágio terminal que não são candidatos ao transplante de coração, ou que o rejeitam, e com implante de DAV para uso permanente (Kittleson et al., 2017). Como os pacientes passam muito tempo na lista de espera de transplante e mais DAVs estão sendo implantados, atualmente a terapia de destinação representa 50% dos pacientes em suporte circulatório mecânico (Han, Acker & Atluri, 2018). Portanto, o volume de pacientes com DAVs na comunidade está aumentando rapidamente, e é importante que os primeiros socorristas e outros profissionais de saúde se familiarizem com os conceitos básicos do manejo de DAVs e com esse equipamento (Cook, Colvin, Francis et al., 2017). Em alguns casos, o paciente pode solicitar desativação do DAV e isso suscita controvérsia ética (Boxe 24.3).

Corações artificiais totais

Os **corações artificiais totais** são projetados para substituir ambos os ventrículos. Nos EUA, apenas um coração artificial total foi aprovado pela FDA como ponte para o transplante, o SynCardia® TAH, e é necessário retirar o coração do paciente para sua implantação. Embora tenha havido algum sucesso a curto prazo, os resultados a longo prazo têm sido desapontadores. Os pesquisadores esperam desenvolver um dispositivo que possa ser implantado permanentemente e que elimine a necessidade de transplantes de coração humano doado para a cardiopatia em estágio terminal. O CARMAT® TAH está sendo submetido a ensaios clínicos iniciais na Europa e apresenta materiais biocompatíveis (Ewald, Milano & Rogers, 2019).

As complicações dos dispositivos de assistência ventricular e do coração artificial total incluem distúrbios hemorrágicos, hemorragia, tromboêmbolos, hemólise, infecção, lesão renal, insuficiência cardíaca direita, falência de múltiplos órgãos e falha mecânica. Os cuidados de enfermagem dos pacientes com esses dispositivos de assistência mecânica concentram-se na avaliação e na minimização dessas complicações, bem como no fornecimento de suporte emocional e instruções a respeito do dispositivo e da cardiopatia de base.

> **Boxe 24.3 DILEMAS ÉTICOS**
> **Um adulto com um dispositivo de assistência ventricular esquerda (DAVE) pode ter esse dispositivo desativado?**
>
> **Caso clínico**
>
> Você trabalha em uma unidade coronariana e foi designado para o atendimento de J.J., um homem de 75 anos com história patológica pregressa de cardiopatia de longa data que recebeu um DAVE há 10 meses. Quando o dispositivo foi implantado, J.J. sabia que se tratava de uma opção terapêutica paliativa, porque ele não era um candidato a um transplante cardíaco. A meta era melhorar a qualidade de vida do paciente. Todavia, esta é a 12ª hospitalização desde a ativação do dispositivo de assistência ventricular esquerda (DAVE), e J.J. agora questiona os supostos benefícios do DAVE. Durante a visita matinal do cardiologista, J.J. afirma para a enfermagem, para o cardiologista, para a esposa e para a filha adulta que considera sua qualidade de vida insatisfatória e não vai melhorar. Ele solicita, de modo incisivo, que o cardiologista desative o dispositivo, afirmando que compreende que isso resultará em sua morte. J.J. está mentalmente competente (ou seja, tem capacidade mental de compreender as ramificações de sua solicitação). Os familiares de J.J., o cardiologista e você estão envolvidos nessa decisão, e todos expressam relutância em honrar a solicitação dele.
>
> **Discussão**
>
> Muitos dilemas éticos são inerentes a esse cenário. Embora o DAVE esteja implantado internamente, o controle para desativá-lo é externo. Alguns especialistas em bioética argumentam que desativar o dispositivo, que tem um componente externo, é semelhante a suspender tratamento, que é considerado uma atitude ética. Outros especialistas contrapõem que o dispositivo se torna uma parte integrada ao corpo, uma vez que foi implantado; portanto, sua retirada constituiria eutanásia ativa. Existe a obrigação de respeitar a autonomia e a autodeterminação de J.J., sobretudo porque ele tem capacidade tomar essas decisões (ou seja, é mentalmente competente). Ainda assim, existe uma falácia lógica em termos do princípio de não maleficência.
>
> **Análise**
>
> - Identificar os princípios éticos em conflito nesse caso (ver Capítulo 1, Boxe 1.7). Qual princípio você acredita que deve ter prioridade ao tentar solucionar as emoções conflitantes entre J.J., a família dele e a equipe de saúde?
> - Quais seriam argumentos *a favor da* retirada do DAVE?
> - Que argumentos você daria *contra* a retirada do DAVE?
> - Você acredita que a desativação de um DAVE é o mesmo que a retirada de outros tratamentos de suporte de vida (p. ex., extubação)? Você acredita que a desativação de um DAVE constitua eutanásia?
> - Supor que se determine que J.J. é competente para tomar suas próprias decisões e a desativação não é agendada. Discutir as implicações desse procedimento com as partes interessadas, inclusive você, o cardiologista, e a esposa e a filha do paciente. Você tem o direito de se recusar a participar do procedimento? Identificar recursos que poderiam ser úteis na tomada da melhor decisão para todos os envolvidos.
>
> **Referências bibliográficas**
>
> Shinall, M. C. (2018). The evolving moral landscape of palliative care. *Health Affairs*, 37(4), 670-673.
>
> Slavin, S. D., Allen, L. A., McIlvennan, C. K. et al. (2020). Left ventricular assist device withdrawal: Ethical, psychological, and logistical challenges. *Journal of Palliative Medicine*, 23(4), 456-458.
>
> **Recursos**
>
> Ver no Capítulo 1, Boxe 1.10, Etapas de uma análise ética e recursos de ética.

PROCESSO DE ENFERMAGEM

Paciente com miocardiopatia

Avaliação

A avaliação de enfermagem em relação ao paciente com miocardiopatia tem início com uma anamnese detalhada dos sinais e sintomas que se apresentam. O enfermeiro identifica os possíveis fatores etiológicos, tais como consumo intenso de álcool, doença ou gestação recente, história familiar de morte súbita ou histórico da doença em familiares imediatos. Se o paciente relatar dor torácica, recomenda-se uma revisão completa da dor, inclusive dos seus fatores de precipitação. A revisão dos sistemas inclui a ocorrência de ortopneia, DNP e síncope ou dispneia com esforço. A quantidade de travesseiros necessários para dormir, o peso habitual, qualquer alteração no peso e as limitações das atividades da vida diária são avaliados. A classificação da insuficiência cardíaca em estágios do American College of Cardiology e da American Heart Association é utilizada para ajudar a identificar a progressão da doença, e a classificação funcional de insuficiência cardíaca da New York Heart Association é determinada pela intensidade dos sinais/sintomas do paciente (ver Capítulo 25, Tabelas 25.1 e 25.2). Avalia-se também a dieta habitual do paciente para determinar a necessidade de redução da ingestão de sódio, otimizar a nutrição ou suplementação com vitaminas.

Em virtude da cronicidade da miocardiopatia, o enfermeiro conduz uma anamnese psicossocial cuidadosa, explorando o impacto da doença sobre o papel do paciente na família e na comunidade. A identificação de fatores de estresse percebidos auxilia o paciente e a equipe de saúde a implementarem atividades que aliviem a ansiedade associada com as alterações no *status* de saúde. Muito precocemente, são identificados os sistemas de suporte do paciente, e os membros são estimulados a se envolver nos cuidados e no esquema terapêutico do paciente. A avaliação aborda o efeito que o diagnóstico apresentou sobre o paciente e os membros do seu sistema de suporte e o estado emocional do paciente. Os achados de metanálise recente sugerem que 19% dos pacientes com insuficiência cardíaca atendem os critérios para transtornos depressivos e 21,5% apresentam manifestações significativas de depressão (Celano, Villegas, Albanese et al., 2018). Existem várias ferramentas de rastreamento disponíveis para a avaliação dos sinais/sintomas associados à insuficiência cardíaca, inclusive depressão, embora nenhuma seja considerada um padrão de aceitação geral.

A avaliação física aborda os sinais e sintomas de insuficiência cardíaca. A avaliação basal inclui componentes importantes, tais como:

- Sinais vitais
- Cálculo da pressão de pulso e identificação de pulso paradoxal
- Peso atual e qualquer ganho ou perda de peso

- Detecção, por meio de palpação, do ponto de impulso máximo, geralmente alterado para a esquerda
- Ausculta cardíaca à procura de sopro sistólico e de bulhas cardíacas B_3 e B_4
- Ausculta pulmonar em relação a estertores crepitantes
- Medição da distensão venosa jugular
- Avaliação do edema e de sua intensidade.

Diagnóstico

DIAGNÓSTICOS DE ENFERMAGEM

Com base nos dados da avaliação, os principais diagnósticos de enfermagem podem incluir os seguintes:

- Comprometimento do débito cardíaco associado com distúrbios estruturais causados por miocardiopatia ou arritmia em virtude do processo da doença e dos tratamentos clínicos
- Risco de comprometimento da função cardíaca, perfusão ineficaz do tecido cardíaco e comprometimento da perfusão tissular periférica associado com a diminuição do fluxo sanguíneo periférico (que resulta da diminuição do débito cardíaco)
- Comprometimento da troca gasosa associado com a congestão pulmonar causada pela insuficiência cardíaca (que resulta do comprometimento do débito cardíaco)
- Intolerância às atividades associada com a diminuição do débito cardíaco ou ao volume excessivo de líquido, ou ambos
- Ansiedade associada com a alteração no *status* de saúde e no funcionamento de papéis
- Impotência associada com o processo da doença
- Capacidade de realizar autocuidado associado à medicação e à dieta.

PROBLEMAS INTERDEPENDENTES/COMPLICAÇÕES POTENCIAIS

As complicações potenciais podem incluir as seguintes:

- Insuficiência cardíaca
- Arritmias ventriculares
- Arritmias atriais
- Defeitos da condução cardíaca
- Embolismo pulmonar ou cerebral
- Disfunção valvular.

Essas complicações também são discutidas nos Capítulos 22 e 25.

Planejamento e metas

As principais metas para os pacientes são a melhora ou a manutenção do débito cardíaco, o aumento da tolerância aos exercícios físicos, a redução da ansiedade, o manejo efetivo do programa de cuidados pessoais, o aumento da sensação de poder com a tomada de decisões e a ausência de complicações.

Intervenções de enfermagem

MELHORA DO DÉBITO CARDÍACO E DO FLUXO SANGUÍNEO PERIFÉRICO

Durante um episódio sintomático, indica-se repouso. Muitos pacientes com MCD acreditam que sentar com as pernas pendentes é mais confortável do que deitar em um leito. Essa posição promove acúmulo de sangue venoso na periferia e redução da pré-carga. A avaliação da saturação de oxigênio do paciente em repouso e durante as atividades pode auxiliar na determinação da necessidade de suplementação de oxigênio. O oxigênio normalmente é administrado por meio de uma cânula nasal, quando indicado.

Assegurar que os medicamentos sejam administrados conforme prescrito é importante para preservar o débito cardíaco adequado. O enfermeiro pode auxiliar o paciente com o planejamento de um cronograma para a administração dos medicamentos e com a identificação de métodos para relembrar como segui-lo, tais como a associação do horário de administração de um medicamento com uma atividade (p. ex., fazer uma refeição, escovar os dentes) ou organizando uma caixa de comprimidos.

Também é importante assegurar que o paciente receba ou opte por seleções de alimentos que sejam apropriados para uma dieta hipossódica. Um modo de monitorar a resposta de um paciente ao tratamento é determinar o seu peso todos os dias e identificar qualquer alteração significativa. Outra indicação do efeito do tratamento envolve a avaliação da dispneia após as atividades e a sua comparação com antes do tratamento, bem como a alteração do número de travesseiros necessários para dormir confortavelmente. Os pacientes com débito cardíaco baixo podem precisar de assistência para se sentirem aquecidos e, frequentemente, para a alteração da posição para estimular a circulação e reduzir a possibilidade de ruptura cutânea.

AUMENTO DA TOLERÂNCIA ÀS ATIVIDADES E MELHORA DA TROCA GASOSA

O enfermeiro planeja as atividades do paciente de modo que elas ocorram em ciclos, alternando o repouso com períodos de atividade. Isso beneficia o estado fisiológico do paciente, e auxilia nas instruções do paciente a respeito da necessidade de ciclos planejados de repouso e atividade. Por exemplo, após tomar um banho de banheira ou chuveiro, o paciente deve planejar se sentar e ler um jornal ou realizar outras atividades de relaxamento. Sugerir que o paciente se sente enquanto corta vegetais, seca o seu cabelo ou se barbeia, por exemplo, auxilia-o a aprender como equilibrar o repouso com as atividades. O enfermeiro também se assegura de que o paciente reconheça os sintomas que indicam a necessidade de repouso e as medidas a serem adotadas quando os sintomas ocorrerem. Pacientes com MCH, displasia/miocardiopatia ventricular direita arritmogênica ou MCR devem evitar atividades vigorosas, exercícios isométricos e esportes competitivos.

REDUÇÃO DA ANSIEDADE

O suporte espiritual, psicológico e emocional é indicado para os pacientes, as famílias e outras pessoas significativas. As intervenções são direcionadas à erradicação ou ao alívio dos fatores de estresse percebidos. Os pacientes recebem informações apropriadas a respeito da miocardiopatia e das atividades de automanejo. É importante proporcionar uma atmosfera na qual os pacientes se sintam livres para verbalizar as suas preocupações e sejam tranquilizados. Se o paciente estiver aguardando um transplante ou enfrentando a morte, é necessário possibilitar tempo para a discussão dessas questões. Proporcionar ao paciente uma esperança realista ajuda-o a reduzir a ansiedade enquanto aguarda por um coração de doador. O enfermeiro auxilia o paciente, a família e outras pessoas significativas com o seu pesar.

DIMINUIÇÃO DA SENSAÇÃO DE IMPOTÊNCIA

Os pacientes frequentemente passam por um processo de pesar quando a miocardiopatia é diagnosticada. Eles são auxiliados na identificação das suas perdas (p. ex., alimentos que o paciente gostava de comer, mas que apresentam alto teor de sódio, a capacidade de se envolver em um estilo de vida ativa, a capacidade de praticar esportes, a capacidade de levantar os netos) e suas respostas emocionais à perda (p. ex., raiva, tristeza). O enfermeiro ajuda o paciente a identificar o quanto ele ainda pode controlar a sua vida, como optar por alimentos, administrar os medicamentos e trabalhar com o médico assistente para alcançar os melhores resultados possíveis. Um diário, no qual o paciente registra as opções de alimentos e o peso, pode auxiliar na compreensão da relação entre a ingestão de sódio e o ganho de peso e proporcionar aos pacientes uma sensação de controle sobre a sua doença. Alguns pacientes podem administrar um esquema diurético de autotitulação, no qual ajustam a dose de diurético aos seus sintomas.

PROMOÇÃO DE CUIDADOS DOMICILIAR, COMUNITÁRIO E DE TRANSIÇÃO

Orientação do paciente sobre autocuidados. Uma parte importante do plano de cuidados de enfermagem envolve a instrução dos pacientes a respeito do esquema medicamentoso, monitoramento dos sintomas e manejo dos sintomas (Boxe 24.4). O enfermeiro desempenha papel integrador na medida em que o paciente aprende a equilibrar o estilo de vida e o trabalho enquanto realiza as atividades terapêuticas. A orientação aos pacientes sobre como lidar com o seu estado de doença os ajuda no ajuste do seu estilo de vida e na implementação de um programa de cuidados pessoais no domicílio. A conquista de um objetivo, não importa o quanto seja pequeno, também promove a sensação de bem-estar do paciente.

Cuidados contínuos e de transição. O enfermeiro reforça as instruções anteriores e realiza a avaliação contínua dos sintomas e do progresso do paciente. O enfermeiro também auxilia o paciente e a família a se ajustarem às alterações no estilo de vida. Os pacientes são instruídos a ler os rótulos nutricionais, manter um registro dos pesos e dos sintomas diários, e a organizar as atividades diárias para aumentar a tolerância às atividades. Além disso, o enfermeiro auxilia na resposta do paciente às recomendações acerca da dieta e da ingestão de líquido e ao esquema medicamentoso, bem como enfatiza os sinais e sintomas que devem ser relatados ao médico. Em virtude do risco de arritmia, pode ser necessário instruir a família do paciente a respeito da reanimação cardiopulmonar e da utilização de um desfibrilador externo automatizado (ver Capítulo 25). Geralmente, as mulheres são aconselhadas a evitar a gravidez, mas cada caso é avaliado individualmente. O enfermeiro avalia as necessidades psicossociais do paciente e da família continuadamente. Pode haver preocupações e temores a respeito do prognóstico, alterações no estilo de vida, efeitos dos medicamentos e a possibilidade de outras pessoas na família apresentarem a mesma condição; essas preocupações costumam aumentar a ansiedade do paciente e interferem nas estratégias de enfrentamento efetivas. O estabelecimento da confiança é vital para a relação do enfermeiro com pacientes cronicamente enfermos e suas famílias. Isso é particularmente significativo quando o enfermeiro está envolvido com um paciente e a família nas discussões sobre as decisões ao fim da vida. Os pacientes que apresentam sintomas significativos de insuficiência cardíaca ou outras complicações de

---

Boxe 24.4 — LISTA DE VERIFICAÇÃO DO CUIDADO DOMICILIAR
Paciente com miocardiopatia

Ao concluírem as orientações, o paciente e/ou o cuidador devem ser capazes de:

- Declarar o impacto da miocardiopatia no aspecto fisiológico, nas AVDs, nas AIVDs, nos papéis, nos relacionamentos e na espiritualidade
- Identificar as intervenções e estratégias (p. ex., equipamento médico durável, equipamento adaptativo) usadas na adaptação às alterações permanentes ou temporárias na estrutura ou função
- Indicar o nome, a dose, os efeitos colaterais, a frequência e o horário de uso de todos os medicamentos
- Ingerir ou administrar os medicamentos diariamente, exatamente conforme prescrito
- Monitorar os efeitos dos medicamentos, como alterações na respiração e ocorrência de edema
- Conhecer sinais e sintomas da formação de arritmia cardíaca (p. ex., sensação de desmaio, tontura, hipotensão ortostática, aumento da frequência cardíaca, diaforese, confusão mental):
  - Identificar como iniciar resposta de emergência
  - Demonstrar as habilidades de reanimação cardiopulmonar
  - Demonstrar o uso de um desfibrilador cardíaco automático
- Pesar a si próprio diariamente no mesmo horário e com as mesmas roupas
- Restringir a ingestão de sódio a 2 g/dia:
  - Adaptar a dieta por meio de leitura atenta dos rótulos nas embalagens para verificar o conteúdo de sódio por porção
  - Evitar o consumo de alimentos enlatados ou processados, comer alimentos frescos ou congelados
  - Consultar o plano nutricional impresso e a lista de alimentos permitidos e de consumo restrito
  - Evitar o consumo de sal
  - Evitar excessos alimentares e de consumo de bebidas alcoólicas
- Participar no programa de atividades prescrito
  - Participar de um programa de exercícios diários, com caminhadas e outras atividades, desde que não causem fadiga incomum ou dispneia
- Conservar energia ao equilibrar as atividades com os períodos de repouso
- Evitar atividade física extenuante, exercícios isométricos e esportes competitivos
- Desenvolver métodos para tratar e prevenir o estresse
- Evitar tabaco
- Evitar consumo de bebidas alcoólicas
- Participar de atividades sociais e de recreação
- Identificar os recursos da comunidade para apoiar colegas e cuidador/familiares:
  - Identificar fontes de apoio social (p. ex., amigos, parentes, comunidade de fé)
  - Identificar informações de contato de serviços de apoio para pacientes e seus cuidadores/familiares
  - Declarar os locais e os horários das reuniões
- Relatar imediatamente ao médico ou à clínica quaisquer dos seguintes:
  - Ganho de peso de 0,9 a 1,4 kg em 1 dia, ou 2,3 kg em 1 semana
  - Dispneia incomum com as atividades ou em repouso
  - Aumento de edema de tornozelos, pés ou abdome
  - Tosse persistente
  - Perda do apetite
  - Sono inquieto; aumento do número de travesseiros necessários para dormir
  - Fadiga profunda
- Informar como contatar o médico em caso de perguntas ou complicações
- Determinar a hora e a data das consultas de acompanhamento e dos exames complementares
- Identificar a necessidade de promoção da saúde, prevenção de doenças e atividades de triagem.

AIVDs: atividades independentes da vida diária; AVDs: atividades da vida diária.

miocardiopatia podem se beneficiar do encaminhamento para cuidados domiciliares ou de transição.

Reavaliação

Entre os resultados esperados estão:
1. O paciente mantém ou melhora a função cardíaca.
   a. Exibe frequência cardíaca e respiratória nos limites normais.
   b. Relata diminuição da dispneia e aumento do conforto; mantém ou melhora a troca gasosa.
   c. Não relata ganho de peso; peso apropriado para a altura.
   d. Mantém ou melhora o fluxo sanguíneo periférico.
2. O paciente mantém ou aumenta a tolerância às atividades.
   a. Realiza atividades da vida diária (p. ex., escova os dentes, se alimenta sozinho).
   b. Relata aumento da tolerância às atividades.
3. O paciente está menos ansioso.
   a. Discute o prognóstico livremente.
   b. Verbaliza os temores e as preocupações.
   c. Participa de grupos de apoio, se apropriado.
   d. Demonstra mecanismos de enfrentamento apropriados.
4. O paciente tem menos sensação de impotência.
   a. Identifica a resposta emocional ao diagnóstico.
   b. Discute o controle que tem.
5. O paciente realiza o manejo efetivo do programa de cuidados pessoais.
   a. Administra os medicamentos de acordo com o cronograma prescrito.
   b. Modifica a dieta para acomodar as recomendações de sódio e líquido.
   c. Modifica o estilo de vida para acomodar as recomendações comportamentais de atividade e repouso.
   d. Identifica os sinais e sintomas a serem relatados aos profissionais de saúde.

> **Boxe 24.5 — Febre reumática**
>
> A febre reumática é uma doença que pode ser prevenida. Diagnosticar e tratar efetivamente a faringite estreptocócica pode prevenir a febre reumática e, portanto, a cardiopatia reumática. Os sinais e sintomas de faringite estreptocócica incluem:
>
> - Dor de garganta de aparecimento muito rápido
> - Dor à deglutição
> - Febre
> - Tonsilas edemaciadas e de coloração vermelha, ocasionalmente com placas brancas ou faixas de pus
> - Petéquias (minúsculos pontos vermelhos) no palato mole ou no palato duro
> - Aumento dos linfonodos da cadeia cervical anterior.
>
> Se houver sinais e sintomas de faringite estreptocócica, é necessário um teste rápido para a obtenção de um diagnóstico preciso. Se o teste rápido for negativo, mas ainda houver a suspeita de infecção de garganta causada por estreptococos, então pode ser coletado material para cultura. De modo geral, não é necessário fazer cultura de orofaringe após um teste rápido de estreptococos negativo em adultos. Os adultos geralmente não correm risco de apresentar febre reumática após infecção de garganta causada por estreptococos. Todos os pacientes com teste rápido positivo ou culturas de garganta positivas para faringite estreptocócica devem aderir ao tratamento com antibióticos prescritos. Penicilina ou amoxicilina são os antibióticos de primeira linha tipicamente prescritos. A conclusão do ciclo prescrito de antibióticos minimiza o risco de desenvolvimento de febre reumática (e subsequente cardiopatia reumática).
>
> Adaptado de Centers for Disease Control and Prevention (CDC). (2018). *Strep throat: All you need to know*. Retirado em 03/12/2019 de: www.cdc.gov/groupastrep/diseases-public/strep-throat.html.

DOENÇAS INFECCIOSAS DO CORAÇÃO

Qualquer uma das três camadas do coração pode ser afetada por um processo infeccioso. As infecções são denominadas em relação à camada do coração mais envolvida no processo infeccioso: endocardite (endocárdio) infecciosa, miocardite (miocárdio) infecciosa e pericardite (pericárdio) infecciosa (ver Capítulo 21, Figura 21.1). A endocardite reumática é uma síndrome de endocardite infecciosa única. O diagnóstico de uma infecção é obtido principalmente com base nos sintomas do paciente e na ecocardiografia. O manejo ideal para todas as doenças infecciosas é a prevenção. Normalmente, são necessários antibióticos intravenosos após o desenvolvimento de uma infecção no coração.

ENDOCARDITE REUMÁTICA

A febre reumática aguda, que ocorre com mais frequência em crianças em idade escolar, pode desenvolver-se após um episódio de faringite estreptocócica beta-hemolítica do grupo A (Boxe 24.5). Os pacientes com febre reumática podem ter cardiopatia reumática, conforme evidenciada por um sopro cardíaco recente, cardiomegalia, pericardite e insuficiência cardíaca. O tratamento com antibióticos imediato e efetivo da garganta com "estrepto" pode prevenir o desenvolvimento da febre reumática. O *Streptococcus* é disseminado por meio do contato direto com secreções orais ou respiratórias. Embora bactérias sejam os agentes causais, desnutrição, população excessiva, má higiene e baixo estado socioeconômico podem predispor os indivíduos à febre reumática. A incidência de febre reumática nos países desenvolvidos diminuiu e, atualmente, é uma doença encontrada sobretudo em países em desenvolvimento (Cannon, Roberts, Milne et al., 2017). Como já mencionado neste capítulo, a cardiopatia reumática pode resultar em estenose ou regurgitação da valva mitral que persiste até a vida adulta. Informações adicionais a respeito da febre reumática e da endocardite reumática podem ser encontradas em livros de enfermagem pediátrica.

ENDOCARDITE INFECCIOSA

A endocardite infecciosa é uma infecção microbiana da superfície endotelial do coração. A doença é rara, mas tem elevada taxa de mortalidade: aproximadamente 14 a 22% dos pacientes morrem durante a estadia hospitalar e até 40% morrem no 1º ano após o diagnóstico ser feito (Kaura, Byrne, Fife et al., 2017). De modo geral, ocorre em adultos mais velhos ou em pessoas com dispositivos cardíacos ou próteses valvares cardíacas. A endocardite estafilocócica em valvas nas câmaras direitas do coração é comum em adultos que são usuários de drogas ilícitas IV (Baddour, Wilson, Bayer et al., 2015). A endocardite infecciosa de aquisição hospitalar ocorre com mais frequência em pacientes com doença debilitante ou cateteres permanentes e em pacientes que estão recebendo hemodiálise ou terapia prolongada com soluções ou antibióticos IV (Boxe 24.6).

> **Boxe 24.6 — FATORES DE RISCO**
> **Endocardite infecciosa**
>
> - Próteses valvares cardíacas ou material protético utilizado para reparo de valva cardíaca
> - Implantação de dispositivos cardíacos (p. ex., marca-passo, desfibrilador cardioversor implantado)
> - Histórico de endocardite bacteriana (mesmo sem cardiopatia)
> - Cardiopatia congênita:
>   - Doença cianótica não solucionada, incluindo pacientes com *shunts* e condutos paliativos
>   - Reparada com material ou dispositivo protético, seja por cirurgia ou intervenção com cateter, durante os primeiros 6 meses após o procedimento
>   - Reparada com defeitos residuais no local ou adjacentes ao local de um retalho ou prótese
> - Receptores de transplante cardíaco com valvopatia
> - Uso abusivo de drogas intravenosas
> - Colocação de *body piercings* (especialmente orais, nasais e nos mamilos), marcação da pele com *branding* e tatuagens
> - Hemodiálise

Adaptado de Nishimura, R. A., Otto, C. M., Bonow, R. O. et al. (2014). 2014 AHA/ACC guidelines for the management of patients with valvular heart disease. *Journal of the American College of Cardiology, 63*(22), e57–e185.

Fisiopatologia

Uma deformidade ou lesão do endocárdio provoca o acúmulo de fibrina e plaquetas (formação de coágulos) no endocárdio. Microrganismos infecciosos, habitualmente estafilococos ou estreptococos, invadem o coágulo e a lesão endocárdica. A infecção mais frequentemente resulta no agrupamento de plaquetas, fibrina, células sanguíneas e microrganismos na forma de vegetações no endocárdio. As vegetações podem embolizar em outros vasos por todo o corpo. Na medida em que o coágulo no endocárdio continua a se expandir, o microrganismo infeccioso é recoberto por novos coágulos e se oculta das defesas normais do corpo. A infecção pode erodir o endocárdio e para dentro das estruturas adjacentes (p. ex., folhetos valvares), causando rupturas ou outras deformidades dos folhetos valvares, deiscência de próteses valvares, deformidade das cordas tendíneas ou abscessos murais.

Manifestações clínicas

O início da endocardite infecciosa costuma ser insidioso. Os sinais e sintomas desenvolvem-se em virtude dos efeitos tóxicos da infecção, da destruição das valvas cardíacas e da embolização de fragmentos de vegetações no endocárdio. Os principais sintomas de endocardite infecciosa que se apresentam são febre e um sopro cardíaco. A febre pode ser intermitente ou estar ausente, especialmente em pacientes que estão recebendo antibióticos ou corticosteroides, em idosos e naqueles que apresentam insuficiência cardíaca ou lesão renal. Inicialmente, pode não haver sopro cardíaco, mas se desenvolve em 85% dos pacientes (Karchmer, 2018). Sopros que se acentuam com o passar do tempo indicam lesão progressiva e extensão da vegetação infecciosa (Baddour et al., 2015).

Além da febre e do sopro cardíaco, acúmulos de petéquias podem ser observados no corpo. Podem ser observados nódulos pequenos e dolorosos (nodos de Osler) nos coxins dos dedos das mãos ou dos pés. E pode haver máculas achatadas irregulares, vermelhas ou roxas, e indolores (lesões de Janeway), nas palmas, nos dedos das mãos, nas mãos, nas solas e nos dedos dos pés. Hemorragias com centros pálidos (manchas de Roth) causadas por êmbolos podem ser observadas no fundo dos olhos. Hemorragias em estilhaço (*i. e.*, linhas e camadas avermelhadas a marrons) podem ser observadas sob a metade proximal das unhas dos dedos das mãos e dos pés. Podem aparecer petéquias na conjuntiva e nas membranas mucosas.

Embolização sistêmica ocorre em 22 a 50% dos pacientes. Pode ocorrer a qualquer momento e pode até ser a manifestação inicial. Até 65% dos êmbolos vão para o sistema nervoso central, e a maioria deles se aloja na artéria cerebral média, efetivamente provocando AVE embólico. Focos metastáticos de infecção também podem ser decorrentes de embolização, por exemplo, pacientes podem desenvolver abscesso esplênico que exige esplenectomia (Baddour et al., 2015).

Insuficiência cardíaca é a complicação mais frequente de endocardite infecciosa e pode resultar de perfuração de uma válvula da valva, ruptura das cordas tendíneas, obstrução ao fluxo sanguíneo pelas vegetações ou desvios (*shunts*) consequentes à deiscência das próteses valvares cardíacas. É um indício de mau prognóstico com terapia clínica isolada e constitui indicação de cirurgia (Alpert & Klotz, 2017).

Avaliação e achados diagnósticos

Embora as características descritas anteriormente possam indicar a endocardite infecciosa, os sinais e sintomas também podem indicar outras doenças. Queixas vagas de mal-estar, anorexia, perda de peso, tosse, dorsalgia e artralgia podem ser confundidas com *influenza*. A virulência dos microrganismos causais está, habitualmente, correlacionada com a velocidade de desenvolvimento e com a intensidade dos sintomas. Um diagnóstico definitivo é feito quando um microrganismo é isolado em duas hemoculturas distintas e existem evidências de vegetação em exames de imagem do coração (p. ex., ecocardiograma). Pelo menos dois conjuntos de hemoculturas (cada conjunto incluindo cultura para aeróbios e para anaeróbios) coletadas de diferentes locais de punção venosa em um período de 24 horas (cada conjunto com intervalo de, no mínimo, 2 horas) devem ser obtidos antes da administração de quaisquer agentes antibióticos (Karchmer, 2018). Hemoculturas negativas não descartam definitivamente a endocardite infecciosa. Os pacientes podem apresentar leucocitose. Além disso, podem estar anêmicos, apresentar fator reumatoide positivo e elevação da velocidade de hemossedimentação (VHS) ou da proteína C reativa (PC-R).

A ecocardiografia pode auxiliar no diagnóstico ao demonstrar massa em uma valva, em uma prótese valvar ou em estruturas de suporte, e ao identificar vegetações, abscessos, deiscência recente de prótese valvar ou regurgitação recente. O ecocardiograma pode revelar o desenvolvimento de insuficiência cardíaca. A ecocardiografia transesofágica fornece dados adicionais quando a ecocardiografia transtorácica não estabelece o diagnóstico. Esse método de ecocardiografia é melhor na avaliação de vegetações e complicações perivalvares (Karchmer, 2018).

Prevenção

Tradicionalmente, a profilaxia com antibióticos era recomendada para pacientes de alto risco (p. ex., aqueles que já haviam apresentado endocardite infecciosa, pacientes com transplante cardíaco e regurgitação valvar, alguns pacientes com cardiopatia congênita) antes e, às vezes, após procedimentos dentários que incluíam manipulação de tecido gengival ou área periapical de dentes ou perfuração da mucosa oral. Profilaxia com antibióticos também foi indicada para pacientes de alto risco submetidos a procedimentos que envolvem as vias respiratórias e procedimentos que envolvem manipulação de tecido infectado (p. ex., desbridamento de feridas). Nos EUA, as diretrizes mais recentes afirmam que a profilaxia em pacientes de alto risco é uma conduta razoável, mas admitem que os dados são mistos em relação à redução real das taxas de endocardite infecciosa pela profilaxia (Nishimura et al., 2017).

Pacientes de alto risco devem praticar boa higiene oral. A má higiene dentária pode levar à bacteriemia, sobretudo durante um procedimento odontológico. A gravidade da inflamação e da infecção oral é um fator significativo na incidência e no grau da bacteriemia. Cuidados orais profissionais regulares, combinados com os cuidados pessoais orais, podem reduzir o risco de bacteriemia. A higiene oral pessoal continuada que é preconizada inclui o uso de escova de dentes manual ou eletrônica, fio dental e outros dispositivos de remoção de placa dentária (Nishimura et al., 2017).

Pacientes de risco que apresentarem febre com duração superior a 7 dias devem relatar esse achado a um médico; os pacientes não devem se automedicar com antibióticos ou interromper a sua administração antes que a dose prescrita tenha sido concluída (Nishimura et al., 2017).

O aumento da vigilância também é necessário em pacientes com cateteres intravenosos e durante procedimentos invasivos. Para minimizar o risco de infecção, os enfermeiros devem assegurar a meticulosa higiene das mãos, o preparo do local e a técnica asséptica durante os procedimentos de inserção e manutenção. Todos os cateteres, sondas, drenos e outros dispositivos são removidos assim que deixam de ser necessários ou deixam de funcionar.

Manejo clínico

O objetivo do tratamento é erradicar os microrganismos invasores por meio de doses adequadas de um antibiótico apropriado. De modo geral, a antibioticoterapia é administrada por via intravenosa durante 2 a 6 semanas. A terapia parenteral é administrada em doses que produzam uma concentração sérica alta durante um período significativo para assegurar a erradicação da bactéria latente nas vegetações densas. Essa terapia geralmente é realizada no domicílio do paciente e é monitorada por um enfermeiro de cuidados domiciliares. Os níveis séricos do antibiótico e as hemoculturas são monitorados para medir a eficácia da terapia. Se houver atividade bactericida insuficiente, são prescritos aumentos das doses do antibiótico ou é utilizado um antibiótico diferente. Após o início da terapia com antibiótico adequada, o microrganismo infeccioso geralmente é eliminado. O paciente deve começar a se sentir melhor, recuperar o apetite e ter menos fadiga. Durante esse período, ele precisa de suporte psicossocial, tendo em vista que, embora se sinta bem, pode estar confinado ao hospital ou ao domicílio com terapia IV restritiva.

Manejo cirúrgico

Intervenção cirúrgica pode ser necessária se o paciente desenvolver insuficiência cardíaca ou um abscesso intracardíaco ou se o paciente apresentar embolizações sistêmicas recorrentes ou se a infecção não responder à medicação. As intervenções cirúrgicas incluem reparo e substituição da valva, desbridamento ou incisão da valva, desbridamento de vegetações, desbridamento e fechamento de um abscesso e fechamento de uma fístula. A substituição cirúrgica da valva melhora muito o prognóstico para os pacientes com sintomas graves em virtude de valvas cardíacas lesionadas. A maioria dos pacientes com endocardite em prótese valvar precisa de outro procedimento de substituição valvar (Alpert & Klotz, 2017).

Manejo de enfermagem

O enfermeiro monitora a temperatura do paciente a intervalos irregulares, tendo em vista que o ciclo de febre é uma indicação da eficácia do tratamento. Entretanto, também podem ocorrer reações febris como resultado da medicação. O enfermeiro administra antibióticos, antifúngicos ou antivirais, e instrui o paciente a administrá-los, conforme prescrito. A cronologia da administração dos medicamentos antimicrobianos é crucial para a manutenção de níveis terapêuticos desses agentes. A febre geralmente aumenta a fadiga; devem ser planejados períodos espaçados de repouso e de atividades para proporcionar o repouso entre as atividades. Boas práticas de prevenção e controle de infecções incluem a higiene apropriada das mãos por parte dos pacientes e dos cuidadores. Anti-inflamatórios não esteroides (AINEs) podem ser prescritos como antipiréticos ou para diminuir o desconforto da febre. Os pacientes podem ficar mais confortáveis com uma camada leve de roupas de cama e a exposição da sua pele ao ar. Podem ser resfriados com um ventilador, banhos com água morna ou compressas de tecido; se ocorrer tremor ou piloereção, essas intervenções devem ser interrompidas em virtude do aumento do consumo de oxigênio e da possibilidade de elevar ainda mais a temperatura corporal.

Os sons cardíacos são avaliados. Um sopro recente ou pior pode indicar deiscência de uma prótese valvar, ruptura de um abscesso ou lesão em folhetos valvares ou cordas tendíneas (Baddour et al., 2015). O enfermeiro monitora sinais e sintomas de embolização sistêmica, ou, em caso de pacientes com endocardite do lado direito do coração, sinais e sintomas de infarto pulmonar e infiltrados. Além disso, o enfermeiro avalia os sinais e sintomas de lesão de órgãos, tais como AVE, meningite, insuficiência cardíaca, infarto do miocárdio, glomerulonefrite e esplenomegalia.

Os cuidados do paciente são dirigidos ao manejo da infecção. Geralmente é necessária terapia antimicrobiana IV prolongada; portanto, muitos pacientes ficam com cateteres centrais de inserção periférica ou outro acesso venoso por períodos prolongados. Todos os acessos invasivos e ferimentos devem ser avaliados diariamente em relação a rubor, sensibilidade, calor, edema, drenagem ou outros sinais de infecção. O paciente e a família são instruídos a respeito das restrições nas atividades, medicamentos e sinais e sintomas de infecção. Os pacientes com endocardite infecciosa correm alto risco de ter outro episódio de endocardite infecciosa. Se o paciente tiver sido submetido à intervenção cirúrgica, o enfermeiro fornece os cuidados pós-operatórios e as instruções (ver Capítulos 16 e 23).

Conforme apropriado, o enfermeiro de cuidados domiciliares supervisiona e monitora a terapia com antibiótico IV administrada no ambiente domiciliar e instrui o paciente e a família a respeito de prevenção e promoção da saúde. O enfermeiro fornece ao paciente e à família o suporte emocional e facilita as estratégias de enfrentamento durante a evolução prolongada da infecção e do tratamento com antibióticos.

MIOCARDITE

A miocardite, um processo inflamatório que acomete o miocárdio, pode causar dilatação cardíaca, trombos na parede do coração (trombos murais), infiltração de células sanguíneas circulantes ao redor dos vasos coronarianos e entre as fibras musculares e degeneração das próprias fibras musculares. A taxa de mortalidade varia com a gravidade dos sintomas. A maioria dos pacientes com sintomas leves recupera-se completamente; entretanto, alguns pacientes desenvolvem miocardiopatia e insuficiência cardíaca.

Fisiopatologia

A miocardite geralmente resulta de uma fonte infecciosa, seja viral (p. ex., vírus Coxsackie A e B, HIV, vírus influenza A), bacteriana, por riquétsia, fúngica, parasitária, metazoária, protozoária (p. ex., doença de Chagas), ou por espiroquetas. Também pode ter relação imune, ocorrendo após infecções sistêmicas agudas, tais como febre reumática, ou pode estar relacionada a um distúrbio autoimune. Também pode resultar de reação inflamatória a toxinas como agentes farmacológicos usados no tratamento de outras doenças (Arbustini, Agozzino, Favalli et al., 2017). Pode ter início em uma pequena área do miocárdio e, em seguida, se propagar por todo o miocárdio. O grau de inflamação e necrose do miocárdio determina o grau de destruição do colágeno e da elastina intersticial. Quanto maior a destruição, maior o efeito hemodinâmico e os sinais e sintomas resultantes. Acredita-se que a MCD e a MCH sejam manifestações latentes da miocardite.

Manifestações clínicas

Os sintomas de miocardite aguda dependem do tipo de infecção, do grau de lesão do miocárdio e da capacidade de recuperação do miocárdio. Os pacientes podem estar assintomáticos, com uma infecção que é resolvida por si própria. Entretanto, podem desenvolver sintomas leves a moderados e buscar atenção médica, com frequência relatando fadiga e dispneia, síncope, palpitações e desconforto ocasional no tórax e na parte superior do abdome. Os sintomas mais comuns são similares aos da gripe. Os pacientes também podem apresentar morte súbita cardíaca ou desenvolver rapidamente ICC grave na miocardite fulminante.

Avaliação e achados diagnósticos

A avaliação do paciente pode não revelar anormalidades detectáveis; como resultado, a doença pode não ser diagnosticada. Os pacientes podem estar taquicárdicos ou podem relatar dor torácica. Uma biopsia endomiocárdica pode fornecer o diagnóstico definitivo (Arbustini et al., 2017); contudo, a RM cardíaca está sendo realizada mais frequentemente como exame diagnóstico, visto que se trata de uma abordagem não invasiva (Lakdawala, Stevenson & Loscalzo, 2018). A RM cardíaca pode ser diagnóstica e orientar os médicos em relação aos locais para as biopsias endomiocárdicas, que podem ser indicadas para encontrar um microrganismo ou seu genoma, um processo imune, ou uma reação à radiação que causa a miocardite. Os pacientes sem estruturas cardíacas anormais (ao menos inicialmente) podem apresentar arritmias ou alterações do segmento ST e ondas T, subitamente. Se o paciente tiver anormalidades cardíacas estruturais (p. ex., disfunção sistólica), uma avaliação clínica pode revelar cardiomegalia, bulhas cardíacas hipofonéticas (especialmente B₁), atrito pericárdico, ritmo de galope ou um sopro sistólico. A contagem de leucócitos, os níveis de PC-R e a VHS podem estar elevados.

Manejo clínico

Os pacientes recebem um tratamento específico para a causa subjacente, se ela for conhecida (p. ex., penicilina para estreptococos hemolíticos) e são colocados em repouso no leito para diminuir o esforço cardíaco. O repouso no leito também auxilia na diminuição da lesão miocárdica e das complicações da miocardite. Em pacientes jovens com miocardite, as atividades, especialmente as atléticas, devem ser limitadas por um período de 6 meses, ou no mínimo até que o tamanho e a função cardíaca tenham retornado ao normal. A atividade física é aumentada lentamente, e o paciente é orientado a relatar quaisquer sintomas que ocorram com o aumento das atividades, tais como batimento cardíaco rápido. Se ocorrer insuficiência cardíaca ou arritmia, o manejo é essencialmente o mesmo de todas as causas de insuficiência cardíaca e arritmias (ver Capítulos 25 e 22, respectivamente). Embora os AINEs sejam conhecidos por seus efeitos anti-inflamatórios, esses agentes não devem ser usados para controle da dor; eles têm sido implicados em aumento da lesão cardíaca e replicação viral em estudos realizados em animais (Lakdawala et al., 2018).

Manejo de enfermagem

O enfermeiro avalia a resolução da taquicardia, febre e quaisquer outras manifestações clínicas. A avaliação cardiovascular concentra-se nos sinais e sintomas de insuficiência cardíaca e arritmias. Os pacientes com arritmias devem realizar monitoramento cardíaco contínuo com equipes e equipamentos prontamente disponíveis para tratar arritmias potencialmente fatais.

> **Alerta de enfermagem: Qualidade e segurança**
>
> Os pacientes com miocardite são sensíveis aos digitálicos. Os enfermeiros devem monitorar cuidadosamente os pacientes em relação à toxicidade por digitálico, que é evidenciada por arritmia, aparecimento recente de anorexia, náuseas, vômito, cefaleia e mal-estar. Em caso de suspeita, o médico deve ser notificado imediatamente.

Devem ser usadas meias antiembolismo e realizados exercícios passivos e ativos, tendo em vista que pode ocorrer embolização em virtude de trombose venosa e trombos murais, especialmente em pacientes em repouso no leito. Em alguns pacientes, profilaxia farmacológica também é indicada (ver Capítulo 26).

PERICARDITE

Pericardite consiste em inflamação do pericárdio, que é o saco membranoso que envolve o coração. É responsável por 5% dos atendimentos no pronto-socorro por causa de dor torácica (Adler, Charron, Imazio et al., 2015; Imazio, Gaita & LeWinter, 2015). A pericardite pode ser classificada como aguda, crônica ou recidivante. A etiologia da pericardite pode ser infecciosa ou não infecciosa (Imazio & Gaita, 2015). Por exemplo, a pericardite pode ocorrer após pericardectomia (abertura do pericárdio) após a cirurgia cardíaca. A pericardite também pode ocorrer 10 dias a 2 meses após um infarto agudo do miocárdio (síndrome de Dressler).

Fisiopatologia

As causas subjacentes ou associadas à pericardite estão listadas no Boxe 24.7. O processo inflamatório da pericardite pode causar acúmulo de líquido no saco pericárdico (derrame pericárdico) e aumento da pressão sobre o coração, que leva ao tamponamento cardíaco (ver Capítulo 25). Episódios frequentes ou prolongados de pericardite também podem provocar o espessamento e a

> **Boxe 24.7 Causas da pericardite**
>
> - Causas idiopáticas ou inespecíficas
> - Infecção:
>   - Vírus: a causa infecciosa mais comum (p. ex., enterovírus, herpes-vírus, adenovírus, parvovírus)
>   - Bactérias: causas raras (mas, se a causa for bacteriana, o agente mais comum é *Mycobacterium tuberculosis*)
>   - Fungos: causas raras (p. ex., *Histoplasma, Aspergillus, Candida*)
>   - Parasitas: causas raras (p. ex., *Echinococcus, Toxoplasma*)
> - Distúrbios autoimunes (p. ex., lúpus eritematoso sistêmico, febre reumática, artrite reumatoide, poliarterite, sarcoidose e esclerodermia)
> - Reações medicamentosas imunomediadas:
>   - Reação lúpus-símile
>   - Agentes antineoplásicos
>   - Eosinofilia e hipersensibilidade
> - Distúrbios de estruturas adjacentes (p. ex., infarto do miocárdio, dissecção de aneurisma, pneumonia)
> - Doença neoplásica:
>   - Metástases de câncer de pulmão ou de mama
>   - Neoplasias primárias (p. ex., mesotelioma)
> - Radioterapia de tórax ou parte superior do torso (ocorrência máxima 5 a 9 meses após o tratamento)
> - Traumatismo torácico intencional ou não intencional (p. ex., ferimento torácico, cirurgia cardíaca, cateterismo cardíaco, implantação de marca-passo ou implantação de dispositivo eletrônico cardíaco)
> - Metabólicas:
>   - Uremia
>   - Anorexia
>   - Mixedema.

Adaptado de Miranda, W. R., Imazio, M., Greason, K. L. et al. (2017). Pericardial diseases. In V. Fuster, R. A. Harrington, J. Narula et al. (Eds.). *Hurst's the heart* (14th ed.). New York: McGraw-Hill.

diminuição da elasticidade do pericárdio, ou a cicatrização pode fundir o pericárdio visceral e parietal. Essas condições restringem a capacidade de enchimento do coração com sangue (pericardite constritiva). O pericárdio pode se tornar calcificado, restringindo ainda mais a expansão ventricular durante o enchimento ventricular (diástole). Os ventrículos bombeiam menos sangue, o que leva à diminuição do débito cardíaco e a sinais e sintomas de insuficiência cardíaca. A restrição do enchimento diastólico pode resultar em aumento da pressão venosa sistêmica, que causa edema periférico e insuficiência hepática.

Manifestações clínicas

A pericardite pode ser assintomática. O sintoma mais característico da pericardite é a dor torácica, embora a dor também possa estar localizada abaixo da clavícula, no pescoço, ou na região do trapézio (escápula) esquerdo. A dor, ou o desconforto, normalmente permanece razoavelmente constante, mas pode piorar com a inspiração profunda e ao deitar ou se virar. A manifestação clínica mais característica da pericardite é um atrito (som de rangido ou arranhadura) mais bem auscultado na borda esternal inferior esquerda. Outros sinais podem incluir febre leve, aumento da contagem de leucócitos, anemia, elevação da VHS ou do nível de PC-R. Os pacientes podem apresentar tosse seca ou soluços. Podem ocorrer dispneia, assim como a imobilização respiratória por causa da dor na inspiração, e outros sinais e sintomas de insuficiência cardíaca como resultado da compressão pericárdica em virtude da pericardite constritiva ou do tamponamento cardíaco. A frequência cardíaca pode aumentar ou manter o débito cardíaco.

Avaliação e achados diagnósticos

O diagnóstico geralmente é obtido com base na anamnese, nos sinais e nos sintomas. Um ecocardiograma pode detectar inflamação, derrame pericárdico ou tamponamento, e insuficiência cardíaca. Pode auxiliar na confirmação do diagnóstico e pode ser utilizado para guiar a pericardiocentese (drenagem do pericárdio com agulha ou cateter). A ETE pode ser útil no diagnóstico, mas pode subestimar a extensão das efusões pericárdicas. O mapeamento por imagem por TC pode ser a melhor ferramenta diagnóstica para a determinação do tamanho, do formato e da localização das efusões pericárdicas, e pode ser utilizado para guiar a pericardiocentese. A RM cardíaca pode auxiliar na detecção de inflamação e aderências. Ocasionalmente, é realizada uma biopsia guiada por pericardioscopia assistida por vídeo do pericárdio ou epicárdio para obter amostras teciduais para cultura e exame microscópico. Tendo em vista que o saco pericárdico circunda o coração, um ECG de 12 derivações pode revelar elevações côncavas do segmento ST em muitas das derivações, se não em todas (sem alterações recíprocas) e pode demonstrar depressão dos segmentos ST ou arritmias atriais (Imazio & Gaita, 2015).

Manejo clínico

Os objetivos do manejo da pericardite são determinar a causa, administrar terapia para o tratamento e o alívio dos sintomas, e detectar sinais e sintomas de tamponamento cardíaco. Quando o débito cardíaco está comprometido, o paciente é colocado em repouso no leito até que a febre, a dor torácica e o atrito tenham cessado.

Analgésicos e AINEs, tais como ácido acetilsalicílico, indometacina ou ibuprofeno, podem ser prescritos para o alívio da dor durante a fase aguda. Corticosteroides (p. ex., prednisona) podem ser utilizados como alternativa quando há contraindicação ao uso de AINEs (p. ex., doença renal). Colchicina pode ser acrescida aos AINEs se a pericardite for grave (Adler et al., 2015).

A pericardiocentese, um procedimento no qual parte do líquido pericárdico é removida, raramente é necessária. Pode ser realizada para auxiliar na identificação da causa ou no alívio dos sintomas, especialmente se houver sinais e sintomas de insuficiência cardíaca ou tamponamento. O líquido pericárdico é cultivado se houver suspeita de doença bacteriana, tuberculose ou micose; uma amostra é enviada para exame citológico se houver suspeita de doença neoplásica. Pode ser aberta uma janela pericárdica, uma pequena abertura no pericárdio, para possibilitar a drenagem contínua para a cavidade torácica. A remoção cirúrgica do pericárdio encapsulante rígido (pericardiectomia) pode ser necessária para liberar ambos os ventrículos da inflamação e fibrose constritiva e restritiva.

Manejo de enfermagem

Os pacientes com pericardite aguda necessitam de manejo da dor com agentes antiespasmódicos, assistência com o posicionamento e suporte psicológico. Os pacientes com dor torácica geralmente se beneficiam das instruções e da reafirmação de que a dor torácica não ocorre em virtude de infarto do miocárdio. A dor pode ser aliviada pela posição inclinada para a frente ou sentada. Para minimizar as complicações, o enfermeiro auxilia o paciente com as restrições das atividades até que a dor e a febre cessem. À medida que a condição do paciente melhora, o enfermeiro encoraja aumentos graduais das atividades. Entretanto, se a dor, a febre ou o atrito recidivarem, as restrições das atividades têm de ser retomadas. O enfermeiro instrui o paciente e a família a respeito de um estilo de vida saudável para fortalecer o sistema imune do paciente.

Os enfermeiros que cuidam de pacientes com pericardite precisam estar alertas para sinais e sintomas de tamponamento cardíaco (ver Capítulo 25). O enfermeiro monitora o paciente em relação à insuficiência cardíaca. Os pacientes com instabilidade hemodinâmica ou congestão pulmonar são tratados como se apresentassem insuficiência cardíaca (ver Capítulo 25).

PROCESSO DE ENFERMAGEM

Paciente com pericardite

Avaliação

O sintoma principal da pericardite é a dor, que é analisada por meio da avaliação do paciente em diversas posições. O enfermeiro tenta identificar se a dor é influenciada por movimentos respiratórios, pedindo ao paciente para prender a respiração durante inspiração ou durante a expiração; por flexão, extensão ou rotação da coluna, incluindo do pescoço; por movimentos dos ombros e dos braços; por tosse ou pela deglutição. O reconhecimento dos eventos que precipitam ou intensificam a dor auxilia no estabelecimento de um diagnóstico e na diferenciação entre a dor da pericardite e a dor do infarto do miocárdio.

Quando as superfícies pericárdicas perdem seu líquido lubrificante em virtude da inflamação, ocorre um atrito pericárdico. O atrito é audível à ausculta e é sincrônico com os batimentos cardíacos. Entretanto, pode ser vago e de difícil detecção.

> **Alerta de enfermagem: Qualidade e segurança**
>
> Um atrito pericárdico é diagnóstico de pericardite. É um som de rangido ou arranhadura e é mais audível ao fim da expiração. Os enfermeiros devem monitorar o atrito pericárdico por meio do posicionamento do diafragma do estetoscópio firmemente contra o tórax do paciente e auscultando a borda esternal esquerda na altura do quarto espaço intercostal, que é o local onde o pericárdio entra em contato próximo com a parede torácica esquerda. O atrito é mais bem auscultado quando o paciente está sentado com o tronco inclinado para a frente.

Se houver dificuldade na distinção entre atrito pericárdico e atrito pleural, solicita-se ao paciente que prenda a respiração; o atrito pericárdico persiste.

A temperatura do paciente é monitorada com frequência. A pericardite pode causar início abrupto de febre em um paciente afebril.

Diagnóstico

Diagnósticos de enfermagem

Com base nos dados da avaliação, o principal diagnóstico de enfermagem pode ser:

- Dor aguda associada com a inflamação do pericárdio
- Falta de conhecimento do diagnóstico e do manejo do autocuidado terapêutico.

Problemas interdependentes/complicações potenciais

As complicações potenciais podem incluir as seguintes:

- Efusão (derrame) pericárdica
- Tamponamento cardíaco.

Planejamento e metas

Entre os principais objetivos do paciente estão o alívio da dor e a ausência de complicações.

Intervenções de enfermagem

Alívio da dor

O alívio da dor é alcançado com o repouso. Tendo em vista que a posição sentada com as costas retas e o tronco inclinado para a frente é a que tende a aliviar a dor, o repouso em uma poltrona pode ser mais confortável. O enfermeiro instrui o paciente a restringir as atividades até que a dor cesse. À medida que a dor torácica e o atrito diminuem, as atividades da vida diária podem ser retomadas gradualmente. Se o paciente estiver recebendo agentes antiespasmódicos, antibióticos ou corticosteroides para a pericardite, as respostas a esses medicamentos são monitoradas e registradas. Os pacientes que recebem AINEs ou colchicina são avaliados em relação a efeitos adversos gastrintestinais. Se a dor torácica e o atrito recidivarem, o repouso no leito ou em uma poltrona é retomado.

Aprimoramento do conhecimento sobre pericardite e manejo do autocuidado

Existem muitas causas possíveis de pericardite (ver Boxe 24.7). Algumas são potencialmente fatais (p. ex., cânceres metastáticos), enquanto outras não são; independentemente da causa, os pacientes estão amedrontados e ansiosos, visto que estão sentindo dor. Orientar em relação à causa da pericardite e os medicamentos prescritos (p. ex., AINEs) e métodos para melhorar os padrões respiratórios e aliviar a dor (p. ex., sentar e inclinar o tronco para a frente sobre um travesseiro) pode reduzir a ansiedade do paciente. Ele deve verbalizar quando é apropriado fazer o acompanhamento com o médico assistente (ou seja, consultas de rotina, consultas se houver recaída dos sintomas, se surgirem sinais/sintomas sugestivos de tamponamento cardíaco, inclusive sensação de desmaio, ortostasia e taquicardia [ver adiante]).

Monitoramento e manejo de complicações potenciais

O acúmulo anormal de líquido entre as lâminas do pericárdio (ou seja, no saco pericárdico) é denominado *derrame pericárdico*. A maioria dos pacientes não apresenta efeitos ou sintomas. Entretanto, o acúmulo de líquido pode ser suficiente para constringir o miocárdio, comprometendo o enchimento ventricular e a capacidade de bombeamento do miocárdio, uma condição conhecida como *tamponamento cardíaco* (discutido a seguir) (Imazio et al., 2015). A falha em identificar e tratar esse problema pode levar à morte.

Os sinais e sintomas de tamponamento cardíaco podem ter início com o relato do paciente de dispneia, sensação de "aperto no peito" ou tontura. O enfermeiro observa que o paciente está se tornando progressivamente mais inquieto. A avaliação da pressão arterial pode revelar diminuição de 10 mmHg ou mais na pressão arterial sistólica durante a inspiração (pulso paradoxal). De modo geral, a pressão sistólica diminui e a pressão diastólica permanece estável; portanto, a pressão diferencial é reduzida. Habitualmente, o paciente apresenta taquicardia, e a voltagem do ECG pode estar diminuída ou pode haver alternância na altura dos complexos QRS (alternância elétrica). As bulhas cardíacas podem evoluir de hipofonéticas para imperceptíveis. O sangue continua a retornar para o coração a partir da periferia, mas não consegue fluir para dentro do coração para ser bombeado para a circulação. O paciente apresenta distensão venosa jugular e outros sinais de elevação da pressão venosa central. A tríade de Beck (hipotensão, hipofonese de bulhas cardíacas e elevação da pressão venosa jugular) é um parâmetro diagnóstico útil de tamponamento cardíaco grave.

Nas referidas situações, o enfermeiro notifica o médico imediatamente e se prepara para auxiliar com a ecocardiografia diagnóstica e a pericardiocentese (ver Capítulo 25). O enfermeiro permanece com o paciente e continua a avaliar e registrar os sinais e sintomas ao mesmo tempo que intervém para diminuir a ansiedade do paciente.

Promoção de cuidados domiciliar, comunitário e de transição

Tendo em vista que os pacientes, seus familiares e os profissionais de saúde tendem a se concentrar nas necessidades mais óbvias e nos assuntos relacionados com a pericardite, o enfermeiro os relembra da importância de continuar as práticas de promoção da saúde e de triagem. O enfermeiro orienta os pacientes que não estiveram envolvidos nestas práticas no passado sobre a sua importância e os encaminha para os profissionais de saúde apropriados.

Reavaliação

Entre os resultados esperados estão:
1. O paciente não sente dor.
    a. Realiza as atividades da vida diária sem dor, fadiga ou dispneia.
    b. A temperatura retorna à faixa da normalidade.
    c. Não exibe atrito pericárdico.
2. O paciente realiza o manejo efetivo de cuidados pessoais.
    a. Identifica a(s) causa(s) de pericardite e a base racional do esquema terapêutico prescrito.
    b. Agenda consultas de acompanhamento com o médico assistente e conforme a necessidade
3. Ausência de complicações.
    a. Mantém a pressão arterial na variação normal.
    b. As bulhas cardíacas estão audíveis e normais.
    c. Não apresenta distensão venosa jugular.

EXERCÍCIOS DE PENSAMENTO CRÍTICO

1 **pbe** Uma mulher de 67 anos procura o pronto-socorro onde você trabalha como enfermeiro com queixa de febre, mal-estar e nódulos dolorosos nas pontas dos dedos das mãos. Durante a anamnese, ela relata cirurgia em valva aórtica (colocação de prótese) na infância. Não há outros dados relevantes na história patológica pregressa. Com base na anamnese e nos achados no exame físico, o médico acredita que a paciente tenha endocardite infecciosa e prescreve antibióticos. Antes da administração dos antibióticos, o que você deve fazer? Quais são as prioridades dos cuidados para esta paciente?

2 **cpa** Um homem de 57 anos procura o ambulatório de cardiologia com queixa de edema maleolar e dispneia quando anda mais de 6 metros. O cardiologista faz um ecocardiograma e diagnostica miocardiopatia. O paciente manifesta ansiedade em relação a esse diagnóstico. Com base no que você conhece sobre miocardiopatia, qual seria seu foco ao orientar esse paciente? Quais são as funções cruciais dos outros membros da equipe de saúde na assistência apropriada ao paciente que recebe um novo diagnóstico de miocardiopatia?

3 **qp** Uma mulher de 47 anos com miocardiopatia hipertrófica procura o pronto-socorro após um episódio de desmaio. O médico assistente acredita que ela esteja desidratada por causa do calor do verão. Explique a fisiopatologia da possível indução de episódio sincopal em uma paciente com miocardiopatia hipertrófica e desidratação. Descreva a avaliação focada e priorizada dessa paciente no pronto-socorro.

REFERÊNCIAS BIBLIOGRÁFICAS

*Pesquisa em enfermagem.
**Referência clássica.

Livros

Alpert, J. S., & Klotz, S. A. (2017). Infective endocarditis. In V. Fuster, R. A. Harrington, J. Narula, et al. (Eds.). *Hurst's the heart* (14th ed.). New York: McGraw-Hill.

Arbustini, E., Agozzino, M., Favalli, V., et al. (2017). Myocarditis. In V. Fuster, R. A. Harrington, J. Narula, et al. (Eds.). *Hurst's the heart* (14th ed.). New York: McGraw-Hill.

Chikwe, J., & Castillo, J. G. (2017). Prosthetic heart valves. In V. Fuster, R. A. Harrington, J. Narula, et al. (Eds.). *Hurst's the heart* (14th ed.). New York: McGraw-Hill.

Dahl, J., & Ailawadi, G. (2018). Percutaneous mitral valve repair techniques. In F. W. Sellke & M. Ruel (Eds.). *Atlas of cardiac surgical techniques* (2nd ed., pp. 364–383). Philadelphia, PA: Elsevier.

Ewald, G. A., Milano, C. A., & Rogers, J. G. (2019). Circulatory assist devices in heart failure. In G. M. Felker & D. L. Mann (Eds.). *Heart failure: A companion to Braunwald's heart disease* (4th ed.). Philadelphia, PA: Elsevier.

Hermann, H. C., & Mack, M. J. (2019). Transcatheter therapies for valvular heart disease. In R. O. Bonow, D. L. Mann, G. F. Tomaselli, et al. (Eds.). *Braunwald's heart disease: A textbook of cardiovascular medicine* (11th ed., pp. 1464–1482). Philadelphia, PA: Elsevier.

Karchmer, A. W. (2018). Infective endocarditis. In J. L. Jameson, A. S. Fauci, D. L. Kasper, et al. (Eds.). *Harrison's principles of internal medicine* (20th ed.). New York: McGraw-Hill.

Kittleson, M., Patel, J., & Kobashigawa, J. (2017). Cardiac transplantation. In V. Fuster, R. Harrington, J. Narula, et al. (Eds.). *Hurst's the heart* (14th ed.). New York: McGraw-Hill.

Lakdawala, N. K., Stevenson, L. W., & Loscalzo, J. (2018). Cardiomyopathy and myocarditis. In J. L. Jameson, A. S. Fauci, D. L. Kasper, et al. (Eds.). *Harrison's principles of internal medicine* (20th ed.). New York: McGraw-Hill.

Libby, P., Zipes, D. P., Bonow, R. O., et al. (2018). *Braunwald's heart disease: A textbook of cardiovascular medicine* (11th ed., Vol. 2). The Netherlands. Elsevier.

Miranda, W. R., Imazio, M., Greason, K. L., et al. (2017). Pericardial diseases. In V. Fuster, R. A. Harrington, J. Narula, et al. (Eds.). *Hurst's the heart* (14th ed.). New York: McGraw Hill.

Periódicos e documentos eletrônicos

Adler, Y., Charron, P., Imazio, M., et al. (2015). 2015 ESC Guidelines for the diagnosis and management of pericardial diseases: The Task Force for the Diagnosis and Management of Pericardial Diseases of the European Society of Cardiology (ESC) Endorsed by: The European Association for Cardio-Thoracic Surgery (EACTS). *European Heart Journal*, 36(42), 2921–2964.

Akinseye, O. A., Pathak, A., & Ibebuogu, U. N. (2018). Aortic valve regurgitation: A comprehensive review. *Current Problems Cardiology*, 43(8), 315–334.

Althunayyan, A., Petersen, S. E., Lloyd, G., et al. (2019). Mitral valve prolapse. *Expert Review of Cardiovascular Therapy*, 17(1), 43–51.

Asher, S. B., Chen, R., & Kallish, S. (2018). Mitral valve prolapse and aortic root dilation in adults with hypermobile Ehlers-Danlos syndrome and related disorders. *American Journal of Medical Genetics. Part A*, 176(9), 1838–1844.

Baddour, L. M., Wilson, W. R., Bayer, A. S., et al. (2015). Infective endocarditis in adults: Diagnosis, antimicrobial therapy, and management of complications: A scientific statement for healthcare professionals from the American Heart Association. *Circulation, 132*(15), 1435–1486.

Bennett, R. G., Haqqani, H. M., Berruezo, A., et al. (2019). Arrhythmogenic cardiomyopathy in 2018–2019: ARVC/ALVC or both? *Heart, Lung and Circulation, 28*(1), 164–177.

Cannon, J., Roberts, K., Milne, C., et al. (2017). Rheumatic heart disease severity, progression and outcomes: A multi-state model. *Journal of the American Heart Association, 6*(3). Retrieved on 7/14/2019 at: www.ahajournals.org/doi/10.1161/JAHA.116.003498

Celano, C. M., Villegas, A. C., Albanese, A. M., et al. (2018). Depression and anxiety in heart failure: A review. *Harvard Review of Psychiatry, 26*(4), 175–184.

Centers for Disease Control and Prevention (CDC). (2018). Strep throat: All you need to know. Retrieved on 12/3/2019 at: www.cdc.gov/groupastrep/diseases-public/strep-throat.html?CDC_AA_refVal=https%3A%2F%2Fwww.cdc.gov%2Ffeatures%2Fstrepthroat%2Findex.html

Cook, J. L., Colvin, M., Francis, G. S., et al. (2017). Recommendations for the use of mechanical circulatory support: Ambulatory and community patient care: A scientific statement from the American Heart Association. *Circulation, 135*(25), e1145–e1158.

Dziadzko, V., Dziadzko, M., Medina-Inojosa, J. R., et al. (2019). Causes and mechanisms of isolated mitral regurgitation in the community: Clinical context and outcome. *European Heart Journal, 40*(27), 2194–2202.

**Elliott, P., Andersson, B., Arbustini, E., et al. (2008). Classification of the cardiomyopathies: A position statement from the European Society Of Cardiology Working Group on Myocardial and Pericardial Diseases. *European Heart Journal, 29*(4), 270–276.

Flint, N., Wunderlich, N. C., Shmueli, H., et al. (2019). Aortic regurgitation. *Current Cardiol Reports, 21*(7), 65. doi:10.1007/s11886-019-1144-6

Gati, S., Malhotra, A., & Sharma, S. (2019). Exercise recommendations in patients with valvular heart disease. *Heart, 105*(2), 106–110.

Han, H. C., Ha, F. J., Teh, A. W., et al. (2018). Mitral valve prolapse and sudden cardiac death: A systematic review. *Journal of the American Heart Association, 7*(23), e010584.

Han, J. J., Acker, M. A., & Atluri, P. (2018). Left ventricular assist devices. *Circulation, 138*(24), 2841–2851.

Harb, S. C., & Griffin, B. P. (2017). Mitral valve disease: A comprehensive review. *Current Cardiology Reports, 19*(8), 73.

Hussain, S. T., Majdalany, D. S., Dunn, A., et al. (2018). Early and mid-term results of autograft rescue by Ross reversal: A one-valve disease need not become a two-valve disease. *The Journal of Thoracic and Cardiovascular Surgery, 155*(2), 562–577.

Imazio, M., & Gaita, F. (2015). Diagnosis and treatment of pericarditis. *Heart, 101*(14), 1159–1168.

Imazio, M., Gaita, F., & LeWinter, M. (2015). Evaluation and treatment of pericarditis: A systematic review. *Journal of the American Medical Association, 314*(14), 1498–1506.

January, C. T., Wann, L. S., Calkins, H., et al. (2019). 2019 AHA/ACC/HRS focused update of the 2014 AHA/ACC/HRS guideline for the management of patients with atrial fibrillation: A report of the American College of Cardiology/American Heart Association task force on clinical practice guidelines and the Heart Rhythm Society. *Heart Rhythm*. Retrieved on 7/14/2019 at: www.heartrhythmjournal.com/article/S1547-5271(19)30037-2/pdf

Joseph, J., Naqvi, S. Y., Giri, J., et al. (2017). Aortic stenosis: Pathophysiology, diagnosis, and therapy. *The American Journal of Medicine, 130*(3), 253–263.

Kaura, A., Byrne, J., Fife, A., et al. (2017). Inception of the 'endocarditis team' is associated with improved survival in patients with infective endocarditis who are managed medically: Findings from a before-and-after study. *Open Heart, 4*(2), e000699.

Kumar, A., Paniagua, D., Hira, R. S., et al. (2016). Balloon aortic valvuloplasty in the transcatheter aortic valve replacement era. *Journal of Invasive Cardiology, 28*(8), 341–348.

Lindman, B. R., Dweck, M. R., Lancellotti, P., et al. (2019). Management of asymptomatic severe aortic stenosis: Evolving concepts in timing of valve replacement. *JACC Cardiovascular Imaging, 13*(2 Pt 1), 481–493.

Ma, J. I., Igata, S., Strachan, M., et al. (2019). Predictive factors for progression of mitral regurgitation in asymptomatic patients with mitral valve prolapse. *American Journal of Cardiology, 123*(8), 1309–1313.

Maisano, F., Skantharaja, R., Denti, P., et al. (2019). Mitral annuloplasty. Multimedia manual of cardio-thoracic surgery. Retrieved on 7/14/2019 at: www.mmcts.org/tutorial/763#references

Marian, A. J., & Braunwald, E. (2017). Hypertrophic cardiomyopathy: Genetics, pathogenesis, clinical manifestations, diagnosis, and therapy. *Circulation Research, 121*(7), 749–770.

**Maron, B. J., Towbin, J. A., Thiene, G., et al. (2006). Contemporary definitions and classification of the cardiomyopathies: An American Heart Association scientific statement from the Council on Clinical Cardiology, Heart Failure and Transplantation Committee; Quality of Care and Outcomes Research and Functional Genomics and Translational Biology Interdisciplinary Working Groups; and Council on Epidemiology and Prevention. *Circulation, 113*(14), 1807–1816.

Mazine, A., El-Hamamsy, I., Verma, S., et al. (2018). Ross procedure in adults for cardiologists and cardiac surgeons: JACC State-of-the-Art Review. *Journal of the American College of Cardiology, 72*(22), 2761–2777.

McNally, E. M., & Mestroni, L. (2017). Dilated cardiomyopathy: Genetic determinants and mechanisms. *Circulation Research, 121*(7), 731–748.

Merlo, M., Cannata, A., Gobbo, M., et al. (2018). Evolving concepts in dilated cardiomyopathy. *European Journal of Heart Failure, 20*(2), 228–239.

Muchtar, E., Blauwet, L. A., & Gertz, M. A. (2017). Restrictive cardiomyopathy: Genetics, pathogenesis, clinical manifestations, diagnosis, and therapy. *Circulation Research, 121*(7), 819–837.

Nalliah, C. J., Mahajan, R., Elliott, A. D., et al. (2019). Mitral valve prolapse and sudden cardiac death: A systematic review and meta-analysis. *Heart, 105*(2), 144–151.

Negi, P. C., Mahajan, K., Rana, V., et al. (2018). Clinical characteristics, complications, and treatment practices in patients with RHD: 6-year results from HP-RHD Registry. *Global Heart, 13*(4), 267–274.

Nishimura, R. A., Otto, C. M., Bonow, R. O., et al. (2014). 2014 AHA/ACC guideline for the management of patients with valvular heart disease: A report of the American College of Cardiology/American Heart Association Task Force on Practice Guidelines. *The Journal of Thoracic and Cardiovascular Surgery, 148*(1), e1–e132.

Nishimura, R. A., Otto, C. M., Bonow, R. O., et al. (2017). 2017 AHA/ACC focused update of the 2014 AHA/ACC guideline for the management of patients with valvular heart disease: A report of the American College of Cardiology/American Heart Association Task Force on Clinical Practice Guidelines. *Journal of the American College of Cardiology, 70*(2), 252–289.

Nishimura, R. A., Seggewiss, H., & Schaff, H. V. (2017). Hypertrophic obstructive cardiomyopathy: Surgical myectomy and septal ablation. *Circulation Research, 121*(7), 771–783.

Organ Procurement and Transplant Network (OPTN). (2019). Donor matching system. Retrieved on 12/2/2019 at: https://optn.transplant.hrsa.gov/learn/about-transplantation/donor-matching-system

Pabba, K., & Boudi, F. (2019). Water hammer pulse. In *StatPearls*. Treasure Island, FL: StatPearls Publishing. Retrieved on 9/24/2019 at: www.statpearls.com/sp/al/31306

Pereira, N. L., Grogan, M., & Dec, G. W. (2018). Spectrum of restrictive and infiltrative cardiomyopathies: Part 1 of a 2-part series. *Journal of the American College of Cardiology, 71*(10), 1130–1148.

Sandhu, K., Krishnamoorthy, S., Afif, A., et al. (2017). Balloon aortic valvuloplasty in contemporary practice. *Journal of Interventional Cardiology, 30*(3), 212–216.

Scientific Registry of Transplant Recipients. (2017). *OPTN/SRTR 2017 Annual Data Report: Heart*. Health Resources and Services Administration, Department of Health and Human Services. Retrieved on 7/13/2019 at: https://srtr.transplant.hrsa.gov/annual_reports/2017/Heart.aspx

*Shemesh, Y., Peles-Bortz, A., Peled, Y., et al. (2017). Feelings of indebtedness and guilt toward donor and immunosuppressive medication adherence among heart transplant (HTx) patients, as assessed in a cross-sectional study with the Basel Assessment of Adherence to Immunosuppressive Medications Scale (BAASIS). *Clinical Transplantation, 31*(10). doi:10.1111/ctr.13053

Shinall, M. C. (2018). The evolving moral landscape of palliative care. *Health Affairs, 37*(4), 670–673.

Slavin, S. D., Allen, L. A., McIlvennan, C. K., et al. (2020). Left ventricular assist device withdrawal: Ethical, psychological, and logistical challenges. *Journal of Palliative Medicine, 23*(4), 456–458.

Stehlik, J., Kobashigawa, J., Hunt, S. A., et al. (2018). Honoring 50 years of clinical heart transplantation in circulation: In-depth state-of-the-art review. *Circulation, 137*(1), 71–87.

Szczygielska, I., Hernik, E., Kolodziejczyk, B., et al. (2018). Rheumatic fever—new diagnostic criteria. *Reumatologia, 56*(1), 37–41.

Tudorache, I., Horke, A., Cebotari, S., et al. (2016). Decellularized aortic homografts for aortic valve and aorta ascendens replacement. *European Journal of Cardio-Thoracic Surgery, 50*(1), 89–97.

Watanabe, N. (2019). Acute mitral regurgitation. *Heart, 105*(9), 671–677.

Wozniak-Mielczarek, L., Sabiniewicz, R., Drezek-Nojowicz, M., et al. (2019). Differences in cardiovascular manifestation of Marfan Syndrome between children and adults. *Pediatric Cardiology, 40*(2), 393–403.

Yuan, S. M., & Yan, S. L. (2016). Mitral valve prolapse in pregnancy. *Brazilian Journal of Cardiovascular Surgery, 31*(2), 158–162.

Recursos

American Heart Association, National Center, www.heart.org
Cardiomyopathy UK, www.cardiomyopathy.org
MyLVAD, www.mylvad.com

25 Manejo de Pacientes com Complicações de Cardiopatia

DESFECHOS DO APRENDIZADO

Após ler este capítulo, você será capaz de:

1. Reconhecer a etiologia, a fisiopatologia e as manifestações clínicas das diferentes classificações da insuficiência cardíaca.
2. Descrever o manejo clínico, inclusive tratamento farmacológico recomendado, para pacientes com insuficiência cardíaca.
3. Aplicar o processo de enfermagem como referencial para os cuidados do paciente com insuficiência cardíaca.
4. Identificar distúrbios adicionais consequentes à cardiopatia e o manejo clínico e de enfermagem de pacientes com complicações de cardiopatia.

CONCEITO DE ENFERMAGEM

Perfusão

GLOSSÁRIO

anúria: débito urinário inferior a 50 mℓ/24 h
ascite: acúmulo de líquido seroso na cavidade peritoneal
atividade elétrica sem pulso (AESP): condição na qual existe atividade elétrica no eletrocardiograma, mas não há pulso arterial ou pressão arterial fisiologicamente adequados
dispneia noturna paroxística (DNP): dispneia que ocorre subitamente durante o sono
edema pulmonar: acúmulo patológico de líquido nos espaços intersticiais e nos alvéolos dos pulmões que provoca intensa angústia respiratória
fração de ejeção (FE): porcentagem de volume sanguíneo nos ventrículos ao fim da diástole que é ejetada durante a sístole; uma medida da contratilidade
insuficiência cardíaca (IC): síndrome clínica que resulta de distúrbios cardíacos estruturais ou funcionais que comprometem a capacidade de enchimento ou de ejeção de sangue de um ventrículo
insuficiência cardíaca com fração de ejeção na faixa média (ICFEfm): síndrome clínica de insuficiência cardíaca com fração de ejeção do ventrículo esquerdo entre 40 e 49%
insuficiência cardíaca com fração de ejeção preservada (ICFEP): síndrome clínica de insuficiência cardíaca com fração de ejeção do ventrículo esquerdo igual ou superior a 50% (*sinônimo:* insuficiência cardíaca diastólica)
insuficiência cardíaca com fração de ejeção reduzida (ICFER): síndrome clínica de insuficiência cardíaca com fração de ejeção do ventrículo esquerdo igual ou inferior a 40% (*sinônimo:* insuficiência cardíaca sistólica)
insuficiência cardíaca congestiva (ICC): condição de sobrecarga de líquido (congestão) associada à insuficiência cardíaca

insuficiência cardíaca diastólica: incapacidade de enchimento e bombeamento adequados do ventrículo esquerdo do coração; termo utilizado para definir um tipo de insuficiência cardíaca (*sinônimo:* insuficiência cardíaca com fração de ejeção preservada [ICFEP])
insuficiência cardíaca direita: incapacidade do ventrículo direito de ser preenchido ou ejetar sangue suficiente para dentro da circulação pulmonar (*sinônimo:* insuficiência ventricular direita)
insuficiência cardíaca esquerda: incapacidade de enchimento do ventrículo esquerdo ou de o ventrículo esquerdo ejetar sangue suficiente para a circulação sistêmica (*sinônimo:* insuficiência ventricular esquerda)
insuficiência cardíaca sistólica: incapacidade do coração de bombear de modo suficiente em virtude de alteração na sua capacidade de contração; termo utilizado para descrever um tipo de insuficiência cardíaca (*sinônimo:* insuficiência cardíaca com fração de ejeção reduzida [ICFER])
oligúria: redução do débito urinário; menos de 0,5 mℓ/kg/h em pelo menos 6 h ou menos de 400 mℓ em 24 h
ortopneia: dispneia ao deitar a 0°
pericardiocentese: procedimento que envolve a aspiração de líquido do saco pericárdico
pericardiotomia: abertura do pericárdio criada cirurgicamente
pulso paradoxal: pressão arterial sistólica que é mais do que 10 mmHg inferior durante a inspiração do que durante a expiração; a diferença normalmente é inferior a 10 mmHg
terapia de ressincronização cardíaca (TRC): tratamento para a insuficiência cardíaca no qual um dispositivo regula o ritmo de ambos os ventrículos para sincronizar as contrações

A doença cardiovascular é a principal causa de morte nos EUA (Centers for Disease Control and Prevention [CDC], 2017). Graças aos avanços nos procedimentos de diagnóstico e rastreamento, ao maior reconhecimento da importância de práticas zelosas de autocuidado e novas descobertas na farmacoterapia, atualmente é possível que uma pessoa com diagnóstico de cardiopatia mantenha elevada qualidade de vida por vários anos. Apesar desse progresso, a cardiopatia ainda é uma condição crônica e, com frequência, progressiva, associada a comorbidades graves, como insuficiência cardíaca (IC) (Benjamin, Muntner, Alonso et al., 2019). Este capítulo apresenta as complicações mais frequentemente associadas à cardiopatia, inclusive o manejo clínico e os processos de enfermagem para manejo dos pacientes com complicações da doença cardiovascular.

INSUFICIÊNCIA CARDÍACA

A **insuficiência cardíaca (IC)** é uma síndrome clínica resultante de distúrbios cardíacos estruturais ou funcionais de modo que o coração não consegue bombear sangue suficiente para atender às demandas ou necessidades metabólicas do corpo (American Heart Association [AHA], 2019a). O termo *insuficiência ou falência cardíaca* indica a doença miocárdica na qual o comprometimento da contração do coração (disfunção sistólica) ou do enchimento cardíaco (disfunção diastólica) pode causar congestão pulmonar ou sistêmica. Alguns casos de IC são reversíveis, dependendo da causa. Com mais frequência, a IC é uma condição crônica e progressiva, que é tratada com alterações do estilo de vida e medicamentos para prevenir episódios de insuficiência cardíaca descompensada aguda. Esses episódios são caracterizados por agravamento dos sintomas de angústia respiratória, redução do débito cardíaco e perfusão insatisfatória. Também estão associados a aumento de hospitalizações, aumento dos custos com assistência à saúde e diminuição da qualidade de vida (Benjamin et al., 2019).

Aproximadamente seis milhões de pessoas nos EUA apresentam IC, e 870.000 novos casos são diagnosticados a cada ano (AHA, 2019a). À medida que mais pessoas vivem mais com cardiopatias crônicas, a IC se torna uma epidemia que desafia os recursos de saúde do país. A IC é o motivo mais comum de hospitalização de pessoas com mais de 65 anos, e é o segundo motivo mais comum de consultas médicas. As consultas em setores de emergência e as reinternações por causa desse distúrbio são muito comuns, apesar dos esforços para evitar o retorno ao hospital. Mais de 20% dos pacientes que recebem alta hospitalar após tratamento de IC são reinternados em 30 dias, e quase 50% são reinternados em 6 meses (O'Connor, 2017). O ônus econômico estimado causado pela IC nos EUA é superior a US$ 30 bilhões ao ano em custos diretos e indiretos, e prevê-se que continue aumentando ao longo do tempo (CDC, 2017).

A IC é mais prevalente em afro-americanos e hispânicos do que em caucasianos. O risco de apresentar IC aumenta com a idade. No caso de adultos com mais de 60 anos, a IC é mais prevalente nos homens do que nas mulheres (Benjamin et al., 2019). Como é típico de outros distúrbios e doenças cardiovasculares importantes, tabagismo (cigarros), controle insatisfatório de diabetes melito e síndrome metabólica são fatores de risco para IC (Benjamin et al., 2019). O início da IC é tipicamente uma consequência mórbida de outra doença ou distúrbio, incluindo doença da artéria coronária (DAC), hipertensão arterial, miocardiopatia, distúrbios valvares e disfunção renal com sobrecarga de volume (McCance, Huether, Brashers et al., 2019).

A aterosclerose das artérias coronárias é uma causa primária de IC, e DAC é encontrada na maioria dos pacientes com IC. A isquemia causa disfunção do miocárdio, tendo em vista que priva as células cardíacas de oxigênio e causa lesão celular. O infarto agudo do miocárdio (IAM) causa necrose focal do músculo cardíaco, morte das células miocárdicas e perda da contratilidade; a extensão do infarto está correlacionada com a gravidade da IC. A revascularização miocárdica por meio de uma intervenção coronariana percutânea (ICP) ou de enxertos de artérias ou veias nas artérias coronárias pode melhorar a oxigenação miocárdica e a função ventricular, além de prevenir a necrose miocárdica mais extensiva, que pode levar à IC (ver Capítulo 23).

A hipertensão sistêmica ou pulmonar aumenta a pós-carga (resistência à ejeção), elevando o esforço cardíaco e causando hipertrofia das fibras musculares miocárdicas. Isso pode ser considerado um mecanismo compensatório, tendo em vista que, inicialmente, aumenta a contratilidade. Entretanto, a hipertensão prolongada acaba levando a alterações que comprometem a capacidade de enchimento adequado do coração durante a diástole, e os ventrículos hipertrofiados podem dilatar e se tornar insuficientes (Norris, 2019; Yancy, Jessup, Bozkurt et al., 2017).

A miocardiopatia é uma doença do miocárdio. Os vários tipos de miocardiopatia resultam em IC e arritmias. A miocardiopatia dilatada, o tipo mais comum de miocardiopatia, causa necrose e fibrose difusa de miócitos, e comumente leva à IC progressiva (Norris, 2019). A miocardiopatia dilatada pode ser idiopática (causa desconhecida), ou pode resultar de processo inflamatório, tal como miocardite, ou de um agente citotóxico, tal como álcool etílico ou alguns fármacos antineoplásicos. Habitualmente, a IC decorrente de miocardiopatia é crônica e progressiva. Entretanto, a miocardiopatia e a IC podem ser resolvidas após a remoção do agente causal. Testagem genética é recomendada para miocardiopatia idiopática (van der Meer, Gaggin & Dec, 2019) (ver Capítulo 24).

A valvopatia cardíaca também é uma causa de IC. As valvas asseguram que o sangue flua em um sentido. Com a disfunção valvar, a movimentação anterógrada do sangue torna-se cada vez mais difícil, aumentando a pressão no coração e aumentando o esforço cardíaco, que levam à IC (ver Capítulo 24).

Diversas condições sistêmicas, incluindo insuficiência renal progressiva, contribuem para o desenvolvimento e a gravidade da IC. Quase 30% dos pacientes com IC crônica também apresentam doença renal crônica (Benjamin et al., 2019). Além disso, as arritmias cardíacas, tais como a fibrilação atrial, podem causar IC ou resultar dela; em ambos os casos, a alteração da estimulação elétrica compromete a contração do miocárdio e diminui a eficiência geral da função miocárdica. Outros fatores, tais como hipoxia, acidose e anormalidades eletrolíticas, podem piorar a função do miocárdio (Yancy et al., 2017).

Fisiopatologia

Independentemente da etiologia, a fisiopatologia da IC resulta em alterações e manifestações clínicas semelhantes. De modo geral, ocorre disfunção miocárdica significativa antes que o paciente apresente sinais e sintomas de IC, tais como dispneia, edema ou fadiga.

Na medida em que a IC se desenvolve, o corpo ativa mecanismos compensatórios neuro-hormonais. Esses mecanismos representam a tentativa do corpo de lidar com a IC e são responsáveis pelos sinais e sintomas que se desenvolvem (Norris, 2019). A compreensão desses mecanismos é importante, tendo em vista que o tratamento para a IC tem por objetivo a sua correção e o alívio dos sintomas.

O tipo mais comum de IC é a sistólica, também denominada insuficiência cardíaca com fração de ejeção reduzida (ICFER; ver discussão mais adiante em "Avaliação e achados diagnósticos"). A **insuficiência cardíaca sistólica** resulta na diminuição do sangue ejetado pelo ventrículo. A redução do fluxo sanguíneo é percebida por barorreceptores nos glomos carótidos e para-aórticos, e o sistema nervoso simpático é, então, estimulado a liberar epinefrina e norepinefrina (Figura 25.1). A finalidade dessa resposta inicial é aumentar a frequência cardíaca e a contratilidade e amparar o miocárdio insuficiente, mas a continuação da resposta apresenta diversos efeitos negativos. A estimulação simpática causa vasoconstrição na pele, no trato gastrintestinal e nos rins. A diminuição na perfusão renal em virtude do DC baixo e da subsequente vasoconstrição causa a liberação de renina pelos rins. A renina converte a proteína plasmática angiotensinogênio em angiotensina I, que, em seguida, circula até os pulmões. A enzima conversora da angiotensina (ECA) no lúmen dos vasos sanguíneos pulmonares converte a angiotensina I em angiotensina II, um potente vasoconstritor, que, em seguida, aumenta a pressão arterial e a pós-carga. A angiotensina II também estimula a liberação de aldosterona do córtex suprarrenal, resultando em retenção de sódio e líquido pelos túbulos renais e aumento do volume sanguíneo. Esses mecanismos levam à sobrecarga hídrica, comumente observada na IC. Angiotensina, aldosterona e outros neuro-hormônios (p. ex., endotelina) aumentam a pré-carga e a pós-carga, que elevam o estresse sobre a parede ventricular, causando aumento no esforço cardíaco. Um mecanismo contrarregulatório é tentado por meio da liberação de peptídios natriuréticos. O peptídio natriurético atrial (ANP) e o peptídio natriurético tipo B (BNP; tipo cerebral) são liberados das câmaras cardíacas excessivamente distendidas. Essas substâncias promovem vasodilatação e diurese. Entretanto, seu efeito não costuma ser suficientemente forte para superar os efeitos negativos dos outros mecanismos (Norris, 2019).

À medida que o esforço do coração aumenta, a contratilidade das fibras musculares miocárdicas diminui, o que

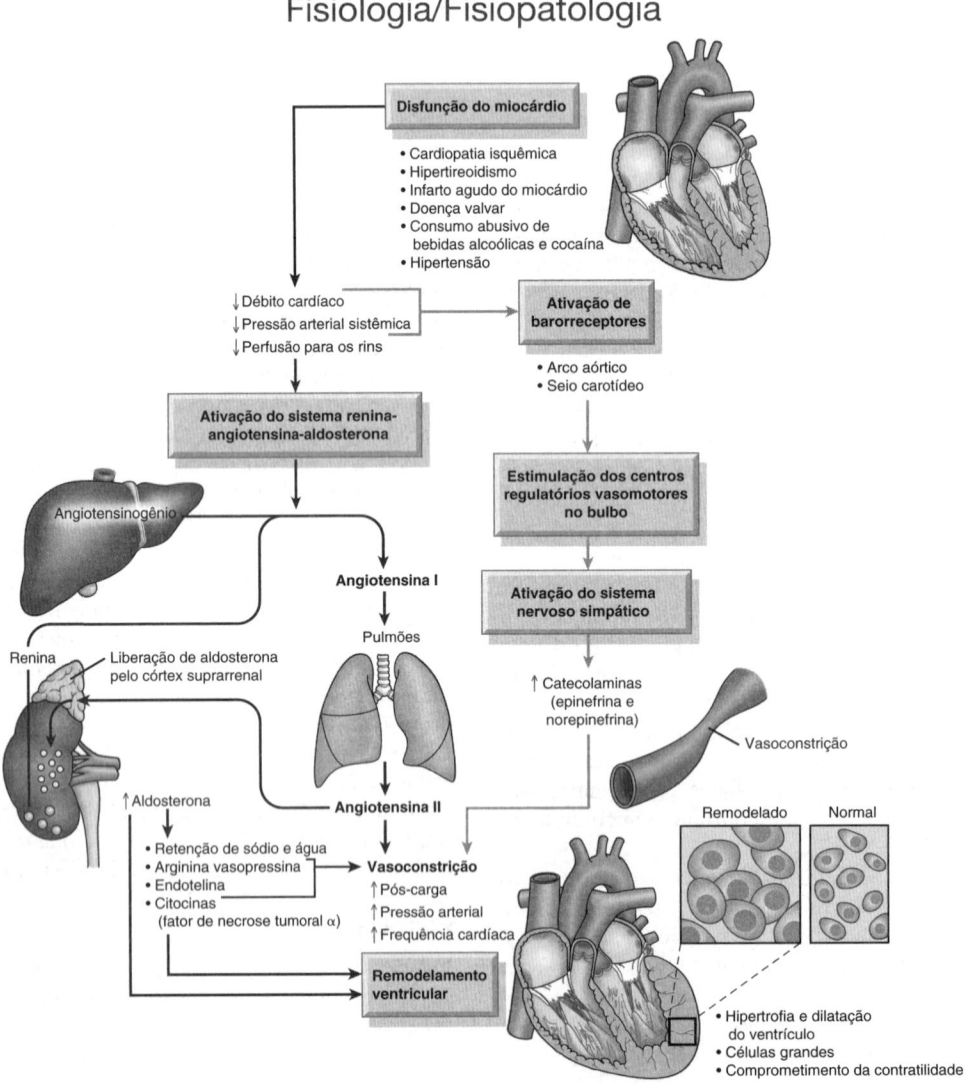

Figura 25.1 • Fisiopatologia da insuficiência cardíaca. A diminuição do débito cardíaco ativa diversos mecanismos neuro-hormonais, que acabam resultando nos sinais e sintomas de insuficiência cardíaca.

resulta em aumento no volume sanguíneo diastólico final no ventrículo, distendendo as fibras musculares miocárdicas e aumentando o tamanho do ventrículo (dilatação ventricular). O coração compensa o aumento do esforço elevando a espessura do músculo cardíaco (hipertrofia ventricular). A hipertrofia resulta em alterações anormais na estrutura e na função das células miocárdicas, um processo conhecido como remodelamento ventricular. Sob a influência de neuro-hormônios (p. ex., angiotensina II), as células miocárdicas aumentadas tornam-se disfuncionais e morrem precocemente (um processo denominado *apoptose*), deixando as demais células miocárdicas funcionais na luta para manter o DC.

À medida que as células cardíacas morrem e o músculo cardíaco se torna fibrótico, ocorre **insuficiência cardíaca diastólica**, também denominada insuficiência cardíaca com fração de ejeção preservada (ICFEP) (ver discussão mais adiante em "Avaliação e achados diagnósticos"), resultando em disfunção adicional. Um ventrículo rígido resiste ao preenchimento, e menos sangue nos ventrículos causa diminuição adicional no DC. Todos esses mecanismos compensatórios da IC foram denominados "ciclo vicioso da insuficiência cardíaca", tendo em vista que o DC baixo leva a diversos mecanismos que fazem com que o coração trabalhe ainda mais, piorando a IC.

Manifestações clínicas

Muitas manifestações clínicas estão associadas à IC (Boxe 25.1). Todavia, as manifestações principais de IC são: dispneia; fadiga, que reduz a tolerância aos esforços físicos; e retenção de líquido, que evolui para congestão, evidenciada como edema periférico e pulmonar (Yancy, Jessup, Bozkurt et al., 2013). Os sinais e sintomas de IC estão relacionados com o ventrículo que está mais afetado. A **insuficiência cardíaca esquerda**, também denominada insuficiência ventricular esquerda por causa da incapacidade de o ventrículo esquerdo ser preenchido ou ejetar sangue suficiente para a circulação sistêmica, provoca manifestações diferentes da **insuficiência cardíaca direita**, também conhecida como insuficiência ventricular direita por causa da incapacidade de o ventrículo direito ser preenchido ou ejetar sangue suficiente para a circulação pulmonar. Na IC crônica, particularmente na IC congestiva, os pacientes podem apresentar sinais e sintomas de insuficiência cardíaca esquerda e direita. O paciente com edema pulmonar apresenta sinais e sintomas de descompensação aguda, justificando tratamento imediato.

Insuficiência cardíaca esquerda

Ocorre congestão pulmonar quando o ventrículo esquerdo não consegue bombear efetivamente o sangue para fora do ventrículo e para a aorta e a circulação sistêmica. O aumento do volume sanguíneo diastólico final ventricular esquerdo aumenta a pressão diastólica final ventricular esquerda, que diminui o fluxo sanguíneo do átrio esquerdo para o ventrículo esquerdo durante a diástole. O volume de sangue e a pressão aumentam no átrio esquerdo, diminuindo o fluxo pelas veias pulmonares e para o átrio esquerdo. O volume de sangue venoso pulmonar e a pressão aumentam nos pulmões, forçando o líquido dos capilares pulmonares para dentro dos tecidos pulmonares e dos alvéolos, causando edema intersticial pulmonar e comprometimento da troca gasosa. As manifestações clínicas da congestão pulmonar incluem dispneia, tosse, estertores crepitantes pulmonares e níveis baixos de saturação de oxigênio. Uma bulha cardíaca extra, B$_3$, ou "galope ventricular", pode ser detectada à ausculta. Ela é causada pelo enchimento ventricular anormal (Colucci & Dunlay, 2017; Dumitru, 2018).

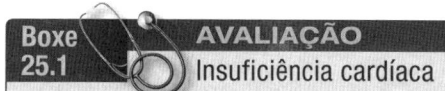

Boxe 25.1 AVALIAÇÃO — Insuficiência cardíaca

Permanecer alerta em relação aos sinais e sintomas a seguir:

Congestão
- Dispneia
- Ortopneia
- Dispneia noturna paroxística
- Tosse (em decúbito ou aos esforços)
- Estertores crepitantes pulmonares que não melhoram com a tosse
- Ganho de peso (rápido)
- Edema postural
- Distensão ou desconforto abdominal
- Ascite
- Distensão venosa jugular
- Transtornos do sono (ansiedade ou dispneia)
- Fadiga.

Perfusão insuficiente/débito cardíaco diminuído
- Diminuição da tolerância aos esforços físicos
- Atrofia ou fraqueza muscular
- Anorexia ou náuseas
- Perda de peso inexplicada
- Vertigem ou tontura
- Confusão inexplicada ou alteração do estado mental
- Taquicardia em repouso
- Oligúria diurna com noctúria em decúbito
- Extremidades frias ou com vasoconstrição
- Palidez ou cianose.

Adaptado de Colucci, W. S. & Dunlay, S. M. (2017). Clinical manifestations and diagnosis of advanced heart failure. *UpToDate*. Retirado em 06/12/2019 de: www.uptodate.com/contents/clinical-manifestations-and-diagnosis-of-advanced-heart-failure; Dumitru, I. (2018). Heart failure. *Medscape*. Retirado em 06/12/2019 de: www.emedicine.medscape.com/article/163062-overview.

A dispneia (sensação de falta de ar) pode ser precipitada por atividade mínima a moderada (dispneia com o esforço [DOE]); embora a dispneia também possa ocorrer em repouso. O paciente pode relatar **ortopneia**, dificuldade respiratória ao deitar estendido. Pacientes com ortopneia podem utilizar travesseiros para se apoiar na cama, ou podem dormir sentados ou em uma posição alta e reclinada. Alguns pacientes apresentam ataques súbitos de dispneia à noite, uma condição conhecida como **dispneia noturna paroxística (DNP)**. O líquido acumulado nos membros inferiores durante o dia é reabsorvido para o volume sanguíneo circulante quando o paciente se deita. Tendo em vista que o ventrículo esquerdo comprometido não consegue ejetar o volume sanguíneo circulante aumentado, a pressão na circulação pulmonar aumenta, movimentando o líquido para os alvéolos. Os alvéolos preenchidos por líquido não conseguem trocar oxigênio e dióxido de carbono. Sem oxigênio suficiente, o paciente apresenta dispneia e dificuldade para dormir (Colucci & Dunlay, 2017; Dumitru, 2018).

A tosse associada à insuficiência ventricular esquerda é inicialmente seca e não produtiva. Com mais frequência, os pacientes se queixam de tosse curta e seca que pode ser erroneamente rotulada como asma ou doença pulmonar obstrutiva crônica (DPOC). Com o passar do tempo, a tosse se torna produtiva. O paciente pode expectorar escarro espumoso, algumas vezes de coloração rósea ou acastanhada, indicando IC descompensada aguda e edema pulmonar (Colucci & Dunlay, 2017; Dumitru, 2018).

Ruídos respiratórios adventícios podem ser auscultados em diversas áreas dos pulmões. Habitualmente, estertores crepitantes bibasilares que não desaparecem com a tosse são detectados na fase inicial da insuficiência ventricular esquerda. À medida que a insuficiência piora e a congestão pulmonar aumenta, os estertores crepitantes podem ser auscultados por todos os campos pulmonares. Nesse ponto, a saturação de oxigênio pode diminuir.

Além das manifestações pulmonares, a redução do volume de sangue ejetado do ventrículo esquerdo pode levar à perfusão tissular inadequada. A diminuição do DC apresenta manifestações disseminadas, tendo em vista que não chega sangue suficiente em todos os tecidos e órgãos (baixa perfusão) para fornecer o oxigênio necessário. A diminuição do volume sistólico (VS) também pode estimular o sistema nervoso simpático a liberar catecolaminas, o que impede ainda mais a perfusão para muitos órgãos, incluindo os rins.

Na medida em que a redução do DC e as catecolaminas diminuem o fluxo sanguíneo para os rins, o débito urinário diminui. A pressão de perfusão renal cai, e o sistema renina-angiotensina-aldosterona é estimulado para aumentar a pressão sanguínea e o volume intravascular. Enquanto o paciente dorme, o trabalho cardíaco diminui, melhorando a perfusão renal. Isso pode causar **noctúria** (ou seja, micção frequente durante a noite) (Colucci & Dunlay, 2017; Dumitru, 2018).

Com a progressão da IC, a diminuição do débito do ventrículo esquerdo pode causar outros sintomas. A diminuição da perfusão gastrintestinal causa alteração da digestão. A redução da perfusão cerebral causa tontura, vertigem, confusão, inquietação e ansiedade em virtude da diminuição da oxigenação e do fluxo sanguíneo. À medida que a ansiedade aumenta, também aumenta a dispneia, exacerbando a ansiedade e criando um ciclo vicioso. A estimulação do sistema simpático também causa a constrição dos vasos sanguíneos periféricos, por isso a pele parece pálida ou cinzenta e fria e pegajosa.

A diminuição do VS faz com que o sistema nervoso simpático aumente a frequência cardíaca (taquicardia), fazendo com que o paciente se queixe de palpitações. Os pulsos periféricos tornam-se fracos. Sem o DC adequado, o corpo não consegue responder ao aumento das demandas de energia, e o paciente facilmente sente fadiga e apresenta diminuição da tolerância às atividades. A fadiga também resulta do aumento da energia despendida na respiração e da insônia que resulta da angústia respiratória, da tosse e da noctúria (Colucci & Dunlay, 2017; Dumitru, 2018).

Insuficiência cardíaca direita

Quando o ventrículo direito se torna insuficiente, predomina a congestão nos tecidos periféricos e nas vísceras. Isso ocorre porque o lado direito do coração não consegue ejetar sangue de modo efetivo e não consegue acomodar todo o sangue que retorna para ele a partir da circulação venosa. O aumento da pressão venosa causa distensão venosa jugular (DVJ) e aumento da pressão hidrostática capilar por todo o sistema venoso. As manifestações clínicas sistêmicas incluem edema pendente (edema de membros inferiores), **hepatomegalia** (aumento do fígado), **ascite** (acúmulo de líquido na cavidade peritoneal) e ganho ponderal em virtude da retenção de líquido. Habitualmente, o edema afeta os pés e os tornozelos, com piora quando o paciente permanece em pé ou sentado por um longo período. O edema pode diminuir quando o paciente eleva as pernas. E pode progredir gradualmente até a parte superior das pernas e as coxas e, finalmente, a genitália externa e a parte inferior do tronco. A ascite é evidenciada pelo aumento da cintura abdominal e pode acompanhar o edema da parte inferior do corpo, ou pode ser o único edema presente. O edema sacral é comum em pacientes que estão em repouso no leito, tendo em vista que a área sacral é dependente. O edema com cacifo positivo, no qual as endentações na pele permanecem até mesmo após uma leve compressão com as pontas dos dedos (Figura 25.2), em geral, é óbvio após a retenção de, no mínimo, 4,5 kg de líquido (4,5 ℓ).

A hepatomegalia e a dor à palpação do quadrante superior direito do abdome resultam do ingurgitamento hepático. O aumento da pressão pode interferir na capacidade funcional do fígado (disfunção hepática secundária). Com a progressão da disfunção hepática, o aumento da pressão nos vasos portais pode forçar o líquido para a cavidade abdominal, causando ascite. A ascite pode aumentar a pressão sobre o estômago e os intestinos e causar desconforto gastrintestinal. A hepatomegalia também pode aumentar a pressão sobre o diafragma, causando angústia respiratória.

Anorexia (perda do apetite), náuseas ou dor abdominal podem resultar do ingurgitamento venoso e da estase venosa nos órgãos abdominais. A fraqueza generalizada que acompanha a IC direita resulta da redução do DC e do comprometimento da circulação (Colucci & Dunlay, 2017; Dumitru, 2018).

Insuficiência cardíaca congestiva

É possível que a insuficiência cardíaca direita, às vezes, seja consequente à insuficiência cardíaca esquerda. A falência em decorrência desses dois mecanismos é, ocasionalmente, denominada **insuficiência cardíaca congestiva (ICC)**. Quando ocorre falência do ventrículo esquerdo, a elevação da pressão de líquido é transferida retrogradamente através dos pulmões, resultando em dano para as câmaras direitas do coração. Quando as câmaras direitas do coração perdem a potência de bombeamento, o sangue se acumula no sistema venoso do corpo. Isso resulta em edema ou congestão nos membros inferiores e no abdome (tubo gastrintestinal e fígado). O aumento da pressão venosa pode também causar DVJ e aumento da pressão hidrostática capilar por todo o sistema venoso. Edema pode ocorrer na periferia, assim como no leito vascular pulmonar. Sem tratamento apropriado, isso evolui para edema pulmonar.

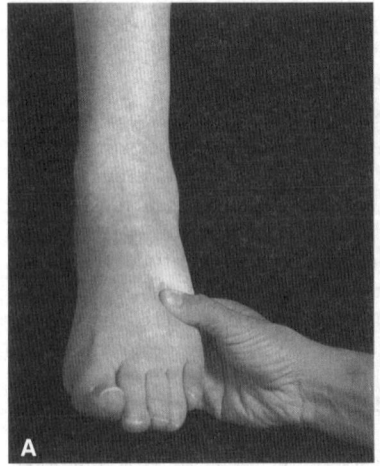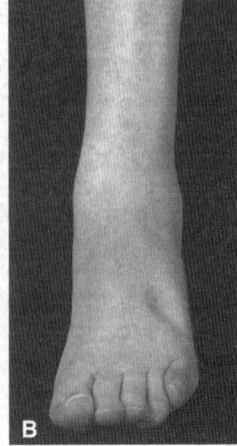

Figura 25.2 • Exemplo de edema com cacifo. **A.** O enfermeiro comprime uma área próxima ao tornozelo. **B.** Quando a pressão é liberada, permanece uma endentação no tecido edemaciado. Reproduzida, com autorização, de Bickley, L. S. (2017). *Bates' guide to physical examination and history taking* (12th ed.). Philadelphia, PA: Lippincott Williams & Wilkins.

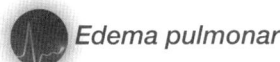
Edema pulmonar

Edema pulmonar é um evento agudo, refletindo disrupção de mecanismos compensatórios fisiológicos; portanto, é algumas vezes referido como insuficiência cardíaca descompensada aguda. Pode ocorrer após um IAM ou como exacerbação da IC crônica. Quando o ventrículo esquerdo começa a se tornar insuficiente, o sangue retorna para a circulação pulmonar, causando edema intersticial pulmonar. Isso pode ocorrer rapidamente em alguns pacientes, uma condição às vezes denominada *edema pulmonar relâmpago*. O edema pulmonar também pode se desenvolver lentamente, sobretudo quando é causado por distúrbios não cardíacos, tais como lesão renal e outras condições que causam sobrecarga de líquido. O ventrículo esquerdo não consegue lidar com a sobrecarga de volume, e o volume sanguíneo e a pressão aumentam no átrio esquerdo. O aumento rápido da pressão atrial resulta em elevação aguda da pressão venosa pulmonar; isso provoca aumento na pressão hidrostática, que força o líquido para fora dos capilares pulmonares e para dentro dos espaços intersticiais e dos alvéolos (Norris, 2019).

Como resultado da diminuição da oxigenação cerebral, o paciente pode se tornar cada vez mais inquieto e ansioso. Juntamente com um súbito início de dispneia e sensação de sufocação, o paciente pode ficar taquipneico, com baixos níveis de saturação de oxigênio. A pele e as mucosas podem estar pálidas a cianóticas, e as mãos podem estar frias e pegajosas. Taquicardia e distensão venosa jugular podem ocorrer. Pode ocorrer tosse incessante, produzindo quantidades crescentes de expectoração espumosa. O paciente se torna progressivamente mais confuso. A situação exige ação de emergência antes de os níveis de oxigenação e perfusão se tornarem críticos.

Avaliação e achados diagnósticos

Por muitos anos, a gravidade da IC era classificada apenas de acordo com os sintomas do paciente, segundo a classificação da New York Heart Association (NYHA). Esse sistema de classificação, que ainda é muito utilizado, é descrito na Tabela 25.1. O American College of Cardiology e a American Heart Association (ACC/AHA) elaboraram outro sistema de classificação da IC (Yancy et al., 2013). Tal sistema, descrito na Tabela 25.2, leva em consideração a história natural e a natureza progressiva da IC. O ACC/AHA prepara periodicamente diretrizes baseadas em evidências para pacientes com IC ou para pacientes que correm risco de IC, e esse sistema de classificação é usado como arcabouço para o tratamento (Yancy et al., 2013; Yancy, Jessup, Bozkurt et al., 2016; Yancy et al., 2017).

A IC pode não ser detectada até que o paciente apresente sinais e sintomas de edema pulmonar e periférico. Alguns dos sinais físicos que sugerem IC também podem ocorrer com outras doenças, tais como lesão renal e DPOC; portanto, os exames diagnósticos são essenciais para confirmar um diagnóstico de IC.

A avaliação da função ventricular é uma parte essencial dos procedimentos diagnósticos iniciais. Realiza-se ecocardiografia para determinar a fração de ejeção (FE), identificar características anatômicas, tais como anormalidades estruturais e mau funcionamento valvar, e confirmar o diagnóstico de IC. A **fração de ejeção** é uma medida da contratilidade ventricular; é a porcentagem do volume sanguíneo diastólico final que é ejetado a cada contração. Uma FE esperada é de 55 a 65% do volume ventricular; o ventrículo não esvazia completamente entre as contrações (Wiegand, 2017).

TABELA 25.1 Classificação de insuficiência cardíaca da New York Heart Association (NYHA).

Classificação	Sinais e sintomas
I	Não há limitação da atividade física A atividade habitual não causa fadiga indevida, palpitação nem dispneia.
II	Limitação discreta da atividade física Confortável em repouso, mas a atividade física habitual provoca fadiga, palpitação ou dispneia.
III	Limitação acentuada da atividade física Confortável em repouso, mas a atividade inferior à normal causa fadiga, palpitação ou dispneia.
IV	Incapaz de realizar qualquer atividade física sem desconforto Sintomas de insuficiência cardíaca em repouso Se qualquer atividade física for realizada, o desconforto piora.

Adaptada de Yancy, C. W., Jessup, M., Bozkurt, B. et al. (2013). 2013 ACCF/AHA Guideline for the management of heart failure. A report of the American College of Cardiology Foundation/American Heart Association Task Force on Practice Guidelines. *Circulation*, 128(16), e240-e327.

Existem dois tipos principais reconhecidos de insuficiência cardíaca esquerda, com uma terceira categoria emergente. Na **insuficiência cardíaca com fração de ejeção reduzida (ICFER)** ou insuficiência cardíaca sistólica, o ventrículo esquerdo perde a capacidade contração efetiva, manifestando-se como fração de ejeção inferior a 40% que reflete a redução do débito cardíaco e falência da bomba (Yancy et al., 2017).

A **insuficiência cardíaca com fração de ejeção preservada (ICFEP)** ou insuficiência cardíaca diastólica é diagnosticada quando a fração de ejeção do ventrículo esquerdo é igual ou superior a 50%, mas o ventrículo perde a capacidade de relaxar devido à rigidez miocárdica. Por causa da perda da complacência da parede ventricular, a câmara não consegue ser preenchida normalmente durante a fase de relaxamento da diástole (Yancy et al., 2017).

A **insuficiência cardíaca com fração de ejeção na faixa média (ICFEfm)** é uma terceira categoria de classificação emergente, com frações de ejeção tipicamente entre 40 e 49% (van der Meer et al., 2019).

O diagnóstico de um paciente com ICFEP é mais desafiador do que o diagnóstico de um paciente com ICFER, porque a ICFEP é um *diagnóstico de exclusão*. Isso significa que é preciso descartar outras causas não cardíacas potenciais que são sugestivas de IC. A incidência de ICFEP está aumentando e se tornando mais comum em mulheres adultas mais velhas com história pregressa de hipertensão arterial sistêmica; na verdade, a hipertensão arterial sistêmica é a causa subjacente mais comum de ICFEP. Comorbidades como obesidade, doença da artéria coronária, fibrilação atrial e hiperlipidemia também são comuns em pacientes com ICFEP (Yancy et al., 2013).

Além do ecocardiograma, são realizadas radiografia de tórax e eletrocardiograma (ECG) de 12 derivações para auxiliar no diagnóstico. Os estudos laboratoriais normalmente realizados durante os procedimentos iniciais incluem eletrólitos séricos, ureia sérica, creatinina, testes de função hepática, hormônio tireoestimulante, hemograma completo, BNP e urinálise de rotina. Os resultados desses estudos laboratoriais auxiliam na determinação da causa de base e também podem ser utilizados para estabelecer um valor basal para avaliar os efeitos do tratamento. O nível de BNP é um indicador diagnóstico importante de IC; níveis altos são sinal de pressão de

TABELA 25.2 — Classificação da insuficiência cardíaca do American College of Cardiology e da American Heart Association (ACC/AHA).

Classificação	Critérios	Características do paciente	Recomendações de tratamento para pacientes adequados
Estágio A	Pacientes de alto risco para o desenvolvimento de disfunção ventricular esquerda, mas sem cardiopatia estrutural ou sintomas de IC	Hipertensão arterial Doença aterosclerótica Diabetes melito Síndrome metabólica	Estimular a adoção de estilo de vida saudável Controlar fator de risco de hipertensão arterial, lipídios, diabetes melito, obesidade
Estágio B	Pacientes com disfunção ventricular esquerda ou cardiopatia estrutural que não desenvolveram sintomas de IC	Histórico de infarto do miocárdio Hipertrofia ventricular esquerda Fração de ejeção baixa	Implementar as recomendações do estágio A, e também: • Inibidor da ECA, ou BRA, ou receptor da angiotensina – inibidor da neprilisina para fração de ejeção baixa ou história pregressa de infarto do miocárdio • Betabloqueadores • Estatina
Estágio C	Pacientes com disfunção ventricular esquerda ou cardiopatia estrutural com sintomas atuais ou anteriores de cardiopatia	Dispneia Fadiga Diminuição da tolerância aos esforços físicos	Implementar as recomendações dos estágios A e B, e também: • Diuréticos • Antagonista da aldosterona • Restrição de sódio • Desfibrilador implantável • Terapia de ressincronização cardíaca

Estágio D	Pacientes com IC em estágio terminal refratária que necessitam de intervenções especializadas	Sintomas, apesar da terapia clínica máxima
		Hospitalizações recidivantes
			Implementar as recomendações dos estágios A, B e C, e também:
			• Restrições de líquido
			• Cuidados ao fim da vida
			• Medidas extraordinárias:
			  • Agentes inotrópicos
			  • Transplante cardíaco
			  • Suporte mecânico

BRA: bloqueador de receptor de angiotensina; ECA: enzima conversora da angiotensina; FE: fração de ejeção; IC: insuficiência cardíaca; IM: infarto do miocárdio. Adaptada de Yancy, C. W., Jessup, M., Bozkurt, B. et al. (2013). 2013 ACCF/AHA guideline for the diagnosis and management of heart failure: A report of the American College of Cardiology Foundation/American Heart Association Task Force on Practice Guidelines. *Circulation*, 128(16), e240-e327; Yancy, C. W., Jessup, M., Bozkurt, B. et al. (2016). ACC/AHA/HFSA focused update on new pharmacological therapy for heart failure: An update of the 2013 ACCF/AHA guideline for the management of heart failure: A report of the American College of Cardiology Foundation/American Heart Association Task Force on Clinical Practice Guidelines and the Heart Failure Society of America. *Circulation*, 134(13), e282-e293.

preenchimento cardíaco alta e podem auxiliar no diagnóstico e no manejo da IC; em particular, níveis crescentes podem sugerir uma exacerbação aguda de IC (Yancy et al., 2013). É melhor usar os níveis de BNP quando houver uma medida basal e uma medida obtida por ocasião do tratamento (p. ex., por ocasião da alta hospitalar) para ajudar a determinar o prognóstico pós-tratamento (Yancy et al., 2017).

Manejo clínico

O prognóstico para pacientes com IC melhorou com a utilização de protocolos com base em evidências para o manejo dos pacientes. Intervenções específicas são baseadas no estágio da IC (Yancy et al., 2013; Yancy et al., 2016; Yancy et al., 2017). As metas de manejo da IC incluem as seguintes (Cyrille & Patel, 2017):

- Melhora da função cardíaca com manejo farmacológico ótimo
- Redução dos sintomas e melhora do estado funcional
- Estabilização da condição do paciente e redução do risco de hospitalização
- Adiamento da progressão da IC e extensão da expectativa de vida
- Promoção de um estilo de vida que conduza à saúde cardíaca.

As opções de tratamento variam de acordo com a gravidade da condição do paciente, as comorbidades e a causa de IC; ademais, podem incluir medicamentos orais e intravenosos (IV), alterações no estilo de vida, suplementação de oxigênio e intervenções cirúrgicas, incluindo implante de dispositivos cardíacos e transplante cardíaco (ver Capítulo 24).

O manejo do paciente com IC tem início com o fornecimento de instruções abrangentes e aconselhamento para o paciente e a família. O paciente e a família precisam compreender a natureza da IC e a importância da sua participação no esquema terapêutico, incluindo os efeitos colaterais e adversos das terapias farmacológicas. As recomendações sobre o estilo de vida incluem: restringir sódio alimentar; evitar o tabagismo, incluindo o passivo; evitar a ingestão excessiva de líquido e álcool etílico; reduzir o peso, quando indicado; e praticar exercícios físicos regularmente. O paciente também deve saber como reconhecer os sinais e sintomas que precisam ser relatados ao médico.

Terapia farmacológica

Alguns tipos de medicamentos são rotineiramente prescritos para pacientes com IC. A base da terapia de pacientes com ICFER (insuficiência cardíaca sistólica), que é o tipo mais comum de IC, inclui um diurético, um bloqueador do receptor de angiotensina (BRA) e um betabloqueador (Tabela 25.3). Muitos desses medicamentos, especialmente inibidores do sistema de angiotensina e betabloqueadores, melhoram os sintomas e estendem a sobrevida. Outros, tais como diuréticos, melhoram os sintomas, mas não afetam a sobrevida (Meyer, 2019b). Ao paciente com ICFEP (insuficiência cardíaca diastólica) pode ser prescrito um diurético, mais comumente um antagonista de aldosterona (ver Tabela 25.3), bem como um bloqueador do receptor de angiotensina (BRA) e/ou um betabloqueador, para obter alívio sintomático; todavia, esses fármacos não estão necessariamente

TABELA 25.3 Alguns medicamentos utilizados para o tratamento da insuficiência cardíaca.

Medicação	Efeitos terapêuticos	Principais considerações de enfermagem
Diuréticos		
Diurético de alça: Furosemida *Diuréticos tiazídicos:* Metolazona Hidroclorotiazida	↓ Sobrecarga de volume ↓ Sinais e sintomas de IC	Observar se há anormalidades eletrolíticas, disfunção renal, resistência diurética e ↓ da PA. Monitorar cuidadosamente o equilíbrio hídrico e o peso diário (ver Boxe 25.2).
Antagonista da aldosterona: Espironolactona	Melhora os sintomas de IC na IC avançada	Observar os níveis séricos de K^+ e Na^+.
Bloqueadores do sistema de angiotensina		
Inibidores da ECA: Lisinopril Enalapril	↓ PA e ↓ pós-carga Alivia os sinais e sintomas de IC Previne a progressão da IC	Observar se há ↓ PA sintomática, ↑ K^+ sérico, tosse e piora da função renal.
BRAs: Valsartana Losartana	↓ PA e ↓ pós-carga Alivia os sinais e sintomas de IC Previne a progressão da IC	Observar se há ↓ PA sintomática, ↑ K^+ sérico e piora da função renal.
Combinação de inibidor de neprilisina e inibidor do receptor de angiotensina: Sacubitril-valsartana	↓ PA e ↓ pós-carga ↓ Sobrecarga de volume ↓ Sinais e sintomas de IC Previne a progressão da IC	Observar se há ↓ PA sintomática, ↑ K^+ sérico, tosse, tontura e insuficiência renal.
Bloqueadores beta-adrenérgicos (betabloqueadores)		
Carvedilol Bisoprolol Metoprolol	Dilata os vasos sanguíneos e ↓ pós-carga ↓ Sinais e sintomas de IC Melhora a capacidade para exercícios	Observar se há ↓ frequência cardíaca, ↓ PA sintomática, tontura e fadiga.
Ivabradina	Reduz a velocidade de condução através do nó SA	Observar se há ↓ frequência cardíaca, ↓ PA sintomática, tontura e fadiga.
Hidralazina e dinitrato de isossorbida	Dilatam os vasos sanguíneos ↓ PA e ↓ pós-carga	Observar se há ↓ PA sintomática.
Digitálicos		
Digoxina	Melhora a contratilidade cardíaca ↓ Sinais e sintomas de IC	Observar se há ↓ frequência cardíaca e intoxicação digitálica.

BH: balanço hídrico; BRA: bloqueador de receptor de angiotensina; ECA: enzima conversora de angiotensina; IC: insuficiência cardíaca; K^+: potássio; Na^+: sódio; PA: pressão arterial; SA: sinoatrial. ↓: diminuição; ↑: elevação. Adaptada de Burchum, J. R. & Rosenthal, L. D. (2019). *Lehne's pharmacology for nursing care* (9th ed.). St. Louis, MO: Elsevier.

associados à melhora da sobrevida desses pacientes (Borlaug & Colucci, 2019). As doses desejadas desses medicamentos e de medicamentos alternativos para tratamento de IC são identificadas nas diretrizes da ACC/AHA. Enfermeiros, médicos assistentes e farmacêuticos trabalham juntos para determinar a posologia efetiva desses medicamentos (Yancy et al., 2013; Yancy et al., 2016; Yancy et al., 2017).

Diuréticos

Os diuréticos são prescritos para remover o excesso de líquido extracelular por meio do aumento da diurese em pacientes com sinais e sintomas de sobrecarga de líquido. As diretrizes do ACC/AHA preconizam o uso da menor dose de diurético necessária para controlar o volume de líquido (Yancy et al., 2013). O tipo e a dose de diuréticos prescritos dependem dos sinais clínicos e sintomas e da função renal. É necessário que haja cuidadoso monitoramento do paciente e ajustes da dose para equilibrar a eficácia desses medicamentos com os efeitos colaterais (Boxe 25.2). Diuréticos de alça, tiazídicos e bloqueadores de aldosterona podem ser prescritos; esses medicamentos diferem no seu local de ação no rim e seus efeitos sobre a excreção e a reabsorção renal de eletrólitos.

Os *diuréticos de alça*, tais como furosemida, inibem a reabsorção de sódio e cloreto, principalmente na alça de Henle ascendente. Os pacientes com IC e com sobrecarga de volume grave, em geral, são tratados primeiramente com um diurético de alça (Burchum & Rosenthal, 2019). Os *diuréticos tiazídicos*, tais como metolazona, inibem a reabsorção de sódio e cloreto nos túbulos distais iniciais. As duas classes de diuréticos aumentam a excreção de potássio; portanto, os pacientes tratados com esses medicamentos devem ter os seus níveis de potássio sérico monitorados cuidadosamente. Os diuréticos também podem provocar hipotensão ortostática e lesão renal. Tanto um diurético de alça como um diurético tiazídico podem ser utilizados em pacientes com IC grave que não sejam responsivos a um diurético único. A necessidade de diuréticos pode ser reduzida se o paciente evitar a ingestão excessiva de líquido (p. ex., mais de 2.000 mℓ/dia) e aderir a uma dieta hipossódica (p. ex., não mais que 2 g/dia).

Os *antagonistas da aldosterona*, como a espironolactona, são diuréticos poupadores de potássio que bloqueiam os efeitos da aldosterona no túbulo distal e no ducto coletor (Yancy et al., 2016). Como já mencionado, eles são frequentemente prescritos para pacientes com ICFEP. Os níveis séricos de creatinina e potássio são monitorados com frequência (p. ex., na primeira semana e, em seguida, a cada 4 semanas) quando a espironolactona é administrada pela primeira vez. Esses fármacos não são prescritos para pacientes com níveis séricos elevados de creatinina.

Os diuréticos de alça são administrados por via intravenosa a pacientes com episódios de exacerbação de IC quando é necessário indução rápida de diurese, como no caso de edema pulmonar

> **Boxe 25.2 — FARMACOLOGIA**
> **Administração e monitoramento da terapia diurética**
>
> Quando os cuidados de enfermagem envolvem a terapia com diuréticos para condições como a insuficiência cardíaca, o enfermeiro deve administrar o medicamento e monitorar a resposta do paciente cuidadosamente, como segue:
>
> - Antes da administração do diurético, verificar os resultados laboratoriais em relação à depleção de eletrólitos, especialmente potássio, sódio e magnésio
> - Antes da administração do diurético, verificar os sinais e sintomas de depleção do volume, tais como hipotensão ortostática, vertigem e tontura
> - Administrar o diurético em um horário compatível com o estilo de vida do paciente – por exemplo, logo no início do dia, para evitar a noctúria
> - Monitorar o débito urinário durante as horas seguintes à administração e analisar a ingestão, a produção e os pesos diários para avaliar a resposta
> - Monitorar a pressão arterial à procura de alterações ortostáticas
> - Continuar a monitorar os eletrólitos séricos em relação à depleção. Repor o potássio com aumento da ingestão de alimentos com alto teor de potássio ou suplementos de potássio. Repor o magnésio conforme necessário
> - Monitorar em relação à hiperpotassemia em pacientes que recebem diuréticos poupadores de potássio
> - Continuar a avaliar em relação aos sinais de depleção do volume
> - Monitorar os níveis séricos de creatinina à procura de aumento dos níveis indicativo de disfunção renal induzida por diuréticos
> - Monitorar quanto à elevação do nível de ácido úrico e aos sinais e sintomas de gota
> - Avaliar os sons pulmonares e o edema para avaliar a resposta à terapia
> - Monitorar em relação às reações adversas, tais como arritmias
> - Auxiliar os pacientes a controlar a polaciúria e a urgência urinária associadas à terapia diurética
>
> Adaptado de Burchum, J. R. & Rosenthal, L. D. (2019). *Lehne's pharmacology for nursing care* (10th ed.). St. Louis, MO: Elsevier.

(ver discussão mais adiante). Os diuréticos melhoram os sintomas do paciente, desde que a função renal seja adequada. Com a progressão da IC, pode haver desenvolvimento ou piora da síndrome cardiorrenal. A síndrome cardiorrenal é uma forma pré-renal de lesão renal aguda caracterizada por disrupção do fluxo de sangue adequado para os rins; os pacientes com essa síndrome são resistentes aos diuréticos e podem precisar de outras intervenções para lidar com os sinais e sintomas congestivos.

Bloqueadores do sistema de angiotensina

Os bloqueadores do sistema angiotensina incluem classes de medicamentos como os inibidores da enzima conversora da angiotensina (IECAs), bloqueadores dos receptores de angiotensina (BRAs) e inibidores de neprilisina e dos receptores da angiotensina (ARNIs, do inglês *angiotensin receptor-neprilysin inhibitors*).

Inibidores da enzima conversora da angiotensina

Já foi constatado que os IECAs, como lisinopril, aliviam as manifestações clínicas de IC e reduzem significativamente as taxas de mortalidade e morbidade dos pacientes com ICFER. Especificamente, esses agentes alentecem a evolução da IC, aumentam a tolerância aos exercícios físicos e diminuem o número de hospitalizações dos pacientes com ICFER (Yancy et al., 2013; Yancy et al., 2017). Os IECAs também são apropriados para o manejo da hipertensão arterial sistêmica em pacientes com ICFEP (Yancy et al., 2017). Disponíveis como medicamentos orais e IV, os inibidores da ECA promovem vasodilatação e diurese, diminuindo a pós-carga e a pré-carga. A vasodilatação reduz a resistência à ejeção ventricular esquerda de sangue, diminuindo o esforço do coração e melhorando o esvaziamento ventricular. Os inibidores da ECA diminuem a secreção de aldosterona, um hormônio que causa a retenção de sódio e água pelos rins. Os inibidores da ECA também promovem a excreção renal de sódio e líquidos (ao mesmo tempo que retêm potássio), reduzindo, assim, a pressão de preenchimento ventricular esquerdo e diminuindo a congestão pulmonar. Esses agentes também são recomendados para a prevenção da IC em pacientes de risco em virtude de doença vascular e diabetes melito (Yancy et al., 2013; Yancy et al., 2017).

Os pacientes que recebem inibidores da ECA são monitorados em relação a hipotensão, hiperpotassemia (aumento de potássio no sangue) e alterações na função renal, especialmente se também estiverem recebendo diuréticos. Tendo em vista que os inibidores da ECA causam retenção de potássio pelos rins, o paciente que também está recebendo um diurético de alça ou um diurético tiazídico pode não necessitar de administração de suplementações orais de potássio. Entretanto, o paciente que recebe um diurético poupador de potássio, como um antagonista da aldosterona, que não causa perda de potássio com a diurese, deve ser cuidadosamente monitorado em relação à hiperpotassemia. Os inibidores da ECA podem ser descontinuados se o nível de potássio permanecer superior a 5,5 mEq/ℓ ou se a creatinina sérica aumentar.

Um efeito colateral dos IECAs consiste em tosse seca persistente que não responde aos supressores da tosse e é consequente à inibição da enzima quininase, que inativa a bradicinina. O enfermeiro deve avaliar qualquer relato de tosse quando o paciente faz uso de um IECA porque essa manifestação clínica também pode indicar agravamento da função ventricular e insuficiência ventricular. Em menos de 1% dos pacientes, os inibidores da ECA podem causar uma reação alérgica acompanhada por angioedema. Essa reação tende a ocorrer mais frequentemente em afro-americanos e nas mulheres (Yancy et al., 2016; Yancy et al., 2017). Se o angioedema afetar a área orofaríngea e comprometer a respiração, o inibidor da ECA deve ser imediatamente interrompido e devem ser fornecidos os cuidados de emergência apropriados.

Se o paciente não conseguir mais fazer uso de um inibidor da ECA em virtude do desenvolvimento de tosse, elevação do nível sérico de creatinina ou hiperpotassemia, um BRA, um receptor da angiotensina – associado a inibidor da neprilisina –, ou uma combinação de hidralazina e dinitrato de isossorbida são prescritos (ver Tabela 25.3).

Bloqueadores de receptores de angiotensina

Enquanto os inibidores da ECA bloqueiam a conversão da angiotensina I em angiotensina II, os BRA, como valsartana, bloqueiam os efeitos vasoconstritores da angiotensina II nos receptores de angiotensina II. Com frequência, os BRAs são prescritos como alternativa aos IECAs porque estão associados a taxas de morbidade e mortalidade reduzidas nos pacientes com ICFER e conseguem promover alívio sintomático nos pacientes com ICFEP que são intolerantes aos IECAs (Yancy et al., 2013; Yancy et al., 2017). Os BRAs não inibem a enzima quininase; portanto, não estão associados à tosse incômoda que ocorre em alguns pacientes medicados com um IECA.

Inibidores de neprilisina e receptores de angiotensina

O ARNI é, na verdade, uma combinação de um BRA com um inibidor de neprilisina. Neprilisina é uma enzima que degrada peptídios natriuréticos. Os pacientes com ICFER que participaram de ensaios clínicos e foram medicados com essa combinação de BRA e inibidor de neprilisina demonstraram redução significativa das mortes ou hospitalização por causas cardiovasculares em comparação com os participantes medicados com IECA (Meyer, 2019b). Com base nesses achados, as diretrizes atualizadas do ACC/AHA preconizam a prescrição dessa combinação (BRA + inibidor da neprilisina) como terapia de primeira linha com bloqueador do sistema angiotensina para a maioria dos pacientes com ICFER sintomática. Todavia, essa combinação (BRA + inibidor da neprilisina) é sabidamente mais dispendiosa do que a maioria dos IECAs e BRAs, e isso pode reduzir seu uso na prática clínica. Quando não é possível prescrever a combinação (BRA + inibidor da neprilisina), uma boa alternativa consiste em um IECA ou BRA. A combinação (BRA + inibidor da neprilisina) não deve ser administrada junto com um IECA ou nas primeiras 36 h após a interrupção de um BRA, porque isso está associado à ocorrência de angioedema (Yancy et al., 2016; Yancy et al., 2017). Os efeitos adversos ao uso da combinação (BRA + inibidor da neprilisina) são semelhantes aos associados ao uso de IECA ou BRA; portanto, o enfermeiro deve pesquisar hipotensão, insuficiência renal e angioedema nos pacientes em uso da combinação (BRA + inibidor da neprilisina) (Yancy et al., 2016; Yancy et al., 2017). A primeira combinação de BRA e inibidor da neprilisina aprovada pela agência norte-americana Food and Drug Administration (FDA) para uso em pacientes com IC é sacubitril-valsartana.

Betabloqueadores

Os betabloqueadores bloqueiam os efeitos adversos do sistema nervoso simpático. Eles relaxam os vasos sanguíneos, reduzem a pressão arterial, a pós-carga e o esforço cardíaco. Observou-se que os betabloqueadores, tais como carvedilol, melhoram a condição funcional e reduzem as taxas de mortalidade e morbidade dos pacientes com IC (Burchum & Rosenthal, 2019). Além disso, betabloqueadores são recomendados para pacientes com ICFER assintomáticos para evitar a evolução do quadro e o aparecimento de sintomas de IC, mesmo se os pacientes não tiverem história pregressa de IAM. Os efeitos terapêuticos desses fármacos podem não ser observados por diversas semanas, ou até mesmo meses (Yancy et al., 2013, Yancy et al., 2017).

Os betabloqueadores podem produzir uma diversidade de efeitos colaterais, incluindo tontura, hipotensão, bradicardia, fadiga e depressão. Os efeitos colaterais são mais comuns nas poucas semanas iniciais do tratamento. Em virtude do potencial de efeitos colaterais, os betabloqueadores são iniciados a uma dose baixa. A dose lentamente é submetida à titulação ascendente (a intervalos de poucas semanas), com cuidadoso monitoramento após cada aumento da dose. O enfermeiro deve orientar os pacientes a respeito dos possíveis sintomas durante a fase inicial do tratamento e enfatizar que o ajuste do fármaco pode demorar algumas semanas. O enfermeiro também deve fornecer amparo aos pacientes que passam por esta fase do tratamento com provocação de sintomas. Tendo em vista que o betabloqueio pode causar constrição bronquiolar, esses fármacos são utilizados com cautela em pacientes com um histórico de doenças broncospásticas, como asma.

Ivabradina

Ivabradina é um novo agente que é um bloqueador do canal de nucleotídios cíclicos ativado por hiperpolarização. Trata-se de um fármaco com efeitos eletrofisiológicos singulares, caracterizado por seu efeito cronotrópico negativo no nó sinoatrial, reduzindo assim a frequência cardíaca sem atingir o sistema neuro-hormonal. É indicada como agente adjuvante a betabloqueadores para pacientes com ICFER sintomática e com frequências cardíacas de repouso de pelo menos 70 bpm (Koruth, Lala, Pinney et al., 2017). Também pode ser benéfica para pacientes com ICFER que não conseguem tolerar betabloqueadores (Yancy et al., 2017). Os efeitos adversos da ivabradina incluem bradicardia, resultando em tontura e fadiga; seu uso também está associado a aumento do risco de fibrilação atrial (Koruth et al., 2017).

Hidralazina e dinitrato de isossorbida

Uma combinação de hidralazina e dinitrato de isossorbida constitui uma alternativa para os pacientes que não toleram nenhum dos três bloqueadores do sistema angiotensina (ou seja, IECA, BRA e combinação de BRA e inibidor da neprilisina), desde que a pressão arterial sistólica do paciente seja pelo menos 90 mmHg. Os nitratos (p. ex., dinitrato de isossorbida) causam dilatação venosa, que reduz o retorno de sangue para o coração e a pré-carga. A hidralazina reduz a resistência vascular sistêmica e a pós-carga ventricular esquerda. A associação de hidralazina e dinitrato de isossorbida está relacionada a um número menor de hospitalizações e melhora da sobrevida de pacientes com ICFER; contudo, essa melhora não é tão significativa quanto a associada a bloqueadores do sistema angiotensina (Meyer, 2019b; Yancy et al., 2017). Os efeitos adversos incluem hipotensão e, raramente, reação lúpus-símile (Meyer, 2019b).

Digitálicos

Durante muitos anos, os digitálicos (p. ex., digoxina) foram considerados essenciais para o tratamento de IC. Graças ao aparecimento de fármacos mais novos, os digitálicos não são mais tão prescritos. A digoxina aumenta a força de contração do miocárdio e retarda a condução pelo nó atrioventricular. Ela melhora a contratilidade, aumentando o débito ventricular esquerdo. Embora a utilização da digoxina não resulte em diminuição das taxas de mortalidade entre os pacientes com IC com redução da fração de ejeção, ela efetivamente reduz os sinais/sintomas de IC sistólica e ajuda na prevenção de hospitalizações (Yancy et al., 2013). Pacientes com disfunção renal e mais idosos devem receber doses menores de digoxina, tendo em vista que ela é excretada pelos rins.

Uma preocupação importante associada à terapia com digoxina é a toxicidade por digitálicos. As manifestações clínicas da toxicidade incluem anorexia, náuseas, distúrbios visuais, confusão e bradicardia. O nível de potássio sérico é monitorado, tendo em vista que o efeito da digoxina é intensificado pela hipopotassemia e pode ocorrer intoxicação por digoxina. Um nível de digoxina sérica é obtido se a função renal do paciente se modificar ou se houver sinais/sintomas de intoxicação.

Infusões intravenosas

Os agentes inotrópicos IV (milrinona, dobutamina) aumentam a força de contração do miocárdio; por isso, podem ser indicados para pacientes hospitalizados com edema pulmonar (i. e., IC descompensada aguda). Esses agentes são usados por pacientes que não respondem à terapia farmacológica de rotina e são reservados para pacientes com disfunção ventricular grave, níveis baixos de pressão arterial ou comprometimento da perfusão e evidências de depressão significativa do débito cardíaco, com ou sem congestão associada. São utilizados com cautela, tendo em vista que alguns estudos associaram a sua utilização ao aumento da mortalidade (Malotte, Saguros & Groninger, 2018; Yancy et al., 2013). Os pacientes geralmente necessitam de admissão em unidade de terapia intensiva (UTI) e também podem apresentar monitoramento hemodinâmico com um cateter de artéria pulmonar ou tecnologia alternativa (ver Capítulo 21). Os dados hemodinâmicos são utilizados para avaliar a função cardíaca e a volemia e para orientar a terapia com agentes inotrópicos, vasodilatadores e diuréticos (Urden, Stacy & Lough, 2018). Os pacientes com IC em estágio terminal que precisam de agentes inotrópicos IV continuamente podem ser candidatos à terapia domiciliar contínua (Malotte et al., 2018).

Dopamina

Dopamina é um vasopressor administrado para aumentar a PA e a contratilidade do miocárdio. A infusão de baixas doses de dopamina pode ser útil como terapia adjuvante, juntamente com diuréticos de alça, para melhorar a diurese, preservar a função renal e melhorar o fluxo sanguíneo renal (Yancy et al., 2013).

Dobutamina

A dobutamina é administrada para pacientes com disfunção e hipoperfusão ventricular esquerda significativa. Uma catecolamina, a dobutamina, estimula os receptores beta-1 adrenérgicos. Sua principal ação é o aumento da contratilidade cardíaca e da perfusão renal para intensificar o débito urinário. Entretanto, também aumenta a frequência cardíaca e pode precipitar extrassístoles e taquiarritmias (Burchum & Rosenthal, 2019).

Milrinona

Milrinona é um inibidor da fosfodiesterase que resulta em aumento do cálcio no interior das células miocárdicas, aumentando sua contratilidade (Ayres & Maani, 2019). Este agente promove a vasodilatação, que resulta em diminuição da pré-carga e da pós-carga e redução do esforço cardíaco. A milrinona é administrada por via intravenosa para pacientes com IC grave, incluindo aqueles que estão aguardando um transplante de coração (ver Capítulo 24). Tendo em vista que o fármaco causa vasodilatação, a pressão arterial do paciente é monitorada antes da administração; se o paciente estiver hipovolêmico, a pressão arterial pode cair rapidamente. Os principais efeitos colaterais são hipotensão e aumento das arritmias ventriculares. A pressão arterial e o ECG são monitorados cuidadosamente durante e após as infusões de milrinona.

Vasodilatadores

A administração IV de agentes vasodilatadores, como nitroglicerina, nitroprusseto ou nesiritida, promove alívio sintomático dos pacientes com IC agudamente descompensada (Yancy et al., 2013). A sua utilização é contraindicada quando os pacientes estão hipotensos. A pressão arterial é avaliada continuamente em pacientes que recebem infusões IV de vasodilatadores.

Medicamentos auxiliares para a insuficiência cardíaca

É crucial assegurar que os pacientes com hipertensão arterial sistêmica tomem os agentes anti-hipertensivos segundo a prescrição médica (ver discussão adicional dos agentes anti-hipertensivos no Capítulo 27). A meta é manter a pressão arterial abaixo de 130/80 mmHg. A manutenção da pressão arterial nesses níveis está associada à menor probabilidade de evolução para IC sintomática em pacientes assintomáticos. Também está associada à melhora da morbidade em pacientes sintomáticos com ICFER e ICFEP (Yancy et al., 2017).

A anemia está associada, de modo independente, à gravidade da IC, e a deficiência de ferro parece estar associada, de modo singular, à redução da capacidade de exercício físico. A reposição de ferro nos pacientes com IC melhora a capacidade funcional e a qualidade de vida; contudo, existem evidências mistas apoiando o uso de suplementação oral de ferro. Agentes estimuladores da eritropoetina, como a alfadarbepoetina, não são recomendados para pacientes com IC e anemia, porque foi observado risco de eventos tromboembólicos em ensaios clínicos (Yancy et al., 2017).

Podem ser prescritos anticoagulantes, especialmente se o paciente apresentar um histórico de fibrilação atrial ou um evento tromboembólico. Fármacos antiarrítmicos, como amiodarona, podem ser prescritos para pacientes com arritmias, e deve ser avaliada a terapia com dispositivos com um desfibrilador cardioversor implantável (DCI) (ver Capítulo 22). Medicamentos para controle da hiperlipidemia (p. ex., estatinas) também são rotineiramente prescritos, juntamente com orientação nutricional (ver próxima seção). Recomenda-se que os pacientes com IC evitem o uso de anti-inflamatórios não esteroides (AINEs) como o ibuprofeno, porque o risco de redução da perfusão renal é maior, sobretudo em adultos mais velhos (Schwartz, Schmader, Hanlon et al., 2018).

Terapias adjuvantes para insuficiência cardíaca

Outras medidas que podem estar indicadas para o tratamento de pacientes com IC incluem orientação nutricional, oxigênio suplementar, manejo de transtornos do sono e procedimentos e intervenções cirúrgicas.

Terapia nutricional

Habitualmente, recomenda-se uma dieta hipossódica (não mais que 2 g/dia), além de evitar a ingestão excessiva de líquido, mas os estudos diferem quanto à efetividade da restrição de sódio (Yancy et al., 2013). A diminuição do sódio alimentar reduz a retenção de líquido e os sintomas de congestão periférica e pulmonar. A finalidade da restrição de sódio é diminuir o volume sanguíneo circulante, o que reduz o esforço miocárdico. É essencial alcançar um equilíbrio entre a capacidade do paciente de aderir à dieta e as diretrizes recomendadas.

Suplementos nutricionais, como vitaminas e antioxidantes, não são recomendados para pacientes com IC porque seu uso não está associado a efeitos benéficos. A suplementação com ácidos graxos poli-insaturados ômega-3 está associada à redução dos eventos cardiovasculares fatais e é recomendada para pacientes com ICFER ou ICFEP, a menos que existam contraindicações (Yancy et al., 2013).

Qualquer alteração nos padrões alimentares deve considerar a boa nutrição, bem como as preferências e as aversões do paciente, e padrões alimentares culturais. A adesão do paciente é importante, tendo em vista que indiscrições alimentares podem resultar em exacerbações dos sintomas da IC. Entretanto, as alterações comportamentais nos padrões alimentares são difíceis de serem alcançadas para muitos pacientes.

Suplementação de oxigênio

Oxigenoterapia pode ser necessária à medida que a IC se agrava e seu uso se baseia no grau de congestão pulmonar e consequente hipoxia. Alguns pacientes precisam de oxigênio suplementar apenas durante períodos de atividade (ver discussão adicional sobre sistemas de administração de oxigênio no Capítulo 20).

Manejo dos transtornos do sono

Transtornos do sono, inclusive apneia do sono, são comuns em pacientes com IC. Estima-se que 61% dos pacientes com IC apresentam apneia durante o sono, seja ela central ou obstrutiva (AOS). Um estudo formal do sono deve ser realizado. Pressão positiva contínua nas vias respiratórias (CPAP, do inglês *continuous positive airway pressure*) poderia ser recomendada se os resultados do estudo do sono forem sugestivos de AOS (ver Capítulo 18). CPAP, comprovadamente, melhora a qualidade do sono, reduz os episódios de apneia e a sonolência diurna excessiva, bem como melhora a oxigenação noturna de pacientes com AOS e IC (Yancy et al., 2017).

Procedimentos e intervenções cirúrgicas

Diversos procedimentos e abordagens cirúrgicas podem beneficiar os pacientes com IC. Se o paciente apresentar DAC subjacente, é possível considerar a revascularização coronariana com ICP ou enxertos de artérias ou veias nas artérias coronárias (ver Capítulo 23). A função ventricular pode melhorar em alguns pacientes quando o fluxo coronariano é aumentado.

Pacientes com IC correm alto risco de arritmias, e a morte súbita cardíaca é comum em pacientes com IC avançada. Em pacientes com disfunção ventricular esquerda grave e possibilidade de arritmias potencialmente fatais, a inserção de um DCI pode prevenir a morte súbita cardíaca e prolongar a sobrevida (ver Capítulo 22). Os candidatos para DCI incluem aqueles com FE inferior a 35%, incluindo aqueles com e sem histórico de arritmias ventriculares (Yancy et al., 2013).

Os pacientes com IC que não melhoram com a terapia padrão podem se beneficiar da **terapia de ressincronização cardíaca (TRC)**. A TRC envolve a utilização de um marca-passo biventricular para tratar os defeitos da condução elétrica e para sincronizar as extrassístoles ventriculares. Uma duração prolongada do QRS ao ECG indica bloqueio de ramo esquerdo, que é um tipo de retardo da condução observado com frequência em pacientes com IC. Esse problema resulta em condução e contração assíncronas dos ventrículos direito e esquerdo, que podem diminuir ainda mais a FE (Yancy et al., 2013). A utilização de um dispositivo de regulação do ritmo com a inserção de cabos no átrio direito, no ventrículo direito e em uma veia cardíaca ventricular esquerda pode sincronizar as contrações dos ventrículos direito e esquerdo (Figura 25.3). Essa intervenção melhora o DC, otimiza o consumo de energia miocárdica, reduz a regurgitação mitral e adia o processo de remodelamento ventricular. Nos pacientes submetidos à TRC, a melhora da fração de ejeção do ventrículo esquerdo está associada a taxas diminuídas de arritmias ventriculares. Atualmente, existem dispositivos combinados para pacientes que precisam de TRC e DCI. Ver no Capítulo 22 os cuidados dos pacientes com marca-passos, TCR e DCI.

A ultrafiltração é uma intervenção alternativa para os pacientes com sobrecarga de líquido grave. É reservada para pacientes com IC avançada que sejam resistentes à terapia com diuréticos (Yancy et al., 2013). Um cateter venoso central de lúmen duplo é inserido, e o sangue do paciente é circulado por meio de uma pequena máquina de filtração na cabeceira. Litros de excesso de líquido e plasma são removidos lentamente do volume circulante intravascular do paciente por diversas horas. A produção de líquido de filtração, a pressão arterial e a hemoglobina (analisada em relação à hemoconcentração) do paciente são monitoradas como indicadores do *status* de volume. A pesquisa sobre ultrafiltração está sendo realizada e tem como alvo comparações de sua eficácia com diuréticos e retirada ideal de líquido (Costanzo, 2019).

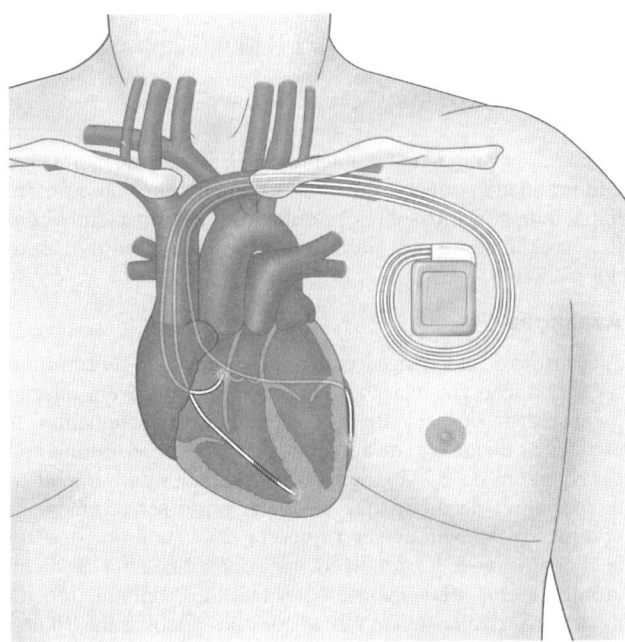

Figura 25.3 • Terapia de ressincronização cardíaca. Para regular o ritmo de ambos os ventrículos, cabos de marca-passo são inseridos no átrio direito e no ventrículo direito; um terceiro cabo é inserido pelo seio coronariano até uma veia lateral na parede do ventrículo esquerdo.

Para alguns pacientes com IC em estágio terminal, o transplante de coração é uma das poucas opções para a sobrevida a longo prazo. Os pacientes com IC em estágio D do ACC/AHA que possam ser elegíveis são encaminhados para a consideração do transplante. Alguns desses pacientes precisam de assistência circulatória mecânica com a implantação de um dispositivo de assistência ventricular como medida contemporizadora até o transplante cardíaco. Um dispositivo de assistência ventricular esquerda também pode ser implantado como *terapia de destinação* (terapia permanente) em alguns pacientes (Yancy et al., 2013).

Considerações gerontológicas

Diversas alterações normais relacionadas com o envelhecimento aumentam a frequência de IC: aumento da pressão arterial sistólica, da espessura da parede ventricular e da fibrose miocárdica. Existem vários motivos para os idosos precisarem ser internados com IC (Albert, Barnason, Deswal et al., 2015). Idosos nem sempre detectam ou interpretam acuradamente as manifestações comuns de IC, como dispneia, ou apresentam sintomas atípicos como fraqueza e sonolência. A diminuição da função renal pode tornar o paciente idoso resistente aos diuréticos e mais sensível às alterações no volume. A administração de diuréticos para homens idosos exige vigilância de enfermagem em relação à distensão vesical causada por obstrução uretral em virtude de aumento da glândula prostática. A bexiga urinária pode ser avaliada por ultrassonografia ou por palpação da área suprapúbica à procura de massa oval e percussão (macicez indica bexiga cheia). Polaciuria e urgência urinária são muito estressantes para os pacientes idosos, tendo em vista que muitos apresentam artrite e mobilidade limitada.

PROCESSO DE ENFERMAGEM
Paciente com insuficiência cardíaca

Apesar dos avanços no tratamento da IC, as taxas de morbidade e mortalidade permanecem altas. Os enfermeiros apresentam impacto importante sobre os resultados para os pacientes com IC, especialmente nas áreas de instruções e monitoramento dos pacientes.

Avaliação

A avaliação de enfermagem para o paciente com IC concentra-se na observação em relação à eficácia da terapia e em relação à capacidade do paciente de compreender e implementar as estratégias de manejo de autocuidado. Os sinais e sintomas de agravamento da IC são analisados e relatados para o médico do paciente, de modo que a terapia possa ser ajustada. O enfermeiro também avalia a resposta emocional do paciente ao diagnóstico de IC, tendo em vista que esta é uma condição crônica e com frequência progressiva, que comumente está associada à depressão e a outras questões psicossociais (Jiang, Shorey, Seah et al., 2018).

Anamnese

A anamnese concentra-se nos sinais e sintomas de IC, tais como dispneia, fadiga e edema. Podem ser relatados transtornos do sono, em particular o sono subitamente interrompido por dispneia. Os pacientes são indagados a respeito da quantidade de travesseiros necessários para o sono, edema, sintomas abdominais, alteração do estado mental, atividades da vida diária e as atividades que causam fadiga. Os enfermeiros devem ter conhecimento sobre a diversidade de manifestações que podem indicar piora da IC e avaliar o paciente adequadamente. Enquanto realiza a anamnese do paciente, o enfermeiro avalia a compreensão do paciente da IC, das estratégias de manejo de autocuidado e a capacidade e o desejo do paciente de aderir àquelas estratégias.

Exame físico

O paciente é observado quanto à inquietação e à ansiedade que podem sugerir hipoxia decorrente de congestão pulmonar. O nível de consciência do paciente também é avaliado em relação a quaisquer alterações, tendo em vista que o DC baixo pode diminuir o fluxo de oxigênio para o cérebro.

A frequência e a profundidade das incursões respiratórias são avaliadas juntamente com o esforço necessário para a respiração. Os pulmões são auscultados para detectar estertores crepitantes e sibilos (Meyer, 2019a). Os estertores crepitantes são produzidos pela abertura súbita das estreitas vias respiratórias e dos alvéolos edemaciados. Podem ser auscultados ao fim da inspiração e não desaparecem com a tosse. Os sibilos também podem ser auscultados em alguns pacientes que apresentam broncospasmo juntamente com congestão pulmonar.

A pressão arterial é cuidadosamente avaliada, tendo em vista que pacientes com IC podem apresentar hipotensão ou hipertensão arterial. Os pacientes podem ser avaliados em relação à hipotensão ortostática, especialmente se relatarem vertigem, tontura ou síncope. O coração é auscultado à procura de uma terceira bulha (B_3), um sinal inicial de que o aumento do volume sanguíneo enche o ventrículo a cada contração. A frequência e o ritmo cardíacos também são documentados, e os pacientes geralmente são colocados em monitoramento ECG contínuo no ambiente hospitalar. Quando a frequência cardíaca está rápida ou muito lenta, o DC diminui e possivelmente piora a IC. A DVJ é avaliada com o paciente sentado em um ângulo de 45°; a distensão superior a 4 cm acima do ângulo esternal é considerada anormal e indicativa de insuficiência ventricular direita (Bickley, 2017). Essa é uma estimativa, e não uma medição precisa da pressão venosa central alta.

O enfermeiro avalia os pulsos arteriais periféricos e classifica o seu volume em uma escala de 0 (não palpável) a 3+ (vigoroso). A pele também é avaliada em relação à cor e à temperatura. Quando há redução significativa do VS, a perfusão para a periferia diminui com consequente redução do volume dos pulsos, e a pele é fria à palpação e parece pálida ou cianótica. Os pés e as pernas são examinados em relação ao edema; se o paciente estiver em decúbito dorsal no leito, o sacro e as costas também são avaliados em relação ao edema. Os membros superiores também podem se tornar edemaciados em alguns pacientes. O edema é tipicamente classificado em uma escala de 0 (nenhum edema) a 4+ (edema com cacifo importante).

O abdome é avaliado em relação à dor à palpação e à hepatomegalia. Observam-se firmeza, distensão e possível ascite. O fígado é avaliado em relação ao refluxo hepatojugular. Solicita-se ao paciente que respire normalmente enquanto é aplicada pressão manual sobre o quadrante superior direito do abdome durante 30 a 60 s. Se a distensão das veias do pescoço aumentar mais de 1 cm, o achado é positivo para aumento da pressão venosa.

Se o paciente estiver hospitalizado, o enfermeiro mede o débito urinário e o avalia em termos da utilização de diuréticos. O equilíbrio hídrico é rigorosamente mantido e analisado. É importante rastrear se o paciente excretou volume excessivo (ou seja, o equilíbrio hídrico negativo geralmente é o objetivo). O equilíbrio hídrico é, em seguida, comparado com as alterações no peso corporal. Embora seja esperada diurese, o paciente com IC também precisa ser monitorado em relação à **oligúria** (diminuição do débito urinário, inferior a 0,5 mℓ/kg/h por pelo menos 6 h ou < 400 mℓ/24 h) ou **anúria** (débito urinário inferior a 50 mℓ/24 h) em virtude do risco de disfunção renal.

O paciente é pesado diariamente no hospital ou no domicílio, no mesmo horário do dia, com o mesmo tipo de roupas, e na mesma balança. Se houver uma alteração significativa no peso (ou seja, aumento de 0,9 a 1,4 kg em 1 dia, ou aumento de 2,3 kg em 1 semana), o médico é notificado e os medicamentos são ajustados (p. ex., a dose de diurético é aumentada).

Diagnóstico

DIAGNÓSTICOS DE ENFERMAGEM

Com base nos dados da avaliação, os principais diagnósticos de enfermagem podem incluir os seguintes:

- Intolerância aos exercícios físicos associada com a diminuição do DC
- Hipovolemia associada à síndrome de insuficiência cardíaca
- Ansiedade associada às manifestações clínicas de insuficiência cardíaca
- Impotência associada com a doença crônica e as hospitalizações
- Comprometimento da capacidade de manejo do esquema pelos familiares.

PROBLEMAS INTERDEPENDENTES/COMPLICAÇÕES POTENCIAIS

As complicações potenciais podem incluir as seguintes:

- Edema pulmonar

- Hipotensão, perfusão insuficiente e choque cardiogênico (ver Capítulo 11)
- Arritmias (ver Capítulo 22)
- Tromboembolismo (ver Capítulo 26)
- Derrame pericárdico (ver discussão mais adiante neste capítulo).

Planejamento e metas

As principais metas para o paciente podem incluir promoção de atividades e redução da fadiga, alívio dos sintomas de sobrecarga de líquido, diminuição da ansiedade ou aumento da capacidade do paciente de tratar a ansiedade, encorajamento do paciente a verbalizar sua capacidade de tomar decisões e influenciar os resultados, e orientação do paciente e da família a respeito do manejo de saúde.

Intervenções de enfermagem

As intervenções de enfermagem incluem promoção da tolerância dos pacientes às atividades físicas, manejo da volemia dos pacientes, alívio da ansiedade dos pacientes, atenuação de qualquer sentimento de impotência que os pacientes possam relatar e auxílio aos pacientes e a seus familiares no manejo efetivo da saúde dos pacientes. Além disso, as intervenções de enfermagem precisam ser sincronizadas para prevenir e controlar complicações agudas que possam ser apresentadas pelos pacientes com IC.

Promoção da tolerância à atividade

A redução da atividade física causada pelos sintomas de IC resulta em perda do condicionamento físico, que piora os sintomas do paciente e a tolerância aos exercícios físicos. A inatividade prolongada, que pode ser autoimposta, deve ser evitada em virtude dos seus efeitos de perda do condicionamento físico e dos seus riscos, tais como lesões por pressão (especialmente em pacientes edemaciados) e tromboembolismo venoso. Uma doença aguda que exacerbe os sinais/sintomas de IC ou exija hospitalização pode ser uma indicação para o repouso temporário no leito. Por outro lado, deve ser encorajado algum tipo de atividade física todos os dias. Um programa típico para um paciente com IC pode incluir caminhada diária, com aumento da duração em um período de 6 semanas. O médico, o enfermeiro e o paciente colaboram para desenvolver um cronograma que promova a regulação do ritmo e a priorização das atividades. O cronograma deve alternar as atividades com períodos de repouso e evitar que ocorram duas atividades com gasto energético significativo no mesmo dia ou em sucessão imediata. Antes de realizar as atividades físicas, o paciente deve receber diretrizes similares àquelas observadas no Boxe 25.3. Tendo em vista que alguns pacientes podem estar gravemente debilitados, eles podem precisar limitar as atividades físicas em apenas 3 a 5 min por vez, 1 a 4 vezes/dia. O paciente deve aumentar a duração da atividade e, em seguida, a frequência, antes de aumentar a intensidade da atividade (Piña, 2019).

São identificadas as barreiras à realização das atividades, e são discutidos os métodos de ajuste de uma atividade. Por exemplo, pode-se cortar ou descascar vegetais enquanto se senta à mesa da cozinha, em vez de permanecer em pé à bancada da cozinha. Refeições pequenas e frequentes diminuem a energia necessária para a digestão, ao mesmo tempo que proporcionam a nutrição adequada. O enfermeiro auxilia o paciente na identificação de períodos de energia máxima e mínima, planejando as atividades que consomem energia para os picos de energia. Por exemplo, o paciente pode preparar as refeições para todo o dia pela manhã. A regulação do ritmo e a priorização das atividades ajudam na manutenção da energia do paciente, que promove a participação em atividades físicas regulares.

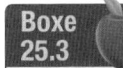

Boxe 25.3 PROMOÇÃO DA SAÚDE

Programa de exercícios físicos para os pacientes com insuficiência cardíaca

Antes de realizar atividades físicas, o paciente deve receber as diretrizes a seguir:

- Converse com o seu médico assistente em relação às recomendações específicas para o programa de exercícios físicos
- Inicie com atividades de baixo impacto, tais como caminhada
- Inicie com atividades de aquecimento, seguidas por sessões que aumentem gradualmente até aproximadamente 30 min
- Siga o seu período de exercícios físicos com atividades de resfriamento
- Evite a realização das atividades físicas externas no clima extremamente quente, frio ou úmido
- Aguarde 2 h após a ingestão de uma refeição antes de realizar as atividades físicas
- Assegure-se de que consegue conversar durante a atividade física; se não conseguir, diminua a intensidade da atividade
- Interrompa a atividade se sentir dispneia, dor ou tontura intensas.

Adaptado de Piña, I. L. (2019). Cardiac rehabilitation in patients with heart failure. *UpToDate*. Retirado em 11/09/2019 de: www.uptodate.com/contents/cardiac-rehabilitation-in-patients-with-heart-failure.

A resposta do paciente às atividades precisa ser monitorada. Se o paciente estiver hospitalizado, os sinais vitais e os níveis de saturação de oxigênio são monitorados antes, durante e imediatamente após uma atividade para identificar se estão na variação desejada. A frequência cardíaca deve retornar ao valor basal em 3 min após a atividade. Se o paciente estiver no domicílio, o grau de fadiga sentido após a atividade pode ser utilizado para avaliar a resposta. Se o paciente tolerar a atividade, podem ser desenvolvidas metas a curto e longo prazos para aumentar gradualmente a intensidade, a duração e a frequência das atividades.

A adesão ao treinamento físico é essencial para que o paciente se beneficie dele, mas isso pode ser difícil para pacientes com outras comorbidades (p. ex., artrite, anemia, miocardiopatia, obesidade, doença renal crônica, doença pulmonar obstrutiva crônica) e para pacientes com IC há mais tempo (Cattadori, Segurini, Picozzi et al., 2018). O encaminhamento a um programa de reabilitação cardíaca pode ser indicado, especialmente para os pacientes recentemente diagnosticados com IC (Piña, 2019). Um programa supervisionado também pode beneficiar aqueles que precisam de um ambiente estruturado, suporte educacional significativo, encorajamento regular e contato interpessoal.

Manejo do volume de líquido

Os pacientes com IC podem receber terapia com diuréticos IV; entretanto, para os pacientes com sintomas menos graves, costumam ser prescritos diuréticos orais. Os diuréticos orais devem ser administrados logo cedo pela manhã, de modo que a diurese não interfira no repouso noturno do paciente. A discussão sobre o horário da administração dos medicamentos é especialmente importante para os pacientes mais idosos, que podem apresentar urgência ou incontinência urinária. Uma única dose de um diurético pode fazer com que o paciente excrete um grande volume de líquido logo após a sua administração.

A hidratação do paciente é cuidadosamente monitorada por meio da ausculta dos pulmões, do monitoramento do peso corporal diário e do auxílio ao paciente na adesão à dieta hipossódica por meio da leitura dos rótulos dos alimentos, evitando também alimentos com alto teor de sódio, como enlatados, processados e de conveniência (Boxe 25.4). O ganho de peso em um paciente com IC quase sempre reflete retenção de líquido. Se a dieta incluir restrição de líquido, o enfermeiro pode auxiliar o paciente no planejamento da ingestão de líquido durante todo o dia, enquanto respeita as preferências alimentares do paciente. Se o paciente estiver recebendo líquidos e medicamentos por via intravenosa, o volume de líquido precisa ser cuidadosamente monitorado, e o médico ou o farmacêutico podem ser consultados a respeito da possibilidade de maximizar a quantidade de medicamentos no mesmo volume de solução IV (p. ex., duplicando a concentração para diminuir o volume de líquido administrado).

O paciente é posicionado ou orientado a adotar uma posição que facilite a respiração. O número de travesseiros pode ser aumentado, a cabeceira do leito pode ser elevada, ou o paciente pode sentar-se em uma poltrona reclinável. Nessas posições, o retorno venoso para o coração (pré-carga) é reduzido, a congestão pulmonar é diminuída e a pressão sobre o diafragma é minimizada. Os antebraços podem ser amparados com travesseiros para eliminar a fadiga causada pela tração do peso do paciente sobre os músculos dos ombros. Se o paciente estiver apresentando descompensação aguda, colocá-lo sentado com as costas retas e, de preferência, com as pernas penduradas na beira do leito tem o efeito imediato de redução do retorno venoso, do volume de ejeção do ventrículo esquerdo e da congestão pulmonar.

Tendo em vista que a diminuição da circulação em áreas edemaciadas aumenta o risco de lesões por pressão, o enfermeiro avalia se há solução de continuidade da pele e institui medidas preventivas. O posicionamento para evitar a pressão e as frequentes alterações da posição auxiliam na prevenção das lesões por pressão.

CONTROLE DA ANSIEDADE

Pacientes com IC podem apresentar sinais e sintomas de ansiedade Além das fontes psicossociais da ansiedade, os mecanismos compensatórios fisiológicos incluem ativação de neuro-hormônios, incluindo catecolaminas. As intervenções clínicas complexas, tais como a implantação de um DCI, podem provocar ansiedade nos pacientes e nas famílias. Essas fontes de ansiedade incluem a ameaça constante de choques, alterações nos papéis e preocupações a respeito da capacidade do paciente de realizar as atividades da vida diária. A ansiedade do paciente pode intensificar-se à noite e interferir no sono. O estresse emocional também estimula o sistema nervoso simpático, que causa vasoconstrição, elevação da pressão arterial e aumento da frequência cardíaca. Essa resposta simpática aumenta o esforço cardíaco.

Quando o paciente demonstra ansiedade, o enfermeiro adota medidas para promover o conforto físico e fornece suporte psicológico. Conforme mencionado anteriormente, o paciente pode estar mais confortável ao sentar-se em uma poltrona reclinável. Pode ser administrado oxigênio durante um evento agudo para diminuir o esforço respiratório e aumentar o conforto do paciente. Em muitos casos, a presença de um familiar proporciona tranquilidade. Pacientes com IC contam com suas famílias para muitos aspectos dos cuidados; portanto, os enfermeiros devem avaliar as necessidades dos cuidadores da família e fornecer suporte a eles (Hodson, Peacock & Holtslander, 2019).

Juntamente com a tranquilização, o enfermeiro pode começar a orientação do paciente e de seus familiares sobre técnicas de controle da ansiedade e como evitar situações deflagradoras de ansiedade. Isso inclui como identificar fatores que contribuem para a ansiedade e como usar técnicas de relaxamento

---

Boxe 25.4 — PROMOÇÃO DA SAÚDE
Fatos a respeito do sódio alimentar

Embora a principal fonte de sódio na dieta norte-americana média seja o sal, muitos tipos de alimentos naturais contêm quantidades variadas de sódio. Mesmo se não for adicionado sal ao cozimento ou se alimentos salgados forem evitados, a dieta diária ainda conterá aproximadamente 2.000 mg de sódio. Frutas e vegetais frescos apresentam baixo teor de sódio, e sua ingestão deve ser estimulada.

Aditivos nos alimentos

Em geral, os alimentos preparados em casa contêm menos sódio do que os alimentos em restaurantes ou processados. As substâncias alimentares adicionadas (aditivos), tais como alginato de sódio, que melhora a textura do alimento, benzoato de sódio, que atua como conservante, e fosfato dissódico, que melhora a qualidade do cozimento em determinados alimentos, aumentam o aporte de sódio quando incluídos na dieta diária. Portanto, os pacientes em dietas com baixo teor de sódio devem ser aconselhados a verificar cuidadosamente os rótulos em relação a palavras como "sal" ou "sódio", especialmente em alimentos enlatados. Por exemplo, sem olhar o conteúdo de sódio por porção encontrado nos rótulos nutricionais, ao escolher entre uma porção de batatas fritas e uma xícara de sopa de creme de cogumelos enlatada, a maioria pensaria que a sopa contém teor de sódio mais baixo. Entretanto, quando os rótulos são examinados, observa-se que a opção com mais baixo teor de sódio é a das batatas fritas. Embora batatas fritas *não* sejam recomendadas para a dieta hipossódica, esse exemplo ilustra que é importante ler os rótulos dos alimentos para determinar o teor de sódio e o tamanho da porção.

Fontes não alimentares de sódio

O sódio está contido na água das cidades. Os descalcificadores de água também aumentam o conteúdo de sódio da água potável. Os pacientes em dietas com restrição de sódio devem ser advertidos a respeito da utilização de medicamentos sem prescrição médica, tais como antiácidos, xaropes para tosse e laxantes. Substitutos do sal podem ser permitidos, mas reconhece-se que contêm alto teor de potássio. Medicamentos sem prescrição médica não devem ser utilizados sem a consulta prévia ao médico assistente do paciente.

Promoção da adesão à reorientação alimentar

Se os pacientes acharem que os alimentos não são palatáveis em virtude de restrições de sódio alimentar e/ou distúrbios do paladar causados pelos medicamentos, podem se recusar a comer ou a seguir a reorientação alimentar. Por esse motivo, restrições de sódio graves devem ser evitadas, e deve haver um equilíbrio entre a administração de diuréticos e a capacidade do paciente de aderir à restrição do sódio alimentar. Vários flavorizantes, tais como suco de limão, vinagre e ervas, podem ser utilizados para melhorar o gosto do alimento e facilitar a aceitação da dieta. É importante levar em consideração as preferências alimentares do paciente. A abordagem centrada no paciente e em seus familiares, bem como nas práticas culturais, inclui fornecimento de reeducação alimentar e apostilas com orientações.

Adaptado de American Heart Association (AHA). (2016). Shaking the salt habit. Retirado em 24/10/2019 de: www.heart.org/HEARTORG/Conditions/HighBloodPressure/PreventionTreatmentofHighBloodPressure/Shaking-the-Salt-Habit_UCM_303241_Article.jsp#.Vzy9eNe3BK8.

para controlar os sentimentos de ansiedade. À medida que a ansiedade do paciente diminui, a função cardíaca pode melhorar, e os sintomas de IC podem diminuir.

> **Alerta de enfermagem: Qualidade e segurança**
>
> Quando os pacientes com IC estão delirantes, confusos ou ansiosos, devem ser evitadas contenções. As contenções provavelmente serão resistidas, e a resistência, inevitavelmente, aumenta o esforço cardíaco.

MINIMIZAÇÃO DA IMPOTÊNCIA

Os pacientes com IC podem sentir-se esgotados com o diagnóstico e o esquema terapêutico, que provocam sentimento de impotência. Os fatores de contribuição podem incluir falta de conhecimento e de oportunidade para a tomada de decisões, particularmente se os profissionais de saúde ou familiares não encorajarem o paciente a participar no processo de tomada de decisões sobre o tratamento.

Os enfermeiros devem auxiliar os pacientes a reconhecerem as suas opções, inclusive que podem influenciar positivamente os resultados do seu diagnóstico e tratamento. Dispor de algum tempo para ouvir ativamente os pacientes os encoraja a expressar suas preocupações e fazer perguntas. Outras estratégias incluem proporcionar ao paciente oportunidades para a tomada de decisões, como, por exemplo, quando as atividades devem ocorrer, ou encorajar as escolhas de alimentos e líquidos compatíveis com as restrições alimentares. O encorajamento é feito, o progresso é identificado e o paciente é auxiliado a diferenciar entre os fatores que podem ou não ser controlados.

Além do sentimento de impotência, os pacientes com IC apresentam alta incidência de sintomas depressivos, que estão associados ao aumento da morbidade e da mortalidade (Jiang et al., 2018). Tendo em vista que sintomas depressivos sabidamente aumentam à medida que a doença piora, pacientes com IC precisam ser triados em relação à depressão, de modo que ela possa ser tratada, preferencialmente mantendo o estado funcional e a qualidade de vida do paciente.

AUXÍLIO AOS PACIENTES E À FAMÍLIA PARA O MANEJO EFETIVO DE SAÚDE

Os esquemas terapêuticos para a IC são complexos e exigem que o paciente e a família realizem alterações significativas no estilo de vida. Uma incapacidade ou ausência de desejo de aderir às recomendações alimentares e farmacológicas pode levar a episódios de IC descompensada aguda e hospitalização. A não adesão à dieta e às restrições de líquido prescritas e aos medicamentos prescritos pode causar muitas reinternações. Os achados da pesquisa em enfermagem sugerem que, no caso de alguns pacientes com IC que estão tomando mais de um medicamento por dia, a decisão de não tomar a medicação para IC conforme a prescrição médica reflete, na verdade, seus esforços de controlar melhor sua saúde pessoal e, portanto, pode ser uma estratégia de autocuidado (Boxe 25.5) (Meraz, 2020).

Os profissionais de enfermagem têm papel vital no manejo de episódios de IC aguda descompensada e na elaboração de orientação abrangente e plano de alta para evitar readmissões hospitalares e aumentar a qualidade de vida do paciente. Por causa do elevado custo da hospitalização decorrente da IC, o Centers for Medicare & Medicaid Services (CMS) iniciou um programa que reduz o ressarcimento aos hospitais com taxas elevadas de readmissão em 30 dias após a alta (U.S. Department of Health and Human Services [HHS], 2019). A pesquisa continua a identificar as intervenções mais efetivas que diminuem essas taxas. Vários componentes baseados em evidências sabidamente aumentam a efetividade do plano de alta hospitalar para pacientes com IC, inclusive o fornecimento de instruções abrangentes e centradas no paciente, marcação de consultas de acompanhamento com o médico nos primeiros 7 dias após a alta hospitalar e acompanhamento telefônico nos 3 primeiros dias após a alta hospitalar (Yancy et al., 2013; Yancy et al., 2016; Yancy et al., 2017).

MONITORAMENTO E MANEJO DE COMPLICAÇÕES POTENCIAIS

Como a IC é uma condição complexa e progressiva, os pacientes correm risco de muitas complicações, inclusive IC descompensada aguda e edema pulmonar; hipotensão e choque cardiogênico (ver Capítulo 11); arritmias cardíacas (ver Capítulo 22); formação de tromboembolismo (ver Capítulo 26) e derrame pericárdico (ver discussão mais adiante).

 Edema pulmonar. Conforme descrito anteriormente, o edema pulmonar está associado à IC descompensada aguda, que pode levar à insuficiência respiratória aguda e à morte. Se for reconhecido precocemente, o edema pulmonar pode ser aliviado por meio de doses crescentes de diuréticos e pela implementação de outras intervenções para diminuir a pré-carga. Por exemplo, a colocação do paciente sentado, com as costas retificadas e os pés e as pernas pendentes reduz o esforço ventricular esquerdo. O esquema terapêutico e a compreensão e a adesão do paciente em relação a ele são avaliados. A abordagem em longo alcance para a prevenção do edema pulmonar tem de ser direcionada à identificação e ao manejo dos seus fatores de precipitação.

O manejo clínico de um paciente com edema pulmonar agudo em virtude de insuficiência ventricular esquerda é direcionado para a redução da sobrecarga de volume, melhora da função ventricular e aumento da oxigenação. Esses objetivos são conquistados por meio de uma combinação de oxigênio e suporte ventilatório, medicamentos IV e avaliação e intervenções de enfermagem.

As vias respiratórias e a respiração do paciente são avaliadas para determinar a gravidade da angústia respiratória, juntamente com os sinais vitais. O paciente é colocado em uma oximetria de pulso, um monitor cardíaco, e o acesso IV é confirmado ou estabelecido para a administração de medicamentos. Exames laboratoriais são obtidos, inclusive gasometria arterial, eletrólitos, ureia sanguínea e creatinina sérica; outros exames laboratoriais que podem estar indicados incluem hemograma completo, BNP ou troponina I sérica. Radiografia de tórax ou ultrassonografia dos pulmões podem ser obtidas para confirmar a magnitude do edema pulmonar (Meyer, 2019a).

Oxigênio é administrado em concentrações adequadas para aliviar a hipoxemia e a dispneia; uma máscara com válvula unidirecional pode ser usada inicialmente. Se a insuficiência respiratória for grave ou persistir, a ventilação não invasiva com pressão positiva é o tipo preferido de ventilação assistida (Colucci, 2019). Para alguns pacientes, são necessárias a intubação endotraqueal e a ventilação mecânica. O respirador pode fornecer pressão expiratória final positiva (PEEP), que é efetiva na redução do retorno venoso, diminuindo o movimento de líquido dos capilares pulmonares para os alvéolos e melhorando a oxigenação (ver Capítulo 19). A oxigenação é monitorada por meio de oximetria de pulso e gasometria arterial.

O paciente com edema pulmonar provavelmente está extremamente ansioso, assim como seus familiares. À medida

Boxe 25.5 — PERFIL DE PESQUISA DE ENFERMAGEM
Não adesão à medicação ou autocuidado?

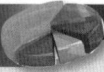

Meraz, R. (2020). Medication nonadherence or self-care? Understanding the medication decision-making process and experiences of older adults with heart failure. *Journal of Cardiovascular Nursing*, 35(1), 26-34.

Finalidade

Estima-se que mais de 50% dos pacientes com insuficiência cardíaca não façam uso de seus medicamentos conforme a prescrição médica. É difícil elucidar os motivos da não adesão de muitos pacientes com insuficiência cardíaca ao esquema medicamentoso prescrito, sobretudo quando se considera que a não adesão está associada a hospitalização e idas ao pronto-socorro. Portanto, o propósito desse estudo era descobrir os motivos de os pacientes com insuficiência cardíaca não obedecerem ao esquema medicamentoso prescrito.

Metodologia

Tratou-se de um estudo qualitativo que empregou investigação narrativa e *storytelling* para descobrir os motivos de os pacientes com insuficiência cardíaca que vivem na comunidade não obedecerem ao esquema medicamentoso prescrito. Onze participantes, todos com 65 anos ou mais, concordaram voluntariamente com as entrevistas. Cada um dos participantes precisava ter vida independente na comunidade, tomar pelo menos dois medicamentos diariamente para tratar a insuficiência cardíaca e ser capaz de autoadministração dos medicamentos prescritos para ser elegível para esse estudo.

Achados

Os resultados das entrevistas com os participantes mostraram que a não adesão dos pacientes ao esquema medicamentoso prescrito era uma ação deliberada, e não se tratava de esquecimento. Em todos os casos relatados, as ações não foram impelidas por motivos econômicos. Alguns participantes pararam de usar determinado medicamento, enquanto outros ajustaram as doses. As decisões deliberadas dos participantes de ajustar seus esquemas medicamentosos tendiam a ser baseadas na crença de que eles conheciam os próprios corpos e estavam mais bem equipados a atender suas próprias necessidades. Outros falaram que, às vezes, era muito difícil entrar em contato com seus médicos assistentes ou com enfermeiros e que esses profissionais estavam muito ocupados para conversar sobre o esquema medicamentoso prescrito. Muitos mencionaram que pesquisaram na internet os efeitos dos medicamentos prescritos e se consideraram competentes para modificar a dose de seus medicamentos sem necessariamente consultar seus médicos assistentes. Paradoxalmente, os participantes não consideravam suas decisões de modificar os esquemas medicamentosos prescritos equivalentes à não adesão ao tratamento.

Implicações para a enfermagem

Pacientes com insuficiência cardíaca que recebem prescrições com múltiplos medicamentos para tratar insuficiência cardíaca podem não encarar o autoajuste da medicação equivalente à não adesão ao tratamento. Parece provável que essas práticas de autocuidado/não adesão imponham risco de hospitalização e complicações mórbidas para os pacientes. Os participantes desse estudo mencionaram que um motivo importante para autoajustarem suas medicações era que seus médicos assistentes e os enfermeiros estavam "muito ocupados" para conversar com eles sobre os medicamentos prescritos. Os profissionais de enfermagem estão em uma posição ideal para conversar com os pacientes com insuficiência cardíaca sobre suas prescrições, descobrir as preocupações dos pacientes em relação a seus medicamentos, auxiliar os pacientes a descobrir maneiras de solucionar problemas e lidar com os efeitos colaterais e auxiliar os pacientes a se engajar de modo proativo no autocuidado, de modo a evitar hospitalização.

---

que a capacidade respiratória diminui, o temor e a ansiedade do paciente aumentam proporcionalmente, tornando a condição mais grave. Tranquilizar o paciente e a família e fornecer cuidados de enfermagem preventivos habilidosos fazem parte da terapia. Tendo em vista que o paciente se encontra em uma condição instável, o enfermeiro precisa permanecer com o paciente. O enfermeiro fornece ao paciente informações simples e concisas, com uma voz tranquilizadora, sobre o que está sendo realizado para tratar a condição e os resultados esperados.

Vasodilatadores como nitroglicerina ou nitroprusseto IV intensificam o alívio dos sintomas no edema pulmonar, conforme descrito anteriormente (Meyer, 2019a). A pressão arterial é avaliada continuadamente em pacientes que recebem infusões IV de vasodilatadores.

Furosemida, ou outro diurético de alça, é administrada por *bolus* IV ou como infusão contínua para provocar efeito diurético rápido. A pressão arterial é cuidadosamente monitorada quando o débito urinário aumenta, tendo em vista que é possível que o paciente se torne hipotenso quando o volume intravascular diminui. O paciente pode excretar um grande volume de urina minutos após a administração de um diurético potente. Uma cadeira higiênica pode ser utilizada para diminuir a energia gasta pelo paciente e para reduzir o resultante aumento do esforço cardíaco induzido pela colocação e pela retirada de uma comadre. Se necessário, com a finalidade de monitorar cuidadosamente o débito urinário, pode-se inserir um cateter urinário permanente.

Após a estabilização das condições do paciente, pode ser feita a transição para diuréticos orais; é preciso monitorar atentamente o balanço hídrico, o peso corporal (diariamente), os eletrólitos séricos e a creatinina sérica.

Muitos possíveis problemas associados à terapia para IC estão relacionados com o uso de diuréticos. Esses problemas exigem avaliação de enfermagem contínua e intervenção cooperativa.

A diurese excessiva e repetida pode levar à hipopotassemia (*i. e.*, depleção de potássio). Os sinais incluem arritmias ventriculares, hipotensão, fraqueza muscular e fraqueza generalizada. Em pacientes que recebem digoxina, a hipopotassemia pode levar à intoxicação digitálica, que aumenta a probabilidade de arritmias perigosas. Pacientes com IC também podem ter níveis baixos de magnésio, que podem aumentar o risco de arritmias. Pode ocorrer hiperpotassemia, especialmente com a utilização de inibidores da ECA, BRA ou espironolactona. A hiperpotassemia também pode levar à bradicardia profunda e a outras arritmias. A terapia prolongada com diuréticos pode provocar hiponatremia (baixos níveis sanguíneos de sódio), que pode resultar em desorientação, fraqueza, cãibras musculares e anorexia. A depleção do volume em virtude de perda excessiva de líquido pode levar à desidratação e à hipotensão. Inibidores da ECA e betabloqueadores podem contribuir para a hipotensão. Outros problemas associados aos diuréticos incluem aumento da creatinina sérica (indicativa de disfunção renal) e hiperuricemia (excesso de ácido úrico no sangue), que leva à gota.

PROMOÇÃO DE CUIDADOS DOMICILIAR, COMUNITÁRIO E DE TRANSIÇÃO

A promoção de transição tranquila e sem intercorrências do hospital para a comunidade é extremamente importante para o paciente que vive com IC. As intervenções de enfermagem de base comunitária para os pacientes com IC conseguem melhorar os desfechos de saúde e o valor da assistência à saúde conforme evidenciado pela redução das reinternações hospitalares por até 6 meses. Intervenções de enfermagem importantes que mantêm o paciente com IC fora do hospital incorporam uma abordagem de planejamento de cuidado multidisciplinar (Jones, Bowles, Richard et al., 2017).

Orientação do paciente sobre autocuidados. O enfermeiro fornece instruções ao paciente e envolve o paciente e a família no esquema terapêutico para promover a compreensão e a adesão ao plano. Quando o paciente reconhece que o diagnóstico de IC pode ser tratado com sucesso com alterações no estilo de vida e medicamentos, as recidivas de IC aguda são reduzidas, as hospitalizações desnecessárias diminuem e a expectativa de vida aumenta. Os enfermeiros desempenham papel importante na orientação dos pacientes e de suas famílias sobre manejo medicamentoso, dieta hipossódica, consumo moderado de bebidas alcoólicas, recomendações de atividades e exercícios físicos, abandono do tabagismo, instruções de como reconhecer os sinais e sintomas de piora da IC e quando contatar o médico (Jones et al., 2017). Pedir que o paciente repita as instruções dadas possibilita avaliar a compreensão das mesmas pelo paciente e pode aumentar a efetividade da orientação e evitar a reinternação (Esquivel, White, Carroll et al., 2018) (ver discussão adicional sobre métodos de confirmação do aprendizado no Capítulo 3). Para que o retorno seja efetivo, o enfermeiro precisa dedicar tempo suficiente para garantir o aprendizado do paciente (Esquivel et al., 2018). Um plano de orientação domiciliar básico para o paciente com IC é apresentado no Boxe 25.6. O paciente deve receber uma cópia das orientações por escrito.

A disposição do paciente para aprender e as possíveis barreiras ao aprendizado são avaliadas. Pacientes com IC podem apresentar comprometimento cognitivo temporário ou contínuo em virtude da sua doença ou outros fatores, o que aumenta a necessidade de contar com um cuidador identificado (Hodson et al., 2019). Um plano de tratamento efetivo incorpora os objetivos do paciente e dos profissionais de saúde. O enfermeiro deve considerar os fatores culturais e adaptar o plano de instruções adequadamente. Os pacientes e as famílias precisam compreender que o manejo efetivo da IC é influenciado pelas escolhas realizadas a respeito das opções de tratamento feitas e pela sua capacidade de seguir o plano de tratamento. Também precisam ser informados de que existem profissionais de saúde para auxiliá-los na conquista dos seus objetivos nos cuidados de saúde.

Cuidados contínuos e de transição. O manejo bem-sucedido da IC exige a adesão a um esquema clínico complexo, que inclui diversas alterações no estilo de vida para a maioria dos pacientes. Existem várias opções de assistência que otimizam as recomendações com base em evidências para o manejo efetivo

---

Boxe 25.6 — LISTA DE VERIFICAÇÃO DO CUIDADO DOMICILIAR
Paciente com insuficiência cardíaca

Ao concluírem as orientações, o paciente e/ou o cuidador serão capazes de:

- Identificar a insuficiência cardíaca como uma doença crônica que pode ser tratada com medicamentos e comportamentos de automanejo específicos
- Declarar o impacto da insuficiência cardíaca no aspecto fisiológico, nas AVDs, nas AIVDs, nos papéis, nos relacionamentos e na espiritualidade
- Indicar o nome, a dose, os efeitos colaterais, a frequência e o horário de uso de todos os medicamentos
- Ingerir ou administrar os medicamentos diariamente, exatamente conforme prescrito
- Monitorar os efeitos dos medicamentos, como alterações na respiração e ocorrência de edema
- Conhecer os sinais e sintomas da hipotensão ortostática e como preveni-la
- Pesar a si próprio diariamente no mesmo horário e com as mesmas roupas
- Restringir a ingestão de sódio a 2 g/dia.
  - Adaptar a dieta por meio de leitura atenta dos rótulos nas embalagens para verificar o conteúdo de sódio por porção
  - Evitar o consumo de alimentos enlatados ou processados, comer alimentos frescos ou congelados
  - Consultar o plano nutricional impresso e a lista de alimentos permitidos e de consumo restrito
  - Evitar o consumo de sal
  - Evitar excessos alimentares e de consumo de bebidas alcoólicas
- Participar no programa de atividades prescrito:
  - Participar em um programa de exercícios físicos diários
  - Aumentar as caminhadas e outras atividades gradualmente, desde que não causem fadiga incomum ou dispneia
  - Conservar energia ao equilibrar as atividades com os períodos de repouso
- Evitar atividades em extremos de calor e frio, que aumentam o esforço cardíaco
- Reconhecer que o ar-condicionado pode ser essencial em um ambiente quente e úmido
- Desenvolver métodos para tratar e prevenir o estresse:
  - Evitar tabaco
  - Evitar consumo de bebidas alcoólicas
  - Participar de atividades sociais e de recreação
- Identificar os recursos da comunidade para apoiar colegas e cuidador/familiares:
  - Identificar fontes de apoio social (p. ex., amigos, parentes, comunidade de fé)
  - Identificar informações de contato de serviços de apoio para pacientes e seus cuidadores/familiares
- Relatar imediatamente ao médico ou à clínica quaisquer dos seguintes:
  - Ganho de peso de 0,9 a 1,4 kg em um dia, ou 2,3 kg em 1 semana
  - Dispneia incomum com as atividades ou em repouso
  - Aumento de edema de tornozelos, pés ou abdome
  - Tosse persistente
  - Perda de apetite
  - Sono inquieto; aumento do número de travesseiros necessários para dormir
  - Fadiga profunda
- Informar como contatar o médico em caso de perguntas ou complicações:
  - Determinar a hora e a data das consultas de acompanhamento e dos exames complementares
- Identificar a necessidade de promoção da saúde, prevenção de doenças e atividades de triagem.

AIVDs: atividades instrumentais da vida diária; AVDs: atividades da vida diária.

da IC. Dependendo do estado físico do paciente e da disponibilidade de assistência familiar, o encaminhamento para cuidados domiciliares ou outro tipo de programa de manejo da doença pode ser indicado para um paciente que esteve hospitalizado. Os programas de cuidados de transição, que incluem contato telefônico e visitas domiciliares, comprovadamente, reduzem o número de reinternações e aumentam a qualidade de vida dos pacientes (Cyrille & Patel, 2017; Jones et al., 2017). As visitas domiciliares realizadas por enfermeiros especialmente treinados no manejo de pacientes com IC possibilitam avaliação e manejo individualizados e adequados às demandas dos pacientes. Pacientes idosos e aqueles que apresentam cardiopatia de longa duração com comprometimento da energia física com frequência necessitam de assistência com a transição para o domicílio após a hospitalização em virtude de um episódio agudo de IC. O enfermeiro de cuidados domiciliares avalia o ambiente físico do domicílio e faz sugestões para a adaptação do ambiente domiciliar para atender às limitações das atividades do paciente. Se as escadas forem uma preocupação, o paciente pode planejar as atividades diárias de modo que a subida de escadas seja minimizada; para alguns pacientes, pode ser estabelecido um toalete temporário no andar principal do domicílio. O enfermeiro de cuidados domiciliares atua com o paciente e a família para maximizar os benefícios dessas alterações.

O enfermeiro de cuidados domiciliares também reforça e esclarece as informações a respeito das alterações alimentares e das restrições de líquidos, da necessidade de monitorar os sintomas e o peso corporal diário, e da importância da obtenção de cuidados de acompanhamento com o consultório do médico assistente ou clínica. A assistência também pode ser fornecida pela programação e manutenção das consultas. O paciente é encorajado a aumentar gradualmente seus cuidados pessoais e a responsabilidade pela realização do esquema terapêutico.

As diretrizes de IC com base em evidências recomendam o encaminhamento do paciente a clínicas de IC, que fornecem manejo de enfermagem intensivo juntamente com o cuidado clínico em um modelo cooperativo. Muitas dessas unidades são gerenciadas por enfermeiros. O encaminhamento a uma clínica de IC proporciona ao paciente o acesso imediato às instruções contínuas, equipe de enfermagem e clínica profissional, e ajustes oportunos dos esquemas terapêuticos. As clínicas de IC também podem fornecer tratamento ambulatorial (p. ex., diuréticos IV, monitoramento laboratorial) como uma alternativa à hospitalização. Em virtude do suporte adicional e da coordenação dos cuidados, os pacientes tratados por clínicas de IC apresentam menos exacerbações da IC, menos hospitalizações, diminuição dos custos dos cuidados clínicos e aumento da qualidade de vida (Yancy, 2013).

Outros programas de manejo da doença são realizados por meio de telessaúde, com a utilização de telefones ou computadores para manter o contato com os pacientes e obter dados dos pacientes. Isso possibilita que os enfermeiros e outras pessoas avaliem e tratem os pacientes com frequência, sem a necessidade de visitas frequentes dos pacientes aos profissionais de saúde. Várias técnicas podem ser empregadas, desde simples monitoramento telefônico a sofisticadas conexões de computador e vídeo que monitoram os sintomas, o peso diário, os sinais vitais, os sons cardíacos e os sons respiratórios. Os dados dos pacientes também podem incluir a hemodinâmica e outros parâmetros transmitidos a partir de dispositivos implantáveis. Estudos demonstraram que o telemanejo de saúde pode diminuir os custos e as exacerbações agudas da IC (Koehler, Koehler, Deckwart et al., 2018).

Considerações ao fim da vida. Tendo em vista que a IC é uma condição crônica e geralmente progressiva, os pacientes e as famílias precisam considerar as questões relativas à terminalidade da vida e quando considerar cuidados paliativos ou de *hospice* (Cross, Kamal, Taylor et al., 2019). Embora o prognóstico em pacientes com IC seja incerto, mais cedo ou mais tarde surgem questões relativas aos pensamentos do paciente e possíveis preocupações a respeito da utilização de opções de tratamento complexas (p. ex., implantação de um DCI ou um dispositivo de assistência ventricular [DAV]). Os dispositivos de assistência ventricular são uma opção para alguns pacientes com IC que não respondem à terapia farmacológica e que não são candidatos a transplante cardíaco. As discussões a respeito da utilização de tecnologia, das preferências para os cuidados ao fim da vida e das diretivas antecipadas de vontade devem ocorrer enquanto o paciente é capaz de participar e expressar as preferências. Por exemplo, com o uso expandido de DCI na população com IC, os pacientes com DCI, suas famílias e seus médicos assistentes devem receber instruções para a inativação do DCI ao fim da vida para evitar descargas inadequadas. Para saber mais sobre os cuidados ao fim da vida, ver Capítulo 13.

Reavaliação

Entre os resultados esperados estão:
1. O paciente demonstra tolerância em relação à atividade desejada.
   a. Descreve métodos adaptativos para as atividades habituais.
   b. Programa as atividades para conservar energia e reduzir a fadiga e a dispneia.
   c. Mantém a frequência cardíaca, a pressão arterial, a frequência respiratória e a oximetria de pulso na variação desejada.
2. O paciente mantém o equilíbrio hídrico.
   a. Exibe diminuição do edema periférico.
   b. Verbaliza a compreensão sobre a ingestão de líquidos e a utilização de diuréticos.
3. O paciente sente menos ansiedade.
   a. Evita situações que produzam estresse.
   b. Dorme confortavelmente à noite.
   c. Relata diminuição do estresse e da ansiedade.
   d. Nega sintomas de depressão.
4. O paciente toma decisões sensatas a respeito dos cuidados e do tratamento.
   a. Demonstra capacidade de influenciar os resultados.
5. O paciente, com a ajuda de seus familiares, adere ao esquema de saúde.
   a. Realiza e registra diariamente o peso corporal.
   b. Limita a ingestão de sódio alimentar (não mais que 2 g/dia).
   c. Usa os medicamentos conforme a prescrição.
   d. Relata os sintomas de piora da IC.
   e. Agenda e mantém as consultas para os cuidados de acompanhamento.
6. Não apresenta evidências de descompensação aguda e edema pulmonar.
7. Nega dispneia.
8. Ausência de sinais evidentes de *delirium* ou ansiedade.
9. Mantém equilíbrio hídrico, como mencionado anteriormente.
10. Ausência de evidências de distúrbios eletrolíticos consequentes à terapia com diurético.

COMPLICAÇÕES DA DOENÇA CARDÍACA

 ## CHOQUE CARDIOGÊNICO

O choque cardiogênico ocorre quando a diminuição do DC causa perfusão tissular inadequada e o início da síndrome de choque. O choque cardiogênico pode ocorrer mais comumente após um IAM quando uma grande área do miocárdio se torna isquêmica e hipocinética. Também pode ocorrer como resultado de IC em estágio terminal, tamponamento cardíaco, embolia pulmonar (EP), miocardiopatia e arritmias. O choque cardiogênico é uma condição potencialmente fatal, com alta taxa de mortalidade. (Para mais informações sobre a fisiopatologia e o manejo do choque cardiogênico, ver Capítulo 11.)

TROMBOEMBOLIA

Pacientes com distúrbios cardiovasculares correm risco para o desenvolvimento de tromboêmbolos arteriais e venosos (TEV). Pode haver formação de trombos intracardíacos em pacientes com fibrilação atrial, tendo em vista que os átrios não contraem vigorosamente, o que resulta em fluxo lento e turbulento, e aumento da probabilidade de formação de trombos. Também pode haver formação de trombos murais nas paredes ventriculares quando a contratilidade é insuficiente. Os trombos intracardíacos podem se destacar e se movimentar pela circulação até outras estruturas, incluindo o cérebro, onde causam um acidente vascular encefálico. Os coágulos nas câmaras cardíacas podem ser detectados por um ecocardiograma e tratados com agentes anticoagulantes, tais como heparina e varfarina (ver discussão adicional sobre a avaliação e o tratamento de TEV no Capítulo 26; a Tabela 26.2 aborda medicamentos anticoagulantes específicos).

A diminuição da mobilidade e outros fatores em pacientes com cardiopatia também podem levar à formação de coágulos nas veias profundas das pernas. Embora os sinais e sintomas de trombose venosa profunda (TVP) possam variar, os pacientes relatam dor e edema nos membros inferiores que podem estar hiperemiados e quentes à palpação. Esses coágulos podem se destacar e se movimentar pela veia cava inferior e pelo lado direito do coração e para a artéria pulmonar, onde podem causar um êmbolo pulmonar (EP) (ver Capítulo 26 para discussão adicional sobre avaliação e tratamento da EP).

DERRAME PERICÁRDICO E TAMPONAMENTO CARDÍACO

O derrame pericárdico (acúmulo de líquido no saco pericárdico) pode acompanhar IC avançada, pericardite, carcinoma metastático, cirurgia cardíaca ou traumatismo. Normalmente, o saco pericárdico contém aproximadamente 20 mℓ de líquido, que são necessários para diminuir a fricção durante a contração cardíaca. Um aumento no líquido pericárdico eleva a pressão no saco pericárdico e comprime o coração, com as seguintes consequências:

- Elevação da pressão em todas as câmaras cardíacas
- Diminuição do retorno venoso em virtude de compressão atrial
- Incapacidade de distender e encher adequadamente os ventrículos.

O líquido pericárdico pode se acumular lentamente sem causar manifestações observáveis, até que ocorra o acúmulo de um grande volume (1 a 2 ℓ) (Hoit, 2019). Entretanto, um derrame que se desenvolve rapidamente (p. ex., hemorragia no saco pericárdico decorrente de traumatismo torácico) pode distender rapidamente o pericárdio até seu tamanho máximo e causar um problema agudo. À medida que o líquido pericárdico aumenta, a pressão pericárdica se eleva, reduzindo o retorno venoso para o coração e diminuindo o DC. Isso pode resultar em tamponamento cardíaco, que causa DC baixo e choque obstrutivo.

Manifestações clínicas

Os sinais e sintomas de derrame pericárdico podem variar de acordo com o desenvolvimento, rápido ou lento, do problema. No tamponamento cardíaco agudo, o paciente apresenta dor torácica súbita, taquipneia e dispneia. A DVJ resulta de enchimento atrial direito insatisfatório e aumento da pressão venosa. A hipotensão ocorre em virtude do DC baixo e, com frequência, há hipofonese das bulhas cardíacas. A apresentação subaguda de um derrame pericárdico é menos dramática. O paciente pode relatar desconforto torácico ou sensação de plenitude. A sensação de pressão no tórax pode resultar de distensão do saco pericárdico. Esses pacientes também desenvolvem dispneia, DVJ e hipotensão ao longo do tempo (Hoit, 2019). Os pacientes com tamponamento cardíaco tipicamente apresentam taquicardia em resposta ao DC baixo. Além da hipotensão, os pacientes com tamponamento cardíaco podem desenvolver **pulso paradoxal**, ou seja, pressão arterial sistólica que é acentuadamente mais baixa durante a inspiração. Tal achado é caracterizado por uma diferença anormal de, no mínimo, 10 mmHg na pressão sistólica entre o ponto que é auscultado durante a expiração e o ponto que é auscultado durante a inspiração. Essa diferença é causada pela variação no enchimento cardíaco que ocorre com as alterações na pressão intratorácica durante a respiração. Os sinais cardeais de tamponamento cardíaco estão ilustrados na Figura 25.4.

Avaliação e achados diagnósticos

É realizado um ecocardiograma para confirmar o diagnóstico e quantificar o volume de líquido pericárdico. A radiografia de tórax pode revelar aumento da silhueta cardíaca consequente ao derrame pericárdico. O ECG revela taquicardia, assim como baixa voltagem (Hoit, 2019). Ver no Capítulo 22 a importância das anormalidades do ECG.

Manejo clínico

O manejo agudo do tamponamento cardíaco inclui pericardiocentese, enquanto pericardiotomia é realizada em casos de derrames recorrentes.

Pericardiocentese

Se a função cardíaca se tornar muito comprometida, realiza-se a **pericardiocentese** (punção do saco pericárdico para aspirar o líquido pericárdico). Durante esse procedimento, o paciente é monitorado continuamente por meio de ECG e sinais vitais frequentes. A pericardiocentese com cateter é realizada com a utilização de ecocardiografia para guiar a inserção do cateter de drenagem (Hoit, 2019).

A consequente diminuição da pressão venosa central e o aumento associado da pressão arterial após a retirada do líquido pericárdico indicam que o tamponamento cardíaco foi aliviado. O paciente quase sempre sente alívio imediato. Se foi aspirado um volume substancial de líquido pericárdico,

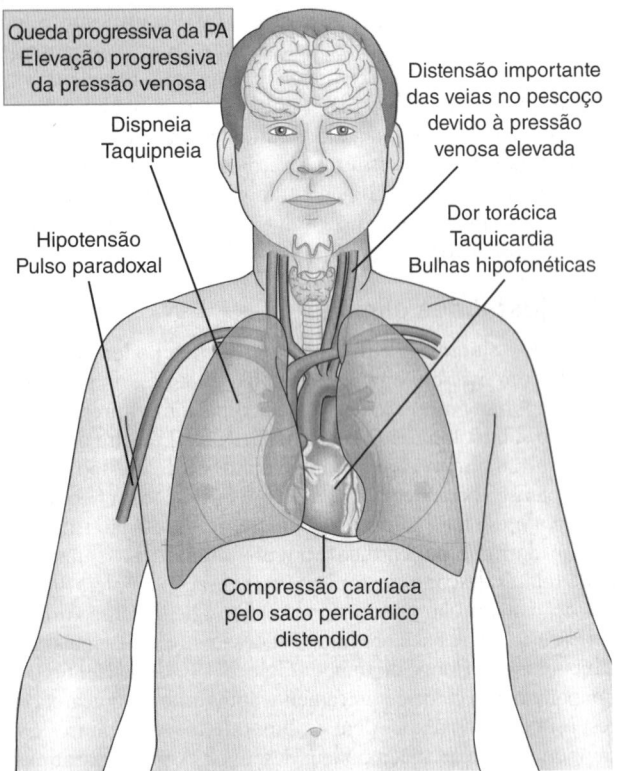

Figura 25.4 • Os achados da avaliação no tamponamento cardíaco que resultam de derrame pericárdico incluem dor ou sensação de plenitude torácica, dispneia, taquipneia, distensão venosa jugular, hipotensão, pulso paradoxal, taquicardia e hipofoneses das bulhas cardíacas.

pode ser deixado um pequeno cateter posicionado para drenar o acúmulo de sangue ou líquido recidivante. O líquido pericárdico é enviado ao laboratório para exame em relação a células tumorais, cultura bacteriana, análise química e sorológica, e contagem diferencial de células sanguíneas.

As complicações da pericardiocentese incluem punção de artéria coronária, traumatismo miocárdico, arritmias, laceração pleural e punção gástrica. Após a pericardiocentese, o ritmo cardíaco, a pressão venosa e os sons cardíacos do paciente são monitorados com frequência para detectar a possível recidiva do tamponamento cardíaco. Também é realizado um ecocardiograma de acompanhamento. Se o derrame recidivar, é necessária a repetição da aspiração. O tamponamento cardíaco pode exigir drenagem cirúrgica a céu aberto (pericardiotomia) (Hoit, 2019).

Pericardiotomia

Os derrames pericárdicos recidivantes, geralmente associados à doença neoplásica, podem ser tratados por **pericardiotomia** (criação de janela pericárdica). Sob anestesia geral, uma parte do pericárdio é excisada para possibilitar a drenagem do líquido pericárdico exsudativo para o sistema linfático. Os cuidados de enfermagem após o procedimento incluem os cuidados pós-cirúrgicos de rotina (ver Capítulo 16), além da observação em relação a tamponamento recidivante.

PARADA CARDÍACA

Na parada cardíaca, o coração não consegue bombear e circular o sangue para os órgãos e tecidos do corpo. Com frequência, é causada por uma arritmia, tal como fibrilação ventricular, bradicardia progressiva ou assistolia (ou seja, ausência de atividade elétrica cardíaca e contração dos músculos do coração). A parada cardíaca também pode ocorrer quando há atividade elétrica no ECG, mas as contrações cardíacas não são efetivas, uma condição denominada **atividade elétrica sem pulso (AESP)**. A AESP pode ser causada por diversos problemas, como hipovolemia profunda (p. ex., hemorragia). Os diagnósticos que estão comumente associados à parada cardíaca incluem infarto do miocárdio, êmbolos pulmonares maciços, hiperpotassemia, hipotermia, hipoxia grave e superdosagem de medicamentos. A rápida identificação desses problemas e a intervenção imediata conseguem restaurar a circulação em alguns pacientes.

Manifestações clínicas

Na parada cardíaca, a consciência, o pulso e a pressão arterial são imediatamente perdidos. Habitualmente, a respiração cessa, mas pode ocorrer engasgo respiratório ineficaz. As pupilas dos olhos começam a dilatar em menos de 1 min, e podem ocorrer convulsões. São observadas palidez e cianose na pele e nas mucosas. O risco de lesão de órgãos, incluindo lesão cerebral irreversível, e de morte, aumenta a cada minuto que passa. A idade e a saúde geral do paciente determinam sua vulnerabilidade à lesão irreversível. O diagnóstico de parada cardíaca tem de ser feito o mais cedo possível, e medidas devem ser adotadas imediatamente para restaurar a circulação.

Avaliação e manejo de emergência: reanimação cardiopulmonar

A reanimação cardiopulmonar (RCP) proporciona o fluxo sanguíneo para os órgãos vitais até que a circulação efetiva possa ser restabelecida. Após o reconhecimento da não responsividade, é iniciado um protocolo para o suporte básico à vida. A atualização das diretrizes de reanimação cardiopulmonar e cuidados cardiovasculares de emergência da AHA (AHA Guidelines Update for Cardiopulmonary Resuscitation and Emergency Cardiovascular Care) orienta os protocolos atuais de reanimação cardiopulmonar, equipes de saúde de atendimento de emergência, cuidados pós-parada cardíaca e comprometimento respiratório agudo. A meta primária dos protocolos de reanimação cardiopulmonar é salvar vidas ao prevenir parada cardíaca hospitalar e otimizar os desfechos (AHA, 2017).

O processo de reanimação tem início com a avaliação imediata do paciente quanto a respiração e nível de consciência seguida por assistência, tendo em vista que a RCP pode ser realizada mais efetivamente com a adição de mais profissionais de saúde e equipamentos (p. ex., desfibrilador). O protocolo atual de reanimação recomenda as seguintes práticas para a reanimação cardiopulmonar:

1. *Reconhecimento rápido da parada cardíaca súbita.* O paciente é avaliado em relação à responsividade e à respiração.
2. *Ativação do Sistema de Resposta de Emergência.* Na unidade de saúde, a equipe de resposta de emergência é acionada. Fora de unidades de saúde, chamar o Serviço de Atendimento Móvel de Urgência (SAMU) ou o serviço de atendimento de urgências e emergências no caso de planos de saúde.
3. *Realização de RCP de alta qualidade.* Se não for palpado pulso carotídeo, as compressões torácicas são iniciadas (100 compressões por minuto).

4. *Análise rápida do ritmo cardíaco e desfibrilação* em 2 min em pacientes com fibrilação ventricular ou taquicardia ventricular sem pulso arterial, seguidas por compressões torácicas contínuas.

A respiração de resgate deixou de ser recomendada, exceto se houver profissionais de saúde; se este for o caso, ela é então iniciada, após as compressões torácicas. As vias respiratórias são abertas com a utilização de uma manobra de inclinação da cabeça/elevação do queixo, e qualquer material evidente na boca ou na garganta é removido. Uma cânula orofaríngea pode ser inserida, se disponível, para auxiliar na manutenção da perviedade das vias respiratórias. São fornecidas ventilações de resgate com a utilização de uma máscara e bolsa-válvula ou dispositivo de boca-máscara. O oxigênio é administrado a 100% durante a reanimação para corrigir a hipoxemia e melhorar a oxigenação tecidual.

As compressões são realizadas com o paciente sobre uma superfície firme, como o chão ou uma maca cardíaca. O profissional, de frente para a lateral do paciente, posiciona uma das mãos no centro do tórax, sobre a metade inferior do esterno, e a outra mão sobre a primeira mão (Figura 25.5). O tórax é comprimido aproximadamente 5 cm em uma frequência de 100 compressões por minuto. É crucial que o tórax retorne à posição original para possibilitar o enchimento cardíaco. As interrupções na RCP para a substituição dos profissionais ou a verificação em relação a um pulso são minimizadas (Panchal, Berg, Hirsch et al., 2019). Recomenda-se que os profissionais sejam substituídos a cada 2 min em virtude do esforço das compressões efetivas.

Desfibrilação

Assim que um monitor/desfibrilador se torna disponível, os eletrodos do monitor são aplicados no tórax do paciente e o ritmo cardíaco é analisado. Quando um desfibrilador externo automático (DEA) é utilizado, o dispositivo é ligado, as pás são aplicadas no tórax do paciente, e o ritmo é analisado pelo desfibrilador para determinar se é indicado um choque. Quando o ECG revela fibrilação ventricular ou taquicardia ventricular sem pulso, a desfibrilação imediata é o tratamento de escolha.

A AHA (2017) recomenda que a primeira desfibrilação seja feita nos 2 min seguintes ao primeiro episódio documentado de ausência de pulso arterial. O tempo de sobrevida diminui a cada minuto de adiamento da desfibrilação. Após a desfibrilação, as compressões torácicas de alta qualidade são retomadas imediatamente. A sobrevida após uma parada cardíaca foi melhorada por meio da instrução significativa dos profissionais de saúde e da utilização de DEA.

Suporte cardiovascular avançado de vida

Durante a reanimação, um acesso respiratório (p. ex., tubo endotraqueal, tubo traqueal) pode ser inserido por um médico, um enfermeiro ou um terapeuta respiratório para assegurar desobstrução das vias respiratórias e ventilação adequada. Após confirmar a colocação correta da via respiratória (ausculta pulmonar, observação de expansão torácica simétrica ou detector de dióxido de carbono), ventilação com pressão positiva deve ser iniciada sem interrupção das compressões torácicas (1 ventilação a cada 6 s ou 10/minuto) (Kleinman, Goldberger, Rea et al., 2017; Panchal et al., 2019).

As intervenções avançadas de suporte específicas subsequentes dependem da avaliação da condição do paciente e da resposta à terapia. Por exemplo, se for detectada assistolia no monitor, a reanimação cardiopulmonar é continuada enquanto é administrada epinefrina por via intravenosa ou intraóssea (IO). Medicamentos adicionais (Tabela 25.4) podem ser indicados para o paciente durante e após a reanimação.

Cada pessoa da equipe de suporte de vida avançado em cardiologia, também denominada *equipe de RCP*, tem funções predeterminadas. Uma equipe de RCP eficiente é caracterizada por membros que conhecem suas funções e responsabilidades. Isso assegura linhas claras e diretas de comunicação, trabalho de equipe efetivo e ambiente seguro para a equipe de saúde e para o paciente (Panchal et al., 2019).

É uma prática recomendada dar suporte aos parentes de todos os pacientes que sofrem parada cardíaca e estão recebendo esforços de reanimação. Além disso, se o paciente expressou esse desejo, os familiares podem permanecer no recinto durante os esforços de reanimação cardiopulmonar. As políticas de ação e os procedimentos de suporte aos familiares durante esse período devem estar prontamente acessíveis aos enfermeiros e à equipe de saúde. Estudos demonstram que a presença dos familiares não compromete o atendimento ao paciente, não tem desfechos negativos durante o evento de reanimação e não resulta em efeitos psicológicos adversos (American Association of Critical-Care Nurses [AACN], 2016).

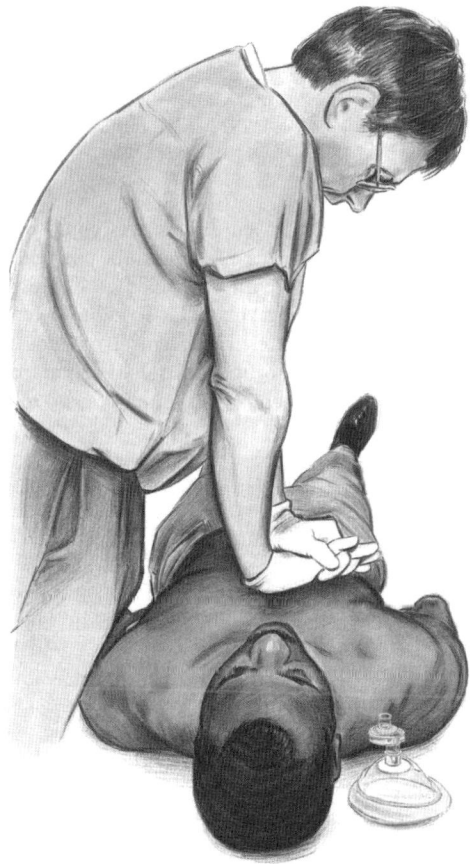

Figura 25.5 • As compressões torácicas na reanimação cardiopulmonar são realizadas por meio do posicionamento da palma de uma das mãos no centro do tórax, sobre o esterno, e da outra mão sobre a primeira mão. Os cotovelos são mantidos retos e o peso corporal é utilizado para aplicar fortes compressões sobre a parte inferior do esterno. O paciente deve estar sobre uma superfície rígida, como uma maca cardíaca. Reproduzida, com autorização, de Field, J. M., Kudenchuk, P. J., O'Connor, R. E. et al. (2009). *The textbook of emergency cardiovascular care and CPR*. Philadelphia, PA: Lippincott Williams & Wilkins.

TABELA 25.4 Medicamentos utilizados na reanimação cardiopulmonar.

Agente e ação	Indicações	Considerações de enfermagem
Epinefrina – vasopressor utilizado para otimizar a PA e o débito cardíaco; melhora a perfusão e a contratilidade miocárdicas	Administrada para pacientes em parada cardíaca causada por assístole, atividade elétrica sem pulso, TV ou FV sem pulso	Administrar 1 mg a cada 3 a 5 min por *bolus* IV ou IO. Prosseguir com a administração por via intravenosa periférica com 20 mℓ de soro fisiológico e elevar as extremidades por 10 a 20 s.
Norepinefrina – vasopressor administrado para aumentar a PA	Administrada para hipotensão e choque	Administrar 0,1 a 0,5 µg/kg/min como infusão IV, preferencialmente por cateter central.
Dopamina – vasopressor administrado para aumentar a PA e a contratilidade	Administrada para hipotensão e choque	Administrar 5 a 10 µg/kg/min como infusão IV, preferencialmente por cateter central.
Atropina – bloqueia a ação parassimpática; aumenta a automaticidade do nó SA e a condução AV	Administrada para pacientes com bradicardia sintomática (ou seja, hemodinamicamente instáveis com hipotensão)	Administrar 0,5 mg rapidamente IV; a dose pode ser repetida até atingir 3,0 mg, seguida por infusão rápida de solução salina.
Amiodarona – atua sobre os canais de sódio-potássio e cálcio para prolongar o potencial de ação e o período refratário	Utilizada para tratar a TV e FV sem pulso não responsivas à administração de choque	Administrar 300 mg IV; pode ser administrada uma segunda dose de 150 mg em 3 a 5 min.
Bicarbonato de sódio ($NaHCO_3$) – corrige acidose metabólica	Administrado para corrigir a acidose metabólica refratária às intervenções avançadas de suporte cardíaco à vida (reanimação cardiopulmonar, intubação e manejo respiratório)	Administrar uma dose inicial de 1 mEq/kg IV/IO; em seguida, administrar uma dose com base no déficit de base. Reconhecer que, para prevenir o desenvolvimento de alcalose metabólica de rebote, não é indicada a correção plena da acidose.
Sulfato de magnésio – promove o funcionamento adequado da bomba celular de sódio-potássio	Administrado para pacientes com *torsade de pointes*, um tipo de TV	Administrar 1 a 2 g diluídos em 10 mℓ de $SG_{5\%}$ (durante 5 a 20 min).

AV: atrioventricular; FV: fibrilação ventricular; IO: intraóssea; IV: intravenosa; PA: pressão arterial; SA: sinoatrial; $SG_{5\%}$: soro glicosado a 5%; TV: taquicardia ventricular. Adaptada de American Heart Association. (2019b). Part 7: Adult advanced cardiovascular life support. Resuscitation science: CPR and ECC guidelines. Retirada em 09/12/2019 de: www.eccguidelines.heart.org/circulation/cpr-ecc-guidelines/part-7-adult-advanced-cardiovascular-life-support.

A reanimação cardiopulmonar é interrompida quando são detectados sinais vitais ou quando o paciente responde. Se o paciente não responder às intervenções, o esforço de reanimação pode ser interrompido pelo chefe da equipe de reanimação cardiopulmonar após as opções terem sido exauridas. Muitos fatores são considerados na decisão, tais como o início de arritmia, possível etiologia, período de tempo até o início do suporte à vida, a resposta do paciente ao tratamento e as condições clínicas gerais do paciente.

Monitoramento e cuidados de acompanhamento

Os cuidados fornecidos ao paciente após a reanimação são outros determinantes da sobrevida (AHA, 2017). Um ECG de 12 derivações é feito para detectar supradesnivelamento recente do segmento ST ou isquemia miocárdica (ver Capítulo 23). Monitoramento eletrocardiográfico contínuo e aferições frequentes da pressão arterial são essenciais até ser obtida estabilidade hemodinâmica e a pressão arterial atingir uma variação suficiente para manter perfusão adequada. Os fatores que precipitaram a parada, tais como arritmias ou desequilíbrios eletrolíticos ou metabólicos, são identificados e tratados.

Após a reanimação e o retorno da circulação espontânea, os pacientes que estão comatosos podem se beneficiar da redução ativa da temperatura corporal. Quando é usado manejo direcionado da temperatura, a temperatura corporal central é reduzida para 32 a 36°C durante pelo menos 24 horas. Essa hipotermia induzida reduz a taxa metabólica cerebral e a demanda de oxigênio. Da mesma forma, condições de hipertermia, como febre, são evitadas para reduzir as demandas de oxigênio (Callaway, Donnino, Fink et al., 2015).

Os avanços nos cuidados cardíacos, tais como novas técnicas para reanimação efetiva e hipotermia pós-reanimação, melhoraram os resultados para os pacientes. Os estudos de pesquisa demonstram melhor recuperação neurológica e maior sobrevida global dos pacientes quando os algoritmos e a dinâmica de equipe corretos são utilizados após parada cardíaca; existe a esperança de desfechos ainda melhores no futuro.

EXERCÍCIOS DE PENSAMENTO CRÍTICO

1 cpa Após alta hospitalar recente por causa de um episódio de ICFER descompensada aguda, um homem de 62 anos procura o ambulatório de cardiologia onde você trabalha. Você constata que é a terceira hospitalização desse paciente nos últimos 6 meses. O paciente é viúvo, mora sozinho em uma casa de dois andares sem banheiro ou quarto de dormir no primeiro andar e está recebendo benefício social há alguns anos. Identifique como você pretende avaliar o paciente. Que perguntas você faz para ele? Quais recursos da comunidade e profissionais da equipe de saúde poderiam ser mobilizados para facilitar a transição desse paciente do ambiente hospitalar para a comunidade, de modo a evitar a reinternação?

2 pbe Você é um docente de enfermagem que trabalha em uma instituição de saúde domiciliar. Você é incumbido de apresentar uma sessão de orientação sobre estratégias de autocuidado na insuficiência cardíaca. Usando conhecimento das diretrizes de prática baseadas em evidências, enumere os tópicos mais importantes a serem abordados. Considere

> **3** **qp** Uma mulher de 75 anos com infarto agudo do miocárdio é internada na unidade onde você trabalha como enfermeiro. Você avalia a paciente e constata que ela está tossindo, apresenta aumento progressivo da frequência respiratória (32 incursões por minuto) e o escarro é róseo. A paciente parece agitada e se torna desorientada; ela pergunta o motivo de ela estar no hospital. Você liga para a equipe de resposta rápida e são prescritos: radiografia de tórax, gasometria arterial e painel metabólico básico; furosemida 40 mg IV e oxigênio via cânula nasal para manter uma saturação superior a 94%. Coloque suas intervenções planejadas em ordem de prioridade e explique a base racional delas.

> diferenças de gênero, medicamentos, recomendações nutricionais e sugestões para exercícios físicos.

REFERÊNCIAS BIBLIOGRÁFICAS

*Pesquisa em enfermagem.
**Referência clássica.

Livros

Bickley, L. S. (2017). *Bates' guide to physical examination and history taking* (12th ed.). Philadelphia, PA: Lippincott Williams & Wilkins.

Burchum, J. R., & Rosenthal, L. D. (2019). *Lehne's pharmacology for nursing care* (10th ed.). St. Louis, MO: Elsevier.

McCance, K. L., Huether, S. E., Brashers, V. L., et al. (2019). *Pathophysiology: The biologic basis for disease in adults and children* (8th ed.). St. Louis, MO: Elsevier.

Norris, T. L. (2019). *Porth's pathophysiology* (10th ed.). Philadelphia, PA: Wolters Kluwer.

Urden, L. D., Stacy, K. M., & Lough, M. E. (2018). *Critical care nursing* (8th ed.). St. Louis, MO: Elsevier.

Wiegand, D. (2017). *AACN procedure manual for high acuity, progressive, and critical care* (7th ed.). St. Louis, MO: Elsevier.

Periódicos e documentos eletrônicos

Albert, N. M., Barnason, S., Deswal, A., et al. (2015). Transitions of care in heart failure: A scientific statement from the American Heart Association. *Circulation & Heart Failure*, 8(2), 384–409.

American Association of Critical-Care Nurses (AACN). (2016). AACN practice alert: Family presence during resuscitation and invasive procedures. *Critical Care Nurse*, 36(1), e11–e14.

American Heart Association (AHA). (2017). Get with the guidelines: Resuscitation fact sheet. Retrieved on 9/14/2019 at: www.heart.org/en/professional/quality-improvement/get-with-the-guidelines/get-with-the-guidelines-resuscitation/get-with-the-guidelines-resuscitation-overview

American Heart Association (AHA). (2019a). What is heart failure? Retrieved on 10/24/2019 at: www.heart.org/en/health-topics/heart-failure/what-is-heart-failure

American Heart Association (AHA). (2019b). Part 7: Adult advanced cardiovascular life support. Resuscitation science: CPR and ECC guidelines. Retrieved on 12/9/2019 at: www.eccguidelines.heart.org/circulation/cpr-ecc-guidelines/part-7-adult-advanced-cardiovascular-life-support

Ayres, J. K., & Maani, C. V. (2019). Milrinone. *StatPearls*. Retrieved on 10/24/2019 at: www.ncbi.nlm.nih.gov/books/NBK532943

Benjamin, E. J., Muntner, P., Alonso, A., et al. (2019). Heart disease and stroke statistics—2019 update. *Circulation*, 139(10), e56–e528.

Borlaug, B. A., & Colucci, W. S. (2019). Treatment and prognosis of heart failure with preserved ejection fraction. *UpToDate*. Retrieved on 12/6/2019 at: www.uptodate.com/contents/treatment-and-prognosis-of-heart-failure-with-preserved-ejection-fraction

Callaway, C. W., Donnino, M. W., Fink, E. L., et al. (2015). Part 8: Post-Cardiac Arrest Care: 2015 American Heart Association Guidelines update for cardiopulmonary resuscitation and emergency cardiovascular care. *Circulation*, 132, S465–S482.

Cattadori, G., Segurini, C., Picozzi, A., et al. (2018). Exercise and heart failure: An update. *ESC Heart Failure*, 5(2), 222–232.

Centers for Disease Control and Prevention (CDC). (2017). National Center for Health Statistics: Leading causes of death. Retrieved on 12/5/2019 at: www.cdc.gov/nchs/fastats/leading-causes-of-death.htm

Colucci, W. S. (2019). Treatment of acute decompensated heart failure: Components of therapy. *UpToDate*. Retrieved on 12/7/2019 at: www.uptodate.com/contents/treatment-of-acute-decompensated-heart-failure-components-of-therapy

Colucci, W. S., & Dunlay, S. M. (2017). Clinical manifestations and diagnosis of advanced heart failure. *UpToDate*. Retrieved on 12/6/2019 at: www.uptodate.com/contents/clinical-manifestations-and-diagnosis-of-advanced-heart-failure

Costanzo, M. R. (2019). Ultrafiltration in acute heart failure. *Cardiac Failure Review*, 5(1), 9–18.

Cross, S. H., Kamal, A. H., Taylor, D. H., et al. (2019). Hospice use among patients with heart failure. *Cardiac Failure Review*, 5(2), 93–98.

Cyrille, N. B., & Patel, S. R. (2017). Late in-hospital management of patients hospitalized with acute heart failure. *Progress in Cardiovascular Diseases*, 60(2), 198–204.

Dumitru, I. (2018). Heart failure. *Medscape*. Retrieved on 12/6/2019 at: www.emedicine.medscape.com/article/163062-overview

Esquivel, J., White, M., Carroll, M., et al. (2018). Teach-back is an effective strategy for educating older heart failure patients. *Circulation*, 124(suppl. 21), Abstract 10786.

Gulati, G., & Udelson, J. E. (2018). Heart failure with improved ejection fraction: Is it possible to escape one's past? *Journal of American Cardiology: Heart Failure*, 6(9), 725–733.

*Hodson, A. R., Peacock, S., & Holtslander, L. (2019). Family caregiving for persons with advanced heart failure: An integrative review. *Palliative and Supportive Care*. doi:10.1017/S1478951519000245

Hoit, B. D. (2019). Diagnosis and treatment of pericardial effusion. *UpToDate*. Retrieved on 9/11/2019 at: www.uptodate.com/contents/diagnosis-and-treatment-of-pericardial-effusion

*Jiang, Y., Shorey, S., Seah, B., et al. (2018). The effectiveness of psychological interventions on self-care, psychological and health outcomes in patients with chronic heart failure—A systematic review and meta-analysis. *International Journal of Nursing Studies*, 78, 16–25.

Jones, C. D., Bowles, K. H., Richard, A., et al. (2017). High-value home health care for patients with heart failure. *Circulation*, 10(5), 1–5.

Kleinman, M. E., Goldberger, Z. D., Rea, T., et al. (2017). American Heart Association focused update on adult basic life support and cardiopulmonary resuscitation quality an update to the American Heart Association guidelines for cardiopulmonary resuscitation and emergency cardiovascular care. *Circulation*, 137(1), e7–e13.

Koehler, F., Koehler, K., Deckwart, O., et al. (2018). Efficacy of telemedical interventional management in patients with heart failure (TIM-HF2): A randomised, controlled, parallel-group, unmasked trial. *The Lancet*, 392(10152), 1047–1057.

Koruth, J. S., Lala, A., Pinney, S., et al. (2017). The clinical use of ivabradine. *Journal of the American College of Cardiology*, 70(14), 1777–1784.

Malotte, K., Saguros, A., & Groninger, H. (2018). Continuous cardiac inotropes in patients with end-stage heart failure: An evolving experience. *Journal of Pain and Symptom Management*, 55(1), 159–163.

*Meraz, R. (2020). Medication nonadherence or self-care? Understanding the medication decision-making process and experiences of older adults with heart failure. *Journal of Cardiovascular Nursing*, 35(1), 26–34.

Meyer, T. E. (2019a). Approach to acute decompensated heart failure in adults. *UpToDate*. Retrieved on 10/22/2019 at: www.uptodate.com/contents/approach-to-acute-decompensated-heart-failure-in-adults

Meyer, T. E. (2019b). Initial pharmacologic therapy of heart failure with reduced ejection fraction in adults. *UpToDate*. Retrieved on 12/6/2019 at: www.uptodate.com/contents/overview-of-the-management-of-heart-failure-with-reduced-ejection-fraction-in-adults

O'Connor, C. M. (2017). High heart failure readmission rates: Is it the health system's fault? *Journal of the American College of Cardiology*, 5(5), 393.

Panchal, A. R., Berg, K. M., Hirsch, K. G., et al. (2019). 2019 American Heart Association focused update on advanced cardiovascular life support: Use of advanced airways, vasopressors, and extracorporeal cardiopulmonary resuscitation during cardiac arrest. *Circulation*, 140(24), e881–e894.

Piña, I. L. (2019). Cardiac rehabilitation in patients with heart failure. *UpToDate*. Retrieved on 9/11/2019 at: www.uptodate.com/contents/cardiac-rehabilitation-in-patients-with-heart-failure

Schwartz, J. B., Schmader, K. E., Hanlon, J. T., et al. (2018). Pharmacotherapy in older adults with cardiovascular disease: Report from an American College of Cardiology, American Geriatrics Society, and the National Institute on Aging workshop. *Journal of Geriatrics Society, 67*(2), 371–380.

U.S. Department of Health and Human Services (HHS). (2019). Hospital quality overview. Retrieved on 9/6/2019 at: www.cms.gov/Medicare/Medicare-Fee-for-Service-Payment/AcuteInpatientPPS/Readmissions-Reduction-Program.html

van der Meer, P., Gaggin, H. K., & Dec, G. W. (2019). ACC/AHA versus ESC guidelines on heart failure, JACC guideline comparison. *Journal of the American College of Cardiology, 73*(21), 2757–2768.

**Yancy, C. W., Jessup, M., Bozkurt, B., et al. (2013). 2013 ACCF/AHA Guideline for the management of heart failure. A report of the American College of Cardiology Foundation/American Heart Association Task Force on Practice Guidelines. *Circulation, 128*(16), e240–e327.

Yancy, C. W., Jessup, M., Bozkurt, B., et al. (2017). ACC/AHA/HFSA Focused Update of the 2013 ACCF/AHA Guideline for the Management of Heart Failure. A report of the American College of Cardiology/American Heart Association Task Force on Clinical Practice Guidelines and the Heart Failure Society of America. *Circulation, 136*(6), e137–e161.

Yancy, C. W., Jessup, M., Bozkurt, B., et al. (2016). ACC/AHA/HFSA focused update on new pharmacological therapy for heart failure: An update of the 2013 ACCF/AHA guideline for the management of heart failure: A report of the American College of Cardiology Foundation/American Heart Association Task Force on Clinical Practice Guidelines and the Heart Failure Society of America. *Circulation, 134*(13), e282–e293.

Recursos

American Association of Heart Failure Nurses (AAHFN), www.aahfn.org
American College of Cardiology (ACC), www.acc.org
American Heart Association (AHA), www.heart.org
Heart Failure Society of America (HFSA), www.hfsa.org
National Heart, Lung, and Blood Institute, www.nhlbi.nih.gov

26 Avaliação e Manejo de Pacientes com Distúrbios Vasculares e Problemas de Circulação Periférica

DESFECHOS DO APRENDIZADO

Após ler este capítulo, você será capaz de:

1. Identificar fatores anatômicos e fisiológicos que afetam o fluxo sanguíneo periférico e a oxigenação tecidual.
2. Aplicar parâmetros de avaliação apropriados para a determinação do estado da circulação periférica.
3. Utilizar o processo de enfermagem como referencial para o cuidado ao paciente com distúrbios arteriais e venosos.
4. Comparar a fisiopatologia, as manifestações clínicas, o manejo e a prevenção das doenças das artérias.
5. Descrever a fisiopatologia, as manifestações clínicas, o manejo e a prevenção de tromboembolismo venoso, insuficiência venosa, úlceras de membros inferiores e veias varicosas.
6. Descrever a fisiopatologia, as manifestações clínicas e o manejo dos distúrbios linfáticos e celulite.

CONCEITOS DE ENFERMAGEM

Avaliação
Capacidade funcional

Coagulação

Perfusão

GLOSSÁRIO

anastomose: junção de dois vasos

aneurisma: bolsa ou dilatação localizada em uma artéria, formada em um ponto fraco na parede do vaso

angioplastia: procedimento invasivo que utiliza um cateter com ponta com balão para dilatar uma área estenótica de um vaso sanguíneo

arteriosclerose: processo difuso por meio do qual as fibras musculares e o revestimento endotelial das paredes de pequenas artérias e arteríolas espessam

aterectomia: procedimento invasivo no qual o *laser* ou um dispositivo de corte é utilizado na remoção ou redução de placa em uma artéria

aterosclerose: processo inflamatório que envolve o acúmulo de lipídios, cálcio, componentes sanguíneos, carboidratos e tecido fibroso na túnica íntima de uma artéria de grande ou médio calibre

cianose: uma coloração azulada da pele manifestada quando a quantidade de hemoglobina oxigenada contida no sangue é reduzida

claudicação intermitente: dor ou fadiga muscular similar a cãibra nos membros, consistentemente reproduzida com o mesmo grau de exercícios ou atividades e aliviada por repouso

dissecção: separação dos elementos elásticos e fibromusculares enfraquecidos na túnica média de uma artéria

dor em repouso: dor persistente nos pés ou nos dedos quando o paciente está em repouso, que indica um grau grave de insuficiência arterial

embolia pulmonar (EP): coágulo sanguíneo ou trombo em uma artéria pulmonar que bloqueia ou obstrui o fluxo sanguíneo para os pulmões

êmbolo: coágulo sanguíneo, depósito de gordura ou ar que se desloca na corrente sanguínea, aloja-se em uma artéria ou veia e bloqueia o fluxo sanguíneo

endovascular: um tipo de procedimento minimamente invasivo no qual uma punção ou uma pequena incisão é feita em um vaso sanguíneo com o propósito de inserir cateteres para reparo desse vaso ou para introdução de um dispositivo

estenose: estreitamento ou constrição de um vaso sanguíneo

índice tornozelo-braquial (ITB): proporção entre a pressão sistólica no tornozelo e a pressão sistólica braquial; uma medida objetiva da doença arterial, que fornece a quantificação do grau de estenose

isquemia: suprimento sanguíneo deficiente

rubor: coloração azul-avermelhada das extremidades; indicativo de lesão arterial periférica grave nos vasos, que permanecem dilatados e incapazes de constringir

sopro: som produzido pelo fluxo sanguíneo turbulento por um vaso irregular, tortuoso, estenótico ou dilatado

trombo: coágulo sanguíneo em uma artéria ou veia

tromboembolismo venoso (TEV): coágulo sanguíneo que se forma na vasculatura venosa e se manifesta como TVP ou embolia pulmonar

tromboêmbolo: coágulo sanguíneo que se desloca do vaso onde originalmente se formou

trombose venosa profunda (TVP): coágulo sanguíneo ou trombo localizado em uma veia profunda que provoca obstrução ou oclusão

ultrassonografia duplex: combina a obtenção de imagem em escala de cinza do modo B de tecidos, órgãos e vasos sanguíneos com as capacitações de estimativa de alterações na velocidade por meio do Doppler pulsado

As condições do sistema vascular incluem distúrbios arteriais, distúrbios venosos, distúrbios linfáticos e celulite. Esses distúrbios podem ser observados em pacientes em ambos os ambientes, hospitalar e ambulatorial. A avaliação e o manejo de enfermagem dependem da compreensão do sistema vascular.

REVISÃO DE ANATOMIA E FISIOLOGIA

A perfusão adequada assegura a oxigenação e a nutrição dos tecidos corporais, e depende, em parte, do funcionamento adequado do sistema cardiovascular. O fluxo sanguíneo adequado depende da eficiência do coração como uma bomba, da permeabilidade e da responsividade dos vasos sanguíneos e da adequação do volume sanguíneo circulante. A atividade do sistema nervoso, a viscosidade do sangue e as necessidades metabólicas dos tecidos influenciam a velocidade e a adequação do fluxo sanguíneo.

O sistema vascular é composto de dois sistemas interdependentes. O lado direito do coração bombeia sangue pelos pulmões para a circulação pulmonar, e o lado esquerdo do coração bombeia sangue para todos os outros tecidos corporais por meio da circulação sistêmica. Os vasos sanguíneos em ambos os sistemas canalizam o sangue do coração para os tecidos e de volta para o coração (Figura 26.1). A contração dos ventrículos é a força impulsora que movimenta o sangue pelo sistema vascular.

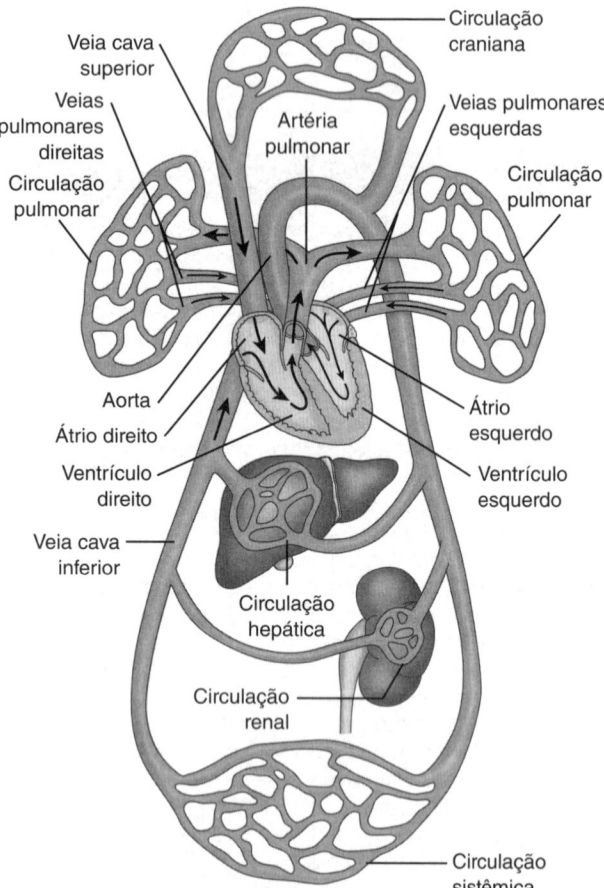

Figura 26.1 • Circulação sistêmica e pulmonar. O sangue rico em oxigênio da circulação pulmonar é bombeado a partir do lado esquerdo do coração para dentro da aorta e das artérias sistêmicas para os capilares, onde ocorre a troca de nutrientes e produtos residuais. O sangue desoxigenado retorna para o lado direito do coração por meio das veias sistêmicas e é bombeado para dentro da circulação pulmonar.

As artérias distribuem o sangue oxigenado a partir do lado esquerdo do coração para os tecidos, enquanto as veias transportam o sangue desoxigenado dos tecidos para o lado direito do coração. Os vasos capilares localizados dentro dos tecidos conectam os sistemas arterial e venoso. Esses vasos possibilitam a troca de nutrientes e resíduos metabólicos entre o sistema circulatório e os tecidos. As arteríolas e as vênulas imediatamente adjacentes aos capilares, juntamente com os capilares, constituem a microcirculação.

O sistema linfático complementa a função do sistema circulatório. Os vasos linfáticos transportam a linfa (um líquido similar ao plasma) e os líquidos teciduais (que contêm proteínas, células e resíduos celulares) do espaço intersticial para as veias sistêmicas. Líquido linfático drena para as veias subclávias e para as veias jugulares internas.

Anatomia do sistema vascular

Artérias, arteríolas, capilares, veias, vênulas e vasos linfáticos são as principais estruturas que constituem o sistema vascular.

Artérias e arteríolas

As artérias são estruturas com paredes espessas que transportam o sangue a partir do coração para os tecidos. A aorta, que apresenta um diâmetro de aproximadamente 2,5 cm no adulto de tamanho médio, dá origem a numerosos ramos, que continuam a se dividir em artérias progressivamente menores, que apresentam um diâmetro de 4 mm. Os vasos se ramificam ainda mais, com progressiva redução de seu calibre até aproximadamente 30 mcm de diâmetro. Essas artérias minúsculas, denominadas *arteríolas*, estão, em geral, inseridas nos tecidos (Norris, 2019).

As paredes das artérias e das arteríolas são compostas de três túnicas: a íntima, uma camada de células endoteliais interna; a média, uma camada intermediária de músculo liso e tecido elástico; e a adventícia, uma camada exterior de tecido conjuntivo. A íntima, uma túnica muito fina, proporciona uma superfície suave para o contato com o sangue que flui. A média compõe a maior parte da parede do vaso na aorta e em outras grandes artérias do corpo; a túnica é composta principalmente de fibras de tecido elástico e conjuntivo, que proporcionam aos vasos força considerável, e que possibilitam que eles contraiam e dilatem para acomodar o sangue ejetado do coração durante cada ciclo cardíaco (volume sistólico) e mantenham um fluxo de sangue uniforme e constante. A adventícia é uma túnica de tecido conjuntivo que ancora o vaso às suas adjacências. Há muito menos tecido elástico nas artérias menores e nas arteríolas, e a média nesses vasos é composta principalmente de músculo liso (Norris, 2019). O músculo liso controla o diâmetro dos vasos por meio da contração e do relaxamento. Fatores químicos, hormonais e neuronais influenciam a atividade do músculo liso. As arteríolas oferecem resistência ao fluxo sanguíneo por meio da alteração do seu diâmetro e geralmente são denominadas vasos de resistência. As arteríolas regulam o volume e a pressão no sistema arterial e a velocidade do fluxo sanguíneo para os capilares. Existe grande quantidade de músculo liso na média, e as paredes das artérias são relativamente espessas, sendo responsáveis por aproximadamente 25% do diâmetro total da artéria.

A íntima e o terço interno da camada de músculo liso da média estão em contato tão próximo com o sangue que os vasos sanguíneos recebem sua nutrição por meio de difusão direta. As túnicas adventícia e média externa necessitam de seu próprio suprimento de sangue para atender às necessidades metabólicas. Os vasos dos vasos (*vasa vasorum*) constituem uma rede de pequenos vasos sanguíneos que fornecem sangue e nutrientes para as artérias mais calibrosas.

Capilares

As paredes dos capilares, que não contêm músculo liso e túnica adventícia, são compostas de uma única camada de células endoteliais. Essa estrutura com paredes finas possibilita o transporte rápido e eficiente de nutrientes para as células e a remoção de resíduos metabólicos. O diâmetro dos capilares varia de 5 a 10 mcm; isso significa que os eritrócitos precisam alterar o seu formato para passar por esses vasos. As alterações no diâmetro de um capilar são passivas e são influenciadas por alterações contráteis nos vasos sanguíneos que transportam o sangue para e a partir de um capilar. O diâmetro dos capilares também altera em resposta a estímulos químicos. Em alguns tecidos, um anel de músculo liso, denominado *esfíncter pré-capilar*, está localizado na extremidade arteriolar do capilar e é responsável, juntamente com a arteríola, pelo controle do fluxo sanguíneo capilar (Norris, 2019).

Alguns leitos capilares, tais como aqueles nas pontas dos dedos, contêm anastomoses arteriovenosas, por meio das quais o sangue passa diretamente do sistema arterial para o sistema venoso. Acredita-se que esses vasos regulem a troca de calor entre o corpo e o ambiente externo.

A distribuição dos capilares varia com o tipo de tecido. Por exemplo, o tecido esquelético, que tem altas exigências metabólicas, apresenta uma rede mais densa de capilares do que a cartilagem, que tem baixas necessidades metabólicas.

Veias e vênulas

Os capilares unem-se para formar vasos maiores, denominados *vênulas*, que se unem para formar veias. O sistema venoso, portanto, é estruturalmente análogo ao sistema arterial; as vênulas correspondem às arteríolas; as veias, às artérias; e a veia cava, à aorta. Os tipos análogos de vasos nos sistemas arterial e venoso apresentam aproximadamente os mesmos diâmetros (ver Figura 26.1).

As paredes das veias, contrariamente àquelas das artérias, são mais finas e consideravelmente menos musculares. Na maioria das veias, as paredes constituem apenas 10% do diâmetro, ao contrário de 25% na maioria das artérias. Nas veias, as paredes são compostas de três túnicas, como aquelas das artérias; entretanto, nas veias, essas túnicas não são tão bem definidas.

A estrutura fina e menos muscular da parede venosa possibilita que esses vasos distendam mais dos que as artérias. Maiores distensibilidade e complacência possibilitam que grandes volumes de sangue permaneçam nas veias sob baixa pressão. Por esse motivo, as veias são denominadas vasos de capacitância. Aproximadamente 75% do volume sanguíneo total está contido nas veias. O sistema nervoso simpático, que inerva a musculatura venosa, pode estimular a venoconstrição (constrição das veias), reduzindo, assim, o volume venoso e aumentando o volume de sangue na circulação geral. A contração dos músculos esqueléticos nas extremidades cria a ação de bombeamento primário para facilitar o fluxo sanguíneo venoso de volta para o coração (Norris, 2019).

Algumas veias, ao contrário das artérias, são equipadas com válvulas. Em geral, as veias que transportam o sangue contra a força da gravidade, como nos membros inferiores, apresentam válvulas bicúspides de uma via, que evitam o fluxo retrógrado do sangue à medida que ele é propelido em direção ao coração. As válvulas são compostas de folhetos endoteliais, cuja competência depende da integridade da parede venosa.

Vasos linfáticos

Os vasos linfáticos são uma rede complexa de vasos com paredes finas, similares aos capilares. Essa rede coleta o líquido linfático dos tecidos e órgãos e transporta o líquido para a circulação venosa. Os vasos linfáticos convergem para dentro de duas estruturas principais: o ducto torácico e o ducto linfático direito. Esses ductos esvaziam na junção das veias subclávias e jugulares internas. O ducto linfático direito transporta a linfa principalmente do lado direito da cabeça, do pescoço, do tórax e da parte superior dos braços. O ducto torácico transporta a linfa do restante do corpo. Os vasos linfáticos periféricos unem-se aos vasos linfáticos maiores e passam pelos linfonodos regionais antes de adentrar a circulação venosa. Os linfonodos desempenham papel importante na filtração de partículas estranhas.

Os vasos linfáticos são permeáveis a moléculas grandes e proporcionam o único meio pelo qual as proteínas intersticiais podem retornar para o sistema venoso. Com a contração muscular, os vasos linfáticos tornam-se distorcidos para criar espaços entre as células endoteliais, possibilitando a entrada de proteínas e partículas. A contração muscular das paredes linfáticas e dos tecidos adjacentes auxilia na propulsão da linfa em direção aos pontos de drenagem venosa (Norris, 2019).

Função do sistema vascular

Funções importantes do sistema vascular incluem a irrigação e a drenagem dos tecidos, a manutenção do fluxo sanguíneo e da pressão arterial e a promoção da filtração e da reabsorção capilares, da resistência hemodinâmica e outros mecanismos reguladores vasculares periféricos.

Necessidades circulatórias dos tecidos

A quantidade de fluxo sanguíneo necessária pelos tecidos corporais muda constantemente. A porcentagem de fluxo sanguíneo recebida pelos órgãos ou tecidos individuais é determinada pela velocidade do metabolismo tecidual, pela disponibilidade de oxigênio e pela função do tecido. Quando as exigências metabólicas aumentam, os vasos sanguíneos dilatam para aumentar o fluxo de oxigênio e nutrientes para os tecidos. Quando as necessidades metabólicas diminuem, os vasos constringem e o fluxo sanguíneo para os tecidos diminui. As demandas metabólicas dos tecidos aumentam com atividades físicas ou exercícios, aplicação local de calor, febre e infecção. A redução das exigências metabólicas dos tecidos acompanha o repouso ou a diminuição das atividades físicas, a aplicação local de frio e o resfriamento do corpo. Se os vasos sanguíneos deixam de dilatar em resposta à necessidade de aumento do fluxo sanguíneo, ocorre **isquemia** (irrigação sanguínea deficiente para uma parte do corpo) tecidual. O mecanismo por meio do qual os vasos sanguíneos dilatam e constringem para o ajuste em relação às alterações metabólicas assegura que a pressão arterial normal seja mantida (Norris, 2019).

À medida que o sangue passa pelos capilares teciduais, o oxigênio é removido e é adicionado dióxido de carbono. A quantidade de oxigênio extraída por cada tipo de tecido é diferente. Por exemplo, o miocárdio tende a extrair aproximadamente 50% do oxigênio do sangue arterial em uma passagem por seu leito capilar, enquanto os rins extraem apenas aproximadamente 7% do oxigênio do sangue que passa por eles. A quantidade média de oxigênio removida coletivamente por todos os tecidos corporais é de aproximadamente 25%. Isso significa que o sangue na veia cava contém aproximadamente 25% menos oxigênio que o sangue aórtico. Esse fato é conhecido como diferença arteriovenosa de oxigênio sistêmica (Norris, 2019). Essa diferença aumenta quando o aporte de oxigênio aos tecidos é menor que a demanda dos mesmos.

Fluxo sanguíneo

O fluxo sanguíneo pelo sistema cardiovascular sempre segue a mesma direção: do lado esquerdo do coração para a aorta, artérias, arteríolas, capilares, vênulas, veias, veia cava e lado direito do coração. Esse fluxo unidirecional é causado por uma diferença de pressão existente entre os sistemas arterial e venoso. Tendo em vista que a pressão arterial (aproximadamente 100 mmHg) é superior à pressão venosa (cerca de 40 mmHg) e que o líquido flui de uma área de pressão mais alta para uma área de pressão mais baixa, o sangue flui do sistema arterial para o sistema venoso.

A diferença de pressão (ΔP) entre as duas extremidades dos vasos propulsiona o sangue. Os impedimentos ao fluxo sanguíneo exercem uma força opositora, que é conhecida como resistência (R). A velocidade do fluxo sanguíneo é determinada dividindo-se a diferença de pressão pela resistência:

$$\text{Velocidade de fluxo} = \Delta P/R$$

Essa equação demonstra que, quando a resistência aumenta, é necessário maior pressão para manter o grau de fluxo (Norris, 2019). No corpo, um aumento na pressão é alcançado por meio de um aumento na força de contração do coração. Se a resistência arterial estiver cronicamente elevada, o miocárdio hipertrofia (aumenta) para manter maior força contrátil.

Na maioria dos vasos sanguíneos lisos e longos, o fluxo é laminar ou em linha reta, com o sangue no centro do vaso movimentando-se discretamente mais rapidamente do que o sangue próximo das paredes dos vasos. O fluxo laminar torna-se turbulento quando a velocidade do fluxo sanguíneo aumenta, quando a viscosidade do sangue aumenta, quando o diâmetro do vaso se torna maior que o normal, ou quando segmentos do vaso estão estreitados ou constringidos (Norris, 2019). O fluxo sanguíneo turbulento cria um som anormal, denominado **sopro**, que pode ser auscultado com um estetoscópio.

Pressão arterial

O Capítulo 27 fornece mais informações sobre a fisiologia e a aferição da pressão arterial.

Filtração e reabsorção capilar

A troca de líquido pela parede capilar é contínua. Esse líquido, que apresenta a mesma composição do plasma sem as proteínas, forma o líquido intersticial. O equilíbrio entre as forças hidrostáticas e osmóticas do sangue e do interstício, bem como a permeabilidade capilar, determinam a quantidade e a direção da movimentação do líquido entre os capilares. A força hidrostática é uma pressão de direcionamento que é gerada pela pressão arterial. A pressão osmótica é a força de tração criada pelas proteínas plasmáticas. Normalmente, a pressão hidrostática na extremidade arterial do capilar é relativamente alta em comparação àquela na extremidade venosa. Essa alta pressão na extremidade arterial dos capilares tende a direcionar o líquido para fora do capilar e para dentro do espaço tecidual. A pressão osmótica tende a puxar o líquido de volta para dentro do capilar a partir do espaço tecidual, mas essa força osmótica não consegue superar a alta pressão hidrostática na extremidade arterial do capilar. Entretanto, na extremidade venosa do capilar, a força osmótica predomina sobre a baixa pressão hidrostática, e ocorre reabsorção do líquido do espaço tecidual de volta para dentro do capilar (Norris, 2019).

Com exceção de uma quantidade muito pequena, o líquido que é filtrado para fora na extremidade arterial do leito capilar é reabsorvido na extremidade venosa. O excesso de líquido filtrado entra na circulação linfática. Esses processos de filtração, reabsorção e formação da linfa auxiliam na manutenção do volume de líquido tecidual e na remoção de resíduos teciduais. Sob condições normais, a permeabilidade dos capilares permanece constante.

Sob determinadas condições anormais, o líquido filtrado para fora dos capilares pode exceder em muito as quantidades reabsorvidas e transportadas para longe pelos vasos linfáticos. Esse desequilíbrio pode resultar da lesão das paredes dos capilares e do subsequente aumento da permeabilidade, da obstrução da drenagem linfática, da elevação da pressão venosa ou de uma diminuição na força osmótica das proteínas plasmáticas. O acúmulo do excesso de líquido intersticial que resulta desses processos é denominado *edema*.

Resistência hemodinâmica

O fator mais importante que determina a resistência no sistema vascular é o raio dos vasos. Pequenas alterações no raio dos vasos levam a grandes alterações na resistência. Os locais predominantes de alteração no calibre ou na largura dos vasos sanguíneos e, portanto, na resistência, são as arteríolas e os esfíncteres pré-capilares. A resistência vascular periférica é a oposição ao fluxo sanguíneo proporcionada pelos vasos sanguíneos. Essa resistência é proporcional à viscosidade ou à espessura do sangue e ao comprimento dos vasos, e é influenciada pelo diâmetro dos vasos. Sob condições normais, a viscosidade do sangue e o comprimento dos vasos não alteram significativamente, e tais fatores, normalmente, não desempenham um papel importante no fluxo sanguíneo. Entretanto, um grande aumento no hematócrito pode aumentar a viscosidade do sangue e reduzir o fluxo sanguíneo capilar.

Mecanismos de regulação vascular periférica

Mesmo em repouso, as necessidades metabólicas dos tecidos corporais estão mudando constantemente. Portanto, é necessário um sistema regulatório integrado e coordenado, de modo que o fluxo sanguíneo para os tecidos individuais seja mantido proporcionalmente às necessidades daqueles tecidos. Esse mecanismo regulatório é complexo e influenciado por: sistema nervoso central, hormônios e substâncias químicas circulantes e atividade independente da própria parede arterial.

A atividade do sistema nervoso simpático (adrenérgica), mediada pelo hipotálamo, é o fator mais importante na regulação do calibre e, portanto, do fluxo sanguíneo dos vasos sanguíneos periféricos. Todos os vasos são inervados pelo sistema nervoso simpático, com exceção dos esfíncteres capilares e pré-capilares. A estimulação do sistema nervoso simpático causa vasoconstrição. O neurotransmissor responsável pela vasoconstrição simpática é a norepinefrina (Norris, 2019). A ativação simpática ocorre em resposta a fatores de estresse fisiológicos e psicológicos. A diminuição da atividade simpática por medicamentos ou simpatectomia resulta em vasodilatação.

Outros hormônios afetam a resistência vascular periférica. A epinefrina, liberada pela medula da glândula suprarrenal, atua como a norepinefrina na constrição dos vasos sanguíneos periféricos na maioria dos leitos teciduais. Entretanto, em baixas concentrações, a epinefrina causa vasodilatação nos músculos esqueléticos, no coração e no cérebro.

A angiotensina I, que é formada a partir da interação da renina (sintetizada pelo rim) e do angiotensinogênio, uma proteína sérica circulante, em seguida, é convertida em angiotensina II por uma enzima secretada pela vasculatura pulmonar, denominada *enzima conversora da angiotensina* (ECA). A angiotensina II é um vasoconstritor potente, em particular das arteríolas. Embora a quantidade de angiotensina II concentrada no sangue normalmente seja pequena, seus profundos efeitos vasoconstritores são importantes em determinados estados anormais, tais como a insuficiência cardíaca e a hipovolemia (Norris, 2019).

As alterações no fluxo sanguíneo local são influenciadas por diversas substâncias circulantes que apresentam propriedades vasoativas. Vasodilatadores potentes incluem óxido nítrico, prostaciclina, histamina, bradicinina, prostaglandina e determinados metabólitos musculares. Uma redução no oxigênio e nos nutrientes disponíveis e alterações no pH local também afetam o fluxo sanguíneo local. As citocinas pró-inflamatórias são substâncias liberadas das plaquetas que se agregam no local dos vasos lesionados, causando vasoconstrição arteriolar e continuação da agregação plaquetária no local da lesão (Atherton, Sindone, De Pasquale et al., 2018).

Fisiopatologia do sistema vascular

A redução do fluxo sanguíneo pelos vasos sanguíneos periféricos caracteriza todas as doenças vasculares periféricas. Os efeitos fisiológicos da alteração do fluxo sanguíneo dependem da extensão na qual as demandas teciduais excedem o suprimento de oxigênio e nutrientes disponível. Se as necessidades teciduais forem altas, mesmo uma redução modesta do fluxo sanguíneo pode ser inadequada para manter a integridade tissular. Os tecidos tornam-se isquêmicos, malnutridos e, finalmente, morrem, a menos que o fluxo sanguíneo adequado seja restaurado.

Insuficiência do bombeamento

O fluxo sanguíneo periférico inadequado ocorre quando a ação de bombeamento do coração se torna ineficiente. A insuficiência cardíaca com redução da fração de ejeção ventricular esquerda (também denominada IC sistólica) causa acúmulo de sangue nos pulmões e redução no fluxo anterógrado ou no débito cardíaco, que resultam no fluxo sanguíneo arterial inadequado para os tecidos. A insuficiência cardíaca com fração de ejeção preservada (ICFEP; também denominada insuficiência cardíaca diastólica) de ventrículo esquerdo provoca congestão venosa sistêmica e redução do fluxo sanguíneo anterógrado (Atherton et al., 2018) (ver Capítulo 25).

Alterações no sangue e nos vasos linfáticos

São necessários vasos sanguíneos intactos, permeáveis e responsivos para a administração de quantidades adequadas de oxigênio e nutrientes para os tecidos e para a remoção de resíduos metabólicos. As artérias podem ser lesionadas ou obstruídas como resultado de placa aterosclerótica, **tromboêmbolo** (um coágulo sanguíneo que é deslocado do vaso onde se formou originalmente), traumatismo químico ou mecânico, infecções ou processos inflamatórios, distúrbios vasospásticos e malformações congênitas. Uma oclusão arterial súbita causa isquemia tecidual profunda, e com frequência irreversível, e morte tecidual. Quando as oclusões arteriais se desenvolvem gradualmente, existe menos risco de morte tecidual súbita, tendo em vista que pode haver o desenvolvimento de circulação colateral, proporcionando ao tecido a oportunidade de se adaptar gradualmente à diminuição do fluxo sanguíneo.

O fluxo sanguíneo venoso pode ser reduzido por um tromboêmbolo que obstrui a veia, por válvulas venosas incompetentes, ou por uma redução na efetividade da ação de bombeamento dos músculos adjacentes. A diminuição do fluxo sanguíneo venoso resulta em aumento da pressão venosa, subsequente aumento na pressão hidrostática capilar, filtração de líquidos para fora dos capilares e para dentro do espaço intersticial, e subsequente edema. Os tecidos edemaciados não conseguem receber nutrição adequada do sangue e, consequentemente, são mais suscetíveis a rupturas, lesões e infecções. A obstrução dos vasos linfáticos também resulta em edema. Os vasos linfáticos podem tornar-se obstruídos por um tumor ou por uma lesão decorrente de traumatismo mecânico ou processos inflamatórios.

Insuficiência circulatória dos membros

Embora existam muitos tipos de doenças vasculares periféricas, a maioria resulta em isquemia e produz alguns dos mesmos sintomas: dor, alterações cutâneas, diminuição do pulso, e possível edema. O tempo e a gravidade dependem, em parte, do tipo, do estágio, da extensão do processo de doença e da velocidade com a qual o distúrbio se desenvolve. A Tabela 26.1 destaca as características distintivas da insuficiência arterial e venosa. Neste capítulo, a doença vascular periférica é categorizada como arterial, venosa ou linfática.

 ## Considerações gerontológicas

O envelhecimento produz alterações nas paredes dos vasos sanguíneos, que afetam o transporte de oxigênio e nutrientes para os tecidos. A íntima torna-se espessa como resultado de proliferação celular e fibrose. As fibras de elastina da média tornam-se calcificadas, finas e fragmentadas, e o colágeno acumula-se na íntima e na média. Essas alterações causam o enrijecimento dos vasos, que resulta em aumento da resistência periférica, comprometimento do fluxo sanguíneo e aumento do esforço ventricular esquerdo, causando hipertrofia, isquemia e redução da fração de ejeção ventricular esquerda, e trombose e hemorragia em microvasos no cérebro e nos rins (Atherton et al., 2018).

AVALIAÇÃO DO SISTEMA VASCULAR

O enfermeiro deve realizar anamnese focada e avaliação física para estabelecer as condições basais do paciente e identificar alterações no sistema vascular.

Anamnese

O enfermeiro obtém uma descrição aprofundada do paciente com doenças vasculares periféricas a respeito de qualquer dor e seus fatores de precipitação. Uma dor muscular tipo cãibra, desconforto ou fadiga nos membros reproduzida consistentemente com o mesmo grau de atividades ou exercícios e aliviada por repouso é apresentada pelos pacientes com insuficiência arterial periférica. Denominada **claudicação intermitente**, esta dor, desconforto ou fadiga é causada pela incapacidade do sistema arterial de fornecer fluxo sanguíneo adequado para os tecidos em virtude do aumento das demandas de nutrientes e oxigênio durante os exercícios. Na medida em que os tecidos são forçados a completar o ciclo de energia sem nutrientes e oxigênio adequados, são produzidos metabólitos musculares e ácido láctico. A dor ocorre quando os metabólitos agravam as terminações nervosas do tecido adjacente. Tipicamente, aproximadamente 50% do lúmen arterial ou 75% da área transversal podem estar obstruídos antes que a claudicação

TABELA 26.1	Características da insuficiência arterial e venosa e das úlceras resultantes.	
Característica	Arterial	Venosa
Características gerais		
Dor	Claudicação intermitente a aguda, que não diminui, constante	Dolorosa, latejante, com cãibra
Pulsos	Diminuídos ou ausentes	Presentes, mas podem ser de difícil palpação através do edema
Características da pele	Rubor dependente – com elevação, há palidez do pé; pele seca e brilhante; temperatura fresca a fria; perda dos pelos ao redor dos dedos do pé e no dorso do pé; unhas espessadas e lascadas	Pigmentação na área da cobertura dos pés (área do maléolo medial e lateral), pele espessada e rígida, pode ser azul-avermelhada, frequentemente com dermatite associada
Características das úlceras		
Localização	As pontas dos dedos dos pés, os espaços interdigitais ou outros pontos de compressão se o paciente estiver imóvel	Maléolo medial, maléolo lateral ou área tibial anterior
Dor	Muito dolorosas	Dor mínima a intensa
Profundidade da úlcera	Profunda, com frequência envolvendo o espaço articular	Superficial
Formato	Circular	Borda irregular
Base da úlcera	Pálida a negra e gangrena úmida a seca	Tecido de granulação – vermelho carnoso a fibrinoso amarelo na úlcera crônica a longo prazo
Edema das pernas	Mínimo, exceto se o membro for constantemente mantido em posição pendente para aliviar a dor	Moderado a grave

Adaptada de Ermer-Selton, J. (2016). Lower extremity assessment. In R. Bryant & D. Nix (Eds.). *Acute and chronic wounds: Current management* (5th ed.). St. Louis, MO: Elsevier.

intermitente seja apresentada. Quando o paciente repousa e, assim, diminui as necessidades metabólicas dos músculos, a dor cessa. A progressão da doença arterial pode ser monitorada por meio da documentação da quantidade de exercícios ou da distância que o paciente consegue caminhar antes do início da dor. A distância é medida em quarteirões ou metros. A dor persistente na parte anterior do pé (antepé) quando o paciente está em repouso indica um grau grave de insuficiência arterial e um estado crítico de isquemia. Conhecida como **dor em repouso**, esse desconforto geralmente é pior à noite e pode interferir no sono; além disso, com frequência, exige que a extremidade seja abaixada até uma posição pendente para melhorar a perfusão para os tecidos distais.

O local da doença arterial pode ser deduzido a partir da localização da claudicação, tendo em vista que a dor ocorre em grupos musculares distais ao vaso enfermo. A dor na panturrilha pode acompanhar a redução do fluxo sanguíneo pela artéria femoral superficial ou poplítea, enquanto a dor no quadril ou nas nádegas pode resultar da redução do fluxo sanguíneo na aorta abdominal ou nas artérias ilíacas comuns ou hipogástricas (também conhecidas como artérias ilíacas internas).

Avaliação física

Uma avaliação completa da cor da pele e da temperatura do paciente e da característica ou qualidade dos pulsos periféricos é importante no diagnóstico dos distúrbios arteriais.

Inspeção da pele

O fluxo sanguíneo adequado aquece as extremidades e confere a indivíduos com tons de pele mais claros uma coloração rósea. O fluxo sanguíneo inadequado resulta em extremidades frias e pálidas. Nas pessoas com pele pigmentada, as alterações de cor são, com frequência, mais difíceis de serem observadas. A redução adicional do fluxo sanguíneo para esses tecidos, que ocorre quando a extremidade está elevada, por exemplo, resulta em palidez (um aspecto ainda mais branco ou mais esbranquiçado). O **rubor**, uma descoloração azul-avermelhada das extremidades, pode ser observado em 20 segundos a 2 minutos após a extremidade ser posicionada na posição pendente. O rubor sugere lesão arterial periférica grave, na qual os vasos que não conseguem constringir permanecem dilatados. Mesmo com o rubor, a extremidade começa a empalidecer com a elevação. A **cianose**, uma coloração azulada da pele, é manifestada quando a quantidade de hemoglobina oxigenada contida no sangue é reduzida.

As alterações adicionais que resultam de um suprimento cronicamente reduzido de nutrientes incluem perda dos cabelos, unhas quebradiças, pele seca ou com descamação, atrofia e ulcerações. O edema pode estar aparente bilateral ou unilateralmente e está relacionado com a posição cronicamente pendente da extremidade afetada em virtude da dor em repouso. Alterações gangrenosas aparecem após a isquemia grave e prolongada, e representam a necrose tecidual.

Palpação dos pulsos

A determinação da presença ou da ausência, bem como da qualidade dos pulsos periféricos, é importante na avaliação do estado da circulação arterial periférica (Figura 26.2). A avaliação dos pulsos arteriais em um membro edemaciado deve ser realizada com cautela. A palpação dos pulsos é subjetiva, e o enfermeiro pode confundir o seu próprio pulso com aquele do paciente. Para evitar isso, o enfermeiro deve realizar um toque leve e usar mais que apenas o dedo indicador para a palpação, tendo em vista que o indicador apresenta a mais forte pulsação arterial de todos os dedos. O polegar não deve ser utilizado pelo mesmo motivo. A ausência de pulso pode indicar que o local de **estenose** (estreitamento ou constrição) ou oclusão é proximal àquele nível. A doença arterial oclusiva compromete o fluxo sanguíneo e pode reduzir ou obliterar as pulsações palpáveis nos membros. Os pulsos devem ser palpados bilateral e simultaneamente, comparando ambos os lados em relação à simetria na frequência, no ritmo e na qualidade.

AVALIAÇÃO DIAGNÓSTICA

O enfermeiro deve explicar ao paciente a finalidade dos exames diagnósticos, o que esperar e os eventuais efeitos colaterais relacionados com esses exames. As tendências nos resultados são observadas, tendo em vista que fornecem informações sobre a progressão da doença, bem como a resposta do paciente à terapia. Diversos testes podem ser realizados para identificar e diagnosticar as anormalidades que podem afetar as estruturas vasculares (artérias, veias e vasos linfáticos).

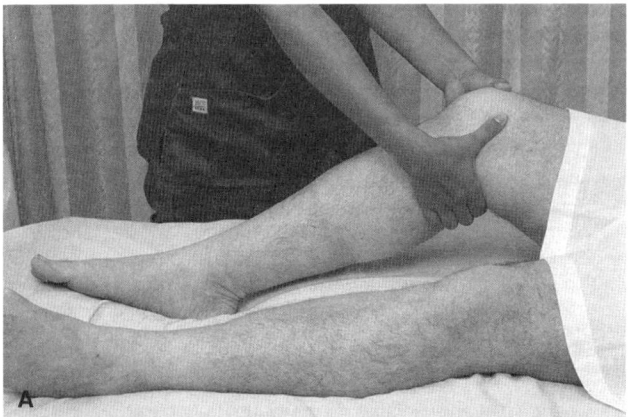
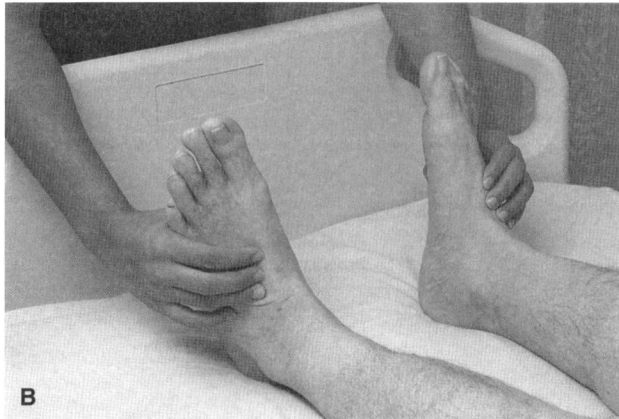
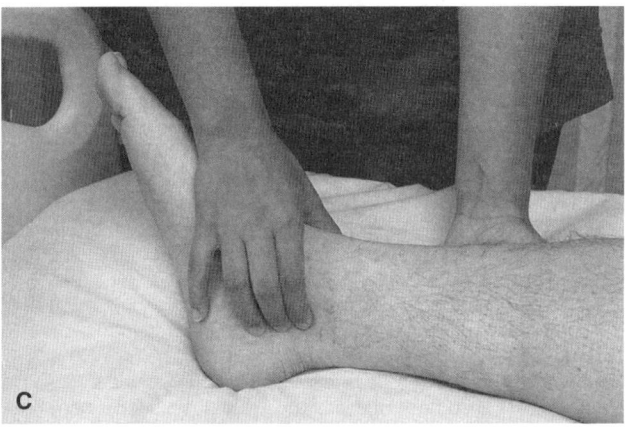

Figura 26.2 • Avaliação dos pulsos periféricos. **A.** Pulso poplíteo. **B.** Pulso podal dorsal. **C.** Pulso tibial posterior. Reimpressa com permissão de Weber, J. R. & Kelley, J. H. (2018). *Health assessment in nursing* (6th ed.). Philadelphia, PA: Wolters Kluwer.

Estudos do fluxo por ultrassonografia com Doppler

Quando os pulsos não puderem ser palpados de modo confiável, poderá ser utilizado um dispositivo de ultrassom com Doppler de onda contínua (OC) manual para detectar o fluxo sanguíneo. Esse dispositivo manual emite um sinal contínuo através dos tecidos do paciente. Os sinais são refletidos pelas células sanguíneas em movimento e recebidos pelo dispositivo. O sinal de Doppler de produção filtrada, em seguida, é transmitido para um alto-falante ou fones de ouvido, por meio do qual pode ser ouvido para a interpretação como sinais arteriais ou venosos (Fischbach & Fischbach, 2018). A profundidade na qual o fluxo sanguíneo pode ser detectado por Doppler é determinada pela frequência (em mega-hertz [MHz]) que ele gera. Quanto mais baixa a frequência, mais profunda a penetração tecidual; uma sonda de 5 a 10 MHz pode ser utilizada para avaliar as artérias periféricas.

Para avaliar os membros inferiores, o paciente é colocado em posição supina com a cabeceira do leito elevada em 20 a 30°; as pernas são rotacionadas externamente, se possível, para possibilitar o acesso apropriado ao maléolo medial. É aplicado gel hidrossolúvel na pele do paciente para possibilitar a transmissão uniforme da onda de ultrassom. A ponta do transdutor com Doppler é posicionada em um ângulo de 45 a 60° sobre a localização esperada da artéria e angulada lentamente para identificar o fluxo sanguíneo arterial. Evita-se a pressão excessiva, tendo em vista que artérias gravemente enfermas podem colapsar mesmo com a mínima pressão.

O transdutor pode detectar o fluxo sanguíneo em estados de doença arterial avançada, especialmente quando se desenvolve circulação colateral. Assim, a identificação de um sinal indica apenas a presença de fluxo sanguíneo. O profissional de saúde responsável pelo paciente deve ser notificado a respeito da ausência de sinal se um sinal tiver sido detectado anteriormente.

O Doppler de OC é mais útil como uma ferramenta clínica quando combinado às pressões sanguíneas do tornozelo, que são utilizadas para determinar o **índice tornozelo-braquial (ITB)**. O ITB é a proporção entre a pressão arterial sistólica no tornozelo e a pressão arterial sistólica no braço (Zierler & Dawson, 2016). É um indicador objetivo da doença arterial, que possibilita que o examinador quantifique o grau de estenose. Com o aumento dos graus de estreitamento arterial, há diminuição progressiva na pressão sistólica distal aos locais envolvidos.

O primeiro estágio na determinação do ITB é fazer com que o paciente repouse em uma posição supina (não sentada) por aproximadamente 5 minutos. Um manguito de pressão arterial de tamanho apropriado (tipicamente, um manguito de 10 cm para um adulto de constituição média) é aplicado no tornozelo do paciente, acima do maléolo. Após a identificação de um sinal arterial das artérias tibial posterior (Figura 26.3) e dorsal do pé, as pressões sistólicas são aferidas em ambos os tornozelos, enquanto o sinal de Doppler é escutado de cada artéria. As pressões diastólicas nos tornozelos não podem ser aferidas com Doppler. Se a pressão nessas artérias não puder ser obtida, considera-se a artéria fibular, que também pode ser avaliada no tornozelo.

A ultrassonografia com Doppler é utilizada para aferir as pressões braquiais nos braços. Ambos os braços são avaliados, tendo em vista que o paciente pode apresentar uma estenose assintomática na artéria subclávia, fazendo com que a pressão braquial no lado afetado seja 15 a 20 mmHg inferior à

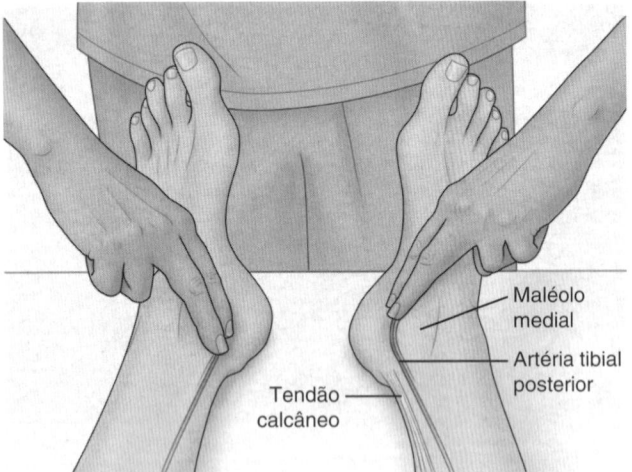

Figura 26.3 • Palpação da artéria tibial posterior.

pressão sistêmica, ou mais. A pressão anormalmente baixa não deve ser utilizada para a avaliação.

Para calcular o ITB, a mais alta pressão sistólica para cada tornozelo é dividida pela mais alta das duas pressões sistólicas braquiais (Boxe 26.1). O ITB pode ser computado para um paciente com as pressões sistólicas a seguir:

Braquial direita: 160 mmHg
Braquial esquerda: 120 mmHg
Tibial posterior direita: 80 mmHg
Podal dorsal direita: 60 mmHg
Tibial posterior esquerda: 100 mmHg
Podal dorsal esquerda: 120 mmHg

A mais alta pressão sistólica para cada tornozelo (80 mmHg para o direito, 120 mmHg para o esquerdo) seria dividida pela mais alta pressão braquial (160 mmHg):

Direita: 80/160 mmHg = ITB de 0,50
Esquerda: 120/160 mmHg = ITB de 0,75

Em geral, a pressão sistólica no tornozelo de uma pessoa hígida é a mesma ou discretamente superior à pressão sistólica braquial, resultando em um ITB de aproximadamente 1,0 (ausência de insuficiência arterial) (ver Boxe 26.2 para variações do ITB).

Implicações para a enfermagem

Os enfermeiros devem determinar o ITB basal em qualquer paciente com diminuição dos pulsos ou qualquer paciente de 65 anos ou mais com histórico de diabetes melito ou consumo de nicotina (Gerhard-Herman, Gornik, Barrett et al., 2016). Para os pacientes que são submetidos a intervenção arterial ou cirurgia, deve-se determinar o ITB de acordo com os protocolos da sua instituição. Além disso, deve-se determinar o ITB se houver alteração no estado clínico do paciente, tal como um membro subitamente frio ou doloroso.

Antes do procedimento, os enfermeiros devem orientar os pacientes a respeito das indicações para a determinação de ITB e das expectativas. Os pacientes devem ser orientados a evitar o consumo de nicotina ou a ingestão de bebidas com cafeína por no mínimo 2 horas antes do teste (se ele for realizado sem urgência). Pode ocorrer algum desconforto quando os manguitos são inflados.

Teste com exercícios

O teste com exercícios é utilizado para determinar por quanto tempo um paciente consegue caminhar e para aferir a pressão

---

Boxe 26.1 Como evitar erros comuns na obtenção do índice tornozelo-braquial

Adotar as precauções a seguir para assegurar o cálculo preciso de um índice tornozelo-braquial (ITB):

- *Utilizar manguitos de pressão arterial (PA) do tamanho correto.* Para obter aferições precisas da PA, utilizar uma braçadeira com largura de manguito de, no mínimo, 40% e comprimento de, no mínimo, 80% da circunferência do membro
- *No plano de cuidados de enfermagem, documentar os tamanhos dos manguitos utilizados* (p. ex., "manguito adulto de 12 cm utilizado para as pressões braquiais; manguito pediátrico de 10 cm utilizado para as pressões do tornozelo"). Isso minimiza o risco de discrepâncias nos ITB entre os turnos
- *Utilizar inflação suficiente do manguito.* Para assegurar o fechamento completo da artéria e as aferições mais precisas, inflar o manguito 20 a 30 mmHg além do ponto em que o último sinal arterial for detectado
- *Não desinflar o manguito muito rapidamente.* Tentar manter uma velocidade de deflação de 2 a 4 mmHg/s para os pacientes sem arritmias e 2 mmHg/s ou mais lenta para os pacientes com arritmias. A deflação do manguito mais rapidamente pode não detectar a pressão mais alta do paciente e resultar no registro de uma aferição errônea da PA (baixa)
- *Suspeitar de esclerose calcificada medial em qualquer ocasião em que o ITB for 1,20 ou superior, ou a pressão no tornozelo for superior a 250 mmHg.* A esclerose calcificada medial está associada a diabetes, lesão renal crônica e hiperparatireoidismo. Ela produz pressões no tornozelo falsamente elevadas por meio do enrijecimento da média das artérias, tornando os vasos não compressíveis
- *Suspeitar do registro de pressões arteriais inferiores a 40 mmHg.* Isso pode significar que o sinal venoso foi confundido com o sinal arterial. Se a pressão arterial, que normalmente é de 120 mmHg, for aferida como sendo inferior a 40 mmHg, solicitar a um colega que verifique novamente as aferições antes do seu registro como uma pressão arterial.

Boxe 26.2 Variação de pressão do índice tornozelo-braquial e manifestações isquêmicas

ITB > 1,40 é anormal; indica artérias não compressíveis; exige avaliação adicional por índice dedo do pé-braquial
ITB de 1 a 1,40 é normal
ITB de 0,91 a 0,99 é considerado limítrofe
ITB ≤ 0,90 é anormal
ITB de 0,50 a 0,90 (i. e., insuficiência moderada a leve) é, habitualmente, encontrado em pacientes com claudicação
ITB < 0,50 é encontrado em pacientes com dor isquêmica em repouso
ITB ≤ 0,40 é encontrado em pacientes com isquemia grave ou perda tecidual

ITB: índice tornozelo-braquial. Adaptado de Gerhard-Herman, M., Gornik, H., Barrett, C. et al. (2016). AHA/ACC Guideline on the management of patients with lower extremity peripheral arterial disease: Executive summary. *Circulation, 134*(24), 1-208; Zierler, R. E. & Dawson, D. L. (Eds.). (2016). *Strandness's duplex scanning in vascular disorders* (5th ed.). Philadelphia, PA: Wolters Kluwer.

---

arterial sistólica no tornozelo em resposta à caminhada. A pressão arterial sistólica do paciente é aferida em cada braço antes do teste na esteira rolante. Existem vários protocolos de prova de esforço, entretanto, na maioria dos casos, o paciente caminha em uma esteira rolante (2,4 km/h) com uma inclinação de 12% durante um máximo de 5 minutos, ou caminha com aumento gradativo da velocidade e da inclinação até o momento que surge claudicação. O teste de esforço pode ser modificado para deambulação em um corredor por uma distância preestabelecida. A maioria dos pacientes consegue concluir o teste, exceto se apresentarem insuficiência arterial significativa ou problemas cardíacos, pulmonares ou ortopédicos graves, ou uma incapacidade física. Uma resposta normal é a pouca ou nenhuma queda da pressão sistólica no pulso tibial posterior após os exercícios. Contudo, em um paciente com claudicação vascular verdadeira, a pressão no pulso tibial posterior cai. A combinação dessas informações hemodinâmicas com o tempo de caminhada auxilia a determinar se é necessária uma intervenção. O enfermeiro deve tranquilizar o paciente de que o teste na esteira não exigirá corrida; em vez disso, o teste pode demandar caminhada com uma inclinação discreta. Em alguns casos, a bicicleta pode ser usada para avaliar a capacidade de locomoção do paciente.

Ultrassonografia duplex

A **ultrassonografia duplex** consiste na obtenção de imagens em escala de cinza (modo B) de tecidos, órgãos e vasos sanguíneos (arteriais e venosos); ela possibilita a estimativa de alterações na velocidade por meio da utilização de um Doppler pulsado (Figura 26.4). Técnicas de fluxo colorido, que podem identificar os vasos, podem ser utilizadas para abreviar o tempo de exame. A ultrassonografia duplex pode ser empregada para determinar o nível e a extensão da doença venosa, bem como a cronicidade da doença. Com a utilização do modo B e do Doppler, é possível visualizar e avaliar o fluxo sanguíneo, avaliar o fluxo dos vasos distais, localizar a doença (estenose *versus* oclusão) e determinar a morfologia anatômica e a significância hemodinâmica da placa que causa estenose. Os achados da ultrassonografia duplex auxiliam no planejamento do tratamento e no monitoramento dos seus resultados. O teste não é invasivo e normalmente não requer preparo do paciente. Os pacientes que são submetidos à ultrassonografia duplex vascular abdominal, entretanto, devem ser aconselhados a não comer ou beber (*i. e.*, jejum) por no mínimo 6 horas antes do exame, a fim de diminuir a produção de gases intestinais, que podem interferir no exame. O equipamento é portátil, o que o torna útil em qualquer local para diagnóstico inicial, rastreamento ou avaliações de acompanhamento.

Tomografia computadorizada

A tomografia computadorizada (TC) fornece imagens transversais dos tecidos moles e visualiza a área de alterações no volume de um membro e o compartimento no qual as alterações ocorrem. A TC do abdome é valiosa na avaliação de características e no monitoramento de alterações na aorta, tais como aumento progressivo do diâmetro da aorta, indicando formação de aneurisma. A TC de um braço ou uma perna com linfedema, por exemplo, demonstra um padrão em favo de mel característico no tecido subcutâneo. Na tomografia computadorizada multidetectores (TCMD), um escâner de TC espiral e uma infusão intravenosa (IV) rápida de agente de contraste são utilizados para fornecer imagens de cortes muito finos da área-alvo, e os resultados são configurados em três dimensões, de modo que a imagem possa ser rotacionada e visualizada a partir de diversos ângulos. A cabeceira do escâner movimenta-se de modo circunferencial ao redor do paciente quando este passa pelo escâner, criando uma série de imagens sobrepostas que são conectadas umas às outras em uma espiral contínua. Os tempos de exame são curtos. Entretanto, o paciente é exposto a raios X, e é injetado um agente de contraste para visualizar os vasos sanguíneos. O grande volume de agente de contraste injetado em uma veia periférica pode contraindicar a realização da TCMD em crianças e pacientes com função renal significativamente comprometida (Gerhard-Herman et al., 2016).

Implicações para a enfermagem

Pacientes com comprometimento da função renal programados para a TCMD podem necessitar de tratamento pré-procedimental para prevenir a nefropatia induzida por contraste. Esse tratamento pode incluir hidratação oral ou venosa 6 a 12 horas antes do procedimento ou administração de bicarbonato de sódio, que alcaliniza a urina e protege contra lesão por radicais livres. Os estudos não apoiam o uso oral ou intravenoso de acetilcisteína para fins de proteção contra nefropatia induzida por contraste (Fähling, Seeliger, Patzak et al., 2017). O enfermeiro deve incentivar a ingestão de líquidos e monitorar o débito urinário do paciente no período após o procedimento, que deve ser de, no mínimo, 0,5 mℓ/kg/h. Pode ocorrer lesão renal aguda induzida por contraste em 48 a 96 horas pós-procedimento; portanto, o enfermeiro deve acompanhar com o médico do paciente, caso ocorra (ver Capítulo 48, para mais informações sobre lesão renal aguda). Os pacientes que apresentam alergias conhecidas a iodo ou frutos do mar podem necessitar de pré-medicação com esteroides e bloqueadores de histamina.

Angiografia

Um arteriograma produzido por angiografia pode ser utilizado para confirmar o diagnóstico de doença arterial oclusiva quando são consideradas cirurgia ou outras intervenções. Ele envolve a injeção de um agente de contraste radiopaco diretamente no sistema arterial para visualizar os vasos. A localização de uma obstrução vascular ou um **aneurisma** (dilatação anormal de um vaso sanguíneo) e a circulação colateral podem ser demonstradas. Tipicamente, o paciente tem sensação temporária de calor à medida que o agente de contraste é injetado, e pode ocorrer irritação no local da injeção. Raramente, um paciente pode apresentar reação alérgica imediata ou tardia ao iodo contido no agente de contraste. As manifestações incluem dispneia, náuseas e vômito, sudorese, taquicardia e dormência nos membros. Qualquer reação deve ser imediatamente relatada ao intervencionista; o tratamento pode incluir a administração de epinefrina, anti-histamínicos ou corticosteroides. Os riscos adicionais do procedimento incluem lesão vascular, oclusão arterial aguda, sangramento ou nefropatia por contraste.

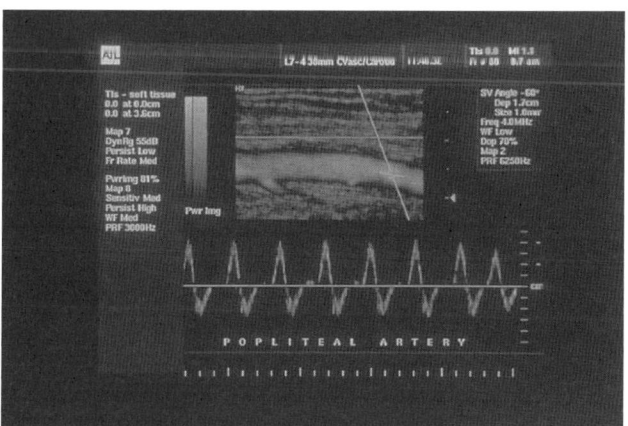

Figura 26.4 • Ultrassonografia duplex de fluxo colorido da artéria poplítea, com fluxo Doppler trifásico normal.

Angiografia por ressonância magnética

A angiografia por ressonância magnética (ARM) é realizada com um escâner de ressonância magnética (RM) padrão e *software* especial programado para isolar os vasos sanguíneos. As imagens resultantes podem ser giradas e vistas de múltiplos ângulos (Gerhard-Herman et al., 2016).

Implicações para a enfermagem

A ARM é contraindicada para pacientes com implantes metálicos. Antes da ARM o enfermeiro deve investigar se o paciente tem quaisquer dispositivos incompatíveis, tais como clipes de aneurisma, tatuagens antigas que possam conter oligoelementos (materiais mais novos usados nas tatuagens, como nitinol e titânio, são compatíveis com RM), alguns adesivos farmacológicos ou dispositivo cardíaco eletrônico implantável. Pacientes com qualquer tipo de dispositivo eletrônico implantável no coração precisam ser rastreados para determinar se é seguro realizar a RM (Indik, Gimbel, Abe et al., 2017).

O enfermeiro deve orientar o paciente a respeito do que esperar durante e após o procedimento. O paciente deve estar preparado para deitar-se sobre uma mesa fria e rígida que desliza para dentro de um pequeno tubo fechado. O enfermeiro deve informar o paciente que ele ouvirá ruídos, incluindo sons periódicos de batidas e estalos. Os pacientes com claustrofobia podem receber prescrição de um sedativo antes do procedimento. O paciente deve ser orientado a fechar os olhos antes de entrar no tubo, e mantê-los fechados, tendo em vista que isso pode diminuir os sintomas claustrofóbicos. Deve ser tranquilizado de que receberá um botão para pressionar se sentir necessidade de interromper o procedimento. Os procedimentos de ARM requerem a utilização de agente de contraste IV; portanto, as implicações para a enfermagem após a ARM são as mesmas da TCMD (discutidas na seção sobre TC).

Flebografia contrastada (venografia)

Também conhecida como venografia, a flebografia contrastada envolve a injeção de um agente de contraste radiopaco dentro do sistema venoso. Se for observado um **trombo** (um coágulo sanguíneo dentro de uma artéria ou veia), a imagem radiográfica revelará um segmento de veia não preenchido em uma veia completamente preenchida. A injeção do agente de contraste pode causar inflamação breve da veia, porém dolorosa. Esse teste raramente é realizado, uma vez que a ultrassonografia duplex é considerada o padrão para o diagnóstico de trombose venosa em membros inferiores (Zierler & Dawson, 2016). O enfermeiro deve orientar o paciente de que ele receberá o agente de contraste por meio de uma veia periférica e que será monitorado por 2 horas após o venograma em relação a drenagem ou hematomas no local de acesso. As diretrizes para os cuidados de enfermagem após o venograma são iguais às da TCMD (ver discussão anterior).

Linfocintigrafia

A linfocintigrafia envolve a injeção por via subcutânea de um coloide marcado radioativamente no segundo espaço interdigital. O membro, em seguida, é exercitado para facilitar a absorção do coloide pelo sistema linfático, e imagens seriadas são obtidas em intervalos preestabelecidos.

Implicações para a enfermagem

O enfermeiro deve orientar o paciente a respeito do que esperar. Por exemplo, o corante azul tipicamente utilizado para esse procedimento pode corar o local de injeção. Se o paciente apresentar um extravasamento linfático, como pode ocorrer com incisões na virilha, pode haver drenagem azul a partir da incisão até que o corante seja removido do sistema, o que pode demorar alguns dias.

DISTÚRBIOS ARTERIAIS

Os distúrbios arteriais causam isquemia e necrose tecidual. Esses distúrbios podem ocorrer em virtude de alterações patológicas crônicas progressivas da vasculatura arterial (p. ex., alterações ateroscleróticas) ou uma perda aguda do fluxo sanguíneo para os tecidos (p. ex., ruptura de aneurisma).

ARTERIOSCLEROSE E ATEROSCLEROSE

A **arteriosclerose** (enrijecimento das artérias) é a doença mais comum das artérias. É um processo difuso, por meio do qual as fibras musculares e o revestimento endotelial das paredes de pequenas artérias e arteríolas se tornam espessados. A **aterosclerose** envolve um processo diferente, que afeta a íntima de artérias de grande e médio porte. Essas alterações consistem no acúmulo de lipídios, cálcio, componentes sanguíneos, carboidratos e tecido fibroso na túnica íntima da artéria. Esses acúmulos são denominados ateromas ou placas.

Embora os processos patológicos da arteriosclerose e da aterosclerose sejam diferentes, um raramente ocorre sem o outro, e os termos com frequência são utilizados de modo intercambiável. A aterosclerose é uma doença generalizada das artérias e, quando ocorre nos membros, normalmente está presente em qualquer outro local do corpo.

Fisiopatologia

Os resultados diretos mais comuns da aterosclerose nas artérias incluem estenose (estreitamento) do lúmen, obstrução por trombose, aneurisma, ulceração e ruptura. Seus resultados indiretos são desnutrição e subsequente fibrose dos órgãos que as artérias escleróticas suprem com sangue. Todas as células teciduais ativamente funcionais necessitam de um suprimento abundante de nutrientes e oxigênio e, por esse motivo, são sensíveis a qualquer redução no suprimento desses nutrientes. Se as referidas reduções forem graves e permanentes, as células são submetidas à necrose isquêmica (morte das células em virtude de fluxo sanguíneo deficiente) e substituídas por tecidos fibrosos, que necessitam de muito menos fluxo sanguíneo.

A aterosclerose pode se desenvolver em qualquer parte do sistema vascular, mas determinados locais são mais vulneráveis, tais como as regiões nas quais as artérias bifurcam ou se ramificam em vasos menores (os homens apresentam mais patologias abaixo dos joelhos do que as mulheres) (Jelani, Petrov, Martinez et al., 2018). No membro inferior proximal, esses locais incluem aorta abdominal distal, artérias ilíacas comuns, orifício das artérias femoral superficial e femoral profunda e artéria femoral superficial no canal adutor, que é particularmente estreito. Distal aos joelhos, a aterosclerose pode ocorrer em qualquer local ao longo do trajeto da artéria.

Embora existam muitas teorias a respeito do desenvolvimento da aterosclerose, nenhuma teoria única explica completamente a patogênese; entretanto, os princípios de diversas teorias são incorporados à teoria de reação à lesão, segundo a qual a lesão celular endotelial vascular resulta de forças hemodinâmicas prolongadas, tais como estresses por cortes e fluxo turbulento, irradiação, exposição química ou hiperlipidemia crônica. A lesão do endotélio aumenta a agregação de plaquetas e monócitos no local da lesão. As células de músculo liso migram e proliferam, possibilitando a formação de matriz de colágeno e fibras elásticas (Norris, 2019).

As lesões ateroscleróticas são de dois tipos – estrias lipídicas e placa fibrosa:

- As estrias lipídicas são amarelas e lisas, fazem discretamente uma protrusão para dentro do lúmen da artéria, e são compostas de lipídios e células musculares lisas alongadas. Essas lesões foram observadas nas artérias de pessoas de todas as idades, incluindo bebês. Não está claro se as estrias lipídicas predispõem uma pessoa à formação de placas fibrosas, ou se são reversíveis. Elas normalmente não causam sintomas clínicos
- As placas fibrosas são compostas de células de músculo liso, fibras de colágeno, componentes plasmáticos e lipídios. São brancas a branco-amareladas e se projetam em diversos graus para dentro do lúmen arterial, às vezes obstruindo-o completamente. Essas placas são observadas predominantemente na aorta abdominal e nas artérias coronárias, poplíteas e carótidas internas, e acredita-se que sejam lesões progressivas (Figura 26.5).

O estreitamento gradual do lúmen arterial estimula o desenvolvimento da circulação colateral (Figura 26.6). A circulação colateral tem origem em vasos preexistentes, que aumentam para redirecionar o fluxo sanguíneo ao redor de uma estenose ou oclusão hemodinamicamente significativa. O fluxo colateral possibilita a continuação da perfusão para os tecidos, mas com frequência é inadequada para atender ao aumento das demandas metabólicas, e resulta em isquemia.

Fatores de risco

Muitos fatores de risco estão associados à aterosclerose (Boxe 26.3). Embora não esteja totalmente claro se a modificação desses fatores de risco previne o desenvolvimento de doença cardiovascular, as evidências indicam que podem retardar o processo.

O consumo de produtos com nicotina pode ser um dos fatores de risco mais importantes no desenvolvimento de lesões ateroscleróticas. A nicotina no tabaco diminui o fluxo sanguíneo para os membros e aumenta a frequência cardíaca e a pressão arterial ao estimular o sistema nervoso simpático, causando vasoconstrição (Quintella Farah, Silva Rigoni, de Almeida Correia et al., 2019). Também eleva o risco de

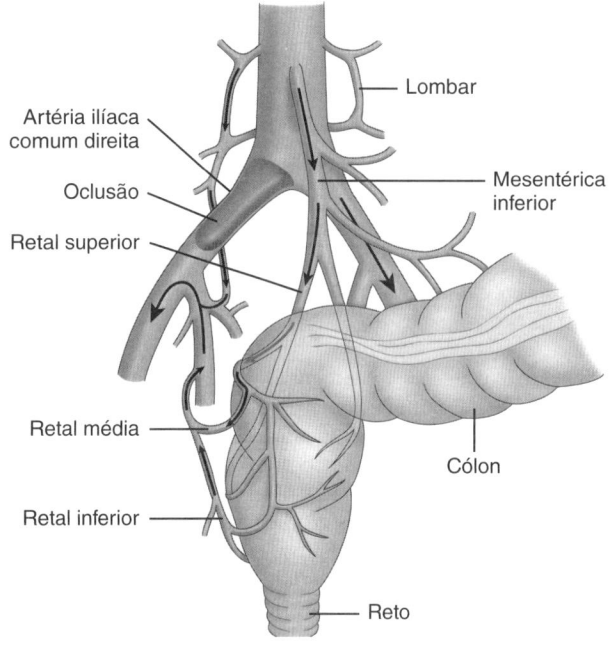

Figura 26.6 • Desenvolvimento de canais para o fluxo sanguíneo colateral em resposta à oclusão da artéria ilíaca comum direita e da bifurcação aórtica terminal.

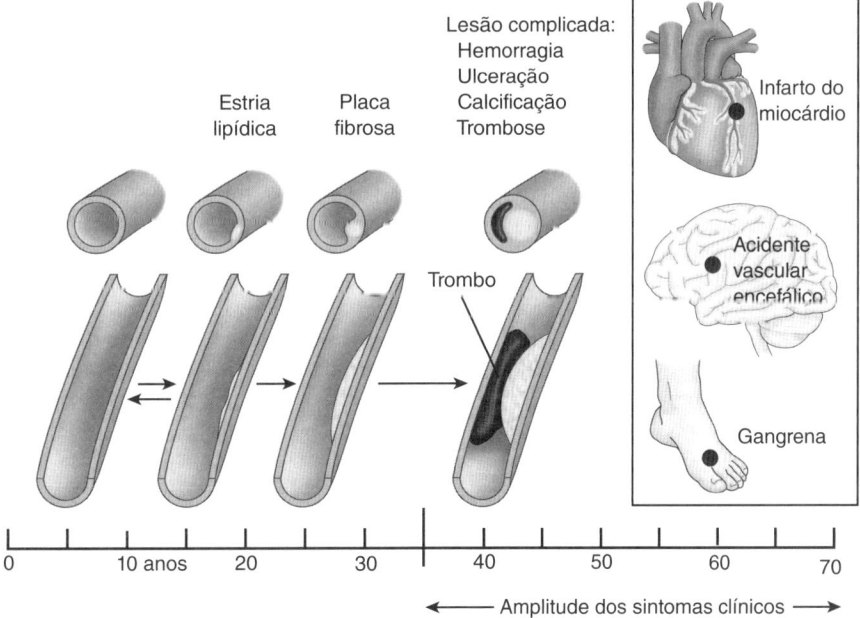

Figura 26.5 • Conceito esquemático da progressão da aterosclerose. As estrias gordurosas são manifestação precoce de aterosclerose. As estrias gordurosas podem regredir ou evoluir para placas fibrosas e, por fim, ateroma. A placa ateromatosa pode ser complicada por hemorragia, ulceração, calcificação ou trombose, resultando em infarto agudo do miocárdio, acidente vascular encefálico (AVE), claudicação, dor em repouso ou gangrena.

> **Boxe 26.3 — FATORES DE RISCO**
> **Aterosclerose e doença arterial periférica**
>
> **Fatores de risco modificáveis**
> - Consumo de nicotina (p. ex., cigarros, mascar fumo, cigarros eletrônicos)
> - Diabetes melito (acelera o processo aterosclerótico por meio do espessamento das membranas basais de vasos grandes e pequenos)
> - Hipertensão arterial
> - Hiperlipidemia
> - Dieta (que contribui para a hiperlipidemia)
> - Estresse
> - Sedentarismo
> - Elevação de proteína C reativa
> - Hiper-homocisteinemia.
>
> **Fatores de risco não modificáveis**
> - Idade crescente
> - Predisposição familiar/genética.
>
> Adaptado de Sidawy, A. N. & Perler, B. A. (2019). *Rutherford's vascular surgery and endovascular therapy* (9th ed.). Philadelphia, PA: Elsevier.

formação de coágulos ao aumentar a agregação das plaquetas. O monóxido de carbono, uma toxina produzida pela queima do tabaco, combina-se mais facilmente à hemoglobina do que o oxigênio, o que priva os tecidos de oxigênio. Há evidências de que o tabagismo diminua os níveis de lipoproteína de alta densidade (HDL; bom colesterol) e altere as proporções entre os níveis de HDL e lipoproteína de baixa densidade (LDL; mau colesterol), HDL e triglicerídios, e HDL e colesterol total (ver no Capítulo 23 mais sobre HDL e LDL e sua associação com a aterosclerose). A quantidade de tabaco consumida – inalada na forma tradicional ou via cigarro eletrônico, ou mastigada – está diretamente relacionada com a extensão da doença, e a cessação do consumo de qualquer tipo de produto com nicotina reduz o risco (Jelani et al., 2018).

O diabetes melito aumenta o risco global de doença arterial periférica (DAP) em duas a quatro vezes, com as taxas de amputação sendo 5 a 10 vezes maiores do que nos indivíduos não diabéticos. Os pacientes com diabetes melito apresentam aparecimento mais precoce e evolução mais rápida de DAP do que os pacientes que não são diabéticos. Além disso, os diabéticos também apresentam distribuição anatômica diferente das lesões anatomopatológicas, com lesões mais graves na artéria femoral profunda e em todos os segmentos abaixo do joelho (Gerhard-Herman et al., 2016). O diabetes melito afeta o aparecimento e a evolução da aterosclerose de modo multifatorial, incluindo incitação de processos inflamatórios, distúrbios de vários tipos celulares nas paredes vasculares, promoção da coagulação e inibição da fibrinólise (Hazarika & Annex, 2017). Muitos outros fatores, como obesidade, estresse e falta de exercícios, foram identificados como contribuintes para o processo de doença.

A proteína C reativa (PC-R) é um marcador sensível da inflamação cardiovascular, tanto sistêmica quanto localmente. Aumentos discretos nos níveis séricos de PC-R estão associados a maior risco de lesão na vasculatura, especialmente se esses aumentos forem acompanhados por outros fatores de risco, como aumento da idade, hipertensão, hipercolesterolemia, obesidade, elevação dos níveis de glicose sérica, consumo de produtos de nicotina ou um histórico familiar positivo de doença cardiovascular (Hazarika & Annex, 2017).

Em alguns estudos, a hiper-homocisteinemia foi positivamente correlacionada com o risco de DAP, doença vascular cerebral e coronariana, bem como de tromboembolismo venoso (TEV). A homocisteína é uma proteína que promove a coagulação por meio do aumento da atividade do fator V e do fator XI, ao mesmo tempo que deprime a ativação da proteína C e aumenta a ligação da lipoproteína(a), ou Lp(a), na fibrina. Esses processos aumentam a formação de trombina e a propensão à trombose. Ácido fólico e vitamina B_{12} reduzem níveis séricos de homocisteína; contudo, não há dados que demonstrem que o uso dessas substâncias reduza eventos cardiovasculares adversos. Portanto, não é recomendado o uso de vitaminas do complexo B para reduzir a doença cardiovascular em pacientes com DAP (Gerhard-Herman et al., 2016).

Prevenção

A claudicação intermitente é uma manifestação clínica de aterosclerose generalizada e pode ser um marcador de aterosclerose em outros territórios arteriais, tais como artérias coronárias e carótidas. A suspeita de que uma dieta com alto teor de gorduras contribua para a aterosclerose significa que é razoável medir o colesterol sérico e iniciar os esforços para a prevenção da doença, que incluem a modificação da dieta. A American Heart Association recomenda a redução da quantidade de gorduras ingeridas, substituindo gorduras insaturadas por gorduras saturadas, e diminuindo a ingestão de colesterol para reduzir o risco de doença cardiovascular.

São utilizados determinados medicamentos que suplementam a modificação alimentar e exercícios para reduzir os níveis de lipídios séricos. Diretrizes atuais baseadas em evidências estabelecidas pelo American College of Cardiology e pela American Heart Association (ACC/AHA) recomendam o uso de inibidores da enzima 3-hidroxi-3-metilglutaril coenzima (HMG-CoA) redutase (estatinas) como terapia de primeira linha em pacientes com doença arterial periférica para prevenção secundária e redução do risco cardiovascular (Conte, Bradbury, Kolh et al., 2019). Essas estatinas incluem atorvastatina, lovastatina, pitavastatina, pravastatina, sinvastatina, fluvastatina e rosuvastatina. Diversas outras classes de medicamentos utilizados para reduzir os níveis de lipídios incluem sequestrantes de ácido biliar (colestiramina, colesevelam, colestipol), ácido nicotínico (niacina), inibidores do ácido fíbrico (genfibrozila, fenofibrato) e inibidores da absorção de colesterol (ezetimiba). Os pacientes que recebem terapia a longo prazo com esses medicamentos necessitam de monitoramento cuidadoso.

A hipertensão, que pode acelerar a velocidade de formação das lesões ateroscleróticas nos vasos de alta pressão, pode provocar AVE, nefropatia isquêmica, DAP grave ou doença da artéria coronária. Hipertensão arterial é um fator de risco importante para o desenvolvimento de DAP e pode ser um fator de risco mais significativo para as mulheres do que para os homens com base em achados do clássico Framingham Heart Study e de um estudo semelhante realizado na Europa (Jelani et al., 2018). A maioria dos pacientes com hipertensão necessita de mais de dois agentes anti-hipertensivos para alcançar o alvo da pressão arterial, e, no mínimo, um terço necessita de mais de três agentes anti-hipertensivos para alcançar o controle efetivo da pressão arterial (Sidawy & Perler, 2019). Ver mais sobre a hipertensão no Capítulo 27.

Embora nenhum fator de risco único tenha sido identificado como o contribuinte principal para o desenvolvimento de doença cardiovascular aterosclerótica, está claro que, quanto maior a quantidade de fatores de risco, maior o risco de aterosclerose. A eliminação de todos os fatores de risco controláveis, em particular o uso de nicotina, é fortemente recomendada.

Manifestações clínicas

Os sinais clínicos e sintomas que resultam da aterosclerose dependem do órgão ou do tecido afetado. A aterosclerose coronariana, a angina e o infarto agudo do miocárdio foram discutidos no Capítulo 23. As doenças vasculares cerebrais, incluindo crises isquêmicas temporárias e AVE, serão discutidas no Capítulo 62. A aterosclerose da aorta, incluindo o aneurisma, e as lesões ateroscleróticas dos membros serão descritas posteriormente neste capítulo. A doença renovascular (estenose da artéria renal e nefropatia em estágio terminal) será abordada no Capítulo 48.

Manejo clínico

O manejo da aterosclerose envolve a modificação de fatores de risco, um programa de exercícios controlados para melhorar a circulação e a capacidade funcional, terapia medicamentosa e procedimentos de intervenção ou cirúrgicos.

Manejo cirúrgico

Os procedimentos cirúrgicos vasculares são divididos em dois grupos: procedimentos de influxo, que melhoram o suprimento sanguíneo da aorta para dentro da artéria femoral, e os procedimentos de efluxo, que fornecem irrigação sanguínea para os vasos abaixo da artéria femoral. Os procedimentos cirúrgicos de influxo são descritos com as doenças da aorta e os procedimentos de efluxo, com a doença arterial periférica.

Terapia endovascular

O termo terapia **endovascular** engloba vários procedimentos nos quais punção ou uma pequena incisão é feita em vasos sanguíneos para introdução de cateter, com o propósito de reparar os vasos sanguíneos ou colocação de um dispositivo. A terapia endovascular substituiu, em grande parte, as abordagens terapêuticas cirúrgicas. Se uma lesão isolada ou lesões forem identificadas na imagem, pode ser realizada uma **angioplastia**, também denominada *angioplastia transluminal percutânea* (ATP), ou uma aterectomia. Após o paciente receber um agente anestésico local, um cateter com um balão em sua ponta é inserido através da área de estenose. Embora alguns cardiologistas teorizem que a ATP melhore o fluxo sanguíneo por meio de excessiva distensão (e, assim, dilatação) das fibras elásticas do segmento arterial não acometido, a maioria acredita que o procedimento alarga o lúmen arterial ao "quebrar" e achatar a placa contra a parede do vaso (ver Capítulo 23). Na **aterectomia**, o acúmulo de placa em uma artéria é reduzido por *laser* ou instrumento de corte. As complicações da ATP e da aterectomia incluem formação de hematoma, **êmbolo** (coágulo sanguíneo, depósito de gordura ou ar que se desloca no sangue e se aloja em uma artéria ou veia, bloqueando o fluxo sanguíneo), **dissecção** (separação da túnica íntima) do vaso, oclusão arterial aguda e sangramento. Para diminuir o risco de reestenose, podem ser inseridos *stents* (pequenos tubos de malha fabricados com nitinol, titânio ou aço inoxidável) para amparar as paredes das artérias e prevenir o colapso imediatamente após a inflação do balão (Figura 26.7). Uma diversidade de *stents* e enxertos com *stent* pode ser utilizada para estenoses em segmentos curtos. As complicações associadas ao *stent* ou enxerto com *stent* incluem

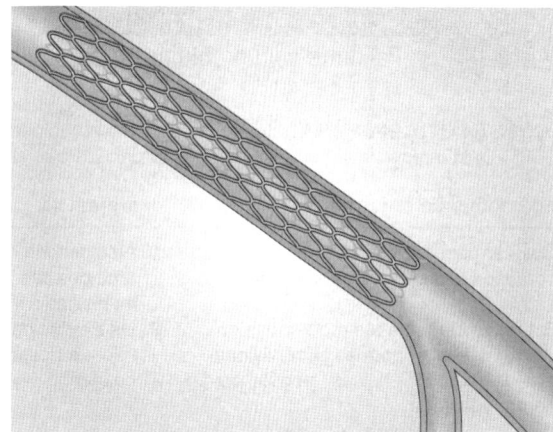

Figura 26.7 • Representação de uma artéria ilíaca comum com um *stent* de parede.

embolização distal, dissecção e deslocamento. A vantagem da angioplastia, da aterectomia, dos *stents* e dos enxertos com *stent* é a diminuição da duração da estadia hospitalar; muitos dos procedimentos são realizados em base ambulatorial.

Manejo de enfermagem

Uma visão geral dos cuidados de um paciente com problemas arteriais periféricos é apresentada no Boxe 26.4.

Melhora da circulação arterial periférica

O suprimento de sangue arterial para uma parte do corpo pode ser intensificado por meio do posicionamento da parte do corpo abaixo do nível do coração. Para os membros inferiores, isso é alcançado por meio da elevação da cabeceira do leito do paciente ou fazendo com que o paciente utilize uma poltrona reclinável ou sente com os pés repousando sobre o solo.

 Alerta de domínio de conceito

> Para os pacientes com DAP, o fluxo sanguíneo para os membros inferiores precisa ser intensificado; portanto, o enfermeiro deve orientar o paciente a manter os membros inferiores em uma posição neutra ou pendente. Contrariamente, para os pacientes com insuficiência venosa, o retorno do sangue para o coração precisa ser intensificado; assim, os membros inferiores são elevados. O exercício físico promove o desenvolvimento da circulação colateral (arterial) e ativa a bomba musculovenosa (venosa).

O enfermeiro pode auxiliar o paciente com caminhadas ou outros exercícios isométricos moderados ou graduados que possam promover o fluxo sanguíneo e estimular o desenvolvimento da circulação colateral. A quantidade de exercícios que um paciente consegue tolerar antes do início da dor é determinada, a fim de proporcionar um valor basal para a avaliação. O enfermeiro orienta o paciente a caminhar até o ponto de dor, repousar até que a dor cesse e, então, retomar a caminhada, de modo que a resistência possa ser aumentada à medida que a circulação colateral se desenvolve. A dor pode atuar como um guia na determinação da quantidade apropriada de exercícios. O início da dor indica que os tecidos não estão recebendo oxigênio adequado, sinalizando que o paciente deve repousar.

Boxe 26.4 — PLANO DE CUIDADO DE ENFERMAGEM
Paciente com problemas vasculares periféricos

DIAGNÓSTICO DE ENFERMAGEM: comprometimento da perfusão tissular periférica associado com o comprometimento da circulação
OBJETIVO: aumento da irrigação de sangue arterial para os membros

Intervenções de enfermagem	Justificativa	Resultados esperados
1. Colocar os membros abaixo do nível do coração (se a condição for arterial). 2. Estimular caminhadas moderadas ou inscrição em programas supervisionados de exercícios físicos, se não houver contraindicações.	1. A colocação dos membros inferiores em uma posição abaixo do nível do coração intensifica o suprimento sanguíneo arterial. 2. Os exercícios promovem o fluxo sanguíneo e o desenvolvimento da circulação colateral.	• O paciente apresenta membros quentes ao toque • Apresenta membros com melhora da coloração • Apresenta diminuição da dor muscular com exercícios • É capaz de caminhar distâncias mais longas.

OBJETIVO: diminuição na congestão venosa

Intervenções de enfermagem	Justificativa	Resultados esperados
1. Colocar os membros acima do nível do coração (se a condição for venosa). 2. Desencorajar a posição em pé e imóvel ou sentada por períodos prolongados. 3. Encorajar caminhadas.	1. A elevação dos membros se contrapõe à gravidade, promove o retorno venoso e previne a estase venosa. 2. A posição em pé e imóvel ou sentada prolongada promove a estase venosa. 3. A caminhada promove o retorno venoso ao ativar a "bomba do músculo da panturrilha".	• O paciente eleva os membros conforme prescrito • Apresenta diminuição do edema nos membros • Evita a posição em pé e imóvel ou sentada prolongada • Aumenta gradualmente o tempo de caminhada diária.

OBJETIVO: promoção da vasodilatação e prevenção da compressão vascular

Intervenções de enfermagem	Justificativa	Resultados esperados
1. Manter a temperatura quente e evitar o resfriamento. 2. Desencorajar o consumo de produtos de nicotina. 3. Aconselhar evitar aborrecimentos emocionais; incentivar o manejo do estresse. 4. Orientar a evitar roupas e acessórios constritivos. 5. Orientar a evitar cruzar as pernas. 6. Administrar medicamentos vasodilatadores e agentes de bloqueio adrenérgico conforme prescrito, com as considerações de enfermagem apropriadas.	1. O calor promove o fluxo arterial ao prevenir a vasoconstrição do resfriamento. 2. A nicotina em todos os produtos de tabaco causa vasospasmo, que impede a circulação periférica. 3. O estresse emocional causa vasoconstrição periférica por meio da estimulação do sistema nervoso simpático. 4. Roupas e acessórios constritivos impedem a circulação e promovem a estase venosa. 5. Cruzar as pernas causa compressão de vasos, com subsequente impedimento da circulação, que resulta em estase venosa. 6. Os vasodilatadores relaxam os músculos lisos; os agentes de bloqueio adrenérgico bloqueiam a resposta aos impulsos nervosos simpáticos ou às catecolaminas circulantes.	• O paciente protege os membros contra o frio • Evita todos os produtos de nicotina • Utiliza manejo do estresse para minimizar os aborrecimentos emocionais • Evita roupas e acessórios constritivos • Evita cruzar as pernas • Administra os medicamentos, conforme prescrito.

DIAGNÓSTICO DE ENFERMAGEM: dor crônica associada com o comprometimento da capacidade dos vasos periféricos de suprir os tecidos com oxigênio
OBJETIVO: alívio da dor

Intervenções de enfermagem	Justificativa	Resultados esperados
1. Promover o aumento da circulação por meio de exercícios (p. ex., caminhadas, exercícios para os membros superiores, exercícios hidroaeróbicos, bicicleta ergométrica, programa supervisionado de exercícios físicos). 2. Administrar os agentes analgésicos conforme prescrito, com as considerações de enfermagem apropriadas.	1. A intensificação da circulação periférica aumenta o oxigênio suprido para o músculo e diminui o acúmulo de metabólitos que causam espasmos musculares. 2. Os agentes analgésicos auxiliam na redução da dor e possibilitam que o paciente participe em atividades e exercícios que promovem a circulação.	• O paciente utiliza medidas para aumentar o suprimento de sangue arterial para os membros • Utiliza agentes analgésicos conforme prescrito.

(continua)

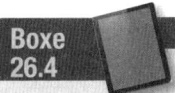

Boxe 26.4 — PLANO DE CUIDADO DE ENFERMAGEM (continuação)
Paciente com problemas vasculares periféricos

DIAGNÓSTICO DE ENFERMAGEM: risco de comprometimento da integridade cutânea associado com o comprometimento da circulação
OBJETIVO: conquista/manutenção da integridade tissular

Intervenções de enfermagem	Justificativa	Resultados esperados
1. Orientar sobre os modos de evitar traumatismos nos membros.	1. Os tecidos insuficientemente nutridos são suscetíveis a traumatismos e invasão microbiana; a cicatrização dos ferimentos é adiada ou inibida em virtude da perfusão tissular insuficiente.	• O paciente inspeciona a pele diariamente em relação a evidências de lesão ou ulceração • Evita traumatismos e irritações na pele • Calça sapatos protetores • Adere a um meticuloso esquema de higiene • Ingere uma dieta saudável, que contenha proteínas adequadas, zinco e vitaminas A e C.
2. Estimular o uso de sapatos protetores e acolchoamento para os pontos de pressão; orientar a calçar sapatos novos por um breve período e, em seguida, inspecionar os pés em relação a sinais de lesão.	2. Sapatos protetores e acolchoados previnem lesões nos pés.	
3. Encorajar higiene cuidadosa: banho com sabonete neutro, aplicação de loção (evitar aplicação entre os dedos dos pés) e corte meticuloso das unhas; visita ao podiatria para o cuidado com as unhas.	3. Sabonetes neutros e loções previnem desidratação e solução de continuidade na pele; a aplicação de loção entre os dedos dos pés aumenta a umidade, o que pode levar à maceração do tecido.	
4. Aconselhar a evitar arranhaduras ou fricção vigorosa.	4. Arranhaduras e fricção podem causar abrasões cutâneas e invasão microbiana.	
5. Promover a boa nutrição; a ingestão adequada de vitaminas A e C, proteínas e zinco; e a redução do peso, em caso de paciente com sobrepeso ou obesidade.	5. A boa nutrição promove a cicatrização e previne a solução de continuidade tecidual.	

DIAGNÓSTICO DE ENFERMAGEM: falta de conhecimento a respeito das atividades de cuidados pessoais
OBJETIVO: adesão ao programa de cuidados pessoais

Intervenções de enfermagem	Justificativa	Resultados esperados
1. Incluir a família/outras pessoas significativas nas orientações.	1. A adesão ao programa de cuidados pessoais é intensificada quando o paciente recebe apoio da família e de grupos e agências de autoajuda apropriados.	• O paciente realiza alterações frequentes na posição, conforme prescrito • Pratica exercícios posturais, conforme prescrito • Toma os medicamentos, conforme prescrição • Evita vasoconstritores • Toma medidas para prevenir traumatismos • Realiza o manejo do estresse • Aceita a condição como crônica, mas passível de terapias que diminuirão os sintomas
2. Fornecer orientações por escrito a respeito do cuidado dos pés e das pernas e programa de exercícios.	2. As orientações por escrito atuam como um lembrete e reforço das informações.	
3. Auxiliar na obtenção de roupas, sapatos e meias de tamanho adequado.	3. Roupas e acessórios constritivos impedem a circulação e promovem a estase venosa.	
4. Consultar grupos de autoajuda conforme indicado, tais como clínicas para a cessação do tabagismo ou manejo do estresse, gerenciamento do peso e programas de exercícios supervisionados.	4. A diminuição dos fatores de risco pode reduzir os sintomas ou adiar a progressão da doença.	

Um programa supervisionado de exercícios físicos deve ser prescrito para os pacientes que apresentam claudicação. Um programa supervisionado de exercícios físicos pode resultar em aumento da distância que o paciente consegue caminhar antes da ocorrência da claudicação (Gerhard-Herman et al., 2016).

Antes de recomendar qualquer programa de exercícios, o médico do paciente deve ser consultado. As condições que pioram com os exercícios incluem úlceras nas pernas, celulite, gangrena ou oclusões trombóticas agudas.

Promoção da vasodilatação e prevenção da compressão vascular

A dilatação arterial aumenta o fluxo sanguíneo para os membros e, portanto, é um objetivo para os pacientes com DAP. Entretanto, se as artérias estiverem gravemente escleroasadas, inelásticas ou lesionadas, a dilatação não é possível. Por esse motivo, medidas para promover a vasodilatação, tais como medicamentos, intervenções endovasculares ou cirurgia, podem ser apenas minimamente efetivas.

As intervenções de enfermagem podem envolver a aplicação de calor para promover o fluxo arterial e orientações ao paciente para evitar a exposição a temperaturas frias, que

 Alerta de enfermagem: Qualidade e segurança

Os pacientes são orientados a testar a temperatura da água do banho e a evitar o uso de bolsas de água quente e almofadas aquecidas nos membros. É mais seguro aplicar uma bolsa de água quente ou uma almofada aquecida no abdome; isso pode causar vasodilatação reflexa nos membros.

causam vasoconstrição. Roupas adequadas e temperaturas quentes protegem o paciente contra o resfriamento.

Em pacientes com distúrbios vasospásticos (p. ex., doença de Raynaud), o calor pode ser aplicado diretamente nos membros isquêmicos com o uso de um cobertor aquecido ou elétrico; entretanto, a temperatura da fonte de calor não deve exceder a temperatura corporal. Mesmo em baixas temperaturas, pode ocorrer traumatismo dos tecidos nos membros isquêmicos.

> **Alerta de enfermagem: Qualidade e segurança**
>
> O excesso de calor pode aumentar a taxa metabólica dos membros e a necessidade de oxigênio além daquela proporcionada pela redução do fluxo arterial pela artéria enferma. O calor deve ser utilizado com muita cautela!

A nicotina de quaisquer produtos de tabaco causa vasospasmo e, portanto, pode reduzir dramaticamente a circulação para os membros. O tabagismo também impede o transporte e a utilização celular de oxigênio e aumenta a viscosidade sanguínea. Pacientes com insuficiência arterial que sejam tabagistas, que masquem tabaco ou que usem sistemas eletrônicos de entrega de nicotina, inclusive cigarros eletrônicos, cachimbos eletrônicos, narguilés eletrônicos e charutos eletrônicos, precisam ser informados com detalhes dos efeitos da nicotina na circulação e encorajados a abandonar esse hábito.

O estresse emocional pode estimular o sistema nervoso simpático e causar vasoconstrição periférica. O estresse emocional pode ser minimizado em algum grau, evitando-se situações estressantes quando possível, ou seguindo consistentemente um programa de gerenciamento do estresse. Psicoterapia ou terapias alternativas/complementares (p. ex., relaxamento, ioga, aromaterapia, *mindfulness*) podem ser indicadas para pacientes que não enfrentam efetivamente estressores situacionais.

Roupas e acessórios constritivos, tais como meias ou laços de sapatos apertados, podem impedir a circulação arterial para os membros e promover a estase venosa e, portanto, devem ser evitados. Deve-se orientar o paciente a evitar cruzar as pernas por mais de 15 minutos por vez, pois isso comprime os vasos nas pernas.

Alívio da dor

Com frequência, a dor associada à insuficiência arterial periférica é crônica, contínua e incapacitante. Ela limita as atividades, afeta o trabalho e as responsabilidades da vida, perturba o sono e altera o senso de bem-estar do paciente. Os pacientes podem estar deprimidos, irritáveis e incapazes de empregar a energia necessária para executar as terapias prescritas, tornando o alívio da dor ainda mais difícil. Agentes analgésicos, tais como hidrocodona com paracetamol, oxicodona, oxicodona com ácido acetilsalicílico ou oxicodona com paracetamol, podem ser úteis para a redução da dor, de modo que o paciente possa participar em terapias que aumentem a circulação e, ao fim, aliviem a dor de modo mais efetivo. Esses medicamentos podem ser perigosos, sobretudo em pacientes mais velhos, contribuindo para *delirium* e quedas. A questão da dependência deve ser levada em conta em todos os pacientes.

Manutenção da integridade tissular

Tecidos insuficientemente perfundidos são suscetíveis a lesões e infecções. Os pacientes com doença vascular periférica e diabetes melito correm risco aumentado. Quando há o desenvolvimento de lesões, a cicatrização pode ser tardia ou inibida em virtude do suprimento sanguíneo insuficiente para a área. Ulcerações infectadas e sem cicatrização nos membros podem ser debilitantes e precisar de tratamentos prolongados e geralmente dispendiosos. A amputação de um dedo do pé, antepé ou membro isquêmico pode ser finalmente necessária. As medidas para prevenir essas complicações devem ter alta prioridade e devem ser vigorosamente implementadas. Os centros de excelência para prevenção de amputação, que inclui abordagem de equipe multiprofissional, estão se tornando cada vez mais importantes para intervenção precoce e vigilância.

Deve-se evitar o traumatismo dos membros. Pode ser útil aconselhar o paciente a calçar sapatos fortes e bem adequados ou chinelos para prevenir lesões da pele, e recomendar sabonetes neutros e loções corporais, que podem prevenir o ressecamento e a ruptura da pele. Entretanto, o enfermeiro deve orientar o paciente a não aplicar loção entre os dedos dos pés, tendo em vista que o aumento da umidade pode levar à maceração da pele interdigital. Arranhaduras e fricção vigorosa podem causar abrasão da pele e criar locais para invasão microbiana; portanto, os pés devem ser secos com cuidado. As meias devem estar limpas e secas. As unhas das mãos e dos pés devem ser cuidadosamente cortadas rentes, e os cantos devem seguir o contorno da unha. Se as unhas não puderem ser cortadas com segurança, é necessário consultar um podólogo, que também pode remover os calos e as calosidades. Apoios especiais para os sapatos podem ser necessários para prevenir a recidiva das calosidades. Bolhas, unhas encravadas, infecção ou outros problemas devem ser relatados aos profissionais de saúde para tratamento e acompanhamento. Os pacientes com diminuição da visão e aqueles com incapacidades que limitem a mobilidade dos braços ou das pernas podem precisar de assistência com o exame periódico dos membros inferiores em relação a traumatismos ou evidências de inflamação ou infecção.

A boa nutrição promove a cicatrização e previne a ruptura tecidual e, portanto, está incluída no plano para os pacientes com doença vascular periférica. Para os pacientes com insuficiência arterial, é necessária a ingestão de uma dieta que contenha proteínas e vitaminas adequadas. Nutrientes essenciais, como vitamina C e zinco, desempenham funções específicas na cicatrização de feridas. Todavia, metanálise de estudos controlados randomizados não constatou evidências que apoiem a afirmativa de que a suplementação com vitaminas e antioxidantes previna doenças vasculares (Sultan, Murarka, Jahangir et al., 2017). A obesidade distende o coração, aumenta a congestão venosa e reduz a circulação; portanto, um plano de redução do peso pode ser necessário para pacientes com sobrepeso ou obesidade. Uma dieta com baixo teor de gorduras e lipídios é indicada para pacientes com aterosclerose.

Considerações gerontológicas

Em idosos, os sintomas de DAP podem ser mais pronunciados do que em pessoas mais jovens. Em pacientes idosos que sejam inativos, o membro isquêmico ou a gangrena pode ser o primeiro sinal de doença (Schorr, Treat-Jacobson, Lindquist et al., 2017). Ver Pesquisa de enfermagem no Boxe 26.5. Esses pacientes podem ter ajustado seu estilo de vida para acomodar as limitações impostas pela doença e podem não caminhar longe o suficiente para desenvolver sintomas de claudicação devido a outras comorbidades como doença pulmonar obstrutiva crônica

> **Boxe 26.5 — PERFIL DE PESQUISA DE ENFERMAGEM**
> **Relação entre os sintomas de doença arterial periférica (DAP) e isquemia**
>
> Schorr, E. N., Treat-Jacobson, D., Lindquist, R. (2017). The relationship between peripheral artery disease symptomatology and ischemia. *Nursing Research*, 66(5), 378-387.
>
> **Finalidade**
>
> A doença arterial periférica (DAP) impacta mais de oito milhões de norte-americanos e está associada a risco aumentado de doença cardiovascular e morte. A doença arterial periférica é identificada, tipicamente, quando os pacientes relatam claudicação (ou seja, dolorimento, cãibras, fadiga nas panturrilhas com a atividade física). Todavia, menos de 33% dos indivíduos com diagnóstico de DAP relatam claudicação típica, resultando potencialmente em subdiagnóstico de DAP. A melhor compreensão do quadro clínico e das alterações da oxigenação tecidual pode aprimorar a detecção precoce e o tratamento da DAP. A meta desse estudo era explorar a gama de sintomas (típicos *versus* atípicos, localização e descrição) dos pacientes com DAP para compreender melhor a relação entre a variação dos sintomas e a isquemia nos músculos das panturrilhas.
>
> **Metodologia**
>
> Esse estudo descritivo explorou os sintomas durante os testes de esforço físico e a recuperação nos pacientes com diagnóstico de DAP. Indivíduos que falavam inglês, com 21 anos ou mais e atendiam a critérios diagnósticos específicos foram recrutados a partir de um estudo maior. Foram excluídos os indivíduos com hipertensão arterial sistêmica, angina ou dispneia nos testes de esforço físico ou submetidos a procedimentos vasculares nos 3 meses anteriores. Dados demográficos e clínicos foram coletados. O índice tornozelo-braquial (ITB) foi usado como medida da gravidade da doença. Os participantes se exercitaram em uma esteira rolante com dispositivo de espectroscopia de infravermelho próximo para medir o índice de saturação do tecido muscular das panturrilhas. Além disso, os participantes classificaram a intensidade dos sintomas segundo uma escala numérica e forneceram autorrelato da localização da dor e descritores. Os dados foram coletados em três momentos (p. ex., repouso, exercício, recuperação) durante três testes de esforço sucessivos em esteira rolante. Dados estatísticos descritivos foram gerados, e as variáveis dos sintomas e os dados clínicos e demográficos relevantes (p. ex., idade, gênero, raça, ITB, diabetes melito, neuropatia) foram analisados em relação às medidas com o dispositivo de espectroscopia de infravermelho próximo durante a prática do exercício físico e a recuperação usando procedimento de modelagem em múltiplos níveis.
>
> **Achados**
>
> Três episódios sucessivos de testes de esforço na esteira rolante com 40 participantes resultaram em 120 testes de esforço. A maioria dos participantes consistia em homens caucasianos (80%) com idade média de 68 anos (desvio padrão = 0,92). Mais da metade (69,2%) dos exames foi interrompida por desconforto na panturrilha, com apenas 55% dos participantes relatando sintomas típicos de claudicação. O índice de saturação do tecido diminuiu rapidamente entre o início do exercício e o início dos sintomas. O índice de saturação do tecido mais baixo foi frequentemente alcançado antes do desconforto máximo relatado. Alterações do índice de saturação do tecido foram relacionadas ao tempo de exercício ($p < 0,001$), índice de saturação do tecido basal ($p < 0,001$), avaliação do exercício ($p < 0,001$) e ITB ($p < 0,5$). Na fase de recuperação, o índice de saturação do tecido aumentou de modo constante enquanto a dor diminuiu; o índice de saturação do tecido foi associado à graduação da recuperação ($p < 0,001$) e ao ITB ($p < 0,03$).
>
> **Implicações para a enfermagem**
>
> O reconhecimento dos sintomas (p. ex., intensidade, localização, descrição) e das alterações isquêmicas associadas na DAP é importante para a compreensão das experiências de cada paciente e para os ajustes a serem feitos na orientação e no tratamento. Os enfermeiros devem lembrar que alguns pacientes com DAP usam termos como queimação, pressão ou constrição para descrever o desconforto relacionado e que os pacientes descrevem desconforto em locais atípicos, como o pé. A melhor compreensão de toda a gama de manifestações isquêmicas da doença arterial periférica viabiliza diagnóstico rápido e facilita a modificação dos fatores de risco e da terapia de exercícios físicos. Ao contrário de outras condições clínicas, nas quais o aparecimento de dor indica o potencial de lesão tecidual progressiva, a dor na doença arterial periférica pode ser usada como indicador para ajustar o programa de exercícios físicos e aumentar a distância que a pessoa consegue caminhar. A prescrição de exercícios físicos consegue reduzir bastante a progressão da aterosclerose, limitando não apenas a doença distal, mas também a doença coronariana e cerebral. Embora seja necessária pesquisa adicional, os enfermeiros podem considerar esses achados quando planejam o atendimento de pacientes com DAP para assegurar que recebam orientação apropriada e encorajamento para a prática segura de exercícios físicos.

(DPOC) ou insuficiência cardíaca. A circulação é diminuída, embora isso não esteja aparente para o paciente até que ocorra o traumatismo. Neste ponto, a gangrena desenvolve-se quando o fluxo arterial mínimo é adicionalmente comprometido pela formação de edema que resulta do evento traumático.

Pode ocorrer claudicação intermitente após a caminhada por apenas meio a um quarteirão ou caminhada em inclinação leve. Qualquer pressão prolongada sobre o pé pode causar lesões por pressão que se tornam ulceradas, infectadas ou gangrenosas. Os resultados da insuficiência arterial podem incluir redução da mobilidade e da atividade, bem como perda da independência. Pessoas idosas com mobilidade reduzida apresentam menor probabilidade de permanecer no ambiente comunitário, apresentam taxas mais altas de hospitalizações e têm qualidade de vida inferior. Além disso, os indivíduos com comprometimento cognitivo não conseguem verbalizar sintomas como dor.

Promoção de cuidados domiciliar, comunitário e de transição

O programa de cuidados pessoais é planejado com o paciente, de modo que sejam aceitáveis as atividades que promovam a circulação arterial e venosa, o alívio da dor e a integridade tissular. O paciente e a família são auxiliados na compreensão dos motivos para cada aspecto do plano, das possíveis consequências da não adesão e da importância da manutenção das consultas de acompanhamento. Os cuidados a longo prazo dos pés e das pernas são de grande importância na prevenção de traumatismos, ulceração e gangrena. O Boxe 26.6 fornece orientações detalhadas para o paciente sobre o cuidado dos pés e das pernas.

DOENÇA ARTERIAL PERIFÉRICA

A insuficiência arterial nos membros ocorre com mais frequência em homens e é uma causa comum de incapacitação.

Boxe 26.6 — LISTA DE VERIFICAÇÃO DO CUIDADO DOMICILIAR
Cuidados dos pés e das pernas na doença vascular periférica

Ao concluírem as orientações, o paciente e/ou o cuidador serão capazes de:

- Descrever as evidências para os cuidados apropriados com os pés e os membros inferiores no manejo da doença vascular periférica
- Demonstrar a higiene diária dos pés: lavar entre os dedos dos pés com sabonete suave e água morna, em seguida enxaguar completamente e secar com batidas, em vez de fricção
- Reconhecer os perigos da lesão térmica
  - Calçar meias de algodão macias, limpas e folgadas (elas são confortáveis, possibilitam a circulação do ar e absorvem a umidade)
  - No clima frio, calçar meias adicionais em sapatos extragrandes
  - Evitar almofadas aquecidas, hidromassagens e banhos de banheira quentes
  - Evitar queimaduras solares
- Identificar as questões de segurança
  - Inspecionar os pés diariamente com um espelho em relação a rubor, ressecamento, cortes, bolhas, e assim por diante
  - Sempre calçar sapatos macios ou chinelos ao levantar-se da cama
  - Cortar as unhas rentes após o banho de chuveiro
  - Consultar um podólogo para o corte das unhas se a visibilidade estiver diminuída, e para o cuidado de calos, bolhas e unhas encravadas
  - Liberar os caminhos pelo domicílio para prevenir lesões
  - Evitar calçar sandálias de dedos
  - Utilizar lã de carneiro ou espuma entre os dedos dos pés se eles se sobrepuserem ou friccionarem entre si
- Demonstrar a utilização de medidas de conforto
  - Utilizar sapatos de couro com um encaixe extraprofundo para os dedos dos pés. Sapatos sintéticos não possibilitam a circulação do ar
- Se os pés ficarem ressecados e descamados, utilizar creme ou loção com emoliente. Nunca aplicar creme ou loção entre os dedos dos pés, a menos que o médico assim prescreva
- Evitar coçar ou fazer fricção vigorosa que poderia provocar abrasões
- Se os pés perspirarem, especialmente entre os dedos, utilizar lã de carneiro entre os dedos para promover a secagem
- Demonstrar estratégias para a diminuição do risco de constrição dos vasos sanguíneos
  - Evitar a compressão circunferencial ao redor dos pés ou das pernas – por exemplo, com o uso de meias na altura dos joelhos, meias apertadas ou ataduras constritoras
  - Não cruzar as pernas na altura dos joelhos
  - Deixar de consumir todos os produtos de nicotina (i. e., fumar ou mascar), tendo em vista que a nicotina causa vasoconstrição e vasoespasmo
  - Participar em programas de exercícios supervisionados ou caminhada regular para estimular a circulação
- Reconhecer quando buscar atenção médica
  - Contatar o médico quando surgirem os primeiros sinais de ruptura cutânea, tais como abrasões, bolhas, infecção fúngica (pé de atleta), ou dor
  - Não utilizar qualquer medicamento nos pés ou nas pernas, exceto se prescrito
  - Evitar a utilização de iodo, álcool, composto para a remoção de calos/verrugas, ou produtos adesivos antes de verificar com seu médico
- Relacionar os recursos da comunidade e encaminhamentos (se houver).

As pernas são acometidas com mais frequência, embora os membros superiores possam ser envolvidos. A idade do início e a gravidade são influenciadas pelo tipo e pela quantidade de fatores de risco escleróticos (ver Boxe 26.3). Na DAP, as lesões obstrutivas estão predominantemente confinadas aos segmentos do sistema arterial que se estendem a partir da aorta, abaixo das artérias renais, até a artéria poplítea (Figura 26.8). A doença oclusiva distal é observada com frequência em pacientes com diabetes e em pacientes mais idosos (Gerhard-Herman et al., 2016).

Manifestações clínicas

O sintoma característico é claudicação intermitente descrita como dolorosa, com cãibra, ou que induz fadiga ou fraqueza que ocorre com o mesmo grau de atividades ou exercícios e é aliviada com repouso. A dor comumente ocorre em grupos musculares distais à área de estenose ou oclusão. Com a progressão da doença, o paciente pode apresentar redução da capacidade de caminhar a mesma distância de antes, ou pode observar aumento da dor com a deambulação. Quando a insuficiência arterial se torna grave, o paciente apresenta dor em repouso. Esta dor está associada à isquemia distal crítica do membro e é descrita como persistente, intensa ou perturbadora; pode ser tão excruciante que não é aliviada por opioides e pode ser incapacitante. A dor isquêmica em repouso normalmente é pior à noite e com frequência acorda o paciente. A elevação do membro ou o seu posicionamento na horizontal aumenta a dor, enquanto o posicionamento pendente dos membros reduz a dor. Em uma tentativa para prevenir ou aliviar a dor, alguns pacientes dormem com o membro inferior comprometido pendendo da borda da cama ou dormem em uma poltrona.

Avaliação e achados diagnósticos

Uma sensação de frio ou dormência nos membros pode acompanhar a claudicação intermitente e é resultado da redução do fluxo arterial. O membro fica frio e pálido quando elevado, ou ruborizado e cianótico quando colocado em uma posição pendente. Podem estar evidentes alterações cutâneas e ungueais, ulceração, gangrena e atrofia muscular. Podem ser auscultados sopros com um estetoscópio. Os pulsos periféricos podem estar diminuídos ou ausentes.

O exame dos pulsos arteriais periféricos é uma parte importante da avaliação da DAP. Pulsos desiguais entre os membros ou a ausência de um pulso normalmente palpável são sinais de DAP.

A presença, a localização e a extensão da DAP são determinadas por meio de anamnese cuidadosa dos sintomas e por meio de exame físico. A cor e a temperatura do membro são verificadas, e os pulsos são palpados. As unhas podem estar espessadas e opacas, e a pele pode estar brilhante, atrófica e ressecada, com pelos esparsos ou ausência de pelo. A avaliação inclui a comparação dos membros direito e esquerdo.

O diagnóstico de DAP pode ser obtido com o emprego de Doppler de OC e ITB, teste em esteira em relação à claudicação, ultrassonografia duplex ou outros estudos de imagem descritos anteriormente neste capítulo.

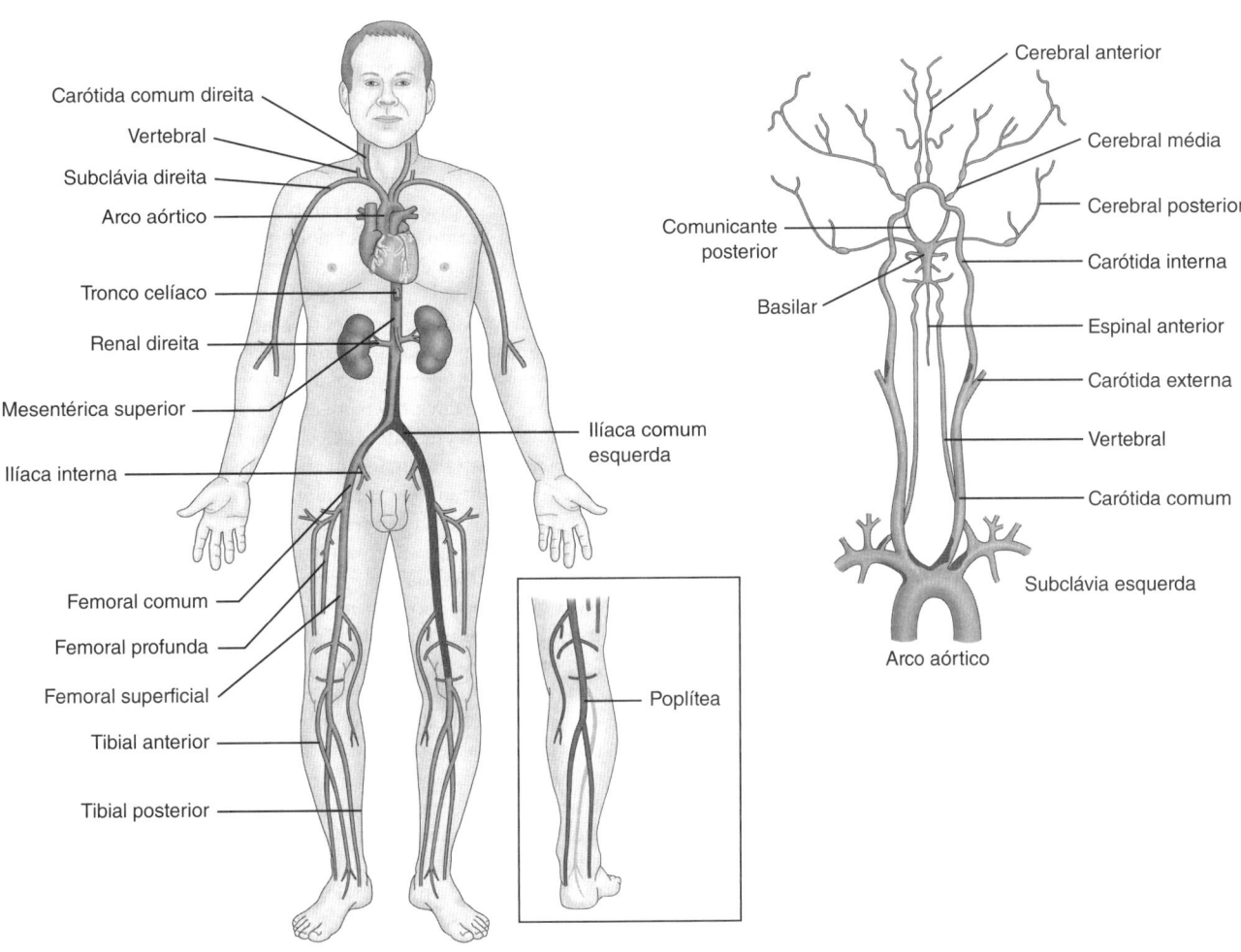

Figura 26.8 • Locais comuns de obstrução aterosclerótica nas principais artérias.

Manejo clínico

Em geral, os pacientes sentem-se melhor e apresentam menos sintomas de claudicação após a participação em um programa supervisionado de exercícios físicos. Nos EUA, os planos de saúde reembolsam apenas um número específico de sessões dos programas supervisionados de exercícios físicos. Para que o reembolso seja feito, é necessário que o programa seja realizado sob a supervisão direta de um profissional de saúde. Um profissional de saúde (p. ex., médico, enfermeiro) precisa estar imediata e fisicamente disponível, embora não necessariamente fisicamente presente durante as sessões do programa supervisionado de exercícios físicos. O profissional de saúde que faz a supervisão do programa de exercícios físicos precisa ser treinado tanto na prestação do programa como em técnicas de suporte de vida básico e avançado. Programas não supervisionados de caminhada são atraentes para muitos pacientes com DAP com acesso limitado a programas supervisionados de exercícios físicos. Dois estudos recentes em pacientes com DAP encontraram achados semelhantes nos grupos supervisionados e não supervisionados, sugerindo que não há benefícios terapêuticos maiores nos pacientes dos programas de caminhada supervisionados (McDermott, 2018). Esses achados sugerem que programas com base domiciliar podem ser uma opção viável e eficaz para os pacientes que não conseguem participar em um programa de exercícios estruturado, no centro e supervisionado. Se um programa de caminhadas for combinado com a redução do peso e a cessação do consumo de nicotina, os pacientes podem melhorar ainda mais a sua tolerância às atividades. Entretanto, não se deve prometer aos pacientes que os seus sintomas serão aliviados se eles interromperem o consumo de nicotina, tendo em vista que a claudicação pode persistir, e eles podem perder a sua motivação para deixar de consumir a nicotina. Além dessas intervenções, o treinamento com exercícios ergométricos com os braços efetivamente melhora o condicionamento físico, a função cardiorrespiratória central e a capacidade de caminhadas em pacientes com claudicação (Treat-Jacobson, McDermott, Beckman et al., 2019).

Terapia farmacológica

Cilostazol é aprovado pela agência norte-americana Food and Drug Administration (FDA) para o tratamento da claudicação. O cilostazol, um inibidor da fosfodiesterase III, é um vasodilatador direto que inibe a agregação plaquetária. Os estudos mostraram que tem valor na redução da hiperplasia da íntima após angioplastia e colocação de *stent*. Além disso, pacientes medicados com cilostazol relataram melhora da distância caminhada máxima e na distância caminhada sem dor no decorrer de 4 a 6 semanas (Farkas, Járai & Kolossváry, 2017). Esse agente é contraindicado para pacientes com história pregressa de insuficiência cardíaca.

Agentes antiagregantes plaquetários, tais como ácido acetilsalicílico ou clopidogrel, previnem a formação de tromboêmbolos que podem provocar infarto agudo do miocárdio e AVE. Esses agentes são recomendados para o tratamento de DAP sintomática (Gerhard-Herman et al., 2016). Demonstrou-se que o ácido acetilsalicílico reduz o risco de eventos cardiovasculares (p. ex., infarto do miocárdio, AVE e morte cardiovascular) em pacientes com doença vascular; entretanto, os eventos adversos associados ao uso do ácido acetilsalicílico incluem desconforto ou sangramento gastrintestinal (Gerhard-Herman et al., 2016).

O valor do uso de dois agentes antiagregantes plaquetários, tais como ácido acetilsalicílico ou clopidogrel, em pacientes com DAP sintomática ainda não foi bem estabelecido. Todavia, o uso de dois agentes antiagregantes plaquetários pode ser efetivo, e é uma abordagem razoável para reduzir eventos que ameacem a viabilidade dos membros após revascularização. As estatinas melhoram a função endotelial em pacientes com DAP. Estudos sugerem que as estatinas reduzem a gravidade da claudicação intermitente e aumentam a distância caminhada até o aparecimento da claudicação (Gerhard-Herman et al., 2016). Esses medicamentos têm efeitos benéficos na inflamação vascular, na estabilização da placa, na disfunção endotelial e na trombose e têm sido correlacionados a taxas diminuídas de intervenções periféricas repetidas e de eventos cardiovasculares adversos importantes por até 3 anos após o procedimento (Saxon, Safley & Mena-Hurtado, 2020).

Manejo endovascular

Intervenções endovasculares podem incluir angioplastia com balão, colocação de *stent*, colocação de endoprótese ou aterectomia. Esses procedimentos de revascularização são menos invasivos do que a cirurgia convencional; seu objetivo é estabelecer fluxo adequado para os vasos distais. Uma metanálise relatou que a eficácia e a segurança de todos esses procedimentos endovasculares são comparáveis às das intervenções cirúrgicas. Alguns *stents* que podem ser selecionados são do tipo farmacológico (com eluição de fármacos). Embora dispendiosos, esses *stents* são especialmente eficazes nos pacientes com doença recorrente. Ao liberar substâncias antiproliferativas, demonstrou-se que balões e *stents* farmacológicos reduzem o risco de reestenose. Candidatos elegíveis aos *stents* farmacológicos precisam ser capazes de usar agentes antiagregantes plaquetários por pelo menos 6 meses após o procedimento (Sidawy & Perler, 2019).

Manejo cirúrgico

A cirurgia é reservada para o tratamento da dor em repouso, claudicação grave e incapacitante, ou quando o membro está em risco de amputação em virtude de necrose tecidual. A escolha do procedimento cirúrgico depende do grau, da duração e da localização da estenose ou oclusão e se há lesões isoladas ou múltiplas. Outras considerações importantes são a saúde geral do paciente, a duração do procedimento e a anestesia necessária. Se for realizada endarterectomia, faz-se uma incisão na artéria e a obstrução ateromatosa é removida.

Os enxertos com *bypass* são realizados para redirecionar o fluxo sanguíneo ao redor da estenose ou da oclusão. Antes da realização do enxerto com *bypass*, o cirurgião determina onde a **anastomose** (local no qual os vasos são unidos cirurgicamente) distal será posicionada. O vaso do fluxo de saída distal deve apresentar permeabilidade de, no mínimo, 50% para que o enxerto permaneça aberto. Se a oclusão aterosclerótica estiver abaixo do ligamento inguinal na artéria femoral superficial, o procedimento cirúrgico de escolha é o enxerto femoropoplíteo. Este procedimento é adicionalmente classificado como enxertos acima e abaixo do joelho, no que se refere à localização da anastomose distal. Os enxertos podem ser de materiais sintéticos ou uma veia autóloga. Diversos materiais sintéticos estão disponíveis para a utilização como um enxerto com *bypass* periférico: Dacron® trançado ou tecido ou politetrafluoroetileno expandido (PTFE). Veias safenas e veias umbilicais criopreservadas também estão disponíveis. Quando é utilizado um enxerto autólogo (ou seja, as veias do próprio paciente), a veia é enxertada na artéria *in situ* (as válvulas da veia são extirpadas, e a veia é anastomosada às artérias-alvo proximais e distais), ou a veia é coletada de outro local, invertida e anastomosada às artérias-alvo proximais e distais.

Os vasos da parte inferior da perna ou do tornozelo com oclusões também podem necessitar de enxertos. Ocasionalmente, a artéria poplítea está completamente ocluída e apenas os vasos colaterais mantêm a perfusão. A anastomose distal pode ser realizada em qualquer uma das artérias tibiais (artérias tibial posterior, tibial anterior ou fibular) ou na artéria dorsal do pé ou plantar. O local da anastomose distal é determinado pela facilidade de exposição do vaso na cirurgia e pelo vaso que proporciona o melhor fluxo para o membro distal. Esses enxertos exigem o uso de veia autóloga para assegurar a perviedade. A veia safena magna ou parva, ou uma combinação de uma das veias safenas e uma veia de membro superior, tal como a veia cefálica, é utilizada para proporcionar o comprimento necessário.

O tempo durante o qual o enxerto permanece desobstruído é determinado por diversos fatores, incluindo o tamanho do enxerto, a localização do enxerto e o desenvolvimento de hiperplasia da íntima nos locais de anastomose (Sidawy & Perler, 2019). A infecção de enxertos sintéticos pode resultar em sepse e quase sempre precisam ser removidos.

Se um enxerto venoso for a opção cirúrgica, deve-se ter cautela no centro cirúrgico para não lesionar a veia após a coleta (remoção da veia do corpo do paciente). A veia é ocluída em um membro e uma solução heparinizada é injetada para verificação da perviedade e da existência de extravasamentos. Em seguida, o enxerto é colocado em uma solução heparinizada para evitar que se torne ressecado e quebradiço até o uso durante o procedimento cirúrgico.

No caso de pacientes que não conseguem tolerar um procedimento cirúrgico vascular extenso, uma abordagem paliativa que envolva amputação primária em vez de endarterectomia ou revascularização pode ser aventada (Conte et al., 2019).

Manejo de enfermagem

Os cuidados de enfermagem para os pacientes com DAP são revisados no Boxe 26.4. Os cuidados de enfermagem para o paciente submetido a procedimentos de revascularização endovascular são semelhantes aos cuidados prestados a pacientes submetidos a reparo endovascular de aneurismas da aorta (ver seção adiante). O paciente submetido a um procedimento endovascular pode receber alta no dia do procedimento ou no dia seguinte.

Cuidados de enfermagem para o paciente no pós-operatório

Durante o período pós-operatório, o foco dos cuidados de enfermagem consiste em manutenção da circulação, identificação e manejo de complicações potenciais e planejamento da alta hospitalar.

Manutenção da circulação

O objetivo principal no período pós-operatório é manter a circulação adequada por meio do reparo arterial. Pulsos, avaliação por Doppler, cor e temperatura, preenchimento capilar e função sensorial e motora do membro afetado são verificados e comparados àqueles do outro membro; essas observações são registradas inicialmente a cada 15 minutos e, em seguida, em intervalos progressivamente mais longos, se o estado do paciente permanecer estável. Deve ser realizada a avaliação por Doppler dos vasos distais ao enxerto com *bypass*, tendo em vista que ela é mais sensível do que a palpação dos pulsos. O ITB é monitorado pelo menos uma vez a cada 8 horas durante as primeiras 24 horas (normalmente não é avaliado em pacientes com *bypass* de artéria dorsal do pé devido ao risco de compressão da anastomose pelo balonete) e, depois disso, 1 vez/dia até a alta hospitalar. A duração típica da internação hospitalar é 3 a 5 dias. Um volume sanguíneo circulante adequado deve ser estabelecido e mantido. O desaparecimento de um pulso que se encontrava presente pode indicar oclusão trombótica do enxerto; o cirurgião é notificado imediatamente.

Monitoramento e manejo de complicações potenciais

O monitoramento contínuo do débito urinário, da pressão venosa central, do estado mental e da frequência e do volume de pulso possibilita o reconhecimento inicial e o manejo de desequilíbrios hídricos. O sangramento pode resultar da heparina administrada durante a cirurgia ou de um extravasamento anastomótico. Também pode ocorrer a formação de um hematoma. O enfermeiro deve revisar o relatório cirúrgico para determinar se a ação da heparina foi revertida (geralmente com sulfato de protamina) na sala de cirurgia.

Cruzar as pernas e a dependência prolongada do membro são evitados para prevenir a trombose. O edema é um achado pós-operatório normal devido ao aumento do fluxo arterial; entretanto, a elevação dos membros e o exercício dos membros enquanto o paciente está no leito reduzem o edema. Podem ser prescritas meias de compressão graduada ou antiembolismo para alguns pacientes, mas deve-se ter cuidado para evitar a compressão dos enxertos com *bypass* de vasos distais, a indução de lesões por pressão e o obscurecimento da visualização da extremidade. Edema grave do membro, dor e diminuição da sensação dos dedos dos pés ou das mãos podem ser indicações de síndrome compartimental (ver Capítulo 37).

Promoção de cuidados domiciliar, comunitário e de transição

O planejamento da alta inclui a avaliação da capacidade do paciente de lidar com as atividades da vida diária (AVDs) de modo independente. O enfermeiro determina se o paciente apresenta uma rede de familiares e amigos para auxiliar com as AVDs. O paciente é estimulado a realizar as alterações no estilo de vida requeridas pelo início de uma doença, incluindo manejo da dor e modificações na dieta, nas atividades e na higiene (cuidados da pele). O enfermeiro deve certificar-se de que o paciente tenha o conhecimento e a capacidade de avaliar quaisquer complicações pós-operatórias, tais como infecção, oclusão da artéria ou do enxerto e diminuição do fluxo sanguíneo. O enfermeiro auxilia o paciente no desenvolvimento e na implementação de um plano para cessar o consumo de produtos de tabaco.

DOENÇA ARTERIAL EM MEMBROS SUPERIORES

As estenoses e oclusões arteriais ocorrem com menos frequência nos membros superiores (braços) do que nas pernas e causam sintomas menos graves, tendo em vista que a circulação colateral é significativamente melhor nos braços. Os braços também apresentam menos massa muscular e não estão sujeitos ao esforço das pernas.

Manifestações clínicas

Estenoses e oclusões nos membros superiores resultam de aterosclerose ou traumatismo. A estenose normalmente ocorre na origem do vaso proximal à artéria vertebral, o que faz com que a artéria vertebral se torne o vaso dominante para o fluxo sanguíneo. O paciente tipicamente se queixa de fadiga e dor nos braços com exercícios (claudicação do antebraço), incapacidade de segurar ou agarrar objetos (p. ex., pentear os cabelos, colocar objetos em prateleiras acima da altura da cabeça) e, ocasionalmente, dificuldade para dirigir.

O paciente pode desenvolver uma síndrome de "furto subclávio", caracterizada por fluxo reverso nas artérias vertebral e basilar ao fornecer o fluxo sanguíneo para o braço. Essa síndrome pode causar sintomas vertebrobasilares (cerebrais), incluindo vertigem, ataxia, síncope ou alterações visuais bilaterais.

Avaliação e achados diagnósticos

Os achados de avaliação incluem frieza e palidez do membro afetado, diminuição do preenchimento capilar e diferença nas pressões arteriais dos braços superior a 15 a 20 mmHg (Zierler & Dawson, 2016). Os estudos não invasivos realizados para a avaliação em relação às oclusões arteriais em membros superiores incluem determinações da pressão arterial na parte superior do braço e no antebraço e ultrassonografia duplex para identificar a localização anatômica da lesão e avaliar a hemodinâmica do fluxo sanguíneo. A avaliação por Doppler transcraniana é realizada para analisar a circulação intracraniana e para detectar qualquer sifonamento do fluxo sanguíneo da circulação posterior ao fornecer o fluxo sanguíneo para o braço afetado. Se um procedimento endovascular ou cirúrgico for planejado, pode ser necessário um arteriograma diagnóstico.

Manejo clínico

Se uma lesão focal curta for identificada em uma artéria em membro superior, pode ser realizada uma ATP com possível inserção de *stent* ou enxerto com *stent*. Se a lesão envolver a artéria subclávia com sifonamento documentado do fluxo sanguíneo da circulação intracraniana e um procedimento endovascular não for possível, pode ser realizado um *bypass* cirúrgico.

Manejo de enfermagem

A avaliação de enfermagem envolve a comparação bilateral das pressões arteriais da parte superior do braço (obtidas por meio de estetoscópio e Doppler), dos pulsos radial, ulnar e braquial, da função motora e sensorial, da temperatura, de alterações na cor e do preenchimento capilar a cada 2 horas. O desaparecimento de um pulso ou fluxo com Doppler que estava presente pode indicar oclusão aguda do vaso, e o médico é notificado imediatamente.

Após a cirurgia ou um procedimento endovascular, o braço é mantido ao nível do coração ou elevado, com os dedos no nível mais alto. Os pulsos são monitorados com avaliação por Doppler do fluxo arterial a cada hora por 2 horas e, em seguida, a cada turno. A pressão arterial (obtida por meio de estetoscópio e Doppler) também é avaliada a cada hora por 4 horas e, em seguida, a cada turno. A função motora e sensorial, o calor, a cor e o preenchimento capilar são monitorados a cada avaliação do fluxo arterial (pulso).

> **Alerta de enfermagem: Qualidade e segurança**
>
> Antes da cirurgia e por 24 horas após a cirurgia, o braço do paciente é mantido ao nível do coração e protegido contra frio, punções venosas e arteriais, fitas, pressão e curativos constritivos.

O planejamento da alta é similar àquele para o paciente com DAP. O Boxe 26.4 descreve os cuidados de enfermagem para os pacientes com doença vascular periférica.

DOENÇA AORTOILÍACA

Se houver circulação colateral, os pacientes com uma estenose ou oclusão do segmento aortoilíaco podem estar assintomáticos, ou podem se queixar de desconforto nas nádegas ou na parte inferior das costas associado às caminhadas. Os homens podem apresentar disfunção erétil. Esses pacientes podem apresentar pulsos femorais diminuídos ou ausentes.

Manejo clínico

O manejo da doença aortoilíaca é essencialmente o mesmo da DAP aterosclerótica. Um procedimento endovascular, tal como *stents* ilíacos comuns bilaterais, pode ser tentado se a aorta apresentar redução do diâmetro inferior a 50% (Gerhard-Herman et al., 2016). Se houver doença aórtica significativa, o procedimento cirúrgico preferencial é o enxerto aortoilíaco. Se possível, o enxerto distal é submetido à anastomose na artéria ilíaca, e todo o procedimento cirúrgico é realizado dentro do abdome. Se os vasos ilíacos estiverem ocluídos, a anastomose distal é realizada nas artérias femorais (enxerto aortobifemoral). Um enxerto cruzado femorofemoral também pode ser necessário para manter a circulação. Enxertos de Dacron® trançados ou tecidos bifurcados são preferidos para este procedimento cirúrgico.

Manejo de enfermagem

A avaliação pré-operatória ou pré-procedimental, além dos parâmetros-padrão (ver Capítulo 14), inclui a avaliação dos pulsos braquial, radial, ulnar, femoral, poplíteo, tibial posterior e dorsal do pé para estabelecer um valor basal para o acompanhamento após a inserção de acessos arteriais e no pós-operatório. As orientações ao paciente incluem uma visão geral do procedimento a ser realizado, o preparo para um procedimento endovascular ou cirurgia e o plano de cuidados pós-operatórios ou pós-procedimento. Visões, sons e sensações que o paciente possa apresentar são discutidos.

Os cuidados após procedimento endovascular são semelhantes aos descritos para os pacientes submetidos a reparo endovascular de um aneurisma da aorta (ver discussão adiante). Os cuidados pós-operatórios incluem o monitoramento em relação a sinais de trombose nas artérias distais ao local cirúrgico. O enfermeiro avalia a cor e a temperatura do membro, o tempo de preenchimento capilar, a função sensorial e motora, e os pulsos por meio de palpação e Doppler inicialmente a cada 15 minutos e, em seguida, em intervalos progressivamente mais longos, se o estado do paciente permanecer estável. Qualquer descoloração obscurecida ou azulada, frieza, diminuição na função sensorial ou motora ou diminuição na qualidade do pulso é relatada imediatamente ao médico.

Os cuidados pós-operatórios também incluem monitorar o débito urinário, assegurando-se de que seja, no mínimo, 0,5 mℓ/kg/h. A função renal pode estar comprometida como resultado da hipoperfusão em virtude de hipotensão, isquemia das artérias renais durante o procedimento cirúrgico, hipovolemia ou embolização da artéria renal ou do parênquima renal. Os sinais vitais, a dor e o equilíbrio hídrico são monitorados com as avaliações do pulso e do membro. Os resultados de exames laboratoriais são monitorados e relatados ao médico. A avaliação abdominal em relação aos sons intestinais e ao íleo paralítico é realizada, no mínimo, a cada 8 horas. Os sons intestinais podem não retornar antes do terceiro dia pós-operatório. A ausência de sons intestinais, ausência de flatos e distensão abdominal são indicações de íleo paralítico. A manipulação manual do intestino durante a cirurgia pode ter causado formação de hematomas, que resultam em diminuição do peristaltismo. Pode ser necessária sucção nasogástrica para descomprimir o intestino até que o peristaltismo retorne. Uma defecação líquida antes do terceiro dia pós-operatório pode indicar isquemia intestinal, que pode ocorrer quando o suprimento sanguíneo mesentérico (artérias celíaca, mesentérica superior ou mesentérica inferior) está ocluído. O intestino isquêmico normalmente causa aumento da dor e uma contagem de leucócitos acentuadamente elevada (20.000 a 30.000 células/mm^3).

ANEURISMAS

Um aneurisma é uma bolsa ou uma dilatação localizada, formada em um ponto fraco na parede da artéria. Pode ser classificado pelo seu formato ou seu tipo. Os tipos mais comuns de aneurismas são saculares e fusiformes. Um aneurisma sacular se projeta a partir de apenas um lado do vaso. Se um segmento arterial inteiro se tornar dilatado, desenvolve-se um aneurisma fusiforme. Aneurismas muito pequenos em virtude de infecção localizada são denominados *aneurismas micóticos*.

Historicamente, a causa do aneurisma aórtico abdominal, o tipo mais comum de aneurisma degenerativo, foi atribuída a alterações ateroscleróticas na aorta. Outras causas de formação de aneurisma estão listadas no Boxe 26.7. Os aneurismas são condições potencialmente graves. Se estiverem localizados em grandes vasos, podem provocar hemorragia e morte.

Aneurisma aórtico torácico

Aproximadamente 70% de todos os casos de aneurisma aórtico são causados por aterosclerose. Eles ocorrem com mais frequência em homens entre 50 e 70 anos, e estima-se que afetem 10 em cada 100.000 adultos mais idosos. A área torácica é o local mais comum de um aneurisma dissecante. As emergências relacionadas com a aorta torácica estão associadas a elevadas taxas de morbidade e mortalidade, mas, graças ao reparo endovascular da aorta, a taxa de mortalidade diminuiu. Vale mencionar que a taxa de mortalidade dos pacientes tratados em centros especializados pode ser de apenas 4,8% (Harris, Olson, Panthofer et al., 2019).

> **Boxe 26.7 — Classificação etiológica dos aneurismas arteriais**
>
> **Aneurismas de enxerto e de anastomoses (pós-arteriotomia):** infecção, ruptura da parede arterial, falha da sutura, falha do enxerto
> **Congênitos:** distúrbios principais do tecido conjuntivo (síndrome de Marfan, síndrome de Ehlers-Danlos) e outras doenças (agenesia medial focal, esclerose tuberosa, síndrome de Turner, síndrome de Menkes)
> **Degenerativos relacionados à gravidez:** variante inflamatória inespecífica
> **Infecciosos (micóticos):** infecções bacterianas, fúngicas, por espiroquetas
> **Inflamatórios (não infecciosos):** associados a arterite (doença de Takayasu, arterite de células gigantes, lúpus eritematoso sistêmico, síndrome de Behçet, doença de Kawasaki) e inflamação periarterial (i. e., pancreatite)
> **Mecânicos (hemodinâmicos):** relacionados com fístulas pós-estenóticas e arteriovenosas e amputação
> **Traumáticos (pseudoaneurismas):** lesões arteriais penetrantes, lesões arteriais bruscas, pseudoaneurismas
>
> Adaptado de Sidawy, A. N. & Perler, B. A. (2019). *Rutherford's vascular surgery and endovascular therapy* (9th ed.). Philadelphia, PA: Elsevier.

Manifestações clínicas

Os sintomas variam e dependem de quão rapidamente o aneurisma dilata e como a massa pulsátil afeta as estruturas intratorácicas adjacentes. Alguns pacientes são assintomáticos. Na maioria dos casos, a dor é o sintoma mais proeminente. A dor normalmente é constante e perturbadora, mas pode ocorrer apenas quando a pessoa está em supino. Outros sintomas óbvios são dispneia, o resultado da pressão da bolsa do aneurisma contra a traqueia, um brônquio principal, ou o próprio pulmão; tosse, com frequência paroxística e com uma qualidade aguda; rouquidão, estridor ou fraqueza vocal ou afonia (perda completa da voz), que resulta da pressão contra o nervo laríngeo; e disfagia (dificuldade de deglutição), em virtude da invasão do esôfago pelo aneurisma.

Avaliação e achados diagnósticos

Quando grandes veias no tórax são comprimidas pelo aneurisma, as veias superficiais do tórax, do pescoço ou dos braços tornam-se dilatadas, e com frequência ficam evidentes áreas edemaciadas na parede torácica e cianose. A pressão contra a cadeia simpática cervical pode resultar em pupilas desiguais. O diagnóstico de um aneurisma aórtico torácico é realizado principalmente por meio de radiografia torácica, angiografia por tomografia computadorizada (ATC), ARM e ecocardiografia transesofágica (ETE). Tipicamente, são realizadas ATCs, porque existem muitos centros onde realizá-las, podem ser realizadas rapidamente e é possível remover os artefatos de movimento cardíaco, aumentando sua acurácia (Sidawy & Perler, 2019).

Manejo clínico

O tratamento tem por base o fato de o paciente ser sintomático e o aneurisma estar se expandindo em tamanho, ser causado por uma lesão iatrogênica, conter uma dissecção ou envolver vasos ramificados. As medidas gerais, tais como o controle da pressão arterial e a correção dos fatores de risco, são úteis. Durante décadas, os betabloqueadores (p. ex., atenolol, metoprolol, carvedilol) foram a base do tratamento clínico dos aneurismas de aorta. Todavia, os bloqueadores dos receptores de angiotensina (BRA) (p. ex., losartana, valsartana, irbesartana) também retardam a dilatação aórtica (Rurali, Perrucci, Pilato et al., 2018). É importante também controlar a pressão arterial em pacientes com aneurismas dissecantes. No pré-operatório, a pressão sistólica é mantida em aproximadamente 90 a 120 mmHg, com a finalidade de manter uma pressão arterial média de 65 a 75 mmHg com um betabloqueador, tal como esmolol ou metoprolol. Ocasionalmente, agentes anti-hipertensivos como a hidralazina são utilizados para essa finalidade. O nitroprussiato de sódio é o fármaco mais estabelecido para essa finalidade; pode ser administrado por gotejamento IV contínuo para reduzir a pressão arterial de emergência, tendo em vista que apresenta um início rápido e curta duração da ação, e é facilmente titulado (Sidawy & Perler, 2019). O objetivo da cirurgia é reparar o aneurisma e restaurar a continuidade vascular com um enxerto vascular. O monitoramento intensivo é necessário após esse tipo de cirurgia, e o paciente é tratado na unidade de cuidados críticos.

O reparo de aneurismas torácicos com enxertos endovasculares inseridos por via percutânea em uma sala de intervenção (p. ex., setor de radiologia intervencionista ou de cateterismo cardíaco) ou em uma combinação de sala de intervenção e centro cirúrgico (centro híbrido) pode diminuir o tempo de recuperação pós-operatório e as complicações, em comparação com as técnicas cirúrgicas tradicionais. Os endoenxertos torácicos são fabricados com material PTFE reforçado com *stents* de nitinol ou titânio. Esses enxertos endovasculares são inseridos na aorta torácica por meio de diversas vias de acesso vascular, normalmente na artéria braquial ou femoral. Tendo em vista que não é necessária uma grande incisão cirúrgica para a obtenção do acesso vascular, o tempo geral de recuperação do paciente tende a ser mais curto do que com o reparo cirúrgico aberto. Apesar da ausência de grampeamento cruzado aórtico, ainda há chance de 2 a 15% de isquemia medular como uma possível complicação (Miranda, Sousa & Mansilha, 2018). Para diminuir as chances de isquemia medular e paraplegia, normalmente são inseridos drenos na coluna lombar em pacientes que são submetidos a um reparo endovascular de aneurismas aórticos torácicos. É realizada a drenagem do liquor para diminuir o gradiente entre a pressão arterial e do liquor, melhorando, assim, a perfusão espinal. O que parece ser mais importante na prevenção do déficit neurológico é manter a pressão do liquor inferior ou igual a 10 mmHg (14 cm H_2O) e manter a pressão arterial média superior a 90 mmHg durante as primeiras 36 a 48 horas do período pós-operatório (Scali, Kim, Kubilis et al., 2018).

Aneurisma aórtico abdominal

A causa mais comum de aneurisma aórtico abdominal é a aterosclerose. Tal condição afeta os homens com frequência duas a seis vezes maior do que as mulheres, é duas a três vezes mais comum em homens brancos do quem em homens negros e é mais prevalente em pacientes com mais de 65 anos (Sidawy & Perler, 2019). A maioria desses aneurismas ocorre abaixo das artérias renais (aneurismas infrarrenais). Se não tratados, o resultado eventual pode ser a ruptura e a morte.

Fisiopatologia

Todos os aneurismas envolvem uma lesão da túnica média do vaso. Esta pode ser causada por fraqueza congênita, traumatismo ou doença. Após o desenvolvimento de um aneurisma, ele tende a aumentar em tamanho. Os fatores de risco incluem predisposição genética, consumo de nicotina e hipertensão arterial; mais da metade dos pacientes com aneurismas apresenta hipertensão.

Manifestações clínicas

Apenas aproximadamente 40% dos pacientes com aneurismas aórticos abdominais apresentam sintomas. Alguns pacientes queixam-se que podem sentir seu coração batendo no seu abdome quando se deitam, ou podem dizer que sentem massa abdominal ou um latejar abdominal. Se o aneurisma aórtico abdominal for associado a um trombo, um vaso importante pode estar ocluído, ou oclusões distais menores podem resultar dos êmbolos. Pequenos êmbolos de colesterol, plaquetas ou fibrina podem se alojar nas artérias interósseas ou digitais, causando cianose e manchas dos dedos dos pés (também conhecido como *trashing* ou *trash toes*).

Os sinais de ruptura iminente incluem intensa dor no dorso ou abdominal, que pode ser persistente ou intermitente. A dor abdominal com frequência está localizada na parte intermediária ou inferior do abdome, à esquerda da linha média. Pode ocorrer dor na parte inferior das costas em virtude da pressão do aneurisma sobre os nervos lombares. Indícios de extravasamento ou ruptura de aneurisma de aorta abdominal incluem dorsalgia intensa e constante; queda dos níveis de pressão arterial sistêmica e redução do hematócrito. A ruptura para dentro da cavidade peritoneal é rapidamente fatal. Uma ruptura retroperitoneal (ruptura contida) de um aneurisma pode resultar em hematomas em bolsa escrotal, períneo, flanco ou pênis. Sinais de insuficiência cardíaca ou um sopro alto podem sugerir ruptura para dentro da veia cava. Se o aneurisma aderir à veia cava adjacente, a veia cava pode se tornar lesionada quando ocorre a ruptura ou o extravasamento do aneurisma. A ruptura para dentro da veia cava resulta em sangue arterial com pressão mais alta, que adentra o sistema venoso de pressão mais baixa e causa turbulência, que é auscultada como um sopro. A pressão arterial alta e o aumento do volume sanguíneo que retorna para o lado direito do coração a partir da veia cava podem causar insuficiência cardíaca.

Avaliação e achados diagnósticos

A indicação diagnóstica mais importante de um aneurisma aórtico abdominal é massa pulsátil na parte intermediária e superior do abdome. A maioria dos aneurismas de aorta clinicamente significativos é palpável durante o exame físico rotineiro; entretanto, a sensibilidade depende das dimensões do aneurisma, da circunferência abdominal do paciente (ou seja, é mais difícil localizar um aneurisma de aorta em pessoas obesas) e da habilidade do examinador (Sidawy & Perler, 2019). Pode ser auscultado um sopro sistólico sobre a massa. Ultrassonografia com Doppler ou ATC são utilizadas para determinar o tamanho, o comprimento e a localização do aneurisma. Quando o aneurisma é pequeno, a ultrassonografia é conduzida em intervalos de 6 meses até que o aneurisma atinja um tamanho para o qual a cirurgia para prevenir a ruptura seja mais benéfica do que as possíveis complicações de um procedimento cirúrgico. Alguns aneurismas permanecem estáveis durante muitos anos de monitoramento.

Considerações gerontológicas

A maioria dos aneurismas aórticos ocorre em pacientes entre 60 e 90 anos. É provável a ruptura com a hipertensão coexistente e com aneurismas com largura superior a 6 cm. Na maioria dos casos, neste ponto, as chances de ruptura são maiores do que as chances de morte durante o reparo cirúrgico. Se o paciente idoso for considerado de risco para as complicações relacionadas com a cirurgia ou a anestesia, o aneurisma não é reparado até que apresente, no mínimo, 5,5 cm de largura (Chaikof, Dalman, Eskandari et al., 2018).

Manejo clínico

O manejo clínico consiste em intervenções farmacológicas, endovasculares e cirúrgicas.

Terapia farmacológica

Se o aneurisma estiver estável em tamanho com base em ultrassonografias duplex seriadas, a pressão arterial é monitorada cuidadosamente ao longo do tempo, tendo em vista que existe uma associação entre o aumento da pressão arterial e a ruptura do aneurisma (Sidawy & Perler, 2019). Agentes anti-hipertensivos, incluindo diuréticos, betabloqueadores, inibidores da ECA, BRA e bloqueadores de canais de cálcio, são frequentemente prescritos para manter a pressão arterial do paciente dentro de limites aceitáveis (ver Capítulo 27).

Manejo endovascular e cirúrgico

Um aneurisma aórtico abdominal em expansão ou que aumenta de tamanho provavelmente romperá. Para aneurismas aórticos abdominais com mais de 5,5 cm de largura, ou aqueles que estejam aumentando em tamanho, o tratamento padrão tem sido o reparo cirúrgico aberto do aneurisma por meio de ressecção do vaso e sutura de um enxerto no local. Todavia, o reparo endovascular da aorta se tornou a base do tratamento de aneurisma aórtico abdominal infrarrenal e envolve a colocação transluminal e a inserção de um enxerto aórtico sem sutura através do aneurisma (Figura 26.9). Esse procedimento pode ser realizado sob anestesia local ou regional. A inserção de enxertos endovasculares de aneurismas aórticos abdominais pode ser

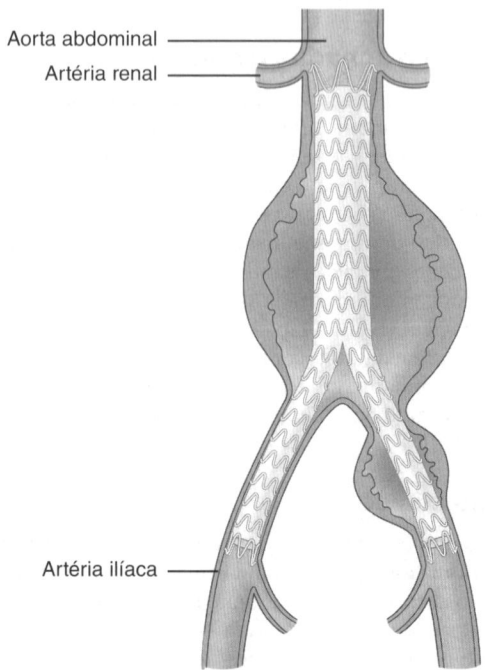

Figura 26.9 • Reparo com endoenxerto de um aneurisma aórtico abdominal.

realizada se a aorta abdominal e as artérias ilíacas do paciente não forem extremamente tortuosas, pequenas, calcificadas ou preenchidas com trombos. Os resultados de diversos estudos prospectivos sugerem taxas de mortalidade comparáveis entre os pacientes com aneurismas tratados por meio de inserção de enxerto endovascular e aqueles tratados com reparo cirúrgico, com taxas de sobrevida de 5 anos similares (Chaikof et al., 2018). As possíveis complicações incluem sangramento, hematoma ou infecção do ferimento no local de inserção arterial; isquemia ou embolização distal; dissecção ou perfuração da aorta; trombose ou infecção do enxerto; ruptura do sistema de anexação; migração do enxerto; extravasamentos proximais ou distais do enxerto; ruptura tardia; e isquemia intestinal.

Manejo de enfermagem

Antes do reparo endovascular ou da cirurgia, a avaliação de enfermagem é guiada pela antecipação da ruptura e pelo reconhecimento de que o paciente pode apresentar comprometimento cardiovascular, cerebral, pulmonar e renal em virtude de aterosclerose. A capacidade funcional de todos os sistemas e órgãos deve ser avaliada. As terapias clínicas projetadas para estabilizar a função fisiológica devem ser implementadas imediatamente. Hemorragia que evolui para choque é uma consequência adversa grave que precisa ser tratada de modo definitivo (ver Capítulo 11).

O paciente que foi submetido a um reparo endovascular deve deitar em supino por 6 horas; a cabeceira do leito pode ser elevada em até 45° depois de 2 horas. O paciente precisa utilizar uma comadre ou urinol enquanto estiver em repouso no leito. Os sinais vitais e a avaliação por Doppler dos pulsos periféricos são realizados inicialmente a cada 15 minutos e, em seguida, em intervalos progressivamente mais longos, se o estado do paciente permanecer estável. O local de acesso (normalmente a artéria femoral) é avaliado quando os sinais vitais e os pulsos são monitorados. O enfermeiro avalia em relação a sangramento e formação de hematomas. As alterações cutâneas do membro inferior, área lombar ou das nádegas que possam indicar sinais de embolização, tais como áreas extremamente sensíveis, de formato irregular e cianóticas, bem como quaisquer alterações nos sinais vitais, na qualidade do pulso, sangramento, pulsação, edema, dor ou hematoma, são imediatamente relatadas ao médico.

A temperatura do paciente deve ser monitorada a cada 4 horas, e quaisquer sinais de síndrome pós-implantação devem ser relatados. A síndrome pós-implantação tipicamente tem início em 24 horas da inserção do enxerto com stent, e o paciente apresenta febre de ocorrência espontânea, leucocitose e, ocasionalmente, trombocitopenia temporária. Essa condição tem sido atribuída a complexas alterações imunológicas consequentes a manipulação com bainhas e cateteres do lúmen aórtico, embora a etiologia exata não seja conhecida. Acredita-se que os sintomas estejam relacionados com a ativação de citocinas (Martinelli, Di Girolamo, Belli et al., 2019). Eles podem ser tratados com um analgésico leve (p. ex., paracetamol) ou um agente anti-inflamatório (p. ex., ibuprofeno) e normalmente cessam em 1 semana.

Em virtude do maior risco de hemorragia, o médico também é notificado a respeito de tosse persistente, espirros, vômito ou pressão arterial sistólica superior a 180 mmHg. A maioria dos pacientes pode retomar sua dieta pré-procedimento e é encorajada a ingerir líquidos. Uma infusão IV pode ser continuada até que o paciente possa consumir líquidos normalmente. Os líquidos são importantes para manter o fluxo sanguíneo pelo local do reparo arterial e para auxiliar os rins com a excreção dos agentes de contraste IV e de outros medicamentos utilizados durante o procedimento. Seis horas após o procedimento, o paciente pode conseguir se movimentar de um lado para o outro e pode conseguir deambular com assistência até o toalete. Assim que o paciente puder ingerir líquidos adequados por via oral, a infusão IV poderá ser descontinuada.

Os cuidados pós-operatórios exigem o monitoramento frequente do estado pulmonar, cardiovascular, renal e neurológico. As possíveis complicações da cirurgia incluem oclusão arterial, hemorragia, infecção, intestino isquêmico, lesão renal e disfunção erétil.

Outros aneurismas

Também podem surgir aneurismas em vasos periféricos, com mais frequência como resultado de aterosclerose. Esses podem envolver vasos como a artéria subclávia, a artéria renal, a artéria femoral ou (com mais frequência) a artéria poplítea. Entre 50 e 60% dos aneurismas poplíteos são bilaterais. A incidência verdadeira não é conhecida, mas há relatos de que varie entre 0,1 e 3% da população adulta e esteja associada a aneurismas da aorta abdominal (Sidawy & Perler, 2019).

O aneurisma produz massa pulsátil e perturba a circulação periférica distal a ele. Ocorre o desenvolvimento de dor e edema em virtude da pressão sobre os nervos e as veias adjacentes. O diagnóstico é obtido por meio de ultrassonografia duplex ou ATC para determinar o tamanho, o comprimento e a extensão do aneurisma. Pode ser realizada arteriografia para avaliar o nível de envolvimento proximal e distal. A principal complicação associada a aneurismas de artéria poplítea não é ruptura, mas embolização distal (Sidawy & Perler, 2019). O reparo cirúrgico consiste em colocação de enxertos. Como alternativa, pode-se selecionar o reparo endovascular com a utilização de um enxerto com *stent* ou enxerto de parede, que é um enxerto de Dacron® ou PTFE com estruturas externas, fabricado com diversos materiais (p. ex., nitinol, titânio, aço inoxidável) para suporte adicional.

DISSECÇÃO AÓRTICA

Ocasionalmente, em uma aorta afetada por arteriosclerose, ocorre uma ruptura na íntima ou degeneração da média, resultando em dissecção. As dissecções aórticas são três vezes mais comuns em homens do que em mulheres, ocorrem mais comumente na faixa etária de 50 a 70 anos e estão associadas à hipertensão (Sidawy & Perler, 2019).

Fisiopatologia

As dissecções (separações) aórticas comumente estão associadas a hipertensão mal controlada, traumatismo torácico fechado e consumo de cocaína. O aumento profundo na resposta simpática causado pelo consumo de cocaína eleva a força de contração ventricular esquerda, o que causa elevação das forças de ruptura sobre a parede aórtica, levando à ruptura da íntima (Sidawy & Perler, 2019). A dissecção é causada pela ruptura na túnica íntima. Pode ocorrer uma ruptura pela adventícia ou para dentro do lúmen pela íntima, possibilitando a reentrada de sangue no canal principal e resultando em dissecção crônica (p. ex., pseudoaneurisma) ou oclusão de ramos da aorta.

Com a progressão da separação, as artérias que se ramificam a partir da área envolvida da aorta rompem e ocluem. A ruptura ocorre mais comumente na região do arco aórtico, com a mais alta taxa de mortalidade associada à dissecção aórtica ascendente (Sidawy & Perler, 2019). A dissecção da aorta pode progredir como um retorno na direção do coração, obstruindo as aberturas das artérias coronárias ou produzindo hemopericárdio (efusão de sangue dentro do pericárdio) ou insuficiência aórtica, ou pode estender-se na direção oposta, causando oclusão das artérias que suprem o trato gastrintestinal, rins, medula espinal e pernas.

Manifestações clínicas

O início dos sintomas normalmente é súbito. Pode ser relatada dor grave e persistente, descrita como ruptura ou rasgo. A dor é na parte anterior do tórax ou nas costas e se estende até os ombros, a área epigástrica ou o abdome. A dissecção aórtica pode ser confundida com um infarto agudo do miocárdio, que confunde o quadro clínico e o tratamento inicial. Sintomas cardiovasculares, neurológicos e gastrintestinais são responsáveis por outras manifestações clínicas, dependendo da localização e da extensão da dissecção. O paciente pode parecer pálido. Podem ser detectadas sudorese e taquicardia. A pressão arterial pode ser elevada ou acentuadamente diferente de um braço para o outro se a dissecção envolver o orifício da artéria subclávia de um lado.

Avaliação e achados diagnósticos

Arteriografia, angiografia por tomografia computadorizada multidetectores (ATCMD), ETE, ultrassonografia duplex e ARM, embora sejam limitadas em termos de conveniência durante uma situação de emergência, podem auxiliar no diagnóstico.

Manejo clínico

O tratamento clínico ou cirúrgico de uma dissecção aórtica depende do tipo de dissecção presente e segue os princípios gerais descritos para o tratamento dos aneurismas aórticos torácicos.

Manejo de enfermagem

Um paciente com uma dissecção aórtica necessita dos mesmos cuidados de enfermagem de um paciente com um aneurisma aórtico que necessita de intervenção, conforme descrito anteriormente neste capítulo. Os cuidados de enfermagem descritos no Boxe 26.4 também são apropriados.

EMBOLISMO ARTERIAL E TROMBOSE ARTERIAL

A oclusão vascular aguda pode ser causada por um êmbolo ou trombose aguda. As oclusões arteriais agudas podem resultar de lesão iatrogênica, que pode ocorrer durante a inserção de cateteres invasivos, tais como aqueles utilizados para arteriografia, ATP ou inserção de *stent*, ou uma bomba de balão intra-aórtico, ou podem ocorrer como resultado do uso ilícito de drogas IV. Outras causas incluem traumatismo decorrente de uma fratura ou um deslocamento, lesão por esmagamento, síndrome compartimental e ferimentos penetrantes que rompem a íntima arterial. É necessário o diagnóstico preciso de oclusão arterial como de origem embólica ou trombótica para o início do tratamento adequado.

Fisiopatologia

Êmbolos arteriais têm origem mais comumente em trombos que se desenvolvem nas câmaras do coração como resultado de fibrilação atrial, infarto do miocárdio, endocardite infecciosa ou insuficiência cardíaca crônica. Esses trombos se soltam e são transportados do lado esquerdo do coração para dentro do sistema arterial, onde se alojam e obstruem uma artéria que é menor do que o êmbolo. Também pode haver desenvolvimento de êmbolos na aterosclerose aórtica avançada, tendo em vista que as placas ateromatosas ulceram ou se tornam rígidas. A trombose aguda ocorre com frequência em pacientes com sintomas isquêmicos preexistentes.

Manifestações clínicas

Os sinais e sintomas de êmbolos arteriais dependem principalmente do tamanho do êmbolo, do envolvimento de órgãos e do estado dos vasos colaterais. O efeito imediato é a cessação do fluxo sanguíneo distal. O bloqueio pode progredir na direção distal e proximal ao local da obstrução. O vasospasmo secundário pode contribuir para a isquemia. O êmbolo pode se fragmentar ou romper, resultando na oclusão de vasos distais. Os êmbolos tendem a se alojar em bifurcações arteriais e áreas estreitadas por aterosclerose. As artérias cerebrais, mesentéricas, renais e coronárias com frequência são envolvidas, além das grandes artérias dos membros.

Os sintomas de embolismo arterial agudo nos membros com fluxo colateral insuficiente são dor intensa e aguda e perda gradual da função sensorial e motora. Os seis P associados ao embolismo arterial agudo são *p*adecimento (dor/*pain*), *p*alidez, ausência de *p*ulso, *p*arestesia, *p*oiquilotermia (frieza) e *p*aralisia. Finalmente, as veias superficiais podem colapsar em virtude da diminuição do fluxo sanguíneo para o membro. Por conta da isquemia, a parte do membro distal à oclusão encontra-se acentuadamente mais fria e mais pálida do que a parte proximal à oclusão.

A trombose arterial também pode ocluir agudamente uma artéria. Uma trombose é um coágulo que se desenvolve lentamente, que normalmente ocorre onde a parede arterial se tornou lesionada, em geral como resultado da aterosclerose. Os trombos também podem se desenvolver em um aneurisma arterial. As manifestações de oclusão arterial trombótica aguda são similares àquelas descritas em relação a uma oclusão embólica. Entretanto, o tratamento é mais difícil com um trombo, tendo em vista que a oclusão arterial ocorreu em um vaso degenerado e requer cirurgia reconstrutora mais extensiva para restaurar o fluxo do que a necessária com um evento embólico (Sidawy & Perler, 2019).

Avaliação e achados diagnósticos

Um êmbolo arterial normalmente é diagnosticado com base no início súbito dos sintomas e uma fonte aparente para o êmbolo. Ecocardiografia transtorácica bidimensional ou ETE, radiografia torácica e eletrocardiografia (ECG) podem revelar a cardiopatia de base. A ultrassonografia duplex e com Doppler não invasiva pode determinar a presença e a extensão da aterosclerose de base, e pode ser realizada arteriografia.

Manejo clínico

O manejo da trombose arterial depende da sua causa. O manejo da oclusão embólica aguda exige, habitualmente, cirurgia, porque existe uma janela de apenas 4 a 6 horas para a restauração do fluxo sanguíneo antes da morte irreversível dos tecidos. O evento é agudo sem desenvolvimento de circulação colateral, e o paciente passa rapidamente pela lista dos seis P até a paralisia, o estágio mais avançado. A terapia com heparina é iniciada imediatamente para prevenir o desenvolvimento adicional de êmbolos e para prevenir a extensão dos trombos existentes. Tipicamente, é administrado um *bolus* IV inicial de 60 a 80 U/kg de peso corporal, seguido por uma infusão contínua de 12 a 18 U/kg/h até que o paciente seja submetido a uma intervenção endovascular ou cirurgia (Comerford & Durkin, 2020; IBM Watson Health, 2020).

Manejo endovascular

A embolectomia de emergência é o procedimento preferencial se o membro envolvido for viável. Os êmbolos arteriais normalmente são tratados por meio da inserção de um cateter de embolectomia. O cateter é introduzido através de uma incisão na artéria afetada e atravessa o êmbolo responsável pela oclusão arterial. O balão do cateter de embolectomia é inflado com soro fisiológico estéril, e o trombo é extraído à medida que o cateter é retirado. Esse procedimento consiste na incisão do vaso e na remoção do coágulo.

Dispositivos de trombectomia mecânica percutânea também podem ser utilizados para o tratamento de uma trombose aguda. Todos os dispositivos endovasculares precisam obter o acesso ao sistema arterial do paciente e requerem a inserção de um cateter na artéria do paciente para obter o acesso ao trombo. A abordagem é similar à dos angiogramas, no sentido em que é tipicamente realizada pela virilha até a artéria femoral. Em casos selecionados, a artéria radial ou braquial pode ser puncionada, possibilitando a deambulação dos pacientes após o procedimento. A altura do paciente é levada em conta para assegurar que o cateter tenha comprimento suficiente para alcançar o trombo. Pacientes com 1,67 m de altura ou menos são candidatos potenciais.

Alguns dispositivos endovasculares requerem que uma pequena incisão (dissecção) seja realizada na artéria do paciente. Esses dispositivos podem utilizar um jato de líquido para romper o trombo e, em seguida, aspirar as partículas; um fio rotator, com formato sinusoidal, que mistura um agente trombolítico que simultaneamente dissolve o coágulo; ou ultrassom de alta frequência e baixa energia para dissolver um trombo oclusivo. As complicações que resultam da utilização de qualquer dispositivo endovascular podem incluir dissecção arterial ou embolização de artéria distal.

Terapia farmacológica

Quando o paciente apresenta circulação colateral adequada, o tratamento pode incluir anticoagulação IV com heparina, que pode prevenir que o trombo se estenda e reduzir a necrose muscular. São utilizados medicamentos trombolíticos intra-arteriais para dissolver o êmbolo. Medicamentos trombolíticos (p. ex., ativador do plasminogênio tecidual [t-PA] e ativador do plasminogênio de cadeia única do tipo uroquinase) interagem com o plasminogênio e geram plasmina que degrada os coágulos de fibrina. Se for utilizado t-PA para o tratamento, normalmente é administrada heparina para prevenir a formação de outro trombo no local da lesão. O t-PA ativa o plasminogênio no trombo, mas não diminui os fatores de coagulação tanto quanto outras terapias trombolíticas, de modo que os pacientes que recebem t-PA podem formar novos trombos mais prontamente do que se recebessem outros trombolíticos. Outros medicamentos trombolíticos são reteplase e tenecteplase (Millar & Laffan, 2017). Embora esses agentes sejam diferentes em sua farmacocinética, são administrados de modo similar: um cateter é avançado sob visualização radiográfica até o coágulo, e o agente trombolítico é infundido.

A terapia trombolítica não deve ser utilizada quando existem contraindicações conhecidas para a terapia ou quando o membro não consegue tolerar as diversas horas adicionais de isquemia que são necessárias para que o agente lise (desintegre) o coágulo. As contraindicações para a terapia trombolítica periférica incluem sangramento interno ativo, hemorragia cerebrovascular, cirurgia de grande porte recente, hipertensão não controlada e gestação.

Manejo de enfermagem

Antes de uma intervenção ou cirurgia, o paciente permanece em repouso no leito com o membro afetado nivelado ou discretamente pendente (15°). A extremidade afetada é mantida em temperatura ambiente e protegida contra traumatismos. Almofadas aquecedoras e de resfriamento são contraindicadas, tendo em vista que os membros isquêmicos são facilmente traumatizados por alterações na temperatura. Se possível, esparadrapo e eletrodos de ECG não devem ser colocados no membro para proteger contra traumatismo. A prevenção de lesões por compressão por meio de dispositivo de suporte dos calcanhares e o levantamento dos lençóis da cama é importante para proteger o membro inferior comprometido (European Pressure Ulcer Advisory Panel, National Pressure Injury Advisory Panel, Pan Pacific Pressure Injury Alliance [EPUAP/NPIAP/PPPIA], 2019).

Se o paciente for tratado com terapia trombolítica, a dose terá por base o peso do paciente. O paciente é hospitalizado em uma unidade de cuidados críticos para o monitoramento contínuo. Os sinais vitais são aferidos inicialmente a cada 15 minutos e, em seguida, em intervalos progressivamente mais longos, se o estado do paciente permanecer estável. O paciente é cuidadosamente monitorado em relação a sangramentos. O enfermeiro minimiza o número de punções para a inserção de acessos IV e para a obtenção de amostras de sangue, evita injeções intramusculares, previne qualquer possível traumatismo tecidual e aplica pressão por, no mínimo, duas vezes mais tempo do que o habitual após a realização de qualquer punção.

Durante a fase de recuperação, o enfermeiro colabora com o médico a respeito do nível de atividade apropriado do paciente com base na condição do paciente. Em geral, são realizados todos os esforços para encorajar o paciente a movimentar o membro para estimular a circulação e prevenir a estase. A terapia anticoagulante pode ser mantida após a intervenção endovascular para prevenir a trombose da artéria afetada e para diminuir o desenvolvimento de trombos subsequentes no local de início. O enfermeiro avalia se há evidências de hemorragia local e sistêmica, incluindo alterações no estado mental, que podem ocorrer quando são administrados anticoagulantes. Pulsos, sinais com Doppler, ITB e função motora e sensorial são avaliados a cada hora durante as primeiras 24 horas, tendo em vista que alterações significativas podem indicar reoclusão. Anormalidades metabólicas, lesão renal aguda e síndrome compartimental podem ser complicações após uma oclusão arterial aguda.

FENÔMENO DE RAYNAUD E OUTRAS ACROSSÍNDROMES

O fenômeno de Raynaud é um tipo de vasoconstrição arteriolar intermitente que resulta em frieza, dor e palidez das pontas dos dedos das mãos ou dos pés. Existem dois tipos desse distúrbio. O fenômeno de Raynaud primário ou idiopático (doença de

Raynaud) ocorre na ausência de uma doença de base. O fenômeno de Raynaud secundário (síndrome de Raynaud) ocorre em associação a uma doença de base, normalmente um distúrbio do tecido conjuntivo, tal como lúpus eritematoso sistêmico, artrite reumatoide ou esclerodermia; traumatismo; ou lesões arteriais obstrutivas. Os sintomas podem resultar de um defeito na produção de calor basal, que finalmente diminui a capacidade de dilatação dos vasos cutâneos. Os episódios podem ser ocasionados por fatores emocionais, estresse ou por sensibilidade incomum ao frio. O fenômeno de Raynaud é cinco vezes mais comum em mulheres e tipicamente surge antes dos 30 anos (Dean, 2018). Acredita-se que a acrocianose seja uma variável do fenômeno de Raynaud, tendo em vista que ambos são agravados pelo frio e pelo estresse emocional e apresentam descoloração azul dos dedos e hiperidrose (sudorese excessiva).

O prognóstico para os pacientes com fenômeno de Raynaud varia; alguns melhoram lentamente, outros se tornam progressivamente piores, e outros não demonstram alterações. Os sintomas de Raynaud podem ser leves, de modo que não é necessário o tratamento. Entretanto, o fenômeno de Raynaud secundário é caracterizado por vasospasmo e obstruções de vasos sanguíneos fixas, que podem levar a isquemia, ulceração e gangrena. A acrocianose é um fenômeno pouco compreendido, que pode ser benigno e necessitar de pouco ou nenhum tratamento, ou o paciente pode apresentar dor crônica e ulcerações.

Manifestações clínicas

O quadro clínico clássico do fenômeno de Raynaud revela palidez ocasionada por vasoconstrição súbita. A pele, então, se torna cianótica em virtude do represamento de sangue desoxigenado durante o vasospasmo. Como resultado da hiperemia (refluxo exagerado) decorrente da vasodilatação, é produzido um rubor quando o sangue oxigenado retorna para os dedos após a interrupção do vasospasmo. A sequência característica de alteração da cor do fenômeno de Raynaud é descrita como branca, azul e vermelha. Dormência, formigamento e dor tipo queimação ocorrem na medida em que a cor muda. As manifestações tendem a ser bilaterais e simétricas e podem envolver os dedos dos pés e das mãos.

A acrocianose é diferenciada do fenômeno de Raynaud pela relativa persistência das alterações da coloração da pele, pela simetria e pela ausência da palidez paradoxal encontrada no fenômeno de Raynaud. Quase todos os pacientes com acrocianose apresentam hiperidrose e temperatura mais baixa nas mãos e nos pés, que tendem a piorar em temperaturas mais quentes, enquanto as alterações da coloração da pele melhoram. A cor dos dedos normaliza quando as mãos são transferidas da posição pendente para a horizontal (Dean, 2018).

Manejo clínico

Evitar os estímulos em particular (p. ex., frio, nicotina) que provocam vasoconstrição é um fator principal no controle do fenômeno de Raynaud. Descongestionantes e outros medicamentos de venda livre contendo agentes simpaticomiméticos devem ser evitados. Bloqueadores de canais de cálcio (nifedipino, anlodipino) podem ser efetivos no alívio dos sintomas. A simpatectomia (interrupção dos nervos simpáticos por meio da remoção dos gânglios simpáticos ou do bloqueio ou da divisão dos seus ramos) pode ajudar alguns pacientes.

Evitar a exposição ao frio e a traumatismos e implementar medidas para melhorar a circulação local são os pontos principais do tratamento para a acrocianose. Bloqueadores de canais de cálcio não têm sido efetivos para o tratamento da acrocianose (Belch, Carlizza, Carpentier et al., 2017).

Manejo de enfermagem

O enfermeiro orienta o paciente com fenômeno de Raynaud ou acrocianose a evitar situações que possam ser estressantes ou inseguras. Estratégias de manejo do estresse podem ser úteis. A exposição ao frio deve ser minimizada e, em áreas nas quais os meses de outono e inverno são frios, o paciente deve vestir roupas mais quentes quando estiver em ambientes externos. Chapéus e luvas devem ser sempre utilizados em ambientes externos. São recomendados tecidos especialmente projetados para climas frios (p. ex., Thinsulate™). Os pacientes devem usar luvas quando abrirem congeladores. Os pacientes devem aquecer seus veículos antes de entrar, de modo que possam evitar tocar no volante frio ou na maçaneta fria, o que pode evocar um ataque. Durante o verão, um suéter deve estar disponível para ser usado em ambientes com ar-condicionado.

Os pacientes geralmente ficam preocupados com as complicações graves, tais como gangrena e amputação; entretanto, essas complicações são incomuns, exceto se o paciente apresentar outra doença de base que cause oclusões arteriais. Os pacientes devem evitar todas as formas de nicotina, que pode induzir episódios; essa recomendação inclui gomas de mascar e os adesivos transdérmicos de nicotina que ajudam no abandono do tabagismo.

Os pacientes devem ser advertidos a manusear objetos cortantes com cuidado para evitar a lesão dos seus dedos. Além disso, devem ser informados a respeito da hipotensão ortostática que pode resultar de medicamentos, tais como bloqueadores de canais de cálcio, utilizados para tratar o fenômeno de Raynaud.

DISTÚRBIOS VENOSOS

Os distúrbios venosos causam redução no fluxo sanguíneo venoso, que resulta em estase sanguínea. Esta, em seguida, pode causar uma gama de alterações patológicas, incluindo defeitos da coagulação, edema, ruptura tecidual e aumento da suscetibilidade a infecções.

TROMBOEMBOLISMO VENOSO

A trombose venosa profunda (TVP) e a embolia pulmonar (EP), coletivamente, compõem a condição denominada **tromboembolismo venoso (TEV)**. Estima-se que a incidência anual de TEV seja de 1 a 2 pessoas por 1.000 habitantes (Peñaloza-Martínez, Demelo-Rodríguez, Proietti et al., 2018; Serhal & Barnes, 2019). A incidência de TEV é de 10 a 20% em pacientes clínicos em geral e de até 80% em pacientes criticamente enfermos. Em geral, o TEV não é diagnosticado, tendo em vista que a TVP e o EP são, com frequência, clinicamente silenciosos ou assintomáticos. Estima-se que até 30% dos pacientes hospitalizados com TEV desenvolvam complicações pós-trombóticas a longo prazo. A maioria das complicações tromboembólicas sintomáticas em pacientes cirúrgicos ocorre após a alta hospitalar devido a períodos mais curtos de internação (Stubbs, Assareh, Curnow et al., 2018).

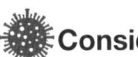 Considerações em relação à covid-19

A morte de pacientes com formas graves de covid-19 foi correlacionada com TEV ou trombos pulmonares primários. A maioria dos pacientes com formas graves de covid-19 apresenta níveis elevados de dímero D (exame de sangue que investiga a existência de coágulos sanguíneos) e um estado pró-trombótico presumido. Por causa disso, é preconizada tromboprofilaxia rotineira de todos os pacientes hospitalizados por causa de covid-19, independentemente de seu escore de risco (Obi, Barnes, Wakefield et al., 2020). É provável que as alterações inflamatórias sistêmicas no sistema vascular de pacientes com covid-19 contribuam para trombose, instabilidade hemodinâmica e desregulação autônoma. Relatos iniciais sugerem efeitos cardiovasculares a longo prazo da covid-19, que incluem aterosclerose acelerada, TEV, doença tromboembólica arterial e formação de aneurismas da aorta (Becker, 2020).

Fisiopatologia

As veias superficiais, tais como as veias safena magna, safena parva, cefálica, basílica e jugular externa, são estruturas musculares com paredes espessas que se encontram logo abaixo da pele. Em contraste, as veias profundas têm paredes finas e apresentam menos músculo na média. As veias profundas estão localizadas paralelas às artérias e levam os mesmos nomes das artérias. As veias profundas e superficiais apresentam válvulas que possibilitam o fluxo unidirecional de volta para o coração. As válvulas encontram-se na base de um segmento da veia que é expandido para dentro de um seio. Tal arranjo possibilita que as válvulas abram sem entrar em contato com a parede da veia, possibilitando, assim, o rápido fechamento quando o sangue começa a fluir de modo retrógrado. Outros tipos de veias são conhecidos como veias perfurantes. Essas veias apresentam válvulas que possibilitam o fluxo sanguíneo de via única do sistema venoso superficial para o sistema venoso profundo.

Embora a causa exata do TEV permaneça incerta, acredita-se que três fatores, conhecidos como tríade de Virchow, desempenhem papel significativo no seu desenvolvimento: lesão endotelial, estase venosa e alteração da coagulação (Boxe 26.8). A lesão do revestimento da íntima dos vasos sanguíneos cria um local para a formação de coágulos. O traumatismo direto das veias pode ocorrer com fraturas ou deslocamento, doenças das veias e irritação química da veia em virtude de medicamentos ou soluções IV. A estase venosa ocorre quando o fluxo sanguíneo está reduzido, como na insuficiência cardíaca ou no choque; quando as veias estão dilatadas, como efeito de algumas terapias medicamentosas; e quando há redução da contração muscular esquelética, como na imobilidade, paralisia dos membros ou anestesia. A alteração da coagulação ocorre mais comumente em pacientes em relação aos quais os medicamentos anticoagulantes foram suspensos de modo abrupto. O uso de anticoncepcionais orais, elevação dos níveis de PC-R (Cauci, Francescato, Colannino et al., 2020) e diversas discrasias (anormalidades) sanguíneas também podem causar hipercoagulabilidade, com a prevalência dependendo da etnia do paciente. Por exemplo, a mutação do fator V de Leiden e G20210A da protrombina é mais prevalente em pacientes brancos, enquanto a deficiência de antitrombina III, a deficiência de proteína C e a deficiência de proteína S são observadas mais comumente em pacientes de descendência do Sudeste Asiático (Sidawy & Perler, 2019). Um aumento nas concentrações do fator VIII é mais comum entre afro-americanos (Folsom, Basu, Hong et al., 2019). A gestação também é considerada um estado hipercoagulável, tendo em vista que é acompanhada de aumento nos fatores de coagulação na circulação, que podem não retornar ao valor basal até mais de 6 semanas pós-parto, aumentando o risco de trombose. Além disso, durante a gestação, há diminuição de 50% no fluxo de saída venoso em virtude do decréscimo da capacitância venosa por causa hormonal e da redução do fluxo de saída venosa decorrente da compressão pelo útero (Zheng, Chen, Fu et al., 2019).

Boxe 26.8 FATORES DE RISCO

Trombose venosa profunda e embolia pulmonar

Lesão endotelial

- Cateteres de acesso para diálise
- Cateteres venosos centrais
- Cirurgia
- Fios de regulação do ritmo
- Lesão por movimento repetitivo
- Lesão venosa local
- Traumatismos.

Estase venosa

- Histórico de varicosidades
- Idade (> 65 anos)
- Insuficiência cardíaca
- Lesão da medula espinal
- Obesidade
- Repouso no leito ou imobilização.

Alteração da coagulação

- Câncer
- Defeito do fator V de Leiden
- Defeito G20210A da protrombina
- Deficiência de antitrombina III
- Deficiência de proteína C
- Deficiência de proteína S
- Elevação dos fatores II, VIII, IX, XI
- Gravidez
- Hiper-homocisteinemia
- Policitemia
- Septicemia
- Síndrome de anticorpos antifosfolipídios
- Uso de anticoncepcional oral.

Adaptado de Patel, K., Fasanya, A., Yadam, S. et al. (2017). Pathogenesis and epidemiology of venous thromboembolic disease. *Critical Care Nursing Quarterly*, 40(3), 191-200.

Trombose venosa profunda

A **trombose venosa profunda (TVP)** refere-se à formação de trombos em veias profundas, geralmente na coxa ou na panturrilha, mas às vezes no braço (p. ex., em pacientes com cateteres centrais inseridos perifericamente).

Fisiopatologia

A formação de um trombo com frequência acompanha a flebite, que é uma inflamação da parede das veias. Quando um trombo se desenvolve inicialmente nas veias como resultado de estase ou hipercoagulabilidade, porém sem inflamação, o processo é denominado flebotrombose. A trombose venosa pode ocorrer em qualquer veia, porém é mais frequente nas veias dos membros inferiores. As veias superficiais e profundas dos membros podem ser afetadas.

A trombose venosa de membros superiores é responsável por 5 a 10% de todos os casos de TVP, mas sua incidência pode chegar a 93% na vigência de canulação venosa central ou compressão do membro superior (Mintz & Levy, 2017). Envolve tipicamente mais de um segmento venoso, e a veia subclávia é afetada com mais frequência. Além disso, a trombose venosa de membros superiores é mais comum em pacientes com cateteres IV ou em pacientes com uma doença de base que cause hipercoagulabilidade, como o câncer. O traumatismo interno dos vasos pode resultar de cabos de marca-passo, portas de quimioterapia, cateteres de diálise ou acessos de nutrição parenteral. O lúmen da veia pode estar diminuído como resultado da colocação do cateter ou de compressão externa, como por neoplasias ou uma vértebra cervical extra. Trombose por esforço, também conhecida como síndrome de Paget-Schroetter, no membro superior é causada por movimentos repetitivos (p. ex., conforme observado em nadadores de competição, tenistas, jogadores de beisebol, levantadores de peso ou trabalhadores da construção civil) que irritam as paredes vasculares, provocando inflamação e subsequente trombose. É uma manifestação da síndrome do desfiladeiro torácico na qual as veias se tornam distorcidas e estreitadas (Sidawy & Perler, 2019).

Os trombos venosos são agregações plaquetárias aderidas à parede da veia que apresentam um anexo semelhante a uma cauda, que contém fibrina, leucócitos e muitos eritrócitos. A "cauda" pode crescer ou pode se propagar na direção do fluxo sanguíneo como camadas sucessivas da formação do trombo. Uma trombose venosa em propagação é perigosa, tendo em vista que partes do trombo podem romper e ocluir os vasos sanguíneos pulmonares. A fragmentação do trombo pode acontecer espontaneamente à medida que ele se dissolve naturalmente, ou pode ser concomitante a uma elevação da pressão venosa, como pode ocorrer após uma pessoa se levantar subitamente ou se envolver em atividade muscular após inatividade prolongada. Após um episódio de TVP aguda, tipicamente ocorre restabelecimento do lúmen do vaso ou recanalização. A ausência de recanalização nos primeiros 6 meses após a TVP parece ser um importante prognosticador de síndrome pós-trombótica, que é uma complicação da trombose venosa (Sidawy & Perler, 2019) (ver discussão adiante). Outras complicações da trombose venosa estão listadas no Boxe 26.9.

Manifestações clínicas

Um grande desafio no reconhecimento da TVP é que os sinais e sintomas são inespecíficos. A exceção é a flegmasia cerúlea *dolens* (trombose venosa iliofemoral maciça), na qual todo o membro se torna maciçamente edemaciado, tenso, doloroso e frio ao toque. A grande TVP cria hipertensão venosa grave e súbita, que causa isquemia tecidual, com resultante translocação do líquido dentro do espaço intersticial. A gangrena venosa ocorre em 20 a 50% dos casos e está associada a baixa sobrevida (Sidawy & Perler, 2019).

Veias profundas

As manifestações clínicas da obstrução das veias profundas incluem edema e inchaço do membro, tendo em vista que o fluxo de saída do sangue venoso está inibido. O membro afetado pode ser sentido mais quente do que o membro não afetado, e as veias superficiais podem parecer mais proeminentes. A sensibilidade, que normalmente ocorre posteriormente, é causada pela inflamação da parede da veia e pode ser detectada por meio de palpação cuidadosa do membro afetado. Em alguns casos, os sinais e sintomas de EP são a primeira indicação de TVP.

Veias superficiais

A trombose das veias superficiais, ou tromboflebite superficial, provoca dor ou sensibilidade, rubor e calor na área envolvida. O risco de deslocamento ou fragmentação dos trombos venosos superficiais em êmbolos é muito baixo, tendo em vista que a maioria deles se dissolve espontaneamente. Tal condição pode ser tratada no domicílio com repouso no leito, elevação da perna, agentes analgésicos e, possivelmente, medicamento anti-inflamatório.

Avaliação e achados diagnósticos

A cuidadosa avaliação é inestimável na detecção dos sinais iniciais de distúrbios venosos dos membros inferiores (ver Boxe 26.8). Os exames complementares para diagnosticar TEV incluem exames laboratoriais e ultrassonografia duplex venosa. Exames laboratoriais são realizados para determinar os valores basais e incluem hemograma completo e coagulograma (tempo de protrombina [TP], tempo de tromboplastina parcial ativado [TTPa] e razão normalizada internacional [RNI]). Se houver suspeita de estado hipercoagulável subjacente, outros exames que podem ser solicitados incluem PC-R, fator V de Leiden, mutação de protrombina G20210A, antitrombina III, proteína C e proteína S (Fischbach & Fischbach, 2018). A ultrassonografia duplex revela veias de diâmetro maior que o normal com formação de trombo ou veias dilatadas e incompressíveis. O trombo parece estar aderido à parede da veia ou móvel com uma cauda de trombo.

Prevenção

Pacientes com um histórico anterior de TEV apresentam maior risco de um novo episódio; a taxa de recidiva pode chegar a 13,7% em homens e 14,1% em mulheres (Serhal & Barnes, 2019). O TEV pode ser prevenido, especialmente se os pacientes que são considerados de alto risco forem identificados e forem instituídas medidas preventivas sem adiamentos. As medidas preventivas incluem encorajamento à deambulação precoce e exercícios com os membros inferiores, colocação de meias elásticas (compressão graduada) e dispositivos de compressão pneumática intermitente (ver discussão mais adiante). Um método adicional para prevenir a trombose venosa em pacientes cirúrgicos é a administração subcutânea de heparina não fracionada ou de baixo peso molecular (HBPM). Os pacientes devem ser aconselhados a fazer alterações no estilo de vida conforme apropriado, que podem incluir perda de peso, cessação do tabagismo e exercícios regulares.

Boxe 26.9 Complicações da trombose venosa

Oclusão venosa crônica
Êmbolos pulmonares em virtude de trombos deslocados
Destruição valvular:
- Aumento da pressão venosa
- Insuficiência venosa crônica
- Úlceras venosas
- Varicosidades.

Obstrução venosa:
- Aumento da pressão distal
- Edema
- Estase de líquido
- Gangrena venosa.

Adaptado de Kahn, S. R., Galanaud, J. P., Vedantham, S. et al. (2016). Guidance for the prevention and treatment of the post-thrombotic syndrome. *Journal of Thrombosis and Thrombolysis*, 41(1), 144-153.

Manejo clínico

Os objetivos do tratamento para a TVP são prevenir o espalhamento e a fragmentação do trombo (portanto, de risco para EP), os tromboêmbolos recidivantes e a síndrome pós-trombótica (discutida posteriormente no capítulo) (Peñaloza-Martínez et al., 2018). A terapia anticoagulante envolve a administração de um medicamento para estender o tempo de coagulação do sangue, prevenir a formação de um trombo em pacientes no pós-operatório e prevenir a extensão de um trombo após a sua formação; pode ser usada para alcançar os objetivos do tratamento para TVP (Witt, Nieuwlaat, Clark et al., 2018). Entretanto, os agentes anticoagulantes não conseguem dissolver um trombo que já esteja formado. A combinação da anticoagulação com trombectomia mecânica e terapia trombolítica assistida ultrassônica pode eliminar a obstrução venosa, manter a permeabilidade venosa e prevenir a síndrome pós-trombótica por meio da remoção precoce do trombo (Kruger, Eikelboom, Douketis et al., 2019).

Terapia farmacológica

Pacientes com diagnóstico de TVP devem receber medicação para prevenir ou reduzir a coagulação sanguínea no sistema vascular. Esses medicamentos também são indicados para pacientes com tromboflebite, formação recorrente de êmbolos, edema persistente de membros inferiores decorrente de insuficiência cardíaca, bem como alguns pacientes que precisam ser imobilizados por períodos prolongados (p. ex., adultos mais velhos com fratura de cabeça e do colo do fêmur). O tratamento farmacológico primário para prevenção e manejo da TVP consiste em anticoagulação e inclui antagonistas da vitamina K (p. ex., varfarina), inibidores diretos e indiretos da trombina e inibidores do fator Xa (Tabela 26.2).

Manejo endovascular

É necessário o manejo endovascular para a TVP quando a terapia anticoagulante ou trombolítica é contraindicada, o perigo de EP é extremo, ou a drenagem venosa está tão comprometida que é provável o dano permanente do membro. Pode ser necessária trombectomia, um método mecânico de remoção do coágulo que pode envolver a utilização de cateteres intraluminais com um balão ou outros dispositivos. Alguns destes giram para romper o coágulo, e outros utilizam oscilação para romper o coágulo para facilitar a remoção. A trombólise assistida por ultrassonografia pode ser outra opção; a intervenção utiliza ondas de ultrassom de alta frequência em descargas ou contínuas, que emanam de cateteres, para causar a cavitação do trombo, tornando-o mais permeável ao agente trombolítico (Kruger et al., 2019). Um filtro de veia cava pode ser inserido na ocasião da trombectomia ou trombólise; esse filtro aprisiona êmbolos grandes e evita o EP (ver discussão adiante). Filtros recuperáveis, colocados na veia cava, podem ser deixados no local e retirados até 6 meses após a colocação. Em pacientes com compressão crônica da veia ilíaca (p. ex., conforme observada na síndrome de May-Thurner), a angioplastia com balão com inserção de stent pode tratar com sucesso os sintomas crônicos na perna do paciente (Ignatyev, Pokrovsky & Gradusov, 2019).

Manejo de enfermagem

Ao realizar a avaliação de enfermagem, as principais preocupações incluem dor no membro, sensação de peso, comprometimento funcional, ingurgitação do tornozelo e edema; aumento na temperatura da superfície da perna, especialmente da panturrilha ou do tornozelo; e áreas de sensibilidade ou trombose superficial (i. e., segmento venoso similar a um cordão). O edema no membro pode ser quantificado por meio da medição da circunferência do membro afetado em diversos níveis (i. e., da coxa ao tornozelo) com uma fita métrica e comparação de um membro com o outro no mesmo nível para determinar as diferenças no tamanho. Se ambos os membros estiverem edemaciados, uma diferença no tamanho pode ser de difícil detecção. O sinal de Homans (dor na panturrilha após a dorsiflexão aguda do pé) *não* é um sinal confiável de TVP, tendo em vista que pode ser produzido em qualquer condição dolorosa da panturrilha e não apresenta valor clínico na avaliação da TVP.

Avaliação e monitoramento da terapia anticoagulante

Se o paciente estiver recebendo terapia anticoagulante, o enfermeiro monitora os valores laboratoriais, conforme indicado. Os valores do TTPa, do TP, da RNI, do TCA, da hemoglobina e do hematócrito, a contagem das plaquetas e os níveis de fibrinogênio podem ser influenciados, dependendo do anticoagulante prescrito; devem ser realizadas avaliações basais antes do início da terapia. É necessária cuidadosa observação para detectar sangramentos; se houver sangramento, ele deve ser relatado imediatamente, e a terapia anticoagulante deve ser revertida ou descontinuada, se apropriado (ver Tabela 26.2).

Monitoramento e manejo de complicações potenciais

As complicações potenciais da terapia anticoagulante consistem em sangramento, trombocitopenia e interações medicamentosas. O enfermeiro deve monitorar essas complicações potenciais, estar familiarizado com os medicamentos aprovados pela FDA para reverter os efeitos de vários anticoagulantes e orientar os pacientes e seus cuidadores sobre as formas para reduzir esses riscos potenciais (ver Tabela 26.2; Boxe 26.10).

Redução do desconforto

Elevação do membro afetado, meias de compressão graduada (ver discussão adiante) e agentes analgésicos para o alívio da dor são auxiliares à terapia. Eles ajudam a melhorar a circulação e aumentam o conforto. Bolsas quentes aplicadas no membro afetado reduzem o desconforto associado à TVP.

Posicionamento do corpo e estímulo à prática de exercícios

Quando o paciente fica em repouso no leito, os pés e a parte inferior das pernas devem ser elevados periodicamente acima do nível do coração, a fim de possibilitar que as veias superficiais e tibiais esvaziem rapidamente e permaneçam colapsadas. Devem ser realizados exercícios ativos e passivos para as pernas, especialmente aqueles que envolvem os músculos da panturrilha, para aumentar o fluxo venoso. A deambulação precoce é mais efetiva na prevenção da estase venosa. O paciente é encorajado a deambular assim que a anticoagulação for iniciada e é orientado que a deambulação é melhor que ficar em posição ortostática ou sentado por períodos prolongados. Assim que estiver deambulando, o paciente é orientado a evitar sentar-se por mais de 1 hora por vez. O objetivo é caminhar, no mínimo, 10 minutos, a cada 1 a 2 horas. O paciente também é orientado a realizar exercícios ativos e passivos para as pernas com a frequência necessária quando ele não conseguir deambular, bem como durante longas viagens de carro, ônibus, trem e avião. Além disso, exercícios de respiração profunda são benéficos, tendo em vista que produzem aumento da pressão negativa no tórax, que auxilia no esvaziamento das grandes veias.

TABELA 26.2 Alguns agentes anticoagulantes e trombolíticos prescritos no tratamento de tromboembolismo venoso (TEV).

Medicação	Mecanismo de ação	Ações e efeitos	Considerações de enfermagem
Heparina não fracionada			
Heparina	Liga-se à antitrombina; inativa os fatores da coagulação XII e Xa; meia-vida de 60 a 90 min	Evita extensão do trombo Evita o desenvolvimento de novos trombos	Pode ser administrada por via subcutânea ou intravenosa (IV), de modo intermitente ou contínuo; a posologia administrada IV é baseada no peso do paciente Administrar infusão IV contínua por meio de bomba de infusão eletrônica É necessário monitoramento do TTPa e da contagem de plaquetas; monitorar as contagens de plaquetas à procura de trombocitopenia induzida por heparina Examinar o paciente em busca de sinais de sangramentos Administrar sulfato de protamina em caso de sobredosagem ou para reverter efeitos, conforme prescrição médica; monitorar o paciente à procura de hipotensão e bradicardia se for administrado sulfato de protamina
Heparina de baixo peso molecular (HBPM)			
Dalteparina Enoxaparina	Inibem fator Xa	Evitam extensão do trombo Evitam o desenvolvimento de novos trombos	Podem ser administradas por via subcutânea 1 ou 2 vezes/dia Associadas a menos complicações hemorrágicas do que a heparina não fracionada Menor risco de trombocitopenia induzida por heparina Administrar sulfato de protamina em caso de sobredosagem ou para reverter efeitos, conforme prescrição médica; monitorar o paciente à procura de hipotensão e bradicardia se for administrado sulfato de protamina; sulfato de protamina é menos efetivo na reversão da heparina de baixo peso molecular em comparação com heparina não fracionada Podem ser utilizadas na gravidez se houver indicação bem-definida; contudo, as pacientes devem ser monitoradas atentamente à procura de sangramento
Anticoagulante oral			
Varfarina	Antagonista da vitamina K que inibe a síntese de fatores da coagulação dependentes da vitamina K: II, VII, IX, X Inibe a síntese de proteínas dependentes da vitamina K: proteína C e proteína S	Tem janela terapêutica estreita Tem início de ação lento O efeito anticoagulante ocorre 12 a 24 h após a primeira dose O efeito antitrombótico ocorre 2 a 7 dias após a primeira dose	Administrar 1 vez/dia na mesma hora, diariamente Exige monitoramento rotineiro do TP, com meta de 1,5 a 2 vezes o valor normal, e RNI com meta de 2 a 3 Exige administração inicial com heparina até ser alcançada anticoagulação desejada Monitorar interações medicamentosas e com alimentos (ver Boxe 26.10) Examinar o paciente em busca de sinais de sangramentos Administrar vitamina K, plasma fresco congelado ou concentrado de complexo de protrombina, conforme prescrição médica, em caso de sobredosagem ou para reverter os efeitos Exige medidas contemporizadoras (ou seja, administração de anticoagulante de ação curta, geralmente heparina ou heparina de baixo peso molecular, se a varfarina for temporariamente suspensa) Contraindicada na gravidez
Inibidor do fator Xa			
Fondaparinux	Inibidor seletivo do fator Xa	Prevenção de TVP ou EP em pacientes submetidos à cirurgia ortopédica (p. ex., artroplastia de joelho ou coxofemoral) Tratamento de TVP ou EP Excretado de modo inalterado pelos rins Não afeta TTPa ou tempo de coagulação ativado	Administrar SC 1 vez/dia Utilizar com cautela em pacientes com insuficiência renal Monitorar creatinina Não é necessário solicitar coagulograma de rotina

(continua)

TABELA 26.2 Alguns agentes anticoagulantes e trombolíticos prescritos no tratamento de tromboembolismo venoso (TEV). (continuação)

Medicação	Mecanismo de ação	Ações e efeitos	Considerações de enfermagem
Inibidor oral do fator Xa de ação direta			
Rivaroxabana	Inibidor seletivo do fator Xa	Esquema de dose fixa para tratamento de TVP e EP Esquema de doses fixas para tratamento de TVP recorrente e EP Não é indicada para pacientes com depuração (clearance) de creatinina inferior a 30 mℓ/min	Administrar 1 ou 2 vezes/dia, conforme prescrição médica, de acordo com a indicação clínica Avaliar a função renal Modificar posologia em indivíduos com obesidade Pode exigir medidas contemporizadoras ("ponte") periprocedimento Administrar alfa-andexanete ou carvão ativado, conforme prescrição médica, em caso de sobredosagem ou para reverter os efeitos
Apixabana		Esquema de dose fixa para tratamento de TVP e EP Esquema de doses fixas para tratamento de TVP recorrente e EP Não é indicada para pacientes com depuração (clearance) de creatinina inferior a 25 mℓ/min	Administrar 2 vezes/dia Avaliar a função renal Modificar posologia em pacientes com 80 anos ou mais e peso corporal ≤ 60 kg Administrar alfa-andexanete ou carvão ativado, conforme prescrição médica, em caso de sobredosagem ou para reverter os efeitos
Edoxabana		Esquema de dose fixa para tratamento de TVP e EP	Administrar 1 vez/dia Avaliar a função renal Modificar dose no caso de pacientes que pesam ≤ 60 kg
Betrixabana		Previne TVP e EP em adultos hospitalizados por causa de doença clínica aguda	Administrar 1 vez/dia Avaliar a função renal Não existe antídoto disponível para reverter os efeitos
Inibidor direto da trombina			
Argatrobana Lepirudina	Liga-se, de modo reversível, ao local ativo da trombina, inibindo a estimulação mediada por trombina de fatores da coagulação	Prevenção e tratamento de trombose em pacientes com trombocitopenia induzida por heparina ou em risco de trombocitopenia induzida por heparina durante intervenção coronariana percutânea	Administrar como *bolus* IV, seguido por infusão IV contínua Avaliar a função hepática Monitorar TTPa e TCA
Inibidor oral direto da trombina			
Dabigatrana	Liga-se, de modo reversível, ao local ativo da trombina, inibindo a estimulação mediada por trombina de fatores da coagulação	Esquema de doses fixas para tratamento de TVP Esquema de doses fixas para evitar TVP recorrente Não é indicada para pacientes com depuração (clearance) de creatinina inferior a 30 mℓ/min	Administrar 2 vezes/dia Avaliar a função renal Não é necessário solicitar coagulograma de rotina; contudo, se for solicitado, os níveis de TTPa podem estar 1,5 a 2 vezes prolongados em relação ao normal Administrar idarucizumabe conforme prescrição médica para reverter efeitos
Trombolítico			
Alteplase Reteplase Tenecteplase Uroquinase	Liga-se à fibrina no trombo, convertendo plasminogênio em plasmina Plasmina degrada fibrina, fibrinogênio e fatores V, VIII e XII	Lise e dissolução de trombo existente	Monitorar valores laboratoriais antes de iniciar tratamento: Hemograma completo, contagem de plaquetas, TTPa; repetir durante e após a terapia Monitorar à procura de sinais de sangramento e hematoma Contraindicadas se houver sangramento ativo

EP: embolia pulmonar; ICP: intervenção coronária percutânea; RNI: razão normalizada internacional; TCA: tempo de coagulação ativado; TIH: trombocitopenia induzida por heparina; TP: tempo de protrombina; TTP: tempo de tromboplastina parcial; TTPa: tempo de tromboplastina parcial ativado; TVP: trombose venosa profunda. Adaptada de Cohen, A. T., Lip, G. Y., De Caterina, R. et al. (2018). State of play and future direction with NOACs: An expert consensus. *Vascular Pharmacology*, 106, 9-21; Comerford, K. C. & Durkin, M. T. (Eds.). (2020). *Nursing2020 Drug Handbook*. Philadelphia, PA: Wolters Kluwer; Kruger, P. C., Eikelboom, J. W., Douketis, J. D. et al. (2019). Deep vein thrombosis: Update on diagnosis and management. *Medical Journal of Australia*, 210(11), 516-524; Peñaloza-Martínez, E., Demelo-Rodríguez, P., Proietti, M. et al. (2018). Update on extended treatment for venous thromboembolism. *Annals of Medicine*, 50(8), 666-674; Serhal, M. & Barnes, G. D. (2019). Venous thromboembolism: A clinician update. *Vascular Medicine*, 24(2), 122-131.

Promoção de cuidados domiciliar, comunitário e de transição

Além de orientar o paciente sobre como aplicar as meias de compressão graduada, conforme indicado (ver discussão adiante) e explicar a importância da elevação das pernas e de se exercitar adequadamente, o enfermeiro orienta a respeito do anticoagulante prescrito, sua finalidade, e a necessidade de administrar a quantidade correta nos horários específicos previstos, especialmente se a varfarina for prescrita (ver Boxe 26.10). Caso a varfarina seja prescrita, o paciente também deve estar ciente de que são necessários exames de sangue periódicos para determinar se é necessária uma alteração no medicamento ou na dose. Se o paciente deixar de aderir ao esquema terapêutico, a continuação da terapia medicamentosa deve ser questionada. Em pacientes com hepatopatia, o potencial de sangramentos pode ser exacerbado pela terapia anticoagulante.

Embolia pulmonar

A **embolia pulmonar** (EP) refere-se à obstrução da artéria pulmonar ou de um dos seus ramos por um trombo (ou trombos)

Boxe 26.10 ORIENTAÇÕES AO PACIENTE
Administração de anticoagulantes

O enfermeiro explica e demonstra ao paciente conforme descrito a seguir:

- Tomar a medicação anticoagulante, conforme prescrição
- Não interromper a sua medicação anticoagulante, exceto se orientado a fazê-lo
- Se a vafarina for prescrita, administrar no mesmo horário todos os dias
- Usar ou carregar consigo uma identificação do anticoagulante que está sendo administrado
- Manter todas as consultas agendadas para exames de sangue
- É preciso estar atento porque outros medicamentos podem influenciar a ação da medicação anticoagulante; se a pessoa estiver usando varfarina, deve consultar o médico assistente antes de usar qualquer um dos seguintes fármacos ou suplementos: vitaminas, medicação para resfriado, anti-histamínicos, antibióticos, ácido acetilsalicílico, laxantes e anti-inflamatórios, como ibuprofeno, e medicamentos similares, fitoterápicos ou suplementos nutricionais. O seu médico deve ser contatado antes da administração de quaisquer fármacos sem prescrição médica
- Não ingerir bebidas alcoólicas enquanto em uso de varfarina, tendo em vista que elas podem alterar a resposta do corpo à vafarina. Não há interações com os inibidores orais do fator Xa (p. ex., rivaroxabana, apixabana, edoxabana) e álcool etílico
- Evitar alterações significativas dos hábitos alimentares, sobretudo com relação a alimentos ricos em vitamina K, tais como vegetais folhosos verdes, que podem reduzir a efetividade da anticoagulação se a pessoa estiver em uso de varfarina; os hábitos alimentares não influenciam os inibidores orais do fator Xa
- Ao buscar tratamento por parte de qualquer profissional de saúde, assegurar-se de informar que você está usando um anticoagulante
- Contatar o médico para ajustar a dose do anticoagulante antes da cirurgia ou procedimento odontológico
- Descrever potenciais efeitos colaterais da coagulação, como hematomas e sangramento, e identificar como prevenir hemorragias:
  - Evitar o uso de objetos cortantes (lâminas de barbear, facas etc.); fazer a barba com um barbeador elétrico
  - Usar uma escova de dentes com cerdas macias para evitar lesões na gengiva
  - Evitar atividades físicas ou esportes de contato que possam resultar em lesão hemorrágica
- Se fizer uso de varfarina, relatar imediatamente ao médico assistente o seguinte:
  - Qualquer sangramento – por exemplo, cortes que não param de sangrar
  - Hematomas que aumentam em tamanho, sangramentos nasais ou sangramento incomum de qualquer parte do corpo
  - Urina avermelhada ou de coloração marrom
  - Defecações vermelhas ou enegrecidas
- *Para as mulheres:* notificar o seu médico e obstetra se suspeitar de gravidez

que se origina em algum lugar do sistema venoso ou no lado direito do coração.

Fisiopatologia

A EP é consequente, mais frequentemente, a TVP fragmentada ou deslocada (ver discussão prévia sobre fisiopatologia em TVP). No entanto, existem outros tipos de êmbolos que podem ser implicados: ar, gordura, líquido amniótico e séptico (pela invasão bacteriana do trombo) (Norris, 2019).

Uma EP é descrita como uma oclusão da via de saída da artéria pulmonar principal ou da bifurcação das artérias pulmonares. Vários pequenos êmbolos podem se alojar nas arteríolas pulmonares terminais, produzindo múltiplos pequenos infartos dos pulmões. O infarto pulmonar provoca necrose isquêmica de parte do pulmão (Thompson & Kabrhel, 2020).

Quando um trombo obstrui completa ou parcialmente uma artéria pulmonar ou seus ramos, o espaço morto alveolar é aumentado. A área, embora continue sendo ventilada, recebe pouco ou nenhum fluxo sanguíneo. Portanto, as trocas gasosas estão prejudicadas ou ausentes nessa área. Além disso, várias substâncias são liberadas pelo coágulo e arredores que fazem com que os vasos sanguíneos regionais e bronquíolos se contraiam. Isso resulta em aumento na resistência vascular pulmonar, reação que agrava o desequilíbrio ventilação-perfusão ($\dot{V}/\dot{Q}$) que ocorre em seguida.

As consequências hemodinâmicas são o aumento da resistência vascular pulmonar, em decorrência da vasoconstrição regional e da redução no tamanho do leito vascular pulmonar. Em casos graves, isso pode resultar em aumento na pressão arterial pulmonar e, por sua vez, aumento no trabalho do ventrículo direito para manter o fluxo sanguíneo pulmonar. Quando as condições de trabalho do ventrículo direito excedem a sua capacidade, ocorre insuficiência ventricular direita, levando à diminuição no débito cardíaco, seguida de redução na pressão arterial sistêmica e desenvolvimento de choque (Norris, 2019).

Manifestações clínicas

Os sintomas de EP dependem do tamanho do trombo e da área da artéria pulmonar ocluída pelo trombo; eles podem ser inespecíficos. A dispneia é o sintoma mais frequente; a duração e a intensidade da dispneia dependem da extensão da embolização. Dor torácica é comum e, em geral, abrupta e de caráter pleurítico, mas pode ser subesternal e simular angina (Thompson & Kabrhel, 2020). Outros sintomas incluem ansiedade, febre, taquicardia, apreensão, tosse, sudorese, hemoptise e síncope. O sinal mais frequente é taquipneia (aumento da frequência respiratória) (De Palo, 2020).

Em muitos casos, a EP causa poucos sinais e sintomas, enquanto em outros casos mimetiza várias outras doenças cardiopulmonares (p. ex., pneumonia, insuficiência cardíaca). A obstrução da artéria pulmonar pode resultar em dispneia acentuada, dor subesternal repentina, pulso rápido e fraco, choque, síncope e morte súbita (Thompson & Kabrhel, 2020).

Avaliação e achados diagnósticos

Como os sintomas da EP podem variar entre raros e graves, realiza-se uma investigação diagnóstica para descartar outras doenças. A investigação diagnóstica inicial pode incluir radiografias de tórax, ECG, oxímetro de pulso, gasometria arterial, teste com dímero D e ATCMD ou arteriografia pulmonar ou cintigrafia $\dot{V}/\dot{Q}$. A radiografia de tórax geralmente é normal, mas pode mostrar infiltrados, atelectasia, elevação do diafragma no lado afetado ou derrame pleural. A radiografia de tórax é mais útil na exclusão de outras possíveis causas. Além da taquicardia sinusal, as anormalidades mais comuns em ECG são variações não específicas na onda ST-T. Se for realizada gasometria arterial, esta pode evidenciar hipoxemia e hipocapnia (pela taquipneia); no entanto, os resultados da gasometria arterial podem ser normais, mesmo na presença de EP (De Palo, 2020).

ATCMD é padrão para diagnóstico de EP. A ATCMD pode ser realizada rapidamente e fornece a vantagem da visualização em alta qualidade do parênquima pulmonar (Weinberger, Cockrill & Mandel, 2019). Se a ATCMD não estiver disponível, a angiografia pulmonar é considerada um método diagnóstico alternativo razoável (Ouellette, 2019). A angiografia pulmonar possibilita a visualização direta sob fluoroscopia da obstrução arterial e fornece avaliação precisa do déficit de perfusão. Uma equipe especialmente treinada deve estar disponível para realizar o procedimento, em que um cateter é introduzido pela veia cava até o lado direito do coração para injetar contraste, semelhante a um cateterismo cardíaco.

A cintigrafia $\dot{V}/\dot{Q}$ continua sendo usada para diagnosticar a EP, especialmente em instituições que não realizam a angiografia pulmonar ou não têm acesso a uma ATCMD. A cintigrafia $\dot{V}/\dot{Q}$ é minimamente invasiva e requer a administração IV de um agente de contraste. Essa cintigrafia avalia diferentes regiões do pulmão (superior, média, inferior) e possibilita as comparações entre o percentual de $\dot{V}/\dot{Q}$ de cada área. Esse exame tem elevada sensibilidade, mas não é tão acurado quanto a ATCMD ou angiografia pulmonar (De Palo, 2020).

Manejo clínico

O manejo clínico do paciente com EP depende do diagnóstico: se é EP hemodinamicamente instável (também denominada EP maciça) ou EP estável. O paciente com EP hemodinamicamente instável, uma emergência potencialmente fatal, pode apresentar hipotensão, taquicardia, confusão mental e colapso cardiovascular.

Manejo clínico da embolia pulmonar instável

O objetivo imediato na EP hemodinamicamente instável é a estabilização do sistema cardiovascular do paciente. Uma elevação repentina na resistência pulmonar aumenta o trabalho do ventrículo direito, o que pode causar insuficiência cardíaca direita aguda com choque cardiogênico. Medidas de emergência são iniciadas para melhorar as condições respiratórias e cardiovasculares (ver discussão do manejo do paciente em choque no Capítulo 11).

Depois do início das medidas de emergência, o objetivo do tratamento é lisar (dissolver) os êmbolos existentes e evitar a formação de novos êmbolos. A terapia trombolítica com t-PA ou outros agentes, como reteplase (ver Tabela 26.2), é usada no tratamento da EP instável, particularmente em pacientes que estejam gravemente comprometidos (p. ex., aqueles que são hipotensos e têm hipoxemia significativa, apesar da suplementação de oxigênio) (Ouellette, 2019). A terapia trombolítica lisa os trombos ou êmbolos rapidamente e restaura o funcionamento hemodinâmico da circulação pulmonar, reduzindo assim a hipertensão pulmonar (HP) e melhorando a perfusão, a oxigenação e o débito cardíaco. No entanto, o risco de sangramento é significativo. As contraindicações para a terapia trombolítica incluem ter sofrido um AVE nos últimos 2 meses, outros processos intracranianos ativos, sangramento ativo, cirurgia dentro de 10 dias após o evento trombótico, trabalho de parto e parto recente, traumatismo ou hipertensão grave. Consequentemente, os agentes trombolíticos são defendidos apenas para a EP que afeta uma área significativa do fluxo sanguíneo para o pulmão e causa instabilidade hemodinâmica (Tapson & Weinberg, 2020).

Antes de a terapia trombolítica ser iniciada, mensuram-se a RNI, o tempo de tromboplastina parcial (TTP), o hematócrito e a contagem de plaquetas. Qualquer anticoagulante é interrompido antes da administração do agente trombolítico. Durante o tratamento, todos os procedimentos invasivos são evitados, exceto aqueles essenciais, por causa do potencial de hemorragia. Depois de a infusão do trombolítico ter sido concluída (a duração de acordo com o agente utilizado), inicia-se a terapia anticoagulante de manutenção.

A embolectomia cirúrgica raramente é realizada, mas pode ser indicada se houver contraindicações para a terapia trombolítica. A embolectomia pode ser realizada por meio de um cateter ou cirurgicamente. A remoção cirúrgica deve ser realizada por uma equipe cirúrgica cardiovascular com o paciente em circulação extracorpórea (Ouellette, 2019).

Para pacientes com EP recorrente apesar da anticoagulação terapêutica, pode ser inserido um filtro na veia cava inferior (VCI) (Tapson, 2019). Esses filtros não são recomendados para o tratamento inicial de pacientes com EP e não devem ser usados em pacientes em uso de terapia anticoagulante. O filtro realiza uma varredura na VCI, permitindo que o sangue flua sem obstrução, enquanto bloqueia ou fragmenta grandes êmbolos da pelve ou membros inferiores antes de eles chegarem ao pulmão. Diversos dispositivos foram desenvolvidos desde a introdução do filtro de Greenfield original (Figura 26.10).

Manejo clínico da embolia pulmonar estável

Para os pacientes com EP que não apresentam instabilidade cardiopulmonar (p. ex., estão normotensos, sem evidências de hipoxemia), é indicada anticoagulação para evitar recorrência ou extensão do trombo; a anticoagulação pode ser mantida por 10 dias (Tapson, 2019). A anticoagulação a longo prazo

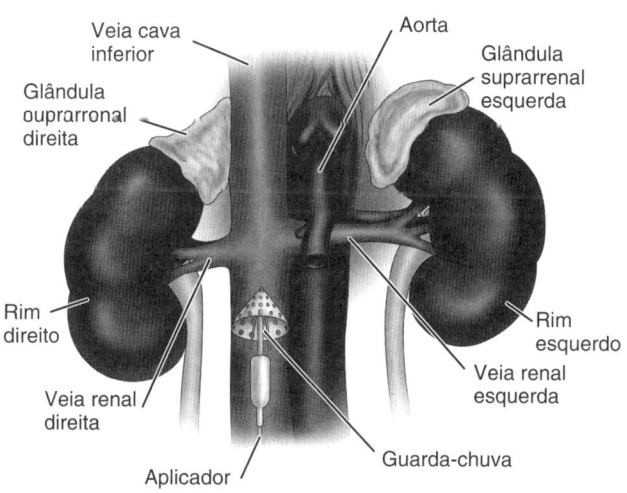

Figura 26.10 • Filtro guarda-chuva na veia cava inferior para evitar EP. O filtro (comprimido dentro de um cateter aplicador) é inserido por meio de uma incisão na veia jugular direita. O aplicador é retirado quando o filtro se fixa à parede da veia cava inferior, depois de ser ejetado do aplicador.

também é indicada até 6 meses após o episódio de EP, sendo crítica para a prevenção da recorrência de TEV. A duração pode ser estendida indefinidamente em pacientes com alto risco de recorrência (Weinberger et al., 2019).

Para os pacientes com EP estável, o anticoagulante inicial selecionado pode ser uma heparina de baixo peso molecular (p. ex., enoxaparina), heparina não fracionada ou um anticoagulante oral direto (ACOD) (p. ex., dabigatrana) ou um inibidor do fator Xa (p. ex., fondaparinux, rivaroxabana, apixabana, edoxabana) (Tapson & Weinberg, 2020) (ver Tabela 26.2).

Em pacientes selecionados com EP que estejam hemodinamicamente estáveis, a terapia ambulatorial pode ser iniciada pela administração da primeira dose no setor de emergência ou no centro de tratamento urgente, e as doses restantes podem ser administradas em casa. Embora não haja critérios específicos de seleção para o tratamento ambulatorial, o paciente em geral tem baixo risco de morte, não apresenta comprometimentos respiratórios ou hemodinâmicos, não precisa de opioides para o controle da dor, não apresenta fatores de risco para sangramentos, não tem comorbidades sérias e apresenta estado mental basal estável, com boa compreensão dos benefícios e dos riscos do tratamento (Tapson, 2019). O agente ideal para a administração ambulatorial não é empiricamente confirmado, embora os ACODs sejam utilizados frequentemente.

As opções de tratamento em longo prazo incluem varfarina e ACODs. Uma HBPM também pode ser selecionada, mas ela não é em geral prescrita por períodos prolongados, porque é administrada por injeções subcutâneas. A dosagem de varfarina exige coletas regulares de sangue para monitoramento da RNI e apresenta maior risco de sangramento, mas há muito tempo ela é o padrão de cuidado antes do desenvolvimento dos ACODs. Está disponível um antídoto (vitamina K) se a RNI estiver elevada e houver risco de sangramento. A varfarina realmente interage com vários medicamentos (ver Boxe 26.10) e exige restrições alimentares. Os ACODs não exigem monitoramento com exames de sangue regulares; entretanto, são mais caros que a varfarina. A escolha entre varfarina e ACOD depende do risco de sangramento, do custo, da existência de comorbidades e da preferência do médico (The Joint Commission [TJC], 2019).

Manejo de enfermagem

Monitoramento da terapia trombolítica

O enfermeiro é responsável por monitorar a resposta do paciente à terapia trombolítica (fibrinolítica) e anticoagulante. Durante a infusão do trombolítico, enquanto o paciente permanece em repouso no leito, avaliam-se os sinais vitais com frequência e evitam-se procedimentos invasivos. Os testes para determinar a RNI ou o TTPa são realizados 3 a 4 horas após a infusão do trombolítico ter sido iniciada para confirmar que os sistemas fibrinolíticos foram ativados.

Alerta de enfermagem: Qualidade e segurança

Por causa do tempo de coagulação prolongado, realizam-se apenas punções arteriais ou venosas essenciais em pacientes que tenham recebido trombolíticos, e aplica-se pressão manual a qualquer local de punção por pelo menos 30 minutos. A oximetria de pulso é usada para monitorar alterações na oxigenação. A infusão do trombolítico é interrompida imediatamente em caso de sangramento descontrolado.

Manejo da dor

A dor torácica geralmente é de origem pleurítica, em vez de cardíaca. A posição de semi-Fowler é mais confortável para respirar. No entanto, o enfermeiro deve continuar mudando o paciente de decúbito com frequência e reposicionando-o para melhorar a razão $\dot{V}/\dot{Q}$. O enfermeiro administra os agentes analgésicos opioides prescritos para a dor intensa.

Manejo da oxigenoterapia

Deve-se prestar atenção especial ao uso adequado do oxigênio. O paciente deve entender a necessidade de oxigenoterapia contínua. O enfermeiro examina o paciente com frequência quanto aos sinais de hipoxemia e monitora os valores da oximetria de pulso para avaliar a efetividade da oxigenoterapia. A respiração profunda e a espirometria de incentivo são indicadas a todos os pacientes, a fim de minimizar ou prevenir atelectasias e melhorar a ventilação (ver discussão sobre espirometria de incentivo no Capítulo 19). O tratamento com nebulizador ou tapotagem torácica e drenagem postural pode ser empregado para o manejo das secreções.

Alívio da ansiedade

O enfermeiro incentiva o paciente que está estabilizado a falar sobre todos os seus medos ou preocupações relacionadas com este episódio assustador, responde a perguntas do paciente e da família de modo conciso e preciso, explica o tratamento e descreve como reconhecer efeitos indesejáveis precocemente.

Monitoramento em relação a complicações

Ao atender um paciente que teve uma EP, o enfermeiro deve estar alerta para a potencial complicação de choque cardiogênico ou insuficiência ventricular direita posterior ao efeito da EP sobre o sistema cardiovascular. (Ver discussão sobre o manejo de enfermagem para casos de choque no Capítulo 11; e para insuficiência ventricular direita, no Capítulo 25.)

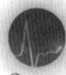 *Cuidados de enfermagem pós-operatórios*

Se o paciente tiver sido submetido à embolectomia cirúrgica, o enfermeiro monitora a pressão arterial pulmonar e o débito urinário do paciente. O enfermeiro também examina o local de inserção do cateter arterial quanto a formação de hematoma e sinais de infecção. A manutenção da pressão arterial a um nível que possibilite a perfusão de órgãos vitais é crucial. Para evitar a estase venosa periférica e o edema dos membros inferiores, o enfermeiro eleva o pé do paciente do leito e supervisiona a realização de exercícios isométricos, o uso de dispositivos de compressão pneumática intermitente e caminhadas, quando for permitido ao paciente sair do leito. Não é aconselhável se sentar por períodos prolongados, pois a flexão do quadril comprime as grandes veias das pernas.

Promoção de cuidados domiciliar, comunitário e de transição

 Orientação do paciente sobre autocuidados

Antes da alta hospitalar e nas consultas de acompanhamento na clínica, o enfermeiro orienta o paciente sobre como prevenir recidivas e a relatar sinais e sintomas. As explicações e demonstrações para o paciente, apresentadas no Boxe 26.11, têm a intenção de ajudar a prevenir recidivas e os efeitos colaterais do tratamento.

Boxe 26.11 — LISTA DE VERIFICAÇÃO DO CUIDADO DOMICILIAR
Prevenção da recidiva de embolia pulmonar

Ao concluírem as orientações, o paciente e/ou o cuidador serão capazes de:

- Declarar o impacto da embolia pulmonar (EP) no aspecto fisiológico, nas AVDs, nas AIVDs, nos papéis, nos relacionamentos e na espiritualidade
- Declarar as mudanças no estilo de vida (p. ex., dieta, atividade física) necessárias para restaurar a saúde
- Indicar o nome, a dose, os efeitos colaterais, a frequência e o horário de uso de todos os medicamentos
- Nomear o anticoagulante prescrito e descrever a orientação relevante para o paciente em relação aos anticoagulantes descritos no Boxe 26.10
- Descrever a importância das consultas de acompanhamento com o médico assistente
- Descrever as estratégias para prevenir a recorrência de trombose venosa profunda e EP:
  - Continuar usando as meias antiembolia (meias compressivas), desde que prescritas
  - Evitar sentar-se com as pernas cruzadas ou permanecer sentado por períodos prolongados
- Ao viajar, mudar de posição regularmente, caminhar ocasionalmente e fazer exercícios ativos de movimentação das pernas e tornozelos enquanto sentado
- Ingerir líquido, especialmente durante viagens e em climas quentes, para evitar a hemoconcentração em razão do déficit de líquidos
- Descrever os sinais e sintomas de comprometimento circulatório dos membros inferiores e potencial de trombose venosa profunda: dor nas panturrilhas ou pernas, edema, edema podálico
- Descrever os sinais e sintomas de comprometimento pulmonar relacionados com a recorrência da EP (p. ex., dispneia, dor torácica, ansiedade, febre, taquicardia, apreensão, tosse, síncope, sudorese, hemoptise)
- Descrever como e quando entrar em contato com o médico se forem identificados sinais/sintomas de comprometimento circulatório ou pulmonar
- Identificar a necessidade de promoção da saúde, prevenção de doenças e atividades de triagem.

AIVDs: atividades instrumentais da vida diária; AVDs: atividades da vida diária.

Cuidados contínuos e de transição

Durante as consultas de acompanhamento ou domiciliares, o enfermeiro monitora a adesão do paciente ao plano de tratamento prescrito e reforça orientações anteriores. O enfermeiro também monitora o paciente quanto aos efeitos residuais da EP e recuperação e lembra o paciente sobre a importância de comparecer às consultas de acompanhamento para realizar coagulograma, se indicado, e consultas com o médico.

INSUFICIÊNCIA VENOSA CRÔNICA/ SÍNDROME PÓS-TROMBÓTICA

A insuficiência venosa resulta da obstrução das válvulas venosas nas pernas, ou de um refluxo de sangue pelas válvulas. As veias superficiais e profundas da perna podem estar envolvidas. Pode ocorrer hipertensão venosa resultante sempre que houver um aumento prolongado na pressão venosa, tal como ocorre com a TVP. Tendo em vista que as paredes das veias são mais finas e mais elásticas do que as paredes das artérias, elas distendem prontamente quando a pressão venosa está consistentemente elevada. Neste estado, os folhetos das válvulas venosas são estirados e não conseguem fechar completamente, causando um fluxo retrógrado ou um refluxo de sangue nas veias. A ultrassonografia com Doppler confirma a obstrução e identifica o nível de incompetência valvular. De 20 a 50% dos pacientes que tiveram TVP desenvolvem incompetência de veia profunda, levando à síndrome pós-trombótica (Sidawy & Perler, 2019) (Figura 26.11).

Manifestações clínicas

A síndrome pós-trombótica é caracterizada por estase venosa crônica, que resulta em edema, alteração da pigmentação, dor e dermatite por estase. O paciente pode observar menos sintomas pela manhã e mais à noite. Deve haver obstrução ou bombeamento insuficiente do músculo da panturrilha, além do refluxo valvular, para o desenvolvimento de síndrome pós-trombótica grave e úlceras por estase. As veias superficiais podem estar dilatadas. O distúrbio é de longa duração, de difícil tratamento e, com frequência, incapacitante (Kahn, Galanaud, Vedantham et al., 2016).

As úlceras por estase desenvolvem-se como resultado da ruptura de pequenas veias da pele e de ulcerações subsequentes. Quando esses vasos se rompem, os eritrócitos escapam para dentro dos tecidos adjacentes e, em seguida, degeneram, deixando uma descoloração marrom dos tecidos, denominada *coloração por hemossiderina*. A pigmentação e as ulcerações normalmente ocorrem na parte inferior do membro, na área do maléolo medial do tornozelo. A pele torna-se ressecada, rompe e coça; os tecidos subcutâneos fibrosam e atrofiam. O risco de lesão e infecção dos membros é aumentado.

Complicações

A ulceração venosa é a complicação mais grave da insuficiência venosa crônica e pode estar associada a outras condições que afetam a circulação dos membros inferiores. Celulite ou dermatite podem complicar o cuidado da insuficiência venosa crônica e das ulcerações venosas.

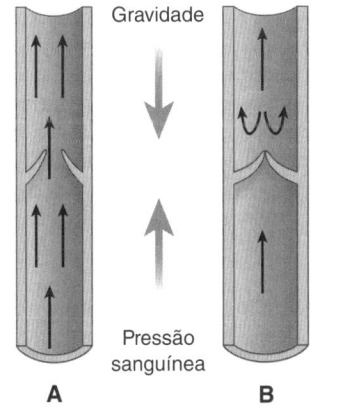
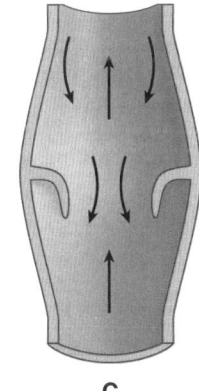

Figura 26.11 • Válvulas competentes demonstrando padrões de fluxo sanguíneo quando a válvula está aberta (**A**) e fechada (**B**), possibilitando que o sangue flua contra a gravidade. **C**. Com válvulas insuficientes ou incompetentes, o sangue não consegue se movimentar em direção ao coração.

Manejo

O manejo do paciente com insuficiência venosa é direcionado à redução da estase venosa e à prevenção de ulcerações. Os membros com insuficiência venosa devem ser cuidadosamente protegidos contra traumatismos; a pele é mantida limpa, seca e suave. Os sinais de ulceração são imediatamente relacionados com o médico para tratamento e acompanhamento. As medidas que aumentam o fluxo sanguíneo venoso são atividades antigravidade, tais como elevação da perna e compressão das veias superficiais com meias de compressão graduada ou outras terapias de compressão.

A elevação das pernas diminui o edema, promove o retorno venoso e proporciona o alívio sintomático. As pernas devem ser elevadas com frequência durante todo o dia (no mínimo, 15 a 20 minutos, 4 vezes/dia). À noite, o paciente deve dormir com os pés da cama elevados em aproximadamente 15 cm. Sentar ou permanecer em pé em uma posição prolongadamente é prejudicial; as caminhadas devem ser encorajadas. Ao sentar, o paciente deve evitar colocar pressão sobre os espaços poplíteos, como ocorre ao cruzar as pernas ou sentar com as pernas penduradas sobre a lateral do leito. Roupas constritivas, especialmente meias que sejam apertadas no topo, ou que deixem marcas na pele, devem ser evitadas.

A compressão das pernas com meias de compressão graduada reduz o represamento do sangue venoso, intensifica o retorno venoso para o coração e é recomendada para pessoas com insuficiência venosa.

Terapia com compressão

Meias

Habitualmente, meias elásticas (de compressão graduada) são prescritas para os pacientes com doença venosa o mais cedo possível após o diagnóstico (Bjork & Ehmann, 2019). A quantidade de gradiente de pressão é determinada pela quantidade e pela gravidade da doença venosa. Por exemplo, um gradiente de pressão de 20 a 30 mmHg é prescrito para pacientes com veias varicosas assintomáticas, enquanto um gradiente de pressão de no mínimo 30 a 40 mmHg no tornozelo é recomendado para pacientes com ulceração por estase venosa (Bjork & Ehmann, 2019). Meias compressivas, com pelo menos 30 a 40 mmHg de pressão, podem ser usadas durante 6 meses após o episódio de TVP para aliviar os sinais/sintomas e reduzir o desenvolvimento da síndrome pós-trombótica (Zierler & Dawson, 2016). Estas meias não devem ser confundidas com meias antiembolismo, que proporcionam menos compressão (12 a 20 mmHg no tornozelo). As meias de compressão graduada são projetadas para aplicar 100% do gradiente de pressão prescrito no tornozelo e, em seguida, diminuir ao longo do comprimento da meia, reduzindo o calibre das veias superficiais na perna e aumentando o fluxo nas veias profundas. Cada meia deve adequar-se de modo que a pressão seja maior no pé e no tornozelo e então decline gradualmente até que seja menor no joelho ou na virilha. Essas meias podem ser da altura do joelho, da altura da coxa, ou meias-calças. As meias são comercializadas em várias cores, tecidos e estilos para promover a adesão do paciente. As meias devem ser aplicadas após a elevação das pernas durante um período, quando a quantidade de sangue nas veias da perna atinge o seu mínimo.

Quando as meias não estão sendo utilizadas, a pele é inspecionada em relação a sinais de irritação, e as panturrilhas são examinadas em relação à sensibilidade. Quaisquer alterações cutâneas ou sinais de sensibilidade são relatados. O uso das meias elásticas é contraindicado para pacientes com doença arterial periférica, *bypass* arterial epifascial, insuficiência cardíaca grave, alergia ao material compressivo e neuropatia diabética grave com perda sensitiva ou microangiopatia (Rabe, Partsch, Morrison et al., 2020).

Considerações gerontológicas

Pacientes idosos têm força e destreza manual reduzidas e podem não ser capazes de aplicar as meias de compressão graduada. Se este for o caso, um familiar ou amigo deve ser orientado a auxiliar o paciente a calçar as meias, de modo que elas não causem pressão excessiva sobre qualquer parte dos pés ou das pernas. Foram projetadas estruturas e outros dispositivos para auxiliar os pacientes com a aplicação das meias, e se houver qualquer preocupação a respeito da capacidade física dos pacientes, eles devem ser encaminhados a terapeuta ocupacional que possa dar exemplos e treinamento na utilização dos dispositivos de assistência com as meias (Balcombe, Miller & McGuiness, 2017).

Dispositivos e ataduras de compressão externa

Ataduras elásticas de curto estiramento podem ser aplicadas desde os dedos dos pés até os joelhos em uma sobreposição em espiral de 50%. Essas ataduras estão disponíveis em um sistema de duas camadas, que inclui uma camada interna com revestimento macio. Essas ataduras têm indicadores de extensão que são retangulares e se tornam quadrados quando estendidos corretamente, reduzindo assim a possibilidade de colocar ataduras muito frouxas ou apertadas demais. Também estão disponíveis sistemas com três e quatro camadas (p. ex., Profore®, Dyna-Care®), mas eles podem ser utilizados apenas uma vez em comparação ao sistema de duas camadas, que pode ser utilizado diversas vezes.

Estão disponíveis outros tipos de compressão. A bota de Unna, que é composta de uma atadura com pasta impregnada com óxido de zinco, glicerina, gelatina e algumas vezes calamina, é aplicada sem tensão de modo circular desde a base dos dedos do pé até a tuberosidade tibial, com uma sobreposição em espiral de 50%. O pé deve permanecer dorsiflexionado a um ângulo de 90° com a perna, evitando, assim, excesso de pressão ou traumatismo na área anterior do tornozelo. Assim que a atadura seca, ela proporciona uma compressão constante e consistente para o sistema venoso. Esse tipo de compressão pode permanecer no local por até 1 semana, embora possa ser muito pesada para que pacientes que estejam muito debilitados a tolerem. A bota de Unna é utilizada, mais comumente, em pacientes com insuficiência venosa.

A CircAid®, atadura não elástica para as pernas com uma série de sobreposições, fitas de Velcro® entrelaçadas, aumenta o efeito do músculo enquanto o paciente está caminhando. A CircAid® costuma ser utilizada durante o dia. Os pacientes podem considerar a CircAid® de mais fácil aplicação e utilização do que a bota de Unna, tendo em vista que é mais leve, pode ser removida para o banho de chuveiro e é ajustável.

> **Alerta de enfermagem: Qualidade e segurança**
>
> Qualquer tipo de meia pode, inadvertidamente, se tornar um torniquete se aplicada incorretamente (i. e., enrolada de modo apertado no topo). Nesses casos, as meias produzem – em vez de prevenir – estase venosa. Para os pacientes deambulantes, as meias de compressão graduada podem ser removidas à noite e reaplicadas antes que as pernas sejam abaixadas da cama até o chão pela manhã.

No entanto, essa facilidade de ajuste também pode ser problemática, pois, se os pacientes afrouxarem as fitas, a compressão alcançada pode não ser adequada.

Dispositivos de compressão pneumática intermitente

Os dispositivos de compressão pneumática intermitente podem ser usados em associação com as ataduras elásticas ou as meias de compressão graduada para dar suporte à circulação venosa e prevenir TVP. Os dispositivos de compressão são compostos de um controlador elétrico que é anexado por câmaras de ar em mangas da altura dos joelhos ou da altura das coxas. As mangas são divididas em compartimentos, que são preenchidos sequencialmente para aplicar pressão no tornozelo, na panturrilha e na coxa, em pressões variáveis de 30 a 70 mmHg. Os dispositivos de compressão pneumática intermitente podem aumentar a velocidade do sangue além daquela produzida pelas ataduras elásticas ou meias. Os dispositivos de compressão pneumática intermitente são prescritos para pacientes que não sejam fisicamente capazes de colocar as ataduras elásticas ou as meias de compressão graduada (Nicolaides, 2020). As medidas de enfermagem no cuidado dos pacientes que utilizam esses dispositivos incluem assegurar que as mangas estejam envolvendo adequadamente a extremidade e as pressões prescritas não sejam excedidas, avaliar o conforto do paciente e assegurar a adesão à terapia.

ÚLCERAS NAS PERNAS

Uma úlcera na perna é uma escavação da superfície da pele que ocorre quando o tecido necrótico inflamado se destaca. Nos EUA, as ulcerações em membros inferiores têm, mais frequentemente, etiologia venosa (estimada entre 80 e 90%), com a DAP sendo a segunda causa mais comum. Estima-se que 26% dos pacientes com úlceras em membros inferiores apresentem doença venosa concomitante a doença arterial (Singer, Tassiopoulos & Kirsner, 2017).

Fisiopatologia

A troca inadequada de oxigênio e outros nutrientes no tecido é a anormalidade metabólica que fundamenta o desenvolvimento de úlceras nas pernas. Quando o metabolismo celular não consegue manter o equilíbrio energético, resulta a necrose (morte) celular. Alterações nos vasos sanguíneos nos níveis arterial, capilar e venoso podem afetar os processos celulares e levar à formação de úlceras.

Manifestações clínicas

As características das úlceras nas pernas são determinadas pela causa da úlcera (Ermer-Selton, 2016). A maioria das úlceras, especialmente em pacientes mais idosos, apresenta mais de uma causa. Os sintomas dependem da origem do problema, se arterial ou venoso (ver Tabela 26.1). A gravidade dos sintomas depende da extensão e da duração da insuficiência vascular. A própria úlcera se apresenta como uma ferida aberta e inflamada. A área pode estar drenando ou estar recoberta por escaras (crostas escuras e rígidas).

Úlceras arteriais

A doença arterial crônica é caracterizada por claudicação intermitente. O paciente também pode se queixar de dor digital ou na parte dianteira dos pés em repouso. Se o início da oclusão arterial for agudo, a dor isquêmica é contínua e raramente é aliviada, mesmo com opioides. Tipicamente, as úlceras arteriais são ulcerações pequenas, circulares e profundas nas pontas dos dedos dos pés ou nos espaços entre os dedos dos pés. As úlceras com frequência ocorrem no lado medial do hálux ou na lateral do quinto dedo do pé e podem ser causadas por uma combinação de isquemia e pressão (Figura 26.12).

Úlceras venosas

A insuficiência venosa crônica é caracterizada por dor, descrita como aguda ou forte. O pé e o tornozelo podem estar edemaciados. As ulcerações ocorrem na área do maléolo medial ou lateral (área das polainas) e são tipicamente grandes, superficiais e altamente exsudativas. A hipertensão venosa causa extravasamento de sangue, que descolore a área (ver Figura 26.12). Os estudos relatam que a úlcera venosa média demora até 6 a 12 meses para cicatrizar completamente, e, nos pacientes que não usam as meias/ataduras compressivas (ver discussão mais adiante neste capítulo), a taxa de recorrência é de quase 100% no decorrer de 36 meses (Nicolaides, 2020). Os pacientes com neuropatia (p. ex., uma ocorrência comum em pacientes com diabetes) com frequência apresentam ulcerações ao lado do pé, sobre as cabeças metatársicas. Essas úlceras são indolores e descritas em mais detalhes no Capítulo 46.

Avaliação e achados diagnósticos

A causa de cada úlcera precisa ser identificada, de modo que a terapia apropriada possa ser prescrita. O histórico da condição é importante na determinação da insuficiência arterial ou venosa.

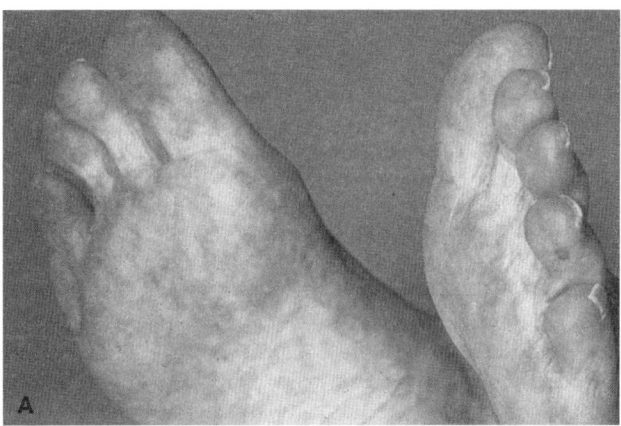
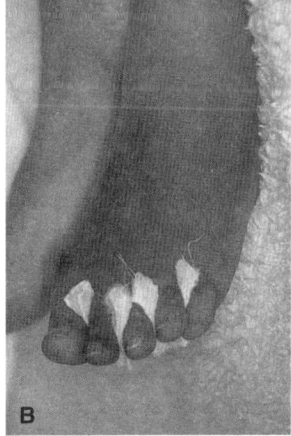
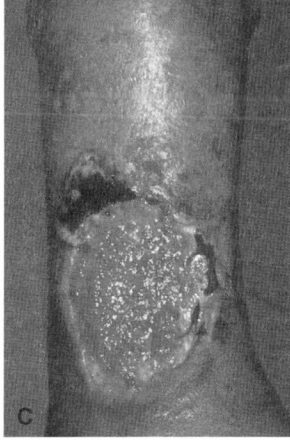

Figura 26.12 • A. Úlceras causadas por êmbolos arteriais. **B.** Gangrena dos dedos do pé decorrente de isquemia arterial grave. **C.** Úlcera por estase venosa.

Os pulsos arteriais dos membros inferiores (femoral, poplíteo, tibial posterior e dorsal do pé) são cuidadosamente examinados. Os exames complementares mais conclusivos incluem ultrassonografia com Doppler e duplex, arteriografia e venografia. Coleta de material do leito da úlcera para cultura pode ser necessária para determinar se uma infecção está contribuindo para a destruição tecidual.

Manejo clínico

Pacientes com úlceras podem ser efetivamente tratados por enfermeiros em práticas avançadas ou enfermeiros de feridas, ostomia e continência, em colaboração com os médicos. Todas as úlceras têm o potencial de se tornarem infectadas.

Terapia farmacológica

Agentes antissépticos, tais como iodopovidona, cadexômer iodo e produtos com prata inibem o crescimento e o desenvolvimento da maioria dos microrganismos, são de amplo espectro e geram relativamente pouca resistência antimicrobiana, e podem ser utilizados por curtos períodos. Após a ferida ser infectada (p. ex., eritema, induração, exsudato, edema, solução de continuidade na ferida, odor fétido), é necessário um antibiótico sistêmico (Swanson, Angel, Sussman et al., 2016). O agente antibiótico específico selecionado tem por base os resultados de exames de cultura e sensibilidade. Habitualmente, são prescritos antibióticos orais, tendo em vista que antibióticos tópicos não se mostraram efetivos nas úlceras de perna e promovem resistência antimicrobiana (Swanson et al., 2016).

A terapia farmacológica também é importante no manejo da dor relacionada à ferida.

Terapia com compressão

Após o estado circulatório do paciente ser avaliado e serem encontrados pressão maleolar absoluta superior a 60 mmHg e ITB superior a 0,80, terapia compressiva pode ser usada até 40 mmHg sem comprometer a perfusão arterial (Singer et al., 2017). Ver discussão sobre a terapia com compressão na seção Insuficiência venosa crônica.

Limpeza e desbridamento

Para promover a cicatrização, o leito da ferida é preparado por meio de remoção do exsudato e do tecido inviável. O método habitual de limpeza é irrigar a área com soro fisiológico ou limpá-la com um agente para limpeza de ferimentos não citotóxico (Saf-Clens™, Biolex™, Restore™). Se isso não for bem-sucedido, pode ser necessário desbridamento/limpeza terapêutica da ferida (Swanson et al., 2016).

A limpeza terapêutica de feridas inclui a limpeza mecânica com um gel ou solução como:

- Poli-hexametileno biguanida (PHMB)
- Dicloridrato de octenidina
- Solução superoxidada com ácido hipocloroso (HOCl) e hipoclorito de sódio (NaOCl)
- Iodo povidona.

Muitos antissépticos mais antigos não são mais recomendados por causa do risco de lesão tecidual associado ao seu uso. Todavia, esses agentes ainda são utilizados no manejo de feridas em locais com poucos recursos quando nem sempre existem antissépticos contemporâneos. Entre as soluções não recomendadas estão:

- Peróxido de hidrogênio
- Hipoclorito de sódio em alta concentração
- Gliconato de clorexidina
- Gliconato de clorexidina e cetrimida
- Ácido acético em alta concentração
- Administração sistêmica de antibióticos
- Permanganato de potássio em alta concentração.

O desbridamento é a remoção de tecido não viável dos ferimentos. A remoção do tecido inviável é importante, sobretudo quando há infecção e biofilmes (ou seja, crescimento de microrganismos na superfície da ferida). Atualmente, foi comprovado que os biofilmes (filmes biológicos) são fatores importantes na cicatrização de feridas, e pode ser necessário realizar desbridamentos seriados para retirada de biofilmes e possibilitar a penetração de agentes antimicrobianos tópicos e sistêmicos (Swanson et al., 2016).

O desbridamento pode ser realizado de diferentes maneiras:

- O desbridamento cirúrgico é o método mais rápido e pode ser realizado pelo médico assistente sob condições assépticas usando instrumentos para retirar (excisar) o tecido inviável. É, habitualmente, realizado no centro cirúrgico sob anestesia e mantendo a hemostasia
- O desbridamento conservador de uma ferida por objeto cortante pode ser realizado à beira do leito ou no ambulatório pelo médico assistente ou por um enfermeiro. Instrumentos são usados para remover tecido inviável, frouxo, avascular e sem sensibilidade, e anestésicos tópicos podem ser usados no manejo da dor durante o procedimento
- Desbridamento químico envolve a aplicação de agentes químicos (p. ex., cadexômer iodo, solução salina hipertônica) para a retirada controlada de tecido inviável. Existem alguns efeitos citotóxicos nas células saudáveis na ferida
- No desbridamento de feridas ultrassônico, é utilizada tecnologia ultrassônica de baixa frequência para a remoção de tecidos inviáveis
- No desbridamento hidrocirúrgico, é usado sistema de jato de água para retirada do tecido inviável
- Desbridamento biológico consiste na infestação deliberada da ferida com larvas de moscas esterilizadas que secretam uma enzima proteolítica que liquefaz e ingere os tecidos inviáveis
- Desbridamento enzimático envolve a aplicação de pomada contendo enzimas. A pomada é aplicada na úlcera, mas não na pele adjacente. A maioria das pomadas enzimáticas é coberta com um curativo secundário que não será embebido com essa pomada. O tratamento com a pomada enzimática é interrompido quando o tecido não viável é desbridado, e é aplicado um curativo apropriado para o ferimento
- Desbridamento autolítico é realizado pela aplicação de curativos que possibilitam que as lisozimas no exsudato na ferida degradem naturalmente o tecido inviável. Esses curativos incluem curativos com alginato de cálcio (p. ex., Kaltostat™, Sorbsan™) ou curativos de fibra gelificante (p. ex., Aquacel Hydrofiber™) e podem ser utilizados para o desbridamento quando é necessária a absorção do exsudato. Esses curativos são trocados quando o exsudato drena pelo curativo secundário ou no mínimo a cada 7 dias. Os curativos com alginato de cálcio também podem ser utilizados em áreas que estejam sangrando após desbridamento, tendo em vista que o material auxilia na cessação do sangramento. À medida que as fibras secas absorvem o exsudato, elas se tornam um gel que pode ser removido do leito da úlcera de modo indolor. Os curativos com alginato de cálcio e de fibra gelificante não devem ser utilizados sobre ferimentos secos ou não exsudativos.

Desbridamento não seletivo (aplicação e remoção de compressas de gaze fina embebidas em solução salina) não é recomendado para feridas vasculares por causa do risco de remover tecido viável e de dor relacionada à ferida. Normalmente, é necessário o manejo da dor pré-procedimento.

A insuficiência arterial pode resultar em gangrena do(s) dedo(s) do pé, ou gangrena digital, que normalmente é causada por traumatismo. O dedo é afetado e, em seguida, se torna enegrecido (ver Figura 26.12). Normalmente, pacientes com esse problema são pessoas mais idosas sem circulação adequada. O desbridamento é contraindicado nesses casos. Embora o dedo do pé esteja gangrenado, ele está seco. O manejo da gangrena seca é preferível ao desbridamento do dedo e à formação de um ferimento aberto que não cicatrizará em virtude da circulação insuficiente. Se o dedo precisasse ser amputado, a ausência de circulação adequada impediria a cicatrização e tornaria necessária uma amputação em nível mais alto abaixo ou acima do joelho. Uma amputação em nível mais alto em um paciente idoso pode resultar em perda da independência e, possivelmente, necessidade de cuidados institucionais. A gangrena seca do dedo do pé em um idoso com circulação insuficiente normalmente não é tratada. O enfermeiro mantém o dedo limpo e seco, se estiver estável, até que ele se autoampute ou se separe (sem criar um ferimento aberto).

Terapia tópica

Diversos agentes tópicos podem ser utilizados juntamente com limpeza e desbridamento para promover a cicatrização das úlceras nas pernas. Os objetivos do tratamento são remover o tecido não viável e o biofilme, e manter a úlcera limpa e hidratada enquanto ocorre a cicatrização. O tratamento não deve destruir o tecido em desenvolvimento. Para que os tratamentos tópicos obtenham sucesso, deve ser mantida a nutrição adequada.

Curativo da ferida

Curativos semioclusivos ou oclusivos do ferimento evitam a perda de líquido por evaporação e retêm calor; esses fatores favorecem a cicatrização. Ao determinar o curativo adequado a ser aplicado, deve-se considerar o que segue: simplicidade de aplicação, frequência de trocas necessárias do curativo, capacidade de absorver a drenagem do ferimento, despesa e conforto do paciente (ver discussão adicional sobre curativos de feridas no Capítulo 56).

Déficit de conhecimento, frustração, temor, ansiedade e depressão podem diminuir a adesão do paciente e da família à terapia prescrita; portanto, é necessária a orientação do paciente e da família antes do início e durante todo o programa de cuidados do ferimento.

Estimulação da cicatrização

O equivalente à pele humana de engenharia tecidual (p. ex., Apligraf™ [Graftskin™]) é um produto cutâneo cultivado a partir de fibroblastos e queratinócitos dérmicos humanos utilizado em combinação com a compressão terapêutica. Quando aplicado, interage com as células do paciente dentro do ferimento para estimular a produção de fatores de crescimento. A aplicação não é difícil, nenhuma sutura está envolvida, e o procedimento é indolor. Um reparo dérmico (p. ex., PriMatrix™) é uma matriz extracelular bioativa e regenerativa que se liga às células e aos fatores de crescimento do próprio paciente. PriMatrix™ tem sido utilizado com sucesso para ferimentos com formação de túneis, bem como ferimentos com exposição tendínea e óssea, nos quais não pode ser utilizado Apligraf™. Dermagraft™, que é um substituto dérmico derivado de fibroblastos humanos, tem eficácia semelhante à do Apligraf™ (Nicolaides, 2020).

Oxigenação hiperbárica

A oxigenação hiperbárica (OHB) pode ser benéfica como um tratamento auxiliar em pacientes com diabetes sem sinais de cicatrização do ferimento após 30 dias de tratamento padrão do ferimento. A OHB é realizada por meio da inserção do paciente em uma câmara que aumenta a pressão barométrica enquanto o paciente está respirando oxigênio a 100%. Os regimes de tratamento variam de 90 a 120 minutos 1 vez/dia durante 30 a 90 sessões. Acredita-se que o processo por meio do qual a OHB atua envolva diversos mecanismos. O edema na área do ferimento é diminuído, tendo em vista que a alta tensão de oxigênio facilita a vasoconstrição e intensifica a capacidade dos leucócitos de fagocitar e matar os microrganismos. Além disso, acredita-se que a OHB aumente a difusão de oxigênio para o ferimento hipóxico, intensificando, assim, a migração epitelial e melhorando a produção de colágeno. Os dois efeitos colaterais mais comuns da OHB são barotrauma na orelha média e ansiedade por confinamento. Ainda não foi definido o benefício dessa terapia na cicatrização de feridas em pacientes que não sejam diabéticos (Bonifant & Holloway, 2019).

Terapia do ferimento com pressão negativa

Pesquisas sugerem que a terapia do ferimento com pressão negativa com a utilização de dispositivos de fechamento assistido a vácuo (p. ex., VAC™) diminui o tempo até a cicatrização em ferimentos complexos que não cicatrizaram em um período de 3 semanas. Incisões na virilha, comuns em cirurgia vascular, podem ser complicadas por deiscência do ferimento, fístula linfática ou infecções em 5 a 10% dos pacientes. Observou-se que a terapia do ferimento com pressão negativa é efetiva no tratamento dos pacientes que desenvolvem infecções pós-operatórias no ferimento da virilha, diminuindo as durações da estadia hospitalar, as taxas de infecção do enxerto e a probabilidade de perda do membro (Apelqvist, Willy, Fagerdahl et al., 2017). Os pacientes que estão deambulando podem receber pequenos aparelhos portáteis de terapia do ferimento com pressão negativa que possibilitam a realização das atividades da vida diária (Harding, Chrysostomou, Mohamud et al., 2017). Hoje em dia, existem outras opções como Veraflo™ (uma combinação de drenagem vácuo-assistida com distribuição automática de solução de limpeza). Essa terapia viabiliza a limpeza via instilação de líquido seguida por um ciclo de pressão negativa. Pesquisa está em andamento para avaliar a carga bacteriana e as alterações no espectro bacteriano em feridas durante o uso de um número crescente de dispositivos de terapia do ferimento com pressão negativa (Kim, Applewhite, Dardano et al., 2018).

PROCESSO DE ENFERMAGEM

Paciente com úlceras nas pernas

Avaliação

A anamnese e a avaliação de enfermagem focadas são importantes. A extensão e o tipo de dor são cuidadosamente avaliados, assim como o aspecto e a temperatura da pele de ambas as pernas. A qualidade de todos os pulsos periféricos é avaliada, e os pulsos em ambas as pernas são comparados. As pernas são verificadas em relação ao edema; se o membro estiver edemaciado, o grau de edema é determinado. Qualquer limitação da mobilidade e da atividade que resulta da insuficiência vascular é identificada. O estado nutricional do paciente é avaliado, e é obtido um histórico de diabetes, doença de colágeno ou veias varicosas.

Diagnóstico

DIAGNÓSTICOS DE ENFERMAGEM

Com base nos dados da avaliação, os principais diagnósticos de enfermagem podem incluir:

- Comprometimento da integridade da pele, associado à insuficiência vascular
- Comprometimento da mobilidade, associado às restrições de atividades do esquema terapêutico e à dor
- Comprometimento do estado nutricional, associado a aumento da necessidade de nutrientes que promovam a cicatrização da ferida.

PROBLEMAS INTERDEPENDENTES/COMPLICAÇÕES POTENCIAIS

As complicações potenciais podem incluir:

- Infecção
- Gangrena.

Planejamento e metas

Entre as principais metas para o paciente, estão a restauração da integridade cutânea, a melhora da mobilidade física, a nutrição adequada e a ausência de complicações.

Intervenções de enfermagem

O cuidado desses pacientes pode ser desafiador, esteja o paciente no hospital, em uma instalação de cuidados a longo prazo ou no domicílio. As úlceras nas pernas são, muitas vezes, um problema a longo prazo e incapacitante, que causa um esgotamento substancial dos recursos físicos, emocionais e econômicos do paciente.

RESTAURAÇÃO DA INTEGRIDADE CUTÂNEA

Para promover a cicatrização do ferimento, são adotadas medidas para manter a área limpa. A limpeza requer o manuseio muito cuidadoso, uma solução neutra de limpeza para a pele e água morna. O posicionamento das pernas depende da origem da úlcera, se arterial ou venosa. Se houver insuficiência arterial, o paciente deve ser encaminhado para avaliação para reconstrução vascular. Se houver insuficiência venosa, o edema gravitacional pode ser evitado por meio da elevação dos membros inferiores e do início da terapia de compressão graduada. A diminuição do edema possibilita a troca de nutrientes celulares e produtos residuais na área da úlcera, promovendo a cicatrização.

Evitar traumatismos nos membros inferiores é imperativo na promoção da integridade cutânea. Podem ser utilizados dispositivos de suspensão do calcanhar, tais como botas protetoras (p. ex., botas vasculares Rooke®, Prevalon®); são macias e proporcionam calor e proteção contra lesões e deslocam a pressão tecidual para prevenir a formação de lesão por pressão. Se o paciente estiver em repouso no leito com mobilidade reduzida, é importante aliviar a pressão sobre os calcanhares para prevenir lesões por pressão. Quando o paciente estiver no leito, pode ser utilizado um apoio para o leito para aliviar a pressão das roupas de cama e evitar que as pernas sejam tocadas. Quando o paciente estiver deambulando, todos os obstáculos são removidos do caminho do paciente, de modo que as pernas do paciente não sofram batidas. Bolsas aquecidas, bolsas de água quente ou banhos quentes são evitados, tendo em vista que aumentam as demandas de oxigênio e, assim, as demandas de fluxo sanguíneo do tecido já comprometido. O paciente com diabetes melito e neuropatia tem comprometimento da sensibilidade; portanto, bolsas quentes podem causar queimadura sem que o paciente perceba.

MELHORA DA MOBILIDADE FÍSICA

Em geral, a atividade física é inicialmente restringida para promover a cicatrização da ferida. Quando a infecção é resolvida e a cicatrização se inicia, a deambulação deve ser retomada gradual e progressivamente. A atividade promove o fluxo sanguíneo arterial e o retorno venoso, e é estimulada após a fase aguda do processo ulceroso. Até que a atividade integral seja retomada, o paciente é aconselhado a se movimentar quando estiver no leito, virar de um lado para o outro com frequência e exercitar os membros superiores para manter o tônus e a força muscular. Enquanto isso, são encorajadas atividades de diversão. A consulta com um terapeuta ocupacional e um fisioterapeuta pode ser útil se forem esperadas imobilidade e inatividade prolongadas.

Se a dor limitar a atividade do paciente, podem ser prescritos agentes analgésicos. A dor relacionada à ferida é, tipicamente, crônica e, com frequência, incapacitante. Os agentes analgésicos podem ser administrados antes das atividades programadas para auxiliar na participação do paciente de modo mais confortável.

PROMOÇÃO DE NUTRIÇÃO ADEQUADA

Deficiências nutricionais são comuns, e precisam de alterações alimentares para a sua correção. Existem dados conflitantes das evidências em relação à suplementação dietética na cicatrização de ulcerações. As comorbidades que contribuem para a ulceração também provocam inflamação continuada, atrofia por desuso e outros distúrbios metabólicos. Essas comorbidades podem ter efeito maior na cicatrização de feridas do que o aporte nutricional. São necessárias mais pesquisas; no entanto, uma dieta que contenha alto teor de proteínas, vitaminas C e A, ferro e zinco é incentivada para promover a cicatrização (Bonifant & Holloway, 2019). Deve-se dar consideração especial ao aporte de ferro, porque muitos pacientes são idosos que correm risco de anemia ferropriva. Após o desenvolvimento de um plano alimentar que atenda às necessidades nutricionais do paciente e promova a cicatrização, são fornecidas orientações nutricionais para o paciente e a família.

PROMOÇÃO DE CUIDADOS DOMICILIAR, COMUNITÁRIO E DE TRANSIÇÃO

O programa de cuidados pessoais é planejado com o paciente, de modo que sejam encorajadas atividades que promovam a circulação arterial e venosa, o alívio da dor, e que promovam a integridade tissular. Os motivos para cada aspecto do programa são explicados para o paciente e a família. As úlceras nas pernas, com frequência, são crônicas e de difícil cicatrização; elas recidivam com frequência, mesmo quando o paciente segue o plano de cuidados. O cuidado a longo prazo dos pés e das pernas para promover a cicatrização das feridas e prevenir a recidiva de ulcerações é o objetivo principal. As úlceras nas pernas aumentam o risco de infecção do paciente, podem ser dolorosas e limitar a mobilidade, requerendo alterações no estilo de vida. A participação dos familiares e de profissionais de saúde domiciliar pode ser necessária para o manejo do paciente, como para trocas de curativos, reavaliações, reforço das orientações e avaliação da efetividade do plano de cuidados. É necessário o acompanhamento regular com o médico.

Reavaliação

Entre os resultados esperados estão:
1. O paciente demonstra a restauração da integridade cutânea.
   a. Não apresenta inflamação.
   b. Não apresenta drenagem.
   c. Apresenta cultura do ferimento negativa.
   d. Evita traumatismo nas pernas.
2. O paciente tem maior mobilidade física.
   a. Apresenta progressão gradual até um nível ideal de atividades.
   b. Relata que a dor não impede as atividades.
3. O paciente segue um programa de nutrição adequado.
   a. Seleciona alimentos com alto teor de proteínas, vitaminas C e A, ferro e zinco.
   b. Discute com os familiares as modificações alimentares que precisam ser realizadas no domicílio.
   c. Planeja, com a família, uma dieta que seja nutricionalmente saudável.

VEIAS VARICOSAS

As veias varicosas (varicosidades) são veias superficiais anormalmente dilatadas e tortuosas, causadas por válvulas venosas incompetentes (ver Figura 26.11). Mais comumente, esta condição ocorre nos membros inferiores, nas veias safenas ou na parte inferior do tronco, mas pode ocorrer em qualquer local no corpo, como no esôfago (p. ex., varizes esofágicas; ver Capítulo 43).

Estima-se que veias varicosas ocorram em 23% dos adultos norte-americanos e, se forem incluídas telangiectasias aracneiformes e veias reticulares nessa estatística, a prevalência aumenta para 80% nos homens e 85% nas mulheres (Sidawy & Perler, 2019). A condição é mais comum em pessoas cujas ocupações requerem períodos prolongados em pé, tais como vendedores, cabeleireiros, professores, enfermeiros e equipe clínica auxiliar, e trabalhadores da construção civil. Uma fraqueza hereditária da parede venosa pode contribuir para o desenvolvimento de varicosidades, e comumente ocorre em diversos membros da mesma família. Veias varicosas são raras antes da puberdade. A gestação pode causar varicosidades em virtude dos efeitos hormonais relacionados com a diminuição do fluxo de saída venosa, aumento da pressão pelo útero gravídico e aumento do volume sanguíneo (Della Torre, Sutherland & Digiovanni, 2019).

Fisiopatologia

As veias varicosas podem ser primárias (sem envolvimento de veias profundas) ou secundárias (que resultam de obstrução de veias profundas). Um refluxo de sangue venoso resulta em estase venosa. Se apenas as veias superficiais forem afetadas, a pessoa pode não apresentar sintomas, mas pode se preocupar com o aspecto das veias.

Manifestações clínicas

Os sintomas, se presentes, podem incluir dores fracas, cãibras musculares, aumento da fadiga muscular na parte inferior das pernas, edema de tornozelo e uma sensação de peso nas pernas. Cãibras noturnas são comuns. Quando a obstrução venosa profunda resulta em veias varicosas, o paciente pode desenvolver os sinais e sintomas de insuficiência venosa crônica: edema, dor, pigmentação e ulcerações. Observa-se o aumento da suscetibilidade a lesões e infecções, aumentando assim o risco de ulceração.

Avaliação e achados diagnósticos

Os exames diagnósticos para as veias varicosas incluem a ultrassonografia duplex, que documenta o local anatômico do refluxo e proporciona uma medida quantitativa da gravidade do refluxo valvular. Tipicamente, essas imagens são adquiridas na posição de Trendelenburg reversa ou com o paciente em posição ortostática. Atualmente, a venografia é realizada em raras ocasiões graças à disponibilidade da ultrassonografia. Entretanto, quando é empregada, envolve a injeção de um agente de contraste radiopaco dentro das veias das pernas, de modo que a anatomia venosa possa ser visualizada por meio de estudos radiográficos durante diversos movimentos das pernas. A venografia por TC pode ser útil, especialmente se estruturas venosas pélvicas estiverem envolvidas.

Prevenção e manejo clínico

O paciente deve evitar atividades que causem estase venosa, como calçar meias que sejam muito apertadas no topo, ou que deixem marcas sobre a pele, cruzar as pernas na altura das coxas e se sentar ou permanecer em pé por longos períodos. Alterar a posição com frequência, elevar as pernas em 7,5 a 15 cm acima do nível do coração quando elas estão cansadas e se levantar para caminhar por alguns minutos a cada hora promovem a circulação. O paciente é encorajado a caminhar 30 minutos todos os dias, se não houver contraindicações. É preferível subir escadas em vez de utilizar elevador ou escada rolante, e a natação é um bom exercício.

Meias de compressão graduada, especialmente meias da altura dos joelhos, são úteis. O paciente que estiver acima do peso deve ser encorajado a iniciar um plano de redução do peso.

As opções terapêuticas mais comuns para a insuficiência venosa e as veias varicosas são ablação térmica com aplicação de *laser* e radiofrequência (RF), microflebectomia e escleroterapia com espuma densa (lauromacrogol 400). A ligadura e a retirada cirúrgicas de veias varicosas são reservadas para casos selecionados que não respondem a outras opções terapêuticas.

Ablação térmica

A ablação térmica é uma abordagem não cirúrgica que utiliza energia térmica. A ablação por radiofrequência utiliza um contato elétrico dentro da veia. À medida que o dispositivo é retirado, a veia é selada. A ablação por *laser* utiliza uma extremidade de fibra de *laser* que sela a veia (descomprimida). Gel tópico pode ser utilizado antes para anestesiar a pele ao longo do trajeto da veia safena. Para proteger o tecido adjacente, são realizadas diversas pequenas punções ao longo da veia, e 100 a 200 mℓ de lidocaína diluída são administrados no espaço perivenoso, empregando-se o ultrassom como guia. O objetivo dessa anestesia intumescente (*i. e.*, anestesia que causa edema localizado) é proporcionar analgesia, proteção térmica (o anel de líquido circunda as veias e os nervos que as acompanham) e a compressão extrínseca da veia (Poder, Fisette, Bédard et al., 2018). A veia safena é penetrada por via percutânea, próximo do joelho, empregando-se o ultrassom como guia. Um cateter é introduzido dentro da veia safena e avançado até a junção safenofemoral. Em seguida, o dispositivo é ativado e retirado, selando a veia. Ataduras ou meias de compressão graduada são aplicadas após o procedimento. Microflebectomia simultânea de varicosidades ramificadas pode ser realizada. Isso está associado a menor incidência de tromboflebite. Isso também está associado à melhora da qualidade de vida, como redução do edema de membro inferior, da dor e das alterações cutâneas com melhora da cicatrização das ulcerações, porque as veias sintomáticas podem ser tratadas de uma vez só (Berti-Hearn & Elliott, 2019).

A embolização com cianoacrilato foi aprovada recentemente pela FDA para tratamento de incompetência da veia safena magna. Adesivo de cianoacrilato tem sido utilizado para tratamento de malformações arteriovenosas, e um adesivo de cianoacrilato modificado foi criado com capacidade de polimerização rápida ao entrar em contato com sangue e tecido, com flexibilidade suficiente para tolerar movimentos dinâmicos nos membros inferiores sem geração de sinais/sintomas ou serem percebidos pelo paciente e com viscosidade elevada para reduzir o risco de propagação ou embolização para as veias profundas (Sidawy & Perler, 2019). Durante esse procedimento, uma bainha é colocada na veia safena magna (orientada por ultrassonografia). Um cateter é introduzido na parte proximal da veia safena e injeções de cianoacrilato são infundidas, seguidas por compressão local e, depois, as injeções são repetidas (com repetição da compressão) até todo o comprimento do segmento da veia-alvo ser tratado. A embolização com cianoacrilato tem sido associada a menos equimose relacionada ao procedimento, porque não é necessário aplicar calor durante esse procedimento.

Microflebectomia
Se houver veias varicosas superficiais próximas à superfície da pele, uma microflebectomia pode ser realizada. Esse procedimento envolve a retirada de uma varicosidade superficial usando de 1 a 20 microincisões. Há formação significativa de equimose e risco de infecção nesse procedimento (Sidawy & Perler, 2019).

Escleroterapia
A escleroterapia envolve a injeção de uma substância química irritante dentro de uma veia para produzir flebite e fibrose localizadas, obliterando, assim, o lúmen da veia. Esse tratamento pode ser realizado isoladamente para pequenas varicosidades, ou pode seguir a ablação, ligação ou remoção da veia. A escleroterapia é realizada tipicamente em uma sala de procedimentos e não requer sedação. Após a injeção do agente esclerosante, meias de compressão graduada são aplicadas na perna e são calçadas por aproximadamente 1 semana após o procedimento. Já foi constatado que a escleroterapia com espuma orientada por ultrassonografia é mais efetiva na oclusão das ramificações venosas. Também está associada a redução de sintomas de dor, prurido e edema dos membros inferiores, redução de ulcerações e alterações cutâneas e aumento da satisfação do paciente (Berti-Hearn & Elliott, 2019). Após a escleroterapia, a deambulação é encorajada para ativar a musculatura da panturrilha e manter o fluxo sanguíneo no membro inferior.

Ligação e remoção
A cirurgia para veias varicosas sintomáticas requer que as veias profundas estejam permeáveis e funcionais. A veia safena é ligada na altura da virilha, onde se une à veia femoral. Além disso, a veia pode ser retirada (removida). Após a ligação da veia, é realizada uma incisão 2 a 3 cm abaixo do joelho, e um fio de metal ou plástico é inserido por todo o comprimento da veia, até o ponto de ligação. O fio é retirado em seguida, puxando (retirando) a veia na medida em que ele é removido. A pressão e a elevação minimizam o sangramento durante a cirurgia.

Manejo de enfermagem
A ablação térmica é realizada em esquema ambulatorial ou em uma unidade de saúde. O paciente é orientado a manter a compressão no membro afetado durante pelo menos 24 horas e, depois, usar meias elásticas durante a deambulação por, no mínimo, 1 semana após o procedimento. Os pacientes não têm restrições de atividade física, mas são orientados a evitar exercícios físicos extenuantes, como levantamento de peso, ciclismo ou natação durante 2 semanas. O paciente é informado que pode ocorrer formação de hematomas no trajeto da veia safena, além de cãibras nas pernas por alguns dias e dificuldade para esticar o joelho por até 1,5 semana. Anti-inflamatórios não esteroides, tais como ibuprofeno e compressas frias, são administrados conforme necessário para a dor.

A ligação e a remoção podem ser realizadas em ambiente ambulatorial, ou o paciente pode ser hospitalizado no dia da cirurgia e receber alta no mesmo dia ou no dia seguinte, se um procedimento bilateral precisar ser realizado ou o paciente for de alto risco para complicações pós-operatórias. Se o procedimento for realizado em ambiente ambulatorial, as medidas de enfermagem são as mesmas, como se o paciente estivesse hospitalizado. O repouso no leito é desencorajado, e o paciente é orientado a deambular assim que a sedação cessar. Além disso, é orientado a caminhar todas as horas por 5 a 10 minutos enquanto estiver acordado durante as primeiras 24 horas, se ele conseguir tolerar o desconforto, e depois a aumentar a caminhada e as atividades, conforme tolerado. Meias de compressão graduada são calçadas constantemente por aproximadamente 1 semana após a remoção da veia. O enfermeiro auxilia o paciente na realização de exercícios e movimentação das pernas. O pé do leito deve ser elevado. Orienta-se evitar a permanência em pé e sentado.

Promoção do conforto e da compreensão
São prescritos agentes analgésicos para auxiliar o paciente a movimentar os membros afetados com mais conforto. Os curativos são inspecionados em relação a sangramentos, especialmente na virilha, onde o risco de sangramento é maior. O enfermeiro deve estar alerta para o relato de sensações de "espetadas e agulhadas". A hipersensibilidade ao toque no membro afetado pode indicar uma lesão nervosa temporária ou permanente resultante da cirurgia, tendo em vista que a veia safena e o nervo estão próximos entre si na perna. Esses sinais e sintomas devem ser relatados ao médico.

Normalmente, o paciente pode tomar banho de chuveiro após 24 horas. Uma toalha limpa é utilizada para secar, com pancadinhas, as incisões – em vez de esfregá-las. Evita-se a aplicação de loção para a pele até que as incisões estejam completamente cicatrizadas, para evitar infecções. O paciente é orientado a aplicar filtro solar na área de incisão antes da exposição ao sol; caso contrário, pode ocorrer hiperpigmentação da incisão, formação de cicatriz, ou ambas.

Se o paciente tiver sido submetido à escleroterapia, ele pode ter sensação de queimação na perna injetada por 1 a 2 dias. O enfermeiro estimula o uso de um medicamento analgésico leve, conforme prescrito, e caminhadas para proporcionar o alívio.

Promoção de cuidados domiciliar, comunitário e de transição

A compressão venosa a longo prazo é essencial após a alta, e o paciente deve obter suprimentos adequados de meias de compressão graduada ou ataduras elásticas. É necessário o exercício das pernas; o desenvolvimento de um plano individualizado requer a consulta com o paciente e a equipe de saúde.

DISTÚRBIOS LINFÁTICOS

O sistema linfático é composto de um conjunto de vasos que se espalham pela maior parte do corpo, conforme descrito anteriormente neste capítulo. O líquido drenado do espaço intersticial pelo sistema linfático é denominado *linfa*. O fluxo da linfa depende das contrações intrínsecas dos vasos linfáticos, da contração dos músculos, dos movimentos respiratórios e da gravidade. O sistema linfático da cavidade abdominal mantém um fluxo constante de quilo (alimentos gordurosos ingeridos) da mucosa intestinal para o ducto torácico. Em outras partes do corpo, a função do sistema linfático é regional; os vasos linfáticos da cabeça, por exemplo, são esvaziados em agrupamentos de linfonodos localizados no pescoço, e aqueles dos membros são esvaziados dentro de linfonodos nas axilas e na virilha.

LINFANGITE E LINFADENITE

A linfangite é uma inflamação aguda dos canais linfáticos. Resulta mais comumente de uma área focal de infecção em um membro. Normalmente, o microrganismo infeccioso é um *estreptococo hemolítico*. As linhas vermelhas características que se estendem até o braço ou a perna a partir de um ferimento infectado delineiam o trajeto dos vasos linfáticos à medida que eles drenam.

Os linfonodos localizados no trajeto dos canais linfáticos também se tornam aumentados, vermelhos e sensíveis; isso é chamado de linfadenite aguda. Também podem se tornar necróticos e formar um abscesso, denominado linfadenite supurativa. Os linfonodos envolvidos com mais frequência são aqueles na virilha, na axila ou na região cervical.

Tendo em vista que essas infecções quase sempre são causadas por microrganismos que são sensíveis aos antibióticos, é incomum observar a formação de abscessos. Episódios recidivantes de linfangite geralmente estão associados ao linfedema progressivo. Após ataques agudos, uma meia de compressão graduada deve ser calçada no membro afetado por diversos meses para prevenir o edema a longo prazo.

LINFEDEMA

O linfedema pode ser primário (malformações congênitas) ou secundário (obstruções adquiridas). O edema tecidual ocorre nos membros em virtude de um aumento da quantidade de linfa, que resulta da obstrução de vasos linfáticos. É especialmente acentuado quando o membro fica em uma posição pendente. Inicialmente, o edema é flexível e compressível. Com a progressão da condição, o edema se torna rígido, não compressível e não responsivo ao tratamento. O tipo mais comum é o linfedema congênito, conhecido como linfedema precoce, que é causado por hipoplasia do sistema linfático do membro inferior. Esse distúrbio normalmente é observado em mulheres e ocorre pela primeira vez antes dos 35 anos (Dayan, Ly, Kataru et al., 2018).

A obstrução pode ocorrer nos linfonodos e nos vasos linfáticos. Às vezes é observada no braço após uma dissecção de linfonodo axilar (p. ex., para câncer de mama) e na perna em associação às veias varicosas ou à tromboflebite crônica. No último caso, a obstrução linfática normalmente é causada por linfangite crônica. A obstrução linfática causada por um parasito (filária) é observada com mais frequência nos trópicos. Quando há edema crônico, pode ocorrer infecção aguda frequente, caracterizada por febre alta e calafrios, e aumento do edema residual após a resolução da inflamação. Essas alterações causam fibrose crônica, espessamento dos tecidos subcutâneos e hipertrofia da pele. Esse tipo específico de linfedema, no qual o edema crônico do membro regride apenas discretamente com a elevação, é denominado elefantíase. Estima-se que existam 120 milhões de pessoas no planeta infectadas por filárias (com comprometimento linfático), das quais 40 milhões apresentam linfedema e infecções secundárias, gerando um imenso ônus global (King, Suamani, Sanuku et al., 2018).

Manejo clínico

O objetivo da terapia é reduzir e controlar o edema e prevenir infecções. Exercícios ativos e passivos auxiliam na movimentação do líquido linfático para dentro da corrente sanguínea. Dispositivos de compressão externa ordenham o líquido de modo proximal do pé até a cintura, ou da mão até a axila. Quando o paciente está deambulando, são utilizadas meias ou mangas de compressão graduada customizadas; são sugeridas aquelas com a maior força de compressão (que excede 40 mmHg); no entanto, muitos pacientes não conseguem suportar essas pressões. Quando a perna está afetada, o repouso contínuo no leito com a perna elevada pode auxiliar na mobilização dos líquidos, mas não é prático a longo prazo. A drenagem linfática manual realizada por terapeutas especialmente treinados é projetada para direcionar ou movimentar a linfa congesta por vasos linfáticos funcionais que apresentam drenagem preservada. Drenagem linfática manual é realizada com toques leves (em oposição à massagem profunda) direcionados, primeiro, para os canais linfáticos proximais e, depois, distais. A drenagem linfática manual é incorporada em uma abordagem de manejo sequencial, em combinação com ataduras ou meias de compressão multicamadas, exercícios, cuidado da pele, mangas de gradiente de pressão e bombas pneumáticas, dependendo da gravidade e do estágio do linfedema (Patullo & Rajagopalan, 2017).

Terapia farmacológica

Como terapia inicial, pode ser prescrito o diurético furosemida para prevenir a sobrecarga de líquido em virtude da mobilização do líquido extracelular. Diuréticos também têm sido utilizados juntamente com a elevação da perna e o uso de meias ou mangas de compressão graduada. A administração de diuréticos isoladamente apresenta pouco benefício, tendo em vista que a sua principal ação é limitar a filtração capilar por meio da diminuição do volume sanguíneo circulante. Se houver linfangite ou celulite, é iniciada a terapia antibiótica. Linfedema aumenta significativamente o risco de celulite; portanto, o paciente é ensinado como cuidar bem da pele e como inspecionar a pele à procura de evidências de infecção.

Manejo cirúrgico

É realizada cirurgia se o edema for grave e não for controlado por meio de terapia clínica, se a mobilidade estiver gravemente comprometida ou se uma infecção persistir. Uma abordagem cirúrgica envolve a excisão do tecido subcutâneo afetado e da fáscia, com enxerto de pele para recobrir o defeito. Outro procedimento envolve a realocação cirúrgica dos vasos linfáticos superficiais para o sistema linfático profundo, também conhecido como transferência de linfonodos, por meio de um retalho dérmico interiorizado para proporcionar um conduto para a drenagem linfática (Pappalardo, Patel & Cheng, 2018). Derivações (*bypasses*) linfaticovenosos também são realizadas com anastomose da extremidade dos vasos linfáticos com a parede lateral das veias de modo a reduzir o fluxo linfático nos membros (Gallagher, Marulanda & Gray, 2018).

Manejo de enfermagem

Após a cirurgia, podem ser prescritos antibióticos durante 3 a 7 dias (Pappalardo et al., 2018). A elevação constante do membro afetado e a observação em relação a complicações são essenciais. As complicações podem incluir necrose do retalho, hematoma ou abscesso sob o retalho, e celulite. O enfermeiro orienta o paciente ou o cuidador familiar a inspecionar o curativo diariamente. A drenagem incomum ou qualquer inflamação ao redor da margem do ferimento sugere infecção e deve ser relatada ao cirurgião. O paciente é informado de que pode haver perda da sensação na área da cirurgia. O paciente também é orientado a evitar a aplicação de almofadas aquecidas ou a exposição ao sol para prevenir queimaduras ou traumatismos na área.

CELULITE

A celulite é a causa infecciosa mais comum de edema de membros. A celulite pode ocorrer como um evento isolado único ou como uma série de eventos recidivantes. Por vezes, é diagnosticada de modo errôneo como tromboflebite recidivante ou insuficiência venosa crônica.

Fisiopatologia

A celulite ocorre quando um ponto de acesso pela pele com ruptura possibilita a entrada de microrganismos e a liberação de suas toxinas nos tecidos subcutâneos. Tipicamente, as causas de celulite são espécies de *Streptococcus* ou *Staphylococcus aureus* (Bystritsky & Chambers, 2018).

Manifestações clínicas

O início de edema, rubor localizado, calor e dor com frequência está associado a sinais sistêmicos de febre, calafrios e sudorese. O rubor pode não ser uniforme e, com frequência, está ausente em algumas áreas. O quadro acaba evoluindo para a formação do aspecto de "casca de laranja". Os linfonodos regionais também podem estar sensíveis e aumentados (Bystritsky & Chambers, 2018).

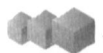 *Alerta de domínio de conceito*

A celulite deve ser diferenciada da linfangite. Com a celulite, o edema e o rubor são localizados e anatomicamente inespecíficos. Com a linfangite, linhas vermelhas características parecem demonstrar a delineação dos vasos linfáticos que estão afetados.

Manejo clínico

Casos leves de celulite podem ser tratados em base ambulatorial com terapia com antibiótico oral. Se a celulite for grave, o paciente é tratado com antibióticos IV. A chave para a prevenção de episódios recidivantes de celulite encontra-se na terapia antibiótica adequada para o evento inicial e na identificação do local de entrada de microrganismos. Rupturas e fissuras que ocorrem na pele entre os dedos dos pés devem ser examinadas como possíveis locais de entrada de microrganismos. Outros locais incluem os pontos de injeção de uso de fármacos, contusões, abrasões, ulceração, unhas encravadas e unhas soltas. Terapia compressiva profilática para reduzir o risco de recorrência está indicada para alguns casos (Webb, Neeman, Bowden et al., 2020).

Manejo de enfermagem

O paciente é orientado a elevar a área afetada 7,5 a 15 cm acima do nível do coração e aplicar bolsas frias no local a cada 2 a 4 horas até que a inflamação seja resolvida e, em seguida, fazer a transição para bolsas quentes. Pacientes com déficits sensoriais e circulatórios, como aqueles causados por diabetes e paralisia, devem ter cuidado ao aplicar bolsas quentes, tendo em vista que podem ocorrer queimaduras; é recomendável utilizar um termômetro ou pedir a um cuidador familiar que assegure que a temperatura não esteja mais do que morna. A orientação deve se concentrar na prevenção de um episódio recidivante. O paciente com doença vascular periférica ou diabetes deve receber orientações ou reforços a respeito dos cuidados da pele e dos pés.

EXERCÍCIOS DE PENSAMENTO CRÍTICO

1 qp Um homem de 27 anos com síndrome de Marfan procura o setor de emergência onde você trabalha por causa de dor torácica súbita associada a dispneia e fraqueza no membro inferior esquerdo. Você não consegue palpar os pulsos no pé esquerdo do paciente. Os achados nos exames laboratoriais do paciente indicam declínio da função renal. Como seriam realizados o rastreamento e a priorização dos cuidados iniciais de enfermagem para esse paciente? O médico solicita uma angiotomografia computadorizada de urgência, que revela dissecção da aorta e obstrução do fluxo para o rim esquerdo e o membro inferior esquerdo. Quais são as prioridades contínuas para o manejo de cuidados para esse paciente?

2 pbe Uma mulher de 32 anos procura o ambulatório de atendimento primário onde você trabalha por causa de dor na perna. Recentemente, ela fez uma viagem de avião de muitas horas de duração e apresentou edema unilateral de membro inferior associado a dor e endurecimento da panturrilha. A única medicação que a paciente usou foi anticoncepcional oral; ela geralmente é saudável. Quais são os fatores de risco para tromboembolismo venoso (TEV)? Que outros exames complementares devem ser considerados e quais recomendações de prática baseadas em evidências orientarão o manejo dessa paciente? Quais opções farmacológicas poderiam ser aventadas para anticoagulação e quais terapias são indicadas para o manejo do edema da perna dessa paciente?

3 cpa Um homem de 70 anos procura o centro onde você trabalha a fim de se preparar para reparo cirúrgico de aneurisma de aorta abdominal. O aneurisma dele tem 5,8 cm e houve aumento de 1 cm nos últimos 6 meses.

A hipertensão arterial sistêmica dele está bem controlada e ele não sente angina desde a revascularização miocárdica realizada há 2 anos. Ele apresenta boa tolerância aos esforços físicos e seu peso corporal está dentro dos limites da normalidade. Quais avaliações pré-operatórias são necessárias? O paciente pergunta o que deve fazer se sentir piora da dor no abdome, no dorso ou no flanco antes da cirurgia. Como você responderá? Como a equipe interprofissional lida com os cuidados pós-operatórios e coordena uma alta hospitalar segura?

REFERÊNCIAS BIBLIOGRÁFICAS

*Pesquisa em enfermagem.

Livros

Comerford, K. C., & Durkin, M. T. (Eds.). (2020). *Nursing2020 drug handbook*. Philadelphia, PA: Wolters Kluwer.

Ermer-Selton, J. (2016). Lower extremity assessment. In R. Bryant & D. Nix (Eds.). *Acute and chronic wounds: Current management* (5th ed.). St. Louis, MO: Elsevier.

Fischbach, F. T., & Fischbach, M. A. (2018). *A manual of laboratory and diagnostic tests* (10th ed.). Philadelphia, PA: Wolters Kluwer.

Norris, T. L. (2019). *Porth's pathophysiology: Concepts of altered health states* (10th ed.). Philadelphia, PA: Wolters Kluwer.

Sidawy, A. N., & Perler, B. A. (2019). *Rutherford's vascular surgery and endovascular therapy* (9th ed.). Philadelphia, PA: Elsevier.

Weinberger, S. E., Cockrill, B. A., & Mandel, J. (2019). *Principles of pulmonary medicine* (7th ed.). Philadelphia, PA: Elsevier Saunders.

Zierler, R. E., & Dawson, D. L. (Eds.). (2016). *Strandness's duplex scanning in vascular disorders* (5th ed.). Philadelphia, PA: Wolters Kluwer.

Periódicos e documentos eletrônicos

Apelqvist, J., Willy, C., Fagerdahl, A. M., et al. (2017). EWMA Document: Negative pressure wound therapy. *Journal of Wound Care*, 26(Sup3), S1–S154.

Atherton, J. J., Sindone, A., De Pasquale, C. G., et al. (2018). National Heart Foundation of Australia and Cardiac Society of Australia and New Zealand: Guidelines for the prevention, detection, and management of heart failure in Australia 2018. *Heart, Lung and Circulation*, 27(10), 1123–1208.

Balcombe, L., Miller, C., & McGuiness, W. (2017). Approaches to the application and removal of compression therapy: A literature review. *British Journal of Community Nursing*, 22(Sup10), S6–S14.

Becker, R. C. (2020). Anticipating the long-term cardiovascular effects of COVID-19. *Journal of Thrombosis and Thrombolysis*, 50(3), 512–524.

Belch, J., Carlizza, A., Carpentier, P. H., et al. (2017). ESVM guidelines—the diagnosis and management of Raynaud's phenomenon. *VASA*, 46(6), 113–123.

Berti-Hearn, L., & Elliott, B. (2019). Chronic venous insufficiency: A review for nurses. *Nursing*, 49(12), 24–30.

Bjork, R., & Ehmann, S. (2019). S.T.R.I.D.E. professional guide to compression garment selection for the lower extremity. *Journal of Wound Care*, 28(Sup6a), 1–44.

Bonifant, H., & Holloway, S. (2019). A review of the effects of ageing on skin integrity and wound healing. *British Journal of Community Nursing*, 24(Sup3), S28–S33.

Bystritsky, R., & Chambers, H. (2018). Cellulitis and soft tissue infections. *Annals of Internal Medicine*, 168(3), ITC17–ITC32.

Cauci, S., Xodo, S., Buligan, C., et al. (2021). Oxidative stress is increased in combined oral contraceptives users and is positively associated with high-sensitivity C-reactive protein. *Molecules*, 26(4),1070.

Chaikof, E. L., Dalman, R. L., Eskandari, M. K., et al. (2018). The Society for Vascular Surgery practice guidelines on the care of patients with an abdominal aortic aneurysm. *Journal of Vascular Surgery*, 67(1), 2–77.e2.

Cohen, A. T., Lip, G. Y., De Caterina, R., et al. (2018). State of play and future direction with NOACs: An expert consensus. *Vascular Pharmacology*, 106, 9–21.

Conte, M. S., Bradbury, A. W., Kolh, P., et al. (2019). Global vascular guidelines on the management of chronic limb-threatening ischemia. *Journal of Vascular Surgery*, 69(6S), 3S–125S.e40.

Dayan, J. H., Ly, C. L., Kataru, R. P., et al. (2018). Lymphedema: Pathogenesis and novel therapies. *Annual Review of Medicine*, 69, 263–276.

Dean, S. M. (2018). Cutaneous manifestations of chronic vascular disease. *Progress in Cardiovascular Diseases*, 60(6), 567–579.

De Palo, V. (2020). Venous thromboembolism (VTE). *Medscape*. Retrieved on 7/21/2020 at: www.emedicine.medscape.com/article/1267714-overview

Della Torre, M., Sutherland, M. B., & Digiovanni, L. M. (2019). Pearls in clinical obstetrics: Challenges in anticoagulation in pregnancy. *Minerva Ginecologica*, 71(2), 125–132.

European Pressure Ulcer Advisory Panel, National Pressure Injury Advisory Panel, Pan Pacific Pressure Injury Alliance (EPUAP/NPIAP/PPPIA). (2019). Prevention and treatment of pressure ulcers/injuries: Clinical practice guideline: EPUAP/NPIAP/PPPIA. Retrieved on 4/4/2020 at: www.internationalguideline.com

Fähling, M., Seeliger, E., Patzak, A., et al. (2017). Understanding and preventing contrast-induced acute kidney injury. *Nature Reviews Nephrology*, 13(3), 169–180.

Farkas, K., Járai, Z., & Kolossváry, E. (2017). Cilostazol is effective and safe option for the treatment of intermittent claudication. Results of the NOCLAUD study. *Orvosi Hetilap*, 158(4), 123–128.

Folsom, A. R., Basu, S., Hong, C. P., et al. (2019). Reasons for differences in the incidence of venous thromboembolism in Black versus white Americans. *The American Journal of Medicine*, 132(8), 970–976.

Gallagher, K., Marulanda, K., & Gray, S. (2018). Surgical intervention for lymphedema. *Surgical Oncology Clinics of North America*, 27(1), 195–215.

Gerhard-Herman, M., Gornik, H., Barrett, C., et al. (2016). AHA/ACC Guideline on the management of patients with lower extremity peripheral arterial disease: Executive summary. *Circulation*, 134(24), 1–208.

Harding, K., Chrysostomou, D., Mohamud, L., et al. (2017). The role of mechanically powered disposable negative pressure wound therapy (dNPWT) in practice. *Wounds International*. Retrieved on 9/7/2019 at: www.gdm-medical.nl/wp-content/uploads/2018/05/wi_international_consensus_paper_dnpwt.pdf

Harris, D. G., Olson, S. L., Panthofer, A. M., et al. (2019). A frailty-based risk score predicts morbidity and mortality after elective endovascular repair of descending thoracic aortic aneurysms. *Annals of Vascular Surgery*, 67, 90–99.

Hazarika, S., & Annex, B. H. (2017). Biomarkers and genetics in peripheral artery disease. *Clinical Chemistry*, 63(1), 236–244.

IBM Watson Health. (2020). IBM Micromedex®. Retrieved on 11/19/2020 at: www.micromedexsolutions.com/micromedex2/librarian/CS/4B61E3/ND_PR/evidencexpert/ND_P/evidencexpert/DUPLICATIONSHIELDSYNC/DC5D13/ND_PG/evidencexpert/ND_B/evidencexpert/ND_AppProduct/evidencexpert/ND_T/evidencexpert/PFActionId/evidencexpert.DoIntegratedSearch

Ignatyev, I. M., Pokrovsky, A., & Gradusov, E. (2019). Long-term results of endovascular treatment of chronic iliofemoral venous obstructive lesions. *Vascular and Endovascular Surgery*, 53(5), 373–378.

Indik, J. H., Gimbel, J. R., Abe, H., et al. (2017). 2017 HRS expert consensus statement on magnetic resonance imaging and radiation exposure in patients with cardiovascular implantable electronic devices. *Heart Rhythm*, 14(7), e97–e153.

Jelani, Q. U. A., Petrov, M., Martinez, S. C., et al. (2018). Peripheral arterial disease in women: An overview of risk factor profile, clinical features, and outcomes. *Current Atherosclerosis Reports*, 20(8), 40.

Kahn, S. R., Galanaud, J. P., Vedantham, S., et al. (2016). Guidance for the prevention and treatment of the post-thrombotic syndrome. *Journal of Thrombosis and Thrombolysis*, 41(1), 144–153.

Kim, P. J., Applewhite, A., Dardano, A. N., et al. (2018). Use of a novel foam dressing with negative pressure wound therapy and instillation: Recommendations and clinical experience. *Wounds: A Compendium of Clinical Research and Practice*, 30(3 suppl), S1–S17.

King, C. L., Suamani, J., Sanuku, N., et al. (2018). A trial of a triple-drug treatment for lymphatic filariasis. *New England Journal of Medicine*, 379(19), 1801–1810.

Kruger, P. C., Eikelboom, J. W., Douketis, J. D., et al. (2019). Deep vein thrombosis: Update on diagnosis and management. *Medical Journal of Australia*, 210(11), 516–524.

Martinelli, O., Di Girolamo, A., Belli, C., et al. (2019). Incidence of post-implantation syndrome with different endovascular aortic aneurysm repair modalities and devices and related etiopathogenetic implications. *Annals of Vascular Surgery, 63,* 155–161.

McDermott, M. M. (2018). Medical management of functional impairment in peripheral artery disease: A review. *Progress in Cardiovascular Diseases, 60*(6), 586–592.

Millar, C. M., & Laffan, M. A. (2017). Drug therapy in anticoagulation: Which drug for which patient? *Clinical Medicine (Lond), 17*(3), 233–244.

Mintz, A., & Levy, M. S. (2017). Upper extremity deep vein thrombosis. *American College of Cardiology.* Retrieved on 12/15/2020 at: www.acc.org/latest-in-cardiology/articles/2017/11/09/13/30/upper-extremity-deep-vein-thrombosis

Miranda, V., Sousa, J., & Mansilha, A. (2018). Spinal cord injury in endovascular thoracoabdominal aortic aneurysm repair: Prevalence, risk factors and preventive strategies. *International Angiology, 37*(2), 112–126.

Nicolaides, A. N. (2020). The most severe stage of chronic venous disease: An update on the management of patients with venous leg ulcers. *Advances in Therapy, 37*(Suppl 1), 19–24.

Obi, A. T., Barnes, G. D., Wakefield, T. W., et al. (2020). Practical diagnosis and treatment of suspected venous thromboembolism during COVID-19 pandemic. *Journal of Vascular Surgery: Venous and Lymphatic Disorders, 8*(4), 526–534.

Ouellette, D. R. (2019). Pulmonary embolism. *Medscape.* Retrieved on 10/17/2019 at: www.emedicine.medscape.com/article/300901-overview

Pappalardo, M., Patel, K., & Cheng, M. H. (2018). Vascularized lymph node transfer for treatment of extremity lymphedema: An overview of current controversies regarding donor sites, recipient sites and outcomes. *Journal of Surgical Oncology, 117*(7), 1420–1431.

Patel, K., Fasanya, A., Yadam, S., et al. (2017). Pathogenesis and epidemiology of venous thromboembolic disease. *Critical Care Nursing Quarterly, 40*(3), 191–200.

Patullo, L., & Rajagopalan, S. (2017). Successful outpatient management of lymphoedema and lymphorrhoea with wrap around compression: A case study. *Journal of Wound Care, 26*(3), 100–106.

Peñaloza-Martínez, E., Demelo-Rodríguez, P., Proietti, M., et al. (2018). Update on extended treatment for venous thromboembolism. *Annals of Medicine, 50*(8), 666–674.

Poder, T. G., Fisette, J. F., Bédard, S. K., et al. (2018). Is radiofrequency ablation of varicose veins a valuable option? A systematic review of the literature with a cost analysis. *Canadian Journal of Surgery, 61*(2), 128–138.

*Quintella Farah, B., Silva Rigoni, V. L., de Almeida Correia, M., et al. (2019). Influence of smoking on physical function, physical activity, and cardiovascular health parameters in patients with symptomatic peripheral arterial disease: A cross-sectional study. *Journal of Vascular Nursing, 37*(2), 106–112.

Rabe, E., Partsch, H., Morrison, N., et al. (2020). Risks and contraindications of medical compression treatment—A critical reappraisal. An international consensus statement. *Phlebology, 35*(7), 447–460.

Rurali, E., Perrucci, G. L., Pilato, C. A., et al. (2018). Precise therapy for thoracic aortic aneurysm in Marfan syndrome: A puzzle nearing its solution. *Progress in Cardiovascular Diseases, 61*(3–4), 328–335.

Saxon, J. T., Safley, D. M., Mena-Hurtado, C., et al. (2020). Adherence to guideline-recommended therapy-including supervised exercise therapy referral-across peripheral artery disease specialty clinics: Insights from the international PORTRAIT registry. *Journal of American Heart Association, 9*(3), e012541.

Scali, S. T., Kim, M., Kubilis, P., et al. (2018). Implementation of a bundled protocol significantly reduces risk of spinal cord ischemia after branched or fenestrated endovascular aortic repair. *Journal of Vascular Surgery, 67*(2), 409–423.e4.

*Schorr, E. N., Treat-Jacobson, D., & Lindquist, R. (2017). The relationship between peripheral artery disease symptomatology and ischemia. *Nursing Research, 66*(5), 378–387.

Serhal, M., & Barnes, G. D. (2019). Venous thromboembolism: A clinician update. *Vascular Medicine, 24*(2), 122–131.

Singer, A. J., Tassiopoulos, A., & Kirsner, R. S. (2017). Evaluation and management of lower-extremity ulcers. *New England Journal of Medicine, 377*(16), 1559–1567.

Stubbs, J. M., Assareh, H., Curnow, J., et al. (2018). Incidence of in-hospital and post-discharge diagnosed hospital-associated venous thromboembolism using linked administrative data. *Internal Medicine Journal, 48*(2), 157–165.

Sultan, S., Murarka, S., Jahangir, A., et al. (2017). Vitamins for cardiovascular diseases: Is the expense justified? *Cardiology in Review, 25*(6), 298–308.

Swanson, T., Angel, D., Sussman, G., et al. (2016). The International Wound Infection Institute (IWII) wound infection in clinical practice consensus document 2016 update. *Wound Practice & Research: Journal of the Australian Wound Management Association, 24*(4), 194–198.

Tapson, V. F. (2019). Overview of the treatment, prognosis, and follow-up of acute pulmonary embolism in adults. *UpToDate.* Retrieved on 9/22/2019 at: www.uptodate.com/contents/overview-of-the-treatment-prognosis-and-follow-up-of-acute-pulmonary-embolism-in-adults

Tapson, V. F., & Weinberg, A. S. (2020). Treatment, prognosis, and follow-up of acute pulmonary embolism in adults. *UpToDate.* Retrieved on 7/20/2020 at: www.uptodate.com/contents/treatment-prognosis-and-follow-up-of-acute-pulmonary-embolism-in-adults

The Joint Commission (TJC). (2019). Sentinel Event Alert 61: Managing the risks of direct oral anticoagulant. Retrieved on 10/4/2019 at: www.jointcommission.org/sentinel_event_alert_61_managing_the_risks_of_direct_oral_anticoagulants

Thompson, B. T., & Kabrhel, C. (2020). Overview of acute pulmonary embolism in adults. *UpToDate.* Retrieved on 7/20/2020 at: www.uptodate.com/contents/overview-of-acute-pulmonary-embolism-in-adults

Treat-Jacobson, D., McDermott, M. M., Beckman, J. A., et al. (2019). Implementation of supervised exercise therapy for patients with symptomatic peripheral artery disease: A science advisory from the American Heart Association. *Circulation, 140*(13), e700–e710.

Webb, E., Neeman, T., Bowden, F. J., et al. (2020). Compression therapy to prevent recurrent cellulitis of the leg. *New England Journal of Medicine, 383*(7), 630–639.

Witt, D. M., Nieuwlaat, R., Clark, N. P., et al. (2018). American Society of Hematology 2018 guidelines for management of venous thromboembolism: Optimal management of anticoagulation therapy. *Blood Advances, 2*(22), 3257–3291.

Zheng, J., Chen, Q., Fu, J., et al. (2019). Critical appraisal of international guidelines for the prevention and treatment of pregnancy-associated venous thromboembolism: A systematic review. *BMC Cardiovascular Disorders, 19*(1), 199.

Recursos

American Heart Association (AHA), www.aha.org
American Venous Forum (AVF), www.veinforum.org
Society for Vascular Medicine (SVM), www.vascularmed.org
Society for Vascular Nursing (SVN), www.svnnet.org
Society for Vascular Surgery (SVS), www.vascularweb.org
Society for Vascular Ultrasound (SVU), www.svunet.org
Vascular Cures, www.vascularcures.org

27 Avaliação e Manejo de Pacientes com Hipertensão Arterial

DESFECHOS DO APRENDIZADO

Após ler este capítulo, você será capaz de:

1. Comparar e diferenciar a pressão arterial normal e os vários estágios de hipertensão arterial sistêmica.
2. Identificar os processos fisiopatológicos implicados na evolução da hipertensão arterial sistêmica.
3. Demonstrar as técnicas apropriadas para realizar uma avaliação e diferenciar achados normais e anormais identificados nos pacientes com hipertensão arterial sistêmica.
4. Discutir os fatores de risco e as abordagens terapêuticas para a hipertensão arterial, incluindo modificações no estilo de vida e medicamentos.
5. Aplicar o processo de enfermagem como referencial para os cuidados de pacientes com hipertensão arterial.
6. Descrever as crises hipertensivas e os seus tratamentos.

CONCEITOS DE ENFERMAGEM

Avaliação   Perfusão

GLOSSÁRIO

emergência hipertensiva: situação de emergência na qual a pressão arterial está muito elevada e há evidências de lesão real ou provável em órgão-alvo

hipertensão arterial sistêmica primária: níveis tensionais elevados sem causa identificável (*sinônimo:* hipertensão arterial sistêmica essencial)

hipertensão arterial sistêmica secundária: pressão arterial alta em virtude de uma causa identificada, como nefropatia crônica

hipertensão arterial sistólica isolada: distúrbio mais comumente observado no paciente idoso, consiste em pressão arterial sistólica superior a 140 mmHg e pressão arterial diastólica inferior a 80 mmHg

hipertensão de rebote: pressão arterial em um paciente com hipertensão que é controlada com medicamento e que se torna anormalmente alta com a interrupção abrupta do medicamento

hipertensão do jaleco branco: níveis tensionais que se elevam até valores hipertensivos em unidades de saúde, mas que, paradoxalmente, estão dentro dos limites da normalmente em outros locais

hipertensão mascarada: ocorrência de pressão arterial normal na unidade de saúde, porém persistentemente elevada no monitoramento ambulatorial da pressão arterial ou na medida residencial da pressão arterial

hipertensão resistente: níveis tensionais elevados tratados com três ou mais agentes anti-hipertensivos de diferentes classes; um deles tem de ser um diurético

lesão em órgãos-alvo: manifestações de alterações fisiopatológicas em vários órgãos como consequência de hipertensão arterial sistêmica

urgência hipertensiva: situação de urgência na qual a pressão arterial está muito elevada, mas não há evidências de lesão iminente ou progressiva em órgão-alvo

A hipertensão arterial é a doença crônica mais comum em adultos nos EUA e no planeta (Whelton, Carey, Aronow et al., 2017). É identificada como o principal fator de risco de morte prematura, incapacidade e ônus global, em termos de doença, porque pode resultar em doença cardiovascular (DCV), acidente vascular encefálico (AVE) e doença renal crônica (DRC) quando não é tratada de modo apropriado (Caillon, Paradis & Schiffrin, 2019; DePalma, Himmelfarb, MacLaughlin et al., 2018). O risco global de desenvolver esses distúrbios cardiovasculares e renais é baixo nos pacientes com níveis de pressão arterial (PA) sustentada em torno de 115/75 mmHg; entretanto, cada elevação de 20 mmHg da pressão arterial sistólica (PAS) ou de 10 mmHg na pressão arterial diastólica (PAD) dobra o risco de morte causada por AVE ou cardiopatia (Lee, Kim, Kang et al., 2018). A maioria dos pacientes com hipertensão arterial sistêmica (HAS) poderia reduzir seus níveis tensionais por meio de modificações do estilo de vida (p. ex., reeducação alimentar, prática de exercícios físicos, adesão à medicação prescrita, abandono do tabagismo) e, assim, reduzir esses riscos mórbidos associados (Whelton et al., 2017). Neste capítulo, é apresentada uma visão geral da hipertensão arterial, e como é definida e manejada para possibilitar que os profissionais de enfermagem avaliem, monitorem, orientem e façam intervenções apropriadas nos pacientes com hipertensão arterial.

HIPERTENSÃO ARTERIAL

Por muitos anos, os pacientes recebiam diagnóstico de HAS se apresentassem elevação crônica da PAS (igual ou superior a 140 mmHg) ou da PAD (igual ou superior a 90 mmHg). Esses parâmetros, que também especificavam que o diagnóstico de HAS deve se basear na média de duas ou mais aferições acuradas feitas com intervalos de 1 a 4 semanas, foram endossados pelo *Seventh Report of the Joint National Committee on prevention, detection, evaluation, and treatment of high blood pressure* (JNC 7) (Chobanian, Bakris, Black et al., 2003), bem como pelo Eighth Joint National Committee (JNC 8) (James, Oparil, Carter et al., 2014), pela American Society of Hypertension (ASH) e pela International Society of Hypertension (ISH) (Weber, Schiffrin, White et al., 2014). Todavia, esses parâmetros para o diagnóstico de HAS foram modificados para parâmetros menos permissivos, e pacientes com níveis médios de PAS iguais ou superiores a 130 mmHg, ou com níveis médios de PAD iguais ou superiores a 80 mmHg, podem receber o diagnóstico de HAS, de acordo com a American College of Cardiology (ACC)/American Heart Association (AHA) Task Force (Whelton et al., 2017).

O sistema de classificação de HAS foi revisado pelo ACC/AHA (Whelton et al., 2017) e passou a incluir as categorias de estágio 1 e estágio 2, como é mostrado na Tabela 27.1. Na Tabela 27.1 esse sistema de classificação é comparado com as diretrizes dos sistemas de classificação do JNC 7 e do JNC 8, que não são mais seguidas (DePalma et al., 2018). As categorias de pressão arterial enfatizam a correlação direta entre a PAS e a PAD e os riscos de morbidade, mortes por todas as causas e, especificamente, a morte cardiovascular. Vale mencionar que a diretriz do ACC/AHA (Whelton et al., 2017) modificou a anteriormente denominada *pré-hipertensão* para a categoria de *hipertensão arterial*. A base racional para essa modificação da terminologia é ressaltar a associação entre qualquer aferição de pressão arterial elevada e aumento do risco cardiovascular. Na maioria dos casos, deve ser usada a média de duas ou mais aferições válidas e reproduzíveis em mais de duas ocasiões (ver discussão mais adiante, em Avaliação e achados diagnósticos).

Nos EUA, a prevalência de HAS em adultos é substancialmente mais elevada quando a definição da diretriz do ACC/AHA é usada em vez da definição do JNC 7 ou JNC 8 (46% *versus* 32%) (Whelton et al., 2017). Todavia, como o tratamento não farmacológico (ou seja, modificações do estilo de vida) é preconizado para a maioria dos adultos cujos níveis tensionais estejam na categoria de hipertensão, as novas diretrizes que definem HAS resultaram em aumento pequeno das prescrições de medicamentos anti-hipertensivos. Na verdade, tem sido afirmado que o maior benefício da diretriz do ACC/AHA é sua maior ênfase nas intervenções do estilo de vida, que incluem perda ponderal, dieta saudável, prática de exercícios físicos, redução do consumo de sódio, aumento do consumo de potássio e redução do consumo de bebidas alcoólicas (Ioannidis, 2018).

A prevalência de HAS aumenta à medida que as pessoas envelhecem ou têm outros fatores de risco cardiovascular. De todos os adultos com HAS, estima-se que 35,3% não sabem que têm essa condição. Além disso, aproximadamente 45,4% das pessoas com hipertensão não têm a pressão arterial sob controle (Benjamin, Muntner, Alonso et al., 2019). A prevalência de hipertensão arterial varia segundo etnia e sexo. Estima-se que a prevalência seja de aproximadamente 48,2% em homens caucasianos, 41,3% nas mulheres caucasianas, 58,6% em homens afro-americanos, 56% nas mulheres afro-americanas, 47,4% nos homens hispânicos, 40,8% nas mulheres hispânicas, 46,4% nos homens descendentes de asiáticos e 36,4% nas mulheres descendentes de asiáticos. A prevalência de hipertensão arterial em afro-americanos está entre as mais altas do planeta (Benjamin et al., 2019). Além disso, os afro-americanos tendem a desenvolver hipertensão arterial mais cedo que os americanos caucasianos (Spikes, Higgins, Quyyumi et al., 2019). O Boxe 27.1 mostra um resumo dos fatores de risco para a hipertensão arterial.

Os achados da National Health and Nutrition Examination Survey (NHANES) mostraram melhores taxas de controle da HAS em mulheres, em caucasianos (em comparação com afro-americanos e hispânicos) e em pacientes mais velhos em comparação com pacientes mais jovens. Além disso, adultos de nível socioeconômico mais alto apresentam melhor controle de seus níveis tensionais do que adultos de nível socioeconômico mais baixo. A HAS é mais prevalente em adultos com 75 anos ou mais, acometendo 80% dos homens e 85,6% das mulheres (Benjamin et al., 2019).

TABELA 27.1 Comparação de classificações da pressão de acordo com diretrizes para adultos com 18 anos ou mais.

PA sistólica (mmHg)		PA diastólica (mmHg)	Diretriz do ACC/AHA (2017)[a]	Diretrizes do JNC7 e JNC8 [c]
< 120	e	< 80	Normal	Normal
120 a 129	e	< 80	Elevada	Pré-hipertensão
130 a 139	ou	80 a 89	Hipertensão arterial em estágio 1	Pré-hipertensão
140 a 159	ou	90 a 99	Hipertensão arterial em estágio 2	Hipertensão arterial em estágio 1
≥ 160	ou	≥ 100	Hipertensão arterial em estágio 2	Hipertensão arterial em estágio 2

Nota: Em todas as diretrizes, se os valores da PAS e da PAD pertencerem a categorias diferentes, o paciente é classificado na categoria mais elevada. PA: pressão arterial. Adaptada de [a]Whelton, P. K., Carey, R. M., Aronow, W. S. et al. (2017). 2017 ACC/AHA/AAPA/ABC/ACPM/AGS/APhA/ASH/ASPC/NMA/PCNA guideline for the prevention, detection, evaluation, and management of high blood pressure in adults: A report of the American College of Cardiology/American Heart Association Task Force on Clinical Practice Guidelines. *Hypertension*, 71(6), e13–e115; [b]Chobanian, A. V., Bakris, G. L., Black, H. R. et al.; National High Blood Pressure Education Program Coordinating Committee (2003). Seventh Report of the Joint National Committee on prevention, detection, evaluation, and treatment of high blood pressure: The JNC 7 Report. *JAMA*, 289(19), 2560-2572; [c]James, P. A., Oparil, S., Carter, B. L. et al. (2014). 2014 evidence-based guideline for the management of high blood pressure in adults: Report from the panel members appointed to the Eighth Joint National Committee (JNC 8). *JAMA*, 311(5), 507-520.

> **Boxe 27.1 — FATORES DE RISCO: Hipertensão arterial**
>
> **Fatores de risco**
> - Afrodescendente
> - Apneia do sono
> - Consumo de tabaco e de produtos de nicotina (p. ex., cigarros, cigarros eletrônicos) e exposição ao tabagismo passivo
> - Diabetes melito
> - Doença renal crônica
> - Estresse
> - Hipercolesterolemia
> - História familiar
> - Idade adulta avançada
> - Ingestão abusiva de álcool etílico (p. ex., mais que dois drinques ao dia – para os homens –, e um drinque ao dia – para as mulheres)
> - Maus hábitos alimentares, sobretudo se incluir o consumo excessivo de sal, bem como o consumo limitado de vegetais, fibras, peixes gordurosos e potássio
> - Relacionados com a determinação genética do sexo:
>   - Homens correm risco maior até os 64 anos
>   - Mulheres correm risco maior a partir dos 65 anos
> - Sedentarismo
> - Sobrepeso/obesidade.
>
> Adaptado de American Heart Association (AHA). (2019). Know your risk factors for high blood pressure. Retirado em 17/10/2019 de: www.heart.org/en/health-topics/high-blood-pressure/why-high-blood-pressure-is-a-silent-killer/know-your-risk-factors-for-high-blood-pressure; Whelton, P. K., Carey, R. M., Aronow, W. S. et al. (2017). 2017 ACC/AHA/AAPA/ABC/ACPM/AGS/APhA/ASH/ASPC/NMA/PCNA guideline for the prevention, detection, evaluation, and management of high blood pressure in adults: A report of the American College of Cardiology/American Heart Association Task Force on Clinical Practice Guidelines. *Hypertension, 71*(6), e13-e115.

> **Boxe 27.2 — Causas comuns de hipertensão arterial sistêmica secundária**
>
> Apneia do sono obstrutiva
> Coarctação da aorta
> Doença renal crônica
> Doença renal policística
> Estenose da artéria renal
> Feocromocitoma
> Hiperaldosteronismo (primário ou secundário)
> Hiperparatireoidismo
> Hipotireoidismo ou hipertireoidismo
> Pré-eclâmpsia
> Prostatismo
> Síndrome de Cushing
> Uso abusivo de medicamentos (anti-inflamatórios não esteroides [AINEs]) ou transtorno por uso abusivo de substâncias psicoativas (álcool etílico, cocaína, anfetaminas).
>
> Adaptado de Whelton, P. K., Carey, R. M., Aronow, W. S. et al. (2017). 2017 ACC/AHA/AAPA/ABC/ACPM/AGS/APhA/ASH/ASPC/NMA/PCNA guideline for the prevention, detection, evaluation, and management of high blood pressure in adults: A report of the American College of Cardiology/American Heart Association Task Force on Clinical Practice Guidelines. *Hypertension, 71*(6), e13-e115.

A HAS é classificada como primária ou secundária. É feito o diagnóstico de **hipertensão arterial sistêmica primária** quando não existe causa identificável (Alexander, 2019). Aproximadamente 90 a 95% dos adultos hipertensos têm hipertensão arterial sistêmica primária.

A **hipertensão arterial sistêmica secundária** é definida como níveis tensionais elevados consequentes a uma causa subjacente identificável. Entre 5 e 10% de todos os adultos hipertensos têm HAS secundária. O rastreamento de HAS secundária é indicado para pacientes com hipertensão de aparecimento recente e mal controlada, com HAS resistente a tratamento com três ou mais fármacos, com HAS de aparecimento abrupto ou com menos de 30 anos. Além disso, o diagnóstico de HAS secundária poderia ser sugerido por diagnóstico recente de HAS com dano excessivo de órgãos-alvo, por exemplo, doença vascular cerebral, retinopatia, hipertrofia ventricular esquerda (HVE), insuficiência cardíaca com fração de ejeção preservada (ICFEP), doença da artéria coronária, DRC ou doença arterial periférica (DAP). O Boxe 27.2 mostra algumas causas subjacentes comuns de HAS secundária.

Fisiopatologia

A pressão arterial é o produto do débito cardíaco multiplicado pela resistência periférica. O débito cardíaco é o produto da frequência cardíaca multiplicada pelo volume sistólico. Cada vez que o coração contrai, a pressão é transferida da contração do miocárdio para o sangue, e, em seguida, a pressão é exercida pelo sangue à medida que ele flui pelos vasos sanguíneos. A hipertensão arterial pode resultar de aumento do débito cardíaco e/ou da resistência periférica (constrição dos vasos sanguíneos). Os aumentos do débito cardíaco, com frequência, estão relacionados com expansão do volume vascular. Embora nenhuma causa precisa possa ser identificada na maioria dos casos de hipertensão arterial, compreende-se que seja uma condição multifatorial. Tendo em vista que a hipertensão arterial pode ser um sinal, é mais provável que apresente muitas causas, assim como a febre tem muitas causas (Norris, 2019). Para que ocorra hipertensão arterial, é preciso que haja alteração em um ou mais fatores que afetam a resistência periférica ou o débito cardíaco. Além disso, sempre tem de existir um problema com os sistemas de controle do corpo que monitoram ou regulam a pressão (Figura 27.1).

Acredita-se que a HAS resulte de uma interação complexa de riscos comportamentais-sociais-ambientais e genética (Zilbermint, Gaye, Berthon et al., 2019). Os riscos comportamentais-sociais-ambientais incluem hábitos nutricionais, inclusive consumo limitado de legumes, fibras, peixes gordurosos ricos em ômega-3 e potássio e consumo exagerado de sódio; obesidade; falta de condicionamento físico e consumo excessivo de bebidas alcoólicas (Whelton et al., 2017).

Embora já tenham sido identificadas mais de 40 mutações genéticas únicas associadas à hipertensão arterial, acredita-se que a maioria dos tipos de hipertensão arterial seja poligênica (ou seja, mutações em mais de um gene) (Whelton et al., 2017). A tendência ao desenvolvimento da hipertensão arterial pode ser hereditária; entretanto, perfis genéticos, isoladamente, não conseguem prever quem irá e não irá desenvolver hipertensão. O papel da genética na HAS é complexo e ainda não é totalmente compreendido.

Até o presente momento, já foram identificadas mais de 1.000 variantes genéticas que contribuem para a HAS; contudo, coletivamente, elas explicam apenas cerca de 6% da variância do traço (Zilbermint et al., 2019).

Já foram identificados muitos precedentes fisiológicos que podem levar à HAS (Caillon, Mian, Fraulob-Aquino et al., 2017; Caillon et al., 2019; Norris, 2019):

- Aumento da atividade do sistema nervoso simpático relacionado com a disfunção do sistema nervoso autônomo
- Aumento da reabsorção renal de sódio, cloreto e água relacionado com uma variação genética nas vias pelas quais os rins lidam com o sódio

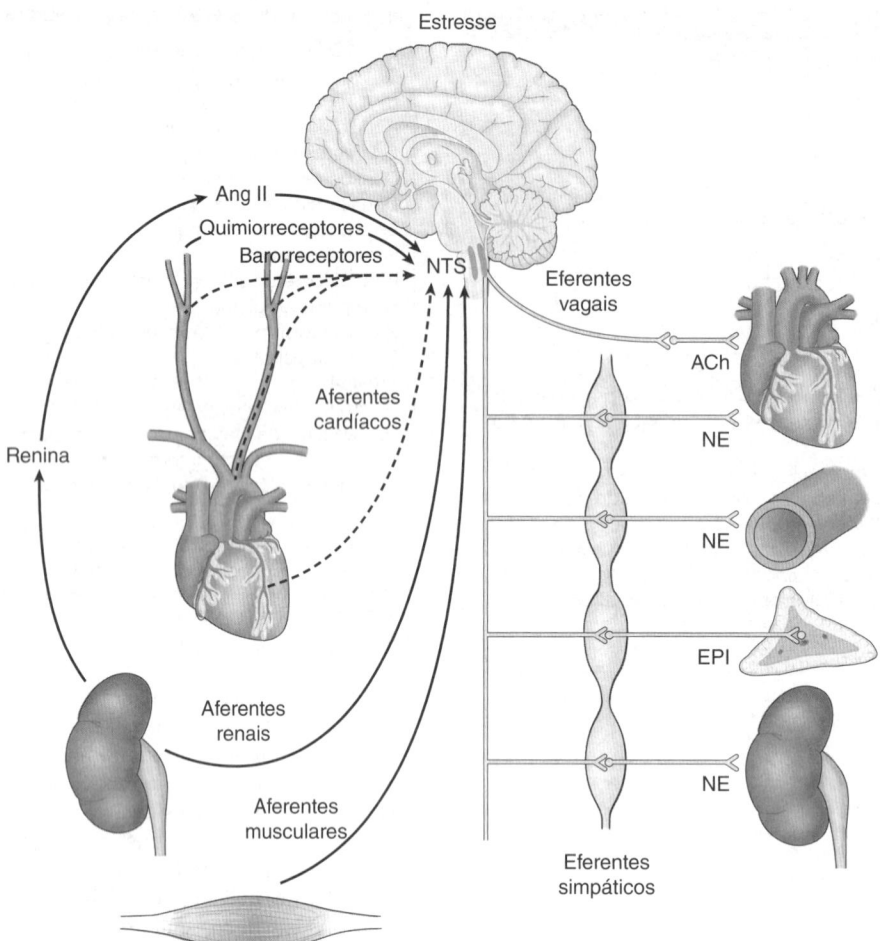

Figura 27.1 • Mecanismos centrais e reflexos envolvidos no controle neural da pressão arterial. As *setas tracejadas* representam influências neurais inibitórias, e as *setas contínuas* representam influências neurais excitatórias sobre o efluxo simpático. ACH: acetilcolina; Ang II: angiotensina II; EPI: epinefrina; NE: norepinefrina; NTS: núcleo do trato solitário. Adaptada de Kaplan, N. M. & Victor, R. G. (2015). *Kaplan's clinical hypertension* (11th ed.). Philadelphia, PA: Lippincott Williams & Wilkins.

- Aumento da atividade do sistema renina-angiotensina-aldosterona (SRAA), que resulta em expansão do volume de líquido extracelular e aumento da resistência vascular sistêmica
- Diminuição da vasodilatação das arteríolas relacionada com disfunção do endotélio vascular
- Resistência à ação da insulina, que pode ser um fator comum que conecta a hipertensão arterial, o diabetes melito do tipo 2, a hipertrigliceridemia, a obesidade e a intolerância à glicose
- Ativação dos componentes inatos e adaptativos da resposta imune, que contribuem para inflamação e disfunção vascular.

 Considerações gerontológicas

As alterações estruturais e funcionais no coração, nos vasos sanguíneos e nos rins contribuem para os aumentos da pressão arterial que ocorrem com o envelhecimento. Essas alterações incluem acúmulo de placas ateroscleróticas, fragmentação de elastinas arteriais, aumento dos depósitos de colágeno, comprometimento da vasodilatação e disfunção renal. O resultado dessas alterações é a diminuição da elasticidade ou o enrijecimento dos vasos sanguíneos importantes, especialmente a aorta, e a expansão do volume (Eliopoulos, 2018; Fajemiroye, da Cunha, Saavedra-Rodríguez et al., 2018). Assim, há elevação linear tanto da PAS como da PAD até a sexta década de vida. Nesse momento, na maioria dos adultos, a PAD diminui gradualmente, enquanto a PAS continua a aumentar. Portanto, **hipertensão arterial sistólica isolada** é a forma predominante de HAS em pessoas mais velhas (Whelton et al., 2017). Os resultados de estudos controlados randomizados demonstraram que a redução dos níveis tensionais de adultos mais velhos com hipertensão arterial sistólica isolada efetivamente reduz a incidência de eventos adversos cardiovasculares e a taxa de mortalidade (Whelton et al., 2017).

Manifestações clínicas

O exame físico pode revelar que não existem outras anormalidades além da elevação da pressão arterial. Hipertensos podem ser assintomáticos e assim permanecer por muitos anos. A HAS é conhecida como "assassina silenciosa" porque, tipicamente, não provoca sinais ou sintomas de alerta, e muitas pessoas não sabem que são hipertensas. Entretanto, quando sinais e sintomas específicos aparecem, isso habitualmente indica lesão vascular, com as manifestações específicas relacionadas com os órgãos servidos pelos vasos envolvidos. Essas manifestações específicas de alterações fisiopatológicas em vários órgãos em consequência da HAS são denominadas **lesões em órgãos-alvo**. Podem ocorrer alterações retinianas, tais como hemorragias, exsudatos, estreitamento arteriolar e manchas algodonosas (pequenos infartos). Na hipertensão arterial grave, pode ser observado papiledema (edema do disco óptico) (Weber & Kelley, 2018). Doença da artéria coronária (DAC) associada com angina e infarto do miocárdio são consequências comuns da hipertensão arterial. Ocorre HVE em resposta ao aumento do esforço exercido sobre o ventrículo à medida que ele contrai contra uma pressão sistêmica mais alta. Quando a lesão cardíaca é significativa, segue a insuficiência cardíaca. As alterações patológicas nos rins (indicadas por aumento dos níveis de ureia sérica e creatinina sérica) podem manifestar-se como noctúria. O envolvimento vascular cerebral pode causar um ataque isquêmico temporário (AIT) ou AVE, manifestado por alterações na visão ou na fala, tontura, fraqueza, queda súbita ou paralisia temporária ou hemiplegia permanente (paralisia de um lado). Os infartos cerebrais são responsáveis pela maioria dos AVEs em hipertensos (Norris, 2019).

Avaliação e achados diagnósticos

A primeira etapa do diagnóstico consiste na aferição acurada da pressão arterial (ver no Boxe 27.3 uma visão geral do equipamento apropriado de aferição da pressão arterial, as instruções e a interpretação para o paciente e para o médico). Na maioria dos pacientes, é importante fazer uma média de, pelo menos, duas aferições da pressão arterial em, no mínimo, duas ocasiões diferentes para confirmar o diagnóstico de HAS. A exceção notável é quando a PA média de um paciente é igual ou superior a 160/100 mmHg, confirmada por, no mínimo, duas aferições acuradas em uma ocasião (ver discussão mais adiante) (Muntner, Shimbo, Carey et al., 2019; Whelton et al., 2017).

A aferição da pressão arterial em uma unidade de saúde não é, com frequência, acurada; portanto, a medida residencial da pressão arterial (MRPA) ou o monitoramento ambulatorial da pressão arterial (MAPA) são considerados métodos mais acurados de verificação da pressão arterial. MAPA e MRPA são solicitados não apenas para confirmar o diagnóstico de HAS em muitos casos, mas também para determinar o sucesso do tratamento prescrito, tais como modificação do estilo de vida e medicamentos anti-hipertensivos (ver discussão mais adiante) (Whelton et al., 2017).

A utilização de MAPA e MRPA resultou em reconhecimento de outras manifestações da HAS. Exemplos dessas outras manifestações de HAS incluem hipertensão mascarada e hipertensão do jaleco branco. Pacientes com **hipertensão mascarada** apresentam elevação da pressão arterial em níveis tipicamente consistentes com HAS fora das unidades de saúde, mas seus níveis tensionais são aparentemente normais quando aferidos em unidades de saúde. Em contrapartida, pacientes com **hipertensão do jaleco branco** apresentam níveis tensionais sugestivos de HAS quando são examinados em unidades de saúde (p. ex., ambulatório, consultório), mas

---

Boxe 27.3 — Aferição da pressão arterial

Equipamento

Para o paciente no domicílio
- Dispositivos eletrônicos automáticos ou semiautomáticos colocados no braço, com mostrador digital das leituras.

Para o profissional
- De preferência, um dispositivo eletrônico oscilométrico validado; se não houver um disponível, um esfigmomanômetro aneroide recém-calibrado
- Braçadeira do esfigmomanômetro de tamanho apropriado.

Orientações ao paciente
- Evitar comer, fumar, consumir bebidas com cafeína e praticar atividade física nos 30 min que antecedem a aferição da pressão arterial
- Esvaziar a bexiga urinária
- Sentar-se tranquilamente por 5 min antes da aferição
- Sentar-se confortavelmente, com as costas apoiadas e o antebraço apoiado no nível do coração sobre uma superfície firme, com ambos os pés no chão; evitar falar enquanto a aferição estiver sendo obtida.

Orientações ao profissional
- Selecionar o tamanho da braçadeira do esfigmomanômetro com base no tamanho do paciente. (O tamanho da braçadeira deve apresentar largura da bexiga de, no mínimo, 40% da circunferência do membro e comprimento de 80 a 100% da circunferência do membro.) Braçadeiras de esfigmomanômetro de tamanho pequeno para adultos têm 12 cm de largura e 22 cm de comprimento; as de tamanho médio para adultos têm 16 cm de largura e 30 cm de comprimento; já as braçadeiras de esfigmomanômetro de tamanho grande para adultos têm 16 cm de largura e 36 cm de comprimento; e as braçadeiras de esfigmomanômetro de tamanho extragrande para adultos têm 16 cm de largura e 42 cm de comprimento. A utilização de uma braçadeira muito pequena resulta em aferição mais alta da PA, e a utilização de uma braçadeira muito grande resulta em uma aferição mais baixa da PA em comparação à obtida com uma braçadeira de tamanho apropriado
- Envolver a braçadeira do esfigmomanômetro firmemente ao redor do braço. Centralizar a bexiga da braçadeira diretamente sobre a artéria braquial
- Posicionar o braço do paciente no nível do coração
- Se for usado um esfigmomanômetro aneroide, palpar a pressão arterial sistólica antes de auscultar. Esta técnica auxilia na detecção mais rápida de um intervalo auscultatório
- Solicitar ao paciente que se sente silenciosamente enquanto a PA é aferida, tendo em vista que a PA pode aumentar quando o paciente está envolvido em conversações
- Inicialmente, registrar os resultados da PA de ambos os braços e obter aferições subsequentes do braço com a PA mais alta. Normalmente, a PA deve variar em não mais que 5 mmHg entre os braços
- Fazer duas aferições com intervalo de 1 a 2 min e usar a média dessas aferições
- Registrar o local no qual a PA foi aferida e a posição do paciente (ou seja, braço direito)
- Informar o paciente sobre o valor obtido da PA e o que isso significa. Enfatizar a necessidade de reavaliações periódicas, e encorajar os pacientes que aferem a PA no domicílio a manter um registro escrito das leituras.

Interpretação

A avaliação tem por base a média de, no mínimo, duas leituras. (Se duas aferições diferirem em mais de 5 mmHg, são feitas aferições adicionais, e um valor médio é calculado a partir dos resultados.)

Adaptado de Muntner, P., Shimbo, D., Carey, R. M. et al. (2019). Measurement of blood pressure in humans: A scientific statement from the American Heart Association. *Hypertension*, 73(5), e35-e66; Padwal, R., Campbell, N. R. C., Schutte, A. E. et al. (2019). Optimizing observer performance of clinic blood pressure measurement: A position statement from the Lancet Commission on Hypertension Group. *Journal of Hypertension*, 37(9), 1737-1745.

os níveis tensionais estão dentro dos limites da normalidade em outros locais. Se não for tratado, o paciente com hipertensão mascarada pode apresentar eventos adversos cardiovasculares (p. ex., infarto agudo do miocárdio, AVE) e morte. Por outro lado, o paciente com hipertensão do jaleco branco pode receber tratamento desnecessário (Cohen, Lotito, Trivedi et al., 2019).

Uma anamnese meticulosa e um exame físico completo são necessários para garantir o sucesso do diagnóstico e do tratamento. O início da HAS e a anamnese do paciente podem ser usados para determinar se o paciente tem HAS primária ou secundária (ver Boxe 27.2).

Achados anormais no exame físico poderiam sugerir lesão em órgãos-alvo ou HAS secundária. O exame físico deve incluir a palpação de todos os pulsos arteriais periféricos. Pulsos arteriais femorais ausentes, fracos ou retardados poderiam sugerir coarctação da aorta ou doença vascular periférica grave. O pescoço deve ser examinado à procura de sopro nas artérias carótidas, distensão venosa ou aumento da tireoide. O andar superior do abdome deve ser auscultado à procura de sopro na artéria renal que poderia ser sugestivo de estenose da artéria renal. Um exame cardíaco meticuloso também é necessário para detectar sinais de HVE. Os sinais de HVE incluem deslocamento do ápice cardíaco, impulso apical aumentado de tamanho e sustentado e existência de quarta bulha cardíaca (B_4) (ver Capítulo 21) (Weber & Kelley, 2018).

Ocasionalmente, sinais de HAS são encontrados durante um exame de fundo de olho (p. ex., hemorragias retinianas, microaneurismas, exsudatos algodonosos, papiledema); esses achados estão associados a aumento do risco cardiovascular (p. ex., AVE). Alterações oculares agudas ou crônicas podem ser o achado inicial em pacientes assintomáticos e, tipicamente, exigem o encaminhamento para um oftalmologista. HAS não tratada e de longa data pode causar insuficiência cardíaca, doença renal crônica (elevação dos níveis sanguíneos de ureia e dos níveis séricos de creatinina) e aumento do risco de doença vascular cerebral (p. ex., ataques isquêmicos cerebrais, AVE) (Weber & Kelley, 2018).

Exames laboratoriais também são realizados para investigar possível lesão em órgão-alvo e para rastreamento de HAS primária ou secundária. Tipicamente, incluem urinálise, bioquímica sérica (ou seja, análise de sódio, potássio, creatinina, glicose em jejum, níveis de colesterol) e um eletrocardiograma (ECG) de 12 derivações. A HVE pode ser avaliada por ecocardiografia. A lesão renal pode ser sugerida por elevações dos níveis de ureia e creatinina, ou por microalbuminúria ou macroalbuminúria. Podem ser realizados exames complementares, tais como depuração (*clearance*) de creatinina, nível de renina, exames de urina e pesquisa de proteinúria em urina de 24 horas. Outros exames laboratoriais que podem ser solicitados incluem nível sérico de ácido úrico e a razão albumina/creatinina na urina (Whelton et al., 2017).

Manejo clínico

O objetivo do tratamento da hipertensão arterial é prevenir as complicações (*i. e.*, lesão em órgão-alvo) e a morte, mantendo a pressão arterial inferior a 130/80 mmHg. Os achados de uma revisão sistemática e de metanálise demonstraram que o tratamento da HAS que efetivamente alcança a meta de controle da PA até níveis normais está associado a taxas menores de mortalidade e de DCV (Brunstrom & Carlberg, 2018). O plano de tratamento ideal deve ser barato, simples e com menor interrupção possível nas atividades normais do paciente.

As diretrizes do ACC/AHA (Whelton et al., 2017) elaboraram várias recomendações para prevenção, tratamento e manejo da HAS. Além disso, essas diretrizes especificam que um diagnóstico de HAS precisa ser feito com base em aferições acuradas da pressão arterial (ver Boxe 27.3). Como já mencionado, na maioria dos pacientes, o diagnóstico de HAS deve ser confirmado por, no mínimo, duas aferições da pressão arterial. Após a aferição da PA para rastreamento de HAS, um paciente sem diagnóstico prévio de HAS e com níveis normais de PA (ou seja, PAS inferior a 120 mmHg e PAD inferior a 80 mmHg) pode ser aconselhado a ter a PA reavaliada após 1 ano. Um paciente sem diagnóstico prévio de HAS que apresente níveis elevados de PA (ou seja, PAS entre 120 e 129 mmHg e PAD inferior a 80 mmHg) deve ser orientado a retornar para acompanhamento com aferições adicionais da PA em 3 a 6 meses. Um paciente com níveis de PA que poderiam ser consistentes com HAS (ou seja, PAS igual ou superior a 130 mmHg ou PAD igual ou superior a 80 mmHg) deve retornar para nova aferição da PA em 1 mês para confirmar ou descartar o diagnóstico (Muntner et al., 2019; Whelton et al., 2017). Para que pacientes sob suspeita de hipertensão do jaleco branco ou hipertensão mascarada possam ser diagnosticados com acurácia, as aferições da pressão arterial devem ser baseadas em MAPA ou MRPA. Os pacientes que não são orientados a retornar para repetição da aferição da PA e confirmação do diagnóstico de HAS são aqueles com medidas médias de PA iguais ou superiores a 160/90 mmHg; esses pacientes recebem o diagnóstico de HAS e começam o tratamento com agentes anti-hipertensivos (Muntner et al., 2019; Whelton et al., 2017).

Todos os pacientes que relatam estilos de vida que impliquem risco de HAS devem ser orientados a fazer modificações apropriadas a cada caso. Essas modificações do estilo de vida poderiam incluir perda ponderal, reeducação alimentar, modificações da atividade física, redução do consumo de bebidas alcoólicas e abandono do tabagismo (Tabela 27.2). A dieta DASH (*Dietary Approach to Stop Hypertension*) tem se mostrado uma das dietas mais efetivas na redução dos níveis de PA; se for associada à perda ponderal, essa dieta consegue reduzir a PAS em 11 a 16 mmHg (Campbell, 2017) (Tabela 27.3). Além dessa orientação dietética, os pacientes devem ser aconselhados a reduzir o consumo de sódio (menos de 2 g/dia) e aumentar o consumo de potássio (3.500 a 5.000 mg/dia); essa combinação dietética é mais efetiva do que a redução isolada de sódio ou o aumento isolado do consumo de potássio (Perez & Chang, 2014). Todavia, é preciso evitar dieta rica em potássio quando os pacientes têm DRC.

Quando existe a suspeita de hipertensão arterial secundária, os pacientes precisam ser acuradamente rastreados, e o distúrbio que provocou a elevação dos níveis tensionais precisa ser apropriadamente tratado para trazer os níveis de pressão arterial do paciente de volta aos parâmetros normais (ver Boxe 27.2). O tratamento preconizado para pacientes com níveis tensionais elevados, mas sem o diagnóstico de HAS, consiste em modificações do estilo de vida, sem medicação anti-hipertensiva, com acompanhamento em 3 a 6 meses, como já foi mencionado, não apenas para reavaliar a pressão arterial, mas também para verificar se respondeu positivamente às modificações do estilo de vida (Whelton et al., 2017).

O médico assistente é orientado pelas diretrizes do ACC/AHA (Whelton et al., 2017) a rastrear os pacientes com diagnóstico de HAS em estágio 1 que correm risco de apresentar eventos cardíacos adversos (p. ex., AVE, IAM) nos 10 anos

TABELA 27.2	Modificações no estilo de vida para prevenir e tratar a hipertensão.[a]		
		Impacto na redução da PAS[b]	**Impacto na redução da PAS[b]**
Modificação	**Recomendação**	**Pacientes sem hipertensão arterial sistêmica**	**Pacientes com hipertensão arterial**
Redução do peso	Manter o peso corporal normal (IMC de 18,5 a 24,9 kg/m²). O peso corporal ideal é a melhor meta, mas visar à perda de pelo menos 1 kg. Ter a expectativa de redução de aproximadamente 1 mmHg da PAS para cada quilo de redução do peso corporal.	– 2 a 3 mmHg	– 5 mmHg
Adoção do plano de alimentação DASH	Consumir uma dieta rica em frutas, vegetais e laticínios com baixo teor de gorduras, com um conteúdo reduzido de gorduras saturadas e totais.	– 3 mmHg	– 11 mmHg
Redução do consumo de sódio	A meta ideal é 2 g de sódio por dia, mas visar à redução de pelo menos 1.000 mg/dia. Verificar o teor de sódio nos rótulos dos alimentos.	– 2 a – 3 mmHg	– 5 a – 6 mmHg
Aumento do consumo de potássio	O consumo preferido de potássio é 3.500 a 5.000 mg/dia. Escolher alimentos ricos em potássio; verificar o teor de potássio nos rótulos dos alimentos.	– 2 mmHg	– 4 a – 5 mmHg
Atividades físicas	Praticar: Atividade física aeróbica regular, como caminhada vigorosa, 90 a 150 min por semana	– 2 a 4 mmHg	– 5 a – 8 mmHg
	Treinamento regular de exercícios isométricos dinâmicos, 90 a 150 min por semana	– 2 mmHg	– 4 mmHg
	Treinamento regular de exercícios isométricos de resistência pelo menos 3 vezes/semana	– 4 mmHg	– 5 mmHg
Moderação do consumo de álcool etílico	Limitar o consumo para 2 drinques (p. ex., 700 mℓ de cerveja, 300 mℓ de vinho ou 90 mℓ de uísque com 40% de álcool) ao dia para a maioria dos homens, e para 1 drinque ao dia para as mulheres.	– 3 mmHg	– 4 mmHg

[a]Para a redução do risco cardiovascular geral, deixar de fumar. [b]Os efeitos da implementação dessas modificações dependem da dose e do tempo e podem ser maiores para alguns indivíduos. DASH: *Dietary Approaches to Stop Hypertension* (abordagens dietéticas para a cessação da hipertensão arterial); PAS: pressão arterial sistólica. Adaptada de Whelton, P. K., Carey, R. M., Aronow, W. S. et al. (2017). 2017 ACC/AHA/AAPA/ABC/ACPM/AGS/APhA/ASH/ASPC/NMA/PCNA guideline for the prevention, detection, evaluation, and management of high blood pressure in adults: A report of the American College of Cardiology/American Heart Association Task Force on Clinical Practice Guidelines. *Hypertension*, 71(6), e13-e115.

seguintes por meio da ferramenta *online ASCVD Risk Estimator Plus*. Essa ferramenta é publicada pelo ACC e é gratuita (os *links* para acesso a ela são fornecidos na seção Recursos, no fim deste capítulo). Essa ferramenta rastreia os pacientes com base em fatores que incluem as medidas da pressão arterial, idade, gênero, resultados do lipidograma, uso de medicamentos, tabagismo e existência ou não de diabetes melito. O risco de apresentar evento cardíaco adverso é, então, determinado como baixo, limítrofe (*borderline*) ou alto. Os pacientes com escore igual ou superior a 10 (consistente com risco limítrofe médio) devem ser medicados com um fármaco anti-hipertensivo, como qualquer paciente com diagnóstico de HAS em estágio 2. Todos os pacientes devem ser orientados a instituir alterações relevantes do estilo de vida, independentemente do estágio e do uso de medicamentos anti-hipertensivos.

Terapia farmacológica

Os achados da pesquisa demonstraram que a prescrição apropriada de agentes farmacológicos anti-hipertensivos reduz os níveis de PA e o risco de doença cardiovascular, doença vascular cerebral e morte (Whelton et al., 2017). Existem muitas classes de fármacos para o manejo da HAS (Tabela 27.4). Os fármacos que comprovadamente evitam a DCV são recomendados como agentes de primeira linha para muitos pacientes. O grupo de primeira linha inclui diuréticos tiazídicos ou do tipo tiazídico, inibidores da enzima conversora da angiotensina (IECA), bloqueadores do receptor de angiotensina (BRAs) e bloqueadores dos canais de cálcio (BCCs). Deve-se prescrever como agente de primeira linha para os pacientes afro-americanos com HAS e que não tenham insuficiência cardíaca ou DRC um diurético tiazídico ou um BCC (mas não um IECA ou um BRA). Os agentes anti-hipertensivos de primeira linha recomendados para pacientes com determinadas comorbidades ou para gestantes são mostrados na Tabela 27.5.

São prescritas doses baixas dos medicamentos para os pacientes. Se a pressão arterial não for reduzida para menos

TABELA 27.3	Dieta DASH (abordagens nutricionais para a cessação da hipertensão).
Grupo alimentar	**Número de porções diárias**
Grãos e produtos integrais	7 ou 8
Vegetais	4 ou 5
Frutas	4 ou 5
Laticínios com baixo teor de gordura ou sem gordura	2 ou 3
Carne magra, peixe e frango	≤ 2
Nozes, sementes e grãos secos	4 ou 5 porções por semana

Nota: a dieta tem por base 2.000 calorias/dia. Adaptada de U.S. Department of Health and Human Services. (2003). Your guide to lowering your blood pressure with DASH: DASH eating plan. Retirado em 27/09/2019 de: www.nhlbi.nih.gov/health/public/heart/hbp/dash/new_dash/pdf.

TABELA 27.4 — Terapia medicamentosa oral para hipertensão arterial.

Medicamentos	Principais ações	Vantagens e contraindicações	Efeitos e considerações de enfermagem
Agentes anti-hipertensivos de primeira linha			
Diuréticos tiazídicos ou semelhantes a tiazídicos Clortalidona[a] Hidroclorotiazida Indapamida Metolazona *Agente preferido por causa de sua meia-vida longa.*	Diminuição do volume sanguíneo, do fluxo sanguíneo renal e do débito cardíaco. Depleção de líquido extracelular. Balanço de sódio negativo (em virtude de natriurese), hipopotassemia leve. Afetam diretamente o músculo liso vascular.	Relativamente não dispendiosos. Efetivos VO. Efetivos durante a administração prolongada. Efeitos colaterais leves. Intensificam a ação de outros anti-hipertensivos. Contrabalançam os efeitos de retenção de sódio de outros agentes anti-hipertensivos. *Contraindicações:* gota, sensibilidade conhecida a derivados de sulfonamida, comprometimento significativo da função renal e histórico de hiponatremia.	Os efeitos colaterais incluem boca seca, sede, fraqueza, sonolência, letargia, mialgia, fadiga muscular, taquicardia, desconforto GI. A hipotensão ortostática pode ser potencializada por álcool etílico, barbitúricos, opioides, ou clima quente. Como os tiazídicos causam perda de sódio, potássio e magnésio, e aumentam o ácido úrico e o cálcio, monitorar sinais de desequilíbrio eletrolítico. Encorajar a ingestão de alimentos ricos em potássio. *Considerações gerontológicas:* risco de hipotensão ortostática.
Inibidores da ECA Benazepril Captopril Enalapril Fosinopril Lisinopril Moexipril Perindopril Quinapril Ramipril Trandolapril	Inibem a conversão da angiotensina I em angiotensina II. Reduzem a resistência periférica total.	Angioedema é uma complicação rara, porém potencialmente fatal. *Contraindicações:* uso concomitante de um BRA ou um inibidor de renina ou um diurético poupador de potássio ou suplementos de potássio; estenose bilateral da artéria renal; gravidez; história de angioedema com uso prévio de um IECA.	Pode provocar hiperpotassemia. Entre os efeitos colaterais, está tosse. *Considerações gerontológicas:* exigem doses reduzidas e combinação com diuréticos de alça quando houver disfunção renal. Podem causar suprarregulação de receptores ECA2, tornando os pacientes mais suscetíveis à infecção por SARS-CoV-2, embora também possa atenuar os efeitos deletérios da covid-19.
Bloqueadores de receptores de angiotensina Azilsartana Candersartana Eprosartana Irbesartana Losartana Olmesartana Telmisartana Valsartana	Bloqueiam os efeitos da angiotensina II no receptor. Reduzem a resistência periférica.	Efeitos colaterais mínimos. *Contraindicações:* uso concomitante de um IECA ou um inibidor de renina ou um diurético poupador de potássio ou suplementos de potássio; estenose bilateral da artéria renal; história de angioedema com uso prévio de um BRA; gravidez, lactação, doença renovascular.	Monitorar em relação à hiperpotassemia. Podem ser prescritos para pacientes com história pregressa de angioedema por causa do uso de IECA; contudo, é preciso esperar um período de 6 semanas após a interrupção do IECA. Podem causar suprarregulação de receptores ECA2, tornando os pacientes mais suscetíveis à infecção por SARS-CoV-2, embora também possa atenuar os efeitos deletérios da covid-19.
Bloqueadores de canais de cálcio – di-hidropiridínicos Anlodipino Felodipino Isradipino Nicardipino, LS Nifedipino, AP Nisoldipino	Inibem o influxo de íons cálcio pelas membranas. Efeitos dilatadores sobre as artérias coronárias e arteríolas periféricas. Diminuição do esforço cardíaco e do consumo de energia, aumento da administração de oxigênio para o miocárdio.	Ação rápida. Efetivos VO ou sublingual. Nenhuma tendência à diminuição da velocidade da atividade nodal SA ou ao prolongamento da condução do nó AV. Fármacos úteis no tratamento de hipertensão arterial sistólica isolada. *Contraindicação:* ICFER (mas pode usar anlodipino ou felodipino, se necessário).	Podem causar edema de pernas e pés, que é mais comum em mulheres. Administrar quando o paciente estiver com o estômago vazio; se o paciente se queixar de náuseas, recomendar a ingestão frequente de refeições de pequeno volume. Utilizar com cautela em pacientes com diabetes melito. Cãibras musculares, rigidez articular e disfunção sexual podem desaparecer se a dose for diminuída. Relatar batimento cardíaco irregular, constipação intestinal, dispneia, edema. Podem causar tontura.
Bloqueadores de canais de cálcio – não di-hidropiridínicos Diltiazem, liberação prolongada Verapamil, liberação intermediária Verapamil, liberação sustentada Verapamil, liberação prolongada e início de ação tardio	Inibem o influxo de íons cálcio. Reduzem a pós-carga cardíaca. Diminuem a velocidade de condução do impulso cardíaco.	Uso concomitante com betabloqueadores deve ser evitado. *Contraindicações:* ICFER; disfunção do nó SA, bloqueio atrioventricular.	Não interromper subitamente. Observar em relação à hipotensão arterial. Relatar batimento cardíaco irregular, tontura, edema. Orientar sobre o cuidado odontológico regular em virtude de possível gengivite. Metabolismo via sistema citocromo p450, portanto, muitas interações medicamentosas.

(continua)

TABELA 27.4 Terapia medicamentosa oral para hipertensão arterial. (continuação)

Medicamentos	Principais ações	Vantagens e contraindicações	Efeitos e considerações de enfermagem
Agentes anti-hipertensivos de segunda linha			
Diurético – alça Bumetanida Furosemida Torsemida	Depleção de volume. Bloqueiam a reabsorção de sódio, cloreto e água nos túbulos renais.	Diuréticos preferidos para pacientes com IC sintomática e para pacientes com formas moderadas a graves de DRC. *Contraindicações:* mesmas dos diuréticos tiazídicos.	Risco de depleção de volume e eletrólitos; monitorar hipopotassemia. *Considerações gerontológicas:* risco de hipotensão ortostática.
Diuréticos – poupadores de potássio Amilorida Trianpereno	Bloqueiam a reabsorção de sódio. Atuam sobre o túbulo distal, independentemente da aldosterona.	Não são agentes anti-hipertensivos especialmente efetivos quando prescritos como monoterapia; podem ser efetivos associados a um diurético tiazídico para pacientes com hipopotassemia; provocam retenção de potássio. *Contraindicações:* DRC significativa, doença hepática grave, hiperpotassemia.	Sonolência, letargia, cefaleia. Monitorar em relação à hiperpotassemia, se administrados com inibidor da ECA ou BRA. Diarreia e outros sintomas GI – administrar o medicamento após as refeições.
Diuréticos – antagonistas de aldosterona Eplerenona Espironolactona	Inibidores competitivos da ligação da aldosterona.	Indicada para pacientes com aldosteronismo primário e HAS resistente. *Contraindicações:* hiperpotassemia e comprometimento da função renal.	Sonolência, letargia, cefaleia. Monitorar em relação à hiperpotassemia, se administrados com inibidor da ECA ou BRA. Diarreia e outros sintomas GI – administrar o medicamento após as refeições. Evitar o uso de suplementos de potássio ou substitutos de sal. A espironolactona pode causar ginecomastia.
Betabloqueadores – cardiosseletivos Atenolol Betaxolol Bisoprolol Succinato de metoprolol Tartarato de metoprolol	Bloqueio seletivo dos receptores $beta_1$-adrenérgicos do sistema nervoso simpático com efeitos de alentecimento da frequência cardíaca e redução dos níveis de pressão arterial.	Não são recomendados como agentes anti-hipertensivos de primeira linha, exceto se o paciente apresentar IC ou DAC. Bisoprolol ou succinato de metoprolol são agentes preferidos para pacientes com ICFER. Esses agentes são preferidos em vez de betabloqueadores não cardiosseletivos se o paciente apresentar asma, doença reativa das vias respiratórias ou DPOC. *Contraindicações:* bloqueio atrioventricular, bradicardia sintomática.	Evitar a interrupção súbita. Os efeitos colaterais incluem insônia, desânimo, fraqueza, fadiga e, ocasionalmente, náuseas, vômitos e desconforto epigástrico.
Betabloqueadores – cardiosseletivos e vasodilatadores Nebivolol	Bloqueio de receptores $beta_1$-adrenérgicos e indução de vasodilatação por óxido nítrico.	Similar a outros betabloqueadores, com capacidade de vasodilatação adicional. *Contraindicações:* similar aos betabloqueadores, mas com maior risco de bradicardia grave, bloqueio cardíaco, choque cardiogênico, insuficiência cardíaca descompensada, disfunção do nó sinoatrial.	Evitar a interrupção súbita. Perfil de efeitos colaterais semelhante ao de outros betabloqueadores.
Betabloqueadores – não cardiosseletivos Nadolol Propranolol Propranolol, AP Timolol	Bloqueio não seletivo dos receptores beta-adrenérgicos do sistema nervoso simpático com efeitos de alentecimento da frequência cardíaca e redução dos níveis de pressão arterial.	*Contraindicações:* asma, doença reativa das vias respiratórias, DPOC, bloqueio atrioventricular, bradicardia sintomática.	Evitar a interrupção súbita. Os efeitos colaterais incluem insônia, desânimo, fraqueza, fadiga e, ocasionalmente, náuseas, vômitos e desconforto epigástrico.

(continua)

TABELA 27.4 Terapia medicamentosa oral para hipertensão arterial. *(continuação)*

Medicamentos	Principais ações	Vantagens e contraindicações	Efeitos e considerações de enfermagem
Betabloqueadores – atividade simpaticomimética intrínseca			
Acebutolol Pembutolol Pindolol	Bloqueiam receptores beta-1 e beta-2. Também apresentam atividade antiarrítmica ao reduzir a velocidade da condução atrioventricular.	*Contraindicações:* evitar seu uso em pacientes com ICFER.	Evitar a interrupção súbita. Perfil de efeitos colaterais semelhante ao de outros betabloqueadores.
Betabloqueadores – bloqueadores combinados de receptores alfa-adrenérgicos e beta-adrenérgicos			
Carvedilol Fosfato de carvedilol, LC Labetalol	Bloqueio de receptores alfa-adrenérgicos e beta-adrenérgicos. Provocam dilatação periférica e redução da resistência vascular periférica.	Carvedilol é um agente preferido para pacientes com ICFER. *Contraindicações:* asma, doença reativa das vias respiratórias, DPOC, bloqueio atrioventricular, bradicardia sintomática, choque cardiogênico, taquicardia grave.	Evitar a interrupção súbita. Perfil de efeitos colaterais semelhante ao de outros betabloqueadores.
Inibidor direto da renina			
Alisquireno	Bloqueia a conversão de angiotensinogênio em angiotensina I por meio da inibição da atividade da enzima renina.	Não pode ser administrado em combinação com inibidores da enzima conversora da angiotensina ou BRAs. Ação muito longa. Contraindicado para gestantes.	Monitorar hiperpotassemia, sobretudo em pacientes com DRC ou em pacientes em uso de suplementos de potássio.
Bloqueadores alfa-1			
Doxazosina Prazosina Terazosina	Vasodilatadores periféricos de ação direta nos vasos sanguíneos; ação semelhante à dos vasodilatadores diretos.	Podem ser agentes de segunda linha para homens com HPB. *Contraindicação:* DAC.	Associados com ortostasia, sobretudo em adultos mais velhos
Alfa$_2$-agonistas centrais e outros fármacos de ação central			
Adesivo de clonidina Clonidina Guanfacina Metildopa	<u>Clonidina:</u> O modo de ação exato não é compreendido, mas atua por meio do sistema nervoso central, aparentemente pela estimulação alfa-adrenérgica mediada centralmente, que provoca redução da pressão arterial. <u>Guanfacina:</u> Estimula receptores alfa$_2$-adrenérgicos centrais <u>Metildopa:</u> Inibidor da dopa descarboxilase; desloca a norepinefrina dos locais de armazenamento.	Geralmente agentes de última linha – algumas vezes, podem ser efetivos quando outros medicamentos não reduzem os níveis tensionais. Metildopa é o medicamento de escolha durante a gravidez. *Contraindicação:* doença da artéria coronária grave.	Boca seca, sonolência, sedação, cefaleias e fadiga ocasionais. Já foram relatados anorexia, mal-estar e vômito com distúrbio leve da função hepática. HAS de rebote ou crise hipertensiva é relativamente comum quando a administração da clonidina é suspensa; a dose de clonidina deve ser reduzida aos poucos, e a PA deve ser monitorada cuidadosamente.
Vasodilatadores diretos			
Hidralazina Minoxidil	Ação dilatadora direta na musculatura lisa dos vasos sanguíneos, reduzindo a resistência vascular periférica.	Tipicamente usados em combinação com outros medicamentos (diuréticos, betabloqueadores). Também usados na hipertensão induzida por gestação. *Contraindicações:* angina ou doença coronariana, insuficiência cardíaca, hipersensibilidade.	Retenção de sódio e líquido e taquicardia reflexa são efeitos comuns; cefaleia, rubor e dispneia podem ocorrer. Hidralazina pode produzir síndrome semelhante ao lúpus eritematoso. Minoxidil provoca hirsutismo.

AP: ação prolongada; AV: atrioventricular; BRA: bloqueador do receptor de angiotensina; covid-19: doença pelo novo coronavírus; DAC: doença da artéria coronária; DPOC: doença pulmonar obstrutiva crônica; DRC: doença renal crônica; ECA: enzima conversora da angiotensina; GI: gastrintestinal; HPB: hiperplasia prostática benigna; IC: insuficiência cardíaca; ICFER: insuficiência cardíaca com fração de ejeção reduzida; LC: liberação controlada; LI: liberação intermediária; LP: liberação prolongada; LS: liberação sustentada PA: pressão arterial; SA: sinoatrial; SARS-CoV-2: coronavírus responsável por síndrome respiratória aguda grave. Adaptada de Comerford, K. C. & Durkin, M. T. (2020). *Nursing 2020 drug handbook*. Philadelphia, PA: Wolters Kluwer; Guo, J., Huang, Z., Lin, L. et al. (2020). Coronavirus disease 2019 (COVID-19) and cardiovascular disease: A viewpoint on the potential influence of angiotensin-converting enzyme inhibitors/angiotensin receptor blockers on onset and severity of severe acute respiratory syndrome coronavirus 2 infection. *Journal of the American Heart Association*, 9, e016219. doi:10.1161/JAHA.120.016219; Sommerstein, R., Kochen, M. M., Messerli, F. H. et al. (2020). Coronavirus disease 2019 (COVID-19): Do angiotensin-converting enzyme inhibitors/angiotensin receptor blockers have a biphasic effect? *Journal of the American Heart Association*, 9, e016509. doi:10.1161/JAHA.120.016509; Vaduganathan, M., Vardeny, O., Michel, T. et al. (2020). Renin-angiotensin-aldosterone system inhibitors in patients with COVID-19. *The New England Journal of Medicine*, 382(17), 1653-1659; Whelton, P. K., Carey, R. M., Aronow, W. S. et al. (2017). 2017 ACC/AHA/AAPA/ABC/ACPM/AGS/APhA/ASH/ASPC/NMA/PCNA guideline for the prevention, detection, evaluation, and management of high blood pressure in adults: A report of the American College of Cardiology/American Heart Association Task Force on Clinical Practice Guidelines. *Hypertension*, 71(6), e13-e115.

TABELA 27.5 — Agentes anti-hipertensivos orais para pacientes com determinadas comorbidades ou gestantes.

Comorbidades ou grupo de pacientes especiais	Agentes anti-hipertensivos de primeira linha	Agentes anti-hipertensivos de segunda linha / Comentários
Doença da artéria coronária estável (p. ex., infarto do miocárdio, angina) sem insuficiência cardíaca	Betabloqueadores, especificamente carvedilol, tartarato de metoprolol, succinato de metoprolol, nadolol, bisoprolol, propranolol ou timolol, ou IECAs, ou BRAs.	Bloqueadores dos canais de cálcio di-hidropiridínicos se não forem alcançados os níveis tensionais desejados e o paciente apresentar angina persistente. Bloqueadores dos canais de cálcio di-hidropiridínicos, diuréticos tiazídicos ou diuréticos antagonistas dos receptores de aldosterona podem ser prescritos se não forem alcançados os níveis tensionais desejados.
Insuficiência cardíaca com fração de ejeção reduzida (ICFER)	IECAs; BRAs; combinação de inibidor de neprilisina e inibidor de receptor de angiotensina (p. ex., sacubitril-valsartana); diuréticos antagonistas dos receptores de aldosterona; outros diuréticos ou betabloqueadores, especificamente carvedilol, succinato de metoprolol ou bisoprolol.	Bloqueadores dos canais de cálcio não di-hidropiridínicos NÃO são recomendados. IECAs e BRAs não devem ser prescritos ao mesmo tempo.
Insuficiência cardíaca com fração de ejeção preservada (ICFEP)	Diuréticos devem ser prescritos para controlar a HAS se houver sobrecarga de volume.	Bloqueadores dos canais de cálcio não di-hidropiridínicos NÃO são recomendados.
Doença renal crônica (DRC) ou transplante renal	Inibidores da ECA.	BRAs podem ser prescritos se o paciente for intolerante a IECAs. IECAs e BRAs não devem ser prescritos ao mesmo tempo.
Diabetes melito	Diuréticos, bloqueadores dos canais de cálcio, IECAs ou BRAs.	Se houver albuminuria, dá-se preferência a IECAs ou BRAs.
História pregressa de fibrilação atrial	BRAs podem evitar recorrência de fibrilação atrial e conseguir o controle da PA.	
Síndrome metabólica	Ainda não foi elucidado qual é o melhor agente anti-hipertensivo de primeira linha.	É preciso cuidado com as prescrições de diuréticos tiazídicos porque estão associados a aumento da resistência à insulina, dislipidemia, elevação dos níveis séricos de ácido úrico e evolução para diabetes melito.
Gravidez	Interromper o uso de IECAs, BRAs e/ou inibidores diretos da renina por causa dos efeitos teratogênicos. Transição para metildopa, nifedipino e/ou labetalol.	Betabloqueadores ou bloqueadores dos canais de cálcio parecem ser superiores a outras opções para prevenção de pré-eclâmpsia.

BRA: bloqueador de receptores de angiotensina; HAS: hipertensão arterial sistêmica; IECA: inibidores da enzima conversora da angiotensina. Adaptada de DePalma, S. M., Himmelfarb, C. D., MacLaughlin, E. J. et al. (2018). Hypertension guideline update: A new guideline for a new era. *Journal of the American Academy of Physician Assistants, 31*(6), 16-22; Whelton, P. K., Carey, R. M., Aronow, W. S. et al. (2017). 2017 ACC/AHA/AAPA/ABC/ACPM/AGS/APhA/ASH/ASPC/NMA/PCNA guideline for the prevention, detection, evaluation, and management of high blood pressure in adults: A report of the American College of Cardiology/American Heart Association Task Force on Clinical Practice Guidelines. *Hypertension, 71*(6), e13-e115.

de 130/80 mmHg, a dose é aumentada gradualmente, e são incluídos medicamentos adicionais conforme necessário para alcançar o controle. O esquema terapêutico mais simples possível é o ideal porque promove adesão (p. ex., um comprimido 1 vez/dia, dois ou mais agentes combinados em um único comprimido).

Hipertensão resistente é diagnosticada quando o paciente faz uso de pelo menos três medicamentos anti-hipertensivos de classes diferentes (inclusive um diurético) e a pressão arterial ainda não foi controlada (ou seja, não inferior a 130/80 mmHg). Um paciente com níveis tensionais controlados, mas que precise de pelo menos quatro medicamentos anti-hipertensivos para manter esse controle, é também considerado portador de hipertensão resistente (Whelton et al., 2017). Os fatores de risco de HAS resistente incluem idade mais avançada, ser afro-americano e ter obesidade, DRC ou diabetes melito. O tratamento de pacientes sob suspeita de terem hipertensão resistente depende de determinar se eles realmente estão seguindo o esquema medicamentoso prescrito, inclusive se as condições financeiras deles impedem a compra dos medicamentos prescritos, se eles compreendem o propósito dos medicamentos e se os efeitos colaterais dos medicamentos são toleráveis. Quando houver suspeita de hipertensão resistente, os pacientes devem ser investigados à procura de hipertensão secundária (Whelton et al., 2017).

Considerações em relação à covid-19

A pandemia da doença causada pelo novo coronavírus de 2019 (covid-19) começou em Wuhan, China, no fim do ano de 2019. Desde essa época, foram determinados vários riscos de apresentar formas graves de infecção pelo SARS-CoV-2 (coronavírus responsável por síndrome respiratória aguda grave 2) e a patogênese para covid-19. Os achados epidemiológicos em dados iniciais na China sugerem que ter história de HAS poderia ser um fator de risco importante para ser infectado pelo SARS-CoV-2, bem como ser hospitalizado para manejo da covid-19 (Guo, Huang, Lin et al., 2020; Sommerstein, Kochen, Messerli et al., 2020; Vaduganathan, Vardeny, Michel et al., 2020; Yang, Tan, Zhou et al., 2020).

Como se trata de um vírus, o SARS-CoV-2 precisa se replicar nas células do hospedeiro. O SARS-CoV-2 ganha acesso às células do hospedeiro através de receptores de enzima conversora da angiotensina 2 (ECA2) na superfície das células, que são cruciais para a regulação do sistema renina-angiotensina-aldosterona. A ECA2 converte angiotensina II em angiotensina 1-7. Os receptores de ECA2 são especialmente abundantes nas células alveolares do tipo II (também denominados pneumócitos do tipo II), células do endotélio vascular e células teciduais do sistema nervoso central.

Os pacientes que fazem uso de IECAs ou BRAs para manejo da HAS tendem a apresentar suprarregulação dos receptores de ECA2 (ou seja, aumento do número de receptores de ECA2). Portanto, surgiu a hipótese de que a abundância de receptores de ECA2 torna os indivíduos com HAS mais suscetíveis à infecção pelo SARS-CoV-2; essa hipótese parece explicar a prevalência de indivíduos hipertensos que também têm covid-19. Todavia, também foi constatado que, após serem infectadas pelo SARS-CoV-2, as células dos hospedeiros infrarregulam os receptores de ECA2, interferindo na conversão de angiotensina II a angiotensina 1-7 (Vaduganathan et al., 2020). A angiotensina II e a angiotensina 1-7 têm efeitos opostos. Enquanto a angiotensina II provoca vasoconstrição, elevação dos níveis de pressão arterial, trombose, fibrose e inflamação, a angiotensina 1-7 provoca vasodilatação, redução dos níveis tensionais e efeitos antitrombose, antiapoptose e anti-inflamatório (Guo et al., 2020). Portanto, após serem infectados pelo SARS-CoV-2, os pacientes em uso de IECAs ou BRAs poderiam ter uma vantagem protetora em relação aos pacientes que não usam esses medicamentos, porque, teoricamente, os usuários de IECAs ou BRAs têm mais receptores de ECA2 (Sommerstein et al., 2020).

Achados de um estudo retrospectivo e monocêntrico de pacientes hospitalizados com covid-19 em Wuhan, China, apoiam a hipótese de que o uso de IECAs ou BRAs exerce efeito protetor em pacientes com HAS. Em especial, os pacientes com covid-19 e HAS que faziam uso desses medicamentos apresentavam concentrações significativamente mais baixas de proteína C reativa e pró-calcitonina (ambos marcadores de inflamação) do que os pacientes com covid-19 e HAS que não faziam uso desses medicamentos. Além disso, um número menor de pacientes em uso de IECAs ou BRAs estava em estado crítico, e a taxa de mortalidade deles era menor (Yang et al., 2020). Até o momento, os dados apoiam o uso continuado de IECAs e BRAs nos pacientes hipertensos durante a pandemia de covid-19 (Guo et al., 2020; Sommerstein et al., 2020; Vaduganathan et al., 2020).

Considerações gerontológicas

A meta de pressão arterial para todos os adultos com HAS é inferior a 130/80 mmHg, independentemente da idade, incluindo adultos mais velhos (Whelton et al., 2017). Existe, entretanto, uma ressalva, e os adultos mais velhos que deambulam livremente e vivem na comunidade devem ser monitorados cuidadosamente à procura de efeitos adversos dos medicamentos anti-hipertensivos prescritos, que podem incluir quedas, hipotensão ortostática e redução da função renal. Habitualmente, no caso de adultos mais velhos, o esquema medicamentoso deve ser iniciado com *doses baixas que são aumentadas lentamente* ao longo do tempo de acordo com a necessidade. No caso de adultos mais velhos com múltiplas comorbidades e expectativa de vida limitada, comprometimento cognitivo em estado avançado ou que já apresentaram episódios frequentes de queda, a meta tensional menos agressiva é razoável, com base no julgamento clínico e na preferência dos pacientes (DePalma et al., 2018). Não obstante, o American College of Physicians (ACP) e a American Academy of Family Physicians (AAFP) recomendam que o tratamento farmacológico anti-hipertensivo de pacientes com 60 anos ou mais e história pregressa de AVE ou ataque isquêmico transitório tenha como meta PAS inferior a 140 mmHg para reduzir o risco de AVE recorrente (Qaseem, Wilt, Rich et al., 2017).

PROCESSO DE ENFERMAGEM

Paciente com hipertensão arterial

Avaliação

O manejo de HAS liderado por enfermeiros demonstrou taxas mais elevadas de controle da pressão arterial do que quando os esforços de manejo não foram liderados por profissionais de enfermagem (Himmelfarb, Commodore-Mensah & Hill, 2016). Em muitas unidades de saúde, os enfermeiros são responsáveis pela avaliação da PA, pela orientação dos pacientes e pela promoção ativa da adesão dos pacientes ao plano terapêutico (Himmelfarb et al., 2016). A avaliação inclui a avaliação da PA de acordo com as diretrizes de realização e interpretação mostradas no Boxe 27.3, com revisão da técnica de aferição da PA (MAPA ou MRPA) e verificação de sua acurácia.

É obtida uma anamnese completa para a avaliação em relação a outros fatores de risco cardiovascular e a sinais e sintomas que indiquem lesão em órgão-alvo (ou seja, se tecidos específicos são lesionados pela elevação da pressão arterial). As manifestações de lesão no órgão-alvo podem incluir angina; dispneia; alterações na fala, na visão ou no equilíbrio; epistaxe; cefaleias; tontura ou noctúria. Se o paciente não relatar diagnóstico ou tratamento de apneia obstrutiva do sono (AOS), seu parceiro ou sua parceira podem ajudar a identificar se o paciente apresenta ou não AOS.

Durante o exame físico, o enfermeiro também deve prestar atenção específica a frequência, ritmo e característica dos pulsos apicais e periféricos para detectar os efeitos da hipertensão arterial sobre o coração e os vasos sanguíneos. Uma avaliação completa pode produzir informações valiosas a respeito de o quanto a hipertensão arterial afetou o corpo e quaisquer outros fatores pessoais, sociais ou financeiros. Por exemplo, a capacidade de um paciente de aderir a um esquema medicamentoso anti-hipertensivo pode ser influenciada pelos recursos financeiros do paciente para a compra do medicamento e também pelo seguro de saúde limitado. Os achados de pesquisa sugerem que as crenças sobre saúde, a existência de sintomas de depressão, o suporte social e a existência de comorbidades estariam associados à adesão aos medicamentos anti-hipertensivos prescritos (Spikes et al., 2019) (Boxe 27.4).

Diagnóstico

DIAGNÓSTICOS DE ENFERMAGEM

Com base nos dados da avaliação, os diagnósticos de enfermagem podem incluir:

- Falta de conhecimento a respeito da relação entre o esquema de tratamento e o controle do processo de doença
- Comprometimento da capacidade de manejo do esquema terapêutico demonstrado por dificuldade em seguir o esquema prescrito (p. ex., modificações do estilo de vida, medicamentos anti-hipertensivos prescritos).

PROBLEMAS INTERDEPENDENTES/COMPLICAÇÕES POTENCIAIS

As complicações potenciais podem incluir:

- Hipertrofia ventricular esquerda

Boxe 27.4 PERFIL DE PESQUISA DE ENFERMAGEM
Adesão à medicação por afro-americanos hipertensos

Spikes, T., Higgins, M., Quyyumi, A. et al. (2019). The relationship among health beliefs, depressive symptoms, medication adherence, and social support in African Americans with hypertension. *Journal of Cardiovascular Nursing, 34*(1), 44-51.

Finalidade

Adultos afro-americanos são desproporcionalmente acometidos por HAS. Não apenas a prevalência de hipertensão arterial é mais alta em afro-americanos do que em norte-americanos de outros grupos étnicos, mas os afro-americanos tendem a se tornar hipertensos mais jovens. Eles também tendem a correr maior risco de apresentar complicações da hipertensão arterial mais cedo, inclusive doenças cardiovasculares como acidente vascular encefálico e insuficiência cardíaca e doença renal crônica. Evidências de pesquisa prévia sugerem que muitos afro-americanos têm crenças diferentes sobre as causas e as consequências da hipertensão arterial em comparação com pacientes hipertensos de outros grupos étnicos. Acredita-se que essas crenças sobre saúde influenciem a adesão aos medicamentos anti-hipertensivos prescritos. Além disso, a pesquisa prévia sugere que sintomas de depressão e suporte social também influenciam a adesão aos medicamentos prescritos. Portanto, o propósito desse estudo foi encontrar associações entre as crenças sobre hipertensão arterial, sintomas de depressão, suporte social e adesão à medicação em afro-americanos com HAS.

Metodologia

Esse foi um estudo transversal que avaliou afro-americanos com síndrome metabólica e HAS medicados com agentes anti-hipertensivos (*N* = 120). Os participantes completaram várias enquetes, inclusive a subescala de usar a medicação da Hill-Bone Compliance to High Blood Pressure Therapy Scale, três subescalas selecionadas da Beliefs related to High Blood Pressure in African Americans Scale, o Beck Depression Index e o Enhancing Recovery in Coronary Heart Disease Social Support Inventory.

Achados

Os participantes foram predominantemente mulheres (77%), com idade média de 40,9 (± 8,6) anos. Pouco mais da metade dos participantes (54%) relatou outra comorbidade além de HAS e síndrome metabólica. Aproximadamente 37,5% dos participantes (n = 45) não aderiram ao esquema anti-hipertensivo prescrito. Não foi encontrada correlação entre crenças sobre pressão arterial elevada, sintomas de depressão e suporte social e adesão à medicação anti-hipertensiva. Todavia, constatou-se que os participantes com outras comorbidades tinham 2,63 mais chances de aderirem à medicação anti-hipertensiva prescrita.

Implicações para a enfermagem

Os achados desse estudo sugerem que é mais provável que os afro-americanos com HAS mostrem adesão ao tratamento prescrito se tiverem outras comorbidades. O peso das comorbidades em pacientes com HAS precisa ser mais explorado para determinar sua possível influência na adesão à medicação prescrita. Os enfermeiros que cuidam de pacientes com HAS devem saber que os pacientes sem comorbidades poderiam correr maior risco de não adesão do que aqueles com múltiplos distúrbios de saúde concomitantes.

- Infarto do miocárdio
- Insuficiência cardíaca
- Doença cerebrovascular (AIT, AVE)
- Doença renal crônica/doença renal em estágio terminal
- Hemorragia retiniana.

Planejamento e metas

As principais metas para o paciente incluem a compreensão do processo da doença e do seu tratamento, a participação em um programa de manejo de cuidados pessoais e a ausência de complicações.

Intervenções de enfermagem

O objetivo dos cuidados de enfermagem para os pacientes com hipertensão concentra-se na redução e no controle da pressão arterial sem efeitos adversos ou custos indevidos. Para conquistar esses objetivos, o papel do enfermeiro é apoiar e orientar o paciente a respeito do esquema terapêutico, incluindo a realização de alterações no estilo de vida, administração dos medicamentos conforme prescrito e programação de consultas de acompanhamento regulares com o médico assistente do paciente para monitorar o progresso ou identificar e tratar quaisquer complicações da doença ou da terapia.

Aumento do conhecimento

O paciente precisa compreender o processo da doença e como as alterações no estilo de vida e os medicamentos podem controlar a hipertensão arterial. O enfermeiro precisa enfatizar o conceito de controle da hipertensão arterial, em vez da sua cura. O enfermeiro pode encorajar o paciente a consultar um nutricionista para auxiliá-lo no desenvolvimento de um plano para a melhora da ingestão de nutrientes ou para a perda de peso.

Explicar que são necessários de 2 a 3 meses para a adaptação das papilas gustativas às alterações na ingestão de sal pode auxiliar o paciente a se ajustar à redução da ingestão de sal e considerar ervas e temperos que adicionem sabor sem adicionar sal. O paciente deve ser orientado a limitar o consumo de bebidas alcoólicas, e o uso de tabaco e nicotina deve ser evitado porque todas as pessoas com níveis elevados de pressão arterial correm risco de doença cardíaca – e o tabagismo (cigarros) e o uso de sistemas eletrônicos de entrega de nicotina, inclusive cigarros eletrônicos, cachimbos eletrônicos, narguilés eletrônicos e charutos eletrônicos, amplificam esse risco.

Promoção do manejo de saúde efetivo

O desvio do programa de manejo de saúde terapêutico é um problema significativo para pessoas com hipertensão e outras condições crônicas que precisam de tratamento vitalício. O controle da pressão arterial é alcançado por apenas 54% dos pacientes (Whelton et al., 2017). As taxas de controle da pressão arterial são mais baixas em homens americanos de origem mexicana, sendo de apenas 39% (Himmelfarb et al., 2016). O manejo efetivo da saúde é mais provável, entretanto, quando os pacientes participam ativamente nos cuidados pessoais, incluindo o automonitoramento da pressão arterial e a dieta, possivelmente porque eles recebem um *feedback* imediato e têm maior sensação de controle. Programas de bem-estar liderados por enfermeiros que são talhados aos comportamentos e às práticas de alimentação e exercícios dos pacientes são mais efetivos do que os programas genéricos. Os pacientes com hipertensão devem realizar esforços consideráveis para aderir às modificações no estilo de vida recomendadas (ver Tabela 27.2) e para administrar regularmente os medicamentos prescritos. O esforço necessário para o seguimento do plano terapêutico pode não parecer razoável para alguns pacientes, principalmente se eles não apresentam sintomas sem medicamentos, mas apresentam efeitos colaterais com os medicamentos. A orientação e o encorajamento contínuos normalmente são necessários para possibilitar que os pacientes formulem um plano aceitável que os ajude a viver com sua hipertensão e aderir aos planos de tratamento. Pode haver a necessidade de comprometimentos a respeito de alguns aspectos da terapia para a conquista das metas de alta prioridade.

O enfermeiro pode auxiliar na alteração do comportamento ao amparar os pacientes na realização de pequenas alterações a cada visita que os avancem em direção às suas metas. Outro fator importante é o acompanhamento, a cada visita, para verificar como o paciente progrediu com os planos realizados na visita anterior. Se o paciente teve dificuldade com o plano, o paciente e o enfermeiro poderiam trabalhar em conjunto para desenvolver uma alternativa ou uma modificação que o paciente acredite que seja mais bem-sucedida. Grupos de apoio para o controle do peso, cessação do tabagismo e redução do estresse podem ser benéficos para alguns pacientes; outros podem se beneficiar do apoio da família e dos amigos. O enfermeiro auxilia o paciente a desenvolver e aderir a um esquema de exercícios apropriado, tendo em vista que as atividades regulares são um fator significativo na redução da pressão arterial (Himmelfarb et al., 2016).

Promoção de cuidados domiciliar, comunitário e de transição

Se for convidado para participar em um programa de triagem da pressão arterial, o enfermeiro deve assegurar que a técnica adequada de aferição da pressão arterial esteja sendo utilizada (ver Boxe 27.3), que os dispositivos eletrônicos validados sejam usados ou, se forem usados esfigmomanômetros aneroides, que eles estão devidamente calibrados, e que foram tomadas providências para proporcionar acompanhamento a qualquer pessoa em que tenha sido identificada elevação do nível da pressão arterial. Também deve ser proporcionado tempo adequado para a orientação de cada pessoa triada sobre o significado dos números da pressão arterial. Cada pessoa deve receber um registro por escrito da sua pressão arterial na triagem.

Orientação do paciente sobre autocuidados. O esquema terapêutico é de responsabilidade do paciente em colaboração com o médico. O enfermeiro pode auxiliar o paciente a alcançar o controle da pressão arterial por meio de orientações a respeito do tratamento da pressão arterial (ver anteriormente), do estabelecimento de metas das pressões arteriais e da assistência com o amparo social. O envolvimento dos familiares nos programas de orientações possibilita que eles amparem os esforços do paciente para controlar a hipertensão. A American Heart Association e o National Heart, Lung, and Blood Institute fornecem materiais de orientações ao paciente impressos e eletrônicos (ver seção Recursos).

É importante fornecer informações por escrito a respeito dos efeitos esperados e dos efeitos colaterais dos medicamentos. Quando ocorrem efeitos colaterais, os pacientes precisam compreender a importância do seu relato e a quem eles devem ser relatados. Os pacientes precisam ser informados de que pode ocorrer **hipertensão de rebote**. Esse fenômeno é caracterizado por elevação patológica da pressão arterial em pacientes que interromperam abruptamente o uso de medicamentos anti-hipertensivos prescritos por seus médicos. Portanto, os pacientes devem ser advertidos a manter um suprimento adequado de medicamentos, especialmente ao viajarem e em caso de emergências, tais como desastres naturais. Se estiverem viajando de avião, os pacientes devem embalar o medicamento em sua bagagem de mão. Todos os pacientes devem ser informados de que alguns medicamentos, tais como betabloqueadores, podem causar disfunção sexual, e que outros medicamentos estão disponíveis se ocorrerem problemas com a função ou a satisfação sexual. O enfermeiro pode encorajar e orientar os pacientes a aferirem a sua pressão arterial no domicílio. Esta prática envolve os pacientes nos seus próprios cuidados e enfatiza que a falha em administrar os medicamentos pode resultar em uma elevação identificável na pressão arterial. Os pacientes precisam saber que a pressão arterial varia continuadamente e que o intervalo dentro do qual a sua pressão varia deve ser monitorado.

Considerações gerontológicas. A adesão ao programa terapêutico pode ser mais difícil para idosos. O esquema medicamentoso pode ser de difícil memorização e a despesa pode ser um desafio. A simplificação do esquema medicamentoso para o uso de apenas um agente anti-hipertensivo, se exequível, é uma medida útil. Muitos adultos mais velhos fazem uso de outros medicamentos prescritos e de fármacos de venda livre, sendo importante verificar se não há interações medicamentosas. Como já foi mencionado, adultos mais velhos que moram na comunidade e deambulam livremente devem ser monitorados atentamente à procura de efeitos adversos dos medicamentos anti-hipertensivos prescritos, que podem incluir episódios de queda, hipotensão ortostática e redução da função renal (p. ex., o enfermeiro deve avaliar o débito urinário e o peso corporal do paciente em busca de alterações em relação aos valores basais). Deve-se ter cuidado especial e certificar-se de que o paciente idoso compreenda o esquema medicamentoso, consiga ver e ler as orientações, abrir o recipiente do medicamento e obter o reabastecimento da prescrição. A família ou os cuidadores do paciente idoso devem ser incluídos no programa de orientações, de modo que compreendam as necessidades do paciente, possam encorajar a adesão ao plano de tratamento e saibam quando e a quem chamar se surgirem problemas ou se forem necessárias mais informações.

Cuidados contínuos e de transição. O acompanhamento regular é crucial para que seja alcançado o controle da pressão arterial. A anamnese e o exame físico devem ser feitos a cada visita clínica. A anamnese deve incluir todos os dados pertinentes a qualquer possível problema, especificamente problemas relacionados com os medicamentos, tais como hipotensão ortostática (apresentada como tontura ou vertigem ao se levantar). O paciente deve trazer para a avaliação seu diário de aferição domiciliar da pressão arterial e o aparelho de pressão usado em casa para verificar a acurácia e a técnica usada no monitoramento domiciliar da pressão arterial. Os pacientes e seus cuidadores também devem receber informações atualizadas a cada avaliação sobre a medicação anti-hipertensiva, os efeitos adversos da medicação e os efeitos adversos importantes que precisam ser comunicados imediatamente, tais como níveis tensionais baixos ou hipotensão ortostática. Os níveis tensionais baixos podem ser consequentes a comprometimento dos reflexos cardiovasculares provocado por diuréticos e outras interações medicamentosas.

> **Alerta de enfermagem: Qualidade e segurança**
>
> O paciente e os cuidadores familiares devem ser advertidos de que os medicamentos anti-hipertensivos podem causar hipotensão. Pressão arterial baixa ou hipotensão ortostática devem ser imediatamente relatadas. Os adultos mais velhos apresentam comprometimento dos reflexos cardiovasculares e, portanto, são mais sensíveis à depleção do volume de líquido extracelular causada por diuréticos e à inibição simpática causada por antagonistas adrenérgicos. O enfermeiro deve orientar os pacientes a mudar de posição lentamente quando passarem de uma posição deitada ou sentada para a posição ortostática. O enfermeiro também aconselha os adultos mais velhos a utilizarem dispositivos de apoio, tais como corrimãos e andadores, conforme necessário para prevenir as quedas que possam resultar da tontura.

MONITORAMENTO E MANEJO DE COMPLICAÇÕES POTENCIAIS

O dano aos órgãos-alvo é um efeito adverso potencial da HAS de longa data ou mal controlada. Quando o paciente retorna para os cuidados de acompanhamento, todos os sintomas corporais têm de ser avaliados à procura de evidências de lesão vascular. O exame com um oftalmoscópio é muito importante, tendo em vista que a lesão dos vasos sanguíneos retinianos indica lesão semelhante em outro local no sistema vascular. O paciente é questionado a respeito de borramento visual, escotomas e diminuição da acuidade visual. O coração, o sistema nervoso e os rins também são cuidadosamente avaliados. Quaisquer achados significativos são imediatamente relatados para determinar se são necessários exames diagnósticos complementares. Com base nos achados, os medicamentos podem ser substituídos para melhorar o controle da pressão arterial.

Reavaliação

Entre os resultados esperados estão:
1. O paciente relata conhecimento do tratamento da doença suficiente para manter a perfusão tecidual adequada.
   a. Mantém os níveis tensionais abaixo de 130/80 mmHg com modificações do estilo de vida e/ou medicamentos.
   b. Não tem sintomas de angina, palpitações nem alterações da visão.
   c. Apresenta níveis de ureia e creatinina sérica estáveis.
   d. Apresenta pulsos periféricos palpáveis.
2. Manejo efetivo do programa de saúde.
   a. Adere ao esquema nutricional, conforme prescrito: reduz a ingestão de calorias, sódio e gorduras; aumenta a ingestão de frutas e vegetais.
   b. Exercita-se regularmente.
   c. Administra os medicamentos conforme prescrito e relata quaisquer efeitos colaterais.
   d. Afere a pressão arterial de modo rotineiro.
   e. Abstém-se do tabaco, da nicotina e da ingestão excessiva de álcool etílico.
   f. Mantém as consultas de acompanhamento.
3. Não apresenta complicações.
   a. Relata ausência de alterações na visão.
   b. Não exibe lesão retiniana no exame oftalmológico.
   c. Mantém a frequência e o ritmo do pulso e a frequência respiratória nas variações normais.
   d. Não relata dispneia nem edema.
   e. Mantém o débito urinário consistente com o aporte de líquido.
   f. Apresenta resultados das provas de função renal na variação normal.
   g. Não apresenta déficits motores, da fala nem sensoriais.
   h. Relata ausência de cefaleias, tontura, fraqueza, alterações da marcha ou quedas.

CRISES HIPERTENSIVAS

Duas classes de crise hipertensiva que exigem intervenção imediata incluem emergência hipertensiva e urgência hipertensiva, que ocorrem quando a PAS excede 180 mmHg ou a PAD excede 120 mmHg. As emergências e as urgências hipertensivas podem ocorrer em pacientes com hipertensão secundária e naqueles cuja hipertensão tem sido mal controlada, cuja hipertensão não foi diagnosticada ou naqueles que interromperam abruptamente a medicação (i. e., hipertensão de rebote). Após o manejo da crise hipertensiva, é realizada uma avaliação completa para revisar o plano de tratamento do paciente e as estratégias para evitar a ocorrência de crises hipertensivas subsequentes são implementadas (Whelton et al., 2017).

Emergência hipertensiva

Emergência hipertensiva consiste em elevação significativa da PA (PAS superior a 180 mmHg ou PAD superior a 120 mmHg) com lesão em órgão-alvo recente ou exacerbada. Alguns exemplos de lesão em órgão-alvo incluem encefalopatia hipertensiva, AVE isquêmico, infarto agudo do miocárdio, insuficiência cardíaca associada a edema pulmonar, aneurisma dissecante da aorta e insuficiência renal. A taxa de mortalidade em 1 ano é superior a 79%, e sobrevida mediana é de 10,4 meses se não for tratada (Whelton et al., 2017). O paciente precisa ser internado em unidade de tratamento intensivo para monitoramento contínuo da PA e administração parenteral de medicação anti-hipertensiva apropriada (Whelton et al., 2017).

Uma avaliação rápida e focada é necessária para determinar possíveis causas e envolvimento de órgãos-alvo. No caso de suspeita de dissecção da aorta, a meta do manejo é reduzir a PAS para níveis inferiores a 120 mmHg na primeira hora de tratamento (Fukui, 2018; Whelton et al., 2017). No caso de suspeita de pré-eclâmpsia grave/eclâmpsia ou crises de feocromocitoma, a meta do manejo é reduzir a PAS para níveis inferiores a 140 mmHg na primeira hora de tratamento (Lim, 2018; Whelton et al., 2017). A meta do manejo terapêutico para outros pacientes com emergências hipertensivas é reduzir a PA em até 25% na primeira hora de tratamento e, depois, se o paciente estiver estável, para 160/100 mmHg nas 2 a 6 horas seguintes com meta final de controle da pressão arterial nas 24 a 48 horas seguintes ao início do tratamento (Whelton et al., 2017). Os medicamentos anti-hipertensivos de escolha são aqueles que têm início de ação imediato e podem incluir agentes intravenosos como nicardipino, clevidipino, labetalol, esmolol, nitroglicerina e nitroprusseto (Whelton et al., 2017). Até o momento, há poucos achados de pesquisa que demonstrem a superioridade de determinados agentes anti-hipertensivos no tratamento de emergências hipertensivas (Whelton et al., 2017).

Urgência hipertensiva

A **urgência hipertensiva** consiste em elevação significativa da PA (PAS superior a 180 mmHg ou PAD superior a 120 mmHg) em pacientes estáveis sem lesão de órgãos-alvo evidenciada no exame físico e nos resultados os exames laboratoriais. Com frequência, os pacientes com uma urgência hipertensiva não obedecem à terapia anti-hipertensiva prescrita e isso resulta em hipertensão de rebote. O motivo subjacente da não adesão ao esquema terapêutico prescrito deve ser investigado (p. ex., problemas financeiros, ansiedade, incompreensão, comunicação insatisfatória, efeitos colaterais dos medicamentos ou uso de substâncias psicoativas), bem como a abordagem usada pela equipe e os recursos mobilizados para prevenir a continuação ou a recorrência da não adesão. Reiniciar a medicação anti-hipertensiva ou aumentar as doses são medidas indicadas no tratamento desses pacientes (Whelton et al., 2017).

É necessário o monitoramento extremamente cuidadoso da pressão arterial e do estado cardiovascular do paciente durante o tratamento de emergências e urgências hipertensivas (ver Capítulo 21 para discussão sobre avaliação cardiovascular). A frequência exata de monitoramento é uma decisão clínica e varia com a condição do paciente. A obtenção dos sinais vitais a cada 5 minutos é apropriada se a pressão arterial apresentar alterações rapidamente; a obtenção dos sinais vitais em intervalos de 15 ou 30 minutos pode ser suficiente em uma situação mais estável. Pode ocorrer queda abrupta da pressão arterial, exigindo medidas imediatas para restaurar a pressão arterial até um nível aceitável.

EXERCÍCIOS DE PENSAMENTO CRÍTICO

1 **qp** Você está trabalhando como enfermeiro em uma clínica que atua como uma instalação de assistência à vida e enfermagem especializada. Um dos seus pacientes é uma mulher de 80 anos, uma nova residente da instalação de assistência à vida. Você afere a pressão arterial da paciente, que é de 110/70 mmHg. Durante a entrevista, a paciente relata episódios de tontura e dois episódios de queda nos 2 anos anteriores. A paciente relata que faz uso correto da medicação prescrita e nega outros eventos. Quais dados de avaliação adicional precisam ser obtidos? Qual é o seu plano de ação prioritário?

2 **cpa** Você trabalha como enfermeiro de saúde ocupacional em uma fábrica. Um operador de empilhadeiras, um homem de 32 anos, apresenta-se para tratamento após ferir seu antebraço no trabalho. Durante a avaliação, o paciente informa que faz uso de betabloqueador para tratar sua hipertensão arterial e sua pressão arterial é 108/77 mmHg. Ele informa que se dedica à manutenção de sua saúde, não tem cardiopatia subjacente e se exercita rotineiramente na academia. Ele menciona que não consegue aumentar sua frequência cardíaca, independentemente do tempo de exercício praticado, e que se sente cansado constantemente. Qual acompanhamento adicional você recomendaria e com quem?

3 **pbe** Você trabalha em uma unidade de saúde e um homem de 50 anos comparece à consulta para seu exame anual. Ele não faz uso de medicação atualmente, mas relata que, no ano passado, ele foi informado de que sua pressão arterial estava elevada, e era necessário fazer uso de um medicamento anti-hipertensivo. Ele nunca comprou a medicação porque estava assintomático e acreditava que, se realmente fosse hipertenso, apresentaria algum sintoma. A pressão arterial dele é 140/90 mmHg e não há alterações dignas de nota no restante do exame físico. Quais instruções você forneceria ao paciente? Qual é a força das evidências que apoiam o seu plano de orientação e acompanhamento com esse paciente?

REFERÊNCIAS BIBLIOGRÁFICAS

*Pesquisa em enfermagem.
**Referência clássica.

Livros

Comerford, K. C., & Durkin, M. T. (2020). *Nursing 2020 drug handbook*. Philadelphia, PA: Wolters Kluwer.

Eliopoulos, C. (2018). *Gerontological nursing* (9th ed.). Philadelphia, PA: Wolters Kluwer.

Norris, T. L. (2019). *Porth's pathophysiology: Concepts of altered health states* (10th ed.). Philadelphia, PA: Wolters Kluwer.

Weber, J. R., & Kelley, J. H. (2018). *Health assessment in nursing* (6th ed.). Philadelphia, PA: Wolters Kluwer.

Periódicos e documentos eletrônicos

Alexander, M. R. (2019). What is the difference between primary (essential) and secondary hypertension (high blood pressure)? Retrieved on 6/29/2019 at: www.medscape.com/answers/241381-7574/what-is-the-difference-between-primary-essential-and-secondary-hypertension-high-blood-pressure

American Heart Association (AHA). (2019). Know your risk factors for high blood pressure. Retrieved on 10/17/2019 at: www.heart.org/en/health-topics/high-blood-pressure/why-high-blood-pressure-is-a-silent-killer/know-your-risk-factors-for-high-blood-pressure

Benjamin, E. J., Muntner, P., Alonso, A., et al. (2019). Heart disease and stroke statistics—2019 update: A report from the American Heart Association. *Circulation*, 139(10), e56–e528.

Brunstrom, M., & Carlberg, B. (2018). Association of blood pressure lowering with mortality and cardiovascular disease across blood pressure levels. *JAMA Internal Medicine*, 178(1), 28–36.

Caillon, A., Mian, M. O. R., Fraulob-Aquino, J. C., et al. (2017). γδ T cells mediate angiotensin II-induced hypertension and vascular injury. *Circulation*, 135(22), 2155–2162.

Caillon, A., Paradis, P., & Schiffrin, E. L. (2019). Role of immune cells in hypertension. *British Journal of Pharmacology*, 176, 1818–1828.

Campbell, A. (2017). DASH eating plan: An eating pattern for diabetes management. *Diabetes Spectrum*, 30(2), 76–81.

**Chobanian, A. V., Bakris, G. L., Black, H. R., et al. (2003). National High Blood Pressure Education Program Coordinating Committee (2003). Seventh Report of the Joint National Committee on prevention, detection, evaluation, and treatment of high blood pressure: The JNC 7 Report. *JAMA*, 289(19), 2560–2572.

Cohen, J. B., Lotito, M. J., Trivedi, U. K., et al. (2019). Cardiovascular events and mortality in white coat hypertension: A systematic review and meta-analysis. *Annals of Internal Medicine*, 170(12), 853–862.

DePalma, S. M., Himmelfarb, C. D., MacLaughlin, E. J., et al. (2018). Hypertension guideline update: A new guideline for a new era. *Journal of the American Academy of Physician Assistants*, 31(6), 16–22.

Fajemiroye, J. O., da Cunha, L. C., Saavedra-Rodríguez, R., et al. (2018). Aging-induced biologic changes and cardiovascular diseases. *Biomed Research International*, 2018 Jun 10. doi: 10.1155/2018/7156435

Fukui, T. (2018). Management of acute aortic dissection and thoracic aortic rupture. *Journal of Intensive Care*, 6, 15.

Guo, J., Huang, Z., Lin, L., et al. (2020). Coronavirus disease 2019 (COVID-19) and cardiovascular disease: A viewpoint on the potential influence of angiotensin-converting enzyme inhibitors/angiotensin receptor blockers on onset and severity of severe acute respiratory syndrome coronavirus 2 infection. *Journal of the American Heart Association*, 9, e016219.

Himmelfarb, C. D., Commodore-Mensah, Y., & Hill, M. N. (2016). Expanding the role of nurses to improve hypertension care and control globally. *Annals of Global Health*, 82(2), 243–253.

Ioannidis, J. P. A. (2018). Diagnosis and treatment of hypertension in the 2017 ACC/AHA guidelines and in the real world. *JAMA*, 319(2), 115–116.

**James, P. A., Oparil, S., Carter, B. L., et al. (2014). 2014 evidence-based guideline for the management of high blood pressure in adults: Report from the panel members appointed to the Eighth Joint National Committee (JNC 8). *JAMA*, 311(5), 507–520.

Lee, J. H., Kim, S. H., Kang, S. H., et al. (2018). Blood pressure control and cardiovascular outcomes: Real-world implications of the 2017 ACC/AHA Hypertension Guideline. *Scientific Reports*, 8(1), 13155.

Lim, K. H. (2018). Preeclampsia. *Medscape*. Retrieved on 2/3/2020 at: www.emedicine.medscape.com/article/1476919-overview

Muntner, P., Shimbo, D., Carey, R. M., et al. (2019). Measurement of blood pressure in humans: A scientific statement from the American Heart Association. *Hypertension, 73*(5), e35–e66.

Padwal, R., Campbell, N. R. C., Schutte, A. E., et al. (2019). Optimizing observer performance of clinic blood pressure measurement: A position statement from the Lancet Commission on Hypertension Group. *Journal of Hypertension, 37*(9), 1737–1745.

Perez, V., & Chang, E. T. (2014). Sodium-to-potassium ratio and blood pressure, hypertension and related factors. *Advances in Nutrition, 5*(6), 712–741.

Qaseem, A., Wilt, T. J., Rich, R., et al. (2017). Pharmacologic treatment of hypertension in adults aged 60 years or older to higher versus lower blood pressure targets: A clinical practice guideline from the American College of Physicians and the American Academy of Family Physicians. *Annals of Internal Medicine, 166*(6), 430–437.

Sommerstein, R., Kochen, M. M., Messerli, F. H., et al. (2020). Coronavirus disease 2019 (COVID-19): Do angiotensin-converting enzyme inhibitors/angiotensin receptor blockers have a biphasic effect? *Journal of the American Heart Association, 9*(7), e016509.

*Spikes, T., Higgins, M., Quyyumi, A., et al. (2019). The relationship among health beliefs, depressive symptom, medication adherence, and social support in African Americans with hypertension. *Journal of Cardiovascular Nursing, 34*(1), 44–51.

**U.S. Department of Health and Human Services (HHS). (2003). *Your guide to lowering your blood pressure with DASH: DASH eating plan.* Retrieved on 9/27/2019 at: www.nhlbi.nih.gov/health/public/heart/hbp/dash/new_dash/pdf

Vaduganathan, M., Vardeny, O., Michel, T., et al. (2020). Renin-angiotensin-aldosterone system inhibitors in patients with COVID-19. *The New England Journal of Medicine, 382*(17), 1653–1659.

Weber, M. A., Schiffrin, E. L., White, W. B., et al. (2014). Clinical practice guidelines for the management of hypertension in the community: A statement by the American Society of Hypertension and the International Society of Hypertension. *The Journal of Clinical Hypertension, 16*(1), 14–26.

Whelton, P. K., Carey, R. M., Aronow, W. S., et al. (2017). 2017 ACC/AHA/AAPA/ABC/ACPM/AGS/APhA/ASH/ ASPC/NMA/PCNA guideline for the prevention, detection, evaluation, and management of high blood pressure in adults: A report of the American College of Cardiology/American Heart Association Task Force on Clinical Practice Guidelines. *Hypertension, 71*(6), e13–e115.

Yang, G., Tan, Z., Zhou, L., et al. (2020). Effects of ARBs and ACEIs on virus infection, inflammatory status and clinical outcomes in COVID-19 patients with hypertension: A single center retrospective study. *Hypertension.* doi:10.1161/HYPERTENSIONAHA.120.15143

Zilbermint, M., Gaye, A., Berthon, A., et al. (2019). ARMC5 variants and risk of hypertension in blacks: MH-GRID Study. *Journal of the American Heart Association, 8*(14), e012508.

Recursos

ACC ASCVD Risk Estimator Plus online application, www.tools.acc.org/ASCVD-Risk-Estimator-Plus/#!/calculate/estimate

American Heart Association, www.heart.org

International Society of Hypertension, www.ish-world.com/index.htm

National Heart, Lung, and Blood Institute, www.nhlbi.nih.gov

National Heart, Lung, and Blood Institute, In Brief: Your Guide to Lowering Your Blood Pressure with DASH, www.nhlbi.nih.gov/files/docs/public/heart/dash_brief.pdf

STRIDE BP, www.stridebp.org

World Health Organization (WHO), Cardiovascular Disease Information, www.who.int/health-topics/cardiovascular-diseases

PARTE 6

Função Hematológica

Estudo de caso — Avaliação das complicações de quimioterapia

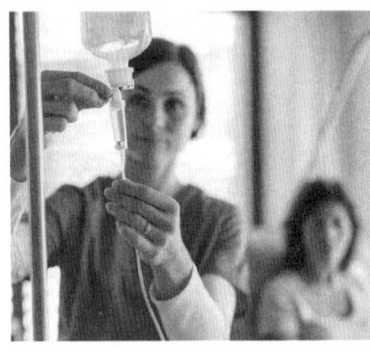

Uma mulher está recebendo uma sessão de quimioterapia para linfoma não Hodgkin na unidade de saúde onde você trabalha. Você observa que, ao chegar na unidade, a paciente está dispneica, sua SpO_2 é de 88% ao ar ambiente, sua frequência cardíaca é de 104 batimentos por minuto (bpm) e seu ritmo cardíaco é regular. A infusão de agentes quimioterápicos é interrompida e os exames laboratoriais revelam que a paciente tem anemia. Quando é iniciada a quimioterapia, todos os pacientes são orientados sobre estratégias para ajudar a evitar complicações, como anemia, sangramento e infecção. Anteriormente nessa mesma semana, outro paciente teve sua quimioterapia interrompida devido a uma infecção. Você se questiona se deve considerar um tipo diferente de intervenção para reduzir as complicações da quimioterapia.

Foco de competência QSEN: Melhora da qualidade

As complexidades inerentes ao sistema de saúde desafiam o enfermeiro a demonstrar a integração de competências centrais interdisciplinares específicas. Essas competências visam garantir a prestação de cuidados de qualidade e seguros aos pacientes (Institute of Medicine, 2003). O projeto Orientação de Qualidade e Segurança para Enfermeiros (QSEN, do inglês *Quality and Safety Education for Nurses*) (Cronenwett, Sherwood, Barnsteiner et al., 2007; QSEN, 2020) é uma referência para o conhecimento, as habilidades e as atitudes (CHAs) necessários ao enfermeiro para que ele demonstre competência nas suas áreas principais: o **cuidado centrado no paciente**; o **trabalho colaborativo em equipe interdisciplinar**; *a prática baseada em evidência*; a **melhora da qualidade**; a **segurança**; e a *informática*.

Definição de melhora da qualidade: uso de dados para monitorar os resultados dos processos de cuidado e de métodos de melhoramento para projetar e testar mudanças que aperfeiçoem continuamente a qualidade e a segurança dos sistemas de cuidado de saúde.

COMPETÊNCIAS SELECIONADAS PRÉ-LICENCIAMENTO	APLICAÇÃO E REFLEXÃO
Conhecimento	
Explicar a importância da variação e da medição na estimativa da qualidade do cuidado	Como é possível verificar as observações realizadas a respeito do aumento das taxas de complicação entre os pacientes que recebem quimioterapia? Identificar as fontes de dados que possam ser acessadas para demonstrar a necessidade de uma alteração na implementação das orientações.
Habilidades	
Usar medidas de qualidade para compreender o desempenho	Especificar o principal objetivo que você espera atingir nessa população de pacientes, ou seja, pessoas em quimioterapia. Especificar os resultados esperados mensurados e orientados pela ocasião. Pode haver a oportunidade para realizar um teste-piloto de alterações no centro de infusão? Caso afirmativo, como você realizaria o desenho desse tipo de projeto? Quem mais da equipe do centro de infusão pode precisar ser envolvido nesse tipo de projeto?
Atitudes	
Aquilatar a avaliação e o seu papel no bom atendimento ao paciente	Refletir sobre suas atitudes em relação a pacientes com câncer que recebem quimioterapia. Você tende a pensar que anemia e infecções são inevitáveis em pacientes com câncer recebendo tratamento?

Cronenwett, L., Sherwood, G., Barnsteiner, J. et al. (2007). Quality and safety education for nurses. *Nursing Outlook*, 55(3), 122–131; Institute of Medicine. (2003). *Health professions education: A bridge to quality*. Washington, DC: National Academies Press; QSEN Institute. (2020). *QSEN competencies: Definitions and pre-licensure KSAs; Quality improvement*. Retirado em 15/08/2020 de: qsen.org/competencies/pre-licensure-ksas/#quality_improvement.

28 Avaliação da Função Hematológica e Modalidades de Tratamento

DESFECHOS DO APRENDIZADO

Após ler este capítulo, você será capaz de:

1. Descrever a hematopoese e os processos envolvidos na manutenção da hemostasia.
2. Discutir a importância da anamnese na avaliação da saúde hematológica e especificar as técnicas apropriadas utilizadas na realização de uma avaliação física abrangente da função hematológica.
3. Explicar os exames complementares utilizados para avaliar a função hematológica e as implicações para a enfermagem relacionadas.
4. Identificar as terapias para os distúrbios hematológicos, incluindo as implicações para a enfermagem quanto à administração de hemoderivados.

CONCEITOS DE ENFERMAGEM

Avaliação   Coagulação

GLOSSÁRIO

anemia: diminuição da contagem de eritrócitos
bastões: neutrófilos discretamente imaturos
blasto: leucócito primitivo
células *natural killer* (NK): linfócitos que defendem contra microrganismos e células malignas
célula-tronco: célula primitiva capaz de autorreplicação e diferenciação em células-tronco mieloides ou linfoides
citocinas: proteínas produzidas por leucócitos que são vitais para a regulação da hematopoese, da apoptose e das respostas imunes
diferenciação: desenvolvimento de funções e características que são diferentes daquelas das células-tronco precursoras
eritrócito: componente celular do sangue envolvido no transporte de oxigênio e dióxido de carbono (*sinônimo:* hemácia)
eritropoese: processo de formação dos eritrócitos
eritropoetina: hormônio produzido primariamente pelo rim; necessário para a eritropoese
estroma: componente da medula óssea não diretamente relacionado com a hematopoese, mas que desempenha importantes papéis de suporte nesse processo
fagocitose: processo de ingestão e digestão celular de corpos estranhos
fibrina: proteína filamentosa; base dos trombos e coágulos sanguíneos
fibrinogênio: proteína convertida em fibrina para formar trombos e coágulos
fibrinólise: processo de quebra do coágulo de fibrina
granulócito: leucócitos granulados (*i. e.*, neutrófilos, eosinófilos, basófilos)

hemácia: componente celular do sangue envolvido no transporte de oxigênio e dióxido de carbono (*sinônimo:* eritrócito)
hematócrito: porcentagem do volume sanguíneo total composto de hemácias
hematopoese: processo complexo de formação e maturação das células sanguíneas
hemoglobina: proteína das hemácias que contém ferro; transporta oxigênio para os tecidos
hemostasia: equilíbrio complexo entre a formação de coágulos e a dissolução de coágulos
leucócito: um dos diversos componentes celulares do sangue, envolvido na defesa do corpo; os subtipos incluem neutrófilos, eosinófilos, basófilos, monócitos e linfócitos
leucopenia: quantidade de leucócitos na circulação inferior à normal
linfócito: forma de leucócito envolvida em funções imunes
linfoide: pertencente aos linfócitos
macrófago: células reticuloendoteliais capazes de fagocitose
mieloide: pertencente a células sanguíneas não linfoides, que se diferenciam em eritrócitos, plaquetas, macrófagos, mastócitos e diversos leucócitos
mielopoese: formação e maturação das células derivadas das células-tronco mieloides
monócito: leucócito grande, que se torna um macrófago quando deixa a circulação e penetra nos tecidos corporais
neutrófilo: leucócito totalmente maduro capaz de fagocitose; defesa primária contra infecções bacterianas
oxi-hemoglobina: forma combinada de oxigênio e hemoglobina; encontrada primariamente no sangue arterial

plaqueta: componente celular do sangue envolvido na coagulação sanguínea (*sinônimo:* trombócito)
plasma: parte líquida do sangue
plasminogênio: proteína convertida em plasmina para dissolver trombos e coágulos
reticulócitos: eritrócitos discretamente imaturos, normalmente apenas 1% dos eritrócitos circulantes totais
sistema reticuloendotelial: sistema complexo de células capazes de fagocitose, distribuído por todo o corpo
soro: parte do sangue que permanece após a ocorrência da coagulação
trombócito: componente celular do sangue envolvido na coagulação sanguínea (*sinônimo:* plaqueta)

Contrariamente a muitos outros sistemas corporais, o sistema hematológico engloba todo o corpo humano. Pacientes com distúrbios hematológicos com frequência apresentam anormalidades significativas nos exames sanguíneos, mas pouco ou nenhum sintoma. Portanto, o enfermeiro deve ter uma boa compreensão da fisiopatologia da condição do paciente e capacidade de realizar uma avaliação completa, que inclui fortemente a interpretação dos exames laboratoriais. É igualmente importante que o enfermeiro preveja as possíveis necessidades do paciente, a fim de adotar intervenções de enfermagem concordantes. Para melhor compreensão da maioria das doenças hematológicas, é importante e necessário ter o conhecimento básico das células sanguíneas e da função da medula óssea.

REVISÃO DE ANATOMIA E FISIOLOGIA

O sistema hematológico é composto de sangue e engloba locais nos quais o sangue é produzido, incluindo a medula óssea e o sistema reticuloendotelial (SRE). O sangue é um órgão especializado, que difere dos outros órgãos porque existe em um estado líquido. O sangue consiste em plasma e vários tipos de células, que representam 7 a 9% do volume sanguíneo total (Jouria, 2018). O **plasma** é a parte líquida do sangue; contém diversas proteínas, tais como albumina, globulina, fibrinogênio e outros fatores necessários para a coagulação, bem como eletrólitos, produtos residuais e nutrientes. Aproximadamente 55% de todo o volume sanguíneo é plasma (American Society of Hematology, 2020).

Medula óssea

A medula óssea é o local de hematopoese, ou formação de células sanguíneas. Em adultos, a formação de células sanguíneas normalmente é limitada à pelve, às costelas, às vértebras e ao esterno. A medula é um dos maiores órgãos do corpo, totalizando 4 a 5% do peso corporal total. É composta de ilhas de componentes celulares (medula vermelha) separadas por gordura (medula amarela). À medida que as pessoas envelhecem, a proporção da medula ativa é gradualmente substituída por gordura; entretanto, em adultos hígidos, a gordura pode ser novamente substituída por medula ativa quando é necessária a produção de mais células sanguíneas. Em adultos com doença que causa destruição, fibrose ou cicatrização medular, o fígado e o baço também conseguem retomar a produção de células sanguíneas por meio de um processo conhecido como hematopoese extramedular.

A medula é vascular. Nela, encontram-se células primitivas, denominadas **células-tronco**. As células-tronco têm a capacidade de se autorreplicar, assegurando, assim, um suprimento contínuo de células-tronco durante todo o ciclo da vida. Quando estimuladas para tanto, as células-tronco podem iniciar um processo de **diferenciação** e se desenvolver em células-tronco **mieloides** ou **linfoides** (Figura 28.1). Essas células-tronco estão comprometidas com a produção de tipos específicos de células sanguíneas. As células-tronco linfoides produzem **linfócitos** T ou B, células que desempenham funções imunes específicas e que serão descritas mais detalhadamente adiante neste capítulo. As células-tronco mieloides se diferenciam em três tipos celulares: eritrócitos, leucócitos e plaquetas. Portanto, com exceção dos linfócitos, todas as células sanguíneas são derivadas das células-tronco mieloides. Um defeito em uma célula-tronco mieloide pode causar problemas com a produção de eritrócitos, leucócitos e plaquetas. Em contrapartida, um defeito em uma célula-tronco linfoide pode causar problemas com linfócitos T ou B, células plasmáticas (uma forma mais diferenciada de linfócito B) ou células *natural killer* (NK) (ver Capítulo 31 para informações adicionais) (Wimberly, 2019).

O **estroma** da medula refere-se a todo tecido na medula que não esteja diretamente envolvido na hematopoese. Entretanto, o estroma é indiretamente importante, uma vez que produz os fatores de estimulação de colônias necessários para a hematopoese. A medula amarela é o maior componente do estroma. Outras células que compreendem o estroma incluem fibroblastos (tecido conjuntivo reticular), osteoclastos, osteoblastos (ambos necessários para o remodelamento do osso esquelético) e células endoteliais.

Sangue

No sangue, são encontrados três tipos primários de células (Tabela 28.1): **eritrócitos (hemácias)**, **leucócitos** e **trombócitos (plaquetas)**. Esses componentes celulares do sangue normalmente totalizam 40 a 45% do volume sanguíneo (American Society of Hematology, 2020). Tendo em vista que a maioria das células sanguíneas apresenta um período de vida curto, a necessidade do corpo de reabastecer o seu suprimento de células é contínua; esse processo é denominado **hematopoese**. O local primário da hematopoese é a medula óssea. Durante o desenvolvimento embrionário e em outras condições, o fígado e o baço também podem estar envolvidos.

Em condições normais, a medula óssea do adulto produz aproximadamente 175 bilhões de eritrócitos, 70 bilhões de **neutrófilos** (um tipo maduro de leucócito) e 175 bilhões de plaquetas todos os dias. Quando o corpo precisa de mais células sanguíneas, como em casos de infecção (quando são necessários neutrófilos para combater o patógeno invasor) ou sangramento (quando são necessárias mais hemácias), a medula aumenta a sua produção das células necessárias. Portanto, sob condições normais, a medula responde ao aumento da demanda e libera quantidades adequadas de células para dentro da circulação.

O sangue compõe aproximadamente 7 a 9% do peso corporal normal e totaliza 5 a 6 ℓ de volume em homens e 4 a 5 ℓ de volume em mulheres (Nair, 2017). Ao circular pelo sistema vascular e atuar como uma ligação entre os órgãos corporais, o sangue transporta o oxigênio absorvido a partir dos pulmões e os nutrientes absorvidos a partir do sistema digestório para as

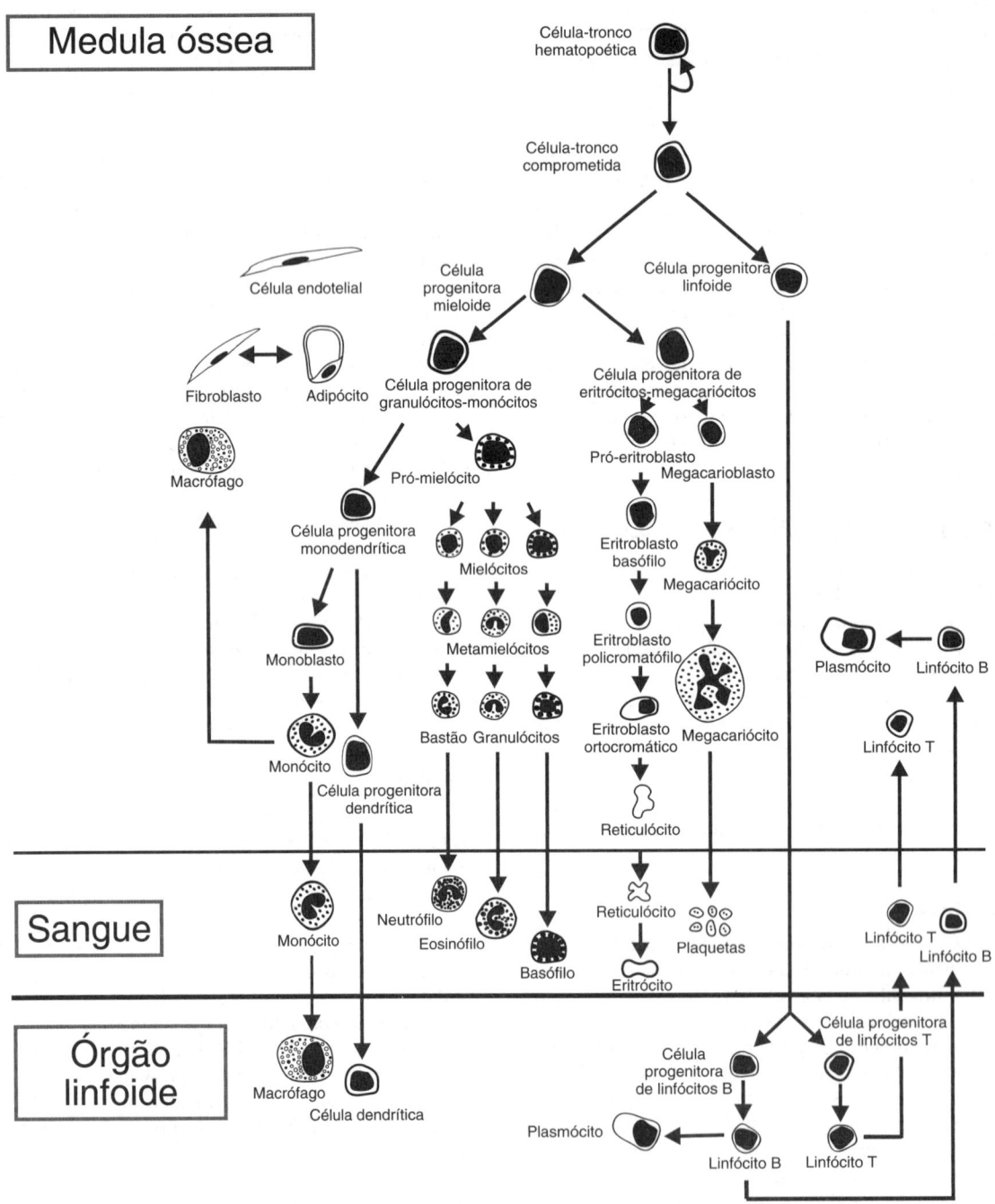

Figura 28.1 • Hematopoese e diferenciação das células-tronco estromais. As células-tronco não comprometidas (pluripotentes) podem se diferenciar em células-tronco mieloides ou linfoides. Em seguida, essas células-tronco são submetidas a um complexo processo de diferenciação e maturação nas formas de células normais, que são liberadas para dentro da circulação. A célula-tronco mieloide é responsável não apenas por todos os leucócitos não linfoides, mas também pela produção de eritrócitos e plaquetas. Cada etapa do processo de diferenciação depende, em parte, da presença de fatores de crescimento específicos para cada tipo celular. Quando as células-tronco são disfuncionais, elas podem responder inadequadamente à necessidade de mais células, ou podem responder excessivamente e, às vezes, de modo incontrolável, como na leucemia. Reproduzida, com autorização, de Koury, M., Mahmud, N. & Rhodes, M. (2009). Origin and development of blood cells. In J. P. Greer, J. Foerster, G. M. Rodgers (Eds.). *Wintrobe's clinical hematology* (12th ed.). Philadelphia, PA: Lippincott Williams & Wilkins.

TABELA 28.1 Células sanguíneas.

Tipo celular	Função principal
Leucócito	Combate infecções
Neutrófilo	Essencial na prevenção ou na limitação da infecção bacteriana por meio de fagocitose
Monócito	Adentra o tecido na forma de macrófago; altamente fagocítico, sobretudo contra fungos; vigilância imune
Eosinófilo	Envolvido em reações alérgicas (neutraliza a histamina); digere proteínas estranhas
Basófilo	Contém histamina; parte integrante das reações de hipersensibilidade
Linfócito	Componente integrante do sistema imune
Linfócito T	Responsável pela imunidade celular; reconhece materiais como "estranhos" (sistema de vigilância)
Linfócito B	Responsável pela imunidade humoral; muitos amadurecem tornando-se células plasmáticas para a formação de anticorpos
Célula plasmática	Secreta imunoglobulina (anticorpo); forma mais madura do linfócito B
Eritrócito (hemácia)	Transporta hemoglobina para fornecer oxigênio para os tecidos; o período de vida médio é de 120 dias
Plaqueta (trombócito)	Fragmento de megacariócito; fornece a base para a ocorrência da coagulação; mantém a hemostasia; o período de vida médio é de 10 dias

Adaptada de Norris, T. L. (2019). *Porth's pathophysiology: Concepts of altered health state* (10th ed.). Philadelphia, PA: Wolters Kluwer.

células corporais realizarem o metabolismo celular. O sangue também transporta hormônios, anticorpos e outras substâncias até seus locais de ação ou utilização. Além disso, o sangue transporta produtos residuais produzidos pelo metabolismo celular até os pulmões, a pele, o fígado e os rins, onde são transformados e eliminados do corpo.

Sempre existe o perigo de que um traumatismo possa levar à perda sanguínea excessiva. Para evitar isso, um complexo mecanismo de coagulação é ativado, quando necessário, para selar qualquer extravasamento nos vasos sanguíneos. A coagulação excessiva é igualmente perigosa, tendo em vista que pode obstruir o fluxo sanguíneo para tecidos vitais. Para evitar isso, o corpo tem um mecanismo fibrinolítico, que, ao fim, dissolve os coágulos (trombos) formados nos vasos sanguíneos. O equilíbrio entre esses dois sistemas – formação de coágulos (trombos) e dissolução de coágulos, ou **fibrinólise** – é denominado **hemostasia**.

Eritrócitos (hemácias)

O eritrócito normal é um disco bicôncavo que se assemelha a uma bola macia comprimida entre dois dedos (Figura 28.2). Com diâmetro de aproximadamente 8 μm, é tão flexível que consegue passar facilmente pelos capilares, que podem ter diâmetro de apenas 2,8 μm. A membrana do eritrócito é muito fina, de modo que gases, tais como oxigênio e dióxido de carbono, podem se difundir facilmente através dela; o formato de disco proporciona uma grande área de superfície, que facilita a absorção e a liberação de moléculas de oxigênio.

Os eritrócitos maduros são compostos primariamente de **hemoglobina**, que contém ferro e proteína e compreende 95% da massa celular. Os eritrócitos maduros não contêm núcleos e apresentam muito menos enzimas metabólicas do que a maioria das outras células. A grande quantidade de hemoglobina possibilita que o eritrócito realize a sua função principal: transportar oxigênio entre os pulmões e os tecidos. Ocasionalmente, a medula libera formas discretamente imaturas de eritrócitos, denominados **reticulócitos**, para dentro da circulação. Isso ocorre como uma resposta normal ao aumento da demanda de eritrócitos (como no sangramento) ou em alguns estados de doença.

A molécula de hemoglobina que transporta o oxigênio é composta de quatro subunidades, cada uma contendo uma porção heme unida a uma cadeia de globina. O ferro está presente no componente heme da molécula. Uma propriedade importante do heme é a sua capacidade de se ligar frouxamente e de modo reversível ao oxigênio. O oxigênio liga-se prontamente à hemoglobina nos pulmões e é transportado na forma de **oxi-hemoglobina** no sangue arterial. A oxi-hemoglobina é de um vermelho mais vivo do que a hemoglobina que não contém oxigênio (hemoglobina reduzida); portanto, o sangue arterial é de um vermelho mais vivo do que o sangue venoso. O oxigênio dissocia-se (desliga-se) prontamente da hemoglobina nos tecidos, onde é necessário para o metabolismo celular. No sangue venoso, a hemoglobina combina-se aos íons hidrogênio produzidos pelo metabolismo celular e, portanto, tampona o excesso de ácido. O sangue total normalmente contém aproximadamente 15 g de hemoglobina por 100 mℓ de sangue (Fischbach & Fischbach, 2018).

Eritropoese

Os eritroblastos têm origem nas células-tronco mieloides primitivas na medula óssea. O eritroblasto é uma célula nucleada imatura que perde gradualmente o seu núcleo. Nesse estágio, a célula é conhecida como reticulócito. A maturação adicional em um eritrócito implica a perda do material de coloração escura dentro da célula e um discreto encolhimento. Em seguida, o eritrócito maduro é liberado para dentro da circulação. Sob condições de rápida **eritropoese** (*i. e.*, produção de eritrócitos), os reticulócitos e outras células imaturas podem ser liberados prematuramente para dentro da circulação. Isso com frequência é observado quando o fígado ou o baço assume o controle como o local de eritropoese e mais eritrócitos nucleados aparecem na circulação.

A diferenciação da célula-tronco mieloide primitiva em eritroblasto é estimulada pela **eritropoetina**, um hormônio produzido primariamente pelo rim. Se o rim detectar níveis baixos de oxigênio, como ocorre quando menos eritrócitos estão disponíveis para a ligação com o oxigênio (p. ex., **anemia**), ou em pessoas que vivem em altas altitudes com concentrações mais baixas de oxigênio atmosférico, os níveis de eritropoetina aumentam. Em seguida, o aumento da eritropoetina estimula a medula a aumentar a produção de eritrócitos. O processo inteiro de eritropoese ocorre em 1 semana (Wimberly, 2019). Para a produção normal de eritrócitos, a medula óssea também necessita de ferro, vitamina B_{12}, folato, piridoxina (vitamina B_6), proteína e outros fatores. A deficiência desses fatores durante a eritropoese pode resultar em diminuição da produção de hemácias e anemia.

Depósitos de ferro e metabolismo

A taxa de absorção do ferro é regulada pela quantidade de ferro já armazenada no corpo e pela taxa de produção de eritrócitos. As demandas dietéticas diárias de ferro variam de acordo com

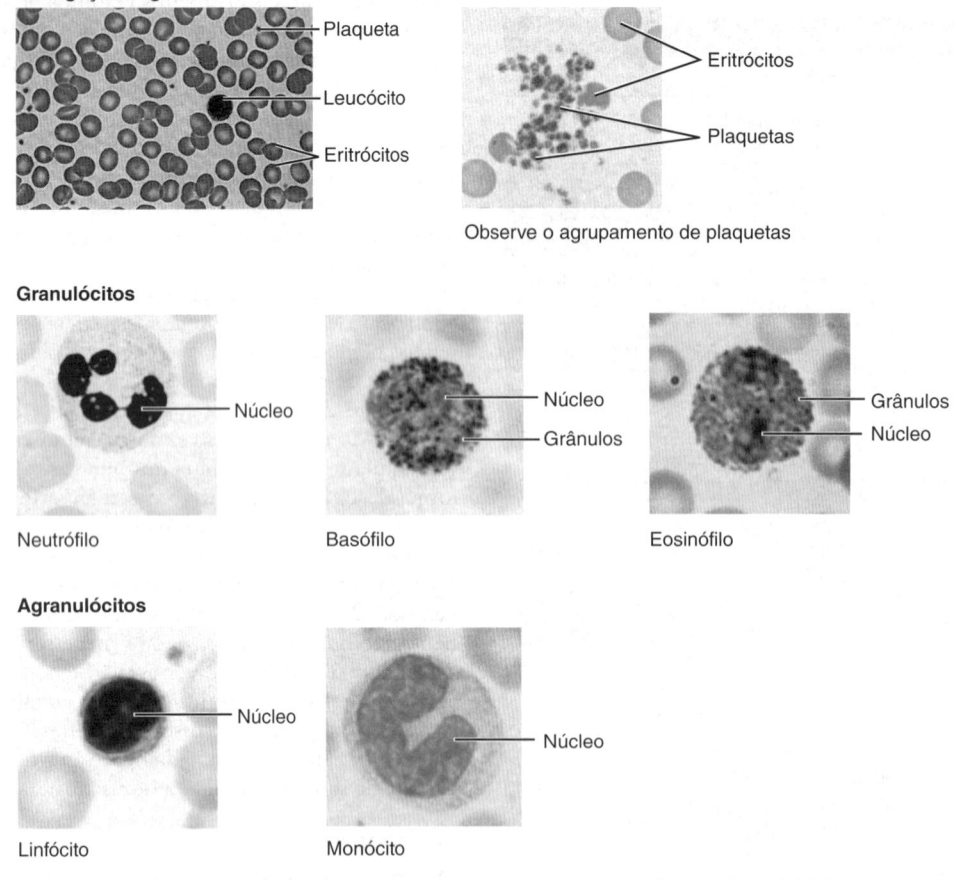

Figura 28.2 • Tipos normais de células sanguíneas. Reproduzida, com autorização, de Cohen, B. J. (2005). *Memmler's the human body in health and disease* (10th ed.). Philadelphia, PA: Lippincott Williams & Wilkins.

a idade, o gênero e as condições de saúde. Por exemplo, gestantes precisam de até 30 mg/dia de ferro, ao passo que homens adultos precisam de até 12 mg e crianças precisam de até 10 mg de ferro por dia (Trevithick, 2019). Quantidades adicionais de ferro, até 2 mg/dia, devem ser absorvidas por mulheres em idade fértil para repor o ferro perdido durante a menstruação. O conteúdo total de ferro corporal no adulto médio é de aproximadamente 3 g, cuja maior parte se encontra na hemoglobina ou em produtos da sua quebra. O ferro é armazenado na forma de ferritina e, quando necessário, é liberado para dentro do plasma, liga-se à transferrina e é transportado para dentro das membranas dos normoblastos (células precursoras de eritrócitos) na medula, onde é incorporado à hemoglobina. O ferro é perdido nas fezes, na bile, no sangue ou nas células mucosas do intestino.

Os achados normais de concentração sanguínea de ferro podem variar de 50 a 250 μg/dℓ, dependendo da idade e do gênero do paciente (Fischbach & Fischbach, 2018). Com o déficit de ferro, os depósitos de ferro da medula óssea são rapidamente esgotados; a síntese de hemoglobina é deprimida, e os eritrócitos produzidos pela medula são pequenos e com baixo teor de hemoglobina. O déficit de ferro no adulto em geral indica perda sanguínea (p. ex., em virtude de sangramento no trato gastrintestinal ou fluxo menstrual intenso). O déficit de ferro alimentar raramente é a única causa da anemia por deficiência de ferro nos adultos. A fonte da deficiência de ferro deve ser prontamente investigada, pois, em um adulto, pode ser um sinal de sangramento no trato gastrintestinal ou câncer de cólon.

Metabolismo da vitamina B_{12} e do folato

A vitamina B_{12} e o folato são necessários para a síntese do ácido desoxirribonucleico (DNA) nos eritrócitos. A vitamina B_{12} e o folato são, ambos, derivados da dieta. O folato é absorvido no intestino delgado proximal, mas apenas pequenas quantidades são armazenadas no corpo. Se a dieta for deficiente em folato, os depósitos no corpo rapidamente se tornam esgotados. Tendo em vista que a vitamina B_{12} é encontrada apenas em alimentos de origem animal, vegetarianos estritos podem ingerir pouca vitamina B_{12}. A vitamina B_{12} combina-se ao fator intrínseco produzido no estômago. O complexo vitamina B_{12}-fator intrínseco é absorvido no íleo distal. Pacientes que se submeteram a uma gastrectomia parcial ou total podem apresentar quantidades limitadas de fator intrínseco; portanto, a absorção de vitamina B_{12} pode estar diminuída. Os efeitos da diminuição da absorção ou da diminuição da ingestão de vitamina B_{12} não são aparentes por 2 a 4 anos.

As deficiências de vitamina B_{12} e folato são caracterizadas pela produção de eritrócitos anormalmente grandes, denominados *megaloblastos*. Tendo em vista que essas células são anormais, muitas são sequestradas (aprisionadas) enquanto ainda se encontram na medula óssea, e sua taxa de liberação é diminuída. Algumas dessas células de fato morrem na medula antes que possam ser liberadas para dentro da circulação. Isso resulta em anemia megaloblástica.

Destruição eritrocitária

O período de vida médio de um eritrócito circulante normal é de 120 dias. Muitas vezes, eritrócitos envelhecidos perdem a sua elasticidade e se tornam aprisionados nos pequenos vasos e no baço; posteriormente, esses eritrócitos são removidos do sangue pelas células reticuloendoteliais, especialmente no fígado e no baço. À medida que os eritrócitos são destruídos, a maior parte da sua hemoglobina é reciclada. Uma parte da hemoglobina também é quebrada para formar bilirrubina e é secretada na bile. A maior parte do ferro é reciclada para formar novas moléculas de hemoglobina na medula óssea; pequenas quantidades são perdidas diariamente nas fezes e na urina e mensalmente no fluxo menstrual.

Leucócitos

Os leucócitos são divididos em duas categorias gerais: granulócitos e linfócitos. No sangue normal, a contagem total de leucócitos é de 4.000 a 11.000 células/mm³. Destas, aproximadamente 60 a 80% são granulócitos e 20 a 40% são linfócitos. Ambos os tipos de leucócitos protegem primariamente o corpo contra infecções e lesões teciduais.

Granulócitos

Os **granulócitos** são definidos pelos grânulos existentes no seu citoplasma. Eles são divididos em três subgrupos principais – eosinófilos, basófilos e neutrófilos –, que são caracterizados pelas propriedades de coloração desses grânulos (ver Figura 28.2). Os eosinófilos apresentam grânulos vermelho-vivos no seu citoplasma, ao passo que os grânulos nos basófilos são corados de azul-escuro. A terceira e mais numerosa célula nessa classe é o neutrófilo, com grânulos que se coram em tons de cor-de-rosa a violeta. Os neutrófilos também são denominados *neutrófilos polimorfonucleares* (PMN), ou *neutrófilos segmentados* (segs).

O núcleo do neutrófilo maduro apresenta múltiplos lobos (normalmente dois a cinco) que são conectados por finos filamentos de material nuclear, ou um núcleo "segmentado"; normalmente, ele tem duas vezes o tamanho de um eritrócito. O granulócito um pouco menos maduro apresenta um núcleo com lobo único e alongado e é denominado **bastão**. Normalmente, os bastões representam apenas uma pequena porcentagem de granulócitos circulantes, embora a sua porcentagem possa aumentar muito sob condições nas quais a produção de neutrófilos aumenta, como nas infecções. O aumento da contagem de bastões às vezes é denominado desvio para a esquerda. (Tradicionalmente, o diagrama de maturação dos neutrófilos demonstrava a célula-tronco mieloide à esquerda, com os estágios progressivos de maturação em direção à direita, encerrando com um neutrófilo totalmente maduro ao fim do lado direito. Um desvio à esquerda indica que há mais células imaturas no sangue do que o normal.)

Neutrófilos totalmente maduros resultam da diferenciação gradual das células-tronco mieloides, especificamente dos **blastos** mieloides (i. e., leucócitos imaturos). O processo, denominado **mielopoese**, é altamente complexo e depende de muitos fatores. Esses fatores, incluindo **citocinas** específicas (i. e., proteínas reguladoras produzidas por leucócitos), tais como fatores de crescimento, normalmente se encontram na própria medula. À medida que a célula blástica amadurece, o citoplasma da célula muda de cor (de azul para violeta), e os grânulos começam a se formar com o citoplasma. O formato do núcleo também é alterado. Todo o processo de maturação e diferenciação demora aproximadamente 10 dias (ver Figura 28.1). O neutrófilo é liberado para a circulação a partir da medula óssea, onde permanece por apenas aproximadamente 6 horas antes de migrar para os tecidos corporais para realizar a sua função de **fagocitose** (ingestão e digestão de corpos estranhos, como bactérias). Os neutrófilos morrem ali, no período de 1 a 2 dias. A quantidade de granulócitos circulantes observada na pessoa hígida é relativamente constante; entretanto, na infecção, grandes quantidades dessas células são rapidamente liberadas para dentro da circulação.

Agranulócitos

Monócitos

Os **monócitos** (também denominados *leucócitos mononucleares*) são leucócitos com um núcleo com lobo único e um citoplasma sem grânulos – por isso o termo *agranulócito* (ver Figura 28.2). No sangue de um adulto saudável, os monócitos são responsáveis por aproximadamente 5% dos leucócitos totais. Os monócitos são os maiores leucócitos. Produzidos pela medula óssea, eles permanecem na circulação por um breve período antes de adentrarem os tecidos e se transformarem em **macrófagos**. Os macrófagos são particularmente ativos no baço, no fígado, no peritônio e nos alvéolos; eles removem os resíduos celulares dessas áreas e fagocitam bactérias nos tecidos.

Linfócitos

Os **linfócitos** maduros são células pequenas, com citoplasma escasso (ver Figura 28.2). Os linfócitos imaturos são produzidos na medula óssea a partir das células-tronco linfoides. Uma segunda fonte importante de produção de linfócitos é o timo. As células derivadas do timo são conhecidas como linfócitos T (ou células T); aquelas derivadas da medula também podem ser células T, mas são mais comumente linfócitos B (ou células B). Os linfócitos concluem a sua diferenciação e maturação primariamente nos linfonodos e no tecido linfoide do intestino e do baço, após a exposição a um antígeno específico. Os linfócitos maduros são as principais células do sistema imune, produzindo anticorpos e identificando outras células e microrganismos como "estranhos". As **células *natural killer*** (NK) são importantes no sistema de defesa imune do corpo. Assim como outros linfócitos, as células NK acumulam-se nos tecidos linfoides (especialmente no baço, nos linfonodos e nas tonsilas), onde amadurecem. Quando ativadas, elas atuam como potentes matadoras de células infectadas por vírus e cancerosas. Elas também secretam citocinas para mobilizar as células T e B para a atuação.

Função dos leucócitos

Os leucócitos protegem o corpo contra a invasão por bactérias e outras entidades estranhas. A principal função dos neutrófilos é a fagocitose. Os neutrófilos chegam a determinado local 1 hora após o início de uma reação inflamatória e iniciam a fagocitose, mas têm vida curta. Segue-se um influxo de monócitos; essas células continuam as suas atividades fagocíticas por longos períodos na forma de macrófagos. Esse processo constitui a segunda linha de defesa para o corpo contra inflamações e infecções. Embora os neutrófilos consigam, com frequência, agir adequadamente contra bactérias sem o auxílio de macrófagos, estes são especialmente efetivos contra fungos e vírus. Os macrófagos também digerem células sanguíneas senescentes, primariamente no baço.

A função primária dos linfócitos é atacar o material estranho. Um grupo de linfócitos (linfócitos T) mata as células estranhas diretamente ou libera linfocinas, substâncias que intensificam a atividade das células fagocíticas. Os linfócitos T são responsáveis por reações alérgicas tardias, pela rejeição de tecidos estranhos (p. ex., órgãos transplantados) e pela destruição de células tumorais. Esse processo é conhecido como *imunidade celular*. O outro grupo de linfócitos (linfócitos B) é capaz de diferenciação em células plasmáticas. As células plasmáticas, por sua vez, produzem anticorpos denominados *imunoglobulinas* (Ig), que são moléculas proteicas que destroem o material estranho por meio de diversos mecanismos. Esse processo é conhecido como imunidade humoral.

Os eosinófilos e basófilos atuam em reações de hipersensibilidade. Os eosinófilos são importantes na fagocitose de parasitos. O aumento dos níveis de eosinófilos em estados alérgicos indica que essas células estão envolvidas na reação de hipersensibilidade; elas neutralizam a histamina. Os basófilos produzem e armazenam histamina, bem como outras substâncias envolvidas em reações de hipersensibilidade. A liberação dessas substâncias provoca reações alérgicas. Ver Capítulo 31 para mais informações sobre a resposta imune.

Plaquetas (Trombócitos)

As plaquetas, ou trombócitos, tecnicamente não são células; em vez disso, são fragmentos granulares de células gigantes na medula óssea, denominados *megacariócitos* (ver Figura 28.2). A produção de plaquetas na medula é regulada, em parte, pelo hormônio trombopoetina, que estimula a produção e a diferenciação de megacariócitos a partir da célula-tronco mieloide. Cada megacariócito tem a capacidade de produzir aproximadamente 2 mil plaquetas; 80% dessas estão ativas na circulação e 20% estão armazenadas no baço (Ciesla, 2019a).

As plaquetas desempenham um papel essencial no controle dos sangramentos. Elas circulam livremente no sangue em um estado inativo, no qual nutrem o endotélio dos vasos sanguíneos, mantendo a integridade do vaso. Quando ocorre uma lesão vascular, as plaquetas acumulam-se no local e são ativadas. Elas aderem ao local da lesão e entre si, formando um tampão plaquetário que interrompe temporariamente o sangramento. As substâncias liberadas dos grânulos plaquetários ativam fatores de coagulação no plasma sanguíneo e iniciam a formação de um coágulo estável composto de **fibrina**, uma proteína filamentosa. As plaquetas têm um período de vida normal de 7 a 10 dias (Ciesla, 2019b).

Plasma e proteínas plasmáticas

Após a remoção dos elementos celulares do sangue, a parte líquida remanescente é denominada *plasma*. Mais de 90% do plasma é água. O restante é composto primariamente de proteínas plasmáticas, fatores de coagulação (especialmente fibrinogênio) e pequenas quantidades de outras substâncias, como nutrientes, enzimas, produtos residuais e gases. Se a coagulação do plasma for possível, o líquido remanescente é denominado **soro**. O soro apresenta essencialmente a mesma composição do plasma, com a exceção de que o fibrinogênio e diversos fatores de coagulação foram removidos durante o processo de coagulação.

As proteínas plasmáticas são compostas primariamente de albumina e globulinas. As globulinas podem ser separadas em três frações principais (alfa, beta e gama), cada uma delas composta de proteínas distintas, que apresentam funções diferentes. As proteínas importantes nas frações alfa e beta são as globulinas de transporte e os fatores de coagulação, que são fabricados no fígado. Na circulação, as globulinas de transporte carregam diversas substâncias na forma ligada. Por exemplo, as globulinas de ligação da tireoide transportam tiroxina, e a transferrina transporta ferro. Os fatores de coagulação, incluindo fibrinogênio, permanecem em uma forma inativa no plasma sanguíneo até que sejam ativados pela cascata da coagulação. A fração gama da globulina refere-se às imunoglobulinas (Ig), ou anticorpos. Essas proteínas são produzidas por linfócitos B bem diferenciados e células plasmáticas. O real fracionamento das globulinas pode ser observado em um exame laboratorial específico (eletroforese de proteínas séricas).

A albumina é particularmente importante para a manutenção do equilíbrio hídrico no sistema vascular. As paredes dos capilares são impermeáveis à albumina, de modo que a sua presença no plasma cria uma força osmótica que mantém o líquido no espaço vascular. A albumina, que é produzida pelo fígado, tem a capacidade de se ligar a diversas substâncias que são transportadas no plasma (p. ex., determinados medicamentos, bilirrubina e alguns hormônios). Pessoas com comprometimento da função hepática podem apresentar baixas concentrações de albumina, com resultante diminuição na pressão osmótica e desenvolvimento de edema.

Sistema reticuloendotelial

O **sistema reticuloendotelial (SRE)** é composto de macrófagos teciduais especiais. Quando liberados da medula, os monócitos passam um breve período na circulação (aproximadamente 24 horas) e, em seguida, adentram os tecidos corporais. Nos tecidos, os monócitos continuam a se diferenciar em macrófagos, que conseguem sobreviver por meses ou anos. Os macrófagos apresentam uma diversidade de funções importantes. Eles defendem o corpo contra invasores estranhos (*i. e.*, bactérias e outros patógenos) por meio de fagocitose, removem células antigas ou lesionadas da circulação, estimulam o processo inflamatório e apresentam os antígenos ao sistema imune (Banaski, 2019). Macrófagos dão origem a histiócitos teciduais, células fagocitárias encontradas no tecido conjuntivo frouxo. Estes incluem células de Kupffer do fígado, macrófagos peritoneais, macrófagos alveolares e outros componentes do SRE. Portanto, o SRE é um componente de muitos outros órgãos do corpo, em particular do baço, dos linfonodos, dos pulmões e do fígado.

O baço é o local de atividade para a maioria dos macrófagos. A maior parte do baço (75%) é composta de polpa vermelha; nela, o sangue entra nos seios venosos através de capilares que são cercados por macrófagos. Na polpa vermelha, encontram-se pequenos agrupamentos de polpa branca, composta de linfócitos B e T. O baço sequestra os reticulócitos recém-formados da medula, removendo fragmentos nucleares e outros materiais (p. ex., hemoglobina danificada ou defeituosa, ferro), antes que o eritrócito, agora totalmente maduro, retorne para a circulação. Se o baço estiver aumentado de volume, um número maior de hemácias e plaquetas pode ser sequestrado. O baço é uma fonte importante de hematopoese na vida fetal. Ele pode retomar a hematopoese posteriormente na fase adulta, se necessário, em particular quando a função medular está comprometida (p. ex., na fibrose da medula óssea). O baço também apresenta funções imunes importantes. Ele forma substâncias denominadas *opsoninas*, que promovem a fagocitose dos neutrófilos, bem como o anticorpo imunoglobulina M (IgM), após a exposição a um antígeno.

Hemostasia

A hemostasia é o processo de prevenção da perda sanguínea a partir de vasos intactos e da interrupção do sangramento a partir de um vaso cortado, que requer quantidades adequadas de plaquetas funcionais. As plaquetas nutrem o endotélio e, assim, mantêm a integridade estrutural da parede dos vasos. Dois processos estão envolvidos na interrupção dos sangramentos: a hemostasia primária e a secundária (Figura 28.3).

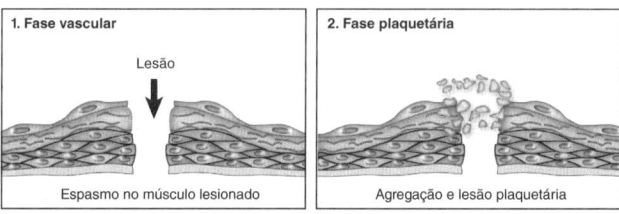
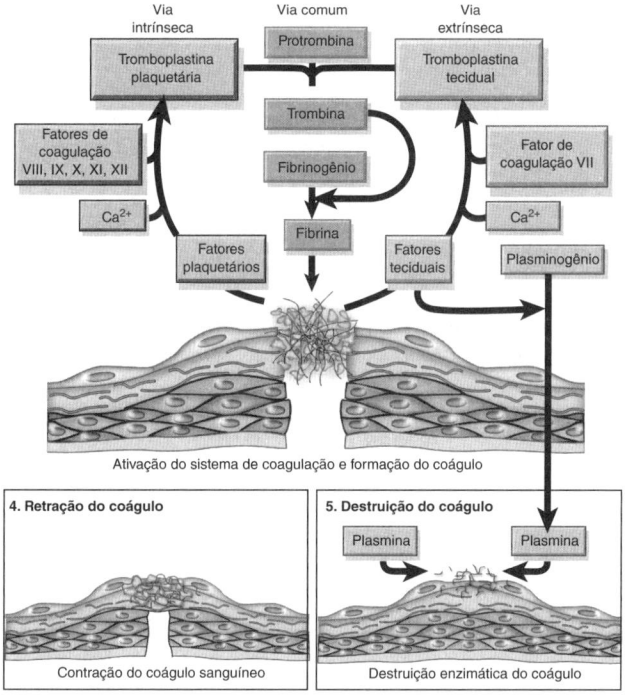

Figura 28.3 • Hemostasia. Quando a superfície endotelial de um vaso sanguíneo é lesionada, ocorrem diversos processos. Na hemostasia primária, as plaquetas na circulação são atraídas para a camada de colágeno exposta no local da lesão. Elas aderem ao local da lesão, liberando fatores que estimulam outras plaquetas a se agregarem no local, formando um tampão plaquetário instável. Na hemostasia secundária, com base no tipo de estímulo, é iniciada uma de duas vias de coagulação – a via intrínseca ou a extrínseca –, e os fatores de coagulação naquela via são ativados. O resultado final de qualquer via é a conversão da protrombina em trombina. A trombina é necessária para que o fibrinogênio seja convertido em fibrina, a proteína estabilizadora que ancora o frágil tampão plaquetário ao local da lesão para prevenir o sangramento adicional e possibilitar que o vaso ou local lesionado cicatrize. Modificada de www.irvingcrowley.com/cls/clotting.gif.

Na hemostasia primária, o vaso sanguíneo lesionado é contraído. As plaquetas circulantes agregam-se no local e aderem ao vaso e entre si. Um tampão hemostático instável é formado. Para que o processo da coagulação seja corretamente ativado, os fatores de coagulação inativos circulantes devem ser convertidos nas formas ativas. Esse processo ocorre sobre a superfície das plaquetas agregadas no local da lesão do vaso.

O resultado é a formação de fibrina, que reforça o tampão plaquetário e o ancora no local da lesão. Isso é chamado de hemostasia secundária. O processo de coagulação sanguínea é altamente complexo e pode ser ativado por meio da via extrínseca (também conhecida como via do fator tecidual) ou da via intrínseca (também conhecida como via de ativação por contato). Ambas as vias são necessárias para a manutenção da hemostasia normal. Muitos fatores estão envolvidos na cascata de reações que forma a fibrina. Quando o tecido é lesionado, a via extrínseca é ativada por meio da liberação de tromboplastina a partir do tecido. Como resultado de uma série de reações, a protrombina é convertida em trombina, que, por sua vez, catalisa a conversão do fibrinogênio em fibrina. A coagulação pela via intrínseca ou de ativação por contato é ativada quando o colágeno que reveste os vasos sanguíneos é exposto. Os fatores de coagulação são sequencialmente ativados até que, assim como na via extrínseca, a fibrina finalmente seja formada (Rockwell, 2019). A via intrínseca é mais lenta, e essa sequência é menos frequentemente responsável pela coagulação em resposta à lesão tecidual. Entretanto, ela é importante se uma parede de um vaso não lesionado entra em contato com lipoproteínas (*i. e.*, aterosclerose) ou com bactérias, resultando em um coágulo que é formado com outras finalidades além da proteção contra um traumatismo ou um sangramento.

À medida que o vaso lesionado é reparado e novamente recoberto por células endoteliais, o coágulo de fibrina deixa de ser necessário. A fibrina é digerida por meio de dois sistemas: o sistema fibrinolítico plasmático e o sistema fibrinolítico celular. A proteína **plasminogênio** é necessária para degradar a fibrina. O plasminogênio, que está presente em todos os líquidos corporais, circula com o fibrinogênio e, portanto, é incorporado ao coágulo de fibrina à medida que ele se forma. Quando o coágulo deixa de ser necessário (p. ex., após a cicatrização de um vaso sanguíneo lesionado), o plasminogênio é ativado para formar a plasmina. A plasmina digere o fibrinogênio e a fibrina. As partículas geradas pela quebra do coágulo, denominadas *produtos de degradação da fibrina*, são liberadas para dentro da circulação. Por meio desse sistema, os coágulos são dissolvidos à medida que o tecido é reparado, e o sistema vascular retorna ao seu estado basal normal.

Considerações gerontológicas

Em pacientes mais idosos, a capacidade da medula óssea de responder às necessidades corporais de células sanguíneas (eritrócitos, leucócitos e plaquetas) pode estar diminuída, resultando em **leucopenia** (diminuição da contagem de leucócitos circulantes) ou anemia. Essa diminuição da capacidade é o resultado de muitos fatores, como a redução da produção dos fatores de crescimento necessários para a hematopoese pelas células estromais na medula ou a diminuição da resposta aos fatores de crescimento (no caso da eritropoetina). Com o passar do tempo, o DNA das células-tronco na medula óssea é lesionado, o que compromete sua função. O desenvolvimento dos linfócitos T e B também está diminuído. Essa redução da resposta imune relacionada com a idade e decorrente da diminuição da produção e da função das células sanguíneas projetadas para proteger o corpo é denominada imunossenescência (Yeager, 2019).

AVALIAÇÃO

Anamnese

A anamnese e a avaliação física cuidadosas podem fornecer informações importantes relacionadas com um diagnóstico hematológico conhecido ou possível de um paciente. Tendo em vista que muitos distúrbios hematológicos são mais prevalentes em determinados grupos étnicos, as avaliações de raça/cor e da história familiar são úteis (Boxe 28.1). De modo similar, a obtenção da história nutricional e a avaliação do uso de medicamentos prescritos e de venda livre, bem como de fitoterápicos,

Boxe 28.1 — GENÉTICA NA PRÁTICA DE ENFERMAGEM
Distúrbios hematológicos

Os distúrbios hematológicos são marcados por alterações na estrutura ou na função das células sanguíneas ou no mecanismo de coagulação sanguínea. Alguns exemplos de distúrbios hematológicos genéticos são:

Herança autossômica dominante:
- Fator V de Leiden
- Hipercolesterolemia familiar
- Angioedema hereditário
- Esferocitose hereditária
- Doença de von Willebrand.

Herança autossômica recessiva:
- Hemocromatose
- Doença falciforme
- Talassemia.

Herança ligada ao X:
- Hemofilia.

Avaliações de enfermagem

Ver Capítulo 4, Boxe 4.2, Genética na prática de enfermagem: Aspectos genéticos da avaliação de saúde

Avaliação da história familiar específica aos distúrbios hematológicos
- Coletar informações da história familiar sobre os parentes maternos e paternos de três gerações da família
- Avaliar a história familiar em relação a outros familiares com história de distúrbios hematológicos ou episódios de sangramento anormal
- Se houver suspeita de história familiar ou risco pessoal, a pessoa deve ser cuidadosamente avaliada à procura de distúrbios hemorrágicos antes de procedimentos cirúrgicos.

Avaliação do paciente específica aos distúrbios hematológicos
- Investigar manifestações específicas de doenças hematológicas:
  - Fadiga extrema (a manifestação mais comum de distúrbios hematológicos)
  - Coagulação sanguínea retardada
  - Equimoses profundas ou de ocorrência fácil
  - Sangramento anormal (p. ex., epistaxes frequentes)
  - Dor abdominal (hemocromatose) ou dor articular (doença falciforme)
- Revisar os hemogramas à procura de anormalidades
- Investigar doença apesar de baixo risco (p. ex., um adulto jovem com coágulo sanguíneo).

Recursos
Hemophilia Federation of America, www.hemophiliafed.org
Iron Disorders Institute: Hemochromatosis, www.hemochromatosis.org
Sickle Cell Association of America, www.sicklecelldisease.org
Ver, no Capítulo 6, Boxe 6.7, os componentes do aconselhamento genético.

---

são importantes, já que diversas condições podem resultar de deficiências nutricionais ou do uso de determinados fitoterápicos ou medicamentos. A cuidadosa atenção em relação ao início de um sintoma ou achado (p. ex., rápido *versus* gradual; persistente *versus* intermitente), a sua gravidade e quaisquer fatores de contribuição pode diferenciar ainda mais as possíveis causas. De igual importância é a avaliação do impacto desses achados sobre a capacidade funcional do paciente, das manifestações de angústia e dos mecanismos de enfrentamento.

Avaliação física

A avaliação física deve ser abrangente e incluir atenção cuidadosa em relação à pele, à cavidade oral, aos linfonodos e ao baço (Figura 28.4). A Tabela 28.2 destaca uma abordagem geral em relação aos achados da avaliação física em distúrbios hematológicos (ver discussão nos Capítulos 29 e 30).

AVALIAÇÃO DIAGNÓSTICA

A maioria das doenças hematológicas reflete um defeito nos sistemas hematopoético, hemostático ou reticuloendotelial. O defeito pode ser quantitativo (p. ex., aumento ou diminuição da produção de células), qualitativo (p. ex., as células que são produzidas são defeituosas em sua capacidade funcional esperada), ou ambos. Inicialmente, muitas condições hematológicas causam poucos sintomas, e exames laboratoriais extensivos com frequência são necessários para estabelecer um diagnóstico. Para a maioria das condições hematológicas, é necessária a continuação do monitoramento por meio de exames séricos específicos, tendo em vista que é muito importante a avaliação em relação a alterações nos resultados dos exames ao longo do tempo. Em geral, é importante avaliar tendências nos

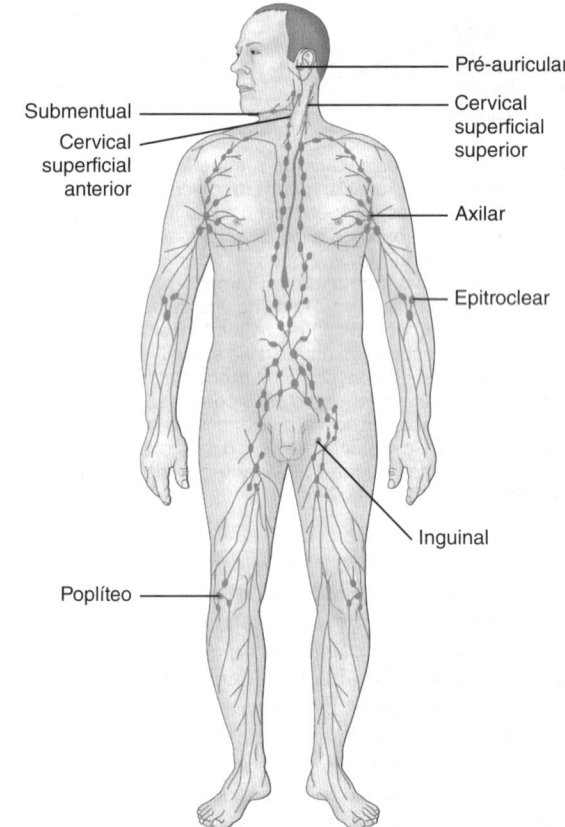

Figura 28.4 • Sistema linfático. Locais em que os linfonodos podem ser palpados. Desenvolvida por Thomas, M. & Morrow, K. (2011). Veterans Administration Palo Alto Health Care System.

TABELA 28.2	Anamnese e avaliação física em casos de distúrbios hematológicos.[a]	
	Achados	**Possíveis indicações de distúrbio hematológico**
Anamnese	Episódios anteriores de sangramento (epistaxe, dentário, gengival, hematúria, menorragia, hematoquezia, sangramento e/ou úlceras gastrintestinais)	Trombocitopenia, coagulopatia, anemia
	Coágulos sanguíneos, êmbolos pulmonares, abortamentos anteriores	Distúrbio trombótico
	Fadiga e fraqueza	Anemia, infecção, malignidade, distúrbios clonais
	Dispneia, em particular dispneia aos esforços, ortopneia	Anemia, infecção
	Radioterapia anterior (especialmente irradiação pélvica)	Anemia, pancitopenia, síndrome mielodisplásica, leucemia
	Quimioterapia anterior	Síndrome mielodisplásica, leucemia
	Passatempos/história de exposição ocupacional/militar (especialmente benzeno, agente laranja)	Síndrome mielodisplásica, leucemia, mieloma, linfoma
	História alimentar	Anemia (por deficiência de vitamina B_{12}, folato, ferro)
	Etilismo	Anemia (efeito sobre a hematopoese, deficiência nutricional)
	Uso de fitoterápicos	Disfunção plaquetária
	Medicamentos concomitantes	Neutropenia, anemia, hemólise, trombocitopenia
	História familiar/etnia	Alguns distúrbios hematológicos apresentam prevalência mais alta em determinados grupos étnicos e determinadas famílias (ver Boxe 28.1)
Avaliação física		
Pele	Cor acinzentada ou bronze da pele (especialmente em genitália, cicatrizes, áreas expostas)	Hemocromatose (primária ou secundária)
	Pele rósea (face, conjuntiva, mãos, pés)	Policitemia
	Equimoses (i. e., hematomas)	Trombocitopenia, coagulopatia
	Petéquias (i. e., lesões hemorrágicas pontuais, geralmente mais proeminentes no tronco ou nos aspectos anteriores das extremidades inferiores)	Trombocitopenia grave
	Exantema	Variável; se pruriginoso, pode indicar policitemia, outros distúrbios não relacionados com a hematologia (ver Capítulo 56)
	Sangramento (também ao redor de acessos vasculares, cateteres)	Trombocitopenia, coagulopatia
	Hemorragia conjuntival	Trombocitopenia grave, coagulopatia
	Palidez, especialmente em membranas mucosas (incluindo conjuntiva), leitos ungueais	Anemia
	Icterícia em mucosas (incluindo conjuntiva), leitos ungueais, palato	Hemólise
Cavidade oral	Petéquias em mucosa bucal, gengiva, palato duro	Trombocitopenia grave
	Ulceração da mucosa oral	Infecção, leucemia
	Língua: lisa	Anemia perniciosa
	Vermelha carnosa	Deficiência de vitamina B_{12}/folato
	Aumento do tamanho	Amiloidose
	Queilite angular (ulceração nos cantos da boca)	Anemia
	Aumento do tamanho das gengivas; hiperplasia	Leucemia
Linfonodos	Aumento do tamanho, firmes e fixos, em vez de móveis e macios	Leucemia, linfoma
Sistema respiratório	Aumento da frequência e da profundidade das incursões respiratórias; sons respiratórios adventícios	Anemia, infecção
Sistema cardiovascular	Distensão de veias do pescoço, edema, dor torácica aos esforços, sopros, galopes	Anemia grave
	Hipotensão (abaixo do valor basal)	Policitemia
	Hipertensão arterial (acima do valor basal)	
Sistema geniturinário	Hematúria	Hemólise, trombocitopenia
	Proteinúria	Mieloma
Sistema musculoesquelético	Sensibilidade em costelas/esterno à palpação	Leucemia, mieloma
	Dor nas costas; sensibilidade à palpação sobre a coluna, perda de altura, cifose	Mieloma
	Dor/edema em joelhos, pulsos, mãos	Hemofilia, anemia falciforme
Sistema abdominal	Aumento do tamanho do baço	Leucemia, mielofibrose
	Aumento do tamanho do fígado	Mielofibrose
	Fezes positivas para sangue oculto	Anemia, trombocitopenia
Sistema nervoso central	Disfunção de nervo craniano	Deficiência de vitamina B_{12}
	Disfunção de nervo periférico (especialmente sensorial)	Deficiência de vitamina B_{12}, amiloidose, mieloma
	Alterações visuais, cefaleia, alteração no *status* mental	Trombocitopenia grave
Sistema reprodutor feminino	Menorragia	Trombocitopenia, coagulopatia
Sistema constitucional	Febre, calafrios, sudorese, astenia	Leucemia, linfoma; infecção

[a]Achados comuns (obtidos por meio de anamnese e avaliação física) que ocorrem em pacientes com distúrbios hematológicos. Observe que os sinais e sintomas não são específicos da doença, mas são úteis para orientar o enfermeiro no estabelecimento de uma etiologia para os achados observados. Adaptada de Bickley, L. S. (2016). *Bates' guide to physical examination and history taking* (12th ed.). Philadelphia, PA: Lippincott Williams & Wilkins; Weber, J. W. & Kelley, J. (2018). *Health assessment in nursing* (6th ed.). Philadelphia, PA: Wolters Kluwer.

resultados dos exames, uma vez que elas auxiliam o clínico a determinar se o paciente está respondendo adequadamente às intervenções.

Estudos hematológicos

Os exames mais comuns utilizados são o hemograma completo e o esfregaço de sangue periférico. O hemograma completo identifica a contagem total de células sanguíneas (leucócitos, eritrócitos e plaquetas), bem como hemoglobina, **hematócrito** (porcentagem do volume sanguíneo composta de eritrócitos) e índices eritrocitários. Como a morfologia celular (formato e aspecto das células) é particularmente importante na obtenção de um diagnóstico preciso da maioria dos distúrbios hematológicos, as células sanguíneas envolvidas devem ser examinadas. Esse processo é denominado exame manual do esfregaço de sangue periférico, que pode ser parte do hemograma completo. Nesse exame, uma gota de sangue é espalhada sobre uma lâmina de vidro, corada e examinada sob um microscópio. O formato e o tamanho dos eritrócitos e das plaquetas, bem como o aspecto real dos leucócitos, fornecem informações úteis para a identificação de condições hematológicas. O sangue para o hemograma completo é obtido tipicamente por meio de punção venosa (Fischbach & Fischbach, 2018).

Outros testes de coagulação comuns são o tempo de protrombina (TP), normalmente substituído por um teste padronizado, a razão normalizada internacional (RNI) e o tempo de tromboplastina parcial ativada (TTPa). A RNI e o TTPa são ferramentas de triagem úteis para a avaliação da capacidade de coagulação de um paciente e para o monitoramento da efetividade terapêutica dos anticoagulantes. Em ambos os testes, reagentes específicos são misturados na amostra de plasma, e é medido o tempo necessário para a formação de um coágulo. Para que esses testes sejam precisos, o tubo de ensaio deve ser preenchido com a quantidade correta de sangue do paciente; o volume sanguíneo excessivo ou inadequado no tubo pode ter resultados imprecisos.

Aspiração e biopsia de medula óssea

A aspiração e a biopsia de medula óssea são cruciais quando são necessárias informações adicionais para avaliar como as células sanguíneas de um paciente estão sendo formadas e para avaliar a quantidade e a qualidade de cada tipo de célula produzida na medula. Além disso, os resultados desses testes podem ser utilizados para diagnosticar infecção ou tumor na medula. Outros testes especializados podem ser realizados no aspirado medular, tais como análise citogenética ou imunofenotipificação (i. e., identificação de proteínas específicas expressadas pelas células), e são úteis na identificação de determinadas condições malignas e no estabelecimento de um prognóstico.

A medula óssea normal encontra-se em um estado semilíquido e pode ser aspirada por meio de uma agulha longa e calibrosa especial (agulha de Jamshidi). Em adultos, a medula óssea normalmente é aspirada a partir da crista ilíaca e, às vezes, do esterno. A aspiração da medula óssea consiste na coleta de uma amostra de células da parte mais fluida da medula óssea e não é adequada para a investigação de determinadas condições, tais como anemia. Quando é necessário obter mais informações, é realizada uma biopsia da medula óssea, que examina a parte sólida da medula. As amostras de biopsia são coletadas da crista ilíaca posterior; embora, às vezes, a abordagem anterior possa ser necessária. A biopsia da medula revela a arquitetura da medula óssea, bem como o seu grau de celularidade.

A preparação do paciente inclui uma cuidadosa explicação do procedimento, que pode ser dada ao lado do leito do paciente (para o paciente hospitalizado) ou no ambulatório. Alguns pacientes podem estar ansiosos; portanto, pode ser prescrito um agente ansiolítico. É crucial que o médico ou o enfermeiro explique o procedimento, incluindo seus riscos, benefícios e alternativas, e descreva as sensações que o paciente pode apresentar. O paciente ou seu representante legal precisa assinar um termo de consentimento livre e esclarecido (TCLE) antes da realização da aspiração e da biopsia da medula óssea.

Antes da aspiração, a antissepsia da pele é realizada com a utilização de uma técnica asséptica. Em seguida, uma pequena área é anestesiada com um agente anestésico local através da pele e do tecido subcutâneo até o periósteo do osso; não é possível anestesiar o osso em si. A agulha de medula óssea é introduzida com um estilete posicionado. Quando a agulha atravessa a camada cortical do osso e penetra a medula óssea, o estilete é retirado, e uma seringa é conectada. A seguir, um pequeno volume (5 mℓ) de sangue e medula óssea é aspirado. Os pacientes têm a sensação de pressão à medida que a agulha é avançada até a posição. A real aspiração sempre causa uma dor aguda, porém breve, que resulta da sucção exercida à medida que a medula é aspirada para dentro da seringa. Realizar respirações profundas ou utilizar técnicas de relaxamento com frequência auxiliam no alívio do desconforto (Figura 28.5).

A biopsia da medula óssea é realizada, mais frequentemente, junto à aspiração da medula óssea (Mayo Clinic, 2018a). O material aspirado da medula óssea é examinado para determinar os tipos e as contagens de células da medula óssea. Na verdade, a biopsia da medula óssea possibilita o estudo da arquitetura de uma amostra de tecido da medula e confirma diagnósticos (Wimberly, 2019). É necessária uma agulha especial para a biopsia da medula óssea. Como essas agulhas são grandes, a pele pode ser puncionada primeiramente com uma lâmina cirúrgica, para fazer uma incisão de 3 a 4 mm. A agulha de biopsia é avançada bem para dentro da cavidade medular. Quando a agulha está adequadamente posicionada, uma parte da medula é retirada. O paciente tem a sensação de pressão, mas não deve sentir dor real. O enfermeiro deve auxiliar o paciente a manter uma posição confortável e estimular o relaxamento e as respirações profundas durante todo o procedimento. O paciente deve ser orientado a informar o médico se sentir dor, de modo que possa ser administrado um agente anestésico adicional.

As possíveis complicações da aspiração ou da biopsia da medula óssea incluem sangramento e infecção. O risco de sangramento aumenta razoavelmente se a contagem de plaquetas do paciente estiver baixa ou se o paciente estiver em uso de algum medicamento que altere a função plaquetária (p. ex., ácido acetilsalicílico). Após a obtenção da amostra da medula, é aplicada pressão no local por diversos minutos. Em seguida, o local é recoberto com um curativo estéril. A maioria dos pacientes não sente desconforto após uma aspiração da medula óssea, mas o local de biopsia pode doer durante 1 a 2 dias. Banhos quentes de imersão e um agente analgésico leve (p. ex., paracetamol) podem ser úteis. Agentes analgésicos que contenham ácido acetilsalicílico devem ser evitados no período pós-procedimento imediato, tendo em vista que podem agravar ou potencializar o sangramento. Além disso, recomenda-se que o paciente não faça atividades físicas ou exercícios físicos vigorosos durante 1 a 2 dias (Mayo Clinic, 2018a).

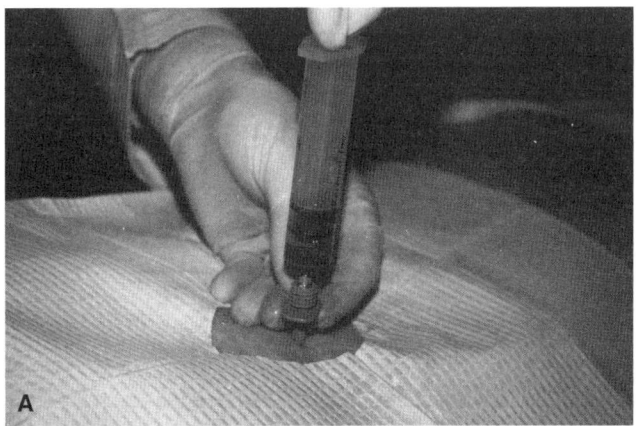
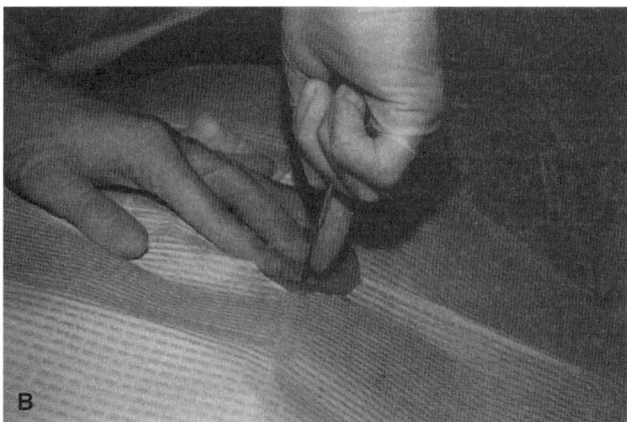
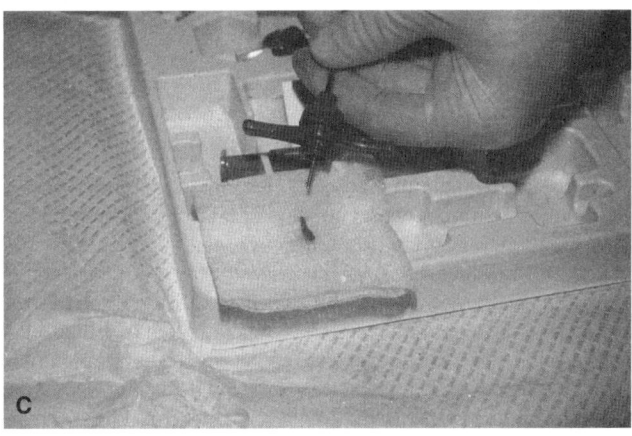

Figura 28.5 • Procedimento de aspiração da medula óssea. A crista ilíaca superior posterior é o local preferido para a aspiração e para a biopsia da medula óssea, pois não há proximidade de nenhum órgão vital ou vasos. O paciente é posicionado lateralmente, com uma perna flexionada, ou na posição prona. A crista ilíaca anterior ou o esterno também podem ser usados. Observe que o esterno não pode ser usado para biopsia da medula. **A.** Aspiração da medula óssea. **B.** Inserção da agulha de Jamshidi para biopsia. **C.** Destinação do cilindro da medula óssea. Reproduzida, com autorização, de Farhi, D. C. (2009). *Pathology of bone marrow and blood cells* (2nd ed.). Philadelphia, PA: Lippincott Williams & Wilkins.

> **Desfechos clínicos de histórias de pacientes: Lloyd Bennett • Parte 1**
>
>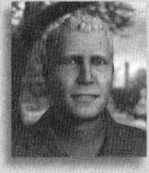
>
> Lloyd Bennett é um homem de 76 anos que sofreu uma queda enquanto trabalhava ao ar livre. Ele é levado ao pronto-socorro com fratura de quadril. Quais dados do exame físico e dos exames laboratoriais podem ser úteis para a investigação de possível perda interna de sangue a partir da fratura ou são indícios de que o paciente corra maior risco de sangramento? (A história de Lloyd Bennett continua no Capítulo 47.)

ABORDAGENS TERAPÊUTICAS DOS DISTÚRBIOS HEMATOLÓGICOS

Esplenectomia

A remoção cirúrgica do baço (denominada esplenectomia) é um possível tratamento para alguns distúrbios hematológicos. Por exemplo, um baço hipertrofiado (esplenomegalia) pode ser o local de destruição excessiva das células sanguíneas. Além disso, alguns pacientes com baços muito aumentados desenvolvem trombocitopenia grave como resultado do sequestro das plaquetas no baço. A esplenectomia remove o "aprisionamento", assim, as contagens de plaquetas podem normalizar ao longo do tempo.

A esplenectomia laparoscópica está associada à redução da morbidade pós-operatória em comparação com a esplenectomia a céu aberto. Os riscos associados à esplenectomia incluem hemorragia, exacerbação da coagulação e agravo aos tecidos e órgãos circundantes. Os riscos em longo prazo após a esplenectomia incluem maior probabilidade de desenvolver infecções potencialmente fatais. Os pacientes recebem vacina antipneumocócica antes de serem submetidos à esplenectomia, se possível. O paciente é orientado a buscar atenção médica imediata se tiver sintomas de infecção, mesmo se discretos. O Centers for Disease Control and Prevention (CDC, 2020) recomenda que pacientes asplênicos recebam vacinas contra gripe, pneumococos e meningococos. Além disso, se o paciente apresentar outras condições que aumentem o risco de infecção grave além da esplenectomia, ele precisa de profilaxia com antibiótico (Mayo Clinic, 2018b).

Aférese terapêutica

Aférese é uma palavra grega que significa "separação". Na aférese (ou férese) terapêutica, o sangue é coletado do paciente e passa por uma centrífuga, onde um componente específico é separado do sangue e removido (Tabela 28.3). O sangue remanescente é retornado para o paciente. Todo o sistema é fechado, de modo que o risco de contaminação bacteriana é baixo. Quando plaquetas ou leucócitos são removidos, a diminuição dessas células na circulação é temporária. Os doadores de plaquetas podem submeter as suas plaquetas à aférese com frequência, a cada 14 dias, por exemplo. Os leucócitos podem ser obtidos de modo similar, após o doador ter recebido fatores de crescimento (fator de estimulação de colônias de granulócitos, fator de estimulação de colônias de granulócitos-macrófagos) para estimular a formação de leucócitos adicionais e, assim, aumentar a contagem de leucócitos. O emprego desses fatores de crescimento também estimula a liberação de células-tronco

TABELA 28.3 Tipos de aférese.[a]

Durante o procedimento	Finalidade	Exemplos de utilização clínica
Plaquetaférese	Remoção de plaquetas	Trombocitose extrema, trombocitemia essencial (medida temporária); transfusão de plaquetas de doador único
Leucaférese	Remoção de leucócitos (pode ser específica para neutrófilos ou linfócitos)	Leucocitose extrema (p. ex., LMA, LMC) (medida muito temporária); coleta de leucócitos para transfusão
Eritrocitaférese (troca de eritrócitos)	Remoção de hemácias	Discrasias eritrocitárias (p. ex., anemia falciforme); eritrócitos substituídos via transfusão
Plasmaférese (troca de plasma)	Remoção de proteínas plasmáticas	Síndromes de hiperviscosidade; tratamento para algumas nefropatias e doenças neurológicas (p. ex., síndrome de Goodpasture, PTT, Guillain-Barré, miastenia *gravis*)
Coleta de células-tronco	Remoção de células-tronco circulantes	Transplante (coleta de doador ou autólogo)

[a]A aférese terapêutica pode ser utilizada para tratar uma ampla variedade de condições. Quando é utilizada para tratar uma doença que causa aumento em um tipo celular específico com uma vida curta na circulação (i. e., leucócitos, plaquetas), a redução naquelas células é temporária, o que possibilita uma margem de segurança enquanto se aguarda que a instituição de uma modalidade de tratamento de mais longa duração (p. ex., quimioterapia) exerça o efeito. A aférese também pode ser empregada para obter células-tronco para transplante, seja de um doador compatível (alogênico), seja do paciente (autólogo). LMA: leucemia mieloide aguda; LMC: leucemia mieloide crônica; PTT: púrpura trombocitopênica trombótica. Adaptada de Padmanabhan, A., Smith, L., Aqui, N. et al. (2019). Guidelines on the use of therapeutic apheresis in clinical practice–evidence-based approach from the Writing Committee of the American Society for Apheresis: The eighth special issue. *Journal of Clinical Apheresis, 34*(3), 171–354.

para a circulação. A aférese é utilizada para coletar essas células-tronco (em geral, por alguns dias) para uso em transplante de células-tronco de sangue periférico (Padmanabhan, Smith, Aqui et al., 2019). Às vezes, o plasma é retirado, em vez de as células sanguíneas, e esse processo é denominado plasmaférese. As indicações de plasmaférese incluem obtenção de plasma para transfusão e remoção de substâncias perigosas, como imunocomplexos e autoanticorpos (Sarode, 2018).

Transplante de células-tronco hematopoéticas

O transplante de células-tronco hematopoéticas (TCTH) é uma modalidade terapêutica que oferece a possibilidade de cura para alguns pacientes com distúrbios hematológicos, tais como anemia aplásica grave, alguns tipos de leucemia e talassemia. Também pode proporcionar remissão mais longa da doença, mesmo quando a cura não é possível, tal como no mieloma múltiplo. As células-tronco hematopoéticas podem ser transplantadas de doadores alogênicos ou autólogos. Para a maioria das doenças hematológicas, o transplante alogênico é mais efetivo (Bazinet & Popradi, 2019); nesse caso, as células-tronco são obtidas de um doador cujas células são compatíveis com aquelas do paciente. No transplante autólogo, as células-tronco são do próprio paciente. (Ver mais sobre transplante de células-tronco hematopoéticas [TCTH] no Capítulo 12.)

Flebotomia terapêutica

A flebotomia terapêutica é a remoção de determinada quantidade de sangue sob condições controladas. Pacientes com elevação do hematócrito (p. ex., aqueles com policitemia vera) ou absorção de ferro excessiva (p. ex., hemocromatose) normalmente podem ser tratados periodicamente por meio da remoção de uma unidade (aproximadamente 500 mℓ) de sangue total. Com o tempo, esse processo pode causar deficiência de ferro, deixando o paciente incapaz de produzir muitos eritrócitos. O procedimento real para a flebotomia terapêutica é similar ao da doação de sangue (ver discussão posterior).

Terapia com componente sanguíneo

Uma única unidade de sangue total contém 450 mℓ de sangue e 50 mℓ de um anticoagulante, que pode ser processado e distribuído para administração. Entretanto, é mais apropriado, econômico e prático separar aquela unidade de sangue total em seus componentes primários: eritrócitos, plaquetas e plasma (os leucócitos raramente são utilizados; ver discussão posterior).

Cada componente deve ser processado e armazenado de modo diferente para maximizar a longevidade das células viáveis e dos fatores nele; portanto, cada componente sanguíneo (CH) individual apresenta um período de armazenamento diferente. Quando o plasma é removido, tem-se uma unidade de hemácias muito concentradas (hematócrito de aproximadamente 70%) (Butterworth, Mackey & Wasnick, 2018). Os CHs são armazenados a 4°C. Com conservantes especiais, estes podem ser armazenados com segurança por até 42 dias antes que precisem ser descartados (American Red Cross, 2020a).

Em contrapartida, as plaquetas devem ser armazenadas à temperatura ambiente, tendo em vista que não conseguem suportar temperaturas frias, e duram apenas 5 dias antes que precisem ser descartadas. Para prevenir o agrupamento, as plaquetas são agitadas cuidadosamente durante o armazenamento. O plasma é imediatamente congelado para manter a atividade dos fatores de coagulação nele; dura até 1 ano se permanecer congelado. Como alternativa, o plasma pode ser adicionalmente agrupado e processado em hemoderivados, tais como albumina, imunoglobulina, fator VIII e fator IX. A Tabela 28.4 descreve CH e como ele é comumente utilizado.

Preparações especiais

O concentrado de fator VIII (fator anti-hemofílico) é um concentrado liofilizado de plasma humano fracionado agrupado utilizado no tratamento da hemofilia A. O concentrado de fator IX (complexo de protrombina) é preparado de modo similar e contém os fatores II, VII, IX e X. É utilizado principalmente para o tratamento de deficiência de fator IX (hemofilia B). O concentrado de fator IX também é útil no tratamento de deficiências congênitas dos fatores VII e X. As formulações recombinantes do fator VIII também são úteis. Por conterem o fator de von Willebrand, esses agentes são utilizados na doença de von Willebrand, bem como na hemofilia A, especialmente quando os pacientes desenvolvem inibidores do fator VIII.

A albumina plasmática é uma grande molécula proteica que normalmente permanece nos vasos e é um importante fator de contribuição para a pressão oncótica plasmática. Essa

TABELA 28.4 — Sangue e componentes sanguíneos comumente utilizados na terapia com transfusão.[a]

Componente	Composição	Indicações e considerações
Sangue total	Células e plasma, hematócrito de aproximadamente 40%	Reposição do volume e da capacidade de transporte de oxigênio; normalmente utilizado apenas no sangramento significativo (perda de volume sanguíneo > 25%)
Concentrados de hemácias	Hemácias com pouco plasma (hematócrito de aproximadamente 75%); permanência de algumas plaquetas e leucócitos	↑ Massa de hemácias; anemia sintomática: • As plaquetas na unidade não são funcionais • Os leucócitos na unidade podem causar reação e não são funcionais
Plaquetas – aleatórias	Plaquetas ($5{,}5 \times 10^{10}$ plaquetas/unidade), plasma; alguns eritrócitos, leucócitos	Sangramento em virtude de ↓ grave de plaquetas Prevenção de sangramentos quando plaquetas < 5.000 a 10.000 células/mm³ Sobrevida ↓ na ocorrência de febre, calafrios, infecção O tratamento de repetição leva à ↓ da sobrevida em virtude de aloimunização
Plaquetas – doador único	Plaquetas (3×10^{11} plaquetas/unidade) Uma unidade é equivalente a seis a oito unidades de plaquetas aleatórias	Utilizadas para o tratamento de repetição: • Risco ↓ de aloimunização ao limitar a exposição a doadores múltiplos
Plasma	Plasma; todos os fatores de coagulação Complemento	Sangramento em pacientes com deficiências de fator de coagulação; plasmaférese
Granulócitos	Neutrófilos ($> 1 \times 10^{10}$/unidade); alguns linfócitos, eritrócitos e plaquetas permanecerão na unidade	Neutropenia grave em pacientes selecionados; controverso
Linfócitos	Linfócitos (quantidade variável)	Estimulação do efeito de doença do enxerto *versus* hospedeiro
Crioprecipitado	Fibrinogênio, ≥ 150 mg/bolsa; FAH (VIII:C), 80 a 100 unidades/bolsa, fator de von Willebrand; fibronectina	Doença de von Willebrand Hipofibrinogenemia Hemofilia A
FAH	Fator VIII	Hemofilia A
Concentrado de fator IX	Fator IX	Hemofilia B (doença de Christmas)
Complexo de fator IX	Fatores II, VII, IX, X	Deficiência hereditária de fatores VII, IX, X; hemofilia A com inibidores de fator VII
Albumina	Albumina a 5%, 25%	Hipoproteinemia; queimaduras; expansão do volume em 5% para ↑ do volume sanguíneo; a 25%, causa ↓ do hematócrito
Gamaglobulina IV	Anticorpos de imunoglobulina G	Hipogamaglobulinemia (em LLC, infecções recidivantes); PTI; estados de imunodeficiência primária
Concentrado de antitrombina III (AT III)	AT III (quantidades-traço de outras proteínas plasmáticas)	Deficiência de AT III, com ou em risco para trombose

[a]A composição de cada tipo de componente sanguíneo (CH) é descrita, bem como as indicações mais comuns para a utilização de um determinado CH. Eritrócitos, plaquetas e plasma fresco congelado são os hemoderivados mais comumente utilizados. Ao transfundir esses hemoderivados, é importante compreender que o produto individual é sempre "contaminado" com quantidades muito pequenas de outros hemoderivados (p. ex., leucócitos misturados em uma unidade de plaquetas). Essa contaminação pode causar algumas dificuldades, especialmente isossensibilização, em determinados pacientes. FAH: fator anti-hemofílico; IV: via intravenosa; LLC: leucemia linfocítica crônica; PTI: púrpura trombocitopênica idiopática; ↑: aumento; ↓: diminuição. Adaptada de American Red Cross. (2020b). How can one donation help multiple people? Retirada em 15/01/2020 de: www.redcrossblood.org/faq.html#eligibility; Stowell, C. P. (2019). Transfusion medicine. In M. Laposata (Ed.). *Laboratory medicine: Diagnosis of disease in the clinical laboratory* (3rd ed., pp. 321–348). New York: McGraw-Hill.

proteína é utilizada para expandir o volume sanguíneo dos pacientes em choque hipovolêmico e, raramente, para aumentar a concentração de albumina circulante em pacientes com hipoalbuminemia.

A imunoglobulina é uma solução concentrada do anticorpo imunoglobulina G (IgG), preparada a partir de grandes agrupamentos de plasma. Contém muito pouca imunoglobulina A (IgA) ou IgM. A imunoglobulina IV (IgIV) é utilizada em diversas situações clínicas para substituir quantidades inadequadas de IgG em pacientes que sejam de risco para infecções bacterianas recidivantes (p. ex., aqueles com leucemia linfocítica crônica, aqueles que recebem TCTH). Também é utilizada em determinados distúrbios autoimunes, como púrpura trombocitopênica idiopática (PTI). Albumina, fatores anti-hemofílicos e IgIV, contrariamente a todas as outras frações de sangue humano, células ou plasma, conseguem sobreviver quando submetidos ao aquecimento a 60°C durante 10 horas para a remoção dos contaminantes virais que possam estar presentes.

OBTENÇÃO DE SANGUE E HEMODERIVADOS

A obtenção de sangue e hemoderivados inclui doação e processamento.

Doação de sangue

Para proteger o doador e os receptores, todos os possíveis doadores são examinados e entrevistados antes que seja possível a eles a doação de seu sangue. A intenção da entrevista é avaliar o estado de saúde geral do doador e identificar os fatores de risco que possam prejudicar um receptor do sangue do doador. Não existe limite superior de idade para a doação. A American Red Cross (2020c) requer que os doadores estejam em boa saúde e atendam a critérios de elegibilidade específicos relacionados com medicamentos e vacinações, condições clínicas e tratamentos, viagens para fora dos EUA, estilo de vida e eventos da vida, e assim por diante.[1] Informações detalhadas sobre esses critérios estão disponíveis no *site* da American Red Cross (ver seção Recursos). Exemplos dessas demandas mínimas incluem (American Red Cross, 2020a, 2020d):

- O paciente deve ter pelo menos 50 kg de peso corporal para a doação padrão de 450 mℓ
- Os doadores precisam aguardar pelo menos 8 semanas entre as doações de sangue total (padrão)
- Pessoas com idade inferior a 17 anos precisam do consentimento dos pais
- A temperatura oral não deve exceder 37,5°C
- A pressão arterial sistólica deve ser de 80 a 180 mmHg, e a pressão diastólica, de 50 a 100 mmHg
- O nível de hemoglobina deve ser de pelo menos 12,5 g/dℓ
- Os destinos de viagem de pessoas que saíram dos EUA e do Canadá nos 3 anos anteriores são revisados; um período de espera pode ser necessário antes de a doação ser aceita
- Doadores prospectivos que recebem uma transfusão de sangue precisam esperar 12 meses antes de doar sangue
- Homens que têm relações sexuais com homens precisam esperar 3 meses desde seu último contato sexual antes de doar sangue.

A American Red Cross (Cruz Vermelha norte-americana) segue a política da agência Food and Drug Administration (FDA) dos EUA em relação a doadores que sejam lésbicas, *gays*, bissexuais, transgênero ou *queer* (LGBTQ) e oferece suporte a esses indivíduos por meio do American Red Cross LGBTQ+ Team Member Resource Group (ver seção Recursos, no fim do capítulo).

Doação direcionada

Há ocasiões em que amigos e familiares de um paciente desejam doar sangue para essa pessoa. Essas doações de sangue são denominadas doações direcionadas. Elas não são de modo algum mais seguras do que aquelas feitas por doadores aleatórios, tendo em vista que os doadores direcionados podem não desejar informar que têm um histórico de quaisquer dos fatores de risco que desqualificam uma pessoa para a doação de sangue. Portanto, muitos hemocentros deixaram de aceitar doações direcionadas.

Doação padrão

A flebotomia consiste na punção venosa e na retirada de sangue. São utilizadas as precauções-padrão. Os doadores são posicionados em semidecúbito. A antissepsia da pele sobre a fossa antecubital é cuidadosamente realizada com uma preparação antisséptica; aplica-se um torniquete e faz-se a punção venosa. A retirada de 450 mℓ de sangue normalmente demora menos de 15 minutos. Após a remoção da agulha, solicita-se aos doadores que mantenham o braço envolvido em posição ereta para cima,

e aplica-se pressão firme com gaze estéril por 2 a 3 minutos. Em seguida, é aplicada uma bandagem firme. O doador permanece em decúbito até que se sinta capaz de se sentar, normalmente em alguns minutos. Os doadores que apresentam fraqueza ou desmaio devem repousar por um período mais longo. Depois, o doador recebe alimentos e líquidos, e solicita-se que aguarde por mais 15 minutos.

O doador é orientado a deixar o curativo no local e evitar levantar peso por várias horas, evitar fumar por 1 hora, evitar a ingestão de bebidas alcoólicas por 3 horas, aumentar a ingestão de líquido por 2 dias e ingerir refeições saudáveis por no mínimo 2 semanas. Amostras do sangue doado são testadas para detectar infecções e para identificar o tipo sanguíneo específico (ver discussão posterior na seção Processamento do sangue).

Doação autóloga

O próprio sangue de um paciente pode ser coletado para transfusão futura; esse método é útil para muitas cirurgias eletivas, nas quais a possível necessidade de transfusão é alta (p. ex., cirurgia ortopédica). As doações pré-operatórias idealmente são coletadas 4 a 6 semanas antes da cirurgia. Suplementações de ferro são prescritas durante esse período para prevenir a depleção dos depósitos de ferro. Em geral, uma unidade de sangue é coletada a cada semana; a quantidade de unidades obtida varia com o tipo de procedimento cirúrgico a ser realizado (*i. e.*, a quantidade de sangue que se espera que seja transfundida). Não são realizadas flebotomias em 72 horas da cirurgia. Os CHs individuais também podem ser coletados.

A vantagem primária das transfusões autólogas é a prevenção de infecções virais a partir do sangue de outra pessoa. Outras vantagens incluem a transfusão segura para pacientes com histórico de reações a transfusões, prevenção de aloimunização e esquiva de complicações em pacientes com aloanticorpos. É política da American Red Cross que o sangue autólogo seja transfundido apenas para o doador. Se o sangue não for necessário, é descartado. O sangue nunca é devolvido ao suprimento de doadores gerais de hemoderivados para ser utilizado por outra pessoa (American Red Cross, 2020a).

A doação autóloga desnecessária (*i. e.*, realizada quando a probabilidade de transfusão é pequena) é desencorajada, tendo em vista que é dispendiosa, demorada e utiliza recursos inadequadamente. Além disso, em uma situação de emergência, as unidades autólogas disponíveis podem ser inadequadas, e o paciente ainda poderá precisar de unidades adicionais do suprimento de doadores gerais. Outrossim, embora a transfusão autóloga possa eliminar o risco de contaminação viral, o risco de contaminação bacteriana é o mesmo da transfusão de doadores aleatórios (Stowell, 2019).

As contraindicações à doação de sangue para a transfusão autóloga são infecção aguda, doença crônica gravemente debilitante, nível de hemoglobina inferior a 11 g/dℓ, angina instável e doença cardiovascular ou cerebrovascular aguda. Histórico de epilepsia mal controlada pode ser considerado uma contraindicação em alguns centros.

Salvamento de sangue intraoperatório

Esse método de transfusão proporciona a reposição para os pacientes que não podem doar sangue antes da cirurgia e para aqueles submetidos à cirurgia vascular, ortopédica ou torácica. Durante um procedimento cirúrgico, o sangue perdido dentro de uma cavidade estéril (p. ex., articulação do quadril) é sugado para dentro de uma máquina salvadora de células. O sangue total ou os CHs são lavados, geralmente com soro fisiológico, filtrados e, em seguida,

---

[1] N.R.T.: No Brasil, o Ministério da Saúde e a Agência Nacional de Vigilância Sanitária (Anvisa) atualizaram as regras para doação de sangue em função da pandemia da covid-19. De acordo com nota técnica divulgada, quem foi infectado pelo vírus fica inapto para doação por 10 dias após se recuperar da doença. Anteriormente, o prazo era de 30 dias (ver https://agenciabrasil.ebc.com.br/saude/noticia/2022-01/saude-e-anvisa-atualizam-regras-para-doacao-de-sangue-durante-pandemia).

devolvidos ao paciente como uma infusão IV. O sangue salvo não pode ser armazenado, tendo em vista que as bactérias não podem ser removidas completamente do sangue; portanto, não pode ser utilizado quando estiver contaminado com bactérias. O salvamento de sangue intraoperatório diminuiu a necessidade de doação de sangue autólogo, mas não afetou a necessidade de hemoderivados alogênicos (Sikorski, Rizkalla, Yang et al., 2017).

Hemodiluição

Esse método de transfusão pode ser iniciado antes ou após a indução da anestesia. Aproximadamente uma a duas unidades de sangue são removidas do paciente por meio de um acesso venoso ou arterial e simultaneamente substituídas com uma solução coloide ou cristaloide. O sangue obtido em seguida é reinfundido após a cirurgia. A vantagem desse método é que o paciente perde menos eritrócitos durante a cirurgia, visto que as soluções IV adicionadas diluem a concentração de eritrócitos e diminuem o hematócrito. Entretanto, os pacientes que são de risco para lesão miocárdica não devem ser estressados adicionalmente com a hemodiluição. A hemodiluição foi associada a resultados adversos em pacientes que realizaram *bypass* cardiopulmonar; também foi associada à isquemia tecidual, em particular nos rins (Hare, Han, Leshchyshyn et al., 2018).

Complicações da doação de sangue

O sangramento excessivo no local de punção venosa do doador às vezes é causado por um distúrbio de sangramento, porém, com mais frequência, resulta de um erro de técnica: laceração da veia, pressão excessiva do torniquete ou falha em aplicar pressão suficiente após a retirada da agulha.

Pode ocorrer desmaio após a doação de sangue, o que pode estar relacionado com fatores emocionais, reação vasovagal ou jejum prolongado antes da doação. Em decorrência da perda do volume sanguíneo, podem ocorrer hipotensão e síncope quando o doador assume uma posição ereta (John, Theodora, Gloria et al., 2017). Um doador que pareça pálido ou que se queixe de sensação de desmaio deve se deitar imediatamente ou se sentar com a cabeça abaixo dos joelhos. O doador deve ser observado por outros 30 minutos.

A dor torácica anginosa pode ser precipitada em pacientes com doença da artéria coronária não suspeita. Podem ocorrer convulsões em doadores com epilepsia, embora a incidência seja muito baixa. A angina e as convulsões requerem avaliação clínica adicional e tratamento.

Processamento do sangue

Amostras da unidade de sangue sempre são coletadas imediatamente após a doação, de modo que o sangue possa ser tipificado e testado. Cada doação é testada em relação a anticorpos contra os tipos 1 e 2 do vírus da imunodeficiência humana (HIV, do inglês *human immune deficiency virus*), antígeno principal da hepatite B (anti-HBc), vírus da hepatite C (HCV), vírus linfotrófico de células T humanas tipo I (anti-HTLV-I/II), antígeno de superfície de hepatite B (HbsAG) e sífilis. São exigidas reações negativas para que o sangue seja utilizado, e cada unidade de sangue é rotulada para certificar os resultados. O teste de amplificação do ácido nucleico aumentou a capacidade de detecção da presença de infecções por HCV, HIV e vírus do oeste do Nilo, tendo em vista que testa diretamente em relação aos ácidos nucleicos genômicos dos vírus, e não em relação à presença de anticorpos contra os vírus. Esse teste abrevia significativamente a "janela" da incapacidade de detecção de HIV e HCV de uma unidade doada, garantindo ainda mais a segurança do sangue; o risco de transmissão de HIV ou HCV atualmente é estimado em 1 em 2 milhões de unidades, e 1 em 1,6 unidade de sangue doado, respectivamente (American Cancer Society, 2017). O sangue é examinado à procura do citomegalovírus (CMV). Se os resultados forem positivos para CMV, o sangue ainda pode ser usado, exceto em receptores CMV-negativos e que estejam intensamente imunocomprometidos; todos os componentes são rotulados como CMV-positivos.

Igualmente importante é a determinação precisa do tipo sanguíneo. Mais de 200 antígenos foram identificados sobre a superfície das membranas de eritrócitos. Desses, os mais importantes para a transfusão segura são os sistemas ABO e Rh. O sistema ABO identifica quais açúcares estão presentes na membrana dos eritrócitos de uma pessoa: A, B, ambos (A e B), ou nem A nem B (tipo O). Para prevenir uma reação significativa, deve ser transfundido o mesmo tipo de CH. Anteriormente, acreditava-se que, em uma situação de emergência na qual o tipo de sangue do paciente não fosse conhecido, o sangue tipo O poderia ser transfundido com segurança. Essa prática deixou de ser recomendada.

O antígeno Rh (também denominado D) é encontrado na superfície dos eritrócitos em 85% da população (Rh-positivos). Aqueles com ausência do antígeno D são denominados Rh-negativos. Os CHs são testados de modo rotineiro em relação ao antígeno D, bem como ao ABO. Os pacientes devem receber CH com um tipo Rh compatível.

A maioria das reações transfusionais é decorrente de erros dos profissionais de saúde, incluindo rotulação incorreta, transcrição inexata de prescrição e verificação incorreta do hemoderivado e do paciente. Quando esses erros ocorrem, o paciente recebe uma unidade incompatível de sangue ou hemoderivado (Stubbs, 2018). As reações (outras além daquelas originadas de erro procedural) ocorrem mais frequentemente em virtude da presença de leucócitos do doador na unidade de componente sanguíneo (CH ou plaquetas); o receptor pode formar anticorpos contra os antígenos presentes nesses leucócitos. Os componentes dos CHs tipicamente apresentam 1 a 3 × 10^9 leucócitos remanescentes em cada unidade. Os leucócitos do hemoderivado com frequência são filtrados para diminuir a probabilidade de reações e refratariedade às transfusões, particularmente em pacientes que apresentam necessidades de transfusões em longo prazo. O processo de filtração leucocitária faz o CH ficar "pobre em leucócitos" (*i. e.*, apresentar redução de leucócitos). A filtração pode ocorrer quando a unidade é coletada do doador e processada, a qual alcança resultados melhores, porém é mais dispendiosa, ou na ocasião em que o CH é transfundido, por meio da inclusão de um filtro leucocitário ao equipo de administração do sangue. Muitos centros defendem o uso rotineiro de CHs filtrados com redução de leucócitos para pessoas que apresentam ou que provavelmente terão necessidade de transfusões em longo prazo.

Quando um paciente está imunocomprometido, como ocorre após o transplante de células-tronco, quaisquer linfócitos de doadores devem ser removidos dos CHs. Nessa situação, o CH é exposto a baixas quantidades de radiação (25 Gy), que matam os linfócitos contidos no CH. Os hemoderivados irradiados são altamente eficazes na prevenção de doença do enxerto *versus* hospedeiro associada à transfusão, que, na maioria dos casos, é fatal. Os hemoderivados irradiados apresentam vida útil de prateleira mais curta.

TRANSFUSÃO

A administração de sangue e CHs requer conhecimento a respeito das técnicas de administração corretas e das possíveis complicações. É muito importante a familiaridade com as políticas e os procedimentos da instituição de saúde para a terapia com transfusão.

A maioria das transfusões de sangue é realizada em situações de cuidados agudos e, às vezes, tem de ser realizada em caráter de emergência. Para pacientes com demandas transfusionais em longo prazo (*i. e.*, pacientes que precisam de transfusão de modo contínuo e periódico), esse procedimento pode, com frequência, ser feito em outros locais. Centros de infusão independentes, clínicas de cuidados ambulatoriais, consultórios médicos e até mesmo os domicílios dos pacientes podem ser ambientes apropriados para a transfusão. Normalmente, os pacientes que necessitam de transfusões em longo prazo, mas que, de outro modo, estão fisicamente estáveis, são candidatos apropriados à terapia ambulatorial. A verificação e a administração do hemoderivado são realizadas como em um ambiente hospitalar. Embora a maioria dos hemoderivados possa ser transfundida no ambulatório, o domicílio é normalmente limitado às transfusões de CH e componentes de fator (p. ex., fator VIII para pacientes com hemofilia).

Avaliação pré-transfusão

Ananmnese do paciente

A ananmnese do paciente é um componente importante da avaliação pré-transfusão para determinar o histórico de transfusões anteriores, bem como de reações a essas transfusões. A anamnese deve incluir o tipo de reação, suas manifestações, as intervenções necessárias e se foram utilizadas quaisquer intervenções preventivas nas transfusões subsequentes. Em caso de paciente do sexo feminino, o enfermeiro avalia a quantidade de gestações, visto que o maior número de gestações pode aumentar o risco de reações por causa do desenvolvimento de anticorpos devido à exposição à circulação fetal. Outros problemas de saúde concomitantes devem ser observados, com cuidadosa atenção a cardiopatias, doenças pulmonares e vasculares. O TCLE precisa ser obtido antes do procedimento (Boxe 28.2).

Boxe 28.2 **DILEMAS ÉTICOS**
Representantes legais dos pacientes podem recusar tratamento que salve vidas?

Caso clínico

L. C. é uma mulher de 34 anos que estava sentada sem cinto de segurança no banco do carona em uma batida de carros há 2 dias. Ela apresenta politraumatismo, incluindo fratura de crânio, lesão cerebral aguda, várias fraturas de costela, contusão pulmonar e fratura do fêmur direito. Após a estabilização no setor de emergência, ela foi internada na unidade de tratamento intensivo (UTI), foi colocado tubo endotraqueal e foi iniciada a ventilação mecânica. Você trabalha como enfermeiro na UTI e é responsável pela assistência a essa paciente desde a sua internação. Você passou a conhecer os familiares dessa paciente, inclusive os pais e o namorado, este com quem ela vive há 10 meses. Durante as visitas interdisciplinares, o cirurgião observa que o nível de hemoglobina da paciente está caindo desde a internação dela e, atualmente, é de 7,7 g/dℓ. Ele declara que ela precisa receber transfusão de sangue. Os pais e o namorado de L. C. estão presentes durante as visitas interdisciplinares. Os pais da paciente informam ao cirurgião que são testemunhas de Jeová e que receber transfusão de sangue é contra suas crenças religiosas. O namorado da paciente afirma que ela não segue mais as crenças das testemunhas de Jeová e não vai mais às cerimônias no templo. Os pais de L. C. se irritam e dizem ao namorado dela que eles devem tomar as decisões em relação ao atendimento da filha. L. C. não tem diretiva antecipada de vida ou um representante legal designado para tomar decisões em seu nome.

Discussão

Sempre que um paciente perde a capacidade de tomar decisões sobre sua saúde, essas decisões são tomadas por um representante legal devidamente identificado. Se L. C. tivesse identificado um representante legal em um documento reconhecido, essa pessoa teria os direitos e as responsabilidades relacionados com essa tomada de decisão. Visto que esse documento não existe e L. C. não tem um cônjuge, os pais são os representantes legais dela e estão autorizados, perante a lei, a tomar decisões em seu nome.

Se L. C. tivesse uma diretiva antecipada de vida na qual estivesse especificado o desejo ou a recusa de receber transfusões de sangue em caso de eventos potencialmente fatais, essa especificação seria juridicamente vinculante. Por exemplo, se ela tivesse incluído na diretiva antecipada de vida que não desejava receber transfusões de sangue, mesmo se isso implicasse a sua morte, essa seria uma decisão juridicamente vinculante, mesmo se os pais dela consentissem com a transfusão de sangue.

Todavia, os pais e o namorado de L. C. discordam quanto aos desejos dela nessa situação. Os representantes legais são responsáveis pela tomada de decisão quando os pacientes são incapazes de fazê-lo. Entretanto, esse encargo se baseia na crença de que os representantes legais sabem que a decisão é consistente com aquilo que o paciente desejaria se fosse capaz de tomar uma decisão racional. Vale mencionar que os pais de L. C. insistem na recusa da transfusão de sangue porque isso vai contra suas crenças religiosas. Todavia, eles não mencionam se as crenças deles são consistentes com as crenças da filha.

Análise

- Descrever os princípios éticos em conflito nesse caso (ver Capítulo 1, Boxe 1.7). É possível preservar a autonomia de L. C., visto que ela se encontra incapaz nesse momento e existe conflito entre os membros da família?
- Existe um conflito entre os direitos legais e as decisões morais nesse caso. Existem situações nas quais a decisão tomada pelo representante legal do paciente incapaz pode e deve ser revogada.
- E se for convocada uma reunião familiar para tentar solucionar o conflito entre os pais e o namorado de L. C. e o namorado conseguir trazer evidências de que L. C. não segue mais os dogmas das testemunhas de Jeová? Por outro lado, o que fazer se os pais da paciente conseguirem trazer evidências de que ela compareceu fielmente aos cultos das testemunhas de Jeová nos últimos 10 meses e que ela afirmou, de modo explícito, que nunca desejou receber transfusões de sangue? Por fim, o que fazer se os pais e o namorado de L. C. verbalizarem que nenhum deles sabe com certeza qual seria a decisão de L. C. em relação às transfusões de sangue? O cirurgião teria justificativa legal, obedecendo ao princípio de beneficência, para prescrever as transfusões de sangue para L. C., apesar das objeções dos pais dela? Se essas transfusões forem prescritas, você administraria as transfusões de sangue ou se recusaria?
- Quais recursos poderiam ser mobilizados para auxiliar os familiares de L. C. e a equipe de saúde de modo a demonstrar mais respeito pelos desejos da paciente?

Referência bibliográfica

Baumrucker, S. J., Stolick, M., Hutchinson, L. et al. (2019). Death or damnation: Surrogacy and religious beliefs. *American Journal of Hospice & Palliative Medicine, 36*(8), 740-745.

Recursos

Ver, no Capítulo 1, Boxe 1.10, as Etapas de uma análise ética e recursos de ética.

Avaliação física

Avaliação física sistemática e aferição dos sinais vitais basais e volemia são importantes antes da transfusão de qualquer hemoderivado. O sistema respiratório deve ser avaliado, com a cuidadosa ausculta dos pulmões e o uso dos músculos acessórios do paciente. A avaliação do sistema cardíaco deve incluir a cuidadosa inspeção quanto a edema, bem como outros sinais de insuficiência cardíaca (p. ex., distensão venosa jugular; ver Capítulo 25). A pele deve ser observada em relação a erupções cutâneas, petéquias e equimoses. A esclera deve ser examinada quanto à icterícia. Em caso de reação à transfusão, uma comparação dos achados pode auxiliar a diferenciar os tipos de reações.

 Orientações ao paciente

A revisão dos sinais e sintomas de uma reação à transfusão é crucial para todos os pacientes, inclusive aqueles que receberam ou não transfusão anterior. Os sinais e sintomas de reação incluem febre, calafrios, angústia respiratória, dor na parte inferior das costas, náuseas, dor no local do acesso IV ou qualquer condição "não habitual". Embora uma revisão completa seja muito importante, o enfermeiro também deve assegurar ao paciente que o sangue é cuidadosamente testado em face do sangue do próprio paciente (teste de reação cruzada) para diminuir a probabilidade de qualquer reação desfavorável. Do mesmo modo, o paciente deve ser tranquilizado a respeito da probabilidade muito baixa de aquisição de HIV em virtude da transfusão; muitas pessoas ainda têm essa preocupação.

Procedimentos de transfusão

Os métodos de transfusão de CHs e o papel dos profissionais de enfermagem na avaliação dos pacientes antes, durante e depois desses procedimentos são descritos nos Boxes 28.3 e 28.4.

Boxe 28.3 Transfusão de concentrado de hemácias

Pré-procedimento

1. Confirmar que a transfusão foi prescrita.
2. Verificar se o sangue do paciente foi tipificado e se a reação cruzada foi realizada.
3. Verificar se o paciente assinou o termo de consentimento informado por escrito, de acordo com a política da instituição ou da agência, e se concorda com o procedimento.
4. Explicar o procedimento ao paciente. Orientá-lo sobre os sinais e sintomas de reação à infusão (prurido, urticária, edema, dispneia, febre, calafrios).
5. Verificar a temperatura, a frequência de pulso, a frequência respiratória e a pressão arterial e avaliar a volemia do paciente (p. ex., ausculta pulmonar, pesquisa de distensão venosa jugular). Esses valores servirão como parâmetros de comparação durante a transfusão.
6. Observar se há sinais de sobrecarga de volume (p. ex., insuficiência cardíaca, ver Capítulo 25) e entrar em contato com o médico para discutir a potencial necessidade de prescrição de diurético.
7. Realizar a higiene das mãos e utilizar as luvas de acordo com as precauções-padrão.
8. Utilizar cânula intravenosa de calibre apropriado para punção de veia periférica.[a] Utilizar equipo especial, que contenha um filtro sanguíneo, para reter coágulos de fibrina e outras matérias particuladas. Não perfurar o recipiente de sangue.

Procedimento

1. Obter o concentrado de hemácias (CH) do banco de sangue *após* o acesso IV ter sido iniciado. (A política institucional pode limitar a liberação a apenas uma unidade por vez.)
2. Realizar dupla verificação ou checagem dos rótulos com outro enfermeiro ou médico para assegurar que o grupo ABO e o tipo Rh estejam de acordo com o registro de compatibilidade. Verificar se o número e o tipo no rótulo de sangue do doador e no prontuário do paciente estão corretos. Confirmar a identificação do paciente perguntando o seu nome e verificando a pulseira de identificação.
3. Examinar a bolsa de sangue em relação a bolhas de gás e qualquer coloração ou turvação incomum. (As bolhas de gás podem indicar crescimento bacteriano. A coloração anormal ou a turvação podem ser um sinal de hemólise.)
4. Assegurar-se de que a transfusão do CH seja iniciada em 30 min após a remoção do CH do refrigerador do banco de sangue.
5. Durante os primeiros 15 min, administrar a transfusão lentamente – não mais do que a 5 mℓ/min. Observar o paciente cuidadosamente em relação a efeitos adversos. Se nenhum efeito adverso ocorrer durante os primeiros 15 min, aumentar a velocidade de fluxo, exceto se o paciente for de alto risco para sobrecarga circulatória.
6. Monitorar frequentemente, por 15 a 30 min, para detectar sinais de reação. Monitorar os sinais vitais em intervalos regulares de acordo com a política da instituição ou da agência; comparar com os resultados com as aferições basais. Aumentar a frequência das aferições com base na condição do paciente. Observar o paciente com frequência durante toda a transfusão em relação a quaisquer sinais de reação adversa, incluindo inquietação, urticária, náuseas, vômitos, dor no torso ou nas costas, dispneia, rubor, hematúria, febre ou calafrios. Caso ocorra alguma reação adversa, interromper a infusão imediatamente, notificar o clínico e seguir o protocolo da instituição para reações à infusão.
7. Observar para que o tempo de administração não exceda 4 h, em virtude do maior risco de proliferação bacteriana.
8. Estar alerta em relação aos sinais de reações adversas: sobrecarga circulatória, sepse, reação febril, reação alérgica e reação hemolítica aguda.
9. Substituir o equipo sanguíneo a cada duas unidades transfundidas para diminuir a chance de contaminação bacteriana.

Pós-procedimento

1. Obter os sinais vitais e os sons respiratórios; comparar com as aferições basais. Observar se há sinais de sobrecarga de volume (p. ex., insuficiência cardíaca) e entrar em contato com o médico para discutir a potencial necessidade de prescrição de diurético.
2. Descartar os materiais utilizados adequadamente.
3. Documentar o procedimento no prontuário do paciente, incluindo os achados da avaliação do paciente e a tolerância ao procedimento.
4. Monitorar o paciente em relação à resposta e à efetividade do procedimento. Se o paciente apresentar risco, monitorar durante um período de 6 h (no mínimo) à procura de sinais de sobrecarga circulatória associada à transfusão (SCAT); monitorar também sinais de reação hemolítica tardia.

Nota: nunca adicionar medicamentos ao sangue ou aos hemoderivados; se o sangue estiver muito espesso para ser administrado livremente, pode ser adicionado soro fisiológico à unidade. Se o sangue precisar ser aquecido, utilizar um aquecedor de sangue em linha com um sistema de monitoramento. [a]O tamanho da cânula periférica usada em uma transfusão de sangue depende de dois fatores: dimensões e integridade da veia e velocidade desejada de transfusão. Adaptado de Robinson, S., New, H., Shackleton, T. et al. (2018). The administration of blood components: A British Society for Haematology Guideline. *Transfusion Medicine*, 28(1), 3-21.

Boxe 28.4 — Transfusão de plaquetas ou plasma fresco congelado

Pré-procedimento

1. Confirmar que a transfusão foi prescrita.
2. Verificar se o paciente assinou o termo de consentimento informado por escrito, de acordo com a política da instituição ou da agência, e se concorda com o procedimento.
3. Explicar o procedimento ao paciente. Orientá-lo sobre os sinais e sintomas de reação à infusão (prurido, urticária, edema, dispneia, febre, calafrios).
4. Aferir a temperatura, o pulso, a respiração e a pressão arterial do paciente; avaliar a volemia e auscultar os sons respiratórios para estabelecer uma característica basal para a comparação durante a transfusão.
5. Observar se há sinais de sobrecarga de volume (p. ex., insuficiência cardíaca, ver Capítulo 25) e entrar em contato com o médico para discutir a potencial necessidade de prescrição de diurético; isso é especialmente importante quando também é infundido plasma.
6. Realizar a higiene das mãos e utilizar luvas de acordo com as precauções-padrão.
7. Usar uma agulha ou cateter 22 G ou maior para a inserção em veia calibrosa, se possível. Usar equipo adequado, de acordo com a política da instituição (as plaquetas geralmente requerem equipos diferentes daqueles utilizados para outros hemoderivados).

Procedimento

1. Obter as plaquetas ou o plasma fresco congelado (PFC) do banco de sangue (apenas *após* o acesso IV ter sido iniciado).
2. Realizar dupla verificação ou checagem dos rótulos com outro enfermeiro ou médico para assegurar que o grupo ABO corresponda ao registro de compatibilidade (normalmente não necessário para as plaquetas; apenas se forem solicitadas plaquetas compatíveis). Verificar se o número e o tipo no rótulo de sangue do doador e no prontuário do paciente estão corretos. Confirmar a identificação do paciente perguntando o seu nome e verificando a pulseira de identificação.
3. Examinar o hemoderivado quanto a qualquer coloração incomum ou agrupamentos (a vermelhidão excessiva indica contaminação com quantidades maiores de eritrócitos).
4. Assegurar-se de que as unidades de plaquetas ou PFC sejam administradas imediatamente após a sua obtenção.
5. Infundir cada unidade de plasma fresco congelado (PFC) por 30 a 60 min (de acordo com a tolerância do paciente). Estar preparado para infundir mais lentamente em caso de sobrecarga de volume. Infundir cada unidade de plaquetas tão rapidamente quanto tolerado pelo paciente, para diminuir o agrupamento das plaquetas durante a administração. Observar o paciente frequentemente em relação a efeitos adversos, em particular sobrecarga circulatória. Diminuir a velocidade de infusão, se necessário.
6. Durante toda a infusão, observar o paciente frequentemente em relação a quaisquer sinais de reação adversa, incluindo inquietação, urticária, náuseas, vômitos, dor no torso ou nas costas, dispneia, rubor, hematúria, febre ou calafrios. Caso ocorra alguma reação adversa, interromper a infusão imediatamente, notificar o clínico e seguir o protocolo da instituição para reações à infusão.
7. Monitorar os sinais vitais ao término da transfusão, de acordo com a política da instituição; comparar os resultados com as aferições basais.
8. Irrigar o acesso venoso com soro fisiológico após a transfusão para remover os CHs do equipo.

Pós-procedimento

1. Obter os sinais vitais e auscultar os sons respiratórios; comparar com as aferições basais. Se houver sinais de sobrecarga de volume, pode ser justificado solicitar ao médico a prescrição de diurético.
2. Descartar os materiais utilizados adequadamente.
3. Documentar o procedimento no prontuário do paciente, incluindo os achados da avaliação do paciente e a tolerância ao procedimento.
4. Monitorar o paciente em relação à resposta e à efetividade do procedimento. Pode ser solicitada a contagem de plaquetas 1 h após a transfusão destas para facilitar essa avaliação.
5. Se o paciente correr risco de sobrecarga circulatória associada à transfusão (SCAT), monitorar atentamente durante 6 h após a transfusão, se possível.

Nota: o PFC exige compatibilidade ABO, porém não Rh. As plaquetas normalmente não são submetidas à reação cruzada quanto à compatibilidade ABO. Nunca adicionar medicamentos ao sangue ou aos hemoderivados. Adaptado de Robinson, S., New, H., Shackleton, T. et al. (2018). The administration of blood components: A British Society for Haematology Guideline. *Transfusion Medicine, 28*(1), 3-21.

Complicações

Qualquer paciente que recebe uma transfusão sanguínea está em risco de complicações decorrentes da transfusão. O manejo de enfermagem é direcionado à prevenção de complicações, com o pronto reconhecimento das complicações, se ocorrerem, e as medidas imediatas para controlá-las. Os enfermeiros verificam os sinais vitais dos pacientes antes, durante e depois da transfusão de sangue à procura de quaisquer reações adversas; entretanto, ainda não foi bem estabelecida a frequência ideal da avaliação desses sinais vitais durante a transfusão (Cortez-Gann, Gilmore, Foley et al., 2017) (Boxe 28.5). As seções a seguir descrevem as complicações mais comuns ou possivelmente graves relacionadas com as transfusões.

Reação não hemolítica febril

Uma reação não hemolítica febril é causada por anticorpos contra os leucócitos do doador que permanecem na unidade de sangue ou no CH; é o tipo mais comum de reação à transfusão (Stubbs, 2018). Ocorre com mais frequência em pacientes que foram submetidos a transfusões anteriores (exposição a diversos antígenos a partir dos hemoderivados anteriores) e em mulheres Rh-negativas que deram à luz crianças Rh-positivas (a exposição a um feto Rh-positivo eleva os níveis de anticorpos na mãe não tratada).

O diagnóstico de reação não hemolítica febril é obtido por meio da exclusão de outras possíveis causas, tais como reação hemolítica ou contaminação bacteriana do hemoderivado. Os sinais e sintomas de reação não hemolítica febril à transfusão são calafrios (mínimos a graves), seguidos de febre (elevação superior a 1°C). A febre geralmente tem início 2 horas após o início da transfusão. Embora a reação não seja de risco à vida, a febre e, em particular, os calafrios e a rigidez muscular podem ser assustadores para o paciente.

Essa reação pode ser diminuída, e até mesmo prevenida, por meio da depleção adicional dos leucócitos do doador do CH; isso é realizado por meio de um filtro de redução leucocitária. Agentes antipiréticos podem ser administrados para prevenir a febre; contudo, a pré-medicação de rotina não é aconselhável, uma vez que pode mascarar o início de uma reação mais séria à transfusão.

Boxe 28.5 PERFIL DE PESQUISA DE ENFERMAGEM
Transfusões de sangue e frequência de sinais vitais

Cortez-Gann, J., Gilmore, K. D., Foley, K. W. et al. (2017). Blood transfusion vital sign frequency: What does the evidence say? *MEDSURG Nursing*, 26(2), 89-92.

Finalidade
Os profissionais de enfermagem são responsáveis por garantir a segurança dos pacientes durante a transfusão de sangue, e isso é feito por meio do monitoramento efetivo dos sinais vitais. Os horários e a frequência de aferição dos sinais vitais são ditados por protocolos institucionais. Não existem achados de pesquisa baseados em evidências que orientem a cronologia e a frequência ideais de monitoramento dos sinais vitais no caso de pacientes que recebem transfusões de sangue. Portanto, o propósito dessa pesquisa foi descobrir a relação entre as alterações dos sinais vitais e os eventos adversos associados à transfusão de sangue para detectar padrões sugestivos de cronologia e frequência ideais da aferição dos sinais vitais para os pacientes que recebem reações transfusionais.

Metodologia
Um estudo descritivo retrospectivo foi realizado em um hospital com 921 leitos, no qual aproximadamente 77.800 unidades de hemoderivados foram transfundidas entre 2008 e 2012. Dos pacientes transfundidos nesse período, 116 apresentaram reações transfusionais. Graças a uma ferramenta de coleta de dados nos prontuários dos pacientes, as informações desses 116 pacientes foram coletadas, incluindo os dados demográficos, o tipo de hemoderivado administrado, os horários de início e parada da transfusão, os sinais antes, durante e após a transfusão, a sintomatologia e o protocolo de tratamento da reação transfusional e os desfechos dos pacientes.

Achados
O concentrado de hemácias foi o hemoderivado mais frequentemente transfundido. Dos 116 pacientes que apresentaram reação transfusional, 67% tinham mais de 60 anos. As alterações mais frequentes dos sinais vitais foram elevação da temperatura corporal, da pressão arterial e da frequência cardíaca. Seis dos 116 pacientes que apresentaram reações transfusionais tiveram complicações potencialmente fatais, mas nenhum morreu por causa delas. O intervalo de tempo médio desde o início da transfusão até a ocorrência de uma reação adversa foi de aproximadamente 92 min, com a reação documentada mais precoce ocorrendo 5 min após o início da transfusão e a reação mais tardia ocorrendo 150 min (2 h e 30 min) após o início da transfusão.

Implicações para a enfermagem
Os hospitais referendam diferentes protocolos sobre a cronologia e a frequência de aferição dos sinais vitais dos pacientes que recebem transfusão de hemoderivados pelos profissionais de enfermagem. Embora acredite-se, com frequência, que seja mais provável que o paciente apresente uma reação transfusional nos primeiros 15 min após o início da transfusão, os achados nesse estudo estabeleceram um tempo médio até ocorrer uma reação de 90 min, com a reação mais grave ocorrendo 2 h (120 min) após o início da transfusão. Nesse estudo, apenas uma reação grave ocorreu durante os primeiros 15 min do período de transfusão de sangue. Os achados desse estudo sugerem que os enfermeiros devem aferir os sinais vitais dos pacientes que estão recebendo transfusões de sangue a intervalos regulares durante todo o processo.

Reação hemolítica aguda

O tipo mais perigoso de reação à transfusão e, possivelmente, de risco à vida ocorre quando o sangue do doador é incompatível com aquele do receptor (*i. e.*, reação de hipersensibilidade tipo II). Os anticorpos já presentes no plasma do receptor se combinam rapidamente com os antígenos nos eritrócitos do doador, e os eritrócitos são destruídos na circulação (*i. e.*, hemólise intravascular). A hemólise mais rápida ocorre na incompatibilidade de ABO. A incompatibilidade de Rh geralmente causa uma reação menos grave. Essa reação pode ocorrer após a transfusão de até mesmo pequenos volumes, como 10 mℓ, de CH. Embora a incidência geral das referidas reações não seja alta (1:20.000 a 1:40.000 unidades transfundidas) (Robinson, New, Shackleton et al., 2018), ela é amplamente evitável. As causas mais comuns de reação hemolítica aguda são os erros na rotulagem do CH, um tipo de erro administrativo, e erros na identificação do paciente, que resultam na administração de uma transfusão com ABO incompatível.

Os sintomas compreendem febre, calafrios, dorsalgia, náuseas, sensação de constrição torácica, dispneia e ansiedade. À medida que os eritrócitos são destruídos, a hemoglobina é liberada das células e excretada pelos rins; portanto, a hemoglobina aparece na urina (hemoglobinúria). Podem ocorrer hipotensão, broncospasmo e colapso. A diminuição da perfusão renal leva à lesão renal aguda; além disso, pode ocorrer coagulação intravascular disseminada. A reação deve ser prontamente reconhecida, e a transfusão deve ser descontinuada imediatamente (ver seção Manejo de enfermagem para reações à transfusão).

As reações hemolíticas agudas à transfusão podem ser prevenidas. A atenção meticulosa aos detalhes na rotulagem das amostras sanguíneas e dos CHs e a identificação precisa do receptor devem ser enfatizadas para redução de erro. Métodos com códigos de barras demonstraram ser salvaguardas úteis para a correspondência da pulseira de um paciente com o rótulo no CH; entretanto, esses métodos não são à prova de falhas; portanto, não reduzem a responsabilidade do enfermeiro de assegurar que o CH adequado seja transfundido para o paciente certo (Robinson et al., 2018).

Reação alérgica

Alguns pacientes desenvolvem erupções cutâneas pruriginosas (urticária) ou prurido generalizado durante uma transfusão; acredita-se que a causa seja uma reação de sensibilidade a uma proteína plasmática no CH que está sendo transfundido. Os sintomas de reação alérgica são urticária, prurido e rubor. As reações normalmente são leves e respondem a anti-histamínicos. Se os sintomas forem resolvidos após a administração de um anti-histamínico (p. ex., difenidramina), a transfusão pode ser retomada. Raramente, a reação alérgica é grave, com broncospasmo, edema de laringe e choque. Essas reações são tratadas com epinefrina, corticosteroides e suporte com vasopressor, se necessário.

A administração de anti-histamínicos ou corticosteroides ao paciente antes da transfusão pode prevenir reações futuras. Para reações graves, os CHs futuros são lavados, para a remoção de quaisquer proteínas plasmáticas remanescentes. Os filtros leucocitários não são úteis para a prevenção das referidas reações, pois as proteínas plasmáticas ofensoras conseguem passar por eles.

Sobrecarga circulatória associada à transfusão

Se uma grande quantidade de sangue for infundida muito rapidamente, pode ocorrer hipervolemia. Essa condição, conhecida como sobrecarga circulatória associada à transfusão (SCAT), pode ser agravada em pacientes que já apresentam aumento do volume circulatório (p. ex., aqueles com insuficiência cardíaca, disfunção renal, idade avançada, infarto agudo do miocárdio) (Carman, Uhlenbrock & McClintock, 2018). É preciso fazer uma avaliação cuidadosa à procura de sinais de sobrecarga circulatória ou de balanço hídrico positivo antes de iniciar a transfusão, sobretudo nos pacientes que correm risco de desenvolver lesão pulmonar aguda relacionada com a transfusão (TRALI) (ver discussão adiante). Os CHs são de uso mais seguro do que o sangue total. Se a velocidade de administração for suficientemente lenta, a sobrecarga circulatória pode ser prevenida. Para os pacientes em risco ou que já se encontrem em sobrecarga circulatória, são administrados diuréticos antes da transfusão ou entre as unidades de CH. Os pacientes que recebem plasma fresco congelado, ou até mesmo plaquetas, também podem desenvolver sobrecarga circulatória. A velocidade de infusão desses CHs também deve ser titulada de acordo com a tolerância do paciente. Pode ser necessário reduzir a velocidade de infusão da transfusão para menos de 100 a 120 mℓ/h (Henneman, 2017).

Os sinais de sobrecarga circulatória incluem dispneia, ortopneia, taquicardia, aumento da pressão arterial e ansiedade súbita. Também podem ocorrer distensão venosa jugular, estertores crepitantes na base dos pulmões e hipoxemia. O edema pulmonar pode desenvolver-se rapidamente, conforme manifestado por meio de dispneia grave e tosse de expectoração espumosa cor-de-rosa.

Se a sobrecarga de líquido for leve, a transfusão geralmente pode continuar após a diminuição da velocidade da infusão e da administração de diuréticos. Entretanto, se a sobrecarga for grave, o paciente é colocado em posição ereta, com os pés em posição pendente, a transfusão é interrompida e o médico é notificado. O acesso IV é mantido patente com uma infusão muito lenta de soro fisiológico ou um dispositivo IV periférico intermitente com soro fisiológico para a manutenção do acesso venoso, caso sejam necessários medicamentos por via parenteral. Oxigênio e morfina podem ser necessários para tratar a dispneia grave (ver Capítulo 25).

A SCAT pode ocorrer até 6 horas após a transfusão (Henneman, 2017). Portanto, os pacientes precisam de monitoramento cuidadoso após o término da transfusão, sobretudo aqueles que apresentam maior risco de desenvolver essa complicação (p. ex., idosos, pacientes com balanço hídrico positivo antes da transfusão, pacientes com disfunção renal, pacientes com disfunção ventricular esquerda). Monitoramento dos sinais vitais, ausculta pulmonar e pesquisa de distensão venosa jugular devem ser incluídos no acompanhamento dos pacientes.

Contaminação bacteriana

A incidência de contaminação bacteriana dos CHs é muito baixa; contudo, a administração de produtos contaminados impõe grande risco ao paciente. A contaminação pode ocorrer em qualquer ponto durante a obtenção ou o processamento, mas, com frequência, resulta de microrganismos na pele do doador. Muitas bactérias não conseguem sobreviver nas temperaturas frias usadas para armazenar os CHs, mas alguns microrganismos conseguem. As plaquetas são as de maior risco para contaminação, visto que são armazenadas à temperatura ambiente. Como resposta a isso, os hemocentros desenvolveram métodos rápidos de cultura de unidades de plaquetas, diminuindo, assim, o risco do uso de uma unidade de plaquetas contaminada para a transfusão (CDC, 2019).

As medidas preventivas incluem os cuidados meticulosos na obtenção e no processamento dos CHs. Quando os CHs ou o sangue total forem transfundidos, devem ser administrados em um período de 4 horas, tendo em vista que temperaturas ambientes quentes promovem o crescimento bacteriano. Uma unidade de hemoderivado contaminada pode parecer normal ou pode apresentar coloração anormal.

Os sinais de contaminação bacteriana são febre, calafrios e hipotensão. Essas manifestações podem não ocorrer até que a transfusão seja concluída e, ocasionalmente, até algumas horas após a transfusão. Assim que a reação é reconhecida, qualquer transfusão remanescente é descontinuada (ver seção Manejo de enfermagem para reações à transfusão). Se a condição não for tratada imediatamente com líquidos e antibióticos de amplo espectro, pode ocorrer sepse. A sepse é tratada com líquidos e antibióticos IV; com frequência, corticosteroides e vasopressores também são necessários (ver Capítulo 11).

Lesão pulmonar aguda relacionada com a transfusão

A lesão pulmonar aguda relacionada com a transfusão (LPART) é uma reação idiossincrática possivelmente fatal, definida como o desenvolvimento de uma lesão pulmonar aguda que ocorre em 6 horas após uma transfusão sanguínea. Todos os CHs foram implicados na LPART, incluindo IgIV, crioprecipitado e células-tronco. A LPART é a causa mais comum de morte relacionada com as transfusões (Heering & Karakashian, 2017).

O mecanismo fisiopatológico subjacente à LPART não é conhecido, mas acredita-se que envolva anticorpos contra antígenos leucocitários humanos (HLA) ou contra antígenos de neutrófilos humanos (HNA) no plasma do doador que reagem aos leucócitos no sangue do receptor. Às vezes, ocorre o contrário, e os anticorpos presentes no plasma do receptor aglutinam os antígenos nos poucos leucócitos remanescentes no CH que está sendo transfundido. Outra teoria sugere que um insulto inicial ao endotélio vascular do paciente possa predispor à agregação de neutrófilos no endotélio lesionado. Em seguida, diversas substâncias no componente sanguíneo transfundido (lipídios, citocinas) ativam esses neutrófilos. Cada um desses mecanismos fisiopatológicos pode contribuir para o processo. O resultado desse processo é o edema intersticial e intra-alveolar, bem como o sequestro extensivo de leucócitos nos capilares pulmonares (Heering & Karakashian, 2017).

O início é abrupto (normalmente em 6 horas da transfusão, com frequência em 2 horas). Os sinais e sintomas incluem dispneia aguda, hipoxia (saturação de oxigênio arterial [SaO_2] inferior a 90%; razão da pressão parcial de oxigênio arterial [PaO_2] – fração de oxigênio inspirado [FiO_2] inferior a 300), hipotensão, febre e, eventualmente, edema pulmonar. Os critérios diagnósticos incluem hipoxemia, infiltrados pulmonares bilaterais (observados à radiografia torácica), falta de evidências de uma causa cardíaca para o edema pulmonar e nenhuma outra causa alternativa plausível 6 horas após a conclusão da transfusão. A terapia de suporte agressiva (p. ex., oxigênio, intubação, suporte com líquido) pode prevenir a morte. A terapia imunológica (p. ex., corticosteroides) não se mostrou efetiva nessa situação; diuréticos podem agravar o quadro (Raja, Rahul, Kumar et al., 2019).

Embora a LPART possa ocorrer com a transfusão de qualquer componente sanguíneo, é mais provável quando plasma e, em menor extensão, plaquetas são transfundidos. Uma estratégia preventiva comum é a limitação da frequência e da quantidade de transfusão de hemoderivados. Outra estratégia consiste na obtenção de plasma e, possivelmente, de plaquetas apenas de homens, uma vez que mulheres que já engravidaram podem ter desenvolvido anticorpos. Uma terceira estratégia envolve o rastreamento de doadores à procura desses anticorpos e o descarte de quaisquer hemoderivados contendo plasma de doadores portadores desses anticorpos. A eficácia dessas abordagens na prevenção de LPART ainda não foi definida (Otrock, Liu & Grossman, 2017).

Reação hemolítica tardia

As reações hemolíticas tardias normalmente ocorrem em 14 dias após a transfusão, quando o nível de anticorpos aumenta até o ponto em que possa ocorrer uma reação (Siddon, Kenney, Hendrickson et al., 2018). A hemólise dos eritrócitos é extravascular, por meio do SRE, e ocorre gradualmente.

Os sinais e sintomas de uma reação hemolítica tardia são febre, anemia, aumento do nível de bilirrubina, diminuição ou ausência de haptoglobina e, possivelmente, icterícia. Raramente ocorre hemoglobinúria. Em geral, essas reações não são perigosas, mas o seu reconhecimento é importante, tendo em vista que transfusões subsequentes com hemoderivados que contenham esses anticorpos podem causar uma reação hemolítica mais grave. No entanto, o reconhecimento também é difícil, pois o paciente pode não estar em um ambiente de cuidados de saúde para ser testado em relação a essa reação, e, mesmo se estiver hospitalizado, a reação pode ser muito leve para que possa ser reconhecida clinicamente. Tendo em vista que a quantidade de anticorpos presentes pode ser muito baixa para ser detectada, é difícil prevenir as reações hemolíticas tardias. Felizmente, a reação normalmente é leve e não requer intervenção (Siddon et al., 2018).

Aquisição de doenças

Apesar dos avanços na triagem dos doadores e nos exames sanguíneos, determinadas doenças ainda podem ser transmitidas por meio da transfusão de CHs (Boxe 28.6).

Complicações da terapia transfusional em longo prazo

As complicações que foram descritas representam um risco real para qualquer paciente em qualquer ocasião em que um componente sanguíneo for administrado. Entretanto, pacientes com necessidades de transfusões em longo prazo (p. ex., aqueles com síndrome mielodisplásica, talassemia, anemia aplásica, doença falciforme) estão em maior risco de transmissão de infecções e de se tornarem mais sensíveis aos antígenos dos doadores, simplesmente porque são expostos a mais unidades de sangue e, consequentemente, mais doadores. Um resumo das complicações associadas à terapia com transfusão em longo prazo é apresentado na Tabela 28.5.

A sobrecarga de ferro é uma complicação única das pessoas que realizaram transfusões de CH em longo prazo. Uma unidade de CH contém 250 mg de ferro. Pacientes com necessidades de transfusões em longo prazo podem adquirir rapidamente mais ferro do que conseguem usar, o que leva à sobrecarga de ferro. Ao longo do tempo, o excesso de ferro que se deposita nos tecidos corporais pode causar lesão dos órgãos, especialmente fígado, coração, testículos e pâncreas. A instituição imediata de programa de quelação terapêutica de ferro pode evitar lesão de órgãos-alvo em decorrência de intoxicação por ferro (ver, no Capítulo 29, Hemocromatose hereditária, Manejo de enfermagem, e, no Capítulo 30, Síndrome mielodisplásica, Manejo de enfermagem).

Manejo de enfermagem para reações à transfusão

Se houver suspeita de uma reação à transfusão, a transfusão deve ser interrompida imediatamente, e o médico deve ser notificado. Uma avaliação completa do paciente é crucial, tendo em vista que muitas complicações apresentam sinais e sintomas

---

Boxe 28.6 Doenças potencialmente transmitidas por meio de transfusão sanguínea

Hepatite (hepatites virais B e C)
- Há maior risco em hemoderivados agrupados e sangue de doadores remunerados do que de doadores voluntários
- Um teste de triagem detecta a maioria das hepatites B e C
- O risco de transmissão de hepatite B é estimado em 1:350.000 unidades doadas.

AIDS (HIV e HTLV)
- O sangue doado é triado em relação a anticorpos contra HIV
- O risco de transmissão é estimado em 1:1,5 milhão de unidades doadas
- Pessoas com comportamentos de alto risco (diversos parceiros sexuais, sexo anal, uso de droga IV/injetável) e pessoas com sinais e sintomas que sugiram AIDS não devem doar sangue.

Citomegalovírus (CMV)
- O risco de transmissão é maior para recém-nascidos prematuros com mães com exame negativo para anticorpos contra CMV e para receptores imunocomprometidos que são CMV-negativos (p. ex., aqueles com leucemia aguda, receptores de transplantes de órgãos ou tecidos)
- Os hemoderivados que foram submetidos à "redução leucocitária" auxiliam na redução da transmissão de vírus.

Doença do enxerto versus hospedeiro
- A doença ocorre apenas em receptores gravemente imunocomprometidos (p. ex., doença de Hodgkin, transplante de medula óssea)
- Os linfócitos transfundidos são enxertados no receptor e atacam os linfócitos ou os tecidos corporais do hospedeiro; os sinais e sintomas são febre, erupção cutânea avermelhada difusa, náuseas, vômitos e diarreia
- As medidas preventivas incluem a irradiação dos hemoderivados para inativar os linfócitos do doador (ausência de riscos conhecidos da radiação para o receptor da transfusão) e processamento do sangue do doador com filtros de redução leucocitária.

Doença de Creutzfeldt-Jakob
- É uma doença rara fatal que causa lesão cerebral irreversível
- Não existem evidências de transmissão por meio de transfusão
- Todos os doadores de sangue devem ser triados em relação à história familiar positiva para essa doença
- Pessoas que passaram um período cumulativo de 5 anos ou mais (desde janeiro de 1980 até o presente) em determinadas regiões da Europa não podem doar sangue; os hemoderivados de um doador que desenvolve a doença de Creutzfeldt-Jakob são eliminados.

AIDS: síndrome da imunodeficiência adquirida; HIV: vírus da imunodeficiência humana; HTLV: vírus T-linfotrófico humano. Adaptado de Katz, L. M. & Dodd, R. Y. (2018). Transfusion-transmitted diseases. In B. H. Shaz, C. D. Hillyer & M. R. Gil (Eds.). *Transfusion medicine and hemostasis: Clinical and laboratory aspects* (3rd ed.). Cambridge, MA: Elsevier.

TABELA 28.5 Complicações comuns que resultam da terapia com transfusão de concentrado de hemácias em longo prazo.[a]

Complicações	Manifestação	Manejo
Infecção	Hepatites (B, C)	Pode imunizar contra vírus da hepatite B; tratar a hepatite C; monitorar a função hepática
	CMV	Utilizar filtros de leucócitos para proteção contra CMV
Sobrecarga de ferro	Insuficiência cardíaca Insuficiência endócrina (diabetes, hipotireoidismo, hipoparatireoidismo, hipogonadismo)	Prevenir com terapia com quelação
Reação à transfusão	Sensibilização	Diminuir com fenotipificação de hemácias, com o uso de produtos com filtração de leucócitos
	Reações febris	Diminuir com produtos com filtração de leucócitos

[a]Pacientes com necessidade de terapia com transfusão em longo prazo são de risco não apenas para as reações à transfusão discutidas no texto, mas também para as complicações observadas na tabela. Em muitos casos, o uso de hemoderivados com filtração de leucócitos (i. e., pobres em leucócitos) é o padrão para os pacientes que recebem terapia com transfusão de concentrado de hemácias em longo prazo. Um programa de quelação intensiva, iniciado precocemente no período de terapia, pode prevenir problemas com a sobrecarga de ferro. CMV: citomegalovírus. Adaptada de Carman, M., Uhlenbrock, J. S. & McClintock, S. M. (2018). CE: A review of current practice in transfusion therapy. *The American Journal of Nursing, 118*(5), 36–44.

similares. Os passos a seguir são adotados para determinar o tipo e a gravidade da reação.

- Interromper a transfusão. Manter o acesso IV com soro fisiológico por meio de novo equipo IV, administrado a uma velocidade lenta
- Avaliar o paciente cuidadosamente. Comparar os sinais vitais com os valores basais, incluindo a saturação de oxigênio. Avaliar o estado respiratório do paciente cuidadosamente. Observar a presença de sons respiratórios adventícios; o emprego de músculos acessórios; a extensão da dispneia e as alterações no estado mental, incluindo ansiedade e confusão. Observar se há calafrios, diaforese, distensão venosa jugular e relatos de dor nas costas ou urticária
- Notificar o médico sobre os achados da avaliação e implementar quaisquer tratamentos prescritos. Continuar a monitorar os sinais vitais e o estado respiratório, cardiovascular e renal do paciente
- Notificar o banco de sangue sobre a suspeita de reação à transfusão
- Enviar o recipiente com sangue e o equipo para o banco de sangue para a repetição da tipificação e cultura. Verificar a identidade do paciente, as etiquetas e os números de identificação do componente sanguíneo.

Se houver suspeita de reação hemolítica à transfusão ou infecção bacteriana, o enfermeiro deve realizar os passos a seguir:

- Obter amostras apropriadas do sangue do paciente
- Coletar uma amostra de urina assim que possível para detectar hemoglobina na urina
- Documentar a reação de acordo com a política da instituição.

Alternativas farmacológicas às transfusões de sangue

Os agentes farmacológicos que estimulam a produção de um ou mais tipos de células sanguíneas pela medula são comumente utilizados (Boxe 28.7). Os pesquisadores continuam a buscar um substituto sanguíneo que seja prático e seguro. A fabricação de sangue artificial é problemática, em virtude da miríade de funções dos CHs. Atualmente, existem dois tipos de produtos em desenvolvimento: transportadores de oxigênio com base na hemoglobina e perfluorocarbonos (que podem dissolver gases e, assim, transportar oxigênio de modo indireto); até o momento, nenhum dos dois tipos é aprovado para uso em humanos (Adams, 2019).

Boxe 28.7 FARMACOLOGIA — Alternativas farmacológicas às transfusões de sangue

Fatores de crescimento

A tecnologia recombinante proporcionou um meio para a produção dos fatores de crescimento hematopoéticos necessários para a produção de células sanguíneas na medula óssea. Quando a produção corporal de células sanguíneas é aumentada, as transfusões e as complicações que resultam da diminuição das células sanguíneas (p. ex., infecção decorrente da neutropenia) podem ser evitadas. Entretanto, o uso bem-sucedido dos fatores de crescimento requer uma medula óssea funcional. Além disso, a segurança desses produtos foi questionada, e a FDA está limitando o seu emprego a algumas populações de pacientes.

Eritropoetina

A eritropoetina (epoetina alfa) é um tratamento alternativo efetivo para os pacientes com anemia crônica secundária à diminuição dos níveis de eritropoetina, como na doença renal crônica. Esse medicamento estimula a eritropoese. Também foi administrado em pacientes anêmicos em razão de quimioterapia ou terapia com zidovudina (AZT) e naqueles com doenças que envolvem supressão da medula óssea, como a síndrome mielodisplásica (SMD). A administração de eritropoetina também pode possibilitar que um paciente doe diversas unidades de sangue para uso futuro (p. ex., doação autóloga pré-operatória). O medicamento pode ser administrado IV ou SC, embora os níveis plasmáticos sejam mais prolongados com a via SC. Os efeitos colaterais são raros, mas a eritropoetina pode causar ou exacerbar a hipertensão. Se a anemia for corrigida muito rapidamente ou for excessivamente corrigida, a elevação do hematócrito pode causar cefaleia e, possivelmente, convulsões. Foi observada trombose em alguns pacientes cujas hemoglobinas foram elevadas até um alto nível; portanto, recomenda-se que seja empregado um nível-alvo de hemoglobina inferior a 12 g/dℓ. Esses efeitos colaterais são raros, com exceção dos pacientes com insuficiência renal. Devem ser realizados hemogramas completos seriados para avaliar a

(continua)

Boxe 28.7 — FARMACOLOGIA (continuação)
Alternativas farmacológicas às transfusões de sangue

resposta ao medicamento. A dose e a frequência de administração são tituladas de acordo com o nível de hemoglobina.

Fator de estimulação de colônias de granulócitos

O fator de estimulação de colônias de granulócitos (G-CSF) (filgrastim) é uma citocina que estimula a proliferação e a diferenciação de células-tronco mieloides; é observado um aumento rápido nos neutrófilos na circulação. O G-CSF é efetivo na melhora da neutropenia temporária, porém grave, após a quimioterapia e em algumas formas de SMD. É particularmente útil na prevenção de infecções bacterianas que provavelmente ocorreriam com a neutropenia. O G-CSF é administrado SC diariamente. O efeito colateral primário é a dor óssea; isso provavelmente reflete o aumento da hematopoese na medula. Devem ser realizados hemogramas seriados para avaliar a resposta ao medicamento e para assegurar que a elevação nos leucócitos não seja excessiva. O efeito do G-CSF sobre a mielopoese é breve; a contagem de neutrófilos cai após a interrupção do medicamento.

Fator de estimulação de colônias de granulócitos-macrófagos

O fator de estimulação de colônias de granulócitos-macrófagos (GM-CSF) (sargramostim) é uma citocina naturalmente produzida por uma diversidade de células, incluindo monócitos e células endoteliais. Ele atua diretamente, ou de modo sinérgico com outros fatores de crescimento, para estimular a mielopoese. O GM-CSF não é tão específico para os neutrófilos quando o G-CSF; portanto, também pode ser observado um aumento da produção eritroide (eritrócitos) e megacariocítica (plaquetas). O GM-CSF tem a mesma finalidade do G-CSF. Contudo, pode apresentar um efeito maior sobre a função dos macrófagos e, portanto, ser mais útil contra infecções fúngicas, ao passo que o G-CSF pode ser mais bem utilizado para combater infecções bacterianas. O GM-CSF também é administrado por via subcutânea. Os efeitos colaterais incluem dor óssea, febres e mialgias.

Trombopoetina

A trombopoetina (TPO) é uma citocina necessária para a proliferação de megacariócitos e a subsequente formação de plaquetas. Fatores de crescimento trombopoéticos de segunda geração não imunogênicos (romiplostim; eltrombopague) são utilizados para o tratamento da púrpura trombocitopênica idiopática. A FDA também aprovou o uso de eltrombopague em determinadas situações para pacientes com anemia aplásica e em pacientes que necessitam de tratamento para hepatite C que pode provocar trombocitopenia significativa.

Adaptado de Hudgins, K. & Carter, E. (2019). Blood conservation: Exploring alternatives to blood transfusions. *Critical Care Nursing Quarterly, 42*(2), 187-191.

EXERCÍCIOS DE PENSAMENTO CRÍTICO

1 qp Uma infusão de concentrado de hemácias está sendo infundida em uma mulher de 40 anos após sua internação por causa de traumatismo em um acidente automobilístico. Ela está lúcida e responde aos estímulos, mas perdeu um grande volume de sangue e apresenta hematócrito de 28% e hemoglobina de 10 mg/dℓ. A transfusão está sendo administrada há aproximadamente 15 minutos, quando a paciente se queixa de cefaleia e "dolorimento". A frequência de pulso dela é de 96 bpm, a frequência respiratória, de 20 incursões/min, a pressão arterial, de 128/76 mmHg e a temperatura, de 37,8°C. Um colega enfermeiro lhe diz que se trata de uma reação à transfusão e que você deve interrompê-la imediatamente. Como você responderia a esse colega? Quais seriam as três primeiras ações de enfermagem que você considera mais apropriadas para essa paciente?

2 pbe Você está trabalhando como enfermeiro em uma unidade de saúde da comunidade. Durante um evento de vacinação, um paciente do sexo masculino com 70 anos deseja receber a vacina contra varicela e a vacina Td/Tdap. Você observa no prontuário desse paciente que ele recebeu uma transfusão de sangue 2 meses antes durante um procedimento de artroplastia total de quadril. Com base nesse dado, você orientaria que esse paciente recebesse essas duas vacinas ou nenhuma delas? Qual é a força das evidências que apoiam o valor de vacinações em pacientes que receberam transfusões de sangue? Quais recursos interprofissionais e membros da equipe de saúde você consultaria para ajudar a determinar a melhor decisão para esse paciente?

REFERÊNCIAS BIBLIOGRÁFICAS

*Pesquisa em enfermagem.

Livros

Banaski, J. L. (2019). Inflammation and immunity. In J. Banaski & L. Copstead (Eds.). *Pathophysiology* (6th ed., pp. 158–193). St. Louis, MO: Elsevier.

Bickley, L. S. (2016). *Bates' guide to physical examination and history taking* (12th ed.). Philadelphia, PA: Lippincott Williams & Wilkins.

Butterworth, J. F., Mackey, D. C., & Wasnick, J. D. (2018). *Morgan & Mikhail's clinical anesthesiology* (6th ed.). Retrieved on 1/21/2020 at: accessmedicine.mhmedical.com/content.aspx?bookid=2444&sectionid=193557318

Ciesla, B. (2019a). Red blood cell production, function and relevant red blood cell morphology. In B. Ciesla (Ed.). *Hematology in practice* (3rd ed., pp. 31–45). Philadelphia, PA: F.A. Davis.

Ciesla, B. (2019b). Overview of hemostasis and platelet physiology. In B. Ciesla (Ed.). *Hematology in practice* (3rd ed., pp. 233–247). Philadelphia, PA: F.A. Davis.

Fischbach, F., & Fischbach, M. (2018). *A manual of laboratory and diagnostic tests* (10th ed.). Philadelphia, PA: Lippincott Williams & Wilkins.

Jouria, J. M. (2018). *Clinical applications of human anatomy and physiology for healthcare professionals*. Irvine: BrownWalker Press.

Katz, L. M., & Dodd, R. Y. (2018). Transfusion-transmitted diseases. In B. H. Shaz, C. D. Hillyer, & M. R. Gil (Eds.). *Transfusion medicine and hemostasis: Clinical and laboratory aspects* (3rd ed.). Cambridge, MA: Elsevier.

Nair, M. (2017). Circulatory system. In I. Peate & M. Nair (Eds.). *Fundamentals of anatomy and physiology: For nursing and healthcare students* (2nd ed., pp. 185–222). Malden, MA: Wiley-Blackwell.

Norris, T. L. (2019). *Porth's pathophysiology: Concepts of altered health state* (10th ed.). Philadelphia, PA: Wolters Kluwer.

Rockwell, C. (2019). Alterations in hemostasis and blood coagulation. In J. Banaski & L. Copstead (Eds.). *Pathophysiology* (6th ed., pp. 298–311). St. Louis, MO: Elsevier.

Stowell, C. P. (2019). Transfusion medicine. In M. Laposata (Ed.). *Laboratory medicine: Diagnosis of disease in the clinical laboratory* (3rd ed., pp. 321–348). New York: McGraw-Hill.

Stubbs, J. (2018). Blood transfusion. In M. Pacheco (Ed.). *Blood and blood disorders. Salem health Magill's medical guide (online edition)* (8th ed.). Retrieved on 1/21/2020 at: www.salempress.com/Magills-Medical-Guide.

Trevithick, S. G. (2019). Alterations in oxygen transport. In J. Banaski & L. Copstead (Eds.). *Pathophysiology* (6th ed., pp. 260–293). St. Louis, MO: Elsevier.

Weber, J. W., & Kelley, J. (2018). *Health assessment in nursing* (6th ed.). Philadelphia, PA: Wolters Kluwer.

Wimberly, P. (2019). Disorders of white blood cells and lymphoid tissues. In T. L. Norris (Ed.). *Porth's pathophysiology concepts of altered health states* (10th ed., pp. 664–683). Philadelphia, PA: Wolters Kluwer.

Yeager, J. (2019). Infection and inflammation. In S. E. Meiner & J. J. Yeager (Eds.). *Gerontologic nursing* (6th ed., pp. 231–238). St. Louis, MO: Elsevier.

Periódicos e documentos eletrônicos

Adams, J. (2019). The bizarre quest for artificial blood. *Science World*, 76(3), 8.

American Cancer Society. (2017). Possible risks of blood transfusions. Retrieved on 1/15/2020 at: www.cancer.org/treatment/treatments-and-side-effects/treatment-types/blood-transfusion-and-donation/how-blood-transfusions-are-done.html.

American Red Cross. (2020a). Frequently asked questions. Retrieved on 1/14/2020 at: www.redcrossblood.org/faq.html#eligibility

American Red Cross. (2020b). How can one donation help multiple people. Retrieved on 1/15/2020 at: www.redcrossblood.org/faq.html#eligibility

American Red Cross. (2020c). Requirements by donation type. Retrieved on 1/14/2020 at: www.redcrossblood.org/donate-blood/how-to-donate/eligibility-requirements.html.

American Red Cross. (2020d). LGBTQ+ Donors. Retrieved on 3/14/2020 at: www.redcrossblood.org/donate-blood/how-to-donate/eligibility-requirements/lgbtq-donors.html

American Society of Hematology. (2020). *Blood basics*. Washington, DC. Retrieved on 1/12/2020 at: www.hematology.org/Patients/Basics/

Baumrucker, S. J., Stolick, M., Hutchinson, L., et al. (2019). Death or damnation: Surrogacy and religious beliefs. *American Journal of Hospice & Palliative Medicine*, 36(8), 740–745.

Bazinet, A., & Popradi, G. (2019). A general practitioner's guide to hematopoietic stem-cell transplantation. *Current Oncology*, 26(3), 187–191.

Carman, M., Uhlenbrock, J. S., & McClintock, S. M. (2018). CE: A review of current practice in transfusion therapy. *The American Journal of Nursing*, 118(5), 36–44.

Centers for Disease Control and Prevention (CDC). (2019). Bacterial contamination of platelets. Retrieved on 1/15/2020 at: www.cdc.gov/bloodsafety/bbp/bacterial-contamination-of-platelets.html.

Centers for Disease Control and Prevention (CDC). (2020). Recommended adult immunization schedule by medical condition and other indications, United States, 2020. Retrieved on 3/14/2020 at: www.cdc.gov/vaccines/schedules/hcp/imz/adult-conditions.html

*Cortez-Gann, J., Gilmore, K. D., Foley, K. W., et al. (2017). Blood transfusion vital sign frequency: What does the evidence say? *MEDSURG Nursing*, 26(2), 89–92.

Hare, G. M. T., Han, K., Leshchyshyn, Y., et al. (2018). Potential biomarkers of tissue hypoxia during acute hemodilutional anemia in cardiac surgery: A prospective study to assess tissue hypoxia as a mechanism of organ injury. *Canadian Journal of Anaesthesia/Journal Canadien D'anesthesie*, 65(8), 901–913.

Heering, H. R. C., & Karakashian, A. R. B. (2017). Lung injury, acute, transfusion-related. *CINAHL Nursing Guide*. Retrieved on 1/14/2020 at: search.ebscohost.com/login.aspx?direct=true&AuthType=ip,shib&db=nup&AN=T703586&site=eds-live&custid=s9076023

Henneman, E. A. (2017). Transfusion-associated circulatory overload: Evidence-based strategies to prevent, identify, and manage a serious adverse event. *Critical Care Nurse*, 37(5), 58–66.

Hudgins, K., & Carter, E. (2019). Blood conservation: Exploring alternatives to blood transfusions. *Critical Care Nursing Quarterly*, 42(2), 187–191.

John, C. A., Theodora, U. E., Gloria, A. N., et al. (2017). Adverse reactions to blood donation: A descriptive study of 3520 blood donors in a Nigerian tertiary hospital. *Medical Journal of Dr. D.Y. Patil University*, 10(1), 36–40.

Mayo Clinic. (2018a). Bone marrow biopsy and aspiration. Retrieved on 1/21/2020 at: www.mayoclinic.org/tests-procedures/bone-marrow-biopsy/about/pac-20393117

Mayo Clinic. (2018b). Splenectomy. Retrieved on 1/21/2020 at: www.mayoclinic.org/tests-procedures/splenectomy/about/pac-20395066

Otrock, Z. K., Liu, C., & Grossman, B. J. (2017). Transfusion-related acute lung injury risk mitigation: An update. *Vox Sanguinis*, 112(8), 694–703.

Padmanabhan, A., Smith, L., Aqui, N., et al. (2019). Guidelines on the use of therapeutic apheresis in clinical practice—evidence-based approach from the Writing Committee of the American Society for Apheresis: The eighth special issue. *Journal of Clinical Apheresis*, 34(3), 171–354.

Raja, V. A., Rahul, C., Kumar, M. K., et al. (2019). Transfusion-related acute lung injury. *Journal of Clinical & Scientific Research*, 7(1), 24–29.

Robinson, S., New, H., Shackleton, T., et al. (2018). The administration of blood components: A British Society for Haematology Guideline. *Transfusion Medicine*, 28(1), 3–21.

Sarode, R. (2018). Therapeutic apheresis. Retrieved on 1/21/2020 at: www.merckmanuals.com/professional/hematology-and-oncology/transfusion-medicine/therapeutic-apheresis.

Siddon, A., Kenney, B., Hendrickson, J., et al. (2018). Delayed haemolytic and serologic transfusion reactions: Pathophysiology, treatment and prevention. *Current Opinion in Hematology*, 25(6), 459–467.

Sikorski, R. A., Rizkalla, N. A., Yang, W. W., et al. (2017). Autologous blood salvage in the era of patient blood management. *Vox Sanguinis*, 112(6), 499–510.

Recursos[2]

AABB (anteriormente conhecida como the American Association of Blood Banks), www.aabb.org/Pages/default.aspx
American Cancer Society, www.cancer.org
American Red Cross, www.redcross.org
American Red Cross LGBTQ+ Team Member Resource Group, www.redcrossblood.org/donate-blood/how-to-donate/eligibility-requirements/lgbtq-donors.html
Blood and Marrow Transplant Information Network, www.bmtinfonet.org
Infusion Nurses Society, www.ins1.org
Myelodysplastic Syndromes Foundation, www.mds-foundation.org
National Cancer Institute, www.cancer.gov
National Hemophilia Foundation, www.hemophilia.org
National Marrow Donor Program, www.bethematch.org
Oncology Nursing Society (ONS), www.ons.org

---

[2]N.R.T.: No Brasil, alguns recursos são a Associação Brasileira de Talassemia – Abrasta (https://www.abrasta.org.br/); a Associação Brasileira de Hematologia, Hemoterapia e Terapia Celular – ABHH (https://abhh.org.br/); a Associação Pró-Falcêmicos – APROFe (https://www.aprofe.org.br/); o INCA (https://www.gov.br/inca/pt-br), o Laboratório de Histocompatibilidade e Criopreservação do DHE/IBRAG/UERJ (HLA- UERJ) (http://www.ibrag.uerj.br/index.php/o-ibrag/28-laboratorios/laboratorios-especiais/19-laboratorio-de-histocompatibilidade-e-criopreservacao.html); e a Associação Brasileira de Linfoma e Leucemia (https://www.abrale.org.br/).

29 Manejo de Pacientes com Distúrbios Hematológicos Não Malignos

DESFECHOS DO APRENDIZADO

Após ler este capítulo, você será capaz de:

1. Diferenciar anemias hipoproliferativas de hemolíticas, comparando os mecanismos fisiológicos, as manifestações clínicas, o manejo clínico, assim como as intervenções de enfermagem para cada uma delas.
2. Descrever os processos envolvidos na neutropenia e na linfopenia e os princípios envolvidos nos manejos clínico e de enfermagem dos pacientes com esses distúrbios.
3. Especificar as etiologias e os manejos clínico e de enfermagem dos pacientes com policitemias secundárias e distúrbios de sangramento e trombóticos.
4. Aplicar o processo de enfermagem como uma estrutura de cuidados para o paciente com anemia, doença falciforme ou coagulação intravascular disseminada.

CONCEITOS DE ENFERMAGEM

Coagulação   Perfusão   Regulação celular

GLOSSÁRIO

anemia: diminuição da contagem de eritrócitos
anemia megaloblástica: tipo de anemia caracterizada por eritrócitos nucleados anormalmente grandes
aplasia: ausência de desenvolvimento celular (p. ex., das células na medula óssea)
células eritroides: qualquer célula que é ou que se tornará um eritrócito maduro
citocinas: proteínas produzidas por leucócitos que são importantes para a regulação da hematopoese, da apoptose e das respostas imunes
contagem absoluta de neutrófilos: cálculo do número de neutrófilos circulantes, obtido a partir do número total de leucócitos totais e da porcentagem de neutrófilos contada em um campo visual do microscópio
eritrócito: um componente celular do sangue essencial para o transporte de oxigênio e dióxido de carbono (*sinônimo:* hemácia)
eritropoetina: hormônio produzido primariamente pelos rins em resposta à hipoxia celular que é necessário para a eritropoese
esferócitos: hemácias pequenas, de formato esférico
haptoglobina: proteína sanguínea sintetizada pelo fígado; liga-se à hemoglobina livre liberada dos eritrócitos, que, em seguida, é removida pelo sistema reticuloendotelial (SRE)
hemólise: destruição de eritrócitos (hemácias) com liberação de componentes celulares para a circulação; pode ocorrer dentro ou fora da vasculatura
hemossiderina: pigmento que contém ferro, derivado da quebra da hemoglobina
hipocromia: halo central claro nos eritrócitos, que aumenta de intensidade e tamanho, causado pela diminuição do conteúdo de hemoglobina
leucemia: proliferação descontrolada de leucócitos
linfopenia: contagem de linfócitos inferior a 1.500 células/mm³
microcitose: tamanho de eritrócitos menor que o normal
neutropenia: quantidade de neutrófilos inferior à normal
normocítico: eritrócito de tamanho normal
normocrômico: eritrócito de coloração normal, que indica quantidade normal de hemoglobina
pancitopenia: diminuição anormal em leucócitos, eritrócitos e plaquetas
petéquias: pequenas hemorragias capilares
poiquilocitose: variação no formato dos eritrócitos
policitemia: excesso de eritrócitos
reticulócitos: hemácias discretamente imaturas, representando normalmente 1% do número total de hemácias circulantes
trombocitopenia: contagem de plaquetas inferior à normal
trombocitose: contagem de plaquetas superior à normal

Os distúrbios hematológicos variam amplamente em termos de etiologia e manifestações. Embora alguns distúrbios hematológicos sejam malignos, a maioria é benigna. Os processos mórbidos podem ser muito complexos; sendo assim, a compreensão abrangente dos processos envolvidos é importante para que os profissionais de enfermagem possam avaliar, intervir, monitorar e orientar os pacientes sobre suas condições.

ANEMIA

Anemia é uma condição caracterizada por concentração de hemoglobina abaixo dos limites da normalidade. Existe um número menor que o normal de hemácias (**eritrócitos**) na circulação. Posteriormente, menos oxigênio chega aos tecidos, provocando vários sinais e sintomas. A anemia é um sinal de um distúrbio subjacente, em vez de ser um estado mórbido. É a condição hematológica mais comum e é prevalente em todo o mundo (Bunn, 2017a; Nair, 2018).

Fisiopatologia

A anemia é classificada de diversos modos (Tabela 29.1). Com frequência, é classificada segundo seu mecanismo de ação: hipoproliferação (redução da produção), hemólise (aumento da destruição) ou perda via sangramento.

As anemias hipoproliferativas ocorrem quando a medula óssea produz um número inadequado de eritrócitos. A diminuição da produção de eritrócitos resulta em contagem baixa ou inapropriadamente normal de **reticulócitos** (i. e., eritrócitos imaturos). As causas de anemia hipoproliferativa incluem lesão da medula óssea por substâncias químicas (p. ex., benzeno) ou medicamentos (p. ex., cloranfenicol), falta de fatores importantes que promovem a produção de eritrócitos (p. ex., **eritropoetina**) ou falta de nutrientes, incluindo ferro, vitamina B_{12} e ácido fólico.

Nas anemias hemolíticas, a destruição prematura dos eritrócitos resulta na liberação da hemoglobina dos eritrócitos para dentro do plasma; a hemoglobina liberada é convertida, em grande parte, em bilirrubina, aumentando a concentração desta. O aumento da destruição eritrocitária causa hipoxia tecidual, que, por sua vez, estimula a produção de eritropoetina. Esse aumento da produção é refletido no aumento da contagem de reticulócitos à medida que a medula óssea responde à perda dos eritrócitos. A **hemólise** (destruição das hemácias com liberação de componentes celulares para a circulação) pode resultar de uma anormalidade inerente ao próprio eritrócito (p. ex., doença falciforme [DF], deficiência de glicose-6-fosfato desidrogenase [G-6-PD]), ao plasma (p. ex., anemias hemolíticas imunes) ou à lesão direta do eritrócito na circulação (p. ex., hemólise causada por uma prótese valvar cardíaca mecânica). O Boxe 29.1 identifica as causas de anemias hemolíticas.

Com frequência, é possível determinar a causa de anemia em todos os pacientes com base nos seguintes fatores:

- A capacidade da medula óssea de responder à redução de eritrócitos por meio da produção de reticulócitos
- O grau de proliferação dos eritrócitos imaturos na medula óssea e sua capacidade de amadurecer (como é observado em uma biopsia de medula óssea)

TABELA 29.1 Classificação das anemias.

Tipo de anemia	Achados laboratoriais	
	Hemograma completo	Outro
Hipoproliferativa (que resulta da produção de eritrócitos defeituosos)		
Anemia ferropriva (microcítica)	↓ VCM, ↓ reticulócitos	↓ Ferro, % de saturação, ferritina ↑ TIBC
Deficiência de vitamina B_{12} (megaloblástica)	↑ VCM	↓ Vitamina B_{12}
Deficiência de folato (megaloblástica)	↑ VCM	↓ Folato
Diminuição da produção de eritropoetina (p. ex., devido à doença renal crônica)	VCM normal	↓ Nível de eritropoetina ↑ Creatinina
Câncer/inflamação	VCM normal	↑ Ferritina, % de saturação ↓ Ferro, TIBC ↓ Nível de eritropoetina (normalmente)
Sangramento (que resulta em perda de eritrócito)		
Hemorragia digestiva, epistaxe (sangramento nasal), traumatismo, hemorragia oriunda do sistema geniturinário (p. ex., menorragia)	↓ Hb e Ht (Observação: Hb e Ht podem estar normais se medidos logo após o início do sangramento) ↓ VCM (VCM inicialmente normal) ↑ Reticulócitos	↓ Ferro, % de saturação, ferritina (posteriormente)
Hemolítica (que resulta da destruição de eritrócitos)		
Alteração da eritropoese (doença falciforme, talassemia, outras hemoglobinopatias)	↓ VCM ↑ Reticulócitos Eritrócitos fragmentados (diversos formatos)	
Hiperesplenismo (hemólise)	↑ VCM	
Anemia induzida por fármaco	↑ Presença de esferócitos	
Anemia autoimune	↑ Presença de esferócitos	
Anemia relacionada com valva cardíaca mecânica	Eritrócitos fragmentados	

↓: diminuído; ↑: aumentado; %: percentual; Hb: hemoglobina; Ht: hematócrito; TIBC: capacidade total de ligação do ferro (do inglês *total iron-binding capacity*); VCM: volume corpuscular médio. Adaptada de Prchal, J. T. (2016a). Clinical manifestations and classification of erythrocyte disorders. In K. Kaushansky, M. A. Lichtman, J. T. Prchal et al. (Eds.). *Williams hematology* (9th ed.). New York: McGraw-Hill Medical.

> **Boxe 29.1 Causas das anemias hemolíticas**
>
> **Anemia hemolítica hereditária**
> Doença falciforme
> Talassemia
>
> **Anormalidades da membrana eritrocitária**
> Acantocitose
> Eliptocitose hereditária
> Esferocitose hereditária
> Estomatocitose
>
> **Deficiências enzimáticas**
> Deficiência de glicose-6-fosfato desidrogenase
>
> **Anemia hemolítica adquirida**
> Relacionada com anticorpos
> Anemia hemolítica autoimune
> Reação a isoanticorpo/transfusão
> Doença de aglutinina a frio
>
> **Não relacionada com anticorpos**
> Coagulação intravascular disseminada
> Hiperesplenismo
> Infecção
>   Bacteriana
>   Parasitária
> Hepatopatia
> Prótese valvar cardíaca mecânica
> Anemia hemolítica microangiopática
> Hemoglobinúria noturna paroxística
> Toxinas
> Traumatismo
> Uremia

- A presença ou a ausência de produtos finais da destruição eritrocitária na circulação (p. ex., aumento do nível de bilirrubina, diminuição do nível de haptoglobina).

Manifestações clínicas

Vários fatores influenciam o aparecimento de sinais/sintomas associados à anemia. Alguns desses fatores são a gravidade, a rapidez do desenvolvimento e a duração (cronicidade) da anemia, as demandas metabólicas do paciente, a existência de outras condições (p. ex., cardiopatia ou pneumopatia) e as complicações ou aspectos relacionados da condição que provocou a anemia.

Em geral, quanto mais rapidamente a anemia se desenvolve, mais graves são os seus sintomas (Bunn, 2017a). Um paciente saudável consegue tolerar uma redução de até 50% na hemoglobina por vários meses sem sinais/sintomas pronunciados ou incapacidade significativa; no entanto, uma perda rápida de 30% da hemoglobina em minutos pode levar a um colapso vascular profundo na mesma pessoa. Um paciente que desenvolveu anemia de modo gradual, por exemplo, uma mulher com fluxo menstrual abundante por alguns meses e níveis de hemoglobina entre 9 e 11 g/dℓ, pode ter poucos sinais/sintomas ou ser assintomático, exceto por discreta taquicardia aos esforços ou fadiga.

É mais provável que pessoas mais ativas ou com demandas de vida significativas apresentem sinais/sintomas do que pessoas mais sedentárias. Pacientes com hipotireoidismo com diminuição das necessidades de oxigênio podem estar assintomáticos, sem taquicardia ou dispneia e com hemoglobina de 10 g/dℓ. Do mesmo modo, aqueles com cardiopatia, doença vascular ou pulmonar coexistentes podem desenvolver sintomas mais pronunciados de anemia (p. ex., dispneia, dor torácica, dor muscular ou cãibras) com um nível de hemoglobina mais alto do que aqueles sem problemas de saúde concomitantes. Algumas anemias, como doença falciforme ou doenças autoimunes, são, com frequência, complicadas por outras anormalidades que não resultam da anemia, mas são inerentes à doença associada. Dor e outras manifestações clínicas podem obscurecer as manifestações causadas pela anemia.

As complicações da anemia grave incluem insuficiência cardíaca, parestesias e *delirium*. Em pacientes com cardiopatia de base, é mais provável a apresentação de angina e sintomas associados à insuficiência cardíaca do que naqueles sem cardiopatia. As complicações dos tipos específicos de anemia estão incluídas na descrição de cada tipo.

Avaliação e achados diagnósticos

Diversos estudos hematológicos são realizados para determinar o tipo e a causa da anemia. Uma avaliação inicial inclui hemoglobina, hematócrito, contagem de reticulócitos e índices eritrocitários, incluindo o volume corpuscular médio (VCM) e o índice de anisocitose (RDW, do inglês *red cell distribution width*). Outros exames complementares incluem estudos do ferro (nível sérico de ferro, capacidade total de ligação do ferro [TIBC, do inglês *total iron-binding capacity*], saturação percentual e ferritina), nível sérico de vitamina B_{12} e níveis séricos de folato, de haptoglobina e de eritropoetina (Elder, Winland-Brown & Porter, 2019; Nair, 2018). Os valores remanescentes do hemograma completo também são úteis para determinar se a anemia é uma condição isolada ou associada a outra condição hematológica, como **leucemia** (i. e., malignidades dos leucócitos) ou síndrome mielodisplásica (SMD). A aspiração da medula óssea pode ser realizada à procura de anormalidades celulares. Outros exames, como colonoscopia ou endoscopia digestiva alta (EDA), podem ser realizados para determinar se existem condições subjacentes provocando a anemia. Lesões no sistema digestório, incluindo úlceras, pólipos ou tumores, podem ser a causa de perda de sangue.

Manejo clínico

O manejo da anemia é direcionado à correção ou ao controle da causa da anemia; se a anemia for grave, os eritrócitos que são perdidos ou destruídos podem ser substituídos com uma transfusão de concentrado de hemácias (CH). O manejo dos diversos tipos de anemia é abordado a seguir.

 Considerações gerontológicas

A anemia é a condição hematológica mais comum que afeta adultos mais velhos, em particular aqueles hospitalizados e admitidos em instalações de cuidados a longo prazo. A prevalência global de anemia é de 17% nos adultos mais velhos, incluindo aproximadamente 10% dos adultos mais velhos que moram na comunidade, 45% dos residentes em casas de repouso e 40% dos adultos hospitalizados. A maioria apresenta anemia leve com níveis de hemoglobina iguais ou superiores a 11 g/dℓ, porém até mesmo a anemia leve é acompanhada de redução da capacidade funcional e aumento das taxas de morbidade e mortalidade. A anemia leve em adultos mais velhos está associada a redução do desempenho físico, redução da mobilidade, aumento da fragilidade, exacerbação de quadro depressivo, aumento do risco de quedas e *delirium* (Lanier, Park & Callahan, 2018). Estudos identificaram uma associação entre anemia e declínio cognitivo. É mais provável que adultos mais velhos com anemia apresentem fadiga, dispneia e confusão por causa da redução da reserva cardíaca e da incapacidade de responder à anemia com aumento da frequência e do débito cardíacos. Os indivíduos com doença cardíaca e doença renal preexistentes e os indivíduos submetidos recentemente à cirurgia correm risco aumentado de morbidade e mortalidade quando estão anêmicos (Stauder, Valent & Theurl, 2018).

PROCESSO DE ENFERMAGEM
Paciente com anemia

Avaliação

A anamnese e o exame físico fornecem dados importantes a respeito do tipo de anemia envolvida, da extensão e do tipo de sintomas que ela produz e do impacto dos sintomas sobre a vida do paciente. Fraqueza, fadiga e mal-estar geral são sintomas comuns, ao passo que palidez da pele e das membranas mucosas (conjuntivas, mucosa oral) é um sinal comum (Figura 29.1).

Icterícia, queilite angular (inflamação e ulceração nos cantos da boca) e unhas côncavas, quebradiças e de superfície irregular podem estar associadas à **anemia megaloblástica** (caracterizada por eritrócitos nucleados e anormalmente grandes) ou à anemia hemolítica. A língua pode apresentar feridas e coloração vermelha intensa na anemia megaloblástica e estar lisa e vermelha na anemia ferropriva. Pacientes com anemia ferropriva apresentam, com frequência, alotriofagia, um transtorno alimentar que leva a pessoa a ingerir cubos de gelo, amido ou terra (Cadet, 2018). A síndrome das pernas inquietas também é comum em pessoas com anemia ferropriva (Van Wyk, 2018). A anamnese também deve incluir a história medicamentosa, pois alguns fármacos deprimem a atividade da medula óssea, induzem hemólise, interferem no metabolismo do folato ou provocam irritação gastrintestinal, que resulta em hemorragia digestiva. Uma história social acurada deve incluir consumo de bebidas alcoólicas, com descrição do volume ingerido e da duração do consumo. A história familiar também é importante, uma vez que alguns tipos de anemia são hereditários. O enfermeiro também deve perguntar se o paciente é atleta, visto que formas extremas de exercício físico, como correr maratona, podem influenciar a eritropoese e a sobrevida dos eritrócitos (Leung, 2019).

A avaliação nutricional é necessária, já que pode indicar deficiências em nutrientes essenciais, tais como ferro, vitamina B_{12} e folato. Pessoas que seguem dietas vegetarianas estritas (veganos) e não fazem suplementação de vitamina B_{12} correm risco de apresentar anemia megaloblástica. Adultos mais velhos também podem ingerir menos alimentos ricos em vitamina B_{12} ou folato.

O estado cardíaco deve ser cuidadosamente avaliado. Quando os níveis de hemoglobina estão baixos, o coração tenta compensar bombeando mais rápido e com mais força para administrar mais oxigênio para o tecido hipóxico. Esse aumento do esforço cardíaco pode resultar em sintomas como taquicardia, palpitações, tontura, ortopneia e dispneia aos esforços. Com isso, pode ocorrer insuficiência cardíaca, evidenciada pela cardiomegalia (tamanho aumentado do coração), hepatomegalia (tamanho aumentado do fígado) e edema periférico.

A avaliação do sistema digestório pode revelar queixas de náuseas, vômitos (com perguntas específicas a respeito do aspecto de qualquer êmese [p. ex., parecida com "grãos de

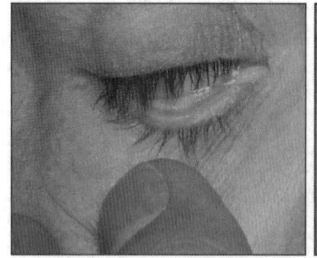
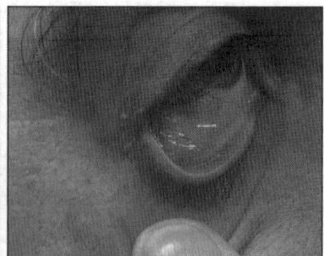
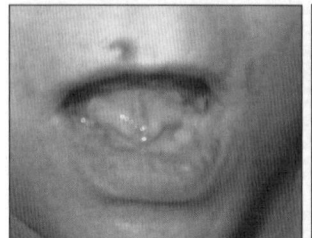
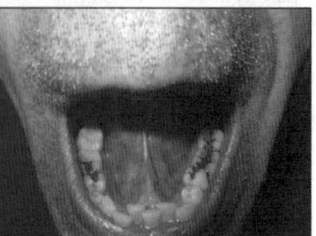
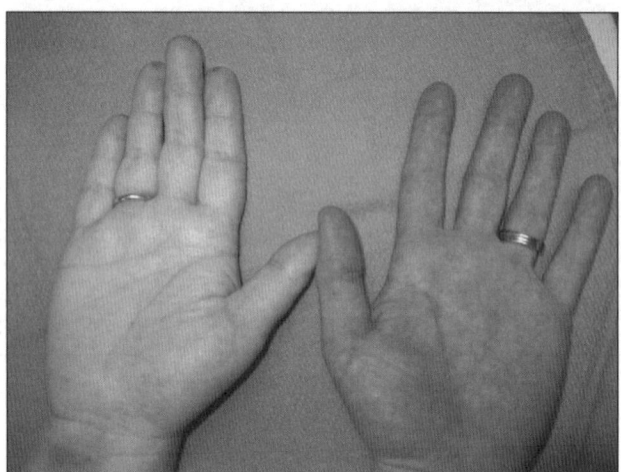

Figura 29.1 • Palidez observada no paciente com anemia. Reproduzida, com autorização, de Tkachuk, D. C. & Hirschman, J. V. (2007). *Wintrobe's atlas of clinical hematology* (Fig. 1.1, p. 9). Philadelphia, PA: Lippincott, Williams & Wilkins.

café"]), melena (fezes escuras), diarreia, anorexia e glossite (inflamação da língua). As fezes devem ser testadas para sangue oculto. As mulheres devem ser indagadas a respeito das suas menstruações (p. ex., fluxo excessivo, outro sangramento vaginal) e da utilização de suplementos vitamínicos e de ferro durante a gestação. O exame neurológico é importante porque a anemia perniciosa associada à deficiência de vitamina B_{12} compromete o funcionamento dos sistemas nervosos central e periférico (ver discussão mais adiante). O exame deve incluir a avaliação da presença e a extensão de dormências periféricas e parestesias, ataxia, coordenação inadequada e confusão. O *delirium* por vezes pode resultar de outros tipos de anemia, especialmente em pacientes idosos. É importante monitorar os resultados de exames laboratoriais relevantes ao longo do tempo e observar quaisquer alterações (ver Capítulo 28).

Diagnóstico

DIAGNÓSTICOS DE ENFERMAGEM

Com base nos dados da avaliação, os principais diagnósticos de enfermagem são:

- Fadiga, associada à diminuição da hemoglobina e à diminuição da capacidade de transporte de oxigênio do sangue

- Comprometimento do estado nutricional associado à ingestão inadequada de nutrientes essenciais
- Intolerância às atividades associadas a hemoglobina e hematócrito inadequados
- Comprometimento da capacidade de manejo do esquema associado à terapia prescrita.

Problemas interdependentes/complicações potenciais

As complicações potenciais podem incluir as seguintes:

- Insuficiência cardíaca
- Parestesias
- Confusão
- Lesão associada a quedas.

Planejamento e metas

As principais metas para o paciente com anemia incluem diminuição da fadiga, conquista ou manutenção de nutrição adequada, conquista ou manutenção da perfusão tissular adequada, manejo efetivo do plano de tratamento prescrito e ausência de complicações.

Intervenções de enfermagem

Manejo da fadiga

O sintoma e a complicação mais comum da anemia é a fadiga. A fadiga com frequência é o sintoma com maior impacto negativo sobre a capacidade funcional do paciente e, consequentemente, sobre a qualidade de vida. A fadiga costuma ser descrita como avassaladora ou opressiva. A sensação de fadiga pode ser intensa mesmo quando a anemia não é grave o suficiente para justificar transfusão. A fadiga pode interferir na capacidade do paciente de realizar seu trabalho, bem como de participar em atividades de lazer com a família e os amigos. Angústia significativa pode ser provocada pela incapacidade de atender às demandas e às responsabilidades da vida diária, bem como pela necessidade de depender de outras pessoas.

As intervenções de enfermagem podem centrar-se na assistência ao paciente, de modo a priorizar as atividades para estabelecer um equilíbrio entre as atividades e o repouso que seja aceitável para o paciente. Os pacientes com anemia crônica precisarão de ajuda para estabelecer um programa de atividades e exercícios físicos para evitar a perda de condicionamento físico associada à inatividade. Também é importante examinar outras condições que possam contribuir para a fadiga, tais como dor, depressão e transtornos do sono.

Manutenção da nutrição adequada

A ingestão inadequada de nutrientes essenciais, incluindo ferro, vitamina B_{12}, ácido fólico e proteínas, pode causar algumas formas de anemias. Os sintomas associados à anemia (p. ex., fadiga, anorexia) podem interferir na manutenção do aporte nutricional adequado. Deve ser encorajada uma dieta bem balanceada. O enfermeiro deve informar ao paciente que o álcool etílico pode interferir na utilização de nutrientes essenciais e recomendar o consumo limitado de bebidas alcoólicas (Stouten, Riedel, Droogendijk et al., 2016). A reeducação dietética, envolvendo os familiares quando isso for possível, deve ser individualizada, de modo a atender às demandas específicas e incluir preferências culturais no tocante à seleção e ao preparo de alimentos (ver Capítulo 4). Podem ser prescritos suplementos alimentares (p. ex., vitaminas e ferro).

Um aspecto igualmente importante é que o paciente e seus familiares precisam compreender o valor dos suplementos nutricionais no contexto apropriado. Algumas formas de anemia não estão associadas à deficiência nutricional. Em alguns casos o uso excessivo de suplementos não melhorará a anemia e será deletério. Por exemplo, pacientes com anemia que são transfundidos por muito tempo correm risco de sobrecarga de ferro. Nessa situação, a terapia de quelação é implementada para reduzir o acúmulo de ferro (Murray, De Gelder, Pringle et al., 2016; ver discussão sobre terapia de quelação no Capítulo 30). O uso de suplemento oral de ferro pode exacerbar a situação.

Manejo da intolerância às atividades

Pacientes com anemia grave por perda aguda de sangue ou hemólise não toleram a redução do volume sanguíneo ou a redução da contagem de eritrócitos circulantes. O volume perdido pode ser reposto com transfusões ou soluções intravenosas, com base nos sintomas e nos resultados de exames laboratoriais. Oxigênio suplementar pode ser necessário, principalmente se o paciente tiver cardiopatia ou pneumopatia subjacente. O monitoramento dos sinais vitais e da oximetria de pulso do paciente, sobretudo durante atividade física, é uma importante ação da enfermagem. Pode ser necessário ajustar ou suspender a administração de medicamentos, inclusive agentes anti-hipertensivos, com base nos sinais vitais do paciente.

Promoção de manejo efetivo da terapia prescrita

Medicamentos, incluindo suplementos nutricionais, são frequentemente prescritos para pacientes com anemia. É importante que os pacientes compreendam o propósito dessas terapias, como fazer uso delas e como lidar com os efeitos colaterais causados. Os profissionais de enfermagem desempenham um papel importante na promoção da adesão ao plano prescrito ao orientar os pacientes e seus cuidadores familiares sobre maneiras de incorporar o plano terapêutico às atividades da vida diária. Por exemplo, os efeitos colaterais dos suplementos orais de ferro, inclusive desconforto gastrintestinal, podem dificultar a adesão de alguns pacientes ao tratamento e contribuir para o abandono do tratamento por alguns pacientes. Os profissionais de enfermagem podem fornecer informações importantes e suporte aos pacientes, ajudando-os a lidar com os efeitos colaterais. A interrupção abrupta de alguns medicamentos, inclusive de altas doses de esteroides para tratamento de anemia hemolítica, pode ter consequências graves para os pacientes. O custo de alguns medicamentos, tais como fatores de crescimento hematológicos, pode ser bastante elevado. Os pacientes que precisam desses medicamentos podem precisar de ajuda para encontrar maneiras alternativas para obter a medicação necessária. Os enfermeiros precisam colaborar com os assistentes sociais ou outros membros da equipe de saúde para ajudar os pacientes a atenderem a essas necessidades.

Monitoramento e manejo de complicações potenciais

Uma complicação significativa da anemia é a insuficiência cardíaca associada à diminuição crônica do volume sanguíneo e ao esforço compensatório do coração para aumentar o débito cardíaco. Os pacientes com anemia devem ser avaliados em relação aos sinais e sintomas de insuficiência cardíaca (ver Capítulo 25).

Nas anemias megaloblásticas associadas à deficiência de folato ou vitamina B_{12}, existe potencial de complicações neurológicas. A avaliação neurológica dos pacientes com anemia megaloblástica deve ser realizada. Os pacientes podem se queixar de parestesias, que frequentemente se manifestam como dormência, e, à medida que a anemia progride, os sintomas pioram e outros sinais surgem. O sentido de posição e vibração pode estar diminuído. Os pacientes podem apresentar dificuldade em manter o equilíbrio e distúrbios da marcha. Alterações do estado mental, começando com confusão e evoluindo para alterações mais graves da memória e *delirium*, podem ocorrer na deficiência significativa de folato ou vitamina B_{12} (Elder et al., 2019).

Reavaliação

Entre os resultados esperados, estão:
1. O paciente relata menos fadiga.
    a. Implementa um plano graduado de repouso, atividades e exercícios.
    b. Prioriza as atividades.
    c. Regula o ritmo das atividades de acordo com o nível de energia.
2. O paciente obtém e mantém a nutrição adequada.
    a. Ingere uma dieta saudável.
    b. Desenvolve um plano de refeições que promove a nutrição ideal.
    c. Mantém quantidades apropriadas de ferro, vitaminas e proteínas a partir da dieta e de suplementos.
    d. Adere à suplementação nutricional, quando prescrita.
    e. Verbaliza o entendimento das suplementações nutricionais recomendadas, quando prescritas.
    f. Verbaliza o entendimento das suplementações nutricionais não recomendadas.
3. Mantém nível apropriado de atividade física.
    a. Os sinais estarão dentro dos valores basais para o paciente.
    b. Apresenta valor da oximetria de pulso nos limites normais.
4. Ausência de complicações.
    a. Evita ou limita atividades que ocasionem dispneia, palpitações, tontura ou taquicardia.
    b. Utiliza medidas de repouso e conforto para aliviar a dispneia.
    c. Apresenta sinais vitais no valor basal para ele.
    d. Não apresenta sinais de aumento de retenção de líquidos (p. ex., edema periférico, diminuição do débito urinário, distensão de veias do pescoço).
    e. Permanece orientado em relação ao tempo, ao local e à situação.
    f. Verbaliza compreensão da importância de verificações seriadas do hemograma completo e de outros exames laboratoriais.
    g. Mantém ambiente domiciliar seguro; obtém e usa assistência, conforme necessário.

ANEMIAS HIPOPROLIFERATIVAS

As anemias hipoproliferativas incluem anemia ferropriva, anemia da doença renal, anemia da inflamação, anemia aplásica e anemia megaloblástica.

Anemia ferropriva

A anemia ferropriva resulta de ingestão de ferro alimentar inadequada para a síntese de hemoglobina. O corpo consegue armazenar aproximadamente um quarto a um terço das suas necessidades de ferro, e a anemia ferropriva não se desenvolve até que aqueles depósitos sejam esgotados. A anemia ferropriva pode ocorrer quando as reservas corporais totais de ferro são adequadas, mas o aporte de ferro aos precursores eritroides não é adequado. Isso é denominado deficiência funcional de ferro (Hashemi, Mashhadi, Mohammadi et al., 2017). A anemia ferropriva é o tipo mais comum de anemia em todas as faixas etárias, e é a forma de anemia mais comum no mundo, afetando até uma em cada oito pessoas (Bunn & Heeney, 2017). É especialmente prevalente nos países em desenvolvimento, onde as reservas de ferro podem estar cronicamente depletadas por causa da ausência de alimentos ricos em ferro e da perda sanguínea associada a parasitas intestinais (Harper, Besa & Conrad, 2019).

A anemia ferropriva também é comum entre adultos nos EUA, e a causa mais comum é a perda de sangue. O sangramento deve sempre ser considerado a causa da anemia ferropriva, até que seja comprovado de outro modo. A causa mais comum dessa anemia em homens e mulheres na pós-menopausa é o sangramento gastrintestinal a partir de úlceras, gastrite, tumores ou doença intestinal inflamatória. As causas mais comuns de anemia ferropriva em mulheres na pré-menopausa são menorragia (*i. e.*, sangramento menstrual excessivo) e gestação com suplementação de ferro inadequada. Etilistas crônicos e pacientes que fazem uso de ácido acetilsalicílico, esteroides ou anti-inflamatórios não esteroides (AINEs) podem apresentar perda de sangue crônica a partir do sistema digestório, causando perda de ferro e, subsequentemente, anemia. Outras causas incluem má absorção de ferro, como ocorre após gastrectomia ou cirurgia bariátrica, ou doença celíaca e doenças intestinais inflamatórias (Harper et al., 2019).

Manifestações clínicas

Pacientes com deficiência de ferro primariamente apresentam sintomas de anemia. Se a deficiência for grave ou prolongada, eles também podem apresentar língua lisa e vermelha, unhas quebradiças e lascadas e queilite angular. Esses sinais cessam após a terapia de reposição de ferro. Anamnese pode ser significativa para gestações múltiplas, sangramento gastrintestinal e pica (Camaschella, 2019).

Avaliação e achados diagnósticos

O método definitivo de estabelecimento do diagnóstico de anemia ferropriva é a aspiração da medula óssea (ver discussão sobre a aspiração da medula óssea no Capítulo 28). O aspirado é corado para a detecção do ferro, que se encontra em um nível baixo, ou até mesmo ausente. Entretanto, poucos pacientes com suspeita de anemia ferropriva são submetidos à aspiração da medula óssea. Em muitos pacientes, o diagnóstico pode ser estabelecido com outros testes, particularmente naqueles com histórico de condições que os predisponham a esse tipo de anemia.

Há uma forte correlação entre os valores laboratoriais que mensuram os depósitos de ferro e os níveis de hemoglobina. Após a depleção dos depósitos de ferro (conforme refletida por níveis baixos de ferritina sérica), o nível de hemoglobina diminui. A diminuição dos depósitos de ferro faz com que sejam produzidos eritrócitos pequenos pela medula. Portanto, com a progressão da anemia, o VCM, que mede o tamanho dos eritrócitos, também diminui. O hematócrito e os níveis de eritrócitos também se tornam baixos em relação ao nível de hemoglobina. Outros exames laboratoriais que mensuram os depósitos de ferro são úteis, porém não são tão precisos quanto os níveis de ferritina. Em geral, pacientes com anemia ferropriva apresentam nível baixo de ferro sérico e elevação da TIBC, que mede a proteína de transporte que supre a medula com ferro (também denominada transferrina), conforme necessário (Camaschella, 2019). No entanto, outros estados de doença, tais como condições infecciosas e inflamatórias, também podem reduzir o nível de ferro sérico e TIBC, bem como elevar o nível de ferritina. Se houver suspeita disso, a medição do receptor de transferrina solúvel pode auxiliar na diferenciação da causa da anemia. O resultado desse teste estará aumentado na condição de deficiência de ferro, mas não na inflamação crônica (Camaschella, 2019).

Manejo clínico

A suplementação oral de ferro é, com frequência, o modo primário de tratamento de anemia ferropriva. Várias formulações orais de ferro, incluindo sulfato ferroso, gliconato ferroso e fumarato ferroso, estão disponíveis no mercado. Maltol férrico, outra formulação oral, foi aprovado pela agência norte-americana Food and Drug Administration (FDA) em 2019 para uso em pacientes com anemia ferropriva associada à doença intestinal inflamatória. Após o início da ingestão de formulações orais de ferro, normalmente os níveis de hemoglobina começam a aumentar em algumas semanas, e a anemia é corrigida em alguns meses. A reposição das reservas de ferro demora alguns meses; portanto, é importante que os pacientes continuem ingerindo os suplementos orais de ferro durante 6 a 12 meses. Se os suplementos orais de ferro não forem bem absorvidos ou não forem tolerados ou se forem necessárias altas doses, ferro pode ser administrado por via intravenosa (IV) repetidas vezes (Boxe 29.2). As evidências iniciais mostraram que o maltol férrico não é inferior ao ferro por via parenteral e seria uma alternativa para os pacientes que não conseguem tolerar outras formulações orais de ferro ou que não desejam ferro por via parenteral. Contudo, não se sabe se o uso de maltol férrico reduzirá as demandas por formulações parenterais de ferro (Harper et al., 2019).

Manejo de enfermagem

A orientação preventiva é importante para as mulheres que estejam menstruando ou que estejam grávidas. Fontes alimentares ricas em ferro incluem carnes de órgãos (p. ex., fígado bovino ou de vitelo, fígado de galinha), outras carnes, feijões (p. ex., feijão-carioca, feijão-preto e grão-de-bico), vegetais folhosos verdes, uvas-passas e melaço. A ingestão de alimentos ricos em ferro com uma fonte de vitamina C (p. ex., suco de laranja) melhora a absorção do ferro.

O enfermeiro auxilia o paciente a selecionar opções de dieta saudável. Também pode ser fornecida orientação nutricional para aqueles cuja dieta seja inadequada. Pacientes com história de vegetarianismo estrito ou outras dietas sem nutrientes essenciais devem ser orientados sobre as formas de atender às suas necessidades dietéticas. O enfermeiro também encoraja o paciente a seguir a terapia prescrita pelo tempo necessário para repor as reservas de ferro mesmo após a resolução da fadiga e de outros sintomas.

O ferro é mais bem absorvido com o estômago vazio, sendo importante que os pacientes sejam orientados a ingerir o suplemento aproximadamente 1 hora antes ou 2 horas depois das refeições. A formulação oral padrão mais barata de ferro, sulfato ferroso, é tolerada pela maioria dos pacientes. Os efeitos colaterais gastrintestinais, incluindo constipação intestinal, cólicas, náuseas e vômitos, podem resultar em dificuldade em aderir ao esquema prescrito pelo médico. A redução da frequência de administração ou a ingestão dos suplementos de ferro às refeições pode diminuir os sintomas, mas também reduzirá a absorção de ferro. Portanto, a reposição das reservas de ferro será mais demorada. A ingestão dos suplementos de ferro com vitamina aumenta a absorção, mas também aumenta a frequência dos efeitos colaterais (Heffernan, Evans, Holmes et al., 2017). Algumas formulações de ferro foram elaboradas para reduzir os efeitos colaterais gastrintestinais pelo acréscimo de emolientes fecais para reduzir a constipação intestinal. Existem, também, formulações de liberação sustentada para reduzir a gastrite e as náuseas. Todavia, os comprimidos de revestimento entérico podem não ser bem absorvidos. As formulações de liberação lenta são absorvidas além do duodeno, porém o duodeno é o local onde ocorre a absorção máxima de ferro (Auerbach & Adamson, 2016). Existem materiais educacionais para ajudar os pacientes que fazem uso de suplementos de ferro (Boxe 29.3).

Se a administração de ferro com o estômago vazio causar desconforto gástrico, o paciente pode precisar tomá-lo com as refeições. Entretanto, isso pode diminuir a absorção em até 40%, aumentando, assim, o tempo necessário para o reabastecimento dos depósitos de ferro. Antiácidos ou laticínios não devem ser ingeridos com o ferro, pois podem diminuir muito a sua absorção. Existem, também, formulações com complexos de ferro e polissacarídeos. Essas formulações reduzem os efeitos tóxicos gastrintestinais, porém são mais caras. Também estão disponíveis formas líquidas de ferro, que causam menos desconforto gastrintestinal. A reposição oral de ferro com fins terapêuticos modifica a coloração das fezes, mas não provoca resultado falso-positivo na pesquisa de sangue oculto nas fezes.

A suplementação IV pode ser utilizada quando os depósitos de ferro do paciente estiverem muito baixos, se o paciente não conseguir tolerar as formas orais de suplementação de ferro, ou ambos. O enfermeiro deve estar ciente do tipo de formulação parenteral de ferro solicitada, de modo que o risco de anafilaxia possa ser determinado. As formulações de alto peso molecular estão associadas a um risco muito maior de anafilaxia e são raramente utilizadas. A administração de uma dose-teste de formulações de baixo peso molecular de ferro dextrana é recomendada por muitos fabricantes. O enfermeiro deve auxiliar o

Boxe 29.2 Formulações parenterais de ferro

- Formulações mais antigas de ferro parenteral tinham peso molecular elevado e eram acompanhadas de risco significativo de reações de hipersensibilidade, inclusive anafilaxia. Formulações mais recentes têm peso molecular baixo e risco substancialmente menor de induzir anafilaxia
- Gliconato férrico: cada 5 mℓ contém 62,5 mg de ferro elementar; 125 mg são diluídos em 100 mℓ de solução fisiológica normal e infundidos ao longo de 1 h, ou 5 mℓ não diluídos são administrados como uma injeção com impulso IV lento por 5 min. Embora a probabilidade de reação alérgica seja muito baixa, geralmente é administrada uma dose de teste antes da primeira infusão
- Ferro sacarato: cada 5 mℓ contém 100 mg de ferro elementar; 100 a 200 mg podem ser administrados não diluídos como um impulso IV lento ao longo de 2 a 5 min. Esse procedimento pode ser repetido até a cada 3 dias para uma dose cumulativa de 1.000 mg em um período de 2 semanas
- Injeção de ferumoxitol: a ampola de 17 mℓ é diluída em 50 a 200 mℓ de soro fisiológico ou soro glicosado a 5% e infundida em 15 min. Recomenda-se a observação cuidadosa dos sinais e sintomas à procura de reação de hipersensibilidade, inclusive monitoramento da pressão arterial e do pulso arterial.

Adaptado de Comerford, K. C. & Durkin, M. T. (2020). *Nursing 2020 drug handbook*. Philadelphia, PA: Wolters Kluwer.

> **Boxe 29.3 ORIENTAÇÕES AO PACIENTE**
> **Administração de suplementos orais de ferro**
>
> O enfermeiro instrui o paciente a:
>
> - Ingerir o ferro com o estômago vazio (1 h antes ou 2 h após uma refeição), preferencialmente com suco de laranja ou outras fontes de vitamina C. A absorção do ferro é reduzida com os alimentos, especialmente laticínios
> - Reduzir o desconforto gastrintestinal pela adoção do esquema quando for prescrito mais de um comprimido por dia: tomar apenas 1 comprimido por dia durante alguns dias, depois aumentar para 2 comprimidos por dia, depois 3 comprimidos por dia em doses divididas. Isso possibilita o ajuste gradativo ao ferro. Se o paciente não conseguir tolerar os suplementos orais em decorrência de desconforto gastrintestinal apesar dessa intervenção, uma dose menor de ferro pode ser usada, em vez de interromper por completo a administração. A redução das doses exige o prolongamento do tratamento, de modo a obter a reposição adequada das reservas de ferro
> - Aumentar o consumo de alimentos ricos em vitamina C para promover a absorção do ferro (frutas e sucos cítricos, morangos, tomates, brócolis)
> - Observar que as fezes se tornam escuras e, com frequência, são de coloração preta
> - Ingerir alimentos com alto teor de fibras para reduzir problemas com a constipação intestinal. Pode ser necessário emoliente fecal
> - Lembrar-se de que as formulações líquidas de ferro podem manchar os dentes. Essas formulações devem ser ingeridas com canudinho ou por meio da colocação da colher na parte posterior da cavidade oral. Lavar bem a cavidade oral após cada dose.

paciente no entendimento sobre a necessidade de doses repetidas para reabastecer os depósitos de ferro, ou para manter os depósitos de ferro em condições de perda sanguínea crônica, tais como hemodiálise ou sangramento gastrintestinal crônico.

Anemias na doença renal

O grau de anemia em pacientes com doença renal crônica (DRC) pode variar muito; contudo, os pacientes normalmente não apresentam anemia significativa até a taxa de filtração glomerular (TFG) cair abaixo de 30 mℓ/min/1,73^2 (Fishbane & Spinowitz, 2018). As manifestações de anemia podem ser as que mais perturbam os pacientes. Nos pacientes com doença renal crônica, a anemia contribui para aumento do débito cardíaco, redução da utilização de oxigênio, diminuição da cognição e da capacidade de concentração, redução da responsividade imune e redução da libido. A anemia é mais grave em pacientes com doença renal crônica associada a diabetes melito (Fishbane & Spinowitz, 2018). A anemia em pacientes com doença renal crônica é discutida no Capítulo 48.

Anemia da inflamação

O termo anemia da inflamação descreve a anemia associada a doenças crônicas, incluindo inflamação, infecção e processos malignos. Anteriormente, era conhecida como anemia da doença crônica (Weiss, Ganz & Goodnough, 2019). Essa classificação também inclui a anemia da doença crítica, que pode se desenvolver nos dias seguintes ao aparecimento de uma patologia grave, e a anemia associada ao envelhecimento. Muitas doenças inflamatórias crônicas estão associadas à anemia **normocrômica** **normocítica** (i. e., as hemácias são normais em cor e tamanho). Esses distúrbios incluem artrite reumatoide, infecções crônicas e muitos cânceres. É importante que a condição subjacente seja identificada para que possa ser instituído o tratamento apropriado.

A anemia da inflamação normalmente é leve a moderada e não progressiva. De modo geral, o nível de hemoglobina não cai abaixo de 9 g/dℓ, e as amostras de medula óssea apresentam celularidade normal e reservas normais de ferro. Os níveis de eritropoetina são baixos, e o uso do ferro é bloqueado pelas **células eritroides** (células que são ou que se tornarão hemácias maduras). A sobrevida dos eritrócitos também pode estar encurtada.

Muitos pacientes com anemia da inflamação têm menos manifestações clínicas relacionadas com a anemia e não precisam de tratamento. O tratamento do distúrbio subjacente possibilita a utilização das reservas de ferro na medula óssea, promovendo o aumento da produção de eritrócitos e a elevação dos níveis de hemoglobina. A suplementação de ferro não é benéfica para esses pacientes.

Considerações gerontológicas

Evidências sugerem que a inflamação pode desempenhar um papel significativo no desenvolvimento da anemia em adultos mais velhos (Price, 2019). Níveis de **citocinas** superiores aos níveis normais são encontrados em adultos mais velhos, e esse estado pró-inflamatório os predispõe à fragilidade. A fragilidade se manifesta como perda ponderal, comprometimento da mobilidade, fraqueza generalizada e perda do equilíbrio e está fortemente associada à anemia da inflamação. Os níveis de eritropoetina podem não aumentar conforme esperado em resposta à diminuição da hemoglobina (Price, 2019).

Anemia aplásica

A anemia aplásica ou aplástica é uma doença rara causada por diminuição ou lesão das células-tronco da medula, lesão do microambiente interno da medula e substituição da medula por gordura. A lesão das células-tronco é causada pelos linfócitos T do corpo, que mediam um ataque contra a medula óssea, resultando em **aplasia** (i. e., hematopoese acentuadamente reduzida). Portanto, além de anemia grave, também ocorrem **neutropenia** significativa (i. e., contagem de neutrófilos inferior à normal) e **trombocitopenia** (i. e., contagem de plaquetas inferior à normal).

Fisiopatologia

A anemia aplásica é uma condição potencialmente fatal associada à insuficiência da medula óssea que se manifesta como **pancitopenia** (i. e., anemia, neutropenia e trombocitopenia; contagens de eritrócitos, neutrófilos e plaquetas inferiores às normais) (Peslak, Olson & Babushok, 2017). Pode ser adquirida ou, em raros casos, congênita, mas a maioria dos casos é idiopática (i. e., sem causa evidente) (Young, 2018). Também pode estar associada ao uso de determinados medicamentos, à exposição a substâncias químicas ou à lesão por radiação. Os agentes que foram associados à aplasia da medula óssea incluem benzeno e derivados de benzeno (p. ex., cola para aeromodelismo, removedor de tinta, soluções de limpeza a seco). Determinados materiais tóxicos, incluindo arsênico inorgânico, éteres de glicol, plutônio e radônio, também foram sugeridos como possíveis causas (Young, 2018). Hepatite não viral é um fator precipitante em aproximadamente 10% dos casos (Peslak et al., 2017).

Manifestações clínicas

O aparecimento das manifestações da anemia aplásica geralmente é insidioso. As complicações em decorrência da insuficiência da medula óssea podem ocorrer antes que o diagnóstico seja estabelecido. As complicações típicas são infecção e sintomas de anemia, incluindo fadiga, palidez e dispneia. Púrpura associada à trombocitopenia pode ocorrer. Qualquer combinação desses sinais e sintomas deve levar à solicitação de hemograma completo e avaliação hematológica. Os pacientes também podem apresentar linfadenopatia e esplenomegalia. Hemorragias retinianas são comuns.

Avaliação e achados diagnósticos

A anemia aplásica ocorre em algumas situações quando um medicamento ou uma substância química é ingerida em doses tóxicas. Todavia, pode ocorrer mesmo quando os medicamentos são usados na dose preconizada. Isso pode ser considerado uma reação idiossincrática naqueles que são altamente suscetíveis, possivelmente causada por um defeito genético no processo de biotransformação ou eliminação do medicamento. O hemograma completo revela pancitopenia. Os pacientes apresentam contagens de neutrófilos inferiores a 1.500/mm^3, hemoglobina inferior a 10 g/dℓ e contagens de plaquetas inferiores a 50.000/mm^3 (Segel & Lichtman, 2016). A biopsia da medula óssea revela, caracteristicamente, hipoplasia extrema ou aplasia (i. e., poucas células ou nenhuma célula). Com frequência, as células são substituídas por gordura.

Manejo clínico

Acredita-se que a anemia aplásica seja uma condição imunomediada na qual os linfócitos T atacam as células-tronco hematopoéticas, com consequente redução da produção de eritrócitos, leucócitos e plaquetas. Muitos casos de anemia aplásica podem ser tratados com sucesso. Pacientes com idade inferior a 60 anos e sem comorbidades podem, com frequência, ser curados por um transplante de células-tronco hematopoéticas (TCTH) de um doador compatível (ver Capítulo 12) (Young, 2018). Em outras situações, a terapia imunossupressora com globulina antitimócito (ATG, do inglês *antithymocyte globulin*) e androgênios ou ciclosporina é útil no manejo da doença (Young, 2018). A ATG é uma solução de gamaglobulina purificada que é obtida a partir de coelhos ou cavalos imunizados com linfócitos T humanos. Os efeitos colaterais dessa terapia incluem febre e calafrios. Existe risco de anafilaxia com broncospasmo associado e hipotensão, que exige tratamento emergencial. A doença do soro, associada a erupção cutânea, febre, artralgias e prurido, ocorre em alguns pacientes, mas pode ser prevenida ou minimizada em alguns casos por pré-medicação com corticosteroides (Segel & Lichtman, 2016). A resolução da doença do soro, quando ocorre, é lenta, e frequentemente dura mais do que algumas semanas.

As terapias imunossupressoras impedem que os linfócitos T destruam as células-tronco. Se ocorrer recidiva, a retomada da mesma terapia imunossupressora pode induzir outra remissão, mas a taxa de resposta é geralmente reduzida (Segel & Lichtman, 2016). Corticosteroides podem ser benéficos em curto prazo, porém, na anemia aplásica, o uso prolongado está associado a anormalidades ósseas, inclusive necrose asséptica e osteopenia.

As terapias de suporte desempenham um papel importante no manejo da anemia aplásica. Todos os medicamentos potencialmente agressores devem ser suspensos. Transfusões de CHs e plaquetas são, com frequência, necessárias (ver discussão de transfusões no Capítulo 28), contudo, é necessário uso criterioso dos hemoderivados, sobretudo quando os pacientes são candidatos a transplante de medula óssea, em razão do risco de aloimunização (Peslak et al., 2017). É necessário tratamento agressivo das infecções. As mortes associadas à anemia aplásica são, mais frequentemente, causadas por infecção bacteriana ou fúngica e hemorragia.

Profilaxia contra infecção fúngica invasiva é necessária para pacientes com neutropenia significativa. Os pacientes que se tornam linfopênicos após receberem ATG precisam de profilaxia para pneumonia por *Pneumocystis*.

Manejo de enfermagem

Os pacientes com anemia aplásica correm risco elevado de distúrbios associados a deficiências de eritrócitos, leucócitos e plaquetas. A avaliação meticulosa de sinais de infecção e sangramento é crucial (ver seções mais adiante sobre intervenções específicas em caso de neutropenia e trombocitopenia). Os cuidados de enfermagem incluem monitoramento dos efeitos colaterais da terapia, inclusive reações de hipersensibilidade durante a administração de ATG. Pacientes que precisam de terapia com ciclosporina a longo prazo devem ser monitorados quanto aos efeitos a longo prazo, incluindo disfunção renal ou hepática, hipertensão, prurido, alterações visuais, tremor e câncer de pele. É necessária orientação sobre interações da ATG com muitos outros fármacos. Os pacientes devem ser informados de que a interrupção abrupta da terapia imunossupressora não é recomendada.

Anemias megaloblásticas

Anemias associadas à deficiência de vitamina B$_{12}$ ou de ácido fólico causam alterações idênticas na medula óssea e no sangue periférico, tendo em vista que ambas são essenciais para a síntese normal do DNA. Os eritrócitos produzidos por pessoas com essas deficiências nutricionais são anormalmente grandes, por isso são denominados eritrócitos megaloblásticos. Outras células derivadas das linhagens de células-tronco mieloides (leucócitos não linfoides e plaquetas) também são anormais. Uma análise da medula óssea revela hiperplasia (aumento anormal da quantidade de células), e as células precursoras eritroides e mieloides são anormalmente grandes e de aspecto irregular. Muitas dessas células anormais são destruídas na medula óssea, resultando em um número insuficiente de células maduras chegando ao sangue periférico. Com o passar do tempo, ocorre pancitopenia. As células que chegam à circulação têm, com frequência, formato irregular; os neutrófilos são hipersegmentados, e as plaquetas são anormalmente grandes. O formato dos eritrócitos é anormal, podendo ser bastante variável; isso é conhecido como **poiquilocitose**. Tendo em vista que os eritrócitos são muito grandes, o VCM é muito alto, geralmente superior a 110 fℓ. De modo geral, as anemias megaloblásticas evoluem ao longo de meses, possibilitando a compensação corporal; portanto, sinais e sintomas não costumam ocorrer até a anemia ser grave (Green, 2016). Pacientes com pele clara podem apresentar coloração cutânea amarelo-clara resultante de palidez associada à icterícia decorrente da lise dos eritrócitos.

Fisiopatologia

A anemia megaloblástica decorre, mais comumente, da deficiência de ácido fólico ou de vitamina B$_{12}$, como mencionado previamente.

Deficiência de ácido fólico

O ácido fólico é armazenado no corpo na forma de folato. Os depósitos de folato são inferiores àqueles da vitamina B_{12} e podem se tornar esgotados em meses quando a ingestão alimentar de folato é deficiente (Green, 2016). O folato é encontrado em vegetais verdes e no fígado. A deficiência de folato é incomum em pacientes que consomem legumes crus. O consumo de bebidas alcoólicas aumenta as demandas de ácido fólico, e não é incomum que pessoas com transtorno por consumo abusivo de álcool etílico tenham dieta deficiente em folato e outros nutrientes. As necessidades de ácido fólico também são maiores em pacientes com hepatopatia, anemia hemolítica crônica e em mulheres gestantes, tendo em vista que a produção eritrocitária está aumentada nessas condições. Doenças do intestino delgado, como doença celíaca, interferem na absorção normal de ácido fólico (Green, 2016).

Deficiência de vitamina B_{12}

A deficiência de vitamina B_{12} pode ocorrer de diversos modos. O aporte dietético inadequado é incomum, porém pode ocorrer em pessoas que seguem dieta vegana (vegetarianismo estrito) e não consomem carne nem laticínios. O déficit de absorção a partir do trato gastrintestinal é mais comum, principalmente em adultos mais velhos. Aproximadamente 20% dos adultos mais velhos apresentam baixos níveis de vitamina B_{12}; 5 a 10% apresentam manifestações clínicas da deficiência de vitamina B_{12} (Langan & Goodbred, 2017). Deficiência de vitamina B_{12} pode ocorrer em pacientes com distúrbios como doença intestinal inflamatória ou em pacientes que foram submetidos à cirurgia gastrintestinal, como ressecção ileal, cirurgia bariátrica ou gastrectomia. O uso de metformina para tratamento de diabetes melito tipo 2, bem como o uso crônico de bloqueadores de histamina, antiácidos e inibidores da bomba de prótons para reduzir a secreção de ácido gástrico, também inibem a absorção de vitamina B_{12} (Lanier et al., 2018).

A ausência de fator intrínseco também compromete a absorção de vitamina B_{12}. Quando associada à falta de fator intrínseco, a anemia é denominada anemia perniciosa. O fator intrínseco normalmente é secretado pelas células da mucosa gástrica; liga-se à vitamina B_{12} e a transporta até o íleo, onde é absorvida. Na ausência de fator intrínseco, a vitamina B_{12} ingerida não pode ser absorvida e, por conseguinte, ocorre deficiência com anemia associada. As doenças do pâncreas e do íleo comprometem a absorção mesmo quando as concentrações de fator intrínseco e vitamina B_{12} são adequadas. A anemia perniciosa tende a ter caráter familiar. Em geral, é uma doença de adultos, sobretudo adultos mais velhos. O corpo normalmente apresenta grandes depósitos de vitamina B_{12}, de modo que podem decorrer anos até que a deficiência resulte em anemia. O corpo consegue compensar por algum tempo, e a anemia é frequentemente grave antes de o paciente apresentar sinais/sintomas. Visto que os pacientes com anemia perniciosa e níveis baixos de vitamina B_{12} apresentam incidência aumentada de câncer gástrico, eles podem se beneficiar de rastreamento de câncer gástrico por meio de endoscopia em intervalos regulares (Miranti, Stolzenberg-Solomon, Weinstein et al., 2017).

Manifestações clínicas

Os sintomas das deficiências de ácido fólico e vitamina B_{12} são similares, e as duas anemias podem coexistir. Entretanto, as manifestações neurológicas da deficiência de vitamina B_{12} não ocorrem com a deficiência de ácido fólico, e elas persistem se a vitamina B_{12} não for reposta. Portanto, deve ser realizada cuidadosa distinção entre as duas anemias.

Após a depleção das reservas corporais de vitamina B_{12}, o paciente pode começar a apresentar os sinais e sintomas da anemia. Entretanto, tendo em vista que o início e a progressão da anemia são tão graduais, o corpo consegue compensar bem até que a anemia seja grave, de modo que as manifestações típicas da anemia (fraqueza, apatia, fadiga) inicialmente podem não estar aparentes. Os efeitos hematológicos da deficiência de vitamina B_{12} são acompanhados de efeitos sobre outros sistemas de órgãos, em particular o sistema digestório e o sistema nervoso. Pacientes com anemia perniciosa têm a língua vermelha lisa e com feridas e diarreia leve. São extremamente pálidos, principalmente nas mucosas. Podem se tornar confusos; com mais frequência, apresentam parestesias nos membros (principalmente dormência e formigamento nos pés e nas pernas). Podem ter dificuldade para manter o equilíbrio, em virtude de lesão medular, bem como perdem o sentido do posicionamento (propriocepção). Esses sintomas são progressivos, embora a evolução da doença possa ser marcada por remissões e exacerbações parciais espontâneas. Sem tratamento, os pacientes podem apresentar insuficiência cardíaca associada à anemia grave, com frequência resultando em morte alguns anos após o aparecimento dos sinais/sintomas (Leung, 2019).

Avaliação e achados diagnósticos

Os níveis séricos de ácido fólico e vitamina B_{12} são determinados. Pequenas doses de folato podem aumentar o nível sérico de folato; portanto, a determinação da concentração de folato nos eritrócitos é um exame mais sensível para determinar se existe deficiência verdadeira de folato, embora não seja realizada com frequência.

O método tradicional de determinação da causa de deficiência de vitamina B_{12} é o teste de Schilling; contudo, nos últimos anos, ele foi substituído por outros exames laboratoriais. Em geral, um ensaio de vitamina B_{12} é o exame realizado inicialmente, porém a confiabilidade dos resultados é, algumas vezes, questionada quando os níveis de vitamina B_{12} não estão flagrantemente baixos. Níveis elevados de ácido metilmalônico e homocisteína são mais sensíveis para o diagnóstico de deficiência de vitamina B_{12} (Lanier et al., 2018). A pesquisa de anticorpo contra o fator intrínseco é, com frequência, mais útil para a determinação de anemia perniciosa. Um resultado positivo indica que existem anticorpos interferindo na ligação do complexo fator intrínseco-vitamina B_{12} com receptores no íleo e impedindo a absorção. Embora não seja específico para anemia perniciosa, esse exame ajuda a chegar ao diagnóstico.

Manejo clínico

Na maioria dos casos, a deficiência de folato é facilmente tratada por meio do aumento da quantidade de ácido fólico na dieta e da administração de 1 mg de ácido fólico ao dia, como um suplemento. O ácido fólico pode ser administrado por via intramuscular (IM) a pessoas com condições associadas à má absorção. Embora muitos suplementos multivitamínicos contenham ácido fólico, a dose pode não ser suficiente para repor plenamente as reservas corporais. Quando a deficiência de folato está associada a consumo abusivo de bebidas alcoólicas, a suplementação deve ser mantida enquanto o paciente consumir álcool etílico.

A deficiência de vitamina B_{12} é tratada com a reposição dessa vitamina. Pessoas que seguem uma dieta vegana podem evitar ou tratar a deficiência com suplementos orais com vitaminas ou leite de soja fortificado. Quando a deficiência é causada por comprometimento da absorção ou por ausência de fator intrínseco (*i. e.*, anemia perniciosa), a reposição consiste, tipicamente, em injeções IM mensais. É possível prescrever formulações orais para pacientes em fator intrínseco, mas são necessárias doses muito maiores. *Spray* e gel por via intranasal também são opções disponíveis para evitar a necessidade de injeções IM.

À medida que a vitamina B_{12} é reposta, a contagem de reticulócitos aumenta em 1 semana, e, em 4 a 8 semanas, as contagens sanguíneas normalizam (Green, 2016). A sensação da língua começa a melhorar, e ela parece menos vermelha após alguns dias. A recuperação dos sintomas neurológicos demora mais, e, se a neuropatia for grave, o paciente pode não se recuperar plenamente. Para prevenir a recidiva da anemia perniciosa, a suplementação com vitamina B_{12} deve continuar por toda a vida.

Manejo de enfermagem

A avaliação dos pacientes em risco ou que apresentam anemia megaloblástica inclui a inspeção da pele, da língua e das membranas mucosas. Pode estar aparente uma icterícia leve, que é mais bem observada na esclera, com luz natural. Vitiligo e cor grisalha prematura do cabelo são observados com frequência em pacientes com anemia perniciosa. A avaliação neurológica meticulosa é importante para identificar complicações neurológicas. A avaliação deve incluir testes de propriocepção, percepção vibratória e função cognitiva. O enfermeiro deve dar atenção especial à marcha e à estabilidade da deambulação do paciente. A segurança é uma preocupação quando há comprometimento da marcha, da coordenação e da propriocepção. O encaminhamento para fisioterapia e terapia ocupacional pode ser necessário para ajudar na obtenção de dispositivos de assistência e para assegurar que os pacientes sejam orientados sobre o uso desses dispositivos. Quando a sensação estiver comprometida, os pacientes devem ser orientados a evitar calor e frio extremos.

O dolorimento na cavidade oral e na língua pode comprometer a ingestão de nutrientes. O enfermeiro pode orientar o paciente a optar por dieta branda, que provavelmente causa menos desconforto.

Promoção de cuidados domiciliar, comunitário e de transição

A orientação dos pacientes com anemia perniciosa precisa incluir a natureza crônica dessa condição e a necessidade de injeções mensais de vitamina B_{12} ou suplementos orais de vitamina B_{12}, mesmo após a resolução dos sinais/sintomas. Os pacientes ou um cuidador de sua família pode ser ensinado a administrar injeções. O risco de câncer gástrico é maior em pacientes com atrofia gástrica associada à anemia perniciosa; portanto, é importante que os pacientes compreendam a necessidade de acompanhamento continuado e rastreamento (ver discussão adicional sobre câncer gástrico no Capítulo 40).

ANEMIAS HEMOLÍTICAS

Nas anemias hemolíticas, os eritrócitos apresentam um período de vida mais curto; portanto, a sua quantidade na circulação é reduzida. A menor quantidade de eritrócitos resulta em diminuição do oxigênio disponível, que causa hipoxia, que, por sua vez, estimula o aumento da liberação de eritropoetina do rim. A eritropoetina então estimula a medula óssea a compensar por meio da produção de novos eritrócitos e da liberação de alguns deles para dentro da circulação, um tanto prematuramente, na forma de reticulócitos. Se a destruição eritrocitária persistir, a hemoglobina é fragmentada de modo excessivo; a maior parte do heme é convertida em bilirrubina, conjugada no fígado e excretada na bile (Packman, 2016).

As anemias hemolíticas são muito menos comuns do que outras formas de anemia; aproximadamente 5% de todas as anemias são causadas por hemólise (Schick, 2019).

Os mecanismos de degradação dos eritrócitos variam, mas os achados laboratoriais comuns são característicos de anemia hemolítica. Esses achados incluem contagem elevada de reticulócitos, elevação dos níveis séricos de bilirrubina indireta (não conjugada) e redução dos níveis de **haptoglobina** (proteína ligadora de hemoglobina livre) à medida que mais hemoglobina é liberada dos eritrócitos. A anemia piora se a hemólise persistir e a medula óssea não conseguir repor os eritrócitos destruídos.

A anemia hemolítica está associada a várias condições. Os tipos hereditários incluem doença falciforme, talassemias, deficiência de G-6-PD e esferocitose hereditária. Os tipos adquiridos incluem anemia hemolítica imune, hemoglobinúria noturna paroxística não imunomediada, anemia hemolítica microangiopática e hemólise por valva cardíaca e anemias associadas ao hiperesplenismo.

Doença falciforme

A doença falciforme é um distúrbio autossômico recessivo causado pela herança do gene da hemoglobina falciforme (HbS). Está associada à anemia hemolítica grave. O gene da HbS resulta em produção de hemoglobina "defeituosa", que provoca a alteração do eritrócito quando este é exposto a baixas tensões de oxigênio. Em algumas circunstâncias, até mesmo o nível de oxigênio no sangue venoso consegue provocar essa alteração. O eritrócito normalmente tem formato redondo, bicôncavo e flexível; na doença falciforme, os eritrócitos tornam-se rígidos e falciformes (Figura 29.2). Os eritrócitos alongados e rígidos podem, posteriormente, aderir às paredes de pequenos vasos sanguíneos, nas quais se acumulam, reduzindo o fluxo sanguíneo para os tecidos e órgãos nessa região. Quando ocorre redução substancial do fluxo sanguíneo, a isquemia ou o infarto do tecido podem provocar dor intensa, edema e febre – a chamada crise falciforme. Como o processo de falcização é demorado, se o paciente for exposto a concentrações adequadas de oxigênio, o processo pode ser revertido antes de as membranas eritrocitárias se tornarem rígidas demais, possibilitando que os eritrócitos retomem seu formato normal. As crises falciformes são intermitentes e podem ser deflagradas pelo frio, uma vez que a vasoconstrição alentece o fluxo sanguíneo.

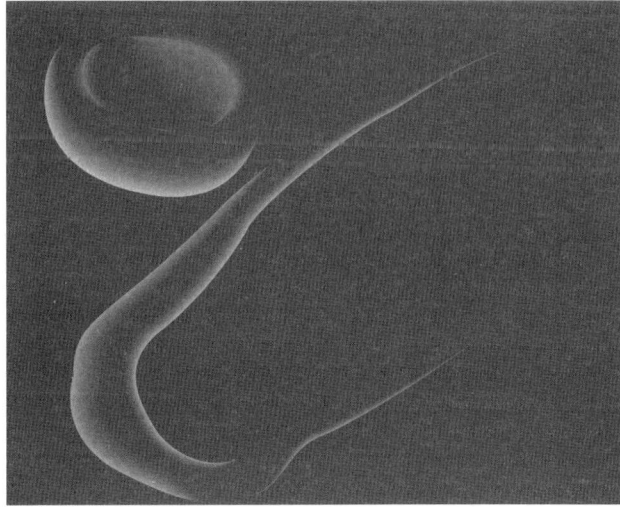

Figura 29.2 • Um eritrócito normal (**parte superior, à esquerda**) e um eritrócito falciforme.

O gene *HbS* é herdado primariamente em pessoas de ascendência africana. Também ocorre em menor grau em pessoas do Oriente Médio e de ascendência mediterrânea e em algumas populações tribais na Índia (Bunn, 2017b). A anemia falciforme é a forma mais grave de doença falciforme e é encontrada em aproximadamente 1 em cada 365 afro-americanos (National Heart Lung and Blood Institute, 2014). Outros tipos menos graves de doença falciforme incluem doença de hemoglobina C falciforme (SC), doença de hemoglobina D falciforme (SD) e betatalassemia falciforme. O quadro clínico e o tratamento dessas formas da doença são os mesmos da anemia falciforme.

O termo traço falciforme descreve o estado de portador da doença falciforme, no qual o paciente herda um gene falciforme de um genitor e um gene normal do outro genitor. Menos de 50% da hemoglobina nos eritrócitos consiste em HbS. Os indivíduos com traço falciforme podem não saber disso, exceto quando apresentam hipoxia grave. Aproximadamente 10% dos afro-americanos apresentam traço falciforme (Bunn, 2017b). É importante que os pacientes com traço falciforme compreendam que, se duas pessoas com traço falciforme tiverem filhos, essas crianças têm 25% de chance de herdar dois genes anormais e apresentar doença falciforme (ver discussão adicional sobre distúrbios genéticos no Capítulo 6).

Manifestações clínicas

Os sintomas de doença falciforme variam e não são baseados apenas na quantidade de HbS presente. Os sintomas e as complicações são resultados de hemólise crônica e trombose. Eritrócitos (hemácias) falciformes sofrem lise rápida e têm expectativa de vida menor. A anemia está tipicamente presente com valores de hemoglobina entre 5 e 11 g/dℓ (Natrajan & Kutlar, 2016). A icterícia está presente com frequência. A medula óssea expande-se na juventude para compensar a anemia resultante, por vezes causando o aumento dos ossos da face e do crânio. A anemia crônica está, com frequência, associada a taquicardia, sopros cardíacos e cardiomegalia. Podem ocorrer também arritmias e insuficiência cardíaca, especialmente em adultos.

Qualquer órgão pode ser afetado por trombose, porém as áreas com circulação mais lenta são frequentemente comprometidas, incluindo os pulmões, o baço e o sistema nervoso central (SNC). Todos os tecidos e órgãos podem ser comprometidos por trombose na microcirculação causada pelo processo de falcização, que resulta em hipoxia e necrose e lesão teciduais. Pacientes com doença falciforme são particularmente suscetíveis a infecções, principalmente pneumonia e osteomielite. Outras complicações da doença falciforme incluem acidente vascular encefálico (AVE), lesão renal, disfunção erétil e hipertensão pulmonar (Tabela 29.2).

Crise falciforme

Três tipos de crises falciformes acometem adultos. A mais comum é a *crise vasoclusiva aguda* (Kim, Brathwaite & Kim, 2017). Essa condição extremamente dolorosa resulta do acúmulo de eritrócitos e leucócitos na microcirculação, com consequente restrição do fluxo sanguíneo para os tecidos, provocando hipoxia, inflamação e necrose. As substâncias liberadas após a perfusão tecidual são restauradas e incluem

TABELA 29.2 Complicações na doença falciforme.[a]

Órgão envolvido	Mecanismos[a]	Achados diagnósticos	Sinais e sintomas
Baço	Local primário de formação falciforme → infartos → ↓ função fagocitária dos macrófagos	Autoesplenectomia; ↑ infecções (especialmente pneumonia, osteomielite)	Dor abdominal; febre, outros sinais de infecção
Pulmões	Infecção	Infiltrado pulmonar	Dor torácica; dispneia
	Infarto → ↑ pressão pulmonar → hipertensão pulmonar	↑ sPLA$_2$[b]	Dor torácica; dispneia
Sistema nervoso central	Infarto	Acidente vascular encefálico	Fraqueza; disfunção cognitiva, disfunção da fala e da deglutição
Rim	Afoiçamento → lesão da medula renal	Hematúria; incapacidade de concentração da urina; lesão renal	Desidratação
Coração	Anemia	Taquicardia; cardiomegalia → insuficiência cardíaca	Fraqueza, fadiga, dispneia
Osso	↑ Produção eritroide	Ampliação dos espaços medulares e adelgaçamento da cortical	Dor, artralgias
	Infarto ósseo	Osteosclerose → necrose avascular	Dor óssea, especialmente no quadril
Fígado	Hemólise	Icterícia e formação de cálculos biliares; hepatomegalia	Dor abdominal
Pele e vasculatura periférica	↑ Viscosidade/estase → infarto → úlceras cutâneas	Úlceras cutâneas; ↓ cicatrização de ferimentos	Dor
Olho	Infarto	Formação de cicatrizes, hemorragia, descolamento de retina	↓ Visão; cegueira
Pênis	Afoiçamento → trombose vascular	Priapismo → impotência	Dor, impotência

→: que leva a; ↓: diminuição; ↑: aumento; sPLA$_2$: fosfolipase A$_2$ secretória. [a]Os problemas observados na doença falciforme variam e são resultado de diversos mecanismos, conforme ilustrado nesta tabela. Os achados comuns no exame físico e as manifestações clínicas também são variáveis. [b]Níveis elevados de sPLA$_2$ são preditivos de síndrome torácica aguda iminente (ver texto). Adaptada de Natrajan K. & Kutlar, A. (2016). Disorders of hemoglobin structure: Sickle cell anemia and related abnormalities. In K. Kaushansky, M. A. Lichtman, J. T. Prchal et al. (Eds.). *Williams hematology* (9th ed.). New York: McGraw-Hill Medical.

radicais livres e hemoglobina plasmática livre, que provocam lesão oxidativa dos vasos sanguíneos. Como resultado, os tecidos endoteliais nos vasos tornam-se disfuncionais (Bunn, 2017b). A *crise aplásica* resulta da infecção pelo parvovírus humano. O nível de hemoglobina diminui rapidamente, e a medula não consegue compensar, conforme evidenciado pela ausência de reticulócitos (Natrajan & Kutlar, 2016). A *crise de sequestro* resulta da retenção de eritrócitos falciformes nos órgãos. Em crianças pequenas, o local de sequestro é o baço; contudo, o órgão de muitas crianças com doença falciforme e idade superior a 10 anos está infartado e não é mais funcional (Natrajan & Kutlar, 2016). Os órgãos mais frequentemente comprometidos em adultos são o fígado e os pulmões.

Síndrome torácica aguda

A síndrome torácica aguda é uma complicação frequente em pacientes hospitalizados por causa de doença falciforme e está associada a taxas de morbidade e mortalidade significativas. A síndrome torácica aguda manifesta-se mais frequentemente por: febre; angústia respiratória, que se manifesta como taquipneia, tosse e sibilos; e novos infiltrados nas radiografias de tórax (Jain, Bakshi & Krishnamurti, 2017). É uma causa comum de morte em adultos jovens com doença falciforme (Field, 2019). Infecção por bactérias atípicas, incluindo *Chlamydia pneumoniae* e *Mycoplasma pneumoniae*, e vírus, inclusive vírus influenza, são com frequência a causa. Outras causas de síndrome torácica aguda incluem tromboembolismo pulmonar (TVP), embolia gordurosa pulmonar, embolia na medula óssea e infarto pulmonar. A condição clínica do paciente pode deteriorar rapidamente para insuficiência respiratória. O manejo clínico inclui transfusão de sangue, antibióticos, broncodilatadores, óxido nítrico inalatório e, quando ocorre insuficiência respiratória, ventilação mecânica. O risco de síndrome torácica aguda pode ser reduzido por imunização contra *influenza* (vacina antigripal) e pneumonia pneumocócica, pelo uso de espirometria de incentivo durante crises vasoclusivas e por transfusão de sangue perioperatória (Jain et al., 2017). O reconhecimento imediato e o tratamento agressivo podem resultar em bons desfechos para essa condição potencialmente fatal.

Hipertensão pulmonar

A hipertensão pulmonar é uma sequela comum da doença falciforme e é uma causa comum de morte (Natrajan & Kutlar, 2016). O aparecimento de sinais/sintomas de hipertensão pulmonar é insidioso; o diagnóstico é difícil nos estágios iniciais e, normalmente, só é feito quando existe lesão irreversível. Os sintomas incluem fadiga, dispneia aos esforços, tontura, dor torácica ou síncope. Em geral, a oximetria de pulso é normal, a ausculta pulmonar com frequência também é normal até a condição estar muito avançada. As pressões da artéria pulmonar são superiores aos valores basais, mas geralmente são muito mais baixas do que aquelas observadas na hipertensão pulmonar idiopática ou hereditária. A triagem dos pacientes com doença falciforme por ecocardiografia com Doppler pode ser útil na identificação da pressão da artéria pulmonar (Kling & Farber, 2019). Os altos níveis da fração N-terminal pró-peptídio natriurético cerebral (NT-proBNP) podem ser um biomarcador para a hipertensão pulmonar em pessoas com doença falciforme e servir como um prognosticador da mortalidade (Kling & Farber, 2019). A tomografia computadorizada (TC) do tórax com frequência revela oclusão pulmonar microvascular e redução da perfusão pulmonar, ao passo que as radiografias de tórax são normais.

Acidente vascular encefálico

O AVE é uma consequência catastrófica da doença falciforme que ocorre em aproximadamente 10% dos pacientes com idade inferior a 20 anos (Natrajan & Kutlar, 2016). O AVE isquêmico é o mais comum, sobretudo em crianças pequenas e adultos mais velhos; já o AVE hemorrágico é mais comum em adultos jovens. Os mecanismos variam, mas resultam mais frequentemente de redução do fluxo sanguíneo decorrente da anemia, hemólise e estresse hipóxico aumentado. Infarto cerebral silencioso ocorre em aproximadamente 40% dos pacientes com doença falciforme que sofrem AVEs, resultando em declínio neurocognitivo (Vichinsky, 2017). O manejo clínico do AVE inclui transfusão de eritrócitos para reduzir a quantidade de hemoglobina S para menos de 30%, a fim de reduzir o risco de edema cerebral (George, 2019).

Distúrbios reprodutivos

Os efeitos adversos da doença falciforme na função sexual se tornam mais evidentes à medida que os pacientes vivem mais. Homens com doença falciforme apresentam, com frequência, hipogonadismo associado a níveis baixos de testosterona, retardo da puberdade, redução da libido, disfunção erétil e infertilidade (Huang & Muneyyirci-Delale, 2017). Episódios de priapismo (ereção peniana prolongada sem estimulação sexual) também contribuem para dor intensa e redução da libido. Com o passar do tempo, os episódios repetidos resultam em dano permanente e disfunção erétil, tornando o priapismo uma emergência clínica que exige reconhecimento e tratamento precoces para preservar a função sexual normal (Field, Vemulakonda, DeBaun et al., 2019). Além dos sinais e sintomas, esses distúrbios também provocam embaraço e depressão.

A menarca pode ser atrasada em adolescentes, mas os padrões menstruais são geralmente normais. Os distúrbios de fertilidade nas mulheres não são bem descritos. A contracepção é importante quando hidroxiureia é usada no tratamento da doença falciforme por causa de seus efeitos teratogênicos. As preocupações em relação à fertilidade estão associadas à adesão insatisfatória à terapia com hidroxiureia. Embora muitas gestações complicadas por doença falciforme materna provavelmente resultem em recém-nascidos vivos, essas gestações correm risco aumentado de complicações obstétricas e fetais, bem como complicações clínicas da doença falciforme (Vichinsky, 2018).

Avaliação e achados diagnósticos

O paciente com traço falciforme normalmente apresenta nível de hemoglobina, hematócrito e esfregaço de sangue periférico normais. Em contrapartida, o paciente com doença falciforme apresenta hematócrito baixo e células falciformes ao esfregaço de sangue. As contagens de leucócitos e plaquetas estão, com frequência, mais altas. Isso é atribuído a um estado inflamatório crônico (Natrajan & Kutlar, 2016). Hemoglobina anormal é identificada por eletroforese de hemoglobina.

Manejo clínico

Pacientes com doença falciforme normalmente são diagnosticados na infância, tendo em vista que se tornam anêmicos quando crianças e começam a apresentar crises com 1 ou 2 anos.[1] Algumas

---

[1] N.R.T.: No Brasil, a Portaria nº 822/GM/MS/2001 instituiu, no âmbito do Sistema Único de Saúde (SUS), o Programa Nacional de Triagem Neonatal (PNTN), e, com a Portaria nº 1.391/2005, sobre a Política Nacional de Atenção Integral às Pessoas com Doença Falciforme e outras Hemoglobinopatias, o PNTN incluiu a doença falciforme no "teste do pezinho" (http://dtr2001.saude.gov.br/sas/PORTARIAS/Port2005/GM/GM-1391.htm).

crianças morrem nos primeiros anos de vida como resultado de infecção; contudo, os desfechos melhoraram consideravelmente nos últimos anos. A expectativa de vida média é menor do que a da população em geral, raramente excedendo a sexta década (Field, 2019). Adultos jovens com frequência apresentam complicações múltiplas e graves da sua doença. Um subgrupo de pacientes apresenta redução dos sintomas e das complicações após os 30 anos; entretanto, atualmente, não há como prever quem pertencerá a esse subgrupo. A morte é mais frequentemente causada por complicações cardíacas, pulmonares, renais ou neurológicas ou por infecções (Field, 2019).

O tratamento da doença falciforme é o foco de pesquisas contínuas. Além do manejo agressivo dos sintomas, incluindo dor, e das complicações, existem algumas modalidades terapêuticas primárias.

Transplante de células-tronco hematopoéticas

O TCTH pode curar a doença falciforme. Entretanto, essa modalidade de tratamento está disponível apenas para um pequeno subconjunto de pacientes afetados, seja em razão da ausência de doadores compatíveis, seja em decorrência de lesão grave de órgãos (p. ex., renal, hepática, pulmonar), que o paciente já pode apresentar (ver discussão sobre o TCTH no Capítulo 12).

Terapia farmacológica

No caso de pacientes com doença falciforme, a hidroxiureia é um agente quimioterápico que efetivamente eleva os níveis de hemoglobina fetal (i. e., hemoglobina F), que, por sua vez, diminui a formação de células falciformes. É o único fármaco aprovado atualmente pela FDA para tratamento da doença falciforme. Estudos já mostraram que os pacientes com doença falciforme medicados com hidroxiureia apresentam menos episódios de crise dolorosa, têm menor incidência de síndrome torácica aguda e precisam de menos transfusões (Matte, Zorzi & De Franceschi, 2019). Estudos adicionais mostraram uma queda de 40% da taxa de mortalidade dos pacientes medicados com hidroxiureia (Natrajan & Kutlar, 2016). Ainda não se sabe se a hidroxiureia consegue prevenir ou reverter a lesão de órgãos. Os efeitos colaterais do fármaco incluem redução crônica da contagem de leucócitos, teratogênese e potencial de desenvolvimento posterior de malignidade. A resposta do paciente ao medicamento pode ser muito variável. A incidência e a gravidade dos efeitos colaterais são variáveis. Alguns pacientes têm dificuldade em aderir ao tratamento prescrito.

Pacientes com doença falciforme necessitam com frequência de suplementação diária de ácido fólico para manter a quantidade necessária para o aumento da eritropoese para neutralizar os efeitos da hemólise. Infecções são comuns e devem ser tratadas prontamente com antibióticos apropriados. Pneumonia pneumocócica é comum em crianças com doença falciforme, ao passo que, nos adultos, a infecção por *Staphylococcus aureus* é mais comum, envolvendo ossos e articulações (Natrajan & Kutlar, 2016). Os pacientes devem ser imunizados contra infecção pneumocócica e receber vacina antigripal anualmente.

A síndrome torácica aguda é tratada por meio de tratamento de início imediato com antibióticos. Foi demonstrado que a espirometria de incentivo diminui significativamente a incidência de complicações pulmonares. Em casos graves, pode ser necessário broncoscopia para identificar a fonte dos sintomas de síndrome torácica aguda. A hidratação é importante, mas é preciso monitoramento cuidadoso para evitar sobrecarga hídrica. Corticosteroides também podem ser úteis.

A transfusão consegue reduzir a hipoxia. A função pulmonar deve ser monitorada cuidadosamente para detectar sinais/sintomas de hipertensão pulmonar o mais cedo possível, de modo que a terapia, inclusive hidroxiureia e TCTH, possa exercer o maior efeito benéfico possível.

Terapia transfusional

As transfusões de eritrócitos mostraram ser altamente efetivas em diversas situações: em caso de exacerbação aguda da anemia (p. ex., crise aplásica, crise vasoclusiva grave); na prevenção de complicações graves de anestesia e cirurgia; na melhora da resposta às infecções (quando resultam em exacerbação da anemia); em caso de síndrome torácica aguda e síndrome da disfunção de múltiplos órgãos (SDMO); e ao impedir a evolução do edema cerebral resultante de um AVE. As transfusões também são efetivas para a diminuição dos episódios de crises falciformes em gestantes, embora as referidas transfusões não melhorem a sobrevivência fetal. A terapia transfusional contínua pode ser efetiva para a prevenção ou o manejo de complicações da doença falciforme ao manter o nível de HbS em menos de 30% (DeBaun, 2018).

As transfusões não são isentas de riscos; portanto, é importante levar em consideração os riscos de complicações em comparação com os possíveis benefícios. As complicações incluem dificuldade com o acesso venoso, que exige a colocação de um dispositivo de acesso vascular, e o risco concomitante de trombose e infecção do local de acesso. Outros riscos incluem: outras infecções, sobretudo hepatite; reações transfusionais hemolíticas tardias; e sobrecarga de ferro, que exige a administração de agentes quelantes.

A sobrecarga de ferro é muito provável em pacientes que recebem transfusões de sangue contínuas ou por longos períodos, resultando em deposição de ferro em órgãos vitais, incluindo fígado, coração, pâncreas, rins e hipófise. Às vezes, é difícil diferenciar a lesão de órgãos associada à doença da lesão associada à sobrecarga de ferro. A quelação de ferro, direcionada para a manutenção dos níveis de ferro quase normais, reduz as complicações (ver discussão adicional sobre quelação no Capítulo 30) (Coates & Wood, 2017). Uma complicação adicional da terapia transfusional é o aumento da viscosidade sanguínea sem redução da concentração da hemoglobina S. A exsanguinotransfusão, na qual parte do sangue do paciente é retirada e substituída por CH, reduz o risco de aumento da viscosidade sanguínea (Davis, Allard, Qureshi et al., 2017). Além disso, transfusões repetidas resultam no desenvolvimento de múltiplos anticorpos contra outros antígenos sanguíneos, dificultando cada vez mais a prova cruzada e aumentando o risco de reação transfusional hemolítica. Esse fenômeno é denominado aloimunização (Davis et al., 2017). Alguns pacientes aloimunizados correm risco aumentado de necrose avascular, lesão de órgãos importantes e morte (Holmes-Maybank, Martin & Duckett, 2017). A reação hemolítica à transfusão pode mimetizar os sinais e sintomas de crise falciforme. Um dado que ajuda a diferenciar uma reação hemolítica de uma crise falciforme é que o paciente se torna mais anêmico após a transfusão. É necessária observação cuidadosa após a reação transfusional hemolítica, e deve ser evitada outra transfusão até o processo hemolítico desaparecer. Os pacientes são medicados com corticosteroides, como prednisona, imunoglobulinas por via intravenosa (IgIV) e alfaeritropoetina.

Terapia de suporte

Cuidados de suporte são essenciais para pacientes com doença falciforme. O manejo da dor é uma questão significativa. Episódios de dor aguda estão mais frequentemente associados a crises vasoclusivas e são motivo frequente de hospitalização das pessoas com doença falciforme e de idas a unidades de atendimento de emergência. A dor pode ser de natureza neuropática, em decorrência de lesão ou inflamação dos nervos, como ocorre na necrose avascular e nas úlceras de perna (Figura 29.3). Dor crônica não neuropática pode resultar de disfunção do SNC, inclusive sensibilidade do SNC aos sinais álgicos periféricos ou diferenças nos aspectos psicossociais de percepção da dor (Darbari & Brandow, 2017). A intensidade da dor pode interferir na capacidade laboral, mesmo quando os pacientes procuram assistência profissional para o manejo da dor.

O uso de medicamentos para o alívio da dor aguda é importante e deve ser apropriado à etiologia da dor. Ácido acetilsalicílico pode ser útil para pacientes com dor discreta; também reduz a inflamação e o risco de trombose potencial (porque inibe a agregação plaquetária). Os AINEs são úteis para a dor moderada ou em combinação com analgésicos opioides. Embora não exista risco de desenvolver tolerância aos AINEs, existe um "efeito máximo", ou seja, o aumento das doses não melhora a analgesia, mas aumenta o risco de efeitos adversos. O uso de AINEs precisa ser monitorado cuidadosamente por causa do risco de disfunção renal e hemorragia digestiva. Dor aguda intensa é mais frequentemente tratada com opioides parenterais (Okwerekwu & Skirvin, 2018). A analgesia controlada pelo paciente é utilizada, com frequência, para essa finalidade no ambiente de cuidados agudos (ver informações adicionais sobre manejo da dor no Capítulo 9). A dor neuropática pode ser controlada, de modo efetivo, por gabapentinoides, antidepressivos tricíclicos e inibidores da recaptação de serotonina e norepinefrina (Sharma & Brandow, 2019). Com o manejo da dor crônica, o principal objetivo é maximizar a função; a dor não pode ser eliminada completamente sem sacrificar a função. Os pacientes podem ter dificuldade em compreender esse conceito, e, com frequência, são necessários suporte e orientação continuados. Nesses casos, são importantes estratégias de manejo não farmacológico da dor. Essas estratégias incluem: fisioterapia, incluindo calor, massagem e exercícios físicos; terapia ocupacional; terapias cognitiva e comportamental, inclusive técnicas de distração e relaxamento; e grupos de suporte (Okwerekwu & Skirvin, 2018).

A hidratação é crucial durante uma crise dolorosa. A hidratação oral pode ser suficiente se o paciente conseguir manter a ingestão adequada de líquido. A hidratação intravenosa pode ser necessária se o paciente não conseguir beber 2 a 3 ℓ de líquido durante uma crise dolorosa. A suplementação de oxigênio também pode ser necessária.

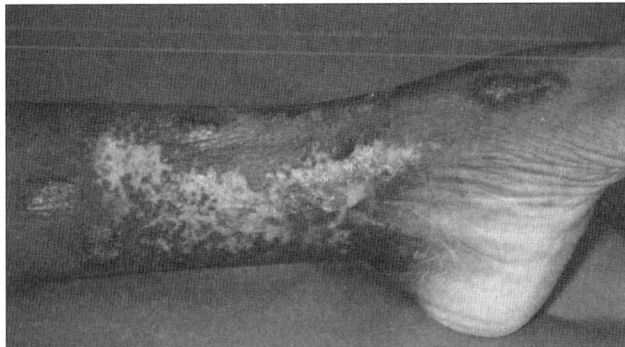

Figura 29.3 • Úlceras cutâneas crônicas em um paciente com anemia falciforme. Reproduzida, com autorização, de Tkachuk, D. C. & Hirschman, J. V. (2007). *Wintrobe's atlas of clinical hematology* (Fig. 1.71, p. 36). Philadelphia, PA: Lippincott, Williams & Wilkins.

Outra queixa significativa das pessoas com doença falciforme é a fadiga, que pode interferir na capacidade laboral e nos estudos e reduzir a qualidade de vida. Suas causas, assim como a dor, podem ser multifatoriais. A fadiga pode ocorrer em resposta à hipoxia associada a baixos níveis de hemoglobina normal e à redução da capacidade de transporte de oxigênio pelas hemácias falciformes. As células endoteliais nos vasos sanguíneos se tornam inflamadas como resultado da hipoxia. Os níveis de citocinas inflamatórias estão aumentados em pacientes com doença falciforme e resultam em redução da força muscular e da capacidade física, aumento do gasto energético em repouso e transtornos do sono, todos exacerbando a fadiga. Transtornos do sono e depressão são ocorrências comuns e contribuem para a fadiga (Ahmadi, Poormansouri, Beiranvand et al., 2018).

Lidar com pacientes que apresentam diversos episódios de dor intensa e fadiga pode ser desafiador. Os profissionais de saúde precisam reconhecer que os pacientes com doença falciforme enfrentam durante suas vidas dor intensa e fadiga extrema, que comprometem as funções físicas e sociais e estão associadas a depressão e desalento. Pacientes sem fontes adequadas de suporte têm mais dificuldade de enfrentar essas situações.

PROCESSO DE ENFERMAGEM
Paciente com crise falciforme

Avaliação

Solicita-se ao paciente que identifique os fatores que precipitaram as crises anteriores e as medidas adotadas para prevenir e tratar essas crises. Se houver suspeita de crise falciforme, o enfermeiro deve determinar se a dor atual é a mesma ou é diferente da dor tipicamente observada nas crises. Os níveis de dor sempre devem ser avaliados (ver Capítulo 9). Deve ser realizada uma avaliação similar da fadiga do paciente, incluindo o impacto da fadiga sobre o estilo de vida atual, a qualidade de vida e em que extensão a fadiga influencia a dor e interfere no sono.

Tendo em vista que o processo de afoiçamento pode interromper a circulação em qualquer tecido ou órgão, é necessária uma avaliação cuidadosa de todos os sistemas corporais. Deve-se dar atenção especial à avaliação de dor, edema e febre. É necessário examinar cuidadosamente todas as articulações à procura de dor e edema. O abdome é avaliado quanto à dor e à sensibilidade, em virtude da possibilidade de infarto esplênico.

Os sistemas circulatório e respiratório também precisam ser avaliados cuidadosamente. A avaliação inclui medida da saturação de oxigênio, ausculta pulmonar e reconhecimento de sinais de insuficiência cardíaca, incluindo edema postural, aumento das dimensões do ponto de impulso máximo (*ictus cordis*) e cardiomegalia (observada nas radiografias de tórax). O paciente é avaliado em relação a sinais e sintomas de desidratação por meio do histórico da redução da ingestão de líquidos e do exame cuidadoso das membranas mucosas, do turgor da pele, do débito urinário e dos níveis de creatinina sérica e ureia sanguínea.

Um exame neurológico meticuloso é crucial para identificar sinais/sintomas de hipoxia cerebral, mas também é importante reconhecer que evidências de isquemia podem ser encontradas na ressonância magnética (RM) ou nos estudos com Doppler antes de serem detectadas no exame físico. RM ou Doppler podem ser empregados para o diagnóstico inicial, resultando em melhora dos resultados do paciente, tendo em vista que a terapia pode ser prontamente iniciada. Com frequência, disfunção cognitiva é detectada, refletindo a redução do fluxo sanguíneo e da oxigenação para o cérebro. A investigação de anormalidades neurológicas é importante para a identificação de infarto ou isquemia cerebral silenciosa.

A investigação de processos infecciosos é essencial, pois muitos pacientes com doença falciforme são suscetíveis à infecção. Deve-se dar atenção especial ao exame do tórax, de ossos longos e da cabeça femoral, visto que a pneumonia e a osteomielite são particularmente comuns. Úlceras de perna são comuns, frequentemente recorrentes, acometendo até 75% dos adultos com doença falciforme; elas podem se tornar infectadas e demorar para cicatrizar (El Khatib & Hayek, 2016) (ver Figura 29.3).

O grau de anemia e a capacidade da medula óssea de reabastecer os eritrócitos são avaliados com base no nível de hemoglobina, hematócrito e contagens de reticulócitos e são comparados aos valores basais. O histórico atual e anterior do manejo clínico do paciente também deve ser obtido, especialmente de terapia com transfusão a longo prazo, tratamento com hidroxiureia e tratamento anterior para infecções.

Diagnóstico

DIAGNÓSTICOS DE ENFERMAGEM

Com base nos dados da avaliação, os principais diagnósticos de enfermagem podem incluir os seguintes:

- Dor aguda, dor crônica e fadiga, associadas à hipoxia tecidual em virtude da aglutinação de hemácias falciformes nos vasos sanguíneos
- Risco de infecção
- Risco de sentimento de impotência, associado à desesperança induzida pela doença
- Falta de conhecimento sobre prevenção de crise falciforme.

PROBLEMAS INTERDEPENDENTES/COMPLICAÇÕES POTENCIAIS

As complicações potenciais podem incluir as seguintes:

- Hipoxia, isquemia e má cicatrização de ferimentos, que causam ruptura da pele e úlceras
- Desidratação
- Doença cerebrovascular (p. ex., AVE)
- Anemia
- Lesão renal aguda e insuficiência renal crônica
- Insuficiência cardíaca, hipertensão pulmonar e síndrome torácica aguda
- Disfunção erétil e comprometimento da fertilidade
- Disfunção cognitiva
- Adesão insatisfatória à terapia
- Conflito e desconfiança entre o paciente e os médicos em decorrência do manejo insatisfatório da dor aguda e da dor crônica.

Planejamento e metas

As principais metas para o paciente são alívio da dor, diminuição da incidência de crises, intensificação do sentimento de autoestima e poder e ausência de complicações.

Intervenções de enfermagem

MANEJO DA DOR

A dor aguda durante uma crise falciforme pode ser grave e imprevisível. A descrição subjetiva do paciente da classificação de dor em uma escala específica é valiosa para orientar o tratamento (ver Capítulo 9). Articulações edemaciadas devem ser amparadas e elevadas até o desaparecimento do edema. Técnicas de relaxamento, exercícios respiratórios, ioga e auto-hipnose são úteis em alguns pacientes no enfrentamento da dor (DeBaun & Vichinsky, 2019). Após episódios álgicos agudos, medidas agressivas devem ser tomadas para preservar a função articular. Fisioterapia, banhos de hidromassagem e estimulação nervosa elétrica transcutânea (TENS, do inglês *transcutaneous electrical nerve stimulation*) estão entre as modalidades que podem ser usadas. Embora bolsas de água quente possam ser úteis, bolsas de água fria e gelo devem ser evitados porque o frio precipita a falcização (DeBaun & Vichinsky, 2019).

Não é incomum que os pacientes tenham dificuldade em lidar com episódios repetidos de dor aguda e com a dor crônica, dificultando a adesão ao esquema terapêutico prescrito. Alguns pacientes com doença falciforme desenvolvem transtorno devido ao uso de substâncias psicomotoras, embora a incidência de abuso dessas substâncias nas pessoas com doença falciforme não seja diferente da incidência em pacientes com outras condições crônicas (Natrajan & Kutlar, 2016). Isso pode resultar de tratamento inadequado de dor aguda durante episódios de crise, que leva à falta de confiança no sistema de saúde e nos profissionais de saúde. Achados de pesquisa sugerem que o tratamento imediato da dor durante crises vasoclusivas pode melhorar a satisfação dos pacientes com a assistência prestada, além de reduzir a duração do atendimento ou o número de sessões de tratamento (Kim et al., 2017) (Boxe 29.4).

MANEJO DA FADIGA

A fadiga sentida pelos pacientes com doença falciforme pode ser aguda ou crônica. É importante auxiliar o paciente a encontrar um equilíbrio entre a atividade e o repouso. Os pacientes precisam elaborar estratégias para ajudar a enfrentar as demandas impostas às suas vidas enquanto lidam com a fadiga. A nutrição, a hidratação, o sono adequado e a perfusão tissular podem, todos, ajudar na redução da fadiga. São necessárias pesquisas para compreender melhor a fadiga nessa população de pacientes e identificar os modos mais efetivos para aliviá-la. Embora existam escalas validadas que são utilizadas para quantificar a fadiga em pacientes com doença falciforme, como o formulário abreviado PROMIS Fatigue®, atualmente, ainda não há padrões sobre quando avaliar a fadiga (Aslani, Georgios & Maria, 2018; Hildenbrand, Quinn, Mara et al., 2019).

PREVENÇÃO E MANEJO DE INFECÇÕES

Os cuidados de enfermagem concentram-se no monitoramento dos pacientes em relação aos sinais e sintomas de infecção. Os antibióticos prescritos devem ser administrados o mais cedo possível. Se forem prescritos antibióticos orais para uso domiciliar, os pacientes e seus cuidadores precisam compreender a importância de completar todo o ciclo dos antibióticos. Os pacientes devem ser encorajados a se vacinarem de acordo com as diretrizes mais recentes (ver Capítulo 3, Tabela 3.3), sobretudo as vacinas antigripal e antipneumocócica.

PROMOÇÃO DAS HABILIDADES DE ENFRENTAMENTO

A doença falciforme pode fazer os pacientes se sentirem impotentes e sem autovalorização por causa dos distúrbios da saúde associados às crises repetidas e às condições crônicas de saúde. Esses sentimentos podem ser exacerbados quando a dor e a fadiga não são bem controladas. A otimização do manejo da dor e da fadiga é crucial para ajudar os pacientes a enfrentarem a doença. As ações de escutar e defender as necessidades dos pacientes são importantes para a criação de uma relação terapêutica baseada em respeito mútuo e confiança. Os cuidados de enfermagem focalizados nos pontos fortes dos

Boxe 29.4 PERFIL DE PESQUISA DE ENFERMAGEM
Manejo da dor aguda em pacientes com doença falciforme

Kim, S., Brathwaite, R. & Kim, O. (2017). Evidence-based practice standard care for acute pain management in adults with sickle cell disease in an urgent care center. *Quality Management in Healthcare, 26*(2), 108-115.

Finalidade
Episódios vasoclusivos são o motivo mais frequente de pacientes com doença falciforme procurarem serviços de atendimento de emergência ou urgência. As diretrizes baseadas em evidências especificam que pacientes com doença falciforme que procuram atendimento de urgência por causa de episódios vasoclusivos devem ser medicados rapidamente com analgésicos. Todavia, essas diretrizes não são seguidas por muitos médicos, resultando em manejo insatisfatório da dor nessa população de pacientes. O propósito desse estudo foi descobrir se a implementação de um algoritmo de cuidado e administração de analgésico a pacientes com episódios vasoclusivos em um centro de atendimento de urgência reduziria o intervalo de tempo até o paciente ser medicado com analgésicos, aumentaria a satisfação do paciente com os cuidados e reduziria o período do tratamento.

Metodologia
O estudo foi realizado em um centro de cuidados de urgência terciário urbano. Os participantes elegíveis foram adultos com pelo menos 18 anos que procuraram assistência no centro de cuidados de urgência por causa de eventos vasoclusivos decorrentes de doença falciforme. Uma intervenção analgésica para episódios vasoclusivos baseada na melhor prática de aprimoramento da qualidade (QI, do inglês *quality improvement*) foi realizada pela equipe do centro de atendimento de urgência, que recebeu orientação de como seguir o algoritmo. Os dados foram coletados por 6 meses. O intervalo de tempo até a administração do primeiro analgésico para pós-intervenção (número de pacientes = 63) foi comparado com a pré-intervenção (número de controles = 61), assim como os relatos dos participantes de satisfação com os cuidados recebidos e a duração da estadia no centro de atendimento.

Achados
O intervalo de tempo médio até a administração de analgésicos diminuiu significativamente entre a pré-intervenção e a pós-intervenção, de 92 para 62 min ($p = 0,001$). Da mesma forma, a satisfação dos participantes com os cuidados prestados melhorou entre a pré-intervenção e a pós-intervenção ($p = 0,002$), e o período no centro de atendimento caiu significativamente desde a pré-intervenção até a pós-intervenção, de 283 para 256 min ($p = 0,01$).

Implicações para a enfermagem
Os achados desse estudo sugerem que a administração mais rápida de analgésicos a pacientes com doença falciforme complicada por eventos vasoclusivos não apenas reduz a dor deles, mas também aumenta a sua satisfação com os cuidados prestados e reduz o tempo de tratamento. Isso fomenta, indiretamente, a confiança do paciente no sistema de saúde e nos profissionais da saúde. Os profissionais de enfermagem podem aproveitar os achados desse estudo para replicar esse algoritmo de melhores práticas e aprimorar os cuidados prestados a pacientes com doença falciforme complicada por eventos vasoclusivos.

---

pacientes, em vez de em seus déficits, ajudam a promover o enfrentamento efetivo. Dar oportunidades aos pacientes de tomar decisões sobre seu atendimento pode ajudar a fomentar a autonomia e a sensação de controle. Orientação e suporte podem ajudar os pacientes a compreender a importância da adesão ao seu esquema terapêutico.

MINIMIZAÇÃO DOS DÉFICITS DE CONHECIMENTO
Os pacientes com doença falciforme devem receber orientações sobre as circunstâncias que podem precipitar uma crise falciforme e as medidas que eles podem adotar para prevenir ou diminuir os sintomas que podem apresentar durante uma crise. Manter o calor, reduzir os riscos de infecção e manter a hidratação adequada são ações que podem ajudar a diminuir a ocorrência e a gravidade das crises.

Quando for prescrita hidroxiureia a uma mulher em idade fértil, ela deve ser informada de que o fármaco pode prejudicar o feto e aconselhada a respeito da prevenção da gravidez.

MONITORAMENTO E MANEJO DE COMPLICAÇÕES POTENCIAIS
Muitas medidas de manejo das complicações potenciais já foram descritas. Outras medidas são descritas a seguir.

Úlceras nas pernas. As úlceras nas pernas requerem manejo cuidadoso e proteção contra traumatismos e contaminação. O encaminhamento a um enfermeiro estomatoterapeuta ou outro especialista no cuidado de feridas pode facilitar a cicatrização e promover a prevenção. Se as úlceras nas pernas não cicatrizarem, pode ser necessária a inserção de um enxerto de pele (El Khatib & Hayek, 2016). Uma técnica asséptica meticulosa durante os cuidados com as feridas é necessária para reduzir o risco de infecções de ferida adquiridas no hospital.

Priapismo e disfunção erétil. Pacientes do sexo masculino podem apresentar súbita e dolorosa ereção, conhecida como priapismo. O manejo inicial pode incluir compressas mornas ou banho morno, exercícios físicos leves a moderados, hidratação e masturbação com ejaculação (Field et al., 2019). Se o priapismo persistir por mais de 3 horas, o paciente deve procurar assistência médica; o tratamento pode consistir em hidratação venosa, administração de analgésicos e possível aspiração de sangue dos corpos cavernosos, associada ou não à injeção de agente simpaticomimético (Al-Qudah, 2016; Field et al., 2019). Episódios de repetição de priapismo podem levar a extensiva lesão vascular, que resulta em impotência.

PROMOÇÃO DE CUIDADOS DOMICILIAR, COMUNITÁRIO E DE TRANSIÇÃO

Orientação do paciente sobre autocuidados. Tendo em vista que os pacientes com doença falciforme geralmente são diagnosticados quando crianças, os pais normalmente participam da orientação inicial. À medida que a criança cresce, as intervenções de orientação preparam a criança para assumir mais responsabilidade pelo autocuidado. A maioria das famílias consegue aprender a respeito do manejo com dispositivos de acesso vascular e terapia com quelação. Os enfermeiros nas unidades ambulatoriais ou enfermeiros de cuidado domiciliar podem precisar fornecer os cuidados de acompanhamento para os pacientes com dispositivos de acesso vascular.

Cuidados contínuos e de transição. A trajetória da doença falciforme é altamente variável, muitas vezes com episódios imprevisíveis de complicações ou crises. Com frequência, os cuidados são fornecidos em base emergencial, especialmente para alguns pacientes com problemas no manejo da dor. Todos os profissionais de saúde que prestam serviços a pacientes com doença falciforme e suas famílias devem se comunicar regularmente. Em algumas regiões, existem métodos alternativos de prestação de cuidados, inclusive hospital-dia para manejo agudo de sintomas e unidades de saúde centradas nos pacientes, onde dá-se ênfase aos cuidados multidisciplinares. Os enfermeiros têm papel importante como coordenadores e facilitadores da prestação de cuidados por meio de comunicação com os outros profissionais de saúde para otimizar o atendimento prestado aos pacientes. A orientação dos pacientes sobre quais parâmetros precisam ser monitorados e como monitorá-los também é uma função importante dos enfermeiros. É essencial assegurar que os pacientes compreendam quando procurar cuidados em caráter de urgência para distúrbios agudos.

Reavaliação

Entre os resultados esperados, estão:
1. Controle da dor e da fadiga.
    a. Utiliza agentes analgésicos para aliviar apropriadamente a dor.
    b. Usa estratégias não farmacológicas para ajudar a aliviar a dor e a fadiga, como técnicas de relaxamento, exercícios respiratórios e visualização guiada.
2. Ausência de infecções.
    a. Está afebril.
    b. Mantém a contagem de leucócitos dentro da base normal (4.500 a 11.000/mm^3).
    c. Identifica a importância de completar o ciclo prescrito de antibiótico.
    d. Demonstra medidas para prevenir infecções (i. e., faz a imunização preconizada).
3. O paciente expressa melhora do senso de controle.
    a. Participa no estabelecimento de metas, no planejamento e na implementação das atividades diárias.
    b. Participa na tomada de decisões a respeito dos cuidados.
    c. Obedece à terapia prescrita pelo médico.
4. O paciente entende melhor o processo da doença.
    a. Identifica situações e fatores que possam precipitar crises falciformes.
    b. Descreve as alterações no estilo de vida necessárias para prevenir as crises.
    c. Descreve a importância do calor, da hidratação adequada e da evitação de infecções para prevenir as crises.
5. Ausência de complicações.

Talassemias

As talassemias são um grupo de anemias hereditárias caracterizadas por **hipocromia** (diminuição anormal do conteúdo de hemoglobina dos eritrócitos), **microcitose** (eritrócitos de tamanho menor que o normal) extrema, hemólise e graus variáveis de anemia. A talassemia ocorre em todo o mundo, mas a mais alta prevalência é observada em pessoas de ascendência mediterrânea, africana e do Sudeste Asiático (Weatherall, 2016).

As talassemias estão associadas ao comprometimento da síntese de hemoglobina, de modo que uma ou mais cadeias de globulina na molécula de hemoglobina são reduzidas. Quando isso ocorre, o desequilíbrio na configuração da molécula da hemoglobina causa a sua precipitação nos eritrócitos prematuros ou maduros. Isso aumenta a rigidez dos eritrócitos, resultando em sua destruição prematura.

As talassemias são classificadas em dois grupos principais, de acordo com qual cadeia de hemoglobina está afetada: alfa ou beta. As alfatalassemias ocorrem primariamente em descendentes de pessoas do Sudeste Asiático e do Oriente Médio, ao passo que as betatalassemias são mais prevalentes em pessoas de ascendência africana. As talassemias não estão limitadas a determinada região geográfica por causa da imigração extensiva (Weatherall, 2016). Os sinais/sintomas das alfatalassemias são, em geral, menos graves do que os das betatalassemias. Nas alfatalassemias, os eritrócitos são, com frequência, microcíticos, mas a anemia, quando existente, é habitualmente leve.

A gravidade das betatalassemias varia dependendo da extensão em que as cadeias de hemoglobina são afetadas. Pacientes com formas leves apresentam microcitose e anemia leve. Quando não tratada, a betatalassemia grave (i. e., talassemia maior ou anemia de Cooley) pode ser fatal nos primeiros anos de vida. O TCTH oferece uma chance de cura. Quando isso não for possível, o tratamento consiste em transfusão de CH e quelação do ferro, conforme a necessidade (Fibach & Rachmilewitz, 2017). As orientações aos pacientes adolescentes ou adultos jovens devem incluir o aconselhamento preconcepção a respeito do risco de talassemia maior na progênie (ver discussão sobre aconselhamento genético e serviços de avaliação no Capítulo 6).

A talassemia maior é caracterizada por anemia grave, hemólise profunda e eritropoese ineficaz. Graças às transfusões de CHs regulares e instituídas precocemente, as crianças conseguem crescer e se desenvolver. A sobrecarga de ferro, que pode resultar de múltiplas transfusões, pode acarretar disfunção dos órgãos. A quelação realizada regularmente consegue reduzir as complicações associadas à sobrecarga de ferro e prolongar a vida dos pacientes com talassemia maior. Os sobreviventes de longa data com betatalassemia podem apresentar complicações neurológicas, incluindo disfunção cognitiva, neuropatia periférica e doença vascular encefálica (Fibach & Rachmilewitz, 2017).

Deficiência de glicose-6-fosfato desidrogenase

O gene da G-6-PD é responsável pela anormalidade encontrada nesse distúrbio. O gene produz uma enzima no eritrócito que é necessária para a estabilização da membrana eritrocitária. Alguns pacientes produzem uma enzima tão defeituosa que eles apresentam anemia hemolítica crônica, porém o tipo mais comum de defeito só provoca hemólise quando os eritrócitos são submetidos a determinados estresses, como febre e determinados medicamentos. A deficiência de G-6-PD é um dos distúrbios hematológicos hereditários ligados ao X mais comuns no mundo, uma vez que ocorre em mais de 400 milhões de pessoas (ver discussão de distúrbios ligados ao cromossomo X no Capítulo 6). Todavia, as mulheres também podem desenvolver a doença, pois um dos cromossomos X é inativado em cada célula do embrião humano; portanto, uma mulher heterozigota para a deficiência teria 50% de eritrócitos normais e 50% com a deficiência. Embora eritrócitos deficientes corram risco de lise, os sintomas são geralmente mais brandos nas mulheres porque os eritrócitos normais não são sujeitos à lise. Nos EUA, afro-americanos e pessoas de ascendência mediterrânea são mais provavelmente afetados pela deficiência de G-6-PD (Anderle, Bancone, Domingo et al., 2018). O tipo de deficiência observado em uma pessoa de ascendência mediterrânea é tipicamente mais grave do que em pessoas afro-americanas, resultando em maior hemólise e, por vezes, em anemia hemolítica com risco à vida.

Fármacos oxidantes exercem efeitos hemolíticos em pessoas com deficiência de G-6-PD, sobretudo alguns antibióticos

(p. ex., sulfadiazina, nitrofurantoína, sulfametoxazol-trimetoprima, moxifloxacino, cloranfenicol), bem como agentes antimaláricos, incluindo cloroquina, primaquina e dapsona. Outros medicamentos associados à hemólise incluem fenazopiridina, rasburicase, metiltionínio, cloreto de tolônio, tansulosina, gliburida, AINEs e nitrato de amila de origem espúria (van Solinge & van Wijk, 2016). Um episódio grave de hemólise também pode ocorrer após a ingestão de *Vicia faba* (fava), mentol, água tônica e alguns fitoterápicos chineses.

Manifestações clínicas

Os pacientes são, em geral, assintomáticos e apresentam níveis de hemoglobina e contagens de reticulócitos normais. Todavia, palidez, icterícia e hemoglobinúria ocorrem alguns dias após a exposição ao agente agressor. A contagem de reticulócitos aumenta, e desenvolvem-se os sintomas de hemólise. Colorações especiais do sangue periférico muitas vezes revelam corpos de Heinz (hemoglobina degradada) nos eritrócitos. A hemólise pode ser discreta e autolimitada; contudo, nos casos mais graves, geralmente no tipo mediterrâneo da doença, não ocorre recuperação espontânea.

Avaliação e achados diagnósticos

O diagnóstico é realizado por meio de um teste de triagem em relação à deficiência ou por meio de ensaio quantitativo de G-6-PD.

Manejo clínico

O tratamento exige interrupção do uso do agente agressor. Em geral, não é necessária a transfusão, a menos que haja hemólise significativa, que pode ser observada na variedade mediterrânea da deficiência de G-6-PD.

Manejo de enfermagem

Os pacientes devem ser orientados quanto à doença e receber uma lista de medicamentos e outras substâncias a serem evitados. Pacientes com deficiência de G-6-PD sempre devem procurar orientação médica antes de ingerir medicamentos ou suplementos. O *site* da G-6-PD Deficiency Organization (ver seção Recursos) é uma excelente fonte de informação. Se ocorrer hemólise, as intervenções de enfermagem são as mesmas da hemólise com outras condições. Os pacientes devem ser orientados a usar braceletes de alerta médico que identifiquem que eles apresentam deficiência de G-6-PD. Também pode ser indicado o aconselhamento genético (ver Capítulo 6).

Anemia hemolítica imune

As anemias hemolíticas imunes podem resultar da exposição dos eritrócitos a anticorpos. Os aloanticorpos (anticorpos contra o hospedeiro, ou "próprios") ocorrem como resultado da imunização de uma pessoa com antígenos estranhos (p. ex., a imunização de uma pessoa Rh-negativa com sangue Rh-positivo). Os aloanticorpos tendem a ser do tipo imunoglobulina G (IgG) e causam a destruição imediata dos eritrócitos sensibilizados, seja nos vasos sanguíneos (intravascular), seja no fígado. Hemólise e anemia associadas à reação transfusional hemolítica são um exemplo de anemia hemolítica aloimune.

Os autoanticorpos podem se desenvolver por muitos motivos. Em algumas circunstâncias, o sistema imune da pessoa é disfuncional e identifica falsamente seus próprios eritrócitos como estranhos e produz anticorpos contra eles. Isso pode ser observado em pessoas com leucemia linfocítica crônica (LLC) (ver Capítulo 30). Outra causa de anemia hemolítica autoimune é uma deficiência nos linfócitos supressores, que normalmente evitam a produção de anticorpos contra os antígenos próprios do paciente. A seguir, os eritrócitos são sequestrados no baço e destruídos por macrófagos fora dos vasos sanguíneos (hemólise extravascular) (Phillips & Henderson, 2018).

As anemias hemolíticas autoimunes podem ser classificadas com base na temperatura corporal envolvida quando os anticorpos reagem ao antígeno do eritrócito. Os anticorpos quentes são os mais comuns (80%) e se ligam aos eritrócitos mais ativamente em condições corporais de calor (37°C); os anticorpos frios reagem em condições de frio (0°C) (Packman, 2016). A anemia hemolítica autoimune está associada a outros distúrbios na maioria dos casos (p. ex., exposição a medicamentos, linfoma, LLC, outras malignidades, doenças vasculares de colágeno, doenças autoimunes, infecção). A causa da produção de anticorpos não é conhecida nos estados hemolíticos autoimunes idiopáticos. Essa forma primária acomete igualmente pessoas de todas as idades e gêneros, ao passo que as formas secundárias ocorrem mais frequentemente em mulheres e pessoas com idade superior a 45 anos (Packman, 2016).

Manifestações clínicas

Os sinais e sintomas físicos variam e, com frequência, refletem a gravidade da anemia. A hemólise varia desde muito discreta, com a medula óssea do paciente conseguindo compensar adequadamente e poucos sintomas ou mesmo nenhum sintoma, até muito grave, com anemia potencialmente fatal. A maioria dos pacientes se queixa de fadiga e tontura. Esplenomegalia, associada a desconforto abdominal, é um achado comum; hepatomegalia, linfadenopatia e icterícia são achados frequentes.

Avaliação e achados diagnósticos

Os exames laboratoriais revelam nível baixo de hemoglobina e hematócrito, normalmente associado a uma contagem de reticulócitos elevada. Os eritrócitos têm aspecto anormal; **esferócitos** (eritrócitos pequenos e de formato esférico) são observados frequentemente no esfregaço de sangue periférico. O nível de bilirrubina sérica é elevado, e, se a hemólise for grave, o nível de haptoglobina é baixo ou ausente. O teste de Coombs (também conhecido como teste antiglobulina direto), que detecta anticorpos na superfície dos eritrócitos, é comumente positivo.

Manejo clínico

Qualquer possível medicamento contribuinte deve ser imediatamente descontinuado. Na maior parte das vezes, o tratamento consiste em doses altas de corticosteroides até que a hemólise diminua; isso é particularmente benéfico no tratamento da hemólise induzida por anticorpos quentes (Packman, 2016). Os corticosteroides exercem várias ações, incluindo supressão da produção de anticorpos, redução da afinidade dos anticorpos pelos eritrócitos e redução da destruição dos eritrócitos por macrófagos no baço (Go, Winters & Kay, 2017). Se os níveis de hemoglobina retornarem ao normal, geralmente em algumas semanas, a dose de corticosteroide pode ser gradualmente diminuída ou, em alguns casos, pode ser reduzida gradualmente e, por fim, descontinuada. Todavia, o tratamento com corticosteroides não tem efeitos prolongados. Nos casos graves, são necessárias transfusões de CHs para manter níveis adequados de hemoglobina até que o processo hemolítico possa ser reduzido. Os anticorpos podem reagir com os eritrócitos do doador, tornando essencial a realização de tipagem sanguínea e prova cruzada. As transfusões são infundidas lentamente e sob monitoramento cuidadoso de reação transfusional. A suplementação de ácido fólico deve ser administrada quando a hemólise for grave, tendo em vista que a medula óssea tentará compensar aumentando a atividade eritropoética (Hill, Stamps, Massey et al., 2017).

Se os corticosteroides não induzirem remissão, pode ser necessária esplenectomia (retirada do baço) para remover um local importante de destruição dos eritrócitos. Se nem os corticosteroides nem a esplenectomia obtiverem sucesso, podem ser administrados medicamentos imunossupressores (Hill et al., 2017). Os agentes imunossupressores usados incluem ciclofosfamida e azatioprina. A ciclofosfamida tem início de ação mais rápido, mas está associada a toxicidade significativa. A azatioprina tem início de ação mais lento; contudo, tem menos efeitos tóxicos. O danazol, um androgênio sintético, é benéfico para alguns pacientes, sobretudo quando combinado com corticosteroides. As doses dos agentes imunossupressores e dos corticosteroides precisam ser reduzidas lentamente, ao longo de meses, para evitar a reativação do sistema imune e a exacerbação da hemólise. Anticorpos monoclonais, inclusive rotuximabe, podem ser efetivos em alguns pacientes e oferecem controle em longo prazo dos sintomas (Hill et al., 2017).

> **Alerta de enfermagem: Qualidade e segurança**
>
> Quando estão presentes anticorpos, a reação cruzada do sangue pode ser difícil. Se CHs submetidos à reação cruzada de modo imperfeito precisarem ser transfundidos, o enfermeiro deve iniciar a infusão muito lentamente (10 a 15 mℓ ao longo de 20 a 30 min) e deve monitorar o paciente cuidadosamente em relação a sinais e sintomas de reação hemolítica à transfusão.

Para os pacientes com anemia hemolítica com anticorpos frios, pode não ser necessário nenhum tratamento além de aconselhar o paciente a se manter aquecido. A mudança para climas mais amenos é aconselhável em alguns casos. Em outras situações, nas quais a hemólise é mais grave, intervenções mais agressivas, como as descritas anteriormente, podem ser necessárias.

Manejo de enfermagem

Os pacientes podem ter dificuldade em compreender a natureza complexa da sua doença e podem precisar de explicações repetidas em linguagem simples. Os pacientes esplenectomizados devem receber a vacina antipneumocócica e a vacina antigripal anual, bem como devem ser informados de que estão permanentemente em maior risco de ter infecções. Os pacientes que recebem terapia com corticosteroides a longo prazo, em particular aqueles com diabetes ou hipertensão, precisam de monitoramento cuidadoso. Eles devem ser orientados sobre a necessidade dos medicamentos e a importância de nunca os descontinuar abruptamente. Uma explicação por escrito e um cronograma de redução gradual devem ser fornecidos, enfatizando os ajustes com base nos níveis de hemoglobina. Deve ser fornecida informação similar quando são utilizados agentes imunossupressores. A terapia com corticosteroides está associada a riscos, e os pacientes precisam ser monitorados com frequência em relação às complicações (ver Capítulo 45, Tabela 45.3, Terapia com corticosteroides e implicações para a prática de enfermagem).

HEMOCROMATOSE HEREDITÁRIA

A hemocromatose hereditária é uma condição genética caracterizada pelo excesso de absorção de ferro a partir do trato gastrintestinal. Normalmente, o sistema digestório absorve 1 a 2 mg de ferro por dia, mas essa taxa aumenta significativamente em pacientes com hemocromatose hereditária. O excesso de ferro é depositado em vários órgãos, sobretudo no fígado, na pele e no pâncreas. Menos frequentemente, é depositado no coração, nos testículos e na glândula tireoide. Por fim, os órgãos afetados tornam-se disfuncionais. Embora a hemocromatose hereditária seja diagnosticada em 1 a 6% da população dos EUA, a prevalência verdadeira não é conhecida, pois a doença nem sempre é reconhecida. O defeito genético associado à hemocromatose é mais comumente observado como uma mutação específica (homozigotos C282Y) do gene *HFE*. Apesar da alta prevalência da mutação genética, a expressão real da doença é muito mais baixa; o motivo dessa discrepância é incerto. A prevalência da hemocromatose é mais baixa entre americanos asiáticos, afro-americanos, latinos e nativos das ilhas do Pacífico, e mais alta em pessoas de ascendência europeia (Kowdley, Brown, Ahn et al., 2019). As mulheres são afetadas com menos frequência do que os homens, tendo em vista que elas perdem ferro por meio da menstruação.

Manifestações clínicas

A lesão tecidual é raramente evidente até a meia-idade, já que o acúmulo de ferro nos órgãos corporais ocorre gradualmente. Sintomas de fraqueza, letargia, artralgia e perda de peso são comuns e ocorrem no início da doença. A pele pode parecer hiperpigmentada ou ter coloração bronze, em virtude de depósitos de melanina e **hemossiderina**, um pigmento que contém ferro. Podem ocorrer arritmias cardíacas e miocardiopatia, com dispneia e edema resultantes. A disfunção endócrina pode ser manifestada como hipotireoidismo, diabetes melito e hipogonadismo, com atrofia testicular, diminuição da libido e disfunção erétil. A cirrose é comum nos estágios mais tardios da doença, diminui a expectativa de vida e é um fator de risco para o carcinoma hepatocelular (Kowdley et al., 2019).

Avaliação e achados diagnósticos

Os achados laboratoriais que sugerem esse diagnóstico são níveis séricos elevados de ferritina e saturação elevada da transferrina sérica. Os valores do hemograma completo geralmente são normais. O exame definitivo para o diagnóstico de hemocromatose era a biopsia hepática, mas, atualmente, é feita uma pesquisa da mutação genética associada a essa doença. Embora a prevalência dessa mutação genética seja elevada (1 em cada 200 a 300 pessoas de descendência da Europa setentrional), poucas pessoas realmente desenvolvem sobrecarga de ferro suficiente para provocar sinais/sintomas e disfunção de órgãos (Bacon, 2019).

Manejo clínico

Muitas vezes, a terapia envolve a remoção do excesso de ferro por meio de flebotomia terapêutica (remoção de sangue total por meio de punção venosa). Cada unidade de sangue removida resulta na diminuição de 200 a 250 mg de ferro. Comumente, o tratamento inicial inclui a retirada semanal de uma unidade de sangue total. À medida que a concentração de ferritina cai, a frequência da flebotomia pode ser reduzida. O objetivo é manter a saturação de ferro entre 10 e 50% e o nível de ferritina sérica inferior a 100 mcg/ℓ (Ganz, 2016). O monitoramento dos níveis séricos de ferro deve ser feito com regularidade, e a flebotomia reiniciada quando a concentração de ferritina estiver elevada. Hemograma completo e painel de ferro sérico devem ser realizados em intervalos regulares durante o tratamento para garantir que o paciente não se torne anêmico. Em caso de anemia moderada, o retardo na realização da flebotomia é frequentemente adequado para corrigir o problema. A retirada agressiva do excesso de ferro consegue prevenir a disfunção de órgãos e as complicações associadas ao dano dos órgãos. Fadiga, alterações da pigmentação cutânea e fibrose são parcialmente revertidas se os níveis de ferritina forem corrigidos e mantidos na faixa da normalidade. O rastreamento de carcinoma hepatocelular inclui monitoramento dos níveis de alfafetoproteína e ultrassonografias seriadas de abdome (Kowdley et al., 2019).

Manejo de enfermagem

Os pacientes com hemocromatose frequentemente limitam o consumo de ferro; contudo, normalmente essa medida isolada não é efetiva como terapia. Eles devem ser orientados a evitar o consumo de suplementos de ferro. Além disso, a ingestão de vitamina C deve ser limitada, tendo em vista que ela intensifica a absorção do ferro. Os pacientes com hemocromatose precisam ter cuidado e evitar substâncias que possam comprometer a função hepática, incluindo o consumo exagerado de bebidas alcoólicas. Outros sistemas corporais devem ser monitorados em relação às evidências de disfunção de órgãos, especialmente dos sistemas endócrino e cardíaco, de modo que as intervenções apropriadas possam ser iniciadas sem adiamentos. Os filhos de pacientes que são homozigotos para a mutação do gene *HFE* devem ser submetidos a testes de triagem quanto à mutação. Os pacientes que são heterozigotos para o gene não desenvolvem a doença, mas devem receber aconselhamento genético sobre a possibilidade de transmissão do gene para seus filhos.

POLICITEMIA

A **policitemia** refere-se a um aumento do volume dos eritrócitos. O termo é utilizado quando o hematócrito está elevado (superior a 55% em homens e a 50% em mulheres). A desidratação pode causar elevação do hematócrito, mas geralmente não chega aos níveis observados na policitemia. A policitemia é classificada como primária ou secundária. A policitemia primária, também denominada policitemia vera, é uma neoplasia mieloproliferativa, discutida no Capítulo 30.

POLICITEMIA SECUNDÁRIA

A policitemia secundária é causada pela produção excessiva de eritropoetina. Isso pode ocorrer em resposta à redução da concentração de oxigênio, que atua como estímulo para a produção de eritrócitos. Tabagismo pesado, apneia obstrutiva do sono, doença pulmonar obstrutiva crônica (DPOC), cardiopatia grave ou condições como viver em grandes altitudes ou se expor a níveis baixos de monóxido de carbono podem ser responsáveis pela produção aumentada de eritropoetina. Determinadas hemoglobinopatias (p. ex., hemoglobina de Chesapeake), em que a hemoglobina apresenta afinidade alta pelo oxigênio, ou mutações genéticas que causam níveis de eritropoetina anormalmente altos podem aumentar a eritropoese (Prchal, 2016b). A policitemia secundária também pode ocorrer em determinadas neoplasias malignas que estimulam a produção de eritropoetina (p. ex., carcinoma de células renais), uso excessivo de eritropoetina exógena e uso de andrógenos.

Manejo

Quando a policitemia secundária é leve, não é necessário tratamento. Todavia, quando o tratamento se faz necessário, ele envolve o manejo da condição primária. Se não for possível corrigir a causa (p. ex., tratamento de apneia obstrutiva do sono ou melhora funcional por abandono do tabagismo), a flebotomia terapêutica pode ser realizada para manejo dos sintomas e redução do volume e da viscosidade do sangue. A flebotomia terapêutica não é indicada quando a causa da elevação da contagem de eritrócitos for uma resposta apropriada à hipoxia tecidual (Prchal, 2016b).

NEUTROPENIA

A neutropenia é definida como contagem de neutrófilos inferior a 2.000/mm³. É o resultado da diminuição da produção de neutrófilos ou do aumento da destruição de neutrófilos (Boxe 29.5). Os neutrófilos são essenciais para a prevenção e a limitação de infecções bacterianas. Um paciente com neutropenia corre maior risco de infecções a partir de fontes exógenas e endógenas (o trato gastrintestinal e a pele são fontes endógenas comuns). O risco de infecções tem por base não apenas a gravidade da neutropenia, mas também a sua duração. A quantidade real de neutrófilos, conhecida como **contagem absoluta de neutrófilos (CAN)**, é determinada por meio de um cálculo matemático simples, com o uso das informações do hemograma e do diferencial (ver discussão adicional sobre CAN no Capítulo 12). O risco de infecções aumenta proporcionalmente à diminuição na contagem de neutrófilos. O risco é baixo quando a CAN é superior a 1.000/mm³, é alto quando é inferior a 500/mm³ e é ainda maior quando é inferior a 100/mm³ (Dale & Welte, 2016). A duração da neutropenia é outro fator de risco de desenvolvimento de infecção, assim como a etiologia subjacente (Boxe 29.6).

Boxe 29.5 Causas de neutropenia

Diminuição da produção de neutrófilos
- Anemia aplásica, decorrente de medicamentos ou toxinas
- Quimioterapia
- Câncer metastático, linfoma, leucemia
- Síndromes mielodisplásicas
- Radioterapia.

Granulocitopoese ineficaz
- Anemia megaloblástica.

Aumento da destruição de neutrófilos
- Infecções bacterianas
- Hiperesplenismo
- Distúrbios imunes (p. ex., lúpus eritematoso sistêmico)
- Induzido por medicamentos[a]
- Doença viral (p. ex., hepatite infecciosa, mononucleose).

[a]Formação de anticorpos contra os medicamentos, que leva a uma rápida diminuição dos neutrófilos. Adaptado de Dale, D. C. & Welte, K. (2016). Neutropenia and neutrophilia. In K. Kaushansky, M. A. Lichtman, J. T. Prchal et al. (Eds.). *Williams hematology* (9th ed.). New York: McGraw-Hill Medical.

Boxe 29.6 FATORES DE RISCO
Desenvolvimento de infecções e sangramento em pacientes com distúrbios hematológicos

Risco de infecção

- *Gravidade da neutropenia:* o risco de infecções é proporcional à gravidade da neutropenia
- *Duração da neutropenia:* a maior duração da neutropenia aumenta o risco de infecções
- *Estado nutricional:* a diminuição dos depósitos de proteínas leva à redução da resposta imune e à anergia
- *Descondicionamento:* a baixa mobilidade leva à diminuição do esforço respiratório e ao consequente aumento do represamento de secreções
- *Linfocitopenia; distúrbios do sistema linfoide (leucemia linfocítica crônica, linfoma e mieloma):* diminuição das imunidades celular e humoral
- *Procedimentos invasivos:* rupturas na integridade cutânea, que facilitam a entrada de microrganismos no sistema sanguíneo
- *Hipogamaglobulinemia:* diminuição da formação de anticorpos
- *Má higiene:* aumento do número de microrganismos na pele e nas mucosas, incluindo o períneo
- *Má dentição; mucosite:* a diminuição da integridade endotelial facilita a entrada de microrganismos no sistema sanguíneo
- *Terapia com antibióticos:* aumento do risco de superinfecções, com frequência fúngicas
- *Determinados medicamentos:* ver texto.

Risco de sangramento

- *Gravidade da trombocitopenia:* o risco aumenta quando a contagem de plaquetas diminui; normalmente, o risco não é significativo até que a contagem de plaquetas caia abaixo de 10.000/mm^3, ou seja, inferior a 50.000/mm^3, com traumatismo ou quando é realizado um procedimento invasivo
- *Duração da trombocitopenia:* o risco é maior quando a duração aumenta (p. ex., o risco é menor quando a duração é temporária, como após a quimioterapia, em comparação com quando é prolongada, como na diminuição da produção de células pela medula óssea)
- *Sepse:* mecanismo incerto; parece causar aumento do consumo de plaquetas
- *Elevação da pressão intracraniana:* o aumento da pressão arterial leva à ruptura dos vasos sanguíneos
- *Disfunção hepática:* diminuição da síntese de múltiplos fatores de coagulação
- *Disfunção renal:* diminuição da função plaquetária
- *Disproteinemia:* a proteína reveste a superfície das plaquetas, comprometendo a função plaquetária; a proteína causa elevação da viscosidade sanguínea, que leva à distensão dos capilares e ao risco aumentado de ruptura e sangramento
- *Consumo abusivo de bebidas alcoólicas:* o efeito mielossupressor resulta na diminuição da produção de plaquetas e no comprometimento da função plaquetária; o comprometimento da função hepática resulta em produção reduzida dos fatores de coagulação.

Adaptado de Dale, D. C. & Welte, K. (2016). Neutropenia and neutrophilia. In K. Kaushansky, M. A. Lichtman, J. T. Prchal et al. (Eds.). *Williams hematology* (9th ed.). New York: McGraw-Hill Medical; Diz-Kucukkaya, R. & Lopez, J. (2016). Thrombocytopenia. In K. Kaushansky, M. A. Lichtman, J. T. Prchal et al. (Eds.). *Williams hematology* (9th ed.). New York: McGraw-Hill Medical; Vasu, S. & Caligiuri, M. A. (2016). Lymphocytosis and lymphopenia. In K. Kaushansky, M. A. Lichtman, J. T. Prchal et al. (Eds.). *Williams hematology* (9th ed.). New York: McGraw-Hill Medical.

Manifestações clínicas

Não existem sintomas definitivos de neutropenia até que o paciente apresenta uma infecção. O hemograma de rotina com diferencial pode revelar a neutropenia antes do início da infecção.

> **Alerta de enfermagem: Qualidade e segurança**
>
> Em geral, pacientes com neutropenia nem sempre exibem sinais clássicos de infecção. A febre é o indicador mais comum de infecção, embora não ocorra sempre, especialmente se o paciente estiver fazendo uso de corticosteroides ou for idoso.

Manejo clínico

O tratamento da neutropenia varia, dependendo da sua etiologia. Se a neutropenia for induzida por medicamento, o agente ofensor deve ser descontinuado imediatamente, sempre que possível. O tratamento da neoplasia subjacente pode piorar temporariamente a neutropenia, mas, após a recuperação da medula óssea, o tratamento pode melhorá-la. Podem ser administrados corticosteroides se a causa da neutropenia for um distúrbio imune. O uso de fatores de crescimento, tais como fator de estimulação de colônias de granulócitos ou fator de estimulação de colônias de granulócitos-macrófagos, pode ser efetivo no aumento da produção de neutrófilos quando a causa for a redução da produção de células. A suspensão ou a redução da dose de quimioterapia ou radioterapia pode ser necessária quando a neutropenia for causada por esses tratamentos para o câncer. Entretanto, quando o tratamento for possivelmente curativo, a administração de fatores de crescimento é preferível, de modo que o efeito antitumoral máximo do tratamento para o câncer possa ser alcançado (Lyman, 2019).

Se a neutropenia estiver associada à febre, pressupõe-se que o paciente tenha uma infecção. São obtidas culturas de sangue, urina e expectoração, bem como radiografia torácica. Antibióticos de amplo espectro são iniciados imediatamente após a coleta de material para cultura, de modo a assegurar o tratamento adequado de microrganismos infectantes. Após a chegada dos resultados das culturas e dos antibiogramas, o esquema antibiótico pode ser modificado.

Manejo de enfermagem

Os enfermeiros em todas as unidades de saúde podem desempenhar um papel crucial na avaliação da gravidade da neutropenia e na prevenção e no manejo de complicações, que, com mais frequência, incluem infecções. O conhecimento dos fatores de risco de desenvolvimento de infecções é uma parte integral dos cuidados de enfermagem, sobretudo para os enfermeiros que atendem pacientes com câncer. A orientação ao paciente é igualmente importante, especialmente no momento da alta no hospital ou no ambiente ambulatorial, de modo que ele possa implementar um plano apropriado de autocuidado, inclusive sabendo quando buscar atenção médica (Boxe 29.7). Pacientes em risco de neutropenia devem realizar coleta de sangue para o hemograma completo com contagem diferencial; a frequência tem por base a duração suspeita e a gravidade da neutropenia. Para avaliar a gravidade da neutropenia e o risco de infecção, os enfermeiros devem avaliar a CAN (ver fórmula no Capítulo 12). As intervenções de enfermagem relacionadas com a neutropenia estão descritas nos Capítulos 12 e 30.

> **Boxe 29.7 — LISTA DE VERIFICAÇÃO DO CUIDADO DOMICILIAR**
> **Paciente em risco de infecções**
>
> Ao concluírem as orientações, o paciente e/ou o cuidador serão capazes de:
>
> - Declarar o impacto de alterações nos neutrófilos, nos linfócitos, nas imunoglobulinas no aspecto fisiológico, nas AVDs, nas AIVDs, nos papéis, nos relacionamentos e na espiritualidade
> - Informar as mudanças no estilo de vida (p. ex., dieta, atividade física) ou no ambiente domiciliar necessárias para diminuir o risco de infecção
>   - Manter a boa técnica de higiene das mãos, a higiene oral, a higiene total do corpo e a integridade da pele
>   - Evitar a limpeza de gaiolas de aves e lixeiras; considerar evitar jardinagem (solo) e flores frescas em água estagnada
>   - Manter uma dieta com alto teor calórico e alto teor proteico, com ingestão de 3.000 mℓ de líquido ao dia (exceto se houver restrição de líquidos)
>   - Evitar contato com pessoas com infecções e aglomerados
>   - Realizar respirações profundas; utilizar o espirômetro de incentivo a cada 4 h enquanto estiver acordado quando houver restrição à mobilidade
> - Realizar a lubrificação adequada, assim como manipulação vaginal cuidadosa durante as relações sexuais; evitar relações anais
> - Identificar sinais e sintomas de infecção a serem relatados ao médico, tais como febre, calafrios, tosse produtiva ou seca, problemas respiratórios, placas brancas na boca, linfadenopatia, náuseas, vômitos, dor abdominal persistente, diarreia persistente, problemas com a micção ou alterações na característica da urina, ferimentos com rubor, edemaciados ou com drenagem, ferimentos ou lesões no corpo, secreção vaginal persistente, com ou sem prurido, e fadiga grave
> - Demonstrar como monitorar os sinais de infecção
> - Descrever a quem, como e quando relatar os sinais de infecção
> - Descrever as medidas apropriadas a serem implementadas caso ocorra infecção.

AIVDs: atividades instrumentais da vida diária; AVDs: atividades da vida diária.

LINFOPENIA

A **linfopenia** é definida como a contagem de linfócitos inferior a 1.500/mm^3. Isso pode ser resultado de exposição à radiação ionizante, uso prolongado de corticosteroides, uremia, infecções (sobretudo infecções virais), neoplasias malignas (cânceres de mama e pulmão e doença de Hodgkin em estágio avançado) e algumas enteropatias perdedoras de proteína, que resultam na perda de linfócitos pelo sistema digestório (Vasu & Caligiuri, 2016). Quando a linfopenia é leve, não deixa sequelas sérias; quando é grave, pode resultar em infecções bacterianas (devido aos linfócitos B reduzidos) ou em infecções oportunistas (por causa da redução da contagem de linfócitos T). A depleção de linfócitos T está, com frequência, associada a infecções virais, inclusive pelo vírus da imunodeficiência humana (HIV, do inglês *human immune deficiency virus*). O uso excessivo ou prolongado de álcool etílico também pode comprometer a produção de linfócitos. A contagem de linfócitos pode aumentar quando o consumo de bebidas alcoólicas é descontinuado (Vasu & Caligiuri, 2016).

DISTÚRBIOS HEMORRÁGICOS

A anormalidade dos mecanismos hemostáticos pode resultar em sangramento, que pode ser grave. O sangramento comumente é provocado por traumatismo; entretanto, em determinadas circunstâncias, ele pode ocorrer espontaneamente. As causas de distúrbios hemorrágicos podem ser classificadas com base em deficiência de plaquetas ou defeitos plaquetários, com base na existência de uma anormalidade hereditária ou adquirida de fator da coagulação ou com base na existência de um defeito na vasculatura. Quando as causas são anormalidades plaquetárias ou de fatores de coagulação, o sangramento pode ocorrer em qualquer parte do corpo. Quando as fontes são anormalidades vasculares, o local de sangramento é mais específico. Alguns pacientes podem apresentar defeitos simultâneos em mais de um mecanismo hemostático.

A medula óssea pode ser estimulada a aumentar a produção plaquetária. Isso pode ser uma resposta reativa ao sangramento significativo, ou uma resposta mais geral ao aumento da hematopoese, como na anemia ferropriva. Às vezes, o aumento das plaquetas não resulta do aumento da produção plaquetária, mas sim da perda do represamento plaquetário no baço. Em geral, o baço mantém aproximadamente um terço das plaquetas circulantes em todas as ocasiões. Se o baço estiver ausente (p. ex., após a esplenectomia), o reservatório plaquetário também é perdido, e uma quantidade anormalmente alta de plaquetas adentra a circulação. Por fim, a taxa de produção plaquetária é reduzida para restabelecer um nível normal de plaquetas.

Manifestações clínicas

Os sinais e sintomas de distúrbios do sangramento variam de acordo com o tipo de defeito. A anamnese e o exame físico cuidadosos podem ser úteis para a determinação da fonte do defeito hemostático. As anormalidades do sistema vascular são fontes de sangramento localizado, normalmente na pele. Como as plaquetas são primariamente responsáveis pela interrupção do sangramento oriundo de pequenos vasos, os pacientes com baixas contagens de plaquetas apresentam **petéquias**, frequentemente em aglomerados. Essas lesões podem ser encontradas na pele e nas mucosas de todo o corpo (Figura 29.4). O sangramento

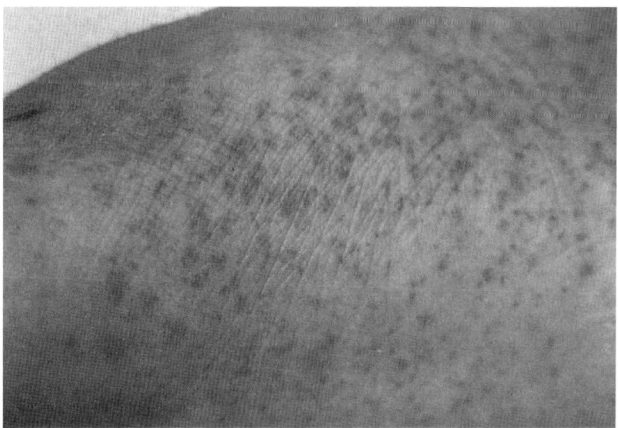

Figura 29.4 • Petéquias. Reproduzida, com autorização, de *Wintrobe's clinical hematology* (10th ed.). (1999). Color plate 62.4. Philadelphia, PA: Lippincott, Williams & Wilkins.

consequente a distúrbios plaquetários pode ser significativo, porém pode ser controlado com frequência pela aplicação de compressão no local.

Em contrapartida, defeitos dos fatores de coagulação não tendem a causar sangramento superficial, tendo em vista que os mecanismos hemostáticos primários ainda estão intactos. Em vez disso, o sangramento ocorre mais profundamente no corpo (p. ex., hematomas subcutâneos ou intramusculares, hemorragia dentro dos espaços articulares). O sangramento externo diminui muito lentamente quando é aplicada pressão local; com frequência, há recidiva algumas horas após a remoção da pressão. Um exemplo disso seria o sangramento abundante várias horas após a extração de um dente. Os fatores de risco para sangramentos estão listados no Boxe 29.6.

Manejo clínico

O manejo varia com base no distúrbio de sangramento. Se o sangramento for significativo, pode ser indicada transfusão de hemoderivados. O hemoderivado específico utilizado é determinado pelo defeito de base e pela extensão da perda sanguínea. Se a fibrinólise for excessiva, agentes hemostáticos, como ácido aminocaproico, podem ser úteis para inibir o processo; contudo, esse agente tem de ser usado com cautela, pois a inibição excessiva da fibrinólise pode resultar em trombose. O paciente que será submetido a um procedimento invasivo pode precisar de transfusão de determinados hemoderivados para reduzir o risco de sangramento excessivo.

Manejo de enfermagem

Pacientes que apresentam distúrbios de sangramento ou com potencial de desenvolvimento dos referidos distúrbios como resultado de doença ou agentes terapêuticos devem ser orientados a realizar um cuidadoso e frequente automonitoramento quanto a sinais de sangramento (Boxe 29.8). Eles devem entender a importância de evitar atividades que aumentam o risco de sangramento, tais como esportes de contato. A pele deve ser examinada à procura de evidências de sangramento, inclusive petéquias e equimoses; o nariz e as gengivas também devem ser examinados à procura de sinais de sangramento. Quando os distúrbios de sangramento são graves, os pacientes que são hospitalizados são monitorados quanto a sangramentos por meio do teste para sangue oculto e sangue óbvio, de todas as drenagens e excretas (fezes, urina, êmese e drenagem gástrica).

TROMBOCITOPENIA

A trombocitopenia (nível de plaquetas baixo) pode resultar de diversos fatores, incluindo redução da produção de plaquetas na medula óssea, aumento da destruição de plaquetas ou aumento do consumo de plaquetas (p. ex., emprego de plaquetas na formação de coágulos). As causas e os tratamentos estão resumidos na Tabela 29.3.

Manifestações clínicas

Sangramento e petéquias raramente ocorrem com contagens plaquetárias superiores a 50.000/mm³, embora o sangramento excessivo possa ocorrer após cirurgia ou outro traumatismo. Quando a contagem de plaquetas cai para 20.000/mm³ ou menos, os pacientes apresentam petéquias. Além disso, podem ocorrer epistaxe, sangramento gengival, sangramento menstrual excessivo e sangramento abundante em extrações dentárias ou intervenções cirúrgicas. Sangramento espontâneo e potencialmente fatal pode ocorrer no SNC ou no sistema digestório quando as contagens de plaquetas caem para menos de 5.000/mm³. Se a função plaquetária for anormal como resultado de doença (p. ex., SMD) ou medicamentos (p. ex., ácido acetilsalicílico), o risco de sangramento pode ser muito maior, mesmo quando a contagem de plaquetas está levemente reduzida.

Avaliação e achados diagnósticos

Aspiração e biopsia da medula óssea são realizadas para identificar deficiência plaquetária associada à redução da produção de plaquetas. Várias causas genéticas de trombocitopenia já foram identificadas. Mutações autossômicas dominantes, autossômicas recessivas e ligadas ao cromossomo X estão entre esses distúrbios. Quando a destruição plaquetária é a causa da trombocitopenia, a medula óssea revela aumento de megacariócitos e produção de plaquetas normal ou aumentada, tendo em vista que o corpo tenta compensar a diminuição das plaquetas na circulação. O rastreamento das hepatites B e C, que podem causar trombocitopenia, deve ser realizado.

Uma causa importante a ser excluída é a pseudotrombocitopenia. As plaquetas se agregam e se agrupam na presença de ácido etilenodiaminotetracético (EDTA), o anticoagulante presente no tubo utilizado para a coleta para hemograma. Esses grumos podem ser encontrados em 0,8 a 1,25% da população.

Boxe 29.8 — LISTA DE VERIFICAÇÃO DO CUIDADO DOMICILIAR

Paciente em risco de sangramento

Ao concluírem as orientações, o paciente e/ou o cuidador serão capazes de:

- Descrever a fonte e a função das plaquetas e dos fatores de coagulação
- Declarar o impacto de uma alteração nas plaquetas no aspecto fisiológico, nas AVDs, nas AIVDs, nos papéis, nos relacionamentos e na espiritualidade
- Declarar as mudanças no estilo de vida (p. ex., dieta, atividade física) ou no ambiente domiciliar necessárias para diminuir o risco de sangramento
  - Evitar o uso de supositórios, enemas e tampões higiênicos
  - Evitar constipação intestinal
  - Evitar relações sexuais vigorosas e sexo anal
  - Evitar esportes de contato
  - Evitar ou limitar o trabalho manual
- Usar barbeador elétrico para a remoção de pelos e escova de dentes com cerdas macias para a higiene bucal
- Notificar o médico antes de realizar tratamento odontológico ou outros procedimentos invasivos
- Identificar os medicamentos e outras substâncias a serem evitados (p. ex., medicamentos que contenham ácido acetilsalicílico, bebidas alcoólicas)
- Identificar os sinais e sintomas de sangramento
- Demonstrar como monitorar os sinais de sangramento
- Descrever a quem, como e quando relatar os sinais de sangramento
- Demonstrar as medidas apropriadas a serem adotadas caso ocorra sangramento.

AIVDs: atividades instrumentais da vida diária; AVDs: atividades da vida diária.

TABELA 29.3 Causas e manejo de trombocitopenia.

Causa	Manejo
Diminuição da produção plaquetária	
Malignidade hematológica, especialmente leucemia aguda	Tratar a leucemia; transfusão de plaquetas
SMD	Tratar a SMD; transfusão de plaquetas
Metástases na medula óssea provenientes de tumores sólidos	Tratar o tumor sólido
Anemia aplásica	Tratar a condição subjacente
Anemia megaloblástica	Tratar a anemia subjacente
Toxinas	Remover as toxinas
Medicamentos (p. ex., sulfonamidas, metotrexato)	Suspender a medicação
Infecção (especialmente sepse, infecções virais, tuberculose, hepatite C crônica)	Tratar a infecção subjacente
Consumo abusivo crônico de bebida alcoólica	Abstinência alcoólica, encaminhar para tratamento de transtorno por consumo de substância psicoativa
Quimioterapia	Adiar ou diminuir a dose; transfusão de plaquetas
Hepatopatia crônica	Tratar o distúrbio subjacente
Radiação (p. ex., irradiação pélvica)	Transfusão de plaquetas
Enxertia tardia após o transplante de células-tronco	Transfusão de plaquetas
Aumento da destruição plaquetária	
Devido a anticorpos: PTI, LES, Linfoma maligno	Tratar a condição subjacente
LLC	Tratar a LLC e/ou tratar como PTI
Medicamentos	Suspender a medicação
Devido à infecção: bacteriemia/sepse; infecção pós-viral	Tratar a infecção
Sequestro de plaquetas pelo baço	Se for grave, pode ser necessário esplenectomia
Aumento do consumo de plaquetas	
CIVD	Tratar a condição subjacente que desencadeou a CIVD; ver no texto os tratamentos indicados
Sangramento de grande porte	Suporte com transfusão; cirurgia, se apropriado
Embolismo pulmonar grave/trombose grave	Tratar o coágulo
Dispositivos intravasculares (bomba de balão intra-aórtico, dispositivos de assistência cardíaca)	Suporte com transfusão, conforme necessário
Circulação extracorpórea (hemofiltração, assistência pulmonar extracorpórea)	Suporte com transfusão, conforme necessário

CIVD: coagulação intravascular disseminada; LCC: leucemia linfocítica crônica; LES: lúpus eritematoso sistêmico; PTI: púrpura trombocitopênica idiopática; SMD: síndrome mielodisplásica.

Um exame manual do esfregaço periférico pode detectar facilmente o agrupamento de plaquetas como a causa da trombocitopenia. A coleta do sangue em um tubo com citrato, em vez de EDTA, seguida de análise rápida da contagem de plaquetas, pode fornecer resultados mais acurados.

Manejo clínico

De modo geral, o manejo de trombocitopenia secundária consiste no tratamento da doença subjacente. Se a produção plaquetária estiver comprometida, a transfusão de plaquetas pode ser necessária para aumentar a contagem de plaquetas e interromper o sangramento ou prevenir hemorragias espontâneas. Se ocorrer destruição excessiva de plaquetas, as plaquetas transfundidas também podem ser destruídas. A causa mais comum de aumento da destruição plaquetária é a púrpura trombocitopênica imune (PTI) (ver a seguir). Em algumas circunstâncias, a esplenectomia pode ser uma intervenção terapêutica, mas nem sempre é viável. Por exemplo, quando a esplenomegalia está associada à hipertensão portal relacionada com a cirrose hepática, a esplenectomia pode causar mais complicações hemorrágicas.

Manejo de enfermagem

Ao determinar as intervenções de enfermagem, o enfermeiro considera a causa da trombocitopenia, a provável duração e a condição geral do paciente. A orientação é uma intervenção importante para promover segurança e deve incluir prevenção de queda, sobretudo para adultos mais velhos e para indivíduos frágeis. As intervenções para pacientes com trombocitopenia secundária são as mesmas empregadas em paciente com câncer que esteja em risco de sangramento (ver Capítulo 12).

PÚRPURA TROMBOCITOPÊNICA IMUNE

A PTI é uma condição que afeta pessoas de todas as idades, porém é mais comum em crianças e mulheres jovens. Esse distúrbio também é denominado púrpura trombocitopênica idiopática e trombocitopenia imune. A trombocitopenia imune primária ocorre como um distúrbio isolado, ao passo que a trombocitopenia imune secundária está associada a outras patologias, incluindo distúrbios autoimunes (p. ex., síndrome do anticorpo antifosfolipídio), infecções virais (p. ex., hepatite C, HIV) e alguns medicamentos (p. ex., cefalosporinas, sulfonamidas, furosemida). Uma contagem de plaquetas inferior a 100.000/mm^3 sem causa explicável é o critério primário para o diagnóstico (Nomura, 2016).

Fisiopatologia

A trombocitopenia imune primária é um distúrbio imune adquirido caracterizado por trombocitopenia que resulta de anticorpos antiplaquetários patológicos, comprometimento da produção de megacariócitos e destruição das plaquetas mediada por linfócitos T. Já a trombocitopenia imune secundária está associada a outros distúrbios subjacentes, incluindo doenças autoimunes (lúpus eritematoso sistêmico ou artrite reumatoide), infecção pelo HIV, infecção por *Helicobacter pylori* ou síndromes de desregulação imune, como a imunodeficiência variável comum. A maioria dos adultos com trombocitopenia imune (aproximadamente 80%) apresenta a forma primária de trombocitopenia imune. Nos dois tipos de trombocitopenia imune, ocorrem anticorpos antiplaquetários que se ligam às plaquetas dos pacientes. As plaquetas ligadas a anticorpos são, então, destruídas pelo sistema reticuloendotelial (SRE) e por macrófagos teciduais. O corpo tenta compensar a destruição de plaquetas aumentando a produção de plaquetas na medula óssea (Lambert & Gernsheimer, 2017).

Manifestações clínicas

A trombocitopenia imune é, com frequência, assintomática; a baixa contagem de plaquetas é, com frequência, um achado incidental. Contagens de plaquetas inferiores a 30.000/mm^3 não são incomuns. Os sinais e sintomas comuns da trombocitopenia incluem fácil formação de hematomas, menstruação intensa e petéquias nos membros ou no tronco (ver Figura 29.4). Os pacientes que apresentam apenas equimoses e petéquias tendem a ter menos complicações hemorrágicas do que os indivíduos com sangramento em superfícies mucosas, como sistema digestório e sistema respiratório (às vezes descrito como "púrpura úmida"). Pacientes com púrpura úmida correm risco maior de sangramento potencialmente fatal, o que requer tratamento agressivo imediato para reduzir complicações (Diz-Kucukkaya & Lopez, 2016). A trombocitopenia grave, caracterizada por contagens de plaquetas inferiores a 20.000/mm^3, história pregressa de episódios hemorrágicos discretos e idade avançada, é um fator de risco de sangramento significativo. Apesar das baixas contagens de plaquetas, as plaquetas são tipicamente imaturas, mas muito funcionais, com a capacidade de aderir às superfícies endoteliais e entre si. Isso explicaria por que nem sempre ocorre sangramento espontâneo. Tratamento não é necessário a menos que o sangramento se torne significativo ou se for necessário realizar cirurgia ou outro procedimento invasivo (Diz-Kucukkaya & Lopez, 2016).

Avaliação e achados diagnósticos

Uma anamnese meticulosa e um exame físico cuidadoso são essenciais para ajudar a descartar outras causas de trombocitopenia e identificar locais de sangramento. Os pacientes devem ser testados para hepatite C e HIV, se isso não foi feito antes, para descartar esses achados como possíveis causas. O exame do aspirado de medula óssea pode revelar aumento do número de megacariócitos. A gravidade da trombocitopenia é extremamente variável.

A infecção por *H. pylori* é associada à trombocitopenia imune, e o tratamento para erradicar a infecção pode elevar a contagem de plaquetas. A correlação entre a infecção por *H. pylori* e trombocitopenia imune não é clara; postula-se que a presença dessa bactéria estimule uma reação autoimune (Aljarad, Alhamid, Tarabishi et al., 2018).

Manejo clínico

O objetivo primário do tratamento é alcançar uma contagem de plaquetas alta o suficiente para manter a hemostasia. Tendo em vista que o risco de sangramento normalmente não aumenta até que a contagem de plaquetas seja inferior a 30.000/mm^3, um paciente cuja contagem exceda 30.000/mm^3 a 50.000/mm^3 deve ser cuidadosamente monitorado, sem intervenção imediata. Entretanto, se a contagem de plaquetas for inferior a 30.000/mm^3 ou se ocorrer sangramento, o objetivo é melhorar a contagem de plaquetas do paciente, e não curar a doença. A decisão de tratar se baseia na gravidade do sangramento (se houver), e não apenas na contagem de plaquetas. Os potenciais efeitos colaterais do tratamento, o estilo de vida do paciente, o nível de atividade, o uso concomitante de medicamentos e as preferências em relação ao tratamento também devem ser levados em consideração. Uma pessoa com estilo de vida sedentário pode tolerar uma contagem de plaquetas baixa com mais segurança do que uma pessoa mais ativa; entretanto, o aumento da idade também está associado a maior risco de sangramento e mortalidade (Diz-Kucukkaya & Lopez, 2016).

O tratamento para PTI normalmente envolve diversas abordagens. Se o paciente estiver em uso de um medicamento sabidamente associado à PTI (p. ex., quinina, fármacos que contêm sulfa), esse medicamento deve ser descontinuado. Muitas vezes, as transfusões são ineficazes, pois os anticorpos antiplaquetas ligam-se às plaquetas transfundidas, causando a sua destruição. As contagens de plaquetas podem diminuir ainda mais após a transfusão de plaquetas. Portanto, apesar das contagens extremamente baixas de plaquetas, as transfusões de plaquetas podem resultar em sangramento avassalador em pacientes com púrpura úmida. O ácido aminocaproico – um inibidor de enzima fibrinolítica que reduz a velocidade de dissolução dos coágulos sanguíneos – pode ser útil para os pacientes com sangramento de mucosas significativo que são resistentes a outros tratamentos.

O suporte principal da terapia a curto prazo é o uso de agentes imunossupressores. Esses agentes bloqueiam os receptores de ligação nos macrófagos para reduzir a destruição das plaquetas. A American Society of Hematology recomenda o uso de dexametasona ou prednisona em adultos com trombocitopenia imune recém-diagnosticada como os tipos de corticosteroides que poderiam ser escolhidos como terapia inicial. O uso contínuo e prolongado de corticosteroides não é preconizado, por causa do risco de efeitos colaterais (Neunert, Terrell, Arnold et al., 2019). Em geral, as contagens de plaquetas começam a aumentar alguns dias após o início do tratamento com corticosteroides. As contagens de plaquetas tendem a diminuir assim que a dose de corticosteroide é reduzida gradualmente, mas podem permanecer adequadas o suficiente para prevenir o sangramento.

A IgIV é comumente utilizada para tratar a PTI. Ela exerce seu efeito ao se ligar a receptores nos macrófagos. Todavia, a necessidade de altas doses de IgIV e seu custo elevado são desvantagens.

Na maioria dos casos, os efeitos do tratamento são transitórios. Outra abordagem para o tratamento da PTI crônica é a administração da imunoglobulina anti-D em pacientes que são Rh (D)-positivos. O mecanismo de ação exato é desconhecido, mas há uma teoria de que a anti-D se ligue aos eritrócitos do paciente, que, por sua vez, são destruídos pelos macrófagos do corpo. Os receptores no SRE podem se tornar inundados com os eritrócitos sensibilizados, o que reduz o número de plaquetas revestidas com anticorpos. Isso, então, resulta em redução transitória do hematócrito e aumento da contagem de plaquetas em alguns pacientes com trombocitopenia imune (Neunert et al., 2019).

Por fim, a contagem de plaquetas cai novamente, e é necessária terapia adicional. As opções de tratamento de segunda linha devem levar em consideração as necessidades individuais do paciente e os potenciais efeitos colaterais associados ao tratamento.

A esplenectomia é um tratamento alternativo que normalmente resulta em aumento sustentado da contagem de plaquetas. Muitos pacientes conseguem manter uma contagem de plaquetas "segura" de mais de 30.000/mm³ após a esplenectomia, porém muitos pacientes apresentem recorrência da trombocitopenia meses ou anos depois (Neunert et al., 2019). Os pacientes esplenectomizados correm risco permanente de infecção grave e devem receber vacinas antipneumocócica, antigripal e antimeningocócica aproximadamente 2 semanas antes da esplenectomia eletiva ou 2 a 3 semanas após a cirurgia se a esplenectomia for realizada em caráter de emergência (Bonanni, Grazzini, Niccolai et al., 2017) (ver informações sobre a vacina para pneumonia no Capítulo 19).

Outras estratégias de manejo incluem o uso de anticorpos monoclonais, tais como rituximabe. Os pacientes podem apresentar efeitos duradouros com a elevação das contagens das plaquetas por até 1 ano após o tratamento. Infelizmente, quando a resposta diminui, os níveis das plaquetas podem cair para níveis inseguros, tornando necessário tratamento adicional (Neunert et al., 2019).

Existem dois agonistas de receptor de trombopoetina disponíveis para o tratamento de PTI: romiplostim e eltrombopague. O romiplostim é administrado semanalmente como uma injeção subcutânea; por sua vez, eltrombopague é administrado por via oral. A resposta é bastante variável, e o tratamento precisa ser continuado indefinidamente (Depré, Aboud, Ringel et al., 2016).

Manejo de enfermagem

Os cuidados de enfermagem incluem a avaliação cuidadosa do estilo de vida do paciente para determinar os riscos de sangramento associado a atividades. Também deve ser obtido um cuidadoso histórico medicamentoso, incluindo o uso de medicamentos sem prescrição médica, fitoterápicos e suplementos nutricionais. O enfermeiro deve estar alerta para medicamentos que contenham sulfa e outros que possam interferir na função plaquetária (p. ex., ácido acetilsalicílico e outros AINEs). O enfermeiro deve avaliar o histórico de doença viral recente e relatos de cefaleia, distúrbios visuais e outros sintomas que possam indicar sangramento intracraniano. Os pacientes hospitalizados com púrpura úmida e contagens de plaquetas baixas devem se submeter à avaliação neurológica, além das aferições de sinais vitais. Injeções e medicação por via retal devem ser evitadas. A aferição da temperatura por via retal também deve ser evitada, porque pode traumatizar a mucosa retal e estimular o sangramento.

Há evidências de que pacientes com PTI demonstraram aumento da fadiga, em comparação àqueles sem a doença, não associado à duração da doença, à utilização de corticosteroides, ao sangramento e à baixa contagem de plaquetas (Diz-Kucukkaya & Lopez, 2016). A avaliação da magnitude da fadiga do paciente pode ser útil para ajudá-lo a identificar estratégias de enfrentamento.

As orientações ao paciente e à família devem abordar os sinais de exacerbação (p. ex., petéquias e equimoses), como contatar a equipe de saúde apropriada, o nome e o tipo de medicamentos que induzem a PTI (se apropriado), o atual tratamento medicamentoso (nome dos medicamentos, efeitos colaterais, cronograma de redução gradual, se indicado), a frequência de monitoramento da contagem de plaquetas e as consultas de acompanhamento.

O paciente deve ser orientado a evitar todos os agentes que interfiram na função plaquetária, incluindo terapias com fitoterápicos e medicamentos de venda livre. O paciente deve evitar constipação intestinal, esforço ao defecar e o uso vigoroso de fio dental nos dentes. Devem ser utilizados barbeadores elétricos para a epilação e escovas de dentes de cerdas macias para a higiene dentária. Os pacientes e seus parceiros sexuais devem ser orientados a evitar relações sexuais vigorosas quando as contagens de plaquetas estiverem baixas. Os pacientes que estão recebendo corticosteroides a longo prazo devem compreender que correm risco de complicações, incluindo osteoporose, atrofia muscular proximal, formação de catarata e cárie dentária (ver Capítulo 45, Tabela 45.3). A densidade mineral óssea deve ser monitorada, e os pacientes podem se beneficiar da suplementação de cálcio, vitamina D e bisfosfonato para reduzir o risco de doença óssea significativa.

DEFEITOS PLAQUETÁRIOS

Defeitos plaquetários quantitativos (i. e., trombocitopenia, trombocitose) não são incomuns; entretanto, também podem ocorrer defeitos qualitativos. Apesar das contagens normais das plaquetas, a função delas não é normal. Um analisador de função plaquetário é utilizado. Essa técnica é valiosa para fins de rastreamento. O exame da morfologia plaquetária no esfregaço de sangue periférico também consegue identificar possíveis defeitos qualitativos. As plaquetas são, com frequência, hipogranulares, pálidas e podem ser maiores que o normal (Coutre, 2018).

O ácido acetilsalicílico pode induzir um distúrbio plaquetário. Mesmo doses baixas de ácido acetilsalicílico podem reduzir a agregação plaquetária normal e aumentar o tempo de sangramento por diversos dias após a ingestão. Embora isso normalmente não provoque sangramento na maioria das pessoas, pacientes com trombocitopenia e distúrbios da coagulação, como hemofilia, podem apresentar sangramento significativo após a ingestão de ácido acetilsalicílico, sobretudo em casos de traumatismo e procedimentos invasivos.

Os AINEs também podem comprometer a função plaquetária, mas os efeitos não são tão prolongados quanto com o ácido acetilsalicílico (aproximadamente 4 dias versus 7 a 10 dias). Outras causas de disfunção plaquetária incluem doença renal em estágio terminal (DRET), síndromes mielodisplásicas, mieloma múltiplo, circulação extracorpórea e uso de fitoterápicos e de outros medicamentos (Boxe 29.9).

Manifestações clínicas

O sangramento pode variar de leve a intenso. A gravidade não necessariamente está correlacionada com a contagem de plaquetas ou com os testes que medem a coagulação (tempo de protrombina [TP], tempo de tromboplastina parcial ativada [TTPa]). Todavia, os resultados desses exames podem ser úteis na determinação da etiologia do distúrbio hemorrágico quando existem anormalidades (Levi, Seligsohn & Kaushansky, 2016). Por exemplo, a elevação do TP na condição de TTPa e contagem de plaquetas normais pode sugerir deficiência de fator VII, ao passo que a elevação do TTPa na condição de TP e contagem de plaquetas normais sugere doença de von Willebrand (vWD) ou hemofilia. Equimoses, sobretudo nos membros, são frequentemente evidentes. Pacientes com disfunção plaquetária correm risco de sangramento após traumatismos ou procedimentos invasivos (p. ex., extração dentária, biopsia).

Boxe 29.9 FARMACOLOGIA
Medicamentos e substâncias que comprometem a função plaquetária

Medicamentos

Inibidores da enzima conversora de angiotensina
Bloqueadores de receptores de angiotensina
Antibióticos
Betalactâmicos
Cefalosporinas
Penicilinas
Betabloqueadores
Bloqueadores de canais de cálcio
Agentes quimioterápicos
Mitramicina
Vincristina
Diuréticos
Ácido etacrínico
Furosemida
Inibidores da HMG-CoA redutase (p. ex., "estatinas")
   Atorvastatina
   Sinvastatina
Metilxantinas
   Aminofilina
   Teofilina
Milrinona
Misoprostol
Nitratos
   Isossorbida
   Nitroglicerina
Inibidores da fosfodiesterase
Pentoxifilina
Sildanafila
Tadalafila
Inibidores da protease (IP)
Ritonavir
Tipranavir
Fenitoína
Inibidores seletivos da recaptação de serotonina
   Fluoxetina
   Fluvoxamina
   Paroxetina
   Sertralina
Antidepressivos tricíclicos
   Doxepina
   Imipramina
Inibidores de tirosinoquinase
   Dasatinibe
   Imatinibe
Ácido valproico

Alimentos e aditivos alimentares

Cafeína
Etanol (álcool etílico)
Óleos de peixe
Alho
Gengibre
Suco de uva

Suplementos de venda livre e fitoterápicos

Ginkgo biloba
Ginseng
Serenoa repens
Vitamina C
Vitamina E

Adaptado de Comerford, K. C. & Durkin, M. T. (2020). *Nursing 2020 drug handbook*. Philadelphia, PA: Wolters Kluwer; Coutre, S. (2019). Congenital and acquired disorders of platelet function. *UpToDate*. Retirado em 01/01/2020 de: www.uptodate.com/contents/congenital-and-acquired-disorders-of-platelet-function; Nagalla, S. & Bray, P. F. (2017). Hematology: Drug-induced platelet dysfunction. Cancer Therapy Advisor. Retirado em 01/01/2020 de: www.cancertherapyadvisor.com/home/decision-support-in-medicine/hematology/drug-induced-platelet-dysfunction/.

Manejo clínico

A disfunção plaquetária associada a medicamentos exige a interrupção do uso deles, quando possível, sobretudo quando ocorre sangramento. Em caso de disfunção plaquetária, o sangramento pode ser prevenido por meio de transfusão de plaquetas antes de procedimentos invasivos. Agentes antifibrinolíticos (p. ex., ácido aminocaproico) podem ser necessários para prevenir sangramento significativo após procedimentos; a desmopressina, um análogo sintético da vasopressina, pode reduzir a duração do sangramento e melhorar a hemóstase para alguns pacientes (Levi et al., 2016).

Manejo de enfermagem

Os pacientes com disfunções plaquetárias devem ser orientados a evitar substâncias que possam interferir na função plaquetária. Estas incluem medicamentos de venda livre, como ácido acetilsalicílico e AINEs, bem como fitoterápicos, suplementos nutricionais e álcool etílico. Os pacientes devem notificar todos os profissionais de saúde, inclusive odontólogos, sobre sua condição subjacente antes da realização de qualquer procedimento invasivo, de modo que possam ser implementadas medidas para reduzir o risco de sangramento. A manutenção de uma boa higiene oral é importante para promover a boa saúde dentária e reduzir o risco de sangramento gengival.

DISTÚRBIOS DE SANGRAMENTO HEREDITÁRIOS

Dois dos distúrbios hemorrágicos hereditários mais comuns são hemofilia e vWD. Cada uma dessas condições será discutida nas próximas seções.

Hemofilia

Existem duas formas de hemofilia: hemofilia A e hemofilia B. Ambas são clinicamente semelhantes, mas os resultados dos exames laboratoriais são diferentes. A hemofilia A é causada por um defeito genético que resulta em fator VIII deficiente ou defeituoso. Já a hemofilia B, também conhecida como doença de Christmas, é decorrente de um defeito genético que causa deficiência ou defeito no fator IX. A hemofilia é uma doença relativamente comum; a hemofilia A ocorre em 1 a cada 5 mil a 7 mil nascimentos. A hemofilia A é cinco vezes mais comum do que a hemofilia B (Escobar & Key, 2016). Tanto a hemofilia A como a hemofilia B são herdadas como traços ligados ao cromossomo X, o que torna essas duas condições muito mais comuns em homens do que em mulheres. As mulheres são portadoras do gene, mas normalmente são assintomáticas. Estima-se que um terço dos casos resulte de mutações espontâneas, e não de transmissão familiar (National Hemophilia Foundation, 2019).

A tendência a apresentar sangramento é a base da classificação da hemofilia (Escobar & Key, 2016):

- Doença grave é definida pelo nível de atividade do fator plasmático inferior a 1 UI/dℓ ou menos de 1% dos níveis normais do fator VIII
- Doença moderada consiste em nível de 1 a 5 UI/dℓ ou nível do fator VIII entre 1 e 5% do normal
- Doença leve consiste em nível superior a 5 UI/dℓ ou nível do fator VIII acima de 5%.

A hemofilia é muitas vezes reconhecida na infância precoce, normalmente na faixa etária de 1 a 3 anos. Entretanto, pacientes com hemofilia leve podem não ser diagnosticados, a menos que sofram traumatismo grave ou cirurgia.

Manifestações clínicas

A hemofilia é manifestada por hemorragias em diversas partes do corpo; hemorragias podem ser graves e podem ocorrer mesmo com traumatismos mínimos. A frequência e a gravidade do sangramento dependem da quantidade do fator deficitário e da gravidade do traumatismo de precipitação. Pessoas com deficiência leve do fator da coagulação raramente apresentam sangramento espontâneo; a hemorragia está normalmente associada a traumatismo. Em contrapartida, os sangramentos espontâneos, inclusive hemartroses e hematomas, ocorrem com frequência em pacientes com deficiência grave do fator (Escobar & Key, 2016).

Aproximadamente 75% dos sangramentos em pacientes com hemofilia ocorrem nas articulações. As articulações mais frequentemente afetadas são joelhos, cotovelos, tornozelos, ombros, pulsos e quadris. Em geral, a dor é sentida antes da ocorrência de edema e limitação dos movimentos. Hemorragias articulares recorrentes podem resultar em artropatia associada à anquilose e à dor crônica (Figura 29.5). Pacientes com deficiência importante de fatores da coagulação podem se tornar incapacitados em decorrência de lesão articular nos primeiros anos de vida. O sangramento pode ser superficial, como hematomas, ou podem ocorrer hemorragias profundas dentro dos tecidos muscular e subcutâneo. Com a deficiência grave de fator VIII, podem ocorrer hematomas sem traumatismo e que se estendem para o tecido subjacente. Hematomas nos músculos, sobretudo nos membros superiores e inferiores, podem causar compressão de nervos periféricos e redução da sensibilidade. Com o passar do tempo, a compressão resulta em fraqueza e atrofia da área afetada.

O sangramento não é limitado às articulações e aos músculos. Procedimentos odontológicos, inclusive extrações dentárias, estão associados a sangramento. Podem também ocorrer hematúria e sangramento gastrintestinal espontâneos. O sangramento também é comum em outras membranas mucosas, inclusive as passagens nasais e conjuntivas, bem como os tecidos moles. Episódios de queda em adultos são especialmente perigosos. Hemorragias intracranianas e extracranianas são as mais graves. Qualquer traumatismo craniano requer imediata avaliação e tratamento. Os procedimentos cirúrgicos comumente resultam em sangramento excessivo no local cirúrgico. Com frequência, a formação de coágulo e a cicatrização de feridas não são satisfatórias.

Manejo clínico

Formas recombinantes de concentrados de fatores VIII e IX estão disponíveis e diminuem a necessidade do uso de concentrados de fator derivados de plasma e de plasma fresco congelado. Os concentrados de fatores da coagulação são administrados quando os pacientes apresentam sangramento ativo; é importante que o tratamento seja iniciado o mais cedo possível, para reduzir o risco de complicações do sangramento. Os fatores da coagulação devem ser administrados profilaticamente antes de procedimentos traumáticos, para evitar sangramento excessivo (Escobar & Key, 2016). As crianças recebem, com frequência, tratamento profilático 3 a 4 vezes/semana para reduzir os riscos de complicações articulares. Os custos e os desafios da adesão ao programa prescrito podem limitar a efetividade dessa abordagem (Thornburg & Duncan, 2017). A instituição de tratamento profilático em adolescentes e adultos jovens também pode levar a desfechos positivos ao reduzir as complicações articulares, a dor e a incapacidade física e ao melhorar a qualidade de vida (Reding, 2018).

O desenvolvimento de anticorpos neutralizadores (inibidores) contra os concentrados de fatores é uma complicação significativa da terapia de reposição de fatores. Até 33% dos pacientes com hemofilia A e até 3% dos pacientes com hemofilia B desenvolvem anticorpos contra concentrados de fator (Reding, 2018). A existência desses inibidores pode ser transitória, porém os efeitos podem ser significativos e resultar em refratariedade parcial ou completa à reposição de fatores da coagulação, com consequente aumento do risco de sangramento. Idealmente, os títulos dos anticorpos devem permanecer baixos. É importante identificar a elevação dos títulos de anticorpos o mais cedo possível. Para reduzir o impacto dos inibidores, é crucial induzir imunotolerância. Terapia imunossupressora, na forma de corticosteroides, IgIV ou ciclofosfamida, pode ser prescrita para remover os inibidores. Emicizumabe é um novo anticorpo monoclonal humanizado biespecífico que é efetivo para a prevenção de sangramento em pacientes com hemofilia A. Inicialmente, ele foi indicado como terapia efetiva para pacientes com inibidores, mas agora também é indicado para pacientes sem inibidores (Franchini, Marano, Pati et al., 2019; Young, Liesner, Chang et al., 2019). Pacientes com deficiência grave de fator devem ser submetidos a testes de triagem de anticorpos, principalmente antes de procedimentos invasivos, de modo que a terapia apropriada com foco na redução do risco de complicações hemorrágicas possa ser iniciada. Outras opções terapêuticas incluem administração de concentrados de fator VIIa recombinante ou de complexo de protrombina ativada (Reding, 2018).

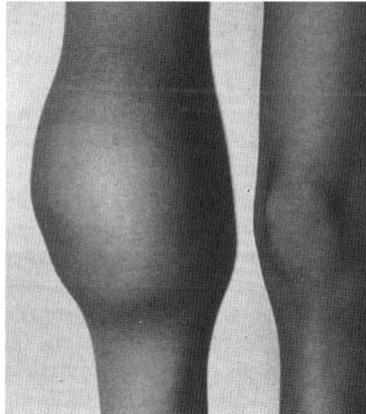

Figura 29.5 • Artropatia hemofílica: sequelas de sangramento articular recorrente. Reproduzida, com autorização, de *Wintrobe's clinical hematology* (10th ed). (1999). Color plate 68. Philadelphia, PA: Lippincott, Williams & Wilkins.

O ácido aminocaproico inibe a fibrinólise e, subsequentemente, estabiliza os coágulos sanguíneos. Pode ser muito efetivo como medida adjuvante para tratar o sangramento de mucosa após cirurgia oral. A desmopressina induz a elevação significativa, porém curta, nos níveis de fator VIII; o mecanismo dessa resposta é incerto. Em pacientes com tipos leves de hemofilia A, a desmopressina é bastante útil e pode reduzir significativamente a necessidade de hemoderivados (Mannucci, 2018).

Manejo de enfermagem

A maioria dos pacientes adultos com hemofilia é diagnosticada durante a infância. Eles precisam, com frequência, de assistência para lidar com a doença, pois ela é crônica e impõe restrições ao estilo de vida. Além disso, a doença é hereditária e transmitida para as gerações futuras. Ajudar os pacientes a lidar com sua condição, auxiliá-los a identificar aspectos positivos de suas vidas e encorajar independência e autossuficiência são importantes atividades de enfermagem. Tudo isso precisa ser equilibrado com a promoção da segurança e a prevenção de traumatismos que possam resultar em sangramento agudo. À medida que os pacientes amadurecem, eles podem ser encorajados a trabalhar seus sentimentos, evoluindo para aceitação e assumindo a responsabilidade pela manutenção de um estado de saúde ótimo.

Pacientes com deficiência leve de fator podem não ser diagnosticados até a idade adulta se não sofrerem traumatismo significativo ou passarem por cirurgia durante a infância. Os profissionais de enfermagem precisam orientar esses pacientes para que eles compreendam as restrições da atividade física e as estratégias de autocuidado para reduzir o risco de hemorragia e complicações associadas ao sangramento. A segurança no ambiente domiciliar e no ambiente laboral deve ser enfatizada.

Os pacientes e os cuidadores familiares precisam aprender como administrar o concentrado de fator da coagulação em casa aos primeiros sinais de sangramento, para minimizar esse sangramento e reduzir as complicações. A reposição profilática de fatores da coagulação pode ser benéfica e reduzir a morbidade associada a episódios repetidos de sangramento. Esse método exige a administração de fatores da coagulação várias vezes por semana, o que dificulta a adesão ao esquema. Os profissionais de enfermagem podem ajudar os pacientes e seus familiares a compreender os efeitos benéficos potenciais da terapia profilática enquanto ajudam a minimizar as desvantagens. Os pacientes com hemofilia também são orientados a evitar agentes que possam interferir na agregação plaquetária e aumentar o risco de sangramento. Ácido acetilsalicílico, AINEs, alguns fitoterápicos e suplementos nutricionais (p. ex., *Urtica dioica*, *Matricaria recutita* [camomila], *Medicago sativa* [alfafa]) e álcool etílico devem ser evitados. Higiene oral é uma medida importante para reduzir o sangramento gengival, e a boa saúde dentária deve ser promovida para reduzir a necessidade de extrações em longo prazo. Embora a compressão possa ajudar a controlar o sangramento proveniente de lesões discretas em pacientes com deficiência de fatores da coagulação, ela não é uma conduta adequada quando a deficiência de fatores da coagulação é importante. Tampões nasais para epistaxe devem ser evitados, pois o sangramento geralmente recidiva quando o tampão é removido. Talas e outros dispositivos ortopédicos podem ajudar no suporte e na imobilização das articulações e dos músculos afetados pela hemorragia. Todas as injeções devem ser evitadas; procedimentos invasivos (p. ex., endoscopia, punção lombar) devem ser evitados ou realizados após a reposição de fator adequada.

Pacientes com hemofilia devem portar ou utilizar uma identificação clínica (p. ex., braceletes de alerta médico). Além disso, os pacientes e as famílias devem ter um plano de emergência por escrito que inclua medidas a serem tomadas em situações específicas, bem como os nomes e os números de telefone dos contatos de emergência.

Durante episódios de sangramento, a extensão do sangramento deve ser cuidadosamente avaliada. Pacientes que correm risco de complicações significativas (p. ex., sangramento para o sistema respiratório ou para o SNC) precisam de observação cuidadosa, com avaliação específica de sinais de angústia respiratória e alteração do nível de consciência. Pacientes submetidos à cirurgia recente precisam de monitoramento cuidadoso à procura de sangramento a partir de locais cirúrgicos. O monitoramento frequente dos sinais vitais, dos drenos e dos curativos é necessário para identificar sangramento pós-operatório.

Dor intensa que exige a administração de analgésicos está, com frequência, associada a hematomas e hemorragia articular. Banhos mornos podem ajudar a aliviar a dor, promovendo relaxamento e melhorando a mobilidade. Durante os episódios de sangramento, o calor deve ser evitado, tendo em vista que pode acentuar o sangramento; aplicações de frio são mais eficazes.

Os concentrados de fatores da coagulação usados a partir de 1985 não contêm vírus, inclusive vírus da hepatite C (HCV) e HIV; entretanto, os pacientes tratados antes disso foram expostos a esses vírus (Escobar & Key, 2016). Os pacientes que contraíram HIV e outras infecções virais podem precisar de assistência no enfrentamento desses diagnósticos adicionais e das consequências da infecção.

Devem ser fornecidos testes genéticos e aconselhamento às portadoras, de modo que elas possam tomar decisões livres e esclarecidas a respeito da maternidade e do manejo da gestação (ver Capítulo 6).

Considerações gerontológicas

Os avanços terapêuticos aumentaram a expectativa de vida dos pacientes com hemofilia, resultando em desafios singulares para os pacientes mais velhos com esse distúrbio. O manejo de pacientes adultos mais velhos com hemofilia consistia, provavelmente, em transfusão de componentes sanguíneos e fatores da coagulação derivados do plasma antes do advento do rastreamento universal, pelo menos quando eram mais jovens. Por esse motivo, a infecção pelo HIV e as hepatites B e C não são incomuns nessa população; essas infecções implicam risco significativo de câncer hepático e outras hepatopatias (Mannucci, 2019). A hemorragia intracraniana é a terceira causa mais comum de morte após o HIV e a hepatite e resulta de traumatismo. A probabilidade de adquirir inibidores aumenta com a idade.

O manejo da doença cardiovascular em adultos com hemofilia pode ser difícil. A terapia antiplaquetária (incluindo ácido acetilsalicílico) pode ser desafiadora para pacientes com hemofilia grave. A colocação de *stent* em artérias coronárias e a cirurgia de revascularização do miocárdio são acompanhadas de risco significativo, mas a reposição agressiva dos fatores da coagulação possibilita a realização dessas intervenções terapêuticas (Kanellopoulou & Nomikou, 2018). A colaboração próxima e a coordenação dos cuidados com o hematologista do paciente são necessárias para melhorar os desfechos.

A artropatia é uma causa importante de morbidade em pacientes hemofílicos mais velhos e pode resultar em redução da amplitude de movimento, comprometimento funcional e dor crônica. Todavia, a qualidade de vida pode ser melhorada pela artroplastia e pela reabilitação multidisciplinar ajustada para atender às demandas especiais de adultos mais velhos com hemofilia (Mannucci, 2019).

Doença de von Willebrand

A vWD é um distúrbio hemorrágico hereditário que se caracteriza por deficiência do fator de von Willebrand, que é necessário para a ativação do fator VIII da coagulação. A doença se caracteriza primariamente por sangramento das mucosas e sangramento após intervenções cirúrgicas e traumatismo. A vWD é o distúrbio hemorrágico hereditário mais comum, acometendo até 1% da população geral. Caracteristicamente, apresenta um padrão de herança autossômico dominante, acometendo homens e mulheres igualmente (Rick, 2019). A vWD é dividida em tipos 1, 2 e 3. A vWD tipo 1 representa 70 a 80% dos casos e se caracteriza por deficiência qualitativa do fator de von Willebrand. A vWD tipo 2 representa aproximadamente 20% dos casos e é causada pelo fator de von Willebrand disfuncional. A vWD tipo 2 pode ser subdividida com base em determinadas características fenotípicas. A vWD tipo 3 é rara, representando menos de 5% dos casos. É a forma mais grave, sendo causada pela ausência do fator de von Willebrand circulante (Leebeek & Eikenboom, 2016). A Figura 29.6 ilustra as diferenças na coagulação observadas na hemofilia e na vWD.

Manifestações clínicas

O sangramento ocorre, mais frequentemente, em mucosas. Epistaxe, sangramento menstrual copioso, equimoses/púrpura e sangramento prolongado a partir de cortes e incisões cirúrgicas são comuns. Hemorragias em tecidos moles ou articulares não são observadas com frequência, exceto se o paciente apresentar vWD tipo 3. Os valores laboratoriais flutuam, assim como o sangramento. Por exemplo, o sangramento pós-operatório pode ser discreto após um procedimento, mas significativo após outro tipo de intervenção (Rick, 2019).

Avaliação e achados diagnósticos

Suspeita-se de vWD quando existe história pessoal ou familiar de sangramento que pode ser confirmada por evidências laboratoriais de anormalidades do fator de von Willebrand e/ou do fator VIII da coagulação. O diagnóstico de vWD se baseia em medidas do antígeno de von Willebrand, do nível de adesão plaquetária dependente do fator de von Willebrand (determinação feita pelo ensaio de atividade de cofator ristocetina do fator de von Willebrand) e da atividade coagulante do fator VIII. A vWD tipo 3 é diagnosticada quando o antígeno do fator de von Willebrand não é detectável (ou o nível é inferior a 5 UI/dℓ).

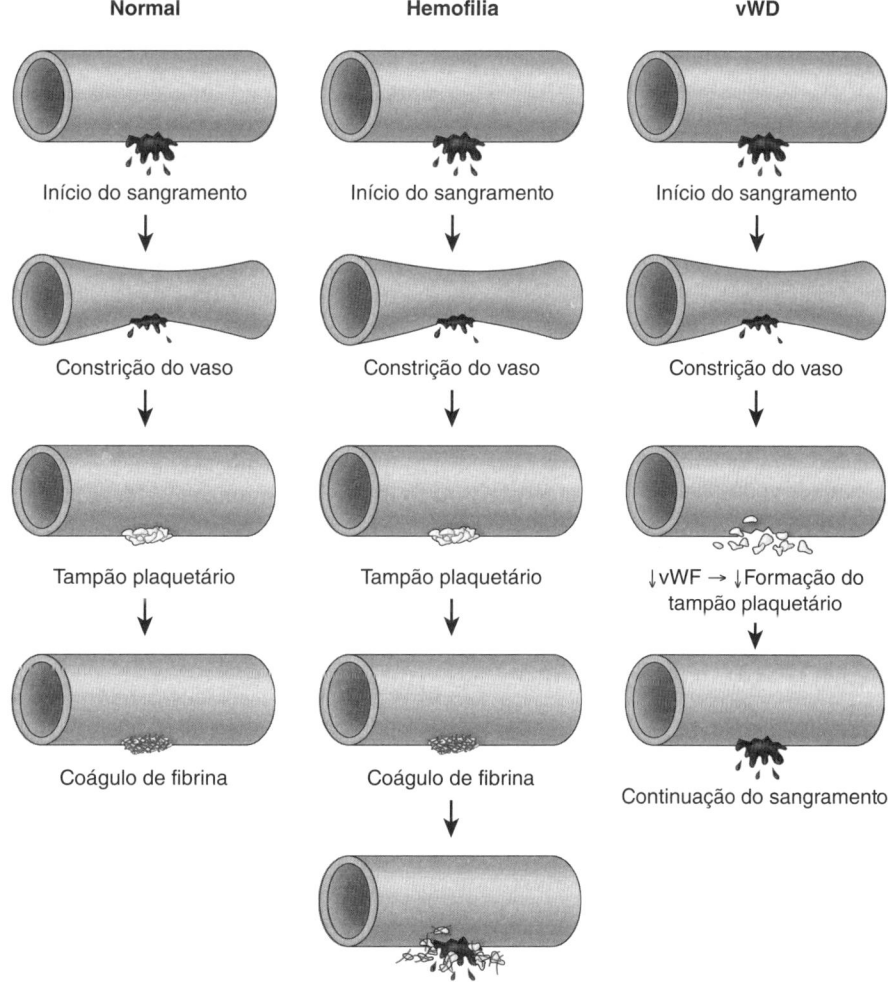

Figura 29.6 • Diferenças no sangramento. Normal, hemofilia e doença de von Willebrand (vWD). Reproduzida, com autorização, de Thomas, M. & Morrow, K. *Veterans Administration Palo Alto Health Care System*. Palo Alto: CA.

Esses resultados variam com o tempo em um mesmo paciente, o que torna importante a revisão dos valores laboratoriais seriados, em vez de confiar em uma única medida (Rick, 2019).

Manejo

O objetivo do tratamento é repor a proteína deficiente (p. ex., vWF ou fator VIII) na ocasião do sangramento espontâneo ou antes de um procedimento invasivo, para prevenir o sangramento subsequente. A desmopressina é utilizada com frequência para prevenir o sangramento associado a procedimentos odontológicos ou cirúrgicos ou para tratar o sangramento leve após a cirurgia em pacientes com vWD leve; muitas vezes, não é efetiva no tratamento daqueles com vWD tipo 3 (Leebeek & Eikenboom, 2016). A desmopressina proporciona um aumento temporário na atividade coagulante do fator VIII e pode corrigir o tempo de sangramento. Pode ser administrada como uma infusão IV ou intranasal. A administração IV é preferida no caso de procedimentos invasivos, inclusive cirurgias. Hiponatremia e convulsões podem ocorrer após doses repetidas; portanto, normalmente não é indicado tratamento por mais de 3 dias consecutivos.

Os concentrados de fator de von Willebrand e fator VIII são as opções terapêuticas preferidas para pacientes com vWD tipo 3 e para muitos pacientes com vWD tipo 2. A dose e a frequência de administração desses agentes dependem do nível do fator VIII do paciente e da extensão do sangramento. O tratamento pode ser necessário por até 7 a 10 dias após um procedimento cirúrgico e por 3 a 4 dias após o parto. Em pacientes com vWD tipo 3, o uso profilático de agentes de reposição obtém, com frequência, muito sucesso na prevenção ou na limitação de sangramentos espontâneos. É mais provável a formação de anticorpos contra esses agentes em pacientes com vWD tipo 3 que recebem altas doses.

Outros agentes também são efetivos no controle de sangramentos. O ácido aminocaproico é útil no manejo de sangramento leve em mucosas, pois inibe a dissolução do trombo no local do sangramento. Agentes tópicos que aceleram a formação de trombina no local da aplicação ajudam a promover a hemostasia nos procedimentos odontológicos. Compostos de estrogênio-progesterona podem reduzir o sangramento associado à menstruação. Transfusões de plaquetas são úteis quando ocorre sangramento significativo. Em geral, o crioprecipitado, que é rico em fator de von Willebrand e fator VIII, só é utilizado em emergências, em razão do risco de transmissão iatrogênica de vírus. Fitoterápicos e medicamentos que interfiram na função plaquetária devem ser evitados (Leebeek & Eikenboom, 2016).

DISTÚRBIOS HEMORRÁGICOS ADQUIRIDOS

Existem inúmeros distúrbios hemorrágicos adquiridos. Causas comuns incluem doença hepática, deficiência de vitamina K e trombocitopenia induzida por heparina (TIH).

Hepatopatia

Com exceção do fator VIII, a maioria dos fatores de coagulação sanguínea é sintetizada no fígado. Portanto, a disfunção hepática (decorrente de cirrose, hepatite e tumor) pode resultar em redução das concentrações dos fatores necessários para a coagulação e a hemostasia (ver Capítulo 43). O prolongamento do tempo de protrombina pode indicar disfunção hepática grave, a menos que esteja associada à deficiência de vitamina K.

Os pacientes podem apresentar sangramento discreto (p. ex., equimoses), mas também correm risco de sangramento significativo, sobretudo após intervenção cirúrgica ou traumatismo. A transfusão de plasma fresco congelado pode ser necessária para a reposição de fatores de coagulação e para prevenir ou interromper o sangramento. Pode ocorrer hemorragia potencialmente fatal associada a úlcera péptica ou varizes esofágicas. No caso de hemorragia significativa, com frequência é necessária transfusão de plasma fresco congelado, CH e plaquetas.

Deficiência de vitamina K

A vitamina K é um elemento essencial para a síntese de muitos fatores da coagulação. A deficiência de vitamina K é encontrada, com frequência, em pacientes desnutridos. O uso prolongado de alguns antibióticos pode reduzir a flora intestinal que produz vitamina K, causando esgotamento dos depósitos dessa vitamina. A correção da deficiência pode ser conseguida por meio de administração oral ou subcutânea de vitamina K (fitonadiona). A síntese adequada dos fatores da coagulação é demonstrada pela normalização do tempo de protrombina.

Trombocitopenia induzida por heparina

A TIH é uma complicação grave da terapia baseada em heparina, um medicamento prescrito frequentemente por causa de seus efeitos anticoagulantes (ver descrição das indicações do uso de heparina no Capítulo 26). A TIH envolve a formação de anticorpos contra o complexo plaqueta-heparina. Ocorre em até 5% dos pacientes medicados com heparina (Brien, 2019). O tipo de heparina utilizada, a duração da terapia (4 a 14 dias) e a cirurgia (especialmente se *bypass* cardiopulmonar for utilizado) parecem ser fatores de risco para o desenvolvimento de TIH. É mais provável que as formulações de origem bovina provoquem TIH do que as formulações de origem suína; até mesmo as heparinas de baixo peso molecular (HBPMs) têm risco de provocar TIH. Nem a dose nem a via de administração de heparina são fatores de risco. As mulheres parecem correr maior risco, ao passo que os adultos jovens correm baixo risco de desenvolver essa condição. A queda da contagem das plaquetas é o sinal característico que mais frequentemente ocorre 5 a 10 dias após ser iniciada a terapia com heparina; portanto, é crucial o monitoramento da contagem das plaquetas em pacientes recebendo terapia com heparina. A contagem de plaquetas pode diminuir significativamente, em geral 50% do valor basal, durante um período de 1 a 3 dias. Autoanticorpos se desenvolvem e ativam as plaquetas, provocando trombose. Após o manejo bem-sucedido dos pacientes com TIH, esses autoanticorpos comumente desaparecem em 2 a 3 meses.

Os pacientes afetados correm risco aumentado de trombose (venosa e/ou arterial), que se manifesta como trombose venosa profunda (TVP), síndrome coronariana aguda (SCA), AVE ou trombose em grandes vasos nos membros, resultando em amputação. Tromboembolismo venoso (TEV) é a manifestação mais comum de trombose secundária à TIH (*i. e.*, TVP ou embolia pulmonar) (Brien, 2019).

O tratamento para a TIH inclui a imediata cessação da heparina (incluindo cateteres revestidos com heparina) e o início de outra forma de anticoagulação. Se a heparina for descontinuada sem proporcionar uma forma alternativa de anticoagulação, o paciente apresenta maior risco de desenvolvimento de novos trombos. Argatrobana é um inibidor da trombina e um anticoagulante aprovado pela FDA para o tratamento de TIH. A anticoagulação oral com varfarina é contraindicada, tendo em vista que, inicialmente, promove trombose na microvasculatura ao esgotar a proteína C. Isso pode causar isquemia e gangrena nos membros, que acabam resultando em amputação se não tratadas (Arepally, 2017). Os pacientes que desenvolvem trombose na presença de TIH devem receber anticoagulação por 3 a 6 meses; na ausência de trombose, a duração do tratamento pode ser menor. Os pacientes precisam ser conscientizados de que a condição será reativada se houver nova exposição à heparina, até mesmo em pequenas doses, nos 3 a 4 meses após o diagnóstico (Arepally, 2017).

COAGULAÇÃO INTRAVASCULAR DISSEMINADA

A coagulação intravascular disseminada (CIVD) é uma síndrome sistêmica que se caracteriza por microtromboses e sangramento. A CIVD pode ser precipitada por sepse, traumatismo, câncer, choque, descolamento de placenta, reações alérgicas e outras condições. A maioria dos casos está associada à infecção ou a um processo maligno (Levi & Seligsohn, 2016). A gravidade da CIVD é variável, mas potencialmente fatal.

Fisiopatologia

Os mecanismos hemostáticos normais estão alterados na CIVD. A resposta inflamatória gerada pela doença de base inicia o processo da inflamação e da coagulação da vasculatura. As vias normais de anticoagulação do corpo são comprometidas, e a fibrinólise é suprimida, resultando na formação de pequenos coágulos na microcirculação. O tempo de coagulação é, inicialmente, normal, porém, quando as plaquetas e os fatores da coagulação formam microtrombos, a coagulação é comprometida. O resultado desses processos consiste em coagulação excessiva e sangramento (Figura 29.7).

As manifestações clínicas da CIVD são refletidas primariamente no comprometimento da função ou na insuficiência dos órgãos. O declínio na função dos órgãos normalmente é o resultado da formação excessiva de coágulos (com isquemia resultante em todo o órgão, ou parte dele) ou, com menos frequência, de sangramentos. A coagulação excessiva ocasiona a liberação, pelo sistema fibrinolítico, de produtos de degradação da fibrina, que são anticoagulantes potentes, intensificando o sangramento. O sangramento é caracterizado por: níveis baixos de plaquetas e fibrinogênio; prolongamento de TP, TTPa e trombina; e elevação de produtos de degradação da fibrina e dímeros D.

A taxa de mortalidade pode exceder 80% em pacientes que desenvolvem CIVD grave com trombose isquêmica, hemorragia franca e SDMO. A identificação dos pacientes que estão em risco para CIVD e o reconhecimento das manifestações clínicas iniciais dessa síndrome podem resultar em imediata intervenção clínica, que pode melhorar o prognóstico. Entretanto, o fator prognóstico primário é a capacidade de tratar a condição de base que precipitou a CIVD (Levi & Seligsohn, 2016).

Manifestações clínicas

No início da CIVD, o paciente pode não apresentar novos sintomas – a única manifestação é a diminuição progressiva da contagem de plaquetas. À medida que a trombose se torna mais extensiva, o paciente exibe sinais e sintomas de trombose

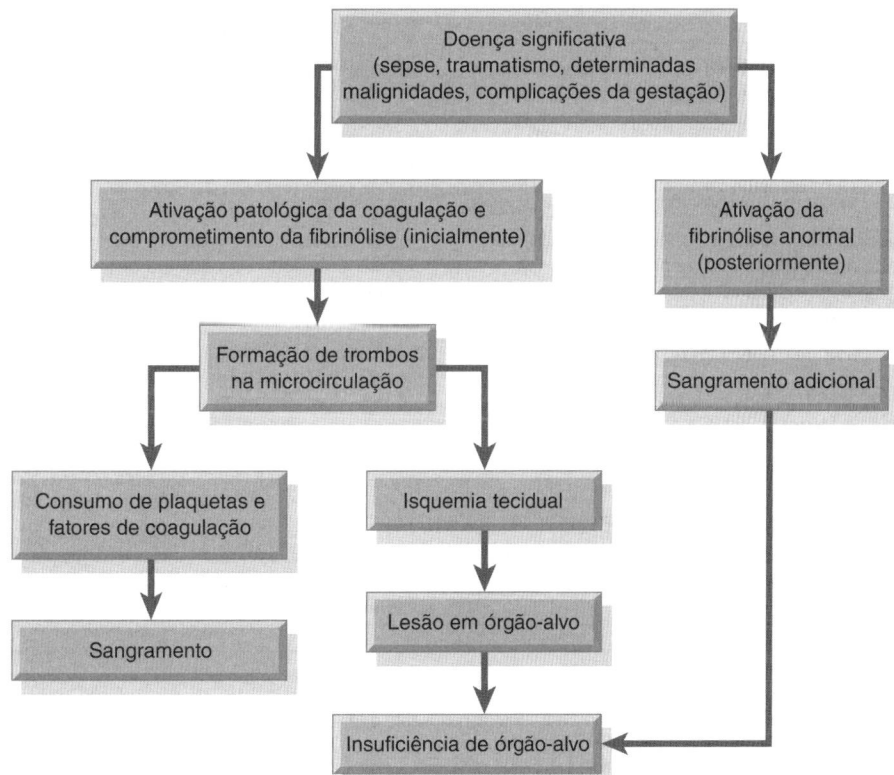

Figura 29.7 • Fisiopatologia da coagulação intravascular disseminada.

nos órgãos acometidos. Então, à medida que os fatores de coagulação e as plaquetas são consumidos para formar esses trombos, ocorre o sangramento. Inicialmente, o sangramento é sutil, mas também pode se desenvolver em hemorragia franca. Os sinais e sintomas, listados no Boxe 29.10, dependem dos órgãos envolvidos. Pacientes com CIVD franca podem apresentar sangramento a partir de membranas mucosas e locais de punção venosa, bem como tratos gastrintestinais e urinário. O sangramento pode variar de interno oculto mínimo até hemorragia copiosa a partir de múltiplos orifícios.

Avaliação e achados diagnósticos

O diagnóstico de CIVD é, com frequência, feito com base em exames laboratoriais que constatam o consumo de plaquetas e fatores da coagulação (Tabela 29.4). Embora cada exame seja útil para o estabelecimento do diagnóstico de CIVD, não se conhece a especificidade de cada exame. A International Society of Thrombosis and Haemostasis desenvolveu um sistema de pontuação altamente sensível e específico, com a contagem de plaquetas, produtos de degradação da fibrina, TP e nível de fibrinogênio para diagnosticar a CIVD (Levi & Seligsohn, 2016) (Tabela 29.5). Além disso, esse sistema é útil para prever a gravidade da doença e a subsequente mortalidade. Outros exames, como tromboelastografia, podem ser realizados à beira do leito e conseguem avaliar de modo efetivo a função plaquetária e a atividade fibrinolítica. Os estudos sugerem que a avaliação do sistema de coagulação à beira do leito quando os pacientes se encontram em estado crítico seja mais útil do que os exames laboratoriais convencionais (Afzal & Syed, 2017).

Manejo clínico

O fator mais crítico no manejo da CIVD é o tratamento da causa subjacente; até que a causa seja controlada, a CIVD persistirá. A correção dos efeitos secundários da isquemia tecidual por meio de aumento da oxigenação tecidual, reposição de líquido, correção de anormalidades eletrolíticas e administração de medicamentos vasopressores também é importante. Quando existe hemorragia importante, a depleção dos fatores da coagulação e das plaquetas é corrigida, de modo a promover a hemostasia normal e reduzir o sangramento. A magnitude da hemorragia e a necessidade de qualquer procedimento invasivo são considerações importantes na determinação da decisão de implementar suporte transfusional. Crioprecipitado é administrado com o propósito de repor o fibrinogênio e os fatores V e VII (Levi & Seligsohn, 2016).

O uso de infusão de heparina para interromper o processo de trombose é uma estratégia terapêutica controversa. A heparina pode inibir a formação de microtrombos e possibilitar a melhora da perfusão tecidual de órgãos vitais. De modo tradicional, a heparina é usada em pacientes com manifestações predominantemente trombóticas ou quando a reposição de componentes sanguíneos não reduz a hemorragia nem a elevação dos níveis de fibrinogênio e outros fatores de coagulação. Quando não houver sangramento, a heparina de baixo peso molecular pode ser administrada para prevenir TEV, ao passo que doses terapêuticas podem ser usadas quando trombose grave for a manifestação predominante. A normalização dos níveis plasmáticos de fibrinogênio e a redução dos sinais de sangramento servem como evidência da inefetividade da

---

Boxe 29.10 — AVALIAÇÃO
Avaliação quanto a trombose e sangramento na coagulação intravascular disseminada

Sistema	Sinais e sintomas de trombose microvascular	Sinais e sintomas de sangramento microvascular e franco
Tegumentar	↓ Temperatura, sensação; ↑ dor; cianose nos membros, no nariz, nos lóbulos das orelhas; isquemia focal, gangrena superficial	Petéquias, também nas mucosas periorbital e oral; sangramento: gengivas, drenagem a partir de ferimentos, locais de injeções prévias, ao redor de cateteres (IV, traqueostomias); epistaxe; equimoses difusas; hemorragia subcutânea; dor articular
Circulatório	↓ Pulsos; tempo de preenchimento capilar > 3 s	Taquicardia
Respiratório	Hipoxia (secundária a coágulo no pulmão); dispneia; dor torácica com inspiração profunda; ↓ sons respiratórios ao longo de áreas de grandes embolismos	Sons respiratórios brônquicos altos; taquipneia; ↑ consolidação; sinais e sintomas de síndrome de angústia respiratória aguda
Digestório	Dor gástrica; "queimação"	Hematêmese (eliminação de sangue pelo tubo nasogástrico heme(+)); melena (fezes alcatroadas → pesquisa de sangue oculto nas fezes positiva – fezes heme(+) → eliminação de sangue vermelho-vivo retal); sangramento retroperitoneal (abdome firme e doloroso à palpação; distendido; ↑ circunferência abdominal)
Renal	↓ Débito urinário; ↑ creatinina, ↑ ureia sérica	Hematúria
Neurológico	↓ Lucidez e orientação; ↓ reação pupilar; ↓ resposta a comandos; ↓ força e mobilidade	Ansiedade; inquietação; ↓ processo mental, alteração do nível de consciência; cefaleia; distúrbios visuais; hemorragia na conjuntiva

↓: diminuição; ↑: aumento; heme(+): positivo para hemoglobina; IV: intravenosa. *Nota*: os sinais de trombose microvascular são o resultado da ativação inadequada do sistema de coagulação, que causa a oclusão trombótica de pequenos vasos em todos os órgãos do corpo. À medida que os fatores de coagulação e as plaquetas são consumidos, aparecem os sinais de sangramento microvascular. Esse sangramento pode piorar rapidamente até a hemorragia franca. O tratamento tem de ser direcionado para o distúrbio subjacente, de modo a reduzir ou interromper o estímulo para a síndrome. Adaptado de Levi, M. & Seligsohn, U. (2016). Disseminated intravascular coagulation. In K. Kaushansky, M. A. Lichtman, J. T. Prchal et al. (Eds.). *Williams hematology* (9th ed.). New York: McGraw-Hill Medical.

TABELA 29.4	Valores laboratoriais comumente observados na coagulação intravascular disseminada.[a]		
Teste	Função avaliada	Variação normal	Alterações na CIVD
Contagem de plaquetas	Quantidade de plaquetas	150.000 a 450.000/mm³	↓
Tempo de protrombina (TP)	Via extrínseca	11 a 12,5 s	↑
Tempo de tromboplastina parcial (ativada) (TTPa)	Via intrínseca	21 a 35 s	↑
Tempo de trombina (TT)	Formação de coágulos	8 a 11 s	↑
Fibrinogênio	Quantidade disponível para a coagulação	170 a 340 mg/dℓ	↓
Dímero D	Fibrinólise local	0 a 250 ng/mℓ	↑
Produtos de degradação da fibrina (PDF)	Fibrinólise	0 a 5 mcg/mℓ	↑
Lise de coágulo de euglobulina	Atividade fibrinolítica	≥ 2 h	≤ 1 h

[a]Tendo em vista que a CIVD é uma condição dinâmica, os valores laboratoriais medidos serão alterados ao longo do tempo. Portanto, o aumento ou a diminuição progressiva em determinado valor laboratorial provavelmente é mais importante do que o valor real de um teste em um ponto único no tempo. ↓: diminuído; ↑: aumentado; CIVD: coagulação intravascular disseminada. Adaptada de Fischbach, F. T. & Fischbach, M. A. (2018). *A manual of laboratory and diagnostic tests* (10th ed.). Philadelphia, PA: Wolters Kluwer.

TABELA 29.5	Sistema de pontuação para a coagulação intravascular disseminada.			
Exame laboratorial	0	1	2	3
Contagem de plaquetas	> 100.000/mm³	> 50.000/mm³, < 100.000/mm³	< 50.000/mm³	
Produtos de degradação da fibrina	Nenhum aumento		Aumento moderado	Aumento importante
Tempo de protrombina (limite superior normal)	< 3 s	> 3 s, < 6 s	> 6 s	
Fibrinogênio	> 100 mg/dℓ	< 100 mg/dℓ		

Nota: 5 ou mais é compatível com coagulação intravascular disseminada declarada. Adaptada de Taylor, F. B., Toh, C. H., Hoots, W. K. et al. (2007). Towards a definition, clinical and laboratory criteria, and a scoring system for DIC. *Journal of Thrombosis and Haemostasis*, 5(3), 445-659.

heparina. Inibidores fibrinolíticos, tais como ácido aminocaproico, não são rotineiramente utilizados, pois bloqueiam a lise de fibrina, que é necessária para a preservação da perfusão tecidual. Se o sangramento for profuso e houver evidências de fibrinólise extensiva, inibidores da fibrinólise são usados junto à infusão IV contínua de heparina (Levi & Seligsohn, 2016).

Acredita-se que as formas recombinantes de trombomodulina inativem a trombina, o principal responsável por incitar a coagulopatia que caracteriza a CIVD. Todavia, uma revisão sistemática de estudos clínicos não encontrou redução das taxas de mortalidade nos pacientes com CIVD que foram medicados com trombomodulina recombinante (Murao & Yamakawa, 2019). Todas as estratégias de manejo precisam ser individualizadas levando em consideração o paciente, a causa subjacente da CIVD e a resposta às intervenções.

Manejo de enfermagem

Os enfermeiros precisam identificar os pacientes que correm risco de CIVD (ver discussão anterior sobre fatores desencadeantes). É importante avaliar frequentemente os pacientes em relação a sinais e sintomas de trombos e sangramentos e monitorar a progressão desses sinais (ver Boxe 29.10). Os valores laboratoriais precisam ser monitorados com frequência para avaliar tendências ao longo do tempo, bem como alterações absolutas e/ou relativas.

O Boxe 29.11 descreve os cuidados do paciente com CIVD. A avaliação e as intervenções devem ter como alvo possíveis locais de lesão de órgãos-alvo. À medida que os órgãos se tornam isquêmicos devido aos microtrombos, a função dos órgãos diminui; rins, pulmões, cérebro e pele são particularmente vulneráveis. A ausência de perfusão renal pode resultar em necrose tubular aguda e lesão renal, que, às vezes, requer diálise. A inserção de um cateter de diálise de grosso calibre é extremamente perigosa para essa população de pacientes; assim, deve ser acompanhada por transfusões adequadas de plaquetas e plasma. A disfunção hepática também é relativamente comum, refletida em alteração dos testes de função hepática, depósitos de albumina esgotados e diminuição da síntese de fatores de coagulação. A função respiratória recomenda o cuidadoso monitoramento e medidas agressivas para diminuir o comprometimento alveolar. Deve ser realizada aspiração com o máximo possível de cuidado, para diminuir o risco de sangramento adicional. O envolvimento do SNC pode ser manifestado como cefaleia, alterações visuais e alteração do nível de consciência.

TROMBOCITOSE SECUNDÁRIA

O aumento da produção de plaquetas é o mecanismo primário de **trombocitose** reativa ou secundária, que se caracteriza por elevação da contagem de plaquetas. Todavia, essas elevações raramente ultrapassam 1 milhão/mm³. Isso contrasta com a trombocitose essencial, que é uma doença mieloproliferativa crônica (ver Capítulo 30). Na trombocitose secundária, a função e a sobrevida das plaquetas geralmente são normais; portanto, hemorragia e trombose são raras (Kaushansky, 2016). Diversos distúrbios estão associados a aumento reativo nas plaquetas, incluindo infecção, anemia ferropriva, distúrbios inflamatórios crônicos, doença maligna, hemorragia aguda e esplenectomia. O tratamento tem como alvo o distúrbio de base. Com o manejo bem-sucedido, a contagem de plaquetas geralmente retorna ao normal.

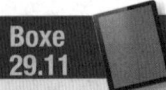

PLANO DE CUIDADO DE ENFERMAGEM
Boxe 29.11 — Paciente com coagulação intravascular disseminada

DIAGNÓSTICO DE ENFERMAGEM: risco de hipovolemia associada a sangramento
OBJETIVOS: manter o estado hemodinâmico conservado; manter o débito urinário ≥ 0,5 mℓ/kg/h em 6 h ou > 400 mℓ em 24 h

Intervenções de enfermagem	Justificativa	Resultados esperados
1. Evitar procedimentos/atividades que possam aumentar a pressão intracraniana (p. ex., tossir, fazer esforço para defecar).	1. Previne o sangramento intracraniano.	• Nível de consciência estável • Pressão venosa central, 5 a 12 cmH₂O, pressão arterial sistólica ≥ 70 mmHg • Débito urinário ≥ 0,5 mℓ/kg/h • Diminuição de sangramentos • Diminuição de drenagens • Diminuição de equimoses • Amenorreia • Ausência de sangramentos oral e brônquico • Mucosa oral limpa, úmida e intacta.
2. Monitorar frequentemente os sinais vitais, incluindo avaliações neurológicas: a. Monitorar a hemodinâmica. b. Monitorar a circunferência abdominal. c. Monitorar o débito urinário.	2. Identifica sinais de hemorragia/choque assim que possível.	
3. Evitar medicamentos que interfiram na função plaquetária, se possível (p. ex., ácido acetilsalicílico, anti-inflamatórios não esteroides, antibióticos betalactâmicos).	3. Diminui os problemas com a agregação e a adesão plaquetária.	
4. Evitar a colocação de cateteres retais e a administração de medicamentos VR.	4. Diminui o risco de sangramento retal.	
5. Evitar injeções intramusculares.	5. Diminui o risco de sangramento intramuscular.	
6. Monitorar cuidadosamente a quantidade de sangramento externo: a. Monitorar a quantidade de curativos e a porcentagem de saturação dos curativos; o tempo até a saturação de um curativo é mais objetivo do que ter um "curativo saturado com quantidade moderada". b. Avaliar o débito das aspirações e todas as excretas em relação a sangue franco ou oculto. c. Monitorar as contagens de absorventes em mulheres com sangramento vaginal. d. As mulheres podem receber progesterona para evitar as menstruações.	6. a. Proporciona a avaliação precisa e objetiva da extensão do sangramento. b. Identifica o sangramento e quantifica a sua extensão. c. Quantifica a extensão do sangramento. d. Reduz o risco de sangramento de origem ginecológica.	
7. Utilizar pressão baixa com qualquer aspiração necessária.	7. Previne o traumatismo excessivo, que pode causar sangramento adicional.	
8. Implementar cuidadosamente a higiene oral: a. Evitar bastões de limão com glicerina, peróxido de hidrogênio, enxágues bucais comerciais. b. Utilizar bastões com ponta de esponja, enxágues bucais com sal/bicarbonato (bicarbonato de sódio).	8. Previne o traumatismo excessivo, que pode causar sangramento. A glicerina e o álcool (em enxágues bucais comerciais) ressecam as mucosas, aumentando o risco de sangramentos.	
9. Evitar o deslocamento de quaisquer coágulos, incluindo aqueles ao redor de locais de acesso IV e locais de injeção.	9. Reduz risco de sangramento excessivo a partir desses locais.	

DIAGNÓSTICO DE ENFERMAGEM: risco de comprometimento da integridade da pele prejudicada, associado a isquemia ou sangramento
OBJETIVOS: manter a integridade cutânea intacta; manter a mucosa oral intacta

Intervenções de enfermagem	Justificativa	Resultados esperados
1. Examinar a pele, com atenção especial às proeminências ósseas e às dobras de pele.	1. Imediata identificação de qualquer área de risco para ruptura cutânea ou evidência de sinais iniciais de ruptura podem levar à intervenção imediata e reduzir complicações.	• A integridade da pele permanece intacta; a pele está aquecida e com coloração normal • A mucosa oral está intacta, normocorada, úmida e sem sangramentos.
2. Reposicionar cuidadosamente; utilizar colchão de redução da pressão. 3. Realizar o cuidado da pele a cada 2 h, enfatizando as áreas pendentes, todas as proeminências ósseas e o períneo. 4. Utilizar lã de carneiro entre os dedos e ao redor das orelhas, conforme necessário.	2 a 4. O cuidado da pele e a aplicação de medidas para prevenir a pressão sobre proeminências ósseas diminuem o risco de traumatismo cutâneo.	
5. Usar pressão prolongada (pelo menos 5 min) após injeção ou procedimento quando for essencial a realização dessas medidas.	5. O tampão plaquetário inicial é muito instável e pode facilmente ser deslocado, o que pode aumentar o sangramento.	
6. Realizar cuidadosamente a higiene oral (ver discussão anterior).	6. O cuidado meticuloso é necessário para diminuir traumatismos, sangramentos e risco de infecções.	

(continua)

Boxe 29.11 — PLANO DE CUIDADO DE ENFERMAGEM (continuação)
Paciente com coagulação intravascular disseminada

DIAGNÓSTICO DE ENFERMAGEM: desequilíbrio líquido associado à reposição excessiva de sangue e/ou de hemoderivados
OBJETIVOS: confirmar a ausência de edema; confirmar a ausência de estertores crepitantes; manter a ingestão não superior à produção

Intervenções de enfermagem	Justificativa	Resultados esperados
1. Auscultar os sons respiratórios a cada 2 a 4 h.	1. Estertores crepitantes podem se desenvolver rapidamente.	• Murmúrio vesicular claro • Ausência de edema • A ingestão não excede o débito • Peso estável.
2. Monitorar a extensão do edema.	2. O líquido pode se estender para além do espaço intravascular.	
3. Monitorar o volume de soluções IV, hemoderivados; diminuir o volume de medicamentos IV, se indicado.	3. Auxilia na prevenção de sobrecarga de líquido.	
4. Administrar diuréticos, conforme prescrito.	4. Diminui o excesso de volume de líquido.	

DIAGNÓSTICO DE ENFERMAGEM: risco de lesão associada a microtrombos
OBJETIVOS: manter o estado neurológico intacto; garantir a ausência de hipoxemia; manter os pulsos periféricos intactos; manter a integridade cutânea intacta; manter o débito urinário ≥ 0,5 mℓ/kg/h em 6 h e > 400 mℓ em 24 h

Intervenções de enfermagem	Justificativa	Resultados esperados
1. Avaliar os sistemas neurológico, pulmonar e tegumentar.	1. Os sinais iniciais de trombose podem ser sutis.	• Gasometria arterial, saturação de O_2, oximetria de pulso, nível de consciência nos limites normais • Murmúrio vesicular claro • Ausência de edema • A ingestão não excede o débito • Peso estável.
2. Monitorar a resposta à terapia com heparina.	2. Assegura a efetividade da anticoagulação, o que pode prevenir a formação de tromboses adicionais.	
3. Avaliar a extensão do sangramento.	3. Medições objetivas de todos os locais de sangramento são cruciais para avaliar com precisão a extensão da perda sanguínea.	
4. Monitorar os níveis de fibrinogênio.	4. A resposta à heparina é refletida com mais precisão no nível do fibrinogênio.	
5. Interromper o ácido aminocaproico, se prescrito, se houver sintomas de trombose.	5. O ácido aminocaproico deve ser utilizado apenas na condição de hemorragia extensiva que não responde à terapia de reposição.	

DIAGNÓSTICO DE ENFERMAGEM: ansiedade associada a prognóstico incerto e risco de morte
OBJETIVOS: identificar/verbalizar sentimentos; manter a esperança realista

Intervenções de enfermagem	Justificativa	Resultados esperados
1. Identificar os mecanismos prévios de enfrentamento, se possível; encorajar o paciente a aplicá-los, conforme apropriado.	1. A identificação de situações estressantes anteriores pode auxiliar na retomada dos mecanismos de enfrentamento bem-sucedidos.	• O paciente identifica estratégias de enfrentamento utilizadas anteriormente e as aplica à medida que se sente preparado • O paciente e seus familiares indicam a compreensão dos procedimentos tendo em vista a situação.
2. Explicar todos os procedimentos e sua justificativa em linguagem simples para os familiares/entes queridos.	2. A desinformação e a incerteza podem aumentar a ansiedade.	
3. Auxiliar a família no apoio ao paciente.	3. Os familiares/entes queridos podem ser valiosos para auxiliar o paciente na utilização de estratégias de enfrentamento e para manter a esperança.	
4. Solicitar os serviços de saúde comportamental e religiosos, se necessário.	4. Uma abordagem interdisciplinar estaria justificada, sobretudo quando as estratégias de enfrentamento não são efetivas ou adaptativas. A dimensão espiritual do cuidado é especialmente importante em uma crise.	

DISTÚRBIOS TROMBÓTICOS

Várias condições podem influenciar o equilíbrio da hemostasia normal, provocando trombose excessiva, que pode comprometer a circulação arterial ou venosa. A trombose arterial é causada por agregação plaquetária, ao passo que a trombose venosa resulta do acúmulo de plaquetas, eritrócitos e trombina. As anormalidades que predispõem uma pessoa a eventos trombóticos incluem redução dos inibidores da coagulação na circulação sanguínea, comprometimento da função hepática, ausência de enzimas fibrinolíticas e anormalidades vasculares que promovem a agregação plaquetária. Também pode ocorrer trombose como manifestação inicial de malignidade oculta ou como complicação de um câncer previamente diagnosticado. Em alguns casos, há mais de um fator precipitante. Existem diversos distúrbios hereditários ou adquiridos, incluindo hiper-homocisteinemia, deficiência de antitrombina (AT), deficiência de proteína C, deficiência de proteína S, resistência à proteína C ativada (APC) e deficiência do fator V de Leiden, que podem predispor um paciente a episódios repetidos de trombose. Esses distúrbios também são denominados estados hipercoaguláveis ou trombofilia. Distúrbios hereditários são indicação de encaminhamento para testagem genética familiar. A testagem genética não é indicada para distúrbios adquiridos.

Os distúrbios trombóticos necessitam de terapia anticoagulante; a duração da terapia varia com a localização e a extensão da trombose, os eventos de precipitação (p. ex., traumatismo, imobilização) e quaisquer fatores de risco concomitantes (p. ex., uso de anticoncepcionais orais, obesidade, tabagismo, integridade dos vasos sanguíneos, histórico de eventos trombóticos; Tabela 29.6). As condições que podem resultar da trombose incluem SCA (ver Capítulo 23), AVE isquêmico (ver Capítulo 62) e doença oclusiva arterial periférica (ver Capítulo 26). Com algumas condições, ou com a trombose de repetição, pode ser necessária a anticoagulação vitalícia.

HIPER-HOMOCISTEINEMIA

A homocisteína é conhecida por promover a agregação plaquetária. Quando existe hiper-homocisteinemia, o revestimento endotelial dos vasos sanguíneos é comprometido, o que resulta em formação de trombo, especificamente TEV (p. ex., TVP, embolia pulmonar) e trombose arterial (p. ex., AVE isquêmico, síndrome coronariana aguda). Contudo, as evidências disponíveis não identificam claramente a homocisteína como fator causal. A pesquisa sugere que os mecanismos pelos quais a hiper-homocisteinemia provoca doença vascular são mais complexos do que apenas a elevação isolada dos níveis de homocisteína (Ospina-Romero, Cannegieter, den Heijer et al., 2018).

A hiper-homocisteinemia pode ser hereditária, mas também pode resultar de deficiência de folato e, em menor grau, de deficiências das vitaminas B_6 e B_{12}. Esses nutrientes são cofatores no metabolismo da homocisteína. Além disso, por motivos que ainda não foram elucidados, adultos mais velhos e pessoas com lesão renal também podem apresentar níveis elevados de homocisteína sem deficiência de vitamina (Ostrakhovich & Tabibzadeh, 2019). Embora uma medida em jejum dos níveis plasmáticos de homocisteína possa ser útil para fins de rastreamento em alguns casos, os níveis podem estar normais ou discretamente elevados em indivíduos com hiper-homocisteinemia hereditária ou com deficiência de vitamina B_6. Um método mais sensível de medição envolve obter uma segunda medição 4 horas após o consumo de metionina; a hiper-homocisteinemia é observada com mais frequência quando esse método é utilizado. O uso suplementar de ácido fólico, vitamina B_{12} ou vitamina B_6 não se mostrou efetivo na redução da recorrência de tromboêmbolos venosos ou arteriais (Middeldorp & Coppens, 2016). O tabagismo está associado à redução dos níveis de vitamina B_6, de vitamina B_{12} e de folato, tornando o abandono do tabagismo uma meta importante para os pacientes com hiper-homocisteinemia conhecida.

DEFICIÊNCIA DE ANTITROMBINA

A AT é uma proteína que inibe a trombina e determinados fatores da coagulação. Ela também participa da redução do processo inflamatório no endotélio dos vasos sanguíneos. A deficiência de AT pode ser adquirida por meio de quatro mecanismos: consumo acelerado de AT (como na CIVD), redução da síntese de AT (como na disfunção hepática), aumento da excreção de AT (como na síndrome nefrótica) e indução por medicamento (p. ex., estrogênios) (Bunn & Bauer, 2017). Entretanto, a deficiência de AT é mais frequentemente uma condição hereditária que pode causar trombose venosa, especialmente quando os níveis de AT são inferiores a 60% do normal. Os locais mais comuns de trombose são as veias profundas nas pernas e no mesentério. O paciente pode apresentar trombose recidivante, especialmente com o envelhecimento. Pacientes com deficiência da proteína AT podem apresentar resistência à heparina, de modo que precisam de doses maiores de heparina para atingirem a anticoagulação adequada. Eles também devem encorajar seus familiares a realizarem testes de triagem em relação à condição.

DEFICIÊNCIA DE PROTEÍNA C

A proteína C é uma enzima dependente da vitamina K sintetizada no fígado que, quando ativada, inibe a coagulação. Quando os níveis de proteína C estão baixos, o risco de trombose aumenta, e a trombose pode ocorrer espontaneamente. As pessoas com deficiência de proteína C são, com frequência, assintomáticas até atingirem a idade adulta; a partir daí, o risco de trombose aumenta com a idade. Uma complicação rara, mas importante, nos pacientes com deficiência de proteína C que recebem varfarina como anticoagulante é a necrose cutânea induzida por varfarina. Acredita-se que essa condição resulte de trombose progressiva dos capilares na pele. O grau de necrose pode ser muito significativo (Bunn & Bauer, 2017). O reconhecimento rápido do distúrbio e interrupção imediata da varfarina, com administração de vitamina K, heparina e infusões de plasma fresco congelado, são ações cruciais para bloquear o processo fisiopatológico e reverter os efeitos da varfarina. O tratamento com concentrado de proteína C purificado pode ser necessário.

DEFICIÊNCIA DE PROTEÍNA S

A proteína S é outro anticoagulante natural normalmente produzido pelo fígado. A APC precisa de proteína S para inativar

TABELA 29.6 ⚠ Fatores de risco para trombose.

Adquiridos	Hereditários	Mistos/desconhecidos
Acidente vascular encefálico anterior	Deficiência de antitrombina	↓ Atividade fibrinolítica
Anticoagulante lúpico	Deficiência de fator XII	↑ Fator VII
Cirurgia de grande porte	Deficiência de proteína C	↑ Fator VIII
Diabetes melito	Deficiência de proteína S	↑ Fator IX
Dispositivos de acesso vascular	Fator V de Leiden	↑ Fator XI
Doença intestinal inflamatória	Protrombina 20210A	↑ Homocisteína
Doença mieloproliferativa		Resistência à proteína C ativada
Drogas (p. ex., cocaína, *ergot*)		
Estrogenoterapia		
Fibrilação atrial		
Gestação/período pós-parto		
Hipertensão arterial		
Idade avançada		
Imobilidade		
Obesidade		
Paralisia		
Síndrome de anticorpos antifosfolipídios		
Síndrome nefrótica		
Tabagismo		
Traumatismo/fratura		
Trombose em veia superficial anterior		

Nota: fatores de risco para tromboembolismo venoso primário não provocado. Observe que os níveis de fator que estão aumentados são proteínas pró-coagulantes.
↑: aumento; ↓: diminuição. Adaptada de Koupenova, M., Kehrel, B. E., Corkerey, H. A. & Freedman, J. E. (2016). Thrombosis and platelets: An update. *European Heart Journal*, 38(11), 785-791.

determinados fatores de coagulação. Quando o nível de proteína S é deficiente, esse processo de inativação está diminuído, e o risco de trombose aumenta. Assim como os pacientes com deficiência de proteína C, aqueles com deficiência de proteína S correm maior risco de trombose venosa recidivante ainda jovens, incluindo risco de EP (Bunn & Bauer, 2017).

As tromboses ocorrem mais frequentemente nas veias axilares, mesentéricas e cerebrais. Necrose cutânea induzida por varfarina também pode ocorrer em pacientes com deficiência de proteína S. Várias condições podem resultar em deficiência adquirida de proteína S, incluindo gravidez, CIVD, doença hepática, síndrome nefrítica, infecção pelo HIV e uso de L-asparaginase.

RESISTÊNCIA À PROTEÍNA C ATIVADA E MUTAÇÃO DO FATOR V DE LEIDEN

A resistência à APC é uma condição comum, que pode ocorrer com outros estados hipercoaguláveis. A APC é um anticoagulante, e a resistência à APC aumenta o risco de trombose venosa. Um defeito no gene do fator V foi identificado em 90% dos pacientes com resistência à APC. A mutação do fator V de Leiden é a causa mais comum de hipercoagulabilidade hereditária em caucasianos; a sua incidência parece ser muito mais baixa em outros grupos étnicos (Bunn & Bauer, 2017; Middeldorp & Coppens, 2016). O risco de trombose aumenta significativamente quando a mutação do fator V de Leiden é acompanhada de outros fatores de risco (p. ex., idade mais avançada, uso de contraceptivos orais, hiper-homocisteinemia). Pessoas homozigotas para a mutação do fator V de Leiden correm risco extremo de trombose, sendo assim, precisam de anticoagulação por toda a vida. Em contrapartida, os indivíduos heterozigotos para a mutação têm um risco menor de apresentar trombos. A duração da anticoagulação se baseia na coexistência de outros fatores de risco de formação de trombos.

SÍNDROME DE ANTICORPOS ANTIFOSFOLIPÍDIOS

Anticorpos contra fosfolipídios são causas comuns de trombofilia; até 5% da população geral podem apresentar esse distúrbio. Esses anticorpos reduzem os níveis de anexina V, uma proteína que se liga aos fosfolipídios e apresenta atividade anticoagulante. Os anticorpos contra fosfolipídios mais comuns são lúpus ou anticorpos anticardiolipina ou anticorpos contra a β_2-glicoproteína (Rand & Wolgast, 2016). As síndromes de anticorpos antifosfolipídios são classificadas como primária ou secundária, com uma reação secundária a uma doença autoimune preexistente, com lúpus eritematoso sistêmico sendo a doença mais frequentemente implicada. A síndrome de anticorpos antifosfolipídios primária está associada a diversas infecções, incluindo hepatite C, HIV, sífilis, malária, bem como determinados medicamentos (p. ex., antibióticos, quinina, hidralazina, procainamida); foi postulada uma predisposição genética a essa síndrome, mas ainda não foi comprovada. Anticorpos antifosfolipídios estão associados a múltiplos abortos, além de apresentarem uma importante relação com AVE (Heuser & Branch, 2019). A maioria dos casos de trombose é venosa, mas a trombose arterial ocorre em até um terço dos pacientes com essa síndrome. As tromboses recidivantes tendem a ocorrer do mesmo modo, com trombose venosa recidivante após uma apresentação venosa inicial e trombose arterial recidivante após a trombose arterial inicial. Os trombos normalmente ocorrem em grandes vasos. A terapia varia de acordo com o tipo de síndrome (p. ex., formas secundárias causadas por distúrbios autoimunes podem ser medicadas com agentes imunossupressores), história pregressa de trombose e localização do trombo (venoso ou arterial). A trombose arterial é, com frequência, tratada pelo acréscimo de baixas doses de ácido acetilsalicílico a algum esquema de heparina (ver discussão mais adiante).

NEOPLASIA MALIGNA

Cânceres, sobretudo de estômago, pâncreas, pulmão e ovário, são frequentemente associados à trombofilia com risco significativo de TEV. O TEV contribui para a morbidade e a mortalidade dos pacientes com câncer, e a embolia pulmonar fatal é três vezes mais comum em pacientes com câncer do que nos pacientes sem câncer. Pacientes com câncer correm risco cinco a sete vezes maior de desenvolver TEV, e aqueles que desenvolvem TEV por ocasião do diagnóstico de câncer ou nos 12 meses seguintes tendem a ter prognóstico significativamente pior do que os pacientes com câncer que não apresentam TEV. O diagnóstico de TEV é uma complicação grave de câncer que influencia de modo adverso a qualidade de vida do paciente e reduz a sobrevida global. A anticoagulação pode ser de difícil manejo, e a trombose pode progredir, apesar das doses adequadas de anticoagulantes. A HBPM é mais efetiva do que a varfarina no tratamento desse grupo de pacientes (Razak, Jones, Bhandari et al., 2018).

Manejo clínico

O tratamento primário para os distúrbios trombóticos é a anticoagulação. Todavia, ainda há controvérsias sobre quando e por quanto tempo os anticoagulantes devem ser usados. A terapia de anticoagulação não ocorre sem riscos; o risco mais significativo é o sangramento. Agentes anticoagulantes usados no tratamento de vários tipos de trombose são discutidos no Capítulo 26.

Manejo de enfermagem

Os pacientes com distúrbios trombóticos devem ser aconselhados a evitar atividades que provoquem a estase circulatória (p. ex., imobilidade, pernas cruzadas). Exercícios, especialmente a deambulação, devem ser realizados com frequência durante todo o dia, principalmente durante viagens longas de carro ou avião. Meias antiembolismo podem ser prescritas, e os pacientes devem receber orientação com frequência sobre como utilizá-las adequadamente. A cirurgia aumenta significativamente o risco de trombose.

Podem ser prescritos medicamentos que alterem a agregação plaquetária, como dose baixa de ácido acetilsalicílico ou clopidogrel. Alguns pacientes precisam de anticoagulação por toda a vida.

Pacientes com distúrbios trombóticos, principalmente aqueles com trombofilia, devem ser avaliados em relação a fatores de risco concomitantes e devem evitá-los, sempre que possível. Por exemplo, produtos contendo tabaco e nicotina devem ser evitados, a pressão arterial deve ser controlada e o consumo de bebidas alcoólicas deve ser limitado. Em alguns casos, pacientes mais jovens com trombofilia podem não precisar de anticoagulação profilática; entretanto, com fatores de risco concomitantes (p. ex., gestação), aumento da idade ou eventos trombóticos subsequentes, pode ser necessária a terapia de anticoagulação profilática ou a longo prazo. O fornecimento de uma anamnese precisa ao profissional de saúde pode ser extremamente útil e pode auxiliar a guiar a seleção das intervenções apropriadas. Os pacientes precisam estar cientes dos fatores de risco para trombose e como eles podem ser reduzidos ou eliminados, tal como evitar o tabagismo, usar formas de contracepção alternativas, evitar a imobilidade e manter um peso saudável. Pacientes com distúrbios hereditários devem encorajar seus irmãos e filhos a realizarem testes de triagem em relação ao distúrbio.

Quando um paciente com um distúrbio trombótico é hospitalizado, devem ser realizadas avaliações frequentes para promover o reconhecimento precoce de sinais e sintomas de formação de trombos, principalmente nas pernas (TVP) e nos pulmões (EP). Deambulação ou exercícios de amplitude de movimento, bem como meias elásticas (antiembolia) ou dispositivos de compressão sequencial, são usados para reduzir a estase venosa.

EXERCÍCIOS DE PENSAMENTO CRÍTICO

1 qp Um homem de 72 anos procura o pronto-socorro com queixas de dispneia aguda e dor torácica. Ele relata fadiga progressiva, dispneia aos esforços, dor abdominal surda e perda de peso nos últimos meses. O hemograma completo revela contagens de leucócitos e plaquetas normais, com hemoglobina de 7,2 mg/dℓ e hematócrito de 22,3%. O VCM está reduzido. Suspeita-se de anemia ferropriva. Quais são as suas intervenções prioritárias para aliviar os sintomas do paciente? Quais outras intervenções clínicas você acredita que possam ser prescritas? Quais seriam os exames laboratoriais complementares apropriados para esse paciente?

2 cpa Uma paciente de 23 anos com doença falciforme lhe diz, durante uma consulta de rotina, que gostaria de engravidar. A condição da paciente está bem controlada com hidroxiureia. Ela faz uso regular de ibuprofeno para dor crônica. Quais informações adicionais você deve coletar dessa paciente? Que desafios você antecipa no atendimento a essa paciente? Quais outros membros da equipe interdisciplinar você acredita que devam ser consultados para participar na assistência pré-natal dessa paciente?

3 pbe Sua vizinha de 44 anos conta que o irmão dela insiste que ela faça exame laboratorial para hemocromatose, pois ele recebeu esse diagnóstico há alguns meses. O irmão da sua vizinha é submetido a flebotomias terapêuticas periódicas para tratar a doença dele, porém ela sente que seu estilo de vida é muito agitado para suportar esse tipo de tratamento. Ela afirma que se sente bem e se questiona qual é a probabilidade de ter hemocromatose e, caso tenha a doença, se realmente seria necessário fazer tratamento. Quais são os riscos de hemocromatose? Se a sua vizinha realmente tem hemocromatose, qual é a força das evidências para as melhores opções terapêuticas para ela?

REFERÊNCIAS BIBLIOGRÁFICAS

*Pesquisa em enfermagem.
**Referência clássica.

Livros

Bunn, H. F. (2017a). Overview of anemias. In J. C. Aster & H. F Bunn (Eds.). *Pathophysiology of blood disorders* (2nd ed.). New York: McGraw-Hill Medical.

Bunn, H. F. (2017b). Sickle cell disease. In J. C. Aster & H. F. Bunn (Eds.). *Pathophysiology of blood disorders* (2nd ed.). New York: McGraw-Hill Medical.

Bunn, H. F., & Bauer, K. A. (2017). Thrombotic disorders. In J. C. Aster & H. F. Bunn (Eds.). *Pathophysiology of blood disorders* (2nd ed.). New York: McGraw-Hill Medical.

Bunn, H. F., & Heeney, M. M. (2017). Iron homeostasis: Deficiency and overload. In J. C. Aster & H. F. Bunn (Eds.). *Pathophysiology of blood disorders* (2nd ed.). New York: McGraw-Hill Medical.

Comerford, K. C., & Durkin, M. T. (2020). *Nursing 2020 drug handbook*. Philadelphia, PA: Wolters Kluwer.

Dale, D. C., & Welte, K. (2016). Neutropenia and neutrophilia. In K. Kaushansky, M. A. Lichtman, J. T. Prchal, et al. (Eds.). *Williams hematology* (9th ed.). New York: McGraw-Hill Medical.

Diz-Kucukkaya, R., & Lopez, J. (2016). Thrombocytopenia. In K. Kaushansky, M. A. Lichtman, J. T. Prchal, et al. (Eds.). *Williams hematology* (9th ed.). New York: McGraw-Hill Medical.

Elder, J. D., Winland-Brown, J. E., & Porter, B. O. (2019). Hematologic disorders. In L. M. Dunphy, J. E. Winland-Brown, B. O. Porter, et al. (Eds.). *Primary care: The art and science of advance practice nursing—An interprofessional approach* (5th ed.). Philadelphia, PA: FA Davis.

Escobar, M. A., & Key, N. S. (2016). Hemophilia A and hemophilia B. In K. Kaushansky, M. A. Lichtman, J. T. Prchal, et al. (Eds.). *Williams hematology* (9th ed.). New York: McGraw-Hill Medical.

Fischbach, F. T., & Fischbach, M. A. (2018). *A manual of laboratory and diagnostic tests* (10th ed.). Philadelphia, PA: Wolters Kluwer.

Ganz, T. (2016). Iron deficiency and overload. In L. M. Dunphy, J. E. Winland-Brown, B. O. Porter, et al. (Eds.). *Primary care: The art and science of advance practice nursing—An interprofessional approach* (5th ed.). Philadelphia, PA: FA Davis.

Green, R. (2016). Folate, cobalamin, and megaloblastic anemias. In K. Kaushansky, M. A. Lichtman, J. T. Prchal, et al. (Eds.). *Williams hematology* (9th ed.). New York: McGraw-Hill Medical.

Heuser, C., & Branch, W. (2019). Diagnosis and management of antiphospholipid syndrome. In E. R. Norwitz, C. M. Zelop, D. A. Miller, et al. (Eds.). *Evidence-based obstetrics and gynecology*. Hoboken, NJ: Wiley Blackwell.

Kaushansky, K. (2016). Reactive thrombocytosis. In K. Kaushansky, M. A. Lichtman, J. T. Prchal, et al. (Eds.). *Williams hematology* (9th ed.). New York: McGraw-Hill Medical.

Levi, M., & Seligsohn, U. (2016). Disseminated intravascular coagulation. In K. Kaushansky, M. A. Lichtman, J. T. Prchal, et al. (Eds.). *Williams hematology* (9th ed.). New York: McGraw-Hill Medical.

Levi, M., Seligsohn, U., & Kaushansky, K. (2016). Classification, clinical manifestations, and evaluation of disorders of hemostasis. In K. Kaushansky, M. A. Lichtman, J. T. Prchal, et al. (Eds.). *Williams hematology* (9th ed.). New York: McGraw-Hill Medical.

Middeldorp, S., & Coppens, M. (2016). Hereditary thrombophilia. In K. Kaushansky, M. A. Lichtman, J. T. Prchal, et al. (Eds.). *Williams hematology* (9th ed.). New York: McGraw-Hill Medical.

Nair, M. (2018). The blood and associated disorders. In I. Peate (Ed.). *Fundamentals of applied pathophysiology* (3rd ed.). Hoboken, NJ: John Wiley & Sons.

Natrajan K., & Kutlar, A. (2016). Disorders of hemoglobin structure: Sickle cell anemia and related abnormalities. In K. Kaushansky, M. A. Lichtman, J. T. Prchal, et al. (Eds.). *Williams hematology* (9th ed.). New York: McGraw-Hill Medical.

Packman, C. H. (2016). Hemolytic anemia resulting from immune injury. In K. Kaushansky, M. A. Lichtman, J. T. Prchal, et al. (Eds.). *Williams hematology* (9th ed.). New York: McGraw-Hill Medical.

Prchal, J. T. (2016a). Clinical manifestations and classification of erythrocyte disorders. In K. Kaushansky, M. A. Lichtman, J. T. Prchal, et al. (Eds.). *Williams hematology* (9th ed.). New York: McGraw-Hill Medical.

Prchal, J. T. (2016b). Primary and secondary erythrocytoses. In K. Kaushansky, M. A. Lichtman, J. T. Prchal, et al. (Eds.). *Williams hematology* (9th ed.). New York: McGraw-Hill Medical.

Rand, J. H., & Wolgast, L. (2016). The antiphospholipid syndrome. In K. Kaushansky, M. A. Lichtman, J. T. Prchal, et al. (Eds.). *Williams hematology* (9th ed.). New York: McGraw-Hill Medical.

Segel, G. B., & Lichtman, M. A. (2016). Aplastic anemia: Acquired and inherited. In K. Kaushansky, M. A. Lichtman, J. T. Prchal, et al. (Eds.). *Williams hematology* (9th ed.). New York: McGraw-Hill Medical.

van Solinge, W. W., & van Wijk, R. (2016). Erythrocyte enzyme disorders. In K. Kaushansky, M. A. Lichtman, J. T. Prchal, et al. (Eds.). *Williams hematology* (9th ed.). New York: McGraw-Hill Medical.

Vasu, S., & Caligiuri, M. A. (2016). Lymphocytosis and lymphopenia. In K. Kaushansky, M. A. Lichtman, J. T. Prchal, et al. (Eds.). *Williams hematology* (9th ed.). New York: McGraw-Hill Medical.

Weatherall, D. J. (2016). The thalassemias: Disorders of globin synthesis. In K. Kaushansky, M. A. Lichtman, J. T. Prchal, et al. (Eds.). *Williams hematology* (9th ed.). New York: McGraw-Hill Medical.

Periódicos e documentos eletrônicos

Afzal, A., & Syed, N. M. (2017). Thromboelastography and thromboelastometry in patients with sepsis—A mini-review. *Journal of Anesthesia and Intensive Care Medicine, 3*(1), 555–603.

*Ahmadi, M., Poormansouri, S., Beiranvand, S., et al. (2018). Predictors and correlates of fatigue in sickle cell disease patients. *International Journal of Hematology-Oncology & Stem Cell Research, 12*(1), 69–76.

Aljarad, S., Alhamid, A., Tarabishi, A. S., et al. (2018). The impact of Helicobacter pylori eradication on platelet counts of adult patients with idiopathic thrombocytopenic purpura. *BMC Hematology, 18*(28).

Al-Qudah, H. S. (2016). Priapism treatment and management. *Medscape.* Retrieved on 9/20/2019 at: www.emedicine.medscape.com/article/437237-treatment

Anderle, A., Bancone, G., Domingo, G. J., et al. (2018). Point-of-care testing for G6PD deficiency: Opportunities for screening. *International Journal of Neonatal Screening, 4*(4), 34.

Arepally, G. M. (2017). Heparin-induced thrombocytopenia. *Blood, 129*(21), 2864–2872.

*Aslani, E., Georgios, L., & Maria, T. (2018). The measurement of fatigue in hemoglobinopathies: A systematic review of fatigue measures. *International Journal of Caring Science, 11*(31), 1970–1981.

Auerbach, M., & Adamson, J. W. (2016). How we diagnose and treat iron deficiency anemia. *American Journal of Hematology, 91*(1), 31–38.

Bacon, B. R. (2019). Clinical manifestations and diagnosis of hereditary hemochromatosis. *UpToDate.* Retrieved on 1/6/2020 at: www.uptodate.com/contents/clinical-manifestations-and-diagnosis-of-hereditary-hemochromatosis

Bonanni, P., Grazzini, M., Niccolai, G., et al. (2017). Recommended vaccinations for asplenic and hyposplenic adult patients. *Human Vaccines & Immunotherapeutics, 13*(2), 359–368.

Brien, L. (2019). Anticoagulant medications for the prevention and treatment of thromboembolism. *Advanced Critical Care, 30*(2), 126–137.

*Cadet, M. J. (2018). Iron deficiency anemia, a clinical case study. *MEDSURG Nursing, 27*(2), 108–120.

Camaschella, C. (2019). Iron deficiency. *Blood, 133*(1), 30–39.

Coates, T. D., & Wood, J. C. (2017). How we manage, overload in sickle cell patients. *British Journal of Haematology, 177*(5), 703–716.

Coutre, S. (2018). Congenital and acquired disorders of platelet function. *UpToDate.* Retrieved on 1/1/2020 at: www.uptodate.com/contents/congenital-and-acquired-disorders-of-platelet-function

Darbari, D. S., & Brandow, A. M. (2017). Pain-measurement tools in sickle cell disease: Where are we now? *Hematology American Society of Hematology Education Program, 2017*(1), 534–541.

Davis, B. A., Allard, S., Qureshi, A., et al. (2017). Guidelines on red cell transfusion in sickle cell disease. Part I: principles and laboratory aspects. *British Journal of Haematology, 178*(2), 179–191.

DeBaun, M. R. (2018). Red cell transfusion in sickle cell disease. *UpToDate.* Retrieved on 10/1/2019 at: www.uptodate.com/contents/red-blood-cell-transfusion-in-sickle-cell-disease

DeBaun, M. R., & Vichinsky, E. P. (2019). Vaso-occlusive pain management in sickle cell disease. *UpToDate.* Retrieved on 2/12/2020 at: www.uptodate.com/contents/vaso-occlusive-pain-management-in-sickle-cell-disease

Depré, F., Aboud, N., Ringel, F., et al. (2016). Thrombopoietin receptor agonists are often ineffective in immune thrombocytopenia and/or cause adverse reactions: Results from one hand. *Transfusion Medicine and Hemotherapy, 43*(5), 375–379.

El Khatib, A. M., & Hayek, S. N. (2016). Leg ulcers in sickle cell patients: Management challenges. *Chronic Wound Management and Research, 2016*(3), 157–161.

Fibach, E., & Rachmilewitz, E. A. (2017). Pathophysiology and treatment of patients with beta-thalassemia—an update. *F1000Research, 6,* 2156.

Field, J. J. (2019). Overview of management and prognosis of sickle cell disease. *UpToDate.* Retrieved on 10/1/2019 at: www.uptodate.com/contents/overview-of-the-management-and-prognosis-of-sickle-cell-disease

Field, J. J., Vemulakonda, V. M., DeBaun, M. R., et al. (2019). Priapism and erectile dysfunction in sickle cell disease. *UpToDate.* Retrieved on 10/1/2019 at: www.uptodate.com/contents/priapism-and-erectile-dysfunction-in-sickle-cell-disease

Fishbane, S., & Spinowitz, B. (2018). Update on anemia in ESRD and early stage CKD: Core curriculum 2018. *American Journal of Kidney Diseases, 71*(3), 423–435.

Franchini, M., Marano, G., Pati, I., et al. (2019). Emicizumab for the treatment of hemophilia A: A narrative review. *Blood Transfusion, 17,* 223–228.

George, A. (2019). Prevention of stroke (initial or recurrent) in sickle cell disease. *UpToDate.* Retrieved on 10/1/2019 at: www.uptodate.com/contents/prevention-of-stroke-initial-or-recurrent-in-sickle-cell-disease

Go, R. S., Winters, J. L., & Kay, N. E. (2017). How I treat autoimmune hemolytic anemia. *Blood, 129*(22), 2971–2979.

Harper, J. L., Besa, E. C., & Conrad, M. E. (2019). Iron deficiency anemia. *Medscape.* Retrieved on 10/1/2019 at: www.emedicine.medscape.com/article/202333-overview#a5

Hashemi, S. M., Mashhadi, M. A., Mohammadi, M., et al. (2017). *International Journal of Hematology Oncology and Stem Cell Research, 11*(3), 192–198.

Heffernan, A., Evans, C., Holmes, M., et al. (2017). The regulation of dietary iron bioavailability by vitamin C: A systematic review and meta-analysis. *Proceedings of the Nutrition Society Meeting,* July 10–12, 2017.

Hildenbrand, A. K., Quinn, C. T., Mara, C. A., et al. (2019). A preliminary investigation of the psychometric properties of PROMIS® scales in emerging adults with sickle cell disease. *Health Psychology, 38*(5), 386–390.

Hill, Q. A., Stamps, R., Massey, E., et al. (2017). The diagnosis and management of primary autoimmune haemolytic anaemia. *British Journal of Haematology, 17*(3), 395–411.

Holmes-Maybank, K. T., Martin, T. D., & Duckett, A. A. (2017). What are indications, complications of acute blood transfusions in sickle cell anemia? Key points additional reading. *The Hospitalist.* Retrieved on 2/11/2020 at: www.the-hospitalist.org/hospitalist/article/133618/hematology/what-are-indications-complications-acute-blood-transfusions

Huang, A. W., & Muneyyirci-Delale, O. (2017). Reproductive endocrine issues in men with sickle cell anemia. *Andrology, 5*(4), 679–690.

Jain, S., Bakshi, N., & Krishnamurti, L. (2017). Acute chest syndrome in children with sickle cell disease. *Pediatric Allergy, Immunology, and Pulmonology, 30*(4), 191–201.

Kanellopoulou, T., & Nomikou, E. (2018). Replacement therapy for coronary artery bypass surgery in patients with hemophilia A and B. *Journal of Cardiac Surgery, 33*(2), 76–82.

*Kim, S., Brathwaite, R., & Kim, O. (2017). Evidence-based practice standard care for acute pain management in adults with sickle cell disease in an urgent care center. *Quality Management in Healthcare, 26*(2), 108–115.

Kling, E. S., & Farber, H. W. (2019). Pulmonary hypertension associated with sickle cell disease. *UpToDate.* Retrieved on 10/1/2019 at: www.uptodate.com/contents/pulmonary-hypertension-associated-with-sickle-cell-disease

Koupenova, M., Kehrel, B. E., Corkerey, H. A., & Freedman, J. E. (2016). Thrombosis and platelets: An update. *European Heart Journal, 38*(11), 785–791.

Kowdley, K., Brown, K., Ahn, J., et al. (2019). ACG clinical guideline: Hereditary hemochromatosis. *American Journal of Gastroenterology, 114*(8), 1202–1218.

Lambert, M. P., & Gernsheimer, T. B. (2017). Clinical update in adult immune thrombocytopenia. *Blood, 129*(21), 2829–2835.

Langan, R. C., & Goodbred, A. J. (2017). Vitamin B12 deficiency: Recognition and management. *American Family Physician, 96*(6), 384–389.

Lanier, J. B., Park, J. B., & Callahan, R. C. (2018). Anemia in older adults. *American Family Physician, 98*(7), 437–442.

Leebeek, F. W., & Eikenboom, J. C. (2016). Von Willebrand's disease. *New England Journal of Medicine 375*(21), 2067–2080.

Leung, L. K. (2019). Approach to the adult with anemia. *UpToDate.* Retrieved on 10/1/2019 at: www.uptodate.com/contents/approach-to-the-adult-with-anemia

Lyman, G. (2019). Febrile neutropenia an ounce of prevention or a pound of cure. *Journal of Oncology Practice, 15*(1), 27–29.

Mannucci, P. M. (2018). Use of desmopressin in the treatment of hemophilia A: Towards a golden jubilee. *Haematologica, 103*(3), 379–381.

Mannucci, P. M. (2019). Aging with hemophilia: The challenge of appropriate drug prescription. *Mediterranean Journal of Hematology and Infectious Diseases, 11*(1), e2019056.

Matte, A., Zorzi, F., & De Franceschi, L. (2019). New therapeutic options for the treatment of sickle cell disease. *Mediterranean Journal of Hematology and Infectious Diseases*, 11(1), e2019002.

Miranti, E. H., Stolzenberg-Solomon, R., Weinstein, S., et al. (2017). Low vitamin B12 increases risk of gastric cancer: A prospective study of one-carbon metabolism nutrients and risk of upper intestinal tract cancer. *International Journal of Cancer*, 141(6), 1120–1129.

Murao, S., & Yamakawa, K. (2019). A systematic summary of systematic reviews on anticoagulant therapy in sepsis. *Journal of Clinical Medicine*, 8(11), 1869.

Murray, C., De Gelder, T., Pringle, N., et al. (2016). Management of iron overload in the Canadian hematology/oncology population: Implications for nursing practice. *Canadian Oncology Nursing Journal*, 26(1), 19–28.

Nagalla, S., & Bray, P. F. (2017). Hematology: Drug-induced platelet dysfunction. *Cancer Therapy Advisor*. Retrieved on 1/1/2020 at: www.cancertherapyadvisor.com/home/decision-support-in-medicine/hematology/drug-induced-platelet-dysfunction

National Heart Lung and Blood Institute. (2014). Evidence based management of sickle cell disease: Expert Panel Report. U.S. Department of Health and Human Services, National Institutes of Health. Retrieved on 2/11/2020 at: www.nhlbi.nih.gov/health-topics/evidence-based-management-sickle-cell-disease

National Hemophilia Foundation. (2019). Hemophilia A. Retrieved on 9/23/2019 at: www.hemophilia.org/Bleeding-Disorders/Types-of-Bleeding-Disorders/Hemophilia-A.

Neunert, C., Terrell, D. R., Arnold, D. M., et al. (2019). American Society of Hematology 2019 guidelines for immune thrombocytopenia. *Blood Advances*, 3(23), 3829–3866.

Nomura S. (2016). Advances in diagnosis and treatments for immune thrombocytopenia. *Clinical Medicine Insights. Blood Disorders*, 9, 15–22.

Okwerekwu, I., & Skirvin, J. A. (2018). Sickle cell disease pain management. *U.S. Pharmacist*. Retrieved on 10/2/2019 at: www.uspharmacist.com/article/sickle-cell-disease-pain-management

Ospina-Romero, M., Cannegieter, S. C., den Heijer, M., et al. (2018). Hyperhomocysteinemia and risk for first venous thrombosis: The influence of (unmeasured) confounding indicators. *American Journal of Epidemiology*, 18(7), 1392–1400.

Ostrakhovich, E. A., & Tabibzadeh, S. (2019). Homocysteine and age related disorders. *Ageing Research Reviews*, 49, 144–164.

Peslak, S. A., Olson, T., & Babushok, D. V. (2017). Diagnosis and treatment of aplastic anemia. *Current Treatment Options in Oncology*, 18(12), 70.

Phillips, J., & Henderson, A. C. (2018). Hemolytic anemia: Evaluation and differential diagnosis. *American Family Physician*, 98(6), 354–361.

Price, E. A. (2019). Anemia in the older adult. *UpToDate*. Retrieved on 10/1/2019 at: www.uptodate.com/contents/anemia-in-the-older-adult .

Razak, N. B., Jones, G., Bhandari, M., et al. (2018). Cancer-associated thrombosis: An overview of mechanisms, risk factors, and treatment. *Cancers*, 10(10), 380.

Reding, M. T. (2018). Management insights for optimizing outcomes in the treatment of hemophilia. *Journal of Managed Care Medicine*, 21(4). Retrieved on 2/11/2020 at: www.jmcmpub.org/pdf/21-4-f8

Rick, M. E. (2019). Clinical presentation and diagnosis of von Willebrand disease. *UpToDate*. Retrieved on 1/6/2020 at: www.uptodate.com/contents/clinical-presentation-and-diagnosis-of-von-willebrand-disease

Schick, P. (2019). Hemolytic anemia. *Medscape*. Retrieved on 2/11/2020 at: www.emedicine.medscape.com/article/201066-overview

Sharma, D., & Brandow, A. M. (2019). Neuropathic pain in individuals with sickle cell disease. *Neuroscience Letters*. Retrieved on 10/2/2019 at: doi.org/10.1016/j.neulet.2019.134445.

Stauder, R., Valent, P., & Theurl, I. (2018). Anemia at older age: Etiologies, clinical implications, and management. *Blood*, 131(5), 505–514.

Stouten, K., Riedl, J., Droogendijk, J., et al. (2016). Prevalence of potential underlying aetiology of macrocytic anaemia in Dutch general practice. *BMC Family Practice*, 17(1), 113.

**Taylor, F. B., Toh, C. H., Hoots, W. K., et al. (2007). Towards a definition, clinical and laboratory criteria, and a scoring system for DIC. *Journal of Thrombosis and Haemostasis*, 5(3), 445–659.

Thornburg, C. D., & Duncan, N. A. (2017). Treatment adherence in hemophilia. *Patient Preference and Adherence*, 2017(11), 1677–1686.

Van Wyk, H. (2018). Iron supplementation. *Professional Nursing Today*, 22(4), 4–6.

Vichinsky, E. P. (2017). Overview of clinical manifestations of sickle cell disease. *UpToDate*. Retrieved on 10/1/2019 at: www.uptodate.com/contents/overview-of-the-clinical-manifestations-of-sickle-cell-disease

Vichinsky, E. P. (2018). Pregnancy in women with sickle cell disease. *UpToDate*. Retrieved on 10/2/2019 at: www.uptodate.com/contents/pregnancy-in-women-with-sickle-cell-disease

Weiss, G., Ganz, T., & Goodnough, L. T. (2019). Anemia of inflammation. *Blood*, 133(1), 40–50.

Young, G., Liesner, R., Chang, T., et al. (2019). A multicenter, open-label phase 3 study of emicizumab prophylaxis in children with hemophila A with inhibitors. *Blood*, 134(4), 2127–2138.

Young, N. S. (2018). Aplastic anemia. *New England Journal of Medicine*, 379(17), 1643–1656.

Recursos

American Association of Blood Banks (AABB), www.aabb.org
American Hemochromatosis Society, www.americanhs.org
American Red Cross, www.redcross.org
American Society for Transplantation and Cellular Therapy, www.asbmt.org/home
Aplastic Anemia and MDS International Foundation, www.aamds.org
APS Foundation of America (antiphospholipid syndrome), www.apsfa.org
G6PD Deficiency, www.g6pd.org
National Heart, Lung, and Blood Institute, www.nhlbi.nih.gov
National Marrow Donor Program, www.bethematch.org
Platelet Disorder Support Association (PDSA), www.pdsa.org
Sickle Cell Disease Association of America (SCDAA), www.sicklecelldisease.org

30 Manejo de Pacientes com Neoplasias Hematológicas

DESFECHOS DO APRENDIZADO

Após ler este capítulo, você será capaz de:

1. Comparar e descrever os diferentes tipos de leucemias em termos de incidência, alterações fisiológicas, manifestações clínicas, complicações e manejos clínico e de enfermagem.
2. Aplicar o processo de enfermagem como referencial para o cuidado do paciente com leucemia aguda.
3. Explicar as diferenças entre os vários distúrbios mieloproliferativos em termos de incidência, alterações fisiológicas, manifestações clínicas, complicações e manejos clínico e de enfermagem.
4. Comparar e descrever as diferenças entre linfoma de Hodgkin e linfoma não Hodgkin (LNH) em termos de incidência, alterações fisiológicas, manifestações clínicas, complicações e manejos clínico e de enfermagem.
5. Discutir os cuidados de enfermagem e clínicos para o paciente com mieloma múltiplo.

CONCEITOS DE ENFERMAGEM

Coagulação

Regulação celular

GLOSSÁRIO

angiogênese: formação de novos vasos sanguíneos
apoptose: morte celular programada
células blásticas: leucócitos imaturos
célula-tronco: célula primitiva, capaz de autorreplicação e diferenciação em células-tronco mieloides ou linfoides
citocinas: proteínas produzidas por leucócitos que são vitais para a regulação da hematopoese, da apoptose e das respostas imunes; também denominadas *mediadores bioquímicos* ou *inflamatórios*
clonalidade (clone): proliferação a partir da mesma célula de origem, de modo que as células descendentes são idênticas à célula de origem
contagem absoluta de neutrófilos (CAN): cálculo do número de neutrófilos circulantes, obtido a partir dos leucócitos totais e da porcentagem de neutrófilos contada em um campo visual do microscópio
eritromelalgia: sensação dolorosa, em caráter de queimação, e eritema nos dedos das mãos ou dos pés
esplenomegalia: aumento do tamanho do baço
fagocitose: processo de ingestão e digestão celular de corpos estranhos
hematopoese: processo complexo de formação e maturação das células sanguíneas

indolente: quando em referência a uma neoplasia, refere-se a um câncer de crescimento lento, que, com frequência, permanece localizado ou causa poucos sintomas
leucemia: proliferação descontrolada de leucócitos, com frequência imaturos
linfadenopatia: aumento de um linfonodo, ou de linfonodos
linfoide: pertencente aos linfócitos
mieloide: pertencente a células sanguíneas não linfoides, que se diferenciam em eritrócitos, plaquetas, macrófagos, mastócitos e diversos leucócitos
neutropenia: quantidade de neutrófilos inferior à normal
pancitopenia: diminuição anormal em leucócitos, eritrócitos e plaquetas
petéquias: pequenas hemorragias capilares
reticulócitos: eritrócitos discretamente imaturos, normalmente apenas 1% dos eritrócitos circulantes totais
trombocitemia: contagens de plaquetas acima do normal sem causa conhecida
trombocitopenia: contagem de plaquetas inferior à normal
trombocitose: contagens de plaquetas acima do normal que resultam de uma doença ou de um distúrbio
velocidade de hemossedimentação (VHS): exame laboratorial que mede a velocidade de deposição dos eritrócitos; a elevação é indicativa de inflamação

Hematopoese é o processo de desenvolvimento, diferenciação e maturação de todas as células sanguíneas. Esse processo começa com as células-tronco hematopoéticas na medula óssea. À medida que essas **células-tronco** se dividem, elas se tornam células progenitores linfoides ou mieloides. As células-tronco mieloides se diferenciam, então, em eritrócitos, leucócitos e plaquetas, ao passo que as células-tronco linfoides se diferenciam em linfócitos T e B. Normalmente, a diferenciação dessas células progenitoras é regulada de acordo com as demandas do corpo. Todavia, quando os mecanismos de controle da produção dessas células são comprometidos ou perturbados, as células passam a proliferar de modo descontrolado, resultando no desenvolvimento de um processo maligno hematológico. Os processos fisiopatológicos para o desenvolvimento de processos malignos hematológicos são complexos. É importante que o enfermeiro compreenda esses processos e a justificativa para os tratamentos para que possa avaliar, monitorar e orientar adequadamente os pacientes com neoplasias hematológicas.

Os processos malignos hematológicos são classificados de acordo com as células sanguíneas específicas envolvidas. A **leucemia** é uma proliferação neoplásica de um tipo celular específico (granulócito, linfócito, ou, raramente, eritrócito ou megacariócito). Essa proliferação "preenche" a medula óssea e resulta em comprometimento da função das células hematopoéticas, o que pode afetar outros órgãos do corpo (*i. e.*, linfonodos, pele e baço) (Leukemia & Lymphoma Society, 2018b). O defeito tem origem nas células-tronco hematopoéticas, nas células-tronco mieloides ou nos linfoides. Os linfomas são neoplasias do tecido linfoide, normalmente derivadas de linfócitos B. O mieloma múltiplo é uma malignidade do tipo mais maduro dos linfócitos B – o plasmócito.

DISTÚRBIOS CLONAIS DE CÉLULAS-TRONCO

Uma característica crucial dos processos malignos hematológicos é a proliferação aumentada de células sanguíneas oriundas de uma única célula-tronco hematopoética anormal, conhecida como hematopoese clonal. Apesar dessa proliferação aumentada, as células-tronco hematopoéticas continuam a se diferenciar, resultando em contagens aumentadas de células mieloides, células eritroides e plaquetas no sangue periférico, bem como em hiperplasia na medula óssea (Leukemia & Lymphoma Society, 2018b). A Figura 30.1 ilustra como os processos malignos hematopoéticos se desenvolvem e se eles proveem das células-tronco mieloides ou linfoides (Leukemia & Lymphoma Society, 2018b).

LEUCEMIA

O termo *leucocitose* refere-se ao aumento de leucócitos na circulação. Em geral, apenas um tipo celular específico está aumentado. Tendo em vista que as proporções de diversos tipos de leucócitos (p. ex., eosinófilos, basófilos, monócitos) são pequenas, o aumento de outros tipos de leucócitos (sobretudo neutrófilos ou linfócitos) pode ser grande o suficiente para elevar a contagem de leucócitos total. Embora a leucocitose possa ser uma resposta normal ao aumento da necessidade (p. ex., na infecção aguda), a elevação nos leucócitos deve diminuir à medida que a necessidade fisiológica diminui. Uma elevação prolongada ou progressivamente crescente nos leucócitos é anormal e deve ser avaliada. Uma causa significativa de leucocitose persistente é uma malignidade hematológica (*i. e.*, leucemia).

A característica comum das leucemias é a proliferação desregulada de leucócitos na medula óssea. Nos tipos agudos (ou nos estágios tardios dos tipos crônicos), a proliferação de células leucêmicas deixa pouco espaço para a produção celular normal. Também pode haver proliferação de células no fígado e no baço (hematopoese extramedular). Com os tipos agudos, pode haver infiltração de células leucêmicas em outros órgãos, como em meninges, linfonodos, gengivas e pele. A causa da leucemia não é totalmente conhecida, mas a exposição à radiação ou a substâncias químicas, determinados distúrbios genéticos e infecções são comprovadamente fatores de risco de determinados tipos de leucemia. Lesão da medula óssea por irradiação pélvica ou determinados tipos de quimioterápicos pode provocar leucemia aguda, que normalmente ocorre anos após o tratamento de outro tipo de processo maligno (Leukemia & Lymphoma Society, 2018b).

As leucemias são comumente classificadas de acordo com a linhagem de células-tronco envolvida: são **linfoides** (referentes às células-tronco que produzem linfócitos) ou **mieloides** (referentes às células-tronco que produzem células sanguíneas não linfoides). Também são classificadas como agudas ou crônicas, com base no tempo decorrido até a evolução de sintomas e a fase de desenvolvimento celular que é interrompida (*i. e.*, com poucos leucócitos se diferenciando depois daquela fase).

Na leucemia aguda, o início dos sintomas é abrupto; com frequência, ocorre dentro de algumas poucas semanas. O desenvolvimento leucocitário é interrompido na fase de blastos, de modo que a maioria dos leucócitos é de células não diferenciadas ou blastos. A leucemia aguda pode progredir rapidamente, com a morte ocorrendo dentro de semanas a meses sem tratamento agressivo.

Na leucemia crônica, os sintomas evoluem em um período de meses a anos, e a maioria dos leucócitos produzidos é madura. A leucemia crônica progride mais lentamente; o curso da doença pode se estender por anos.

LEUCEMIA MIELOIDE AGUDA

A leucemia mieloide aguda (LMA) se origina de várias mutações genéticas nas células-tronco hematopoéticas mieloides, que resultam em desenvolvimento clonal de células blásticas anormais (National Comprehensive Cancer Network [NCCN], 2019a). Como as **células blásticas** (*i. e.*, leucócitos imaturos) continuam a proliferar, elas interferem na produção normal da medula óssea, resultando em anemia, **trombocitopenia** (*i. e.*, baixa contagem de plaquetas) e contagens baixas ou altas de leucócitos (raramente a contagem de leucócitos se mantém na faixa da normalidade). Há também comprometimento do desenvolvimento de todas as células mieloides: monócitos, granulócitos (*i. e.*, neutrófilos, basófilos, eosinófilos), eritrócitos e plaquetas.

A LMA é a forma mais comum de leucemia, bem como a causa mais comum de morte de todas as leucemias. Ela pode afetar qualquer grupo etário. Todavia, a incidência dessa doença aumenta com a idade, e a idade mediana de diagnóstico é 68 anos (Leukemia & Lymphoma Society, 2019a). Anualmente, a LMA é responsável por aproximadamente 1% de todas as mortes relacionadas com câncer (NCCN, 2019a).

A causa exata de LMA não é conhecida, mas existem vários fatores de risco conhecidos. Além do aumento da idade, os homens apresentam incidência mais elevada que as mulheres. Outros fatores de risco incluem: exposição a substâncias químicas, como benzeno ou pesticidas, ou exposição à radiação ionizante; história pregressa de uso de agentes

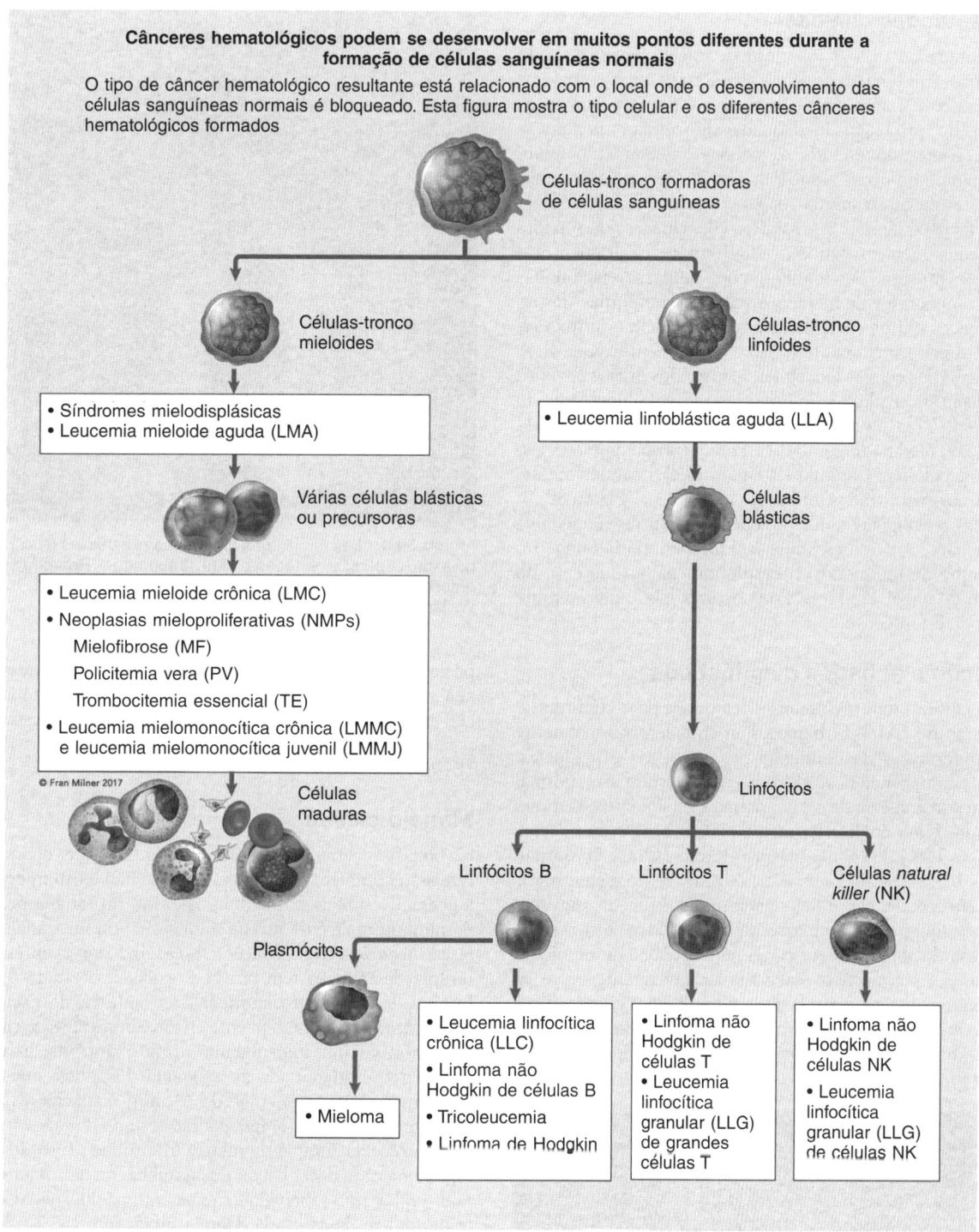

Figura 30.1 • Desenvolvimento de neoplasias mieloides e linfoides. Processos malignos hematológicos podem ocorrer quando o desenvolvimento das células normais é inibido. © Fran Milner 2017.

quimioterápicos, como agentes alquilantes ou inibidores da topoisomerase; tabagismo (cigarros); outros distúrbios hematológicos (p. ex., doenças mieloproliferativas); e vários distúrbios genéticos (p. ex., síndrome de Down, trissomia do 8 ou anemia de Fanconi) (Leukemia & Lymphoma Society, 2019a).

O prognóstico e as taxas de sobrevida são extremamente variáveis. Fatores que influenciam um desfecho mais positivo são idade mais jovem por ocasião do diagnóstico, alterações citogenéticas mais favoráveis (que estão fortemente associadas à idade mais jovem) e poucas comorbidades ou doenças moderadas. Em contrapartida, é mais provável que pacientes com comorbidades significativas, mais velhos e com alterações citogenéticas consideradas adversas ou frágeis tenham um prognóstico ruim. A LMA que evolui a partir de uma doença mieloide clonal preexistente ou de terapia citotóxica prévia de outro processo maligno ou doença imune está associada a prognóstico mais insatisfatório e desfechos menos favoráveis (NCCN, 2019a).

Manifestações clínicas

Com frequência, a LMA manifesta-se inicialmente de modo inespecífico, e as queixas podem surgir abruptamente ou piorar gradativamente com o passar do tempo. Os sinais e sintomas resultam da produção inadequada de células sanguíneas normais, sobretudo quando as células leucêmicas ocupam progressivamente toda a medula óssea. Os sinais/sintomas decorrentes da **neutropenia** (baixa contagem de neutrófilos) incluem febre e infecção. As manifestações clínicas relacionadas com anemia incluem palidez, fadiga, fraqueza, dispneia aos esforços e tontura. As manifestações clínicas relacionadas com a trombocitopenia incluem equimoses, **petéquias** (lesões hemorrágicas puntiformes de coloração vermelha ou roxa na pele), epistaxe (sangramento nasal) e sangramento gengival. A proliferação das células leucêmicas dentro dos órgãos provoca diversos sintomas adicionais: dor decorrente da hipertrofia do fígado ou do baço, hiperplasia gengival e dor óssea causada pela expansão da medula (Figura 30.2). Petéquias ou equimoses são comuns na pele (ver Capítulo 29, Figura 29.4); ocasionalmente, também são encontrados infiltrados leucêmicos (Figura 30.3). As células leucêmicas também podem se infiltrar na gengiva ou nos espaços articulares sinoviais. **Linfadenopatia** (aumento do tamanho de linfonodos) ou **esplenomegalia** (aumento do tamanho do baço) são raras. Pode ocorrer febre, nem sempre em virtude de infecção.

Avaliação e achados diagnósticos

Exames laboratoriais precisam ser realizados para confirmar o diagnóstico de LMA. O hemograma completo normalmente revela diminuição da contagem de eritrócitos e plaquetas. Embora a contagem leucocitária total possa estar baixa, normal ou alta, a porcentagem de células normais geralmente está muito diminuída. Uma análise da medula óssea apresenta excesso (superior a 20%) de células blásticas (Arber, Orazi, Hasserjian et al., 2016), que é a característica distintiva do diagnóstico.

A LMA pode ser adicionalmente classificada em sete diferentes subgrupos, com base na citogenética, histologia e morfologia dos blastos, bem como na existência de mutações genéticas. O prognóstico real varia razoavelmente entre os subgrupos e com a magnitude das anormalidades citogenéticas e mutações genéticas, ainda que a evolução clínica e o tratamento difiram substancialmente em apenas um subtipo. Os pacientes com o subtipo específico de LMA denominado leucemia promielocítica aguda (LPA ou LMA-M3) têm potencial mais elevado de apresentar coagulopatias fatais, porém o potencial de cura desse tipo de LMA é elevado (NCCN, 2019a).

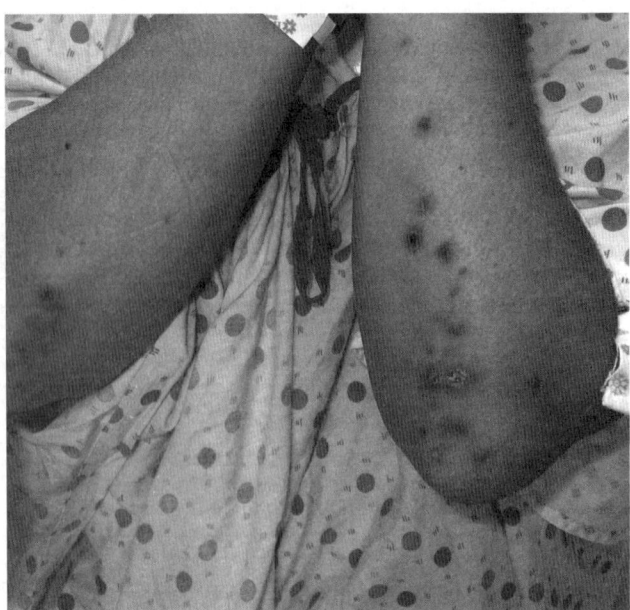

Figura 30.3 • Leucemia *cutis*. Infiltração por células leucêmicas na pele da superfície extensora dos antebraços. Reproduzida, com autorização, de Stedman's Medical Dictionary. ©2008 Lippincott Williams & Wilkins.

Manejo clínico

O objetivo geral do tratamento da LMA é conquistar a remissão completa da doença, em que não existem células de leucemia residuais na medula óssea ou no sangue periférico. A quimioterapia para fins de remissão é administrada em duas fases: *indução* e *consolidação*. A escolha dos agentes para a terapia de indução tem por base a idade, o estado físico e a história de tratamento antineoplásico anterior do paciente. A terapia de indução normalmente envolve doses altas de citarabina e daunorrubicina, idarrubicina ou mitoxantrona; às vezes, o etoposídeo é adicionado ao esquema. Pacientes mais velhos (sobretudo aqueles com mais de 70 anos) ou pacientes que não conseguem tolerar a terapia padrão (estado de saúde precário) podem receber terapia de menor intensidade (uso de agentes hipometilantes, doses baixas de citarabina ou hidroxiureia), que pode prolongar a sobrevida sem aumento significativo dos efeitos tóxicos além daqueles da doença subjacente (NCC, 2019a).

Durante a fase de indução, a quimioterapia não apenas destrói as células leucêmicas, mas também as células saudáveis, exigindo a hospitalização dos pacientes por algumas semanas (em geral, 4 a 6 semanas) por causa dos efeitos colaterais graves e potencialmente fatais (p. ex., neutropenia). Em alguns pacientes, não é incomum uma **contagem absoluta de neutrófilos (CAN**; cálculo do número de neutrófilos circulantes, derivado do número total de leucócitos e da porcentagem de neutrófilos no campo visual de um microscópio) de zero (ver a fórmula usada para calcular a CAN no Capítulo 12). Anemia e trombocitopenia grave (contagem de plaquetas inferior a 5.000/mm^3) também são comuns. Durante esse período, o paciente normalmente está muito enfermo, com infecções bacterianas, fúngicas e, às vezes, virais, sangramento e mucosite

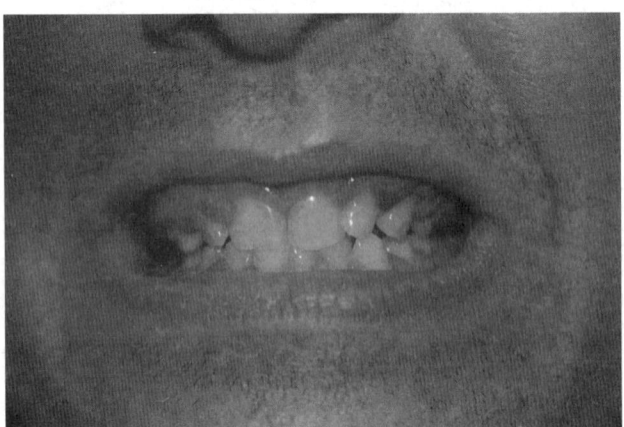

Figura 30.2 • Infiltração gengival por células leucêmicas em um paciente com leucemia mieloide aguda. Reproduzida, com autorização, de Greer, J. P., Foerster, J., Rodgers, G. M. et al. (2009). *Wintrobe's clinical hematology* (12th ed., Fig. 72.8, p. 1680). Philadelphia, PA: Lippincott, Williams & Wilkins.

grave, que causa dor, diarreia e incapacidade de manter a nutrição adequada. O tratamento consiste na administração de hemoderivados (concentrado de hemácias [CH] e plaquetas) e no imediato tratamento das infecções. Fatores de crescimento granulocíticos – fator estimulador de colônias de granulócitos (G-CSF, do inglês *granulocyte colony-stimulating factor*; filgrastim) ou fator estimulador de colônias de granulócitos-macrófagos (GM-CSF, do inglês *granulocyte-macrophage colony-stimulating factor*; sargramostim) – podem ser usados durante a fase de indução apenas quando os pacientes apresentam infecção potencialmente fatal para encurtar o período de neutropenia (NCCN, 2019a). Os pacientes recebem alta hospitalar assim que as contagens de células sanguíneas melhoram e o risco de infecção diminui.

Quando o paciente se recupera da terapia de indução (i. e., as contagens de neutrófilos e plaquetas retornaram ao normal e qualquer infecção foi resolvida), é administrada terapia de consolidação para eliminar quaisquer células de leucemia residuais que não sejam clinicamente detectáveis e reduzir a chance de recidiva da leucemia. São utilizados diversos ciclos de tratamento de diversos agentes, que normalmente contêm algum tipo de citarabina. Com frequência, o paciente recebe um ciclo de tratamento que é quase o mesmo do tratamento de indução, se não for idêntico, porém em doses mais baixas.

O transplante alogênico de células-tronco é a forma mais comum de transplante de células-tronco hematopoéticas (TCTH) usada no tratamento de LMA (ver discussão sobre TCTH no Capítulo 12). O TCTH é realizado rotineiramente após as fases de indução e consolidação da quimioterapia. Todavia, em determinados casos (p. ex., doença agressiva), o TCTH pode ser realizado após a fase de indução. O TCTH exige que, primeiro, os pacientes recebam quimioterapia agressiva e em altas doses, às vezes em combinação com (*in tandem*) radioterapia, para destruir a função hematopoética da medula óssea bem como quaisquer células leucêmicas residuais. Esse processo é denominado *terapia de consolidação*. A seguir, o paciente recebe células-tronco compatíveis de um doador de antígeno leucocitário humano (HLA, do inglês *human leukocyte antigen*) por infusão intravenosa (IV) para restabelecer a função da medula óssea e criar um novo sistema imune (Leukemia & Lymphoma Society, 2019a). O emprego de TCTH e o momento mais apropriado para ele permanecem incertos. Pacientes com prognóstico mais desfavorável podem se beneficiar do TCTH precoce; aqueles com prognóstico bom podem nunca precisar do TCTH.

Embora muitos pacientes com LMA atinjam remissão após essas sessões terapêuticas, alguns pacientes apresentam recidiva da doença ou doença refratária, mesmo após a terapia agressiva. Aproximadamente 10 a 40% dos pacientes não atingem remissão completa após a terapia de indução (Leukemia & Lymphoma Society, 2019a). Existem algumas outras opções de tratamento. O esquema de indução pode ser repetido até ocorrer remissão ou recidiva. Outras abordagens terapêuticas incluem enasidenibe, um esquema baseado em citarabina e outros agentes (p. ex., cladribina, fludarabina, mitoxantrona, etoposídeo), cuidados paliativos ou agente hipometilante (p. ex., azacitidina ou dacitabina).

O cuidado de suporte pode ser a melhor opção de tratamento a se considerar se o paciente apresentar comorbidade significativa, tal como função cardíaca, pulmonar, renal ou hepática extremamente insuficiente e/ou for de mais idade e frágil. Nesses casos, as opções de terapia antileucemia agressiva descritas anteriormente não são indicadas; às vezes, podem ser utilizados hidroxiureia ou agentes hipometiladores, como azacitidina, para controlar brevemente o aumento das células blásticas. Os sintomas do paciente podem ser atenuados com terapia antimicrobiana e transfusões, conforme necessários. Essa abordagem de tratamento proporciona ao paciente algum tempo adicional fora do hospital; entretanto, a morte costuma ocorrer em alguns meses, em geral decorrente de infecção ou sangramento (ver discussão sobre os cuidados paliativos e ao final da vida no Capítulo 13).

Complicações

As complicações da LMA incluem sangramento e infecção, que são as principais causas de morte. O risco de sangramento está correlacionado com o nível e a duração da deficiência de plaquetas. A baixa contagem de plaquetas pode causar equimoses e petéquias. Também podem ocorrer hemorragias de grande porte quando a contagem de plaquetas cai para menos de 10.000/mm^3. As fontes de sangramento mais comuns são gastrintestinais, pulmonares, vaginais e intracranianas. Por motivos indeterminados, febre e infecção também aumentam a probabilidade de sangramento. A coagulação intravascular disseminada (CID) é comum, sobretudo em pacientes com o subtipo LPA (NCCN, 2019a) (ver discussão adicional de CID no Capítulo 29). Uma contagem de leucócitos muito alta (superior a 100.000/mm^3) pode causar estase dentro da circulação cerebral ou pulmonar.

Em virtude da ausência granulócitos maduros e normais que auxiliam no combate a infecções, pacientes com leucemia são propensos a infecções. A probabilidade de infecção aumenta com o grau e a duração da neutropenia; as contagens de neutrófilos que persistem em menos de 100/mm^3 aumentam expressivamente o risco de infecções sistêmicas. Embora infecções bacterianas ocorram comumente em pacientes com LMA que estão neutropênicos, o risco de desenvolver infecção fúngica também aumenta. Ainda é difícil tratar infecções fúngicas; em muitos casos, os pacientes são medicados profilaticamente com agentes antifúngicos. Fatores de crescimento granulocíticos – G-CSF ou GM-CSF – são usados para estimular a medula óssea a produzir leucócitos, abreviando, assim, o período de neutropenia. O uso desses fatores de crescimento não é recomendado para pacientes com LPA, porque pode ocorrer a síndrome de diferenciação (previamente denominada síndrome do ácido retinoico), uma complicação potencialmente fatal que se manifesta como febre inexplicada, ganho ponderal, hipotensão, angústia respiratória e lesão renal aguda (NCCN, 2019a).

A destruição maciça de células leucêmicas pela quimioterapia resulta na liberação de eletrólitos e líquidos intracelulares para a circulação sistêmica. São observados aumentos nos níveis de ácido úrico, potássio e fosfato, esse processo é denominado síndrome de lise tumoral (ver discussão mais aprofundada sobre a síndrome de lise tumoral no Capítulo 12). O aumento dos níveis de ácido úrico e fósforo torna o paciente vulnerável à formação de cálculos renais e à cólica renal, que podem progredir até a lesão renal aguda. A hiperpotassemia e a hipocalcemia podem provocar: arritmias cardíacas; hipotensão; efeitos neuromusculares, como cãibras musculares, fraqueza e espasmo/tetania; confusão e convulsões também podem se desenvolver (Olsen, LeFebvre & Brassil, 2019). Os pacientes precisam de alta ingestão de líquidos e profilaxia com alopurinol ou rasburicase para prevenir a cristalização do ácido úrico e a subsequente formação de cálculos.

Problemas gastrintestinais podem resultar da infiltração de leucócitos anormais nos órgãos abdominais e da toxicidade dos agentes quimioterápicos. Anorexia, náuseas, vômitos, diarreia e mucosite grave são comuns. Em virtude dos profundos efeitos mielossupressores da quimioterapia, neutropenia e trombocitopenia significativas normalmente resultam em infecções graves e maior risco de sangramento.

Manejo de enfermagem

O manejo de enfermagem do paciente com leucemia aguda, inclusive LMA, é apresentado ao fim da discussão sobre leucemia neste capítulo.

LEUCEMIA MIELOIDE CRÔNICA

A leucemia mieloide crônica (LMC) resulta de uma mutação na célula-tronco mieloide. Células mieloides normais continuam a ser produzidas, mas ocorre um aumento patológico da produção de tipos de células blásticas. Portanto, há um amplo espectro de tipos celulares dentro do sangue, de blastos a neutrófilos maduros. Por causa da proliferação descontrolada de células, a medula expande-se dentro das cavidades de ossos longos, como o fêmur, e as células também são formadas no fígado e no baço (hematopoese extramedular), resultando no aumento, às vezes doloroso, do tamanho desses órgãos.

A LMC resulta de uma translocação cromossômica na qual parte do ácido desoxirribonucleico (DNA) é deslocado do cromossomo 22 para o cromossomo 9, formando um "gene de fusão" que é anormal. O gene de fusão especificamente encontrado em todos os pacientes com LMC é o gene BCR-ABL, que resulta da troca do gene BCR do cromossomo 22 pelo gene ABL do cromossomo 9 (Leukemia & Lymphoma Society, 2019b). Normalmente, o gene ABL sinaliza quando as células produzem tirosinoquinase, contudo, o gene BCR-ABL anormal (conhecido como cromossomo Philadelphia) sinaliza para as células produzirem um número excessivo de leucócitos e é responsável pela conversão de células normais em células leucêmicas.

A LMC representa 15% de todos os novos casos de leucemia (NCCN, 2019b). A idade média do paciente por ocasião do diagnóstico é 67 anos, mas a LMC pode ocorrer em qualquer idade. Os fatores de risco incluem aumento da idade, ser do sexo masculino, ter história pregressa de tabagismo e exposição a doses elevadas de radiação (p. ex., sobreviventes de bomba atômica).

Manifestações clínicas

O quadro clínico da LMC varia de acordo com a fase da doença. Existem três fases da LMC: crônica, acelerada e crise blástica (Leukemia & Lymphoma Society, 2019b). Durante a fase crônica, os pacientes apresentam poucos sintomas, a leucocitose é detectada em um hemograma completo realizado por outro motivo e complicações da doença em si são raras.

A fase acelerada pode ser insidiosa ou rápida; ela marca o processo de evolução (ou transformação) para o tipo agudo da leucemia (crise blástica). Na fase acelerada da doença, as contagens sanguíneas começam a piorar, novas alterações cromossômicas são observadas na análise e começam a surgir sintomas consistentes com leucemia, tais como fadiga, anemia, esplenomegalia ou dispneia (NCCN, 2019b). O paciente pode se queixar de dor óssea e pode relatar febre (sem qualquer sinal óbvio de infecção) e perda de peso.

A crise blástica ou fase blástica da LMC é a fase mais avançada. Os pacientes nessa fase apresentam sinais e sintomas que são mais semelhantes à LMA do que a uma doença crônica. Alguns pacientes apresentam leucocitose, com contagens de leucócitos superiores a 100.000/mm^3 (NCCN, 2019b). Pacientes com contagens leucocitárias extremamente altas podem apresentar dispneia ou estar discretamente confusos, em virtude da diminuição da perfusão para os pulmões e o cérebro pela leucoestase (o volume excessivo de leucócitos inibe o fluxo sanguíneo pelos capilares). O baço e, ocasionalmente, o fígado do paciente podem estar aumentados e sensíveis. Alguns pacientes apresentam sintomas insidiosos, como mal-estar, anorexia e perda de peso. Linfadenopatia é incomum, mas, se ocorrer, indica estágio avançado da doença e prognóstico ruim (NCCN, 2019b).

Manejo clínico

A meta do tratamento da LMC é o controle da doença, seja pela obtenção da remissão, seja pela manutenção do paciente na fase crônica pelo maior tempo possível. A LMC não é considerada passível de cura em adultos mais velhos, apesar dos avanços da compreensão da fisiopatologia da doença e do advento de novos agentes. Todavia, os inibidores da tirosinoquinase aprimoraram significativamente o tratamento e a sobrevida dos pacientes com LMC (Leukemia & Lymphoma Society, 2019b). O manejo clínico é baseado na idade do paciente, no seu estado de saúde geral, no cálculo do escore de risco (segundo o estágio da doença e o prognóstico) e na fase da doença.

Os inibidores da tirosinoquinase bloqueiam os sinais nas células que expressam a proteína BCR-ABL. Essa inibição impede várias reações químicas que fazem as células crescerem e se dividirem, induzindo, assim, a remissão no nível celular. O inibidor da tirosinoquinase mesilato de imatinibe é considerado o padrão de cuidado para pacientes com LMC. Inibidores da tirosinoquinase mais recentes, aprovados pela Food and Drug Administration (FDA) como terapia de primeira linha (primária) para pacientes na fase crônica da LMC, incluem dasatinibe e nilotinibe (NCCN, 2019b). Cada um desses inibidores apresenta um perfil de toxicidade diferente. Por exemplo: edema periorbital é comum com o uso prolongado de imatinibe; dasatinibe tem ação extremamente mielossupressora, e seu uso implica risco significativo de derrame pleural e prolongamento do intervalo QT; e nilotinibe tem efeitos cardiotóxicos. Outros inibidores da tirosinoquinase aprovados pela FDA como terapia de segunda linha (quando os pacientes não respondem satisfatoriamente aos agentes de primeira linha) são bosutinibe e ponatinibe. Todos os inibidores da tirosinoquinase são metabolizados pela via do citocromo P450, o que significa que interações medicamentosas são comuns. As substâncias que reduzem os efeitos dos inibidores da tirosinoquinase são corticosteroides, anticonvulsivantes, antiácidos e o fitoterápico hipérico (Hypericum perforatum). Já as substâncias que aumentam os efeitos dos inibidores da tirosinoquinase incluem suco de toranja (grapefruit), alguns antibióticos (p. ex., claritromicina) e antifúngicos azólicos (p. ex., clotrimazol, cetoconazol).

A LMC é uma doença que pode ser curada com transplante alogênico de células-tronco hematopoéticas em pacientes de outro modo hígidos que têm idade inferior a 65 anos. Entretanto, com o desenvolvimento de inibidores da tirosinoquinase, o momento do transplante tem sido questionado. Aproximadamente 90% dos pacientes que recebem transplante alogênico de células-tronco hematopoéticas durante a fase crônica da LMC estão livres da doença por 5 anos ou mais (Leukemia & Lymphoma Society, 2019b).

No tipo agudo da LCM (crise blástica), o tratamento pode se assemelhar à terapia de indução para leucemia aguda, com o uso dos mesmos medicamentos para a LMA ou leucemia linfocítica aguda (LLA; ver discussão adiante). Os pacientes cuja doença evolui para crise blástica "linfoide" apresentam maior probabilidade de capacidade de reentrada na fase crônica após a terapia de indução. Para aqueles cuja doença evolui para LMA, a terapia tem sido amplamente ineficaz no alcance de uma segunda fase crônica. Infecções e sangramento potencialmente fatais ocorrem com frequência nessa fase.

Manejo de enfermagem

A maioria dos inibidores da tirosinoquinase consiste em agentes orais; portanto, sua efetividade depende da capacidade e da motivação do paciente à adesão ao esquema terapêutico prescrito. Esses agentes provocam efeitos colaterais que o paciente pode ter dificuldade de controlar, como fadiga, astenia (fraqueza), prurido, cefaleia, erupções cutâneas e dor orofaríngea. Um estudo realizado na Alemanha com pacientes portadores de LMC tratados em esquema ambulatorial revelou uma taxa de adesão de 51% aos inibidores da tirosinoquinase orais (Hefner, Csef & Kunzmann, 2017), consistente com estudos anteriores. Nesse estudo, o esquecimento de ingerir o medicamento ou a demora de 2 horas ou mais em relação ao horário prescrito foram os motivos relatados mais comuns da redução da adesão. Outro estudo que analisou desafios à adesão aos agentes orais, realizado por Gborogen e Polek (2018), mostrou que mais de 50% dos enfermeiros participantes relataram a não adesão a agentes orais de seus pacientes. Os motivos da não adesão variaram de esquecimento do paciente a percepções de suporte inadequado. É extremamente importante que o enfermeiro oriente o paciente sobre o esquema medicamentoso, como lidar com os efeitos colaterais, as interações medicamentosas e a manipulação segura (Olsen et al., 2019) (ver Intervenções de enfermagem na Tabela 30.1). O enfermeiro também deve monitorar o paciente à procura de sinais e sintomas adversos da terapia, tais como diminuição do débito urinário, alterações do eletrocardiograma (ECG; os inibidores da tirosinoquinase podem causar arritmias e prolongamento do intervalo QT) e mielossupressão (p. ex., febre, calafrios, alterações do hemograma completo).

LEUCEMIA LINFOCÍTICA AGUDA

A LLA resulta da proliferação descontrolada de células imaturas (linfoblastos) derivadas da célula-tronco linfoide. A célula de origem é o precursor de linfócitos B em aproximadamente 75% dos casos de LLA; a LLA de linfócitos T ocorre em aproximadamente 25% dos casos. A translocação *BCR-ABL* (ver discussão anterior na seção sobre LMC) é observada em 20% das células blásticas da LLA (NCCN, 2019c). A LLA pode ocorrer em qualquer idade, mas 75 a 80% de todos os casos são encontrados em crianças, e a idade mediana por ocasião do diagnóstico é de 15 anos (NCCN, 2019c). Meninos são afetados com mais frequência do que meninas; o pico de incidência é aos 4 anos. Após os 15 anos, é relativamente incomum até os 45 anos, quando a incidência aumenta novamente (Leukemia & Lymphoma Society, 2018a). Para as pessoas com idade superior a 45 anos, os fatores de risco de LLA incluem velhice (sobretudo acima dos 70 anos), exposição prévia à quimioterapia ou à radioterapia e ser portador de determinadas condições genéticas (p. ex., especialmente síndrome de Down; também neurofibromatose, síndrome de Klinefelter e anemia de Fanconi) (NCCN, 2019c). Nas últimas décadas, avanços na compreensão da fisiopatologia e da genética molecular, bem como a incorporação de terapia com alvos moleculares e TCTH, resultaram em melhora das taxas de cura e em sobrevida total maior em pacientes com LLA.

Manifestações clínicas

Em alguns pacientes com LLA, as manifestações iniciais são inespecíficas, ao passo que outros não apresentam sintomas inicialmente. Com frequência, a doença é encontrada incidentalmente em exames laboratoriais de rotina ou em exame

TABELA 30.1 Fatores de risco associados à menor adesão à terapia oral para leucemia mieloide crônica (LMC).

Categoria dos fatores de risco	Fator de risco	Intervenções de enfermagem
Características do paciente	Escolaridade mais baixa (inferior ao ensino médio) Autorrelato melhorado das condições funcionais Baixa autoeficácia em relação à administração de medicamentos[a] Ingerir a medicação independentemente das refeições[a] Falta de conhecimento sobre a doença e o tratamento[a]	Explorar com o paciente as barreiras percebidas em relação à administração dos medicamentos Elaborar o esquema de administração dos medicamentos com o paciente; usar temporizador/alarme para avisar o horário da medicação Fornecer informações relevantes em formato compreensível para o paciente
Características sociais	O paciente vive sozinho[a] Níveis baixos de suporte social Baixo *status* socioeconômico	Avaliar a necessidade de acompanhamento telefônico e instituição de cuidados domiciliares (*home care*)
Características da doença e do tratamento	Maior intervalo de tempo desde o diagnóstico Taxas mais elevadas de efeitos colaterais relacionados com o tratamento[a] Número mais elevado de complicações relacionadas com o câncer[a] Não participação em um estudo clínico[a]	Monitorar atentamente o paciente à procura de efeitos colaterais Monitorar atentamente o paciente à procura de complicações Fornecer informações ao paciente sobre a elegibilidade para participação em estudo clínico, se aconselhável

[a]Indica fator de risco passível de intervenção de enfermagem. Adaptada de Gborogen, R. & Polek, C. (2018). Oral agents: Challenges with self-administered medication adherence in clinical trials. *Clinical Journal of Oncology Nursing, 22*(3), 333–339; Olsen, M., LeFebvre, K. & Brassil, K. (2019). *Chemotherapy and immunotherapy guidelines and recommendations for practice*. Pittsburgh, PA; Oncology Nursing Society.

físico realizado por outro motivo. Por ocasião do diagnóstico, as contagens de leucócitos podem estar acima ou abaixo dos valores normais, com uma proporção elevada de linfoblastos imaturos. Os linfócitos imaturos proliferam na medula e impedem o desenvolvimento de células mieloides normais. Como resultado, a hematopoese normal é inibida, resultando em quantidades reduzidas de granulócitos, eritrócitos e plaquetas. As manifestações da infiltração de células leucêmicas em outros órgãos são mais comuns com a LLA do que com outros tipos de leucemia, e incluem dor decorrente do aumento do fígado ou do baço, bem como dor óssea. O sistema nervoso central (SNC) é, em geral, um local de células leucêmicas; portanto, os pacientes podem exibir paralisia de nervos cranianos ou cefaleia e vômitos em virtude do envolvimento das meninges. Outros locais extranodais incluem testículos e mamas.

Manejo clínico

O objetivo do tratamento é obter a remissão sem toxicidade excessiva e com uma rápida recuperação hematológica, de modo que a terapia adicional possa ser administrada, se necessário. Em virtude da heterogeneidade da doença, os planos de tratamento têm por base marcadores genéticos da doença, bem como fatores de risco do paciente, principalmente a idade. De modo semelhante ao tratamento da LMA, o tratamento da LLA pode ser dividido em fases de indução, consolidação e manutenção. Tendo em vista que a LLA com frequência invade o SNC, a quimioterapia intratecal preventiva ou, com menos frequência, a irradiação craniana também são uma parte importante do plano de tratamento (NCCN, 2019c).

Os protocolos de tratamento para a LLA tendem a ser complexos, com o uso de uma ampla variedade de agentes quimioterápicos e cronogramas de administração complicados. O resultado esperado do tratamento é a remissão completa. Apesar da sua complexidade, o tratamento pode ser fornecido no ambiente ambulatorial em algumas circunstâncias, até que ocorram complicações graves. Os inibidores da tirosinoquinase (p. ex., imatinibe) são efetivos em pacientes com LLA cromossomo Philadelphia-positivos; esses fármacos podem ser usados isoladamente ou em combinação com a quimioterapia convencional (Leukemia & Lymphoma Society, 2018a).

As células blásticas linfoides normalmente são muito sensíveis aos corticosteroides e aos alcaloides da vinca; portanto, esses medicamentos integram a terapia de indução inicial (NCCN, 2019c). O corticosteroide dexametasona é preferido à prednisona, pois é mais tóxico para as células linfoides e apresenta melhor penetração no SNC. Em geral, uma antraciclina é incluída, às vezes com asparaginase. Após a remissão da doença, testes especiais (imunofenotipificação, rearranjos de gene de imunoglobulina, genes de receptor de linfócitos T, teste molecular) são realizados para a busca de células de leucemia residuais; esses testes podem detectar menos de uma célula de LLA entre 10.000 e 100.000 células normais. O teste de doença residual mínima é útil como um indicador prognóstico. Com base nesses resultados e na rapidez com que a remissão é alcançada, segue-se um esquema de consolidação, com diferentes combinações e doses dos fármacos utilizados na terapia de indução; o objetivo da consolidação é melhorar os resultados nos pacientes de alto risco para recidiva. Agentes como blinatumomabe ou inotuzumabe ozogamicina já se mostraram efetivos em pacientes com LLA com precursores de linfócitos B recidivada ou refratária (NCCN, 2019c).

Os pacientes com LLA podem apresentar alguns efeitos adversos únicos do tratamento. A administração de corticosteroides para tratar a LLA aumenta a suscetibilidade do paciente a infecções; infecções virais são comuns. Pode ocorrer necrose avascular em pacientes tratados com quimioterapia com base em corticosteroide, bem como com transplante. Os pacientes tratados com asparaginase têm maior risco de trombose. A hepatotoxicidade também é comum e pode requerer a cessação dos fármacos de suporte, tais como inibidores da bomba de prótons e determinados fármacos antibacterianos e antifúngicos.

O transplante alogênico de células-tronco hematopoéticas pode ser considerado durante a remissão inicial se as manifestações da doença e os exames sugerirem que o risco de recaída é alto (NCCN, 2019c; Leukemia & Lymphoma Society, 2018a). O desenvolvimento de células CAR-T (receptor quimérico de antígeno) melhorou significativamente os desfechos do tratamento e a sobrevida total dos pacientes com LLA (NCCN, 2019c). A terapia CAR-T utiliza o próprio sistema imune do paciente para combater a doença; linfócitos T do paciente são coletados, modificados e reinfundidos no paciente. O tratamento CAR-T pode servir como "ponte" antes do transplante e já qualificou pacientes para TCTH que antes eram inelegíveis. No caso de doença de risco moderado, o TCTH pode ser adiado até o momento da recaída, se esta ocorrer. O TCTH pode melhorar a sobrevida a longo prazo sem doença; entretanto, esse benefício potencial precisa ser avaliado em relação aos riscos associados ao procedimento, incluindo morte e complicações mórbidas a longo prazo.

Manejo de enfermagem

O manejo de enfermagem do paciente com leucemia aguda, inclusive LLA, é apresentado ao término da seção sobre leucemia neste capítulo.

LEUCEMIA LINFOCÍTICA CRÔNICA

A leucemia linfocítica crônica (LLC) é um processo maligno de idosos e o tipo mais prevalente de leucemia de adultos no mundo ocidental (NCCN, 2019d). A idade média por ocasião do diagnóstico é de 71 anos (Leukemia & Lymphoma Society, 2019c). A LLC raramente é observada em indígenas e não é frequente entre pessoas de descendência asiática. Ao contrário de outras formas de leucemia, existe uma forte predisposição familiar na LLC. A LLC pode ocorrer em 10% das pessoas com um parente de primeiro ou segundo grau com o mesmo diagnóstico. Veteranos da Guerra do Vietnã que foram expostos ao agente laranja podem ter risco de desenvolvimento dessa doença (ver seção seguinte), mas não existe ligação definitiva com outros pesticidas ou exposição a substâncias químicas. Embora muitos pacientes tenham uma expectativa de vida normal, outros terão uma expectativa de vida muito curta, em decorrência da natureza agressiva da doença.

Considerações sobre os veteranos das forças armadas

O agente laranja era um herbicida usado como desfolhante pelos militares dos EUA no Vietnã, no período de 1962 a 1975, quando acabou a participação americana na Guerra do Vietnã. Desde essa época, constatou-se que a dioxina, uma substância química usada no agente laranja, é carcinogênica. Há evidências suficientes de que LLC, linfoma de Hodgkin, linfomas não Hodgkin (LNHs) e gamopatia monoclonal de significado indeterminado (GMSI) estão associados à exposição ao agente laranja, embora também haja evidências sugerindo que a exposição ao agente laranja esteja ligada ao mieloma múltiplo (American

Cancer Society [ACS], 2020a). Aproximadamente 2 milhões de veteranos norte-americanos podem ter sido expostos aos efeitos deletérios do agente laranja enquanto prestavam serviço no Vietnã. O The U.S. Department of Veteran Affairs (VA) administra um *Agent Orange Registry* desde 1978. Veteranos qualificados que ingressaram no Agent Orange Registry são elegíveis para consultas e cuidados de saúde. Os veteranos que desenvolveram cânceres secundários à exposição ao agente laranja são elegíveis para receber benefícios sociais do VA (ver informações adicionais sobre veteranos expostos ao agente laranja na seção Recursos) (ACS, 2020a).

Fisiopatologia

A LLC é normalmente derivada de um clone maligno de linfócitos B. Um **clone** prolifera a partir de uma célula de origem, de modo que as células descendentes são idênticas à célula de origem. Contrariamente aos tipos agudos de leucemia, a maioria das células de leucemia na LLC é totalmente madura. Uma possível explicação para essa oncogênese é que aquelas células conseguem escapar da **apoptose** (morte celular programada), resultando em acúmulo excessivo das células na medula e na circulação. A LLC é caracterizada pelo acúmulo progressivo de células leucêmicas na medula óssea, no sangue e nos tecidos linfoides (NCCN, 2019d).

Como os linfócitos são pequenos, podem se movimentar facilmente pelos pequenos capilares dentro da circulação, e as complicações pulmonares e cerebrais da leucocitose observadas nas leucemias mieloides não são comumente encontradas na LLC. Todavia, essas células frequentemente se acumulam nos linfonodos e no baço. Quando decorrem mais de 12 meses para que a quantidade absoluta de linfócitos dobre (tempo de duplicação linfocitária), uma evolução mais agressiva da doença pode ocorrer em seguida.

A imunofenotipagem dos linfócitos B é crucial para estabelecer o diagnóstico, porque identifica a existência de um clone maligno dessas células; também é usada para estimar o prognóstico (NCCN, 2019d). Outras análises moleculares e citogenéticas especiais (p. ex., hibridização *in situ* fluorescente [FISH, do inglês *fluorescence in situ hybridization*]) também são usadas para orientar o prognóstico e o tratamento. A β2-microglobulina, uma proteína observada na superfície dos linfócitos, pode ser medida no soro; um nível elevado correlaciona-se com um estágio clínico mais avançado e um prognóstico mais desfavorável.

Podem ocorrer complicações autoimunes em qualquer estágio, seja como anemia hemolítica autoimune, seja como púrpura trombocitopênica idiopática. No processo autoimune, o sistema reticuloendotelial destrói os eritrócitos ou as plaquetas do próprio corpo. Pacientes com LLC também apresentam maior risco de desenvolvimento de outros cânceres. Aproximadamente 2 a 10% dos pacientes com LLC apresentarão uma transformação da doença para um linfoma muito agressivo, conhecida como transformação de Richter (NCCN, 2019d). Essa transformação resulta em aumento acentuado de linfadenopatia, esplenomegalia, sintomas B (Boxe 30.1) e sobrevida de apenas alguns meses apesar do tratamento. Em geral, o segundo câncer ocorre na pele, no cólon, nos pulmões, na próstata e nos rins.

Manifestações clínicas

Muitos pacientes são assintomáticos e são diagnosticados incidentalmente durante exames físicos de rotina ou durante o tratamento para outra doença. Sempre se observa linfocitose

Boxe 30.1 — FATORES DE RISCO: Sintomas B

Os sintomas B incluem:

- Febre de pelo menos 38°C, intermitente durante várias semanas e que não é explicada por infecção subjacente
- Sudorese noturna abundante
- Perda involuntária de pelo menos 10% do peso corporal nos 6 meses anteriores.

Aspectos gerais – sintomas B:

- São manifestações sistêmicas, ou seja, acometem múltiplos sistemas de órgãos
- Podem ocorrer em muitos tipos de processos malignos hematopoéticos, incluindo leucemia linfocítica crônica (LLC), linfoma de Hodgkin e linfomas não Hodgkin (LNHs)
- Estão associados aos piores prognósticos em pacientes com LLC, linfoma de Hodgkin e linfomas não Hodgkin (LNHs) do que em pacientes que não relatam sintomas B.

Adaptado de Leukemia & Lymphoma Society. (2018c). Hodgkin lymphoma. Retirado em 10/07/2019 de: www.lls.org/sites/default/files/file_assets/PS57_Hodgkin_Lymphoma2018.pdf.

(aumento da contagem de linfócitos). As contagens de eritrócitos e plaquetas podem estar normais ou, nos estágios posteriores da doença, diminuídas. A linfadenopatia é comum; esta pode ser grave e, às vezes, dolorosa (Figura 30.4). Esplenomegalia também pode ocorrer.

Os pacientes com LLC podem desenvolver sintomas B (ver Boxe 30.1), que prenunciam um prognóstico pior. A função das células T é comprometida e pode ser a causa da progressão tumoral, assim como do aumento da suscetibilidade a segundas malignidades e infecções. Infecções potencialmente fatais são

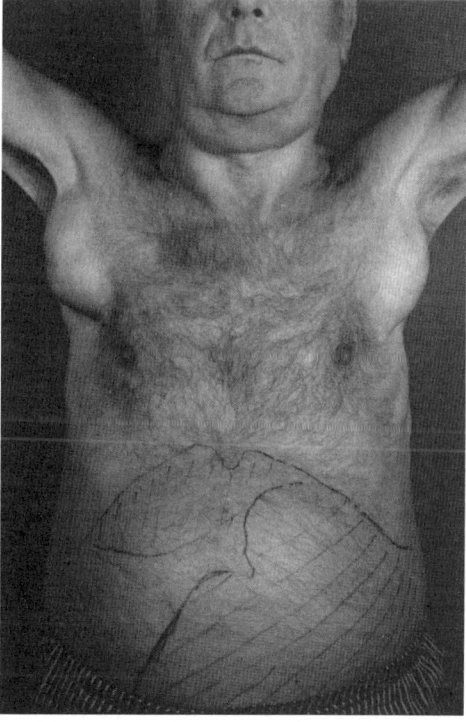

Figura 30.4 • Linfadenopatia maciça em um paciente com leucemia linfocítica crônica. Observe também o fígado e o baço aumentados. Reproduzida, com autorização, de Tkachuk, D. C. & Hirschman, J. V. (2007). *Wintrobe's atlas of clinical hematology* (Fig. 5.1, p. 154). Philadelphia, PA: Lippincott Williams & Wilkins.

particularmente comuns com a doença avançada e são responsáveis por mais da metade de todas as mortes nessa população de pacientes. Infecções virais, como herpes-zóster, podem tornar-se amplamente disseminadas. Também são observados defeitos no sistema do complemento, que resultam em aumento do risco de desenvolvimento de infecções por microrganismos encapsulados (p. ex., *Haemophilus influenzae*). Os pacientes devem ser submetidos a exame cuidadoso da pele anualmente (porque a incidência de câncer de pele é mais elevada nesse grupo), e as diretrizes de rastreamento de outros canceres devem ser seguidas, tais como cânceres de mama, colorretal, de pulmão e de próstata (NCCN, 2019d) (ver, no Capítulo 12, Tabela 12.3, as diretrizes de rastreamento de câncer).

Manejo clínico

Para os pacientes assintomáticos por ocasião do diagnóstico, a abordagem tradicional de conduta expectante é, com frequência, adotada até ser detectada progressão da doença (isso pode demorar meses a anos). Todavia, graças ao advento de novas modalidades terapêuticas (*i. e.*, terapia com alvos moleculares e imunoterapia), o tratamento pode ser iniciado mais precocemente (NCCN, 2019d). Além disso, estudos clínicos estão sendo realizados para avaliar se esses agentes mais novos estão associados à melhora da sobrevida dos pacientes. Vários parâmetros são levados em consideração quando é escolhido o tratamento, incluindo o estágio clínico da doença, os sinais/sintomas associados à doença, o estado funcional do paciente, o risco genético e a magnitude e a eficácia de qualquer tratamento anterior. O estado funcional é uma consideração complexa. Nesse contexto, incorpora a expectativa de vida do indivíduo independente de LLC (em decorrência de outras condições de saúde), a capacidade de tolerar terapia agressiva (na qual a depuração de creatinina é especialmente importante) e a capacidade de desempenhar as atividades da vida diária (AVDs) (Leukemia & Lymphoma Society, 2019c; NCCN, 2019d). Os pacientes com bom estado funcional normalmente conseguem tolerar a terapia agressiva e, com frequência, alcançam remissão completa duradoura. Em contrapartida, o objetivo do tratamento nos indivíduos com estado físico mais comprometido tem foco no controle de outras manifestações (p. ex., sudorese noturna abundante, linfadenopatia dolorosa).

O tratamento da LLC é variável e pode consistir em um agente imunoterápico combinado aos agentes quimioterápicos, tais como um anticorpo contra o antígeno CD20 do linfócito B (p. ex., rituximabe, ofatumumbe, obinutuzumabe) combinado com agentes quimioterápicos (p. ex., fludarabina, ciclofosfamida, bendamustina, clorambucila) como opção inicial. O agente quimioterápico de primeira linha mais comumente prescrito é a fludarabina. Quando a doença é acompanhada de deleção do gene *TP53* ou mutação desse gene, inibidores da tirosinoquinase, como ibrutinibe ou idelalisibe, podem ser prescritos como monoterapia ou em combinação com outros agentes (NCCN, 2019d). Pacientes com recidiva da doença ou doença refratária também podem receber agentes mais novos, como venetoclax, duvelisibe ou acalabrutinibe, dependendo da idade do paciente (inferior ou superior a 65 anos) e da existência ou não de comorbidades (NCCN, 2019d).

O principal efeito colateral da fludarabina é a supressão prolongada da medula óssea, manifestada por períodos prolongados de neutropenia, linfopenia e trombocitopenia, que colocam os pacientes em risco para infecções, como por *Pneumocystis jiroveci*, *Listeria*, micobactérias, herpes-vírus e citomegalovírus (CMV). O anticorpo monoclonal alentuzumabe é utilizado com frequência em combinação com outros agentes quimioterápicos quando a doença é refratária à fludarabina, o paciente apresenta marcadores prognósticos muito desfavoráveis ou é necessário erradicar a doença residual após o tratamento inicial. O alentuzumabe tem por alvo o antígeno CD52, comumente observado nas células de LLC; sua ação é efetiva para eliminação dessas células da medula e da circulação, sem afetar as células-tronco. Tendo em vista que o CD52 está presente em ambos os linfócitos B e T, os pacientes que recebem alentuzumabe correm risco significativo de ter infecções; o uso profilático de agentes antivirais e antibióticos (p. ex., sulfametoxazol-trimetoprima) é importante e precisa ser continuado por alguns meses após o término do tratamento. A infecção por CMV também é comum em pacientes que fazem uso de alentuzumabe, idelalisibe e duvelisibe, e a profilaxia é importante. Entre os agentes antivirais comumente prescritos, o vanciclovir é mais efetivo que o aciclovir no tratamento do CMV (NCCN, 2019d).

Pacientes medicados com idelalisibe ou duvelisibe correm risco aumentado de hepatotoxicidade, diarreia grave, colite e pneumonite. Já foi constatado que os inibidores da tirosinoquinase aumentam o risco de efeitos tóxicos cardiovasculares, incluindo hipertensão arterial sistêmica, prolongamento do intervalo QT, disfunção ventricular esquerda e insuficiência cardíaca (Olsen et al., 2019). A avaliação periódica contínua do hemograma completo, da bioquímica sanguínea, do ECG, da pressão arterial e do ritmo intestinal é importante para o monitoramento dos pacientes em uso desses fármacos.

Em virtude da idade mais avançada da maioria dos pacientes com LLC, o transplante alogênico de células-tronco hematopoéticas pode não ser uma opção, particularmente se houver comorbidades significativas. Entretanto, o transplante alogênico de células-tronco hematopoéticas pode ser efetivo em pacientes com deleções de *TP53* ou mutações associadas a prognóstico ruim. As taxas de morbidade e mortalidade permanecem elevadas (20%); portanto, essa modalidade terapêutica pode ser reservada para os pacientes com doença de alto risco, mais jovens e com alto grau de compatibilidade com o doador (NCCN, 2019d).

Manejo de enfermagem

Praticamente todos os pacientes com LLC apresentam níveis reduzidos de imunoglobulinas, e infecções bacterianas são comuns, independentemente do tratamento. O tratamento IV com imunoglobulina (IgIV) pode ser administrado a pacientes selecionados com infecção recorrente. Embora os estudos não tenham demonstrado melhora na sobrevida, a taxa de desenvolvimento de infecções graves é reduzida (NCCN, 2019d). Pacientes com LLC devem receber vacinações pneumocócicas e para *influenza*, conforme indicado. Vacinas vivas devem ser evitadas. O paciente com LLC corre risco aumentado de contrair várias infecções; as intervenções de enfermagem focadas na redução desses riscos estão resumidas no Boxe 12.6 (Capítulo 12).

PROCESSO DE ENFERMAGEM

Paciente com leucemia aguda

Avaliação

Embora o quadro clínico varie com o tipo de leucemia, bem como com o tratamento implementado, a anamnese pode revelar uma variedade de sintomas sutis relatados pelo paciente antes que o problema seja detectável ao exame físico. Se o paciente estiver hospitalizado, as avaliações devem ser realizadas diariamente, ou mais frequentemente, conforme recomendado. Tendo em vista que os achados físicos inicialmente podem ser sutis, uma avaliação completa e sistemática, que incorpora todos os sistemas corporais, é essencial. Por exemplo, tosse seca, dispneia leve e diminuição dos sons respiratórios podem indicar infecção pulmonar. Entretanto, a infecção pode não ser observada inicialmente à radiografia torácica; a ausência de neutrófilos adia a resposta inflamatória contra a infecção pulmonar, adiando, assim, as alterações radiográficas. Quando são realizadas avaliações seriadas, os achados atuais são comparados aos achados anteriores para avaliar a melhora ou a piora. As avaliações específicas dos sistemas corporais estão descritas nas precauções neutropênicas e de sangramento apresentadas no Capítulo 12, Boxe 12.6.

O enfermeiro também deve monitorar cuidadosamente os resultados dos exames laboratoriais, incluindo rastreamento da contagem de leucócitos, CAN, hematócrito, plaquetas, creatinina e níveis de eletrólitos, coagulograma e provas de função hepática. Os resultados da cultura precisam ser relatados imediatamente, de modo que a terapia antimicrobiana apropriada possa ser iniciada ou modificada.

Diagnóstico

DIAGNÓSTICOS DE ENFERMAGEM

Com base nos dados da avaliação, os principais diagnósticos de enfermagem podem incluir os seguintes:

- Risco de infecção, hemorragia ou ambos
- Integridade da mucosa oral prejudicada decorrente de alterações no revestimento epitelial do sistema digestório por quimioterapia ou administração prolongada de medicamentos antimicrobianos
- Comprometimento do estado nutricional associado a estado hipermetabólico, anorexia, mucosite, dor e náuseas
- Dor aguda associada a mucosite, infiltração leucocitária de tecidos sistêmicos, febre e infecção
- Fadiga e intolerância à atividade associadas a anemia, infecção, nutrição inadequada e descondicionamento
- Desequilíbrio hídrico associado a disfunção renal, diarreia, sangramento, infecção, aumento da velocidade metabólica, hipoproteinemia e necessidade de diversos medicamentos e hemoderivados intravenosos
- Comprometimento da capacidade de realizar higiene, de colocar roupas e de arrumar-se devido a fadiga e mal-estar
- Ansiedade e pesar em decorrência de incerteza em relação ao futuro, perda antecipada e modificação do desempenho do papel
- Risco de angústia espiritual
- Falta de conhecimento sobre o processo da doença, tratamento, manejo de complicações e medidas de cuidados pessoais

PROBLEMAS INTERDEPENDENTES/COMPLICAÇÕES POTENCIAIS

Entre as possíveis complicações, podem estar as seguintes (ver discussão adicional no Capítulo 12):

- Infecção
- Sangramento/CID
- Disfunção renal
- Cardiotoxicidade
- Infertilidade
- Síndrome de lise tumoral

Planejamento e metas

As principais metas para o paciente são: afastamento de complicações e dor; manutenção da nutrição adequada; tolerância às atividades; capacidade de realizar o autocuidado e de lidar com o diagnóstico e o prognóstico; imagem corporal positiva; e entendimento sobre o processo de doença e seu tratamento.

Intervenções de enfermagem

PREVENÇÃO OU MANEJO DE INFECÇÕES E SANGRAMENTOS

As intervenções de enfermagem relacionadas com a diminuição do risco de infecções e sangramentos estão descritas no Capítulo 12, Boxe 12.6.

MANEJO DA MUCOSITE

Embora seja dada ênfase à mucosa oral, toda a mucosa gastrintestinal pode estar alterada, não apenas pelos efeitos da quimioterapia, mas também pela administração prolongada de antibióticos. Ver avaliação e tratamento da mucosite no Capítulo 12.

MELHORA DA INGESTÃO NUTRICIONAL

O processo da doença pode aumentar a velocidade metabólica e as necessidades nutricionais do paciente. A ingestão nutricional geralmente é reduzida em virtude da dor e do desconforto associados à estomatite. O estímulo ou o fornecimento do cuidado bucal antes e após as refeições e a administração de agentes analgésicos antes das refeições podem ajudar a aumentar a ingestão. Se forem utilizados agentes anestésicos orais, o paciente deve ser aconselhado a mastigar com extrema cautela, para evitar mordidas inadvertidas na língua ou na mucosa bucal.

As náuseas não devem interferir na ingestão nutricional, tendo em vista que a terapia antiemética apropriada é altamente efetiva. Entretanto, as náuseas podem resultar de terapia antimicrobiana, de modo que algum tipo de terapia antiemética pode ainda ser necessário após a conclusão da quimioterapia.

Porções pequenas e frequentes de alimentos de textura macia e temperatura moderada podem ser mais bem toleradas. Podem ser prescritas dietas com baixo teor microbiano (evitar frutas ou vegetais não cozidos e aqueles sem casca removível), embora haja pouca evidência que apoie essa intervenção (Olsen et al., 2019). Suplementos nutricionais são administrados com frequência. A avaliação do peso corporal diário (bem como medições da ingestão e da produção) é oportuna para o monitoramento do estado hídrico. Tanto as contagens de calorias como as avaliações nutricionais mais formais são, com frequência, úteis. Nutrição parenteral pode ser necessária para manter a nutrição adequada.

DIMINUIÇÃO DA DOR E DO DESCONFORTO

Febres recidivantes são comuns na leucemia aguda; às vezes, são acompanhadas de calafrios com tremores (rigores), que podem ser graves. Podem ocorrer mialgias e artralgias. O paracetamol é comumente administrado para diminuir a febre, mas também aumenta a diaforese. A utilização de compressas úmidas frias pode ser útil, mas água fria ou bolsa de gelo deve ser evitada, tendo em vista que o calor não pode ser dissipado a partir de vasos sanguíneos constritos. As roupas de cama também requerem troca frequente. A massagem suave nas costas e nos ombros pode proporcionar conforto.

A mucosite também pode causar desconforto significativo. Além das práticas de higiene oral, a analgesia controlada pelo paciente pode ser efetiva no controle da dor (ver Capítulo 9). Com exceção da mucosite grave, menos dor está associada à leucemia aguda do que a muitos outros tipos de câncer. Entretanto, o sofrimento psicológico que o paciente suporta pode ser imenso. Em geral, é oportuno ouvir o paciente de modo ativo e, possivelmente, encaminhá-lo para aconselhamento profissional.

REDUÇÃO DA FADIGA E DA INTOLERÂNCIA À ATIVIDADE

A fadiga é um sintoma comum e opressivo. As intervenções de enfermagem devem se concentrar no auxílio ao paciente para estabelecer um equilíbrio entre as atividades e o repouso. Pacientes com leucemia aguda precisam manter alguma atividade física e exercícios para prevenir o descondicionamento que resulta da inatividade. O uso de uma máscara com filtro de alta eficiência para particulados no ar (HEPA, do inglês *high-efficiency particulate air*) pode possibilitar que o paciente deambule fora do quarto, apesar da neutropenia grave. A bicicleta ergométrica também pode ser instalada no quarto; entretanto, muitos pacientes não têm motivação ou energia para utilizá-la. No mínimo, os pacientes devem ser incentivados a sentar-se em uma poltrona enquanto estiverem acordados, em vez de permanecer no leito; mesmo essa simples atividade pode melhorar o volume corrente e intensificar a circulação do paciente. A fisioterapia também pode ser benéfica. Os pacientes com leucemia aguda podem precisar de hospitalização para o cuidado de enfermagem extensivo (seja durante a terapia de indução ou consolidação, seja durante as complicações resultantes); com frequência, ocorre privação do sono. Os enfermeiros precisam implementar estratégias criativas que possibilitem o sono ininterrupto por no mínimo algumas horas enquanto ainda administram os medicamentos necessários no horário (Boxe 30.2).

MANUTENÇÃO DO EQUILÍBRIO HIDRELETROLÍTICO

Episódios febris, sangramento e reposição de líquidos inadequada ou excessivamente agressiva podem alterar o estado hídrico do paciente. De modo similar, diarreia persistente e vômitos que ocorrem com determinados agentes quimioterápicos e imunoterápicos e a utilização a longo prazo de determinados agentes antimicrobianos podem causar déficits significativos nos eletrólitos. O equilíbrio hídrico deve ser controlado com precisão, bem como o peso corporal, diariamente. O paciente deve ser avaliado quanto a sinais de desidratação, bem como de sobrecarga de líquido, com atenção especial ao estado pulmonar e ao desenvolvimento de edema pendente. Os resultados de exames laboratoriais, principalmente de eletrólitos, ureia sérica, creatinina e hematócrito, devem ser monitorados e comparados aos resultados anteriores. A reposição de eletrólitos, especialmente potássio e magnésio, comumente é necessária. Pacientes que recebem anfotericina ou determinados antibióticos correm maior risco de depleção de eletrólitos.

MELHORA DOS CUIDADOS PESSOAIS: BANHO, VESTIR-SE E HIGIENE PESSOAL

Tendo em vista que as medidas de higiene são tão importantes nessa população de pacientes, elas devem ser realizadas pelo enfermeiro quando o paciente não puder fazê-lo. Entretanto, o paciente deve ser incentivado a realizar o autocuidado tanto quanto possível para preservar a mobilidade e a função, bem como a autoestima. Os pacientes podem apresentar sentimentos negativos quando eles não podem mais cuidar de si próprios. É oportuno ouvir o paciente com empatia, assim como tranquilizá-lo, informando de maneira realista que esses déficits são temporários. À medida que o paciente se recupera, o enfermeiro

---

Boxe 30.2 — PERFIL DE PESQUISA DE ENFERMAGEM

Fadiga e transtornos do sono em adultos com leucemia aguda

Bryant, A., Gosselin, T., Coffman, E. et al. (2018). Symptoms, mobility, and function, and quality of life in adults with acute leukemia during initial hospitalization. *Oncology Nursing Forum*, 45(5), 653-664.

Finalidade

Pacientes com diagnóstico recente de leucemia aguda precisam ser hospitalizados, em geral por 4 a 6 semanas, para manejo da fase de indução agressiva da quimioterapia e seus efeitos tóxicos. Esses sintomas podem impactar substancialmente a qualidade de vida e a capacidade do paciente de desempenhar atividades da vida diária (AVDs). O propósito desse estudo foi analisar sintomas globais da saúde física e mental em adultos com diagnóstico recente de leucemia aguda.

Metodologia

Foi um estudo longitudinal prospectivo com um total de 49 participantes adultos, incluindo 36 homens e 13 mulheres. Os dados foram coletados por ocasião da hospitalização (dados basais) e, depois, semanalmente até a alta hospitalar. As ferramentas de avaliação de dados incluíram: o PROMIS (Patient-Reported Outcomes Measurement Information System), que determina várias medidas de qualidade de vida autorrelatadas, como fadiga, ansiedade, depressão, dor, transtornos do sono e saúde física e mental global; a FACT-Leu (Functional Assessment of Cancer Therapy-Leukemia), que mensura sintomas específicos de leucemia; a KPS (Karnofsky Performance Status Scale), que mensura a função; e o TUG (Timed UP and Go Test), que mensura a mobilidade física.

Achados

Esse estudo foi o maior, até o momento, a avaliar os sintomas e a qualidade de vida dos pacientes com diagnóstico recente de leucemia aguda durante a hospitalização. Todos os participantes tinham uma ou mais comorbidades, bem como índice de massa corporal (IMC) médio do grupo de 30,8 (desvio padrão = 6,7), indicativo de sobrepeso ou obesidade por ocasião da hospitalização. Não foram observadas diferenças significativas em termos de saúde mental global, de dor ou da Karnofsky Performance Status Scale (KPS). Houve reduções significativas da fadiga ($p < 0,001$), da ansiedade ($p < 0,001$), da depressão ($p = 0,004$) e dos transtornos do sono ($p = 0,005$) quando comparados os valores basais e os valores por ocasião da alta hospitalar. Também houve redução significativa dos sintomas leucêmicos ($p < 0,001$), indicando melhores desfechos leucêmicos, que é a meta da terapia.

Implicações para a enfermagem

Os profissionais de enfermagem precisam estar cientes dos fatores que podem comprometer o sono dos pacientes com câncer, tanto durante o tratamento como depois dele. Visto que a fadiga tem participação importante nos transtornos do sono, o enfermeiro precisa avaliar e elaborar estratégias para aliviá-la, sobretudo enquanto o paciente está no hospital. Transtorno do sono, fadiga e dor contribuem para o risco aumentado de quedas; portanto, questões relacionadas com a segurança também devem ser abordadas com o paciente e com seus familiares. O enfermeiro deve encorajar o paciente a praticar exercícios físicos e ter alguma atividade física como parte de sua rotina diária. Essas práticas reduzem a fadiga e melhoram o sono. Além disso, o enfermeiro deve ter bons conhecimentos sobre os sintomas comuns em pessoas com leucemia e as intervenções para controlá-los.

o auxilia na retomada de mais cuidados pessoais. Os pacientes normalmente recebem alta hospitalar com um dispositivo de acesso vascular (p. ex., cateter de Hickman, cateter central de inserção periférica [PICC, do inglês *peripherally inserted central catheter*]), e é necessária a coordenação com os serviços de cuidados domiciliares adequados para o tratamento do cateter.

Manejo da ansiedade e do pesar

Receber o diagnóstico de leucemia aguda pode ser extremamente assustador. Em muitos casos, a necessidade de iniciar o tratamento é emergente, e o paciente tem pouco tempo para aceitar o fato de que apresenta a doença antes de tomar decisões a respeito da terapia. Proporcionar apoio emocional e discutir o futuro incerto são ações cruciais. O enfermeiro também deve avaliar quanta informação o paciente deseja obter sobre a doença, seu tratamento e as possíveis complicações. Esse desejo deve ser reavaliado em intervalos, pois as necessidades e o interesse pelas informações mudam durante todo o período da doença e do tratamento. As prioridades devem ser identificadas, de modo que os procedimentos, as avaliações e as expectativas dos cuidados pessoais sejam adequadamente explicados, até mesmo àqueles que não desejam informações extensivas.

Muitos pacientes exibem sintomas depressivos e começam a sentir luto por suas perdas, como: nas funções normais na família, nos papéis e nas responsabilidades profissionais e sociais, bem como na função física. O enfermeiro pode colaborar com o paciente na identificação das fontes do pesar e encorajá-lo a deixar que o tempo ajuste as principais alterações na sua vida causadas pela enfermidade. Pode ser necessária a reestruturação dos papéis na vida familiar e profissional. É essencial encorajar o paciente a identificar opções e dar tempo para a tomada de decisões importantes.

A condição física do paciente pode deteriorar rapidamente, e, com frequência, não é fácil discernir se o paciente se recuperará ou se morrerá por causa das complicações. Proporcionar suporte emocional para o paciente e para seus familiares é crucial e tão importante quanto a prestação de cuidados físicos especializados.

A alta hospitalar também pode provocar ansiedade. Embora a maioria dos pacientes fique ansiosa para voltar para casa, pode não sentir confiança em sua capacidade de tratar as possíveis complicações e retomar as suas atividades normais. A comunicação próxima entre os enfermeiros nos distintos ambientes de cuidados pode tranquilizar os pacientes de que eles não serão abandonados.

Estímulo ao bem-estar espiritual

Tendo em vista que a leucemia aguda é uma doença séria e potencialmente fatal, o enfermeiro pode oferecer apoio para intensificar o bem-estar espiritual do paciente. As práticas espirituais e religiosas do paciente devem ser avaliadas e devem ser oferecidos serviços religiosos. Por todo o período de enfermidade do paciente, o enfermeiro o ajuda a manter a esperança. Entretanto, a esperança deve ser realista e com certeza mudará durante a evolução da doença. Por exemplo, o paciente inicialmente pode ter a esperança de ser curado, mas, com repetidas recidivas e uma mudança para um hospital residencial ou de cuidados paliativos, pode passar a ter a esperança de uma morte tranquila e digna. (Ver discussão sobre os cuidados paliativos e ao fim da vida no Capítulo 13.)

Promoção de cuidados domiciliar, comunitário e de transição

 Orientação do paciente sobre autocuidados. A maioria dos pacientes lida melhor quando entende o que está acontecendo com eles. Com base no nível de alfabetismo em saúde e no interesse, as orientações do paciente e da família devem iniciar concentrando-se na doença (incluindo um pouco da fisiopatologia), no seu tratamento e, certamente, no significativo risco de infecção e sangramento (ver Capítulo 29, Boxes 29.7 e 29.8).

Embora o manejo de um dispositivo de acesso vascular possa ser explicado e demonstrado à maioria dos pacientes e familiares, esse cuidado normalmente é realizado por uma equipe enfermagem de uma agência de cuidado domiciliar ou clínica ambulatorial. Os pacientes e os familiares precisam de instruções básicas sobre o manejo do dispositivo de acesso vascular, especialmente sobre a prevenção de infecções.

Cuidados contínuos e de transição. Quando os pacientes estão clinicamente estáveis, mas precisam de antibióticos por via parenteral ou transfusão de hemocomponentes, esses procedimentos são realizados mais frequentemente em esquema ambulatorial. Os enfermeiros nesses ambientes devem se comunicar regularmente. Eles devem informar ao paciente os parâmetros importantes para monitoramento, explicar como monitorá-los, bem como fornecer instruções específicas sobre quando procurar cuidados do médico ou de outro profissional de saúde.

O paciente e a família devem mostrar completa compreensão da doença, do prognóstico e do monitoramento de complicações ou recidiva. O enfermeiro deve assegurar que essas informações sejam fornecidas. Se o paciente deixar de responder à terapia, é importante respeitar as escolhas dele a respeito do tratamento e dos cuidados ao fim da vida. Diretrizes antecipadas ou outro método devem ser usados para o paciente declarar suas preferências quanto à terminalidade da vida (ver Capítulo 13, Boxe 13.5). Para pacientes com leucemia aguda, a morte é normalmente decorrente de infecção ou, com menos frequência, de sangramento. Os familiares devem ser informados sobre essas complicações e as medidas a serem adotadas caso elas ocorram. Muitos familiares não conseguem lidar com o cuidado necessário quando o paciente começa a ter sangramento ativo. É importante delinear as alternativas à permanência do paciente no domicílio, tais como internação em um hospital residencial.

Reavaliação

Entre os resultados esperados, estão:
1. O paciente não apresenta sinal de infecção.
2. Não apresenta sangramento.
3. Apresenta membranas mucosas orais intactas.
    a. Participa no esquema de higiene oral.
    b. Não relata desconforto na boca.
4. Conquista um nível de nutrição ideal.
    a. Mantém o peso com o aumento da ingestão de alimentos e líquidos.
    b. Mantém depósitos proteicos adequados (p. ex., albumina, pré-albumina).
5. Relata satisfação com os níveis de dor e conforto.
6. Apresenta menos fadiga e aumento das atividades.
7. Mantém o equilíbrio hidreletrolítico.
8. Participa no autocuidado.
9. Lida com a ansiedade e o pesar.
    a. Discute as preocupações e os temores.
    b. Aplica adequadamente as estratégias de manejo do estresse.
    c. Participa de decisões a respeito dos cuidados ao fim da vida.
10. Relata sensação de bem-estar espiritual.
11. Ausência de complicações.

SÍNDROMES MIELODISPLÁSICAS

As síndromes mielodisplásicas (SMDs) são um grupo de distúrbios clonais das células-tronco mieloides que causam displasia (desenvolvimento anormal) em um ou mais tipos de linhagens celulares. Esses distúrbios resultam comumente em citopenias (baixas contagens sanguíneas), com a tendência a evoluir para leucemia aguda (Sockel & Platzbecker, 2018). Uma manifestação comum das SMDs é anemia decorrente da displasia dos eritrócitos, embora leucócitos (sobretudo neutrófilos) e plaquetas também possam ser afetados. Apesar de a medula óssea ser de fato hipercelular, muitas das células em seu interior morrem antes de serem liberadas para a circulação. Portanto, a quantidade real de células na circulação é tipicamente inferior à normal. Na SMD, as células afetadas não funcionam normalmente. Os neutrófilos apresentam diminuição da capacidade de destruir bactérias por meio da **fagocitose** (ingestão e digestão celular de corpos estranhos); as plaquetas apresentam menos capacidade de agregação e são menos adesivas do que o habitual. O resultado desses defeitos é o aumento do risco de infecções e sangramentos, mesmo quando a quantidade real de células circulantes possa não ser excessivamente baixa.

Essa doença é encontrada primariamente em adultos mais velhos (a idade mediana por ocasião do diagnóstico é de 65 a 70 anos), é idiopática devido à lesão das células-tronco hematopoéticas e ocorre mais frequentemente em homens do que em mulheres (Montalban-Bravo & Garcia-Manero, 2017; Sockel & Platzbecker, 2018). Além disso, aproximadamente 10 a 15% dos pacientes desenvolverão SMD após a exposição a agentes alquilantes, radioterapia ou substâncias químicas (p. ex., benzeno) e/ou têm um distúrbio genético hereditário, como anemia de Fanconi ou trissomia do 21 (Sockel & Platzbecker, 2018). Síndromes genéticas são responsáveis por aproximadamente 50% dos casos (p. ex., síndrome de Down, trissomia do 8, neurofibromatose tipo 1) (Leukemia & Lymphoma Society, 2019d; NCCN, 2019e).

Manifestações clínicas

As manifestações da SMD podem variar amplamente. Alguns pacientes são assintomáticos, e a doença é descoberta incidentalmente quando um hemograma completo é realizado para outros fins. Outros pacientes apresentam sintomas profundos e complicações da doença. Uma vez que a SMD tende a ocorrer em adultos mais velhos, outras condições de saúde crônicas concomitantes podem exacerbar os sintomas associados à doença. Fadiga é uma queixa frequente, com níveis variados de intensidade e frequência. A disfunção de neutrófilos impõem ao paciente o risco de pneumonias recidivantes e outras infecções. Tendo em vista que a função plaquetária também pode estar alterada, podem ocorrer sangramentos. Esses problemas podem persistir em um estado razoavelmente estável por meses, até mesmo anos. Ao longo do tempo, a medula óssea pode não conseguir produzir células suficientes, apesar do suporte com transfusão ou fatores de crescimento; isso é denominado *insuficiência da medula óssea*. A SMD também pode progredir ao longo do tempo; à medida que a displasia evolui até um estado leucêmico, as complicações tornam-se mais graves. Todavia, é importante mencionar que a maioria dos pacientes com SMD morre em decorrência de complicações da própria doença ou de outras comorbidades, e não de complicações da leucemia aguda (Leukemia & Lymphoma Society, 2019d).

Avaliação e achados diagnósticos

O hemograma completo normalmente revela anemia macrocítica; as contagens de leucócitos e plaquetas também podem estar diminuídas. Outras causas potenciais de citopenias, que podem incluir deficiências de vitaminas, infecção viral, hemorragia digestiva, doença autoimune, esplenomegalia e disfunção hepática, devem ser excluídas. Os níveis séricos de eritropoetina podem ser variáveis, e a contagem de **reticulócitos** (eritrócitos imaturos) pode estar inadequadamente baixa. O achado de células blásticas no hemograma completo indica progressão da doença para leucemia aguda. Para ajudar a descartar outras causas de anemia, podem ser solicitados outros exames laboratoriais, incluindo níveis séricos de folato, vitamina B, ferritina, capacidade total de ligação do ferro (CTLF), ferro e hormônio tireoestimulante (TSH, do inglês *thyroid-stimulating hormone*).

O diagnóstico oficial de SMD se fundamenta nos resultados de aspiração (para pesquisar displasia) e na biopsia da medula óssea (para determinar as características das células afetadas). Esses exames ajudam a determinar o prognóstico, o risco de transformação leucêmica e, em alguns pacientes, a terapia mais efetiva (Montalban-Bravo & Garcia-Manero, 2017); portanto, o enfermeiro precisa compreender a categoria de estratificação de risco de cada paciente. Os pacientes com doença de baixo risco apresentam sobrevida muito mais longa (10 anos) em comparação aos pacientes não tratados com doença de alto risco (cuja sobrevida normalmente é inferior a 9 meses) (NCCN, 2019e) (ver discussão sobre aspiração e biopsia da medula óssea no Capítulo 28).

Manejo clínico

As estratégias de manejo clínico para SMD são baseadas na estratificação de risco para determinar o estágio da doença e o prognóstico. A ferramenta mais comumente utilizada é o International Prognostic Scoring System (IPSS), que avalia citopenia, necessidade de transfusão, percentual de células blásticas na medula óssea e características citogenéticas (Montalban-Bravo & Garcia-Manero, 2017). A maioria dos pacientes com SMD é diagnosticada como portadores de doença de baixo rico; para esses pacientes, o objetivo da terapia é manter ou restaurar a qualidade de vida, melhorar a citopenia e diminuir a necessidade de transfusão. Alguns pacientes com sintomas leves precisam apenas de monitoramento periódico de exames laboratoriais indicativos de função hematológica (p. ex., hemograma completo, contagem de reticulócitos, níveis séricos de folato, ferritina e ferro). Todavia, aproximadamente dois terços dos pacientes com diagnóstico de baixo risco apresentam complicações relacionadas com a citopenia por ocasião do diagnóstico e podem precisar de transfusões de sangue e/ou de agente estimulador da eritropoese.

Pacientes com risco baixo a intermediário e dependentes de transfusão são, normalmente, tratados com um agente hipometilante (p. ex., azacitidina, decitabina). Esses agentes inibem os genes anormais que regulam a metilação, promovendo os genes supressores de tumor e possibilitando a diferenciação mieloide na medula óssea (NCCN, 2019e). Nenhum desses agentes comprovadamente modifica a evolução natural da SMD de baixo risco; portanto, os agentes hipometiladores não são comumente usados até os agentes estimulantes eritroides deixarem de ser efetivos no controle da dependência de transfusão (NCCN, 2019e). Esses agentes conseguem melhorar a citopenia, reduzir a demanda por transfusão, diminuir a probabilidade de transformação para LMA e melhorar a sobrevida total.

Para o paciente de alto risco, as metas da terapia são retardar a transformação leucêmica e prolongar a expectativa de vida (NCCN, 2019e; Sockel & Platzbecker, 2018). O transplante alogênico de células-tronco hematopoéticas ainda é a única opção de cura potencial para as SMDs, mas frequentemente não é uma opção viável para muitos pacientes, pois vários deles têm idade avançada e comorbidades significativas. O transplante alogênico de células-tronco hematopoéticas é recomendado para pacientes com SMDs hipoplásicas, para pacientes mais jovens e para pacientes que não responderam satisfatoriamente a outras opções terapêuticas (Montalban-Bravo & Garcia-Manero, 2017; NCCN, 2019e).

Lenalidomida (um análogo da telidomida) é o padrão de cuidado para pacientes com deleção 5q (anormalidade cromossômica), considerados de baixo risco e sem trombocitopenia (NCCN, 2019e). O tratamento com lenalidomida pode causar neutropenia e trombocitopenia, que exigem retardo do tratamento ou redução da dose (NCCN, 2019e). Outras terapias imunossupressoras que mostraram alguma eficácia no tratamento de SMDs são globulina antimócito, associada ou não à ciclosporina, e corticosteroides. Esses agentes são usados em um subconjunto de pacientes com SMDs que apresentam respostas imunes reduzidas (p. ex., têm neutropenia) (Montalban-Bravo & Garcia-Manero, 2017).

Os pacientes geralmente precisam de transfusões repetidas (CH, plaquetas, ou ambos) durante todo o curso da doença para manter níveis adequados de hemoglobina e plaquetas (denominada *dependência de transfusões*). As tentativas para melhorar a anemia e reduzir a transfusão de eritrócitos são frequentemente bem-sucedidas com o uso de agentes de estimulação eritroide (alfaepoetina ou alfadarbopoetina). Doses superiores às normais podem ser necessárias para alcançar a melhora adequada na hemoglobina. O acréscimo de fatores de crescimento mieloide, como fator de crescimento de colônias de granulócitos ou fator de crescimento de colônia de granulócitos-macrófagos, podem reforçar a responsividade a esses agentes (NCCN, 2019e). A duração mediana da resposta dessa terapia é de 2 anos. Em geral, as demandas de transfusão aumentam até esse ponto.

A trombocitopenia é um desafio no manejo dos pacientes com síndromes mielodisplásicas. O controle da trombocitopenia grave é difícil, porque os pacientes podem desenvolver rapidamente refratariedade às transfusões de plaquetas devido à aloimunização (Leukemia & Lymphoma Society, 2019d). Além disso, pode ocorrer sangramento mesmo quando a contagem de plaquetas não está extremamente baixa devido à disfunção plaquetária. As causas da trombocitopenia parecem ser o aumento da apoptose e a destruição prematura na medula óssea das plaquetas antes de sua liberação para a circulação (NCCN, 2019e). Os agonistas recombinantes de receptor de trombopoetina romiplostim e eltrombopague foram desenvolvidos com o propósito de estimular a proliferação e a diferenciação de megacariócitos em plaquetas na medula óssea. Os dois agentes demonstraram a capacidade de elevar significativamente as contagens de plaquetas nessa população, mas sua duração de ação pode não ser prolongada. Taxas elevadas de fibrose da medula óssea e a evolução da LMA parecem ser reduzidas pela interrupção do fármaco, mas são necessários estudos adicionais (NCCN, 2019e).

A sobrecarga de ferro é outra complicação significativa dos pacientes com SMDs, sobretudo aqueles que recebem rotineiramente transfusões de CHs (dependentes de transfusão). O ferro extra é depositado nas células do sistema reticuloendotelial e, posteriormente, nos órgãos parenquimatosos (p. ex., fígado). Embora ainda não tenha sido estabelecida uma relação causa-efeito verdadeira, há uma preocupação significativa de que os pacientes com SMD dependente de transfusão corram risco elevado de desenvolver distúrbios cardíacos, sobretudo insuficiência cardíaca, bem como disfunção hepática e endócrina (NCCN, 2019e). O excesso de ferro e o consequente aumento do estresse oxidativo também estão associados a disfunção pancreática, desenvolvimento de diabetes melito, aumento das taxas de infecção e redução da hematopoese.

A terapia de quelação de ferro é comumente implementada para prevenir ou reverter as complicações da sobrecarga de ferro. Os pacientes com hepatopatia preexistente, inclusive cirrose, não devem ser medicados com quelantes orais de ferro. Estudos constataram que a sobrecarga de ferro tem participação no aumento das taxas de morbidade e mortalidade no estágio inicial das SMDs em decorrência de disfunções hepática, cardíaca e endócrina (NCCN, 2019e). É recomendado monitoramento rotineiro dos níveis séricos de ferritina, a fim de determinar as reservas de ferro e a possível sobrecarga de ferro, de todos os pacientes com SMDs que têm necessidade de transfusões regulares de CHs. O nível de ferritina deve ser mantido abaixo de 1.000 mcg/ℓ. O ferro se liga ao agente quelante e, em seguida, é excretado na urina. Tendo em vista que a terapia com quelação remove apenas uma pequena quantidade de ferro a cada tratamento, pacientes com sobrecarga de ferro crônica decorrente de transfusões de hemácias precisam de terapia com quelação contínua pelo tempo em que houver sobrecarga de ferro. A quelação de ferro com deferasirox oral substituiu a terapia padrão anterior, que consistia em infusões subcutâneas de deferoxamina. Todavia, a adesão ainda é um desafio, em grande parte por causa da toxicidade associada ao fármaco.

As taxas de infecção são elevadas em pacientes com SMDs que frequentemente precisam de hospitalização. Neutropenia grave, doença pulmonar obstrutiva crônica (DPOC) coexistente ou doença autoimune e história de outro processo maligno são associadas a risco mais elevado de desenvolver infecção, ao passo que gravidade da trombocitopenia, idade, terapia para a síndrome mielodisplásica ou diabetes melito não o são (Leukemia & Lymphoma Society, 2019d; NCCN, 2019e). A pneumonia é o tipo de infecção mais frequente nessa população de pacientes; as bactérias (gram-negativas e gram-positivas) são os patógenos predominantes.

A administração dos fatores de crescimento mieloides pode ser útil em alguns pacientes com infecções e neutropenia grave, mas não é comumente utilizada para prevenir infecções. Antibióticos profiláticos não são rotineiramente usados, de modo que não se desenvolvam microrganismos resistentes; contudo, a instituição rápida de tratamento antimicrobiano é essencial quando a infecção se manifesta, a fim de diminuir o risco de aumento da mortalidade.

Manejo de enfermagem

O cuidado dos pacientes com SMD pode ser desafiador, pois a doença é imprevisível. Assim como outros distúrbios hematológicos, alguns pacientes (sobretudo aqueles sem sintomas) têm dificuldade em perceber que apresentam uma doença séria, com complicações potencialmente fatais. No outro extremo, muitos pacientes apresentam grandes dificuldades em lidar com o curso incerto da doença e o temor de que a doença evoluirá para LMA. Portanto, é importante que os pacientes compreendam o risco único de transformação da doença em LMA e reconheçam que, para a maioria dos pacientes, a SMD é uma doença crônica. É imperativo que o enfermeiro reconheça quaisquer condições de saúde concomitantes que o paciente apresente. Esse conhecimento ajuda o enfermeiro na formulação de um plano melhor e no manejo dos cuidados prestados ao paciente. Por exemplo, um paciente com insuficiência cardíaca ou DPOC subjacente pode não tolerar bem a anemia, tampouco uma transfusão mais rápida de CH.

Pacientes com SMD necessitam de instruções extensivas a respeito de risco de infecções, medidas para evitá-las, sinais e sintomas de desenvolvimento de infecção e medidas apropriadas a serem adotadas caso ocorram. Também devem ser fornecidas orientações sobre o risco de sangramento. Os pacientes precisam ser instruídos a informar outros profissionais de saúde, inclusive dentistas, de que têm SMD e seus riscos de infecção e sangramento. Para os pacientes com SMD que estão hospitalizados, podem ser necessárias precauções neutropênicas.

Fadiga é, com frequência, um sintoma debilitante para o paciente com SMD e interfere significativamente na qualidade de vida. Pode comprometer a capacidade funcional do paciente no trabalho ou em casa e de participar em atividades significativas, além de afetar a função cognitiva global do paciente (Leukemia & Lymphoma Society, 2019d; NCCN, 2019e). Os pacientes se beneficiam de orientação antecipada sobre como viver com esse sintoma, e podem ser necessárias estratégias criativas.

Os valores laboratoriais precisam ser cuidadosamente monitorados para antecipar a necessidade de transfusão e determinar a resposta ao tratamento com fatores de crescimento. Pacientes com necessidades de transfusões crônicas com frequência se beneficiam da inserção de um dispositivo de acesso vascular para essa finalidade. Aqueles pacientes que recebem quimioterapia precisam de instruções extensivas a respeito dos efeitos colaterais do tratamento (e como tratá-los) e dos cronogramas de tratamento. Os pacientes que recebem fatores de crescimento precisam de orientação sobre esses medicamentos, os esquemas de administração e os efeitos colaterais.

A terapia com quelação é um processo aplicado para remover o excesso de ferro adquirido por meio de transfusões crônicas. Efeitos colaterais de agentes quelantes orais incluem, com frequência, diarreia e cólicas abdominais. A orientação para o paciente ingerir o medicamento à noite, antes do jantar, e aumentar gradativamente a dose com o passar do tempo pode reduzir esses efeitos colaterais. Em geral, a erupção cutânea é leve e raramente impõe a interrupção temporária do fármaco. O monitoramento da função renal é importante, uma vez que é comum a elevação dos níveis séricos de creatinina. A dose deve ser reduzida se os níveis séricos de creatinina se elevarem em mais de um terço dos valores basais. Os pacientes com hepatopatia preexistente, inclusive cirrose, não devem ser medicados com quelantes orais de ferro.

NEOPLASIAS MIELOPROLIFERATIVAS

As neoplasias mieloproliferativas se originam nas células-tronco hematopoéticas e são caracterizadas por proliferação clonal de um ou mais tipos de células mieloides (Arber et al., 2016; Spivak, 2018). Os distúrbios mieloproliferativos cromossomo Philadelphia-negativos incluem policitemia vera, trombocitopenia essencial e mielofibrose primária.

POLICITEMIA VERA

A policitemia vera (às vezes denominada policitemia primária) é o mais comum dos três distúrbios mieloproliferativos cromossomo Philadelphia-negativos. Na policitemia vera, a medula óssea é hipercelular, e as contagens de eritrócitos, leucócitos e plaquetas no sangue periférico com frequência estão elevadas. A elevação eritrocitária predomina; o hematócrito pode exceder 60% em alguns casos (Tefferi & Barbui, 2019). A idade mediana por ocasião do início da doença é de 60 anos; a sobrevida mediana é, em geral, de 14 a 20 anos (Fowlkes, Murray, Fulford et al., 2018a; Tefferi & Barbui, 2019).

Manifestações clínicas

As manifestações clínicas são variáveis. Alguns pacientes são assintomáticos por ocasião do diagnóstico inicial (Spivak, 2018). Se houver sintomas, eles tendem a estar relacionados com a eritrocitose, com ou sem leucocitose e/ou **trombocitose** (ou seja, contagem de plaquetas acima do normal que é consequente a um distúrbio ou doença; nesse caso, a doença é a policitemia vera). Esse aumento da massa celular sanguínea eleva a viscosidade sanguínea, resultando em (Fowlkes et al., 2018b; Harrison, Koschmieder, Foltz et al., 2017; Spivak, 2018):

- Manifestações neurológicas, como cefaleia, tontura, alterações visuais e ataques isquêmicos transitórios (AITs)
- Sintomas abdominais, como saciedade precoce, dor/desconforto abdominal (que também pode estar associado à esplenomegalia)
- Sinais/sintomas cardiovasculares, incluindo coloração avermelhada da pele, angina, claudicação, dispneia, hipertensão arterial sistêmica e tromboflebite
- Manifestações sistêmicas, como fadiga e sudorese noturna.

Outro sintoma comum é o prurido, que pode ser causado pela liberação de histamina decorrente do aumento de basófilos. Também pode ocorrer **eritromelalgia**, caracterizada por sensação dolorosa, em caráter de queimação, e eritema nos dedos das mãos ou dos pés. O ácido úrico também pode estar elevado, resultando em gota e formação de cálculos renais.

Avaliação e achados diagnósticos

O diagnóstico é baseado na avaliação dos sinais/sintomas clínicos e nos achados laboratoriais, bem como no achado de uma mutação do gene *JAK2* (Arber et al., 2016). A avaliação inclui palpar o baço e investigar se o paciente tem história pregressa de eventos trombóticos ou se já recebeu transfusão ou medicamentos associados à indução de eritrocitose (p. ex., eritropoetina recombinante), bem como pesquisar fatores de risco cardiovascular (p. ex., obesidade, tabagismo e controle insatisfatório de hipertensão arterial sistêmica, diabetes melito ou hiperlipidemia; ver discussão adiante de riscos trombóticos em Complicações). Alguns pacientes com a mutação *JAK2* que não atendem aos critérios para o diagnóstico de policitemia vera são identificados como portadores de "policitemia vera mascarada" (McMullin, Harrison, Ali et al., 2019; Spivak, 2018). É mais provável que esses pacientes sofram transformação para mielofibrose (ver discussão adiante) ou LMA e apresentem taxa de sobrevida global pior (McMullin et al., 2019; Spivak, 2018).

Complicações

Os pacientes com policitemia vera correm risco aumentado de trombose, que pode ser arterial ou venosa. Tromboses podem resultar em acidentes vasculares encefálicos (AVE) ou infarto agudo do miocárdio; complicações trombóticas são a causa mais comum de morte. Pacientes com idade superior a 60 anos, com história pregressa de trombose ou com contagem elevada de plaquetas (superior a 1 milhão/mm³) correm risco aumentado de desenvolver complicações trombóticas (Tefferi & Barbui, 2019). Os pacientes com baços aumentados também têm maior risco de trombose. Os fatores de risco cardiovascular que possivelmente aumentam o risco trombótico incluem obesidade, tabagismo e controle insatisfatório de hipertensão arterial sistêmica, diabetes melito ou hiperlipidemia (Barbui, Vannucchi, Carobbio et al., 2017).

O sangramento também é uma complicação da policitemia vera e de seu tratamento. O sangramento pode ser significativo e pode ocorrer como sangramentos nasais, úlceras, sangramento gastrintestinal franco, hematúria ou hemorragia intracraniana. Se o paciente com policitemia vera apresentar uma complicação hemorrágica e estiver fazendo uso de ácido acetilsalicílico, este deve ser interrompido até a resolução do sangramento (NCCN, 2019f).

Manejo clínico

Os objetivos do manejo são redução do risco de trombose sem aumentar o risco de sangramento, redução do risco de evolução para mielofibrose ou LMA e alívio dos sintomas associados à doença (McMullin et al., 2019) (Tabela 30.2). A terapia específica é baseada em uma estratificação de risco estabelecida. Pacientes com idade inferior a 60 anos e sem história pregressa de trombose são considerados de "baixo risco"; aqueles com 60 anos ou com história pregressa de trombose, ou ambos, são considerados de "alto risco" (NCCN, 2019f).

A flebotomia é considerada essencial e é realizada para manter o hematócrito abaixo de 45% (Spivak, 2018) (Figura 30.5). Envolve a remoção de sangue suficiente (inicialmente, 500 mℓ 1 ou 2 vezes/semana) para reduzir a viscosidade sanguínea e esgotar os depósitos de ferro, fazendo com que o paciente se torne deficiente em ferro e, consequentemente, incapaz de

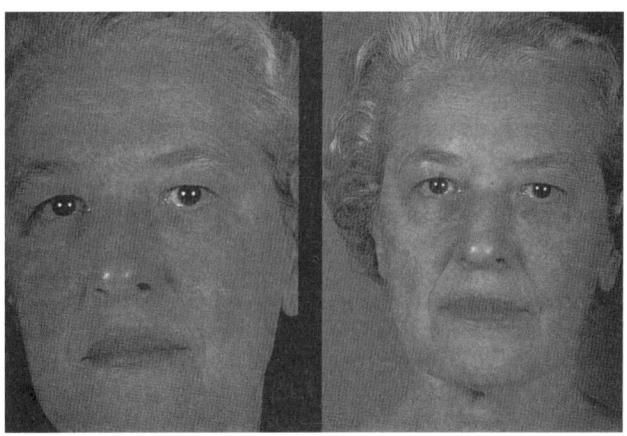

Figura 30.5 • A flebotomia pode reduzir acentuadamente a pletora observada na policitemia vera. Isso é evidenciado neste caso pela redução acentuada do rubor facial em uma paciente com policitemia vera. Reproduzida, com autorização, de Turgeon, M. L. (2012). *Clinical hematology: Theory & procedures* (5th ed., Fig. 21.10, p. 373). Philadelphia, PA: Lippincott Williams & Wilkins.

continuar produzindo eritrócitos em excesso. Ácido acetilsalicílico em baixas doses evita trombose vascular sem aumentar o risco de sangramento e é preconizado para todos os pacientes com policitemia vera, independentemente do risco (Leukemia & Lymphoma Society, 2019e; NCCN, 2019f).

Terapia citorredutora deve ser considerada para pacientes de baixo risco que estejam sintomáticos por causa de esplenomegalia progressiva, leucocitose, trombocitose ou pouca tolerância à flebotomia ou para pacientes cuja doença evoluiu para mielofibrose ou LMA (McMullin et al., 2019; NCCN, 2019f). Para os pacientes de alto risco, a terapia citorredutora é considerada a opção de primeira linha e poderia ser instituída em associação à flebotomia ou no lugar dela. A hidroxiureia, também conhecida como hidroxicarbamida, pode ser utilizada para suprimir a função da medula óssea, controlando, assim, as contagens sanguíneas. Também está associada à prevenção de complicações trombóticas (Tefferi & Barbui, 2019). A alfainterferona é outro agente citorredutor de primeira linha que pode ser escolhido; é indicada para pacientes com idade inferior a 60 anos, gestantes ou pacientes que não toleram hidroxiureia (NCCN, 2019e). A alfainterferona também consegue reduzir a esplenomegalia, prevenir a trombose e reduzir o prurido. Entretanto, pode ser de difícil tolerância pelos pacientes, em virtude dos seus efeitos colaterais (p. ex., síndrome semelhante à gripe, depressão) e do seu custo elevado.

Ruxolitinibe é um inibidor de JAK2; é usado em pacientes resistentes ou intolerantes à hidroxiureia e para os quais a alfainterferona não é indicada (p. ex., pacientes com idade superior a 60 anos). Esse agente comprovadamente reduz a esplenomegalia, alivia os sintomas e melhora a qualidade de vida (Fowlkes et al., 2018a; McMullin et al., 2019). Os efeitos colaterais comuns do ruxolitinibe incluem anemia dose-dependente e trombocitopenia.

Outros agentes citorredutores, incluindo bussulfano, pipobromana e anagrelida, já se mostraram efetivos no controle das contagens sanguíneas, porém eles foram ligados a risco aumentado de transformação leucêmica e provocam efeitos colaterais significativos. Esses fármacos são reservados para pacientes refratários a outros agentes citorredutores ou com expectativa de vida limitada (McMullin et al., 2019).

TABELA 30.2	Sinais/sintomas constitucionais comuns associados a neoplasias mieloproliferativas.

Os sintomas variam entre as três neoplasias mieloproliferativas, tanto em frequência como em gravidade. Os enfermeiros devem avaliar os pacientes frequentemente à procura desses sintomas e iniciar medidas apropriadas para aliviá-los.

Sintoma	Policitemia vera (%)	Trombocitemia essencial (%)	Mielofibrose (%)
Fadiga	85	84	94
Concentração	62	58	68
Saciedade prematura	60	56	74
Sudorese noturna	52	47	63
Prurido	62	46	52
Desconforto abdominal	48	48	65
Dor óssea	48	45	53
Perda ponderal	33	28	47
Febre	19	17	24

Adaptada de Geyer, H. L. & Mesa, R. A. (2014). Therapy for myeloproliferative neoplasms: When, which agent, and how? *Hematology American Society of Hematology Education Program*, 2014(1), 277-286.

Manejo de enfermagem

A fadiga é o sintoma mais frequentemente relatado por pacientes com policitemia vera. Nem sempre está correlacionada à gravidade da doença. O grau de fadiga pode variar, mas pode tornar-se tão debilitante que compromete a qualidade de vida do paciente. Existem muitas causas de fadiga, incluindo liberação de **citocinas** pró-inflamatórias (proteínas produzidas por leucócitos que são vitais para a regulação da hematopoese, da apoptose e das respostas imunes), comprometimento da hematopoese, depressão, inatividade e efeitos de determinados medicamentos (p. ex., anti-hipertensivos, anti-histamínicos) (Fowlkes et al., 2018b; NCCN, 2019e). O manejo da fadiga pode incluir agentes farmacológicos (p. ex., agentes estimulantes da eritropoese, antidepressivos, estimulantes, como cafeína ou anfetaminas) e medidas não farmacológicas (p. ex., exercícios físicos, ioga e otimização do sono).

Outro sintoma comum nos pacientes é o prurido, descrito como intenso, em caráter de queimação ou ferroadas. A etiologia exata não é conhecida, mas acredita-se que esteja relacionada com citocinas pró-inflamatórias. O prurido pode ser deflagrado por contato com a água (em qualquer temperatura). Outras causas incluem consumir bebidas alcoólicas ou cafeína, ter pele ressecada, apresentar alterações da temperatura e ter sudorese após a prática de exercícios físicos (Fowlkes et al., 2018b; Tefferi & Barbui, 2019). Anti-histamínicos, loção emoliente e inibidores seletivos da recaptação de serotonina (ISRSs) não são muito efetivos no controle do prurido. Nos casos graves, podem ser usadas alfainterferona e fototerapia ultravioleta B de banda estreita (na qual é utilizada luz ultravioleta por um período predeterminado para aliviar os sintomas). Visto que a eficácia das estratégias farmacológicas pode não ser ótima, é importante individualizar a terapia e monitorar a sua efetividade. O enfermeiro recomenda tomar banhos com água morna, evitar a fricção da pele com a toalha após o banho e aplicar loções à base de aveia ou manteiga de cacau.

Complicações potencialmente fatais da doença são trombose ou hemorragia. Os fatores de risco de complicações trombóticas, sobretudo história pregressa de trombose, tabagismo, obesidade e hipertensão arterial mal controlada, diabetes melito e hiperlipidemia, devem ser avaliados, e os pacientes devem ser encorajados a modificar os fatores de risco cardiovascular. Deve ser encorajada a adoção ou a manutenção de um estilo de vida saudável. Os pacientes devem ser orientados a respeito dos sinais e sintomas de trombose. Para reduzir a probabilidade de trombose venosa profunda (TVP), o paciente deve ser aconselhado a evitar comportamentos sedentários, cruzar as pernas e usar roupas restritivas (em particular, meias). Pacientes com história de sangramento significativo normalmente são aconselhados a evitar doses altas de ácido acetilsalicílico e medicamentos que contenham ácido acetilsalicílico, tendo em vista que esses medicamentos alteram a função plaquetária. Minimizar a ingestão de bebidas alcoólicas também deve ser enfatizado para diminuir ainda mais o risco de sangramento. Os pacientes devem ser aconselhados sobre os sinais de sangramento e orientados a evitar suplementações de ferro, incluindo aquelas de multivitaminas sem prescrição médica, tendo em vista que o ferro pode estimular ainda mais a produção de hemácias.

TROMBOCITEMIA ESSENCIAL

A trombocitopenia essencial, também denominada trombocitopenia primária, é um distúrbio mieloproliferativo cromossomo Philadelphia-negativo, crônico e raro que se caracteriza por aumento da produção de megacariócitos. Ocorre um aumento acentuado da produção de plaquetas, com a contagem de plaquetas consistentemente superior a 450.000/mm^3. A contagem de plaquetas pode ser superior a 1 a 2 milhões/mm^3. Ocasionalmente, a **trombocitemia** (aumento da contagem de plaquetas sem causa conhecida) é acompanhada de aumento da contagem de eritrócitos, leucócitos, ou ambos; contudo, a contagem dessas células não está tão aumentada como na policitemia vera ou na mielofibrose (ver discussão adiante).

A causa subjacente exata da trombocitopenia essencial é idiopática (i. e., desconhecida). Aproximadamente 50 a 60% dos pacientes apresentam a mutação gênica *JAK2*, e 25% dos pacientes têm mutação gênica *CALR* (Fowlkes et al., 2018a; Tefferi & Barbui, 2019). Essa doença afeta as mulheres com duas vezes mais frequência do que os homens e tende a ocorrer mais tarde na vida (a idade mediana ao diagnóstico é de 65 a 70 anos). A sobrevida mediana é de aproximadamente 20 a 33 anos (Haider, Gangat, Lasho et al., 2016); a sobrevida total não difere da sobrevida da população geral. Todavia, as taxas de sobrevida variam de acordo com o tipo de mutação gênica existente. Por exemplo, pacientes com a mutação *CALR* têm menos eventos tromboembólicos e taxas de sobrevida mais altas do que os pacientes com a mutação *JAK2* (Tefferi & Barbui, 2019).

Manifestações clínicas

Muitos pacientes com trombocitemia essencial são assintomáticos; a doença é frequentemente diagnosticada como resultado do achado incidental de contagem de plaquetas elevada em um hemograma completo. Os sintomas ocorrem com mais frequência quando a contagem de plaquetas excede 1 milhão/mm^3; entretanto, eles nem sempre estão correlacionados com a extensão em que a contagem plaquetária está elevada. Quando os sintomas ocorrem, resultam primariamente de oclusão vascular. Essa oclusão pode ocorrer em grandes vasos arteriais (artérias cerebrovasculares, coronárias ou periféricas) e veias profundas, bem como na microcirculação; a inflamação que pode ocorrer no endotélio vascular pode resultar em eritromelalgia. Os tipos mais comuns de tromboembolismo venoso (TEV), incluindo TVP e embolismo pulmonar (EP), também podem ocorrer.

Um dos sintomas neurológicos mais comuns de trombocitemia essencial é a cefaleia. Outras manifestações neurológicas que estão relacionadas com o comprometimento do fluxo sanguíneo incluem tontura, sensação de desmaio, parestesias, alterações visuais, como diplopia, e ataques isquêmicos transitórios (AITs) (Fowlkes et al., 2018b; Harrison et al., 2017). Outros sintomas podem incluir tinido e dor torácica.

Tendo em vista que as plaquetas podem ser disfuncionais, talvez ocorra hemorragia de pequeno ou grande porte. O sangramento comumente é limitado às manifestações leves recidivantes (p. ex., equimoses, hematomas, epistaxe, sangramento gengival), embora sangramento gastrintestinal significativo e hemorragia intracraniana também sejam possíveis e considerados eventos hemorrágicos maiores. Em geral, não ocorre sangramento, exceto se a contagem de plaquetas exceder 1,5 milhão/mm^3. Isso resulta de deficiência no fator de von Willebrand à medida que a contagem de plaquetas aumenta (NCCN, 2019f).

Avaliação e achados diagnósticos

O diagnóstico de trombocitemia essencial é obtido após se descartarem outros possíveis distúrbios – sejam outros distúrbios mieloproliferativos, sejam doenças de base que causam trombocitose reativa ou secundária (ver discussão adiante).

A deficiência de ferro deve ser excluída, tendo em vista que o aumento reativo na contagem de plaquetas com frequência acompanha essa deficiência. O diagnóstico se baseia, em geral, na avaliação das manifestações clínicas e nos achados laboratoriais. No hemograma completo, são encontradas plaquetas anormais e de tamanho aumentado, bem como contagens de plaquetas persistentemente elevadas (acima de 450.000/mm³). O exame da medula óssea (i. e., aspirado ou biopsia) pode ajudar a distinguir a trombocitopenia essencial verdadeira de outras doenças mielofibróticas (Tefferi & Barbui, 2019).

Complicações

As complicações incluem formação inapropriada de trombos e hemorragia. Pacientes com fatores de risco cardiovascular (p. ex., obesidade, tabagismo e controle insatisfatório de hipertensão arterial sistêmica, diabetes melito e hiperlipidemia) correm maior risco de complicações trombóticas (Tefferi & Barbui, 2019). Os pacientes com idade superior a 60 anos e aqueles com história pregressa de trombose correm maior risco de complicações. O sangramento de grande porte tende a ocorrer quando a contagem de plaquetas é muito alta (superior a 1,5 milhão/mm³) e há história anterior de sangramento de grande porte. Os pacientes morrem, com frequência, como resultado de trombose ou sangramento importante (coletivamente denominados eventos trombo-hemorrágicos) ou transformação em LMA ou mielofibrose (Haider et al., 2016).

Manejo clínico

As metas do manejo são minimizar o risco de eventos trombo-hemorrágicos e controlar os sintomas (ver Tabela 30.2). O tratamento da trombocitopenia essencial é baseado na estratificação de risco do paciente (NCCN, 2019f). Os pacientes de baixo risco têm idade inferior a 60 anos, não apresentam a mutação JAK2 e não têm história pregressa de trombose. O tratamento típico desses pacientes inclui: monitoramento contínuo de trombose, deficiência adquirida de fator de von Willebrand e sangramento importante relacionado com a doença; manejo dos fatores de risco cardiovascular (p. ex., obesidade, tabagismo e controle insatisfatório de hipertensão arterial sistêmica, diabetes melito e hiperlipidemia); e baixas doses diárias de ácido acetilsalicílico enquanto o paciente permanecer assintomático. Os pacientes devem ser monitorados a cada 3 a 6 meses à procura de sinais e sintomas de evolução da doença. Os pacientes de risco intermediário são aqueles com mais de 60 anos, sem a mutação JAK2 e sem história pregressa de trombose. Enquanto o paciente não apresentar eventos tromboembólicos, o tratamento permanece igual ao prescrito para pacientes de baixo risco.

O paciente é considerado de alto risco quando há história pregressa de trombose, tem idade igual ou superior a 60 anos ou tem a mutação JAK2. Além do uso de ácido acetilsalicílico, o tratamento também inclui a prescrição de hidroxiureia, alfainterferona ou anagrelida (ver discussão anterior na seção de policitemia vera). Todos esses agentes são efetivos na redução da contagem de plaquetas para menos de 400.000/mm³ e do risco de ocorrência de trombose arterial e hemorragia. Todavia, os efeitos colaterais podem ser intoleráveis. Como foi mencionado, anagrelida tem sido associada à progressão da doença para mielofibrose ou LMA (McMullin et al., 2019).

Os pacientes que desenvolvem trombose arterial ou venosa precisam de tratamento adicional. A terapia anticoagulante pode ser útil para pacientes com trombose ativa (ver discussão adicional sobre terapia anticoagulante no Capítulo 26), e a aférese de plaquetas pode ser realizada em pacientes com sangramento importante ou trombose aguda potencialmente fatal (ver Capítulo 28, Tabela 28.3) (NCCN, 2019f).

Manejo de enfermagem

É importante investigar se os pacientes têm história pregressa de eventos trombo-hemorrágicos, pois são a causa primária de morbidade e mortalidade. Pacientes com trombocitemia essencial devem ser informados quanto aos sinais e sintomas de hemorragia e trombose, principalmente manifestações neurológicas, como alterações visuais, dormência, formigamento e fraqueza. Os pacientes devem ser encorajados a aderir à medicação prescrita e a controlar os efeitos colaterais. Em particular, os pacientes que fazem uso de ácido acetilsalicílico devem ser orientados sobre a razão da administração desse medicamento, bem como do maior risco de sangramentos. Os pacientes que fazem uso de hidroxiureia devem ter seu hemograma completo monitorado regularmente; a dose é ajustada com base na contagem de plaquetas e leucócitos. Os pacientes que fazem uso de alfainterferona devem receber explicação e demonstração sobre como autoadministrar o medicamento e tratar os efeitos colaterais.

Os fatores de risco cardiovascular associados a complicações trombóticas devem ser avaliados, tais como obesidade, tabagismo e controle insatisfatório de hipertensão arterial sistêmica, diabetes melito ou hiperlipidemia. Medidas devem ser identificadas e encorajadas para reduzir esses riscos. Além disso, os pacientes que estão em risco de sangramentos devem ser orientados a respeito dos medicamentos (p. ex., ácido acetilsalicílico, anti-inflamatórios não esteroides [AINEs]) e outras substâncias (p. ex., álcool, determinados fitoterápicos) que possam alterar a função plaquetária.

MIELOFIBROSE PRIMÁRIA

A mielofibrose primária, também conhecida como metaplasia mieloide agnogênica ou mielofibrose com metaplasia mieloide, é o mais raro dos distúrbios mieloproliferativos negativos para o cromossomo Philadelphia (Ph)-negativo; resulta da transformação neoplásica de uma célula-tronco hematopoética inicial. Essa doença é caracterizada por fibrose ou cicatrização da medula óssea, hematopoese extramedular (que, em geral, envolve o baço ou o fígado), leucocitose, trombocitose, desidrogenase láctica (LDH, do inglês *lactic dehydrogenase*) elevada e anemia. Alguns pacientes apresentam **pancitopenia** (i. e., diminuição das contagens de leucócitos, plaquetas e eritrócitos). Pacientes com mielofibrose primária apresentam aumento da **angiogênese** (formação de novos vasos sanguíneos) dentro da medula. Formas imaturas das células sanguíneas, incluindo eritrócitos nucleados e fragmentos de megacariócitos, são observadas com frequência na circulação.

A verdadeira etiologia da mielofibrose primária ainda não é conhecida. Como ocorre na policitemia vera e na trombocitemia essencial, mutações do gene JAK2 ou CALR são achados frequentes; o prognóstico piora nos indivíduos sem mutações genéticas. A mielofibrose também pode ser secundária, evoluindo a partir de policitemia vera ou, menos frequentemente, de trombocitemia essencial. Nesses casos, a evolução da doença é denominada *mielofibrose secundária* (Harrison et al., 2017).

A mielofibrose primária é uma doença do adulto mais velho, com idade mediana de diagnóstico de aproximadamente 65 a 70 anos, sendo mais comum em homens (Leukemia & Lymphoma Society, 2019e). Outro fator de risco é a exposição a substâncias químicas (p. ex., benzeno). A sobrevida média varia entre 2 e 14 anos. As causas comuns de morte são doença cardiovascular, insuficiência hepática, transformação leucêmica e consequências de insuficiência da medula óssea (p. ex., infecção ou sangramento).

Aproximadamente 90% dos pacientes apresentam, por ocasião do diagnóstico, esplenomegalia, que provoca desconforto abdominal e saciedade precoce. Muitos pacientes também apresentam manifestações sistêmicas, tais como fadiga, sudorese noturna e febre, bem como prurido, dor óssea, perda ponderal, caquexia, trombose e sangramento (Figura 30.6) (Tefferi, 2018). Pode ocorrer trombose arterial ou venosa, mas é menos frequente do que aquela observada na policitemia vera ou na trombocitemia essencial. Anemia ocorre por causa do comprometimento da eritropoese.

Manejo clínico

As metas terapêuticas se baseiam na redução do ônus da doença (ou seja, alívio dos sintomas e redução da esplenomegalia) e na melhora do hemograma (NCCN, 2019f). O tratamento se baseia na estratificação de risco do paciente; os riscos são maiores em pacientes com idade superior a 65 anos, com contagens de leucócitos superiores a 25.000/mm³, com níveis de hemoglobina inferiores a 10 g/dℓ, com células blásticas no sangue periférico e com sinais/sintomas sistêmicos (p. ex., prurido, sudorese noturna, perda ponderal; ver Tabela 30.2) (NCCN, 2019f).

Para os pacientes assintomáticos e de baixo risco, recomendam-se a observação e o monitoramento a cada 3 a 6 meses. Os pacientes de risco intermediário podem ser medicados inicialmente com ruxolitinibe, inibidor de JAK2, se estiverem

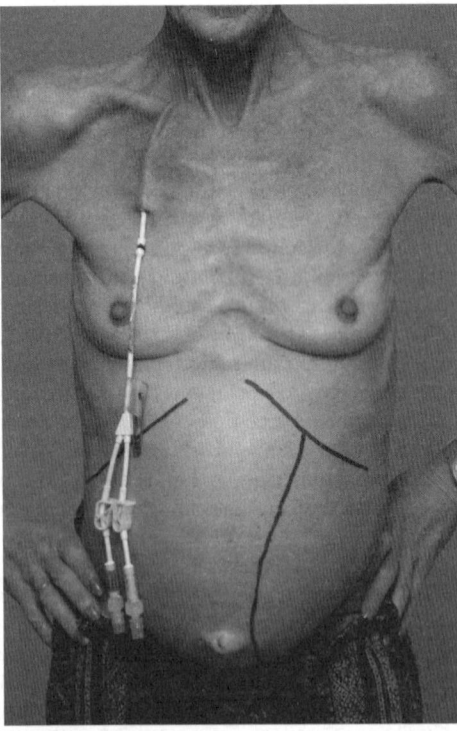

Figura 30.6 • Caquexia, atrofia grave e aumento maciço do fígado e do baço (hepatoesplenomegalia) são observados em distúrbios mieloproliferativos avançados, principalmente na mielofibrose. (Observe também a ausência de curativo adequado sobre o dispositivo de acesso vascular da paciente.) Reproduzida, com autorização, de Tkachuk, D. C. & Hirschman, J. V. (2007). *Wintrobe's atlas of clinical hematology* (Fig. 4.1, p. 111). Philadelphia, PA: Lippincott Williams & Wilkins.

sintomáticos (ver discussão prévia sobre policitemia vera) ou podem ser considerados para transplante alogênico de células-tronco hematopoéticas. O transplante de células-tronco hematopoéticas é uma modalidade de tratamento útil em pacientes mais jovens e sem outras morbidades. É o único tratamento atual que consegue reverter a fibrose na medula óssea (NCCN, 2019f).

Esplenectomia pode ser realizada para controlar complicações potenciais ou verdadeiras da esplenomegalia. No entanto, pode ocorrer trombocitose reativa e leucocitose, tendo em vista que as plaquetas e os leucócitos deixam de ser sequestrados pelo baço e entram na circulação. Considerações cuidadosas das vantagens e desvantagens da esplenectomia devem ser discutidas com o paciente, uma vez que o procedimento não é isento de risco.

A anemia é controlada, na maioria dos casos, com transfusão de CHs. Agentes estimulantes eritroides (p. ex., eritropoetina recombinante) podem melhorar a anemia o suficiente para reduzir as demandas de transfusão. Outros agentes farmacológicos são empregados para diminuir a esplenomegalia e melhorar o hemograma. A hidroxiureia é utilizada, com frequência, para controlar as altas contagens de leucócitos e plaquetas e para reduzir o tamanho do baço. Inibidores angiogênicos, como talidomida ou pomalidomida, podem ser úteis na melhora da anemia e na redução das dimensões do baço.

Manejo de enfermagem

A esplenomegalia pode ser profunda em pacientes com mielofibrose, com aumento do tamanho do baço, que pode se estender até a borda pélvica. Essa condição é extremamente desconfortável e pode limitar gravemente a ingestão nutricional. Agentes analgésicos geralmente não são efetivos. A esplenomegalia, associada ao estado de hipermetabolismo de uma neoplasia ativa, resulta em perda significativa de peso corporal, desgaste muscular e fraqueza. Os pacientes se beneficiam de refeições pequenas e frequentes de alimentos que apresentam alto teor calórico e proteico. Fadiga é relatada por até 94% dos pacientes com mielofibrose primária (Geyer & Mesa, 2014). O enfermeiro deve orientar os pacientes sobre métodos apropriados de conservação de energia. A Tabela 30.3 identifica estratégias úteis para o manejo da fadiga.

O paciente deve ser orientado a respeito dos sinais e sintomas de infecção, sangramento e trombose, bem como das intervenções apropriadas, caso ocorram. É importante também assegurar que o paciente adote medidas para diminuir os fatores de risco cardiovascular associados ao desenvolvimento de trombose (p. ex., obesidade, tabagismo e hipertensão arterial mal controlada, diabetes melito ou hiperlipidemia).

LINFOMA

Os linfomas são neoplasias de células de origem linfoide. Esses tumores normalmente têm início em linfonodos, mas podem envolver o tecido linfoide no baço, no trato gastrintestinal (p. ex., parede do estômago), no fígado ou na medula óssea (ver Capítulo 31, Figura 31.1). Com frequência, são classificados de acordo com o grau de diferenciação celular e a origem da célula maligna predominante. Os linfomas são classificados em duas categorias: linfoma de Hodgkin e LNH.

TABELA 30.3	Fadiga nos pacientes com neoplasias mieloproliferativas.

Estratégias utilizadas pelos pacientes (autorrelatadas) com neoplasias mieloproliferativas para aliviar a fadiga. Dados obtidos de enquetes *online* (N = 1.788) coletados via *sites* de neoplasias mieloproliferativas.

Estratégia	Porcentagem de uso relatada pelos pacientes
Estabelecimento de prioridades	75%
Postergação de atividades não essenciais	74%
Atividade física	73%
Cochilos	70%
Caminhada	66%
Socialização	65%
Nutrição	64%
Leitura	62%
Programação de atividade durante os períodos de energia máxima	62%
Atividades de ritmo controlado	58%
Rotina diária estruturada	54%
Delegação	52%

Adaptada de Scherber, R. M., Kosiorek, H. E., Senyak, Z. et al. (2016). Comprehensively understanding fatigue in patients with myeloproliferative neoplasms. *Cancer*, 122(3), 477–485.

LINFOMA DE HODGKIN

O linfoma de Hodgkin é uma malignidade relativamente rara que mostra alta taxa de cura. É razoavelmente mais comum em homens do que em mulheres e apresenta dois picos de incidência: um dos 15 aos 34 anos e outro após os 60 anos (Leukemia & Lymphoma Society, 2018c). A causa do linfoma de Hodgkin é desconhecida. Todavia, vários fatores de risco já foram identificados, os quais incluem idade, história pregressa de infecções virais (sobretudo vírus Epstein-Barr [EBV], vírus da imunodeficiência humana [HIV] ou herpes-vírus humano 8 [HHV8]), história familiar e exposição a agentes citotóxicos. Além disso, o linfoma de Hodgkin é encontrado mais frequentemente em pacientes em uso prolongado de agentes imunossupressores (p. ex., receptores de transplante de órgãos) e veteranos expostos ao herbicida agente laranja (ver Considerações sobre os veteranos nas forças armadas na seção sobre LLC) (Leukemia & Lymphoma Society, 2018c). A taxa de sobrevida em 5 anos para o linfoma de Hodgkin é de cerca de 92 a 94% no caso de doença localizada/regional (estágio I ou II) e de 78% no caso de doença mais disseminada (estágio IV) (ACS, 2019a).

Fisiopatologia

Contrariamente a outros linfomas, o linfoma de Hodgkin é de origem unicêntrica, no sentido de que tem início em um único nodo. A doença se propaga de modo contíguo ao longo do sistema linfático. A célula maligna do linfoma de Hodgkin é a célula de Reed-Sternberg, uma célula tumoral gigante, morfologicamente única e que se acredita ser de origem linfoide imatura. Essas células são oriundas do linfócito B. Elas têm mais de um núcleo e, com frequência, têm aspecto semelhante a olhos de coruja (Figura 30.7). A presença de células de Reed-Sternberg é a característica histopatológica da doença e um critério diagnóstico essencial.

A Organização Mundial da Saúde (OMS) classificou o linfoma de Hodgkin em cinco subtipos de acordo com análises histopatológicas que refletem a história natural da doença e sugerem o prognóstico (NCC, 2019g). Quatro desses subtipos são reconhecidos como consistentes com doença clássica (Leukemia & Lymphoma Society, 2018c; Spinner, Varma & Advani, 2018):

- *Esclerose nodular*: é o tipo mais comum de linfoma de Hodgkin, representando aproximadamente 70% de todos os casos. É encontrado mais frequentemente em pacientes jovens; nesses pacientes, os linfonodos contêm elementos de tecido fibrótico (esclerótico); aproximadamente 40% dos pacientes têm sintomas B (ver Boxe 30.1). Esse tipo de linfoma de Hodgkin é altamente curável
- *Celularidade mista*: é o segundo tipo mais comum de linfoma de Hodgkin, representando 20 a 25% de todos os casos. Esse subtipo é mais comum em adultos mais velhos e homens; é encontrado com frequência em pacientes com infecção pelo HIV, e sintomas B são frequentemente relatados
- *Depleção de linfócitos*: esse tipo de linfoma de Hodgkin é raro; caracteriza-se por linfonodo(s) envolvido(s) com poucos linfócitos normais, mas numerosas células de Reed-Sternberg. Sintomas B são comumente relatados
- *Rico em linfócitos*: esse tipo de linfoma também é uma forma incomum da doença; o(s) linfonodo(s) apresenta(m) numerosos linfócitos normais e células de Reed-Sternberg, e sintomas B são raros
- *Linfoma de Hodgkin com predominância linfocitária nodular* (LHPLN): único tipo de linfoma de Hodgkin que não é considerado clássico. No LHPLN, existem poucas células de Reed-Sternberg; existe predominância de células linfocíticas e histiocíticas com núcleo multilobulado semelhante à pipoca. Além disso, há envolvimento mínimo dos linfonodos, em comparação com os subtipos englobados nos quatro tipos clássicos do linfoma de Hodgkin. O LHPLN é encontrado mais frequentemente nos homens do que nas mulheres, e a idade por ocasião do diagnóstico é,

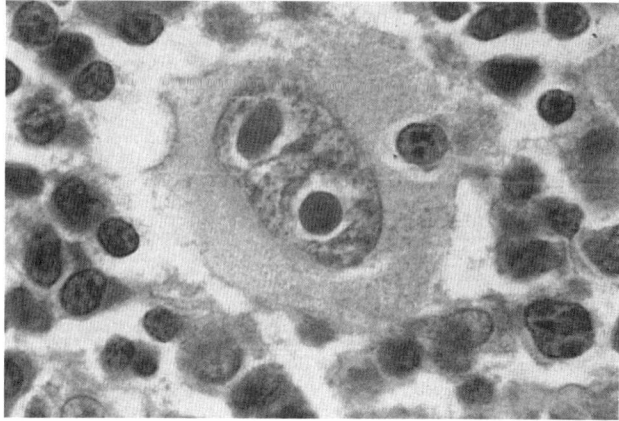

Figura 30.7 • Célula de Reed-Sternberg. As células de Reed-Sternberg são linfócitos grandes e anormais, que podem conter mais de um núcleo. Essas células são observadas no linfoma de Hodgkin. Adaptada, com autorização, de Rubin, R., Strayer, D. S. & Rubin, E. (2011). *Rubin's pathology* (6th ed.). Philadelphia, PA: Lippincott Williams & Wilkins.

com frequência, entre 30 e 50 anos. Os pacientes tendem a apresentar adenopatia periférica e doença em estágio inicial. O LHPLN tem crescimento lento e é extremamente curável, mas alguns pacientes apresentam recidiva, ao passo que outros sofrem transformação para LNH agressivo (ver discussão mais adiante).

Manifestações clínicas

O linfoma de Hodgkin normalmente inicia como um aumento de um ou mais linfonodos de um lado do pescoço. Os nodos individuais são indolores e firmes, porém não rígidos. O local mais comum de linfadenopatia é a cadeia cervical. Não obstante, outros linfonodos que podem ser afetados são os linfonodos supraclaviculares e mediastinais; o envolvimento dos linfonodos ilíacos ou inguinais ou do baço é muito menos comum (Leukemia & Lymphoma Society, 2018c). Pode ser observada massa mediastinal à radiografia torácica; às vezes, a massa é grande o suficiente para comprimir a traqueia e causar dispneia. Os sintomas B, se existentes, indicam doença mais avançada (ver Boxe 30.1). Aproximadamente 40% dos pacientes com linfoma de Hodgkin apresentam sintomas B, os quais são usados na determinação do estágio e do prognóstico (NCCN, 2019g).

Todos os órgãos são vulneráveis à invasão pelas células tumorais. As manifestações clínicas resultam da compressão dos órgãos pelo tumor, como tosse e efusão pulmonar (decorrentes de infiltrados pulmonares), icterícia (pelo envolvimento hepático ou pela obstrução do ducto biliar), dor abdominal (causada por esplenomegalia ou adenopatia retroperitoneal) ou dor óssea (decorrente de envolvimento esquelético). Anemia leve é o achado hematológico mais comum. A contagem de leucócitos pode estar elevada ou diminuída. A contagem de plaquetas é tipicamente normal, exceto se o tumor houver invadido a medula óssea, suprimindo a hematopoese. Os exames laboratoriais que podem ser avaliados para detectar a atividade da doença incluem o nível sérico de cobre, que pode estar elevado, e a **velocidade de hemossedimentação** (VHS). A elevação da velocidade de hemossedimentação indica inflamação.

Outros sinais/sintomas de linfoma de Hodgkin são prurido, que é comum e pode ser extremamente perturbador, fadiga, diminuição do apetite, dor abdominal, esplenomegalia e, embora rara, dor ocasional no linfonodo acometido após ingerir bebida alcoólica (Leukemia & Lymphoma Society, 2018c). Os pacientes também podem apresentar comprometimento da imunidade celular, conforme evidenciado por redução ou ausência de reação a testes cutâneos (p. ex., *Candida*, caxumba) e maior suscetibilidade a infecções, sobretudo herpes-zóster (Figura 30.8).

Avaliação e achados diagnósticos

Como muitas manifestações são similares àquelas que ocorrem nas infecções, são realizados exames complementares para descartar uma origem infecciosa da doença. O diagnóstico é obtido por meio de biopsia excisional de linfonodos e pela presença de células de Reed-Sternberg. Após a confirmação do diagnóstico e o estabelecimento do tipo histológico, é necessário avaliar o estágio da doença.

Na obtenção da anamnese, verifica-se a ocorrência de quaisquer sintomas B (ver Boxe 30.1). O exame físico requer uma avaliação sistemática cuidadosa de todas as cadeias de linfonodos palpáveis (ver Capítulo 28, Figura 28.4), bem como do tamanho do baço e do fígado. A radiografia de tórax e a tomografia computadorizada (TC) de tórax, abdome e pelve

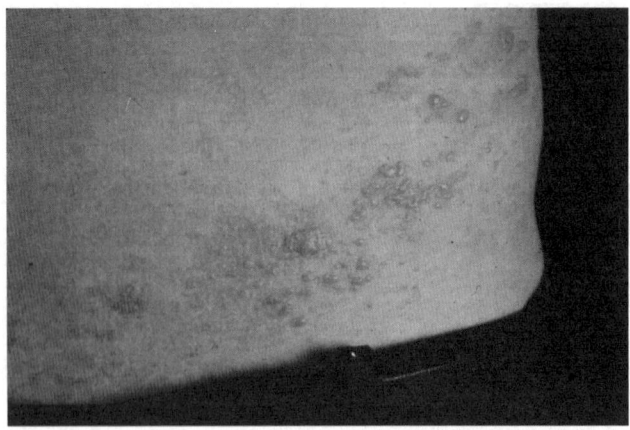

Figura 30.8 • O herpes-zóster é uma complicação comum em pacientes com doenças linfoproliferativas, como o linfoma de Hodgkin, discutido aqui. As infecções por zóster também são comuns em pacientes em uso crônico de esteroides para condições hematológicas e alguns esquemas quimioterápicos. Reproduzida, com autorização, de Tkachuk, D. C. & Hirschman, J. V. (2007). *Wintrobe's atlas of clinical hematology* (Fig. 5.152, p. 207). Philadelphia, PA: Lippincott Williams & Wilkins.

são cruciais para identificar a extensão da linfadenopatia dentro dessas regiões. A tomografia por emissão de pósitrons (PET, do inglês *positron emission tomography*) é o exame de imagem mais sensível e o recomendado para o estadiamento inicial para ajudar a determinar a extensão da doença, bem como para avaliar a resposta ao tratamento posteriormente (NCCN, 2019g). Os exames laboratoriais incluem hemograma completo com contagem diferencial, eletrólitos séricos, ureia sanguínea, creatinina sérica, VHS, provas de funções hepática e renal, avaliação imuno-histoquímica e citogenética, pesquisa de HIV, HBV e HCV. Uma cintigrafia sincronizada das câmaras cardíacas (MUGA, do inglês *multiple-gated acquisition*) e/ou um ECG deve ser realizado antes do início da terapia se o paciente for receber um esquema baseado em antraciclina, uma vez que esses agentes estão associados a efeitos cardiovasculares adversos. Biopsias da medula óssea não são realizadas como rotina, exceto se houver citopenia e a PET for negativa (NCCN, 2019g).

Manejo clínico

A meta no tratamento do linfoma de Hodgkin é a cura, e a taxa de cura global é de aproximadamente 90% (ACS, 2019a). O tratamento é determinado primariamente pelo estágio da doença, e não pelo tipo histológico, segundo o sistema de estadiamento de Ann Harbor.

As diretrizes de tratamento do linfoma de Hodgkin clássico (NCCN, 2019g) dividem os pacientes em grupos. Pacientes nos estágios I e II podem receber um dos seguintes esquemas de quimioterapia combinada: ABVD (doxorrubicina [nome comercial **A**driamycin®], **b**leomicina, **v**imblastina e **d**acarbazina) ou Stanford V (doxorrubicina, vimblastina, mecloretamina, etoposídeo, vincristina, bleomicina e prednisona) (ver Capítulo 12, Tabela 12.7, para discussão adicional das categorias específicas de agentes quimioterápicos/antineoplásicos). A irradiação pode ou não ser incluída como parte do esquema terapêutico.

O tratamento padrão para pacientes com doença avançada (estágios III a IV) e aqueles com sintomas B é o esquema ABVD, embora esses pacientes normalmente recebam ciclos adicionais de quimioterapia. Outras combinações de quimioterápicos podem ser utilizadas, porém essas opções têm mais efeitos tóxicos.

Quando existe a suspeita de recidiva da doença, uma biopsia e uma PET são realizadas para confirmar o diagnóstico e o estágio da doença. As opções de tratamento para pacientes com doença refratária ou recidiva da doença incluem agentes imunoterápicos, como anticorpo monoclonal (p. ex., everolimo, brentuximabe) ou inibidor de controle imunológico (p. ex., nivolumabe, pembrolizumabe) (ver discussão adicional sobre anticorpos monoclonais e inibidores de controle imunológico no Capítulo 12) (Leukemia & Lymphoma Society, 2018c; NCCN, 2019g).

O tratamento de pacientes com LHPLN no estágio inicial inclui apenas radioterapia. Em alguns casos (pacientes no estágio IA), uma opção seria a observação, em vez de qualquer tipo de terapia (Spinner et al., 2018). Os pacientes com doença nos estágios IB a IIB podem receber esquemas ABVD, CHOP (ciclofosfamida, doxorrubicina [menos comumente denominada hidroxidaunorrubicina], vincristina [cujo nome comercial é Oncovin®] e prednisona) ou CVP (ciclofosfamida, vincristina e prednisona) em combinação com rituximabe. Pacientes com doença em estágio avançado são tratados com os mesmos esquemas, mas é acrescida radioterapia.

Em geral, os pacientes sentem-se melhor após o tratamento. Os efeitos tardios do tratamento, que podem ocorrer meses a anos após o tratamento, incluem o desenvolvimento de um segundo processo maligno, doença cardiovascular, hipotireoidismo e infertilidade (Leukemia & Lymphoma Society, 2018c; NCCN, 2019g). Um segundo processo maligno (mais comumente, câncer de pulmão e câncer de mama) ocorre, com frequência, mais de 10 anos após o término da terapia. Isso é verdadeiro sobretudo em mulheres submetidas à radioterapia no tórax ou nas regiões axilares (NCCN, 2019g).

Doença cardiovascular (p. ex., doença da artéria coronária, arritmias e miocardiopatia) também ocorre 10 anos após o tratamento e tende a ocorrer em pacientes submetidos à radioterapia mediastinal ou que foram medicados com esquema quimioterápico baseado em antraciclina (p. ex., daunorrubicina, doxorrubicina). Hipotireoidismo ocorre em aproximadamente 50% dos sobreviventes de linfoma de Hodgkin em longo prazo, sobretudo aqueles cujo pescoço ou mediastino superior foi irradiado (NCCN, 2019g). O uso de algumas combinações de agentes quimioterápicos pode resultar em infertilidade, tanto de homens como de mulheres. Por exemplo, mulheres em idade fértil apresentam menopausa prematura após o tratamento com agentes alquilantes (p. ex., ciclofosfamida, dacarbazina, mecloretamina). A disfunção de outros órgãos também está bem documentada, inclusive de órgãos do sistema endócrino. Fadiga persistente é comum nos sobreviventes e pode ser exacerbada por depressão e outras comorbidades relacionadas com o tratamento (ACS, 2019a; Leukemia & Lymphoma Society, 2018c; NCCN, 2019g). As complicações potenciais em longo prazo associadas à quimioterapia estão descritas no Capítulo 12, Boxe 12.4.

Manejo de enfermagem

O possível desenvolvimento de uma segunda malignidade deve ser abordado com o paciente quando são tomadas decisões sobre o tratamento inicial. Entretanto, os pacientes precisam ser informados de que o linfoma de Hodgkin é, com frequência, curável. O enfermeiro deve negociar com os pacientes a redução de fatores de risco que aumentam as chances desenvolvimento de segundos cânceres, tais como consumo de tabaco e álcool e exposição a carcinógenos ambientais e luz solar excessiva. É necessária a triagem em relação aos efeitos tardios do tratamento, como a quimioterapia (ver Capítulo 12, Boxe 12.4). Além disso, o enfermeiro deve explicar e demonstrar as estratégias relevantes de autocuidado e de tratamento da doença. Ver também seção Manejo de enfermagem em Linfomas não Hodgkin.

LINFOMAS NÃO HODGKIN

Os LNHs são um grupo heterogêneo de cânceres que se originam a partir do crescimento neoplásico do tecido linfoide. Como na LLC, acredita-se que as células neoplásicas tenham origem em um único clone de linfócitos; entretanto, no LNH, as células podem variar morfologicamente. Ao contrário do linfoma de Hodgkin, os tecidos linfoides acometidos estão infiltrados, em grande parte, por células malignas. A propagação das células linfoides malignas ocorre de modo imprevisível; a doença localizada verdadeira é incomum. Os linfonodos de muitos locais podem estar infiltrados, assim como locais fora do sistema linfoide (tecido extranodal; Figura 30.9).

Aproximadamente 85% dos LNHs envolvem linfócitos B malignos, com os 15% remanescentes envolvendo linfócitos T ou células *natural killers* (NCCN, 2019h). O LNH é o sétimo tipo de câncer mais comumente diagnosticado nos EUA, representando aproximadamente 4 a 5% de todos os novos casos de câncer a cada ano. Ocorre mais frequentemente em homens (NCCN, 2019h). A incidência aumenta a cada década de vida; a idade mediana ao diagnóstico é de

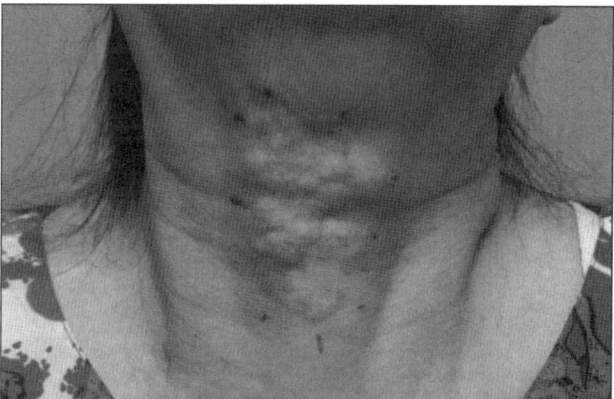
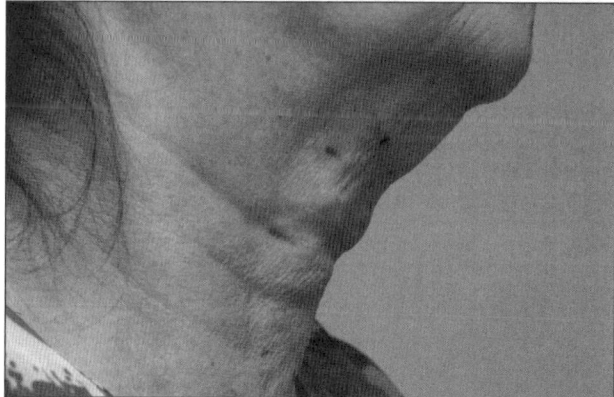

Figura 30.9 • Qualquer área extranodal pode ser um local para o linfoma de células B difusas, tal como a tireoide, conforme ilustrado aqui. Reproduzida, com autorização, de Tkachuk, D. C. & Hirschman, J. V. (2007). *Wintrobe's atlas of clinical hematology* (Fig. 5.87, p. 183). Philadelphia, PA: Lippincott Williams & Wilkins.

66 anos (Leukemia & Lymphoma Society, 2018d).[1] A evolução natural da doença é variável e dependente do tipo de linfoma. Os LNHs podem ser classificados como **indolentes** (i. e., um câncer de crescimento lento que permanece, com frequência, localizado ou provoca poucos sintomas) ou agressivo (i. e., um câncer de crescimento rápido que se dissemina rapidamente e provoca morbidade significativa) (Tabela 30.4). Por exemplo, a taxa de sobrevida em 5 anos do linfoma difuso de grandes células B é de 72%, ao passo que a do linfoma folicular é de aproximadamente 90% (96% no caso de doença localizada e 85% no caso de doença distante) (ACS, 2019b).

Embora ainda não tenha sido identificado um fator etiológico comum, a incidência de LNH é mais alta em pacientes com: imunodeficiências ou distúrbios autoimunes; submetidos previamente a tratamento para câncer; receptores de transplante de órgãos; com história pregressa de infecção viral (p. ex., vírus Epstein-Barr, HIV, HHV8); e com exposição prévia a herbicidas, pesticidas, solventes, tintas e agentes desfolhantes, como o agente laranja (ver seção sobre veteranos em Leucemia linfocítica crônica) (ACS, 2019b).

Manifestações clínicas

Os sintomas dos LNHs são muito variáveis, refletindo a natureza diversa da doença. Assim como o linfoma de Hodgkin, o LNH pode surgir como aumento indolor de um ou mais linfonodos no pescoço, na região axilar ou na região inguinal. Se o linfoma for indolente, o paciente pode ser assintomático ou ter sintomas leves. Doença de evolução arrastada representa aproximadamente 40% de todos os casos de LNH (Leukemia & Lymphoma Society, 2018d). Todavia, a maioria dos pacientes só é diagnosticada quando a doença já evoluiu para um estágio avançado, quando se tornam sintomáticos. Aproximadamente um terço dos pacientes com LNH apresentam sintomas B (ver Boxe 30.1) por ocasião do diagnóstico (Leukemia & Lymphoma Society, 2018d).

Outros sintomas dependem do local e das dimensões dos linfonodos aumentados, que podem comprimir órgãos e comprometer o funcionamento deles. Por exemplo, massa no mediastino pode provocar tosse, dispneia e dor torácica, que podem resultar em desconforto respiratório ou cardiovascular. A massa abdominal pode comprometer os intestinos ou os ureteres, resultando em lesão renal ou obstrução intestinal. Esplenomegalia pode provocar dor, náuseas, saciedade precoce e perda ponderal.

Avaliação e achados diagnósticos

Assim como no linfoma de Hodgkin, uma biopsia de linfonodo (incisional ou excisional) é necessária para a imunotipagem e para a análise citogenética (NCC, 2019h). O tipo histopatológico específico da doença é usado para diferenciar o subtipo de LNH; também tem importantes implicações prognósticas e é usado para determinar o tratamento apropriado (Leukemia & Lymphoma Society, 2018d). A citometria de fluxo é, com frequência, realizada para determinar o antígeno específico na célula maligna. Outro exame que pode ser realizado é a hibridização *in situ* por fluorescência (FISH), que analisa o DNA e o RNA da amostra de sangue ou da biopsia à procura de anormalidades cromossômicas.

Os exames laboratoriais se assemelham aos de um paciente com linfoma de Hodgkin (ver discussão anterior). Além disso, devem ser solicitados pesquisa de vírus (p. ex., Epstein-Barr, HHV8, hepatite B), reação em cadeia da polimerase, TC do tórax, do abdome e da pelve, PET, MUGA ou ECG (se o paciente for receber esquema terapêutico baseado em antraciclina) e aspirado e biopsia de medula óssea (se houver suspeita de comprometimento da medula óssea).

Embora o estadiamento da doença seja importante, com frequência não é um fator preciso de previsão do prognóstico. Dois sistemas de classificação prognóstica são usados: o Índice Prognóstico Internacional (IPI) e, para os linfomas foliculares, o Índice Prognóstico Internacional para Linfoma Folicular (FLIPI, do inglês *Follicular Lymphoma International Prognostic Index*). Idade, desempenho, níveis de LDH, estágio da doença e envolvimento extranodal são pontuados para determinar o risco de falha ou morte devido à doença (ACS, 2020b).

Manejo clínico

A meta terapêutica para o LNH é a obtenção de remissão da doença por meio da destruição do maior número possível de células malignas. Em contrapartida, a meta para o linfoma de Hodgkin é a cura. O tratamento do LNH se baseia no subtipo específico de linfoma e no estágio da doença. Outros fatores que influenciam as decisões terapêuticas incluem a idade e a capacidade funcional do paciente, os resultados dos exames laboratoriais (sobretudo renais, hepáticos e cardíacos), as comorbidades e a existência ou não de envolvimento extralinfonodal (i. e., achado de células cancerosas fora dos linfonodos) (Leukemia & Lymphoma Society, 2016). Se a doença for indolente e localizada, a opção de escolha pode consistir em radioterapia isolada. A conduta expectante também é uma opção para pacientes com uma forma indolente de LNH, tais como estágio I de linfoma folicular, que tenham poucos (ou nenhum) sintomas por ocasião do diagnóstico.

Em geral, a quimioterapia com combinação de fármacos é indicada para os subtipos agressivos de LNH. Uma das combinações mais comuns é a CHOP. Um anticorpo monoclonal (p. ex., rituximabe, obinutuzumabe) pode ser combinado a quimioterapia (NCCN, 2019h). A radioterapia pode ou não ser acrescentada ao esquema prescrito. Em alguns casos, um anticorpo monoclonal pode ser conjugado com um isótopo radioativo e usado para fins terapêuticos (p. ex., ibritumomabe tiuxetana). O envolvimento do SNC é comum com alguns

---

[1] N.R.T.: No Brasil, o número estimado de casos novos de linfoma não Hodgkin (LNH), para cada ano do triênio de 2023 a 2025, é de 12.040 casos, o que corresponde a um risco estimado de 5,57 por 100 mil habitantes, sendo 6.420 casos em homens e 5.620 casos em mulheres. Esses valores correspondem a um risco estimado de 6,08 casos novos a cada 100 mil homens e 5,08 a cada 100 mil mulheres (https://bvsms.saude.gov.br/inca-lanca-a-estimativa-2023-incidencia-de-cancer-no-brasil/).

TABELA 30.4 Tipos específicos de linfomas.

Indolente	Agressivo
Células T cutâneas	Células anaplásicas grandes
Folicular	Associado à AIDS
MALT gástrico	Burkitt
Linfoplasmático: macroglobulinemia de Waldenström	Difuso de grandes células B
Célula B da zona marginal	Células do manto
Linfocítico de pequenas células	Célula T periférica

AIDS: síndrome de imunodeficiência adquirida; MALT: tecido linfoide associado à mucosa.
Adaptada de Leukemia & Lymphoma Society. (2016). NHL subtypes. Retirado em 14/05/2020 de: www.lls.org/lymphoma/non-hodgkin-lymphoma/diagnosis/nhl-subtypes.

tipos agressivos de LNH; nessa situação, é utilizada radiação craniana ou quimioterapia intratecal além da quimioterapia sistêmica.

Quando ocorre recidiva de LNH ou este se mostra refratário aos tratamentos padronizados, uma possibilidade consiste em usar outro agente único ou esquemas combinados de quimioterapia. Por exemplo, o esquema ICE (i. e., ifosfamida, carboplatina e etoposídeo) pode ser implementado, ou podem ser tentados agentes como bendamustina, brentuximabe vedotina, romidepsina ou axicabtageno (NCCN, 2019h). O transplante autólogo de células-tronco hematopoéticas é outra opção terapêutica para LNH recidivado ou refratário, sobretudo em pacientes com idade inferior a 60 anos (ver discussão adicional de transplante autólogo de células-tronco hematopoéticas no Capítulo 12).

Uma complicação rara, mas potencialmente fatal, da quimioterapia é a síndrome de lise tumoral. A síndrome de lise tumoral ocorre quando o conteúdo das células malignas é degradado e liberado para o sangue periférico e, em geral, ocorre 12 a 72 horas após a terapia ser iniciada (NCCN, 2019h). Os pacientes com LNH que correm maior risco de desenvolvimento de síndrome de lise tumoral são aqueles com doença volumosa e/ou considerados portadores de LNH de alto risco ou agressivo (p. ex., linfoma de Burkitt ou linfoma difuso de grandes células B). Ver, no Capítulo 12, Tabela 12.13, uma discussão das manifestações de síndrome de lise tumoral e seu tratamento.

A reativação do vírus da hepatite B (HBV) ocorre em pacientes com LNH que se tornam imunossuprimidos após a quimioterapia. Por exemplo, a reativação de hepatite B pode ocorrer em pacientes tratados com esquemas contendo rituximabe, mesmo se o paciente teve teste negativo para hepatite B antes do início do tratamento (Leukemia & Lymphoma Society, 2018d). O tratamento preventivo é recomendado, inclusive agentes antivirais (i. e., lamivudina ou entecavir) e vigilância cuidadosa dos pacientes de alto risco.

Outra complicação rara, mas potencialmente fatal, é a leucoencefalopatia multifocal progressiva, que ocorre em pacientes com LNH que apresentam imunocomprometimento grave e recebem quimioterapia (Leukemia & Lymphoma Society, 2018d; NCCN, 2019h). Os sinais/sintomas incluem confusão mental, fraqueza motora ou comprometimento da coordenação motora e alterações visuais e, possivelmente, da fala. Atualmente, não existe tratamento efetivo para essa complicação. A taxa de letalidade é de 90% e tende a ocorrer nos 2 meses seguintes à confirmação do diagnóstico (NCCN, 2019h).

Manejo de enfermagem

O linfoma é uma constelação de doenças muito complexa. Ao cuidar de pacientes com linfoma, é extremamente importante que o enfermeiro conheça o tipo específico da doença, o estágio dela, a história do tratamento e o plano de tratamento atual. A maioria dos cuidados dos pacientes com linfoma de Hodgkin ou LNH ocorre no ambiente ambulatorial, exceto se houver complicações (p. ex., infecção, comprometimento respiratório em virtude de massa mediastinal). Os métodos de tratamento mais comumente utilizados são quimioterapia (em geral, combinada com um anticorpo monoclonal) e radioterapia. A quimioterapia causa efeitos colaterais sistêmicos (p. ex., mielossupressão, náuseas, perda dos cabelos, risco de infecção), ao passo que a radioterapia causa efeitos colaterais específicos que são limitados à área que está sendo irradiada. Por exemplo, os pacientes que recebem radioterapia abdominal podem apresentar náuseas e diarreia, mas não perda dos cabelos. Independentemente do tipo de tratamento, todos os pacientes podem apresentar fadiga (ver discussão sobre fadiga no Capítulo 12, Boxe 12.6).

O risco de infecção é significativo para esses pacientes, não apenas em consequência da mielossupressão relacionada com o tratamento, mas também devido à resposta imune defeituosa que resulta da própria doença. Os pacientes devem ser orientados sobre como minimizar os riscos de infecção, sobre o reconhecimento dos sinais de possível infecção e sobre o contato com seu médico, caso ocorram os referidos sintomas (ver discussão sobre infecção no Capítulo 12, Boxe 12.6).

Muitos linfomas podem ser curados com os tratamentos atuais. Entretanto, à medida que as taxas de sobrevida aumentam, a incidência de segundas malignidades, principalmente LMA ou SMD, também aumenta. Portanto, os sobreviventes devem ser triados regularmente em relação ao desenvolvimento de segundas malignidades. Os sobreviventes de linfoma de Hodgkin e de LNH podem apresentar fadiga persistente, depressão, ansiedade, cardiotoxicidade e efeitos tóxicos pulmonares (ACS, 2019b). Portanto, os sobreviventes devem ser encorajados a comparecer às consultas médicas de acompanhamento e ser rastreados à procura de sinais e sintomas de um possível segundo processo maligno. Além disso, os pacientes devem ser avaliados quanto a questões cardiovasculares e de fertilidade a cada consulta.

A ACS (2019b) elaborou recomendações de comportamento de saúde para sobreviventes de câncer, que incluem abstinência de tabagismo (ou redução), manutenção de peso corporal normal, prática de bons hábitos nutricionais (i. e., consumo de frutas e vegetais) e prática de, pelo menos, 150 minutos de exercícios físicos por semana. Embora muitos sobreviventes não sigam essas recomendações, aqueles que as seguem relatam melhor qualidade de vida relacionada com a saúde (ACS, 2019b).

MIELOMA MÚLTIPLO

O mieloma múltiplo é uma doença maligna do tipo mais maduro de linfócitos B – o plasmócito. Os plasmócitos secretam imunoglobulinas, que são proteínas necessárias para a produção de anticorpos para combater as infecções. Essa doença representa aproximadamente 1,8% de todos os cânceres e cerca de 17% das doenças malignas hematológicas nos EUA (NCCN, 2019i). A etiologia do mieloma múltiplo não é conhecida, mas já foram identificados fatores de risco (Boxe 30.3). A incidência de mieloma múltiplo aumenta com a idade; a idade mediana por ocasião do diagnóstico é de aproximadamente 70 anos (NCCN, 2019i; Rajkumar, 2018). Se não for tratada, essa doença pode resultar em destruição óssea e falência da medula óssea. Graças ao maior número de agentes novos disponíveis para combater o mieloma múltiplo, a sobrevida dos pacientes com essa doença aumentou significativamente nos últimos 5 anos.

Fisiopatologia

No mieloma múltiplo, os plasmócitos malignos produzem uma imunoglobulina específica, que não é funcional. Tipos funcionais de imunoglobulinas ainda são produzidos por plasmócitos não malignos, embora em quantidade inferior à normal. A imunoglobulina específica secretada pelos plasmócitos malignos é denominada proteína monoclonal ou proteína M. Os plasmócitos malignos também secretam determinadas substâncias para estimular a angiogênese e, portanto, o crescimento desses agrupamentos de plasmócitos. Às vezes, os plasmócitos malignos

> **Boxe 30.3 — FATORES DE RISCO**
> **Mieloma múltiplo**
>
> - Idade: raramente ocorre em pessoas com idade inferior a 35 anos; os riscos aumentam com o passar dos anos
> - Afro-americanos correm o dobro do risco de pessoas brancas
> - Exposição a radiação, derivados do petróleo, benzenos e agente laranja[2]
> - História familiar, sobretudo em parentes em primeiro grau (p. ex., irmãos, pais)
> - Homens correm risco discretamente maior do que as mulheres
> - Sobrepeso ou obesidade
> - História da doença plasmocitária:
>   - Gamopatia monoclonal de significado indeterminado (GMSI)
>   - Plasmocitoma.[a]

[2]N.R.T.: Trata-se de um composto com partes iguais de dois herbicidas (ácido 2,4-diclorofenoxiacético (2,4-D) e ácido 2,4,5-triclorofenoxiacético (2,4,5-T) usado na Guerra do Vietnã. [a]Nota: em raros casos, precede o mieloma múltiplo.
Adaptado de American Cancer Society (ACS). (2018). Risk factors for multiple myeloma. Retirado em 15/05/2020 de: www.cancer.org/cancer/multiple-myeloma/causes-risks-prevention/risk-factors.html; National Comprehensive Cancer Network (NCCN). (2019i). Clinical practice guidelines in oncology: Multiple myeloma. Versão 2.2019. Retirado em 10/07/2019 de: www.nccn.org/professional/physician_gls/pdf/myeloma.pdf; Rajkumar, S. (2018). Multiple myeloma: 2018 update on diagnosis, risk-stratification, and management. *American Journal of Hematology, 93*, 1091–1110.

infiltram outro tecido, quando são denominados plasmocitomas. Os plasmocitomas podem ocorrer nos seios da face, na medula espinal e nos tecidos moles.

O mieloma múltiplo pode evoluir a partir de um estágio pré-maligno, conhecido como GMSI (NCCN, 2019i). Embora os pacientes com GMSI tenham proteína M no sangue, eles geralmente não apresentam quaisquer sinais ou sintomas de mieloma múltiplo. Os pacientes com GMSI são monitorados à procura de sinais e sintomas indicativos de evolução para mieloma múltiplo. A taxa de progressão da GMSI para mieloma múltiplo é de 0,5 a 1% por ano (Rajkumar, 2018).

Manifestações clínicas

As manifestações clínicas do mieloma múltiplo não resultam apenas das células malignas, mas também da proteína anormal produzida por elas. As manifestações clínicas clássicas do mieloma múltiplo são reunidas no acrônimo CRAB, pois referem-se a:

- Hiper**C**alcemia
- Disfunção **R**enal
- **A**nemia
- Destruição óssea (**B**one destruction).

As manifestações relacionadas com os ossos são encontradas em até 85% dos pacientes com mieloma múltiplo (NCCN, 2019i). Dor óssea (em geral, no dorso ou nas costelas) é considerada uma manifestação inicial clássica. A dor óssea associada ao mieloma múltiplo aumenta com a movimentação e diminui com o repouso; os pacientes podem relatar que apresentam menos dor ao acordar, porém mais dor durante o dia. No mieloma múltiplo, uma substância secretada pelos plasmócitos malignos, o fator de ativação de osteoclastos, e outras substâncias, tal como interleucina-6 (IL-6), estimulam os osteoclastos, que fraturam a matriz óssea. Em alguns casos, a fratura ou lise óssea pode ser grave o suficiente para causar colapso e fraturas vertebrais, incluindo fraturas de coluna, que podem invadir a medula espinal e resultar em compressão medular (Figura 30.10). Quando ocorre colapso vertebral, a altura do paciente diminui, e é comum o achado de cifose (curvatura excessiva da coluna vertebral).

Se a lise óssea for significativa, ocorrem lesões ósseas, e muito cálcio ionizado é perdido a partir dos ossos e vai para a corrente sanguínea. Portanto, ocorre hipercalcemia, que pode ser manifestada por sede excessiva, desidratação, constipação intestinal, alteração do estado mental, confusão mental e, talvez, coma.

> **Alerta de enfermagem: Qualidade e segurança**
> Qualquer paciente idoso cuja principal queixa seja dor nas costas e que apresente elevação do nível de proteína total deve ser avaliado quanto a um possível mieloma múltiplo.

Disfunção renal ocorre em 33% dos pacientes por ocasião do diagnóstico, e 50% apresentam disfunção renal em algum momento durante a evolução da doença (Chim, Kumar, Orlowski et al., 2018; NCCN, 2019i). A etiologia da disfunção renal é múltipla e está relacionada com: rim do mieloma como resultado de proteínas de Bence-Jones (*i. e.*, infiltração dos rins pelo mieloma), causando obstrução dos túbulos renais; hipercalcemia como resultado de lise da matriz óssea; depósitos de amiloide, que podem evoluir para insuficiência renal e/ou hidronefrose; e hiperviscosidade, que evolui para obstrução dos túbulos renais. Outras causas de disfunção renal em pacientes com mieloma múltiplo são infecções, uso de AINEs e agentes nefrotóxicos (p. ex., quimioterapia) usados no tratamento do mieloma múltiplo (Faiman, Doss, Colson et al., 2017).

À medida que os plasmócitos malignos são produzidos, a medula apresenta menos espaço para a produção eritrocitária, e pode ocorrer anemia. Se também houver disfunção renal, a anemia também pode ser causada por produção diminuída de eritropoetina pelos rins. No estágio tardio da doença, também pode ser observada uma quantidade reduzida de leucócitos e plaquetas, já que a medula óssea é infiltrada pelos plasmócitos malignos.

Avaliação e achados diagnósticos

Sempre que houver a suspeita de mieloma múltiplo, devem ser realizados hemograma completo com contagem diferencial e determinação dos níveis sanguíneos de ureia, dos níveis séricos de creatinina, da depuração (*clearance*) de creatinina, dos níveis séricos de eletrólitos (sobretudo cálcio) e níveis séricos de albumina, de LDH e $\beta 2$-microglobulina. Níveis sanguíneos elevados de creatinina e ureia são indícios de disfunção renal. O nível total de proteína também está frequentemente elevado por causa da produção de proteína M. Os níveis de LDH e $\beta 2$-microglobulina refletem a carga tumoral. Além disso, um esfregaço de sangue periférico pode revelar o agrupamento anormal de eritrócitos (fenômeno conhecido como formação de *rouleaux*) decorrente dos níveis séricos elevados de proteínas (NCCN, 2019i). Eletroforese de proteínas séricas ou pesquisa de cadeias leves livres deve ser realizada à procura da proteína M (Figura 30.11). Essa proteína está elevada em pacientes com mieloma múltiplo e serve como um marcador útil para o monitoramento da extensão da doença e para estimar a eventual resposta do paciente ao tratamento. Além disso, estudos citogenéticos são realizados para determinar se existe alguma das várias anormalidades cromossômicas comumente

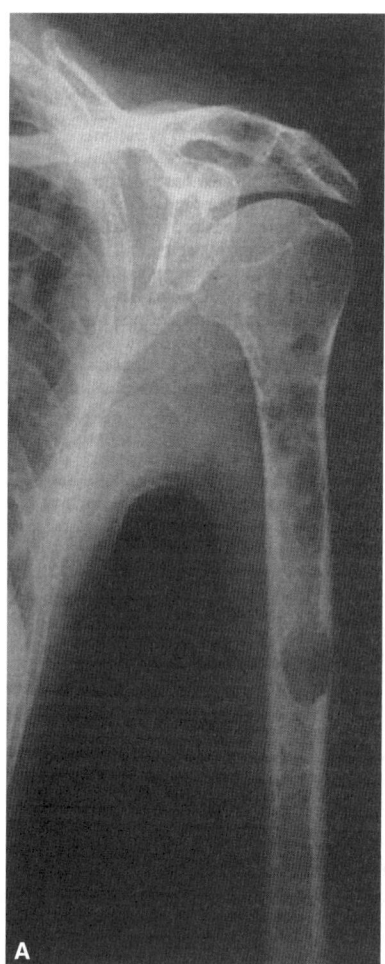
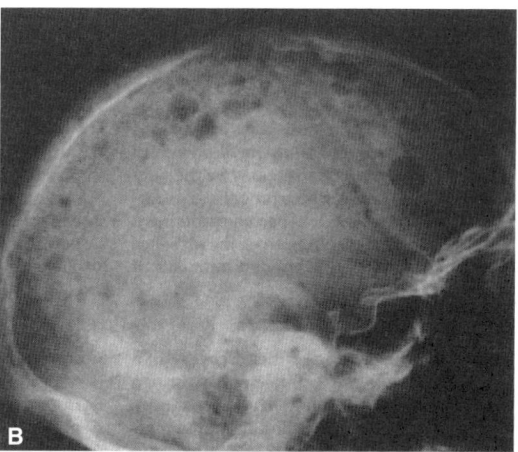
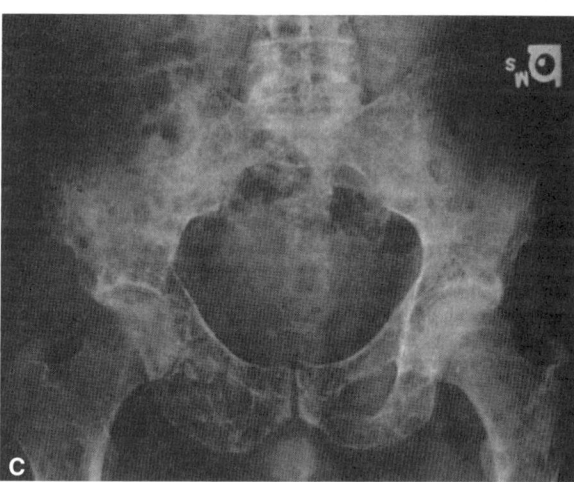

Figura 30.10 • Lesões líticas observadas no úmero e no crânio de pacientes com mieloma múltiplo. Essas lesões normalmente ocorrem nos ossos longos, nas vértebras e no crânio. Os ossos longos são suscetíveis à fratura quando a lesão ocorre próximo à superfície do osso; vértebras são suscetíveis ao colapso, resultando em redução da altura e potencial de compressão raquimedular. Reproduzida, com autorização, de *Wintrobe's clinical hematology* (10th ed., p. 2640). Philadelphia, PA: Lippincott Williams & Wilkins.

encontradas em pacientes com mieloma múltiplo. Exames de imagem (TC, RM e PET) devem ser realizados para determinar se existem lesões ósseas líticas. Biopsia e aspiração da medula óssea são realizadas para verificar se existem anormalidades plasmocitárias na medula óssea.

O diagnóstico e o estadiamento do mieloma múltiplo eram, tradicionalmente, baseados nos critérios CRAB e incluíam:

- Hipercalcemia (> 11,5 mg/dℓ)
- Insuficiência renal (creatinina > 2 mg/dℓ ou depuração [*clearance*] de creatinina inferior a 40 mℓ/min)
- Anemia (hemoglobina inferior a 10 g/dℓ ou 2 g/dℓ inferior ao normal)
- Lesões ósseas.

Recentemente, o International Myeloma Working Group (IMWG) revisou os critérios usados para definir a doença e incluiu biomarcadores específicos (60% ou mais de plasmócitos clonais na biopsia de medula óssea, razão de cadeias livres séricas envolvidas/não envolvidas igual ou superior a 100% e/ou mais de uma lesão focal na RM com menos de 5 mm ou mais de tamanho), além de um ou mais dos critérios CRAB (NCCN, 2019i; Rajkumar, 2018). Acredita-se que essa revisão viabilize o diagnóstico e a implementação de tratamento mais precoces (NCCN, 2019i).

Manejo clínico

Não existe cura para o mieloma múltiplo; as metas do tratamento consistem em redução dos sinais/sintomas e alentecimento da

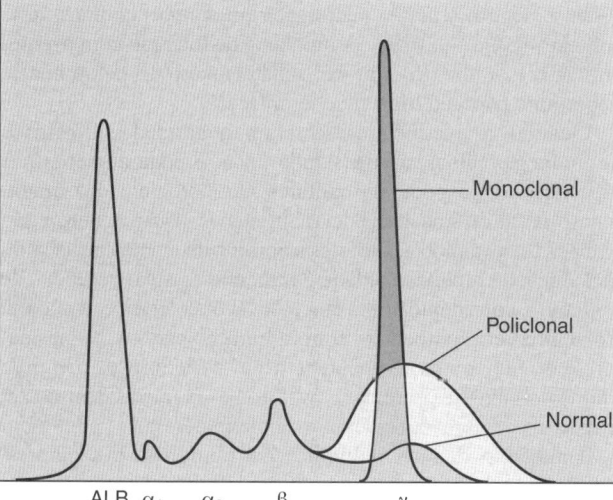

Figura 30.11 • Padrões de eletroforese anormal de proteínas séricas, em contraste com um padrão normal. Os picos policlonais são caracterizados por aumento com base ampla nas imunoglobulinas (Ig) por inúmeros plasmócitos reativos e indicam um processo reativo benigno. Em contrapartida, um pico estreito indica a homogeneidade da Ig secretada por um único clone de plasmócitos. Os picos M são observados em gamopatias monoclonais de significado indeterminado ou em malignidades relacionadas com plasmócitos (mieloma, macroglobulinemia de Waldenström). Reproduzida, com autorização, de Turgeon, M. (2012). *Clinical hematology theory & procedures* (5th ed., Fig. 20.7, p. 347). Philadelphia, PA: Lippincott Williams & Wilkins.

evolução da doença. O tratamento do mieloma múltiplo mudou substancialmente, o que resultou em aumentos significativos da duração da sobrevida. É importante mencionar que os pacientes não apenas vivem mais, mas as novas modalidades terapêuticas oferecem a oportunidade de melhorar a qualidade de vida deles. O manejo do mieloma múltiplo depende se o paciente apresenta doença assintomática ou sintomática (ativa). O mieloma múltiplo assintomático é semelhante à GMSI, pois os pacientes não relatam sintomas, porém apresentam plasmócitos malignos e níveis de proteína M mais elevados do que os observados na GMSI.

Para a maioria dos pacientes com mieloma múltiplo assintomático, a observação com vigilância meticulosa para a possibilidade de transformação em doença ativa a intervalos de 3 a 6 meses é o padrão de cuidado (NCCN, 2019i; Rajkumar, 2018). Pacientes com doença sintomática são avaliados quanto à sua elegibilidade para transplante autólogo de células-tronco hematopoéticas, de acordo com idade, existência de comorbidades e estratificação de risco (Rajkumar, 2018).

O tratamento primário para pacientes considerados elegíveis para transplante autólogo de células-tronco hematopoéticas inclui vários ciclos de uma combinação de diferentes agentes farmacológicos antes da coleta de células-tronco. Esses fármacos atacam a doença por meio de mecanismos diferentes dos agentes quimioterápicos convencionais. Com frequência, são associados dois ou três fármacos com a meta de reduzir a carga tumoral o máximo possível; frequentemente incluem um dos seguintes esquemas (Rajkumar, 2018):

- O esquema baseado no inibidor de proteassomo bortezomibe, que comumente inclui um agente imunomodulador (p. ex., lenalidomida, pomalidomida ou talidomida) e o corticosteroide dexametasona
- O esquema baseado no anticorpo monoclonal daratumumabe, que comumente inclui um agente imunomodulador (p. ex., lenalidomida, pomalidomida ou talidomida) ou um inibidor de proteassomo (p. ex., bortezomibe, carfilzomibe ou ixazomibe) e o corticosteroide dexametasona.

Outros agentes que podem ser incluídos nesses esquemas são doxorrubicina, ciclofosfamida, cisplatina ou etoposídeo (Tabela 30.5).

O transplante autólogo de células-tronco hematopoéticas é considerado o padrão de cuidado para pacientes com mieloma múltiplo após a terapia primária (NCCN, 2019i), pois comprovadamente melhora as taxas de resposta, a qualidade de vida e a sobrevida total. O transplante autólogo de células-tronco hematopoéticas também é indicado para pacientes com recidiva de mieloma múltiplo e com mieloma múltiplo refratário. O transplante autólogo de células-tronco hematopoéticas único e o transplante autólogo de células-tronco hematopoéticas *tandem* (ou seja, dois transplantes autólogos de células-tronco hematopoéticas em um período de 6 meses) são opções possíveis. Outra opção poderia ser um transplante alogênico de células-tronco hematopoéticas, porém essa é considerada uma opção inferior ao transplante autólogo de células-tronco hematopoéticas, uma vez que está associada a taxas de morbidade e mortalidade aumentadas (Rajkumar, 2018).

Lenalidomida é preconizada como terapia de manutenção para pacientes após o transplante autólogo de células-tronco hematopoéticas e após os 8 a 12 ciclos iniciais de terapia primária para pacientes que não receberam TCTH. Bortezomibe pode ser usado como tratamento de manutenção alternativo para pacientes com risco intermediário a elevado.

Os pacientes que não são candidatos ao transplante autólogo de células-tronco hematopoéticas podem ser medicados com o esquema triplo baseado em bortezomibe, uma vez que esse esquema está associado a melhor taxa de resposta. Para adultos mais velhos ou pacientes frágeis, podem ser prescritos esquemas terapêuticos com dois agentes (p. ex., lenalidomida e dexametasona) (Rajkumar, 2018). O esquema para pacientes com disfunção renal inclui bortezomibe, ciclofosfamida e dexametasona (NCCN, 2019i).

Além desses agentes, todos os pacientes com mieloma múltiplo devem ser medicados com um bisfosfonato, como pamidronato ou ácido zoledrônico (NCCN, 2019i). Os bisfosfonatos demonstraram fortalecer o osso ao diminuir a sobrevida dos osteoclastos, controlando, assim, a dor óssea e, possivelmente, prevenindo fraturas ósseas. Esses agentes também são eficazes no tratamento e na prevenção da hipercalcemia, evitando a reabsorção óssea excessiva. Algumas evidências sugerem que os bisfosfonatos ativem uma resposta imune antimieloma, induzindo a morte das células do mieloma, agindo de modo sinérgico com os agentes antineoplásicos e fomentando o controle imune (Faiman et al., 2017) (ver discussão adicional sobre bisfosfonatos no Capítulo 36, Tabela 36.1).

Complicações

Infecção é uma complicação potencial do mieloma múltiplo e uma causa frequente de morbidade e mortalidade. Ao contrário de outras malignidades, a incidência de infecção não parece estar relacionada com a extensão da neutropenia em pacientes com mieloma múltiplo. A ausência de níveis adequados de imunoglobulinas normais, além de outras alterações do sistema imune, faz o paciente correr risco aumentado de desenvolver infecção, sobretudo por *Streptococcus pneumoniae* ou *H. influenzae*. O tratamento da doença também predispõe o paciente a contrair infecções, sobretudo quando são usados corticosteroides no tratamento da doença. Vírus herpes-zóster e *Pneumocystis* são microrganismos causais comuns nesse contexto (NCCN, 2019i). A profilaxia de infecção com agentes antivirais e antibióticos (p. ex., sulfametoxazol-trimetoprima) é importante para reduzir o risco de infecção.

Quando os plasmócitos secretam quantidades excessivas de imunoglobulinas, a viscosidade do soro pode aumentar. A hiperviscosidade pode ser manifestada por meio de sangramento nasal ou bucal, cefaleia, alterações visuais, como visão embaçada ou diplopia, parestesias ou insuficiência cardíaca. A incidência de hiperviscosidade é rara, mas existe o potencial de ser letal. É considerada uma emergência oncológica e, como tal, exige intervenção imediata com hidratação agressiva e plasmaférese ou flebotomia terapêutica, a fim de reduzir os níveis de imunoglobulinas e proteínas e os sintomas (ver, no Capítulo 28, Tabela 28.3, discussão adicional de plasmaférese).

Também pode haver complicações neurológicas. Compressão da medula espinal é a manifestação mais frequente (ver, no Capítulo 12, Tabela 12.13, discussão das manifestações e do manejo da compressão da medula espinal), e podem existir outros sintomas neurológicos, sobretudo neuropatia periférica. A neuropatia periférica ocorre em até 75% dos pacientes com mieloma múltiplo, seja por infiltração dos nervos periféricos por plasmócitos malignos, seja pelos agentes neurotóxicos prescritos para tratar a doença (p. ex., bortezomibe e talidomida) (Faiman et al., 2017). Os sinais/sintomas de neuropatia periférica podem variar de discreto desconforto até comprometimento importante e até mesmo paralisia, resultando em redução da dose ou interrupção da terapia.

TABELA 30.5 Agentes farmacológicos selecionados para mieloma múltiplo.[a]

Medicação	Efeitos adversos	Considerações de enfermagem
QUIMIOTERAPIA		
Agentes alquilantes Mecanismo de ação: ligação a moléculas de DNA, RNA e proteínas, que leva ao comprometimento da replicação do DNA, da transcrição do RNA e do funcionamento celular; todos resultam em morte celular; não específicos do ciclo celular.		
Cisplatina Ciclofosfamida	Alopecia Cistite hemorrágica[b] Distúrbios eletrolíticos Estomatite Mielossupressão (p. ex., anemia, leucopenia, trombocitopenia) Náuseas e vômitos Nefrotoxicidade[c] Neuropatias periféricas Reação de hipersensibilidade Segundos cânceres SIADH	Monitorar hemograma completo, bioquímica sanguínea e níveis séricos de creatinina Monitorar hidratação; encorajar a ingestão de 2 a 3 ℓ de líquidos por dia Uma possibilidade é a pré-medicação do paciente para evitar ou minimizar o risco de reação de hipersensibilidade (p. ex., dexametasona, difenidramina, famotidina) e/ou com antieméticos
Antibiótico antitumoral (à base de antraciclina) Mecanismo de ação: interfere na síntese do DNA por meio da ligação do DNA; previne a síntese do RNA; não específico do ciclo celular		
Doxorrubicina	Alopecia Cardiotoxicidade (p. ex., miocardiopatia, arritmias) Diarreia Estomatite Mielossupressão (p. ex., anemia, leucopenia, trombocitopenia) Náuseas e vômitos Urina de coloração vermelha	O fármaco é vesicante e deve ser administrado por um acesso venoso central Os pacientes devem fazer ECG e MUGA para avaliar a função cardíaca antes do início do tratamento Explicar ao paciente que a urina dele se tornará vermelha por causa do fármaco
Inibidor da topoisomerase II Mecanismo de ação: induz quebras no filamento de DNA por meio da ligação à enzima topoisomerase, evitando que as células se dividam; específico da fase S do ciclo celular		
Etoposídeo	Alopecia Anorexia Diarreia Estomatite Hipotensão Mielossupressão (p. ex., anemia, leucopenia, trombocitopenia) Náuseas e vômitos Reação de hipersensibilidade	Monitorar o hemograma Monitorar os sinais vitais (sobretudo pressão arterial) antes, durante e após a administração Uma possibilidade é a pré-medicação do paciente para evitar ou minimizar o risco de reação de hipersensibilidade (p. ex., dexametasona, difenidramina, famotidina) e/ou com antieméticos
CORTICOSTEROIDES Mecanismo de ação: induzem apoptose nas células de mieloma múltiplo e reduzem bastante a dor óssea		
Dexametasona	Aumento do apetite, ganho ponderal Cárie dentária Formação de catarata Imunossupressão Insônia Osteoporose Pseudodiabetes melito Psicose Retenção de líquido Tromboembolismo venoso Úlcera péptica	Monitorar o hemograma Monitorar os níveis de glicose sérica Monitorar o balanço hídrico, verificar se existe edema periférico Avaliar diariamente o peso Pesquisar sangue oculto nas fezes Orientar o paciente sobre os métodos para reduzir o risco de infecção (p. ex., vacina antigripal, profilaxia com antibiótico, se houver indicação) Orientar o paciente em relação ao acompanhamento (exames odontológicos e oftalmológicos) O risco de tromboembolismo venoso aumenta quando os pacientes fazem uso concomitante de imunomoduladores
IMUNOMODULADORES Mecanismo de ação: apresentam amplos efeitos contra mieloma ao inibirem a angiogênese e reduzem os efeitos das citocinas interleucina 6 (IL-6) e fator de necrose tumor (TNF) (ambos promovem o crescimento das células do mieloma)		
Lenalidomida Pomalidomida Talidomida	Artralgia[d] Constipação intestinal[f] Defeitos congênitos fetais Fadiga, tontura, sedação[f] Mielossupressão (p. ex., anemia, leucopenia, trombocitopenia)[d,e] Neuropatia periférica Ruptura, pele seca Tromboembolismo venoso	Teste de gravidez antes da terapia inicial; repetir a intervalos de 4 semanas nas mulheres em idade fértil Pacientes do sexo masculino devem ser orientados a usar métodos estritos de contracepção É crucial orientar os pacientes sobre os efeitos teratogênicos da terapia Excretado pelos rins; portanto, monitorar função renal, incluindo débito urinário, níveis séricos de creatinina e níveis sanguíneos de ureia O paciente deve receber profilaxia antitrombótica (p. ex., ácido acetilsalicílico, ACOD, HBPM, varfarina) (ver discussão adicional sobre esses agentes e intervenções de enfermagem no Capítulo 26) O risco de tromboembolismo venoso aumenta quando os pacientes fazem uso concomitante de corticosteroides Monitorar os hemogramas completos dos pacientes em uso de lenalidomida e pomalidomida Pesquisar neuropatia periférica nos pacientes em uso de talidomida (ver Tabela 30.6)

(continua)

TABELA 30.5 Agentes farmacológicos selecionados para mieloma múltiplo.[a] (continuação)

Medicação	Efeitos adversos	Considerações de enfermagem
ANTICORPOS MONOCLONAIS Mecanismo de ação: anticorpos preparados a partir de clones de células imunes direcionados contra antígenos específicos encontrados na superfície das células do mieloma múltiplo; vários agentes visam a receptores antigênicos diferentes; portanto, os efeitos adversos são distintos		
Daratumumabe	Constipação intestinal ou diarreia Dorsalgia, artralgia Fadiga Insônia Mielossupressão (p. ex., anemia, leucopenia, trombocitopenia) Náuseas e vômitos Reação de hipersensibilidade: mais comum nas primeiras infusões; as manifestações incluem dispneia, broncospasmo, tosse, rinite Reação no local da injeção Reativação do herpes-zóster	Uma possibilidade é a pré-medicação do paciente para evitar ou minimizar o risco de reação de hipersensibilidade (p. ex., paracetamol, difenidramina, metil-prednisolona) e/ou com antieméticos Monitorar o hemograma A administração profilática de agentes antivirais pode ser aventada para os pacientes com história pregressa de herpes-zóster As pacientes devem evitar gravidez ou aleitamento enquanto fizerem uso do medicamento, pois os riscos para o feto não são conhecidos
Elotuzumabe	Anorexia Bradicardia ou taquicardia Constipação intestinal ou diarreia Fadiga Mielossupressão (p. ex., anemia, leucopenia, trombocitopenia) Neuropatia periférica Reação de hipersensibilidade: inclui dispneia, broncospasmo, tosse, rinite	Uma possibilidade é a pré-medicação do paciente para evitar ou minimizar o risco de reação de hipersensibilidade (p. ex., paracetamol, difenidramina, dexametasona, famotidina) Monitorar o hemograma Investigar se existe neuropatia periférica (ver Tabela 30.6)
INIBIDORES DE PROTEASSOMOS Mecanismo de ação: os proteassomos processam e eliminam o excesso de proteínas com conformação anormal que se acumula em plasmócitos malignos; a inibição desse processo provoca acúmulo excessivo dessas proteínas e apoptose das células malignas		
Bortezomibe Carfilzomibe Ixazomibe	Constipação intestinal ou diarreia Defeitos congênitos fetais Disfunção renal Eventos cardiovasculares, como insuficiência cardíaca, isquemia, arritmias (*mais comuns com carfilzomibe*) Fadiga Metabolizado pelo sistema do citocromo P450[g] Mielossupressão (p. ex., anemia, leucopenia, trombocitopenia) Náuseas e vômitos Neuropatia periférica (*mais comum com bortezomibe*) Reativação do herpes-zóster Síndrome de leucoencefalopatia posterior reversível (SLPR), evidenciada por convulsões, distúrbios visuais, *delirium* e hipertensão arterial sistêmica Trombocitopenia transitória	Monitorar o hemograma Os pacientes devem fazer ECG e MUGA para avaliar a função cardíaca antes do início do tratamento, sobretudo com carfilzomibe As pacientes devem evitar gravidez ou aleitamento A administração profilática de agentes antivirais pode ser aventada para os pacientes com história pregressa de herpes-zóster Quando for prescrito bortezomibe, preferir administração subcutânea, em vez de intravenosa, para diminuir a probabilidade de neuropatia periférica (ver discussão adicional na Tabela 30.6). Monitorar o débito urinário, os níveis séricos de creatinina e os níveis sanguíneos de ureia Se houver suspeita de síndrome de SLPR, interromper o tratamento e chamar o médico assistente Monitorar as contagens de plaquetas dos pacientes em uso de bortezomibe; verificar se há sinais de sangramento oculto (p. ex., fezes alcatroadas, formação de petéquias) Monitorar interações medicamentosas nos pacientes em uso de ixazomibe Ixazomibe pode ser administrado por via oral; deve ser ingerido pelo menos 1 h antes ou 2 h após uma refeição

[a]Ver, no Capítulo 12, outras intervenções de enfermagem para aliviar os efeitos adversos da terapia antineoplásica. [b]Específico para ciclofosfamida. [c]Específico para cisplatina. [d]Específico para lenalidomida. [e]Específico para pomalidomida. [f]Específico para talidomida. [g]Específico para ixazomibe. [h]Específico para bortezomibe. ACOD: anticoagulante oral de ação direta; ECG: eletrocardiograma; HBPM: heparina de baixo peso molecular; MUGA: cintigrafia sincronizada das câmaras cardíacas; SIHAD: síndrome de secreção inapropriada de hormônio antidiurético. Adaptada de National Comprehensive Cancer Network (NCCN). (2019i). Clinical practice guidelines in oncology: Multiple myeloma. Versão 2.2019. Retirada em 10/07/2019 de: www.nccn.org/professional/physician_gls/pdf/myeloma.pdf; Olsen, M., LeFebvre, K. & Brassil, K. (2019). *Chemotherapy and immunotherapy guidelines and recommendations for practice*. Pittsburgh, PA: Oncology Nursing Society; Rajkumar, S. (2018). Multiple myeloma: 2018 update on diagnosis, risk-stratification, and management. *American Journal of Hematology*, 93, 1091–1110.

A TEV pode ocorrer em pacientes com mieloma; acredita-se que a incidência desses eventos chegue a 10% (NCCN, 2019i). O risco aumenta substancialmente quando altas doses de corticosteroides e agentes imunomoduladores (p. ex., talidomida, lenalidomida ou pomalidomida) são utilizados no tratamento da doença (ver discussão adicional sobre manejo da TEV no Capítulo 26).

 ### Considerações gerontológicas

Historicamente, o tratamento agressivo do mieloma múltiplo, sobretudo TCTH, era limitado a pacientes com idade inferior a 65 anos, porém essa abordagem foi modificada. Pacientes com idade superior a 65 anos que apresentam função orgânica excelente (*i. e.*, renal, hepática, cardiopulmonar) e que apresentam menos comorbidades podem tolerar tratamento mais intenso, inclusive transplante autólogo de células-tronco hematopoéticas (Faiman et al., 2017; NCCN, 2019i). É importante determinar *a priori* a capacidade do idoso de tolerar o tratamento. Além da idade cronológica, da função dos órgãos e das comorbidades, a capacidade de realizar de modo independente as AVDs é outro fator importante. Uma avaliação abrangente de todos esses fatores é valiosa para determinar melhor o nível de "aptidão" de determinado paciente. Os pacientes categorizados como frágeis podem desenvolver efeitos tóxicos mais graves associados ao tratamento e, portanto, é mais provável que interrompam o tratamento.

O idoso pode ter metas de cuidados diferentes das dos pacientes mais jovens. O controle efetivo dos sinais/sintomas, a preservação da função cognitiva e a manutenção da independência são, com frequência, considerados prioridades mais importantes que a sobrevida no caso do idoso. A discussão dessas metas de cuidados, bem como das necessidades físicas e sociais do paciente, pode resultar em uma abordagem terapêutica mais personalizada do idoso com mieloma múltiplo. O uso de doses menores dos agentes e o foco no manejo dos efeitos colaterais são estratégias terapêuticas importantes. Os efeitos colaterais devem ser controlados sem medicamentos adicionais para reduzir o ônus da polifármacia. A incorporação da experiência de profissionais da área de cuidados paliativos é extremamente benéfica, não apenas para elaborar um plano apropriado de tratamento, mas também para o manejo dos sinais/sintomas e dos efeitos colaterais de modo mais efetivo.

Manejo de enfermagem

O tratamento da dor é muito importante em pacientes com mieloma múltiplo. Os AINEs podem ser muito úteis para a dor leve, ou podem ser administrados em combinações com analgésicos opioides. Como os AINEs podem causar gastrite e disfunção renal, a função renal deve ser cuidadosamente monitorada, e os pacientes devem ser avaliados em relação às complicações gastrintestinais; muitos pacientes não conseguem utilizar AINEs devido à insuficiência renal concomitante ou recentemente desenvolvida. Opioides de ação prolongada são, com frequência, prescritos para promover alívio adequado da dor.

Os cuidados de enfermagem devem ser concentrados na avaliação dos sinais e sintomas de hipercalcemia. Manifestações iniciais comuns incluem poliúria e sinais/sintomas gastrintestinais (náuseas, constipação intestinal, anorexia). À medida que a hipercalcemia se agrava, os pacientes tornam-se progressivamente mais desidratados, com confusão mental e torpor, bem como redução da função renal. O tratamento da hipercalcemia inclui hidratação agressiva, bisfosfonatos e/ou corticosteroides. Ver Capítulo 12, Tabela 12.13, para uma discussão sobre as manifestações e o tratamento da hipercalcemia.

A orientação ao paciente deve incluir métodos para prevenir ou minimizar o risco de infecção, sinais e sintomas que devem ser relatados ao médico assistente, efeitos colaterais da medicação e manejo da dor. Qualquer queixa nova ou agravamento da dor exige intervenção imediata. Outra responsabilidade de enfermagem crucial é avaliar e proporcionar suporte emocional/psicológico. Uma intervenção fundamental é a orientação aos pacientes sobre habilidades de enfrentamento efetivas para ajudá-los a lidar com o mieloma múltiplo e seu tratamento.

Promoção de cuidados domiciliar, comunitário e de transição

 Orientação do paciente sobre autocuidados

O paciente deve ser orientado sobre as restrições das atividades (p. ex., evitar levantar peso de mais de 4,5 kg, usar a mecânica corporal adequada) para reduzir o risco de fraturas patológicas. Às vezes, são necessários suportes para sustentar a coluna vertebral, mas esses podem ser desconfortáveis e reduzir a adesão ao tratamento. O tratamento com bisfosfonato reduziu bastante a gravidade e a magnitude da dor óssea. No entanto, os pacientes precisam compreender a importância dos bons cuidados dentários e da higiene oral cuidadosa para reduzir a probabilidade de desenvolver osteonecrose da mandíbula em decorrência do tratamento com bisfosfonato.

A função renal deve ser cuidadosamente monitorada. A lesão renal pode se tornar grave, podendo ser necessária diálise; a manutenção do alto débito urinário (3 ℓ/dia) pode ser muito útil para prevenir ou limitar essa complicação, assim como no tratamento da doença de base. O paciente também deve ser orientado a respeito dos sinais e sintomas de hipercalcemia. Embora a hipercalcemia ocorra, de modo geral, no início da doença, também pode ocorrer durante a evolução da doença ou quando o mieloma múltiplo se torna refratário ao tratamento. A manutenção da mobilidade e da hidratação é importante para reduzir exacerbações dessa complicação.

Como a produção de anticorpos está comprometida, infecções, principalmente bacterianas, são comuns e potencialmente fatais. O paciente precisa ser orientado sobre as medidas apropriadas de prevenção de infecções e deve ser aconselhado a contatar imediatamente o médico caso tenha febre ou outros sinais e sintomas de infecção. O paciente deve receber as vacinas antipneumocócica e antigripal. Antibióticos profiláticos, como sulfametoxazol + trimetoprima, são frequentemente prescritos, sobretudo quando os pacientes são tratados com esquemas contendo corticosteroides, para prevenir a ocorrência de pneumonia por *Pneumocystis jirovecii* (NCCN, 2019i). O agente antiviral aciclovir pode ser prescrito quando pacientes são tratados com esquemas à base de bortezomibe, para reduzir o potencial de infecção viral, tal como herpes-zóster. O paciente precisa ser orientado sobre as indicações dessas medidas profiláticas.

Cuidados contínuos e de transição

Muitos medicamentos prescritos para tratar o mieloma múltiplo, sobretudo os imunomoduladores (p. ex., lenalidomida, talidomida), estão associados a riscos mais elevados de TEV, principalmente quando combinados com doses elevadas de corticosteroides ou eritropoetina. Outros fatores de risco para a TEV incluem diminuição da mobilidade, obesidade, eventos tromboembólicos anteriores, diabetes, cardiopatia ou nefropatia e presença de um dispositivo de acesso vascular (p. ex., CCIP). É importante manter a mobilidade e usar estratégias que intensifiquem o retorno venoso (p. ex., usar meias antiembolismo, evitar cruzar as pernas). No caso de pacientes sem fatores de risco adicionais, a TEV pode ser prevenida por doses baixas de ácido acetilsalicílico. Os pacientes com fatores de risco adicionais de desenvolver TEV devem receber tratamento anticoagulante (ver discussão adicional no Capítulo 26).

Neuropatia periférica é uma ocorrência frequente em pacientes com mieloma múltiplo, acometendo 50% dos pacientes por ocasião do diagnóstico (Faiman et al., 2017). É especialmente comum em pacientes medicados com talidomida ou bortezomibe. A neuropatia dolorosa pode ser bastante incapacitante e interferir na capacidade do paciente de realizar as atividades normais da vida diária (Olsen et al., 2019) (ver Tabela 30.6). O enfermeiro deve verificar cuidadosamente a ocorrência de sintomas relacionados com a neuropatia periférica e fazer avaliações do domicílio em relação à segurança. Sensações (toque, temperatura, dor, vibração, propriocepção), reflexos do tornozelo, força muscular distal e pressão arterial devem ser avaliados. Outros fatores de risco para a neuropatia periférica (p. ex., diabetes, deficiências de vitaminas, infecção viral ou consumo excessivo de álcool) devem ser agressivamente tratados. Os pacientes devem ser orientados a relatar quaisquer sintomas de neuropatia periférica e a não minimizar os referidos sintomas, tendo em vista que a imediata cessação da terapia ou a redução da dose podem prevenir a progressão da neuropatia. A retomada do tratamento com uma dose mais baixa e um intervalo mais longo entre as administrações pode diminuir a piora da lesão nervosa periférica. A recuperação pode ocorrer com o passar do tempo, embora seja incompleta. Gabapentinoides (p. ex., gabapentina, pregabalina),

TABELA 30.6 — Neuropatia periférica associada a mieloma múltiplo.

Tipo de neuropatia	Manifestações	Intervenções de enfermagem/orientação ao paciente
Sensorial	Hipoestesia	Advertir o paciente a evitar temperaturas extremas (p. ex., água do banho) Inspecionar os pés em relação a traumatismo e possível infecção Utilizar meias folgadas
	Parestesia (formigamento)	Fazer massagem suave Praticar exercícios de ADM suaves
	Hiperalgesia (dor) Dedos dos pés e das mãos Solas dos pés/palmas	Fazer massagem suave (creme/loção à base de manteiga de cacau ou mentol) Aplicar *patch* de lidocaína a 5% na área afetada a cada 12 h Considerar gabapentina, antidepressivos tricíclicos (p. ex., amitriptilina)
Motora	Cãibras musculares Tremores ↓ Força nos músculos distais	Maximizar a hidratação e a deambulação (quinino não é preconizado)
	Distúrbio da deambulação ↓ Função motora final (p. ex., escrever à mão, abotoar as roupas)	Aconselhar sobre o uso de calçados apropriados Considerar auxílios para a deambulação (p. ex., andador) Remover os tapetes espalhados; avaliar quanto à segurança do domicílio Encaminhamento para FT Encaminhamento para TO (se limitações graves)
Sistema nervoso autônomo	Hipotensão ortostática	Aconselhar o paciente a evitar alteração abrupta da posição do corpo Maximizar a hidratação Consultar o médico assistente quanto ao ajuste de medicamentos anti-hipertensivos e diuréticos
	Bradicardia	Avaliar/aconselhar o paciente em relação ao impacto (fadiga, comprometimento da função) Consultar o médico sobre o ajuste dos fármacos que causam bradicardia (p. ex., bloqueadores de canais de cálcio, betabloqueadores, bloqueadores alfa/beta-adrenérgicos, digoxina) Explorar atividades para aumentar a frequência cardíaca
	Disfunção sexual	Explorar meios alternativos de atividade sexual, além da relação sexual Consultar o médico assistente quanto ao uso de medicação para disfunção erétil
	Constipação intestinal	Maximizar a ingestão de líquido e fibras Administrar emolientes de fezes e laxantes

Nota: a neuropatia periférica pode ser classificada em três categorias principais. Dentro de cada categoria, as manifestações específicas são descritas, bem como as intervenções de enfermagem relevantes. Se a neuropatia estiver relacionada com a terapia para o mieloma múltiplo, é crucial interromper prontamente o medicamento possivelmente ofensor. Também é importante reduzir o impacto de outros fatores predisponentes. Por exemplo, o diabetes deve ser bem controlado, e o consumo de álcool deve ser reduzido. ↓: diminuição; ADM: amplitude de movimento; FT: fisioterapia; TO: terapia ocupacional. Adaptada de Autissier, E. (2019). Chemotherapy-induced peripheral neuropathy. *Clinical Journal of Oncology Nursing, 23*(4), 405–410; Olsen, M., LeFebvre, K. & Brassil, K. (2019). *Chemotherapy and immunotherapy guidelines and recommendations for practice.* Pittsburgh, PA: Oncology Nursing Society.

antidepressivos tricíclicos (p. ex., amitriptilina, nortriptilina) e ISRS (p. ex., duloxetina) podem ser prescritos para aliviar a dor. Os agentes opioides não costumam ser efetivos nesses casos.

Visto que muitos fármacos prescritos para tratamento do mieloma múltiplo são administrados por via oral, os enfermeiros precisam garantir que o paciente compreenda plenamente como ingerir os medicamentos, como controlar os efeitos colaterais e quais etapas podem ser seguidas para reduzir ou aliviar os efeitos adversos (ver Tabela 30.6).

EXERCÍCIOS DE PENSAMENTO CRÍTICO

1 cpa Você trabalha em uma unidade de oncologia e foi designado para cuidar de uma mulher de 47 anos com LMA 1 semana e meia após a fase de indução da quimioterapia. A equipe interdisciplinar está avaliando a paciente e solicita um breve relatório sobre as condições dela. Quais complicações a paciente poderia apresentar nesse momento? Quais informações cruciais você deve fornecer para a equipe multiprofissional? Quais aspectos dos cuidados multidisciplinares você identificou?

2 qp Você trabalha em um centro ambulatorial e foi designado para cuidar de um homem afro-americano de 74 anos com diagnóstico recente de mieloma múltiplo. Esse é o primeiro tratamento desse paciente. Quais dados do exame físico e dos exames laboratoriais devem ser alvo de sua atenção? Por quê? O paciente apresenta alguma comorbidade que poderia impactar o tratamento dele?

3 pbe Você está cuidando de um homem de 57 anos com linfoma difuso de grandes células B que não é candidato a transplante autólogo de células-tronco hematopoéticas. O paciente apresentou resposta parcial à terapia de consolidação e está no hospital para manejo de uma infecção. Quais são as melhores opções terapêuticas disponíveis para esse paciente? Quais são os possíveis efeitos colaterais que você precisa monitorar? Quais intervenções de enfermagem baseadas em evidências você empregaria no manejo desse paciente?

REFERÊNCIAS BIBLIOGRÁFICAS

*Pesquisa em enfermagem.

Livros

Olsen, M., LeFebvre, K., & Brassil, K. (2019). *Chemotherapy and immunotherapy guidelines and recommendations for practice.* Pittsburgh, PA: Oncology Nursing Society.

Periódicos e documentos eletrônicos

American Cancer Society (ACS). (2018). Risk factors for multiple myeloma. Retrieved on 5/15/2020 at: www.cancer.org/cancer/multiple-myeloma/causes-risks-prevention/risk-factors.html

American Cancer Society (ACS). (2019a). Hodgkin lymphoma. Retrieved on 1/10/2020 at: www.cancer.org/cancer/hodgkin-lymphoma/detection-diagnosis-staging/survivssl-rates.html

American Cancer Society (ACS). (2019b). Non-Hodgkin lymphoma. Retrieved on 1/10/2020 at: www.cancer.org/cancer/non-hodgkin-lymphoma/about.html

American Cancer Society (ACS). (2020a). Agent Orange and cancer risk. Retrieved on 7/2/2020 at: www.cancer.org/cancer/cancer-causes/agent-orange-and-cancer.html#:~:text=International%20Agency%20for%20Research%20on,to%20be%20a%20human%20carcinogen.%E2%80%9D

American Cancer Society (ACS). (2020b). Survival rates and factors that affect prognosis (outlook) for non-Hodgkin lymphoma. Retrieved on 5/15/2020 at: www.cancer.org/cancer/non-hodgkin-lymphoma/detection-diagnosis-staging/factors-prognosis.html

Arber, D., Orazi, A., Hasserjian, R., et al. (2016). The 2016 revision to the World Health Organization classification of myeloid neoplasms and acute leukemia. *Blood*, 127(20), 2391–2405.

Autissier, E. (2019). Chemotherapy-induced peripheral neuropathy. *Clinical Journal of Oncology Nursing*, 23(4), 405–410.

Barbui, T., Vannucchi, A., Carobbio, A., et al. (2017). The effect of arterial hypertension on thrombosis in low-risk polycythemia vera. *American Journal of Hematology*, 92(1), E5–E6.

*Bryant, A., Gosselin, T., Coffman, E., et al. (2018). Symptoms, mobility, and function, and quality of life in adults with acute leukemia during initial hospitalization. *Oncology Nursing Forum*, 45(5), 653–664.

Chim, C., Kumar, S., Orlowski, R., et al. (2018). Management of relapsed and refractory multiple myeloma: Novel agents, antibodies, immunotherapies, and beyond. *Leukemia*, 32(2), 252–262.

Faiman, B., Doss, D., Colson, et al. (2017). Renal, GI, and peripheral nerves. *Clinical Journal of Oncology Nursing*, 21(5-suppl.), 19–36.

Fowlkes, S., Murray, C., Fulford, A., et al. (2018a). Myeloproliferative neoplasms (MPNs)—Part 1: An overview of the diagnosis and treatment of the "classical" MPNs. *Canadian Oncology Nursing Journal*, 28(4), 262–268.

Fowlkes, S., Murray, C., Fulford, A., et al. (2018b). Myeloproliferative neoplasms (MPNs)—Part 2: A nursing guide to managing the symptom burden of MPNs. *Canadian Oncology Nursing Journal*, 28(4), 276–284.

*Gborogen, R., & Polek, C. (2018). Oral agents: Challenges with self-administered medication adherence in clinical trials. *Clinical Journal of Oncology Nursing*, 22(3), 333–339.

Geyer, H. L., & Mesa, R. A. (2014). Therapy for myeloproliferative neoplasms: When, which agent, and how? *Hematology American Society of Hematology Education Program*, 2014(1), 277–286.

Haider, M., Gangat, N., Lasho, T., et al. (2016). Validation of the revised international prognostic score of thrombosis for essential thrombocytopenia (IPSET- thrombosis) in 585 Mayo Clinic patients. *American Journal of Hematology*, 91(4), 390–394.

Harrison, C., Koschmieder, S., Foltz, L., et al. (2017). The impact of myeloproliferative neoplasms (MPNs) on patient quality of life and productivity: Results from the international MPN Landmark survey. *Annals of Hematology*, 96(10), 1653–1665.

*Hefner, J., Csef, E., & Kunzmann, V. (2017). Adherence and coping strategies in outpatients with chronic myeloid leukemia receiving oral tyrosine kinase inhibitors. *Oncology Nursing Forum*, 44(6), E232–E240.

Leukemia & Lymphoma Society. (2016). NHL subtypes. Retrieved on 5/14/2020 at: www.lls.org/lymphoma/non-hodgkin-lymphoma/diagnosis/nhl-subtypes

Leukemia & Lymphoma Society. (2018a). Acute lymphocytic leukemia. Retrieved on 9/10/2019 at: www.lls.org/sites/default/files/file_assets/PS33_ALL_2018_FINAL.pdf

Leukemia & Lymphoma Society. (2018b). Updated data on blood cancers 2018–2019. Retrieved on 7/10/2019 at: www.lls.org/sites/default/files/file_assets/PS80_Facts_Book_2018-2019_FINAL.pdf

Leukemia & Lymphoma Society. (2018c). Hodgkin lymphoma. Retrieved on 7/10/2019 at: www.lls.org/sites/default/files/file_assets/PS57_Hodgkin_Lymphoma2018.pdf

Leukemia & Lymphoma Society. (2018d). Non-Hodgkin lymphoma. Retrieved on 7/10/2019 at: www.lls.org/sites/default/files/file_assets/PS58_NHL_5.18FINAL.pdf

Leukemia & Lymphoma Society. (2019a). Acute myeloid leukemia. Retrieved on 9/10/2019 at: www.lls.org/sites/default/files/file_assets/PS32_AML_Booklet_2019_FINAL.pdf

Leukemia & Lymphoma Society. (2019b). Chronic myeloid leukemia. Retrieved on 9/10/2019 at: www.lls.org/sites/default/files/National/USA/Pdf/Publications/PS31_CML%20Booklet_2019.pdf

Leukemia & Lymphoma Society. (2019c). Chronic lymphocytic leukemia. Retrieved on 9/10/2019 at: www.lls.org/sites/default/files/file_assets/PS34_CLL_Booklet_2019_FINAL.pdf

Leukemia & Lymphoma Society. (2019d). Myelodysplastic syndromes. Retrieved on 9/10/2019 at: www.lls.org/sites/default/files/file_assets/PS22_MDS_Book_2019_FINAL.pdf

Leukemia & Lymphoma Society. (2019e). Myeloproliferative neoplasms. Retrieved on 7/10/2019 at: www.lls.org/sites/default/files/National/USA/Pdf/Publications/MPNs_booklet_12_17_FINAL.pdf

Leukemia & Lymphoma Society. (2019f). Where do blood cancers develop? Retrieved on 2/3/2020 at: www.lls.org/sites/default/files/National/USA/Pdf/Publications/PS104_CancerOriginsChart_2019final.pdf

McMullin, M., Harrison, C., Ali, S., et al. (2019). A guideline for the diagnosis and management of polycythemia vera. A British Society for Haematology Guideline. *British Journal of Haematology*, 184(2), 176–191.

Montalban-Bravo, G., & Garcia-Manero, G. (2017). Myelodysplastic syndromes: 2018 update on diagnosis, risk-stratification, and management. *American Journal of Hematology*, 93(1), 129–147.

National Comprehensive Cancer Network (NCCN). (2019a). Clinical practice guidelines in oncology: Acute myeloid leukemia. Version 3.2019. Retrieved on 7/10/2019 at: www.nccn.org/professional/physician_gls/pdf/aml.pdf

National Comprehensive Cancer Network (NCCN). (2019b). Clinical practice guidelines in oncology: Chronic myeloid leukemia. Version 1.2019. Retrieved on 7/10/2019 at: www.nccn.org/professional/physician_gls/pdf/cml.pdf

National Comprehensive Cancer Network (NCCN). (2019c). Clinical practice guidelines in oncology: Acute lymphoblastic leukemia. Version 1.2019. Retrieved on 7/10/2019 at: www.nccn.org/professional/physician_gls/pdf/all.pdf

National Comprehensive Cancer Network (NCCN). (2019d). Clinical practice guidelines in oncology: Chronic lymphocytic leukemia/small lymphocytic lymphoma. Version 4.2019. Retrieved on 7/10/2019 at: www.nccn.org/professional/physician_gls/pdf/cll.pdf

National Comprehensive Cancer Network (NCCN). (2019e). Clinical practice guidelines in oncology: Myelodysplastic syndromes. Version 2.2019. Retrieved on 7/12/2019 at: www.nccn.org/professional/physician_gls/pdf/mds.pdf

National Comprehensive Cancer Network (NCCN). (2019f). Clinical practice guidelines in oncology: Myeloproliferative neoplasms. Version 2.2019. Retrieved on 7/12/2019 at: www.nccn.org/professional/physician_gls/pdf/mpn.pdf

National Comprehensive Cancer Network (NCCN). (2019g). Clinical practice guidelines in oncology: Hodgkin lymphoma. Version 2.2019. Retrieved on 7/10/2019 at: www.nccn.org/professional/physician_gls/pdf/hodgkin.pdf

National Comprehensive Cancer Network (NCCN). (2019h). Clinical practice guidelines in oncology: B-cell lymphomas. Version 2.2019. Retrieved on 7/10/2019 at: www.nccn.org/professional/physician_gls/pdf/b-cell lymphoma.pdf

National Comprehensive Cancer Network (NCCN). (2019i). Clinical practice guidelines in oncology: Multiple myeloma. Version 2.2019. Retrieved on 7/10/2019 at: www.nccn.org/professional/physician_gls/pdf/myeloma.pdf

Rajkumar, S. (2018). Multiple myeloma: 2018 update on diagnosis, risk-stratification, and management. *American Journal of Hematology*, 93, 1091–1110.

Scherber, R. M., Kosiorek, H. E., Senyak, Z., et al. (2016). Comprehensively understanding fatigue in patients with myeloproliferative neoplasms. *Cancer*, 122(3), 477–485.

Sockel, K., & Platzbecker, U. (2018). Current and future option for myelodysplastic syndromes: More than hypomethylating agents and lenalidomide. *Drugs*, 78(18), 1873–1885.

Spinner, M., Varma, G., & Advani, R. (2018). Modern principles in the management of nodular lymphocyte-predominant Hodgkin lymphoma. *British Journal of Haematology*, 184(1), 17–29.

Spivak, J. (2018). Polycythemia vera. *Current Treatment Options in Oncology*, 19(2), 12.

Tefferi, A. (2018). Primary myelofibrosis: 2019 update on diagnosis, risk-stratification and management. *American Journal of Hematology*, 93(12), 1551–1560.

Tefferi, A., & Barbui, T. (2019). Polycythemia vera and essential thrombocytopenia: 2019 update on diagnosis, risk-stratification, and management. *American Journal of Hematology*, 94(1), 133–143.

Recursos

AABB (formerly known as the American Association of Blood Banks), www.aabb.org/Pages/default.aspx
American Cancer Society, www.cancer.org
American College of Surgeons Commission on Cancer, www.facs.org/quality-programs/cancer/coc
American Society for Transplantation and Cellular Therapy (ASTCT), www.astct.org/home
Aplastic Anemia & MDS International Foundation, www.aamds.org
Be The Match (Bone marrow transplantation network), www.bethematch.org
Blood and Marrow Transplant Information Network, www.bmtinfonet.org
Department of Veteran Affairs, information on Agent Orange, www.publichealth.va.gov/exposures/agentorange/benefits/health-care.asp
International Myeloma Foundation, www.myeloma.org
Leukemia & Lymphoma Society, www.lls.org
Lymphoma Research Foundation, lymphoma.org
Multinational Association of Supportive Care in Cancer, www.mascc.org
Myelodysplastic Syndromes Foundation (MDS Foundation), www.mds-foundation.org
National Cancer Institute, www.cancer.gov
National Comprehensive Cancer Network, www.nccn.org
National Heart, Lung, and Blood Institute, www.nhlbi.nih.gov
Oncology Nursing Society (ONS), www.ons.org

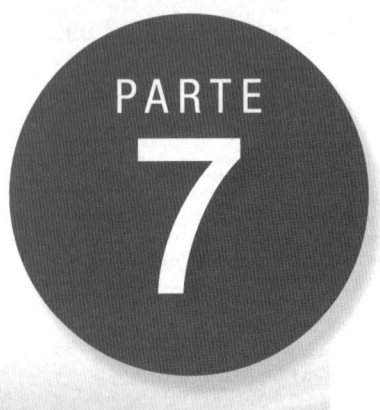

PARTE 7

Função Imune

Estudo de caso: Abordagem de equipe para o paciente com infecção pelo HIV

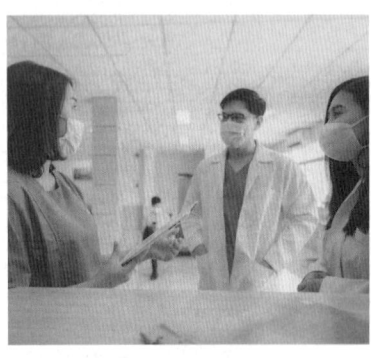

Você está trabalhando em um centro de saúde comunitário com uma equipe multiprofissional que atende pacientes com infecção pelo vírus da imunodeficiência humana (HIV, do inglês *human immune deficiency virus*). A equipe é composta por médico, enfermeiro, farmacêutico, assistente social, profissional da saúde mental e nutricionista. A equipe está discutindo o manejo interprofissional para um homem hispânico de 21 anos que recentemente se tornou HIV-positivo. A meta é elaborar estratégias para ele tratar a infecção e prevenir a evolução para a síndrome de imunodeficiência adquirida (AIDS, do inglês *acquired immune deficiency syndrome*). Como você, o único enfermeiro na equipe, pode fomentar a comunicação franca, o respeito mútuo e a tomada de decisões compartilhada com a equipe para garantir a qualidade da assistência para o paciente?

Foco de competência QSEN: Trabalho em equipe e colaboração

As complexidades inerentes ao atual sistema de saúde desafiam o enfermeiro a demonstrar a integração de competências centrais interdisciplinares específicas. Essas competências visam garantir a prestação de cuidados de qualidade e seguros aos pacientes (Institute of Medicine, 2003). O projeto Orientação de Qualidade e Segurança para Enfermeiros (QSEN, do inglês *Quality and Safety Education for Nurses*) (Cronenwett, Sherwood, Barnsteiner et al., 2007; QSEN, 2020) é uma referência para o conhecimento, as habilidades e as atitudes (CHAs) necessários ao enfermeiro para que demonstre competência nas suas áreas principais: **cuidado centrado no paciente**; **trabalho colaborativo em equipe interdisciplinar**; **prática baseada em evidências**; **melhora da qualidade**; **segurança**; e **informática**.

Definição de trabalho em equipe e colaboração: atuação efetiva entre as equipes de enfermagem e entre os seus membros, promovendo a comunicação aberta, o respeito mútuo e a tomada de decisão compartilhada para prestar ao paciente o cuidado de qualidade.

COMPETÊNCIAS SELECIONADAS PRÉ-LICENCIAMENTO	APLICAÇÃO E REFLEXÃO
Conhecimento	
Descrever o âmbito de atuação e as funções de cada membro da equipe de saúde Descrever estratégias de identificação e manejo das superposições das atuações e responsabilidades dos membros da equipe de saúde Reconhecer as contribuições de outros indivíduos ou grupos no atendimento aos pacientes e seus familiares que buscam atingir as metas propostas	Descrever as várias atuações da equipe de saúde no manejo do paciente HIV-positivo. Como o seu papel complementa o de outros membros da equipe? Por que esse paciente precisa da ajuda de vários profissionais de saúde para viabilizar o manejo de sua doença?
Habilidades	
Demonstrar a conscientização de suas próprias forças e limitações como membro da equipe Iniciar um plano de autodesenvolvimento como membro da equipe	Discutir como a equipe de saúde aborda o manejo dos achados laboratoriais desse paciente com diagnóstico recente de infecção pelo HIV. Descrever como cada membro da equipe de saúde pode orientar o paciente em relação aos medicamentos antirretrovirais e como eles influenciam os resultados laboratoriais anormais associados a essa doença infecciosa. Descrever como a atuação da equipe muda durante as várias fases do processo mórbido
Atitudes	
Valorizar o trabalho em equipe e o relacionamento no qual se fundamenta Avaliar diferentes estilos de comunicação usados por pacientes, familiares e profissionais de saúde	Após os membros da equipe de saúde encontrarem o paciente, como cada um deles pode atuar de modo a defender as demandas do paciente? Como você pode garantir que todos os membros da equipe de saúde estejam se comunicando e colaborando entre si?

Cronenwett, L., Sherwood, G., Barnsteiner, J. et al. (2007). Quality and safety education for nurses. *Nursing Outlook, 55*(3), 122–131; Institute of Medicine. (2003). *Health professions education: A bridge to quality*. Washington, DC: National Academies Press; QSEN Institute. (2020). *QSEN competencies: Definitions and pre-licensure KSAs; Teamwork and collaboration*. Retirado em 15/08/2020 de: qsen.org/competencies/pre-licensure-ksas/#teamwork_collaboration.

31 Avaliação da Função Imune

DESFECHOS DO APRENDIZADO

Após ler este capítulo, você será capaz de:

1. Descrever as respostas imunes gerais do corpo humano e os estágios da resposta imune.
2. Diferenciar entre as respostas imunes celular e humoral.
3. Especificar os efeitos de algumas variáveis sobre a função do sistema imune.
4. Aplicar os parâmetros de avaliação para a determinação do estado da função imune do paciente.

CONCEITOS DE ENFERMAGEM

Avaliação
Imunidade
Infecção
Nutrição
Regulação celular

GLOSSÁRIO

aglutinação: efeito de agrupamento que ocorre quando um anticorpo atua como ligação cruzada entre dois antígenos

anticorpo: substância proteica desenvolvida pelo corpo em resposta a um antígeno específico e que interage com ele

antígeno: substância que induz a produção de anticorpos

apoptose: morte celular programada que resulta da digestão do ácido desoxirribonucleico por nucleases terminais

células de memória: responsáveis pelo reconhecimento de antígenos a partir de uma exposição anterior e pela montagem de uma resposta imune

células fagocíticas: englobam, ingerem e destroem corpos estranhos ou toxinas

células *natural killer* (NK): linfócitos que defendem o organismo contra microrganismos e células malignas

células-tronco: precursores de todas as células sanguíneas; localizadas primariamente na medula óssea

citocinas: termo genérico para proteínas não de anticorpos que atuam como mediadores intercelulares, como na geração da resposta imune

complemento: série de proteínas enzimáticas no soro que, quando ativadas, destroem bactérias e outras células

determinante antigênico: área específica de um antígeno que se liga a um local de combinação do anticorpo e determina a especificidade da reação antígeno-anticorpo

engenharia genética: tecnologia emergente projetada para possibilitar a substituição de genes ausentes ou defeituosos

epítopo: qualquer componente de uma molécula de antígeno que funciona como um determinante antigênico ao possibilitar a adesão de determinados anticorpos

imunidade: resposta protetora específica do corpo contra um agente ou microrganismo estranho; resistência às doenças, especificamente as infecciosas

imunopatologia: estudo das doenças que resultam em disfunções no sistema imune

imunorregulação: sistema complexo de verificações e equilíbrios que regula ou controla as respostas imunes

imunossenescência: deterioração gradativa do sistema imune desencadeada pelo processo de envelhecimento

interferonas: proteínas formadas quando as células são expostas a agentes virais ou estranhos; capazes de ativar outros componentes do sistema imune

linfocinas: substâncias liberadas por linfócitos sensibilizados quando eles entram em contato com antígenos específicos

linfócitos B: importantes para a produção de resposta imune humoral

linfócitos nulos: linfócitos que destroem os antígenos já revestidos com o anticorpo

linfócitos T: importantes para a produção de uma resposta imune celular

linfócitos T auxiliares (*helper*): linfócitos que atacam invasores estranhos (antígenos) diretamente

linfócitos T citotóxicos: linfócitos que lisam as células infectadas por vírus; também participam na rejeição de enxertos

linfócitos T supressores: linfócitos que diminuem a atividade dos linfócitos B até um nível em que o sistema imune é compatível com a vida

opsonização: revestimento das moléculas de antígeno-anticorpo com uma substância adesiva para facilitar a fagocitose

resposta imune: resposta coordenada dos componentes do sistema imune contra um agente ou microrganismo estranho

> **resposta imune celular:** terceira linha de defesa do sistema imune, que envolve o ataque de patógenos por linfócitos T
> **resposta imune fagocítica:** primeira linha de defesa do sistema imune, que envolve leucócitos que apresentam a capacidade de ingerir partículas estranhas
> **resposta imune humoral:** segunda linha de defesa do sistema imune (*sinônimo*: resposta humoral)
> **sistema imune:** coleção de órgãos, células, tecidos e moléculas que medeiam a resposta imune

A **imunidade** é a reposta protetora específica do corpo contra um agente ou microrganismo estranho. O **sistema imune** funciona como o mecanismo de defesa do corpo contra invasões e possibilita respostas rápidas contra substâncias estranhas de modo específico. Ocorrem respostas genéticas e celulares. Qualquer alteração qualitativa ou quantitativa nos componentes do sistema imune pode provocar efeitos profundos sobre a integridade do organismo humano. A função imune é afetada por diversos fatores, tais como integridade do sistema nervoso central, estado físico e emocional geral, medicamentos, padrões alimentares e estresse por doença, traumatismo ou cirurgia. A memória imune é uma propriedade do sistema imune que proporciona proteção contra agentes microbianos perigosos, apesar da ocasião da reexposição ao agente. A tolerância é o mecanismo por meio do qual o sistema imune é programado para eliminar substâncias estranhas, tais como microrganismos, toxinas e mutações celulares, mas mantém a capacidade de aceitar autoantígenos. É conferida alguma credibilidade ao conceito de vigilância, no qual o sistema imune se encontra em um estado perpétuo de vigilância, triagem e rejeição de qualquer invasor que seja reconhecido como estranho para o hospedeiro. O termo **imunopatologia** refere-se ao estudo das doenças que resultam de disfunções no sistema imune. Disfunções do sistema imune podem ocorrer ao longo da vida; muitos são genéticos, ao passo que outros são adquiridos. Distúrbios do sistema imune podem resultar de excessos ou deficiências de células imunocompetentes, alterações na função dessas células, ataque imunológico em autoantígenos ou respostas inadequadas ou exageradas a antígenos específicos (Tabela 31.1).

As imunodeficiências primárias e os distúrbios imunes adquiridos ocorrem em muitas pessoas. Portanto, em muitos ambientes de atuação, os enfermeiros precisam compreender como o sistema imune funciona, bem como os processos imunopatológicos. Além disso, o conhecimento a respeito da avaliação e do cuidado de pessoas com distúrbios imunológicos possibilita que os enfermeiros tomem decisões apropriadas sobre o seu manejo.

TABELA 31.1 Distúrbios do sistema imune.

Distúrbio	Descrição
Autoimunidade	A resposta imune protetora normal, de modo paradoxal, volta-se contra o corpo ou o ataca, provocando a lesão tecidual
Hipersensibilidade	O corpo produz respostas inadequadas ou exageradas contra antígenos específicos
Gamopatias	Produção excessiva de imunoglobulinas
Deficiências imunes	
Primária	A deficiência resulta do desenvolvimento inadequado de células ou tecidos imunes; normalmente congênitas ou hereditárias
Secundária	A deficiência resulta de alguma interferência no sistema imune já desenvolvido; normalmente adquiridas posteriormente na vida

REVISÃO DE ANATOMIA E FISIOLOGIA

A avaliação acurada da função imune exige que o enfermeiro tenha bons conhecimentos da anatomia e da fisiologia do sistema imune.

Anatomia do sistema imune

O sistema imune é composto de uma coleção integrada de diversos tipos celulares, cada um deles com uma função designada na defesa contra infecções e invasões por outros microrganismos. Em amparo a esse sistema, encontram-se as moléculas que são responsáveis pelas interações e modulações e pela regulação do sistema. Essas moléculas e células participam em interações específicas com **epítopos** imunogênicos (determinantes antigênicos) presentes em materiais estranhos, iniciando uma série de ações em um hospedeiro, incluindo a resposta inflamatória, a lise de agentes microbianos e a destinação de toxinas estranhas. Os principais componentes do sistema imune são os órgãos centrais e periféricos, os tecidos e as células (Figura 31.1).

Medula óssea

Os leucócitos envolvidos na imunidade são produzidos na medula óssea (Figura 31.2). Assim como outras células sanguíneas, os linfócitos são gerados a partir de **células-tronco** (células indiferenciadas). Existem dois tipos de linfócitos: os **linfócitos B** (também chamados células B) e os **linfócitos T** (também denominados células T) (Figura 31.3).

Tecidos linfoides

O baço, composto de polpa vermelha e polpa branca, atua de certo modo como um filtro. A polpa vermelha é o local onde eritrócitos velhos e lesionados são destruídos. Já a polpa branca contém concentrações de linfócitos. Os linfonodos, que são conectados por meio de canais e capilares linfáticos, estão distribuídos por todo o corpo. Eles removem o material estranho do sistema linfático antes que ele entre na corrente sanguínea. Os linfonodos também atuam como centros para a proliferação de células imunes. Os tecidos linfoides remanescentes contêm células imunes que defendem as superfícies mucosas do corpo contra microrganismos (Klimov, 2019).

Função do sistema imune

A função básica do sistema imune é remover antígenos estranhos, tais como vírus e bactérias, para manter a homeostasia. Existem dois tipos gerais de imunidade: natural (inata) e adquirida (adaptativa). A imunidade natural, ou imunidade inespecífica, está presente ao nascimento. Já a imunidade adquirida ou específica se desenvolve após o nascimento. Cada tipo de imunidade apresenta um papel distinto na defesa do corpo contra invasores prejudiciais, mas os diversos componentes normalmente são interdependentes (Klimov, 2019).

Imunidade natural

A imunidade natural, que é inespecífica, proporciona um amplo espectro de defesa contra as infecções e resistência a

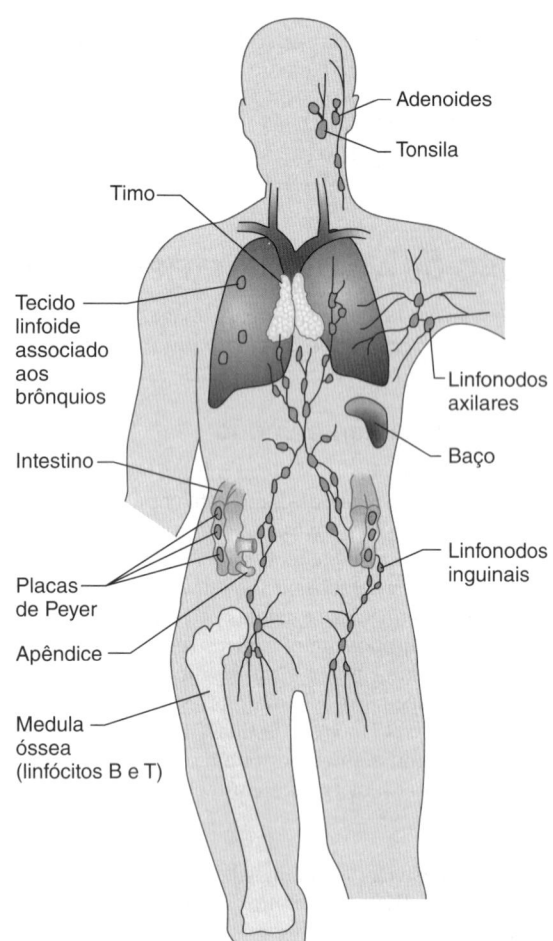

Figura 31.1 • Órgãos, tecidos e células linfoides centrais e periféricos. Reproduzida, com autorização, de Norris, T. L. (2019). *Porth's pathophysiology: Concepts of altered health states* (10th ed., Fig. 11.12, p. 296). Philadelphia, PA: Wolters Kluwer.

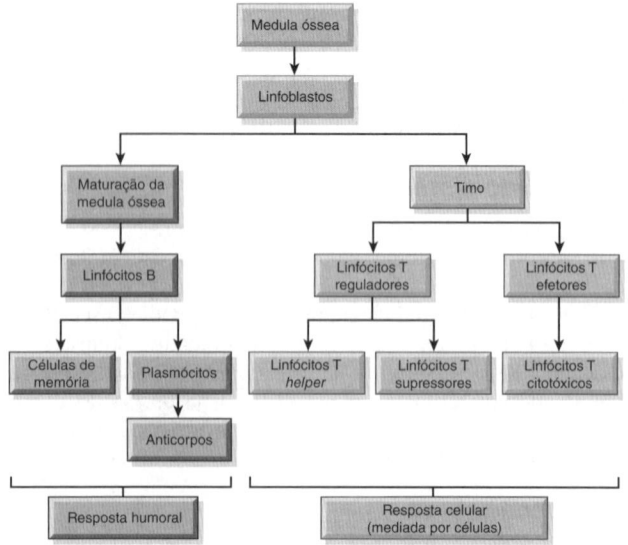

Figura 31.2 • Desenvolvimento das células do sistema imune.

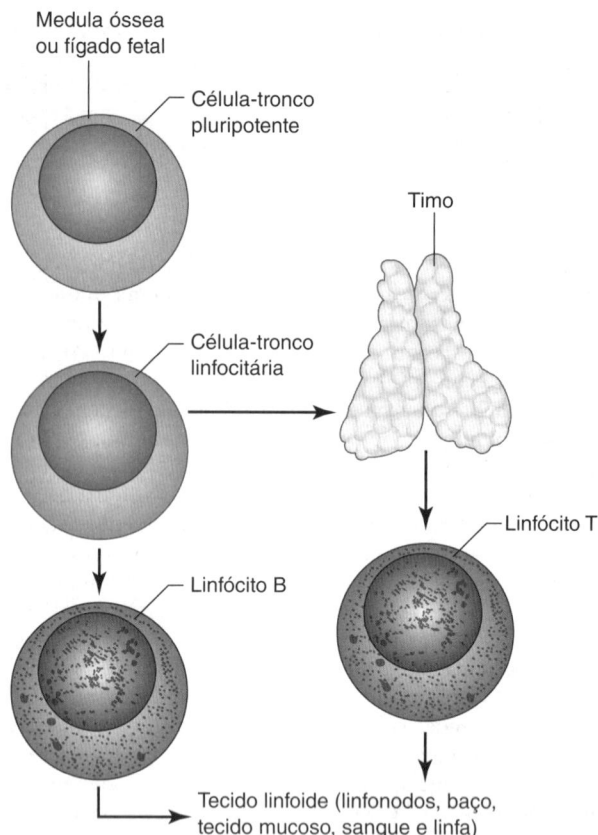

Figura 31.3 • Via de diferenciação de linfócitos B e T. Reproduzida, com autorização, de Norris, T. L. (2019). *Porth's pathophysiology: Concepts of altered health states* (10th ed., Fig. 11.5, p. 288). Philadelphia, PA: Wolters Kluwer.

elas. É considerada a primeira linha de defesa do hospedeiro após a exposição aos antígenos, tendo em vista que protege o hospedeiro sem relembrar o contato anterior com um agente infeccioso (Norris, 2019). As respostas contra os diferentes invasores estranhos são muito similares, independentemente da quantidade de vezes que o invasor é encontrado. A imunidade natural (inata) coordena a resposta inicial aos patógenos por meio da produção de citocinas e outras moléculas efetoras, que ativam as células para o controle do patógeno (por meio de eliminação) ou promovem o desenvolvimento da **resposta imune** adquirida. As células envolvidas nessa resposta são monócitos, macrófagos, células dendríticas, **células *natural killer* (NK)**, basófilos, eosinófilos e granulócitos. Os eventos iniciais nesse processo são críticos para a determinação da natureza da resposta imune adaptativa. Os mecanismos imunes naturais podem ser divididos em dois estágios: imediatos (que, em geral, ocorrem em minutos) e tardios (que ocorrem vários dias após a exposição) (Norris, 2019).

Ação dos leucócitos

A resposta celular é a chave para o início efetivo da resposta imune. Os leucócitos participam em ambas as respostas imunes, naturais e adquiridas. Os leucócitos granulares, ou granulócitos (assim denominados em virtude dos grânulos no seu citoplasma), combatem a invasão por corpos estranhos ou toxinas por meio da liberação de mediadores celulares, como histamina, bradicinina e prostaglandinas, e por meio do englobamento dos corpos estranhos ou das toxinas. Os granulócitos incluem os neutrófilos, eosinófilos e basófilos.

Os neutrófilos (leucócitos polimorfonucleares) são os primeiros a chegar até o local onde ocorre a inflamação. As contagens de eosinófilos e basófilos, outros tipos de granulócitos, aumentam durante reações alérgicas e respostas ao estresse. Os leucócitos não granulares incluem os monócitos ou macrófagos (denominados histiócitos quando adentram os espaços teciduais) e os linfócitos. Os monócitos são os primeiros a chegar ao local e atuam como **células fagocíticas**, englobando, ingerindo e destruindo maiores números e quantidades de corpos estranhos ou toxinas do que os granulócitos. Os linfócitos B e T desempenham papéis importantes nas respostas imunes humoral e celular. Aproximadamente 70 a 80% dos linfócitos no sangue são linfócitos T, e aproximadamente 10 a 15% são linfócitos B (Haynes, Soderberg & Fauci, 2018).

Resposta inflamatória

A resposta inflamatória é uma função importante do sistema imune natural, que é evocada em resposta à lesão tecidual ou aos microrganismos invasores. Mediadores químicos auxiliam essa resposta ao minimizar a perda sanguínea, compartimentando o microrganismo invasor, ativando os fagócitos e promovendo a formação de tecido cicatricial fibroso e a regeneração do tecido lesionado. A resposta inflamatória (discutida adicionalmente no Capítulo 5) é facilitada por barreiras físicas e químicas que fazem parte do organismo humano.

Barreiras físicas e químicas

A ativação da resposta da imunidade natural é intensificada por processos inerentes nas barreiras físicas e químicas. As barreiras de superfície físicas incluem a pele intacta, as membranas mucosas e os cílios do sistema respiratório, que evitam que os patógenos obtenham acesso ao corpo. Os cílios do sistema respiratório, bem como as respostas de tosse e espirro, filtram e removem os patógenos da via respiratória superior, impedindo que eles continuem invadindo o corpo ainda mais. Já as barreiras químicas, tais como o muco, as secreções gástricas ácidas, as enzimas nas lágrimas e na saliva e as substâncias nas secreções sebáceas e sudoríparas, atuam de modo inespecífico para destruir as bactérias e os fungos invasores. Os vírus são combatidos por outros meios, tais como a interferona (ver discussão a seguir).

Regulação imune

A regulação da resposta imune envolve o equilíbrio e o contrapeso. Pode ocorrer disfunção do sistema imune natural quando os componentes imunes são inativados ou quando permanecem ativos por muito tempo após os seus efeitos serem benéficos. Uma resposta imune de sucesso elimina o antígeno responsável. Se uma resposta imune falhar em remover um antígeno de modo suficiente, o hospedeiro é considerado imunocomprometido ou imunodeficiente. Se a resposta for excessiva ou erroneamente direcionada, resulta em alergias, asma ou doença autoimune. O reconhecimento, pelo sistema imune, das células ou dos tecidos próprios de uma pessoa como "estranhos", em vez de próprios, é a base de muitos distúrbios autoimunes (Norris, 2019). Uma vez que a resposta imune é crítica para a prevenção de doenças, ela deve ser bem controlada para restringir a imunopatologia. A maioria das infecções microbianas induz uma resposta inflamatória mediada por linfócitos T e citocinas, que, em excesso, podem causar lesão tecidual (Haynes et al., 2018). Portanto, deve haver a ação de mecanismos regulatórios para suprimir ou interromper a resposta imune. Isso é obtido principalmente por meio da produção de citocinas e da transformação de fatores de crescimento que inibem a ativação dos macrófagos. Em alguns casos, a ativação dos linfócitos T é tão aguda que esses mecanismos falham, e há o desenvolvimento de doenças. Pesquisas em andamento sobre a **imunorregulação** mostram as promessas na prevenção da rejeição de enxertos e auxílio ao corpo na eliminação de células cancerosas ou infectadas (Chae & Bothwell, 2018; Romano, Fanelli, Albany et al., 2019).

Embora a imunidade natural possa muitas vezes combater as infecções de modo efetivo, houve a evolução de muitos microrganismos patogênicos que resistem à imunidade natural. A imunidade adquirida é necessária para defender o corpo contra esses agentes resistentes.

Imunidade adquirida

A imunidade adquirida (adaptativa) normalmente se desenvolve como resultado da exposição anterior a um antígeno por meio de imunização (vacinação) ou da aquisição de uma doença, ambas as quais geram uma resposta imune protetora. Semanas ou meses após a exposição a uma doença ou vacina, o corpo produz uma resposta imune que é suficiente para defendê-lo contra a doença na reexposição. Contrariamente à resposta imune natural rápida, porém inespecífica, esse tipo de imunidade depende do reconhecimento de antígenos estranhos específicos. A resposta imune adquirida é amplamente dividida em dois mecanismos: (1) a resposta celular, que envolve a ativação de linfócitos T, e (2) os mecanismos efetores, que envolvem o amadurecimento de linfócitos B e a produção de anticorpos (Haynes et al., 2018).

Ambos os tipos de imunidade adquirida são conhecidos como ativos e passivos e estão inter-relacionados. A imunidade adquirida ativa refere-se às defesas imunológicas desenvolvidas pelo próprio corpo da pessoa. Em geral, esta imunidade dura muitos anos, ou até mesmo por toda a vida. Já a imunidade adquirida passiva é temporária e transmitida a partir de uma fonte externa ao corpo, que desenvolveu imunidade por meio de doença ou imunização anterior. Exemplos incluem a imunidade que resulta da transferência de anticorpos da mãe para o feto no útero ou por meio da amamentação ou do recebimento de injeções de imunoglobulina. As imunidades adquiridas ativa e passiva envolvem as respostas imunes humoral e celular (descritas posteriormente).

Resposta à invasão

Quando o corpo é invadido ou atacado por bactérias, vírus ou outros patógenos, ele apresenta três meios de defesa:

- Resposta imune fagocítica
- Resposta imune humoral ou por anticorpos
- Resposta imune celular.

A primeira linha de defesa, a **resposta imune fagocítica**, envolve principalmente os leucócitos (granulócitos e macrófagos), que ingerem partículas estranhas e destroem o agente invasor; os eosinófilos são apenas fracamente fagocíticos. Os fagócitos também removem as células em processo de morte ou mortas do próprio corpo. As células no tecido necrótico que estão morrendo liberam substâncias que ocasionam uma resposta inflamatória. A **apoptose**, ou morte celular programada, é o mecanismo pelo qual o corpo destrói as células esgotadas, tais como células do sangue ou da pele, ou as células que precisam ser renovadas (Norris, 2019).

Uma segunda resposta protetora, a **resposta imune humoral** (*sinônimo*: resposta por anticorpos), tem início com os linfócitos B, que podem se transformar em plasmócitos que fabricam anticorpos. Um **anticorpo** é uma proteína produzida pelo corpo e transportada na corrente sanguínea que combate invasores. O terceiro mecanismo de defesa, a **resposta imune celular**, envolve os linfócitos T, que se transformam em linfócitos T citotóxicos especiais (ou *killer*) e conseguem atacar os patógenos.

A parte estrutural do microrganismo invasor ou atacante que é responsável pela estimulação da produção de anticorpos é denominada **antígeno** (ou imunógeno). Por exemplo, um antígeno pode ser um pequeno grumo de proteínas na superfície externa de um microrganismo. Nem todos os antígenos são naturalmente imunogênicos; alguns precisam estar acoplados a outras moléculas para estimular a resposta imune. Uma única bactéria ou molécula grande, tal como a toxina diftérica ou tetânica, pode apresentar diversos antígenos em sua superfície, ou marcadores, induzindo, assim, o corpo a produzir vários anticorpos diferentes. Após a sua produção, o anticorpo é liberado para a corrente sanguínea e transportado até o microrganismo atacante. Ali, ele se combina ao antígeno, ligando-se a ele como uma peça de um quebra-cabeça (Figura 31.4). Existem quatro estágios bem-definidos em uma resposta imune: reconhecimento, proliferação, resposta e efetor (Figura 31.5).

Estágio de reconhecimento

O reconhecimento dos antígenos como estranhos, ou não próprios, pelo sistema imune é o evento de início em qualquer resposta imune. O reconhecimento envolve a utilização de linfonodos e linfócitos para a vigilância. Os linfonodos estão amplamente distribuídos internamente por todo o corpo e no sangue circulante, bem como externamente, próximo às superfícies corporais. Eles descarregam continuadamente pequenos linfócitos para a corrente sanguínea. Esses linfócitos patrulham os tecidos e os vasos que drenam as áreas servidas por aquele nodo. Os linfócitos circulam a partir do sangue até os linfonodos e a partir dos linfonodos de volta à corrente sanguínea, em um circuito contínuo. Os linfócitos e outras células têm "sensores microbianos" que identificam moléculas nos micróbios e em outros microrganismos. A interação desses sensores com o agente agressor deflagra uma cascata cujo propósito é a destruição do microrganismo. Em suas membranas, os microrganismos invasores apresentam padrões moleculares associados ao patógeno (PAMPs, do inglês *pathogen-associated molecular patterns*) que são reconhecidos pelas células do sistema imune. Assim que os receptores nas células imunes alcançam os PAMPs, a resposta imune é deflagrada. Os macrófagos desempenham um papel importante ao auxiliar os linfócitos circulantes a processarem os antígenos. Os macrófagos e os neutrófilos apresentam receptores para anticorpos e complemento; como resultado, eles revestem os microrganismos com anticorpos, complemento, ou ambos, intensificando, assim, a fagocitose (Norris, 2019).

Em uma infecção estreptocócica da garganta, por exemplo, o microrganismo estreptocócico obtém acesso às membranas mucosas da garganta. Um linfócito circulante que se movimenta pelos tecidos da garganta entra em contato com o microrganismo. O linfócito reconhece os antígenos no microrganismo como diferentes (não próprios) e o microrganismo estreptocócico como antigênico (estranho). Isso aciona o segundo estágio da resposta imune – a proliferação.

Estágio de proliferação

Os linfócitos circulantes que contêm a mensagem antigênica retornam até o linfonodo mais próximo. Uma vez no linfonodo, esses linfócitos sensibilizados estimulam alguns dos linfócitos T e B residentes a aumentar de tamanho, dividir-se e se proliferar. Os linfócitos T diferenciam-se em linfócitos T citotóxicos (ou *killer*), ao passo que os linfócitos B produzem e liberam anticorpos. O aumento do tamanho dos linfonodos no pescoço, acompanhado de dor de garganta, é um exemplo de resposta imune.

Estágio de resposta

No estágio de resposta, os linfócitos diferenciados funcionam em uma capacidade humoral ou celular. Esse estágio tem início com a produção de anticorpos pelos linfócitos B em resposta a um antígeno específico. A resposta celular estimula os linfócitos residentes a se tornarem células que atacam os microrganismos diretamente, em vez de por meio da ação de anticorpos. Esses linfócitos transformados são conhecidos como linfócitos T citotóxicos (ou *killer*).

Os antígenos virais induzem resposta celular, que é manifestada por aumento progressivo do número de linfócitos T (linfocitose), observado nos exames de sangue de pessoas com doenças virais, tais como mononucleose infecciosa. (A imunidade celular é discutida posteriormente neste capítulo.) A maioria das respostas imunes aos antígenos envolve as respostas humoral e celular, embora normalmente uma delas predomine. Por exemplo, durante a rejeição de um transplante, predomina a resposta celular, que envolve os linfócitos T, ao passo que, nas pneumonias bacterianas e na sepse, a resposta humoral envolvendo linfócitos B desempenha o papel protetor dominante (Boxe 31.1).

Estágio efetor

No estágio efetor, o anticorpo da resposta humoral, ou os linfócitos T citotóxicos (*killer*) da resposta celular, alcança e conecta-se ao antígeno na superfície do invasor estranho. Essa ação inicia atividades que envolvem uma interação de anticorpos (imunidade humoral), complemento e ação dos linfócitos T citotóxicos (imunidade celular).

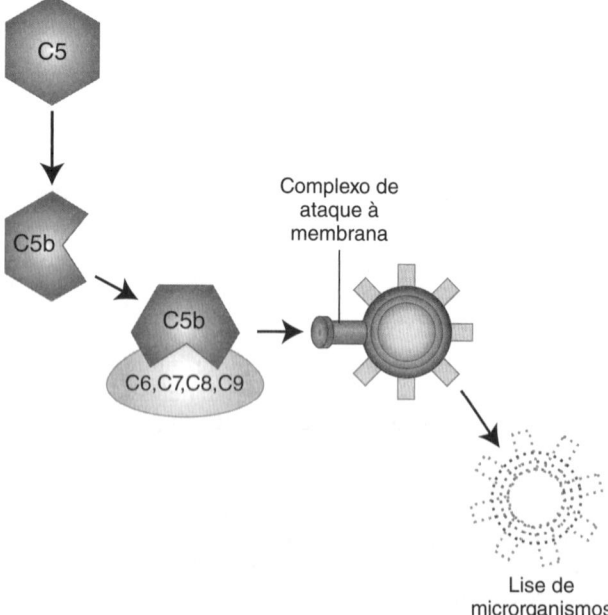

Figura 31.4 • Respostas imunes mediadas pelo complemento. Reproduzida, com autorização, de Norris, T. L. (2019). *Porth's pathophysiology: Concepts of altered health states* (10th ed., second figure in Understanding box, p. 286). Philadelphia, PA: Wolters Kluwer.

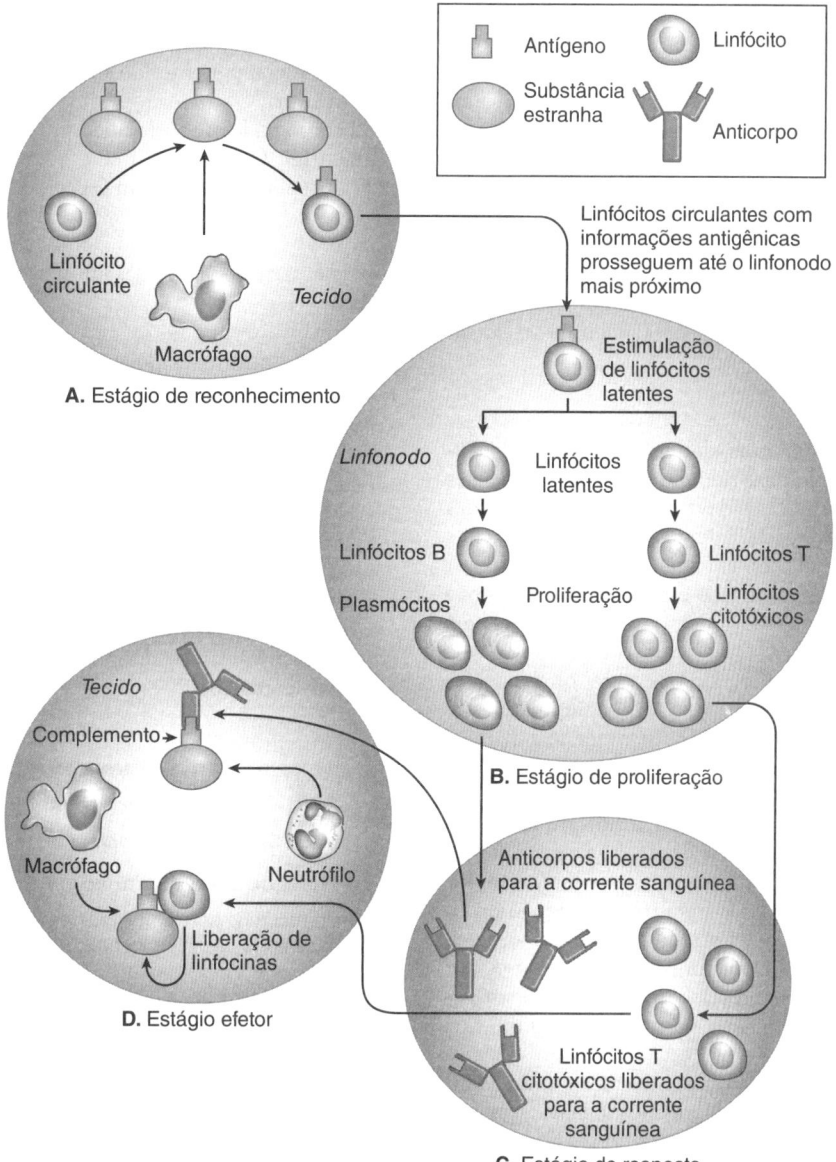

Figura 31.5 • Estágios da resposta imune. **A.** No *estágio de reconhecimento*, os antígenos são reconhecidos pelos linfócitos e macrófagos circulantes. **B.** No *estágio de proliferação*, os linfócitos latentes proliferam e se diferenciam em linfócitos T citotóxicos (*killer*) ou linfócitos B responsáveis pela formação e pela liberação de anticorpos. **C.** No *estágio de resposta*, os linfócitos T citotóxicos e os linfócitos B desempenham funções celulares e humorais, respectivamente. **D.** No *estágio efetor*, os antígenos são destruídos ou neutralizados por meio da ação de anticorpos, complemento, macrófagos e linfócitos T citotóxicos.

Boxe 31.1 — Comparação das respostas imunes humorais e celulares

Respostas humorais (linfócitos B)
- Fagocitose e lise bacteriana
- Anafilaxia
- Rinite alérgica e asma
- Doença de complexo imune
- Infecções bacterianas e algumas virais.

Respostas celulares (linfócitos T)
- Rejeição de transplantes
- Hipersensibilidade tardia (reação à tuberculina)
- Doença do enxerto *versus* hospedeiro
- Vigilância ou destruição tumoral
- Infecções intracelulares
- Infecções virais, fúngicas e parasitárias.

Resposta imune humoral

A resposta humoral é caracterizada pela produção de anticorpos pelos linfócitos B em resposta a um antígeno específico. Em seguida à produção de anticorpos, os macrófagos da imunidade natural e os linfócitos T especiais da imunidade celular são envolvidos no reconhecimento de antígenos.

Reconhecimento de antígenos

Diversas teorias explicam os mecanismos por meio dos quais os linfócitos B reconhecem o antígeno invasor e respondem com a produção de anticorpos. Sabe-se que os linfócitos B reconhecem e respondem aos antígenos invasores de mais de uma maneira.

Os linfócitos B respondem a alguns antígenos por meio do acionamento direto da formação de anticorpos; entretanto, em resposta a outros antígenos, eles precisam da assistência dos linfócitos T para acionar a formação de anticorpos. Com o auxílio dos macrófagos, acredita-se que os linfócitos T reconheçam o antígeno de um invasor estranho. O linfócito T recolhe a mensagem antigênica do antígeno, ou "impressão", e retorna até o linfonodo mais próximo com aquela mensagem. Os linfócitos B armazenados nos linfonodos são subdivididos em milhares de clones, que são estimulados a aumentar de tamanho, dividir-se, proliferar e se diferenciar em plasmócitos capazes de produzir anticorpos específicos contra o antígeno. Outros linfócitos B diferenciam-se em clones de linfócitos B com uma memória em relação ao antígeno. Essas células de memória são responsáveis pela resposta imune mais exagerada e rápida em uma pessoa que é repetidamente exposta ao mesmo antígeno.

Papel dos anticorpos

Anticorpos são proteínas grandes, denominadas *imunoglobulinas*, que são compostas de duas subunidades, cada uma delas contendo uma cadeia de peptídios leve e uma pesada, mantidas unidas por meio de uma ligação química composta de pontes dissulfeto. Cada subunidade contém uma porção que atua com um local de ligação para um antígeno específico e outra porção que possibilita que a molécula do anticorpo participe no sistema do complemento.

Os anticorpos defendem o corpo contra os invasores estranhos de diversos modos, e o tipo de defesa utilizado depende da estrutura e da composição do antígeno e da imunoglobulina. A molécula do anticorpo apresenta no mínimo dois locais de combinação, os fragmentos Fab (Figura 31.6). Um anticorpo pode atuar como uma ligação cruzada entre dois antígenos, causando a sua ligação ou o seu agrupamento em conjunto. Esse efeito de agrupamento, denominado **aglutinação**, auxilia na eliminação do microrganismo invasor do corpo por meio da facilitação da fagocitose. Alguns anticorpos auxiliam na remoção dos microrganismos ofensores por meio da **opsonização**. Nesse processo, a molécula de antígeno-anticorpo é revestida por uma substância pegajosa, que também facilita a fagocitose.

Os anticorpos também promovem a liberação de substâncias vasoativas, tais como histamina e substâncias de reação lenta, dois dos mediadores químicos da resposta inflamatória. Os anticorpos não atuam isoladamente; em vez disso, mobilizam outros componentes do sistema imune para a defesa contra o invasor.

O corpo pode produzir cinco tipos diferentes de imunoglobulinas (Ig). Cada um dos cinco tipos, ou classes, é identificado por meio de uma letra específica do alfabeto, IgA, IgD, IgE, IgG e IgM. A classificação tem por base a estrutura química e o papel biológico da imunoglobulina individual. As principais características das imunoglobulinas estão resumidas no Boxe 31.2.

Ligação antígeno-anticorpo

A porção do antígeno envolvida na ligação com o anticorpo é denominada **determinante antigênico**. As respostas imunes mais eficientes ocorrem quando o anticorpo e o antígeno se adéquam como uma chave e uma fechadura. A adequação inadequada pode ocorrer com um anticorpo que foi produzido em resposta a um antígeno diferente. Esse fenômeno é conhecido como reatividade cruzada. Por exemplo, na febre reumática aguda, o anticorpo produzido contra o *Streptococcus pyogenes* nas vias respiratórias superiores pode apresentar reação cruzada com o tecido cardíaco do paciente, levando à lesão de valvas cardíacas.

Boxe 31.2 Principais características das imunoglobulinas

IgG (75% do total de imunoglobulinas)
- Encontrada no soro e nos tecidos (líquido intersticial)
- É importante nas infecções teciduais e transmitidas pelo sangue
- Ativa o sistema do complemento
- Intensifica a fagocitose
- Ultrapassa a placenta.

IgA (15% do total de imunoglobulinas)
- Encontrada nos líquidos corporais (sangue, saliva, lágrimas e leite materno, bem como em secreções pulmonares, gastrintestinais, prostáticas e vaginais)
- Protege o organismo contra infecções respiratórias, gastrintestinais e geniturinárias
- Previne a absorção de antígenos dos alimentos
- É transmitida para o neonato no leite materno para a proteção.

IgM (10% do total de imunoglobulinas)
- Encontrada principalmente no soro intravascular
- É a primeira imunoglobulina produzida em resposta às infecções bacterianas e virais
- Ativa o sistema do complemento.

IgD (0,2% do total de imunoglobulinas)
- Encontrada em pequenas quantidades no soro
- Possivelmente influencia a diferenciação dos linfócitos B, mas o seu papel é incerto.

IgE (0,004% do total de imunoglobulinas)
- Encontrada no soro
- Participa em reações alérgicas e em algumas reações de hipersensibilidade
- Combate infecções parasitárias.

Ig: imunoglobulina. Adaptado de Norris, T. L. (2019). *Porth's pathophysiology: Concepts of altered health states* (10th ed.). Philadelphia, PA: Wolters Kluwer.

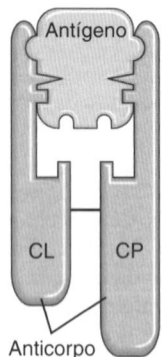 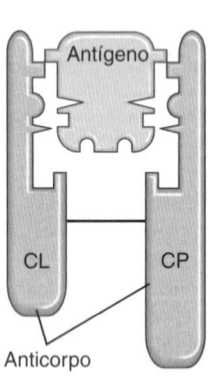 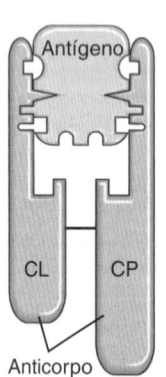

Figura 31.6 • Ligação antígeno-anticorpo. (**À esquerda**) Um complexo antígeno-anticorpo altamente específico. (**Centro**) Nenhuma correspondência e, portanto, nenhuma resposta imune. (**À direita**) Adequação ou correspondência inadequada, com baixa especificidade; o anticorpo reage contra o antígeno com características similares, produzindo reatividade cruzada. CP: cadeia pesada; CL: cadeia leve.

Resposta imune celular

Os linfócitos T são principalmente responsáveis pela imunidade celular. As células-tronco migram continuamente da medula óssea para o timo, onde se diferenciam em linfócitos T. Apesar da degeneração parcial do timo na puberdade, os linfócitos T continuam a se desenvolver na glândula. Existem diversos tipos de linfócitos T, cada um deles com papéis designados na defesa contra bactérias, vírus, fungos, parasitos e células malignas. Os linfócitos T atacam os invasores estranhos diretamente, e não por meio da produção de anticorpos.

Reações celulares são iniciadas, com ou sem o auxílio dos macrófagos, pela ligação de um antígeno a um receptor de antígeno localizado na superfície de um linfócito T. A seguir, os linfócitos T carreiam a mensagem antigênica para os linfonodos, onde a produção de outros linfócitos T é estimulada. Alguns linfócitos T permanecem nos linfonodos e retêm uma memória em relação ao antígeno. Outros linfócitos T migram dos linfonodos para o sistema circulatório geral e, finalmente, para os tecidos, onde permanecem até que se liguem com seus respectivos antígenos ou morram (Norris, 2019).

Tipos de linfócitos T

Os linfócitos T incluem os linfócitos T efetores, os linfócitos T supressores e os linfócitos T de memória. As duas principais categorias de linfócitos T efetores – *helper* (também denominadas células $CD4^+$) e citotóxicas (também denominadas células $CD8^+$) – participam na destruição de microrganismos estranhos. Os linfócitos T interagem de modo próximo com os linfócitos B, o que indica que as respostas imunes humorais e celulares não são processos separados e não relacionados, mas sim ramos da resposta imune que interagem.

Os **linfócitos T auxiliares (helper)** são ativados no reconhecimento dos antígenos e estimulam o restante do sistema imune. Quando ativados, os linfócitos T *helper* secretam **citocinas**, que atraem e ativam linfócitos B, linfócitos T citotóxicos, células NK, macrófagos e outras células do sistema imune. Citocinas são proteínas produzidas pelas células do sistema imune que determinam as ações das células desse sistema. Subpopulações separadas de linfócitos T *helper* produzem diferentes tipos de citocinas e determinam se a resposta imune será a produção de anticorpos ou uma resposta imune celular. Os linfócitos T *helper* também produzem **linfocinas**, uma categoria de citocinas (Tabela 31.2).

Os **linfócitos T citotóxicos** (linfócitos T *killer*) atacam o antígeno diretamente por meio da alteração da membrana celular, causando a lise (desintegração) celular e liberando enzimas citolíticas e citocinas. As linfocinas podem recrutar, ativar e regular outros linfócitos e leucócitos. Em seguida, essas células auxiliam na destruição do microrganismo invasor. A hipersensibilidade do tipo tardio é um exemplo de reação imune que protege o corpo contra antígenos por meio da produção e da liberação de linfocinas (ver discussão posterior).

Os **linfócitos T supressores** têm a capacidade de diminuir a produção de linfócitos B, mantendo, assim, a resposta imune em um nível compatível com a saúde (p. ex., suficiente para combater a infecção de modo adequado sem atacar os tecidos hígidos do corpo). As **células de memória** são responsáveis pelo reconhecimento dos antígenos a partir da exposição anterior e da montagem de uma resposta imune (Tabela 31.3).

Linfócitos nulos e células *natural killer*

Os linfócitos nulos e as células NK são outros linfócitos que auxiliam no combate de microrganismos. Estas células são diferentes dos linfócitos B e T e não apresentam as características habituais deles. Os **linfócitos nulos**, uma subpopulação de linfócitos, destroem os antígenos já revestidos com anticorpos. Estas células apresentam locais de receptores especiais em sua superfície, que possibilitam a sua conexão com a extremidade dos anticorpos, o que é conhecido como citotoxicidade celular dependente de anticorpos.

As células NK são uma classe de linfócitos que reconhecem células infectadas e estressadas e respondem por meio da morte dessas células e da secreção de citocinas de ativação de macrófagos. Os linfócitos T *helper* contribuem para a diferenciação dos linfócitos nulos e das células NK.

Sistema do complemento

As proteínas plasmáticas circulantes, conhecidas como **complemento**, são fabricadas no fígado e ativadas quando um anticorpo se conecta ao seu antígeno. O complemento desempenha um papel importante na defesa contra microrganismos. A destruição de um microrganismo invasor ou de ataque, ou de uma toxina, não é alcançada meramente por meio da ligação do anticorpo e dos antígenos; também requer a ativação do complemento, a chegada de linfócitos T *killer* ou a atração de macrófagos. O complemento apresenta três funções fisiológicas importantes: defesa do corpo contra infecções bacterianas, ligação das imunidades natural e adquirida e destinação dos complexos imunes e dos subprodutos associados à inflamação (Klimov, 2019).

As proteínas que compreendem o complemento interagem de modo sequencial umas com as outras em um efeito de cascata. A cascata do complemento é importante para a modificação do braço efetor do sistema imune. A ativação do complemento possibilita eventos importantes, tais como a remoção de agentes infecciosos e o início da resposta inflamatória. Esses eventos envolvem partes ativas da via que intensificam a quimiotaxia dos macrófagos e granulócitos, alteram a permeabilidade e os diâmetros dos vasos sanguíneos, causam a lise celular, alteram a coagulação sanguínea e provocam outros pontos de modificação. Esses macrófagos e granulócitos continuam a defesa do corpo ao devorar os microrganismos revestidos com anticorpos e ao liberar produtos bacterianos.

A cascata do complemento pode ser ativada por qualquer uma das três vias: clássica, da lectina e alternativa. A via clássica é acionada após a ligação dos anticorpos aos microrganismos ou outros antígenos e é parte do tipo humoral da imunidade adaptativa. Já a via da lectina é ativada quando uma proteína plasmática (lectina de ligação da manose) se liga ao resíduo da manose terminal nas glicoproteínas de superfície dos microrganismos. Por fim, a via alternativa é acionada quando proteínas do complemento são ativadas nas superfícies dos microrganismos. Essa via é parte da imunidade natural.

Componentes do complemento, prostaglandinas, leucotrienos e outros mediadores inflamatórios contribuem, todos, para o recrutamento de células inflamatórias, assim como as quimiocinas, um grupo de citocinas. Os neutrófilos ativados atravessam as paredes dos vasos para o acúmulo no local da infecção, onde fagocitam os microrganismos revestidos com complemento; essa resposta normalmente é terapêutica e pode salvar a vida se a célula atacada pelo sistema do complemento for um invasor estranho verdadeiro. Entretanto, se aquela célula fizer parte do organismo humano, o resultado pode ser uma doença devastadora e até mesmo a morte. Acredita-se que muitas doenças e distúrbios autoimunes caracterizados por infecção crônica sejam causados, em parte, pela

TABELA 31.2 Citocinas da imunidade inata e adaptativa.

Citocinas	Fonte	Atividade biológica
Interleucina 1 (IL-1)	Macrófagos, células endoteliais, algumas células epiteliais	Ampla variedade de efeitos biológicos; ativa o endotélio na inflamação; induz a febre e a resposta de fase aguda; estimula a produção de neutrófilos
Interleucina 2 (IL-2)	Linfócitos T $CD4^+$, $CD8^+$	Fator de crescimento para os linfócitos T ativados; induz a síntese de outras citocinas; ativa os linfócitos T citotóxicos e as células NK
Interleucina 3 (IL-3)	Linfócitos T $CD4^+$	Fator de crescimento para as células hematopoéticas progenitoras
Interleucina 4 (IL-4)	Linfócitos T_H2 $CD4^+$, mastócitos	Promove o crescimento e a sobrevida de linfócitos T, B e mastócitos; causa a diferenciação de linfócitos T_H2; ativa os linfócitos B e os eosinófilos e induz as respostas do tipo IgE
Interleucina 5 (IL-5)	Linfócitos T_H2 $CD4^+$	Induz o crescimento e o desenvolvimento de eosinófilos
Interleucina 6 (IL-6)	Macrófagos, células endoteliais, linfócitos T	Estimula o fígado a produzir mediadores da resposta inflamatória de fase aguda; também induz a proliferação de células produtoras de anticorpos pelo sistema imune adaptativo
Interleucina 7 (IL-7)	Células do estroma da medula óssea	Função principal na imunidade adaptativa; estimula o desenvolvimento e a proliferação de pré-linfócitos B e timócitos
Interleucina 8 (IL-8)	Macrófagos, células endoteliais	Função principal na imunidade adaptativa; quimioatração de neutrófilos e linfócitos T; regula a hospedagem de linfócitos e a infiltração de neutrófilos
Interleucina 10 (IL-10)	Macrófagos, alguns linfócitos T *helper*	Inibidora de macrófagos e células dendríticas ativados; diminui a inflamação por meio da inibição de linfócitos T_H1 e da liberação de interleucina 12 pelos macrófagos
Interleucina 12 (IL-12)	Macrófagos, células dendríticas	Intensifica a citotoxicidade das células NK na imunidade inata; induz a diferenciação de linfócitos T_H1 na imunidade adaptativa
Interferonas tipo 1 (IFN-α, IFN-β)	Macrófagos, fibroblastos	Inibe a replicação viral, ativa as células NK e aumenta a expressão de moléculas de MHC I em células infectadas por vírus
Gamainterferona (γ-interferona)	Células NK, linfócitos T $CD4^+$ e $CD8^+$	Ativa os macrófagos nas respostas imunes inatas e nas respostas imunes celulares adaptativas; aumenta a expressão de MHC I e II e o processamento e a apresentação de antígenos
Fator de necrose tumoral α (TNF-α)	Macrófagos, linfócitos T	Induz inflamação, febre e resposta de fase aguda; ativa os neutrófilos e as células endoteliais; destrói as células por meio de apoptose
Quimiocinas	Macrófagos, células endoteliais, linfócitos T	Grande família de citocinas estruturalmente similares que estimulam a movimentação de leucócitos e regulam a migração de leucócitos do sangue até os tecidos
CSF de granulócitos-monócitos (GM-CSF)	Linfócitos T, macrófagos, células endoteliais, fibroblastos	Promove a maturação e o crescimento de neutrófilos, eosinófilos e monócitos; ativa os granulócitos maduros
CSF de granulócitos (G-CSF)	Macrófagos, fibroblastos, células endoteliais	Promove o crescimento e a maturação de neutrófilos consumidos em reações inflamatórias
CSF de monócitos (M-CSF)	Macrófagos, linfócitos T ativados, células endoteliais	Promove o crescimento e a maturação de fagócitos mononucleares

CSF: fator estimulante de colônias (do inglês *colony-stimulating factor*); IgE: imunoglobulina E; MHC: complexo de histocompatibilidade principal (do inglês *major histocompatibility complex*); NK: destruidora natural (do inglês *natural killer*); T_H1: linfócito T auxiliar tipo 1; T_H2: linfócito T auxiliar tipo 2. Adaptada de Norris, T. L. (2019). *Porth's pathophysiology: Concepts of altered health states* (10th ed.). Philadelphia, PA: Lippincott Williams & Wilkins.

ativação contínua ou crônica do complemento, que, por sua vez, resulta em inflamação crônica. Os eritrócitos e as plaquetas apresentam receptores do complemento e, como resultado, desempenham um papel importante na remoção dos complexos imunes, que consistem em antígeno, anticorpo e componentes do sistema do complemento (Klimov, 2019).

Imunomoduladores

Agentes antimicrobianos e vacinas têm sucesso terapêutico considerável, e o sistema imune normalmente atua de modo efetivo; entretanto, muitas doenças infecciosas continuam sendo difíceis desafios clínicos. O sucesso do tratamento pode ser comprometido por defeitos do sistema imune; nesse caso, a intensificação da resposta imune do hospedeiro pode ser terapeuticamente benéfica. Um imunomodulador (também conhecido como modificador da resposta biológica) afeta o hospedeiro por meio de efeitos diretos ou indiretos sobre um ou mais componentes da rede imunorregulatória. Interferonas, fatores de estimulação de colônias e anticorpos monoclonais são exemplos de agentes utilizados para auxiliar na intensificação do sistema imune (Davis & Ballas, 2017).

Interferonas

A **interferona**, um tipo de modificador da resposta biológica, é uma proteína virucida inespecífica que é naturalmente produzida pelo corpo e é capaz de ativar outros componentes do sistema imune. As interferonas continuam sendo investigadas quanto ao seu papel no sistema imune e seus possíveis efeitos terapêuticos em distúrbios caracterizados por respostas imunes alteradas. Essas substâncias apresentam propriedades

TABELA 31.3 — Linfócitos envolvidos nas respostas imunes.

Tipo de resposta imune	Tipo celular	Função
Humoral	Linfócito B	Produz anticorpos ou imunoglobulinas (IgA, IgD, IgE, IgG, IgM)
Celular	Linfócito T	
	T *helper*	Ataca invasores estranhos (antígenos) diretamente
		Inicia e aumenta a resposta inflamatória
	T_1 *helper*	Aumenta os linfócitos T citotóxicos ativados
	T_2 *helper*	Aumenta a produção de anticorpos de linfócitos B [BG8]
	T supressor	Suprime a resposta imune
	T de memória	Relembra o contato com um antígeno e, em exposições subsequentes, monta uma resposta imune
	T citotóxico (T *killer*)	Lisa as células infectadas por vírus; participa na rejeição de enxertos
Inespecífica	Linfócito nulo não T ou não B	Destrói os antígenos já revestidos por anticorpos
	Célula *natural killer* (linfócito granular)	Defende o corpo contra microrganismos e alguns tipos de células malignas; produz citocinas

antivirais e antitumorais. Além de responderem à infecção viral, as interferonas são produzidas por linfócitos T, linfócitos B e macrófagos em resposta a antígenos. Acredita-se que modifiquem a resposta imune por meio da supressão da produção de anticorpos e da imunidade celular. Também facilitam o papel citolítico dos macrófagos e das células NK. As interferonas são utilizadas para tratar distúrbios relacionados com a imunidade (p. ex., esclerose múltipla) e condições inflamatórias crônicas (p. ex., hepatite crônica). Ainda estão sendo feitas pesquisas para avaliar a efetividade das interferonas no tratamento de cânceres (Makowska, Braunschweig, Denecke et al., 2019) e da AIDS.

Fatores de estimulação de colônias

Os fatores de estimulação de colônias são um grupo de citocinas glicoproteicas de ocorrência natural que regulam a produção, a diferenciação, a sobrevida e a ativação das células hematopoéticas. A eritropoetina estimula a produção de eritrócitos. A trombopoetina desempenha um papel regulatório importante no crescimento e na diferenciação das células da medula óssea. A interleucina 5 (IL-5) estimula o crescimento e a sobrevida de eosinófilos e basófilos. O fator de células-tronco e a IL-3 atuam como um estímulo para diversas linhagens celulares hematopoéticas. O fator de estimulação de colônias de granulócitos, o fator de estimulação de colônias de granulócitos-macrófagos e o fator de estimulação de colônias de macrófagos atuam, todos, como fatores de crescimento para linhagens celulares específicas. Essas citocinas atraíram grande interesse de pesquisadores em virtude do seu possível papel na imunomodulação (Leleu, Gay, Flament et al., 2017).

Anticorpos monoclonais

Os anticorpos monoclonais foram disponibilizados por meio de avanços tecnológicos, possibilitando que os investigadores promovessem o crescimento e a produção de anticorpos direcionados para microrganismos patológicos específicos. Esse tipo de especificidade possibilita que os anticorpos monoclonais destruam microrganismos patológicos e poupem as células normais. A especificidade dos anticorpos monoclonais depende da identificação das principais proteínas de antígenos existentes na superfície de tumores, mas não em tecidos normais. Quando os anticorpos monoclonais aderem ao antígeno de superfície celular, eles bloqueiam uma via de transdução de sinais importante para a comunicação entre as células malignas e o ambiente extracelular. O resultado pode ser a incapacidade de iniciar a apoptose, de reproduzir-se ou de invadir os tecidos adjacentes (Pento, 2017; Singh, Tank, Dwiwedi et al., 2018).

AVANÇOS NA IMUNOLOGIA

Avanços importantes na imunologia envolvem engenharia genética, uso de células-tronco e imunoterapia.

Engenharia genética

Uma das tecnologias em evolução mais extraordinárias é a **engenharia genética**, que utiliza tecnologia de ácido desoxirribonucleico (DNA) recombinante. Há duas facetas dessa tecnologia. A primeira possibilita que os cientistas combinem genes de um tipo de microrganismo com genes de um segundo microrganismo. Esse tipo de tecnologia possibilita que células e microrganismos fabriquem proteínas, monocinas e linfocinas, que podem alterar e intensificar a função do sistema imune. A segunda faceta da tecnologia de DNA recombinante envolve a terapia genética. Se um gene específico for anormal ou estiver ausente, a tecnologia de DNA recombinante experimental pode ser capaz de restaurar a função genética normal. Por exemplo, um gene recombinante é inserido em uma partícula viral. Quando a partícula viral divide seus genes, o vírus automaticamente insere o gene ausente e, teoricamente, corrige a anomalia genética. Pesquisas extensivas em tecnologia de DNA recombinante e terapia genética estão em andamento (Gonçalves & Paiva, 2017).

Células-tronco

As células-tronco são capazes de autorrenovação e diferenciação; elas reabastecem continuamente todo o suprimento de eritrócitos e de leucócitos do corpo. Algumas células-tronco, descritas como células totipotentes, têm a grande capacidade de autorrenovação e diferenciação. As células-tronco embrionárias, descritas como pluripotentes, dão origem a diversos tipos celulares que são capazes de formar tecidos. Pesquisas demonstraram que as células-tronco podem restaurar um sistema imune que foi destruído (Haynes et al., 2018). Foram realizados transplantes de células-tronco em seres humanos com determinados tipos de disfunção imune, tais como imunodeficiência combinada grave. Estudos clínicos com a utilização de células-tronco estão sendo realizados em pacientes com diversos distúrbios que apresentam um componente autoimune, incluindo lúpus eritematoso sistêmico, artrite reumatoide, esclerodermia e esclerose múltipla. Pesquisas com células-tronco embrionárias possibilitaram que os investigadores obtivessem ganhos substanciais na biologia do desenvolvimento, terapia genética, engenharia tecidual terapêutica e no tratamento de diversas doenças (Haynes et al., 2018).

Câncer e imunoterapia

Há muito se sabe que o sistema imune participa no combate aos processos malignos. Avanços recentes no tratamento do câncer buscaram fomentar a atividade antitumoral natural do corpo e interromper as vias que possibilitam que os processos malignos escapem da ação do sistema imune. O resultado foi o desenvolvimento de anticorpos monoclonais, vacinas contra câncer, adjuvantes imunes, inibidores do controle imunológico, terapia com células CAR-T e citocinas. Essas imunoterapias visam estimular o sistema imune do paciente a gerar sua própria defesa contra o câncer e revolucionaram o tratamento de vários tipos diferentes de câncer. Ver discussão sobre o uso de imunoterapia no câncer no Capítulo 12 (Gonçalves & Paiva, 2017; Ribas & Wolchok, 2018).

AVALIAÇÃO DO SISTEMA IMUNE

Uma avaliação da função imune tem início durante a anamnese e o exame físico do paciente. Isso inclui: estado nutricional; infecções e imunizações; alergias; distúrbios e doenças, tais como distúrbios autoimunes, câncer e doenças crônicas; cirurgias; medicamentos; e transfusões de sangue. Além da inspeção das características gerais, são realizados palpação dos linfonodos e exames da pele, das mucosas e dos sistemas respiratório, digestório, musculoesquelético, geniturinário, cardiovascular e neurossensorial (Boxe 31.3).

Anamnese

Na anamnese, o enfermeiro deve observar a idade do paciente, bem como informações a respeito das condições anteriores e presentes e dos eventos que possam fornecer dicas a respeito do estado do sistema imune do paciente.

Gênero

Existem diferenças nas funções do sistema imune de homens e de mulheres. Por exemplo, muitas doenças autoimunes têm incidência mais alta em mulheres do que em homens, um fenômeno que supostamente está correlacionado com os hormônios sexuais. Nas últimas duas décadas, a pesquisa revelou que os hormônios sexuais são moduladores cruciais na sinalização do sistema imune. Os hormônios sexuais desempenham papéis definitivos na maturação e na ativação de linfócitos e na síntese de anticorpos e citocinas. Na doença autoimune, a expressão dos hormônios sexuais está alterada, o que contribui para a desregulação imune (Rainville, Tsyglakova & Hodes, 2018).

Considerações gerontológicas

Imunossenescência é o termo usado para descrever as alterações do sistema imune relacionadas com o envelhecimento. Essas alterações forem relacionadas com taxas aumentadas de doença e morte em adultos mais velhos (Tariq, Hazeldine & Lord, 2017). Algumas das alterações que ocorrem na imunossenescência incluem, mas não se limitam a, defeitos da medula óssea, disfunção do timo e comprometimento dos linfócitos. O envelhecimento provoca alterações celulares, incluindo comprometimento da função dos neutrófilos, diminuição de macrófagos circulantes, comprometimento da função das células dendríticas e redução da ativação dos linfócitos T. À medida que o sistema imune é submetido a alterações associadas à idade, a sua resposta às infecções deteriora progressivamente. A capacidade de autorrenovação das células-tronco hematopoéticas diminui. Ocorre um declínio notável na quantidade total de fagócitos, aliado à redução intrínseca da sua atividade. A citotoxicidade das células NK diminui, contribuindo para o declínio da imunidade humoral (Tariq et al., 2017). As citocinas inflamatórias também tendem a aumentar com a

---

Boxe 31.3 — AVALIAÇÃO: Disfunção imune

Estar alerta em relação aos sinais e sintomas a seguir:

Sistema respiratório
- Alterações da frequência respiratória
- Tosse (seca ou produtiva)
- Sons respiratórios anormais (sibilos, estertores crepitantes, roncos)
- Rinite
- Hiperventilação
- Broncospasmo.

Sistema cardiovascular
- Hipotensão
- Taquicardia
- Arritmia
- Vasculite
- Anemia.

Sistema digestório
- Hepatoesplenomegalia
- Colite
- Vômitos
- Diarreia.

Sistema geniturinário
- Frequência e queimação à micção
- Hematúria
- Secreção.

Sistema musculoesquelético
- Mobilidade, edema e dor articular.

Pele
- Erupções cutâneas
- Lesões
- Dermatite
- Hematomas ou púrpura
- Edema ou urticária
- Inflamação
- Secreção.

Sistema neurossensorial
- Disfunção cognitiva
- Perda auditiva
- Alterações visuais
- Cefaleias e enxaquecas
- Ataxia
- Tetania.

idade. A imunidade adquirida pode ser afetada negativamente; a efetividade das vacinas com frequência é diminuída em adultos mais idosos (Smetana, Chlibek, Shaw et al., 2018).

Adultos mais velhos apresentam incidência aumentada de infecções, doenças autoimunes, doenças metabólicas, osteoporose e distúrbios neurológicos (Eliopoulos, 2018; Tariq et al., 2017). A incidência elevada de doenças autoimunes também pode ocorrer em virtude da diminuição da capacidade dos anticorpos de diferenciar entre o próprio e o não próprio. A falha do sistema de vigilância em reconhecer células mutantes ou anormais também pode ser responsável, em parte, pela alta incidência do câncer associado ao aumento da idade.

As alterações relacionadas com a idade em muitos sistemas corporais também contribuem para o comprometimento da imunidade (Tabela 31.4). Por exemplo, mulheres na pós-menopausa correm maior risco de infecções urinárias, em virtude de urina residual, incontinência urinária e deficiência de estrogênio (Jung & Brubaker, 2019). As alterações secundárias, incluindo desnutrição e circulação insuficiente, bem como a ruptura das barreiras mecânicas naturais, tal como a pele, impõem ao sistema imune em envelhecimento desvantagens ainda maiores contra as infecções (Tariq et al., 2017).

Os efeitos do processo de envelhecimento e o estresse psicológico interagem, com o potencial de influenciar negativamente a integridade imune (Gidron, 2019). Consequentemente, a avaliação contínua do estado físico e emocional de adultos mais idosos é imperativa, tendo em vista que o reconhecimento e o manejo inicial dos fatores que influenciam a resposta imune podem prevenir ou mitigar as altas morbidade e mortalidade observadas com doenças na população de idosos.

Nutrição

O estado nutricional é um importante determinante da saúde. Tradicionalmente, a relação entre a infecção e a nutrição concentrava-se no efeito dos nutrientes sobre as defesas do hospedeiro e no efeito da infecção sobre as necessidades nutricionais (Yaqoob, 2017). Essa relação se expandiu, até abranger o papel de nutrientes específicos na função imune adquirida – a modulação dos processos inflamatórios e a virulência do próprio agente infeccioso (Lang & Aspinall, 2017). O ferro e o sistema imune estão ligados na homeostasia e em estados patológicos, o que os torna essenciais para a função máxima (Lang & Aspinall, 2017). A lista de nutrientes que afetam infecção, imunidade, inflamação e lesão celular expandiu desde as proteínas tradicionais até diversas vitaminas, diversos minerais e, mais recentemente, componentes lipídicos específicos da dieta. Foi reconhecido o papel dos micronutrientes e dos ácidos graxos na resposta das células e dos tecidos a lesões hipóxica e tóxica, sugerindo que exista outra dimensão para a relação. Déficits de micronutrientes foram associados ao comprometimento de várias funções orgânicas, inclusive imunidade (Carr & Maggini, 2017; Mikkelsen & Apostolopoulos, 2018). O déficit de zinco, em especial, tem sido associado ao desenvolvimento de várias doenças. O zinco tem uma participação importante na homeostasia, na função imune e na apoptose, entre outras funções (Wessels, Maywald & Rink, 2017).

Os efeitos dos ácidos graxos poli-insaturados sobre as funções do sistema imune estão sendo estudados. Estudos sugerem que esses elementos desempenham um papel na diminuição da incidência e da gravidade dos distúrbios inflamatórios. Pesquisas sugerem que dietas com alto teor de azeite de oliva não são tão imunossupressivas quanto dietas ricas em óleo de peixe.

TABELA 31.4 Alterações na função imune relacionadas com a idade.

Sistema orgânico	Alterações	Consequências
Imune	Comprometimento da função de linfócitos B e T Falha dos linfócitos em reconhecer células mutantes ou anormais Diminuição da produção de anticorpos Falha do sistema imune em diferenciar o "próprio" do "não próprio" Supressão da resposta imune fagocítica	Supressão da resposta aos microrganismos patogênicos, com aumento do risco de infecções Aumento da incidência de cânceres Anergia (ausência de resposta aos antígenos aplicados à pele [alergênios]) Aumento da incidência de doenças autoimunes Ausência de sinais e sintomas típicos de infecção e inflamação Disseminação de microrganismos normalmente destruídos ou suprimidos pelos fagócitos (p. ex., reativação ou propagação de tuberculose)
Digestório	Diminuição das secreções gástricas e da motilidade Diminuição da fagocitose pelas células de Kupffer do fígado Alteração da ingestão nutricional, com ingestão proteica inadequada	Proliferação de microrganismos intestinais, que resulta em gastrenterite e diarreia Aumento da incidência e da gravidade da hepatite B; aumento da incidência de abscessos hepáticos Supressão da resposta imune
Urinário	Diminuição da função renal e alterações funcionais nas vias urinárias inferiores (aumento de tamanho da próstata, bexiga urinária neurogênica); alteração da flora das vias geniturinárias	Estase urinária e aumento da incidência de infecções urinárias
Pulmonar	Comprometimento da ação ciliar em virtude da exposição à fumaça e a toxinas ambientais	Comprometimento da remoção de secreções pulmonares; aumento da incidência de infecções respiratórias
Tegumentar	Adelgaçamento da pele, com menos elasticidade; perda de tecido adiposo	Maior risco de lesão, ruptura e infecção cutânea
Circulatório	Comprometimento da microcirculação	Estase e lesões por pressão
Neurossensorial	Diminuição da sensibilidade e retardo dos reflexos	Aumento do risco de lesões, úlceras cutâneas, abrasões e queimaduras

Adaptada de Eliopoulos, C. (2018). *Gerontological nursing* (9th ed.). Philadelphia, PA: Wolters Kluwer.

Ainda não foi esclarecida a contribuição da imunomodulação por lipídios para o risco elevado de complicações infecciosas associado ao uso de nutrição parenteral (Raman, Almutairdi, Mulesa et al., 2017).

A depleção das reservas de proteínas resulta em atrofia dos tecidos linfoides, depressão da resposta de anticorpos, redução da quantidade de linfócitos T circulantes e comprometimento da função fagocítica. Como resultado, a suscetibilidade às infecções é muito aumentada. Durante períodos de infecção ou doença grave, as necessidades nutricionais podem estar ainda mais alteradas, possivelmente contribuindo para a depleção de proteínas, ácidos graxos, vitaminas e elementos-traço, causando risco ainda maior de comprometimento da resposta imune e sepse (Wischmeyer, 2018). A ingestão nutricional que ampara uma resposta imune competente desempenha um papel importante na redução da incidência de infecções (Shlisky, Bloom, Beaudreault et al., 2017); pacientes com o estado nutricional comprometido apresentam recuperação pós-operatória tardia e, com frequência, mais infecções graves e retardo da cicatrização das feridas. Há evidências de que a nutrição desempenhe um papel no desenvolvimento de câncer e que a dieta e o estilo de vida possam alterar o risco de desenvolvimento de câncer, bem como outras doenças crônicas (Theodoratou, Timofeeva, Li et al., 2017). O enfermeiro deve assumir um papel proativo ao assegurar a melhor ingestão nutricional possível para todos os pacientes como um passo vital para a prevenção da doença e de resultados desfavoráveis. O enfermeiro deve avaliar o estado nutricional do paciente, a ingestão calórica e a qualidade dos alimentos ingeridos (ver discussão sobre avaliação do estado nutricional no Capítulo 4).

Imunização

O paciente é indagado a respeito das imunizações na infância e na idade adulta, incluindo vacinações para proporcionar proteção contra *influenza*, doença pneumocócica, herpes-zóster, coqueluche e doenças habituais da infância (p. ex., sarampo, caxumba). Os pacientes devem ser orientados sobre a importância da adesão ao cronograma recomendado para essas vacinas. Para mais informações sobre imunizações na vida adulta, ver Tabela 3.3, no Capítulo 3.

Infecção

A história de infecções anteriores e presentes, com as datas e os tipos de tratamento, incluindo a história de quaisquer infecções persistentes múltiplas, febres de origem desconhecida, lesões ou feridas (ou qualquer tipo de drenagem), bem como a resposta ao tratamento, é obtida.

É avaliada a exposição anterior ou presente conhecida à tuberculose, e são documentadas as datas e os resultados de quaisquer testes tuberculínicos (teste de derivado proteico purificado [PPD, do inglês *purified protein derivative*]) e radiografias torácicas. É preciso investigar a exposição recente a quaisquer infecções, viagem recente e datas. O enfermeiro deve avaliar se o paciente foi exposto a quaisquer doenças/infecções sexualmente transmissíveis (DST/IST) ou patógenos transmitidos pelo sangue, tais como vírus das hepatites B, C e D e vírus da imunodeficiência humana (HIV). Uma história de DST, como gonorreia, sífilis, infecção por papiloma-vírus humano e clamídia, pode alertar o enfermeiro de que o paciente foi exposto a HIV ou vírus da hepatite. As infecções pelo herpes-vírus simples apresentam um impacto significativo sobre a saúde, causando ampla variedade de doenças (p. ex., herpes oral e genital).

Alergias

O paciente é indagado a respeito de quaisquer alergias, incluindo tipos de alergênios (p. ex., polens, poeira, plantas, cosméticos, alimentos, medicamentos, vacinas, látex), os sintomas apresentados e as variações sazonais na ocorrência ou na gravidade dos sintomas. É obtida a história de exames e tratamentos, incluindo medicamentos prescritos e sem prescrição médica que o paciente tenha tomado ou que esteja tomando atualmente para essas alergias, bem como a efetividade dos tratamentos. Alergia a medicamentos e alimentos é anotada no prontuário físico com um adesivo de alerta ou é assinalada no prontuário eletrônico do paciente, para que todos os profissionais saibam desse fato. É vital a avaliação contínua em relação a possíveis reações alérgicas no paciente. Ver discussão sobre alergias no Capítulo 33.

Distúrbios e doenças

Parte da avaliação imune focada inclui descobrir se o paciente tem história pregressa de distúrbios autoimunes, neoplasias, doenças crônicas, cirurgias ou qualquer outro estressor importante recente que o coloque em risco aumentado de complicações.

Distúrbios autoimunes

Os distúrbios autoimunes afetam pessoas de ambos os sexos e de todas as idades, etnias e classes sociais. Os distúrbios autoimunes são um grupo de distúrbios que podem afetar quase qualquer célula ou tecido no corpo (Norris, 2019). Conforme mencionado anteriormente, eles tendem a ser mais comuns em mulheres, pois o estrogênio tende a intensificar a imunidade. O androgênio, por outro lado, tende a ser imunossupressor. As doenças autoimunes são uma causa líder de morte por doença em mulheres em idade reprodutiva.

O paciente é indagado a respeito de quaisquer distúrbios autoimunes, tais como lúpus eritematoso, artrite reumatoide, esclerose múltipla ou psoríase. O início, a gravidade, as remissões e as exacerbações, as limitações funcionais, os tratamentos que o paciente recebeu ou que esteja recebendo atualmente e a efetividade dos tratamentos são descritos. Determinadas doenças autoimunes parecem ser geneticamente ligadas, portanto a história familiar é importante (Generali, Ceribelli, Stazi et al., 2017) (Boxe 31.4).

Doenças neoplásicas

Se houver história de câncer na família, são obtidas mais informações, incluindo o tipo de câncer, a idade ao início e a relação (materna ou paterna) do paciente com os familiares afetados. As datas e os resultados de quaisquer testes de triagem de câncer em relação ao paciente são documentados.

Também é obtida uma história de câncer no paciente, bem como o tipo de câncer, a data do diagnóstico e as modalidades de tratamento empregadas. A imunossupressão contribui para o desenvolvimento de cânceres; entretanto, o próprio câncer é imunossupressor, assim como os diversos tratamentos para o câncer. Tumores grandes podem liberar antígenos no sangue, os quais se combinam aos anticorpos circulantes e evitam que eles ataquem as células tumorais. Além disso, as células tumorais podem apresentar fatores de bloqueio especiais que revestem as células tumorais e evitam a sua destruição pelos linfócitos T *killer*. Durante o desenvolvimento inicial dos tumores, o corpo pode falhar em reconhecer os antígenos tumorais como estranhos e, subsequentemente, não iniciar a destruição das células malignas. Os cânceres hematológicos, tais como a leucemia e o linfoma, são associados à alteração da produção e da função de leucócitos e linfócitos.

Boxe 31.4 GENÉTICA NA PRÁTICA DE ENFERMAGEM
Distúrbios imunológicos

Os distúrbios imunológicos são distúrbios do sistema imune de uma pessoa, que é uma rede de células, tecidos e órgãos que atuam em conjunto para defender o corpo contra ataques por invasores estranhos, tais como bactérias, parasitas e fungos, que podem causar infecções. Vários distúrbios imunológicos têm um padrão de herança conhecido, ao passo que outros sabidamente têm uma anormalidade genética que é influenciada por exposições ambientais. Portanto, o padrão de herança não é bem-definido em alguns distúrbios imunológicos. Exemplos de distúrbios imunológicos causados por anormalidade genética incluem:

- Agamaglobulinemia de Bruton (ligada ao X)
- Alopecia areata
- Alopecia total
- Asma brônquica
- Ataxia-telangiectasia (autossômica recessiva)
- Deficiência da enzima purina nucleosídio fosforilase (autossômica dominante)
- Deficiência de adenosina desaminase (autossômica recessiva)
- Diabetes melito tipo 1
- Doença de Crohn
- Febre familiar do Mediterrâneo
- Imunodeficiência combinada grave (primariamente ligada ao X)
- Linfoma de Burkitt
- Síndrome de DiGeorge (autossômica dominante) (SDG)
- Síndrome de Job (autossômica dominante e recessiva)
- Síndrome de Wiskott-Aldrich (ligada ao X).
- Síndrome poliglandular autoimune

Avaliações de enfermagem

Ver Capítulo 4, Boxe 4.2, Genética na prática de enfermagem: Aspectos genéticos da avaliação de saúde

Avaliação da história familiar específica aos distúrbios imunológicos

- Coletar história familiar em relação aos parentes maternos e paternos por três gerações
- Avaliar a história familiar em relação a outros familiares com história de distúrbios imunológicos
- Obter informações sobre familiares que apresentem doenças ou infecções recorrentes

- Reconhecer risco étnico (judeus não asquenazes, armênios, árabes e turcos correm risco maior de febre familiar do Mediterrâneo; caucasianos apresentam incidência mais alta de doença de Crohn).

Avaliação do paciente

- Avaliar quando a sintomas como alterações no estado respiratório associadas à asma (p. ex., sibilos, ou hiper-responsividade de vias respiratórias; edema de mucosas; e produção de muco)
- Reunir informações sobre imunizações e sobre possível ocorrência de modificação da resposta a qualquer vacina
- Pesquisar sinais/sintomas de distúrbios de imunodeficiência, tais como ganho ou perda ponderal inexplicável e erupções cutâneas. Modificação da textura ou da distribuição do cabelo ou dos pelos, dor articular ou muscular, intolerância ao frio, irregularidade menstrual, desconforto abdominal ou ocorrência de diarreia
- Identificar o padrão de doença em relação a frequência de resfriados, infecções respiratórias ou relato de doença que tenda a ter evolução arrastada
- Obter histórico de doenças da infância e detalhes da experiência da doença
- Investigar história de infecções frequentes ou recorrentes
- Investigar sensibilidade a infecções e padrões (frequência, duração da doença, intensidade dos sintomas), bem como reconhecer infecções que seriam atípicas para a faixa etária
- Pesquisar exposições ambientais (p. ex., fumaça, clorofórmio, partículas de metal ou poeira, tinta)
- Questionar exposição a outros vírus, como Epstein-Barr ou influenza.

Recursos

American Autoimmune Related Diseases Association, www.aarda.org
Genetic and Rare Diseases Information Center, www.rarediseases.info.nih.gov
Ver Capítulo 6, Boxe 6.7, componentes do aconselhamento genético.

Todos os tratamentos que o paciente recebeu ou esteja recebendo atualmente, como radiação, quimioterapia e imunoterapia, são registrados na anamnese. Além disso, o enfermeiro deve evocar informações relacionadas com as modalidades complementares ou alternativas que foram utilizadas e a resposta a esses esforços. A radiação destrói os linfócitos e diminui a capacidade de construção de uma resposta imune efetiva. O tamanho e a extensão da área irradiada determinam a extensão da imunossupressão. A irradiação de todo o corpo pode deixar o paciente completamente imunossuprimido. A quimioterapia e outros tratamentos para o câncer também afetam a função da medula óssea, destruindo as células que contribuem para uma resposta imune efetiva e resultando em imunossupressão. A imunoterapia pode causar reações inflamatórias exageradas do sistema imune, simulando distúrbios autoimunes (Kroschinsky, Stolzel, von Bonin et al., 2017; Munro, 2019).

Doença crônica e cirurgia

A avaliação de saúde inclui a história de doenças crônicas, principalmente diabetes melito, nefropatia ou doença pulmonar obstrutiva crônica (DPOC). O início e a gravidade das doenças, bem como o tratamento que o paciente está recebendo para a doença, são obtidos. As doenças crônicas podem contribuir para o comprometimento do sistema imune de diversos modos. A lesão renal está associada à deficiência nos linfócitos circulantes. Além disso, as defesas imunes podem ser alteradas pela acidose e por toxinas urêmicas. No diabetes melito, o aumento da incidência de infecções foi associado a insuficiência vascular, neuropatia e controle insuficiente dos níveis de glicose sérica. As infecções do sistema respiratório recidivantes são associadas à DPOC em virtude da alteração das funções inspiratória e expiratória e da limpeza ineficaz das vias respiratórias. Além disso, deve ser observada a história de transplantes de órgãos ou de remoção cirúrgica do baço, de linfonodos ou do timo, tendo em vista que essas condições podem pôr o paciente em risco de comprometimento da função imune (Bagatini, Cardoso, dos Santos et al., 2017; Dionne, Dehority, Brett et al., 2017).

Problemas especiais

Condições como queimaduras e outras formas de lesão e infecção podem contribuir para a alteração da função do sistema imune. Queimaduras de grande porte causam comprometimento da integridade cutânea e comprometimento da primeira linha de defesa do corpo. Ocorre a perda de grandes quantidades de soro com lesões por queimaduras, que privam o corpo de proteínas essenciais, incluindo imunoglobulinas.

Os fatores de estresse fisiológicos e psicológicos associados à cirurgia ou a lesões estimulam a liberação de cortisol pelo córtex da suprarrenal; o aumento do cortisol sérico também contribui para a supressão das respostas imunes normais. A resposta inflamatória do sistema imune à cirurgia é seguida de uma resposta compensatória anti-inflamatória, e acredita-se que essas respostas contribuam para as complicações pós-operatórias (Cerra, 2018).

Os pacientes que sofreram acidente vascular encefálico (AVE) isquêmico ou ataque isquêmico transitório (AIT) correm risco de infecção após o evento. As evidências sugerem que o AVE agudo resulta em imunossupressão e risco elevado subsequente de infecção; a infecção é a principal causa de morte após o AVE (Hoffmann, Harms, Ulm et al., 2017). A imunossupressão induzida por AVE está ligada ao desenvolvimento de pneumonia associada a AVE, que é a infecção mais comum em pacientes que sofreram um AVE (Liu, Chu, Chen et al., 2018).

Medicamentos e transfusões de sangue

O enfermeiro obtém uma lista dos medicamentos anteriores e atuais. Em grandes doses, antibióticos, corticosteroides, agentes citotóxicos, salicilatos, anti-inflamatórios não esteroides (AINEs) e agentes anestésicos podem causar supressão imune (Tabela 31.5).

O enfermeiro avalia a história de transfusões de sangue; a exposição anterior a antígenos estranhos por meio de transfusões pode estar associada à função imune anormal. Além disso, embora o risco de transmissão de HIV por meio de transfusões de sangue seja extremamente baixo em pacientes que receberam transfusão após 1985 (quando o teste sanguíneo em relação ao HIV foi iniciado nos EUA), ainda há um pequeno risco.

O paciente também é indagado a respeito da utilização de agentes fitoterápicos e medicamentos sem prescrição médica. Tendo em vista que muitos agentes fitoterápicos não foram submetidos a testes rigorosos, seus efeitos não foram totalmente identificados. Portanto, é importante indagar os pacientes a respeito da utilização dessas substâncias, para documentar o seu uso e orientá-los sobre os efeitos indesejados que possam alterar a responsividade imune.

Fatores do estilo de vida

O estilo de vida dos pacientes influencia o sistema imune. Estado nutricional inadequado, tabagismo (Qiu, Liang, Liu et al., 2017), consumo excessivo de bebidas alcoólicas (Rehm, Gmel, Gmel et al., 2017), uso abusivo de drogas ilícitas e exposição ocupacional ou residencial à radiação e aos poluentes ambientais foram associados ao comprometimento da função imune e são avaliados na anamnese detalhada do paciente. Embora os fatores que não são compatíveis com um estilo de vida saudável sejam predominantemente responsáveis pela função imune ineficaz, fatores do estilo de vida positivos também podem

TABELA 31.5 Medicamentos selecionados e efeitos sobre o sistema imune.

Classificação dos fármacos (e exemplos)	Efeitos sobre o sistema imune
Antibióticos (em grandes doses)	**Supressão da medula óssea**
Ceftriaxona	Eosinofilia, anemia hemolítica, hipoprotrombinemia, neutropenia, trombocitopenia
Cefuroxima sódica	Eosinofilia, anemia hemolítica, hipoprotrombinemia, neutropenia, trombocitopenia
Cloranfenicol	Leucopenia, anemia aplásica
Dactinomicina	Agranulocitose, neutropenia
Estreptomicina	Leucopenia, neutropenia, pancitopenia
Fluoroquinolonas (ciprofloxacino, levofloxacino)	Anemia hemolítica, meta-hemoglobinemia, eosinofilia, leucopenia, pancitopenia
Macrolídios (eritromicina, azitromicina, claritromicina)	Neutropenia, leucopenia
Penicilinas	Agranulocitose
Sulfato de gentamicina	Agranulocitose, granulocitose
Vancomicina	Leucopenia temporária
Fármacos antitireoidianos	
Propiltiouracila	Agranulocitose, leucopenia
Anti-inflamatórios não esteroides (AINEs) (em grandes doses)	**Inibem a síntese ou a liberação de prostaglandinas**
Amiodarona	Agranulocitose
Fenilbutazona	Pancitopenia, agranulocitose, anemia aplásica
Ibuprofeno	Leucopenia, neutropenia
Indometacina	Agranulocitose, leucopenia
Inibidores da COX-2 (celecoxibe)	Anemia, alergia, sem outros efeitos adversos importantes
Corticosteroides suprarrenais	**Imunossupressão**
Prednisona	
Agentes antineoplásicos (agentes citotóxicos)	**Imunossupressão**
Ciclofosfamida	Leucopenia, neutropenia
Ciclosporina	Leucopenia, inibe a função dos linfócitos T
Cisplatina	Leucopenia
Antimetabólitos	**Imunossupressão**
Antagonista do ácido fólico	Leucopenia, medula óssea aplásica
Antagonista pirimidínico	Leucopenia, eosinofilia
Antagonista purínico	Leucopenia, pancitopenia

AINEs: anti-inflamatórios não esteroides; COX: ciclo-oxigenase. Adaptada de Comerford, K. C. & Durkin, M. T. (Eds.). (2020). *Nursing 2020 drug handbook*. Philadelphia, PA: Wolters Kluwer.

afetar negativamente a função imune e requerem avaliação. Por exemplo, exercícios rigorosos ou exercícios competitivos – normalmente considerados um fator positivo do estilo de vida – podem ser um fator de estresse fisiológico e causar efeitos negativos sobre a resposta imune (Aoi & Naito, 2019; Shaw, Merien, Braakhuis et al., 2018).

Fatores psiconeuroimunológicos

A via bidirecional entre o cérebro e o sistema imune (o sistema mente-corpo) é denominada psiconeuroimunologia. A avaliação do paciente também precisa incluir fatores psiconeuroimunológicos, tais como estresse e doença psicológica, que podem influenciar a saúde do paciente. A resposta imune é regulada e modulada em parte pelas influências neuroendócrinas. Os linfócitos e macrófagos apresentam receptores que podem responder aos neurotransmissores e hormônios endócrinos. Os linfócitos podem produzir e secretar hormônios adrenocorticotróficos e compostos semelhantes à endorfina. As células no cérebro, especialmente no hipotálamo, podem reconhecer prostaglandinas, interferonas e interleucinas, bem como histamina e serotonina, todas as quais são liberadas durante o processo inflamatório. Assim como todos os outros sistemas biológicos que funcionam para manter a homeostasia, o sistema imune é integrado a outros processos psicofisiológicos e é regulado e modulado pelo cérebro. Essas relações podem ter repercussões imunológicas (Lasselin, Schedlowski, Lekander et al., 2019).

Há cada vez mais evidências de que uma resposta mensurável do sistema imune possa ser influenciada por estratégias biocomportamentais, como relaxamento, técnicas de visualização, *biofeedback*, humor, hipnose, estratégias de *mindfulness* (atenção plena) e ioga (Park & Han, 2017; Pascoe, Thompson & Ski, 2017; Reich, Lengacher, Klein et al., 2017). Portanto, a avaliação deve abordar o estado psicológico geral do paciente, o uso dessas estratégias e a resposta do paciente a elas. Ver Perfil de pesquisa de enfermagem no Boxe 31.5.

Avaliação física

Durante o exame físico (ver Boxe 31.3), a pele e as membranas mucosas são avaliadas em relação a lesões, dermatite, púrpura (sangramento subcutâneo), urticária, inflamação ou qualquer secreção. São observados quaisquer sinais de infecção. A temperatura do paciente é registrada, e ele é examinado quanto a calafrios e sudorese. Os linfonodos cervicais anteriores e posteriores, supraclaviculares, axilares e inguinais são palpados em relação ao aumento de tamanho; se forem observados linfonodos palpáveis, a localização, o tamanho, a consistência e os relatos de sensibilidade deles à palpação são observados. As articulações são avaliadas quanto a sensibilidade, edema, aumento de calor e amplitude de movimento limitada. Os sistemas respiratório, cardiovascular, geniturinário, digestório e neurossensorial do paciente são avaliados em relação a sinais e sintomas indicativos de disfunção imune. Quaisquer limitações ou incapacidades funcionais que o paciente possa apresentar também são avaliadas.

AVALIAÇÃO DIAGNÓSTICA

Vários exames de sangue e testes cutâneos, bem como biopsia da medula óssea, são realizados para avaliar a competência imune do paciente. Os exames laboratoriais e complementares específicos são discutidos em mais detalhes com as doenças individuais nos capítulos subsequentes desta parte. Os exames laboratoriais e diagnósticos selecionados utilizados para avaliar a competência imune estão resumidos no Boxe 31.6.

Manejo de enfermagem

O enfermeiro deve estar ciente de que os pacientes submetidos à avaliação em relação a possíveis distúrbios do sistema imune apresentam não apenas dor física e desconforto com determinados tipos de procedimentos diagnósticos, mas também

---

Boxe 31.5 — PERFIL DE PESQUISA DE ENFERMAGEM
Redução do estresse e efeito sobre citocinas inflamatórias

Reich, R. R., Lengacher, C. A., Klein, T. W. et al. (2017). A randomized controlled trial of the effects of mindfulness-based stress reduction (MBSR[BC]) on levels of inflammatory biomarkers among recovering breast cancer survivors. *Biological Research for Nursing, 19*(4), 456-464.

Finalidade

O propósito desse estudo foi avaliar a eficácia do programa Mindfulness-Based Stress Reduction (Breast Cancer) (MBSR[BC]) em comparação com os cuidados habituais na normalização dos níveis sanguíneos de citocinas pró-inflamatórias em sobreviventes de câncer de mama.

Metodologia

O estudo foi derivado de um ensaio controlado randomizado de grande porte. Um total de 322 participantes foi randomizado para um período de 6 semanas de programa MBSR(BC) ou cuidados habituais. Amostras de sangue, dados demográficos (idade, raça, etnia) e dados clínicos (estágio da doença e tratamento) foram coletados no início e após 6 semanas e 12 semanas. Foram determinados os níveis plasmáticos de citocinas (IL-1β, IL-6, IL-10), fator de necrose tumoral-alfa (TNF-α), fator transformador de crescimento β1 e receptor 1 solúvel de fator de necrose tumoral (sTNFR1). Modelos mistos lineares foram utilizados para avaliar os níveis de citocinas em três momentos diferentes em cada grupo.

Achados

Três citocinas não foram detectadas e, portanto, deixaram de ser analisadas. No tocante às outras citocinas (TNF-α, IL-6, sTNFR1), os níveis de TNF-α e IL-6 aumentaram durante o período de acompanhamento entre 6 e 12 semanas, mas não durante o período de treinamento MBSR(BC) (do início até a sexta semana). Os níveis de sTNFR1 não mudaram significativamente durante o período de estudo de 12 semanas. As citocinas TNF-α e IL-6 são marcadores de recuperação.

Implicações para a enfermagem

Os pacientes que estão se recuperando de tratamento de câncer correm risco aumentado de infecções e níveis aumentados de angústia psicológica. Atividades e programas para reduzir o estresse, como 2 h por semana de programa de *mindfulness*, podem ser implementados na prática clínica como parte de uma abordagem interdisciplinar dos cuidados a serem prestados a pacientes com câncer. Os enfermeiros devem explicar aos pacientes que os programas não surtem efeito imediatamente; de fato, parte da elevação dos níveis das citocinas só ocorre 6 semanas após o término do programa.

Boxe 31.6 Alguns exames realizados na avaliação do estado imunológico

Diversos exames laboratoriais podem ser realizados para avaliar a atividade ou a disfunção do sistema imune. Os estudos avaliam leucócitos e linfócitos, imunidade humoral, imunidade celular, função fagocítica, atividade do complemento, reações de hipersensibilidade, anticorpos contra antígenos específicos e infecção pelo vírus da imunodeficiência humana.

Testes de imunidade humoral (mediada por anticorpos)

- Quantificação de linfócitos B com anticorpo monoclonal
- Síntese de imunoglobulinas *in vivo* com subconjuntos de linfócitos T
- Resposta de anticorpos específicos
- Globulinas séricas totais e imunoglobulinas individuais (eletroforese, imunoeletroforese, imunodifusão radial única, nefelometria e técnicas de iso-hemaglutinina).

Testes de imunidade celular (mediada por células)

- Contagem de linfócitos totais
- Quantificação de linfócitos T e de subconjuntos de linfócitos T com anticorpo monoclonal
- Teste cutâneo de hipersensibilidade tardia
- Produção de citocinas
- Resposta de linfócitos a mitógenos, antígenos e células alogênicas
- Funções de linfócitos T *helper* e supressores.

Adaptado de Fischbach, F. T. & Fischbach, M. A. (2018). *A manual of laboratory and diagnostic tests* (10th ed.). Philadelphia, PA: Wolters Kluwer.

muitas reações psicológicas. O papel do enfermeiro é aconselhar, orientar e amparar os pacientes durante todo o processo diagnóstico. Muitos pacientes podem estar extremamente ansiosos a respeito dos resultados dos exames diagnósticos e das possíveis implicações desses resultados em sua saúde, seu emprego e suas relações pessoais no futuro. Portanto, é o momento ideal para que o enfermeiro forneça aconselhamento e orientações, caso essas intervenções sejam recomendadas.

EXERCÍCIOS DE PENSAMENTO CRÍTICO

1 qp Você está cuidando de uma mulher de 80 anos que foi internada em uma unidade de longa permanência após sofrer um AVE. A quais possíveis complicações relacionadas com a imunidade você precisa estar atento ao cuidar dessa paciente? Quais são as suas observações e avaliações de enfermagem prioritárias? Identifique prioridades para os cuidados a serem prestados a essa paciente tendo em vista o AVE recente.

2 pbe Uma mulher com 40 anos está recebendo imunoterapia por causa de melanoma e é hospitalizada em razão de pneumonite relacionada com a imunoterapia. Corticosteroides em altas doses foram prescritos para a pneumonite dessa paciente. A paciente pede a você que explique o que está acontecendo com ela e o motivo. Como você explicará para a paciente e para seus familiares a condição atual dela? Desenvolva um plano de orientações com base em evidências para a paciente e sua família. Discuta os critérios utilizados para avaliar a força da evidência para o seu plano de orientações.

3 cpa Uma gestante de 35 anos com lúpus eritematoso sistêmico apresenta exacerbação aguda de seus sintomas. Como fatores psicossociais e emocionais poderiam impactar a saúde dela? Quais encaminhamentos interdisciplinares você acredita que sejam necessários para essa paciente?

REFERÊNCIAS BIBLIOGRÁFICAS

*Pesquisa em enfermagem.

Livros

Aoi, W., & Naito, Y. (2019). Immune function, nutrition, and exercise. In D. Bagchi, S. Nair, & C. K. Sen (Eds.). *Nutrition and enhanced sports performance: Muscle building, endurance, and strength* (2nd ed.). Cambridge, MA: Elsevier.

Cerra, F. B. (2018). Tissue injury, nutrition, and immune function. In R. A. Forse (Ed.). *Diet, nutrition, and immunity*. Boca Raton, FL: CRC Press.

Comerford, K. C., & Durkin, M. T. (Eds.). (2020). *Nursing 2020 drug handbook*. Philadelphia, PA: Wolters Kluwer.

Eliopoulos, C. (2018). *Gerontological nursing* (9th ed.). Philadelphia, PA: Wolters Kluwer.

Fischbach, F. T., & Fischbach, M. A. (2018). *A manual of laboratory and diagnostic tests* (10th ed.). Philadelphia, PA: Wolters Kluwer.

Gidron, Y. (2019). Psychological aspects of ageing. In Y. Gidron (Ed.). *Behavioral medicine*. New York: Springer International Publishing.

Haynes, B. F., Soderberg, K. A., & Fauci, A. S. (2018). Introduction to the immune system. In J. L. Jameson, A. S. Fauci, D. L. Kasper, et al. (Eds.). *Harrison's principles of internal medicine* (20th ed.). New York: McGraw-Hill Education.

Klimov, V. V. (2019). *From basic to clinical immunology* (1st ed.). New York: Springer International Publishing.

Mikkelsen, K., & Apostolopoulos, V. (2018). B vitamins and aging. In J. Harris & V. Korolchuk (Eds.). *Biochemistry and cell biology of ageing: Part I biomedical science subcellular biochemistry*. Singapore: Springer.

Norris, T. L. (2019). *Porth's pathophysiology: Concepts of altered health states* (10th ed.). Philadelphia, PA: Wolters Kluwer.

Tariq, M. A., Hazeldine, J., & Lord, J. M. (2017). In V. Bueno, J. M. Lord, & T. A. Jackson (Eds.). *The ageing immune system and health*. New York: Springer International Publishing.

Periódicos e documentos eletrônicos

Bagatini, M. D., Cardoso, A. M., dos Santos, A. A., et al. (2017). Immune system and chronic disease. *Journal of Immunology Research*. Doi.org/10.1155/2017/4284327

Carr, A. C., & Maggini, S. (2017). Vitamin C and immune function. *Nutrients*, 9(11), E1211.

Chae, W. J., & Bothwell, A. L. M. (2018). Therapeutic potential of gene-modified regulatory T cells: From bench to bedside. *Frontiers in Immunology*, 9, 303.

Davis, B. P., & Ballas, Z. K. (2017). Biologic response modifiers: Indications, implications and insights. *Journal of Allergy and Clinical Immunology*, 139(5), 1445–1456.

Dionne, B., Dehority, W., Brett, M., et al. (2017). The asplenic patient: Post-insult immunocompetence, infection, and vaccination. *Surgical Infections*, 18(5), 267.

Generali, E., Ceribelli, A., Stazi, M. A., et al. (2017). Lessons learned from twins in autoimmune and chronic inflammatory diseases. *Journal of Autoimmunity*, 83, 51–61.

Gonçalves, G. A. R., & Paiva, R. de M. A. (2017). Gene therapy: Advances, challenges and perspectives. *Einstein (Sao Paolo)*, 15(3), 369–375.

Hoffmann, S., Harms, H., Ulm, L., et al. (2017). Stroke-induced immunodepression and dysphagia independently predict stroke-associated pneumonia—The PREDICT study. *Journal of Cerebral Blood Flow and Metabolism*, 37(12), 3671–3682.

Jung, C., & Brubaker, L. (2019). The etiology and management of recurrent urinary tract infections in postmenopausal women. *Climacteric*, 22(3), 242–249.

Kroschinsky, F., Stolzel, F., von Bonin, S., et al. (2017). New drugs, new toxicities: Severe side effects of modern targeted and immunotherapy of cancer and their management. *Critical Care*, 21(89), 1–11.

Lang, P. O., & Aspinall, R. (2017). Vitamin D status and the host resistance to infections: What it is currently (not) understood. *Clinical Therapeutics*, 39(5), 930–945.

Lasselin, J., Schedlowski, M., Lekander, M., et al. (2019). Editorial: Clinical relevance of the immune-to-brain and brain-to-immune communications. *Frontiers in Behavioral Neuroscience*, 12, 336.

Leleu, X., Gay, F., Flament, A., et al. (2017). Incidence of neutropenia and use of granulocyte colony-stimulating factors in multiple myeloma: Is current clinical practice adequate? *Annals of Hematology*, 97(3), 387–400.

Liu, D. D., Chu, S. F., Chen, C., et al. (2018). Research progress in stroke-induced immunodepression syndrome (SIDS) and stroke-associated pneumonia (SAP). *Neurochemistry International*, 114, 42–54.

Makowska, A., Braunschweig, T., Denecke, B., et al. (2019). Interferon β and Anti-PD-1/PD-L1 checkpoint blockade cooperate in NK cell-mediated killing of nasopharyngeal carcinoma cells. *Translational Oncology*, 12(9), 1237–1256.

Martins, A. C., Almeida, J. I., Lima, I. S., et al. (2017). Iron metabolism and inflammatory response. *International Union of Biochemistry and Molecular Biology*, 69(6), 442–450.

Munro, N. (2019). Immunology and immunotherapy in critical care: An overview. *AACN Advanced Critical Care*, 30(2), 113–125.

Park, S. H., & Han, K. S. (2017). Blood pressure response to meditation and yoga: A systematic review and meta-analysis. *Journal of Alternative and Complementary Medicine*, 23(9), 685–695.

Pascoe, M. C., Thompson, D. R., & Ski, C. F. (2017). Yoga, mindfulness-based stress reduction and stress-related physiological measures: A meta-analysis. *Psychoneuroendocrinology*, 86, 152–168.

Pento, J. T. (2017). Monoclonal antibodies for the treatment of cancer. *Anticancer Research*, 37(11), 5935–5939.

Qiu, F., Liang, C. L., Liu, H., et al. (2017). Impacts of cigarette smoking on immune responsiveness: Up and down or upside down? *Oncotarget*, 8(1), 268–284.

Rainville, J. R., Tsyglakova, M., & Hodes, G. E. (2018). Deciphering sex differences in the immune system and depression. *Frontiers in Neuroendocrinology*, 50, 67–90.

Raman, M., Almutairdi, A., Mulesa, L., et al. (2017). Parenteral nutrition and lipids. *Nutrients*, 9(4), E388.

Rehm, J., Gmel, G. E., Gmel, G., et al. (2017). The relationship between different dimensions of alcohol use and the burden of disease—an update. *Addiction*, 112(6), 968–1001.

*Reich, R. R., Lengacher, C. A., Klein, T. W., et al. (2017). A randomized controlled trial of the effects of mindfulness-based stress reduction (MBSR[BC]) on levels of inflammatory biomarkers among recovering breast cancer survivors. *Biological Research for Nursing*, 19(4), 456–464.

Ribas, A., & Wolchok, J. D. (2018). Cancer immunotherapy using checkpoint blockade. *Science*, 359(6382), 1350–1355.

Romano, M., Fanelli, G., Albany, C. J., et al. (2019). Past, present, and future of regulatory T cell therapy in transplantation and autoimmunity. *Frontiers in Immunology*, 10. Doi.org/10.3389/fimmu.2019.00043

Shaw, D. M., Merien, F., Braakhuis, A., et al. (2018). T-cells and their cytokine production: The anti-inflammatory and immunosuppressive effects of strenuous exercise. *Cytokine*, 104, 136–142.

Shlisky, J., Bloom, D. E., Beaudreault, A. R., et al. (2017). Nutritional considerations for healthy aging and reduction in age-related chronic disease. *Advances in Nutrition*, 8(1), 17–26.

Singh, S., Tank, N. K., Dwiwedi, P., et al. (2018). Monoclonal antibodies: A review. *Current Clinical Pharmacology*, 13(2), 85–99.

Smetana, J., Chlibek, R., Shaw, J., et al. (2018). Influenza vaccination in the elderly. *Human Vaccine and Immunotherapeutics*, 14(3), 540–549.

Theodoratou, E., Timofeeva, M., Li, X., et al. (2017). Nature, nurture, and cancer risks: Genetic and nutritional contributions to cancer. *Annual Review of Nutrition*, 37, 293–320.

Wessels, I., Maywald, M., & Rink, L. (2017). Zinc as a gatekeeper of immune function. *Nutrients*, 9(12), E1286.

Wischmeyer, P. E. (2018). Nutrition therapy in sepsis. *Critical Care Clinics*, 34(1), 107–125.

Yaqoob, P. (2017). Ageing alters the impact of nutrition on immune function. *Proceedings of the Nutrition Society*, 76(3), 347–351.

Recursos

American Academy of Allergy, Asthma & Immunology, www.aaaai.org
American Cancer Society, www.cancer.org
Centers for Disease Control and Prevention, www.cdc.gov
National Institute of Allergy and Infectious Diseases, www.niaid.nih.gov
National Institutes of Health, Health Information, www.nih.gov/health/infoline.htm
National Institutes of Health, National Cancer Institute, www.cancer.gov
U.S. Department of Health & Human Services, www.hhs.gov

32 Manejo de Pacientes com Distúrbios de Deficiência Imune

DESFECHOS DO APRENDIZADO

Após ler este capítulo, você será capaz de:

1. Identificar a fisiopatologia, as manifestações clínicas e o manejo dos pacientes com distúrbios de imunodeficiência primária.
2. Descrever os modos de transmissão da infecção pelo vírus da imunodeficiência humana e as estratégias de prevenção.
3. Explicar a fisiopatologia associada às manifestações clínicas do vírus da imunodeficiência humana e da síndrome da imunodeficiência adquirida e o objetivo da terapia antirretroviral.
4. Aplicar o processo de enfermagem como uma estrutura de cuidados para o paciente com vírus da imunodeficiência humana/síndrome da imunodeficiência adquirida.
5. Identificar os recursos disponíveis para os pacientes e os sistemas de suporte para promover o automanejo de distúrbios associados à imunodeficiência.

CONCEITOS DE ENFERMAGEM

Família   Infecção   Nutrição
Imunidade

GLOSSÁRIO

candidíase: infecção causada por espécies de *Candida* (levedura), geralmente na pele e nas mucosas

complexo *Mycobacterium avium* (CMA): infecção oportunista causada por micobactérias que comumente causam manifestações respiratórias, mas que também podem infectar outros sistemas corporais

determinação da carga viral: mede a quantidade de RNA ou DNA de HIV no sangue

encefalopatia do HIV: síndrome clínica caracterizada por declínio progressivo das funções motoras, comportamentais e cognitivas.

HIV-1: retrovírus isolado e reconhecido como o agente etiológico da AIDS

imunodeficiências primárias: distúrbios genéticos raros que comprometem o sistema imune

imunoensaio enzimático (EIA): exame de sangue que consegue determinar a existência de anticorpos contra o HIV no sangue ou na saliva; uma variação desse exame é denominada ensaio imunossorvente ligado à enzima (ELISA)

infecção oportunista: doença causada por diversos microrganismos, alguns dos quais normalmente não causam doença em pessoas com sistemas imunes normais

leucoencefalopatia multifocal progressiva: infecção oportunista que infecta o tecido cerebral e causa lesão no cérebro e na medula espinal

neuropatia periférica: distúrbio caracterizado por perda sensorial, dor, fraqueza muscular e atrofia dos músculos das mãos ou das pernas e dos pés

pneumonia por *Pneumocystis* (PPC): infecção pulmonar comum causada por um microrganismo oportunista; o patógeno implicado é *Pneumocystis jiroveci* (antes denominado *Pneumocystis carinii*)

ponto de ajuste viral: quantidade de vírus presente no sangue após o surto inicial da viremia e a resposta imune que se segue

profilaxia pós-exposição (PEP): uso de medicação antirretroviral precocemente (no máximo 72 horas [3 dias]) após a possível exposição ao HIV; geralmente são prescritos dois ou três fármacos, que precisam ser ingeridos durante 28 dias

profilaxia pré-exposição (PrEP): método de prevenção para pessoas HIV-negativas que correm alto risco de contrair infecção pelo HIV; consiste no consumo diário de fármacos específicos anti-HIV, uso de preservativos e outros métodos de prevenção

reação em cadeia da polimerase (PCR): técnica laboratorial sensível que consegue detectar e quantificar o HIV no sangue ou nos linfonodos de uma pessoa

reservatório latente: pró-HIV integrado ao linfócito T $CD4^+$ durante o estado de memória em repouso; não expressa proteínas virais e é invisível ao sistema imune e aos medicamentos antivirais

> **retrovírus:** vírus que transporta o material genético no ácido ribonucleico (RNA), em vez do DNA, e que contém transcriptase reversa
> **sarcoma de Kaposi:** malignidade que envolve a camada epitelial dos vasos sanguíneos e linfáticos
> **síndrome de emaciação:** perda de peso involuntária, tanto de massa corporal magra como de massa gordurosa
> **síndrome inflamatória de reconstituição imune (SIRI):** síndrome que resulta da rápida restauração das respostas imunes patógeno-específicas contra infecções oportunistas

O sistema imune humano é complexo e multidimensional. Ele protege contra a invasão por substâncias estranhas, protege contra a proliferação de células neoplásicas e tem participação crucial nos processos de inflamação e regeneração. Os pacientes com distúrbios de imunodeficiência primários ou secundários (Norris, 2019) precisam de cuidados de enfermeiros que conheçam bem a fisiopatologia, os procedimentos diagnósticos e as intervenções realizadas no manejo desses distúrbios.

IMUNODEFICIÊNCIAS PRIMÁRIAS

A maioria das **imunodeficiências primárias**, doenças hereditárias raras que prejudicam o sistema imune, é comumente diagnosticada no 1º ano de vida, com uma proporção de meninos-meninas de 5:1. Entretanto, algumas imunodeficiências primárias não são diagnosticadas até a adolescência ou até o início da idade adulta, quando a distribuição do sexo é igualada. O diagnóstico nesse estágio com frequência é confundido pelo uso frequente de antibióticos, que mascaram os sintomas. Adultos podem apresentar episódios clínicos de doença infecciosa além do escopo da imunocompetência normal, tais como infecções que são incomumente persistentes, recorrentes ou resistentes ao tratamento e que envolvem disseminação inesperada da doença ou de patógenos atípicos. Esses raros distúrbios hereditários não apenas resultam em infecções frequentes, mas também aumentam o risco de distúrbios autoimunes e processos malignos (Hajjar, Guffey, Minard et al., 2017).

Fisiopatologia

Existem mais de 200 formas de imunodeficiências primárias que acometem aproximadamente 500 mil pessoas nos EUA, e mais de 270 genes diferentes estão associados às imunodeficiências primárias. Essas doenças genéticas raras impedem o desenvolvimento de respostas imunes normais e resultam em um grupo complexo de condições com uma ampla gama de manifestações clínicas. Muitas se manifestam durante o 1º ano de vida e podem ser crônicas, debilitantes e dispendiosas (National Institute of Allergy and Infectious Diseases [NIAID], 2019a).

Manifestações clínicas

Os principais sinais e sintomas são infecções múltiplas, apesar do tratamento agressivo, infecções com microrganismos incomuns ou oportunistas, atraso no desenvolvimento ou insuficiência de crescimento e história familiar significativa. Fadiga é relatada por 18% dos pacientes com imunodeficiências primárias (Hajjar et al., 2017). A Tabela 32.1 apresenta alguns distúrbios de imunodeficiência primários e parte de suas manifestações clínicas.

Avaliação e achados diagnósticos

Com frequência, existe um intervalo de tempo considerável entre o aparecimento dos sinais/sintomas e o momento do diagnóstico dos distúrbios de imunodeficiência primários. Em razão das etiologias genéticas dos distúrbios de imunodeficiência primários, a história familiar deve ser investigada cuidadosamente, embora os dados epidemiológicos sobre agentes infecciosos específicos também devam ser bem avaliados.

Os exames laboratoriais são solicitados com o propósito de identificar deficiências de anticorpos, defeitos celulares (linfócitos T), distúrbios dos neutrófilos e déficits de complemento. O primeiro exame a ser analisado é sempre o hemograma completo com contagem diferencial. Linfopenia pode indicar uma anormalidade imunológica. Os níveis séricos de imunoglobulinas (IgG, IgM e IgA) e as respostas humorais às vacinas devem ser avaliados para detectar um defeito imune humoral. É preciso usar faixas da normalidade de grupos etários compatíveis, pois os níveis de anticorpo mudam com o passar dos anos (Fischbach & Fischbach, 2018).

Prevenção

Vacinas com microrganismos vivos são contraindicadas para pacientes com distúrbios de deficiência de anticorpos. O paciente não consegue produzir anticorpos, e o material vivo na vacina pode causar doença. O planejamento familiar deve focar nas gestações futuras. Em algumas situações, o exame do feto intraútero pode determinar se há anormalidades.

Manejo clínico

Um padrão de infecções incomumente frequentes, oportunistas ou graves levanta a possibilidade de distúrbios de imunodeficiência primários. Isso deve levar à solicitação de exames de rastreamento ou encaminhamento para um médico imunologista. Pacientes com neutropenia apresentam maior risco de desenvolvimento de infecções graves, apesar dos avanços substanciais nos cuidados de amparo. De modo periódico, ocorrem alterações epidemiológicas, que devem ser detectadas inicialmente, tendo em vista que influenciam as estratégias profiláticas, empíricas e específicas para o manejo clínico. A atenção às práticas de controle de infecções é importante, especialmente com o aumento de microrganismos resistentes a múltiplos fármacos.

O transplante de células-tronco hematopoéticas (TCTH) é uma modalidade curativa. As células-tronco podem ser de embriões ou adultos. A toxicidade e a redução da efetividade são limitações frequentes do TCTH. Ver discussão sobre o TCTH no Capítulo 12.

Outra terapia envolve o uso de células como veículos para a administração de genes ou produtos genéticos. A terapia genética apresentou diversos efeitos adversos; os primeiros estudos em participantes humanos revelaram diversas toxicidades com essa terapia. Novas tecnologias emergentes que possibilitam o direcionamento preciso do DNA podem se tornar uma abordagem útil (McDermott & Murphy, 2019).

Terapia farmacológica

O tratamento farmacológico depende do tipo e da gravidade da infecção inicial e do diagnóstico específico de distúrbio

TABELA 32.1 Distúrbios de imunodeficiência primária selecionados.

Distúrbio	Características
Deficiência da adesão leucocitária (DAL)	Os fagócitos não conseguem se deslocar para o local de uma infecção, resultando em incapacidade de combater patógenos e infecções recorrentes e potencialmente fatais, além de cicatrização insatisfatória de feridas.
Deficiência de anticorpo associada a PLCG2 e desregulação imune (PLAID)	Distúrbio raro cuja manifestação mais característica é a resposta alérgica ao frio (urticária induzida pelo frio).
Deficiência de CARD9 e outras síndromes de suscetibilidade à candidíase	Resulta em maior suscetibilidade a infecções fúngicas, como candidíase; suscetível sobretudo a infecções por *Candida* do sistema nervoso central.
Deficiência de DOCK8	Contagens inferiores às normais de células imunes, que têm menor capacidade de se deslocar através de tecidos densos, como a pele, resultando em infecções virais recorrentes da pele e do sistema respiratório.
Deficiência de GATA2	Caracterizada por imunodeficiência, doença pulmonar, distúrbios dos sistemas vascular e linfático e síndrome mielodisplásica (uma condição caracterizada por produção inefetiva de células sanguíneas).
Deficiência na CTLA4	Autoimunidade, níveis baixos de anticorpos e número excessivo de linfócitos que infiltram os intestinos, os pulmões, a medula óssea, o sistema nervoso central e os rins, resultando em infecções recorrentes.
Deficiências de gamainterferona, interleucinas 12 e 23	Gamainterferona e interleucinas 12 e 23 são sinais cruciais que alertam o corpo para a invasão de bactérias e outros microrganismos infecciosos; as deficiências delas resultam em suscetibilidade a infecções causadas por bactérias e vírus.
Distúrbios da glicosilação com imunodeficiência	Defeitos na glicosilação, que se referem à ligação de açúcares a proteínas; podem comprometer o sistema imune, resultando em imunodeficiência.
Doença da PI3 quinase	Mutações genéticas hiperativam uma importante via de sinalização imune, provocando uma reação que compromete os linfócitos T e B, os quais são responsáveis por combater a infecção. Isso resulta em um sistema imune enfraquecido e infecções bacterianas e virais frequentes.
Doença granulomatosa crônica (DGC)	Pode ser causada por mutações em um de cinco genes diferentes. Os fagócitos não conseguem destruir determinados fungos e bactérias, resultando em aumento da suscetibilidade a infecções.
Imunodeficiência combinada grave (IDCG)	Grupo de distúrbios raros e potencialmente fatais causados por mutações em genes diferentes envolvidos no desenvolvimento e na função dos linfócitos T e B; os recém-nascidos parecem saudáveis, mas são extremamente sensíveis a infecções graves.
Imunodeficiência comum variável (IDCV)	Causada por várias anormalidades genéticas, resultando em comprometimento da capacidade das células imunes de produzirem concentrações normais de anticorpos, o que resulta em infecções bacterianas ou virais frequentes das vias respiratórias superiores, dos seios paranasais e dos pulmões.
Síndrome de Wiskott-Aldrich	Alterações das plaquetas e dos linfócitos B e T, resultando em episódios prolongados de sangramento, infecções bacterianas e fúngicas recorrentes e aumento do risco de cânceres e doenças autoimunes.
Síndrome linfoproliferativa autoimune (SLPA)	Um número incomumente elevado de linfócitos se acumula nos linfonodos, no fígado e no baço, o que resulta em aumento do volume desses órgãos. Causa numerosos distúrbios autoimunes, inclusive baixas contagens de eritrócitos, plaquetas e neutrófilos, o que pode aumentar o risco de infecção e hemorragia.
Síndrome poliglandular autoimune tipo 1 (também denominada poliendocrinopatia autoimune-candidíase-distrofia ectodérmica)	Provoca ampla gama de sinais/sintomas, inclusive autoimunidade contra diferentes tipos de órgãos e aumento da suscetibilidade à candidíase (infecção causada por leveduras do gênero *Candida*).
Síndromes de hiperimunoglobulina E (SHIE)	Uma imunodeficiência primária rara caracterizada por eczema, abscessos cutâneos recorrentes causados por estafilococos, infecções pulmonares recorrentes, eosinofilia (contagem elevada de eosinófilos no sangue periférico) e níveis séricos elevados de IgE.
Síndromes de hiperimunoglobulina M (hiper-IgM)	O sistema imune não produz anticorpos IgA, IgG e IgE normais, mas consegue produzir IgM em quantidade normal ou elevada.
Síndromes de neutropenia congênita	Caracterizadas por níveis baixos de neutrófilos desde o nascimento.
Verrugas, hipogamaglobulinemia, infecções e síndrome de mielocatexia (WHIMS)	Contagens baixas de leucócitos, sobretudo neutrófilos, que predispõem a infecções frequentes e verrugas persistentes.

Adaptada de National Institute of Allergy and Infectious Diseases (NIAID). (2019a). Types of primary immune deficiency disorders. Retirada em 13/10/1019 de: www.niaid.nih.gov/diseases-conditions/types-pidds.

de imunodeficiência primário. O tratamento medicamentoso profilático previne algumas infecções bacterianas e fúngicas, mas deve ser empregado com cautela, tendo em vista que foi implicado no surgimento de microrganismos resistentes. As opções para a terapia empírica incluem esquemas de combinação e monoterapia. As opções específicas dependem de fatores locais (epidemiologia, padrões de suscetibilidade/resistência, disponibilidade, custo). Os pacientes com deficiências de anticorpos são medicados com reposição regular de imunoglobulinas, seja por via intravenosa (IGIV) e/ou por via subcutânea (IGSC), para fornecer anticorpos funcionais (Stonebraker, Hajjar & Orange, 2018; Vitiello, Emmi, Silvestri et al., 2019).

Manejo de enfermagem

Muitos pacientes com distúrbios de imunodeficiência primários apresentam distúrbios autoimunes concomitantes, tais como doença tireóidea, artrite reumatoide, citopenias e doença intestinal inflamatória. Muitos pacientes precisam de imunossupressão para assegurar a enxertia da medula óssea esgotada durante os procedimentos de transplante. Por esse motivo, os cuidados de enfermagem devem ser meticulosos. Higienização apropriada das mãos e instituição de precauções para prevenção contra infecções são essenciais. Ver no Capítulo 66 (Boxe 66.1) métodos de higienização apropriada das mãos e um resumo das precauções para prevenção contra infecções (Boxe 66.2). Políticas e procedimentos institucionais relacionados com os cuidados de prevenção de infecção devem ser seguidos escrupulosamente até que evidências definitivas demonstrem que as precauções são desnecessárias. O monitoramento contínuo da condição do paciente é essencial, de modo que os sinais iniciais de infecções iminentes possam ser detectados e tratados antes que comprometam seriamente o estado do paciente.

Os pacientes e os cuidadores domiciliares são orientados sobre como administrar os medicamentos, inclusive a terapia de reposição regular de imunoglobulinas, caso tenha sido prescrita. Instruções são dadas ao paciente e aos seus familiares sobre como administrar a terapia em domicílio (Boxe 32.1). Os enfermeiros orientam e apoiam continuamente o paciente e a sua família.

IMUNODEFICIÊNCIA ADQUIRIDA

A imunodeficiência pode ser adquirida em consequência a tratamentos com agentes quimioterápicos (ver Capítulo 12) ou infecção por patógenos, como o vírus da imunodeficiência humana (HIV, do inglês *human immunodeficiency virus*). Houve avanços no tratamento da infecção pelo HIV e da síndrome da imunodeficiência adquirida (AIDS, do inglês *acquired immunodeficiency syndrome*); entretanto, a AIDS ainda é um problema crítico de saúde pública nos EUA e em todo o mundo. A prevenção, a detecção inicial e o tratamento contínuo ainda são aspectos importantes dos cuidados de pessoas que vivem com a infecção pelo HIV ou AIDS. A American Nurses Association (ANA) emitiu uma declaração de apoio aos esforços para erradicar o HIV (ANA, 2019).

INFECÇÃO PELO HIV E AIDS

Desde que a doença agora conhecida como AIDS foi identificada pela primeira vez em 1981, têm sido observados, ao longo do tempo, progressos notáveis na melhora da duração e da qualidade de vida das pessoas que vivem com a doença pelo HIV. Durante a primeira década, o progresso foi associado ao reconhecimento e ao tratamento, incluindo medicamentos profiláticos, de **infecções oportunistas** (doenças causadas por vários microrganismos, sendo que alguns deles não causam habitualmente doença em pessoas com sistemas imunes funcionais). A segunda década testemunhou o progresso no desenvolvimento da terapia antirretroviral altamente ativa (TARAA), bem como o progresso contínuo no tratamento das infecções oportunistas. Na terceira década, foram abordadas questões sobre a prevenção de novas infecções, a adesão à terapia antirretroviral (TAR), o desenvolvimento de associações medicamentosas de segunda geração, que afetam os diferentes estágios do ciclo da vida viral, e a necessidade contínua de uma vacina efetiva. O teste de anticorpos contra HIV, um **imunoensaio enzimático** (**EIA**; ou uma variação deste teste, denominada *ensaio imunossorvente ligado à enzima* [ELISA]), tornou-se disponível em 1984, possibilitando o diagnóstico precoce da infecção antes do início dos sinais/sintomas. Desde

---

Boxe 32.1 — LISTA DE VERIFICAÇÃO DO CUIDADO DOMICILIAR
Administração domiciliar de terapia de reposição de imunoglobulina

Ao concluírem as orientações, o paciente e/ou o cuidador serão capazes de:

- Declarar o impacto da imunodeficiência no aspecto fisiológico, nas AVDs, nas AIVDs, nos papéis, nos relacionamentos e na espiritualidade
- Indicar quais tipos de alterações são necessárias (se houver) para manter um ambiente domiciliar limpo e evitar infecções
- Informar como entrar em contato com o médico, com a equipe de profissionais de cuidados domiciliares que supervisiona o atendimento e com o fornecedor de suprimentos intravenosos
- Orientar sobre como obter medicamentos e material médico-hospitalar e realizar trocas de curativos, cuidados do local de acesso intravenoso e outros regimes prescritos
- Identificar os benefícios e o desfecho esperado da terapia de reposição de Ig
- Declarar a razão para o uso profilático de paracetamol e difenidramina antes do início do tratamento
- Declarar a justificativa para a pré-hidratação no dia anterior à infusão
- Demonstrar como preparar a terapia de reposição regular de imunoglobulina
- Demonstrar como administrar a terapia de reposição regular de imunoglobulina
- Demonstrar como limpar e manter o equipamento IV, conforme aplicável
- Identificar os efeitos colaterais e os efeitos adversos da terapia de reposição regular de imunoglobulina
- Demonstrar como monitorar efeitos adversos da terapia de reposição regular de imunoglobulina
- Descrever para quem, como e quando notificar efeitos adversos da terapia regular de reposição de imunoglobulina
- Descrever as medidas apropriadas a serem implementadas no caso de efeitos adversos
- Verbalizar a compreensão sobre as medidas de emergência em relação ao choque anafilático
- Descrever os períodos associados ao possível desenvolvimento de reações adversas.

AIVDs: atividades instrumentais da vida diária; AVDs: atividades da vida diária.

então, a infecção pelo HIV tem sido mais bem tratada como uma doença crônica, de modo mais apropriado em um ambiente de cuidados ambulatoriais, ao passo que a AIDS pode envolver condições agudas, que necessitam de hospitalização.

Epidemiologia

Desde que os primeiros casos de AIDS foram notificados nos EUA em 1981, as definições de vigilância dos casos de infecção pelo HIV e pela AIDS passaram por várias revisões (em 1985, 1987, 1993, 2008 e 2014) em resposta aos avanços diagnósticos. Os critérios de confirmação de infecção pelo HIV podem ser atendidos por evidências laboratoriais ou clínicas; todavia, as evidências laboratoriais (geralmente exames de sangue) são preferidas em vez das evidências clínicas (p. ex., sinais e sintomas do paciente). Um caso de infecção pelo HIV pode ser classificado em um de cinco estágios (0, 1, 2, 3 ou desconhecido). O estágio 0 indica infecção pelo HIV inicial, inferida por exames laboratoriais; os estágios 1, 2 e 3 baseiam-se na contagem de linfócitos T CD4$^+$, já os casos sem informações sobre a contagem de linfócitos T CD4$^+$ ou sobre a porcentagem de contagem de linfócitos T CD4$^+$ são classificados como estágio desconhecido (Centers for Disease Control and Prevention [CDC], 2014). Mais explicações sobre os estágios são apresentadas na Tabela 32.2.

Em julho de 2015, a Casa Branca (EUA) promulgou a *National HIV/AIDS Strategy for the United States: Updated to 2020*. Esse documento tem quatro metas estratégicas, que incluem: redução de novas infecções; aumento do acesso à assistência e melhoria dos desfechos de saúde das pessoas HIV-positivas; redução das disparidades de saúde e das desigualdades relacionadas com a infecção pelo HIV; e alcance de uma resposta nacional mais coordenada à epidemia de HIV. A estratégia está sendo atualizada pela Office of HIV/AIDS and Infectious Disease Policy (OHAIDP, 2019).

De acordo com o CDC, 1.006.691 pessoas com 13 anos ou mais estão vivendo com infecção pelo HIV e mais 534.515 estão vivendo com AIDS nos EUA (CDC, 2019a).[1] Entre 2012 e 2016, a taxa de diagnósticos de infecção pelo HIV diminuiu, embora o número anual de diagnósticos tenha permanecido estável, uma vez que as taxas de sobrevida aumentaram. A

---

[1]N.R.T.: Em 2021, 40,8 mil casos de HIV e outros 35,2 mil casos de aids foram notificados no Brasil por meio do Sistema de Informação de Agravos de Notificação (Sinan), de acordo com o Boletim Epidemiológico de HIV/AIDS. Desde o primeiro caso informado em território nacional, em 1980, até junho de 2022, já foram detectados **1.088.536 casos** de AIDS. Somente em 2021, mais de 11 mil óbitos foram registrados no Sistema de Informação sobre Mortalidade (SIM) em decorrência do agravo, com uma taxa de mortalidade padronizada de 4,2 óbitos por 100 mil habitantes, índice que sofreu decréscimo de 26,4% entre 2014 e 2021. Embora se observe diminuição de casos nos últimos anos, a pasta ministerial ressalta que parte dessa redução pode estar relacionada à subnotificação, principalmente no ano de 2020, devido à pandemia da covid-19. (https://www.gov.br/saude/pt-br/assuntos/noticias/2023/fevereiro/mais-de-52-mil-jovens-de-15-a-24-anos-com-hiv-evoluiram-para-aids-nos-ultimos-dez-anos).

TABELA 32.2 Estágios 1, 2 e 3 da infecção pelo HIV com base nos dados laboratoriais específicos para a idade.

	Idade no momento da contagem de linfócitos T CD4$^+$					
	Idade < 1 ano		Idade de 1 a 5 anos		Idade ≥ 6 anos	
Estágio	Células/IL	%	Células/IL	%	Células/IL	%
1	≥ 1.500	≥ 34	≥ 1.000	≥ 30	≥ 500	≥ 26
2	750 a 1.499	26 a 33	500 a 999	22 a 29	200 a 499	14 a 25
3	< 750	< 26	< 500	< 22	< 200	< 14

Se for diagnosticada doença oportunista definidora em estágio 3, isso será feito a despeito da contagem de linfócitos T CD4$^+$.

Doenças oportunistas definidoras de estágio 3 na infecção pelo HIV

Câncer de colo de útero, invasivo (apenas em pessoas com idade igual ou superior a 6 anos)
Candidíase de brônquios, traqueia ou pulmões
Candidíase do esôfago
Coccidioidomicose, disseminada ou extrapulmonar
Complexo *Mycobacterium avium* ou *Mycobacterium kansasii*, disseminada ou extrapulmonar
Criptococose, extrapulmonar
Criptosporidiose, intestinal (1 mês de duração)
Doença causada por citomegalovírus (além do acometimento do fígado, do baço ou dos linfonodos) (aparecimento > 1 mês de vida)
Encefalopatia atribuída ao HIV
Herpes simples: ulcerações crônicas (1 mês de duração) ou bronquite, pneumonite ou esofagite (aparecimento > 1 mês de vida)
Histoplasmose, disseminada ou extrapulmonar
Infecções bacterianas, múltiplas ou recorrentes (apenas em crianças com idade inferior a 6 anos)
Isosporíase, intestinal crônica (> 1 mês de duração)
Leucoencefalopatia multifocal progressiva
Linfoma de Burkitt (ou termo equivalente)
Linfoma, imunoblástico (ou termo equivalente)
Linfoma, primário, do cérebro
Mycobacterium tuberculosis de qualquer local, pulmonar (apenas em pessoas com idade igual ou superior a 6 anos), disseminado ou extrapulmonar
Mycobacterium, outras espécies ou espécies não identificadas, disseminada ou extrapulmonar
Pneumonia por *Pneumocystis jirovecii* (antes denominado *Pneumocystis carinii* [PPC])
Pneumonia, recorrente (apenas em pessoas com idade igual ou superior a 6 anos)
Retinite por citomegalovírus (com perda da visão)
Sarcoma de Kaposi
Septicemia por *Salmonella* (recorrente)
Síndrome de emaciação por infecção pelo HIV
Toxoplasmose cerebral, aparecimento > 1 mês de vida

Adaptada de Centers for Disease Control and Prevention (CDC). (2014). Revised surveillance case definition for HIV infection–United States, 2014. *MMWR. Recommendations and Reports: Morbidity and Mortality Weekly Report. Recommendations and Reports*, 63(RR-03), 1–10.

incidência foi 11,8 por 100 mil pessoas em 2017, com homens representando 81% de todos os diagnósticos de infecção pelo HIV (CDC, 2019a). A incidência por 100 mil pessoas foi de 4,1 para afro-americanos, seguida de 16,1 para hispânicos/latinos e de 12,6 para pessoas de múltiplas raças. A taxa mais elevada (32,9%) foi de pessoas com 25 a 29 anos, seguida de 28,7% de pessoas com 20 a 24 anos. Contato sexual entre homens (70%, inclusive 3% de contato sexual entre homens associado a uso de substâncias psicoativas por via injetável) e contato heterossexual (24%) foram responsáveis por aproximadamente 94% das infecções pelo HIV diagnosticadas. Nos EUA, as taxas foram de 16,1% na região sul, 10,6% na região nordeste, 9,4% na região oeste e 7,4% no meio-oeste (CDC, 2019a). Não foram coletados dados sobre infecções em pessoas transgênero.

De acordo com a Organização Mundial da Saúde (World Health Organization [WHO], 2019), a AIDS decorrente de infecção pelo HIV provocou mais de 32 milhões de mortes em todo o planeta; em 2018, 770 mil pessoas morreram em decorrência de causas relacionadas com infecção pelo HIV. No mundo, existiam aproximadamente 37,9 milhões de pessoas infectadas pelo HIV ao fim de 2018 e 1,7 milhão de pessoas se tornaram infectadas pelo HIV em 2018. A África é a região mais afetada do planeta, com 25,7 milhões de pessoas vivendo com a infecção pelo HIV em 2018. A África também representa quase dois terços do total de novas infecções pelo HIV. Entre os anos de 2000 e 2018, as novas infecções pelo HIV caíram 37%, e as mortes relacionadas com infecção pelo HIV caíram 45%, com 13,6 milhões de vidas salvas porque os pacientes estavam recebendo medicação efetiva durante esse mesmo período. A redução das taxas de infecção e de mortes resultou de muitos esforços empreendidos por programas nacionais de HIV apoiados por vários parceiros (WHO, 2019).

Transmissão do HIV

Inflamação e rupturas na pele ou em mucosas resultam em aumento da probabilidade de infecção pela exposição ao HIV. O vírus da imunodeficiência humana tipo 1 (**HIV-1**) é transmitido pelos líquidos corporais (sangue, líquido seminal, secreções vaginais, líquido amniótico e leite materno) que contêm células infectadas. Quantidades mais altas de HIV e células infectadas no líquido corporal são associadas à probabilidade de que a exposição resulte em infecção. A transmissão do HIV-1 da mãe para o filho pode ocorrer no útero, na ocasião do parto, ou por meio da amamentação, mas acredita-se que a maioria das infecções perinatais ocorra durante o trabalho de parto e parto recente. O HIV não é transmitido por contato casual (Boxe 32.2)

Sangue e hemoderivados podem transmitir HIV para os receptores. Entretanto, o risco associado às transfusões foi praticamente eliminado como resultado da autoexclusão voluntária, da conclusão de uma anamnese detalhada, de testes extensivos, do tratamento com calor dos concentrados de fator de coagulação e dos métodos de inativação viral mais efetivos. O sangue doado é examinado à procura de anticorpos contra o HIV-1, do vírus da imunodeficiência humana tipo 2 (retrovírus identificado em 1986 em pacientes com AIDS na África Ocidental) e do antígeno p24. Desde 1999, é realizada avaliação adicional.

Considerações gerontológicas

De acordo com o CDC, 91.127 pessoas com idade entre 60 e 64 anos estão vivendo a infecção pelo HIV e mais 58.526 pessoas estão vivendo com AIDS. Na faixa etária de 65 anos ou mais, há 82.046 pessoas vivendo com a infecção pelo HIV e mais 52.995 pessoas vivendo com AIDS (CDC, 2019a). Muitos receberam o diagnóstico de infecção pelo HIV na juventude e estão se beneficiando do tratamento efetivo. Todavia, milhares de idosos são infectados pelo HIV todos os anos sem ter noção disso. É menos provável que a infecção pelo HIV seja investigada em idosos em comparação com pessoas mais jovens. Trinta e cinco por cento das pessoas com 50 anos ou mais foram diagnosticadas com infecção em estágio tardio ou AIDS, o que indica uma falha no rastreamento de HIV nessa população. Embora essa taxa represente uma melhora em relação a 2011, quando era de 42%, ela ainda é elevada. O diagnóstico tardio tem impacto adverso na efetividade do tratamento (CDC, 2019b). Nos EUA, o Medicare paga rastreamentos anuais até os 65 anos; após essa idade, é necessária indicação especial (como relação sexual sem proteção com parceiro infectado) para que o Medicare pague o exame (CDC, 2019a).

Com frequência, as pessoas sentem-se constrangidas ao relatar que participaram de atividades associadas à infecção pelo HIV; portanto, podem não informar o médico assistente. O médico precisa usar outros indícios, como a existência de outras infecções sexualmente transmissíveis (ISTs), e recomendar a testagem de HIV. Os profissionais de saúde podem permitir que a idade e o gênero dos pacientes influenciem suas percepções sobre a sexualidade dos pacientes, o que compromete a comunicação sobre saúde sexual com idosos. Alguns profissionais de saúde partem do pressuposto de que discussões sobre saúde sexual constrangerão seus pacientes e se sentem desconfortáveis em conversar sobre sexo com idosos, o que resulta em comprometimento da avaliação de fatores de risco que indica a necessidade de investigação de infecção pelo HIV e IST.

Comorbidades em pessoas mais velhas com HIV/AIDS incluem: diabetes melito tipo 2; câncer não relacionado com o HIV; doença cardiovascular; osteoporose; e depressão (Guaraldi, Malagoli, Calcagno et al., 2018). Devido ao elevado número de doenças crônicas, polifarmácia e interações medicamentosas são um desafio clínico importante. Solidão (isolamento) foi definida como a angústia entre relacionamentos reais e desejados e é diferente de viver sozinho ou solitude. A solidão (isolamento) foi estudada em pessoas mais velhas vivendo com HIV/AIDS por Greene et al., os quais constataram que 58% dos participantes relatavam pelo menos alguma sensação de solidão. Em comparação com os participantes que não relataram esse sofrimento, os indivíduos que relataram solidão eram mais provavelmente tabagistas, consumidores exagerados de bebidas alcoólicas ou usuários de drogas ilícitas. Eles também relatavam menos suportes sociais físicos, sintomas depressivos, qualidade de vida relacionada com a saúde ruim a razoável e comprometimento funcional de uma ou mais atividades instrumentais da

---

Boxe 32.2 — FATORES DE RISCO

Riscos associados à infecção pelo HIV

- Compartilhamento de equipamentos para o uso de drogas injetáveis infectados
- Manutenção de relações sexuais com pessoas infectadas (de ambos os gêneros)
- Filhos de mulheres com infecção pelo HIV ou que são amamentados por mães infectadas pelo HIV
- Pessoas que receberam transplantes de órgãos, sangue infectado pelo HIV ou hemoderivados infectados (especialmente entre 1978 e 1985).

Adaptado de Centers for Disease Control and Prevention (CDC). (2019a). HIV Surveillance Report, 2017. Retirado em 21/10/2019 de: www.cdc.gov/hiv/library/reports/hiv-surveillance.html.

Prevenção da infecção pelo HIV

Os profissionais de enfermagem precisam participar dos esforços para a prevenção da infecção pelo HIV, orientando os pacientes sobre como eliminar ou reduzir os riscos associados à infecção pelo HIV ou AIDS, sobretudo em adultos mais jovens, para promover estilo de vida saudável e longevidade (Eliopoulos, 2018). O HIV é transmitido pelo contato de alguns tipos de líquido corporal infectado (ver Boxe 32.2). Embora intervenções comportamentais, como encorajar o uso de preservativos, sejam extremamente efetivas na redução da transmissão do HIV, a pessoa HIV-negativa precisa ser motivada e ter a liberdade para escolher o uso do método. Em algumas situações, entretanto, não existe a possibilidade de escolha. Por exemplo, não existe essa liberdade de escolha quando o casal é sorodiscordante (ou seja, um dos parceiros é HIV-positivo) se o marido se recusa a usar preservativos e as crenças culturais e religiosas da esposa exigem que ela mantenha relações sexuais com ele. Nesse contexto, a **profilaxia pré-exposição (PrEP)** poderia ser apropriada. A PrEP envolve o consumo diário de um comprimido contendo dois agentes antirretrovirais (300 mg de fumarato de tenofovir desoproxila e 200 mg de entricitabina) para evitar o risco de aquisição do HIV por contato sexual em adultos e crianças com idade igual ou superior a 12 anos. A condição de portador do HIV deve ser verificada a intervalos de 3 meses para assegurar que a pessoa não tenha sido infectada. A meta final da profilaxia pré-exposição é a redução da aquisição da infecção pelo HIV com seus consequentes custos, morbidade e mortalidade para os indivíduos e para a sociedade (CDC, 2019c). Não existe risco de transmitir HIV pelo contato sexual quando a pessoa faz uso da TAR prescrita e atinge e mantém a supressão viral. Como a profilaxia pós-exposição não evita outras ISTs, cuja incidência está aumentando (CDC, 2019d), é importante que os casais também façam uso de preservativo.

Orientações sobre prevenção

A prevenção da infecção pelo HIV é alcançada por: (a) intervenções comportamentais que efetivamente reduzam o risco de contrair ou transmitir o HIV, pois asseguram que as pessoas tenham as informações, a motivação e as habilidades necessárias para reduzir seu risco; (b) exames laboratoriais para detectar o HIV, pois a maioria das pessoas modifica seus comportamentos ao descobrir que está infectada pelo HIV; e (c) conexão entre o tratamento e os cuidados, que possibilita que os indivíduos HIV-positivos vivam por mais tempo, tenham vidas mais saudáveis e reduzam seu risco de transmitir a doença (CDC, 2019e). O CDC (2019f), por meio do HIV/AIDS Prevention Research Synthesis Project, fornece informações sobre intervenções comportamentais baseadas em evidências que podem ser utilizadas em vários contextos para populações específicas. As estratégias para prevenir a infecção estão resumidas no Boxe 32.3. Além da abstinência, o uso consistente e adequado de preservativo (Boxe 32.4) é o único método efetivo para diminuir o risco de transmissão sexual da infecção pelo HIV. Quando preservativos masculinos de látex são utilizados de modo consistente e correto durante a relação vaginal ou anal, eles são altamente efetivos na prevenção da transmissão sexual do HIV. Preservativos não de látex fabricados de materiais naturais, tais como pele de cordeiro, estão disponíveis para pessoas com alergia ao látex,

---

Boxe 32.3 PROMOÇÃO DA SAÚDE
Proteção contra a infecção pelo HIV

Todos os pacientes devem ser aconselhados a:

- Abster-se de compartilhar líquidos sexuais (sêmen e líquido vaginal)
- Reduzir o número de parceiros sexuais para um
- Sempre utilizar preservativos de látex. Se o paciente for alérgico a látex, devem ser utilizados preservativos de outro material; entretanto, eles não protegerão contra a infecção pelo HIV
- Não reutilizar preservativos
- Evitar tampões cervicais ou diafragmas sem a utilização de um preservativo
- Sempre utilizar proteções dentárias para a estimulação orogenital ou anal
- Evitar coito anal, pois essa prática pode lesionar os tecidos; se não for possível, usar lubrificante (existem produtos à base de água e silicone próprios para sexo anal)
- Evitar a relação manual-anal
- Evitar o compartilhamento de agulhas, barbeadores, escovas de dentes, objetos sexuais ou artigos contaminados com sangue
- Considerar PrPE se o paciente apresentar regularmente comportamento de alto risco
- Seguir programas de troca de agulha (conforme apropriado) e não compartilhar equipamento de uso de drogas.

Os pacientes que forem soropositivos para HIV também devem ser aconselhados a:

- Seguir a TAR com regularidade para atingir supressão viral
- Informar os parceiros sexuais, anteriores, atuais e possíveis que usam drogas a respeito do seu estado HIV-positivo. Se o paciente estiver preocupado com a sua segurança, advirta-o de que muitos estados, por meio do departamento de saúde pública, estabeleceram mecanismos que disponibilizam profissionais para notificar as pessoas expostas
- Evitar relações sexuais sem proteção com outra pessoa HIV-positiva. A infecção cruzada com o HIV daquela pessoa pode agravar a infecção
- Não doar sangue, plasma, órgãos corporais ou esperma.

PrPE: profilaxia pré-exposição; TAR: terapia antirretroviral.

---

mas não protegem contra a infecção pelo HIV. Deve-se usar um preservativo masculino para o contato oral com o pênis, e uma proteção dentária (um pedaço liso de látex utilizado pelos dentistas para isolar um dente para o tratamento) ou um preservativo modificado para o contato oral com a vagina ou o reto. A circuncisão masculina cirúrgica voluntária é 50 a 60% efetiva na prevenção da aquisição da infecção pelo HIV; essa é uma intervenção importante em cenários epidêmicos generalizados com elevada prevalência de HIV e baixas taxas de circuncisão masculina (Ensor, Davies, Rai et al., 2019).

O preservativo feminino de poliuretano, que é um contraceptivo efetivo, proporciona uma barreira física que previne a exposição às secreções genitais que contêm HIV, tais como sêmen e líquido vaginal, e é inserido pela mulher (ver Capítulo 50). Outros métodos seguros, efetivos e controlados pelas mulheres, como agentes microbicidas, ainda não foram determinados apesar do fato de existirem mundialmente estudos clínicos em andamento. Agentes microbicidas (gel, películas ou supositórios) conseguem destruir ou neutralizar vírus e bactérias. Microbicidas de aplicação vaginal e retal estão sendo pesquisados para determinar se conseguem evitar a transmissão sexual do HIV.

A abstinência total de substâncias psicoativas não seria uma meta realista a curto prazo. O programa de redução de danos emprega estratégicas e ideias práticas para reduzir as

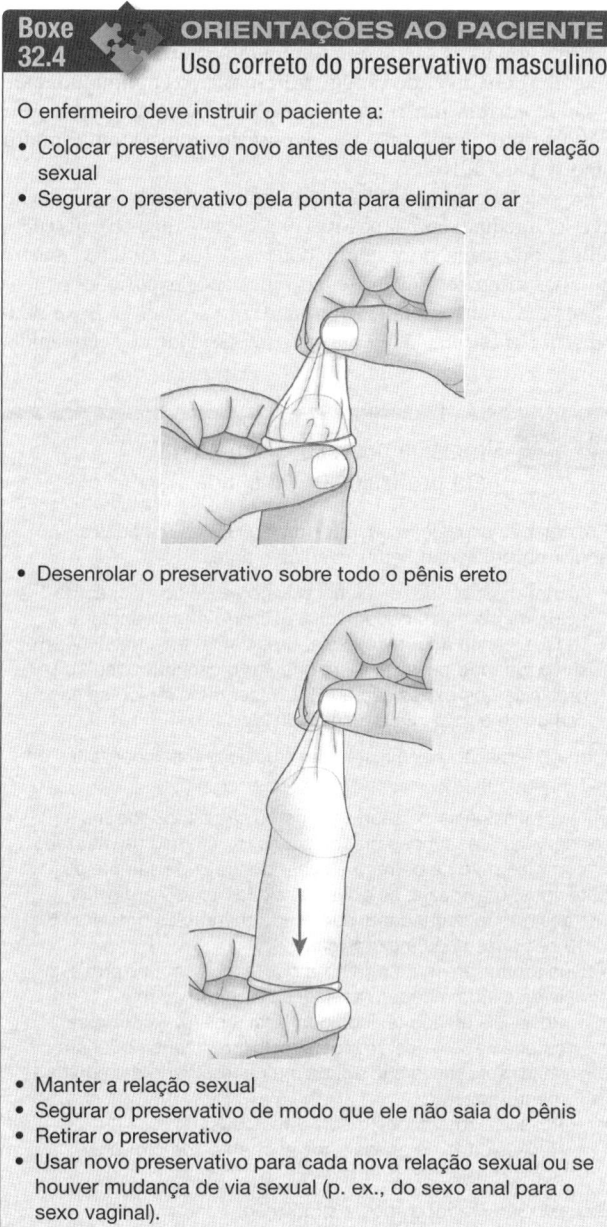

Boxe 32.4 ORIENTAÇÕES AO PACIENTE
Uso correto do preservativo masculino

O enfermeiro deve instruir o paciente a:

- Colocar preservativo novo antes de qualquer tipo de relação sexual
- Segurar o preservativo pela ponta para eliminar o ar
- Desenrolar o preservativo sobre todo o pênis ereto
- Manter a relação sexual
- Segurar o preservativo de modo que ele não saia do pênis
- Retirar o preservativo
- Usar novo preservativo para cada nova relação sexual ou se houver mudança de via sexual (p. ex., do sexo anal para o sexo vaginal).

Nota: o paciente deve manter os preservativos em local fresco e seco. Nunca usar loções cutâneas, óleo de bebê, vaselina ou creme evanescente como lubrificante, porque o óleo contido nesses produtos pode provocar a ruptura do preservativo de látex. Produtos fabricados à base de água (tais como gel K-Y® ou glicerina) são de utilização mais segura.

consequências negativas do uso de substâncias psicoativas. Existe também um movimento de busca por justiça social baseado na crença e no respeito pelos direitos dos usuários de drogas. O enfermeiro emprega uma variedade de estratégias para a redução de danos ao lidar com usuários de drogas por via intravenosa e visa promover comportamentos saudáveis nessas pessoas. O compartilhamento de agulhas e seringas é um comportamento de alto risco para aquisição de várias infecções transmitidas pelo sangue e deve ser evitado. Existem programas de troca de seringas e agulhas. Embora os serviços prestados variem, são programas comunitários que fornecem seringas e agulhas estéreis, facilitam o descarte seguro das seringas usadas e fornecem uma conexão com outros programas e serviços importantes (CDC, 2019g). Portanto, sob as estratégias para redução de danos, a participação nos programas de troca de agulhas é incentivada, uma vez que não promovem o aumento do consumo de drogas; pelo contrário, diminuem a incidência de infecções transmitidas pelo sangue em pessoas que usam drogas injetáveis. Os enfermeiros devem encaminhar os pacientes para programas de troca de agulhas e seringas quando eles existirem na comunidade.

Orientações sobre reprodução

Tendo em vista que a infecção pelo HIV em mulheres com frequência ocorre durante os anos férteis, as questões de planejamento familiar precisam ser abordadas. Casais sorodiscordantes que tentam engravidar podem expor ao vírus o parceiro não afetado. A inseminação artificial com a utilização de sêmen processado de um parceiro infectado pelo HIV continua sendo testada. São necessários mais estudos, pois foi observado HIV nos espermatozoides de pacientes com infecção pelo HIV, e é possível que o HIV possa se replicar na célula germinativa masculina. Mulheres que consideram a gravidez precisam obter informações precisas a respeito dos riscos de transmissão da infecção pelo HIV para si próprias, seu parceiro e seus futuros filhos, bem como a respeito dos benefícios da administração de TAR para reduzir a transmissão perinatal do HIV. Resultados do Evidence for Contraceptive Options and HIV Outcomes (ECHO) Trial Consortium mostraram que, em mulheres afro-americanas procurando métodos efetivos de contracepção e vivendo em regiões com alta incidência de infecção pelo HIV, não houve diferença substancial no risco de HIV entre os métodos avaliados (acetato de medroxiprogesterona de depósito via IM, DIU de cobre e implante de levonorgestrel) e todos os métodos foram seguros e extremamente efetivos (ECHO Trial Consortium, 2019). Mulheres HIV-positivas em ambientes ricos em recursos devem ser orientadas a não amamentar seus filhos, tendo em vista que o HIV é transmitido pelo leite materno.

Prevenção no caso de lésbicas, gays, bissexuais, transgêneros e queers

Muitos profissionais de saúde não estão adequadamente preparados para atender às demandas de saúde singulares das pessoas que se identificam como lésbicas, *gays*, bissexuais, transgêneros e *queers* (LGBTQIAP+). Homens jovens *gays*, sobretudo, correm maior risco de contrair HIV (CDC, 2019a). Ao mesmo tempo, essas pessoas enfrentam desafios significativos por causa da rejeição familiar, da falta de suporte social, dos estigmas, do isolamento, do estresse de pertencer a uma minoria, além dos maus-tratos e hostilização. Os enfermeiros precisam ser culturalmente competentes para que sua atuação de orientação sobre métodos de prevenção seja efetiva nessa população (ver Capítulo 54).

Redução do risco de transmissão aos profissionais de saúde

A prevenção de infecção pelo HIV e AIDS em profissionais de saúde envolve o uso de precauções-padrão para evitar exposição, uso de profilaxia pós-exposição quando esta realmente ocorrer e, futuramente, o uso de vacina.

Precauções-padrão

A implementação de medidas apropriadas de higiene das mãos (para obter mais informações sobre os métodos de higiene das mãos, ver Boxe 66.1, no Capítulo 66) continua sendo a maneira mais efetiva de prevenir a transmissão de microrganismos. Com o propósito de reduzir o risco de exposição dos profissionais de saúde ao HIV, o CDC elaborou precauções-padrão (Boxe 32.5; ver também Capítulo 66, Boxe 66.2) para reduzir o risco de transmissão de patógenos. As precauções-padrão são direcionadas aos trabalhadores de todos os ambientes de cuidados de saúde, independentemente do diagnóstico ou do estado infeccioso presumido do paciente.

Profilaxia pós-exposição para profissionais de saúde

A **profilaxia pós-exposição (PEP)** inclui o uso de medicação antirretroviral precocemente (no máximo 72 horas [3 dias]) após a possível exposição ao HIV; são prescritos três fármacos. Os profissionais de saúde que sofrem lesão percutânea (picadas de agulha) envolvendo sangue HIV-positivo em uma unidade de saúde correm um risco de 0,3% de serem infectados pelo HIV. O risco de infecção por exposição ocupacional é muito baixo (CDC, 2018a).

Exposição ocupacional é uma urgência clínica, e o manejo deve ser imediato após a possível exposição – quanto mais cedo, melhor, pois cada hora conta (CDC, 2018a). O CDC sugere que essas diretrizes devam ser seguidas após exposições ocupacionais e de outros tipos, como agressão sexual. O Boxe 32.6 apresenta as estratégias e enfatiza a necessidade de ação rápida.

Boxe 32.5 Precauções-padrão

- **Higiene das mãos:** realizar após o contato manual com sangue, líquidos corporais, secreções, excreções ou itens contaminados; imediatamente após a remoção das luvas; e entre os contatos com os pacientes
- **Equipamento de proteção pessoal:**
  - *Luvas*: utilizar para o contato manual com sangue, líquidos corporais, secreções, excreções e itens contaminados e para o contato com mucosas e pele não intacta
  - *Avental*: utilizar durante procedimentos e atividades de cuidados aos pacientes, quando se espera que haja contato com roupas/pele exposta com sangue ou líquidos corporais, secreções e excreções
  - *Máscara, proteção ocular (óculos de proteção), proteção facial:*[a] utilizar durante procedimentos e atividades de cuidados aos pacientes que provavelmente provoquem derramamentos ou jatos de sangue, líquidos corporais e secreções, especialmente sucção ou intubação endotraqueal
- **Equipamentos sujos de cuidado dos pacientes:** manusear de modo a prevenir a transferência de microrganismos a outras pessoas e ao ambiente; calçar luvas, se visivelmente contaminados; e realizar a higiene das mãos
- **Controle do ambiente:** elaborar procedimentos para os cuidados de rotina, a limpeza e a desinfecção de superfícies do ambiente, especialmente superfícies tocadas com frequência em áreas de cuidados de pacientes
- **Tecidos e roupas:** manusear de modo a prevenir a transferência de microrganismos a outras pessoas e ao ambiente
- **Agulhas e outros objetos cortantes:** não tampar novamente, dobrar, quebrar nem manipular quaisquer agulhas utilizadas; se for necessário tampar novamente, utilizar apenas a técnica com o uso de uma das mãos; usar os recursos de segurança, quando disponíveis; e colocar os cortantes utilizados em um recipiente resistente a punções
- **Reanimação do paciente:** utilizar bocais, bolsa de reanimação e outros dispositivos de ventilação para prevenir o contato com a boca e as secreções orais
- **Alocação do paciente:** priorizar um quarto para um único paciente se ele apresentar maior risco de transmissão, puder contaminar o ambiente, não mantiver a higiene apropriada ou for de maior risco de contrair infecções ou ter resultado adverso após infecções
- **Higiene respiratória/etiqueta da tosse** (contenção das secreções respiratórias infectadas em pacientes sintomáticos, começando no local do primeiro contato, tais como áreas de recepção e triagem no pronto-socorro e nos consultórios médicos): orientar as pessoas sintomáticas a cobrir a boca e o nariz quando espirrarem ou tossirem, usar lenços de papel e descartá-los em recipientes com tampa automática, observar higienização das mãos após contato com secreções respiratórias e usar máscara cirúrgica, se isso for tolerado.

[a]Durante procedimentos que geram aerossóis em pacientes com infecções suspeitas ou comprovadas transmitidas por aerossóis respiratórios (p. ex., síndrome respiratória aguda grave), utilizar um respirador N95 ou superior testado quanto à adequação, além de luvas, avental e proteção facial/ocular. Adaptado de Centers for Disease Control and Prevention (CDC). (2018a). Updated U.S. Public Health Service guidelines for the management of occupational exposures to HIV and recommendations for postexposure prophylaxis. Retirado em 27/10/2019 de: stacks.cdc.gov/view/cdc/20711.

Boxe 32.6 Profilaxia pós-exposição ao HIV para profissionais de saúde

Em caso de exposição ocupacional ao HIV, as medidas a seguir devem ser adotadas imediatamente:

- Alertar o supervisor e acionar o sistema de notificação de acidente biológico ocupacional utilizado na sua unidade
- Determinar se a fonte (ou seja, o paciente) é ou não HIV-positivo, quando possível, para orientar o uso apropriado da profilaxia pós-exposição ao HIV. Fazer teste rápido se não for sabido se o paciente é ou não HIV-positivo.

Obter orientação por ocasião da exposição e nas consultas de acompanhamento:

- Os profissionais de saúde expostos são aconselhados a seguir as precauções preconizadas (p. ex., uso de método contraceptivo de barreira e evitar doações de sangue ou tecidos, gravidez e, se possível, aleitamento) para evitar transmissão secundária, sobretudo durante as primeiras 6 a 12 semanas após a exposição
- Quando for prescrita profilaxia pós-exposição, os profissionais de saúde recebem as seguintes informações:
  - Possíveis efeitos tóxicos dos fármacos (p. ex., erupção cutânea e reações de hipersensibilidade que poderiam imitar soroconversão aguda e a necessidade de monitoramento do HIV)
  - Possíveis interações medicamentosas
  - Necessidade de adesão aos esquemas de profilaxia pós-exposição.

Reavaliação precoce após a exposição:

- Mesmo que o profissional de saúde esteja em uso de profilaxia pós-exposição, a reavaliação 72 h após a exposição é recomendada com veemência, pois podem ter surgido informações adicionais sobre a exposição ou sobre o paciente-fonte.

Acompanhamento com repetição do teste de HIV e consultas médicas. Esse acompanhamento deve incluir pelo menos:

- Prova sorológica para HIV por ocasião da exposição, bem como 6 semanas, 12 semanas e 6 meses após a exposição. Alternativamente, se for utilizado um teste combinado de pesquisa de anticorpos anti-HIV e de antígeno p24 de quarta geração, o teste de HIV pode ser feito por ocasião da exposição, 6 semanas após a exposição e 4 meses após a exposição
- Hemograma completo e provas de função renal e de função hepática (por ocasião da exposição e 2 semanas após a exposição; outros exames são solicitados se forem detectadas anormalidades).

Nota: de preferência, todos os resultados da pesquisa de HIV devem ser dados pessoalmente ao profissional de saúde que sofreu acidente biológico. Adaptado de Centers for Disease Control and Prevention (CDC). (2018a). Updated U.S. Public Health Service guidelines for the management of occupational exposures to HIV and recommendations for postexposure prophylaxis. Retirado em 27/10/2019 de: stacks.cdc.gov/view/cdc/20711.

Vacinação

Tendo em vista a pandemia global, a busca por uma vacina efetiva contra o HIV ainda é uma prioridade urgente. O primeiro ensaio de fase I patrocinado pelo governo norte-americano de vacina para HIV foi iniciado em 1987, e esforços intensivos usando várias estratégias continuam em todo o planeta (NIAID, 2019b).

Fisiopatologia

Tendo em vista que o HIV é uma doença infecciosa, é importante compreender como o HIV-1 se integra ao sistema imune de uma pessoa e o papel central da resposta imune na evolução da doença pelo HIV. Esse conhecimento também é essencial para a compreensão da terapia medicamentosa e para o desenvolvimento de vacinas. Os vírus são parasitos intracelulares. O HIV pertence à subfamília de lentivírus. É considerado um **retrovírus**, pois carreia seu material genético na forma de ácido ribonucleico (RNA), em vez de ácido desoxirribonucleico (DNA) (Norris, 2019).

Já foram identificados dois tipos de HIV (HIV-1 e HIV-2) que são geneticamente diferentes, mas apresentam características similares. Em todo o planeta, estima-se que um a dois milhões de indivíduos tenham infecção pelo HIV-2, inclusive pessoas com infecção dupla pelo HIV-1 e HIV-2. A evolução é mais lenta no caso de infecção pelo HIV-2, que parece ser mais comum na África Ocidental, em comparação com a infecção pelo HIV-1, que é mais comum em outras regiões do planeta (Panel, 2019). Exames de sangue podem ser realizados no rastreamento das duas formas de HIV. Conforme demonstrado na Figura 32.1, o HIV é composto de cerne, que contém o RNA viral, circundado por um envelope que é composto de glicoproteínas que se protraem.

Todos os vírus têm como alvo células específicas. O HIV tem como alvo células com receptores de $CD4^+$, que são expressos na superfície de linfócitos T, monócitos, células dendríticas e na micróglia cerebral. As células T maduras (linfócitos T) são compostas de duas subpopulações importantes, que são definidas por meio dos receptores de superfície celular de $CD4^+$ ou $CD8^+$. Aproximadamente dois terços das células T no sangue periférico são $CD4^+$, e aproximadamente um terço é $CD8^+$. A maioria das pessoas apresenta aproximadamente 700 a 1.000 células $CD4^+/mm^3$, mas níveis baixos como 500 células/mm^3 podem ser considerados nos limites normais.

O ciclo de vida do HIV é complexo. A Figura 32.2 mostra os sete estágios do ciclo de vida e as várias classes de medicamentos antirretrovirais direcionados para cada estágio específico (HIV Information, 2020; Norris, 2019).

Nas células $CD4^+$ em repouso (não em divisão), o HIV sobrevive em um estado latente como um **provírus** integrado, que produz poucas partículas virais ou nenhuma. As células T $CD4^+$ em repouso podem ser estimuladas a produzir novas partículas se forem ativadas, por exemplo, por outra infecção. Quando uma célula T que ancora esse DNA integrado (também conhecido como provírus) se torna ativada contra o HIV ou outros microrganismos, a célula começa a produzir novas cópias do RNA e das proteínas virais. Consequentemente, sempre que a célula $CD4^+$ infectada é ativada, ocorrem a replicação e o brotamento do HIV, que podem destruir a célula hospedeira. O HIV recentemente formado liberado para dentro do sangue pode infectar outras células $CD4^+$.

O HIV-1 sofre mutação rapidamente, a uma taxa relativamente constante, com aproximadamente 1% do material genético do vírus sendo alterado anualmente. O HIV-1 exibe grande diversidade genética, e existem diversos genótipos de HIV diferentes em todo o mundo. Existe um grupo importante (grupo M), que é composto dos subtipos A a L, e uma coleção mais diversa de atípicos, que foram denominados grupos N e O. Os vírus HIV-1 do subtipo B predominam no mundo ocidental; essa variação genética é uma das principais razões para a grande dificuldade de desenvolvimento de uma vacina efetiva.

Estágios da infecção pelo HIV

Existem cinco estágios de infecção pelo HIV, com base na anamnese, no exame físico, em evidências laboratoriais (CDC, 2014), nos sinais e sintomas e nas infecções e malignidades correlatas (ver Tabela 32.2).

O período desde a infecção pelo HIV até o aparecimento de anticorpos HIV-específicos é conhecido como **infecção primária ou infecção aguda pelo HIV** (antes denominado período de janela imunológica) e faz parte do estágio 0 (CDC, 2014). A infecção aguda pelo HIV é o intervalo entre o aparecimento de RNA de HIV detectável e a primeira detecção de anticorpos. Inicialmente, as pessoas apresentam resultado negativo no exame de sangue que pesquisa anticorpos anti-HIV, embora sejam extremamente contagiosas e suas cargas virais sejam muito elevadas. Aproximadamente 40 a 80% dos pacientes desenvolvem sintomas clínicos de uma doença viral inespecífica (p. ex., febre, fadiga ou erupção cutânea) com duração de 1 a 2 semanas. Após 2 a 3 semanas, anticorpos contra as glicoproteínas do envelope do HIV podem ser detectados no soro de pessoas infectadas pelo HIV, mas a maioria desses anticorpos não apresenta a capacidade de controlar totalmente o vírus. Quando os anticorpos neutralizantes puderem ser detectados, o HIV-1 já estará firmemente estabelecido no hospedeiro.

A infecção primária ou aguda é caracterizada por níveis altos de replicação viral, disseminação difusa do HIV por todo o corpo e destruição de células $CD4^+$, o que leva a quedas dramáticas nas contagens de células T $CD4^+$ (normalmente, 500 a 1.500 células/mm^3 de sangue). O hospedeiro responde à infecção pelo HIV por meio de células T $CD4^+$, fazendo com que outras células imunes, tais como os linfócitos $CD8^+$,

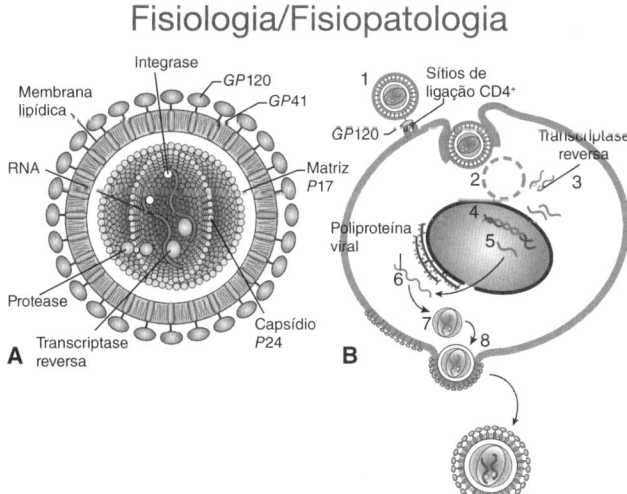

Figura 32.1 • Estrutura do vírus HIV. Vírus circundado por um envelope lipídico. Reproduzida, com autorização, de Norris, T. L. & Lalchandani, R. (2019). *Porth's pathophysiology: Concepts of altered health states* (10th ed., Fig. 12.7 [left side]). Philadelphia, PA: Wolters Kluwer.

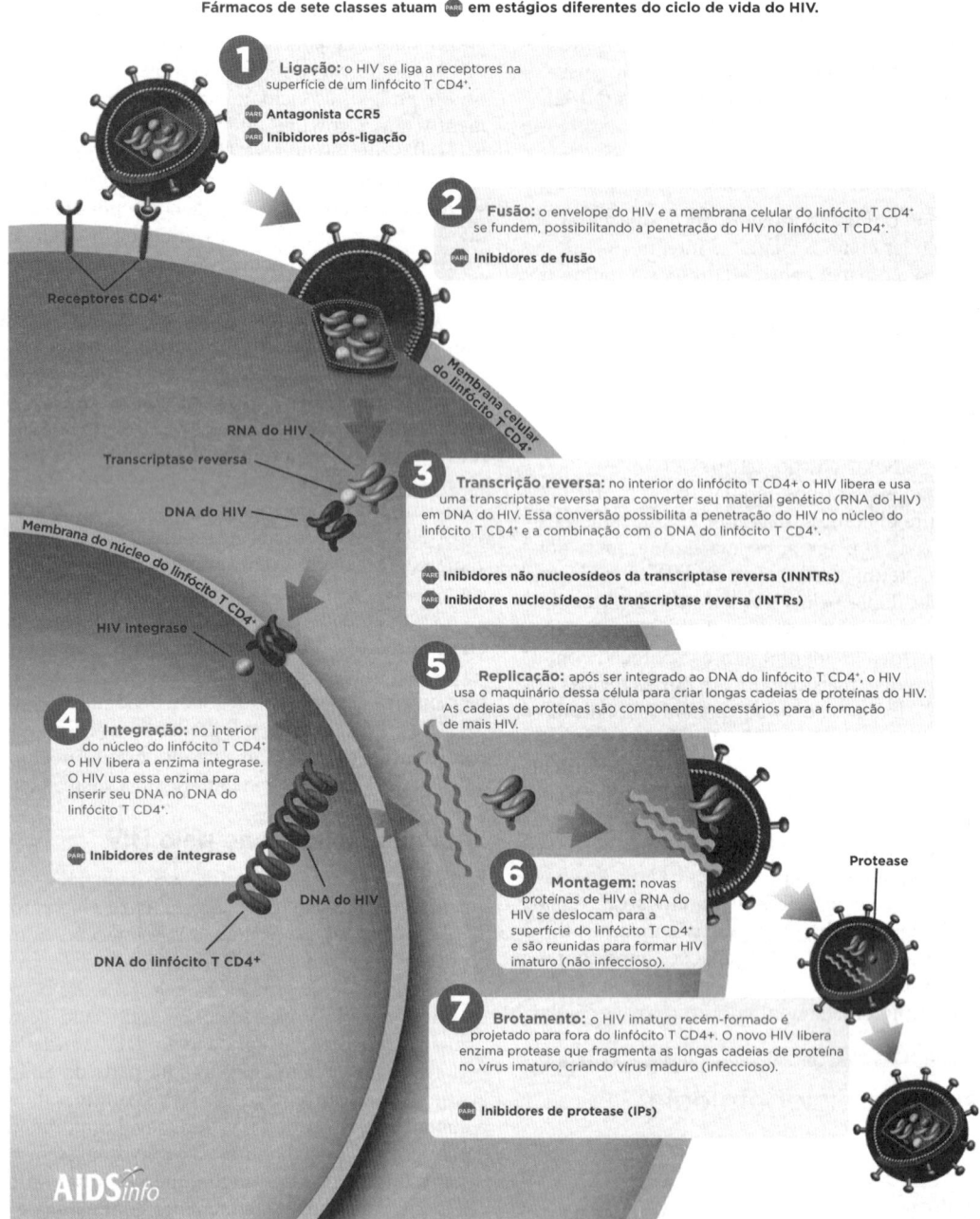

Figura 32.2 • Ciclo de vida do HIV. Adaptada de HIV Information, 2020.

destruam mais células produtoras de vírus infectadas. O corpo produz moléculas de anticorpos para conter as partículas de HIV livres (células exteriores) e auxiliar na sua remoção. Durante esse estágio, o vírus está amplamente disseminado no tecido linfoide, e é criado um **reservatório latente** nas células T CD4$^+$ de memória em repouso.

Durante o estágio 1, a quantidade de vírus no corpo após a cessação da resposta imune inicial resulta em um **ponto de ajuste viral**, que consiste em equilíbrio entre os níveis de HIV e a resposta imune. Quando não tratado, esse ponto de ajuste pode durar anos e está inversamente relacionado com o prognóstico da doença. Quanto mais alto for o ponto de ajuste viral, mais desfavorável será o prognóstico. Após o ponto de ajuste viral ser alcançado, persiste um estágio crônico, no qual o sistema imune não consegue eliminar o vírus, apesar dos seus melhores esforços. Esse ponto de ajuste varia muito de paciente para paciente e dita a velocidade subsequente de progressão da doença; em média, 8 a 10 anos podem decorrer antes que haja o desenvolvimento de uma complicação importante relacionada com o HIV. Nesse estágio crônico prolongado (estágio 1), os pacientes sentem-se bem e têm poucos sintomas (ou nenhum sintoma). Esse estágio é, portanto, denominado assintomático. A aparente boa saúde continua, tendo em vista que os níveis de células T CD4$^+$ permanecem altos o suficiente para preservar as respostas de defesa imune, mas, ao longo do tempo, a quantidade de células T CD4$^+$ diminui.

O estágio 2 ocorre quando a contagem de linfócitos T CD4+ cai para 200 a 499 células/mm³, e já foi denominado estágio sintomático. O estágio 3 é diagnosticado quando a contagem de linfócitos T CD4+ cai abaixo de 200 células/mm³ e a pessoa tem AIDS. A progressão da doença pelo HIV é classificada como menos a mais grave; após um caso ser classificado em um estágio de alta vigilância, ele não pode ser reclassificado em um estágio menos grave, mesmo se os linfócitos T CD4+ aumentarem, o que ocorre com frequência quando uma pessoa recebe TAR. Um diagnóstico de estágio 3 da AIDS apresenta implicações para as atividades ocupacionais (p. ex., auxílio-doença, aposentadoria), tendo em vista que esses programas com frequência são ligados à disfunção imune grave.

Avaliação e achados diagnósticos na infecção pelo HIV

Durante o primeiro estágio da infecção pelo HIV, o paciente pode não apresentar sintomas ou sinais de forma geral, tais como fadiga ou erupção cutânea. Os pacientes que estão nos estágios posteriores da infecção pelo HIV podem apresentar uma diversidade de sintomas relacionados com o seu estado imunossuprimido. O sistema de estadiamento exige a evidência laboratorial da infecção pelo HIV com a finalidade de diagnosticar HIV ou AIDS (ver Tabela 32.2).

Testes para diagnóstico de infecção pelo HIV

São realizados diversos testes para diagnosticar a infecção pelo HIV, e outros são empregados para determinar o estágio e a gravidade da infecção. Um algoritmo de investigação sorológica para soroconversão recente de HIV (STARHS) analisa amostras de sangue HIV-positivas para determinar se uma infecção pelo HIV é recente ou não. Existem três tipos de provas sorológicas para detecção do HIV: pesquisa de anticorpos, pesquisa de antígeno/anticorpo e pesquisa de ácido nucleico (RNA). Existem testes que detectam os anticorpos, já outros detectam diretamente o HIV (antígeno e RNA). O CDC recomenda exames que detectam antígenos e o ácido nucleico do HIV, pois estudos feitos em populações de alto risco mostraram que a mera pesquisa de anticorpos pode não detectar uma porcentagem considerável de infecções pelo HIV, sobretudo durante o estágio 0.

Os exames realizados em amostras de sangue conseguem detectar infecção pelo HIV mais cedo após a exposição do que os exames realizados em líquido oral, uma vez que os níveis de anticorpos são mais elevados no sangue do que no líquido oral. Da mesma forma, os testes que detectam antígeno/anticorpo e RNA do HIV identificam a infecção no sangue antes dos testes que detectam anticorpos. Alguns exames laboratoriais mais recentes que detectam antígeno/anticorpo conseguem, às vezes, detectar o HIV precocemente (até 3 semanas após a exposição).

Exames de acompanhamento são realizados se o primeiro teste for positivo para garantir que o diagnóstico esteja correto. Esses testes incluem:

- *Diferenciação* de anticorpos, que busca anticorpos anti-HIV-1
- *Pesquisa direta do ácido nucleico* (RNA) do HIV-1.

A Tabela 32.3 identifica exames de sangue comumente usados para fins de rastreamento.

Visto que ainda existem percepções e julgamentos negativos em relação ao fato de alguém estar infectado pelo HIV, o preconceito continua sendo um dos maiores desafios sociais

TABELA 32.3 Exames de sangue para rastreamento do HIV.

Exame laboratorial	Indicações
Imunoensaio para HIV-1/HIV-2	Pesquisa de anticorpos contra HIV-1 e HIV-2
Imunoensaio combinado de pesquisa de anticorpo/antígeno de HIV-1 e HIV-2	Pesquisa de anticorpos anti-HIV-1 e anti-HIV-2, bem como dos vírus (antígeno)
Ensaio de diferenciação de HIV-1	Diferencia HIV-1 de HIV-2
Teste de amplificação do ácido nucleico do HIV	Pesquisa direta do vírus
Antígeno p24 do HIV-1	Pesquisa direta do vírus

HIV: vírus da imunodeficiência humana. Adaptada de Centers for Disease Control and Prevention. (2018b). Quick reference guide: Recommended laboratory HIV testing algorithm for serum or plasma specimens. Retirada em 28/10/2019 de: stacks.cdc.gov/view/cdc/50872.

(Glynn, Llabre, Lee et al., 2019). Quando o resultado do teste de anticorpos contra HIV é recebido, ele é cuidadosamente explicado ao paciente (Boxe 32.7). Todos os resultados de testes são confidenciais. As orientações e o aconselhamento a respeito do resultado do teste e a respeito da prevenção da transmissão são essenciais. A resposta psicológica do paciente a um resultado de teste positivo pode incluir sentimentos de pânico, depressão e desesperança. As consequências sociais e interpessoais de um resultado de teste positivo podem ser devastadoras. O paciente pode perder o seu parceiro sexual, a sua casa e o seu emprego em virtude da revelação. Ele pode estar sujeito a maus-tratos físicos e, embora seja ilegal, pode sofrer discriminação no emprego, bem como ostracismo social. Por esses e outros motivos, os pacientes que apresentam teste

---

Boxe 32.7 Resultados dos testes de HIV: implicações para os pacientes

Interpretação dos resultados positivos de pesquisa de anticorpos

- Estão presentes anticorpos contra HIV no sangue (o paciente foi infectado pelo vírus e o corpo produziu anticorpos)
- O HIV está ativo no corpo e o paciente pode transmitir o vírus para outras pessoas
- Apesar da infecção pelo HIV, o paciente não necessariamente apresenta AIDS
- O paciente não é imune ao HIV (os anticorpos não indicam imunidade).

Interpretação dos resultados de testes negativos

- Anticorpos contra HIV não estão presentes no sangue nessa ocasião, o que pode significar que o paciente não foi infectado pelo HIV ou, se foi infectado, o corpo ainda não produziu anticorpos (estágio 0)
- O paciente deve continuar a adotar precauções. O resultado do teste não significa que o paciente é imune ao vírus, tampouco significa que o paciente não esteja infectado; o corpo pode não ter produzido anticorpos ainda. Se for usado um teste viral, um resultado negativo é mais compatível com a conclusão de que o paciente não está afetado.

AIDS: síndrome da imunodeficiência adquirida; HIV: vírus da imunodeficiência humana. Adaptado de Centers for Disease Control and Prevention (CDC). (2018b). Quick reference guide: Algoritmo recomendado de testagem laboratorial para HIV (amostras de soro ou plasma). Retirado em 28/10/2019 de: stacks.cdc.gov/view/cdc/50872.

positivo podem precisar de aconselhamento contínuo, bem como encaminhamento para serviços de apoio social, financeiro, clínico e psicológico. Nos EUA, o HIV Care Continuum (CDC, 2019h) começa quando os pacientes recebem seus resultados positivos dos exames de sangue para HIV. Eles devem ser conectados aos serviços de saúde para avaliar seu estágio de infecção pelo HIV e iniciar o tratamento.

Os pacientes cujos resultados de testes são soronegativos podem desenvolver um falso sentimento de segurança, que, possivelmente, resulta em continuação dos comportamentos de alto risco ou sentimentos de que eles sejam imunes ao vírus. Esses pacientes podem precisar de aconselhamento contínuo para auxiliar na modificação dos comportamentos de risco e encorajar retornos para testes repetidos. Outros pacientes podem apresentar ansiedade a respeito da incerteza do seu estado. Além do rastreamento do HIV, devem ser investigadas outras coinfecções transmitidas por sangue, tais como hepatite, outras ISTs, como sífilis, e outras infecções associadas à imunidade conferida pelos linfócitos T, como tuberculose (TB). As taxas de coinfecção por hepatite C e HIV são de aproximadamente 25% (Starbird, Hong, Sulkowski et al., 2020).

Estadiamento

Dois marcadores são usados rotineiramente para avaliar a função imune e o nível de viremia pelo HIV: contagem de linfócitos T $CD4^+$ e RNA do HIV plasmático (carga viral). A contagem de linfócitos T $CD4^+$ deve ser determinada em todos os pacientes que começam a ser atendidos. Na **determinação da carga viral**, são usados métodos de amplificação para quantificar os níveis plasmáticos de RNA ou DNA do HIV. Os métodos de amplificação do alvo incluem a **reação em cadeia da polimerase** da transcriptase reversa (RT-PCR) e a amplificação com base em sequência de ácido nucleico. Um teste de carga viral amplamente utilizado mede os níveis plasmáticos de RNA do HIV. Atualmente, esses testes são utilizados para rastrear a carga viral e a resposta ao tratamento da infecção pelo HIV. A RT-PCR também é utilizada para detectar HIV em pessoas soronegativas de alto risco antes que os anticorpos sejam mensuráveis, para confirmar um resultado de EIA positivo e para triar neonatos. A cultura do HIV ou a cultura plasmática quantitativa e a viremia plasmática são testes adicionais que medem a carga viral, mas raramente são realizados. A carga viral é um prognosticador melhor do risco de progressão da doença pelo HIV do que a contagem de $CD4^+$. Quanto mais baixa a carga viral, mais longo o tempo até o diagnóstico da AIDS, e mais longo o tempo de sobrevida.

Tratamento da infecção pelo HIV

O Department of Health and Human Services Panel on Antiretroviral Guidelines for Adults and Adolescents (Panel) (2019) norte-americano é composto por especialistas em HIV de todo o país, que se reúnem regularmente para revisar as últimas evidências científicas. A contagem de $CD4^+$ é o principal indicador laboratorial da função imune e da profilaxia para infecções oportunistas, e é o mais forte prognosticador da subsequente progressão da doença e da sobrevida (Panel, 2019). Novos fármacos oferecem estratégias baseadas nas interações do ciclo de vida do HIV com a resposta do hospedeiro, aprimoramentos na potência e na atividade contra vírus multidrogarresistentes (MDR), conveniência posológica e tolerabilidade. As metas da TAR incluem: (1) reduzir a morbidade associada ao HIV e prolongar a duração e a qualidade da sobrevida; (2) restaurar e preservar a função imune; (3) suprimir de modo máximo e durável a carga viral plasmática de HIV; e (4) prevenir a transmissão do HIV (Panel, 2019). A supressão do HIV pela TAR também reduz a inflamação e a ativação imune, que contribuem para as taxas mais elevadas de dano cardiovascular e de outros órgãos vitais. Nos EUA, a TAR é recomendada para todos os pacientes HIV-positivos, seja qual for a carga viral ou a contagem de linfócitos $CD4^+$ (Panel, 2019). De modo geral, a supressão viral ótima é definida como carga viral persistentemente abaixo do nível de detecção (RNA do HIV inferior a 20 a 75 cópias/mℓ, dependendo do ensaio utilizado). Os profissionais de saúde, em parceria com os pacientes, tomam as decisões sobre o tratamento com base em vários fatores, incluindo se o paciente já recebeu tratamento antirretroviral e o desejo do paciente de aderir ao esquema terapêutico vitalício.

A supressão viral exige o uso de combinações de agentes antirretrovirais, geralmente três fármacos de duas ou mais classes diferentes (Panel, 2019). A supressão da carga viral para níveis abaixo da detecção por exames laboratoriais ocorre, habitualmente, nas primeiras 12 a 24 semanas de uso da TAR. Preditores da redução virológica incluem: (1) viremia basal baixa; (2) esquema de alta potência de fármacos antirretrovirais; (3) tolerabilidade do esquema medicamentoso; (4) conveniência do esquema medicamentoso; e (5) adesão excelente ao esquema medicamentoso.

Mais de 30 medicamentos antirretrovirais (ARV) de sete classes diferentes são aprovados pela agência norte-americana Food and Drug Administration (FDA) para o tratamento da infecção pelo HIV. Essas sete classes têm como alvos estágios diferentes da interação HIV/hospedeiro. Exemplos incluem inibidores nucleosídios/nucleotídios da transcriptase reversa (INTRs) (estágio 3), inibidores não nucleosídios da transcriptase reversa (INNTRs) (estágio 3), inibidores da protease (IPs) (estágio 7), inibidores da integrase (estágio 4), um inibidor de fusão (estágio 2), um antagonista de CCR5 (inibidor de entrada) (estágio 1) e um inibidor do receptor primário em linfócitos T CD4 (estágio 1) (ver Figura 32.2). Além disso, alguns fármacos são usados como reforços farmacocinéticos para aumentar a efetividade de outros agentes antirretrovirais (Panel, 2019). O Panel (2019) oferece orientações diretas sobre os medicamentos que devem ser prescritos como TAR para pacientes que ainda não receberam tratamento e para aqueles que já foram tratados.

O CDC estima que a infecção pelo HIV ainda não tenha sido diagnosticada em aproximadamente 13% das pessoas que vivem com HIV nos EUA. Após receber o diagnóstico de infecção pelo HIV, aproximadamente 75% dos indivíduos passam a receber cuidados em 30 dias, mas apenas 57% das pessoas que recebem o diagnóstico de infecção pelo HIV persistem no tratamento. Estima-se que apenas 55% das pessoas com diagnóstico de infecção pelo HIV apresentem supressão viral por causa da falta de persistência do tratamento (Panel, 2019). Com frequência, a carga viral não é suprimida, pois os pacientes não obedecem ao plano terapêutico. Barreiras psicossociais, como depressão e outros transtornos mentais, comprometimento neurocognitivo, baixo letramento funcional em saúde (LFS), baixos níveis de suporte social, eventos geradores de estresse, consumo significativo de álcool etílico e substâncias psicoativas, situação de desamparo, pobreza, desconhecimento da condição de portador de HIV, negação, preconceitos e acesso irregular a medicamentos afetam a aderência à TAR. A falta de adoção de práticas que viabilizem a adesão ao tratamento, como relacionar a ingestão dos medicamentos com atividades da vida diária ou usar um sistema de alerta para uso da medicação ou um organizador de comprimidos, também está associado ao fracasso do tratamento (Panel, 2019). A simplificação dos esquemas terapêuticos e a diminuição do número de medicamentos que devem ser administrados todos os dias também ajudam a aumentar a adesão dos pacientes à terapia. Embora os esquemas antirretrovirais tenham se tornado menos complexos, os efeitos colaterais criam barreiras à adesão, e a administração inadequada das doses pode levar à resistência viral. É difícil prever a adesão dos pacientes aos esquemas terapêuticos, mas uma relação positiva entre o paciente e o profissional de saúde está associada à melhor adesão (Hill, Golin, Pack et al., 2020).

O Boxe 32.8 resume as estratégias que podem ser estimuladas pelos profissionais de saúde para promover a adesão ao esquema terapêutico. Muitos sistemas de monitoramento em tempo real, como caixas de medicação eletrônicas, estão sendo investigados, bem como o monitoramento farmacológico no sangue e em fios de cabelo (Hill et al., 2020). O monitoramento em tempo real tem o potencial de fomentar os programas de intervenção da TAR ao fornecer informações objetivas sobre os comportamentos de uso da medicação. Todos os encontros de cuidados de saúde devem ser considerados uma oportunidade para revisar brevemente o esquema terapêutico, identificar quaisquer novas questões e reforçar os comportamentos de sucesso.

Boxe 32.8 Promoção da adesão à TAR

Estratégias	Exemplos
Usar abordagem de equipe multiprofissional Apresentar uma equipe de saúde acessível e confiável para o paciente	• Médicos, enfermeiros, assistentes sociais e farmacêuticos devem apresentar atitude imparcial
Fortalecer os vínculos para promover o atendimento e a permanência no programa de tratamento	• Encorajar a participação dos membros da equipe de saúde no atendimento e na promoção da permanência no programa de tratamento
Avaliar a disposição do paciente de iniciar a terapia antirretroviral	• Abordar preocupações específicas, tais como interações dos agentes antirretrovirais com hormônios no caso de pacientes transgênero
Avaliar o conhecimento do paciente sobre a doença causada pelo HIV, sua prevenção e seu tratamento. Com base nessa avaliação, fornecer informações pertinentes	• Analisar a base de conhecimento atual do paciente, fornecer informações sobre o HIV, inclusive sobre a história natural da doença, a carga viral e a contagem de linfócitos T $CD4^+$, os desfechos clínicos esperados de acordo com esses parâmetros e as consequências da não adesão ao tratamento (em termos terapêuticos e preventivos)
Identificar facilitadores, barreiras potenciais à adesão ao tratamento e habilidade de manejo da medicação antes de iniciar a terapia antirretroviral	• Avaliar a competência cognitiva do paciente e qualquer comprometimento desta • Avaliar problemas comportamentais e psicossociais, incluindo depressão, doenças mentais, níveis de suporte social, altos níveis de consumo de bebidas alcoólicas e substâncias psicoativas, ocultação do fato de ser portador de HIV e preconceito • Identificar e abordar barreiras de idioma e letramento funcional em saúde • Avaliar crenças, percepções e expectativas em relação à terapia antirretroviral (p. ex., impacto na saúde, efeitos colaterais, preocupação com a necessidade de revelar que é portador de HIV, consequências da não adesão ao tratamento) • Questionar sobre medicação em uso considerando problemas previsíveis em relação à adesão ao tratamento (p. ex., dificuldade prévia em comparecer às consultas médicas, efeitos adversos da medicação usada anteriormente, dificuldade no manejo de medicação para outras doenças crônicas, necessidade de alertas e organizadores de medicamentos) • Avaliar questões estruturais, incluindo residência inconstante, desemprego, programação diária imprevisível, dificuldade em obter a medicação prescrita e ausência de acesso continuado à medicação
Proporcionar recursos necessários	• Agendar ou encaminhar para ambulatório de saúde mental e/ou tratamento de abuso de substâncias psicoativas • Providenciar recursos para obtenção de medicamentos, acomodação estável, suporte social e encaminhamento para obter auxílio-doença • Encorajar o acesso a *sites* válidos para obtenção de informações relacionadas com a saúde
Promover a participação do paciente na escolha dos agentes antirretrovirais	• Revisar a potência do esquema medicamentoso, os efeitos colaterais potenciais, a frequência de administração, o número de comprimidos a serem ingeridos, as demandas de armazenamento da medicação, as exigências alimentares e as consequências da não adesão ao tratamento • Avaliar atividades da vida diária e adaptar o esquema terapêutico a eventos da vida diária rotineiros e previsíveis • Utilizar comprimido único com associação de fármacos em dose fixa • Avaliar se os custos/ressarcimento pelo plano de saúde influenciam o acesso à medicação e a adesão ao tratamento prescrito
Avaliar a adesão ao tratamento em todas as consultas	• Monitorar carga viral como indicador biológico importante de adesão ao tratamento • Usar uma escala simples de classificação comportamental

(continua)

Boxe 32.8 Promoção da adesão à TAR (continuação)

Estratégias	Exemplos
	• Empregar um formato estruturado que normalize ou parta do pressuposto de que a adesão é menos que perfeita e minimize respostas socialmente desejáveis ou "adesão fictícia para agradar os profissionais de saúde" • Assegurar que outros membros da equipe de saúde também avaliem a adesão ao tratamento
Empregar reforço positivo para promover o sucesso da adesão ao tratamento	• Informar aos pacientes sobre níveis baixos ou indetectáveis de carga viral e elevação das contagens de linfócitos T CD4$^+$ • Quando necessário, considerar recompensas e incentivos quando os pacientes atingirem sucesso no nível de adesão
Identificar o tipo e o motivo da não adesão ao tratamento	• Não obter todos os medicamentos prescritos • Não compreender as orientações quanto à dosagem e ao modo de usar • Complexidade do esquema medicamentoso (p. ex., número de comprimidos, tamanho dos comprimidos, esquema posológico, demandas alimentares) • Ter aversão aos comprimidos • Apresentar fadiga do consumo de comprimidos • Apresentar efeitos adversos • Compreender de forma incorreta a resistência aos fármacos e sua relação com a adesão • Questões relacionadas com o custo • Depressão, consumo de bebidas alcoólicas e substâncias psicoativas, população em situação de rua, pobreza • Apresentar estigmas • Ocultar os fatos • Outras barreiras potenciais
Escolher dentre as intervenções de adesão efetivas disponíveis para aumentar a adesão ao tratamento	• Usar intervenções baseadas em evidências para promover a adesão • Usar ferramentas relacionadas com a adesão para complementar as intervenções de orientação e aconselhamento (p. ex., caixas organizadoras dos medicamentos, dispositivos de alerta dos horários da medicação, listas de medicamentos) • Usar recursos da comunidade para aumentar a adesão (p. ex., visita domiciliar, agentes comunitários, familiares, voluntários) • Usar programas de assistência ao paciente para o uso da medicação • Usar entrevistas motivacionais
Monitorar sistematicamente a continuação dos cuidados de saúde	• Registrar e repor consultas perdidas
Com base nos problemas identificados por meio de monitoramento sistemático, considerar opções para aumentar a permanência dos pacientes no programa de tratamento com os recursos disponíveis	• Providenciar ações de sensibilização para os pacientes que abandonam o tratamento • Incluir navegadores de tratamento • Empregar incentivos para encorajar o comparecimento ao programa de tratamento presencial ou reconhecer o desfecho clínico positivo da boa adesão ao tratamento • Programar terapia diretamente observada (TDO), se possível

Adaptado de Panel on Antiretroviral Guidelines for Adults and Adolescents (Panel). (2019). Guidelines for the use of antiretroviral agents in HIV-1-infected adults and adolescents. Department of Health and Human Services. Strategies to Improve Linkage to Care, Retention in Care, Adherence to Appointments, and Adherence to Antiretroviral Therapy (pp. 236–237).

Exames laboratoriais avaliam se a TAR é efetiva para um paciente específico. Uma resposta de CD4$^+$ adequada para a maioria dos pacientes em TAR é o aumento na contagem de CD4$^+$ na variação de 50 a 150mm^3 ao ano, em geral com uma resposta acelerada nos primeiros 3 meses (Panel, 2019). A carga viral deve ser medida na primeira visita e, posteriormente, de modo regular, já que é o indicador mais importante da resposta à TAR.

Os efeitos adversos associados a todos os esquemas de tratamento para HIV incluem hepatotoxicidade, nefrotoxicidade e osteopenia, bem como maior risco de doença cardiovascular e infarto agudo do miocárdio (Tabela 32.4). Muitos dos agentes antirretrovirais podem causar simultaneamente síndrome de redistribuição de gordura e alterações metabólicas, tais como dislipidemia e resistência insulínica, que impõem ao paciente o risco de cardiopatia e diabetes de início precoce. A síndrome de redistribuição de gordura (lipodistrofia) é composta de lipoatrofia (perda da gordura subcutânea localizada na face, nos braços, nas pernas e nas nádegas) e lipo-hipertrofia (acúmulo de gordura visceral central [lipomatose] no abdome, embora possivelmente nas mamas, na região dorsocervical [corcova de búfalo], nos músculos e no fígado). A atrofia facial, caracterizada por afundamento das bochechas, dos olhos e das têmporas causado pela perda do tecido adiposo sob a pele, pode ser tratada por meio de preenchedores injetáveis, tais como ácido poli-L-láctico (Figura 32.3). Essas alterações podem perturbar a imagem corporal das pessoas que vivem com HIV/AIDS e ser um motivo para a recusa ou a interrupção da TAR.

Resistência medicamentosa à terapia antirretroviral

A resistência medicamentosa é a capacidade dos patógenos de suportar os efeitos dos medicamentos que devem ser tóxicos para eles. Existem dois componentes principais da resistência à TAR: (1) transmissão de HIV resistente a fármacos na ocasião da infecção inicial; e (2) resistência medicamentosa seletiva em

TABELA 32.4 Agentes antirretrovirais selecionados.

Nome comercial e nomes genéricos (abreviatura)	Interações alimentares	Efeitos adversos
Inibidores nucleosídios da transcriptase reversa (INTRs)		
Abacavir (ABC) *Trizivir*® ABC/ZDV/3TC *Epzicom*® (ABC/3TC) (ABC/3TC/DTG)	Administrar independentemente das refeições	Reação de hipersensibilidade, que pode ser fatal; os sintomas podem incluir febre, erupção cutânea, vômitos, diarreia, dor abdominal, mal-estar ou fadiga, perda do apetite e sintomas respiratórios, como dor de garganta, tosse e dispneia.
Didanosina (ddI)	Ingerir 30 min antes ou 2 h após as refeições	Pancreatite, neuropatia periférica, alterações retinianas, náuseas, diarreia, acidose láctica com degeneração lipídica do fígado, resistência à insulina/diabetes melito.
Entricitabina (FTC) *Atripla*® (FTC/EFV/TDF) *Biktarvy*® (BIC/TAF/FTC) *Complera*® (RPV/TDF/FTC) *Descovy*® (TAF/FTC) *Genvoya*® (EVG/COBI/TAF/FTC) *Odefsey*® (RPV/TAF/FTC) *Symtuza*® (DRV/COBI/TAF) *Stribild*® (FTC/EVG/COBI/TDF) *Truvada*® (FTC/TDF)	Administrar independentemente das refeições	Toxicidade mínima, hiperpigmentação/alteração da coloração da pele. Exacerbação aguda grave de hepatite pode ocorrer em pacientes com coinfecção pelo HIV/HBV que interrompem o uso de tenofovir (TDF).
Lamivudina (3TC) *Cimduo*® (TDF/3TC) *Combivir*® (ZDV/3TC) *Epzicom*® (ABC/3TC) *Temixys*® (TDF/3TC) *Trizivir*® (ABC/ZDV/3TC) *Delstrigo*® (DOR/TDF/3TC) *Dovato*® (DTG/3TC) *Symfi*®/*Symfi LO*® (EFV/TDF/3TC) *Triumeq*® (DTG/ABC/3TC)	Administrar independentemente das refeições	Toxicidade mínima. Exacerbação aguda grave de hepatite pode ocorrer em pacientes com coinfecção por HBV/HIV que interrompem o uso de lamivudina (3TC).
Estavudina (d4T)	Administrar independentemente das refeições	Neuropatia periférica; lipoatrofia; pancreatite; acidose láctica/hepatomegalia grave associada à esteatose hepática (trata-se de um efeito tóxico raro, mas potencialmente fatal); hiperlipidemia; resistência à insulina/diabetes melito; fraqueza neuromuscular ascendente progressiva (rara).
Tenofovir alafenamida (TAF) *Biktarvy*® (BIC/TAF/FTC) *Descovy*® (TAF/FTC) *Genvoya*® (EVG/COBI/TAF/FTC) *Odefsey*® (RPV/TAF/FTC) *Symtuza*® (DRV/COBI/TAF/FTC)	Administrar independentemente das refeições	Insuficiência renal, síndrome de Fanconi e tubulopatia renal proximal são menos prováveis em pacientes medicados com tenofovir alafenamida (TAF) do que com tenofovir (TDF). É menos provável a ocorrência de osteomalacia e redução da densidade mineral óssea com o uso de tenofovir alafenamida (TAF) do que com tenofovir (TDF). Exacerbação aguda grave de hepatite pode ocorrer em pacientes com coinfecção pelo HIV/HBV que interrompem o uso de tenofovir (TDF). Diarreia, náuseas, cefaleia.
Fumarato de tenofovir desoproxila (TDF) *Atripla*® (EFV/TDF/FTC) *Cimduo*® (TDF/3TC) *Complera*® (RPV/TDF/FTC) *Delstrigo*® (DOR/TDF/3TC) *Stribild*® (EVG/COBI/TDF/FTC) *Symfi*®/*Symfi Lo*® (EFV/TDF/3TC) *Temixys*® (TDF/3TC) *Truvada*® (TDF/FTC)	Administrar independentemente das refeições	Insuficiência renal, síndrome de Fanconi, tubulopatia renal proximal, osteomalacia, redução da densidade mineral óssea. Exacerbação aguda grave de hepatite pode ocorrer em pacientes com coinfecção pelo HIV/HBV que interrompem o uso de tenofovir (TDF). Astenia, cefaleia, diarreia, náuseas, vômitos, flatulência.
Zidovudina (AZT ou ZDV) (3TC/AZT) (ABC/3TC/AZT)	Administrar independentemente das refeições	Mielossupressão; anemia macrocítica ou neutropenia; náuseas, vômitos, cefaleia, insônia, astenia, pigmentação ungueal; acidose láctica/hepatomegalia grave associada à esteatose hepática (esse é um efeito tóxico raro, mas potencialmente fatal). Hiperlipidemia; resistência à insulina/diabetes melito; lipoatrofia; miopatia.
Inibidores não nucleosídios da transcriptase reversa (INNTRs)		
Doravirina (DOR) *Delstrigo*® (DOR/TDF/3TC)	Administrar independentemente das refeições	Náuseas, tontura, sonhos anormais.
Efavirenz (EFV) *Atripla*® (EFV/TDF/FTC) *Symfi*®/*Symfi Lo*® (EFV/TDF/3TC)	Administrar com o estômago vazio na hora de dormir	Erupções cutâneas; sintomas neuropsiquiátricos; elevação dos níveis séricos das transaminases; hiperlipidemia; prolongamento do intervalo QT. O uso de efavirenz (EFV) pode levar a resultados falso-positivos em alguns ensaios de rastreamento de canabinoides e benzodiazepínicos.
Etravirina (ETR)	Ingerir após uma refeição	Erupções cutâneas, inclusive síndrome de Stevens-Johnson; reações de hipersensibilidade, caracterizadas por erupção cutânea, achados sistêmicos e, às vezes, disfunção orgânica (inclusive insuficiência hepática) já foram relatadas; náuseas.

(continua)

TABELA 32.4 Agentes antirretrovirais selecionados. (*continuação*)

Nome comercial e nomes genéricos (abreviatura)	Interações alimentares	Efeitos adversos
Nevirapina (NVP)	Administrar independentemente das refeições	Lesões cutâneas (relatadas em aproximadamente 50% dos casos), inclusive síndrome de Stevens-Johnson; hepatite sintomática, inclusive necrose hepática fatal; hepatite sintomática ocorre em uma frequência significativamente mais alta em pacientes do sexo feminino que nunca fizeram uso de agentes antirretrovirais com contagens de linfócitos T CD4$^+$ > 250 células/mm^3 antes do uso de nevirapina (NVP) e em pacientes do sexo masculino que nunca fizeram uso de agentes antirretrovirais com contagens de linfócitos T CD4$^+$ > 400 células/mm^3 antes do uso de nevirapina (NVP). Nevirapina (NVP) não deve ser iniciada nesses pacientes a menos que os benefícios sejam claramente superiores aos riscos.
Rilpivirina (RPV) *Complera*® (RPV/TDF/FTC) *Juluca*® (DTG/RPV) *Odefsey*® (RPV/TAF/FTC)	Ingerir com uma refeição	Erupções cutâneas, depressão, insônia, cefaleia, hepatotoxicidade, prolongamento do intervalo QT.
Inibidores da protease (IPs)		
Atazanavir (ATV) *Evotaz*® (ATV/COBI)	Administrar com alimentos	Hiperbilirrubinemia indireta; prolongado do intervalo PR (alguns pacientes apresentam bloqueio atrioventricular (BAV) de primeiro grau assintomático); alterações eletrocardiográficas; hiperglicemia; lipodistrofia; possível aumento do número de episódios de sangramento em pacientes com hemofilia; colelitíase; nefrolitíase; insuficiência renal; elevação dos níveis séricos das transaminases; hiperlipidemia (sobretudo quando ritonavir é acrescentado ao esquema terapêutico); lesões cutâneas; hiperglicemia.
Darunavir (DRV) *Prezcobix*® (DRV/COBI)	Administrar com alimentos	Lesões cutâneas: darunavir (DRV) é acompanhado de elevado risco de alergia; síndrome de Stevens-Johnson, necrólise epidérmica tóxica, pustulose exantemática generalizada aguda e eritema multiforme já foram relatados. Hepatotoxicidade; diarreia; náuseas; cefaleia; hiperlipidemia; elevação dos níveis séricos das transaminases; hiperglicemia; lipodistrofia. Elevação dos níveis séricos de creatinina ocorrem quando darunavir (DRV) é associado a cobicistate (COBI).
Fosamprenavir (FPV)	Os comprimidos podem ser administrados com ou sem alimentos	Lesões cutâneas foram relatadas em 12 a 19% dos pacientes em uso de fosamprenavir (FPV). Fosamprenavir (FPV) é acompanhado de risco elevado de alergia. Diarreia, náuseas, vômitos, cefaleia, hiperlipidemia, elevação dos níveis séricos das transaminases, hiperglicemia, lipodistrofia, possível aumento da frequência de episódios de sangramento em pacientes com hemofilia, nefrolitíase.
Indinavir (IDV)	No caso de indinavir associado a inibidor de protease: deve ser administrado 1 h antes ou 2 h após as refeições; pode ser administrado com leite desnatado ou refeição com baixo teor de gorduras Para IDV potenciado com RTV: pode ser administrado com ou sem alimentos Beber pelo menos 1.400 mℓ de água diariamente	Nefrolitíase, intolerância gastrintestinal, náuseas, hepatite, hiperbilirrubinemia indireta, hiperlipidemia, cefaleia, astenia, visão embaçada, tontura, erupção cutânea, gosto metálico, trombocitopenia, alopecia, anemia hemolítica, hiperglicemia, má distribuição de gorduras, possível aumento de episódios de sangramentos em pacientes com hemofilia.
Lopinavir + ritonavir (LPV/r)	Comprimido: administrar independentemente das refeições Solução oral: ingerir com alimento; contém 42% de álcool	Intolerância gastrintestinal, náuseas, vômitos, diarreia, astenia, pancreatite, hiperlipidemia (especialmente hipertrigliceridemia), elevação das transaminases séricas, hiperglicemia, resistência insulínica/diabetes melito, lipodistrofia, possível aumento de episódios de sangramentos em pacientes com hemofilia, alterações no eletrocardiograma
Nelfinavir (NFV)	Dissolver os comprimidos em pequeno volume de água, misturar bem e consumir imediatamente. Administrar com alimentos	Diarreia, hiperlipidemia, hiperglicemia, má distribuição de gordura, possível aumento de episódios de sangramentos em pacientes com hemofilia, elevação das transaminases séricas.
Ritonavir (RTV)	Administrar com alimentos	Intolerância gastrintestinal, náuseas, vômitos, diarreia, parestesias (circum-oral e nas extremidades), hiperlipidemia (especialmente hipertrigliceridemia), hepatite, astenia, perversão do paladar, hiperglicemia, má distribuição de gordura, possível aumento de sangramentos em pacientes com hemofilia.

(*continua*)

TABELA 32.4 Agentes antirretrovirais selecionados. (continuação)

Nome comercial e nomes genéricos (abreviatura)	Interações alimentares	Efeitos adversos
Saquinavir (SQV)	Ingerir às refeições ou até 2 h após uma refeição	Intolerância gastrintestinal, náuseas, diarreia, dor abdominal e dispepsia, cefaleia, hiperlipidemia, elevação dos níveis séricos das enzimas transaminases, hiperglicemia, lipodistrofia, possível aumento de episódios de sangramento em pacientes com hemofilia, alterações no eletrocardiograma.
Tipranavir (TPV)	Administrar com alimentos	Hepatotoxicidade; hepatite clínica (inclusive descompensação hepática e mortes associadas à hepatite) já foi descrita. Exantema cutâneo. Já foram relatados raros casos de hemorragias intracranianas fatais e não fatais. Hiperlipidemia, hiperglicemia e lipodistrofia. Possível aumento da frequência de episódios de sangramento em pacientes com hemofilia.
Inibidores da integrase de transferência dos filamentos		
Dolutegravir (DTG) *Dovato®* (DTG/3TC) *Juluca®* (DTG/RPV) *Triumeq®* (DTG/ABC/3TC)	Administrar independentemente das refeições	Insônia, cefaleia, depressão e ideação suicida (rara; geralmente ocorre em pacientes com transtornos psiquiátricos preexistentes). Ganho de peso, hepatotoxicidade. Dados preliminares sugerem aumento da taxa de defeitos do tubo neural em recém-nascidos cujas mães eram usuárias de dolutegravir (DTG) por ocasião da concepção. Reação de hipersensibilidade, incluindo lesões cutâneas, sintomas sistêmicos e disfunção de órgãos (inclusive lesão hepática), já foi relatada.
Elvitegravir (EVG) *Stribild®* (EVG/COBI/FTC/TDF)	Administrar com alimentos	Náuseas, diarreia, depressão e ideação suicida (rara; geralmente ocorre em pacientes com transtornos psiquiátricos preexistentes).
Raltegravir (RAL)	Administrar independentemente das refeições	As lesões cutâneas incluem síndrome de Stevens-Johnson, reação de hipersensibilidade e necrólise epidérmica tóxica. Náuseas, cefaleia, diarreia, pirexia, elevação dos níveis de CPK, fraqueza muscular, rabdomiólise, insônia. Depressão e ideação suicida (rara; geralmente ocorre em pacientes com transtornos psiquiátricos preexistentes).
Inibidores da fusão		
Enfuvirtida (T-20)	Injetar	Reações no local da injeção (p. ex., dor, eritema, induração, nódulos e cistos, prurido, equimoses) em quase 100% dos pacientes. Incidência aumentada de pneumonia bacteriana. Reação de hipersensibilidade pode ocorrer e não é recomendado repetir a administração.
Antagonista do receptor CCR5		
Maraviroque (MVC)	Administrar independentemente das refeições; exige teste sérico para tropismo de CCR5 antes do início	Dor abdominal, tosse, febre, tontura, cefaleia, hipotensão ortostática, náuseas, irritação vesical; possíveis problemas hepáticos e eventos cardíacos; maior risco para algumas infecções; aumento discreto dos níveis de colesterol; hipotensão ortostática, especialmente em pacientes com insuficiência renal grave.
Inibidor do receptor primário em linfócitos T CD4		
Ibalizumabe (IBA)	Administrar IV	Diarreia, tontura, náuseas, erupção cutânea.

Adaptada de Panel on Antiretroviral Guidelines for Adults and Adolescents (Panel). (2019). Guidelines for the use of antiretroviral agents in HIV-1-infected adults and adolescents. Department of Health and Human Services. Retirada em 28/10/2018 de: aidsinfo.nih.gov/contentfiles/lvguidelines/adultandadolescentgl.pdf.

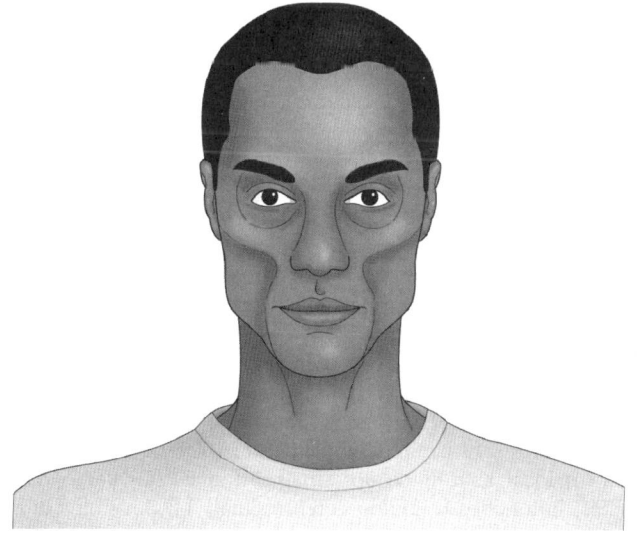

Figura 32.3 • Lipoatrofia facial.

pacientes que estão recebendo esquemas não supressores. São realizados ensaios de resistência genotípica e fenotípica para avaliar as linhagens virais e informar a seleção de estratégias de tratamento. Os ensaios de genotipagem detectam mutações fármaco-resistentes existentes em genes virais relevantes, enquanto os ensaios de fenotipagem determinam a capacidade de um vírus de crescer em diferentes concentrações dos agentes antirretrovirais. A pesquisa de resistência aos agentes antirretrovirais é preconizada para pessoas com infecção crônica por ocasião do início dos cuidados com o HIV. Embora não existam dados prospectivos definitivos para apoiar a escolha de um tipo de teste de resistência em detrimento de outro, o ensaio de genotipagem é geralmente preferido por causa do custo e tempo de resposta menores, da capacidade do teste de detectar misturas de vírus selvagem e vírus resistente e da facilidade relativa da interpretação dos resultados do teste. Se a terapia for protelada, o teste deve ser repetido logo após a instituição da TAR, pois o paciente pode ter contraído vírus fármaco-resistente (i. e., superinfecção) (Panel, 2019).

Síndrome inflamatória de reconstituição imune

A **síndrome inflamatória de reconstituição imune (SIRI)** resulta da rápida restauração das respostas imunes específicas do organismo contra infecções que causam a deterioração de uma infecção tratada ou uma nova apresentação de uma infecção subclínica. Essa síndrome ocorre tipicamente durante os primeiros meses após o início da TAR e é associada a um amplo espectro de organismos, mais comumente micobactérias, herpesvírus e infecções fúngicas profundas. A SIRI é caracterizada por febre, sintomas respiratórios e/ou abdominais e piora das manifestações clínicas de uma infecção oportunista ou do aspecto de novas manifestações. A SIRI é tratada com medicamentos anti-inflamatórios, como cortisona. O enfermeiro deve estar alerta para a possibilidade de SIRI, especialmente no período de 3 meses após o início do tratamento com TAR, tendo em vista que essa síndrome está associada à morbidade significativa, e, com frequência, os pacientes precisam ser hospitalizados.

Síndrome inflamatória de reconstituição imune associada à tuberculose (SIRI-TB) paradoxal é uma complicação grave durante a TAR bem-sucedida de pacientes com coinfecção pelo HIV e TB que estão recebendo tratamento para tuberculose. Na maioria dos pacientes, a SIRI-TB ocorre nas primeiras semanas de TAR, embora possa ocorrer muito depois. Pacientes com coinfecção pelo HIV e TB que apresentam contagens de linfócitos T CD4$^+$ baixas e iniciam a TAR correm alto risco de desenvolver SIRI-TB. Embora a imunopatogenia da SIRI-TB ainda não tenha sido plenamente elucidada, acredita-se que a restauração expressiva da função dos linfócitos T tenha participação significativa (Narendran, Oliveira-de-Souza, Vinhaes et al., 2019).

Manifestações clínicas

Os pacientes com HIV/AIDS apresentam uma diversidade de sintomas relacionados com a doença, efeitos colaterais do tratamento e outras comorbidades, incluindo pancreatite, hepatite e anormalidades cardiometabólicas. As manifestações clínicas de HIV/AIDS são difusas e podem envolver praticamente qualquer sistema de órgãos. Pacientes no estágio 3 ou AIDS (ver Tabela 32.2) apresentam imunodepressão grave e podem desenvolver infecções oportunistas. Os enfermeiros precisam compreender as causas, os sinais e sintomas e as intervenções, incluindo estratégias de automanejo que possam intensificar a qualidade de vida para os pacientes durante todos os estágios da doença. Ferramentas de avaliação de sintomas podem ser utilizadas para avaliar a intensidade e a gravidade dos sintomas dos pacientes. As pessoas vivendo com HIV/AIDS (PVHIV) empregam várias estratégias de automanejo para minimizar sintomas comuns.

Manifestações respiratórias

Falta de ar, dispneia (respiração difícil), tosse, dor torácica e febre são associadas a diversas infecções oportunistas, como aquelas causadas por *Pneumocystis jirovecii*, *Mycobacterium avium-intracellulare*, citomegalovírus (CMV) e espécies de *Legionella*.

Pneumonia por *Pneumocystis*

A **pneumonia por *Pneumocystis* (PPC)** é causada pelo *P. jirovecii* (antes denominado *P. carinii*) (Panel on Opportunistic Infections in Adults and Adolescents with HIV [OI-Panel], 2019) e está associada a contagens de linfócitos T CD4$^+$ inferiores a 200 células/mm^3. As manifestações mais frequentes de PPC são instalação subaguda de dispneia progressiva, febre, tosse improdutiva e desconforto torácico que piora ao longo de dias a semanas. De modo geral, o exame dos pulmões é normal em repouso quando os pacientes apresentam formas leves da doença. Taquipneia, taquicardia e estertores crepitantes difusos podem ser auscultados aos esforços. Febre ocorre na maioria dos casos e pode ser a manifestação predominante. Hipoxemia é a anormalidade laboratorial mais característica, conjuntamente à elevação dos níveis séricos de desidrogenase láctica. Visto que as manifestações clínicas, os exames de sangue e as radiografias de tórax não são patognomônicos de PPC e não é possível cultivar o microrganismo rotineiramente, o diagnóstico definitivo exige demonstração histopatológica ou citopatológica do microrganismo nos tecidos, no líquido do lavado broncoalveolar ou nas amostras de escarro induzido (OI-Panel, 2019).

Complexo *Mycobacterium avium*

A doença causada pelo **complexo *Mycobacterium avium* (MAC)** é uma infecção oportunista que ocorre tipicamente em pacientes com contagens de linfócitos T CD4$^+$ inferiores a 50 células/mm^3. Essa infecção é causada por diferentes tipos de micobactérias: *Mycobacterium avium*, *Mycobacterium intracellulare* ou *Mycobacterium kansasii*. Os sinais/sintomas iniciais podem ser mínimos e podem preceder micobacteriemia detectável por várias semanas; incluem febre, sudorese noturna, perda ponderal, fadiga, diarreia e dor abdominal. A confirmação do diagnóstico de doença disseminada por MAC se baseia em sinais/sintomas clínicos compatíveis associados ao isolamento de MAC em culturas de sangue, linfonodo, medula óssea ou outros líquidos corporais ou tecidos normalmente estéreis (OI-Panel, 2019).

Tuberculose

O risco anual estimado de reativação de tuberculose em indivíduos com infecção pelo HIV não tratada é de 3 a 16% e se aproxima do risco durante toda a vida dos indivíduos sem infecção pelo HIV que apresentam infecção latente de TB. A tuberculose pode ocorrer em qualquer contagem de linfócitos T CD4$^+$, embora o risco aumente à medida que a imunodeficiência se agrava. A pesquisa de infecção latente por TB no momento do diagnóstico de infecção pelo HIV deve ser uma conduta rotineira, independentemente do risco do indivíduo de exposição à TB. Os indivíduos com resultados negativos na pesquisa de infecção latente por TB que estejam no estágio 3 da infecção pelo HIV devem ser reavaliados assim que a contagem de linfócitos T CD4$^+$ aumentar em decorrência da TAR. A investigação de sintomas (perguntar ao paciente se ele apresenta tosse e qual a sua duração) associada à solicitação de radiografias de tórax é preconizada para descartar a possibilidade de tuberculose quando um paciente apresenta resultados positivos no teste tuberculínico intradérmico ou em ensaio de liberação de interferona-gama (IGRA). Tuberculose latente em uma pessoa com infecção pelo HIV é tratada com isoniazida suplementada com piridoxina para prevenir neuropatia periférica durante 9 meses, pois tem eficácia comprovada, boa tolerabilidade e efeitos tóxicos graves infrequentes (OI-Panel, 2019).

A TB pode ocorrer nos pulmões, bem como em outros locais do corpo (TB extrapulmonar), por exemplo, sistema nervoso central (SNC), ossos, pericárdio, estômago, peritônio e escroto. O exame complementar inicial é direcionado para o local anatômico dos sinais/sintomas, tais como pulmões, linfonodos e líquido cerebrospinal. TB em indivíduos com imunodeficiência em estágio avançado pode ser rapidamente progressiva e fatal se o tratamento for retardado. Com frequência, esses pacientes apresentam esfregaços de escarro BAAR-negativos. Portanto, após a coleta de amostras para cultura e exames moleculares, é justificado o tratamento empírico de TB nos pacientes com manifestações clínicas e radiográficas sugestivas de TB relacionada com a infecção pelo HIV. O tratamento da suspeita de TB em indivíduos com infecção pelo HIV é igual ao prescrito para pessoas não infectadas pelo HIV e deve incluir uma combinação inicial de quatro agentes (isoniazida, rifampicina, pirazinamida e etambutol) (OI-Panel, 2019).

Manifestações gastrintestinais

As manifestações gastrintestinais da infecção pelo HIV e AIDS incluem perda de apetite, náuseas, vômitos, candidíases oral e esofágica e diarreia crônica. Os sintomas gastrintestinais podem estar relacionados com o efeito inflamatório direto do HIV sobre as células que revestem os intestinos. Alguns patógenos entéricos que ocorrem com mais frequência, identificados por meio de culturas fecais ou biopsia intestinal, são *Cryptosporidium muris*, espécies de *Salmonella*, *Isospora belli*, *Giardia lamblia*, citomegalovírus (CMV), *Clostridium difficile* e *M. avium-intracellulare*. Em pacientes com AIDS, os efeitos da diarreia podem ser devastadores em termos de profunda perda de peso (superior a 10% do peso corporal), desequilíbrios hidreletrolíticos, escoriações cutâneas perianais, fraqueza e incapacidade de realizar as atividades habituais da vida diária.

Candidíase

As **candidíases** orofaríngea e esofágica (infecções causadas por levedura) são comuns em pacientes com infecção pelo HIV. A candidíase orofaríngea se caracteriza por lesões indolores, cremosas, brancas, em placas, que podem ser encontradas na superfície bucal, no palato mole ou no palato duro, na mucosa orofaríngea ou na superfície da língua. As lesões podem ser raspadas com facilidade com um abaixador de língua ou com outro instrumento, ao contrário das lesões da leucoplaquia pilosa oral. A vulvovaginite por *Candida* em mulheres no estágio inicial da infecção pelo HIV manifesta-se, em geral, da mesma forma que nas mulheres HIV-negativas com corrimento vaginal branco aderente associado a sensação de queimação e prurido de intensidade leve a moderada e recorrências esporádicas (OI-Panel, 2019).

Síndrome de emaciação associada à infecção pelo HIV

A **síndrome de emaciação** refere-se à perda involuntária de mais de 10% do peso corporal enquanto a pessoa apresenta diarreia ou fraqueza e febre há mais de 30 dias. Emaciação consiste em perda da massa muscular, embora parte da perda ponderal também possa ser de tecido adiposo.

Manifestações oncológicas

Pessoas com HIV/AIDS são de maior risco para o desenvolvimento de determinados cânceres. Estes incluem **sarcoma de Kaposi** (SK), linfoma e câncer de colo de útero invasivo. O SK e os linfomas são discutidos a seguir. O carcinoma cervical é descrito posteriormente, na seção Manifestações ginecológicas.

Sarcoma de Kaposi

O SK é causado pelo herpes-vírus 8 (HHV-8); acomete os homens oito vezes mais do que as mulheres e pode se propagar por contato sexual. Envolve a camada epitelial dos vasos sanguíneos e linfáticos. O SK relacionado com a AIDS exibe evolução variável e agressiva, que varia desde lesões cutâneas localizadas até doença disseminada, que envolve diversos sistemas de órgãos. Os sinais cutâneos podem ser a primeira manifestação do HIV; eles podem aparecer em qualquer local no corpo e, normalmente, são de coloração rosa-acastanhada a roxo-escuro. Podem ser achatados ou elevados e circundados por equimoses e edema (Figura 32.4). O rápido desenvolvimento de lesões que envolvem grandes áreas de pele está associado a significativa desfiguração e questões relevantes relacionadas com a imagem corporal. A localização e o tamanho de algumas lesões podem levar a estase venosa, linfedema e dor. As lesões ulcerativas comprometem a integridade cutânea e aumentam o desconforto e a suscetibilidade a infecções. Os locais mais comuns de envolvimento visceral são os linfonodos, o trato gastrintestinal e os pulmões. O envolvimento de órgãos internos acaba provocando insuficiência de órgãos, hemorragia, infecção e morte.

O diagnóstico de SK é confirmado por biopsia de lesões suspeitas. O prognóstico depende da extensão do tumor, da ocorrência de outros sintomas de infecção pelo HIV e da contagem de linfócitos $CD4^+$. A morte pode resultar de evolução do tumor; contudo, mais frequentemente resulta de outras complicações da infecção pelo HIV.

Linfomas relacionados com AIDS

Os linfomas relacionados com AIDS incluem linfoma de Hodgkin e linfoma não Hodgkin. Linfoma não Hodgkin é mais comum. De modo geral, o linfoma relacionado com a AIDS é agressivo. Existem três tipos principais: difuso de grandes células B, imunoblástico de células B e pequenas células não clivadas. Os sinais/sintomas incluem perda ponderal, sudorese noturna e febre. O hemograma completo pode apresentar anormalidades, e uma biopsia pode confirmar o diagnóstico.

Manifestações neurológicas

As alterações cerebrais relacionadas com o HIV apresentam efeitos profundos sobre a cognição, incluindo a função motora, a função executiva, a atenção, a memória visual e a função visuoespacial. A disfunção neurológica resulta de efeitos diretos do HIV sobre o tecido do sistema nervoso, infecções oportunistas, neoplasia primária ou metastática, alterações

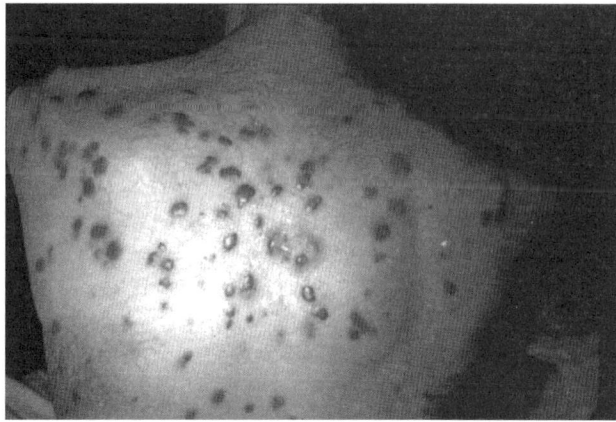

Figura 32.4 • Lesões do sarcoma de Kaposi relacionado com a AIDS. Enquanto alguns pacientes apresentam lesões que permanecem achatadas, outros apresentam lesões muito disseminadas e elevadas, com edema. Reproduzida, com autorização, de DeVita, V. T., Jr., Hellman, S. & Rosenberg, S. (Eds.). (1993). *AIDS: Etiology, diagnosis, treatment, and prevention* (4th ed.). Philadelphia, PA: Lippincott Williams & Wilkins.

cerebrovasculares, encefalopatias metabólicas ou complicações secundárias à terapia. A resposta do sistema imune à infecção pelo HIV no SNC inclui inflamação, atrofia, desmielinização, degeneração e necrose.

Doença neurodegenerativa subcortical

Aproximadamente 20% das pessoas vivendo com a infecção pelo HIV correm risco de desenvolver uma doença neurodegenerativa subcortical denominada distúrbio neurocognitivo associado ao HIV (HAND, do inglês *HIV-associated neurocognitive disorder*) (Cummins, Waters, Aggar et al., 2019). Os sinais de HAND podem ser sutis e incluem alterações da linguagem, da memória e da capacidade de resolução de problemas, bem como comprometimento das habilidades psicomotoras (Cummins et al., 2019). A identificação precoce é importante, pois o HAND pode ser tratado pela troca de fármacos antirretrovirais.

Neuropatia periférica

Neuropatia periférica é manifestação neurológica comum em qualquer estágio da infecção pelo HIV. Pode ser um efeito colateral de alguns medicamentos TAR e pode ocorrer em diversos padrões, como polineuropatia sensorial distal ou polineuropatia simétrica distal, o mais frequente. Ela pode causar dor significativa nos pés e nas mãos e comprometimento funcional. Os pacientes usam diversas estratégias de automanejo físico e psicológico para minimizar esse sintoma.

Encefalopatia do HIV

A **encefalopatia do HIV** era anteriormente denominada complexo demencial da AIDS (Boxe 32.9). Trata-se de uma síndrome clínica caracterizada por declínio progressivo nas funções cognitiva, comportamental e motora como resultado direto da infecção pelo HIV. O HIV foi observado no cérebro e no liquor de pacientes com encefalopatia do HIV. As células cerebrais infectadas pelo HIV são predominantemente as células $CD4^+$ da linhagem de monócitos-macrófagos. Acredita-se que a infecção pelo HIV acione a liberação de toxinas ou linfocinas, que resulta em disfunção celular, inflamação ou interferência na função de neurotransmissores, em vez de lesão celular.

Os sinais e sintomas podem ser sutis e difíceis de diferenciar da fadiga, da depressão ou dos efeitos adversos do tratamento para infecções e malignidades. As manifestações iniciais incluem déficits de memória, cefaleia, dificuldade de concentração, confusão progressiva, lentificação psicomotora, apatia e ataxia. Nos estágios posteriores, ocorrem comprometimentos cognitivos globais, retardo nas respostas verbais, olhar vago, paraparesia espástica, hiper-reflexia, psicose, alucinações, tremor, incontinência, convulsões, mutismo e morte.

A confirmação do diagnóstico de encefalopatia do HIV pode ser difícil. A avaliação neurológica extensiva inclui o exame por tomografia computadorizada, que pode indicar atrofia cerebral difusa e aumento do volume ventricular. Outros testes que podem detectar anormalidades incluem ressonância magnética, análise do liquor por meio de punção lombar e biopsia cerebral.

Cryptococcus neoformans

Uma infecção fúngica, *Cryptococcus neoformans*, é outra infecção oportunista comum entre pacientes com AIDS, e causa doença neurológica. A meningite criptocócica é caracterizada

---

Boxe 32.9 Cuidados do paciente com encefalopatia do HIV

Confusão mental crônica
- Avaliar o estado mental e a função neurológica
- Monitorar quanto a interações medicamentosas, infecções, desequilíbrio eletrolítico e depressão
- Orientar com frequência o paciente em relação ao tempo, ao lugar, à pessoa, à realidade e ao ambiente
- Dar explicações simples
- Orientar o paciente a realizar tarefas em etapas incrementais
- Proporcionar lembretes à memória (relógios e calendários)
- Proporcionar lembretes à memória para a administração de medicamentos
- Postar o cronograma de atividades
- Fornecer *feedback* positivo para o comportamento apropriado
- Instruir os cuidadores familiares a orientarem o paciente em relação ao tempo, ao lugar, à pessoa, à realidade e ao ambiente
- Aconselhar o paciente a designar uma pessoa responsável para assumir procurações.

Distúrbio das sensações
- Avaliar o comprometimento sensorial
- Diminuir a quantidade de estímulos no ambiente do paciente
- Corrigir as percepções imprecisas
- Proporcionar conforto e segurança, se o paciente demonstrar temor
- Proporcionar um ambiente seguro e estável
- Instruir os cuidadores familiares a respeito do reconhecimento de percepções sensoriais imprecisas
- Proporcionar aos cuidadores familiares técnicas para corrigir as percepções imprecisas
- Orientar o paciente e os cuidadores familiares a relatarem quaisquer alterações na visão do paciente ao seu profissional de saúde.

Risco de lesões
- Avaliar o nível de ansiedade, confusão ou desorientação do paciente
- Avaliar o paciente quanto a ilusões ou alucinações
- Remover objetos possivelmente perigosos do ambiente do paciente
- Estruturar o ambiente para a segurança (assegurar iluminação adequada, evitar multidões, proporcionar gradis para o leito, se necessários)
- Supervisionar o tabagismo
- Não deixar o paciente dirigir um carro se ele estiver confuso
- Instruir o paciente e o cuidador familiar na segurança domiciliar
- Proporcionar assistência, conforme necessário, para a deambulação e para o movimento do/para o leito
- Acolchoar a cabeceira e os gradis laterais se o paciente apresentar convulsões.

Déficits dos cuidados pessoais
- Estimular as atividades da vida diária no nível de capacidade do paciente
- Incentivar a independência, mas auxiliar o paciente se ele não puder realizar alguma atividade
- Demonstrar qualquer atividade que o paciente esteja com dificuldade de realizar
- Monitorar a ingestão de alimentos e líquidos
- Pesar o paciente semanalmente
- Encorajar o paciente a comer e oferecer refeições nutritivas, lanches e líquidos adequados
- Se o paciente apresentar incontinência, estabelecer um cronograma de rotina de toalete
- Instruir os cuidadores familiares a respeito do atendimento das necessidades de cuidados pessoais do paciente.

por sintomas como febre, cefaleia, mal-estar, rigidez de nuca, náuseas, vômitos, alterações do estado mental e convulsões. O diagnóstico é confirmado por meio da análise do liquor.

Leucoencefalopatia multifocal progressiva

A **leucoencefalopatia multifocal progressiva** (LMP) é um distúrbio do SNC desmielinizante que afeta a oligodendróglia. As manifestações clínicas geralmente têm início com confusão mental e progridem rapidamente até incluir cegueira, afasia, fraqueza muscular, paresia (paralisia parcial ou completa) e morte. A TAR reduziu muito a mortalidade associada a esse distúrbio.

Outros distúrbios neurológicos

Outras infecções que envolvem o sistema nervoso incluem infecções por *Toxoplasma gondii*, CMV e *Mycobacterium tuberculosis*.

Manifestações depressivas

Depressão e apatia são complicações neuropsiquiátricas da infecção pelo HIV. As estimativas sugerem que a prevalência de depressão varie entre 12 e 60% nas pessoas com infecção pelo HIV/AIDS (Lu, Hsiao, Sheng et al., 2018). Da mesma forma, a apatia, que se refere à redução da atividade cognitiva, emocional e comportamental autoiniciada, também é descrita com frequência por pessoas com infecção pelo HIV. O consumo, atual e prévio, de bebidas alcoólicas e substâncias psicoativas tem sido associado a depressão e apatia nessa população, e depressão foi associada à adesão menor à TAR (Lu et al., 2018).

Manifestações tegumentares

As manifestações cutâneas estão associadas à infecção pelo HIV e às infecções oportunistas e malignidades que a acompanham. O SK (descrito anteriormente) e as infecções oportunistas, tais como herpes-zóster e herpes simples, são associados a vesículas dolorosas que rompem a integridade cutânea. O molusco contagioso é uma infecção viral caracterizada pela formação de placas deformantes. A dermatite seborreica está associada a uma erupção cutânea com tumefação difusa e descamativa que envolve o couro cabeludo e a face. Pacientes com AIDS também podem exibir foliculite generalizada associada à pele seca e descamativa ou dermatite atópica, tal como eczema ou psoríase. Muitos pacientes tratados com o agente antibacteriano sulfametoxazol-trimetoprima apresentam erupção cutânea relacionada com o fármaco, que é pruriginosa, com máculas e pápulas róseo-vermelhas (Panel, 2019). Pacientes com quaisquer dessas erupções cutâneas apresentam desconforto, mudanças na imagem corporal e têm maior risco de infecções em razão da ruptura da integridade cutânea.

Manifestações ginecológicas

A candidíase vaginal persistente e recidivante pode ser o primeiro sinal de infecção pelo HIV em mulheres. Úlceras genitais anteriores ou atuais são um fator de risco para a transmissão da infecção pelo HIV. Mulheres com infecção pelo HIV são mais suscetíveis a úlceras genitais e verrugas venéreas e apresentam aumento das taxas de incidência e recidiva dessas condições. As ISTs, tais como cancro, sífilis e herpes, são mais graves em mulheres com infecção pelo HIV. O papilomavírus humano (HPV) causa verrugas venéreas e é um fator de risco para neoplasia intraepitelial cervical, uma alteração celular que, com frequência, é precursora do câncer do colo do útero. Mulheres que são soropositivas para HIV e que apresentam carcinoma cervical em um estágio mais avançado da doença apresentam doença mais persistente e recidivante e um intervalo mais curto até a recidiva e a morte do que mulheres sem infecção pelo HIV.

Mulheres com HIV têm maior risco de doença inflamatória pélvica, uma infecção que deve ser relatada, e a inflamação correlata pode potencializar a transmissão da infecção pelo HIV para o parceiro sexual não infectado. Além disso, mulheres com infecção pelo HIV parecem apresentar incidência mais alta de anormalidades menstruais, incluindo amenorreia ou sangramento entre as menstruações, do que as mulheres sem infecção pelo HIV.

Manejo clínico

Tratamento de infecções oportunistas e coinfecção pela hepatite C

As diretrizes para o tratamento de infecções oportunistas devem ser consultadas para a maioria das recomendações atuais (OI-Panel, 2019). Embora a terapia antirretroviral seja extremamente efetiva na manutenção da contagem de linfócitos CD4$^+$ elevada, infecções oportunistas ainda causam considerável morbidade e mortalidade por três motivos principais: (1) muitos pacientes não têm conhecimento a respeito da sua infecção pelo HIV e comparecem com uma infecção oportunista como o indicador inicial da sua doença; (2) alguns pacientes têm conhecimento sobre a sua infecção pelo HIV, mas não administram agentes antirretrovirais em razão de fatores psicossociais ou econômicos; e (3) outros recebem prescrições de medicamentos antirretrovirais, mas não alcançam as respostas virológica e imunológica adequadas por questões relacionadas com adesão, farmacocinética ou fatores biológicos inexplicados.

A coinfecção por hepatite C exige manejo clínico cuidadoso das pessoas vivendo com HIV/AIDS (PVHIV). A hepatite C pode ser curada, na maioria dos pacientes, por um ciclo de 8 a 12 meses de medicação específica. Todavia, os medicamentos para o tratamento da hepatite C interagem com muitos agentes antirretrovirais; portanto, é necessário manejo cuidadoso para evitar interações e maximizar a adesão (OI-Panel, 2019; Starbird et al., 2020).

Pneumonia por *Pneumocystis*

Pessoas no estágio 3 da infecção pelo HIV devem receber quimioprofilaxia para prevenir a ocorrência de PPC com sulfametoxazol+trimetoprima se apresentarem contagem de linfócitos CD4$^+$ inferior a 200 células/mm^3 ou houver história pregressa de candidíase orofaríngea (OI-Panel, 2019). Assim que a contagem de linfócitos CD4$^+$ aumentar, a profilaxia pode ser interrompida. Quando uma pessoa recebe o diagnóstico de pneumonia por *Pneumocystis*, o tratamento preferido consiste em sulfametoxazol+trimetoprima. A dose deve ser reduzida se houver comprometimento da função renal. Os corticosteroides auxiliares são indicados o mais cedo possível, preferencialmente dentro de 72 horas após o início da terapia específica para PPC. Habitualmente, o tratamento é mantido por 21 dias. As taxas de reação adversa ao sulfametoxazol+trimetoprima são elevadas, incluindo erupção cutânea (30 a 55%) (inclusive síndrome de Stevens-Johnson), febre (30 a 40%), leucopenia (30 a 40%), hepatite (20%), trombocitopenia (15%), azotemia (1 a 5%) e hiperpotassemia. Visto que sobrevida prolongada é possível quando a TAR é efetiva, os indivíduos com AIDS e PPC grave devem ter a opção de escolher ventilação mecânica e internação em unidades de cuidados críticos se suas condições funcionais a justificarem, da mesma forma que com indivíduos sem infecção pelo HIV. Já foi relatada SIRI paradoxal após pneumonia por *Pneumocystis* e instituição da TAR (OI-Panel, 2019).

Complexo *Mycobacterium avium*

O tratamento inicial da doença causada por MAC deve consistir em dois ou mais agentes ativos contra micobactérias para prevenir ou retardar o aparecimento de resistência. Claritromicina é a primeira opção, porém pode ser substituída por azitromicina quando interações medicamentosas ou intolerância à claritromicina impedirem seu uso. Etambutol é o segundo agente recomendado (OI-Panel, 2019).

Meningite criptocócica

A criptococose entre pacientes com infecção pelo HIV ocorre mais comumente como meningite ou meningoencefalite subaguda com febre, mal-estar e cefaleia. O tratamento da criptococose é constituído por três fases: indução, consolidação e manutenção. O tratamento de indução preferido para meningite criptocócica e para outras formas de criptococose extrapulmonar é a formulação lipídica intravenosa (IV) de anfotericina B em combinação com fluconazol. Os possíveis efeitos adversos graves da anfotericina B são anafilaxia, comprometimento renal e hepático, desequilíbrios eletrolíticos, anemia, febre e calafrios graves. Após pelo menos 2 semanas de tratamento de indução bem-sucedido – definido como melhora clínica e cultura de líquido cerebrospinal negativa após punção lombar repetida –, a associação de anfotericina B e fluconazol pode ser suspensa. O tratamento de consolidação ou acompanhamento é, então, iniciado com fluconazol oral diariamente e mantido durante pelo menos 8 semanas (OI-Panel, 2019).

Retinite por citomegalovírus

A retinite causada por CMV é uma causa líder de cegueira em pacientes com AIDS. Valganciclovir oral, ganciclovir IV, ganciclovir IV seguido de valganciclovir oral, foscarnete IV, cidofovir IV e um implante intraocular de ganciclovir acoplado a valganciclovir são todos tratamentos efetivos para a retinite por CMV (OI-Panel, 2019). Todos esses fármacos apresentam efeitos tóxicos significativos (mielossupressão, neutropenia, hepatite, nefrotoxicidade, crises convulsivas etc.) e são utilizados com cautela.

Terapia antidiarreica

Embora muitas formas de diarreia respondam ao tratamento, não é incomum que essa condição recidive e se torne um problema crônico para o paciente com infecção pelo HIV. A terapia com acetato de octreotida, um análogo sintético da somatostatina, demonstrou tratar de modo efetivo a diarreia grave crônica. Altas concentrações de receptores de somatostatina foram observadas no trato gastrintestinal e em outros tecidos. A somatostatina inibe muitas funções fisiológicas, incluindo a motilidade gastrintestinal e a secreção intestinal de água e eletrólitos.

Quimioterapia

Sarcoma de Kaposi

Os pacientes com SK podem receber tratamento local, radioterapia, quimioterapia e terapia biológica, dependendo da localização das lesões.

Linfoma

Não existe um tratamento padrão para linfoma sistêmico ou periférico associado à AIDS. O plano terapêutico é individualizado e, em geral, inclui quimioterapia com um ou mais fármacos, quimioterapia em altas doses e transplante de células-tronco hematopoéticas.

Terapia antidepressiva

O tratamento da depressão em pessoas com infecção pelo HIV envolve a terapia cognitivo-comportamental integrada à farmacoterapia (Lu et al., 2018). Se os sintomas depressivos forem graves e de duração suficiente, o tratamento com antidepressivos pode ser iniciado. Antidepressivos como imipramina, desipramina e fluoxetina podem ser administrados, já que também aliviam a fadiga e a letargia que estão associadas à depressão. Um psicoestimulante, como metilfenidato, pode ser utilizado em doses baixas em pacientes com comprometimento neuropsiquiátrico. A terapia eletroconvulsiva pode ser uma opção para os pacientes com depressão grave que não respondem às intervenções farmacológicas.

Terapia nutricional

Alterações no metabolismo lipídico estão associadas à infecção pelo HIV e à TAR. A desnutrição aumenta o risco de infecção e a incidência de infecções oportunistas. A terapia nutricional deve ser parte do plano de manejo geral e deve ser ajustada para atender às necessidades nutricionais do paciente, seja por meio de dieta oral, alimentações por sonda enteral ou suporte nutricional parenteral, se necessário. Assim como com todos os pacientes, uma dieta saudável é essencial para o paciente com infecção pelo HIV. Para todos os pacientes com AIDS que apresentam perda de peso inexplicada, devem ser obtidas contagens de calorias, e o peso deve ser controlado para avaliar o estado nutricional e iniciar a terapia apropriada. O objetivo é manter o peso ideal e, quando necessário, aumentar o peso.

Estimulantes do apetite têm sido utilizados com sucesso em pacientes com anorexia relacionada com a AIDS. O acetato de megestrol, uma preparação de progesterona oral sintética, promove ganho de peso significativo e inibe a síntese da citocina IL-1. Em pacientes com infecção pelo HIV, ele aumenta o peso corporal principalmente elevando os depósitos de gordura corporal. O dronabinol, que é um tetraidrocanabinol sintético, o ingrediente ativo da maconha, tem sido utilizado para aliviar náuseas e vômitos associados à quimioterapia para o câncer. Após o início da terapia com dronabinol, quase todos os pacientes com infecção pelo HIV apresentam ganho de peso modesto. Os efeitos sobre a composição corporal são desconhecidos.

Podem ser utilizados suplementos orais quando a dieta for deficiente em calorias e proteínas. Idealmente, os suplementos orais devem ser sem lactose (as pessoas com infecção pelo HIV podem apresentar intolerância à lactose), com alto teor de calorias e proteínas facilmente digestíveis, baixo teor de gorduras, com as gorduras facilmente digeríveis, palatáveis, não dispendiosas e toleradas sem causar diarreia. Foram desenvolvidos suplementos nutricionais especificamente para pessoas com infecção pelo HIV e AIDS. A nutrição parenteral é a última opção, em virtude do seu custo proibitivo e dos riscos correlatos, incluindo possível infecção.

Terapias de saúde complementares, alternativas e integrativas

Pessoas com infecção pelo HIV, bem como muitos norte-americanos, relatam o uso de terapias complementares, alternativas e integrativas. Combinadas às terapias tradicionais, essas terapias podem melhorar o bem-estar geral do paciente. Entretanto, pode haver interações medicamentosas adversas entre determinadas terapias (p. ex., erva-de-são-joão) e algumas TARs.

Embora não haja pesquisas suficientes sobre os efeitos das terapias complementares, alternativas e integrativas, é crescente a literatura sobre os benefícios de modalidades que envolvem nutrição, exercícios, tratamento psicossocial e medicina chinesa. Ver Capítulo 4 para mais informações sobre terapias complementares, alternativas e integrativas.

Muitos pacientes que seguem essas terapias não relatam seu uso aos profissionais de saúde. Para obter uma anamnese completa, o enfermeiro deve indagar sobre as terapias complementares, alternativas e integrativas seguidas pelo paciente. Os pacientes podem precisar de encorajamento para relatar o uso dessas terapias ao médico assistente. Podem surgir problemas, por exemplo, quando os pacientes estão usando as terapias complementares, alternativas e integrativas durante a participação em estudos clínicos de fármacos; as terapias alternativas podem apresentar efeitos adversos significativos, dificultando a avaliação dos efeitos dos medicamentos no estudo clínico. O enfermeiro precisa se familiarizar com os efeitos adversos potenciais dessas terapias; se houver a suspeita de que a terapia esteja provocando efeitos colaterais, o enfermeiro precisa conversar com o paciente, com o terapeuta e com o médico assistente. O enfermeiro precisa considerar as terapias complementares, alternativas e integrativas com a mente aberta e tentar compreender a importância desse tratamento para o paciente. Essa abordagem melhorará a comunicação com o paciente e reduzirá os conflitos.

Cuidados de suporte

Os pacientes que estão fracos e debilitados por causa da doença crônica associada à infecção pelo HIV e à AIDS precisam de muitos tipos de cuidados de suporte. O suporte nutricional pode ser simples, como a ajuda na obtenção ou no preparo das refeições. Para os pacientes com comprometimento nutricional mais avançado em razão de diminuição da ingestão, síndrome de caquexia ou má absorção gastrintestinal associada à diarreia, podem ser necessários alimentos parenterais. Os desequilíbrios que resultam de náuseas, vômitos e diarreia profusa com frequência exigem reposição hidreletrolítica IV.

O manejo da solução de continuidade cutânea associada ao SK, da escoriação da pele perianal ou da imobilidade engloba o cuidado completo e meticuloso da pele, que envolve a movimentação regular, a limpeza e aplicações de pomadas medicamentosas e curativos. Para combater a dor associada à solução de continuidade da pele, à cólica abdominal, à neuropatia periférica ou ao SK, o enfermeiro administra agentes analgésicos em intervalos regulares durante 24 horas. Pacientes com história pregressa de abuso de substâncias psicoativas precisam de abordagens individualizadas para manejo da dor. Relaxamento e técnica de imaginação orientada podem auxiliar na redução da dor e da ansiedade.

Sintomas pulmonares, como dispneia, podem ser relacionados com infecções oportunistas, SK ou fadiga. Para os pacientes com esses sintomas, terapia com oxigênio, treinamento de relaxamento e técnicas de conservação de energia podem ser efetivos. Pacientes com disfunção respiratória grave podem precisar de ventilação mecânica. Antes que a ventilação mecânica seja instituída, o procedimento é explicado ao paciente e ao cuidador familiar.

Como mencionado, graças ao advento da TAR, existem desfechos geralmente mais positivos do que há anos, e um paciente sob ventilação mecânica tem uma probabilidade razoável de sobrevida. No entanto, se o paciente decidir não se submeter à ventilação mecânica, suas vontades devem ser atendidas. Idealmente, o paciente prepara instruções avançadas, identificando as preferências para os tratamentos e os cuidados ao fim da vida, incluindo os cuidados em hospital residencial. Se o paciente não tiver identificado as preferências previamente, as opções de tratamento são descritas, de modo que ele possa tomar decisões livres e esclarecidas e ter seus desejos respeitados.

Os enfermeiros devem prever que os pacientes, bem como as famílias e os amigos, precisarão de apoio e atenção para compartilhar as preocupações. Em alguns sistemas familiares, mais de uma pessoa pode estar vivendo com HIV/AIDS.

PROCESSO DE ENFERMAGEM

Paciente com infecção pelo HIV

Os cuidados de enfermagem quando o paciente tem infecção pelo HIV são complicados por muitas questões emocionais, sociais e éticas. O plano de cuidados para o paciente com AIDS (Boxe 32.10) é individualizado para atender às necessidades do paciente. Os cuidados incluem muitas das intervenções e preocupações citadas na seção Cuidados de suporte.

Avaliação

A avaliação de enfermagem inclui a identificação de possíveis fatores de risco, incluindo a história de práticas sexuais de risco ou de uso de substâncias IV/injetáveis. Os estados físico e psicológico do paciente são avaliados.

O estado nutricional é avaliado por meio da obtenção da história alimentar e da identificação de fatores que possam interferir na ingestão oral, como anorexia, náuseas, vômitos, dor oral ou dificuldade de deglutição. Além disso, é avaliada a capacidade do paciente de comprar, preparar e armazenar o alimento com segurança. História do peso (i. e., alterações ao longo do tempo), medições antropométricas e ureia sérica, proteína sérica, albumina e níveis de transferrina fornecem medidas objetivas do estado nutricional.

É preciso avaliar o nível de conhecimento do paciente a respeito da infecção pelo HIV, dos modos de transmissão da doença e da adesão à TAR. Além disso, avalia-se o nível de conhecimento da família (biológica e de escolha) e dos amigos. É importante verificar a reação psicológica do paciente ao diagnóstico de infecção pelo HIV. As reações variam entre os pacientes e podem incluir negação, raiva, temor, vergonha, interrupção de interações sociais e sintomas depressivos (Lu et al., 2018). Geralmente é bom saber como o paciente lidou com doenças e estresses importantes da vida no passado. Os recursos de apoio que o paciente buscou são identificados.

Diagnóstico

DIAGNÓSTICOS DE ENFERMAGEM

Com base nos dados da avaliação, os principais diagnósticos de enfermagem podem incluir:

- Comprometimento da ingestão nutricional associado à redução do consumo de alimentos
- Isolamento social associado a estigma da infecção pelo HIV, suspensão dos sistemas de apoio, procedimentos de isolamento e temor de infectar outras pessoas
- Luto associado às mudanças do estilo de vida e das funções
- Falta de conhecimento associada à infecção pelo HIV, meios para prevenir a transmissão do HIV, TAR e estratégias de automanejo.

Boxe 32.10 — PLANO DE CUIDADO DE ENFERMAGEM
Cuidado ao paciente com AIDS

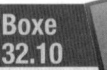

DIAGNÓSTICO DE ENFERMAGEM: diarreia associada aos patógenos entéricos ou à infecção pelo HIV
OBJETIVO: retomar os hábitos intestinais normais

Intervenções de enfermagem	Justificativa	Resultados esperados
1. Avaliar os hábitos intestinais normais do paciente.	1. Proporciona uma característica basal para a avaliação.	• O paciente exibe retorno aos padrões intestinais normais
2. Examinar o paciente quanto à diarreia: defecações frequentes e soltas; dor ou cólica abdominal, volume das fezes líquidas e fatores de exacerbação e alívio.	2. Detecta alterações, quantificar a perda de líquidos e fornecer a base para as medidas de enfermagem.	• Relata diminuição dos episódios de diarreia e cólica abdominal • Identifica e elimina alimentos que irritam o trato gastrintestinal
3. Obter culturas fecais e administrar a terapia antimicrobiana, conforme prescrito.	3. Identifica microrganismos patogênicos; a terapia tem por alvo o microrganismo específico.	• Administra a terapia apropriada, conforme prescrito • Exibe culturas fecais normais

4. Iniciar medidas para reduzir a hiperatividade do intestino.
  a. Manter as restrições alimentares e líquidas, conforme prescrito. Sugerir o consumo de bananas, arroz cozido, maçã raspada, chá e torradas.
  b. Desencorajar o tabagismo e o uso de sistemas eletrônicos de administração de nicotina (ENDS), incluindo cigarros eletrônicos, cachimbos eletrônicos, narguilés eletrônicos e charutos eletrônicos.
  c. Evitar irritantes intestinais, como alimentos gordurosos ou fritos, vegetais crus e nozes. Oferecer refeições pequenas e frequentes.
	4. Promove o repouso intestinal, que pode diminuir os episódios agudos.
	  a. Reduz a estimulação do intestino.
	
	  b. Elimina a nicotina, que atua como estimulante intestinal.
	
	  c. Previne a estimulação do intestino e a distensão abdominal e promover a nutrição adequada.
		• Mantém a ingestão adequada de líquidos
		• Mantém o peso corporal e não relata perda de peso adicional
		• Explica a razão de evitar o tabagismo
		• Inscreve-se em um programa para abandonar o tabagismo e o uso de ENDS
		• Toma os medicamentos, conforme prescrito
		• Mantém o estado hídrico adequado
		• Exibe turgor cutâneo normal, mucosas úmidas, débito urinário adequado, e não apresenta sede excessiva.

5. Administrar antiespasmódicos anticolinérgicos e opioides ou outros medicamentos, conforme prescrito.	5. Diminui os espasmos intestinais e a motilidade.	
6. Manter a ingestão de, no mínimo, 3 ℓ/dia de líquido, exceto se contraindicada.	6. Previne a hipovolemia.	

DIAGNÓSTICO DE ENFERMAGEM: risco de infecções, associado à imunodeficiência
OBJETIVO: apresentar ausência de infecções

Intervenções de enfermagem	Justificativa	Resultados esperados
1. Monitorar quanto a infecções: febre, calafrios e diaforese; tosse; falta de ar; dor oral ou deglutição dolorosa; placas brancas cremosas na cavidade oral; frequência e urgência urinária ou disúria; rubor, edema ou drenagem de ferimentos; lesões vesiculares na face, nos lábios ou na área perianal.	1. Possibilita a detecção inicial de infecções, essencial para o início imediato do tratamento. Infecções repetidas e prolongadas contribuem para a debilitação do paciente.	• O paciente identifica os sinais e sintomas de infecções que devem ser relatados • Relata os sinais e sintomas de infecção, se presentes • Exibe e relata ausência de febre, calafrios e diaforese • Exibe sons respiratórios normais (claros), sem sons respiratórios estranhos
2. Orientar o paciente ou o cuidador familiar sobre a necessidade de relatar possíveis infecções.	2. Possibilita a detecção inicial de infecções.	• Mantém o peso • Relata nível de energia adequado, sem fadiga excessiva
3. Monitorar a contagem de leucócitos e o diferencial.	3. Eleva a contagem de leucócitos possivelmente associada a infecções.	• Relata ausência de falta de ar e tosse • Exibe membranas mucosas orais róseas e úmidas, sem fissuras ou lesões
4. Obter culturas de drenagem de ferimento, lesões cutâneas, urina, fezes, expectoração, boca e sangue, conforme prescrito. Administrar a terapia antimicrobiana, conforme prescrito.	4. Auxilia na determinação do microrganismo ofensor para iniciar o tratamento apropriado.	• Administra a terapia apropriada, conforme prescrito • Não apresenta infecções • Explica a razão para as estratégias de evitar infecções

5. Instruir o paciente quanto aos modos de prevenir infecções.
  a. Limpar as superfícies da cozinha e do banheiro com desinfetantes.
  b. Limpar as mãos completamente após a exposição a líquidos corporais.
  c. Evitar a exposição aos líquidos corporais de outras pessoas ou o compartilhamento de utensílios para a alimentação.
  d. Movimentar-se, tossir e respirar fundo, especialmente quando a atividade estiver diminuída.
  e. Manter a limpeza da área perianal.
  f. Evitar o manuseio de excretas de animais ou a limpeza de caixas de areia, gaiolas de pássaros ou aquários.
  g. Cozinhar carnes e ovos completamente.
	5. Minimiza a exposição a infecções e a transmissão da infecção pelo HIV a outras pessoas.	• Modifica as atividades para reduzir a exposição a infecções ou pessoas infecciosas
		• Pratica "sexo mais seguro"
		• Evita o compartilhamento de utensílios para alimentação e escovas de dentes
		• Exibe temperatura corporal normal
		• Aplica as técnicas recomendadas para manter a limpeza da pele, de lesões cutâneas e da área perianal
		• Solicita que outras pessoas manuseiem as excretas de animais domésticos e façam a limpeza
		• Utiliza as técnicas de cozimento recomendadas.

6. Manter a técnica asséptica ao realizar procedimentos invasivos, tais como punções venosas, cateterizações vesicais e injeções.	6. Previne infecções hospitalares.	

(continua)

Boxe 32.10 — PLANO DE CUIDADO DE ENFERMAGEM (continuação)
Cuidado ao paciente com AIDS

DIAGNÓSTICO DE ENFERMAGEM: comprometimento da desobstrução das vias respiratórias associado à pneumonia por *Pneumocystis*, aumento de secreções brônquicas e diminuição da capacidade de tossir associada a fraqueza e fadiga
OBJETIVO: melhorar a desobstrução de vias respiratórias

Intervenções de enfermagem	Justificativa	Resultados esperados

1. Avaliar e relatar os sinais e sintomas de alteração do estado respiratório, taquipneia, uso de músculos acessórios, tosse, cor e volume da expectoração, sons respiratórios anormais, coloração parda ou cianótica da pele, inquietação, confusão ou sonolência.
2. Obter amostras de escarro para cultura, conforme prescrito. Administrar a terapia antimicrobiana, conforme prescrito.
3. Fornecer o cuidado pulmonar (tosse, respiração profunda, drenagem postural e vibração) a cada 2 a 4 h.
4. Auxiliar o paciente a assumir uma posição de semi-Fowler ou de Fowler elevada.
5. Incentivar períodos de repouso adequados.
6. Iniciar as medidas para diminuir a viscosidade das secreções.
  a. Manter a ingestão de no mínimo 3 ℓ/dia de líquido, exceto se contraindicada.
  b. Umidificar o ar inspirado, conforme prescrito.
  c. Consultar o médico a respeito da utilização de agentes mucolíticos administrados por meio de nebulizador ou ventilação com pressão positiva intermitente.
7. Realizar aspiração traqueal, conforme necessário.
8. Administrar a terapia com oxigênio, conforme prescrito.
9. Auxiliar a intubação endotraqueal; manter as configurações do respirador, conforme prescrito.
	1. Indica função respiratória anormal.
	
	2. Auxilia na identificação dos microrganismos patogênicos.
	
	3. Previne a estase das secreções e promove a desobstrução das vias respiratórias.
	4. Facilita a respiração e a desobstrução das vias respiratórias.
	5. Maximiza o gasto de energia e previne a fadiga excessiva.
	6. Facilita a expectoração das secreções; previne a estase das secreções.
	
	7. Remove secreções, se o paciente não puder fazê-lo.
	8. Aumenta a disponibilidade de oxigênio.
	9. Mantém a ventilação.
		• O paciente mantém a desobstrução normal das vias respiratórias:
		  • Frequência respiratória < 20 incursões/min
		  • Respiração sem dificuldades, sem o uso de músculos acessórios e narinas alargadas
		  • Coloração rósea da pele (sem cianose)
		  • Alerta e ciente do que o circunda
		  • Valores de gasometria arterial normais
		  • Sons respiratórios normais, sem sons respiratórios estranhos
		• Inicia a terapia apropriada
		• Administra os medicamentos, conforme prescritos
		• Relata melhora da respiração
		• Mantém as vias respiratórias limpas
		• Tosse e realiza respirações profundas a cada 2 a 4 h, conforme recomendado
		• Demonstra posições apropriadas e pratica a drenagem postural a cada 2 a 4 h
		• Relata redução da dificuldade respiratória quando em uma posição de semi-Fowler ou Fowler elevada
		• Pratica estratégias de conservação de energia e altera repouso e atividade
		• Demonstra redução na espessura (viscosidade) das secreções pulmonares
		• Relata aumento da facilidade de tossir a expectoração
		• Utiliza ar ou oxigênio umidificado, conforme prescrito e indicado
		• Indica a necessidade de assistência com a remoção das secreções pulmonares
		• Compreende a necessidade e coopera com a intubação endotraqueal e a utilização de um ventilador mecânico
		• Verbaliza as preocupações a respeito de dificuldade respiratória, intubação e ventilação mecânica.

DIAGNÓSTICO DE ENFERMAGEM: comprometimento da ingestão nutricional associado à redução do consumo de alimentos
OBJETIVO: ingerir nutrientes suficientes para atender às necessidades metabólicas

Intervenções de enfermagem	Justificativa	Resultados esperados
1. Avaliar o estado nutricional com altura, peso e idade; ureia sérica, proteína, albumina, transferrina, hemoglobina sérica e níveis de hematócrito; e anergia cutânea. 2. Obter a história alimentar, incluindo os gostos e as aversões e as intolerâncias alimentares. 3. Avaliar os fatores que interferem na ingestão oral. 4. Consultar um nutricionista para determinar as necessidades nutricionais do paciente.	1. Fornece a medição objetiva do estado nutricional. 2. Define a necessidade de instruções nutricionais; auxilia a individualizar as intervenções. 3. Fornece a base e as orientações para as intervenções. 4. Facilita o planejamento das refeições.	• O paciente identifica os fatores que limitam a ingestão oral e utiliza recursos para promover a ingestão alimentar adequada • Relata aumento do apetite • Mostra compreensão das necessidades nutricionais • Identifica modos para reduzir os fatores que limitam a ingestão oral • Repousa antes das refeições • Come em um ambiente agradável e livre de odores • Providencia que as refeições coincidam com as visitas.

(continua)

Boxe 32.10 PLANO DE CUIDADO DE ENFERMAGEM (continuação)
Cuidado ao paciente com AIDS

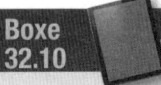

Intervenções de enfermagem	Justificativa	Resultados esperados

5. Reduzir os fatores que limitam a ingestão oral.
  a. Encorajar o paciente a repousar antes das refeições.
  b. Planejar as refeições de modo que elas não ocorram imediatamente após procedimentos dolorosos ou desagradáveis.
  c. Encorajar o paciente a fazer as refeições com visitantes ou outras pessoas, quando possível.
  d. Estimular o paciente a preparar refeições simples ou a pedir ajuda com o preparo das refeições, se possível.
  e. Servir refeições pequenas e frequentes: 6/dia.
  f. Limitar os líquidos 1 h antes das refeições e com as refeições.
6. Orientar o paciente quanto aos modos de suplementar a nutrição: consumir alimentos ricos em proteínas (carne, frango, peixe) e carboidratos (macarrão, frutas, pães).
7. Consultar um médico e um nutricionista a respeito da alimentação alternativa (nutrição enteral ou parenteral).
8. Consultar um assistente social ou um contato da comunidade a respeito da assistência financeira, se o paciente não puder pagar pelos alimentos.
	5. Aborda os fatores que limitam a ingestão.
	  a. Minimiza a fadiga, que pode diminuir o apetite.
	  b. Diminui os estímulos nocivos.
	
	  c. Limita o isolamento social.
	
	  d. Limita o gasto de energia.
	
	  e. Previne o esgotamento do paciente.
	  f. Reduz a saciedade.
	6. Fornece proteínas e calorias adicionais.
	
	7. Proporciona o suporte nutricional se o paciente for incapaz de ingerir quantidades suficientes pela boca.
	8. Aumenta a disponibilidade de recursos e nutrição.
		• Relata aumento da ingestão alimentar
		• Realiza a higiene oral antes das refeições
		• Administra agentes analgésicos antes das refeições, conforme prescritos
		• Identifica modos de aumentar a ingestão de proteínas e calorias
		• Identifica alimentos com alto teor de proteínas e calorias
		• Consome alimentos com alto teor de proteínas e calorias
		• Relata diminuição da velocidade da perda de peso
		• Mantém a ingestão calórica adequada
		• Explica a razão para a nutrição enteral ou parenteral, se necessário
		• Demonstra habilidade no preparo de fontes alternativas de nutrição

DIAGNÓSTICO DE ENFERMAGEM: falta de conhecimento associada aos modos de prevenção de transmissão do HIV
OBJETIVO: aumentar o conhecimento sobre os meios de prevenir a transmissão da doença

Intervenções de enfermagem	Justificativa	Resultados esperados

1. Orientar o paciente, a família e os amigos a respeito das vias de transmissão do HIV.
 	
2. Orientar o paciente, a família e os amigos a respeito dos meios para prevenir a transmissão do HIV.
  a. Evitar o contato sexual com diversos parceiros e seguir as precauções se o estado de HIV do parceiro sexual não estiver certo.
  b. Usar preservativos durante as relações sexuais (vaginal, anal, orogenital); evitar o contato bucal com o pênis, a vagina ou o reto; evitar práticas sexuais que possam causar cortes ou rupturas no revestimento do reto, da vagina ou do pênis.
  c. Evitar sexo com profissionais do sexo e outras pessoas de alto risco.
 	
  d. Não usar substâncias IV/injetáveis; se for usuário e não puder ou não desejar alterar o comportamento, utilizar agulhas e seringas limpas.
 	
  e. Mulheres que possam ter sido expostas ao HIV por meio de práticas sexuais ou com drogas devem consultar um médico antes de engravidar; considerar o uso de agentes antirretrovirais, se gestante.
  f. Considerar profilaxia pré-exposição.
	1. O conhecimento a respeito da transmissão da doença pode auxiliar a evitar a propagação da doença; também pode aliviar os temores.
	2. Reduz o risco de transmissão.
	
	  a. O risco de infecção aumenta com a quantidade de parceiros sexuais, homens ou mulheres, e o contato sexual com aqueles que se envolvem em comportamentos de alto risco.
	  b. O risco de transmissão do HIV é reduzido.
	
	  c. Muitos profissionais do sexo são infectados pelo HIV por meio do contato sexual com diversos parceiros e/ou do uso de substâncias IV/injetáveis.
	  d. Agulhas e seringas limpas são o único modo de prevenir a transmissão do HIV para aqueles que continuam a usar drogas. As precauções são importantes para aqueles que são positivos para anticorpos, para prevenir a transmissão do HIV.
	  e. O HIV pode ser transmitido da mãe para o feto no útero; o uso de agentes antirretrovirais durante a gestação reduz significativamente a transmissão perinatal do HIV.
	  f. Ingerir agentes antirretrovirais antes de participar de atividades de alto risco parece proteger contra infecção.
		• O paciente, a família e os amigos declaram os meios de transmissão
		• O paciente relata e demonstra práticas para reduzir a exposição de outras pessoas ao HIV
		• Demonstra conhecimento sobre as práticas sexuais mais seguras
		• Identifica meios para prevenir a transmissão da doença
		• Declara que os parceiros sexuais estão informados a respeito do estado positivo para HIV no sangue
		• Evita o uso de substâncias IV/injetáveis e o compartilhamento de equipamentos para drogas com outras pessoas
		• Compreende os riscos e os benefícios associados à profilaxia pré-exposição.

(continua)

Boxe 32.10 PLANO DE CUIDADO DE ENFERMAGEM (continuação)
Cuidado ao paciente com AIDS

DIAGNÓSTICO DE ENFERMAGEM: isolamento social relacionado com o estigma da doença, a suspensão dos sistemas de apoio, os procedimentos de isolamento e o temor de infectar outras pessoas
OBJETIVO: diminuir a sensação de isolamento social

Intervenções de enfermagem	Justificativa	Resultados esperados
1. Avaliar os padrões habituais de interação social do paciente. 2. Observar os comportamentos indicativos de isolamento social, tais como diminuição da interação com outras pessoas, hostilidade, não adesão, emoções de tristeza e declaração de sentimentos de rejeição ou solidão. 3. Fornecer orientações a respeito dos modos de transmissão do HIV. 4. Auxiliar o paciente a identificar e explorar recursos de apoio e mecanismos positivos de superação (p. ex., contato com a família, os amigos, força-tarefa em AIDS). 5. Reservar um tempo para estar com o paciente por outros motivos além de medicamentos e procedimentos. 6. Encorajar a participação em atividades de diversão, tais como ler, assistir à televisão ou realizar trabalhos manuais.	1. Estabelece a base para as intervenções individualizadas. 2. Promove a detecção inicial do isolamento social, que pode ser manifestado de diversos modos. 3. Fornece informações precisas, corrige concepções errôneas e alivia a ansiedade. 4. Possibilita a mobilização de recursos e apoio. 5. Promove sentimentos de valor próprio e proporciona a interação social. 6. Proporciona distração.	• O paciente compartilha com outras pessoas a necessidade de interação social valiosa • Demonstra interesse em eventos, atividades e comunicação • Verbaliza sentimentos e reações ao diagnóstico, ao prognóstico e às alterações na sua vida • Identifica os modos de transmissão do HIV • Declara os modos para prevenir a transmissão do HIV a outras pessoas enquanto mantém o contato com amigos e parentes valiosos • Revela o diagnóstico de HIV/AIDS a outras pessoas, quando apropriado • Identifica recursos (i. e., família, amigos e grupos de apoio) • Utiliza recursos, quando apropriados • Aceita ofertas de assistência e amparo • Relata diminuição da sensação de isolamento • Mantém contato com as pessoas importantes para ele • Desenvolve ou continua a ter *hobbies* que efetivamente funcionam como diversão ou distração.

PROBLEMAS COLABORATIVOS: infecções oportunistas; comprometimento da respiração; síndrome de caquexia e desequilíbrios hidreletrolíticos; reação adversa aos medicamentos
OBJETIVO: manter-se livre de complicações

Intervenções de enfermagem	Justificativa	Resultados esperados
Infecções oportunistas 1. Monitorar os sinais vitais, incluindo temperatura. 2. Obter amostras laboratoriais e monitorar os resultados dos testes. 3. Orientar o paciente e o cuidador familiar a respeito dos sinais e sintomas de infecção e da necessidade de relatá-los inicialmente.	1. Alterações nos sinais vitais, como aumentos da frequência de pulso, respirações, pressão arterial e temperatura, podem indicar infecções. 2. Esfregaços e culturas podem identificar agentes causais, como bactérias, fungos e protozoários, e estudos de sensibilidade podem identificar antibióticos ou outros medicamentos efetivos contra o agente causal. 3. O reconhecimento precoce de sintomas facilita o tratamento imediato e evita outras complicações.	• O paciente exibe sinais vitais estáveis • Apresenta controle de infecções • Identifica corretamente os sinais e sintomas e não apresenta complicações • Identifica os sinais e sintomas, que devem ser relatados ao médico • Toma os medicamentos, conforme prescrição.
Comprometimento da respiração 1. Monitorar a frequência e o padrão respiratório. 2. Auscultar o tórax em relação a sons respiratórios e sons pulmonares anormais. 3. Monitorar a frequência de pulso, a pressão arterial e os níveis de saturação de oxigênio.	1. Respirações superficiais rápidas, diminuição dos sons respiratórios e falta de ar podem indicar insuficiência respiratória, que resulta em hipoxia. 2. Estertores crepitantes e respirações ruidosas podem indicar líquido nos pulmões, que perturbam a função respiratória e alteram a capacidade de transporte de oxigênio do sangue. 3. Alterações na frequência de pulso, pressão arterial e níveis de oxigênio podem indicar o desenvolvimento de insuficiência respiratória ou cardíaca.	• O paciente mantém a frequência e o padrão respiratório estável, nos limites normais • Não exibe sons pulmonares estranhos; sons respiratórios normais • Apresenta frequência de pulso estável e pressão arterial nos limites normais e não exibe evidência de hipoxia • Níveis de saturação de oxigênio na variação aceitável.

(continua)

Boxe 32.10 — PLANO DE CUIDADO DE ENFERMAGEM (continuação)
Cuidado ao paciente com AIDS

Intervenções de enfermagem	Justificativa	Resultados esperados
Síndrome de caquexia e desequilíbrios hidreletrolíticos 1. Monitorar o peso e os valores laboratoriais em relação ao estado nutricional. 2. Monitorar o equilíbrio hídrico e os valores laboratoriais em relação aos desequilíbrios hidreletrolíticos (potássio, sódio, cálcio, fósforo, magnésio e zinco). 3. Monitorar e relatar os sinais e sintomas de desidratação.	1. Perda de peso, desnutrição e anemia são comuns em casos de infecção pelo HIV e aumentam o risco de superinfecção. 2. Diarreia crônica, ingestão oral inadequada, vômito e sudorese profunda esgotam os eletrólitos. A inflamação do intestino delgado pode comprometer a absorção de líquidos e eletrólitos. 3. Perda de líquido isso resulta em diminuição do volume circulante, que leva a taquicardia, ressecamento da pele e das mucosas, turgor da pele inadequado, elevação da densidade urinária e sede. A rápida detecção possibilita o tratamento precoce.	• O paciente mantém o peso estável • Ingere uma dieta nutritiva • Alcança e mantém níveis de hemoglobina, hematócrito e ferritina nos limites normais • Mantém o equilíbrio hidreletrolítico nos limites normais • Não exibe sinais e sintomas de desidratação.
Reações aos medicamentos 1. Monitorar em relação a interações medicamentosas. 2. Monitorar e relatar imediatamente os efeitos colaterais dos agentes antirretrovirais. 3. Orientar o paciente e o cuidador familiar quanto ao esquema medicamentoso.	1. Pessoas com infecção pelo HIV recebem muitos medicamentos para HIV e para as complicações de doenças. É necessária a detecção inicial das interações medicamentosas para prevenir as complicações. 2. Os efeitos colaterais dos agentes antirretrovirais podem ser potencialmente fatais. Os efeitos colaterais sérios incluem anemia, pancreatite, neuropatia periférica, confusão mental e náuseas e vômito persistentes. Devem ser instituídas medidas corretivas. 3. O conhecimento sobre o objetivo do medicamento, a administração correta, os efeitos colaterais e as estratégias para tratar ou prevenir os efeitos colaterais promovem segurança e maior adesão ao tratamento.	• O paciente não apresenta efeitos colaterais sérios ou complicações em virtude dos medicamentos • Descreve corretamente o esquema medicamentoso e adere à terapia, incluindo as adaptações nas rotinas alimentares e no tipo de alimento consumido com os medicamentos prescritos.

PROBLEMAS INTERDEPENDENTES/ COMPLICAÇÕES POTENCIAIS

As complicações potenciais podem incluir as seguintes:

- Efeitos adversos dos medicamentos
- Desenvolvimento de HAND
- Alterações da imagem corporal.

Planejamento e metas

As metas para o paciente incluem melhora do estado nutricional, aumento da socialização, expressão do luto, aumento do conhecimento da prevenção da doença e autocuidado e ausência de complicações.

Intervenções de enfermagem

MELHORA DO ESTADO NUTRICIONAL

O estado nutricional é avaliado por meio do monitoramento do peso; da ingestão alimentar; e de albumina sérica, nível de ureia nitrogenada no sangue (BUN, do inglês *blood urea nitrogen*), proteínas e níveis de transferrina. O paciente também é examinado quanto aos fatores que interferem na ingestão oral, como anorexia e intolerância à lactose. Com base nos resultados da avaliação, o enfermeiro pode implementar medidas específicas para facilitar a ingestão oral. O nutricionista é consultado para determinar as necessidades nutricionais do paciente.

O paciente é aconselhado a ingerir alimentos que sejam fáceis de deglutir e a evitar itens alimentares temperados ou pegajosos, que estejam excessivamente quentes ou frios. Incentiva-se a higiene oral antes e após as refeições. O paciente com subpeso é orientado quanto aos modos de intensificar o valor nutricional das refeições. A adição de ovos, manteiga ou leite fortificado (leite ao qual foi adicionado leite desnatado em pó para aumentar o conteúdo calórico) a molhos, sopas ou *milkshakes* pode proporcionar calorias e proteínas adicionais. Alimentos com alto teor calórico e nutricional, tais como pudins, pós, *milkshakes* e suplementos nutricionais, também podem ser úteis.

DIMINUIÇÃO DA SENSAÇÃO DE ISOLAMENTO

As pessoas com HIV correm o risco da dupla estigmatização. Elas apresentam o que a sociedade denomina "doença temida", e podem ter um estilo de vida que difere do que é considerado aceitável por muitas pessoas. O diagnóstico pode levar à revelação de estilos de vida ou comportamentos escondidos da família, dos amigos, dos colegas de trabalho e dos profissionais de saúde. Como resultado, as pessoas com infecção pelo HIV podem estar esgotadas, com emoções como ansiedade, culpa, vergonha e temor. Também podem enfrentar diversas perdas, como a perda da segurança financeira, dos papéis e das funções sociais normais, da autoestima, da privacidade, da capacidade de controlar as funções corporais, da capacidade de interagir significativamente com o ambiente e da função sexual, bem como rejeição por parte de parceiros sexuais, da família e dos amigos. Alguns pacientes podem ter sentimentos de culpa em virtude do seu estilo de vida ou por terem infectado outras pessoas em relações atuais ou anteriores. Outros pacientes podem sentir raiva dos parceiros sexuais que transmitiram o vírus a eles. As medidas de controle da infecção seguidas no hospital ou no domicílio podem contribuir ainda mais para o isolamento emocional do paciente. Qualquer um desses ou todos esses fatores de estresse podem fazer o paciente se retirar física e emocionalmente do contato social.

Os enfermeiros estão em uma posição-chave para promover uma atmosfera de aceitação e compreensão para as pessoas com infecção pelo HIV e suas redes sociais. O nível de interação social habitual do paciente é avaliado o mais cedo possível para se obter uma característica básica para o monitoramento de alterações nos comportamentos que sugiram isolamento social (p. ex., diminuição da interação com a equipe ou a família, hostilidade, não adesão). Os pacientes são encorajados a expressar sentimentos de isolamento e solidão, com a tranquilização de que esses sentimentos não são únicos ou anormais.

O fornecimento de informações sobre como proteger a si mesmo e outras pessoas pode auxiliar os pacientes a evitar o isolamento social. Os pacientes, a família e os amigos devem ser tranquilizados de que o HIV não é transmitido por meio do contato casual. As orientações de equipes auxiliares, enfermeiros e médicos podem auxiliar na redução dos fatores que possam contribuir para os sentimentos de isolamento do paciente.

SUPERAÇÃO DO PESAR

O enfermeiro pode auxiliar o paciente a verbalizar sentimentos e a explorar e identificar recursos para o apoio e mecanismos para a superação, especialmente quando o paciente estiver pesaroso pelas perdas esperadas. O paciente é incentivado a manter o contato com a família, os amigos e os colegas de trabalho e a utilizar grupos de apoio ou linhas diretas locais ou nacionais. Se possível, as perdas são identificadas e abordadas. O paciente é encorajado a continuar com as atividades habituais sempre que possível. Consultas com conselheiros em saúde mental são úteis para muitos pacientes e suas famílias.

MELHORA DO CONHECIMENTO SOBRE O HIV

O paciente e a família são orientados a respeito da infecção pelo HIV, dos meios de prevenção da transmissão do HIV, da TAR e das medidas de cuidados pessoais apropriadas. São fornecidas informações a respeito da finalidade dos medicamentos, da sua correta administração, dos efeitos colaterais e das estratégias para tratar ou prevenir os efeitos colaterais.

MONITORAMENTO E MANEJO DE COMPLICAÇÕES POTENCIAIS

Efeitos colaterais dos medicamentos. Os efeitos adversos são preocupantes em pacientes que recebem muitos medicamentos para tratar a infecção pelo HIV. Muitos medicamentos podem causar efeitos tóxicos graves. Os pacientes e seus cuidadores familiares precisam conhecer quais sinais e sintomas de efeitos colaterais/tóxicos devem ser relatados imediatamente ao seu médico assistente (ver Tabela 32.4).

Além dos medicamentos utilizados para tratar a infecção pelo HIV, outros medicamentos que podem ser necessários incluem opioides, antidepressivos tricíclicos e anti-inflamatórios não esteroides (AINEs) para o alívio da dor; medicamentos para o tratamento de infecções oportunistas e coinfecções; anti-histamínicos (difenidramina) para o alívio do prurido; paracetamol ou ácido acetilsalicílico para o manejo da febre; e agentes antieméticos para o controle de náuseas e vômitos. A administração concomitante desses medicamentos pode causar muitas interações medicamentosas, que resultam em anormalidades hepáticas e hematológicas. Portanto, é essencial o cuidadoso monitoramento dos resultados de exames laboratoriais.

Durante cada contato com o paciente, o enfermeiro indaga não apenas a respeito dos efeitos colaterais, mas também sobre quão bem o paciente está aderindo ao esquema medicamentoso. O enfermeiro que deseja promover adesão ao tratamento deve orientar o paciente a organizar e planejar o esquema medicamentoso. Planos de adesão individualizados devem considerar questões domiciliares e de apoio social, além dos indicadores de saúde, incluindo possíveis interações medicamentosas. As medidas de adesão autorrelatadas podem diferenciar entre os padrões clinicamente significativos de comportamentos de administração de medicamentos; portanto, os enfermeiros devem avaliar se os pacientes conseguem descrever como estão administrando a sua TAR.

A pesquisa sugere que a elaboração de estratégias efetivas de automanejo resulta em maior adesão à TAR (Schreiner, Perazzo, Currie et al., 2019); as pessoas vivendo com HIV/AIDS (PVHIV) que correm risco de elevado ônus do tratamento e subsequente não adesão são aquelas com múltiplas comorbidades e pouco suporte social (Schreiner et al., 2019). Ver Perfil de pesquisa de enfermagem no Boxe 32.11.

Monitoramento de HAND. Todos os contatos com o paciente são oportunidades para avaliar se existe HAND. É preconizada uma avaliação basal e, posteriormente, uma avaliação anual à procura de sinais e sintomas (Cummins et al., 2019). Os profissionais de enfermagem também precisam orientar os cuidadores em relação aos sinais e sintomas desse distúrbio sutil.

Alterações da imagem corporal. Alterações da imagem corporal ocorrem, com frequência, nos pacientes portadores de HIV e representam um problema importante para a colaboração com o tratamento. O enfermeiro auxilia o paciente a verbalizar sentimentos e explorar e identificar recursos para o apoio e mecanismos para a superação com mudanças na imagem corporal. A solicitação de parecer dos profissionais da saúde mental seria indicada para pacientes em processo de adaptação às modificações da imagem corporal.

PROMOÇÃO DE CUIDADOS DOMICILIAR, COMUNITÁRIO E DE TRANSIÇÃO

Orientação do paciente sobre autocuidados. Os pacientes, as famílias e os amigos são orientados quanto às vias de transmissão do HIV. O enfermeiro discute as precauções que o paciente pode tomar para evitar a transmissão do HIV por via sexual (ver Boxes 32.2 e 32.3) ou por meio do compartilhamento de líquidos corporais, especialmente sangue. Os pacientes e suas famílias, ou cuidadores familiares,

Boxe 32.11 — PERFIL DE PESQUISA DE ENFERMAGEM
Ônus do tratamento em pessoas vivendo com HIV

Schreiner, N., Perazzo, J., Currie, J. et al. (2019). A descriptive, cross-sectional study examining treatment burden in people living with HIV. *Applied Nursing Research, 46*, 31-36.

Finalidade
O tratamento bem-sucedido da infecção pelo HIV associado aos avanços dos medicamentos antirretrovirais resultou na classificação da infecção pelo HIV como condição crônica. Os objetivos desse estudo foram: (1) descrever pessoas vivendo com HIV/AIDS (PVHIV) que apresentam níveis elevados de ônus do tratamento e correm risco elevado de não adesão ao automanejo; e (2) testar a relação entre correlatos antecedentes (número de condições crônicas, capital social e idade) de automanejo e ônus de tratamento em amostra de pessoas vivendo com HIV/AIDS (PVHIV) na comunidade enquanto são controlados os dados sociodemográficos. A correlação entre capital social e ônus de tratamento foi testada como indicador de suporte social.

Metodologia
Esta foi uma análise secundária transversal, correlacional e descritiva de um estudo maior multicêntrico que examinou os padrões de atividade física das PVHIV. Os participantes tinham mais de 18 anos e infecção pelo HIV confirmada (ELISA confirmado por PCR ou *Western blot*). Um critério de inclusão adicional foi o diagnóstico de duas ou mais condições crônicas identificadas no prontuário do paciente. O Treatment Burden Questionnaire-13 (TBQ-13) foi utilizado para determinar o ônus do tratamento dos participantes. O TBQ-13 é um questionário testado psicometricamente que contém 13 itens sobre o ônus associado a tarefas do automanejo, tais como administração de medicamentos, automonitoramento de condições clínicas e modificações da dieta. O TBQ-13 solicita à pessoa que classifique o nível de ônus de cada questão com respostas que variam de 0 (nenhum ônus) a 10 (ônus muito alto), com os totais variando de 0 a 130 (escores mais altos indicam maior ônus do tratamento). A *Social Capital Measurement Tool* foi empregada para a mensuração de recursos sociais.

Achados
Os participantes tinham em média 50 anos; a maioria era afro-americana, do sexo masculino, com direito a Medicaid e tinha concluído o ensino médio. Houve média de 3,63 condições crônicas (desvio padrão [DP] = 1,76) e o escore médio de ônus do tratamento foi de 22,84 (DP = 24,57). Com base em pontos de corte estabelecidos para ônus baixo, moderado e alto do tratamento, a amostra apresentou níveis baixos de ônus do tratamento, mas houve uma ampla variação nos escores. Aproximadamente 60 PVHIV (58%) relataram baixo ônus do tratamento, 27 (26%) relataram ônus moderado do tratamento e 16 (16%) relataram ônus elevado do tratamento. O número de comorbidades foi positivamente associado ao ônus do tratamento, e os recursos sociais apresentam correlação negativa com o ônus do tratamento.

Implicações para a enfermagem
Os enfermeiros precisam ser conscientizados sobre os benefícios potenciais do rastreamento do ônus do tratamento, que pode ajudar a aprimorar a adesão ao automanejo. Esses resultados podem ajudar a informar os profissionais de enfermagem sobre como aprimorar a adesão ao automanejo das PVHIV que sofrem o ônus do tratamento na prática clínica.

---

devem receber orientações sobre como prevenir a transmissão da doença, incluindo técnicas de higiene das mãos e métodos para o manuseio seguro e destinação de itens sujos com líquidos corporais. São necessárias diretrizes claras a respeito de como evitar e controlar infecções, manter consultas de cuidados de saúde regulares, manejo dos sintomas, nutrição, repouso e exercícios (Boxe 32.12). Enfatiza-se a importância da higiene pessoal e ambiental. Os cuidadores são ensinados a higienizar as mãos e sobre as precauções para prevenção de infecção (ver Capítulo 66, Boxes 66.1 e 66.2). As superfícies da cozinha e dos banheiros devem ser limpas regularmente com desinfetantes para prevenir o crescimento de fungos e bactérias. Pacientes com animais domésticos são aconselhados a solicitar a outras pessoas que limpem as áreas sujas pelos animais, tais como gaiolas de pássaros e caixas de areia. Se isso não for possível, os pacientes devem utilizar luvas para limpar a área e, em seguida, lavar as mãos. Os pacientes são aconselhados a evitar exposição a pessoas que estejam doentes ou que tenham sido imunizadas recentemente, sobretudo com vacinas com microrganismos vivos. A importância de evitar o tabagismo, o excesso de bebidas alcoólicas e fármacos sem prescrição médica ou drogas ilícitas é enfatizada. Os pacientes que são HIV-positivos ou que injetam drogas são instruídos a não doar sangue. Usuários de substâncias IV/injetáveis que não desejam abandonar o uso das drogas são aconselhados a evitar o compartilhamento de equipamentos para drogas com outras pessoas.

Os cuidadores familiares no domicílio são orientados sobre como administrar medicamentos. Os esquemas medicamentosos utilizados para pacientes com infecção pelo HIV podem ser complexos e dispendiosos. Os pacientes que recebem terapias de combinação para o tratamento da infecção pelo HIV precisam receber orientações cuidadosas sobre a importância da administração dos medicamentos conforme prescrito e explicações e assistência na adequação do esquema medicamentoso às suas vidas (ver Boxe 32.8). Se o paciente necessitar de nutrição enteral ou parenteral, são fornecidas orientações ao paciente e à família sobre como administrar as terapias nutricionais no domicílio. Os enfermeiros orientam e apoiam continuamente o paciente e a sua família.

Cuidados contínuos e de transição. Muitas pessoas com HIV permanecem em sua comunidade e continuam suas atividades diárias habituais, ao passo que outras não podem mais trabalhar ou manter a sua independência. As famílias ou os cuidadores familiares podem precisar de assistência para proporcionar os cuidados de apoio. Muitas organizações comunitárias prestam serviços para pessoas que vivem com infecção pelo HIV; os enfermeiros podem auxiliar na identificação desses serviços.

Os enfermeiros de cuidados domiciliar, comunitário, de transição e de *hospice* encontram-se em uma posição excelente para fornecer o apoio e as orientações que, com muita frequência, são necessários no ambiente domiciliar. Os enfermeiros de cuidados domiciliares são importantes para a administração segura e efetiva de antibióticos parenterais, quimioterapia e nutrição no domicílio.

Durante as visitas domiciliares, o enfermeiro avalia o estado físico e emocional do paciente e o ambiente domiciliar. A adesão do paciente ao esquema terapêutico é avaliada, e

Boxe 32.12 — LISTA DE VERIFICAÇÃO DO CUIDADO DOMICILIAR
Prevenção de infecções para o paciente com imunodeficiência

Ao concluírem as orientações, o paciente e/ou o cuidador serão capazes de:

- Declarar o impacto da imunodeficiência no aspecto fisiológico, nas AVDs, nas AIVDs, nos papéis, nos relacionamentos e na espiritualidade
- Declarar as mudanças no estilo de vida (p. ex., dieta, atividade física) ou no ambiente domiciliar necessárias para diminuir o risco de infecção
  - Manter a boa técnica de higiene das mãos antes de comer, após ir ao banheiro e antes e após a realização de procedimentos de cuidados de saúde
  - Manter higiene corporal total e cuidados com os pés para evitar doenças bacterianas e virais
  - Manter a integridade da pele usando cremes e emolientes para prevenir ou tratar a pele ressecada, irritada ou rompida
  - Manter boa higiene oral e agendar consultas odontológicas
  - Evitar contato com pessoas com infecções, recém-vacinadas e aglomerados
  - Realizar respirações profundas; utilizar o espirômetro de incentivo a cada 4 h enquanto estiver acordado quando houver restrição à mobilidade
  - Realizar a lubrificação adequada, assim como manipulação vaginal cuidadosa durante as relações sexuais; evitar relações anais
- Declarar as mudanças no ambiente domiciliar necessárias para diminuir o risco de infecção
  - Evitar a limpeza de gaiolas de aves e caixas de areia; considerar evitar jardinagem (solo) e flores frescas em água estagnada
- Identificar a razão para a limpeza frequente das superfícies da cozinha e do banheiro com desinfetante
- Verbalizar a compreensão dos modos de manter uma dieta nutritiva e calorias adequadas e as mudanças necessárias para reduzir o risco de infecção
- Explicar o motivo para evitar a ingestão de frutas e vegetais crus, cozinhar completamente todos os alimentos e refrigerar imediatamente todas as sobras de alimentos
- Identificar a razão e os benefícios de evitar álcool, tabaco e medicamentos não prescritos
- Indicar o nome, a dose, os efeitos colaterais, a frequência e o horário de uso de todos os medicamentos
- Verbalizar os modos de superar o estresse com sucesso, os planos de exercícios regulares e a razão do repouso adequado
- Identificar sinais e sintomas de infecção a serem relatados ao médico, tais como febre; calafrios; tosse produtiva ou seca; problemas respiratórios; placas brancas na boca; linfadenopatia; náuseas; vômitos; dor abdominal persistente; diarreia persistente; problemas com a micção ou alterações na característica da urina; ferimentos com rubor, edemaciados ou com drenagem; ferimentos ou lesões no corpo; secreção vaginal persistente, com ou sem prurido; e fadiga grave
- Demonstrar como monitorar os sinais de infecção
- Descrever a quem, como e quando relatar os sinais de infecção
- Descrever as medidas apropriadas a serem implementadas caso ocorra infecção.

AIVDs: atividades instrumentais da vida diária; AVDs: atividades da vida diária.

---

são sugeridas estratégias para auxiliar a adesão. O paciente é examinado quanto à progressão da doença e aos efeitos colaterais adversos dos medicamentos. As orientações anteriores são reforçadas, e é enfatizada a importância de manter as consultas de acompanhamento.

Podem ser necessários cuidados de ferimentos complexos e cuidados respiratórios no domicílio. Os pacientes e as famílias geralmente não conseguem atender a essas necessidades de cuidados habilidosos sem assistência. Os enfermeiros podem encaminhar os pacientes a programas comunitários que oferecem diversos serviços para os pacientes, os amigos e as famílias, incluindo auxílio nas tarefas domésticas, higiene e refeições; transporte e compras; terapia individual e em grupo; apoio para os cuidadores familiares; redes de telefonia para as pessoas que não podem sair de casa; e assistência legal e financeira. Esses serviços são normalmente prestados por voluntários, profissionais e não profissionais. Um assistente social pode ser consultado para identificar fontes de apoio financeiro, se necessário.

Os enfermeiros de cuidados domiciliares e de *hospice* são cada vez mais solicitados para fornecer o apoio físico e emocional aos pacientes e às famílias à medida que os pacientes com AIDS entram nos estágios terminais da doença. Esse suporte é especialmente significativo quando pessoas com AIDS perdem amigos e quando parentes temem a doença ou sentem raiva do estilo de vida do paciente. O enfermeiro encoraja o paciente e seus familiares a conversarem sobre decisões de terminalidade da vida e a garantirem que os cuidados prestados sejam consistentes com essas decisões; todas as medidas para proporcionar conforto ao paciente são tomadas, e este é tratado com dignidade em todos os momentos.

Reavaliação

Entre os resultados esperados, estão:

1. Manter o estado nutricional adequado.
2. Ter menos sensação de isolamento social.
3. Apresentar progressão no processo de pesar.
4. Relatar compreensão aumentada da infecção pelo HIV, da prevenção da transmissão de HIV e da terapia antirretroviral, além de participar nas estratégias de automanejo, na medida do possível.
5. Não apresentar complicações.

QUESTÕES EMOCIONAIS E ÉTICAS

Em todos os ambientes, os enfermeiros são necessários para prestar cuidado aos pacientes com infecção pelo HIV. Ao prestarem esse cuidado, eles encontram não apenas os desafios físicos dessa epidemia, mas também questões emocionais e éticas. As questões levantadas pelos profissionais de saúde envolvem temas como medo de infecção, responsabilidade na prestação dos cuidados, esclarecimento dos valores, confidencialidade, estágios do desenvolvimento dos pacientes e dos cuidadores familiares e resultados prognósticos desfavoráveis.

Muitos pacientes com infecção pelo HIV se envolveram em comportamentos "estigmatizados". Tendo em vista que esses comportamentos desafiam alguns valores religiosos e morais tradicionais, os enfermeiros podem se sentir relutantes em cuidar desses pacientes. Além disso, os profissionais de saúde ainda podem sentir medo e ansiedade a respeito da transmissão da doença, apesar das instruções a respeito do controle da infecção e da baixa incidência de transmissão aos profissionais de saúde. Os enfermeiros são encorajados a avaliar as suas crenças pessoais e a aplicar o processo de esclarecimento dos valores para abordar as questões controversas (ver Capítulo 1, Boxe 1.10). O Código de Ética da ANA (ANA, 2015) estabelece que "a prática de enfermagem deve ser pautada na compaixão e no respeito por dignidade, valor e atributos únicos e inerentes a cada pessoa" (p. 1).[1]

Os enfermeiros são responsáveis por proteger o direito do paciente à privacidade ao salvaguardar as informações confidenciais. A revelação inadvertida de informações confidenciais do paciente pode resultar em dificuldades pessoais, financeiras e emocionais para o paciente. As controvérsias a respeito da confidencialidade dizem respeito às circunstâncias nas quais as informações podem ser reveladas a outras pessoas (Boxe 32.13). Os membros da equipe de saúde precisam de informações precisas sobre o paciente para conduzir a avaliação, o planejamento, a implementação e a avaliação dos cuidados ao paciente. A não revelação do estado de HIV poderia comprometer a qualidade dos cuidados ao paciente. Os parceiros sexuais dos pacientes infectados pelo HIV devem ser informados sobre o potencial de infecção e a necessidade de se envolver em práticas sexuais mais seguras, bem como sobre a possível necessidade de testes e cuidados de saúde. Os enfermeiros são aconselhados a discutir as questões de confidencialidade com os administradores e a consultar organizações de enfermagem profissionais e especialistas legais para identificar o plano de ação mais apropriado.

Orientações e informações atualizadas ajudam a aliviar a apreensão e a preparar os enfermeiros para administrar cuidados seguros e de alta qualidade aos pacientes. Reuniões interdisciplinares possibilitam que os participantes apoiem uns aos outros e prestem cuidados abrangentes aos pacientes. Grupos de apoio para a equipe proporcionam aos enfermeiros uma oportunidade para solucionar problemas e explorar valores e sentimentos a respeito dos cuidados de pacientes com AIDS e suas famílias; também promovem um ambiente comum para o processo de pesar. Outras fontes de apoio são os administradores, colegas e conselheiros espirituais.

---

[1] N.R.T.: No Brasil, o Código de Ética da Enfermagem inclui o art. 42: "Respeitar o direito do exercício da autonomia da pessoa ou de seu representante legal na tomada de decisão, livre e esclarecida, sobre sua saúde, segurança, tratamento, conforto, bem-estar, realizando ações necessárias, de acordo com os princípios éticos e legais."

Boxe 32.13 DILEMAS ÉTICOS
E se a manutenção da confidencialidade resultar em danos?

Caso clínico

Você é um enfermeiro que trabalha como diarista em uma agência de saúde domiciliar. Um professor de enfermagem que você conhece recebeu financiamento para realizar uma pesquisa com métodos mistos em homens HIV-positivos de sua comunidade em situação de rua. Ele tem dinheiro reservado para pagar enfermeiros com experiência em saúde comunitária que coletem dados para o estudo dele e você foi convidado e recebeu orientação para atuar como coletor de dados. Você foi designado para realizar entrevistas em um abrigo para veteranos. Os participantes elegíveis precisam assinar um termo de consentimento informado para serem entrevistados; esse termo foi aprovado pelo conselho de revisão institucional (IRB, Institutional Review Board) da universidade do professor e pelo conselho de administração do abrigo de veteranos. Um dia, enquanto você está entrevistando T.M., um homem de 28 anos com história pregressa de prostituição e transtorno por uso de substâncias psicoativas, ele subitamente começa a chorar e diz "Desculpe... Eu sinto que não vale mais a pena viver. Eu preciso acabar com tudo e parar de viver assim". Após a validação adicional do significado das palavras dele, você descobre que T.M. elaborou um plano para cometer suicídio. O termo de consentimento informado que T.M. assinou garante que o nome dele e quaisquer informações que ele compartilhe não serão divulgados para pessoas fora da equipe de pesquisa. Você se sente em conflito quanto a compartilhar ou não as intenções dele de cometer suicídio com outras pessoas.

Discussão

É prática padrão que os participantes de estudos de pesquisa tenham assegurada a confidencialidade de suas identidades. Todavia, T.M. é um participante de pesquisa especialmente vulnerável, pois ele é HIV-positivo e está em situação de rua. Entrevistar um participante de uma pesquisa que esteja em situação de vulnerabilidade pode provocar angústia emocional que é deletéria. Idealmente, essa contingência deve ser identificada pelo professor de enfermagem e pelo IRB, e informações adicionais deveriam existir no termo de consentimento informado que designassem um terapeuta comportamental a ser contatado se os participantes apresentarem sofrimento. Além disso, a cláusula no termo de consentimento informado que assegura a confidencialidade da entrevista de T.M. deveria ter uma ressalva de que esta poderia ser rompida se houvesse riscos para a segurança do participante.

Análise

- Descreva os princípios éticos em conflito nesse caso (ver Capítulo 1, Boxe 1.7). O princípio de não maleficência pode ser considerado o principal guia de sua decisão em relação às próximas etapas?
- Parta do pressuposto de que o termo de consentimento informado não contém as especificações previamente mencionadas para proteger os participantes vulneráveis. Você se sentiria obrigado a relatar esses achados para o professor de enfermagem que atua como investigador principal da equipe de pesquisa? Você se sentiria obrigado a relatar esses achados ao assistente social do abrigo de veteranos? Agora, imagine que as ressalvas para proteger T.M. estejam especificadas no termo de consentimento informado. Isso modificaria sua conduta em relação ao professor de enfermagem ou ao assistente social?
- Quais recursos poderiam ser mobilizados para lhe ajudar em sua função como assistente de pesquisa? Quais são suas obrigações legais e éticas? Você acredita ter o direito ou a responsabilidade de entrar em contato com o conselho de revisão institucional do professor de enfermagem?

Referência bibliográfica

Leyva-Moral, J. M. & Feijoo-Cid, M. (2017). Participants' safety versus confidentiality: A case study of HIV research. *Nursing Ethics, 24*(3), 376-380.

Recursos

Ver no Capítulo 1, Boxe 1.10, as etapas de uma análise ética e os recursos de ética.

EXERCÍCIOS DE PENSAMENTO CRÍTICO

1 pbe Sua paciente é uma mulher transgênero de 33 anos com diagnóstico de infecção pelo HIV, estágio 2. Ela relata que não deseja receber TAR, pois os medicamentos interferem na terapia hormonal que está usando. Quais são as evidências sobre a interação entre TAR e terapia hormonal de transição? Quais estratégias você poderia identificar para promover a adesão ao programa de TAR? Quais são as consequências da interrupção da TAR?

2 qp Um homem de 55 anos, HIV-positivo e usuário de drogas injetáveis, procura a unidade de saúde onde você trabalha. Ele relata sudorese noturna, febre no fim da tarde, tosse e perda ponderal. Identifique as prioridades de saúde desse paciente e estabeleça as próximas etapas para atender às demandas identificadas e outras ações para promoção da saúde.

3 cpa Sua paciente, uma mulher heterossexual HIV-positiva, informa que deseja manter relações sexuais sem proteção com o parceiro (homem) HIV-negativo. Quais medidas preventivas você deve explicar a essa paciente? Quais outros profissionais de saúde devem participar da assistência a essa paciente?

REFERÊNCIAS BIBLIOGRÁFICAS

*Pesquisa em enfermagem.

Livros

American Nurses Association (ANA). (2015). *Code of ethics for nurses with interpretive statements*. Silver Spring, MD: Author.
American Nurses Association (ANA). (2016). Position statement on the nurse's role in ethics and human rights: Protecting and promoting individual worth, dignity, and human rights in practice settings. Retrieved on 10/27/2019 at: www.nursingworld.org/~4ad4a8/globalassets/docs/ana/nursesrole-ethicshumanrights-positionstatement.pdf
American Nurses Association (ANA). (2019). *Position statement: Prevention of and care for HIV and related conditions*. Silver Spring, MD: Author.
Comerford, K. C., & Durkin, M. T. (2020). *Nursing 2020 drug handbook*. Philadelphia, PA: Wolters Kluwer.
Eliopoulos, C. (2018). *Gerontological nursing* (9th ed.). Philadelphia, PA: Wolters-Kluwer.
Fischbach, F. T., & Fischbach, M. A. (2018). *Fischbach's manual of laboratory and diagnostic tests* (10th ed.). Philadelphia, PA: Wolters Kluwer.
Norris, T. (2019). *Porth's pathophysiology: Concepts of altered health status* (10th ed.). Philadelphia, PA: Wolters Kluwer.

Periódicos e documentos eletrônicos

*Centers for Disease Control and Prevention (CDC). (2014). Revised surveillance case definition for HIV infection—United States, 2014. *MMWR. Recommendations and Reports: Morbidity and Mortality Weekly Report. Recommendations and Reports, 63*(RR-03), 1–10.
Centers for Disease Control and Prevention (CDC). (2018a). Updated U.S. Public Health Service guidelines for the management of occupational exposures to HIV and recommendations for postexposure prophylaxis. Retrieved on 10/27/2019 at: npin.cdc.gov/publication/updated-us-public-health-service-guidelines-management-occupational-exposures-human
Centers for Disease Control and Prevention (CDC). (2018b). Quick reference guide: Recommended laboratory HIV testing algorithm for serum or plasma specimens. Retrieved on 10/28/2019 at: stacks.cdc.gov/view/cdc/50872
Centers for Disease Control and Prevention (CDC). (2019a). HIV Surveillance Report, 2017. Retrieved on 10/21/2019 at: www.cdc.gov/hiv/library/reports/hiv-surveillance.html
Centers for Disease Control and Prevention (CDC). (2019b). HIV and older Americans. Retrieved on 10/21/2019 at: www.cdc.gov/hiv/group/age/olderamericans/index.html
Centers for Disease Control and Prevention (CDC). (2019c). PrEP. Retrieved on 10/21/2019 at: www.cdc.gov/hiv/basics/prep.html
Centers for Disease Control and Prevention (CDC). (2019d). Sexually Transmitted Disease Surveillance 2018. Retrieved on 10/21/2019 at: www.cdc.gov/nchhstp/newsroom/2019/2018-STD-surveillance-report.html
Centers for Disease Control and Prevention (CDC). (2019e). CDC's HIV prevention progress in the United States. Retrieved on 10/21/2019 at: www.cdc.gov/hiv/dhap/progress/index.html
Centers for Disease Control and Prevention (CDC). (2019f). Compendium of evidence-based interventions and best practices for HIV prevention. Retrieved on 10/21/2019 at: www.cdc.gov/hiv/prevention/research/compendium/index.html
Centers for Disease Control and Prevention (CDC). (2019g). Syringe Services Programs (SSPs) FAQs. Retrieved on 10/27/2019 at: www.cdc.gov/ssp/syringe-services-programs-faq.html#reduce-infections
Centers for Disease Control and Prevention. (2019h). Understanding the HIV care continuum. Retrieved on 10/28/2019 at: www.cdc.gov/hiv/pdf/library/factsheets/cdc-hiv-care-continuum.pdf
*Cummins, D., Waters, D., Aggar, C., et al. (2019). Assessing risk of HIV-associated neurocognitive disorder. *Nursing Research, 68*(1), 22–28.
Ensor, S., Davies, B., Rai, T., et al. (2019). The effectiveness of demand creation interventions for voluntary male medical circumcision for HIV prevention in sub-Saharan Africa: A mixed methods systematic review. *Journal of The International AIDS Society, 22*(Suppl 4), e25299.
Evidence for Contraceptive Options and HIV Outcomes (ECHO) Trial Consortium. (2019). HIV incidence among women using intramuscular depot medroxyprogesterone acetate, a copper intrauterine device, or a levonorgestrel implant for contraception: A randomized, multicentre, open-label trial. *Lancet, 394*(10195), 303–313.
Glynn, T. R., Llabre, M. M., Lee, J. S., et al. (2019). Pathways to health: An examination of HIV-related stigma, life stressors, depression, and substance use. *International Journal of Behavioral Medicine, 26*(3), 286–296.
Greene, M., Hessol, N. A., Perissinotto, C., et al. (2018). Loneliness in older adults living with HIV. *AIDS and Behavior, 22*(5), 1475–1484.
Guaraldi, G., Malagoli, A., Calcagno, A., et al. (2018). The increasing burden and complexity of multi-morbidity and polypharmacy in geriatric HIV patients: A cross sectional study of people aged 65–74 years and more than 75 years. *BMC Geriatrics, 18*(1), 1–10.
Hajjar, J., Guffey, D., Minard, C. G., et al. (2017). Increased incidence of fatigue in patients with Primary Immunodeficiency Disorders: Prevalence and associations within the US Immunodeficiency Network Registry. *Journal of Clinical Immunology, 37*(2), 153–165.
Hill, L. M., Golin, C. E., Pack, A., et al. (2020). Using real-time adherence feedback to enhance communication about adherence to antiretroviral therapy: Patient and clinician perspectives. *Journal of the Association of Nurses in AIDS Care, 31*(1), 25–34.
HIV Information. (2020). The HIV life cycle. Retrieved on 10/13/2020 at: https://hivinfo.nih.gov/understanding-hiv/fact-sheets/hiv-life-cycle
Leyva-Moral, J. M., & Feijoo-Cid, M. (2017). Participants' safety versus confidentiality: A case study of HIV research. *Nursing Ethics, 24*(3), 376–380.
*Lu, H., Hsiao, F., Sheng, W., et al. (2018). Prevalence and predictors of depression among people living with HIV/AIDS: A national study. *Nursing Research, 67*(5), 379–386.
McDermott, D. H., & Murphy, P. M. (2019). WHIM syndrome: Immunopathogenesis, treatment and cure strategies. *Immunological Reviews, 287*(1), 91–102.
Narendran, G., Oliveira-de-Souza, D., Vinhaes, C. L., et al. (2019). Multifocal tuberculosis-associated immune reconstitution inflammatory syndrome—a case report of a complicated scenario. *BMC Infectious Diseases, 19*(1), 1–5.
National Institute of Allergy and Infectious Diseases (NIAID). (2019a). Primary immune deficiency diseases (PIDDs). Retrieved on 10/13/2019 at: www.niaid.nih.gov/diseases-conditions/primary-immune-deficiency-diseases-pidds
National Institute of Allergy and Infectious Diseases (NIAID). (2019b). HIV vaccine development. Retrieved on 10/27/2019 at: www.niaid.nih.gov/diseases-conditions/hiv-vaccine-development
Office of HIV/AIDS and Infectious Disease Policy (OHAIDP). (2019). Developing the Next National HIV/AIDS Strategy. Retrieved on 10/20/2019 at: www.hiv.gov/federal-response/national-hiv-aids-strategy/developing-the-next-nhas

Panel on Antiretroviral Guidelines for Adults and Adolescents (Panel). (2019). Guidelines for the use of antiretroviral agents in HIV-1-infected adults and adolescents. Department of Health and Human Services. Retrieved on 10/29/2019 at: clinicalinfo.hiv.gov/sites/default/files/inline-files/AdultandAdolescentGL.pdf

Panel on Opportunistic Infections in Adults and Adolescents with HIV (OI-Panel). (2019). Guidelines for the prevention and treatment of opportunistic infections in adults and adolescents with HIV: recommendations from the Centers for Disease Control and Prevention, the National Institutes of Health, and the HIV Medicine Association of the Infectious Diseases Society of America. Retrieved on 10/30/2019 at: aidsinfo.nih.gov/contentfiles/lvguidelines/adult_oi.pdf

*Schreiner, N., Perazzo, J., Currie, J., et al. (2019). A descriptive, cross-sectional study examining treatment burden in people living with HIV. *Applied Nursing Research: ANR, 46*, 31–36.

Starbird, L. E., Hong, H., Sulkowski, M. S., et al. (2020). Management of the patient with HIV/Hepatitis C drug interactions: A guide for nurses and nurse practitioners. *Journal of the Association of Nurses in AIDS Care, 31*(2), 241–248. doi:10.1097/JNC.0000000000000144

Stonebraker, J. S., Hajjar, J., & Orange, J. S. (2018). Latent therapeutic demand model for the immunoglobulin replacement therapy of primary immune deficiency disorders in the USA. *Vox Sanguinis.* doi:10.1111/vox.12651

Vitiello, G., Emmi, G., Silvestri, E., et al. (2019). Intravenous immunoglobulin therapy: A snapshot for the internist. *Internal and Emergency Medicine, 14*(7), 1041–1049.

World Health Organization. (2019). HIV/AIDS. Retrieved on 10/30/2019 at: www.who.int/en/news-room/fact-sheets/detail/hiv-aids

Recursos[2]

AIDS Community Research Initiative of America (ACRIA), www.acria.org

AIDS Education and Training Centers (AETCs) Program (regional, national, and international training opportunities), www.aidsetc.org

AIDSinfoglossary 9th edition (2018), clinicalinfo.hiv.gov/themes/custom/aidsinfo/documents/glossaryhivrelatedterms_english.pdf

AIDS vaccines, http://www.avac.org/prevention-option/aids-vaccines

Antiretroviral medication information websites: www.sfaf.org; hivinsite.ucsf.edu/; www.amfAR.org; www.natap.org; www.thebody.com

Centers for Disease Control and Prevention, HIV/AIDS Prevention Research Synthesis Project, http://www.cdc.gov/hiv/dhap/prb/prs/

Gay Men's Health Crisis Network (GMHC), www.gmhc.org

Harm Reduction Coalition, http://harmreduction.org/about-us/

Health Resources and Service Administration (HRSA), National Clinician's Post-exposure Prophylaxis Hotline (health care providers only), 1-888-448-4911

Health Resources and Service Administration (HRSA), National HIV Telephone Consultation Service, 1-800-933-3413

International AIDS Vaccine Initiative (AVI), www.iavi.org

International Partnership for Microbicides, www.ipmglobal.org

National Institutes of Health, HIV/AIDS Treatment, Prevention, and Research, www.aidsinfo.nih.gov

Office of Minority Health Resource Center, www.minorityhealth.hhs.gov/omh/browse.aspx?lvl=4&lvlid=21

POZ, Health, Life, & HIV. Published by Smart+Strong, 500 Fifth Avenue, Suite 320, New York, NY 10110, www.poz.com/

Prevention Access Campaign, www.preventionaccess.org

---

[2]N.R.T.: No Brasil, alguns recursos são o Departamento de HIV/Aids, Tuberculose, Hepatites Virais e Infecções Sexualmente Transmissíveis (https://www.gov.br/aids/pt-br/assuntos/hiv-aids); e a UNAIDS Brasil (https://unaids.org.br/#:~:text=UNAIDS%20Brasil%20%2D%20Website%20institucional%20do,AIDS%20(UNAIDS)%20no%20Brasil).

33 Avaliação e Manejo de Pacientes com Distúrbios Alérgicos

DESFECHOS DO APRENDIZADO

Após ler este capítulo, você será capaz de:

1. Descrever os eventos fisiológicos envolvidos nas reações alérgicas e os tipos de hipersensibilidade.
2. Usar parâmetros apropriados para a avaliação das condições dos pacientes com distúrbios alérgicos.
3. Identificar as manifestações clínicas e fisiopatológicas e o manejo dos pacientes com distúrbios alérgicos.
4. Especificar as medidas para prevenir e manejar a anafilaxia.
5. Aplicar o processo de enfermagem como referencial para o cuidado de pacientes com rinite alérgica.

CONCEITOS DE ENFERMAGEM

Imunidade   Infecção   Regulação celular

GLOSSÁRIO

alergênio: substância que causa manifestações de alergia
alergia: resposta inadequada e, com frequência, prejudicial do sistema imune a substâncias que normalmente são inofensivas
anafilaxia: resposta clínica rápida a uma reação imunológica imediata entre um antígeno específico e um anticorpo
angioedema: condição caracterizada por urticária e edema difuso das camadas mais profundas da pele (*sinônimo*: edema angioneurótico)
anticorpo: substância proteica desenvolvida pelos linfócitos B em resposta a um antígeno específico e que interage com ele
antígeno: substância que o corpo identifica como um invasor estranho; os antígenos induzem a produção de anticorpos
anti-histamínico: medicamento que se opõe à ação da histamina
atopia: termo usado com frequência para descrever as doenças mediadas pela Imunoglobulina E (*i. c.*, dermatite atópica, asma e rinite alérgica), com um componente genético
bradicinina: substância que estimula as fibras nervosas e causa dor
dermatite atópica: hipersensibilidade tipo I que envolve a inflamação da pele, evidenciada por prurido, rubor e diversas lesões cutâneas
eosinófilo: leucócito granular
eritema: rubor difuso da pele
hapteno: antígeno incompleto

hipersensibilidade: reação elevada anormal a um estímulo de qualquer tipo
histamina: substância no corpo que causa aumento da secreção gástrica, dilatação de capilares e constrição dos músculos lisos brônquicos
imunoglobulinas: família de proteínas estreitamente relacionadas, capazes de atuar como anticorpos
leucotrienos: grupo de mediadores químicos que iniciam a resposta inflamatória
linfócitos B: linfócitos que são estimulados para a produção de anticorpos
linfócitos T: linfócitos que participam na imunidade celular e auxiliam na imunidade humoral (linfócitos B)
marcha atópica: evolução da doença alérgica, começando com dermatite atópica e progredindo para alergia alimentar mediada por IgE, asma e rinite alérgica
mastócitos: células do tecido conjuntivo que contêm heparina e histamina em seus grânulos
plasmócitos: linfócitos B se diferenciam, após a estimulação por antígeno, em plasmócitos que secretam anticorpos
prostaglandinas: ácidos graxos insaturados que apresentam ampla variedade de atividades biológicas
serotonina: mediador químico que atua como um potente vasoconstritor e broncoconstritor
urticária: elevação cutânea avermelhada e arredondada (vergão)

Os distúrbios alérgicos são comuns e encontrados pelos enfermeiros que atuam em todos os ambientes, da comunidade à unidade de cuidados intensivos. O manejo por especialistas de pacientes com distúrbios alérgicos é crucial, seja qual for a situação clínica. Neste capítulo, são abordados a avaliação geral dos processos alérgicos e o manejo de vários distúrbios alérgicos, inclusive anafilaxia.

O corpo humano é bombardeado por uma grande quantidade de possíveis invasores – alergênios, bem como microrganismos microbianos – que ameaçam constantemente as suas defesas. Esses invasores são denominados **antígenos**. Após penetrar as defesas do corpo, esses antígenos, se puderem progredir sem impedimentos, rompem os sistemas enzimáticos do corpo e destroem seus tecidos vitais. Para a proteção contra esses antígenos, o corpo é equipado com um elaborado sistema de defesa.

As células epiteliais que revestem a pele e constituem o revestimento dos sistemas respiratório, digestório e geniturinário proporcionam a primeira linha de defesa contra os invasores microbianos. A estrutura e a continuidade dessas superfícies e a sua resistência à penetração são os impedimentos iniciais aos antígenos (Marshall, Warrington, Watson et al., 2018).

Um dos mecanismos de defesa mais efetivos é a capacidade do corpo de se equipar rapidamente com anticorpos projetados especificamente para combater cada novo invasor – antígenos proteicos específicos. Os anticorpos reagem de diversas maneiras: (1) por meio do revestimento das superfícies dos antígenos; (2) por meio da neutralização dos antígenos; e (3) por meio da precipitação dos antígenos fora da solução, se eles estiverem dissolvidos. Os anticorpos preparam os antígenos de modo que as células fagocíticas do sangue e dos tecidos possam eliminá-los. Entretanto, embora esse sistema normalmente seja protetor, em alguns casos o corpo produz respostas inadequadas ou exageradas contra antígenos específicos, e o resultado é um distúrbio alérgico ou de hipersensibilidade.

CARACTERÍSTICAS FISIOLÓGICAS

Uma reação alérgica é uma manifestação de lesão tecidual resultante da interação de um antígeno com um **anticorpo** (uma proteína produzida pelos linfócitos B em resposta à interação com um antígeno específico) (Marshall et al., 2018). A **alergia** é uma resposta inadequada, e geralmente prejudicial, do sistema imune a substâncias normalmente inofensivas, denominadas **alergênios** (p. ex., poeira, sementes, pólen, pelos). Os mediadores químicos liberados nas reações alérgicas podem produzir sintomas que variam desde leves até potencialmente fatais.

Nas reações alérgicas, o corpo encontra os alergênios, que são tipos de antígenos, normalmente proteínas que as defesas do corpo reconhecem como estranhas, e ocorre uma série de eventos na tentativa de tornar os invasores inofensivos, destruí-los e removê-los do corpo. Existe uma resposta generalizada dos leucócitos quando os antígenos penetram o corpo humano. Tipos específicos de leucócitos, denominados linfócitos B (também conhecidos como células B), são acionados especificamente pelo antígeno. Os linfócitos B se diferenciam em **plasmócitos**, que secretam anticorpos que atacam o antígeno.

Anticorpos específicos são formados em resposta a antígenos específicos. Os anticorpos combinam-se aos antígenos de um modo especial, que se assemelha a uma chave e uma fechadura. Os antígenos (as chaves) correspondem a apenas determinados anticorpos (as fechaduras). Portanto, o termo *especificidade* refere-se à reação específica de um anticorpo contra um antígeno. Existem muitas variações e complexidades nesses padrões. Além disso, os anticorpos têm memória para o antígeno específico, de modo que, se houver exposição futura, a interação tornará a ocorrer (Actor, 2019).

Função das imunoglobulinas

Os anticorpos que são formados por plasmócitos em resposta a um estímulo imunogênico constituem um grupo de proteínas séricas, denominadas **imunoglobulinas**. Agrupadas em cinco classes (IgG, IgA, IgM, IgD e IgE), as imunoglobulinas podem ser encontradas em linfonodos, tonsilas, apêndice e placas de Peyer nos intestinos, ou circulando no sangue e na linfa. Esses anticorpos são capazes de se ligar a uma ampla variedade de antígenos. As imunoglobulinas da classe IgE estão envolvidas em distúrbios alérgicos e algumas infecções parasitárias. As células que produzem IgE estão localizadas nas mucosas respiratória e intestinal. Duas ou mais moléculas de IgE se ligam entre si e contra um alergênio e acionam os **mastócitos** ou basófilos para liberarem mediadores químicos, como histamina, serotonina, cininas, substâncias de reação lenta da anafilaxia, e o fator de neutrófilos, que produz reações alérgicas cutâneas, asma e febre do feno. **Atopia** refere-se às doenças mediadas por IgE, tais como rinite alérgica, que apresentam um componente genético (Actor, 2019). Ver discussão sobre as imunoglobulinas no Capítulo 31.

Papel dos linfócitos B

Os **linfócitos B**, ou células B, são programados para produzir um anticorpo específico. Quando encontram um antígeno específico, os linfócitos B geram células plasmáticas no local de produção dos anticorpos. As células plasmáticas secretam anticorpos com a finalidade de destruir e remover os antígenos. Os linfócitos B participam na imunidade humoral (também denominada imunidade mediada por anticorpos), que é um tipo de imunidade adaptativa (Marshall et al., 2018).

Papel dos linfócitos T

Existem diferentes tipos de **linfócitos T** (ou células T) que participam na imunidade celular (também chamada imunidade mediada por células), um tipo de imunidade adaptativa. Os linfócitos T auxiliares são tipos específicos de linfócitos T que auxiliam os linfócitos B na resposta imune. Os linfócitos T secretam substâncias que direcionam o fluxo da atividade celular e estimulam os macrófagos. Os macrófagos apresentam os antígenos aos linfócitos T e iniciam a resposta imune. Eles também digerem os antígenos e auxiliam na remoção de células e outros debris (Marshall et al., 2018).

Função dos antígenos

Os antígenos são divididos em dois grupos: antígenos proteicos completos e substâncias de baixo peso molecular. Os antígenos proteicos completos, tais como pelos de animais, pólen e soro equino, estimulam uma resposta humoral completa. Resposta humoral é outro termo para a resposta mediada por linfócitos B. Ver discussão sobre imunidade humoral no Capítulo 31. Substâncias de baixo peso molecular, como medicamentos, atuam como **haptenos** (antígenos incompletos), com ligação às proteínas teciduais ou séricas, para produzir um complexo transportador que inicia uma resposta de anticorpos. Em uma reação alérgica, a produção de anticorpos requer a comunicação ativa entre as células. Quando o alergênio é absorvido pelos sistemas respiratório ou digestório, ou pela pele, ocorre a sensibilização ao alergênio. Nas respostas humorais, as células B amadurecem e se tornam plasmócitos secretores alergênio-específicos, que sintetizam e secretam anticorpos antígeno-específicos (Marshall et al., 2018).

Função dos mediadores químicos

Os mastócitos, que estão localizados na pele, no sistema respiratório e no sistema digestório, têm uma participação importante na hipersensibilidade imediata mediada por IgE. Quando os mastócitos são estimulados pelos antígenos, mediadores químicos poderosos, como histamina, são liberados, causando uma sequência de eventos fisiológicos que resultam em sintomas de hipersensibilidade imediata (Figura 33.1). Existem dois tipos de mediadores químicos: primários e secundários. Os mediadores primários são pré-formados e são encontrados em mastócitos ou basófilos. Os mediadores secundários são precursores inativos que são formados ou liberados em resposta aos mediadores primários. A Tabela 33.1 resume as ações dos mediadores químicos primários e secundários (Castells, 2017).

Mediadores primários

Histamina, fator quimiotático de eosinófilos da anafilaxia, fator ativador de plaquetas e prostaglandinas são mediadores químicos primários nas respostas alérgicas.

Histamina

A **histamina**, que é liberada pelos mastócitos, desempenha um papel importante na resposta imune. É o primeiro mediador químico a ser liberado nas respostas imune e inflamatória. É sintetizado e armazenado em altas concentrações nos tecidos corporais expostos às substâncias ambientais. Os efeitos da histamina atingem o pico 5 a 10 minutos após o contato com o antígeno e incluem eritema; edema localizado, na forma de vergões; prurido; contração dos músculos lisos brônquicos, que resulta em sibilos e broncospasmo; dilatação de pequenas vênulas e constrição de vasos maiores; e aumento da secreção de células gástricas e mucosas, resultando em diarreia. A ação da histamina resulta da estimulação dos receptores de histamina-1 (H_1) e histamina-2 (H_2). Os receptores H_1 são encontrados predominantemente nas células musculares lisas bronquiolares e vasculares; os receptores H_2 são encontrados nas células parietais gástricas (Castells, 2017).

Determinados medicamentos são categorizados por meio de sua ação nesses receptores. A difenidramina é um exemplo de **anti-histamínico**, um medicamento que demonstra afinidade por receptores H_1. A cimetidina tem por alvo os receptores H_2 para a inibição das secreções gástricas na úlcera péptica.

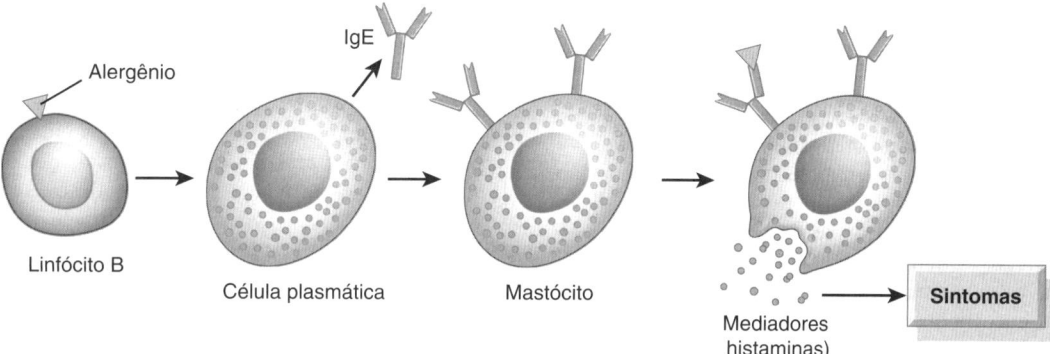

Figura 33.1 • O antígeno estimula a ativação de um linfócito B, que, então, se transforma em um plasmócito que secreta imunoglobulinas. As imunoglobulinas estimulam os mastócitos a liberar histamina e outros mediadores inflamatórios.

TABELA 33.1 Mediadores químicos da hipersensibilidade.

Mediadores	Ação
Mediadores primários	
Pré-formados e encontrados nos mastócitos ou nos basófilos	
Histamina (pré-formada nos mastócitos)	Vasodilatação
	Contração de músculos lisos, aumento da permeabilidade vascular, aumento das secreções mucosas
Fator quimiotático de eosinófilos da anafilaxia (pré-formado nos mastócitos)	Atrai eosinófilos
Fator de ativação plaquetária (requer a síntese por mastócitos, neutrófilos e macrófagos)	Contração de músculos lisos
	Incita as plaquetas a se agregarem e a liberarem serotonina e histamina
Prostaglandinas (quimicamente derivadas do ácido araquidônico; requerem a síntese pelas células)	Séries D e F → broncoconstrição
	Série E → broncodilatação
	Séries D, E e F → vasodilatação
Calicreína de basófilos (pré-formada nos mastócitos)	Libera a bradicinina, que causa broncoconstrição, vasodilatação e estimulação nervosa
Mediadores secundários	
Precursores inativos formados ou liberados em resposta aos mediadores primários	
Bradicinina (derivada do precursor cininogênio)	Contração da musculatura lisa, aumento da permeabilidade vascular, estimulação de receptores de dor, aumento da produção de muco
Serotonina (pré-formada nas plaquetas)	Contração de músculos lisos, aumento da permeabilidade vascular
Heparina (pré-formada nos mastócitos)	Anticoagulante
Leucotrienos (derivados do ácido araquidônico e ativados pela degranulação dos mastócitos) C, D e E, ou substância de reação lenta da anafilaxia	Contração de músculos lisos, aumento da permeabilidade vascular

Adaptada de Norris, T. (2019). *Porth's pathophysiology: Concepts of altered health states* (10th ed.). Philadelphia, PA: Wolters Kluwer.

Fator quimiotático de eosinófilos da anafilaxia

O fator quimiotático de eosinófilos da anafilaxia afeta a movimentação dos **eosinófilos** (leucócitos granulares) até o local dos alergênios. É pré-formado nos mastócitos e é liberado a partir de mastócitos rompidos.

Fator de ativação plaquetária

O fator de ativação plaquetária é responsável pelo início da agregação plaquetária e da infiltração leucocitária nos locais de reações de hipersensibilidade imediata. Também causa vasodilatação, broncoconstrição e aumento da permeabilidade vascular (Castells, 2017).

Prostaglandinas

As **prostaglandinas** produzem a contração dos músculos lisos, bem como vasodilatação e aumento da permeabilidade capilar. Elas sensibilizam os receptores de dor e exacerbam a dor associada à inflamação. Além disso, as prostaglandinas induzem inflamação e exacerbam os efeitos de mediadores de resposta inflamatória. As manifestações locais incluem eritema, calor e edema (Castells, 2017).

Mediadores secundários

Leucotrienos, bradicinina e serotonina são mediadores químicos secundários.

Leucotrienos

Os **leucotrienos** são mediadores químicos que iniciam a resposta inflamatória. Muitas manifestações da inflamação podem ser atribuídas, em parte, aos leucotrienos. Além disso, os leucotrienos causam contração de músculos lisos, constrição brônquica, secreção de muco nas vias respiratórias, bem como as reações típicas de exantema macular da pele. Em comparação à histamina, os leucotrienos são 100 a 1.000 vezes mais potentes ao causar broncospasmo (Castells, 2017).

Bradicinina

A **bradicinina** é uma substância que promove aumento da permeabilidade vascular, vasodilatação, hipotensão e contração de muitos tipos de músculo liso, tais como o brônquico. O aumento da permeabilidade dos capilares resulta em edema. A bradicinina estimula as fibras celulares nervosas e produz dor.

Serotonina

A **serotonina** é um mediador químico que age como um vasoconstritor potente e causa a contração da musculatura lisa brônquica.

Hipersensibilidade

Embora o sistema imune defenda o hospedeiro contra infecções e antígenos estranhos, as respostas imunes por si sós causam lesão tecidual e doenças. A **hipersensibilidade** é uma resposta imune excessiva ou aberrante a qualquer tipo de estímulo (Actor, 2019). Habitualmente ela não ocorre com a primeira exposição a um alergênio. Em vez disso, a reação segue-se à reexposição após a sensibilização, ou a formação de anticorpos, em uma pessoa predisposta. Reações imunes patológicas são classificadas como reações de hipersensibilidade. Para promover a compreensão sobre a imunopatogênese da doença, as reações de hipersensibilidade foram classificadas em quatro tipos específicos de reações (Figura 33.2).

Hipersensibilidade anafilática (tipo I)

A reação de hipersensibilidade mais grave é a **anafilaxia**. Uma reação alérgica grave e inesperada, de início rápido, a anafilaxia é caracterizada por edema em muitos tecidos, incluindo a laringe, e, com frequência, é acompanhada por hipotensão, broncospasmo e colapso cardiovascular em casos graves. A anafilaxia é uma reação grave de hipersensibilidade tipo I, que é uma reação imediata que tem início em minutos após a exposição a um antígeno. Mediadores químicos primários são os responsáveis pelos sintomas da hipersensibilidade tipo I, em virtude dos seus efeitos sobre a pele, os pulmões e o sistema digestório. Se os mediadores químicos continuarem a ser liberados, pode ocorrer uma reação tardia, que pode durar até 24 horas (Marshall et al., 2018).

Os sintomas clínicos são determinados pela quantidade do alergênio, pela quantidade de mediadores liberada, pela sensibilidade do órgão-alvo e pela via de entrada do alergênio. As reações de hipersensibilidade tipo I podem incluir as anafilaxias local e sistêmica (Actor, 2019).

Hipersensibilidade citotóxica (tipo II)

A hipersensibilidade citotóxica ou tipo II ocorre quando anticorpos são direcionados contra antígenos nas células ou nas membranas basais dos tecidos. Essa reação pode levar a lise celular e lesão tecidual. As reações de hipersensibilidade tipo II estão associadas a diversos distúrbios. O melhor exemplo é a reação transfusional hemolítica. Por exemplo, se uma pessoa com sangue do tipo A recebe por engano sangue do tipo B, anticorpos anti-B são acionados, as hemácias do tipo B infundidas são atacadas e ocorre hemólise (Actor, 2019).

Hipersensibilidade de complexo imune (tipo III)

A hipersensibilidade de imunocomplexos ou tipo III é uma reação inflamatória prejudicial causada pelos imunocomplexos insolúveis formados pelos antígenos que se ligam aos anticorpos. Esses complexos são muito grandes para serem removidos da circulação por meio da ação fagocítica. Os imunocomplexos são depositados nos tecidos ou no endotélio vascular e deflagram inflamação em locais diferentes em todo o corpo. Um exemplo desse tipo de hipersensibilidade ocorre na artrite reumatoide. Um antígeno desconhecido desencadeia a formação de anticorpos, seguida pela interação com antígenos (imunocomplexos) e deposição nas articulações. Muitos distúrbios autoimunes são reações de hipersensibilidade tipo III. Nas reações autoimunes, como lúpus eritematoso sistêmico (LES), os pacientes formam autoanticorpos que se agregam em imunocomplexos e se depositam nos pulmões, na pele e nos rins (Actor, 2019).

Hipersensibilidade tardia (tipo IV)

A hipersensibilidade tardia ou tipo IV é uma reação imune mediada por linfócitos T após a exposição a um antígeno. Essa reação ocorre, tipicamente, 24 a 48 horas após a exposição a um antígeno. O protótipo da reação de hipersensibilidade tipo IV ocorre após a injeção subcutânea de derivado proteico purificado (PPD, do inglês *purified protein derivative*) de *Mycobacterium tuberculosis*. Pacientes que já tiveram contato com ou que já tiveram tuberculose (TB) apresentarão uma reação de eritema e induração graças aos linfócitos T sensibilizados (Actor, 2019).

AVALIAÇÃO

Anamnese de alergia abrangente e exame físico completo fornecem dados úteis para o diagnóstico e o manejo dos distúrbios

Tipo I

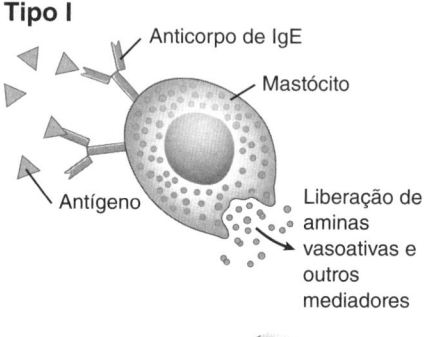

Tipo I. Uma reação anafilática é caracterizada por vasodilatação, aumento da permeabilidade capilar, contração de músculos lisos e eosinofilia. As reações sistêmicas podem envolver estridor laríngeo, angioedema, hipotensão e espasmo brônquico, gastrintestinal ou uterino; as reações locais são caracterizadas por urticária. Exemplos de reações tipo I incluem asma extrínseca, rinite alérgica, anafilaxia sistêmica e reações a picadas de insetos.

Tipo II

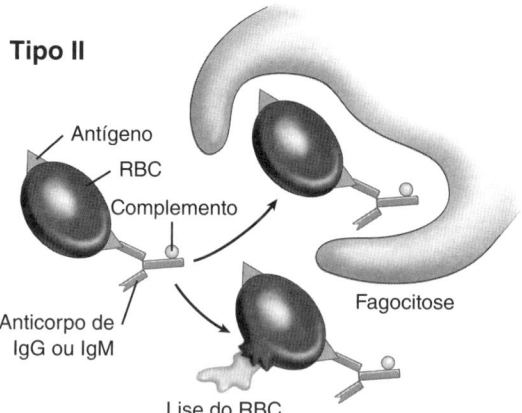

Tipo II. Uma reação citotóxica, que envolve a ligação do anticorpo de IgG ou de IgM a um antígeno ligado a uma célula, pode causar lesão celular e tecidual final. A reação é o resultado da identidade errônea, quando o sistema identifica um constituinte normal do corpo como estranho e ativa a cascata do complemento. Exemplos de reações tipo II são miastenia *gravis*, síndrome de Goodpasture, anemia perniciosa, doença hemolítica do recém-nascido, reação a transfusões e trombocitopenia.

Tipo III

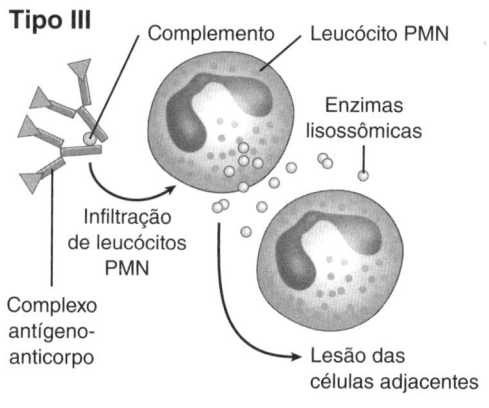

Tipo III. Uma reação imune complexa é marcada por inflamação aguda que resulta da formação e da deposição de complexos imunes. As articulações e os rins são particularmente suscetíveis a esse tipo de reação, que está associada a lúpus eritematoso sistêmico, doença sérica, nefrite e artrite reumatoide. Urticária, dor articular, febre, erupção cutânea e adenopatia (glândulas edemaciadas) são alguns dos sinais e sintomas.

Tipo IV

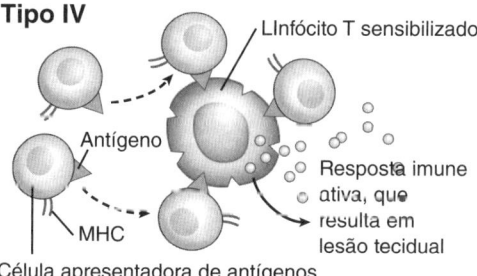

Tipo IV. Uma reação tardia, ou celular, ocorre 1 a 3 dias após a exposição a um antígeno. A reação, que resulta em lesão tecidual, envolve a atividade por parte de linfocinas, macrófagos e lisozimas. Eritema e prurido são comuns; alguns exemplos são dermatite de contato, doença do enxerto *versus* hospedeiro, tireoidite de Hashimoto e sarcoidose.

Figura 33.2 • Quatro tipos de reações de hipersensibilidade. GI: gastrintestinal; Ig: imunoglobulina; MHC: complexo principal de histocompatibilidade; PMN: polimorfonuclear; RBC: eritrócito.

alérgicos. Um formulário de avaliação de alergias é útil para a obtenção e a organização das informações pertinentes (Boxe 33.1).

O grau de dificuldade e desconforto apresentado pelo paciente em virtude dos sintomas alérgicos e o grau de melhora daqueles sintomas com e sem tratamento são avaliados e documentados. É observada a relação dos sintomas à exposição a possíveis alergênios.

AVALIAÇÃO DIAGNÓSTICA

A investigação diagnóstica do paciente com distúrbios alérgicos comumente inclui exames de sangue, esfregaços de secreções corporais, testes cutâneos e pesquisa de IgE sérica específica (antes denominado teste radioalergossorvente [RAST]). Os resultados dos exames sanguíneos laboratoriais fornecem dados de suporte para diversas possibilidades diagnósticas; entretanto,

Boxe 33.1 AVALIAÇÃO
Formulário de avaliação de alergias

Nome _____ Idade _____ Sexo _____ Data _____

I. Queixa principal: _____

II. Doença atual: _____

III. Sintomas alérgicos colaterais: _____

    Olhos: Prurido _____   Queimação _____   Lacrimejamento _____

                 Edema _____   Congestão _____   Secreção _____

    Ouvidos: Prurido _____   Plenitude _____   Estalidos _____

                 Infecções frequentes _____

    Nariz: Espirros _____   Rinorreia _____   Obstrução _____

                 Prurido _____   Respiração pela boca _____

                 Secreção purulenta _____

    Garganta: Dor _____   Secreção pós-nasal _____

                 Prurido palatino _____   Muco pela manhã _____

    Tórax: Tosse _____   Dor _____   Sibilos _____

                 Expectoração _____   Dispneia _____

                 Coloração _____   Repouso _____

                 Volume _____   Esforço _____

    Pele: Dermatite _____   Eczema _____   Urticária _____

IV. Alergias familiares: _____

V. Tratamentos ou testes alérgicos anteriores: _____

    Testes cutâneos anteriores: _____

    Medicamentos: Anti-histamínicos   Melhora _____   Sem melhora _____

                            Broncodilatadores   Melhora _____   Sem melhora _____

                            Gotas nasais   Melhora _____   Sem melhora _____

                            Hipossensibilização   Melhora _____   Sem melhora _____

                                  Duração _____

                                  Antígenos _____

                                  Reações _____

                            Antibióticos   Melhora _____   Sem melhora _____

                            Corticosteroides   Melhora _____   Sem melhora _____

VI. Agentes físicos e hábitos: _____

Fatores perturbadores:

    Tabagismo por _____ anos   Etilismo _____   Ar-condicionado _____

    Cigarros _____ maços/dia   Calor _____   Clima úmido _____

    Charutos _____ ao dia   Frio _____   Alterações climáticas _____

    Cachimbo _____ ao dia   Perfumes _____   Substâncias químicas _____

    Nunca fumou _____   Tintas _____   *Spray* para cabelos _____

    Perturbado por fumaça _____   Inseticidas _____   Jornais _____

                            Cosméticos _____   Látex _____

VII. Quando os sintomas ocorrem: _____

    Ocasião e circunstâncias do 1º episódio: _____

    Saúde anterior: _____

    Evolução da doença ao longo de décadas: progressão _____ regressão _____

    Ocasião do ano: _____ Datas exatas: _____

         Perene _____

         Sazonal _____

         Com exacerbação sazonal _____

    Variações mensais (menstruações, ocupação): _____

    Ocasião da semana (fins de semana *vs.* dias úteis): _____

    Horário do dia ou da noite: _____

    Após picadas de insetos: _____

VIII. Onde os sintomas ocorrem: _____

    Local de moradia ao início: _____

    Local de moradia desde o início: _____

    Efeito das férias ou de alteração geográfica importante: _____

    Sintomas melhores em ambiente interno ou externo: _____

    Efeito da escola ou do trabalho: _____

(continua)

> **Boxe 33.1 AVALIAÇÃO** (continuação)
> **Formulário de avaliação de alergias**
>
> Efeito da estadia em qualquer local próximo: _____
> Efeito da hospitalização: _____
> Efeito de ambientes específicos: _____
> Os sintomas ocorrem próximo de: _____
>   Folhas secas _____ Feno _____ À beira de lagos _____ Celeiros _____
>   Casas de veraneio _____ Porão úmido _____ Sótão seco _____
>   Ao cortar a grama _____ Animais _____ Outros _____
> Os sintomas ocorrem após a ingestão de:
>   Queijo _____ Cogumelos _____ Cerveja _____ Melões _____
>   Bananas _____ Peixe _____ Nozes _____ Frutas cítricas _____
>   Outros alimentos (listar)
> Domicílio: Cidade _____ Rural _____
>   Casa _____ Idade _____
>   Apartamento _____ Porão _____ Úmido _____ Seco _____
>   Sistema de aquecimento _____
>   Sistema de aspiração a vácuo _____ Utilização de filtro HEPA _____
>   Animais domésticos (há quanto tempo) _____ Cão _____ Gato _____ Outro _____
>
> | Quarto: | Tipo | Idade | Sala de estar: | Tipo | Idade |
> |---|---|---|---|---|---|
> | Travesseiro | | | Tapete | | |
> | Colchão | | | Capacho | | |
> | Cobertores | | | Móveis | | |
> | Colchas | | | | | |
> | Móveis | | | | | |
>
> Qualquer local no domicílio onde os sintomas são piores: _____
> IX. O que o paciente acredita que torne os sintomas piores? _____
> X. Sob quais circunstâncias o paciente fica livre de sintomas? _____
> XI. Resumo e comentários adicionais: _____

não são os critérios principais para o diagnóstico da doença alérgica (Kowal & DuBuske, 2017).

Hemograma completo com contagem diferencial

Em geral, a contagem de leucócitos está dentro dos limites da normalidade, exceto quando infecção e inflamação acompanham um distúrbio alérgico. Os eosinófilos, que são leucócitos granulares, normalmente constituem 2 a 5% da contagem total de leucócitos. Podem ser encontrados no sangue, no escarro e nas secreções nasais. Um nível superior a 5 a 10% é considerado anormal e pode ser encontrado em pacientes com distúrbios alérgicos (Kowal & DuBuske, 2017).

Contagem de eosinófilos

Uma contagem real de eosinófilos pode ser obtida a partir de amostras de sangue ou esfregaços de secreções. Durante os episódios sintomáticos, os esfregaços obtidos de secreções nasais e expectoração de pacientes com alergias normalmente revelam um aumento nos níveis de eosinófilos, indicando uma resposta alérgica ativa (Kowal & DuBuske, 2017).

Níveis séricos totais de imunoglobulina E

Níveis séricos totais de IgE altos amparam o diagnóstico de doença alérgica. Na maioria dos casos, o anticorpo tipicamente responsável por uma reação alérgica pertence ao isótipo IgE. Diz-se que os pacientes com esse distúrbio apresentam doença alérgica mediada por IgE (Kowal & DuBuske, 2017).

Testes cutâneos

Os testes cutâneos envolvem a injeção intradérmica ou a aplicação superficial (epicutânea) de soluções em diversos locais. Dependendo da causa suspeita dos sinais e sintomas alérgicos, diversas soluções diferentes podem ser aplicadas em locais separados. Essas soluções contêm antígenos individuais que representam um sortimento de alergênios com maior probabilidade de estarem implicados na doença do paciente. As reações positivas (exantema maculoso) são clinicamente significativas quando correlacionadas com a anamnese, os achados físicos e os resultados de outros exames laboratoriais. Os testes cutâneos são considerados a confirmação mais acurada de alergia (Kowal & DuBuske, 2016).

Os resultados dos testes cutâneos complementam os dados obtidos a partir da anamnese. Eles indicam quais dos diversos antígenos apresentam maior probabilidade de provocar sintomas e indicam a intensidade da sensibilização do paciente. A dose do antígeno (alergênio) injetado também é importante. A maioria dos pacientes é hipersensível a mais de um alergênio. Em condições de teste, eles podem não reagir (embora normalmente reajam) aos alergênios específicos que induzem os ataques.

Em caso de dúvidas a respeito da validade dos testes cutâneos, pode ser realizada pesquisa de IgE sérica específica ou teste de provocação. Se um teste cutâneo for indicado, há suspeita razoável de que um alergênio específico esteja produzindo sintomas em um paciente com alergias. Entretanto, diversas etapas de precaução devem ser observadas antes que o teste cutâneo com alergênios seja realizado:

- O teste não é realizado durante períodos de broncospasmo
- Os testes epicutâneos (testes de arranhadura ou picada) são realizados antes de outros métodos de teste, para minimizar o risco de reação sistêmica
- Equipamentos de emergência devem estar prontamente disponíveis para tratar a anafilaxia.

Tipos de testes cutâneos

Os métodos de testes cutâneos incluem testes cutâneos com picada, testes de arranhadura e testes cutâneos intradérmicos. Após os testes de picada ou arranhadura negativos, o teste cutâneo intradérmico é realizado com alergênios que são sugeridos como problemáticos pela anamnese do paciente. As costas são a área mais adequada do corpo para os testes cutâneos, tendo em vista que essa área possibilita a realização de muitos testes. Um aplicador multitestes com diversas extremidades está comercialmente disponível para a administração simultânea de antígenos por meio de diversas punções em diferentes locais. A pesquisa sugere que o uso de um aplicador com puntor múltiplo para testes alérgicos diminui o desconforto do paciente e o tempo de aplicação (Pestotnik & Krueger, 2018). Uma resposta negativa em um teste cutâneo não pode ser interpretada como ausência de sensibilidade a um alergênio. Pode haver tal resposta com a sensibilidade insuficiente do teste ou com a utilização de um alergênio inadequado no teste. Portanto, é essencial observar o paciente que está sendo submetido aos testes cutâneos quanto à reação alérgica, mesmo se a resposta anterior foi negativa (Kowal & DuBuske, 2016).

Interpretação dos resultados dos testes cutâneos

A familiaridade e o uso consistente de um sistema de graduação são essenciais. O sistema de graduação empregado deve ser identificado em um registro do teste cutâneo para a interpretação posterior. Uma reação positiva, evidenciada pelo aparecimento de um vergão com urticária (elevação cutânea redonda e avermelhada) (Figura 33.3), **eritema** (rubor difuso) localizado na área de inoculação ou contato, ou pseudópodes (projeções irregulares na extremidade de um vergão) com eritema associado, é considerada indicativa de sensibilidade ao antígeno correspondente. Podem ocorrer resultados falso-positivos em virtude de preparação ou administração inadequada das soluções de antígenos (Kowal & DuBuske, 2016).

> **Alerta de enfermagem: Qualidade e segurança**
>
> *Corticosteroides e anti-histamínicos, incluindo medicamentos para alergia sem prescrição médica, suprimem a reatividade dos testes cutâneos e devem ser interrompidos 48 a 96 h antes dos testes, dependendo da duração da sua atividade. Podem ocorrer resultados falso-positivos em virtude de preparação ou administração inadequada das soluções de antígenos.*

Testes cutâneos positivos ou negativos são interpretados no contexto da anamnese, dos sinais clínicos e da exposição a alergênios do paciente. As diretrizes a seguir são seguidas para a interpretação dos resultados dos testes cutâneos:

- Os testes cutâneos são realizados mais frequentemente nos pacientes com diagnóstico de rinite alérgica
- Resultados negativos dos testes ajudam a descartar a possibilidade de alergia alimentar
- Os testes cutâneos positivos estão altamente correlacionados com as alergias alimentares.

A aplicação de testes cutâneos para o diagnóstico da hipersensibilidade imediata a medicamentos é limitada, tendo em vista que os metabólitos dos medicamentos, e não os próprios medicamentos, normalmente são responsáveis por causar a hipersensibilidade.

Testes provocativos

Os testes provocativos envolvem a administração direta do alergênio suspeito no tecido sensível, tal como a conjuntiva, a mucosa nasal ou brônquica ou o sistema digestório (por meio da ingestão do alergênio), com a observação da resposta do órgão-alvo. Esse tipo de teste é útil na identificação de alergênios clinicamente significativos que apresentam muitos testes positivos. As principais desvantagens desse tipo de teste são a limitação de um antígeno por sessão e o risco de produção de sintomas graves, em particular broncospasmo, em pacientes com asma (Kowal & DuBuske, 2016).

Pesquisa de IgE sérica específica

A pesquisa de IgE sérica específica, antes conhecida como RAST (teste radioalergossorvente), é um exame automatizado realizado em amostras de sangue em laboratórios de análises clínicas. Como o nome sugere, ela detecta a IgE antígeno-específica no soro em oposição a IgE antígeno-específica ligada aos mastócitos na pele. As vantagens desse teste sobre os outros testes incluem a diminuição do risco de reação sistêmica, a estabilidade dos antígenos e a ausência de dependência da reatividade cutânea modificada por medicamentos. As principais desvantagens incluem seleção limitada de alergênios e sensibilidade reduzida em comparação aos testes cutâneos intradérmicos, ausência de resultados imediatos e custo mais alto (Kowal & DuBuske, 2017).

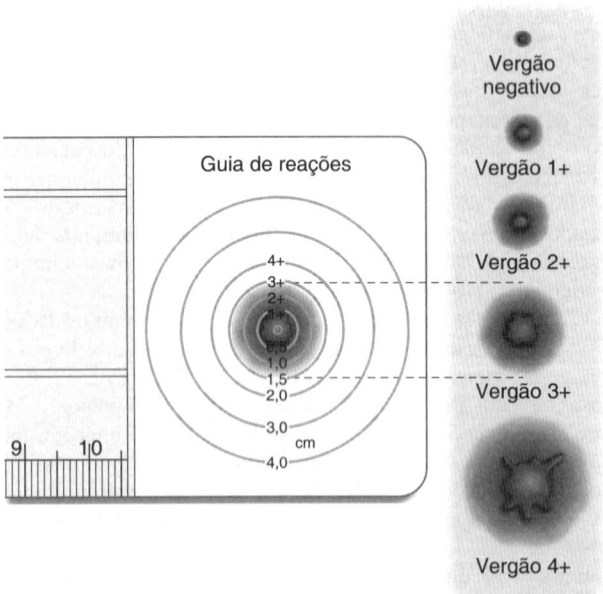

Figura 33.3 • Interpretação das reações: negativa = vergão suave, com eritema mínimo; 1+ = vergão (5 a 8 mm), com eritema associado; 2+ = vergão (7 a 10 mm), com eritema associado; 3+ = vergão (9 a 15 mm), possíveis pseudópodes discretos, com eritema associado; 4+ = vergão (12 mm+), com pseudópodes e eritema difuso.

DISTÚRBIOS ALÉRGICOS

Existem dois tipos de reações alérgicas mediadas por IgE: distúrbios atópicos e não atópicos. Embora as reações imunológicas de base dos dois tipos de distúrbios sejam as mesmas, os fatores predisponentes e as manifestações são diferentes. Atopia é definida como a predisposição genética a gerar uma resposta de IgE a proteínas inócuas inaladas ou ingeridas. As doenças atópicas consistem em asma, rinite alérgica e dermatite atópica. Todas compartilham a mesma patogênese, mediada por IgE, e frequentemente se manifestam nos mesmos indivíduos e em famílias. Os distúrbios não atópicos não apresentam o componente genético e a especificidade dos órgãos dos distúrbios atópicos. A alergia ao látex (ver discussão posterior) pode se manifestar como anafilaxia mediada por IgE, reação tipo I ou hipersensibilidade tipo IV referida como dermatite de contato (Stokes & Casale, 2019).

> **Desfechos clínicos de histórias de pacientes: Jennifer Hoffman • Parte 2**
>
>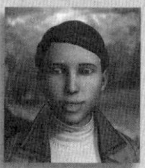
>
> Lembre-se de Jennifer Hoffman (Capítulo 20), que procurou o ambulatório devido a sinais/sintomas continuados de asma. O enfermeiro confirma que a paciente está seguindo o plano de ação para o tratamento da asma, porém Jennifer retorna ao ambulatório por causa de agravamento do quadro clínico. Quais achados na avaliação indicariam para o enfermeiro que Jennifer está apresentando uma reação de hipersensibilidade a um alergênio? Quais perguntas podem ajudar o enfermeiro a identificar o(s) agente(s) causal(is)? Quais intervenções devem ser implementadas quando forem identificados os alergênios?

ANAFILAXIA

A anafilaxia é uma resposta clínica a uma reação imunológica imediata (hipersensibilidade tipo I) entre um antígeno específico e um anticorpo. A reação resulta de uma rápida liberação de substâncias químicas mediadas por IgE, que podem induzir uma reação grave e potencialmente fatal (Actor, 2019).

Fisiopatologia

Anafilaxia é uma reação alérgica tipo I (IgE) a um alergênio, uma substância estranha que penetrou no corpo. É causada por ligações cruzadas de um alergênio com anticorpos IgE alergênio-específicos encontrados na superfície da membrana dos mastócitos e basófilos, resultando em desgranulação celular. A subsequente liberação de histamina e outros mediadores bioativos causa a ativação de plaquetas, eosinófilos e neutrófilos. Histamina, prostaglandinas e leucotrienos inflamatórios são potentes mediadores vasoativos, implicados em alterações da permeabilidade vascular, rubor, **urticária**, angioedema, hipotensão e broncoconstrição, que caracterizam a anafilaxia. Resulta em espasmo de músculos lisos, broncospasmo, edema e inflamação de mucosas, bem como no aumento da permeabilidade capilar. Os sinais/sintomas de anafilaxia surgem abruptamente e se agravam em questão de minutos a horas (Kemp, 2018).

Muito semelhante à anafilaxia, a reação anafilatoide é causada pela liberação de mediadores de mastócitos e basófilos acionada por eventos não mediados pela imunoglobulina E (IgE). Essa reação de anafilaxia não alérgica pode ocorrer com medicamentos, alimentos, exercícios ou transfusões de anticorpos citotóxicos. A reação pode ser local ou sistêmica. As reações locais normalmente envolvem urticária e angioedema no local da exposição ao antígeno. Embora possam ser graves, as reações de anafilaxia não alérgica raramente são fatais. As reações sistêmicas ocorrem em aproximadamente 30 minutos após a exposição e envolvem os sistemas cardiovascular, respiratório, digestório e tegumentar. Na maior parte, o tratamento da reação de anafilaxia não alérgica é idêntico àquele da anafilaxia (Campbell & Kelso, 2018).

As causas comuns de anafilaxia estão listadas no Boxe 33.2. Antibióticos e agentes de contraste radiológicos provocam as reações anafiláticas mais graves. Penicilina é o medicamento que mais frequentemente provoca anafilaxia. Aproximadamente 10% da população relata alergia à penicilina. Todavia, menos de 5% apresenta alergia à penicilina mediada por linfócitos T ou por IgE clinicamente significativa (Shenoy, Macy, Rowe et al., 2019).

Manifestações clínicas

As reações anafiláticas originam uma síndrome clínica que afeta diversos sistemas de órgãos. As reações podem ser categorizadas como leves, moderadas ou graves. O tempo desde a exposição ao antígeno até o início dos sintomas é um bom indicador da gravidade da reação – quanto mais rápido for o início, mais grave será a reação. A gravidade das reações anteriores não determina a gravidade das reações subsequentes, que podem ser as mesmas, ou mais ou menos graves. A gravidade depende do grau da alergia e da dose de exposição ao alergênio (Actor, 2019).

As reações sistêmicas leves consistem em formigamento periférico e sensação de calor, possivelmente acompanhados de uma sensação de plenitude na boca e na garganta. Congestão nasal, edema periorbital, prurido, espirros e lacrimejamento dos olhos também podem ser esperados. Os sintomas iniciam-se em 2 horas após a exposição.

> **Boxe 33.2 Causas comuns de anafilaxia**
>
> **Alimentos**
> Amendoim, nozes de árvores (p. ex., nozes, nozes-pecã, castanhas, amêndoas), frutos do mar (p. ex., camarão, lagosta, caranguejo), peixe, leite, ovos, soja, trigo.
>
> **Medicamentos**
> Antibióticos, especialmente penicilina e antibióticos à base de sulfa, alopurinol, agentes de radiocontraste, agentes anestésicos (lidocaína, procaína), vacinas, hormônios (insulina, vasopressina, hormônio adrenocorticotrófico), ácido acetilsalicílico, anti-inflamatórios não esteroides.
>
> **Outros agentes farmacêuticos/biológicos**
> Soros de animais (antitoxina tetânica, antitoxina de veneno de cobra, antitoxina rábica), antígenos utilizados em testes cutâneos.
>
> **Picadas de insetos**
> Abelhas, vespas, vespões, vespas-amarelas, formigas (incluindo formigas-de-fogo).
>
> **Látex**
> Produtos médicos e não médicos que contenham látex.

As reações sistêmicas moderadas podem incluir rubor, calor, ansiedade e prurido, além de quaisquer dos sintomas mais leves. As reações mais graves incluem broncospasmo e edema das vias respiratórias ou da laringe, com dispneia, tosse e sibilos. O início dos sintomas é o mesmo de uma reação leve (Kemp, 2018).

As reações sistêmicas graves apresentam início abrupto, com os mesmos sinais e sintomas descritos anteriormente. Esses sinais/sintomas progridem rapidamente até broncospasmo, edema de laringe, dispneia grave, cianose e hipotensão. Disfagia (dificuldade de deglutição), cólicas abdominais, vômitos, diarreia e convulsões também podem ocorrer. Parada cardíaca e coma podem se seguir. Reações graves também são denominadas choque anafilático (Marshall et al., 2018) (ver Capítulo 11).

Prevenção

A estrita evasão dos possíveis alergênios é uma medida preventiva importante para o paciente de risco para anafilaxia. Aqueles em risco de anafilaxia em virtude de picadas de insetos devem evitar áreas com populações de insetos e devem usar vestimentas apropriadas e repelentes para insetos, além de ter cautela para evitar picadas adicionais.

Se for impossível evitar a exposição aos alergênios, será prescrito um sistema autoinjetor de epinefrina. O paciente deve ser orientado a transportar e a administrar a epinefrina para prevenir uma reação anafilática em caso de exposição ao alergênio. Pessoas sensíveis a picadas e ferroadas de insetos, aquelas que apresentaram reações alimentares ou medicamentosas e aquelas que apresentaram reações anafiláticas idiopáticas ou induzidas por exercícios sempre devem transportar um *kit* de emergência que contenha epinefrina. Dispositivos de autoinjeção estão disponíveis no comércio para primeiros socorros e administração de doses preestabelecidas de epinefrina (Comerford & Durkin, 2020). O sistema autoinjetor não precisa de preparo, e a técnica de autoadministração não é complicada. Deve ser proporcionada ao paciente a oportunidade para demonstrar a técnica correta de utilização; um dispositivo de treinamento pode ser usado para instrução quanto à técnica correta. Informações verbais e escritas a respeito do *kit* de emergência, bem como estratégias para evitar a exposição aos alergênios de risco, também devem ser fornecidas (Campbell & Kelso, 2018).

A triagem em relação a alergias antes da prescrição ou da primeira administração de um medicamento é uma medida preventiva importante. Deve ser obtido um cuidadoso histórico de qualquer sensibilidade a antígenos suspeitos antes da administração de qualquer medicamento, principalmente da forma parenteral, tendo em vista que essa via é associada à anafilaxia mais grave. Os enfermeiros que cuidam de pacientes em qualquer ambiente (hospital, domicílio, locais de exames complementares ambulatoriais, instituições de cuidados de longo prazo) devem avaliar os riscos dos pacientes para reações anafiláticas. Os pacientes são indagados a respeito da exposição anterior a agentes de contraste utilizados para exames complementares e quaisquer reações alérgicas, bem como reações a quaisquer medicamentos, alimentos, picadas de insetos e látex. Pessoas que são predispostas à anafilaxia devem utilizar identificação médica, como um bracelete ou colar, que identifiquem as alergias a medicamentos, alimentos e outras substâncias.

Pessoas que são alérgicas ao veneno de insetos podem precisar de imunoterapia com veneno, que é realizada como medida de controle, e não de cura. As reações alérgicas sérias mais comuns a picadas de insetos são dos insetos da ordem Hymenoptera, que inclui abelhas, formigas, vespas e vespas-amarelas (Warrell, 2019). A imunoterapia com veneno é um tratamento eficaz para pessoas com reações sistêmicas a um inseto. Para cada caso, deve ser sempre avaliada a relação risco-benefício. Esse tipo de imunoterapia reduz as reações sistêmicas e o risco de futuras reações locais importantes, melhorando a qualidade de vida (Larsen, Broge & Jacobi, 2016).

Pacientes com diabetes melito que são alérgicos à insulina e pacientes alérgicos à penicilina podem precisar de dessensibilização. A dessensibilização tem por base o controle da anafilaxia, com a liberação gradual de mediadores. Os pacientes que são submetidos à dessensibilização são advertidos a evitar lapsos na terapia, tendo em vista que isso pode levar ao reaparecimento da reação alérgica quando se retorna à administração do medicamento (Castells & Solensky, 2017).

Manejo clínico

O manejo depende da gravidade da reação. Inicialmente, são avaliadas as funções respiratória e cardiovascular. Se o paciente estiver em parada cardíaca, é instituída a reanimação cardiopulmonar (RCP) (Campbell & Kelso, 2018). É fornecida suplementação de oxigênio durante a RCP ou se o paciente estiver cianótico, dispneico ou com respiração ruidosa. A epinefrina, a uma diluição de 1:1.000, é administrada por via subcutânea no membro superior ou na coxa, e pode ser seguida de uma infusão intravenosa contínua. A maioria dos eventos adversos associados à administração da epinefrina (adrenalina) ocorre quando a dose é excessiva ou é administrada por via intravenosa. Pacientes de risco para efeitos adversos incluem adultos mais velhos e aqueles com hipertensão arterial, arteriopatias ou cardiopatia isquêmica conhecida.

Anti-histamínicos e corticosteroides não devem ser administrados em substituição à epinefrina. Todavia, podem ser administrados como terapia adjuvante (Campbell & Kelso, 2018).

Soluções intravenosas (p. ex., soro fisiológico), expansores do volume e agentes vasopressores são administrados para manter a pressão arterial e o estado hemodinâmico normal. Em pacientes com episódios de broncospasmo ou com história de asma brônquica ou doença pulmonar obstrutiva crônica (DPOC), aminofilina e corticosteroides também podem ser administrados para melhorar a patência e a função das vias respiratórias. Ver discussão sobre o manejo do choque anafilático no Capítulo 11.

Os pacientes que apresentaram reações anafiláticas e receberam epinefrina devem ser transportados até o pronto-socorro (PS) local para observação e monitoramento em virtude do risco de reação "rebote" ou tardia 4 a 8 horas após a reação alérgica inicial. Todavia, o tempo de observação deve ser individualizado com base na gravidade da anafilaxia. Períodos mais prolongados de observação devem ser considerados para pacientes que ingeriram o alergênio, que precisaram de mais de uma dose de epinefrina, que apresentaram hipotensão ou edema de faringe ou que tenham história pregressa de asma (Lieberman, 2018).

Manejo de enfermagem

Se um paciente estiver apresentando uma resposta alérgica, o enfermeiro avalia o paciente em relação aos sinais e sintomas de anafilaxia. As vias respiratórias, o padrão respiratório e os sinais vitais são avaliados. O paciente é examinado quanto a sinais de edema e angústia respiratória crescentes. É necessária a imediata notificação da equipe de resposta rápida e/ou do profissional. O rápido início de medidas de emergência (p. ex., intubação, administração de medicamentos de emergência, inserção de acessos intravenosos, administração de líquidos e de oxigênio) é importante para reduzir a gravidade da reação e para restaurar a função cardiovascular. O enfermeiro documenta as intervenções utilizadas e os sinais vitais e a resposta ao tratamento do paciente (Campbell & Kelso, 2018).

O paciente que se recuperou da anafilaxia precisa ser orientado sobre o ocorrido, como evitar a futura exposição aos antígenos e como administrar os medicamentos de emergência para tratar a anafilaxia. O enfermeiro avalia o nível de letramento em saúde do paciente e determina o melhor método de fornecer instruções de alta (Wilkin, 2020). Ver Perfil de pesquisa de enfermagem no Boxe 33.3.

Os pacientes que apresentaram reação anafilática devem receber prescrição para seringas de epinefrina autoinjetáveis. O enfermeiro orienta o paciente e a família sobre a sua utilização e faz com que demonstrem a administração correta (Moore, Kemp & Kemp, 2015) (Boxe 33.4).

RINITE ALÉRGICA

Rinite alérgica (febre do feno, rinite alérgica sazonal) é a forma mais comum de alergia respiratória, que é mediada por uma reação imunológica imediata (hipersensibilidade tipo I). Nos EUA, aproximadamente 20 milhões de adultos têm rinite alérgica (CDC, 2017). O diagnóstico precoce e o tratamento adequado são essenciais para reduzir as complicações e aliviar os sintomas.

Tendo em vista que a rinite alérgica é induzida por polens transportados pelo ar ou por bolores, ela é caracterizada pelas ocorrências sazonais a seguir (deShazo & Kemp, 2018a):

- Início da primavera – pólen das árvores
- Início do verão – pólen de gramíneas
- Início do outono – pólen de sementes.

A cada ano, os episódios têm início e encerram aproximadamente na mesma ocasião. Esporos de bolores transmitidos pelo ar necessitam de clima quente e úmido. Embora não exista um padrão sazonal rígido, esses esporos aparecem no início da primavera, aumentam descontroladamente durante o verão e, em seguida, reduzem gradualmente e desaparecem por volta da primeira geada em áreas que apresentam variação expressiva da temperatura sazonal. Em áreas temperadas que não apresentam temperaturas de congelamento, esses alergênios, especialmente os bolores, podem persistir durante todo o ano.

Fisiopatologia

Rinite alérgica é causada por uma resposta imune mediada por IgE e alergênio-específica. A sensibilização começa mais frequentemente pela inalação do antígeno. Anticorpos IgE são estimulados e se ligam a mastócitos na mucosa do sistema respiratório, basófilos no sangue periférico e eosinófilos nas mucosas nasal e respiratória. Eosinofilia nos tecidos é a característica crucial da rinite alérgica. Quando os anticorpos IgE se ligam aos mastócitos, há liberação de histamina. A histamina é o principal mediador das reações alérgicas na mucosa nasal. Ocorrem inflamação, edema tecidual, vasodilatação e aumento da permeabilidade capilar (deShazo & Kemp, 2017).

Manifestações clínicas

Os sinais/sintomas incluem espirros, rinorreia, prurido nasal, conjuntivite e obstrução nasal. Gotejamento pós-nasal, tosse, prurido conjuntival e fadiga ocorrem frequentemente. Se os sintomas forem graves, a rinite alérgica pode interferir no sono, no lazer, nas atividades escolares e na qualidade de vida em geral. A rinite alérgica está, com frequência, associada a sinusite crônica, dermatite atópica (eczema) e asma. Edema infraorbital e dilatação de vasos sanguíneos periféricos (em decorrência da histamina) pode ocasionar escurecimento sob os olhos, algumas vezes denominado "olheiras alérgicas". Uma prega nasal horizontal pode aparecer em decorrência da fricção constante do nariz; comumente referida como "saudação alérgica". A mucosa pode exibir um tom acinzentado. Rinorreia transparente, hiperplasia tonsilar e rinorreia pós-nasal são visíveis no exame da garganta. As membranas timpânicas podem ser retraídas ou pode haver acúmulo de líquido seroso na orelha média. Alguns pacientes podem apresentar síndrome alérgica oral com prurido e irritação dos palatos mole e duro. Rinite alérgica e sinusite podem deflagrar enxaqueca em alguns pacientes (deShazo & Kemp, 2018a).

Boxe 33.3 — PERFIL DE PESQUISA DE ENFERMAGEM

Instruções para acessar vídeos

Wilkin, Z. L. (2020). Effects of video discharge instructions on patient understanding. *Advanced Emergency Nursing Journal, 42*(1), 71-78.

Finalidade

Os pacientes têm dificuldade de compreender e reter as informações por ocasião da alta hospitalar, sobretudo se as instruções forem fornecidas apenas como material impresso. O propósito desse estudo foi avaliar os efeitos do uso de instruções de alta na forma de vídeo na compreensão do paciente das informações fornecidas por ocasião da alta do setor de emergência do hospital.

Metodologia

Tratava-se de um estudo controlado, randomizado e prospectivo que utilizou uma amostra de conveniência de pacientes admitidos no setor de emergência do hospital. Os participantes foram escolhidos de modo aleatório para receber procedimentos de alta no formato padrão ou procedimentos de alta no formato padrão mais instruções de alta na forma de vídeo. Dez minutos após receber um dos métodos de orientação, os participantes realizaram um teste de múltipla escolha com 5 questões.

Achados

Os participantes consistiram em 60 adultos com idade média de 37 anos e diagnóstico clínico de infecção das vias respiratórias superiores, faringite ou gastrenterite. Trinta participantes receberam as instruções de alta na forma de vídeo, enquanto os outros 30 pacientes receberam as instruções de alta no formato padrão. Houve uma diferença significativa no nível de conhecimento e os pacientes que receberam as orientações na forma de vídeo apresentando nível mais elevado de conhecimento (4,53 versus 4, p = 0,009) no teste de múltipla escolha.

Implicações para a enfermagem

Esse estudo fornece evidência de que as instruções de alta na forma de vídeo têm o potencial de aumentar o nível de conhecimento dos pacientes que recebem instruções por ocasião da alta. Os enfermeiros que trabalham em unidades com muito movimento, como os setores de emergência de hospitais, devem aventar a elaboração de material suplementar para incrementar as orientações de alta impressas e, assim, aprimorar a compreensão e a retenção de informações importantes pelos pacientes.

> **Boxe 33.4 ORIENTAÇÕES AO PACIENTE**
> **Autoadministração de epinefrina**
>
> O enfermeiro instrui o paciente a:
>
> 1. Após remover o autoinjetor de seu tubo de transporte, segurar a unidade com a extremidade cor de laranja (extremidade injetora) apontando para baixo. Formar uma empunhadura ao redor da unidade, com a extremidade laranja para baixo; com a outra mão, remover a tampa de liberação de segurança azul.
>
>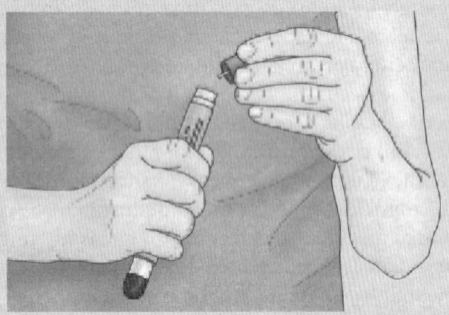
>
> 2. Segurar a extremidade preta próxima à parte externa da coxa. Movimentar e aplicar firmemente na parte externa da coxa, até que um clique seja ouvido, com o dispositivo perpendicular (em ângulo de 90°) à coxa. NÃO injetar nas nádegas.
>
>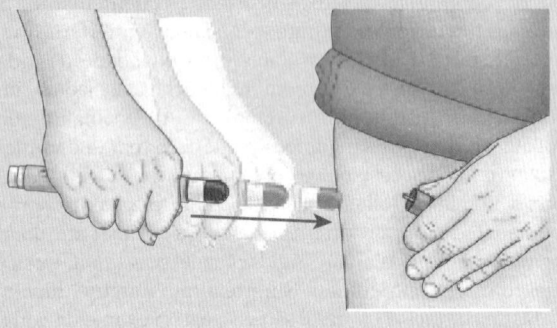
>
> 3. Comprimir na coxa durante aproximadamente 10 s. Retirar a unidade e massagear delicadamente o local da injeção durante 10 s. Ligar para o serviço de emergência e solicitar assistência médica. Posicionar cuidadosamente a unidade autoinjetora utilizada, primeiro a extremidade com a agulha, no tubo de armazenamento do dispositivo, sem dobrar a agulha. Rosquear o tubo de armazenamento completamente e levá-lo consigo até o pronto-socorro.
>
>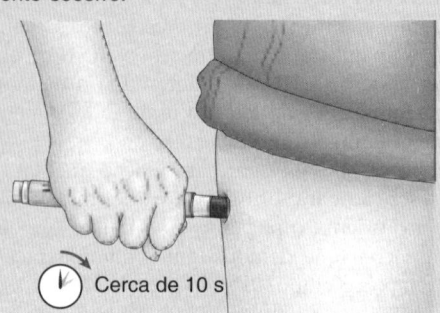
>
> Cerca de 10 s

Avaliação e achados diagnósticos

O diagnóstico de rinite alérgica sazonal é baseado principalmente na anamnese e no exame físico. De modo geral, não são necessários exames laboratoriais ou complementares. Teste cutâneo de hipersensibilidade imediata pode ser realizado. Nos pacientes sensíveis, a testagem com algumas soluções diagnósticas de pólen de árvores, gramíneas ou ervas daninhas, mofo, ácaros do pó domiciliar e alergênios de animais resulta em reação de vergão e eritema no local da injeção 20 minutos após a sua realização. O imunoensaio para IgE pode fornecer informações semelhantes às do teste cutâneo. Citologia nasal pode ser realizada para diferenciar rinite decorrente de alergia da rinite decorrente de infecção, embora seja um exame relativamente inespecífico e insensível (deShazo & Kemp, 2018a).

Manejo clínico

O objetivo da terapia é proporcionar o alívio dos sintomas. A terapia pode incluir uma ou todas as intervenções a seguir: terapia com evasão, terapia farmacológica e imunoterapia. As instruções verbais devem ser reforçadas por meio de informações escritas. É importante conhecer os conceitos gerais da avaliação e da terapia nas doenças alérgicas, de modo que o paciente possa aprender a tratar determinadas condições, bem como prevenir reações e doenças graves.

Terapia com evitação

Na terapia com evitação, são realizadas todas as tentativas de remover os alergênios que atuam como os fatores de precipitação. Medidas simples e controles ambientais são, com frequência, efetivos na diminuição dos sintomas. São exemplos: uso de ar-condicionado, limpadores de ar, umidificadores e desumidificadores; remoção de móveis que retêm poeira, carpetes e cortinas; remoção de animais domésticos do domicílio ou do quarto; uso de forros para travesseiros e para colchões que sejam impermeáveis aos ácaros da poeira; e um ambiente livre de fumaça (Platts-Mills, 2019). Medidas adicionais incluem a troca das vestimentas ao entrar no ambiente após a permanência em ambiente externo; banho de chuveiro para lavar os alergênios do cabelo e da pele; e a utilização de um dispositivo de irrigação nasal sem prescrição médica ou de *spray* nasal de soro fisiológico para reduzir os alergênios nas vias nasais. Tendo em vista que diversos alergênios são com frequência implicados, geralmente são necessárias diversas medidas para evitar a exposição aos alergênios. Purificadores e filtros de aspirador de pó de alta eficiência para particulados no ar (HEPA) também podem ser utilizados para reduzir os alergênios no ambiente (Platts-Mills, 2019). Diversas estratégias de evitação baseadas nos fatores de risco de cada pessoa podem reduzir a gravidade dos sintomas, a quantidade de dias de trabalho ou de escola perdidos em virtude dos sintomas e a quantidade de consultas médicas não programadas para o tratamento. Em muitos casos, é impossível evitar a exposição a todos os alergênios ambientais, de modo que é necessária a terapia farmacológica ou imunoterapia.

Terapia farmacológica

Muitos anti-histamínicos, *sprays* nasais de corticosteroides, agentes adrenérgicos, estabilizadores de mastócitos, *sprays* nasais descongestionantes e corticosteroides são agentes farmacológicos utilizados na rinite alérgica.

Anti-histamínicos

Anti-histamínicos de primeira geração, que são prontamente absorvidos, são mais efetivos quando administrados por via oral na primeira ocorrência dos sintomas, tendo em vista que evitam o desenvolvimento de novos sintomas. Difenidramina é um anti-histamínico de primeira geração muito encontrado em formulações de venda livre. Outros são clorfeniramina e hidroxizina. Anti-histamínicos de primeira geração se ligam a receptores H_1 e conseguem aliviar, de modo efetivo, os sinais/sintomas de febre do feno (rinite alérgica), rinite vasomotora, urticária e asma leve. Todavia, os anti-histamínicos de primeira geração cruzam a barreira hematencefálica e provocam sedação significativa, o que compromete a função cognitiva e o desempenho psicomotor. Os anti-histamínicos de primeira geração também podem exercer efeitos anticolinérgicos, tais como xerostomia, borramento visual, hesitação urinária e confusão mental. Por causa de seus efeitos colinérgicos, os anti-histamínicos de primeira geração devem ser evitados em adultos mais velhos (Fick, Semla, Steinman et al., 2019). Os anti-histamínicos de primeira geração têm valor limitado no tratamento de alergia devido a seus efeitos adversos (deShazo & Kemp, 2018b).

Os anti-histamínicos de segunda geração (antagonistas não sedantes de receptor H_1) não cruzam a barreira hematencefálica como os anti-histamínicos de primeira geração. Eles se ligam principalmente aos receptores H_1 periféricos, em vez de aos receptores H_1 do sistema nervoso central, causando menos sedação. Exemplos de medicamentos de venda livre incluem loratadina, cetirizina e fexofenadina (Sanchez-Borges & Ansotegui, 2019). Na Tabela 33.2, podem ser encontrados contraindicações, principais efeitos colaterais, implicações de enfermagem e orientação aos pacientes de alguns anti-histamínicos H_1.

Se os anti-histamínicos H_1 não forem plenamente efetivos, anti-histamínicos H_2, como a famotidina, que bloqueia os receptores H_2 existentes no estômago, na musculatura lisa vascular e em outros locais do corpo, podem ser acrescentados ao esquema farmacológico. É administrado 2 vezes/dia na mesma dose total usada para refluxo gastresofágico. Anti-histamínicos H_2 não aliviam a urticária por si sós, mas podem potencializar os efeitos dos anti-histamínicos H_1 (Randall & Hawkins, 2018).

Os anti-histamínicos também podem ser combinados com descongestionantes para reduzir a congestão nasal associada às alergias. A maioria dos produtos de combinação está disponível como medicamentos sem prescrição médica; exemplos são loratadina/pseudoefedrina e cetirizina/pseudoefedrina. Os descongestionantes podem causar aumento da pressão arterial; portanto, pacientes com história de hipertensão arterial devem ser advertidos a respeito do uso a longo prazo de qualquer medicamento que contenha descongestionantes (Randall & Hawkins, 2018). Descongestionantes são contraindicados para pacientes em uso de inibidores da monoamina oxidase (IMAO) e devem ser usados com cautela em pacientes com glaucoma de ângulo fechado, doença cardiovascular ou vascular encefálica, hipertireoidismo ou obstrução do colo vesical.

Nos EUA, *sprays* nasais de anti-histamínicos (azelastina e olopatadina) são vendidos com prescrição médica. Eles não apenas reduzem a inflamação e diminuem a congestão nasal, mas também têm início de ação rápido e podem ser utilizados em esquema SOS (deShazo & Kemp, 2018b).

Spray nasal de corticosteroide

Sprays nasais de corticosteroide são reconhecidamente a farmacoterapia mais efetiva para a rinite alérgica. Esses agentes anti-inflamatórios agem diretamente na mucosa nasal, mas a ação demora algumas horas. O paciente deve compreender que a efetividade terapêutica máxima desses agentes pode demorar 1 a 2 semanas. Eles são recomendados como a melhor terapia isolada para pacientes com sinais/sintomas leves a moderados ou moderados a graves (Berger & Melizer, 2015).

Os *sprays* nasais de corticosteroide são derivados de hidrocortisona e são divididos em agentes de primeira e segunda gerações. Beclometasona, flunisolida, triancinolona e budesonida são agentes de primeira geração, já flucatisona, mometasona e ciclesonida são agentes de segunda geração (deShazo & Kemp, 2018b).

A terapia com *sprays* nasais de corticosteroide deve ser iniciada com a dose máxima para a faixa etária do paciente. Após o controle adequado dos sinais/sintomas do paciente, a dose pode ser reduzida a intervalos de 1 semana até a menor dose que efetivamente controle os sinais/sintomas. De modo geral, pacientes com sinais/sintomas graves precisam de uso diário de *spray* nasal. Alguns pacientes relatam alívio dos sinais/sintomas com o uso do *spray* nasal em dias alternados ou em esquema SOS. As formulações mais recentes de *spray* de corticosteroide de segunda geração têm ação rápida (em 3 a 12 horas), e o uso em esquema SOS parece ser efetivo. Esse tipo de tratamento pode ser adequado para pacientes com sinais/sintomas episódicos (deShazo & Kemp, 2018b).

Os efeitos adversos dos *sprays* nasais de corticosteroides são leves e incluem ressecamento da mucosa nasal e sensações de queimação e prurido causadas pelo veículo utilizado para administrar o medicamento. Beclometasona, budesonida, flunisolida e triancinolona são desativadas rapidamente após a absorção, de modo que não alcançam níveis séricos significativos. Os corticosteroides inalatórios não afetam o sistema imune no mesmo grau que os corticosteroides sistêmicos (i. e., corticosteroides orais). Como os corticosteroides são inalados nas vias respiratórias superiores, tuberculose ou infecções bacterianas dos pulmões não tratadas podem se tornar aparentes e progredir. Sempre que possível, os pacientes com tuberculose ou outras infecções bacterianas dos pulmões devem evitar os *sprays* nasais de corticosteroides (deShazo & Kemp, 2018b).

A combinação de *spray* nasal de anti-histamínico e corticosteroide pode ser útil para pacientes que não obtêm alívio suficiente com apenas um agente. Nos EUA, é comercializado um *spray* combinado com azelastina e fluticasona (deShazo & Kemp, 2018b).

Agentes adrenérgicos

Agentes agonistas alfa-adrenérgicos (também denominados simpaticomiméticos), como pseudoefedrina, podem ser empregados como descongestionantes em caso de alergia. Esses agentes ativam os locais de receptores alfa-adrenérgicos nos músculos

TABELA 33.2 Anti-histamínicos H₁ selecionados.

Anti-histamínico H₁	Contraindicações	Principais efeitos colaterais	Implicações para a enfermagem e orientações ao paciente
Anti-histamínicos H₁ de primeira geração (sedativos)			
Difenidramina	Alergia a quaisquer anti-histamínicos Terceiro trimestre da gestação Lactação Utilizar com cautela em caso de glaucoma de ângulo estreito, úlcera péptica estenosante, hiperplasia prostática benigna (HPB) ou obstrução do colo vesical, primeiro e segundo trimestres da gestação, adultos mais velhos, hipertensão arterial	Sonolência, confusão, tontura, boca seca, náuseas, vômitos, fotossensibilidade, retenção urinária	Administrar com alimentos se ocorrer desconforto gastrintestinal (GI). Advertir os pacientes a evitarem consumir bebida alcoólica, dirigir ou se envolver em quaisquer atividades perigosas até que a resposta do sistema nervoso central (SNC) ao medicamento tenha estabilizado. Sugerir o consumo de pastilhas sem açúcar ou fragmentos de gelo para o alívio da boca seca. Estimular o uso de filtro solar e chapéu em ambientes externos. Avaliar quanto à retenção urinária; monitorar o débito urinário.
Clorfeniramina	Alergia a quaisquer anti-histamínicos Terceiro trimestre da gestação Lactação Utilizar com cautela em caso de glaucoma de ângulo estreito, asma, úlcera péptica estenosante, HPB ou obstrução do colo vesical, primeiro e segundo trimestres da gestação, adultos mais velhos, hipertensão arterial	Sonolência, sedação e tontura, embora inferior a outros agentes sedativos; confusão, boca seca, náuseas, vômitos, retenção urinária, desconforto epigástrico, espessamento de secreções brônquicas	Advertir os pacientes a evitarem consumir bebida alcoólica, dirigir ou se envolver em quaisquer atividades perigosas até que a resposta do SNC ao medicamento tenha estabilizado. Sugerir o consumo de pastilhas sem açúcar ou fragmentos de gelo para o alívio da boca seca. Recomendar a utilização de um umidificador.
Hidroxizina	Alergia a hidroxizina ou cetirizina, gestação, lactação, hipertensão arterial	Sonolência; boca seca; atividade motora involuntária, incluindo tremor e convulsões	Advertir os pacientes a evitarem consumir bebida alcoólica, dirigir ou se envolver em quaisquer atividades perigosas até que a resposta do SNC ao medicamento tenha estabilizado. Sugerir o consumo de pastilhas sem açúcar ou fragmentos de gelo para o alívio da boca seca. Orientar os pacientes a relatarem tremores.
Anti-histamínicos H₁ de segunda geração (não sedativos)			
Cetirizina	Alergia a quaisquer anti-histamínicos Glaucoma de ângulo estreito Asma brônquica Úlcera péptica estenosante HPB ou obstrução do colo vesical Lactação Hipertensão arterial	Ressecamento da mucosa nasal, espessamento de secreções brônquicas	Pode ser administrada independentemente das refeições. Orientar os pacientes a terem cautela ao dirigir ou realizar tarefas que necessitem de alerta. Recomendar a utilização de um umidificador.
Desloratadina	Alergia à loratadina Lactação Utilizar com cautela em caso de comprometimento renal ou hepático, gestação, hipertensão arterial	Sonolência, nervosismo, tontura, fadiga, boca seca	Pode ser administrada independentemente das refeições. Sugerir o consumo de pastilhas sem açúcar ou fragmentos de gelo para o alívio da boca seca. Recomendar a utilização de um umidificador.
Loratadina	Alergia a quaisquer anti-histamínicos Glaucoma de ângulo estreito Asma brônquica Úlcera péptica estenosante HPB ou obstrução do colo vesical Hipertensão arterial	Cefaleia, nervosismo, tontura, depressão, edema, aumento do apetite	Orientar os pacientes a administrarem com o estômago vazio (1 h antes ou 2 h após as refeições ou alimentos). Orientar os pacientes a evitarem consumir bebida alcoólica e a terem cautela ao dirigir ou realizar tarefas que necessitem de alerta. Sugerir o consumo de pastilhas sem açúcar ou fragmentos de gelo para o alívio da boca seca. Recomendar a utilização de um umidificador.
Fexofenadina	Alergia a quaisquer anti-histamínicos Gravidez Lactação Utilizar com cautela em caso de comprometimento hepático ou renal, pacientes idosos, hipertensão	Fadiga, sonolência, desconforto GI	Não deve ser administrada nos 15 min após a ingestão de antiácidos. Orientar os pacientes a terem cautela ao dirigir ou realizar tarefas que necessitem de alerta. Recomendar a utilização de um umidificador.
Levocetirizina	Hipersensibilidade a quaisquer anti-histamínicos Nefropatia em estágio terminal Hemodiálise Utilizar com cautela em caso de gestação, lactação, pacientes idosos	Sonolência, desconforto GI, cefaleia	Pode ser administrada independentemente das refeições. Orientar os pacientes a terem cautela ao dirigir ou realizar tarefas que necessitem de alerta. Recomendar a utilização de um umidificador.

Adaptada de Comerford, K. C. & Durkin, M. T. (2020). *Nursing 2020 drug handbook*. Philadelphia, PA: Wolters Kluwer.

lisos, causando vasoconstrição dos vasos sanguíneos da mucosa nasal, reduzindo o fluxo sanguíneo local, a exsudação de líquido e o edema de mucosas. Os agentes alfa-adrenérgicos orais exercem efeitos sistêmicos e não são preconizados como tratamento de primeira linha para rinite alérgica (Laccourreye et al., 2015). Os agentes alfa-adrenérgicos orais também são comercializados em combinação com anti-histamínicos (p. ex., difenidramina e pseudoefedrina, fenoxadina e pseudoefedrina). Também existe a possibilidade de *spray* nasal de agente alfa-adrenérgico (p. ex., oximetazolina). Os agentes alfa-adrenérgicos na forma de colírios oftálmicos, como tetra-hidrozolina, são frequentemente usados para conjuntivite alérgica, pois promovem constrição dos vasos sanguíneos do olho.

Os agentes alfa-adrenérgicos orais têm muitos efeitos colaterais potenciais. Eles incluem hipertensão arterial sistêmica, arritmias cardíacas, palpitações, estimulação do sistema nervoso central, irritabilidade, tremores e taquifilaxia. Os agentes adrenérgicos orais não são considerados terapia de primeira linha na alergia e têm efeitos colaterais cardiovasculares e neurológicos potenciais (deShazo & Kemp, 2018b). As apresentações tópicas (*i. e.*, gotas e *sprays*) de agonistas alfa-adrenérgicos causam menos efeitos colaterais do que os medicamentos orais; entretanto, a administração de gotas e *sprays* deve ser limitada a alguns dias para evitar congestão rebote, também denominada rinite medicamentosa.

Nos EUA, a *Combat Methamphetamine Epidemic Act* de 2015 proibiu a venda livre de medicamentos contendo pseudoefedrina, efedrina ou fenilpropanolamina, uma vez que podem ser usados para produzir metanfetamina, uma substância extremamente viciante. As leis que reforçam esse ato variam de um estado da federação para outro. Existe uma exigência legal de idade para a compra dessas substâncias, e os farmacêuticos precisam limitar a compra e manter registros. Nos EUA, uma prescrição médica é necessária em alguns estados (U.S. Food and Drug Administration [FDA], 2017).

Estabilizadores de mastócitos

O cromoglicato dissódico intranasal é um *spray* que atua por meio da estabilização da membrana dos mastócitos, reduzindo, assim, a liberação de histamina e outros mediadores da resposta alérgica. Além disso, inibe macrófagos, eosinófilos, monócitos e plaquetas envolvidos na resposta imune. O cromoglicato interrompe a resposta fisiológica aos antígenos nasais, e é utilizado profilaticamente (antes da exposição aos alergênios) para prevenir o início dos sintomas e tratar os sintomas após a sua ocorrência. Também é utilizado terapeuticamente na rinite alérgica crônica. Esse *spray* é tão efetivo quanto os anti-histamínicos, mas é menos efetivo do que os *sprays* nasais de corticosteroides no tratamento da rinite alérgica sazonal. É melhor usar esse agente 30 minutos antes da exposição ao antígeno. Uso frequente é necessário para obter um efeito (1 a 2 *sprays* nasais 4 vezes/dia) O paciente deve ser informado de que os efeitos benéficos do medicamento podem demorar 1 semana ou mais para se manifestarem. O medicamento não traz benefício no tratamento da rinite não alérgica. Os efeitos adversos (p. ex., espirros, ardência local e sensações de queimação) normalmente são leves (deShazo & Kemp, 2018b).

Sprays nasais descongestionantes

Descongestionantes nasais na forma de *sprays* incluem fenilefrina, oximetazolina e nafazolina. Esses agentes provocam constrição dos vasos sanguíneos na mucosa nasal ao bloquear os receptores alfa-adrenérgicos. *Sprays* descongestionantes nasais não são recomendados como monoterapia. Após o uso desses agentes por 3 a 7 dias, ocorre redução da sensibilidade dos receptores alfa-adrenérgicos, e isso pode provocar agravamento da congestão nasal. Esse efeito de piora da congestão nasal leva, com frequência, ao uso exagerado desses agentes e à redução do efeito terapêutico. Isso é denominado rinite medicamentosa e pode resultar em aumento da necessidade do agente e, por fim, dependência (Wahid & Shermetaro, 2019).

A combinação de um descongestionante nasal tópico e corticosteroide tópico trata efetivamente os sintomas sem provocar rinite medicamentosa. Descongestionantes nasais são úteis quando são usados antes de viagens aéreas por pacientes que apresentam distúrbios da orelha média ou dos seios paranasais em aviões e quando usados por pacientes que sofrem com mudanças de altitude (deShazo & Kemp, 2018b).

Corticosteroides

Os corticosteroides orais e parenterais podem ser utilizados quando a terapia convencional falhou e os sintomas são graves e de curta duração. Eles podem controlar os sintomas de reações alérgicas, tais como febre do feno, alergias induzidas por medicamentos e reações alérgicas a picadas de insetos. Todavia, os corticosteroides têm início de ação tardio e não podem ser usados para promover alívio imediato dos sinais/sintomas alérgicos. Os agentes não são efetivos como monoterapia para reações alérgicas graves, como anafilaxia (deShazo & Kemp, 2018b). Corticosteroides orais, na menor dose efetiva durante o menor período possível, podem ser prescritos se outros agentes não forem bem-sucedidos. Todavia, os corticosteroides são habitualmente evitados por causa de seus efeitos colaterais.

> **Alerta de enfermagem: Qualidade e segurança**
>
> Os pacientes que recebem terapia com corticosteroides em dose alta ou a longo prazo devem ser aconselhados a não interromper subitamente a administração do medicamento. As doses são reduzidas gradualmente durante a descontinuação desse medicamento, para evitar insuficiência suprarrenal.

O paciente deve ser orientado sobre os efeitos colaterais, que incluem retenção de líquido, ganho de peso, hipertensão arterial, irritação gástrica, intolerância à glicose, osteoporose, imunossupressão e supressão suprarrenal. Ver discussão sobre os corticosteroides no Capítulo 45, Tabela 45.3.

Antagonistas dos receptores de leucotrienos

Leucotrienos são mediadores inflamatórios que provocam broncospasmo, aumento da permeabilidade vascular e ativação leucocitária. Eles são três a quatro vezes mais potentes que a histamina na perpetuação da inflamação nas vias respiratórias superiores (Castells, 2017). Os antagonistas dos receptores de leucotrienos (ARLs), tais como zafirlucaste e montelucaste, bloqueiam a síntese ou a ação dos leucotrienos e previnem os sinais e sintomas associados à asma (Tabela 33.3). Antagonistas dos receptores de leucotrienos também são prescritos para aliviar rinite alérgica.

A eficácia do montelucaste foi comparada à de um agente anti-histamínico de segunda geração. A combinação de montelucaste com um agente anti-histamínico de segunda geração como loratadina se mostrou mais efetiva do que o uso isolado de montelucaste. Os efeitos adversos do montelucaste incluem

TABELA 33.3 Antagonistas de receptores de leucotrienos.

Antagonistas dos receptores de leucotrienos	Formulações disponíveis	Frequência de administração
Zafirlucaste	Comprimidos: 10 mg; 20 mg	Administrado 2 vezes/dia
Montelucaste	Comprimidos: 10 mg Comprimidos mastigáveis: 4 mg; 5 mg Grânulos: 4 mg/embalagem	Administrado 1 vez/dia, à tarde/noite
Zileutona	Comprimidos: 600 mg, liberação estendida	Administrado 2 vezes/dia, em 1 h após as refeições da manhã e da noite

alterações neuropsiquiátricas, como ansiedade, depressão e insônia. Esse agente não seria apropriado para pacientes com transtornos do humor preexistentes (Badri & Takov, 2019).

Os antagonistas dos receptores de leucotrienos destinam-se à administração a longo prazo, e os pacientes devem ser aconselhados a tomar o medicamento diariamente. Antagonistas dos receptores de leucotrienos não são efetivos como medicação de "resgate". Os pacientes administram medicamentos de "resgate" apropriados para a exacerbação dos sintomas, mas continuam a administrar o ARL diariamente. Os estudos relatam que a combinação de um antagonista dos receptores de leucotrienos com um corticosteroide por via inalatória é efetiva para asma leve persistente (Chauchan, Jeyaraman, Singh Mann et al., 2017).

Imunoterapia para alergênios

A imunoterapia para alergênios é empregada principalmente para tratar doenças mediadas por IgE por meio de injeções de extratos de alergênio. A imunoterapia, também denominada terapia com vacina para alergia, envolve a administração de quantidades gradualmente crescentes de alergênios específicos para o paciente, até que seja alcançada uma dose que seja efetiva na redução da gravidade da doença em virtude da exposição natural. Essa é uma opção efetiva para 80 a 90% de alguns alergênios, como gramíneas e pólen. Esse tipo de terapia proporciona um auxílio para a terapia farmacológica sintomática e pode ser utilizado quando não for possível evitar os alergênios. A imunoterapia específica tem sido utilizada no tratamento de distúrbios alérgicos há muitos anos. Os objetivos da imunoterapia incluem redução do nível de IgE circulante, aumento do nível de bloqueio de anticorpos IgG e redução da sensibilidade às células mediadoras. A imunoterapia tem sido mais efetiva para o pólen de tasneira e para alergênios de gramas, pólen de árvores, pelos de gatos e ácaros da poeira doméstica (Akdis, 2018). As indicações e contraindicações para a imunoterapia são apresentadas no Boxe 33.5.

A correlação de teste cutâneo positivo com história de alergias positiva é uma indicação para a imunoterapia, se o alergênio não puder ser evitado. O benefício da imunoterapia foi razoavelmente bem estabelecido em casos de rinite alérgica e asma brônquica claramente decorrentes da sensibilidade a um dos polens comuns, bolores ou poeira doméstica. Contrariamente aos medicamentos antialérgicos, a imunoterapia para alergênios apresenta o potencial de alterar a evolução da doença alérgica após 3 a 5 anos de terapia. Tendo em vista que ela pode prevenir a progressão ou o desenvolvimento da asma ou de alergias múltiplas ou adicionais, também é considerada uma possível medida preventiva. Deve ser explicado ao paciente o que prever, além da importância da continuação da imunoterapia por alguns anos. Quando são realizados testes cutâneos, os resultados são correlacionados com os sintomas;

Boxe 33.5 Imunoterapia: indicações e contraindicações

Indicações

- Rinite alérgica, conjuntivite, ou asma alérgica
- História de reação sistêmica a Hymenoptera e anticorpos de imunoglobulina E específicos para o veneno de Hymenoptera
- Desejo de evitar a utilização a longo prazo, os possíveis efeitos adversos ou os custos de medicamentos
- Ausência de controle dos sintomas por meio de medidas de evitação ou uso de medicamentos.

Contraindicações

- Aplicação de terapia com betabloqueador ou enzima conversora da angiotensina, que pode mascarar os sinais iniciais de anafilaxia
- Ocorrência de doença pulmonar ou cardiopatia significativa, ou insuficiência de órgãos
- Incapacidade do paciente de reconhecer ou relatar os sinais e sintomas de uma reação sistêmica
- Não adesão do paciente a outros esquemas terapêuticos e improbabilidade de que o paciente irá aderir ao cronograma de imunização (com frequência semanal, por um período indefinido)
- Incapacidade de monitorar o paciente por no mínimo 30 min após a administração da imunoterapia
- Ausência de equipamentos ou pessoal adequado para responder à reação alérgica, caso ela ocorra.

o tratamento tem por base as necessidades do paciente, em vez dos resultados dos testes cutâneos (Klimek, Pfaar, Bousquet et al., 2017).

Existem três métodos de imunoterapia: imunoterapia subcutânea, imunoterapia sublingual e imunoterapia epicutânea.

Imunoterapia subcutânea

O método mais prescrito é a imunoterapia subcutânea, que consiste em injeção seriada de um ou mais antígenos selecionados de modo individualizado com base no teste cutâneo. Esse método é uma técnica simples e eficiente para direcionar anticorpos de IgE contra antígenos específicos. O tratamento específico consiste na injeção de extratos dos alergênios que causam sintomas em um paciente em particular. As injeções iniciam-se em quantidades muito pequenas e são gradualmente aumentadas, normalmente em intervalos semanais, até que uma dose máxima tolerada seja alcançada. Embora reações sistêmicas graves sejam raras, existe o risco de anafilaxia sistêmica e possivelmente fatal. Ela tende a ocorrer com mais frequência na fase de indução ou "aumento da dose". Portanto, o paciente deve ser monitorado após a administração da imunoterapia. Em virtude do risco de anafilaxia, as injeções não devem ser administradas por um leigo ou pelo paciente. O paciente deve permanecer no consultório ou na clínica por no mínimo 30 minutos após a injeção e deve ser examinado quanto a possíveis sintomas sistêmicos. Se houver edema local grande no local da injeção, a próxima dose não deve ser aumentada, pois esse pode ser um sinal de uma possível reação sistêmica (James & Bernstein, 2017).

Injeções de reforço de manutenção são administradas em intervalos de 2 a 4 semanas, geralmente por alguns anos antes que o benefício máximo seja alcançado, embora alguns pacientes observem melhora precoce nos seus sintomas. O benefício a longo prazo parece estar relacionado com a dose cumulativa da vacina administrada ao longo do tempo (Nelson, 2018).

> **Alerta de enfermagem: Qualidade e segurança**
>
> Tendo em vista que a injeção de um alergênio pode induzir reações sistêmicas, as referidas injeções são administradas apenas em um ambiente no qual a epinefrina esteja prontamente disponível (i. e., consultório médico, ambulatório).

Imunoterapia sublingual

Há relatos de que a imunoterapia sublingual provoque redução de 30 a 40% nas reações e é prescrita como medicação de resgate para rinite alérgica sazonal. A administração de imunoterapia sublingual inclui uma fase de acúmulo, que é seguida por um plano de tratamento de 3 vezes/semana com um comprimido de dissolução rápida ou líquido contendo extratos de alergênios. Estudos recentes mostram eficácia comparável da imunoterapia sublingual com a imunoterapia subcutânea (Chaaban, Mansi, Tripple et al., 2019; Durham & Penagos, 2016). Efeitos colaterais sistêmicos são raros; contudo, há relatos de que os pacientes também apresentam reações sistêmicas à imunoterapia subcutânea. Os efeitos colaterais incluem irritação, edema discreto ou prurido na cavidade oral, desconforto gástrico e náuseas.

Imunoterapia epicutânea

A imunoterapia epicutânea representa uma abordagem alternativa investigacional de administração do alergênio na epiderme. Visto que a epiderme é menos vascularizada, teoricamente há menor risco de ocorrer um efeito colateral alérgico sistêmico. Adesivos epicutâneos com alergênios são aplicados na face interna do braço ou na região interescapular do dorso. As doses são menores que as utilizadas na imunoterapia subcutânea ou na imunoterapia sublingual. O alergênio é solúvel e absorvido através da pele. As reações adversas incluem eritema localizado, prurido e urticária no local da aplicação do adesivo com alergênio. Os estudos de imunoterapia epicutânea mostraram resultados modestos em comparação com placebo e houve uma taxa mais elevada de reações anafiláticas leves a moderadas relacionadas com o tratamento. Atualmente, estão sendo realizados estudos de longo prazo da imunoterapia epicutânea para alergia a amendoim (Nowak-Wegrzyn, 2019).

A imunoterapia não deve ser iniciada durante a gestação; para as pacientes que estavam recebendo imunoterapia antes da gestação, a dose não deve ser aumentada durante a gestação.

É considerada falha terapêutica quando um paciente não apresenta diminuição dos sinais/sintomas no decorrer de 12 a 24 meses, nem aumento da tolerância a alergênios conhecidos, e não consegue diminuir a utilização de medicamentos para reduzir os sintomas. As possíveis causas de falha do tratamento incluem diagnóstico errôneo de alergias, doses inadequadas dos alergênios, alergias recentemente desenvolvidas e controles ambientais inadequados (Akdis, 2018).

PROCESSO DE ENFERMAGEM
Paciente com rinite alérgica

Avaliação

O exame e a anamnese do paciente revelam: espirros, com frequência paroxísticos; secreção nasal fina e aquosa; prurido em olhos e nariz; lacrimejamento; e, ocasionalmente, cefaleia. A anamnese inclui uma história pessoal ou familiar de alergias. A avaliação de alergias identifica a natureza dos antígenos, alterações sazonais nos sintomas e história medicamentosa. O enfermeiro também obtém dados subjetivos a respeito de como o paciente se sente logo antes que os sintomas se tornem óbvios, tais como ocorrência de prurido, problemas respiratórios e sensação de formigamento. Além desses sintomas, são observados rouquidão, sibilos, urticária, erupção cutânea, eritema e edema. É avaliada qualquer relação entre problemas emocionais ou estresse e o acionamento dos sintomas de alergia (Kakli & Riley, 2016).

Diagnóstico

DIAGNÓSTICOS DE ENFERMAGEM

Com base nos dados da avaliação, os principais diagnósticos de enfermagem podem incluir os seguintes:

- Comprometimento respiratório associado à reação alérgica
- Falta de conhecimento a respeito da alergia e das modificações recomendadas no estilo de vida e nas práticas de cuidados pessoais
- Dificuldade de enfrentamento da cronicidade da condição e necessidade de modificações ambientais.

PROBLEMAS INTERDEPENDENTES/COMPLICAÇÕES POTENCIAIS

As complicações potenciais podem incluir as seguintes:

- Anafilaxia
- Comprometimento da respiração
- Não adesão ao esquema terapêutico.

Planejamento e metas

As metas para o paciente podem incluir restauração do padrão respiratório que fornece ventilação adequada, aumento do conhecimento sobre as causas e o controle dos sintomas alérgicos, melhora da superação das alterações e modificações e ausência de complicações

Intervenção de enfermagem

MELHORA DO PADRÃO RESPIRATÓRIO

O paciente é orientado e auxiliado a modificar o ambiente para reduzir a gravidade dos sintomas alérgicos ou para prevenir a sua ocorrência. Além disso, ele também é orientado a reduzir a exposição a pessoas com infecções da via respiratória superior. A adesão aos cronogramas medicamentosos e outros esquemas de tratamento é incentivada e reforçada.

PROMOÇÃO DA COMPREENSÃO DAS ALERGIAS E DO CONTROLE DAS ALERGIAS

As orientações abrangem estratégias para minimizar a exposição aos alergênios e explicações a respeito dos procedimentos de dessensibilização e do uso correto dos medicamentos. O enfermeiro informa e relembra o paciente sobre a importância de manter as consultas para os procedimentos de dessensibilização, tendo em vista que as doses normalmente são ajustadas semanalmente, e consultas perdidas podem interferir no ajuste da dose (Pitsios & Dietis, 2019).

O enfermeiro deve explicar ao paciente a diferença entre os medicamentos de resgate para a exacerbação das alergias e as exacerbações sazonais (p. ex., anti-histamínicos) e os medicamentos utilizados para o controle das alergias durante todo o ano (p. ex., corticosteroides inalatórios, modificadores de leucotrienos). Os pacientes também devem compreender que os medicamentos para a exacerbação das alergias e as exacerbações sazonais devem ser tomados apenas quando a alergia estiver aparente. O uso contínuo desses medicamentos quando não necessários pode causar tolerância, tornando-os não efetivos quando necessário (Pitsios & Dietis, 2019; Scadding, 2017).

Enfrentamento de um distúrbio crônico

Embora as reações alérgicas raramente sejam potencialmente fatais, elas requerem vigilância para evitar os alergênios e modificações do estilo de vida ou do ambiente para prevenir a recidiva dos sintomas. Os sintomas alérgicos geralmente ocorrem durante todo o ano e geram desconforto e inconveniência para o paciente. Embora os pacientes possam não se sentir enfermos durante as épocas de alergia, também não se sentem bem. A necessidade de alerta em relação a possíveis alergênios no ambiente pode ser cansativa, prejudicando a vida normal do paciente. O estresse relacionado com essas dificuldades, por sua vez, pode aumentar a frequência ou a gravidade dos sintomas. Para ajudar o paciente a se ajustar a essas modificações, o enfermeiro deve apresentar uma avaliação das dificuldades enfrentadas pelo paciente. O paciente é incentivado a verbalizar sentimentos e preocupações em um ambiente de apoio e a identificar estratégias para lidar com elas efetivamente (Scadding, 2017).

Monitoramento e manejo de complicações potenciais

Anafilaxia e comprometimento respiratório. As funções respiratória e cardiovascular podem estar significativamente alteradas durante as reações alérgicas em virtude da própria reação ou dos medicamentos utilizados para tratar as reações. Anafilaxia é uma reação sistêmica aguda que provoca vasodilatação e constrição de bronquíolos que pode resultar em choque hipotensivo e asfixia. O estado respiratório é avaliado por meio do monitoramento da frequência e do padrão respiratório e por meio da avaliação em relação às dificuldades respiratórias ou dos sons pulmonares anormais. A frequência e o ritmo de pulso e a pressão arterial são monitorados para avaliar o estado cardiovascular regularmente ou sempre que o paciente relatar sintomas como prurido ou dificuldade respiratória. Em caso de sinais e sintomas sugestivos de anafilaxia, medicamentos e equipamentos de emergência devem estar disponíveis para uso imediato. Pessoas que apresentam reações alérgicas graves são orientadas a carregar consigo um dispositivo autoinjetável com epinefrina (Song & Lieberman, 2019). Ver discussão sobre o tratamento do choque anafilático no Capítulo 11.

Não adesão ao esquema terapêutico. O conhecimento do esquema de tratamento não assegura a adesão. Fazer o paciente identificar possíveis barreiras e explorar soluções aceitáveis para o manejo efetivo da condição (p. ex., instalação de pisos frios, em vez de carpete, não praticar jardinagem na primavera) pode aumentar a adesão ao esquema de tratamento (Pitsios & Dietis, 2019).

Promoção de cuidados domiciliar, comunitário e de transição

 Orientação do paciente sobre autocuidados. O paciente é orientado sobre as estratégias para minimizar a exposição aos alergênios, sobre as ações e os efeitos adversos dos medicamentos e o uso adequado dos medicamentos. O paciente deve conhecer o nome, a dose, a frequência, as ações e os efeitos colaterais de todos os medicamentos administrados.

As orientações sobre as estratégias para controlar os sintomas alérgicos têm por base as necessidades do paciente, conforme determinado pelos resultados dos testes, gravidade dos sintomas e motivação do paciente e da família para superar a condição (Pitsios & Dietis, 2019). No Boxe 33.6, são apresentadas sugestões para os pacientes que são sensíveis a poeira e bolores domiciliares.

Se o paciente precisar de imunoterapia para alergênios, o enfermeiro deve reforçar a explicação do médico sobre a finalidade e o procedimento. Além disso, deve orientar sobre a série de injeções, que normalmente são administradas todas as semanas e, em seguida, em intervalos de 2 a 4 semanas. Essas orientações incluem: permanência no consultório médico ou no ambulatório durante no mínimo 30 minutos após a injeção, de modo que possa ser realizado tratamento de emergência se o paciente apresentar uma reação; evitar friccionar ou arranhar o local de injeção; e a continuação da série pelo período necessário. Além disso, o paciente e a família são orientados sobre o tratamento de emergência de sintomas alérgicos graves (James & Bernstein, 2017).

Tendo em vista que os anti-histamínicos podem causar sonolência, o paciente é advertido a respeito disso e de outros efeitos colaterais aplicáveis ao medicamento. Operar maquinários, dirigir e realizar atividades que requeiram concentração intensa devem ser adiados. O paciente também é informado a respeito dos perigos de consumir bebida alcoólica quando está tomando anti-histamínicos, já que eles tendem a exagerar os efeitos do álcool.

O paciente deve estar ciente dos efeitos causados pelo uso excessivo dos agentes simpaticomiméticos em gotas ou *sprays* nasais, que pode resultar em rinite medicamentosa. Após a aplicação tópica do medicamento, ocorre um período de rebote, no qual as mucosas nasais se tornam mais edemaciadas e congestas do que se encontravam antes do uso do medicamento. Uma referida reação estimula o uso de mais medicamento, o que resulta em um padrão cíclico. O agente tópico deve ser descontinuado imediata e completamente para corrigir esse problema (Wahid & Shermetaro, 2019).

Cuidados contínuos e de transição. Ligações de acompanhamento ao paciente geralmente tranquilizam o paciente e a família e dão a oportunidade para que o enfermeiro responda a quaisquer perguntas. O paciente é relembrado a manter as consultas de acompanhamento e é informado a respeito da importância da continuação do tratamento. A importância da participação em atividades de promoção da saúde e a triagem de saúde também são enfatizadas.

Reavaliação

Entre os resultados esperados, estão:

1. Apresenta padrão respiratório que fornece ventilação adequada.
   a. Tem pulmões limpos à auscultação.
   b. Não apresenta sons respiratórios adventícios (estertores crepitantes, roncos, sibilos).

Boxe 33.6 — LISTA DE VERIFICAÇÃO DO CUIDADO DOMICILIAR
Manejo das alergias

Ao concluírem as orientações, o paciente e/ou o cuidador serão capazes de:

- Declarar o impacto de alergênios ambientais (p. ex., poeira, bolores, perfumes, alimentos) no aspecto fisiológico, nas AVDs, nas AIVDs, nos papéis, nos relacionamentos e na espiritualidade
- Declarar as mudanças no ambiente domiciliar necessárias para minimizar a exposição aos alergênios
  - Remover coberturas, cortinas e venezianas e substituí-las por persianas; cobrir o colchão com uma cobertura hipoalergênica que possa ser retirada com zíper; e remover tapetes e substituí-los por carpete de madeira ou linóleo
  - Reduzir a poeira no domicílio como um todo por meio de vapor ou água quente (vaporizador/higienizador) e usar purificadores com filtros de ar com alta eficiência na separação de partículas (HEPA) ou ar-condicionado
  - Lavar o piso e usar aspirador todos os dias, usando filtros limpos, usando máscara durante a limpeza
  - Substituir móveis estofados por peças em madeira que possam ser facilmente limpas para a remoção da poeira
  - Evitar o uso de colchas tufadas, brinquedos de pelúcia e travesseiros de pena e substituí-los por material de algodão lavável
  - Evitar vestir quaisquer roupas que causem prurido
- Explicar os modos de reduzir a exposição a polens ou bolores ao identificar as estações do ano quando as contagens de pólen são altas; utilizar uma máscara em épocas de aumento da exposição (dias com vento e quando a grama estiver sendo cortada); e evitar contato com sementes, folhas secas e grama cortada recentemente
- Declarar a razão de buscar áreas com ar-condicionado no pico da estação de alergias
- Explicar a razão de evitar *sprays* e perfumes
- Declarar a razão para o uso de cosméticos hipoalergênicos
- Declarar a razão para a administração dos medicamentos prescritos, conforme orientação médica
- Identificar alimentos específicos que possam causar sintomas alérgicos e desenvolver uma lista de alimentos a serem evitados (p. ex., peixe, nozes, ovos e chocolate)
- Verbalizar os modos de superar o estresse com sucesso, os planos de exercícios regulares e a razão do repouso adequado
- Informar como contatar o médico em caso de perguntas ou complicações
- Determinar a hora e a data das consultas de acompanhamento dos exames
- Identificar a necessidade de promoção da saúde, prevenção de doenças e atividades de triagem.

AIVDs: atividades instrumentais da vida diária; AVDs: atividades da vida diária.

---

c. Apresenta frequência e padrão respiratório normais.
d. Não relata queixas de angústia respiratória (falta de ar, dificuldade à inspiração ou expiração).

2. O paciente demonstra conhecimento a respeito das alergias e estratégias para o controle dos sintomas.
   a. Identifica os alergênios causais, se conhecidos.
   b. Declara os métodos para evitar alergênios e controlar fatores de precipitação internos e externos.
   c. Remove do ambiente itens que retêm poeira.
   d. Utiliza uma máscara úmida se poeira ou bolores puderem ser um problema.
   e. Evita ambientes com fumaça e poeira, ou áreas com aplicação recente de *sprays*.
   f. Utiliza ar-condicionado na maior parte do dia quando há alto teor de alergênio.
   g. Administra anti-histamínicos, conforme prescrito; participa de programa de imunoterapia para alergênios, se aplicável.
   h. Descreve o nome, o objetivo, os efeitos colaterais e o método de administração dos medicamentos prescritos.
   i. Identifica quando buscar atenção médica imediata para respostas alérgicas graves.
   j. Descreve as atividades que são possíveis, incluindo os modos de participar nas atividades sem ativar as alergias.

3. O paciente se adapta às inconveniências de uma alergia.
   a. Relata os aspectos emocionais da resposta alérgica.
   b. Demonstra medidas para lidar positivamente com as alergias.

4. O paciente não apresenta complicações.
   a. Exibe sinais vitais dentro dos limites normais.
   b. Não relata sintomas ou episódios de anafilaxia (urticária, prurido, formigamento periférico, plenitude na boca e na garganta, rubor, dificuldade de deglutição, tosse, sibilos ou dificuldade respiratória).
   c. Demonstra o procedimento correto para autoadministrar os medicamentos de emergência para tratar reações alérgicas graves.
   d. Declara corretamente os nomes dos medicamentos, a dose e a frequência de administração, bem como as ações dos medicamentos.
   e. Identifica corretamente os efeitos colaterais e os sinais e sintomas desfavoráveis a serem relatados ao médico.
   f. Discute as alterações aceitáveis no estilo de vida e as soluções para a identificação de possíveis barreiras à adesão ao tratamento e ao esquema medicamentoso.

DERMATITE DE CONTATO

Dermatite de contato é uma reação inflamatória da pele decorrente do contato com uma substância exógena. Existem dois tipos básicos de dermatite de contato: dermatite de contato irritativa e dermatite de contato alérgica (Tabela 33.4). A dermatite de contato irritativa é uma resposta inflamatória da pele à lesão química direta com liberação de mediadores, predominantemente das células epidérmicas. A dermatite de contato alérgica é uma reação de hipersensibilidade tardia (tipo IV) a antígenos exógenos que envolve a ativação dos linfócitos T (Litchman, Nair & Atwater, 2019). Dos casos de dermatite de contato, 80% são do tipo irritativo e 20% são do tipo de contato (Fornacier & Noor, 2018). A maioria dos casos é causada pela exposição excessiva a ou pelos efeitos aditivos de irritantes (p. ex., sabonetes, detergentes, metais, solventes orgânicos, cosméticos). A sensibilidade cutânea pode se desenvolver após períodos breves ou prolongados de exposição, e o quadro clínico pode aparecer horas ou semanas após a pele sensibilizada ter sido exposta.

Manifestações clínicas

Os sinais/sintomas de dermatite de contato aguda incluem prurido, sensação de queimação, eritema, lesões cutâneas (vesículas e bolhas) e exsudato (Goldner & Fransway, 2018). A

TABELA 33.4 Tipos, testes e tratamento da dermatite de contato.

Tipo	Etiologia	Apresentação clínica	Exames complementares	Tratamento
Alérgica	Resulta do contato da pele e de uma substância alergênica; apresenta um período de sensibilização de 10 a 14 dias	Vasodilatação e infiltrados perivasculares na derme Edema intracelular Geralmente observada na face dorsal da mão	Teste com adesivos (contraindicado na dermatite aguda e difusa)	Evasão do material ofensor Compressa com acetato de alumínio (solução de Burow) ou água fria Corticosteroides sistêmicos (prednisona) por 7 a 10 dias Corticosteroides tópicos para os casos leves Anti-histamínicos orais para aliviar o prurido
Irritante	Resulta do contato com uma substância que lesiona química ou fisicamente a pele, com uma base não imunológica; ocorre após a primeira exposição ao irritante, ou exposições repetidas a irritantes mais leves por um período prolongado	Ressecamento, que permanece por dias a meses Vesiculação, fissuras, rupturas Mãos e antebraços são as áreas mais afetadas	Quadro clínico Testes apropriados com adesivo (*patch*) negativos	Identificação e remoção da fonte de irritação Aplicação de creme hidrofílico ou petrolato para acalmar e proteger Corticosteroides tópicos e compressas para lesões drenantes Antibióticos para infecção e anti-histamínicos orais para prurido

Adaptada de Comerford, K. C. & Durkin, M. T. (2020). *Nursing 2020 drug handbook*. Philadelphia, PA: Wolters Kluwer.

reação é limitada ao local do contato. Os sintomas da dermatite de contato crônica podem incluir descamação, liquenificação, espessamento da pele e alterações pigmentares. Pode ocorrer invasão secundária por bactérias na pele que sofreu atrito por fricção ou arranhadura. Normalmente, não há sintomas sistêmicos, exceto se a erupção for difusa.

Avaliação e achados diagnósticos

A determinação dos alergênios responsáveis demanda anamnese, exame físico e teste de contato.

A avaliação inclui a data de início e qualquer correlação identificável com ambiente laboral e produtos cosméticos. A localização das lesões, a distribuição da dermatite, a ausência de outras etiologias e a história de exposição ajudam na determinação da condição (Goldner & Fransway, 2018). Teste de contato e história ambiental de exposição a alergênios de contato são necessários para comprovar o diagnóstico. O teste de contato (*patch test*) é o padrão para a identificação dos alergênios responsáveis nas pessoas com dermatite de contato alérgica. O teste com adesivos (*patch*) mais comumente utilizado é o teste epicutâneo de uso rápido de camada fina (TRUE, do inglês *thin-layer rapid-use epicutaneous*). Um painel de rastreamento estendido (*North American screening series*) tem maior sensibilidade. Os pesquisadores relataram que o painel de rastreamento estendido identificou mais 10,8% dos pacientes que antes apresentavam resultados negativos com os alergênios do teste TRUE (Sundquist, Lang & Pasha, 2019).

DERMATITE ATÓPICA

A **dermatite atópica** (frequentemente denominada eczema) é um distúrbio cutâneo alérgico inflamatório crônico que é desencadeado por fatores ambientais em indivíduos geneticamente suscetíveis. Esse distúrbio acomete 7% dos adultos nos EUA (Weston & Howe, 2019). Mais de 50% dos pacientes também apresentam asma, rinite alérgica e alergias alimentares.

A dermatite atópica é um distúrbio de hipersensibilidade imediata tipo I mediado por IgE que provoca ressecamento, prurido e hipersensibilidade da pele. Com frequência, começa com pequenas pápulas vermelhas e pruriginosas que estimulam prurido intenso, deixando áreas da pele eritematosas e escoriadas. Isso deflagra frequentemente um ciclo de "prurido-coçadura" da pele, que agrava a irritação, a vermelhidão e as soluções de continuidade na pele. Com o passar do tempo, a pele torna-se espessa, em decorrência da coçadura crônica (liquenificação), e fissurada. Muitos pacientes apresentam lesões em estágios diferentes de evolução ao mesmo tempo (Weston & Howe, 2019). Nos adultos, a dermatite atópica ocorre frequentemente nas mãos, nos punhos, nos cotovelos, nos joelhos, nos tornozelos, na face e no pescoço.

A dermatite atópica decorre de soluções de continuidade na barreira cutânea que possibilitam a saída da água e deixam a pele ressecada e hipersensível. A exposição da pele hipersensível a sabão, detergente, ácaros da poeira doméstica, pólen, pelos de animais e algumas bactérias compromete a barreira cutânea (Weston & Howe, 2019).

Defeitos nos genes de filagrina (FLG) no cromossomo 1q21.3 são comuns em pessoas com o distúrbio. Filagrina é uma proteína produzida por queratinócitos na pele que é codificada pelo gene FLG (Løset, Brown, Saunes et al., 2019). Atualmente, existe uma investigação contínua da etiologia da dermatite atópica, inclusive de outros genes envolvidos no processamento da filagrina.

Os enfermeiros devem se lembrar de que a dermatite atópica está, com frequência, ligada a um processo denominado **marcha atópica**, que se refere à história natural das doenças alérgicas que surgem no primeiro ano de vida e evoluem durante a infância. A marcha atópica começa com dermatite atópica e evolui para alergia alimentar mediada por IgE, asma e rinite alérgica. É o resultado de interações de genes de suscetibilidade, ambiente, função defeituosa da barreira cutânea e respostas imunológicas (AAAAI, 2019a; Hill & Spergel, 2018).

O diagnóstico de dermatite atópica é baseado na anamnese, na morfologia e na distribuição das lesões cutâneas e nos sinais clínicos associados. Exames laboratoriais, teste de contato e biopsia de pele podem ser necessários se for preciso descartar outras condições.

Manejo clínico

O tratamento de pacientes com dermatite atópica envolve a abstenção de exposição a agentes irritativos, o uso de agentes anti-inflamatórios tópicos e a hidratação da pele. Os pacientes devem evitar deflagradores potenciais da dermatite atópica, que incluem excesso de banhos sem hidratação subsequente, ambientes com baixa umidade, pelos de animais, ácaros da poeira, xerose (ressecamento da pele), aquecimento excessivo da pele e exposição a solventes e detergentes. Algumas pessoas são extremamente sensíveis a fragrâncias, perfumes e alergênios de contato, como níquel.

Os corticosteroides tópicos constituem a base do tratamento de dermatite atópica. Se corticosteroides de baixa potência não forem adequados, corticosteroides mais potentes, como fluocinolona a 0,025%, triancinolona a 0,1% ou betametasona a 0,05%, são prescritos. Esses agentes não devem ser usados na face, porque podem causar atrofia da pele. Inibidores da calcineurina tópicos, que são agentes imunomoduladores não esteroides (p. ex., tacrolimo, pimecrolimo), são melhores para a área facial. Exacerbações graves de doença crônica podem ser tratadas com um ciclo curto de corticosteroides sistêmicos (Weston & Howe, 2019).

Dupilumabe é um anticorpo monoclonal totalmente humano que inibe a sinalização da interleucina 4 (IL-4) e da interleucina 13 (IL-13). Foi aprovado pela FDA para o tratamento de pacientes com 12 anos ou mais que apresentam formas moderadas a graves de dermatite atópica que não foram adequadamente controladas com formulações tópicas (Spergel & Lio, 2019).

Colonização por *Staphylococcus aureus* ocorre mais frequentemente em indivíduos com dermatite atópica do que na população geral; é uma causa comum de infecção secundária nesses pacientes. Crostas purulentas ou melicéricas sugerem infecção por *S. aureus*. Antibioticoterapia é necessária para erradicar a infecção (Spergel & Lio, 2019).

Manejo de enfermagem

Os pacientes com dermatite atópica e suas famílias precisam de assistência e apoio do enfermeiro para lidar com o distúrbio. Os sintomas geralmente são incômodos para o paciente e perturbadores para a família. O aspecto da pele pode afetar a autoestima do paciente e o seu desejo de interagir com outras pessoas. Orientações e aconselhamento sobre estratégias para incorporar medidas preventivas e tratamentos no estilo de vida da família podem ser úteis.

A hidratação da pele é um componente crucial do tratamento, uma vez que a pele das pessoas atópicas tem pouca umidade. Cremes hidratantes e emolientes espessos que contenham glicerol ou ureia devem ser usados porque mantêm a pele hidratada. É preconizado banho hidratante com sabonete neutro seguido de aplicação imediata de emoliente ou banho de chuveiro de curta duração (Spergel & Lio, 2019).

O prurido pode ser aliviado pelo uso de roupas de algodão, pela lavagem da roupa com detergente neutro e por umidificação de calor seco no inverno. Anti-histamínicos, como difenidramina, podem ser prescritos como tratamento, mas, como têm efeitos sedantes, o paciente pode ser orientado a usá-los à noite, antes da hora de dormir.

O paciente e a família devem ser orientados quanto aos sinais de infecção secundária e à necessidade de buscar tratamento, se ocorrer infecção. O enfermeiro também orienta o paciente e a família a respeito dos efeitos colaterais dos medicamentos utilizados no tratamento.

HIPERSENSIBILIDADE A FÁRMACOS

A hipersensibilidade a fármacos é a causa principal de anafilaxia fatal, representando 43% das mortes por anafilaxia. Todas as vias de administração são potencialmente fatais, mas a via parenteral está associada a maior risco. As erupções cutâneas estão entre as reações mais comuns aos medicamentos e ocorrem em aproximadamente 2 a 3% dos pacientes hospitalizados (Habif, 2016).

Uma reação de hipersensibilidade a medicamentos é definida segundo o momento de aparecimento, o modo de ação possível (mecanismo de estimulação imune) e a fisiopatologia resultante. De acordo com a World Allergy Organization, as reações medicamentosas imunológicas podem ser divididas em reações imediatas (i. e., que ocorrem nos 60 minutos após a exposição) e tardias (que surgem após 1 hora), com base na cronologia do aparecimento dos sinais/sintomas (Tanno, Torres, Castells et al., 2018).

As reações de hipersensibilidade imediatas tipo I, mediadas por IgE, a um fármaco ocorrem nos 60 minutos seguintes à administração do agente. As reações de hipersensibilidade tardia ocorrem após 1 hora; muitas ocorrem 6 horas ou dias após o início do tratamento. Essas reações também podem ocorrer após o término do ciclo de tratamento com o fármaco. Essas reações podem ser provocadas por vários mecanismos diferentes, mas não são mediadas por IgE. As reações de hipersensibilidade tipos II, III e IV são consideradas reações tardias (Pichler, 2019).

Um distúrbio conhecido como reação medicamentosa com eosinofilia e sintomas sistêmicos (DRESS) pode ocorrer após semanas de tratamento contínuo. Também conhecida como "síndrome de hipersensibilidade fármaco-induzida" (DiHS, do inglês *drug-induced hypersensitivity syndrome*), é caracterizada por febre, erupção cutânea e envolvimento de múltiplos órgãos e pode ou não estar associada a eosinofilia e linfocitose. Hepatite e miocardite podem fazer parte da reação medicamentosa com eosinofilia e sintomas sistêmicos (DRESS). Essas reações podem persistir por semanas a meses, mesmo após a interrupção do medicamento (Mockenhaupt, 2019). Os agentes anticonvulsivantes (p. ex., lamotrigina, fenitoína, fenobarbital) e o alopurinol são as causas mais frequentemente relatadas de reação medicamentosa com eosinofilia e sintomas sistêmicos (DRESS) (Mockenhaupt, 2019).

Anafilaxia é a manifestação mais grave de reação medicamentosa mediada por IgE. Medicamentos administrados por via intravenosa podem causar sinais/sintomas em questão de segundos a minutos, ao passo que as mesmas substâncias administradas por via oral provocam sinais/sintomas em 3 a 30 minutos se forem ingeridas em jejum e em 10 a 60 minutos se forem ingeridas com alimento. Os agentes que mais comumente provocam esse tipo de reação incluem os seguintes (Pichler, 2019):

- Agentes betalactâmicos (p. ex., penicilinas e cefalosporinas)
- Agentes bloqueadores neuromusculares (p. ex., pancurônio)
- Quinolonas (p. ex., ciprofloxacino)
- Agentes quimioterápicos contendo platina (p. ex., carboplatina)
- Proteínas estranhas como anticorpos monoclonais (p. ex., rituximabe).

As reações citotóxicas tipo II envolvem destruição celular mediada por anticorpos. As reações tipo II ocorrem quando fármacos se ligam às superfícies de determinados tipos de células e atuam como antígenos. As manifestações clínicas incluem anemia hemolítica, trombocitopenia ou neutropenia, pois esses são os tipos celulares mais frequentemente afetados.

Os fármacos comumente implicados na anemia hemolítica são cefalosporinas, penicilinas, anti-inflamatórios não esteroides (AINEs), quinina e quinidina. Os fármacos implicados na trombocitopenia incluem heparina, abciximabe, quinina e quinidina, sulfonamidas, vancomicina, compostos de ouro, antibióticos betalactâmicos, carbamazepina e AINEs. Neutropenia grave resultante de reações medicamentosas tipo II ocorre dias a semanas após o início do medicamento. As manifestações clínicas incluem sinais/sintomas de infecção, tais como febre, estomatite, faringite, pneumonia ou sepse. Propiltiouracila, amodiaquina e flecainida podem causar essas reações (Pichler, 2019).

As reações tipo III são mediadas por complexos antígeno-anticorpo que se depositam nas membranas basais e, habitualmente, manifestam-se como doença do soro, vasculite ou febre medicamentosa. Os sinais e sintomas demoram 1 semana ou mais para ocorrer após a exposição ao fármaco, visto que são necessárias quantidades significativas de anticorpo para provocar sinais/sintomas relacionados com os complexos antígeno-anticorpo. Essas são reações incomuns, mas ocorrem com antitoxinas antirrábicas, botulismo e venenos e vacinas contra tétano, hepatite e difteria (Pichler, 2019).

As reações tipo IV envolvem linfócitos T ativados, cujo desenvolvimento é um pouco demorado. De modo geral, as reações tipo IV demoram pelo menos 48 a 72 horas e, às vezes, dias a semanas para ocorrer após a exposição a um fármaco. As reações tipo IV podem variar de erupção maculopapular não urticária (febre medicamentosa) a síndrome de Stevens-Johnson e necrólise epidérmica tóxica (ver Capítulo 56) ou erupção medicamentosa associada a eosinofilia e manifestações sistêmicas, como reação medicamentosa com eosinofilia e sintomas sistêmicos (DRESS)/síndrome de hipersensibilidade fármaco-induzida (DiHS). As reações tipo IV podem surgir semanas após o tratamento farmacológico (Pichler, 2019).

Medicamentos são os agentes mais comumente responsáveis por erupções medicamentosas (aproximadamente 90% dos casos). Fármacos prescritos com frequência (p. ex., antibióticos, sulfonamidas) são implicados na maioria dos casos (Samel & Chu, 2019).

A febre medicamentosa, que habitualmente provoca erupção cutânea e hipertermia, está associada ao uso de azatioprina, sulfassalazina, minociclina, sulfametoxazol-trimetoprima, sirolimo e tacrolimo (McDonald & Sexton, 2019). As reações cutâneas de dermatite de contato podem resultar de agentes anestésicos tópicos, como benzocaína, antibióticos tópicos, como neomicina ou bacitracina, e corticosteroides tópicos.

Exantema intertriginoso e flexural simétrico relacionado com o uso de fármacos (síndrome SDRIFE, do inglês *symmetrical drug-related intertriginous and flexural exanthem*), anteriormente denominada síndrome do babuíno, é uma erupção cutânea inconfundível que ocorre tipicamente algumas horas a dias após a exposição a um medicamento e se manifesta como eritema em formato de V, bem delimitado, nas áreas glútea/perianal ou inguinal/perigenital, frequentemente com envolvimento de pelo menos uma outra área flexural, como as axilas, os cotovelos ou os joelhos. As aminopenicilinas são um deflagrador comum da síndrome SDRIFE (Bircher, 2018).

Pustulose exantematosa generalizada aguda é um tipo raro de reação caracterizada por pústulas superficiais, que aparecem geralmente nas 24 horas seguintes à administração do fármaco desencadeador. Agentes antimicrobianos (amoxicilina), antimaláricos e bloqueadores dos canais de cálcio são os deflagradores mais frequentemente relatados de pustulose exantematosa generalizada aguda (Cho & Chu, 2017).

A síndrome de Stevens-Johnson e a necrólise epidérmica tóxica são reações graves comumente deflagradas por medicamentos. O distúrbio pode evoluir para necrólise epidérmica extensa e se tornar potencialmente fatal. As mucosas são comprometidas em mais de 90% dos pacientes, habitualmente em dois ou mais locais (ocular, oral e genital). Em alguns pacientes, a erupção exantematosa pode ser o sinal precursor da síndrome de Stevens-Johnson e da necrólise epidérmica tóxica. Febre, frequentemente superior a 39°C, e sintomas gripais precedem o aparecimento de lesões mucocutâneas e máculas eritematosas com centros purpúricos que evoluem para bolhas e vesículas. Fotofobia, prurido ou sensação de queimação conjuntival e dor à deglutição podem ser decorrentes do comprometimento das mucosas. Mal-estar, mialgia e artralgia ocorrem em muitos pacientes. Os seguintes agentes são mais frequentemente envolvidos na síndrome de Stevens-Johnson e na necrólise epidérmica tóxica (High, 2019):

- Alopurinol
- Agentes antiepilépticos aromáticos e lamotrigina
- Sulfonamidas antibacterianas (inclusive sulfassalazina)
- Nevirapina
- AINEs do tipo oxicam.

Alguns agentes convencionais e com alvo molecular usados no combate ao câncer foram associados a essas síndromes, incluindo talidomida, capecitabina, afatinibe, vemurafenibe, tamoxifeno e inibidores do controle imunológico (ipilimumabe, pembrolizumabe e nivolumabe). A combinação de radioterapia e agentes antiepilépticos (p. ex., fenitoína, fenobarbital, carbamazepina) pode deflagrar síndrome de Stevens-Johnson e necrólise epidérmica tóxica (High, 2019).

Estudos farmacogenéticos sugerem que existe predisposição genética à alergia medicamentosa. Em algumas populações, indivíduos com HLA-B*1502, HLA-B*5801 ou HLA-B*5701 correm risco aumentado de desenvolver síndrome de Stevens-Johnson e necrólise epidérmica tóxica quando fazem uso de anticonvulsivantes aromáticos, como carbamazepina, alopurinol, cotrimoxazol e abacavir, respectivamente (Bircher, 2018).

Reações medicamentosas pseudoalérgicas

As reações medicamentosas pseudoalérgicas são reações adversas a fármacos com sinais/sintomas que simulam alergias medicamentosas imunológicas, mas que não têm mecanismos imunológicos. Elas são denominadas reações de hipersensibilidade não imunológicas ou reações anafilactoides. Ainda não se sabe como determinados medicamentos provocam reações pseudoalérgicas. Todavia, ocorre desgranulação de mastócitos. Alguns pacientes acometidos apresentam dermografismo subjacente, que indica "instabilidade" de seus mastócitos. No dermografismo, quando pressão é aplicada à pele, esta se torna avermelhada por um período prolongado e exibe o mesmo padrão da pressão aplicada. As seguintes substâncias podem causar reação pseudoalérgica (Pichler, 2019):

- Agentes de radiocontraste
- Opioides (p. ex., morfina e meperidina)
- AINEs (p. ex., ibuprofeno) e ácido acetilsalicílico (AAS)
- Vancomicina
- Anestésicos locais (p. ex., lidocaína, benzocaína)
- Agentes quimioterápicos (p. ex., derivados da platina).

O paciente deve ser orientado a evitar a exposição e receber uma lista impressa com os nomes genéricos e comerciais dos agentes causais a serem evitados no futuro (Pichler, 2019).

URTICÁRIA E ANGIOEDEMA

Urticária é uma reação cutânea alérgica de hipersensibilidade tipo I, caracterizada pelo súbito aparecimento de pápulas discretas róseas ou vermelhas intensamente pruriginosas que evoluem para pápulas de tamanho variável. As lesões da urticária coalescem e evoluem para grandes placas eritematosas (AAAAI, 2019b). Essa é uma condição comum, e até 20% das pessoas apresentam pelo menos um episódio de urticária durante suas vidas. Urticária é provocada, mais frequentemente, por infecções, reações alérgicas a alimentos, picadas de insetos e medicamentos (Asero, Tedeschi, Marzano et al., 2017).

A urticária aguda evolui em questão de minutos a horas e desaparece em 24 horas; as lesões podem ser diferentes ao longo do tempo. A urticária é considerada aguda se existir há menos de 6 semanas. No entanto, se a urticária ocorrer com frequência e continuar diariamente por mais de 6 semanas, a condição é denominada urticária crônica. Na urticária, os mastócitos e os basófilos na pele são ativados e liberam histamina e mediadores inflamatórios que provocam vasodilatação (AAAAI, 2019b).

Causas comuns de urticária incluem: reações alérgicas a medicamentos ou alergênios de contato, alimentos, picadas de inseto e mordidas de animais; reações a medicamentos que provocam ativação não alérgica de mastócitos (p. ex., opioides); alergia ao látex; transfusões; e AINEs. As síndromes de urticária física são formas de urticária crônica que são deflagradas por fatores físicos e ambientais específicos, tais como exposição ao frio, alterações súbitas da temperatura corporal, pressão ou vibração aplicada na pele, exercícios físicos, exposição à luz solar ou outros estímulos (Asero, 2017). A doença do soro, uma reação de hipersensibilidade tipo III que comumente decorre de medicação, também pode causar urticária. Classicamente, a doença do soro provoca erupção cutânea, febre e poliartralgias ou poliartrite, que começa 1 a 2 semanas após a primeira exposição ao agente responsável e desaparece em algumas semanas após a interrupção da exposição (Wener, 2018).

O diagnóstico de urticária pode, habitualmente, ser feito com base na anamnese e no exame físico. De modo geral, não é necessário solicitar exames laboratoriais.

O manejo da condição inclui eliminar o agente causal, evitar o uso de AINEs e minimizar fatores agravantes potenciais, inclusive calor, estresse, bebidas alcoólicas e roupas apertadas. Anti-histamínicos de segunda geração (p. ex., cetirizina, fexofenadina, loratadina) constituem a base do tratamento. Esses agentes são mais bem tolerados porque exercem menos efeitos sedativos do que os anti-histamínicos de primeira geração (p. ex., difenidramina, clorfeniramina, hidroxizina). As doses dos anti-histamínicos de segunda geração podem ser aumentadas até quatro vezes a dose padrão (Khan, 2019a). Corticosteroides orais, em um esquema posológico decrescente, podem ser prescritos para aliviar as manifestações graves durante alguns dias. Aproximadamente 50% dos casos de urticária espontânea crônica responderão ao tratamento com agentes anti-histamínicos, como foi discutido anteriormente. No caso de pacientes que não melhoram com anti-histamínicos, 65% poderiam responder ao anticorpo monoclonal omalizumabe. Omalizumabe, um anticorpo moclonal que atua contra anticorpos IgE, é injetado sob a pele a intervalos de 2 a 4 semanas por um médico. Os efeitos terapêuticos podem ser observados em 3 a 6 meses (AAAAI, 2019b; Stokes & Casale, 2018).

Angioedema é uma reação alérgica que envolve a infiltração do tecido subcutâneo e das mucosas por líquido, resultando em edema difuso. Manifesta-se como edema não depressível, disseminado, não pruriginoso e endurecido. Com frequência, urticária e angioedema ocorrem concomitantemente (AAAAI, 2019b; Habif, 2016).

As regiões mais frequentemente envolvidas em angioedema são os lábios, as pálpebras, as bochechas, as mãos, os pés, a genitália e a língua; as membranas mucosas da laringe, dos brônquios e do sistema digestório também podem ser afetadas, especialmente no tipo hereditário (ver discussão na seção a seguir). Ocasionalmente, essa reação ocorre em todo o dorso ou em uma área grande do corpo. Os edemas podem aparecer subitamente, em alguns segundos ou minutos, ou lentamente, ao longo de 1 ou 2 horas. De modo geral, desaparece em 24 horas. Angioedema é, habitualmente, uma condição benigna e transitória, embora seja potencialmente fatal quando acomete laringe, vias respiratórias superiores ou língua, visto que resulta em obstrução das vias respiratórias (Zuraw, 2019).

Dois tipos de angioedema podem ser diferenciados: o angioedema mediado por mastócitos, também denominado angioedema histaminérgico, e o angioedema mediado por bradicinina. Reações alérgicas a alimentos, látex, determinados medicamentos ou picadas de insetos são exemplos comuns de angioedema mediado por mastócitos. Histamina é o principal mediador inflamatório, e os sinais/sintomas incluem urticária, rubor, prurido generalizado, broncospasmo, sensação de aperto na garganta e/ou hipotensão. Os pacientes podem apresentar anafilaxia e devem ser imediatamente tratados com epinefrina. O angioedema mediado por mastócitos manifesta-se, habitualmente, minutos após a exposição ao alergênio, piora durante algumas horas e desaparece em 24 a 48 horas (Zuraw, 2019).

Em contrapartida, o angioedema mediado por bradicinina não envolve histamina e não está associado a urticária, broncospasmo ou outras manifestações de reação alérgica. Bradicinina é um vasodilatador potente que também aumenta a permeabilidade vascular (Cicardi & Zuraw, 2018a). De modo geral, a infiltração dos tecidos por líquido ocorre em 24 a 36 horas e desaparece em 2 a 4 dias. Muitas vezes, a relação entre o agente deflagrador e o aparecimento dos sinais/sintomas não é evidente. Os inibidores da enzima conversora de angiotensina (IECAs) (p. ex., captopril) são causas comuns de angioedema induzido por bradicinina; edema pode surgir na semana seguinte ao início da medicação ou até mesmo após anos de uso (Zuraw, 2019).

Anti-histamínicos H_1 de segunda geração e corticosteroides são a base do tratamento do angioedema mediado por mastócitos. Se o angioedema fizer parte de uma reação anafilática, epinefrina por via intramuscular é uma parte importante do tratamento (Guyer & Banerji, 2019).

O tratamento do angioedema induzido por bradicinina inclui evitar contato com a substância desencadeadora, icatibanto, concentrado de inibidor de C1, ecalantida e, possivelmente, infusão de plasma fresco congelado. Anti-histamínicos não são efetivos (Cicardi & Zuraw, 2018b). Icatibanto é um antagonista sintético de receptor beta-2 de bradicinina. Concentrado de inibidor de C1 e ecalantida inibem a calicreína, que é uma protease envolvida na produção de bradicinina. Plasma fresco congelado contém enzima conversora de angiotensina, e acredita-se que a administração de plasma degrade níveis elevados de bradicinina (Guyer & Banerji, 2019).

ANGIOEDEMA HEREDITÁRIO

Angioedema hereditário é um raro distúrbio genético autossômico dominante e potencialmente fatal. É um tipo de angioedema mediado por bradicinina que é decorrente da ausência de atividade do inibidor de C1, uma proteína específica que participa na geração de cininas. As cininas são mediadores inflamatórios, e a bradicinina é um deles. C1INH atua habitualmente limitando a produção de bradicinina; portanto, quando há deficiência ou disfunção de C1INH, a produção de bradicinina ocorre de modo relativamente descontrolado (AAAAI, 2019c).

Existem dois tipos diferentes de angioedema hereditário: o angioedema hereditário tipo I é decorrente da deficiência de inibidor de C1 (C1INH), ao passo que o tipo II é causado por disfunção do C1INH (Cicardi & Zuraw, 2018a).

Manifestações clínicas

Angioedema hereditário é comumente categorizado como laríngeo, gastrintestinal ou cutâneo. Habitualmente, o edema cutâneo é difuso, não pruriginoso e não acompanhado de urticária. Os episódios de edema em pacientes com angioedema hereditário ocorrem, em geral, nos membros, no abdome, no sistema geniturinário, na face, na orofaringe ou na laringe e seguem um padrão estereotipado, no qual o edema piora durante 24 horas, atinge seu máximo e, depois, diminui e desaparece nas 48 horas seguintes. O edema gastrintestinal pode causar dor abdominal suficientemente grave para ser incapacitante. Em geral, os ataques ou crises duram 2 a 4 dias e desaparecem sem intervenção; entretanto, ocasionalmente, podem afetar os tecidos subcutâneos e submucosos na região das vias respiratórias superiores e podem ser associados a obstrução respiratória e asfixia (Cicardi & Zuraw, 2018a).

Manejo clínico

Os ataques ou crises normalmente cessam dentro de 2 a 4 dias, mas, durante esse período, o paciente deve ser cuidadosamente observado quanto a sinais de obstrução laríngea, que podem precisar de traqueostomia como uma medida de salvamento da vida. Epinefrina, anti-histamínicos e corticosteroides são comumente administrados em uma tentativa de aliviar o angioedema hereditário; entretanto, eles frequentemente não são efetivos. O uso de doses elevadas de anti-histamínicos H_1 de segunda geração durante 1 mês é efetivo em alguns pacientes. Se essa abordagem não for bem-sucedida, podem ser tentados concentrado de C1INH, obtido a partir de plasma humano, C1INH humano recombinante (rhC1INH, alfaconestate), icatibanto, um antagonista seletivo competitivo do receptor da bradicinina do tipo beta-2, e ecalantida, um inibidor recombinante da calicreína plasmática (Cicardi & Zuraw, 2018b). Os profissionais de enfermagem precisam estar preparados para empregar diferentes abordagens de emergência no tratamento do angioedema hereditário e ter equipamento adequado prontamente disponível.

URTICÁRIA AO FRIO

A urticária deflagrada por frio é um tipo de urticária física. As urticárias físicas são estimuladas por deflagradores ambientais. Esse tipo de urticária consiste no aparecimento de vergões (urticária) ou angioedema em decorrência de exposição ao frio. Os mastócitos liberam histamina, e mediadores inflamatórios são estimulados em resposta ao contato da pele com objetos frios, líquidos frios ou ar frio. Trata-se de uma reação imune atópica mediada por IgE. A urticária ao frio acomete mais frequentemente adultos jovens na forma de um distúrbio autoimune que ocorre após um período de 5 a 6 anos.

Manifestações clínicas

O paciente relata sensação de queimação ou prurido, e a pele torna-se eritematosa por causa da ativação de nervos sensitivos e da dilatação de arteríolas. Mais frequentemente, é uma reação localizada nas áreas expostas ao frio. Todavia, o contato prolongado com frio, como nadar em água fria, pode resultar em reações sistêmicas, que variam de urticária generalizada a anafilaxia, com os sinais/sintomas envolvendo os sistemas respiratório, digestório e/ou circulatório. Angioedema orofaríngeo, que pode provocar sufocação e hipotensão grave, foi observado em algumas pessoas com o distúrbio (Maurer, 2019).

Manejo clínico

A urticária ao frio é diagnosticada por meio de teste de estimulação de frio. Um cubo de gelo dentro de um saco plástico fino com água gelada é aplicado na face volar do antebraço por 1 a 5 minutos. Um teste positivo resulta em desenvolvimento de urticária no local. O resultado é considerado positivo se o local do teste apresentar uma reação de vergão e eritema palpável e evidente quando do reaquecimento. Todos os pacientes com qualquer tipo de urticária ao frio devem transportar seringas de epinefrina autoinjetáveis para uso de emergência, tendo em vista que a urticária pode progredir para anafilaxia. O tratamento com anti-histamínico antes de exposição previsível ao frio é preconizado, pois a experiência clínica sugere que o pré-tratamento com anti-histamínico consegue prevenir as reações cutâneas e sistêmicas (Maurer, 2019). Pacientes com urticária ao frio refratária a anti-histamínicos podem ser tratados com agentes imunomoduladores, tais como omalizumabe, alguns antibióticos, antagonistas de receptores de leucotrieno ou dessensibilização ao frio (Khan, 2019b).

Manejo de enfermagem

A prevenção envolve a evasão dos estímulos frios. O paciente precisa ser orientado sobre quais condições ambientais podem estimular uma reação. Por exemplo, os pacientes devem ser orientados a expor uma pequena parte do corpo à água de uma piscina antes de mergulhar. Um traje de mergulho pode ser usado durante a natação. Os pacientes devem compreender que alimentos sólidos ou líquidos frios podem provocar angioedema orofaríngeo ou anafilaxia, devendo ser evitados. Pacientes aguardando uma cirurgia podem apresentar reação ao ar frio no centro cirúrgico; portanto, devem ser orientados a avisar a equipe cirúrgica de que têm urticária ao frio e devem ser mantidos aquecidos durante quaisquer procedimentos cirúrgicos. Soluções intravenosas frias também provocam reações (Singleton & Halverstam, 2016).

ALERGIA ALIMENTAR

A alergia alimentar é uma reação adversa a determinados alimentos e decorre de mecanismos imunológicos. As alergias alimentares são classificadas como mediadas por IgE e não mediadas por IgE. A alergia alimentar mediada por IgE, uma reação de hipersensibilidade tipo I, ocorre em aproximadamente 5% dos adultos. A alergia alimentar mediada por IgE é mais comum e mais bem compreendida do que a alergia alimentar não mediada por IgE (Commins, 2019). Estudos recentes mostram que existem muitas pessoas que erroneamente acreditam ter alergia a algum alimento (19%) em comparação com pessoas com alergia alimentar imunomediada verdadeira (10%) (Gupta, Warren & Smith, 2019).

Quase qualquer alimento pode causar reações alérgicas mediadas por IgE. As reações alérgicas podem variar de urticária cutânea à anafilaxia. Peixes e frutos do mar (p. ex., lagosta, camarão, siri, ostras, salmão, cação), bem como amendoins, castanhas-de-caju, avelãs e nozes, provocam a maioria dos casos de alergia alimentar em adultos. Outros alimentos que comumente provocam alergia são leite de vaca, ovos, soja e trigo. Alergênios são proteínas, e existe o risco de reatividade cruzada em alimentos contendo proteínas semelhantes (AAAAI, 2018).

A síndrome alérgica oral ou a síndrome de alergia a alimentos-pólen é a forma mais comum de alergia alimentar mediada por IgE em adultos. A síndrome alérgica oral ocorre, com frequência, em pessoas que também são alérgicas ao pólen que provoca rinite alérgica sazonal. Frutas e vegetais crus provocam, com frequência, síndrome alérgica oral, ao passo que frutas e vegetais cozidos não o fazem (Burks, 2019).

Alergias alimentares não mediadas por IgE se manifestam como sinais/sintomas mais subagudos e/ou crônicos que são, tipicamente, limitados ao sistema digestório e/ou à pele.

Manifestações clínicas

Urticária e angioedema agudos (edema da boca, da face, dos lábios, da língua e da garganta) são as manifestações clínicas mais comuns de alergia alimentar. A reação ocorre minutos a horas após a ingestão do alimento incitador. As manifestações clínicas incluem sibilos, tosse, edema de laringe e sinais/sintomas gastrintestinais (dor abdominal, náuseas, cólicas, vômitos e diarreia). Nozes e amendoins podem provocar as reações alérgicas mais graves, que evoluem para anafilaxia.

Avaliação e achados diagnósticos

O diagnóstico de alergia alimentar exige anamnese, exame físico, dietas com eliminação de determinados alimentos, diários de ingestão alimentar, testes cutâneos e imunoensaio de IgE sérica alergênio-específico. Um teste de contato é utilizado se houver suspeita de alergia alimentar não mediada por IgE. Todavia, o padrão é consumo de alimentos supervisionado por médico, com o propósito de confirmar ou descartar o diagnóstico. O teste cutâneo é realizado para identificar a fonte dos sintomas e auxiliar na identificação de alimentos específicos como agentes causais. Uma dose minúscula do antígeno alimentar é injetada sob a pele do paciente. A seguir, o paciente e o médico assistente observam, durante 15 minutos, se ocorrem urticária e eritema. Se o alergênio induzir a liberação de histamina pelos mastócitos, uma lesão elevada e localizada (vergão) surgirá na pele. Um teste cutâneo positivo para alergia alimentar mediada por IgE é considerado diagnóstico quando um vergão com 3 mm de diâmetro surge em 15 minutos. Um tipo diferente de teste – teste de contato por 48 horas – é utilizado para investigar alergia alimentar não mediada por IgE. Consiste na aplicação tópica do alergênio alimentar em uma pequena área de superfície cutânea. Essa é uma reação tardia que exige 48 horas de observação (Andreae & Schreffler, 2019).

Manejo clínico

A terapia para a hipersensibilidade alimentar inclui evitar o alimento responsável pela hipersensibilidade. A terapia farmacológica é necessária para os pacientes que não conseguem evitar a exposição aos alimentos ofensores e para os pacientes com diversas sensibilidades alimentares que não respondem às medidas de evitação. A terapia medicamentosa envolve o uso de bloqueadores H_1, anti-histamínicos, agentes adrenérgicos, corticosteroides e cromoglicato dissódico. Todos os pacientes com alergias alimentares, especialmente a frutos do mar e nozes, devem receber a prescrição para seringas de epinefrina autoinjetáveis. Outro aspecto essencial do manejo é a orientação dos pacientes e dos familiares a respeito de como reconhecer e tratar os estágios iniciais de uma reação anafilática aguda.

A imunoterapia oral ou indução de tolerância é cada vez mais usada. O paciente ingere pequenas doses do alergênio, e estas são aumentadas ao longo de alguns meses. A imunoterapia oral não tem efeito curativo. A meta da imunoterapia oral é elevar o limiar que deflagra a reação. A imunoterapia oral pode ser usada para atingir dessensibilização ou irresponsividade sustentada a um alergênio alimentar (AAAAI, 2018).

A princípio, a imunoterapia oral tem de ser administrada em uma unidade de saúde com equipamento para tratamento de anafilaxia potencial. De modo geral, os pacientes recebem uma pequena dose diária do alimento (p. ex., 3 a 6 mg de proteína do alimento), que é aumentada periodicamente (em geral, a cada 2 semanas) até ser atingida uma dose de manutenção (p. ex., 300 mg ou, dependendo do alimento e das metas, 1 a 2 g de proteína ao dia) em alguns meses (Nowak-Wegrzyn, 2019).

A imunoterapia oral com amendoim, ovo e leite dessensibilizou aproximadamente 60 a 80% dos pacientes estudados. A imunoterapia oral não curou a alergia alimentar nesses indivíduos; apenas aumentou a tolerância do paciente ao alimento. A maioria das crianças supera suas alergias a leite de vaca, ovos, soja e trigo, mesmo se tiverem história pregressa de reação grave. Todavia, a alergia a amendoim, nozes e frutos do mar tende a persistir até a idade adulta (AAAAI, 2018).

Manejo de enfermagem

Além de participar no manejo da reação alérgica, o enfermeiro orienta o paciente quanto à prevenção de futura exposição ao alergênio alimentar. O enfermeiro deve orientar o paciente em relação aos sinais de anafilaxia e elaborar um plano de ação com ele. Se ocorrer uma reação alérgica grave ou anafilática a alergênios alimentares, o enfermeiro deve orientar o paciente e a família quanto a estratégias de evitação para prevenir a sua recidiva (Boxe 33.7). Todas as alergias dos pacientes, inclusive alergias alimentares, devem ser registradas em seus prontuários, pois restrições dietéticas seriam necessárias em caso de hospitalização. Além disso, existe o risco de reatividade cruzada em alguns medicamentos contendo substâncias semelhantes. O paciente também precisa compreender como selecionar e especificar a preparação de refeições em restaurantes (Sicherer, 2019).

ALERGIA AO LÁTEX

A alergia ao látex – reação às proteínas no fluido semelhante à seiva de uma seringueira – tem sido implicada em rinite, conjuntivite, dermatite de contato, urticária, asma e anafilaxia. A prevalência estimada é de 4 a 7% da população, mas está diminuindo progressivamente graças ao uso de luvas sem látex e de luvas de látex sem talco (Hamilton, 2017a).

A resina da seringueira (*Hevea brasiliensis*) contém 250 polipeptídios diferentes que podem reagir com a IgE. Acredita-se que os polipeptídios e as proteínas no látex de borracha natural (proteínas da *Hevea*) ou as diversas substâncias químicas que são utilizadas no processo de fabricação sejam a fonte das reações alérgicas.

> **Boxe 33.7 — LISTA DE VERIFICAÇÃO DO CUIDADO DOMICILIAR**
> **Manejo de alergias alimentares**
>
> **Ao concluírem as orientações, o paciente e/ou o cuidador serão capazes de:**
>
> - Declarar o impacto da alergias alimentares no aspecto fisiológico, nas AVDs, nas AIVDs, nos papéis, nos relacionamentos e na espiritualidade
> - Verbalizar a compreensão da necessidade de manter uma dieta livre de alergênios
> - Demonstrar a leitura dos rótulos dos alimentos para identificar alergênios ocultos nos alimentos
> - Identificar modos para lidar com uma dieta livre de alergênios ao comer fora de casa
> - Explicar a necessidade de transportar bracelete ou colar de identificação médica
> - Listar os sintomas de alergia alimentar
> - Demonstrar a administração de emergência de epinefrina
> - Declarar a importância de substituir a epinefrina, quando vencida
> - Declarar a importância do imediato tratamento das reações alérgicas e do acompanhamento dos cuidados de saúde
> - Informar como contatar o médico em caso de perguntas ou complicações
> - Determinar a hora e a data das consultas de acompanhamento e dos exames
> - Verbalizar os modos de superar o estresse com sucesso, os planos de exercícios regulares e a razão do repouso adequado
> - Identificar a necessidade de promoção da saúde, prevenção de doenças e atividades de triagem.

AIVDs: atividades instrumentais da vida diária; AVDs: atividades da vida diária.

As pessoas em risco são os profissionais de saúde, pacientes que se submeteram a diversas cirurgias, pessoas que trabalham em fábricas de produtos de látex e pacientes com espinha bífida. Os pacientes com espinha bífida correm risco porque já foram submetidos a múltiplas intervenções cirúrgicas, múltiplos procedimentos de cateterismo urinário e outras intervenções envolvendo o uso de produtos com látex (Hamilton, 2017a). Tendo em vista que pessoas que manuseiam alimentos, cabeleireiros, mecânicos de automóveis e policiais podem calçar luvas de látex e usar produtos de látex, elas também correm risco de ter alergia ao látex. Todavia, luvas de outros materiais que não látex estão sendo cada vez mais usadas em vários ambientais ocupacionais. Os fatores de risco incluem exposição ocupacional ao látex e tendência atópica na pessoa acometida. Os pacientes estão em risco para reações anafiláticas como resultado do contato com o látex durante os tratamentos médicos, especialmente procedimentos cirúrgicos (AAAAI, 2019d).

As pessoas com alergia ao látex também são propensas a reações cruzadas a pólen e algumas frutas, tais como *kiwis*, bananas, abacaxi, manga, maracujá, abacate e castanhas (Hamilton, 2017a).

As vias de exposição aos produtos de látex podem ser cutânea, percutânea, mucosa, parenteral ou por aerossol. A fonte mais frequente de exposição é a cutânea, que normalmente envolve a utilização de luvas de látex natural. O pó utilizado para facilitar a colocação das luvas de látex pode se tornar um meio de transporte das proteínas de látex das luvas; quando as luvas são calçadas ou removidas, as partículas passam a ser transportadas pelo ar e podem ser inaladas ou cair sobre a pele, as membranas mucosas ou as vestimentas (AAAAI, 2019d). A exposição de mucosas pode ocorrer a partir da utilização de preservativos de látex, de cateteres, vias respiratórias e bicos. A exposição parenteral pode ocorrer a partir de acessos intravenosos ou equipamentos de hemodiálise. Além dos dispositivos médicos derivados do látex, muitos itens domésticos também contêm látex. Exemplos de itens médicos e domésticos que contêm látex e uma lista dos produtos alternativos são encontrados na Tabela 33.5. Estima-se que mais de 40 mil dispositivos médicos e produtos não médicos contenham látex (AAAAI, 2019d).

Manifestações clínicas

Há diferentes tipos possíveis de reações ao látex (Tabela 33.6). A dermatite de contato irritante, uma resposta não imunológica, pode ser causada pela irritação cutânea mecânica ou por um pH alcalino associado às luvas de látex. Os sintomas comuns de dermatite irritante incluem eritema e prurido.

Hipersensibilidade tardia ao látex, uma reação tipo IV mediada por linfócitos T, é localizada na área de exposição e se caracteriza por sinais/sintomas de dermatite de contato. Estes incluem lesões cutâneas vesiculares, pápulas, prurido, edema, eritema, cristas e espessamento da pele. Esses sintomas normalmente aparecem nas costas das mãos 1 a 4 dias após o contato. É a reação alérgica mais comum ao látex. Embora normalmente não sejam potencialmente fatais, as reações de hipersensibilidade tardia com frequência requerem alterações importantes no ambiente domiciliar e de trabalho do paciente para evitar a exposição adicional (AAAAI, 2019d).

A alergia ao látex também pode ser uma reação alérgica tipo I (hipersensibilidade tipo I) mediada por IgE. Prurido localizado, eritema ou urticária local 10 a 15 minutos após a exposição ao látex são as manifestações iniciais habituais (Hamilton, 2017a). As manifestações clínicas incluem, com frequência, rinite, conjuntivite e congestão nasal. Uma crise asmática pode ser desencadeada. Anafilaxia grave pode ocorrer, incluindo urticária generalizada, angioedema, broncospasmo e hipotensão, minutos após a exposição da derme ou de mucosas ao látex.

Avaliação e achados diagnósticos

O diagnóstico de alergia ao látex tem por base a anamnese, o exame físico e os resultados de exames complementares. A sensibilização é detectada por meio de testes cutâneos, pesquisa de IgE sérica específica, imunoensaio enzimático ou ELISA, ou por meio do nível de anticorpos séricos IgE específicos para látex (*Hevea brasiliensis*). O teste em relação às substâncias químicas encontradas na produção de borracha que fabrica látex é realizado com a utilização de teste com adesivo. O teste com adesivo cutâneo é o método preferido para pacientes com alergias de contato. O teste TRUE e outros testes cutâneos devem ser realizados apenas por médicos experientes na sua administração e interpretação e que possuam o equipamento necessário disponível para tratar reações alérgicas locais ou sistêmicas ao reagente (Hamilton, 2017a).

Manejo clínico

A melhor estratégia para prevenção da alergia ao látex é evitar o uso de produtos à base de látex. Atualmente, um novo derivado

TABELA 33.5	Produtos selecionados que contêm látex de borracha natural e alternativas sem látex.
Produtos que contêm látex	**Exemplos de alternativas seguras sem látex[a]**
Ambiente hospitalar	
Acessos de injeção IV em borracha	Cobertura dos locais em "Y" e dos acessos; não puncionar. Utilizar torneiras de três vias com equipo de plástico
Almofadas auxiliares e cabos de muletas, extremidades	Cobertura com tecido, fita
Ataduras adesivas, curativo Band-Aid®, curativos não aderentes Telfa®	Enchimentos em algodão e fita plástica ou de seda, Active Strips (3M®), DuoDERM®
Ataduras elásticas (marrons)	Ataduras elásticas em algodão branco
Bolsas de reanimação	Laerdal®, Puritan Bennett®, *determinadas* Ambu
Braçadeira, tubos e bexiga de esfigmomanômetro	Clean Cuff®, braçadeiras de esfigmomanômetro em náilon ou vinil para uso único, ou envolvimento em malha ou aplicação sobre as roupas
Cateter de Levin	Cateter Salem Sump™
Cateteres	Cateteres totalmente em silicone ou vinil
Cateteres IV	Cateteres IV Jelco®, Deseret®
Drenos de Penrose	Drenos Jackson-Pratt®, Zimmer Hemovac®
Eletrodos de ECG	Eletrodos de ECG da Baxter®, Red Dot 3M®
Equipamentos anestésicos	*Kit* de anestesia em neoprene
Fitas	Dermicel®, Micropore®
Fitas para bolsa de perna de cateter	Fitas com Velcro®
Frascos de medicamentos	Remoção da tampa de borracha
Kits de enema pré-embalados	Therevac®, Fleet® pronto para uso
Luvas	Luvas Derma Prene®, de neoprene, polímero ou vinil
Meias de compressão elástica	Meias Kendall SCD® em malha
Oxímetros de pulso	Oxímetros de pulso Nonin®
Seringas – uso único (Monoject®, BD®)	Seringas Terumo®, Abboject PCA® da Abbott
Sondas de sucção	PVC (Davol®, Laerdal®)
Sondas de termômetro	Coberturas para sondas Diatek®
Theraband®	Novos Thera-band Exercisers®, equipos plásticos
Torniquetes	Fitas X-Tourn®
Tubos de estetoscópio	Tubos em PVC; cobertura com malha sem látex
Ambiente domiciliar	
Absorventes higiênicos femininos	Produtos da Kimberly-Clark®
Almofadas para cadeiras de rodas	Almofadas ROHO®, almofadas para leito/cadeira Sof Care®
Balões	Balões Mylar®
Fraldas, absorventes para incontinência	Huggies®, Always®, *alguns* Attends®
Preservativos, diafragmas	Produtos em poliuretano, produtos Durex Avanti® e Reality® (preservativo feminino)

[a]É essencial a confirmação para verificar que todos os itens sejam sem látex antes da utilização, especialmente se houver risco de alergia ao látex. ECG: eletrocardiograma; IV: intravenoso; PVC: cloreto de polivinila. Adaptada de Centers for Disease Control and Prevention (CDC). (2014). Latex allergy: A prevention guide. Retirada em 02/12/2019 de: www.cdc.gov/niosh/docs/98-113/default.html; Mayo Foundation for Medical Education and Research. (2019). Diseases and conditions: Latex allergy. Retirada em 02/12/2019 de: www.mayoclinic.org/diseases-conditions/latex-allergy/basics/definition/CON-20024233.

natural extraído da espécie *Parthenium argentatum* Gray é utilizado para substituir o látex em muitos produtos. As luvas de exame não estéreis e sem látex usadas em unidades de saúde são feitas, predominantemente, com nitrilo, neoprene, vinil ou borracha sintética poli-isopreno. Já existem contraceptivos de barreira feitos de outros materiais que não látex, porém eles não impedem a transmissão de HIV ou de outras infecções sexualmente transmissíveis (ISTs). As pessoas alérgicas ao látex devem ser orientadas a não soprar balões de látex ou permanecer em espaços fechados onde estes sejam usados, visto que esses balões ainda são utilizados como objetos de decoração (AAAAI, 2019d).

Os pacientes que correm risco de reação anafilática ao látex devem ser orientados a carregar consigo epinefrina autoinjetável em caso de apresentarem uma reação (Hamilton, 2017b).

Os pacientes devem relatar episódios anteriores de alergia durante procedimentos clínicos, odontológicos, ginecológicos ou cirúrgicos e solicitar ambiente seguro no tocante ao látex (Hamilton, 2017b).

Manejo de enfermagem

O enfermeiro pode assumir um papel central no manejo das alergias ao látex nos pacientes e na equipe. Todos os pacientes devem ser questionados quanto à alergia ao látex. Cada vez que um procedimento invasivo precise ser realizado, o enfermeiro deve considerar a possibilidade de alergias ao látex. Os enfermeiros que trabalham em centros cirúrgicos, unidades de terapia intensiva, unidades de procedimentos breves e PS devem estar especialmente atentos à alergia ao látex (Hamilton, 2017b).

Embora a reação tipo I seja a mais significativa das reações ao látex, deve-se ter cuidado em caso de dermatite de contato irritante e reação de hipersensibilidade tardia para evitar a exposição adicional da pessoa ao látex. Pacientes com alergia ao látex são aconselhados a notificar seu profissional de saúde e a portar identificação médica. Os pacientes precisam saber quais produtos contêm látex e quais produtos são seguros e não contêm látex. Eles também precisam conhecer

TABELA 33.6	Tipos de reações ao látex.		
Tipo de reação	Causa	Sinais/sintomas	Tratamento
Dermatite de contato irritante	Lesão da pele decorrente de irritação e perda da camada cutânea epidermoide; não é uma reação alérgica. Pode ser causada pelo uso excessivo de sabonetes e produtos de limpeza, lavagem repetida das mãos, secagem inadequada das mãos, irritação mecânica (p. ex., sudorese, atrito dentro de luvas com pó), exposição a substâncias químicas adicionadas durante a fabricação das luvas e pH alcalino das luvas com pó. A reação pode ocorrer com a primeira exposição, geralmente é benigna, e não é potencialmente fatal	*Aguda:* rubor, edema, queimação, desconforto, prurido *Crônica:* pele ressecada, espessada, rompida	Encaminhamento para exames complementares Evitação da exposição ao irritante Lavagem e secagem completa das mãos Uso de luvas sem pó, com trocas mais frequentes das luvas Alteração dos tipos de luvas Uso de cremes e loções hidratantes à base de água ou silicone, ou agentes de barreira tópicos Evitação de agentes cutâneos à base de óleo ou petróleo com produtos de látex, tendo em vista que podem causar ruptura do produto de látex
Dermatite de contato alérgica	Reação de hipersensibilidade tardia (tipo IV). Normalmente afeta apenas a área em contato com o látex; a reação normalmente é aos aditivos químicos utilizados no processo de fabricação, e não ao próprio látex. A causa da reação é a sensibilização mediada por linfócitos T aos aditivos do látex. A reação não é potencialmente fatal e é muito mais comum do que uma reação tipo I. Início lento; ocorre em 18 a 24 h após a exposição. Desaparece em 3 a 4 dias após a exposição. Podem ocorrer reações mais graves com as exposições subsequentes	Prurido, eritema, edema, pele espessada e com crostas, bolhas, outras lesões cutâneas	Encaminhamento para diagnóstico (testes com adesivos [*patch*]) e tratamento Lavagem e secagem completa das mãos Uso de cremes e loções hidratantes à base de água ou silicone, ou agentes de barreira tópicos Não usar produtos à base de óleo e petróleo, exceto se forem compatíveis com o látex Evitar o agente causal identificado, tendo em vista que a exposição contínua aos produtos de látex quando há soluções de continuidade na pele pode contribuir para a sensibilização à proteína do látex
Alergia ao látex	Hipersensibilidade imediata mediada por IgE tipo I às proteínas da planta no látex de borracha natural. Em pessoas sensibilizadas, os anticorpos IgE antilátex estimulam a proliferação de mastócitos e a liberação de histamina pelos eosinófilos. A exposição pode ocorrer por meio do contato com a pele, as mucosas ou os tecidos internos, ou por meio da inalação de traços de pó de luvas de látex. As reações graves geralmente ocorrem logo após a exposição parenteral ou das mucosas. Pessoas com qualquer tipo de reação tipo I ao látex correm alto risco para anafilaxia. Inchaço local, rubor, edema, prurido e reações sistêmicas, incluindo anafilaxia, ocorrem em minutos após a exposição	Rinite, rubor, conjuntivite, urticária, edema de laringe, broncospasmo, asma, angioedema com vasodilatação grave, anafilaxia, colapso cardiovascular, morte	Tratamento imediato da reação com epinefrina, líquidos, vasopressores e corticosteroides, bem como suporte das vias respiratórias e com respirador, com cuidadoso monitoramento em relação a recidivas pelas próximas 12 a 14 h Encaminhamento imediato para avaliação diagnóstica Tratamento e avaliação diagnóstica em ambiente sem látex Avaliação de todos os pacientes em relação aos sintomas de alergia ao látex Orientação dos pacientes e familiares a respeito do distúrbio e da importância de prevenir futuras reações ao evitar o látex (p. ex., transportar identificação médica, transportar um autoinjetor de epinefrina)

Adaptada de American Academy of Allergy, Asthma, and Immunology (AAAAI). (2019d). Latex Allergy. Retirada em 07/07/2019 de: www.aaaai.org/conditions-and-treatments/library/allergy-library/latex-allergy.

os sinais e sintomas da alergia ao látex e o tratamento de emergência e a autoinjeção de epinefrina no caso de reação alérgica (Hamilton, 2017b).

EXERCÍCIOS DE PENSAMENTO CRÍTICO

1 cpa Você é um enfermeiro que trabalha em uma clínica ambulatorial. Um paciente de 28 anos é recentemente diagnosticado com rinite alérgica. Quais avaliações de enfermagem e interprofissionais estão indicadas? Quais intervenções, inclusive orientação ao paciente, você implementará? Quais encaminhamentos interprofissionais seriam apropriados?

2 pbe Um paciente de 44 anos procura o pronto-socorro com queixas de dispneia após comer em um novo restaurante. O paciente informa que isso já ocorreu duas vezes no passado e parece ficar pior a cada vez. Quais são as evidências do manejo desse paciente? Descreva a força das evidências e os critérios utilizados para avaliar a sua força.

REFERÊNCIAS BIBLIOGRÁFICAS

*Pesquisa em enfermagem.

Livros

Actor, J. K. (2019). *Introductory immunology* (2nd ed). Philadelphia, PA: Elsevier.
Comerford, K. C., & Durkin, M. T. (2020). *Nursing 2020 drug handbook.* Philadelphia, PA: Wolters Kluwer.
Habif, T. (2016). *Clinical dermatology a color guide to diagnosis and therapy* (6th ed.). St Louis, MO: Elsevier.
Norris, T. (2019). *Porth's pathophysiology: Concepts of altered health states* (10th ed.). Philadelphia, PA: Wolters Kluwer.

Periódicos e documentos eletrônicos

Akdis, M. (2018). Allergen immunotherapy for allergic disease: Therapeutic mechanisms. *UpToDate*. Retrieved on 6/21/2019 at: www.uptodate.com/contents/allergen-immunotherapy-for-allergic-disease-therapeutic-mechanisms

American Academy of Allergy, Asthma, and Immunology (AAAAI). (2018). Anaphylaxis. Retrieved on 6/26/19 at: www.aaaai.org/conditions-and-treatments/allergies/anaphylaxis

American Academy of Allergy, Asthma, and Immunology (AAAAI). (2019a). Atopic march definition. Retrieved on 6/24/2019 at: www.aaaai.org/conditions-and-treatments/conditions-dictionary/atopic-march

American Academy of Allergy, Asthma, and Immunology (AAAAI). (2019b). Hives (Urticaria) and Angioedema overview. Retrieved on 6/27/2019 at: www.aaaai.org/conditions-and-treatments/library/allergy-library/ hives (urticaria) and angioedema overview.

American Academy of Allergy, Asthma, and Immunology (AAAAI). (2019c). Understanding hereditary angioedema overview. Retrieved on 6/27/2019 at: www.aaaai.org/conditions-and-treatments/library/allergy-library/understanding-hereditary-angioedema

American Academy of Allergy, Asthma, and Immunology (AAAAI). (2019d). Latex Allergy. Retrieved on 7/7/2019 at: www.aaaai.org/conditions-and-treatments/library/allergy-library/latex-allergy

Andreae, D. A., & Schreffler, W. G. (2019). Future diagnostic tools for food allergy. *UpToDate*. Retrieved on 6/29/2019 at: www.uptodate.com/contents/future-diagnostic-tools-for-food-allergy

Asero, R., Tedeschi, A., Marzano, A.V., et al. (2017). Chronic urticaria: A focus on pathogenesis. *F1000Res, 11*(6), 1095. doi: 10.12688/f1000research.11546.1. PMID: 28751972; PMCID: PMC5506533. Retrieved from: https://pubmed.ncbi.nlm.nih.gov/28751972/

Badri, T., & Takov, V. (2019). Montelukast. *STAT Pearls*. Retrieved on 10/15/2019 at: www.ncbi.nlm.nih.gov/books/NBK459301

Berger, W. E., & Meltzer, E. O. (2015). Intranasal spray medications for maintenance therapy of allergic rhinitis. *American Journal Rhinology & Allergy, 29*(4), 273–282.

Bircher, A. J. (2018). Exanthematous (maculopapular) drug eruption. *UpToDate*. Retrieved on 6/26/2019 at: www.uptodate.com/contents/exanthematous-maculopapular-drug-eruption

Burks, W. (2019). Clinical manifestations of food allergy: An overview. *UpToDate*. Retrieved on 10/15/2019 at: www.uptodate.com/contents/clinical-manifestations-of-food-allergy-an-overview

Campbell, R. L., & Kelso, J. M. (2018). Anaphylaxis: Emergency treatment. *UpToDate*. Retrieved on 10/13/2019 at: www.uptodate.com/contents/anaphylaxis-emergency-treatment

Castells, M. C. (2017). Mast cell-derived mediators. *UpToDate*. Retrieved on 6/20/2019 at: www.uptodate.com/contents/mast-cell-derived-mediators

Castells, M. C., & Solensky, R. (2017). Rapid drug desensitization for immediate hypersensitivity reactions. *UpToDate*. Retrieved on 6/26/2019 at: www.uptodate.com/contents/rapid-drug-desensitization-for-immediate-hypersensitivity-reactions

Centers for Disease Control and Prevention (CDC). (2014). Latex allergy: A prevention guide. Retrieved on 12/2/2019 at: www.cdc.gov/niosh/docs/98-113/default.html

Centers for Disease Control and Prevention (CDC)/National Center for Health Statistics. (2017). Allergies and Hay fever. Retrieved on 10/13/2019 at: www.cdc.gov/nchs/fastats/allergies.htm

Chaaban, M. R., Mansi, A., Tripple, J. W., et al. (2019). SCIT versus SLIT: Which one do you recommend, doc? *American Journal of Medical Sciences, 357*(5), 442–447.

Chauchan, B. F., Jeyaraman, M. M., Singh Mann, A., et al. (2017) Addition of anti-leukotriene agents to inhaled corticosteroids for adults and adolescents with persistent asthma. *Cochrane Database Systematic Reviews, 3*, CD010347.

Cho, Y. T., & Chu, C. Y. (2017). Treatments for severe cutaneous adverse reactions. *Journal of Immunological Research, 2017* (1503709). Retrieved on 10/15/2019 at: www.ncbi.nlm.nih.gov/pmc/articles/PMC5763067

Cicardi, M., & Zuraw, B. (2018a). Hereditary angioedema: Pathogenesis and diagnosis. *UpToDate*. Retrieved on 6/27/2019 at: www.uptodate.com/contents/hereditary-angioedema-pathogenesis-and-diagnosis

Cicardi, M., & Zuraw, B. (2018b). Hereditary angioedema: Treatment of acute attacks. *UpToDate*. Retrieved on 6/27/2019 at: www.uptodate.com/contents/hereditary-angioedema-treatment-of-acute-attacks

Commins, S. P. (2019). Food intolerance and food allergy in adults. An overview. *UpToDate*. Retrieved on 6/29/2019 at: www.uptodate.com/contents/food-intolerance-and-food-allergy-in-adults-an-overview

deShazo, R. D., & Kemp, S. F. (2017). Pathogenesis of allergic rhinitis (rhinosinusitis). *UpToDate*. Retrieved on 6/20/2019 at: www.uptodate.com/contents/pathogenesis-of-allergic-rhinitis

deShazo, R. D., & Kemp, S. F. (2018a). Allergic rhinitis: Clinical manifestations, epidemiology, and diagnosis. *UpToDate*. Retrieved on 6/20/2019 at: www.uptodate.com/contents/allergic-rhinitis-clinical-manifestations-epidemiology-and-diagnosis

deShazo, R. D., & Kemp, S. F. (2018b). Pharmacotherapy of allergic rhinitis. *UpToDate*. Retrieved on 6/20/2019 at: www.uptodate.com/contents/pharmacotherapy-of-allergic-rhinitis

Durham, S. R., & Penagos, M. (2016). Sublingual or subcutaneous immunotherapy for allergic rhinitis? *Journal of Allergy and Clinical Immunology, 137*(2), 339–349.

Fick, D. M., Semla, T. P., Steinman, M., et al. (2019). American Geriatrics Society 2019 updated AGS Beers Criteria® for potentially inappropriate medication use in older adults. *Journal of the American Geriatrics Society, 67*(4), 674–694.

Fornacier, L., & Noor, I. (2018). Contact dermatitis and patch testing for the allergist. *Annals of Allergy, Asthma, & Immunology, 120*(6), 592–598.

Goldner, R., & Fransway, A. F. (2018). Irritant contact dermatitis in adults. *UpToDate*. Retrieved on 6/24/2019 at: www.uptodate.com/contents/irritant-contact-dermatitis-in-adults

Gupta, R. S., Warren, C. M., & Smith, B. M. (2019). Prevalence and severity of food allergies among US adults. *Journal of the American Medical Association Network Open, 2*(1), e185630.

Guyer, A. C., & Banerji, A. (2019). ACE-inhibitor induced angioedema. *UpToDate*. Retrieved on 6/27/2019 at: www.uptodate.com/contents/ace-inhibitor-induced-angioedema

Hamilton, R. G. (2017a). Latex allergy: Epidemiology, clinical manifestations, and diagnosis. *UpToDate*. Retrieved on 7/8/2019 at: www.uptodate.com/contents/latex-allergy-epidemiology-clinical-manifestations-and-diagnosis

Hamilton, R. G. (2017b). Latex allergy: Management. *UpToDate*. Retrieved on 7/8/2019 at: www.uptodate.com/contents/latex-allergy-management

High, W. A. (2019). Stevens-Johnson syndrome and toxic epidermal necrolysis: Pathogenesis, clinical manifestations, and diagnosis. *UpToDate*. Retrieved on 10/15/2019 at: www.uptodate.com/contents/stevens-johnson-syndrome-and-toxic-epidermal-necrolysis-pathogenesis-clinical-manifestations-and-diagnosis

Hill, D. A., & Spergel, J. M. (2018). The atopic march: Critical evidence and clinical relevance. *Annals of Allergy, Asthma, & Immunology, 120*(2), 131–137.

James, C., & Bernstein, D. (2017). Allergen immunotherapy: An updated review of safety. *Current Opinion Allergy Clinical Immunology, 17*(1), 55–59.

Kakli, H. A., & Riley, T. D. (2016). Allergic rhinitis. *Primary Care, 43*(3), 465–475.

Kemp, S. F. (2018). Pathophysiology of anaphylaxis. *UpToDate*. Retrieved on 6/20/2019 at: www.uptodate.com/contents/pathophysiology-of-anaphylaxis

Khan, D. A. (2019a). Chronic spontaneous urticaria: Standard management and patient education. *UpToDate*. Retrieved on 6/27/2019 at: www.uptodate.com/contents/chronic-spontaneous-urticaria-standard-management-and-patient-eucation

Khan, D. A. (2019b). Chronic spontaneous urticaria: Treatment of refractory symptoms. *UpToDate*. Retrieved on 6/27/2019 at: www.uptodate.com/contents/chronic-spontaneous-urticaria-treatment-of-refractory-symptoms

Klimek, L., Pfaar, O., Bousquet, J., et al. (2017). Allergen immunotherapy in allergic rhinitis: Current use and future trends. *Expert Review Clinical Immunology, 13*(9), 897–906.

Kowal, K., & DuBuske, L. (2016). Overview of skin testing for allergic disease. *UpToDate*. Retrieved on 6/20/2019 at: www.uptodate.com/contents/overview-of-skin-testing-for-allergic-disease

Kowal, K., & DuBuske, L. (2017). Overview of in vitro allergy tests. *UpToDate*. Retrieved on 6/20/2019 at: www.uptodate.com/contents/overview-of-in-vitro-allergy-tests

Laccourreye, O., Werner, A., Giroud, J. P., et al. (2015). Benefits, limits, and danger of ephedrine and pseudoephedrine as nasal decongestants. *European Annals of Otorhinology and Head & Neck Disease, 132*(1), 31–34.

Larsen, J. N., Broge, L., & Jacobi, H. (2016). Allergy immunotherapy: The future of allergy treatment. *Drug Discovery Today, 21*(1), 26–37.

Lieberman, P. L. (2018). Biphasic and protracted anaphylaxis. *UpToDate*. Retrieved on 6/20/2019 at: www.uptodate.com/contents/biphasic-and-protracted-anaphylaxis

Litchman, G., Nair, P. A., & Atwater, A. R. (2019). Contact dermatitis. STAT Pearls. Treasure Island, Fla: STAT Pearls. Retrieved on 10/15/2019 at: www.ncbi.nlm.nih.gov/books/NBK459230

Løset, M., Brown, S. J., Saunes, M., et al. (2019). Genetics of atopic sermatitis: From DNA sequence to clinical relevance. *Dermatology, 235*(5), 355–364.

Marshall, J. S., Warrington, R., Watson, W., et al. (2018). An introduction to immunology and immunopathology. *Allergy, Asthma, and Clinical Immunology, 14*(Suppl 2), 49.

Maurer, M. (2019). Cold urticaria. *UpToDate.* Retrieved on 6/27/2019 at: www.uptodate.com/contents/cold-urticaria

McDonald, M., & Sexton, D. J. (2019). Drug fever. *UpToDate.* Retrieved on 10/15/2019 at: www.uptodate.com/contents/drug-fever

Mockenhaupt, M. (2019). Drug reaction with eosinophilia and systemic symptoms (DRESS). *UpToDate.* Retrieved on 10/14/2019 at: www.uptodate.com/contents/drug-reaction-with-eosinophilia-and-systemic-symptoms-dress

Moore, L. E., Kemp, A. M., Kemp, S. F. (2015). Recognition, treatment, and prevention of anaphylaxis. *Immunology and Allergy Clinics of North America, 35*(2), 363–374.

Nelson, H. (2018). SCIT: Standard schedules, administration techniques, adverse reactions, and monitoring. *UpToDate.* Retrieved on 6/21/2019 at: www.uptodate.com/contents/scit-standard-schedules-administration-techniques-adverse-reactions-and-monitoring

Nowak-Wegrzyn, A. (2019). Investigational therapies for food allergy: Immunotherapy and nonspecific therapies. *UpToDate.* Retrieved on 6/21/2019 at: www.uptodate.com/contents/investigational-therapies-for-food-allergy-immunotherapy-and-nonspecific-therapies

*Pestotnik, G., & Krueger, D. (2018). Comparing the discomfort and application time of allergy testing. *American Academy of Ambulatory Care Nurses Viewpoint, 40*(1), 4–8.

Pichler, W. J. (2019). Drug hypersensitivity: Classification and clinical features. *UpToDate.* Retrieved on 6/26/2019 at: www.uptodate.com/contents/drug-hypersensitivity-classification-and-clinical-features

Pitsios, C., & Dietis, N. (2019). Ways to increase adherence to allergen immunotherapy. *Current Medical and Research Opinion, 35*(6), 1027–1031.

Platts-Mills, T. A. (2019). Allergen avoidance in the treatment of asthma and allergic rhinitis. *UpToDate.* Retrieved on 6/21/2019 at: www.uptodate.com/contents/allergen-avoidance-in-the-treatment-of-asthma-and-allergic-rhinitis

Randall, K. L., & Hawkins, C. A. (2018). Antihistamines and allergy. *Australian Prescriber, 41*(2), 41–45.

Samel, A. D., & Chu, C. Y. (2019). Drug eruptions. *UpToDate.* Retrieved on 10/15/2019 at: www.uptodate.com/contents/drug-eruptions

Sanchez-Borges, M., & Ansotegui, I. J. (2019). Second-generation antihistamines: An update. *Current Opinion in Allergy & Clinical Immunology, 19*(4), 358–364.

Scadding, G. (2017). Rhinitis and rhinosinusitis: When to think allergy and what to do. *Practice Nursing, 28*(11), 472–480.

Shenoy, E. S., Macy, E., Rowe, T., et al. (2019). Evaluation and management of penicillin allergy: A review. *JAMA, 321*(2), 188–199.

Sicherer, S. H. (2019). Management of food allergy: Avoidance. *UpToDate.* Retrieved on 6/29/2019 at: www.uptodate.com/contents/management-of-food-allergy-avoidance

Singleton, R., & Halverstam, C. P. (2016). Diagnosis and management of cold urticaria. *Cutis, 97*(1), 59–62.

Song, T. T., & Lieberman, P. (2019). Who needs to carry an epinephrine autoinjector? *Cleveland Clinical Journal of Medicine, 86*(1), 66–72.

Spergel, J. M., & Lio, P. A. (2019). Management of severe atopic dermatitis (eczema) in children. *UpToDate.* Retrieved on 6/26/2019 at: www.uptodate.com/contents/management-of-severe-atopic-dermatitis-eczema-in-children

Stokes, J., & Casale, T. B. (2018). Anti-IgE therapy. *UpToDate.* Retrieved on 6/27/2019 at: www.uptodate.com/contents/anti-ige-therapy

Stokes, J., & Casale, T. B. (2019). The relationship between Ig E and allergic disease. *UpToDate.* Retrieved on 6/20/2019 at: www.uptodate.com/contents/the-relationship-between-ige-and-allergic-disease

Sundquist, B. K., Lang, B., & Pasha, M. A. (2019). Experience in patch testing: A 6 year retrospective review from a single academic allergy practice. *Annals of Allergy, Asthma, & Immunology, 122*(5), 502–507.

Tanno, L. K., Torres, M. J., Castells, M., et al. (2018). What can we learn in drug allergy management from World Health Organization's international classifications? *Allergy, 73*(5), 987–992.

U.S. Federal Drug Administration (FDA). (2017). Legal requirements for the sale of drug products containing pseudoephedrine, ephedrine, and phenylpropanolamine. Retrieved on 6/23/2019 at: www.fda.gov/drugs/information-drug-class/legal-requirements-sale-and-purchase-drug-products-containing-pseudoephedrine-ephedrine-andphenylpropanolamine

Wahid, N. W. B., & Shermetaro, C. (2019). Rhinitis medicamentosa. *STAT Pearls.* Retrieved on 10/15/2019 at: www.ncbi.nlm.nih.gov/pubmed/30855902

Warrell, D. A. (2019). Venomous bites, stings, and poisoning: An update. *Infectious Disease Clinic of North America, 33*(1), 17–38.

Wener, M. H. (2018). Serum sickness and serum sickness-like reactions. *UpToDate.* Retrieved on 10/15/2019 at: www.uptodate.com/contents/serum-sickness-and-serum-sickness-like-reactions

Weston, W. L., & Howe, W. (2019). Atopic dermatitis (eczema): Pathogenesis, clinical manifestations, and diagnosis. *UpToDate.* Retrieved on 6/26/2019 at: www.uptodate.com/contents/atopic-dermatitis-eczema-pathogenesis-clinical-manifestations-and-diagnosis

*Wilkin, Z. L. (2020). Effects of video discharge instructions on patient understanding. *Advanced Emergency Nursing Journal, 42*(1), 71–78. www.aaaai.org/conditions-and-treatments/conditions-dictionary/hives

Zuraw, B. (2019). An overview of angioedema: Clinical features, diagnosis, and management. *UpToDate.* Retrieved on 10/15/2019 at: www.uptodate.com/contents/an-overview-of-angioedema-clinical-features-diagnosis-and-management

Recursos

American Academy of Allergy, Asthma, and Immunology (AAAAI), www.aaaai.org

Asthma and Allergy Foundation of America (AAFA), www.aafa.org

Asthma and Allergy Foundation of America. (2021). Find a local support group. Retrieved from: https://www.aafa.org/aafa-affiliated-asthma-allergy-support-groups/

Food Allergy Research Education (FARE), www.foodallergy.org

Mayo Foundation for Medical Education and Research, www.mayoclinic.org

National Institute of Allergy and Infectious Diseases, www.niaid.nih.gov

Occupational Safety and Health Administration (OSHA), www.osha.gov

34 Avaliação e Manejo de Pacientes com Distúrbios Reumáticos Inflamatórios

DESFECHOS DO APRENDIZADO

Após ler este capítulo, você será capaz de:

1. Explicar a fisiopatologia das doenças reumáticas inflamatórias e descrever a avaliação e os achados diagnósticos nos pacientes com esses distúrbios.
2. Utilizar o processo de enfermagem como referencial para o cuidado ao paciente com um distúrbio reumático inflamatório.
3. Planejar um plano de orientações ao paciente com doença reumática inflamatória recentemente diagnosticada.
4. Identificar modificações nas intervenções que se ajustem às possíveis alterações na capacidade funcional dos pacientes com a progressão da doença.

CONCEITOS DE ENFERMAGEM

Avaliação
Conforto
Imunidade
Infecção
Inflamação
Regulação celular

GLOSSÁRIO

artrite: inflamação de uma articulação
artrite reumatoide: doença autoimune sistêmica com manifestações articulares simétricas e múltiplas alterações extra-articulares
citocinas: proteínas de sinalização celular que são vitais para a regulação da hematopoese, da apoptose e das respostas imunes
doenças reumáticas: diversos distúrbios que afetam músculos esqueléticos, ossos, cartilagens, ligamentos, tendões e articulações
exacerbação: período no qual os sintomas da doença ocorrem ou aumentam
osso subcondral: placa óssea que ampara a cartilagem articular
pannus: proliferação de tecido sinovial recentemente formado, infiltrado com células inflamatórias
remissão: período em que os sintomas da doença estão reduzidos ou ausentes
tofos: acúmulo de depósitos cristalinos em superfícies articulares, ossos, tecidos moles e cartilagem

As **doenças reumáticas** englobam condições autoimunes, degenerativas, inflamatórias e sistêmicas que afetam as articulações, os músculos e os tecidos moles do corpo. Essas doenças mais comumente manifestam as características clínicas da **artrite** (inflamação de uma articulação) e dor. Existem mais de 100 tipos de doenças reumáticas. Os problemas causados pelas doenças reumáticas incluem limitações na mobilidade e nas atividades da vida diária, dor, fadiga, alteração da autoimagem e transtornos do sono, bem como efeitos sistêmicos que podem levar à insuficiência de órgãos e à morte. A compreensão das doenças reumáticas inflamatórias e de seus efeitos sobre a função e o bem-estar de um paciente é essencial para o desenvolvimento de um plano de cuidados de enfermagem apropriado.

DOENÇAS REUMÁTICAS

Os processos de doenças reumáticas afetam homens e mulheres de todas as idades e de todos os grupos étnicos. Alguns distúrbios apresentam maior probabilidade de ocorrência em uma ocasião da vida em particular, ou de afetar um sexo com mais frequência do que o outro. Em geral, as mulheres são duas a nove vezes mais comumente afetadas pelas doenças reumáticas do que os homens (Norris, 2019). A artrite e outras doenças reumáticas e as limitações físicas que ocorrem com elas estão se tornando mais proeminentes e maior questão de saúde pública, o que pode ser atribuído ao aumento de adultos mais velhos nos EUA.

O início dessas condições pode ser agudo ou insidioso, com evolução possivelmente marcada por períodos de **remissão** (período quando os sintomas da doença estão reduzidos ou ausentes) e **exacerbação** (período quando os sintomas ocorrem ou aumentam). O tratamento pode ser simples, visando ao alívio localizado, ou pode ser complexo, direcionado ao alívio dos efeitos sistêmicos. Alterações permanentes e incapacidade podem resultar desses distúrbios.

Os enfermeiros precisam compreender a classificação das doenças reumáticas. Um dos sistemas classifica a doença como monoarticular (que afeta uma única articulação) ou poliarticular (que afeta diversas articulações). O outro sistema classifica a doença como inflamatória ou não inflamatória. Este capítulo foca nas doenças reumáticas inflamatórias; já as doenças reumáticas não inflamatórias (ou seja, osteoartrite) são abordadas no Capítulo 36. As condições que podem afetar secundariamente a estrutura musculoesquelética também são consideradas na classificação da doença.

Fisiopatologia

Cada uma das doenças reumáticas inflamatórias apresenta características fisiopatológicas únicas. Três características distintas da fisiopatologia incluem inflamação, autoimunidade e degeneração.

Inflamação

A inflamação é um processo fisiológico complexo, mediado pelo sistema imune, que ocorre em resposta a estímulos prejudiciais, tais como células lesionadas ou antígenos, que podem incluir patógenos (p. ex., vírus, bactérias). A inflamação se destina a proteger o corpo contra insultos por meio da remoção do antígeno ou do evento acionador. Em resposta a um episódio acionador, o estímulo do antígeno ativa o sistema imune do corpo para formar anticorpos, tais como monócitos e linfócitos T (também denominados células T). Em seguida, os anticorpos de imunoglobulina formam complexos imunes com os antígenos. A fagocitose dos complexos imunes tem início, gerando uma reação inflamatória (efusão articular, dor e edema) (Figura 34.1). A fagocitose produz substâncias químicas, tais como leucotrienos e prostaglandinas. Os leucotrienos contribuem para o processo inflamatório ao atrair outros leucócitos para a área. As prostaglandinas atuam como modificadores da inflamação. Em alguns casos, elas aumentam a inflamação; em outros casos, elas a diminuem. Os leucotrienos e as prostaglandinas produzem enzimas, tais como a colagenase, que rompem o colágeno, que é parte vital de uma articulação normal. A liberação dessas enzimas na articulação causa edema e proliferação da membrana sinovial. Em pacientes com inflamação crônica, a resposta imune pode desviar-se da normal. Em vez da resolução do edema e da dor articular após a cessação do evento acionador, ocorre a formação de *pannus* (proliferação de tecido sinovial recentemente formado, infiltrado com células inflamatórias). A destruição da cartilagem articular e a erosão do osso ocorrem logo em seguida (Norris, 2019).

O processo inflamatório imunológico tem início quando os antígenos são apresentados aos linfócitos T, levando à proliferação de linfócitos T e B. Os linfócitos B (também denominadas plasmócitos) são uma fonte de células formadoras de anticorpos. Em resposta a antígenos específicos, os plasmócitos produzem e liberam anticorpos. Os anticorpos combinam-se aos antígenos correspondentes para formar pares, ou complexos imunes. Os complexos imunes acumulam-se e são depositados no tecido sinovial ou em outros órgãos no corpo, acionando a reação inflamatória, que, ao fim, lesiona o tecido envolvido (Norris, 2019).

Autoimunidade

Uma característica distintiva das doenças reumáticas inflamatórias é a autoimunidade, em que o corpo reconhece de modo errôneo o seu próprio tecido como um antígeno estranho. A autoimunidade leva à destruição do tecido por meio do mesmo processo inflamatório conforme discutido anteriormente, com dor crônica e de longa duração. Embora concentradas nas articulações, a inflamação e a autoimunidade também envolvem outras áreas. Os vasos sanguíneos (vasculite e arterite), os pulmões, o coração e os rins podem ser afetados pela autoimunidade e

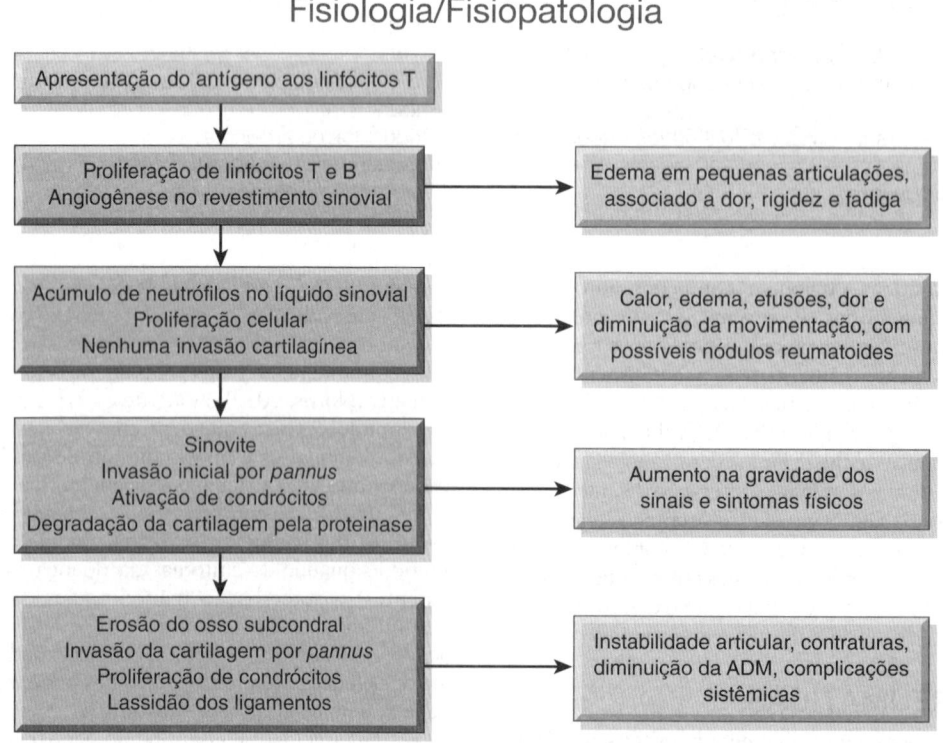

Figura 34.1 • Fisiopatologia e sinais físicos correlatos da artrite reumatoide. ADM: amplitude de movimento.

pela inflamação. Ver discussão sobre doença autoimune no Capítulo 32. Um grande grupo de genes, denominados genes do *antígeno leucocitário humano* (HLA, do inglês *human leukocyte antigen*), foi ligado à resposta imune e ao desenvolvimento de diversas doenças reumáticas (Norris, 2019).

Degeneração

Nas doenças reumáticas degenerativas, também ocorre inflamação, mas como um processo secundário. Embora a causa da degeneração da cartilagem articular seja mal compreendida, sabe-se que o processo é metabolicamente ativo e, portanto, mais apropriadamente denominado *degradação*. Uma teoria da degradação é que influências genéticas ou hormonais, fatores mecânicos e lesão articular anterior causam insuficiência cartilagínea. A degradação da cartilagem ocorre em seguida, e o aumento do estresse mecânico sobre as extremidades ósseas causa rigidez do tecido ósseo. Outra teoria é de que a rigidez óssea ocorre e resulta em aumento do estresse mecânico sobre a cartilagem, que, por sua vez, inicia os processos da degradação. Ver discussão sobre a estrutura e a função do sistema articular no Capítulo 35.

Manifestações clínicas

O sintoma mais comum nas doenças reumáticas é a dor. Outros sintomas comuns incluem edema articular, movimentação limitada, rigidez, fraqueza e fadiga.

Avaliação e achados diagnósticos

A avaliação tem início com a anamnese geral, que inclui o início dos sintomas e como eles evoluíram, história familiar, história de saúde anterior e quaisquer outros fatores de contribuição. Tendo em vista que muitas das doenças reumáticas são condições crônicas, a anamnese também deve incluir informações a respeito da percepção do paciente sobre o problema, tratamentos anteriores e sua efetividade, os sistemas de apoio do paciente e a atual base de conhecimento do paciente e a fonte dessas informações. A anamnese completa é seguida de avaliação física completa (ver Capítulo 4).

A avaliação em relação às doenças reumáticas combina o exame físico com uma avaliação funcional (Eliopoulos, 2021). A inspeção do aspecto geral do paciente ocorre durante o contato inicial. Deambulação, postura e tamanho e estrutura musculoesquelética geral são observados. Deformidades macroscópicas e anormalidades na movimentação são observadas. A simetria, o tamanho e o contorno de outros tecidos conjuntivos, tais como a pele e o tecido adiposo, também são observados e registrados (Weber & Kelley, 2019). O Boxe 34.1 resume as áreas importantes para consideração durante a avaliação física. A avaliação funcional é uma combinação da anamnese (o que o paciente relata que consegue e não consegue realizar) e do exame (observação de atividades, nas quais o paciente demonstra o que consegue e não consegue realizar, tal como se vestir e se sentar e se levantar de uma cadeira). A observação também inclui as adaptações e os ajustes que o paciente possa ter realizado (algumas vezes sem ciência) – por exemplo, com o envolvimento dos ombros ou dos cotovelos, o paciente pode inclinar-se para alcançar um garfo, em vez de elevar o garfo até a boca.

Exames laboratoriais

Exames laboratoriais são listados na Tabela 34.1, com as suas variações normais e significância correspondentes. Muitos dos testes requerem técnicas laboratoriais especiais e podem não ser realizados em qualquer instalação de saúde. O médico determina quais exames são necessários, com base nos sintomas, no estágio da doença, no custo e no benefício provável. Em alguns casos, os exames são realizados para monitorar a evolução da doença.

Outros exames complementares

Os exames de imagem comumente empregados para os pacientes com doenças reumáticas incluem exames radiográficos, tomografia computadorizada (TC), ressonância magnética (RM) e artrografia. Para obter mais informações sobre esses e outros exames complementares, ver Capítulo 35.

Manejo clínico

A natureza crônica das condições reumáticas exige cooperação do paciente com a equipe multiprofissional. São cruciais a orientação do paciente sobre o processo mórbido e as opções terapêuticas para que ele possa tomar decisões informadas sobre seu tratamento. O manejo das doenças reumáticas baseia-se no processo de tomada de decisão compartilhada entre o médico e o paciente, que leva em consideração os valores, as preferências e as comorbidades do paciente (Singh, Saag, Bridges et al., 2016).

Terapia farmacológica

Para as doenças reumáticas, os medicamentos são administrados para tratar os sintomas, controlar a inflamação e, em alguns casos, modificar a doença. Os medicamentos úteis incluem salicilatos, anti-inflamatórios não esteroides (AINEs) e antirreumáticos modificadores da doença (ARMDs) biológicos e não biológicos. Como seu nome sugere, os ARMDs apresentam a capacidade de suprimir a resposta autoimune, alterar a progressão da doença e interromper ou diminuir a lesão tecidual adicional das articulações, das cartilagens e dos órgãos. Já foi constatado que os agentes antirreumáticos modificadores da doença (AARMDs) interrompem a evolução da perda óssea e da doença e conseguem induzir remissão (Singh et al., 2016). Acredita-se que os ARMDs não biológicos reduzam as **citocinas** (proteínas de sinalização celular vitais para a regulação da hematopoese, da apoptose e das respostas imunes) pró-inflamatórias e aumentem as citocinas anti-inflamatórias. Os ARMDs biológicos foram submetidos à engenharia especificamente para ter como alvo determinada célula ou molécula do sistema imune para tratar a condição reumática específica. Os ARMDs biológicos específicos têm como alvo o fator de necrose tumoral alfa (TNF-α), os linfócitos B, os linfócitos T, a interleucina 1 (IL-1) e a interleucina 6 (IL-6). A Tabela 34.2 apresenta uma revisão de alguns medicamentos.

O controle da inflamação relacionada com o processo da doença auxilia no manejo da dor, mas este com frequência é uma resposta tardia. Medicamentos não opioides são usados com frequência para o manejo da dor, especialmente no início do programa de tratamento, até que outras medidas possam ser instituídas.

Manejo não farmacológico da dor

Os métodos não farmacológicos de manejo da dor são importantes. Aplicações de calor são úteis no alívio da dor, da rigidez e do espasmo muscular (Kapale, Vardharajulu & Warude, 2017). O calor superficial pode ser aplicado na forma de banhos de banheira ou chuveiradas quentes e compressas úmidas quentes. Banhos (imersões) em parafina, que oferecem calor concentrado, são úteis para os pacientes com envolvimento do punho e de pequenas articulações. O benefício máximo é alcançado 20 minutos após a aplicação. A utilização mais frequente por períodos mais curtos é mais benéfica. Exercícios terapêuticos

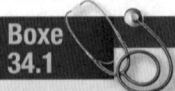

Boxe 34.1 AVALIAÇÃO
Avaliação de distúrbios reumáticos

Além da avaliação da cabeça aos pés ou da revisão dos sistemas, considera-se importante a observação das áreas a seguir indicadas durante a avaliação física completa de um paciente com um distúrbio reumático conhecido ou suspeito.

Manifestação	Significado
Pele (indagar e inspecionar)	
Erupções cutâneas, lesões	Associadas a vasculite do lúpus eritematoso sistêmico (LES) e efeito adverso de medicamentos
Aumento da formação de hematomas	Associado a diversas doenças reumáticas e efeito adverso de medicamentos
Eritema	Sinal de inflamação
Adelgaçamento	Efeito adverso de medicamentos
Calor	Sinal de inflamação
Fotossensibilidade	Associada a LES, dermatomiosite e efeito adverso de medicamentos
Cabelo (indagar e inspecionar)	
Alopecia ou adelgaçamento	Associados a doenças reumáticas ou efeito adverso de medicamentos
Olhos (indagar e inspecionar)	
Ressecamento, sensação de "areia nos olhos"	Associados à síndrome de Sjögren (que ocorre comumente com artrite reumatoide [AR] e LES)
Diminuição da acuidade ou cegueira	Associadas a arterite temporal e complicações de medicamentos
Catarata	Efeito adverso de medicamentos
Diminuição da visão periférica	Efeito adverso de medicamentos
Conjuntivite, uveíte	Associadas a espondilite anquilosante e síndrome de Reiter
Orelhas (indagar)	
Tinido	Efeito adverso de medicamentos
Diminuição da acuidade	Efeito adverso de medicamentos
Boca (indagar e inspecionar)	
Lesões bucais, sublinguais	Associadas a vasculite, dermatomiosite, efeito adverso de medicamentos
Alteração do sentido do paladar	Efeito adverso de medicamentos
Ressecamento	Associado à síndrome de Sjögren
Disfagia	Associada à miosite
Dificuldade mastigatória	Associada à diminuição da amplitude de movimentação mandibular
Tórax (indagar e inspecionar)	
Dor pleurítica	Associada a AR e LES
Diminuição da expansão torácica	Associada à espondilite anquilosante
Intolerância às atividades (dispneia)	Associada à hipertensão pulmonar na esclerodermia
Sistema cardiovascular (indagar, inspecionar, palpar)	
Branqueamento dos dedos com a exposição ao frio	Associado ao fenômeno de Raynaud
Pulsos periféricos	O déficit pode indicar envolvimento vascular ou edema associados ao efeito de medicamentos ou a doenças reumáticas, especialmente o LES ou a esclerodermia
Abdome (indagar e palpar)	
Alteração dos hábitos intestinais	Associada a esclerodermia, espondilose, colite ulcerativa, diminuição da mobilidade física e efeito de medicamentos
Náuseas, vômitos, distensão e dor	Efeito adverso de medicamentos
Alteração do peso	Associada a AR (diminuição) e efeito adverso de medicamentos (aumento ou diminuição)
Genitália (indagar e inspecionar)	
Ressecamento, prurido	Associados à síndrome de Sjögren
Menstruações anormais	Efeito adverso de medicamentos
Alteração do desempenho sexual	O temor da dor (ou da dor causada pelo parceiro) e a limitação da movimentação podem afetar a mobilidade sexual
Higiene	A higiene inadequada pode estar relacionada com as limitações nas atividades da vida diária
Uretrite, disúria	Associadas a espondilite anquilosante e síndrome de Reiter
Lesões	Associadas à vasculite
Neurológicas (indagar e inspecionar)	
Parestesias dos membros; padrão de reflexos anormal	Compressões nervosas (p. ex., síndrome do túnel carpal, estenose espinal)
Cefaleias	Associadas a arterite temporal e efeito adverso de medicamentos
Musculoesqueléticas (inspecionar e palpar)	
Rubor, calor, edema, sensibilidade, deformidade articulares – localização da primeira articulação envolvida, padrão de progressão, simetria, natureza aguda *versus* crônica	Sinais de inflamação
Amplitude de movimentação articular	A diminuição da amplitude de movimentação pode indicar gravidade ou progressão da doença
Achados em tecidos adjacentes	
Atrofia muscular, nódulos subcutâneos, cisto poplíteo	Manifestações extra-articulares
Força muscular	A força muscular diminui com o aumento da atividade da doença

Adaptado de Weber, J. R. & Kelley, J. H. (2019). *Health assessment in nursing* (6th ed.). Philadelphia, PA: Wolters Kluwer.

TABELA 34.1 Estudos séricos comuns para doenças reumáticas.

Teste	Valor normal	Significado
Soro		
Creatinina Resíduo metabólico excretado pelos rins	Homens: 0,6 a 1,2 mg/dℓ (71 a 106 mmol/ℓ) Mulheres: 0,4 a 1 mg/dℓ (36 a 90 mmol/ℓ)	O aumento pode indicar lesão renal no LES, na esclerodermia e na poliarterite.
Contagem de hemácias (eritrócitos) Mede as hemácias circulantes	Homens: 4.200.000 a 5.400.000/mm³ (4,2 a 5,4 × 10^{12}/ℓ) Mulheres: 3.600.000 a 5.000.000/mm³ (3,6 a 5,0 × 10^{12}/ℓ)	Pode-se observar diminuição na AR e no LES.
Velocidade de hemossedimentação (VHS) Mede a velocidade em que as hemácias se estabelecem fora do sangue não coagulado em 1 h	Westergren: Homens com menos de 50 anos: < 15 mm/h Homens com mais de 50 anos: < 20 mm/h Mulheres com menos de 50 anos: < 20 mm/h Mulheres com mais de 50 anos: < 30 mm/h	Normalmente, observa-se aumento de doenças inflamatórias do tecido conjuntivo. Um aumento indica aumento da inflamação, que resulta em agrupamento de hemácias, que as torna mais pesadas do que o normal. Quanto mais alta for a VHS, maior será a atividade inflamatória.
Hematócrito Mede o tamanho, a capacidade e o número de hemácias presentes no sangue	Homens: 42 a 52% Mulheres: 36 a 48%	Pode-se observar diminuição da inflamação crônica (anemia de doença crônica), bem como perda sanguínea por sangramento GI.
Contagem de leucócitos Mede os leucócitos circulantes	4.500 a 11.000 células/mm³	Pode-se observar diminuição no LES.
Ácido úrico Mede o nível de ácido úrico no soro	Homens: 3,4 a 7 mg/dℓ (202 a 416 μmol/ℓ) Mulheres: 2,4 a 6 mg/dℓ (143 a 357 μmol/ℓ)	Observa-se aumento com a gota. Durante o episódio agudo, os níveis podem estar normais. Após a melhora do episódio agudo, os níveis estarão elevados nos indivíduos com gota.
Imunologia sérica		
Anticorpo antinuclear (ANA) Mede os anticorpos que reagem com uma diversidade de antígenos nucleares Se houver anticorpos, testes adicionais determinam o tipo de ANA circulante no sangue (anti-DNA, anti-RNP)	Negativo Adultos saudáveis também podem apresentar ANA positivo	O teste positivo pode estar associado a LES, AR, esclerodermia, doença de Raynaud, síndrome de Sjögren, arterite necrosante. Quanto mais alto for o título, maior será a inflamação. O padrão da imunofluorescência (pontilhada, homogênea ou nucleolar) auxilia na determinação do diagnóstico.
Anti-DNA, ligação ao DNA Medição dos títulos de anticorpos contra o DNA de filamento duplo	Negativo	É observado título alto no LES; aumentos no título podem indicar aumento da atividade da doença.
Proteína C reativa Demonstra a presença de glicoproteínas anormais decorrentes de processo inflamatório	< 1 mg/dℓ (< 10 mg/ℓ)	Uma leitura positiva indica inflamação ativa.
Eletroforese de imunoglobulinas Mede os valores das imunoglobulinas	IgA: 60 a 400 mg/dℓ (600 a 4.000 mg/ℓ) IgG: 700 a 1.500 mg/dℓ (7 a 15 g/ℓ) IgM: 60 a 300 mg/dℓ (600 a 3.000 mg/ℓ)	Observa-se aumento dos níveis em pessoas que apresentam distúrbios autoimunes.
Fator reumatoide (FR) Detecção de anticorpos anormais observados em doenças do tecido conjuntivo	Negativo	Título positivo > 1:80. Encontrado em 80% daqueles com AR. O FR positivo também sugere LES, síndrome de Sjögren ou doença mista do tecido conjuntivo. Quanto mais alto for o título (número à direita dos dois-pontos), maior será a inflamação.
Tipificação tecidual		
Antígeno de HLA-B27 Deteção de HLAs, que são usados para o reconhecimento tecidual	Negativo	Observado em 80 a 90% daqueles com espondilite anquilosante e síndrome de Reiter.

AR: artrite reumatoide; DNA: ácido desoxirribonucleico; GI: gastrintestinal; HLA: antígeno leucocitário humano; IgA: imunoglobulina A; IgG: imunoglobulina G; IgM: imunoglobulina M; LES: lúpus eritematoso sistêmico; RNP: ribonucleoproteína. Adaptada de Fischbach, F. T. & Fischbach, M. A. (2018). *A manual of laboratory and diagnostic tests* (10th ed.). Philadelphia, PA: Wolters Kluwer.

TABELA 34.2 Medicamentos selecionados utilizados nas doenças reumáticas.

Medicação	Ação, utilização e indicação	Considerações de enfermagem
Salicilatos *Acetilado*: ácido acetilsalicílico *Não acetilados*: colina trissalicilato, salsalato, salicilato sódico	Ação: anti-inflamatória, analgésica, antipirética Os salicilatos acetilados são inibidores da agregação plaquetária	Administrar com alimentos, leite, antiácidos ou um copo grande de água para reduzir os efeitos GI. Avaliar quanto a tinido, intolerância gástrica, sangramento GI e púrpura. Administrar comprimidos com revestimento entérico ou de liberação estendida íntegros, não os esmagar.
Anti-inflamatórios não esteroides (AINEs) Diclofenaco, diflunisal, etodolaco, ibuprofeno, cetoprofeno, meloxicam, nabumetona, naproxeno, piroxicam, sulindaco *Bloqueadores da enzima COX-2*: celecoxibe	Ação: anti-inflamatória, analgésica, antipirética, inibidora da agregação plaquetária O efeito anti-inflamatório ocorre 2 a 4 semanas após o início Todos os AINEs são úteis a curto prazo para a crise aguda de gota Os AINEs são uma alternativa para os salicilatos para a terapia de primeira linha em diversas doenças reumáticas Ação: inibem apenas as enzimas COX-2, que são produzidas durante a inflamação, e poupam as enzimas COX-1, que podem ser protetoras para o estômago	Administrar os AINEs com alimento. Monitorar quanto aos efeitos adversos GI, no SNC, cardiovasculares, renais, hematológicos e dermatológicos. Evitar os salicilatos; administrar paracetamol para a analgesia adicional. Observar quanto à possível confusão em idosos. O monitoramento é o mesmo de outros AINEs. Maior risco de eventos cardiovasculares, incluindo infarto agudo do miocárdio e acidente vascular encefálico. Apropriados para idosos e pacientes em alto risco de úlceras gástricas.
Antirreumáticos modificadores da doença (ARMDs) *Antimaláricos*: hidroxicloroquina, cloroquina	Ação: anti-inflamatória, inibem as enzimas lisossômicas Ação lenta; as ações surgem após 2 a 4 meses. Podem ser combinados com outros agentes modificadores da doença Úteis na AR e no LES	Podem ser administrados junto com AINEs Avaliar quanto a alterações visuais, desconforto GI, erupção cutânea, cefaleias, fotossensibilidade, branqueamento dos cabelos. Enfatizar a necessidade de exames oftalmológicos (a cada 6 a 12 meses).
Inibidores da Janus quinase (JAK) Tofacitinibe, baricitinibe	Ação: penetra na célula e se liga ao local JAK ativo, inibe a autofosforilação e a ativação de JAK, que, por sua vez, inibe a produção de citocinas. Podem ser administrados em combinação com o metotrexato ou outros ARMDs não biológicos. Também podem ser usados como monoterapia	Administrar 2 vezes/dia (comprimidos de liberação imediata) ou 1 vez/dia (liberação estendida). Não administrar com ARMDs ou imunossupressores potentes. Pesquisar TB latente antes do início da terapia. Monitorar rotineiramente as enzimas hepáticas.
Sulfassalazina	Ação: anti-inflamatória, reduz a resposta de linfócitos, inibe a angiogênese Útil em AR, em espondiloartropatias soronegativas	Administrar concomitantemente com os AINEs Não utilizar em pacientes com alergia a medicamentos à base de sulfa ou salicilatos. Enfatizar a ingestão adequada de líquidos. Avaliar quanto a desconforto GI, erupção cutânea, cefaleia, anormalidades hepáticas, anemia.
Imunossupressores: metotrexato, azatioprina, ciclofosfamida	Ação: imunossupressão não biológica; afetam a síntese de DNA e outros efeitos celulares Apresentam potencial teratogênico; a azatioprina e a ciclofosfamida são reservadas para a doença mais agressiva e não responsiva O metotrexato é, muitas vezes, o agente de primeira linha para o tratamento da AR; também é útil no LES. Metotrexato pode ser administrado por via oral ou por injeção intramuscular ou subcutânea	Avaliar quanto a supressão da medula óssea, ulcerações GI, erupções cutâneas, alopecia, toxicidade vesical, aumento de infecções. Monitorar hemograma completo, enzimas hepáticas e creatinina 6 semanas após o início do tratamento, depois, a cada 2 a 3 meses ou de acordo com as reações do paciente. Aconselhar a paciente quanto a medidas contraceptivas em virtude da teratogenicidade.
Ciclosporina	Ação: imunossupressão não biológica por meio da inibição de linfócitos T Utilizada para a AR grave e progressiva, não responsiva a outros ARMDs Utilizada em combinação com o metotrexato	Avaliar a titulação ascendente lenta da dose até que seja observada resposta ou ocorra toxicidade. Avaliar quanto a efeitos tóxicos, tais como sangramento gengival, retenção de líquido, crescimento dos cabelos, tremores. Monitorar a pressão arterial e a função renal (creatinina) a cada 2 semanas até a estabilidade.
Imunomoduladores *Inibidor da síntese de pirimidina*: leflunomida	Ação: não biológica com efeitos antiproliferativos e anti-inflamatórios; utilizada na AR moderada a grave Pode ser utilizada isoladamente ou em combinação com outros ARMDs	Meia-vida longa; requer uma dose de ataque, seguida de administração diária. Avaliar quanto a diarreia, perda dos cabelos, erupção cutânea, ferimentos bucais. Monitorar as provas de função hepática. Contraindicada para gestantes e lactantes. Administrar VO.

(continua)

TABELA 34.2 Medicamentos selecionados utilizados nas doenças reumáticas. (*continuação*)

Medicação	Ação, utilização e indicação	Considerações de enfermagem
Agentes bloqueadores do TNF: adalimumabe, certolizumabe pegol, etanercepte, infliximabe, golimumabe	Ação: modificadores da resposta biológica que se ligam ao TNF, uma citocina envolvida nas respostas inflamatórias e imunes. Utilizados na AR moderada a grave. Podem ser administrados isoladamente ou com metotrexato ou outros ARMDs não biológicos. Adalimumabe é administrado por via subcutânea a cada 2 semanas, mas pode ser prescrito semanalmente se não for atingida eficácia. Certolizumabe pegol é administrado por via subcutânea a cada 2 semanas. Etanercepte é administrado por via subcutânea semanalmente. Infliximabe é administrado por via subcutânea e a infusão demora 2 h ou mais. O medicamento deve ser refrigerado Golimumabe é administrado por via subcutânea 1 vez ao mês. Golimumabe é uma segunda alternativa que é administrada por via intravenosa a cada 8 semanas após 2 doses de ataque iniciais	O paciente deve ser testado quanto à tuberculose antes do início desses medicamentos. Orientar o paciente sobre as autoinjeções subcutâneas. Monitorar quanto a reações no local de injeção. Orientar o paciente sobre o maior risco de infecções e a suspender o medicamento se tiver febre. Notificar o médico se ocorrer alguma doença ou infecção e suspender o medicamento.
Modulador da coestimulação de linfócitos T: abatacepte	Ação: bloqueia uma das vias necessárias para ativar completamente os linfócitos T, diminuindo as respostas inflamatórias e imunológicas. Utilizado na AR moderada a grave não responsiva aos inibidores de TNF. Administrado com metotrexato ou outros ARMDs, além de inibidores de TNF ou anacinra	Administrar inicialmente IV, em seguida SC 1 vez/semana. Orientar o paciente sobre as autoinjeções subcutâneas administradas diariamente. Monitorar quanto a reações no local de injeção. Orientar o paciente sobre o maior risco de infecções e a suspender o medicamento se ocorrer febre. As infusões intravenosas (infundidas durante 30 min) são administradas a cada 4 semanas.
Bloqueador da produção de linfócitos B: rituximabe	Ação: ligação aos antígenos de superfície CD20 de linfócitos B. Utilizado na AR refratária em pacientes com resposta inadequada a antagonistas de TNF. Administrado com metotrexato	O rituximabe é administrado na forma de duas doses de 1.000 mg via infusão IV com intervalo de 2 semanas. É administrado nas semanas 0 e 2, com doses subsequentes, sendo infundidas 24 semanas depois ou de acordo com o diagnóstico clínico (com frequência, a cada 6 meses). Fazer pré-medicação com paracetamol, anti-histamínico e metilprednisolona 30 min antes de iniciar a infusão de rituximabe. Orientar o paciente sobre o maior risco de infecções.
Antagonista de receptores de IL-1 humana: anacinra	Ação: bloqueia receptores de IL-1, diminuindo as respostas inflamatórias e imunológicas. Utilizada na AR moderada a grave. Pode ser administrada isoladamente ou com metotrexato ou outros ARMDs, além de agentes de bloqueio de TNF	Administrar diariamente por meio de injeção subcutânea. Orientar o paciente sobre as autoinjeções subcutâneas administradas diariamente. O medicamento deve ser refrigerado. Monitorar quanto a reações no local de injeção. Orientar o paciente sobre o maior risco de infecções e a suspender o medicamento se ocorrer febre
Antagonista de receptores de IL-6 humana: tocilizumabe	Ação: ligação e inibição de receptores de IL-6, diminuindo as respostas inflamatórias e imunológicas. Pode ser administrado isoladamente ou com metotrexato ou em combinação com outros ARMDs não biológicos	Administrar IV a cada 4 semanas. Orientar o paciente sobre o maior risco de infecções.
Corticosteroides Prednisona, prednisolona, hidrocortisona	Ação: anti-inflamatória. Utilizados pela mais curta duração e na mais baixa dose possível para minimizar os efeitos adversos. Úteis para a AR sem remissão, o LES, a polimialgia reumática, a miosite, a arterite. Rápida ação; início em dias. Injeções intra-articulares úteis para articulações não responsivas aos AINEs	Avaliar quanto à toxicidade: catarata, irritação GI, hiperglicemia, hipertensão arterial, fraturas, necrose avascular, hirsutismo, psicose. As articulações mais passíveis às injeções incluem tornozelos, joelhos, quadris, ombros e mãos. Injeções repetidas podem causar lesão articular. Usar com cautela em pacientes com diagnóstico de diabetes melito por causa dos efeitos hiperglicemiantes.

AR: artrite reumatoide; COX: ciclo-oxigenase; GI, gastrintestinal; IL-1: interleucina 1; IL-6: interleucina 6; IV: intravenoso; LES: lúpus eritematoso sistêmico; SNC: sistema nervoso central; TNF: fator de necrose tumoral. Adaptada de Comerford, K. C. & Durkin, M. T. (2020). *Nursing 2020 drug handbook*. Philadelphia, PA: Wolters Kluwer; Mogul, A., Corsi, K. & McAuliffe, L. (2019). Baricitinic: The second FDA approved JAK inhibitor for the treatment of rheumatoid arthritis. *Annals of Pharmacotherapy*, 53(9), 947–953.

podem ser realizados com mais conforto e efetividade após a aplicação do calor (Kapale et al., 2017).

Dispositivos como suportes, talas e dispositivos de assistência para a deambulação (p. ex., bengalas, muletas, andadores) aliviam a dor por meio da limitação da movimentação ou do estresse da aplicação de peso sobre as articulações dolorosas. As articulações agudamente inflamadas podem permanecer em repouso por meio da aplicação de talas para limitar a movimentação. As talas também amparam a articulação para aliviar o espasmo. Bengalas e muletas podem aliviar o estresse de articulações inflamadas e dolorosas que sustentam o peso, ao mesmo tempo que promovem a deambulação segura. Colares cervicais podem ser utilizados para sustentar o peso da cabeça e limitar a movimentação cervical. Uma barra metatársica ou palmilhas especiais podem ser colocadas nos sapatos do paciente se ele tiver dor ou deformidade dos pés. Pode ser necessária uma combinação de métodos, tendo em vista que diferentes métodos geralmente atuam melhor em ocasiões distintas.

Exercícios e atividades físicas

A natureza contínua da maioria das doenças reumáticas torna importante manter e, quando possível, melhorar a mobilidade articular e o estado funcional geral. Programas de exercícios apropriados demonstraram diminuir a dor e melhorar a função (Eliopoulos, 2021). Alterações na deambulação, bem como as limitações articulares, comumente requerem o encaminhamento para terapia de reabilitação. Um programa de exercícios individualizado é crucial para melhorar a movimentação. A Tabela 34.3 resume os exercícios apropriados para os pacientes com doenças reumáticas. Programas e intervenções de fisioterapia e terapia ocupacional são benéficos para a promoção da atividade física e a manutenção da amplitude de movimento. Essas intervenções incluem exercícios de alongamento, de condicionamento muscular, exercícios aeróbicos, massagem, acupuntura e manipulação quiroprática e osteopática. Outras estratégias para aliviar a dor incluem técnicas de relaxamento muscular, imaginação guiada, auto-hipnose e distração. Pode ser sugerido um agente analgésico leve antes dos exercícios para melhorar a dor durante o exercício. Um programa de redução do peso pode ser recomendado para aliviar o estresse sobre as articulações dolorosas para pacientes com sobrepeso. Todos os pacientes que sentem dor aguda ou prolongada associada à prática de exercícios físicos devem relatar isso ao médico para que ele inicie a investigação diagnóstica.

O principal desafio para o paciente e o profissional de saúde é a necessidade de ajustar todos os aspectos do tratamento de acordo com a atividade da doença. Especialmente para o paciente com uma doença difusa do tecido conjuntivo ativa, como a artrite reumatoide (AR) ou o lúpus eritematoso sistêmico (LES), os níveis de atividade podem variar diariamente, e até mesmo em um único dia.

Sono

O uso a curto prazo de medicamentos antidepressivos em doses baixas, como amitriptilina, pode ser prescrito para restabelecer os padrões de sono adequados e melhorar o manejo da dor (Comerford & Durkin, 2020). Os pacientes precisam de um sono repousante, de modo que possam superar a dor, minimizar a fadiga física e lidar com as alterações relacionadas com a apresentação de uma doença crônica. Em pacientes com doença aguda, o tempo de sono é, com frequência, diminuído e fragmentado por longos períodos acordados. Rigidez, depressão e medicamentos também podem comprometer a qualidade do sono e aumentar a fadiga diurna. Uma rotina de indução do sono, medicamentos e medidas de conforto podem ajudar a melhorar a qualidade do sono.

As orientações sobre as estratégias de higiene para o sono podem auxiliar na promoção do sono restaurador. Essas estratégias incluem o estabelecimento de um horário fixo para dormir e um horário regular para acordar, a criação de um ambiente silencioso para o sono com temperatura ambiente confortável, a evitação de fatores que interfiram no sono (p. ex., bebidas alcoólicas e cafeína), a prática de exercícios de relaxamento, e levantar da cama e se envolver em outra atividade (p. ex., leitura), se não conseguir dormir.

Manejo de enfermagem

Muito da assistência prestada aos pacientes com artrite envolve o automanejo; portanto, o uso de uma avaliação padronizada de comportamentos de automanejo ajudará no planejamento efetivo de assistência contínua e de metas terapêuticas (Oh, Han, Kim et al., 2018). O Boxe 34.2 (Perfil de pesquisa de enfermagem) descreve uma dessas ferramentas. O Boxe 34.3 detalha os diagnósticos de enfermagem, as intervenções e os resultados esperados para o paciente com um distúrbio reumático.

Considerações gerontológicas

As diversas condições das doenças reumáticas no adulto mais idoso impõem desafios únicos. Esses desafios se relacionam com incapacidade, alterações cognitivas, condições de comorbidade e diagnóstico. Problemas musculoesqueléticos são as condições mais frequentemente relatadas em adultos mais idosos (Eliopoulos, 2021) e serão observados com mais frequência pelos profissionais de saúde nos próximos anos, bem como

TABELA 34.3 Exercícios para promover a mobilidade.

Tipo de exercício	Finalidade	Desempenho recomendado	Precauções
Amplitude de movimento	Manter a flexibilidade e a movimentação articular	Ativa ou ativa/autoassistida, no mínimo diariamente	Reduzir o número de repetições se houver inflamação
Exercício isométrico	Melhorar o tônus muscular, a resistência estática e a força; preparar para exercícios dinâmicos e de levantamento de pesos	Realizar a 70% da contração voluntária máxima diariamente	Monitorar a pressão arterial; os exercícios isométricos podem aumentar a pressão arterial e diminuir o fluxo sanguíneo para os músculos
Exercício dinâmico	Manter ou aumentar a força dinâmica e a resistência; aumentar o poder muscular; intensificar o fluxo sanguíneo sinovial; promover a força do osso e da cartilagem	Iniciar com repetições contra a gravidade e adicionar resistência progressiva; realizar 2 a 3 dias por semana	Pode aumentar o estresse biomecânico sobre articulações instáveis ou com alinhamento inadequado
Exercício aeróbico	Melhorar o condicionamento cardiovascular e a resistência	Realizar 3 a 5 dias por semana por 20 a 30 min de exercícios de intensidade moderada	Progredir lentamente, à medida que a tolerância à atividade e o condicionamento melhorarem
Exercício em piscina	A água suporta ou resiste aos movimentos; a água quente pode proporcionar o relaxamento muscular	Proporcionar um meio flutuante para o desempenho de exercícios dinâmicos ou aeróbicos	Piscina aquecida; água profunda para minimizar a compressão articular; sapatilhas antiderrapantes para a segurança e o conforto. Procurar instruções apropriadas em um programa projetado para pessoas com artrite

Adaptada de Kapale, P., Vardharajulu, G. & Warude, T. (2017). Effect of free exercise and rheumatoid arthritis. *Indian Journal of Physiotherapy and Occupational Therapy*, 11(3), 62-65.

a incapacidade correlata, especialmente entre adultos mais idosos frágeis.

As condições de comorbidade impõem um desafio único no diagnóstico da doença reumática em adultos mais idosos, tendo em vista que apresentam o potencial de mascarar ou alterar os sintomas que se apresentam. A frequência, o padrão de início, as características clínicas, a gravidade e os efeitos sobre a função da doença reumática em adultos mais velhos precisam ser avaliados. Um estudo relatou que a incapacidade funcional estava correlacionada com a doença; desse modo, precisa ser abordada no planejamento dos cuidados (Omma, Celik, Bes et al., 2018). Outras condições clínicas podem preceder a doença reumática, fazendo-a se tornar um diagnóstico e uma preocupação secundários. A diminuição da visão

---

Boxe 34.2 — PERFIL DE PESQUISA DE ENFERMAGEM
Avaliação do automanejo em pacientes com artrite

Oh, H. S., Han, S. Y., Kim, S. H. et al. (2018). Development and validity testing of an arthritis self-management assessment tool. *Orthopaedic Nursing, 37*(1), 24-35.

Finalidade

O automanejo é crucial para o tratamento da artrite, porém não existe instrumento para medir a capacidade de automanejo da artrite. Portanto, o propósito dessa pesquisa foi a elaboração e a testagem da confiabilidade e da validade de uma ferramenta abrangente para avaliar o automanejo em pacientes com artrite.

Metodologia

Nesse estudo, foi utilizado um desenho correlacional não experimental. Foram criados itens para serem incluídos na ASMAT (*Arthritis Self-Management Assessment Tool*) a partir de um modelo de manejo de doença crônica. A validade do conteúdo dos 42 itens iniciais foi revisada por um painel de especialistas, e o número foi reduzido para 32 itens. A seguir, a ferramenta foi testada em 150 pacientes com artrite em um esquema ambulatorial. Análise fatorial foi utilizada para analisar a validade do construto.

Achados

A idade média dos participantes foi de 52 anos, e aproximadamente 60% eram homens. Trinta e dois itens foram criados e testados na versão final da ASMAT. Os 32 itens foram validados, e constatou-se que a escala tinha três subdivisões: uma de tarefas de manejo clínico (10 itens), uma de tarefas de manejo comportamental (13 itens) e uma de tarefas de manejo psicoemocional (9 itens). A análise fatorial confirmatória mostrou a validade do construto para a ferramenta de 32 itens. Os níveis de Cronbach α mostraram a confiabilidade da ferramenta como um todo e das suas três subdivisões.

Implicações para a enfermagem

Os profissionais de enfermagem estão em uma posição crucial para ajudar os pacientes com artrite reumatoide no automanejo de suas demandas. A ASMAT ajuda a avaliar a capacidade de automanejo do paciente e a efetividade das intervenções de automanejo. A identificação precoce de barreiras para adoção de estratégias de automanejo pode resultar em melhora do manejo dos sintomas, independência e melhora da qualidade de vida.

Boxe 34.3 — PLANO DE CUIDADO DE ENFERMAGEM
Cuidados do paciente com distúrbio reumático

DIAGNÓSTICO DE ENFERMAGEM: dor aguda e crônica associada a inflamação e aumento da atividade da doença, lesão tecidual, fadiga ou diminuição do nível de tolerância
OBJETIVOS: melhora do nível de conforto; incorporação de técnicas de manejo da dor na vida diária

Intervenções de enfermagem	Justificativa	Resultados esperados
1. Diversificar as medidas de conforto: a. Aplicar calor ou frio. b. Massagem, alterações na posição, repouso. c. Colchão de espuma, travesseiro de apoio, talas. d. Técnicas de relaxamento, atividades de diversão.	1. A dor pode responder a intervenções não farmacológicas, como exercícios, relaxamento e modalidades térmicas.	• O paciente identifica fatores que exacerbam ou influenciam a resposta à dor • Identifica e aplica estratégias de manejo da dor • Verbaliza a diminuição da dor • Relata sinais e sintomas de efeitos colaterais de modo tempestivo para prevenir problemas adicionais • Verbaliza que a dor é característica da doença reumática • Estabelece objetivos realistas de alívio da dor • Identifica alterações na qualidade ou na intensidade da dor.
2. Administrar anti-inflamatórios, analgésicos e medicamentos antirreumáticos de ação lenta, conforme prescrito.	2. A dor da doença reumática responde à monoterapia ou aos esquemas medicamentosos de combinação.	
3. Individualizar o cronograma de medicamentos para atender à necessidade do paciente de manejo da dor.	3. As experiências de dor anteriores e as estratégias de manejo podem ser diferentes daquelas necessárias para a dor persistente.	
4. Encorajar a verbalização dos sentimentos sobre a dor e a cronicidade da doença.	4. A verbalização promove a superação.	
5. Avaliar quanto a alterações subjetivas na dor.	5. O impacto da dor sobre a vida de um indivíduo leva a concepções errôneas a respeito da dor e das técnicas de manejo da dor. A descrição da dor do indivíduo é um indicador mais confiável do que medidas objetivas, tais como alterações em sinais vitais, movimentação corporal e expressão facial.	

(continua)

Boxe 34.3 — PLANO DE CUIDADO DE ENFERMAGEM (continuação)
Cuidados do paciente com distúrbio reumático

DIAGNÓSTICO DE ENFERMAGEM: fadiga associada a aumento da atividade da doença, dor, sono/repouso inadequado, perda de condicionamento físico, nutrição inadequada, estresse emocional, ansiedade e sintomas de depressão
OBJETIVO: incorporar, como parte das atividades diárias, as estratégias necessárias para modificar a fadiga

Intervenções de enfermagem	Justificativa	Resultados esperados

1. Fornecer orientações sobre a fadiga.
  a. Descrever a relação da atividade da doença com a fadiga.
  b. Descrever as medidas de conforto enquanto as proporciona.
  c. Desenvolver e estimular uma rotina para o sono (banho quente e técnicas de relaxamento que promovam o sono).
  d. Explicar a importância do repouso para o alívio do estresse sistemático, articular e emocional.
  e. Explicar como aplicar as técnicas de conservação de energia (regulação do ritmo, delegação, estabelecimento de prioridades).
  f. Identificar os fatores físicos e emocionais que podem causar fadiga.
2. Facilitar o desenvolvimento de um cronograma apropriado de atividade/repouso.
3. Incentivar a adesão ao programa de tratamento.
4. Encaminhar e incentivar a participação em um programa de condicionamento.
5. Estimular a nutrição adequada, incluindo fontes de ferro de alimentos e suplementos.
	1. A compreensão do paciente sobre a fadiga afetará as suas ações.
	  a. A intensidade da fadiga está diretamente relacionada com a atividade da doença.
	  b. O alívio do desconforto pode aliviar a fadiga.
	  c. A rotina efetiva de um horário para dormir promove o sono restaurador.
	  d. São necessários diferentes tipos de repouso para aliviar a fadiga e têm por base a necessidade e a resposta do paciente.
	  e. Podem ser tomadas diversas medidas para conservar a energia.
	  f. A ciência sobre as diversas causas de fadiga fundamenta as medidas para modificar a fadiga.
	2. Alternar repouso e atividade conserva energia, ao mesmo tempo que possibilita a maior produtividade.
	3. O controle geral da atividade da doença pode diminuir a intensidade da fadiga.
	4. O descondicionamento que resulta da ausência de mobilidade, da falta de compreensão e da atividade da doença contribui para a fadiga.
	5. Uma dieta nutritiva pode auxiliar no combate à fadiga.
		• O paciente autoavalia e monitora o padrão da fadiga
		• Verbaliza a relação da fadiga com a atividade da doença
		• Utiliza medidas de conforto, conforme apropriado
		• Pratica a higiene e a rotina efetivas para o sono
		• Faz uso de diversos dispositivos de assistência (talas, bengalas) e estratégias (repouso no leito, técnicas de relaxamento) para aliviar os diferentes tipos de fadiga
		• Incorpora estratégias de manejo do tempo nas atividades diárias
		• Toma medidas apropriadas para prevenir a fadiga física e emocional
		• Apresenta um plano estabelecido para assegurar um cronograma de atividades terapêuticas com boa regulação do ritmo
		• Adere ao programa terapêutico
		• Segue um programa de condicionamento planejado
		• Consome uma dieta nutritiva, composta de cinco grupos principais e com a quantidade diária recomendada de vitaminas e minerais.

DIAGNÓSTICO DE ENFERMAGEM: comprometimento da mobilidade associado a diminuição da amplitude de movimento, fraqueza muscular, dor ao movimento, resistência limitada, ausência ou uso inadequado de dispositivos para a deambulação
OBJETIVOS: conquistar e manter a mobilidade funcional ideal

Intervenções de enfermagem	Justificativa	Resultados esperados

1. Incentivar a verbalização a respeito das limitações na mobilidade.
2. Avaliar a necessidade de consulta de terapia ocupacional ou fisioterapia.
  a. Enfatizar a amplitude de movimento das articulações afetadas.
  b. Promover a utilização de dispositivos de assistência à deambulação.
  c. Explicar o uso de calçados seguros.
  d. Empregar posicionamento/postura apropriados individuais.
3. Auxiliar na identificação de barreiras ambientais.
4. Estimular a independência na mobilidade e auxiliar conforme o necessário.
  a. Possibilitar tempo amplo para as atividades.
  b. Proporcionar tempo para o repouso após as atividades.
  c. Reforçar os princípios da regulação do ritmo e a simplificação do trabalho.
5. Iniciar o encaminhamento à instituição de saúde comunitária.
	1. A mobilidade não está necessariamente relacionada com a deformidade. Dor, rigidez e fadiga podem limitar temporariamente a mobilidade. O grau de mobilidade não é sinônimo do grau de independência. A diminuição da mobilidade pode influenciar o autoconceito de uma pessoa e levar ao isolamento social.
	2. Exercícios terapêuticos, calçados apropriados e equipamentos de assistência podem melhorar a mobilidade. A postura e o posicionamento corretos são necessários para a manutenção da mobilidade ideal.
	3. Móveis e adaptações na arquitetura podem melhorar a mobilidade.
	4. Alterações na mobilidade podem levar à diminuição na segurança pessoal.
	5. O grau de mobilidade pode melhorar lentamente, ou pode não melhorar, com as intervenções.
		• O paciente identifica os fatores que interferem na mobilidade
		• Descreve e emprega medidas para prevenir a perda da movimentação
		• Identifica as barreiras ambientais (domicílio, escola, trabalho, comunidade) à mobilidade ideal
		• Usa técnicas apropriadas e/ou equipamento de assistência para melhorar a mobilidade
		• Identifica os recursos comunitários disponíveis para auxiliar no manejo da diminuição da mobilidade.

(continua)

Boxe 34.3 PLANO DE CUIDADO DE ENFERMAGEM (continuação)
Cuidados do paciente com distúrbio reumático

DIAGNÓSTICO DE ENFERMAGEM: capacidade de realizar o autocuidado associada a contraturas, fadiga ou perda da movimentação
OBJETIVO: realizar as atividades de cuidados pessoais de modo independente ou com o uso de recursos

Intervenções de enfermagem	Justificativa	Resultados esperados

1. Auxiliar o paciente na identificação dos déficits dos cuidados pessoais e dos fatores que interferem na capacidade de realizar as atividades de cuidados pessoais.
2. Desenvolver um plano, com base nas percepções e nas prioridades do paciente, sobre como estabelecer e conquistar os objetivos para atender às necessidades de cuidados pessoais, incorporando conceitos de conservação de energia e simplificação do trabalho.
  a. Fornecer dispositivos de assistência apropriados.
  b. Reforçar o uso correto e seguro dos dispositivos de assistência.
  c. Possibilitar que o paciente controle o momento das atividades de cuidados pessoais.
  d. Explorar com o paciente os diferentes modos para a realização de tarefas difíceis, ou os modos para a contratação do auxílio de outra pessoa.
3. Fazer consultas com as instituições de saúde comunitárias quando os pacientes alcançarem um nível máximo de cuidados pessoais enquanto ainda apresentam alguns déficits, especialmente a respeito da segurança.
	1. A capacidade de realizar as atividades de cuidados pessoais é influenciada pela atividade da doença e pela dor, rigidez, fadiga, fraqueza muscular, perda de movimentação e depressão que a acompanham.
	2. Dispositivos de assistência podem intensificar as capacidades de cuidados pessoais. O planejamento efetivo para as alterações deve incluir o paciente, que deve aceitar e adotar o plano.
	
	3. Os indivíduos diferem na capacidade e no desejo de realizar as atividades de cuidados pessoais. As alterações na capacidade de cuidar de si mesmos podem levar à diminuição na segurança pessoal.
		• O paciente identifica os fatores que interferem na capacidade de realizar as atividades de cuidados pessoais
		• Identifica métodos alternativos de atender às demandas de autocuidado
		• Usa métodos alternativos de atender às demandas de autocuidado
		• Identifica e utiliza outros recursos de saúde para atender às necessidades de cuidados pessoais.

DIAGNÓSTICO DE ENFERMAGEM: perturbação da imagem corporal associada a alterações físicas e psicológicas e à dependência imposta pelas doenças crônicas
OBJETIVO: adaptar-se às alterações físicas e psicológicas impostas pela doença reumática

Intervenções de enfermagem	Justificativa	Resultados esperados
1. Auxiliar o paciente a identificar elementos de controle sobre os sintomas e o tratamento da doença. 2. Encorajar a verbalização dos sentimentos, das percepções e dos temores do paciente. a. Auxiliar na avaliação da situação atual e na identificação de problemas.	1. O autoconceito do indivíduo pode ser alterado pela doença ou pelo seu tratamento. 2. As estratégias de superação do paciente refletem a força de seu autoconceito.	• O paciente verbaliza o conhecimento de que as alterações que estão ocorrendo no autoconceito são respostas normais à doença reumática e a outras doenças crônicas • Identifica estratégias para superar a alteração do autoconceito.

DIAGNÓSTICO DE ENFERMAGEM: dificuldade de enfrentamento associada a alterações reais ou percebidas no estilo de vida ou nos papéis sociais
OBJETIVO: promover comportamentos de superação efetivos para lidar com as limitações e as alterações reais ou percebidas nos papéis sociais

Intervenções de enfermagem	Justificativa	Resultados esperados

1. Identificar as áreas da vida afetadas pela doença. Responder às perguntas e dispersar os possíveis mitos.
  a. Auxiliar na identificação de mecanismos de superação anteriores.
  b. Auxiliar na identificação de mecanismos de superação efetivos.
2. Desenvolver o plano para o manejo dos sintomas e empregar o apoio da família e dos amigos para promover as funções diárias.
	1. Os efeitos da doença podem ser mais ou menos tratáveis após serem identificados e avaliados de modo razoável.
	
	2. Ao adotar medidas e envolver outras pessoas de modo adequado, o paciente desenvolve ou aproveita habilidades de superação e apoio comunitário.
		• O paciente nomeia as funções e os papéis afetados e não afetados pelo processo de doença
		• Descreve o esquema terapêutico e declara as medidas a serem adotadas para melhorar, alterar ou aceitar uma situação, uma função ou um papel em particular.

(continua)

Boxe 34.3 — PLANO DE CUIDADO DE ENFERMAGEM (continuação)
Cuidados do paciente com distúrbio reumático

PROBLEMAS COLABORATIVOS: complicações secundárias aos efeitos dos medicamentos
OBJETIVO: promover a ausência ou a resolução de complicações

Intervenções de enfermagem	Justificativa	Resultados esperados
1. Realizar a avaliação clínica e a avaliação laboratorial periódica.	1. A avaliação habilidosa auxilia na detecção dos sintomas iniciais de efeitos colaterais dos medicamentos.	• O paciente adere aos procedimentos de monitoramento e apresenta efeitos colaterais mínimos
2. Fornecer orientações a respeito da auto-administração correta, dos possíveis efeitos colaterais e da importância do monitoramento.	2. O paciente precisa de informações precisas a respeito dos medicamentos e dos possíveis efeitos colaterais para evitá-los ou tratá-los.	• Administra os medicamentos conforme prescrito e lista os possíveis efeitos colaterais
3. Aconselhar sobre os métodos para reduzir os efeitos colaterais e tratar os sintomas.	3. A identificação apropriada e a intervenção inicial podem minimizar as complicações.	• Identifica estratégias para reduzir ou tratar os efeitos colaterais
4. Administrar os medicamentos em doses modificadas, conforme prescrito, se ocorrerem complicações.	4. As modificações podem auxiliar a minimizar os efeitos colaterais ou outras complicações.	• Relata que os efeitos colaterais ou as complicações cessaram.

e a alteração do equilíbrio, que, com frequência, ocorrem em idosos, podem ser problemáticas se a doença reumática nos membros inferiores afetar a locomoção. A combinação de diminuição da acuidade auditiva e visual, perda da memória e depressão contribui para a não adesão ao esquema de tratamento também em pacientes adultos mais idosos (Eliopoulos, 2021). Técnicas especiais para a promoção da segurança do paciente, autocuidado e estratégias como lembretes à memória em relação aos medicamentos podem ser necessários.

Dicas comportamentais, como padrões de deambulação, defesa e flexão articular, podem auxiliar o enfermeiro na avaliação da dor do paciente quando houver comprometimento cognitivo. Adultos idosos, especialmente homens, também podem negligenciar a comunicação da sua dor, a menos que seja evocada pelo profissional. Em geral, a dor nessa população que não é tratada ou é "subtratada" compromete a qualidade de vida desses pacientes e pode exacerbar todas as outras condições clínicas.

Fármacos (incluindo agentes analgésicos), exercícios físicos, assistência postural, modificação das atividades da vida diária e suporte psicológico são componentes úteis no programa de autocuidado para o adulto mais idoso (Oh et al., 2018).

A identificação dos efeitos da doença reumática sobre o estilo de vida, a independência e o estado psicológico do paciente é importante e pode melhorar a qualidade de vida de pessoas idosas. A depressão do humor é observada rotineiramente naqueles que sofrem de doença articular crônica. A imagem corporal e a autoestima dos adultos mais velhos com doença reumática, combinadas à depressão subjacente, podem interferir no uso de dispositivos de assistência, como bengalas. O uso de equipamentos de adaptação, como pegadores ou pinças com cabos longos, pode ser considerado pelo adulto mais idoso como uma evidência do envelhecimento, em vez de um meio para o aumento da independência.

Como a maioria das doenças reumáticas envolve dor, especialmente com as articulações, alguns adultos mais idosos podem considerar seus sintomas como consequências inevitáveis do envelhecimento. De fato, muitas pessoas idosas esperam e aceitam a imobilidade e os problemas com os cuidados pessoais relacionados com as doenças reumáticas e não buscam ajuda, acreditando que nada pode ser feito.

O adulto mais idoso normalmente apresenta um padrão vitalício de resolução dos estresses da vida diária. Dependendo do sucesso daquele padrão, o idoso com frequência pode manter uma atitude positiva e a autoestima quando enfrenta uma doença reumática, especialmente se receber apoio. As estratégias anteriores de manejo do estresse são avaliadas. Se essas estratégias foram efetivas, o paciente é incentivado a continuá-las. Se elas não foram efetivas, o enfermeiro auxilia o paciente na identificação de estratégias alternativas, estimula novas estratégias e avalia a sua efetividade.

O tratamento farmacológico da doença reumática nos pacientes idosos é mais difícil do que nos pacientes mais jovens. Se os medicamentos terapêuticos apresentarem efeito sobre os sentidos (audição, cognição), esse efeito será intensificado no adulto mais idoso. O efeito cumulativo dos medicamentos, em geral, é acentuado em virtude das alterações fisiológicas do envelhecimento. Por exemplo, a diminuição da função renal no adulto mais idoso altera o metabolismo de determinados medicamentos, tais como os AINEs. Adultos mais idosos são mais propensos aos efeitos colaterais associados à utilização de terapia com diversos fármacos.

Em parte por causa do contato mais frequente dos adultos mais idosos com os profissionais de saúde devido a uma diversidade de questões de saúde, é possível que haja tratamento excessivo ou tratamento inadequado. As queixas de dor podem ser atendidas com prescrição para agentes analgésicos, em vez de instruções de repouso, um dispositivo de assistência e medidas de conforto local, tais como calor ou frio. O paracetamol pode ser apropriado e prescrito como tentativa antes de outros medicamentos que têm maior chance de causar efeitos colaterais. AINEs podem ser utilizados, porém o uso prolongado de AINEs aumenta o risco de úlceras pépticas, hemorragia e efeitos tóxicos cardiovasculares (Comerford & Durkin, 2020).

Injeções intra-articulares de corticosteroides, com seu alívio dos sintomas normalmente rápido, podem ser solicitadas pelos pacientes que não têm conhecimento sobre as consequências do uso muito frequente desse tratamento. Além disso, os programas de exercícios podem não ser instituídos, ou podem ser ineficazes, tendo em vista que o paciente espera que os resultados ocorram rapidamente, ou não observa a efetividade de um programa de exercícios. De fato, o treinamento para o fortalecimento é incentivado para o adulto mais idoso com doenças crônicas.

DOENÇAS DIFUSAS DO TECIDO CONJUNTIVO

A doença difusa do tecido conjuntivo refere-se a um grupo de distúrbios sistêmicos que são de natureza crônica e são caracterizados por inflamação difusa e degeneração dos tecidos conjuntivos. Esses distúrbios compartilham características clínicas similares e podem afetar alguns dos mesmos órgãos. A evolução clínica característica é de exacerbações e remissões. Embora as doenças difusas do tecido conjuntivo apresentem causas desconhecidas, acredita-se que sejam o resultado de anormalidades imunológicas. Elas incluem a AR, o LES, a síndrome de Sjögren, a esclerodermia, a polimiosite, a polimialgia reumática (PMR) e a arterite de células gigantes (ACG).

Artrite reumatoide

A **artrite reumatoide** é uma doença autoimune de origem desconhecida que acomete 1 a 2% da população de todo o planeta, com as mulheres apresentando uma incidência três vezes maior que a dos homens. Pode ocorrer em qualquer faixa etária, porém surge frequentemente entre a terceira e a sexta décadas de vida. A incidência de artrite reumatoide aumenta após a sexta década de vida (Norris, 2019). A artrite reumatoide que ocorre após os 65 anos é denominada artrite reumatoide de início na velhice (Norris, 2019). Outros riscos identificados incluem história familiar, influências ambientais, como dieta ou localização geográfica, nuliparidade, bem como os fatores modificáveis de tabagismo e obesidade (Mogul, Corsi & McAuliffe, 2019).

Fisiopatologia

O mecanismo de ação exato para a etiologia da AR é desconhecido. As evidências apontam para uma predisposição genética e o desenvolvimento de inflamação articular imunomediada (Eliopoulos, 2021; Norris, 2019). Uma reação autoimune (ver Figura 34.1) ocorre no líquido sinovial. A sinóvia da AR rompe o colágeno, causando edema, proliferação da membrana sinovial e, finalmente, a formação de *pannus*. O *pannus* destrói a cartilagem e erode o osso. A consequência é a perda das superfícies articulares e da movimentação articular. As fibras musculares são submetidas a alterações degenerativas. A elasticidade tendínea e ligamentar e o poder contrátil são perdidos.

O processo inflamatório da AR também foi implicado em outras doenças (*i. e.*, arteriosclerose). Formula-se a hipótese de que a AR interfira de algum modo na produção do colesterol de lipoproteína de alta densidade, que é a forma do colesterol responsável pela diminuição dos lipídios celulares e, portanto, é considerado antiaterosclerótico.

O sistema nervoso também é afetado pelo processo inflamatório da AR. A inflamação sinovial pode comprimir o nervo adjacente, causando neuropatias e parestesias. A degeneração axônica e a desmielinização neuronal também são possíveis em decorrência da infiltração de leucócitos polimorfonucleares, eosinófilos e células mononucleares, causando vasculite necrosante ou oclusiva (Norris, 2019).

Manifestações clínicas

O American College of Rheumatology e a European League Against Rheumatism colaboraram e estabeleceram critérios de classificação da AR. Esses critérios são baseados em um sistema de pontuação no qual um escore total de 6 ou mais é necessário para o diagnóstico de AR. O sistema de pontuação é baseado no envolvimento articular (número de articulações acometidas), nas provas sorológicas (anticorpo contra peptídio citrulinado [anti-CCP] ou fator reumatoide [FR] baixo positivo ou alto positivo), em resultados anormais dos reagentes de fase aguda (velocidade de hemossedimentação [VHS] ou proteína C reativa [PC-R]) e na duração dos sinais/sintomas superior a 6 meses. Pacientes com diagnóstico de artrite reumatoide que são excluídos desses critérios diagnósticos incluem: (1) pacientes que apresentam uma articulação com sinovite que não está relacionada com outra doença clínica e com escore de pelo menos 6 a 10 pontos na escala; e (2) pacientes diagnosticados com erosões ósseas nas radiografias (Aletaha, Neogi, Silman et al., 2010; Molano-Gonzalez, Olivares-Matinez, Anaya et al., 2019).

As manifestações clínicas iniciais da AR incluem dor articular simétrica e rigidez articular matutina que duram mais de 1 hora. Ao longo da evolução da doença, as manifestações clínicas da AR variam, normalmente refletindo o estágio e a gravidade da doença. Dor articular simétrica, edema, calor, eritema e ausência de função são sintomas clássicos. A palpação das articulações revela tecido esponjoso ou absorvente. Com frequência, pode ser aspirado líquido da articulação inflamada. De modo característico, o padrão de envolvimento articular tem início nas pequenas articulações das mãos, dos punhos e dos pés (Omma et al., 2018). Com a progressão da doença, os joelhos, os ombros, os quadris, os cotovelos, os tornozelos, a coluna cervical e as articulações temporomandibulares podem ser afetadas. O início dos sintomas normalmente é agudo. Os sintomas normalmente são bilaterais e simétricos.

Nos estágios iniciais da doença, até mesmo antes da apresentação das alterações ósseas, pode ocorrer limitação na função quando há inflamação ativa nas articulações. As articulações que se encontram quentes, edemaciadas e dolorosas não são movimentadas com facilidade. O paciente tende a guardar ou proteger essas articulações ao imobilizá-las. A imobilização por períodos prolongados pode levar a contraturas, criando deformidade em tecidos moles.

As deformidades das mãos (p. ex., desvio ulnar e deformidade em pescoço de cisne) e dos pés são comuns na AR (ver Figura 35.6, no Capítulo 35). A deformidade pode ser causada pelo alinhamento inadequado, que resulta de edema, de destruição articular progressiva ou da subluxação (deslocamento parcial) que ocorre quando um osso desliza sobre outro e elimina o espaço articular. As deformidades da AR diferem daquelas observadas na osteoartrite (OA), como nódulos de Heberden e Bouchard (ver Capítulo 36).

A AR é uma doença sistêmica, com diversas características extra-articulares. As mais comuns são febre, perda de peso, fadiga, anemia, aumento de linfonodos e fenômeno de Raynaud (vasospasmo induzido por frio e estresse, que causa episódios de branqueamento ou cianose digital). Nódulos reumatoides são comuns em pacientes com formas mais avançadas de artrite reumatoide. Esses nódulos normalmente não são sensíveis e são móveis no tecido subcutâneo. Normalmente, aparecem sobre proeminências ósseas, como o cotovelo, são de tamanho variável e podem desaparecer espontaneamente ou progredir para ulceração (Weber & Kelley, 2019; Young, 2019). Os nódulos ocorrem apenas em pessoas que apresentam fator reumatoide. Outras características extra-articulares incluem arterite, neuropatia, pericardite, esplenomegalia e síndrome de Sjögren (olhos ressecados e membranas mucosas ressecadas).

Avaliação e achados diagnósticos

Diversos achados de avaliação são associados à AR: nódulos reumatoides, inflamação articular detectada à palpação e determinados achados laboratoriais. A anamnese e o exame físico concentram-se nas manifestações, como rigidez bilateral e simétrica, sensibilidade, edema e alterações de temperatura nas articulações (Weber & Kelley, 2019). O paciente também é avaliado em relação às alterações extra-articulares; estas com frequência incluem perda de peso, alterações sensoriais, aumento de volume de linfonodos e fadiga. Os sintomas e os achados no exame físico são, com frequência, registrados segundo um escore de atividade da doença, muitos deles em uso, para avaliar a atividade da doença, ajudar a orientar decisões terapêuticas e monitorar a eficácia do tratamento (Mahmood, van Tuyl, Schoonmade et al., 2019).

O fator reumatoide é encontrado em muitos pacientes com AR, mas seu achado isolado não é diagnóstico da AR, e a sua ausência não descarta o diagnóstico. Anticorpos contra o peptídio citrulinado cíclico (anti-CCP) apresentam especificidade de aproximadamente 95% na detecção da AR (Norris, 2019). A VHS e a PC-R tendem a estar significativamente elevadas nas fases agudas da AR e, portanto, são úteis no monitoramento da doença ativa e da progressão da doença. O hemograma completo deve ser avaliado e registrado antes de ser iniciada a medicação para servir de parâmetro (Fischbach & Fischbach, 2018). Os pacientes podem apresentar anemia, e a contagem de plaquetas pode aumentar em decorrência do processo inflamatório. Um teste tuberculínico deve ser realizado antes do início da administração de determinados medicamentos para descartar a possibilidade de tuberculose. Na eventualidade de o paciente apresentar tuberculose latente e nunca ter sido tratado, essa infecção pode ser reativada. O paciente também deve ser avaliado quanto à infecção por vírus da hepatite B e da hepatite C, que poderia impactar as estratégias terapêuticas, se os resultados forem positivos. Se a sorologia do paciente for positiva para hepatite, a infecção deve ser tratada antes de ser iniciada a medicação. O monitoramento da função renal e da função hepática é preconizado para a terapia com a maioria dos AARMDs, pois esses agentes podem provocar elevação dos níveis séricos das enzimas hepáticas, bem como prejudicar a função renal.

Radiografias ou ultrassonografias das mãos, dos punhos e dos pés podem ser úteis na avaliação articular, tanto como parâmetro para acompanhamento como para pesquisa de erosões e sinovite. Lesão articular pode ocorrer nos primeiros 6 a 12 meses após o diagnóstico e deve ser acompanhada de acordo com a indicação clínica. Radiografia simples é o exame de imagem mais comumente solicitado para acompanhar a evolução da doença, visto que é barata, confiável e reprodutível (Mahmood et al., 2019). A RM também pode ser útil para detecção de pequenas erosões que não são visualizadas nas radiografias e nas ultrassonografias.

Manejo clínico

O objetivo do tratamento em todas as fases da AR é diminuir a dor e o edema articulares, alcançar a remissão clínica, diminuir a probabilidade de deformidade articular e minimizar a incapacidade. Adiamentos no tratamento inicial foram responsáveis por maior deformidade articular a longo prazo. São recomendados esquemas de tratamento agressivos e iniciais. O uso de uma estratégia terapêutica farmacológica direcionada é preconizado para reduzir a atividade da AR (Singh et al., 2016).

Artrite reumatoide inicial

Após a obtenção do diagnóstico de AR, o tratamento deve ter início com um ARMD não biológico ou biológico. A meta da prescrição de AARMD é a prevenção de inflamação e lesão articular.

As diretrizes terapêuticas recomendadas incluem começar com os AARMD não biológicos (metotrexato é o agente preferido, mas leflunomida, sulfassalazina ou hidroxicloroquina também podem ser prescritos), depois AARMD biológicos ou tofacitinibe. Cada um desses medicamentos deve ser acompanhado com cuidado por meio de exames de sangue, como provas de função renal e de função hepática, além de monitoramento do hemograma completo à procura de anemia. Pode ser necessário modificar a posologia quando os pacientes apresentam comprometimento renal (Comerford & Durkin, 2020).

Outra abordagem de tratamento para a AR é a utilização de ARMDs biológicos. Esses agentes foram submetidos à engenharia especificamente para serem direcionados aos mediadores pró-inflamatórios mais proeminentes na AR – TNF-α, linfócitos B, linfócitos T, IL-1 e IL-6 (ver Tabela 34.2). Os ARMDs biológicos são a primeira terapia direcionada para a AR. Evidências clínicas sugerem que os ARMDs biológicos atuem mais rapidamente e demonstrem maior adiamento na progressão radiológica da doença, em comparação aos ARMDs não biológicos. Os ARMDs biológicos são mais dispendiosos e apresentam menos anos de utilização na população com AR. Portanto, tendem a ser reservados para pacientes com AR moderada a grave persistente que não responderam adequadamente aos ARMDs sintéticos (Singh et al., 2016).

Após o início do tratamento com ARMD, os pacientes em geral relatam um efeito benéfico em 6 semanas e toleram o medicamento relativamente bem. Todavia, alguns pacientes demoram mais tempo para apresentar melhora do quadro. Os corticosteroides são preconizados como "ponte" no tratamento inicial, mas seu uso prolongado não é recomendado por causa dos efeitos colaterais (Singh et al., 2016).

Uma classe mais nova de fármacos, os inibidores da Janus quinase (JAK), conecta-se a locais ativos da enzima JAK, inibindo a autofosforilação e, por conseguinte, a produção de citocinas e reduzindo a resposta imune (Mogul et al., 2019). Inibidores da JAK são administrados em combinação com o metotrexato ou outros ARMDs não biológicos. Também podem ser usados como monoterapia (Mogul et al., 2019; Singh et al., 2016).

Os AINEs e, especificamente, os bloqueadores da enzima ciclo-oxigenase 2 (COX-2) são utilizados para o alívio da dor e da inflamação. Os AINEs, como ibuprofeno e naproxeno, são comumente prescritos em virtude de seu baixo custo e de suas propriedades analgésicas. Entretanto, devem ser utilizados com cautela em doenças crônicas a longo prazo, em razão da possibilidade de úlceras gástricas. Diversos bloqueadores da enzima COX-2 foram aprovados para o tratamento da AR. A ciclo-oxigenase é uma enzima que está envolvida no processo inflamatório. Os medicamentos para COX-2 bloqueiam a enzima envolvida na inflamação (COX-2), ao mesmo tempo que deixam intacta a enzima envolvida na proteção do revestimento estomacal (COX-1). Como resultado, os bloqueadores da enzima COX-2 apresentam menor probabilidade de causar irritação gástrica e ulceração do que outros AINEs; entretanto, estão associados a maior risco de doença cardiovascular e devem ser utilizados com cautela (Comerford & Durkin, 2020). O enfermeiro deve estar ciente de que nenhum AINE evita as erosões ou altera a progressão da doença; são medicamentos úteis apenas para o alívio dos sintomas (Singh et al., 2016).

Pode ser prescrita analgesia adicional para períodos de dor extrema. Agentes analgésicos opioides são evitados em virtude do potencial de necessidade contínua para o alívio da dor. São ensinadas técnicas não farmacológicas para o manejo da dor (p. ex., técnicas de relaxamento, aplicações de calor e frio).

Artrite reumatoide estabelecida

Em pacientes com AR estabelecida, é prescrito um programa formal com terapia ocupacional e fisioterapia para orientá-los quanto aos princípios de atividades, com regulação do ritmo, simplificação do trabalho, amplitude de movimentação e exercícios de fortalecimento muscular. O paciente é incentivado a participar ativamente no programa de tratamento. O programa medicamentoso é reavaliado periodicamente, e são realizadas as alterações apropriadas em caso de progressão da doença apesar do tratamento farmacológico. Outros agentes podem ser adicionados para intensificar o efeito de modificação da doença do metotrexato. É comum a terapia de combinação com um ARMD não biológico e um ARMD biológico (Singh et al., 2016).

Para a AR mais estabelecida, com frequência é realizada cirurgia reconstrutiva, e são administrados corticosteroides. A cirurgia reconstrutiva é indicada quando a dor não pode ser aliviada por medidas conservadoras e a ameaça de perda da independência está iminente. Os procedimentos cirúrgicos incluem sinovectomia (excisão da membrana sinovial), tenorrafia (sutura de um tendão), artrodese (fusão cirúrgica da articulação), reparo cirúrgico e substituição da articulação. A cirurgia não é realizada durante exacerbações.

Corticosteroides sistêmicos são administrados quando o paciente apresenta inflamação não remitente e dor, ou precisa de um medicamento de "ponte" enquanto espera que os ARMDs mais lentos (p. ex., metotrexato) comecem a produzir efeitos. A terapia com corticosteroide em dose baixa é prescrita pelo mais curto período necessário para minimizar os efeitos colaterais (Singh et al., 2016). Grandes articulações únicas que estejam gravemente inflamadas e que falhem em responder imediatamente às medidas anteriormente resumidas podem ser tratadas por meio da injeção local de um corticosteroide.

Também são utilizados agentes analgésicos tópicos, tais como capsaicina e metilsalicilato. Gel tópico de diclofenaco de sódio alivia a dor articular nas mãos e nos pés (Comerford & Durkin, 2020).

Para a maioria dos pacientes com AR, o ônus emocional e possivelmente financeiro da doença pode levar a sintomas depressivos e privação do sono. O paciente pode precisar tomar, a curto prazo, medicamentos antidepressivos em dose baixa, tais como amitriptilina, paroxetina ou sertralina, para restabelecer um padrão de sono adequado e tratar os sintomas depressivos. Os pacientes podem se beneficiar de encaminhamentos para terapia da fala ou grupo de apoio.

 Considerações sobre a obesidade

A prevalência de obesidade está aumentando na população geral e nos pacientes com AR. Um estudo de grande porte relatou que a prevalência de obesidade, diagnosticada por índice de massa corporal (IMC) igual ou superior a 30 kg/m², era de aproximadamente 20% por ocasião do diagnóstico e aumentou a cada ano (Nikiphorou, Norton, Young et al., 2018). Além disso, a obesidade influenciou adversamente a evolução da doença, a função e a qualidade de vida dos pacientes com AR acompanhados durante 10 a 25 anos (Nikiphorou et al., 2018). É crucial o manejo da obesidade no paciente com AR.

Determinados medicamentos (i. e., corticosteroides orais) utilizados no tratamento da AR estimulam o apetite e, quando combinados à diminuição da atividade, podem levar ao ganho de peso. Na verdade, um estudo relatou que aproximadamente 50% do aumento do IMC no primeiro ano de diagnóstico de AR poderia ser atribuído ao uso de esteroide (Nikiphorou et al., 2018).

Um nutricionista poderá orientar o paciente em relação às melhores opções de alimentos. A seleção de alimentos deve incluir os cinco principais grupos (grãos, vegetais, frutas, laticínios e proteínas), com ênfase em alimentos com alto teor de vitaminas, proteínas e ferro para a composição e o reparo tecidual. Pacientes com sobrepeso ou obesidade precisam de aconselhamento a respeito da ingestão de uma dieta saudável com restrição calórica.

Manejo de enfermagem

O cuidado de enfermagem do paciente com AR segue o plano básico de cuidados apresentado anteriormente (ver Boxe 34.3). As questões mais comuns para o paciente com AR incluem dor, transtornos do sono, fadiga, alteração do humor e mobilidade limitada. O paciente com AR recentemente diagnosticada precisa de informações sobre a doença para tomar decisões de autocuidado diárias e superar a apresentação de uma doença crônica. Pode ser útil a solicitação de parecer do setor de nutrição para avaliação e ajuda na escolha de dieta apropriada para o paciente.

Monitoramento e manejo de complicações potenciais

Com frequência, os pacientes apresentam comorbidades, como doenças cardiovasculares, que podem resultar em complicações. Já foi estimado que a causa primária de morte de até 40% dos pacientes com diagnóstico de AR é doença cardiovascular. Acredita-se que as causas da doença cardiovascular nesses pacientes sejam hiperlipidemia, inflamação crônica, disfunção do endotélio e/ou valores anormais de homocisteína (Norris, 2019).

Os medicamentos utilizados para o tratamento da AR podem causar efeitos sérios e adversos. O médico baseia o esquema medicamentoso prescrito nos achados clínicos e na história de saúde anterior e, em seguida, com o auxílio do enfermeiro, monitora os efeitos colaterais com avaliações clínicas periódicas e exames laboratoriais. O enfermeiro, que pode estar disponível para consulta entre as visitas ao médico, auxilia o paciente a reconhecer e lidar com os efeitos colaterais (ver Tabela 34.2). O medicamento pode precisar ser interrompido, ou a dose pode precisar ser reduzida. Se o paciente apresentar aumento nos sintomas enquanto a complicação estiver sendo resolvida ou um novo medicamento estiver sendo iniciado, o aconselhamento do enfermeiro a respeito do manejo dos sintomas pode aliviar a possível ansiedade e angústia.

Promoção de cuidados domiciliar, comunitário e de transição

 Orientação do paciente sobre autocuidados

As orientações ao paciente são um aspecto essencial nos cuidados de enfermagem do paciente com AR para capacitá-lo a manter o máximo de sua independência, administrar os medicamentos com precisão e segurança e utilizar os dispositivos de adaptação corretamente (Oh et al., 2018). As orientações ao paciente concentram-se no autocuidado relacionado com o distúrbio, no esquema terapêutico prescrito para o seu tratamento e nos possíveis efeitos colaterais dos medicamentos. Os pacientes que são submetidos à cirurgia também precisam de orientações. O enfermeiro atua com o paciente e a família nas estratégias para manter a independência, a função e a segurança no domicílio (Boxe 34.4).

O paciente e a família são estimulados a verbalizar suas preocupações e fazer perguntas. Tendo em vista que a AR comumente afeta mulheres jovens, as principais preocupações podem estar relacionadas com os efeitos da doença sobre a fertilidade, o cuidado da família ou as responsabilidades do trabalho. O paciente com uma doença crônica pode buscar uma "cura" ou ter dúvidas a respeito de terapias alternativas. A pesquisa indica que acupuntura é uma prática segura e pode ser benéfica para os pacientes com AR (Chou & Chu, 2018). Não existem evidências suficientes da efetividade de outras terapias de saúde complementares, alternativas e integrativas, e são necessárias pesquisas mais rigorosas (Chou & Chu, 2018; Katz-Talmor, Katz, Porta-Katz et al., 2018).

O enfermeiro orienta o paciente usando agentes analgésicos tópicos a aplicar parcimoniosamente, evitar áreas de pele aberta e evitar o contato com os olhos e as membranas mucosas. Os pacientes também devem lavar as mãos cuidadosamente após a aplicação e verificar se há irritação cutânea localizada. A dor, a fadiga e os sintomas depressivos podem interferir na capacidade de aprendizado do paciente e devem ser abordados antes do início das orientações. Em seguida, podem ser utilizadas diversas estratégias educacionais, dependendo da base de conhecimentos anteriores do paciente, do nível de interesse, do grau de conforto, das influências sociais ou culturais e da disposição para o aprendizado. O enfermeiro orienta o paciente a respeito do manejo básico da doença e das adaptações necessárias no estilo de vida. Alguns tipos de exercícios aeróbicos e de treinamento para o empoderamento devem ser discutidos (Kapale et al., 2017). Tendo em vista que a supressão da inflamação e das respostas autoimunes requer a utilização de agentes anti-inflamatórios, ARMDs e imunossupressores, o paciente é orientado sobre os medicamentos prescritos, incluindo o tipo, a dose, a justificativa, os possíveis efeitos colaterais, a autoadministração e os procedimentos de monitoramento necessários. Se hospitalizado, o paciente é encorajado a praticar novas habilidades de autocuidado com o apoio dos cuidadores familiares e de outras pessoas significativas. O enfermeiro em seguida reforça as habilidades de manejo da doença durante cada contato com o paciente. As barreiras são avaliadas e são adotadas medidas para promover a adesão aos medicamentos e ao programa de tratamento.

Cuidados contínuos e de transição

Dependendo da gravidade da doença e dos recursos e do apoio do paciente, pode ser recomendado o encaminhamento para cuidados domiciliares. Por exemplo, o paciente idoso ou frágil, que apresenta AR que limita significativamente a função e vive sozinho, pode precisar de encaminhamento para os cuidados domiciliares.

O impacto da AR sobre a vida diária nem sempre está evidente quando o paciente é consultado no hospital ou em um ambiente ambulatorial. O aumento da frequência com a qual os enfermeiros consultam o paciente no domicílio proporciona oportunidades para o reconhecimento de problemas e para a implementação de intervenções que têm por objetivo a melhora da qualidade de vida dos pacientes com AR.

Durante as visitas domiciliares, o enfermeiro tem a oportunidade de avaliar o ambiente domiciliar e a sua adequação para a segurança do paciente e o manejo do distúrbio. A adesão ao programa de tratamento pode ser mais facilmente monitorada no ambiente domiciliar, no qual as barreiras físicas e sociais à adesão são mais prontamente identificadas. Por exemplo, um paciente com diabetes e que necessita de insulina pode não ser capaz de preencher a seringa adequadamente ou pode não ser capaz de administrar a insulina em virtude do comprometimento da mobilidade articular. Os equipamentos de adaptação necessários para o aumento da independência geralmente são identificados mais prontamente quando o enfermeiro observa como o paciente age no domicílio. Quaisquer barreiras à adesão são identificadas, e são realizados os encaminhamentos apropriados.

Para os pacientes em risco de comprometimento da integridade cutânea, o enfermeiro de cuidados domiciliares pode monitorar cuidadosamente o estado cutâneo e orientar,

---

Boxe 34.4 – LISTA DE VERIFICAÇÃO DO CUIDADO DOMICILIAR
Paciente com artrite reumatoide

Ao concluírem as orientações, o paciente e/ou o cuidador serão capazes de:

- Declarar o impacto da artrite reumatoide no aspecto fisiológico, nas AVDs, nas AIVDs, nos papéis, nos relacionamentos e na espiritualidade
- Declarar as mudanças no estilo de vida (p. ex., dieta, atividade física, repouso) necessárias para manter a saúde
- Indicar o nome, a dose, os efeitos colaterais, a frequência e o horário de uso de todos os medicamentos
- Demonstrar a autoadministração precisa e segura dos medicamentos
- Descrever e demonstrar técnicas de manejo da dor
- Demonstrar a capacidade de realizar as AVDs de modo independente ou com dispositivos de assistência
- Verbalizar os modos de superar o estresse com sucesso, os planos de exercícios regulares e seguros e a razão do repouso adequado
- Demonstrar uma técnica de relaxamento

- Verbalizar um plano dietético que inclua manutenção ou perda de peso, enquanto aumenta o consumo de vitaminas, proteína e ferro para reparo e formação de tecidos
- Informar como contatar o médico em caso de perguntas ou complicações
- Determinar a hora e a data das consultas de acompanhamento e dos exames
- Identificar a necessidade de promoção da saúde, prevenção de doenças e atividades de triagem
- Identificar os recursos da comunidade para apoiar colegas e cuidador/familiares:
    - Identificar fontes de apoio social (p. ex., amigos, parentes, comunidade de fé)
    - Identificar informações de contato de serviços de apoio para pacientes e seus cuidadores/familiares.

AIVDs: atividades instrumentais da vida diária; AVDs: atividades da vida diária.

proporcionar ou supervisionar o paciente e a família nas medidas preventivas de cuidado da pele. O enfermeiro também avalia a necessidade do paciente de assistência no domicílio e supervisiona os auxílios de saúde domiciliar, que podem atender muitas das necessidades do paciente com AR. Podem ser feitos encaminhamentos a fisioterapeutas e terapeutas ocupacionais à medida que os problemas são identificados e as limitações aumentam. Um enfermeiro de cuidados domiciliares pode visitar o domicílio para assegurar que o paciente possa agir do modo mais independente possível, apesar dos problemas de mobilidade, e que ele possa manejar com segurança os tratamentos, incluindo a farmacoterapia. O paciente e a família devem ser informados a respeito de serviços de suporte.

Tendo em vista que muitos dos medicamentos utilizados para suprimir a inflamação são injetáveis, o enfermeiro pode administrar o medicamento para o paciente ou orientá-lo sobre a autoinjeção. Esses contatos frequentes possibilitam que o enfermeiro reforce outras técnicas de manejo da doença.

O enfermeiro também avalia o estado físico e psicológico do paciente, a adequação do manejo dos sintomas e a adesão ao plano de manejo. Os pacientes devem saber qual tipo de doença reumática eles apresentam, não apenas que têm "artrite" ou "artrite do joelho". A importância do comparecimento às consultas de acompanhamento é enfatizada ao paciente e à família, e eles devem ser relembrados da importância de participar de outras atividades de promoção da saúde e de triagem de saúde.

Lúpus eritematoso sistêmico

O LES é um distúrbio autoimune inflamatório que afeta quase todos os órgãos do corpo. Estima-se que a incidência geral do LES seja de 1,8 a 7,6 por 100 mil pessoas (Centers for Disease Control and Prevention [CDC], 2018). É 4 a 12 vezes mais frequente em mulheres do que em homens e ocorre mais frequentemente em afro-americanos, hispânicos/latino-americanos, asiáticos e povos nativos americanos/povos nativos do Alasca do que em americanos brancos (CDC, 2018). Existem outras formas de lúpus no adulto além do LES, inclusive lúpus eritematoso discoide ou cutâneo subagudo e lúpus fármaco-induzido (Aringer, Costenbader, Daikh et al., 2019).

Fisiopatologia

Embora a causa exata não seja conhecida, o LES tem início com o reconhecimento impreciso, pelo sistema imune, de um ou mais componentes do núcleo celular como estranho, considerando-o um antígeno. O sistema imune começa a desenvolver anticorpos contra o antígeno nuclear. Em particular, os linfócitos B começam a produzir excessivamente anticorpos com o auxílio de diversas citocinas, tais como o estimulador de linfócitos B (BLyS), que é excessivamente expresso no LES. Os anticorpos e os antígenos formam complexos antígeno-anticorpo e apresentam propensão ao aprisionamento nos capilares de estruturas viscerais. Os anticorpos também atuam para destruir as células do hospedeiro. Acredita-se que esses dois mecanismos sejam responsáveis pela maioria das manifestações clínicas desse processo de doença. Acredita-se que o distúrbio imunorregulatório seja ocasionado por alguma combinação de quatro fatores distintos: genéticos, imunológicos, hormonais e ambientais (Norris, 2019).

Até o momento, pesquisas sobre as origens genéticas do LES revelaram que provavelmente diversos genes estão implicados no desenvolvimento do LES (Norris, 2019). Entretanto, a maioria dos casos de LES permanece esporádica e não relacionada com a história familiar.

Em virtude do alto número de mulheres com LES em comparação aos homens, formula-se a hipótese de que os hormônios sexuais femininos (estrogênio) desempenhem um papel na predisposição ao LES. O estrogênio pode contribuir para a reação exagerada do corpo aos próprios tecidos.

Embora a genética e os hormônios provavelmente desempenhem um papel na predisposição ao LES, formula-se a hipótese de que acionadores exógenos ou ambientais também estejam implicados no início do processo da doença. Esses deflagradores incluem fumaça de cigarro, raios ultravioleta, exposição à luz solar e à luz de lâmpadas fluorescentes, medicamentos (hidralazina, minociclina ou procainamida), infecções virais, estresse emocional, estresse sistêmico (p. ex., intervenção cirúrgica, gravidez) e exposição a pó de sílica no ambiente laboral (Norris, 2019).

Manifestações clínicas

O LES é uma doença autoimune sistêmica que pode afetar qualquer sistema corporal (Figura 34.2). O processo da doença

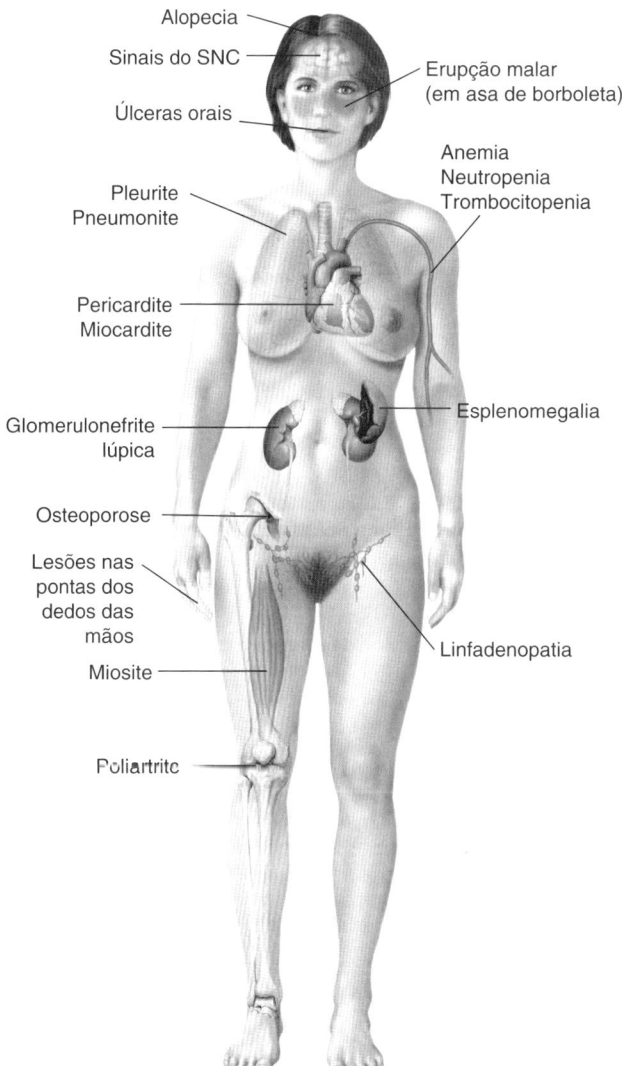

Figura 34.2 • Manifestações clínicas do lúpus eritematoso sistêmico. SNC: sistema nervoso central. Reproduzida, com autorização, de Norris, T. L. (2019). *Porth's pathophysiology: Concepts of altered health states* (10th ed., Fig. 50.5). Philadelphia, PA: Wolters Kluwer.

envolve estados crônicos, nos quais os sintomas são mínimos ou estão ausentes, e exacerbações agudas, nas quais os sintomas e os resultados laboratoriais estão elevados. As manifestações clínicas mais frequentes são febre, fadiga, erupções cutâneas, bem como dor e tumefação articulares (Aringer et al., 2019; CDC, 2018). Os sistemas mucocutâneo, musculoesquelético, renal, nervoso, cardiovascular e respiratório comumente estão envolvidos. O sistema digestório e o fígado são menos comumente acometidos, bem como o sistema ocular.

Algum tipo de manifestação do sistema cutâneo é apresentado em até 85% dos pacientes com LES (Norris, 2019). Podem ocorrer diversas manifestações cutâneas em pacientes com LES, incluindo lúpus eritematoso cutâneo subagudo, que envolve lesões papuloescamosas ou policíclicas anulares e erupção cutânea discoide, uma erupção cutânea crônica com pápulas ou placas eritematosas e descamação, que podem causar a formação de cicatrizes e alterações na pigmentação (Aringer et al., 2019). Em alguns casos, o único envolvimento cutâneo pode ser uma erupção cutânea discoide. Em alguns pacientes com LES, o envolvimento cutâneo inicial é o precursor de um envolvimento mais sistêmico. As lesões com frequência pioram durante as **exacerbações** (pioras) da doença sistêmica e possivelmente são provocadas pela luz solar ou pela luz ultravioleta artificial (Norris, 2019). Úlceras orais, que podem acompanhar as lesões cutâneas, podem envolver a mucosa bucal ou o palato duro, ocorrem em grupos e, com frequência, estão associadas às exacerbações. Outras manifestações cutâneas incluem hemorragias em estilhaço, alopecia e fenômeno de Raynaud.

Dor e tumefação articulares ocorrem em mais de 90% dos pacientes com LES (Norris, 2019). Edema articular, sensibilidade e dor à movimentação também são comuns. Com frequência, esses sintomas são acompanhados de rigidez matutina.

O sistema cardíaco também está comumente afetado no LES. A pericardite é a manifestação cardíaca mais comum (Norris, 2019). Os pacientes podem apresentar dor torácica subesternal, que é agravada pela movimentação ou pela inspiração. Os sintomas podem ser agudos e graves, ou durar por semanas em uma ocasião. Outros sintomas cardíacos podem envolver miocardite, hipertensão, arritmias cardíacas e incompetência valvar.

A nefrite como resultado do LES, também denominada nefrite lúpica, ocorre em virtude de um acúmulo de anticorpos e complexos imunes, que causam lesão nos néfrons. Os níveis de creatinina sérica e urinálise são utilizados na triagem em relação ao envolvimento renal. A detecção inicial possibilita o tratamento imediato, de modo que a lesão renal possa ser prevenida. O envolvimento renal pode levar à hipertensão, que também requer cuidadoso monitoramento e manejo (ver Capítulo 27).

O envolvimento do sistema nervoso central (SNC) é difuso, abrangendo toda a variação das doenças neurológicas. As apresentações neuropsiquiátricas variadas e frequentes do LES atualmente são amplamente reconhecidas e incluem psicose, comprometimento cognitivo, convulsões, neuropatias periféricas e cranianas, mielite transversa e acidentes vasculares encefálicos. Essas apresentações, em geral, são demonstradas por alterações sutis nos padrões de comportamento ou na capacidade cognitiva.

Avaliação e achados diagnósticos

O diagnóstico do LES tem por base anamnese completa, exame físico e exames sanguíneos. Além da avaliação geral realizada para qualquer paciente com uma doença reumática, a avaliação de LES conhecido ou suspeito apresenta características especiais. A pele é inspecionada quanto a erupções cutâneas eritematosas. Placas eritematosas cutâneas com uma descamação aderente podem ser observadas no couro cabeludo, na face ou no pescoço. Podem ser observadas áreas de hiperpigmentação ou despigmentação, dependendo da fase e do tipo de doença. O paciente deve ser indagado a respeito de alterações cutâneas (tendo em vista que estas podem ser temporárias) e especificamente a respeito da sensibilidade à luz solar ou à luz ultravioleta artificial. O couro cabeludo deve ser inspecionado em relação à alopecia, e a boca e a garganta, quanto a ulcerações que reflitam o envolvimento gastrintestinal.

A avaliação cardiovascular inclui a auscultação em relação ao frêmito de fricção pericárdico, possivelmente associado à miocardite e às efusões pleurais que a acompanham. As efusões e infiltrações pleurais, que refletem a insuficiência respiratória, são demonstradas por sons pulmonares anormais. Lesões papulares, eritematosas e purpúricas que se desenvolvem nas pontas dos dedos, nos cotovelos, nos dedos dos pés e nas superfícies extensoras dos antebraços ou nas laterais da mão, que podem se tornar necróticas, sugerem o envolvimento vascular.

Edema articular, sensibilidade, calor, dor à movimentação, rigidez e edema podem ser detectados ao exame físico. O envolvimento articular com frequência é simétrico e similar àquele observado na AR.

A avaliação neurológica é direcionada à identificação e à descrição de quaisquer alterações do SNC. O paciente e os familiares são indagados a respeito de quaisquer alterações comportamentais, incluindo manifestações de neurose ou psicose. São observados os sinais de depressão, assim como relatos de convulsões, coreia ou outras manifestações do SNC.

O anticorpo antinuclear (ANA) é positivo em mais de 95% dos pacientes com LES, indicando especificidade excepcional (Aringer et al., 2019). Outros exames laboratoriais incluem anti-DNA (anticorpo que se desenvolve contra o DNA do próprio paciente), anti-ds DNA (anticorpo contra o DNA extremamente específico do LES, que auxilia na sua diferenciação do lúpus fármaco-induzido) e anti-Sm (anticorpo contra Sm, que é uma proteína específica observada no núcleo). Outros exames sanguíneos incluem hemograma completo, que pode revelar anemia, trombocitopenia, leucocitose ou leucopenia.

Manejo clínico

O LES é potencialmente fatal, mas avanços no seu tratamento levaram à melhora da sobrevida e à redução da taxa de morbidade. A doença aguda precisa de intervenções direcionadas ao controle do aumento da atividade da doença ou das exacerbações que possam envolver qualquer sistema de órgãos. A atividade da doença é uma composição de características clínicas e laboratoriais, que refletem a inflamação ativa secundária ao LES. O manejo da condição mais crônica envolve o monitoramento periódico e o reconhecimento de alterações clínicas significativas que requeiram ajustes na terapia.

Os objetivos do tratamento incluem prevenção da perda progressiva da função dos órgãos, redução da probabilidade de doença aguda, minimização das incapacidades relacionadas com a doença e prevenção de complicações decorrentes da terapia. O manejo do LES envolve monitoramento regular para avaliar a atividade da doença e a efetividade terapêutica.

Terapia farmacológica

O suporte principal do tratamento do LES tem por base o manejo da dor e a imunossupressão inespecífica. O tratamento inclui anticorpos monoclonais, corticosteroides, agentes antimaláricos, AINEs e agentes imunossupressores. Cada um desses medicamentos apresenta efeitos colaterais potencialmente sérios, incluindo lesão de órgãos.

O belimumabe é um anticorpo monoclonal que reconhece especificamente e se liga ao BLyS. O BLyS estimula os linfócitos B a produzirem anticorpos contra os núcleos do próprio corpo, que são parte integrante do processo da doença no LES. O belimumabe torna o BLyS inativo, prevenindo a sua ligação às superfícies dos linfócitos B e estimulando a atividade dessas células. A ação seguinte interrompe a produção de anticorpos desnecessários e diminui a atividade da doença no LES. Vacinas vivas são contraindicadas nos 30 dias que antecedem o uso desse medicamento (Comerford & Durkin, 2020). Rituximabe é outro anticorpo monoclonal usado no tratamento do LES por causa de seus efeitos imunomoduladores (MacIsaac, Siddiqui, Jamula et al., 2018).

Corticosteroides são outros medicamentos utilizados por via tópica para as manifestações cutâneas; em doses orais baixas, para a atividade menor da doença; e em doses altas, para a atividade importante da doença. A administração intravenosa (IV) de corticosteroides é uma alternativa para a administração oral de doses altas tradicional. Um dos fatores de risco mais importantes associados à utilização dos corticosteroides no LES é a osteoporose e as fraturas (Comerford & Durkin, 2020).

Um medicamento antimalárico, hidroxicloroquina, é efetivo para o manejo das características cutâneas, musculoesqueléticas e sistêmicas leves do LES (Comerford & Durkin, 2020). Os AINEs utilizados para as manifestações clínicas menores com frequência são administrados com corticosteroides, para minimizar as necessidades de corticosteroides.

Os agentes imunossupressores (agentes alquilantes e análogos da purina) são utilizados em virtude de seus efeitos sobre a função imune geral. Esses medicamentos, em geral, são reservados aos pacientes que apresentam tipos graves de LES, que não responderam às terapias conservadoras. Exemplos incluem ciclofosfamida, azatioprina, ácido micofenólico e metotrexato, que são contraindicados na gestação e foram utilizados com mais frequência na nefrite do LES (Comerford & Durkin, 2020).

Manejo de enfermagem

Os cuidados de enfermagem do paciente com LES têm por base o plano fundamental apresentado anteriormente no capítulo (ver Boxe 34.3). Os diagnósticos de enfermagem mais comuns incluem fadiga, comprometimento da integridade cutânea, distúrbio da imagem corporal e falta de conhecimento para as decisões sobre o autocuidado. A doença ou seu tratamento podem provocar alterações dramáticas no aspecto e angústia considerável para o paciente. As alterações e a evolução imprevisível do LES requerem habilidades de avaliação especializadas e cuidados de enfermagem com sensibilidade em relação às reações psicológicas do paciente. O paciente pode se beneficiar da participação em grupos de apoio, que podem fornecer informações sobre a doença, dicas de manejos diários e apoio social. Tendo em vista que a exposição à luz solar e ultravioleta pode aumentar a atividade da doença ou causar uma exacerbação, os pacientes devem ser orientados a evitar a exposição ou a se protegerem com filtro solar e vestimentas apropriadas.

Em virtude do maior risco de envolvimento de diversos sistemas de órgãos, os pacientes devem compreender a necessidade de triagens periódicas de rotina, bem como de atividades de promoção da saúde. Pode ser indicada uma consulta a um nutricionista para assegurar que o paciente receba as recomendações alimentares, em virtude do maior risco de doença cardiovascular, incluindo hipertensão e aterosclerose.

Na população saudável, o tabagismo e o uso de sistemas eletrônicos de liberação de nicotina (ENDS), incluindo cigarros eletrônicos, cachimbos eletrônicos, narguilés eletrônicos e charutos eletrônicos, claramente representam riscos à saúde. O tabagismo aumenta a incidência de infecções respiratórias, câncer de pulmão, risco de doença da artéria coronária; eleva os níveis da pressão arterial, o que pode agravar a disfunção renal; inibe a função hepática (que também pode inibir a atuação apropriada de medicamentos prescritos, como a hidroxicloroquina); aumenta o risco de distúrbios cutâneos; e aumenta o risco de osteoporose. Os riscos para a saúde do uso de dispositivos eletrônicos de entrega de nicotina estão sendo investigados. Os pacientes com diagnóstico de LES correm risco ainda maior de desenvolver câncer de pulmão e outros cânceres raros. Portanto, programas de abandono do tabagismo devem ser oferecidos a todos os pacientes que relatam hábitos tabagistas (Montes, Mocarzel, Lanzieri et al., 2016).

O enfermeiro orienta o paciente sobre a importância da continuação dos medicamentos prescritos e aborda as alterações e os possíveis efeitos colaterais que provavelmente ocorrem com a sua utilização. O paciente é relembrado da importância do monitoramento em virtude do maior risco de envolvimento sistêmico, incluindo efeitos renais e cardiovasculares.

Por causa da imunossupressão associada à utilização de corticosteroides sistêmicos, o enfermeiro deve avaliar sinais e sintomas de infecção, especialmente em pacientes agudamente enfermos.

O enfermeiro também deve avaliar se o paciente apresenta osteoporose, pois o uso prolongado de corticosteroides aumenta a incidência de osteoporose. Os pacientes devem ter sua densidade mineral óssea (DMO) determinada por ocasião do diagnóstico e antes de ser iniciado o uso de esteroides para que esse valor seja considerado basal. A DMO deve ser verificada novamente 2 anos após o início do tratamento. É encorajada a orientação do paciente a respeito da suplementação diária de cálcio e vitamina D, além dos efeitos benéficos de atividades com sustentação de peso para promover a saúde óssea.

Síndrome de Sjögren primária

A síndrome de Sjögren primária é um raro processo autoimune sistêmico que acomete predominantemente mulheres de meia-idade (Cornec, Devauchelle-Pensec, Mariette et al., 2017).

A síndrome de Sjögren manifesta-se, com frequência, com outras doenças autoimunes, mais comumente doença tireóidea autoimune, AR e LES (MacIsaac et al., 2018; Molano-Gonzalez et al., 2019).

Fisiopatologia

A síndrome de Sjögren primária é multissistêmica e se caracteriza por infiltração linfocítica, que resulta em falência das glândulas lacrimais e salivares (Cui, Li, Yin et al., 2018).

Manifestações clínicas

As manifestações clínicas mais comuns consistem em ceratoconjuntivite seca (xeroftalmia), xerostomia ("boca seca"), dor e fadiga (Cornec et al., 2017; Cui et al., 2018). Alguns pacientes se queixam que sentem seus olhos "areentos", como se tivessem areia. Os olhos do paciente exibirão aumento do rubor e ausência de lágrimas. A boca apresenta mucosas ressecadas e pegajosas. A redução da produção de saliva pode levar à dificuldade de deglutição.

A síndrome de Sjögren também pode exibir sintomas em muitos outros sistemas de órgãos. As lesões podem ulcerar e se tornarem dolorosas. Podem ocorrer neurite óptica, neuralgia do trigêmeo e neuropatia sensorial, com sintomas como dor em queimação nos membros, dormência, vertigem, artralgia e/ou mialgia. O fenômeno de Raynaud, que envolve espasmos de vasos sanguíneos que levam à diminuição da circulação para os dedos dos pés, os dedos das mãos, o nariz e as orelhas, pode ser observado. Os pacientes apresentam dor, fadiga, depressão e ansiedade (Cui et al., 2018). Transtornos do sono são queixas frequentes e podem estar relacionados com dor, fadiga e sintomas depressivos (Hackett, Gotts, Ellis et al., 2017).

Avaliação e achados diagnósticos

Os critérios de classificação para o diagnóstico da síndrome de Sjögren identificam seis índices distintos (Klippel, Stone, Crofford et al., 2008):

- Manifestações oculares, como ressecamento ocular crônico (ceratoconjuntivite seca)
- Testes oculares positivos (que avaliam a produção de lágrimas e a lesão de córnea e conjuntiva). A avaliação oftalmológica da função lacrimal inclui o teste de Schirmer ou teste de rosa bengala
- Manifestações orais, ressecamento bucal
- Avaliação histopatológica (das glândulas salivares). Isso ajudará a diferenciar a causa do ressecamento bucal de outras condições, como infecção, processos malignos, litíase e sarcoidose
- Envolvimento de glândulas salivares.

Os exames laboratoriais incluem anticorpos contra partículas de ribonucleoproteínas (Ro[SS-A] e/ou La[SS-B]), que atuam como antígenos nessa doença. Outros índices laboratoriais também são úteis no diagnóstico da síndrome de Sjögren. O fator reumatoide é encontrado em 50 a 70% dos pacientes. ANA, DNA circulante (cDNA), anti-CCP, ACPA e anticorpo anticentrômero (ACA) estão todos possivelmente presentes na síndrome de Sjögren e, em alguns casos, são usados como marcadores da atividade da doença (Molano-Gonzalez et al., 2019).

Em relação às manifestações de vasculite, uma biopsia cutânea pode prover informações úteis, como vasculite leucocitoclástica observada ao exame histológico. Se houver sintomas neurológicos, estudos da condução nervosa, RM, eletroencefalogramas e teste de liquor podem ser utilizados para auxiliar no diagnóstico e no planejamento do tratamento.

Manejo clínico

Não existe cura para a síndrome de Sjögren, e o tratamento visa ao manejo dos sintomas e à melhora da qualidade de vida do paciente (Cornec et al., 2017; Cui et al., 2018; Hackett et al., 2017). Lágrimas artificiais, colírios, como pilocarpina, e pomadas oculares, como ciclosporina tópica, são utilizados para os olhos ressecados. As lágrimas normalmente correm pelos pontos lacrimais para o nariz, o que pode tornar as lágrimas artificiais ineficazes. Portanto, implantes de plug lacrimal podem ser uma ferramenta de manejo útil. Uma revisão sistemática relatou que a pilocarpina é bastante efetiva no alívio dos sintomas da xerostomia, uma vez que aumenta o fluxo de saliva (Hamad, Lodi, Porter et al., 2018). Solução bucal com enzimas bioativas também pode ser útil para alguns pacientes. Outras sugestões incluem: diminuir o volume e aumentar a frequência das refeições; evitar o consumo de alimentos condimentados, salgados e irritantes; abandonar o tabagismo (inclusive ENDS); reduzir o consumo de bebidas alcoólicas; e evitar fármacos com efeitos colaterais anticolinérgicos. Existem algumas evidências da efetividade do rituximabe e da interferona (Cornec et al., 2017; Hamad et al., 2018; MacIsaac et al., 2018). Os pacientes precisam ser rastreados à procura de depressão e transtornos do sono, depois encaminhamentos apropriados são feitos caso sejam encontradas essas comorbidades (Cui et al., 2018; Hackett et al., 2017).

Manejo de enfermagem

Os cuidados de enfermagem têm por base o plano de cuidados de enfermagem fundamental apresentado anteriormente (ver Boxe 34.3). As questões primárias no caso do paciente com síndrome de Sjögren são dor, fadiga e conhecimento inadequado das técnicas de automanejo. O enfermeiro encontra-se em uma posição única para orientar e reforçar o esquema de tratamento com o paciente, que envolve especialmente medidas para evitar infecções oculares secundárias aos olhos ressecados. A alta prevalência de dor, fadiga e sintomas depressivos interfere na capacidade do paciente de aprender e praticar as técnicas de automanejo e deve ser abordada (Cui et al., 2018).

Esclerodermia

A esclerodermia é uma doença autoimune rara que afeta o tecido conjuntivo da pele, as paredes dos vasos sanguíneos e os órgãos internos. Existem dois tipos gerais: localizada (que afeta apenas o sistema cutâneo) e difusa (rotineiramente denominada esclerose sistêmica, que afeta diversos sistemas de órgãos). Como em outras doenças autoimunes, as mulheres são afetadas quatro vezes mais do que os homens; a doença inicia tipicamente entre os 25 e 50 anos (Norris, 2019). A esclerodermia apresenta uma evolução variável, com remissões e exacerbações.

Fisiopatologia

A patogênese é pouco compreendida. A esclerodermia comumente tem início com o envolvimento cutâneo. Células mononucleares agrupam-se na pele e estimulam linfocinas a estimularem o pró-colágeno. O colágeno insolúvel é formado e se acumula excessivamente nos tecidos (Norris, 2019). Inicialmente, a resposta inflamatória causa edema, resultando no aspecto retesado, liso e brilhante da pele. A pele em seguida é submetida a alterações fibróticas, que levam à perda da elasticidade e da movimentação. Eventualmente, o tecido degenera-se e torna-se não funcional. Essa cadeia de eventos, desde a inflamação até a degeneração, também ocorre em vasos sanguíneos, órgãos importantes e sistemas corporais (Norris, 2019).

Manifestações clínicas

A pele e os tecidos subcutâneos tornam-se cada vez mais duros e rígidos em virtude do excesso de colágeno e não podem ser apertados sobre as estruturas adjacentes. Rugas e linhas são obliteradas. A pele encontra-se ressecada, tendo em vista que a secreção de suor sobre a região envolvida é suprimida. Os membros enrijecem e perdem a mobilidade. A condição se propaga lentamente; durante anos, essas alterações podem permanecer localizadas nas mãos e nos pés. A face é semelhante a uma máscara, imóvel e sem expressão, e a boca torna-se rígida (Norris, 2019).

As alterações internas, embora não sejam diretamente visíveis, são muito mais importantes do que as alterações visíveis. O esôfago enrijece, interferindo na deglutição. Os pulmões tornam-se cicatrizados, impedindo a respiração. Ocorrem distúrbios digestivos em virtude de esclerose (endurecimento) da mucosa intestinal. O envolvimento vascular dos rins resulta em hipertensão arterial sistêmica maligna e insuficiência renal. Os distúrbios cardíacos incluem pericardite, bloqueio atrioventricular (BAV) e fibrose miocárdica (Norris, 2019).

O paciente pode manifestar uma diversidade de sintomas, denominados síndrome CREST. CREST refere-se a calcinose (depósitos de cálcio nos tecidos), fenômeno de Raynaud, dismobilidade esofágica, esclerodactilia (esclerodermia dos dedos) e telangiectasia (dilatação capilar, que forma uma lesão vascular) (Norris, 2019).

Avaliação e achados diagnósticos

A avaliação concentra-se nas alterações escleróticas na pele, nas contraturas nos dedos e nas alterações na coloração ou em lesões nas pontas dos dedos. A avaliação do envolvimento sistêmico requer uma revisão dos sistemas, com atenção especial em relação aos sintomas gastrintestinais, pulmonares, renais e cardíacos. As limitações na mobilidade e nas atividades de cuidados pessoais devem ser avaliadas, bem como o impacto que a doença apresentou (ou apresentará) sobre a imagem corporal.

Não existe um exame complementar conclusivo para diagnosticar a esclerodermia. De modo geral, o paciente recebe o diagnóstico de CREST se apresentar quatro das cinco manifestações da síndrome (Norris, 2019).

Manejo clínico

O tratamento da esclerodermia é, em grande parte, sintomático e de suporte. Nenhum esquema medicamentoso é efetivo na modificação do processo da doença na esclerodermia, mas diversos medicamentos são utilizados para tratar o envolvimento de sistemas de órgãos. O uso de inibidores da enzima conversora de angiotensina (IECA), quando existe envolvimento renal, resultou em redução substancial da taxa de mortalidade em decorrência de nefropatia hipertensiva (Norris, 2019).

Todos os pacientes precisam de aconselhamento, durante o qual objetivos individuais realistas podem ser determinados. As medidas de amparo incluem estratégias para diminuir a dor e limitar a incapacidade. Um programa de exercícios moderados é encorajado para prevenir as contraturas articulares. Os pacientes são aconselhados a evitar temperaturas extremas e a utilizar loções para minimizar o ressecamento da pele.

Manejo de enfermagem

Os cuidados de enfermagem do paciente com esclerodermia têm por base o plano de cuidados de enfermagem fundamental apresentado anteriormente (ver Boxe 34.3). Os diagnósticos primários de enfermagem são: comprometimento da integridade cutânea; déficits nos cuidados pessoais; comprometimento do estado nutricional; e perturbação da imagem corporal. O paciente com doença avançada também pode apresentar comprometimento da troca gasosa, comprometimento do débito cardíaco, comprometimento da deglutição e constipação intestinal.

O meticuloso cuidado da pele e a prevenção dos efeitos do fenômeno de Raynaud são importantes desafios de enfermagem. Ver discussão sobre o fenômeno de Raynaud no Capítulo 26.

Polimiosite

A polimiosite é um grupo de doenças que são denominadas *miopatias inflamatórias idiopáticas* (Klippel et al., 2008). São condições crônicas raras, com incidência estimada em 2 casos por 10 mil adultos ao ano. Polimiosite ocorre mais frequentemente em mulheres do que em homens (2:1) e, em geral, entre os 40 e 50 anos (Miller & Vleugels, 2019).

Fisiopatologia

A polimiosite é classificada como autoimune em virtude da presença de autoanticorpos. Entretanto, esses anticorpos não causam lesão nas células musculares, indicando apenas um papel indireto na lesão tecidual. A patogênese é multifatorial, incluindo mecanismos imunes celular e humoral (Norris, 2019).

Manifestações clínicas

A instalação pode ser muito lenta e insidiosa, com agravamento gradual dos sinais/sintomas ao longo de semanas a meses. A fraqueza muscular proximal é tipicamente o primeiro sintoma. A fraqueza muscular normalmente é simétrica e difusa. Queixas comuns incluem dificuldade para levantar-se de uma cadeira, de subir escadas ou manter a cabeça elevada. Mialgia e dor à palpação muscular ocorrem em 25 a 50% dos pacientes. A dermatomiosite, uma condição correlata, é mais comumente identificada por meio de uma lesão lisa ou descamativa eritematosa observada sobre a superfície articular, que costuma surgir antes dos sintomas de fraqueza em 50 a 60% dos pacientes (Miller & Vleugels, 2019).

Avaliação e achados diagnósticos

A anamnese completa e o exame físico auxiliam na exclusão de outros distúrbios relacionados com os músculos. Assim como com outros distúrbios difusos do tecido conjuntivo, nenhum teste único confirma a polimiosite. É realizado um eletromiograma para descartar doença muscular degenerativa. Uma biopsia muscular pode revelar infiltrado inflamatório no tecido. Estudos séricos indicam aumento da atividade enzimática muscular.

Manejo clínico

A prescrição de corticosteroides é a base do manejo clínico (Norris, 2019). Imunoglobulina IV, plasmaférese, linfaférese e irradiação de todo o corpo foram utilizadas quando não houve resposta aos corticosteroides. A meta é o controle da inflamação e a prevenção de dano em longo prazo nos músculos, nas articulações e nos órgãos internos (Norris, 2019). O agente antimalárico hidroxicloroquina pode ser efetivo para as erupções cutâneas. A fisioterapia é iniciada lentamente, com exercícios de amplitude de movimentação para manter a mobilidade articular, seguida de exercícios de fortalecimento gradual (Klippel et al., 2008).

Manejo de enfermagem

Os cuidados de enfermagem têm por base o plano de cuidados de enfermagem fundamental apresentado anteriormente (ver Boxe 34.3). Os diagnósticos primários de enfermagem para o paciente com polimiosite são comprometimento da mobilidade, déficit dos cuidados pessoais e falta de conhecimento sobre as técnicas de autocuidado.

Pacientes com polimiosite podem apresentar sintomas similares àqueles de outras doenças inflamatórias. Entretanto, a fraqueza muscular proximal é característica, tornando difíceis atividades como pentear os cabelos, alcançar algo elevado e usar escadas. Portanto, a utilização de dispositivos de assistência pode ser recomendada, bem como o encaminhamento para terapia ocupacional ou fisioterapia.

Polimialgia reumática e arterite de células gigantes

A PMR envolve rigidez dos músculos e dor no pescoço, no ombro e na cintura pélvica. A ACG é uma forma de vasculite que afeta as artérias de médio e grande calibres do corpo (Klippel et al., 2008). A arterite de células gigantes também é, às vezes, denominada arterite temporal (Hill, Black, Nossent et al., 2017). PMR e ACG representam um espectro de doença. Ambas afetam primariamente indivíduos com mais de 50 anos e são associadas aos mesmos marcadores genéticos de haplótipo de HLA. A PMR e a ACG ocorrem predominantemente em caucasianos e, com frequência, em parentes em primeiro grau. A PMR apresenta taxa de incidência anual de 52 casos por 100 mil pessoas com mais de 50 anos. A ACG varia por localização geográfica e apresenta a mais alta incidência nos países escandinavos. A PMR é duas a três vezes mais comum do que a ACG (Klippel et al., 2008).

Fisiopatologia

O mecanismo de ação subjacente envolvido com a PMR e a ACG é desconhecido. No entanto, está claro que o sistema imune é ativado de modo anormal em ambos os processos de doença, com aumentos nos monócitos circulantes que produzem IL-1 e IL-6. Esses monócitos circulantes tornam os revestimentos endoteliais dos vasos sanguíneos mais vulneráveis à vasculite (Klippel et al., 2008). Os depósitos de imunoglobulinas nas paredes das artérias temporais inflamadas sugerem que um processo autoimune esteja em atuação.

Manifestações clínicas

A PMR é caracterizada por desconforto muscular proximal grave, com edema articular leve. É comum a dor grave no pescoço, no ombro e nos músculos pélvicos. A rigidez pode ser observada com mais frequência pela manhã e após períodos de inatividade. Essa rigidez pode se tornar tão grave que os pacientes lutam para vestir um casaco ou pentear os cabelos. As características sistêmicas incluem febre de grau baixo, perda de peso, mal-estar, anorexia e depressão. Tendo em vista que a PMR costuma ocorrer em pessoas com 50 anos ou mais, ela pode ser confundida como uma consequência inevitável do envelhecimento, ou mesmo ser descartada.

A ACG pode causar cefaleias, alterações na visão e claudicação mandibular. Esses sintomas devem ser avaliados imediatamente, em virtude do potencial de cegueira e acidente vascular encefálico se a condição não for tratada (Hill et al., 2017). A PMR e a ACG apresentam evolução autolimitada, que dura meses a anos (Klippel et al., 2008).

Avaliação e achados diagnósticos

A avaliação foca em sensibilidade musculoesquelética, fraqueza e diminuição da função. A atenção cuidadosa deve ser direcionada à avaliação da cabeça (em relação a alterações na visão, cefaleias e claudicação mandibular). A RM pode ser realizada para avaliação da sinovite extra-articular em pacientes com PMR, independentemente dos sintomas.

Com frequência, o diagnóstico é difícil em virtude da ausência de especificidade dos testes. Uma VHS acentuadamente alta é um teste de triagem, mas não é definitiva. O nível de PC-R e a contagem de plaquetas também fornecem dados valiosos. De fato, a elevação simultânea na VHS e na PC-R apresenta sensibilidade de 98,6% e uma especificidade de 75,7% na obtenção do diagnóstico de ACG quando acoplada aos achados clínicos (Seetharaman, 2019). O diagnóstico de ambas, ACG e PMR, é mais provavelmente obtido por meio da eliminação de outros possíveis diagnósticos. A resposta dramática e imediata aos corticosteroides é considerada por alguns profissionais como diagnóstica.

No caso da ACG, a biopsia da artéria temporal é o exame complementar definitivo (Seetharaman, 2019). A RM de alta resolução é uma alternativa ou um auxílio à biopsia da artéria temporal tradicional.

Manejo clínico

O tratamento dos pacientes com PMR (sem ACG) é com doses moderadas de corticosteroides. Durações mais longas do tratamento com corticosteroides são necessárias com os pacientes que apresentam marcadores inflamatórios basais mais altos. A redução gradativa dos corticosteroides deve ser monitorada. Por vezes, são administrados AINEs na doença leve. O tratamento para os pacientes com ACG é o início rápido e a adesão estrita a um esquema de corticosteroides. Isso é essencial para evitar a complicação da cegueira (Hill et al., 2017). O ácido acetilsalicílico (AAS) é um tratamento adjuvante que pode ajudar a reduzir o risco de perda da visão.

Manejo de enfermagem

Os cuidados de enfermagem do paciente com PMR têm por base o plano de cuidados de enfermagem fundamental apresentado anteriormente (ver Boxe 34.3). Os diagnósticos de enfermagem mais comuns são dor e falta de conhecimento sobre os medicamentosos.

Uma preocupação do manejo é que o paciente receberá o medicamento prescrito, com frequência corticosteroides, até que os sintomas melhorem, e em seguida descontinuará o medicamento. A decisão de descontinuar o medicamento deve ter por base os achados clínicos e laboratoriais e a prescrição. As implicações para a enfermagem estão relacionadas com o auxílio do paciente na prevenção e no monitoramento dos efeitos adversos dos medicamentos (p. ex., infecções, diabetes melito, problemas gastrintestinais e depressão) e no ajuste àqueles efeitos colaterais que não puderem ser prevenidos (p. ex., aumento do apetite e alteração da imagem corporal).

> *Alerta de enfermagem: Qualidade e segurança*
>
> O enfermeiro deve enfatizar ao paciente a necessidade da adesão contínua ao esquema medicamentoso prescrito para evitar as complicações da ACG, tais como cegueira e acidente vascular encefálico.

A perda da massa óssea com a utilização de corticosteroides aumenta o risco de osteoporose nessa população já de risco. Intervenções para promover a saúde óssea, como cálcio e vitamina D alimentares adequados, medição da densidade mineral óssea, exercícios de levantamento de peso, cessação do tabagismo e do uso de ENDS e redução do consumo de bebidas alcoólicas, se indicado, devem ser enfatizados.

ESPONDILOARTROPATIAS

As espondiloartropatias são outra categoria de distúrbios inflamatórios sistêmicos do esqueleto. Elas incluem a espondilite anquilosante (EA), a artrite reativa (anteriormente conhecida como síndrome de Reiter) e a artrite psoriásica. A espondiloartrite também está associada a doenças intestinais inflamatórias, tais como doença de Crohn (enterite regional) e colite ulcerativa (Norris, 2019).

Essas doenças reumáticas compartilham diversas características clínicas. A inflamação tende a ocorrer perifericamente nos locais de adesão – em tendões, cápsulas articulares e ligamentos. Pode estar presente inflamação periosteal. Muitos pacientes apresentam artrite das articulações sacroilíacas. O início tende a ocorrer durante a idade adulta jovem, com a doença afetando os homens com mais frequência do que as mulheres. Existe uma forte tendência de ocorrência dessas condições em famílias. Com frequência, é observado o marcador genético HLA-B27. Além disso, mais de uma dessas condições pode ser observada simultaneamente na mesma pessoa ou em outro familiar (Norris, 2019).

Assim como com outras condições inflamatórias, os pacientes com espondiloartropatias apresentam maior risco de doença cardiovascular. Esses achados podem estar relacionados com um estado de inflamação sistêmica crônica e o aumento dos fatores de risco cardíaco tradicionais, como falta de exercícios em virtude do aumento da dor (Norris, 2019).

Espondilite anquilosante

A EA é uma doença crônica inflamatória da coluna. É mais prevalente em homens do que em mulheres e normalmente é diagnosticada na segunda ou terceira década de vida. A doença também é mais grave em homens, e o envolvimento sistêmico significativo é provável (Norris, 2019).

A doença afeta as articulações cartilaginosas da coluna e os tecidos adjacentes, tornando-os rígidos, diminuindo a mobilidade e levando à cifose (uma posição inclinada). Por sua vez, a cifose pode levar à diminuição da estabilidade e do equilíbrio. A dor nas costas é o atributo característico. A dorsalgia pode ser tão grave que pode mascarar os sintomas de uma fratura cervical, que pode levar a problemas neurológicos, se não tratada. Ocasionalmente, as grandes articulações sinoviais, tais como quadris, joelhos ou ombros, podem estar envolvidas (Norris, 2019).

A EA exibe efeitos sistêmicos quando o coração e os pulmões são comprometidos na cavidade torácica (Norris, 2019). Outra possível complicação da EA é o risco de osteoporose, que aparenta estar relacionado com o processo inflamatório, bem como com o *turnover* ósseo e baixos níveis de vitamina D. Outras complicações envolvem defeitos da condução atrioventricular, insuficiência aórtica e fibrose pulmonar. À medida que a doença progride, pode ocorrer anquilose (*i. e.*, fixação ou imobilidade) de toda a coluna, o que leva ao comprometimento respiratório e a complicações adicionais.

Artrite reativa (síndrome de Reiter)

O processo de doença envolvido na síndrome de Reiter é denominado *reativo*, tendo em vista que a artrite ocorre após uma infecção, primariamente gastrintestinal ou genitourinária (Norris, 2019). Ela afeta principalmente homens adultos jovens e é caracterizada primariamente por uretrite, artrite e conjuntivite. Dermatite e ulcerações da boca e do pênis podem também estar presentes. A dor na parte inferior das costas é comum.

Artrite psoriásica

A artrite psoriásica é uma artrite inflamatória associada à doença cutânea psoríase. Aproximadamente 7% das pessoas com psoríase desenvolvem artrite psoriásica (Norris, 2019). A psoríase é a doença autoimune mais comum nos EUA, afetando 2 a 3% da população. O início da artrite psoriásica ocorre entre os 30 e 50 anos e afeta quantidades iguais de homens e mulheres (Dewing, 2015). Ver discussão sobre a psoríase no Capítulo 56.

A artrite psoriásica é caracterizada por sinovite, poliartrite e espondilite. Dorsalgia inflamatória é manifestação frequente que é diferenciada de outros tipos de dorsalgia pelo aparecimento em pessoas mais jovens, pela melhora da dor com a atividade física e pela ocorrência de dor à noite. Evidências radiográficas de sacroiliite ou espondilite assimétrica também auxiliam o diagnóstico de artrite psoriásica (Dewing, 2015). Outros locais de dor comuns nesses pacientes são o tendão de Aquiles, a fáscia plantar ou a tuberosidade tibial. A dor nessas áreas é comum por causa da inflamação que ocorre nas enteses, onde os tendões e ligamentos se inserem nos ossos.

Manejo clínico

O manejo clínico das espondiloartropatias concentra-se no manejo da dor e na manutenção da mobilidade por meio da supressão da inflamação. Para o paciente com EA, o bom posicionamento corporal e a boa postura são essenciais, de modo que, caso ocorra anquilose, o paciente esteja na posição mais funcional. A manutenção da amplitude da movimentação com exercícios regulares e um programa de fortalecimento muscular é especialmente importante e foi ligada à mais alta qualidade de vida para pacientes.

Manejo farmacológico

Os AINEs constituem a terapia de primeira linha para todas as espondiloartropatias. Todas as condições crônicas (cardíacas, renais e gastrintestinais) devem ser levadas em consideração quando AINEs são prescritos por períodos prolongados. Metotrexato, sulfassalazina e leflunomida também podem ser prescritos; esses medicamentos podem melhorar os acometimentos cutâneo e articular periférico, mas podem não impedir as alterações vertebrais. Injeções de corticosteroides podem ser usadas nas exacerbações periódicas, porém o uso oral e prolongado de esteroides não é preconizado por causa da possibilidade de exacerbação cutânea da psoríase quando é interrompido.

Atualmente, a meta para a artrite psoriásica é a remissão da doença (Mease & Coates, 2018). Entre os medicamentos anti-TNF que têm sido utilizados com efetividade, estão etanercepte, infliximabe, adalimumabe, golimumabe e certolizumabe pegol. Outros agentes incluem apremilaste, um inibidor de PDE4, e ustequinumabe, um agente anti-IL-12/anti-IL-23 (Mease & Coates, 2018).

Manejo cirúrgico

Com a EA avançada e a subsequente cifose debilitante, pode ser realizada uma osteotomia da coluna. Um estudo demonstrou que foi obtida uma correção média de 45° na coluna cervical e que a qualidade de vida também melhorou. O manejo cirúrgico também pode incluir substituição articular total (ver Capítulo 36).

Manejo de enfermagem

As principais intervenções de enfermagem nas espondiloartropatias estão relacionadas com o manejo dos sintomas e a manutenção da função ideal. Os pacientes afetados são principalmente homens jovens. As suas principais preocupações com frequência estão relacionadas com o prognóstico e a modificação do emprego, especialmente entre aqueles que realizam trabalho físico. Os pacientes também podem expressar preocupações a respeito das atividades de lazer e recreação. A ênfase na atividade física e na manutenção da atividade física e da boa postura ajuda a prevenir alterações crônicas que podem resultar em deformidades. É importante abordar as modificações psicológicas, tais como depressão e estresse emocional, que podem ocorrer quando o paciente recebe o diagnóstico e com a natureza crônica da doença. Se houver sintomas, o médico deve verificar se existe estresse emocional e tratar de maneira apropriada.

DOENÇAS METABÓLICAS E ENDÓCRINAS ASSOCIADAS AOS DISTÚRBIOS REUMÁTICOS

Doenças metabólicas e endócrinas podem estar associadas aos distúrbios reumáticos. Elas incluem anormalidades bioquímicas (amiloidose e escorbuto), doenças endócrinas (diabetes e acromegalia), doenças de imunodeficiência (infecção pelo vírus da imunodeficiência humana [HIV], síndrome da imunodeficiência adquirida [AIDS]) e alguns distúrbios hereditários (síndromes de hipermobilidade). Entretanto, as condições mais comuns são as artropatias induzidas por cristais, nas quais cristais, como urato monossódico (gota) ou pirofosfato de cálcio (doença do pirofosfato de cálcio di-hidratado ou pseudogota), são depositados dentro das articulações e em outros tecidos (Norris, 2019).

Gota

A gota é o tipo mais comum de artrite inflamatória. Mais de 8,3 milhões de americanos autorrelatam o diagnóstico de gota (CDC, 2019). A prevalência é relatada como sendo de aproximadamente 3,9% e parece estar aumentando. Os homens apresentam três a quatro vezes maior probabilidade de serem diagnosticados com gota do que as mulheres. A incidência de gota aumenta com a idade, o índice de massa corporal, o consumo de bebidas alcoólicas, a hipertensão arterial e o uso de diuréticos (CDC, 2019). Evidências ligam o consumo de bebidas com alto teor de frutose ao risco de gota para homens e para mulheres (CDC, 2019). Os pacientes com gota apresentam maior risco de doença cardiovascular. As condições de comorbidade, tais como hipertensão arterial, dislipidemia, diabetes melito, osteoartrite, nefropatia e depressão, podem estar presentes em pacientes com gota (Lin, Zhang & Ma, 2018; Norris, 2019).

Fisiopatologia

A gota é causada pela hiperuricemia (aumento do ácido úrico sérico). O ácido úrico é um subproduto do metabolismo da purina; as purinas são compostos químicos básicos encontrados em altas concentrações em produtos cárneos. Os níveis de urato são afetados pela dieta, por medicamentos, pela produção excessiva no corpo e pela excreção inadequada pelos rins. A hiperuricemia (concentração sérica superior a 6,8 mg/dℓ) pode causar a deposição de cristais de urato, mas nem sempre isso ocorre. Entretanto, à medida que os níveis de ácido úrico aumentam, o risco torna-se maior. A causa inicial do ataque de gota ocorre quando os macrófagos no espaço articular fagocitam os cristais de urato. Por uma série de etapas imunológicas, é secretada a interleucina-1β, aumentando a inflamação. Esse processo é exacerbado pela presença de ácidos graxos livres. O álcool e o consumo de uma grande refeição, especialmente com carne vermelha, podem levar a aumentos nas concentrações de ácidos graxos livres; eles também estão implicados como acionadores para ataques agudos de gota (Norris, 2019).

Com ataques repetidos, os acúmulos de cristais de urato de sódio, denominados tofos, são depositados em áreas periféricas do corpo, tais como o hálux, as mãos e a orelha. Pode ocorrer litíase de urato renal (cálculos renais), com nefropatia crônica secundária à deposição de urato.

A hiperuricemia primária pode ser causada por dietas graves ou inanição, ingestão excessiva de alimentos com alto teor de purinas (frutos do mar, carnes de vísceras) ou hereditariedade. Na hiperuricemia secundária, a gota é uma característica clínica secundária a qualquer processo genético ou adquirido, incluindo condições nas quais ocorra aumento no *turnover* celular (leucemia, mieloma múltiplo, alguns tipos de anemias, psoríase) e aumento na ruptura celular. A alteração da função tubular renal, seja como uma ação importante ou como um efeito colateral não intencional de determinados agentes farmacológicos (p. ex., diuréticos, tais como tiazidas e furosemida), salicilatos em dose baixa ou etanol, pode contribuir para a excreção insuficiente do ácido úrico (Klippel et al., 2008). A observação de cristais de urato no líquido sinovial de articulações assintomáticas sugere que outros fatores além de cristais podem estar relacionados com a reação inflamatória. Os cristais de urato monossódico recuperados são revestidos por imunoglobulinas que são principalmente de IgG. A IgG intensifica a fagocitose dos cristais, demonstrando, assim, a atividade imunológica (Klippel et al., 2008).

Manifestações clínicas

As manifestações da síndrome de gota incluem a artrite gotosa aguda (ataques recidivantes de inflamação articular e periarticular grave), **tofos** (depósitos cristalinos que se acumulam no tecido articular, no tecido ósseo, em tecidos moles e em cartilagens), nefropatia gotosa (comprometimento renal) e cálculos urinários de ácido úrico. Podem ser identificados quatro estágios da gota: hiperuricemia assintomática, artrite gotosa aguda, gota intercrítica e gota tofácea crônica (Neoai, Jansen, Dalbeth et al., 2015). O subsequente desenvolvimento da gota está diretamente relacionado com a duração e a magnitude da hiperuricemia. Portanto, o comprometimento com o tratamento farmacológico vitalício da hiperuricemia é adiado até que ocorra um ataque inicial de gota.

Artrite aguda é a manifestação clínica inicial mais comum. A articulação metatarsofalângica do hálux é a articulação mais acometida. A área do tarso, tornozelo ou joelho também pode estar afetada. Menos comumente, os punhos, os dedos e os cotovelos podem ser afetados. Traumatismos, ingestão de bebidas alcoólicas, dietas, medicamentos, estresse cirúrgico ou doenças podem acionar o ataque agudo. O início abrupto com frequência ocorre à noite, despertando o paciente com dor grave, rubor, edema e calor na articulação afetada. Os ataques iniciais tendem a ceder espontaneamente ao longo de 3 a 10 dias sem tratamento. O ataque é seguido de um período sem sintomas (o estágio intercrítico) até o próximo ataque, que pode não ocorrer por meses ou anos. Entretanto, com o tempo, os ataques tendem a ocorrer com mais frequência, envolver mais articulações e durar por mais tempo (Becker & Gaffo, 2019).

Os tofos (observados na gota tofácea crônica) em geral estão associados a episódios inflamatórios mais frequentes e graves. As concentrações séricas mais altas de ácido úrico também estão associadas à formação de tofos mais extensivos. Os tofos ocorrem mais comumente na sinóvia, na bursa olecreaniana, no **osso subcondral** (placa óssea que ampara a cartilagem articular), nos tendões infrapatelares e de Aquiles, no tecido subcutâneo da superfície extensora dos antebraços e nas articulações adjacentes. Também foram observados em paredes aórticas, valvas cardíacas, cartilagem nasal e da orelha, pálpebras, córneas e esclera. O aumento de volume articular pode causar a perda da movimentação articular. Os depósitos de ácido úrico podem causar cálculos renais e lesão renal.

Manejo clínico

Tendo em vista que a incidência de gota aumenta com a idade, seu manejo pode ser complicado por outras condições clínicas, medicamentos e alterações relacionadas com a idade. O diagnóstico definitivo de artrite gotosa é estabelecido por meio de microscopia óptica polarizada do líquido sinovial da articulação envolvida. Os cristais de ácido úrico são observados dentro dos leucócitos polimorfonucleares no líquido durante uma exacerbação da doença (CDC, 2019).

Os ataques agudos são tratados com colchicina (oral ou parenteral), um AINE, como indometacina, ou um corticosteroide. O manejo da hiperuricemia, dos tofos, da destruição articular e dos distúrbios renais normalmente é iniciado após a cessação do processo inflamatório agudo. Após a cessação do ataque agudo, deve ser considerada a terapia para a redução do ácido úrico. Inibidores da xantina oxidase, tais como alopurinol e febuxostato, são os agentes de escolha. Em virtude do papel da IL-1 na patogênese da gota, alguns especialistas sugerem um papel para a anacinra, um antagonista dos receptores de IL-1, no manejo da gota aguda (Becker & Perez-Ruiz, 2019).

O manejo entre os ataques de gota deve incluir alterações no estilo de vida, como evitar alimentos ricos em purina, perda de peso, diminuição do consumo de bebidas alcoólicas e evitar determinados medicamentos. Agentes uricosúricos, como probenecida, podem ser indicados em pacientes com ataques agudos frequentes. Os medicamentos uricosúricos corrigem a hiperuricemia e dissolvem o urato depositado. Corticosteroides também podem ser utilizados em pacientes que não respondem a outras terapias. Em pacientes com gota crônica refratária que não são controlados com os esquemas mencionados anteriormente, peglotícase, um agente mais recente, demonstrou ser efetivo na redução dos níveis de ácido úrico (Becker & Perez-Ruiz, 2019). O tratamento específico tem por base o nível sérico de ácido úrico, a exceção urinária de ácido úrico em 24 horas e a função renal (Tabela 34.4).

Manejo de enfermagem

A pesquisa indica que os médicos superestimam o conhecimento dos pacientes sobre gota e que estes preferem orientações verbais e impressas (Abhishek & Doherty, 2018). Portanto, os enfermeiros aproveitam todas as oportunidades para orientar e reforçar os conhecimentos sobre gota, tanto verbalmente como por escrito. Não é necessária a restrição alimentar intensa; contudo, o enfermeiro deve aconselhar o paciente a restringir o consumo de alimentos com alto teor de purinas, em especial carnes de vísceras, e a limitar a ingestão de bebidas alcoólicas. Deve ser estimulada a manutenção do peso corporal normal. Em um episódio agudo de artrite gotosa, o manejo da dor com os medicamentos prescritos é essencial, bem como a evitação de fatores que aumentem a dor e a inflamação, tais como traumatismos, estresse e bebidas alcoólicas. A adesão à medicação é crucial, embora não seja satisfatória em pacientes com prescrições de medicamentos para reduzir os níveis de urato (Scheepers, van Onna, Stehouwer et al., 2018). O enfermeiro reforça a importância de fazer uso da medicação prescrita pelo médico. Entre os episódios agudos, o paciente sente-se bem e pode abandonar medicamentos e hábitos preventivos, o que pode resultar em um ataque agudo. Os ataques agudos são tratados com mais efetividade se a terapia for iniciada precocemente.

FIBROMIALGIA

A fibromialgia é uma síndrome de dor crônica que envolve fadiga crônica, dor muscular generalizada, rigidez, transtornos do sono e comprometimento funcional. Estima-se que afete mais de 5 milhões de norte-americanos, representando 2 a 5% da população geral, com as mulheres mais afetadas do que

TABELA 34.4 Medicamentos comuns utilizados para tratar a gota.

Medicamento	Ações e utilização	Implicações para a enfermagem
Colchicina	Reduz a deposição de ácido úrico e interfere na infiltração de leucócitos, reduzindo, assim, a inflamação; não altera os níveis séricos ou urinários de ácido úrico; utilizada nos manejos agudo e crônico	*Manejo agudo*: administrar quando o ataque iniciar; aumentar a dose até que a dor seja aliviada ou ocorra diarreia e, em seguida, interromper o medicamento. *Manejo crônico*: causa desconforto gastrintestinal na maioria dos pacientes.
Probenecida	Agente uricosúrico; inibe a reabsorção renal de uratos e aumenta a excreção urinária de ácido úrico; previne a formação de tofos	Estar alerta para náuseas e erupção cutânea.
Alopurinol, febuxostato	Inibidores da xantina oxidase; interrompem a ruptura das purinas antes da formação do ácido úrico; inibem a xantina oxidase em virtude do bloqueio da formação de ácido úrico	Monitorar quanto a efeitos colaterais, incluindo depressão da medula óssea, náuseas, vômitos, diarreia, dor abdominal ou exantema. Em caso de exacerbação, não iniciar medicação nem aumentar dose.

Adaptada de Comerford, K. C. & Durkin, M. T. (2020). *Nursing 2020 drug handbook*. Philadelphia, PA: Wolters Kluwer.

os homens. Entre 25 e 65% dos pacientes com fibromialgia apresentam outras condições reumáticas, tais como AR, LES e EA (CDC, 2017).

Fisiopatologia

Acredita-se que a origem da dor amplificada sentida pelos pacientes com fibromialgia seja neurogênica. As vias ascendentes e descendentes do SNC que regulam e moderam o processamento da dor funcionam de modo anormal, causando a amplificação dos sinais da dor. Alguns descrevem essa condição como se a "configuração do controle do volume" em relação à dor estivesse anormalmente alta. Portanto, a estimulação que normalmente pode não provocar dor, tal como o toque, pode provocá-la. Além disso, existe uma diversidade de fatores predisponentes à dor, incluindo ansiedade, depressão, traumatismo físico, estresse emocional, transtorno do sono e infecção viral (CDC, 2017; Melin, Svensson & Thulesius, 2018).

Avaliação e achados diagnósticos

Como a fibromialgia é uma síndrome difusa, os exames complementares padrões com frequência não são úteis, exceto para descartar outras condições que poderiam estar causando dor. Um estudo relatou que dois itens, dor ao pinçamento do tendão de Aquiles (tendão do calcâneo), usando 4 kg de pressão durante 4 segundos, e declaração de "sensação de dor profunda e persistente em todo o corpo", foram os mais úteis no reconhecimento de fibromialgia (Jones, Aebischer, St John et al., 2017). Respostas positivas a esses itens do rastreamento exigem a realização de exame completo para confirmação de um diagnóstico (Jones et al., 2017).

Manejo clínico

O tratamento consiste na atenção aos sintomas específicos relatados pelo paciente. AINEs podem ser utilizados para tratar a dor muscular difusa e a rigidez. Antidepressivos tricíclicos (p. ex., amitriptilina e nortriptilina), bem como medidas de higiene do sono, são usados para melhorar ou restaurar padrões de sono normais (CDC, 2017). Relaxantes musculares, como ciclobenzaprina, também podem ser usados para promover relaxamento e reduzir a dor. A terapia cognitivo-comportamental também é útil para a melhora do sono e da disfunção da atenção. Além disso, inibidores da recaptação de serotonina e norepinefrina, tais como duloxetina, venlafaxina e milnaciprana, inibidores seletivos da recaptação de serotonina, incluindo fluoxetina, paroxetina e sertralina, bem como anticonvulsivantes, como gabapentina e pregabalina, podem ser efetivos. Programas individualizados de exercícios são utilizados para diminuir a fraqueza muscular e o desconforto e para melhorar o descondicionamento geral que ocorre em pacientes afetados. Já existem algumas pesquisas promissoras sobre terapias complementares, alternativas e integrativas, como acupuntura (Kim, Kim, Lee et al., 2019).

Manejo de enfermagem

Tipicamente, pacientes com fibromialgia têm sofrido com os seus sintomas por um longo período. Eles podem se sentir como se os seus sintomas não tivessem sido considerados com seriedade. Os enfermeiros precisam estar atentos especialmente ao apoio desses pacientes e incentivá-los à medida que eles iniciam seu programa de terapia. Grupos de apoio para os pacientes podem ser úteis (Melin et al., 2018). Ouvir cuidadosamente as descrições dos pacientes sobre suas questões e sintomas é essencial para ajudá-los nas alterações necessárias para melhorar a sua qualidade de vida.

DISTÚRBIOS DIVERSOS

A última categoria na classificação das doenças reumáticas é denominada, com propriedade, distúrbios diversos, tendo em vista que contém uma mistura de distúrbios que com frequência estão associados à artrite e a outras condições. Eles incluem as consequências diretas de traumatismos (incluindo desarranjo interno e partes soltas de articulações), doença pancreática (relacionada com a necrose avascular ou osteonecrose), sarcoidose (um distúrbio multissistêmico, em particular de linfonodos e pulmões) e reumatismo palindrômico (uma variedade incomum de artrite e periartrite recidivante e aguda que, em algumas pessoas, pode progredir para AR, mas que é caracterizada por períodos sem sintomas de dias a meses). Outras condições incluem sinovite vilonodular, hepatite ativa crônica e síndromes reumáticas relacionadas com fármacos. As intervenções de enfermagem relacionadas com essas condições variadas são específicas dos problemas multissistêmicos apresentados pelo paciente. Entretanto, os componentes musculoesqueléticos não devem ser negligenciados ou ignorados. Informações adicionais a respeito desses distúrbios raros podem ser encontradas em referências de especialidades.

EXERCÍCIOS DE PENSAMENTO CRÍTICO

1 qp Seu paciente, um homem de 52 anos, está recebendo alta da enfermaria médico-cirúrgica onde você trabalha. Ele fuma um maço de cigarros por dia e é etilista social. Ele tem 1,83 m e pesa 109 kg. Identifique as prioridades, a abordagem e as técnicas que você utilizaria para fornecer as orientações da alta a esse paciente. Quais modificações do estilo de vida são prioridades para esse paciente?

2 cpa Uma paciente de 28 anos com diagnóstico recente de LES procura o ambulatório onde você trabalha para uma consulta de acompanhamento. Ela informa que planeja engravidar no futuro próximo. Quais outros profissionais de saúde devem participar da assistência a essa paciente em virtude dos seus planos de gravidez?

3 pbe Você é o enfermeiro que presta cuidados a uma mulher recentemente diagnosticada com fibromialgia. Quais são as evidências do manejo dos sintomas dessa paciente? Quais critérios você utilizaria para avaliar a força das evidências? Quais são as evidências das opções terapêuticas complementares para melhorar os sintomas da paciente?

REFERÊNCIAS BIBLIOGRÁFICAS

*Pesquisa em enfermagem.
**Referência clássica.

Livros

Comerford, K. C., & Durkin, M. T. (2020). *Nursing 2020 drug handbook*. Philadelphia, PA: Wolters Kluwer.

Eliopoulos, C. (2021). *Gerontological nursing* (9th ed.). Philadelphia, PA: Wolters Kluwer.

Fischbach, F. T., & Fischbach, M. A. (2018). *A manual of laboratory and diagnostic tests* (10th ed.). Philadelphia, PA: Wolters Kluwer.

**Klippel, J. H., Stone, J. H., Crofford, L. J., et al. (Eds.). (2008). *Primer on the rheumatic diseases* (13th ed.). New York: Springer.

Norris, T. L. (2019). *Porth's pathophysiology: Concepts of altered health states* (10th ed.). Philadelphia, PA: Wolters Kluwer.

Weber, J. R., & Kelley, J. H. (2019). *Health assessment in nursing* (6th ed.). Philadelphia, PA: Wolters Kluwer.

Periódicos e documentos eletrônicos

Abhishek, A., & Doherty, M. (2018). Education and non-pharmacologic approaches for gout. *Rheumatology*, 57, i51–i58.

**Aletaha, D., Neogi, T., Silman, A. J., et al. (2010). 2010 Rheumatoid arthritis classification criteria: An American College of Rheumatology/ European League Against Rheumatism collaborative initiative. *Arthritis and Rheumatism*, 62(9), 2569–2581.

Aringer, M., Costenbader, K., Daikh, D., et al. (2019). 2019 European League Against Rheumatism/ American College of Rheumatology classification criteria for systemic lupus erythematosus. *Annals of Rheumatic Disorders*, 78, 1151–1159.

Becker, M. A., & Gaffo, A. L. (2019). Clinical manifestations and diagnosis of gout. *UpToDate*. Retrieved on 12/22/2019 at: www.uptodate.com/contents/search?search=Clinical+manifestations+and+diagnosis+of+gout&x=4&y=8

Becker, M. A., & Perez-Ruiz, F. (2019). Pharmacologic urate-lowering therapy and treatment of tophi. *UpToDate*. Retrieved on 12/22/2019 at: www.uptodate.com/contents/pharmacologic-urate-lowering-therapy-and-treatment-of-tophi-in-patients-withgout

Centers for Disease Control and Prevention (CDC). (2017). *Fibromyalgia*. Retrieved on 12/14/2019 at: www.cdc.gov/arthritis/basics/fibromyalgia.htm

Centers for Disease Control and Prevention (CDC). (2018). *Systemic lupus erythematous (SLE)*. Retrieved on 12/4/2019 at: www.cdc.gov/lupus/facts/detailed.html

Centers for Disease Control and Prevention (CDC). (2019). *Gout*. Retrieved on 12/14/2019 at: www.cdc.gov/arthritis/basics/Gout.htm

Chou, P., & Chu, H. (2018). Clinical efficacy of acupuncture on rheumatoid arthritis and associated mechanisms: A systematic review. *Evidence-Based Complementary and Alternative Medicine*, 2018, 1–21.

Cornec, D., Devauchelle-Pensec, V., Mariette, X., et al. (2017). Severe health-related quality of life impairment in active primary Sjögren's syndrome and patient-reported outcomes: Data from a large therapeutic trial. *Arthritis Care & Research*, 69(4), 528–535.

Cui, Y., Li, L., Yin, R., et al. (2018). Depression in primary Sjögren's syndrome: A systematic review and meta-analysis. *Psychology, Health & Medicine*, 23(2), 198–209.

Dewing, K. A. (2015). Management of patients with psoriatic arthritis. *The Nurse Practitioner*, 40(4), 40–46.

Hackett, K. L., Gotts, Z. M., Ellis, J., et al. (2017). An investigation into the prevalence of sleep disturbances in primary Sjögren's syndrome: A systematic review of the literature. *Rheumatology*, 56(4), 570–580.

Hamad, A. A., Lodi, G., Porter, S., et al. (2018). Interventions for dry mouth and hyposalivation in Sjögren's syndrome: A systematic review and meta-analysis. *Oral Diseases*, 25, 1027–1047.

Hill, C. L., Black, R. J., Nossent, J. C., et al. (2017). Risk of mortality in patients with giant cell arteritis: A systematic review and meta-analysis. *Seminars in Arthritis and Rheumatism*, 46(2017), 513–519.

*Jones, K. D., Aebischer, J. H., St John, A. W., et al. (2017). A simple screening test to recognize fibromyalgia in primary care patients with chronic pain. *Journal of Evaluation in Clinical Practice*, 24(1), 173–179.

Kapale, P., Vardharajulu, G., & Warude, T. (2019). Effect of free exercise and rheumatoid arthritis. *Indian Journal of Physiotherapy and Occupational Therapy*, 11(3), 62–65.

Katz-Talmor, D., Katz, I., Porta-Katz, B., et al. (2018). Cannabinoids for the treatment of rheumatic diseases—where do we stand? *Nature Reviews Rheumatology*, 11(2018), 488–497.

Kim, J., Kim, S., Lee H., et al. (2019). Comparing verum and sham acupuncture in fibromyalgia syndrome: A systematic review and meta-analysis. *Evidence-based Complementary and Alternative Medicine*, 2019, 1–13.

Lin, S., Zhang, H., & Ma, A. (2018). Association of gout and depression: A systematic review and meta-analysis. *Geriatric Psychiatry*, 33. 441–448.

MacIsaac, J., Siddiqui, R., Jamula, E., et al. (2018) Systematic review of rituximab for autoimmune diseases: A potential alternative to intravenous immune globulin. *Transfusion*, 58, 2729–2735.

Mahmood, S., van Tuyl, L., Schoonmade, L., et al. (2019). Systematic review of rheumatoid arthritis clinical studies: Suboptimal statistical analysis of radiological data. *Seminars in Arthritis and Rheumatism*, 49(2019), 218–221.

Mease, P. J., & Coates, L. C. (2018). Considerations for the definition of remission criteria in psoriatic arthritis. *Seminars in Arthritis and Rheumatism*, 47(2018), 786–796.

Melin, E. O., Svensson, R., & Thulesius, H. O. (2018). Psychoeducation against depression, anxiety, alexithymia and fibromyalgia: A pilot study in primary care for patients on sick leave. *Scandinavian Journal of Primary Health Care*, 26(2), 123–133.

Miller, M. L., & Vleugels, R. A. (2019). Clinical manifestations of dermatomyositis and polymyositis in adults. *UpToDate*. Retrieved on 12/22/2019 at: www.uptodate.com/contents/clinical-manifestations-of-dermatomyositis-and-polymyositis-in-adults

Mogul, A., Corsi, K., & McAuliffe, L. (2019). Baricitinic: The second FDA approved JAK inhibitor for the treatment of rheumatoid arthritis. *Annals of Pharmacotherapy*, 53(9), 947–953.

Molano-Gonzalez, N., Olivares-Matinez, E., Anaya, J. M., et al. (2019). Anti-citrullinated protein antibody and arthritis in Sjogren's syndrome: A systematic review and meta-analysis. *Scandinavian Journal of Rheumatology*, 48(2), 157–163.

Montes, R. A., Mocarzel, L. O., Lanzieri, P. G., et al. (2016). Smoking and its association with morbidity in systemic lupus erythematosus. *Arthritis and Rheumatology*, 68(2), 441–448.

Neoai, T., Jansen, T. A., Dalbeth, N., et al. (2015). 2105 Gout classification criteria: An American College of Rheumatology collaborative project. Retrieved on 12/22/2019 at: www.rheumatology.org/Practice-Quality/Clinical-Support/Criteria

Nikiphorou, E., Norton, S., Young, A., et al. (2018). The association of obesity with disease activity, functional ability and quality of life in early rheumatoid arthritis: Data from the Early Rheumatoid Arthritis Study/Early Rheumatoid Arthritis Network UK prospective cohorts. *Rheumatology*, 57(7), 1194–1202.

*Oh, H. S., Han, S. Y., Kim, S. H., et al. (2018). Development and validity testing of an arthritis self-management assessment tool. *Orthopaedic Nursing*, 37(1), 24–35.

Omma, A., Celik, S., Bes, C., et al. (2018). Short report: Correlates of functional ability with disease activity in elderly patients with rheumatoid arthritis. *Psychology Health & Medicine*, 23(5), 668–673.

Scheepers, L., van Onna, M., Stehouwer, C., et al. (2018). Medication adherence among patients with gout: A systematic review and meta-analysis. *Seminars in Arthritis and Rheumatism*, 47(2018), 689–702.

Seetharaman, M. (2019). Giant cell arteritis (temporal arteritis) workup. *Medscape*. Retrieved on 12/15/2019 at: emedicine.medscape.com/article/332483-workup

Singh, J. A., Saag, K. G., Bridges, S. L., et al. (2016). 2015 American College of Rheumatology guideline for treatment of rheumatoid arthritis. *Arthritis & Rheumatology*, 68(10), 1–26.

Young, T. (2019). Rheumatoid arthritis and its impact on ulceration and healing. *Wounds UK*, 15(4), 40–43.

Recursos

American College of Rheumatology and Association of Rheumatology Health Professionals, www.rheumatology.org
American Fibromyalgia Syndrome Association (AFSA), www.afsafund.org
Arthritis Foundation, www.arthritis.org
Centers for Disease Control and Prevention, www.cdc.gov
Lupus Foundation of America, www.lupus.org
National Institute of Arthritis and Musculoskeletal and Skin Diseases, National Institutes of Health, www.niams.nih.gov
Scleroderma Foundation, www.scleroderma.org
Sjögren's Syndrome Foundation, www.sjogrens.org
Spondylitis Association of America, www.spondylitis.org

PARTE 8

Função Musculoesquelética

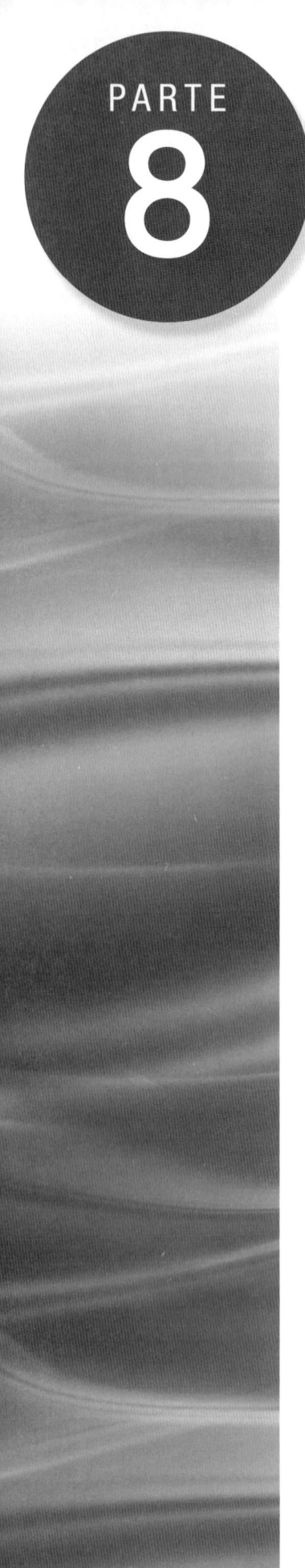

Estudo de caso

Implementação da prática baseada em evidências no manejo da dor

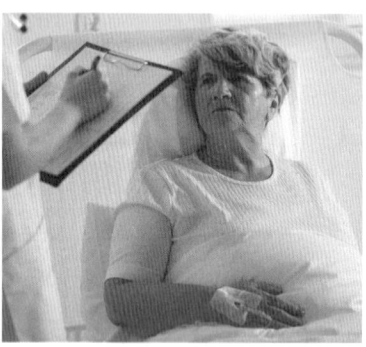

Você trabalha como enfermeiro em uma unidade ortopédica e está cuidando de uma mulher de 76 anos com osteoporose que sofreu uma queda em casa e foi submetida à artroplastia do quadril direito. Ela está no 2º dia de pós-operatório e se recuperando sem complicações. Você está conversando com ela sobre os planos de transição para uma unidade de reabilitação física. Todavia, a paciente não deseja levantar-se do leito e participar da fisioterapia ou da terapia ocupacional porque está sentindo dor. Embora tenha conversado com a equipe de dor, a paciente declara que não deseja fazer uso de medicamentos que possam causar dependência. Você precisa elaborar um plano de cuidado baseado em evidências que implemente estratégias farmacológicas e não farmacológicas para o manejo de dor de modo que a paciente possa participar da fisioterapia e da terapia ocupacional e, assim, ajudar a viabilizar a própria recuperação.

Foco de competência QSEN: Prática baseada em evidências (PBE)

As complexidades inerentes ao sistema de saúde desafiam o enfermeiro a demonstrar a integração de competências centrais interdisciplinares específicas. Essas competências visam garantir a prestação de cuidados de qualidade e seguros ao paciente (Institute of Medicine, 2003). O projeto Orientação de Qualidade e Segurança para Enfermeiros (QSEN, do inglês *Quality and Safety Education for Nurses*) (Cronenwett, Sherwood, Barnsteiner et al., 2007; QSEN, 2020) é uma referência para o conhecimento, as habilidades e as atitudes (CHAs) necessários ao enfermeiro para que demonstre competência nas suas áreas principais: **cuidado centrado no paciente**; **trabalho colaborativo em equipe interdisciplinar**; **prática baseada em evidências**; **melhora da qualidade**; **segurança**; e **informática**.

Definição de prática baseada em evidências: integra as melhores evidências atuais ao conhecimento clínico e às preferências e aos valores do paciente/da família para a administração dos cuidados de saúde ideais.

COMPETÊNCIAS SELECIONADAS PRÉ-LICENCIAMENTO	APLICAÇÃO E REFLEXÃO
Conhecimento	
Explicar o papel das evidências na determinação da melhor prática clínica.	Diferenciar as diretrizes baseadas em evidências para o manejo da dor pós-operatória aguda e da dor crônica associada à osteoporose. As diretrizes baseadas em evidências incluem intervenções farmacológicas e não farmacológicas para promover a recuperação após a cirurgia. Como o manejo da dor da paciente reduz as complicações pós-operatórias, incluindo risco de coágulo sanguíneo, pneumonia e distúrbios gástricos?
Habilidades	
Consultar relatórios de evidência relacionados com os tópicos e as diretrizes de práticas clínicas.	Quais outras estratégias você poderia empregar na orientação da paciente sobre controle da dor pós-operatória aguda? Diferenciar os vários tipos de medicamentos prescritos para alívio da dor, inclusive analgésicos opioides e não opioides. O manejo da dor baseado em evidências inclui o uso de escalas de graduação da dor. Qual escala seria a melhor escala para avaliar a dor dessa paciente?
Atitudes	
Avaliar a necessidade de melhoria contínua na prática clínica com base em novos conhecimentos.	Refletir sobre suas atitudes em relação a pacientes para os quais forem prescritos agentes opioides no período pós-operatório para controle da dor. Visto que essa paciente apresenta dor crônica por causa de sua osteoporose, como sua abordagem de manejo das dores aguda e crônica pode refletir as diretrizes de prática baseadas em evidências?

Cronenwett, L., Sherwood, G., Barnsteiner, J. et al. (2007). Quality and safety education for nurses. *Nursing Outlook, 55*(3), 122–131; Institute of Medicine. (2003). *Health professions education: A bridge to quality.* Washington, DC: National Academies Press; QSEN Institute. (2020). *QSEN Competencies: Definitions and pre-licensure KSAs: Evidence based practice.* Retirado em 15/08/2020 de: qsen.org/competencies/pre-licensure-ksas/#evidence-based_practice.

35 Avaliação da Função Musculoesquelética

DESFECHOS DO APRENDIZADO

Após ler este capítulo, você será capaz de:

1. Descrever a estrutura básica e as funções do sistema musculoesquelético.
2. Discutir a importância da anamnese para a avaliação da saúde musculoesquelética.
3. Reconhecer e avaliar as principais manifestações da disfunção musculoesquelética por aplicação de conceitos da anamnese do paciente e dos achados da avaliação física.
4. Explicar as indicações clínicas, o preparo do paciente e outras implicações de enfermagem correlatas para os testes e procedimentos comuns aplicados para avaliar a função musculoesquelética.

CONCEITOS DE ENFERMAGEM

Avaliação   Mobilidade

GLOSSÁRIO

articulação: área em que as extremidades ósseas se encontram; proporciona movimento e flexibilidade
atônico: sem tônus; músculo desnervado que atrofia
atrofia: diminuição do tamanho de um músculo
bolsa: saco preenchido por líquido no tecido conjuntivo, geralmente na área das articulações
calo: tecido cartilaginoso/fibroso no local da fratura
cápsula articular: tecido fibroso que envolve as extremidades ósseas e outras superfícies articulares
cartilagem: tecido elástico resistente, avascular, das extremidades dos ossos
clônus: contrações rítmicas de um músculo
contração isométrica: a tensão muscular é aumentada sem alterar seu comprimento; não há movimento articular associado
contração isotônica: o músculo é encurtado sem alteração de sua tensão; resulta em movimento de uma articulação
contratura: encurtamento anormal de um músculo ou articulação, ou ambos; fibrose
crepitação: som ou sensação de ralar ou estalar; pode ocorrer com o movimento das extremidades de um osso fraturado ou de uma superfície articular irregular
derrame articular: excesso de líquido em uma articulação
diáfise: parte mediana dos ossos longos que apresenta crescimento longitudinal
endósteo: membrana fina vascularizada que recobre a cavidade medular dos ossos longos e os espaços no osso esponjoso
epífise: extremidade dos ossos longos
escoliose: curvatura lateral da coluna vertebral
espástico: ter tônus muscular maior que o normal
fáscia: tecido fibroso que recobre, apoia e separa os músculos (*sinônimo:* epimísio)
fasciculação: contração involuntária das fibras musculares
flácido: mole; sem tônus muscular
hipercifose: aumento da curvatura convexa da parte torácica da coluna vertebral
hiperlordose: aumento da curvatura côncava da região lombar da coluna vertebral
hipertrofia: alargamento; aumento no volume de um músculo
lamelas: estruturas de osso compacto maduro que formam anéis concêntricos de matriz óssea; osso lamelar
ligamentos: feixes de fibrilas de colágeno semelhantes a cordões que ligam os ossos
membrana sinovial: membrana da articulação que secreta líquido lubrificante
ossificação: processo no qual minerais (cálcio) são depositados na matriz óssea
osso cortical: osso compacto
osso esponjoso: estrutura óssea semelhante a uma treliça; osso trabecular
osteoblastos: células formadoras de osso
osteócitos: células ósseas maduras
osteoclastos: células de reabsorção óssea
osteogênese: formação óssea
osteon: unidade óssea funcional microscópica
osteopenia: refere-se à redução na massa óssea abaixo dos níveis normais
parestesia: sensação anormal (p. ex., queimação, formigamento, dormência)
periósteo: tecido conjuntivo fibroso que recobre o osso
reabsorção: remoção/destruição de tecidos, como o osso

remodelação: processo que assegura a manutenção do osso por meio de reabsorção e formação óssea simultânea	**tônus:** tensão normal (resistência ao estiramento) do músculo em repouso
tendão: cordão de tecido fibroso que liga o músculo ao osso	**trabéculas:** estruturas ósseas semelhantes a treliças; ossos esponjosos

O sistema musculoesquelético é composto de ossos, articulações, músculos, tendões, ligamentos e bolsas do corpo. As principais funções desse sistema são apoiar e proteger o corpo e promover o movimento dos membros. Os componentes desse sistema são altamente integrados; por conseguinte, a doença ou a danificação de um componente afeta os outros de modo adverso. Por exemplo, uma infecção da articulação (p. ex., artrite séptica) causa degeneração das superfícies articulares dos ossos dentro da articulação e atrofia muscular local.

Os distúrbios e lesões musculoesqueléticos afetam diretamente a qualidade de vida dos indivíduos e são a principal causa de incapacidade nos EUA. Estima-se que o custo anual do tratamento dessas condições seja superior a 980 bilhões de dólares, tanto em custos diretos como indiretos (p. ex., dias de trabalho perdidos) (United States Bone and Joint Initiative [USBJI], 2018). A artrite é a principal causa de incapacidade relacionada com o sistema musculoesquelético nos EUA, com uma estimativa de 54,4 milhões de adultos diagnosticados com esse transtorno. Visto que a incidência de artrite aumenta com a idade, existe a expectativa de que o número de adultos com artrite aumente para 78 milhões até 2040 (Centers for Disease Control and Prevention [CDC], 2019). Os enfermeiros de todas as áreas de prática podem encontrar pacientes com queixas relacionadas com o sistema musculoesquelético ou seu comprometimento.

REVISÃO DA ANATOMIA E DA FISIOLOGIA

O sistema musculoesquelético oferece proteção aos órgãos vitais, incluindo o encéfalo, o coração e os pulmões; ele funciona como um arcabouço de apoio para as estruturas do corpo e torna possível a mobilidade. Os músculos e tendões mantêm os ossos unidos, e as articulações possibilitam que o corpo se mova. Também se movem para produzir calor, que ajuda a manter a temperatura corporal. O movimento facilita o retorno do sangue oxigenado para o lado direito do coração pela "massagem" da vasculatura venosa. O sistema musculoesquelético serve como um reservatório para as células sanguíneas imaturas e minerais essenciais, incluindo cálcio, fósforo, magnésio e fluoreto (Norris, 2019). Mais de 98% do cálcio corporal total encontra-se nos ossos (National Institutes of Health [NIH], 2019a).

Estrutura e função do sistema esquelético

Existem 206 ossos no corpo humano, divididos em quatro categorias de acordo com seu formato: longo, curto, plano e irregular. Os ossos longos são encontrados nos membros superiores e inferiores (p. ex., fêmur) e têm o formato de barras ou hastes com extremidades arredondadas (Figura 35.1). A haste, conhecida como **diáfise**, é constituída principalmente por **osso cortical** (osso compacto). As extremidades dos ossos longos, chamadas **epífises**, são compostas principalmente de **osso esponjoso** (osso trabecular). Durante a infância e a adolescência, há uma camada de cartilagem conhecida como placa epifisária, ou placa de crescimento, que separa a epífise da diáfise. A placa de crescimento estimula e facilita o crescimento longitudinal. Essa placa é calcificada em adultos. As extremidades dos ossos longos são recobertas nas articulações por **cartilagem** articular, que é de tecido rígido, elástico e avascular (Norris, 2019).

Os ossos curtos são ossos de formato irregular localizados no tornozelo e na mão (p. ex., metacarpais). Os ossos planos estão localizados onde é necessária extensa proteção às estruturas subjacentes (p. ex., esterno ou crânio). Por fim, em decorrência de seu formato, os ossos irregulares não podem ser classificados em nenhum outro grupo e incluem ossos como as vértebras e os ossos da mandíbula.

A forma e a construção de um osso específico são determinadas por sua função e pelas forças exercidas sobre ele. Os ossos são constituídos de tecido ósseo cortical ou esponjoso. O osso cortical ocorre em áreas em que é necessário suporte. O osso esponjoso é encontrado onde há formação de osso e hematopoese. Por exemplo, os ossos longos são concebidos para suporte do peso e movimento e tendem a ser formados principalmente de osso cortical; os ossos planos, por sua vez, são importantes locais de hematopoese e frequentemente protegem órgãos vitais, sendo compostos de osso esponjoso em camadas entre o osso compacto. Os ossos curtos consistem em osso trabecular recoberto por uma camada de osso cortical. Os ossos irregulares têm formas originais relacionadas com sua função. Em geral, sua estrutura é semelhante à dos ossos planos (Norris, 2019).

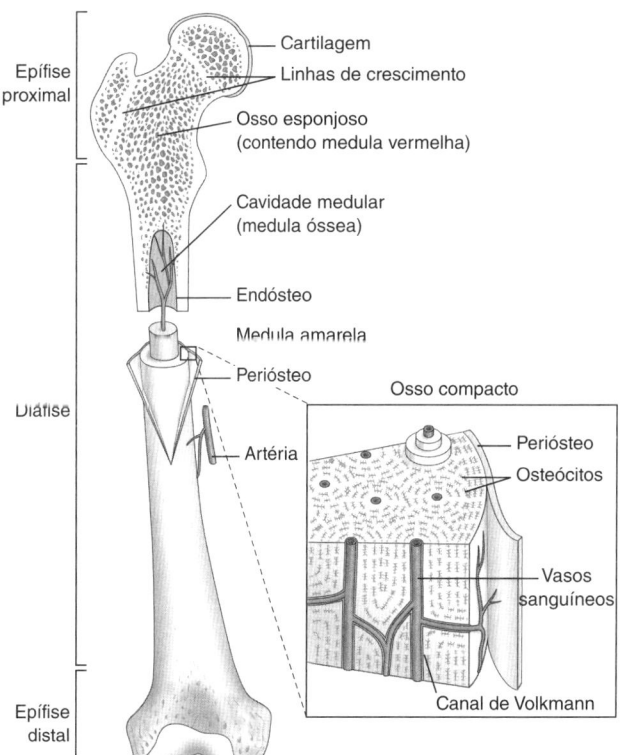

Figura 35.1 • Estrutura de um osso longo; composição do osso compacto.

O osso é composto de células, matriz proteica e depósitos minerais. As células são de três tipos básicos: osteoblastos, osteócitos e osteoclastos. Os **osteoblastos** atuam na formação óssea por meio da secreção de matriz óssea. A matriz é composta de colágeno e substâncias de suporte (glicoproteínas e proteoglicanos), que fornecem uma estrutura na qual os sais minerais inorgânicos são depositados. Esses minerais são compostos principalmente de cálcio e fósforo. Os **osteócitos** são células de osso maduro envolvidas na manutenção do osso; estão localizados nas lacunas (unidades da matriz óssea). Os **osteoclastos**, localizados nas rasas lacunas de Howship (pequenas cavidades nos ossos), são células multinucleadas envolvidas em dissolução e reabsorção ósseas. A unidade funcional microscópica do osso cortical maduro é o **osteon**, ou sistema de Havers. O centro do osteon – o canal haversiano – contém um capilar. Em torno do capilar, estão círculos de matriz de osso mineralizado, chamados **lamelas**. Nas lamelas, existem lacunas que contêm os osteócitos, os quais são nutridos por minúsculas estruturas, chamadas de *canalículos*, que se comunicam com os vasos sanguíneos adjacentes no sistema de Havers. As lacunas no osso esponjoso estão dispostas em camadas em uma estrutura reticular irregular, conhecida como **trabéculas**. A medula óssea vermelha preenche a estrutura reticular. Os capilares nutrem os osteócitos localizados nas lacunas (Norris, 2019).

Uma membrana densa e fibrosa, conhecida como **periósteo**, recobre o osso. Essa estrutura membranosa nutre o osso e facilita seu crescimento. O periósteo contém nervos, vasos sanguíneos e vasos linfáticos. Além disso, possibilita a inserção de tendões e ligamentos (Norris, 2019).

O **endósteo** é uma membrana vascularizada fina que recobre a cavidade medular dos ossos longos e os espaços no osso esponjoso. Os osteoclastos, que dissolvem a matriz óssea para manter a cavidade medular, estão localizados perto do endósteo, nas lacunas de Howship (Norris, 2019).

A medula óssea é um tecido vascularizado localizado na cavidade medular (diáfise) dos ossos longos e em ossos planos. A medula óssea vermelha, localizada principalmente no esterno, no ílio, nas vértebras e nas costelas dos adultos, é responsável pela produção de hemácias, leucócitos e plaquetas em um processo conhecido como *hematopoese*. Nos adultos, o osso longo é preenchido por medula amarela gordurosa (Norris, 2019).

O tecido ósseo é bem vascularizado. O osso esponjoso recebe um rico suprimento de sangue por meio dos vasos metafisários e epifisários. Os vasos do periósteo levam sangue ao osso compacto por meio dos minúsculos canais de Volkmann. Além disso, as artérias nutrícias penetram no periósteo e entram na cavidade medular por meio dos forames. As artérias fornecem sangue para a medula óssea e para os ossos. O sistema venoso pode acompanhar as artérias ou pode emergir de modo independente (Norris, 2019).

Formação óssea

A **osteogênese** (formação óssea) começa antes do nascimento. A **ossificação** é o processo pelo qual a matriz óssea é formada e os cristais minerais rígidos compostos de cálcio e fósforo (p. ex., hidroxiapatitas) são ligados às fibras colágenas. Esses componentes minerais conferem ao osso a sua força característica; já o colágeno proteico concede sua resiliência (Norris, 2019).

Manutenção óssea

O osso é um tecido dinâmico em constante estado de remodelação. Ao longo da vida, ocorre um processo conhecido como **remodelação** óssea, em que o osso velho é removido e o osso novo é adicionado ao esqueleto (formação). Durante a infância e a adolescência, adiciona-se osso novo mais rapidamente do que o velho é removido; portanto, os ossos tornam-se maiores, mais pesados e mais densos. Isso continua até o pico de massa óssea ser alcançado, geralmente por volta dos 20 anos. A remodelação mantém a estrutura e a função ósseas por meio de reabsorção e osteogênese simultâneas; como resultado, o volume de todo o esqueleto é completamente renovado a cada 10 anos (Norris, 2019).

O equilíbrio entre **reabsorção** (remoção ou destruição) e formação ósseas é influenciado por estes fatores: atividade física; ingestão de determinados nutrientes, especialmente cálcio; e vários hormônios, incluindo o calcitriol (*i. e.*, vitamina D ativada), o paratormônio (PTH), a calcitonina, os hormônios tireóideos, o cortisol, o hormônio do crescimento (GH, do inglês *growth hormone*) e os hormônios sexuais estrogênio e testosterona (Norris, 2019).

A atividade física, sobretudo as atividades com sustentação de peso, atua estimulando a formação e a remodelação ósseas. Os ossos submetidos à sustentação de peso continuada tendem a ser grossos e fortes. Em contrapartida, pessoas incapazes de participar de atividades regulares envolvendo sustentação de peso, como aquelas em repouso prolongado no leito ou com alguma incapacidade física, têm aumento da reabsorção óssea pela perda de cálcio, e seus ossos tornam-se **osteopênicos** (reduzidos em termos de massa) e fracos. Esses ossos "enfraquecidos" fraturam com facilidade (Meiner & Yeager, 2019).

Bons hábitos alimentares são essenciais para a saúde óssea. O consumo diário de cerca de 1.000 a 1.200 mg de cálcio é essencial para a manutenção da massa óssea em adultos. Leite desnatado, iogurte e queijo são fontes de cálcio de qualidade. Alimentos com adição de cálcio, como suco de laranja, cereais e pães, também são benéficos (NIH, 2019a). A vitamina D também desempenha um papel importante na absorção de cálcio e na saúde dos ossos. Os adultos jovens precisam de uma dose diária de vitamina D de 600 UI, ao passo que os adultos com idade igual ou superior a 50 anos precisam de 800 a 1.000 UI ao dia para garantir a boa saúde dos ossos (NIH, 2019b). As fontes dietéticas de vitamina D incluem leite e cereais enriquecidos com vitamina D, gema de ovo, peixes de água salgada e fígado.

Diversos hormônios são essenciais para garantir que o cálcio seja adequadamente absorvido e esteja disponível para a mineralização óssea e a formação de matriz. O calcitriol atua aumentando a quantidade de cálcio no sangue, promovendo a absorção de cálcio desde o sistema digestório. Também facilita a mineralização do tecido osteoide. A deficiência de vitamina D resulta em déficit de mineralização óssea, deformidades e fraturas (Norris, 2019).

O PTH e a calcitonina são os principais reguladores hormonais da homeostasia do cálcio. O PTH regula a concentração de cálcio no sangue, em parte por meio da promoção do movimento de cálcio desde o osso. Em resposta aos baixos níveis de cálcio no sangue, níveis aumentados de PTH induzem a mobilização de cálcio, a desmineralização do osso e a formação de cistos ósseos. A calcitonina, secretada pela glândula tireoide em resposta a níveis elevados de cálcio no sangue, inibe a reabsorção óssea e aumenta o depósito de cálcio nos ossos (Norris, 2019).

Os hormônios tireóideos e o cortisol exercem vários efeitos sistêmicos, com efeitos específicos sobre os ossos. A produção excessiva de hormônios tireóideos em adultos (p. ex., doença de Graves) pode resultar em aumento da reabsorção óssea e redução da formação óssea. Os níveis aumentados de cortisol têm os mesmos efeitos. Os pacientes que receberam cortisol sintético ou corticosteroides (p. ex., prednisona) por tempo prolongado estão em maior risco de osteopenia e fraturas induzidas por esteroides.

O GH tem efeitos diretos e indiretos sobre o crescimento e a remodelação do esqueleto. Ele estimula o fígado e, em menor grau, os ossos a produzirem o fator de crescimento semelhante à insulina tipo 1 (IGF-I), que acelera a modelação óssea em crianças e adolescentes. O hormônio do crescimento também estimula diretamente o crescimento do esqueleto em crianças e adolescentes. Acredita-se que os baixos níveis do GH e de IGF-I que ocorrem com o envelhecimento possam ser parcialmente responsáveis pela redução na formação de osso e pela osteopenia resultante (Norris, 2019).

Os hormônios sexuais testosterona e estrogênio têm importantes efeitos sobre a remodelação óssea. O estrogênio estimula os osteoblastos e inibe os osteoclastos; por conseguinte, a formação óssea é melhorada, e a reabsorção, inibida. A testosterona tem efeitos diretos e indiretos sobre a formação e o crescimento ósseos. Causa diretamente o crescimento do esqueleto na adolescência e tem efeitos sobre o crescimento do músculo esquelético durante toda a vida. O aumento da massa muscular resulta em maior tensão de sustentação de peso no osso, resultando em aumento da formação óssea. Além disso, a testosterona converte-se em estrogênio no tecido adiposo, proporcionando uma fonte adicional de estrogênio preservador de osso em homens em envelhecimento (Kennedy-Malone, Martin-Plank & Duffy, 2019).

Durante o processo de remodelação óssea, os osteoblastos produzem um receptor para o ligante do receptor do fator nuclear kappa B (RANKL) que se liga ao receptor ativador do fator nuclear kappa B (RANK) existente nas membranas das células precursoras de osteoclastos, fazendo com que estas se diferenciem e amadureçam em osteoclastos, o que causa a reabsorção óssea. Por outro lado, os osteoblastos podem produzir osteoprotegerina (OPG), que bloqueia os efeitos do RANKL, interrompendo, assim, o processo de reabsorção óssea. As células T, que podem ser ativadas como resultado do processo inflamatório, também podem produzir RANKL, sobrepujando os efeitos da OPG e levando à reabsorção óssea continuada durante períodos de estresse e lesões, que podem resultar em perda de matriz óssea e fraturas (Takeno, Kanazawa, Notsu et al., 2018).

A irrigação sanguínea para o osso também afeta a formação óssea. Com a irrigação sanguínea diminuída ou hiperemia (congestão), a osteogênese e a densidade óssea diminuem. Ocorre necrose óssea quando o osso é privado de sangue (Norris, 2019).

Consolidação óssea

A maior parte das fraturas se consolida por meio de uma combinação de processos de ossificação intramembranosos e endocondrais. Quando um osso é fraturado, ele começa um processo de consolidação para restabelecer a continuidade e a força. Os fragmentos ósseos não são unidos com o tecido cicatricial; em vez disso, o osso regenera-se.

A consolidação da fratura ocorre: na medula óssea, onde as células endoteliais rapidamente se diferenciam em osteoblastos; no córtex ósseo, onde novos osteons são formados; no periósteo, onde um **calo** duro (tecido fibroso) é formado por meio da ossificação intramembranosa periférica à fratura e onde é formada cartilagem por meio da ossificação endocondral adjacente ao local da fratura; e nos tecidos moles adjacentes, onde se forma uma ponte de calo, que dá estabilidade aos ossos fraturados (Norris, 2019).

Quando ocorre uma fratura, a resposta do organismo é semelhante à de qualquer parte do corpo após uma lesão. A consolidação de uma fratura simples ocorre essencialmente em quatro estágios. Esses estágios são (Norris, 2019):

Estágio I: a *formação do hematoma* ocorre durante o primeiro e o segundo dias após a fratura. Ocorrem sangramento para o tecido ferido e vasoconstrição local, e um hematoma forma-se no local da fratura. São liberadas citocinas, iniciando o processo de consolidação da fratura ao fazer com que células conhecidas como fibroblastos proliferem, o que, por sua vez, faz com que ocorra angiogênese (i. e., o crescimento de novos vasos sanguíneos). O tecido de granulação começa a formar-se dentro do coágulo e torna-se denso. Ao mesmo tempo, plaquetas e células inflamatórias desgranuladas liberam fator de crescimento, que estimula a geração de osteoclastos e osteoblastos.

Estágio II: a *fase inflamatória* ocorre com a formação de tecido de granulação. Fibroblastos e osteoblastos migram para o local da fratura e começam a reconstrução óssea. Os fibroblastos produzem um calo mole fibrocartilaginoso que conecta os fragmentos ósseos. Embora o reparo tecidual atinja sua circunferência máxima até o fim da segunda ou terceira semana, não é forte o suficiente para sustentar peso.

Estágio III: a *fase reparadora* começa, em geral, durante a terceira ou quarta semana de consolidação da fratura e continua até ocorrer a fixação óssea. Durante esse estágio, o osso maduro substitui gradualmente o calo fibrocartilaginoso, e o excesso de calo é reabsorvido aos poucos pelos osteoclastos; além disso, o local da fratura parece imóvel e tem aspecto alinhado nas radiografias. Nesse momento, é geralmente seguro retirar o aparelho gessado ou a imobilização, se existente.

Estágio IV: a *remodelação* ocorre quando o osso necrótico é removido pelos osteoclastos. Osso compacto substitui osso esponjoso na periferia da fratura. Embora a estrutura final do osso remodelado se assemelhe à do osso intacto original, uma área mais espessa pode permanecer na superfície do osso após a consolidação. A remodelação pode levar meses a anos, dependendo da extensão da modificação óssea necessária, da função do osso e dos estresses funcionais sobre o osso.

Utilizam-se radiografias seriadas para monitorar o progresso da consolidação óssea. O tipo de osso fraturado, a adequação da irrigação sanguínea, o estado dos fragmentos da fratura, a imobilidade do local da fratura e a idade e saúde geral da pessoa influenciam a taxa de consolidação da fratura. A imobilização adequada é essencial até que haja evidências radiográficas de formação óssea com ossificação (Norris, 2019).

Quando as fraturas são tratadas com técnicas de fixação interna ou externa, os fragmentos ósseos podem ficar em contato direto. A consolidação óssea primária ocorre por meio da remodelação do osso cortical (haversiano). Desenvolve-se pouco ou nenhum calo cartilaginoso. O osso imaturo se desenvolve a partir do endósteo. Há uma intensa regeneração de novos osteons, que se desenvolvem na linha de fratura por um processo semelhante ao da manutenção óssea normal. Obtém-se resistência à fratura quando novos osteons se estabelecem (Norris, 2019).

Estrutura e função do sistema articular

A junção de dois ou mais ossos é chamada **articulação**. São três os tipos básicos de articulação, a saber: sinartrodiais, anfiartrodiais e diartrodiais. As articulações sinartrodiais, também conhecidas como articulações fibrosas, são imóveis por causa da banda de tecido fibroso (p. ex., suturas do crânio). As articulações anfiartrodiais, também conhecidas como articulações cartilaginosas, possibilitam um movimento limitado (p. ex., articulações vertebrais e sínfise púbica). Articulações diartrodiais, também conhecidas como articulações sinoviais, são articulações livremente móveis (Figura 35.2).

Há vários tipos de articulações diartrodiais:

- As *articulações elipsóideas* (p. ex., quadril e ombro) possibilitam total liberdade de movimento
- As *articulações em gínglimo* possibilitam dobrar em apenas uma direção, flexão ou extensão (p. ex., cotovelo e joelho)
- As *articulações selares* possibilitam o movimento em dois planos em ângulos retos entre si. A articulação da base do polegar é uma articulação selar, biaxial
- As *articulações trocóideas* possibilitam que um osso se mova em torno de um eixo central, sem deslocamento. Um exemplo de uma articulação trocóidea é a articulação entre o rádio e a ulna, que possibilita a rotação para atividades como girar a maçaneta de uma porta
- As *articulações deslizantes* possibilitam movimento limitado em todas as direções e são representadas pelas articulações dos ossos do carpo no punho.

As extremidades dos ossos articulantes de uma articulação móvel típica são recobertas por cartilagem hialina lisa. Uma bainha fibrosa rígida, chamada de **cápsula articular**, circunda os ossos que se articulam. A cápsula é revestida por uma membrana, a **membrana sinovial**, que secreta um líquido sinovial lubrificante e absorve impactos na cápsula articular. Por conseguinte, as superfícies do osso não estão em contato direto. Em algumas articulações sinoviais (p. ex., joelho), discos de fibrocartilagem (p. ex., menisco medial) estão localizados entre as superfícies da cartilagem articular. Esses discos proporcionam absorção de impacto (Bickley, 2017).

Os **ligamentos** (feixes de fibras colágenas em forma de cordão) ligam os ossos que se articulam entre si. Os **tendões** são cordões de tecido fibroso que conectam o músculo ao osso. Os ligamentos e os tendões, que passam sobre a articulação, fornecem estabilidade articular. Em algumas articulações, os ligamentos interósseos (p. ex., ligamentos cruzados do joelho) encontram-se no interior da cápsula e adicionam estabilidade anterior e posterior à articulação. Os ligamentos são flexíveis o suficiente para possibilitar o movimento das articulações; no entanto, podem se lacerar, em vez de esticar, se forem submetidos a estresse excessivo (Norris, 2019).

A **bolsa** é um saco cheio de líquido sinovial que amortece o movimento dos tendões, ligamentos e ossos sobre os ossos e outras estruturas articulares. As bolsas podem ser encontradas nas articulações do cotovelo, ombro, quadril e joelho. Podem se tornar inflamadas, causando desconforto, tumefação e limitação do movimento nessa área.

Estrutura e função do sistema musculoesquelético

Os músculos estão ligados por tendões aos ossos, ao tecido conjuntivo, a outros músculos, aos tecidos moles ou à pele. Os músculos do corpo são compostos de grupos paralelos de células musculares (fascículos) envoltos em um tecido fibroso, chamado de **fáscia** (epimísio). Quanto mais fascículos houver em um músculo, mais precisos serão seus movimentos. Os músculos variam em forma e volume, de acordo com as atividades pelas quais são responsáveis. Os músculos esqueléticos (estriados) estão envolvidos no movimento do corpo, na postura e nas funções de produção de calor. Os músculos se contraem para trazer os dois pontos de inserção mais próximos, resultando no movimento (Norris, 2019).

Contração do músculo esquelético

Cada célula muscular (também chamada de fibra muscular) contém miofibrilas, que, por sua vez, são compostas de vários sarcômeros – a verdadeira unidade contrátil do músculo esquelético. Os sarcômeros contêm filamentos de miosina espessos e de actina finos.

As células musculares se contraem em resposta à estimulação elétrica emitida por uma célula nervosa eferente na placa motora terminal. Quando estimuladas, as células musculares despolarizam-se e produzem um potencial de ação de modo semelhante ao descrito para as células nervosas. Esses potenciais se propagam ao longo da membrana da célula muscular e levam à liberação de íons cálcio, que são armazenados em uma organela especializada denominada *retículo sarcoplasmático*. Quando há aumento local na concentração de íons cálcio, os filamentos de actina e miosina deslizam um sobre o outro. Pouco depois de a membrana da célula muscular ser despolarizada, ela recupera sua tensão de membrana de repouso. O cálcio é rapidamente removido dos sarcômeros pelo reacúmulo ativo no retículo sarcoplasmático. Quando a concentração de cálcio no sarcômero diminui, os filamentos de actina e miosina deixam de interagir, e os sarcômeros retornam ao seu comprimento de repouso original (relaxamento). A actina e a miosina não interagem na ausência de cálcio (Norris, 2019).

A contração das fibras musculares pode resultar em contração muscular isotônica ou isométrica. Na contração isométrica, o comprimento do músculo permanece constante, mas a força produzida pelos músculos é aumentada; um exemplo é empurrar contra uma parede imóvel. A **contração isotônica** é caracterizada pelo encurtamento do músculo sem aumento de tensão em seu interior; um exemplo é a flexão do braço. Em atividades normais, muitos movimentos musculares são uma combinação de contrações isométrica e isotônica. Por exemplo, durante a caminhada, a contração isotônica resulta em encurtamento da perna, e a contração isométrica faz a perna rígida empurrar contra o chão.

Consome-se energia durante a contração muscular e o relaxamento. A principal fonte de energia para as células

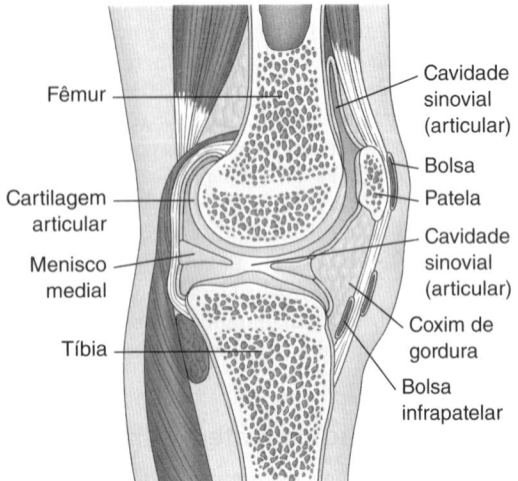

Figura 35.2 • Articulação em gínglimo do joelho.

musculares é o trifosfato de adenosina (ATP), que é produzido por meio do metabolismo celular oxidativo. Em baixos níveis de atividade (*i. e.*, em atividades sedentárias), o músculo esquelético sintetiza o ATP pela oxidação de glicose em água e dióxido de carbono. Durante períodos de atividade extenuante, quando uma quantidade suficiente de oxigênio pode não estar disponível, a glicose é metabolizada principalmente em ácido láctico, um processo ineficiente em comparação ao das vias oxidativas. O glicogênio muscular armazenado é usado para fornecer glicose durante os períodos de atividade. Acredita-se que a fadiga muscular seja causada por depleção de glicogênio e acúmulo de ácido láctico. Como resultado, o ciclo de contração e relaxamento muscular não pode ser continuado (Norris, 2019).

Durante a contração muscular, a energia liberada pelo ATP não é totalmente utilizada. O excesso de energia é dissipado sob a forma de calor. Durante a contração isométrica, quase toda a energia é liberada na forma de calor; durante a contração isotônica, parte da energia é gasta no trabalho mecânico. Em algumas situações (*i. e.*, tremores), a necessidade de produzir calor é o principal estímulo para a contração muscular.

A velocidade da contração muscular é variável. A mioglobina é um pigmento proteico semelhante à hemoglobina presente nas células musculares estriadas; é responsável pelo transporte de oxigênio. Observou-se que os músculos que contêm grandes quantidades de mioglobina (músculos vermelhos) se contraem lentamente e com força (p. ex., músculos respiratórios e posturais). Os músculos que contêm pouca mioglobina (músculos brancos) se contraem rapidamente (p. ex., músculos extraoculares). A maior parte dos músculos contém tanto fibras musculares vermelhas quanto brancas (Norris, 2019).

Tônus muscular

O **tônus** muscular (tonicidade) é produzido por meio da manutenção de algumas das fibras musculares em um estado contraído. Os fusos musculares, que são os órgãos sensoriais nos músculos, monitoram o tônus muscular. O tônus muscular é mínimo durante o sono e aumenta quando a pessoa está ansiosa. Um músculo que é mole e sem tônus é descrito como **flácido**; um músculo com tônus maior que o normal é descrito como **espástico**. Normalmente, as lesões do neurônio motor superior produzem aumento do tônus, enquanto as lesões do neurônio motor inferior produzem sua diminuição. Por exemplo, em condições caracterizadas pela destruição do neurônio motor superior (p. ex., paralisia cerebral), o músculo torna-se hipertônico e os reflexos tornam-se hiperativos. Em contrapartida, em condições caracterizadas pela destruição do neurônio motor inferior (p. ex., distrofia muscular), o músculo desnervado torna-se **atônico** (mole e flácido) e com atrofias (Norris, 2019). Ver comparação da função dos neurônios motores superior e inferior no Capítulo 60, Tabela 60.4.

Ações musculares

A contração muscular produz movimento. O corpo é capaz de executar uma grande variedade de movimentos, como resultado da coordenação dos grupos musculares (Figura 35.3). O motor primário é o músculo que faz determinado movimento. Os músculos que ajudam o motor primário são conhecidos como sinérgicos. Os músculos que provocam o movimento oposto ao do motor primário são conhecidos como antagonistas. Um antagonista deve relaxar para possibilitar que o motor primário se contraia, produzindo o movimento. Por exemplo, quando o bíceps braquial se contrai, ele causa a flexão da articulação do cotovelo; no caso, o bíceps braquial é o motor primário, e o tríceps braquial, o antagonista. Uma pessoa com paralisia muscular (*i. e.*, perda de movimento) pode ser capaz de retreinar o funcionamento dos músculos dentro do grupo sinérgico para produzir o movimento necessário. Os músculos do grupo sinérgico se tornam, então, os motores primários (Norris, 2019).

Exercício, desuso e reparação

Os músculos precisam de exercício para manter sua função e força. Quando um músculo repetidamente desenvolve tensão máxima ou próxima da máxima durante um longo período, como em um programa de treinamento regular de musculação, a área de seção transversa do músculo aumenta. Esse alargamento, conhecido como **hipertrofia**, resulta do aumento no tamanho das fibras musculares individuais, sem elevar sua quantidade. A hipertrofia persiste apenas se o exercício for continuado. O fenômeno oposto ocorre com o desuso muscular durante um período prolongado. A idade e o desuso causam perda da função muscular conforme o tecido fibroso substitui o tecido muscular contrátil. A diminuição no volume do músculo é chamada de **atrofia**. O repouso no leito e a imobilidade causam perda de massa e força muscular. Quando a imobilidade é decorrente de uma modalidade de tratamento (p. ex., uso de aparelho gessado, tração ou repouso no leito), o paciente pode diminuir os efeitos da imobilidade com exercícios isométricos dos músculos da parte imobilizada. Os exercícios de contração do quadríceps femoral (contrair os músculos da coxa) e os exercícios de glúteos (contrair os músculos das nádegas) ajudam a manter os grupos musculares maiores, que são importantes na deambulação. Os exercícios ativos e com resistência de pesos nas partes não lesionadas do corpo mantêm a força muscular. Quando os músculos são feridos, eles precisam de repouso e imobilização até que ocorra a reparação dos tecidos. O músculo cicatrizado precisa, então, de exercícios progressivos para retomar sua força e capacidade funcional de antes da lesão.

Considerações gerontológicas

Diversas mudanças no sistema musculoesquelético ocorrem com o envelhecimento (Tabela 35.1) e trazem queixas de dor e limitações articulares. Há perda de altura em decorrência da osteoporose (perda óssea excessiva anormal), hipercifose torácica (aumento da curvatura para a frente da parte torácica da coluna vertebral), discos intervertebrais adelgaçados, corpos vertebrais compactados e flexão dos joelhos e dos quadris. Múltiplas alterações metabólicas, incluindo a privação de estrogênio na menopausa e a diminuição da atividade, contribuem para a osteoporose (National Osteoporosis Foundation [NOF], 2019). As mulheres perdem mais massa óssea que os homens. Além disso, os ossos mudam de forma e têm redução em sua força. As fraturas são comuns. As estruturas de colágeno são menos capazes de absorver energia. O aumento da inatividade, a estimulação neuronal diminuída e as deficiências nutricionais contribuem para a perda de força muscular. Além disso, os problemas musculoesqueléticos remotos que o paciente compensou podem se tornar novamente problemas com as mudanças relacionadas com a idade. Por exemplo, as pessoas que tiveram poliomielite e que têm sido capazes de viver normalmente usando grupos musculares sinérgicos podem descobrir um aumento na incapacidade em decorrência de redução na capacidade compensatória. Os idosos podem sofrer de distúrbios musculoesqueléticos crônicos que limitam a mobilidade e interferem em sua capacidade de realizar o autocuidado. Isso pode levar os adultos mais velhos a dependerem

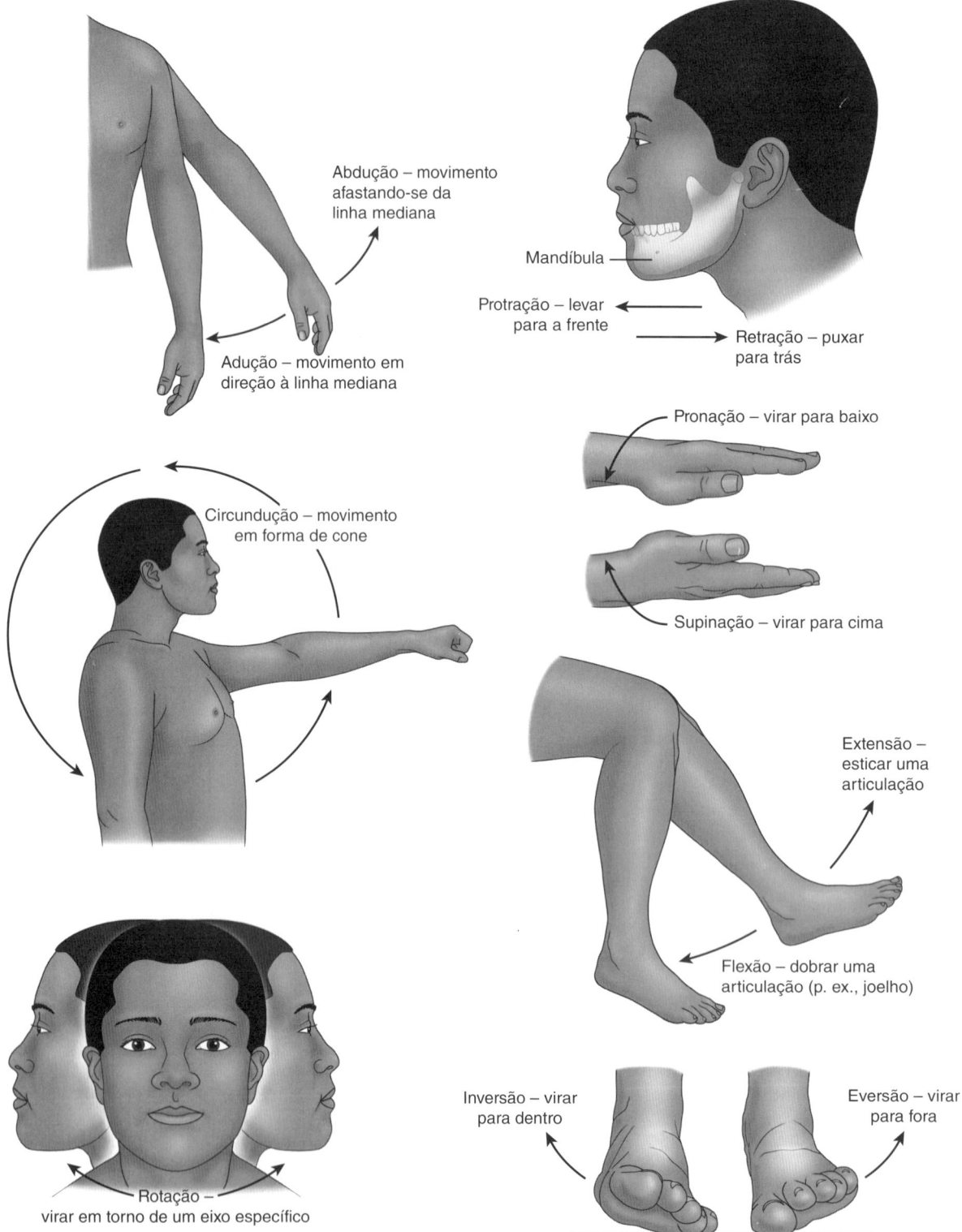

Figura 35.3 • Movimentos do corpo produzidos pela contração muscular.

TABELA 35.1	Alterações no sistema musculoesquelético relacionadas com a idade.		
Sistema musculoesquelético	Mudanças estruturais	Mudanças funcionais	Achados da anamnese e do exame físico
Ossos	Perda progressiva gradual da massa óssea após os 30 anos Colapso vertebral	Ossos frágeis e propensos à fratura – vértebras, quadril, punho	Perda de altura Alterações posturais Hipercifose torácica Perda da flexibilidade Flexão de quadris e joelhos Dor nas costas Osteoporose Fratura
Músculos	Aumento de colágeno e fibrose resultante Atrofia (diminuição das dimensões) dos músculos; caquexia Tendões menos elásticos	Perda de força e flexibilidade Fraqueza Fadiga Tropeços Quedas	Perda da força Agilidade diminuída Diminuição da resistência Tempo de resposta prolongado (tempo de reação diminuído) Tônus diminuído Base de apoio ampla Histórico de quedas
Articulações	Cartilagem – deterioração progressiva Adelgaçamento dos discos intervertebrais	Rigidez, flexibilidade reduzida e dor interferem nas atividades de vida diária	Amplitude de movimento reduzida Rigidez Perda de altura
Ligamentos	Frouxidão ligamentar (força menor do que o normal; fraqueza)	Anormalidade nas articulações posturais Fraqueza	Dor nas articulações ao movimento; melhora com o repouso Crepitação Edema/tumefação das articulações Osteoartrite (doença articular degenerativa)

dos outros para a realização de suas atividades de vida diária (AVDs); por conseguinte, eles podem sofrer com a perda da independência. Os distúrbios musculoesqueléticos das mãos e dos punhos, em especial, são prevalentes em adultos mais velhos, e a incidência desses distúrbios aumenta com o passar dos anos (Leow, Teo, Low et al., 2019) (ver Perfil de pesquisa de enfermagem, no Boxe 35.1). Apesar das inúmeras alterações no sistema musculoesquelético relacionadas com a idade, os muitos efeitos do envelhecimento podem ser retardados se o corpo for mantido saudável e ativo por meio de comportamentos de estilo de vida positivos (Eliopoulos, 2018).

AVALIAÇÃO

A avaliação de enfermagem do paciente com disfunção musculoesquelética inclui a anamnese e o exame físico, que avaliam os efeitos do distúrbio osteomuscular no paciente.

Anamnese

A história da doença atual constitui um importante aspecto da avaliação musculoesquelética. Os distúrbios musculoesqueléticos podem ser estáveis ou progressivos, caracterizados por períodos assintomáticos, bem como por flutuações dos sintomas. Por conseguinte, a anamnese inclui: detalhes acerca de início, natureza, gravidade, localização, duração e frequência dos sinais e sintomas; queixas associadas; fatores desencadeantes, agravantes e de alívio; evolução, remissão e exacerbação; e presença ou ausência de sintomas semelhantes entre os familiares.

Sintomas comuns

Durante a anamnese e o exame físico, o paciente com um distúrbio osteomuscular pode relatar dor, dor à palpação e sensações alteradas (Weber & Kelley, 2018).

Dor

A maior parte dos pacientes com doenças e condições traumáticas ou distúrbios de músculos, ossos e articulações experimenta dor. A dor óssea normalmente é descrita como difusa, profunda, que é de natureza "chata". Essa dor normalmente não está relacionada com o movimento e pode interferir no sono. A dor muscular é descrita como um incômodo ou dor constante e é chamada de "cãibra muscular". A dor de fratura é uma dor nítida e penetrante, aliviada pela imobilização. A dor aguda também pode resultar de uma infecção óssea com espasmo muscular ou pressão sobre um nervo sensitivo. A dor nas articulações é sentida na articulação ou ao seu redor, e geralmente piora com o movimento (Kennedy-Malone et al., 2019).

O repouso alivia a maior parte da dor musculoesquelética. A dor que piora com a atividade pode indicar uma entorse articular, um estiramento muscular ou uma síndrome de compartimento, ao passo que a dor que aumenta progressivamente aponta para a progressão de um processo infeccioso (osteomielite), um tumor maligno ou complicações neurovasculares. A dor irradiada ocorre em condições em que é exercida pressão sobre uma raiz nervosa (Kennedy-Malone et al., 2019).

Pode ser importante avaliar o momento do dia em que a dor ocorre. Aqueles com dor decorrente de doença reumática inflamatória experimentam piora da dor pela manhã, especialmente ao acordar. A tendinite piora durante a madrugada e melhora na metade do dia, ao passo que a osteoartrite piora à medida que o dia avança (Kennedy-Malone et al., 2019). A dor é variável, e seu manejo e sua avaliação de enfermagem devem ser individualizados.

O enfermeiro avalia a dor do paciente como descrito no Capítulo 9. As perguntas específicas que o enfermeiro deve fazer em relação à dor incluem:

- O corpo está em alinhamento adequado?

> **Boxe 35.1 — PERFIL DE PESQUISA DE ENFERMAGEM**
> **Avaliação das mãos de adultos mais velhos**
>
> Leow, M. Q., Teo, W., Low, T. L. et al. (2019). Hand assessment for elderly people in the community. *Orthopaedic Nursing, 38*(1), 25-30.
>
> **Finalidade**
>
> Distúrbios nas mãos e nos pés são comuns, sobretudo em adultos mais velhos. Esses distúrbios incluem, tipicamente, osteoartrite, dedo em gatilho e síndrome do túnel do carpo. Essas condições podem causar dor significativa, rigidez, dormência e redução da amplitude de movimento no membro acometido. O tratamento precoce alivia os efeitos deletérios desses distúrbios; todavia, o tratamento é incomum até mais tarde, quando há comprometimento das atividades da vida diária (AVDs) do paciente. O propósito desse estudo foi analisar a prevalência dos distúrbios das mãos em adultos mais velhos no ambiente da comunidade.
>
> **Metodologia**
>
> Esse estudo descritivo solicitou a participação de adultos mais velhos que frequentavam um centro comunitário em Singapura. Todos os participantes elegíveis para o estudo desempenhavam de modo independente suas AVDs. Dados demográficos, anamnese sucinta e avaliação das mãos e dos pés, da preensão manual e da força de pinça foram obtidos de todos os participantes. Os questionários preenchidos pelos participantes incluíam o questionário QuickDASH (com 11 itens), uma ferramenta validada psicometricamente para a avaliação da capacidade funcional dos membros superiores, e uma escala numérica de intensidade de dor que avaliava a dor nas mãos e nos punhos. As avaliações foram feitas especificamente em pacientes que apresentavam sintomas associados a osteoartrite, dedo em gatilho e síndrome do túnel do carpo. Cinquenta e cinco adultos mais velhos participaram do estudo.
>
> **Achados**
>
> As idades dos participantes (N = 55) variaram entre 60 e 90 anos, com média de 74 anos. A maioria dos participantes era do sexo feminino (n = 41). Quase um terço dos participantes tinha uma condição nas mãos (n = 17); 11 tinham osteoartrite, 1 tinha dedo em gatilho, 3 tinham síndrome do túnel do carpo e 2 tinham dedo em gatilho e síndrome do túnel do carpo. Os distúrbios nas mãos eram mais prevalentes nas mulheres do que nos homens (39% nas mulheres e 7% nos homens). Dos participantes com distúrbios nas mãos, 34,5% relataram dificuldade em realizar tarefas domésticas, 21,8% tinham dificuldade para abrir frascos e 21,8% relataram dificuldade em participar de atividades recreativas que exigissem força do braço, do ombro ou da mão. O estudo descobriu que os participantes que tinham achados anormais na avaliação das mãos só procuraram assistência médica quando houve comprometimento do desempenho das AVDs.
>
> **Implicações para a enfermagem**
>
> Os achados do estudo sugerem que os distúrbios nas mãos e nos punhos são realmente comuns nos adultos mais velhos que vivem na comunidade; contudo, a maioria dos participantes no estudo não tinha procurado anteriormente tratamento médico para seus distúrbios. Os enfermeiros elaboraram programas de rastreamento de distúrbios das mãos e dos punhos em adultos mais velhos com as ferramentas utilizadas nesse estudo. O rastreamento de adultos mais velhos para detectar os distúrbios das mãos e dos punhos em um estágio inicial pode resultar em tratamento oportuno e efetivo que consiga preservar a função e ajudar os adultos mais velhos a manter a independência nas AVDs.

- As articulações são simétricas ou há presença de deformidades ósseas?
- Existe inflamação ou artrite, tumefação, calor, sensibilidade ou vermelhidão?
- Há pressão por tração, roupa de cama, aparelho gessado ou outras aparelhagens?
- Existe tensão na pele em um local de pino?

A dor e o desconforto do paciente devem ser controlados com sucesso. A dor não só é cansativa, mas também, se prolongada, pode forçar o paciente a se tornar cada vez mais retraído e dependente dos outros enquanto o distúrbio osteomuscular perdura.

Sensações alteradas

Os distúrbios sensoriais frequentemente estão associados a problemas musculoesqueléticos. O paciente pode descrever **parestesias**, que são sensações de queimação, formigamento ou dormência, as quais podem ser causadas pela pressão sobre nervos ou pela insuficiência circulatória. A tumefação dos tecidos moles ou o traumatismo direto dessas estruturas podem prejudicar a sua função. O enfermeiro deve avaliar o estado neurovascular da área musculoesquelética envolvida.

As perguntas que o enfermeiro deve fazer sobre as sensações alteradas incluem:

- O paciente experimenta sensações anormais, como queimação, formigamento ou dormência?
- Se a sensação anormal envolve um membro, como ela se compara à correspondente no membro não afetado?
- Quando a condição começou? Está piorando?
- O paciente também tem dor? (Se o paciente tem dor, devem-se realizar em seguida as perguntas e avaliações para a dor discutidas anteriormente.)

Antecedentes de saúde, sociais e familiares

Ao avaliar o sistema musculoesquelético, o enfermeiro deve coletar dados pertinentes para incluir na anamnese do paciente, como ocupação (p. ex., o trabalho do paciente exige esforço físico ou carregar objetos pesados?), padrões de exercício, etilismo, tabagismo e ingestão dietética (p. ex., cálcio, vitamina D). As condições de saúde concomitantes (p. ex., diabetes melito, cardiopatia, doença pulmonar obstrutiva crônica, infecção e deficiência preexistente) e problemas afins (p. ex., anormalidades familiares ou genéticas; Boxe 35.2) precisam ser considerados ao se desenvolver e implementar o plano de cuidados. Também deve ser incluída qualquer história prévia de traumatismo ou lesão do sistema musculoesquelético ou histórico de quedas (Weber & Kelley, 2018).

Ferramenta de Avaliação do Risco de Fratura (FRAX®)

A Ferramenta de Avaliação do Risco de Fratura (FRAX®) foi criada em 2008 por uma força-tarefa subvencionada pela Organização Mundial da Saúde (OMS). É uma ferramenta para prever o risco em 10 anos de um paciente sofrer uma fratura de colo de fêmur ou de outro osso importante, como vértebras, ulna, rádio ou clavícula/úmero (NOF, 2019). A ferramenta pode ser acessada *online* e calcula automaticamente as chances de o paciente sofrer fratura. Os dados incluídos são riscos validados de fratura e incluem:

- Idade (o risco aumenta com o envelhecimento)
- Sexo (o risco é maior nas mulheres)

> **Boxe 35.2 — GENÉTICA NA PRÁTICA DE ENFERMAGEM**
>
> **Distúrbios osteomusculares**
>
> Os distúrbios musculoesqueléticos têm manifestações diferentes e tendem a aparecer em épocas distintas ao longo da vida. É preciso levar em consideração outros distúrbios genéticos que comprometam o sistema musculoesquelético. Alguns exemplos de distúrbios musculoesqueléticos genéticos hereditários são apresentados a seguir.
>
> Herança autossômica dominante:
>
> - Acondroplasia
> - Osteogênese imperfeita
> - Polidactilia
> - Síndrome de van der Woude
> - Síndrome unha-patela.
>
> Autossômica recessiva:
>
> - Doença de Tay Sachs.
>
> Formas de distrofia muscular:
>
> - Distrofia muscular congênita
> - Distrofia muscular das cinturas escapular e pélvica (formas autossômica dominante e autossômica recessiva)
> - Distrofia muscular de Becker
> - Distrofia muscular de Duchenne (ligada ao X)
> - Distrofia muscular de Emery-Dreyfuss (ligada ao X)
> - Distrofia muscular distal
> - Distrofia muscular facioescapuloumeral (distúrbio autossômico dominante).
>
> Outros distúrbios genéticos que afetam o sistema musculoesquelético:
>
> - Esclerose lateral amiotrófica (transtorno neurológico)
> - Espinha bífida (transtorno neurológico)
> - Síndrome de Ehlers-Danlos (distúrbio do tecido conjuntivo)
> - Síndrome de Marfan (distúrbio do tecido conjuntivo)
> - Síndrome de Stickler (distúrbio do tecido conjuntivo).
>
> **Avaliações de enfermagem**
>
> Ver Capítulo 4, Boxe 4.2, para Genética na prática de enfermagem: aspectos genéticos da avaliação de saúde.
>
> **Avaliação da história familiar relacionada com os distúrbios musculoesqueléticos genéticos**
>
> - Avaliar se há outros familiares afetados de modo similar nas últimas três gerações
> - Avaliar a presença de outras doenças genéticas relacionadas (p. ex., condições hematológicas, cardíacas, tegumentares)
> - Determinar a idade de início (p. ex., fraturas presentes ao nascimento, como osteogênese imperfeita, luxação de quadril presente ao nascimento na DDH ou osteoporose de início precoce).
>
> **Avaliação do paciente específica aos distúrbios musculoesqueléticos genéticos**
>
> - Avaliar a estatura para fins de rastreamento gerais (uma estatura excepcionalmente baixa pode estar relacionada com acondroplasia; uma estatura anormalmente alta pode estar relacionada com a síndrome de Marfan)
> - Avaliar se há achados esqueléticos específicos da doença (p. ex., tórax em funil, escoliose, dedos longos [síndrome de Marfan], osteoartrite de quadril ou marcha anserina)
> - Os achados na avaliação que poderiam indicar um distúrbio musculoesquelético genético incluem:
>   - Dor óssea
>   - Mãos ou pés com tamanho aumentado
>   - Altura excessiva, baixa estatura ou redução da altura
>   - Pés planos ou arco plantar acentuado
>   - Frequência de lesões relacionadas com os ossos ou fraturas inexplicadas
>   - Hipermobilidade articular
>   - Circunferência craniana grande ou pequena
>   - Protrusão da mandíbula ou da testa
>   - Alterações inexplicáveis do tônus muscular (hipotonia).
>
> **Recursos sobre a genética**
>
> The National Osteoporosis Foundation, www.nof.org.
> NIH Osteoporosis and Related Bone Diseases National Resource Center, www.niams.nih.gov/Health_Info/Bone.
> Ver, no Capítulo 6, Boxe 6.7, os componentes do aconselhamento genético.

DDH: displasia do desenvolvimento do(s) quadril(is).

- Índice de massa corporal (o risco é mais elevado quando os índices de massa corporal são mais baixos)
- História de fratura prévia
- História parental de fratura de colo de fêmur
- Tabagismo atual (cigarros)
- Uso atual de corticosteroide (p. ex., prednisona)
- História de artrite reumatoide
- Consumo de três ou mais drinques alcoólicos por dia
- História de causas secundárias/riscos de osteoporose, que incluem um dos seguintes itens:
  - Diabetes tipo 1
  - Osteogênese imperfeita
  - Hipertireoidismo não tratado de longa data
  - Hipogonadismo ou menopausa prematura
  - Desnutrição crônica ou síndromes disabsortivas
  - Hepatopatia crônica.

Outro fator de risco validado que pode ser incluído no FRAX® é a densidade mineral óssea, baseada nos resultados da densitometria óssea, se esses resultados forem relacionados com o colo do fêmur (ver discussão adiante). Embora a inclusão dos valores da densidade mineral óssea no FRAX® possibilite um cálculo mais acurado do risco de fratura, ela não é essencial (Bickley, 2017). Portanto, o FRAX® proporciona uma boa estimativa do risco de fratura em pacientes cuja densidade mineral óssea não foi determinada. Entre os pacientes que devem ser avaliados em relação ao risco de fratura de colo de fêmur ou de ossos longos estão homens e mulheres com idade superior a 50 anos, pessoas que sabidamente apresentam baixa densidade mineral óssea e pessoas com causas secundárias/riscos de osteoporose. Ver discussão adicional sobre osteoporose no Capítulo 36.

Avaliação física

O exame do sistema musculoesquelético varia de uma avaliação básica da capacidade funcional a sofisticadas manobras de exame físico que facilitam o diagnóstico de distúrbios ósseos, musculares e articulares específicos. A extensão da avaliação depende das queixas físicas do paciente, da anamnese e dos achados físicos que merecem uma exploração adicional. A avaliação de enfermagem é essencialmente uma avaliação funcional, com foco na capacidade do paciente de realizar as AVDs.

Utilizam-se técnicas de inspeção e palpação para avaliar a postura, a marcha, a integridade óssea, a função articular, bem como a força e o volume musculares do paciente. Além disso, a avaliação do estado da pele e do estado neurovascular é uma parte importante de uma avaliação musculoesquelética completa. O enfermeiro também deve compreender e ser capaz de executar técnicas de avaliação corretas em pacientes com traumatismo musculoesquelético. Quando os sintomas específicos ou achados de disfunção musculoesquelética estiverem aparentes, o enfermeiro documentará cuidadosamente os achados do exame e compartilhará as informações com o médico, que pode decidir se são necessárias uma análise mais extensa e uma investigação diagnóstica.

Postura

A curvatura normal da coluna vertebral é convexa na porção torácica e côncava nas regiões cervical e lombar. As deformidades comuns da coluna vertebral incluem a **hipercifose**, que consiste em aumento da curvatura para a frente da parte torácica da coluna vertebral, o que provoca arqueamento do dorso e resulta em "corcunda". A segunda deformidade da coluna vertebral é chamada de **hiperlordose**, uma curvatura exagerada da região lombar. Uma terceira deformidade é a **escoliose**, que consiste no desvio em curvatura lateral da coluna vertebral (Figura 35.4). A hipercifose pode ocorrer em qualquer idade e pode ser causada por doenças degenerativas da coluna vertebral (p. ex., artrite ou degeneração discal), fraturas relacionadas com a osteoporose e ferimentos ou traumatismos (Meiner & Yeager, 2019). Também pode ser observada em pacientes com outra doença neuromuscular. A hiperlordose pode ocorrer em pessoas de qualquer idade. As causas comuns incluem músculos lombares encurtados, gordura visceral excessiva e gravidez, conforme a mulher ajusta sua postura em resposta às mudanças em seu centro de gravidade. A escoliose pode ser congênita, idiopática (sem causa identificável) ou decorrente de danos aos músculos paravertebrais (p. ex., distrofia muscular).

Durante a inspeção da coluna vertebral, expõem-se as costas, as nádegas e os membros inferiores. O examinador inspeciona as curvaturas da coluna vertebral e a simetria do tronco (vistas posterior e lateral). Em pé atrás do paciente, o examinador observa se há diferença na altura dos ombros ou das cristas ilíacas. A simetria dos ombros e dos quadris, bem como o alinhamento da coluna vertebral, é inspecionada com o paciente em posição ortostática e em flexão anterior de tronco. A escoliose é evidenciada por curvatura lateral anormal da coluna vertebral; os ombros não estão nivelados; a linha da cintura está assimétrica; e evidencia-se escápula proeminente, que é acentuada pela inclinação do tronco para a frente. O examinador deve, então, instruir o paciente a inclinar-se para trás (extensão da coluna vertebral) enquanto o apoia, colocando as mãos sobre sua espinha ilíaca posterior (Weber & Kelley, 2018). Os idosos sofrem perda de altura em decorrência da perda de cartilagem vertebral e fraturas por compressão relacionadas com a osteoporose vertebral. Portanto, a altura do adulto deve ser medida durante cada avaliação de rastreamento de saúde.

Marcha

A marcha é avaliada pedindo-se ao paciente que caminhe se afastando do examinador a uma curta distância. O examinador observa a regularidade e o ritmo da marcha do paciente. Quaisquer movimentos instáveis ou irregulares (frequentemente observados em pacientes idosos) são considerados anormais. O movimento claudicante é mais comumente causado por sustentação de peso dolorosa. Nesse caso, o paciente geralmente consegue identificar a área de desconforto, orientando, assim, um exame mais aprofundado. Se um membro for mais curto que o outro, claudicação também pode ser observada conforme a pelve do paciente cai sobre o lado afetado a cada passo. O joelho deve ser flexionado durante a marcha normal; por conseguinte, o movimento articular limitado pode interromper o padrão regular da marcha. A avaliação do joelho envolve as articulações, os ossos, os ligamentos, os tendões e as cartilagens,

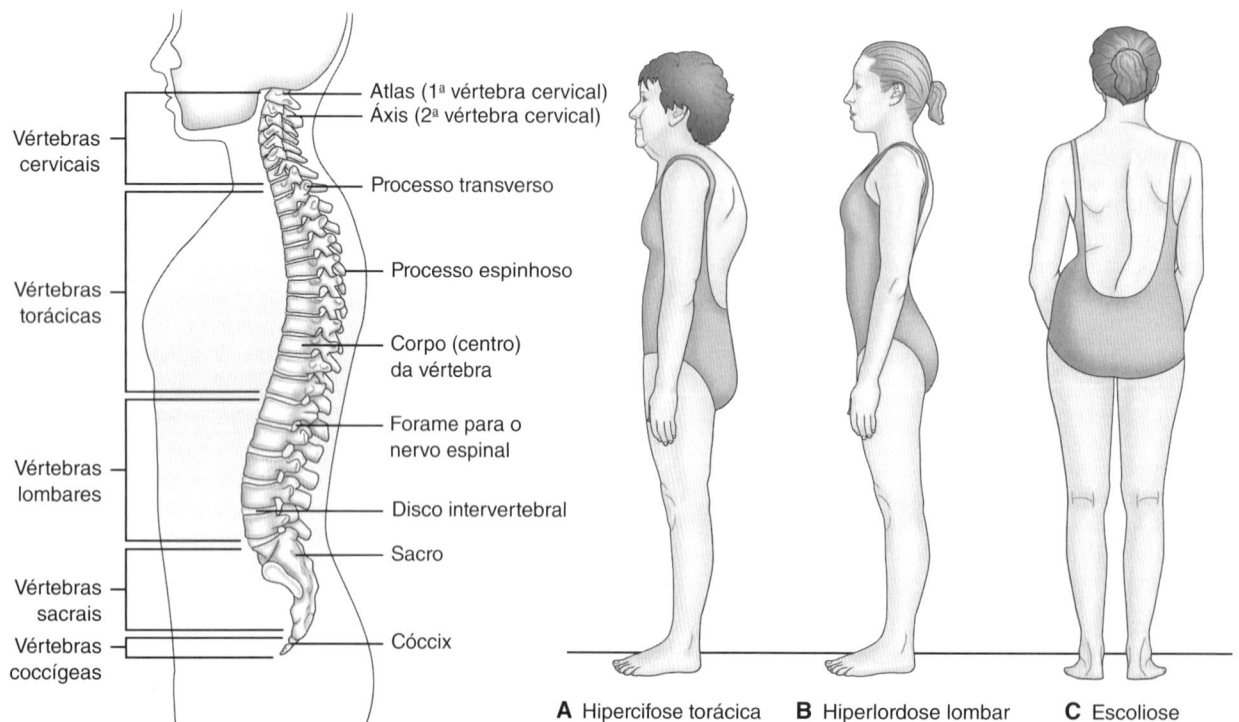

Figura 35.4 • Coluna vertebral normal e três anormalidades. **A.** Hipercifose: aumento da convexidade ou arredondamento da curva torácica da coluna vertebral. **B.** Hiperlordose: exagero da curva da coluna lombar. **C.** Escoliose: curvatura lateral da coluna vertebral.

e pode incluir testes para os ligamentos anteriores e colaterais, ligamentos medial e lateral, bem como menisco medial (Weber & Kelley, 2018). Além disso, várias condições neurológicas estão associadas à marcha anormal, como marcha hemiparética espástica (acidente vascular encefálico), marcha equina (doença do neurônio motor inferior) e marcha festinante (doença de Parkinson).

Integridade óssea

Avaliam-se as deformidades e o alinhamento do esqueleto ósseo. Partes simétricas do corpo, como os membros, são comparadas. Podem ser observados crescimentos ósseos anormais decorrentes de tumores ósseos. Membros encurtados, amputações e partes do corpo que não estão em alinhamento anatômico são notados. Os achados de fratura podem incluir angulação anormal dos ossos longos, movimento em outros pontos além das articulações e **crepitação** (som ou sensação de ralar ou estalar) no ponto de movimento anormal. O movimento dos fragmentos de fratura tem de ser minimizado para evitar lesões adicionais. O enfermeiro deve incluir as seguintes observações (Weber & Kelley, 2018):

- Se a parte afetada for um membro, como é seu aspecto geral em comparação com o membro não afetado?
- O paciente consegue mover a parte afetada? Se um membro estiver envolvido, os dedos das mãos ou dos pés têm sensibilidade e movimento normais (flexão e extensão)? A pele é quente ou fria?
- Qual é a cor da parte distal à área afetada? É pálida? Escura? Manchada? Cianótica?
- Há enchimento capilar rápido? (O enfermeiro comprime delicadamente a unha até ela empalidecer e, em seguida, libera a pressão. Anota-se o tempo que a cor do leito ungueal levou para retornar ao normal. Normalmente a cor é restaurada em 3 segundos. A restauração da coloração é evidência de enchimento capilar.)
- Há pulso arterial palpável distalmente à área afetada? Se essa área for um membro, como está o pulso dela em comparação ao da extremidade não afetada?
- Há edema?
- Há algum dispositivo ou roupa constritiva causando compressão nervosa ou vascular?
- A elevação da parte afetada ou a modificação em sua posição afeta os sintomas?

Função articular

Avalia-se o sistema articular observando-se amplitude de movimento, deformidade, estabilidade, dor à palpação e formação nodular. A amplitude de movimento é examinada ativa (a articulação é movida pelos músculos ao redor da articulação) e passivamente (a articulação é movida pelo examinador). O examinador está familiarizado com a amplitude de movimento normal das grandes articulações. A medição precisa da amplitude de movimento pode ser feita utilizando-se um goniômetro (um transferidor projetado para avaliar o movimento articular) (Bickley, 2017). A amplitude de movimento limitada pode ser decorrente de deformidade óssea, doença articular ou **contratura** (encurtamento das estruturas articulares ao redor) dos músculos circundantes, tendões e cápsula articular. Em pacientes idosos, as limitações na amplitude de movimento associadas à osteoartrite podem reduzir sua capacidade de realizar AVDs (Eliopoulos, 2018).

Se o movimento articular estiver comprometido ou a articulação for dolorosa, a articulação é examinada à procura de **derrame articular** (excesso de líquido dentro da cápsula), tumefação e aumento da temperatura, que podem refletir uma inflamação ativa. Suspeita-se de derrame se a articulação estiver inchada e os marcos ósseos normais estiverem ocultos. O local mais comum de derrame articular é o joelho. Se houver grande volume de líquido nos espaços articulares abaixo da patela, isso pode ser identificado pela avaliação do sinal do balão ou balotamento do joelho (Figura 35.5). Se houver suspeita de inflamação ou líquido em uma articulação, indica-se uma consulta a um especialista (p. ex., ortopedista ou reumatologista).

A deformidade articular pode ser causada por contratura, luxação (separação completa das superfícies articulares), subluxação (separação parcial das superfícies articulares) ou ruptura das estruturas ao redor da articulação. A fraqueza ou ruptura das estruturas de apoio de uma articulação pode resultar em uma articulação fraca que precisa de um dispositivo de suporte externo (p. ex., um imobilizador).

A palpação da articulação ao mesmo tempo que ela é movida passivamente fornece informações sobre a integridade da articulação. Normalmente, a articulação move-se de modo suave. Um estalido ou clique podem indicar que um ligamento está deslizando sobre uma proeminência óssea. Superfícies ligeiramente ásperas, como em condições artríticas, resultam em crepitação conforme as superfícies articulares irregulares se movem uma contra a outra (Bickley, 2017).

Os tecidos que circundam as articulações são examinados à procura de formação de nódulos. A artrite reumatoide, a gota e a osteoartrite podem produzir nódulos característicos. Os nódulos subcutâneos da artrite reumatoide são moles e ocorrem dentro e ao longo dos tendões que fornecem a função extensora às articulações. Os nódulos da gota são rígidos e encontram-se entre e imediatamente adjacentes à cápsula articular propriamente dita. Eles podem se romper, liberando cristais brancos de ácido úrico na superfície da pele. Os nódulos da osteoartrite são rígidos e indolores; eles representam supercrescimentos ósseos que resultaram da destruição da superfície cartilaginosa do osso dentro da cápsula articular. São vistos com frequência em idosos (Bickley, 2017).

Muitas vezes, o volume da articulação está aumentado pela atrofia dos músculos proximais e distais a essa articulação. Isso é visto na artrite reumatoide dos joelhos, em que o músculo quadríceps femoral pode atrofiar drasticamente. Na artrite reumatoide, a articulação envolvida assume um padrão simétrico (Figura 35.6). Ver mais informações sobre a artrite reumatoide no Capítulo 34.

Força e volume musculares

O sistema muscular é avaliado observando-se a força e a coordenação musculares, o volume de cada músculo e a capacidade do paciente de mudar de posição. A fraqueza de um grupo de músculos pode indicar várias condições, como polineuropatia, distúrbios eletrolíticos (sobretudo de potássio ou cálcio), miastenia *gravis*, poliomielite e distrofia muscular. Palpando o músculo durante a movimentação passiva do membro relaxado, o enfermeiro pode determinar o tônus muscular (Bickley, 2017). A força muscular é avaliada solicitando-se ao paciente que realize determinadas manobras, com e sem resistência. Por exemplo, quando o músculo bíceps braquial é testado, solicita-se ao paciente que estenda completamente o braço e, em seguida, flexione-o contra a resistência aplicada pelo enfermeiro. Um simples aperto de mão pode fornecer uma indicação da força de preensão.

O enfermeiro pode provocar **clônus** musculares (contrações rítmicas de um músculo) no tornozelo ou no punho com uma flexão dorsal súbita forte e sustentada do pé ou extensão

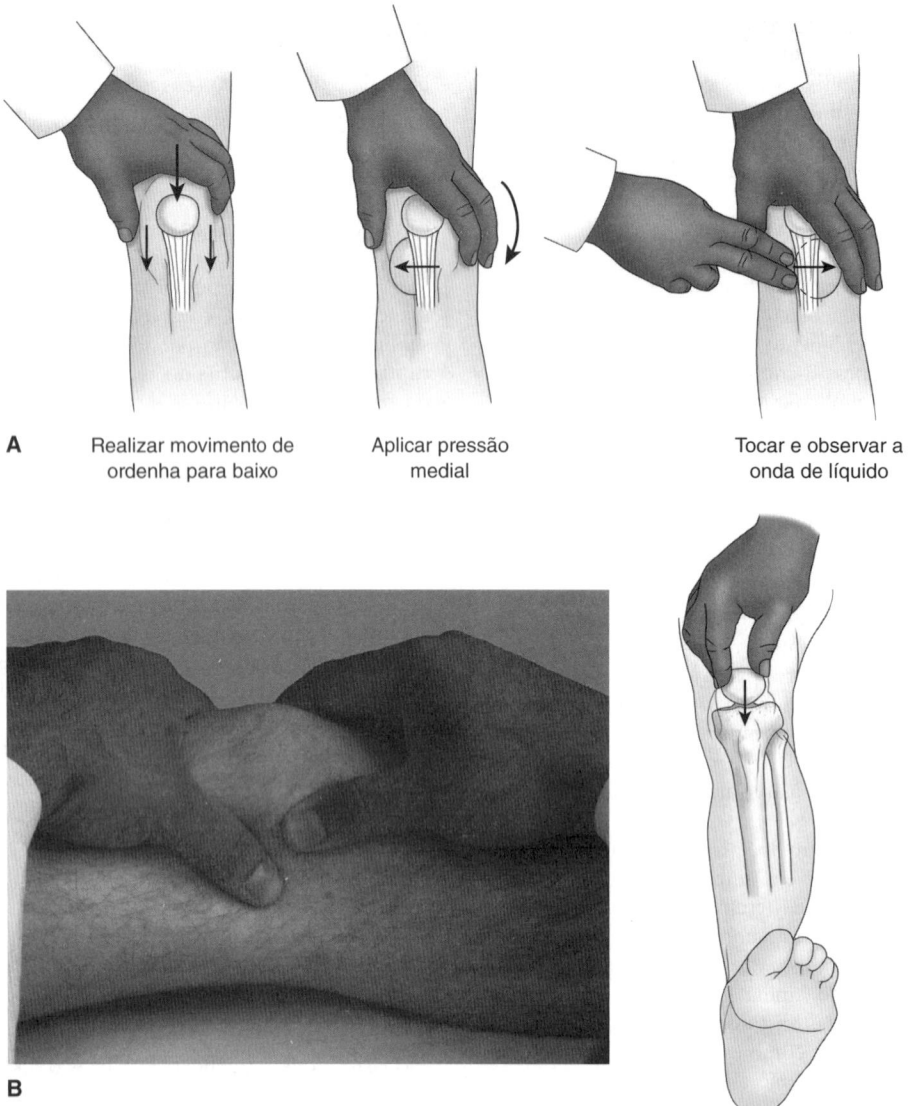

Figura 35.5 • Testes para detectar líquido no joelho. **A.** Técnica para o sinal do balão. As faces medial e lateral do joelho estendido são firmemente "ordenhadas" em um movimento descendente, que desloca o líquido para baixo. O examinador sente o líquido entrando no espaço diretamente inferior à patela. Quando há grande volume de líquido, a região subpatelar tem o aspecto de um "balão", e o teste do sinal do balão é positivo. **B.** Técnica para o sinal do balotamento. As faces medial e lateral do joelho estendido são "ordenhadas" firmemente em um movimento descendente. O examinador empurra a patela em direção ao fêmur e observa o retorno do líquido para a região superior da patela. Quando há grande volume de líquido, a patela eleva-se, há retorno visível de líquido para a região imediatamente superior à patela, e o teste de balotamento é positivo. Fotografia utilizada, com autorização, de Bickley, L. S. (2017). *Bates' guide to physical examination and history taking* (12th ed.). Philadelphia, PA: Lippincott Williams & Wilkins.

do punho. Pode-se observar **fasciculação** (espasmos involuntários dos grupos de fibras musculares).

O enfermeiro deve medir a circunferência de um membro para monitorar o aumento de volume decorrente de exercício, edema ou hemorragia no músculo. A circunferência pode diminuir em decorrência da atrofia muscular. O membro não afetado é medido e usado como padrão de comparação para o membro afetado. Realizam-se as medidas na circunferência máxima do membro. É importante que as medições sejam realizadas no mesmo ponto do membro e com o membro na mesma posição, com o músculo em repouso. A distância de um ponto de referência anatômico específico (p. ex., 10 cm abaixo da face medial do joelho para a medição dos músculos da panturrilha) deve ser indicada no prontuário do paciente, para que as medições subsequentes possam ser feitas no mesmo local. Para facilitar a análise seriada, o enfermeiro pode indicar o ponto de medição marcando a pele. Variações na circunferência superiores a 1 cm são consideradas significativas (Bickley, 2017).

Pele

Além de avaliar o sistema musculoesquelético, o enfermeiro inspeciona a pele à procura de edema, avaliando também a sua temperatura e cor. A palpação da pele pode revelar quaisquer áreas que estejam mais quentes (sugerindo aumento da perfusão ou inflamação) ou mais frias (sugerindo diminuição da perfusão), bem como se há edema. Cortes, contusões, cor da pele e evidências de diminuição da circulação ou inflamação podem influenciar a conduta de enfermagem para as condições musculoesqueléticas.

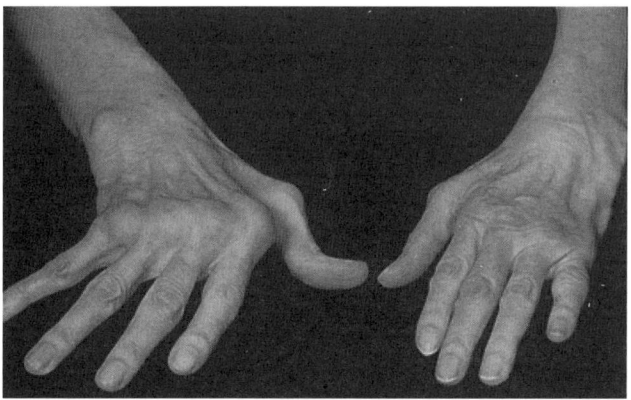

Figura 35.6 • Deformidade articular da artrite reumatoide com desvio ulnar e deformidade em "pescoço de cisne" dos dedos (i. e., hiperextensão das articulações interfalangianas proximais com flexão das articulações interfalangianas distais).

Condição neurovascular

O enfermeiro deve realizar avaliações neurovasculares frequentes do paciente com lesões musculoesqueléticas (especialmente daqueles com fraturas), em decorrência do risco de danos aos tecidos e nervos. O Boxe 35.3 descreve os métodos que o enfermeiro pode usar para avaliar a função do nervo periférico. O enfermeiro precisa estar particularmente atento a sinais e sintomas de síndrome compartimental (descrita em detalhes mais adiante nesta parte) ao avaliar o paciente com uma lesão musculoesquelética. Esse problema neurovascular é causado por pressão em um compartimento do músculo que aumenta a tal ponto que a microcirculação diminui, levando o nervo e o músculo a anoxia e necrose. A função pode ser permanentemente perdida se a situação anóxica perdurar por mais de 6 horas. A avaliação do estado neurovascular (Boxe 35.4) é frequentemente chamada de avaliação CMS (circulação, motricidade e sensibilidade).

AVALIAÇÃO DIAGNÓSTICA

Radiografias

As radiografias ósseas determinam a densidade, a textura e a erosão do osso, além das mudanças nas relações ósseas. As radiografias do córtex do osso revelam alargamento, estreitamento ou sinais de irregularidade. As radiografias articulares revelam líquido, irregularidades, formação de esporões, estreitamentos e alterações da estrutura articular. São necessárias várias radiografias, com múltiplas incidências (p. ex., anterior, posterior, lateral) para uma avaliação completa da estrutura que está sendo examinada. As radiografias seriadas podem ser indicadas para avaliar o processo de consolidação (Kennedy-Malone et al., 2019).

Tomografia computadorizada

A tomografia computadorizada (TC), que pode ser realizada com ou sem a utilização de agentes de contraste orais ou intravenosos (IV), mostra uma imagem em corte transversal mais detalhada do corpo. Pode ser usada para visualizar e avaliar: tumores; danos a tecidos moles, ligamentos ou tendões; e traumatismo importante de tórax, abdome, pelve, cabeça ou medula espinal. É também usada para identificar a localização e a extensão de fraturas que estão em áreas difíceis de avaliar (p. ex., acetábulo) e que não são visíveis na radiografia (Van Leeuwen & Bladh, 2019).

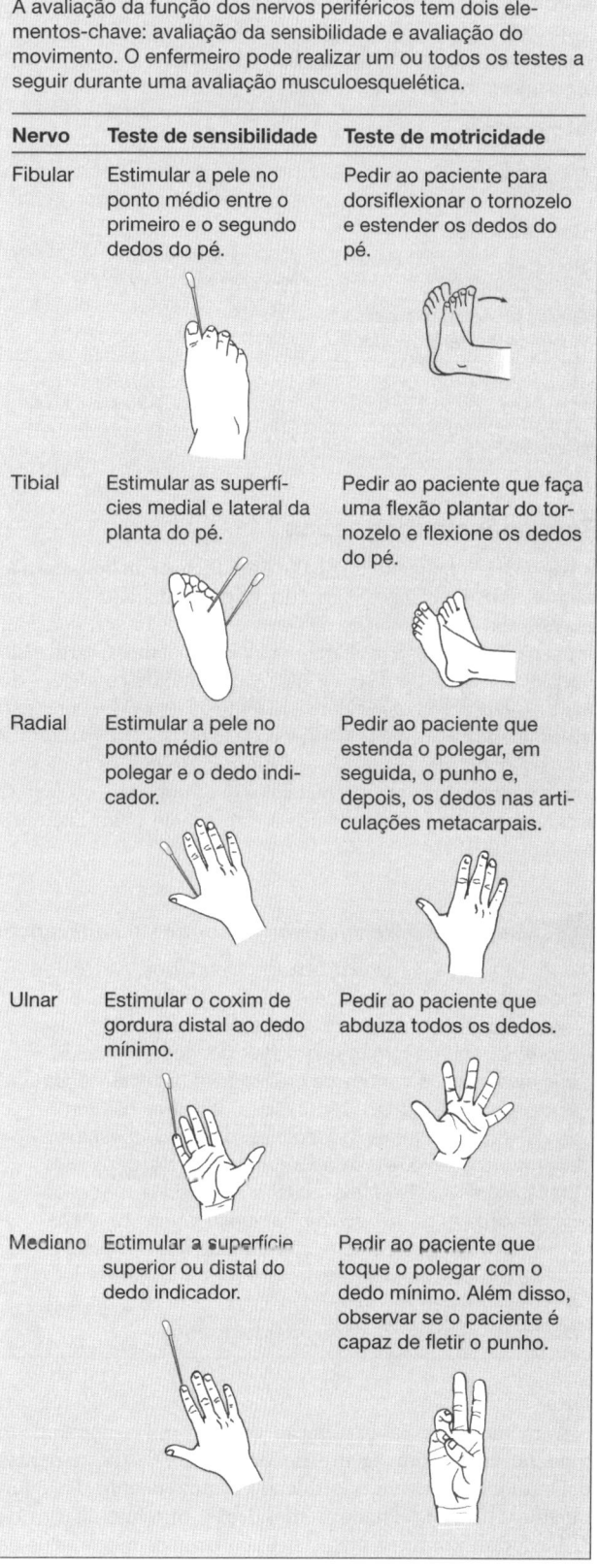

Boxe 35.3 AVALIAÇÃO — Avaliação da função dos nervos periféricos

A avaliação da função dos nervos periféricos tem dois elementos-chave: avaliação da sensibilidade e avaliação do movimento. O enfermeiro pode realizar um ou todos os testes a seguir durante uma avaliação musculoesquelética.

Nervo	Teste de sensibilidade	Teste de motricidade
Fibular	Estimular a pele no ponto médio entre o primeiro e o segundo dedos do pé.	Pedir ao paciente para dorsiflexionar o tornozelo e estender os dedos do pé.
Tibial	Estimular as superfícies medial e lateral da planta do pé.	Pedir ao paciente que faça uma flexão plantar do tornozelo e flexione os dedos do pé.
Radial	Estimular a pele no ponto médio entre o polegar e o dedo indicador.	Pedir ao paciente que estenda o polegar, em seguida, o punho e, depois, os dedos nas articulações metacarpais.
Ulnar	Estimular o coxim de gordura distal ao dedo mínimo.	Pedir ao paciente que abduza todos os dedos.
Mediano	Estimular a superfície superior ou distal do dedo indicador.	Pedir ao paciente que toque o polegar com o dedo mínimo. Além disso, observar se o paciente é capaz de fletir o punho.

Adaptado de Bickley, L. S. (2017). *Bates' guide to physical examination and history taking* (12th ed.). Philadelphia, PA: Wolters Kluwer; Weber, J. & Kelley, J. (2018). *Health assessment in nursing* (6th ed.). Philadelphia, PA: Lippincott Williams & Wilkins.

> **Boxe 35.4 Indicadores de disfunção neurovascular periférica**
>
> **Circulação**
> *Cor*: pálida, cianótica ou manchada
> *Temperatura*: fria
> *Enchimento capilar*: mais de 3 s
>
> **Motricidade**
> Fraqueza
> Paralisia
>
> **Sensibilidade**
> Parestesia
> Dor contínua
> Dor ao alongamento passivo
> Ausência de sensibilidade

Adaptado de Bickley, L. S. (2017). *Bates' guide to physical examination and history taking* (12th ed.). Philadelphia, PA: Wolters Kluwer; Weber, J. & Kelley, J. (2018). *Health assessment in nursing* (6th ed.). Philadelphia, PA: Lippincott Williams & Wilkins.

Ressonância magnética

A ressonância magnética (RM) é uma técnica de imagem não invasiva que usa campos magnéticos e ondas de rádio para criar imagens em alta resolução de ossos e tecidos moles. Pode ser usada para visualizar e avaliar: músculos, ligamentos e cartilagem lacerados; hérnia de disco; e uma variedade de condições do quadril ou da pelve. O paciente não sente qualquer dor durante o procedimento. A RM é ruidosa, e pode levar de 30 a 90 minutos para ser realizada. Como é usado um eletroímã, os pacientes com a maioria de implantes metálicos (*i. e.*, implantes cocleares) ou grampos não são candidatos a esse exame (Van Leeuwen & Bladh, 2019).

> *Alerta de enfermagem: Qualidade e segurança*
>
> *Joias, grampos de cabelo, aparelhos auditivos, cartões de crédito com tarja magnética e outros objetos contendo metais devem ser removidos antes de realizar a RM; caso contrário, podem tornar-se projéteis perigosos ou causar queimaduras. Os cartões de crédito com tarja magnética podem ser apagados, e dispositivos cocleares não removíveis podem se tornar inoperantes; portanto, constituem contraindicação à realização de RM. Além disso, os sistemas transdérmicos (p. ex., adesivo de nicotina, nitroglicerina transdérmica, escopolamina transdérmica, clonidina transdérmica), que contêm uma camada fina de revestimento protetor aluminizado devem ser removidos antes da RM, pois podem causar queimaduras. O médico deve ser notificado antes de o adesivo ser removido.*

Para melhorar a visualização das estruturas anatômicas, pode ser usado um agente de contraste IV. Os pacientes claustrofóbicos podem não tolerar o confinamento dos equipamentos de RM fechados sem sedação. Sistemas abertos de RM estão disponíveis, mas eles usam campos magnéticos de baixa intensidade, que produzem imagens de baixa qualidade. As vantagens da RM aberta incluem o maior conforto do paciente, a redução de problemas com reações claustrofóbicas e a diminuição nos ruídos.

Artrografia

A artrografia é usada para identificar a causa de qualquer dor articular inexplicável e a progressão da doença articular. Injeta-se um agente de contraste radiopaco ou ar dentro da cavidade articular para visualizar as estruturas articulares, como ligamentos, cartilagem, tendões e cápsula articular. A articulação é movida em sua amplitude de movimento para distribuir o agente de contraste, enquanto é realizada uma série de radiografias. Se uma laceração estiver presente, o agente de contraste vaza da articulação e é evidente na imagem radiográfica (Van Leeuwen & Bladh, 2019).

Densitometria óssea

A densitometria óssea é utilizada para avaliar a densidade mineral óssea (DMO). Pode ser realizada utilizando raios X ou ultrassom. As modalidades mais comumente utilizadas incluem a absorciometria de duplo feixe de raios X (DXA ou DEXA), a tomografia computadorizada quantitativa (TCQ) e a ultrassonografia quantitativa (USQ). A DXA mede a DMO e prediz o risco de fratura por meio de um acompanhamento preciso das mudanças na densidade óssea em pacientes com osteoporose que são submetidos a tratamento. Pode-se calcular a densidade dos ossos da coluna vertebral, do quadril e do punho, assim como a densidade corporal total. A absorciometria de duplo feixe de raios X periférica (pDXA) pode ser um teste alternativo que mede a DMO do antebraço, do dedo ou do calcanhar, embora sua capacidade de projetar o risco de fratura do quadril ou da coluna vertebral seja menos precisa do que a da DXA (Felicilda-Reynaldo & Kenneally, 2019).

A densidade óssea pode variar entre diferentes regiões do esqueleto; por conseguinte, os resultados de DMO podem ser normais em um local, mas baixos em outro. Como esses testes só medem a densidade em locais específicos, podem perder achados anormais em outras áreas do esqueleto. Assim, embora a DMO do calcanhar possa ser usada para diagnosticar e monitorar a osteoporose, prever o risco de fratura óssea relacionada com a osteoporose é mais bem conseguido com a DXA do quadril e da coluna vertebral. Assim, a DXA é o exame complementar mais comumente prescrito para determinar a DMO (Bickley, 2017; Van Leeuwen & Bladh, 2019). Ver discussão mais aprofundada dos riscos da osteoporose no Capítulo 36.

Intervenções de enfermagem

Antes da realização dos exames de imagem descritos anteriormente (*i. e.*, radiografia, TC, RM, artrografia, densitometria óssea), o enfermeiro deve preparar o paciente. Na realização de todos esses exames, o paciente deve permanecer imóvel. Durante a RM, o paciente pode ouvir um som de batida. Além disso, o enfermeiro deve avaliar se há condições que possam exigir uma atenção especial durante o exame ou que possam ser contraindicações à sua realização (p. ex., gravidez; claustrofobia; incapacidade de tolerar o posicionamento necessário em decorrência de idade, debilidade ou incapacidade; implantes metálicos). Se for previsto o uso de agentes de contraste no exame de TC, RM ou artrografia, o paciente é avaliado à procura de possíveis alergias (Van Leeuwen & Bladh, 2019).

O paciente submetido a um artrograma pode sentir algum desconforto ou formigamento durante o procedimento. Após o exame, pode-se aplicar uma bandagem de compressão elástica, se prescrita, e a articulação geralmente fica em repouso por 12 horas. Devem-se evitar atividades extenuantes até que estas sejam aprovadas pelo médico. O enfermeiro fornece medidas de conforto adicionais (p. ex., analgesia leve, gelo), conforme adequado, e explica ao paciente que é normal sentir um clique ou estalido na articulação de 24 a 48 horas após o procedimento, até que o agente de contraste ou o ar sejam absorvidos.

Cintigrafia óssea

A cintigrafia óssea é realizada para detectar tumores ósseos metastáticos e primários, osteomielite, algumas fraturas e necrose asséptica, bem como para monitorar a progressão de doenças ósseas degenerativas. A cintigrafia óssea pode identificar com precisão a doença óssea antes que ela possa ser detectada em radiografias. Assim, pode diagnosticar uma fratura por estresse em um paciente que continua sentindo dor depois de os achados das radiografias serem negativos (Van Leeuwen & Bladh, 2019). A cintigrafia óssea requer a injeção de um radioisótopo por meio de um cateter IV; o exame é realizado 2 a 3 horas após a injeção. Nesse momento, medem-se a distribuição e a concentração do isótopo no osso. O grau de absorção do nuclídeo está relacionado com o metabolismo do osso; as áreas de formação óssea anormal terão aparência mais brilhante. Um aumento na captação do isótopo é visto em doença esquelética primária (osteossarcoma), doença óssea metastática, doença esquelética inflamatória (osteomielite) e fraturas que não se consolidam conforme esperado.

Intervenções de enfermagem

Antes da cintigrafia óssea, o enfermeiro deve perguntar ao paciente sobre possíveis alergias a radioisótopo e avalia à procura de qualquer condição que possa contraindicar a realização do procedimento (p. ex., gravidez, amamentação). O paciente é informado sobre a indicação da cintigrafia óssea e de que o exame pode ajudar a identificar uma doença óssea antes de ser possível detectá-la em uma radiografia. O enfermeiro deve explicar ao paciente que este pode experimentar momentos de desconforto com o isótopo (p. ex., rubor, calor), mas fornecer a garantia de que o radionuclídeo não constitui um perigo radioativo (Van Leeuwen & Bladh, 2019). Além disso, o paciente é encorajado a beber bastante líquido para ajudar a distribuir e eliminar o isótopo. Antes do exame, o paciente deve esvaziar a bexiga, pois uma bexiga cheia interfere na avaliação precisa dos ossos pélvicos.

Artroscopia

A artroscopia possibilita a visualização direta de uma articulação por meio do uso de um endoscópio de fibra óptica. Assim, é um complemento útil para o diagnóstico de doenças articulares. A biopsia e o tratamento de lacerações, defeitos e processos de doenças podem ser realizados por meio do artroscópio. O procedimento é realizado no centro cirúrgico, sob condições estéreis, com a injeção de um agente anestésico local na articulação ou anestesia geral. É inserida uma agulha de grosso calibre, e a articulação é distendida com soro fisiológico. Introduz-se o artroscópio e visualizam-se estruturas articulares, sinóvia e superfícies articulares. Após o procedimento, a ferida da punção é fechada com fita adesiva ou suturas e coberta com um curativo estéril. As complicações são raras, mas podem incluir infecção, hemartrose, comprometimento neurovascular, tromboflebite, rigidez, derrame, aderências e cicatrização retardada (Van Leeuwen & Bladh, 2019).

Intervenções de enfermagem

Depois do procedimento artroscópico, a articulação é envolvida com um curativo compressivo para controlar o edema. Além disso, pode-se aplicar gelo para controlar o edema e melhorar o conforto. Frequentemente, a articulação é mantida estendida e elevada para reduzir o inchaço. O enfermeiro monitora e documenta o estado neurovascular (ver Boxe 35.4). Administram-se agentes analgésicos quando necessário. O paciente é orientado a evitar atividades árduas na articulação, e os exercícios devem ser aprovados pelo médico. O paciente e sua família são orientados a monitorar os sinais e sintomas de complicações (p. ex., febre, sangramento excessivo, inchaço, dormência, pele fria) e sobre a importância de notificar o médico a respeito da ocorrência desses sintomas (Van Leeuwen & Bladh, 2019).

Artrocentese

A artrocentese (aspiração da articulação) é realizada para a coleta de líquido sinovial para análise ou para aliviar a dor decorrente de derrame. O exame do líquido sinovial é útil no diagnóstico de artrite séptica e de outras artropatias inflamatórias e revela a presença de hemartrose (sangramento na cavidade articular), que sugere traumatismo ou doença hemorrágica. Normalmente, o líquido sinovial é claro, pálido, cor de palha e de volume escasso. Utilizando técnica asséptica, o médico introduz uma agulha na articulação e aspira o líquido. Podem-se injetar anti-inflamatórios na articulação. Aplica-se uma compressa estéril após a aspiração. Existe o risco de infecção após o procedimento (Van Leeuwen & Bladh, 2019).

Intervenções de enfermagem

O enfermeiro deve revisar o procedimento com o paciente e suas indicações. Pode ser necessário remover os pelos do local antes do procedimento. A dor pode ser uma preocupação; informar ao paciente que agentes antiespasmódicos podem ser administrados para aliviar o desconforto durante o procedimento pode ajudar a reduzir a ansiedade. Pode-se prescrever gelo para as primeiras 24 a 48 horas após o procedimento; o paciente deve ser orientado sobre o motivo pelo qual isso é indicado (i. e., para diminuir a formação de edema e dor). Se forem prescritos antibióticos após o procedimento, o paciente deve ser orientado em relação à sua utilização e lembrado de tomá-los conforme prescrito. O paciente e sua família são orientados sobre os possíveis sinais e sintomas de complicações, especialmente infecções e hemorragias (p. ex., febre, sangramento excessivo, tumefação, dormência, pele fria) e da importância de notificar prontamente o médico sobre a ocorrência de algum deles (Van Leeuwen & Bladh, 2019).

Eletromiografia

A eletromiografia (EMG) fornece informações sobre o potencial elétrico dos músculos e dos nervos que os inervam. O teste é realizado para avaliar se existe fraqueza muscular, dor ou incapacidade. O objetivo do procedimento é determinar qualquer alteração na função e para diferenciar os problemas musculares e nervosos. A EMG pode ser usada para identificar a extensão do dano se a função do nervo não retornar no prazo de 4 meses de uma lesão. Inserem-se eletrodos de agulha em músculos específicos e registram-se as respostas aos estímulos elétricos em um osciloscópio. Compressas quentes podem aliviar o desconforto residual após o exame.

Intervenções de enfermagem

Antes de o paciente ser submetido a uma EMG, o enfermeiro deve perguntar ao paciente se ele está fazendo uso de algum medicamento anticoagulante e o examina à procura de qualquer infecção de pele ativa. Se for descoberto que o paciente faz uso de anticoagulante ou apresenta infecção cutânea, o médico deve ser notificado. A EMG geralmente é contraindicada em pacientes em uso de terapia anticoagulante (p. ex., varfarina), pois os eletrodos de agulha podem causar sangramentos no interior do músculo. A EMG também pode ser contraindicada em pacientes com infecções de pele extensas, em decorrência do risco de propagação da infecção da pele para o músculo. O enfermeiro instrui o paciente a evitar o uso de loções ou cremes no dia do exame (Van Leeuwen & Bladh, 2019).

Biopsia

A biopsia pode ser realizada para determinar a estrutura e a composição da medula óssea, dos ossos, dos músculos ou das sinóvias, a fim de ajudar a diagnosticar doenças específicas. Envolve a excisão de uma amostra de tecido que pode ser analisada ao microscópio para determinar a morfologia das células e anormalidades teciduais.

Intervenções de enfermagem

O enfermeiro orienta o paciente em relação ao procedimento e garante a ele que serão fornecidos agentes analgésicos. O local da biopsia é monitorado à procura de edema, sangramento, dor, formação de hematoma e infecção. Aplica-se gelo conforme prescrito para controlar o sangramento e o edema. Além disso, os antibióticos e analgésicos são administrados como prescrito. O paciente é instruído a relatar ao médico se surgirem sinais de vermelhidão, sangramento ou dor no local da biopsia, bem como febre ou calafrios (Van Leeuwen & Bladh, 2019).

Exames laboratoriais

O exame de sangue e de urina do paciente é usado para identificar a presença e a quantidade de produtos químicos e outras substâncias. Os resultados podem indicar um problema musculoesquelético primário (p. ex., doença de Paget do osso), uma complicação em andamento (p. ex., infecção), o nível basal para a instituição de tratamento (p. ex., anticoagulantes) ou a resposta ao tratamento, bem como as possíveis causas da perda de massa óssea. Antes de uma cirurgia, é realizado coagulograma para detectar tendências hemorrágicas (porque o osso é um tecido vascularizado).

Os níveis séricos de cálcio são alterados em pacientes com osteomalacia, disfunção das glândulas paratireoides, doença de Paget, metástases ósseas de tumores ou imobilização prolongada. Os níveis séricos de fósforo estão inversamente relacionados com os níveis de cálcio e estão diminuídos na osteomalacia associada à síndrome de má absorção. A fosfatase ácida está elevada na doença de Paget e no câncer metastático. A fosfatase alcalina (ALP) está elevada durante a fase inicial de uma consolidação de fratura e em doenças com aumento da atividade osteoblástica (p. ex., tumores ósseos metastáticos). O metabolismo ósseo pode ser avaliado por meio de exames da tireoide e de determinação dos níveis de calcitonina, PTH (paratormônio) e vitamina D. Os níveis séricos das enzimas creatinoquinase e aspartato aminotransferase se elevam em caso de lesão muscular. A osteocalcina sérica indica a taxa de remodelação óssea. Os níveis de cálcio na urina aumentam com a destruição de osso (p. ex., disfunção das glândulas paratireoides, tumores ósseos metastáticos, mieloma múltiplo) (Van Leeuwen & Bladh, 2019).

Marcadores bioquímicos específicos (séricos e urinários) podem ser utilizados para fornecer informações sobre a velocidade de reabsorção ou formação óssea, bem como para documentar os efeitos terapêuticos de intervenções prescritas para pacientes diagnosticados com distúrbios musculoesqueléticos. Esses incluem o N-telopeptídio urinário do colágeno tipo 1 (NTx) e a desoxipiridinolina (DPD), que refletem aumento na atividade dos osteoclastos e elevação na reabsorção óssea. Em contrapartida, os níveis séricos elevados de fosfatase alcalina específica do osso, osteocalcina e propeptídio N-terminal do colágeno tipo 1 (P1NP) intacto refletem aumento da atividade dos osteoblastos e atividade de remodelação óssea elevada (NOF, 2019).

EXERCÍCIOS DE PENSAMENTO CRÍTICO

1 qp Você trabalha como enfermeiro em uma unidade de atendimento de urgência e foi designado para cuidar de um homem de 35 anos que caiu durante uma caminhada em trilha. Ele está segurando o braço esquerdo. Você observa uma pequena laceração e algumas abrasões no braço do paciente, bem como edema e deformidade. Quais são as suas intervenções prioritárias para esse paciente? Qual exame complementar teria maior probabilidade de ser indicado? Que medida de conforto deveria ser fornecida até que um diagnóstico seja confirmado?

2 pbe Você é enfermeiro em uma comunidade religiosa com muitos adultos mais velhos. Você deseja elaborar um programa de orientação sobre escolhas de estilo de vida saudável e saúde óssea. Quais são as recomendações atuais, baseadas em evidências, para manter a saúde óssea de adultos mais velhos? Qual é o nível das evidências que apoiam cada uma das recomendações e estratégias para reduzir o risco musculoesquelético para idosos?

REFERÊNCIAS BIBLIOGRÁFICAS

*Pesquisa em enfermagem.

Livros

Bickley, L. S. (2017). *Bates' guide to physical examination and history taking* (12th ed.). Philadelphia, PA: Wolters Kluwer.

Eliopoulos, C. (2018). *Gerontological nursing* (9th ed.). Philadelphia, PA: Wolters Kluwer.

Kennedy-Malone, L., Martin-Plank, L., & Duffy, E. (2019). *Advanced practice nursing in the care of older adults* (2nd ed.). Philadelphia, PA: F.A. Davis.

Meiner, S. E., & Yeager, J. J. (2019). *Gerontologic nursing* (6th ed.). St. Louis, MO: Elsevier.

Norris, T. (2019). *Porth's pathophysiology: Concepts of altered health states* (10th ed.). Philadelphia, PA: Wolters Kluwer.

Van Leeuwen, A., & Bladh, M. (2019). *Textbook of laboratory and diagnostic testing: Practical application of nursing process at the bedside*. Philadelphia, PA: F.A. Davis.

Weber, J., & Kelley, J. (2018). *Health assessment in nursing* (6th ed.). Philadelphia, PA: Lippincott Williams & Wilkins.

Periódicos e documentos eletrônicos

Centers for Disease Control and Prevention (CDC). (2019). *Arthritis: Addressing the nation's most common cause of disability.* Retrieved on 9/11/2019 at: www.cdc.gov/chronicdisease/resources/publications/aag/arthritis.htm

Felicilda-Reynaldo, R., & Kenneally, M. (2019). First-line medications for osteoporosis. *Medsurg Nursing, 28*(6), 381–386.

*Leow, M. Q., Teo, W., Low, T. L., et al. (2019). Hand assessment for elderly people in the community. *Orthopaedic Nursing, 38*(1), 25–30.

National Institutes of Health (NIH). (2019a). Calcium: Fact sheet for health professionals. Retrieved on 9/11/2019 at: www.ods.od.nih.gov/factsheets/Calcium-HealthProfessional

National Institutes of Health (NIH). (2019b). Vitamin D: Fact sheet for health professionals. Retrieved on 1/6/2020 at: www.ods.od.nih.gov/factsheets/VitaminD-HealthProfessional

National Osteoporosis Foundation (NOF). (2019). Clinical exams. Retrieved on 10/7/2019 at: www.nof.org/patients/diagnosis-information/clinical-exams

Takeno, A., Kanazawa, I., Notsu, M., et al. (2018). Glucose uptake inhibition decreases expressions of receptor activator of nuclear factor-kappa B ligand (RANKL) and osteocalcin in osteocytic MLO-Y4-A2 cells. *American Journal of Physiology, Endocrinology and Metabolism, 314*(2), E115–E123.

United States Bone and Joint Initiative (USBJI). (2018). *The burden of musculoskeletal diseases in the United States* (4th ed.). Rosemont, IL. Retrieved on 2/2/2020 at: www.boneandjointburden.org

Recursos

American College of Sports Medicine (ACSM), www.acsm.org
International Osteoporosis Foundation (IOF), www.iofbonehealth.org
National Association of Orthopaedic Nurses (NAON), www.orthonurse.org
National Institute of Arthritis and Musculoskeletal and Skin Diseases, www.niams.nih.gov
National Osteoporosis Foundation, www.nof.org
World Health Organization (WHO) Collaborating Centre for Metabolic Bone Diseases: the fracture risk assessment tool (FRAX®), www.sheffield.ac.uk/FRAX/tool.aspx?country=9

36 Manejo de Pacientes com Distúrbios Osteomusculares

DESFECHOS DO APRENDIZADO

Após ler este capítulo, você será capaz de:

1. Descrever a fisiopatologia, as manifestações clínicas e o manejo clínico e de enfermagem da lombalgia.
2. Discutir as lesões musculoesqueléticas comuns da mão, do punho, do ombro e do pé, bem como o manejo de enfermagem ao paciente submetido à cirurgia para reparar tais distúrbios.
3. Identificar a fisiopatologia, as manifestações clínicas e o manejo clínico e de enfermagem da osteoartrite.
4. Explicar a fisiopatologia, as manifestações clínicas e os manejos clínico e de enfermagem dos distúrbios ósseos metabólicos, incluindo osteoporose, osteomalacia e doença de Paget.
5. Correlacionar a fisiopatologia, as manifestações clínicas e os manejos clínico e de enfermagem das infecções musculoesqueléticas, incluindo osteomielite e artrite séptica, e dos tumores ósseos.
6. Aplicar o processo de enfermagem como uma estrutura de cuidados para o paciente submetido à artroplastia total do quadril, com complicações selecionadas da osteoporose, ou com osteomielite.

CONCEITOS DE ENFERMAGEM

Conforto   Inflamação   Mobilidade

GLOSSÁRIO

abdução: movimento para longe do centro ou da linha mediana do corpo
adução: movimento em direção ao centro ou à linha mediana do corpo
artroplastia: substituição de uma articulação
bursite: inflamação de uma bolsa preenchida por líquido de uma articulação
ciatalgia: inflamação do nervo ciático (ou isquiático) que resulta em dor espontânea e à palpação ao longo do trajeto do nervo (através da coxa e da perna)
contratura: encurtamento anormal de um músculo ou fibrose das estruturas articulares
invólucro: novo crescimento ósseo em torno de um sequestro
necrose avascular: morte do tecido em decorrência da irrigação sanguínea insuficiente
ossificação heterotópica: formação de osso em localização incorreta

osso subcondral: placa óssea que ampara a cartilagem articular
osteófito: crescimento ou protuberância óssea; espora óssea
osteólise: lise do osso por uma reação inflamatória contra resíduos de polietileno particulado
osteopenia: baixa densidade mineral óssea
osteoporose: doença degenerativa dos ossos caracterizada por massa reduzida, deterioração da matriz e diminuição da força da arquitetura
osteotomia: corte cirúrgico do osso
radiculopatia: doença da raiz de um nervo espinal, frequentemente resultando em dor e extrema sensibilidade ao toque
sequestro: osso morto na cavidade do abscesso
tendinite: inflamação dos tendões dos músculos

Os distúrbios musculoesqueléticos, particularmente o comprometimento do dorso, das articulações e da coluna vertebral, são importantes problemas de saúde e causas de incapacidade. As limitações funcionais e psicológicas impostas ao paciente podem ser graves. Os enfermeiros precisam estar cientes dessas limitações e dos efeitos que esses distúrbios exercem nos pacientes quando trabalham em hospitais e unidades de saúde ambulatoriais.

LOMBALGIA

A maioria das lombalgias é causada por uma de muitas condições musculoesqueléticas, incluindo estiramento lombossacral agudo, ligamentos lombossacrais instáveis e músculos fracos, condições nos discos intervertebrais e comprimento desigual dos membros inferiores. Depressão, tabagismo, consumo abusivo de bebidas alcoólicas, obesidade e estresse são comorbidades frequentes (Ramanathan, Hibbert, Wiles et al., 2018). Em geral, a lombalgia decorrente de distúrbios osteomusculares é agravada pela atividade, ao passo que a dor ocasionada por outras condições não o é. A maior quantidade de áreas de dor está associada a um nível maior de incapacidade. Outras causas não musculoesqueléticas de lombalgia além do escopo deste capítulo incluem distúrbios renais, distúrbios pélvicos, tumores de retroperitônio e aneurismas da aorta abdominal.

 Considerações gerontológicas

Os adultos mais velhos podem sentir lombalgia associada a fraturas vertebrais (ver discussão adiante) por osteoporose, osteoartrite da coluna vertebral e estenose espinal. Além disso, a inatividade física pode ter graves consequências para a qualidade de vida, para a progressão da doença clínica, para o nível de energia e para a morbidade em adultos mais velhos (Simon & Hicks, 2018).

Fisiopatologia

A coluna vertebral pode ser considerada uma haste formada por unidades rígidas (vértebras) e unidades flexíveis (discos intervertebrais) mantidas unidas por complexas articulações facetárias, múltiplos ligamentos e músculos paravertebrais. Sua construção única possibilita a flexibilidade enquanto proporciona proteção máxima à medula espinal. As curvas da coluna vertebral absorvem os choques verticais da corrida e do salto. Os músculos abdominais e torácicos são importantes nas atividades de levantamento de peso, pois atuam em conjunto para minimizar o estresse sobre as unidades da coluna vertebral. O desuso enfraquece tais estruturas musculares de apoio. A obesidade, os problemas posturais, os problemas estruturais e o estiramento excessivo dos suportes da coluna vertebral podem resultar em lombalgia (McCance & Huether, 2019).

As características dos discos intervertebrais mudam conforme a pessoa envelhece. Os discos intervertebrais de uma pessoa jovem são constituídos principalmente de fibrocartilagem com matriz gelatinosa. Ao longo do tempo, a fibrocartilagem torna-se densa e de formato irregular. A degeneração do disco é uma causa comum de lombalgia. Os discos intervertebrais lombares inferiores, entre L4-L5 e L5-S1, estão sujeitos a maior estresse mecânico e maiores alterações degenerativas. A protrusão discal ou as alterações nas facetas articulares podem causar pressão sobre as raízes nervosas no ponto em que deixam o canal espinal, o que resulta em dor que irradia ao longo do nervo (McCance & Huether, 2019). Ver discussão sobre manejo das doenças do disco intervertebral no Capítulo 65.

Manifestações clínicas

O paciente típico relata lombalgia aguda (com duração de menos de 3 meses) ou crônica (3 meses ou mais tempo sem melhora) e fadiga. O paciente pode relatar dor que se irradia pelo membro inferior em direção ao pé, conhecida como **radiculopatia** (*i. e.*, dor que se irradia a partir de uma raiz de nervo espinal) ou **ciatalgia** (*i. e.*, dor que se irradia de um nervo ciático ou isquiático inflamado). Esse sintoma é sugestivo de acometimento da raiz nervosa. A marcha, a mobilidade da coluna vertebral, os reflexos, o comprimento da perna, a força motora da perna e a percepção sensorial do paciente podem estar afetados. O exame físico pode revelar espasmo muscular paravertebral (aumento acentuado do tônus dos músculos posturais posteriores), com perda da curva lombar normal e possível deformidade da coluna vertebral.

Avaliação e achados diagnósticos

A avaliação inicial da lombalgia aguda inclui uma anamnese direcionada e exame físico, incluindo observação do paciente, avaliação da marcha e testes neurológicos (ver Capítulo 35). Os achados sugerem tanto tensão lombar inespecífica quanto problemas potencialmente graves, como fratura de coluna vertebral, câncer, infecção ou déficits neurológicos de progressão rápida. Equimoses, idade avançada e uso prolongado de corticosteroides aumentam o risco de fratura pós-traumática (Gironda, Nguyen & Mosqueda, 2016). O enfermeiro também deve estar alerta para o potencial de maus-tratos de adultos mais velhos.

Outra causa potencial de lombalgia é a *síndrome da cauda equina*, que resulta da compressão dos nervos espinais oriundos da parte inferior da medula espinal (cauda equina). Quando esses nervos são comprimidos, o paciente pode apresentar vários sinais e sintomas, que incluem déficit neurológico progressivo, disfunção vesical ou intestinal de aparecimento recente e anestesia em sela, que se caracteriza por parestesias, que podem ser assimétricas, na região perineal, na face interna da coxa ou na região das nádegas (Qaseem, Wilt, McLean et al., 2017). A síndrome da cauda equina é uma emergência clínica que exige encaminhamento imediato para um departamento de emergência para que o paciente receba tratamento rápido e eficiente para aliviar as causas subjacentes antes que ocorra lesão dos nervos (p. ex., o tratamento pode consistir em retirada cirúrgica de fragmentos vertebrais, descompressão de uma massa tumoral).

Os procedimentos diagnósticos descritos no Boxe 36.1 podem ser indicados para o paciente com lombalgia potencialmente intensa ou prolongada. Os achados alarmantes que levam à prescrição desses exames incluem suspeita de infecção na coluna vertebral, fraqueza neurológica significativa, incontinência urinária ou fecal e lombalgia de início recente em paciente com câncer (Qaseem et al., 2017). O enfermeiro prepara o paciente para esses exames, fornece o apoio necessário durante o período do exame e monitora o paciente à procura de quaisquer respostas adversas aos procedimentos.

Boxe 36.1 **Procedimentos diagnósticos para a lombalgia**

Radiografia da coluna vertebral: pode mostrar fratura, luxação, infecção, osteoartrite ou escoliose

Cintigrafia óssea e exames de sangue: podem revelar infecções, tumores e alterações na medula óssea

Tomografia computadorizada (TC): útil na identificação de problemas subjacentes, como lesões em tecidos moles de difícil avaliação adjacentes à coluna vertebral e problemas nos discos intervertebrais

Ressonância magnética (RM): possibilita a visualização da natureza e da localização da doença na coluna vertebral

Eletromiografia (EMG) e estudos de condução nervosa: usados para avaliar distúrbios na raiz do nervo espinal (radiculopatias)

Mielografia: possibilita a visualização de segmentos da medula espinal que possam ter hérnia ou possam estar comprimidos (raramente realizada; indicada quando a RM é contraindicada)

Ultrassonografia: útil na detecção de lacerações em ligamentos, músculos, tendões e tecidos moles no dorso

Adaptado de Fischbach, F. T. & Fischbach, M. A. (2018). *A manual of laboratory and diagnostic tests* (10th ed.). Philadelphia, PA: Wolters Kluwer; Wheeler, S. G., Wipf, J. E., Staiger, T. O. et al. (2019). Evaluation of low back pain in adults. *UpToDate*. Retirado em 09/03/2020 de: www.uptodate.com/contents/evaluation-of-low-back-pain-in-adults.

Manejo clínico

A maioria das lombalgias é autolimitada e se resolve em 4 a 6 semanas com analgésicos, repouso e evitando-se esforços. Com base nos achados da avaliação inicial que indicam sintomas inespecíficos no dorso, o paciente é confortado de que a dor não é decorrente de uma condição grave e de que não serão necessárias radiografias ou outras modalidades de exame de imagem (Qaseem et al., 2017). O manejo concentra-se em aliviar o desconforto, modificar as atividades e orientar o paciente. A existência de outras condições clínicas e o temor da dor complica o quadro e implica mais custos, desfechos menos favoráveis e incapacidade mais prolongada (Karasawa, Yamadada, Iseki et al., 2019).

Analgésicos de venda livre, como anti-inflamatórios não esteroides (AINEs), e relaxantes musculares de ação curta (p. ex., ciclobenzaprina) efetivamente aliviam a lombalgia aguda, mas nenhum medicamento é considerado superior ao outro (Michigan Quality Improvement Consortium [MQIC], 2018). Os antidepressivos tricíclicos (p. ex., amitriptilina) e os inibidores de recaptação da serotonina-norepinefrina de dupla ação (p. ex., duloxetina) ou os fármacos anticonvulsivantes atípicos (p. ex., gabapentina, que é prescrita para a dor por radiculopatia) são utilizados de modo efetivo na lombalgia crônica. Os fármacos opioides são indicados apenas a curto prazo (1 a 2 semanas) para casos moderados a graves de lombalgia aguda, exceto em idosos, naqueles com doença renal ou naqueles que devem evitar a exposição crônica aos AINEs por causa de seus efeitos gástricos adversos. Corticosteroides sistêmicos e paracetamol não são analgésicos efetivos no alívio completo da lombalgia aguda (Krebs, Gravely, Nugent et al., 2018). Em casos de dor crônica, a meta consiste em redução da dor em 30% em relação ao nível basal (Dupuis & Duff, 2019).

Intervenções não farmacológicas efetivas incluem as aplicações térmicas (quente ou fria) e a manipulação da coluna vertebral (p. ex., tratamento com quiropraxia). Os cintos de apoio lombar não são recomendados para tratar a dor lombar aguda, mas podem ser dispositivos pouco efetivos na prevenção da dor lombar em contextos de saúde ocupacional (MQIC, 2018). Palmilhas não são preconizadas como medida preventiva, mas podem ajudar a corrigir uma condição que contribua para o problema (p. ex., comprimento desigual dos membros inferiores). Terapia cognitivo-comportamental (p. ex., *biofeedback*), exercícios físicos, quiropraxia, fisioterapia, acupuntura, massagem e ioga são intervenções não farmacológicas efetivas para a lombalgia crônica (Qaseem et al., 2017).

A maioria dos pacientes precisa alterar seus padrões de atividade para evitar o agravamento da dor. Devem evitar a torção, a inclinação, levantar peso e atividades de alcançar – todos movimentos que forçam as costas. O paciente é orientado a mudar de posição com frequência. A posição sentada deve ser limitada a 20 a 50 minutos, com base no nível de conforto. O repouso no leito absoluto já não é recomendado; as atividades de vida diária (AVDs) típicas devem ser retomadas logo que possível. Recomendam-se um retorno rápido às atividades normais e um programa de exercícios aeróbicos de baixo impacto (MQIC, 2018). Exercícios de condicionamento cardiorrespiratório para os músculos do dorso e tronco são iniciados após cerca de 2 semanas, para ajudar a evitar a recorrência da dor. Atividades com movimentos ativos, como caminhada, exercem efeito benéfico nos desfechos (Dupuis & Duff, 2019).

Manejo de enfermagem

O enfermeiro pede ao paciente que descreva o desconforto (p. ex., sua localização, gravidade, duração, características, padrão de irradiação e fraqueza muscular nos membros inferiores). As descrições de como a dor ocorreu, em uma ação específica (p. ex., ao abrir a porta da garagem) ou com uma atividade em que músculos fracos foram usados em excesso (p. ex., jardinagem de fim de semana), e como o paciente tem lidado com a dor muitas vezes sugerem áreas para intervenções e orientações ao paciente.

Se a lombalgia for um problema recorrente, a avaliação dos métodos anteriores bem-sucedidos de controle da dor ajuda no planejamento do manejo atual. Informações sobre as atividades ocupacionais e recreativas ajudam a identificar áreas para as orientações sobre a saúde das costas. Como o estresse e a ansiedade podem evocar espasmos musculares e dor (Feinstein, Khalsa, Yeh et al., 2018), o enfermeiro avalia variáveis ambientais, situações ocupacionais e relações familiares. Além disso, o enfermeiro avalia o efeito da dor emocional crônica no bem-estar do paciente. O encaminhamento a um profissional de saúde mental para a avaliação e o manejo dos estressores que contribuem para a lombalgia e a depressão relacionada pode ser apropriado.

Durante a entrevista, o enfermeiro observa a postura do paciente, as alterações de posição e a marcha. Muitas vezes, ele evita movimentar-se, mantendo as costas o mais imóveis possível. O paciente deve ser direcionado a uma cadeira com assento de altura padrão, com apoios de braço. Pode se sentar e ficar em uma posição incomum, inclinando-se para longe do lado mais doloroso, e pode precisar de ajuda ao se despir para o exame físico.

No exame físico, o enfermeiro avalia as curvas da coluna vertebral, qualquer discrepância de comprimento de pernas e a simetria da crista ilíaca e do ombro. O enfermeiro palpa os músculos paravertebrais e observa se há espasmo e dor à palpação. Quando o paciente está em decúbito ventral, os músculos paravertebrais relaxam, e qualquer deformidade causada pelo espasmo pode diminuir. O enfermeiro pede ao paciente que flexione o tronco para a frente e, em seguida, para o lado, observando quaisquer desconfortos ou limitações no movimento. É importante determinar o efeito dessas limitações nas AVDs. O enfermeiro avalia o envolvimento nervoso por meio da avaliação dos reflexos tendinosos profundos, da sensibilidade (p. ex., parestesia) e da força muscular. A dor nas costas e no membro inferior durante a manobra de elevação do membro inferior com o paciente em decúbito dorsal e o joelho estendido sugere o envolvimento de raiz nervosa.

Os principais objetivos da enfermagem para o manejo do paciente incluem alívio da dor, melhora da mobilidade física, utilização de técnicas de mecânica corporal de preservação da integridade do dorso, melhora da autoestima e redução do peso corporal (se necessário) (Boxe 36.2).

O enfermeiro deve avaliar as respostas do paciente aos analgésicos. À medida que a dor aguda diminui, a dose dos medicamentos é reduzida. O enfermeiro deve avaliar e registrar a resposta do paciente às várias modalidades de manejo da dor (ver Capítulo 9). O enfermeiro deve alertar o paciente com dor grave para não permanecer em repouso no leito, já que períodos de inatividade prolongados não são efetivos e resultam em descondicionamento. Recomenda-se um colchão de consistência média a firme, que não ceda (pode-se usar uma placa rígida sob o colchão); não há evidências que apoiem o uso de um colchão de consistência firme (Radwan, Fess, James

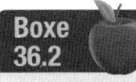

Boxe 36.2 — PROMOÇÃO DA SAÚDE
Estratégias de promoção da saúde para prevenir lombalgia aguda

Prevenção
- Reduzir o peso corporal, se necessário
- Reduzir o estresse
- Evitar usar saltos altos
- Fazer caminhadas diárias e aumentar gradualmente a distância e o ritmo da caminhada
- Evitar pular e realizar atividades dissonantes
- Alongar-se para aumentar a flexibilidade. Fazer exercícios de fortalecimento.

Mecânica corporal
- Manter a boa postura
- Evitar torcer-se, levantar peso acima da cintura e realizar movimentos de alcançar por qualquer período
- Empurrar os objetos, em vez de puxá-los
- Ao carregar peso, mantê-lo próximo ao corpo
- Levantar peso com os grandes músculos das pernas, e não com os músculos das costas
- Agachar mantendo as costas retas quando for necessário pegar alguma coisa do chão
- Dobrar os joelhos e contrair os músculos abdominais ao levantar-se
- Evitar posições de hiperalongamento ou de flexão anterior do tronco
- Usar referência de apoio ampla.

Modificações ocupacionais
- Ajustar a altura da cadeira, usando um banquinho para posicionar os joelhos mais elevados que os quadris
- Ajustar a altura da área de trabalho para evitar forçar as costas
- Evitar inclinar-se, torcer-se e levantar objetos pesados
- Evitar ficar em pé por tempo prolongado e realizar tarefas repetitivas
- Evitar trabalhos envolvendo vibrações contínuas
- Usar um apoio lombar na cadeira de espaldar reto com apoio para os braços
- Quando ficar em pé por qualquer período, apoiar um pé sobre um banquinho ou caixa para aliviar a lordose.

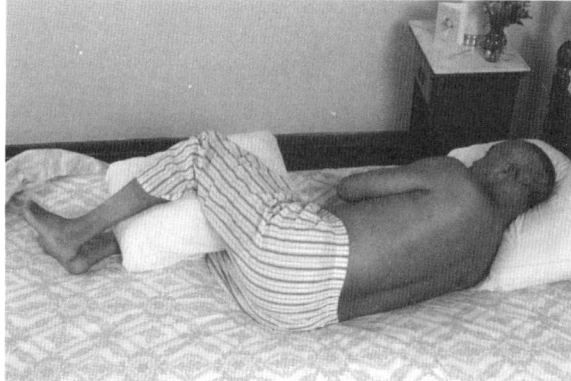

Figura 36.1 • Posicionamento para promover a flexão lombar. (Fotografia de B. Proud.)

et al., 2015). A flexão lombar é aumentada ao elevar a cabeça e o tórax a 30° usando travesseiros ou uma cunha de espuma e flexionando um pouco os joelhos apoiados sobre um travesseiro. Como alternativa, o paciente pode ficar em decúbito lateral com os joelhos e quadris flexionados (posição curvada), com um travesseiro entre os joelhos e as pernas e um travesseiro apoiando a cabeça (Figura 36.1). O decúbito ventral deve ser evitado, pois acentua a lordose. O enfermeiro orienta o paciente a sair do leito rolando de um lado para outro e retirando primeiro as pernas do leito e depois empurrando o tronco para cima, mantendo a coluna ereta.

À medida que o conforto do paciente melhora, inicia-se gradualmente um programa de exercícios aeróbicos de baixo impacto, como caminhadas curtas ou natação. O fisioterapeuta projeta um programa de exercícios para o paciente reduzir a lordose, aumentar a flexibilidade e reduzir a tensão nas costas. Isso pode incluir exercícios de hiperextensão para fortalecer os músculos paravertebrais, exercícios de flexão para aumentar os movimentos e a força das costas, além de exercícios de flexão isométrica para fortalecer os músculos do tronco. Cada período diário de 30 minutos de exercícios começa e termina com alongamento muscular e relaxamento.

O enfermeiro incentiva o paciente a aderir ao programa de exercícios prescrito. Alguns pacientes podem ter dificuldade para prosseguir realizando-o por um período prolongado; nesses casos, alternar as atividades pode ajudar a facilitar a adesão ao programa. As atividades não devem causar tensão lombar excessiva ou torções, evitando-se atividades como cavalgar e carregar peso.

A boa mecânica corporal e a postura são essenciais para evitar a recorrência da lombalgia. O paciente deve ser ensinado a como ficar em pé, sentar-se, deitar-se e levantar peso corretamente (Figura 36.2). Fornecer ao paciente uma lista de sugestões ajuda a promover essas mudanças a longo prazo (ver Boxe 36.2). A paciente que usa salto alto é incentivada a mudar para saltos baixos, com um bom apoio do arco plantar. O paciente que precisa ficar em pé por períodos prolongados deve deslocar o peso com frequência e apoiar um pé sobre um banquinho baixo, o que diminui a lordose. Ficar em pé sobre uma almofada para os pés feita de espuma ou borracha pode ser útil. A boa postura pode ser verificada olhando-se no espelho para ver se o tórax está para cima, o abdome está contraído e os ombros estão relaxados e para baixo. Evita-se bloquear os joelhos ao levantar-se, bem como inclinar-se para a frente por períodos prolongados.

Quando estiver sentado, os joelhos e quadris devem estar flexionados, com os joelhos nivelados com os quadris ou acima deles para minimizar a lordose. Os pés devem estar apoiados no chão ou sobre uma superfície elevada. Os pacientes devem evitar se sentar em bancos ou cadeiras que não forneçam suporte firme para as costas.

O enfermeiro instrui o paciente a levantar objetos pesados de modo seguro e correto – utilizando os fortes músculos do quadríceps femoral, com o uso mínimo dos fracos músculos das costas (Figura 36.3). Com os pés afastados na largura dos quadris para fornecer ampla referência de apoio, o paciente deve flexionar os joelhos, contrair os músculos abdominais e levantar o objeto próximo ao corpo com um movimento suave, evitando movimentos de torção e dissonantes. O paciente não deve levantar mais de um terço de seu peso ideal sem ajuda, a fim de evitar lesões.

As responsabilidades relacionadas com o desempenho de papéis podem precisar ser modificadas com o aparecimento da lombalgia (p. ex., carregar crianças no colo). Conforme a recuperação progride, o paciente pode retomá-las; no entanto, se essas atividades tiverem contribuído para o desenvolvimento da lombalgia, retomá-las pode levar ao desenvolvimento de lombalgia crônica, com deficiência associada.

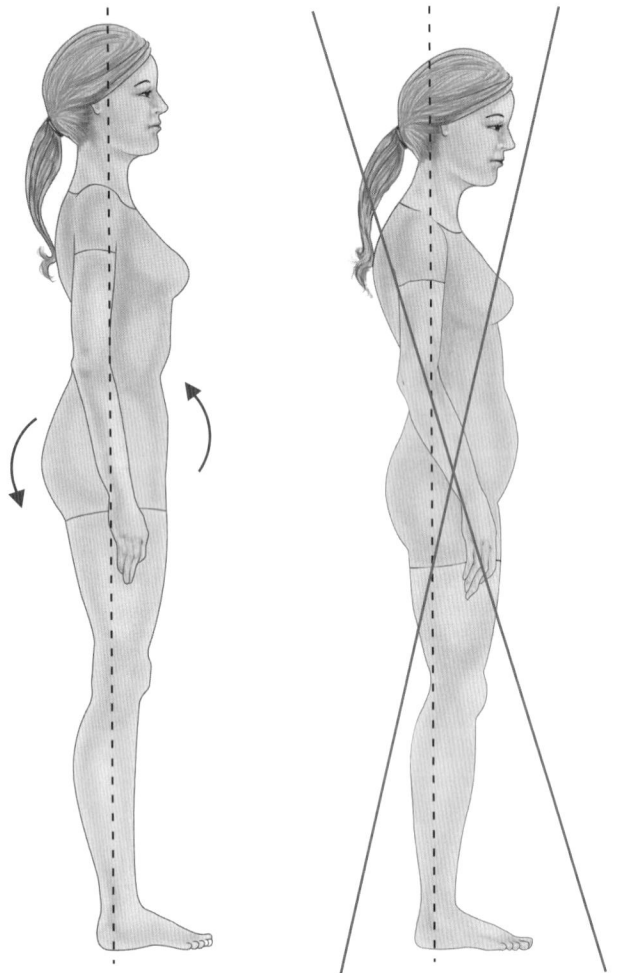

Figura 36.2 • Posturas adequadas e inadequadas em pé. (**À esquerda**) Músculos abdominais contraídos, dando uma sensação de tração para cima, e glúteos contraídos, tracionando para baixo. (**À direita**) Posição desleixada, que mostra os músculos abdominais relaxados e o corpo fora do alinhamento adequado.

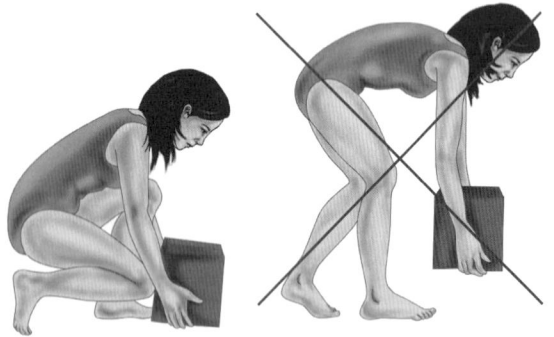

Figura 36.3 • Técnicas correta e incorreta de carregar peso. (**À esquerda**) Posição correta para carregar peso. Essa pessoa está usando os músculos longos e fortes dos braços e das pernas e segurando o objeto de modo que a linha de gravidade esteja dentro da referência de apoio. (**À direita**) Posição incorreta para carregar peso. Nessa posição, exerce-se tração sobre os músculos das costas, e a inclinação faz com que a linha de gravidade esteja fora da referência de apoio.

Se o paciente apresentar ganhos secundários associados à deficiência nas costas (p. ex., compensação financeira no trabalho, estilo de vida ou carga de trabalho mais fácil, maior apoio emocional), existe o risco de o paciente não retomar totalmente o trabalho e os papéis familiares. O retorno mais precoce para o trabalho e para as AVDs, mesmo em nível reduzido, tem desfechos melhores do que esperar pela recuperação plena (Qaseem et al., 2017). Podem ser necessários antidepressivos e aconselhamento para ajudar a pessoa a retomar uma vida produtiva e plena. Unidades especializadas utilizam abordagens multidisciplinares para ajudar o paciente com dor crônica a retomar responsabilidades e tarefas; essas abordagens são especialmente benéficas para aqueles pacientes que apresentam depressão e medo associados à dor crônica (Karasawa et al., 2019).

A obesidade contribui para a tensão nas costas por sobrecarregar os músculos das costas relativamente fracos na ausência de apoio dos músculos abdominais. Os exercícios são menos efetivos e mais difíceis de realizar quando o paciente está com sobrepeso. A redução no peso por meio da modificação da dieta é importante para minimizar a recorrência da dor nas costas. Um plano nutricional razoável que inclua mudança nos hábitos alimentares e atividades de baixo impacto é essencial. Observar a perda de peso e fornecer reforço positivo facilitam a adesão. Os problemas nas costas podem ou não se resolver totalmente conforme o peso ideal é alcançado (MQIC, 2018).

DISTÚRBIOS COMUNS DOS MEMBROS SUPERIORES

As estruturas dos membros superiores frequentemente são os locais de síndromes dolorosas. Isso é especialmente verdadeiro entre os profissionais da saúde, em que muitas das consultas dos pacientes envolvem o ombro, o punho e a mão.

Bursite e tendinite

A bursite e a tendinite são condições inflamatórias que geralmente ocorrem no ombro. As bolsas sinoviais são estruturas saculares preenchidas por líquido que impedem o atrito entre as estruturas articulares durante a atividade articular e se tornam dolorosas quando inflamadas; **bursite** é a consequência da inflamação dessas estruturas. As bainhas dos tendões musculares também ficam inflamadas com o estiramento repetitivo, causando a **tendinite**. A inflamação provoca a proliferação da membrana sinovial e a formação de *pannus*, que restringe o movimento articular. O tratamento conservador inclui o repouso do membro, gelo e calor intermitente à articulação e AINEs para controlar a inflamação e a dor. Tratamentos mais modernos, que incluem ondas de choque extracorpóreas, campos magnéticos pulsados, fototerapia a *laser*, ablação por radiofrequência e terapias com células-tronco, são promovidos para acelerar a cicatrização do tendão, embora sejam necessárias mais pesquisas para determinar sua efetividade global (Cook & Young, 2020). Nos EUA, os locais de injeção das terapias celulares são regulamentados pelo Centers for Disease Control and Prevention (CDC) (Cook & Yong, 2020). A World Anti-Doping Agency (WADA) autoriza a aplicação de injeções autólogas (do próprio paciente) em lesões dos tecidos moles, mas infusões intravenosas (IV) são proibidas (WADA, 2020). A sinovectomia artroscópica pode ser considerada se a dor no ombro e a fraqueza persistirem. As injeções de corticosteroides têm mais evidências a seu favor do que a maioria das outras intervenções quando se trata de melhora rápida e breve de condições agudas, porém nem sempre são úteis a longo prazo (McAlindon, LaValley, Harvey et al., 2017). A maioria das condições que comprometem os tendões e as bolsas sinoviais é autolimitada e melhora com ou sem tratamento. As medidas terapêuticas objetivam primariamente o alívio do quadro álgico, e não a cura.

Corpos livres

Os corpos livres (*joint mice*) podem ocorrer em um espaço articular como resultado do desgaste da cartilagem articular e da erosão óssea. Esses fragmentos podem interferir no movimento articular ("bloqueio da articulação"). Os corpos livres são removidos por cirurgia artroscópica se causarem dor ou problemas de mobilidade.

Síndrome do impacto

Síndrome do impacto é um termo geral que descreve o movimento prejudicado do manguito rotador do ombro. O impacto geralmente ocorre pelo movimento repetitivo com o braço acima da cabeça ou traumatismo agudo, resultando em irritação e eventual inflamação dos tendões do manguito rotador ou da bolsa subacromial conforme raspam contra o arco coracoacromial. As manifestações iniciais da síndrome são caracterizadas por edema pela hemorragia dessas estruturas, dor, sensibilidade dolorosa no ombro, movimento limitado, espasmo muscular e eventual atrofia por desuso. O processo pode evoluir para uma ruptura parcial ou completa do manguito rotador (ver Capítulo 37).

Os medicamentos usados para tratar inicialmente a síndrome do impacto incluem AINEs orais ou injeções intra-articulares de corticosteroides. A aplicação de frio ou calor superficial pode melhorar subjetivamente os sintomas do paciente; no entanto, é necessário um programa de exercícios terapêuticos (ver Capítulo 37) para melhorar os resultados, incluindo a redução de dor e a melhora da função do ombro (Boxe 36.3).

Síndrome do túnel do carpo

A síndrome do túnel do carpo consiste em uma neuropatia por pinçamento que ocorre quando o nervo mediano no punho é comprimido por uma bainha de tendão flexor espessada, invasão esquelética, edema ou massa de tecido mole. Com frequência, ocorre em mulheres com idade entre 30 e 60 anos. As mulheres que estão na menopausa ou fazem uso de anovulatórios orais correm maior risco (Calandruccio & Thompson, 2018). A síndrome do túnel do carpo é comumente causada pelos movimentos repetitivos de mão e punho, mas está associada a artrite reumatoide (AR), diabetes melito, acromegalia, hipertireoidismo ou traumatismo (McCance & Huether, 2019). Pessoas cujas atividades laborais exigem movimentos repetitivos frequentes das mãos ou flexão dos punhos, como trabalhadores de linha de montagem e cabeleireiros, e pessoas expostas à vibração durante o desempenho de suas tarefas, como trabalhadores da construção civil e maquinistas, correm maior risco de síndrome do túnel do carpo (Calandruccio & Thompson, 2018).

O paciente sente dor, dormência, parestesia e, possivelmente, fraqueza ao longo da distribuição do nervo mediano (polegar, indicador e dedo médio). A dor noturna e/ou punho cerrado ao acordar são comuns. Um sinal de Tinel positivo ajuda a identificar os pacientes que necessitam de intervenção (Figura 36.4).

O tratamento baseado em evidências para a síndrome do túnel do carpo inclui injeções orais ou intra-articulares de corticosteroides, uso de AINEs e acupuntura associados ou não à estimulação elétrica (conectada às agulhas). A aplicação de talas para evitar hiperextensão e flexão prolongada do punho também é efetiva; no entanto, terapia a *laser* e aplicação de ultrassom não são terapias efetivas, nem proloterapias ou a injeção de substâncias (p. ex., dextrose, lidocaína) destinadas a estimular a cura, diuréticos e vitamina B_6 (Calandruccio & Thompson, 2018). Os riscos de inibir a síntese de substâncias reparadoras (p. ex., colágeno) pode potencializar o risco de ruptura de tendões; portanto, o uso prolongado de corticosteroides não é apoiado (McAlindon et al., 2017).

A tradicional liberação do nervo ou cirurgia endoscópica a *laser* são as duas opções de tratamento cirúrgico mais comuns quando o tratamento conservador não funciona. Ambos os procedimentos são realizados sob anestesia local e envolvem fazer incisões no punho afetado e seccionar o ligamento carpal para que o túnel do carpo seja alargado. No procedimento endoscópico a *laser*, fazem-se pequenas incisões, o que resulta em menor formação de cicatriz e em tempo de recuperação mais curto do que com o método aberto. Após ambos os procedimentos, o paciente usa uma tala de mão e limita seu uso durante a cicatrização. O paciente pode precisar de ajuda com os cuidados pessoais. A recuperação completa das funções motora e sensorial após algum dos tipos de cirurgia de liberação de nervo pode levar várias semanas ou meses.

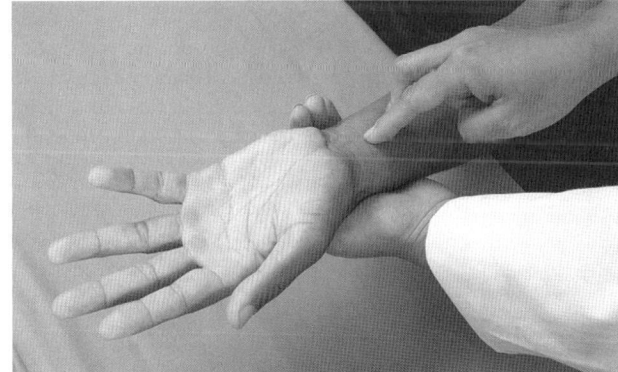

Figura 36.4 • O sinal de Tinel pode ser detectado em pacientes com a síndrome do túnel do carpo percutindo levemente sobre o nervo mediano, localizado na face interna do punho. Se o paciente relatar formigamento, dormência e dor, o sinal de Tinel é considerado positivo. Reimpressa, com autorização, de Weber, J. W. & Kelley, J. (2018). *Health assessment in nursing* (6th ed.). Philadelphia, PA: Wolters Kluwer. (Fotografia de B. Proud.)

Boxe 36.3 — ORIENTAÇÕES AO PACIENTE

Medidas para promover a cicatrização do ombro na síndrome do impacto

O enfermeiro instrui o paciente a:

- Repousar a articulação em uma posição que minimize o estresse sobre as estruturas articulares para evitar danos adicionais e o desenvolvimento de aderências
- Ao dormir, apoiar o braço afetado sobre travesseiros para não se deitar sobre ele durante o sono
- Retomar gradualmente o movimento e o uso da articulação. Pode ser necessário ajuda para vestir-se e realizar outras atividades de vida diária
- Evitar realizar movimentos e carregar peso com o braço acima da cabeça ou empurrar um objeto contra um ombro "bloqueado"
- Realizar diariamente os exercícios prescritos de amplitude de movimento e fortalecimento.

Gânglio

Um gânglio – uma coleção de material neurológico gelatinoso próximo a bainhas tendíneas e articulações – tem aparência de um edema cístico redondo, firme, geralmente no dorso do punho. Frequentemente ocorre em mulheres com idade inferior a 50 anos (McCance & Huether, 2019). O edema dói à palpação e pode causar dor incômoda. Quando uma bainha tendínea está envolvida, ocorre fraqueza do dedo. O tratamento pode incluir aspiração, injeção de corticosteroides ou excisão cirúrgica. Após o tratamento, são colocados curativos compressivos e dispositivos de imobilização; todavia, um cisto sinovial pode reaparecer após a intervenção médica (De Keyser, 2019).

Contratura de Dupuytren

A contratura de Dupuytren resulta em uma **contratura** de progressão lenta (*i. e.*, um encurtamento anormal) da fáscia palmar que provoca a flexão do quarto, do quinto e, às vezes, do terceiro dígito, tornando esses dedos mais ou menos inúteis (Figura 36.5). Está ligada a um traço autossômico dominante hereditário e ocorre mais frequentemente em homens de origem escandinava ou celta com 50 anos ou mais (McCance & Huether, 2019). A contratura de Dupuytren também está associada a artrite, diabetes, gota, tabagismo e alcoolismo (Ball, Izadi, Verjee et al., 2016). Começando como um nódulo, pode ou não progredir, produzindo uma contratura dos dedos e alterações da pele da palma da mão. O paciente pode sentir desconforto maçante e incômodo, dormência matinal e rigidez nos dedos afetados. Essa condição começa em um lado, mas, eventualmente, ambos os lados são afetados. Exercícios de alongamento dos dedos das mãos na fase inicial da doença ou injeções intranodulares de corticosteroides ou colagenases podem prevenir a ocorrência de contraturas (Ball et al., 2016). Em caso de perda de movimento, realizam-se fasciectomias palmares e digitais para melhorar a função.

Manejo de enfermagem em paciente submetido à cirurgia de mão ou punho

A cirurgia de mão ou punho, salvo se estiver relacionada com traumatismo grave, geralmente é um procedimento ambulatorial. Antes da cirurgia, o enfermeiro deve avaliar o nível e o tipo de desconforto do paciente, bem como as limitações na função causadas pela condição.

A avaliação neurovascular de hora em hora dos dedos expostos durante as primeiras 24 horas após a cirurgia é essencial para monitorar a função e a perfusão dos nervos. Isso é especialmente importante se tiver sido usada a técnica de torniquete no perioperatório, que está implicado em déficits neurovasculares. O enfermeiro compara o membro afetado com o não afetado e a condição pós-operatória com o estado pré-operatório documentado no prontuário. O enfermeiro pede ao paciente para descrever as sensações nos dígitos e demonstrar a mobilidade, enquanto aplica as limitações ao movimento prescritas pelo médico. Em caso de reparos tendíneos e enxertos nervosos, vasculares ou cutâneos, realizam-se testes mais aprofundados da função (ver Boxe 35.3, Capítulo 35). Os pinos percutâneos podem ser utilizados para manter os ossos em posição e servem como potenciais locais de infecção. Podem ser necessárias orientações ao paciente a respeito dos cuidados assépticos com a ferida e com o pino.

Os curativos fornecem apoio, mas não devem ser constritivos. Pode-se prescrever o uso intermitente de compressas de gelo na área operada durante as primeiras 24 a 48 horas para controlar o edema. A menos que contraindicado, incentivam-se a extensão e a flexão ativa dos dedos para promover a circulação, embora o movimento seja limitado pelo curativo volumoso.

Em geral, a dor e o desconforto podem ser controlados pela utilização de analgésicos orais. As orientações ao paciente em relação ao risco de quedas e cognição prejudicada são importantes. A dor fora de proporção ao que é esperado, especialmente se for acompanhada de função neurovascular comprometida, precisa ser avaliada como indicativo da síndrome compartimental (ver Capítulo 37). A dor pode estar relacionada com cirurgia, edema, formação de hematoma ou curativos restritivos. Para controlar a tumefação, que pode aumentar o desconforto do paciente, o enfermeiro o instrui a elevar a mão ao nível do coração com travesseiros. Se o paciente estiver deambulando, o braço é apoiado em uma tipoia convencional, com a mão elevada ao nível do coração (ver Figura 37.15, Capítulo 37).

Durante os primeiros dias após a cirurgia, a independência no autocuidado é prejudicada. O paciente pode precisar de ajuda para alimentar-se, tomar banho, vestir-se e realizar a higiene íntima. Em poucos dias, o paciente desenvolve habilidades no uso de uma só mão para realizar as AVDs e, geralmente, é capaz de conviver com um mínimo de ajuda e dispositivos de assistência. O enfermeiro incentiva o paciente a usar o lado envolvido, a menos que contraindicado, dentro dos limites de desconforto. À medida que a reabilitação avança, o paciente retoma o uso do membro. Podem-se prescrever exercícios orientados pela fisioterapia ou terapia ocupacional.

Promoção de cuidados domiciliar, comunitário e de transição

 Orientação do paciente sobre autocuidados

Depois que o paciente foi submetido à cirurgia, o enfermeiro o orienta sobre como monitorar o estado neurovascular e os sinais de complicações que devem ser comunicados ao cirurgião (p. ex., parestesia, paralisia, dor descontrolada, frieza dos dedos, tumefação extrema, sangramento excessivo, drenagem purulenta, odor fétido, febre). O enfermeiro discute os medicamentos prescritos e seus efeitos colaterais com o paciente. Além disso, o enfermeiro instrui o paciente a como elevar o membro e aplicar gelo (se prescrito) para controlar o edema. Demonstra-se o uso de dispositivos de assistência se estes forem úteis para promover a realização das AVDs. Para tomar banho, o enfermeiro orienta o paciente a manter o curativo seco, cobrindo-o com um saco plástico protegido. Em geral, a ferida ainda não se reparou até a consulta de acompanhamento com o cirurgião (Boxe 36.4). O enfermeiro identifica quaisquer barreiras percebidas

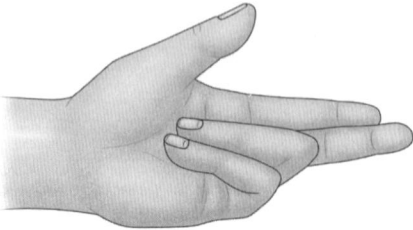

Figura 36.5 • Contratura de Dupuytren, uma deformidade em flexão causada por uma característica hereditária, consiste em uma contratura de progressão lenta da fáscia palmar, que prejudica gravemente a função do quarto, do quinto e, às vezes, do terceiro dígito.

> **Boxe 36.4 — LISTA DE VERIFICAÇÃO DO CUIDADO DOMICILIAR**
> **Cirurgia de mão ou pé**
>
> **Ao concluírem as orientações, o paciente e/ou o cuidador serão capazes de:**
>
> - Nomear o procedimento que foi realizado e identificar quaisquer mudanças permanentes na estrutura ou função anatômica, bem como as alterações nas AVDs, nas AIVDs, nos papéis, nos relacionamentos e na espiritualidade
> - Identificar a modificação do ambiente domiciliar, as intervenções e as estratégias (p. ex., equipamento médico permanente, equipamento adaptativo) utilizadas para aumentar a segurança em função das modificações estruturais e funcionais e para promover recuperação efetiva e reabilitação
> - Descrever o esquema terapêutico pós-operatório em curso, incluindo dieta e atividades a serem realizadas (p. ex., imobilização) e limitadas ou evitadas (p. ex., levantar peso, dirigir automóveis, esportes de contato)
>   - Descrever métodos para impedir a infecção de feridas (p. ex., manter o curativo limpo e seco durante as AVDs)
>   - Demonstrar como avaliar o estado neurovascular
>   - Demonstrar controle do edema, elevando o membro e aplicando gelo intermitentemente, se prescrito
>   - Observar os limites de sustentação de peso, atividade e exercício prescritos
>   - Demonstrar o uso seguro de dispositivos de assistência, se for o caso
>   - Consumir uma dieta saudável para promover a cicatrização
> - Informar o nome, a dose, os efeitos colaterais, a frequência e o esquema posológico de todos os medicamentos terapêuticos e profiláticos prescritos pelo médico (p. ex., antibióticos e analgésicos)
> - Informar indicadores de infecção da ferida (p. ex., vermelhidão, tumefação, sensação dolorosa, drenagem purulenta, febre, sinais de infecção sistêmica) a serem notificados imediatamente ao médico
> - Declarar os indicadores de outras potenciais complicações a serem comunicados rapidamente ao médico (p. ex., tumefação e dor não controlada; dedos dos pés ou das mãos frios e pálidos; parestesia; paralisia; drenagem purulenta; sinais de trombose venosa profunda ou embolia pulmonar)
> - Relatar como contatar o médico em caso de perguntas ou complicações
> - Verbalizar a necessidade de comparecer às consultas com o cirurgião para a primeira troca de curativo
>   - Determinar a hora e a data das consultas de acompanhamento e dos exames
> - Identificar a necessidade de promoção da saúde (p. ex., redução do peso corporal, cessação do tabagismo, controle do estresse), prevenção de doenças e atividades de triagem.
>
> **Recursos**
>
> - Ver Capítulo 2, Boxe 2.6, para informações adicionais relacionadas com equipamento médico durável, equipamento adaptativo e habilidades de mobilidade.

AIVDs: atividades instrumentais da vida diária; AVDs: atividades da vida diária.

à participação desse plano (tais como necessidade de acolhimento). O paciente é encaminhado para serviços disponíveis na comunidade, conforme apropriado.

PROBLEMAS COMUNS DOS PÉS

Os distúrbios dos pés podem ser causados por sapatos mal ajustados, que distorcem a anatomia normal enquanto induzem a deformidade e a dor. Os problemas dermatológicos comumente afetam os pés sob a apresentação de infecções fúngicas e verrugas plantares. Diversas doenças sistêmicas afetam os pés. Os pacientes com diabetes são propensos a desenvolver calos e neuropatias periféricas com diminuição da sensibilidade, levando a úlceras diabéticas nos pontos de pressão do pé. Os pacientes com doença vascular periférica e arteriosclerose queixam-se de ardor e prurido nos pés, resultando em arranhões e lesões na pele. Na AR, podem ocorrer deformidades nos pés. A obesidade pode causar várias anomalias nos pés, incluindo pé plano de início na vida adulta (i. e., redução da altura do arco plantar) e fascite plantar.

Os desconfortos pelo estresse aos pés são tratados com repouso, elevação, fisioterapia, enfaixamento de apoio e aparelhos ortopédicos (Luffy, Grosel, Thomas et al., 2018). O paciente deve inspecionar diariamente o pé e a pele sob os acolchoamentos e as órteses à procura de pressão e ruptura da pele. Se uma "janela" for cortada nos sapatos para aliviar a pressão sobre uma deformidade óssea, a pele precisa ser monitorada diariamente em busca de ruptura pela pressão exercida na área da janela. Exercícios ativos de pés promovem a circulação e ajudam a fortalecer os pés. As caminhadas com calçados corretamente ajustados são consideradas o exercício ideal.

Calos superficiais

Um calo superficial é uma área mais espessa de pele que foi exposta a pressão ou atrito persistente. A mecânica defeituosa do pé geralmente precede a formação de um calo. O tratamento consiste em eliminar as causas subjacentes e tratar o calo doloroso com um podólogo. Pode-se aplicar uma pomada queratolítica e usar uma calcanheira fina de plástico sobre o calcanhar se o calo estiver nesta área. O preenchimento com feltro com uma base adesiva também é utilizado para impedir e aliviar a pressão. A prevenção de calosidades é melhor, com atenção especial a meias e sapatos bem-ajustados. Podem-se confeccionar órteses para remover a pressão de protuberâncias ósseas, ou a protuberância pode ser excisada (van Netten, Sacco, Lavery et al., 2020).

Calo profundo

Um calo profundo é uma área de hiperqueratose (supercrescimento da camada córnea da epiderme) produzida pela pressão interna (o osso subjacente é proeminente em decorrência de uma anormalidade congênita ou adquirida, comumente artrite) ou compressão externa (sapatos mal ajustados). O quinto dedo do pé é o mais frequentemente envolvido, mas qualquer dedo do pé pode ser acometido.

Os calos profundos são tratados por um podólogo por imersão e raspagem da camada córnea, pela aplicação de um escudo ou acolchoamento protetor, ou pela modificação cirúrgica da estrutura óssea agressora subjacente. Intervenção precoce é necessária no caso de pacientes com diabetes melito.

Os calos profundos macios localizam-se entre os dedos do pé e são mantidos macios pela umidade. O tratamento consiste em secar os espaços afetados e separar os dedos afetados com lã de cordeiro ou gaze. Um sapato mais largo ou com uma biqueira mais larga pode ser útil (Malhotra, Davda & Singh, 2017).

Dedo em martelo

O dedo em martelo é uma deformidade em flexão da articulação interfalangiana que pode envolver vários dedos (Figura 36.6A).

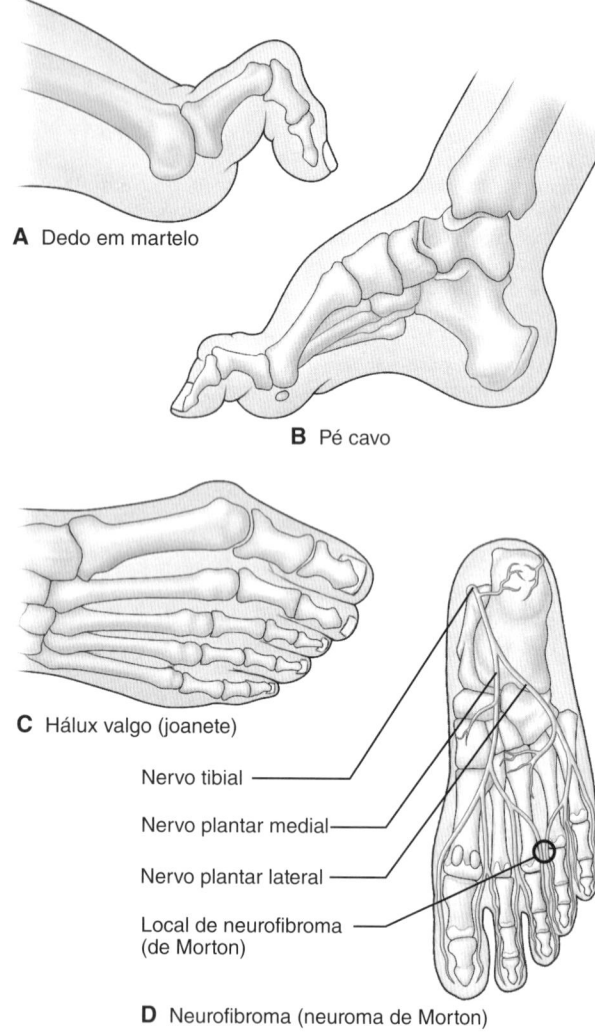

Figura 36.6 • Deformidades comuns dos pés.

Meias ou sapatos apertados podem empurrar um dedo sobrejacente de volta para a linha dos outros dedos. Os dedos dos pés geralmente são puxados para cima, forçando as articulações metatarsais (bola do pé) para baixo. Desenvolvem-se calos profundos em cima dos dedos dos pés e calos superficiais sensíveis sob a área do metatarso. O tratamento consiste em medidas conservadoras: usar sandálias ou sapatos com a parte dos dedos aberta (a menos que o paciente tenha diabetes) que estejam em conformidade com o formato do pé com biqueira redonda, realizar exercícios de manipulação e proteger as articulações salientes com acolchoamentos. **Osteotomia** (corte cirúrgico do osso) pode ser realizada para corrigir a deformidade resultante. Há poucas evidências apoiando o tratamento do dedo em martelo quando o paciente não relata dor ou outros sintomas (Malhotra et al., 2017). Órteses são úteis na prevenção de dedo em martelo em pessoas que apresentam arcos altos. É necessário dar atenção especial aos pacientes diabéticos que apresentam pontos de fricção e feridas.

Onicocriptose

A onicocriptose (unha encravada) é uma condição em que a extremidade livre de uma placa de unha penetra na pele circundante. Pode se desenvolver infecção secundária ou tecido de granulação. Essa condição dolorosa é causada por autotratamento inadequado, pressão externa (sapatos ou meias apertados), pressão interna (dedos deformados, crescimento sob a unha), traumatismo ou infecção. Aparar as unhas corretamente (cortá-las retas transversalmente e lixar os cantos consistentemente com o contorno do dedo do pé) pode evitar tal problema. O tratamento ativo consiste em lavar o pé 2 vezes/dia e aliviar a dor pela diminuição da pressão da placa da unha sobre o tecido mole circundante. Compressas quentes e úmidas ajudam a drenar a infecção. A unha pode precisar ser retirada pelo podólogo ou médico se houver infecções recorrentes (Malhotra et al., 2017).

Pé cavo

O pé cavo se refere a um pé com um arco plantar anormalmente alto e uma deformidade fixa em antepé equino (Figura 36.6B). O encurtamento do pé aumenta a pressão e produz calos na região do metatarso e do dorso do pé. A doença de Charcot-Marie-Tooth (uma doença neuromuscular periférica associada a uma doença degenerativa familiar), o diabetes e os distúrbios neurológicos progressivos são causas comuns (Alderson & Ghosh, 2019). Prescrevem-se exercícios para manipular o antepé em dorsiflexão e relaxar os dedos dos pés. Aparelhos ortopédicos aliviam a dor e podem proteger o pé. Em casos graves, realiza-se uma artrodese (fusão) para remodelar e estabilizar o pé.

Hálux valgo

O hálux valgo (joanete) é uma deformidade em que o hálux desvia lateralmente (Figura 36.6C). Há uma proeminência acentuada no aspecto medial da primeira articulação metatarsofalângica. Há também um alargamento ósseo (exostose) do aspecto medial da cabeça do primeiro metatarsal, sobre a qual pode se formar uma bolsa (secundária à pressão e à inflamação). Os sintomas da bursite aguda incluem uma área avermelhada, edemaciada e dolorosa à palpação.

Os fatores que contribuem para a formação do joanete incluem a hereditariedade, sapatos mal ajustados, a osteoartrite e o alongamento e alargamento gradual do pé associado ao envelhecimento. O tratamento depende da idade do paciente, do grau de deformação e da gravidade dos sintomas. Em casos simples, usar um sapato que se adapte ao formato do pé, ou que seja moldado ao pé para evitar a pressão sobre porções salientes, pode ser o único tratamento necessário. Injeções de corticosteroides controlam a inflamação aguda. Em casos avançados, podem ser necessários remoção cirúrgica da exostose e realinhamento dos dedos dos pés para melhorar a função, a aparência e os sintomas. Se for necessário realizar cirurgia em um atleta, pelo menos 3 meses de repouso são necessários antes do retorno às atividades desportivas (Fournier, Saxena & Maffuli, 2019).

Neuroma de Morton

O neuroma de Morton (neuroma digital plantar, neurofibroma) é uma tumefação próximo ao terceiro ramo (lateral) do nervo plantar medial (Figura 36.6D). Do ponto de vista microscópico, alterações das artérias digitais causam uma isquemia dentro do terceiro espaço intermetatarsal (espaço interdigital). O resultado é uma dor latejante, em queimação, no pé, que geralmente é aliviada com repouso e massagem.

O tratamento conservador consiste em inserir entressolas e acolchoamentos metatarsais projetados para espalhar as cabeças dos metatarsais e equilibrar a postura do pé. A injeção local de um corticosteroide e um anestésico local pode proporcionar alívio. Se estes falharem, é necessária a excisão cirúrgica do neuroma. O alívio da dor e a perda de sensibilidade são imediatos e permanentes com a cirurgia. O risco de quedas é maior, em virtude da perda de toda a sensibilidade (Matthews, Hum, Harding et al., 2019).

Pé plano

O pé plano (pé chato) é um distúrbio comum, no qual o arco longitudinal do pé está diminuído. Pode ser causado por anomalias congênitas ou estar associado a lesões ósseas ou ligamentares, excesso de peso, fadiga muscular, sapatos mal ajustados ou artrite. Os sinais e sintomas incluem sensação de queimação, fadiga, andar desajeitado, edema e dor. Exercícios para fortalecer os músculos e melhorar os hábitos de postura e marcha são úteis (Unver, Erdem & Akbas, 2019). Órteses específicas para os pés podem fornecer suporte adicional.

Fascite plantar

A fascite plantar, uma inflamação da fáscia que apoia o pé, manifesta-se como dor no calcanhar de início agudo experimentada com os primeiros passos pela manhã. A dor é localizada na face anteromedial do calcanhar e diminui com o alongamento suave do pé e do tendão de Aquiles. O manejo inclui exercícios de alongamento, uso de sapatos com suporte e acolchoamento para aliviar a dor, órteses (p. ex., talonetas, suportes para o arco, talas noturnas) e injeções de corticosteroides. A fascite plantar não resolvida evolui para lacerações fasciais no calcanhar e, por fim, esporão de calcâneo (Luffy et al., 2018).

Manejo de enfermagem a pacientes submetidos à cirurgia do pé

A cirurgia do pé pode ser necessária em decorrência de várias condições, incluindo neuromas e deformidades nos pés (joanetes, dedo em martelo, pés cavos). Em geral, a cirurgia do pé é realizada em regime ambulatorial. Antes da cirurgia, o enfermeiro avalia a marcha e o equilíbrio do paciente, bem como o *status* neurovascular do pé. Ademais, o enfermeiro considera a disponibilidade de assistência em domicílio e as características estruturais da casa no planejamento do atendimento durante os dias após a cirurgia.

O cuidado pós-operatório e domiciliar segue os mesmos princípios discutidos anteriormente para a cirurgia de mão (ver Boxe 36.4). Após a cirurgia, a avaliação neurovascular dos dedos dos pés expostos (a cada 1 a 2 h nas primeiras 24 h) é essencial para controlar a função dos nervos e a perfusão dos tecidos. O enfermeiro orienta o paciente e seus familiares sobre como fazer a avaliação de edema e das condições neurovasculares (circulação, movimento, sensibilidade). O pé afetado é comparado com o outro pé (íntegro) para determinar diferenças na função neurovascular. A função neurovascular comprometida pode aumentar a dor do paciente (ver Boxe 35.4, Capítulo 35).

A dor sentida por pacientes submetidos à cirurgia do pé está relacionada com inflamação e edema. A formação de um hematoma pode contribuir para o desconforto. Para controlar o edema previsto, o pé deve ser elevado em vários travesseiros quando o paciente estiver sentado ou deitado. Dá-se preferência ao apoio de todo o membro abaixo do joelho. Compressas de gelo aplicadas de modo intermitente à área cirúrgica durante as primeiras 24 a 48 horas podem ser prescritas para controlar o edema e proporcionar algum alívio da dor. Conforme a atividade aumenta, o paciente pode considerar que o pé na posição dependente é desconfortável. O simples ato de elevar o pé muitas vezes alivia o desconforto. Medicamentos analgésicos orais podem ser utilizados para controlar a dor. O enfermeiro orienta o paciente e sua família sobre o uso adequado desses medicamentos.

Após a cirurgia, o paciente terá um grande curativo no pé, protegido por um aparelho imobilizador leve ou uma bota de proteção especial. Os limites para a sustentação de peso serão prescritos pelo cirurgião (Malhotra et al., 2017). Alguns pacientes têm permissão para andar sobre os calcanhares e progredir para sustentação de peso conforme tolerado; outros pacientes estão restritos a atividades sem sustentação de peso. Podem ser necessários dispositivos de assistência (p. ex., muletas, andador). A escolha dos dispositivos depende do estado geral e do equilíbrio do paciente e da prescrição de sustentação de peso. O uso seguro dos dispositivos de assistência deve ser garantido por meio de orientações adequadas ao paciente e prática antes da alta (ver Capítulo 2). As estratégias de locomoção segura pela casa enquanto estiver utilizando os dispositivos também são discutidas com o paciente. Durante a cicatrização, o paciente retoma gradualmente a deambulação dentro dos limites prescritos. O enfermeiro enfatiza a adesão ao esquema terapêutico.

A imobilidade decorrente da cirurgia de membro inferior aumenta o risco de desenvolvimento de tromboembolismo venoso (TEV). Ver a avaliação do risco e o tratamento do TEV no Capítulo 26. Outras complicações pós-operatórias podem incluir amplitude de movimento limitada, parestesias, lesões tendíneas e recorrência da deformidade. Além disso, se tiverem sido utilizados pinos percutâneos para manter os ossos em posição, esses pinos podem servir como potenciais locais de infecção. Podem ser necessárias orientações ao paciente sobre o cuidado asséptico de feridas e cuidados com o pino. Ver discussão mais aprofundada sobre cuidados com o pino e profilaxia de infecções no Capítulo 37. Devem-se implementar medidas para proteger a ferida cirúrgica de sujeira e umidade. Ao tomar banho, o paciente pode colocar um saco plástico sobre o curativo para evitar molhá-lo.

OSTEOARTRITE: DOENÇA ARTICULAR DEGENERATIVA

A osteoartrite (OA) é um distúrbio degenerativo não inflamatório das articulações. É o tipo mais comum de doença articular e é com frequência denominada doença articular degenerativa. A OA é classificada como primária (idiopática), sem evento ou doença anterior relacionados com a OA, ou secundária, que resulta de lesão ou doença inflamatória articular anterior, similar à AR (ver Capítulo 34). A fisiopatologia da osteoartrite primária não envolve autoimunidade nem inflamação. Ela pode ocorrer como resultado de um distúrbio autoimune no qual ocorre a destruição articular. Outra característica distintiva da OA: ela é limitada às articulações afetadas; não existem sintomas sistêmicos associados a ela (McCance & Huether, 2019).

A OA com frequência tem início na terceira década de vida e atinge o pico entre a quinta e a sexta décadas. Aos 40 anos, 90% da população apresentam alterações articulares degenerativas em suas articulações que sustentam o peso, embora os sintomas clínicos normalmente estejam ausentes (CDC, 2018). Mulheres, em especial hispânicas ou afro-americanas, são mais comumente afetadas. A incidência de OA aumenta com a idade. Estima-se que mais de 85% da população com idade superior a 65 anos apresente alterações radiográficas indicativas de osteoartrite. Embora a OA normalmente seja considerada uma doença do envelhecimento, ela também pode afetar pacientes mais jovens, resultando em perdas significativas na produtividade relacionada com o trabalho (CDC, 2018).

Fisiopatologia

Todas as articulações são compostas de osso, sobretudo **osso subcondral** ou lâmina óssea, à qual a cartilagem articular está aderida. Essa cartilagem é um tecido mole lubrificado, que protege o osso contra lesões com a atividade física. Entre a cartilagem articular dos ossos que formam a articulação, encontra-se um espaço (denominado *espaço articular*) que possibilita a movimentação. Para auxiliar na fluidez, cada articulação contém líquido sinovial, que é responsável por lubrificar e proteger a movimentação da articulação. Com a OA, a cartilagem articular rompe-se, levando à lesão progressiva do osso adjacente e à final formação de **osteófitos**, que se projetam para dentro do espaço articular. O resultado é o estreitamento do espaço articular, que leva à diminuição da movimentação articular e ao potencial de mais lesão. Consequentemente, a articulação pode degenerar-se progressivamente (Figura 36.7). A compreensão da fisiopatologia da OA foi estendida até muito além do que anteriormente se acreditava ser um simples "desgaste" relacionado com o envelhecimento. O processo degenerativo básico na articulação exemplificado na OA é apresentado na Figura 36.8. Além da degeneração, pode ocorrer uma arterite infecciosa. Ver discussão sobre a artrite séptica (infecciosa) mais adiante, neste capítulo.

Os fatores de risco para a doença e a sua progressão incluem idade mais avançada, sexo feminino e obesidade. Além disso, determinadas ocupações (p. ex., aquelas que requerem tarefas laboriosas), envolvimento em atividades desportivas e história de lesões anteriores, fraqueza muscular, predisposição genética e determinadas doenças também podem impor ao paciente o risco de destruição articular. O fator de risco modificável mais proeminente para a OA é a obesidade. De fato, a qualidade e a quantidade de vida são reduzidas com a OA, especialmente quando a obesidade e a OA são combinadas. Um programa de dieta e exercícios pode auxiliar a minimizar os sintomas de OA em pacientes com obesidade (CDC, 2018).

Manifestações clínicas

As principais manifestações clínicas da OA são dor, rigidez e comprometimento funcional. A dor articular normalmente

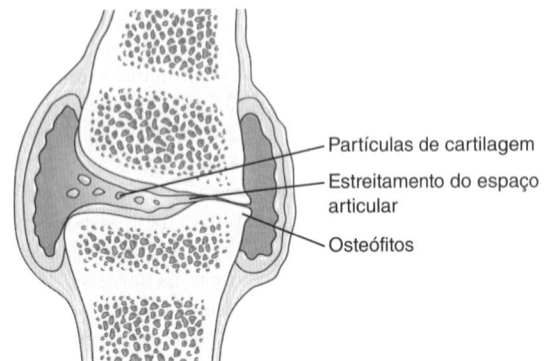

Figura 36.7 • Estreitamento do espaço articular e osteófitos (esporas ósseas) são característicos das alterações degenerativas nas articulações.

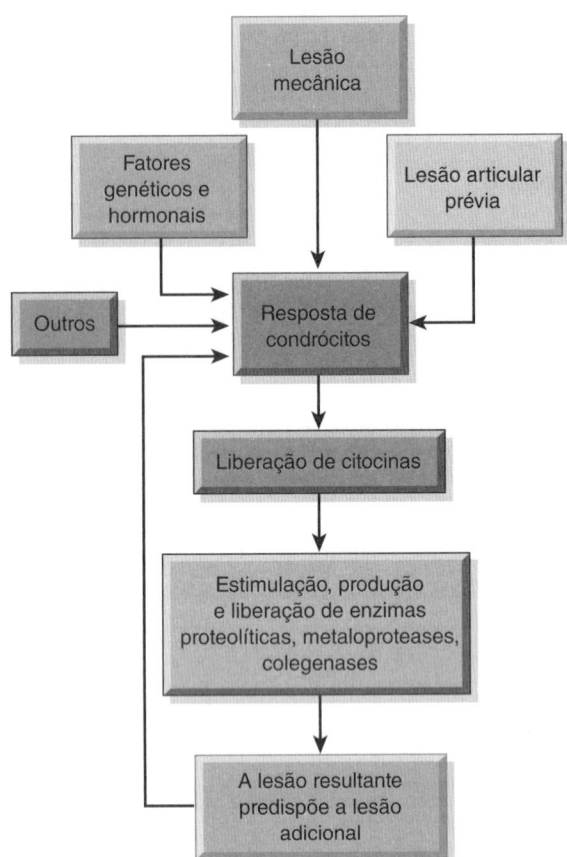

Figura 36.8 • Fisiopatologia da osteoartrite.

é agravada pela movimentação ou por exercícios e aliviada pelo repouso. Se houver rigidez matutina, ela normalmente é breve, com duração inferior a 30 min. O início é rotineiramente insidioso, progredindo ao longo de muitos anos.

Ao exame físico, a articulação afetada pode apresentar aumento de tamanho, com diminuição da amplitude de movimento. Embora a OA ocorra com mais frequência em articulações que sustentam o peso (quadris, joelhos, coluna cervical e lombar), as articulações interfalangiana proximal (IFP) e interfalangiana distal (IFD) com frequência também estão envolvidas, causando aumentos de volume ósseo nas articulações IFD (nódulos de Heberden) e IFP (nódulos de Bouchard). A crepitação pode ser palpada, em especial sobre o joelho. A efusão articular, um sinal de inflamação, normalmente é leve. Não são observadas manifestações sistêmicas.

Avaliação e achados diagnósticos

Os exames sanguíneos e o exame do líquido articular não são úteis no diagnóstico da OA, mas ocasionalmente são indicados para descartar uma causa autoimune para a dor articular, tal como AR. Radiografias podem demonstrar um estreitamento do espaço articular; formação de osteófitos; e osso subcondral denso e espessado (O'Neill & Felson, 2018).

Manejo clínico

Os objetivos do manejo são diminuir a dor e a rigidez, bem como manter ou, quando possível, melhorar a mobilidade articular. Observou-se que exercícios, especialmente na forma de exercícios aeróbicos cardiovasculares e treinamento para o fortalecimento dos membros inferiores, previnem a progressão e diminuem os sintomas da OA. Com os exercícios, a perda de peso, que, por sua vez, diminui o excesso de carga sobre a articulação, também pode ser extremamente benéfica. Terapia ocupacional e fisioterapia podem auxiliar o paciente na adoção de estratégias de autocuidado (Schmidt, 2018).

Palmilhas com cunhas, suportes para o joelho e outras modalidades estão sendo avaliadas como possíveis terapias direcionadas ao tratamento das anormalidades na biomecânica observadas na OA. Os dispositivos ortóticos (p. ex., talas, suportes) e os auxílios para a deambulação (p. ex., bengalas) podem melhorar a dor e a função ao diminuir a força sobre a articulação afetada (Schmidt, 2018). Os pacientes com artrite usam, com frequência, terapias de saúde complementares, alternativas e integrativas, tais como massagem, ioga, campos eletromagnéticos pulsados, estimulação nervosa elétrica transcutânea (TENS, do inglês *transcutaneous electrical nerve stimulation*) e musicoterapia. Essas terapias também podem incluir suplementos fitoterápicos e alimentares, outras dietas especiais, acupuntura, acupressão, utilização de braceletes de cobre ou ímãs e participação em Tai Chi. Estão sendo conduzidas pesquisas para determinar a efetividade de muitos desses tratamentos. Até o momento, não há evidências definitivas mostrando sua superioridade em relação aos cuidados padronizados; o American College of Rheumatology (ACR) encorajou o uso dessas terapias apenas se elas não interferirem na medicação e se comprovadamente aumentarem o conforto, a mobilidade e a função dos pacientes (Kolasinski, Neogi, Hochberg et al., 2020).

Terapia farmacológica

O manejo farmacológico da OA é direcionado ao manejo dos sintomas e ao controle da dor. A seleção dos medicamentos tem por base as necessidades do paciente, o estágio da doença e o risco de efeitos colaterais. Os medicamentos são utilizados associados a estratégias não farmacológicas. Na maioria dos pacientes com OA, a terapia analgésica inicial é o paracetamol. Alguns pacientes respondem aos AINEs não seletivos e aos bloqueadores da enzima COX-2; todavia, os bloqueadores da enzima COX-2 precisam ser usados com cautela por causa do risco associado de doença cardiovascular e do fato de reduzirem pouco ou não reduzirem o desconforto gastrintestinal. Outros medicamentos que podem ser considerados são não opioides, tais como tramadol, opioides para casos graves e corticosteroides intra-articulares (Cooper, Chapurlat, Al-Daghri et al., 2019; Kolasinski et al., 2020). Também são utilizados agentes analgésicos tópicos, tais como capsaicina e metilsalicilato. Diclofenaco sódico na forma de gel tópico foi aprovado pela Food and Drug Administration (FDA) para uso nos pacientes com dor articular nas mãos e nos joelhos em decorrência de osteoartrite (Cooper et al., 2019; Kolasinski et al., 2020). Metotrexato e colchicina, tipicamente prescritos para o tratamento de AR e gota, respectivamente, também podem ser considerados para alguns pacientes com OA que se mostram refratários a outros tratamentos. Os antecedentes fisiopatológicos dessas doenças são semelhantes aos da OA, e isso explicaria a efetividade desses medicamentos em alguns pacientes com OA (Kolasinski et al., 2020; Raman, FitzGerald & Murphy, 2018).

Outras abordagens terapêuticas incluem glicosamina e condroitina. Embora tenha sido sugerido que essas substâncias modifiquem a estrutura cartilagínea, estudos não demonstraram que elas sejam efetivas (Kolasinski et al., 2020; Runhaar, Rozendaal, Middlekoop et al., 2017). Acredita-se que a viscossuplementação – injeção de substâncias similares a um gel (hialuronatos) em uma articulação (intra-articular) – suplemente as propriedades viscosas do líquido sinovial. Esses viscossuplementos têm como meta a prevenção da perda de cartilagem e o reparo dos defeitos condrais, porém não há evidências sólidas que apoiem seu uso (Kolasinski et al., 2020; Raman, Henrontin, Chevalier et al., 2018).

Manejo de enfermagem

O manejo da dor e a capacidade funcional ideal são os principais objetivos da intervenção de enfermagem. Com aqueles objetivos em mente, o manejo de enfermagem do paciente com OA inclui abordagens farmacológicas e não farmacológicas, bem como orientações. A compreensão do paciente sobre o processo da doença e o padrão dos sintomas é crítica para o plano de cuidados. Tendo em vista que os pacientes com OA normalmente são mais idosos, eles podem apresentar outros problemas de saúde. Comumente, eles estão acima do peso, e podem apresentar um estilo de vida sedentário. A perda de peso e os exercícios são abordagens importantes para diminuir a dor e a incapacidade. Bengalas ou outros dispositivos de assistência para a deambulação devem ser considerados, e qualquer estigma a respeito da utilização desses dispositivos deve ser explorado. Exercícios como caminhadas devem ser iniciados com moderação e aumentados gradualmente. Os pacientes devem planejar seus exercícios diários em um horário no qual a dor seja menos grave, ou planejar a tomada de um agente analgésico, se apropriado, antes de se exercitarem. O manejo adequado da dor é importante para o sucesso de um programa de exercícios. A discussão aberta a respeito de terapias de saúde complementares, alternativas e integrativas é importante para manter práticas seguranças e efetivas para os pacientes que buscam alívio.

PACIENTE SUBMETIDO A ARTROPLASTIA

Na OA moderada a grave, quando a dor é grave, ou em virtude de perda da função, pode ser considerada a intervenção cirúrgica. Os procedimentos mais comumente utilizados são osteotomia (para alterar a distribuição do peso dentro da articulação) e artroplastia. A **artroplastia** do joelho refere-se à remoção cirúrgica de uma articulação insalubre e à substituição das superfícies articulares por materiais metálicos ou sintéticos.

Os pacientes com OA e com dor articular grave e deficiência podem ser submetidos à artroplastia. Outras condições que contribuem para a degeneração articular e poderiam exigir artroplastia incluem AR, traumatismo e deformidade congênita. Algumas fraturas (p. ex., fratura do colo do fêmur) podem causar a interrupção da irrigação sanguínea e subsequente **necrose avascular** (morte do tecido em decorrência do fornecimento insuficiente de sangue); pode-se preferir o manejo com substituição da articulação em detrimento da redução aberta com fixação interna (RAFI) (ver Capítulo 37). As articulações frequentemente substituídas incluem as articulações do quadril, do joelho (Figura 36.9) e do dedo. Articulações mais complexas (ombro, cotovelo, punho, tornozelo) são substituídas com menos frequência.

A artroplastia total, também conhecida como substituição articular total, envolve a substituição de todos os componentes de uma articulação. A maioria das substituições articulares utiliza componentes de metal (p. ex., aço inoxidável,

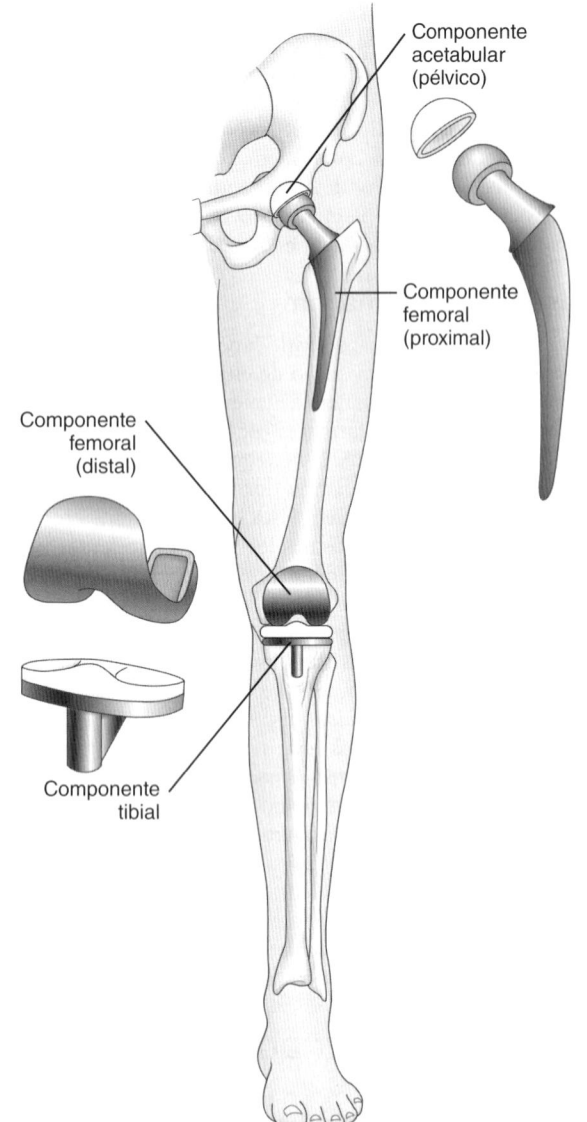

Figura 36.9 • Exemplos de artroplastia de quadril e joelho.

cobalto-crômio, titânio) e de polietileno de alta densidade. Para promover a fixação dos componentes, o material pode ser cimentado, pode ser usado outro fixador ou pode ser usado um híbrido desses materiais. A fixação cimentada emprega um cimento ósseo de endurecimento rápido (polimetilmetacrilato [PMMA]) para manter os implantes no lugar. A fixação sem cimento depende de neocrescimento ósseo para a superfície do implante por meio de uma prótese ajustada com cobertura porosa. Além disso, existe uma técnica de fixação híbrida para artroplastia total do joelho, na qual o componente femoral é inserido sem cimento e os componentes tibial e patelar são inseridos com cimento. A utilização de cada um desses materiais e técnicas apresenta riscos e benefícios diferentes. As evidências das pesquisas atuais apoiam a utilização dos métodos de fixação de componentes (com ou sem cimentação), pois os desfechos funcionais pós-operatórios, as taxas de complicação e as taxas de reoperação são semelhantes (Quinn, Murray, Pezold et al., 2018). É importante identificar fatores específicos do paciente para tomar decisões informadas sobre a utilização de determinada técnica de fixação. As considerações incluem gênero, idade, diagnóstico, peso corporal e nível de atividade física, bem como existência de osso saudável e irrigação sanguínea adequada. Além disso, devem ser levadas em consideração questões como custo e custo-efetividade (Quinn et al., 2018).

Com a substituição articular, os pacientes podem esperar o alívio da dor, o retorno do movimento articular e a melhora do estado funcional e da qualidade de vida. O alcance dessas melhorias depende, em parte, da condição dos tecidos moles e da força muscular geral do paciente no pré-operatório. As complicações graves são raras, e inovações recentes na cirurgia de artroplastia total tornaram-na mais segura e mais comumente realizada. A reabilitação com fisioterapia, que é iniciada nas primeiras 24 horas, está associada à diminuição da duração da estadia hospitalar e à melhora do equilíbrio e da função deambulatória (Quinn et al., 2018). Além disso, as técnicas cirúrgicas minimamente invasivas, os biomateriais, os protocolos de reabilitação no pós-operatório e as estratégias de analgesia multimodal levaram à alta hospitalar precoce e à recuperação mais rápida (Lee, 2016). O American Joint Replacement Registry (AJRR) monitora o desempenho dos dispositivos e avalia a relação custo-efetividade dos procedimentos. Os dados levantados pelo AJRR e outros registros fornecem aos pesquisadores e profissionais da área ortopédica as informações necessárias para melhorar a qualidade dos cuidados de saúde a pacientes que precisam de procedimentos de artroplastia de joelho e quadril (Dy, Bumpass, Makhni et al., 2016). Relatórios anuais são fornecidos para os profissionais do sistema hospitalar com o propósito de viabilizar programas de melhora da qualidade (American Academy of Orthopaedic Surgeons [AAOS], 2020).

Manejo de enfermagem pré-operatório e intraoperatório

A meta da avaliação e do manejo pré-operatório e intraoperatório do paciente submetido à artroplastia consiste em promover condições de saúde ótimas para a cirurgia (ver Capítulos 14 e 15). O manejo dos riscos de sangramento, tromboembolismo venoso, infecção e dor é proativo.

Prevenção e manejo da perda sanguínea

Até recentemente, a anemia pós-operatória aguda resultante de perda sanguínea perioperatória era uma ocorrência comum nos pacientes submetidos à artroplastia total do quadril e à artroplastia total do joelho; transfusões sanguíneas alogênicas (i. e., sangue transfundido de um doador) eram necessárias em até 50% dos pacientes submetidos à artroplastia total do quadril e à artroplastia total do joelho (Rasouli, Maltenfort, Erkocak et al., 2016). Achados em pesquisas recentes sugerem que a taxa caiu significativamente, para aproximadamente 9% nos pacientes submetidos à artroplastia total do quadril e 4% dos pacientes submetidos à artroplastia total do joelho (Bedard, Pugely, Lux et al., 2017). Essa redução na demanda de transfusões sanguíneas alogênicas é atribuível às seguintes intervenções (Alexander & Frew, 2017; Loftus, Spratling, Stone et al., 2016; Martin & Harris, 2020; Stalenhag & Sterner, 2019):

- Avaliação pré-operatória apropriada e tratamento de pacientes com anemia (i. e., baixas contagens de hemácias) com agentes farmacológicos, tais como epoetina alfa ou suplementos de ferro
- Aplicação de torniquetes pneumáticos durante cirurgia ortopédica em membros (p. ex., artroplastia total de

joelho), que não apenas minimiza o sangramento, mas também ajuda a manter o campo cirúrgico limpo
- Recuperação intraoperatória de sangue (RIOS), se for relevante, quando um grande volume de sangue for perdido. Esse sistema é efetivamente um tipo de transfusão de sangue autólogo, ou seja, o sangue do paciente é coletado durante o procedimento cirúrgico e reinfundido nele
- Acredita-se que a administração intraoperatória do agente antifibrinolítico ácido tranexâmico tenha reduzido significativamente a perda sanguínea total e a necessidade de transfusões de sangue em pacientes submetidos à artroplastia total do quadril e à artroplastia total do joelho.

Prevenção do tromboembolismo venoso

Os pacientes submetidos à cirurgia ortopédica estão particularmente em risco de TEV, incluindo trombose venosa profunda (TVP) e embolia pulmonar (EP). Por conseguinte, os fatores que compõem ou aumentam ainda mais esse risco são avaliados no pré-operatório. Envelhecimento (mais de 40 anos), obesidade, uso de medicamentos hormonais prescritos, edema de membros inferiores antes da cirurgia, história pregressa de qualquer tipo de tromboembolismo venoso e veias varicosas aumentam o risco de TVP e EP no período pós-operatório (Menaka & Douketis, 2019). A utilização de medicamentos que aumentem o risco de coagulação, como determinados hormônios e AINEs, pode ser interrompida 1 semana antes da cirurgia. O uso profilático de heparina de baixo peso molecular (HBPM) ou outro agente anticoagulante pode ser prescrito antes ou depois da cirurgia (Quinn et al., 2018).

Avaliar o estado neurovascular do membro que será submetido à substituição articular é importante, pois os dados da avaliação pós-operatória são comparados com os dados de avaliação pré-operatória para identificar mudanças e qualquer comprometimento arterial no membro afetado. Por exemplo, um pulso ausente no pós-operatório é uma preocupação, a menos que o pulso também estivesse ausente no pré-operatório. Pode ocorrer paralisia do nervo como resultado da cirurgia.

Prevenção de infecções

É necessário realizar uma avaliação pré-operatória do paciente à procura de infecções recentes ou ativas, incluindo infecções urinárias, por causa do risco de infecção pós-operatória. Qualquer infecção que se manifeste 2 a 4 semanas antes da data prevista para a cirurgia pode resultar em seu adiamento. O preparo pré-operatório da pele, como banhos de chuveiro com sabonete antisséptico, é preconizado na noite anterior e no dia da cirurgia. A escovação do local da cirurgia com o sabonete antisséptico prescrito pelo médico na noite anterior da cirurgia ou na manhã da intervenção reduz a contagem bacteriana na pele e ajuda a reduzir a chance de infecção (Berrios-Torres, Umscheid, Bratzler et al., 2017; Papas, Conguista, Scuderi et al., 2018).

Os achados das pesquisas sugerem que a administração de antibióticos profiláticos de espectro amplo 60 minutos antes da incisão cutânea e interrompidos 24 horas após a cirurgia efetivamente evite infecções nos locais cirúrgicos (De Francesco, Fu, Kalenberg et al., 2019).

A utilização de cimento ósseo impregnado com antibiótico e a coleta de *swab* nasal pré-operatório para pesquisar carreadores de *Staphylococcus aureus* meticilino-resistentes (MRSA) ou de *Staphylococcus aureus* meticilino-sensíveis (MSSA) ajudam a reduzir ainda mais a ocorrência de infecções pós-operatórias. A efetividade dessa modalidade está sendo investigada, assim como o uso de terapia com dois antibióticos (Villa, Pannu, Riesgo et al., 2020). A cultura da articulação durante a cirurgia pode ser importante para a identificação e o tratamento de infecções subsequentes.

Manejo da dor

A avaliação pré-operatória da dor e de quaisquer preferências culturais e pessoais do paciente são componentes importantes relacionados com o controle da dor subsequente à cirurgia articular. Avaliar o nível de compreensão da cirurgia pelo paciente e explicar o que esperar no período pós-operatório (p. ex., espirometria de incentivo, métodos de controle da dor, limites à atividade física) podem melhorar os resultados. Achados de pesquisa sugerem que pacientes que recebem suporte e orientação telefônicos no período pré-operatório relatam melhor qualidade de vida e bem-estar no período pós-operatório (Allsop, Fairhall & Morphet, 2019) (ver Perfil de pesquisa de enfermagem, Boxe 36.5). Todavia, níveis elevados de ansiedade e dor intensa antes da cirurgia podem impactar esses desfechos (Jones, Al-Naseer, Bodger et al., 2018) (ver Capítulo 9).

Artroplastia total de quadril

A artroplastia total de quadril (ATQ) consiste na substituição de um quadril gravemente danificado por uma articulação artificial. As indicações para essa cirurgia incluem a OA, bem como a AR, as fraturas do colo do fêmur (*i. e.*, a fratura de quadril; ver Capítulo 37), a falha em cirurgias reconstrutivas anteriores, tais como falha na prótese com osteotomia, e condições que resultem da displasia de desenvolvimento ou doença de Legg-Calvé-Perthes (necrose avascular do quadril na infância). Diversas próteses totais de quadril estão disponíveis. A maioria consiste em um componente femoral metálico coberto por uma bola esférica de metal, cerâmica ou plástico, que é montada em um soquete acetabular de plástico ou de metal (ver Figura 36.9).

O cirurgião escolhe a prótese que é mais adequada ao paciente específico, considerando vários fatores, incluindo sua estrutura óssea e nível de atividade. O paciente tem uma articulação do quadril irreversivelmente danificada, e os possíveis benefícios, incluindo a melhora da qualidade de vida, superam os riscos cirúrgicos. Com o advento de melhores materiais de próteses e técnicas operatórias, a vida útil da prótese foi estendida, e hoje mais pacientes jovens com articulações do quadril gravemente danificadas e dolorosas são submetidos à artroplastia total do quadril.

Manejo de enfermagem

O enfermeiro deve estar atento e monitorar à procura de possíveis complicações específicas associadas à ATQ (Gabbert, Filson, Bodden et al., 2019). As complicações que podem ocorrer incluem luxação da prótese de quadril, drenagem excessiva da ferida, TEV, infecção e lesão por pressão do calcanhar (Boxe 36.6). O enfermeiro também monitora em busca de complicações associadas à imobilidade. As complicações a longo prazo incluem a **ossificação heterotópica** (formação de osso no espaço periprotético), a necrose avascular e o afrouxamento da prótese.

> **Boxe 36.5**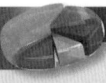
>
> ### PERFIL DE PESQUISA DE ENFERMAGEM
> ### Suporte pré-operatório por telefone aos pacientes que serão submetidos a artroplastia total de joelho
>
> Allsop, S., Fairhill, R. & Morphet, J. (2019). The impact of pre-operative telephone support and education on symptoms of anxiety, depression, pain and quality of life post total knee replacement. *International Journal of Orthopaedic and Trauma Nursing, 34*, 21-27.
>
> #### Finalidade
> Pacientes que serão submetidos à artroplastia total de joelho podem sentir ansiedade e depressão durante o período pré-operatório, com possível impacto negativo nos desfechos pós-operatórios. O propósito desse estudo era determinar se suporte e orientação do paciente, por meio de telefonemas, impactariam os relatos pós-operatórios de qualidade de vida, depressão, ansiedade e dor dos pacientes submetidos à artroplastia total do joelho.
>
> #### Metodologia
> Esse estudo de métodos mistos explorou os efeitos de uma intervenção de suporte em uma amostra de participantes ($N = 18$) submetidos à artroplastia total de joelho unilateral. Pré-testes foram aplicados até 6 semanas antes da cirurgia eletiva na unidade de saúde. Os pacientes com infecções, processos malignos ou intervenções repetidas foram excluídos do estudo. Os dados basais incluíram informações demográficas e PROMS (*Patient Reported Outcomes Measures*), a fim de avaliar a qualidade de vida, a angústia psicológica e a dor; foram utilizadas escalas previamente validadas nessa população.
>
> Dois telefonemas foram dados pelo mesmo pesquisador, que fez perguntas abertas e fechadas baseadas nas informações consideradas essenciais para a compreensão dos pacientes antes da cirurgia. O pesquisador individualizou o conteúdo entregue aos participantes em resposta a seus questionamentos e preocupações singulares. Uma análise temática foi realizada para identificar padrões nas respostas. As escalas PROMS foram reaplicadas 6 semanas após a cirurgia, durante a cirurgia ou por contato telefônico.
>
> #### Achados
> Dos 18 participantes cadastrados, 16 completaram o estudo. Um terço consistia em homens; 19% viviam sozinhos; metade dos participantes tinha menos de 65 anos e 69% não estavam ativamente empregados. Depressão e ansiedade (classificadas como altas ou muito altas) foram relatadas por 31% dos pacientes no período pré-operatório.
>
> As preocupações dos participantes eram relacionadas com os processos administrativos de admissão e alta e com o processamento psicológico de serem submetidos a uma cirurgia de grande porte; alguns expressaram receio de permanecer acordados durante a anestesia espinal. Os participantes verbalizaram preocupação em relação aos seus cuidadores, ao potencial de infecção e ao desejo de receber alta rapidamente. Muitos comentários favoráveis foram feitos sobre o impacto positivo do programa.
>
> Um número menor de participantes apresentou ansiedade e depressão pós-operatórias, porém essa alteração não foi significativa. Houve melhoras significativas dos escores de qualidade de vida ($p = 0,008$) e dos escores de dor ($p < 0,001$). Todavia, em comparação com estudos anteriores (a maioria deles com intervenções e acompanhamentos mais demorados), a melhora da qualidade de vida, da ansiedade e dos escores de dor não foi tão substancial.
>
> #### Implicações para a enfermagem
> Os achados desse estudo sugerem que o suporte telefônico pré-operatório e a orientação dos pacientes programados para artroplastia total de joelho eletiva conseguem melhorar a qualidade de vida e a dor no período pós-operatório. Esse estudo só analisou um período pós-operatório de 6 semanas, com potencial limitação da capacidade de detectar alterações nos desfechos do estudo. Esse foi um estudo isolado que justifica replicação em um número maior de unidades de saúde, com maior atenção sendo dada ao período ótimo necessário para avaliar os desfechos dessa população. Além disso, também pode ser necessário dar mais atenção a intervenções psicológicas mais abrangentes no período pré-operatório para obter mais sucesso a longo prazo.

Prevenção da luxação da prótese de quadril

Para os pacientes submetidos a uma abordagem posterior ou posterolateral na ATQ, a manutenção do componente femoral no acetábulo é essencial. O risco de luxação é mais comum com essa abordagem e pode ocorrer quando o quadril está em flexão máxima, adução (pernas juntas) e rotação interna. Mantém-se, portanto, o posicionamento correto em todos os momentos. O paciente deve estar em decúbito dorsal, com a cabeça ligeiramente elevada e a perna afetada em posição neutra. O uso de uma tala abdutora, um travesseiro em cunha (Figura 36.10) ou dois ou três travesseiros colocados entre as pernas impede a adução para além da linha média do corpo. Pode-se usar uma bota de apoio para evitar a rotação da perna e apoiar o calcanhar fora do leito, evitando o desenvolvimento de lesão por pressão. Quando o enfermeiro vira o paciente no leito para o lado não afetado, é importante manter o quadril operado em **abdução** (movimento afastando-se do centro ou da linha central do corpo) (Gabbert et al., 2019). O paciente não deve ser virado para o lado operado, o que poderia causar a luxação, a menos que especificado pelo cirurgião.

O quadril do paciente nunca é flexionado além de 90°. Quando se utiliza uma comadre em bico de pato, o enfermeiro orienta o paciente a fletir o quadril não afetado e a usar o trapézio para elevar a pelve até a comadre. O paciente também é lembrado de não flexionar o quadril afetado.

Mantém-se a limitação à flexão durante as transferências e quando sentado. Quando o paciente é inicialmente assistido para sair do leito, mantém-se uma tala abdutora ou travesseiros entre as pernas. O enfermeiro deve incentivar e ajudar o paciente a manter o quadril afetado em extensão, instruindo-o a girar sobre a perna não afetada, o que protege o quadril afetado da **adução** (movimento em direção ao centro ou linha mediana do corpo), flexão e rotação interna ou externa e da sustentação de peso excessiva.

Cadeiras com assento elevado (ortopédicas) e apoios para os braços, cadeiras semirreclináveis e assentos sanitários elevados são utilizados para minimizar a flexão do quadril. Quando sentado, o quadril do paciente deve estar em ângulo maior do que os joelhos. A perna afetada do paciente não deve estar elevada quando ele estiver sentado. O paciente pode flexionar o joelho.

O enfermeiro orienta o paciente sobre o posicionamento protetor, que inclui manter a abdução e evitar a rotação interna e externa, a hiperextensão e a flexão aguda, como descrito anteriormente. O paciente não deve cruzar as pernas nem fazer flexão de tronco na altura da cintura além de 90° (p. ex., ao colocar sapatos e meias). O terapeuta ocupacional pode fornecer ao paciente dispositivos para ajudar com os curativos abaixo da cintura. Os cuidados e orientações a pacientes submetidos à artroplastia total de quadril (abordagem posterior

Boxe 36.6 — **PLANO DE CUIDADO DE ENFERMAGEM**
Paciente com artroplastia total de quadril

DIAGNÓSTICO DE ENFERMAGEM: dor aguda associada à artroplastia total de quadril
OBJETIVO: aliviar a dor

Intervenções de enfermagem	Justificativa	Resultados esperados
1. Avaliar a dor do paciente usando uma escala de intensidade de dor convencional.	1. A dor é esperada após um procedimento cirúrgico, por causa do traumatismo da cirurgia e da resposta tissular. Espasmos musculares ocorrem após artroplastias totais do quadril. A imobilidade causa desconforto nos pontos de pressão.	• Descreve o desconforto • Expressa confiança nos esforços para controlar a dor • Declara que a dor diminuiu; os escores de intensidade da dor estão sendo reduzidos • Parece confortável e relaxado • Utiliza meios físicos, psicológicos e farmacológicos para reduzir a dor e o desconforto.
2. Pedir ao paciente que descreva o desconforto.	2. As características da dor podem ajudar a determinar a causa do desconforto. A dor pode ser decorrente de complicações (hematoma, infecção, luxação). A dor é uma experiência individual – significa sensações diferentes para pessoas distintas.	
3. Reconhecer a existência da dor; informar ao paciente os analgésicos ou relaxantes musculares disponíveis.	3. O enfermeiro pode reduzir o estresse do paciente, comunicando preocupação e disponibilidade de assistência para ajudar o paciente a lidar com a dor.	
a. Utilizar técnicas modificadoras da dor. Administrar os agentes analgésicos conforme prescrito.	a. O paciente vai precisar de opioides parenterais durante as primeiras 24 a 48 h e, em seguida, de agentes analgésicos orais.	
b. Mudar de decúbito nos limites de tempo prescritos.	b. O uso de travesseiros para dar apoio adequado e aliviar a pressão sobre proeminências ósseas auxilia na minimização da dor.	
c. Modificar o ambiente.	c. As interações com os outros, as distrações e a sobrecarga ou a privação sensorial podem afetar a experiência de dor.	
d. Notificar o médico sobre dor persistente.	d. Pode ser necessária intervenção cirúrgica se a dor for decorrente de hematoma ou edema excessivo.	
4. Avaliar e registrar o desconforto e a efetividade das técnicas de modificação da dor.	4. A efetividade da ação se baseia na experiência; os dados fornecem uma linha de base sobre as experiências de dor, controle da dor e alívio da dor.	

DIAGNÓSTICO DE ENFERMAGEM: mobilidade prejudicada associada a posicionamento, sustentação de peso e restrição das atividades após a artroplastia total de quadril
OBJETIVO: obter uma articulação do quadril livre de dor, funcional e estável

Intervenções de enfermagem	Justificativa	Resultados esperados
1. Manter o posicionamento adequado do quadril (abdução, rotação neutra, flexão limitada).	1. Evita a luxação da prótese de quadril.	• Mantém a posição prescrita • Não exerce pressão sobre o calcanhar • Auxilia na mudança de decúbito • Mostra maior independência nas transferências • Faz exercícios de hora em hora enquanto estiver acordado • Participa do programa de deambulação progressiva • Participa ativamente do programa de exercícios • Utiliza auxiliares deambulatórios corretamente e com segurança.
2. Manter o calcanhar livre de pressão.	2. Impede a formação de lesões por pressão no calcanhar.	
3. Orientar e ajudar nas mudanças de posição e transferências.	3. Incentiva a participação ativa do paciente, evitando a luxação.	
4. Orientar e supervisionar exercícios isométricos de quadríceps e glúteos.	4. Fortalece os músculos necessários para a deambulação.	
5. Em consulta ao fisioterapeuta, orientar e supervisionar a deambulação segura progressiva dentro das limitações de sustentação de peso prescrita.	5. A sustentação de peso depende da condição do paciente e da prótese; os auxiliares deambulatórios são usados para ajudar o paciente com prescrição de não sustentar peso e de realizar sustentação de peso parcial.	
6. Oferecer incentivo e apoio ao esquema de exercícios.	6. Os exercícios de recondicionamento podem ser desconfortáveis e cansativos; o encorajamento ajuda o paciente a cumprir o programa de exercícios.	
7. Orientar e supervisionar o uso seguro dos auxiliares deambulatórios.	7. Evita lesões pelo uso não seguro e evita quedas.	

(continua)

Boxe 36.6 — PLANO DE CUIDADO DE ENFERMAGEM (continuação)
Paciente com artroplastia total de quadril

PROBLEMAS COLABORATIVOS: hemorragia; comprometimento neurovascular; luxação da prótese; tromboembolismo venoso; infecção associada à cirurgia
OBJETIVO: manter-se livre de complicações

Intervenções de enfermagem	Justificativa	Resultados esperados
Hemorragia		
1. Monitorar os sinais vitais, observando se há choque.	1. Alterações nas frequências cardíaca e respiratória e na pressão arterial podem indicar o desenvolvimento de choque. A perda de sangue e o estresse da cirurgia podem contribuir para o desenvolvimento de choque.	• Os sinais vitais se estabilizam dentro dos limites normais • A quantidade de drenagem diminui • Não há drenagem sanguinolenta vermelho-vivo • Os indicadores hematológicos estão dentro dos limites normais.
2. Observar as características e a quantidade da drenagem.	2. Em 48 h, a drenagem sanguinolenta coletada no aparelho de sucção portátil, se em utilização, deve diminuir para 25 a 30 mℓ em 8 h. A drenagem excessiva (> 250 mℓ nas primeiras 8 h após a cirurgia) e a drenagem vermelho-vivo podem indicar sangramento ativo.	
3. Notificar o médico se o paciente desenvolver choque ou sangramento excessivo e preparar-se para a administração de líquidos, terapia com componentes do sangue e medicamentos.	3. Devem ser instituídas medidas corretivas.	
4. Monitorar os níveis de hemoglobina e hematócrito.	4. Pode-se desenvolver anemia decorrente da perda de sangue. Pode ser necessária a reposição de sangue ou a suplementação de ferro.	
Disfunção neurovascular		
1. Avaliar a cor e a temperatura do membro afetado.	1. A pele fica pálida e parece fria com a diminuição da perfusão tissular. A congestão venosa pode produzir cianose.	• Cor normal • Extremidade quente • Enchimento capilar normal • Tumefação e edema moderados; ausência de tecido tenso à palpação • Dor controlável • Ausência de dor à dorsiflexão passiva • Sensibilidade normal • Ausência de parestesia • Habilidades motoras normais • Ausência de paresia ou de paralisia • Pulsos fortes e simétricos.
2. Avaliar nos dedos a resposta de enchimento capilar.	2. Depois da compressão da unha, o rápido retorno da cor rosada indica uma boa perfusão capilar.	
3. Avaliar o edema e a tumefação do membro. Relatar as queixas do paciente de compressão na perna.	3. O traumatismo da cirurgia provoca edema. A tumefação excessiva e a formação de hematoma podem comprometer a circulação e a função.	
4. Elevar os membros inferiores. Manter a extremidade distal do membro inferior mais elevada que o quadril na cadeira.	4. O edema dependente é minimizado. O quadril nunca é flexionado além de 90°, para evitar a luxação.	
5. Avaliar em busca de dor profunda, latejante, implacável.	5. A dor cirúrgica pode ser controlada por intervenções farmacológicas e não farmacológicas; a dor decorrente de comprometimento neurovascular tipicamente não responde às estratégicas convencionais de manejo da dor pós-operatória.	
6. Avaliar em busca de dor à flexão plantar passiva.	6. Com a isquemia do nervo, haverá dor ao alongamento passivo. Além disso, a dor ou sensação dolorosa podem indicar trombose venosa profunda.	
7. Avaliar em busca de alterações na sensibilidade e dormência.	7. A redução na dor e na função sensitiva pode indicar lesões aos nervos. Sensibilidade na região entre o hálux e o segundo dedo do pé: nervo fibular; sensibilidade na planta do pé: nervo tibial.	
8. Avaliar a capacidade de mover o pé e os dedos dos pés.	8. A dorsiflexão do tornozelo e a extensão dos artelhos indicam a função do nervo fibular. A flexão plantar do tornozelo e a flexão dos dedos dos pés indicam a função do nervo tibial.	
9. Avaliar o pulso pedial de ambos os pés.	9. Indicador da circulação do membro.	
10. Notificar o cirurgião se for observada alteração no *status* neurovascular.	10. A função do membro precisa ser preservada.	

(continua)

Boxe 36.6 — PLANO DE CUIDADO DE ENFERMAGEM *(continuação)*
Paciente com artroplastia total de quadril

Intervenções de enfermagem	Justificativa	Resultados esperados
Luxação da prótese 1. Posicionar o paciente conforme prescrito. 2. Usar uma tala abdutora ou travesseiros para manter o posicionamento e apoiar o membro. 3. Apoiar a perna e colocar travesseiros entre as pernas quando o paciente estiver sendo virado e estiver de lado; virar para o lado afetado. 4. Evitar a flexão aguda do quadril (cabeceira do leito a 90°). 5. Evitar cruzar as pernas. 6. Avaliar se há luxação da prótese (membro encurtado, rodado interna ou externamente, dor intensa no quadril, paciente incapaz de mover o membro). 7. Notificar o cirurgião da possível luxação.	1. O posicionamento do componente do quadril (componente femoral no componente acetabular) precisa ser mantido. 2. Mantém o quadril em abdução e rotação neutra para evitar a luxação. 3. Evita a luxação. 4. Os achados podem indicar a luxação da prótese. 5. As luxações comprometem o estado neurovascular e a função futura do membro.	• Prótese não luxada • Adere às recomendações para evitar a luxação.
Tromboembolismo venoso 1. Usar a meia antiembolismo e o dispositivo de compressão sequencial conforme prescrito. 2. Retirar a meia por 20 min 2 vezes/dia e prestar cuidados à pele. 3. Avaliar os pulsos poplíteo, pedioso e tibial posterior. 4. Avaliar a temperatura das pernas. 5. Avaliar se há dor unilateral ou sensação dolorosa na panturrilha a cada 8 h. 6. Evitar pressão sobre os vasos sanguíneos poplíteos pelos equipamentos (p. ex., tiras da tala abdutora, meias de compressão sequencial) ou travesseiros. 7. Alterar a posição e aumentar a atividade conforme prescrito. 8. Supervisionar os exercícios de tornozelo de hora em hora. 9. Monitorar a temperatura corporal. 10. Incentivar a ingestão de líquidos.	1. Auxilia no retorno do sangue venoso e evita a estase. 2. Auxilia no retorno do sangue venoso e evita a estase. 3. São necessários cuidados com a pele para evitar a sua ruptura. A remoção da meia por tempo prolongado frustra o propósito de seu uso. 4. Os pulsos indicam a perfusão arterial do membro. 5. A inflamação local aumentará a temperatura pontual da pele. 6. A dor ou sensação dolorosa pode indicar uma trombose venosa profunda. 7. A compressão dos vasos sanguíneos diminui o fluxo sanguíneo. 8. A atividade promove a circulação e diminui a estase venosa. 9. Os exercícios para os músculos promovem a circulação. 10. A temperatura corporal aumenta com a inflamação. 11. A desidratação aumenta a viscosidade do sangue.	• Usa a meia antiembolismo; utiliza o dispositivo de compressão • Não apresenta ruptura da pele • Pulsos simétricos e fortes • Temperatura da pele normal • Ausência de dor ou sensação dolorosa na panturrilha • Muda de decúbito com ajuda e supervisão • Participa do programa de exercícios • Mantém-se bem hidratado • Não apresenta dor torácica; os pulmões estão limpos à ausculta; não há evidências de embolia pulmonar.
Infecção 1. Monitorar os sinais vitais. 2. Usar uma técnica asséptica para a troca de curativos e o esvaziamento da drenagem portátil. 3. Avaliar a aparência das feridas e as características da drenagem. 4. Avaliar as queixas de dor. 5. Administrar antibióticos profiláticos, se prescritos, e observar se há efeitos colaterais.	1. A temperatura e as frequências cardíaca e respiratória aumentam em resposta à infecção. (A magnitude da resposta pode ser mínima em idosos.) 2. Evita a introdução de microrganismos. 3. A incisão vermelha, inchada e com drenagem é indicativa de infecção. 4. A dor pode ser decorrente de um hematoma de ferida – uma possível fonte de infecção – que precisa ser evacuado cirurgicamente. 5. Evita-se a infecção da prótese.	• Os sinais vitais estão normais • A incisão está bem aproximada, sem drenagem nem resposta inflamatória excessiva • Desconforto mínimo; ausência de hematoma • Tolera os antibióticos.

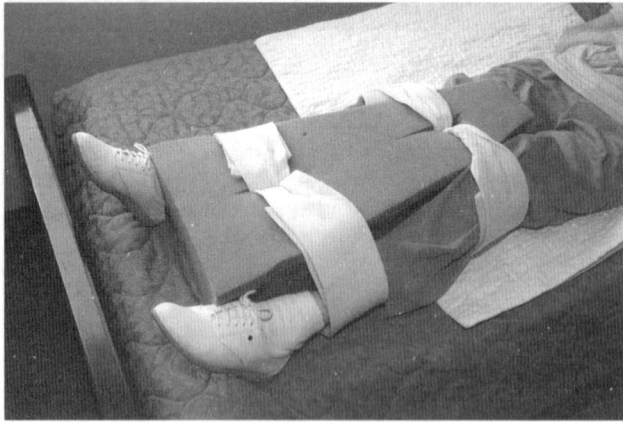

Figura 36.10 • Um travesseiro de abdução pode ser utilizado após a artroplastia total do quadril para evitar luxação da prótese.

ou posterolateral) devem ser seguidos durante 4 meses ou mais após a cirurgia (Boxe 36.7). Um paciente submetido a uma abordagem cirúrgica anterior pode não precisar dessas precauções. Vários estudos já relataram que a abordagem anterolateral da artroplastia total de quadril resulta em taxa menor de deslocamento em comparação à abordagem posterior, em razão da facilidade de acesso, da visualização superior e do padrão de cicatrização previsível. A utilização de um protocolo de mobilidade menos restritivo nesses pacientes pode resultar em retomada mais precoce e melhora das atividades da vida diária, retorno mais precoce às atividades laborais, período mais curto de hospitalização e maior satisfação do paciente (Morris, Fornit, Marchoni et al., 2018).

A luxação pode ocorrer com o posicionamento que ultrapasse os limites da prótese. O enfermeiro deve monitorar os sinais e sintomas de luxação da prótese, que incluem:

• Aumento da dor no local da cirurgia, edema e imobilidade
• Dor aguda na virilha, no quadril afetado ou aumento do desconforto
• Encurtamento do membro afetado
• Rotação externa ou interna anormal do membro afetado
• Capacidade restrita ou incapacidade de mover a perna
• Relato de sensação de "estalos" no quadril.

Caso ocorra alguma dessas manifestações clínicas, o enfermeiro (ou o paciente, se ele estiver em casa) notifica imediatamente o cirurgião, pois o quadril deve ser reduzido e estabilizado imediatamente para que a perna não sofra lesões circulatórias e nervosas. Depois da redução fechada, o quadril pode ser estabilizado com tração do tipo extensão de Buck ou um aparelho ortopédico para evitar a luxação recidivante (ver Figura 37.11, Capítulo 37). Conforme os músculos e a cápsula articular cicatrizam, a possibilidade de luxação diminui. Deve-se evitar o estresse à nova articulação do quadril durante as primeiras 8 a 12 semanas, quando o risco de luxação é maior (Gabbert et al., 2019).

Promoção da deambulação

Os pacientes começam a deambular com o auxílio de um andador ou muletas no dia seguinte ao da cirurgia. O enfermeiro

---

Boxe 36.7 ORIENTAÇÕES AO PACIENTE

Como evitar luxação do quadril após a artroplastia com acesso posterior ou posterolateral

O enfermeiro instrui o paciente a:

Até que a prótese de quadril se estabilize depois da cirurgia de substituição do quadril, é necessário seguir as orientações para o posicionamento correto para que a prótese permaneça no local. A luxação do quadril é uma complicação grave da cirurgia, que causa dor e perda de função e necessita de redução sob anestesia para corrigi-la. As posições desejáveis incluem a abdução, a rotação neutra e a flexão inferior a 90°. Quando você estiver sentado, os joelhos devem estar em posição mais baixa que o quadril.

O enfermeiro observa os seguintes métodos para evitar deslocamento:

• Manter os joelhos separados o tempo todo
• Colocar um travesseiro entre as pernas ao dormir
• Nunca cruzar as pernas quando sentado
• Evitar inclinar o tronco para a frente enquanto sentado em uma cadeira
• Evitar inclinar o tronco para a frente para pegar um objeto no chão
• Usar uma cadeira de assento alto e um assento de vaso sanitário elevado
• Não flexionar o quadril para vestir-se, como ao colocar calças, meias-calças, meias ou sapatos. As posições a serem evitadas após a substituição total do quadril são mostradas nas ilustrações.

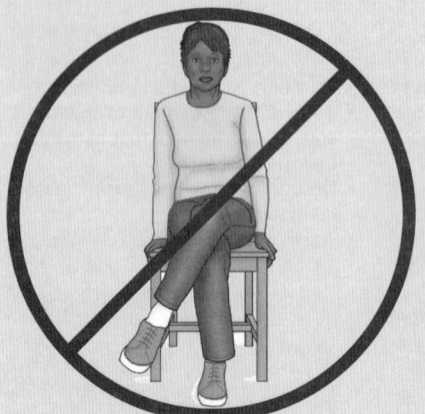

O membro inferior não cruza o centro do corpo

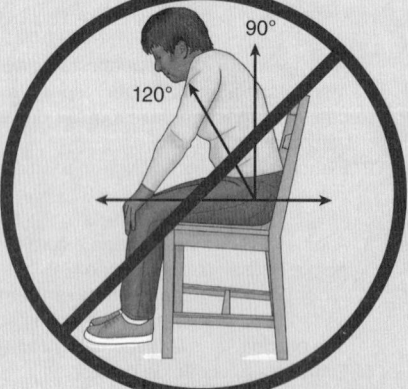

O quadril não inclina mais de 90 graus

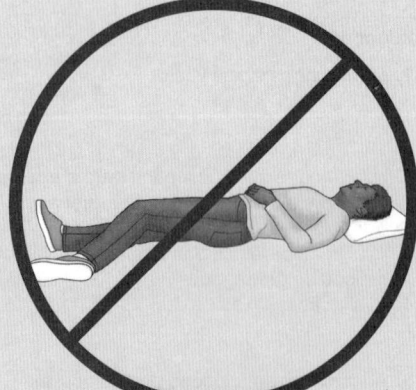

O membro inferior não gira medialmente

e o fisioterapeuta auxiliam o paciente a alcançar o objetivo de deambular de modo independente. Inicialmente, o paciente pode ser capaz de ficar em pé apenas por um breve período, por causa da hipotensão ortostática. Os limites específicos da sustentação de peso na prótese são baseados no estado do paciente, no procedimento e no método de fixação. A sustentação de peso logo após a cirurgia pode ser limitada para minimizar o micromovimento da prótese no osso. À medida que o paciente é capaz de tolerar mais atividade, o enfermeiro incentiva a transferência para uma cadeira várias vezes ao dia por períodos curtos e a deambulação por distâncias progressivamente maiores.

Monitoramento da drenagem da ferida

O acúmulo de líquido e sangue no local da cirurgia, que poderia contribuir para o desconforto e ser uma fonte de infecção, pode ser drenado com um aparelho de sucção portátil em sistema fechado. A eficácia do uso de um sistema de drenagem de ferida é controversa, sobretudo porque esse sistema é uma fonte potencial de infecção (Keeney, Austin & Jevsevar, 2019; Mujagic, Hoffmann, Soysal et al., 2019). Drenos que permanecem no local por mais de 24 horas aumentam muito o risco de contaminação e infecção (Keeney et al., 2019; Mujagic et al., 2019). O enfermeiro deve monitorar o volume drenado e registrar o total a cada plantão; o cirurgião precisa ser imediatamente notificado se houver drenagem excessiva ou se o material drenado tiver odor fétido. Após a retirada do dreno, o local do tubo é limpo com solução antisséptica, e uma gaze pequena é colocada se houver exsudação (Gabbert et al., 2019).

Prevenção do tromboembolismo venoso

Sem profilaxia, a formação de TVP pode se desenvolver entre 7 e 14 dias após a cirurgia e levar à EP, que pode ser fatal. É fundamental identificar precocemente o risco de TEV do paciente, garantir que ele receba a profilaxia adequada, instituir medidas de prevenção e monitorar o paciente atentamente à procura de sinais clínicos de desenvolvimento de TVP e EP. Todavia, o enfermeiro também deve se lembrar de que a prevenção do tromboembolismo venoso aumenta o risco pós-operatório de sangramento e se manter alerta para essa complicação potencial (Erens & Walter, 2019).

Os sinais físicos de TVP incluem dor espontânea e à palpação abaixo da área do coágulo, edema ou sensação de constrição no membro inferior afetado, possivelmente com edema depressível, associado a calor ou resfriamento e mudança da coloração da pele. As manifestações de embolia pulmonar incluem instalação abrupta de dispneia, taquicardia, confusão mental e dor torácica de caráter pleurítico (McCance & Huether, 2019).

Os dispositivos de compressão intermitente são aplicados tanto no perioperatório quanto imediatamente no pós-operatório; esses dispositivos devem permanecer nas pernas o tempo todo, mesmo quando o paciente estiver fora do leito. Os pacientes devem ser instruídos a realizar dorsiflexão e plantiflexão dos tornozelos e a flexionar e estender os dedos dos pés 10 a 20 vezes, de meia em meia hora, quando acordados. Além disso, os pacientes submetidos à ATQ devem ser mobilizados o mais rápido possível para ajudar a diminuir a estase venosa; mesmo os pacientes com cateter peridural devem ficar de pé e deambular quando estiverem fisicamente aptos (Erens & Walter, 2019).

Ácido acetilsalicílico (AAS), heparina de baixo peso molecular (HBPM) e pentassacarídeos sintéticos (fondaparinux) podem ser usados como profilaxia de tromboembolismo venoso. Normalmente, eles são mantidos por até 35 dias após a cirurgia, dependendo da prescrição do cirurgião e do nível de risco do paciente (Menaka & Douketis, 2019) (ver discussão adicional sobre tromboembolismo venoso e sua profilaxia no Capítulo 26).

Prevenção de infecção

A infecção – uma complicação grave da ATQ – pode exigir a remoção da prótese. Pacientes idosos, malnutridos, tabagistas ou usuários de corticosteroides e aqueles com obesidade, diabetes melito, AR, infecções concomitantes (p. ex., infecção urinária, abscesso dentário), bem como carreadores de MRSA ou pacientes com hematomas, correm alto risco de infecção (Beam & Osmon, 2018). O uso de dois antibióticos está sendo investigado como método para reduzir as infecções por MRSA tanto na artroplastia total de quadril como na artroplastia total de joelho (Villa et al., 2020).

Ao longo do tempo, um em cada cinco pacientes com ATQ será submetido à revisão da prótese, mais comumente por afrouxamento asséptico, infecção, instabilidade ou alguma complicação mecânica. Visto que o tratamento dessas infecções articulares é difícil, estratégias para prevenir infecções devem ser implementadas em várias etapas do processo de cuidado. Higienização cuidadosa das mãos e utilização de práticas apropriadas de controle de infecção conseguem minimizar o risco de transmissão de microrganismos infecciosos. A administração e a interrupção de antibióticos apropriados, bem como a orientação meticulosa dos pacientes sobre o uso subsequente dos antibióticos, são medidas importantes.

As infecções agudas podem ocorrer dentro de 3 meses após a cirurgia e estão associadas a infecções superficiais progressivas ou hematomas. As infecções cirúrgicas tardias podem aparecer 4 a 24 meses após a cirurgia e podem causar o retorno do desconforto no quadril. O uso rotineiro de antibióticos profiláticos antes de procedimentos dentários em pacientes com próteses articulares totais ainda é motivo de controvérsia e não é preconizado (Goff, Mangino, Glassman et al., 2019). A profilaxia com antibióticos também pode ser prescrita para pacientes imunossuprimidos.

As infecções que ocorrem mais de 2 anos após a cirurgia são atribuídas à disseminação da infecção pela corrente sanguínea de outro local do corpo. Se ocorrer uma infecção, são prescritos antibióticos. As infecções graves podem requerer desbridamento cirúrgico ou remoção da prótese. (Ver seções Artrite séptica e Osteomielite mais adiante neste capítulo.)

Promoção de cuidados domiciliar, comunitário e de transição

 Orientação do paciente sobre autocuidados

Antes de o paciente deixar o hospital, o enfermeiro deve fornecer orientações minuciosas para promover a continuidade do esquema terapêutico e a participação ativa no processo de reabilitação (Boxe 36.8). O paciente pode receber alta para ir para casa, para uma unidade de reabilitação, para uma unidade de cuidados transitórios ou para uma instituição de cuidados prolongados. O enfermeiro deve aconselhar o paciente a respeito da importância de um programa de exercícios físicos diários na manutenção do movimento funcional da articulação do quadril e no fortalecimento dos músculos abdutores do quadril, e lembrar o paciente de que vai levar tempo para fortalecer e retreinar os músculos.

> **Boxe 36.8 — Prestação de cuidados domiciliares após artroplastia total de quadril**
>
> **Considerações**
> - Manejo da dor
> - Cuidado da ferida
> - Mobilidade
> - Autocuidados (atividades de vida diária)
> - Possíveis complicações.
>
> **Intervenções de enfermagem**
>
> Discutir com o paciente os seguintes métodos para reduzir a dor:
> - Repouso periódico
> - Técnicas de distração e relaxamento
> - Tratamento farmacológico (p. ex., fármacos anti-inflamatórios não esteroides, analgésicos opioides): ações, administração, cronograma de uso, efeitos colaterais dos medicamentos.
>
> Instruir o paciente a:
> - Manter a incisão limpa e seca
> - Limpar a incisão diariamente com água e sabão e trocar o curativo
> - Reconhecer sinais de infecção da ferida (p. ex., dor, aumento da vermelhidão, tumefação, drenagem purulenta, febre).
>
> Explicar que as suturas ou grampos serão removidos de 10 a 14 dias após a cirurgia.
>
> Orientar o paciente em relação a:
> - Usar de modo seguro os dispositivos de assistência
> - Respeitar os limites de sustentação de peso
> - Mudar de posição com frequência
> - Respeitar as limitações na flexão e na adução do quadril (p. ex., evitar a flexão aguda e não cruzar as pernas)
> - Ficar em pé sem flexionar agudamente o quadril
> - Evitar sentar-se em cadeiras e vasos sanitários baixos
> - Dormir com um travesseiro entre as pernas para evitar a adução
> - Aumentar gradualmente as atividades e a participação no programa de exercícios prescrito
> - Utilizar medicamentos importantes, como a varfarina e o ácido acetilsalicílico.
>
> Avaliar se o ambiente domiciliar contém barreiras físicas.
>
> Instruir o paciente a usar um assento sanitário elevado e a usar alcançadores para ajudar na hora de se vestir.
>
> Incentivar o paciente a aceitar ajuda nas atividades de vida diária no início da convalescença, até que a mobilidade e a força melhorem.
>
> Organizar serviços e acomodações para atender à deficiência ou à doença do paciente, conforme apropriado.
>
> Avaliar se o paciente desenvolve potenciais problemas e instruí-lo a relatar sinais de possíveis complicações:
> - Luxação da prótese (p. ex., aumento da dor, encurtamento da perna, incapacidade de mover a perna, sensação de estalido no quadril, rotação anormal)
> - Trombose venosa profunda (p. ex., dor na panturrilha, tumefação, vermelhidão)
> - Infecção da ferida (p. ex., dor, aumento da vermelhidão, tumefação, drenagem purulenta, febre)
> - Embolia pulmonar (p. ex., falta de ar, taquipneia, dor pleurítica).
>
> Discutir com o paciente a necessidade de manter os cuidados de saúde regulares (exames físicos de rotina) e os rastreamentos.

Adaptado de Erens, G. A., Walter, B. & Crowley, M. (2020). Total hip arthroplasty. *UpToDate*. Retirado em 16/03/2020 de: www.uptodate.com/contents/total-hip-arthroplasty.

A maioria dos pacientes pode se beneficiar de fisioterapia para recuperar a mobilidade. Os dispositivos de assistência (muleta, andador ou bengala) podem ser utilizados durante um tempo. Depois de desenvolvido tônus muscular suficiente para possibilitar a marcha normal sem desconforto, esses dispositivos não são necessários. De modo geral, em 3 meses, o paciente pode retomar suas AVDs rotineiras. Subir escadas tipicamente pode ser feito dentro de 3 a 6 semanas após a cirurgia. Algum desconforto com a atividade e à noite é comum durante várias semanas. Caminhadas frequentes, natação e uso de cadeira de balanço alta são excelentes exercícios para o quadril.

Devem-se considerar as restrições ao retomar a atividade sexual. Os pacientes devem ser questionados sobre preocupações e orientados em relação aos aspectos físicos e funcionais da atividade sexual. A atividade sexual pode ser retomada segundo a recomendação do cirurgião (em geral, 3 a 6 meses após a cirurgia). A atenção ao posicionamento e ao conforto pode aumentar a intimidade da experiência.

Durante os primeiros 4 meses, em momento algum o paciente pode cruzar as pernas ou flexionar o quadril além de 90°. Devem-se usar dispositivos de assistência para se vestir, como calçadeiras de cabo longo ou hastes que auxiliem ao calçar sapatos e meias. O paciente deve evitar cadeiras baixas e permanecer sentado por mais de 45 minutos de cada vez. Essas precauções minimizam a flexão do quadril e os riscos de luxação da prótese, rigidez do quadril e contratura em flexão. Dirigir requer amplitude de movimento e força muscular suficientes; a maioria dos pacientes recebe permissão para dirigir 4 a 6 semanas após a cirurgia. Deve-se evitar viajar longas distâncias, a menos que mudanças de posição frequentes sejam possíveis. Outras atividades a serem evitadas incluem banhos de banheira, caminhadas rápidas, carregamento de peso e flexão e torção excessivas (p. ex., levantar peso, retirar neve, girar a coluna com força). O cirurgião pode dar ao paciente um cartão indicando que ele foi submetido à artroplastia; esse cartão pode ser usado para alertar funcionários da segurança que usam dispositivos de triagem em aeroportos ou centros comerciais.

Cuidados contínuos e de transição

O enfermeiro pode avaliar a casa do paciente à procura de possíveis problemas e monitorar a cicatrização de feridas (Boxe 36.9). O enfermeiro, fisioterapeuta ou terapeuta ocupacional avalia a casa em busca de barreiras físicas que possam impedir a reabilitação do paciente. Além disso, o enfermeiro ou o fisioterapeuta podem precisar ajudar o paciente na aquisição de dispositivos, como alcançadores e calçadeiras de cabo longo ou ganchos, para ajudar na hora de se vestir, ou assentos sanitários elevados. O programa de reabilitação domiciliar pode ser feito via telessaúde (Eichler, Salzwedel, Rabe et al., 2019). Depois da cirurgia bem-sucedida e da reabilitação, o paciente pode esperar uma articulação do quadril livre, ou quase, de dor, com um bom movimento, estável e que possibilite deambulação e função normal ou quase normal.

Considerações gerontológicas

O paciente idoso submetido à ATQ necessita de considerações especiais no pós-operatório. A cirurgia precoce de ATQ para fraturas do quadril (entre 24 e 36 h) é recomendada para a maioria dos pacientes, uma vez realizada a avaliação médica e

Boxe 36.9 LISTA DE VERIFICAÇÃO DO CUIDADO DOMICILIAR
Paciente submetido à cirurgia ortopédica

Ao concluírem as orientações, o paciente e/ou o cuidador serão capazes de:

- Nomear o procedimento que foi realizado e identificar quaisquer mudanças permanentes na estrutura ou função anatômica, bem como as alterações nas AVDs, nas AIVDs, nos papéis, nos relacionamentos e na espiritualidade
- Identificar a modificação do ambiente domiciliar, as intervenções e as estratégias (p. ex., equipamento médico permanente, equipamento adaptativo) utilizadas para aumentar a segurança em função das modificações estruturais e funcionais e para promover recuperação efetiva e reabilitação
- Descrever o esquema terapêutico pós-operatório em curso, incluindo dieta e atividades a serem realizadas (p. ex., exercícios) e limitadas ou evitadas (p. ex., levantar peso, dirigir automóveis, esportes de contato)
  - Consumir uma dieta saudável para promover a cicatrização da ferida e a consolidação óssea
  - Observar os limites de sustentação de peso e atividade prescritos
  - Participar do esquema de exercícios prescrito para promover a circulação e a mobilidade
  - Demonstrar o uso seguro do dispositivo de mobilidade
- Informar o nome, a dose, os efeitos colaterais, a frequência e o esquema posológico de todos os medicamentos terapêuticos e profiláticos prescritos pelo médico (p. ex., antibióticos, anticoagulantes, analgésicos)
- Orientar sobre como obter medicamentos e material médico-hospitalar e realizar trocas de curativos, cuidados de feridas e outros regimes prescritos
- Declarar indicadores de infecção da ferida (p. ex., vermelhidão, tumefação, sensação dolorosa, drenagem purulenta, febre)
- Declarar os indicadores de complicações a serem comunicados rapidamente ao médico (p. ex., tumefação e dor não controlada; dedos dos pés ou das mãos frios e pálidos; parestesia; paralisia; drenagem purulenta; sinais de infecção sistêmica; sinais de trombose venosa profunda ou embolia pulmonar)
- Determinar a hora e a data das consultas de acompanhamento e dos exames
- Relatar como contatar o médico em caso de perguntas ou complicações
- Relacionar os recursos da comunidade e encaminhamentos, conforme apropriado
- Identificar a necessidade de promoção da saúde (p. ex., redução do peso corporal, cessação do tabagismo, controle do estresse), prevenção de doenças e atividades de triagem.

Recursos

- Ver, no Capítulo 2, Boxe 2.6, informações adicionais relacionadas com equipamento médico durável, equipamento adaptativo e habilidades de mobilidade.

AIVDs: atividades instrumentais da vida diária; AVDs: atividades da vida diária.

---

estabilizadas as condições do paciente de modo adequado. Se não houver contraindicações (p. ex., história de distúrbio de sangramento), esses pacientes devem receber HBPM para a profilaxia da TEV; aqueles para os quais os anticoagulantes e antiplaquetários são contraindicados deveriam receber dispositivos mecânicos. O fornecimento de um esquema analgésico adequado no pós-operatório para o idoso pode ser um desafio em caso de cognição prejudicada, comorbidades médicas e possíveis interações medicamentosas. Consultar um especialista em manejo da dor pode ser útil para adequar especificamente o tipo de analgésico e a dose (ver Capítulo 9).

Todos os pacientes idosos submetidos à ATQ devem ser colocados em um colchão de espuma específico para aliviar a pressão, em vez de em um colchão de ar hospitalar (Morris et al., 2018). Nessa população, o principal objetivo depois da cirurgia é a mobilização precoce, em um esforço para evitar as complicações associadas à imobilidade prolongada e para devolver o paciente à atividade funcional (Gabbert et al., 2019). Mobilização assistida precoce e deambulação no dia da cirurgia conseguem reduzir o período de hospitalização, as complicações e os custos hospitalares, preparando os pacientes para o autocuidado em seus domicílios com nível funcional independente mais elevado. Os pacientes para os quais foram prescritas precauções coxofemorais apresentam reabilitação e retorno às AVDs habituais mais lentos (Morris et al., 2018) (ver discussão geral dos Cuidados pós-operatórios para o paciente submetido à cirurgia ortopédica no Capítulo 37). A pesquisa sugere que o uso da conexão telessaúde para proporcionar reabilitação remotamente apresenta o mesmo nível de desfechos dos programas domiciliares convencionais de fisioterapia (Eichler et al., 2019). Os pacientes que foram designados para receber precauções mais restritivas apresentaram reabilitação e retorno mais lentos às AVDs habituais (Morris et al., 2018).

Artroplastia total do joelho

A ATJ é considerada para os pacientes cuja dor articular não pode mais ser controlada por tratamento conservador, que sentem dor intensa e apresentam incapacidade funcional relacionada com a destruição das superfícies articulares por OA, AR ou artrite pós-traumática (osteonecrótica). Quando a atividade e a mobilidade comprometem significativamente o paciente de realizar as AVDs, a ATJ é um tratamento bem-sucedido de baixos risco e custo que oferece alívio significativo da dor e restaura a qualidade de vida e a função (Quinn et al., 2018). Se os ligamentos do paciente estiverem fracos, pode-se usar uma prótese totalmente restrita (articulada) ou semirrestrita para proporcionar estabilidade à articulação. A escolha de uma prótese sem restrição, caracterizada por componentes que não estejam ligados, depende de o paciente ter ou não ligamentos saudáveis e funcionais que proporcionem estabilidade articular (Quinn et al., 2018).

Manejo de enfermagem

No período pós-operatório, o joelho é enfaixado com uma faixa compressiva. Pode-se aplicar gelo ou compressas frias para reduzir o edema e a hemorragia pós-operatórios. O enfermeiro avalia as condições neurovasculares (movimento, sensibilidade, coloração, pulso arterial, enchimento capilar) do membro operado e compara com o membro contralateral a intervalos de 2 a 4 horas. É importante incentivar a flexão ativa do pé de hora em hora quando o paciente estiver acordado. Os esforços no pós-operatório são voltados à prevenção de complicações (TEV, paralisia do nervo fibular, infecção, sangramento, limitação dos movimentos).

Assim como na cirurgia de quadril, um dreno de sucção da ferida pode ser usado para remover o líquido que se acumula na articulação. O uso é mais provável em pacientes com índice de massa corporal (IMC) superior a 35 kg/m² (Keeney et al., 2019). Se um dreno estiver sendo utilizado, este geralmente é deixado no local durante apenas 24 a 48 horas, para reduzir o risco de infecção (Keeney et al., 2019). Os antibióticos são indicados profilaticamente e continuados por 24 horas de pós-operatório. Documentam-se a cor, o tipo e a quantidade de drenagem, e qualquer drenagem excessiva ou alteração nas características da drenagem é comunicada imediatamente ao médico.

Os achados de pesquisa sugerem que dispositivos de mobilização passiva contínua não influenciam a recuperação funcional, a drenagem e a dor, nem reduzem os desfechos adversos após a ATJ. Todavia, eles ainda são muito usados por alguns cirurgiões.

O fisioterapeuta supervisiona os exercícios de força e amplitude de movimento e orienta o paciente sobre como usar os dispositivos de assistência com base nas restrições de sustentação de peso. A meta é a flexão final em torno de 125° para possibilitar movimento normal ao fim da reabilitação. Se não for alcançada flexão satisfatória, pode ser necessária uma leve manipulação da articulação do joelho sob anestesia geral cerca de 2 semanas após a cirurgia (Newman, Herschmiller, Attarian et al., 2018).

Os pacientes em pós-operatório de ATJ devem mobilizar a articulação e deambular no primeiro dia de pós-operatório (Quinn et al., 2018). A sustentação de peso do paciente é determinada pelo cirurgião. O joelho geralmente é protegido com um imobilizador de joelho e é elevado quando o paciente se senta em uma cadeira. Os requisitos típicos para a alta para casa podem incluir evidências de estabilidade da ferida (p. ex., ausência de eritema, secreção ou vermelhidão), estado de anticoagulação adequado de acordo com os resultados dos exames laboratoriais (i. e., razão normalizada internacional [RNI] entre 1,5 e 2), progresso em direção às metas da fisioterapia (p. ex., uso adequado de andador) e controle satisfatório da dor com medicamentos orais.

A reabilitação aguda geralmente leva entre 1 e 2 semanas; seu tempo de duração e seu destino na alta (p. ex., para casa, para uma unidade de reabilitação aguda) dependem da idade e da tolerância do paciente. Se a alta for para casa, o paciente pode realizar fisioterapia ambulatorial. A recuperação total leva 6 semanas ou mais, principalmente para aqueles com idade superior a 75 anos. Complicações tardias potenciais incluem **osteólise** (infecção por solução de continuidade induzida por polietileno), infecções articulares em torno da prótese e afrouxamento séptico dos componentes da prótese (Mar, Tan, Song et al., 2019).

Mais de 82% dos pacientes submetidos à ATJ ainda terão uma prótese funcionante 25 anos após a cirurgia (Evans, Walker, Evans et al., 2019). A ATJ é uma opção viável para melhorar a qualidade de vida relacionada com saúde em geral e em relação à doença específica, sobretudo dor e função, resultando em satisfação positiva do paciente. Os pacientes geralmente podem alcançar uma articulação funcional e livre de dor e participar mais plenamente das AVDs do que antes da cirurgia (Quinn et al., 2018). O enfermeiro fornece orientação e suporte psicossocial durante todo o período perioperatório para viabilizar esses desfechos positivos (ver Boxe 36.5).

DOENÇAS ÓSSEAS METABÓLICAS

Osteoporose

A osteoporose é a doença óssea mais prevalente do mundo. Mais de 1,5 milhão de fraturas osteoporóticas ocorrem todos os anos. As fraturas que exigem hospitalização têm aumentado significativamente ao longo dos últimos 20 anos (International Osteoporosis Foundation [IOF], 2017). Mais de 10 milhões de norte-americanos têm osteoporose, e outros 33,6 milhões têm **osteopenia** (i. e., uma baixa densidade mineral óssea [DMO]) – a precursora da osteoporose (IOF, 2017). A consequência da osteoporose é a fratura óssea. Projeta-se que uma em cada três mulheres e um em cada cinco homens com idade superior a 50 anos terão uma fratura relacionada com a osteoporose em algum momento de suas vidas (IOF, 2017).

Prevenção

A massa óssea adulta máxima é alcançada entre as idades de 18 e 25 anos em homens e mulheres. É afetada por fatores genéticos, nutrição, atividade física, medicamentos, estado endócrino e saúde geral (IOF, 2017). Os homens têm, tipicamente, ossos maiores e mais pesados do que as mulheres; portanto, apresentam osteoporose em idade mais avançada do que elas.

A osteoporose primária ocorre em mulheres após a menopausa (geralmente por volta dos 51 anos), mas não é apenas uma consequência do envelhecimento. A incapacidade de desenvolver o pico de massa óssea ideal e os baixos níveis de vitamina D contribuem para o desenvolvimento de osteopenia sem perda óssea associada (Drezner, 2019). A identificação precoce de adolescentes e adultos jovens em risco, o aumento na ingestão de cálcio e vitamina D, a participação em exercícios regulares envolvendo sustentação de peso e as modificações de estilo de vida (p. ex., redução no uso de cafeína, produtos de tabaco, refrigerantes e bebidas alcoólicas) são intervenções que diminuem o risco de fraturas e a incapacidade associada mais tarde na vida (Black, Cauley, Wagman et al., 2017) (Boxe 36.10).

A osteoporose secundária é decorrente de medicamentos ou doenças que afetam o metabolismo ósseo. Os homens são mais propensos que as mulheres a ter causas secundárias de osteoporose, incluindo a utilização de corticosteroides (especialmente se receberem doses superiores a 5 mg/dia de prednisona por mais de 3 meses) e o consumo excessivo de bebidas alcoólicas. Doenças específicas (p. ex., doença celíaca, hipogonadismo) e medicamentos, como anticonvulsivantes (p. ex., fenitoína), reposição tireóidea (p. ex., levotiroxina), antiestrogênios (p. ex., medroxiprogesterona), inibidores de androgênio (p. ex., leuprorrelina), inibidores seletivos da recaptação de serotonina (ISRSs, por exemplo, fluoxetina) e inibidores da bomba de prótons (p. ex., esomeprazol), colocam os pacientes em risco; esses processos mórbidos e medicamentos precisam ser identificados, e devem ser instituídas terapias para interromper a evolução da osteoporose (Robinson, 2020). O grau de perda óssea está relacionado com a duração do tratamento farmacológico. Quando os fármacos são suspensos ou o problema metabólico é corrigido, a progressão é interrompida, mas a restauração da massa óssea perdida pode não ocorrer.

Considerações sobre a covid-19

Uma importante fonte de vitamina D é a exposição direta à luz solar. A National Osteoporosis Foundation (NOF) e a International Osteoporosis Foundation (IOF), em colaboração com outros grupos relevantes, manifestaram preocupação com as orientações do governo em resposta à pandemia de covid-19 por causa da redução do tempo que os adultos passam fora de casa, limitando potencialmente a exposição à luz solar (American Society for Bone and Mineral Research [ASBMR], 2020).

> **Boxe 36.10** 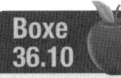 **PROMOÇÃO DA SAÚDE**
>
> ### Estratégias para a prevenção da osteoporose
>
> **Adolescentes e adultos jovens**
>
> - Orientar de modo que eles consigam:
>   - Caracterizar os fatores de risco para osteoporose
>   - Ingerir uma dieta com uma quantidade adequada de cálcio (1.000 a 1.300 mg/dia) e vitamina D
>   - Realizar exercícios com sustentação de peso diariamente
>   - Identificar os alimentos ricos em cálcio e vitamina D
>   - Modificar escolhas de estilo de vida e evitar tabagismo, consumo de bebidas alcoólicas, cafeína e refrigerantes.
>
> **Mulheres na menopausa e após a menopausa (além do disposto acima)**
>
> - Orientar de modo que elas consigam:
>   - Avaliar o ambiente doméstico à procura de perigos que contribuam para as quedas
>   - Demonstrar boa mecânica corporal
>   - Descrever suplementos de cálcio e agentes farmacológicos para manter e aumentar a massa muscular
>   - Envolver-se em exercícios que melhorem o equilíbrio para reduzir o risco de quedas
>   - Rever as condições clínicas e os medicamentos com o médico, a fim de identificar os fatores que contribuem para a perda de massa óssea.
>
> **Homens (além dos itens descritos acima)**
>
> - Orientar de modo que eles consigam:
>   - Caracterizar os fatores de risco associados à osteoporose em homens, incluindo medicamentos (p. ex., corticosteroides, anticonvulsivantes, antiácidos que contenham alumínio), doenças crônicas (p. ex., renais, pulmonares, gastrintestinais) e baixos níveis de testosterona não diagnosticados
>   - Participar do rastreamento à procura de osteoporose
>   - Conversar com o médico a respeito do uso de medicamentos (p. ex., alendronato) para aumentar a massa óssea ou para compensar a deficiência de testosterona.

Posteriormente, foi publicada uma declaração conjunta que reforçava a importância da vitamina D para a saúde óssea e realçava as recomendações atuais sobre a ingestão da referida vitamina; estas incluem a recomendação de exposição direta da pele dos adultos à luz solar durante 15 a 30 minutos todos os dias; quando eles não conseguirem atingir essa meta, devem consumir 400 a 1.000 UI/dia de vitamina D (dieta ou suplementos) (ASBMR, 2020). Há pesquisas em andamento para aprimorar a compreensão da relação entre vitamina D e covid-19 (ASBMR, 2020).

Considerações gerontológicas

A prevalência de osteoporose em mulheres com idade superior a 80 anos é de 50%. A mulher por volta dos 75 anos perde 25% de seu osso cortical e 40% de seu osso trabecular. A maioria dos residentes de instituições de cuidados prolongados tem baixa DMO e corre risco de fratura óssea. Um terço de todas as fraturas de colo de fêmur ocorre em homens, e a taxa de mortalidade após uma fratura de colo de fêmur é maior nos homens do que nas mulheres (Rapp, Büchele, Dreinhöfer et al., 2019). Estima-se que a quantidade de fraturas de quadril e seus custos associados vão pelo menos dobrar até o ano de 2040, em decorrência do envelhecimento projetado da população dos EUA.

Fratura por fragilidade é definida como aquela que ocorre quando uma pessoa cai da própria altura (ou menos) ou com baixa velocidade. Com frequência, uma doença ou uma alteração metabólica subjacente torna mais provável a ocorrência de fratura. Osteoporose e osteopenia são os riscos mais frequentemente mencionados das fraturas por fragilidade. O envelhecimento da população, o aumento do uso de medicamentos que aumentam o risco de queda e a ausência de cuidadores contribuem para o risco crescente de fraturas por fragilidade. Alocação inadequada relacionada com a piora na prestação de cuidados pode resultar em lacunas que aumentam a incidência de fraturas por fragilidade; a redução da equipe de enfermagem retarda as avaliações e o acompanhamento, aumentando a probabilidade de os pacientes tentarem levantar-se sem ajuda, resultando em quedas (Brent, Hommel, Maher et al., 2018).

Rastreamentos de rotina à procura de fraturas vertebrais não são recomendados para adultos mais velhos. No entanto, 80 a 90% dessas fraturas podem ser encontradas incidentalmente em radiografias de tórax realizadas para outros fins. Estima-se que apenas um terço das fraturas de vértebra seja diagnosticado. O risco de fratura de vértebra é cinco vezes maior nos pacientes que já sofreram fraturas. Além disso, 20% das mulheres na pós-menopausa que sofreram uma fratura de vértebra sofrerão outra fratura no decorrer de 1 ano (Pouresmaeili, Kamalidehghan, Kamerehei et al., 2018). Os profissionais de enfermagem são os membros da equipe de saúde que, com frequência, são os primeiros a identificar fraturas de vértebras ao identificar a alteração da altura de um paciente durante exames de rotina em unidades de saúde ou em consultórios.

Os idosos absorvem o cálcio dietético de modo menos efetivo e excretam-no mais prontamente pelos rins. As mulheres na pós-menopausa e os idosos precisam consumir cerca de 1.200 mg/dia de cálcio; quantidades maiores que isso podem pôr os pacientes em risco elevado de cálculos renais ou doença cardiovascular (United States Preventive Services Task Force [USPSTF], 2018). Embora a densidade óssea aumente com a ingestão de cálcio, a taxa de fraturas não diminui nas mulheres que rotineiramente ingerem suplementos de cálcio após a menopausa (Bailey, Zou, Wallace et al., 2020).

Fisiopatologia

A **osteoporose** é caracterizada por redução da massa óssea, deterioração da matriz óssea e diminuição da força da arquitetura óssea. A remodelação óssea homeostática normal é alterada; a taxa de reabsorção óssea que é mantida pelos osteoclastos é maior que a taxa de formação óssea mantida pelos osteoblastos, resultando em redução da massa óssea total. Os ossos tornam-se progressivamente porosos, quebradiços e frágeis; eles fraturam facilmente sob tensões que não fraturariam o osso normal. Isso ocorre mais comumente na forma de fraturas por compressão (Figura 36.11) das regiões lombar e torácica da coluna vertebral, fraturas de quadril e fraturas de Colles do punho. Essas fraturas podem ser a primeira manifestação clínica da osteoporose (Black et al., 2017).

O colapso progressivo de uma vértebra pode ser assintomático. Com o desenvolvimento da hipercifose torácica (i. e., corcunda de viúva), há uma perda associada na altura (Figura 36.12). As alterações posturais resultam em relaxamento dos músculos abdominais e em abdome protuberante. A deformidade também pode produzir insuficiência pulmonar e aumentar o risco de quedas relacionadas com problemas de equilíbrio.

A perda relacionada com a idade começa logo depois de o pico de massa óssea ter sido alcançado (i. e., na quarta década de vida). A calcitonina, que inibe a reabsorção óssea e

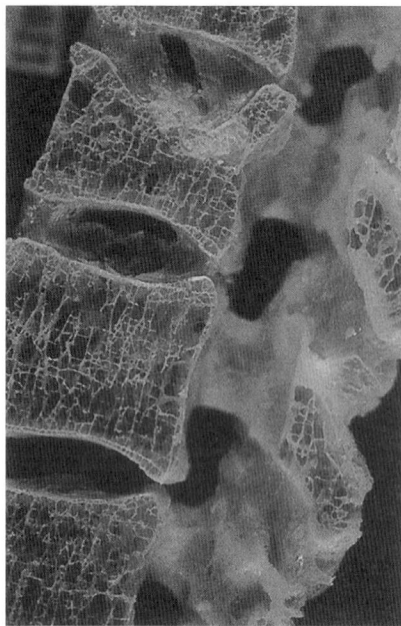

Figura 36.11 • Perda óssea osteoporótica progressiva e fraturas por compressão. Reproduzida, com autorização, de Rubin, E., Gorstein, F., Schwarting, R. et al. (2004). *Pathology* (4th ed.). Philadelphia, PA: Wolters Kluwer.

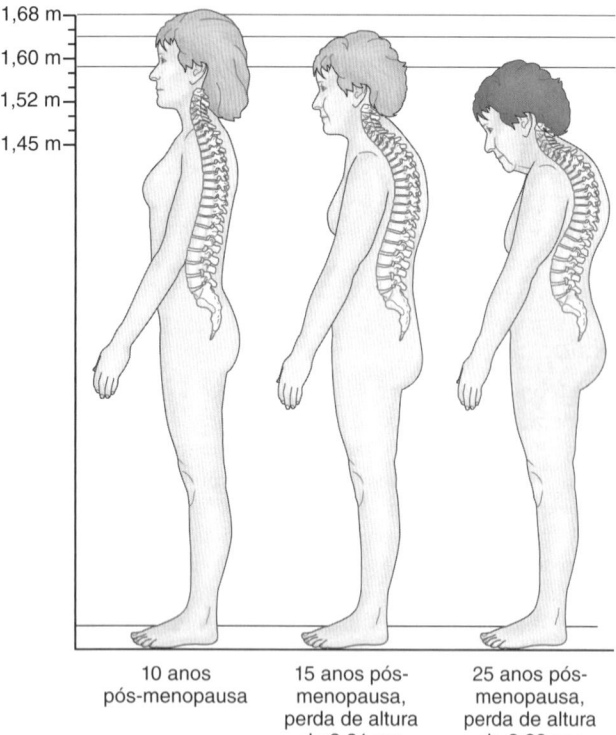

Figura 36.12 • Perda de altura típica associada à osteoporose e ao envelhecimento.

promove a formação óssea, é reduzida. O estrogênio, que inibe a quebra dos ossos, também diminui com o envelhecimento. Em contrapartida, o hormônio paratireóideo (PTH) aumenta com o envelhecimento, elevando, assim, a remodelação e a reabsorção ósseas. A consequência dessas mudanças é a perda líquida de massa óssea ao longo do tempo.

A diminuição de estrogênios na menopausa ou a ooforectomia provoca reabsorção óssea acelerada nos primeiros 5 anos após a cessação da menstruação. A maioria das mulheres perde 10% de sua massa óssea. Mais da metade de todas as mulheres com mais de 50 anos mostra evidências de osteopenia (Black et al., 2017; MQIC, 2020).

Fatores de risco

Mulheres magras e baixas correm maior risco de osteoporose. Em termos de etnicidade, as mulheres asiáticas e caucasianas correm o risco mais elevado. Embora as mulheres afro-americanas tendam a apresentar massa mineral maior na juventude, elas ainda correm risco em razão da prevalência de doença falciforme e de doenças autoimunes nessa população. Além disso, a ingestão de cálcio de muitas mulheres afro-americanas também não é satisfatória em decorrência da intolerância à lactose (National Institute of Arthritis and Musculoskeletal and Skin Diseases [NIAMSD], 2018). O uso de inibidores da aromatase é um risco adicional para as mulheres com câncer de mama (Robinson, 2020).

Os homens têm massa óssea máxima maior e não apresentam redução abrupta de estrogênio na meia-idade. Sendo assim, a osteoporose ocorre cerca de uma década depois, mas um em cada quatro homens sofre uma fratura por osteopenia (Pouresmaeili et al., 2018). Acredita-se que tanto a testosterona como o estrogênio sejam importantes para obter e manter a massa óssea nos homens, embora o perfil de risco masculino não seja tão bem estabelecido como o das mulheres (Pouresmaeili et al., 2018) (Boxe 36.11).

Fatores nutricionais contribuem para o desenvolvimento de osteoporose. É preciso consumir uma dieta com calorias e nutrientes adequados à manutenção dos ossos, além de cálcio e vitamina D. Os pacientes que se submeteram à cirurgia bariátrica correm risco aumentado de osteoporose por causa do desvio duodenal, uma vez que o duodeno é o local primário de absorção de cálcio. Os pacientes com doenças gastrintestinais que causam má absorção (p. ex., doença celíaca, alcoolismo) podem se beneficiar de suplementos

---

Boxe 36.11 — **FATORES DE RISCO**
Osteoporose

- Consumo de três ou mais drinques alcoólicos por dia
- Prescrição de corticosteroides (p. ex., prednisona) há mais de 3 meses
- Consumo atual de produtos de tabaco
- História familiar
- História de fratura óssea na vida adulta
- História pregressa de redução da tolerância à glicose e diabetes melito
- História de doença reumatoide
- Inatividade física ou sedentarismo
- Consumo inadequado de cálcio e vitamina D
- Índice de massa corporal baixo
- Distúrbios de má absorção (p. ex., transtorno alimentar, doença celíaca, cirurgia bariátrica)
- Homens com idade superior a 60 anos
- Mulheres na pós-menopausa

Adaptado de Fasolino, T. & Whitright, T. (2015). A pilot study to identify modifiable and non-modifiable variables associated with osteopenia and osteoporosis in men. *Orthopaedic Nursing 34*(5), 289-293; International Osteoporosis Foundation. (2017). Retirado em 07/03/2020 de: www.iofbonehealth.org/facts-statistics; Robinson, M. (2020). Drugs affecting the bones and joints. In T. Woo & M. Robinson (Eds.). *Pharmacotherapeutics for advanced practice prescribers* (5th ed.). Philadelphia, PA: F. A. Davis.

adicionais de magnésio (Rondanelli, Faliva, Gasparri et al., 2019). Todavia, atualmente não são recomendados suplementos de magnésio para os adultos que seguem uma dieta estrita sem glúten.

Doenças autoimunes também contribuem para o comprometimento ósseo. Muitas delas estão associadas a deficiências nutricionais (p. ex., doença celíaca, doença hepática autoimune). Além disso, muitos pacientes com doenças autoimunes são medicados com corticosteroides e, em decorrência de seus processos mórbidos, são relativamente sedentários. Esses fatores também podem causar redução da densidade óssea (Arase, Tsuruya, Hirose et al., 2020).

A formação óssea é melhorada pela tensão do peso corporal e pela atividade muscular. Quando imobilizado por aparelhos imobilizadores, inatividade geral, paralisia ou outras deficiências, o osso é reabsorvido mais rápido do que é formado, o que resulta em osteoporose (McCance & Huether, 2019). A imobilidade contribui para o desenvolvimento da osteoporose. Exercícios de resistência e impacto são mais benéficos no desenvolvimento e na manutenção da massa óssea.

Avaliação e achados diagnósticos

A osteoporose pode não ser detectada por radiografias de rotina até que haja uma desmineralização significativa que resulte em radiolucência dos ossos (Black et al., 2017). Quando as vértebras colapsam, causando fraturas por compressão, as vértebras torácicas assumem a forma de cunha e as vértebras lombares se tornam bicôncavas. A osteoporose é diagnosticada por meio da absorciometria de duplo feixe de raios X (DEXA), que fornece informações sobre a DMO da coluna vertebral e do quadril (ver Capítulo 35). Os dados da DEXA são analisados e relatados como escores T (a quantidade de desvios padrões acima ou abaixo do valor médio de DMO para um adulto de 30 anos saudável do mesmo sexo).

Recomenda-se o exame de DEXA como referência a todas as mulheres na faixa etária acima de 65 anos, às mulheres na pós-menopausa com idade superior a 50 anos com fatores de risco para osteoporose e a todos que tiveram uma fratura supostamente em decorrência da osteoporose (Black et al., 2017). Os exames de DMO também são úteis na avaliação da resposta ao tratamento e são recomendados 3 meses depois de qualquer fratura osteoporótica. Não há evidências que apoiem o rastreamento de base para homens com menos de 70 anos ou que determinem o intervalo ideal para repetir os exames em ambos os gêneros após um resultado de referência normal (USPSTF, 2019).

O risco de fratura em mulheres pode ser estimado utilizando o instrumento Fracture Risk Assessment Tool (FRAX®) da Organização Mundial da Saúde (OMS) (Cass, Shepard, Asirot et al., 2016). Essas tabelas FRAX® subestimam, tipicamente, o risco de perda óssea nos homens. O Male Osteoporosis Risk Estimation Score (MORES) gera uma avaliação mais gênero-específica do que o escore-padrão de FRAX® nos homens. O tratamento para ambos os gêneros agora é reservado àqueles com risco em 10 anos de mais de 3% de fratura de quadril ou risco de 20% de outras fraturas graves. As pontuações de risco se baseiam em DMO, antecedentes pessoais e familiares de fraturas, IMC, sexo, idade e fatores secundários, como uso de medicamentos, tabagismo e história de AR. Atualmente, o comprometimento da tolerância à glicose e o diabetes melito também são reconhecidos como fatores de risco adicionais (Robinson, 2020).

Os exames laboratoriais (p. ex., cálcio sérico, fosfato sérico, fosfatase alcalina sérica [ALP], excreção urinária de cálcio, excreção urinária de hidroxiprolina, hematócrito, velocidade de hemossedimentação [VHS]) e radiografias são utilizados para excluir outras possíveis doenças (p. ex., mieloma múltiplo, osteomalacia, hiperparatireoidismo, neoplasias) que contribuem para a perda óssea. Nos homens, os baixos níveis de testosterona podem ser parte da causa.

Manejo clínico

A dieta rica em cálcio e vitamina D ao longo da vida, com aumento na ingestão de cálcio durante a adolescência e a meia-idade, protege contra a desmineralização do esqueleto. Essa dieta inclui três copos de leite desnatado enriquecido com vitamina D ou outros alimentos ricos em cálcio (p. ex., queijo e outros produtos lácteos, brócolis, salmão enlatado com ossos) diariamente. Um copo de leite ou suco de laranja enriquecido com cálcio contém cerca de 300 mg de cálcio. O consumo recomendado de cálcio para homens com idade entre 50 e 70 anos é de 1.000 mg/dia e para mulheres com 51 anos ou mais é de 1.200 mg/dia (USPSTF, 2018). Alguns pesquisadores consideram esses níveis muito baixos no caso de pacientes com valores basais baixos, ao passo que outros expressam preocupação com a administração de doses mais altas, pois estão associadas a eventos adversos (p. ex., cálculos renais). A ingestão recomendada de vitamina D para a maioria dos adultos, via alimentos ou suplementos, varia entre 400 e 1.000 UI diárias, porém a ingestão ótima de vitamina D é influenciada pela idade e pelo sexo dos pacientes (ABSMR, 2020).

A prática regular de exercícios físicos envolvendo sustentação de peso promove a formação óssea. As recomendações incluem 20 a 30 minutos de exercícios aeróbicos que imponham estresse ao osso diariamente (p. ex., não a natação). A musculação estimula aumento da DMO. Além disso, o exercício físico melhora o equilíbrio, reduzindo a incidência de quedas e fraturas. Homens com 50 anos ou mais e mulheres pós-menopausa devem ser orientados a evitar o consumo excessivo de bebidas alcoólicas. Indivíduos que sejam usuários de derivados do tabaco devem ser orientados a abandonar o tabagismo. Todavia, pesquisa adicional é necessária para compreender melhor a relação entre tabagismo e saúde óssea (Strozyk, Gress & Brietling, 2018). As diretrizes atuais recomendam que a terapia hormonal com estrogênio não seja prescrita como prevenção primária de perda óssea para mulheres pós-menopausa (USPSTF, 2017).

Terapia farmacológica

Para assegurar a ingestão adequada de cálcio, pode ser prescrito um suplemento de cálcio com vitamina D, que é ingerido com as refeições ou com uma bebida rica em vitamina C para promover a absorção. A dose diária recomendada deve ser dividida, e não tomada em dose única (Drezner, 2019). Os efeitos colaterais comuns dos suplementos de cálcio são a distensão abdominal e a constipação intestinal. O cálcio dos alimentos é mais bem absorvido, mas suplementos de cálcio podem ser necessários para pessoas com intolerância à lactose. Os achados de uma metanálise demonstraram que o uso isolado de vitamina D não é efetivo na prevenção primária de fraturas. Todavia, a combinação de vitamina D e cálcio realmente reduz o risco de fraturas em pacientes com déficit de vitamina D constatado laboratorialmente (USPSTF, 2018). Cálcio e vitamina D devem ser ingeridos como suplementos de fármacos prescritos para tratar osteoporose. Esses tipos de fármacos incluem bisfosfonatos, agonistas/antagonistas de estrogênio e inibidores da proteína RANKL (ligante do receptor ativador do fator nuclear kappa B) (Tabela 36.1). PTH baseado em ovas de salmão não é mais prescrito, mas análogos sintéticos do PTH humano são usados em pacientes com osteoporose avançada ou que sejam resistentes ao tratamento (Robinson, 2020).

A terapia com bisfosfonatos não é mais recomendada para pacientes que apresentam apenas evidências de osteopenia sem atingir os escores precisos de DEXA que definem osteoporose. Esses medicamentos precisam ser ingeridos em jejum, apenas com água, e a pessoa precisa sentar-se com as costas retificadas durante pelo menos 30 minutos após a ingestão.

TABELA 36.1 Medicamentos para osteoporose selecionados.

Medicação	Efeitos terapêuticos e indicações	Principais considerações de enfermagem
Bisfosfonatos	Inibem os osteoclastos, reduzindo, assim, a perda óssea e aumentando a massa óssea	É necessária ingestão adequada de cálcio e vitamina D para assegurar o efeito máximo; no entanto, tais suplementos não devem ser administrados na mesma hora que os bisfosfonatos Os efeitos colaterais incluem sintomas gastrintestinais, como dispepsia, náuseas, flatulência, diarreia e constipação intestinal Os efeitos adversos incluem úlceras esofágicas ou gástricas, osteonecrose de mandíbula e fraturas atípicas de fêmur. Esses efeitos podem ser minimizados pela suspensão do medicamento durante 1 a 2 anos no caso de pacientes com osteoporose leve após 4 a 5 anos de tratamento e de pacientes com maior risco de fratura após 10 anos de tratamento
Alendronato Risedronato	• Tratamento de osteoporose para mulheres após a menopausa • Tratamento de osteoporose em homens e tratamento de osteoporose para homens e mulheres em uso de corticosteroides	Administrar VO, 1 vez/dia ou 1 vez/semana Orientar os pacientes a ingerir pela manhã em jejum com 250 mℓ de água na posição sentada, com as costas retificadas, e permanecer em posição ortostática durante pelo menos 30 min Os efeitos do alendronato podem ser reduzidos em idosos que fazem uso de inibidores da bomba de prótons
Ibandronato	• Tratamento de osteoporose para mulheres após a menopausa • A administração por via intravenosa seria uma boa opção para pacientes intolerantes a bisfosfonatos orais ou que não seguem o tratamento prescrito pelo médico	Pode ser administrado por via oral ou IV a cada 3 meses
Ácido zoledrônico	• Tratamento de osteoporose para mulheres após a menopausa • Tratamento de osteoporose em homens e mulheres em uso de corticosteroides há pelo menos 12 meses	Administrar IV, 1 vez ao ano para tratamento de osteoporose ou 1 vez a cada 2 anos para prevenção de osteoporose Esse é o bisfosfonato mais potente e está associado à lesão renal aguda; portanto, é contraindicado para pacientes com depuração (*clearance*) de creatinina inferior a 35 mℓ/min ou para pacientes com doença renal crônica
Agonista/antagonista de estrogênio (antes denominado modulador seletivo do receptor de estrogênio [MSRE]) Raloxifeno	Exerce efeitos estrogênicos nos ossos, preservando a DMO, com concomitantes efeitos antiestrogênicos no útero e nas mamas • Prevenção e tratamento de osteoporose para mulheres após a menopausa, sobretudo aquelas com câncer de mama • Também pode reduzir o risco de câncer de mama em pacientes de risco	Administrar 1 vez/dia VO Pode ser associado a cálcio e vitamina D Os efeitos colaterais incluem fogachos e cãibras em membros inferiores Os efeitos adversos incluem formação de TEV
Inibidor do RANKL Denosumabe	Anticorpo monoclonal que aumenta a DMO e reduz a porosidade do osso cortical ao inibir os efeitos do TNF nos osteoclastos, inibindo a sua atividade • Tratamento de osteoporose em homens e em mulheres após a menopausa em alto risco de fratura; também indicado para mulheres com osteoporose e câncer de mama em uso de inibidores da aromatase e para homens com osteoporose e câncer de próstata em uso de hormônios redutores de gonadotropinas	Administrado 1 vez a cada 6 meses SC Os efeitos colaterais incluem erupções cutâneas Os efeitos adversos incluem hipocalcemia, celulite, osteonecrose da mandíbula e fratura atípica do fêmur Nota: quando o tratamento com denosumabe é interrompido, a perda de DMO pode ser rápida; outros fármacos devem ser iniciados para atenuar essa resposta
Análogo de PTH Teriparatida	Paratormônio sintético que aumenta a densidade e a força dos ossos • Tratamento de osteoporose em homens e em mulheres após a menopausa que correm alto risco de fratura	Tem de ser refrigerado Injeções diárias SC, autoadministradas por até 2 anos

DMO: densidade mineral óssea; IV: via intravenosa; PTH: paratormônio; TEV: tromboembolia venosa; TNF: fator de necrose tumoral; VO: via oral. Adaptada de International Osteoporosis Foundation. (2017). Retirada em 07/03/2020 de: www.iofbonehealth.org/facts-statistics; Robinson, M. (2020). Drugs affecting the bones and joints. In T. Woo & M. Robinson (Eds.). *Pharmacotherapeutics for advanced practice prescribers* (5th ed.). Philadelphia, PA: F. A. Davis.

Existem muitos riscos gástricos e esofágicos, inclusive gastrite, ulceração e hemorragia digestiva. As contraindicações incluem esôfago de Barrett previamente conhecido (ver Capítulo 39), níveis séricos de cálcio baixos e gravidez (Robinson, 2020). Fibrilação atrial já foi relatada após o uso crônico desses medicamentos. Dois efeitos colaterais raros incluem osteonecrose da mandíbula (mais provavelmente com formulações IV desses medicamentos) e fraturas subtrocanterianas. As preocupações com esses raros efeitos adversos precisam ser abordadas para garantir a adesão do paciente ao plano terapêutico (Robinson, 2020).

Manejo das fraturas

As fraturas do quadril que ocorrem como consequência da osteoporose são tratadas cirurgicamente por substituição articular ou por redução fechada ou aberta com fixação interna (p. ex., colocação de pino no quadril), conforme descrito no Capítulo 37. O manejo da fratura de Colles também é descrito no Capítulo 37.

As fraturas osteoporóticas por compressão das vértebras são tratadas de modo conservador. Os pacientes com tais achados devem ser encaminhados a um especialista em osteoporose. A maioria dos pacientes que experimenta essas fraturas é assintomática e não necessita de manejo de cuidado agudo; para aqueles que sentem dor, o manejo de cuidado agudo é indicado conforme descrito na seção "Processo de enfermagem" a seguir. A vertebroplastia ou cifoplastia percutânea (injeção de cimento ósseo de PMMA no interior da vértebra fraturada, seguida de insuflação de um balão pressurizado para restaurar a forma da vértebra afetada) pode proporcionar alívio rápido da dor aguda e melhorar a qualidade de vida, mas pode contribuir para outras complicações decorrentes de alterações na coluna vertebral. Esses procedimentos são contraindicados se houver infecção, múltiplas fraturas antigas e determinadas coagulopatias. Vertebroplastia é extremamente contestada na literatura médica (De Leacy, Chandra, Barr et al., 2020).

PROCESSO DE ENFERMAGEM
Paciente com fratura vertebral espontânea relacionada com osteoporose

Avaliação

O reconhecimento dos riscos e problemas associados à osteoporose é a base da avaliação de enfermagem. A anamnese centra-se na história familiar, em fraturas prévias, no consumo nutricional de cálcio, nos padrões de exercício físico, no início da menopausa e no uso de determinados medicamentos (p. ex., corticosteroides), assim como no consumo de bebidas alcoólicas, tabagismo e cafeína. Explora-se qualquer sintoma que o paciente esteja enfrentando, como lombalgia, constipação intestinal ou imagem corporal distorcida.

O exame físico pode revelar dor localizada, hipercifose da parte torácica da coluna vertebral ou estatura encurtada. Problemas de mobilidade e respiração podem existir como resultado de alterações na postura e nos músculos enfraquecidos.

Diagnóstico

DIAGNÓSTICOS DE ENFERMAGEM

Com base nos dados da avaliação, os principais diagnósticos de enfermagem podem incluir os seguintes:

- Falta de conhecimento sobre o processo de osteoporose e o esquema terapêutico
- Dor aguda associada a fratura e espasmos musculares
- Risco de constipação intestinal associado a imobilidade ou desenvolvimento de íleo paralítico (obstrução intestinal)
- Risco de lesões: fraturas adicionais associadas à osteoporose.

Planejamento e metas

As principais metas para o paciente podem incluir fornecer conhecimento sobre a osteoporose e esquema terapêutico, aliviar dores, melhorar a eliminação intestinal e não apresentar fraturas adicionais.

Intervenções de enfermagem

PROMOÇÃO DA COMPREENSÃO DA OSTEOPOROSE E DO ESQUEMA TERAPÊUTICO

As orientações ao paciente se concentram em fatores que influenciam o desenvolvimento da osteoporose, intervenções para deter ou retardar o processo e medidas para aliviar os sintomas. O enfermeiro enfatiza que pessoas de qualquer idade precisam de uma quantidade suficiente de cálcio, vitamina D e exercícios com sustentação de peso para retardar a progressão da osteoporose (Drezner, 2019). As orientações ao paciente relacionadas com o tratamento farmacológico, conforme descrito anteriormente, são importantes. Os pacientes devem entender que a ocorrência de uma fratura aumenta a probabilidade de sofrer outra.

ALÍVIO DA DOR

O alívio da lombalgia resultante da fratura por compressão pode ser alcançado por curtos períodos de repouso no leito em decúbito dorsal ou lateral. O colchão deve oferecer um bom apoio. A flexão do joelho aumenta o conforto, relaxando os músculos do dorso. A aplicação intermitente de calor e massagens nas costas promovem o relaxamento muscular. O enfermeiro instrui o paciente a mover o tronco em bloco e a evitar a torção. Quando o paciente é assistido para sair do leito, ele pode usar uma órtese de tronco (p. ex., cinta lombossacral) para suporte temporário e imobilização, embora esse dispositivo frequentemente seja desconfortável e mal tolerado por muitos idosos. O paciente retoma gradualmente suas atividades conforme a dor diminui.

MELHORA DA ELIMINAÇÃO INTESTINAL

A constipação intestinal é um problema relacionado com imobilidade e medicamentos. A instituição precoce de uma dieta rica em fibras, a ingestão aumentada de líquidos e o uso de laxantes prescritos ajudam a impedir ou minimizar a constipação intestinal. Se o colapso vertebral envolver as vértebras entre T10-L2, o paciente pode desenvolver íleo paralítico. Por conseguinte, o enfermeiro monitora a ingestão do paciente, os sons intestinais e a atividade do intestino.

PREVENÇÃO DE LESÕES

A atividade física é essencial para fortalecer os músculos, melhorar o equilíbrio, evitar a atrofia por desuso e retardar a desmineralização óssea progressiva. Exercícios isométricos podem fortalecer os músculos do tronco. O enfermeiro incentiva caminhadas, boa mecânica corporal e boa postura. Incentiva-se a atividade diária com sustentação de peso, de preferência ao ar livre com exposição à luz solar, para melhorar a capacidade do corpo de produzir vitamina D. Evita-se a inclinação do tronco repentina e brusca e carregar pesos extenuantes.

Considerações gerontológicas. Os idosos caem com frequência, como resultado de riscos ambientais, respostas sensitivas e cardiovasculares diminuídas e uso de medicamentos. O paciente e seus familiares precisam ser incluídos no planejamento dos cuidados e esquemas de manejo preventivo. Por exemplo, deve-se avaliar o ambiente doméstico para eliminar riscos potenciais (p. ex., tapetes soltos, quartos e escadas bagunçados, brinquedos no chão, animais de estimação pequenos). Pode-se, então, criar um ambiente seguro (p. ex., escadas bem iluminadas, com corrimãos seguros, barras de apoio no banheiro, calçados adequadamente ajustados). Uma razão enfermeiro/paciente adequada também é crítica para a prevenção de quedas nas unidades de saúde (Brent et al., 2018).

Reavaliação

Entre os resultados esperados estão:
1. Adquirir conhecimento sobre a osteoporose e o esquema terapêutico.
   a. Declarar a relação entre a ingestão de cálcio e vitamina D e o exercício sobre a massa óssea.
   b. Consumir uma quantidade adequada de cálcio e vitamina D na dieta.
   c. Fazer uso dos medicamentos prescritos, seguindo as instruções para a administração.
   d. Aumentar o nível de exercícios.
   e. Aderir aos procedimentos de rastreamento e monitoramento prescritos.
2. Alcançar o alívio da dor.
   a. Experimentar alívio da dor em repouso.
   b. Experimentar desconforto mínimo durante as AVDs.
   c. Demonstrar redução da dor à palpação no local da fratura.
3. Demonstrar o padrão usual de eliminação intestinal.
   a. Ter ruídos intestinais ativos.
   b. Relatar padrão regular de evacuações.
4. Não apresentar novas fraturas.
   a. Manter uma boa postura.
   b. Usar uma boa mecânica corporal.
   c. Realizar exercícios com sustentação de peso (caminhadas diárias).
   d. Criar um ambiente familiar seguro.
   e. Aceitar ajuda e supervisão, conforme necessário.

Osteomalacia

A osteomalacia é uma doença osteometabólica caracterizada por mineralização inadequada dos ossos. Como resultado, o esqueleto "amolece" e enfraquece, causando dor espontânea, dor à palpação, arqueamento dos ossos e fraturas patológicas. Ao exame físico, as deformidades esqueléticas (hipercifose torácica e joelho varo) dão aos pacientes um aspecto incomum e marcha anserina. Esses pacientes podem se sentir desconfortáveis com sua aparência e correm risco de quedas e fraturas patológicas, especialmente da parte distal do rádio e da parte proximal do fêmur (McCance & Huether, 2019).

Fisiopatologia

O principal defeito na osteomalacia é a deficiência de vitamina D ativada, que promove a absorção de cálcio pelo sistema digestório e a mineralização óssea. O aporte de cálcio e de fosfato para o líquido extracelular é baixo e não se move para os locais de calcificação nos ossos.

A osteomalacia pode ser decorrente da falha na absorção de cálcio ou da perda excessiva de cálcio do corpo (p. ex., insuficiência renal). Os distúrbios gastrintestinais (p. ex., doença celíaca, obstrução crônica das vias biliares, pancreatite crônica, ressecção do intestino delgado) em que as gorduras são insuficientemente absorvidas são suscetíveis de produzir osteomalacia pela perda de vitamina D (com outras vitaminas lipossolúveis) e de cálcio, sendo este excretado nas fezes com os ácidos graxos. Além disso, as doenças hepáticas e renais podem provocar falta de vitamina D, pois esses são os órgãos que convertem a vitamina D em sua forma ativa.

A insuficiência renal grave resulta em acidose. O corpo utiliza o cálcio disponível para combater a acidose, e o PTH estimula a liberação de cálcio do esqueleto na tentativa de restabelecer o pH fisiológico. Durante essa drenagem contínua de cálcio do esqueleto, ocorre fibrose óssea e formam-se cistos ósseos. A glomerulonefrite crônica, as uropatias obstrutivas e a intoxicação por metais pesados resultam em um nível reduzido de fosfato sérico e desmineralização óssea.

O hiperparatireoidismo leva à descalcificação esquelética e, assim, à osteomalacia, pelo aumento da excreção urinária de fosfato. A utilização prolongada de fármaco anticonvulsivante (p. ex., fenitoína, fenobarbital) impõe um risco de osteomalacia, como o faz uma dose insuficiente de vitamina D (dieta, luz solar).

A osteomalacia que resulta da desnutrição (deficiência de vitamina D, muitas vezes associada à ingestão insatisfatória de cálcio) é decorrente de pobreza, maus hábitos alimentares e falta de conhecimento sobre nutrição. Ocorre mais frequentemente em partes do mundo em que a vitamina D não é adicionada aos alimentos, onde existem carências alimentares e onde a luz solar é escassa (McCance & Huether, 2019).

Considerações gerontológicas

Uma dieta nutritiva é particularmente importante para os idosos. Promove-se uma ingestão adequada de cálcio e vitamina D. Como a luz solar é necessária para a síntese de vitamina D, os pacientes devem ser incentivados a passar 15 a 30 minutos por dia sob a luz solar, se não houver contraindicação e evitando queimaduras solares (ASBMR, 2020). A prevenção, a identificação e o manejo da osteomalacia em idosos são essenciais para reduzir a incidência de fraturas. Quando a osteomalacia é combinada à osteoporose, o risco de fratura é maior.

Avaliação e achados diagnósticos

Na radiografia, evidencia-se uma desmineralização óssea generalizada. Estudos das vértebras podem mostrar uma fratura por compressão com perda na distinção entre corpos vertebrais adjacentes. Exames laboratoriais mostram baixos níveis séricos de cálcio e fósforo e uma ALP moderadamente elevada. A excreção urinária de cálcio e creatinina é baixa. A biopsia óssea mostra maior quantidade de osteoide, matriz óssea cartilaginosa desmineralizada que, às vezes, é chamada de pré-osso.

Manejo clínico

Utilizam-se medidas físicas, psicológicas e farmacêuticas para reduzir o desconforto e a dor do paciente. Se a causa subjacente da osteomalacia for corrigida, o distúrbio pode se resolver. Se a insuficiência renal impedir a ativação da vitamina D absorvida, então a suplementação exige a forma ativada da vitamina (calcitriol). Se a osteomalacia for causada por má absorção, geralmente será prescrito o aumento das doses de vitamina D com um suplemento de cálcio. A exposição ao sol pode ser recomendada; a radiação ultravioleta transforma o colesterol (7-desidrocolesterol) existente na pele em vitamina D (McCance & Huether, 2019).

Se a osteomalacia for de origem dietética, as intervenções são semelhantes às discutidas anteriormente em relação à osteoporose. O monitoramento a longo prazo do paciente é apropriado para garantir a estabilização ou reversão da osteomalacia. Algumas deformidades ortopédicas persistentes podem precisar ser tratadas com aparelhos ortopédicos ou cirurgia (p. ex., pode-se realizar uma osteotomia para corrigir uma deformidade de ossos longos).

Osteíte deformante

A osteíte deformante (doença de Paget) é um distúrbio que envolve a remodelação óssea rápida localizada, mais comumente afetando o crânio, o fêmur, a tíbia, os ossos pélvicos e as vértebras. A doença ocorre em cerca de 2 a 3% da população com idade superior a 50 anos. A incidência é discretamente maior em homens mais velhos do que em mulheres. Existe história familiar positiva, com os irmãos muitas vezes desenvolvendo a doença. A causa da osteíte deformante não é conhecida (Ralston, Corral-Gudino, Cooper et al., 2019).

Fisiopatologia

Na osteíte deformante, ocorre proliferação primária de osteoclastos, os quais induzem a reabsorção óssea. Isso é seguido de aumento compensatório da atividade dos osteoblastos, que são responsáveis por substituir o osso. À medida que a remodelação óssea continua, desenvolve-se um padrão clássico em mosaico (desorganizado) do osso. Como o osso alterado é muito vascularizado e estruturalmente fraco, sucedem-se fraturas patológicas. O arqueamento estrutural dos membros inferiores provoca desalinhamento do quadril, do joelho e do tornozelo, o que contribui para o desenvolvimento de artrite, lombalgia e artralgia (Cundy, 2017).

Manifestações clínicas

A osteíte deformante é insidiosa. Alguns pacientes não apresentam sintomas; têm somente deformidade esquelética. A condição é mais frequentemente identificada em radiografias realizadas durante um exame para outro problema. Ocorrem alterações escleróticas e espessamento cortical dos ossos longos.

Na maioria dos pacientes, as deformidades esqueléticas envolvem o crânio. O crânio se torna mais espesso, e o paciente pode relatar que o chapéu não cabe mais. Em alguns casos, o crânio, mas não a face, aumenta de tamanho. Isso dá ao rosto uma aparência pequena, triangular. A maioria dos pacientes com envolvimento do crânio apresenta comprometimento auditivo em decorrência de compressão e disfunção dos nervos cranianos. Outros nervos cranianos também podem ser afetados de modo semelhante.

O fêmur e a tíbia tendem a se curvar, resultando em marcha anserina. A coluna vertebral é flexionada para a frente e é rígida; o queixo se apoia no tórax. O tórax torna-se imóvel durante a respiração. O tronco é flexionado na altura do quadril para manter o equilíbrio, e os braços são inclinados para fora e para a frente, parecendo longos em relação ao tronco encurtado (McCance & Huether, 2019).

Podem-se observar dor à palpação e calor sobre os ossos em decorrência do aumento da vascularização dos ossos. Os pacientes com lesões grandes e muito vascularizadas podem desenvolver insuficiência cardíaca de alto débito, em decorrência do aumento do leito vascular e da demanda metabólica (McCance & Huether, 2019). A dor é leve a moderada, profunda e incômoda; aumenta com a sustentação de peso. A dor e o desconforto podem preceder em muitos anos as alterações esqueléticas da osteíte deformante e, com frequência, são erroneamente atribuídas pelo paciente à terceira idade ou à artrite (Cundy, 2017).

Avaliação e achados diagnósticos

A elevação da concentração sérica de ALP e a excreção urinária de hidroxiprolina refletem o aumento da atividade osteoblástica. Valores mais elevados sugerem doença ativa. Os pacientes com osteíte deformante têm níveis normais de cálcio no sangue. As radiografias confirmam o diagnóstico de osteíte deformante, revelando áreas pontuais de desmineralização e crescimento excessivo do osso nos padrões de mosaico característicos. A cintigrafia óssea mostra a extensão da doença. A biopsia óssea pode ajudar no diagnóstico diferencial com outras doenças ósseas (Cundy, 2017).

Manejo clínico

A dor geralmente responde aos AINEs. Os problemas de marcha pelo encurvamento das pernas são gerenciados com andadores, calçados com elevação e fisioterapia. Controla-se o peso corporal para reduzir a tensão sobre os ossos enfraquecidos e articulações desalinhadas. Os pacientes assintomáticos podem ser tratados com dieta adequada em cálcio e vitamina D e monitoramento periódico.

Fraturas, artrite e perda da audição são complicações da osteíte deformante. As fraturas são tratadas de acordo com a sua localização. A consolidação ocorre se a redução, a imobilização e a estabilidade da fratura forem adequadas. A artrite degenerativa grave pode exigir artroplastia total; no entanto, os ossos "moles" acometidos não os tornam os locais cirúrgicos ideais e são, portanto, propensos a complicações. A perda auditiva é tratada com aparelhos auditivos e técnicas de comunicação utilizadas por pessoas que têm déficits auditivos (p. ex., leitura labial, linguagem corporal) (ver Capítulo 59).

Terapia farmacológica

Os pacientes com doença moderada a grave podem se beneficiar do tratamento com antiosteoclásticos específicos. Esses medicamentos reduzem a remodelação óssea, revertem o curso da doença, aliviam a dor e melhoram a mobilidade.

Os bisfosfonatos são a pedra angular do tratamento da osteíte deformante, pois estabilizam a remodelação óssea rápida (Ralston et al., 2019). Seu uso pode não suprimir todos os sintomas da osteíte deformante, mas reduz os níveis séricos de ALP e urinários de hidroxiprolina. Ver discussão anterior sobre os bisfosfonatos.

A plicamicina, um agente citotóxico antibiótico, pode ser utilizada para controlar a doença. Esse medicamento é reservado para pacientes gravemente afetados com comprometimento neurológico e para aqueles cuja doença seja resistente a outros tratamentos. Apresenta efeitos drásticos na redução da dor e dos níveis séricos de cálcio e ALP e níveis urinários de hidroxiprolina; no entanto, tem efeitos colaterais significativos. É administrado por infusão IV; as funções hepática, renal e da medula óssea devem ser monitoradas durante o tratamento. As remissões clínicas podem perdurar por meses após a medicação ser interrompida.

Considerações gerontológicas

Como a osteíte deformante tende a afetar idosos, os pacientes e seus familiares e cuidadores familiares devem ser orientados sobre como compensar a função musculoesquelética alterada com ênfase no risco de quedas. Avalia-se a segurança do ambiente domiciliar para evitar quedas e reduzir o risco de fraturas. Precisam ser desenvolvidas estratégias para lidar com uma doença crônica e seu efeito sobre a qualidade de vida. Se a perda auditiva relacionada com a idade for agravada pela osteíte deformante, dispositivos de comunicação alternativos (p. ex., telefone ou dispositivo de telecomunicação para os surdos) e alarmes de segurança para a segurança domiciliar podem ser indicados.

INFECÇÕES MUSCULOESQUELÉTICAS

Osteomielite

A osteomielite é uma infecção óssea que resulta em necrose e formação de osso novo. Osteomielite é classificada da seguinte forma (McCance & Huether, 2019):

- Osteomielite hematogênica (i. e., decorrente da propagação da infecção pelo sangue)
- Osteomielite de foco contíguo, decorrente da contaminação por cirurgia óssea (especialmente com inserção de dispositivo), fratura aberta ou lesão traumática (p. ex., ferimento de projétil)
- Osteomielite com insuficiência vascular, vista com mais frequência entre pacientes com diabetes e doença vascular periférica, mais comumente afetando os pés.

Os pacientes que estão em alto risco de osteomielite incluem os idosos e aqueles malnutridos ou obesos. Outros pacientes em risco incluem aqueles com sistema imune prejudicado, pessoas com doenças crônicas (p. ex., diabetes melito, AR), aqueles que receberam tratamento a longo prazo com corticosteroides ou agentes imunossupressores e usuários de drogas ilícitas injetáveis (Lalani & Schmidt, 2019).

As infecções da ferida cirúrgica geralmente ocorrem nos primeiros 30 dias após a intervenção. São classificadas como incisionais (superficiais, localizadas acima da fáscia profunda) ou profundas (envolvendo o tecido abaixo da fáscia profunda). Se foi colocado um implante, as infecções pós-operatórias profundas podem ocorrer até 1 ano depois da intervenção. A osteomielite pode se tornar crônica e pode afetar a qualidade de vida do paciente.

Fisiopatologia

Mais de 50% das infecções ósseas são causadas por *Staphylococcus aureus*, e uma parcela cada vez maior delas é decorrente da variedade resistente à meticilina (i. e., MRSA) (Lalani & Schmidt, 2019). Marcadores (tinta) de local cirúrgico foram correlacionados a infecções por contaminação cruzada entre pacientes pré-operatórios nos quais foram usados; portanto, esses marcadores atualmente são utilizados em apenas um paciente ou apenas uma vez (Driessche, 2012). Outros patógenos incluem as bactérias gram-positivas estreptococos e enterococos, seguidas das bactérias gram-negativas, incluindo *Pseudomonas* (Lalani & Schmidt, 2019).

A resposta inicial à infecção é inflamação, aumento da vascularização e edema. Depois de 2 ou 3 dias, ocorre trombose dos vasos sanguíneos locais, resultando em isquemia com necrose óssea. A infecção se estende à cavidade medular e sob o periósteo e pode se espalhar para tecidos moles e articulações adjacentes. A menos que o processo infeccioso seja tratado rapidamente, forma-se um abscesso ósseo. A cavidade resultante do abscesso contém **sequestro** (i. e., tecido ósseo morto), que não se liquefaz nem drena facilmente. A cavidade não é, portanto, capaz de colapsar e cicatrizar, como ocorre em abscessos de partes moles. Formam-se novos crescimentos ósseos, o **invólucro**, que circundam o sequestro. Embora a cicatrização pareça ter ocorrido, um sequestro cronicamente infectado permanece e produz abscessos recorrentes ao longo da vida do paciente. Isso é chamado de osteomielite crônica.

Manifestações clínicas

Quando a infecção é de transmissão sanguínea, o início geralmente é súbito, muitas vezes ocorrendo com manifestações clínicas e laboratoriais de sepse (p. ex., calafrios, febre alta, frequência cardíaca elevada, mal-estar geral). Os sintomas sistêmicos à primeira vista podem ofuscar os sinais locais. À medida que a infecção se estende ao córtex ósseo, ela envolve o periósteo e os tecidos moles. A área infectada se torna dolorosa, inchada e extremamente sensível. O paciente pode descrever uma dor constante e pulsátil, que piora ao movimento, como resultado da pressão exercida pelo material purulento acumulado (i. e., pus). Quando a osteomielite ocorre pela propagação de infecção adjacente ou pela contaminação direta, não há manifestações de sepse. A área sobre o osso infectado está tumefeita, quente, dolorosa e sensível ao toque. O paciente com osteomielite crônica apresenta uma úlcera que não cicatriza, a qual recobre o osso infectado com um seio conectante que drenará pus intermitente e espontaneamente (Lalani & Schmidt, 2019).

Osteomielite no pé diabético pode ocorrer em pacientes sem ferimentos externos. Pode se manifestar como não consolidação de uma fratura. Alterações fisiopatológicas microvasculares e macrovasculares, bem como comprometimento da resposta imune, em pacientes diabéticos com controle glicêmico insatisfatório podem exacerbar a propagação da infecção de outras fontes. Qualquer úlcera de pé com mais de 2 cm de diâmetro é extremamente suspeita de osteomielite (Lalani & Schmidt, 2019).

Avaliação e achados diagnósticos

Na osteomielite aguda, os achados radiográficos iniciais mostram edema dos tecidos moles. Em cerca de 2 a 3 semanas, evidenciam-se áreas de elevação do periósteo e necrose óssea. Cintigrafia e RM dos ossos ajudam a fazer o diagnóstico definitivo precoce. Exames de sangue revelam leucocitose e VHS elevada. Realizam-se exames de cultura da ferida e do sangue, embora eles sejam positivos em apenas 50% dos casos. Portanto, o tratamento com antibióticos pode ser prescrito sem isolamento do microrganismo causal e, depois, aprimorado quando chegarem os resultados da cultura e do antibiograma. Biopsias do osso são realizadas preferencialmente antes de iniciar a administração IV dos antibióticos (Osmon & Tande, 2019).

Na osteomielite crônica, a radiografia revela cavidades grandes e irregulares, periósteo elevado, sequestros ou formações ósseas densas. Podem-se realizar cintigrafias ósseas para identificar áreas de infecção. A VHS e a contagem de leucócitos geralmente estão normais. A anemia, associada à infecção crônica, pode ser evidente. As culturas de amostras de sangue e de drenagem da fístula frequentemente são pouco confiáveis para isolar os microrganismos envolvidos. Amostras de osso são aspiradas através da pele não infectada para cultura (Lalani & Schmidt, 2019).

Prevenção

A prevenção da osteomielite é o objetivo. A cirurgia ortopédica eletiva deve ser adiada se o paciente tiver uma infecção atual (p. ex., infecção urinária, dor de garganta que possa sugerir infecção por estreptococos). Durante a cirurgia, exige-se atenção ao ambiente cirúrgico. Antibióticos profiláticos, administrados para alcançar níveis teciduais adequados no momento da cirurgia e 24 horas após a cirurgia, são úteis. Cateteres urinários e drenos são removidos o mais rápido possível para diminuir a incidência de disseminação hematogênica da infecção.

O cuidado asséptico com as feridas no período pós-operatório reduz a incidência de infecções superficiais e osteomielite. O tratamento imediato de infecções de tecidos moles reduz a extensão da infecção no osso ou a disseminação hematogênica.

Manejo clínico

O objetivo inicial do tratamento é controlar e deter o processo infeccioso. Instituem-se medidas de suporte gerais (p. ex., hidratação, dieta rica em vitaminas e hiperproteica, correção da anemia). A área afetada pela osteomielite é imobilizada para diminuir o desconforto e prevenir fraturas patológicas do osso enfraquecido.

Terapia farmacológica

Infecções ósseas são mais difíceis de erradicar que infecções dos tecidos moles, pois o osso é majoritariamente avascular e menos acessível à resposta imune natural do organismo. Como a penetração dos medicamentos é diminuída, a antibioticoterapia é mais prolongada do que com outras infecções; exigindo habitualmente 6 a 12 semanas. Depois de a infecção parecer estar controlada, o antibiótico pode ser administrado por via oral. No entanto, há poucas evidências que apoiem a duração ideal do tratamento (Li, Romach, Zabellas et al., 2019).

Manejo cirúrgico

Se a infecção for crônica e não responder à antibioticoterapia, indica-se o desbridamento cirúrgico. O osso infectado é exposto cirurgicamente, o material purulento e necrótico é removido e a área é irrigada com soro fisiológico estéril. Realiza-se uma sequestrectomia (remoção do invólucro em quantidade suficiente para possibilitar que o cirurgião remova o sequestro). Em muitos casos, remove-se osso suficiente para converter uma cavidade profunda em uma escavação rasa (saucerização). Todo o osso e a cartilagem mortos e infectados têm de ser removidos antes que possa ocorrer cura permanente. Pode-se utilizar um sistema de irrigação e sucção fechado para remover os restos celulares. A irrigação da ferida utilizando soro fisiológico estéril pode ser realizada por longos períodos se os restos celulares permanecerem. Em geral, a irrigação não precisa ser feita por mais de 1 semana.

A ferida é bem fechada para obliterar o espaço morto ou é vedada e posteriormente fechada por granulação ou, eventualmente, por enxertos. A cavidade desbridada pode ser vedada com enxerto de osso esponjoso para estimular a consolidação. Em caso de um defeito grande, a cavidade pode ser preenchida por meio de transferência de osso vascularizado ou retalho muscular (em que um músculo é movido de uma área adjacente com suprimento sanguíneo intacto). Essas técnicas microcirúrgicas melhoram o suprimento sanguíneo, o que facilita a consolidação óssea e a erradicação da infecção. Esses procedimentos cirúrgicos podem ser realizados em etapas ao longo do tempo para garantir a cicatrização. Como o desbridamento cirúrgico enfraquece o osso, podem ser necessários fixação interna ou dispositivos de assistência externa para estabilizar ou apoiar o osso para evitar fraturas patológicas (Rüschenschmidt, Glombitza, Dahmen et al., 2019). Pode ser necessário retirar o dispositivo ortopédico original.

PROCESSO DE ENFERMAGEM
Paciente com osteomielite

Avaliação

O paciente relata início agudo de sinais e sintomas (p. ex., dor localizada, edema, eritema, febre) ou drenagem recorrente de um seio infectado com associação de dor, edema e febre baixa. O enfermeiro avalia o paciente à procura de fatores de risco (p. ex., idade avançada, diabetes melito, tratamento prolongado com corticosteroides) e de antecedentes de lesão, infecção ou cirurgia ortopédica prévia. A marcha pode ser alterada conforme o paciente evita a pressão e a movimentação da área. Na osteomielite hematogênica aguda, o paciente exibe fraqueza generalizada em decorrência da reação sistêmica à infecção.

O exame físico revela área inflamada, acentuadamente edemaciada, quente e sensível ao toque. Pode-se observar drenagem purulenta. O paciente apresenta temperatura elevada. Na osteomielite crônica, a elevação na temperatura pode ser mínima, ocorrendo na parte da tarde ou à noite.

Diagnóstico

Diagnósticos de enfermagem

Com base nos dados da avaliação, os diagnósticos de enfermagem podem incluir os seguintes:

- Dor aguda associada a inflamação e edema
- Mobilidade prejudicada associada a dor, uso de dispositivos de imobilização e limitações na sustentação de peso
- Risco de infecção: formação de abscesso ósseo
- Falta de conhecimento associado ao esquema terapêutico.

Planejamento e metas

As metas do paciente podem incluir aliviar a dor, melhorar a mobilidade física dentro das limitações terapêuticas, controlar e erradicar a infecção e promover o conhecimento do esquema terapêutico.

Intervenções de enfermagem

Alívio da dor

A parte afetada pode ser imobilizada com uma tala para diminuir a dor e o espasmo muscular. O enfermeiro monitora a condição da pele e o estado neurovascular do membro afetado. As feridas frequentemente são muito dolorosas, e o membro deve ser manuseado com muito cuidado e delicadeza. A elevação reduz o edema e o desconforto associado. A dor é controlada com os analgésicos prescritos e outras técnicas de redução da dor.

Melhora da mobilidade física

Os esquemas terapêuticos restringem as atividades envolvendo sustentação de peso. O osso está enfraquecido pelo processo infeccioso e deve ser protegido, evitando-se o estresse. O paciente deve entender a justificativa para as restrições de atividade. As articulações acima e abaixo da parte afetada devem ser cuidadosamente movidas em sua amplitude de movimento. O enfermeiro incentiva a plena participação nas AVDs, dentro das limitações físicas prescritas, para promover o bem-estar geral. É necessário ter cautela ao lidar com dispositivos de fixação externa (ver discussão de dispositivos de fixação externa no Capítulo 37).

CONTROLE DO PROCESSO INFECCIOSO

O enfermeiro monitora a resposta do paciente à antibioticoterapia e observa o local do acesso IV à procura de evidências de flebite, infecção ou infiltração. Em caso de antibioticoterapia intensiva a longo prazo, o paciente é monitorado em busca de sinais de superinfecção (p. ex., candidíase oral ou vaginal, fezes líquidas ou de odor fétido). O enfermeiro monitora cuidadosamente a respeito de desenvolvimento de outros pontos dolorosos ou elevações repentinas na temperatura corporal.

Se for necessária a cirurgia, o enfermeiro adota medidas para garantir a circulação adequada para a área afetada (sucção da ferida para evitar o acúmulo de líquidos, elevação da área para promover a drenagem venosa, impedimento da pressão sobre a área enxertada), para manter a imobilidade necessária e garantir a adesão do paciente às restrições de sustentação de peso. Os curativos são trocados usando-se uma técnica asséptica para promover a cicatrização e evitar a contaminação cruzada.

PROMOÇÃO DE CUIDADOS DOMICILIAR, COMUNITÁRIO E DE TRANSIÇÃO

Orientação do paciente sobre autocuidados. O paciente e seus familiares são orientados em relação à importância da observância estrita à antibioticoterapia. Muitas vezes, eles precisam aprender sobre a manutenção e o manejo do acesso IV e do equipamento de administração de fluidoterapia em casa. As orientações incluem nome do medicamento, dose, frequência, velocidade de administração, armazenamento e manuseio seguro, reações adversas e monitoramento laboratorial necessário. Além disso, o enfermeiro fornece orientações sobre técnicas assépticas de troca de curativos e aplicação de compressas mornas.

Cuidados contínuos e de transição. O paciente deve estar clinicamente estável e fisicamente apto e motivado para aderir rigorosamente à antibioticoterapia. O ambiente de cuidados de transição deve ser propício à promoção da saúde e às exigências do esquema terapêutico.

Se justificado, o enfermeiro realiza uma avaliação domiciliar para determinar a capacidade da família de continuar o esquema terapêutico do paciente. Se o sistema de apoio do paciente for questionável ou se o paciente morar sozinho, um enfermeiro domiciliar pode ser necessário para ajudar na administração intravenosa de antibióticos, no monitoramento da resposta ao tratamento e na avaliação dos sinais e sintomas de superinfecções e reações adversas aos medicamentos. Isso também pode ser realizado via sistemas de telessaúde (Eichler et al., 2019). O enfermeiro salienta a importância das consultas de acompanhamento de saúde (Boxe 36.12).

Reavaliação

Entre os resultados esperados do paciente, estão:
1. Experimentar alívio da dor.
   a. Relatar diminuição da dor em repouso.
   b. Não experimentar dor à palpação no local prévio da infecção.
   c. Experimentar desconforto mínimo ao movimento.
2. Aumentar a mobilidade física segura.
   a. Participar de atividades de autocuidado dentro das restrições.
   b. Manter a função completa dos membros não acometidos.
   c. Demonstrar o uso seguro dos dispositivos de imobilização e de apoio.

Boxe 36.12 — LISTA DE VERIFICAÇÃO DO CUIDADO DOMICILIAR

Paciente com osteomielite

Ao concluírem as orientações, o paciente e/ou o cuidador serão capazes de:

- Declarar o impacto da osteomielite no aspecto fisiológico, nas AVDs, nas AIVDs, nos papéis, nos relacionamentos e na espiritualidade
- Identificar a modificação do ambiente domiciliar, as intervenções e as estratégias (p. ex., equipamento médico permanente, equipamento adaptativo) utilizadas para aumentar a segurança em função das modificações estruturais e funcionais e para promover recuperação efetiva e reabilitação
- Orientar sobre como obter medicamentos e material médico-hospitalar e realizar trocas de curativos, cuidados de feridas e outros regimes prescritos
- Descrever o esquema terapêutico pós-operatório em curso, incluindo dieta e atividades a serem realizadas (p. ex., exercícios) e limitadas ou evitadas (p. ex., levantar peso, dirigir automóveis, esportes de contato)
  - Consumir uma dieta saudável para promover a cicatrização da ferida e a consolidação óssea
  - Observar os limites de sustentação de peso e atividade prescritos
  - Demonstrar cuidados apropriados com a ferida
  - Demonstrar o uso seguro de auxiliares à deambulação e dispositivos de assistência
- Indicar o nome, a dose, os efeitos colaterais, a frequência e o horário de uso de todos os medicamentos
  - Demonstrar a administração precisa e segura dos medicamentos
- Quando indicado, identificar os benefícios e os desfechos esperados da antibioticoterapia IV e do manejo do acesso IV
- Demonstrar como preparar, infundir, manter e limpar o acesso IV e o equipamento
- Identificar efeitos adversos da antibioticoterapia e ações a serem realizadas no caso de efeitos adversos
- Descrever a quem, como e quando relatar os efeitos adversos
- Aliviar a dor com intervenções farmacológicas e não farmacológicas
- Informar indicadores de infecção da ferida (p. ex., vermelhidão, tumefação, sensação dolorosa, drenagem purulenta, febre) e sinais de infecção sistêmica (p. ex., febre, calafrios, taquicardia, mal-estar geral) a serem notificados imediatamente ao médico
- Relatar como contatar o médico em caso de perguntas ou complicações
- Determinar a hora e a data das consultas de acompanhamento e dos exames
- Identificar a necessidade de promoção da saúde (p. ex., redução do peso corporal, cessação do tabagismo, controle do estresse), prevenção de doenças e atividades de triagem.

Recursos

Ver, no Capítulo 2, Boxe 2.6, informações adicionais relacionadas com equipamento médico durável, equipamento adaptativo e habilidades de mobilidade.

AIVDs: atividades instrumentais da vida diária; AVDs: atividades da vida diária; IV: intravenoso.

d. Modificar o ambiente para promover segurança e evitar quedas.
3. Mostrar ausência de infecção.
   a. Administrar os antibióticos conforme prescrito.
   b. Relatar temperatura normal.
   c. Não apresentar edema.
   d. Relatar ausência de drenagem.
   e. Os resultados laboratoriais indicam contagem de leucócitos e VHS normal.
   f. As culturas da ferida são negativas.
4. Aderir ao plano terapêutico.
   a. Administrar os medicamentos conforme prescrito.
   b. Proteger os ossos enfraquecidos.
   c. Demonstrar cuidado apropriado com as feridas.
   d. Relatar prontamente sinais e sintomas de complicações.
   e. Consumir dieta saudável.
   f. Comparecer às consultas de acompanhamento.

Artrite séptica (infecciosa)

As articulações podem ser infectadas pela disseminação de patógenos de outras partes do corpo (disseminação hematogênica) ou diretamente por meio do traumatismo, da injeção ou da instrumentação cirúrgica, causando artrite séptica. Os grupos de maior risco incluem: idosos, especialmente aqueles com mais de 80 anos; pessoas com comorbidades, como diabetes melito, AR, infecção da pele ou alcoolismo; e pessoas com história pregressa de artroplastia, ou outra cirurgia, ou de uso de drogas injetáveis. *S. aureus* é a causa mais comum de infecções articulares em todas as faixas etárias, seguida de outras bactérias gram-positivas, incluindo estreptococos. A infecção gonocócica pode causar artrite séptica pela disseminação hematogênica; *Pseudomonas aeruginosa* é um patógeno frequentemente implicado em usuários de drogas ilícitas IV (Goldenberg & Sexton, 2019).

As articulações de joelho ou do quadril são as mais comumente infectadas em pacientes com artrite séptica, embora até 20% dos casos envolvam mais de uma articulação (i. e., poliarticular). O reconhecimento imediato e o tratamento da articulação infectada são importantes, pois o acúmulo de material purulento pode resultar em condrólise (destruição da cartilagem hialina), e a disseminação hematogênica continuada pode levar à sepse e à morte (ver discussão mais aprofundada sobre sepse no Capítulo 11). A taxa de mortalidade global de infecções de articulações únicas é de aproximadamente 11%, mas aproxima-se de 50% de pacientes com doença poliarticular ou imunocomprometidos (Oh, Wurcel, Tybor et al., 2018).

Manifestações clínicas

O paciente com artrite séptica aguda manifesta uma articulação dolorosa, inchada e quente, com diminuição da amplitude de movimento. Alguns pacientes apresentam calafrios, febre e leucocitose. Adultos mais velhos podem não apresentar febre. Embora qualquer articulação possa ser infectada, aproximadamente 50% de todos os casos ocorrem no joelho (Goldenberg & Sexton, 2019).

Avaliação e achados diagnósticos

Deve-se realizar uma avaliação para detectar a fonte e a causa da infecção. Os exames complementares incluem aspiração, exame e cultura do líquido sinovial. A tomografia computadorizada (TC) e a ressonância magnética (RM) podem revelar lesões ao revestimento das articulações. Cintigrafias podem ser úteis para localizar o processo infeccioso. Pode não haver qualquer ferida externa ou relato de traumatismo recente.

Manejo clínico

O tratamento imediato é essencial e pode salvar a prótese do paciente submetido à cirurgia de substituição articular ou evitar a sepse. Antibióticos IV de amplo espectro são iniciados imediatamente e, em seguida, substituídos por antibióticos específicos para o microrganismo depois de disponibilizados os resultados da cultura (Goldenberg & Sexton, 2019). Os antibióticos IV são continuados até que os sintomas desapareçam. O líquido sinovial é aspirado e analisado periodicamente à procura de esterilidade e de redução da taxa de leucócitos.

Aspiração da articulação com uma agulha, para remover o excesso de líquido articular, o exsudato e os restos celulares, promove conforto e reduz a destruição articular causada pela ação das enzimas proteolíticas no líquido purulento. A artrotomia ou artroscopia é utilizada para drenar a articulação e remover o tecido morto (Oh et al., 2018).

A articulação inflamada é apoiada e imobilizada em uma posição funcional por meio de uma tala, que aumenta o conforto do paciente. São prescritos analgésicos para aliviar a dor. Monitora-se o estado nutricional e hídrico do paciente. Prescrevem-se exercícios progressivos de amplitude de movimento assim que o paciente começa a se movimentar sem exacerbar sintomas de dor aguda. Se as articulações sépticas forem tratadas imediatamente, espera-se a recuperação da função normal. Se a cartilagem articular tiver sido lesionada durante a reação inflamatória, isso pode resultar em fibrose articular e função diminuída. Avalia-se o paciente periodicamente à procura de recorrência durante o próximo ano.

Manejo de enfermagem

O enfermeiro orienta o paciente e seus familiares sobre o processo fisiológico da artrite séptica e explica a importância de apoiar a articulação afetada, de aderir ao esquema de antibióticos prescrito, de inspecionar a pele sob as talas que podem ter sido prescritas e de observar as restrições à sustentação de peso e à atividade. O paciente deve compreender que a recorrência da infecção em futuro próximo e/ou distante é possível, e é orientado sobre os sinais e sintomas a serem observados e notificados ao médico. As mesmas intervenções utilizadas para o paciente com osteomielite são planejadas para o paciente com artrite séptica (ver discussão anterior).

TUMORES ÓSSEOS

As neoplasias do sistema musculoesquelético são de vários tipos, incluindo os tumores osteogênicos, condrogênicos, fibrogênicos, musculares (rabdomiogênicos) e de células da medula óssea (reticulares), bem como tumores nervosos, vasculares e de células adiposas. Podem ser tumores primários ou metastáticos de cânceres em outras partes do corpo (p. ex., mama, pulmão, próstata, rim).

Tumores ósseos benignos

Os tumores benignos de ossos e tecidos moles são mais comuns que os tumores ósseos malignos primários. Os tumores ósseos benignos geralmente são de crescimento lento, bem circunscritos e encapsulados; provocam poucos sinais/sintomas e não são uma causa de morte. As massas benignas incluem osteocondroma, encondroma, cistos ósseos, osteoma osteoide, rabdomioma e fibroma. Alguns tumores benignos têm o potencial de se tornarem malignos.

O osteocondroma é o tumor ósseo benigno mais comum. Em geral, ocorre como uma grande projeção de osso na extremidade dos ossos longos (no joelho e no ombro), desenvolvendo-se durante o crescimento. Em seguida, torna-se massa óssea estática. Em menos de 1% dos doentes, a cartilagem que reveste o osteocondroma sofre transformação maligna após o traumatismo e pode desenvolver um condrossarcoma ou um osteossarcoma (Czerniak, 2016).

Os cistos ósseos são lesões expansivas dentro do osso. Os cistos ósseos aneurismáticos (alargamentos) são observados em adultos jovens, que manifestam massa dolorosa e palpável em ossos longos, vértebras ou ossos chatos. Os cistos ósseos unicamerais (de cavidade única) ocorrem mais frequentemente nas duas primeiras décadas de vida e causam desconforto leve e possíveis fraturas patológicas da extremidade superior do úmero e do fêmur, que podem consolidar espontaneamente.

Um osteoma osteoide é um tumor doloroso que ocorre em crianças e adultos jovens. O tecido neoplásico é circundado por uma formação óssea reativa que pode ser identificada em radiografias. O encondroma é um tumor comum da cartilagem hialina que se desenvolve na mão, no fêmur, na tíbia ou no úmero. Normalmente, o único sintoma é dor discreta. As fraturas patológicas podem ocorrer em ambos os tipos de tumores.

Os tumores de células gigantes (osteoclastomas) são benignos por longos períodos, mas podem invadir o tecido local e causar destruição. Ocorrem em adultos jovens e são moles e hemorrágicos. Por fim, os tumores de células gigantes sofrem transformações malignas e liberam metástases (Czerniak, 2016).

Tumores ósseos malignos

Os tumores osteomusculares malignos primários são relativamente raros e decorrem de células do tecido conjuntivo e de suporte (sarcomas) ou elementos da medula óssea (mieloma múltiplo, ver Capítulo 30). Os tumores osteomusculares malignos primários incluem o osteossarcoma, o condrossarcoma, o sarcoma de Ewing e o fibrossarcoma. Os sarcomas de tecidos moles incluem o lipossarcoma, o fibrossarcoma de tecido mole e o rabdomiossarcoma. A metástase dos tumores ósseos para os pulmões é comum (Davis, James & Saifuddin, 2015).

O osteossarcoma é o tumor ósseo maligno primário mais comum e, muitas vezes, mais fatal. O prognóstico depende de se o tumor produziu metástases para os pulmões quando o paciente buscou cuidados de saúde. Aparece mais frequentemente em crianças, adolescentes e adultos jovens (em ossos que crescem rapidamente), em idosos com osteíte deformante e em pessoas com história prévia de exposição à radiação. As manifestações clínicas geralmente incluem dor óssea localizada, que pode ser acompanhada de massa de tecidos moles palpável e dolorosa à palpação. A lesão primária pode envolver qualquer osso, mas os locais mais comuns são o fêmur distal, a tíbia proximal e o úmero proximal.

Os tumores malignos da cartilagem hialina são chamados de *condrossarcomas*. Esses são os tumores ósseos malignos que ocupam o segundo lugar em termos de incidência em adultos de meia-idade e mais velhos (Hornicek, 2019). Podem crescer e formar metástases lentamente ou muito rapidamente, dependendo das características das células tumorais em questão (i. e., grau). Os pacientes com condrossarcoma de baixo grau tendem a ter um prognóstico muito melhor do que os com de alto grau (ver discussão sobre os tipos de tumor no Capítulo 12). Os locais tumorais usuais incluem pelve, fêmur, úmero, coluna vertebral, escápula e tíbia. A metástase para os pulmões ocorre em menos da metade dos pacientes. Esses tumores podem reaparecer após a sua excisão.

Doença óssea metastática

A doença óssea metastática (tumor ósseo secundário) é mais comum que os tumores ósseos primários (Mu, Shen, Liang et al., 2018). Os tumores que surgem de tecidos de outras partes do corpo podem invadir o osso e causar destruição óssea localizada (lesões líticas) ou crescimento excessivo do osso (lesões blásticas). Os locais primários mais comuns de tumores que metastatizam para o osso são rins, próstata, pulmão, mama, ovário e tireoide (Mu et al., 2018). Os tumores metastáticos são mais frequentemente encontrados no crânio, na coluna vertebral, na pelve, no fêmur e no úmero, e muitas vezes envolvem mais de um osso (poliostótico).

Fisiopatologia

Um tumor no osso faz o tecido ósseo normal reagir com uma resposta osteolítica (destruição óssea) ou osteoblástica (formação óssea). O osso normal adjacente responde ao tumor alterando seu padrão normal de remodelação. As alterações na superfície e nos contornos do osso ampliam a área do tumor.

Os tumores ósseos malignos invadem e destroem o tecido ósseo adjacente (Mu et al., 2018). Os tumores ósseos benignos, em contrapartida, têm um padrão de crescimento simétrico e controlado e comprimem o tecido ósseo adjacente. Os tumores ósseos malignos invadem e enfraquecem a estrutura do osso até que este não consiga mais suportar o estresse do uso comum; geralmente resulta em fratura patológica.

Manifestações clínicas

Os pacientes com tumor ósseo metastático podem apresentar grande variedade de manifestações clínicas associadas. Podem não exibir sintomas ou manifestar dor que varia de leve e ocasional a constante e intensa, diferentes graus de deficiência e, às vezes, crescimento ósseo óbvio. Perda de peso, mal-estar e febre podem estar presentes. O tumor pode ser diagnosticado somente após a ocorrência de fraturas patológicas ou como um achado incidental.

Em caso de metástases espinais, pode ocorrer compressão medular, que pode progredir rápida ou lentamente. Os déficits neurológicos (p. ex., dor progressiva, fraqueza, alterações na marcha, parestesia, paraplegia, retenção urinária, perda de controle vesical ou intestinal) devem ser identificados precocemente e tratados com laminectomia descompressiva para evitar uma lesão medular permanente.

Avaliação e achados diagnósticos

O diferencial diagnóstico se baseia em anamnese, exame físico e exames complementares, incluindo TC, mielografia, arteriografia, RM, biopsia e ensaios bioquímicos do sangue e urina. Exames ósseos gerais não têm especificidade satisfatória. A tomografia por emissão de pósitrons (PET), embora seja mais dispendiosa que outros exames complementares, é cada vez mais realizada em avaliações de todo o corpo após o diagnóstico inicial (Hornicek, 2019). A PET gera imagens da atividade metabólica das células e revela doença óssea metastática quando é detectada captação aumentada de substâncias radioativas.

Realiza-se uma biopsia cirúrgica ou biopsia aspirativa com agulha de calibre grosso para a identificação histológica. Adota-se cuidado extremo durante a biopsia para evitar disseminação e resultante recorrência após a excisão do tumor. Realizam-se radiografias do tórax para determinar a presença de metástases pulmonares. O estadiamento cirúrgico dos tumores do sistema musculoesquelético é baseado no grau e na localização do tumor (intra ou extracompartimental), bem como na presença de metástases. O estadiamento é utilizado para o planejamento do tratamento (ver Capítulo 12).

Os níveis séricos de ALP frequentemente estão elevados no osteossarcoma ou na metástase óssea. A hipercalcemia também está presente nas metástases ósseas do câncer de mama, de pulmão ou de rim. Os sintomas de hipercalcemia incluem fraqueza muscular, fadiga, anorexia, náuseas, vômitos, poliúria, arritmias cardíacas, convulsões e coma. A hipercalcemia deve ser identificada e tratada precocemente.

Durante o período de diagnóstico, o enfermeiro explica os exames complementares e oferece suporte psicológico e emocional ao paciente e à família. O enfermeiro avalia os comportamentos de enfrentamento e incentiva o uso dos sistemas de apoio. Como a terminologia associada a tumores benignos e malignos parece semelhante, o enfermeiro pode esclarecer o significado deles em termos de tratamento e prognóstico e pode dissipar receios.

Manejo clínico

Tumores ósseos primários

O objetivo do tratamento do tumor ósseo primário é destruir ou remover rapidamente o tumor. Isso pode ser realizado por meio de excisão cirúrgica, radioterapia, se o tumor for radiossensível, e quimioterapia para possíveis micrometástases. A sobrevida e a qualidade de vida são considerações importantes nos procedimentos que tentam preservar o membro envolvido; no entanto, a remoção cirúrgica do tumor pode exigir a amputação do membro afetado, com a amputação estendendo-se bem acima do tumor para alcançar o controle local da lesão primária (ver Capítulo 37).

Se possível, utilizam-se procedimentos que preservem (salvem) o membro para remover o tumor e o tecido adjacente. Uma prótese personalizada, uma artroplastia total da articulação ou enxerto de tecido ósseo do paciente (autoenxerto) ou de um doador de cadáver (aloenxerto) substitui o tecido ressecado. Os tecidos moles e vasos sanguíneos podem precisar de enxerto, por causa da extensão da excisão. As complicações podem incluir infecção, afrouxamento ou luxação da prótese, pseudoartrose do enxerto, fratura, desvitalização da pele e dos tecidos moles, fibrose articular e recorrência do tumor.

Por causa do perigo de metástases nos tumores ósseos malignos, a quimioterapia é iniciada antes da cirurgia e continua depois dela, em um esforço para erradicar lesões micrometastáticas. O objetivo da poliquimioterapia (PQT) é obter maior efeito terapêutico com menor taxa de toxicidade e redução da resistência aos medicamentos. Os sarcomas de tecidos moles são tratados com irradiação, excisão com preservação de membro e quimioterapia adjuvante (ver Capítulo 12).

Tumores ósseos secundários

O tratamento do câncer ósseo metastático avançado é paliativo. O objetivo terapêutico é aliviar a dor e o desconforto do paciente, promovendo a qualidade de vida. Se o osso estiver enfraquecido, são necessários apoio estrutural e estabilização para evitar uma fratura patológica. Os ossos são fortalecidos por fixação interna profilática, artroplastia ou reconstrução com PMMA (cimento ósseo). Os pacientes com doença metastática correm risco de congestão pulmonar, hipoxemia, TEV e hemorragia no pós-operatório maior do que outros pacientes.

A hematopoese frequentemente é comprometida por invasão tumoral da medula óssea ou por tratamento (cirurgia, quimioterapia ou radioterapia). A terapia com componentes do sangue restaura os fatores hematológicos. Outras terapias podem ser empregadas para o câncer original. Radioterapia, quimioterapia e terapia hormonal também podem ser efetivas na promoção da cura de lesões osteolíticas (ver Capítulo 12). Os bisfosfonatos são efetivos na estabilização do osso e podem impedir a disseminação do câncer, assim como os fármacos RANKL (ver Tabela 36.1).

Manejo de enfermagem

O enfermeiro questiona o paciente sobre o surgimento e a evolução dos sintomas. Durante a anamnese, o enfermeiro avalia a compreensão do paciente sobre o processo de doença, como o paciente e sua família têm enfrentado a situação e como o paciente tem lidado com a dor. A palpação da massa é limitada para reduzir a possibilidade de semeadura. Observam-se tamanho da massa e edema associado dos tecidos moles, dor e sensação dolorosa. A avaliação do estado neurovascular e da amplitude de movimento do membro fornece dados de referência para comparações futuras. A reavaliação da mobilidade do paciente e da capacidade de realizar as AVDs também é documentada.

O cuidado de enfermagem do paciente submetido à exérese de tumor ósseo é semelhante ao de outros pacientes submetidos à cirurgia do sistema esquelético. A explicação de exames complementares, de tratamentos (p. ex., cuidado com as feridas) e de resultados esperados (p. ex., diminuição da amplitude de movimento, dormência, mudança nos contornos do corpo) ajuda o paciente a lidar com os procedimentos e as mudanças e a aderir ao esquema terapêutico. O enfermeiro pode reforçar e esclarecer as informações fornecidas pelo cirurgião de modo mais efetivo estando presente durante essas discussões.

A dor pode resultar de vários fatores. A dor óssea associada à oncologia é reconhecida como sendo difícil de controlar, e deve ser avaliada com precisão e ser gerenciada com intervenções adequadas. Pode ser usada radiação com feixe externo nos locais de metástase envolvidos. Os pacientes com múltiplas metástases ósseas podem alcançar o controle da dor com a administração sistêmica de isótopos com alta afinidade pelo osso (p. ex., estrôncio 89). (Ver mais informações sobre manejo da dor no Capítulo 9.)

Os tumores ósseos enfraquecem o osso a ponto de atividades normais ou até mesmo mudanças de posição poderem resultar em fratura. Durante o cuidado de enfermagem, os membros afetados devem ser apoiados e manuseados com cuidado. Suportes externos (p. ex., talas) podem ser utilizados para proteção adicional. Pode-se realizar uma cirurgia (p. ex., redução aberta com fixação interna, substituição da articulação) na tentativa de evitar fratura patológica. As restrições à sustentação de peso prescritas devem ser seguidas. O enfermeiro e o fisioterapeuta devem orientar o paciente em relação ao uso de dispositivos de assistência com segurança e ao fortalecimento dos membros não afetados.

O enfermeiro incentiva o paciente e sua família a verbalizar medos, preocupações e sentimentos. Eles precisam ser apoiados conforme lidam com o impacto do tumor ósseo maligno. O encaminhamento a um profissional da saúde mental, um padre, um pastor ou um líder espiritual pode ser indicado para fornecer ajuda psicológica específica e apoio emocional.

Monitoramento e manejo de complicações potenciais

Atraso na cicatrização

A cicatrização de feridas pode ser atrasada por causa de traumatismo tissular da cirurgia, radioterapia prévia, nutrição inadequada ou infecção. O enfermeiro minimiza a pressão no local da ferida para promover a circulação para os tecidos. Um curativo asséptico e não traumático promove a cura. O monitoramento e o relato dos achados laboratoriais facilitam a introdução de intervenções para promover a homeostasia e a cicatrização de feridas.

O reposicionamento do paciente em intervalos frequentes reduz a incidência de lesões na pele e lesões por pressão. Podem ser necessários camas ou colchões terapêuticos especiais para evitar a ruptura da pele e promover a cicatrização de feridas após a reconstrução cirúrgica extensa e o enxerto de pele.

Nutrição inadequada também compromete a cicatrização. Agentes antieméticos e técnicas de relaxamento reduzem os efeitos gastrintestinais adversos da quimioterapia. A estomatite é controlada com enxaguatório bucal anestésico ou antifúngico (ver Capítulo 12). A hidratação adequada é essencial. Suplementos nutricionais ou nutrição parenteral podem ser prescritos para alcançar a nutrição adequada.

Osteomielite e infecções da ferida

Utilizam-se antibióticos profiláticos e técnicas assépticas rigorosas de curativos para diminuir a ocorrência de osteomielite e infecções de feridas. Durante a cicatrização, é necessário impedir a ocorrência de outras infecções (p. ex., infecções das vias respiratórias superiores), de modo que os esforços de cicatrização não sejam divididos entre o câncer e o novo processo agudo. Se o paciente estiver recebendo quimioterapia, o enfermeiro monitora a contagem de leucócitos e instrui o paciente a evitar o contato com pessoas que estejam resfriadas ou que apresentem outras infecções.

Hipercalcemia

A hipercalcemia é uma perigosa complicação do câncer de osso ou de qualquer processo que envolva fraturas ósseas. Os sintomas incluem fraqueza muscular, incoordenação, anorexia, náuseas e vômitos, constipação intestinal, alterações eletrocardiográficas (p. ex., intervalo QT e segmento ST encurtados, bradicardia, bloqueio atrioventricular) e alteração do estado mental (p. ex., confusão mental, letargia, comportamento psicótico). O tratamento inclui a hidratação com administração IV de soro fisiológico, diurese, mobilização e medicamentos como os bisfosfonatos IV (p. ex., ácido zoledrônico). Como a inatividade leva à perda adicional de massa óssea e ao aumento do cálcio no sangue, o enfermeiro ajuda o paciente a aumentar sua atividade e deambulação. Denosumabe pode ser prescrito se os níveis de cálcio não responderem à administração IV de bisfosfonatos (ver Tabela 36.1). Ver discussão mais aprofundada da hipercalcemia e seu manejo nos Capítulos 10 e 12.

Promoção de cuidados domiciliar, comunitário e de transição

 Orientação do paciente sobre autocuidados

A preparação e a coordenação dos cuidados contínuos de saúde são iniciadas precocemente em um esforço multidisciplinar. As orientações ao paciente abordam a medicação, as trocas de curativos, os esquemas terapêuticos e a importância dos programas de fisioterapia e terapia ocupacional. O enfermeiro orienta o paciente sobre as limitações na sustentação de peso e tratamento especial para evitar fraturas patológicas. O paciente e sua família devem ser orientados sobre os sinais e sintomas de possíveis complicações, bem como sobre os recursos disponíveis para a continuidade do tratamento (Boxe 36.13).

Boxe 36.13 — LISTA DE VERIFICAÇÃO DO CUIDADO DOMICILIAR

Paciente com tumor ósseo

Ao concluírem as orientações, o paciente e/ou o cuidador serão capazes de:

- Declarar o impacto do processo de crescimento do tumor ósseo e do tratamento no aspecto fisiológico, nas AVDs, nas AIVDs, nos papéis, nos relacionamentos e na espiritualidade
- Identificar a modificação do ambiente domiciliar, as intervenções e as estratégias (p. ex., equipamento médico permanente, curativos/cuidados com feridas, equipamento adaptativo, assistência para AVDs) utilizadas para aumentar a segurança em função das modificações estruturais e funcionais e para promover recuperação efetiva e reabilitação
- Descrever o esquema terapêutico em curso, incluindo dieta e atividades a serem realizadas (p. ex., exercícios) e limitadas ou evitadas (p. ex., levantar peso, dirigir automóveis, esportes de contato)
  - Ingerir uma dieta saudável que promova a cura e a saúde
  - Declarar as restrições à sustentação de peso e à atividade
  - Apoiar a área musculoesquelética afetada, posicionando-a de modo a reduzir o risco de solução de continuidade na pele
  - Demonstrar o uso seguro de auxiliares à deambulação e dispositivos de assistência
  - Envolver-se em exercícios que melhorem o equilíbrio para reduzir o risco de quedas
  - Informar o nome, a dose, os efeitos colaterais, a frequência e o esquema posológico de todos os medicamentos terapêuticos e profiláticos prescritos pelo médico (p. ex., antibióticos, analgésicos)
  - Controlar a dor com intervenções farmacológicas e não farmacológicas
- Apontar indicadores de complicações a serem notificadas imediatamente ao médico, tais como:
  - Infecção da ferida/atraso na cicatrização (p. ex., vermelhidão, tumefação, sensação dolorosa, drenagem purulenta, febre)
  - Osteomielite (p. ex., dor localizada, edema, eritema, febre)
  - Hipercalcemia (p. ex., fraqueza muscular, anorexia, diminuição da coordenação, náuseas, vômitos, constipação intestinal)
- Relatar como contatar o médico em caso de perguntas ou complicações
- Determinar a hora e a data das consultas de acompanhamento, da terapia e dos exames
- Identificar os recursos da comunidade para apoiar colegas e cuidador/familiares:
  - Identificar fontes de apoio social (p. ex., amigos, parentes, comunidade de fé)
  - Identificar informações de contato de serviços de apoio para pacientes e seus cuidadores/familiares
- Identificar a necessidade de promoção da saúde, prevenção de doenças e atividades de triagem.

Recursos

Ver, no Capítulo 2, Boxe 2.6, informações adicionais relacionadas com equipamento médico durável, equipamento adaptativo e habilidades de mobilidade.

AIVDs: atividades instrumentais da vida diária; AVDs: atividades da vida diária.

Cuidados contínuos e de transição

Providências podem ser tomadas para os cuidados domiciliar, comunitário e de transição. Uma visita domiciliar permite ao enfermeiro avaliar a capacidade do paciente e da família de atender às necessidades do paciente e determinar se serão necessários outros serviços. O enfermeiro orienta o paciente a deixar números de telefone disponíveis para os médicos poderem ser contatados caso surjam problemas.

O enfermeiro enfatiza a necessidade de monitoramento de saúde a longo prazo para garantir a cura ou para detectar a recorrência do tumor ou metástases, bem como a necessidade de rastreamentos de saúde recomendados. Se o paciente tiver doença metastática, pode ser necessário explorar questões de fim de vida. Faz-se o encaminhamento para cuidados de *hospice* e cuidados paliativos, se for o caso.

EXERCÍCIOS DE PENSAMENTO CRÍTICO

1 pbe Um paciente está programado para ATJ. Ele informa que a mãe foi submetida à ATJ há muitos anos e apresentou problemas continuados relacionados com dor e infecção. Ele está preocupado com a possibilidade de também apresentar complicações pós-operatórias. Ele solicita uma explicação das complicações comuns e como elas podem ser prevenidas. Quais diretrizes de prática baseadas em evidências apoiam sua orientação ao paciente? Explique a força das evidências que apoiam várias intervenções de enfermagem para prevenir infecção e tromboembolismo venoso e para promover aumento da mobilidade física.

2 qp Você trabalha como enfermeiro em um centro de saúde de uma faculdade. Uma estudante procura o centro de saúde após um período de muita atividade, com provas finais e preparação da dissertação de fim de semestre. Ela é titular da equipe de basquetebol e relata dificuldade em segurar a bola. Ela informa também episódios anteriores de "dedo da mão travado" por causa do basquetebol, mas que isso não ocorreu recentemente. Agora, ela queixa-se de dor intensa no punho e dormência nos dedos da mão. Descreva o processo de avaliação a ser seguido quando você examina as mãos da universitária. Qual é o cuidado esperado para um possível distúrbio do túnel do carpo? Como você priorizaria as intervenções de enfermagem?

3 cpa Um paciente com história pregressa de surdez profunda, hábitos nutricionais insatisfatórios e aumento significativo do IMC foi submetido à ATJ. O paciente mora no segundo andar de um prédio de apartamentos. Elabore um plano interprofissional de cuidados que aborde as demandas do paciente durante a hospitalização e após a alta.

REFERÊNCIAS BIBLIOGRÁFICAS

*Pesquisa em enfermagem.

Livros

Czerniak, B. (2016). *Dorfman and Czerniak's bone tumors* (2nd ed.). Philadelphia, PA: WB Saunders.

Davis, A., James, S., & Saifuddin, A. (2015). Bone tumours (2): Malignant bone tumours. In A. Grainger & P. O'Connor (Eds.). *Grainger and Allison's diagnostic radiology: The musculosketetal system*. New York: Elsevier.

Fischbach, F. T., & Fischbach, M. A. (2018). *A manual of laboratory and diagnostic tests* (10th ed.). Philadelphia, PA: Wolters Kluwer.

McCance, K., & Huether, S. (2019). *Pathophysiology: The biologic basis for disease in children & adults* (8th ed.). St. Louis, MO: Elsevier.

Robinson, M. (2020). Drugs affecting the bones and joints. In T. Woo & M. Robinson (Eds.). *Pharmacotherapeutics for advanced practice prescribers* (5th ed.). Philadelphia, PA: F. A. Davis.

Periódicos e documentos eletrônicos

Alderson, J., & Ghosh, P. (2019). Clinical reasoning: Pes cavus and neuropathy: Think beyond Charcot-Marie-Tooth disease. *Neurology*, 93(8), e823–e826.

Alexander, D. P., & Frew, N. (2017). Preoperative optimization of anaemia for primary total hip arthroplasty: A systematic review. *Hip International*, 27(6), 515–522.

*Allsop, S., Fairhall, R., & Morphet, J. (2019). The impact of pre-operative telephone support and education on symptoms of anxiety, depression, pain and quality of life post total knee replacement. *International Journal of Orthopaedic and Trauma Nursing*, 34, 21–27.

American Academy of Orthopaedic Surgeons (AAOS). (2020). The AAOS American joint replacement registry. Retrieved on 3/6/2020 at: www.aaos.org/registries/registry-program/american-joint-replacement-registry

American Society for Bone and Mineral Research (ASBMR). (2020). Joint guidance on vitamin D in the era of COVID-19 from the ASBMR, AACE, Endocrine Society, ECTS, NOF, and IOF. Retrieved on 7/10/2020 at: www.asbmr.org/ASBMRStatementsDetail/joint-guidance-on-vitamin-d-in-era-of-covid-19-fro

Arase, Y., Tsuruya, K., Hirose, S., et al. (2020). Efficacy and safety of 3- year denosumab therapy for osteoporosis in patients with autoimmune liver diseases. *Hepatology*, 71(2), 757–759.

Bailey, R., Zou, P., Wallace, T., et al. (2020). Calcium supplement use is associated with less bone mineral density loss, but does not lessen the risk of bone fracture across the menopausal transition: Data from the Study of Women's Health across the nation. *Journal of Bone and Mineral Research*, 4(1), 1–8.

Ball, C., Izadi, D., Verjee, L., et al. (2016). Systematic review of non-surgical treatments for early Dupuytren's disease. *BMC Musculoskeletal Disorders*, 17(1), 345–362.

Beam, E., & Osmon, D. (2018). Prosthetic joint infection. *Infectious Disease Clinics of North America*, 32(4), 843–859.

Bedard, N. A., Pugely, A. J., Lux, N. R., et al. (2017). Recent trends in blood utilization after primary hip and knee arthroplasty. *Journal of Arthroplasty*, 32(3), 724–727.

Berrios-Torres, S. I., Umscheid, C. A., Bratzler, D. W., et al. (2017). Centers for Disease Control and Prevention guideline for the prevention of surgical site infection, 2017. *JAMA Surgery*, 152(8), 784–791.

Black, D., Cauley, J., Wagman, R., et al. (2017). The ability of a single BMD and facture history assessment to predict fracture over 25 years in postmenopausal women. *Journal of Bone Mineral Research*, 33(3), 389–395.

Brent, L., Hommel, A., Maher, A., et al. (2018). Nursing care of fragility fracture patients. *Injury*, 49(8), 1409–1412.

Calandruccio, J., & Thompson, N. (2018). Carpel tunnel syndrome: Making evidence-based treatment decisions. *Orthopedic Clinics*, 49(2), 223–229.

Cass, A., Shepard, A., Asirot, R., et al. (2016). Comparison of the male osteoporosis risk estimation score (MORES) with FRAX in identifying men at risk for osteoporosis. *Annals of Family Medicine*, 26(4), 365–369.

Centers for Disease Control and Prevention (CDC). (2018). Osteoarthritis (OA). Retrieved on 11/24/2019 at: www.cdc.gov/arthritis/basics/osteoarthritis.htm

Cook, J., & Young, M. (2020). Biologic therapies for tendon and muscle injury. In P. Fricker (Ed.). *UpToDate*. Retrieved on 3/11/2020 at: www.uptodate.com/contents/Biologictherapies-for-tendon-and-muscle-injury

Cooper, C., Chapurlat, R., Al-Daghri, N., et al. (2019). Safety of oral non-selective non-steroidal anti-inflammatory drugs in osteoarthritis: What does the literature say? *Drugs & Aging*, 36(1), 15–24.

Cundy, T. (2017). Treating Paget's disease—Why and how much? *Journal of Bone and Mineral Research*, 32(6), 1163–1164.

De Francesco, C., Fu, M., Kalenberg, C., et al. (2019). Extended antibiotic prophylaxis may be linked to lower peri-prosthetic joint infection rates in high-risk patients: An evidence-based review. *HSS Journal*, 15(3), 297–301.

De Keyser, F. (2019). *Ganglion cysts of the wrist and hand. UpToDate*. Retrieved on 3/7/2020 at: www.uptodate.com/contents/ganglion-cysts-of-the-wrist-and-hand

De Leacy, R., Chandra, R., Barr, J., et al. (2020). The evidentiary basis of vertebral augmentation: A 2019 update. *Journal of Neurointerventional*

Surgery, 12(5). Retrieved on 3/6/2020 at: www.jnis.bmj.com/content/early/2020/01/27/neurintsurg-2019-015026.info

Drezner, M. (2019). *Patient education: Vitamin D deficiency (beyond the basics)*. UpToDate. Retrieved on 3/7/2020 at: www.uptodate.com/contents/vitamin-d-deficiency-beyond-the-basics

Driessche, A. M. (2012). Surgical site markers: Potential source of infection. *Orthopaedic Nursing*, 31(6), 344–347.

Dupuis, M., & Duff, E. (2019). Chronic low back pain: Evidence informed management considerations for nurse practitioners. *The Journal for Nurse Practitioners*, 15(2019), 583–587.

Dy, C. J., Bumpass, D. B., Makhni, E. C., et al. (2016). The evolving role of clinical registries: Existing practices and opportunities for orthopaedic surgeons. *The Journal of Bone & Joint Surgery*, 98(2), e7.

Eichler, S., Salzwedel, A., Rabe, S., et al. (2019). The effectiveness of telerehabilitation as a supplement to rehabilitation in patients after total knee or hip replacement: randomized controlled trial. *Journal of Medical Internet Research Rehabilitation and Assistive Technologies*, 6(2), e14236. Retrieved on 3/7/2020 at: www.ncbi.nlm.nih.gov/pmc/articles/PMC6873150/pdf/rehab_v6i2e14236.pdf

Erens, G., & Walter, B. (2019). *Complications of total hip arthroplasty*. UpToDate. Retrieved on 3/7/2020 at: www.uptodate.com/contents/complications-of-total-hip-arthroplasty

Erens, G. A., Walter, B., & Crowley, M. (2020). *Total hip arthroplasty*. UpToDate. Retrieved on 3/16/2020 at: www.uptodate.com/contents/total-hip-arthroplasty

Evans, J., Walker, R., Evans, J., et al. (2019). How long does a knee replacement last? A systematic review and meta-analysis of case series and national registry reports with more than 15 years of follow-up. *The Lancet*, 393(10172), 655–663.

Fasolino, T., & Whitright, T. (2015). A pilot study to identify modifiable and nonmodifiable variables associated with osteopenia and osteoporosis in men. *Orthopaedic Nursing*, 34(5), 289–293.

Feinstein, J., Khalsa, S., Yeh, H., et al. (2018). The elicitation of relaxation and interoceptive awareness using floatation therapy in individuals with high anxiety sensitivity. *Biological Psychiatry*, 3(6), 555–562.

Fournier, M., Saxena, A., & Maffuli, N. (2019). Hallus valgus surgery in the athlete: Current evidence. *Journal of Foot and Ankle Surgery*, 58(4), 641–643.

Gabbert, T., Filson, R., Bodden, J., et al. (2019). Summary: NAON's best practice guideline, total hip replacement (arthroplasty). *Orthopedic Nursing*, 38(1), 4–5.

Gironda, M., Nguyen, A., & Mosqueda, L. (2016). Is this broken bone because of abuse? Characteristics and comorbid diagnoses in older adults with fractures. *Journal of the American Geriatric Society*, 64(8), 1651–1655.

Goff, D., Mangino, J. E., Glassman, A. H., et al. (2020). Review of guidelines for dental antibiotic prophylaxis for prevention of endocarditis and prosthetic joint infections and need for dental stewardship. *Clinical Infectious Diseases*, 71(2), 455–462.

Goldenberg, D. L., & Sexton, D. J. (2019). *Septic arthritis in adults*. UpToDate. Retrieved on 11/24/2020 at: www.uptodate.com/contents/septic-arthritis-in-adults

Hornicek, F. (2019). *Bone tumors: Diagnosis and biopsy techniques*. UpToDate. Retrieved on 3/7/2020 at: www.uptodate.com/contents/bone-tumors-diagnosis-and-biopsy-techniques

International Osteoporosis Foundation (IOF). (2017). Facts and statistics about osteoporosis and its impact. Retrieved on 3/7/2020 at: www.iofbonehealth.org/facts-statistics

Jones, A., Al-Naseer, S., Bodger, O., et al. (2018). Does pre-operative anxiety and/or depression affect patient outcome after primary knee replacement arthroplasty? *Knee*, 25(6), 1238–1246.

Karasawa, Y., Yamadada, K., Iseki, M., et al. (2019). Association between change in self-efficacy and reduction in disability among patients with chronic pain. *PLoS One*, 14(4), e021504.

Keeney, B., Austin, D., & Jevsevar, D. (2019). Preoperative weight loss for morbidly obese patients undergoing total knee arthroplasty: Determining the necessary amount. *Journal of Bone and Joint Surgery*, 101(16), 1440–1450.

Kolasinski, S. L., Neogi, T., Hochber, M. C., et al. (2020). 2019 American College of Rheumatology/Arthritis Foundation guideline for the management of osteoarthritis of the hand, hip, and knee. *Arthritis Care & Research (Hoboken)*, 72(2), 149–162.

Krebs, E., Gravely, A., Nugent, S., et al. (2018). Effect of opioid vs nonopioid medications on pain-related function in patients with chronic back pain or hip or knee osteoarthritis: The SPACE randomized clinical trial. *Journal of the American Medical Association*, 319(9), 872–882.

Lalani, T., & Schmidt, S. (2019). *Osteomyelitis in adults: Clinical manifestations and diagnosis*. UpToDate. Retrieved on 1/3/2020 at: www.uptodate.com/contents/-osteomyelitis-in-adults

Lee, G. C. (2016). What's new in adult reconstructive knee surgery. *Journal of Bone & Joint Surgery American*, 98(2), 156–165.

Li, H., Romach, I., Zabellas, R., et al. (2019). Oral versus intravenous antibiotics for bone and joint infection. *New England Journal of Medicine*, 380(5), 425–436.

Loftus, T. J., Spratling, L., Stone, B. A., et al. (2016). A patient blood management program in prosthetic joint arthroplasty decreases blood use and improves outcomes. *The Journal of Arthroplasty*, 31(1), 11–14.

Luffy, L., Grosel, J., Thomas, R., et al. (2018). Plantar fasciitis: A review of treatments. *Journal American Academy of Physician Assistants*, 31(1), 20–24.

Malhotra, K., Davda, K., & Singh, D. (2017). The pathology and management of lesser toe deformities. *EFFORT Open Review*, 1(11), 409–419. Retrieved on 1/3/2020 at: www.ncbi.nlm.nih.gov/pmc/articles/PMC5367573

Mar, W., Tan, I., Song, A., et al. (2019). Update on imaging of knee arthroplasties: Normal findings and hardware complications. *Seminars in Musculoskeletal Radiology*, 23(2), e20–e35.

Martin, G. M., & Harris, I. (2020). *Total knee arthroplasty*. UpToDate. Retrieved on 3/26/2020 at: www.uptodate.com/contents/search?search=total-knee-replacement-arthroplasty-beyond-the-basics

Matthews, B., Hum, S., Harding, M., et al. (2019). The effectiveness of non-surgical interventions for common plantar digital compressive neuropathy (Morton's Neuroma): A systematic review and meta-analysis. *Journal of Foot and Ankle Research*, 12(12), 1–21.

McAlindon, T., LaValley, M., Harvey, W., et al. (2017). Effects of intra-articular triamcinolone vs sale on knee cartilage volume and pain in patients with knee osteoarthritis. *Journal of the American Medical Association*, 317(19), 1967–1975.

Menaka P., & Douketis, J. (2019). *Prevention of venous thromboembolism in adult orthopedic surgical patients*. UpToDate. Retrieved on 1/3/2020 at: www.uptodate.com/contents/prevention-of-venous-thromboembolism-in-adult-orthopedic-surgical-patients/print#!

Michigan Quality Improvement Consortium (MQIC). (2018). Management of acute low back pain in adults. Retrieved on 1/3/2020 at: www.mqic.org/pdf/mquic_management_of_acute_low_back_pain_in_adults_cpg.pdf

Michigan Quality Improvement Consortium (MQIC). (2020). Management and prevention of osteoporosis. Retrieved on 1/24/2021 at: www.mqic.org/pdf/mqic_management_and_prevention_of_osteoporosis_cpg.pdf

Morris, M., Fornit, C., Marchoni, M., et al. (2018). Which factors are independent predictors of early recovery of mobility in the older adults' population after hip fracture. *Archives of Orthopaedic and Trauma Surgery*, 138(1), 35–41.

Mu, C-F., Shen, J., Liang, J., et al. (2018). Targeted drug delivery for tumor therapy inside the bone marrow. *Biomaterials*, 155, 191–202.

Mujagic, E., Hoffmann, H., Soysal, S., et al. (2019). Teaching in the operating room: A risk for surgical site infections. *American Journal of Surgery*, 220(2), 322–327.

National Institute of Arthritis and Musculoskeletal and Skin Diseases (NIAMSD). (2018). Osteoporosis and African American women. Retrieved on 1/3/2020 at: www.bones.nih.gov/health-info/bones/background/african-american-women.pdf

Newman, E. T., Herschmiller, T. A., Attarian, D. A., et al. (2018). Risk factors, outcomes and timing of manipulation under anesthesia after total knee arthroplasty. *The Journal of Arthroplasty*, 33(1), 245–249.

Oh, D., Wurcel, A., Tybor, D., et al. (2018). Increased mortality and reoperation rates after treatment for septic arthritis of the knee in people who inject drugs: Nationwide inpatient sample, 2000–2013. *Clinical Orthopedic and Related Research*, 476(8), 1557–1565.

O'Neill, T., & Felson, D. (2018). Mechanisms of osteoarthritis (OA) pain. *Current Osteoporosis Reports*, 16(5), 611–616.

Papas, P., Conguista, D., Scuderi, G., et al. (2018). A modern approach to preventing prosthetic joint infections. *Journal of Knee Surgery*, 31(7), 610–617.

Pouresmaeili, F., Kamalidehghan, B., Kamerehei, M., et al. (2018). A comprehensive overview on osteoporosis and its risk factors. *Therapeutics and Clinical Risk Management*, 2018(14), 2029–2049.

Qaseem, A., Wilt, T., McLean, R., et al. (2017). Non-invasive treatments for acute, subacute, and chronic low back pain; A clinical practice guideline from the American College of Physicians. *Annals of Internal Medicine*, 166(7), 514–530.

Quinn, R., Murray, J., Pezold, R., et al. (2018). Surgical management of osteoarthritis of the knee. *Journal of the American Academy of Orthopedic Surgeons*, 26(9), e191–e193.

Radwan, A., Fess, P., James, D., et al. (2015). Effect of different mattress designs on promoting sleep quality, pain reduction, and spinal alignment in adults with or without back pain; Systematic review of controlled trials. *Sleep Health*, *1*(4), 257–267.

Ralston, S. H., Corral-Gudino, L., Cooper, C., et al. (2019). Diagnosis and management of Paget's disease of bone in adults: A clinical guideline. *Journal of Bone and Mineral Research*, *34*(4), 579–604.

Raman, S., FitzGerald, U., & Murphy, J. M. (2018). Interplay of inflammatory mediators with epigenetics and cartilage modifications in osteoarthritis. *Frontiers in Bioengineering and Biotechnology*, *6*(22), 1–9.

Raman, R., Henrotin, Y., Chevalier, X., et al. (2018). Decision algorithms for the retreatment with viscosupplementation in patients suffering from knee osteoarthritis: Recommendations from the EUROpean VIScosupplementation Consensus Group (EUROVISCO). *Cartilage*, *9*(3), 263–275.

Ramanathan, S., Hibbert, P., Wiles, L., et al. (2018). What is the association between the presence of comorbidities and the appropriateness of care for low back? A population-based medical record review study. *BMC Musculoskeletal Disorders*, *19*(391), 1–9.

Rapp, K., Büchele, G., Dreinhöfer, K., et al. (2019). Epidemiology of hip fractures: Systematic literature of German data and an overview of the international literature. *Z Gerontol Geriatr*, *52*(1), 10–16.

Rasouli, M. R., Maltenfort, M. G., Erkocak, O. F., et al. (2016). Blood management after total joint arthroplasty in the United States: 19-year trend analysis. *Transfusion*, *56*(5), 1112–1120.

Rondanelli, M., Faliva, M., Gasparri, C., et al. (2019). Micronutrients dietary supplementation advices for celiac patients on long-term gluten-free diet with good compliance. *Medicina (Kaunas)*, *55*(7), 337.

Runhaar, J., Rozendaal, R., Middlekoop, M., et al. (2017). Subgroup analysis of the effectiveness of oral glucosamine for knee and hip osteoarthrtitis. *Annals of Rheumatic Diseases*, *76*(11), 1862–1869.

Rüschenschmidt, M., Glombitza, M., Dahmen, J., et al. (2019). External versus internal fixation for arthrodesis of chronic ankle joint infections—A comparative retrospective study. *Foot Ankle Surg*, *26*(4), 398–404.

Schmidt, T. (2018). Approach to osteoarthritis management for the primary care provider. *Primary Care*, *45*(2), 361–378.

Simon, C., & Hicks, G. (2018). Paradigm shift in geriatric low back pain management: Integrating influences, experiences, and consequences. *Physical Therapy*, *98*(5), 434–446.

*Stalenhag, S., & Sterner, E. (2019). Factors that creates obstacles and opportunity for patient participation in orthopaedic nursing care. *European Wound Management Association Journal*, *20*(1), 49–59.

Strozyk, D., Gress, T., & Brietling, L. (2018). Smoking and bone mineral density: comprehensive analysis of the third National Health and Nutrition Examination Survey (NHANES III). *Arch Osteoporos*, *13*(1), 16.

United States Preventive Services Task Force (USPSTF). (2017). Hormone therapy for the primary prevention of chronic conditions in post-menopausal women. *Journal of the American Medical Association*, *318*(22), 2224–2233.

United States Preventive Services Task Force (USPSTF). (2018). Final recommendation statement: Vitamin D, calcium, or combined supplementation for the primary prevention of fractures in community-dwelling adults. Retrieved on 11/27/2020 at: www.uspreventiveservicestaskforce.org/Page/Document/RecommendationStatementFinal/vitamin-d-calcium-or-combined-supplementation-for-the-primary-prevention-of-fractures-in-adults-preventive-medication

United States Preventive Services Task Force (USPSTF). (2019). Final recommendation statement: screening in osteoporosis to prevent fractures: screening. Retrieved on 1/3/2020 at: www.uspreventiveservicestaskforce.org/Page/Document/RecommendationStatementFinal/osteoporosis-screening1

Unver, B., Erdem, E., & Akbas, E. (2019). Effects of short-foot exercises on foot posture, pain, disability, and plantar pressure in pes planus. *Journal of Sport Rehabilitation*, *29*(4), 436–440.

van Netten, J. J., Sacco, I. C. N., Lavery, L. A., et al. (2020). Treatment of modifiable risk factors for foot ulceration in persons with diabetes: A systematic review. *Diabetes Metabolism Research and Reviews*, *36*(Suppl 1), e3271.

Villa, J. M., Pannu, T. S., Riesgo, A. M., et al. (2020). Dual antibiotic prophylaxis in total knee arthroplasty: Where do we stand? *Journal of Knee Surgery* *33*(2), 100–105.

Wheeler, S. G., Wipf, J. E., Staiger, T. O., et al. (2019). Evaluation of low back pain in adults. *UpToDate*. Retrieved on 3/9/2020 at: www.uptodate.com/contents/evaluation-of-low-back-pain-in-adults

World Anti-Doping Agency. (2020). Retrieved on 3/6/2020 at: www.wada-ama.org/en

Recursos

American Cancer Society, www.cancer.org
American Joint Replacement Registry, www.aaos.org/registries/registry-program/american-joint-replacement-registry
Arthritis Foundation, www.arthritis.org
National Cancer Institute, www.cancer.gov
National Institute of Arthritis and Musculoskeletal and Skin Diseases, www.niams.nih.gov
National Osteoporosis Foundation Bone Source®, www.nbha.org
National Osteoporosis Foundation, www.nof.org
The Paget Foundation, www.paget.org
Vitamin D Council, www.vitamindcouncil.org
World Anti-Doping Agency, www.wada-ama.org/en

37 Manejo de Pacientes com Traumatismo Osteomuscular

DESFECHOS DO APRENDIZADO

Após ler este capítulo, você será capaz de:

1. Diferenciar contusões, distensões, entorses, luxações e subluxações.
2. Identificar as manifestações clínicas, as modalidades terapêuticas comuns, as complicações e as demandas de reabilitação dos pacientes com tipos comuns de fraturas.
3. Descrever o manejo de enfermagem, inclusive as demandas de orientação de saúde do paciente com aparelho gessado, imobilização ou órtese ou submetido à tração.
4. Usar o processo de enfermagem como uma estrutura para o atendimento de pacientes idosos com fratura de quadril.
5. Reconhecer distúrbios osteomusculares relacionados com esporte e trabalho, bem como seus sinais, sintomas e tratamentos.
6. Aplicar o processo de enfermagem como uma estrutura para o atendimento de pacientes com amputação.

CONCEITOS DE ENFERMAGEM

Integridade tissular   Mobilidade

GLOSSÁRIO

aloenxerto: tecido coletado de um doador para utilização em outra pessoa
amputação: remoção de uma parte do corpo, geralmente um membro ou parte de um membro
aparelho imobilizador: dispositivo de imobilização externa rígido, moldado aos contornos da parte do corpo
aparelho ortopédico: dispositivo aplicado externamente para apoiar o corpo ou uma parte do corpo, controlar movimentos e evitar lesões
artroscópio: dispositivo cirúrgico introduzido em uma articulação para exame ou reparo
autoenxerto: tecido coletado de uma área do corpo e utilizado para transplante em outra área do mesmo corpo
consolidação viciosa: consolidação de um osso fraturado em uma posição desalinhada
contusão: lesão não penetrante a um tecido mole
crepitação: som ou sensação de raspagem provocado pelo atrito entre fragmentos ósseos
desarticulação: amputação através de uma articulação
desbridamento: remoção cirúrgica de tecidos contaminados e desvitalizados e material estranho
distensão: lesão por tensão musculotendinosa
dor de membro fantasma: dor percebida em uma seção amputada
entorse: lesão nos ligamentos e músculos e em outros tecidos moles em uma articulação
estado neurovascular: avaliação do funcionamento neurológico (componentes motores e sensitivos) e circulatório de uma parte do corpo

fixação externa: armação de metal externa conectada aos fragmentos de osso para estabilizá-los
fratura: ruptura da continuidade de um osso
luxação: separação completa das superfícies articulares
necrose avascular (NAV): morte tecidual secundária à redução ou à falta de perfusão; também chamada de osteonecrose
ossificação heterotópica: formação de osso em localização incorreta
osteomielite: infecção do osso
parestesia: sensação anormal de formigamento, dormência ou queimação
pseudoartrose: falha da consolidação dos ossos fraturados
redução da fratura: restauração do alinhamento anatômico de fragmentos de um osso fraturado
retardo de consolidação (pseudoartrose): prolongamento do tempo esperado para a consolidação de uma fratura
RICE: acrônimo em inglês para repouso, aplicação de gelo, compressão, elevação (*rest, ice, compression, elevation*)
subluxação: separação parcial das superfícies articulares
tala: aparelho projetado especificamente para apoiar e imobilizar uma parte do corpo em uma posição desejada
tipoia: faixa utilizada para apoiar um braço
tração: aplicação de uma força de tração a uma parte do corpo
trapézio: aparelho de assistência que fica pendurado acima do leito para promover a mobilidade do paciente no leito

A lesão não intencional é a terceira principal causa de morte nos EUA (Kochanek, Murphy, Xu et al., 2019). Com frequência, as lesões não intencionais são denominadas *acidentes*; contudo, esse termo não é considerado preciso pelos especialistas em traumatismo. O termo *acidente* infere que não existe potencial de prevenção, porém os profissionais de saúde sabem que a prevenção é muito importante para a redução da taxa de lesões não intencionais. A implementação de políticas de prevenção primária baseadas em evidências (p. ex., uso obrigatório do cinto de segurança para condutores e passageiros de automóveis) pode impedir a ocorrência de muitas lesões não intencionais.

Traumatismo é uma causa frequente de lesão musculoesquelética e está entre os motivos mais frequentes de as pessoas procurarem assistência médica (Centers for Disease Control and Prevention [CDC], National Center for Health Statistics, 2017). Portanto, os enfermeiros que trabalham em serviços de emergência, unidades de cuidados intensivos e unidades de internação médico-cirúrgicas frequentemente se deparam com pacientes que sofreram traumatismos osteomusculares. O manejo das lesões musculoesqueléticas frequentemente inclui o uso de aparelhos imobilizadores, talas, aparelhos ortopédicos, tração, cirurgia ou uma combinação desses. Os cuidados de enfermagem são planejados para maximizar a efetividade dessas modalidades de tratamento e evitar complicações potenciais associadas a cada uma das intervenções. No entanto, após a alta do hospital, muitos desses pacientes necessitam de períodos prolongados de reabilitação e acompanhamento. Assim, os enfermeiros que trabalham em centros de reabilitação, instituições de longa permanência, centros cirúrgicos ambulatoriais, instituições de saúde ocupacional e unidades de atenção básica podem se deparar com pacientes com lesões musculoesqueléticas.

CONTUSÕES, DISTENSÕES E ENTORSES

A **contusão** é uma lesão de tecidos moles produzida por golpe não penetrante, como uma pancada, um pontapé ou uma queda, causando ruptura de pequenos vasos sanguíneos e sangramento em tecidos moles (equimose ou hematoma). O hematoma se desenvolve pelo sangramento no local de impacto, deixando um aspecto "preto-azulado" característico. As contusões podem ser mínimas ou graves, isoladas ou associadas a outras lesões (p. ex., fratura). As manifestações locais incluem dor, edema e alteração da coloração. As contusões conseguem limitar a amplitude de movimento (ADM) próximo à lesão, e o músculo comprometido apresenta redução da força muscular e rigidez (American Academy of Orthopedic Surgeons [AAOS], 2019a). A maioria das contusões se regenera em 1 a 2 semanas, porém contusões graves demoram mais tempo para melhorar.

A **distensão** consiste em uma lesão da musculatura ou dos tendões por uso excessivo, estiramento exagerado ou tensão imoderada (Babarinde, Ismail & Schellack, 2018). Os tendões consistem em tecido conjuntivo denso modelado, que conecta os músculos aos ossos; as distensões ocorrem com frequência nos tendões dos pés, dos membros inferiores (p. ex., músculos isquiotibiais) e do dorso. As distensões podem ser classificadas como agudas ou crônicas e são graduadas ao longo de um *continuum* de acordo com os sintomas e a perda de função após a lesão. As distensões agudas podem resultar de um único incidente lesivo, ao passo que as distensões crônicas resultam de agravos repetitivos. As distensões crônicas podem resultar de manejo impróprio de distensões agudas. Três graus de distensão podem ser definidos de acordo com a gravidade da lesão muscular (Babarinde et al., 2018):

- A distensão de **primeiro grau** envolve estiramento leve do músculo ou do tendão sem perda da ADM. Os sinais e sintomas incluem a instalação gradativa de dor induzida pela palpação e espasmo muscular discreto
- A distensão de **segundo grau** envolve alongamento moderado e/ou ruptura parcial do músculo ou do tendão. Os sinais e sintomas incluem dor aguda durante o evento precipitante, seguida de dor à palpação no local, com intensificação da dor à mobilização passiva, edema, espasmo muscular significativo e equimose
- A distensão de **terceiro grau** consiste em alongamento significativo do músculo ou do tendão, com ruptura e laceração completas do tecido envolvido. Os sinais e sintomas incluem dor imediata, descrita como dilacerante, abrupta ou em queimação, espasmo muscular, equimoses, edema e perda funcional. Deve-se realizar uma radiografia para descartar lesão óssea, pois uma fratura por avulsão (em que um fragmento ósseo é tracionado para fora do osso por um tendão) pode estar associada à distensão de terceiro grau. As radiografias não revelam lesões nos tecidos moles, nos músculos, nos tendões ou nos ligamentos, mas a ressonância magnética (RM) e a ultrassonografia (US) conseguem identificar lesões nos tendões.

A **entorse** é uma lesão nos ligamentos e tendões que circundam a articulação. É causada por um movimento de torção ou hiperextensão (forçada) de uma articulação (Babarinde et al., 2018). Enquanto os tendões conectam os músculos aos ossos, os ligamentos conectam os ossos entre si. A função de um ligamento é estabilizar e suportar as articulações do corpo, possibilitando simultaneamente a mobilidade. Um ligamento lesionado provoca instabilidade articular, e as áreas mais vulneráveis do corpo são os tornozelos, os joelhos e os punhos. A gravidade de uma entorse é graduada de acordo com a gravidade da lesão do ligamento e com a ocorrência ou não de instabilidade (Maughan, 2019):

- Uma entorse de grau I consiste em estiramento ou discreta ruptura de algumas fibras do ligamento e formação de hematoma localizado discreto. As manifestações incluem dor discreta, edema e dor à palpação do local
- Uma entorse de grau II é mais grave e envolve a ruptura parcial do ligamento. Manifestações incluem aumento da dor aos movimentos, edema, dor à palpação, instabilidade articular, equimose e perda parcial da função normal da articulação
- Uma entorse de grau III consiste em laceração ou ruptura completa do ligamento. Uma entorse de grau III também pode causar avulsão óssea. Os sintomas incluem dor intensa, edema, dor à palpação, equimose e movimento articular anormal.

Manejo

O tratamento de contusões, distensões e entorses é orientado pela gravidade da lesão e pela meta de proteção contra lesão adicional. A proteção contra agravo adicional é conseguida por meio de suporte da área acometida (p. ex., tipoia, aparelho ortopédico) e/ou aparelho imobilizador, curativo ou ataduras de compressão. Para controlar dor, sangramento e inflamação, o manejo da maioria das contusões, distensões e entorses consiste no método **RICE**, um acrônimo para repouso (*R*est), aplicação de gelo (*I*ce), compressão (*C*ompression) e elevação (*E*levation) do membro (AAOS, 2019a). O repouso evita lesões e propicia a cura. A aplicação intermitente de compressas frias ou de gelo durante as primeiras 24 a 72 horas após a lesão produz vasoconstrição, o que diminui o sangramento, o edema e o desconforto. Bolsas de gelo não devem ser deixadas no local por mais de 20 minutos por vez, e é preciso tomar cuidado para evitar lesões da pele e dos tecidos pelo frio excessivo (AAOS, 2019a). Uma atadura elástica compressiva controla o sangramento, reduz o edema e fornece apoio aos tecidos lesionados. A elevação no nível do coração ou logo acima dele reduz o edema e a tumefação (AAOS, 2019a). Se a entorse ou distensão for de grau mais grave, pode ser necessária imobilização com tala, aparelho ortopédico ou aparelho imobilizador para que a articulação não perca a sua estabilidade (ver discussão adiante). Agentes anti-inflamatórios não esteroides (AINEs) podem ser prescritos para o manejo da dor (AAOS, 2019a). O **estado neurovascular**, um tipo de avaliação focada das funções neurológica (motora e sensorial) e vascular do membro lesionado é monitorado em intervalos frequentes (p. ex., a cada 15 minutos durante as primeiras 1 a 2 horas após a lesão) e, em seguida, em intervalos maiores (p. ex., a cada 30 minutos), até que esteja estável. A redução da sensibilidade ou da motricidade e o aumento do nível de dor devem ser documentados e comunicados ao médico do paciente imediatamente, para que a síndrome compartimental aguda possa ser evitada (ver discussão adiante).

LUXAÇÕES

A **luxação** de uma articulação é uma condição na qual as superfícies articulares dos ossos distais e proximais que formam a articulação já não estão em alinhamento anatômico. A **subluxação** consiste em uma luxação parcial ou incompleta e não causa tanta deformidade quanto uma luxação completa. Na luxação completa, os ossos estão literalmente "fora do lugar". As luxações traumáticas agudas são emergências ortopédicas, pois as estruturas articulares associadas, a irrigação sanguínea e os nervos estão deslocados de sua posição habitual e podem ser "aprisionados" com grande pressão sendo exercida sobre eles. Se uma luxação ou subluxação não for reduzida imediatamente, pode ocorrer **necrose avascular (NAV)**. A NAV do osso é causada por isquemia, que leva à necrose ou à morte das células ósseas.

Os sinais e sintomas de luxação traumática incluem dor aguda, alteração no posicionamento da articulação ou articulação em posição "estranha" e diminuição da ADM. Em geral, a avaliação bilateral detectará a anormalidade na articulação comprometida. Radiografias geralmente são realizadas para confirmar o diagnóstico e revelar quaisquer fraturas associadas (DeBerardino, 2018).

Manejo clínico

Quando ocorre luxação de uma articulação, as principais prioridades terapêuticas são prevenção de complicações neurovasculares e redução da luxação articular da maneira mais atraumática possível (DeBerardino, 2018). A articulação afetada precisa ser imobilizada no local do evento e permanecer assim durante o transporte até o hospital. O consentimento informado e livremente concedido para o procedimento é obtido, e a luxação é prontamente reduzida, de modo que as partes deslocadas de sua posição anatômica normal sejam restabelecidas e a função articular seja preservada (Boxe 37.1). Utilizam-se analgesia, relaxantes musculares e, possivelmente, anestesia para facilitar a redução fechada. A articulação é imobilizada por talas, aparelho imobilizador ou tração e é mantida em posição estável. O estado neurovascular é avaliado, no mínimo, a cada 15 minutos, até que esteja estável. Depois da redução, se a articulação estiver estável, iniciam-se movimentos ativos e passivos progressivos delicados, a fim de preservar a ADM e restaurar a força muscular. A articulação é apoiada entre as sessões de exercício.

Manejo de enfermagem

O foco do cuidado de enfermagem é a avaliação frequente e a investigação da lesão, incluindo a avaliação neurovascular completa com a apropriada documentação e comunicação com o médico. O paciente e os familiares são orientados a respeito de exercícios e atividades adequados, bem como sobre os sinais e sintomas de perigo a serem observados, como dor crescente (mesmo com o uso de analgésicos), dormência ou formigamento e edema aumentado no membro. Esses sinais e sintomas podem indicar uma síndrome compartimental aguda; se esta não for identificada e comunicada ao médico, pode levar à incapacidade ou à perda do membro (ver discussão adiante).

LESÕES DOS TENDÕES, LIGAMENTOS E MENISCOS

Lacerações do manguito rotador

A laceração do manguito rotador é a ruptura de um tendão que conecta um dos músculos rotadores à cabeça do úmero. O manguito rotador estabiliza a cabeça do úmero e mantém o contato desta com a cavidade glenoidal. O manguito rotador é constituído por quatro músculos cujos tendões se unem (Mm. supraespinal, infraespinal, redondo maior e subescapular) que recobrem a cabeça do úmero, ajudando a elevar e girar o braço (AAOS, 2019b).

As lacerações do manguito rotador resultam de tensões agudas ou crônicas aplicadas à articulação e de fatores intrínsecos (p. ex., relacionados com a idade) ou extrínsecos (p. ex., uso repetitivo, fratura etc.). O exame físico deve incluir avaliação bilateral da articulação. O paciente se queixa de dor incômoda que, em geral, é de natureza insidiosa (a menos que relacionada com a lesão aguda) e piora com a movimentação. O paciente se queixa de dor à palpação e dificuldade de dormir sobre o lado acometido, porém a modalidade diagnóstica mais precisa é a artroscopia. Exame físico meticuloso e exames de imagem, incluindo radiografias, RM e US musculoesquelética, ajudam a confirmar o diagnóstico e a extensão da lesão (AAOS, 2019b; Simons, Dixon & Kruse, 2019). Artrografia com RM ou tomografia computorizada (TC) são mais sensíveis para determinadas lacerações, mas geralmente são reservadas para suspeita de lesão do lábio articular (Simons et al., 2019).

As opções terapêuticas dependem de vários fatores, incluindo a duração dos sintomas, a lateralidade, o tipo de laceração e as características do paciente (p. ex., idade, saúde geral, nível de atividade). O manejo conservador inicial consiste primariamente em fisioterapia, acompanhamento da ferida, AINEs, repouso com modificação das atividades e injeções de corticosteroides na articulação do ombro (Simons et al., 2019). Se os métodos conservadores não forem bem-sucedidos, justifica-se o manejo cirúrgico. Múltiplas abordagens cirúrgicas (p. ex., a céu aberto, minimamente invasiva e artroscópica) podem ser empregadas. A seleção da modalidade cirúrgica se baseia nos fatores comentados anteriormente e na preferência do cirurgião, visto que há evidências limitadas de que a cirurgia promova efeitos benéficos clinicamente

Boxe 37.1 DILEMAS ÉTICOS
O formulário de consentimento livre e esclarecido sempre protege a autonomia do paciente?

Caso clínico

D. N. é um homem de 27 anos trazido de ambulância para o pronto-socorro onde você trabalha como enfermeiro. Você é o enfermeiro que faz a admissão do paciente. Os profissionais do serviço móvel de assistência trouxeram o paciente em uma padiola; ele está sentado, com a as costas retificadas, lúcido e orientado, respirando ar ambiente e está segurando o cotovelo direito flexionado com a mão esquerda, mantendo o braço direito um pouco afastado do tronco. Uma tipoia é colocada no membro superior direito. Quando você se aproxima dele, percebe gemidos e constata que há sudorese na testa do paciente. Você também constata uma deformidade no ombro direito do paciente e uma protrusão abaixo da clavícula direita, que provavelmente consiste em luxação da cabeça do úmero direito. O médico do pronto-socorro vai até a maca de D. N. e diz que poderia solicitar uma radiografia para confirmar a luxação do ombro e assegurar que ele não tenha fraturas associadas, porém isso retardaria o tratamento, e fraturas são incomuns em homens jovens com luxação do ombro. O médico do pronto-socorro pergunta ao paciente se pode tentar corrigir manualmente a luxação e explica que se a tentativa não for bem-sucedida, ele solicitará uma radiografia. D. N. concorda com a correção manual da luxação; o médico começa a descrever os riscos associados a esse procedimento e procura um formulário de consentimento livre e esclarecido para o paciente assinar. D. N. exclama: "Pelo amor de Deus, conserte meu ombro" enquanto ele rabisca o formulário com a mão esquerda (não dominante). O médico do pronto-socorro reduz rápida e eficientemente a luxação do ombro e D. N. suspira imediatamente com alívio e agradece ao médico: "O senhor é fantástico!" Após enviar o paciente para fazer a radiografia, o médico fala para você: "Que bobagem essa história de formulário de consentimento livre e esclarecido! Você acredita que o paciente não concordaria com a redução da luxação do ombro? É apenas uma burocracia inútil que toma tempo e faz o coitado do paciente sofrer por mais um tempo enquanto pegamos o formulário e ele assina!"

Discussão

A obtenção da assinatura do paciente no formulário de consentimento livre e esclarecido antes da realização de qualquer procedimento associado a risco é uma demanda legal. O formulário de consentimento livre e esclarecido precisa identificar de modo inequívoco o que será feito e as possíveis consequências adversas do procedimento; tal formulário precisa atender ao *padrão profissional*, de modo que inclua informações que a maioria dos outros profissionais de saúde revelaria durante o processo de consentimento livre e esclarecido. Além disso, o formulário de consentimento livre e esclarecido precisa atender ao *padrão razoável para o paciente*, ou seja, a informação é compartilhada de modo que o paciente tenha o necessário para tomar a decisão de realizar ou não o procedimento sugerido. O processo de consentimento livre e esclarecido é considerado crucial para garantir a autonomia do paciente.

Todavia, alguns bioeticistas afirmaram que os pacientes que sofreram uma lesão traumática com frequência não se lembram das informações compartilhadas durante o processo de consentimento livre e esclarecido. Eles argumentam que, por causa da dor, do medo e da ansiedade, os pacientes vítimas de traumatismo não estão concentrados nos riscos verdadeiros dos tratamentos. Portanto, esses bioeticistas observaram que o processo de consentimento livre e esclarecido nos pacientes vítimas de traumatismo é, na verdade, um embuste e, no fundo, contribui pouco para preservar a autodeterminação do paciente.

Análise

- Descrever os princípios éticos em conflito nesse caso (ver Capítulo 1, Boxe 1.7). Na maioria dos casos, o princípio de autonomia é considerado preeminente. Nesse caso, os princípios de beneficência ou não maleficência são importantes?
- Pensar sobre o que o médico do pronto-socorro informou sobre o processo de consentimento livre e esclarecido para D. N. Quais são os outros benefícios para D. N. de respeitar o processo de consentimento livre e esclarecido? Quais riscos D. N. poderia correr se não tivesse sido realizado o processo de consentimento livre e esclarecido?
- E se D. N. realmente tiver uma fratura associada à luxação do ombro? Quais riscos existem para o médico do pronto-socorro ou para você se não for preenchido o formulário de consentimento livre e esclarecido?
- Quais recursos poderiam ser mobilizados para ajudar você, o médico do pronto-socorro e D. N. de modo que a autonomia dele seja respeitada e ele possa ter as melhores opções terapêuticas?

Referências bibliográficas

Bivens, M. (2020). The dishonesty of informed consent rituals. *The New England Journal of Medicine*, 382(12),1089-1091.
Lin, Y.-K., Liu, K.-T., Chen, C.-W. et al. (2019). How to effectively obtain informed consent in trauma patients: A systematic review. *BMC Medical Ethics*, 20(8), 1-15.

Recursos

Ver, no Capítulo 1, Boxe 1.10, as etapas de uma análise ética e recursos de ética.

---

importantes (Karjalainen, Jain, Heikkinen et al., 2019). Após a cirurgia, o ombro é imobilizado com uma **tipoia** acolchoada durante 4 a 6 semanas; a duração da imobilização depende da gravidade da lesão. A fisioterapia com exercícios para o ombro é iniciada conforme prescrito, e o paciente é orientado sobre como realizar os exercícios em casa. O curso de reabilitação é longo (p. ex., entre 3 e 6 meses), e a capacidade funcional pós-reabilitação depende do comprometimento do paciente com o programa de reabilitação (AAOS, 2019b).

Epicondilites medial e lateral

A epicondilite é uma condição crônica e dolorosa causada por movimentos excessivos e repetitivos de extensão, flexão, pronação e supinação do antebraço. Esses movimentos resultam em inflamação (tendinite) e pequenas lacerações nos tendões na origem dos músculos nos epicôndilos lateral ou medial. A epicondilite lateral (p. ex., cotovelo de tenista) é frequentemente identificada no paciente que estende o punho repetidamente com supinação do antebraço. Os pacientes queixam-se de dor espontânea e compressão do epicôndilo lateral e nos músculos extensores proximais do punho (Cutts, Gangoo, Modi et al., 2020). A epicondilite medial (p. ex., cotovelo de golfista) é decorrente de movimentos repetitivos de flexão do punho e pronação do antebraço. Intensa dor à compressão ocorre no epicôndilo medial e nos músculos flexores proximais do punho (Neeru, 2020). A epicondilite lateral é sete vezes mais comum do que a epicondilite medial (Cutts et al., 2020).

Até o momento, não existe um esquema terapêutico universalmente aceito (Cutts et al., 2020); entretanto, alguns princípios gerais podem ser considerados. Repouso e interrupção das ações agravantes são o tratamento de primeira linha.

A aplicação intermitente de gelo e a administração de AINE geralmente aliviam a dor e a inflamação. Em alguns casos, o braço é imobilizado em uma tala para suporte e alívio da dor. Injeção local de corticosteroides pode ser prescrita para controle sintomático; contudo, por causa de seus efeitos degenerativos nos tendões, essa opção terapêutica é tradicionalmente reservada para pacientes com dor intensa que não respondem a métodos terapêuticos de primeira linha (Lenoir, Mares & Carlier, 2019). Fisioterapia e exercícios de reabilitação também são considerados tratamento não cirúrgico de primeira linha (Lai, Erickson, Mlynarek et al., 2018). Múltiplas modalidades eletrofísicas, tais como estimulação nervosa elétrica transcutânea (TENS, do inglês *transcutaneous electrical nerve stimulation*), ultrassom, tratamento com ondas de choque extracorpóreas e tratamento a *laser*, podem fornecer benefícios limitados; entretanto, mais pesquisa é necessária para validar a eficácia dessas modalidades (Cutts et al., 2020). Em geral, intervenções cirúrgicas são um recurso final e podem ser aventadas para pacientes que não responderam ao manejo clínico, que desejam manejo mais rápido dos sintomas ou sentem dor intensa (Lenoir et al., 2019).

Lesão dos ligamentos colaterais fibular e tibial

Os ligamentos colaterais fibular (lateral) e tibial (medial) do joelho (Figura 37.1) fornecem estabilidade ao joelho. Esses ligamentos são lesionados quando o pé está firmemente apoiado e o joelho é golpeado – quer medialmente, resultando em estiramento e laceração do ligamento colateral fibular (lateral), quer lateralmente, provocando estiramento e laceração do ligamento colateral tibial (medial). O paciente experimenta início agudo de dor, sensibilidade articular, instabilidade articular e incapacidade de deambular sem ajuda.

Manejo clínico

O manejo inicial inclui o método RICE, o uso de analgésicos e a proteção da articulação contra lesão adicional (Dexter, 2019). Avalia-se a articulação à procura de fratura. Pode haver desenvolvimento de hemartrose (sangramento dentro da articulação), que contribui para a dor. Caso isso ocorra, pode-se aspirar o líquido articular para aliviar a pressão.

O tratamento depende da gravidade da lesão. O manejo conservador inclui proteção, repouso, aplicação de gelo, compressão e elevação do membro, sustentação de peso conforme tolerado e utilização de um suporte articulado. Muletas podem ser indicadas para ajudar a deambulação até que seja tolerada a sustentação de peso. É benéfica a realização de exercícios físicos para fortalecer os músculos que dão suporte ao joelho sem tensionar os ligamentos. Lesões graves do ligamento colateral medial são inicialmente tratadas sem sustentação de peso, com progressão para sustentação de peso conforme a tolerância (com órtese articulada) durante um período prolongado. O processo de recuperação demora 8 a 12 semanas. De modo geral, as lesões graves do ligamento colateral lateral (LCL) associadas à instabilidade do joelho exigem intervenção cirúrgica, seguida de imobilização e fisioterapia (Agranoff, 2019). Um programa de reabilitação progressiva ajuda a restaurar a função e a fortalecer o joelho. A reabilitação ocorre ao longo de muitos meses, e o paciente pode precisar usar um aparelho ortopédico que impeça a rotação durante a prática desportiva para evitar recorrência da lesão.

Manejo de enfermagem

O enfermeiro instrui o paciente em relação ao uso adequado dos meios auxiliares de locomoção, processo de cicatrização e limitação nas atividades para promover a cicatrização. As orientações abordam manejo da dor, uso de analgésicos, utilização de aparelho ortopédico, cuidados com feridas, crioterapia, sinais e sintomas de possíveis complicações (p. ex., alteração das condições neurovasculares, infecção, solução de continuidade da pele, tromboembolismo venoso [TEV]) e autocuidados (Dexter, 2019).

Lesão dos ligamentos cruzados

O ligamento cruzado anterior (LCA) e o ligamento cruzado posterior (LCP) do joelho estabilizam os movimentos anterior e posterior da articulação do fêmur com a tíbia (ver Figura 37.1A). Esses ligamentos se cruzam no centro do joelho. A lesão ocorre quando o pé está firmemente fixo e a perna recebe uma força direta, tanto para a frente quanto para trás. Se a força for para a frente, o LCA sofre o impacto da força, ao passo que a força para trás pressiona o LCP. A pessoa lesionada pode relatar ter sentido e ouvido um "estalo" no joelho durante a lesão. Se o paciente apresentar edema significativo da articulação nas primeiras 2 horas após a lesão, o LCA ou o LCP pode ter sido rompido. Um ligamento cruzado rompido produz dor, instabilidade articular e dor à sustentação de peso. O manejo imediato pós-lesão inclui o protocolo RICE, o uso de AINEs e a estabilização da articulação até que seja descartada a presença de fratura (Graham, 2019). O derrame articular grave e a hemartrose podem exigir punção articular e envolvimento com

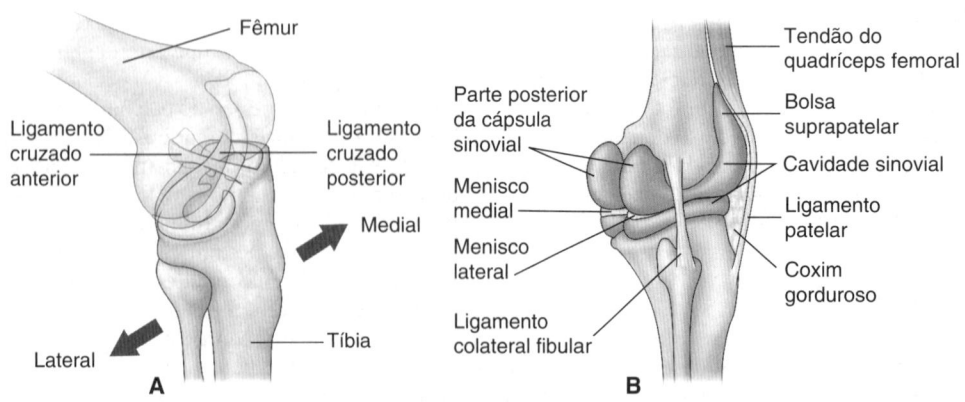

Figura 37.1 • Ligamentos, tendões e meniscos do joelho. **A.** Vista anterolateral. **B.** Vista posterolateral.

um curativo elástico compressivo. O uso de muletas pode ser necessário para evitar sustentação do peso corporal, sobretudo se houver instabilidade do joelho (Friedberg, 2019).

O tratamento depende da gravidade da lesão, das características do paciente e dos efeitos da lesão sobre as atividades de vida diária. O manejo de lesões de ligamentos pode ser cirúrgico ou clínico; a maioria dos pacientes mais jovens e ativos e atletas de alta *performance* optam por cirurgia por causa do risco de nova lesão e osteoartrite (Friedberg, 2019). Os pacientes idosos e menos ativos, cuja atividade física consista em deambulação na comunidade, tendem a se beneficiar do tratamento não cirúrgico (Graham, 2019). A reconstrução cirúrgica do LCA ou do LCP pode ser agendada após ter sido alcançada uma ADM articular próxima do normal; o procedimento inclui o reparo com enxerto tendíneo (p. ex., autoenxerto, aloenxerto ou ligamento sintético; ver discussões adiante). Isso normalmente é realizado por meio de uma cirurgia artroscópica ambulatorial, um procedimento em que o cirurgião utiliza um **artroscópio** para visualizar e reparar a lesão. Após a cirurgia, o paciente é orientado a controlar a dor com fármacos analgésicos orais e crioterapia (p. ex., uma compressa fria incorporada ao curativo). O paciente e sua família são orientados sobre como monitorar o *status* neurovascular da perna, cuidados com feridas e sinais de complicações (p. ex., infecção, TEV) que devem ser comunicados imediatamente ao cirurgião (Cox, 2017). Incentiva-se a realização de exercícios (bombeamento do tornozelo, exercícios de quadríceps e exercícios de isquiotibiais) durante o período pós-operatório imediato. O paciente deve proteger o enxerto e aderir às restrições de exercício. O fisioterapeuta supervisiona a ADM progressiva e a sustentação de peso (conforme permitido).

Lesões meniscais

No joelho, existem dois coxins semilunares (em formato de meia-lua) de fibrocartilagem, chamados de *meniscos*, que estão localizados nos lados direito e esquerdo da região proximal da tíbia, entre a tíbia e o fêmur (ver Figura 37.1). Essas estruturas funcionam como amortecedores no joelho. Normalmente, pouco movimento de torção é permitido na articulação do joelho. A torção vigorosa do joelho ou o agachamento e impacto repetitivos podem resultar em laceração ou descolamento da cartilagem de sua inserção à cabeça da tíbia. O terço periférico dos meniscos tem um pequeno fluxo sanguíneo, o que possibilita a sua cicatrização se ele for rompido.

Essas lesões deixam a cartilagem "solta" na articulação do joelho, que pode escorregar para um local entre o fêmur e a tíbia, impedindo a extensão completa da perna. Quando isso ocorre durante uma caminhada ou corrida, muitas vezes o paciente descreve a perna como "falseando". O paciente pode ouvir ou sentir um estalo no joelho ao caminhar, especialmente ao estender a perna que sustenta o peso. Quando a cartilagem está inserida à parte da frente e de trás do joelho, mas solta lateralmente (laceração em alça de balde), pode deslizar entre os ossos, de modo a situar-se entre os côndilos e impedir a flexão ou extensão completa. Como resultado disso, o joelho fica "bloqueado".

Quando um menisco é lacerado, a membrana sinovial secreta mais líquido sinovial em decorrência da irritação, e o joelho fica edemaciado. O manejo conservador inicial inclui repouso e imobilização do joelho, aplicação de gelo no joelho por 15 minutos a cada 4 a 6 horas, uso de muletas para apoio, de agentes anti-inflamatórios e de analgésicos e a modificação das atividades, evitando aquelas que causem os sintomas. Exercícios domiciliares e fisioterapia podem ser prescritos para aumentar a força dos músculos que dão suporte (p. ex., músculo quadríceps femoral, músculos isquiotibiais). O diagnóstico é confirmado por RM ou artroscopia; a abordagem terapêutica depende da idade do paciente, do tipo de laceração, das manifestações mecânicas associadas (p. ex., joelho "travado" ou comprometimento significativo da mobilidade) e da existência de derrame persistente no joelho (Cardone & Jacobs, 2019). As opções cirúrgicas incluem meniscectomia parcial ou total para o reparo do menisco. Cirurgia a céu aberto ou laparoscópica pode ser realizada (Baker, Wolf & Lubowitz, 2018). A complicação mais comum é um derrame na articulação do joelho, que provoca dor. De modo a garantir desempenho e independência no domicílio, o paciente é orientado a continuar fazendo os exercícios de fortalecimento do músculo quadríceps femoral e os exercícios progressivos de ADM; também é preconizado *biofeedback*/estimulação elétrica neuromuscular (Logerstedt, Snyder-Mackler, Ritter et al., 2018). Não existe consenso em relação ao momento ótimo de retorno à atividade física após a cirurgia; portanto, a prescrição de sustentação do peso corporal pode variar de não sustentação durante 4 a 6 semanas até sustentação plena do peso corporal com uma órtese "fechada" (extensão) do joelho (Spang, Nasr, Mohamadi et al., 2018).

Ruptura do tendão do calcâneo

O tendão de Aquiles (tendão do calcâneo) é uma faixa resistente de tecido fibroso que conecta os músculos sóleo e gastrocnêmio (da panturrilha) ao calcâneo. Com frequência, a lesão do tendão de Aquiles (tendão do calcâneo) é multifatorial; embora seja o tendão mais forte e mais espesso do corpo, é vulnerável à lesão por causa de sua irrigação sanguínea limitada e das elevadas tensões exercidas sobre ele (Egger & Berkowitz, 2017). A ruptura do tendão de Aquiles ocorre mais frequentemente em adultos jovens e de meia-idade, com acometimento mais comum de homens. A ruptura traumática do tendão de Aquiles tende a ocorrer com a dorsiflexão inesperada do pé e do tornozelo (Karlsson Westin, Carmont et al., 2019). De modo geral, os pacientes descrevem um som de estalido ou sensação de "frouxidão" na parte posterior do calcanhar. Em geral, o paciente sente dor imediata, mas esta diminui gradativamente, deixando o paciente com dificuldade de realizar flexão plantar e incapacidade de apoiar todo o peso do corpo no membro inferior comprometido (Egger & Berkowitz, 2017).

O exame clínico é crucial para o diagnóstico. A flexão plantar mostra-se comprometida, mas a dorsiflexão é melhorada. A RM ou a US são indicadas para determinar a extensão da lesão. A decisão de instituir tratamento cirúrgico ou clínico nos casos de ruptura do tendão de Aquiles é muito debatida e depende das comorbidades, das metas e das preferências do paciente (Karlsson et al., 2019). As modalidades não cirúrgicas incluem imobilização por 2 a 8 semanas. Existe alguma controvérsia em relação ao período ideal. Após a imobilização com gesso ou fibra sintética, uma bota e uma órtese com suporte de calcanhar são usadas para aumento progressivo de sustentação do peso corporal. Também é implementada fisioterapia progressiva para aumentar a força e a ADM do tornozelo. Em geral, o tratamento cirúrgico é reservado para atletas jovens e saudáveis, porque a cirurgia foi associada a menos casos de recorrência de ruptura. Após a cirurgia, um aparelho gessado pode ser usado inicialmente para imobilizar a articulação do tornozelo, porém a reabilitação funcional precoce é comprovadamente superior à imobilização com aparelho gessado em termos de satisfação do paciente e do intervalo de tempo até o retorno à atividade laboral e desportiva prévia (Zhao, Meng, Liu et al., 2017). O tempo total de reabilitação é de aproximadamente 6 semanas (Karlsson et al., 2019).

FRATURAS

A **fratura** é uma ruptura completa ou incompleta na continuidade da estrutura óssea e é definida de acordo com seu tipo e extensão. As fraturas ocorrem quando o osso é submetido a um estresse maior do que ele e é capaz de absorver (Buckley & Page, 2018). As fraturas podem ser causadas por golpes diretos, forças de esmagamento, movimentos de torção repentinos e contrações musculares extremas. Quando o osso é fraturado, as estruturas adjacentes também são afetadas, o que pode resultar em edema de partes moles, hemorragia nos músculos e nas articulações, luxações articulares, tendões rompidos, nervos seccionados e vasos sanguíneos danificados. Os órgãos do corpo podem ser lesionados pela força que causou a fratura ou pelos fragmentos da fratura.

Tipos de fraturas

Os tipos de fratura são identificados pelo nome do osso acometido e pela sua localização (p. ex., proximal, diafisária, distal) (Beutler & Titus, 2019). As fraturas também são descritas de acordo com o grau de perda da continuidade (p. ex., *fratura em galho verde* é uma perda parcial da continuidade) ou com as características dos fragmentos ósseos (p. ex., *fratura cominutiva* tem mais de dois fragmentos). Alguns tipos específicos de fraturas são apresentados na Figura 37.2.

A *fratura fechada* (fratura simples) é aquela que não compromete a integridade da pele. A *fratura exposta* (fratura composta ou complexa) é aquela em que a pele ou a membrana mucosa da ferida se estendem ao osso fraturado. As fraturas expostas são, com frequência, classificadas segundo um sistema modificado por Gustilo-Anderson em três categorias de acordo com a extensão da lesão dos tecidos moles e as dimensões das lesões cutâneas correspondentes (Elniel & Giannoudis, 2018):

- Tipo I é a ferida limpa de menos de 1 cm de comprimento e padrão de fratura simples
- Tipo II é uma ferida maior, com lesões mínimas dos tecidos moles e ausência de retalhos ou avulsões
- Tipo III (subtipos A, B e C) é considerado o mais grave, altamente contaminado e associado a dano substancial dos tecidos moles; inclui agravo vascular ou amputação traumática.

A *fratura intra-articular* estende-se até a superfície articular de um osso. Como as extremidades de um osso longo são cartilaginosas, se a fratura não for acompanhada de luxação, a radiografia nem sempre revelará a fratura, porque a cartilagem não é radiopaca. A RM ou a artroscopia identificará a fratura e confirmará o diagnóstico. A articulação é estabilizada e imobilizada com tala ou aparelho imobilizador, e não é permitida sustentação de peso até que a fratura esteja consolidada. Por causa da lesão da cartilagem articular, as fraturas intra-articulares frequentemente resultam em osteoartrite pós-traumática precoce (Mittal & Mittal, 2019).

Manifestações clínicas

Os sinais e sintomas clínicos de uma fratura dependem do osso comprometido, da idade e das condições de saúde do paciente e da gravidade da lesão (Whittle, 2017a). Todavia, os sinais e sintomas clínicos incluem frequentemente dor aguda, perda funcional, deformidade, encurtamento de um membro, crepitação, edema e equimose localizados, espasmo muscular e dor à palpação do local (Iyer, 2019).

Dor

A dor é contínua, e sua intensidade aumenta até que os fragmentos ósseos sejam imobilizados. Imediatamente após uma fratura, a área lesionada torna-se dormente, e os membros circundantes tornam-se flácidos. Os espasmos musculares que acompanham uma fratura começam logo em seguida, nos primeiros 30 minutos após a lesão, e resultam em dor mais intensa que a relatada pelo paciente no momento da lesão. Os espasmos musculares podem minimizar ainda mais o movimento dos fragmentos da fratura ou podem resultar em maior fragmentação óssea ou desalinhamento (Norris, 2020).

Perda da função

Após uma fratura, o membro não é capaz de funcionar corretamente, uma vez que a função normal dos músculos depende da integridade dos ossos em que eles estão inseridos. A dor contribui para a perda funcional. Além disso, pode haver presença de movimento anormal (movimento falso).

Deformidade

O deslocamento, a angulação ou a rotação dos fragmentos em uma fratura de braço ou perna provocam uma deformação que é detectável quando o membro é comparado com o membro não lesionado.

Encurtamento

Nas fraturas de ossos longos, ocorre encurtamento efetivo do membro em decorrência da compressão do osso fraturado. Às vezes, os espasmos musculares podem causar a superposição das partes distal e proximal da fratura, resultando em encurtamento do membro (Norris, 2020).

Crepitação

Quando o membro é palpado delicadamente, pode-se sentir ou ouvir uma sensação de desintegração, chamada de **crepitação**, que é causada pelo atrito entre os fragmentos ósseos.

Edema localizado e equimose

Após a fratura, o edema localizado e a equimose ocorrem em virtude de traumatismo e sangramento nos tecidos. Esses sinais podem não se desenvolver durante várias horas após a lesão ou podem se desenvolver dentro de 1 hora, dependendo da gravidade da fratura.

Manejo de emergência

Imediatamente após a lesão, se houver suspeita de fratura, a parte do corpo deve ser imobilizada antes de o paciente ser movido. A imobilização adequada é essencial. As articulações proximais e distais à fratura também devem ser imobilizadas para impedir o movimento dos fragmentos de fratura. A imobilização dos ossos longos dos membros inferiores pode ser realizada pelo enfaixamento das pernas juntas, com o membro não afetado servindo como tala para o membro ferido. Na lesão de membro superior, o braço pode ser enfaixado ao tórax, ou o antebraço

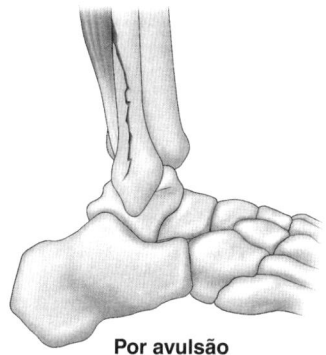

Por avulsão
Fratura em que um fragmento de osso foi tracionado por um tendão e sua inserção

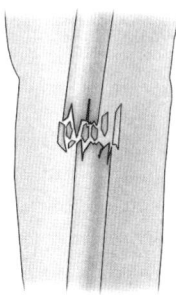

Cominutiva
Fratura em que o osso se dividiu em vários fragmentos

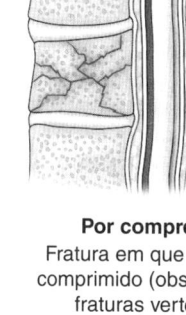

Por compressão
Fratura em que o osso foi comprimido (observada em fraturas vertebrais)

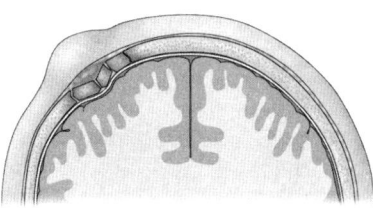

Deprimida
Fratura em que os fragmentos são conduzidos para dentro (vista com frequência nas fraturas de crânio e dos ossos da face)

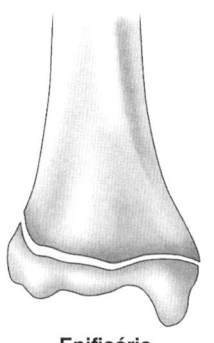

Epifisária
Fratura ao longo da epífise

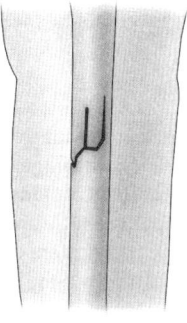

Em galho verde
Fratura em que um lado de um osso é fraturado e o outro lado é dobrado

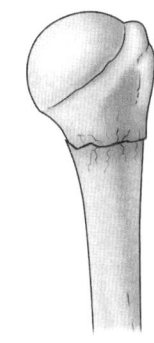

Impactada
Fratura em que um fragmento ósseo é comprimido contra o outro

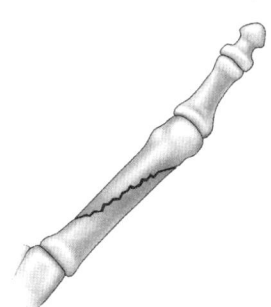

Oblíqua
Fratura que ocorre em ângulo ao longo do osso (menos estável que uma fratura transversal)

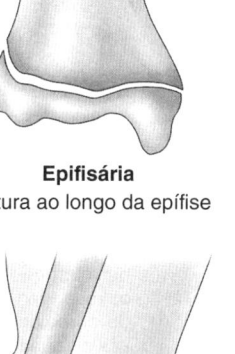

Exposta
Fratura na qual a lesão envolve também a pele ou as membranas mucosas; também chamada de fratura composta

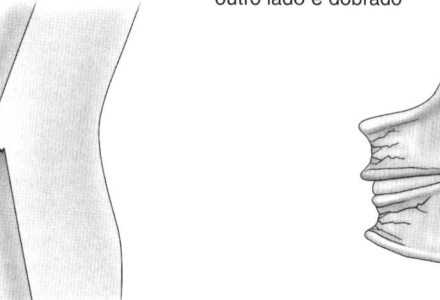

Patológica
Fratura que ocorre ao longo de uma área de osso doente (p. ex., osteoporose, cisto ósseo, osteíte deformante, metástase óssea, tumor); pode ocorrer na ausência de traumatismo ou queda

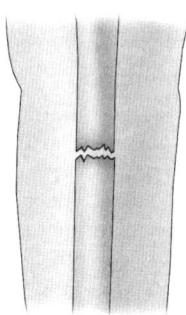

Simples
Fratura que permanece confinada, sem interrupção na integridade da pele

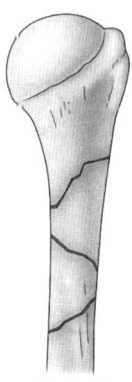

Espiral
Fratura que circunda a diáfise do osso

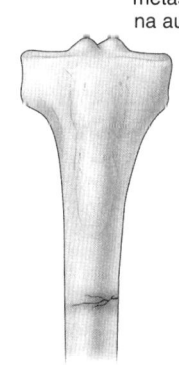

Por estresse
Fratura que resulta da carga repetida sobre ossos e músculos

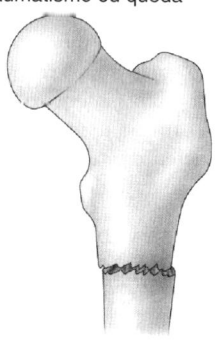

Transversal
Fratura reta através da diáfise óssea

Figura 37.2 • Tipos específicos de fraturas.

ferido pode ser colocado em uma tipoia. Deve-se avaliar o estado neurovascular distal à lesão antes e depois da imobilização para determinar a adequação da perfusão tissular periférica e da função nervosa (Derby & Beutler, 2018).

Nos casos de fratura exposta, a ferida é coberta com curativo estéril para promover hemostasia o mais rapidamente possível no local da lesão e prevenir a contaminação dos tecidos mais profundos (Buckley & Page, 2018). Não é realizada qualquer tentativa de reduzir a fratura, mesmo se um dos fragmentos de osso estiver saindo pela ferida. Aplicam-se talas para a imobilização.

No pronto-socorro, o paciente é avaliado por completo. As roupas são cuidadosamente removidas, primeiro da parte ilesa do corpo e, em seguida, do lado ferido. A roupa do paciente pode ser cortada. O membro fraturado é movido o mínimo possível, a fim de evitar outras lesões.

Manejo clínico

Redução

O termo **redução da fratura** descreve a restauração do alinhamento e do posicionamento anatômico dos fragmentos ósseos por meio de imobilização (Iyer, 2019). Tanto a redução fechada quanto a aberta podem ser usadas para reduzir uma fratura. O método específico escolhido depende da natureza da fratura; no entanto, os princípios subjacentes são os mesmos. Em geral, o médico reduz a fratura o quanto antes, visando evitar a perda de elasticidade dos tecidos decorrente de infiltração pelo edema ou hemorragia. Na maior parte dos casos, a redução da fratura torna-se mais difícil quando a lesão começa a se consolidar (Buckley & Page, 2018).

Antes da redução da fratura e da imobilização, o paciente é preparado para o procedimento; obtém-se autorização para o procedimento e administra-se um agente analgésico, conforme prescrito. Anestesia local também pode ser muito útil no controle da dor da redução de fraturas e luxações (Eiff, Hatch & Higgins, 2020a). O membro ferido deve ser manuseado com cuidado para evitar outras lesões.

Redução fechada

Na maior parte dos casos, realiza-se a redução fechada, trazendo os fragmentos do osso ao alinhamento anatômico por meio de manipulação e tração manual. O membro é mantido na posição alinhada enquanto um aparelho imobilizador, uma tala ou outro dispositivo é colocado (ver discussão adiante). A redução sob anestesia com colocação de pinos percutâneos também pode ser usada. O dispositivo de imobilização mantém a redução e estabiliza o membro para a consolidação do osso. Realizam-se radiografias após a redução para verificar se os fragmentos ósseos estão corretamente alinhados (Buckley & Page, 2018).

A tração (de pele ou esquelética) pode ser utilizada até que o paciente esteja fisiologicamente estável para ser submetido à fixação cirúrgica (ver discussão adiante).

Redução aberta

Algumas fraturas exigem redução aberta. Por meio de abordagem cirúrgica, os fragmentos do osso são alinhados anatomicamente. Dispositivos de fixação interna (p. ex., fios, parafusos, placas, pregos, hastes ou pinos metálicos) podem ser usados para manter os fragmentos ósseos em posição até que ocorra a consolidação óssea sólida (Iyer, 2019). Esses dispositivos podem ser conectados às laterais do osso, ou podem ser inseridos através dos fragmentos ósseos ou diretamente dentro da cavidade medular do osso (Figura 37.3). Os dispositivos de fixação interna garantem uma

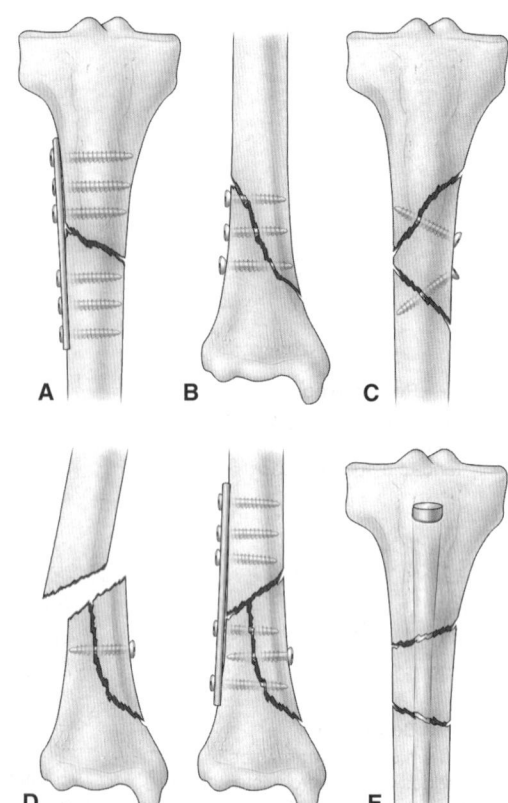

Figura 37.3 • Técnicas de fixação interna. **A.** Placa e seis parafusos para fratura transversal ou oblíqua curta. **B.** Parafusos para fratura oblíqua longa ou em espiral. **C.** Parafusos para fragmento em asa de borboleta longo. **D.** Placa e seis parafusos para fragmento em asa de borboleta curto. **E.** Prego intramedular para fratura segmentar.

aproximação firme e a fixação dos fragmentos ósseos (Buckley & Page, 2018). A redução aberta com fixação interna é um procedimento cirúrgico ortopédico comum que é realizado para tratar fraturas graves.

Imobilização

Depois da redução da fratura, os fragmentos ósseos devem ser imobilizados e mantidos na posição e no alinhamento adequados até que ocorra a consolidação. A imobilização pode ser realizada por fixação interna ou externa. Os métodos de fixação externa incluem enfaixamentos, aparelhos imobilizadores, talas, tração contínua e fixadores externos.

Manutenção e restauração da função

Mantém-se a redução e a imobilização conforme prescrito para a promoção da consolidação óssea e da cicatrização dos tecidos moles. O edema é controlado pela elevação do membro lesionado e pela aplicação de gelo, de acordo com a prescrição. O estado neurovascular é monitorado rotineiramente, e o médico é notificado imediatamente do desenvolvimento de sinais de comprometimento neurovascular. A inquietação, a ansiedade e o desconforto são controlados por uma variedade de abordagens, como tranquilização, mudanças de posição e estratégias de alívio da dor, incluindo o uso de medicamentos analgésicos. Incentiva-se a realização de exercícios isométricos e de exercícios para os grandes grupos musculares, a fim de minimizar a atrofia e promover a circulação. Estimula-se a participação nas atividades de vida diária para promover o funcionamento independente e a autoestima. Promove-se a retomada gradual das atividades, conforme prescrito. Em caso de fixação interna, o cirurgião determina a quantidade de movimento e sustentação de peso que o membro pode receber e prescreve o nível de atividade (Buckley & Page, 2018). Ver mais informações adiante sobre como cuidar dos pacientes que estão com um aparelho imobilizador, que estão em tração ou que são submetidos a uma cirurgia para corrigir fraturas.

Manejo de enfermagem

Pacientes com fraturas fechadas

O paciente com uma fratura fechada não tem uma abertura na pele no local da fratura. Os ossos fraturados podem não estar deslocados ou discretamente deslocados, mas a pele está intacta. O enfermeiro orienta o paciente sobre os métodos adequados para controlar o edema e a dor (Boxe 37.2). É importante orientar o paciente em relação aos exercícios para manter a saúde dos músculos não afetados e aumentar a força dos músculos necessários para a transferência e para a utilização de meios auxiliares de locomoção, como muletas, andadores e órteses especiais. O paciente também é orientado a usar os meios auxiliares de modo seguro. Fazem-se planos para ajudar os pacientes a modificar o ambiente doméstico conforme necessário e garantir a segurança, como remover tapetes do assoalho ou qualquer objeto que obstrua o caminho do pedestre ao longo da casa. As orientações ao paciente incluem o autocuidado, as informações sobre a medicação, o acompanhamento de complicações potenciais e a necessidade de continuar a supervisão de cuidados de saúde. A consolidação da fratura e a restauração da força e da mobilidade podem levar de 6 a 8 semanas, em média, dependendo da qualidade do tecido ósseo do paciente (Iyer, 2019).

Pacientes com fraturas expostas

Nas fraturas expostas, existe risco de **osteomielite** (*i. e.*, infecção do osso), tétano e gangrena gasosa (ver discussão sobre osteomielite no Capítulo 36). Os objetivos do manejo são prevenir a infecção da ferida, dos tecidos moles e dos ossos e promover a consolidação dos ossos e a cicatrização dos tecidos moles. Antibióticos intravenosos (IV) são administrados após a chegada do paciente ao hospital associado ao toxoide tetânico intramuscular (IM), conforme indicado (Howe, 2018).

No centro cirúrgico, iniciam-se a irrigação de feridas usando soro fisiológico isotônico estéril e o **desbridamento** (remoção de tecidos e material estranho), o mais rápido possível. Realiza-se uma cultura da ferida e pode-se colocar enxerto ósseo para preencher as áreas de defeitos ósseos. A fratura é cuidadosamente reduzida e estabilizada por fixação externa (ver discussão mais adiante), e a ferida normalmente é deixada aberta. Se houver alguma lesão a vasos sanguíneos, tecidos moles, músculos, nervos e tendões, implementa-se o tratamento adequado.

Nas fraturas expostas, o fechamento primário da ferida geralmente é tardio, particularmente em fraturas de maior grau. Feridas muito contaminadas não são suturadas e são tratadas com curativos a vácuo para viabilizar a drenagem da ferida. A irrigação e o desbridamento das feridas podem ser repetidos, removendo o tecido infectado e desvitalizado e aumentando a vascularização da região (Dunbar & Cannada, 2017).

Boxe 37.2 — LISTA DE VERIFICAÇÃO DO CUIDADO DOMICILIAR
Paciente com fratura fechada

Ao concluírem as orientações, o paciente e/ou o cuidador serão capazes de:

- Nomear o procedimento que foi realizado e identificar quaisquer mudanças na estrutura ou na função anatômicas, bem como as alterações nas AVDs, nas AIVDs, nos papéis, nos relacionamentos e na espiritualidade
- Identificar a modificação do ambiente domiciliar, as intervenções e as estratégias (p. ex., equipamento médico permanente, equipamento adaptativo) usadas na promoção segura de recuperação e reabilitação eficazes
- Descrever o esquema terapêutico em curso, incluindo dieta e atividades a serem realizadas (p. ex., exercícios) e limitadas ou evitadas (p. ex., levantar peso, dirigir automóveis, esportes de contato)
  - Descrever abordagens para controlar o edema (p. ex., elevar o membro ao nível do coração)
  - Consumir uma dieta saudável para promover a consolidação óssea
  - Observar os limites de sustentação de peso e atividade prescritos
  - Participar do regime de exercícios prescrito para manter a saúde dos músculos não afetados e dos músculos agora necessários para transferência segura, mobilidade etc.
  - Se indicado, demonstrar o uso seguro de dispositivo de mobilidade, dispositivo auxiliar, dispositivo imobilizador e técnica de transferência
- Informar o nome, a dose, os efeitos colaterais, a frequência e o esquema posológico de todos os medicamentos terapêuticos e profiláticos prescritos pelo médico (p. ex., antibióticos, analgésicos)
- Controlar a dor com intervenções farmacológicas e não farmacológicas
- Relatar a dor não controlada pela elevação e pelos analgésicos (pode ser um indicador de perfusão tissular diminuída ou síndrome compartimental)
- Declarar os indicadores de complicações a serem comunicados rapidamente ao médico (p. ex., edema e dor não controlada; dedos das mãos ou dos pés frios e pálidos; parestesia; paralisia; sinais de infecções local e sistêmica; sinais de tromboembolismo venoso; problemas com o imobilizador)
- Declarar possíveis complicações das fraturas (p. ex., retardo de consolidação; pseudoartrose; necrose avascular; síndrome da dor regional complexa, anteriormente chamada de *distrofia simpaticorreflexa*; ossificação heterotópica)
- Descrever a retomada gradual das atividades normais quando clinicamente liberado e discutir como proteger o local da fratura de tensões indevidas
- Relatar como contatar o médico em caso de perguntas ou complicações
- Determinar a hora e a data das consultas de acompanhamento, da terapia e dos exames
- Identificar a necessidade de promoção da saúde, prevenção de doenças e atividades de triagem.

Recursos

Ver, no Capítulo 2, Boxe 2.6, informações adicionais relacionadas com equipamento médico durável, equipamento adaptativo e habilidades de mobilidade.

AIVDs: atividades instrumentais da vida diária; AVDs: atividades da vida diária.

O membro é elevado para minimizar o edema. O estado neurovascular deve ser avaliado com frequência. A temperatura é avaliada em intervalos regulares, e o paciente é monitorado à procura de sinais de infecção. O enxerto ósseo pode ser necessário para preencher defeitos ósseos e para estimular a consolidação óssea (Dunbar & Cannada, 2017).

> **Desfechos clínicos de histórias de pacientes: Marilyn Hughes • Parte 1**
>
>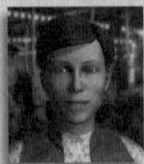
>
> **Marilyn Hughes,** uma mulher de 45 anos, foi trazida ao setor de emergência do hospital pelo marido após uma queda na escada (degraus molhados). Ela se queixa de intensa dor na perna esquerda. Está de calças compridas e botas. Quais são as avaliações e intervenções prioritárias que o enfermeiro deve implementar para a suspeita de fratura de perna esquerda (tíbia, fíbula)? (A história de Marilyn Hughes continua no Capítulo 60.)

Consolidação da fratura e complicações

A maior parte das fraturas necessita de semanas a meses para se consolidar. Muitos fatores influenciam o prazo do processo de consolidação (Boxe 37.3). Na fratura cominutiva, os fragmentos do osso devem estar devidamente alinhados para alcançar a melhor consolidação possível. É essencial que o osso fraturado tenha irrigação sanguínea para a área, a fim de facilitar o processo de consolidação. Em geral, as fraturas de ossos chatos (pelve, esterno e escápula) consolidam-se rapidamente. Uma fratura complexa, cominutiva, pode consolidar-se lentamente. As fraturas nas extremidades dos ossos longos, onde o osso é mais vascularizado e esponjoso, consolidam-se mais rapidamente que as fraturas em áreas em que o osso é denso e menos vascularizado (diáfise). Em geral, as fraturas consolidam-se mais rapidamente em pacientes mais jovens (Howe, 2018).

Se a consolidação da fratura for interrompida, a união óssea pode ser atrasada ou completamente interrompida. Entre os fatores que podem comprometer a consolidação das fraturas estão imobilização inadequada da fratura, irrigação sanguínea inadequada do local da fratura ou do tecido adjacente,

politraumatismo, perda óssea substancial, infecção, adesão insatisfatória às restrições prescritas (p. ex., tabagismo e consumo abusivo de bebidas alcoólicas), processos malignos, determinados medicamentos (p. ex., corticosteroides), idade avançada e alguns processos mórbidos (p. ex., artrite reumatoide) (Howe, 2018).

As complicações das fraturas podem ser agudas ou tardias. As complicações imediatas incluem o choque, a embolia gordurosa, a síndrome compartimental aguda, o TEV (trombose venosa profunda [TVP], embolia pulmonar [EP]), a coagulação intravascular disseminada (CID) e a infecção (Iyer, 2019). As complicações tardias incluem o retardo de consolidação, a consolidação viciosa, a pseudoartrose, a NAV do osso, a síndrome da dor regional complexa (SDRC) e a ossificação heterotópica.

Complicações iniciais

Choque

O choque hipovolêmico ou traumático decorrente de hemorragia é mais frequentemente observado em pacientes com traumatismo, com fraturas da pelve e com fratura de fêmur deslocada ou aberta, em que a artéria femoral é rompida por fragmentos ósseos. O tratamento para o choque consiste em estabilizar a fratura para evitar hemorragia adicional, restaurar o volume sanguíneo e a circulação, aliviar a dor do paciente, fornecer a imobilização adequada e proteger o paciente de lesões adicionais e outras complicações (Iyer, 2019). Ver discussão sobre choque no Capítulo 11.

Síndrome de embolia gordurosa

O termo síndrome de embolia gordurosa (SEG) descreve as manifestações clínicas da chegada de êmbolos de gordura à circulação após o traumatismo ortopédico, sobretudo fraturas de ossos longos (p. ex., fêmur) e fraturas pélvicas. A SEG ocorre mais frequentemente em fraturas fechadas do que nas fraturas expostas (Weinhouse, 2019). No momento da fratura, glóbulos de gordura podem difundir-se da medula óssea para o compartimento vascular. Esses glóbulos (p. ex., êmbolos) podem obstruir os pequenos vasos sanguíneos que irrigam os pulmões, o encéfalo, os rins e outros órgãos. O aparecimento dos sintomas é rápido, geralmente nas primeiras 24 a 72 horas após a lesão, mas pode ocorrer até 1 semana após a lesão (Iyer, 2019). A SEG ocorre mais frequentemente em homens do que em mulheres, com incidência mais elevada entre 10 e 40 anos.

Manifestações clínicas

A tríade clássica de manifestações clínicas da SEG inclui hipoxemia, comprometimento neurológico e erupção cutânea petequial (Weinhouse, 2019). As primeiras manifestações típicas são pulmonares e incluem hipoxia, taquipneia e dispneia, acompanhadas de taquicardia, dor torácica subesternal, febre baixa, estertores à ausculta e outras manifestações de insuficiência respiratória. As radiografias de tórax mostram sinais de síndrome de angústia respiratória aguda (SARA) ou podem ser normais. A erupção petequial pode se desenvolver em 2 a 3 dias após o início dos sintomas. Essa erupção cutânea é secundária à disfunção na microcirculação e/ou na trombocitopenia e normalmente surge no tórax e nas mucosas (regiões do corpo não influenciadas pela mudança de posição). Existem graus variáveis de déficits neurológicos que podem incluir inquietação, agitação psicomotora, convulsões, déficits focais e encefalopatia (Fukumoto & Fukumoto, 2018). Não existem critérios universais

> **Boxe 37.3 Fatores que inibem a consolidação da fratura**
>
> - Comorbidades (p. ex., diabetes melito, artrite reumatoide)
> - Corticosteroides, anti-inflamatórios não esteroides
> - Espaço ou tecido entre os fragmentos ósseos
> - Idade > 40 anos
> - Imobilização inadequada
> - Infecção
> - Malignidade local
> - Mau alinhamento dos fragmentos de fratura
> - Necrose avascular
> - Perda óssea
> - Sustentação de peso antes do autorizado
> - Tabagismo
> - Traumatismo local extenso
>
> Adaptado de Buckley, R. & Page, J. L. (2018). General principles of fracture care. *Medscape*. Retirado em 07/01/2020 de: emedicine.medscape.com/article/1270717-overview#a6; Norris, T. L. (2020). *Porth's essentials of pathophysiology* (5th ed.). Philadelphia, PA: Wolters Kluwer.

para o diagnóstico da SEG; o diagnóstico baseia-se na suspeita clínica suscitada pela tríade clássica de sinais/sintomas e nos achados dos exames de imagem (Uranslip, Muengtaweepongsa, Chanalithichai et al., 2018).

> **Alerta de enfermagem: Qualidade e segurança**
>
> Mudanças sutis de personalidade, agitação, irritabilidade ou confusão mental em paciente que tenha sofrido fratura são indicações para a realização imediata de gasometria arterial.

Prevenção e manejo

A prevenção é o aspecto mais importante do tratamento; a imobilização imediata das fraturas – incluindo a fixação cirúrgica precoce, a manipulação mínima da fratura e o apoio adequado aos ossos fraturados durante a mudança de decúbito e de posicionamento – e a manutenção do equilíbrio hídrico e eletrolítico são medidas que podem reduzir a incidência de êmbolos gordurosos. Não existe tratamento específico para SEG, ou seja, as medidas são de suporte. Reposição volêmica, oxigenação, vasopressores, ventilação mecânica e, às vezes, corticosteroides constituem medidas terapêuticas de suporte (Weinhouse, 2019).

Síndrome compartimental aguda

Um compartimento anatômico é uma área do corpo envolvida por osso ou fáscia (p. ex., a membrana fibrosa que recobre e separa os músculos) que contém músculos, nervos e vasos sanguíneos. O corpo humano tem 46 compartimentos anatômicos, e 36 destes estão localizados nos membros (Figura 37.4). A síndrome compartimental aguda, uma emergência cirúrgica na qual o momento de intervenção influencia o desfecho, é caracterizada por elevação da pressão em um compartimento anatômico a níveis superiores aos da pressão de perfusão normal. A síndrome compartimental aguda é decorrente de aumento do volume compartimental (p. ex., em decorrência de edema ou sangramento) e/ou de redução das dimensões do compartimento (p. ex., decorrente de um aparelho imobilizador restritivo).

Quando a pressão no interior de um compartimento afetado atinge níveis superiores aos normais, a perfusão tecidual é comprometida, provocando morte celular, que pode evoluir para necrose tecidual e disfunção permanente (Papachristos & Giannoudis, 2018). A causa mais comum é fratura, com as fraturas de tíbia implicando risco mais elevado (Long, Koyfman & Gottlieb, 2019). A síndrome compartimental aguda é mais comum em adultos jovens e, embora possam transcorrer até 48 horas para o aparecimento de sintomas, a progressão dos sinais/sintomas geralmente é rápida (algumas horas após a lesão inicial ou o reparo da fratura) (Stracciolini & Hammerberg, 2019).

Avaliação e achados diagnósticos

A avaliação frequente da função neurovascular após uma fratura é essencial e se concentra nos "cinco Ps": dor (*p*ain), *p*alidez, *p*arestesia, ausência de *p*ulso arterial e *p*aralisia (Papachristos & Giannoudis, 2018). Em geral, o paciente com síndrome compartimental procura assistência devido à dor intensa desproporcional à lesão, que é considerada o sintoma cardinal (Stracciolini & Hammerberg, 2019). Além disso, os pacientes com frequência descrevem essa dor como profunda e em caráter de queimação e ressaltam que a medicação não promove alívio. A piora da dor ao alongamento passivo dos músculos do compartimento comprometido é altamente preditiva (McMillan, Gardner, Schmidt et al., 2019). Na isquemia e no edema de nervos continuada, o paciente experimenta sensibilidade diminuída seguida de anestesia completa. A paresia motora pode ocorrer como um sinal tardio da isquemia do nervo. Avalia-se o movimento pedindo ao paciente que flexione e estenda o punho ou realize flexão plantar ou dorsal do tornozelo. Paralisia (ausência de movimento) é um achado tardio após a isquemia prolongada e está associada à lesão neurovascular (McMillan et al., 2019).

Avalia-se a circulação periférica por meio da avaliação de cor, temperatura, tempo de preenchimento capilar, edema e pulsos arteriais. Unhas cianóticas sugerem congestão venosa. Dedos frios e pálidos ou escuros, tempo de enchimento capilar prolongado e diminuição dos pulsos arteriais são sinais sugestivos de comprometimento da perfusão arterial. O edema pode

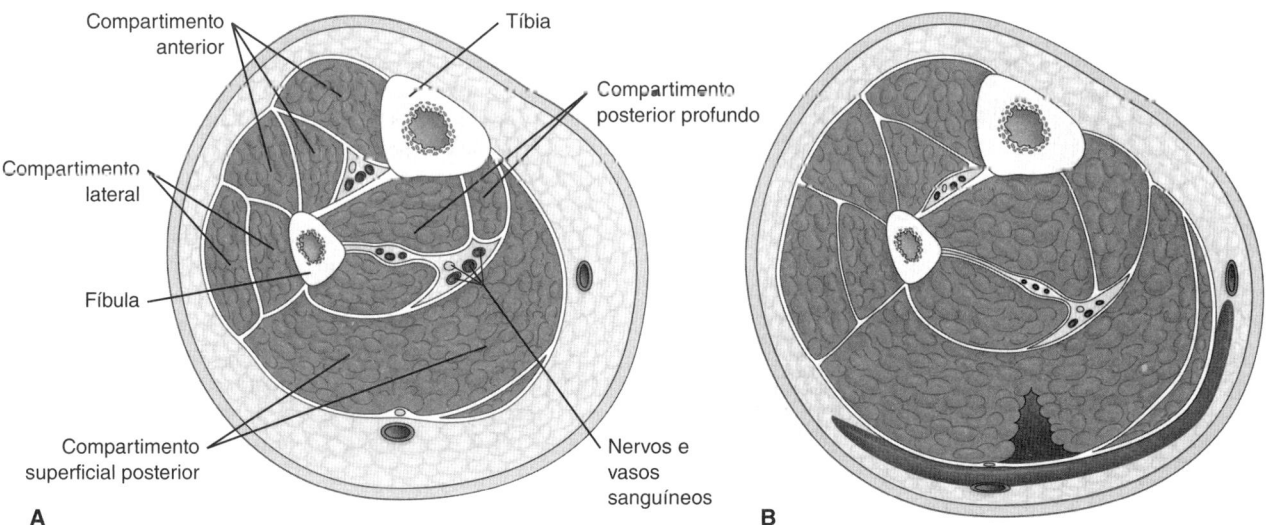

Figura 37.4 • A. Corte transverso da perna normal com seus compartimentos musculares. **B.** Corte transverso da perna com síndrome compartimental.

obscurecer a função de pulsação arterial, e a US Doppler pode ser usada para verificar o pulso. A ausência de pulso arterial é um sinal tardio (McMillan et al., 2019).

Um diagnóstico rápido de síndrome compartimental aguda se baseia na suspeita clínica e no achado dos "cinco Ps" em exames físicos repetidos, porém é importante ter em mente que a dor é um sintoma subjetivo e só pode ser relatada por pacientes conscientes (AAOS, 2018). Além disso, alguns sinais/sintomas só ocorrem nos estágios tardios da síndrome compartimental aguda (Stracciolini & Hammerberg, 2019). A palpação do músculo, se possível, revela que ele está edemaciado e sua consistência é dura, com a pele tensa e brilhante. O cirurgião ortopédico pode medir a pressão do tecido por meio da inserção de um dispositivo de monitoramento da pressão tecidual, como o monitor de pressão intracompartimental Stryker® no compartimento do músculo (a pressão normal é igual ou inferior a 8 mmHg) (Figura 37.5). Tecidos nervosos e musculares deterioram-se com o aumento da pressão no compartimento. A pressão superior a 30 mmHg por tempo prolongado pode resultar em alterações irreversíveis (Long et al., 2019).

Manejo clínico

O manejo rápido da síndrome compartimental aguda é crucial e inclui alívio da compressão externa do compartimento. O cirurgião ortopédico precisa ser notificado imediatamente se houver suspeita de comprometimento neurovascular. A demora na instituição do tratamento pode resultar em lesão muscular nervosa permanente, infecção, rabdomiólise com lesão renal aguda e amputação (Stracciolini & Hammerberg, 2019).

Se as medidas conservadoras não restaurarem a perfusão tissular (tecidual) e aliviarem a dor, uma fasciotomia (descompressão cirúrgica com excisão da fáscia) é considerada o tratamento definitivo para aliviar a fáscia muscular constritiva (AAOS, 2018). Após a fasciotomia, a ferida não é suturada, mas sim deixada aberta, para possibilitar que os tecidos musculares se expandam; é coberta com curativos úmidos em soro fisiológico estéril, ou com pele artificial. O tratamento da ferida com pressão negativa (curativo a vácuo) tem se mostrado efetivo na remoção de líquido e reduz o tempo até o fechamento da ferida por primeira intenção (Modrall, 2019). O braço (ou a perna) afetado é imobilizado em posição funcional e elevado ao nível do coração, e normalmente são prescritos exercícios de ADM passiva intermitentes. Em 2 a 3 dias, quando o edema tiver desaparecido e a perfusão tissular tiver sido restaurada, a ferida é debridada e fechada (possivelmente com enxertos de pele).

Manejo de enfermagem

O enfermeiro deve avaliar com frequência as condições neurovasculares e a dor no membro afetado e relatar imediatamente ao médico quaisquer alterações negativas que possam sugerir síndrome compartimental. O membro deve ser mantido em uma posição funcional ao nível do coração para promover fluxo sanguíneo ótimo.

> **Alerta de enfermagem: Qualidade e segurança**
>
> No manejo da síndrome compartimental aguda, mantém-se o membro na altura do coração (não acima do nível do coração), removendo curativos constritivos e abrindo e bivalvando o aparelho gessado ou abrindo a tala, se um ou outro estiver presente.

O manejo da dor é crucial e é realizado com analgésicos opioides, conforme prescrição médica. A avaliação cuidadosa do balanço hídrico e do exame de urina pode detectar o desenvolvimento de rabdomiólise (ver Capítulo 48).

Os pacientes que recebem alta hospitalar para casa com fraturas ou aparelhos de imobilização precisam ser orientados. Entre as orientações, estão o reconhecimento das características singulares da síndrome compartimental aguda (dor crescente e refratária à medicação e manifestações neurovasculares) e quando entrar em contato com o médico para consulta de emergência.

Outras complicações iniciais

O TEV, incluindo a TVP e a EP, está associado à redução das contrações musculares esqueléticas e ao repouso no leito. Os pacientes com fraturas de membros inferiores e pelve estão em alto risco de TEV (Buckley & Page, 2018). A EP pode causar a morte vários dias ou semanas após a lesão. Ver Capítulo 26 para uma discussão sobre TEV, EP e TVP.

A coagulação intravascular disseminada (CIVD) é um distúrbio sistêmico que resulta em hemorragia generalizada e microtrombose com isquemia. Suas causas são diversas e podem incluir o traumatismo tecidual maciço. As manifestações iniciais da CIVD incluem equimoses, sangramento inesperado após uma cirurgia e sangramento das mucosas, dos locais de punção venosa e dos sistemas digestório e urinário (Iyer, 2019). Ver discussão sobre o tratamento da CIVD no Capítulo 29.

Todas as fraturas expostas são consideradas contaminadas e tratadas o mais precocemente possível com irrigação abundante, desbridamento, imunização/profilaxia antitetânica e antibióticos IV (Schaller, 2018). A fixação interna cirúrgica

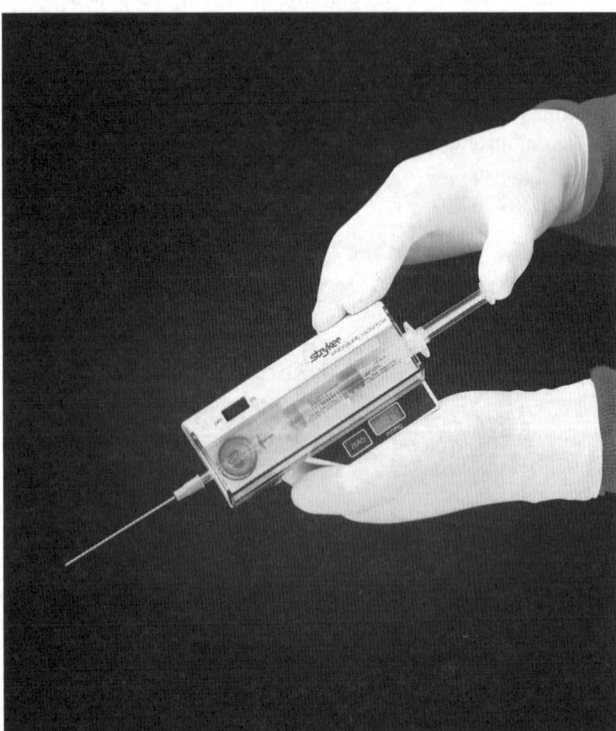

Figura 37.5 • Monitor de pressão intracompartimental Stryker® (Stryker Intra-Compartmental Pressure Monitor). Reimpressa com autorização da Stryker Inc.

das fraturas acarreta risco de infecção. O enfermeiro deve monitorar e orientar o paciente quanto aos sinais e sintomas de infecção, incluindo sensação dolorosa, dor, vermelhidão, edema, calor local, temperatura elevada e drenagem purulenta.

Complicações tardias
Retardo de consolidação, pseudoartrose e consolidação viciosa

O **retardo de consolidação** ocorre quando a consolidação não ocorre no prazo esperado para a localização e o tipo de fratura. O retardo pode estar associado a distração (afastamento) dos fragmentos ósseos, infecção sistêmica ou local, má nutrição ou comorbidades (p. ex., diabetes melito, doença autoimune). O tempo de consolidação é prolongado, mas a fratura consolida-se (Nyary & Scammell, 2018). A **pseudoartrose** é a cicatrização incompleta de uma fratura e resulta da falha das extremidades de um osso fraturado de se consolidarem; já a **consolidação viciosa** é a consolidação de um osso fraturado em uma posição desalinhada (deformada) (Figura 37.6). Em ambos os casos, o paciente queixa-se de desconforto persistente e movimento anormal no local da fratura. A pseudoartrose ocorre mais comumente em fraturas de tíbia, ao passo que a consolidação viciosa ocorre mais frequentemente em fraturas da mão (ou dos dedos) (Howe, 2018). Os fatores que contribuem para retardo de consolidação, pseudoartrose e consolidação viciosa são os mesmos responsáveis pelo comprometimento da consolidação óssea (ver Boxe 37.3).

Manejo clínico

O comprometimento da consolidação óssea pode ser tratado com intervenções cirúrgicas e não cirúrgicas. As modalidades terapêuticas não cirúrgicas incluem ultrassom pulsado de baixa intensidade e aplicação externa de estimuladores elétricos do crescimento ósseo (Osman, Gabr & Haddad, 2019). As técnicas de estimulação elétrica intensificam o processo de consolidação óssea via exposição dos osteoblastos a campos eletromagnéticos, que estimulam a secreção de fatores de crescimento (Bhavsar, Leppik, Oliveira et al., 2019). Em alguns casos, os estimuladores ósseos elétricos também podem ser invasivos: completamente implantados ou parcialmente implantados na forma de pinos no local da consolidação viciosa (Figura 37.7). As intervenções cirúrgicas incluem enxertos ósseos e fixações externa e interna (Weinlein, 2017; Whittle, 2017b).

O osso enxertado passa por um processo de reconstrução, que resulta em uma substituição gradual de enxerto por osso novo. Durante a cirurgia, os fragmentos do osso são desbridados e alinhados, a infecção (se presente) é removida, e um enxerto de osso é colocado no defeito ósseo. O enxerto ósseo pode ser um **autoenxerto** (tecido, frequentemente da crista ilíaca, coletado do próprio paciente; também chamado de autógeno), um **aloenxerto** (tecido coletado de um doador, também chamado de homógeno) ou um substituto ósseo (Baldwin, Li, Auston et al., 2019). O enxerto ósseo preenche a lacuna óssea, fornece uma estrutura de rede para a invasão das células ósseas e promove ativamente o crescimento ósseo. O tipo de osso selecionado para o enxerto depende da função – o osso cortical é utilizado para a resistência estrutural; o osso esponjoso, para a osteogênese; e o osso cortical-esponjoso, para a força e a incorporação rápida (Baldwin et al., 2019). Autoenxertos de osso vascularizado livre são enxertados com sua própria irrigação sanguínea, possibilitando a consolidação primária da fratura.

Depois de o enxerto ser feito, são necessárias imobilização e restrições de sustentação de peso enquanto o enxerto ósseo se incorpora e a fratura ou defeito se consolida, o que pode ser confirmado em um raios X (Whittle, 2017b). Dependendo do tipo de osso enxertado e da idade do paciente, a consolidação pode ocorrer em 6 a 12 meses ou mais. As complicações da enxertia incluem a infecção do enxerto ou da ferida, a fratura do enxerto e a pseudoartrose. Os problemas específicos associados aos autoenxertos incluem uma quantidade limitada de osso disponível para coleta e dor no local de coleta, que pode persistir por até 2 anos após a retirada do osso. As raras complicações específicas dos aloenxertos incluem a aceitação parcial (falta de histocompatibilidade entre o hospedeiro e o doador, o que retarda a incorporação do enxerto), a rejeição do enxerto (reabsorção rápida e completa do enxerto) e a transmissão de doenças (rara) (Whittle, 2017b).

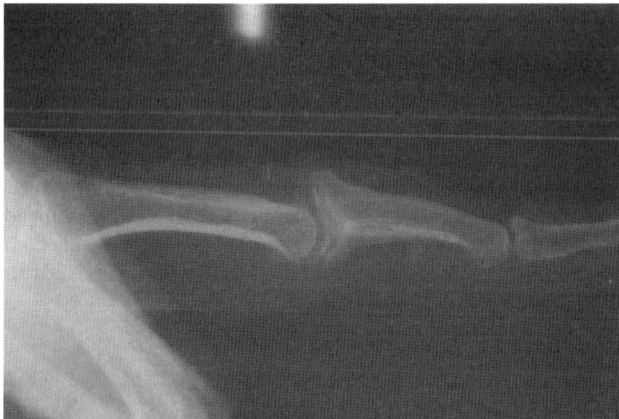

Figura 37.6 • Consolidação viciosa de 8 meses no quarto dígito de uma paciente de 19 anos. Reimpressa, com autorização, de Strickland, J. W. & Graham, T. J. (2005). *Master techniques in orthopaedic surgery: The hand* (2nd ed.). Philadelphia, PA: Lippincott Williams & Wilkins.

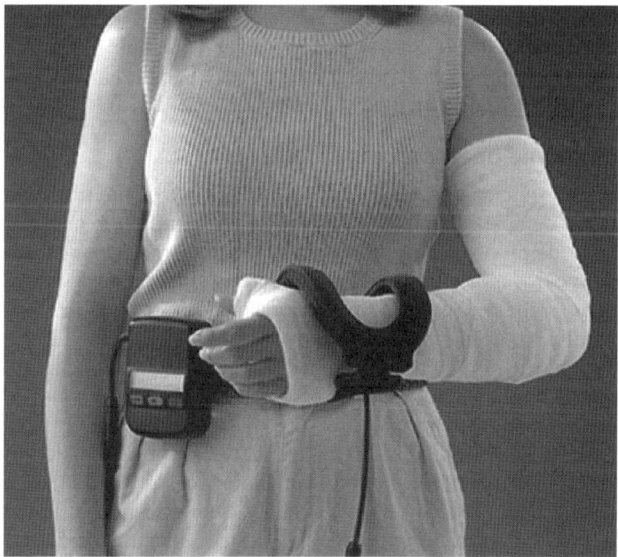

Figura 37.7 • Estimulador da consolidação óssea aplicado ao braço. Reproduzida, com autorização, de EBI Medical Systems, Parsippany, NJ.

Manejo de enfermagem

O paciente com pseudoartrose está há bastante tempo tratando a fratura e pode ficar frustrado com a terapia prolongada. O enfermeiro oferece apoio emocional e incentivo ao paciente e estimula a adesão ao esquema de tratamento. O cirurgião ortopédico avalia a progressão da consolidação óssea com radiografias periódicas.

Os cuidados de enfermagem ao paciente com um enxerto ósseo incluem o manejo da dor e o monitoramento do paciente à procura de possíveis complicações. O enfermeiro precisa reforçar as orientações acerca dos objetivos de enxerto ósseo, imobilização, exercícios sem sustentação de peso, cuidados com as feridas, monitoramento em busca de sinais de infecção, bem como a importância do acompanhamento do cirurgião ortopédico (Whittle, 2017b).

Os cuidados de enfermagem ao paciente em uso de estimuladores do crescimento ósseo se concentram em orientações ao paciente sobre imobilização, restrições à sustentação do peso corporal e uso correto do estimulador, conforme prescrito (Mains, 2017).

Necrose avascular do osso (osteonecrose)

A NAV ocorre quando o osso deixa de ser irrigado e "morre"; o processo acaba resultando em colapso ósseo e destruição da articulação associada. Pode ocorrer após uma fratura com interrupção da irrigação sanguínea à área distal. Também ocorre em pacientes em uso prolongado de altas doses de corticosteroides, expostos à radiação, com doença falciforme, artrite reumatoide e outras doenças; etilismo crônico e tabagismo são outras etiologias atraumáticas (Graham, 2020). O processo geralmente é progressivo, e o paciente desenvolve dor aos movimentos que evolui para dor em repouso. O diagnóstico baseia-se na anamnese, no exame físico, em radiografias, TC e cintigrafias ósseas. A cabeça e o colo do fêmur são os locais mais comumente comprometidos por NAV, seguidos pelo joelho. A meta terapêutica é a preservação da articulação nativa pelo maior tempo possível, incluindo intervenções conservadoras e cirúrgicas (Graham, 2020). O manejo não cirúrgico inclui modificação da atividade física, administração de analgésicos e sustentação parcial do peso corporal na região comprometida. Os procedimentos de preservação da articulação visam à revascularização da área comprometida, seja por perfuração do segmento avascular, seja por colocação de enxerto de medula óssea. Em casos extremos, são aconselháveis a retirada do fragmento e a reconstrução da articulação (Jones & Mont, 2018).

Síndrome da dor regional complexa

A síndrome da dor regional complexa (SDRC) é um distúrbio raro e complexo caracterizado por dor regional em um membro que é desproporcional à lesão; em geral, surge após fratura, lesão de tecidos moles ou cirurgia. Acredita-se que a causa da dor seja o somatório de respostas disfuncionais do sistema nervoso (central e periférico) a um evento precipitante (p. ex., fratura, cirurgia). As mulheres são acometidas mais frequentemente do que os homens, e a idade média por ocasião do diagnóstico é de 40 anos (National Institute of Neurological Disorders and Stroke [NINDS], 2017). Dois subtipos de SDRC já foram reconhecidos: o tipo I (antes denominado *distrofia simpática reflexa*) aplica-se a pacientes com SDRC sem evidências de lesão de nervo periférico; já o tipo II (antes denominado *causalgia*) refere-se a pacientes com lesão de nervos (Abdi, 2020).

As manifestações clínicas da SDRC incluem dor em queimação intensa, edema local, hiperestesia, rigidez, descoloração, alterações vasomotoras na pele (p. ex., pele com temperatura flutuante, vermelha, seca e fria, sudorética, cianótica) e alterações tróficas, que podem incluir pele lustrosa e brilhante e mudanças no crescimento dos pelos e das unhas. Essa síndrome frequentemente é crônica, com extensão dos sintomas para áreas adjacentes do corpo. Disfunção do membro acometido também pode ocorrer na SDRC. O diagnóstico baseia-se na anamnese e no exame físico, bem como na eliminação de outras causas orgânicas (NINDS, 2017).

Manejo de enfermagem

O objetivo primário do tratamento consiste na manutenção da função física ou na sua recuperação (Stanton-Hicks, 2018). O alívio da dor precoce e efetivo é o foco do manejo. A dor pode ser controlada com agentes analgésicos, AINEs, anestésicos tópicos (p. ex., adesivos de lidocaína), corticosteroides e opioides. Agentes anticonvulsivantes (p. ex., gabapentina) e antidepressivos (p. ex., amitriptilina) podem ser efetivos no tratamento da dor neuropática. Outras abordagens terapêuticas incluem bloqueio de nervos simpáticos, estimulação neural e administração intratecal de medicamentos prescritos. Abordagens novas que estão sendo investigadas incluem infusões de imunoglobulina (IGIV) e cetamina, além do uso de oxigenoterapia hiperbárica (Abdi, 2020). O enfermeiro avalia a efetividade dessas intervenções e medidas terapêuticas (ver Capítulo 9) e ajuda o paciente a lidar com as manifestações da SDRC por meio de escuta terapêutica, iniciação de técnicas de relaxamento e modificação compartimental e encaminhamento para terapia de reabilitação. Quando iniciada precocemente, a reabilitação consegue melhorar a circulação para a área afetada e maximizar a função. Depressão e ansiedade com frequência acompanham os transtornos álgicos graves; portanto, o enfermeiro deve recomendar o encaminhamento para um profissional da saúde mental, conforme a necessidade (NINDS, 2017).

> **Alerta de enfermagem: Qualidade e segurança**
>
> O enfermeiro evita mensurar a pressão arterial e realizar punções venosas no membro afetado no paciente com SDRC.

Ossificação heterotópica

A **ossificação heterotópica** consiste em crescimento ósseo em uma localização atípica, como nos tecidos moles (Speed, 2019). A ossificação heterotópica, que é caracterizada como miosite traumática, ocorre geralmente em resposta a traumatismo de tecidos moles (p. ex., contusão, distensão). Caracteriza-se por dor e rigidez articular que reduzem a ADM. Em geral, ocorre em homens jovens após lesões musculoesqueléticas em práticas desportivas (Meyers, Lisiecki, Miller et al., 2019). Se a disfunção significativa da ADM persistir, a cirurgia pode ser indicada para remover o crescimento ósseo e restaurar a função (Speed, 2019).

PACIENTE EM APARELHO IMOBILIZADOR, TALA OU APARELHO ORTOPÉDICO

O plano de manejo do paciente que sofreu traumatismo musculoesquelético normalmente exige imobilização em algum momento. Talas, aparelho gessado e órteses são imobilizadores externos com frequência indicados para o tratamento dessas lesões.

Aparelho imobilizador

O **aparelho imobilizador** é um dispositivo de imobilização externa rígido, moldado aos contornos do corpo. A imobilização precisa ser ajustada corretamente ao formato e aos contornos do membro lesionado para proporcionar o melhor suporte possível (AAOS, 2019c). O aparelho imobilizador é utilizado para imobilizar uma fratura reduzida, corrigir ou evitar uma deformidade (p. ex., pé torto congênito, luxação de quadril), aplicar pressão uniforme ao tecido mole subjacente ou apoiar e estabilizar articulações enfraquecidas. Em geral, o aparelho imobilizador possibilita a mobilização do paciente enquanto restringe o movimento da parte afetada do corpo.

Por causa de sua capacidade de promover imobilização mais completa, aparelhos gessados são a base do tratamento de muitas fraturas, uma vez que criam um ambiente protegido para a consolidação óssea (Beutler & Titus, 2019). Os materiais mais comuns para a moldagem do aparelho imobilizador são a fibra de vidro ou o gesso, porque podem ser moldados. A escolha do material depende de vários fatores, que incluem a condição a ser tratada, a disponibilidade e os custos. Imobilização máxima é promovida por aparelhos gessados que incluem as articulações proximal e distal ao local da fratura (Alexandre & Hodax, 2017). No entanto, em algumas fraturas, a construção e a moldagem do aparelho imobilizador podem possibilitar o movimento de uma articulação, enquanto imobilizam a fratura (p. ex., a fixação de três pontos em um aparelho imobilizador com sustentação de peso para o tendão patelar).

Em geral, os aparelhos imobilizadores podem ser divididos em três grupos principais: aparelho imobilizador de braço, aparelho imobilizador de perna e aparelho imobilizador para o corpo ou do tipo espica:

Aparelho imobilizador de braço curto: estende-se desde abaixo do cotovelo até a prega palmar, fixado em torno da base do polegar. Se o polegar for incluído, é conhecido como gesso em oito do polegar ou gesso em manopla.

Aparelho imobilizador de braço longo: estende-se da prega axilar até a prega palmar proximal. O cotovelo geralmente é imobilizado em ângulo reto.

Aparelho imobilizador de perna curto: estende-se desde abaixo do joelho até a base dos dedos dos pés. O tornozelo é flexionado em um ângulo reto, em uma posição neutra.

Aparelho imobilizador de perna longo: estende-se da junção dos terços superior e médio da coxa até a base dos dedos dos pés. O joelho fica discretamente flexionado.

Bota gessada: protege e dá suporte ao pé, ao tornozelo ou à perna ao controlar o alinhamento e reduzir o movimento; também dá suporte ao peso corporal do paciente durante a deambulação.

Aparelho imobilizador de corpo: circunda o tronco.

Aparelho imobilizador do tipo espica de ombro: jaqueta que envolve o tronco, o ombro e o cotovelo.

Aparelho imobilizador do tipo espica de quadril: envolve o tronco e os membros inferiores. O aparelho imobilizador duplo do tipo espica de quadril inclui ambas as pernas.

A Figura 37.8 ilustra os aparelhos imobilizadores de braço longo e perna longo e as áreas em que geralmente ocorrem os problemas de pressão com tais aparelhos.

A aplicação de imobilização com material sintético e convencional é uma habilidade especializada, realizada normalmente por técnicos de imobilização ortopédica. O conjunto de habilidades para a colocação e a retirada de imobilização com material sintético e convencional demanda treinamento, prática e revisão constante da competência do profissional, a fim de garantir um atendimento seguro e de alta qualidade aos pacientes. Aparelhos gessados que não são aplicados ou cuidados apropriadamente comprometem a consolidação óssea e predispõem os pacientes a várias complicações (Adib-Hajbaghery & Mokhtari, 2018).

Aparelho imobilizador de fibra de vidro

Os aparelhos imobilizadores de fibra de vidro são feitos de resinas de poliuretano, que têm a versatilidade do gesso de Paris, mas são mais leves, mais fortes, mais resistentes à água e mais duráveis que o gesso. Além disso, as imobilizações com fibra de vidro possibilitam a obtenção de imagens radiográficas melhores do que os aparelhos gessados (AAOS, 2019c), além do fato de atingirem rigidez plena 30 minutos após a sua aplicação. Como tendem a ser mais difíceis de contornar e moldar, os aparelhos imobilizadores de fibra de vidro são mais comumente usados para fraturas simples de membros superiores e inferiores. Consistem em um tecido não absorvente de trama aberta que precisa de água morna para a ativação. É desprendido calor

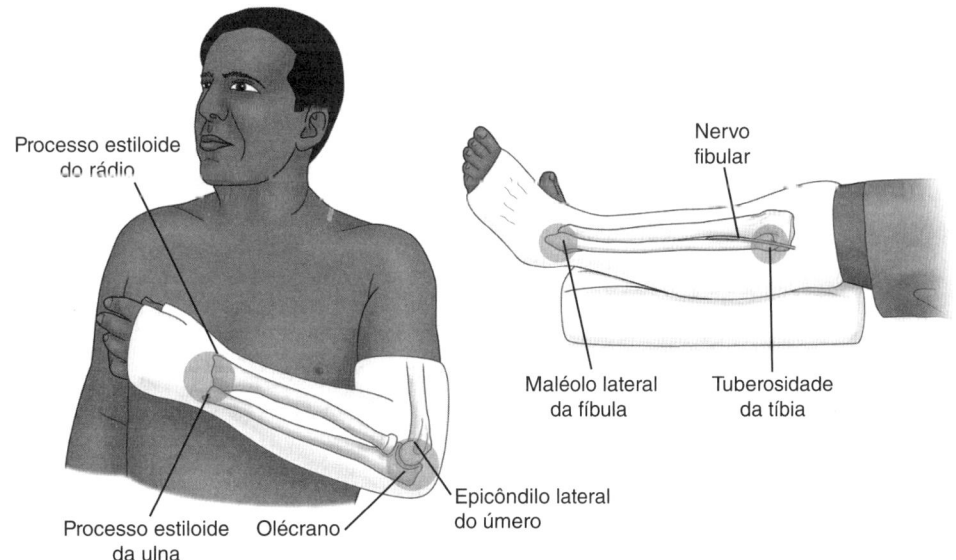

Figura 37.8 • Áreas de pressão em tipos comuns de aparelhos imobilizadores. **À esquerda.** Aparelho imobilizador de braço longo. **À direita.** Aparelho imobilizador de perna longo.

(reação exotérmica) enquanto o imobilizador é aplicado. O calor liberado durante essa reação pode ser desconfortável, e o enfermeiro deve preparar o paciente para a sensação de calor aumentada, para que ele não se alarme. A imobilização com substrato de fibra de vidro leve pode provocar lesão térmica como os aparelhos gessados, porém o risco é menor (Beutler & Titus, 2019).

Alguns aparelhos imobilizadores de fibra de vidro contêm um revestimento impermeável, que possibilita que o paciente tome banho, nade ou faça hidroterapia (uso da água para o tratamento). Quando o aparelho gessado é molhado, o paciente é orientado a remover o excesso de água com uma toalha ou papel-toalha e assegurar-se de que a água tenha sido drenada. O paciente precisa compreender que o secamento cuidadoso é importante para a prevenção de soluções de continuidade, infecção ou irritação na pele; movimentos circulares com um secador de cabelo (ar morno ou frio) durante aproximadamente 1 hora podem ajudar a secar o aparelho gessado por dentro e por fora (Mains, 2017). Os melhores resultados são obtidos com imobilizadores que possam drenar facilmente, como os de braço curto. Saltos e cotoveleiras incrustrados no imobilizador molhado podem tornar-se macerados pela água retida, de modo que estão associados à degradação adicional da pele.

Aparelhos imobilizadores gessados

Os aparelhos imobilizadores gessados são mais baratos e possibilitam moldagem mais adequada do que o aparelho imobilizador de fibra de vidro; no entanto, são pesados, não são resistentes à água e podem levar até 24 a 72 horas para secar após a aplicação. A reação exotérmica que ocorre durante a aplicação do material sintético para fins de imobilização tem o potencial de provocar queimaduras graves (Szostakowski, Smitham & Khan, 2017). Deve-se ter cuidado extra quando esses tipos de imobilização são aplicados em idosos, uma vez que a pele deles é mais termossensível que a pele do adulto. Durante o processo de aplicação do aparelho imobilizador, deve ser empregada água limpa na temperatura ambiente. Devem ser utilizadas camadas mínimas de acolchoamento. Além disso, o aparelho não deve ser coberto enquanto estiver secando, porque o calor gerado pela reação química não pode ser eliminado.

O tempo que leva para um aparelho gessado secar completamente depende de tamanho, espessura e local, bem como das condições do ambiente de secagem (Nemeth, Halanski & Noonan, 2020). Um aparelho imobilizador recém-aplicado deve ser manipulado o mínimo possível para evitar depressões e rachaduras (Mains, 2017). O aparelho gessado úmido só deve ser manipulado com as palmas das mãos, para evitar a formação de endentações, as quais podem resultar em áreas de compressão da pele (Mains, 2017). O aparelho imobilizador deve ser exposto ao ar circulante e apoiado sobre uma superfície firme e lisa; não deve ser colocado sobre superfície metálica ou com arestas afiadas. Se for necessária a elevação do membro para reduzir a tumefação, prefere-se um travesseiro coberto com pano a um coberto com plástico, pois isso poderia reter o calor e impedir a secagem. Um aparelho gessado molhado tem aspecto úmido, aparência fosca e cinza, soa maciço à percussão e cheira a mofo. O aparelho gessado está seco quando tem aspecto rígido e firme, tem uma aparência branca e brilhante, é ressonante à percussão e é inodoro.

Às vezes, o aparelho gessado pode ter bordas ásperas, que podem se esmigalhar e causar irritação à pele. Acolchoar ou forrar as arestas do aparelho gessado resolve esse problema se a meia subjacente não recobrir as bordas do gesso. Para evitar lesões à pele, pode-se usar algodão cru em qualquer área áspera do aparelho gessado que possa esfolar a pele do paciente.

Talas e aparelhos ortopédicos

Muitas lesões que antigamente eram tratadas com aparelhos imobilizadores agora podem ser tratadas com outros dispositivos de imobilização, como talas e aparelhos ortopédicos. De modo geral, a colocação de **tala** (*i. e.*, um processo denominado imobilização) é mais prática e frequente, sendo o método preferido de imobilização de fraturas nos atendimentos de emergência que acabam exigindo imobilização definitiva (Beutler & Titus, 2019). As talas são frequentemente utilizadas para fraturas simples e estáveis, entorses, lesões tendíneas e outras lesões de tecidos moles. Elas oferecem muitas vantagens em relação ao aparelho gessado porque sua colocação é mais fácil e mais rápida; contudo, a maior mobilidade articular e a menor adesão do paciente geram preocupação (Eubanks & Chien, 2019). As talas também não são circunferenciais e levam em consideração a ocorrência do edema natural da fase inflamatória da lesão. As complicações relacionadas com a pressão (p. ex., solução de continuidade na pele, necrose, síndrome compartimental aguda) são mais prevalentes quando a tumefação dos tecidos moles ocorre em um espaço confinado (p. ex., um aparelho imobilizador circunferencial). As talas são facilmente removíveis, o que simplifica a inspeção do local da lesão. Além disso, podem ser indicadas para proporcionar estabilidade inicial a fraturas instáveis, enquanto se aguarda o cuidado definitivo (Schub & Balderrama, 2017).

As talas de contorno feitas com gesso ou materiais termoplásticos flexíveis podem ser usadas em condições que não requeiram imobilização rígida, naquelas em que a tumefação possa ser prevista e nas que requeiram cuidados especiais com a pele. As talas feitas com materiais termoplásticos são aquecidas e moldadas de modo a se ajustarem à parte afetada do corpo (p. ex., órtese de mão e toracolombossacral [TLSO], aparelho ortopédico para as costas do tipo concha). A tala deve imobilizar e apoiar a parte do corpo em uma posição funcional. Deve ser bem acolchoada, para evitar compressão, abrasão e ruptura da pele (Eubanks & Chien, 2019). A tala é envolvida com uma faixa elástica aplicada em espiral e com pressão uniformemente distribuída, de modo que a circulação não seja restrita.

Os **aparelhos ortopédicos** (p. ex., órteses) são usados para dar apoio, controlar o movimento e evitar outras lesões. São ajustados de modo customizado às diferentes partes do corpo; assim, para o uso mais prolongado, eles tendem a ser mais indicados que as talas. O ortesista acerta o ajuste, o posicionamento e o movimento do aparelho ortopédico, de modo que o movimento seja melhorado, as deformidades sejam corrigidas e o desconforto seja minimizado.

Muitas talas e aparelhos ortopédicos são pré-fabricados e presos com tiras de Velcro®. Podem ser confeccionados com plástico e outros materiais, como tecido, couro, metal e elástico. Os imobilizadores de joelho, os estribos de tornozelo e as talas de punho do tipo *cock-up* são talas e aparelhos ortopédicos pré-fabricados. Tanto as talas quanto os aparelhos ortopédicos podem ser personalizados ou encontrados prontos para a venda. As talas e os aparelhos ortopédicos geralmente são menos complacentes e possibilitam mais movimento no local da lesão em comparação aos aparelhos imobilizadores, o que pode ser uma séria desvantagem, pelo fato de os ferimentos subjacentes não serem tão bem estabilizados (Schub & Balderrama, 2017).

Manejo de enfermagem

Antes de colocar o aparelho imobilizador, a tala ou o aparelho ortopédico, o enfermeiro realiza uma avaliação da saúde geral do paciente, dos sinais e sintomas apresentados, do estado emocional, da compreensão da necessidade do aparelho e da condição da parte do corpo a ser imobilizada (Schub & Balderrama, 2017). A avaliação da parte do corpo a ser imobilizada precisa incluir o exame meticuloso da pele e das condições neurovasculares, incluindo grau e localização de edema, bem como equimoses e abrasões cutâneas (Mains, 2017).

Para promover a consolidação, quaisquer lacerações na pele e escoriações que possam ter ocorrido como resultado do traumatismo que causou a fratura devem ser tratadas antes de colocar o aparelho imobilizador, o aparelho ortopédico ou a tala. O enfermeiro limpa minuciosamente a pele e trata-a, conforme prescrito. O paciente pode necessitar de um reforço de vacina contra o tétano se a ferida estiver suja e se o último reforço conhecido tiver sido administrado há mais de 5 anos. Utilizam-se curativos estéreis para cobrir a pele lesionada. Se as lesões cutâneas forem extensas, pode-se optar por um método alternativo (p. ex., fixação externa) para imobilizar a parte do corpo (AAOS, 2019c).

O enfermeiro fornece ao paciente ou familiar informações sobre a condição patológica subjacente, bem como a finalidade e as expectativas do tratamento prescrito. Esse conhecimento promove a participação ativa do paciente e a adesão ao programa de tratamento.

O enfermeiro prepara o paciente para a colocação do aparelho imobilizador, da tala ou do aparelho ortopédico, descrevendo as imagens, os sons e as sensações (p. ex., o calor da reação de endurecimento da fibra de vidro ou gesso) que podem ocorrer (Chinai, Walker, Rebesco et al., 2019). Perguntar ao paciente e à família o que eles sabem sobre a colocação e os cuidados com o aparelho imobilizador pode ajudar a determinar as oportunidades de orientação. O paciente precisa saber o que esperar durante a colocação e o motivo de a parte do corpo precisar ser imobilizada.

A principal preocupação após a colocação de um aparelho imobilizador é avaliar e evitar disfunções neurovasculares ou o comprometimento do membro afetado. Nas primeiras 24 horas, as avaliações são realizadas, pelo menos, de hora em hora e, depois, a cada 1 a 4 horas, para evitar o comprometimento neurovascular relacionado com o edema e/ou o imobilizador. A avaliação neurovascular inclui avaliação da circulação periférica, da motricidade e da sensibilidade do membro afetado, avaliação dos dedos do pé do membro afetado e comparação dos achados com o membro contralateral. Ao avaliar a circulação periférica, o enfermeiro deve verificar os pulsos periféricos, bem como a resposta de enchimento capilar (em 3 segundos), o edema e a cor e a temperatura da pele. Ao avaliar a motricidade, o enfermeiro deve observar qualquer fraqueza ou paralisia da parte do corpo acometida. Ao avaliar a sensibilidade, o enfermeiro monitora em busca de **parestesia** (*i. e.*, sensação anormal de dormência ou formigamento) ou de ausência de sensibilidade no membro afetado, o que poderia indicar lesões aos nervos (Schub & Balderrama, 2017).

Os enfermeiros precisam estar atentos enquanto avaliam as alterações neurovasculares sutis que ocorrem nesses pacientes (Schub & Balderrama, 2017). Os "cinco Ps" indicativos de sintomas de comprometimento neurovascular, descritos anteriormente, incluindo dor (*p*ain), *p*alidez, ausência de *p*ulso, *p*arestesia e *p*aralisia, são avaliados (Papachristos & Giannoudis, 2018). O reconhecimento precoce da diminuição da circulação e do funcionamento do nervo é essencial para evitar a perda de função. O edema gera preocupação, pois pode provocar pressão excessiva sob o aparelho gessado (AAOS, 2019c). Para aumentar o fluxo de líquido, o enfermeiro eleva o membro, de modo que esteja acima do nível do coração durante as primeiras 24 a 48 horas pós-aplicação, a fim de melhorar a perfusão arterial e controlar o edema, e notifica o médico imediatamente em caso de presença de sinais de *status* neurovascular comprometido.

O enfermeiro deve avaliar cuidadosamente a dor associada à condição musculoesquelética, pedindo ao paciente que indique o local exato e descreva as características e a intensidade da dor por meio de uma escala de avaliação da dor (ver Capítulo 9). A dor associada à condição subjacente (p. ex., fratura) frequentemente é controlada por imobilização. A dor decorrente do edema que está associado a traumatismo, cirurgia ou hemorragia para os tecidos frequentemente pode ser controlada pela elevação e, se prescrito, pela aplicação intermitente de gelo ou compressas frias (AAOS, 2019c). Colocam-se bolsas de gelo (cheias em um terço ou pela metade) ou dispositivos de crioterapia em cada lado do aparelho imobilizador, se prescrito, tomando cuidado para não o comprimir nem molhar. Dor persistente ou desproporcional após a colocação do aparelho de imobilização pode ser um sintoma de complicação. A dor associada à síndrome compartimental aguda (ver discussão anterior) é implacável e não é controlada por modalidades como elevação, aplicação de gelo ou frio e pelas doses habituais dos agentes analgésicos. A dor de queimaduras graves sobre proeminências ósseas, especialmente os calcanhares, a região anterior do tornozelo e os cotovelos, alerta para uma lesão por pressão iminente (Chinai et al., 2019). Isso também pode ocorrer devido a envoltórios elásticos apertados demais usados para fixar as talas no lugar.

> ### Alerta de enfermagem: Qualidade e segurança
> O enfermeiro nunca deve ignorar as queixas de dor do paciente em aparelho imobilizador, por causa da possibilidade de problemas, como perfusão tissular diminuída, síndrome compartimental ou formação de lesões por pressão. A dor persistente e a necessidade de mais analgésicos precisam ser imediatamente comunicadas ao médico para evitar necrose, lesão neuromuscular e possível paralisia.

O enfermeiro observa o paciente em busca de sinais sistêmicos de infecção, incluindo odor desagradável do aparelho imobilizador, da tala ou do aparelho ortopédico e drenagem purulenta manchando o aparelho imobilizador. A infecção é mais comumente originada de uma ferida aberta, mas o ambiente úmido e quente de uma tala ou de um aparelho imobilizador pode ser o canal ideal para uma infecção. Aparelhos de imobilização com odor fétido devem ser retirados para evitar infecções cutâneas e da ferida (Nemeth et al., 2020). Se a infecção progredir, pode ocorrer febre. O enfermeiro deve notificar o médico se algum desses sinais ocorrerem.

Por fim, algum grau de rigidez articular é uma complicação inevitável da imobilização. Toda articulação que não foi imobilizada deve ser exercitada e movida ao longo de sua ADM para manter a função. O enfermeiro incentiva o paciente a mover todos os dedos das mãos ou dos pés de hora em hora quando acordado, para estimular a circulação.

Monitoramento e manejo de complicações potenciais

É importante a avaliação à procura de possíveis complicações resultantes de aparelhos imobilizadores, talas e aparelhos ortopédicos, as quais podem ser graves e fatais, como a síndrome compartimental, a formação de lesões por pressão e a síndrome do desuso.

Síndrome compartimental aguda

A síndrome compartimental aguda – a complicação mais grave do uso de aparelhos imobilizadores e talas – ocorre quando o aumento da pressão dentro de um espaço confinado (p. ex., aparelho imobilizador, compartimento muscular) compromete o fluxo sanguíneo e a perfusão tissular (Schub & Balderrama, 2017). A isquemia e os danos potencialmente irreversíveis aos tecidos moles dentro desse espaço podem ocorrer em algumas horas se uma ação não for tomada (ver Figura 37.4). Essa complicação está associada ao uso de tala/aparelho imobilizador apertado ou rígido que comprime um membro edemaciado.

Se a complicação for decorrente de um aparelho imobilizador ou uma tala apertada, pode-se afrouxar ou remover a tala e colocar um aparelho imobilizador bivalvado (cortado ao meio longitudinalmente, em um lado ou nos dois lados paralelos do aparelho, respectivamente) para liberar a constrição e possibilitar a inspeção da pele (Nemeth et al., 2020). O enfermeiro ajuda a manter o alinhamento do membro, que não deve ser elevado acima do nível do coração, para manter a perfusão arterial. Se a pressão não for aliviada e a circulação não for restaurada, pode ser necessária uma fasciotomia cirúrgica de emergência para aliviar a pressão no compartimento muscular. O enfermeiro acompanha atentamente a resposta do paciente ao manejo conservador e cirúrgico da síndrome compartimental. O enfermeiro registra as respostas neurovasculares com frequência e relata prontamente as alterações ao médico.

Lesões por pressão

Aparelhos imobilizadores ou talas podem exercer pressão sobre os tecidos moles, principalmente se forem inadequadamente colocados, causando anoxia e lesões por pressão nos tecidos. Embora antes fosse usado o termo úlcera de decúbito, atualmente o European Pressure Ulcer Advisory Panel, o National Pressure Ulcer Advisory Panel e a Pan Pacific Pressure Injury Alliance (2019) recomendam o uso do termo lesão por pressão, visto que nem sempre há ulceração aberta. Os locais mais suscetíveis dos membros inferiores são os calcanhares, os maléolos, o dorso do pé, a cabeça da fíbula e a superfície anterior da patela. Os principais locais de pressão no membro superior situam-se no epicôndilo medial do úmero e no processo estiloide da ulna (ver Figura 37.8).

Se ocorrer necrose por pressão, o paciente normalmente relata um "ponto quente" muito doloroso e compressão sob o aparelho imobilizador. O aparelho imobilizador pode estar mais quente na área afetada, sugerindo um eritema do tecido subjacente (Beutler & Titus, 2019). A drenagem pode manchar o imobilizador gessado ou a tala e liberar um odor desagradável. Mesmo que não haja desconforto, ainda pode haver perda extensa de tecido, com ruptura de pele e necrose tissular. Para avaliar o desenvolvimento de lesão por pressão, o médico pode tornar o aparelho imobilizador univalvado, bivalvado ou cortar uma abertura (janela) nele para possibilitar inspeção, acesso e possível tratamento (Szostakowski et al., 2017). Pode-se aplicar um curativo sobre a pele exposta, e a porção do recorte do aparelho gessado é substituída e mantida no lugar por um curativo de compressão elástica ou fita. Isso impede a ocorrência do "edema de janela", que é a tumefação ou o abaulamento do tecido mole subjacente pela abertura da janela.

Síndrome do desuso

A imobilização em aparelho imobilizador, tala ou aparelho ortopédico pode causar atrofia e perda de força muscular, e pode colocar os pacientes em risco de síndrome do desuso, que é a deterioração dos sistemas do corpo como resultado da inatividade musculoesquelética prescrita ou inevitável. Para evitar isso, o enfermeiro instrui o paciente a tensionar ou contrair os músculos (p. ex., contração muscular isométrica) sem mover o osso subjacente (Arora, Erosa & Danesh, 2019). Exercícios isométricos, como orientar o paciente em aparelho imobilizador ou tala de perna ou braço a "empurrar" o joelho para baixo ou "fechar a mão", respectivamente, ajudam a reduzir a atrofia e manter a força muscular. Exercícios dos grandes grupos musculares (p. ex., exercícios de quadríceps e glúteos) são importantes para a manutenção dos músculos essenciais à deambulação (Boxe 37.4). Os exercícios isométricos devem ser realizados de hora em hora enquanto o paciente estiver acordado.

Promoção de cuidados domiciliar, comunitário e de transição

 Orientação do paciente sobre autocuidados

Ocorrem déficits de autocuidados quando uma parte do corpo é imobilizada. O enfermeiro incentiva o paciente a participar ativamente dos cuidados pessoais e a usar dispositivos de assistência com segurança. O enfermeiro deve ajudar o paciente a identificar áreas de déficit de autocuidados e a desenvolver estratégias para alcançar a independência nas atividades de vida diária (Boxe 37.5). A participação em atividades de autocuidado pode ter efeito positivo no conhecimento e na saúde física e psicológica dos pacientes (Khorais, Ebraheim & Barakat, 2018). As orientações ao paciente e aos familiares também são descritas no Boxe 37.5.

Boxe 37.4 — ORIENTAÇÕES AO PACIENTE

Exercícios dos grandes grupos musculares

O enfermeiro orienta o paciente a realizar contrações musculares isométricas para conservar a força e a massa musculares e para evitar atrofia.

Exercícios para o quadríceps femoral

- Posicionar o paciente em decúbito dorsal, com a perna estendida
- Orientar o paciente para empurrar o joelho contra o colchão, contraindo os músculos da parte anterior da coxa
- Incentivar o paciente a manter a posição por 5 a 10 s
- Deixar o paciente descansar
- Solicitar ao paciente que repita o exercício 10 vezes de hora em hora quando acordado.

Exercícios para os glúteos

- Posicionar o paciente deitado, com as pernas estendidas, se possível
- Orientar o paciente para contrair os músculos das nádegas
- Incentivar o paciente a manter a contração por 5 a 10 s
- Deixar o paciente descansar
- Solicitar ao paciente que repita o exercício 10 vezes de hora em hora quando acordado.

> **Boxe 37.5 — LISTA DE VERIFICAÇÃO DO CUIDADO DOMICILIAR**
> **Paciente em aparelho imobilizador, tala ou aparelho ortopédico**
>
> **Ao concluírem as orientações, o paciente e/ou o cuidador serão capazes de:**
>
> - Declarar o impacto de lesões/distúrbios musculoesqueléticos no aspecto fisiológico, nas AVDs, nas AIVDs, nos papéis, nos relacionamentos e na espiritualidade
> - Descrever a base racional para o uso de tala, órtese ou aparelho imobilizador e as alterações resultantes do estilo de vida (p. ex., atividade física, exercícios físicos, repouso) necessárias para manter a saúde e a segurança
>   - Evitar uso excessivo do membro lesionado
>   - Observar os limites de sustentação de peso prescritos
>   - Demonstrar capacidade de transferência (p. ex., do leito para a cadeira) e/ou uso seguro de auxílio à mobilidade
>   - Demonstrar exercícios para promover a circulação e minimizar a síndrome do desuso
> - Indicar o nome, a dose, os efeitos colaterais, a frequência e o horário de uso de todos os medicamentos
> - Descrever as técnicas para promover a secagem do aparelho imobilizador (p. ex., não cobrir o aparelho imobilizador; expor o aparelho imobilizador à circulação de ar; lidar com o gesso úmido com as palmas das mãos; não apoiar o aparelho imobilizador em superfícies duras ou bordas afiadas que possam chanfrar o aparelho imobilizador mole)
> - Descrever abordagens para controlar o edema e a dor (p. ex., elevar o membro imobilizado ao nível do coração, aplicar uma bolsa de gelo intermitentemente, se prescrito, tomar os analgésicos prescritos)
> - Relatar a dor não controlada pela elevação do membro imobilizado e administração de agentes analgésicos (pode ser um indicador de perfusão tissular prejudicada – síndrome compartimental aguda ou lesão por pressão)
> - Explicar como realizar o manejo de pequenas irritações de pele (p. ex., para a irritação da pele pela borda do aparelho imobilizador, tala ou aparelho ortopédico, acolchoar as arestas com fita adesiva ou algodão cru; para aliviar o prurido, usar secador de cabelo frio; não introduzir objetos estranhos dentro do aparelho imobilizador, tala ou aparelho ortopédico)
> - Demonstrar a capacidade de realizar as AVDs de modo independente ou com dispositivos de assistência
> - Declarar os indicadores de complicações que devem ser comunicados imediatamente ao médico (p. ex., edema e dor não controlada; dedos dos pés ou das mãos frios e pálidos; parestesia; paralisia; drenagem purulenta do aparelho imobilizador; sinais de infecção sistêmica; rachaduras no aparelho imobilizador, tala ou aparelho ortopédico)
> - Informar como contatar o médico em caso de perguntas ou complicações
>   - Determinar a hora e a data das consultas de acompanhamento e dos exames
> - Identificar a necessidade de promoção da saúde, prevenção de doenças e atividades de triagem
> - Descrever os cuidados com o membro após a remoção do aparelho imobilizador, tala ou aparelho ortopédico (p. ex., cuidados com a pele, retomada gradual das atividades normais para proteger os membros de tensões indevidas, manejo do edema).
>
> **Recursos**
>
> Ver, no Capítulo 2, Boxe 2.6, informações adicionais relacionadas com equipamento médico durável, equipamento adaptativo e habilidades de mobilidade.

AIVDs: atividades instrumentais da vida diária; AVDs: atividades da vida diária.

Cuidados contínuos e de transição

O enfermeiro deve explicar para o paciente cujo aparelho gessado está prestes a ser retirado o que esperar, uma vez que ele pode estar apreensivo em relação ao procedimento devido ao ruído e à vibração da serra elétrica e ao medo de ser cortado (Mains, 2017). O cortador de gesso utiliza uma lâmina oscilante que vibra, mas não gira; assim, corta a camada exterior do gesso, mas não penetra profundamente o suficiente para ferir a pele do paciente. O aparelho imobilizador será cortado em vários locais, geralmente ao longo de suas laterais. O aparelho é, então, repartido e aberto, com um dispositivo especializado sendo usado para retirá-lo. Tesouras são usadas para cortar as camadas de acolchoamento protetor e a estoquinete para garantir que a pele do paciente não seja lesionada.

A parte do corpo anteriormente imobilizada estará fraca pelo desuso, rígida e pode parecer atrofiada. Enquanto o aparelho imobilizador ou tala é removido, a parte do corpo afetada deve ser apoiada para evitar lesões. A pele, que normalmente está seca e escamosa por causa do acúmulo de pele morta, é vulnerável a lesões ao coçar. O membro que estava imobilizado pelo aparelho gessado é colocado em água morna, uma toalha de rosto molhada pode ser usada para soltar a pele morta e uma loção emoliente pode ser usada para fins de lubrificação (Mains, 2017). O paciente deve ser instruído a evitar esfregar e coçar a pele, pois isso pode causar lesões à pele recém-exposta.

O enfermeiro e o fisioterapeuta orientam o paciente a retomar gradualmente as atividades, dentro do esquema terapêutico prescrito. Explicam-se e demonstram-se os exercícios prescritos para ajudar o paciente a restaurar a força muscular, o movimento articular e a flexibilidade. Como os músculos estão fracos pela falta de uso, a parte do corpo que foi imobilizada não é capaz de suportar as tensões normais imediatamente. Além disso, o paciente deve ser orientado a controlar a tumefação, elevando a parte do corpo anteriormente imobilizada, não acima do coração, até que o tônus muscular normal e o uso sejam restabelecidos (AAOS, 2019c).

Manejo de enfermagem do paciente com membro superior imobilizado

O paciente cujo braço está imobilizado deve se reajustar às muitas tarefas rotineiras. O braço não afetado assumirá todas as atividades dos membros superiores. O enfermeiro, em consulta a um terapeuta ocupacional, sugere dispositivos projetados para ajudar nas atividades com um único braço. O paciente pode sentir fadiga em razão das atividades modificadas e do peso do aparelho imobilizador, da tala ou do aparelho ortopédico. São necessários períodos de descanso frequentes.

Para controlar o edema, o braço imobilizado é elevado acima do nível do coração com um travesseiro. Quando o paciente está deitado, o braço é elevado de modo que cada articulação fique posicionada mais alta que a articulação proximal precedente (p. ex., o cotovelo mais alto que o ombro, a mão mais alta que o cotovelo).

Pode-se utilizar uma tipoia quando o paciente estiver deambulando. Para evitar a pressão sobre os nervos da coluna cervical, a tipoia deve distribuir o peso suportado por uma grande área dos ombros e do tronco, não apenas sobre a parte de trás do pescoço. O enfermeiro incentiva o paciente a retirar o braço da tipoia e a elevá-lo com frequência.

Distúrbios circulatórios na mão podem tornar-se aparentes, com sinais de cianose, tumefação e incapacidade de mover os dedos. Se uma síndrome compartimental aguda no membro superior não for diagnosticada, o resultado pode ser a contratura isquêmica de Volkmann, com comprometimento avassalador da função motora e da sensibilidade (Rubinstein, Ahmed & Vosbikian, 2018). Ocorre contratura dos dedos das mãos e do punho em decorrência da obstrução do fluxo sanguíneo arterial para o antebraço e a mão. O paciente não consegue estender os dedos, descreve sensibilidade anormal (p. ex., dor implacável, dor ao alongamento passivo) e apresenta sinais de diminuição da circulação da mão. A lesão irreversível desenvolve-se dentro de algumas horas se não forem adotadas algumas medidas. Essa complicação grave pode ser prevenida com vigilância de enfermagem e cuidados adequados (Ferla, Ciravegna, Mariani et al., 2019).

Manejo de enfermagem do paciente com membro inferior imobilizado

A aplicação de um aparelho imobilizador, tala ou aparelho ortopédico na perna impõe um grau de imobilidade ao paciente. O aparelho imobilizador pode ser de perna curto (que se estende até o joelho) ou de perna longo (que se estende até a virilha). Joelheiras articuladas e imobilizadores normalmente se estendem do tornozelo até a virilha.

A perna do paciente deve ser apoiada em travesseiros na altura do coração para controlar o edema. Devem-se aplicar crioterapia ou compressas de gelo, conforme prescrito, no local da fratura por 1 a 2 dias. O paciente é orientado a elevar a perna imobilizada quando estiver sentado e deve assumir uma posição reclinada várias vezes ao dia, com a perna imobilizada elevada para promover o retorno venoso e controlar o edema (Rasmussen, 2019). Também já foi constatado que exercícios delicados do tornozelo e dos dedos dos pés (contração isométrica dos músculos sob o aparelho imobilizador) aumentam o retorno venoso e diminuem o edema (AAOS, 2019c).

O enfermeiro avalia a circulação observando cor, temperatura e enchimento capilar dos dedos dos pés expostos. A função do nervo é avaliada observando-se a capacidade do paciente de mover os dedos dos pés e perguntando a ele sobre a sensibilidade do pé. Dormência, formigamento e queimação podem indicar lesão do nervo fibular resultante de pressão na cabeça da fíbula.

> **Alerta de enfermagem: Qualidade e segurança**
>
> A lesão do nervo fibular decorrente da pressão é uma causa da queda plantar (incapacidade de manter o tornozelo em uma posição normal de flexão dorsal). Consequentemente, o paciente arrasta o pé ao deambular.

O enfermeiro e o fisioterapeuta orientam o paciente sobre como se transferir e deambular com segurança utilizando dispositivos de assistência (p. ex., muletas, andador) (ver Capítulo 2). A marcha a ser utilizada depende de o paciente ser autorizado ou não a sustentar peso. Se a sustentação de peso for permitida, reforça-se o aparelho imobilizador, a tala ou o aparelho ortopédico para suportar o peso corporal. Uma bota ou sapato gessado, que é usado sobre o pé com o imobilizador gessado, fornece uma superfície para deambulação ampla e não derrapante.

Manejo de enfermagem do paciente em aparelho imobilizador de corpo ou em espica

Os aparelhos imobilizadores que envolvem o tronco (aparelho imobilizador de corpo) e porções de um ou dois membros (aparelho imobilizador em espica) exigem estratégias de cuidados especiais. Os aparelhos imobilizadores de corpo são empregados para imobilizar a coluna vertebral. Aparelhos gessados pelvipodálicos são usados na correção de várias fraturas de quadril ou fêmur ou para reparar ou manter a correção de deformidades do quadril após a redução ou a intervenção cirúrgica. Em geral, esses aparelhos imobilizadores são mantidos durante 4 a 6 semanas (Nemeth et al., 2020). Aparelhos estabilizadores de Velpeau são utilizados em algumas fraturas da cabeça do úmero.

As responsabilidades da enfermagem incluem preparar e posicionar o paciente, ajudando com cuidados com a pele e higiene, bem como monitorando à procura de complicações. Explicar o procedimento de engessamento ajuda a reduzir a apreensão do paciente ao ser envolto em um grande aparelho imobilizador. O enfermeiro tranquiliza o paciente de que várias pessoas vão prestar cuidados durante a aplicação, de que o suporte à área lesionada será adequado e de que os cuidados serão prestados do modo mais delicado possível. Os pacientes imobilizados com grandes aparelhos gessados podem desenvolver síndrome da artéria mesentérica superior, uma condição rara caracterizada por compressão da terceira parte do duodeno entre a aorta e a artéria mesentérica superior (Karrer & Jones, 2018). Obstrução parcial ou total do duodeno pode ocorrer dias ou semanas após a colocação do aparelho gessado e inclui manifestações psicológicas ou fisiológicas. O componente psicológico é semelhante a uma reação claustrofóbica. O paciente apresenta uma reação de ansiedade aguda caracterizada por alterações comportamentais e respostas autonômicas (p. ex., aumento das frequências respiratória e cardíaca, sudorese, pupilas dilatadas, elevação da pressão arterial). O enfermeiro precisa reconhecer a reação de ansiedade e proporcionar um ambiente em que o paciente se sinta seguro. A administração de medicamentos para dor e ansiolíticos antes do procedimento de colocação do imobilizador pode ajudar a reduzir essa reação.

Por causa da redução da atividade física, a motilidade gastrintestinal diminui e há acúmulo de gases intestinais. As manifestações fisiológicas incluem desconforto e distensão abdominais, náuseas e vômitos biliosos, que podem levar à aversão aos alimentos, redução do consumo de alimentos, desnutrição e perda ponderal (Rai, Shah, Palliyil et al., 2019). Por fim, ocorrem elevação da pressão abdominal e íleo paralítico. Tal como acontece em outros casos de íleo paralítico, o paciente é tratado de modo conservador com descompressão (intubação nasogástrica conectada à sucção) e fluidoterapia IV até que a motilidade gastrintestinal seja restaurada. Se as medidas conservadoras não forem efetivas, é recomendada intervenção cirúrgica. Em casos raros, a distensão abdominal pode pressionar a artéria mesentérica superior, reduzindo a irrigação sanguínea para o intestino, o que pode resultar em gangrena intestinal. A aorta descendente também pode sofrer pressão, uma vez que pode ser comprimida entre a coluna vertebral e a pressão da distensão abdominal, o que leva à isquemia. Essas complicações podem ser graves, e a pressão precisa ser aliviada o mais cedo possível por meio da abertura de uma janela na parte abdominal do aparelho gessado ou bivalvando o aparelho gessado; essas medidas podem ser suficientes para evitar a elevação da pressão sobre o duodeno ou para aliviá-la.

> **Alerta de enfermagem: Qualidade e segurança**
>
> O enfermeiro monitora o paciente em um grande aparelho imobilizador de corpo à procura de potencial síndrome da artéria mesentérica superior, observando os ruídos intestinais a cada 4 a 8 horas, e relata ao médico a ocorrência de desconforto e distensão abdominal, náuseas e vômitos.

Prestar cuidados a um paciente com um aparelho gessado corporal ou pelvipodálico pode ser muito estressante para a(s) pessoa(s) responsável(is); portanto, é essencial que os enfermeiros ofereçam suporte apropriado e orientação. Para minimizar as complicações após a colocação do aparelho imobilizador, o enfermeiro deve oferecer ao paciente orientações de alta hospitalar que suplementem as orientações de cuidados domiciliares com instruções de treinamento visuais, além de números de telefone para contato após a alta (Schweich, 2019). Especificamente, o enfermeiro orienta a família sobre como cuidar do paciente, incluindo prestação de cuidados de higiene, com o aparelho imobilizador e com a pele, posicionamento adequado, como evitar complicações e reconhecer os sinais/sintomas que devem ser relatados ao médico.

PACIENTE COM FIXAÇÃO EXTERNA

Os dispositivos de **fixação externa** são usados para o manejo de fraturas com grandes lesões dos tecidos moles. Fraturas complicadas do úmero, do rádio/ulna, do fêmur, da tíbia e da pelve também são tratadas com aparelhos de fixação externa do esqueleto. Eles também são utilizados para corrigir defeitos, tratar pseudoartrose e alongar membros. Sua utilização tem aumentado nos últimos anos em razão dos avanços nos cuidados ortopédicos no traumatismo. O fixador proporciona estabilidade esquelética a fraturas cominutivas graves (ossos esmagados ou lascados), ao mesmo tempo que possibilita o tratamento ativo de lesões extensas aos tecidos moles (Figura 37.9).

A fixação externa é uma técnica que envolve a inserção cirúrgica dos pinos através da pele e dos tecidos moles até o osso e por meio dele. Uma estrutura externa metálica é conectada a esses pinos com o propósito de manter o alinhamento apropriado da fratura e promover a consolidação óssea (Kani, Porrino & Chew, 2020). As vantagens da fixação externa, em comparação com outras modalidades de tratamento, incluem estabilização imediata da fratura, minimização da perda de sangue (em comparação com a fixação interna), maior conforto do paciente, melhora no cuidado de feridas, promoção da mobilização precoce e da sustentação de peso sobre o membro afetado e realização de exercícios ativos das articulações adjacentes não envolvidas (AAOS, 2019d). As desvantagens são o risco aumentado de afrouxamento dos pinos e infecção, que pode evoluir para osteomielite, artrite séptica e dor progressiva (Sayed, Mohammed, Mostafa et al., 2019).

Manejo

O paciente deve ser preparado psicologicamente para a colocação do aparelho de fixação externa, uma vez que pode estar em risco de uma imagem corporal alterada relacionada com o tamanho e o volume do aparelho. Para promover a aceitação do aparelho, os pacientes devem receber informações completas sobre a armação, a garantia de que o desconforto associado ao aparelho é mínimo e a previsão de mobilidade precoce (Walker, 2018). Todavia, no caso de pacientes que sofreram traumatismo significativo, pode não haver tempo hábil para esse tipo de preparação. Os enfermeiros devem iniciar discussões francas para ajudar os pacientes a descreverem suas preocupações em relação ao aparelho e suas expectativas em relação aos cuidados prestados.

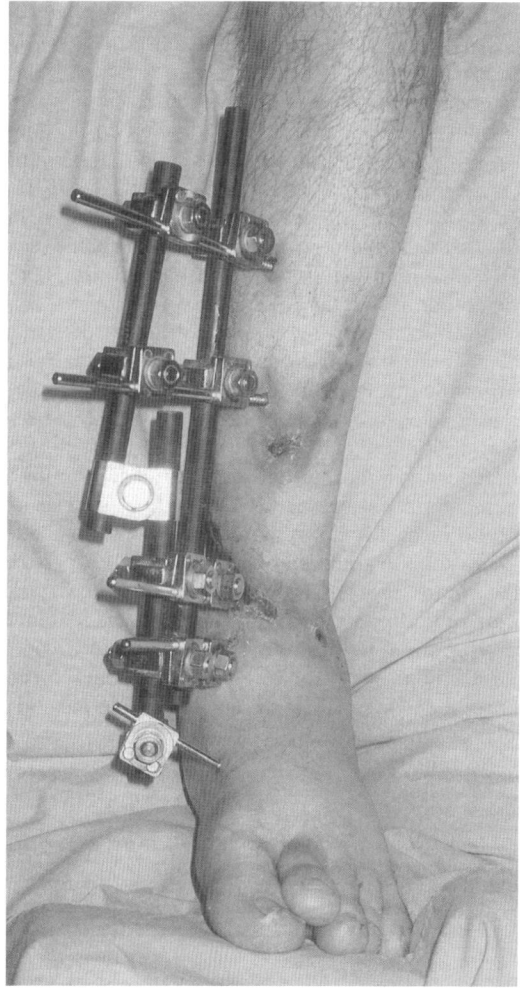

Figura 37.9 • Aparelho de fixação externa. Inserem-se pinos dentro do osso. A fratura é reduzida e alinhada; em seguida, é estabilizada pela conexão dos pinos a uma armação portátil rígida. O aparelho facilita o tratamento dos tecidos moles danificados em fraturas complexas.

Depois da colocação do aparelho de fixação externa, o membro é elevado ao nível do coração para reduzir o edema, se for o caso. Quaisquer pontos afiados no fixador ou pinos serão cobertos com capas para impedir lesões causadas pelo aparelho. O enfermeiro deverá estar alerta para possíveis problemas originados da pressão do aparelho sobre a pele, os nervos ou os vasos sanguíneos, bem como para o desenvolvimento da síndrome compartimental aguda. O enfermeiro monitora o estado neurovascular do membro a cada 2 a 4 horas e relata imediatamente as alterações ao médico (Hadeed, Werntz & Varacallo, 2019). Como os pinos são inseridos externamente, presta-se atenção especial aos locais de pinos à procura de sinais de inflamação e infecção. A meta é evitar a osteomielite. O enfermeiro avalia cada local de pino pelo menos a cada 8 a 12 horas à procura de vermelhidão, edema, dor ao redor do local do pino, calor e drenagem purulenta, uma vez que são os indicadores mais comuns de infecções no local do pino. Nas primeiras 48 a 72 horas após a colocação, é de se esperar a ocorrência de alguma drenagem serosa, aumento da temperatura da pele e discreta vermelhidão nos locais dos pinos (Walker, 2018). A expectativa é que esses sinais desapareçam após 72 horas.

Atualmente, não existe consenso ou resultados baseados em evidências para orientar o melhor método de limpeza e curativo dos pinos percutâneos com o propósito de minimizar as taxas de infecção e as complicações (Lobst, 2017). Além disso, ainda não há evidências suficientes em relação ao melhor manejo das crostas que se formam no local dos pinos (Georgiades, 2018). Como não há essa pesquisa, preconiza-se técnica asséptica durante a inserção dos pinos (Gasiorowski, 2017), associada a estratégias gerais, como limpeza de cada pino separadamente para evitar contaminação cruzada por material não esfoliante (p. ex., gaze, hastes com ponta de algodão) e usar solução de clorexidina (2 mg/mℓ) 1 vez/semana. Todavia, a clorexidina pode ser um alergênio. Portanto, o paciente deve ser monitorado à procura de manifestações de reação alérgica, que incluem prurido e/ou dermatite de contato no local do pino ou, em raros casos, angioedema e até mesmo choque anafilático (Campbell & Watt, 2020). Os locais dos pinos deverão ser limpos e cobertos com curativos, conforme prescrito, a menos que haja drenagem abundante, o curativo fique úmido ou haja suspeita de infecção, casos em que a limpeza e a troca de curativos poderão ser mais frequentes. Se houver sinais de uma reação alérgica ou infecção ou se os pinos ou grampos parecerem soltos, o enfermeiro notificará o médico.

> **Alerta de enfermagem: Qualidade e segurança**
> O enfermeiro nunca ajusta os engates da armação do aparelho de fixação externa. Isso é de responsabilidade do médico.

Se a atividade estiver restrita, o enfermeiro incentiva a realização de exercícios isométricos conforme tolerado para evitar complicações da mobilidade (p. ex., formação de trombos). Quando o edema desaparecer, o enfermeiro ajuda o paciente a tornar-se móvel dentro dos limites de sustentação de peso prescritos (desde sem sustentação de peso até sustentação de peso completa). A adesão às orientações para sustentação de peso minimiza a chance de afrouxamento dos pinos ao ser aplicada tensão à interface osso-pino. O aparelho de fixação externa pode ser removido quando os tecidos moles cicatrizarem e não houver sinais de infecção. A fratura pode exigir estabilização adicional por um aparelho imobilizador, órtese moldada ou fixação interna, enquanto se consolida.

O aparelho de Ilizarov é um tipo especializado de fixação externa que consiste em diversos fios que penetram no membro e são conectados a uma armação de metal circular (Kani et al., 2020). É usado para corrigir defeitos de angulação e rotacionais, para o tratamento da pseudoartrose (falha na consolidação dos fragmentos ósseos) e para alongar membros. O aparelho traciona suavemente o córtex do osso e estimula novos crescimentos por meio de ajustes diários das hastes telescópicas. O enfermeiro deverá ensinar o paciente a ajustar as hastes telescópicas e cuidar dos locais de pinos e do aparelho, já que esse fixador pode permanecer em uso por muitos meses. Quando for prevista alta, o enfermeiro deve orientar o paciente ou cuidador familiar sobre como prestar os cuidados com os locais dos pinos, de acordo com o protocolo estabelecido (pode-se usar uma técnica limpa em seu domicílio), e a comunicar imediatamente qualquer sinal de inflamação, irritação, infecção no local dos pinos ou afrouxamento deles (Sayed et al., 2019; Walker, 2018). O enfermeiro também instruirá o paciente ou a família a monitorar o *status* neurovascular e a relatar quaisquer alterações imediatamente. O paciente ou os familiares serão orientados a verificar a integridade da armação do fixador diariamente e a relatar pinos ou braçadeiras frouxos. O encaminhamento para a fisioterapia é útil para instruir o paciente a como se transferir, usar auxiliares deambulatórios com segurança e adaptar-se aos limites de sustentação de peso e padrões de marcha alterados (Boxe 37.6).

PACIENTE EM TRAÇÃO

A **tração** usa uma força de tracionamento para promover e manter o alinhamento de uma parte lesionada do corpo (Flynn, 2018). Os objetivos da tração incluem diminuir espasmos musculares e dor, realinhar fraturas ósseas e corrigir ou impedir deformidades. Deve-se determinar o tipo de tração, a quantidade de peso e se a tração pode ser removida para o cuidado de enfermagem para obter seus efeitos terapêuticos.

Às vezes, é necessário aplicar tração em mais de uma direção para conseguir a linha de tração desejada. Quando isso é feito, uma das linhas de tração neutraliza a outra. Essas linhas são conhecidas como vetores de força. A força de tração resultante real está em algum lugar entre as duas linhas de tração (Figura 37.10). Os efeitos da tração são avaliados com exames de raios X, e, se necessário, são feitos ajustes.

A tração é usada principalmente como uma intervenção a curto prazo até que outras modalidades, como a fixação externa ou interna, sejam possíveis (AAOS, 2019d). Essas técnicas operatórias reduzem o risco de síndrome do desuso e minimizam o tempo de internação hospitalar, muitas vezes possibilitando que o paciente seja tratado em seu domicílio.

Princípios da tração efetiva

Sempre que for aplicada tração, para se alcançarem resultados efetivos, deve-se usar uma contratração, uma força que atue na direção oposta. Normalmente, o peso corporal do paciente e os ajustes na posição do leito fornecem a contratração necessária.

Ao prestarem cuidados a um paciente submetido à tração, os enfermeiros devem estar orientados para os seguintes princípios:

- A tração deve ser contínua para ser efetiva na redução e na imobilização de fraturas
- A tração esquelética *nunca* é interrompida
- Os pesos não são removidos, a menos que esteja prescrita tração intermitente
- Qualquer fator que possa reduzir a força efetiva ou alterar a sua linha resultante de tração deve ser eliminado
- O paciente deve estar em bom alinhamento corporal no centro do leito quando for aplicada tração
- As cordas devem estar desobstruídas
- Os pesos devem pender livremente, sem apoiar no leito ou no chão
- Os nós na corda ou a placa para o pé não devem tocar a polia ou o pé do leito.

Tipos de tração

O uso da tração diminuiu significativamente em decorrência dos avanços na redução cirúrgica de fraturas, tempos de internação mais curtos e pesquisas investigando a efetividade de seu uso

Boxe 37.6 — LISTA DE VERIFICAÇÃO DO CUIDADO DOMICILIAR
Paciente com fixação externa

Ao concluírem as orientações, o paciente e/ou o cuidador serão capazes de:

- Declarar o impacto de lesões/distúrbios musculoesqueléticos no aspecto fisiológico, nas AVDs, nas AIVDs, nos papéis, nos relacionamentos e na espiritualidade
- Descrever a base racional para o uso de fixação externa e as alterações resultantes do estilo de vida (p. ex., atividade física, exercícios físicos, repouso) necessárias para manter a saúde e a segurança
  - Evitar o uso excessivo do membro lesionado
  - Observar os limites de sustentação de peso prescritos
  - Demonstrar capacidade de transferência (p. ex., do leito para a cadeira) e/ou uso seguro de auxílio à mobilidade
  - Demonstrar exercícios para promover a circulação e minimizar a síndrome do desuso
- Declarar sinais de infecção do local do pino (p. ex., vermelhidão, dor à palpação, drenagem aumentada ou purulenta do local do pino) a serem comunicados imediatamente
- Descrever abordagens para controlar edema e dor (p. ex., elevar o membro ao nível do coração, administrar analgésicos conforme prescrito)
- Explicar o plano para relatar dor não controlada pela elevação e por agentes analgésicos (pode ser um indicador de perfusão tissular prejudicada, síndrome compartimental aguda ou infecção no trajeto dos pinos)
- Declarar indicadores de complicações a serem comunicados imediatamente ao médico (p. ex., edema e dor não controlada; dedos dos pés ou das mãos frios e pálidos; parestesia; paralisia; drenagem purulenta; sinais de infecção sistêmica; pinos ou braçadeiras do fixador frouxos)
- Informar como contatar o médico em caso de perguntas ou complicações
  - Determinar a hora e a data das consultas de acompanhamento e dos exames
- Indicar o nome, a dose, os efeitos colaterais, a frequência e o horário de uso de todos os medicamentos
- Identificar a necessidade de promoção da saúde, prevenção de doenças e atividades de triagem
- Descrever cuidados com o membro depois da remoção do fixador (p. ex., retomada gradual das atividades normais para proteger o membro de tensões indevidas).

Recursos

Ver, no Capítulo 2, Boxe 2.6, informações adicionais relacionadas com equipamento médico durável, equipamento adaptativo e habilidades de mobilidade.

AIVDs: atividades instrumentais da vida diária; AVDs: atividades da vida diária.

(Biz, Fantoni, Crepaldi et al., 2019). No entanto, é necessário ter um conhecimento básico do uso da tração, uma vez que alguns cirurgiões ortopédicos ainda a prescrevem para seus pacientes (Santy-Tomlinson, 2017).

Há vários tipos de tração. A *tração em linha reta* ou *contínua* aplica a força de tração em uma linha reta, com a parte do corpo apoiada sobre o leito. A contratração é fornecida pelo corpo do paciente, e o movimento pode alterar a tração fornecida. A tração do tipo extensão de Buck (ver discussão a seguir; Figura 37.11) é um exemplo de tração em linha reta. A *tração em suspensão equilibrada* (Figura 37.12) apoia o membro afetado fora do leito e possibilita ao paciente algum movimento sem a interrupção da linha de tração. Com essa tração, produz-se contratração com dispositivos como tipoias ou talas.

Pode-se aplicar tração à pele (*tração de pele*) ou diretamente ao esqueleto ósseo (*tração esquelética*). O modo de aplicação é determinado pelo objetivo da tração. A tração pode ser aplicada com as mãos (*tração manual*). Esta é uma tração temporária que pode ser utilizada ao colocar um aparelho imobilizador, prestando cuidados à pele sob a bota de espuma da tração do tipo extensão de Buck ou ajustando o aparelho de tração.

Tração de pele

A tração da pele não é usada com frequência, mas pode ser prescrita como medida temporária para estabilizar uma perna fraturada, controlar espasmos musculares e imobilizar uma área antes da cirurgia. A força de tração é aplicada por pesos que

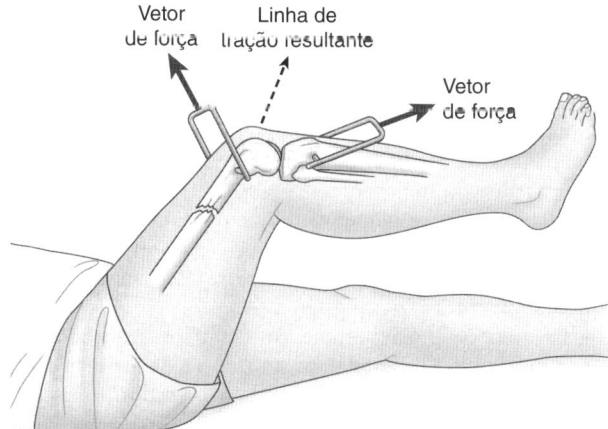

Figura 37.10 • A tração pode ser aplicada em diferentes direções para alcançar a linha de tração terapêutica desejada. Ajustes às forças aplicadas podem ser prescritos ao longo do curso do tratamento.

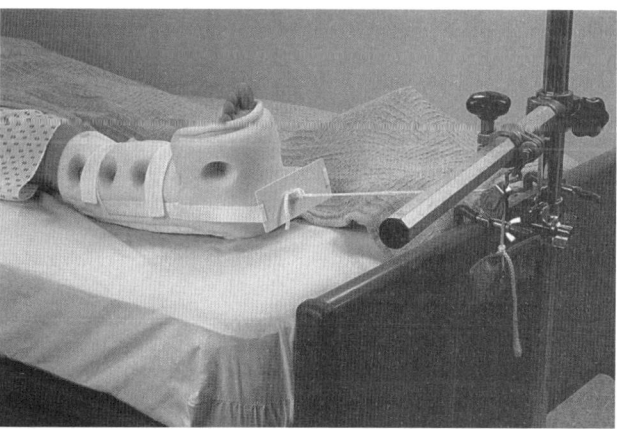

Figura 37.11 • Tração do tipo extensão de Buck. O membro inferior em tração do tipo extensão de Buck unilateral está alinhado em uma bota de espuma, e a tração é aplicada pela suspensão de peso livre. Mostra-se, aqui, a bota de tração Heelift®. (Fotografia cedida por DM Systems, Inc.)

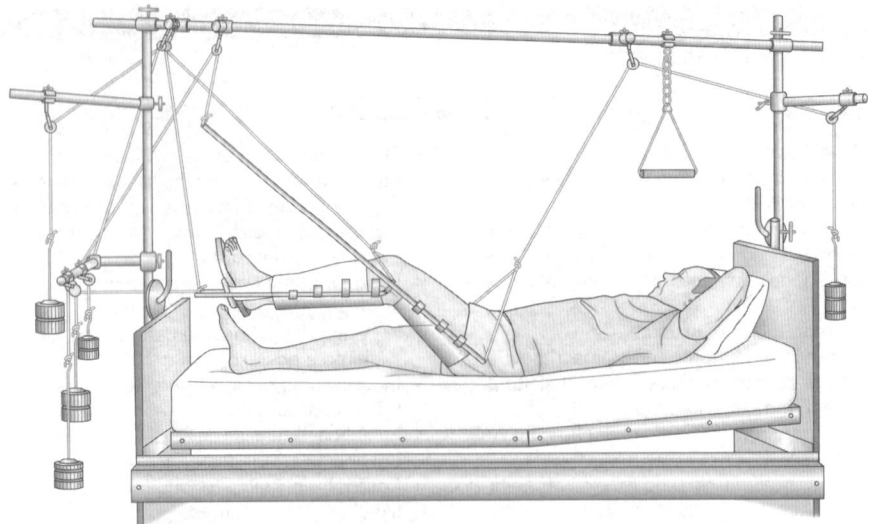

Figura 37.12 • Tração esquelética em suspensão equilibrada com tala de perna de Thomas. O paciente pode mover-se verticalmente, enquanto a linha resultante de tração é mantida. Observe o uso do trapézio acima da cabeça.

são ligados ao paciente com Velcro®, fitas, correias, botas ou braçadeiras (Duperouzel, Gray & Santy-Tomlinson, 2018). O peso aplicado não deve exceder a tolerância da pele. Não se pode usar mais do que 2 a 3,5 kg de tração em um membro. A tração pélvica normalmente é limitada a 4,5 a 9 kg, em função do peso do paciente. A tração de Buck (aplicada à perna) é o tipo mais comum de tração cutânea, sendo indicada para determinados pacientes com lesão musculoesquelética.

Tração do tipo extensão de Buck

A tração do tipo extensão de Buck (unilateral ou bilateral) é a tração de pele para a perna. A tração é exercida em um plano quando é desejada imobilização parcial ou temporária (ver Figura 37.11). É usada como medida temporária para sobrepujar os espasmos musculares e promover a imobilização de fraturas de colo de fêmur em pacientes adultos em lista de espera para tratamento mais definitivo, como cirurgia. Todavia, dados atuais não mostraram efeitos benéficos diretos, ou seja, não há alívio da dor, tampouco melhor redução da fratura quando a tração de Buck é aplicada antes da cirurgia em pacientes com fraturas do colo do fêmur (Etxebarria-Foronda & Caeiro-Rey, 2018).

Antes de a tração ser aplicada, o enfermeiro inspeciona a pele à procura de abrasões e distúrbios circulatórios. A pele e a circulação devem estar em condições saudáveis para tolerar a tração. O membro deve ser limpo e seco antes da colocação da bota de espuma ou da fita de tração.

Para aplicar a tração do tipo extensão de Buck, o membro é elevado e apoiado sob o calcanhar e o joelho do paciente enquanto a bota de espuma é colocada debaixo da perna, com o calcanhar do paciente no calcanhar da bota. Em seguida, as tiras de Velcro® são fixadas em torno da perna. Pode-se usar uma fita de tração, que é sobreposta por uma faixa elástica em modo espiral, em vez da bota. Evita-se pressão excessiva sobre o maléolo e a fíbula proximal durante a aplicação para evitar lesões por pressão e lesões aos nervos. Em seguida, a corda é fixada ao dispersor de forças ou à placa de pé sobre uma polia presa à extremidade do leito e conectada ao peso prescrito – geralmente, de 2,25 a 3,5 kg – pela corda. O peso deve balançar livremente, sem encostar em partes do leito ou no assoalho, uma vez que isso compromete a eficiência do sistema de tração (Duperouzel et al., 2018).

Intervenções de enfermagem

Para garantir a tração efetiva da pele, é importante evitar rugas e o escorregamento da fita de tração e manter a contratração. Deve-se manter o posicionamento adequado, de modo a conservar a perna em uma posição neutra. Para evitar que os fragmentos ósseos se movam um contra o outro, o paciente não deve virar de um lado para o outro; no entanto, o paciente pode mudar ligeiramente de posição com ajuda.

Monitoramento e manejo de complicações potenciais

O enfermeiro monitora as complicações da tração cutânea, que podem incluir soluções de continuidade na pele, lesão de nervos e comprometimento circulatório.

Solução de continuidade na pele

Durante a avaliação inicial, o enfermeiro identifica a pele frágil e sensível (comum em idosos). O enfermeiro também inspeciona a área da pele que está em contato com a fita, a espuma ou as forças de cisalhamento, ao menos a cada 8 horas, em busca de sinais de irritação ou inflamação (Duperouzel et al., 2018). O enfermeiro realiza os seguintes procedimentos para monitorar e evitar lesões à pele:

- Remover as botas de espuma para inspecionar a pele, o tornozelo e o tendão de Aquiles pelo menos 2 vezes/dia. É necessária uma segunda pessoa para apoiar o membro durante a inspeção e os cuidados com a pele
- Palpar a área das fitas de tração diariamente para detectar dor à palpação subjacente
- Fornecer reposicionamento frequente para aliviar a pressão e os desconfortos, uma vez que o paciente que precisa permanecer em decúbito dorsal corre risco aumentado de desenvolver lesão por pressão
- Usar colchões ou revestimentos estáticos avançados, em vez de espuma hospitalar padrão ou colchões com baixa perda de ar com pressão alternada, para reduzir o risco de formação de lesões por pressão (Kirman, 2018).

Lesões aos nervos

A tração de pele pode comprimir os nervos periféricos. Deve-se tomar cuidado para evitar a pressão sobre o nervo fibular no ponto em que ele circunda o colo da fíbula, logo abaixo do joelho, quando é aplicada tração ao membro inferior. A pressão nesse ponto pode causar queda plantar. O enfermeiro pergunta regularmente ao paciente sobre a sensibilidade e pede a ele que mova os dedos dos pés. O enfermeiro deve investigar imediatamente qualquer queixa de sensação de queimação sob a fita ou bota de tração. A dorsiflexão do pé mostra a função do nervo fibular. A fraqueza na dorsiflexão ou no movimento do pé e a inversão do pé podem indicar compressão do nervo fibular comum. A flexão plantar mostra a função do nervo tibial. Além disso, o enfermeiro deve comunicar imediatamente se houver sensibilidade alterada ou motricidade prejudicada.

Comprometimento circulatório

Após a aplicação da tração à pele, o enfermeiro avalia a circulação do pé entre 15 e 30 minutos e, depois, a cada 1 a 2 horas. A avaliação circulatória é constituída por:

- Pulsos periféricos, cor, enchimento capilar e temperatura dos dedos dos pés
- Manifestações de TVP, que incluem sensibilidade unilateral na panturrilha, calor, vermelhidão e tumefação.

O enfermeiro também incentiva o paciente a realizar exercícios ativos com o pé de hora em hora quando acordado.

Tração esquelética

A tração esquelética é frequentemente utilizada quando é desejada tração contínua para imobilizar, posicionar e alinhar uma fratura de fêmur, tíbia e coluna cervical. É utilizada quando a tração é mantida por um tempo significativo, quando a tração de pele não é possível e quando é necessário um peso maior (11 a 18 kg) para alcançar o efeito terapêutico. A tração esquelética envolve a passagem de um pino ou fio metálico (p. ex., pino de Steinmann, fio de Kirschner) através do osso (p. ex., tíbia proximal ou fêmur distal), sob anestesia local, evitando nervos, vasos sanguíneos, músculos, tendões e articulações (Buckley & Page, 2018). Aplica-se, então, tração utilizando cordas e pesos presos à extremidade do pino. Alternativamente, a tração esquelética pode envolver a aplicação de pinças à cabeça, que são fixadas ao crânio para imobilizar fraturas cervicais (ver Capítulo 63).

O cirurgião aplica tração esquelética utilizando assepsia cirúrgica. O local de inserção é preparado com um agente de limpeza cirúrgica, como uma solução de clorexidina. Administra-se um anestésico local no local de inserção e no periósteo. O cirurgião faz uma pequena incisão na pele e perfura o pino ou fio estéril através do osso. O paciente sente uma pressão durante o procedimento e, possivelmente, um pouco de dor quando o periósteo é penetrado.

Após a inserção, o pino ou fio é conectado a um arco ou a uma pinça de tração. As extremidades do pino ou fio são recobertas com capas para evitar lesões no paciente ou nos cuidadores. Os pesos são conectados ao pino ou fio do arco por um sistema de cordas e roldanas, que exerce a quantidade e a direção de tração adequadas para a tração efetiva (Biz et al., 2019). Os pesos aplicados inicialmente devem superar os espasmos encurtantes dos músculos afetados. Conforme os músculos relaxam, o peso da tração é reduzido para evitar o deslocamento da fratura e promover a consolidação.

Muitas vezes, a tração esquelética é uma tração em suspensão equilibrada, que apoia o membro afetado, possibilita certo movimento ao paciente e facilita a independência do paciente e cuidados de enfermagem, mantendo a tração efetiva. A tala de Thomas com acoplamento de Pearson é frequentemente usada com a tração esquelética para fraturas do fêmur (ver Figura 37.12). Como é necessário tração para cima, utiliza-se um quadro sobre o leito (Gray & Santy-Tomlinson, 2018).

Quando a tração esquelética é descontinuada, o membro é delicadamente apoiado, enquanto os pesos são retirados. O pino é cortado próximo à pele e removido pelo cirurgião. Utilizam-se, então, fixação interna, aparelhos imobilizadores ou talas para imobilizar e apoiar a consolidação do osso.

Intervenções de enfermagem

Quando é utilizada tração esquelética, o enfermeiro verifica o aparelho de tração para ver se as cordas estão nas ranhuras das polias, se as cordas não estão gastas, se os pesos estão pendendo livremente e se os nós na corda estão amarrados de modo seguro. O enfermeiro também analisa a posição do paciente, assegurando que a força de tração sempre esteja em correto alinhamento com o membro inferior e o paciente se encontre na linha mediana (Gray & Santy-Tomlinson, 2018).

> **Alerta de enfermagem: Qualidade e segurança**
>
> O enfermeiro nunca deve remover os pesos da tração esquelética, exceto em uma situação potencialmente fatal. A remoção dos pesos anula o propósito da tração e pode resultar em lesões ao paciente.

O enfermeiro deve manter o alinhamento do corpo do paciente na tração conforme prescrito, para promover uma linha de tração efetiva (Gray & Santy-Tomlinson, 2018). O enfermeiro posiciona o pé do paciente para evitar a queda plantar (flexão plantar), a rotação interna (inversão) e a rotação externa (eversão). O pé do paciente pode ser apoiado em uma posição neutra por aparelhos ortopédicos (p. ex., apoios para o pé).

Se o paciente relatar dor grave pelo espasmo muscular, o peso pode ser excessivo ou o paciente pode precisar de realinhamento. A dor deve ser comunicada ao médico se o alinhamento do corpo não conseguir reduzir o desconforto. Podem-se utilizar analgésicos opioides e não opioides para controlar a dor. Relaxantes musculares podem ser prescritos para aliviar espasmos musculares, conforme necessário.

Prevenção de soluções de continuidade na pele

Os cotovelos do paciente com frequência ficam doloridos, e pode ocorrer lesão nervosa se o paciente se reposicionar empurrando contra os cotovelos. Além disso, os pacientes muitas vezes empurram o calcanhar da perna afetada ao levantar-se. Essa compressão do calcanhar sobre o colchão pode causar lesões aos tecidos. É importante orientar os pacientes a não usarem os calcanhares ou cotovelos para se deslocarem no leito (El-saidy & Aboshehata, 2019). Para incentivar o movimento sem o uso dos cotovelos ou calcanhar, pode-se pendurar um dispositivo auxiliar, denominado **trapézio**, acima da cabeça do paciente, em local de fácil acesso (ver Figura 37.12). O trapézio ajuda o paciente a se mover no leito e a usar a comadre. Película transparente, curativos hidrocoloides ou selantes cutâneos também podem ser aplicados nas proeminências ósseas (como os cotovelos) ou em áreas críticas para diminuir a força de cisalhamento e o atrito (Gaspar, Peralta, Marques et al., 2019).

Avaliam-se pontos de pressão específicos em busca de irritação e inflamação, no mínimo a cada 8 horas. Os pacientes em alto risco de ruptura da pele (p. ex., pacientes idosos, desnutridos ou com comprometimento da mobilidade ou da sensibilidade) podem precisar ser avaliados com maior frequência (Mervis & Phillips, 2019). As áreas que são particularmente vulneráveis à pressão causada por um aparelho de tração aplicado ao membro inferior incluem a tuberosidade isquiática, o espaço poplíteo, o tendão do calcâneo e o calcanhar. Se o paciente não tiver permissão para virar de um lado para o outro, o enfermeiro deve fazer um esforço especial para prestar cuidados às costas e manter o leito seco e livre de migalhas e rugas. O paciente pode auxiliar segurando no trapézio acima do leito e elevando os quadris. Se o paciente não for capaz disso, o enfermeiro pode pressionar o colchão para baixo com uma das mãos, para aliviar a pressão sobre as costas e as proeminências ósseas e para fornecer alguma transferência de peso. Tendo em vista que a maioria dos pacientes em tração esquelética é colocada em decúbito dorsal, o uso de colchões estáticos com densidade inteligente deve ser aventado, em vez de colchões de espuma ou colchões com baixa perda de ar/com pressão alternada, para reduzir o risco de lesão por pressão (Serraes, Van Leen, Schols et al., 2018). O calcanhar do paciente deve ser colocado cuidadosamente (retirada de carga) sobre um travesseiro ou um dispositivo de suspensão para mantê-lo acima da superfície do leito (Gray & Santy-Tomlinson, 2018).

Para trocar a roupa de cama, o paciente eleva o tronco enquanto os cuidadores familiares em ambos os lados do leito enrolam os lençóis para baixo e colocam o lençol limpo por cima do colchão. O paciente, em seguida, eleva as nádegas do colchão, e os lençóis são deslizados para baixo sob suas nádegas. Por fim, a parte de baixo da roupa de cama é trocada enquanto o paciente fica deitado de costas. Os lençóis e cobertores são colocados sobre o paciente, de modo a não interromper a tração.

Monitoramento do estado neurovascular

O enfermeiro avalia a parte do corpo a ser colocada em tração e compara seu *status* neurovascular (p. ex., cor, temperatura, tempo de enchimento capilar, edema, pulsos, capacidade de se mover e sensibilidade) com o membro não afetado de hora em hora nas primeiras 24 horas após a aplicação da tração e a cada 4 horas depois disso. O enfermeiro orienta o paciente a relatar imediatamente quaisquer alterações na sensibilidade ou no movimento, para que possam ser prontamente avaliadas. A formação de tromboembolismo venoso é um risco significativo para o paciente que está imobilizado. O enfermeiro incentiva o paciente a fazer exercícios ativos de flexão-extensão do tornozelo e contração isométrica dos músculos da panturrilha (exercícios de bombeamento da panturrilha) 10 vezes de hora em hora quando acordado, para diminuir a estase venosa. Além disso, podem ser prescritos meias antiembolismo, dispositivos de compressão e terapia anticoagulante para ajudar a impedir a formação de trombos.

> **Alerta de enfermagem: Qualidade e segurança**
>
> O enfermeiro deve investigar imediatamente quaisquer relatos de desconforto expressos pelo paciente em tração. O reconhecimento imediato do desenvolvimento de um problema neurovascular é essencial para que as medidas corretivas possam ser instituídas rapidamente.

Prestação de cuidados ao local do pino

A ferida no local da inserção do pino demanda atenção, e é importante seguir as orientações específicas da unidade de saúde sobre os cuidados com os pinos esqueléticos. O objetivo é evitar a infecção e o desenvolvimento de osteomielite (ver Capítulo 36). Durante as primeiras 48 horas após a inserção, o local é coberto com um curativo estéril absorvente não aderente e um rolo de gaze ou faixa do tipo Ace. Depois desse período, recomenda-se a cobertura com um curativo frouxo ou não usar curativo (o enfaixamento é necessário se o paciente estiver exposto à poeira do ar). As recomendações de especialistas baseadas em evidências para os cuidados com o local do pino incluem (Walker, 2018):

- Pinos localizados em áreas com tecidos moles estão em maior risco de infecção
- Após as primeiras 48 a 72 horas seguintes à colocação de pinos esqueléticos, os cuidados com o local devem ser realizados 1 vez/dia ou semanalmente
- A solução de clorexidina a 2 mg/mℓ é a solução de limpeza mais efetiva. Se a clorexidina for contraindicada (em decorrência de hipersensibilidade ou reação de pele conhecida), deve-se utilizar soro fisiológico para a limpeza
- A higienização cuidadosa das mãos antes e depois da prestação de cuidados no local dos pinos esqueléticos sempre deve ser observada.

O enfermeiro deve inspecionar os locais dos pinos a cada 12 horas à procura de hipersensibilidade/reação alérgica (p. ex., dermatite de contato, urticária, angioedema), irritação (p. ex., mudanças normais que ocorrem no local do pino depois da inserção) e infecção. Os sinais de irritação podem incluir vermelhidão, calor e drenagem serossanguinolenta do local, que tendem a desaparecer após 72 horas. Os sinais de infecção podem refletir os da reação, mas também incluem a presença de drenagem purulenta, dor, afrouxamento dos pinos, pele em tenda no local do pino, odor e febre. As descrições dos pacientes dos locais dos pinos podem ser úteis, visto que eles frequentemente percebem alterações sutis de seus sintomas e conseguem diferenciar alterações nos locais dos pinos (Santy-Tomlinson, Jomeen & Ersser, 2019). Antibióticos profiláticos de amplo espectro IV podem ser administrados nas primeiras 24 a 48 horas após a colocação dos pinos para prevenir infecção, porém as evidências são conflitantes e não existe consenso sobre a adequação dessa prática (Walker, 2018). As infecções leves podem ser facilmente tratadas com antibióticos, e as infecções que resultam em manifestações sistêmicas podem exigir também a remoção do pino até que a infecção seja resolvida.

Por causa da falta de achados de pesquisa baseados em evidências, há controvérsia em relação aos cuidados com os pinos, a limpeza e o manejo global das crostas nos locais dos pinos. As crostas são rolhas endurecidas de exsudato que aderem e bloqueiam os locais dos pinos. Evidências recentes sugerem que as crostas nos locais dos pinos devem ser preservadas desde que não haja sinais de infecção, uma vez que proporcionam uma barreira natural ao ambiente externo, o que pode evitar a contaminação bacteriana (Georgiades, 2018). O paciente e a família devem ser ensinados a realizar quaisquer cuidados com o local do pino prescritos antes da alta do hospital e devem receber orientações de seguimento escritas que incluam os sinais e sintomas de infecção.

Promoção do exercício

Os exercícios realizados pelo paciente dentro dos limites terapêuticos da tração auxiliam na manutenção da força e do tônus muscular e na promoção da circulação. Os exercícios ativos incluem elevar-se no trapézio, flexionar e estender os tornozelos, além de exercícios de ADM e levantamento de peso para as articulações não envolvidas. Os exercícios isométricos do membro imobilizado (exercícios dos grupos musculares do quadríceps e dos glúteos) são importantes para manter a força dos principais músculos da deambulação (ver Boxe 37.4). Sem exercício, o paciente perderá massa e força muscular, e a reabilitação será mais prolongada.

Manejo de enfermagem do paciente em tração

Os cuidados de enfermagem para o paciente em tração incluem avaliação e atendimento da ansiedade, auxílio com o autocuidado e monitoramento de complicações.

Avaliação da ansiedade

O enfermeiro deve considerar o impacto psicológico e fisiológico do problema musculoesquelético, do aparelho de tração e da imobilidade. A tração restringe a mobilidade e a independência. Os equipamentos podem ter aparência ameaçadora, e sua aplicação pode ser assustadora. A confusão mental, a desorientação e os problemas comportamentais podem se desenvolver em pacientes que ficam confinados em espaço limitado por tempo prolongado. O enfermeiro deve, portanto, avaliar e monitorar o nível de ansiedade do paciente e as respostas psicológicas à tração.

Ajuda nas atividades de autocuidados

Inicialmente, o paciente pode precisar de ajuda nas atividades de autocuidados. O enfermeiro auxiliará o paciente a comer, tomar banho, vestir-se e fazer a higiene íntima. A disposição conveniente dos itens, como telefone, lenços, água e dispositivos de assistência (p. ex., alcançadores, trapézio sobre o leito) pode facilitar o autocuidado. Com a retomada das atividades de autocuidados, o paciente sente-se menos dependente e menos frustrado e experimenta melhora da autoestima. Como é necessária alguma ajuda durante todo o período de imobilidade, o enfermeiro e o paciente podem criativamente desenvolver rotinas que maximizem a independência do paciente.

Monitoramento e manejo de complicações potenciais

As complicações relacionadas com a imobilidade podem incluir lesões por pressão (ver Capítulo 56), atelectasia, pneumonia, constipação intestinal, perda do apetite, estase urinária, infecções urinárias e formação de TEV. A identificação precoce das condições preexistentes ou de seu desenvolvimento facilita as intervenções imediatas para resolvê-las.

Atelectasia e pneumonia

O enfermeiro auscultará os pulmões do paciente a cada 4 a 8 horas para avaliar a condição respiratória e orientará o paciente a respeito da realização de exercícios de respiração profunda e tosse para ajudar na expansão completa dos pulmões e na remoção de secreções pulmonares. Se a anamnese do paciente e a avaliação de base indicarem que o indivíduo está em risco de desenvolvimento de complicações respiratórias, terapias específicas (p. ex., o uso de um espirômetro de incentivo) podem ser indicadas (ver Boxe 19.1, Capítulo 19). Se uma complicação respiratória se desenvolver, será necessária a instituição imediata do tratamento prescrito.

Constipação intestinal e anorexia

A redução da motilidade gastrintestinal resulta em constipação intestinal e anorexia. Uma dieta rica em fibras e líquidos pode ajudar a estimular a motilidade gástrica. Em caso de desenvolvimento de constipação intestinal, as medidas terapêuticas podem incluir emolientes fecais, laxantes, supositórios e clisteres. Para melhorar o apetite do paciente, incluem-se as preferências alimentares do indivíduo na dieta terapêutica prescrita, conforme o caso.

Estase e infecção urinária

O esvaziamento incompleto da bexiga relacionado com o posicionamento no leito pode resultar em estase urinária e infecção. Além disso, o paciente pode achar desconfortável o uso da comadre e pode limitar a ingestão de líquidos para minimizar a frequência de micção. O enfermeiro monitora a ingestão de líquidos e as características da urina. A hidratação adequada é importante; por isso, o enfermeiro instrui o paciente a consumir quantidades adequadas de líquidos e a urinar a cada 3 a 4 horas. Se o paciente exibir sinais ou sintomas de infecção urinária (p. ex., queimação ou dor à micção, hematúria), o enfermeiro notifica o médico.

Tromboembolismo venoso

A estase venosa, que predispõe o paciente ao TEV, ocorre com a imobilidade. O enfermeiro orienta o paciente sobre como realizar os exercícios de tornozelo e pé dentro dos limites do tratamento, com tração a cada 1 a 2 horas, quando acordado, para evitar a TVP. Para promover a adesão e a participação da família nos cuidados com o paciente, é importante incluir os familiares nas sessões de orientação e nas tomadas de decisão sobre a prevenção de TEV (Health Services Advisory Group, 2019). O paciente é incentivado a consumir líquidos para evitar a desidratação e a hemoconcentração associada, o que contribui para a estase sanguínea. O enfermeiro monitora o paciente à procura de sinais de TVP, incluindo dor à palpação na panturrilha unilateralmente, calor, vermelhidão e tumefação (aumento da circunferência da panturrilha). O enfermeiro relata prontamente os achados ao médico para avaliação e tratamento.

Durante o tratamento com tração, o enfermeiro incentiva o paciente a exercitar os músculos e as articulações que não estejam na tração para evitar a deterioração, o descondicionamento e a estase venosa. O fisioterapeuta pode elaborar exercícios no leito que minimizem a perda de força muscular. Enquanto o paciente se exercita, o enfermeiro assegura que as forças de tração sejam mantidas e que o paciente esteja posicionado corretamente, visando evitar complicações decorrentes do mau alinhamento.

FRATURAS EM LOCAIS ESPECÍFICOS

Locais comuns de fratura incluem clavícula, colo do úmero, diáfise do úmero, cotovelo, parte proximal do rádio, diáfises do rádio e da ulna, punho, mão, pelve, acetábulo, colo do fêmur, diáfise do fêmur, tíbia e fíbula, costelas e região toracolombar da coluna vertebral.

Clavícula

A fratura de clavícula é uma lesão comum que pode resultar de uma queda ou de um golpe direto no ombro. A clavícula ajuda a manter o ombro para cima, para fora e para trás do tórax. Por conseguinte, quando a clavícula é fraturada, o paciente assume uma posição de proteção, com os ombros caídos e imobilizando o braço para evitar movimentos do ombro. O objetivo do tratamento é alinhar o ombro em sua posição normal por meio da redução fechada e da imobilização. A intervenção cirúrgica não é uma conduta típica, mas pode ser indicada se a fratura estiver localizada no terço distal da clavícula ou se esta apresentar luxação importante que possa resultar em comprometimento neurovascular ou pneumotórax (Kleinhenz, 2019).

A maioria das fraturas de clavícula ocorre no terço médio; a consolidação clínica demora 6 a 12 semanas em adultos (Eiff, Hatch & Higgins, 2020b). Um aparelho ortopédico clavicular, também chamado de *tipoia em forma de oito* (Figura 37.13), pode ser utilizado para puxar os ombros para trás, reduzindo e imobilizando a fratura. O enfermeiro monitora a circulação e a função do nervo do braço afetado e compara-o com o braço não afetado para determinar variações, o que pode indicar distúrbios no estado neurovascular. Pode-se usar uma tipoia para apoiar o braço e aliviar a dor. O paciente pode ser autorizado a usar o braço para atividades leves, conforme a dor permitir (Hatch, Clugston & Taffee, 2019).

A fratura do terço distal da clavícula, sem deslocamento e ruptura ligamentar, é tratada com uma tipoia e restrição do movimento do braço. Quando uma fratura do terço distal é acompanhada de uma ruptura do ligamento coracoclavicular que liga o processo coracoide da escápula à superfície inferior da clavícula, os fragmentos ósseos frequentemente estão deslocados. Esse tipo de lesão pode ser corrigido cirurgicamente por redução aberta e fixação interna.

A imobilização do ombro pode ser feita com um imobilizador em oito ou uma tipoia de braço até que haja evidência clínica de consolidação (p. ex., o local da fratura não é mais doloroso à palpação e o paciente consegue movimentar o braço com pouco ou nenhum desconforto) (Hatch et al., 2019). O enfermeiro alerta o paciente a não elevar o braço acima do nível do ombro até que a fratura tenha se consolidado, mas incentiva-o a exercitar o cotovelo, o punho e os dedos tão precocemente quanto possível. Quando prescritos, os exercícios para o ombro são realizados para obter a mobilidade completa do ombro (Figura 37.14). Esportes de contato ou atividade com potencial de queda devem ser evitados por 1 a 2 meses após a conclusão da consolidação óssea, a qual deve ser confirmada por exame físico e radiografias (Eiff et al., 2020b).

As complicações das fraturas de clavícula não são comuns, mas podem incluir lesões neurovasculares (lesão do plexo braquial, lesão de artéria ou veia subclávia em decorrência de um fragmento ósseo e síndrome do desfiladeiro torácico), pneumotórax, não consolidação e consolidação insatisfatória (Hatch et al., 2019).

Colo do úmero

Fraturas da parte proximal do úmero podem ocorrer através do colo do úmero e são, com maior frequência, resultado de queda sobre a mão espalmada. A maioria das fraturas da parte proximal do úmero ocorre em pessoas com idade superior a 60 anos e são mais comuns em mulheres mais velhas por causa do maior risco de baixa densidade óssea (Dorsey, 2020).

O paciente chega com dor moderada a grave no ombro, com o braço afetado pendurado, solto na lateral do corpo ou apoiado pela mão não lesionada. A avaliação neurovascular do membro é essencial para avaliar a extensão da lesão e o possível envolvimento dos nervos e dos vasos sanguíneos do braço.

A maioria das fraturas da parte proximal do úmero é impactada com pouco ou nenhum deslocamento dos fragmentos ósseos e não exige redução cirúrgica. O braço é apoiado e

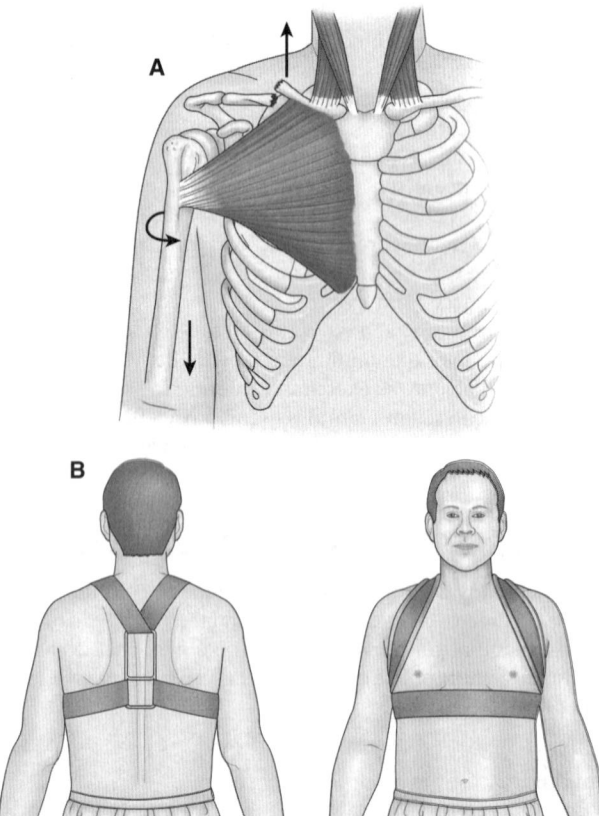

Figura 37.13 • Fratura de clavícula. **A.** A vista anteroposterior mostra o deslocamento típico na fratura hemiclavicular. **B.** A imobilização é realizada com uma faixa clavicular.

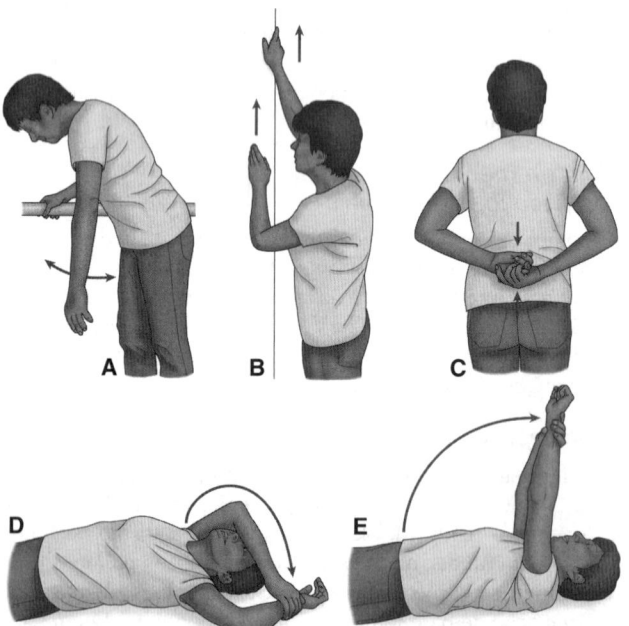

Figura 37.14 • Exercícios que promovem a amplitude de movimento do ombro incluem os exercícios pendulares (**A**) e a escalada de parede (**B**). O braço não afetado é utilizado para ajudar na rotação interna (**C**), na rotação externa (**D**) e na elevação (**E**). Em **C**, **D** e **E**, o braço não afetado é usado para ajudar nos exercícios.

imobilizado por uma tipoia e uma atadura, que fixam o braço apoiado ao tronco (Figura 37.15). Com o desuso, ocorrem limitação do movimento e rigidez do ombro. Desse modo, exercícios pendulares são iniciados tão logo tolerados pelo paciente. Nos exercícios pendulares ou de circundução, o fisioterapeuta orienta o paciente a inclinar-se para a frente e deixar o braço afetado oscilar em abdução e rotação. Essas fraturas se consolidam rapidamente, em cerca de 6 a 10 semanas por causa de grandes áreas de osso esponjoso (Dorsey, 2020). A meta do tratamento é restaurar o máximo de função possível; portanto, a reabilitação do ombro seve ser iniciada assim que o quadro álgico permitir. Rigidez residual, dolorimento e alguma perda de movimento e da função do ombro ("ombro congelado") podem persistir e são mais prováveis nos pacientes que não realizam regularmente exercícios de ADM durante a recuperação (Bassett, 2019).

Quando a fratura do colo do úmero é acompanhada de luxação significativa, o tratamento consiste em redução fechada com imobilização, RAFI, hemiartroplastia e artroplastia reversa do ombro. Os exercícios são iniciados depois de um período adequado de imobilização (Bassett, 2019).

Diáfise do úmero

As fraturas da diáfise do úmero são mais frequentemente causadas por traumatismo ou golpe direto, que resulta em uma fratura transversal, oblíqua ou cominutiva, ou por força de torção indireta, que resulta em uma fratura em espiral. Em geral, os pacientes apresentam edema considerável e dor intensa na parte média do braço, embora possam relatar dor referida no ombro ou no cotovelo; encurtamento do braço indica luxação significativa (Dorsey, 2020). Um exame neurovascular meticuloso é importante, devido à frequência de lesão do nervo radial, que exige atenção imediata.

Existem indicações absolutas de exploração cirúrgica em caráter de emergência, tais como fratura exposta e fraturas associadas a lesões neurovasculares (Dorsey, 2020). Utilizam-se aparelhos de fixação externa para tratar fraturas expostas da diáfise do úmero. Redução aberta com fixação interna é necessária em casos de lesão de nervo periférico, lesão de vaso sanguíneo ou fraturas cominutivas ou associadas à luxação (Bassett, 2018).

Todavia, a maioria das fraturas da diáfise do úmero pode ser tratada de modo não cirúrgico. A imobilização inicial é, com frequência, realizada com tala de coaptação (*tala em U*). (A tala em U assemelha-se à pinça usada para pegar cubos de açúcar.) A tala é colocada em torno das faces medial e lateral do braço, desde o cotovelo até o topo do ombro. A tala apoia o braço em 90° de flexão no cotovelo; uma tipoia acolchoada apoia o antebraço. O peso do braço pendurado e da tala impõe tração sobre o local da fratura.

O tratamento definitivo preferido da fratura de diáfise do úmero consiste em órtese funcional. O imobilizador termoplástico de braço é posicionado no braço com tiras de Velcro® ao redor do membro, imobilizando a fratura reduzida. Conforme o edema diminui, o imobilizador termoplástico é apertado, aplicando pressão uniforme e dando estabilidade à fratura. O antebraço é apoiado por uma tipoia de colarinho e punho (Figura 37.16). A órtese funcional possibilita o uso ativo dos músculos, os movimentos do ombro e do cotovelo e a boa aproximação dos fragmentos da fratura. Os exercícios pendulares para o ombro são realizados conforme prescrito para possibilitar a movimentação ativa do ombro, prevenindo, assim, a ocorrência de um "ombro congelado". Exercícios isométricos podem ser prescritos para evitar a atrofia muscular. O calo que se desenvolve é importante, e o uso do imobilizador termoplástico de braço pode ser interrompido em cerca de 8 semanas. As complicações encontradas na fratura da diáfise do úmero incluem comprometimento neurovascular e pseudoartrose decorrente da diminuição da irrigação sanguínea nessa área.

Cotovelo

Aproximadamente 30% das fraturas de cotovelo em adultos envolvem a parte distal do úmero (Eiff, Hatch & Higgins, 2020c) e são classificadas como supracondilares, condilares, bicondilares e coronais. A maioria das fraturas resulta de mecanismos de alta energia, como acidentes automobilísticos, quedas sobre o cotovelo (na posição estendida ou flexionada) ou um golpe direto. Essas fraturas podem ser muito dolorosas e resultar em lesão da artéria braquial e do nervo mediano (Yian, 2019).

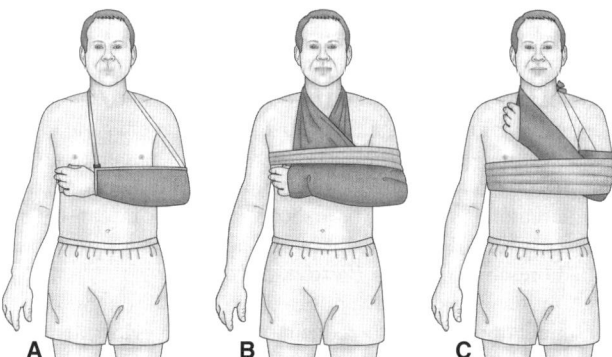

Figura 37.15 • Imobilizadores para fraturas do úmero proximal. **A.** A tipoia comercial com faixa de imobilização possibilita a remoção fácil para higiene e é confortável no pescoço. **B.** Tipoia convencional e atadura. **C.** Imobilização tipo Velpeau e atadura são utilizadas quando há um componente instável no colo cirúrgico. Essa posição relaxa o músculo peitoral maior.

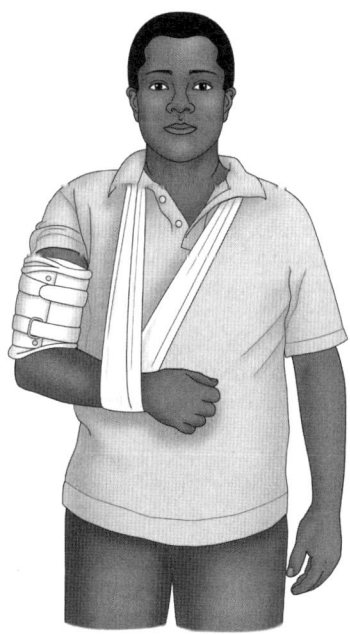

Figura 37.16 • Aparelho ortopédico umeral funcional com tipoia de colarinho e punho.

Um exame neurovascular meticuloso do membro comprometido deve ser realizado. Avalia-se o paciente à procura de parestesia e sinais de circulação comprometida no antebraço e na mão. A complicação mais grave de uma fratura supracondiliana do úmero é a contratura isquêmica de Volkmann (uma síndrome compartimental aguda), que resulta de edema antecubital ou lesão à artéria braquial e leva a uma contratura (encurtamento) dos músculos do antebraço. Isso ocorre mais frequentemente em crianças do que em adultos e resulta em mão e punho com aspecto semelhante a uma garra. O enfermeiro precisa monitorar o paciente com regularidade à procura de sinais de comprometimento neurovascular ("cinco Ps"); edema e induração acentuados do antebraço são outros sinais (Kare, 2019). Fasciotomia de emergência com desbridamento do músculo pode ser necessária para evitar a progressão para contratura de Volkmann (Eiff et al., 2020c). Outras complicações potenciais são as lesões às superfícies articulares e a hemartrose (p. ex., sangue nas articulações), que podem ser tratadas por meio da aspiração por agulha pelo médico para aliviar a dor e a pressão.

Os objetivos do tratamento são a redução e a estabilização imediata da fratura do úmero distal, seguidas de movimento ativo controlado após a diminuição do edema e o início da consolidação. Se não houver luxação da fratura, o braço é imobilizado por um aparelho imobilizador durante 2 a 3 semanas. Nesse momento, os exercícios de ADM podem ser iniciados com o uso de um imobilizador articulado funcional (Yian, 2019).

Normalmente, uma fratura com luxação é tratada com RAFI. Pode ser necessária a excisão de fragmentos de osso. Aplica-se, então, um suporte externo adicional com uma tala. Incentiva-se a realização de exercícios ativos de dedos. Exercícios de ADM delicados da articulação lesionada são iniciados precocemente. O movimento promove a regeneração de articulações feridas, pois produz o movimento do líquido sinovial na cartilagem articular. O exercício ativo para evitar a limitação do movimento residual é realizado conforme indicado. Artroplastia total do cotovelo pode ser indicada se houver cominuição significativa (p. ex., fragmentação óssea). A dor é controlada por meio do uso de AINEs ou analgésicos opioides (Yian, 2019).

Parte proximal do rádio

As fraturas da cabeça e do colo do rádio são fraturas da parte proximal do rádio. São comuns e geralmente resultam de queda sobre a mão com o cotovelo estendido. O paciente apresenta edema localizado na face lateral do cotovelo, dor à palpação e redução do movimento; a dor piora com a mobilização passiva. Em caso de acúmulo na articulação do cotovelo, o sangue é aspirado para aliviar a dor e possibilitar exercícios ativos de ADM precoces do cotovelo e do antebraço (Eiff et al., 2020c). Em geral, o manejo das fraturas sem luxação associada é não cirúrgico, com colocação de tipoia; flexão e extensão do cotovelo, conforme tolerado, devem ser iniciadas sem tipoia assim que o paciente suportar, geralmente nos primeiros dias após a lesão (Eiff et al., 2020c). Se a fratura for deslocada, normalmente é indicada a realização de uma cirurgia, com excisão ou substituição da cabeça do rádio, quando necessário (Rabin, 2018).

Diáfise do rádio e da ulna

As fraturas da parte distal do rádio estão entre as fraturas mais comuns e ocorrem mais frequentemente em crianças e adolescentes, embora possam ocorrer em adultos. O rádio ou a ulna podem ser fraturados em qualquer altura. Frequentemente, ocorre deslocamento quando ambos os ossos são fraturados. O antebraço tem participação crucial na função do membro superior; portanto, as funções singulares de pronação e supinação precisam ser preservadas com alinhamento anatômico apropriado (Kakarala & Simons, 2019).

Nos adultos, se não houver deslocamento dos fragmentos ósseos, a fratura é tratada por redução fechada com imobilização em um aparelho gessado longo bivalvado, com o punho em discreta extensão, o antebraço em rotação neutra e o cotovelo em 90° (Michaudet, 2020). A circulação, a motricidade e a sensibilidade da mão são avaliadas antes e depois da colocação do aparelho imobilizador. O braço é elevado para controlar o edema. Incentiva-se a flexão e a extensão frequentes dos dedos para reduzir o edema. O movimento ativo do ombro envolvido é essencial. A redução e o alinhamento são monitorados atentamente por radiografias semanais durante as primeiras 4 semanas, a fim de assegurar o alinhamento apropriado, e, depois, a cada 2 semanas, até ocorrer a consolidação óssea (em geral, 12 a 16 semanas). Nas últimas 6 semanas, o braço pode estar em um aparelho ortopédico funcional de antebraço que possibilite exercícios de punho e cotovelo. Evitam-se a elevação e a torção.

As fraturas deslocadas do rádio e da ulna são tratadas por RAFI, usando uma placa de compressão com parafusos, pregos intramedulares ou hastes. O braço geralmente é imobilizado em tala ou aparelho gessado. As fraturas expostas e deslocadas podem ser tratadas com dispositivos de fixação externa. O braço é elevado para controlar o edema. O estado neurovascular é avaliado e documentado. Iniciam-se exercícios de cotovelo, punho e mão quando prescritos pelo médico.

Punho

As fraturas da extremidade distal do rádio (fratura de Colles) são comuns e geralmente são decorrentes de uma queda sobre a mão aberta e estendida, com o punho em extensão. Essa fratura ocorre frequentemente em adultos mais velhos com osteoporose, visto que os ossos não dissipam bem a energia da queda; também pode ocorrer em pessoas jovens que praticam atividades desportivas e sofrem queda de alta energia. O paciente apresenta punho deformado, dor, edema, fraqueza e ADM de dedos limitada e possíveis relatos de "formigamento" no lado afetado. A sensação de formigamento indica lesão do nervo mediano (Nelson, 2018).

De modo geral, o tratamento consiste em redução fechada e imobilização tipo "pinça de confeiteiro" até a redução do edema. A tala é colocada de modo que se estenda desde o cotovelo até o dorso da mão, logo abaixo dos dedos. Essa imobilização é mantida até a redução do edema e, em geral, é trocada por um aparelho gessado curto em 2 a 3 semanas. Para fraturas muito cominutivas, utilizam-se RAFI, placas, colocação percutânea de pinos ou fixação externa para conseguir e manter a redução. Analgésicos são administrados de acordo com a prescrição médica (Petron, 2018).

A movimentação ativa dos dedos e do ombro deve começar imediatamente para reduzir o edema e evitar a rigidez (Boxe 37.7).

Os dedos podem ficar tumefeitos em decorrência dos retornos venoso e linfático diminuídos. O enfermeiro avalia a função sensorial do nervo mediano por meio da estimulação do aspecto distal do dedo indicador. A função motora é avaliada pela capacidade do paciente de tocar o polegar no

> **Boxe 37.7 ORIENTAÇÕES AO PACIENTE**
> **Incentivo para a realização de exercícios após o tratamento para fratura de punho**
>
> O enfermeiro incentiva a movimentação ativa dos dedos e do ombro. O paciente é instruído a realizar os exercícios a seguir para reduzir o edema e evitar a ocorrência de rigidez:
>
> - Segurar a mão na altura do coração
> - Mover os dedos da extensão total à flexão. Segurar e soltar. Repetir pelo menos 10 vezes a cada hora quando acordado
> - Usar a mão em atividades funcionais
> - Exercitar ativamente o ombro e o cotovelo, incluindo exercícios de amplitude de movimento completa de ambas as articulações.

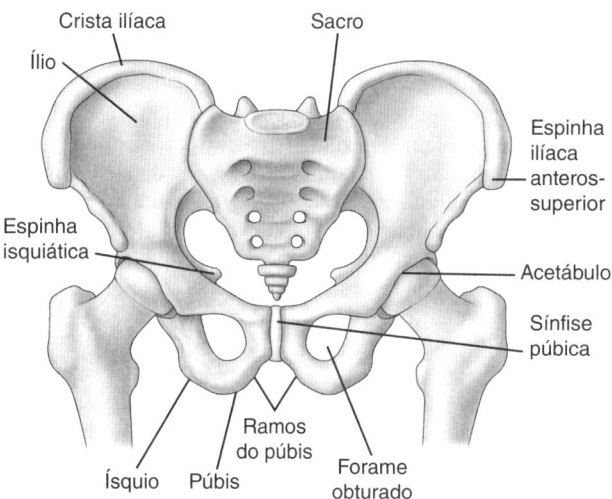

Figura 37.17 • Ossos pélvicos.

dedo mínimo. A redução da circulação e da função do nervo deve ser tratada imediatamente (ver discussão anterior sobre a síndrome compartimental aguda).

Mão

Fraturas dos ossos da mão (falanges e metacarpais) são comuns e um motivo frequente de procura de assistência em prontosocorro (Muttath, Chung & Ono, 2019). O tipo mais comum de fratura metacarpal em adultos é chamado de fratura do pugilista, que ocorre quando um punho fechado bate contra uma superfície rígida, fraturando o colo da falange do quinto dedo. As quedas e os acidentes de trabalho (p. ex., lesões por maquinários, esmagamentos) são a causa mais comum de lesão das falanges em adultos (Lakshmanan, Damodaran & Sher, 2018). Quando algum dos ossos da mão é fraturado, os objetivos do tratamento são a recuperação funcional máxima da mão e a minimização de deformidades estéticas. A radiografia é o exame complementar de escolha (Muttath et al., 2019).

Para a fratura sem luxação da falange, o dedo é imobilizado por 3 a 4 semanas para aliviar a dor e proteger o dedo de outro traumatismo. A imobilização, às vezes, consiste em enfaixar o dedo fraturado ao dedo não fraturado adjacente. Radiografias seriadas podem ser feitas para monitorar a consolidação. Fraturas associadas à luxação e fraturas expostas podem exigir RAFI, utilizando fios ou pinos. Se a fratura for exposta ou se a unha tiver sido avulsionada, podem ser prescritos antibióticos (Basset, 2019).

Avalia-se e documenta-se o estado neurovascular da mão ferida. Controla-se o edema pela elevação da mão. Incentiva-se o uso funcional da parte não envolvida da mão. Pode-se recomendar o emprego de dispositivos de assistência para auxiliar o paciente na realização das atividades de vida diária até que a mão tenha se curado e a capacidade funcional tenha retornado.

Pelve

O sacro, o ílio, o púbis e o ísquio formam a pelve óssea, que se une para formar um anel anatômico em adultos (Figura 37.17). Quedas de grande altura, colisão de automóveis e motocicletas, atropelamentos e lesões por esmagamento podem causar fraturas da pelve. A taxa de mortalidade associada às fraturas instáveis da pelve é elevada, perdendo apenas para as lesões cranianas entre as mortes relacionadas com traumatismos; isso está principalmente relacionado com hemorragia, embora complicações pulmonares, embolia gordurosa, complicações tromboembólicas e infecção também estejam envolvidas (Fiechtl, 2018). O manejo das fraturas pélvicas graves, com risco à vida, é coordenado com a equipe de traumatismo.

Os sinais e sintomas de fratura pélvica incluem: equimose; dor à palpação da sínfise púbica, das espinhas ilíacas anteriores, da crista ilíaca, do sacro ou do cóccix; edema local; dormência ou formigamento do púbis, dos órgãos genitais e das partes proximais das coxas; incapacidade de sustentar peso sem sentir desconforto; dorsalgia intensa (sangramento retroperitoneal); alterações das condições neurovasculares dos membros inferiores (ver discussão adiante do pulso arterial pedioso); e manifestações clínicas de choque (ver Capítulo 11). A TC da pelve ajuda a determinar a extensão da lesão, demonstrando rupturas na articulação sacroilíaca, traumatismos de tecidos moles, hematoma pélvico e fraturas. Realiza-se uma avaliação neurovascular dos membros inferiores para detectar qualquer lesão aos vasos sanguíneos e nervos pélvicos. A avaliação dos órgãos subjacentes à procura de lesão é indicada, sobretudo no caso de traumatismo de alto impacto (Eiff, Hatch & Higgins, 2020d). Traumatismos dos ureteres, da uretra, do reto e da vagina, traumatismo de veias (mais comum) e das artérias abdominais e traumatismo neurológico, sobretudo lesões da coluna vertebral e da medula espinal, devem ser investigados como lesões concomitantes potenciais (Eiff et al., 2020d). Ver discussão de politraumatismo e traumatismo abdominal no Capítulo 67.

A hemorragia e o choque são duas das consequências mais graves que podem ocorrer. O sangramento decorre principalmente da laceração das veias e artérias pelos fragmentos de osso e, possivelmente, pela ruptura de uma artéria ilíaca. Os pulsos periféricos, especialmente os pulsos pediosos de ambos os membros inferiores, são palpados; a ausência de pulso pode indicar uma laceração na artéria ilíaca ou em um de seus ramos. A TC abdominal pode ser realizada para detectar se há hemorragia intra-abdominal. O movimento excessivo da pelve deve ser evitado, e o paciente deve ser manejado com delicadeza para que os fragmentos ósseos não sejam deslocados, o que pode agravar a hemorragia e o choque. A reposição de líquido e os analgésicos são administrados conforme a necessidade do paciente. Laparotomia exploratória pode ser realizada para melhor visualização do peritônio (Moore & Doty, 2017).

Quando houver suspeita de lesão pélvica, será crucial a avaliação completa das estruturas adjacentes.

Diversos sistemas de classificação têm sido usados para descrever as fraturas pélvicas em relação a anatomia, estabilidade e mecanismo de lesão. Algumas fraturas pélvicas não afetam o anel pélvico; outras afetam o anel, que pode estar rotacional ou verticalmente instável. A gravidade das fraturas pélvicas varia. As complicações a longo prazo da fratura pélvica incluem a consolidação viciosa, as TVPs, a pseudoartrose, os distúrbios de marcha residuais, a dor nas costas por lesão ligamentar, a dispareunia e a disfunção erétil (Eiff et al., 2020d).

Fraturas estáveis da pelve

As fraturas estáveis da pelve (Figura 37.18) incluem a fratura de um único ramo do púbis ou do ísquio, a fratura ipsilateral dos ramos do púbis e do ísquio, a fratura da asa do ílio (fratura de Duverney) e a fratura do sacro ou do cóccix. Se a lesão resultar apenas em um ligeiro alargamento da sínfise púbica ou na articulação sacroilíaca anterior e os ligamentos pélvicos estiverem intactos, é provável que a sínfise púbica rompida se consolide espontaneamente com manejo conservador. A maior parte das fraturas da pelve se consolida rapidamente, pois os ossos pélvicos são predominantemente esponjosos e têm uma rica irrigação sanguínea.

Fraturas pélvicas estáveis podem ser tratadas com alguns dias de repouso no leito, analgésicos e mobilização progressiva, dependendo do nível de desconforto do paciente, que pode comprometer bastante a mobilidade do paciente. Líquidos, fibra alimentar, exercícios de tornozelo e pé, meias antiembolismo para auxiliar o retorno venoso, manobra de giro, respiração profunda, imobilização precoce e cuidados com a pele reduzem o risco de complicações e aumentam o conforto do paciente. O paciente com uma fratura de sacro está em risco de íleo paralítico; portanto, os ruídos intestinais devem ser monitorados.

O paciente com uma fratura do cóccix sente dor ao sentar-se e ao defecar. Almofada em anel, banhos de assento e emolientes fecais para facilitar a defecação são adjuvantes benéficos para aliviar a dor. À medida que a dor é resolvida, a atividade é retomada gradualmente com o uso de meios auxiliares de locomoção. A mobilização precoce reduz os problemas relacionados com a imobilidade (Eiff et al., 2020d).

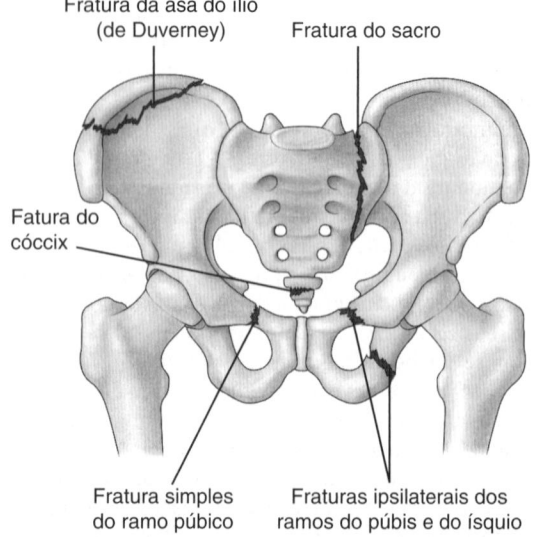

Figura 37.18 • Fraturas estáveis da pelve.

O manejo da maioria dos pacientes com essas medidas conservadoras deve ser feito durante pelo menos 2 meses, até os sintomas melhorarem (Foye, 2020).

Fraturas instáveis da pelve

As fraturas instáveis da pelve (Figura 37.19) podem resultar em instabilidade rotacional (p. ex., tipo "livro aberto", em que ocorre a separação na sínfise púbica com a ruptura do ligamento sacrilíaco), instabilidade vertical ou uma combinação de ambas. A compressão lateral ou anteroposterior da pelve produz fraturas pélvicas rotacionalmente instáveis. As fraturas pélvicas verticalmente instáveis ocorrem quando é exercida força sobre a pelve verticalmente, como pode ocorrer quando o paciente cai sobre as pernas estendidas ou é atingido de cima por um objeto em queda. As fraturas verticais da pelve em cisalhamento envolvem os anéis pélvicos anterior e posterior, com deslocamento vertical, normalmente através da articulação sacroilíaca. Em geral, há ruptura completa dos ligamentos sacroilíaco posterior, sacroespinal e sacrotuberal.

O traumatismo dos tecidos moles, uretral, esquelético, neurovascular e/ou de estruturas neurológicas contíguas à pelve também pode ocorrer nas fraturas pélvicas instáveis como resultado de mecanismos de alta energia da lesão (p. ex., choque de motocicletas ou veículos automotivos, atropelamento de pedestres, quedas de grandes alturas) (Russell & Jarrett, 2020). O tratamento imediato no pronto-socorro de um paciente com uma fratura pélvica instável inclui a estabilização dos ossos pélvicos e a compressão dos vasos sangrantes com uma cinta pélvica, um dispositivo de ligação e estabilização externa. Se houver dilaceração de grandes vasos, o sangramento pode ser interrompido por meio de embolização, utilizando técnicas de radiologia intervencionista antes da cirurgia. Em virtude da força substancial necessária para causar uma fratura pélvica instável, hemorragia e lesão associadas da cabeça são as causas de morte mais comuns nas primeiras 24 horas após a hospitalização, e síndrome de disfunção de múltiplos órgãos e sepse resultante de infecção são as principais causas de morte depois das primeiras 24 horas (Moore & Doty, 2017). Ver manejo de enfermagem para o paciente em choque descrito no Capítulo 11. Quando o paciente estiver hemodinamicamente estável, o tratamento geralmente envolve a fixação externa ou RAFI. Essas medidas promovem a hemostasia, a estabilidade hemodinâmica, o conforto e a mobilização precoce.

Acetábulo

As fraturas de acetábulo são um tipo de fratura intra-articular que exige redução cirúrgica muito precisa e delicada. O mecanismo de lesão típico é uma força externa que leva a diáfise femoral em direção à articulação do quadril, fraturando o acetábulo. Isso pode ser causado por acidentes automobilísticos de alta velocidade (p. ex., joelhos cravados no painel, pedais impulsionados para cima com força contra as pernas) ou quedas de lugares altos (Thacker, Tejwani & Thakkar, 2018). O tratamento depende do tipo de fratura. As fraturas estáveis e não deslocadas podem ser manejadas com tração e proteção à sustentação de peso, de modo que o pé afetado seja colocado no chão somente para o equilíbrio. Fraturas do acetábulo instáveis e associadas à luxação são tratadas com redução fechada e tração esquelética ou redução incruenta e fixação interna (Eiff et al., 2020d). A fixação interna possibilita a deambulação sem sustentação de peso e exercícios de ADM.

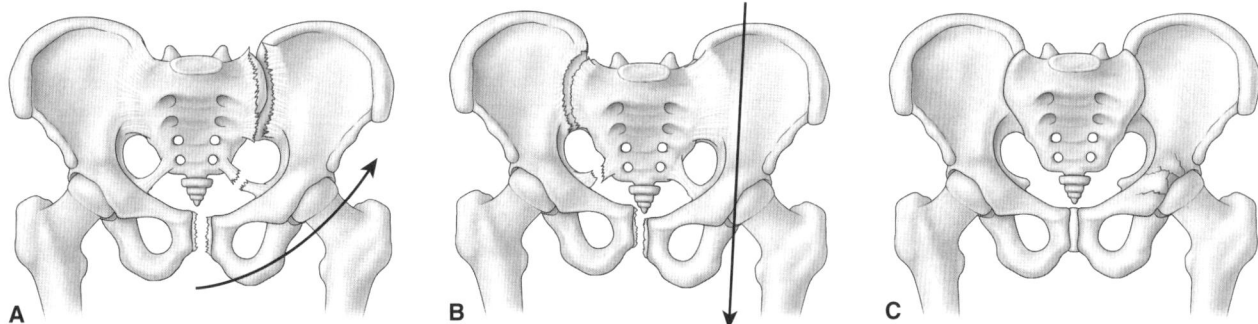

Figura 37.19 • Fraturas instáveis da pelve. **A.** Fratura rotacionalmente instável. A sínfise púbica está separada, e os ligamentos sacroilíaco anterior, sacrotuberoso e sacroespinal estão rompidos. **B.** Fratura verticalmente instável. A hemipelve está deslocada anterior e posteriormente através da sínfise púbica, e os ligamentos sacroilíacos estão rompidos. **C.** Fratura não deslocada do acetábulo.

As complicações observadas nas fraturas do acetábulo incluem as lesões aos nervos, a NAV, a consolidação viciosa, a ossificação heterotópica e a artrite pós-traumática (Thacker et al., 2018).

Quadril

Anualmente, mais de 300 mil adultos com idade superior a 65 anos sofrem fratura de colo de fêmur que exige hospitalização; 95% dessas fraturas são resultado de quedas (United Health Foundation, 2019). A fratura do colo do fêmur é uma condição debilitante em adultos mais velhos, sobretudo em mulheres (Veronese & Maggi, 2018). À medida que a população dos EUA envelhece, existe a expectativa de que o número de fraturas do colo do fêmur aumente. Os custos do tratamento são altos devido aos longos períodos de hospitalização e à subsequente reabilitação. Fatores que contribuem para as quedas e a consequente fratura de colo do fêmur incluem fraqueza dos músculos quadríceps femorais, diminuição da acuidade visual, diminuição do equilíbrio, fragilidade geral devido à idade e condições que reduzem a perfusão arterial cerebral e o comprometimento cognitivo (p. ex., ataque isquêmico transitório, anemia, tromboembolismo, doença cardiovascular). Além desses fatores, muitos medicamentos podem provocar ortostase e instabilidade no adulto mais velho. Em reconhecimento a isso, a American Geriatrics Society publica periodicamente uma lista atualizada de *medicamentos potencialmente inapropriados* para adultos mais velhos e uma ferramenta para avaliar o uso da medicação para distúrbios em adultos mais velhos, os chamados *Critérios de Beers*. Entre os medicamentos que podem causar ortostase e instabilidade em adultos mais velhos, sobretudo se fizerem uso de múltiplos medicamentos (i. e., polifarmácia), estão agentes anti-hipertensivos, diuréticos, betabloqueadores, sedativos e hipnóticos, neurolépticos e antipsicóticos, antidepressivos, benzodiazepínicos, analgésicos opioides e AINEs (Fick, Semla, Steinman et al., 2019; Ming & Zecevic, 2018).

As fraturas do colo do fêmur são classificadas de acordo com a localização anatômica e o tipo de fratura. As *fraturas extracapsulares* (estendendo-se a partir da base do colo do fêmur até a área imediatamente distal ao trocanter menor do fêmur) são trocantéricas, intertrocantéricas e subtrocantéricas. Já as *fraturas intracapsulares* são fraturas da cabeça e do colo do fêmur. As fraturas intracapsulares têm uma taxa mais alta de não consolidação ou consolidação viciosa; as fraturas do colo do fêmur podem danificar o sistema vascular que irriga a cabeça e o colo do fêmur, e o osso pode tornar-se isquêmico (Foster, 2020). Por esse motivo, a NAV é comum em pacientes com fratura do colo do fêmur (Figura 37.20). As *fraturas periprotéticas* ocorrem nas regiões que circundam as próteses articulares, e sua ocorrência está aumentando por causa do número crescente de pacientes submetidos a artroplastias totais (Capone, Congia, Civinini et al., 2017).

Manifestações clínicas

O paciente com fratura do colo do fêmur sente dor na face externa da coxa ou na região inguinal e apresenta limitação da ADM. Qualquer tentativa de fletir ou rodar a articulação do quadril (coxofemoral) provoca desconforto significativo (Bhatti & Ertl, 2019). Nas fraturas do colo do fêmur, a perna pode estar encurtada, aduzida e rodada externamente. Na maioria dos casos de fratura do colo do fêmur, o paciente não é capaz de mover a perna sem aumento significativo da dor. O paciente sente-se mais confortável com a perna levemente flexionada e em rotação externa. As fraturas intracapsulares impactadas do colo do fêmur causam desconforto moderado (mesmo ao movimento), podem permitir que o paciente descarregue peso e podem não levar a encurtamentos óbvios ou alterações rotacionais. Nas fraturas femorais extracapsulares das regiões trocantérica ou subtrocantérica, o membro está significativamente encurtado, rodado externamente a um grau maior que as fraturas intracapsulares, exibe espasmo muscular que resiste ao posicionamento do membro em posição neutra e tem associação de uma área de equimose. O diagnóstico é confirmado por radiografia (Morrison & Siu, 2019).

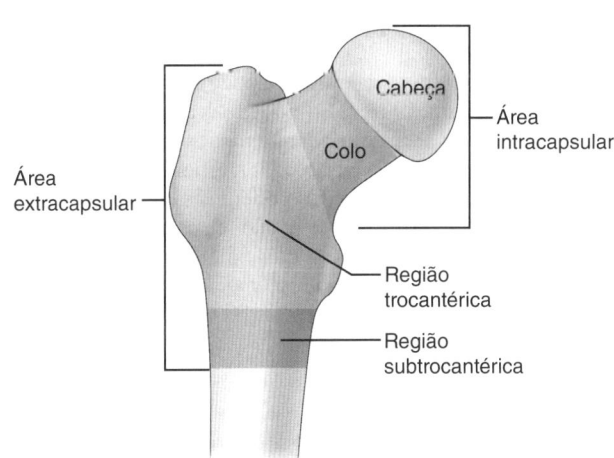

Figura 37.20 • Regiões do fêmur proximal.

Considerações gerontológicas

As populações que correm maior risco de fratura de colo do fêmur incluem adultos mais velhos (sobretudo mulheres) que têm redução da densidade óssea e da massa muscular e pessoas com condições crônicas (p. ex., distúrbios endócrinos e intestinais) ou que apresentam comprometimento cognitivo que aumenta o risco de queda (United Health Foundation, 2019). O estresse e a imobilidade relacionada com o traumatismo predispõem o idoso a atelectasia, pneumonia, sepse, TEV, lesões por pressão e capacidade reduzida de lidar com outros problemas de saúde. Muitos idosos internados com fraturas de quadril são vulneráveis a *delirium* como resultado do estresse do traumatismo, dor, ambiente desconhecido, privação de sono e medicamentos utilizados. Além disso, o *delirium* que se desenvolve em alguns pacientes idosos pode ser causado por ligeira isquemia cerebral ou hipoxemia leve. Outros fatores associados a *delirium* incluem fragilidade, desnutrição, desidratação, processos infecciosos, transtornos do humor e perda sanguínea. No caso de pacientes idosos com fratura do colo do fêmur e demência, os mesmos fatores que provocam *delirium* podem exacerbar o quadro demencial, complicando ainda mais a recuperação e aumentando o risco de desfechos adversos (Mosk, Mus, Vroemen et al., 2017).

Para evitar complicações, o enfermeiro deve avaliar o paciente idoso à procura de condições crônicas que requeiram monitoramento atento. O exame dos pés pode revelar edema em decorrência da insuficiência cardíaca ou da ausência de pulsos periféricos pela doença vascular periférica. Do mesmo modo, pode haver presença de problemas respiratórios crônicos, que podem contribuir para o possível desenvolvimento de atelectasia ou pneumonia. Incentivam-se a tosse cinética e os exercícios de respiração profunda. Frequentemente os idosos usam medicamentos cardíacos, anti-hipertensivos ou respiratórios que precisam ser continuados. As respostas do paciente a tais medicamentos devem ser monitoradas.

A desidratação e a desnutrição podem estar presentes. Às vezes, os idosos que moram sozinhos podem não pedir ajuda no momento da lesão. Podem se passar 1 ou 2 dias antes que seja prestada assistência; como resultado, ocorrem a desidratação e a debilitação. As condições nutricionais podem ser insatisfatórias antes da internação; portanto, o enfermeiro deve monitorar complicações de desidratação e desnutrição (p. ex., lesões por pressão etc.). O rastreamento de desnutrição e a suplementação nutricional hiperproteicas efetivamente melhoram os desfechos de adultos mais velhos com fraturas de colo do fêmur e devem ser incorporados ao plano de cuidado (Kramer, Blokhuis, Verdijk et al., 2019).

Inicialmente, a fraqueza muscular pode ter contribuído para a queda e a fratura. O repouso no leito e a imobilidade causam mais perda de força muscular, a menos que o enfermeiro incentive o paciente a mover todas as articulações, exceto o quadril e o joelho envolvido. Os pacientes são incentivados a usar seus braços e o trapézio acima do leito para se reposicionarem. Isso fortalece os braços e os ombros, o que facilita a marcha com meios auxiliares de locomoção.

Manejo clínico

Cirurgia é indicada para a maioria dos pacientes com fratura do colo do fêmur. Manejo não cirúrgico pode ser aventado para alguns pacientes mais velhos com comorbidades em estágio avançado ou comprometimento cognitivo; alguns tipos de fratura podem estar estáveis o suficiente para se beneficiar de tratamento não cirúrgico (Morrison & Siu, 2019). A tração do tipo extensão de Buck, um tipo de tração da pele temporária, era tradicionalmente aplicada porque se acreditava que reduzisse o espasmo muscular, imobilizasse o membro e aliviasse a dor. Todavia, a tração cutânea raramente é usada como terapia definitiva. Pode ser prescrita como medida temporária até ser implementada a terapia definitiva (Buckley & Page, 2018; Morrison & Siu, 2019). O objetivo do tratamento cirúrgico da fratura de quadril é obter uma fixação satisfatória para que o paciente possa ser mobilizado rapidamente e evitar complicações clínicas secundárias. O tratamento cirúrgico consiste em redução aberta ou fechada da fratura e fixação interna, hemiartroplastia (substituição da cabeça do fêmur por uma prótese) ou redução fechada com estabilização percutânea para a fratura intracapsular. A intervenção cirúrgica é realizada o mais rapidamente possível após a lesão. O objetivo pré-operatório é assegurar que o paciente esteja em uma condição tão favorável quanto possível para a cirurgia. As fraturas deslocadas do colo femoral são tratadas como situações de emergência, com a realização de redução e fixação interna em 24 horas após a fratura. A cabeça femoral, muitas vezes, é substituída por um implante ortopédico se houver interrupção completa do fluxo sanguíneo para ela, o que poderia causar uma NAV (Lu & Uppal, 2019).

Após anestesia geral ou espinal, a fratura do quadril é reduzida sob visualização fluoroscópica. A fratura estável normalmente é fixada com pinos, com uma combinação de pino e placa, com múltiplos pinos ou com dispositivos de compressão com parafusos (Figura 37.21). O cirurgião ortopédico determina o dispositivo de fixação específico com base no(s) local(is) da fratura. A redução adequada é importante para a consolidação da fratura – quanto melhor for a redução, melhor será a consolidação.

Artroplastia de quadril total (i. e., substituição da cabeça do fêmur e do acetábulo) ou hemiartroplastia (i. e., substituição apenas da cabeça do fêmur) (ver Capítulo 36) podem ser realizadas em pacientes selecionados com fraturas intracapsulares (Lu & Uppal, 2019).

Manejo de enfermagem

O pós-operatório imediato do paciente com uma fratura de quadril é semelhante ao de outros pacientes submetidos a cirurgias de grande porte (ver Capítulo 16). Presta-se atenção a controle da dor, prevenção de problemas de saúde secundários e mobilização precoce do paciente, de modo que a independência da capacidade funcional possa ser restaurada.

Durante as primeiras 24 a 48 horas, o alívio da dor e a prevenção de complicações são importantes, e a avaliação neurovascular contínua é essencial. O enfermeiro incentiva a respiração profunda e os exercícios de flexão plantar e dorsal a cada 1 a 2 horas. Utilizam-se meias antiembólicas até o alto da coxa e dispositivos de compressão pneumática e administram-se anticoagulantes, conforme prescrito, para impedir a formação de TEV. O enfermeiro administra os fármacos analgésicos prescritos e monitora a hidratação, o estado nutricional e a produção de urina do paciente.

Reposicionamento do paciente

A maneira mais confortável e mais segura de virar o paciente é girá-lo para o lado ileso. O método padrão envolve a colocação de um travesseiro entre as pernas do paciente para manter a perna afetada em posição abduzida. O alinhamento adequado e o apoio à abdução são mantidos enquanto o paciente é virado (Hohler, 2018).

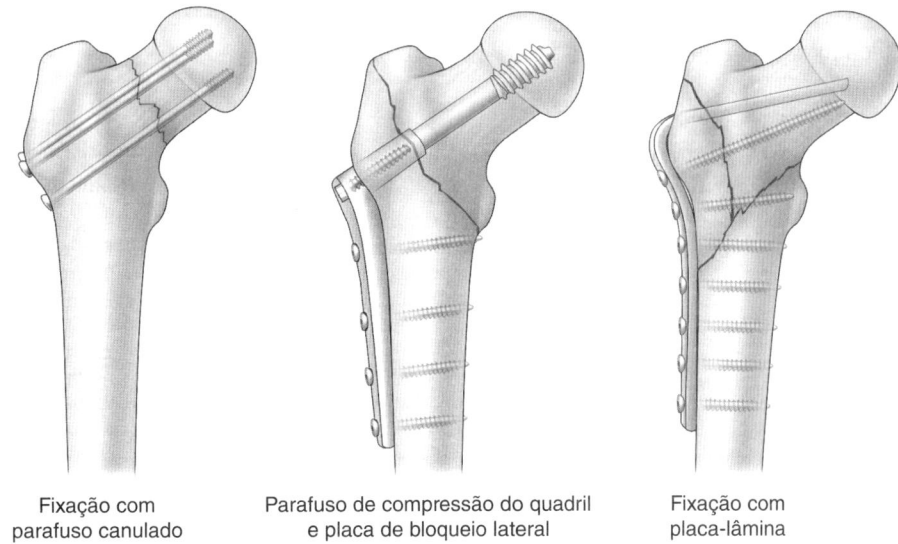

Fixação com parafuso canulado   Parafuso de compressão do quadril e placa de bloqueio lateral   Fixação com placa-lâmina

Figura 37.21 • Exemplos de fixação interna para fraturas de quadril. A fixação interna é realizada utilizando-se parafusos e placas especificamente concebidos para a estabilidade e a fixação.

Promoção do exercício

Estimula-se o paciente a se exercitar tanto quanto possível com o trapézio acima do leito. O trapézio ajuda a fortalecer os braços e os ombros, em preparação para a deambulação protegida (p. ex., toque dos dedos da mão no chão, sustentação de peso parcial). No 1º dia de pós-operatório, o paciente é transferido para a cadeira com assistência e começa a deambulação assistida. A quantidade de sustentação do peso que pode ser permitida depende da estabilidade da redução da fratura. O médico prescreve o grau de sustentação de peso. Em geral, as restrições à flexão do quadril e à rotação interna só se aplicam se o paciente tiver sido submetido a uma hemiartroplastia ou artroplastia total (Kellam, 2020) (ver Capítulo 36). Os fisioterapeutas trabalham com o paciente nas transferências, na deambulação e na utilização segura dos meios auxiliares de locomoção.

O paciente pode antecipar a alta para o domicílio ou para a instituição de cuidados prolongados com o uso de meios auxiliares de locomoção (ver Capítulo 2). Podem ser necessárias algumas modificações no domicílio, como a instalação de assentos sanitários elevados e barras de apoio.

Monitoramento e manejo de complicações potenciais

Podem ocorrer complicações neurovasculares ocasionadas por lesões diretas ou edema na área, que provocam a compressão dos nervos e vasos sanguíneos. Na fratura de quadril, prevê-se sangramento para os tecidos e edema. O monitoramento e a documentação do estado neurovascular da perna afetada são essenciais.

Para evitar o TEV, o enfermeiro incentiva a ingestão de líquidos e os exercícios de tornozelo e pé. Meias antiembolia, dispositivos de compressão pneumática e terapia anticoagulante profilática são indicados e devem ser prescritos (Forsh, 2019). Durante a hospitalização, o paciente ou seu cuidador deve ser orientado em relação aos sinais, sintomas e riscos de TEV e como administrar a profilaxia anticoagulante prescrita pelo médico. Indica-se a avaliação intermitente das pernas do paciente em busca de sinais de TVP, que podem incluir sensação dolorosa, calor, vermelhidão e edema na panturrilha unilateralmente.

As complicações pulmonares (p. ex., atelectasia, pneumonia) são uma ameaça aos pacientes idosos submetidos à cirurgia de quadril. A tosse cinética e os exercícios de respiração profunda, as mudanças intermitentes de posição e o uso de um espirômetro de incentivo podem ajudar a evitar complicações respiratórias. A dor deve ser tratada com agentes analgésicos, normalmente opioides; caso contrário, o paciente pode não ser capaz de tossir, respirar fundo ou realizar as atividades prescritas. O enfermeiro avalia os sons respiratórios para detectar a presença de ruídos adventícios ou a diminuição do murmúrio vesicular.

Muitas vezes, a solução de continuidade da pele é vista no paciente idoso com fratura de quadril. Bolhas causadas pela fita adesiva estão relacionadas com a tensão do edema de tecidos moles sob uma fita métrica inelástica. A aplicação de um curativo elástico envolvendo o quadril ou de uma fita elástica disposta verticalmente pode reduzir a incidência de bolhas causadas pela fita adesiva. Além disso, os pacientes com fraturas de quadril tendem a permanecer em uma única posição e podem desenvolver lesões por pressão. Os cuidados apropriados com a pele, especialmente nas proeminências ósseas, ajudam a aliviar a pressão. Revestimentos de colchão feitos com espuma de alta densidade podem fornecer proteção, distribuindo a pressão uniformemente.

Pode ocorrer perda do controle vesical (incontinência ou retenção). Se tiver sido colocado um cateter de demora por ocasião da cirurgia, ele geralmente será retirado nas 24 horas seguintes à cirurgia para evitar infecção urinária adquirida no hospital (Morrison & Siu, 2020). Se o paciente não urinar nas 6 horas seguintes à retirada do cateter urinário e/ou apresentar sinais/sintomas de retenção urinária (p. ex., plenitude abdominal, desconforto), uma US da bexiga urinária deve ser realizada para determinar o volume de urina; está indicado cateterismo intermitente.

As complicações tardias das fraturas de quadril incluem a infecção, a pseudoartrose e a NAV da cabeça femoral (em particular, nas fraturas do colo do fêmur) (Bhatti & Ertl, 2019). Suspeita-se de infecção se o paciente se queixar de dor constante no quadril e tiver uma velocidade de hemossedimentação elevada.

O manejo de enfermagem ao paciente idoso com uma fratura de quadril é resumido no Plano de cuidado de enfermagem (Boxe 37.8).

Boxe 37.8 — PLANO DE CUIDADO DE ENFERMAGEM
Cuidado ao paciente idoso com fratura de quadril

DIAGNÓSTICO DE ENFERMAGEM: dor aguda associada a fratura, lesão dos tecidos moles, espasmo muscular e cirurgia
OBJETIVO: aliviar a dor

Intervenções de enfermagem	Justificativa	Resultados esperados
1. Avaliar o tipo e a localização da dor do paciente sempre que os sinais vitais forem avaliados, conforme necessário.	1. Dor é esperada após uma fratura; as lesões aos tecidos moles e o espasmo muscular contribuem para o desconforto; a dor é subjetiva e é mais bem avaliada em uma escala de dor de 0 a 10 e por meio da descrição das características e da localização, que são importantes para identificar a causa do desconforto e propor intervenções. A dor contínua pode indicar o desenvolvimento de problemas neurovasculares. A dor deve ser avaliada periodicamente para avaliar a efetividade do tratamento analgésico continuado.	• O paciente descreve e classifica a dor em uma escala de 0 a 10 • Expressa confiança nos esforços para controlar a dor • Expressa conforto com as mudanças de posição • Expressa conforto quando a perna é posicionada e imobilizada • Minimiza o movimento do membro antes da redução e da fixação • Utiliza medidas físicas, psicológicas e farmacológicas para reduzir o desconforto • Descreve um nível de dor aceitável, que não interfira na capacidade de participar das atividades de reabilitação dentro de 24 a 48 h após a cirurgia • Solicita medicamentos para a dor e usa medidas de alívio no início do ciclo de dor • Parece confortável e relaxado • Move-se com mais conforto à medida que a consolidação progride.
2. Reconhecer a existência de dor; orientar o paciente em relação aos agentes analgésicos disponíveis e recomendar o uso de analgesia preemptiva (p. ex., antes da fisioterapia); registrar o desconforto basal do paciente.	2. Reduz o estresse experimentado pelo paciente, expressando preocupação e disponibilidade em ajudar no enfrentamento da dor. A documentação fornece dados de base.	
3. Manusear o membro afetado de modo delicado, apoiando-o com as mãos ou com travesseiros.	3. O movimento dos fragmentos ósseos é doloroso; espasmos musculares ocorrem com o movimento; o apoio adequado diminui a tensão dos tecidos moles.	
4. Aplicar tração de Buck se o médico prescrevê-la; defender sua retirada se a dor piorar ou não melhorar; colocar rolo de espuma para dar apoio do trocanter.	4. O uso rotineiro da tração de Buck não se mostrou efetivo.	
5. Usar estratégias de modificação da dor. a. Modificar o ambiente. b. Administrar os agentes analgésicos prescritos preventivamente, conforme necessário. c. Incentivar o paciente a usar as medidas de alívio da dor para aliviá-la. d. Avaliar a resposta do paciente à medicação e a outras técnicas de redução da dor. e. Consultar o médico se o alívio da dor não for obtido.	5. A percepção da dor pode ser diminuída pela distração e pela reorientação da atenção. a. A interação com os outros, a distração e os estímulos ambientais podem modificar as experiências de dor. b. Os analgésicos reduzem a dor; os relaxantes musculares podem ser prescritos para diminuir o desconforto associado aos espasmos musculares. c. A dor leve é mais fácil de controlar do que a dor grave. d. A avaliação da efetividade das medidas fornece a base para intervenções de manejo futuras; a identificação prévia de reações adversas é necessária para a introdução de medidas corretivas e modificações no plano de cuidados. e. Pode ser necessário alterar o plano de cuidado.	
6. Posicionar o paciente para melhorar o conforto e a funcionalidade.	6. O alinhamento do corpo facilita o conforto; o posicionamento para facilitar a função diminui o estresse sobre o sistema musculoesquelético.	
7. Auxiliar nas mudanças de decúbito frequentes.	7. A mudança de posição alivia a pressão e o desconforto associado.	

DIAGNÓSTICO DE ENFERMAGEM: comprometimento da mobilidade associado à fratura de quadril
OBJETIVO: obter um quadril livre de dor, funcional e estável

Intervenções de enfermagem	Justificativa	Resultados esperados
1. Manter o quadril em posição neutra.	1. Impede o estresse sobre o local de fixação.	• O paciente se envolve no posicionamento terapêutico • Utiliza um travesseiro entre as pernas ao virar-se • Auxilia na mudança de posição; mostra maior independência nas transferências • Exercita-se a cada 2 h enquanto acordado • Utiliza o trapézio • Participa do programa de deambulação progressiva
2. Usar o rolo de trocanter; rolar para o lado ileso.	2. Minimiza a rotação externa.	
3. Colocar um travesseiro entre os membros inferiores ao virar o paciente.	3. Apoia a perna; impede a adução.	
4. Orientar e ajudar nas mudanças de posição e transferências.	4. Incentiva a participação ativa do paciente, evitando o estresse sobre a fixação de quadril.	
5. Orientar e supervisionar os exercícios isométricos e os exercícios para o quadríceps e os glúteos.	5. Fortalece os músculos necessários para a deambulação.	
6. Incentivar o uso do trapézio.	6. Fortalece os músculos do ombro e do braço necessários para a utilização dos meios auxiliares de locomoção.	

(continua)

CAPÍTULO 37 Manejo de Pacientes com Traumatismo Osteomuscular

Boxe 37.8 — PLANO DE CUIDADO DE ENFERMAGEM (continuação)
Cuidado ao paciente idoso com fratura de quadril

Intervenções de enfermagem	Justificativa	Resultados esperados
7. Em consulta ao fisioterapeuta, orientar e supervisionar a deambulação segura progressiva dentro das limitações de sustentação de peso prescritas. 8. Oferecer incentivo e apoio ao esquema de exercícios. 9. Orientar e supervisionar o uso seguro dos meios auxiliares de locomoção.	7. A sustentação de peso depende da condição do paciente, da estabilidade da fratura e do dispositivo de fixação; os meios auxiliares de locomoção são usados para ajudar o paciente a deambular sem sustentação de peso e com sustentação de peso parcial. 8. Os exercícios de recondicionamento podem ser desconfortáveis e cansativos; o encorajamento ajuda o paciente a aderir ao programa. 9. Evita lesões pelo uso inseguro.	• Participa ativamente do programa de exercícios • Utiliza auxiliares deambulatórios corretamente e com segurança.

DIAGNÓSTICO DE ENFERMAGEM: risco de infecção associado à incisão cirúrgica
OBJETIVO: manter a assepsia

Intervenções de enfermagem	Justificativa	Resultados esperados
1. Monitorar os sinais vitais. 2. Realizar trocas de curativos assépticas. 3. Avaliar a aparência das feridas e as características da drenagem. 4. Avaliar os relatos de dor. 5. Administrar os antibióticos pré-operatórios, conforme prescrito, e os antibióticos pós-operatórios, se prescritos, e observar se há efeitos colaterais.	1. A temperatura, a frequência cardíaca e a frequência respiratória aumentam em resposta à infecção. (A magnitude da resposta pode ser mínima em pacientes idosos.) 2. Evita a introdução de microrganismos infecciosos. 3. A incisão vermelha, inchada e com drenagem é indicativa de infecção. 4. A dor pode ser decorrente de um hematoma de ferida, um possível local de infecção, que precisa ser evacuado cirurgicamente. 5. A administração de 1 a 3 doses de antibióticos antes da cirurgia melhora os desfechos e reduz o risco de infecção da ferida.	• O paciente mantém sinais vitais dentro da normalidade • Exibe uma incisão bem aproximada, sem drenagem nem resposta inflamatória excessiva • Relata desconforto mínimo; não apresenta hematoma • Tolera os antibióticos, se prescritos; não apresenta evidências de osteomielite.

DIAGNÓSTICO DE ENFERMAGEM: comprometimento da micção associado à imobilidade
OBJETIVO: manter os padrões normais de eliminação urinária

Intervenções de enfermagem	Justificativa	Resultados esperados
1. Monitorar a ingestão e a eliminação. 2. Evitar ou minimizar o uso do cateter de demora. 3. Utilizar ultrassom, se disponível, para confirmar estase urinária ou urina residual pós-miccional (ver Figura 47.8, Capítulo 47); realizar cateterismo intermitente para a retenção urinária, conforme prescrição médica.	1. A ingestão adequada de líquido garante a hidratação; o débito urinário adequado minimiza a estase urinária. 2. Fonte de infecção da bexiga. 3. Esvazia a bexiga; reduz as infecções urinárias.	• A ingestão e a eliminação são adequadas; o paciente exibe hábitos miccionais normais • Não apresenta evidências de infecção urinária.

DIAGNÓSTICO DE ENFERMAGEM: sobrecarga tensional associada ao agravo, à cirurgia antecipada e à dependência
OBJETIVO: utilizar mecanismos de enfrentamento eficazes para modificar o estresse

Intervenções de enfermagem	Justificativa	Resultados esperados
1. Incentivar o paciente a expressar preocupações e a discutir o possível impacto da fratura de quadril. 2. Apoiar o uso de mecanismos de enfrentamento. Envolver outros entes queridos e serviços de apoio, conforme necessário. 3. Contatar o serviço social, se necessário. 4. Explicar o esquema de tratamento previsto e as rotinas para facilitar uma atitude positiva em relação à reabilitação. 5. Incentivar o paciente a participar do planejamento.	1. A verbalização ajuda o paciente a lidar com os problemas e sentimentos. O esclarecimento dos pensamentos e sentimentos promove a resolução de problemas. 2. Os mecanismos de enfrentamento modificam os efeitos incapacitantes do estresse; compartilhar preocupações diminui o fardo e facilita as modificações necessárias. 3. A ansiedade pode estar relacionada com problemas financeiros ou sociais; facilita o manejo dos problemas relacionados com os cuidados contínuos. 4. Compreender o plano de cuidado ajuda a diminuir o medo do desconhecido. 5. Participar dos cuidados fornece algum controle de si e do ambiente.	• O paciente descreve seus sentimentos em relação à fratura de quadril e suas implicações no estilo de vida • Utiliza os recursos e mecanismos de enfrentamento disponíveis; desenvolve estratégias de promoção da saúde • Utiliza os recursos da comunidade, conforme necessário • Participa do desenvolvimento do plano de cuidados de saúde.

(continua)

PLANO DE CUIDADO DE ENFERMAGEM (continuação)
Boxe 37.8 — Cuidado ao paciente idoso com fratura de quadril

DIAGNÓSTICO DE ENFERMAGEM: risco de confusão aguda associado a idade, estresse de traumatismo, ambiente desconhecido e tratamento farmacológico
OBJETIVO: permanecer orientado e participar da tomada de decisão

Intervenções de enfermagem	Justificativa	Resultados esperados
1. Avaliar o estado de orientação.	1. Avalia a orientação atual do paciente; a confusão mental pode resultar do estresse da fratura, de ambientes desconhecidos, de doenças sistêmicas coexistentes, da isquemia cerebral, da hipoxemia ou de outros fatores. Os dados iniciais são importantes para determinar se há mudança.	• O paciente estabelece uma comunicação eficaz • Demonstra orientação em relação a tempo, lugar e pessoa • Participa das atividades de autocuidado • Permanece mentalmente alerta • Não exibe episódios de confusão mental.
2. Entrevistar a família em relação à orientação e às habilidades cognitivas do paciente antes da lesão.	2. Fornece dados para a avaliação dos achados atuais.	

3. Avaliar o paciente à procura de déficits auditivos e visuais.
  a. Ajudar o paciente a usar próteses relacionadas com os sentidos (p. ex., óculos, aparelho auditivo).
  b. Controlar a distração ambiental.
	3. A redução da visão e da acuidade auditiva frequentemente ocorre com o envelhecimento; óculos e aparelhos auditivos podem aumentar a capacidade do paciente de interagir com o ambiente.
	  a. Os auxiliares dos sentidos devem estar em boas condições de funcionamento e disponíveis para uso.
	  b. Facilita a comunicação.	

4. Orientar e estabilizar o ambiente.
  a. Usar atividades de orientação e auxiliares (p. ex., relógio, calendário, figuras, apresentar-se ao paciente).
  b. Minimizar a quantidade de funcionários que lidam com o paciente.
	4.
	  a. A memória a curto prazo pode estar defeituosa na pessoa idosa; a reorientação frequente ajuda.
	  b. A consistência dos cuidadores promove a confiança.	

5. Fornecer explicações simples sobre os procedimentos e o plano de cuidado.	5. Promove a compreensão e a participação ativa.	
6. Incentivar a participação em atividades de higiene e nutricionais.	6. A participação nas atividades de rotina promove a orientação e aumenta a consciência de si mesmo.	

7. Fornecer segurança.
  a. Manter a luz acesa à noite.
  b. Disponibilizar a campainha de chamada.
  c. Responder rapidamente aos pedidos de atendimento.
	7. O mecanismo para garantir a assistência está disponível para o paciente; as atividades independentes com base no julgamento errôneo podem resultar em lesões.	

8. Avaliar as respostas mentais aos medicamentos, especialmente agentes sedativos e analgésicos.	8. Os idosos tendem a ser mais sensíveis aos medicamentos; podem ocorrer respostas anormais (p. ex., alucinações, depressão).	

PROBLEMAS COLABORATIVOS: hemorragia; complicações pulmonares; disfunção neurovascular periférica; tromboembolismo venoso; lesões por pressão associadas à cirurgia e à imobilidade
OBJETIVO: manter-se livre de complicações

Intervenções de enfermagem	Justificativa	Resultados esperados
Hemorragia 1. Monitorar os sinais vitais, observando se há choque.	1. Alterações na frequência cardíaca, pressão arterial e frequência respiratória podem indicar o desenvolvimento de choque; a perda de sangue e o estresse podem contribuir para o desenvolvimento de choque.	• Os sinais vitais estão estáveis, dentro dos limites normais • Não apresenta drenagem excessiva ou vermelho-vivo • Exibe valores estáveis de hemoglobina e hematócrito no pós-operatório.
2. Considerar os valores de pressão arterial pré-lesão e o manejo da hipertensão arterial coexistente, se houver.	2. Necessário para a interpretação das determinações de pressão arterial atuais.	
3. Observar as características e a quantidade da drenagem.	3. A drenagem vermelho-vivo e excessiva pode indicar sangramento ativo.	
4. Notificar o médico se o paciente desenvolver choque ou sangramento excessivo.	4. Devem ser instituídas medidas corretivas.	
5. Analisar os valores de hemoglobina e hematócrito e relatar a redução dos valores.	5. Pode haver desenvolvimento de anemia em decorrência da perda de sangue; o sangramento para os tecidos após a fratura de quadril pode ser extenso; pode ser necessária reposição de sangue.	

(continua)

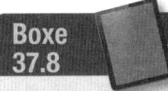

Boxe 37.8 — PLANO DE CUIDADO DE ENFERMAGEM *(continuação)*
Cuidado ao paciente idoso com fratura de quadril

Intervenções de enfermagem	Justificativa	Resultados esperados
Complicações pulmonares 1. Avaliar a condição respiratória: frequência respiratória, profundidade e duração da respiração; sons respiratórios; secreção. Monitorar a temperatura. 2. Relatar a presença de ruídos adventícios, a diminuição do murmúrio vesicular e a elevação da temperatura. 3. Supervisionar os exercícios de respiração profunda e a tosse cinética. Incentivar o uso do espirômetro de incentivo, se prescrito. 4. Administrar oxigênio conforme prescrito. 5. Virar e reposicionar o paciente no mínimo a cada 2 h. Mobilizar o paciente (auxiliá-lo a sair do leito) o mais rápido possível. 6. Garantir a hidratação adequada.	1. Anestesia e repouso no leito diminuem o esforço respiratório e causam acúmulo de secreções respiratórias. Ruídos adventícios, dor ao respirar, dispneia, escarro tingido de sangue e tosse podem indicar uma disfunção pulmonar. 2. A temperatura elevada no período pós-operatório imediato pode ser decorrente de atelectasia ou pneumonia. 3. Os exercícios de respiração profunda e a tosse cinética promovem a ventilação ideal. Condições respiratórias coexistentes diminuem a expansão pulmonar. 4. A redução dos esforços respiratórios pode diminuir a SaO_2 quando o paciente está respirando ar ambiente. 5. Promove ventilação ideal; diminui o acúmulo de secreções respiratórias. 6. Liquefaz as secreções respiratórias; facilita a expectoração.	• Os sinais vitais estão estáveis, dentro dos limites normais • O paciente tem murmúrio vesicular sem ruídos adventícios • O murmúrio vesicular está presente em todos os campos pulmonares • Não apresenta dispneia, dor torácica nem temperatura elevada • Saturação arterial de oxigênio (SaO_2) no ar ambiente dentro dos limites normais • Realiza exercícios respiratórios; usa espirômetro de incentivo, conforme orientação • Mudança de decúbito frequente • Consumo adequado de líquido.
Disfunção neurovascular periférica 1. Avaliar a cor e a temperatura do membro afetado. 2. Avaliar nos dedos a resposta de enchimento capilar. 3. Avaliar o membro afetado à procura de edema. 4. Elevar o membro afetado. 5. Avaliar em busca de dor profunda, latejante, implacável. 6. Avaliar em busca de dor à flexão plantar passiva. 7. Avaliar a sensibilidade e a presença de dormência. 8. Avaliar a capacidade de mover o pé e os dedos dos pés. 9. Avaliar o pulso pedial de ambos os pés. 10. Notificar o médico se houver alterações das condições neurovasculares.	1. A pele torna-se pálida e fria em caso de diminuição na perfusão tissular. A congestão venosa pode causar cianose. 2. Depois da compressão do leito ungueal, o retorno rápido da cor rosa indica boa perfusão capilar. 3. O traumatismo da cirurgia causará edema; edema excessivo e formação de hematoma podem comprometer a circulação e a função; o edema pode ser decorrente das doenças cardiovasculares coexistentes. 4. Minimiza o edema dependente. 5. A dor cirúrgica pode ser controlada; a dor decorrente do comprometimento neurovascular é refratária ao tratamento com medicamentos analgésicos. 6. Em caso de isquemia de nervo, haverá dor ao alongamento passivo. 7. A redução da dor e a presença de parestesia podem indicar lesões aos nervos. Sensibilidade no espaço entre o hálux e o segundo dedo do pé: nervo fibular; sensibilidade na planta do pé: nervo tibial. 8. A dorsiflexão do tornozelo e a extensão dos artelhos indicam a função do nervo fibular. A flexão plantar do tornozelo e a flexão dos dedos indicam o funcionamento do nervo tibial. 9. Indica o estado circulatório dos membros. 10. A função do membro precisa ser preservada.	• O paciente apresenta coloração normal, e o membro está quente • Demonstra resposta de enchimento capilar normal • Exibe edema moderado; não há tecido tenso palpável • Relata dor tolerável • Relata ausência de dor à dorsiflexão passiva • Relata sensibilidade normal e ausência de parestesia • Demonstra habilidades motoras normais e ausência de paresia ou paralisia • Tem pulsos fortes e simétricos bilateralmente.
Tromboembolismo venoso 1. Aplicar meias antiembolia até o alto da coxa e/ou dispositivos de compressão sequencial, conforme prescrito. 2. Remover as meias e/ou os dispositivos de compressão sequencial por 20 min, 2 vezes/dia, e prestar cuidados à pele. 3. Avaliar os pulsos poplíteo, pedioso e tibial posterior. 4. Avaliar a temperatura das pernas. 5. Avaliar a panturrilha de modo intermitente à procura de sensação dolorosa, calor, vermelhidão e edema.	1. A compressão auxilia no retorno venoso e evita a estase. 2. Os cuidados com a pele são necessários para evitar a sua ruptura. A remoção da meia ou do dispositivo por tempo prolongado frustra a sua finalidade. 3. Os pulsos indicam a perfusão arterial do membro. Em caso de doença vascular arteriosclerótica coexistente, os pulsos podem estar diminuídos ou ausentes. 4. A inflamação local aumenta a temperatura da pele na área em questão. 5. Sensação dolorosa, calor, vermelhidão e edema unilateral na panturrilha podem indicar trombose venosa profunda.	• Usa meias antiembolia no alto da coxa • Utiliza o dispositivo de compressão sequencial • Experimenta aquecimento não além do habitual nas áreas de pele • Não exibe aumento da circunferência da panturrilha • Não demonstra indícios de sensação dolorosa, calor, vermelhidão ou edema na panturrilha • Muda de decúbito com ajuda e supervisão

(continua)

Boxe 37.8 — PLANO DE CUIDADO DE ENFERMAGEM (continuação)
Cuidado ao paciente idoso com fratura de quadril

Intervenções de enfermagem	Justificativa	Resultados esperados
6. Mensurar a circunferência da panturrilha diariamente. 7. Evitar pressão sobre os vasos sanguíneos poplíteos por aparelhos ou travesseiros. 8. Mudar o paciente de posição e aumentar a sua atividade, conforme prescrito. 9. Supervisionar os exercícios de tornozelo de hora em hora, enquanto o paciente estiver acordado. 10. Garantir a hidratação adequada. 11. Monitorar a temperatura corporal.	6. O aumento da circunferência da panturrilha indica edema ou perfusão alterada. 7. A compressão dos vasos sanguíneos diminui o fluxo sanguíneo. 8. A atividade promove a circulação e diminui a estase venosa. 9. Os exercícios para os músculos promovem a circulação. 10. Os idosos podem ficar desidratados por causa da baixa ingestão de líquidos, resultando em hemoconcentração. 11. A temperatura corporal aumenta com a inflamação (magnitude de resposta mínima em idosos).	• Participa do programa de exercícios • Não sente dor torácica; tem pulmões limpos à ausculta; não apresenta evidências de embolia pulmonar • Não manifesta sinais de desidratação; tem hematócrito normal • Mantém a temperatura corporal normal.
Lesões por pressão 1. Monitorar a condição da pele em pontos de pressão (p. ex., calcanhares, sacro, ombros); inspecionar os calcanhares pelo menos 2 vezes/dia. 2. Reposicionar o paciente pelo menos a cada 2 h. Evitar atrito à pele. 3. Administrar cuidados com a pele, especialmente nos pontos de pressão. 4. Usar um colchão de redistribuição de pressão e outros dispositivos de proteção (p. ex., protetores de calcanhar); apoiar o calcanhar fora do colchão. 5. Instituir cuidados de acordo com o protocolo, na primeira indicação de potencial solução de continuidade da pele.	1. Os idosos são mais propensos a lesões na pele em pontos de pressão por causa do tecido subcutâneo diminuído. 2. Evita pressão prolongada e traumatismos à pele. 3. A imobilidade provoca pressão sobre proeminências ósseas; as mudanças de posição aliviam a pressão. 4. Os dispositivos minimizam a pressão sobre a pele em proeminências ósseas. 5. As intervenções precoces evitam a destruição do tecido e a reabilitação prolongada.	• O paciente não exibe sinais de solução de continuidade na pele • A pele permanece intacta • Autorreposiciona-se com frequência • Utiliza dispositivos de proteção.

Promoção de cuidados domiciliar, comunitário e de transição

 Orientação do paciente sobre autocuidados

A maioria dos pacientes recebe alta hospitalar e vai para uma unidade de reabilitação. O paciente e seus familiares ou cuidadores são avaliados em relação à sua disposição de aderirem às atividades que promovam a recuperação e a mobilidade. O enfermeiro colabora com os outros membros da equipe de fisioterapia multidisciplinar (p. ex., fisioterapeuta, terapeuta ocupacional) na coleta e na avaliação de dados sobre o ambiente de cuidados em longo prazo após a alta hospitalar, seja no domicílio do paciente, seja em uma unidade de longa permanência. O paciente começa uma rotina de reabilitação com a meta de atender às demandas desse ambiente. Por exemplo, se o paciente vai receber alta hospitalar e existem escadas no domicílio, então a meta de reabilitação é que o paciente consiga levantar do leito e subir e descer escadas antes da alta.

O paciente engaja-se regularmente em exercícios para melhorar o equilíbrio e o tônus muscular. O uso seguro de recursos ambulatoriais, quaisquer restrições específicas de atividade (p. ex., precauções em relação à articulação coxofemoral em caso de artroplastia total de quadril) e medidas de prevenção de queda (p. ex., calçados apropriados, iluminação apropriada, retirada de tapetes e do excesso de móveis) também são tópicos muito importantes que têm de ser adequadamente abordados antes da alta hospitalar (Walker & Revell, 2019). O paciente e o cuidador são orientados sobre as indicações de quaisquer medicamentos prescritos recentemente, cuidados com a ferida e a importância da nutrição apropriada. A identificação de quaisquer complicações potenciais (p. ex., ferida com hiperemia, febre) e de quando e como entrar em contato com o médico do paciente também é importante.

Cuidados contínuos e de transição

O encaminhamento para cuidados domiciliares, comunitários ou de transição é importante para possibilitar a avaliação do ambiente domiciliar do paciente e a adequação dos recursos e do suporte dos cuidadores. A fisioterapia intensiva domiciliar melhora a força muscular e a marcha de adultos mais velhos com fraturas de colo do fêmur; arranjos específicos no domicílio dos pacientes são necessários para garantir a mobilidade, a segurança e os cuidados dos pacientes (Hohler, 2018). Durante as consultas ambulatoriais ou as visitas domiciliares de acompanhamento, o enfermeiro reavalia o processo de recuperação do paciente e a adequação continuada dos recursos e o suporte dos cuidadores. Modificações podem ser necessárias com base nesses achados. Por exemplo, um idoso pode precisar de assistência ou cuidados específicos. Serviços de atendimento domiciliar, instituições locais para idosos e organizações religiosas comunitárias podem ser contatadas para proporcionar assistência domiciliar ou transporte para as consultas ambulatoriais.

O rastreamento à procura de osteoporose no paciente que sofreu uma fratura de quadril é importante para prevenir fraturas no futuro. No teste de absorciometria de duplo feixe de raios X (DEXA, do inglês *dual-energy x-ray absorptiometry*), pode-se prever o risco de fratura adicional. São necessárias orientações específicas ao paciente em relação a requisitos dietéticos, mudanças de estilo de vida e exercício com sustentação de peso para promover a saúde dos ossos. Também são recomendados suplementos de cálcio e vitamina D ou reeducação alimentar (Conley, Adib, Adler et al., 2020). Intervenções terapêuticas específicas precisam ser iniciadas para retardar a perda óssea e aumentar a densidade mineral óssea (ver Capítulo 36).

Diáfise femoral

O fêmur é o osso tubular mais longo e mais forte do corpo; é necessária aplicação de força considerável para fraturar a diáfise do fêmur de um adulto. A maioria dos casos de fratura do fêmur ocorre em adultos jovens envolvidos em acidentes automobilísticos ou que caíram de locais elevados. Por causa da força considerável aplicada, esses pacientes frequentemente apresentam múltiplas lesões traumáticas associadas (Asplund & Mezzanotte, 2019).

O paciente apresenta coxa edemaciada, deformada e dolorosa e não é capaz de mover o quadril ou o joelho. A fratura pode ser transversal, oblíqua, em espiral ou cominutiva. Com frequência, o paciente desenvolve choque, pois a perda de 1 a 2,5 ℓ de sangue para os tecidos é comum nessas fraturas (Makhni, Makhni, Swartz et al., 2017). Os tipos de fraturas do fêmur estão ilustrados na Figura 37.22.

Avaliação e achados diagnósticos

A avaliação inclui verificar estado neurovascular do membro, especialmente a perfusão circulatória da parte inferior da perna e do pé (pulsos poplíteo, tibial posterior e podálico e tempo de enchimento capilar dos dedos dos pés), comparando-a com a perna não afetada. A US com Doppler pode ser indicada para avaliar o fluxo sanguíneo. Utilizam-se radiografias para confirmar o diagnóstico e determinar a extensão da lesão (Asplund & Mezzanotte, 2019). A luxação de quadril e joelho pode acompanhar tais fraturas. O derrame no joelho sugere lesão ligamentar e possível instabilidade da articulação do joelho.

Manejo

O monitoramento e a documentação neurovascular continuados são importantes. A fratura é imobilizada, de modo a não ocorrerem outras lesões aos tecidos moles. De modo geral, a tração esquelética (ver Figura 37.22B, C) ou a imobilização é usada para reduzir a fratura e restabelecer o alinhamento anatômico, ajudando a reduzir a dor e a prevenir a formação de hematoma (Keany & McKeever, 2019). Agentes analgésicos opioides IV (p. ex., morfina) normalmente são administrados para controlar dor (Asplund & Mezzanotte, 2019).

A estabilização precoce da fratura diminui as taxas de morbidade e mortalidade; portanto, a fixação interna é, em geral, realizada assim que o paciente estiver fisiologicamente estável. Normalmente, são utilizados pinos intramedulares bloqueados. A fixação interna possibilita a mobilização precoce, que está associada a melhores resultados e recuperação (Keany & McKeever, 2019).

As fraturas expostas do fêmur requerem irrigação imediata e ampla e desbridamento do local operado (ver discussão anterior sobre o tratamento para fraturas expostas). Toxoide tetânico (exceto se o paciente tiver recebido vacina antitetânica nos 5 anos anteriores) e antibióticos com cobertura estafilocócica e boa penetração tecidual são, com frequência, administrados. Dependendo das necessidades de desbridamento continuadas, a colocação da haste intramedular pode ser adiada (Keany & McKeever, 2019).

No período pós-operatório, para manter a força muscular, o paciente é instruído a exercitar com regularidade o quadril e a perna, os pés e os dedos dos pés. O movimento muscular ativo melhora a consolidação, aumentando a irrigação sanguínea e o potencial elétrico no local da fratura. Os limites à sustentação de peso prescritos baseiam-se no tipo e na localização da fratura e na abordagem terapêutica. A fisioterapia inclui exercícios de ADM e de fortalecimento, a utilização segura de meios auxiliares de locomoção e o treinamento da marcha (Makhni et al., 2017).

Uma complicação comum após a fratura da diáfise do fêmur é a restrição do movimento do joelho. Tão rapidamente quanto possível, iniciam-se exercícios ativos e passivos de joelho, dependendo da estabilidade da fratura e dos ligamentos do joelho. Outras complicações no período pós-operatório imediato podem incluir hemorragia, síndrome compartimental aguda e comprometimento neurovascular. Complicações a longo prazo podem incluir a rotação inadvertida, a consolidação viciosa, o retardo de consolidação e a pseudoartrose (Keany & McKeever, 2019).

Tíbia e fíbula

As fraturas da tíbia e da fíbula frequentemente ocorrem em associação e tendem a resultar de um golpe direto, de uma queda com o tornozelo posicionado em flexão plantar ou de um movimento de torção violenta. A maior parte dessas fraturas tende a ser mais distal do que proximal; as fraturas distais podem estender-se à articulação do tornozelo (p. ex., as fraturas distais da tíbia que se estendem à articulação são coletivamente chamadas de fraturas do pilão tibial). O paciente apresenta dor intensa, deformidade ou instabilidade do membro inferior,

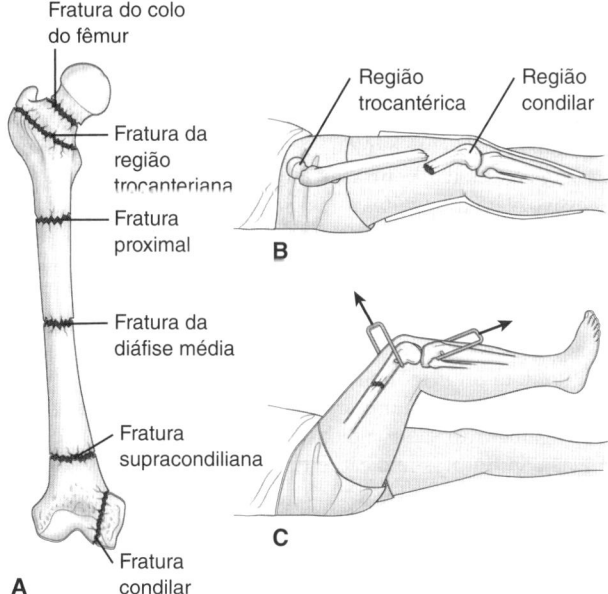

Figura 37.22 • **A.** Tipos de fraturas de fêmur. **B.** Exemplo de deformidade na admissão ao hospital. **C.** A redução adequada é obtida inserindo-se um fio adicional no fragmento femoral inferior, com fixação em elevação vertical.

hematoma evidente, edema e incapacidade de deambular ou de sustentar o peso corporal no membro inferior (Norvell & Steele, 2017).

Avaliação e achados diagnósticos

Avalia-se o nervo fibular; se este estiver lesionado, o paciente não é capaz de estender o hálux e apresenta redução da sensibilidade no primeiro espaço interdigital. Avalia-se a artéria tibial à procura de lesões por meio de exame do pulso, temperatura e cor da pele e testando a resposta de enchimento capilar. A perna e o tornozelo afetados são comparados com a perna e o tornozelo não afetados. Indica-se a realização de radiografias para determinar a localização, o tipo e a extensão da fratura (Fields, 2020).

Manejo

A maior parte das fraturas fechadas que não são acompanhadas de luxação e não envolvem a articulação do tornozelo (p. ex., fraturas extra-articulares) é tratada com redução fechada e imobilização em um aparelho imobilizador ou aparelho ortopédico de perna curta sem sustentação de peso. A perna é elevada para controlar o edema. A liberação da sustentação de peso varia e depende do tipo de fratura. A atividade diminui o edema e aumenta a circulação. A consolidação de uma fratura, baseada na avaliação clínica e nos achados radiológicos, demora aproximadamente 10 a 14 semanas; contudo, são necessários aproximadamente 6 a 9 meses até a restauração funcional plena (Eiff, Hatch & Higgins, 2020e).

Fraturas com luxação, expostas ou articulares podem ser tratadas com tração esquelética, fixação interna com hastes intramedulares ou placas e parafusos ou fixação externa. Pode ser utilizado apoio externo com fixação interna. Incentiva-se a realização de exercícios de quadril, pé e joelho dentro dos limites do dispositivo de imobilização. A sustentação parcial do peso corporal é iniciada segundo a prescrição médica e aumentada à medida que a fratura se consolida, o que depende da extensão da lesão (Eiff et al., 2020e).

Como em qualquer fratura, a avaliação neurovascular contínua é importante. A ocorrência de síndrome compartimental aguda requer reconhecimento imediato e comunicação ao médico. Outras complicações a serem monitoradas incluem embolia gordurosa, não consolidação da fratura, consolidação tardia da fratura, atrofia de panturrilha de longa data, limitação da prática de atividades desportivas e osteoartrite (Fields, 2020).

Costela

Fraturas de costelas são algumas das lesões torácicas mais comuns; ocorrem com frequência em adultos de todas as idades, em geral por traumatismo brusco, como acidentes automobilísticos ou queda, e normalmente não resultam em comprometimento da função. Em geral, o diagnóstico baseia-se no quadro clínico e é confirmado por radiografias de tórax (incidências anteroposterior [AP] e lateral), TC (para descartar a possibilidade de lesão torácica ou abdominal) ou US (Eiff, Hatch & Higgins, 2020f). Como essas fraturas causam dor aos esforços respiratórios, o paciente tende a diminuir as excursões respiratórias e abster-se de tossir. Como resultado, as secreções traqueobrônquicas não são mobilizadas, a ventilação pulmonar é diminuída e isso leva à predisposição à atelectasia e à pneumonia. A meta do tratamento é o controle da dor para reduzir a restrição de movimento da parede torácica e a atelectasia subsequente. Para ajudar o paciente a tossir e respirar profundamente e a usar um espirômetro de incentivo, o enfermeiro pode orientar o paciente a imobilizar seu tórax com as mãos, ou pode orientá-lo a usar um travesseiro para imobilizar temporariamente o local afetado. Analgésicos, como paracetamol em combinação com um AINE, em horários regulares, são prescritos para aliviar o quadro álgico. Adesivos anestésicos tópicos podem promover alívio álgico local. Às vezes, um anestesiologista administra bloqueio do nervo intercostal, infusão intrapleural ou epidural para aliviar a dor e melhorar a função respiratória (Eiff et al., 2020f).

Cintas de tórax para imobilizar a fratura de costela não são usadas, pois a diminuição da expansibilidade torácica pode resultar em atelectasia e pneumonia. A espirometria de incentivo é valiosa para a prevenção dessas complicações. A fratura consolida em 6 semanas. Quanto maior for o número de costelas fraturadas, maior será a probabilidade de complicações. Além da atelectasia e da pneumonia, as complicações podem incluir tórax instável, pneumotórax e hemotórax (Melendez & Doty, 2017). A avaliação e o manejo de pacientes com tais condições são discutidos no Capítulo 19.

 Considerações gerontológicas

Idosos que sofreram fraturas de costela correm risco aumentado de complicações. Mesmo quando existe traumatismo de costela isolado, a hospitalização é preconizada para idosos com múltiplas fraturas de costela ou para o idoso que não consegue tossir de modo efetivo e eliminar o escarro (Melendez & Doty, 2017). As complicações respiratórias podem ser prevenidas por monitoramento cuidadoso das condições respiratórias e encorajamento da mobilização precoce do paciente e, no caso do paciente em repouso no leito, encorajamento da mudança de decúbito, tosse, respiração profunda e espirometria de incentivo.

Região toracolombar

As fraturas da coluna toracolombar podem envolver o corpo vertebral, as lâminas e os processos articulares e os processos espinhosos ou processos transversos. A *junção toracolombar* (da vértebra T XII até a vértebra L II) é a segunda área mais comumente lesionada da coluna vertebral; 90% das lesões da região toracolombar da coluna vertebral ocorrem nessa junção. As fraturas geralmente resultam de traumatismo indireto causado por carga excessiva, contração muscular súbita ou movimento excessivo além dos limites fisiológicos. A osteoporose contribui para o colapso de corpos vertebrais (fratura por compressão) e é responsável por 50 a 70% das fraturas toracolombares (Kaji & Hockberger, 2018).

As fraturas estáveis da coluna vertebral são causadas por flexão, extensão, flexão lateral ou carga vertical. A coluna estrutural anterior (corpos vertebrais e discos intervertebrais) ou a coluna estrutural posterior (arco neural, processos articulares, ligamentos) são rompidas. As fraturas instáveis ocorrem em caso de fraturas-luxação e envolvem ruptura nas colunas estruturais anterior e posterior.

O paciente com fratura de coluna vertebral manifesta dor à palpação aguda, edema, espasmo muscular paravertebral e alteração nas curvas normais ou no intervalo entre os processos espinhosos. A dor piora com movimento, tosse ou sustentação de peso. As fraturas toracolombares também podem provocar paresia em membros inferiores, anestesia em membro inferior ou em sela (i. e., perda da sensibilidade no períneo) ou incontinência vesical ou retal (Kaji & Hockberger, 2018). A imobilização é essencial até que as avaliações iniciais tenham determinado se há lesão raquimedular e se a fratura é estável ou instável. Inicialmente, as radiografias são indicadas para confirmar fratura(s), e TC ou RM são, então, indicadas para determinar com precisão a extensão da lesão e do envolvimento da medula espinal (Vinas, 2018). Em caso de lesão medular com déficit neurológico, geralmente há necessidade de cirurgia imediata (laminectomia com fusão de vértebras) para descomprimir a medula espinal.

As fraturas estáveis da coluna vertebral são tratadas de modo conservador, com repouso limitado no leito. Prescrevem-se fármacos analgésicos para o alívio da dor. Uma cinta espinal ou órtese toracolombar-sacral plástica é aplicada como suporte durante a deambulação progressiva e a retomada das atividades (Kaji & Hockberger, 2018).

O paciente com fratura instável é tratado com repouso no leito, possivelmente com utilização de dispositivo especial ou leito para mudança de decúbito, a fim de manter o alinhamento da coluna vertebral. Em 24 horas após a fratura, geralmente são realizadas redução aberta, descompressão e fixação com fusão espinal e instrumento de estabilização. O estado neurológico é monitorado atentamente durante os períodos pré e pós-operatório. No pós-operatório, o paciente pode ser colocado em um aparelho para mudança de decúbito ou em leito com colchão firme. A deambulação progressiva é iniciada alguns dias após a cirurgia, com o paciente usando órtese moldada lombar ou toracolombar durante aproximadamente 3 meses. As orientações ao paciente enfatizam boa postura, boa mecânica corporal e, depois de consolidação suficiente, exercícios de fortalecimento das costas. Radiografias com incidências em flexão e extensão são solicitadas para monitorar o processo de consolidação óssea 6 semanas, 3 meses e 6 meses após a cirurgia; a TC proporciona uma avaliação melhor (Vinas, 2018). Ver discussão sobre lesão medular no Capítulo 63.

LESÕES MUSCULOESQUELÉTICAS RELACIONADAS COM ESPORTE

Lesões associadas a atividades desportivas são comuns. A Tabela 37.1 mostra lesões musculoesqueléticas desportivas comuns, seus mecanismos de lesão, achados da avaliação e manejo agudo.

Manejo

Os pacientes acometidos por lesões musculoesqueléticas relacionadas com esporte muitas vezes são altamente motivados a voltar a seu nível anterior de atividade. A adesão à restrição de atividades e a retomada gradual das atividades precisam ser reforçadas. Os atletas lesionados estão em risco de nova lesão e requerem acompanhamento e monitoramento. Com o retorno dos sintomas, os atletas precisam diminuir seu nível e sua intensidade de atividade a um patamar confortável. O tempo necessário para se recuperar de lesão relacionada com esporte pode ser tão curto quanto alguns dias ou levar até 12 semanas, dependendo da gravidade da lesão. O paciente deve estar sem dor e com boa ADM antes de retornar à atividade desportiva (Norris, 2020).

Muitas vezes, as lesões relacionadas com esporte podem ser evitadas com o uso de equipamentos adequados e treinando e condicionando o corpo de modo eficaz. O treinamento específico precisa ser adaptado à pessoa e ao esporte. Alongamento, manutenção da hidratação e nutrição adequada ajudam na prevenção de lesões (Norris, 2020).

DISTÚRBIOS OSTEOMUSCULARES RELACIONADOS COM TRABALHO

Segundo o U.S. Department of Labor, os distúrbios osteomusculares relacionados com o trabalho (DORT, também denominados *agravos ergonômicos*) são lesões ou doenças de músculos, nervos, tendões, articulações, cartilagens e discos intervertebrais que ocorrem por causa da exposição a riscos relacionados com o trabalho. Em 2018, entorses, distensões musculares ou lacerações foram responsáveis pela incidência mais elevada de absenteísmo de pessoas em todas as funções da indústria; dor espontânea e à palpação foi a queixa mais frequente, com uma incidência menor de fraturas, cortes, lacerações, contusões e equimoses (U.S. Department of Labor, Bureau of Labor Statistics, 2019).

Distúrbios osteomusculares relacionados com trabalho em profissionais da enfermagem

Os profissionais de enfermagem enfrentam riscos para a saúde no desempenho de suas tarefas rotineiras. A profissão de enfermagem é consistentemente classificada entre as 10 principais profissões associadas a lesões e doenças relacionadas com o trabalho que resultam em dias de trabalho perdidos (Dressner & Kissinger, 2018). Os profissionais de enfermagem apresentam incidência acima da média de DORT resultante de esforço excessivo e distensão muscular devido a cargas pesadas e técnicas inseguras de manipulação dos pacientes. Organizações como a American Nurses Association (ANA) e a National Association of Orthopaedic Nurses (NAON) reconhecem a gravidade dos DORTs em profissionais de enfermagem e preconizam a implementação de métodos baseados em evidências para a manipulação dos pacientes e outras tarefas sempre que isso for exequível (ver seção Recursos).

AMPUTAÇÃO

A **amputação** consiste na remoção de uma parte do corpo por meio de procedimento cirúrgico ou traumatismo. A maioria das amputações é decorrente de doença vascular, sobretudo diabetes melito (ver Capítulos 26 e 46); traumatismo é a segunda indicação mais comum. Afrodescendentes correm risco elevado de ter amputações. Nos EUA, aproximadamente 2 milhões de indivíduos vivem com algum tipo de perda de membro; até 2050, estima-se que haja 3,6 milhões (AAOS, 2019e).

A amputação é realizada para controlar o processo de dor ou doença, melhorar a função e salvar ou melhorar a qualidade de vida do paciente. Se a equipe de saúde adota uma atitude positiva, o paciente ajusta-se à amputação mais prontamente e participa de forma ativa do plano de reabilitação, aprendendo a modificar as atividades e a usar os meios auxiliares de locomoção para as atividades de vida diária e a mobilidade.

Nível de amputação

A amputação é realizada no ponto mais distal que cicatrizará com sucesso e deve levar em consideração a capacidade do paciente de atingir uma reabilitação bem-sucedida. O local e a extensão de amputação são determinados pela circulação na área (e pela existência ou não de necrose), pelo grau de perda

TABELA 37.1 — Lesões musculoesqueléticas desportivas comuns.

Área anatômica	Mecanismo de lesão	Achados da avaliação	Atividade desportiva	Manejo agudo
Fratura de clavícula	Queda sobre o ombro ou com o braço estendido Golpe direto à clavícula	Crepitação Segura o braço perto do corpo Incapaz de levantar o braço afetado acima da cabeça É possível palpar o movimento de ambas as extremidades da clavícula	Futebol americano Rúgbi Hóquei Luta Ginástica	Tipoia ou imobilizador de ombro Gelo AINE
Luxação de ombro	*Anterior:* Alguma combinação de hiperextensão, rotação externa e abdução Golpe anterior ao ombro *Posterior:* Queda sobre o braço flexionado e aduzido Carga axial direta ao úmero	Dor Ausência de movimento É possível palpar a articulação vazia do ombro Postura irregular em comparação ao outro ombro Braço afetado parece ser mais longo Limitação da abdução	Rúgbi Hóquei Luta Esqui	Redução fechada Imobilizador Exercícios pendulares
Luxação de cotovelo	Queda sobre a mão com o cotovelo flexionado Cotovelo hiperestendido	Dor intensa Edema Limitação do movimento Deformidade Equimose	Futebol americano Ginástica *Squash* Luta Ciclismo Esqui	Imobilização Gelo Exercícios de ADM
Entorse ou fratura de punho	Queda sobre o braço estendido	Dor Edema Equimose Deformidade Limitação do movimento	Patinação Hóquei Luta Esqui Futebol Handebol Equitação	Gelo Elevação Imobilização Exercícios leves de ADM durante 4 a 6 semanas (apenas para entorse)
Entorse de joelho	Lesão em torção que produz laceração incompleta de ligamentos e cápsula em torno da articulação	Dor Limitação do movimento Edema Equimose Dor à palpação da articulação Articulação com aspecto estável	Basquete Futebol americano Salto em altura	Gelo Elevação Enfaixamento compressivo Exercícios ativos de ADM Exercícios isométricos Pode ser imobilizado
Distensão de joelho	Movimento súbito forçado que faz o músculo ser esticado além de sua capacidade normal	Dor Limitação do movimento Dor agravada pela atividade	Futebol Natação Esqui	Gelo Elevação Repouso Retorno gradual às atividades
Laceração do menisco do joelho	Movimento súbito e agudo em pivô Golpe direto no joelho Rotação interna forçada Desgaste por agachamento ou escalada repetitiva Força de torção com sustentação de peso	Edema *Laceração do menisco medial:* Dor à hiperflexão, hiperextensão e rotação interna do joelho com o joelho flexionado *Laceração do menisco lateral:* Dor à hiperflexão e hiperextensão e rotação interna do pé com o joelho flexionado *Fragmento deslocado:* Incapacidade de estender o joelho; joelho "bloqueado" Sinal de McMurray positivo^a	Hóquei Basquete Futebol americano	*Conservador:* RICE Exercício de quadríceps e isquiotibiais Exercícios resistidos AINE Fisioterapia *Cirúrgico:* Artroscopia
Entorse de tornozelo	O pé é torcido, causando estiramento ou ruptura dos ligamentos	Dor Edema Limitação do movimento Equimose	Tênis Basquete Futebol americano Patinação	Imobilização em aparelho imobilizador ou aparelho ortopédico Gelo Elevação Repouso
Distensão de tornozelo	Movimento súbito forçado, alongamento dos músculos além de sua capacidade normal	*Aguda:* dor grave *Crônica:* dor incômoda	Corrida Todos os esportes com bola	Imobilização em aparelho imobilizador ou aparelho ortopédico Gelo Elevação Repouso
Fratura de tornozelo	Rotação interna da planta do pé e do dorso do pé Supinação com rotação interna Pronação com rotação externa	Dor Edema Deformidade Incapacidade de descarregar peso	Esportes de contato Tênis Basquete	Gelo Elevação Aparelho imobilizador (4 a 6 semanas) Cirurgia se a fratura for deslocada ou instável
Fratura metatarsal por estresse	Ocorre em caso de carga repetida do osso, com frequência, em um membro não condicionado	Dor no antepé que piora progressivamente com a atividade Edema mínimo ou inexistente no antepé	Corrida Dança Patinação	Repouso Interrupção das atividades desportivas por 6 semanas Gelo Sustentação de peso conforme indicado

^aSinal de McMurray – manipulação da tíbia enquanto o joelho flexionado provoca um "clique" audível. ADM: amplitude de movimento; AINEs: anti-inflamatórios não esteroides; RICE: repouso (rest), gelo (ice), compressão, elevação. Reproduzida, com autorização, de National Association of Orthopedic Nurses (NAON). (2013). *Core curriculum for orthopaedic nursing* (7th ed.). Chicago, IL: NAON.

tecidual e de viabilidade tecidual, pela utilidade funcional (i. e., se atende aos requisitos para a utilização de uma prótese) e pela presença de infecção (Guest, Marshall & Stansby, 2019).

O estado circulatório do membro é avaliado por meio de exame físico e exames complementares. A perfusão dos músculos e da pele é importante para a cura. US duplex com Doppler, determinações segmentares da pressão e medições transcutâneas de oxigênio do membro são métodos diagnósticos auxiliares valiosos. Realiza-se uma angiografia se a revascularização for considerada uma opção.

O objetivo da cirurgia é conservar o máximo do comprimento do membro, conforme necessário para preservar a função e, possivelmente, para conseguir um bom encaixe protético. A preservação do joelho e do cotovelo é desejável. A Figura 37.23 mostra os níveis em que um membro pode ser amputado. A maior parte das amputações envolvendo membros, eventualmente, pode ser equipada com uma prótese.

A amputação dos dedos e de partes do pé pode causar alterações na marcha e no equilíbrio. A amputação de Syme (amputação em desarticulação do tornozelo modificada) é realizada mais frequentemente para o traumatismo extenso no pé e tem como objetivo produzir um membro residual durável que possa resistir à sustentação de peso completa. A amputação abaixo do joelho (BKA, do inglês *below-knee amputation*) é preferível à amputação acima do joelho (AKA, do inglês *above-knee amputation*), em decorrência da importância dessa articulação e das exigências de energia para a marcha. A **desarticulação** do joelho (p. ex., amputação através de uma articulação) é mais bem-sucedida em pacientes jovens e ativos, pois são capazes de desenvolver um controle preciso da prótese. Quando uma AKA é realizada, preserva-se todo o comprimento possível, os músculos são estabilizados e modelados, e impedem-se as contraturas de quadril para maximizar o potencial de deambulação (Guest et al., 2019). A maior parte das pessoas submetidas a uma amputação em desarticulação do quadril fica restrita a uma cadeira de rodas para a mobilidade.

As amputações de membros superiores são realizadas com o objetivo de preservar o comprimento funcional máximo. A prótese é ajustada precocemente para garantir a função máxima.

Pode-se realizar uma amputação "em estágios" em caso de gangrena e infecção. Inicialmente, uma amputação associada a desbridamento na forma de amputação em guilhotina (i. e., transfemoral, transtibial) é realizada para retirar tecidos infectados e necróticos. Após a retirada do membro infectado, antibióticos sistêmicos são administrados, e a ferida é deixada aberta, possibilitando a drenagem. Alguns dias após a infecção ser controlada e a condição do doente ser estabilizada, realiza-se a amputação definitiva com o fechamento da pele; um dreno pode ser deixado no local (Kalapatapu, 2019).

Complicações

As complicações que podem ocorrer com a amputação incluem hemorragia, infecção, lesões de pele, dor de membro fantasma e contratura da articulação. Como os grandes vasos sanguíneos foram seccionados, pode ocorrer hemorragia. A infecção é um risco em todos os procedimentos cirúrgicos. O risco de infecção aumenta em caso de feridas contaminadas após amputação traumática. É preconizada profilaxia antibiótica antes da cirurgia. A irritação da pele causada pela prótese pode resultar em ruptura da pele. A **dor de membro fantasma** (dor percebida na parte amputada) é causada pela separação dos nervos periféricos. A contratura articular é causada pelo posicionamento e por um padrão de retirada de flexão protetora associado à dor e ao desequilíbrio muscular (Kalapatapu, 2019). Comorbidades associadas, como doença isquêmica e transtornos psicológicos (p. ex., depressão e ansiedade), também precisam ser monitorados atentamente, uma vez que contribuem para a ocorrência de complicações adicionais e dor crônica no membro (Chung & Yoneda, 2020).

Manejo clínico

O objetivo do tratamento consiste em obter a cicatrização da ferida de amputação, sendo o resultado um membro residual não endurecido, com pele saudável para o uso da prótese. A cicatrização é reforçada por manuseio delicado do membro residual, controle do edema do membro residual e da dor, bem como utilização de uma técnica asséptica no cuidado de feridas para evitar a infecção (Kalapatapu, 2019).

Os curativos pós-operatórios primários para dar suporte aos tecidos moles, controlar a dor e o edema e prevenir contraturas articulares incluem curativos rígidos não removíveis, curativos rígidos removíveis, curativos flexíveis (elásticos e de crepe) e próteses pós-operatórias imediatas de sustentação do peso (Reichmann, Stevens, Rheinstein et al., 2018).

O tipo de curativo utilizado em pacientes com amputações de membro inferior varia. Já foi comprovada a redução do edema, da dor, das contraturas, do tempo de cicatrização, do tempo transcorrido até o ajuste da prótese e da lesão por queda em determinados tipos de amputação (p. ex., transtibial) com o uso de curativos rígidos removíveis, em vez de curativos flexíveis (Reichmann et al., 2018). Entretanto, um curativo mole com ou sem compressão pode ser usado se houver drenagem significativa da ferida; se for necessária a inspeção frequente do membro residual e a integridade da pele

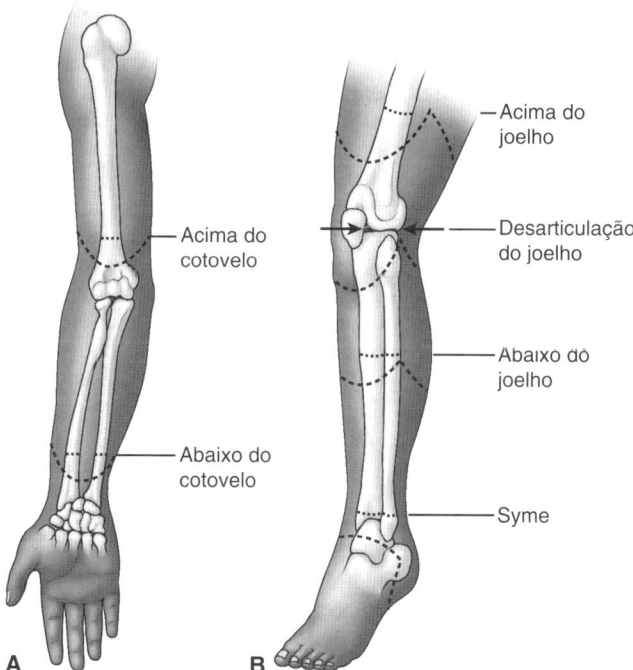

Figura 37.23 • O nível de amputação é determinado pela adequação da circulação, pelo tipo de prótese, pela função da parte e pelo equilíbrio muscular. **A.** Nível de amputação de membro superior. **B.** Nível de amputação de membro inferior.

do paciente for ruim (Kwah, Webb, Go et al., 2019). Uma tala imobilizadora pode ser incorporada ao curativo mole. A escolha do curativo a ser usado deve levar em consideração os riscos e benefícios para cada paciente. Um dreno pode ser colocado na ferida cirúrgica para remoção do excesso de sangue e líquido (Schreiber, 2017). Grampos ou suturas mantêm fechada a incisão cirúrgica e, em geral, são retirados cerca de 3 semanas após a cirurgia.

Reabilitação

A equipe multiprofissional de reabilitação (paciente, enfermeiro, médico, assistente social, fisioterapeuta, terapeuta ocupacional, psicólogo, protético, profissional de reabilitação) ajuda o paciente a alcançar o mais alto nível possível de função e participação nas atividades de vida diária (Figura 37.24). Clínicas especializadas em próteses, programas de suporte a amputados e visitas de amigos (presenciais, via telefone, via digital) facilitam o processo de reabilitação de pacientes submetidos à amputação de membro, tanto do ponto de vista físico quanto psicossocial (Reichmann & Bartman, 2018).

Os pacientes submetidos a uma amputação precisam de apoio conforme passam pelo luto de perder o membro e ter a imagem corporal alterada. Suas reações podem incluir raiva, amargura e hostilidade. Os problemas psicológicos (p. ex., negação, ansiedade, evitação) podem ser influenciados pelo tipo de apoio que o paciente recebe da equipe de reabilitação, pela efetividade do manejo da dor e pela rapidez em que aprendem as atividades de vida diária e o uso da prótese. O fornecimento de informações sobre as opções e os recursos disponíveis (os vários dispositivos protéticos), bem como sobre a recuperação da capacidade de deambular, se apropriado, pode dar ao paciente uma sensação de controle sobre a incapacidade e promover independência (Luza, Ferreira, Minsky et al., 2019).

Os pacientes submetidos à amputação por causa de traumatismo grave geralmente são jovens e saudáveis. Estes se curam rapidamente e são fisicamente capazes de participar de um programa de reabilitação vigoroso. Como a amputação é resultado de uma lesão, o paciente precisa de apoio multidisciplinar holístico desde o início para aceitar a mudança repentina na imagem corporal e lidar com o estresse da internação, da reabilitação prolongada e da modificação no estilo de vida (Noblet, Lineham, Wiper et al., 2019).

Considerações sobre os veteranos das forças armadas

Nas últimas duas décadas, numerosos militares dos EUA sofreram amputações relacionadas com conflitos (vítimas de dispositivos explosivos improvisados). O Department of Veterans Affairs/Department of Defense (VA/DoD) segue seu próprio conjunto de diretrizes baseadas em evidências, periodicamente atualizadas, para garantir que os veteranos submetidos à amputação recebam consistentemente cuidados de qualidade (VA/DoD, 2017). Além disso, a fim de atender melhor às complexas necessidades desses homens e mulheres jovens previamente saudáveis, o exército dos EUA instituiu um centro de tratamento especializado para pacientes com amputações e um banco de dados para facilitar seu tratamento e manejo a longo prazo. O tratamento desses militares com lesões aborda as demandas de reabilitação física, bem como tenta otimizar a função psicossocial (VA/DoD, 2017). Uma equipe de reabilitação multidisciplinar e o encaminhamento para serviços de saúde comportamental são considerados componentes cruciais da terapia.

PROCESSO DE ENFERMAGEM

Paciente submetido à amputação

Avaliação

Antes da cirurgia, o enfermeiro deve avaliar o estado neurovascular e funcional do membro por meio da anamnese e do exame físico. Se o paciente experimentou uma amputação traumática, o enfermeiro avalia a função e a condição do membro residual. O enfermeiro avalia também o estado circulatório e a função do membro não afetado. Em caso de desenvolvimento de infecção ou gangrena, o paciente pode ter linfonodos aumentados, febre e drenagem purulenta. Realiza-se um teste de cultura e sensibilidade para determinar a antibioticoterapia adequada.

O enfermeiro avalia o estado nutricional do paciente e desenvolve um plano pós-operatório de cuidados nutricionais em consulta a um nutricionista ou equipe de apoio metabólico nutricional, se indicado. Uma dieta com teor adequado de proteínas e vitaminas é essencial para promover a cicatrização de feridas. Calorias adicionais podem ser necessárias, devido ao gasto energético das transferências e das atividades da vida diária quando a pessoa está usando uma prótese (Schreiber, 2017).

Quaisquer problemas de saúde associados (p. ex., desidratação, anemia, insuficiência cardíaca, problemas respiratórios crônicos, diabetes melito) precisam ser identificados e tratados, para que o paciente esteja na melhor condição possível para suportar o procedimento cirúrgico. O uso de corticosteroides, anticoagulantes, vasoconstritores ou vasodilatadores pode influenciar o manejo e prolongar ou atrasar a cicatrização de feridas.

O enfermeiro avalia o estado psicológico do paciente. A avaliação da reação emocional do paciente à amputação é importante. É provável que ocorram reações de luto a alterações permanentes na imagem corporal, na função e na

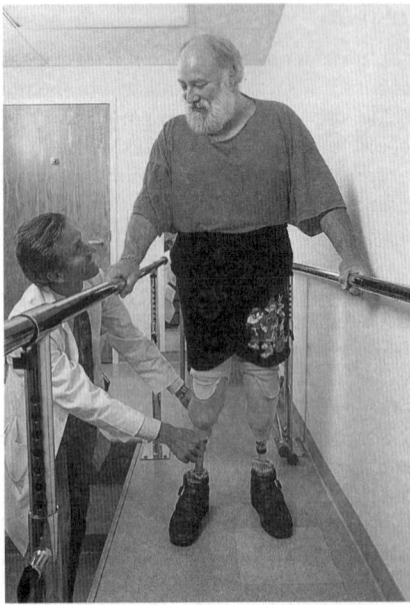

Figura 37.24 • Muitos pacientes com amputações recebem próteses logo após a cirurgia e começam a aprender a usá-las com a ajuda e o apoio da equipe de reabilitação, que inclui enfermeiros, médicos, fisioterapeutas, entre outros.

mobilidade. O aconselhamento profissional e os serviços de apoio disponíveis podem ajudar o paciente a lidar com o resultado da cirurgia de amputação.

Diagnóstico

DIAGNÓSTICOS DE ENFERMAGEM

Com base nos dados da avaliação, os principais diagnósticos de enfermagem podem incluir os seguintes:

- Dor aguda associada à amputação
- Integridade da pele prejudicada associada à amputação cirúrgica
- Imagem corporal perturbada associada à amputação
- Angústia e/ou risco de luto disfuncional associado à perda da parte do corpo e à consequente incapacidade
- Incapacidade de fazer higiene pessoal, incapacidade de vestir e retirar as roupas de forma independente, comprometimento da capacidade de se alimentar sem assistência ou incapacidade de autocuidado para higiene íntima associados à amputação
- Comprometimento da mobilidade associado à amputação.

PROBLEMAS INTERDEPENDENTES/COMPLICAÇÕES POTENCIAIS

As complicações potenciais podem incluir as seguintes:

- Hemorragia
- Infecção
- Solução de continuidade da pele.

Planejamento e metas

As principais metas do paciente podem incluir alívio de dor, incluindo a dor de membro fantasma, cicatrização de feridas, aceitação da imagem corporal alterada, resolução do processo de luto, promoção da independência no autocuidado, restauração da mobilidade física e ausência de complicações.

Intervenções de enfermagem

ALÍVIO DA DOR

A dor pode ser incisional ou pode ser causada por inflamação, infecção, pressão sobre proeminência óssea, hematoma ou dor de membro fantasma. Os espasmos musculares podem piorar o desconforto do paciente. A dor cirúrgica pode ser controlada de modo eficaz com analgésicos opioides, que podem ser acompanhados com a evacuação do hematoma ou líquido acumulado. Mudar o paciente de posição ou colocar um saco de areia leve sobre o membro residual para neutralizar o espasmo muscular pode melhorar o nível de conforto do paciente. A avaliação da dor do paciente e das respostas às intervenções é um componente importante do manejo da dor.

Muitos pacientes submetidos à amputação começam a sentir a dor de membro fantasma logo após a cirurgia. É uma condição álgica complexa que tem sido relatada em 60 a 80% dos pacientes submetidos à amputação (Hall, Abd-Elsayed & Eldabe, 2019). O paciente relata dor no membro perdido, como se este ainda estivesse presente. A dor é descrita como se o membro amputado estivesse esmagado, comprimido ou torcido em uma posição anormal; às vezes, essa dor é acompanhada de dormência, formigamento ou sensação de queimação ou choque elétrico. A dor de membro fantasma ocorre de modo intermitente e imprevisível; os episódios de dor podem durar segundos ou horas. Quando um paciente descreve dores ou sensações fantasmas, o enfermeiro reconhece esses sentimentos como sendo reais e incentiva o paciente a verbalizar quando estiver com dor, para que o tratamento efetivo possa ser administrado. Em geral, a dor no membro fantasma diminui com o passar do tempo na maioria dos pacientes, e os episódios gradativamente se tornam menos frequentes e de menor duração; entretanto, alguns pacientes continuam sentindo dor no membro fantasma por até 2 anos após a amputação.

Acredita-se que a patogênese do fenômeno de dor do membro fantasma envolva mudanças nos mecanismos neuronais periféricos e centrais. Parte-se da hipótese de que a ruptura nas vias neuronais cause mudanças neuroplásticas, que, por sua vez, resultam em alterações na representação cortical ou na percepção da imagem proprioceptiva, tátil e visual das partes do corpo pelo córtex cerebral (Hall et al., 2019). A analgesia epidural pré-operatória (analgesia preemptiva) reduz a incidência e a intensidade da dor no membro fantasma em longo prazo (Guest et al., 2019). No período perioperatório, o paciente pode ser medicado com paracetamol, AINEs, anticonvulsivantes (gabapentina), opioides e antagonista dos receptores de NMDA (infusão de cetamina). Analgesia por cateter epidural e perineural pode ser administrada durante e imediatamente após a cirurgia (Hall et al., 2019). Os analgésicos opioides podem ser eficazes no alívio da dor pós-operatória. Além disso, os beta-bloqueadores podem aliviar o desconforto maçante, em queimação; os anticonvulsivantes controlam a dor em punhalada e em cãibra; e os antidepressivos tricíclicos podem não apenas aliviar a dor de membro fantasma, mas também podem ser prescritos para melhorar o humor e a capacidade de enfrentamento. Outras terapias podem ser usadas como adjuvantes da abordagem farmacológica, inclusive a técnica do espelho (*i. e.*, o paciente vê e move o membro íntegro em um espelho que está em uma caixa ou é bloqueada a visão do membro amputado), massagem, *biofeedback*, acupuntura, reposicionamento, TENS, visualização guiada, realidade virtual e neuromodulação (Hall et al., 2019; Herrador Colmenero, Perez Marmol, Marti-Garcia et al., 2018). O enfermeiro monitora a efetividade dessas medidas terapêuticas e colabora com a equipe multiprofissional de saúde para promover o controle ótimo da dor. O manejo bem-sucedido da dor após a amputação promove desfechos positivos do paciente e reduz os custos dos cuidados (VA/DoD, 2017).

PROMOÇÃO DA CICATRIZAÇÃO DE FERIDAS

Após a amputação, a incisão cirúrgica deve ser examinada diariamente à procura de sinais de infecção. É crucial que o membro residual seja manipulado com delicadeza; além disso, deve ser medido a intervalos de 8 a 12 horas após a cirurgia para verificar se há formação de edema. A avaliação neurovascular (incluindo pulsos arteriais mais distais, movimento, sensibilidade, temperatura da pele) também é realizada nesses intervalos e comparada com os achados no membro não comprometido para assegurar que exista irrigação sanguínea adequada. O curativo é trocado de acordo com o protocolo estabelecido pelo especialista e sempre que estiver úmido, usando técnica asséptica para prevenir infecção e possível osteomielite (Kalapatapu, 2019). Drenos são colocados e podem ser retirados quando o volume no reservatório de drenagem for mínimo.

Se o curativo rígido ou mole inadvertidamente sair, o enfermeiro deverá recolocá-lo imediatamente no membro residual com uma faixa de compressão elástica. Se isso não for feito, ocorrerá o desenvolvimento de edema excessivo em um curto período, resultando em atraso na reabilitação. O enfermeiro avisa o cirurgião de que o curativo saiu para que outro possa ser aplicado imediatamente.

A aplicação de pressão consistente no membro residual reduz a formação de edema e ajuda a moldar o membro residual, de modo que possa ser encaixada uma prótese. A ferida deve ser examinada para garantir que exista cicatrização e que não haja sinais de infecção (p. ex., hiperemia, secreção purulenta), pois isso também prejudica o encaixe ótimo da prótese. Depois de a incisão ter cicatrizado e o membro estar no formato adequado, o paciente é instruído sobre como cuidar do membro residual (VA/DoD, 2017).

MELHORA DA IMAGEM CORPORAL

A amputação é um processo que altera a imagem corporal do paciente. O enfermeiro que estabeleceu uma relação de confiança com o paciente é mais apto a comunicar aceitação ao paciente que experimentou uma amputação. O enfermeiro incentiva o paciente a olhar, sentir e cuidar do membro residual. Os achados da pesquisa em enfermagem sugerem que é importante que o enfermeiro esteja presente quando os pacientes se olharem no espelho após uma amputação (Freysteinson, Thomas, Sebastian-Deutsch et al., 2017) (ver Perfil de pesquisa de enfermagem: Boxe 37.9). É importante identificar os pontos fortes e os recursos do paciente para facilitar a reabilitação. O enfermeiro ajuda o paciente a recuperar o nível prévio de independência funcional. O paciente que é aceito como uma pessoa completa é mais facilmente capaz de assumir a responsabilidade pelo autocuidado; o autoconceito melhora, e as alterações na imagem corporal são aceitas. Mesmo com pacientes altamente motivados, esse processo pode levar meses.

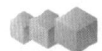 *Alerta de domínio de conceito*

O enfermeiro pode providenciar as seguintes intervenções para fomentar uma autoimagem positiva: encorajar o paciente a cuidar do membro residual, viabilizar a expressão do luto e promover a utilização dos recursos disponíveis.

AJUDA PARA O PACIENTE RESOLVER O LUTO

A perda de um membro (ou de parte de um) pode ser um choque, mesmo que o paciente tenha sido preparado no pré-operatório. O comportamento do paciente (p. ex., choro, afastamento, apatia, raiva) e os sentimentos expressos (p. ex., depressão, medo, impotência) revelam como o paciente está enfrentando a perda e trabalhando o processo de luto.

O enfermeiro cria uma atmosfera tolerante e solidária, em que o paciente e sua família são incentivados a expressar e compartilhar seus sentimentos e a trabalhar o processo de luto. O apoio da família e dos amigos promove a aceitação da perda pelo paciente. O enfermeiro ajuda o paciente a lidar com as necessidades imediatas e se orientar a metas realistas de reabilitação e independência funcional futura. As demandas psicológicas podem ser mais bem atendidas por profissionais da

---

 Boxe 37.9 — PERFIL DE PESQUISA DE ENFERMAGEM

Autovisualização (no espelho) dos pacientes após amputação

Freysteinson, W., Thomas, L., Sebastian-Deutsch, A. et al. (2017). A study of the amputee experience of viewing self in the mirror. *Rehabilitation Nursing*, 37(1), 22-32.

Finalidade

Nos EUA, existem aproximadamente 2 milhões de pessoas vivendo com perda de um membro, e existe a expectativa de que essa incidência será quase o dobro até 2050. A amputação de um membro é um evento traumático e influencia o indivíduo tanto física quanto psicologicamente. Uma desfiguração visível, como uma amputação, pode resultar em distorções da autoimagem, depressão e baixa autoestima, bem como rejeição da prótese na fase de reabilitação. Para um paciente que sofreu uma amputação, uma das situações mais impactantes e geradoras de ansiedade que podem influenciar negativamente a percepção da autoimagem é a experiência de autovisualização no espelho. Todavia, as evidências de pesquisa sobre esse assunto são limitadas. O propósito do estudo era descrever a experiência de se ver no espelho após uma amputação e as percepções do que os enfermeiros devem conhecer sobre intervenções nessa situação.

Metodologia

Foi empregado um desenho fenomenológico hermenêutico. Uma amostragem por bola de neve (não probabilística) foi empregada para recrutar 17 participantes que consentiram em participar do estudo. Os critérios de inclusão no estudo foram idade igual ou superior a 18 anos, amputação de um membro superior ou inferior e capacidade de falar, ler e compreender o idioma inglês. Cinco grupos de discussão (*focus groups*) de 3 a 6 participantes, com duração aproximada de 60 a 90 min, foram realizados em um hospital de reabilitação com propósitos de pesquisa. Os questionamentos fundamentais incluíram: descrever a experiência de uma das primeiras autovisualizações no espelho após a amputação; "Quais foram seus sentimentos e emoções?"; "O que você pensou antes/durante/após se olhar no espelho?"; "Como você descreveria a jornada de autovisualização no espelho pela primeira vez em comparação com a autovisualização no espelho agora?"; "Como cada um dos estágios dessa jornada poderiam ser chamados?". A pergunta que forneceu mais informações sobre as percepções dos participantes nas intervenções potenciais com espelhos foi: "Na sua opinião, quais dados são realmente importantes sobre os espelhos e cruciais para os profissionais de saúde?"

Achados

A interpretação dos dados revelou que o ato de autovisualização no espelho após a amputação tem três elementos cruciais: decisão, autovisualização e consentimento. A trajetória de choque (trauma), angústia e autorreconhecimento no espelho e aceitação da nova imagem é crucial e acrescenta dados à literatura existente. Os motivos para se ver no espelho incluem curiosidade, aspecto, cuidado da incisão ou inspeção do membro residual e avaliação da marcha/postura. A experiência de autovisualização no espelho após uma amputação muda com o passar do tempo, e a trajetória de cada pessoa começa quando ela toma a decisão de se ver no espelho após a amputação. Os participantes recomendam que o enfermeiro viabilize a experiência de visualização inicial no espelho e use-o como ferramenta para investigar se há soluções de continuidade na pele e para ajudar a corrigir a marcha e o equilíbrio.

Implicações para a enfermagem

A visão de si mesmo em um espelho após uma amputação pode ser uma experiência muito difícil e com alta carga emocional. Os profissionais de enfermagem estão em uma posição única para mostrar apoio e compreensão da situação ao viabilizar a visualização inicial no espelho da amputação do paciente em um ambiente apropriado e controlado. Quando os enfermeiros estão presentes durante o processo inicial de visualização no espelho, o paciente percebe que não está sozinho nessa experiência e que os enfermeiros compreendem o que ele está passando. Aparentemente, não há espelhos suficientes nas unidades de saúde; portanto, é recomendado que os quartos nos hospitais particulares e nas unidades de reabilitação tenham mais espelhos pequenos e de corpo inteiro.

saúde mental; encaminhamentos para serviços de suporte e conselheiros espirituais (p. ex., cuidado pastoral) podem ser adequados (Myers, VanDamme & Pasquina, 2018).

PROMOÇÃO DA INDEPENDÊNCIA NO AUTOCUIDADO

A amputação afeta a capacidade do paciente de prestar autocuidado adequado. O indivíduo é incentivado a ser um participante ativo no autocuidado. Ele precisa de tempo para realizar essas tarefas e não deve ser apressado. Praticar uma atividade com supervisão consistente e de apoio em um ambiente descontraído possibilita que o paciente aprenda as habilidades de autocuidado. O paciente e o enfermeiro precisam manter atitudes positivas e minimizar a fadiga e a frustração durante o processo de aprendizagem.

A independência ao vestir-se, na higiene íntima e no banho depende do equilíbrio, das habilidades de transferência e da tolerância fisiológica às atividades. O enfermeiro trabalha com o fisioterapeuta e o terapeuta ocupacional para orientar e supervisionar o paciente nessas atividades de autocuidado.

O paciente com amputação de membro superior tem déficits de autocuidado na alimentação, no banho e ao vestir-se. Fornece-se assistência somente quando necessário; o enfermeiro incentiva o paciente a aprender a realizar essas tarefas, usando auxiliares para alimentar-se e vestir-se, quando necessário. O enfermeiro, o fisioterapeuta e o protético trabalham com o paciente para alcançar a independência máxima.

ASSISTÊNCIA PARA O PACIENTE OBTER MOBILIDADE FÍSICA

Assistência para o paciente com amputação de membros inferiores. O posicionamento adequado do membro residual impede o desenvolvimento de uma contratura de quadril ou joelho no paciente com amputação de membros inferiores. O membro deve ser elevado nas primeiras 24 horas após a amputação para promover o retorno venoso e reduzir o edema (Schreiber, 2017). Após esse período, deve-se evitar a elevação, a abdução, a rotação externa e a flexão de membro inferior. O paciente é encorajado a não ficar sentado por longos períodos, a fim de prevenir a contratura em flexão, ou com o membro pendente ou em uma posição mais baixa que o restante do corpo, para prevenir edema (Schreiber, 2017).

O membro residual não deve ser colocado sobre um travesseiro, porque isso pode resultar em uma contratura em flexão do quadril. O enfermeiro incentiva o paciente a virar de um lado para outro e a ficar em decúbito dorsal 20 a 30 minutos várias vezes ao dia, para alongar os músculos flexores e prevenir contraturas em flexão do quadril. As pernas devem permanecer unidas, a fim de evitar uma deformidade em abdução. O enfermeiro incentiva o paciente a utilizar meios auxiliares de locomoção para realizar mais facilmente as atividades de autocuidado e identificar quais modificações domiciliares, se houver alguma, precisam ser feitas para realizar essas atividades no ambiente doméstico.

Os exercícios de ADM pós-operatórios são iniciados precocemente, uma vez que as deformidades em contratura se desenvolvem rapidamente. Os exercícios de ADM incluem exercícios de quadril e joelho para pacientes com BKA e exercícios de quadril para pacientes com AKA. É crucial que o paciente compreenda a importância de exercitar o membro residual, assim como os membros íntegros, para manter a mobilidade das articulações e promover o fortalecimento (Schreiber, 2017).

Os músculos de membros superiores, de tronco e abdominais são exercitados e fortalecidos. Os músculos extensores do braço e os músculos depressores do ombro têm uma participação importante na marcha com muletas. O paciente usa o trapézio acima do leito para mudar de posição e fortalecer o bíceps braquial. O paciente pode flexionar e estender os braços enquanto sustenta seu peso. Fazer flexões na posição sentada fortalece o músculo tríceps braquial. Os exercícios (como a hiperextensão do membro residual) realizados sob a supervisão do fisioterapeuta também ajudam a fortalecer os músculos, bem como a aumentar a circulação, reduzir o edema e prevenir a atrofia muscular.

Avaliam-se a força e a resistência, e as atividades são aumentadas gradualmente, para evitar a fadiga. À medida que o paciente progride para o uso independente da cadeira de rodas, emprego de meios auxiliares de locomoção ou deambulação com uma prótese, o enfermeiro enfatiza as considerações de segurança. As barreiras ambientais (p. ex., degraus, rampas, portas, tapetes soltos, superfícies molhadas) são identificadas, e implementam-se métodos de manejo delas. É importante antecipar, identificar e administrar os problemas associados ao uso de meios auxiliares de locomoção. A orientação adequada sobre a utilização dos meios auxiliares de locomoção ajudará a prevenir esses problemas.

A amputação da perna altera o centro de gravidade; portanto, o paciente pode precisar praticar mudanças de posição (p. ex., de sentado para em pé, apoio unipodal). Ensinam-se ao paciente técnicas de transferência precocemente, e ele é lembrado de manter boa postura ao sair do leito. Deve ser usado um sapato bem ajustado, com sola antiderrapante. Durante as mudanças de posição, o paciente deve ser protegido e estabilizado com uma cinta de transferência na cintura, para evitar quedas.

Logo que possível, o paciente com amputação de membros inferiores é ajudado a ficar entre barras paralelas para possibilitar a extensão da prótese temporária ao chão com sustentação de peso mínima. O período necessário após a cirurgia para que o paciente seja autorizado a descarregar todo o peso do corpo sobre a prótese depende do estado físico dele e da cicatrização das feridas. Conforme a resistência aumenta e o equilíbrio é alcançado, inicia-se a deambulação com o uso de barras paralelas ou muletas. O paciente aprende a usar a marcha normal, com o membro residual movendo-se para trás e para a frente durante a marcha com muletas. Para evitar a ocorrência de uma deformidade em flexão permanente, o membro residual *não* deve ser mantido elevado em posição flexionada (Kalapatapu, 2019).

Assistência para o paciente com amputação de membros superiores. Como o paciente que experimentou uma amputação de membro superior usa os ombros para operar a prótese, os músculos de ambos os ombros são exercitados. O paciente com amputação acima do cotovelo ou desarticulação do ombro é suscetível de desenvolver uma anomalia postural causada pela perda do peso do membro amputado. Exercícios posturais são úteis.

O paciente com amputação do membro superior é ensinado a realizar as atividades de vida diária com um braço. O mais cedo possível, inicia-se o paciente nas atividades de autocuidado apenas com uma das mãos. É aconselhável a utilização de uma prótese temporária. O paciente que aprende a usar a prótese logo após a amputação é menos dependente das atividades de autocuidado com uma só mão.

O paciente com amputação do membro superior pode usar uma camiseta de algodão para evitar o contato entre a pele e a cinta de ombro e para promover a absorção de suor. O protético orienta como limpar as partes laváveis da cinta. Periodicamente, inspeciona-se a prótese à procura de possíveis problemas.

Preparo do paciente para a prótese. O membro residual deve ser condicionado e moldado em um formato cônico para possibilitar o ajuste preciso, o máximo conforto e a função do dispositivo protético. Utilizam-se bandagens elásticas, uma atadura elástica para membros amputados ou uma tala inflável para condicionar e dar forma ao membro residual. O enfermeiro orienta o paciente ou um membro da família sobre o método correto de enfaixamento.

O enfaixamento dá suporte aos tecidos moles e minimiza a formação de edema quando o membro residual está em posição pendente. A faixa é aplicada de modo que os músculos remanescentes necessários para operar a prótese fiquem tão firmes quanto possível. Uma atadura elástica aplicada de modo inadequado contribui para a ocorrência de problemas circulatórios e de um membro residual com formato ruim.

Cuidados pré-protetização eficazes são importantes para assegurar o ajuste adequado da prótese. Os principais problemas que podem atrasar o ajuste protético durante esse período são: deformidades em flexão; não uso da atadura elástica para membros amputados; e deformidades em abdução de quadril.

O médico geralmente prescreve atividades para condicionar ou "fortificar" o membro residual, em preparação para o uso da prótese. O paciente começa empurrando o membro residual contra um travesseiro fofo; em seguida, contra um travesseiro mais firme e, por fim, contra uma superfície rígida. Ensina-se o paciente a massagear o membro residual para mobilizar o local da incisão cirúrgica, diminuir a sensação dolorosa e melhorar a vascularização. Normalmente, a massagem é iniciada depois de ocorrida a cicatrização, e é realizada pela primeira vez pelo fisioterapeuta. O paciente é orientado a inspecionar a pele e a realizar cuidados preventivos; pode-se usar um espelho para visualizar a pele do membro residual (Rossbach, 2017).

O soquete de prótese é individualmente moldado ao membro residual pelo protético. As próteses são projetadas de acordo com o nível específico de atividade e as habilidades do paciente. Os tipos de próteses incluem as hidráulicas, pneumáticas, controladas por *biofeedback*, controladas mioeletricamente e sincronizadas. Os ajustamentos do soquete da prótese são elaborados pelo protético para acomodar as mudanças do membro residual que ocorrem durante os primeiros 6 meses a 1 ano após a cirurgia.

Assistência ao paciente que não é candidato a uma prótese. Alguns pacientes com amputações não são candidatos à colocação de prótese por causa de fatores preexistentes (p. ex., não deambulavam antes da amputação, demência, amputação acima do joelho). Se a utilização de uma prótese não for possível, o paciente é instruído quanto à utilização segura de uma cadeira de rodas para alcançar a independência. Recomenda-se o uso de uma cadeira de rodas especialmente projetada para o paciente submetido à amputação. Por causa da diminuição do peso na frente, uma cadeira de rodas regular pode pender para trás quando o paciente se sentar. Nas cadeiras de rodas concebidas para pacientes submetidos a amputações, o eixo traseiro é ajustado para trás em cerca de 5 cm, para compensar a alteração na distribuição do peso.

MONITORAMENTO E MANEJO DE COMPLICAÇÕES POTENCIAIS

Após qualquer cirurgia, são realizados esforços para restabelecer a homeostasia e evitar complicações relacionadas com cirurgia, anestesia e imobilidade. O enfermeiro avalia os sistemas corporais (p. ex., respiratório, hematológico, gastrintestinal, geniturinário, dérmico) em busca de problemas associados à imobilidade (p. ex., atelectasia, pneumonia, TVP, EP, anorexia, constipação intestinal, estase urinária, lesões por pressão).

A hemorragia maciça decorrente de uma sutura solta é um problema potencialmente fatal. O enfermeiro monitora o paciente à procura de quaisquer sinais ou sintomas de hemorragia e avalia os sinais vitais e a drenagem produzida pelo sistema de sucção.

> **Alerta de enfermagem: Qualidade e segurança**
>
> O sangramento pós-operatório imediato pode se desenvolver lentamente ou assumir a forma de hemorragia maciça resultante de uma sutura solta. Um grande torniquete deve estar à vista na cabeceira do paciente, de modo que, se ocorrer uma hemorragia grave, ele possa ser aplicado ao membro residual para controlar a hemorragia. O enfermeiro notifica imediatamente o cirurgião em caso de sangramento excessivo.

A infecção é uma complicação comum da amputação. Os pacientes submetidos a uma amputação traumática têm feridas contaminadas. O enfermeiro administra antibióticos profiláticos, conforme prescrito. O profissional deve monitorar a incisão, os curativos e a drenagem à procura de sinais de infecção (p. ex., alteração na cor, odor ou consistência da drenagem; desconforto crescente). O enfermeiro também avalia os indicadores de infecção sistêmica (p. ex., temperatura elevada, leucocitose com aumento de mais de 10% nos bastonetes na contagem diferencial) e relata imediatamente os indicativos de infecção ao cirurgião.

A solução de continuidade da pele pode resultar da imobilização ou da pressão de diversas origens. A prótese pode causar o desenvolvimento de áreas de pressão. O enfermeiro e o paciente avaliam em busca de feridas na pele. A higiene cuidadosa da pele é essencial para evitar a irritação, a infecção e as lesões à pele. O membro residual cicatrizado é lavado e secado (suavemente) pelo menos 2 vezes/dia. A pele é inspecionada à procura de eritema persistente, áreas de pressão, dermatite e bolhas. Se existentes, a prótese não deve ser colocada até que a complicação seja avaliada e tratada, a fim de evitar a piora da condição cutânea. Normalmente, utiliza-se uma meia para membro residual para absorver a transpiração e evitar o contato direto entre a pele e o soquete da prótese. A meia é trocada diariamente e deve se ajustar facilmente, para evitar a irritação causada por rugas. O soquete da prótese é lavado com detergente neutro, enxaguado e seco com um pano limpo. Deve estar completamente seco antes de a prótese ser colocada (Rossbach, 2017).

PROMOÇÃO DE CUIDADOS DOMICILIAR, COMUNITÁRIO E DE TRANSIÇÃO

Orientação do paciente sobre autocuidados. Antes de o paciente receber alta para ir para casa ou para uma clínica de reabilitação, o paciente e sua família são incentivados a se tornarem participantes ativos do cuidado. Eles participam dos cuidados com a pele, o membro residual e a prótese, conforme apropriado. O paciente recebe sessões contínuas de orientação e prática, para aprender a se transferir e a usar os meios auxiliares de locomoção e outros meios de assistência de modo seguro. O enfermeiro explica os sinais e sintomas de complicações que devem ser relatados ao médico (Boxe 37.10).

Cuidados contínuos e de transição. Depois de o paciente ter alcançado a homeostasia fisiológica e os principais objetivos de saúde, a reabilitação continua em um centro de reabilitação ou em casa. Uma unidade hospitalar de reabilitação estaria

Boxe 3710 — LISTA DE VERIFICAÇÃO DO CUIDADO DOMICILIAR
Paciente com amputação

Ao concluírem as orientações, o paciente e/ou o cuidador serão capazes de:

- Nomear o procedimento que foi realizado e identificar quaisquer mudanças permanentes na estrutura ou na função anatômicas, bem como as alterações nas AVDs, nas AIVDs, nos papéis, nos relacionamentos e na espiritualidade
- Identificar a modificação do ambiente domiciliar, as intervenções e as estratégias (p. ex., equipamento médico permanente, equipamento adaptativo, assistência às AVDs) utilizadas para aumentar a segurança em função das modificações estruturais e funcionais e para promover a recuperação efetiva e a reabilitação
  - Identificar os profissionais e instituições comunitárias que ajudam na transição para a casa
- Descrever o esquema terapêutico pós-operatório em curso, incluindo dieta e atividades a serem realizadas (p. ex., exercícios) e limitadas ou evitadas (p. ex., levantar peso, dirigir automóveis, esportes de contato)
  - Descrever os cuidados com o membro residual e o condicionamento para a protetização
  - Consumir uma dieta saudável para promover a cicatrização de feridas
  - Participar de programa de reabilitação para recuperar a independência funcional, promover a circulação, manter a saúde dos músculos não afetados e dos músculos que passaram a ser necessários para transferência segura, mobilidade etc.
  - Se indicado, demonstrar o uso seguro de dispositivo de mobilidade, dispositivo auxiliar e técnica de transferência
  - Observar os limites de sustentação de peso e atividade prescritos
  - Informar o nome, a dose, os efeitos colaterais, a frequência e o esquema posológico de todos os medicamentos terapêuticos e profiláticos prescritos pelo médico (p. ex., antibióticos, anticoagulantes, analgésicos)
- Orientar como obter medicamentos e material médico-hospitalar e realizar trocas de curativos, cuidados de feridas e outros regimes prescritos
- Descrever as abordagens para controlar a dor (p. ex., administrar analgésicos, conforme prescrito; usar intervenções não farmacológicas)
- Declarar os indicadores de complicações a serem comunicados rapidamente ao médico (p. ex., dor não controlada; sinais de infecção local ou sistêmica; ruptura da pele do membro residual)
- Relatar como contatar o médico em caso de perguntas ou complicações
- Determinar a hora e a data das consultas de acompanhamento, da terapia e dos exames
- Identificar os recursos da comunidade para apoiar colegas e cuidador/familiares:
  - Identificar fontes de apoio social (p. ex., amigos, parentes, comunidade de fé)
  - Identificar informações de contato de serviços de apoio para pacientes e seus cuidadores/familiares
- Identificar a necessidade de promoção da saúde, prevenção de doenças e atividades de triagem.

Recursos
Ver, no Capítulo 2, Boxe 2.6, informações adicionais relacionadas com equipamento médico durável, equipamento adaptativo e habilidades de mobilidade.

AIVDs: atividades instrumentais da vida diária; AVDs: atividades da vida diária.

---

indicada; essas unidades comprovadamente melhoram a qualidade de vida, a deambulação e a confiança dos pacientes, a mobilidade e o uso de próteses com menos dor associada (VA/DoD, 2017). De qualquer modo, o apoio e a avaliação continuados pelo enfermeiro de cuidado domiciliar são essenciais.

Deve-se avaliar o ambiente domiciliar do paciente antes da alta. Fazem-se modificações para garantir a continuidade dos cuidados, a segurança e a mobilidade do paciente. Pode-se tentar uma experiência durante uma noite ou nos fins de semana em casa para identificar os problemas que não foram identificados na visita de avaliação. A fisioterapia e a terapia ocupacional podem ser continuadas em casa ou em esquema ambulatorial. O transporte para a continuidade nas consultas de saúde deve ser organizado. O departamento de serviço social do hospital ou a instituição de cuidados domiciliares podem ser de grande ajuda na obtenção de serviços de assistência pessoal e de transporte.

Durante as consultas de acompanhamento de saúde, o enfermeiro avalia o ajustamento físico e psicossocial do paciente. São necessárias avaliações de saúde preventivas periódicas. Um cônjuge idoso pode não ser capaz de prestar os cuidados necessários em casa. Fazem-se modificações no plano de cuidados com base nesses achados. Muitas vezes, o paciente e sua família acham válido participar de um grupo de apoio pós-amputação e um programa de suporte de amigos; nesse local, podem compartilhar problemas, soluções e recursos (Reichmann & Bartman, 2018). Conversar com aqueles que têm lidado com sucesso com um problema semelhante pode ajudar o paciente a chegar a uma solução satisfatória.

Como os pacientes e seus familiares e os profissionais da saúde tendem a se concentrar nas necessidades e questões mais óbvias, o enfermeiro lembra o paciente e a sua família sobre a importância de continuar as práticas de promoção e rastreamento de saúde, como exames físicos regulares e exames de rastreamento. Identificam-se instituições acessíveis para rastreamento, cuidados de saúde e exercício. Os pacientes são instruídos sobre a sua importância e são encaminhados a profissionais de saúde adequados.

Reavaliação

Entre os resultados esperados para o paciente, estão:
1. Não sente dor, incluindo a dor do membro fantasma.
   a. Parece relaxado.
   b. Verbaliza conforto.
   c. Usa medidas para aumentar o conforto e mitigar a dor.
   d. Participa de atividades de autocuidado e reabilitação.
   e. Relata redução das sensações fantasmas.
2. Apresenta feridas cicatrizadas.
   a. Controla o edema do membro residual.
   b. Exibe uma cicatriz curada, indolor à palpação e não aderida.
   c. Demonstra os cuidados com o membro residual.
3. Demonstra melhora na imagem corporal e no enfrentamento efetivo.
   a. Reconhece a alteração na imagem corporal.
   b. Participa das atividades de autocuidado.
   c. Demonstra independência crescente.
   d. Projeta a si mesmo como uma pessoa completa.

e. Retoma suas responsabilidades de papel.
f. Restabelece contatos sociais.
g. Demonstra confiança em suas capacidades.
4. Exibe resolução do luto.
5. Expressa pesar.
6. Lida com os sentimentos dos familiares, dos amigos e dos profissionais de saúde.
7. Concentra-se na capacidade funcional futura.
8. Utiliza o suporte disponível.
9. Alcança a independência no autocuidado.
    a. Pede ajuda quando necessário.
    b. Usa auxílios e dispositivos de apoio para facilitar o autocuidado.
    c. Verbaliza satisfação com a sua capacidade de realizar as AVDs.
10. O paciente alcança a independência máxima na mobilidade.
    a. Evita posições que contribuem para o desenvolvimento de contraturas.
    b. Demonstra ADM ativa completa.
    c. Mantém o equilíbrio ao se sentar e se transferir.
    d. Apresenta aumento da força e da resistência.
    e. Demonstra técnicas seguras de transferência.
    f. Alcança o uso funcional da prótese.
    g. Supera barreiras ambientais à mobilidade.
    h. Utiliza os serviços e recursos da comunidade, conforme necessário.
11. O paciente não apresenta complicações de hemorragia, infecção ou solução de continuidade da pele.
    a. Não experimenta sangramento excessivo.
    b. Mantém valores normais nos exames de sangue.
    c. Mantém-se livre de sinais de infecção local ou sistêmica.
    d. Autorreposiciona-se com frequência.
    e. Mantém-se livre de problemas relacionados com a pressão.
    f. Relata prontamente quaisquer desconfortos de pele e irritações.

EXERCÍCIOS DE PENSAMENTO CRÍTICO

1 pbe Uma mulher de 74 anos foi internada após uma queda de um lance de escada e fratura do fêmur direito. Já transcorreram 48 horas da cirurgia (redução aberta com fixação interna do colo do fêmur direito). Ela está moderadamente acima do peso e tem história de tabagismo. A paciente tem relutado em se levantar para deambular e se queixa de desconforto por causa dos dispositivos de compressão intermitente, de modo que não quer utilizá-los. Qual é a força das evidências que apoiam o uso de dispositivos compressivos após a cirurgia no caso de pacientes submetidos à redução aberta com fixação interna por causa de fratura do colo do fêmur? Quais são os riscos que a paciente corre se não forem usados esses dispositivos após a cirurgia? Como você responderá à solicitação da paciente para que não sejam usados esses dispositivos?

2 cpa Você está cuidando de uma mulher de 30 anos que esteve envolvida em um acidente de veículo automotivo e sofreu amputação traumática do membro superior esquerdo no local. Ela foi operada há 7 dias e agora se queixa de sensação de membro fantasma e dor intensa no membro amputado. Ela descreve a dor como "excruciante", em queimação e "semelhante a choque elétrico" e irradiação dos dedos da mão amputada por todo o comprimento do braço. Ela está cada vez mais ansiosa com a intensidade da dor e não compreende o que está acontecendo com ela. Descreva as avaliações e intervenções prioritárias no atendimento a essa paciente. Identifique a colaboração multidisciplinar necessária para fornecer um plano de tratamento abrangente para essa paciente para promover os melhores resultados.

3 qp Você foi designado para cuidar de um homem de 36 anos internado na enfermaria de ortopedia após um acidente de motocicleta. Ele tem um dispositivo de fixação externo que foi colocado há 8 horas devido à fratura da tíbia esquerda. Durante a passagem de plantão, o enfermeiro relata que o paciente tem se queixado de dor em caráter latejante e parestesia na perna esquerda que não foram aliviadas pela administração do opioide prescrito. Na sua avaliação inicial, você constata que a panturrilha esquerda do paciente está muito edemaciada, brilhante e tensa. Descreva os exames físicos adicionais que devem ser realizados para esse paciente. Qual é o seu diagnóstico de enfermagem prioritário e plano de cuidados?

REFERÊNCIAS BIBLIOGRÁFICAS

*Pesquisa em enfermagem.

Livros

Alexandre, V., & Hodax, J. D. (2017). Splinting and casting techniques. In J. Hodax, A. Eltorai, & A. Daniels (Eds.). *The orthopedic consult survival guide*. Cham, Switzerland: Springer International Publishing.

Arora, S., Erosa, S., & Danesh, H. (2019). Physical medicine and rehabilitation. In Y. Khelemsky, A. Malhotra, & K. Gritsenko (Eds.). *Academic pain medicine: A practical guide to rotations, fellowship, and beyond*. Cham, Switzerland: Springer International Publishing.

Chinai, S. A., Walker, L., Rebesco, M. R., et al. (2019). Immobilization. In D. Purcell, S. A. Chinai, B. R. Allen, & M. Davenport (Eds.). *Emergency orthopedics handbook*. Cham, Switzerland: Springer International Publishing.

Cox, P. (2017). Knee. In N. Connor (Ed.). *National Association of Orthopaedic Nurses: Orthopaedic surgery manual* (3rd ed.). Chicago, IL: National Association of Orthopaedic Nurses.

Dorsey, N. (2020). Humerus fractures. In M. P. Eiff, R. L. Hatch, & M. K. Higgins (Eds.). *Fracture management for primary care and emergency medicine* (4th ed.). Philadelphia, PA: Elsevier.

Eiff, M. P., Hatch, R. L., & Higgins, M. K. (2020a). General principles of fracture care. In M. P. Eiff, R. L. Hatch, & M. K. Higgins (Eds.). *Fracture management for primary care and emergency medicine* (4th ed.). Philadelphia, PA: Elsevier.

Eiff, M. P., Hatch, R. L., & Higgins, M. K. (2020b). Clavicle and scapula fractures. In M. P. Eiff, R. L. Hatch, & M. K. Higgins (Eds.). *Fracture management for primary care and emergency medicine* (4th ed.). Philadelphia, PA: Elsevier.

Eiff, M. P., Hatch, R. L., & Higgins, M. K. (2020c). Elbow fractures. In M. P. Eiff, R. L. Hatch, & M. K. Higgins (Eds.). *Fracture management for primary care and emergency medicine* (4th ed.). Philadelphia, PA: Elsevier.

Eiff, M. P., Hatch, R. L., & Higgins, M. K. (2020d). Femur and pelvis fractures. In M. P. Eiff, R. L. Hatch, & M. K. Higgins (Eds.). *Fracture management for primary care and emergency medicine* (4th ed.). Philadelphia, PA: Elsevier.

Eiff, M. P., Hatch, R. L., & Higgins, M. K. (2020e). Patellar, tibial, and fibular fractures. In M. P. Eiff, R. L. Hatch, & M. K. Higgins (Eds.). *Fracture management for primary care and emergency medicine* (4th ed.). Philadelphia, PA: Elsevier.

Eiff, M. P., Hatch, R. L., & Higgins, M. K. (2020f). Rib fractures. In M. P. Eiff, R. L. Hatch, & M. K. Higgins (Eds.). *Fracture management for primary care and emergency medicine* (4th ed.). Philadelphia, PA: Elsevier.

Eubanks, J. E., & Chien, G. C. (2019). Casting and splinting. In A. Abd-Elsayed (Ed.). *Pain*. Cham, Switzerland: Springer International Publishing.

Ferla, F., Ciravegna, A., Mariani, A., et al. (2019). Acute compartment syndrome. In P. Aseni, L. De Carlis, A. Mazzola, & A. M. Grande

(Eds.). *Operative techniques and recent advances in acute care and emergency surgery.* Cham, Switzerland: Springer International Publishing.

Gasiorowski, K. (2017). External fixation. In N. Connor (Ed.). *National Association of Orthopaedic Nurses: Orthopaedic surgery manual* (3rd ed.). Chicago, IL: National Association of Orthopaedic Nurses.

Hadeed, A., Werntz, R. L., & Varacallo, M. (2019). External fixation principles and overview. In *StatPearls [Internet]*. Treasure Island, FL: StatPearls Publishing.

Hall, N., Abd-Elsayed, A., & Eldabe, S. (2019). Phantom limb pain. In A. Abd-Elsayed (Ed.). *Pain*. Cham, Switzerland: Springer International Publishing.

Iyer, K. M. (2019). Anatomy of bone, fracture, and fracture healing. In K. M. Iyer & W. S. Khan (Eds.). *General principles of orthopedics and trauma.* Cham, Switzerland: Springer.

Karlsson, J., Westin, O., Carmont, M., et al. (2019). Achilles tendon ruptures. In G. L. Canata, P. d'Hooghe, K. J. Hunt, et al. (Eds.). *Sports injuries of the foot and ankle*. Berlin, Heidelberg: Springer.

Mains, C. (2017). Orthopaedic aspects of the operating room. In N. Connor (Ed.). *National Association of Orthopaedic Nurses: Orthopaedic surgery manual* (3rd ed.). Chicago, IL: National Association of Orthopaedic Nurses.

Makhni, M. C., Makhni, E. C., Swart, E. F., et al. (2017). Femoral shaft fracture. In: M. Makhni, E. Makhni, E. Swart, et al. (Eds.). *Orthopedic emergencies*. Cham, Switzerland: Springer International Publishing.

Michaudet, C. (2020). Radius and ulna fractures. In M. P. Eiff, R. L. Hatch, & M. K. Higgins (Eds.). *Fracture management for primary care and emergency medicine* (4th ed.). Philadelphia, PA: Elsevier.

Mittal, S., & Mittal, R. (2019). Intra-articular fractures: Principles of fixation. In M. N. Doran, J. Karlsson, J. Nyland, et al. (Eds.). *Intraarticular fractures*. Cham, Switzerland: Springer International Publishing.

Myers, K. P., VanDamme, T., & Pasquina, P. F. (2018). Rehabilitation of the blast injury casualty with amputation. In J. Galante, M. Martin, C. Rodriguez, et al. (Eds.). *Managing dismounted complex blast injuries in military & civilian settings*. Cham, Switzerland: Springer.

National Association of Orthopedic Nurses (NAON). (2013). *Core curriculum for orthopaedic nursing* (7th ed.). Chicago, IL: NAON.

Nemeth, B. A., Halanski, M. A., & Noonan, K. J. (2020). Cast and splint immobilization. In P. M. Waters, D. L. Skaggs, & J. M. Flynn (Eds.). *Rockwood and Wilkins' fractures in children*. Philadelphia, PA: Wolters Kluwer.

Norris, T. L. (2020). *Porth's essentials of pathophysiology* (5th ed.). Philadelphia, PA: Wolters Kluwer.

Osman, K., Gabr, A., & Haddad, F. S. (2019). Bone healing. In N. K. Paschos, & G. Bentley (Eds.). *General orthopaedics and basic science*. Cham, Switzerland: Springer International Publishing.

Stanton-Hicks, M. (2018). *Complex regional pain syndrome*. In J. Cheng & R. Rosenquist (Eds.). *Fundamentals of pain medicine*. Cham, Switzerland: Springer International Publishing.

Weinlein, J. C. (2017). Delayed union and nonunion of fractures. In F. M. Azar, J. H. Beaty, & S. T. Canale (Eds.). *Campbell's operative orthopedics* (13th ed.). Philadelphia, PA: Elsevier.

Whittle, A. P. (2017a). General principles of fracture management. In F. M. Azar, J. H. Beaty, & S. T. Canale (Eds.). *Campbell's operative orthopedics* (13th ed.). Philadelphia, PA: Elsevier.

Whittle, A. P. (2017b). Malunited fractures. In F. M. Azar, J. H. Beaty, & S. T. Canale (Eds.). *Campbell's operative orthopedics* (13th ed.). Philadelphia, PA: Elsevier.

Periódicos e documentos eletrônicos

Abdi, S. (2020). Complex regional pain syndrome in adults: Treatment, prognosis, and prevention. *UpToDate*. Retrieved on 1/13/2020 at: www.uptodate.com/contents/complex-regional-pain-syndrome-in-adults-treatment-prognosis-and-prevention

Adib-Hajbaghery, M., & Mokhtari, R. (2018). Quality of Care before, during, and after casting: A cross-sectional study. *Archives of Trauma Research*, 7(4), 155–160.

Agranoff, A. B. (2019). Medial collateral and lateral collateral ligament injury. *Medscape*. Retrieved on 1/9/2020 at: emedicine.medscape.com/article/307959-overview

American Academy of Orthopaedic Surgeons (AAOS). (2018). *Management of acute compartment syndrome clinical practice guideline*. Retrieved on 12/24/2019 at: www.aaos.org/globalassets/quality-and-practice-resources/dod/acs-cpg-final_approval-version-10-11-19.pdf

American Academy of Orthopaedic Surgeons (AAOS). (2019a). *Muscle contusion (bruise)*. Retrieved on 12/14/2019 at: orthoinfo.aaos.org/en/diseases–conditions/muscle-contusion-bruise

American Academy of Orthopaedic Surgeons (AAOS). (2019b). *Management of rotator cuff injuries clinical practice guideline*. Retrieved on 12/23/2019 at: www.orthoguidelines.org/topic?id=1027

American Academy of Orthopaedic Surgeons (AAOS). (2019c). *Cast care*. Retrieved on 1/14/2020 at: orthoinfo.aaos.org/globalassets/pdfs/cast-care.pdf

American Academy of Orthopaedic Surgeons (AAOS). (2019d). *Internal fixation for fractures*. Retrieved on 1/29/2020 at: orthoinfo.aaos.org/en/treatment/internal-fixation-for-fractures/

American Academy of Orthopaedic Surgeons (AAOS). (2019e). *Clinical practice guideline for limb salvage and early amputation*. Retrieved on 2/22/2020 at: www.aaos.org/globalassets/quality-and-practice-resources/dod/lsa-cpg-final-draft-12-14-20.pdf

Asplund, C. A., & Mezzanotte, T. J. (2019). Midshaft femur fractures in adults. *UpToDate*. Retrieved on 2/18/2020 at: www.uptodate.com/contents/midshaft-femur-fractures-in-adults

Babarinde, O., Ismail, H., & Schellack, N. (2018). An overview of the management of muscle pain and injuries. *Professional Nursing Today*, 22(1), 14–23.

Baker, B., Wolf, B. T., & Lubowitz, J. H. (2018). Meniscus injuries. *Medscape*. Retrieved on 2/13/2020 at: emedicine.medscape.com/article/90661-overview

Baldwin, P., Li, D. J., Auston, D. A., et al. (2019). Autograft, allograft, and bone graft substitutes: Clinical evidence and indications for use in the setting of orthopaedic trauma surgery. *Journal of Orthopaedic Trauma*, 33(4), 203–213.

Bassett, R. (2018). Midshaft humeral fractures in adults. *UpToDate*. Retrieved on 2/11/2020 at: www.uptodate.com/contents/midshaft-humeral-fractures-in-adults

Bassett, R. (2019). Proximal humeral fractures in adults. *UpToDate*. Retrieved on 2/11/2020 at: www.uptodate.com/contents/proximal-humeral-fractures-in-adults

Beutler, A., & Titus, S. (2019). General principles of definitive fracture management. *UpToDate*. Retrieved on 1/7/2020 at: www.uptodate.com/contents/general-principles-of-definitive-fracture-management

Bhatti, N. S., & Ertl, J. P. (2019). Hip fracture. *Medscape*. Retrieved on 2/18/2020 at: emedicine.medscape.com/article/87043-overview

Bhavsar, M. B., Leppik, L., Oliveira, K. M. C., et al. (2019). Electrical stimulation–fracture treatment: New insights into the underlying mechanisms. *Bioelectronics in Medicine*, 2(1), 5–7.

Bivens, M. (2020). The dishonesty of informed consent rituals. *The New England Journal of Medicine*, 382(12),1089–1091.

Biz, C., Fantoni, I., Crepaldi, N., et al. (2019). Clinical practice and nursing management of pre-operative skin or skeletal traction for hip fractures in elderly patients: A cross-sectional three-institution study. *International Journal of Orthopaedic and Trauma Nursing*, 32, 32–40.

Buckley, R., & Page, J. L. (2018). General principles of fracture care. *Medscape*. Retrieved on 1/7/2020 at: emedicine.medscape.com/article/1270717-overview#a6

*Campbell, F., & Watt, E. (2020). An exploration of nursing practices related to care of orthopaedic external fixators (pin/wire sites) in the Australian context. *International Journal of Orthopaedic and Trauma Nursing*, 36, 100711.

Capone, A., Congia, S., Civinini, R., et al. (2017). Periprosthetic fractures: epidemiology and current treatment. *Clinical Cases in Mineral and Bone Metabolism*, 14(2), 189.

Cardone, D. A., & Jacobs, M. A. (2019). Meniscal injury of the knee. *UpToDate*. Retrieved on 12/14/2020 at: www.uptodate.com/contents/meniscal-injury-of-the-knee

Centers for Disease Control and Prevention, National Center for Health Statistics. (2017). *All injuries*. Retrieved on 11/14/2019 at: www.cdc.gov/nchs/fastats/injury.htm

Chung, K. C., & Yoneda, H. (2020). Upper extremity amputation. *UpToDate*. Retrieved on 6/20/2020 at: www.uptodate.com/contents/upper-extremity-amputation

Conley, R. B., Adib, G., Adler, R. A., et al. (2020). Secondary fracture prevention: Consensus clinical recommendations from a multistakeholder coalition. *Journal of Bone and Mineral Research*, 35(1), 36–52.

Cutts, S., Gangoo, S., Modi, N., et al. (2020). Tennis elbow: A clinical review article. *Journal of Orthopaedics*, 17, 203–207.

DeBerardino, T. (2018). BMJ practice alert: Joint dislocations. Retrieved on 12/12/2020 at: bestpractice.bmj.com/topics/en-us/583

Department of Veterans Affairs & Department of Defense (VA/DoD). (2017). VA/DoD Clinical practice guideline for rehabilitation of individuals with lower limb amputation. Retrieved on 2/10/2020 at: www.healthquality.va.gov/guidelines/Rehab/amp/VADoDLLACPG092817.pdf

Derby, R., & Beutler, A. (2018). General principles of acute fracture management. *UpToDate*. Retrieved on 1/9/2020 at: www.uptodate.com/contents/general-principles-of-acute-fracture-management

Dexter, W. W. (2019). Medial collateral ligament injury of the knee. *UpToDate*. Retrieved on 12/14/2020 at: www.uptodate.com/contents/medial-collateral-ligament-injury-of-the-knee

Dressner, M. A., & Kissinger, S. P. (2018). *Occupational injuries and illnesses among registered nurses.* Monthly Labor Review, U.S. Department of Labor, Bureau of Labor Statistics. Retrieved on 2/20/2020 at: doi.org/10.21916/mlr.2018.27

Dunbar, R. P., & Cannada, L. K. (2017). *Open fractures. OrthoInfo from the American Academy of Orthopaedic Surgeons (AAOS).* Retrieved on 1/3/2020 at: orthoinfo.aaos.org/en/diseases–conditions/open-fractures/

Duperouzel, W., Gray, B., & Santy-Tomlinson, J. (2018). The principles of traction and the application of lower limb skin traction. *International Journal of Orthopaedic and Trauma Nursing, 29*, 54–57.

Egger, A. C., & Berkowitz, M. J. (2017). Achilles tendon injuries. *Current Reviews in Musculoskeletal Medicine, 10*(1), 72–80.

Elniel, A. R., & Giannoudis, P. V. (2018). Open fractures of the lower extremity: Current management and clinical outcomes. *EFORT Open Reviews, 3*(5), 316–325.

El-saidy, T. M. K., & Aboshehata, O. K. (2019). Effect of skin care and bony prominence protectors on pressure ulcers among hospitalized bedridden patients. *American Journal of Nursing, 7*(6), 912–921.

Etxebarria-Foronda, I., & Caeiro-Rey, J. R. (2018). The usefulness of preoperative traction in hip fracture. *Revista De Osteoporosis Y Metabolismo Mineral, 10*(2), 98–102.

European Pressure Ulcer Advisory Panel, National Pressure Injury Advisory Panel and Pan Pacific Pressure Injury Alliance. (2019). *Prevention and treatment of pressure ulcers/injuries: Clinical practice guideline. The international guideline* (3rd ed.). Emily Haesler (Ed.). Retrieved on 1/31/2020 at: www.internationalguideline.com

Fick, D. M., Semla, T. P., Steinman, M., et al. (2019). American Geriatrics Society 2019 updated AGS Beers Criteria® for potentially inappropriate medication use in older adults. *Journal of the American Geriatrics Society, 67*(4), 674–694.

Fiechtl, J. (2018). Pelvic trauma: Initial evaluation and management. *UpToDate.* Retrieved on 2/15/2020 at: www.uptodate.com/contents/pelvic-trauma-initial-evaluation-and-management?search=pelvis%20fracture&source=search_result&selectedTitle=2~116&usage_type=default&display_rank=2

Fields, K. (2020). Overview of tibial fractures in adults. *UpToDate.* Retrieved on 2/18/2020 at: www.uptodate.com/contents/overview-of-tibial-fractures-in-adults

Flynn, S. (2018). History of traction. *International Journal of Orthopaedic and Trauma Nursing, 28*, 4–7.

Forsh, D. A. (2019). Deep vein thrombosis prophylaxis in orthopedic surgery. *Medscape.* Retrieved on 1/18/2020 at: emedicine.medscape.com/article/1268573-overview

Foster, K. (2020). Overview of common hip fractures in adults. *UpToDate.* Retrieved on 2/18/2020 at: www.uptodate.com/contents/overview-of-common-hip-fractures-in-adults

Foye, P. (2019). Coccydynia. *UpToDate.* Retrieved on 2/16/2020 at: www.uptodate.com/contents/coccydynia-coccygodynia

*Freysteinson, W., Thomas, L., Sebastian-Deutsch, A., et al. (2017). A study of the amputee experience of viewing self in the mirror. *Rehabilitation Nursing, 42*(1), 22–32.

Friedberg, R. P. (2019). Anterior cruciate ligament injury. *UpToDate.* Retrieved on 12/7/2020 at: www.uptodate.com/contents/anterior-cruciate-ligament-injury

Fukumoto, L. E., & Fukumoto, K. D. (2018). Fat embolism syndrome. *Nursing Clinics, 53*(3), 335–347.

Gaspar, S., Peralta, M., Marques, A., et al. (2019). Effectiveness on hospital-acquired pressure ulcers prevention: A systematic review. *International Wound Journal, 16*(5), 1087–1102.

*Georgiades, D. S. (2018). A systematic integrative review of pin site crusts. *Orthopaedic Nursing, 37*(1), 36–42.

Graham, P. (2019). Tear of the anterior cruciate ligament. *Orthopaedic Nursing, 38*(1), 57–59.

Graham, P. (2020). Avascular necrosis and bone infarcts of the knee. *Orthopaedic Nursing, 39*(1), 59–61.

Gray, B., & Santy-Tomlinson, J. (2018). The Thomas' splint: Application and care. *International Journal of Orthopaedic and Trauma Nursing, 24*, 1–2.

Guest, F., Marshall, C., & Stansby, G. (2019). Amputation and rehabilitation. *Surgery (Oxford), 37*(2), 102–105.

Hatch, R. L., Clugston, J. R., & Taffee, R. (2019). Clavicle fractures. *UpToDate.* Retrieved on 2/10/2020 at: www.uptodate.com/contents/clavicle-fractures

Health Services Advisory Group. (2019). *Field guide: Venous thromboembolism.* Retrieved on 2/1/2020 at: www.hsag.com/contentassets/6c5869e24e55450b92d3625acbfaed1d/vtefieldguide508.pdf

Herrador Colmenero, L., Perez Marmol, J. M., Martí-García, C., et al. (2018). Effectiveness of mirror therapy, motor imagery, and virtual feedback on phantom limb pain following amputation: A systematic review. *Prosthetics and Orthotics International, 42*(3), 288–298.

*Hohler, S. E. (2018). Providing evidence-based practices for patients with hip fractures. *Nursing, 48*(6), 52–57.

Howe, A. S. (2018). General principles of fracture management: Early and late complications. *UpToDate.* Retrieved on 1/6/2020 at: www.uptodate.com/contents/general-principles-of-fracture-management-early-and-late-complications

Jones, L. C., & Mont, M. A. (2018). Osteonecrosis (avascular necrosis of the bone. *UpToDate.* Retrieved on 1/26/2020 at: www.uptodate.com/contents/osteonecrosis-avascular-necrosis-of-bone

Kaji, A., & Hockberger, R. S. (2018). Spinal column injuries in adults: Definitions, mechanisms, and radiographs. *UpToDate.* Retrieved on 2/19/2020 at: www.uptodate.com/contents/spinal-column-injuries-in-adults-definitions-mechanisms-and-radiographs

Kakarala, G., & Simons, A. W. (2019). Forearm fractures. *Medscape.* Retrieved on 2/16/2020 at: emedicine.medscape.com/article/1239187-overview#a1

Kalapatapu, V. (2019). Techniques for lower extremity amputation. *UpToDate.* Retrieved on 2/22/2020 at: www.uptodate.com/contents/techniques-for-lower-extremity-amputation

Kani, K. K., Porrino, J. A., & Chew, F. S. (2020). External fixators: Looking beyond the hardware maze. *Skeletal Radiology, 49*(3), 359–374.

Kare, J. A. (2019). Volkmann contracture. *Medscape.* Retrieved on 2/13/2020 at: emedicine.medscape.com/article/1270462-overview#a5

Karjalainen, T. V., Jain, N. B., Heikkinen, J., et al. (2019). Surgery for rotator cuff tears. *Cochrane Database of Systematic Reviews, 12*(12), CD013502.

Karrer, F. M., & Jones, S. A. (2018). Superior mesenteric artery (SMA) syndrome questions & answers. *Medscape.* Retrieved on 1/30/2020 at: emedicine.medscape.com/article/932220-overview

Keany, J. E., & McKeever, D. (2019). Femoral shaft fractures in emergency medicine treatment & management. *Medscape.* Retrieved on 2/18/2020 at: emedicine.medscape.com/article/824856-treatment

Kellam, J. F. (2020). Intertrochanteric hip fractures treatment & management. *Medscape.* Retrieved on 2/18/2020 at: emedicine.medscape.com/article/1247210-treatment#d17

*Khorais, A., Ebraheim, M., & Barakat, A. (2018). Self-care program: Quality of life and satisfaction among patients with external skeletal fixation. *IOSR Journal of Nursing and Health Science, 7*(4), 71–83.

Kirman, C. (2018). Pressure injuries (pressure ulcers) and wound care. *Medscape.* Retrieved on 2/8/2020 at: emedicine.medscape.com/article/190115-overview

Kleinhenz, B. P. (2019). Clavicle fractures. *Medscape.* Retrieved on 2/10/2020 at: emedicine.medscape.com/article/92429-overview

Kochanek, K. D., Murphy, S. L., Xu, J. Q., et al. (2019). *Deaths: Final data for 2017. National vital statistics reports, 68*(9). Hyattsville, MD: National Center for Health Statistics. Retrieved on 11/29/2020 at: www.cdc.gov/nchs/data/nvsr/nvsr68/nvsr68_09-508.pdf

Kramer, I. F., Blokhuis, T. J., Verdijk, L. B., et al. (2019). Perioperative nutritional supplementation and skeletal muscle mass in older hip-fracture patients. *Nutrition Reviews, 77*(4), 254–266.

Kwah, L. K., Webb, M. T., Goh, L., et al. (2019). Rigid dressings versus soft dressings for transtibial amputations. *Cochrane Database of Systematic Reviews, 6*(6), CD012427.

Lai, W. C., Erickson, B. J., Mlynarek, R. A., et al. (2018). Chronic lateral epicondylitis: Challenges and solutions. *Open Access Journal of Sports Medicine, 9*, 243–251.

Lakshmanan, P., Damodaran, P. R., & Sher, L. (2018). Malunion of hand fracture. *Medscape.* Retrieved on 2/14/2020 at: emedicine.medscape.com/article/1243899-workup

Lenoir, H., Mares, O., & Carlier, Y. (2019). Management of lateral epicondylitis. *Orthopaedics & Traumatology: Surgery & Research, 105*(8), S241–S246.

Lin, Y.-K., Liu, K.-T., Chen, C.-W., et al. (2019). How to effectively obtain informed consent in trauma patients: A systematic review. *BMC Medical Ethics, 20*(8), 1–15.

Lobst, C. A. (2017). Pin-track infection: Past, present and future. *Journal of Limb Lengthening and Reconstruction, 3*(2), 78–84.

Logerstedt, D. S., Snyder-Mackler, L., Ritter, R. C., et al. (2018). Knee pain and mobility impairments: Meniscal and articular cartilage lesions: Clinical practice guidelines linked to the international classification of functioning, disability, and health from the orthopaedic section of the American physical therapy association. *Journal of Orthopaedic & Sports Physical Therapy, 40*(6), A1–A35.

Long, B., Koyfman, A., & Gottlieb, M. (2019). Evaluation and management of acute compartment syndrome in the emergency department. *The Journal of Emergency Medicine, 56*(4), 386–397.

Lu, Y., & Uppal, H. S. (2019). Hip fractures: Relevant anatomy, classification, and biomechanics of fracture and fixation. *Geriatric Orthopaedic Surgery & Rehabilitation, 10*, 1–10.

Luza, L. P., Ferreira, E. G., Minsky, R. C., et al. (2019). Psychosocial and physical adjustments and prosthesis satisfaction in amputees: A systematic review of observational studies. *Disability and Rehabilitation: Assistive Technology*, 2019, 1–8.

Maughan, K. L. (2019). Ankle sprains. *UpToDate*. Retrieved on 12/12/2020 at: www.uptodate.com/contents/ankle-sprain

McMillan, T. E., Gardner, W. T., Schmidt, A. H., et al. (2019). Diagnosing acute compartment syndrome—where have we got to? *International Orthopaedics*, 43(11), 2429–2435.

Melendez, S. L., & Doty, C. I. (2017). Rib fracture. *Medscape*. Retrieved on 2/18/2020 at: emedicine.medscape.com/article/825981-overview

Mervis, J. S., & Phillips, T. J. (2019). Pressure ulcers: Pathophysiology, epidemiology, risk factors, and presentation. *Journal of the American Academy of Dermatology*, 81(4), 881–890.

Meyers, C., Lisiecki, J., Miller, S., et al. (2019). Heterotopic ossification: A comprehensive review. *JBMR Plus*, 3(4), e10172.

Ming, Y., & Zecevic, A. (2018). Medications & polypharmacy influence on recurrent fallers in community: A systematic review. *Canadian Geriatrics Journal*, 21(1), 14–25.

Modrall, J. G. (2019). Patient management following extremity fasciotomy. *UpToDate*. Retrieved on 1/29/2020 at: www.uptodate.com/contents/patient-management-following-extremity-fasciotomy

Moore, N., & Doty, C. I. (2017). Pelvic fracture in emergency medicine. *Medscape*. Retrieved on 2/15/2020 at: emedicine.medscape.com/article/825869-treatment#d2

Morrison, R. S., & Siu, A. L. (2019). Hip fracture in adults: Epidemiology and medical management. *UpToDate*. Retrieved on 2/18/2020 at: www.uptodate.com/contents/hip-fracture-in-adults-epidemiology-and-medical-management

Mosk, C. A., Mus, M., Vroemen, J. P., et al. (2017). Dementia and delirium, the outcomes in elderly hip fracture patients. *Clinical Interventions in Aging*, 12, 421–431.

Muttath, S., Chung, K., & Ono, A. S. (2019). Overview of finger, hand, and wrist fractures. *UpToDate*. Retrieved on 1/12/2020 at: www.uptodate.com/contents/overview-of-finger-hand-and-wrist-fractures

National Institute of Neurological Disorders and Stroke (NINDS). (2017). Complex regional pain syndrome fact sheet. Retrieved on 2/1/2020 at: www.ninds.nih.gov/disorders/patient-caregiver-education/fact-sheets/complex-regional-pain-syndrome-fact-sheet

Neeru, J. (2020). Elbow tendinopathy (tennis and golf elbow). *UpToDate*. Retrieved on 3/1/2020 at: www.uptodate.com/contents/elbow-tendinopathy-tennis-and-golf-elbow

Nelson, D. (2018). Distal radius fractures clinical presentation. *Medscape*. Retrieved on 2/14/2020 at: emedicine.medscape.com/article/1245884-clinical

Noblet, T., Lineham, B., Wiper, J., et al. (2019). Amputation in trauma—How to achieve a good result from lower extremity amputation irrespective of the level. *Current Trauma Reports*, 5(1), 69–78.

Norvell, J. G., & Steele, M. (2017). Tibia and fibula fracture in the ED. *Medscape*. Retrieved on 2/19/2020 at: emedicine.medscape.com/article/826304-overview

Nyary, T., & Scammell, B. E. (2018). Principles of bone and joint injuries and their healing. *Surgery (Oxford)*, 36(1), 7–14.

Papachristos, I. V., & Giannoudis, P. V. (2018). Acute compartment syndrome of the extremities: An update. *Orthopaedics and Trauma*, 32(4), 223–228.

Petron, D. (2018). Distal radius fractures in adults. *UpToDate*. Retrieved on 2/14/2020 at: www.uptodate.com/contents/distal-radius-fractures-in-adults

Rabin, S. (2018). Radial head fractures. *Medscape*. Retrieved on 2/13/2020 at: emedicine.medscape.com/article/1240337-treatment#d10

Rai, R., Shah, S., Palliyil, N., et al. (2019). Superior mesenteric artery syndrome complicating spinal deformity correction surgery: A case report and review of the literature. *JBJS Case Connector*, 9(4), e0497.

Rasmussen, T. E. (2019). Severe lower extremity injury in the adult patient. *UpToDate*. Retrieved on 1/24/2020 at: www.uptodate.com/contents/severe-lower-extremity-injury-in-the-adult-patient

*Reichmann, J. P., & Bartman, K. R. (2018). An integrative review of peer support for patients undergoing major limb amputation. *Journal of Vascular Nursing*, 36(1), 34–39.

Reichmann, J. P., Stevens, P. M., Rheinstein, J., et al. (2018). Removable rigid dressings for postoperative management of transtibial amputations: A review of published evidence. *PM&R*, 10(5), 516–523.

Rossbach, P. (2017). *Care of your wounds after amputation surgery*. Retrieved on 2/22/2020 at: www.amputee-coalition.org/wp-content/uploads/2015/08/Care-of-Your-Wounds-After-Amputation-Surgery.pdf

Rubinstein, A. J., Ahmed, I. H., & Vosbikian, M. M. (2018). Hand compartment syndrome. *Hand Clinics*, 34(1), 41–52.

Russell, G. V., & Jarrett, C. A. (2020). Pelvic fractures. *Medscape*. Retrieved on 2/15/2020 at: emedicine.medscape.com/article/1247913-overview

Santy-Tomlinson, J. (2017). Traction survival skills. *International Journal of Orthopedic and Trauma Nursing*, 24, 1–2.

*Santy-Tomlinson, J., Jomeen, J., & Ersser, S. J. (2019). Patient-reported symptoms of 'calm', 'irritated' and 'infected' skeletal external fixator pin site wound states; a cross-sectional study. *International Journal of Orthopaedic and Trauma Nursing*, 33, 44–51.

*Sayed, M. A. E., Mohammed, M. A., Mostafa, K. M., et al. (2019). Effect of nursing management on pin site infection among incidence patients with external fixators. *Assiut Scientific Nursing Journal*, 7(16), 148–156.

Schaller, T. M. (2018). Open fractures. *Medscape*. Retrieved on 1/17/2020 at: emedicine.medscape.com/article/1269242-overview

Schreiber, M. L. (2017). Lower limb amputation: Postoperative nursing care and considerations. *Medsurg Nursing*, 26(4), 274.

Schub, E., & Balderrama, D. (2017). *Splints: Applying to an extremity*. In D. Pravikoff (Ed.). Nursing practice and skill. Glendale, CA: CINAHL Information Systems.

Schweich, P. (2019). Patient education: Casts and splint care (beyond the basics). *UpToDate*. Retrieved on 2/4/2020 at: www.uptodate.com/contents/cast-and-splint-care-beyond-the-basics

Serraes, B., Van Leen, M., Schols, J., et al. (2018). Prevention of pressure ulcers with a static air support surface: A systematic review. *International Wound Journal*, 15(4), 333–343.

Simons, S. M., Dixon, J. B., & Kruse, D. (2019). Presentation and diagnosis of rotator cuff tears. *UpToDate*. Retrieved on 12/23/2019 at: www.uptodate.com/contents/presentation-and-diagnosis-of-rotator-cuff-tears

Spang III, R. C., Nasr, M. C., Mohamadi, A., et al. (2018). Rehabilitation following meniscal repair: A systematic review. *BMJ Open Sport & Exercise Medicine*, 4(1), e000212.

Speed, J. (2019). Heterotopic ossification. *Medscape*. Retrieved on 1/21/2020 at: emedicine.medscape.com/article/327648-overview

Stracciolini, A., & Hammerberg, E. M. (2019). Acute compartment syndrome of the extremities. *UpToDate*. Retrieved on 1/27/2020 at: www.uptodate.com/contents/acute-compartment-syndrome-of-the-extremities

Szostakowski, B., Smitham, P., & Khan, W. S. (2017). Plaster of Paris–short history of casting and injured limb immobilization. *The Open Orthopaedics Journal*, 11, 291–296.

Thacker, M. M., Tejwani, N., & Thakkar, C. (2018). Acetabulum fractures. *Medscape*. Retrieved on 2/15/2020 at: emedicine.medscape.com/article/1246057-treatment#d14

United Health Foundation. (2019). *America's health rankings analysis of the Dartmouth atlas of health care, senior report, hip fractures*. Retrieved on 2/17/2020 at: www.americashealthrankings.org/explore/senior/measure/hip_fractures_sr/state/U.S

Uransilp, N., Muengtaweepongsa, S., Chanalithichai, N., et al. (2018). Fat embolism syndrome: A case report and review literature. *Case Reports in Medicine*, 2018.

U.S. Department of Labor, Bureau of Labor Statistics. (2019). *Employer-reported workplace injury and illness, 2018*. Retrieved on 2/17/2020 at: www.bls.gov/news.release/osh.nr0.htm

Veronese, N., & Maggi, S. (2018). Epidemiology and social costs of hip fracture. *Injury*, 49(8), 1458–1460.

Vinas, F. (2018). Lumbar spine fractures and dislocations. *Medscape*. Retrieved on 2/19/2020 at: emedicine.medscape.com/article/1264191-overview

Walker, J. (2018). Assessing and managing pin sites in patients with external fixators. *Nursing Times* [online], 114(1), 18–21.

Walker, J., & Revell, R. (2019). Hip fracture 2: Nursing care from admission to secondary prevention. *Nursing Times* [online], 115(2), 35–38.

Weinhouse, G. L. (2019). Fat embolism syndrome. *UpToDate*. Retrieved on 1/19/2020 at: www.uptodate.com/contents/fat-embolism-syndrome

Yian, E. (2019). Distal humerus fractures. *Medscape*. Retrieved on 2/12/2020 at: emedicine.medscape.com/article/1239515-treatment#d8

Zhao, J. G., Meng, X. H., Liu, L., et al. (2017). Early functional rehabilitation versus traditional immobilization for surgical Achilles tendon repair after acute rupture: A systematic review of overlapping meta-analyses. *Scientific Reports*, 7(1), 1–7.

Recursos

American Academy of Orthopedic Surgeons (AAOS), www.aaos.org
American College of Sports Medicine (ACSM), www.acsm.org
American Nurses Association (ANA), Safe Patient Handling and Mobility, www.nursingworld.org/practice-policy/work-environment/health-safety/handle-with-care/
Amputee Coalition, www.amputee-coalition.org
National Amputation Foundation (NAF), www.nationalamputation.org
National Association of Orthopaedic Nurses (NAON), www.orthonurse.org
National Institute for Occupational Safety and Health (NIOSH), www.cdc.gov/niosh/index.htm
U.S. Department of Labor, Occupational Safety and Health Administration (OSHA), www.osha.gov
Wounded Warrior Project, www.woundedwarriorproject.org